第2版

PRACTICE OF OTORHINOLARYNGOLOGY-HEAD AND NECK SURGERY

实用耳鼻咽喉头颈外科学

主　编　黄选兆　汪吉宝　孔维佳

副主编　钟乃川　项济生　毕胜斌　汪广平　龚树生
杨成章　肖红俊

编　委　黄选兆　汪吉宝　孔维佳　钟乃川　项济生
毕胜斌　汪广平　龚树生　杨成章　肖红俊

编　者（以姓氏笔画为序）

王孝英　王彦君　王洪田　王　璁　孔祥泉　孔维佳　乐建新　毕胜斌　师　洪
朱立新　刘大波　刘世英　刘邦华　刘　芳　刘胜洪　孙建军　杨成章　杨　军
肖红俊　何慧英　余青松　汪广平　汪吉宝　沈艮祥　沈锦雄　张小萌　张　松
张诗海　张晓彦　陈　庆　陈建军　陈　敏　陈　雄　易　星　周开渠　郑传胜
项济生　赵洪洋　钟乃川　钟　刚　高再荣　郭长凯　黄选兆　龚树生　梁　勇
彭云生　韩　萍　程　庆　曾邦雄　熊新高　薛兴尧

绘　图　何永源　黄士勇　彭晓兰　鲁永康　沈　艳

人民卫生出版社

图书在版编目（CIP）数据

实用耳鼻咽喉头颈外科学/黄选兆等主编．—2 版．—北京：人民卫生出版社，2007.12

ISBN 978-7-117-09353-8

Ⅰ．实…　Ⅱ．黄…　Ⅲ．①耳鼻咽喉科学：外科学②头-外科学③颈-外科学　Ⅳ．R762　R65

中国版本图书馆 CIP 数据核字（2007）第 162168 号

ISBN 978-7-117-09353-8

9 787117 093538 >

实用耳鼻咽喉头颈外科学

第 2 版

主　　编：黄选兆　汪吉宝　孔维佳
出版发行：人民卫生出版社（中继线 010-59780011）
地　　址：北京市朝阳区潘家园南里 19 号
邮　　编：100021
E - mail：pmph @ pmph.com
购书热线：010-59787592　010-59787584　010-65264830
印　　刷：三河市宏达印刷有限公司
经　　销：新华书店
开　　本：889 × 1194　1/16　**印张：**84.5
字　　数：2923 千字
版　　次：1998 年 10 月第 1 版　2024 年 7 月第 2 版第 26 次印刷
标准书号：ISBN 978-7-117-09353-8
定　　价：176.00 元
打击盗版举报电话：010-59787491　E-mail：WQ @ pmph.com
质量问题联系电话：010-59787234　E-mail：zhiliang @ pmph.com

第2版前言

时光流转，岁月变迁，弹指之间，《实用耳鼻咽喉科学》（第1版）出版已近10年。第1版面世以来，受到读者青睐，先后10次印刷，仍感一书难觅。这既使编者深受鼓舞，也让编者深感莫大的鞭策，有如肩负重荷；务必本着对广大读者负责，为我国耳鼻咽喉科学的发展与提高有所裨益的使命感，不遗余力地修订好第2版，力争使本书名副其实地立足于人民卫生出版社组织撰写的十部“实用系列精品图书”之林（即内、外、妇、儿、皮肤、耳鼻咽喉、眼、放射、口腔、护理），以飨读者。

近年来，随着全球科学技术的突飞猛进，耳鼻咽喉科学在深度和广度方面均有长足的发展。从深度上看，本专业的各个三级学科都在向纵深拓展，并取得了丰硕成果。从广度上看，本专业已开拓了多个新兴三级学科，并扩展成为耳鼻咽喉头颈外科学。为了顺应学科发展的步伐，体现专业拓宽的现状，本书第2版定名为《实用耳鼻咽喉头颈外科学》。

第2版（下称“本版”）已将原书（即第1版）的篇章布局进行了适当的调整：①将原书第一篇中的发生学集中成为本版第一篇，而将先天性疾病及畸形分别列入鼻、咽、喉、耳等各篇中；②撤销原书第八篇，将其所含的几个与耳鼻咽喉科有关的症状，分别纳入各相关的篇章；③增设第六篇“颈科学”，除将原书各篇章的相关内容纳入外，还增加了颈部解剖、检查法及相关疾病，如甲状腺及涎腺疾病等章节；④耳鼻咽喉职业病、外伤及特殊传染病以及麻醉学、护理学、治疗学及常用药物，仍分别列为第八篇和第十篇。如此调整与编排，既增强了纵向联系的系统性和横向联系的相关性，也可避免一些不必要的重复，有利于其中一些疾病或诊治技术的相关特点或某些共性的阐述。

由于高科技成果在医学领域的广泛应用，以致近年来在本专业领域内出现了诸多新观念、新论点、新病征、新技术和新方法。本着吐故纳新、与时俱进的精神，全书绝大部分的章节都进行了不同程度的修改、补充和更新，特别是如NK/T细胞淋巴瘤、鼻及鼻窦炎、隐匿性鼻窦综合征、鼻变态反应新概念（ARIA）、鼻息肉病、鼻内镜外科学、吞咽及误吸机制的阐释、阻塞性睡眠呼吸暂停低通气综合征诊治的进展、发声功能检查、听觉多频稳态诱发电位、声刺激前庭诱发肌原性电位、新生儿听力筛查、中耳胆脂瘤和慢性化脓性中耳炎关系的新认识、内耳免疫、听神经病、大前庭水管综合征、上半规管裂隙综合征、遗传性聋研究的新进展、人工耳蜗植入术的新进展、各种肿瘤手术、颅底手术及微创手术的新经验以及耳鼻咽喉头颈与颅底外科的术中实时脑神经监护等，均在本书各有关的章节中作了相应的阐述或修订。现已少用的诊治方法，如鼻窦透照法、额窦和蝶窦的导管冲洗法等均予略去。影像学诊断中，缩减了X线拍片检查法，增强了CT、MRI、放射性核素及介入诊断和治疗等内容。

荐介新成果，总结新经验，反映新进展，展示新趋向，而又着力结合国情，讲求实用，使之成为本专业和相关专科医师及研究生具有较好可读性和临床实用价值的参考书，是编写本书的原始初衷和不变的宗旨，也是本次修订再版的立足点、着力点和切入点。

在本版的编者行列中，增加了十多位中、青年作者，他们有较好的专业基础知识和一定的临床实践经验，易于接受新知识和新技术，因此对加强和稳定编者阵容，增强活力，提高编写质量，都会发挥积极的作用。

刚刚过去的2006年，既是本书第2版组稿、撰稿、审稿、编稿交错而又紧张进行的高峰年，也是华中科技大学同济医学院附属协和医院建院 140 周年之时。值此全书脱稿即将付梓之际，对于关心和支持本书编写的医院领导致以诚挚的谢意，并对院庆致贺。同时，对于为本书编写付出辛勤劳动，并于近期内相继谢世的钟乃川、汪广平两位教授表示深切的怀念。

在本书先后编写过程中，何永源主任等 5 位同志负责原书全部绘图，崔俊同志负责原书全部图片照相；鲁永康、沈艳同志负责本版新增插图绘制，陈建军博士、郝瑾硕士负责图的整理编排，殷家德工程师负责部分稿件的整理，汤桂英同志负责全部稿件的打印，袁芳同志负责部分打印及编务工作，以及对本书编写给予关心和支持的专家和同志，特此一并致以衷心的感谢。

在知识日新月异，学科相互渗透的今天，我们的学识和经验都会带有一定的局限性和片面性，因而书中的不足和纰漏之处在所难免，恳切地希望广大读者和同道不吝赐教，予以指正，以备再次修订。

黄选兆　汪吉宝　孔维佳

2007 年 3 月

第1版前言

有关高科技成果在医学领域的应用，促进了近代医学的飞速发展，也推动了耳鼻咽喉科学的迅猛前进。近20年来，无论国际或国内，在耳鼻咽喉科学的各个方面都取得了巨大的进步。荐介新成果，总结新经验，反映新进展，展示新趋向，而又着力注重结合国情，讲求实用，力争使之成为耳鼻咽喉科专业医师和有关专科的临床医师及研究生的具有较好参考价值与较为实用的参考书，对我国耳鼻咽喉科学的发展有所裨益，是为本书——《实用耳鼻咽喉科学》编写的宗旨；亦乃作为人民卫生出版社组织编写的临床实用系列（包括内、外、妇、儿等）参考书之一的本书所需遵循的编写精神和应体现的基本要求。

本书共分10篇、92章，插图1134幅。关于耳、鼻、咽、喉、气管食管及有关头颈部的发生学、解剖学、生理学、检查方法，各种疾病的病因、病理、症状、体征、诊断、预防及治疗等都作了较为系统的阐述；对各种常见病、多发病、各种较常见的手术、相关症状及综合征，某些疑难病症或较重要的少见病，阐述更为翔实。不少内容是结合作者自身的或科室的资料、经验或研究成果加以总结而成文的。在编写过程中，作者们参阅了大量的中外文献资料，其中最主要的是由我科编著、经人民卫生出版社先后出版的《耳鼻咽喉科学》（1978）和《耳鼻咽喉科病案集》（1989），以及卫生部规划的高等医药院校教材《耳鼻咽喉科学》（第三版，1990；第四版，1995）。在篇章划分上，仍采用纵横结合的方式：即将解剖、生理、检查法和主要疾病以耳、鼻、咽、喉、气管食管等系统纵向划分为篇；而将发生学及畸形，职业病、外伤及特殊传染病，几个常见症状和综合征，影像诊断学，麻醉学、护理学、治疗学及常用药物等，基本上是横向地联系在一起，划分为篇的。这既保持了纵向联系的系统性，又显现了横向联系的相关性；重点突出，眉目清晰，可避免不必要的重复，有利于相关特点或某些共性的阐述。

通过专业书籍和杂志的出版发行，逐步作到专业名词术语的规范化，这是广大同道的共同愿望。为此，按照全国自然科学名词审定委员会先后公布的医学名词，书中大部分专业术语都作了相应的统一和规范化；尚未审定公布的名词，则以教材或习惯用法为准。如鼻中隔矩状突已改为鼻中隔骨棘，鼻窦置换疗法改为置换法，舌腭弓、咽腭弓改为腭舌弓、腭咽弓，扁桃体周围脓肿改为扁桃体周脓肿，奋森咽峡炎改为樊尚咽峡炎，发音、失音改为发声、失声，气管隆突改为气管隆嵴，上半规管改为前半规管，蜗小管、前庭小管改为蜗水管、前庭水管，美尼尔病改为梅尼埃病等。但有些规范名词经不同专业组审定公布时并未协商统一，如耳鼻咽喉科审定的前鼻孔、后鼻孔、鼻窦、悬雍垂、耳廓等名词，而解剖学名词审定委员会则定为"鼻前孔、鼻后孔、鼻旁窦、腭垂及耳郭。因前者与一般习用的相同或相近，且属于本专业学科组所定，故仍以耳鼻咽喉科审定公布的为准。凡此类推。

编写任务较多的作者，有不少肩负着繁重的医疗、教学、科研，甚至行政事务或社会工作任务，编写工作几乎是在百忙之中，争分夺秒、挤出时间来完成的；有的作者经年累月，不舍昼夜，坚持不懈，悉心完成写稿任务。参与编写的作者多达30余人，在一些章节内容的深度和广度上，甚至在写作风格上出现差异，是难以避免的。本书编写耗时数年，费心劳力，历经艰辛，但在全体作者的共同努力下，终于脱稿，得以付梓，则又倍感欣慰。但愿本书的出版，能实现我们编写的宗旨和初衷，并藉以告慰于故去的两位资深作者，王璁教授和薛兴尧教授。

本书编写过程中，得到同济医科大学附属协和医院领导的大力支持，汪广平教授在担任行政领导工作期间给予了积极的关照；何永源等 5 位同志负责绘图，崔俊同志负责图片照相；项济生副教授负责图的整理编排，彭云生副教授、肖红俊博士、檀慧芳、黄翔同志参与了图的整理编排工作；舒宏、张秀兰同志负责抄写，乐建新医师、沈嘉怡、汤桂英同志负责打字；在此，一并致以衷心的感谢。

由于我们水平所限，书中疏漏和纰缪之处在所难免，殷切期望广大同道和读者予以批评指正，以裨修订。

黄选兆　汪吉宝
1998 年 5 月

目　录

第一篇　耳鼻咽喉气管食管和颈的发生学基础

第二篇　鼻　科　学

第三篇 咽科学

第四篇 喉 科 学

第五篇 气管食管学

第六篇　颈　科　学

第七篇 耳科学

第八篇　耳鼻咽喉头颈部职业病、外伤及特殊传染病

第九篇 耳鼻咽喉头颈部的影像诊断与介入治疗

第十篇 耳鼻咽喉头颈外科麻醉学、护理学、治疗学和常用药物

第一篇

耳鼻咽喉气管食管和颈的发生学基础

第一章

鼻的发生学

鼻的发生与胚胎头端及面部和腭的形成有密切关系，但早期胚胎头端需经一系列发育过程——从无到有，由简单到复杂，才逐渐发育为相应的器官。因此，了解早期胚胎头端的建立是增进对外鼻和鼻腔发生学理解的基础。

第一节 早期胚胎头端的建立

人的胚胎从受精卵开始发育到第3周时，外形似一盾形盘状，称为胚盘（embryonic disk）。其头端较宽，尾端较窄。胚盘的腹侧有卵黄囊（vitelline sac），背侧为羊膜腔（amniotic cavity）。胚盘由3个胚层构成，从背侧向腹侧依次称为外胚层（ectoderm）、中胚层（mesoderm，包括间充质）和内胚层（endoderm）(图1-1-1)。到第3周末，胚盘各部生长速度不同，头端和尾端生长较快，胚盘边缘部生长较慢，于是胚盘头端逐渐向卵黄囊卷褶，其背侧向羊膜腔隆起，形成圆柱形的胚体，并分别向头尾生长而游离（图1-1-1）。在这过程中，内胚层也被卷入圆柱形的胚体内，形成原始消化管（primitive gut）：其头端称为前肠（foregut），向头端终于盲端，尾端称后肠（hindgut）。在胚胎的头端和心隆突之间，外胚层形成一凹陷，称为原口（primitive mouth），朝向前肠的头端。由原口底的外胚层和前肠头端的内胚层接触，其间中胚层组织很少，共同形成一薄膜，称口咽膜（oropharyngeal membrane），将原口和前肠分隔(图1-1-2)。

胚胎第4周时，头端较大，其内有脑泡（encephalic vesicles），以后发育为脑。在头端两侧可见由前脑突出形成的视泡（optic vesicle）和晶状体基板（lens placode，眼晶状体的原基），两者共同形成眼的原基。在

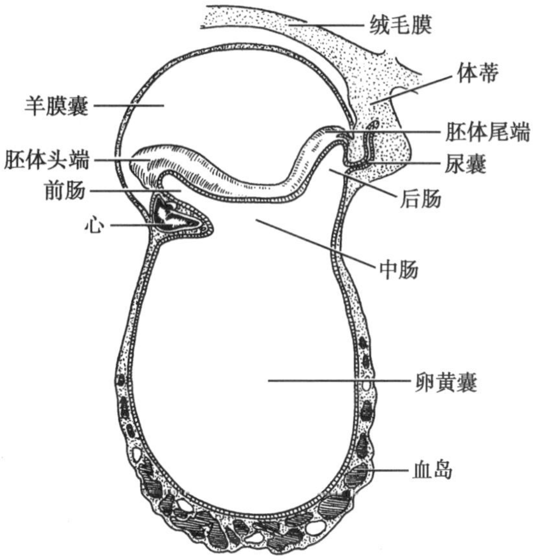

图1-1-1 胚盘
第3周（2mm）矢状切面

眼原基的尾侧，胚胎头端的腹外侧，由于中胚层组织的局部增殖，形成5~6对棒状隆起，称为鳃弓（branchialarch），人类和哺乳动物称为咽弓。它们从头侧向尾侧按顺序排列（图1-1-3）。在每两个鳃弓之间，外胚层凹陷，形成浅沟，称鳃沟（branchial groove），分隔同侧的两个鳃弓。同时在前肠头端的内胚层也于两鳃弓之间形成凹陷，称为咽囊（pharyngeal pouch）(图1-1-4)，朝向相对应的鳃沟，于是鳃沟的外胚层和咽囊的内胚层接近，其间仅有少许间充质，它们共同构成薄膜，称鳃膜（branchial membrane），在鱼类和一些两栖动物鳃沟与咽囊之间无鳃膜，故称鳃裂（banchial cleft）。在人类除第2鳃沟与第2咽囊之间的鳃膜可能发生暂时性破裂外，在正常发育情况下，鳃沟与咽囊永不相通，不形成

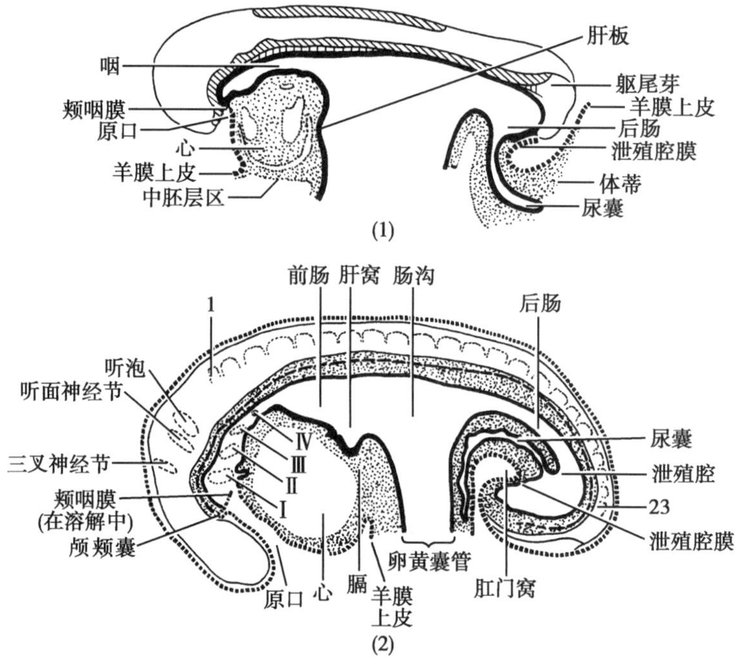

图 1-1-2　不同时期胚盘的矢状切面

（1）有 10 对原节　（2）有 23 对原节（1～23）Ⅰ，Ⅱ，Ⅲ，Ⅳ为咽囊

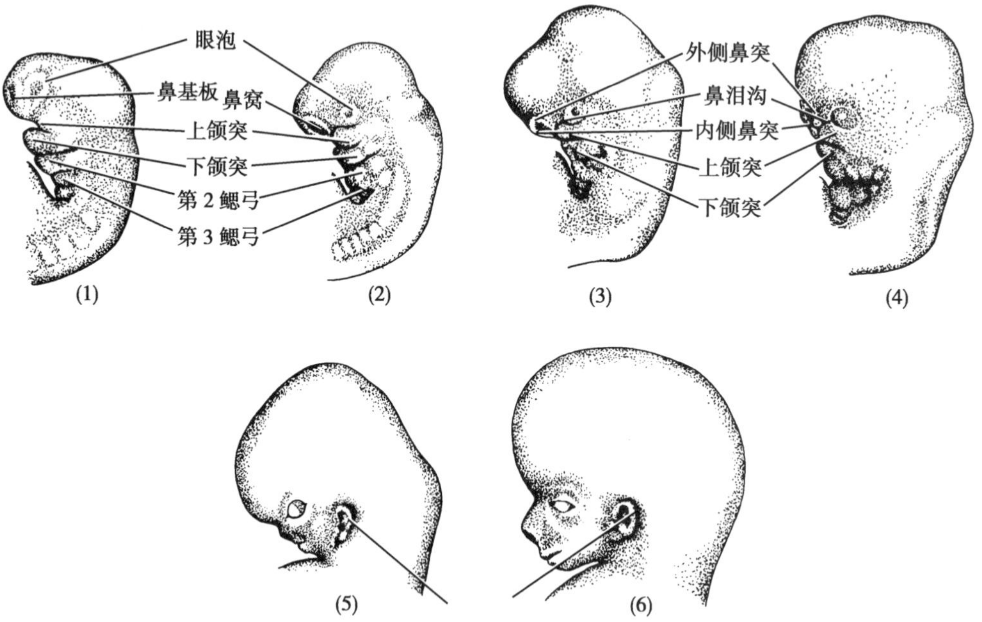

图 1-1-3　人胚面部及外耳形成的若干重要程序侧面观

（1）4 周（3.5～4.5mm）　（2）5 周（6.5～7.5mm）　（3）5 周半（9～10mm）

（4）6 周（12～14mm）　（5）7 周（18～20mm）　（6）8 周（27～30mm）

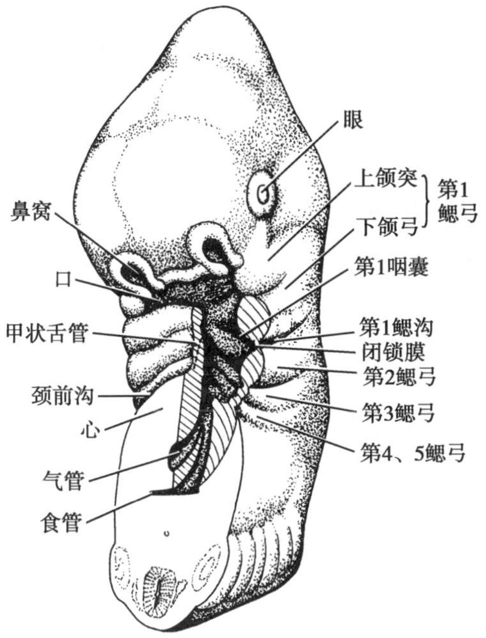

图 1-1-4　人胚第 5 周早期示意图

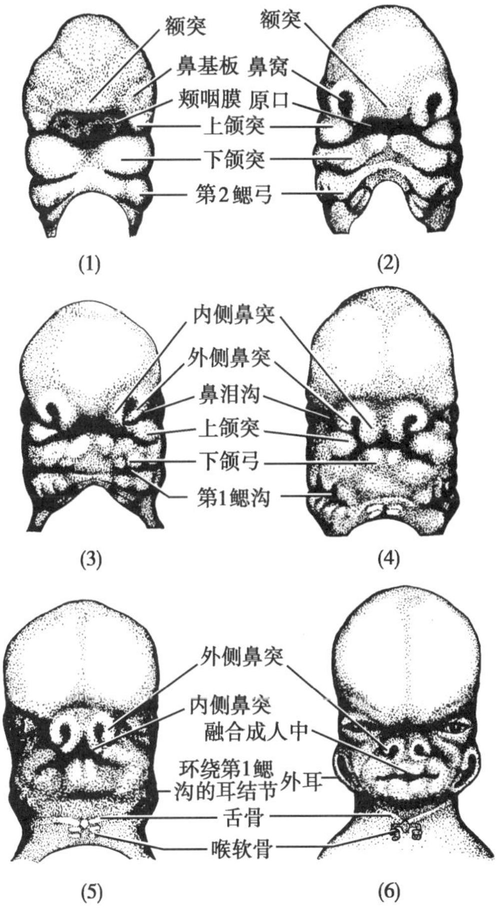

图 1-1-5　人胚面部形成的若干重要程序额面观
（所示胚胎与图 1-1-3 同）

鳃裂。在每个鳃弓内均有软骨作为支架。以后这些软骨和所属鳃弓一起分化为各种器官和组织。第 1 鳃弓中有麦克尔（Meckel）软骨，第 2 鳃弓（后弓）中有吕切（Reichert）软骨，其他鳃弓的软骨无名。

第 1 对鳃弓最先出现，它不久分叉成为上颌突和下颌突，位于原口的两侧。左右下颌突较早就在正中线上连接成下颌弓，因而原口周围由 5 个突起围绕：头侧是包含有前脑泡的额突，两侧和尾侧是左右上颌突和下颌突（图 1-1-5）。

胚胎第 4 周时，口咽膜破裂，原口与前肠相通。这时由原口与前肠头端共同构成的腔称为原始口腔，其顶部是额突、两侧及尾侧是上颌突和下颌突。同时在额突的下缘两侧出现鼻窝（nasal cavity）。由这些结构生长发育成为面部、鼻和颌。其余的鳃弓和咽囊，以后也发育成面部和颈的一些结构（图 1-1-1）。

第二节　颜面部的早期形成

颜面形成于胚体发育的第 4～10 周，与 5 个突起的融合有关，即一个额鼻突（frontonasal process），一对上颌突（maxillary process）和一对下颌突（mandibular process）。第 1 鳃弓发生后不久，其腹侧部分即分为上、下两支，分别称上颌突和下颌突。左、右两侧的上颌突、下颌突及其上方的额鼻突围成一个宽大的凹陷，称为口凹，即原始口腔（primitive oral cavity）。口咽膜（oropharyngeal membrane）界于口凹与原始咽之间，于第 24 天破裂，口凹即与原始咽相通（图 1-1-5）。

在第 5 周，额鼻突下缘两侧外胚层开始增生，形成两个椭圆形的增厚区，称鼻板（nasal placode）。第 6 周时，鼻板中央凹陷，形成鼻窝。鼻窝的内、外侧缘高起，分别称内侧鼻突（median nasal prominence）和外侧鼻突（lateral nasal prominence）。左、右下颌突向中线生长，于第 5 周愈合，形成下颌和下唇。第 6 周，左、右内侧鼻突向中线生长并相互融合，形成鼻梁和鼻尖。左、右内侧鼻突下缘正中处相互融合，并向下外方延伸，形成人中（philtrum）和上唇的正中部分。上、下颌形成后，两者间的裂隙称为口裂。口裂起初很宽大，在第 2 个月，上颌突和下颌突的外侧部逐渐融合，形成颊，使口裂逐渐缩小（图 1-1-5）。眼的原基发生于额鼻突的外侧，相距较远。随着脑的发育及上颌与鼻的形成，两眼逐渐向中线靠近并转向前方。第 1 鳃沟演变为外耳道，其周围的间充质形成耳廓。耳廓（ear auricle）最初位于下颌的下方，随着下颌的发育逐渐移向后上方。至第 2 个月末，颜面初具人的面貌（图 1-1-6）。

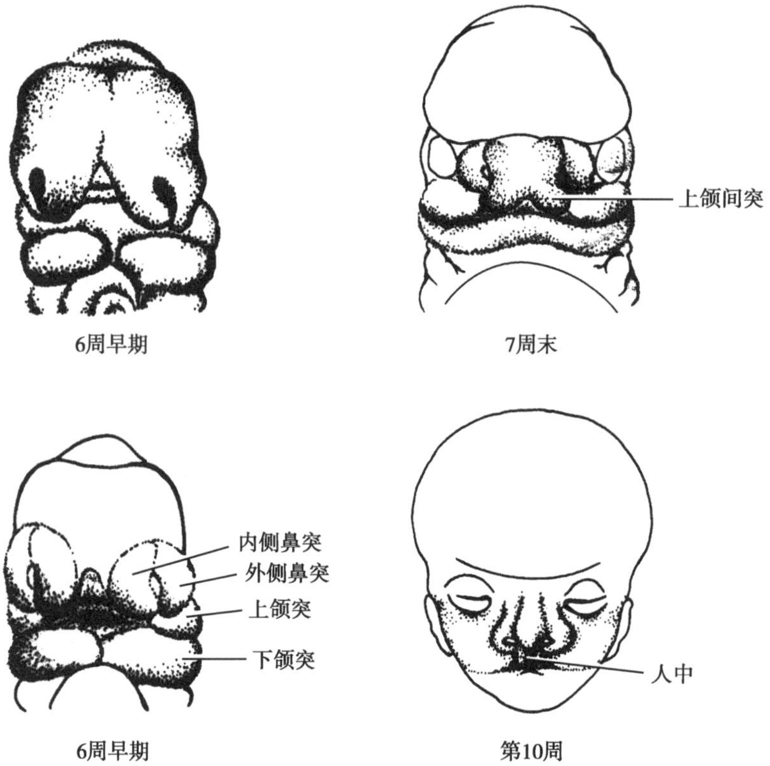

图 1-1-6 颜面器官发生

第三节 外鼻的发生

胚胎第 4 周时，在原口上方额突下缘的两侧出现局部外胚层增厚，各形成一卵圆形区，称为鼻基板（nasal placode）或嗅板，这是鼻发生的开始。鼻基板形成后，很快从表面凹陷，形成鼻窝（nasal pit）。同时，鼻窝外围的间充质迅速增生隆起呈马蹄铁形，使鼻窝加深，马蹄铁形的缺口朝向原始口腔，因此鼻窝呈沟状（如鲨鱼），向腹侧开口于原始口腔。在鼻窝内侧的隆起称为内侧鼻突（median nasal prominence），在外侧者称为外侧鼻突（lateral nasal prominence）（图 1-1-5）。内侧鼻突的尾端外侧再向外侧迅速生长成球状，称球突。球突较早地在鼻窝的尾侧与外侧鼻突的边缘接触，继而呈上皮性融合，由此使鼻窝变成鼻囊（saccus nasalis）又称嗅囊；其入口即前鼻孔（nasal orifice），由内、外侧鼻突围绕。同时，上颌突（maxillary process）向前内方生长，将内侧鼻突挤向中线。第 7 周时，上颌突与同侧球突接触，也呈上皮性融合。不久由于间充质增生，上颌突和两侧内侧鼻突共同形成上唇。两内侧鼻突形成上唇内侧 1/3；上颌突形成上唇外侧 2/3。内侧鼻突还形成上颌骨的切牙骨。

胚胎第 6 周时，两鼻窝相距较远，由较宽的额突下部（额鼻突）隔开。此区可分为三部。上部是较平坦的三角区，向上以鼻上沟为界，鼻上沟以上形成额部的额突上部；中部即三角区的下方是稍隆起的鼻缘；是鼻下区（infranasal area），微向后弯曲（位于中线上的组织将发生鼻嵴和鼻中隔）。当上颌突向前方生长、头部变宽时，迫使鼻窝和内侧鼻突向正中线靠拢，由头的外侧位移向头的腹侧面。同时两内侧鼻突之间的额突下部逐渐变窄，其深部形成原始鼻中隔（nasal septum），分隔两个鼻窝。两内侧鼻突也靠拢而融合，并与其间变窄的鼻下区形成上颌间段，由此段发生上唇的正中部（人中）和切牙骨。鼻缘则明显突出，形成鼻尖。上方的三角区也渐变窄，形成鼻背（back of nose）。因此上唇是由鼻下区、内侧鼻突和上颌突形成的。外侧鼻突不参与形成上唇，只形成鼻翼（nasal wing）和外鼻的侧部。

当三角区和鼻下区变窄，形成外鼻时，原先相距较远的前鼻孔也因而逐渐靠近，并位于由内侧鼻突和外侧鼻突所形成的小丘状隆起上面。两前鼻孔起初朝向前方，以后随着鼻尖的发育而朝向下方。从第 2 个月到第 5 个月，前鼻孔由上皮栓堵塞。第 6 个月后，上皮栓逐渐溶解而消失。鼻的发育到婴儿期还未完成，直到青春期后才发育到它的遗传性大小和形状。

外侧鼻突与上颌突之间起初由鼻泪沟（nasolacrimal groove）分隔，此沟从原始眼窝伸展达原口。鼻泪沟底的外胚层呈线状增生，形成一实心的上皮细胞索。此索与表面外胚层脱离，沉入下方的间充质内。由于此处间充质增生，使鼻泪沟填平，外侧鼻突和上颌突也就相互融合。以后，上皮细胞索管道化，成为鼻泪管（nasolacrimal duct），其上端扩大成为泪囊（lacrimal sac），管的下端开口于下鼻道。

上颌突与下颌突之间，初期也有较宽的裂隙，为原始口裂，向后可达到外耳原基。胚胎第2个月时，上颌突与下颌突逐渐由后向前融合，而形成颊部。同时使口再向前移位，原始口裂变窄，成为永久口裂。因此，它们融合的程度也就影响着口裂的大小。两侧下颌突早在正中线上相遇而融合，由此形成下唇和下颌（图1-1-5）。

第四节　鼻腔的发生

鼻腔按其发生来源是由两部分组成的，一部分来源于原始鼻腔（primitive nasal cavity），一部分来源于原始口腔的上部。在成体鼻腔内，两部分之间并无明显界线。但仍可由一条连线追踪之，即从切牙孔斜向后上方到蝶骨体的前下缘引一条连线（此连线即原始后鼻孔的位置），此线之前来源于原始鼻腔，即从鼻囊发生，发展为鼻腔的大部分；该线之后来源于原始口腔的上部，发展为鼻腔的一小部分（图1-1-7）。下面分别叙述两部分的发生和衍变。

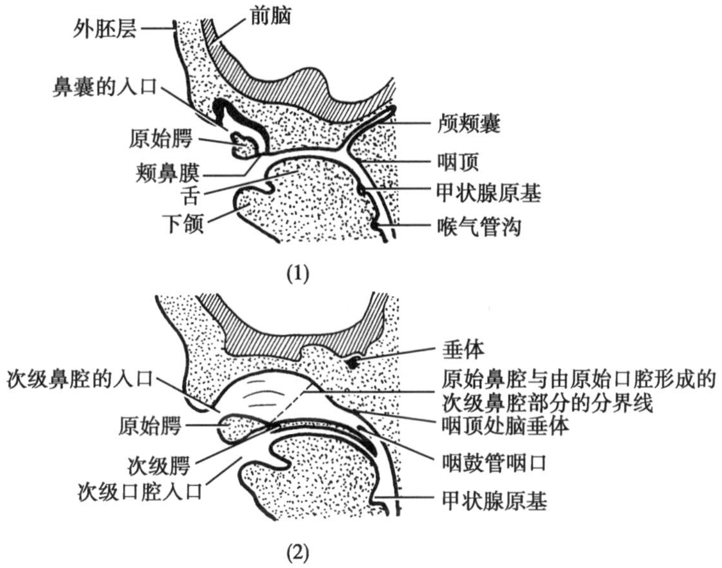

图1-1-7　鼻腔的发生
（1）通过鼻囊　（2）通过次级鼻腔

（一）原始鼻腔的发生

如前所述，鼻开始发生时，在额突下缘两侧的外胚层形成鼻基板，继而凹陷，形成鼻窝，鼻窝呈沟状，由内、外侧鼻突围绕。不久，内侧鼻突的边缘与外侧鼻突的边缘逐渐由后向前粘连，使鼻窝变成盲囊状的鼻囊，其入口称为前鼻孔。

在内、外侧鼻突粘连处形成几乎呈矢状位的上皮板（图1-1-8）。上皮板不仅要延长，而且还要加高。先前在鼻窝后方的上颌突沿着外侧鼻突的下方向前生长，与内侧鼻突粘连，在粘连处也形成上皮板，此上皮板从腹侧连续于内、外侧鼻突粘连处的上皮板，因而使之加高。胚胎第6周时，上述各突粘连处所形成的上皮板由于间充质增生、侵入，使上皮板发生变化而消失，致使各突起的结缔组织相互融合。若上皮板溶解不完全，可残留成为囊肿（如球上颌囊肿或唇腭裂囊肿）；若上皮板不形成或形成后再裂开，则发生唇裂或腭裂。

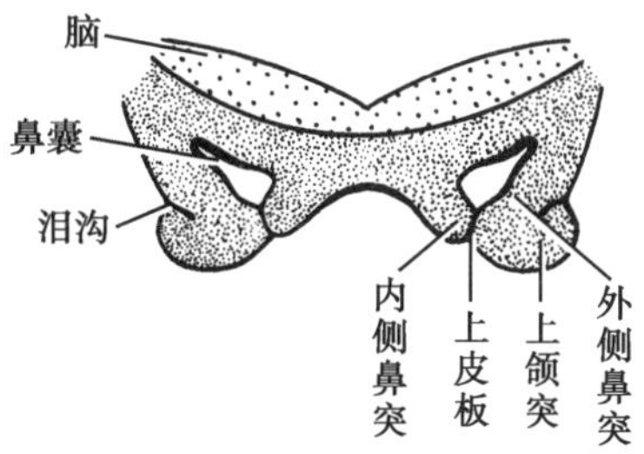

图1-1-8　人胚（11mm）额切面
示鼻囊与上皮板的关系

由于鼻囊向侧方和背侧扩大加深，囊底便位于原始口腔前部的上方，两者之间仅隔一层薄膜，称为颊鼻膜（bucconasal membrane）（图1-1-9），分隔鼻囊与原始口腔（图1-1-10（1））。第7周时，颊鼻膜破裂，因而形成原始鼻后孔，开口于原始口腔顶的前部（图1-1-10（2））。鼻囊由此向后同原始口腔交通，鼻囊也就成为原始鼻腔。这时位于两原始鼻腔下方、界于原始鼻后孔和鼻前孔之间的较厚区域称为原始腭，它来源于内侧鼻突，是上唇正中部和切牙骨的原基。在两原始鼻腔之间的额突下部发育成为原始鼻中隔。这种形态相当于两栖类的鼻腔。在人类，固有口腔和固有鼻腔是完全隔开的，分别向后开口于咽部。这种形态是在胚胎时期由次级腭的形成，将原始口腔分隔成两部分而实现的（见图1-1-7）。

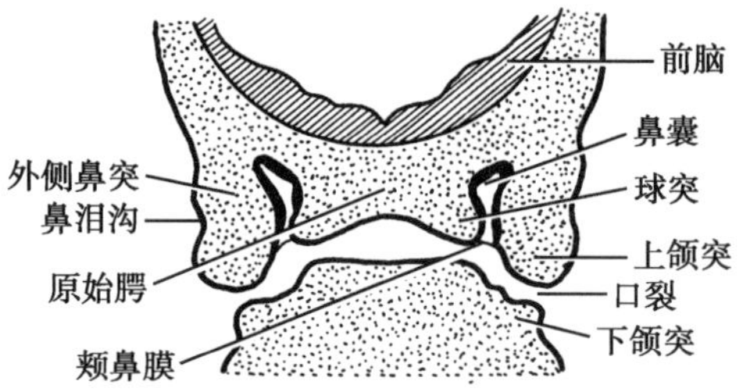

图 1-1-9 人胚额切面
（在颊鼻膜处通过鼻囊）

（二）腭的发生和次级鼻腔的形成

胚胎第6周时，左、右上颌突的间充质增生，向内侧生长，各形成一帆状突起，称为侧腭突（lateral palatine process）（图1-1-11）。左右侧腭突在发生早期与舌相融合（此时舌位较高，可接触鼻中隔的游离缘），于是被迫向下倾斜，位于舌的两侧（图1-1-12（1））。第7周时，由于下颌、口底和舌的生长，使舌下降，两侧腭突因而由垂直位转向水平位，再继续向正中线生长，彼此接近。在它们未融合之前，暂时呈生理性腭裂（图1-1-12（2））。第9周时，两侧腭突先与原始腭（primitive palate，也称中腭突）融合，再沿中线从前向后彼此融合而形成次级腭（secondary palate），将原始口腔分隔成上下重叠的两部分。原始口腔的上部从后下方附加于原始鼻腔，两者联合形成永久性次级鼻腔；下部发育为固有口腔。

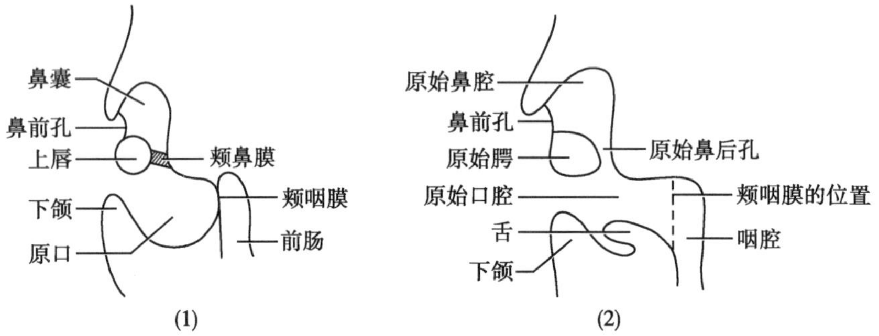

图 1-1-10 颊鼻膜与颊咽膜所在部位矢状切面示意图

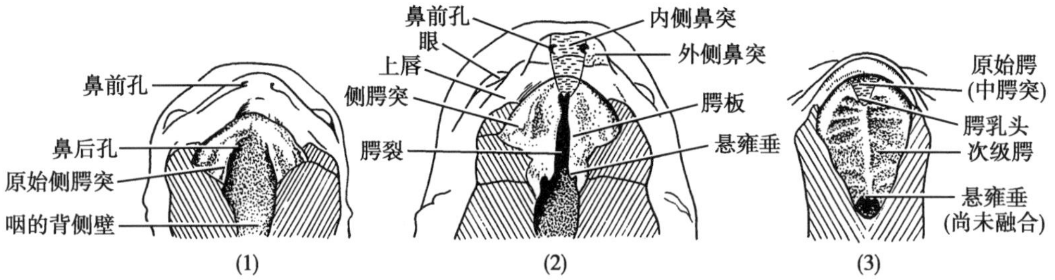

图 1-1-11 人胚的口腔顶
（1）20mm人胚的口腔顶 （2）30mm人胚的口腔顶 （3）43mm人胚的腭：示腭已融合，悬雍垂尚未融合。在硬腭中线上有一条止于腭乳头的白线，并可见上皮增殖。腭嵴已开始显露

腭开始形成时，位于两原始鼻腔之间的原始鼻中隔也延长，自颅底（即原始口腔顶）向后方和下方生长。当两侧腭突彼此融合时，鼻中隔的游离缘也在正中线上与侧腭突的上面相遇并融合，于是将原始口腔上部分隔成左、右两个鼻腔（图1-1-12（3））。

在发育过程中，鼻中隔原本全是软骨，以后骨化为骨性鼻中隔。犁骨（vomer bone）在胚胎第2个月已形成两个骨片，出生后始融合为一。筛骨正中板在出生6个月后，自鸡冠向下发育，并开始骨化，3岁以后始与犁骨接触（图1-1-12（4））。

犁鼻器又称鼻嗅器（organon vomernasale）是一个种系发生中残留的痕迹器官。在低等动物为嗅器的一部分；在人类胚胎第1个月时，由外胚层上皮侵入鼻中隔的两侧，形成管状盲囊，其前端以细孔开口于鼻中隔的前部，还发生软骨片（犁鼻软骨）支持犁鼻器，到胚胎第5月时停止发育，出生后大多已退化。

原始腭在两个原始鼻后孔的前方，为三角形区域，

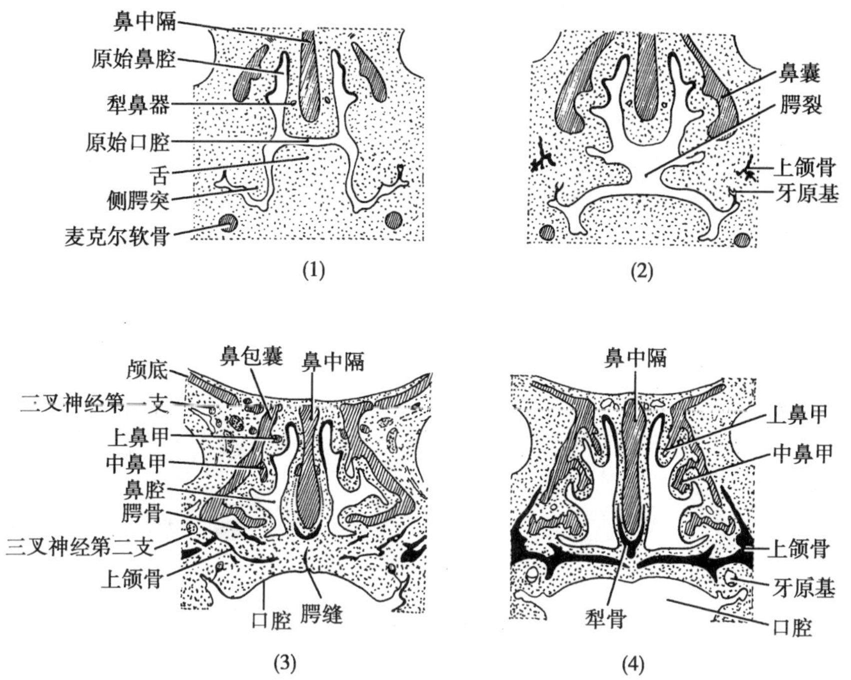

图 1-1-12　人胚头部的额切面

（示腭的发生过程及次级鼻腔的形成）

（1）舌高位；侧腭突垂直位　（2）侧腭突水平位，形成腭裂

（3）腭裂融合、消失　（4）发生的晚期

来源于两个内侧鼻突。原始腭向后与两个侧腭突呈 V 形融合，但在正中线上仍留一上皮索，以后由它形成鼻腭管（切牙管），其表面的切牙孔即原始腭与次级腭在正中线上的分界标志。原始腭并不构成次级腭，而形成上颌骨的切牙骨（也称前腭骨、颌间骨）和切牙。次级腭内的间充质以后骨化，形成硬腭，但其未与鼻中隔相连的后部不骨化，而形成软腭和悬雍垂。第 1 鳃弓的间充质进入软腭内，形成腭帆张肌。在软腭形成时，两个悬雍垂原基融合较晚，直到 5 岁时，还有三分之一儿童的悬雍垂尖端上有切痕，此乃未完全融合的标志。当侧腭突与中腭突和鼻中隔融合后，后鼻孔即移到鼻腔与鼻咽的交界处。

从上述可见，整个鼻腔来源于鼻囊和原始口腔的上部，它们都有外胚层上皮，由鼻囊发生鼻腔的大部分上皮，其中在鼻腔顶部的外胚层上皮很快分化为特殊的感觉上皮，即嗅上皮。到胚胎第 8 个月时，就有嗅觉存在，但那时尚未充分发育。鼻腔其余部分的上皮分化为呼吸部的假复层柱状纤毛上皮。早期在鼻窝周围有软骨囊形成，称之为鼻软骨囊，以后它经过软骨内成骨的方式，发生鼻腔周围的骨架。

（三）鼻甲的发生

人类的鼻甲（nasal conchae）比较简单，在胚胎时期鼻腔外侧壁的上皮增生，形成一些矢状隆凸，以后间充质伸入其内。这些隆凸以后转变为鼻甲，早期胚胎的鼻甲内有鼻甲软骨，以后骨化成为薄的鼻甲骨。

在胎儿的鼻甲中，上颌甲突发生最早，而且最大。然后发生 5 个筛甲突，由下向上依次排列，愈上面的愈小。在筛甲突前端的前方有一隆起，称为鼻甲突（图 1-1-13）。

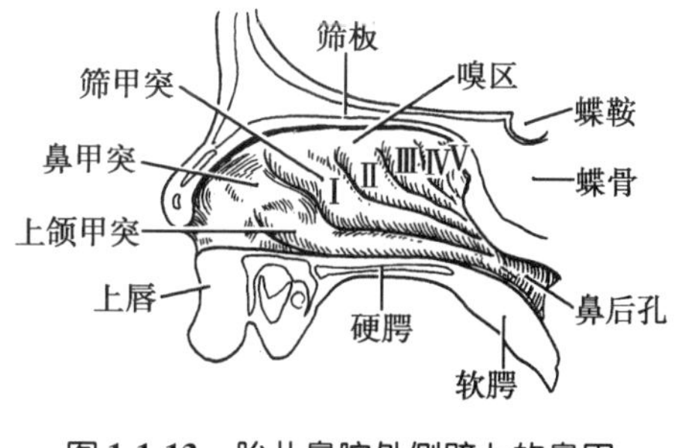

图 1-1-13　胎儿鼻腔外侧壁上的鼻甲

（Ⅰ、Ⅱ、Ⅲ、Ⅳ、Ⅴ为五个筛甲突）

鼻甲的生长变化一直持续到儿童期。最后由上颌甲突转变为下鼻甲，第 1 筛甲突形成中鼻甲，第 2 和第 3 筛甲突联合形成上鼻甲。最上面的两对筛甲突在人类通常是退化的，偶尔发育成最上鼻甲。鼻甲突发育成为不明显的鼻堤。

鼻甲的生长速度超过鼻腔高度的发育，因此儿童鼻腔的呼吸空间与成人者相比相对较小。出生时，下鼻甲抵达鼻腔的底部，以致新生儿及数个月内的婴儿几乎没有下鼻道，中鼻道成为主要的呼吸通道。又因儿童的下鼻甲比成人者相对较大，所以在儿童患鼻炎时，鼻塞症状明显。

鼻腔的扩展与上颌骨的发育有着直接的联系。只有当乳牙全部长出后，鼻腔才能得到较好的扩展，下鼻道才得以畅通。但在7岁前，下鼻道经常很狭窄。以后随着磨牙的长出，上颌骨延长，鼻腔也得以由前向后扩展。

第五节　鼻窦的发生

鼻窦是位于颅骨内并且通向鼻腔的若干不规则的小腔，鼻窦壁内衬有鼻黏膜的延续部分。鼻窦的发生，多数是从鼻甲外下方的鼻道上皮向外侧生长突起，侵蚀邻近的骨质，由此形成小腔而成为鼻窦。进入小腔的上皮，形成衬于窦壁的黏膜层。虽然各鼻窦在胚胎第4个月时均出现，但它们大多数是在出生后才扩大。

后组筛窦从筛甲突之间的沟内开始发生，一般来说，直到6岁或7岁时鼻窦的扩展都较缓慢，以后稍快些，青春期以后才达到它们应有的形态和大小，但年龄更大时，它们常常还会继续扩大（图1-1-14）。从图中可看到额窦和上颌窦在各年龄时期生长和变化的发育过程。这种发育过程因人而异，有的较早终止发育，也有较晚才终止发育者，因此鼻窦的发育个体差异较大。

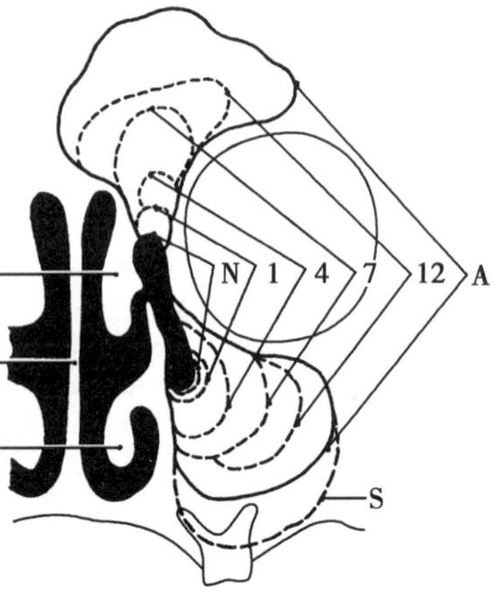

图1-1-14　头部一侧的额切面示出生后额窦及上颌窦的发育过程

N：新生儿　A：成人　1、4、7、12：各年龄　S：老人

（刘胜洪　周开渠）

第二章

咽喉的发生学

第一节 咽的发生

胚胎第2个月初，由前肠头端分化为咽部。颊咽膜与颊鼻膜自行穿破后，咽腔方得与口腔和鼻腔相通。颊咽膜的位置在成体约相当于两侧咽腭弓与舌盲孔所成的平面上。在此平面前方发生的器官（如口腔、鼻腔、涎腺、脑垂体前叶、牙等）来源于外胚层；在此平面后方发生的器官（如咽、喉、气管、甲状腺、胸腺等）来源于内胚层。在发育过程中，咽壁出现一系列囊状憩室，由它们产生一些与咽有关的组织和器官。

在颊咽膜前方，由原口背侧的外胚层发生颅颊囊［颅咽囊、拉克袋（Rathke pouch）］（图1-2-1），以后它形成脑垂体前叶。在颊咽膜后方，由前肠头端背侧的内胚层发生赛色（Sessel）囊，以后它自行消失，故无临床意义，但也有人认为咽扁桃体的原基可能发生于此。第1对咽囊衍生为鼓室和咽鼓管。第2对咽囊大部分被吸收，小部分参与形成腭扁桃体和扁桃体上窝。

咽淋巴环的发生：在以后形成各种扁桃体的部位，由于大量淋巴细胞进入而发生扁桃体。咽扁桃体发生于

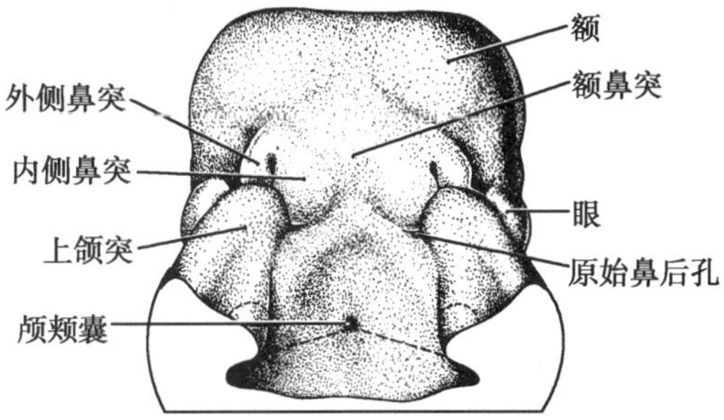

图1-2-1 12mm人胚原口的顶部

（虚线示颊咽膜的位置）

胚胎第4个月，其原基可能位于赛色囊附近的背侧咽壁或囊壁内。出生后，有时在咽扁桃体的后上方见一咽壁隐窝，称咽囊（pharyngealbursa）；当脊索前端退化时，咽壁上皮向该处生长，以后这部分上皮组织可能形成咽囊。此处也可能发生脊索瘤。

腭扁桃体在胚胎第3个月开始发生，先是淋巴细胞侵入第2对咽囊周围的结缔组织中，以后覆盖其上的表面上皮形成一些实体细胞索，长入淋巴组织内；继而从内到外，细胞索逐渐管道化，形成开口于表面的管道，称之为初级隐窝。从初级隐窝继续发生分支的实体细胞索，由它们形成次级隐窝。扁桃体的被膜在胚胎第5个月由直接位于器官周围的间充质发生。出生后，扁桃体的隐窝系统和淋巴组织均迅速发育，至青春期或青春期之前开始退化；以后随年龄增长，逐渐发生硬化萎缩。

第二节 颈窦的发生

在胚胎第3~4周时，由于头端（脑）和胸部（心隆突）发育很快，第3、第4对鳃弓的生长较其周围缓慢，并且颈段逐渐向腹侧弯曲，结果从胚胎的体表看，在此处形成一个不断加深的凹陷，称为颈窦（图1-2-2）。以后构成颈窦口的头侧边缘的第2鳃弓迅速向尾侧生长，形成一盖板状物，覆盖着颈窦，称之为鳃盖。随着鳃盖的不断长大，颈窦口不断缩小，最终将颈窦完全封闭。

鳃盖边缘和颈窦口边缘互相愈合。因此颈窦变成一个和外界不通的外胚层腔，称为颈泡，后来颈泡也逐渐消失。在颈窦口不断缩小的过程中，随着胚胎颈部的增长，颈窦受到牵拉而变形，顺着胸锁乳突肌的前缘移位，最后，胸锁乳突肌的前缘就是原来鳃盖边缘和颈窦

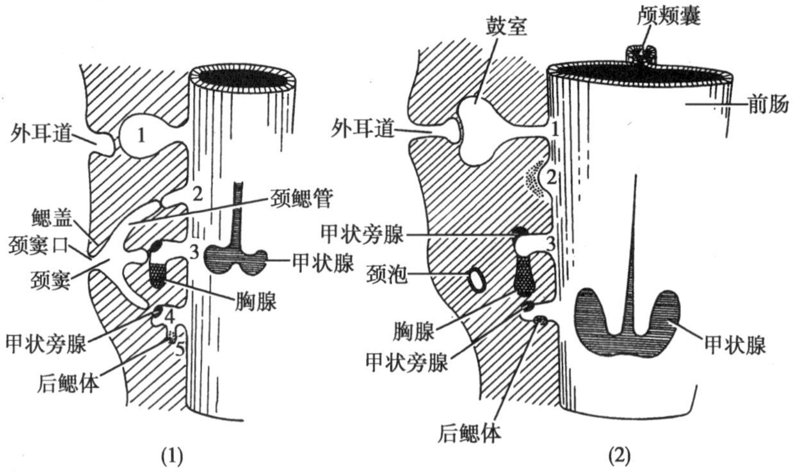

图 1-2-2　颈窦的形成及其周围器官的发生

图内 1 ~ 5 示第 1 至第 5 咽囊

口边缘的愈合线。

第三节　甲状腺的发生

在第 1 和第 2 鳃弓之间的咽肠底壁生长形成一个小隆起，称奇结节。以后它参与形成舌的前部。约在胚胎第 4 周，在第 1 和第 2 对鳃弓腹侧端之间、奇结节尾侧缘正中线上的内胚层上皮细胞开始增生，下陷到下方的间充质内，形成甲状腺憩室（图 1-2-3），再伸长成为一条甲状舌管，这是甲状腺的原基，它穿过舌体，在舌骨和喉软骨前方向下伸长，不久由于上皮细胞增殖，变成实心的细胞索，到第 7 周时，它达到位于气管第 2 ~ 4 软骨环前方的最终位置。此时细胞索的上段退化，仅在起始处的舌表面留一小凹，即盲孔。而细胞索的下段膨大，且向两侧生长，于是形成甲状腺的两个侧叶和连接于其间的甲状腺峡部。最早甲状腺由实质的内胚层细胞团组成；以后由于血管侵入，而形成很多小的细胞团。到胚胎第 3 个月末，每个细胞团内开始聚积胶体，形成甲状腺滤泡。此时甲状腺可产生甲状腺素和三碘甲腺原氨酸，它们可刺激细胞生长和代谢。在第 7 周时，第 5

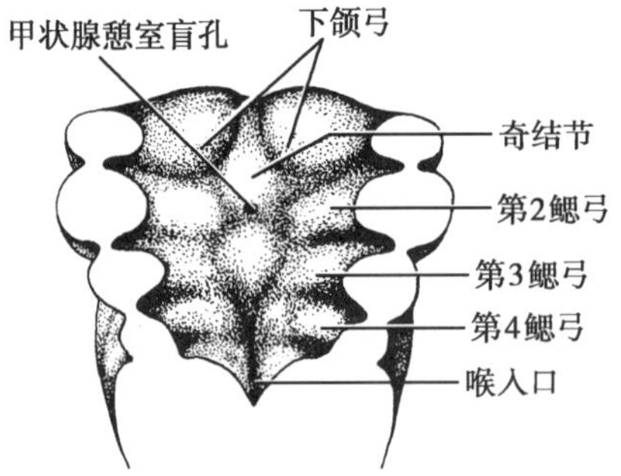

图 1-2-3　第 5 周人胚的咽肠内胚层壁的腹面观

（示奇结节）

对咽囊发生一对后鳃体，不久它们与甲状腺合并，参与形成甲状腺的滤泡旁细胞，后者分泌降钙素，参与血钙水平的调节。后鳃体在鸟类和低等脊椎动物是独立的器官。

甲状舌管的大部分在演变过程中退化消失。若有甲状舌管的残余在不同部位上保留下来，则可形成副甲状腺、瘘管、囊肿或肿瘤，也可形成常见的甲状腺锥叶。

第四节　胸腺及甲状旁腺的发生

在胚胎的第 1 个月末到第 2 个月初，第 3 和第 4 咽囊随着胚胎的发育而伸长，其末端膨大，分别向腹侧和背侧长出一细胞团。第 3、第 4 对咽囊的背侧细胞团是甲状旁腺的胚芽（原基）。第 3、第 4 对咽囊的腹侧细胞团是胸腺的胚芽。但第 4 对咽囊的腹侧细胞团大多数没有参与胸腺的形成，而在早期自行退化消失。

（一）胸腺的发生

第 3 咽囊腹侧部的内胚层上皮增生，形成憩室。最初它们是管状的，以后由于细胞增生，变成实心的棒状物。它们脱离与咽囊的连接，向尾侧继续生长，下降到胸部。后来其上段逐渐退化消失，仅在下段末端膨大，在胸骨后方两侧合并，发育为一个胸腺。若其上段大部分保留，则可在有关腺叶上形成一向上的突起。如其上段仅部分残留，则可形成副胸腺，可位于颈部或埋藏在甲状腺组织内（图 1-2-4）。

第 3 个月时，原先是纯上皮性结构的胚胎胸腺由来源于中胚层和神经嵴细胞的间充质和大量淋巴细胞侵入，上皮细胞变疏松而成星形，类似网状细胞；一些内胚层上皮细胞聚集，形成细胞团，分化为胸腺小体（哈

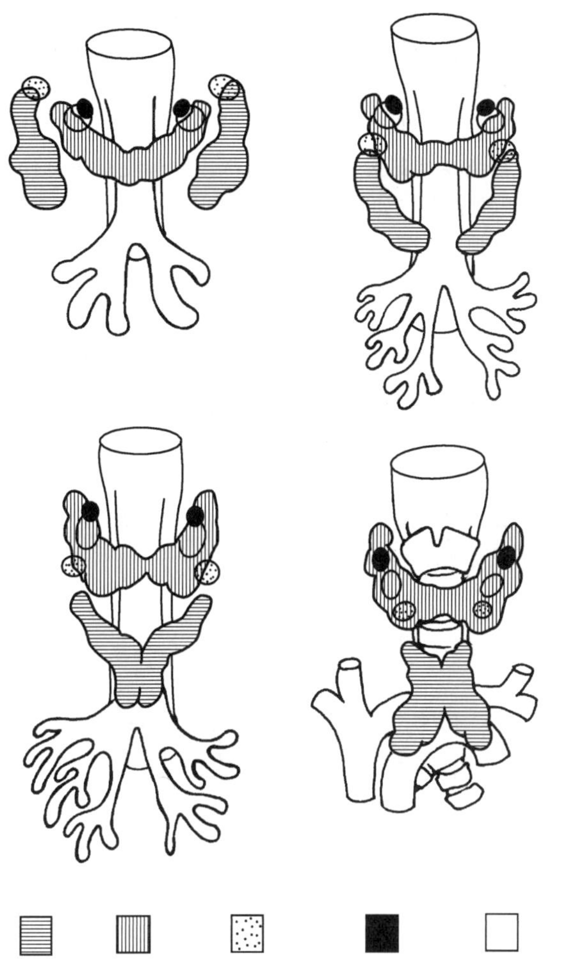

图 1-2-4　甲状腺及甲状旁腺的发生

氏小体，在第 4 个月即可见）。第 3 个月末，胸腺内可区分出致密的皮质和疏松的髓质。由周围的间充质发生被膜和小梁，把胸腺分隔成许多不完全的小叶。出生时，胸腺相对较大；出生后，继续生长；青春期达到最大；以后胸腺逐渐退化，由脂肪组织代替。但在成人，仍有胸腺组织存在。

胸腺是最先被淋巴细胞侵入的胚胎器官。这些淋巴细胞来源于卵黄囊的造血干细胞，以后来自骨髓，由血流迁入胸腺。胸腺内发生的淋巴细胞（T 淋巴细胞）经血流迁入周围淋巴器官。

（二）甲状旁腺的发生

由第 3 对咽囊发生的甲状旁腺胚芽，因受胸腺下降的牵引而随之移到甲状腺下端的后方，发育为下一对甲状旁腺。第 4 对咽囊发生的甲状旁腺胚芽，不移动其位置，而位于甲状腺上端的后方，发育为上一对甲状旁腺（图 1-2-4）。甲状旁腺常可埋藏在甲状腺组织或胸腺组织内。这可能是肉眼观察时甲状旁腺数目常有变化的原因之一。尤其是第 3 对咽囊发生的甲状旁腺在下降过程中，常可解体为几部分；有时甚至随胸腺下降到胸腔内。这样就在异常的部位出现额外数目的甲状旁腺。

第五节　喉的发生

喉的形成与鳃器官的演变关系极为密切。鳃器官包括鳃弓、咽囊、鳃沟和鳃膜。

胚胎第 4 周初，前肠头端（即原始咽部）的内胚层与外胚层之间的中胚层开始增生，在将来形成头部和颈部的前肠侧壁形成了 5～6 对棒状隆起，即鳃弓，分别被称为第 1 至 6 鳃弓。相邻两弓之间外胚层内陷形成鳃沟，沟底内、外胚层相贴形成鳃膜，前肠内面的内胚层向外凸形成咽囊。

喉部由喉气管头端的内胚层及其周围的第 4、第 6 对鳃弓间充质发育而成。第 3 周末，在咽的腹侧形成了一个 V 形的沟，称为咽中沟。第 4 周时，随着咽中沟加深，边缘增厚，原始咽的外表面形成一嵴，此时咽中沟称为喉气管沟。随着喉气管沟的加深，外表面的嵴在原始咽的腹侧扩大而形成喉气管憩室。此后喉气管憩室两侧各出现一条纵沟，纵沟在内侧面形成气管食管褶，气管食管褶互相靠拢，从尾端向头端开始融合，于胚胎第 7 周融合成气管食管隔，将前肠分为喉气管和食管。喉气管的头端，发育成原始喉入口，其尾端则发育成肺芽。胚胎第 5 周，咽侧壁的内胚层增生，形成上皮板，即为将来的喉入口处。上皮板上有 3 个隆起。一个会厌隆起（也称咽下隆起），为第 4 鳃弓所衍生，是会厌软骨的始基，位于上皮板前上方腹侧，居于中线，将来发育成会厌软骨；两侧为两个杓状隆起，为第 6 鳃弓部分膨大所形成，位于上皮板内侧，是杓状软骨的始基，将来发育成杓状软骨。3 个隆起互相向内侧靠拢，使之间的裂隙状入口（喉盲端）成为 T 形（图 1-2-5）。稍后，于冠臀 8～9mm 时，杓状隆起的边缘出现两个小隆起，将来分别形成楔状软骨和小角软骨。

胚胎第 7 周时，由于上皮增生、融合，使喉入口闭合。胚胎第 8 周开始，上皮板不断分开，喉前庭加深加宽，随着甲状软骨的发育，在甲状软骨和杓状软骨间，逐渐形成声带。第 9 周末，喉前庭达到声门水平，与充分发育的声门下腔只隔一层已有穿孔的膜。至胚胎第 10 周时，上皮连接破裂，封闭上皮开始吸收，会厌与杓状软骨分开，喉入口呈卵圆形，喉腔重新建立。第 12 周末，上皮板残存膜消失，喉前庭与声门下腔相通。当喉腔再次形成时，其侧下部分从杓状隆起的前方向喉原始前庭的底部伸展，其顶部形成喉前庭，近端宽阔部分形成喉室。在喉室的上面，与声带发生的同时形成喉室带。在胚胎的第 3 个月，随着喉室发育，声带与室带分离。杓会厌襞是由第 4 鳃弓延伸所形成，起自会厌的下

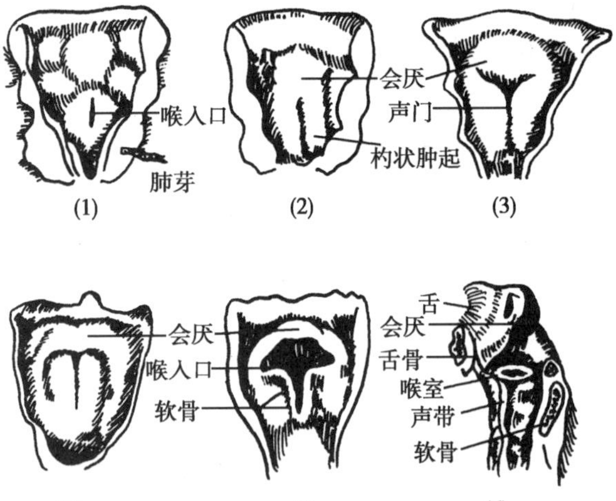

图 1-2-5 胚胎时与出生时喉的发育

（1）4 周（5mm） （2）5 周（9mm） （3）6 周（12mm） （4）7 周（16mm） （5）10 周（40mm） （6）出生时

鳃弓隆突至第 6 鳃弓杓状隆突的上突起，并且包绕楔状软骨和小角软骨。声门下区由第 6 鳃弓以下部分形成。喉软骨都起源于中胚层。

甲状软骨来自第 4 鳃弓。胚胎第 6 周时，喉的内、外收缩肌之间，细胞分化形成两块小软骨，称翼板，以后渐向中线发育并由膜连接。

环状软骨来自第 6 鳃弓下部两侧。在 6～7 周时，首先在背侧然后在腹侧出现，逐渐在中线接合并成形。

杓状软骨的始基杓状隆起在胚胎第 7 周开始软骨化，在第 3 个月末由结缔组织形成的声带突软骨化并与杓状软骨融合，杓状软骨完全成形。

会厌软骨源于咽下隆起，发育较晚。在胚胎第 20 周时，由两侧向中线生长、融合并软骨化。胚胎中期，会厌软骨化完成。

楔状软骨和小角软骨来源于第 6 鳃弓，在胚胎第 5 周以后出现，第 4 个月完成软骨化。

于发育 7mm 的胚胎期，喉内肌可区分出内外收缩肌。内收缩肌来自第 6 鳃弓，是所有喉内肌的始基，外收缩肌来自第 4 鳃弓，形成环甲肌。在发育 13mm 的胚胎期，杓间肌、环杓后肌、杓会厌肌才能分辨。发育 19～23mm 的胚胎期，所有喉肌胚胎期发育完成。

喉外肌的始基来自原始舌骨下肌丛的心外膜嵴，并分为深浅两层。深层形成甲状舌骨肌和胸骨甲状肌，浅层形成肩岬舌骨肌和胸骨甲状肌。咽缩肌和茎突咽肌来自第 3 鳃弓，而环咽肌来自第 4 鳃弓。

中、下颈部上皮、舌咽、迷走和副神经起源于第 3、第 4 和第 6 鳃弓外胚层。喉上神经支起源于第 4 鳃弓，而喉下神经支则来源于第 6 鳃弓，因此，除环甲肌接受迷走神经喉上支支配外，所有喉内收肌受喉返神经支配。喉外部肌肉如咽缩肌、茎突咽肌束来自第 3 鳃弓，受舌咽神经支配，舌骨下肌群受舌下神经支配。

头颈部血管发生于咽弓动脉，咽弓内血管与神经关系密切，所有咽弓神经都位于相应动脉的前面，唯有第 6 鳃弓神经（喉返神经）位于相应咽弓动脉后面，由于右侧第 6 鳃弓动脉消失而左侧喉返神经与第 6 鳃弓动脉导管同时遗留，因此，喉返神经在左侧绕主动脉返回喉部而右侧绕锁骨下动脉到喉。

在发育至 24～30mm 的胚胎末期（妊娠 8～11 周），喉部发育成出生后的形状（图 1-2-6）。

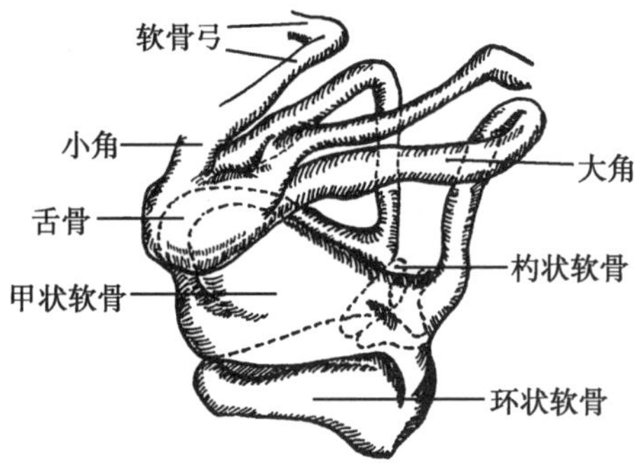

图 1-2-6 胚胎 9 周（47mm）时舌骨的结构

新生儿的喉部相对较大，以后逐年增长，6 岁到青春期前这段时间，喉的生长基本停止。青春期开始后，喉一度又显著发育，男性尤为显著，特别是在矢状方向上生长更快，以致声带明显增长，其长度几乎为新生儿的 6 倍，结果便发生男性的变声，此期称“变声期”。女性的喉部在青春期开始后虽有所增长，但缓慢而均匀。

喉软骨的骨化：男性较女性发生为早。在男性，甲状软骨和环状软骨在 20 岁左右时即可开始骨化。甲状软骨骨化过程最快，50 岁时即可能全部骨化，故老年人甲状软骨受外伤时因失去弹性而易骨折。杓状软骨的骨化约发生于甲状软骨和环状软骨开始骨化后 3～5 年，但由弹性软骨组成的声带突尖端可能终生不骨化。

（刘胜洪 周开渠）

第三章

气管和食管的发生学

第一节　气管的发生

气管和食管均是前肠内胚层的衍生物。胚胎第4周时，在第4咽囊尾侧附近，原始咽尾侧端的前肠腹侧壁正中线上的内胚层向腹侧隆突，形成一憩室，称喉气管憩室。从前肠腹侧面看，该憩室是一条纵嵴，从腔面观是前肠腹侧壁上的一条纵沟，称为喉气管沟。在喉气管憩室和背侧前肠的连接处管壁凹陷。因而在两侧各形成一条纵沟（图1-3-1），此沟在连接处的两侧腔面各形成一纵行皱襞，称气管食管褶。随着胚胎生长，该纵沟加深，内面的气管食管褶也相向生长，并从尾侧开始向头侧逐渐合并，形成气管食管隔，将憩室的尾侧部同前肠分隔开，因此形成腹侧的喉气管芽和背侧的食管。但喉气管憩室的头侧端未被分隔，仍旧通向咽，此开口处即原始的喉口（原始声门），位于第4和第6鳃弓的高度。喉气管芽继续向尾侧生长延长，下端膨大、分叉，形成左、右肺芽。以后由喉气管芽的内胚层细胞及其周围的间充质在原始喉口周围发生喉，喉气管芽中段发生气管，肺芽发生左、右支气管和肺。

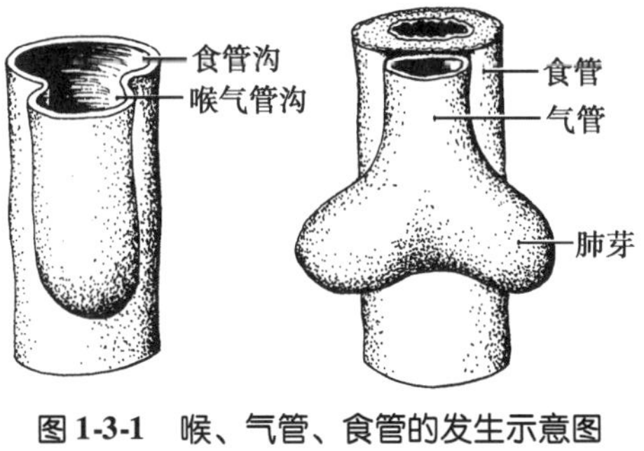

图1-3-1　喉、气管、食管的发生示意图

气管迅速生长，分叉点下降，左侧肺芽或支气管较小，且偏向外侧（几近横位）生长；右侧肺芽或支气管较大，稍偏离中线向尾侧生长，这种关系保存到成体内，因而异物易于进入右支气管。

第10周末，气管周围的间充质发生平滑肌和气管软骨环。第4个月，上皮向壁内生长形成气管腺。

第二节　食管的发生

喉气管憩室与前肠分隔后，其后部的前肠即是咽喉部和食管的原基（图1-3-1）。食管最初很短。以后随着胚胎生长，心和心包向尾侧移位，食管迅速增长。食管的组织发生：食管形成的初期，腔很小，管壁由复层柱状上皮和外围的间充质组成。第2个月时，食管上皮增生，使管腔堵塞，但不久由于上皮细胞溶解，食管管腔重新畅通。如食管再通过程受阻，则发生先天性食管闭锁或狭窄。第9～13周，食管黏膜具有多种上皮，有单层和复层柱状上皮，也有复层扁平上皮。

食管上段由尾侧鳃弓区的中胚层围绕，部分间充质分化，形成横纹肌，故由迷走神经支配。食管下段由脏壁中胚层的间充质包围，部分间充质分化，形成平滑肌，因而由内脏神经丛支配。食管中段则由食管上段和食管下段的间充质相互交织，因而混有平滑肌和骨骼肌。

第三节　颈的形成

颈由第2、3、4和6对鳃弓发育而成。在胚体发育至第4～5周，第2鳃弓迅速向尾侧生长并越过第3、4、6鳃弓，最后与心隆起上缘即心上嵴融合。第2鳃弓与其深部第3、4、6鳃弓之间的间隙称颈窦。以后，随着第2鳃弓与其深部其他鳃弓的融合，颈窦即闭锁消失(图1-2-2)。随着鳃弓的分化、食管和气管的延伸及心脏位置的下降，颈部逐渐延长、成形。

如果颈窦闭锁不全，将可能形成颈先天性囊肿，而颈囊肿如果在体表面或咽腔有一开口，与外界相通，称部分性颈瘘。如果颈囊肿既有内口，又有外口，两口相通，形成一条由体表通到咽腔的瘘管，称完全性颈瘘。

（刘胜洪 周开渠）

第 四 章

耳的发生学

第一节　内耳的发生

膜迷路来自外胚层，骨迷路来自中胚层。

大约在人胚胎第 3～4 周时，在菱脑两侧，第 2 鳃沟背侧的外胚层局部增厚，形成听板。第 4 周听板上皮内陷成为杯状的听窝，不久听窝闭合成泡状的听泡；它随即脱离表面外胚层，沉到下方的间充质内形成听囊（图 1-4-1）。听囊呈卵圆形，囊内充满内淋巴液。由听囊发生膜迷路各部的上皮。听板起初在第 2 鳃沟的背侧，以后由于第 1、2 鳃弓的发育，将听板形成的听囊推移到第 1 鳃沟的背侧。听囊脱离外胚层后不久，听囊的背侧壁伸出一管，称为内淋巴管；管的末端扩大成为内淋巴囊（图 1-4-1）。

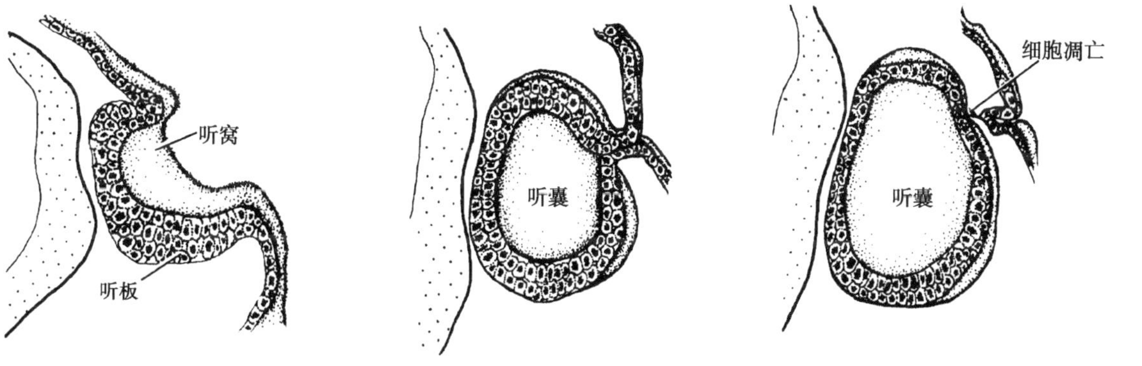

图 1-4-1　内耳的早期发生

胚胎第 5 周时，听囊向背腹侧延伸，分为背侧的前庭部和腹侧的耳蜗部。从第 6 周开始，听泡的前庭部变扁形，分化为椭圆囊和三个袢状的半规管，其中每个半规管均与其他两条半规管呈直角交叉。腹侧的耳蜗部分化为球囊和蜗管。蜗管是由球囊的腹侧端呈管状向前生长到周围的间充质内，同时卷曲而形成的螺旋状结构。到第 3 个月时，内耳各部几乎达到一般成人的形态，蜗管达到两圈半的结构（图 1-4-2）。

位听神经节位于听囊的内侧，它发出的神经纤维进入听囊的内侧壁。听囊的上皮是单层上皮，但在神经纤维生长到上皮细胞之间的区域增厚，分化为特殊的感觉上皮，这种上皮在半规管壶腹构成壶腹嵴，在球囊和椭圆囊壁内构成位觉斑（又称耳石斑、平衡斑），在蜗管内构成螺旋器。

膜迷路上皮周围的间充质分化为二部分：①紧贴膜迷路的间充质分化为膜迷路的结缔组织层和外淋巴腔中纤细的结缔组织索。这种含有结缔组织索的空隙称为外淋巴腔，其中充满着外淋巴；膜迷路即悬挂其中；②外面的间充质分化成软骨；所以膜迷路和外淋巴组织被软骨性耳囊包围。不久，软骨进行骨化，到第 5 个月时，形成了骨迷路和颞骨岩部。但蜗轴的骨例外，是由膜内成骨的方式直接从间充质发生的（图 1-4-3）。到分娩

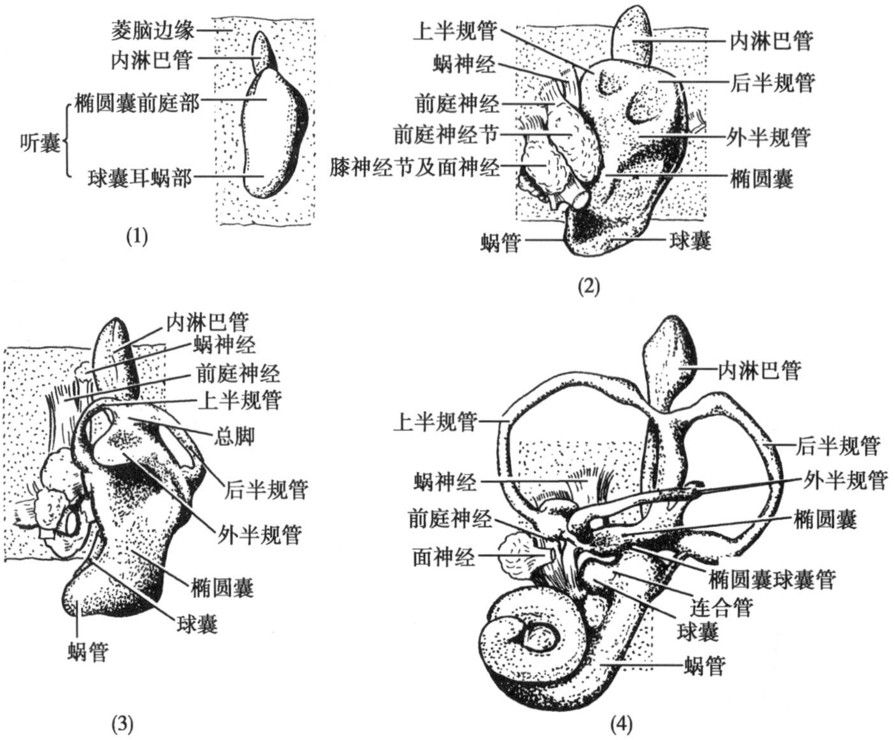

图 1-4-2 膜迷路发生的模式图

（1）6.5mm 人胚的听囊 （2）11mm 人胚的膜迷路 （3）13.5mm 人胚的膜迷路 （4）22mm 人胚的膜迷路

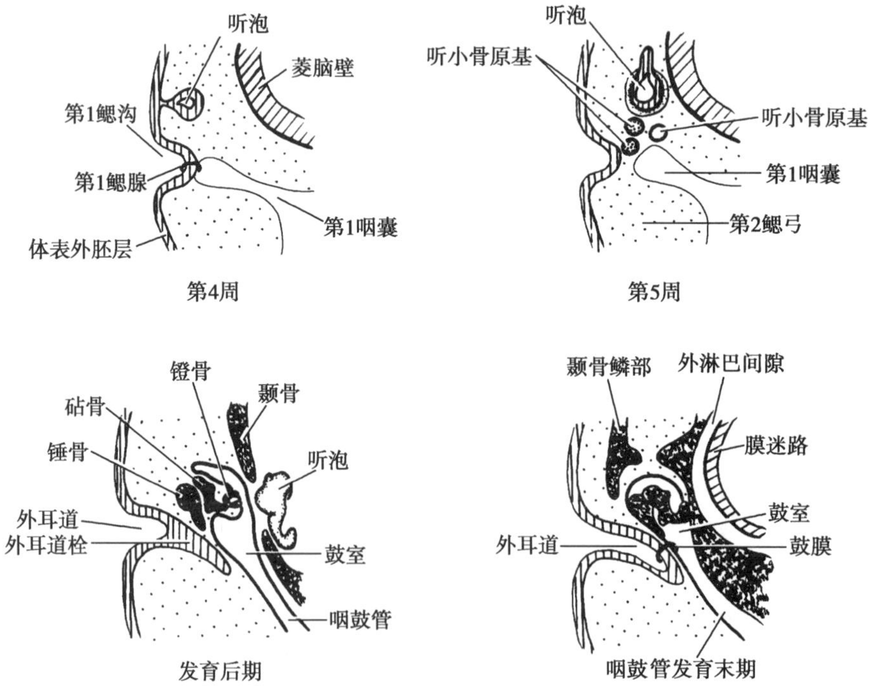

图 1-4-3 耳的发生

时，迷路的大小几乎与成人的相同。

第二节　中耳的发生

鼓室和咽鼓管直接来源于第 1 对咽囊（内胚层）。胚胎第 5 周时，此囊迅速向背外侧生长，可分为两部。其近侧部呈细管状，仍与咽相通，以后形成咽鼓管。咽鼓管在新生儿比成人短而宽。它的远侧部膨大，且与第 1 鳃沟底接触，此部是鼓室的原基，开始时鼓室各壁彼此相贴，其间只有一个窄隙。鼓室原基周围的间充质成为一种胶样组织，其内包埋着第 1 鳃弓的美克尔软骨和第 2 鳃弓的吕切软骨的背侧端；由前者发生锤骨和砧骨，由后者发生镫骨。这些胶样组织逐渐被吸收，直到出生时，吸收尚未完成。与此同时，鼓室腔也随之扩大占据新形成的空间；鼓室的内胚层上皮形成鼓膜内面的上皮，还包围原先位于鼓室外的听小骨和鼓索，以类似肠系膜的方式将它们连接于鼓室壁上（图 1-4-4）。在这些系膜内还发生听小骨的支持韧带和肌肉，鼓膜张肌由第 1 鳃弓发生，因此由三叉神经的下颌神经支配；镫骨肌由第 2 鳃弓发生，所以由面神经支配。

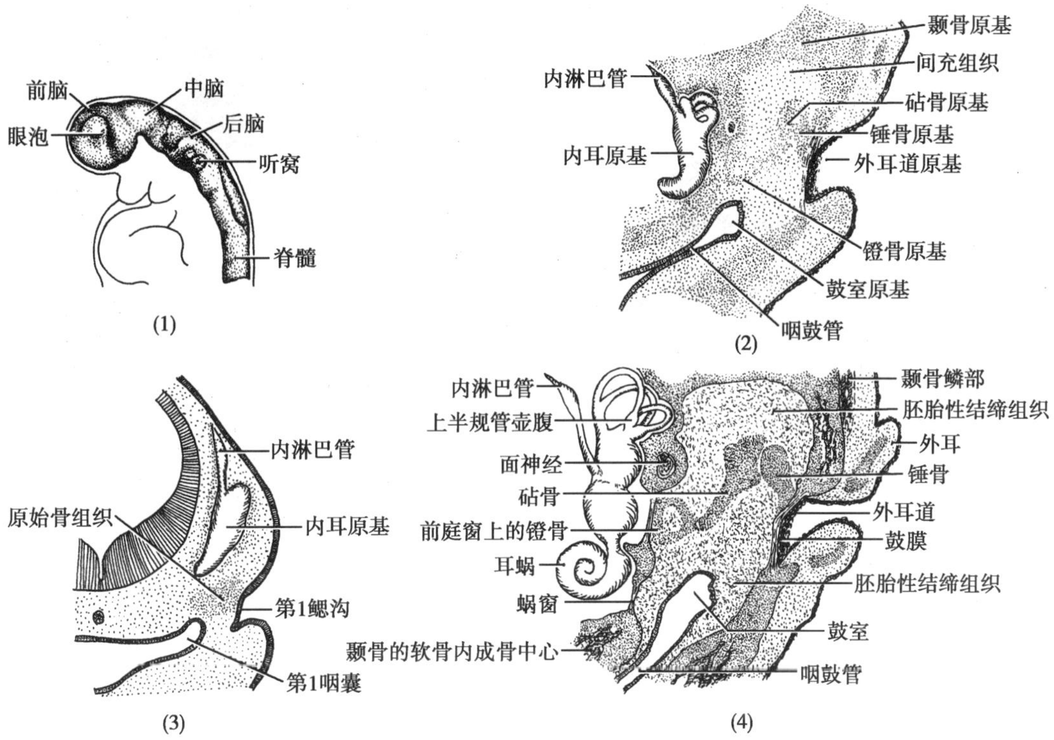

图 1-4-4　中耳的发生

（1）3 周半人胚，示听窝的位置　（2）、（3）、（4）鼓室、咽鼓管、鼓膜及外耳道的发生过程

面神经管在胚胎第 19 周时开始发育，初期在前庭窗和蜗窗后方呈一软骨性嵴状隆起，渐向迷路一侧加深，形成不完全的管腔；在鼓室的一侧，有致密的间充质覆盖其上，以后这些间充质发生膜内成骨，面神经管的管腔方得以形成完整结构。如骨化过程发生障碍，则管壁出现缺口，而成为面神经（骨）管先天性缺损。

鼓窦是由上鼓室（鼓室上隐窝）向背侧扩展而形成的，在胚胎第 21 周时，上鼓室内的间充质向形成鼓窦的区域伸展，并发生气室化。到胚胎第 34 周时，形成有一定大小空腔的鼓窦；在胚胎后期和婴幼儿时期鼓窦继续扩大。乳突气（小）房是由鼓窦发展而来的，有许多含气小腔从鼓窦伸展到刚发育成形的颞骨乳突内，乳突内部的骨质也不断被吸收，因而产生许多含气的互相连通的小腔，是为乳突气房。它们在 2 岁以后始具雏形，3 岁末已相当发育，到成年才发育完成。

第三节　外耳的发生

外耳道起源于第 1 鳃沟（外胚层），由外胚层上皮向深部扩展成漏斗状的原始外耳道，它抵达第 1 咽囊的内胚层上皮，以后原始外耳道发育为外耳道的外侧部（软骨部）。原始外耳道底部的外胚层上皮细胞增殖，产生一实心的细胞索，直达鼓室壁。以后该细胞索中央的细胞退化、被吸收，出现管腔，形成骨部外耳道，向外与原始外耳道形成的软骨部外耳道相通，构成一完整的外耳道。但直到出生时，骨部的腔内仍然填充着脱落细胞构成的上皮栓。

原始外耳道底发生的细胞索与鼓室壁相贴处为鼓膜原基。细胞索中空后，鼓膜（即鼓室外侧壁）才出现。所以鼓膜的内面为来自内胚层的鼓室壁，外面为来源于原始外耳道的外胚层细胞，其间夹有一薄层来自中胚层的结缔组织。出生时，鼓膜的位置非常倾斜，几乎位于外耳道底壁的上方。以后当外耳道加长时，才逐渐竖起。

因原始外耳道是由第1鳃沟形成的，所以围成外耳门的是第1鳃弓的后缘和第2鳃弓的前缘，从这两个鳃弓产生耳廓。胚胎第21天以后，在第1鳃弓后缘和第2鳃弓前缘各形成3个结节状隆起，以后由于隆起间的组织增生把它连接成前后两条皱襞，两皱襞的上端又互相融合。其中第1结节形成耳屏，第2结节形成耳轮脚，第3结节形成耳轮上部，第4结节形成耳垂，第5结节形成对耳屏，第6结节形成耳轮下部及对耳轮（图1-4-5）。在胚胎第6周，耳廓初具固有外形。耳廓的成分15%来自第1鳃弓，85%来自第2鳃弓。因它是由几个分离的生长中心衍生而来，所以外耳的形态变异很大。

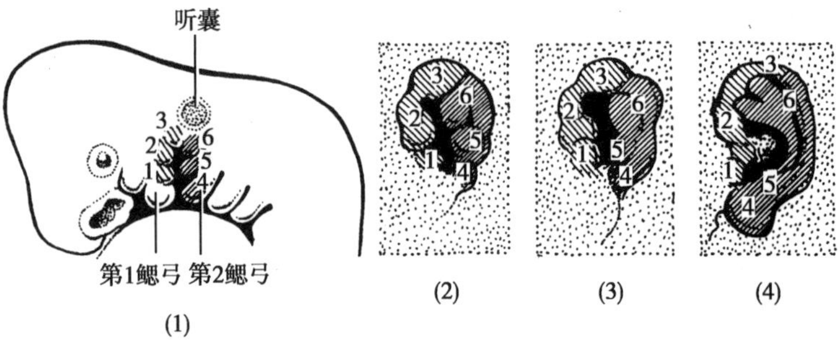

图1-4-5 耳廓的发生示意图

(1) 1~3，前列结节 4~6，后列结节 (2)(3)(4) 1=耳屏结节 2=耳轮脚结节 3=耳轮上部结节 4=耳垂结节 5=对耳屏结节 6=耳轮下部及对耳轮结节

（刘胜洪 周开渠）

主要参考文献

1. 高英茂，主编．组织学与胚胎学．北京：人民卫生出版社，2001
2. 刘斌，高英茂，主编．人体胚胎学．北京：人民卫生出版社，1995
3. Larsen WJ. Human Embryology. 3rd ed. （英文原版医学教材．已购版权）．北京：人民卫生出版社，2001
4. Moore KL. The Developing Human. 4th ed. Philadelphia：Sauders，1988

第二篇

2

鼻科学

第一章

鼻及鼻窦的临床解剖学

鼻部（nose）分为外鼻、鼻腔和鼻窦三部分；外鼻和鼻腔常可统称为鼻，故亦可将鼻部分为鼻及鼻窦两部分。

在鼻腔的上方、上后方和两旁，由左右成对的四对鼻窦环绕。鼻和鼻窦共同占据大部分面颅和一小部分脑颅。鼻腔和鼻窦以及各鼻窦之间，鼻窦与眼眶、颅前窝和颅中窝之间，仅由一层菲薄的骨板相隔（图 2-1-1）；因此，鼻腔或鼻窦病变可波及眼眶或颅内，反之亦然。

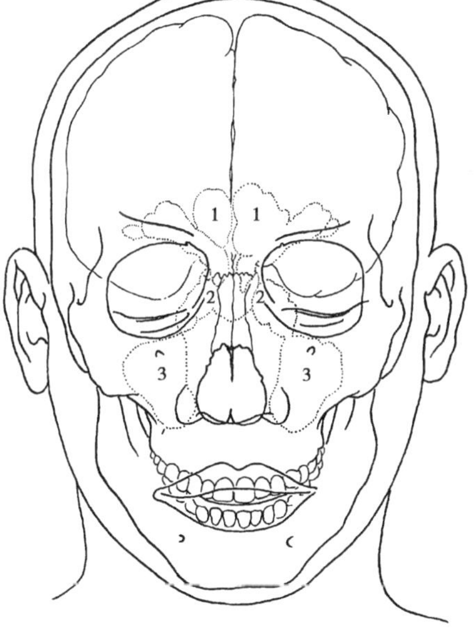

图 2-1-1 头部前面观

示颅、面骨及鼻窦（虚线表示者）的相对位置

1. 额窦 2. 筛窦 3. 上颌窦

临床上，可将鼻腔、鼻窦、鼻咽和中耳腔看成一个相互密切相关的单位。鼻窦除由窦口经鼻腔得到通气、引流外，其黏膜又相互连续；因此，一方罹病如炎症，可影响另一方。中耳腔亦可理解为通气、引流于上呼吸道的旁系伸展空间，因此中耳炎常起因于鼻和鼻咽部病变。

第一节 外鼻的临床解剖

外鼻（external nose）呈锥体形，故有鼻锥体（nasal pyramid）之称，由骨和软骨构成支架，外覆皮肤及软组织。

一、外鼻形状

外鼻形似一个基底向下的三棱锥体（图 2-1-2），上窄下宽。前棱上端位于两眶之间，与额部相连，称为鼻根（nasal root）；下端向前突起，称为鼻尖（apex nasi, nasal tip）；两者之间为鼻梁（nasal bridge），鼻梁两侧为鼻背（dorsum nasi）。鼻背向下逐渐增宽，呈半圆形

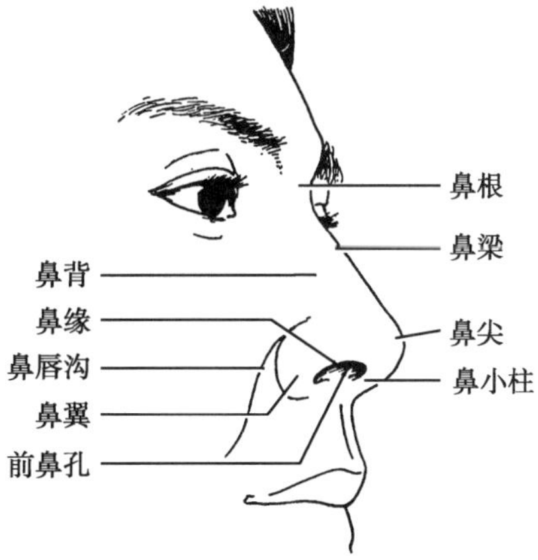

图 2-1-2 外鼻

膨隆而具弹性，称鼻翼（alae nasi）。锥体的底部有一前后向的分隔，为鼻中隔前下方的游离缘，称为鼻小柱（columella nasi）；借此分成左右两个前鼻孔（anterior naris）。鼻翼与面颊交界处有鼻唇沟（nasolabial fold）；正常时两侧鼻唇沟深度对称，若一侧面神经麻痹，则该侧鼻唇沟变浅或消失。

外鼻的形状随着人种或种族的不同而各异，其外形与高低的均衡对于一个人的面容有着极为重要的影响。一般可将面部分为三等分，上三分之一介于发际中点（triehon）与眉间隆起点（glabella）之间，下三分之一位于鼻中隔下点（subnasale）与颏最低点（menton）之间，中三分之一即为外鼻的长度（图 2-1-3）。鼻与面部的角度约为 35°，而以 36°较为理想，大多介于 30° ~ 40°之间，最少不能小于 30°（图 2-1-4）。鼻小柱与上唇相交处构成鼻唇角（nasolabial angle），从美容观点来看，此角度以 90° ~110°为宜。

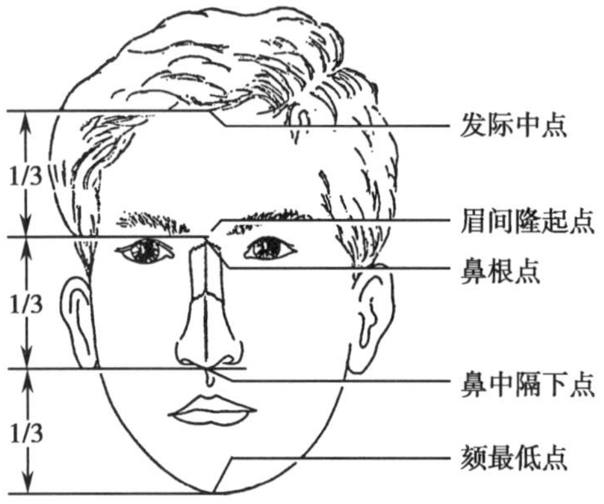

图 2-1-3 鼻与面部的比例

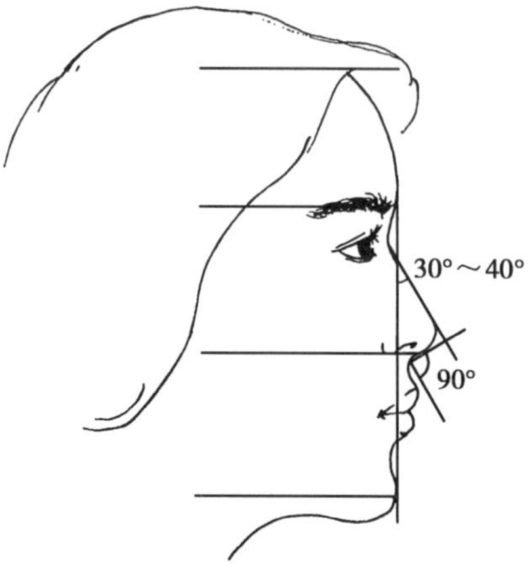

图 2-1-4 鼻与面部的倾斜角和鼻唇角

介于鼻根点（nasion）和鼻中隔下点之间的鼻锥体，可分为三个大致相等的部分：上 1/3 为骨性部分，中 1/3 和下 1/3 均为软骨部分（图 2-1-5）。

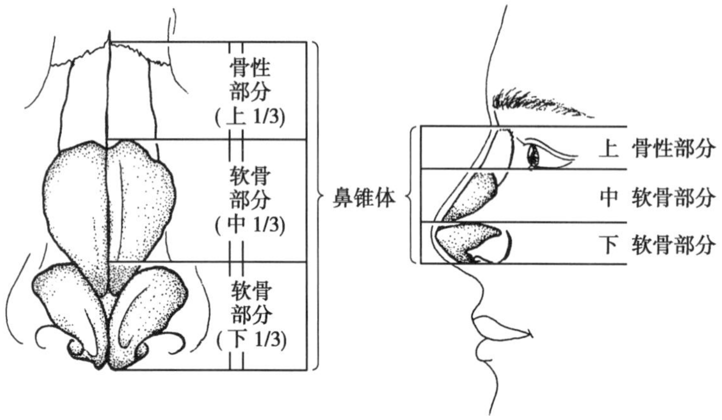

图 2-1-5 图示鼻锥体划分为 3 等分

与面部和鼻锥体相仿，鼻小柱亦可分为三等分：前部、中部和基底部（图 2-1-6）。从美容观点看，前部应占基底部宽度的 75% 左右，基底部的宽度以两侧鼻翼外缘的间距为准。根据 Albrecht 等的观测，鼻的基底部应介于从两眼内眦处所作的垂直线之间（图 2-1-6）；较理想者，其宽度约占从鼻根点到鼻尖的鼻之长度的 70%。

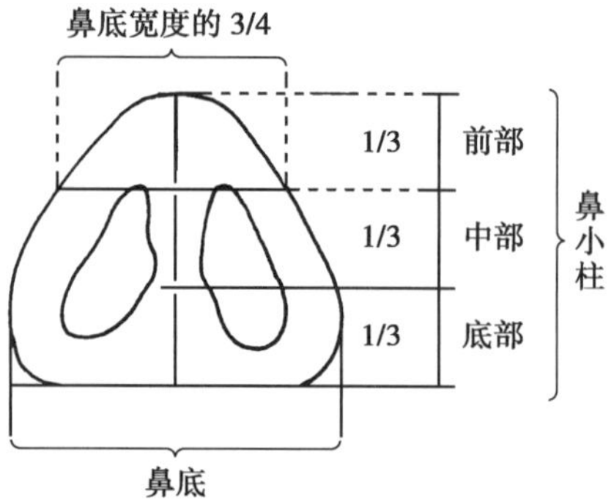

图 2-1-6 图示鼻小柱划分为 3 等分

二、骨部支架

外鼻由骨和软骨构成支架（图 2-1-7）。骨部上方有

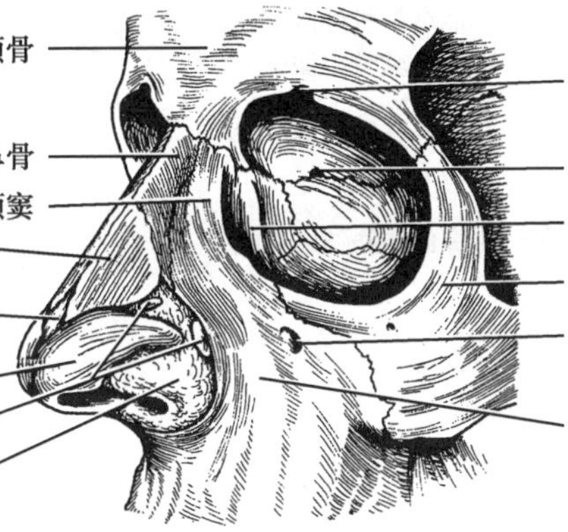

图 2-1-7 外鼻的骨和软骨支架

额骨鼻部和鼻骨，两侧有上颌骨额突；筛骨正中板为外鼻的间接骨性支架。鼻骨下缘、上颌骨额突内缘和上颌骨腭突（前方与切牙骨融合）游离缘共同围成梨状孔（pyriform aperture）（图 2-1-8）。

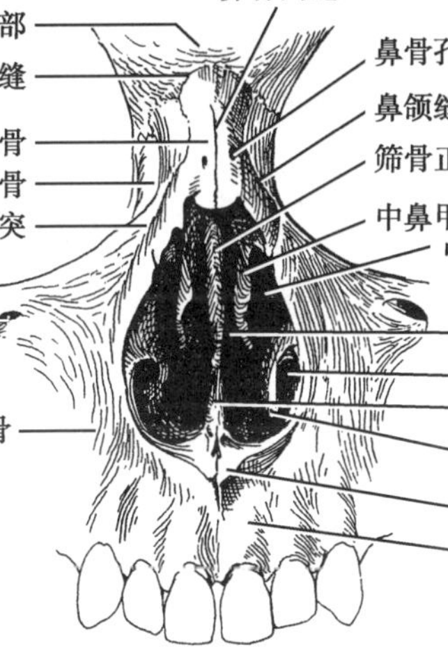

图 2-1-8 梨状孔及其周围骨质前面观

鼻骨（nasal bone）：左右各一，相互连接于中线（鼻骨间缝），上与额骨鼻部相接（鼻额缝），后面以鼻骨嵴与筛骨正中板相接，外侧与上颌骨额突相接（鼻颌缝），下缘游离于梨状孔上方，亦即为梨状孔的最高部位。近中央处有鼻骨孔，为血管、神经出入之处。鼻骨上端窄而厚，有良好保护作用；下端宽而薄，易受外伤而骨折，发生鞍鼻；由于血管丰富，骨折复位后容易愈合。

额骨鼻部与鼻骨相接，使鼻骨能支撑外鼻。其鼻棘为一小骨突，位于筛骨正中板的前上缘与鼻骨之间，有增强鼻骨的支架作用。

上颌骨额突与鼻骨相接成为梨状孔的边缘，此边缘即为外鼻与鼻腔的分界线。上颌骨额突的上部向前，促成鼻梁的高度；下部向后，以容纳上侧鼻软骨及大、小鼻翼软骨等，使外鼻成为三棱锥体形。

三、软骨支架

为透明软骨，有软骨膜，依靠致密的结缔组织附着于梨状孔边缘。各软骨之间也为结缔组织所联系，因此外鼻软骨支架弹性很大，若非鼻中隔的软骨发生断裂、脱位或弯折，可经强度弯曲而不后遗畸形。因软骨的形状、大小及其结构不同，致使人类各有其种族的鼻形特点。鼻支架各部的组合及变异与面容密切相关。外鼻由下列软骨构成支架（图 2-1-7）：

（一）上侧鼻软骨

上侧鼻软骨（upper lateral nasal cartilage）又名侧鼻软骨（lateral nasal cartilage）或隔背软骨鼻背板（dorsal nasal plate of septodorsal cartilage），左右各一，呈三角形。其上缘与鼻骨下缘和上颌骨额突相连；内侧缘在中线会合并连接鼻中隔软骨的前上缘；下缘依靠籽状软骨固着于下侧鼻软骨（大翼软骨）上缘。

（二）鼻中隔软骨

鼻中隔软骨（septal cartilage）又名四方软骨（quadrilateral cartilage）或隔背软骨鼻隔板（septal nasal plate of septodorsal cartilage），单个，是构成软骨部鼻中隔的主要部分。前上缘和鼻骨共同构成鼻梁的支架。

（三）下侧鼻软骨

下侧鼻软骨（lower lateral nasal cartilage）又名大翼软骨（greater alar），左右各一，呈马蹄形，有内、外两脚。两侧下侧鼻软骨的内侧脚（medial crura）相遇于中线，与鼻中隔软骨的前下缘接合而构成鼻小柱的支架。外侧脚（lateral crura）呈片状，为鼻翼的主要支架（图 2-1-9）。在相当于鼻阈处，外侧脚上部呈嵴状突入鼻腔。

（四）小翼软骨

小翼软骨（lesser alar cartilage）为形状和数目不一的小软骨，位于下侧鼻软骨与上颌骨梨状孔缘之间的脂肪纤维组织之内。

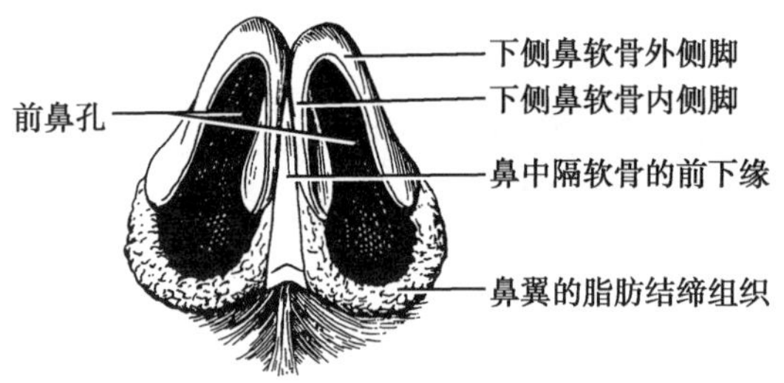

图 2-1-9 鼻底的结构

（五）籽状软骨

籽状软骨（sesamoid cartilage）位于上侧鼻软骨和下侧鼻软骨间的脂肪纤维组织内，其形状、数目不一，较小翼软骨为小。小翼软骨和籽状软骨可统称为鼻副软骨（nasal accessory cartilages）。

四、表浅组织

鼻根、鼻梁及鼻背处皮肤薄而松弛，易于移动。鼻尖及鼻翼处皮肤较厚，与其下的脂肪结缔组织及软骨膜黏着较紧。鼻部皮肤含有较多汗腺及皮脂腺，鼻上部皮肤含汗腺较多，下部含皮脂腺较多，尤以鼻尖和鼻翼为最，并且腺口较大，为粉刺、痤疮及酒渣鼻好发部位；发生炎症时，稍有肿胀，因皮肤被绷紧，神经末梢受压，非常疼痛。

五、肌　　肉

鼻部皮下有纤细的肌肉，肌纤维有的直接附着于皮肤深层（图 2-1-10）。其功能为司理鼻孔处运动和参与面部表情。按其作用可分为二组：

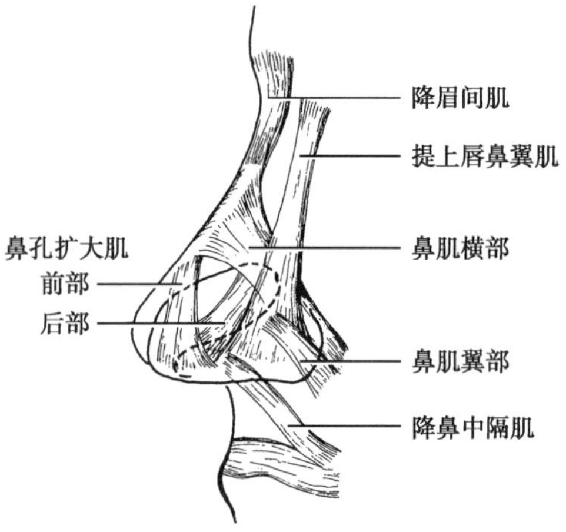

图 2-1-10 外鼻肌肉

（一）鼻孔扩大肌

1. 鼻孔扩大肌（m. dilator naris） 为薄层肌纤维，有前、后两部。前部经过下侧鼻软骨表面至前鼻孔下缘，附着于后部肌肉之前。后部起于上颌骨梨状孔边缘与小翼软骨，于提上唇鼻翼肌之下、在近前鼻孔边缘处附着于皮肤深部。

2. 降眉间肌（m. procerus） 起于鼻骨下缘和侧鼻软骨上缘的筋膜，止于额下的眉间皮肤深层。

3. 提上唇鼻翼肌（m. levator labii superioris alaeque nasi） 此肌肉薄而较宽，其内眦头起自上颌骨额突之上方，向外下斜行并分为两束。其一束附着于下侧鼻软骨和皮肤深层，另一束终止于上唇。

4. 鼻肌翼部（m. nasalis，alar part） 翼部起自上颌骨尖牙窝及尖牙牙槽轭，向上附着于鼻翼及其皮肤，有扩大鼻孔的作用。

（二）鼻孔缩小肌

1. 鼻肌横部（m. nasalis，transverse part） 鼻肌包括横部和翼部。翼部已如上述。横部起自上颌骨尖牙窝，肌纤维向上、向内伸展成为薄的腱膜，与对侧同名肌的腱膜会合于鼻梁处，有缩小鼻孔的作用。

2. 降鼻中隔肌（m. depressor septi） 起于上颌骨的切牙窝，肌纤维向上附着于鼻翼及鼻中隔。

另有口轮匝肌的一束纤维，向上附着于鼻翼及其皮肤，亦有压降鼻翼和收缩鼻孔的作用。

六、神　　经

外鼻有感觉神经与运动神经。

（一）运动神经

鼻部肌肉运动主要为面神经颊支所支配。缺氧和悲伤等感情冲动所引起的鼻翼扇动，均系通过面神经的反射作用所致。

（二）感觉神经

为三叉神经第 1 支（眼神经）和第 2 支（上颌神经）所司，以后者为主（图 2-1-11，图 2-1-12）。

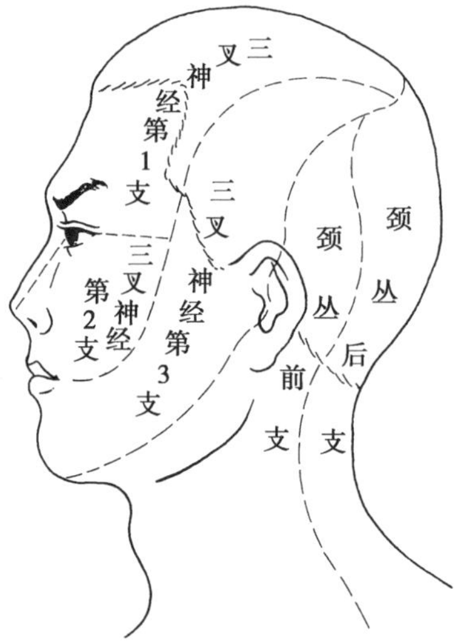

图 2-1-11 头颈部主要感觉神经分布示意图

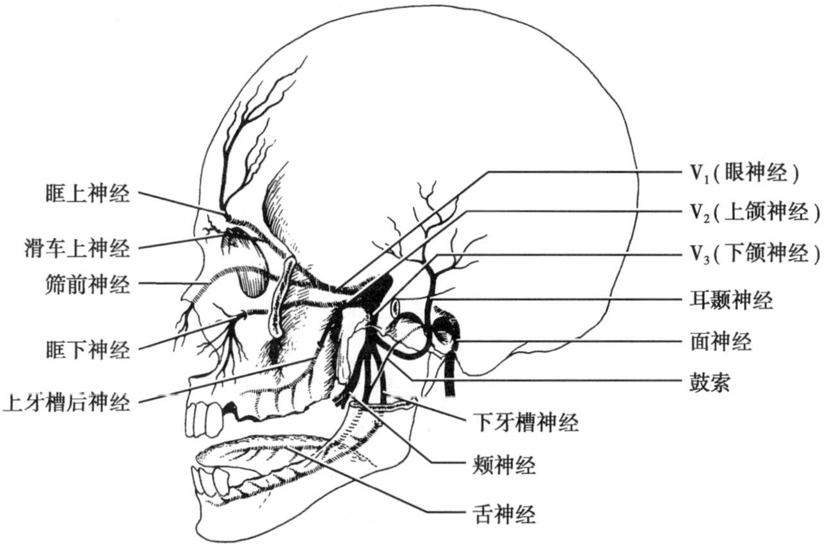

图 2-1-12　三叉神经及其主要分支示意图

1. 筛前神经（anteriorethmoidalartery）　为眼神经的分支。有鼻外支与筛前动脉的外支伴行，分布于鼻尖。另有小支，穿出鼻骨孔至鼻背前下部及鼻尖。

2. 滑车上神经（supratrochlear nerve）　为眼神经的额神经之分支，分布于鼻根。

3. 滑车下神经（infratrochlear nerve）　为眼神经的鼻睫神经的分支，分布于鼻根。

4. 眶下神经（infraorbital nerve）　为上颌神经的分支，随眶下动脉伴行，经眶下孔至面部，司鼻翼及鼻前庭的感觉。

七、血管和淋巴

（一）动脉（图 2-1-13）

1. 鼻背动脉（arteria dorsalis nasi）　为颈内动脉的眼动脉的终支，经内眦韧带出眼眶，与内眦动脉吻合，分布于鼻背。临床上作鼻侧切口时，此处较易出血。

2. 筛前动脉的外支　亦来自眼动脉，沿着鼻骨背面下行，经鼻骨与侧鼻软骨交界处穿出，供应鼻尖。

3. 额动脉（arteria frontalis）　亦称滑车上动脉（arteria supratrochlearis），为眼动脉的终支，经眼眶内上角出眼眶，供应鼻根及鼻背。

4. 内眦动脉（arteria angularis）　为颈外动脉的面动脉的终支，供给鼻翼及鼻背，末梢与鼻背动脉吻合。

5. 面动脉的鼻翼支　供给鼻窦。

6. 上唇动脉（arteria labialis superior）　起自面动脉。在上唇的黏膜层与口轮匝肌之间和对侧吻合，供应上唇、外鼻下段、鼻前庭和鼻中隔前段。有时为鼻中隔前下方鼻出血的主要来源，严重者须行上唇动脉结扎术。

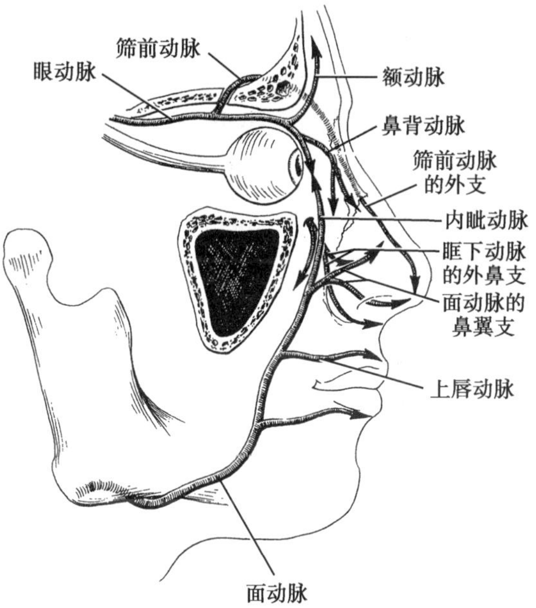

图 2-1-13　外鼻动脉

7. 眶下动脉的外鼻支　眶下动脉为颈外动脉的上颌动脉的分支，经眶下管出眶下孔，供给面颊及外鼻。

（二）静脉

外鼻的静脉分别经内眦静脉（angular vein）、筛静脉、蝶腭静脉（sphenopalatine vein）、面前静脉（anterior facial vein）而汇入颈内静脉和颈外静脉（图 2-1-14）。

值得注意的是：鼻面部的静脉可经内眦静脉和眼上、眼下静脉而与海绵窦相通；静脉管内又无瓣膜，血液可上下流通；故当鼻、面部感染和疖肿时，若治疗不当或用力挤压，则可引起海绵窦栓塞或其他颅内并发症。

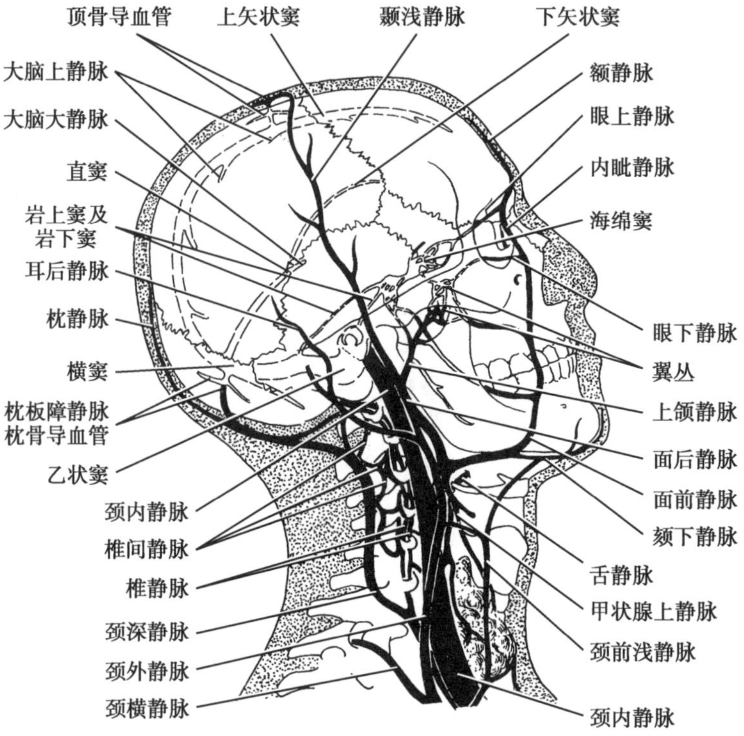

图 2-1-14 头颈部重要静脉及其与颅内硬脑膜窦的关系（侧面观）

（三）淋巴

外鼻的淋巴管多伴随面前静脉而汇集于下颌下淋巴结。鼻根部和鼻侧面淋巴汇入耳前淋巴结和腮腺淋巴结（图 2-1-15）。

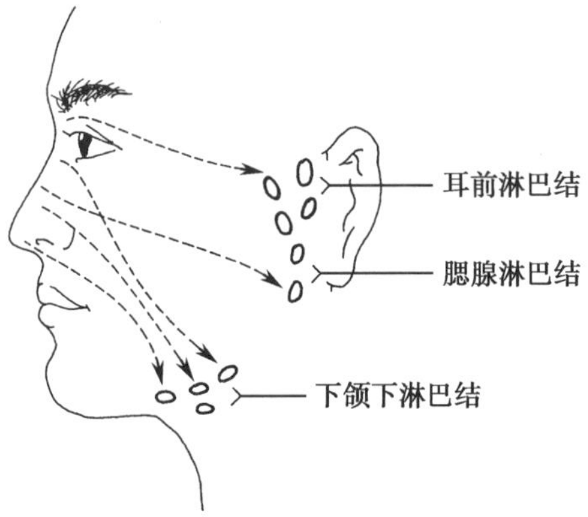

图 2-1-15 外鼻的淋巴引流

第二节 鼻腔的临床解剖

鼻腔（nasal cavity）由鼻中隔分为左右各一，每侧鼻腔为一前后开放的狭长腔隙，顶部较窄，底部较宽，前起于前鼻孔，后止于后鼻孔。鼻腔的顶部与底部大致平行。根据各人测量，鼻腔前后径的平均值：上部最大者为 35mm，下部为 75mm；内外径的平均值：顶部为 3.5～5mm，底部为 12～23mm。每侧鼻腔分为鼻前庭和固有鼻腔两部分。

一、鼻 前 庭

鼻前庭（nasal vestibule）为介于前鼻孔和固有鼻腔之间的一个小空腔，位于鼻腔最前段，起于鼻缘（margo nasi），止于内孔区（ostium internum）。鼻前庭的外侧为鼻翼包围，其形状视下侧鼻软骨的内面而定，内侧为鼻小柱，表面由皮肤覆盖。在鼻前庭的皮肤与固有鼻腔之黏膜交界处的外侧部分，相当于下侧鼻软骨外侧脚的上缘处，有一弧形隆起，称为鼻阈（limen nasi）；与鼻阈相对应的内侧之鼻中隔和外下方的鼻腔底部也呈皱襞样隆起，共同围成鼻内孔即内孔区（ostium internum）。内孔区较前鼻孔为小，为鼻前庭的内界和最狭窄处，对鼻的呼吸功能有重要影响。

鼻前庭的皮肤部分为复层鳞状上皮，并有角化层细胞，但于鼻前庭壁的上半部，则为无角化的复层鳞状上皮，其下为薄层结缔组织及软骨膜。鼻前庭皮肤富于皮脂腺和汗腺，并生有鼻毛（vibrissae）；男性的鼻毛更为丰富，且较粗硬，较易发生疖肿。鼻前庭的前部，相当于下侧鼻软骨内侧脚和外侧脚交角处或鼻尖内角处，有一向前外方膨出的隐窝，称为鼻前庭隐窝或鼻尖隐窝，更为疖肿、痤疮及皲裂的好发之处；有挖鼻习惯者，可使此处发生真菌感染或鼻前庭炎，如未注意隐窝内病变的治疗，则可经久不愈。

鼻瓣区（nasal valve area）是鼻腔气道最狭窄的部分，亦即鼻阻力最大的部位，它对吸入和呼出的气流可起到类似闸门样的限流节制作用。Dishoeck（1965）通过测量发现鼻腔气道最狭窄处位于上、下侧鼻软骨连接处，即鼻阈或内孔区。故Lanza等（1991）称其位于鼻前庭内（即鼻前庭的最后处）。一般可概括为：鼻瓣区位于通过上侧鼻软骨与下侧鼻软骨（大翼软骨）相连接处及（两侧）下鼻甲前端所作的横切平面的区域。其周界是：内侧即鼻中隔，上外侧为上侧鼻软骨下缘与下侧鼻软骨（大翼软骨）外侧脚上缘的连接处，下方为梨状孔的底部以及下鼻甲的前端（图2-1-16）。

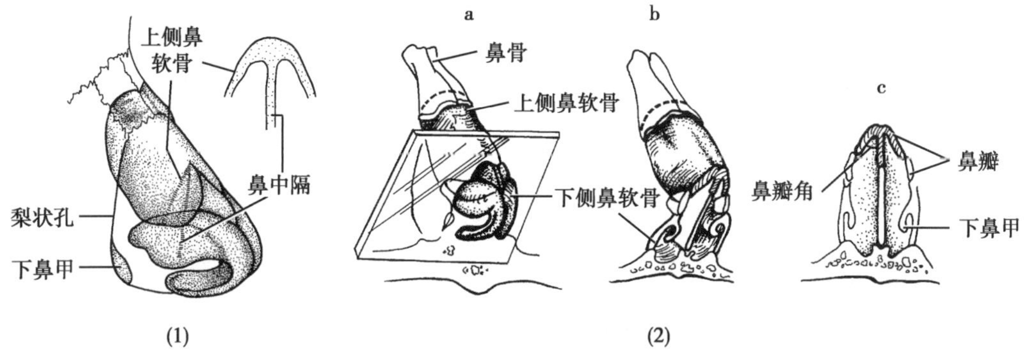

图2-1-16　鼻瓣区解剖

（1）鼻部结构完整时所示的鼻瓣区　（2）通过上侧鼻软骨下缘与下侧鼻软骨上缘连接处和两侧下鼻甲前端所作的横切平面，显示鼻瓣区解剖结构

a. 图示横切平面通过的部位　b. 横切后显示的鼻部结构　c. 即为b所显示的鼻部结构平面观

一些研究表明：鼻瓣的部位和鼻腔黏膜的舒缩状态及鼻腔的开放程度密切相关，即鼻腔黏膜处于不同状态下的鼻瓣位置可有不同。如李佩忠、黄选兆等（1995）报告：正常情况下，两侧鼻腔黏膜在交替的收缩和舒张，因而两侧鼻腔阻力在不断的变化，而以下鼻甲黏膜的舒缩状态起主要作用。当鼻黏膜处于充血状态时，对鼻腔气流产生最大阻力的部位在梨状孔和下鼻甲前端，亦即此处为鼻瓣部位；而当鼻黏膜处于减充血时，则内孔区产生通气流量的节制作用，此时鼻瓣的位置即从梨状孔前移到内孔区。

二、固有鼻腔

固有鼻腔（proper nasal cavity）　通常将固有鼻腔简称为鼻腔。起于内孔区，经后鼻孔通向鼻咽部，有内、外、顶和底四壁（图2-1-17）。

（一）内壁

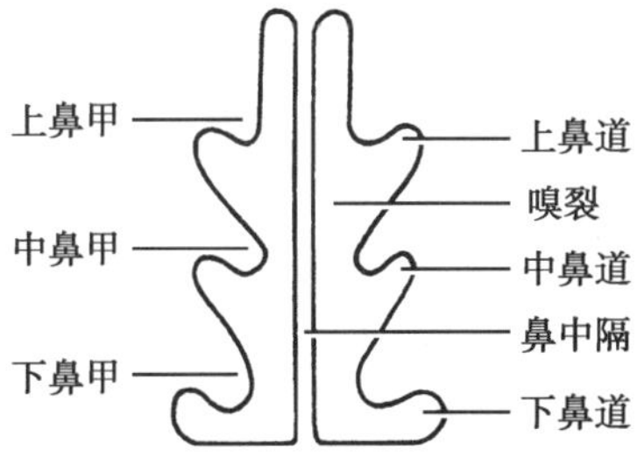

图2-1-17　鼻腔额切面示意图

内壁即鼻中隔（nasal septum）（图2-1-18，图2-1-19），由骨部和软骨部组成。

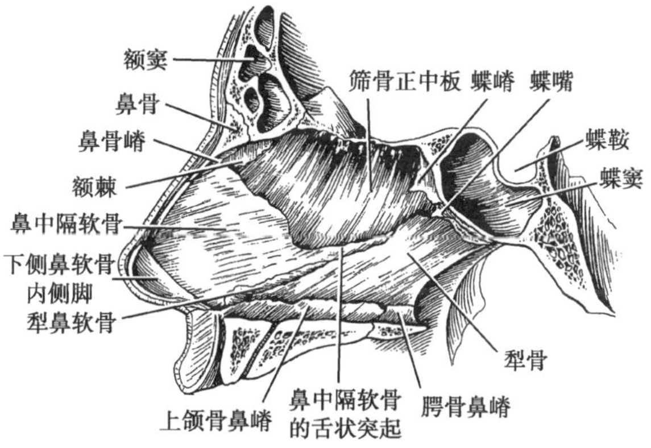

图2-1-18　鼻中隔支架

骨部鼻中隔以筛骨正中板和犁骨为主体；另有鼻中隔周围的颅骨，各以嵴状骨片，即上颌骨鼻嵴、腭骨鼻嵴、蝶嘴和蝶嵴、额骨鼻棘及鼻骨嵴等，亦为鼻中隔骨部的组成部分。

1. 筛骨正中板（lamina mediana）　亦称筛骨垂直板（perpendicular plate）。为一个约似四角形骨板，位于鼻中隔上部，上接筛骨筛状板（lamina cribrosa）；其前上缘与额骨鼻棘及鼻骨嵴相接；前下缘稍厚，与鼻中隔软骨的上缘相接；后缘与蝶嵴和蝶嘴相连；后下与犁骨连接。

2. 犁骨（vomer）　形状如犁而得名，居鼻中隔后下部。前缘上有一个沟，筛骨正中板及鼻中隔软骨嵌入其内。

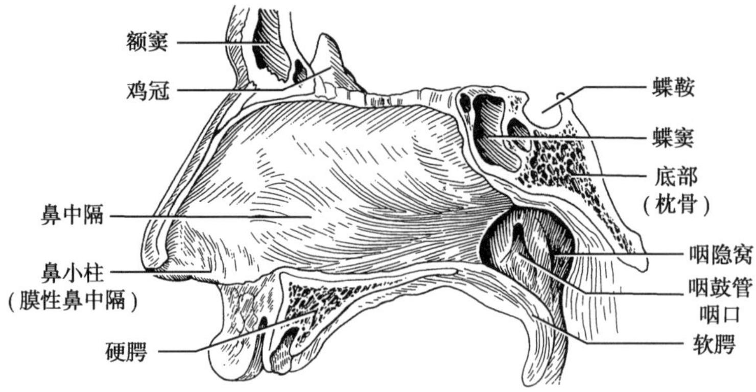

图 2-1-19 鼻腔内侧壁（鼻中隔）

上缘最厚，向两侧分为犁骨翼，有蝶嘴或合并蝶嵴嵌入；当施行鼻中隔黏膜下切除术时，此沟与翼有时可清楚看到（图 2-1-20）。下缘呈锯齿形，连接于上颌骨鼻嵴及腭骨鼻嵴之上。后缘游离，较薄而光滑，其两旁即为两侧后鼻孔。

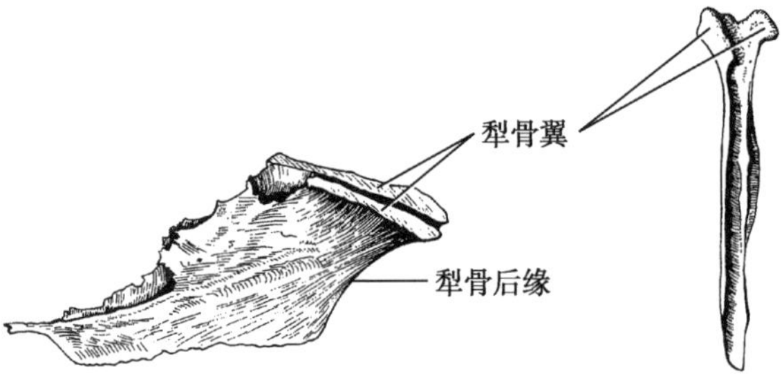

图 2-1-20 犁骨

软骨部鼻中隔主要由鼻中隔软骨构成，另有犁鼻软骨及下侧鼻软骨之内侧脚。

1. 鼻中隔软骨 居鼻中隔前下部，为不规则的四角形，又称为四方软骨或隔背软骨鼻隔板。后部介于筛骨正中板与犁骨之间；下缘与上颌骨鼻嵴相连；前上缘上部接于鼻骨间缝，下部则介于两侧上侧鼻软骨之间；前下缘为游离缘，与两侧下侧鼻软骨之内侧脚相近。

2. 犁鼻软骨（cartilagines vomeronasalis） 在鼻中隔软骨下缘的两侧，前鼻嵴的后方左右各有一块薄软骨片，称为犁鼻软骨（图 2-1-18）；为种族发生学上的残留产物。在鼻中隔手术中，常被误认为断折的软骨片。

3. 下侧鼻软骨内侧脚 两侧下侧鼻软骨内侧脚于鼻中部相互接合，构成鼻中隔之最前下部分，覆有皮肤及皮下组织，称为膜性鼻中隔即鼻小柱。因可左右移动，故又名可动鼻中隔，亦即鼻前庭内壁。

骨膜及软骨膜外覆有黏膜。在鼻中隔最前下部分的黏膜内血管会聚成丛，称利特尔区（Little area）即利氏动脉区或称克氏静脉丛（Kiesselbach plexus）。此处黏膜常发生上皮化生，并呈现小血管扩张和表皮脱落，因此最易出血，大多数的鼻出血均发源于此，故亦称鼻中隔易出血区。

（二）外侧壁

鼻腔外侧壁是鼻部解剖结构中最为复杂的区域（图 2-1-21，图 2-1-22，图 2-1-23），也是最具生理和病理意

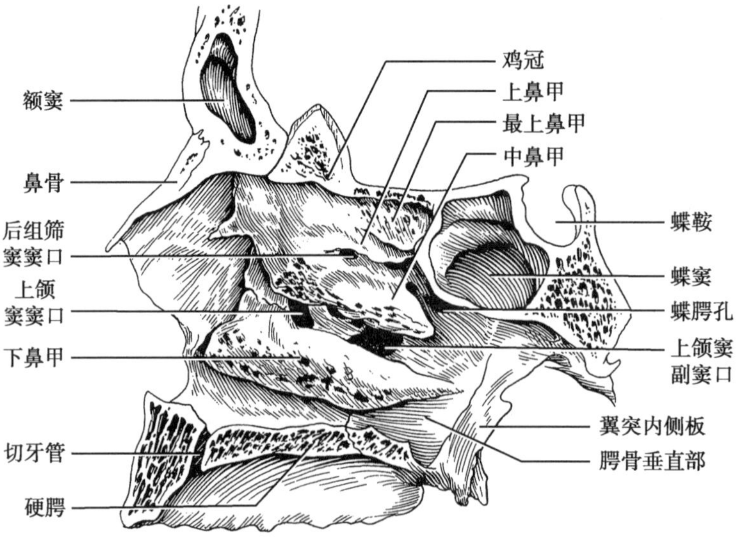

图 2-1-21 鼻腔外侧壁的构成

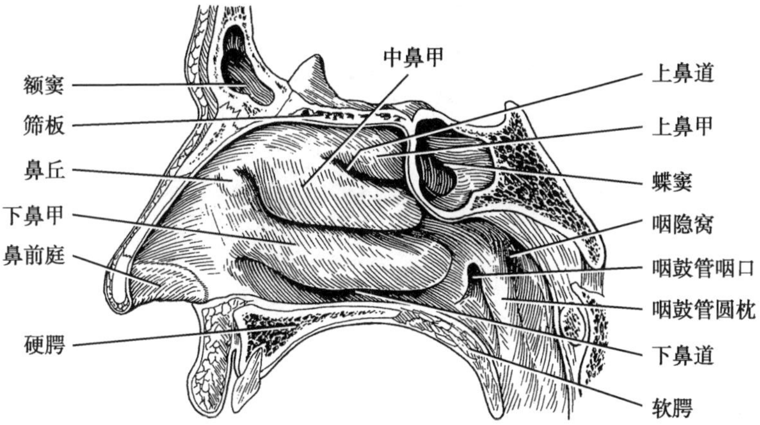

图 2-1-22 鼻腔外侧壁

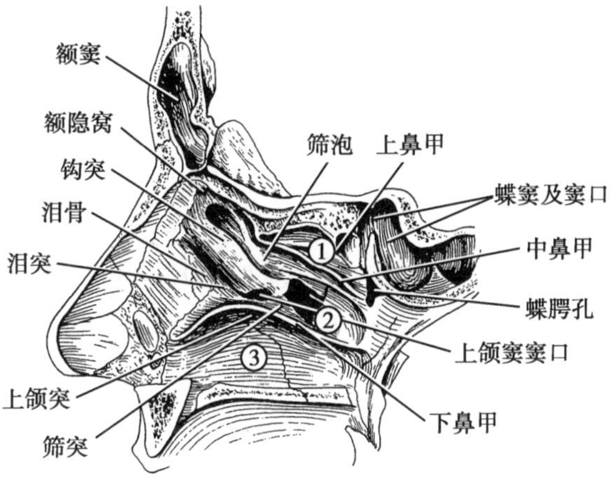

图 2-1-23 鼻腔外侧壁的构成
（三个鼻甲已贴根部切除）
①上鼻道 ②中鼻道 ③下鼻道

义的部位，亦即鼻窦炎发病的关键之处，结构极不平整。由鼻骨、上颌骨额突、泪骨、上颌窦内侧壁、筛骨、腭骨垂直部、下鼻甲和蝶骨翼突的内侧板等构成。在翼突和腭骨垂直部相接处的前上方近蝶突底处有蝶腭孔（sphenopalatine foramen），向外通翼腭窝，为蝶腭神经及血管进出鼻腔之处。外侧壁的外上部分经筛窦与眼眶相隔，外下侧毗连大部上颌窦。

外侧壁上有突出于鼻腔中的三个骨质鼻甲，呈梯形排列，游离缘皆向内下方悬垂，分别称为上鼻甲、中鼻甲和下鼻甲。上鼻甲与中鼻甲为筛骨的一部分。下鼻甲为一独立骨片，以三个突起即筛突、上颌突和泪突附着于上颌窦内侧壁和腭骨垂直部（图 2-1-23），位于上颌窦口之下。下、中、上三个鼻甲大小皆递次缩小 1/3，前端的位置又递次后退 1/3。各鼻甲的外下方均有一裂隙样空间，称为鼻道，故有上、中、下三个鼻道。有时在上鼻甲的后上方尚有一最小鼻甲，称为最上鼻甲（supreme turbinate），其外下方的间隙称最上鼻道（supreme nasal meatus）。各鼻甲与鼻中隔之间的共同狭长腔隙称总鼻道（common meatus）。在中鼻甲游离缘平面以上的总鼻道，即相当于上、中两鼻甲与鼻中隔之间的腔隙称为嗅裂（olfactory cleft），亦称嗅沟（olfactory sulcus）。在三个鼻甲的后方，即鼻腔外侧壁与鼻咽外侧壁交界处有后鼻沟（sulcus nasi posterior）。在各鼻甲后端之后与咽前侧之间的腔隙称鼻咽道（meatus nasopharyngeus）。

由于有鼻甲及鼻道的形成，缩小了鼻腔空间，增加了鼻腔黏膜的表面面积，在鼻腔的生理功能上有着非常重要的意义。

1. 上鼻甲（superior turbinate） 发育自筛骨，位于鼻腔外侧壁后上方，为各鼻甲中最小者，有时仅为一黏膜皱襞。上鼻甲后上方有一凹陷，称蝶筛隐窝（sphenoethmoidal recess）（图 2-1-24），蝶窦开口于此。上鼻甲及其附近区域解剖位置隐蔽，作前鼻镜检查时，因其为下、中鼻甲所遮蔽而不能看到。若用不同角度的鼻内镜沿着中鼻甲下缘至中鼻甲后端，将镜面不断的转动方向，即可观察到上鼻甲、上鼻道、蝶筛隐窝和后组筛窦的开口。此区域毗邻的筛板极薄，因此，较易损伤筛板导致脑脊液鼻漏。

2. 中鼻甲（middle turbinate） 亦属筛骨结构，前段垂直向下，后段的游离缘逐渐外卷，几与鼻腔底平行。从形态上亦可将中鼻甲分为垂直部和水平部：垂直部悬挂在鼻腔外侧壁中部，上起颅前底筛板，下至鼻腔中部，可在前鼻镜下观察；水平部附丽于筛骨主体，是筛窦上界和颅前底的重要标志。水平部前段附丽于筛板外缘和筛顶内缘之间的连接处，该处筛板有诸多小孔，为嗅神经所穿过，乃鼻腔手术易损伤之部位；水平部向后（即后段）逐渐下降，位于筛窦下方，向外延续到中鼻甲基板（basal lamella，ground lamella），该基板横贯筛窦止于纸样板，成为前、后筛房的骨性间隔，其前下为前组筛窦，后上为后组筛窦。气化良好的筛窦气房常延伸到中鼻甲骨内形成筛甲气房，额隐窝的过度发育常

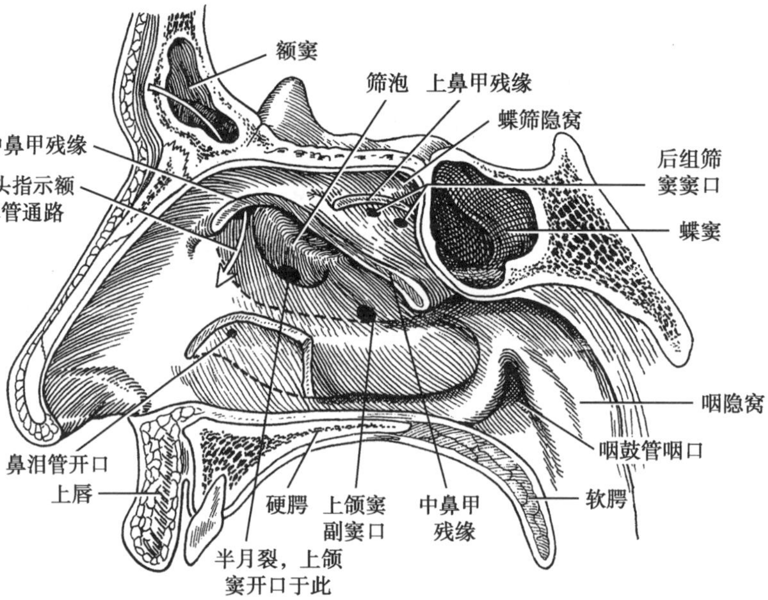

图 2-1-24 鼻腔外侧壁（上、中鼻甲及下鼻甲前段已切除）

致中鼻甲前端明显气化而膨大，以及中鼻甲骨弯曲不当而突向中鼻道方向，均可导致中鼻道狭窄或阻塞，影响鼻窦的通气和引流。中鼻甲腋（axilla of the middle turbite）即为中鼻甲前端位于鼻腔外侧壁的附着处。

中鼻甲是重要的解剖标志，手术操作时应严格保持在中鼻甲的外侧进行，可防止损伤筛板。

鼻甲泡（concha bullosa）：又称泡状鼻甲，实为气化的中鼻甲，可为一侧或两侧。少数情况下，上鼻甲也可气化，但下鼻甲气化者则罕见。中鼻甲的鼻甲泡可增大，以致阻塞中鼻道或筛漏斗。在泡状鼻甲内的含气腔被覆着和鼻腔相同的上皮。这些气房可以罹患与鼻窦相同的炎性疾患。鼻甲泡引流受阻可导致黏膜囊肿形成。

鼻丘（agger nasi）：亦称鼻堤，位于中鼻甲前端外上方的鼻腔外侧壁上，呈一小丘状隆起。绝大多数的鼻丘都含有 1～4 个气房，其前方为泪骨、上颌骨额突及鼻骨，后方为筛漏斗，上部为额隐窝和额窦底，内侧下方是钩突，外侧与最前组筛房连成一片，因此鼻丘气房是前组筛房的一部分。

3. 下鼻甲（inferior turbinate） 为一独立骨片。上缘附着于上颌骨和腭骨垂直部的鼻甲嵴上，是各鼻甲中最大者。下鼻甲在鼻腔外侧壁的附着线呈一向上隆起的弧线，隆起的最高点在前、中 1/3 交界处。故下鼻道顶部也呈类似的弧形隆起。下鼻甲下缘呈游离状，较厚，多气房，尤以中部为明显。

下鼻甲前端距离前鼻孔约 2cm，后端距离咽鼓管咽口约 1cm，故下鼻甲肿大或肥大时，鼻塞明显，并可影响咽鼓管咽口引起耳部症状。

4. 上鼻道（superior meatus） 居上鼻甲之下，较狭小，约占鼻腔外侧面后 1/3 部，仅为中鼻道长度的一半。在其外侧壁上有后组筛窦的开口（图 2-1-24）。

5. 中鼻道（middle meatus） 位于中鼻甲之下外侧，约占鼻腔外侧面后方的 2/3。其外侧壁解剖结构复杂，是内镜鼻窦手术进路中最为重要的区域，亦即为前、中组筛窦的内侧壁。

中鼻道外侧壁上有两个隆起，后上者名为筛泡（ethmoidal bulla），位于中鼻道的中前部，内含 1～4 个较大气房，属中筛房。在筛泡前下方有一弧形嵴状隆起，名为钩突（uncinate process），亦为筛骨的一部分（图 2-1-25，图 2-1-26），构成筛漏斗内侧壁的上部。在筛泡和钩突之间，有一长 10～20mm、宽 2～3mm 的半月形裂隙，名为半月裂孔（semilunar hiatus）。半月裂孔向前下和外上延伸并逐渐扩大形成的漏斗状沟槽，名为筛漏斗（ethmoidal infundibulum），深约 0.5～10mm；而半月裂孔实际上是筛漏斗在中鼻道外侧壁上的开口，是前组鼻窦和中鼻道之间通气引流的裂孔。筛漏斗的外侧壁主要为筛骨纸样板和上颌骨额突，内侧壁以钩突为主，钩突骨板前缘与筛漏斗外侧壁融合成锐角，形成筛漏斗前方的盲端；筛漏斗的后缘大部为筛泡前表面；筛漏斗最上部为额隐窝（frontal recess）。额窦有时直接开口于额隐窝，但多经额鼻管（nasofrontal duct）开口于筛漏斗的前上端，其后为前组筛窦开口，再后为上颌窦开口；上颌窦副口或位于筛漏斗最后下部，或位于漏斗下中鼻道外侧壁（图 2-1-24，图 2-1-25）。

窦口鼻道复合体（ostiomeatal complex，OMC）：鼻和鼻窦炎性疾病的发病机制和病理生理学的现代概念认为：中鼻甲、中鼻道及其附近区域解剖结构的生理异常

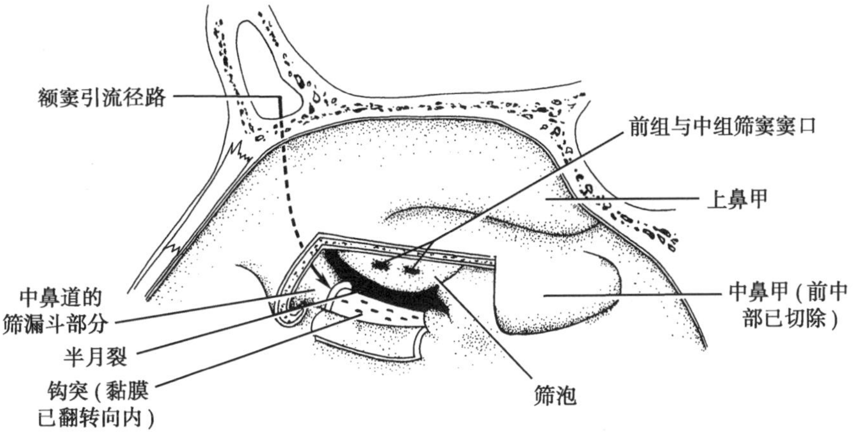

图 2-1-25 半月裂、钩突与筛泡

和病理改变最为关键，特将此区域称为窦口鼻道复合体。它是指以筛漏斗为中心的附近区域，包括：筛漏斗、钩突、筛泡、半月裂孔、中鼻甲、中鼻道、前组和中组筛房、额窦开口和上颌窦自然开口等一系列结构(图 2-1-26)。功能性内镜鼻窦外科将窦口鼻道复合体作为一个整体来对待，认为是治疗鼻窦炎的症结所在。鼻内镜筛窦手术亦以中鼻甲、钩突和筛泡作为手术标志和进路。

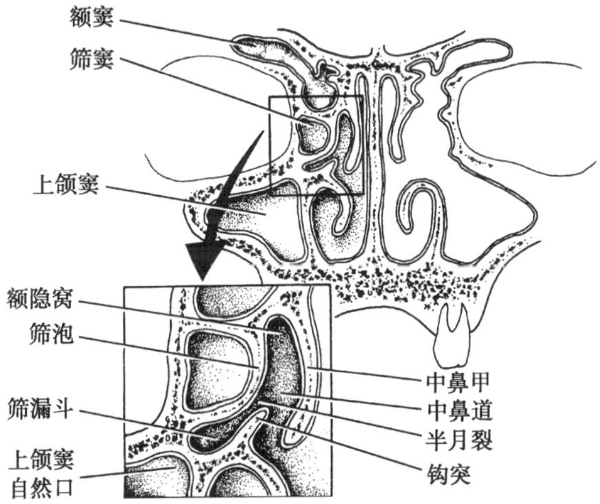

图 2-1-26 以筛泡为中心的中筛区域结构

6. 下鼻道（inferior meatus） 下鼻甲之下外侧和鼻腔外侧壁之间为下鼻道，是各鼻道中之最宽、长者，其外侧壁常向上颌窦内膨隆。下鼻甲附着部呈一向上隆起的弧形，隆起的最高点位于前中 1/3 的交界处。下鼻道前上方有鼻泪管开口，位于下鼻甲附着处之下，约相当于弧形顶部的最高处，距离前鼻孔约 3～3.5cm。此开口呈漏斗形，或为活瓣样黏膜皱襞覆盖，称为泪襞(lacrimal fold)。鼻腔炎症可经此导致泪道及结膜发生感染。当鼻泪管狭窄时，可用细弯探针沿下鼻道顶部循着前下向后上探入鼻泪管施行扩张术。

在发生学上，鼻甲的生长速度超过鼻腔高度的生长速度。初生儿的下鼻甲抵达鼻腔底部，以致中鼻道成为主要的呼吸通道；儿童的下鼻甲与成人者相比相对较大，故在儿童患鼻炎时鼻塞较著。

（三）顶壁

顶壁呈穹窿形，非常狭小，前部仅约 1mm，后部较宽约 5mm。可分为三段：前段倾斜上升，为额骨鼻部及鼻骨的背侧面。中段是分隔颅前窝与鼻腔的筛骨水平板(horizontal plate of ethmoid bone)，板上有多数细孔即筛孔，又称筛板（cribriform plate），从鼻腔嗅区黏膜有嗅丝穿过筛孔到达颅内。筛板薄而脆，受外伤时易发生骨折，为鼻部手术的危险区。后段倾斜向下，主要由蝶窦前壁构成。

（四）底壁

底壁即硬腭，与口腔相隔。前 3/4 为上颌骨腭突(palatine process of maxilla)，后 1/4 为腭骨水平部（horizontal process of palate bone）构成。底壁呈水平位，但至后部则稍向下倾斜。鼻腔底壁宽度与上颌窦大小有关；上颌窦较小者，鼻腔底壁常常较宽；上颌窦窦腔较大者，鼻腔底壁相对较窄。距离鼻腔底前缘约 1cm 近鼻中隔处，左右各有一切牙管（canalis incisivus）或称鼻腭管（nasopalatine canal）的开口，腭大动脉（终支）、静脉及腭前神经等由此通过。

（五）前鼻孔

前鼻孔（anterior nares）由鼻翼的游离缘、鼻小柱和上唇围绕而成，鼻腔以此和外界相通。

（六）后鼻孔

后鼻孔（posterior nares，choanae）左右各一。由骨质构成，上覆黏膜，在成人呈椭圆形，为鼻腔和鼻咽部之通道，较前鼻孔为大。上缘为蝶骨体及犁骨翼，下缘为腭骨水平部的后缘，外缘为蝶骨翼突的内侧板，内缘为犁骨后缘（图 2-1-27）。各鼻甲之后端止于后鼻孔前约 1cm 处，如鼻甲肥大，则可抵达后鼻孔处。

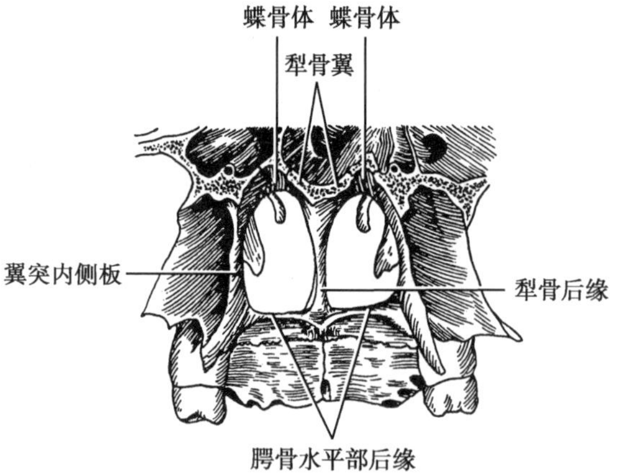

图 2-1-27 骨性后鼻孔

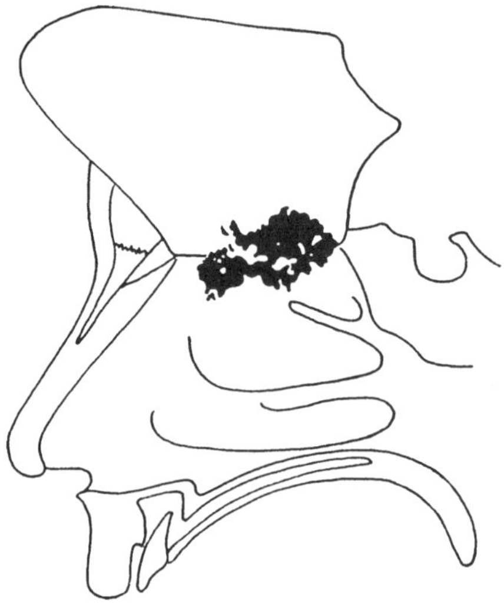

图 2-1-28 嗅区——鼻腔外侧壁及翻起的鼻中隔上嗅区黏膜的范围（成人）

三、鼻腔黏膜

前起鼻前庭内鳞状上皮和柱状上皮的过渡区，向鼻腔内延伸，广布于鼻腔各壁及各个鼻道，与鼻咽部、鼻泪管和鼻窦的黏膜连续。按其部位、组织学构造和生理功能的不同，分为嗅区黏膜和呼吸区黏膜两部分。

（一）嗅区黏膜

此区黏膜亦称嗅膜（olfactory membrane）。在成人，大多数仅占鼻腔上部的一小部分，分布于上鼻甲内侧面及与其相对应的鼻中隔部位（图 2-1-28）。儿童嗅膜分布范围较广，可包括一小部分中鼻甲内侧面和与之相对应的鼻中隔表面。嗅区黏膜为无纤毛假复层柱状上皮，是由嗅细胞、支持细胞和基底细胞构成的一种特异性感觉上皮（图 2-1-29）。其固有层中含有一种管泡状腺体，名嗅腺（olfactory gland）即 Bowman 腺，具有多数短管，开口于嗅膜表面；其分泌出的浆液性液体能溶解到达该处的气流中含气味物质微粒，刺激嗅毛（olfactory hairs，olfactory cilia）产生嗅觉。如嗅裂阻塞、嗅膜萎缩、颅前窝骨折或病变累及嗅觉径路，均可导致嗅觉减退或丧失。

超微结构显示：嗅细胞为双极神经细胞，有胞体、

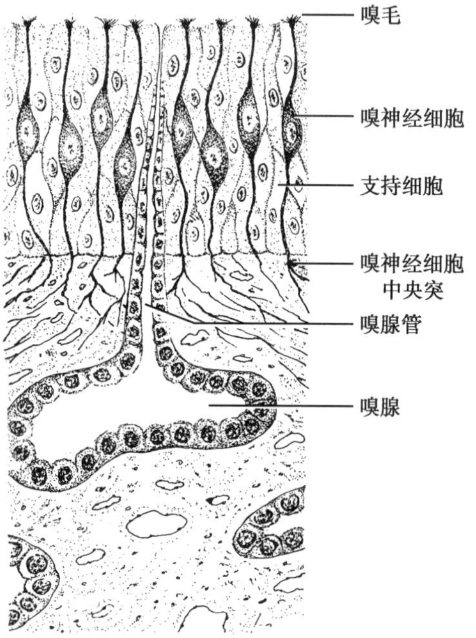

(1)

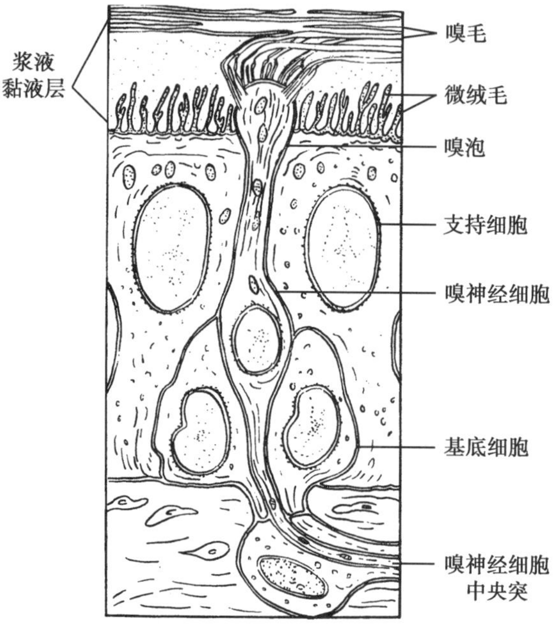

(2)

图 2-1-29 嗅膜组织结构简示图

（1）嗅膜及嗅腺 （2）嗅上皮各细胞

周围突和中央突，均匀分布于支持细胞之间。周围突的轴长为20～90μm，富于线粒体、微管及囊泡，其末端呈球形膨大，直径约2μm，名嗅泡（olfactory vesicle），突出于嗅膜表面。每个嗅泡表面有1～20根嗅毛，其内含有许多中心粒，一般认为具有感受嗅觉的功能。嗅细胞的中央突在黏膜下汇集成多数细微嗅丝，穿过筛板的筛孔和硬脑膜进入嗅球。支持细胞较嗅细胞粗大，胞核的位置较表浅，其远端表面呈细绒毛状，绒毛相互融合如网状结构，并常超出嗅毛。嗅腺位于基底膜之下，由暗、亮两种细胞组成。嗅色素颗粒分布于支持细胞和嗅腺内，呈淡棕黄色，由脂类及其自身氧化产物组成。

（二）呼吸区黏膜

此种黏膜占鼻腔的绝大部分。邻近鼻前庭处为鳞状上皮和变异上皮，中鼻甲和下鼻甲前端及鼻中隔下部的前1/3左右为假复层柱状上皮，其他部位均系假复层柱状纤毛上皮。故呼吸区大部分黏膜上皮乃由柱状纤毛细胞、柱状细胞、杯状细胞和基底细胞组成。上皮细胞表面有从纤毛细胞生长出来的纤毛，每个柱状纤毛细胞大约有250～300根纤毛，大部分纤毛的长度为4～6μm，根部略粗，尖端稍细，平均直径0.3μm。除前下方很少一部分纤毛向前运动外，纤毛的运动方向皆自前向后，将鼻腔内尘埃、细菌等异物随着分泌物排至鼻咽部。在柱状纤毛细胞之间散在有少量无纤毛柱状细胞，其表面有丰富的微绒毛（microvilli），借以保持黏膜的湿度。黏膜中含有丰富的黏液腺、浆液腺、混合型腺体及杯状细胞，能产生大量分泌物，在黏膜表面形成一层随纤毛运动而不断向后移动的黏液毯（mucous blanket）；其主要成分为水、无机盐、黏多糖、黏蛋白和溶菌酶，此类物质有助于纤毛的运动，并且具有保护纤毛的作用。黏膜下层有丰富的毛细血管，其与小动脉（arterioles）之壁薄而富于小孔，借以进行物质交换；小动脉壁缺乏内弹力膜层，故对组胺等化学介质的反应非常敏感，能迅速舒缩。在黏膜固有层和黏膜下层有较多与免疫机制密切相关的浆细胞、淋巴细胞、肥大细胞、产生溶菌酶的组织细胞、吞噬和溶解细胞的白细胞、巨噬细胞以及具有修复功能的成肌细胞。在腺体周围尚有篮状细胞。

呼吸区黏膜与其下方的骨膜或软骨膜黏着很紧，构成一层难以移动的黏骨膜或黏软骨膜。由于固有层的厚薄不一，以致黏膜的厚度极不均匀。鼻腔外侧壁黏膜最薄，不及1mm；在某些主要突起部位，如中鼻甲与下鼻甲的游离缘和前、后端，鼻窦的窦口周围，鼻中隔的中、下段和后缘两侧，则黏膜较厚，可达5mm。黏膜厚处含有丰富的、由静脉血管构成的海绵状组织（图2-1-30）；如在下鼻甲游离缘后端，毛细血管和小静脉之间形成海绵状血窦（cavernous sinusoids），内有丰富的含血腔隙。海绵状血窦在正常情况下呈收缩状态，遇有冷空气刺激时即扩张，借以调节吸入空气的温度。黏膜深层的血液可不经过毛细血管，而从小动脉直接流入小静脉，此即为动静脉吻合（arteriovenous anastomosis）。

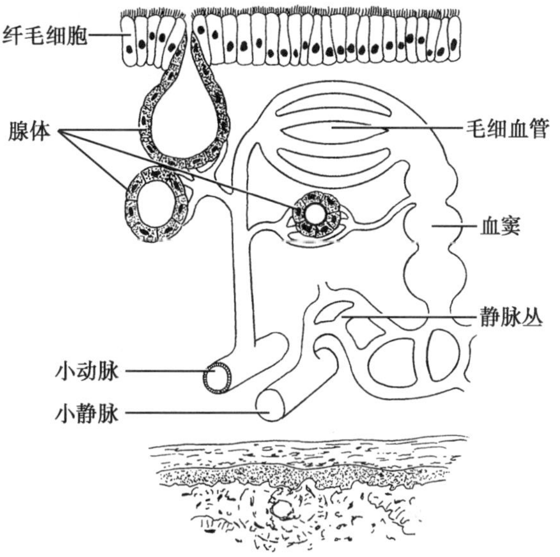

图2-1-30 海绵体结构示意图

鼻黏膜血管各段有其不同作用。毛细血管主司血液与组织液间的物质交换，称为交换血管（exchange vessels）或营养血管（nutrient vessels）；小静脉和海绵状血窦的张力则决定局部血容量，进而影响鼻的通气程度，称为容量血管（capacitance vessels）；动脉小支、小动脉和动、静脉吻合调节血液的流量，称为阻力血管（resistance vessela）（图2-1-31）。

罹患急性（感染性）鼻炎时，鼻黏膜呈红肿状态，即为阻力血管和容量血管均扩张所致；变应性鼻炎时，鼻黏膜呈水肿或肿胀状态，即为阻力血管收缩，容量血管扩张所致；应用减充血剂后，鼻黏膜呈贫血状态，即为阻力血管和容量血管均收缩之故。

四、鼻腔（包括鼻窦）的血管及淋巴

（一）动脉

鼻腔的动脉主要来自颈内动脉的眼动脉（ophthalomic artery）和颈外动脉的上颌动脉（internal maxillary artery）（图2-1-32，图2-1-33）。

1. 眼动脉的分支　眼动脉伴视神经由视神经孔入眶后，有分支经筛前孔（anterior ethmoid foramen）及筛后孔（posterior ethmoid foramen）入鼻腔，即为：

（1）筛前动脉（anteriorethmoidartery）：入筛前孔后，经眶颅管迂回颅内，再经鸡冠前端两旁小孔进入鼻腔。供应鼻腔外侧壁的前上部、鼻中隔的前上部、额窦

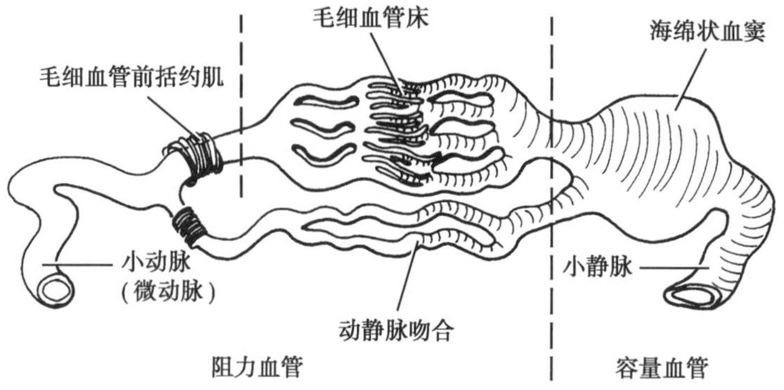

图 2-1-31 鼻黏膜血管系统功能区分示意图

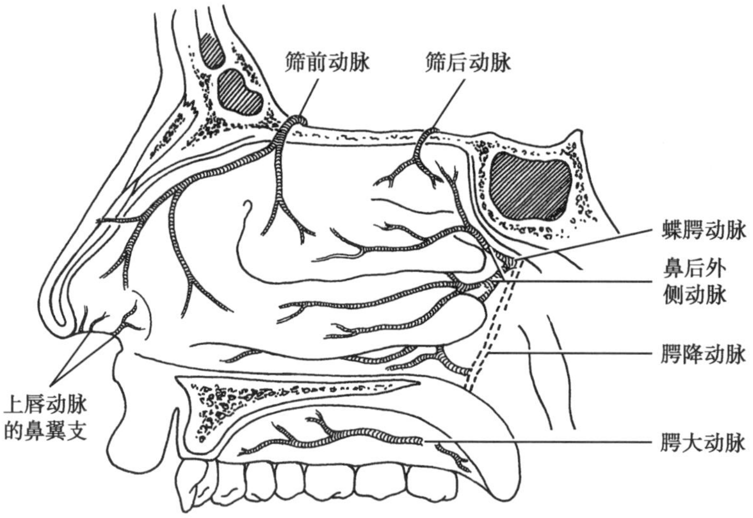

图 2-1-32 鼻腔外侧壁的动脉

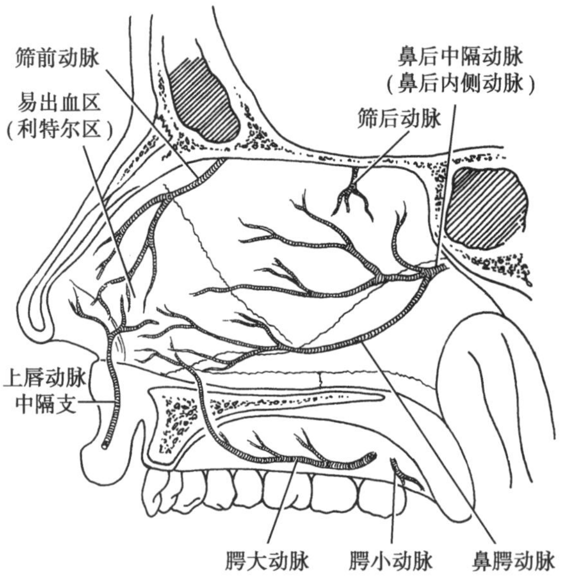

图 2-1-33 鼻中隔的动脉

及前组筛窦。

(2) 筛后动脉 (posterior ethmoid artery): 经筛后孔入鼻腔。供应鼻腔外侧壁的后上部、鼻中隔的后上部以及后组筛窦，并与蝶腭动脉吻合成丛。

2. 上颌动脉的分支 上颌动脉是颈外动脉较粗的终支。在鳃腺内于下颌骨颈的后下方，从颈外动脉几乎呈直角分出后，水平纡曲向前，居下颌骨颈与蝶下颌韧带之间，即入翼外肌与颞肌之间，穿过翼外肌的两肌头而达翼腭窝，分出与鼻部有关的下列各终支：

(1) 蝶腭动脉 (sphenopalatine artery): 为供应鼻腔血运的主要动脉，经蝶腭孔入鼻腔后，分为：

1) 鼻后外侧动脉 (lateral posterior nasal arteries): 供应鼻腔外侧壁的大部分 (后部和下部)、鼻腔底、额窦、筛窦及上颌窦。有分支与筛后动脉吻合。另有较粗的分支隐行于下鼻道外侧壁上，在下鼻甲手术或上颌窦鼻内开窗术中如被损伤，则出血剧烈。也往往是某些所谓“出血位置不明”或“鼻腔后段出血”的来源处。

2) 鼻后中隔动脉 (posterior nasal septal arteries): 又称鼻后内侧动脉 (internal posterior nasal artery) 横过

蝶窦前、下壁交界处到达鼻中隔，供应鼻中隔的大部分（后部及下部）。其较粗的一支称鼻腭动脉（nasopalatine artery）。在鼻中隔前下部分与筛前和筛后动脉的鼻中隔支、上唇动脉鼻中隔支（septal branch of superior labial artery）和腭大动脉吻合，在黏膜下层构成网状血管丛，动脉丛称为利特尔区（Little area），静脉丛称为克氏丛（Kiesselbach plexus），为鼻出血最常见的发生部位。

（2）上颌牙槽后动脉（posterior superior alveolar artery）：行经上颌骨后外壁上的牙槽管，有小分支入上颌窦。

（3）眶下动脉（infraobital artery）：经眶下管出眶下孔，有分支供应鼻腔外侧壁前段和上颌窦。

（4）腭大动脉（greater palatine artery）：从翼腭管内的腭降动脉分出，出腭大孔后，向前进入切牙管，在鼻中隔前下部分与鼻后中隔动脉吻合。

此外，由颈外动脉直接分出咽升动脉，其咽支供应蝶窦前壁、底壁及鼻腔后上一小部分；由颈外动脉的面动脉分出的上唇动脉，也有分支供应鼻前庭及鼻中隔前下部分。

（二）静脉

静脉大致与动脉伴行而同名。

1. 鼻腔静脉

（1）鼻腔前部→面前静脉→面总静脉→颈内静脉。

（2）鼻腔下部及后部→蝶腭静脉→翼丛→上颌静脉

└→海绵窦

→颈内、外静脉。

（3）鼻腔上部→筛前静脉及筛后静脉→眼上静脉→海绵窦。

2. 上颌窦的静脉→蝶腭静脉。

└→眼下静脉。

3. 筛窦的静脉→筛前静脉、筛后静脉。

└→硬脑膜的静脉、嗅球及额叶的静脉丛。

4. 额窦的静脉→筛静脉。

└→板障静脉 → 硬脑膜的静脉 → 上矢状窦。

5. 蝶窦的静脉→蝶腭静脉。

└→海绵窦。

老年人在下鼻道外侧壁后方邻近鼻咽处有表浅扩张的鼻后侧静脉丛，称鼻-鼻咽静脉丛（naso-nasopharyngeal venous plexus），为鼻腔后部出血的好发部位。

由于鼻腔和鼻窦的静脉均可直接或间接与颅内大静脉相交通，故为炎性感染向颅内传播的途径。同样，鼻腔或鼻窦感染亦可波及邻近的眼眶组织。

（三）淋巴

鼻腔上部淋巴管较少。鼻腔前1/3的淋巴管穿过鼻之骨部和软骨部间隙而与外鼻淋巴管相联系，汇入耳前淋巴结、腮腺淋巴结和下颌下淋巴结（图2-1-15）。鼻腔后2/3的淋巴管及鼻窦的淋巴管，汇入舌骨大角附近的颈深淋巴结上群及第2颈椎前的咽后淋巴结（图2-1-34），并在咽鼓管咽口周围构成淋巴管丛（lymphatic plexus）。鼻部恶性肿瘤可循上述淋巴引流途径发生转移。

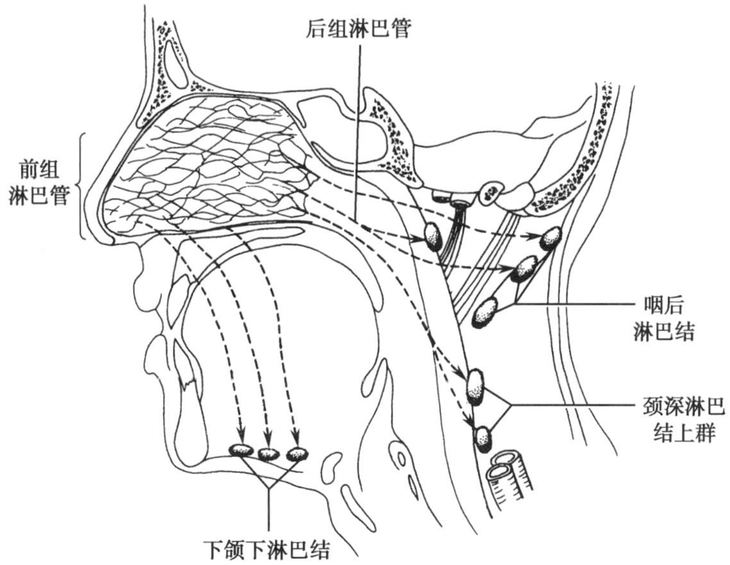

图2-1-34　鼻腔的淋巴引流

五、鼻腔（包括鼻窦）的神经

包括嗅神经、感觉神经（图 2-1-35，图 2-1-36）和自主神经三部分。

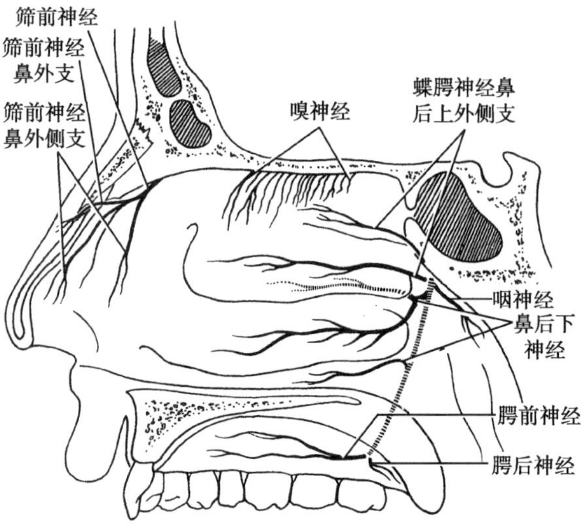

图 2-1-35 鼻腔外侧壁的神经

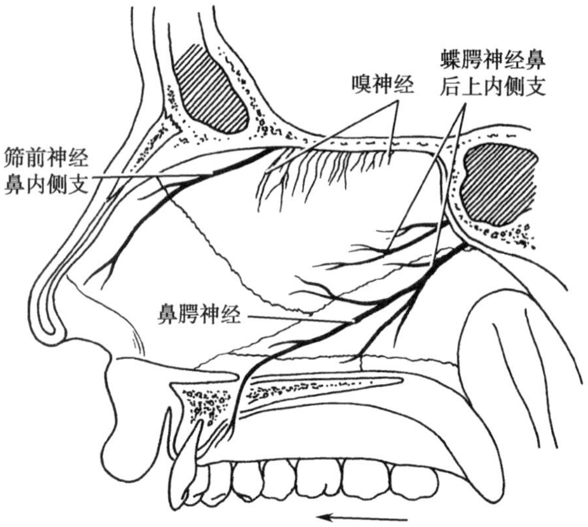

图 2-1-36 鼻中隔的主要神经

（一）嗅神经

嗅膜组织结构（见图 2-1-29）已如前述。嗅神经（olfactory nerves）由多数嗅丝（fila olfactoria）组成，每侧约 20 余支，通过筛板的筛孔进入嗅球（olfactory bulb）。在嗅球处更换第 2 神经元，经嗅束（olfactory tract）至嗅三角及前穿质嗅觉皮质下中枢，更换第 3 神经元而达（颞叶）海马回及钩处的大脑皮层嗅觉中枢（图 2-1-37）。嗅神经的鞘膜系硬脑膜的延续部分，其周围间隙与硬脑膜下腔相沟通，故手术损伤嗅区黏膜或继发感染，可循此入颅，引起严重的鼻源性颅内并发症。

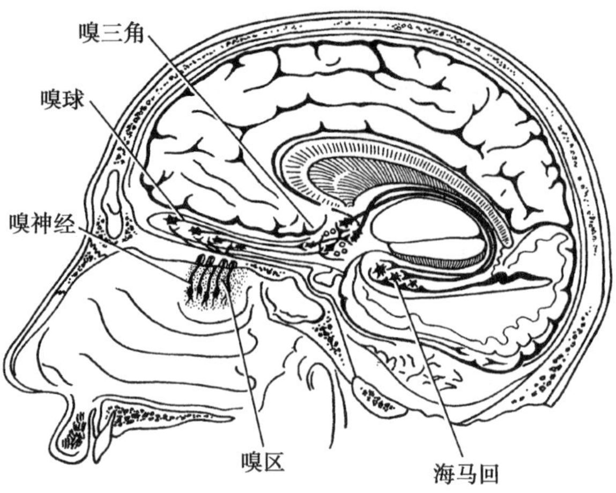

图 2-1-37 嗅神经的径路

（二）感觉神经

主要来自三叉神经第 1 支（眼神经）和第 2 支（上颌神经）。

1. 来自眼神经（ophthalmic nerve）者（见图 2-1-35，图 2-1-36）：

（1）鼻睫神经（nasociliary nerve）分支：

1）筛前神经（anterior ethmoid nerve）：经筛前孔进入鼻腔。除鼻外支分布于鼻前庭、鼻尖、鼻背外，鼻内支又分为鼻内侧支和鼻外侧支。鼻内侧支分布于鼻中隔前上部；鼻外侧支分布于鼻腔外侧壁前、上部，下鼻甲前段，筛窦及额窦。

2）筛后神经（posterior ethmoid nerve）：经筛后孔分布于蝶窦及后组筛窦，以及接近上鼻甲的鼻腔外侧壁小范围的黏膜和鼻中隔的相应区域。

（2）额神经（frontal nerve）分支：有眶上神经（supraorbital nerve）的分支分布到额窦。

2. 来自上颌神经（maxillary nerve）者（见图 2-1-35，图 2-1-36）：

（1）蝶腭神经（sphenopalatine nerve）：其感觉神经纤维穿过或绕过蝶腭神经节，通过蝶腭孔入鼻腔后又分为：

1）鼻后上外侧支（posterosuperior lateral nasal branches）：分布于中鼻甲以上鼻腔外侧壁后段、后组筛窦、蝶窦。

2）鼻后上内侧支（posterosuperior medial nasal branches）：自鼻中隔后上向前下斜行，分布于鼻顶及鼻中隔，其较大分支称鼻腭神经（nasopalatine nerve）。

3）腭前神经（anterior palatine nerve）：亦称腭大神经（greater palatine nerve）。为蝶腭神经的腭神经（palatine nerve）之分支，在翼腭管内分出鼻后下神经（posterior inferior nasal nerve）入鼻腔，分布于中鼻道、下鼻甲及下鼻道。腭前神经终支经腭大孔进入口腔，沿硬腭向前经切牙孔与鼻腭神经吻合。

4）眶支(orbital branches)：分布于后组筛窦及蝶窦。

（2）上颌牙槽后支（rami alveolares maxillares posteriores）：分布于上颌窦。

（3）眶下神经（infra orbital nerve）：有分支分布于鼻前庭、上颌窦、鼻腔底及下鼻道前段。

（三）自主神经

自主神经（autonomic nerves）主要司理鼻黏膜的血管舒缩和腺体分泌。交感神经及副交感神经的纤维，均经蝶腭神经节（sphenopalatine ganglion 或 Meckel's ganglion）入鼻腔（图 2-1-38）。

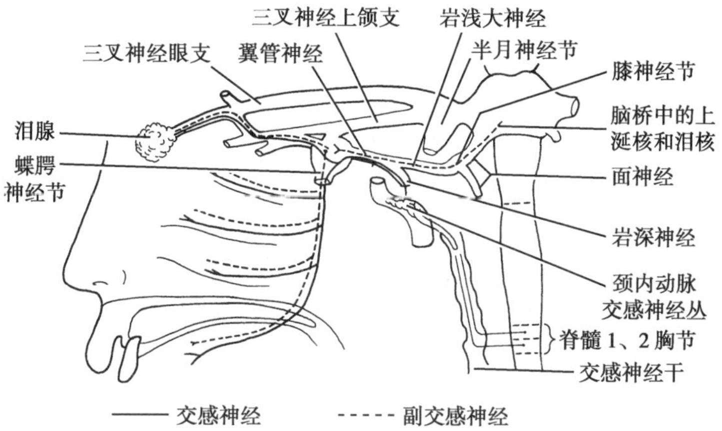

图 2-1-38　鼻黏膜的自主神经支配示意图

1. 交感神经　节前纤维来自脊髓第 1 和第 2 胸节的灰质侧角的交感神经节前连接细胞，经颈交感干上行至颈上神经节，在此交换神经元；节后纤维则通过颈内动脉丛（internal carotid plexus）、岩深神经（deep petrosal nerve）和翼管神经（vidian nerve），到达蝶腭神经节。神经纤维在神经节内不交换神经元，随蝶腭神经及腭前神经入鼻腔，分布于鼻黏膜。

2. 副交感神经　副交感神经细胞位于脑桥上的上涎核与泪核，其节前纤维离脑桥后，在中间神经（intermediary nerve）内随面神经到达膝神经节（geniculate ganglion），再离开面神经而分出岩浅大神经（greater superficial petrosal nerve）和含有交感神经纤维的岩深神经，在破裂孔处会合，然后共行于翼管中，称翼管神经，通过翼管到达蝶腭神经节。在神经节中交换神经元，其节后纤维随蝶腭神经到达鼻腔黏膜；另一部分节后纤维经三叉神经第 2 支的颧神经之颧颞支（zygomaticotemporal branches）和泪腺神经而达泪腺。

蝶腭神经节的位置非常靠近蝶腭孔，仅在鼻黏膜下 1～2mm，与蝶窦、后组筛窦及鼻腔外侧壁关系密切，故易受鼻病的影响。因含有感觉、交感和副交感等神经纤维，一旦受累，对神经系统影响较大。

在正常情况下，分布于鼻腔的交感神经与副交感神经的作用保持平衡；交感神经兴奋时，鼻黏膜血管收缩；副交感神经兴奋时鼻黏膜血管扩张，腺体分泌增多。

第三节　鼻窦的临床解剖

鼻窦（nasal sinuses，accessory nasal sinuses，paranasal sinuses）为鼻腔周围颅骨中的一些含气空腔，一般两侧对称排列，共有 4 对，依其所在颅骨命名，称为上颌窦、筛窦、额窦和蝶窦（图 2-1-39，图 2-1-40）。筛窦中有为数不等的骨隔，形似蜂房，称气房（cells）；

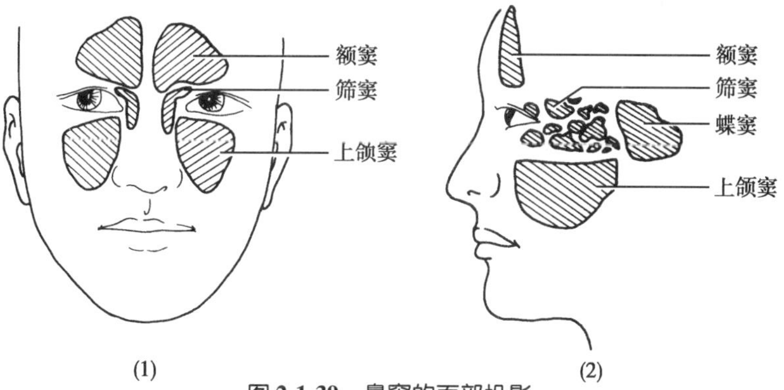

图 2-1-39　鼻窦的面部投影
（1）正面观　（2）侧面观

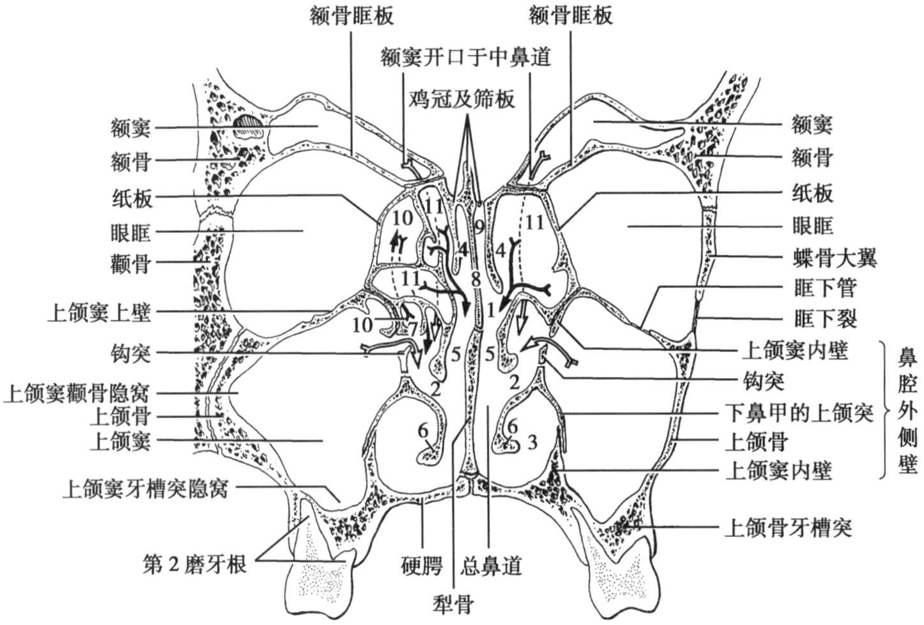

图 2-1-40 鼻窦的额切面

1. 上鼻道 2. 中鼻道 3. 下鼻道 4. 上鼻甲 5. 中鼻甲 6. 下鼻甲 7. 筛泡 8. 筛骨正中板 9. 嗅裂 10. 前组筛窦开口于中鼻道 11. 后组筛窦开口于上鼻道

几个气房共合一个窦口，按窦口所在部位不同，一般将其所属气房分为两部分，即前组筛窦和后组筛窦。

在临床上，因上颌窦、前组筛窦及额窦均开口于中鼻道，故将其合称为前组鼻窦（anterior nasal sinuses）；后组筛窦和蝶窦合称为后组鼻窦（posterior nasal sinuses），前者开口于上鼻道，蝶窦开口于蝶筛隐窝（见图2-1-24）。

蝶窦、筛窦及额窦因均位于鼻腔上部，又合称上组鼻窦；似为一组整体的气房群，额窦似一位于前部的最大气房，蝶窦则是位于后部的最大气房。上组鼻窦与颅内组织仅隔一层菲薄骨板，因此，这些鼻窦的疾病、外伤或手术并发症均可导致颅内并发症。上颌窦位居下方，称下组鼻窦，不易引起颅内并发症。此外，各鼻窦与眼眶关系亦甚密切（参见本章第四节）。

鼻窦的黏膜与鼻腔黏膜相连续，亦为假复层柱状纤毛上皮，但较菲薄脆弱，仅在窦口附近者因富黏液腺和海绵体，因此较厚。黏膜内血管和腺体较少，色较苍白。窦内黏膜纤毛运动方向均朝向窦口。若窦内骨壁有先天性缺裂，则于该处之窦内黏膜直接与毗邻软组织接连。黏膜的最深层构造紧密，富有弹性，代替骨膜，又名黏骨膜层；具有分支伸入骨髓的间隙，因此，黏膜炎症可诱发骨炎或骨髓炎。

一、上 颌 窦

上颌窦（maxillary sinus）居于上颌骨体内，为鼻窦中最大者。出生时位于眼眶内侧，窦腔甚小，体积约为7mm×3mm×3mm。1岁时达于眶下管处。以后窦腔随上颌骨的发展而扩大。出生时，上颌窦底部相当于下鼻甲附着处平面；9岁以后，窦腔已接近下鼻道；15～18岁时，则已接近成人的形状（图2-1-41）。

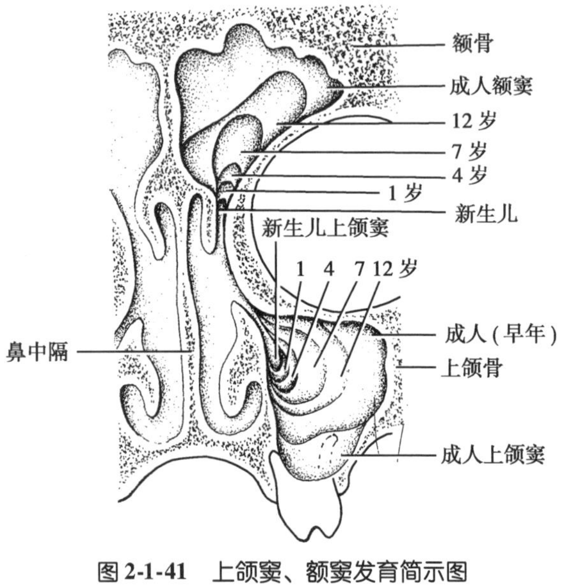

图 2-1-41 上颌窦、额窦发育简示图

上颌窦呈不规则的三角锥体形，锥底为鼻腔外侧壁，锥尖指向上颌骨颧突。窦腔的容积个体差异甚大，可为2～30ml，平均为15ml。其平均大小：前后径34mm，横径25mm，高度33mm（Van Alyea，1951）。谭子环（1957）测得国人上颌窦容积平均为14.69ml；

陈昌富等（1984）测量结果为2～20.5ml，上颌窦平均容量为（11.5±0.765）ml。

窦内可有一些方向不同、大小不等的骨性或膜性分隔，若阻碍窦腔积液引流，则具有临床重要性。窦腔若有垂直骨隔分为前、后两部者，其前腔开口于中鼻道，后腔则多开口于上鼻道。由水平骨隔将窦腔分为上、下两部者较少见，上部多为后组筛房伸入所致。窦腔甚大者，则向邻近骨质，如腭骨水平部、垂直部、牙槽突、上颌骨颧突、眶下及上颌骨额突等处伸展，形成隐窝（图2-1-42），造成上颌窦根治术中的困难。窦腔不发育者极少。窦腔越小，则骨壁越厚。窦腔缩小系发育时骨质吸收不够及气化不良所致，可表现为面部陷入。上颌窦前壁陷入或鼻腔侧壁外凸或两者兼有时，可致窦壁靠近；甚者，前、内两壁完全接触，牙槽骨向上陷入，面部外形亦显凹陷。鼻腔侧壁外凸，可为下鼻道外侧壁凸入窦腔，致使窦腔前下部呈裂隙状；亦可为中鼻道外侧壁凸入窦腔，导致鼻腔外侧壁与眶下管融合。以上各种变异，皆可影响上颌窦手术的进行，应注意。

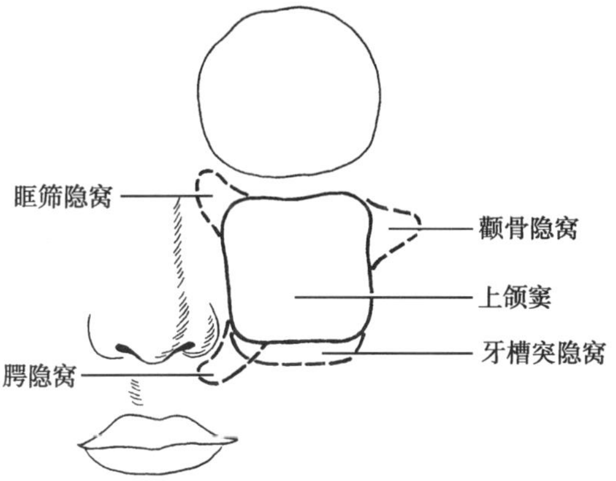

图2-1-42　上颌窦的隐窝

（一）前壁

前壁又称面壁，向外下倾斜，在尖牙嵴之外有一略为凹陷的部位，骨壁甚薄，称尖牙窝（canine fossa），行上颌窦手术时常经此凿入窦腔。在尖牙窝上方，眶下缘之下有一孔，称眶下孔（suborbital foramen），为眶下神经及血管通过之处。

（二）后外壁

后外壁与翼腭窝（pterygopalatine fossa）及颞下窝（infratemporal fossa）毗邻。上颌窦肿瘤破坏此壁时，可侵犯翼肌，导致下颌骨运动受限，引起张口困难。

（三）内壁

内壁即中鼻道和下鼻道外侧壁的大部分，仅在接近鼻腔底处骨质较厚，越向上越薄，在下鼻甲附着处最薄，是经下鼻道进行上颌窦穿刺的良好部位。内壁的后上方邻接后组筛窦，为经上颌窦途径行筛窦刮除术的传统手术进路。

上颌窦的骨性窦口或称上颌窦裂孔（hiatus maxillaris），范围较大，其界限为：前界是下鼻甲的泪突和泪骨下端，后界为腭骨垂直板，上界是与筛窦连接的上颌窦顶壁，下界为下鼻甲附着部。由于钩突和下鼻甲的筛突呈十字形连接，故可将上颌窦骨性窦口划分为前上、前下、后上和后下4个象限。上颌窦开口位于前上象限，其余3个象限则由窦内与鼻腔侧壁双层黏膜和致密结缔组织形成的膜性结构所封闭；此膜性封闭部分称为鼻囟门（nasal fontanel），是鼻内镜下施行上颌窦自然开口扩大术或开窗术的常用径路。

上颌窦开口（ostium maxilare）为上颌窦自然出口，位于上颌窦内侧壁前上部，多呈椭圆形、圆形，也有呈肾形或横裂状者；口径大小不一，小者仅0.15cm，开口呈裂缝状，大者达0.58cm，平均口径为（0.28±0.01）cm；80.95%的上颌窦开口位于半月裂孔中后部，23%有上颌窦副口，副口多位于下鼻甲附着缘上方、中鼻道中部（陈昌富等，1984）。Van Alyea（1951）报告有上颌窦副口（accessory ostium maxillare）者占25%～30%；副口或开口于筛漏斗内，或直接开口于下鼻甲上缘上方5～10mm的中鼻道壁上（Moss-Salentijn，1991）。

（四）上壁

为眼眶的底壁，眶下神经和血管穿过此壁内的眶下管（infraorbital canal）出眶下孔至尖牙窝。如眶下管有先天性裂隙，则眶下神经直接在上颌窦黏膜下通过，手术时易被伤及。一侧面颊麻木，为上颌窦恶性肿瘤早期症状之一，此即眶下神经受累所致。

（五）底壁

底壁相当于上颌骨牙槽突，为上颌窦各骨壁中最厚者，常低于鼻腔底部，此壁与上列的第2前磨牙及第1、第2磨牙的根部有密切关系（图2-1-43）。窦腔极大者，甚至尖牙根也位于窦腔底部。这些牙齿的根部通常与窦腔仅由一层菲薄骨质相隔，有时直接埋藏于窦内黏膜之下，导致牙根感染容易侵入窦内，引起牙源性上颌窦炎。鼻内镜上颌窦手术，尤其是上颌窦根治术后或上颌窦恶性肿瘤侵犯牙根或牙槽神经，均可引起牙齿酸痛，甚者可致牙齿脱落。

二、额　　窦

额窦（frontal sinus）位于额骨内、外两层骨板之间，筛窦的前上方，左右各一。出生时，额窦尚未形成；6个月至2岁时开始向额骨中气化，4岁时已有豌豆大小；6～7岁时，额窦向上发展更快，10～12岁时已具有临床重要性；20岁时已发展至成人形态（见图2-1-41）。20岁以后，额窦尚可有进一步扩大（Moss-

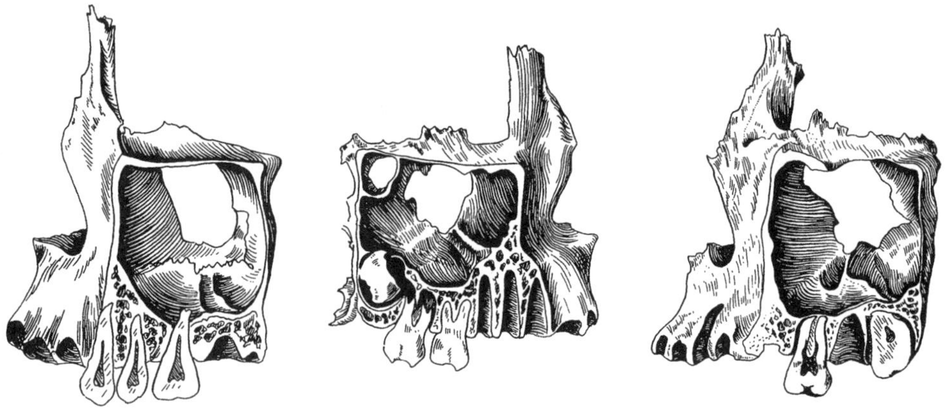

图 2-1-43 上颌窦与牙根的关系举例（上颌骨矢状切面）

（1）左侧：上颌窦发育较好，第 2 磨牙牙根突入窦内 （2）右侧：上颌窦发育较好，第 3 磨牙部分突入窦内 （3）左侧：上颌窦底部骨壁与牙根之间仅隔以薄骨片

Salentijn，1991）。

额窦形似一底在下方、尖向上方的三棱锥体，但大小、形状极不一致。有时一侧或两侧均未发育；或一侧大，另一侧小；或发育很大，伸延入颧突、眶顶。东方人的额窦一般不及西方人的大，额鼻管（frontonasal duct；亦称鼻额管，nasofrontal duct）也较直，故患额窦炎及因此引起并发症者较少。

发育良好的额窦，常有骨隔自内壁长出，使窦腔形成不完全的多房状。在个别情况下，窦腔被骨隔分为互不相通的两房，使该侧成为双额窦。

过度发育的筛气房，可突入额窦腔内，称额泡（frontal bulla）。额泡发生在额窦内侧者，可推压额鼻管使之狭窄。此时，额窦因引流不良而易罹患炎症；施行额窦手术或作额窦冲洗而插管时，都会发生困难。

额窦开口（ostium frontale）位于额窦底部的后内方，通常是在窦底的最低点，凭借额鼻管而通到中鼻道或无额鼻管而直接开口于中鼻道（图 2-1-44）。杜百廉等（1965）观察国人结果：额窦开口于筛漏斗者 49.5%，开口于额隐窝区者 26.2%，开口于筛漏斗之上而未入其中者 20.5%，开口于筛泡者占 3.8%。个别尚有开口于前筛窦或上颌窦内者。额鼻管弯曲而狭窄，稍有黏膜肿胀即易发生阻塞，影响额窦的通气引流，使窦内分泌物潴留而产生症状。

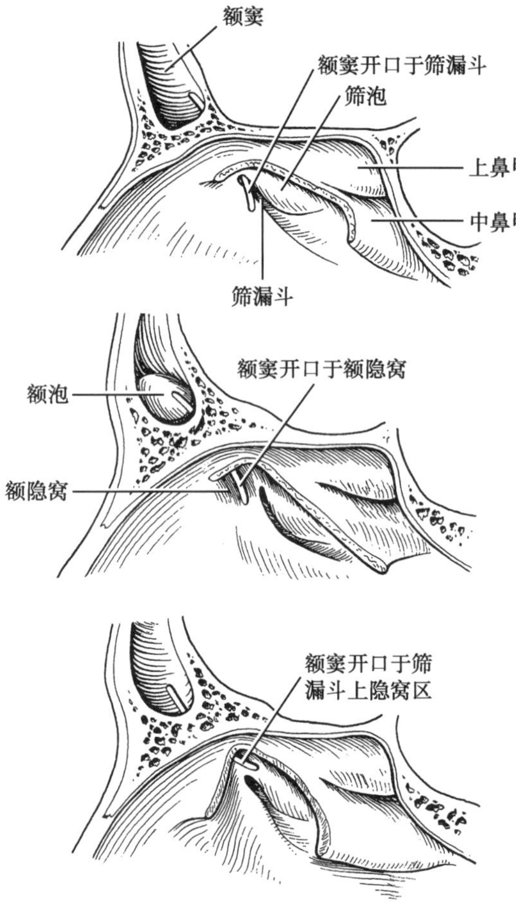

图 2-1-44 额窦的开口举例

（一）前壁

前壁为额骨外板，正居于前额部，最坚厚，含有骨髓，故当额窦炎时有发生骨髓炎之虞。

（二）后壁

后壁为额骨内板，后对颅前窝，较薄。其上部呈垂直状，下部向后倾斜。额窦黏膜的静脉常通过此壁与硬脑膜静脉通连，故额窦炎时，有发生颅内并发症之可能。

（三）底壁

底壁外侧 3/4 为眼眶顶部，其余靠内侧部分为前组筛房之顶。此壁最薄，尤以眶内上角处为甚。额窦炎引起的眶壁骨膜下脓肿，多发生于此；急性额窦炎时，此处压痛最为明显；施行额窦手术时常选此处作为进路。

（四）内壁

内壁即分开两侧额窦的中隔，故又称额窦中隔（septum sinuum frontalium）。下部垂直，常位于中线；上部常偏曲，以致两侧额窦大小不一。中隔上如有缺裂，则该处呈膜性，即骨质缺裂处之两侧有黏膜覆盖。

三、筛　　窦

筛窦（ethmoid sinuses）位于鼻腔外上方筛骨内，位于鼻腔外侧壁上部与眼眶之间、蝶窦之前、前颅底之下的蜂窝状气房结构。在各鼻窦中，初生婴儿尚无额窦和蝶窦，只有上颌窦和筛窦；但出生时筛窦甚小，仅有2～3个气房存在，较难用放射学检查显示出来；1岁时就可用影像学检查显示了；4～5岁时逐渐发育，12岁时筛窦已达成人大小（图2-1-45）。

成人筛窦每侧约含4～17个气房，多数为7～11个气房；发育良好的筛窦可达18～30个气房，并可伸展入额窦底部、蝶窦上方或侧方、上颌窦后上方及额骨眶部等处；个别情况下，尚可通过鼻中隔到达对侧鼻腔或向上伸入鸡冠。筛窦气房的大小、排列及伸展范围极不规则，两侧常不对称，故又有筛迷路（ethmoid labyrinth）之名。筛窦气房变异虽多，但绝无未发育者。筛窦解剖变异中，尤以后组筛房差异最大。

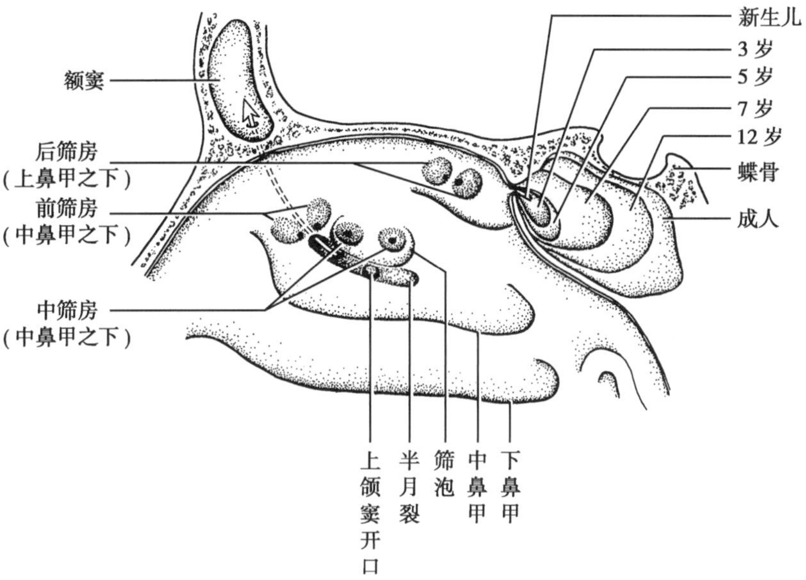

图2-1-45　筛、蝶窦发育简示图

临床上，常以中鼻甲附着缘（即以近似横贯筛窦的中鼻甲基板）为界将筛窦分为前、后两组；位于其前下者为前组筛窦（anterior ethmoid cells），位于其后上者为后组筛窦（posterior ethmoid cells）。此种分界并不准确代表筛房的实际解剖位置，因前组筛窦的气房可伸至蝶窦，而后组筛窦气房亦有伸达中鼻甲前端者。因此，以窦口所在部位划分前、后组筛窦为宜，即前组筛窦开口于中鼻道，后组筛窦开口于上鼻道。两组筛窦的气房互不相通。近年来，由于鼻窦炎发病机制和病理生理研究的进展以及功能性鼻内镜鼻窦外科的建立，又以横行于筛顶壁的筛前动脉为界，将前组筛窦气房划分为前筛房（anterior ethmoid cells）和中筛房（middle ethmoid cells）两部分。还有将位于额隐窝处的气房和鼻丘气房统称为前上组筛房（anterior-supraethmoid cells）者，以引起对此一区域的重视；因其位置隐蔽，病变较难清理殆尽。

从整体看，筛窦如筛骨的两翼，左右各一，约如一前窄后宽、上窄下宽的长立方体。筛窦的前后径大于上下径，上下径又大于内外径。成人筛窦的前后径约4～5cm；上下径约2.5～3cm；内外径则前后不同，前部往往不到1cm，后部则宽约2cm。筛房间的骨隔极薄而易碎，有利于筛窦手术的进行。

（一）前界

前界为额骨的筛切迹、鼻骨嵴和上颌骨额突。其重要结构为额隐窝，即额窦开口的部位。筛窦前方与额窦相接而不相通。

（二）后界

后界与蝶窦前壁的外侧部分相接；但有时后筛房可扩展到蝶窦外侧和上方，甚至越达蝶窦后界，此时筛窦后界为蝶鞍前壁。筛窦手术时，如从前鼻孔深达8cm以上仍未发现蝶窦前壁，便应考虑此种情况。筛窦后界外上方仅借一菲薄骨壁与视神经孔相隔。

（三）上界

上界是筛顶壁为额骨眶板内侧部，即额骨的筛小凹

(foveola ethmoidea ossis frontalis)，是颅前窝底的一部分。筛顶的外侧为额骨眶板外侧部，内侧与筛板连接。筛板常较筛顶略低（图 2-1-46）。据李源、许庚（1994）对国人 100 具头颅观察发现，筛顶与筛板有两种连接方式：①水平式或倾斜式，即筛顶的内、外两侧与筛板几乎在同一水平，或筛顶略高，其内缘逐渐倾斜下降与筛板连接；②高台式，即筛顶位置较高，其内缘陡直下降与筛板连接，有的甚至整个鸡冠都在筛顶水平以下。高台式连接必在筛顶形成筛凹，其内侧壁薄脆，系手术时容易造成颅底损伤和脑脊液鼻漏之处。据统计，100 具颅骨中筛顶与筛板的连接属双侧高台式者 56 具（56%），双侧水平式者 32 具（32%），一侧高台式、另侧水平式者 12 具（12%）。

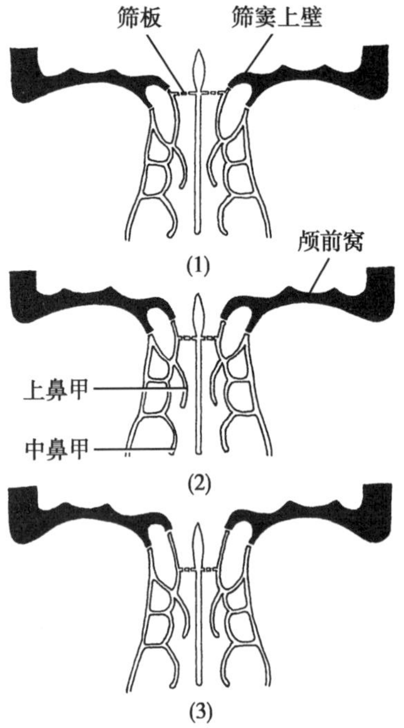

图 2-1-46 筛窦与筛板的关系

（1）筛板较筛顶略低 （2）筛板低于筛顶

（3）筛板明显低于筛顶

（四）下界

下界即中鼻道外侧壁结构，如筛泡、钩突及筛漏斗等。

（五）外界

外界为泪骨和筛骨纸板构成外侧壁的大部分，与眼眶内容物相隔。纸板呈正长方形，前缘连接泪骨，后缘连接蝶骨，上缘连接额骨眶板，下缘全部与上颌骨的眶壁相连接。纸板与额骨眶板接缝处，有筛前孔与筛后孔，有同名的血管和神经通过。据胡懋廉等（1957）统计，筛前孔距眶内侧为 1.98cm，筛后孔约在筛前孔之后 1.3cm。

（六）内界

内界是鼻腔外侧壁上部，以上鼻甲和中鼻甲为界。

Haller 气房（Haller cells）：是由前组筛房沿着眶内侧壁向上颌窦内侧顶部延伸的筛窦气房，亦称颌筛气房或颌眶气房。位于筛泡下方，属于解剖变异。根据张武守等（2005）报告，经鼻窦高分辨率 CT 冠状位扫描及鼻内镜等检查，252 例疑似慢性鼻窦炎者中，存在 Haller 气房者 89 例，总发生率为 35%，其中单例 58 例，发生率为 23%，双侧 31 例，发生率为 12%。Haller 气房的位置在眶下上颌窦上壁及其内上角，气房为 1～2 个，大小不一，约 3～10mm，气房壁薄，壁厚者少见。一般认为：Haller 气房发育良好，体积相对较大者可压迫钩突，影响筛漏斗和上颌窦引流，往往是鼻窦炎的致病因素之一；而一些体积较小的 Haller 气房并不影响鼻窦引流，就不一定是鼻窦炎的致病因素了。如为 Haller 气房较大的鼻窦炎患者，鼻内镜手术时应细心予以切除。

Onodi 气房（Onodi cells）：Onodi 气房又称蝶上气房，是后组筛房向外后伸展而形成的，较为少见。Onodi 气房存在时，可使后组筛窦窦腔扩展到十分靠近视神经的部位，就像其在眼眶一样。这些气房可围绕视神经束，以致在施行邻近部位的鼻窦手术时误伤视神经的可能性增大，必须加以注意。

四、蝶 窦

蝶窦（sphenoid sinus）位于蝶骨体内，位于鼻腔最后上方。出生后仅见蝶窦原基（primordium），3 岁前其容积尚小，7～9 岁时发育较快，至青春期已完全发育（参看图 2-1-45）。

蝶窦左右各一，成人两侧蝶窦的形状和大小常不对称，平均上下径为 20mm，内外径 18mm，前后径为 12mm；容量约 6～8ml。窦腔大小及骨壁的厚薄，个体差异较大；窦腔愈大，骨壁愈薄。大者常将垂体包在窦内，或窦腔延伸入枕骨底部或蝶骨大翼等处。毗邻的骨管，如视神经管、圆孔管、翼管等也可突入窦腔内。一侧或两侧蝶窦完全未发育者罕见。窦腔内壁光滑或被突起的骨隔分成为多房。

蝶窦位居颅底深部，与颅中窝的蝶鞍、颈内动脉、海绵窦、视神经管、视交叉以及第Ⅲ～Ⅵ对脑神经等的关系极为密切。由于蝶窦的气化变异较多，以及其与最后组筛房的解剖关系亦常有变异，致其与上述诸多结构的毗邻关系并不十分恒定，造成蝶窦区域的手术难度很高，风险甚大。术前详细的影像学检查极有助益。

（一）前壁

前壁稍向前下倾斜，形成鼻腔顶的后段及筛窦后壁。上部骨质较薄，与颅底骨质相接。前壁下部骨质较厚，逐渐向下向后移行形成蝶窦下壁。前壁外侧为最后筛房之后壁，内侧界为蝶骨嵴，连接鼻中隔后上缘。

蝶窦开口（ostium sphenoidale） 位于前壁上方近鼻中隔处，两侧基本对称，引流入蝶筛隐窝（sphenoethmoid necess）的后部。此开口一般高于窦底 3～20mm，平均为 14mm，不利于窦腔分泌物引流。蝶窦骨性窦口的直径约为 10mm，由于窦内外黏膜在骨孔处相遇吻合，使骨性窦口缩小成为一个直径仅 2～3mm 的黏膜孔。据吕光宇、陆书昌（1986）观察，蝶窦开口以椭圆形（34.91%）、圆形或肾形（31.89%）为多见，也有月牙形和弓弦形（17.24%）或三角形、梭形和裂隙者（15.94%）。施行蝶窦开口扩大术时，不仅须切除窦口处黏膜，还需将前壁骨质咬除一部分，以防新的窦口在术后缩小。

翼管开口于蝶窦前壁的外下方。

（二）后壁

后壁甚厚，其后为颅后窝的脑桥及基底动脉。但发育极佳的枕鞍型蝶窦之后壁较薄，手术时应避免损伤此壁，以防遭致严重后果。术前 CT 检查若经发现，即应予以注意。

（三）上壁

上壁是颅中窝底的一部分，上有蝶鞍，承托垂体。气化良好的蝶窦，其上壁与整个鞍底毗邻，上壁即为鞍底。上壁前方有视交叉，视神经孔位于上壁和外壁的交界处。

（四）下壁

下壁为后鼻孔上缘及鼻咽顶部。与前壁交界处有蝶腭动脉的鼻后中隔动脉经此到鼻中隔；与外壁交界处，有颈外动脉的腭升动脉经过。在下壁外侧部分，有一个骨管即翼管，其中有翼管神经通过。开放蝶窦前壁的手术中，扩大开口的下界至少应距后鼻孔后缘 10mm，以免损伤蝶腭动脉。

（五）内壁

内壁即骨性蝶窦中隔（septum sinum sphenoidalium），常偏向一侧，可致一侧窦腔容积超出对侧数倍；也可位于中间，使两侧窦腔基本相等。有时蝶窦中隔亦可缺如，使两窦合而为一，窦口也仅一个，但极为罕见。

（六）外壁

外壁亦为颅中窝底的一部分，与海绵窦，颈内动脉，眼动脉及第Ⅱ、Ⅲ、Ⅳ、Ⅴ、Ⅵ对脑神经关系极为密切。外侧壁亦很薄，有时可出现先天性缺损，并有众多小孔，有小静脉经此与海绵窦通连，因此蝶窦感染可沿此传入颅内，引起海绵窦栓塞或脑膜炎等并发症。

五、鼻窦的血管、淋巴及神经

已在本章第二节中叙述（参阅第 37～41 页）。

第四节 鼻及鼻窦和眼眶及颅底的临床相关解剖

一、鼻及鼻窦和眼眶的相关解剖

眼眶位于面部两侧，为容纳眼球及与其相关的肌肉、血管、神经和筋膜等的骨腔。由上颌骨、腭骨、额骨、蝶骨、颧骨、筛骨及泪骨 7 块颜面骨所构成，略呈四棱锥体形；尖端向后，即视神经孔，基底朝前下，并略向外下方。眼眶有上、下、内、外四壁，除坚厚的外壁与鼻窦无关外，其余三个壁均为鼻窦所环绕。上有额窦，下有上颌窦，内有筛窦；内壁后方及眶上裂和视神经孔则与后组筛窦及蝶窦毗邻。临床上鼻窦的炎症和肿瘤等，常可侵及眶内；而眶内的病变有时亦可影响鼻窦和鼻腔，故两者的关系极为密切（图 2-1-40；图 2-1-47）。

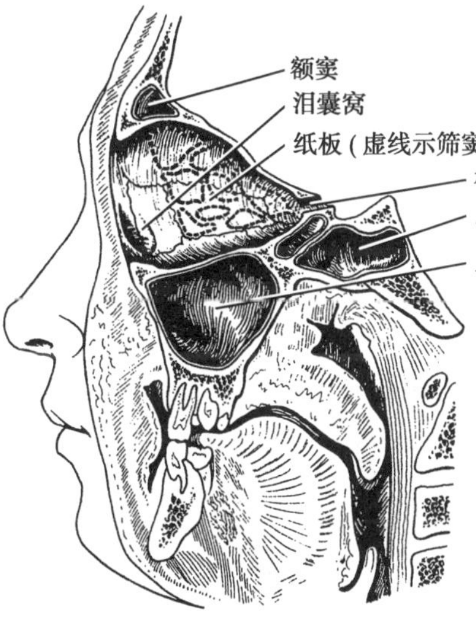

图 2-1-47 鼻窦与眼眶的关系

（一）眶上壁

又称为眶顶。前方大部由额骨的三角形眶板组成，厚度仅约 1mm；后方一小部分由蝶骨小翼参与眶尖的形成，厚度不及 3mm。若有骨质缺损，则眶顶骨膜即与颅前窝的硬脑膜直接相连。眶上缘内 1/3 与外 2/3 交界处有眶上切迹（incisura supraorbitalis）或眶上孔，供给额部皮肤的眶上神经及血管经此通过。额窦底部多位于眶顶内侧部分，但发育良好的额窦窦底可涉及眶顶的大部范围，此时眼眶与额窦的关系亦更为密切。眶顶深处即眶尖，为视神经孔（视神经管）所在处。此孔内侧以薄骨板与后组筛窦及蝶窦相隔；外侧即眶顶与外壁的交界处为眶上裂，有动眼神经、滑车神经、外展神经、三叉神经第1支及眼上静脉通过。后组鼻窦的炎症有时可波及眼眶，引起眶内炎性并发症，如球后视神经炎、视神经乳头炎等；个别严重者以及蝶、筛窦癌等可同时累及视神经孔及眶上裂处的诸神经，出现第Ⅱ、Ⅲ、Ⅳ、Ⅴ、Ⅵ对脑神经的麻痹症状，如眼球固定、瞳孔散大、角膜反射消失等，称眶尖综合征（orbital apex syndrome）。

（二）眶下壁

眶下壁又称眶底。主要由上颌骨的眶面（上颌窦顶壁）构成，眶底前外侧的一部分为颧骨眶板，其后方的一小部分为腭骨颧突。上颌骨眶面之后缘游离，与蝶骨大翼眶面之下缘形成眶下裂（fissura orbitalis inferior），有眶下神经、颧神经、蝶腭神经节之眶支以及眶下动脉与静脉由此通过。从眶下裂起有一眶下沟（sulcus infraorbitalis）于上颌骨眶面浅表前行，渐向深部进入骨质内成为眶下管（canalis infraorbitalis），其于上颌骨前面上方的开口称为眶下孔（foramen infraorbitalis）。眶下神经及眶下动脉等经眶下管出眶下孔。Myers（1987）认为：一些由于眶下神经被肿瘤侵犯而引起面部疼痛的患者，可经上颌窦内沿眶底解剖出眶下神经的全长，以除去肿瘤或获取活检标本。Walsh等（1957）报告，经上颌窦径路切除骨性眶底，必要时尚可切除筛骨纸板，以便眼眶内容物疝入上颌窦，从而使恶性眼球突出患者得以减轻眶内压，并保持正常的外形。

眶下壁前内缘近鼻泪管口处有一浅窝，为下斜肌的起始部位。为眶底击出性骨折施行复位术或行眶内减压术时，切忌损伤此肌肉，以免影响眼球的转动功能。

（三）眼眶内壁

眶内壁自前向后由上颌骨额突、泪骨、筛骨纸板（眶板）及蝶骨体的一小部分构成。筛骨纸板为内壁的主要部分，是各眶壁中最薄者，眶内的鼻源性感染大多由此壁进入。内壁上界以额筛缝和额骨眶板连接；下界以颌筛缝移行到眶底；前界为上颌骨额突与泪前嵴；后界为视神经管眶口。内壁前方有上颌骨额突和泪骨之泪沟形成的泪囊窝（fossa sacci lacrimalis）。此窝为椭圆形，下接鼻泪管；窝之前、后界为泪前嵴与泪后嵴，为泪囊及鼻泪管手术的重要标志。

内壁上界的额筛缝中，前后各有一孔，分别称筛前孔和筛后孔。此两孔均位于眶内缘点即Dacryon点（额骨、泪骨和上颌骨额突交接处）和视神经管眶口内侧缘中点的连线上。据杨月如等（1993）观测，该两孔95%位于额筛缝，4%位于额筛缝之上，1%位于额筛缝之下。从Dacryon点至筛前孔前缘的距离平均为15.5mm；筛前孔前缘至筛后孔后缘的距离平均为16.7mm；筛后孔后缘至视神经管眶口内侧缘中点的距离平均为5.2mm。筛前孔、筛后孔和视神经管眶口为筛前动脉结扎术和传统的经眶筛蝶窦进路行视神经管减压术的重要解剖标志。筛前孔几乎（98%）都只有1孔（许庚、李源，1994）；但筛后孔仅1孔者占58%，还有2孔（38%），3孔（2%），4孔（1%），甚至（1%）无筛后孔者（杨月如等，1993）。

7岁后，鼻及鼻窦和眼眶的解剖关系即发育成熟。若因发育异常、老年性骨质退变或某些病变而造成眶壁骨质缺损时，则鼻腔和鼻窦疾患更易影响眶内。如鼻窦的急、慢性炎症，黏液囊肿，良性或恶性肿瘤等可致眶内受压，导致眼球移位或突出，产生复视和视力减退等症状。

二、鼻及鼻窦和颅底的相关解剖

鼻腔、鼻窦和颅脑极为邻近，关系十分密切。与鼻腔、鼻窦相关者，主要为颅前窝及颅中窝；鼻腔和筛窦顶壁即为颅前窝底壁，额窦后壁为颅前窝前壁，蝶窦顶壁及侧壁为颅中窝底壁。

鼻腔顶壁即筛骨的筛板，薄脆而多孔，有由硬脑膜延续的鞘膜包绕嗅神经从鼻腔的嗅区通过筛板的筛孔进入嗅球。筛板常较筛窦顶壁略低，鼻腔上部和筛窦手术时较易损伤筛板，导致鼻源性颅内感染。筛骨骨折时，若损伤嗅神经、嗅球或嗅束，可引起嗅觉障碍。如同时发生脑膜撕裂，则沿筛板外侧缘走行的眼动脉筛支或脑膜前动脉亦可受损出血，血液可经筛板或损伤的筛窦流入鼻腔；亦可引起脑脊液鼻漏。筛板外侧与额骨眶部之间的额筛缝，可因先天性缺陷，致使脑膜与脑组织经此膨出于鼻眶之间。筛板若有先天性缺损，则颅内蛛网膜憩室可经此而进入鼻腔，故易引起鼻源性颅内感染；若颅内压升高时，尚可导致自发性脑脊液鼻漏。当额窦发育异常扩大时，其可占据额骨的大部分；而额窦黏膜与硬脑膜之间仅隔以薄层骨板，硬脑膜与蛛网膜的静脉与额窦黏膜静脉相互通连；额窦板障层的板障静脉（breschet veins）行向颅内并汇入上矢状窦；因而额窦的感染亦可引起颅内并发症。

颅中窝的中央部即蝶骨体，形似马鞍，称为蝶鞍。垂体窝即位于蝶鞍中部凹陷内，仅以薄层骨板与蝶窦隔开。垂体窝内容纳脑垂体，其两旁有颈内动脉沟；此沟之前端与视神经孔相距约1.5cm，后端即为颈内动脉管内口，海绵窦底位于此沟内。蝶窦黏膜静脉一部分流入眼静脉，一部分汇入海绵窦。蝶窦手术或蝶窦进路施行垂体瘤切除术时应保持无菌操作，并避免损伤颈内动脉沟及海绵窦，以免导致严重的颅内感染或出血。颅底骨折多见于颅中窝，尤以蝶骨体和颞骨岩部（颅中窝后界）较为多见。蝶骨体骨折时若损伤其旁侧的颈内动脉和海绵窦，除可引起严重的鼻出血外，还可发生动静脉瘘，导致眼静脉淤血和搏动性眼球突出；如果脑膜和蝶窦黏膜损伤，则可使蛛网膜下腔与蝶窦直接相通，易引起脑脊液鼻漏或鼻源性颅内感染。

过度气化的筛窦和蝶窦，其顶壁或可缺如，此时硬脑膜和窦腔黏膜直接相贴，窦内感染尤其是急性炎症时甚易侵及颅内。蝶窦发育较大者，其上方可向两旁发展而达海绵窦或颅中窝底部；因此，急性蝶窦炎有时可引起海绵窦血栓。颅前窝底壁尚可遗留某些先天性孔道，脑膜和脑组织可经此疝入鼻腔或鼻腔之外，形成先天性脑膜脑膨出。

近年来的研究表明：鼻颅之间还存在一些肉眼难以见到的细微交通联系。如 Jackson 等（1968）经过研究后认为：脑炎和灰白质炎等病毒可经嗅神经的神经外膜进到嗅球及蛛网膜间隙内。Delorenzo（1970）曾以^{198}Au颗粒放置于松鼠猴鼻腔内，用电子显微镜观察示踪情况，发现其约以每小时 2.5mm 的速度自鼻向颅内移动，于 30～60 分钟到达嗅球。Jackson 等（1979）认为神经膜下间隙中存在着顺行的和逆行的轴浆流动，可以阐明鼻颅之间的细微交通。此亦为鼻源性颅内感染的原因之一。

总之，鼻颅之间极为密切的解剖关系，是导致鼻源性颅内并发症、鼻颅先天性疾病、鼻部手术损伤颅脑和鼻颅外伤所致鼻出血、脑脊液鼻漏以及失明等症征的解剖学因素，也是新兴的现代鼻神经外科学的解剖学基础。

（黄选兆）

第二章

鼻及鼻窦的生理学

第一节　鼻的生理

一、外鼻的生理

外鼻位于颜面的中央，其形状随着人种或种族的不同而有一定差异。外鼻的外形和轮廓高低的均衡及其与面部各结构或器官（如前额、眼、口、唇、颊等）之间的匀称关系，对人的容貌有着十分重要的影响。外鼻轮廓失衡或畸形，不但影响面容，而且尚可不同程度地影响人的情绪和性格。因此，外鼻整形是美容术的重点，一直为人们所关注和重视。此外，鼻翼的活动有助于面部表情和鼻阻力的调控。

二、鼻腔的生理

鼻腔的主要功能为呼吸、嗅觉与共鸣，另有反射、腺体分泌、免疫、吸收和排泄泪液等功能。

（一）呼吸功能

鼻腔的呼吸功能主要包括以下5个方面：

1. 呼吸道的门户和通道　鼻腔为呼吸道的首要门户，在机体与外界环境的接触中起着重要作用。出生时新生儿一般在3周之内只会用鼻呼吸，然后逐渐学会用口呼吸。因此初生儿的吮乳功能和呼吸功能的维持必须依靠正常的鼻呼吸。若出生时伴有先天性鼻咽畸形、后鼻孔闭锁、两侧前鼻孔狭窄或闭锁等病变，不仅会出现吮乳和呼吸困难，严重时甚至有引起窒息和死亡的危险。

（1）鼻腔的呼吸气流：鼻前庭的皮肤与鼻腔黏膜交界处的外侧部分之弧形隆起（即下侧鼻软骨外侧脚的上缘处）为鼻阈，与鼻阈相对应的内侧之鼻中隔和外下方的鼻腔底部亦呈皱襞样隆起，共同围成鼻内孔；此处或称鼻瓣区（详见本篇第一章第二节鼻前庭部分），为鼻部气道中最狭窄处，亦称限流节段（flow limiting segment）。据Mesing（1967）测量，内孔面积为64mm^2，约为前鼻孔面积的1/2；Ferris（1964）及Bridger（1970）测量的结果（内孔平均面积）为55mm^2。吸入的空气在此处受到阻力后便分为两股气流，即层流（laminar flow）和紊流（turbulent flow）。层流系指气体分子平行于管腔壁的流动；各层流之间不相混杂，气柱流动的截面积呈抛物线状，轴心部位流速最快，离轴心部位愈远则愈慢，管腔壁处几乎为零。紊流是指气体速度超过一定临界值时，气流将不再保持分层流动，气流各层互相混杂，气流失去原有抛物线形状，变得极不规则。层流从鼻内孔朝后上方向弧形（抛物线形）流向后鼻孔再散开，为鼻腔气流的大部分，与通气量关系甚大，亦是肺部进行气体交换的主要部分。层流与鼻腔黏膜接触面积最广，可以充分发挥鼻腔调节温度和湿度的作用。平静吸气时，气流进入较为缓慢，空气大部从鼻腔下部通过；用力吸气时，气流呈弧线形向上到达鼻腔顶部，以利尽量与嗅区黏膜接触，使空气中所含的气味分子得以刺激嗅细胞产生嗅觉（图2-2-1）。紊流形成于鼻内孔的后方，系呈漩涡状而又不规则的气流，为吸入空气的小部分，有利于气体充分混合，增加气体与鼻腔黏膜之间的相互接触，既便于尘埃等颗粒物质沉降于黏膜表面，又可使鼻腔更有效地发挥对气流的调节作用。层流和紊流通常同时存在，但在缓慢呼吸时则只有层流。

当体力劳动、运动或鼻腔部分阻塞所致的鼻腔气流速度增快，鼻中隔偏曲等引起的鼻黏膜形状改变以及萎

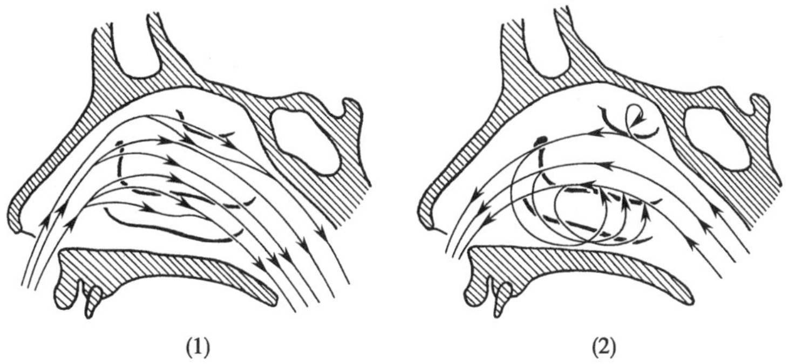

图 2-2-1 呼吸时的气流
(1) 吸气气流 (2) 呼气气流

缩性鼻炎等导致的鼻腔增宽时，气流的紊流成分相应增多，从而影响鼻腔对吸入空气的调温、调湿作用。此时，未经调控的空气可直接经鼻腔后部而入咽、喉，对下呼吸道产生不良影响。呼气时，因后鼻孔大于鼻内孔，呼出的气流在鼻腔内形成漩涡，然后经前鼻孔呼出(见图 2-2-1 (2))。据 Guillerm (1967) 研究，左右两侧鼻腔的气流是平行向后移动的，到达鼻咽腔时两侧气流会合在一起进入咽喉及下呼吸道。

(2) 鼻阻力的产生和作用及其影响因素：鼻内孔或鼻瓣区产生的鼻阻力，约为全部呼吸道阻力的 40% ~ 50% (口腔产生的阻力约为 20%)，它有助于吸气时形成胸腔负压，使肺泡扩张以增加气体交换面积；同时也使呼气时气体在肺泡内停留的时间延长，以留有足够的气体交换时间。因此，正常鼻阻力的存在对充分保证肺泡气体交换过程的完成是重要的。呼气时气流在鼻内孔受阻，形成漩涡，流速减慢，亦有利于鼻腔对水分和热量的回收。这充分说明，鼻式呼吸是维持正常呼吸生理功能的最好方式。

根据流体力学原理可计算出鼻腔的阻力，即鼻腔阻力由鼻腔管道两端的气压差除以空气流速，便可得出。亦即 $R=\frac{P}{V}$。按照 Rohler 公式演算出来的计算鼻阻力的公式：$Rn=\frac{R_1 \times R_2}{R_1+R_2}$ (Rn 为鼻腔总阻力，R_1 及 R_2 分别为左、右鼻腔的阻力，单位为 kPa · s/L)，测得的成人鼻阻力的正常范围为 0.126 ~ 0.328kPa · s/L (单位为千帕 · 秒/升)，(相当于 1.29 ~ 3.35cmH_2O · s/L)。儿童的鼻阻力分布范围广，个体差异大，正常范围为 0.192 ~ 0.515kPa · s/L (1.96 ~ 5.26cmH_2O · s/L)。总的来看，年龄的增长与鼻阻力变化成反比关系，婴幼儿时期鼻阻力较大，到 16 岁时接近成年人的水平；老年人鼻阻力一般相对降低，这可能与鼻腔组织退行性变有关。根据卜国铉测量 1145 名正常人鼻腔阻力的资料，5 ~ 15 岁儿童两侧鼻腔总阻力为 0.192 ~ 0.510kPa · s/L (1.96 ~ 5.2cmH_2O · s/L)；成年人为 0.126 ~ 0.328kPa · s/L (1.29 ~ 3.35cmH_2O · s/L)；在总人数中两侧鼻腔总阻力平均为 0.171 ~ 0.453kPa (1.74 ~ 4.62cmH_2O · s/L)。据 Kern (1979) 测量 1000 例的结果表明，鼻腔总阻力若超过 0.294kPa · s/L (3.0cmH_2O · s/L)，则有鼻阻塞的感觉。

鼻阻力有一定的自然波动范围，但不应超过原值的 50% (Hasegawa, 1979)。正常人两侧鼻腔的阻力虽因鼻甲周期的关系而有定期的交替性改变，但不影响鼻腔总阻力的数值，即不超过鼻总阻力的自然波动范围。王德云等 (1995) 观察同一侧鼻腔阻力变化时发现，大约 90% 正常人群在一天中鼻腔阻力的变化，最大值与最小值的比不超过 100%，即小于两倍。

鼻翼及鼻翼肌可调控鼻内孔的宽度，在深呼吸时可避免鼻瓣塌陷。Van Dishoeck (1937) 在 1 例单侧面瘫患者发现，平静呼吸时两侧鼻内阻力相等，但在深呼吸时，患侧鼻内阻力即增加 4 倍，此乃因患侧已无鼻翼肌支持，其临界腔内压负值减少之故。在这种特殊情况下，即可见到鼻翼肌对鼻阻力及致鼻瓣陷入的临界腔内压所产生的影响。但在一般情况下，鼻翼肌与鼻腔呼吸功能及鼻阻力的影响并不十分明显。

鼻腔阻力大小与性别和身高无关。鼻阻力过小或过大均可产生不良影响。如萎缩性鼻炎或下鼻甲切除过多时鼻腔宽大，鼻阻力降低，肺呼吸功能也因之而降低，故患者仍然感觉呼吸不畅。经口呼吸时因气道阻力减少，可致肺泡膨胀不全，婴幼儿则有发生肺不张之虞。又如双侧鼻息肉、重度肥厚性鼻炎等导致长期鼻阻力过大时，可引起 PaO_2 下降，$PaCO_2$ 升高，即有引发肺心病之可能。

鼻阻力除有自然波动外，也受许多因素的影响。其中，低氧和高碳酸血症是为重要因素，二者之间有直接的伴随关系，并减少鼻阻力；这是通过鼻黏膜的血管床变化而引起鼻阻力改变的，从而使鼻腔能为肺功能的调节保持最为适宜的阻力。运动可降低鼻阻力，这在正常人或哮喘、变应性鼻炎、血管运动性鼻炎等患者反应均甚敏感；但运动终止 15～60 分钟之后，鼻阻力即恢复到运动前的水平。运动之所以降低鼻阻力，或许与促进交感神经冲动，使肾上腺素分泌增加有关；另外，也可能由于运动时体位的变化能改变颈静脉窦的压力，因而反射性地导致交感神经兴奋之故。吸烟和饮酒均可增加鼻阻力。在阻塞性睡眠呼吸暂停低通气综合征的患者，甚至偶然的饮酒，亦有可能增加其病情的严重性。化学性气体如氨的刺激，可增加鼻阻力。非化学性刺激也可引起同样的效果，如在身体的一侧不对称的加压，则加压侧的鼻阻力增加。Haight 等（1986）认为：此时导致鼻充血的机制是通过刺激上、下肢带（pectoral、pelvis、girdle，即支持两上肢和两下肢的环状骨结构）和胸廓的压力感受器引起的，并非躺卧或鼻腔毛细血管床增加静脉压的作用。这种现象一般可从躺卧而起立时进行实验，靠床躺侧的鼻腔是充血的。这种身体取侧卧姿势时，朝下侧的鼻腔发生鼻塞的现象，Maran 等（1990）也认为是由于皮肤压力的改变，反射性地引起鼻腔阻力变化所致；因为腋窝和胸侧壁皮肤的敏感性较高；并与受压范围、时间长短和压力大小有关。

内分泌系统对鼻黏膜和鼻阻力有明显影响。妊娠可致鼻黏膜明显充血，增加鼻腔黏液的黏滞度，这些变化似与血液中雌激素含量有关；妊娠终止后，上述变化即很快消退。甲状腺机能亢进可引起鼻黏膜慢性充血，增加鼻腔黏液的黏滞度，因而引起鼻塞，增加鼻阻力。甲状腺机能减退亦可影响鼻阻力，患者鼻黏膜苍白、湿润，增加了鼻腔感染的可能性。鼻腔及鼻咽等局部病变如血管运动性鼻炎、变应性鼻炎、鼻中隔偏曲、腺样体肥大等增加鼻阻力以及鼻部减充血剂的应用减少鼻阻力等现象，是众所周知的。另外，空气污染、温度、湿度、环境噪声、光线强度以及一些精神因素都对鼻阻力和对鼻腔气流的感觉起着重要影响作用。如惊恐可使鼻阻力降低，悲伤哭泣则使其升高。

（3）鼻周期（nasal cycle）：或称生理性鼻甲周期（physiological turbinate cycle），系指正常人两侧下鼻甲黏膜内的容量血管呈交替性收缩与扩张，表现为两侧鼻甲大小和鼻腔阻力呈相应的交替性改变。此种改变约 1～7 小时轮换 1 次，两侧鼻腔总阻力维持不变（图 2-2-2），对鼻呼吸无明显影响，故正常人常不自觉其鼻塞。

Hasegawa 等（1977）观测，有 80% 的人存在着鼻周期，虽然有的可持续达 6 小时，但一般为 1～4 小时轮换 1 次；在鼻周期中，两侧鼻腔阻力和空气流量的差异，约为 20%。我国正常成人亦有 80% 存在鼻周期，时间为 0.8～7.2 小时，平均为 3.2 小时。鼻周期存在的原因不明，或系人体两侧下丘脑的交感神经中枢交替性兴奋和抑制之故。颈交感神经切除或上呼吸道气流中断的患者如喉切除者鼻周期即消失，施行喉或呼吸道重建后，又可获得鼻周期的正常节律。由于鼻周期的作用，一侧鼻腔病变引起持续性阻塞时，患者会主诉双侧间歇性鼻阻塞症状，并且卧位时此种症状加重；因此鼻病患者大多于夜间睡眠时鼻阻塞程度更加明显。有些研究也发现，鼻周期变化的频度可受体位姿势（如站立、坐位和侧卧等）的影响，站立时影响最小，卧位时最为明显，因而，有些人常感夜晚卧床时鼻塞。

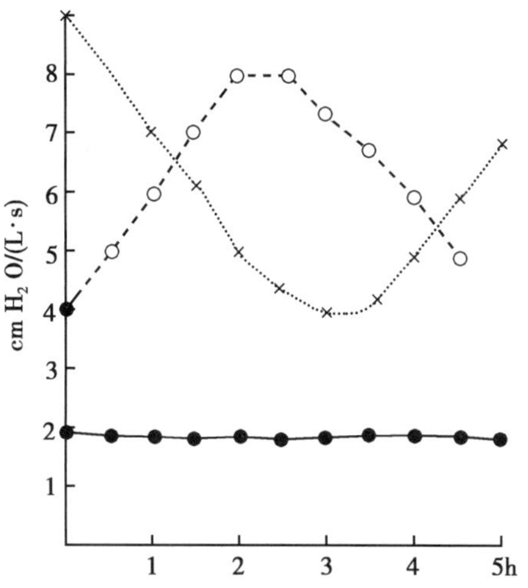

图 2-2-2 鼻周期示意图

鼻腔阻力：×…×…×左侧 ○—○—○右侧 ●—●—●总阻力

鼻周期的生理作用尚不十分清楚。一般认为它可促使人们在睡眠时翻身，以免长期处于某一体位睡眠，影响局部循环等生理功能；也有利于呼吸道首当其冲的鼻黏膜长期与外界空气的接触中，获得适当的休息与恢复时机。亦有人认为鼻周期的功能就像鼻孔处的变阻器，有利于更好地控制进入鼻咽的气流量（Williams HL，1972）。鼻中隔的完整存在是鼻周期发挥作用的基础。

2. 温度调节作用　当外界空气吸入鼻腔后即被调节到近似正常体温，以保护下呼吸道不受损害。通常情况下鼻黏膜温度保持在 33～35℃之间。温度的调节作用多赖于鼻腔广大而迂曲的黏膜面和丰富的血液供应而维持。主要是动静脉吻合处的大量动脉血流和下鼻甲黏膜固有层内的丰富的海绵状血窦；后者可随外界气温的变化而迅速扩张或收缩，从而改变鼻腔的容积，使气流加速或缓慢通过鼻腔，以利于调节吸入空气的温度。

鼻腔温度的调节作用，与吸入气流的温度、数量、速度、湿度和鼻腔分泌物的性质（浆液性、黏液性、脓性等）有关。当冷空气进入鼻腔，引起刺激，即可通过三叉神经反射使鼻黏膜发生动脉性充血，这既可使鼻腔空间变小，鼻阻力增加，限制吸入空气的流量，又可提高血运速度，增加供热量。当外界气温在 -8℃～+40℃之间时，正常的鼻黏膜可将吸入空气的温度调节到 32～34℃之间。当气温低至 -20℃时，鼻腔后段温度才降到31℃；气温高达50℃时，则升至37℃。气温为20℃时，鼻腔需供热293J（70卡），方能将24小时内吸入的空气保持温暖。另据微型热电偶检测，吸入的空气温度为23℃，经过鼻腔到达声门下区时，气温可上升至32℃；但经口呼吸时声门下区的气温仅为30℃。吸入的空气为-4℃时，经过10次鼻呼吸后，声门下区的气温可达31℃。

总之，外界环境气温虽可冷热变化不定，有时相差甚多，但经过正常鼻腔的加温作用后，到达鼻腔后段和喉入口时已达31℃左右，相差一般不大于1℃。在室温条件下，口腔对吸入的空气也可起到加温与湿润作用，但随着张口程度的加大而减弱（Ingelstedt，1956）；因此张口呼吸是无益的，对下呼吸道具有潜在的危害性，不如经鼻呼吸有利。

3. 湿度调节作用　呼吸道须对吸入的空气给予大量的水分以增加其湿度，方能便于肺泡的气体交换和维持呼吸道黏膜的正常纤毛运动。呼吸道给予吸入空气的水分中，鼻腔大约供应其中的一半。空气经过鼻腔的过程中，由于温度上升，其体积因之膨大，因而吸收水分量亦相应增加。

鼻黏膜中含有大量的腺体。通过鼻腔呼吸性上皮下黏液腺及浆液腺的分泌，黏膜上皮内杯状细胞的分泌，嗅膜下嗅腺的分泌，以及从毛细血管渗出的液体，在24小时的正常呼吸期间，鼻黏膜分泌约1000ml液体，其中大部分（约700ml）用以提高吸入空气的湿度，少部分向后流入咽部。经鼻泪管进入鼻腔的泪液，亦有助于加湿作用。据测量，当吸入鼻腔的空气湿度为40%时，经鼻腔吸至咽部的湿度已提高到75%，到达声门下区时其湿度已升达98%，这极其有利于呼吸道的纤毛运动。

鼻腔对温度和湿度的调节作用，以空气吸入时为主。而当由呼吸道呼出的温暖、湿润的空气经过鼻腔尤其是鼻腔前部时，因鼻黏膜温度相对偏低，故使空气冷却，湿气凝集，鼻黏膜因之转暖。这种热湿回收作用，亦为鼻黏膜的功能之一，有利于减轻鼻腔功能的负荷。据Mygind等（1990）报告，鼻腔前部回收水分的功能，每日可为人体节约100ml的水。

据测量，每一次呼吸时鼻窦中空气的交换量只有1/1000，因而鼻窦对吸入空气的加温、加湿作用是微不足道的。

4. 过滤及清洁作用　鼻前庭的鼻毛由四周伸向前鼻孔中央，对空气中较粗大的粉尘颗粒及细菌有阻挡和过滤作用。较小的尘埃颗粒吸入鼻腔后可随气流的紊流部分沉降，或随着层流散落在面积较广泛的鼻黏膜表面的黏液毯中；其中部分水溶性颗粒可被溶解，不能溶解的尘埃颗粒和细菌等则随纤毛运动到达后鼻孔，进入咽腔，被吐出或咽下。一般情况下，尘埃等颗粒物质的直径大于10μm者，如多数花粉颗粒等，大多经过过滤得以清除；直径小于2μm者，如真菌孢子等，则可通过鼻腔进入下呼吸道。有些颗粒物质，如变应原等，经过腺样体或其他淋巴组织时，可因接触该淋巴组织而激发免疫系统的功能。另外，约有99%的水溶性气体可被鼻黏膜保留（Andersen，1974）；因而空气中存在的具有强烈刺激性的不洁气体，如二氧化硫、甲醛和（高温或从飞机发出的）臭氧等都不易进入下呼吸道。

喷嚏反射亦可清除侵入鼻腔的粉尘和微小异物。另外，当鼻腔受到粉尘或有害气体的刺激较重时，鼻黏膜充血肿胀，鼻腔缩小，因而阻碍有害物质继续进入鼻腔。鼻腔的清洁作用主要由鼻黏膜表面的黏液纤毛系统（mucociliary system）来完成。此外，鼻分泌物中所含的溶菌酶、干扰素、SIgA等也有助于清洁作用。

5. 鼻黏膜纤毛系统的作用　人类鼻腔、鼻窦黏膜大部分为假复层柱状纤毛上皮，每个柱状上皮细胞约有250~300根纤毛，大部分纤毛长度约为5~6μm，平均直径0.3μm。在纤毛的表面覆盖着一层黏液，其主要成分为无机盐、黏多糖、黏蛋白、溶菌酶、IgA和95%的水。黏液是由杯状细胞和其他分泌细胞分泌的，有保护纤毛和有助于纤毛运动的作用。每个柱状上皮细胞除纤毛外，尚有300~400根微绒毛（microvilli），它可增大上表细胞的表面积，既有利于水分和物质的交换，又有助于保留水分，维持纤毛运动。

鼻腔黏膜表面的黏液毯（mucous blanket），厚约7~8μm，在正常人的pH值约为7或微偏酸性。黏液毯可分为两层，上层为黏稠的黏液，即凝胶层（gel layer），来自黏液腺，下层为溶胶层（sol layer），系较稀薄的浆液；纤毛在溶胶层内可自由摆动，而不进入凝胶层。鼻黏膜纤毛摆动可分两个时相，即一个快速有力的、挥向后鼻孔方向的“效验相”，此时纤毛强直向上，纤毛顶端接触“凝胶层”，产生推力；另一个为缓慢恢复到原位的“恢复相”，此时纤毛弯曲（图2-2-3）。

鼻腔内纤毛运动的方向是从前向后直达后鼻孔、鼻窦内纤毛运动的方向是从窦腔的周壁朝向自然开口。在上颌窦内，纤毛运动的方向是从窦底和周壁集中式地朝向自然窦口（图2-2-4）。在上颌窦内壁施行开窗手术之后，即使其引流口较自然窦口大得多，窦内纤毛运动的方向仍然朝向自然开口。在额窦纤毛运动的方向是从内侧壁朝向上壁和外侧壁，再经额窦的底壁到达窦口，但在额鼻管的内侧，纤毛运动的方向又向上，并可直达额窦内壁（图2-2-5）。额窦内所形成的这种环行运动，导致只有一部分的分泌液引流到鼻腔；如果分泌物较黏稠，即易引起窦内液体潴留。

正常人鼻黏膜纤毛摆动频率为每分钟700~1200次，亦有谓为12~15Hz（摆动次数/秒）者；纤毛传输

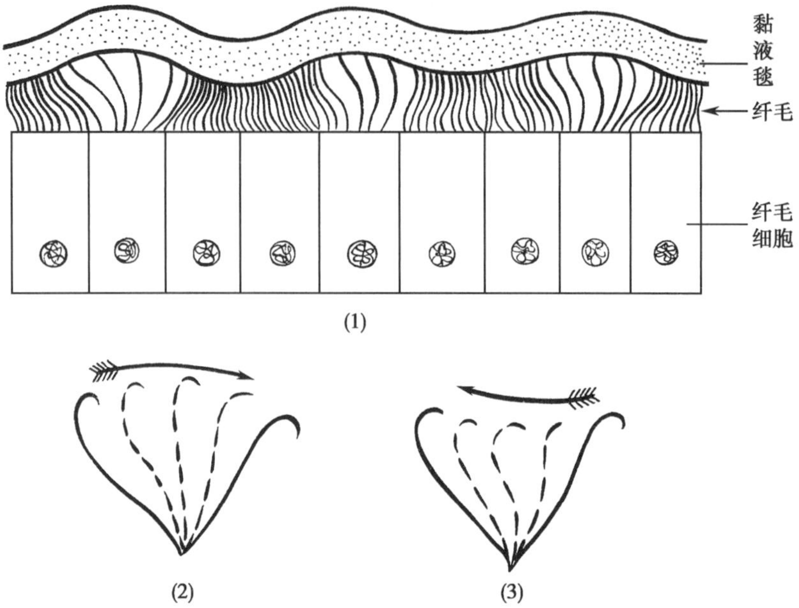

图 2-2-3　鼻腔黏膜的纤毛运动

（1）示纤毛及其上的黏液毯的运动形式 （2）一根纤毛快速、强烈的向后挥动 （3）缓慢的回复原位

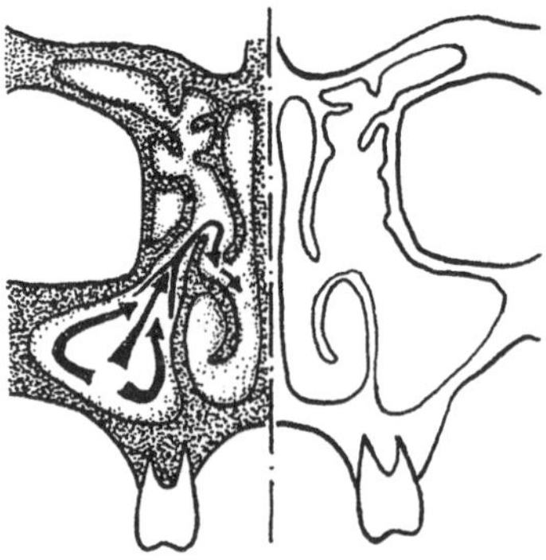

图 2-2-4　上颌窦内黏膜纤毛的运动方向，由窦腔四周向窦口呈集中式传送

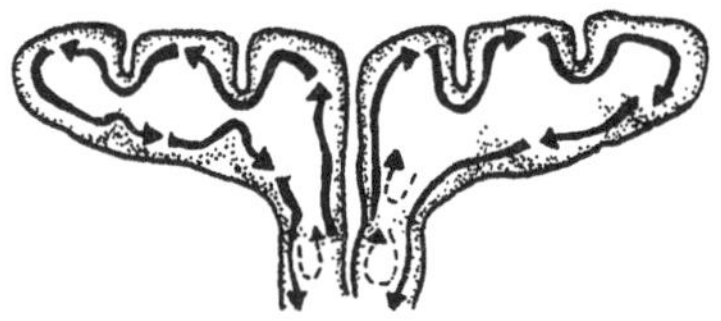

图 2-2-5　额窦内黏膜纤毛的运动方向

从窦内侧壁开始，经上、下壁传送至窦口，其中一小部分由窦口处再次返回窦内

速率为每分钟 7～11mm，通过有纤毛的鼻黏膜区约需 10 分钟。鼻腔前部纤毛较少，纤毛传送的速度较慢，鼻腔后部纤毛密度较高，传送的速度亦加快（Geurkink，1991）。

影响纤毛运动的因素很多，如①干燥：轻度干燥时纤毛运动即可停止，过于干燥达数分钟之久时，即可破坏纤毛；②温度：纤毛运动的最适温度为 28～33℃，温度下降可减少纤毛运动的频数；降至 7～10℃时，纤毛运动暂时停止；升至 43～45℃时纤毛凝固，可导致纤毛运动永久性停止；③渗透压：最适渗透压为 0.7%～0.9%氯化钠液；在高渗盐水中纤毛运动即可停止，在 4.5%～5.0%盐水中纤毛运动完全停止，但若回复到生理盐水中，纤毛运动又可恢复。在低渗盐水（0.2%～0.3%氯化钠液）中，纤毛运动停止，并可造成永久性损害；④pH 变化：鼻腔黏膜的 pH 值是不稳定的，通常为 5.5～7.0，略偏酸性，不利于细菌生长。黏液酸度愈高，其变成凝胶状的程度就愈明显，而碱度愈高，黏液就愈成水样。在酸性溶液中，纤毛运动容易瘫痪，若 pH 降至 6.4 以下，则纤毛运动停止。在淡碱性溶液中，纤毛运动的活性增加。在中性溶液中纤毛活动恢复正常。鼻腔的 pH 易受各种因素的影响而发生变化。如在急、慢性鼻炎或变应性鼻炎发作时，pH 趋于碱性，遇冷亦为碱性，遇热则呈酸性，休息时亦趋酸性；⑤药物：在 10%可卡因溶液中纤毛运动可立即瘫痪，在 5%可卡因溶液或 1‰肾上腺素溶液中可麻痹相当长的时间，2.5%可卡因溶液则影响不大。大多数消毒防腐剂及青霉素稀释液（5000U/ml）均对纤毛有害。0.5%～1%麻黄碱生理盐水滴鼻，不影响纤毛运动；升至 2%浓度时，纤毛运动即可受到抑制。石蜡油因为黏稠度大，会阻滞纤毛运动，且可引起类脂性肺炎，故应慎重使用。浓度较大的萘甲唑林（滴鼻净）（0.1%）对纤毛有明显抑制作用，不宜采用；⑥有害气体：如空气中二氧化硫含量达到 5×10^{-6}时，可减慢鼻腔纤毛的传输速率，增加鼻内气流的阻力。空气中甲醛、臭氧、一氧化碳或煤气达到一定含量时，均可影响鼻腔纤毛的传输功能。

（二）嗅觉功能

低等哺乳动物的嗅觉远较人类的嗅觉要灵敏和重要。前者在寻食、求偶、辨别敌友、进行防卫和选择栖身之地等方面都可发挥重要作用。人类是从以嗅觉为主的哺乳动物进化到以视觉为主的灵长类动物，进而发展到以思维活动为主的人。在这一进化过程中，人类的呼吸系统高度分化完善，使鼻腔在呼吸方面的作用显示得特别重要，但嗅觉功能则明显退化。然而在日常生活和工作中，人的嗅觉对识别有害有毒气体、挑选食物、促进食欲、影响情绪、调节生殖行为等方面仍然起着重要作用。而对一些从事特殊工种的人员如食品品尝员、公安消防人员、侦察员、化妆品行业人员、化学师等都需要有灵敏的嗅觉。嗅觉与健康状况亦密切相关。不少疾病都可产生特殊的气味，如糖尿病酮血症、肺脓疡、尿毒症、胆脂瘤型中耳炎、臭鼻症等都可凭借特殊气味协助诊断。另外，也早有利用气味治病的报道。如早在1928年法国医师加特福斯首先在临床上使用芳香疗法获得效果。纽约一家癌症中心于1993年利用胡椒醛气的香味以减少磁共振成像期间患者的焦虑感和沮丧感。目前已有人使用香气诱导入睡，减少紧张情绪，增加轻松气氛，改善环境状况，促进精神振作等。如日本有的公司为提高职员的工作效率，松弛精神，专门安装了香气播散系统，用柑橘气味提神，薄荷气味醒脑，熏衣草气味消除紧张。

嗅区的面积随物种不同而有异。狗和兔的嗅区面积远比人的大，如德国牧羊犬鼻腔的嗅区面积为170cm^2，兔子约有900mm^2。人的嗅区面积约100mm^2，感觉细胞（嗅细胞）密度约为3万～5万个/mm^2，人的嗅区约有600万个嗅细胞。嗅细胞为双极神经细胞，其变形的树突突出上皮表面，膨大形成嗅泡，每个嗅泡有10～30根无活动纤毛，纤毛长约50～200μm，有黏液层覆盖，此种纤毛可增加嗅区面积；双极细胞（Ⅰ级嗅神经元）的轴突互相结合成为嗅神经纤维，亦称嗅丝（filum olfactoria），每侧约20根，穿过筛骨的筛板孔，进入位于筛板上面的嗅球（bulbus olfactorius），亦即位于每侧大脑半球额叶的下面，为嗅觉径路中Ⅱ级神经元所在处，因此嗅神经甚短。从嗅球僧帽细胞和丛状细胞发出的轴突，离开嗅球后称为嗅束（tractus olfactorius）位于额叶嗅沟中。嗅球向后延伸，止于嗅皮质（olfactory cortex）。现认为嗅皮质包括梨状外周区（peripiriform area）、扁桃体外周区（periamygdaloid area）和鼻内区外侧部（lateral part of the entorhinal area）。以往认为海马（hippocampus）与嗅功能有关，但经观察海马没有直接接受从嗅球投射来的纤维。两侧海马切除后亦不影响嗅觉（Brodal，1981）。

气味刺激产生的信息经嗅神经传到嗅中枢，经中枢加工处理和译释后便引起嗅的感觉。

平静吸气时，到达嗅区的空气仅约5%～10%；用力吸气时，由于气流速度加快，到达嗅区的空气相应增多，当企图闻到或识别某种气味时，便用力作短促吸气，以增加到达嗅区的空气量，加大气味分子刺激的机会。呼气时气流不经过嗅区，故难以闻到自己呼气中的气味。如能充分发挥嗅觉器官的作用，人的鼻腔可以区分4000种不同的气味；但与视觉系统相比，人的嗅觉是很不敏感的，因为鼻腔察觉气味的差异需要有30%的强度变化，而人眼能察觉出1%的变化（Phillips等，1991）。

关于嗅觉产生的机制虽有多种学说，但未得到充分证实与公认。其一认为嗅觉是气味分子通过波动方式刺激嗅细胞而发生的，其机制与光线刺激视网膜产生视觉和声音刺激蜗神经末梢产生听觉基本相同；此即称为波动学说。其二是Mozell（1964）提出的，认为嗅觉中枢是以类似色谱仪的方式对到达中枢的各种气味分子进行分辨的。其三为化学性能学说，认为可以挥发的具有一定分子形态的颗粒物质到达嗅区黏膜后，为相应的嗅觉受体所接受而产生嗅冲动，传至嗅中枢产生嗅觉。以往公认的见解是：空气中所含的气味分子（气味颗粒）穿过黏膜表面的黏液层到达嗅区黏膜后，刺激嗅觉感受器引起冲动，此种冲动以电生理的方式，沿着嗅神经通路传至嗅觉中枢而产生嗅觉。

而美国的理查得·阿克塞尔和琳达·巴克（两人因为解开人类嗅觉系统奥秘，而分别获得2004年度诺贝尔医学奖或生理学奖）发现：人的鼻腔上端（嗅区）黏膜细胞膜上分布着不同的气味受体。人体基因总数的3%即大约1000个基因被用于对气味受体细胞膜进行编码，以区分不同的气味。而这些气味受体细胞与大脑有直接联系。气味受体细胞被气味分子激活后，就会产生信号。这些信号被传送到大脑特定区域（嗅觉中枢），接着传送到大脑其他区域，结合成特定模式。每个气味受体细胞会对有限的几种相关气味的分子做出反应。绝大多数气味都由多种气味分子组成，其中每种气味分子会激活多个气味受体，这些气味受体进而与大脑其他区域进行信号传递并组合成一定的气味模式。尽管气味受体只有大约1000种，但它们可以产生大量的组合，形成大量气味模式，这也就是人们能够辨别和记忆大约1万种不同气味的基础。他们的研究还发现：鱼的嗅觉器官中大约有100个气味受体，而老鼠大约有1000个气味受体，人的气味受体比老鼠略少。

人类的嗅觉除主要为嗅神经司理外，还有第Ⅴ、Ⅶ、Ⅸ、Ⅹ对脑神经的协同作用；其中，三叉神经的反射作用尤为重要。例如，三叉神经上颌支的末梢感受器受到某些气味刺激时，亦可引起与嗅觉相似的感觉。这些气味多为有害的或不洁的、且具有较强的刺激性，如热胡椒粉、氨气及某些化学制剂等。上颌神经末梢对某些气味刺激引起的感觉，增加了人们对所闻气味的临界（危象）意义，也有利于检测与鉴别伪装嗅觉缺失者。如用氨刺激伪装嗅觉缺失者的鼻腔时，他会否认感受到的气味；而具有筛板区病变的真正嗅觉缺失者，则对氨的刺激将会迅速做出肯定的回答。当一些化学制剂刺激三叉神经而对人是有毒的或不舒适的时候，其所产生的感觉可引起人们的警惕，因而这也是鼻腔的一种保护性功能。

总之，嗅觉是一复杂的生理、心理反应。如芬芳气味可使人感到轻松愉快，恶臭气味则会令人厌烦不适；饥饿时对食物气味感到特别惬意，甚至唾液及胃液分泌量增多；有的气味可唤起人们的久远记忆或思念等，都表明嗅觉反应往往有上述诸脑神经共同参与作用。

影响嗅觉功能的因素甚多，一般较常见者有：①性别与年龄：男、女嗅觉敏感性基本相同，但女性在月经期、妊娠期敏感性较高；随着年龄的增长，嗅觉功能逐渐减退，这是由于老化而导致嗅丝减少之故；当然，老年人经受病毒感染的机会随着年龄增高而加多，也是重要原因；②局部或某些全身性感染：如病毒性或细菌性鼻窦炎、流感、急性病毒性肝炎或麻风等，都可导致嗅觉减退或丧失；嗅上皮对病毒感染最为敏感，极易造成损害；③局部机械性阻塞：如鼻息肉、鼻肿瘤、肥厚性鼻炎或鼻中隔偏曲等，因可妨碍气味分子到达嗅区，导致嗅觉障碍；④长期接触或吸入有害气体或粉尘等：如一氧化碳、二氧化硫、甲醛、有机溶剂、苯、三氯乙烯等，或长期吸烟，接触木屑、煤烟等都会损害嗅觉；⑤环境的温度与湿度：气温恒定时，若相对湿度升高，则嗅觉的敏感度会减退；相对湿度恒定时，若气温上升，嗅觉功能可下降；⑥时间因素：受某种气味较长时间刺激后，就会暂时失去嗅感，出现适应现象；我国古代早已发现“入芝兰之室，久而不闻其香”的嗅适应现象；⑦其他：心理状况欠佳、情绪波动、营养和内分泌障碍、精神和神经疾病以及某些药物或外伤等皆可影响嗅觉功能。

（三）发声共鸣功能

鼻腔在发声时起共鸣作用。鼻音（rhinolalia，nasality）为语音形成的一部分，鼻音程度的高低直接关系到语音质量的好坏。语音的辅音 m、n、ng 须经鼻腔发出。当患急性鼻炎或肥厚性鼻炎、鼻息肉、鼻肿瘤等阻塞性病变时，发声时即严重影响甚至完全没有鼻腔的共鸣作用，语音的质量即改变，声音显平实不悦耳，呈闭塞性鼻音（rhinolalia clausa）。如患软腭缺损或软腭功能不全如腭裂、继发性软腭损伤或腭肌瘫痪等疾病，导致发声时鼻咽腔不能关闭或闭合不良，气流不断向鼻腔漏出，语音质量亦改变，呈开放性鼻音（rhinolalia aperta）。萎缩性鼻炎患者一般并无鼻音异常的表现；但从我科开展的鼻声图仪检测的结果显示：此种患者亦存在临床上不可察觉的鼻音异常；其原因可能是除鼻腔黏膜等组织萎缩外，常伴有咽部软组织及咽侧索不同程度的萎缩，发声时咽侧索向中线内移减弱，因而不同程度地影响咽腔闭合所致。

（四）鼻的反射功能

鼻腔内神经分布丰富，当鼻黏膜遭受到机械性、物理性或化学性刺激时，可引起广泛的心血管和呼吸方面的反应。反应的程度取决于刺激的强度，反应的范围从打喷嚏到呼吸心跳停止。

1. 鼻肺反射与鼻心反射　当鼻腔阻力增高或鼻腔黏膜遇到冷热刺激或烟雾、苯、氨等化学气体刺激时，常可引起支气管收缩，从而影响肺通气量，这种现象称为鼻肺反射（nasopulmonary reflex）。此种反射以同侧肺为主。反射弧的传入纤维系鼻黏膜内的三叉神经末梢，经过中枢的三叉神经核及迷走神经核，传出纤维是直至支气管平滑肌的迷走神经（图 2-2-6）。鼻腔麻醉或切断三叉神经后，此反射消失；注射阿托品后，反射明显减轻。变应性鼻炎引起支气管哮喘，即通过此反射所致；鼻黏膜的普鲁卡因封闭可缓解支气管哮喘，为阻断此反射之故。临床上还可见到，由于止血或鼻腔手术施行鼻内或后鼻孔填塞时，可导致不同程度的肺及循环功能的改变，如 PaO_2 下降、$PaCO_2$ 升高，支气管张力增加，肺顺应性减低，肺阻力加大，影响肺容量、气流量及肺

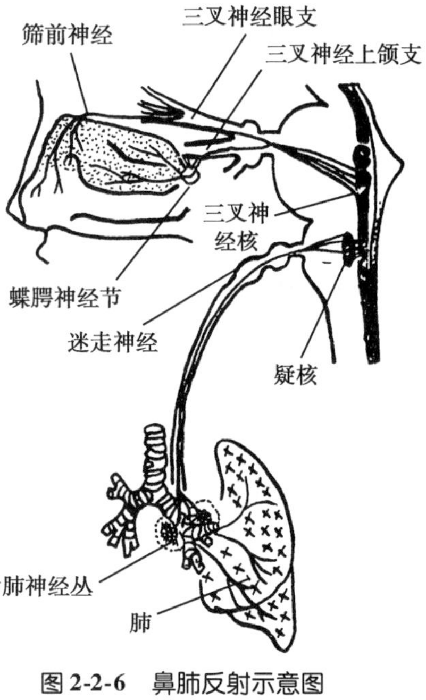

图 2-2-6　鼻肺反射示意图

泡内气体交换量，从而加重心血管系统负担，可引起肺心病与冠心病，称为鼻心反射。严重者可出现心肌梗死和脑血管意外或导致心搏徐缓，甚至发生突发性反射性心跳停止。这些病变尤易发生于老年或体弱患者，应该引起重视。

2. 喷嚏（sneezing） 是一种保护性的反射动作，与咳嗽相似。喷嚏动作发生于深吸气之后，随之以强呼气，气流经鼻咽部自口与鼻腔喷出，伴有面部肌肉运动、闭眼、流泪、短暂性鼻分泌物增多、鼻黏膜充血等。

引发喷嚏的原因较多，如吸入尘埃、刺激性气味、化学气体或致敏的花粉等，强光刺激如阳光、紫外线等，体表受凉，接触传染源，月经及妊娠期以及情绪激动等。喷嚏亦常为鼻部疾病如急性鼻炎、变应性鼻炎等或全身某些疾病如颞叶病变、癫痫及低血糖、甲状腺机能减退等的症状之一。

3. 鼻睫反射（nasocilliary reflex） 属副交感神经系统反射。若眼受刺激，则鼻黏膜可充血肿胀，鼻分泌物增多；如鼻腔受到刺激，则可引起流泪、眼结膜充血、瞳孔缩小和睑痉挛等。

4. 体表或局部的冷热变化引起的鼻部反应 体表大面积皮肤或足部等局部皮肤受凉，鼻黏膜血管即发生反射性收缩，鼻部温度迅即下降；随后又可出现血管舒张。全身受热时，鼻黏膜则充血、肿胀。

5. 嗅觉条件反射 鼻与涎腺及内脏有反射联系，闻及佳肴美味时，唾液及胃液的分泌增加，刺激与增强食欲。

（五）鼻黏膜腺体分泌功能

鼻腔黏膜腺体十分丰富，嗅区黏膜有嗅腺，呼吸区黏膜有杯状细胞和固有层中的浆液腺、黏液腺和混合型腺体。

嗅腺有多数短管，开口于嗅黏膜。从嗅腺分泌出的浆液性液体，可溶解气流中所含的气味物质微粒，以利于其接触与刺激嗅上皮，产生嗅觉。

杯状细胞为单细胞浆液腺，分布于鼻腔后部及下部者比鼻腔前上部为多。初生时，鼻黏膜中杯状细胞的密度较低（500～1000 细胞/mm^2），成年后增高（5700～11000 细胞/mm^2），鼻甲黏膜中杯状细胞的密度相对高于鼻中隔黏膜。杯状细胞排出的黏液有助于黏液毯的形成和维护纤毛的正常生理功能。

呼吸区黏膜固有层的浆液腺和黏液腺，是鼻腔局部抗体、尤其是 SIgA 的主要来源。浆液腺主要位于鼻腔上部和前部，腺泡细胞中有很多的浆液性颗粒。分泌物中的颗粒具有丰富的蛋白，或还含有黏液溶解酶与抑菌物质。外分泌管的细胞中有许多线粒体，有助于运送电解质和水分。黏液腺数量较多，腺体呈分支状。自腺管深部到开口可分为浆液小管、分泌小管、集合管和纤毛管四段。鼻分泌物中的蛋白成分为浆液小管所分泌，经分泌小管时加入大量黏液；集合管对分泌物中的离子和水分可发挥调控作用。有些腺体为混合型，即含有浆液性和黏液性两种分泌细胞，可产生混合样的分泌物。在鼻腔黏膜中，浆液腺、黏液腺和混合型腺体的总数约为 45000 个，且以混合型最多。腺体分布于鼻腔前上部者较多，向后、向下则递减。与鼻腔相比，鼻窦内腺体明显减少，窦内主要由杯状细胞分泌黏液。

鼻黏膜的血管与腺体均由自主神经支配。交感神经受到刺激而兴奋时，鼻黏膜的血管收缩，腺体分泌减少，但当副交感神经受到刺激而兴奋时，鼻黏膜的血管则舒张，腺体分泌增多。

（六）鼻黏膜的免疫防御功能

鼻黏膜是局部黏膜免疫系统的重要组成部分，其内发现的免疫活性成分，在上呼吸道黏膜防御方面起着重要作用。来源于鼻黏膜的各种具有免疫防御功能的物质有非特异性与特异性两大类，二者之间密切配合，互相联系，共同构成鼻黏膜的免疫屏障，发挥免疫防御作用。

非特异性免疫物质包括各种抗微生物因子，如溶菌酶、乳铁蛋白、蛋白分解酶等。溶菌酶占鼻分泌物中蛋白含量的 15%～30%，主要由黏膜下腺的浆液腺细胞合成和分泌，对鼻黏膜表面的细菌有杀灭作用。乳铁蛋白约占鼻分泌物中蛋白含量的 2%～4%，由浆液腺细胞所产生，有抗菌与杀菌作用。

特异性免疫物质主要是免疫球蛋白 G、A 和 E，即 IgG、IgA、IgE。IgG 虽然只占鼻分泌物中总蛋白含量的 2%～4%，但在疾病状态或黏膜血管通透性增高时含量明显升高。它是由鼻黏膜中的浆细胞产生的，可防止到达黏膜上皮的病原菌进一步入侵。

IgA 分为两个亚群，即 IgA_1 和 IgA_2。IgA_1 为单体，在血清中较多见；IgA_2 为双聚体，在鼻分泌物中多见，约占鼻分泌物总蛋白含量的 30%，且大部分为 SIgA。IgA_2 为鼻黏膜下腺体内的浆细胞产生，在黏膜上皮表面，和浆液腺细胞产生的分泌片（secretory piece）（为一种上皮细胞膜蛋白）连接，成为分泌型 IgA（SIgA），进入鼻分泌物中，以黏附病原微生物，防止其沉积于黏膜表面；SIgA 有防护呼吸道感染的作用，反复发作呼吸道感染的患者，常显示其 SIgA 功能低下。

鼻分泌物中的 IgE 大部分是局部合成的，在鼻变应性疾病的患者更是如此。如花粉症和鼻息肉患者血清中的 IgE 水平并不升高，但在鼻分泌中的 IgE 水平则有增加，特别是鼻息肉患者增加更为明显。如 Jones 等的研究显示，鼻息肉囊液内 IgE 增高，而血清总 IgE 不升高，表明鼻息肉属局部变态反应，由局部产生 IgE。有些鼻炎患者局部合成 IgE 的比率可高达 70% ~80%。

Mygind 等（1987）的研究表明：鼻黏膜上皮表面存在少量的 T 淋巴细胞和 B 淋巴细胞，且以 T 辅助细胞（T_H）为主；固有层中的淋巴细胞约占细胞总数的 30%，且主要分布于上皮下层，在腺管区淋巴细胞数明显减少。T 淋巴细胞和 B 淋巴细胞的总比值是 3∶1，与外周血 8.5∶1 相比，明显为低。T 辅助细胞（T_H）与 T 抑制细胞（T_S）的比值平均为 2.5∶1，但在炎症反应时，这种比值会发生明显变化，甚至倒置。

近年来发现，正常鼻窦黏膜上皮中存在较大数量的一氧化氮（NO），其经窦口进入鼻腔（鼻腔释放 NO 的量极少），在鼻黏膜的免疫防御功能中具有抗菌、抗病毒的作用，或还可有上调鼻黏膜纤毛的功能，兼具清洗下呼吸道和肺的作用。

正常鼻黏膜上皮细胞可产生诸多细胞因子，如白细胞介素（interleukin）类的 IL-8、IL-6、IL-11 及 RANTES（regulated upon activation normal T cell expressed and secreted，激活调节正常 T 细胞表达和分泌因子）、MCP-1（monocyte chemoattractant protein-1，单核细胞趋化蛋白-1）、GM-CSF（granulocyte-macrophage colony-stimulating factor，粒细胞巨噬细胞集落刺激因子）等。这些细胞因子的变化可影响炎性细胞的聚积与活性水平。如 IL-8 的产生可使中性粒细胞及某些类型的淋巴细胞积聚到鼻窦黏膜；RANTES 是有效的白细胞激活剂，能诱导白细胞朝向炎症部位浸润。

（七）鼻黏膜的吸收功能

鼻腔滴用减充血剂可使血压上升或脉搏加快，小儿鼻腔滴用 10% ~20% 安乃近溶液可以退热，这是众所周知的。但自 80 年代起才对鼻腔吸收药物的功能开始研究。国内王静清等（1994）对于鼻腔黏膜吸收庆大霉素的功能进行了报道。

人类鼻腔黏膜表面积约为 150cm^2，呼吸区黏膜表层上皮细胞均有许多微绒毛，可增加药物吸收的有效面积。鼻黏膜上皮下层有丰富的毛细血管、静脉窦、动静脉吻合支，以及淋巴毛细管交织成网，使吸收的药物可迅速进入血循环，以提高鼻腔用药的生物利用度。临床研究表明，鼻内投药的利用度可接近静脉注射的水平，明显高于口服药物的利用度。

可经鼻内法投用的药物有心血管药、解热镇痛药、甾体激素类药、小分子及大分子多肽类药、抗生素、抗利尿药和免疫制剂等。

鼻内用药为投药方法增添了新的途径，并有其一定的优点，如避免了药物对胃肠道的刺激和肝胃肠道对药物首次通过的代谢作用，与胃肠道的许多部位相比，鼻黏膜对药物的代谢甚为微弱，可提高药物的生物利用度。另外，对某些口服无效、必须静脉或肌肉注射的药物，就可采用鼻内给药的方法，以方便患者。但必须注意药物对鼻腔黏膜的刺激性和其他鼻毒性，切忌滥用。

（八）排泄泪液功能

鼻泪管（ductus nasolacrimalis）是泪囊下方的延续部分，二者之间常有一狭窄带。此管上部为骨内段，位于上颌骨、泪骨和下鼻甲围成的骨管内，成人平均长约 12.4mm；管的下部为鼻内段，位于鼻腔外侧壁的黏膜下，平均长约 5.2mm。鼻泪管一般呈裂隙状，只在扩张时呈圆柱状，直径在成人约 4mm。鼻泪管口位于下鼻道外侧壁的前部，距离鼻腔底约 16mm，距离前鼻孔外侧缘约 30mm，其形状可多样。鼻泪管黏膜形成若干皱襞，位于下端的皱襞最大，称为泪襞（plicae lacrimalis）或 Hasner 瓣（Hasner valve）（图 2-2-7）。

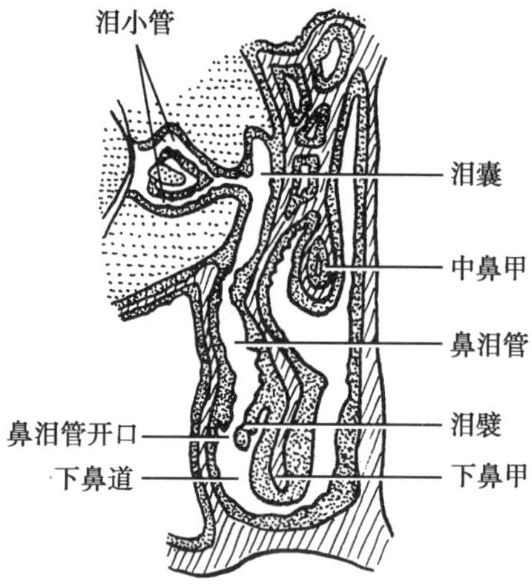

图 2-2-7 右侧泪囊、鼻泪管及泪襞

泪液自泪囊排入鼻腔，并非简单地由上向下流入，而是通过泵抽作用所致。当眼睑张开之际，眼轮匝肌即可挤压泪囊，同时位于下鼻道外侧壁前部的鼻泪管口张开，加上吸气时鼻腔负压的轻微抽吸作用，促使泪液向下排入鼻腔。

（九）鼻黏膜功能的生理调节

以上所述的鼻黏膜的许多功能状态皆由交感神经和副交感神经司理与调节。交感神经兴奋时，鼻黏膜血管收缩，腺体分泌可能减少。副交感神经兴奋时，黏膜血管扩张，稀薄的浆液性分泌物增多。血管运动性鼻炎即为副交感神经兴奋所致，故有施行翼管神经切断术之疗法，但远期疗效并不令人满意，现已少用或不用。

体内尚有不少与自主神经系统密切相关而又相互协调的因素，影响着鼻黏膜的功能状态，其调节中枢在垂体-间脑区。

1. 内分泌

（1）垂体前叶：促肾上腺皮质激素使鼻黏膜产生可逆性收缩，生长激素可促使黏膜中的结缔组织形成，但主要作用于胚胎。促性腺激素缺乏，可致鼻黏膜萎缩。

（2）垂体后叶：后叶加压素可使黏膜血管收缩。

（3）肾上腺皮质：皮质素具有消炎作用，去氧皮质酮，则为皮质素的对抗物，可促使炎症形成，腺体分泌增加和导致黏膜水肿。

（4）肾上腺髓质：肾上腺素为交感神经兴奋药。

（5）甲状腺：甲状腺素分泌不足，黏膜增厚、水肿伴分泌物增多；分泌过多，鼻黏膜收缩，贫血而干燥。

（6）性激素：妇女在月经前期或月经期中可发生代偿性鼻出血；在月经期、妊娠期或服用避孕药，鼻黏膜可发生程度不一的充血、水肿。男女在更年期后或在睾丸或卵巢切除之后，鼻黏膜上皮及其腺体逐渐出现退行性变。多种雄激素或雌激素对黏膜皆可产生轻重不一的影响，如黏膜肥厚伴杯状细胞增多，尤其是黄体激素，可使黏膜发生剧烈充血、血运停滞，鼻黏膜中的腺体增大，分泌功能活跃；卵泡激素则使鼻黏膜贫血及腺体周围充血，腺体体积和分泌增加。

2. 维生素　有助于维持纤毛上皮的功能，促使结缔组织的生化反应增强，提高抗感染能力。维生素 B_1 缺乏，可因神经末梢退行性变而导致黏膜萎缩。维生素 A 及维生素 C 亦作用于鼻黏膜，尤其与浆液腺的形成有关。维生素 A 缺乏，可导致鼻黏膜上皮组织干燥、过度角化，上皮细胞脱屑，腺上皮细胞分泌减少。维生素 C 缺乏，可致胶原蛋白合成受阻，细胞间质中胶原纤维的合成发生障碍，细胞间的正常胶态不能维持，鼻黏膜的血管壁通透性和脆性增加，较易发生鼻出血。

3. 其他　如酶类中的透明质酸酶，能水解组织中的透明质酸等黏多糖类物质，暂时降低细胞间质的黏性，使其易于流通和扩散，因此对鼻黏膜的渗透性和液体含量等可有一定的影响。如长期处于紧张状态，可使鼻黏膜呼吸区上皮细胞及腺体呈现增生等改变。

第二节　鼻窦的生理

鼻窦的生理功能虽已基本明确，但仍有一些不同的意见或争论。一般认为鼻窦具有下列正面意见支持的功能。

一、增加呼吸区黏膜面积、促进对吸入空气的加温加湿作用，并增强防御功能

人类鼻窦黏膜是鼻腔呼吸区黏膜的延续，黏膜面积增大，可促进对吸入空气的温度和湿度的调节作用。上颌窦窦腔内的压力随呼吸而变化，但慢于呼吸时相 0.2s。鼻腔通畅时压力变化甚小，平静呼吸时仅有 $\pm 4mmH_2O$ 的压力变动，但在运动时其变化可达 17～$20mmH_2O$（Drake-Lee，1987）；平常窦腔内的气体交换既轻微又缓慢，除保持鼻窦自身的正常状态的需要外，对于吸入空气的温度和湿度实难发挥调节作用。鼻窦黏膜中存在大量一氧化氮（NO），可增强鼻黏膜的抗菌、抗病毒等防御功能。

二、对声音的共鸣作用

鼻窦为一共鸣器，与琴弦末端装置的空心木匣相似，对喉部发出的声音可起共鸣作用，使其悦耳。但在鼻窦病变或鼻窦手术的患者并不引起声音改变。某些动物的共鸣作用与鼻窦窦腔大小亦无密切关系；如家猫和狮子的窦腔虽小，但发声洪亮；兔子和长颈鹿的鼻窦虽大，发声却较低沉。

三、减轻头颅重量、增加头部在水中的浮力

颅骨因有鼻窦空腔的存在，重量比实骨要轻；特别是减轻头颅前部的重量，从而减少颈肌的张力，不仅使头部运动灵活，且易于保持身体平衡。另外，鼻窦空气腔的存在，增加了头颅在水中的浮力，游泳或因故处在水中时易于使头部浮露出水面。但也有人（Braune 等，1877）认为全部鼻窦总共仅减轻头部重量的 1%，且经肌电观察（1969），人类鼻窦对减轻头颅重量和保持身体平衡的作用不大。

四、保护重要器官的作用

鼻窦内充满空气，可以缓冲外来压力的冲击，使脑部和眼眶组织免受震荡。但 Drake-Lee（1987）认为，必须要有大容积的空腔才能获得缓冲压力的效果；而最大鼻窦的容积在 50ml 以下，故能起到的缓冲作用是有限的。

五、保温绝热作用

鼻窦如同一绝缘体，既可防止热的散失，又可隔绝热对重要组织的不利影响。如上颌窦可防鼻腔热量的散失，其他鼻窦可防眶内组织及颅内脑组织不受鼻内温度的影响。因颅脑组织大部与鼻窦存在一定距离，故其隔热效应是十分有限的。

（黄选兆）

第三章 鼻及鼻窦的检查法

第一节 询问病史

鼻部疾病既可表现为单纯的鼻部症状，也可产生相邻器官的症状，还可产生某些全身性症状；同时，不同的鼻病可有相同或相似的症状，某些全身性疾病也可出现鼻部症状，故在询问病史时，需问清每一症状的特征、过去病史并结合其他诊断手段详加检查，以利做出准确诊断。

鼻科常见症状有：

（一）鼻塞

意味着鼻腔出现了机械性阻塞或感觉神经发生了异常。需问清病程的长短、鼻塞的程度及发作时机，是单侧或双侧，是发作性或持续性，有无交替变化或渐进加重，有无其他伴发症状。

急性鼻炎的鼻塞发展很快，数日内即达到高潮，1周左右渐行消退，通常伴有发热、头昏等全身症状。慢性单纯性鼻炎多呈阵发性或交替性，日轻夜重，常受体位影响，如侧卧时，位居下一侧鼻腔阻塞。慢性肥厚性鼻炎多为持续性鼻塞，对血管收缩剂不敏感。萎缩性鼻炎在擤出或清除鼻内痂皮后鼻塞可减轻。变应性鼻炎的鼻塞可呈常年性或季节性发作，与接触变应原的时机有关，通常伴有鼻痒和打喷嚏等症状。慢性鼻窦炎的鼻塞与鼻涕堵塞鼻腔有关，鼻涕擤净后通气可稍好。单纯的鼻中隔偏曲和鼻腔异物引起的鼻塞常固定于一侧。鼻息肉和鼻腔、鼻窦的肿瘤，均为渐进性鼻塞，前者发展缓慢，可数年至数十年；后者始发于一侧，进展迅速，晚期可引起双侧鼻塞，并可出现面颊部、硬腭变形或眼球移位。鼻塞如伴有睡觉打鼾或憋气应考虑阻塞性睡眠呼吸暂停低通气综合征可能，在儿童则应想到腺样体肥大或扁桃体肥大可能。如患者主诉吸气困难、呼气较易，须想到鼻翼塌陷；反之，应考虑到后鼻孔带蒂息肉。如果出生时就有鼻塞，应想到双侧先天性后鼻孔闭锁。

（二）流涕

须问清鼻涕的性质、涕量，是从前鼻孔擤出还是从后鼻孔吸出，是一侧还是双侧。

急性鼻炎的早期可流出水样鼻涕，恢复期则呈黏脓涕或黏涕；慢性鼻炎常为两侧多涕，呈黏液性，少数为黏脓性。慢性鼻窦炎多为黏脓涕，有时是纯脓涕，可限于一侧或双侧；如为一侧并且鼻涕具臭味者，须想到牙源性上颌窦炎。脓涕从前鼻孔擤出者，可能为前组鼻窦炎，如只能经后鼻孔从口中吸出，则可能为后组鼻窦炎或鼻腔前段有阻塞性病变。一侧流涕、臭而伴有少许血液者，可能为鼻腔异物或鼻腔、鼻窦恶性肿瘤，异物多见于儿童，恶性肿瘤则多见于成年人。阵发性大量流清水样鼻涕者，应首先想到变态反应性鼻炎，其次应考虑鼻窦囊肿和脑脊液鼻漏。脑脊液鼻漏者，多有头颅部外伤或手术史，以单侧居多，在低头、咳嗽或打喷嚏时，液量可增多。擤出大块臭脓痂乃是萎缩性鼻炎的特点。

（三）鼻出血

很多鼻腔及全身性疾病皆可引起鼻出血。须注意患者的年龄，是反复出血还是偶发出血；是鼻涕带血还是大量出血，是一侧鼻孔出血还是双侧鼻孔出血，有无伴随全身其他部位的出血和淤血；出血前有无外伤史或其他不适。

儿童一侧前鼻孔出血多为挖鼻等损伤所致，青少年反复鼻出血尤其伴有鼻塞者应考虑鼻咽纤维血管瘤，成人则应考虑鼻腔、鼻窦及鼻咽部有无肿瘤。中老年人反复鼻出血多为高血压或动脉硬化所致。鼻出血伴有高热者，应注意有无急性传染病和血液病。对中年妇女患者还应询问鼻出血与月经的关系，有无月经紊乱等。由于鼻出血病因复杂，本书在鼻出血一章里还会详加介绍。

（四）头痛和局部疼痛

头痛是一种极为复杂的症状，应区分是鼻源性头痛还是非鼻源性头痛。鼻源性头痛的特点为：通常伴有其他鼻部症状，如鼻塞、流脓涕、嗅觉减退等；多为深部的钝痛或隐痛，无搏动性；常有一定的时间规律和固定的部位，如白天重，夜间轻，且多为一侧性；在休息后，或用血管收缩剂滴鼻、蒸汽吸入等处理后，头痛可以减轻，而饮酒、吸烟及情绪激动时可加重。在鼻源性的头痛中，以鼻窦炎最为常见，但各组鼻窦炎疼痛的特点又不一样，详见本篇第九章第二节急性鼻窦炎。

常见外鼻炎性疾病多可引起局部疼痛，如鼻外及鼻前庭疖肿、蜂窝织炎、丹毒等，往往伴有局部的红肿、发热等。

（五）喷嚏

阵发性连续喷嚏为变态反应性鼻炎的特点。急性鼻炎虽也有类似症状，但不如变应性鼻炎的剧烈，且伴有全身症状。其他机械的、温度的、化学的刺激也可引起该症状，详问病史即可查知。

（六）嗅觉障碍

嗅觉障碍可表现为嗅觉减退或消失、嗅觉过敏或幻嗅、恶嗅等。

鼻腔阻塞性疾病如鼻甲肥大、鼻孔闭锁、鼻息肉、鼻腔肿瘤等使携带嗅素的气流受阻不能到达嗅区而发生嗅觉障碍，常伴有明显的鼻塞，且多限于一侧或以一侧为重。腭部缺损、鼻中隔穿孔、喉全切除术后及气管切开术后，因改变了呼吸气流的方向，也可使嗅区不能感受嗅素刺激而发生嗅觉障碍，但其病史较明确，体检亦易甄别。不伴有鼻内其他症状的嗅觉障碍为嗅神经或颅内病变所致。萎缩性鼻炎、中毒性嗅神经炎、有害气体损伤及老年性退变等，有时可出现嗅觉同一反应，即用很强烈的气味可引起嗅觉，但患者不能分辨，认为是同一种气味。暂时性或发作性嗅觉缺失者多为一时性或发作性病变引起，如伤风、变应性鼻炎、慢性单纯性鼻炎或癔病。

嗅觉过敏者，即对轻微的气味有极强烈的感觉，甚至伴发头痛、恶心、呕吐，多为嗅神经炎或嗅神经退化的早期现象，也可能是神经症。幻嗅则多为精神性疾病的表现。恶嗅是嗅到臭味或不快的气味。主观恶嗅是自觉有恶臭而周围的人察觉不到，可见于鼻腔异物、慢性鼻窦炎、嗅神经或嗅中枢病变。客观恶嗅是周围的人感到有恶臭而患者往往不自觉，多见于各种腐败、坏死性病变，如臭鼻症、恶性肿瘤晚期、鼬病、鼻梅毒等。

（七）共鸣障碍

急、慢性鼻炎或鼻腔、鼻咽部有肿物阻塞时，所发的声音不能进入鼻腔，缺乏共鸣作用，从而产生不悦耳、缺乏“n”及“ng”的声音，是为闭塞性鼻音（rhinolalia clausa）。患腭裂、软腭瘢痕挛缩或软腭瘫痪者，发音时软腭不能关闭鼻咽部，也不能产生正常的鼻腔共鸣，乃至口齿不清，将“公共”可说成“轰哄”等，因而语言费解，是为开放性鼻音（rhinolalia aperta）。

（八）其他

鼻腔及鼻窦的占位性病变或鼻窦炎的眶内并发症尚可引起眼球移位、视力下降和复视等相邻器官的症状，在询问病史时，也应注意到是否同时伴有咽、耳、喉、牙及下呼吸道等处的症状。

第二节　检查设备及受检者体位

（一）检查设备

鼻和鼻窦的检查宜在光线较暗的室内进行，检查室须具备以下常用物品：

1. 光源　专供耳鼻咽喉科检查用的落地站灯，能随意进行上下升降和左右转动，有些采用纤维软管生产的站灯更可根据需要任意调整高度和角度（图 2-3-1）。站灯发出的光束通常具有良好的聚光性。检查时，站灯应置于受检者的头侧，惯用左眼者，灯光置于被检者右侧，惯用右眼者，灯光置于被检者左侧。高度比受检者之耳稍高，并与该耳保持 10cm 距离。如无专科站灯，其他有一定亮度的光源也可使用，如日光、电筒、电灯和煤气灯等，但不得将日光或其他有强热的光线直接照在检查部位上，以免灼伤。

2. 额镜（图 2-3-2）　镜面是一能聚光的凹面反光

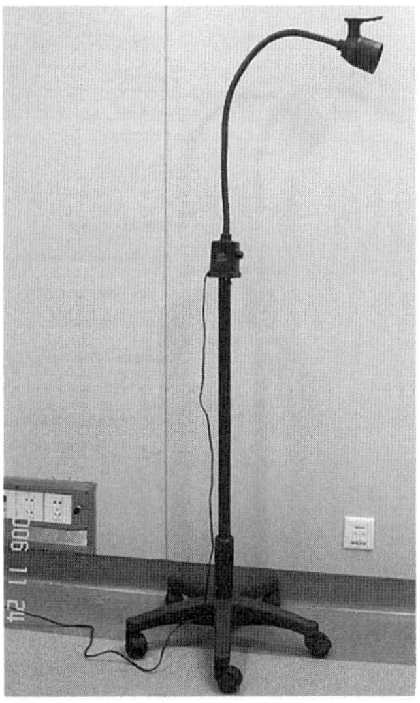

图 2-3-1　检查灯

镜，直径7.5cm，焦距25～30cm，镜面中央有一直径约1.25cm的圆孔，可供检查者的视线通过。镜体有一双球状关节接头与额镜带相连接。使用时应先调好关节的松紧，使镜面既能灵活转动，又可置于任何位置而不致滑下松脱。戴额镜前还须先调整额镜带的松紧，使之适合检查者头部的大小。戴好额镜后，检查者所用眼的瞳孔应与镜孔对准，镜面要与额面平行，远近适宜。

除普通额镜外，还有电额镜（图2-3-3）和头灯也可用于检查，两者对光便利，携带方便，特别适于手术中使用。

3. 常用器械（图2-3-4） 耳鼻咽喉科常用的器械有前鼻孔镜、后鼻孔镜、耳镜、鼓气耳镜、电耳镜、间

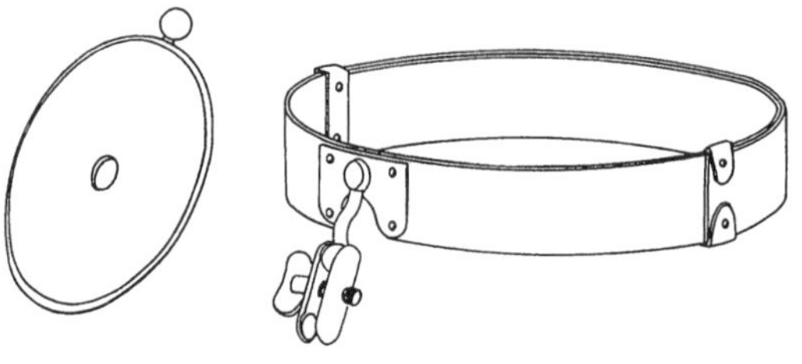

图2-3-2 额镜

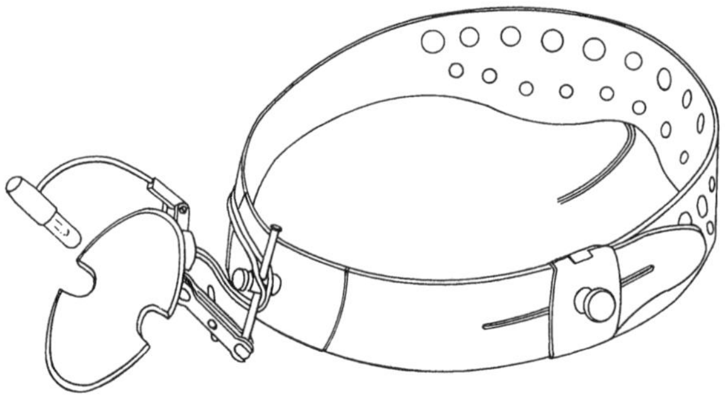

图2-3-3 电额镜

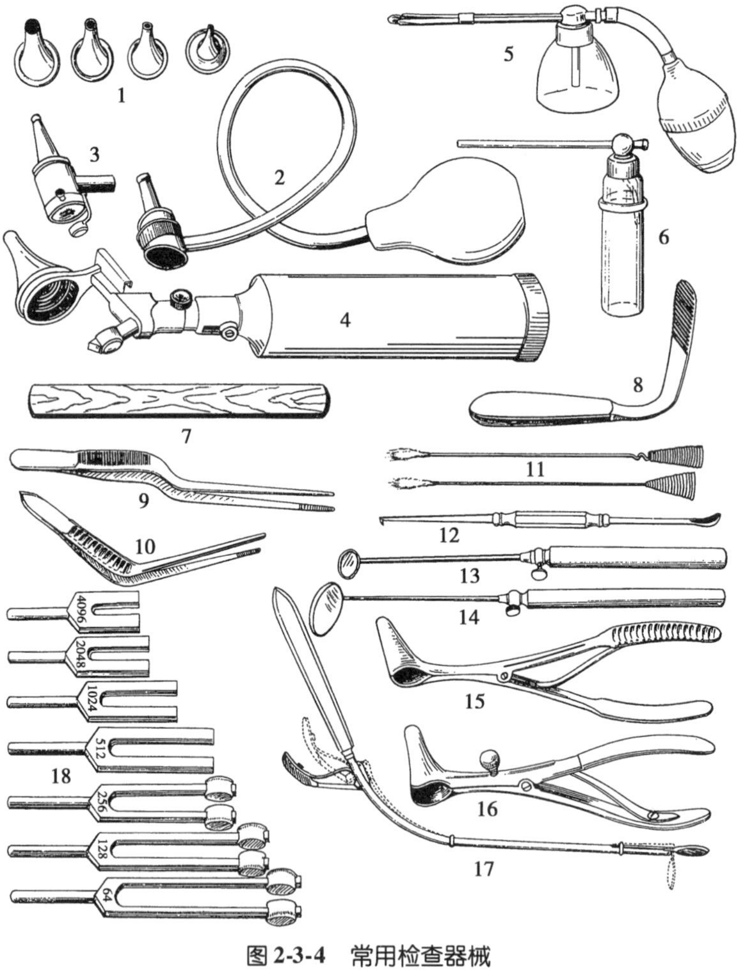

图2-3-4 常用检查器械

1. 窥耳器 2. 鼓气耳镜 3. 电鼓气耳镜 4. 电耳镜 5. 喷雾器 6. 喷粉器 7. 直压舌板 8. 角形压舌板 9. 枪状镊 10. 膝状镊 11. 铁丝棉签 12. 耵聍钩 13. 鼻后孔镜（小号间接喉镜） 14. 间接喉镜 15. 窥鼻器（小儿用） 16. 窥鼻器 17. 可动鼻后孔镜 18. 音叉

接喉镜、直角和弯角压舌板、枪状镊、膝状镊、喷雾器、喷粉器、卷棉子、耵聍钩和音叉等。还应备有酒精灯、火柴、纱布、纱条、棉片、凡士林纱布和纱条等。检查时还需备有1%麻黄碱生理盐水或1‰肾上腺素溶液、3%过氧化氢溶液、1%～2%丁卡因等药品。

4. 多功能综合工作台（图2-3-5）　耳鼻咽喉头颈外科多功能综合工作台是一成套设备，其主要组成部分集成了日常诊疗所需的各种器械和用具，包括照明灯、负压吸引器、喷雾器（含不同型号的喷雾头）、恒温冲洗器、预热器、加热器、器械放置台、污物收集桶、X线阅片灯、书写和文件放置台等，有些还可调控患者的坐椅。这种工作台能较好地节约诊疗空间，方便医护人员进行各种操作。

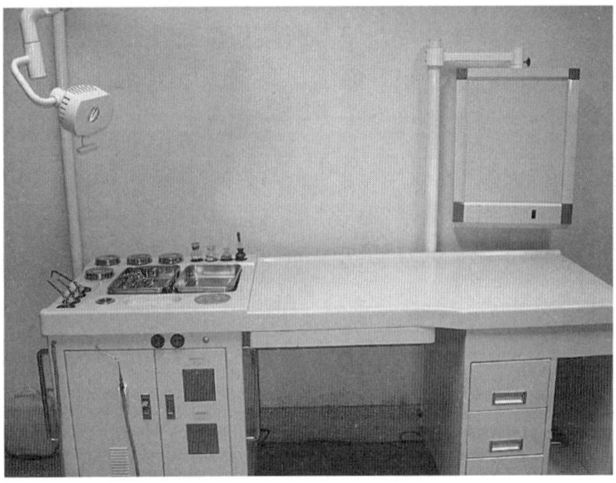

图2-3-5　多功能综合工作台

（二）受检者体位

受检者应坐正，枕部距椅背约20cm，两眼向前平视，下颌稍后收，两膝并拢，肩略前倾，两臂下垂，两手置膝上，臀部靠近椅背，腰挺直，检查者以两膝夹受检者两膝对坐，相距约30cm。该体位适合于鼻部和咽喉部的检查，检查耳部时受检者侧坐或体正头转，受检耳面向检查者。

检查不合作的儿童，须由其家属或护士将之搂抱在怀中坐好，一手绕过儿童胸前并按住两臂，另一手按住额部，将其头固定于胸前或右肩前，两膝将受检儿童双腿夹住（图2-3-6）。

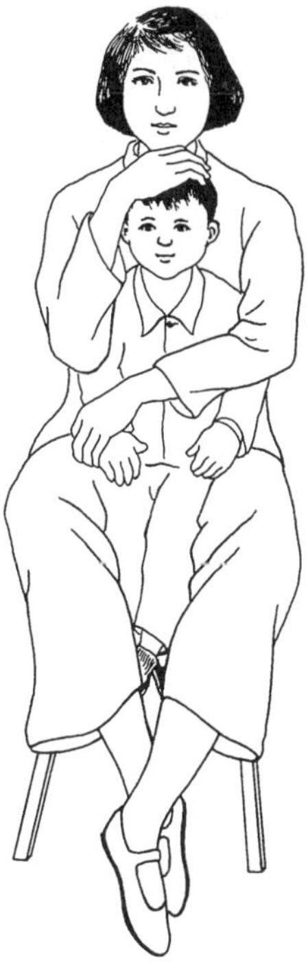

图2-3-6　儿童受检时的体位

（三）对光（图2-3-7）

初学者应先多练习对光，熟练后多能很快将光源发出的光线准确地投照到额镜上，并使光线清晰地折射到受检者的受检部位。练习对光时，一手调整好光源的位置和照射方向，一手调整额镜镜面的倾斜度，使由额镜反射出的光线能最强地照在拟检查的部位上。初学者应该格外注意以下几点：

1. 对光时，随时保持检查者的瞳孔、额镜中央的孔和受检部位三点在一条线上，否则，就可能出现光线照到了受检部位但检查者看不清，或检查者看到了受检部位但光线又不足的情况。

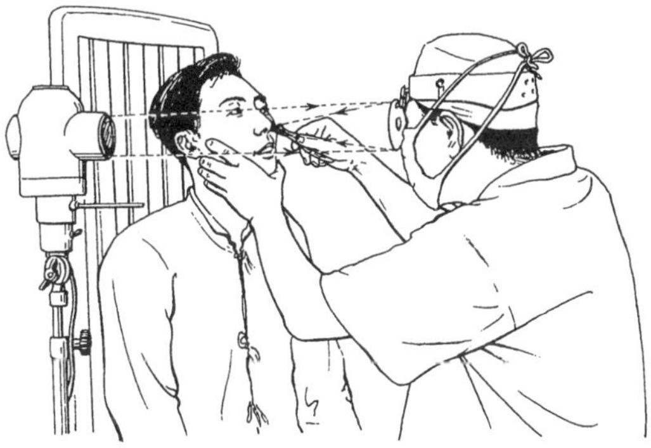

图2-3-7　对光及鼻前孔镜检查时的姿势

2. 要养成单眼看的习惯，另眼既不要“偷看”，亦无须紧闭，这样才便于双眼的正确使用。

3. 练习中，不要做转头、扭颈、弯腰、驼背等姿势来迁就入射和反射光线，否则检查中会感到紧张、疲劳和别扭，不利于同时要进行的操作。

第三节　外鼻及鼻腔的一般检查法

（一）视诊

1. 鼻梁的形状　鼻梁有凹陷、歪斜者，除发育异常外，应想到外伤、萎缩性鼻炎及梅毒的后遗症；高度鼻中隔偏曲者，鼻梁也可能显著歪斜。鼻梁对称性增宽、变饱满，常常是鼻息肉的体征，被称为“蛙鼻”。若整个外鼻肥大，则可能是鼻赘或某些全身性疾病如肢端肥大症、黏液性水肿等的表现。

2. 鼻翼 检查鼻翼有无塌陷性畸形和缺损。鼻翼缺损多为外伤或梅毒后遗症；在儿童出现呼吸困难时，吸气期鼻翼可向外异常扩张，若吸气时鼻翼异常凹陷，则可能是鼻翼萎陷症。

3. 皮肤 注意外鼻、面颊及上唇等处皮肤有无红肿、破溃及新生物，鼻梁上有无瘘管开口。患有酒渣鼻者，其鼻尖及鼻翼处皮肤弥漫性充血、发亮或有片状红斑，可伴有痤疮形成。鼻疖者除出现红肿外，可伴有显著疼痛，红肿中心还可出现脓点。患急性上颌窦炎时，有时可出现面颊部皮肤红肿；患急性筛窦炎时，眼眶内角近内眦部皮肤可能红肿；急性额窦炎可引起同侧眉根部及眶内上角皮肤红肿。鼻唇间皮肤皲裂或糜烂多为长期流涕或变应性鼻炎所致。外鼻的皮肤癌可呈斑样隆起或赘疣状小硬结节，常伴有溃疡形成。

4. 前鼻孔的形状 患腺样体肥大的儿童，前鼻孔常呈窄隙状；鼻烫伤或鼻硬结病可引起前鼻孔完全或不完全闭锁。

5. 外鼻周围 注意检查面颊部左右是否对称，表面有无局限性隆起；眼球有无移位以及眼球运动有无异常等。

（二）触诊

患鼻疖或鼻前庭炎时，鼻翼变硬，触痛明显；患鼻硬结病时，鼻翼变硬而无触痛；鼻中隔脓肿者，鼻尖可有触痛或按压痛；鼻骨骨折错位时，鼻梁有触痛，并可感觉到下陷、鼻骨移位等畸形；如果形成了皮下气肿，触之有捻发感。急性额窦炎在眶内上角可有触痛或按压痛；急性上颌窦炎时在面颊部可有触痛或按压痛。鼻窦囊肿有颜面部隆起者，按压时有如按压乒乓球之感。

（三）叩诊

可用单指直接叩击或双指间接叩击患处，以了解有无疼痛。急性上颌窦炎在面颊部可有叩痛；急性额窦炎时，额窦前壁可有叩痛，并且叩痛区常与额窦本身大小相当。

（四）听诊

注意听患者发声或小儿哭声，可推知其鼻腔有无阻塞性病变。鼻腔阻塞时，可出现闭塞性鼻音；而患腭裂或软腭麻痹者，可出现开放性鼻音。

（五）嗅诊

患臭鼻症或牙源性上颌窦炎，可嗅到特殊腥臭味；恶性肿瘤患者则可出现特有的“癌肿气味”。

（六）前鼻镜检查

前鼻镜检查（anterior rhinoscopy）执窥鼻器时，以右手或左手拇指和食指末节捏住窥鼻器的关节，将窥鼻器柄的一脚贴掌心，其余三指附另一柄脚上，以司窥鼻器的关闭（图2-3-8）。检查时，手腕屈曲，将窥鼻器两叶合拢，与鼻底平行，伸入前鼻孔，轻轻捏紧窥鼻器的两柄，使两叶上下张开而抬起鼻翼，压倒鼻毛，扩大鼻孔，使光线与视线得以进入。窥鼻器的两叶不应超越鼻阈，否则不易充分扩大鼻孔，且可损伤鼻腔黏膜引起出血或疼痛。当窥鼻器伸入鼻前庭后，将其余手指或另一手贴于受检者面部及颏部以期固定，并视检查需要变动受检者头位。检查顺序如下（图2-3-9）。

1. 下鼻甲及下鼻道 受检者头微低，则可看清鼻腔底、下鼻道与下鼻甲的一部分。头微仰，可看清全部下鼻甲及总鼻道的下段。

2. 中鼻甲及中鼻道 被检查者头部进一步后仰，可检查中鼻甲和中鼻道。若因下鼻甲过大不能看清时，可用1%麻黄碱生理盐水棉片贴附下鼻甲上，3～5分钟后取出棉片再行检查。正常鼻黏膜呈淡红色、湿润而有光泽。中鼻甲的颜色较下鼻甲稍淡。在中鼻道内有时可见筛泡的一部分，中鼻甲内侧即嗅裂。如见脓液，可从其来自中鼻甲内侧或外侧判明来自何组鼻窦。此外，注意各鼻甲有无充血、贫血、肿胀、肥厚及萎缩等情况，必要时用探针或血管收缩剂鉴别之。还须注意检查鼻道中有无新生物。

3. 鼻中隔 在上述各头位中，将受检者面部向检查的对侧转动，可自下而上分别看清鼻中隔各部分。鼻中

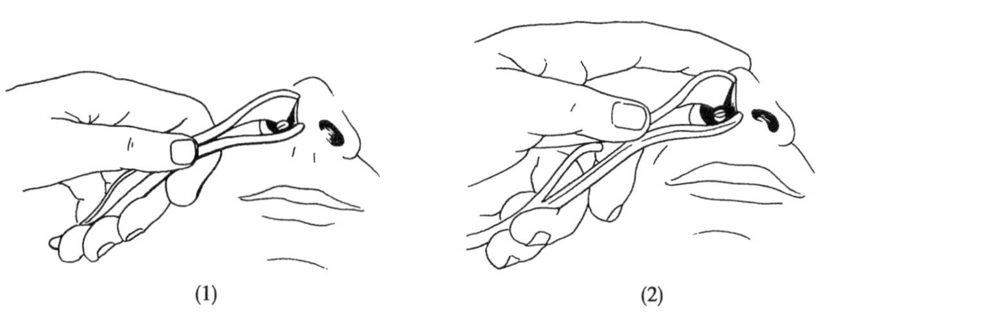

(1) (2)

图2-3-8 执窥鼻器方法

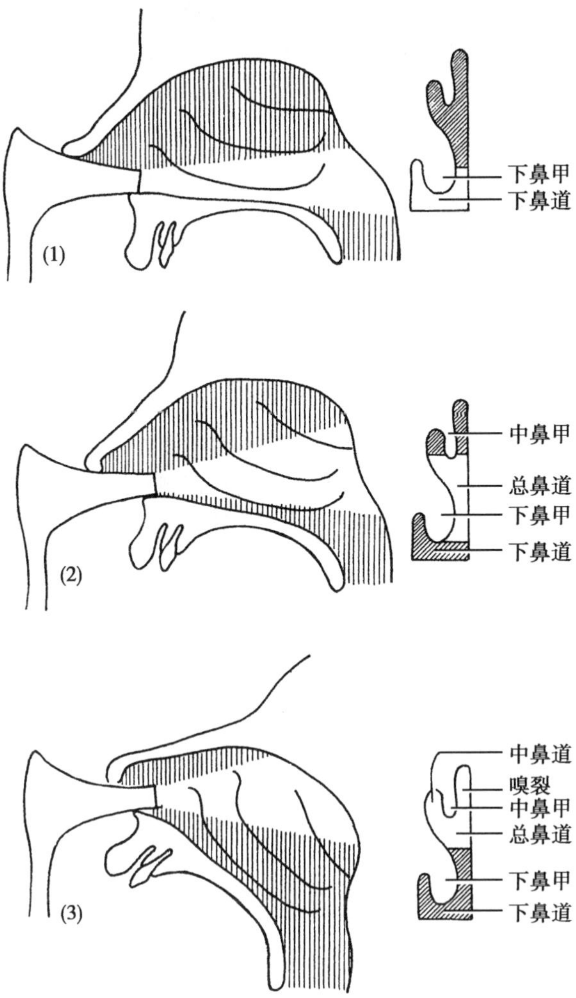

图 2-3-9　鼻前孔镜检查的三种位置

隔完全垂直者很少，轻度偏曲而无骨嵴或距状突者一般均非病态，可称之为生理性偏曲。如偏曲较明显，其凸面正对中鼻道、中鼻甲，或有距状突刺入下鼻甲，对鼻的呼吸与引流有妨碍者，应记录之。此外，还需注意易出血区（利特尔区）有无出血点、血痂、糜烂或小血管曲张，鼻中隔有无穿孔及穿孔部位，有无坏死骨片、黏膜肥厚、充血、出血、两侧对称性肿胀（脓肿、血肿）、溃疡及肿瘤等。

（七）后鼻镜检查法

后鼻镜检查法（posterior rhinoscopy）也称间接鼻咽镜检查法，可同时检查鼻咽部及后鼻孔。操作较难，在小儿不易成功。检查前应先向患者解释检查步骤与要求，以得到尽可能好的配合。检查时，右手持小号间接喉镜或后鼻镜，先在酒精灯或加热器上烤热，不使镜面生雾，再将镜背置于检查者手背上测试其温度，直至温而不烫方可用于检查。然后将额镜的反射光线照到咽后壁。左手持压舌板将舌前 2/3 压下，并稍向前轻按使之固定于口底，右手以执钢笔姿势将镜从左侧口角（镜面向上）送到软腭与咽后壁之间，调整镜面呈 45°倾斜，对好光，此时镜中反映出后鼻孔的一部分，先找到鼻中隔后缘，并以之为据，分别检查其他各处。因镜面过小，不能一次反映出后鼻孔和鼻咽部的全部情况，还须适当转动和倾斜镜面分别观察各部，各部形象相互补充，便知后鼻孔全貌（图 2-3-10）。须记住，镜中所成图像与实体位置左右相反。检查次序如下：

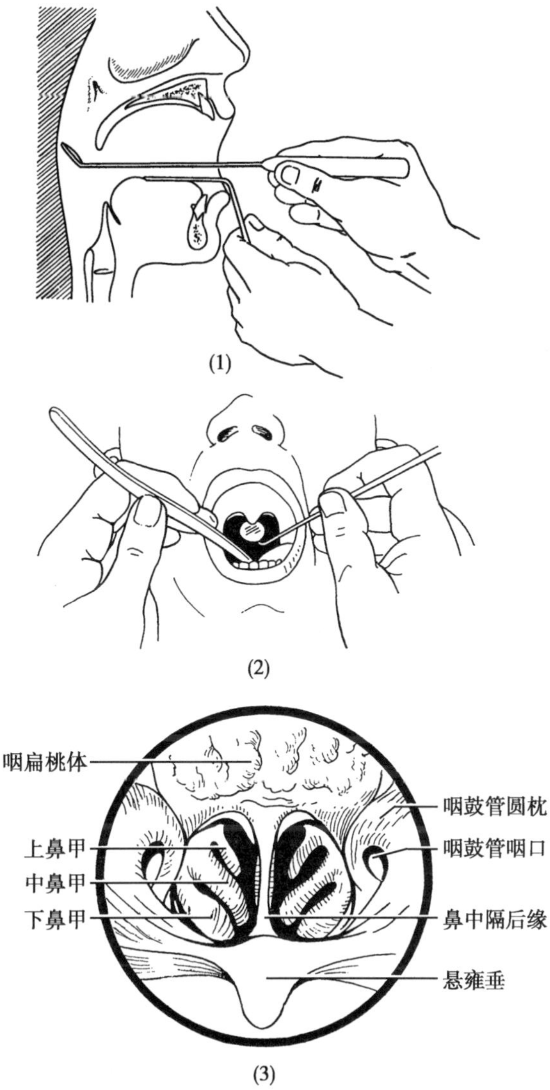

图 2-3-10　鼻后孔镜检查法

（1）侧面示意图　（2）正面观　（3）鼻后孔镜检查所见的正常镜像

1. 鼻咽顶　较易看清，注意有无新生物、溃疡、出血点、痂皮、腺样体残余或咽囊裂隙等。

2. 后鼻孔区域　观察有无畸形。后组筛窦与蝶窦发炎时，常见其附近黏膜有充血、萎缩和脓痂附着，若有后鼻孔息肉或鼻咽纤维血管瘤，则后鼻孔边缘常被遮蔽而不能看到。

3. 渐渐将镜面垂直，观察上、中鼻甲与上、中鼻道的后段，再将镜柄下移，可见下鼻甲后端及下鼻道，注意各鼻道中有无脓液。

4. 镜面稍向两侧倾斜，观察鼻咽两侧可见侧后方被咽鼓管圆枕包围的咽鼓管咽口，该处色淡红而有反光。咽鼓管圆枕的后上有狭长形深凹，即咽隐窝，为鼻咽癌好发部位之一。有时可见咽鼓管咽口后上方有淋巴组织包绕，即所谓咽鼓管扁桃体。

5. 软腭背面如有脓液，可能来自上、中鼻道。

后鼻镜检查的难点有：①最常遇到的困难是舌背过高，为舌不自主地反抗所致，故压舌时应轻轻加压，不可突然用力；②软腭常常不自主地提高而贴近咽后壁，以致无容镜之处，多因受检者精神紧张、软腭痉挛或张口过大所致。如为前者，应耐心解释，嘱咽部放松，平静用鼻呼吸，也可让其对镜练习用鼻呼吸，务使舌位最低而软腭离咽后壁最远；③受检者恶心：为避免之，检查时不要把压舌板伸入太深，并尽量不要触及周围组织；也可用1%～2%丁卡因溶液作咽部喷雾；④有些受检者在检查中不会用鼻呼吸，可任其由口呼吸，但嘱其不可用力，以免软腭高举，影响检查；⑤受检者频繁做吞咽动作，嘱其尽力克制之；⑥有时受检者一张口或镜一入口，软腭即不自主地抬高，可嘱其闭眼或掩其目，然后操作。

如以上诸法无效，而又必须详查后鼻孔及鼻咽部或拟在该处作活检时，可在施行咽黏膜表面麻醉后，加用软腭拉钩进行检查（图2-3-11）。也可试用下法：将橡皮导尿管从一侧前鼻孔插入，沿鼻腔底、鼻咽而达口咽，并从口中拉出，首尾两端挽成一个结；对侧鼻孔也依同法伸入一根导尿管从口中引出后打结，这样可使软腭与咽后壁的距离扩大，增大检查视野（图2-3-12）。

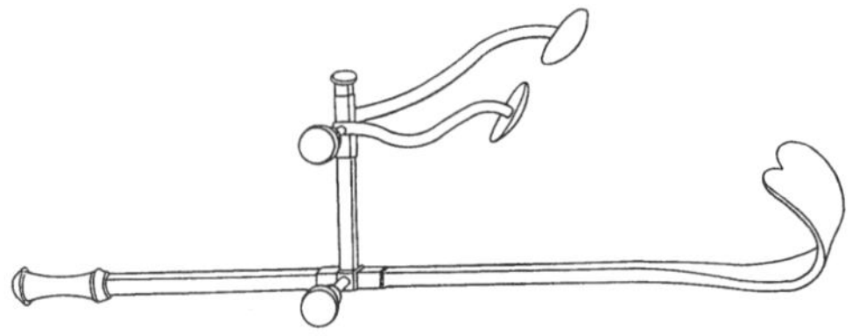

(1)

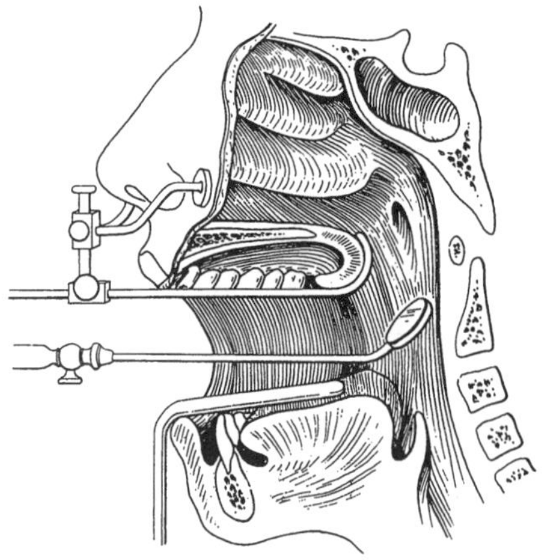

(2)

图2-3-11 用软腭拉钩检查鼻后孔及鼻咽部
（1）软腭拉钩 （2）软腭拉钩放置法

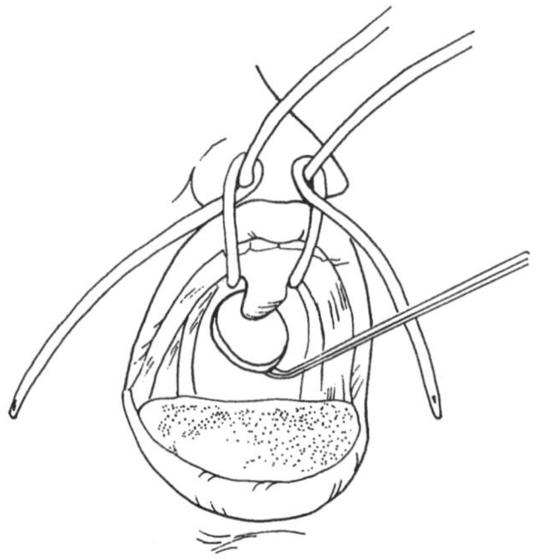

图2-3-12 用导尿管牵拉软腭以便进行鼻咽镜检查

第四节 鼻窦的一般检查法

前述之视、触、叩、听、嗅及前、后鼻镜检查亦为鼻窦检查法之重要组成部分。而今，CT，MRI及鼻内镜等的广泛应用，已使鼻窦疾病的诊断变得容易，但下述方法仍常被用于鼻窦的检查：

（一）头位引流法

头位引流法为先将鼻腔脓液拭净，用1%麻黄碱棉片收缩中鼻道及嗅裂黏膜，以利窦口畅通。然后嘱受检者将头部倾倒在一定位置上约15分钟，以便脓液流出，再行前、后鼻镜检查，判断脓液的来源。检查一侧上颌窦时，将头向对侧偏倒而使受检侧上颌窦居于上方，如果发现中鼻道内又有脓流出，表示由上颌窦而来；若未见脓液，尚须作后鼻镜检查，因由上颌窦流出的脓液也可流入鼻腔后部。如果前、后鼻孔均未见脓液，但受检者闻到有臭味，说明上颌窦中可能积脓，但量少不够流出。检查前组筛窦则头需稍向后仰；检查后组筛窦则应稍向前俯；检查额窦，则头直立；检查蝶窦则须低头，面向下将额部或鼻尖抵在桌面上。

（二）上颌窦穿刺冲洗法

上颌窦穿刺冲洗法（图2-3-13）是临床上诊断和治疗上颌窦疾病，特别是上颌窦炎的常用方法。

1. 操作方法　先用浸有2%丁卡因或4%可卡因溶液的卷棉子置放于下鼻道前段顶部，约10～15分钟后取出（上述麻醉药物中加少许1‰肾上腺素液，可大大减少穿刺时的出血；若术前先行解释，操作熟练，则不施任何麻醉也可顺利进行穿刺，尤其对久经穿刺的患者

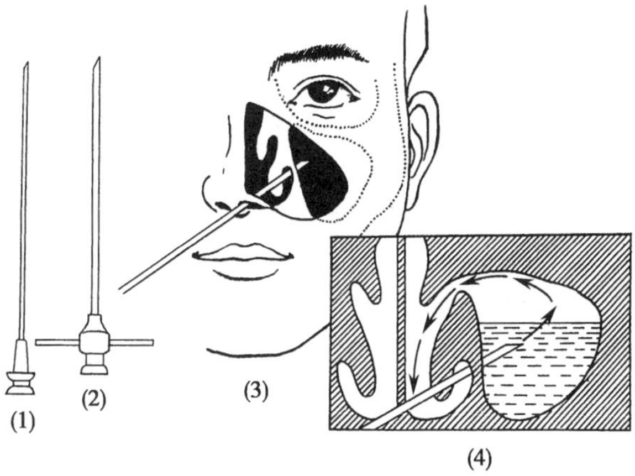

图 2-3-13　上颌窦穿刺冲洗法

(1) 上颌窦穿刺针针芯　(2) 上颌窦穿刺针针管　(3) 自下鼻道穿刺上颌窦　(4) 冲洗液进入及脓液排出的方式

更易成功)。穿刺时，检查者一手持特制的穿刺针，针尖斜面朝向鼻中隔，由前鼻孔伸入下鼻道，针尖落于距下鼻甲前端约 1.5cm 处（因该处骨壁最薄，易于刺破)，并使其紧靠下鼻甲根部，方向指向上、外，并稍向后，即斜对患者同侧眼外眦。另一手固定患者枕部，以防头向后移动，然后用拇指和食指固定针管的后 2/3 处，掌心抵住针柄，将针慢慢紧压刺穿骨壁以进入窦腔（图 2-3-14)。穿刺时用力不可过猛，并以其余手指抵住患者唇部，有落空感觉时立即停止前进，以防刺入过深。倘若位置准确，只因骨壁过厚不能刺透，可使患者头后仰，术者站立，用臂力将针慢慢压入。如仍不成功，则可用小锤轻敲针尾刺入。若针已进入窦内，骨壁薄者，则轻摇针柄，可觉针尖在窦腔内自由活动。穿刺成功后，拔出针芯，抽吸无回血时，再以温热无菌生理盐水冲洗，此时应嘱患者低头并张口自然呼吸，观察有无脓液、脓块随水流出，有时脓液混于冲洗液中可使水变得混浊。必要时须收集洗出液离心后作脱落细胞检查。如事先拟收集脓液作特殊检验，可先用注射器将窦内脓液抽出送检。洗出液澄清后，确定针尖全部位于窦内者，可缓缓注入空气，将窦内剩余盐水冲出。

2. 并发症及注意事项　上颌窦穿刺冲洗若操作不当，可出现较多并发症，常见者有：

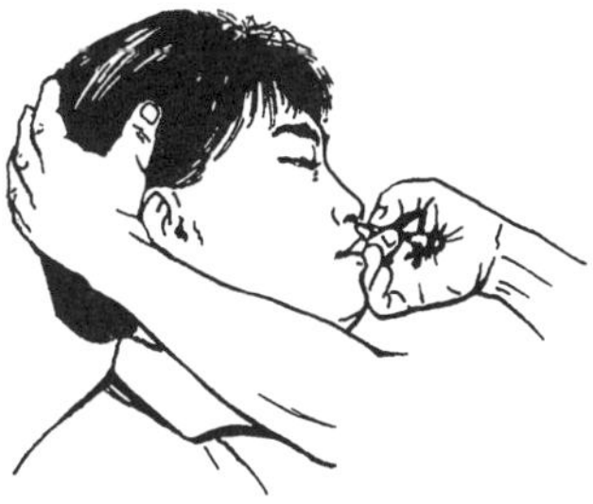

图 2-3-14　右侧上颌窦穿刺法

(1) 晕厥：多因患者精神紧张、疼痛或空腹之故。一般在平卧片刻后即可恢复，但应注意观察有无其他意外情况，如麻醉药物中毒、反射性休克、气栓形成等。

(2) 刺入鼻黏膜下造成黏膜撕裂：因针刺方向与骨壁过于平行，因此刺入黏膜后向后滑行于下鼻道外侧骨壁与黏膜之间，造成黏膜撕裂伤。故操作时，针尖应对准同侧眼外眦，针柄尽量压向鼻小柱，穿刺针也不可过钝。

(3) 刺入面部软组织：乃因针未进入下鼻道即行穿刺或因上颌窦小而深居骨面深处所致。刺入上颌窦前软组织下时如贸然注水，面部会立即肿起，患者也感胀痛，此时应立即拔针，重行穿刺。

(4) 刺破眶下壁：为针尖方向过高或穿刺时患者头部偏斜或摆动所致。注水时，下睑立即肿起或眼球突出而不能运动，此时应立即拔针停止冲洗，并使用抗生素防止感染，严密观察。

(5) 窦内黏膜未穿破：因窦内黏膜过厚或呈息肉样变，窦腔过小，仅仅刺穿骨壁，未穿破窦内黏膜。注水时，患者感觉胀痛，注入的水也不能流出。此时可将针轻轻再往窦内推进，刺破黏膜进入窦腔后再行冲洗。

(6) 刺入对侧壁黏膜下层：穿刺时用力过猛，不能控制而误刺入对侧窦壁的黏膜下。注水时觉阻力甚大而无水流出或仅有少许水流出，患者也感胀痛。此时应将针稍向外撤，务使冲洗时不感觉有阻力，水流通畅，且患者不觉疼痛。

(7) 刺破上颌窦后外壁：也因穿刺时用力过猛所致。注水时水进入颞下窝，面颊立即肿起，此种意外可引起颞下窝、翼腭窝或其他颈深部感染、脑膜炎等严重后果。若不幸发生，应立即撤针停止冲洗，以大量强效抗生素控制感染，并密切观察病情进展。

(8) 窦内有息肉或窦口已封闭：穿刺针刺入窦腔后，觉进入实质组织，注水时阻力甚大，水也无从流出，应将针拔出。如感知针尖确在窦腔内，也可不拔针而在附近加刺一针，冲洗时水即可由另一针管流出。我单位遇此情况曾利用双腔管上颌窦穿刺针进行穿刺，可避免患者多受一针之苦。

(9) 气栓形成：冲洗前后，如无必要，一般不可注入空气。若将空气注入血管，空气可循上颌窦的静脉经面静脉、颈内静脉而进入心脏或延髓呼吸中枢血管，引起突然死亡；或气栓进入视网膜中央动脉，发生暂时性盲。这种并发症虽极罕见，但非常危险，应严加防范。

气栓的症状：当空气进入血管时，患者自觉有物或水泡从颈部或咽部下流，迅觉心慌、头昏，继则视气栓所在部位不同，很快发生下述不同症状：呼吸抑制或不规则，偏瘫，癫痫样痉挛，昏迷，视力障碍；刺激性干咳，胸闷，胸痛；皮肤青紫或呈大理石色。检查见血压下降，脉细弱，心脏听诊有磨轮样杂音。迅速发生死亡者约15% ~50%。患者如能度过开始的10 ~ 15分钟，一般可免于死亡。

急救：立即将患者置于头低位，以防气栓进入动脉系统后进入脑血管，同时让患者左侧卧，可以防止空气进入心冠状动脉或阻塞右心室出口（即肺动脉起点）。此外应给氧、用中枢兴奋剂，做好人工呼吸准备。

预防：严格按照正规操作进行上颌窦穿刺术。冲洗前，将注射器中预先盛满冲洗液，不使空气有进入血管的机会；并于注水前先行抽吸，如有回血，立即停止操作。冲洗中，应随时观察患者反应，不可用力注水，如觉有阻力，应立即寻找原因并作调整。冲洗完毕，如非确知针尖全部处于窦腔内，不可注入空气。

（10）急性上颌骨骨髓炎、大出血，也是上颌窦穿刺术的罕见并发症。

第五节 鼻阻力检查法

（一）鼻阻力的形成及其生理意义

鼻腔是一结构复杂、曲折多变的管道，正常人经鼻呼吸（也有少数人终生用口呼吸而无不适者）时，通过鼻腔的空气受到鼻内孔的限制和鼻腔内各部的摩擦，这就是鼻阻力。它的产生对于维持正常的呼吸生理具有十分重要的意义。在成人，呼吸道阻力的一半以上来自鼻腔，吸气时，由于鼻阻力的参与才能产生足够的胸腔负压，使得空气进入肺泡和静脉血流入右心。呼气时，因鼻阻力的作用肺泡内气体不致很快被排出，能有足够的时间进行气体交换。鼻腔阻力过低会引起肺功能降低，例如有些萎缩性鼻炎或下鼻甲切除过多的患者常有呼吸不适感；鼻阻力过大，则允许通过鼻腔的气流不足，患者就会感到鼻塞、呼吸困难而不得不改用口腔呼吸。通过口腔呼吸的空气不能得到很好的加温、加湿和清洁过滤，从而增加呼吸系统罹病的机会，在小儿则影响面部的发育。因此，鼻阻力的正常与否是评价鼻呼吸功能的重要指标。

鼻阻力的大小主要取决于鼻咽部与鼻外大气压之间的压差（transnasal pressure drop）和鼻气道的横截面积。由于胸部的呼吸运动，鼻咽部的气压随呼吸而变化，呼气时，鼻咽部的气压大于外部，使得气流通过鼻腔呼出；吸气时，鼻咽部的气压小于外部，使得气流通过鼻腔吸入。鼻气道的横截面积则由鼻腔的解剖结构和鼻黏膜血管的舒缩变化所决定，是影响鼻阻力最重要的因素。很多鼻腔疾病如鼻中隔偏曲、息肉、肿瘤，鼻腔鼻窦感染、肉芽和粘连等都可以改变鼻气道的横截面积而影响鼻阻力。

（二）鼻阻力的检查方法

1. 询问病史　通过病史可初步了解患者有无鼻塞、哪一侧鼻塞、鼻塞次数、持续时间、诱因等；并可用无、轻、中、重分别记录鼻塞的程度。

2. 鼻镜检查　可以了解鼻内的解剖结构有无畸形或异常改变，鼻气道有无占位性病变、鼻甲是否充血、肿胀、黏膜有无干燥、萎缩等。

3. 比较两侧鼻腔的通气程度　嘱患者堵住一侧鼻腔呼吸，再堵住另一侧鼻腔呼吸，然后比较两侧鼻腔的通气程度。也可用标有刻度的铜板或玻璃镜（图2-3-15）平置于受检者鼻前，告之其用鼻自然呼气，然后对比板上气斑的大小来比较两侧鼻腔的通气程度。

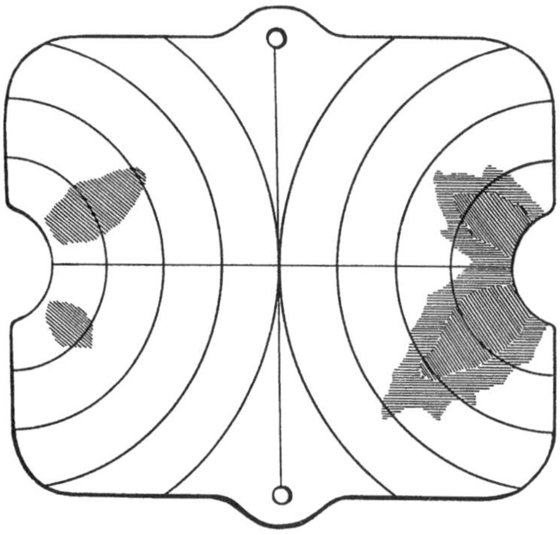

图2-3-15　呼气板

4. 测量最大呼气量　嘱患者用力呼气，用最大呼气流量仪测出其最大呼气量，此值被认为与鼻阻力相关。

5. 鼻测压计法　鼻测压计是能同时记录鼻气道压力和流速变化的仪器，用它来测量鼻阻力的方法称为鼻测压法（rhinomanometry），它可以反映出一定时间内鼻气道内压力、通气量与时间之间的关系，能客观地显示鼻气道的通气状况。

6. 鼻声反射测量法（acoustic rhinometry）　给鼻腔一个短震动波，然后用鼻声反射测量仪测量其反射声，从而测出鼻腔内某一处的横截面积。Hilberg（1989）认为此法所获结果较鼻测压法取得的结果要稳定、可靠，患者也无需太多的配合，且无损伤、易于操作，是一个很有前途的方法。

7. 其他方法　CT和MRI可以了解鼻气道的横截面积，但很难确定统一的正常参考值，通常是把检查的结果与患者的鼻塞程度结合起来比较分析。也有人用激光多普勒测量鼻黏膜血流的状况以了解下鼻甲的充盈。

在上述所有检查中，鼻压计测压法是目前最为客观和被普遍使用的方法，本节将重点介绍之。

（三）鼻压计测量鼻阻力的原理和方法

鼻压计（图 2-3-16）主要由 3 大部分组成，即压力传感装置、呼吸流速描记装置和数据处理装置。由压力传感器测得的压力和呼吸流速描记器测得的流速通过转换器转变成电信号，与一载波放大器连接并以电压值的方式输入数据处理系统进行处理，后者通常由电子计算机或微处理器来完成。

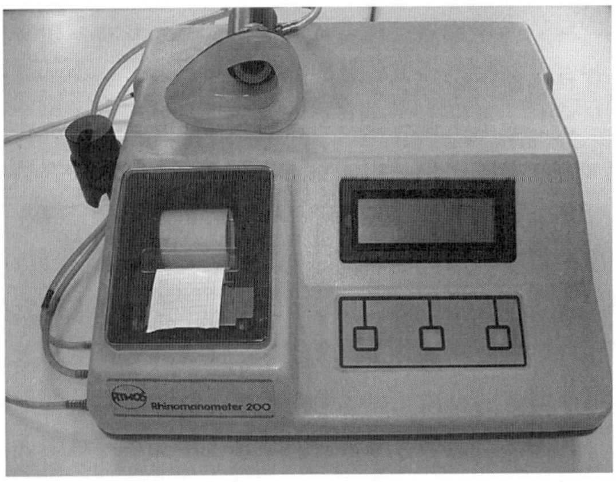

图 2-3-16　鼻压计

鼻压的测量和呼吸流速的测量实际是同步完成的，但在操作中却有不同的测量方式。

1. 鼻压的测量　须先测出空气经过前鼻孔和后鼻孔的压力以求出经鼻压力差。前鼻孔的压力与大气压相等，故实际上需要测量的是后鼻孔的压力。常用的方法有前鼻测压法、经口后鼻测压法和经鼻后鼻测压法，三者之间的区别在于与测压计连接的压力传导管所放的位置不同。

（1）前鼻测压法（图 2-3-17）：将压力传导管与非测试侧的前鼻孔连接，周围用胶布密封，这样该前鼻孔内的压力就近似于鼻咽部的压力，压力传导管将此处的压力传至测压计，即可测出大气压与鼻咽部之间的压差，此亦即是对侧鼻腔前后鼻孔之间的压差。本法操作简单，缺点是压力传导管与鼻孔连接时会使鼻翼变形而使检查结果受到一定的影响，传导管的管径和接头的形状也是影响结果的因素。本法一次只能测一侧鼻阻力，鼻腔总阻力需要分别测出两侧鼻腔阻力再以公式计算。

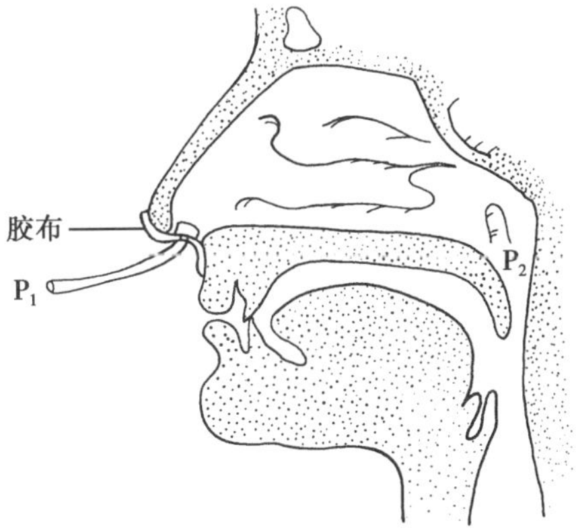

图 2-3-17　前鼻测压法

P_1　前鼻孔压力　P_2　鼻咽部压力

（2）经口后鼻测压法（图 2-3-18）：将压力传导管经口腔送至软腭后方近鼻咽处，测量闭口安静呼吸时鼻咽部的压力变化。本法的优点在于可直接测到后鼻孔的压力，不受前鼻测压法时鼻翼可能变形产生的影响，尤其可同时测双侧鼻腔的总阻力（若是测一侧鼻腔的阻力，仍需将对侧鼻孔密封）。缺点是传导管放在口咽部时会使受检者产生恶心等不适，软腭和舌的运动也会对结果有所影响，但若事先对患者进行解释和训练，通常可获满意效果。

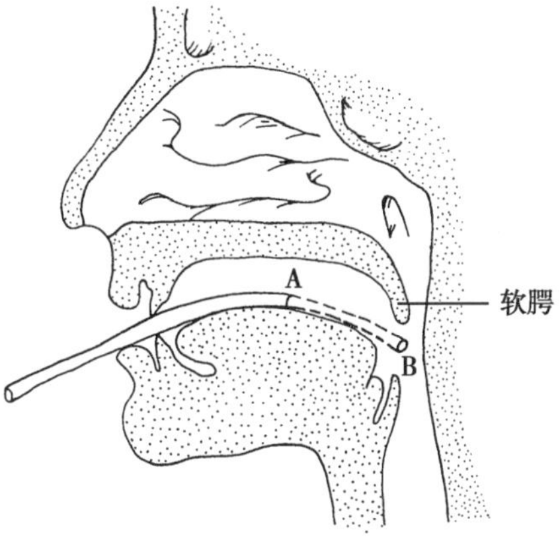

图 2-3-18　经口后鼻测压法

（3）经鼻后鼻测压法（图 2-3-19）：将压力传导管经非检测鼻腔送至鼻咽部，将该侧鼻孔管周用胶布密封，直接测量后鼻孔处的压力。本法测得的结果较以上二法要稍稳定，可避免经口后鼻法对咽部产生的刺激和软腭运动的影响，对鼻翼的牵拉也较小，可测量一侧的鼻阻力，也可用于同时测量鼻腔的总阻力，但测量总阻力时传导管的管径对鼻气道的横截面积会有一定影响。插至鼻腔深处的传导管亦会使受试者（特别是有鼻腔疾

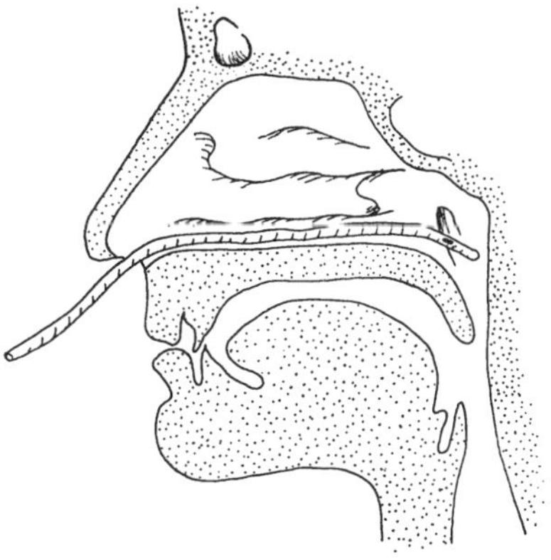

图 2-3-19　经鼻后鼻测压法

患者）感到不适。

总的说来，以上三法各有优缺点，前鼻测压法因其临床操作简单、易被患者接受而应用广泛，也是国际标准所采纳者，但前鼻法不能用于有鼻中隔穿孔的患者，前鼻法和经鼻后鼻法也不能用于有腺样体肥大的患者。如果鼻腔完全堵塞，则任何鼻测压法都无法进行。

2. 鼻通气量的测量　可将与呼吸流速描记器连接的通气管放在受检鼻腔的鼻孔处直接测得，但通气管可能改变鼻的解剖结果而影响检测结果，现多使用面罩代替之（图 2-3-20），可将整个面部或其一部分罩住，但要求面罩的密封性能良好。

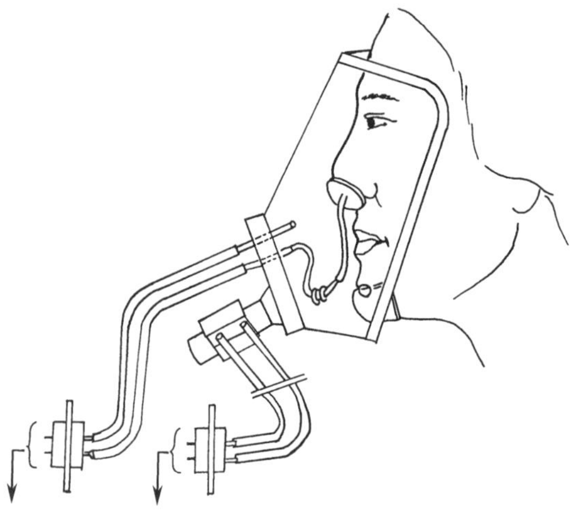

图 2-3-20　用面罩前鼻测压法

除此以外，也有用身体容积描记仪来测量呼吸流量者，方法是将受检者置于一密闭舱内，根据呼吸运动时胸腔体积的变化，用身体容积描记仪记录身体容积的变化，从而测知呼吸流量。此法测量精确，但设备复杂、昂贵，不易推广。

取得了鼻压和鼻通气量的检测结果，即可据此推算鼻腔的阻力。

在正常的呼吸状况下测量鼻阻力的方法称为主动测压法；另有所谓被动测压法，是为了排除肺呼吸的影响而设计的一种方法，就是在测患者鼻压时，嘱患者暂停呼吸，将一已知流速的空气泵入受检侧的鼻腔中，再用前述之鼻测压法测量前、后鼻孔之间的压差。此法因鼻咽部的压力不受呼吸影响而变化，故所测得的鼻阻力值在该气流下为一定值，易于分析、比较。由于主动测压法能更真实地反映鼻的呼吸生理，因而仍是实际应用中的主要方法。

3. 具体测试过程　普遍采用经前鼻测压法和经面罩测鼻通气量的方法，常规操作过程如下：

（1）受检者取坐位，检查前至少休息 30 分钟，此前应停用可能影响结果的口服药和滴鼻剂。

（2）开机预热鼻压计。鼻压计在使用前应被校正，校正的方法是压力传感器用水压计校正，流速描记器用流速计或旋转仪校正，也可用参数固定的“人工鼻”校正。

（3）将通过面罩引入的压力传感管放在非检查侧鼻孔内固定好，周围用胶布密封。

（4）戴上面罩，嘱受检者如常呼吸，检查面罩及通气管有无漏气，压力传导管有无过分弯折及其他问题。

（5）进行检测，记录检测结果。

（6）测完一侧鼻阻力后，再按同法测对侧。

（7）两侧都测完后，使用血管收缩剂喷鼻，隔 5 分钟后再喷一次，10 分钟后按前法重复测量两侧的鼻阻力。

（8）将记录的结果打印出来，放置病历保存和送交医师评估。

儿童应用较小的面罩，测试方法同成人。对主诉仅躺卧时才感到鼻塞的患者，应检测不同体位的鼻阻力，如坐位、仰卧位、左侧卧、右侧卧，再用血管收缩剂，并重复检测以资比较。对变应性鼻炎患者，可行鼻腔激发试验前后对比检测。

（四）鼻阻力的记录与报告方式

1. 鼻阻力的记录方式　测得的鼻压和呼吸流速可以一坐标图表示出来，以 X 轴表示经鼻压差，Y 轴表示呼吸流速，把不同压差下的呼吸流速绘成坐标连接起来。一般情况下，随着压差的增加，呼吸流量也增加，但当压差增至临界点时，呼吸流量不再明显增加，这是由于鼻前庭软骨穹隆部有节制气流的瓣膜作用。故最后将各坐标连接起来的时候，得到的不是一条直线，而是一 S 形或乙状曲线（图 2-3-21），此即压力—流速曲线，是鼻阻力的基本记录形式，在鼻压计上可被自动显示和打印出来。

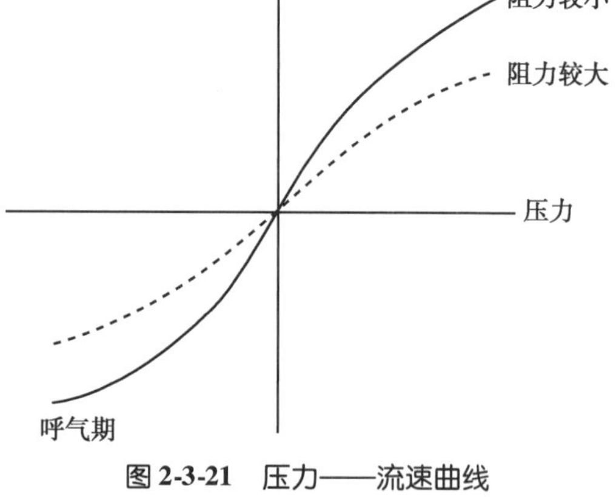

图 2-3-21　压力——流速曲线

2. 鼻阻力的计算　一侧鼻腔的阻力可由下述公式计算：

$$Rn = \frac{P}{V}$$

Rn 表示鼻腔阻力；P 表示经前后鼻孔的鼻压差；V 表示流速。鼻阻力的单位是 $Pa/(cm^3 \cdot s)$〔帕/(立方厘米·秒)〕或 $cmH_2O/(L \cdot s)$〔厘米水柱/(升·秒)〕，国际单位采用前者。

两侧鼻腔的总阻力可由下述公式计算：

$$\frac{1}{Rt} = \frac{1}{Rl} + \frac{1}{Rr}$$

Rt 表示鼻腔总阻力，Rl 表示左侧鼻腔阻力，Rr 表示右侧鼻腔阻力。

3. 鼻阻力的报告方式　通常以压力—流速曲线上吸气期的鼻阻力为报告的基础（如图 2-3-22），可以：

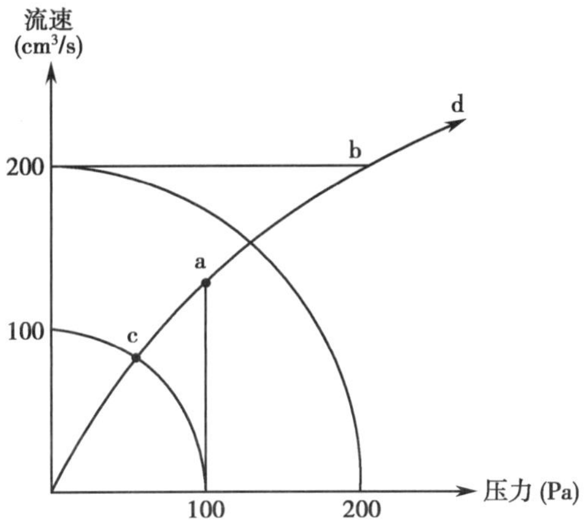

图 2-3-22　鼻阻力报告法

a. 规定压差下的流速　b. 规定流速下的压差　c. 半径法　d. 最大阻力值

（1）读取某一规定压差下的流速，是目前较普遍的方法，通常采用 150Pa 为规定的压差点，也有用 100Pa 者。用此法只需把两侧的流速相加就可算出两侧鼻腔的总阻力。

（2）读取某一规定流速下的鼻压力，但有些有严重鼻塞的患者难以达到规定的流速值。

（3）读取最大压差下的鼻通气量。

（4）读取一定半径范围内曲线上的阻力值，通常以一个坐标单位（如 100Pa）或两个坐标单位（如 200Pa）为半径画圈，与曲线相交之处的压差流速比值即为鼻阻力值。

（5）报告平均阻力值，可由计算机自动完成。

以上读取的压差和流速值均需经阻力计算公式计算出最后的阻力值。

4. 鼻腔阻力的正常值由于各家所用仪器型号不同、鼻测压的方法不同、统计方法不同、鼻腔阻力值的获取方法不同，因而至今尚未取得统一的鼻腔阻力正常标准值。现将国内外几家的报告简介如下：

Pallanch 等（1985）：80 例正常人在半径 =2 处的两侧平均阻力值为 $0.33Pa/(cm^3 \cdot s)$。

Jessen 和 Malm（1988）：100 例健康人在压差为 150Pa 处的两侧平均阻力值为 $0.54Pa/(cm^3 \cdot s)$。

Jones 等（1987）：59 例正常人前鼻测压法在 150Pa 压差处的鼻总阻力值为 $0.38Pa/(cm^3 \cdot s)$。

卜国铉（1994）：421 例正常人双侧总鼻阻力平均为 0.126～0.328kPa·s/L。

（五）影响鼻阻力测量的因素

1. 鼻周期　80% 的成人及大约 56% 的儿童可因双侧鼻黏膜血管交互地发生舒缩而使双侧的鼻腔阻力产生自发性的交替变化，此即鼻周期；持续时间 1～6 小时，平均 2.9 小时。鼻周期的存在可使一侧鼻气道阻力发生改变，但双侧鼻腔的总阻力相对不变。因此有人主张应以鼻腔的总阻力为报告值，以避免报告单侧鼻阻力时由鼻周期产生的误差。

2. 鼻翼扩张和鼻前庭塌陷　Solow（1980）等发现一侧鼻孔堵塞时，对侧鼻翼的肌张力就会增加并引起鼻阻力增加。

Haight（1983）等也发现深吸气时会出现鼻翼扩张和鼻前庭塌陷而使鼻阻力增加，这可能与鼻阈的改变有关，但正常人受此影响不大。

3. 仪器　仪器的型号、仪器是否经过校正、开机后的预热时间、导管的连接不良、通气管和面罩漏气都会使检测结果不准。

4. 鼻分泌物的影响　鼻腔分泌物可增加鼻阻力，检查前应予清除。

5. 温度和空气湿度　冷空气可反射性地引起鼻黏膜血管扩张而增加鼻阻力；空气湿度的影响尚不肯定。

6. 运动　适度的运动对鼻阻力并无影响，但在剧烈运动时，鼻阻力会明显降低并可持续近 20 分钟，这被认为是交感神经兴奋而使鼻腔可勃起组织的充血程度减退所致。

7. 情绪和心理变化　急慢性情绪紊乱可使鼻分泌物增多和鼻黏膜充血而增加鼻阻力；任何引起交感神经血管紧张素增加或是肾上腺髓质分泌肾上腺素过多的紧张刺激可使鼻腔阻力减小。

8. 二氧化碳浓度　缺氧或窒息时，动脉血中的 CO_2 浓度升高可使鼻阻力减小，这可能是由于颈交感神经的反应或 CO_2 刺激中枢或外周化学受体使交感神经紧张性增加、影响鼻腔血管的充盈度所致。过度换气和血 CO_2 浓度下降时可使鼻阻力增加。

9. 体位改变　体位可显著影响鼻腔阻力，仰卧时鼻阻力最大；直立时最小；侧卧时，下一侧的鼻阻力最大，侧卧的时间越长，阻力增加越大，持续时间也越长。这可能是因为颈静脉压力的改变和交感神经反射的缘故。

10. 受检时间　一天内在不同的时间检测鼻阻力可有不同的结果，夜晚的阻力最大，早晨最小，故对同一患者进行比较测量时，应选在每天相同的时间里进行。

11. 药物　用氯化木甲唑啉滴鼻的患者，鼻腔总阻力可减少20%～50%，其他有些治疗鼻病的普通药物也会影响鼻腔的阻力，例如使用抗组胺药在鼻未受到激发时可以增加鼻的阻力。故检查前患者应暂停口服可影响结果的药物和鼻腔喷雾剂。

12. 物理、化学刺激　空气中的烟雾、二氧化硫等可使鼻阻力增加。

13. 性别、年龄、体重、身高和人种　年龄与鼻阻力有一定的关系，成人随着年龄的增长鼻阻力有下降的趋势；婴儿的鼻阻力要高出成人6倍，接近16岁时则已显著降低。白色人种鼻阻力较黑色人种大，黄色人种居其中。性别、身高和体重无明显影响。

（六）鼻压计测鼻阻法的应用

除评估患者鼻塞的程度外，鼻测压法也可用于其他方面：

1. 鼻腔变应原激发试验　鼻腔变应原激发试验是把特异性变应原引入鼻内观察其引起的病理生理变化。变应性鼻炎患者鼻黏膜受到致敏原刺激后会产生超敏反应，出现水肿和分泌物增多，从而明显增加鼻腔阻力。常用的皮试方法只能提供间接结果，不如观察靶器官的变化来得直接准确。但这一试验要求方法客观，反应激发前后的结果稳定、具可比性并能重复验证，鼻测压法就能满足这些要求。其优点还在于可以计算激发试验前后鼻腔阻力变化的百分比，而询问症状通常是不准确的。用鼻压计进行鼻腔激发试验在方法和结果判定上目前还没有统一标准，有人主张测试鼻腔总阻力的变化，有人主张只测试一侧鼻阻力；有人以鼻阻力增加>40%为判断试验阳性的标准，有人用25%、30%或100%。

2. 对阻塞性睡眠呼吸暂停的患者进行监测　有睡眠呼吸暂停的患者，睡眠时鼻腔阻力会出现异常的变化，可用鼻测压计监测。

3. 鼻内疾病手术效果的评价　术前术后分别测量鼻阻力，差值即可作为判断手术效果的客观依据。

4. 评价鼻疾病用药的效果　鼻炎、鼻窦炎等鼻内疾病局部或全身用药的效果皆可借助鼻测压法评价。

5. 研究鼻的生理功能。

6. 用于法医学鉴定和评价环境因素对人产生的影响等等。

第六节　嗅觉检查法

嗅觉的检查受到很多限制，首先，嗅觉的机制不完全明了，加上嗅觉的某些特性，使得嗅觉的检查至今还没有一套客观、完善和易行的标准方法。其次，嗅觉在人们的生活中不如听觉和视觉受到重视，很多伴有嗅觉障碍的疾病通过其他检查手段大多能得到明确诊断，并不一定要进行嗅觉检查，这使得嗅觉的检查没有被普遍和常规地开展起来。但嗅觉的检查是研究嗅觉机制的重要手段，有时也是诊断某些疾病的主要手段，因此嗅觉的检查应该受到重视并得到进一步研究发展。

通常判断嗅觉功能的是嗅阈，包括最小察觉阈和最小识别阈。单位时间内一定数量的某种气味分子随气流到达嗅区，刚能引起嗅细胞兴奋的最小刺激，使大多数正常人产生嗅觉反应，该气体分子的量称为该嗅素的嗅阈。刚能察觉到某气味嗅素的最低浓度，但还不能准确说出闻到的气味的名称，如果降低一档浓度，就闻不出气味，该浓度的刺激强度谓之最小察觉阈。最小识别阈则是指能确切地说出所闻到的某种嗅素名称的最低浓度。

在进行嗅觉检查时必须考虑到下述因素的影响：

1. 嗅适应和嗅疲劳　在嗅素的连续刺激下，久之嗅觉便会减退，以至消失，此称为“嗅适应”。由嗅素刺激开始到嗅适应现象出现的这段时间，称为“嗅适应时间”。嗅适应之后，离开嗅素的刺激，仍嗅不出气味，经过一段时间才恢复嗅觉，这个现象称为“嗅疲劳”。这一段恢复时间，称为“嗅疲劳时间”。

Tucker与Beidler（1956）用电生理学方法证实，嗅适应的产生和嗅适应时间的长短，与嗅素刺激的强弱有关。嗅素刺激越强，嗅适应时间越短；嗅素刺激越弱，嗅适应时间越长，甚至不产生嗅适应。某个嗅素引起的嗅适应，只对此嗅素无反应，对其他嗅素仍有正常的嗅觉。但在两个很相似、易混淆的嗅素之间有可能出现交叉嗅适应现象。又用嗅阈测定对嗅疲劳的恢复情况进行观察，嗅疲劳时嗅阈升高，随着嗅疲劳的消除，嗅阈下降，开始较快，以后逐渐缓慢恢复到原来的嗅阈水平。嗅疲劳时间的长短与中枢功能状态有关，功能不好者延长。

2. 嗅神经与其他脑神经的关系　嗅觉的过程中常伴有记忆、情感和其他心理反应等，如某些气味可引起人们喜欢或厌恶的感情；可唤起久远的记忆；可伴有味觉的改变等等，这常常是第Ⅴ、Ⅸ、Ⅹ对脑神经共同参与的结果。这使得嗅觉功能的检查更为复杂，因为这种精神、物理因素远非简单的数字所能表示。

3. 嗅素的选择　嗅素是能散发气味的物质。一般来说，人能鉴别3000～10000种气味。Zwaardemaker（1895）将嗅素分为9类，按其由弱至强的顺序排列如下：

（1）酒类或水果类。

（2）芳香类：①樟脑；②草木；③柠檬；④杏仁；⑤茴香。

（3）香胶类：①花；②百合；③香兰。

（4）奇香或麝香类。

（5）葱蒜类。

（6）焦臭类。

（7）羊脂酸类。

（8）恶臭类。

（9）作呕气味类。

许多嗅素不仅能刺激嗅神经，也可同时刺激三叉神经产生冷、热或痛的感觉，如液体氨、冰醋酸、酒精等；或同时刺激舌咽神经和面神经的感觉纤维而产生味觉，如氯仿等。

用来测试嗅觉的嗅素必须气味纯正，易于复制，不能选择在同一名称下有多种混合气味的物质如肥皂用作测嗅物。测嗅素应为人类所熟悉的气味，可以用日常已知的名称来表达，如清凉油常代表薄荷味；测嗅素不应在测试后带来不良反应或留下不舒服的感觉。对三叉神经产生刺激的嗅素如醋酸可用来鉴别伪失嗅。

常用检查嗅觉的方法有：

（一）简单测试法

此法主要用于体检和门诊常规检查。选用日常所用能产生气味的嗅素如醋、玫瑰水、大茴香、樟脑、煤油、酱油、麻油、酒精、柠檬汁等作为测嗅素，以水为对照物，将它们分装小瓶中。装嗅素的小瓶应大小、式样相同，色深而不透明，平常要勤换瓶内试剂，以免日久变味或挥发。检查时，检查者手持小瓶嘱受检者以手指按闭一侧鼻孔，以另侧鼻孔嗅之，并说明瓶中气味（不必说出名称）；然后再以同法试对侧。小瓶不可使受检者自持，也不可在刚试完一侧鼻孔立即以原瓶检查对侧，小瓶置于桌上时应有意使其排列错乱，以免受检者暗记。受检者一次答错，不可立即判断为嗅觉不良，因可能由于精神紧张等原因所致，可换其他试液重试一次。此外，嗅觉容易发生疲劳，在检查中要有适当的间隔时间。

（二）稀释法嗅阈测试

选用下述10种气味单纯的嗅素作测试物：

1. 乙苯乙基乙醇—花香。
2. 甲基环戊（醇酮）—焦糊气味。
3. 异缬草酸—腐臭味。
4. 十一烷内酯—水果香。
5. 甲基吲哚—粪臭味。
6. 埃萨内酯—麝香味。
7. 酚—石炭酸味。
8. 消旋樟脑—樟脑味。
9. 硫化二丙烯—蒜臭味。
10. 醋酸—醋味。

临床上通常取前5种标准测嗅素进行测试，将上述嗅素按10的倍数递减稀释成10^0、10^{-1}、……10^{-7}共8种浓度，装入5ml褐色瓶内按顺序排成5行共40瓶（若取10种排成10行80瓶），放在特制的盒中。

测试时，取0.7cm×10cm的无味滤纸浸沾一定量的测试液令受试者嗅闻，每种均从低浓度开始，逐渐增加浓度直至受检者能嗅到气味，该浓度即其最小察觉阈；再逐渐增加浓度至其能说出是某种气味，即其最小识别阈。

正常人对10种嗅素的最小察觉阈为10^{-3}～10^{-5}，最小识别阈为10^{-5}～10^{-7}。将上述结果制成图，以横坐标表示嗅素，以纵坐标表示嗅素浓度，可得一类似听力图的嗅觉图。

（三）PM甲醇嗅觉检查法

以苯乙基-甲乙基-甲醇（phenylethyl-methylethyl-carbinol，简称PM-甲醇）进行嗅觉检查，方法是将不同浓度的PM-甲醇分装在9个小瓶内，代表9个阈值，其范围从－25ds～55ds（ds＝decismell，嗅觉单位），将瓶内嗅物喷入鼻内，能被嗅到的最低浓度即为嗅阈，正常人的平均阈值为8.5ds。

（四）Zwaardemaker法

所用测嗅仪（如图2-3-23），将测嗅素涂布于测嗅仪的外管内壁上，玻璃内管的一端则与一侧鼻孔连接，安静吸气，逐渐将内管向外拉出，涂有测嗅素的外管中可被从内管吸入的空气的容积便随之扩大，直到被试者能感到嗅素气味，记录内管刻度，即为最小察觉阈。因测试时被试者的吸气流量不尽相同，结果会受到一定影响。

（五）Elsberg嗅觉检查法

本法用以测试嗅阈及嗅疲劳时间。测试时用煮熟的咖啡气味作为嗅素，用注射器先吸入0.5ml混有嗅素的空气，向一瓶内注入并使受试者嗅之，逐渐加量，直至被检者能嗅知为止，记录此时所用气体量，即为最小察

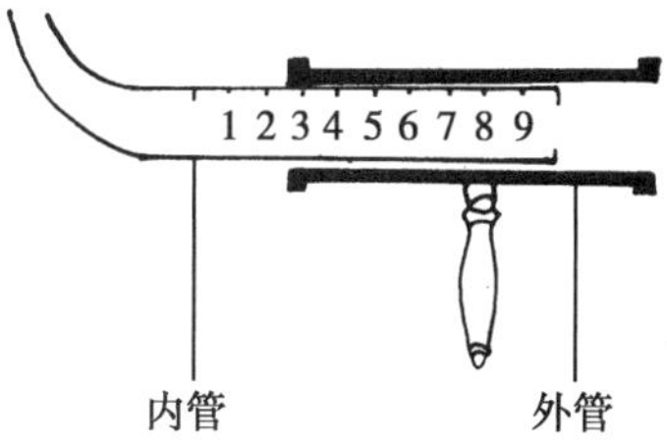

图2-3-23　测嗅仪

觉阈。测试嗅疲劳时间时，按上述嗅阈值的量继续每隔30秒钟向瓶内注入一次，直至被检者不能再嗅出气味时为止，所用时间即为其嗅疲劳时间。

（六）嗅谱图法

Douek（1967）根据Amoore的“立体化学学说”，选择7种原嗅素（primary odorant）作为测试嗅阈的嗅素，它们是醚类、樟脑、麝香、花香、薄荷、辛辣和腐臭类气味。将7种物质分别溶解在7只封闭的瓶子里（如图2-3-24），穿过瓶塞与瓶内空气连通的两根管子分别与受检查鼻孔和一注射器相连。测试时推动注射器内塞使空气进入受检者鼻腔，引起嗅觉所需的空气体积即可从注射器上读出，此即是受检者的嗅阈。分别测试两侧鼻腔对上述7种原嗅素的嗅阈，绘成嗅谱图（O. S. G）（图2-3-25）。

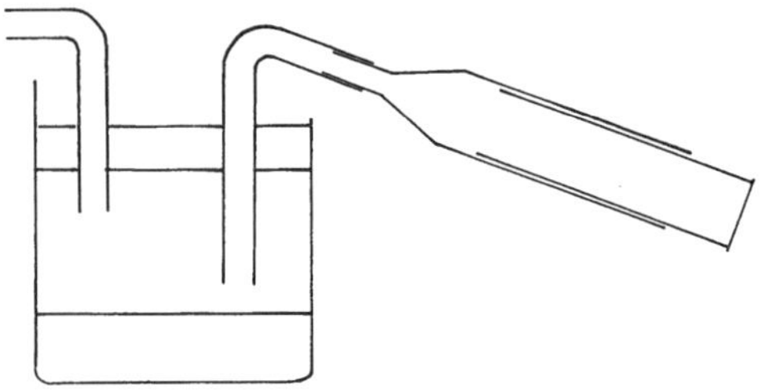

图2-3-24 Douek嗅觉检查法

如对某一种原嗅素嗅觉缺失，在嗅谱图上便可出现一条黑带（如图2-3-26），称为“失嗅带”（anosmic zones）。有失嗅带的患者，对含有此原嗅素的某些复合气味会产生嗅觉倒错现象。有嗅黏膜病变者，将嗅素加至7～8个单位（即毫升）浓度注入嗅区，不论何种原嗅素均出现同一的不能分辨的嗅觉，称为“嗅觉同一反应”。

（七）标准微胶囊嗅功能检查法

标准微胶囊嗅功能检查法（smell identification test，SIT），美国宾州嗅觉研究中心将此法于1984年应用于临床和实验室。取40种嗅素，分装于微胶囊内，按不同气味把它们编排在4本小册子内，在每页上印有4项多选答案，患者可用指甲或铅笔划破胶囊，自行测试，每答对1种气味记1分，根据记分标准，评价嗅觉功能。此法使用简便，不需检查用的空间环境或设备。

（八）CCCRC（connecticut chemosensory clinical research center）**嗅觉检查法**

用不同的嗅素分别测试最小察觉阈和最小识别阈。测最小察觉阈时用正丁醇（1-butaml）。正丁醇在离子水中的最高浓度为4%（Vol/Vol），试验用的系列稀释浓度从4%～2.3×10^{-5}%（以气相浓度表示之为3055×10^{-6}～46×10^{-9}），从高到低分别以0～11共12级记之。把每种浓度的正丁醇60ml放在聚氯乙烯瓶内，患者同时拿到2只瓶，一为嗅素，另为白水，从低浓度（一般从9）开始测试。如能对同一稀释度经4次检查均能辨别出正丁醇，即停止试验，按浓度级别记分（0～11分），测试结果即为最小察觉阈。若第一次不能正确辨别，则逐步增加浓度至4次均能准确辨认为止，要求

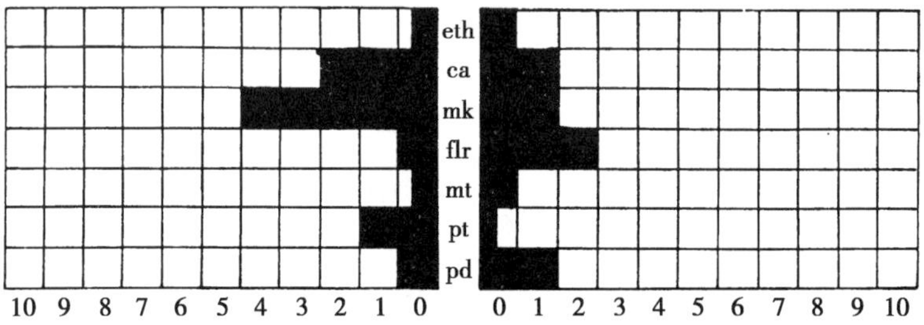

图2-3-25 嗅谱图

eth：醚类 ca：樟脑 mk：麝香 flr：花香

mt：薄荷 pt：辛辣 pd：腐臭

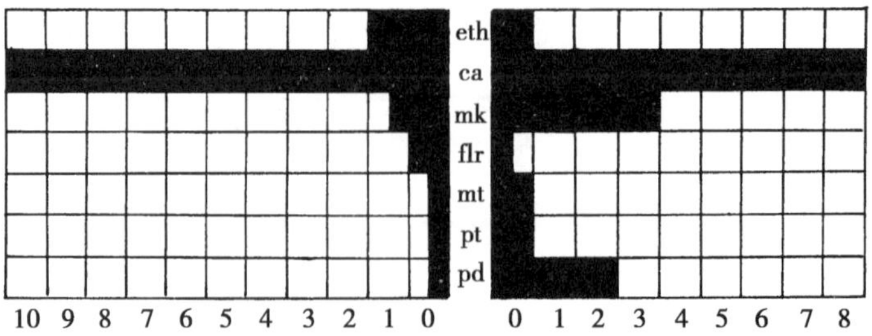

图2-3-26 嗅谱图上出现失嗅带

在20分钟内两侧鼻孔分别测试完毕。测最小识别阈时是取8种日常用物（如桂皮、咖啡、樟脑丸等）作为嗅素，放入塑料缸内，上面覆以纱布，两鼻孔分别测试，让患者对所测嗅素命名（可提示物品），如8种嗅素均不能正确命名，记0分，以此类推，记分从0~7。全部测试时间为15分钟，分值即表示最小识别阈。将上述两项检查积分综合分析即可判断受检者的嗅觉功能。此法的优点是正丁醇气味易于辨别，且毒性低，容器易清洗，采用的其他嗅素亦为人所熟悉，检查方法简便。

（九）吡啶试验

正常嗅觉者吸入含吡啶（pyridine）的空气时，可出现呼吸暂停数秒的现象，如果嗅觉缺失，便无此反应。受检者蒙住眼睛，戴上面罩，胸腹连接记纹鼓以记录呼吸曲线。经面罩呼吸一段时间，自然形成缺氧状态，使呼吸运动增强而规律。此时，当吸气时，注入面罩内20ml饱和的吡啶空气。如呼吸运动曲线无改变，即为嗅觉缺失，如现呼吸暂停反应，表明有嗅觉。此法尤宜于检查伪失嗅者。

（十）静脉注射药物检查法

静脉注入新维生素 B_1（alinamin，即丙硫硫胺）或其他某些药物可以产生嗅觉反应。方法是将新维生素 B_1 10mg（2ml）于20秒内匀速注入右肘正中静脉，受试者平静呼吸，稍后即可嗅到蒜臭味。从注射开始到出现气味的一段时间称为潜伏期，正常为8~9秒；以后到新维生素 B_1 臭味消失的时间称为持续期，正常为60~80秒。嗅觉障碍者潜伏期延长，持续期缩短。

Bocca（1965）等已证实，所谓“静脉性”或“血行性”嗅觉，并非静脉或血管内有嗅觉器，而是嗅素注入静脉后随血行至嗅黏膜，并在气流的作用下发生的。如静脉注入物质不能扩散至嗅沟，或无气流到达嗅区，就不能产生这种嗅觉。进一步证实这种嗅觉与嗅素的扩散程度和产生嗅觉的呼吸气流有关。如静脉内注射乙醚，因其扩散率高，仅须少量气流进入嗅区就可产生嗅觉，例如在气管切开术后患者只需作吞咽或颊肌运动也会有嗅觉。所以，气流是绝对不可少的。

由于静脉检查给予的嗅刺激高于正常阈值一万倍，因此阴性结果可以被认为嗅觉完全丧失。此法有时可用于中枢神经性嗅觉障碍的鉴别。

（十一）嗅觉诱发电位测定（olfactory evoked potentials，OEP）

1954年Ottoson记录了动物头皮用嗅素刺激嗅觉上皮时所引起的电位，并命名为电反应嗅觉图（electro-olfactogram，EOG）。1966年Finkenzeller等用气味剂香草醛（vanillin）刺激人类嗅黏膜，在头皮特定部位记录到了OEP。这是人类第1次在人类自身记录到OEP。其后不久，Allison等用同样方法记录到了OEP。但当时所用刺激装置极其简陋，刺激时不能排除刺激气流对鼻腔内的触压觉和温度觉的影响。直到1978年，Kobal等研制了一种嗅觉刺激装置，在刺激嗅区黏膜的同时不会引起呼吸区黏膜的温度和体感变化。目前在一些科技发达的国家已研制开发出了较为完善的嗅觉诱发电位检查装置。1998年后，北京协和医院等单位也共同研制出了化学刺激诱发嗅性电位的记录装置。

嗅觉诱发电位检查装置包括嗅觉刺激系统、脑电图仪与计算机记录系统等。

在进行OEP测试时，①应先了解病史，有无与嗅觉相关的疾患，有无头部外伤史，抽烟、饮酒、特殊用药史；②保持测试环境之温度及湿度的相对恒定、适宜及良好的屏蔽；③作好对受试者的交代工作，清理好受试者的鼻腔分泌物，使受试者处于合适之体位，并避免其出现不必要的动作；④确定正确的刺激参数，在刺激过程中应保持刺激剂的浓度和流量恒定，使刺激具有可重复性。刺激次数取决于背景噪声的振幅大小、OEP各波的振幅大小以及对信噪比的改善要求。一般认为叠加16~32次比较合适。选择好刺激的间隔以减少嗅疲劳和嗅适应现象对记录的影响，一般取60s为宜时；⑤固定好电极与导联，脑电反应的记录部位是根据国际标准的10~20法，在头皮上共有16个部位装配电极，两侧乳突部的电极接地；⑥处理好伪迹，排除眨眼、皱眉、吞咽、咬牙及四肢活动等生理伪迹的干扰，加白噪声掩蔽排除听觉系统产生的信号，另外，还须注意做到仪器接地良好，远离干扰源，导线有效屏蔽，各插座须有效接触等。

陈兴明（2002）等将OEP各波根据其正负极性和出现顺序分别命名为 P_1，N_1，P_2，N_2，P_3。又根据 P_1 和（或）P_3 波出现与否，将OEP波曲线分为四型，（如图2-3-27）。

不同学者得到的OEP波形基本相似，但各波的潜伏期和振幅值存在差别，可能主要与所用嗅素的种类和浓度、受检者入选条件及其年龄等有关，另外，应用不同的化学刺激器及记录系统，结果也会存在差异。同时，对各波的来源尚无明确之结论，故嗅觉诱发电位的检查有待于进一步完善。目前认为，嗅觉诱发电位检查至少在以下几方面可用于临床：

1. 嗅觉系统疾病的诊断与鉴别诊断。

2. 临床监测，术中、术后进行电刺激或嗅素刺激诱发的嗅觉电位检查，可判定术中是否损伤了嗅神经，并可对术后并发症的原因进行分析。

3. 对手术疗效进行评价，特别是对术后失嗅患者的评价具有重要的临床意义。

4. 可协助某些临床疾病的诊断。早老性痴呆（Alzheimer's disease）和帕金森病（Parkinson's dis-

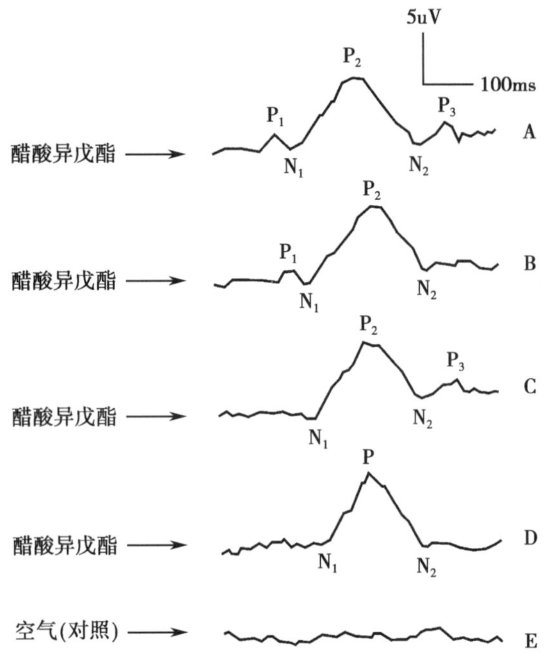

图 2-3-27 嗅觉诱发电位波形

ease）患者常有嗅球与嗅皮质中枢的损害，多伴有嗅觉功能障碍。Sakuma 等通过临床观察发现，嗅觉诱发电位检查对早老性痴呆和帕金森病的早期诊断有帮助。

第七节 鼻腔及鼻窦内镜检查法

鼻腔和鼻窦内的许多疾病借助前、后鼻镜有时难以详查，某些鼻部手术按常规方法亦难获得满意效果或者易给患者带来较大创伤与痛苦。受到内镜在其他方面检查和治疗获得成功的启示，1901 年 Hischmann 成功地试用膀胱镜进行了中鼻道检查和手术，此举开创了鼻内镜应用的先河，但只因当时器械不完善而未能推广。20 世纪 70 年代奥地利学者 Messerklinger 根据 Hopkins 理论制成了体积小，光度强、视野开阔的柱状镜望远型鼻内镜，鼻内镜的临床应用才被广泛开展起来，并得到迅速发展。

（一）器械与设备

鼻内镜有纤维镜与硬管镜两种，本节只介绍硬管内镜，全套设备除内镜外，还包括光源、摄录像及监视系统和必需的辅助器械。

1. 鼻内镜　常见有德国 Storz、Wolf，美国 Stryker 和日本 Olympus 公司生产的内镜，国产的鼻内镜亦已广泛应用于临床。一套完整的鼻内镜应包括视角不同、长短不一、管径不等的多种型号，以满足成人、儿童鼻腔和鼻窦不同部位之需。常用的视角有 0°、30°、70°、90°和 120°（图 2-3-28，图 2-3-29），现亦有广角度者，可免于频繁更换使用。内镜镜长 200mm 或 100mm，管径有 4mm 和 2. 7mm 两种，4mm 直径的内镜视野大、亮度强，适于大范围观察，但不易进入太狭窄的区域，2. 7mm 直径的内镜优缺点则刚好与之相反，2. 7mm 规格的内镜主要用于儿童。

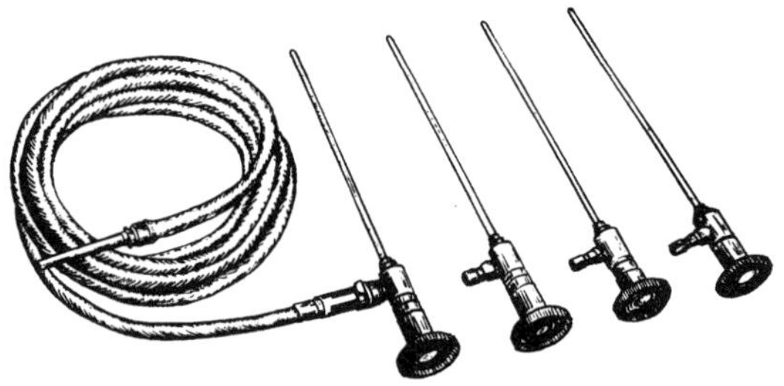

图 2-3-28 鼻内镜

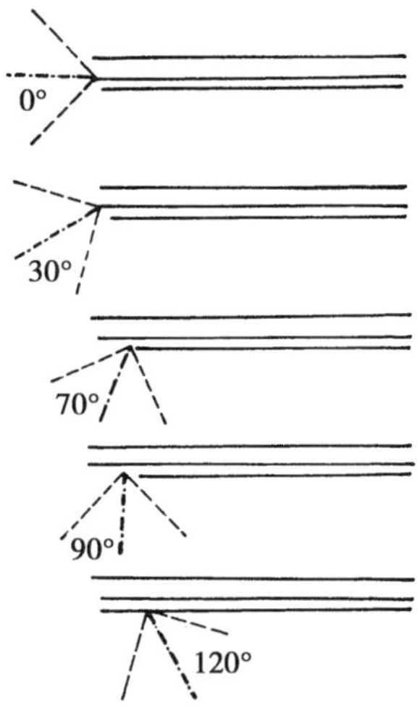

图 2-3-29 鼻内镜各种视角的视野范围示意图

鼻内镜是精密光学仪器，应由专人妥善保管，使用时要轻拿轻放，切忌碰撞与摔损，要避免镜面受到擦划损伤，不用时应放回其原装盒内的海绵槽中，不可用高压蒸气或煮沸之法消毒，宜用甲醛熏蒸或用 1∶1000 氯己定（洗必泰）浸泡，用毕要用脱脂纱布或棉球反复擦拭消除污渍，不能用毛刷刷洗，且要注意防潮、防霉。

2. 光源及摄、录像与监视系统　鼻内镜专门配有 115～220V、150W 的卤灯冷光源箱作为光源系统，连接光源和内镜的亦是专用之玻璃纤维导线，为满足照相和摄、录像及电视监视之需，可配备其他必要的光源。使用光源时，不要过分弯折导光线以免折断导光纤维而造成视像模糊不清。

为便于现场观摩、教学和保存资料，鼻内镜系统还配有照相机、微型摄像机、打印机、录像机和电视监视器，通常把这些仪器设备按顺序置于一专用的仪器柜内以便于移动和操作。

3. 辅助器械　行上颌窦、蝶窦和额窦内镜检时，要备一外径为4～6mm的套管穿刺针或直径为5～8mm的环钻。其他辅助器械还包括各种钳、镊、剪、刀、刮匙和吸引器管等等。

（二）适应证

1. 鼻腔内镜检查适应证　有鼻部症状或怀疑周围器官病变与鼻有关者，经常规前、后鼻镜检查无满意发现时，均可行鼻腔内镜检查。

（1）有鼻塞、流涕、头痛症状，疑为鼻炎，鼻窦炎或鼻中隔偏曲，但不能明确阻塞之部位或分泌物来源时。

（2）原因不明、部位不详的鼻出血，除了解出血部位和原因外，还可在镜下进行简单的止血操作。

（3）脑脊液鼻漏。

（4）不明原因的嗅觉障碍，可观察嗅区有无损伤、破坏或颅底有无骨折。

（5）鼻腔或鼻咽部的新生物，包括颈部有转移性包块和传导性耳聋怀疑有鼻咽部病灶者，可在镜检下探明原发部位、浸润范围并行活检。

（6）鼻腔异物，可在镜下探取。

（7）配合鼻腔、鼻窦手术及观察手术前后的改变，也可配合眼科的泪囊鼻腔吻合手术等。

（8）任何其他检查如X线、CT等发现鼻腔有异常者。

（9）进行鼻腔生理功能的研究，如观察鼻黏液毯的活动等。

2. 上颌窦内镜检查适应证

（1）有鼻塞、头痛、流脓涕等症状，已行或未行X线检查，拟诊为上颌窦炎，可在镜下检查窦口有无阻塞并指导冲洗治疗。

（2）虽无临床症状，但X线发现上颌窦内有异常阴影或骨壁破坏。

（3）牙源性上颌窦炎了解窦内有无异生牙及瘘道。

（4）鼻出血在鼻腔内未找到出血部位。

（5）上颌窦异物。

（6）上颌窦肿瘤取活检。

（7）相邻部位的肿瘤，了解上颌窦有无受侵犯。

（8）上颌窦骨壁骨折及眶底骨折，探明骨折部位。

（9）鼻窦手术后了解窦口或造口是否通畅，有无粘连。

3. 蝶窦内镜检查适应证

（1）蝶窦阻塞性病变，如化脓性蝶窦炎、蝶窦囊肿，既可在内镜下明确诊断，又可进行引流和手术。

（2）X线拍片或CT检查发现蝶窦有占位性病变者，可了解病灶的部位并行活检。

（3）脑脊液鼻漏在其他部位未找到瘘孔者。

（4）眶尖综合征怀疑为蝶窦病变者。

4. 额窦内镜检查适应证

（1）探查和治疗化脓性额窦炎、额窦囊肿。

（2）额窦肿瘤，了解原发部位、浸润范围并行活检。

（3）额窦骨壁骨折。

（4）脑脊液鼻漏怀疑与额窦病变有关者。

（5）配合额窦手术，术中便于检查死角。

（三）检查方法

1. 鼻腔内镜检查　患者取平卧、坐位或半坐卧位皆可，检查前用1%丁卡因棉片麻醉鼻腔黏膜，棉片上可加少许血管收缩剂如1%麻黄碱或1‰肾上腺素，重点检查部位如中鼻道、嗅裂、蝶筛隐窝等处麻醉尤要充分，少数过于紧张的患者检查前可用镇静剂。

检查者站在患者头部右侧，检查时，检查者将左手放在患者鼻翼处固定内镜，右手食指与拇指如执笔状持镜送入鼻腔依序检查各部。

根据各自习惯，检查者可选择中鼻道或下鼻道径路进行检查，也可直接先检查可疑病变部位。由于单一视角的内镜难以完成全面检查，检查中可交替使用不同视角的内镜反复检查。

选择中鼻道进镜时，先找到中鼻甲前端，正常中鼻甲前端略呈球形，黏膜稍厚，色红润，表面光滑，有明显的颈，颈之后是中鼻道。中鼻甲向内凸有如边缘稍厚之薄片状。有时见到隆起的鼻甲泡及其开口。中鼻道入口处外侧壁有一隆起为钩突，发育较好的钩突有时易误认为中鼻甲，大的筛泡有时也会误认为钩突。钩突与筛泡间有一条深沟，即下半月裂，裂之后下部渐深并凹入侧壁中，是为筛漏斗，较浅的漏斗常可直接看到上颌窦开口。钩突在此处变厚即钩突尾。半月裂在筛泡前上方扩大为三角形，即鼻额裂，有时可见到顶部之额窦开口及周围小筛窦开口。筛泡之上沿鼻额裂向后，即筛泡与中鼻甲根部形成的穹隆称为上半月裂，裂内有1～4个筛窦开口，或窦口合并为深沟状，沟内再分别开口。上半月裂与鼻额裂间，有一凹窝称侧窦。筛泡与筛漏斗之后，为比较平坦的后囟，上颌窦内病变可在此表现为充血、肥厚和息肉等。后囟和钩突下的下囟均可能有上颌窦副口。

中鼻甲后端较厚，有时稍呈球形肥大。嗅裂外侧有上鼻甲，上鼻甲有时仅为小隆起状，而上鼻道比较宽敞，可见1～3个后组筛窦的开口。上鼻甲之上有时见到最上鼻甲及鼻道，均发育很差，最上鼻道和鼻中隔之间为蝶筛隐窝，窝的下方贴近鼻中隔处可见到蝶窦开口。越过中、下鼻甲后端后即进入鼻咽部，以咽鼓管圆枕为标志，其下方是咽鼓管咽口，嘱患者做吞咽动作时可看到咽鼓管咽口的开放并可判断其通畅程度。咽鼓管圆枕之后为咽隐窝，呈深沟状凹陷，鼻咽癌即好发于此区。两侧咽隐窝之间为鼻咽顶及后壁，在鼻咽顶后壁中央常有一凹窝，称为咽囊，腺样体位于其上。稍微退出内镜可见到鼻中隔后端及下鼻甲后端。退镜时可经下鼻道同时检查上颌窦副口和鼻泪管开口。检查毕，退出鼻腔，并按同法检查对侧。

经下鼻道进镜可依序检查下鼻甲前端、下鼻甲全表面、下鼻道、鼻泪管开口、上颌窦副口及鼻中隔。到达鼻咽部后，再经蝶筛隐窝、中鼻道退出。

常见鼻腔疾病的镜下表现有：

（1）炎症：鼻腔的急性炎症表现为黏膜充血、肿胀、鼻甲水肿，有时有黏液性或黏液脓性分泌物；慢性炎症时，鼻腔黏膜暗红、增厚；若下鼻甲黏膜苍白、肥厚呈桑葚状或结节状则是肥厚性鼻炎的表现。上颌窦急性炎症时从鼻腔可在其自然开口处见到稀薄脓液，呈搏动性外溢，窦口周围黏膜急性充血水肿；慢性炎症时，可见一条脓柱或脓血柱从窦口直通后鼻孔；慢性蝶窦炎有时也可见到这样的脓柱。

变应性鼻炎发作期表现为鼻腔黏膜苍白水肿，也有充血而暗红者，以下鼻甲为甚，有时伴有息肉或中、下鼻甲呈息肉样变。

萎缩性鼻炎表现为鼻腔宽大，黏膜干燥，鼻甲缩小，下鼻甲尤甚，有时鼻腔有灰绿色脓痂充塞，清除后可见黏膜干燥萎缩，甚至糜烂而易出血。

（2）息肉：鼻腔息肉多发生于中鼻道附近的区域，以钩突、筛泡和中鼻甲最为常见，早期可表现为黏膜炎症呈水肿、苍白改变，例如中鼻甲息肉样变；久之则形成单个或多个垂出之息肉，有蒂或为广基。息肉较多而引起鼻塞时，常不易确定其根部何在，若压迫或堵塞鼻窦开口影响鼻窦通气和引流，易造成鼻窦炎，可见到脓性分泌物。来自上颌窦的息肉循息肉蒂可找到上颌窦开口或副口，息肉有时向后垂脱可到达后鼻孔，有时息肉蒂粗大被嵌顿于窦口，出现淤血、坏死，可反复引起鼻腔出血。临床有时见到的出血坏死性息肉即因于此。

（3）鼻出血：鼻出血的部位以鼻中隔前下区最为多见，用常规前鼻镜检查即能查明。其次，下鼻道外侧壁后方近鼻咽处的吴氏-鼻咽静脉丛（Woodruff naso-nasopharyngeal venous plexus）也是易出血的部位，尤其多见于老年人，前鼻镜不易看清，通过内镜即可看到此处血管扩张成团甚至出血。有些出血来自于鼻窦或其他隐蔽的地方，特别是反复不明原因的少量出血，更需借助鼻内镜寻找其出血来源，如上颌窦的出血有时可在其开口处见到坏死的息肉或见到血丝从窦口引出。若是小的肿瘤出血，亦可早期发现之。但如遇较多活动性出血时，须先采取止血措施，待出血停止后再予检查。鼻腔浅表出血还可在内镜下用激光、灼烧、冷冻或电凝止血。

（4）肿瘤：常见的有毛细血管瘤、海绵状血管瘤、纤维瘤或纤维血管瘤、内翻性乳头状瘤，恶性肿瘤较少，多来自于鼻窦。毛细血管瘤多见于鼻中隔，瘤体小，质软有弹性，易出血。海绵状血管瘤多见于下鼻甲，瘤体较大、基广，质软可压缩，多无包膜，易出血难止住。鼻咽部纤维血管瘤常见到红色或苍白坚韧之新生物堵塞鼻腔后部，表面有时见有假膜，有时极易出血，特别是发生于鼻咽部者，活检应小心。内翻性乳头状瘤多见于中鼻道和鼻中隔，易与鼻息肉相混，极易恶变，有人将其归于恶性肿瘤，宜常规活检确诊之。鼻腔原发恶性肿瘤多见于鼻腔外侧壁，少数发生在鼻中隔、鼻前庭及鼻腔底，肿瘤外观常呈菜花状，易出血，伴有溃烂或坏死。

（5）脑脊液鼻漏：脑脊液鼻漏多系鼻部、头部外伤或手术引起，可在鼻内流出血水样或棕黄色液体。内镜检查之目的主要在于寻找瘘孔，查明原因和为手术提供依据，常在嗅裂顶部之筛板处见到瘘孔，周围黏膜苍白、水肿，孔内有清亮液体外流，并有搏动感。若见到来自嗅裂处的水囊样物，应疑为脑膜膨出。

（6）鼻咽部病变：鼻咽癌好发于咽隐窝和鼻咽顶部，可表现为黏膜粗糙、溃烂，咽隐窝变浅，局部隆起或菜花样肿块。分泌性中耳炎有时可见到咽鼓管咽口受压或肿胀，吞咽开放不畅。咽囊炎者可见到咽囊窝内有脓性分泌物，周围黏膜充血、肥厚，若该处呈半球状隆起，应考虑咽囊囊肿。鼻咽部偶可见到脊索瘤和畸胎瘤。

2. 上颌窦内镜检查　有经下鼻道径路和上颌窦前壁径路两法。

（1）下鼻道径路：即上颌窦穿刺径路，此法的优点是临床医生比较熟悉上颌窦穿刺的部位和方法，应用起来比较习惯；穿刺后可在下鼻道和上颌窦之间形成一个较大直径的通道，利于窦内引流和术后冲洗；缺点是下鼻甲容易妨碍操作，各种上颌窦穿刺的并发症亦可在本法中出现。患者取卧位进行检查，但穿刺时取坐位较易，故可先坐位穿刺再卧位检查。检查前充分收缩和麻醉下鼻甲及下鼻道黏膜，用套管穿刺针在下鼻道前端向内约1.0cm处将针尖对准同侧外眦部用力穿透骨壁，进入窦腔后再进针约5mm即可拔出针芯，用导尿管将窦内分泌物抽吸干净或用双腔导管将窦腔冲洗干净后，导入内镜进行检查。有时因穿刺针较粗或下鼻道较窄，需将下鼻甲向内上方挤压或骨折、拓宽下鼻道后才能穿刺成功。

（2）尖牙窝径路：患者取卧位，鼻面部进行常规消毒，用1%的普鲁卡因（加少许1‰肾上腺素）浸润麻醉同侧眶下神经、唇齿部黏膜及尖牙窝骨膜下。早期的检查方法同上颌窦根治的径路，需先切开尖牙窝黏骨膜，暴露骨壁后，用电钻钻孔再放入套管针。现已普遍改为直接穿刺法，即左手拇指推开上唇并压在眶下孔处，右手握穿刺针在尖牙根后上、眶下孔下方刺破黏骨膜到达骨壁后使针与骨壁垂直，旋转针尖，钻透骨壁进入窦腔，然后拔出针芯，清洗窦腔进行检查。此法的优点是进针部位的解剖结构简单，在直视下操作，视野开阔，且套管针有一定的活动范围，可以转动检查窦内不同部位，尤其是上颌窦的前后径大，进针不易损伤到其他部位从而避免了下鼻道穿刺可能产生的某些并发症，配合上颌窦手术时，可取此径路。

检查上颌窦时，可用70°、0°、120°视角或广角的内镜。利用进退及转动镜面的手法，用70°镜基本可看清窦内各壁和其自然开口，若需观察穿刺孔周围区域，可改用120°镜检查。

正常上颌窦黏膜为淡红色或稍苍白，薄而透明，有许多毛细血管走行，其内侧壁上方有自然开口，有时还可见一副口。

急性上颌窦炎时黏膜水肿，血管扩张并且走行不清，有黏液或脓性分泌物堆积。慢性上颌窦炎时黏膜肥厚，肿胀，表面凹凸不平，呈息肉样变或伴有小脓囊肿，窦内可有积脓，自然开口常被肿胀的黏膜或脓性分泌物堵塞。

上颌窦息肉多发生于窦口，一般息肉基底较宽，位于窦口之后缘，有些息肉的蒂脱出窦口，息肉到达鼻腔甚至后鼻孔形成后鼻孔息肉。如息肉蒂嵌顿、扭转于窦口，易发生缺血坏死而形成出血坏死性息肉。上颌窦外上角和窦底也是息肉好发之部位。

上颌窦囊肿常位于上颌窦的下壁，如无继发感染，囊壁大多较薄，表面光滑，边界也很清楚，内含黄色透明或棕褐色液体，镜检时囊壁易被穿破而使内容物外流。

上颌窦真菌病者，窦腔可见到肉芽坏死样组织和干酪样物，肉芽表面有时可见到成簇的毛细状物即真菌团块，有人形容其状为一个正在喷发的火山口，作真菌培养或病检可确诊之。

牙源性上颌窦炎有时可在窦内找到异生牙或瘘道，瘘口常有肉芽组织或息肉，经常可见到臭脓堆积。

有上颌窦骨壁骨折者，可看到骨折线，若窦顶壁下陷、表面平滑且黏膜完整，触之较硬有骨性感，常是陈旧性眶底爆裂。

作过上颌窦根治术的患者，窦内可见到再生的黏膜和瘢痕组织，有时有黏液挂在窦口；若窦口阻塞，可见到黏膜肥厚或复发之息肉甚至脓囊肿。有些患者尽管在下鼻道作过对孔，内镜下仍可看到脓液柱与窦口相连，这表明鼻窦自然开口仍是主要的引流部位。

利用上颌窦内镜对恶性肿瘤进行早期诊断是其一大优势。如在窦内发现有可疑肿瘤时，应仔细观察其部位，表面是否光滑，有无出血，边界是否清楚，骨壁有无破坏并及时抓取活检，明确诊断。对上颌窦周围的肿瘤，内镜也可察知上颌窦有无受累。

3. 蝶窦内镜检查　蝶窦是所有鼻窦中位置最深、最隐蔽者，临床常规检查难以涉及，CT和MRI为发现蝶窦某些疾病提供了条件，而内镜的开展，使对此区直接进行检查成为可能。

检查方法：患者仰卧，面部消毒，充分收缩和麻醉中鼻甲、中鼻道、蝶筛隐窝及嗅沟等处黏膜。用30°或70°内镜从前鼻孔进到鼻腔后上方找到中鼻甲后端，以此为标志，在鼻中隔与上鼻甲下缘之间寻找蝶筛隐窝，蝶窦口即位于蝶筛隐窝顶部附近。如视野太窄，可先推开或折断中鼻甲后端。蝶窦口大小不一，多呈圆形或椭圆形，找到窦口后可先对窦口及其周围进行观察，如窦口有无水肿、狭窄或阻塞，有无异常分泌物及有无新生物突出。若要了解窦内情况，可用穿刺套管针在蝶窦开口内下方穿刺进入窦腔，吸净分泌物后仔细检查。

正常蝶窦呈多格状态，黏膜较薄，色泽浅淡，如果红润到可见程度，往往已有炎症。鞍底骨壁甚薄，蝶鞍肿瘤极易破坏窦顶骨壁而垂入窦中。窦内息肉并不多见，常见于窦口周围。窦内两侧壁，特别是侧壁的上半部有重要血管神经走行，切勿损伤。

4. 额窦内镜检查　额窦位置表浅，常规X线拍片或CT检查多能察知其中病变。如果行内镜检查，大部分患者需切开皮肤、钻穿骨壁才能进入，易在面部遗留瘢痕，故临床应用不多。检查前应先作X线拍片或CT扫描以了解额窦的大小、前后径距离及窦中隔的位置。检查途径有二：

（1）鼻外眉弓径路：检查前先剃眉备皮，患者仰卧，常规消毒铺巾，眉弓内1/3及眶上神经处作局部浸润麻醉，于眉弓内侧稍上处做一个1.0～2.0cm的横形切口，切透骨膜并稍加分离后，用6mm直径的环钻钻穿额窦前下壁，插入穿刺套管针，再导入内镜；或不用穿刺套管针直接使用4mm×70°或120°内镜进行检查。

（2）鼻内筛窦径路：患者仰卧，常规消毒铺巾，充分收缩，麻醉鼻腔特别是嗅裂和中鼻道黏膜，用70°内镜在中鼻甲前上方寻找额窦开口。少数情况下需作前组筛房切除才能找到窦口，如遇额窦开口被肿胀黏膜或增生组织掩盖时，可借助探针寻找，找到窦口后，用刮匙开放额窦底部，扩大开口即可插入70°内镜进行检查。

正常额窦黏膜光滑，只有一个窦口和几个不完整的小骨隔，结构简单，病变亦少，常见有骨瘤、骨折及脑脊液漏。检查时要注意查看额鼻管有无堵塞，并清除小骨隔以免遗留死角，但操作时应注意勿损伤前颅底。额窦手术常规使用内镜协助观察窦内情况，可使视野更开阔、清楚，从而大大提高手术效果。

（四）鼻内镜检查的注意事项

1. 做好检查前准备，完成必要的辅助检查如 X 线拍片、CT 扫描（冠状位及水平位），这些都是内镜检查的重要参考资料，可以了解鼻窦的发育情况，有无异常改变，或者发现病变后增加检查的针对性和避免盲目操作，在患者一般情况欠佳时，可迅速完成镜检，缩短时间。

2. 小儿鼻窦发育不成熟，镜检有较大风险，检查要慎重，尤其不宜作蝶窦镜检。成人蝶窦发育不佳者，也不宜镜检。

3. 熟悉鼻腔、鼻窦的正常解剖结构是顺利镜检的基础。鼻内镜的开展使得原先不被重视的解剖现在受到了强调，尤其是中鼻道及其外侧壁的结构，若不熟悉，容易疏漏。以筛漏斗为中心的附近区域，包括筛漏斗、钩突、中鼻甲及其基板、中鼻道、半月裂、前组和中组筛房、额窦开口、上颌窦自然开口和鼻囟门等一系列结构被合称为“窦口鼻道复合体（ostiomeatal complex）”，凸显该区的重要性，亦是鼻腔、鼻窦多种疾病发病的关键所在，初学者最好先在实物标本上先认清这些结构，检查时才不致误认、误伤重要解剖结构和耽误检查时间。

蝶窦周围的解剖亦很复杂且重要，蝶窦外侧壁由下至上最重要的结构有颈内动脉、视神经和海绵窦；蝶窦外侧壁较薄，有时甚至缺失，使得上述重要结构裸露于窦腔之内，这常是发生失明、致死性大出血等严重并发症的最危险的解剖变异，镜下操作要格外小心。穿刺窦口的进针部位要选在蝶窦开口下方靠内侧约 0.5cm 处，针尖不能超过双侧瞳孔的连线水平以上，穿刺时要控制好力量勿使针刺过深，经验不足者最好在内镜下认清窦口，用刮匙刮开窦口前壁，再以咬骨钳咬除窦口内下部分骨壁，扩大窦口后再放入内镜检查；此法危险较小，扩大窦口后且利于引流。但咬除骨壁时要注意不可向外下用力，以免损伤蝶腭动脉的分支而引起大出血。

4. 保持镜面干净和视野清晰，镜检时由于外界温度较鼻腔、鼻窦低，易使镜面生雾，可先在镜面涂防雾硅油或不时在温热的蒸馏水中加温。遇到少量出血或有分泌物时应及时抽吸或冲洗干净；但在冲洗蝶窦时，切勿加血管收缩剂，以免引起暴露在窦内的视神经及血管痉挛而致失明。镜面沾有血污时应用蒸馏水或者 75% 酒精棉球擦净。

5. 操作要轻柔、细心，进镜时遇鼻腔阻塞如鼻中隔严重偏曲或鼻甲过于肥大时，要避免粗暴推进以免损伤、出血和影响镜像。对新生物的活检更要小心，鼻咽部纤维血管瘤活检可致不易控制的严重出血。蝶窦内的新生物应先仔细辨别其特征、性质、原发部位、范围和有无搏动再决定是否取材活检；蝶窦上壁和外壁取活检时易损伤大血管和重要神经结构，导致致命性出血或失明；蝶窦上壁的肿瘤有时可能系蝶鞍的肿瘤破坏了窦顶壁而垂入窦中，活检时可能会误入颅前窝而造成脑脊液鼻漏或损伤视交叉。遇到搏动性的肿块，切勿活检。

（五）并发症及其处理

单纯鼻腔内镜检查并发症少见，作鼻窦内镜检查时常需借助手术获取进路，或是同时配合手术进行操作，可产生一些并发症：

1. 出血　出血不一定都是并发症，特别是在作上颌窦穿刺或蝶窦、额窦造孔时损伤黏膜引起出血在所难免；这种出血量不多，用浸有肾上腺素的棉片轻压即可，一般不妨碍操作。但有些出血可能是严重的，如作上颌窦造口时损伤了下鼻甲或鼻中隔后动脉；鼻内筛窦径路检查额窦时损伤了筛前动脉；检查蝶窦时损伤了蝶腭动脉，这些出血常较凶猛，影响视野，有时甚至忙于止血而无法使镜检继续下去。出血量多时，可采取凡士林纱条填塞、压迫的办法止血。对出血性新生物进行活检时也可引起较多出血，此时应迅速完成活检，用凡士林纱条填塞鼻腔或窦腔。严重而致命的出血见于检查蝶窦时损伤了外侧壁和外上壁的颈内动脉和海绵窦，遇此情况往往来不及抢救，已有因此而死亡的病例见诸报道，故预防是关键。

2. 鼻腔粘连和鼻窦进路粘连　鼻腔镜检、操作时可使黏膜发生反应性水肿而粘连；上颌窦和额窦镜检时常需造口，如果清除病灶时不彻底或术后不及时换药，也可造成粘连甚至闭塞，从而妨碍鼻窦引流。故术后要注意清理和分离粘连带。

3. 感染　在行鼻窦穿刺造口时若操作不当可引发周围组织感染，如面部软组织或翼腭窝在上颌窦穿刺时损伤可引起感染；若损伤眼眶结构或颅脑，也可引起眶内和颅内严重感染。故检查后应常规使用抗生素。

4. 脑脊液鼻漏　是鼻窦内镜检查和手术中较常见而重要的并发症。多发生在经前筛顶、额窦底造孔时损伤了颅前底或对蝶窦和额窦内与颅内相连的肿物活检过深或行蝶窦穿刺时误伤了鞍底。如系造孔所伤，可用磨碎的肌肉压住漏口，再用筋膜盖在肌肉外面，并可使用生物胶粘连，窦腔则用浸有抗生素的明胶海绵填塞，并用碘仿纱条压紧造口处。检查、处理后，患者宜半卧位卧床休息，并使用有效的抗生素和脱水降颅压药物。如系对肿瘤活检过深引起，局部可先用明胶海绵填压作简单处理，全身用抗生素，待日后摘除肿瘤时一并治疗。

5. 视觉障碍　在行鼻内镜检开放筛房时损伤眶内壁，或是上颌窦穿刺时刺破眶下壁，或是行额窦造孔时损伤眶上壁，都可直接损伤眶内容物和引起眶内出血、感染，进而使眶内压增高，引起视力减退或复视、视野缺损等。这些症状有时在检查结束几天后才表现出来。

处理的办法是及时抽出鼻内填塞物，防止感染，必要时行眶减压术。如果在穿刺蝶窦前壁或检查蝶窦时损伤了视神经管隆突，将造成永久性失明。反射性视网膜中动脉痉挛也是镜检中引起视觉障碍的重要原因。特别是在冲洗蝶窦时直接刺激了裸露于窦内的视神经和血管，或是在窦内止血时使用了血管收缩剂。当血管痉挛时，可造成视网膜缺血、缺氧，完全缺氧如超过 4min 即可致永久性视力损害；不完全缺血缺氧超过 60min 也可严重损害视力。故在检查中，应将患者的眼睛暴露在消毒巾之外，嘱其及时反映任何视觉异常的变化，随时观察视力，这样将有助于避免和及时处理并发症。一旦发生，应紧急使用扩血管药、糖皮质激素和能量合剂等治疗。如果处理正确、及时，视力还可望恢复，否则将引起患者视力严重下降甚至失明。

（沈锦雄）

第八节 声反射鼻测量法

声反射鼻测量法（acustic rhinometry）是利用声反射的原理，以距离前鼻孔的距离为函数，测量鼻腔几何形态、横截面积及容积的一种方法。其测量不需要气流通过鼻腔，即使鼻腔完全阻塞亦可进行，测量时几乎不需要患者配合、甚至可用于婴幼儿测量。声反射鼻测量法可直接评估气腔大小，描述气道特征，并客观记载鼻部某处黏膜和骨质变化的局部资料，在鼻阻力增加时，能清楚地确定鼻腔内不同程度狭窄的准确部位和大小，以及其对鼻阻力的影响程度；对鼻部手术方式的选择以及术后疗效评价具有一定的应用价值。声反射鼻测量法亦可通过测量鼻咽部容积，为腺样体肥大、鼾症、OSAHS 及其他鼻咽部疾病的临床诊断、治疗与疗效判断提供重要的参考依据。该方法具有操作简单、无创性、检查快速准确等特点，其测量值与患者的客观感觉密切相关，对鼻腔的生理和病理性研究具有重要的实用价值。

该仪器主要包括 3 个部分：①声音发生器，它可产生脉冲声波；②传波管（直径为 1.5cm，长约 90cm）；③配带有类似计数装置的电脑，对资料进行收集和运行。原理：鼻腔的大小通过对直接进入鼻腔的声波信号的反射部分进行分析后来评估。声波信号，即可听到的 150～10000Hz 的声音来自声音发生器，并输送到与之相连的传波管中，在其中运行，然后依次经过另一端连有低电压麦克风及探头而进入鼻腔，并随鼻腔横截面积的不同而产生相应的反射；其反射部分和发生率由电压麦克风记录并传入计算机，在其中以时间为函数进行运行，最后给出以离前鼻孔距离为函数的横截面积测量值。正常测量曲线如图 2-3-30 所示：其横坐标表示离前鼻孔的距离，纵坐标代表横截面积，曲线起始较为平坦的一段为鼻管的反射曲线，它可以使记录的可靠性易于控制，并且此部位应该总是平直的。在此曲线后开始了鼻腔的记录，主要评价参数有鼻腔横截面积（cross-sectional area, CA）、最小横截面积（minimal cross-sectional, MCA）、鼻腔容积（nasal volume, NV）、鼻腔总容积（total volume, TV）、鼻咽部容积（nasopharyngeal voiume, NPV）、鼻气道阻力（nasal airway resistance, NAR）、鼻腔最小横截面积到前鼻孔的距离（distance of the minimal cross-sectional area from the nostril, DCAN）等。

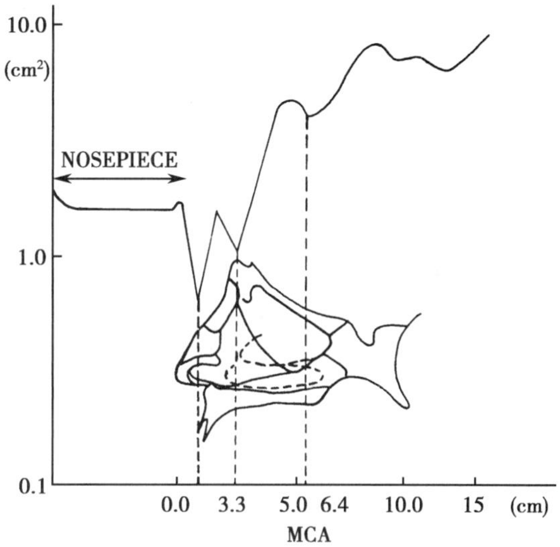

图 2-3-30 正常声反射鼻测量曲线

MCA 为最小横截面积；3.3cm 处的横截面积代表下鼻甲前端处的面积；6.4cm 处的横截面积为鼻腔后部的面积

Grymer 等（1991）研究发现：正常成人 MCA 位于鼻腔的前部，离前鼻孔约 2.3cm 处，即鼻峡部（鼻瓣区），它比解剖学上的鼻内孔稍后一点，鼻腔减充血前，峡部即为 MCA 处，减充血后，鼻内孔即为 MCA 处；离前鼻孔 3.3cm 处的横截面积表示下鼻甲的前端部分；离前鼻孔 4cm 处，减充血剂对此部位的影响最大。使用减充血剂后，鼻腔的总容积约增加 35%；离前鼻孔 6.4cm 处的横截面积代表鼻腔的后部。MCA 是评价鼻通气程度很有用的指标，并与患者的客观感觉密切相关。Grymer 等（1991）研究发现无鼻塞症状者，MCA 的平均值约为 0.7cm²。而有鼻塞症状者 MCA 的平均值小于 0.7cm²，平均值为 0.4cm²，并发现从小就有鼻塞症状者的 TV 比小时候无症状者的值要小；单侧通气不佳者，鼻腔 TV 值较低；Chaben（1988）研究发现后部鼻中隔偏曲较前部为多见，并且只有较明显的后部鼻中隔偏曲才增加鼻阻力；在距离前鼻孔 6.4cm 处，减充血前后测量 CA 可评价该偏曲部位的黏膜或骨质对鼻阻力的影响程度，为手术提供依据。Hilberg 等（1989）研究发现声反射鼻测量法亦可用于鼻及鼻咽部肿瘤的诊断以及鼻过敏原激发试验的观察等。

第九节 鼻音的客观定量评价方法

鼻音为语音的组成部分之一，鼻音正常与否直接关系到语音质量的好坏。如何客观、定量地评价发音时鼻音的程度，一直是较大的难题。既往鼻音高低程度的评价都是通过专业训练者的主观感觉来判断，对于同一对象在不同时间或由不同检查者进行检查都有可能得出不同的结论。因此其准确性和可靠性均较差，并且缺乏定量化的手段，所以一直未能在研究方面和临床实践中推广应用。而对于鼻腔共鸣性疾患的评价和治疗，客观、定量地评价发音时鼻音的程度尤为重要。鼻声图仪的问世，该问题才逐渐得到解决。鼻声图仪主要是利用发音比率，并借助计算机来分析判断，因而其检测具有一定的客观性和定量效果。

鼻声图仪简介：鼻声图仪（nasometer）是 Fletcher 等人（美国亚拉巴马大学）基于多年的临床经验，与新泽西州一家电器公司合作，经过反复实践，于 1987 年研制而成的一种评价鼻音的仪器。经多年的实践证明，此评价方法具有客观、准确、重复性好以及定量化的效果；其操作亦有简便、快速、无痛以及适合各个年龄组检查等特征。

该仪器主要包括 3 个部分：①头部固定装置，其上安装有两个相互隔离的麦克风（其中隔音板具有 25dB 的隔音作用），用于收集发音时从鼻部和口部传出的声能；②鼻声图仪，具有对收集到的信号进行分析、过滤以及转换作用；③计算机及辅助设备，用于运行鼻声图仪程序和输出结果。

原理：由喉部产生的声音到达腭咽腔，继之被软腭分为鼻部和口腔部两部分，鼻部又随鼻咽腔和鼻腔的形态结构而发生变化；口腔部亦随唇舌的功能和形态而发生相应改变。根据此种发音基础，利用两个相互隔离的麦克风分别收集发音时由鼻腔和口腔传出的声能，经过一定装置过滤以及声能、电能转换后，进而将电信号输送给计算机，计算机在鼻声图仪程序支持下进行资料收集整理，并以鼻音率（即鼻部声能与鼻部和口部声能二者之和的百分比）为参数显示出检测曲线（或散点图）和统计有关参数（如平均值、最大值、最小值等），并将所有资料储存或输出。

检测方法：

1. 仪器校正　该仪器应安装在至少离周围墙壁 90cm 的房间中，避免回声影响，且周围没有噪声及震动等因素影响，检测在室温下进行。校正时，根据操作指导，打开鼻声图仪开关、启动计算机，调用鼻声图仪校正程序进行校正。

2. 检测　根据操作指导要求，调节头部固定装置的上、下旋钮，将带有麦克风的装置牢固地固定在前鼻孔和上唇之间，务必保持隔音板与面部垂直，并使上下麦克风位于面部正中线上。然后启动计算机，调用鼻声图仪检测程序，选择好合适的参数后，将规定的发音内容调入屏幕上。此后，被检查者正视屏幕，以规定的语声、语调大声读出规定的内容（声音的强度以屏幕右上角代表鼻部及口部声能的信号位不出现红杠为准），如此重复 3 次，取其结果居于中间的 1 次作为检测结果。

鼻声图仪检测过程中需要发一定语音，目前鼻声图仪程序中包括有 3 种标准英文发音内容，即 1 种是包括有较多“n”“m”“ng”等鼻音音素的 Nasal 段落；另 1 种是完全不包括“n”“m”“ng”的 Zoo 段落；第 3 种是上述 2 者混合，即类似于日常交谈语的 Rainbow 段落。一般检测时分别在上述 3 种不同语句下进行。英文标准段落如下：

Nasal Sentences

“Mama made some lemon jam.

Ten men came in when jane rang.

Dan's gang changed my mind.

Ben can't plan on a lengthy rain.

Amanda came from bounding maine.”

(35% of the phonemes in these sentences are nasal consonants)

ZOO Passage

Look at this book with us. It's a story about a zoo. That is where bears go. Today it's very cold out of doors, but we see a cloud overhead that's a pretty, white fluffy shape. We hear that straw covers the floor of cages to keep the chill away, yet a deer walks through the trees with her head high. They feed seeds to birds so they're able to fly. (Fletcher. 1972)

(the above zoo passage excludes nasal consonants.)

Rainbow Passage

When the sunlight strikes raindrops in the air, they act like a prism and from a rainbow. The rainbow is a division of white light into many beautiful colors. these take the shape of a long round arch, with its path high above, and its two ends apparently beyond the horizon. There is, according to legend, a boiling pot of gold at one end. People look, but no one ever finds it. When a man looks for something beyond his reach, his friends say he is looking for the pot of gold at the end of the rainbow. (Fairbanks, 1960).

(the rainbow passage contains 11.5% nasal consonants)

但对于国人来说，能流利阅读英文者极少，使检测受到极大的限制。为使鼻声图仪能较为广泛地在我国应用，我们根据鼻声图仪操作指导要求：“用户可以根据各自的要求制订自己的发音内容，其内容可以是1个音节、1个字、1句话、1段文章等，最为主要的是语句中鼻辅音（n、m、ng）出现频率的多少，若同时考虑到所读内容简便、可读性强则更佳。”为此，我们请教了语言学家，并经过反复调试应用，确定如下段落作为检测的标准发音内容，并要求以汉语拼音为标准，经训练后，以较慢的速度逐句发音。

1. 鼻音句（BYJ）

mì mì má má
密密麻麻

màn man tēng teng
慢 慢 腾 腾

（此句中鼻辅音为62.5%）

2. 普通句（PTJ）

Tuō ěr sī tài shuō lǐ xiǎng shì zhǐ lù míng dēng Méi yǒu lǐ xiǎng jiù
托尔斯泰说：“理想是指路明灯，没有理想，就

méi yǒu jiān dìng de fāng xiàng ér méi yǒu fāng xiàng jiù méi yǒu shēng huó
没有坚定的方 向，而没有方 向，就没有生活。”

（此段中包括鼻辅音16.7%）

3. 非鼻音句（FBY）

zhī shi bǎo guì de yǒu rú jī tǐ xuè yè Jī tǐ quē shǎo le xuè yè jiù yào shuāi
知识宝贵得有如机体血液。机体缺少了血液就要衰

ruò rú guǒ quē shǎo zhī shi sī wéi jiù huì kū jié
弱，如果缺少知识，思维就会枯竭。

（此段落中不包括鼻辅音）

目前国外已有一些正常标准，汉语正常测定值还未见报道。乐建新等经过实验研究发现：正常成人鼻音率值在一定的发声内容下具有一定的正常范围，成人正常值为：鼻音句（BYJ）为（66.5±6.0）%，普通句（PTJ）为（40.6±6.7）%，非鼻音句（FBY）为（15.2±4.6）%。同时亦发现鼻音异常者的鼻音率值与正常之间具有明显差异。开放性鼻音患者的非鼻音句测定值较正常值明显增高，其曲线表现为高平曲线；闭塞性鼻音患者的鼻音句测定值明显低于正常者，其曲线表现为低平曲线，近几年来，国外在鼻声图仪的应用方面已取得一些进展，许多语音病理学家根据鼻声图仪的客观检查结果来确定语音矫治方案和评价治疗效果；通过鼻声图仪检测，亦能发现临床上不可察觉的鼻音异常；并能监测各种颌面部手术对鼻音的影响程度以及评价其疗效等。

（乐建新）

第四章

鼻的先天性疾病及畸形

第一节　面部及外鼻畸形

面部及外鼻畸形（malformation of the face and nasus externus），大多为先天性发育异常所致，如唇裂、斜面裂、鼻裂、额外鼻孔及双鼻畸形等；少数亦可为后天性病因引起，如外伤性歪鼻及由后天性原因所致的外鼻缺损等。

一、唇　　裂

唇裂（cleft lip）为一种常见的出生缺陷，常伴其他畸形，如唇裂区牙齿发育缺陷、牙槽裂、硬腭裂，及患侧鼻翼、鼻底、鼻小柱、鼻中隔等鼻下1/3畸形。其发生率较高，流行病学调查有年代及地区差异，但较被公认的发生率在1‰左右。

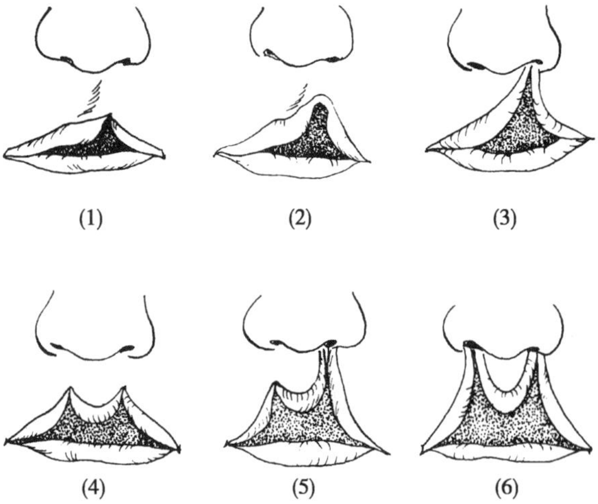

图 2-4-1　各类唇侧裂
（1）单侧唇红裂　（2）单侧不完全唇裂
（3）单侧完全唇裂　（4）双侧不完全唇裂
（5）双侧混合形唇裂　（6）双侧完全性唇裂

唇裂的病因尚不明了，一般认为系遗传和环境因素相互作用的多基因疾病，发病因素复杂多样，包括孕期患病、用药等。唇裂包括唇侧裂和正中裂两大类，如（图 2-4-1 及图 2-4-2）所示：

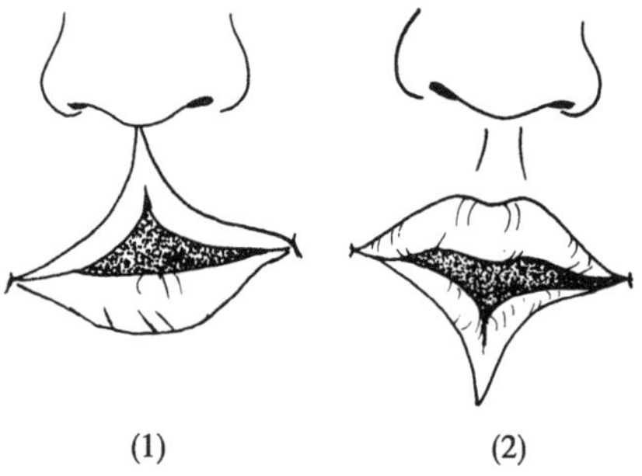

图 2-4-2　唇正中裂
（1）上唇正中裂（可并发上颌正中裂）
（2）下唇正中裂（可并发下颌正中裂）

唇正常融合于胎龄35天前后，此时若上颌突与内侧鼻突的球突融合，则不仅可致不同程度的唇裂，还可影响随后发育的腭盖闭合而终致腭裂（图 2-4-3），且可

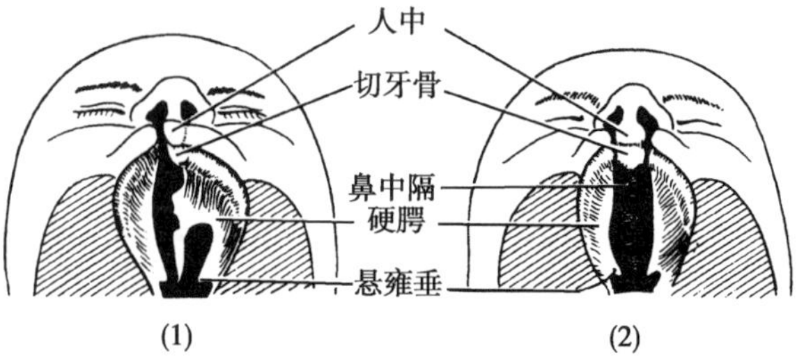

图 2-4-3　唇裂合并腭裂
（1）单侧唇裂及腭裂　（2）双侧唇裂及腭裂

继发言语不清及中耳炎。

修复唇裂的手术时机应以患儿出生后2～6个月为宜。唇裂修复术后，随着患儿生长发育，还会出现新的不同程度的畸形，主要为唇畸形和鼻畸形，应对其分期进行矫正。

二、斜　面　裂

斜面裂（oblique facial cleft），又称口面沟（orbito-facial fissure），鼻上颌裂或口鼻眼裂。系鼻泪沟未闭全所致，临床上较少见（图2-4-4）。

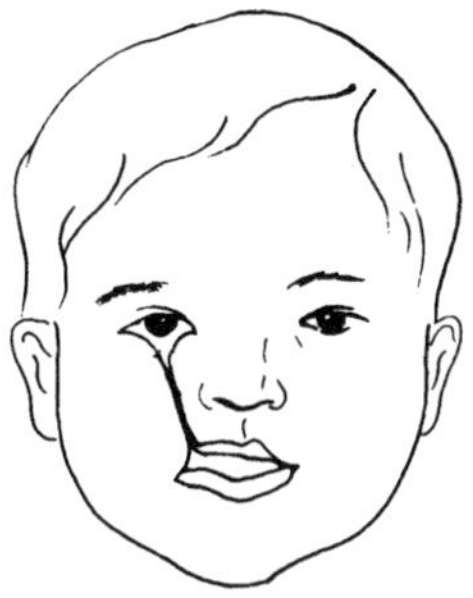

图2-4-4　斜面裂

三、鼻　　裂

鼻裂（cleft nose），又称二裂鼻（bifid nose）。Sedano等称其为额鼻发育异常序列征。而DeMyer则把这类畸形称为面正中裂综合征（frontonasal dysplasia sequence）。本症少见，常与唇和（或）腭正中裂同时存在（图2-4-5）。

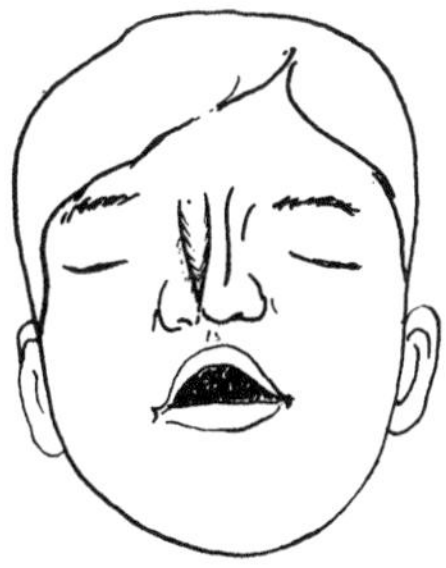

图2-4-5　鼻裂

四、额外鼻孔及双鼻畸形

额外鼻孔（extranasal pit），又称副鼻，指在两侧前鼻孔的上方即鼻尖外出现一额外鼻孔，呈品字形排列，该鼻孔可与鼻咽腔相通（图2-4-6）。

双鼻畸形（doubling of nose）为两个外鼻，4个鼻孔，呈上下排列或左右排列（图2-4-7）。

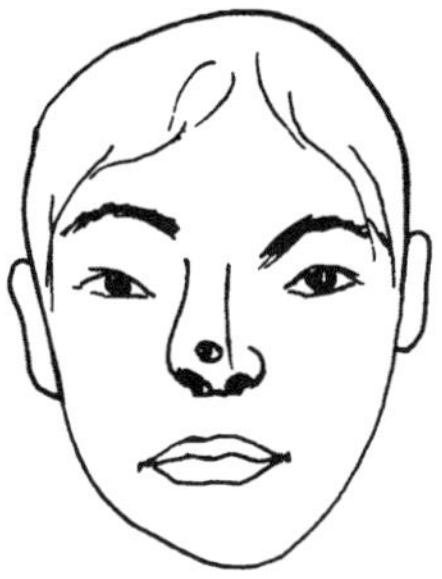

图2-4-6　额外鼻孔

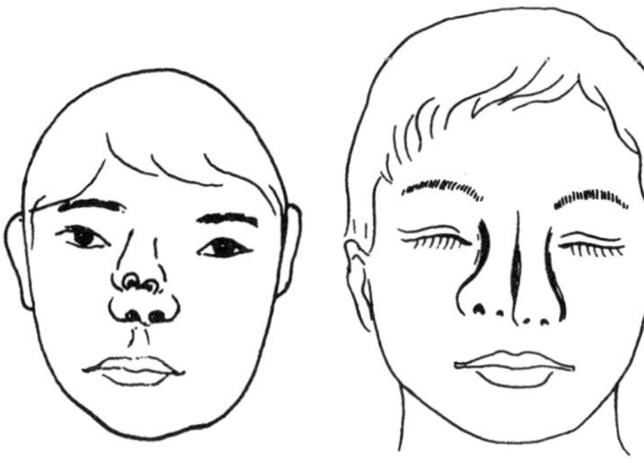

(1)　(2)

图2-4-7　双鼻畸形

（1）上下排列双鼻　（2）左右排列双鼻

在正常情况下，鼻中部是由成对的鼻额突在双重诱导刺激的精细配合之下融合发育而成。若因某种原因使之不能配合一致，分成两个或更多互不协调的刺激，则可形成多余器官畸形。上述2种畸形均为胚胎发育的第4周在鼻额突下缘额外地出现1～2个鼻窝发育而成之故。

这类畸形极少见。其虽不影响鼻部的呼吸及其他功能，但面容不佳，故应予以手术整复。

五、纽　形　鼻

纽形鼻（button-like nose）即因外鼻呈纽扣状发育不全而得名。无前鼻孔发生，在相当于前鼻孔处仅有小凹。此畸形是因为鼻窝未下陷，也未与咽腔及口腔相通所致。

六、管　形　鼻

管形鼻（proboscis-like nose）目前世界各地文献仅有34例报道，是一种根部位于内眦部的肉质棒状结构，结构的中心为小管道，内衬黏膜，当患者感冒或天冷时还会流出少许鼻涕样黏液。患侧鼻常有半侧缺损或发育不全，有的还合并唇腭裂，有些患者眼睛及泪器也会受累而出现畸形。严重者甚至并发独眼，管形鼻突悬于独眼上方，而具有此独眼畸形的胎儿一般不能存活。

该畸形可能是当鼻额突发育时，在其下缘两侧未出现正常的两个鼻窝，而是在其下缘中央部位出现一异位鼻窝，经异常发育而为管形鼻。

七、缺　　鼻

缺鼻（arhinia）又名外鼻缺损。在胚胎期，鼻额突和嗅囊若不发育或仅发育某一侧，则可发生全缺鼻畸形或半缺鼻畸形；此外，尚有报告先天性鼻侧裂缺畸形者（赵锦英，1963），患者表现为一侧鼻翼缺失，露出鼻中隔前区。此类畸形在临床上较少见。对全缺鼻畸形者进行手术治疗时应先行上颌骨穿通达咽部，并植皮成腔，第2步行皮瓣造鼻术。

若因外伤、感染或鼻面部肿瘤切除术后等原因所致外鼻缺损，则为后天性外鼻缺损。可根据不同的缺损程度及范围设计皮瓣予以整复重建。

八、驼　　鼻

驼鼻（hump nose）曾名为驼峰鼻，为一种常见的外鼻畸形。多为先天发育逐渐形成的鼻部形态变异；鼻部的外伤也可导致此畸形。其特征为外鼻的骨锥与软骨锥交接区鼻梁呈驼峰状或矩状隆起。驼鼻常可伴发鼻尖下垂畸形。

Roe（1889）最早报告驼鼻整形术。目前驼鼻的整复手术常采用双侧鼻内切口或蝶形切口进路，截除隆起过高的驼背，并将上颌骨额突根部凿断、松动，并向中线位挤压，使两侧鼻骨截骨的断端重新合拢，这样既保证了削低驼背，又不致使鼻梁在术后显得过宽过平。

九、先天性鼻赘

鼻赘或“鼻赘疣”（rhinophyma）一词一般指由后天形成的外鼻赘生物，即发生于通常所称的酒渣鼻的第三期。若出生时外鼻即已出现某种形状的赘生物，则为先天性鼻赘。曾有文献记载一患儿于出生时即见其鼻尖有一球形赘生物随年龄增长而增大，上覆皮肤且表面长出细毛。经病理切片证实，其与鼻前庭为同一种组织。

十、先天性鼻尖畸形

先天性鼻尖畸形（congenital malformation of apex nasi）多为鼻面部其他先天性畸形的伴发症或后遗症，如较常见的鼻尖部塌陷畸形多由唇腭裂或唇裂所致。另外，尚有鼻尖先天性缺损、鼻尖部先天性赘生物（如上所述之先天性鼻赘）、先天性鼻裂等均可形成鼻尖畸形。

十一、鼻小柱过宽畸形

鼻小柱过宽（wide columella）是因为大翼软骨发育异常，其内侧脚后端肥厚或过度张开所致之畸形。患者多诉持续性双侧鼻塞。检查可见鼻小柱明显增宽，以致前鼻孔窄如裂隙，吸气时鼻翼扇动。挟持鼻小柱使其暂时变窄时，鼻塞可明显改善。

【治疗】

可行鼻小柱整形术，以缩窄过宽的鼻小柱，恢复前鼻孔的正常形态及其功能。

1. 麻醉　①表面麻醉：以1%丁卡因加少许肾上腺素纱条填入双侧鼻腔前部；②局部浸润麻醉：以1%利多卡因加少许1‰肾上腺素（或用2%普鲁卡因肾上腺素注射液），注入鼻尖及鼻小柱两侧软组织内；③必要时，可加用面部的神经阻滞麻醉：用上述局麻液注射于筛前神经鼻外支，眶下、滑车下及腭前神经的分布区（图2-4-8），整个外鼻即可麻醉。

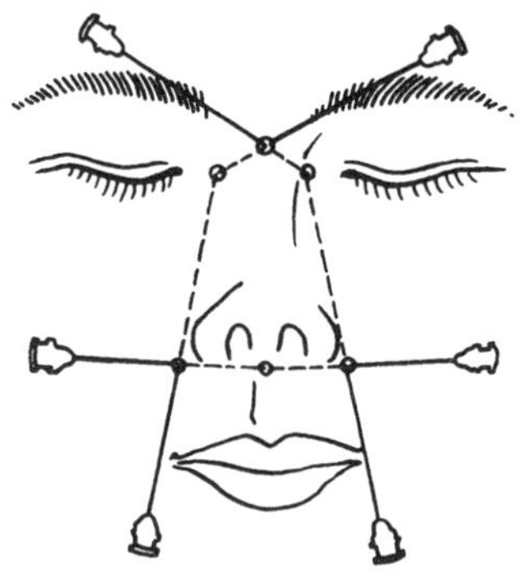

图2-4-8　外鼻局麻注射法

2. 切口　在鼻小柱两侧，距离前鼻孔边缘约2mm处，各作一垂直切口，但互不相通。

3. 整形　沿切口分离皮下软组织，以小拉钩将鼻小柱向一侧牵开，即可清晰见到左右大翼软骨内侧脚，以

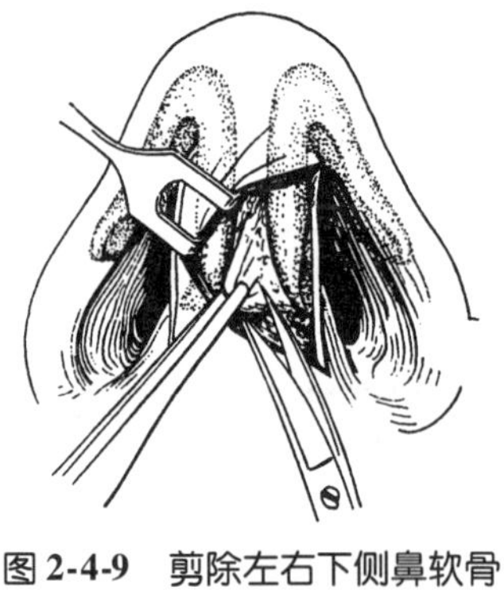

图2-4-9　剪除左右下侧鼻软骨内侧脚间多余的结缔组织

小剪刀剪除左、右内侧脚之间多余的结缔组织（图 2-4-9）。如为大翼软骨内侧脚过于向外张开或肥大，则可先将其过于张开或肥大的部分（图 2-4-10（1））剪除，再以丝线将切口处鼻中隔作全层褥式缝合或间断缝合（图 2-4-10（2））。两侧鼻前庭用凡士林纱条填塞，以固定两内侧脚，并避免形成皮下血肿。术后第 3 天更换鼻前庭的凡士林纱条，术后 1 周拆线，须用抗生素以预防感染。

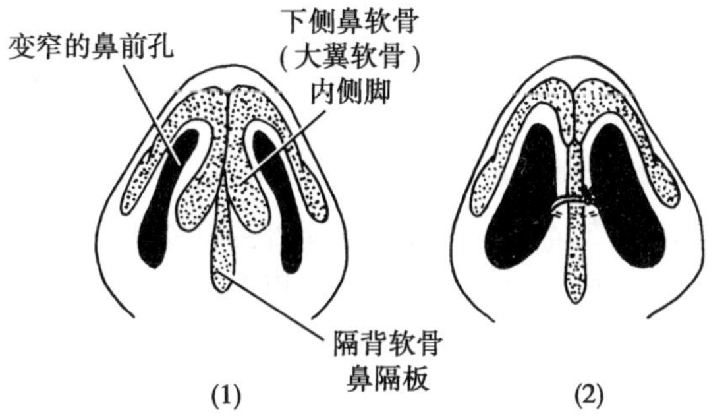

图 2-4-10 鼻小柱过宽的又一矫正法

（1）下侧鼻软骨内侧脚过于张开或肥大

（2）将其剪除后缝合

十二、歪 鼻

歪鼻（wry nose; deflected nose），虽然表现为外鼻尤其是鼻尖及鼻梁的偏斜，但常常与鼻中隔偏曲或鼻中隔软骨前脱位同时存在。

根据解剖学特点，可将外鼻支架分为上、中、下 3 段：上段为具有一定预应力的鼻骨；中段为易在暴力下造成骨折或移位的鼻侧软骨；下段为极富弹性的鼻翼软骨。以始于中段的歪斜为多见，下段往往受中段的影响而出现歪斜。凌莹等（1986）将歪鼻分为三类：偏斜型，扭曲型和斜线型，并提出了偏斜程度的量化数值，以鼻根中心点于人中上端中点为面轴中线，鼻尖或鼻梁偏离中线的距离为偏斜程度的数值，偏斜程度在 0.2cm 以内为正常范围，0.3～0.5cm 为轻度，0.6～0.8cm 为中度，0.9～1.2cm 为重度。歪鼻可为先天性畸形，然而由外伤引起者居多，较严重者尚可伴有鼻骨或上颌骨额突等梨状孔周围的面颅骨骨折，患者多诉一侧鼻塞。

【手术治疗】

外伤性歪鼻的急诊处理原则同鼻骨骨折，即在外伤后的短期内，鼻面部尚未出现肿胀之前或待其肿胀消退之后，于施行鼻骨和鼻中隔复位的同时，以鼻骨复位钳复正歪鼻。

因各种缘故在外伤早期不宜或未能行闭合式手法复正者，则成为陈旧性外伤性歪鼻，其整形与先天性歪鼻相似。由于多伴有鼻中隔偏曲，应与鼻中隔整形同时完成，称为鼻-鼻中隔整形术（Septo-rhinoplasty）。外鼻的美容整形几乎都需要矫正鼻中隔，否则鼻梁不可能整直。

（1）切口：可取鼻外进路，采用前鼻孔前缘蝶形切口。也可取鼻内进路，采用鼻中隔切口联合双侧的上侧鼻软骨与鼻翼软骨间切口。软骨段歪鼻，单纯鼻中隔切口即可完成，而骨性歪鼻及合并驼鼻、蛙鼻的矫正，则需采用蝶形切口或鼻中隔切口联合双侧的上侧鼻软骨与鼻翼软骨间切口。

（2）鼻中隔的整形：应尽量采用鼻中隔黏膜下矫正术（详见本篇第八章第二节），而非黏膜下切除术，主张只切除偏曲部分而尽可能地减少正常结构的损伤，保证鼻中隔内有支撑物，防止术后的鼻中隔摆动和软骨段的坍陷。

（3）软骨段歪鼻合并鼻中隔偏斜或鼻中隔软骨前脱位者的整形：可行转门法手术（见 143 页）。

（4）骨性外鼻支架歪鼻的整形：其鼻背正面外观必为一侧较宽（简称宽侧）一侧较窄（简称窄侧）。作前鼻孔前缘蝶形切口，或双侧的上侧鼻软骨与鼻翼软骨间切口。循着切口向上，从鼻背板前面作皮下分离达梨状孔上缘，将鼻骨及上颌骨额突从骨膜下分离。在鼻背宽侧以骨凿、骨剪或骨锯去除一块连同宽侧鼻黏膜在内的三角形骨片：此三角形的底在下，位于宽侧梨状孔边缘；尖朝上位于鼻根处（图 2-4-11）。再以骨凿向上凿断窄侧上颌骨额突根部达鼻根。双侧截骨完成后，骨性外鼻支架即可松动，此时以手法内外结合复正鼻梁至中线。

（5）术毕行鼻腔及外鼻内外固定：内固定应以凡士林纱条衬于鼻腔黏膜表面，再以碘仿纱条行松紧适度的均匀填塞，一般填塞 7 天左右；外固定以用牙科打样胶或特制夹板为宜，其时间不应少于 2 周。须重视换药及使用抗生素，防止并发感染。

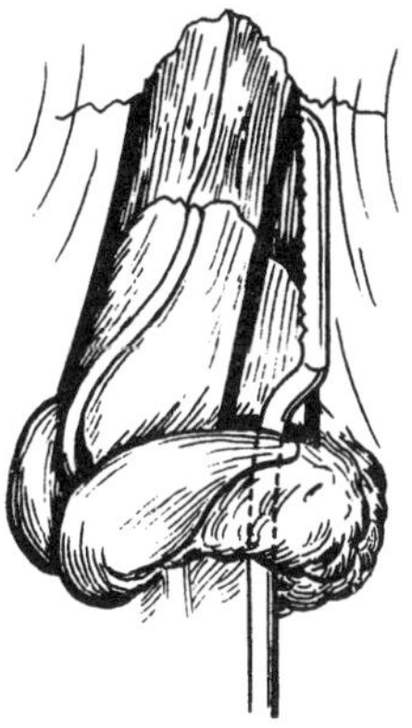

图 2-4-11 歪鼻整形术

（粗黑线示凿骨部位）

近年来鼻内镜技术在鼻及鼻中隔整形术中的辅助作用日益得到重视。与传统的手术方式相比，鼻内镜技术并未改变手术基本步骤，却使之变为可视化的过程。在监视器放大显示下，术者可精确地切除畸形的骨和软骨，达到疗效最大化和并发症最小化的效果。

十三、鼻翼萎陷症

鼻翼萎陷症（collapse of nostrils；alar collapse）系指当患者吸气时鼻翼向内侧移动，使鼻前孔有不同程度的关闭而出现呼吸困难。

【病因】

有先天性及后天性两种。

1. 先天性鼻翼萎陷症　为大翼软骨发育异常所致，有两种观点：一种认为系大翼软骨外侧脚发育不良或异常弯曲，鼻翼柔软或无力支持所致；另一种则认为系因大翼软骨内侧脚增生，鼻小柱增宽，使鼻前孔变小所致。

2. 后天性鼻翼萎陷症　常见于鼻翼肌麻痹时鼻翼松弛。

【症状】

主要表现为吸气时前鼻孔向内侧贴合而变小，或于呼吸时发出吹哨声；鼻翼与鼻背之间出现深沟。吸气困难于劳动、睡眠或深吸气时加重，以器械张开前鼻孔时吸气即感通畅。

【治疗】

可取自体耳廓软骨行鼻翼整形术。方法为先取耳廓软骨一小块，保留一侧软骨膜并将软骨削至所需厚度备用。再于鼻缘作切口，在鼻前庭侧将大翼软骨外侧脚处的皮肤连同软骨膜一并加以分离使成袋状，若嫌其袋过小，可向上分离少许鼻腔黏膜。将备用软骨移植于“袋”内，并将移植软骨片上缘夹于大翼软骨外侧脚上缘与隔背软骨鼻背板下缘之间，保留软骨膜的一面应朝内，以利术后软骨片收缩成瓦状时顺应鼻翼外形。术毕鼻前庭填以凡士林纱条，轻轻加压包扎外鼻。

若仅仅为大翼软骨外侧脚异常弯曲，可将其取出并修整好弯曲度后重新植入；若系因其内侧脚增生致鼻小柱增宽者，可切除增生的软骨（参见本节十一）。

十四、鞍　　鼻

鞍鼻（saddle nose）系指鼻梁塌陷或凹陷呈马鞍状，乃一较为常见的鼻部畸形，由外伤、感染或先天性畸形所致。

【病因】

分为先天性的和后天性的，后天性者的原因较多。

1. 后天性

（1）外伤：因外伤所致鼻黏骨凹陷性骨折而未及时予以复位，日久发生陈旧性病变，即鞍鼻畸形。

（2）手术：行鼻中隔黏膜下切除术时，误将鼻中隔的隔背软骨鼻背板部分损伤或切除，术后发生鼻梁塌陷。

（3）脓肿：如鼻中隔脓肿致其软骨支架受损甚或形成鼻中隔穿孔者，可后遗鞍鼻。

（4）梅毒：鼻部的特异性感染梅毒，不仅可破坏鼻中隔的骨性及软骨性支架，也可破坏鼻部的软组织，形成广泛的瘢痕，使皮肤向内陷缩而致较严重的鞍鼻。

2. 先天性　如遗传或发育异常，以及先天性梅毒等。

【症状及体征】

患者常感鼻塞及鼻腔干燥。因鼻部生理机能失常，故咽喉部及下呼吸道较易罹患慢性炎症。患者的鼻部外观可有程度不等的鼻梁塌陷，鼻的下部上翘，前鼻孔朝天，鼻的长度较短。严重者，其面部中央因发育不良而下陷，呈“碟形脸”畸形。

【治疗】

行整形术是其根本性治疗方法。

1. 相对禁忌证

（1）18岁以下者不宜行此手术，因其面部的发育尚未定型，若过早实施手术，术后仍可发生畸形。

（2）鼻部的原发病因（如特异性或非特异性感染）尚未治愈者，暂不宜手术。

2. 充填材料　应根据患者的具体情况，选择不同的充填材料。可选用的材料主要有医用硅胶、聚乙烯、羟基磷灰石等人工材料，和自体6～9肋软骨、自体髂骨、自体下颌骨外板、低温冷冻同种异体胎软骨、同种异体脱矿骨、同种异体骨基质明胶等生物性材料。人工材料因其组织相容性，较易发生穿破皮肤、假体外露、感染以及假体移位等并发症，而生物性材料无论是自体材料，还是同种异体材料，或是异种材料，植入体内后经长期观察都必然有不同程度的吸收。我科（1959）曾对术后9年的患者进行追访发现：采用骨库同种异体骨骼为鞍鼻整形者，其移植骨约在术后5个月开始吸收，至术后4年左右吸收殆尽。

以往有用牙托粉与牙托水制作充填物的方法，先在鼻梁的凹陷处制取蜡模，再用石膏模仿蜡模作成矫形模，其过程较繁琐。目前已有现成的医用硅橡胶或其他材料的矫形模，且形状多样：有L形（图2-4-12）、船形、无柄梭形（图2-4-13）、水平形、马鞍形及波浪形等，于术中对其稍加修整后即可用于患者，颇为方便。若充填物为自体肋软骨或髂骨，亦可将其雕刻成上述形状后再行置入。

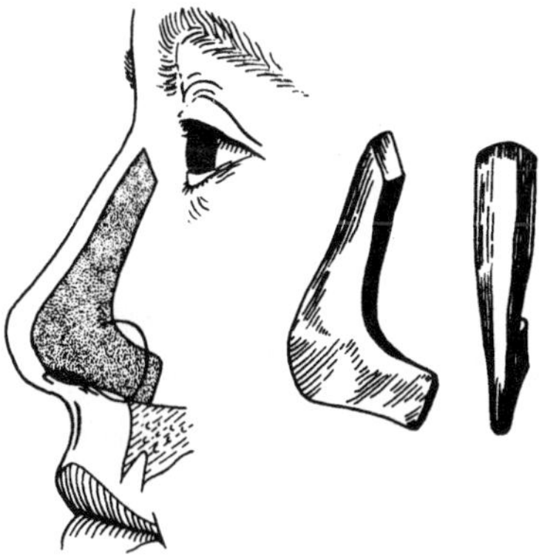

图2-4-12　L形矫形模

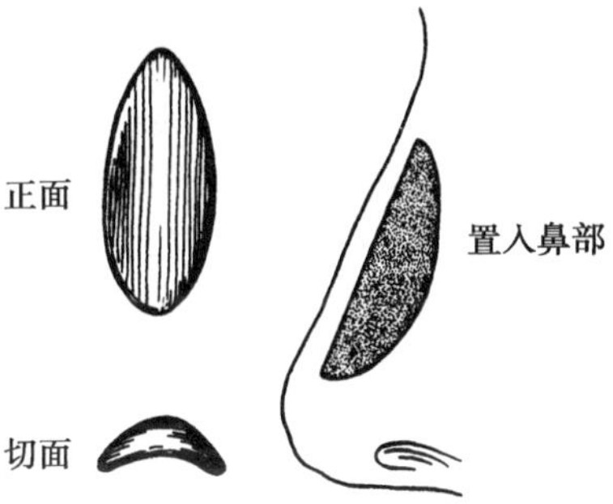

图2-4-13　无柄梭形矫形模

3. 手术操作步骤

（1）麻醉：局麻同鼻小柱过宽整形术（参见本节十一）。也可采用全麻。

（2）切口：根据鼻梁及鼻小柱塌陷的类型，可于鼻底部作“蝶形”、“V形”、“Y形”等切口，或采用鼻小柱正中垂直切口（图2-4-14）、前鼻孔缘切口以及上述某几种切口的变通或结合形式作为手术进路。

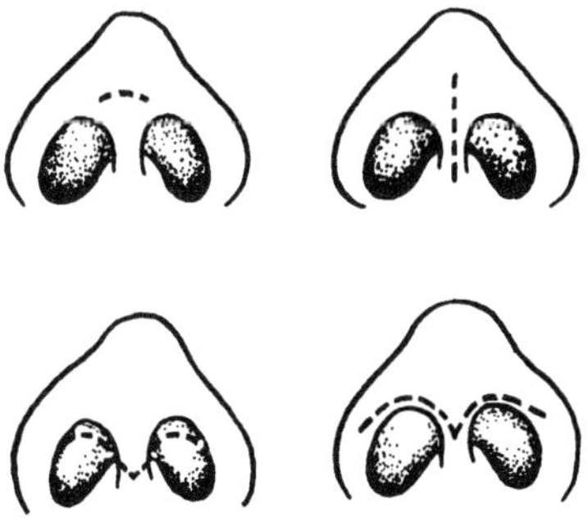

图2-4-14　鞍鼻整形术的几种切口

（3）分离鼻背皮下组织：循上述切口，分别以小而细的组织剪、小圆刀及蚊式钳等器械，在鼻背板及鼻骨的前面自下而上，先后作锐性及钝性的潜行分离，操作时须仔细轻柔，勿使外鼻皮肤或深面的黏软骨膜破损。直至将鼻背部的皮下组织分离成囊袋状，其上界需超过畸形区（图2-4-15）。

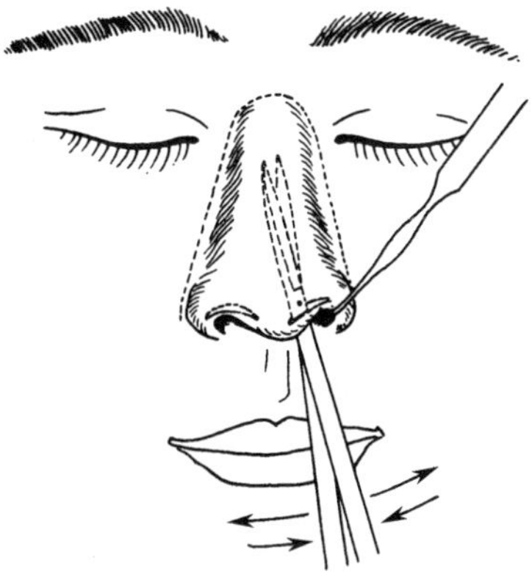

图2-4-15　分离鼻背皮下组织使成为囊袋状

（4）置入矫形模：将事先已预备好并经过严格消毒的矫形模，置入已分离好的鼻背部皮下组织囊袋内（图2-4-16）。此时须特别耐心细致，经仔细检查并反复修磨矫形模，直至确定鼻部畸形得已完全矫正后，方可缝合切口。

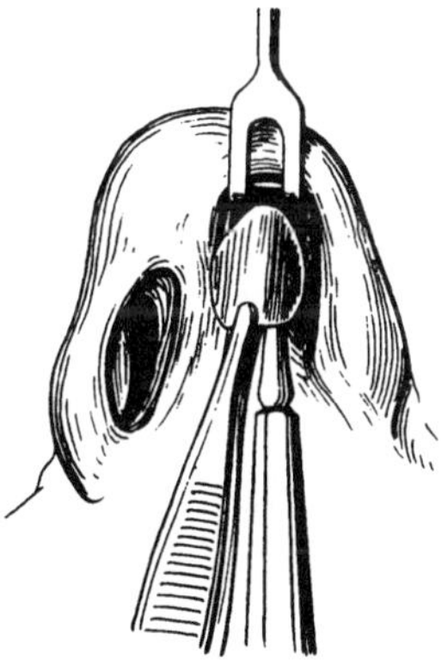

图2-4-16　置入矫形模

（5）固定矫形模：切口缝好后，两侧鼻腔内可酌情填塞或不填塞凡士林纱条，或者填塞碘仿纱条。用打样胶或纱布块适当加压并妥善固定鼻背部（图2-4-17），以防矫形模移位。

4. 术后处理

（1）半坐位，安静休息，48小时内应限制患者头部活动。

（2）可注射抗生素，以防感染。

（3）48小时后抽出鼻腔内填塞纱条。

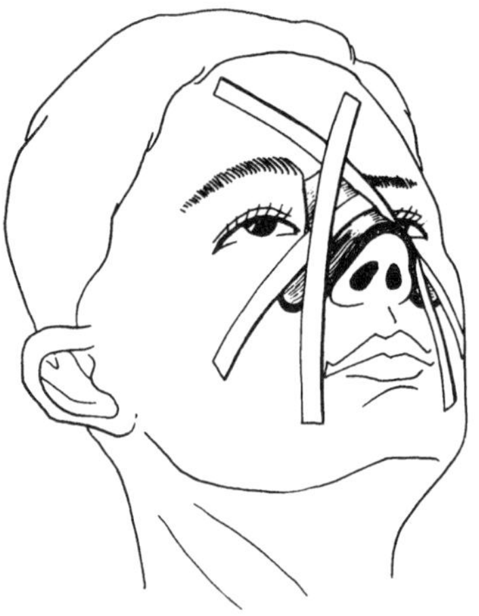

图 2-4-17 外鼻固定法

(4) 术后第 5 天更换鼻外敷料，并观察鼻背部皮肤情况。

(5) 术后 5 ~6 天拆除缝线。

5. 术后并发症

(1) 局部感染：多因手术区或矫形模消毒不严所致。因此，术前应作好充分的准备，术中应注意严格消毒，术后须预防感染而应用抗生素。植入后如出现红肿热痛等症状，应即将矫形模取出，局部创面用抗生素溶液冲洗。

(2) 皮下血肿：多为术中未予妥善止血所致。须及时抽出血液，加压包扎鼻部止血。倘若皮下组织内血块较多，则应在严格消毒下，打开切口，取出矫形模，清除血块后重置矫形模。

(3) 矫形模脱出：多因矫形模过大，置入后局部皮肤过分紧张之故；或于分离组织时未贴近软骨及骨部，以致囊袋处皮肤太薄，血液供给不足局部发生坏死所致。

(4) 矫形模移动、歪斜：系植入腔分离和矫形模放置的问题。需注意分离植入腔时要保持正中并使两侧对称，矫形模本身也需对称，植入时应沿中线向前推进。

(张小萌 彭云生)

十五、先天性小颌

先天性小颌（congenital micrognathia）属 Pierre Robin 综合征；此征包括下颌骨发育不全、舌下垂和腭裂，共同组成“三联征”。因其可与面部发育不全、外耳及中耳等畸形同时存在，且皆系第 1 鳃弓发育障碍所致，故 Mekenzie（1958）又将其统称之为第 1 鳃弓综合征。Saint Hilaire（1822）首次报告先天性小颌，Fairbairn（1846）、Lannelogue（1891）、Shukowsky（1910）等相继报告本征的有关病例。1923 年，法国口腔科医师 Pierre Robin 较详细地描述了本征的性质和特征，因而得名。与本征相关的综合征还包括 Treacher Collins 综合征、Goldernhar Mobius 综合征、Progeria 综合征等，亦可以某种孤立的发育不全（如小颌）而出现。据 Tomaski 等（1995）所引文献报道，其发生率为活产婴儿的 1:2000 ~1:30000；发生率的报道相差甚大，是由于诊断标准不一，以及存在或缺少伴发的综合征所致。

【病因】

下颌骨源于第 1 鳃弓的下颌隆起。胎儿初期，软骨骨化开始参与成骨，髁状突是最突出的部位。接近胎儿后期，髁状突顶部逐渐变窄，表面增生活跃，并生成薄层软骨，该层软骨就是最为重要的软骨生发区，并对出生前后下颌骨的正常发育起到至关重要的作用。下颌骨髁状突之软骨生发区在胎儿时期受到不良影响，阻碍了其正常的发育与生长，即可导致小颌。这些不良影响包括：

1. 营养不良等因素　Gorlin 等（1964）认为本征的发病机制可能是胚胎发育障碍所致，如小颌、心脏缺陷、许多骨骼异常及可能伴有的眼、耳畸形等，多系在妊娠的第 4 ~5 月期间，子宫内的胚胎发育受阻之故；因上颌在第 10 ~12 周时生长明显，如下颌生长因故受阻，在第 4 ~5 月时胎儿即可出现小颌。Warkany 等以维生素 B_2 缺乏的食物喂养母鼠，其生产的幼鼠即出现了本综合征。Smith 等（1961）发现其 39 例伴有眼部病变者的 1/4，其母怀孕的早期均表现有子宫内功能紊乱的病史，并谓本综合征较多见于年龄较大的孕妇所生的婴儿。

2. 胎儿在子宫内的位置不当引起的机械性压迫　Smith（1981）引述的学说认为，位于子宫内的胎儿头部屈曲，阻碍了下颌向前生长，致使舌在两侧腭突（胚）与中腭突（胚）之间向上、后增大，因而妨碍了腭突的融合，导致小颌、舌下垂与腭裂。Llewellyn 等（1943）指出，这种畸形的产生是因胸骨机械性压迫着颏，而被升高了的舌又阻碍了腭的融合。

3. 遗传因素　一般认为此征是一种常染色体隐性遗传病。Tomaski 等（1995）报道的 90 例患儿中，有 5 例（占 5.6%）具有本征家族史。

4. 妊娠期内分泌紊乱、糖尿病、滥用静脉注射药物或先天性梅毒等均可能为致病因素。

5. 放射性损害　胚胎时期由于母亲因子宫出血或癌肿而行放射治疗，或于下颌骨尚未完全发育之前受到直接放射性损害。

总之，若在妊娠的 7 ~11 周期间下颌的发育受到障碍，就会引起舌在口腔的异常高位，从而妨碍在 11 周时腭的融合，最后导致小颌和 U 形腭裂，随之出现上呼吸道阻塞。先天性小颌与后天性小颌畸形的主要病因（表2-4-1）。

表2-4-1　先天性小颌和后天性小颌畸形的主要病因

先天性小颌畸形	后天性小颌畸形
(1)宫内变形	(1)产钳创伤
(2)髁状突发育不良	(2)感染
(3)嚼肌瘫痪	(3)外科手术
(4)综合征：Pierre Robin 综合征；Treacher Collins 综合征；Goldernhar Mobius 综合征；Progeria 综合征；	(4)放射性抑制发育
	(5)婴幼儿时期颞下颌关节强直
	(6)婴幼儿时期的损伤
(5)原发性小颌畸形	(7)幼儿时期的类风湿关节炎

【症状与诊断】

1. 吸入性呼吸困难和喘鸣　由于下颌骨短小，舌被推向后下，甚至越过会厌而使咽腔缩小，故常出现吸入性呼吸困难与喘鸣。入睡时，尤其是仰卧时呼吸困难加重，故患儿常取俯卧及侧卧位。我科（1964）曾遇1例，即有严重呼吸困难。

2. 由于上、下颌错位及舌的运动受阻，致使患儿的吮吸力较差，咀嚼功能减弱和吞咽障碍，引起营养不良和发育障碍。并发吸入性肺炎者亦非罕见。

3. 患儿面部明显突起，下颌小而后缩，呈典型的"鸟形脸"；因此，Gorlin 等曾叙述，由于其"鸟形脸"明显，以致缺乏经验的医师都不难识别。一般鼻底平坦。

4. 腭的缺损程度不一，或仅硬腭高拱，或还伴有腭裂。腭裂可侵及悬雍垂、软腭、甚至硬腭的一半以上。或有舌系带缩短，但不伴发唇裂。

5. 本征少数患儿可有先天性心脏杂音或心脏病，如动脉导管未闭、房中隔缺损、主动脉狭窄等。骨骼系统可出现胸骨畸形、两侧畸形足及并指（趾）等。眼部可发现内斜视、小眼、视网膜脱离、先天性白内障及青光眼等。个别可有耳畸形，如低位耳、耳廓畸形及耳聋。有的还可伴有神经系统发育障碍，如精神发育迟缓、小头、痛性运动不能等。

【鉴别诊断】

在新生儿或婴幼儿诊断本病时，应注意与鼻及咽部等处引起吸入性呼吸困难而无发音障碍的疾病进行鉴别；如后鼻孔或鼻咽的狭窄或闭锁及舌根囊肿等。还应注意与下颌面骨发育不全、气管食管瘘、颈椎前凸及会厌畸形等鉴别。如：①后鼻孔或鼻咽闭锁可经鼻腔插入导尿管而得以诊断，其伴有腭裂者甚少；②下颌面骨发育不全者可有小颌及腭缺损，但其伴有眼、耳、下颌骨与颧骨缺损，故较易鉴别；③气管食管瘘也有喂乳困难、通气障碍与发绀现象，但可经食管镜或气管镜检查及胸部X线拍片或CT扫描，必要时还可应用造影剂检查进行诊断；④舌根囊肿、颈椎前凸及会厌畸形等可经喉镜检查或X线拍片、CT扫描等予以诊断。

【治疗】

可因患者年龄不同而分为3个时期处理：

1. 新生儿和婴幼儿时期　此时症状较重而紧急，处理应着重于解除呼吸困难和进食障碍，改善营养，促进下颌骨的生长。方法包括：

（1）位置性处理及鼻咽通气管的应用：即让患儿面向下卧，有时需要头低足高，舌因重量关系乃稍向前伸，以扩大咽腔气道，减轻呼吸困难。Douglas（1966）认为采用位置性治疗最多只能对1/2或2/3的患儿有效。Heaf 等（1982）认为放置鼻咽通气管是简便、有效的方法。方法：用3.0～3.5mm 气管插管，通过鼻腔插入至会厌水平以上，然后用头带固定。为维持管腔通畅，滴入0.5ml 生理盐水再行吸引；此项操作在喂奶前常规进行，其他时间可视需要而定。每2周换管1次，并改经另一侧鼻孔插入。作者等对12例经俯卧位仍有严重呼吸气道梗阻的本征患儿，改用鼻咽通气管后，除2例有其他先天性畸形者外，效果均良好。鼻咽通气管放置6周以上的远期效果是体重增长、发育趋于正常。

（2）舌唇固定术：Douglas（1946）所创用，其要点是在全麻或局麻下，将舌之前下方黏膜和下唇黏膜各切除相应大小的范围，然后将舌牵拉向前越过牙槽嵴与下唇缝合。其后，Benavent 等（1958）、Woolf（1960）、Bergoin 等（1971）及 Smith（1981）等相继将此术作了变通和改进。如 Woolf 等在舌唇固定术的基础上，于舌背与下颌联合之间加一钢丝缝合固定（图2-4-18）。Smith 的改良舌唇粘连术，即在 Douglas 术的基础上，于舌尖与下唇之间缝合一针，另一线从舌根两旁穿过舌体、绕过舌前下方与下唇黏膜切除处、再经下颌于颏下穿出，然后适当拉紧打结（图2-4-19）。

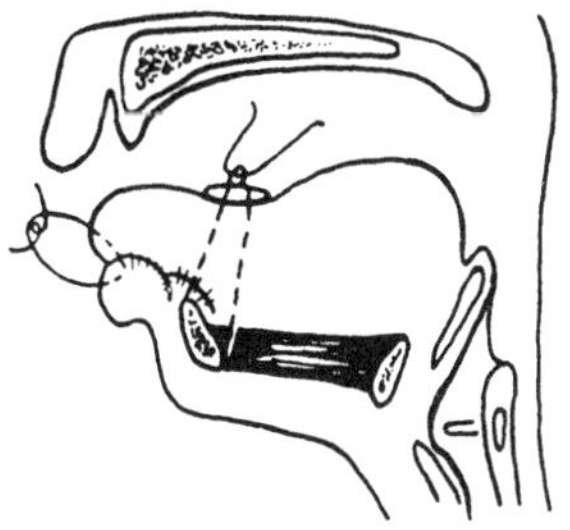

图2-4-18　舌唇固定术示意图

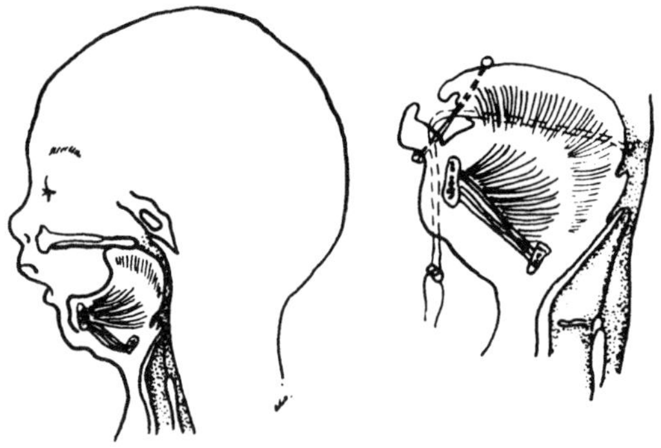

图 2-4-19 改良舌唇粘连术示意图

(1) 小颌畸形婴儿舌之典型位置 (2) 舌尖与下唇之间缝合 1 针

(3) 舌根舌骨缝合牵引术：Lapidot 等（1976）用一钢丝通过舌根部中线的黏膜下方或舌表面，将其两端穿经舌骨体中点的上、下方，于舌骨体前作一小的皮肤切口，将钢丝系紧于舌骨上（图 2-4-20）。彼等认为此法系生理性的，保存着吞咽时舌的活动部分的功能，保持着舌的“促进”作用，以刺激下颌的生长。钢丝不通过或固定于口腔内，使组织破损与感染的机会减少。

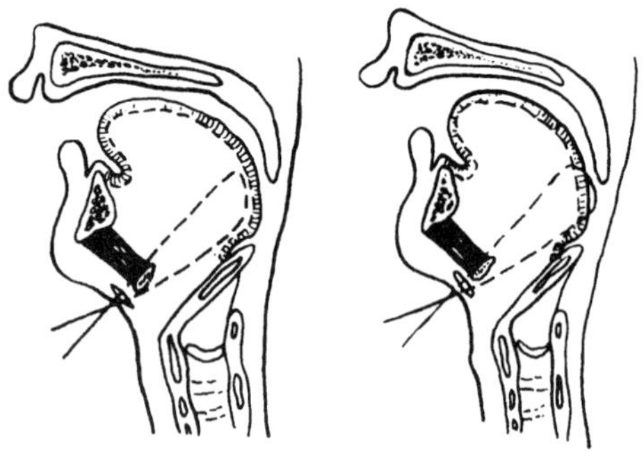

图 2-4-20 舌根舌骨缝合牵引术示意图

(1) 钢丝通过舌根中线黏膜下方 (2) 钢丝通过舌根中线表面

(4) 支架牵引法：即利用机械作用牵引舌或下颌向前。如 Janse 用缝线穿过舌头，然后绕过一滑车接连于标本瓶上，增减瓶内所盛的水量，即可调节舌被牵引向前的程度。

(5) 气管切开术：此术对解除上呼吸道阻塞是最为安全、可靠的措施。Pruzansky 等认为早行气管切开术，可避免感染等并发症。Benjamin（1993）认为在有紫绀发作和血氧饱和度降低时即应施行气管切开术，因有些本征严重病例可引起缺氧性脑损害和死亡的危险较大，不可延误实施手术时机。患儿戴管到 6 个月至 1 岁半时即可考虑拔管。

(6) 哺养与护理：患儿需要耐心细致的护理，有条件者应收住新生儿重点监护病房，进食时应取正位和管饲法。可将奶头末端加上 2cm 长的橡皮管，以减少病儿因吸吮力差而造成的进食困难。必要时可施用胃造瘘术以行灌食或插入鼻胃管进行喂食。

Benjamin（1993）认为：虽有多种手术方法，但不一定都适用于临床。急诊处理时，可用有齿钳或缝合法将舌牵拉向前，即可改善通气。可将本征患儿按呼吸道阻塞程度分为轻、中、重三种类型，并分别提出处理意见：①轻型者，仅采用体位姿势的调整，取俯卧位；②中型者，使用鼻咽管；③重型者，短期内可采用鼻气管插管，进而施行气管切开术。总之，应视病情轻重，分别选用简便有效的处理方法，而细心护理则是至关重要的。

2. 出牙以后的儿童　解除呼吸困难为此时之治疗要点。常以位置性处理及气管切开术为主，并注意加强营养。舌唇固定术及其有关的改良术式，或舌持续性向前牵引法，因出牙后舌易被咬伤，不宜应用。气管切开术后应视情况争取间歇堵管或及时拔管。Brodie 搜集的资料表明，有害于下颌骨生长中心的因素排除后，后缩的颏在 4～6 岁时还可能得到纠正。而 Longmire 等认为小颌如在婴幼儿时期未被矫正，即可严重地影响以后的面形。我科 1964 年所遇 1 例经气管切开术后，解除了呼吸困难，喂养得以改善，全身情况好转，约近 3 岁时下颌发育渐趋正常。

3. 接近成年以后的患者　以矫正畸形为主。下颌支矢状骨劈开术及牵引成骨技术为较常用的手术方法。Benjamin（1993）报告本征的死亡率为 10%～20%，呼吸道阻塞是主要死因。Kiskadden 等认为保守疗法的效果并不满意，即使细心地将患儿面部置于向下的位置，死亡率仍可超过 30%。自采用舌唇固定术及有关的改良术式后，死亡率已下降到 5%～30%。有的并非死于本征，而系伴发的其他先天性缺陷、心脏疾患及早产等原因导致死亡。

（黄选兆　陈　雄）

第二节 面裂囊肿

面裂囊肿，即面部裂隙囊肿（facial cleft cyst），系指发生于鼻及鼻周软组织、骨组织或骨孔内的各种先天性囊肿。关于其发生的原因，学说颇多，但主要有二：腺体潴留学说和面裂学说，以后者占主导。腺体潴留学说认为：由于鼻腔底的黏膜腺腺管因各种原因发生阻塞，以致腺体分泌物潴留而成囊肿，故称为潴留囊肿（retention cyst）。面裂学说认为：于胚胎时期，在上颌突、内侧鼻突的球突及外侧鼻突等各面突接合处因发育而形成的裂隙内有胚性上皮残余，发展后形成面裂

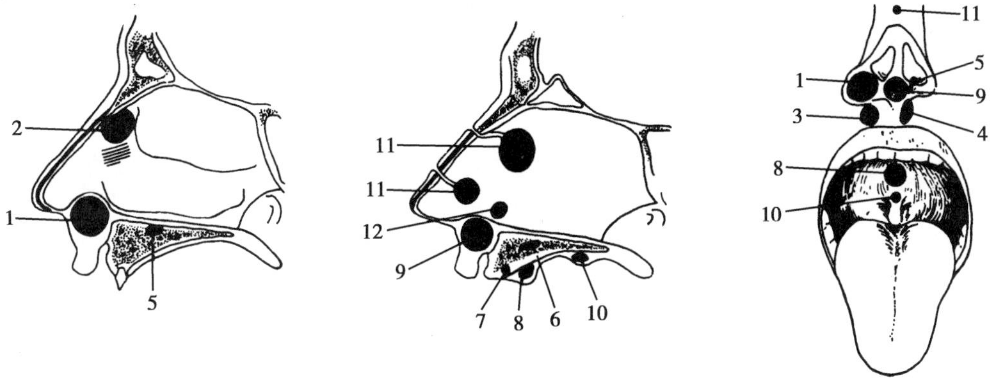

图 2-4-21　各种面裂囊肿的发生部位示意图

1. 鼻翼下面裂囊肿　2. 鼻筛面裂囊肿　3. 球上颌或唇腭裂囊肿　4. 切牙骨囊肿　5. 鼻腔底的鼻腭囊肿　6. 中间位鼻腭囊肿　7. 切牙孔囊肿　8. 腭乳头囊肿　9. 上颌前中线囊肿　10. 腭后中线囊肿　11. 鼻背中线皮样囊肿及瘘管　12. 犁鼻腺体囊肿

囊肿。

此类囊肿虽然初始于裂隙处，但经增长膨大或发育发展之后，常可侵及上颌窦、鼻腔、上颌牙槽突和腭部。早期多因囊肿发展缓慢而无症状。待到囊肿增大而显露出畸形，甚至有继发感染时，患者才来就医。

各种面裂囊肿的命名及所在部位如下（图 2-4-21）：

1. 鼻翼下面裂囊肿（subalar facial cleft cyst）　囊肿位于鼻翼之下。

2. 鼻筛面裂囊肿（nasoe thmoidal facial cleft cyst）　发生于鼻泪沟。泪骨未发育，囊肿即位于泪骨所在部位。

3. 球上颌或唇腭裂囊肿（globulomaxillary or lip and palate cleft cyst）　详见本页“二球上颌或唇腭裂囊肿”。

4. 切牙骨囊肿（premaxillary cyst）　发生于切牙（或额外牙）与正常牙之间。

5. 鼻腔底部鼻腭囊肿（nasopalatine cyst of nasal floor）　发生于鼻腔底部的腭骨内。

6. 中间位鼻腭囊肿（intermediate naso-palatine cyst）　发生于腭骨内的中间位。

7. 切牙孔囊肿（cyst of incisive foramen）　亦称为切牙管囊肿，发生于切牙管（鼻腭管）的骨管内。

8. 腭乳头囊肿（cystofpalatinepapilla）　发生于切牙管口的腭孔乳突部（即腭乳头的上皮细胞巢）。

9. 上颌前中线囊肿（median anterior maxillary cyst）　位于鼻小柱附着处下方。

10. 腭后中线囊肿（median posterior palatine cyst）　发生于上颌突与腭突的连接线上。

11. 鼻背中线皮样囊肿及瘘管（median dermoid cyst and fistula of nasal dorsum）　详见“鼻背中线皮样囊肿及瘘管”。

12. 犁鼻腺体囊肿（cyst of Jacobson gland）　发生于犁骨器。

一、鼻腭囊肿

鼻腭囊肿（nasopalatine cyst）发生于鼻底硬腭处。按发生部位可分为鼻腔底部鼻腭囊肿、中间位鼻腭囊肿、切牙孔囊肿和腭乳头囊肿。各囊肿依其部位不同而具有不同的外观畸形。囊肿扩展时可突起于鼻腔底或硬腭前段，也可突向口内。切牙孔囊肿者，可因压迫腭前神经而产生疼痛。手术治疗鼻腭囊肿时，须选择适宜的进路予以切除。介于鼻腔和口腔之间的囊肿，治疗时多经口腔剥除之，但应注意保留鼻腔底部的黏膜，以防发生鼻口瘘。

二、球上颌或唇腭裂囊肿

球上颌或唇腭裂囊肿（globulomaxillary or lip and palate cleft cyst）发生于上颌突和内侧鼻突的球突融合处。女性患者居多。该处上皮残余所形成的囊肿常在上颌侧切牙与尖牙之间向下生长，早期可使上述二牙的牙根间隙增大，即使其分离移位。囊肿常因增大而突入鼻腔底部、上颌窦底，以及上唇的唇龈沟和颊部等处的口前庭内，并可使上述部位发生局限性膨隆。位于上颌窦附近的囊肿可扩展而侵入窦内。应与根尖囊肿鉴别：根尖囊肿者牙列一般正常，但有龋齿。此类患者可自觉有面部压迫感，且多有面部外形变化。应经口前庭予以切除。

三、鼻前庭囊肿

鼻前庭囊肿（nasal vestibular cyst）系指位于鼻前庭

底部皮肤下、上颌骨牙槽突浅面软组织内的一种囊性肿块。曾有鼻牙槽突囊肿、鼻底囊肿、鼻黏液样囊肿、外胚包涵囊肿等命名，现多称之为鼻前庭囊肿。

患者多系女性，年龄多在30~50岁之间。

【病因】

主要学说仍为腺体潴留学说和面裂学说。因许多学者认为其来自球状突与上颌突融合部，理论上与球上颌或唇腭裂囊肿相符，故亦有将其称之为球颌突囊肿（globulomaxillary cyst）者。

【病理】

囊肿的囊壁一般由含有弹性纤维和许多网状血管的结缔组织所构成，坚韧而具有弹性。若并发感染，则囊壁可有炎性细胞浸润。典型的内膜表皮细胞具有纤毛的柱状上皮或立方上皮，但也可因囊肿内容物对囊壁的压力过大，而转变为不同类型的上皮，如扁平上皮、柱状上皮、立方上皮等。在囊内膜的表皮细胞内有丰富的杯状细胞。囊液一般较为透明或半透明，或浑浊如蜂蜜样；多为纯黏液状、血清状或血清黏液状；呈黄色、棕黄色或琥珀色；其中大多不含胆固醇；倘若继发感染则为脓性。囊肿为单个单房性，其外观多呈圆形或椭圆形，大小不一。囊肿缓慢增大，邻近骨质受压吸收，可出现圆形浅盘状凹陷。

【症状】

囊肿生长缓慢，早期多无症状。随着囊肿逐渐增大，一侧的鼻翼附着处、鼻前庭内或梨状孔的前外方等处日渐隆起，可有局部胀感或胀痛感。如合并感染则迅速增大，局部疼痛加重。可伴有病侧鼻塞。

【诊断】

根据症状及局部体征，结合X线或CT检查，诊断一般不难。必要时可行细胞学穿刺检查。

1. 局部所见　一侧鼻前庭外下方、鼻翼附着处或梨状孔前外部有隆起，囊肿较大者可使鼻唇沟消失，上唇上部或口前庭等处均有明显膨隆（图2-4-22）。

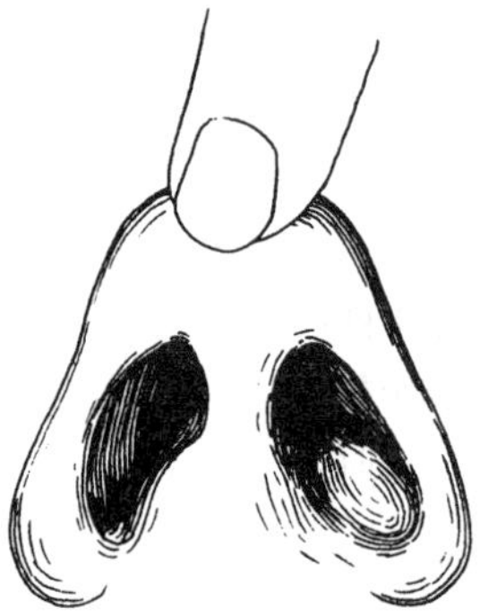

图2-4-22　左侧鼻前庭囊肿

2. 联合触诊　以戴手套或指套的一手指放在口前庭，另一指放在鼻前庭，行口前庭-鼻前庭联合触诊，可触知柔软而有弹性、有波动感、可移动的无痛性半球形囊性肿块。如有感染则可有压痛。

3. 穿刺检查　可抽出透明、半透明或浑浊如蜂蜜样液体，大多无胆固醇结晶。

4. 影像学检查　X线平片可见梨状孔底部有一浅淡均匀的局限性阴影，无骨质及上列牙的病变。囊内造影可显示囊肿大小、形状和位置。CT检查可见梨状孔底部局限性类圆形软组织影。

有时，须注意与鼻部牙源性囊肿相鉴别（表2-4-2）。

表2-4-2　鼻前庭囊肿与鼻部牙源性囊肿的鉴别诊断

	鼻前庭囊肿	鼻部牙源性囊肿
致病原因	胚胎发育异常或腺体潴留	牙畸形发育或因深度龋齿所致
好发部位	鼻前庭底部或鼻翼根部	上颌骨内或上颌窦内或上颌牙牙根部
临床特点：		
一般检查	鼻前庭、鼻翼根部等处隆起，牙齿齐全	面颊部隆起，有缺牙或龋齿
囊肿穿刺	囊液呈黄色、棕黄色或琥珀色，大多不含胆固醇结晶	囊液呈姜黄色、酱色、黑或黄褐色，含有胆固醇结晶
影像学检查	无骨质破坏，与牙齿无关	上颌窦底壁可被推移，骨质被吸收破坏，可囊内含牙

【治疗】

若囊肿较大已有面部畸形及鼻塞症状或有反复感染病史者，应取唇龈沟进路行手术切除。手术方法：在靠近上唇系带的囊肿一侧，作一横切口，朝梨状孔方向分离软组织，暴露囊壁后仔细分离并完整切除。如有囊壁与鼻前庭皮肤紧密粘连者，仍应以彻底切除囊壁为原则。此时术中难免撕裂鼻前庭皮肤，其处理方法是术后用凡士林纱条填压该处，待健康肉芽逐日修复之。

四、鼻背中线皮样囊肿及瘘管

鼻背中线皮样囊肿及瘘管，属先天性疾病。其膨大的部分称窦，有窦口与外界相通者谓之鼻背中线瘘管（median fistula of nasal dorsum）；无窦口与外界相通则称囊肿，其内若仅含上皮及其脱屑者为上皮样囊肿，倘含有真皮层的汗腺、皮脂腺、毛囊等皮肤附件者，谓之鼻背中线皮样囊肿（median dermoid cyst of nasal dorsum）。

本病较少见，据 Taylors 等（1966）报道，其发病率约占头颈部（上）皮样囊肿的 8%；男性多见。囊肿可发生于鼻梁中线上的任何部位，但多见于鼻骨部，向深部发展多居于鼻中隔内。瘘管者，其瘘口多位于鼻梁中线中段或眉间，有时尚可有第 2 开口位于内眦处。

【病因】

学说虽然较多，但有其共同之处，皆认为胚胎发育早期的外胚层被包埋所致。如当两侧内侧鼻突与额鼻突融合形成外鼻时，有外胚层组织滞存其中，可发展成本病。

【症状】

出现症状的年龄大多在 15～30 岁期间。也可有部分患者，在较小年龄阶段即已发现鼻背部有小瘘口或有局限性小肿块，随其年龄增长而逐渐增大。瘘口处可挤出黄色油脂样或脓样物质甚至细小毛发。患者多有鼻背部沉重感。若囊肿较大且位置较深者，可出现明显鼻塞。视患者年龄大小、囊肿或瘘管的部位和范围、有否感染史或手术史等因素不同而症状各异。

【检查】

1. 一般检查　可见患者鼻梁中线某处有局限性半圆形隆起或有鼻梁增宽，位于鼻梁上段过大的囊肿，可使眼眶间距变大或眉间隆起。触扪隆起处皮肤，觉其表面光滑且可有特殊移动感，压之可有弹性。如为瘘管，挤压瘘口时可有皮脂样分泌物甚至细小毛发溢出。瘘管有感染者可有溢脓，瘘口周围红肿或有肉芽生长。

2. 鼻腔检查　收缩鼻黏膜后仔细检查，可发现少数患者有鼻中隔后上部增宽。

3. 特殊检查　X 线正位片有时可见鼻中隔增宽、分叉或有梭形阴影，侧位片偶可查见鼻部有纺锤状或哑铃状阴影；必要时可行囊肿和瘘管的 X 线造影或断层拍片；若畸形病变有向颅内侵犯可疑者，则需行 CT 扫描或颅脑部 X 线造影检查。穿刺检查有助于确诊。

根据症状及检查所见诊断多无困难，但有时须与脑膜脑膨出相鉴别（参见本章第四节）。

【治疗】

主要为手术治疗。若无全身特殊原因，宜尽早手术，以免鼻支架发育受影响。发生感染者尤应控制后即行手术。亦有认为无并发症且年龄太小者，若过早施术，可能将影响面骨发育，可将手术时机酌情延缓到 4～5 岁之后。

【手术步骤】

于术前一天向瘘管或囊肿内注入美蓝，以期在术中作病变被切除的标志之用。

1. 麻醉　幼儿多取气管内插管全麻，成人则可用局麻。

2. 切口　多取鼻外进路。应根据瘘管或囊肿的所在部位及病变范围的不同，灵活选择如下切口：①鼻背中线垂直（或 Y 形或 T 形）切口；②鼻根部横切口＋瘘口周围环形切开；③鼻背中线垂直切口＋瘘口周围环形切开；④鼻侧切开等。因上述切口均有损害面容，故有人建议采用鼻底部蝶形切口。

3. 分离并摘除　有时可见鼻骨中间有一孔道，囊肿骑跨其间而呈哑铃状，此时应凿除部分鼻骨，以利完整摘除。深入鼻中隔的瘘管及其膨大的窦部可呈梭形或纺锤状（图 2-4-23）。须仔细分离，勿遗留其囊壁，以

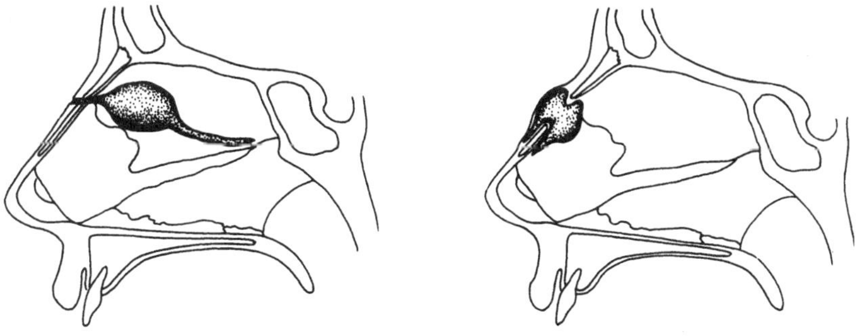

(1)　　(2)

图 2-4-23　纺锤状及哑铃状鼻背中线皮样囊肿及瘘管

（1）纺锤状　（2）哑铃状

免复发。

4. 修复 术毕时，如见鼻梁部所遗缺损较大，为预防术后继发鞍鼻，可植入自体或同种异体骨屑或骨片。

第三节 鼻孔畸形

一、前鼻孔闭锁及狭窄

前鼻孔闭锁及狭窄（atresia or stenosis of anterior nares），多由外伤及后天性疾病的破坏性病变所致，属先天性者少见。

【病因】

1. 后天性 造成后天性前鼻孔闭锁及狭窄的病因主要有鼻部外伤、炎性疾病及皮肤病等。如患者本身为瘢痕体质者则尤甚。

（1）鼻部的各种外伤：如鼻底部的裂伤、化学性腐蚀伤、烧伤或烫伤等。

（2）鼻部的特种感染：即鼻部的某些特殊传染病，如梅毒、麻风、鼻硬结症和雅司病等（参见“耳鼻咽喉特殊传染病”相关章节）。

2. 先天性 在胚胎正常发育的第2～6个月期间，鼻前孔暂时为上皮栓所阻塞，若6个月后上皮栓仍不溶解消失或溶解不完全，形成膜性或骨性间隔时，将导致先天性前鼻孔闭锁及狭窄，但少见。

【症状】

鼻塞几乎是唯一的症状，并且与其闭锁或狭窄的程度成正比。

新生儿若患先天性双侧前鼻孔闭锁时，则病情危重：其一，新生儿多不会用口呼吸，可发生窒息；其二，因哺乳困难，导致严重营养障碍；其三，极易误吸，可致吸入性肺炎。该闭锁多为膜性，厚约2～3mm，位于鼻缘向内约1～1.5cm处，中央若有小孔则可稍微通气。

【治疗】

对新生儿先天性双侧前鼻孔膜性闭锁，先以粗针头刺破闭锁膜，再置一短塑料管并妥善固定，以作扩张之用；对后天性者，可行前鼻孔整形术。手术方法如下：

1. 术前注意事项及准备

（1）原发病变未愈或面部及上呼吸道有急性化脓性感染者，不宜实施手术。

（2）鼻腔及鼻窦有普通炎性疾病时，应先予以适当治疗后再行手术。

（3）术前准备2处皮肤：一为手术区域及其附近，二为大腿内侧皮肤。

（4）术前约30分钟，口服苯巴比妥，需全麻者皮下注射阿托品。

（5）预先选择几种不同直径的硬硅胶或塑料短管消毒备用。

2. 麻醉 成人多用局部浸润麻醉或酌情加用面部的神经阻滞麻醉，可仿鼻小柱整形术，幼小患者或不宜局麻者可用全麻。

3. 操作步骤

（1）体位：平卧，肩下垫枕，头后仰。头部可略高于下半身。

（2）切口：在相当于鼻缘处，右侧作近似∠形切口，左侧则反之。彻底切除鼻前庭内的瘢痕组织（图2-4-24），充分扩大前鼻孔并形成移植床，暂以纱条填压止血。

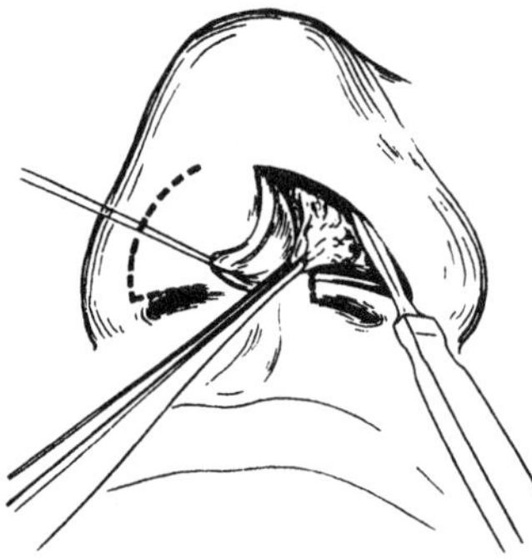

图2-4-24 切口及切除鼻前庭内瘢痕组织

（3）准备皮片管：取大腿内侧的替尔或厚断层皮片，裹衬于已备好的管径适宜的胶管上，皮片边缘对缝数针，使成为创面向外的皮片管，两端缝于胶管上作固定（图2-4-25）。在皮片管上缘先缝留长线2～4针，将缝线尾部绕管口上端从管内引出，以便插入时牵引皮片管，使其上缘不致翻卷（图2-4-26）。

（4）植入皮片：将皮片管经新前鼻孔置于移植床上，皮片管下缘与前鼻孔创缘间断缝合，均留长线端，

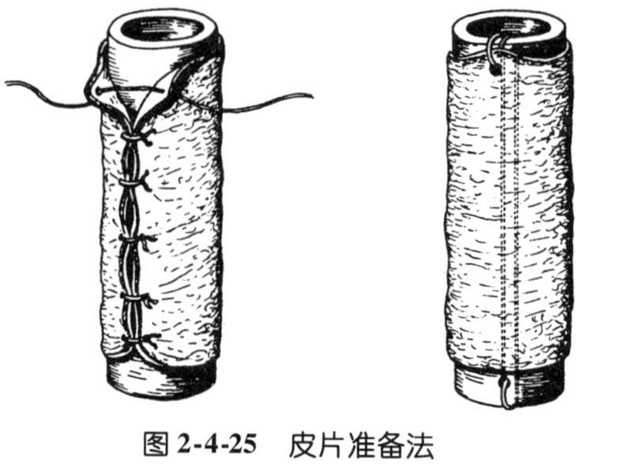

图2-4-25 皮片准备法

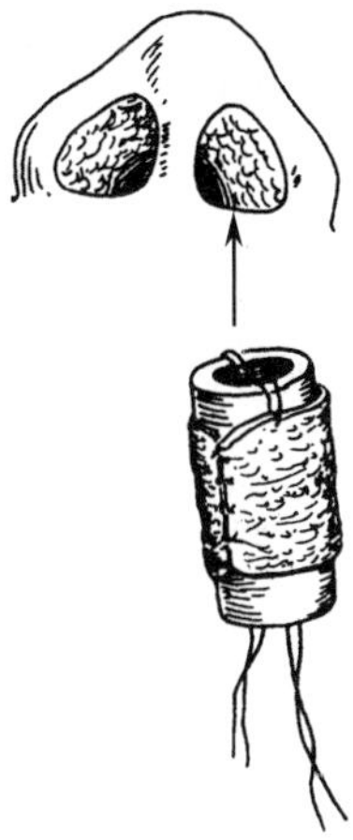

图 2-4-26　皮片植入法

以便捆扎环绕鼻缘的碘仿纱条，使其保护创缘。妥善缝固扩张胶管以防滑脱（图 2-4-27）。胶管内填以碘仿或凡士林纱条。

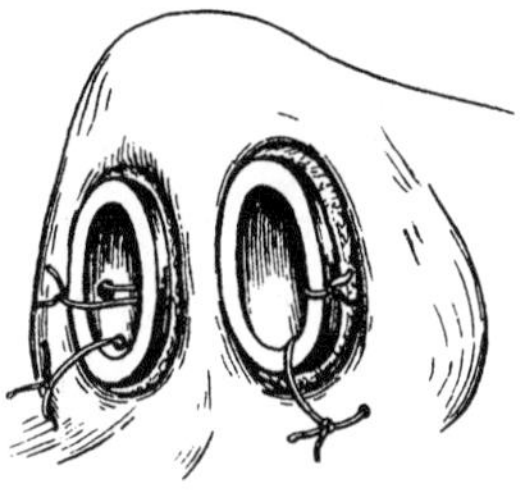

图 2-4-27　皮片固定法

4. 术后处理　术后须注意应用抗生素。24～48h 后更换胶管内纱条。管内不填塞纱条后，可滴入抗生素类药液。5～7d 拆线。为防止鼻前孔发生瘢痕收缩，胶管须持续置放，不应少于半年。

二、后鼻孔闭锁

后鼻孔闭锁（choanal atresia）为一少见畸形。两个多世纪前，由 Roederer（1755）发现本病；由 Otto（1814）首次论及先天性后鼻孔闭锁，并随后（1829）对其进行尸体解剖；由 Emmert（1853）首倡施术矫治。Healy（1978）称后鼻孔闭锁的发病率约为 1∶8000。

【病因及病理】

闭锁的病因有先天性和后天性之分，先天性者多见；闭锁的程度有单侧、双侧、完全和部分闭锁之分，双侧者多见。闭锁隔的性质有骨性、混合性、膜性之分。先天性者约 90% 为骨性及混合性；后天性者皆为膜性。骨性的闭锁隔多由扭曲形骨片所构成；混合性者则既含骨片又有软骨。闭锁隔可厚达 1～12mm 不等。多数在 2mm 左右，但常为周边厚，中央薄。有时中央可见小孔，但患者仍觉鼻塞。先天性的膜性隔可菲薄如纸，但少见。闭锁隔（或膜）可分为 4 缘 2 面：下缘位于腭板上；上缘附着于蝶骨体下；外侧缘与蝶骨翼突内侧板和腭骨垂直板相接；内侧缘多在犁骨侧面；前谓鼻面；后为咽面。两面的黏膜分别与所在腔体的黏膜相延续。闭锁隔多呈偏转倾斜状：从横断面观，闭锁板的内侧缘与犁骨中部成锐角（图 2-4-28（1））；从矢状面观，其下缘与腭板亦成锐角（图 2-4-28（2））。故在其鼻面和咽面各有一楔形盲囊样腔隙：鼻面的位于外上，咽面的位于内下。此腔隙于术中须先加探明。

1. 先天性　有关先天性后鼻孔闭锁的致畸学说较多，主要学说如下：

（1）颊鼻膜未自行破裂：胚胎第 6～7 周时，颊鼻膜多自行吸收破裂，形成原始后鼻孔（参见“原始鼻腔的发生”）。若颊鼻膜有较厚的间质组织，未能被吸收，则可形成闭锁隔（或膜）。间质组织内有来自鼻中隔和腭突的细胞成分的掺入。视其掺入的量不同而闭锁隔的性质各异：掺入量小，闭锁隔可为膜性；若较大，则可形成混合性，甚至为厚实的骨性。

（2）颊咽膜上端未溶解：胚胎第四周时颊咽膜溶解破裂，原口与前肠相通。因颊咽膜的上端在腭平面以上，若不溶解吸收则可发展为本病。

（3）骨性后鼻孔异常发育：蝶骨体及其翼突内侧

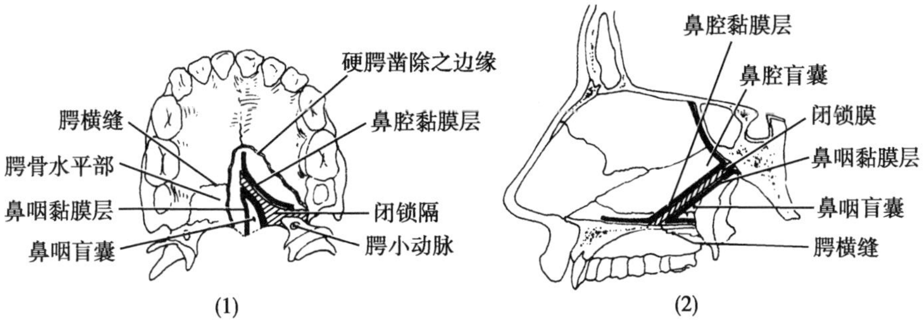

图 2-4-28　后鼻孔闭锁隔位置示意图
（1）下面观　（2）侧面观

板、犁骨后缘及犁骨翼、腭骨水平部共同围成后鼻孔。若上述各骨过度增生，可形成既有软骨又有骨质的混合性闭锁，其中软骨部分可能来自腭骨。

（4）鼻突和腭突异常发育：认为本病系因环绕颊鼻膜的鼻突和腭突区异常发育所致（Hengerer 和 Strome，1982）。

（5）上皮栓块演化学说：认为于胚胎期后鼻孔出现后，其一侧或两侧为上皮栓块所堵塞，后者逐渐演化发展成为膜性或骨性闭锁。

2. 后天性　病因为后鼻孔附近曾患结核、梅毒、硬结病等，以及曾遭意外重伤或曾行腺样体手术，愈后瘢痕形成闭锁，故皆为膜性闭锁。闭锁膜的形状不如先天性者规则光滑，亦非仅局限于后鼻孔处。

【症状】

主要症状是鼻塞和嗅觉障碍。患者症状的轻重缓急，与闭锁程度或性质有关。先天性者，尚与其年龄有关。

新生儿难于用口呼吸，是由于在解剖及生理方面有其特殊性。先天性双侧完全性后鼻孔闭锁者，出生后即有严重呼吸困难、发绀、甚至窒息。有些患儿的症状虽不如上述严重，但在吮奶或闭口时呼吸困难加重，明显发绀，拒绝吸吮。而张口啼哭时，症状反见显著改善或消失。再次吮奶或闭口时，症状又复出现，故呼吸困难常呈周期性发作。因吮奶不便而致营养障碍，加之不能经鼻呼吸而易罹患肺炎甚至夭折。若能幸存下来，需经历约 4 周才逐渐习惯用口呼吸，但吮奶时仍有憋气。随着患儿年龄增长，症状可日趋减轻。少数先天性双侧闭锁患儿，亦可无上述症状。先天性者若在幼年时曾被忽略，后来仍可追询出患者自幼即有患侧鼻孔不能通气，或不能擤出鼻涕，婴儿时期曾有吮奶及呼吸困难等病史。

先天性单侧后鼻孔闭锁者，吮奶时可出现气急，平时可无明显症状。但有一种情形须加重视：即已习惯用健侧鼻孔呼吸的先天性单侧闭锁幼婴，若健侧偶然堵塞，可能会突发窒息。

先天性者常伴发其他畸形，如硬腭高拱，两歧腭垂，面骨不对称，扁平鼻，鼻翼软骨裂，双耳垂，先天性耳前瘘管，外耳道闭锁，先天性虹膜缺损，多指畸形，先天性心脏病，颌面成骨不全综合征，眼部、肠道及泌尿系统的畸形等。并发现有遗传倾向。

后天性后鼻孔闭锁者的症状，与导致闭锁的原发疾病、闭锁部位、病变范围、病程久暂及有无并发症等皆密切相关。

【检查】

患儿拒奶及有较典型周期性呼吸困难，每当张口啼哭或行压舌检查时症状立见缓解。稍大的患儿可见其以口呼吸。患侧前鼻孔内充满黏液但无气泡。由患鼻分泌出的黏性蛋白状物，刺激鼻翼及上唇等处而皮肤发红或出现湿疹。双侧闭锁的成年患者，因其长期用口呼吸，可有硬腭高拱，上列切牙不整。单侧闭锁者则见其鼻中隔偏向患侧。对疑为患本病者，需要确诊，尚可用下列诸法以助检查：

1. 鼻内镜检查可直接探明闭锁部位及周围情况。

2. 将细软相宜之导尿管导入鼻腔，观其能否下达咽部。

3. 注美蓝于鼻腔，检查咽部有无蓝色。但用量宜少，免有呛、淹气管之危险。

4. 行碘油滴鼻造影 X 线拍片，有助确诊，并可确定闭锁部位及深度。

【诊断与鉴别】

先天性双侧闭锁者及后天性闭锁者，因其各自的病史及临床表现多较典型，一般不难确诊；先、后天性闭锁两者之间，因各具临床特点，亦易鉴别；唯有先天性单侧闭锁者易于疏漏或误诊。应与之鉴别的疾病有：先天性鼻咽闭锁、新生儿窒息、后鼻孔息肉、腺样体肥大、先天性心脏病、胸腺肥大症、先天性鼻部皮样囊肿、后鼻孔或鼻咽部肿瘤，以及局部的炎症或异物、鼻腔或鼻咽粘连、脑膜脑膨出、先天性小颌畸形等。

【治疗】

1. 紧急救治　当婴儿出现窒息时，立即以手指或压舌板将舌压下，使其离开软腭，开通呼吸道。然后，将小号的口咽通气管或其顶端已剪开扩大的橡皮奶头，置于婴儿口内，并以胶布或系带妥善固定。对于先天性双侧闭锁的重症病儿，其救治原则是：立即建立经口呼吸通道，加强营养供给，防治继发感染，为手术矫治创造条件。

2. 手术治疗　行后鼻孔闭锁成形术，是其根本性的有效方法。

选择手术的时机、径路及方法，应视患者的年龄、闭锁的病因、性质以及全身状况等而定。就时机而言，以往意见不一。一般有宜早手术和暂缓手术两种意见，大多是针对先天性者的。尤其对新生儿先天性双侧闭锁者，多数赞成宜早手术。其理由是：①先天性闭锁者中虽 90% 为骨性，但新生儿的骨板菲薄，骨质柔软较易穿破，若为膜性闭锁则更易手术，因等待愈久，瘢痕或肉芽组织形成的危险愈大；②早期建鼻呼吸有利于面骨正常发育；③手术使之经鼻呼吸是消除窒息危险的根本措施；④新生儿对术后置留的固定物有较强的耐受性；⑤新生儿的住院时间和疗程均短于岁数较大者等。主张手术缓行者，考虑较多的是患儿的全身状况、手术安全性等问题。建议将手术推迟到1～2岁之后或更晚施行。

进路及方法：就手术进路而言，有鼻腔进路、硬腭进路、鼻中隔进路及上颌窦进路4种。因后两者有可能影响患儿的鼻中隔和上颌的发育，极少施用，不予赘述。术式多在前两者中酌情选择。

（1）鼻腔进路：优点是：进路简便，适于新技术施展；损伤较小，无碍发育；较少受年龄限制，尤宜于婴幼儿者；膜性闭锁者也多用此进路。缺点是：术野受限伴鼻腔狭窄或硬腭高拱者尤甚；对坚硬厚实的闭锁板无能为力；术后较易发生瘢痕性再闭锁。

1）适应证：①鼻腔较宽，较易见到闭锁隔者；②闭锁隔骨板较薄，或为膜性者；③新生儿或幼儿，因全身状况甚差而急需用鼻呼吸者。

2）体位及麻醉：平卧，头后仰，肩下垫枕。新生儿或婴幼儿宜行气管内插管全麻，或先行气管切开术后再作全麻，对少数膜性闭锁的新生儿亦可无需麻醉。成人者多行全麻或可用鼻黏膜表面麻醉法。

3）手术步骤：麻醉后，须先以钝头探针探明闭锁隔的性质、各部分的位置及其与前鼻孔的距离。必要时，可从口内置入鼻咽镜以助了解闭锁隔的厚度，且便于术中观察闭锁隔咽面情况。若有中隔嵴突则先行矫正，并向上或向外折移下鼻甲以扩大术野。如为左侧鼻，看清闭锁隔后，沿新鼻后孔缘作一C形黏膜切口。若右侧则反之。或左右皆改行U形切口。剥离黏膜，暴露闭锁隔的骨面后，用骨凿、粗穿刺针、蝶窦咬骨钳、长弯锉、刮匙或电钻等将隔骨去除。术中须注意：操作器械的方向宜向下向内，并控制深度，以免伤及颅底或颈椎，其新造后鼻孔以略大于前鼻孔为度。隔后咽面的黏膜应予保护。最好能将咽面黏膜也作一与鼻面反向的切口，均形成黏膜瓣以覆盖创面。最后自前鼻孔置一粗细相宜的硅胶扩张管伸达鼻咽部，以起固定黏膜瓣及防止瘢痕缩窄之用。膜性闭锁者留置2周。若为骨性则需留1～3个月，且应经常换洗消毒。Healy等（1978）采用CO_2激光除隔，认为该方法有许多优点；认为扩张管不宜留置过久，否则因发炎而产生肉芽或再次缩窄。

（2）经腭进路：其优点是可在较广的直视术野下彻底去除闭锁隔；可补救已失败的其他术式或对付厚实的骨性隔；能有效地获得黏膜瓣，使之覆盖新建后鼻孔的创面，以减少瘢痕组织形成。缺点是手术创伤较剧，需大块切除硬腭的后三分之二，不利婴幼儿颌骨发育。

1）体位及麻醉：平卧，肩下垫枕，头后仰位。气管内插管全麻。

2）切口：虽有许多改良变通的切口（图2-4-29），如舌形、倒T形、倒Y形、I形或门扇形等。但现以施用U形（即舌形中的一种）切口者居多。

3）操作步骤：遵循上述切口，向前分离黏骨膜瓣。暴露并咬除闭锁侧硬腭骨板后缘至鼻腔底部。切开鼻腔底部黏膜，充分暴露鼻中隔后部及闭锁隔。首先彻底凿除闭锁隔骨质，新建后鼻孔。再纵向切开犁骨后缘黏骨膜，从两侧向前分离以露出骨性鼻中隔后份，将后者的一部分或全部咬除。先将鼻中隔后份对侧的黏骨膜，作成一基底在下的长方形黏骨膜瓣（甲瓣）。再将鼻中隔后份术侧的黏骨膜，作成一基底在前的长方形黏骨膜瓣（乙瓣），并修剪其多余部分。将“甲瓣”向术侧倒下以覆盖新后鼻孔下方的粗糙面。又将“乙瓣”折向对侧鼻腔，包绕并覆盖鼻中隔新后缘。为防止黏骨膜瓣移动，可先涂用生物胶于创面，再予以妥善贴合。手术至此，左右后鼻孔得以合二为一，或可理解为鼻中隔后缘前移。置一硅胶扩张管，以起固定黏膜瓣和扩张后鼻孔之用。再以凡士林纱条填塞鼻腔，缝合硬腭切口。

有建议将乙瓣完全切除者。此外尚另有建议，当暴露闭锁隔后，将其两面的黏骨膜分开，彻底除去隔骨板。将闭锁隔鼻腔面的黏骨膜，作成一基底在上的黏骨膜瓣（图2-4-30），向后上贴合以覆盖新后鼻孔上方的创面；再将闭锁隔鼻咽面的黏骨膜，作成一基底在下的黏骨膜瓣，向前方贴合以覆盖新后鼻孔下方的创面。

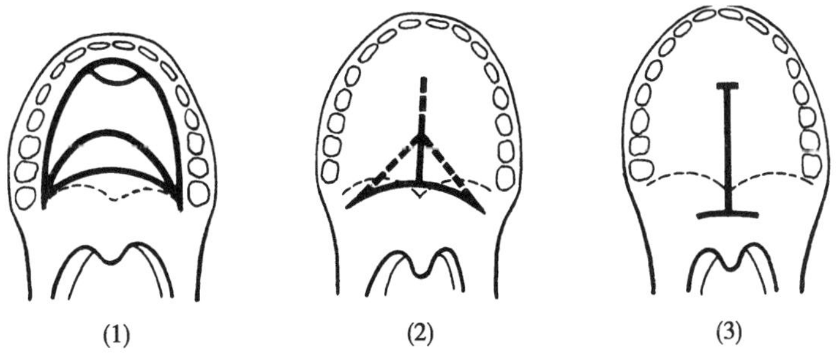

图2-4-29　经腭途径鼻后孔整形术的几种切口

（1）四种舌形切口　（2）倒T形（实线）切口和倒Y形（虚线）切口
（3）中线切口和门扇形切口

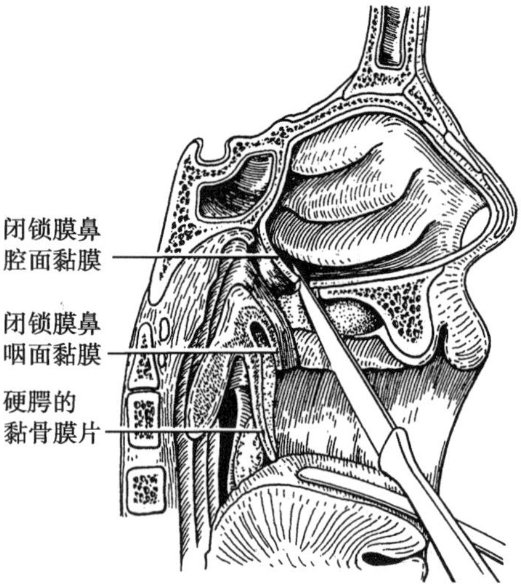

图 2-4-30 分开闭锁隔两面的黏膜，分别制成向上翻及向下翻的黏骨膜瓣

术后注意事项：

（1）全身应用足量有效的抗生素，预防感染。

（2）对婴幼儿，应严密观察，加强护理：如给氧、吸“痰”、除痂等。

（3）术后早期，对留置于新生儿鼻中的扩张管，须予以特别重视：保持通畅，严防脱落，以保障有效的“用鼻”呼吸。床边宜预备同等型号的硅胶扩张管，以防管腔堵塞或扩张管脱落后，患儿发生窒息。

（4）术后 48 小时抽除术中所填压的凡士林纱条，每日精心换药。

（5）局部治疗：如给予 1% ~3% 链霉素液滴鼻；雾化吸入疗法。

并发症及预防要点：

（1）术后早期可能并发出血、脑脊液鼻漏、局部感染甚至导致脑膜炎等。预防要点是，术中予以妥善止血及术毕妥善填压；术中注意操作方向及深度，切勿伤及腭部或颅底的大动脉，亦勿伤及颈椎或颅底骨质；加强抗感染治疗。

（2）术后主要并发症为闭锁复发。其导致原因可能有：①术中扩大新后鼻孔不够；②黏膜瓣未能有效地覆盖创面，以致肉芽组织增生；③硅胶扩张管拔除过早而扩张时间不够，或因拔除过晚致局部感染后发生瘢痕缩窄。预防要点是，在无损周围重要组织的前提下，应尽量扩大新建成之后鼻孔；妥善保护黏骨膜瓣并充分利用之；硅胶扩张管留置时间可根据患者局部有否反应而定，有于术后数天即取出者，也有留置数周甚至数月者，一般经鼻腔进路者扩张时间宜长些，而经腭进路者可略短，通常需留置 1 ~2 个月，但应经常取下清洗消毒。待创面完全上皮化之后方可取出。

第四节 脑膜脑膨出

脑膜脑膨出（meningoencephalocele）亦称为脑膜脑突出，系指一部分的脑膜、脑组织，通过颅骨缺损处疝出至颅外而形成的一种先天性畸形。据 Suwanwela 估计，在新生儿中发生脑膜脑膨出者约为 1/5000。Nager 指出 10000 个儿童中有 1 ~3 个，其中 75% 位于枕区。

【病因】

发病原因尚不甚明确。有认为系在胚胎发育期间，颅面的膜样骨和类软骨样骨连接处的骨化不一致，致交界处较薄弱，若此时脑组织过度生长，部分脑膜及脑组织便可通过尚未融合的骨缝膨出至颅外；或因胚胎期神经管闭合不全而发生颅裂畸形，脑和脑膜经此处膨出于颅外。与脊柱裂-脑脊膜膨出的病因相似。

【病理】

根据膨出的程度及膨出物所含的不同内容命名有别：若膨出物为内含脑脊液的、呈囊袋状的脑膜，则称为脑膜膨出（meningocele）；若部分脑膜及部分脑组织均膨出时，称为脑膜脑膨出；若除上述二者之外，连同脑室前角亦膨出颅外者，谓之脑室脑膨出（hydrencephalocele）。组织镜检：从外至内依次所见为皮肤、皮下组织、硬脑膜等，其所形成的囊内可包含有脑组织或脑脊液。

临床上可按膨出的部位分为枕后型、前顶型及颅底型；与耳鼻咽喉科有关的多为后两型。前顶型又名囟门型（sincipital type），多由筛骨鸡冠前方的盲孔处疝出至鼻部；颅底型又名基底型（basal type），膨出物多自筛骨鸡冠之后方疝出。脑膜脑膨出的类型、出颅部位和临床表现（表 2-4-3）。

【症状】

不同类型的脑膜脑膨出，其肿物出现的部位亦各不相同。

1. 囟门型　初生婴儿于外鼻部正中或略偏一侧出现一表面光滑，质地柔软的肿物，随年龄增长而增大。若肿物较大时，皮肤即显得菲薄，且因内含脑脊液，故外观有特殊的光亮感。若肿物位于双眼之间，则可使鼻根部变宽，左右眼分开，便会形成所谓“眼距加宽症（hyperteleorism）”。

2. 基底型　该类型者肿物多位于鼻腔或鼻咽部，患儿可因鼻不通气而影响呼吸、睡眠及吮奶。

表 2-4-3　脑膜脑膨出的类型、出颅部位和临床所见

类型	出颅骨孔部位	临床所见部位
囟门型：		
鼻额型	鼻骨与额骨之间	眉间鼻根正中
鼻（额）筛型	鼻骨、额骨、上颌骨额突与筛骨之间	鼻根前缘稍偏外侧
鼻眶型	额骨、筛骨、上颌骨额突与泪骨之间	眼内眦部
基底型：		
蝶咽型	蝶骨和蝶筛骨之间或因颅咽管未闭	鼻咽部
蝶眶型	眶上裂	眶内球后上方
鼻内型	筛骨筛板	鼻中隔与中鼻甲之间
蝶筛型	蝶骨与筛骨之间	鼻腔后部或鼻咽部
蝶颌型	眶上裂	下颌骨升枝内侧，颊部膨起，眼球突出

【检查】

鼻外部、鼻腔或鼻咽部可查见肿物。肿物大小不一，可为 2～10cm 不等。因肿物表面皮肤菲薄，透光试验多为阳性。触摸肿块时，可感觉有随同脉搏或呼吸的搏动。患儿用力或啼哭、以及轻压囟门或颈内静脉时，肿物可略显增大或张力增加（即 Furstenberg 征阳性）；反之轻压肿物时，前囟门则稍向外凸。此为肿物与颅内相通的重要体征。但若膨出物所经过之出颅骨孔特别狭小，或因其蒂部堵塞，或其囊内有纤维化时，该典型体征可不明显或完全不出现。

目前 CT 与 MRI 检查为确定肿物的原发部位，突出处的颅骨缺损情况的首选检查方法。CT 显示骨质缺损更为清晰，而 MRI 对显示肿物与颅内脑膜及脑组织的关系更为明确。

局部穿刺或注入染色剂虽有助于诊断，但利少弊多，并可能引起严重感染等并发症，故不建议使用。必要时可行鞘内注射碘剂造影，以证实疝囊与颅内有否交通。严禁行肿块活组织检查。

【诊断及鉴别诊断】

根据症状及体征表现即可确诊。新生儿单侧眼球突出且伴有搏动者，须考虑为眶内脑膜脑膨出。

因新生儿、婴儿及幼小儿童患鼻息肉、额窦或筛窦的黏液囊肿、或鼻内肿瘤者甚少，故不难与本病相鉴别。但须与鼻部其他先天性肿物相鉴别：

1. 鼻部神经胶质瘤（nasal glioma）　系较罕见的神经组织“良性肿瘤”，与脑膜脑膨出同属先天性神经源性鼻部肿物，常见于新生儿。多数学者认为，此瘤的病因与脑膜脑膨出相似。所不同的是，部分脑膜脑组织疝出后，其颅底脑膜及颅骨缺损处已在胚胎期自然愈合，所遗留于鼻部的神经组织构成鼻神经胶质瘤；虽具某些肿瘤特征而得名，但实为先天性的异位脑组织，属于一种发育异常。因其肿物的囊腔与颅内不相通，故 Furstenberg 征阴性。

2. 鼻中线皮样囊肿　为外胚性鼻部肿物，Furstenberg 征阴性。仅极少数者可出现于婴幼儿期；大多在 15～30 岁发病。肿物的外观特征也明显有别于脑膜脑膨出。

3. 鼻根部血管瘤　新生儿可有鼻根部血管瘤，为中胚层鼻部肿物。血管瘤多为扁平状突起而并非呈囊状。Furstenberg 征阴性。

【治疗】

一旦确诊，多转往神经外科行手术治疗。手术原则：将膨出之脑组织回纳颅内；难以回纳者，先将肿块于其蒂部切断，再封闭颅骨裂孔。应慎重选择手术时机：若过晚手术，不断增大的肿块将会导致难以矫治的颜面畸形；若过早手术，则因患儿耐受力差而出现手术危险。一般以出生后半年～1 年施术为宜。如肿物表面皮肤有破裂倾向，则应尽快手术治疗。

（陈建军）

第五节　鼻窦畸形

鼻窦畸形（sinusal malformation）是指由于先天或后天的各种原因，导致鼻窦发育出现某些变异甚至异常，且因此而出现不适症状或有病理表现者。虽然严重的外伤或肿瘤压迫、侵蚀等机械性损伤，有时亦可致鼻窦缺损畸形，但本章仅就鼻窦的变异或异常发育予以叙述。

【病因】

导致鼻窦发育出现变异或异常发育的机制目前尚不清楚。一般认为主要有先天性和后天性原因。

1. 先天性原因　主要为胚胎发育障碍所致。表现为单个或多个鼻窦未发育或缺失。可伴有患侧缺鼻畸

形。甚至可为单侧或双侧全组鼻窦完全缺失。常伴有颌面部的其他先天性畸形。

2. 后天性原因 可能与内分泌紊乱、炎性感染、局部外伤、营养障碍、气候环境及生活条件等因素，导致松质骨吸收不良或发育受影响有关。内分泌紊乱学说认为，若脑垂体、甲状腺、肾上腺皮质及性腺等有功能障碍时，将明显影响鼻窦的发育：如巨人症者，可有鼻窦过度发育；而佝偻病或侏儒症者，则其鼻窦可发育不良。炎症学说认为鼻窦的气化过程类似于乳突：若自幼即有化脓性中耳炎者，其乳突多有气化不良；若婴幼儿的鼻腔存在炎性感染时，也可影响鼻窦的气化。

【畸形与变异】

不同个体的鼻窦，其所处或深居在颅骨中的位置、窦腔的形状、容积的大小、窦腔的分隔等方面，差异颇大；即使在同一个体，左右两侧鼻窦的状况亦不尽相同。鼻窦通常较易出现的变异大致有：①鼻窦仅部分发育、完全未发育或缺失；②左、右窦腔的容积大小不一，甚至有数十倍的悬殊；③鼻窦过度发育、扩伸至通常情况下所不能到达之颅面骨区域；④鼻窦的正常间隔缺如或出现异常间隔等。

鼻窦的许多变异，往往是在行健康体检、鼻部的其他手术或行尸体解剖时，于无意中偶然发现。在此之前，患者无明显或完全未曾有过与鼻窦有关的不适症状。若鼻窦虽有上述变异，但确无任何临床症状或病理表现时，与其说是“畸形”、“异常”，不如说是生理性变异。只有当出现临床症状时，方为异常或畸形。

【临床意义】

之所以要重视鼻窦的变异，是因为确有少数鼻窦存在变异者，出现不适症状，经施行相应手术后，症状缓解或消失；须充分认识鼻窦变异的意义，还在于用以指导临床实践，以免于诊断、治疗及手术操作过程中，因鼻窦的解剖变异而发生错误或意外。以下就各鼻窦的异常发育或变异分别阐述。

1. 上颌窦的异常发育或变异 上颌窦的异常发育或变异主要表现为上颌窦发育不全或缺失、鼻窦过度发育及向不同的方向扩伸、左右窦腔容积不相等或外观不对称等。

（1）上颌窦发育不全或缺失：上颌窦缺失者极为少见，且多伴有患侧缺鼻及面颊部深凹，左右面颊部不对称等；双侧上颌窦不发育者则更为少见。

（2）上颌窦腔过度发育：过度发育的上颌窦窦腔可向其四周扩伸。如向上颌骨额突、颧突、腭骨眶突及牙槽突等方向扩伸，分别形成额突窦、颧突窦、眶突窦和牙槽隐窝。

（3）上颌窦腔的异常间隔：临床上有时可于术中发现患者的上颌窦腔有异常间隔，将其分隔成两个或多个窦腔。异常间隔者中，约半数以上为垂直间隔。此外尚有水平间隔、斜行间隔及不完全间隔等。单一的垂直间隔，若呈冠状分隔时可将上颌窦腔分为前后两个腔；倘呈矢状分隔，则可将上颌窦腔分为内外两个腔。外腔为密闭腔或偶有小孔通向内腔；而内腔多通向中鼻道。

2. 额窦的异常发育或变异 鼻窦易发生变异者，首推额窦。表现为额窦发育不全或缺失、两侧窦腔的容积不等甚至相差悬殊、额窦过度发育扩伸、额窦中隔偏斜或出现异常分隔而致多窦腔等。

（1）额窦发育不全或缺失：如前所述，上颌窦发育不全者极为少见；而额窦发育不全者则较为常见。额窦前壁甚厚，其窦腔可小如蚕豆，容积可不足 1.0ml；细小的额窦腔常位于眼眶的内上角。小额窦亦可呈裂隙状位于厚实的额骨深处。一侧或两侧额窦完全不发育者，则仅有其厚实的额骨，称为额窦缺失，临床上亦有所见及；X 线检查或 CT 扫描时可见额窦区骨质密度与其周围一致。

（2）额窦过度发育：发育过度的额窦，其容积可在 40ml 以上；过度气化的额窦，向上可达额骨鳞部较远处；可同时经眶上或眶顶之后向两侧扩伸，少数可扩伸至蝶骨大小翼或颧突；向深部可达筛骨、蝶窦前壁和（或）鸡冠；向前下可延至鼻骨上部或上颌骨额突等处。临床上可见到额窦过度发育者，可同时有脑发育不全或脑萎缩。在额窦手术中，对于出现额窦过度发育者须注意如下几点：

1）额窦过度发育者，其窦腔各壁常可有骨嵴突起，后者于窦壁上形成不规则的小窝或壁龛，有时则可呈封闭的气房状。术中须予以开放，以利于术后引流。

2）额窦异常扩大者，其窦腔的后壁或下壁常变得极为菲薄甚或缺损，窦壁黏膜与脑膜或眶内组织直接贴合，术中剥离黏膜时倘若不小心，易误入颅内或眶内；窦内的感染也易向颅内或眶内扩散。

3）若额窦气化扩伸至鸡冠，有时嗅球可呈嗅嵴状隆起于窦内，手术时对此种情况须倍加小心，免致损伤。

4）如额窦气化向筛骨扩伸，可有一骨管横跨于额窦内，该骨管内有筛前神经和血管穿行。手术时不可伤及该骨管。

（3）额窦中隔偏斜：额窦异常发育，可出现中隔偏斜。后者可使得两侧窦腔的容积有 4～5 倍之差异，多为中隔的上部明显偏向一侧。若健康的大窦在额部浅面占据整个额区，而有病变的小窦在其深面，手术时，需经过大窦方可再入小窦。

（4）额窦的多间隔变异：额窦腔内完全或不全的多

间隔变异，多在额窦腔过度扩伸时，因其板障较为坚实而不能被完全吸收所致。亦有学者认为：多窦腔额窦畸形，实为筛窦的筛房异常发育，突入额骨的鳞部所致。额窦可被分隔成3个以上的窦腔，甚至可多达5～6个窦腔；其间可有小孔互相沟通，形成多房性额窦，且各自有其开口通向中鼻道。

3. 筛窦的异常发育或变异　筛窦异常发育或变异主要表现为筛窦气房在数目上存在个体差异，或多或少，因人而异，即气房可为3～17个不等；而筛窦发育不全或缺失者则极少见。此外，尚可有过度发育的筛房向其四周扩伸，如向额骨眶上板扩伸，可形成筛额气房，感染时较难与额窦炎鉴别；如向额窦底部扩伸，则可形成额筛泡（ethmofrontal bulla），行额窦手术时易误入此泡；若向上颌骨眶下板扩伸时，可形成筛上颌气房，感染时症状与上颌窦炎相似；若向蝶窦或蝶骨大、小翼扩伸时，可形成筛蝶气房，感染时症状颇似蝶窦炎；若向腭骨眶突或翼板扩伸时，可形成筛腭气房；向泪骨部突伸时，则可形成筛泪气房；向鼻甲气化时，可形成筛甲气房，或称为泡状鼻甲或鼻甲泡（concha bullose），多为中鼻甲，极少数泡状鼻甲可位于下鼻甲。

因筛窦过度发育，极少数病例的筛房可超出筛骨范围，突向较重要或甚为危险的区域，如眼眶或颅底等部位。当筛房所突向之处的骨壁极其菲薄甚至缺失，直接与眶骨膜、视神经、脑膜或海绵窦等部分或完全相接触时，尤应注意。尽管这类患者为数不多，但仍须有所认识或准备，以免在行鼻窦手术过程中不慎造成严重并发症。

4. 蝶窦的异常发育或变异　蝶窦的异常发育或变异主要表现为窦腔过度发育、蝶窦中隔偏斜或多间隔、蝶窦发育不全或缺失等。

（1）蝶窦过度发育：蝶窦所处的解剖部位极为重要。当蝶窦过度发育时，其与颅前、中、后窝的相距会更加接近，并且与颈内动脉、海绵窦、视神经、翼管神经、蝶腭神经节以及途经眶上裂的Ⅲ、Ⅳ、Ⅴ、Ⅵ对脑神经的关系会更加密切。一旦蝶窦发生病变，将有可能累及到上述重要的血管和神经组织，从而出现各种并发症或综合征，如外展神经麻痹、单眼或双眼失明、蝶腭神经节综合征（Sluder's syndrome）、眶尖或蝶裂综合征、海绵窦综合征、垂体综合征等。

有时颈内动脉和海绵窦形成蝶窦侧壁的外界。当蝶窦过度发育以致窦腔骨壁菲薄如纸甚至缺如，此时，颈内动脉可膨突于窦腔内，当经鼻行垂体手术时，须注意防止损伤此类变异。

（2）蝶窦间隔变异：蝶窦间隔变异大致有蝶窦间隔缺失、偏斜及出现异常的多间隔等。蝶窦中隔缺失者，其两侧窦腔合为一窦，仅有一个开口通向鼻腔，有学者认为此属一侧窦腔过度发育，致使另外一侧未发育之故。当蝶窦中隔斜向一侧时，其宽侧窦腔的容积可为窄侧的3～4倍。变异的蝶窦间隔可呈水平位或呈冠状面垂直位，而将蝶窦分成呈上下或前后的腔隙。若出现多间隔变异，蝶窦便被分隔成多个窦腔。

（3）蝶窦发育不全或缺失：不同个体的蝶窦，可呈多种类型发育，其中蝶窦未发育者较为少见。据卜国铉等曾观察100个解剖标本，发现蝶窦完全不发育者仅为1%。

（陈建军　彭云生）

第五章

外鼻及鼻前庭疾病

第一节 酒 渣 鼻

酒渣鼻（rosacea）为外鼻的慢性皮肤损害，常伴有鼻尖及鼻翼痤疮和皮肤充血，发病年龄较寻常痤疮为晚。

【病因】

病因不明，有关的诱因或病因可能有：

1. 毛囊蠕形螨（demodex folliculorum）寄生。
2. 局灶性感染。
3. 鼻腔疾病。
4. 嗜酒及喜食辛辣刺激性食物。
5. 月经不调。
6. 维生素缺乏。
7. 内分泌紊乱和精神紧张。
8. 心血管疾病等。

但至今上述原因均未获得完全证实。

【病理】

按病程进展可分为以下3期：

第1期：外鼻皮肤潮红，皮脂腺开口扩大，分泌物增加，使皮肤成油光状，饮酒、进餐、冷热刺激或情绪紧张时加重。

第2期：外鼻皮肤潮红持续不退，皮肤毛细血管逐渐扩张，常并发丘疹和脓疱疮，日久皮肤逐渐增厚呈橘皮样。

第3期：皮肤毛细血管扩张显著，皮脂腺结缔组织增生，使外鼻皮肤呈分叶状肿大，外观似肿瘤，称之为鼻赘（rhinophyma）。

【临床表现】

本病好发于中老年人面部，尤其是鼻部。女性较多见，但病情严重者多为男性。自觉症状不重，但有碍美容，部分患者可伴发眼病，包括睑缘炎、结膜炎等。局部检查可见外鼻皮肤潮红、毛细血管扩张、丘疹、脓疱或结痂，有时伴有鼻部软组织增生（鼻赘）等。

【治疗】

1. 一般处理　避免容易使面部血管扩张的各种因素，如热水浴、蒸汽浴、桑拿浴、长时间受冷或烈日曝晒等。忌酒和食辛辣的食物。碘可能会使病情加重，故应避免各种含碘的药物（碘化钾）和含碘的食物（如海带和贝类等）等。

2. 外用药　常用局部药物有5%甲硝唑霜剂、1%～5%硫磺洗剂、霜剂或凝胶剂、5%～10%硫磺软膏、成方灰色洗剂等。每次涂药前先用温水或肥皂水洗净患处，涂药后用手指按摩15分钟（使药物渗入皮内），每日早晚各1次。

3. 内用药　四环素内服对本病的丘疹、脓疱、结节以及红斑性病变有明显疗效，对伴发的眼部症状也有一定作用。起始量为0.5～1.0g/d，分次口服。1个月后，逐渐减至0.25～0.5g/d。疗程3～6个月。其他抗生素，如红霉素、土霉素、氨苄西林等也可使用。维A酸和甲硝唑可用于对常规疗法无效者。维生素 B_2 和 B_6 可作为辅助性治疗。

4. 其他疗法　为消除持久扩张的毛细血管，可采用电凝术、切割术、激光照射或外用腐蚀剂（如三氯醋酸）等。由于扩张的毛细血管往往交错成网，故在治疗上应多加注意。对鼻赘，可用手术切除肥大的部分，也可酌情选用电外科、冷冻外科、激光外科或皮肤磨削术；对于较大皮赘，可在局麻下将增殖部分切除，止血后植游离皮片。

第二节　鼻　　疖

鼻疖（furuncle of nose）是鼻前庭毛囊、皮脂腺或汗腺的局限性急性化脓性炎症，偶可发生在鼻尖或鼻翼。

【病因】

1. 挖鼻、拔鼻毛或外伤致鼻前庭皮肤损伤和继发感染。

2. 继发于鼻前庭炎。

3. 鼻腔、鼻窦发生化脓性炎症时，因脓液反复刺激，使局部皮肤损伤，诱发感染。

4. 糖尿病或抵抗力低者易患此病。

【临床表现及诊断】

可出现全身不适或伴低热，局部表现为红、肿、热、痛等化脓性炎症。发病初期，鼻前庭内出现丘状隆起，周围组织因浸润发硬、发红，局部跳痛。检查时触痛明显；疖肿成熟后，丘状隆起顶部出现黄色脓点，继而溃破，脓液流出，疼痛随之减轻。疖肿一般为单个发病，糖尿病或抵抗力差者可多个发病。疖肿一般在1周内自行穿破而愈。病情严重者可致上唇和面颊蜂窝织炎，表现为同侧上唇、面颊和下睑红、肿、热、痛，常伴有全身不适、畏寒、高热及头痛等症状。

【并发症】

1. 海绵窦血栓　鼻根至两侧嘴角的三角形区域，临床上称之为“危险三角”，鼻疖即发生在此三角内，若处理不当，则可引起严重的颅内并发症—海绵窦血栓性静脉炎。临床上表现为寒颤、高热、头剧痛，患侧眼睑及结膜水肿、眼球突出、固定、甚或失明以及视乳头水肿等。若不及时治疗，1～2日后可发展至对侧，严重者可危及生命或遗留脑和眼部后遗症。

海绵窦血栓性静脉炎发病机制：由于面部静脉无瓣膜，血液可双向流动，当疖肿被挤压或不慎撞击时，疖肿部位压力增高，使感染沿鼻前庭和上唇丰富的血管网扩散，继之经小静脉流入内眦静脉，又经眼上、下静脉逆向流动汇入海绵窦而发病。

2. 鼻翼或鼻尖部软骨膜炎　炎症向深层发展，波及鼻翼软骨膜，使鼻尖红肿，出现剧烈疼痛，全身症状明显。

3. 颊部及上唇蜂窝织炎　炎症向周围蔓延，周围小静脉发生血栓，形成蜂窝织炎。

4. 眼窝蜂窝织炎　炎症向上蔓延，出现眼球突出及疼痛，进而发生眼眶脓肿。

【治疗】

1. 疖肿未成熟者，可进行局部热敷、超短波、红外线照射等物理治疗等，以消炎止痛为主；患处可用10%鱼石脂软膏或甘油棉片敷其表面，促其成熟穿破；同时应给予足量抗生素药物；剧痛者酌情使用镇痛剂。

2. 疖肿已成熟者，可待其穿破或在无菌操作下用小探针蘸少许15%硝酸银腐蚀脓头，促其破溃排脓；亦可以小尖刀挑破脓头后用小镊子钳出脓栓，或用小吸引器头吸出脓液；切开时禁止挤压，务必不要切及周围浸润部分。

3. 疖溃破后，局部清洁消毒，促进引流，破口涂以抗生素软膏，既可保护伤口，防止结痂，也可达到消炎、促进愈合之目的。

4. 慢性病例或屡发者应排除糖尿病。

5. 合并海绵窦血栓性静脉炎时，必须住院治疗，给予足量、有效的抗生素，同时请眼科和神经科医师协助处理。

【预防】

本病应以预防为主，首先应戒除挖鼻及拔鼻毛的不良习惯；积极治疗鼻及鼻腔疾病，避免有害粉尘的刺激；糖尿病者应积极治疗，稳定控制血糖及尿糖；若已发生鼻疖，应避免撞击患部，切忌挤压；未成熟者忌行切开，切开时务必不要切及周围浸润部分。

第三节　鼻 前 庭 炎

鼻前庭炎（vestibulitis of nose）是发生在鼻前庭皮肤的弥漫性炎症，分为急性和慢性两种。

【病因】

1. 急、慢性鼻炎、鼻窦炎、变应性鼻炎等鼻分泌物的刺激。

2. 长期有害粉尘（如烟草、皮毛、水泥、石棉）等刺激。

3. 鼻腔异物、鼻腔及鼻窦肿瘤、鼻内特种传染性疾病等的分泌物刺激。

4. 其他，如挖鼻或摩擦导致鼻前庭皮肤损伤继发感染等。

【临床表现】

急性者感鼻前庭处剧痛，尤以擤鼻涕或挖鼻时明显。检查见鼻前庭内及其与上唇交界处皮肤弥漫性红肿，或有皲裂及浅表糜烂，鼻毛上附有黏脓块等；行前鼻镜检查时，患者感鼻前庭处疼痛而畏惧检查。慢性者感觉鼻前庭有痒、灼热、干燥及异物感，检查见鼻前庭鼻毛稀少，局部皮肤增厚，甚至结痂或皲裂，揭除痂皮后可有小出血创面。

【诊断及鉴别诊断】

根据上述临床表现，诊断较易。本病应与鼻前庭湿疹鉴别，后者常是全身湿疹的局部表现，瘙痒较剧烈，多见于小儿，病因常与过敏性因素有关。

【治疗】

1. 去除病因　积极和彻底治疗鼻腔、鼻窦疾病，避免有害粉尘的刺激，改正挖鼻习惯。

2. 急性期局部湿热敷或红外线照射，全身酌情使用抗生素。

3. 皮肤糜烂或皲裂者可用10% ~30%硝酸盐烧灼之，并涂以抗生素软膏。

4. 慢性结痂者用3%过氧化氢溶液清除痂皮和脓液，局部涂以1%黄降汞软膏或5%白降汞软膏等；渗出较多者，可用5%氧化锌软膏涂擦。

第四节　鼻前庭湿疹

鼻前庭湿疹（eczema of nasal vestibule），是发生在鼻前庭的一种皮肤损害，表现为一种具有明显渗出倾向的皮肤炎症反应，皮疹多样性，慢性期则主要表现为局部浸润和肥厚。皮肤损害可蔓延至鼻翼、鼻尖及上唇等处皮肤，瘙痒较剧，多见于儿童，可分为急性、亚急性和慢性3种。

【病因】

湿疹为过敏性皮肤病，属于Ⅳ型变态反应。引起湿疹的原因很多，有内在因子和外在因子的相互作用，常是多方面的。鼻前庭湿疹可能是面部或全身湿疹的局部表现，也可能单独发生。慢性鼻炎，急、慢性鼻窦炎的脓性分泌物的经常刺激、浸渍是鼻前庭湿疹的主要原因，搔抓、摩擦、局部药物刺激亦可诱发本病。内在因子如慢性消化系统疾病、胃肠功能紊乱、新陈代谢障碍和内分泌失调等均可产生或加重湿疹病情。

【临床表现】

1. 急性湿疹　急性湿疹以局部渗液、瘙痒及烧灼感为主要症状，皮疹为多数密集粟粒大的小丘疹、丘疱疹和小水疱，基底潮红。由于搔抓，丘疹、丘疱疹和水疱顶端抓破后呈明显点状渗出及小糜烂，浆液不断渗出，病变中心往往较重，而逐渐向周围蔓延，外周又有散在丘疹、丘疱疹，境界一般不清楚。当合并有感染时，炎症表现较明显，并可形成脓疱，脓液渗出或结黄绿色或污褐色痂。

2. 亚急性湿疹　当急性炎症减轻之后，或急性期末未及时适当处理，拖延时间较久而发生亚急性湿疹。皮损以小丘疹、鳞屑和结痂为主，仅有少数丘疱疹或小水疱及糜烂，瘙痒较剧。

3. 慢性湿疹　可因急性、亚急性反复发作不愈而转为慢性湿疹，亦可一开始即表现为慢性湿疹，而无急性或亚急性经过。主要表现为鼻前庭部皮肤增厚、浸润或皲裂，表面粗糙，覆以少许糠秕样鳞屑，或因抓破而结痂，境界一般清楚，病变大多局限。急性发作时可有明显渗出。自觉症状可有明显瘙痒。

【诊断及鉴别诊断】

主要根据病史、皮疹形态及病程。一般湿疹的形态为多形性、弥漫性，分布对称，急性者有渗出，慢性者有浸润、肥厚或皲裂，常反复发作，瘙痒较剧。本病应与鼻前庭炎鉴别。

【治疗】

1. 全身治疗　尽可能寻找该病发生的主要原因，如有有关的全身性疾病应及时治疗。湿疹属Ⅳ型变态反应，适当使用抗组胺药有一定作用，特别是在早期使用效果较好。常用的有苯海拉明、赛庚啶、氯苯那敏、开瑞坦（氯雷他定）、盐酸西替利嗪等。多数情况下，抗组胺药对疾病的过程没有明显的影响，但能缓解瘙痒，减少因搔抓而造成的刺激和损害。

2. 局部治疗

（1）西医治疗：积极治疗急、慢性鼻炎及鼻窦炎。根据皮损情况选用适当剂型和药物，对有感染者，应酌情使用抗生素治疗。对急性湿疹，以洗剂为主，可选用炉甘石洗剂、振荡洗剂等。对亚急性和慢性湿疹最好选用糖皮质激素霜剂，如皮炎平霜、氟轻松霜等，含焦油成分的糊剂对亚急性和慢性湿疹效果亦较好。

（2）中医治疗：急性湿疹者以清热利湿为主，方宜龙胆泻肝汤加减。亚急性湿疹以健脾利湿为主，佐以清热，方以胃苓汤加减。慢性湿疹应以养血祛风为主，佐以清热利湿，方宜养血定风汤加减。

【预防】

尽量去除可疑病因，禁挖鼻及避免局部刺激等。

第五节 复发性多软骨炎

复发性多软骨炎（relapsing polychondritis）是指主要损害常见于耳、鼻、喉和全身的软骨和眼球，表现为一种反复发作的类似炎症的损害。

【病因】

病因未明，多数学者认为本病属于一种自身免疫性疾病。

【病理】

本病无典型病理变化，其受累软骨之基本病理变化为：①初期（急性期）：软骨嗜碱性减弱或消失，软骨周围有嗜酸性粒细胞浸润，此外有浆细胞或淋巴细胞浸润，为非特异性炎症；②中期（软骨溶解或破坏期）：软骨基质中酸性黏多糖减少或消失，软骨基层疏松，软骨细胞破坏，胞浆丧失，有时仅有核残存，出现胶原组织或呈同质性变化。病变进一步发展，软骨基质坏死、溶解、液化，伴发软骨炎或出现肉芽组织和单核细胞浸润。破坏的软骨被以淋巴细胞为主的炎性细胞所分离；③末期（萎缩期）：残余的坏死软骨逐渐消失，肉芽机化，结缔组织皱缩，原有的组织或器官塌陷或变形。

【临床表现】

复发性多软骨炎视病变侵犯部位不同而有不同表现。如鼻部软骨受累，可出现鼻背、鼻翼或（及）鼻尖红肿、疼痛，多次发作后则形成“鞍鼻”，外鼻软骨破坏殆尽，外鼻呈明显畸形后，炎症可不再发生。外耳软骨受累则可出现耳廓红肿、疼痛，与耳廓化脓性软骨膜炎症状相类似，反复发作后可致耳廓萎缩呈“菜花状”，或形成外耳道狭窄，但发作时耳垂不受累。若呼吸道软骨受累，可出现咳嗽、气管或声门下狭窄、呼吸困难等。咽鼓管软骨受累则可出现传导性聋或鼓室积液。内耳受累则可出现耳鸣、眩晕、耳聋等。关节受累则出现发作性、不对称性、游走性关节疼痛。眼部受累则可出现结膜炎、角膜炎、巩膜炎、突眼、虹膜炎、玻璃体炎、视网膜炎、脉络膜炎或视神经炎，甚至导致失明等。此外，本病尚可侵犯软骨以外的结缔组织，特别是血管系统，引起肾病、心血管疾病、皮肤损害、肝功能及内分泌异常等表现；在较重患者或急性发作期患者可出现发热、体重减轻和贫血等全身性症状。

【诊断】

本病早在 1966 年国外即有初步诊断标准，目前国内有关此病的诊断意见为：①以“排他法”排除其他疾病之可能性；②有两处或两处以上部位之软骨有复发性炎症，其中至少包括一个特殊器官；③偶然或突然发现鞍鼻；④耳廓软骨损害表现；⑤一侧突眼或伴各类型眼炎；⑥测定血沉和尿酸性黏多糖明显升高（后者更为重要，前者不一定升高）；⑦损害处软骨活检，病理表现为炎性细胞分隔之软骨岛；⑧一般症状为发热、体重减轻和贫血。激素治疗有明显疗效。

【治疗】

本病之治疗主要以肾上腺皮质激素治疗为主，免疫抑制剂有一定疗效。若病情不能控制，患者可因呼吸及血管系统合并症、尿毒症和中毒性休克而死亡。

（乐建新）

第六章
鼻腔普通炎性疾病

第一节　急性鼻炎

急性鼻炎（acute rhinitis）是由病毒感染引起的鼻黏膜急性炎性疾病，俗称“伤风”，“感冒”。四季均可发病，但冬季更为多见。

【病因】

致病微生物为病毒。各种呼吸道病毒均可引致本病，其中以鼻病毒（rhinoviruses），腺病毒（adenoviruses），流感和副流感病毒（influenza-parainfluenzaviruses）以及冠状病毒（coronaviruses）最常见，此外，尚有肠病毒（enteroviruses），呼肠孤病毒（respiratory-enteric orphan viruses，REO viruses），呼吸合胞病毒（respiratory synzytial viruses，RS 病毒）等。其中，由肠病毒引起者潜伏期最短，鼻病毒，RS 病毒及副流感病毒等潜伏期较长。呼吸合胞病毒，副流感病毒，冠状病毒引起的感染倾向于缺乏免疫性，以致一生中反复发生感染，鼻病毒，肠病毒，腺病毒可产生较长期的免疫力。

当机体由于各种诱因而致抵抗力下降，鼻黏膜的防御功能遭到破坏时，病毒主要通过呼吸道传染而侵入机体，原已潜藏于上呼吸道的细菌也生长繁殖，毒力增强，使本病在原发的病毒感染的基础上，合并细菌性继发感染，如链球菌，葡萄球菌，肺炎球菌，流感杆菌和卡他球菌等。

常见的诱因为：

1. 全身因素　如受凉，过劳，营养不良，烟酒过度，维生素缺乏，内分泌失调以及心、肝、肾脏等全身慢性疾病等，可影响正常的新陈代谢，免疫功能下降。实验证明，当四肢皮肤受到寒冷刺激时，可引起鼻部血管痉挛，组织缺氧，鼻黏膜温度降低，纤毛输送功能障碍，SIgA 减少，对病毒的抵抗力下降。体质因素在发病中亦有一定的影响，如据估计，约有 10% 的人群很少患本病。此外，居住拥挤，室内通风不良，空气干燥等环境因素亦为诱因之一。

2. 局部因素　鼻腔的慢性疾病和邻近的病灶性疾病，可妨碍鼻腔的通气引流，影响其生理功能，有利于病原体在局部生长繁殖。如鼻中隔偏曲，慢性鼻炎，鼻息肉，慢性鼻窦炎，慢性扁桃体炎等。

【病理】

发病早期，鼻黏膜血管痉挛，腺体分泌减少；继之，黏膜中的血管和淋巴管迅速扩张，黏膜充血、水肿，腺体及杯状细胞分泌增加，有单核白细胞和吞噬细胞浸润；鼻涕初为水样，逐渐变为黏液性。以后黏膜中中性粒细胞渐增多，渗出于黏膜表面，加之上皮细胞和纤毛脱落，鼻涕变为黏液脓性。恢复期上皮新生，黏膜逐渐恢复正常。

【临床表现】

潜伏期约 1～3 天。整个病程可分为 3 期：

1. 前驱期　数小时或 1～2 天。鼻内有干燥、灼热感或异物感，痒感，少数患者眼结膜亦有异物感，患者畏寒，全身不适。鼻黏膜充血，干燥。

2. 卡他期　约 2～7 天。此期出现鼻塞，逐渐加重，频频打喷嚏，流清水样鼻涕伴嗅觉减退，说话时有闭塞性鼻音，还可能出现鼻出血；同时全身症状达高峰，如发烧（大多为低烧），倦怠，食欲减退及头痛等，如并发急性鼻窦炎则头痛加重。鼻黏膜弥漫性充血，肿胀，总鼻道或鼻腔底充满水样或黏液性分泌物。由于大量分泌物的刺激和炎性反应，鼻前庭可发生红肿，皲裂。

3. 恢复期　清鼻涕减少，逐渐变为黏液脓性，合并细菌感染时，鼻涕为脓性，全身症状逐渐减轻。如无并发症，7～10天后痊愈。而鼻黏膜的纤毛输送功能一般在8周左右方能完全恢复。

由于每次致病病毒的种类及其亚型不同，以及机体免疫功能和患者年龄的影响，本病的临床表现轻重不一，如副流感病毒3或RS病毒所引起的临床症状在成人和小儿有很大差别，成人的症状大多很轻，而在小儿则较重，常并发支气管炎或支气管肺炎。临床和实验研究证明，即使在同一种亚型的病毒，其引起的症状和并发症的发生率亦不尽一致，即使在同一家庭成员中也有明显差异。

小儿体内缺少各种致病病毒的相关抗体，易患本病。小儿患病时，全身症状较成人严重，多有发烧，倦怠，甚至高烧，惊厥。常伴有较明显的消化道症状，如呕吐，腹泻等。合并腺样体肥大时，鼻塞比一般重，妨碍吮奶，患儿哭闹不已。

【并发症】

由于感染的直接蔓延，或不恰当的处理方法（如病期内作咽鼓管吹张，用力擤鼻等），感染可向邻近器官扩散，产生各种并发症：①经鼻窦开口向鼻窦蔓延，引起急性鼻窦炎，其中以上颌窦炎和筛窦炎多见；②经咽鼓管并发急性中耳炎；③感染向下扩散，并发急性咽炎，急性喉炎、气管炎和支气管炎，小儿及老年人抵抗力低下，可并发肺炎；④经鼻泪管引起结膜炎，泪囊炎，但较少见。

【鉴别诊断】

1. 流感　全身症状大多较重，如高烧，寒战，头痛，全身的关节及肌肉酸痛等。上呼吸道症状可不甚明显。

2. 变应性鼻炎　无发烧等全身症状。鼻部症状的发作与接触一定的变应原有关。鼻黏膜苍白，水肿，鼻涕如清水样。可合并支气管哮喘等其他Ⅰ型变应性疾病，鼻腔分泌物细胞学检查，皮肤试验，激发试验及特异性IgE抗体测定等有助于鉴别。

3. 急性鼻窦炎　急性鼻炎病程延长，恢复期内症状不减轻，反而加重，头痛明显，大量脓涕，中鼻道或嗅裂有脓，局部出现压痛；血中白细胞增多，中性粒细胞比率增加，影像学检查示窦腔密度增高，黏膜增厚，甚至可见液气面。

4. 急性传染病　许多呼吸道急性传染病的早期可出现类似急性鼻炎的症状，如麻疹、猩红热、百日咳等，通过详细的体格检查和对病程的严密观察可鉴别之。

【预防】

1. 本病可发生或大或小的局部范围的流行，流行期间避免与患者密切接触，不出入或少出入公共场所，注意居室通风。由于致病病毒种类繁多，目前已鉴定出的血清型约100余种，且其间抗原极少出现交叉反应，疫苗接种在预防中作用有限。板蓝根等中药有某些预防作用，可煎服或粉剂冲服。

2. 经常锻炼身体，提倡冷水洗脸或冷水浴，增强体质。注意劳逸适度，饮食调和。

【治疗】

以支持治疗和对症治疗为主，并注意预防并发症。

1. 全身治疗　大量饮水，饮食清淡，疏通大便，注意休息。

（1）早期用发汗疗法：可减轻症状，缩短病程。如①生姜，红糖与葱白煎水热服；②解热镇痛药：复方阿司匹林1片，3次/d，或阿司匹林0.3～0.5g，3次/d。

（2）中成药：速效感冒胶囊1～2粒，3次/d，或感冒清1～2粒，3次/d，亦可用银翘片等。

（3）合并细菌感染或有可疑并发症时，全身应用抗菌药物治疗。

2. 局部治疗

（1）减充血剂喷鼻，可以减轻黏膜充血、肿胀而减轻鼻塞，改善引流，如1%麻黄碱生理盐水，或0.05%羟甲唑啉，小儿用药浓度适当降低。

（2）针刺迎香、鼻通穴，或作前述穴位按摩，可减轻鼻塞。

此外，要提倡正确的擤鼻法：紧压一侧鼻翼，轻轻擤出对侧鼻腔的分泌物；或将鼻涕吸入咽部后吐出。

第二节　慢性鼻炎

鼻腔黏膜或黏膜下的炎症持续数月以上或炎症反复发作，间歇期内亦不能恢复正常，且无明确的致病微生物感染，伴有不同程度的鼻塞，分泌物增多，鼻黏膜肿胀或增厚等功能障碍者，称为慢性鼻炎（chronic rhinitis）。

【分类】

慢性鼻炎的分类方法目前尚不统一。Joe和Benson（2005）将急性鼻炎以外的鼻炎分为变应性鼻炎（allergic rhinitis，AR）和非变应性鼻炎（non-allergic rhinitis，NAR）两大类，后者又按主要病因而分为非变应性鼻炎并嗜酸粒细胞增多综合征（NAR with eosinophilia syndrome），内分泌相关性鼻炎（homone related rhinitis），药物性鼻炎，化学物质损伤性鼻炎以及萎缩性鼻炎……数十种。Joe 和 Benson 等认为，所谓非变应性鼻炎是指具有间歇性流涕、鼻塞、鼻黏膜充血等表现而与变态反应无关、且为非感染性的长年性鼻炎。在某些慢性鼻炎的病例中，也含有某些变态反应成分。国内目前尚缺少慢性鼻炎的定义及分类的统一标准。本节仍将慢性鼻炎分为慢性单纯性鼻炎和慢性肥厚性鼻炎两种，由于慢性干燥性鼻炎常与职业因素有密切关系，留在职业病中叙述。慢性单纯性鼻炎和慢性肥厚性鼻炎病因学基本相同，且后者多由前者发展、转化而来，在组织学上两者间缺少绝对的界限，常有过渡型存在，在下文中先总述其病因。而在慢性单纯性鼻炎中，将简单分述各种常见的特殊病因引起的慢性鼻炎的特点。药物性鼻炎将在另一节中讨论。

【病因】

1. 局部原因

（1）急性鼻炎反复发作或发作后未获彻底治疗，鼻黏膜未能恢复正常，而演变为慢性鼻炎。

（2）局部解剖异常，如鼻中隔偏曲或嵴突，鼻腔狭窄，下鼻甲向内偏伸，鼻翼塌陷，鼻小柱脱位，硬腭高拱，腭裂等，长期妨碍鼻腔的通气引流，黏膜容易反复发生炎症，且不易彻底恢复。先天性呼吸道黏膜纤毛运动不良亦与本病有关。

（3）鼻腔及鼻窦慢性疾病的影响，如慢性化脓性鼻窦炎时，鼻黏膜长期受到脓液的刺激；严重的鼻中隔偏曲或嵴突，因长期妨碍鼻腔的通气引流，以致鼻黏膜容易反复发生炎症，不易彻底恢复。

（4）邻近感染病灶的影响，如慢性扁桃体炎，腺样体肥大等。

（5）鼻腔用药不当或全身用药的影响，均可引起药物性鼻炎。

2. 职业和环境因素　如长期或反复吸入粉尘（如水泥、面粉、煤尘等）或有害的化学气体（如二氧化硫、甲醛等），生活或生产环境中温度和湿度的急剧变化（如炼钢、烘、熔、冷冻等作业），均可导致本病。

3. 全身因素　慢性鼻炎常为全身疾病的局部表现，与整体健康情况有密切关系。

（1）许多慢性疾病，如贫血、糖尿病、风湿病、结核、痛风、急性传染病后，以及心、肝、肾脏疾病和自主神经功能紊乱，慢性便秘等，可引起鼻黏膜血管长期淤血或反射性充血。

（2）营养不良，如维生素 A、C 缺乏，可致鼻黏膜肥厚，腺体退化。

（3）内分泌改变，如甲状腺功能减退，青春期和妊娠后期，绝经期，肢端肥大症等。

（4）烟酒嗜好或长期过度疲劳，可致鼻黏膜血管正常的舒缩功能障碍。

（5）免疫功能障碍，如自身免疫性疾病、艾滋病、脉管炎及囊性纤维化（cystic fibrosis）等等。

此外，细菌和病毒与本病的病因学关系，目前尚有争论。一般认为，慢性鼻炎不是一种感染性疾病，即使发生感染，也是继发性的。有报道变态反应是慢性鼻炎的原因之一，但其病理变化与变态反应者多不一致。

一、慢性单纯性鼻炎

慢性单纯性鼻炎（chronic simple rhinitis）是以鼻黏膜肿胀、分泌物增多为特点的鼻黏膜慢性炎症。

【病理】

鼻腔黏膜深层动脉和静脉，特别是下鼻甲海绵状组织呈慢性扩张，血管和腺体周围有以淋巴细胞和浆细胞为主的炎性细胞浸润；黏液腺功能活跃，分泌增多。

【症状】

1. 鼻塞　特点为①间歇性：白天、夏季、劳动或运动时鼻塞减轻，而夜间、静坐或寒冷时鼻塞加重；②交替性：侧卧时，下侧之鼻腔阻塞，上侧鼻腔通气良好。当转向另侧卧后，鼻塞又转而出现于另一侧鼻腔。由于鼻塞，间或有嗅觉减退，头痛、头昏、说话时出现闭塞性鼻音等症状。

2. 多涕　多为半透明的黏液性鼻涕，继发感染时可有脓涕。鼻涕向后经后鼻孔流入咽喉部，可出现咽喉不适、多“痰”及咳嗽等症状。在小儿由于鼻涕的长期刺激，鼻前庭和上唇皮肤发红，可发生湿疹或毛囊炎。

【检查】

1. 鼻黏膜肿胀，表面光滑，以下鼻甲最为明显，鼻甲柔软，富有弹性；以探针轻压之，局部出现凹陷，探针移开后，立即恢复。对血管收缩剂敏感，局部涂以1%麻黄碱生理盐水后，肿胀可在3～5分钟内消退。

2. 鼻腔内有较黏稠之黏液性分泌物，多聚集于鼻腔底部、下鼻道或总鼻道，总鼻道内可有黏液丝牵挂。

妇女妊娠期间由于雌激素和黄体酮水平升高，血管扩张，血容量增加，鼻腔黏膜中血流淤滞，以致鼻甲肿大，黏膜充血，分泌物增多。患者出现鼻塞，流涕等症状。这种鼻炎的严重程度因血中性激素的变化而改变，而妊娠晚期，由于血流量向子宫分流，鼻塞症状可减轻，妊娠一旦终止，症状即可自行消失。称之为“妊娠期鼻炎”。

青春发育期和妇女月经期或绝经期，也可能因激素水平的变化而出现鼻塞、流涕等鼻炎的症状，待度过这一时期后，症状可随之缓解。

与甲状腺功能减退相关之慢性鼻炎，于甲状腺激素得到补充，病情缓解后，伴随着黏液性水肿的减轻或消退，鼻部症状也逐渐消失。

非变应性鼻炎伴嗜酸性粒细胞增多综合征于 1981 年由 Jacobs 等首先描述，临床症状与变应性鼻炎甚为相似，但变应原皮肤试验，鼻黏膜激发试验和体外试验均为阴性，而鼻分泌物中可检出大量嗜酸性粒细胞。本病病因不明，某些患者在气候变化或接触某些化学物质后发病，多数患者否认有特殊的触发物质。有认为可能与慢性鼻窦炎、鼻息肉或 sampler 三联征（aspirin intolerance triad syndrome，阿司匹林耐受不良综合征）有关。

【治疗】

1. 病因治疗　找出全身、局部和环境等方面的致病原因，及时治疗或排除之。如对鼻中隔偏曲进行矫正，积极治疗慢性化脓性鼻窦炎等。锻炼身体，改善营养状况，治疗全身慢性疾病，戒除不良嗜好，提高机体抵抗力等是积极的治疗方法。

对“妊娠期鼻炎”患者忌用减充血剂，局部慎用糖皮质激素喷雾剂，可向患者解释病情，说明妊娠终止后 2～4 周内鼻炎症状会得到缓解。鼻塞严重者可按摩迎香穴和鼻通穴位，还可用淡盐水或海水（如施地瑞玛）滴（喷）鼻。青春期出现的慢性鼻炎切忌滥用减充血剂。

2. 局部治疗

（1）减充血剂滴（喷）鼻：0.05% 羟甲唑啉（必通，达芬霖），或 0.5% ～1% 麻黄碱生理盐水滴（喷）鼻，鼻塞症状严重时使用，2～3 次/d。盐酸奈甲唑啉（滴鼻净）极易引起药物性鼻炎，加重鼻塞，慎用。

（2）局部用糖皮质激素喷雾剂，如二丙酸倍氯米松（伯克纳），布地奈德（雷诺考特）鼻喷雾剂等，但应注意药物的禁忌证及使用方法，绝不可滥用。

（3）封闭疗法：0.25% ～0.5% 普鲁卡因作迎香和鼻通穴位封闭；亦可作鼻丘或双下甲前端黏膜下注射，每次 1～1.5ml，隔日 1 次，5 次为一疗程。

（4）针刺迎香和鼻通穴，每日或隔日 1 次，7 次为一疗程。

（5）鼻分泌物过于黏稠时，可用消毒温生理盐水冲洗鼻腔。

3. 中成药治疗如霍胆丸、鼻炎片等口服。

二、慢性肥厚性鼻炎

慢性肥厚性鼻炎（chronic hypertrophic rhinitis）是以黏膜、黏膜下层、甚至骨质的局限性或弥漫性增生肥厚为特点的鼻腔慢性炎症。

【病理】

黏膜固有层内的动、静脉扩张，静脉及淋巴管周围有淋巴细胞和浆细胞浸润，静脉及淋巴回流受阻，静脉的通透性增高，黏膜固有层水肿，继而在血管周围发生纤维组织增生，黏膜肥厚。如病变继续发展，由于纤维组织的压迫而血液循环障碍，可形成局限性黏膜水肿，发展为息肉样变，甚至形成息肉。黏膜上皮之纤毛脱落，变为假覆层立方上皮。病变如向深层发展，累及骨膜，产生成骨细胞，下鼻甲骨可增生肥大。

黏膜增厚的程度在鼻腔各处不同，通常以下鼻甲最重，下鼻甲前、后端和下缘，以及中鼻甲前端可呈结节状或桑葚状肥厚或息肉样变。鼻中隔黏膜亦可肥厚，多发生在与中鼻甲及下鼻甲相对之部位。

【症状】

1. 局部症状与单纯性鼻炎相同，但鼻塞较重，多为持续性。有闭塞性鼻音，嗅觉可减退。

2. 鼻涕不多，为黏液性或黏脓性，不易擤出。

3. 肥大的下鼻甲后端压迫咽鼓管咽口，可出现耳鸣，听力减退。下鼻甲前端黏膜肥厚时，可阻塞鼻泪管开口，引起溢泪或继发性泪囊炎，结膜炎。

4. 由于经常张口呼吸以及鼻腔分泌物的长期刺激，易引起慢性咽喉炎。

5. 头痛、头昏、失眠及精神萎靡等。如肥大的中鼻甲压迫鼻中隔，刺激三叉神经第 1 支（眼神经）的分支—筛前神经可引起三叉神经痛，这种疼痛在用 2% 丁卡因麻醉嗅裂处黏膜后，疼痛可获缓解，称之为筛前神经综合征，中鼻甲切除术可治愈之。

【检查】

1. 鼻黏膜增生、肥厚，呈暗红色或淡紫红色。

2. 下鼻甲黏膜肥厚，鼻甲骨可肥大，常堵塞整个鼻腔。下鼻甲表面不平，呈结节状或桑葚状，下鼻甲前端及其游离缘尤为显著。

3. 以探针轻压下鼻甲，有硬实感，不出现凹陷或虽有凹陷出现，但不易立即恢复。

4. 以 1% ～2% 麻黄碱生理盐水涂抹下鼻甲表面，黏膜不收缩或收缩甚微。

5. 鼻腔底部或下鼻道内有黏液或黏脓性分泌物。

6. 后鼻孔镜检时或可见下鼻甲后端肥大，鼻中隔后端黏膜肥厚。

【治疗】

1. 局部应用血管收缩剂后，下鼻甲尚能缩小者，可作如下治疗：

（1）同慢性单纯性鼻炎之疗法。

（2）下鼻甲硬化剂注射：常用的硬化剂有80%甘油、5%石炭酸甘油、5%鱼肝油酸钠和50%葡萄糖等。

方法：下鼻甲表面先用2%丁卡因作表面麻醉15分钟，然后用较细的腰椎穿刺针从下鼻甲前端游离缘刺入黏膜下，并继续向后刺入，直达下鼻甲后端，但勿刺破黏膜（图2-6-1）；此时开始缓慢注射硬化剂，边注射边退针，直至针头退出为止。每侧每次注入的硬化剂剂量约1～2ml，针头退出后，立即用消毒棉球压迫针眼止血。如两侧均作硬化剂注射治疗，则每周1次，两侧交替进行，仅单侧注射者，则7～10天1次，每侧3次为1疗程。间隔2周后可作第2个疗程，可共行2～3个疗程。一般于第1疗程结束后即可初见疗效。

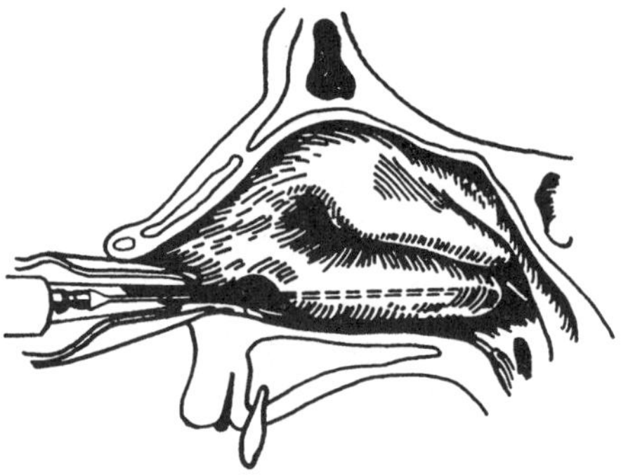

图2-6-1　下鼻甲硬化剂注射法

（3）YAG激光治疗：YAG激光可插入下鼻甲黏膜下进行照射，其优点为：可保持黏膜的完整性，不影响鼻黏膜的生理功能。

2. 鼻甲黏膜肥厚，对血管收缩剂无明显反应或经上述治疗未能奏效者，宜行手术治疗。下鼻甲黏膜肥厚者，作下鼻甲部分切除术；下鼻甲骨性肥大者，作下鼻甲黏骨膜下切除术（见第117页）；中鼻甲肥大者，作中鼻甲部分切除术（见第115页）。

3. CO_2激光、射频气化或消融肥大的下鼻甲黏膜或黏膜下组织，但应注意切不可过多损伤黏膜，以免后遗萎缩性鼻炎。

三、药物性鼻炎

因鼻腔用药不当或全身用药引起的鼻炎称药物性鼻炎（drug-induced rhinitis，rhinitis medicamentosa）。目前已将这种鼻炎列为一单独的疾病实体。

【病因】

许多药物均可引起药物性鼻炎，其中既有鼻腔局部的用药，也有部分全身用药。

1. 鼻腔局部用药：

（1）以肾上腺受体激动剂为基本药物的减充血滴（喷雾）剂，如盐酸奈甲唑啉（滴鼻净），盐酸麻黄碱，盐酸羟甲唑啉（达芬霖，必通，阿福林），盐酸赛诺唑啉（诺通），盐酸甲氧明（每速安），间羟胺（阿拉明）等。

（2）表面麻醉药，如丁卡因等。

2. 全身用药：

（1）α-肾上腺受体阻滞药：如血安平（利血平）（reserpine）。

（2）扩血管药：如肼曲嗪（hydralazine），酚妥拉明（phentolamine）。

（3）交感神经抑制药：甲基多巴（methyldopa）。

（4）解热镇痛药：阿司匹林。

（5）抗精神失常药：硫利达嗪（thioridazine），奋乃静（perphenazine）。

（6）抗焦虑药：利眠宁（chlordiazepoxide），阿普唑仑（alprazolam）。

（7）抗抑郁症药：阿米替林（amitriptyline）。

（8）口服避孕药。

【病理】

鼻腔黏膜下层的毛细血管增多、管腔扩张、通透性增加，血浆外渗并有炎性细胞浸润。黏膜层内的各种腺体分泌增多。重者，上皮层纤毛散乱，脱落，失去功能。

【临床表现】

1. 鼻塞　多为双侧鼻塞。为原有鼻病而用减充血剂滴（喷）鼻者，随着用药时间的延长，用量的增加，鼻塞反日渐加重，药效日减，鼻塞可由用药前的间歇性而变为持续性。

2. 流涕　鼻分泌物增多，初为黏液性，日久可变为黏脓性。

3. 其他　如嗅觉减退，头痛、头晕等。

4. 前鼻镜检查　鼻黏膜充血，下鼻甲增大，表面光滑，喷用麻黄碱后收缩不明显；鼻腔内可见黏脓性分泌物。

【诊断】

根据局部或全身用药史以及本病的临床表现，诊断不难。

【治疗】

1. 本病之诊断一旦成立，应立即置换全身用药或停止局部所用药物。并向患者解释病情，取得配合。

2. 鼻腔局部可改用生理盐水或海水（如施地瑞玛）滴（喷）鼻，亦可用二丙酸倍氯米松（伯克纳）或布地奈德（雷诺考特）喷鼻。

3. 口服 ATP 20～40mg，2～3 次/d。

4. 鼻丘封闭，或迎香、必通穴位封闭。

【预防】

1. 严格掌握鼻腔减充血药的适应证。应用此类药品时，连续使用 7 天后即应停药，休息 3 天后方可继续滴用，一般不超过 10 天。

2. 加强药品销售管理，防止滥售、滥用鼻腔减充血药。

（汪吉宝）

第三节　萎缩性鼻炎

萎缩性鼻炎（atrophic rhinitis）是一种发展缓慢的鼻腔慢性炎性疾病，多发于青壮年，青春期开始，女性较多。本病在发达国家已日益少见，在发展中国家的发病率仍然较高。在我国本病亦渐少见，但在贫困山区和边远地区仍相对多见。一般体格瘦弱者多于健壮者。

【病因】

分为原发性和继发性两种，原发性者目前病因仍不十分清楚，继发性者病因明确。

1. 原发性　多数学者认为本病是全身疾病的一种局部表现，可能与内分泌紊乱、自主神经功能失调、维生素（如维生素 A、B、D、E）缺乏、遗传因素、鼻腔黏膜和骨质的营养障碍以及血中胆固醇含量偏低等因素有关。近年来研究发现本病与微量元素缺乏或不平衡有一定关系。免疫学研究发现本病患者大多有免疫功能紊乱；组织化学研究发现鼻黏膜乳酸脱氢酶含量降低，故认为本病可能是一种自身免疫性疾病。国外学者 Ghosh 于 1987 年提出了萎缩性鼻炎属于反射性交感神经营养不良综合征。反射性交感神经营养不良先引起鼻甲骨脱钙，在吸入气流的冲击下，脱钙的鼻甲逐渐萎缩。

2. 继发性　由局部因素引起。

（1）慢性鼻炎、鼻腔肿瘤等手术切除鼻甲过多，组织损伤严重。

（2）慢性鼻窦炎或慢性鼻炎时，鼻黏膜长期受脓性分泌物的刺激，发生纤维组织增殖，黏膜的营养发生障碍以致萎缩。

（3）局部长期受有害粉尘、气体的刺激，长期处于干燥、高热环境中。

（4）特殊传染病（如结核、梅毒、麻风及天花等）对鼻黏膜的损害，鼻黏膜后遗萎缩性变化。

（5）慢性肥厚性鼻炎的晚期，因结缔组织过度增殖，压迫血管和淋巴管，发生“闭塞性动脉内膜炎”，使鼻内血循环受到阻碍，以致发生黏膜萎缩。

【病理】

按病变程度分为轻型和重型。轻型者,病变仅限于鼻黏膜干燥、结痂、上皮变性,常称之为干燥性鼻炎。重者,黏膜及鼻甲骨质萎缩,纤毛柱状上皮变为鳞状上皮,有脓痂,常伴有臭鼻杆菌感染而味奇臭,又称之为臭鼻症(ozena)。本病的主要病理变化为上皮变性,进行性萎缩,黏膜和骨部血管发生闭塞性动脉内膜炎和海绵状静脉丛炎,血管壁结缔组织增生肥厚、管腔缩小或闭塞,血供不良而导致黏膜、腺体、骨膜和骨质萎缩、纤维化以及鳞状上皮化。甚者,蝶腭神经结亦发生纤维变性。

【症状】

1. 鼻及鼻咽干燥感　由于鼻黏膜腺体萎缩、分泌减少和长期张口呼吸所致。

2. 鼻塞　鼻腔内脓痂阻塞，空气不能通过，或者因为鼻黏膜萎缩，神经感觉迟钝，虽有空气通过，但不能察觉所致。

3. 鼻出血　一般出血不多，由于鼻黏膜萎缩变薄和干燥，或因挖鼻和用力擤鼻致毛细血管损伤。

4. 头痛、头昏　因鼻腔黏膜萎缩，过度宽大，鼻腔的调温保湿功能减退，鼻黏膜受大量吸入冷空气的刺激，或因鼻腔内有脓痂压迫鼻黏膜所致，常表现在前额、颞侧或枕部头痛。

5. 嗅觉障碍　鼻腔内脓痂堆积，空气中的含气味分子不能到达嗅区或因嗅区黏膜萎缩，无腺体分泌来溶解到达嗅区的含气味分子以刺激嗅神经，或因嗅神经发生萎缩而致嗅觉丧失。

6. 恶臭　呼气带特殊的腐烂臭味，是由于臭鼻杆菌等细菌使鼻内分泌物和结痂内的蛋白质分解而产生臭气。在耳鼻咽喉科疾病中，有 3 种常见的各具臭气的疾病：①臭鼻症—旁人闻到臭气而自己闻不到；②慢性上颌窦积脓—自己闻到臭气而旁人闻不到；③胆脂瘤型中耳炎—自己和旁人都可闻到臭气。

7. 其他　萎缩性病变侵及咽鼓管则产生慢性非化脓性中耳炎，发生耳鸣及听力减退等。累及咽喉部则发生咽喉干燥不适、声嘶及刺激性干咳等。有时患者只因咽喉部症状来就诊，此时应注意检查鼻部。

【体征】

1. 外鼻、鼻腔及咽喉所见　自幼发病影响外鼻发育者可呈鼻梁宽平—鞍鼻。少数患者外鼻可有特殊的外形，如鼻梁宽而平，鼻尖上方轻度凹陷，前鼻孔扁圆，鼻翼掀起。鼻内检查可见鼻腔宽敞，从前鼻孔可直接看到鼻咽部。鼻甲缩小，有时下鼻甲几乎不可辨认，但中鼻甲有时稍呈肥大或息肉样变。在轻型者，下鼻甲和中鼻甲的前端或嗅裂处见有少许痂皮，鼻黏膜常轻度萎缩。重者，鼻腔黏膜覆盖一层灰绿色脓痂，可闻及特殊恶臭，除去痂皮后，其下常见少许积脓，黏膜色红或苍白，发干，渗血；咽部黏膜，尤其是鼻咽及口咽部黏膜亦充血而发干，时有脓痂覆盖其上；甚者，喉部黏膜也呈萎缩性变化。

2. 鼻腔分泌物培养　常见有臭鼻杆菌（klebsiella 杆菌属）和类白喉杆菌，但并非真正致病菌。

3. X 线拍片或 CT 检查　可见鼻甲缩小，鼻腔增宽，鼻窦可发育不良。

【诊断】

根据鼻黏膜萎缩、嗅觉减退或消失、呼气臭味、鼻腔内多量结痂形成，严重者鼻甲骨膜和骨质亦发生萎缩等特点即可诊断。但应注意与鼻部特殊传染病，如结核、梅毒、鼻硬结、鼻白喉、鼻麻风等相鉴别。

【治疗】

目前尚无特效治疗，宜局部和全身综合治疗。

1. 全身治疗　加强营养，改善环境及个人卫生。

（1）维生素疗法：维生素 A、B、C、D、E 都可使用，其中以维生素 A、B_2、C、E 效果较好，其用量较常规用量大为佳。

（2）微量元素疗法：铁、锌制剂对本病有一定的治疗作用。

2. 局部治疗

（1）鼻腔冲洗：目的在于清洁鼻腔，除去痂皮及臭味，使萎缩的黏膜获得刺激而活跃。可用温热生理盐水或高锰酸钾溶液（1∶2000～5000）冲洗。

（2）滴鼻剂：用1%～3%链霉素溶液滴鼻，以抑制细菌生长、减少炎性糜烂并有利于上皮生长；用1%复方薄荷樟脑油、清鱼肝油、石蜡油等滴鼻以润滑黏膜、促进黏膜血液循环和软化脓痂，便于擤出。

（3）鼻内涂抹1%新斯的明，可促进黏膜血管扩张；用0.5%己烯雌酚油剂滴鼻或涂布，可减少痂皮、减轻臭味；用25%葡萄糖甘油滴鼻，有制止鼻分泌物分解的作用；用50%葡萄糖滴鼻，可能具有刺激黏膜腺体分泌作用。

3. 手术治疗　保守治疗无效者可采用手术治疗。手术治疗的主要目的在于缩小鼻腔、减少鼻腔通气量，降低鼻腔水分蒸发，减轻黏膜干燥和结痂形成。手术方法有：①鼻腔黏骨膜下埋藏术，埋藏的材料有人工生物陶瓷、自体骨或软骨、塑料制品如聚氯乙烯和丙烯酸酯、硅橡胶、象牙骨等（见119页）；②鼻腔外侧壁内移加固定术；③前鼻孔闭合术，两侧可同期或分期进行，约1.5年鼻黏膜基本恢复正常后重新开放前鼻孔。

第四节　干酪性鼻炎及鼻窦炎

干酪性鼻炎及鼻窦炎（rhinitis caseosa and sinusitis caseosa）是鼻腔或鼻窦内积聚恶臭的干酪状（豆渣样）团块，日久侵蚀周围组织和骨质，严重者可发生鼻部畸形。本病较少见，多为单侧发病。

【病因】

本病病因至今未完全明了。过去有些学者称此病为鼻腔胆脂瘤，但缺乏组织学依据。近年来多数学者认为本病是由于鼻腔或鼻窦引流受阻（如鼻息肉、异物、鼻石、鼻中隔偏曲、窦口阻塞等），导致炎性分泌物潴留鼻腔，分泌物引流不畅，进而鼻黏膜发生干酪样坏死和脓性分泌物浓缩，最终形成干酪样物质积蓄于鼻腔或鼻窦所致。

【病理】

干酪样物为淡黄色无组织结构的半固体团块状结构，主要由炎性细胞、坏死组织、脱落上皮、硬脂、少量胆固醇和钙盐结晶等无定型碎屑构成；其中尚可见细菌（如白色链丝菌等真菌、类白喉杆菌、溶血性链球菌等）和异物（如鼻石、死骨等）。鼻黏膜的病理改变视本病严重程度而异，轻者为炎性浸润、增生；重者则发生黏膜变性、坏死和肉芽增生；更甚者骨质破坏、外鼻变形或瘘管形成。

【临床表现】

可分为3期：

1. 早期　一侧经常性鼻塞，多脓涕伴恶臭，自觉鼻内有臭气。常伴有慢性鼻炎或鼻窦炎的其他症状，如嗅觉减退、轻度头痛等。检查时可见鼻道中有豆渣样物堆积，有臭味。若同时有鼻息肉或鼻中隔偏曲，检查若不仔细或缺乏对本病的认识则易漏诊。

2. 中期　上述症状加重，脓涕增多，鼻塞可为双侧，常发生上呼吸道感染症状、流泪及眼部烧灼感。鼻腔检查可见鼻道内大量脓涕及豆渣样物。取出后，可见鼻黏膜糜烂、损坏，有肉芽组织生长，骨质可有破坏，筛窦及上颌窦易受侵蚀，鼻中隔可被推向对侧。

3. 晚期　因长期鼻病症状较重或脓毒血症而有虚弱、疲乏、食欲不振、头昏、头痛及失眠等，患者一般情况明显下降。检查可见鼻腔内大量豆渣样物，可发生鼻梁变宽或塌陷，颊部肿胀变形或眼球移位等。在鼻背接近内眦处，上颌骨额突或面颊部可发生脓性瘘口，鼻中隔、硬腭也可被破坏，破坏区全为豆渣样物所充填。

【诊断】

根据单侧进行性鼻塞伴有恶臭脓涕病史，鼻腔检查发现大量豆渣样物，即可诊断。必要时可行X线拍片或CT检查。X线拍片早期表现为鼻窦均匀模糊，晚期则可见窦腔扩大和骨质破坏；CT扫描显示更为清楚。活组织检查仅显示慢性炎症。本病应与恶性肉芽肿、恶性肿瘤以及特异性肉芽肿相鉴别。

【治疗】

以手术治疗为主。彻底清除鼻腔或鼻窦内干酪样物，作鼻腔冲洗。若清除干酪样物后发现鼻腔有鼻息肉、肉芽组织、异物或死骨等也应全部清除。合并有鼻窦炎者应积极治疗。若筛窦有干酪样物应行筛窦切除术，上颌窦有干酪样物者应行鼻内镜手术通畅引流或上颌窦根治术。面部有瘘管者，常在清除豆渣样物后，自行愈合。若瘘管较大，则宜在搔刮后予以缝合。本病预后较好，经治疗后多不复发。

（乐建新）

第五节　慢性鼻炎的手术疗法

鼻腔为一复杂的腔隙结构，鼻腔内的每一结构对鼻正常生理功能的维护都具有一定的作用。由于其复杂性，所以在正常人中，很少有人每一结构完全正常。而对于有症状者，其产生的原因可能有如下方面：①某一结构的全部或局部明显异常（包括形态和解剖异常）；②几种结构均明显异常；③两种或两种以上轻度异常结构之间的相互作用。在上述前两种情况下，临床上大多能够做出明确诊断，但对于多结构的轻度异常、某一结构的形态异常（如下鼻甲过度内展，其本身并不肥大）等情况往往难以做出明确诊断，此种情况常笼统称之为“结构性鼻炎（structural rhinitis）”。临床上我们亦常常发现某一种或一种以上结构明显异常者（如鼻中隔明显偏曲，一侧下鼻甲代偿性肥大；下鼻甲萎缩，同侧中鼻甲代偿性肥大或息肉样变等），常没有自觉症状；相反，无明显结构异常者，有时有明显的自觉症状。针对上述种种情况，在手术治疗慢性鼻炎时，应仔细检查，确定其引起症状的主要部位，方可获得较好的手术效果。现将基本手术方式分述如下：

一、中鼻甲手术

中鼻甲切除术（middle turbinectomy）包括中鼻甲部分切除术（partial middle turbinectomy）和中鼻甲全部切除术（middle turbinectomy）。中鼻甲前端为气流进入鼻腔首先冲击的部位，过多切除中鼻甲，将改变进入鼻腔气流的方向，并减少鼻黏膜面积，对鼻腔生理功能造成一定的影响；再者，中鼻甲为功能性鼻窦内镜治疗中的重要解剖标志，切除全部中鼻甲将影响进一步治疗。所以，一般主张尽可能保留中鼻甲或行中鼻甲部分切除术。

【适应证】

1. 中鼻甲肥大或息肉样变，引起鼻塞、嗅觉障碍或妨碍鼻窦通气引流者。

2. 中鼻甲肥大与鼻中隔接触或压迫鼻腔外侧壁引起反射性头痛，或中鼻甲后端肥大而刺激蝶腭神经者。

3. 作为鼻内筛窦开放术、额鼻管扩大术、蝶窦自然开口扩大术等的前置手术。

4. 中鼻甲后端肥大形成息肉样变，突向后鼻孔者。

5. 来自中鼻甲的多发性鼻息肉。

【禁忌证】

1. 鼻腔、咽部及中耳有急性炎症时。

2. 有出血性疾病或血小板减少性紫癜、严重贫血者。

3. 妊娠或月经期。

4. 有严重高血压、糖尿病、活动性肺结核等全身性疾病不能耐受手术者。

【术前准备】

1. 术前详细检查鼻腔，有炎症者，可用1%～3%链霉素滴鼻，并确定需切除的中鼻甲部分，同时剪除鼻毛，清洁鼻腔等。

2. 术前半小时口服苯巴比妥0.06g，以加强镇静剂的作用和解除表面麻醉药的中毒作用。

【麻醉及体位】

1%丁卡因肾上腺素混合液（6∶1）浸湿的细长纱条填塞于中鼻道、嗅裂和总鼻道等处施行表面麻醉，15～20分钟取出。体位采用半坐位。

【手术步骤】

分中鼻甲部分切除和中鼻甲全部切除术。

1. 中鼻甲部分切除术　可分为中鼻甲前端切除、后端息肉样变切除术、中鼻甲骨切除术及中鼻甲外侧部分切除术。

（1）中鼻甲前端切除：用中鼻甲剪自中鼻甲根部剪开所需切除部分，用圈套器套住切除部分，边送边套紧切除之（图2-6-2）。

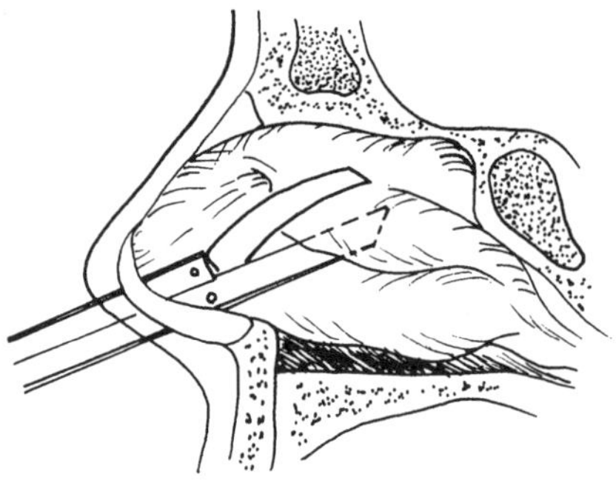

(1)

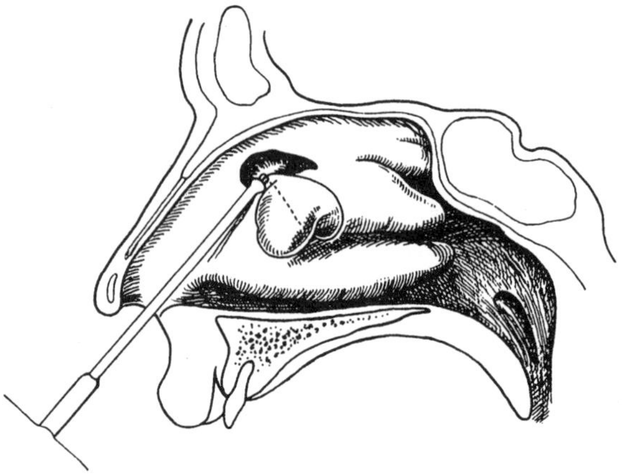

(2)

图 2-6-2　中鼻甲前端切除术
(1) 自中鼻甲前端剪开需切除的部分　(2) 用圈套器套住切除部分予以切除

(2) 中鼻甲后端切除：较小的后端息肉，可用圈套器直接从鼻腔套除之；较大的后端息肉除坠入后鼻孔者，除上述鼻腔麻醉外，还需进行鼻咽及口咽黏膜麻醉。右手持圈套器自患侧鼻腔与鼻腔底部平行送至鼻咽部，左手食指自口腔伸至鼻咽部，将鼻息肉套入圈套器内切除之（图 2-6-3）。

(3) 中鼻甲骨切除：中鼻甲骨肥大者，以尖刀于中鼻甲最突出部分作一切口，分离黏骨膜，剪除肥大鼻甲骨及部分肥厚黏膜，其后将黏膜片填塞对合。

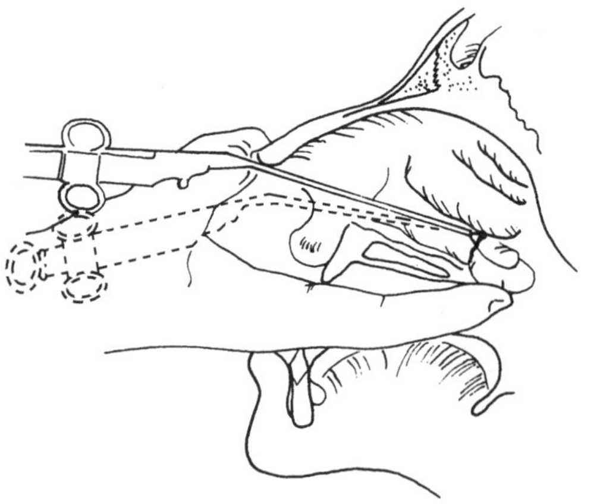

图 2-6-3　中鼻甲后端，息肉切除术

中鼻道有息肉组织，虽中鼻甲本身肥大不明显，但压迫中鼻道阻碍息肉摘除者，可用较宽之鼻钳夹持住中鼻甲全部，向内向上旋转，以暴露中鼻道息肉组织，便于进一步摘除中鼻道息肉。

(4) 中鼻甲外侧部分切除术：泡性中鼻甲或中鼻甲肥大者，用中鼻甲剪纵形剪开中鼻甲，去除中鼻甲外侧面而保留中鼻甲内侧面，此方式在鼻内镜手术中使用较多。此术式既保留了中鼻甲的嗅区黏膜，又可以使中鼻道宽敞而利于通气引流。

2. 中鼻甲全部切除术　将中鼻甲剪的两叶分置于嗅裂和中鼻道内，紧贴中鼻甲根部由前向后剪断大部分中鼻甲，以鼻钳贴近根部钳住中鼻甲加以旋转，使根部骨折，然后取出；亦可用圈套器自中鼻甲后端套住整个中鼻甲，将圈套器向上推至中鼻甲前端，拉紧圈套器，将中鼻甲套下，以枪状镊取出中鼻甲。若仍有残端、黏膜残片和骨片，继续用鼻钳或圈套器取出之（图 2-6-4）。

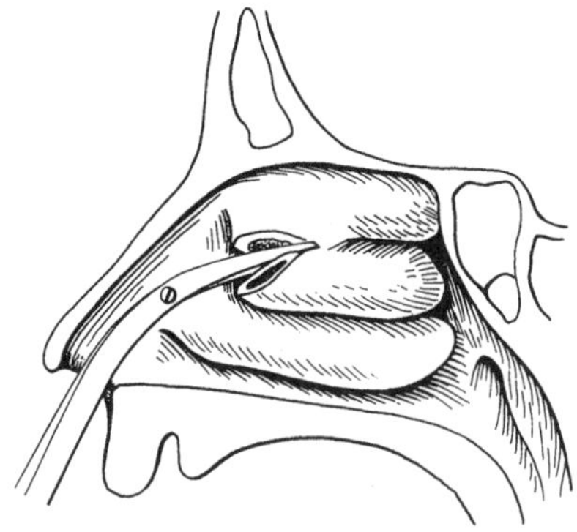

(1)

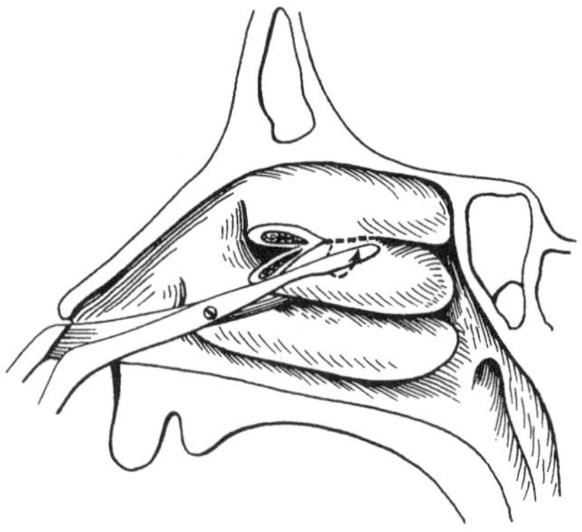

(2)

图 2-6-4　中鼻甲切除术
(1) 以中鼻甲剪剪断中鼻甲的大部分
(2) 以鼻钳将中鼻甲从根部骨折

【术中注意要点】

1. 剪开中鼻甲根部时，剪刀方向应向下，不能上翘以免损伤筛板。

2. 中鼻甲全部切除时后端应保留少许，以给筛区留下标志；如切除过多，亦可能导致出血。

3. 中鼻甲骨厚而坚硬，难以完全剪断时，可用咬骨钳咬断骨质，切忌用力折裂或撕扯，以免损伤筛骨水平板。

【术后处理】

术中一般出血不多，但在肾上腺素的作用消失后容易发生术后出血，故在手术完毕后，可用明胶海绵贴附于创面上，再用凡士林纱条作鼻腔填塞。术后酌情使用抗生素预防感染。填塞物一般在24小时后分次取出，此后每日用1%麻黄碱生理盐水或鼻腔减充血剂棉片换药，清除鼻腔内的血痂、黏稠分泌物和纤维蛋白膜等，使黏膜的反应性肿胀易于消退，防止鼻腔粘连。

【术后主要并发症】

1. 出血　若损伤蝶腭动脉外侧支，可引起大出血。

2. 脑脊液鼻漏及脑膜炎　手术损伤筛骨水平板，填塞纱条后导致颅内感染。

二、下鼻甲切除术

下鼻甲切除(inferior turbinectomy)包括下鼻甲部分切除术、下鼻甲黏骨膜下切除术和下鼻甲骨折外移术。下鼻甲血管丰富,富含海绵体组织,与鼻腔生理机制关系密切,一般不宜轻率加以损伤。下鼻甲血管舒张和收缩可引起鼻腔阻力的很大变化,下鼻甲前端接近鼻瓣(鼻腔最大阻力部位)区,其舒缩尤其如此,所以在进行下鼻甲手术时应注意适当保留下鼻甲前端,以免引起副作用。

【适应证】

1. 下鼻甲肥大，影响鼻呼吸功能，经保守治疗无效者。

2. 下鼻甲骨明显肥大者。

3. 下鼻甲前端肥大，后端息肉样变或整个下鼻甲呈桑葚样变者。

4. 变应性鼻炎，下鼻甲持久肿胀妨碍呼吸者。

5. 鼻中隔偏曲，较宽一侧的鼻腔下鼻甲代偿性肥大者，在施行鼻中隔矫正术的同时应行该侧下鼻甲手术。

【禁忌证】

同中鼻甲切除术。

【术前准备】

1. 术前详细检查鼻腔，鼻腔有炎症者，可用3%链霉素滴鼻，并确定需切除的下鼻甲部分，同时剪除鼻毛，清洁鼻腔等。

2. 手术前半小时口服苯巴比妥0.06g，以加强镇静剂的作用和解除表面麻醉的中毒作用。

【麻醉及体位】

1%丁卡因肾上腺素混合液（6∶1）浸湿的细长纱条填于中鼻道后端、鼻中隔表面、下鼻甲表面及下鼻道，15～20分钟取出。体位采用半坐位。

【手术步骤】

1. 下鼻甲部分切除术（partial inferior turbinectomy）下鼻甲血管丰富，切除后可发生严重出血，若切除过多可引起继发性萎缩性鼻炎，切除过少则疗效较差，对青年人施行下鼻甲切除术应慎重考虑。

（1）下鼻甲前端肥大：以下鼻甲剪剪开前端肥厚的部分，然后自肥大部分下缘向上剪开与第1切口后端相会合（图2-6-5），取下剪除部分。

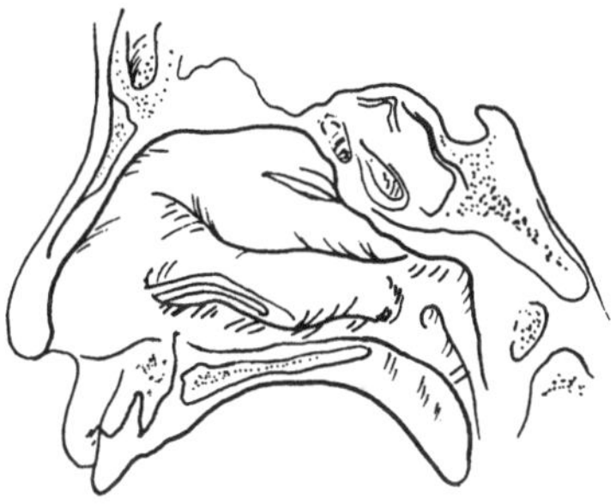

图2-6-5　下鼻甲前端切除术

（2）下鼻甲后端肥大：用下鼻甲剪自下鼻甲下缘后部剪开一切口，然后用圈套器套除之（图2-6-6）。

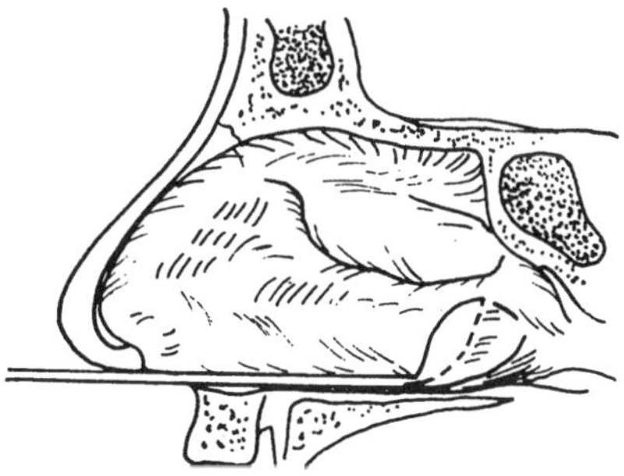

图2-6-6　下鼻甲后端切除术

（3）整个下鼻甲肥厚者：自下鼻甲游离下缘由前向后剪去一条（图2-6-7），剪除时应注意下鼻甲前端及后端切除，不可切除过多，原则上不超过下鼻甲的1/3，但在术前表面麻醉过程中，因肾上腺素的作用，手术时下鼻甲已处于收缩状态，所以常难以正确估计切除的范围，遇此情况，术前可用15号刀片在下鼻甲黏膜上作一切口，术中按此标记切除，即可正确掌握切除范围。

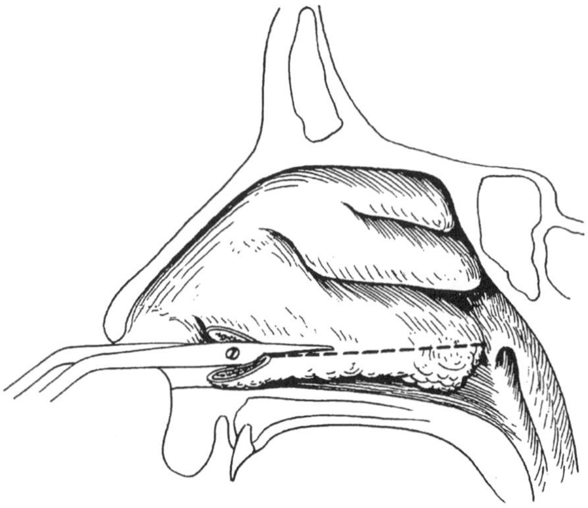

图 2-6-7 下鼻甲黏膜部分切除术

2. 下鼻甲黏骨膜下切除术（submucous resection of inferiorturbinate） 主要切除肥大下鼻甲骨，使下鼻甲体积缩小，解除鼻塞症状，又能保持下鼻甲黏膜的完整以维持正常的鼻腔生理功能。

（1）切口:因下鼻甲骨的形态各有不同(图 2-6-8)，故可按具体情况,以鼻黏膜刀或 15 号刀片选作不同切口。

1）对于从鼻腔外侧壁陡斜伸向内下方的下鼻甲（图 2-6-8），采取从下鼻甲前端最高点垂直向下的切口（图 2-6-9），必要时将切口向上延长至鼻堤下方。这种切口虽较小，但因下鼻道较宽，操作较易，切口愈合亦快。

2）对于从鼻腔外侧壁垂直向下或弯斜向外下的下鼻甲骨（图 2-6-9），可将上述切口向下鼻甲下缘延长，达下缘的中点（图 2-6-9）。或直接在下鼻甲下缘内侧从前向后作一 2～2.5cm 的水平直线切口（图 2-6-9）。这

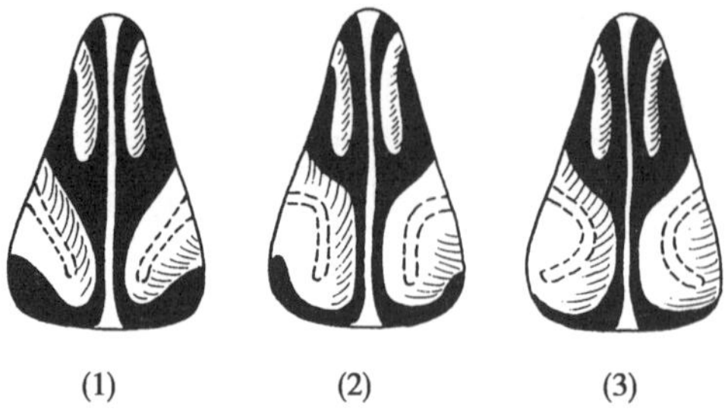

图 2-6-8 下鼻甲骨的不同形态（举例）

种切口虽较大，但在下鼻道很狭窄的情况下，分离下鼻甲外侧面的黏骨膜较易。

（2）分离黏骨膜：1% 普鲁卡因数毫升于切口处及下鼻甲黏骨膜下注射行浸润麻醉，以便于术中分离。作上述切口，用鼻骨膜分离器先分离下鼻甲内侧面的黏骨膜，再分离下缘，使黏膜张力减小，然后再分离下鼻甲外侧面黏骨膜。当分离达后端时，因视野不清，仅能凭感觉进行分离，为避免超越下鼻甲后界，可在分离前以分离器先测量下鼻甲后端至前鼻孔的距离，即可做到胸中有数。对于下鼻甲骨从鼻腔外侧壁垂直向下及弯斜向外下者，可先以分离器伸入下鼻道内将下鼻甲向内方轻轻推动，使下鼻道变宽，便于操作。下鼻甲两侧的黏骨膜须与下鼻甲骨彻底分离，上达根部，后至后端，下绕下鼻甲游离缘内外会合，使全部下鼻甲黏骨膜形成一个向前开放的“口袋”（“袋口”即切口），不使黏骨膜与骨质有丝毫联系。否则，在切除下鼻甲骨时，将使黏骨膜撕破。

（3）切除下鼻甲骨：下鼻甲骨已与黏骨膜完全分离后，用下鼻甲剪伸入黏骨膜“口袋”中，紧贴下鼻甲根部沿其弧形附着线从前向后剪下鼻甲骨，再以鼻钳将其取出。如骨质未完全剪断，可用鼻钳夹住后左右扭转，使之骨折后取出之。若取出时遇有阻力，表示黏骨膜未完全分离，不可强拉，以免撕破黏骨膜，须再予仔细分离后取出。对于下鼻甲骨骨质过度肥大者，最好不要将

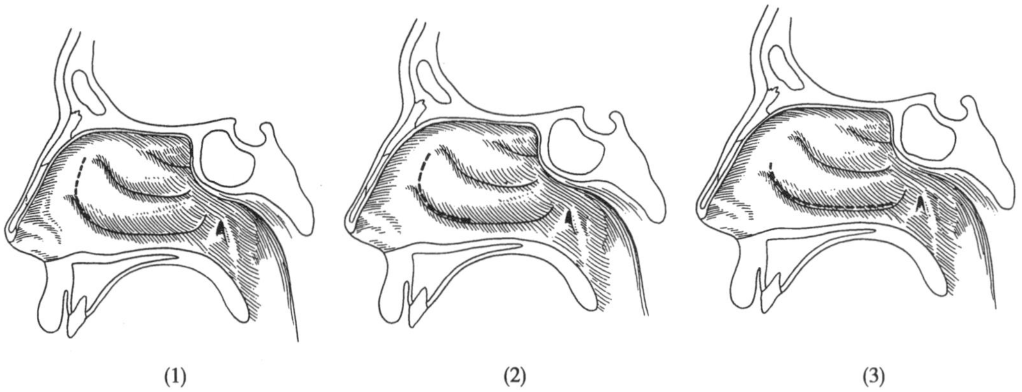

图 2-6-9 下鼻甲骨黏-骨膜下切除术的不同切口

下鼻甲骨全部切除，而保留其根部作为支架，以支持下鼻甲软组织，可避免鼻腔过分宽大。切口可缝合 1 针，亦可以不缝。

术后用凡士林纱条作鼻腔填塞，填塞时将下鼻甲内外两层黏骨膜软组织紧密贴合压紧。

手术完毕后，鼻腔以凡士林纱条填塞止血，填塞纱条一般在 24 ~48h 取出，其后每日鼻腔换药，防止鼻腔粘连。

3. 下鼻甲骨折外移术　下鼻甲骨局部肥大或向内过度伸展者可行此手术。用扁桃体剥离器于下鼻甲内侧面肥大处向外施加压力使其骨折，或用鼻钳钳住下鼻甲后部向外扭转使下鼻甲骨后端骨折，将下鼻甲向外移位，总鼻道由此变得宽畅；此方法不损伤下鼻甲黏膜，对鼻腔生理功能亦无影响。术中、术后一般无出血，术后无须用凡士林纱条填塞，术后恢复亦较快。

三、萎缩性鼻炎的手术疗法

萎缩性鼻炎手术（surgery of atrophic rhinitis）的主要目的是缩小鼻腔、减少鼻腔通气量、降低鼻黏膜水分蒸发和减轻黏膜干燥及痂皮形成。常用手术方法有：①鼻腔黏骨膜下埋藏术，埋藏的材料有人工生物陶瓷、自体骨或软骨、塑料制品如聚氯乙烯和丙烯酸酯、硅橡胶、象牙骨等；②鼻腔外侧壁内移加固定术；③前鼻孔闭合术，两侧可分期进行，经 1.5 年鼻黏膜基本恢复正常后重新开放前鼻孔。现分述如下。

（一）鼻腔黏骨膜下埋藏术

【适应证】

病程较长，症状明显，下鼻甲萎缩较著，鼻腔宽大，经各种保守治疗无效，鼻腔仍有结痂与恶臭者。

【禁忌证】

1. 有严重高血压、严重心肺功能不全，活动性肺结核者。

2. 有出血性疾病者。

3. 妊娠或月经期。

4. 急性上呼吸道感染期。

5. 鼻腔内痂皮过多，痂下脓液较多者，先清除痂皮，用抗生素液冲洗鼻腔数日后再行手术。

【术前准备】

1. 术前 3 日用温生理盐水冲洗鼻腔，并用 3% 链霉素溶液滴鼻。

2. 术前剪鼻毛。

【麻醉与体位】

1. 双侧鼻腔以 1% 丁卡因纱条填塞作表面麻醉，唇龈沟切口处或鼻腔内切口处用 1% 利多卡因作浸润麻醉。

2. 手术行唇龈沟切口者取仰卧位，行鼻腔内切口者取半坐位。

【埋藏物选择】

可供埋藏的材料有人工生物陶瓷、自体骨或软骨、塑料制品如聚氯乙烯和丙烯酸酯、硅橡胶、象牙骨等。象牙骨易脱出，现不常用；自体骨或软骨较好，能成活，但需自身体他处采取，增加患者的痛苦，现已不多采用；异体骨及软骨容易排斥和吸收；硅橡胶、聚乙烯、人工生物陶瓷等目前使用较多，效果较好。选择好材料后，若为成形材料，则将其制成一定的形状备用。

【手术步骤】

1. 唇龈沟切口法　将上唇用甲状腺拉钩翻起，如两侧鼻腔同时进行手术者，在两侧上列第 1 双尖牙之间，与唇龈沟平行，在唇龈沟上 0.5cm 处分别在唇系带两侧作切口，保留上唇系带，切口深达牙槽突前面骨膜。若只行一侧鼻腔手术，则切口位于同侧，距离上唇系带外侧约 2 ~3mm（图 2-6-10）。

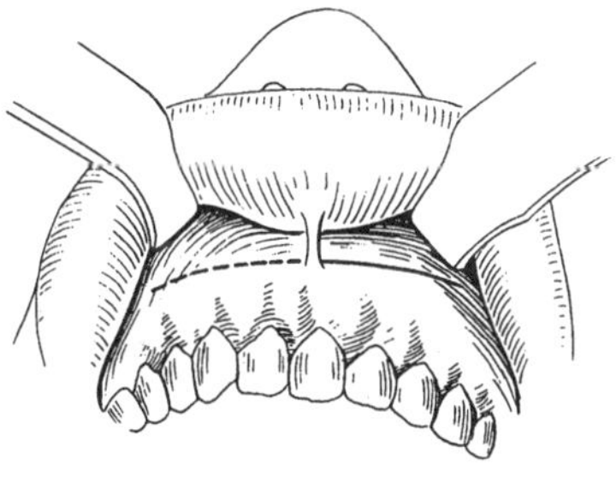

图 2-6-10　唇龈沟切口

以分离器自切口骨膜下向上分离，暴露梨状孔边缘后，分离鼻底部黏膜与骨膜。此处黏骨膜粘连较紧，鼻腔底又低于梨状孔下缘，分离时应特别小心，勿损伤黏膜。鼻腔底部的黏骨膜完全分离后，继续分离下鼻道外侧壁、下鼻甲骨的两侧面及鼻中隔下部的黏骨膜，使之成为一个大囊袋，其囊袋的范围上达下鼻甲骨附着处，前部甚至可达鼻堤处，向后深约 2.5cm。根据囊袋大小，将填塞物埋藏在此囊袋内（图 2-6-11），间断缝合切口。

2. 鼻前庭切口法　沿鼻前庭外侧壁皮肤与黏膜交界处作切口，深达梨状孔边缘的骨膜，向下绕到鼻腔底，

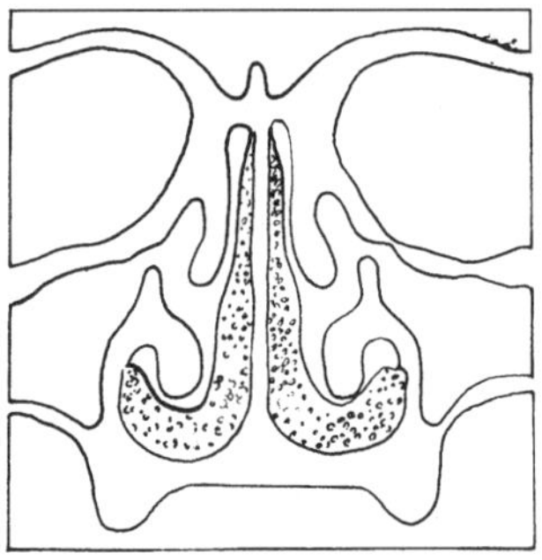

图 2-6-11 鼻中隔及鼻腔底植入羟基磷灰石颗粒

必要时可向鼻中隔方向延长（图 2-6-12）。沿切口向深部分离黏骨膜，暴露梨状孔边缘，然后分离鼻腔底、下鼻道外侧壁、下鼻甲骨周围及鼻中隔前方的黏骨膜，使之形成一个大囊袋，彻底止血后，填入埋藏物。缝合切口。

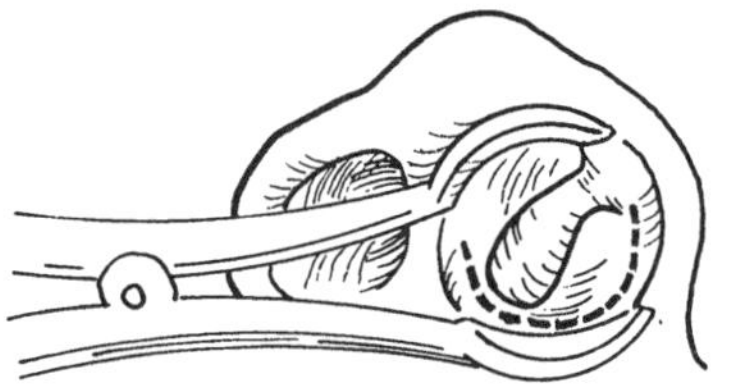

图 2-6-12 鼻前庭切口

3. 鼻中隔切口法 与鼻中隔黏膜下切除术一样，于鼻中隔黏膜与鼻前庭皮肤交界处切开鼻中隔黏膜，将鼻中隔两侧于黏膜及软骨膜下分开，将填塞物埋藏在鼻中隔黏膜及软骨膜下，缝合切口；此方法由于填塞物易脱出，现已少用。

【术中注意要点】

1. 萎缩性鼻炎患者鼻黏膜菲薄，分离时应特别小心，将剥离子紧贴骨壁分离，并随时观察鼻黏膜有无撕裂现象。

2. 若剥离黏骨膜时形成小穿孔，应停止手术。

3. 用埋藏物填塞时先填鼻腔外侧壁，再填鼻腔底，必要时可适当填塞鼻中隔处。

4. 在填塞埋藏物时，应用弯血管钳挟住埋藏物，将其慢慢沿着骨壁向内放置，并观察鼻腔黏膜，防止破裂。

5. 填塞物不宜过多，过多易使鼻黏膜破裂，填塞物易脱出；一般将填塞物填塞至下鼻甲内侧面与鼻中隔的距离缩小到 3～4mm 为适宜。

【术后处理】

1. 采用唇龈沟切口者，术后 1～2 日内以小纱布卷轻压上唇。给予含漱剂，1 周内切口处不刷牙。

2. 切口处每日换药，涂以 2% 红汞。

3. 术后使用抗生素 1 周，预防感染，鼻腔滴用 1% ～3% 链霉素溶液，每天 3～4 次。

4. 随时观察鼻黏膜色泽，有无黏膜破裂现象。

5. 术后 5～7 天拆线。

【术后感染及填塞物脱出】

1. 术后感染多因消毒不严引起囊袋感染，止血不彻底导致血块积存或纱条遗留等均可引起感染。

2. 填塞物脱出的原因有：①手术时分离黏骨膜不够细致，发生损伤或穿孔；②填塞物过多，黏膜张力过大，血液循环不良，黏膜发生坏死、溃破、终致填塞物脱出；③鼻腔黏骨膜过度萎缩变薄者，填塞物也易脱出；④填塞物选择或放置不当，或切口选择欠妥。

（乐建新）

（二）鼻腔外侧壁内移加固定术

缩小鼻腔宽度是治疗萎缩性鼻炎的主要手术方法之一。常用的鼻腔黏骨膜下填塞物（如塑料制品、人工生物陶瓷、硅橡胶、象牙骨等）埋藏术，由于术后有日渐脱落之虞，远期疗效尚难令人满意。我科于 1964 年起施行鼻腔外侧壁（即上颌窦内壁）内移加固定术（inward mobilization and fixation of the nasoantral wall of nose）治疗本病共 89 例计有 132 侧鼻腔，随访时间达 30 年以上者 15 例 24 侧鼻腔，内移的鼻腔外侧壁未见回移，置入的固定物均无脱落，干燥、结痂等症状大多消失，远期效果较好。

【适应证】

同鼻腔黏骨膜下填塞物埋藏术。曾行其他手术效果不佳者也可施行此术。伴有慢性化脓性上颌窦炎者，可于术中同时清除窦内病变。如有下列情况，操作将会遇到困难或手术效果欠佳。

1. 上颌窦窦腔过小或有其他明显异常而致上颌窦内壁面积过小者，不宜施行此术。术前经 X 线鼻窦拍片或 CT 扫描，或由上颌窦穿刺注入的水量（患者卧位朝向被穿刺侧，如能注入约 10ml 以上的水量者，窦腔容积多属正常），可测知窦腔大小，以作为选择手术病例的重要依据。

2. 上颌窦内壁骨质萎缩或曾行手术而明显缺损者无法内移。术前行上颌窦穿刺术时或能察知此种情况。

3. 下鼻甲前中段内侧面与鼻中隔之间的最近距离不超过 4mm 者较为适宜。

【术前准备】

1. 术前 2～3 日内，每日用消毒生理盐水冲洗鼻腔

1～2次，以3%链霉素溶液滴鼻。术前1日行上颌窦穿刺冲洗术，以清洁窦腔。

2. 制备厚2～3mm、宽5～6mm、长5cm以上的有机玻璃片或人工生物陶瓷片（或同样大小的双层医用白合金片）2～3片，磨光，一端磨成近似半圆形，上钻小孔2个，准备穿入细钢丝作固定用（图2-6-13）。

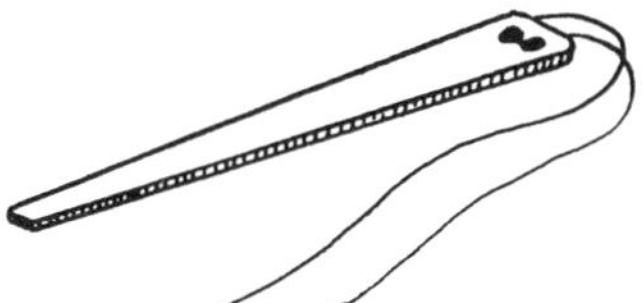

图2-6-13　制备的固定片

（近似半圆形的一端钻孔处已穿入细钢丝）

3. 器械　除上颌窦根治术常用器械外，另准备：鼻中隔骨膜分离器1把，小平凿1～2把，小钢锉1把，骨科手摇（或电动）细钢钻及钻头1套，细钢丝（长30cm以上）1根。

【操作步骤】

1. 患者体位、消毒、麻醉方法及切口均同上颌窦根治术（见第162页），惟切口须向内延长至中线。自骨膜下分离，暴露尖牙窝及梨状孔边缘的骨壁。用鼻中隔骨膜分离器经梨状孔边缘于骨膜下分离下鼻道外侧壁及鼻腔底的黏骨膜，由前向后深约4～4.5cm。并沿下鼻甲前端向上分离其前上方的黏骨膜，以免凿断上颌窦内侧骨壁前缘的上方时损伤该处的黏骨膜。

2. 凿开上颌窦前壁　于尖牙窝处凿开上颌窦前壁，并向内及内上方咬去前壁骨质，扩大骨孔，充分暴露上颌窦内壁的前界（即内壁与前壁相交处）及下界（即内壁与窦腔底壁相交处），向上避免损伤眶下神经，向内保留近梨状孔边缘的骨壁。窦内黏膜有明显病变者即予刮除，否则全部保留。

3. 鼻腔外侧壁（即上颌窦内壁）内移　助手用鼻中隔骨膜分离器沿梨状孔边缘伸入，向内、上掀起业已分离的下鼻道外侧壁及鼻腔底的黏骨膜，避免因凿断上颌窦内壁骨质时受损。术者用小平凿经前壁骨孔沿上颌窦内壁的前缘（即内壁与前壁内侧相交处）由上向下凿开（凿断），继沿内壁下缘（即内壁与底壁相交处）由前向后凿开，如是则上颌窦内壁骨质已在前、下两边缘被凿开（图2-6-14（1））。然后用扁桃体分离器将上颌窦内壁向内推压，使其上缘及后缘骨折（图2-6-14（2）），同时用前鼻孔镜检查鼻腔，直至下鼻甲内侧面贴近鼻中隔为止（图2-6-15（1））。

4. 置入固定物（有机玻璃片或人工生物陶瓷片等）固定　①用鼻中隔骨膜分离器测量自梨状孔边缘到上颌窦后、内、上三壁交角处或其邻近筛窦气房处的距离；②将已消毒的有机玻璃片（或人工生物陶瓷片）按照测定长度剪去非半圆形端的多余部分，将断端锉光使略尖锐，将近似半圆形端的两小孔穿上细钢丝一根（钢丝折为等长的两股，从固定物的一侧将钢丝的两端各经一孔穿出对侧，拉出后使其等长，见图2-6-13）；③先将钢丝两端（用细弯血管钳挟住后进行操作）经梨状孔黏骨膜下绕过上颌窦内壁的前缘断端拉入窦腔，并从上颌窦前壁骨孔拉出，再将有机玻璃片（或其他固定物）的尖锐端经同一径路伸入窦腔内，紧贴业已内移的上颌窦内壁的外侧向后、上伸进，使其尖锐端嵌牢于窦腔内、后、上三壁交角处，或插入邻近的筛窦气房中，而其半圆形端（注意：固定物的钢丝穿出侧应朝外）恰好嵌牢在梨状孔边缘骨壁的内侧斜面上（图2-6-15（2））；④在梨状孔外缘骨壁上钻一小孔，将固定物半圆形端所系钢丝的一端经窦腔由内向外穿出此孔，钢丝的一端经上颌窦前壁骨孔内侧拉出，两端相互打结，固定物即被系紧固定；⑤打结固定后剪断多余钢丝，将遗留的断端两截钢丝稍加扭转，纳入骨壁上所钻小孔内（图2-6-15（2）右上圆圈内分图所示），以免日

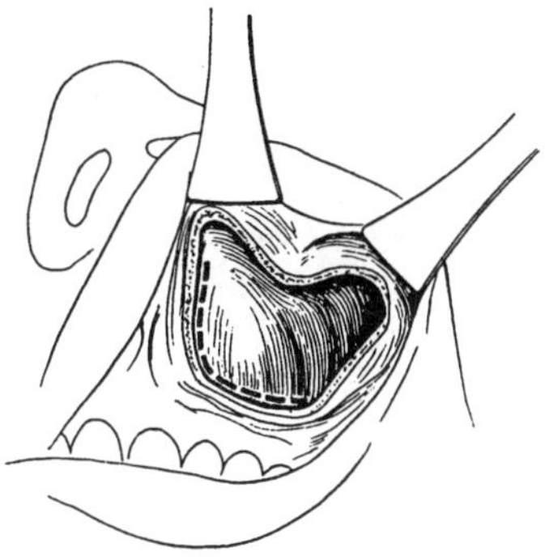

(1)

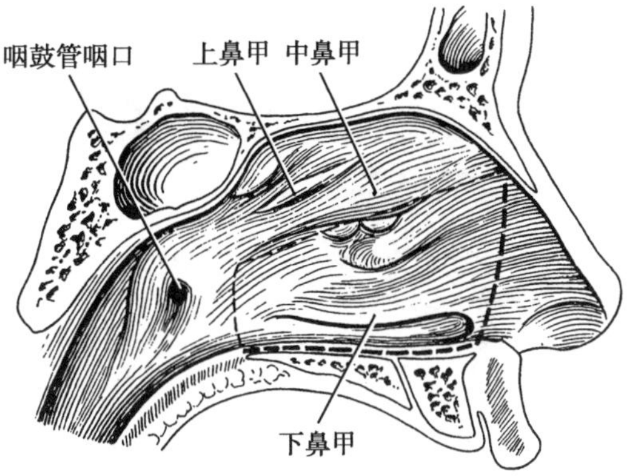

(2)

图2-6-14　凿开上颌窦内壁

（粗虚线示凿开部位，细虚线示骨折线）

（1）上颌窦内侧面观　（2）鼻腔外侧面观

后引起刺激症状。

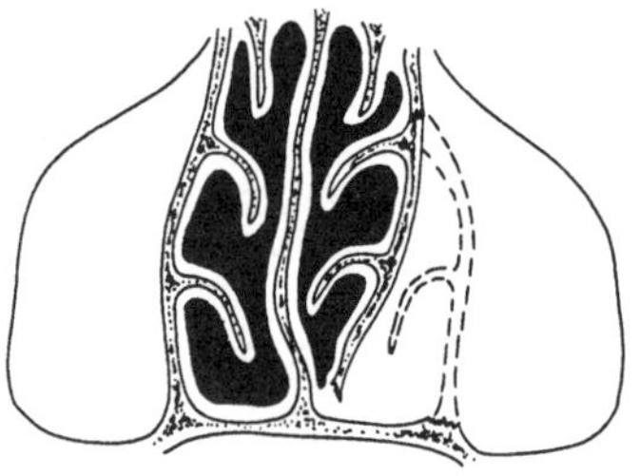

(1)

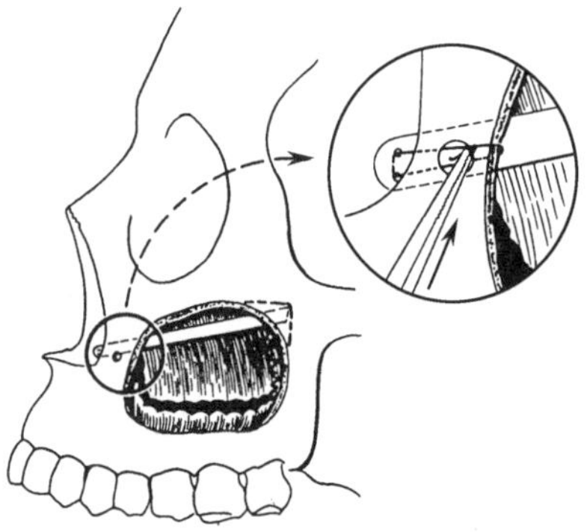

(2)

图 2-6-15 将鼻腔外侧壁骨折内移并固定

(1) 将鼻腔外侧壁骨折，使下鼻甲内侧面接近鼻中隔 (2) 置入有机玻璃片固定（右上示钢丝固定法）

5. 填塞术腔，缝合切口 细心检查清理窦腔后填入碘仿纱条，将其末端露出唇龈沟切口外，以便日后抽出。切口大部分缝合，鼻腔内可填塞明胶海绵，或轻轻填塞少许凡士林纱条。

6. 根据患者耐受情况和手术者操作的熟练程度，两侧鼻腔手术可一次完成或分期进行。

【术后处理】

术后应用抗生素 5～7 日。注意口腔清洁，给予 3% 链霉素溶液滴鼻。术后面颊部肿胀反应与上颌窦根治术后相似或稍重，约数日即消退。术后 24～48 小时经口内抽出窦腔纱条及鼻腔填塞物，5～7 日拆线。

所放置固定物的后端部分位于上颌窦自然窦口的上后方，故不影响上颌窦自然开口的通气和引流。

（三）前鼻孔闭合术

前鼻孔闭合术（closure of the nostrils）可分为前鼻孔部分闭合术和完全闭合术（partial or total closure of the nostrils）。Young（1967，1971）首先报道此术，Shah（1974）、Daltti（1974）、Sinka 等（1977）及 Elwany（1988）等相继进行过报道。一般认为闭合的时间愈长，效果更好，完全闭合者应保持 2 年以上，部分闭合者可达 5～7 年或更长时间。

一般根据萎缩性病变是单侧鼻腔或双侧鼻腔，以及病变的严重程度，决定选用前鼻孔部分闭合术或完全闭合术。其具体指征是：①病变限于单侧鼻腔者，则病变侧行前鼻孔完全闭合术；②双侧鼻腔罹病者，病变较重侧行前鼻孔完全闭合术（或留一个约原鼻孔 1/6～1/8 大小的小孔），较轻侧行部分闭合术；③两侧鼻腔病变均较重，则任选一侧行前鼻孔完全闭合术，对侧行部分闭合术（或两侧各留 1 个约原鼻孔 1/6～1/8 大小的小孔）；④两侧鼻腔病变均较轻，即可行双侧前鼻孔部分闭合术。总之，至少应保持一侧鼻腔适度通畅。

重新开放前鼻孔时可只开启 3/4，以防萎缩性病变复发。前鼻孔重新打开时，首先见到鼻黏膜湿润、呈浅蓝色，数日后转为淡红色，症状消失，鼻黏膜恢复正常；有些手术前后的细菌学、细胞学、组织病理学和超微结构的对比检查得到了相应的佐证。

【适应证】

原发性萎缩性鼻炎经治疗无效者，不论病变轻重，都可施行本术；继发性萎缩性鼻炎除外。

有急性或慢性鼻前庭炎或上呼吸道感染者，应待炎症完全消退后施行手术。

【术前准备】

术前 3～5 日，每日用生理盐水冲洗鼻腔，清除鼻腔内所有脓痂，保持鼻腔清洁。手术前 1 日剪去鼻毛。

【操作步骤】

1. 体位、消毒、麻醉方法 成人取半坐位。如同一般鼻腔手术常规消毒，应注意鼻前庭皮肤充分消毒。成人采用局部麻醉，即鼻腔黏膜用 1%～2% 丁卡因溶液行表面麻醉，鼻内孔区和鼻前庭皮肤用普鲁卡因或利多卡因溶液行局部浸润麻醉。精神紧张、难以合作的患者或儿童则用全身麻醉，取仰卧位。

2. 切口 在鼻前庭皮肤和鼻黏膜交界处（内孔处）作环形切口，切开皮肤及皮下组织。

3. 分离皮瓣 将整个鼻前庭皮肤划为 3 个皮瓣，即底部皮瓣、内侧皮瓣、外侧（实为外前侧）皮瓣；分别从鼻腔底部、鼻中隔和下侧鼻软骨（大翼软骨）外侧脚处向前鼻孔方向分离皮瓣，直至接近（但不到达）前鼻孔缘为止，计量 3 个皮瓣合拢时能充分闭合前鼻孔即可。各个皮瓣的大小可根据需要而定，如施行前鼻孔部分闭合术时，内侧皮瓣宜小，外（前）侧皮瓣应较大，如此 3 个皮瓣缝合后遗留的小孔偏向内侧，吸气时进入的空气可避免直接刺激鼻甲，引起不适。因此，在划分与剥离 3 个皮瓣之前，即应按照上述具体指征确定术式（部分闭合术或完全闭合术），以便酌定内外皮瓣的大小。

4. 缝合皮瓣　首先仔细检查鼻腔，取出放置的纱条或棉球，吸尽鼻腔内分泌物或血液，创面充分止血。将已分离的3个皮瓣合拢，稍加修整、对合后，即可用细丝线间断缝合或褥式缝合。可先缝合其中两个皮瓣，再将第3个皮瓣缝合。因皮肤面向外，且靠近前鼻孔，故缝合时较为容易。若为部分闭合术，即于前鼻孔内侧保留直径约3mm的小孔或呈裂隙状；若为完全闭合术，则将3个皮瓣整合后全部予以缝合。最后，以抗生素软膏纱条或棉球少许置于前鼻孔皮肤缝合伤口处，并稍加固定。

【术后处理】

1. 术后严禁擤鼻动作，应从口内吸出鼻及鼻咽部分泌物，注意口腔清洁。适量应用广谱抗生素5～7天，以预防感染。

2. 术后第2天更换前鼻孔皮瓣缝合处敷料。施行前鼻孔部分闭合术者，若遗留小孔处有分泌物，每日可用小吸引管（如鼓室成形术吸引管）通过皮瓣小孔伸入鼻腔吸尽，直至伤口完全愈合为止。

3. 术后第8～10天拆去皮瓣处缝线。

4. 术后近期和远期均可通过前鼻孔部分闭合术的小孔和后鼻孔镜检查，以观察鼻腔有无分泌物或脓痂以及鼻黏膜的情况。患者主观感觉亦应择要记录，作为评估的参考。

若干年后，需要重新开放前鼻孔时，即可施行前鼻孔成形术，因无畸形存在，手术难度相对较小。但应注意尽可能只开放到原鼻孔的3/4左右，保留稍小的前鼻孔，以防症状重现。

（黄选兆）

第七章

鼻出血、血管结扎术和血管栓塞法

第一节 鼻出血

鼻出血（epistaxis；nosebleed）是临床常见的症状之一，可由鼻病引起，亦可由全身疾病所致。鼻出血多为单侧，亦可为双侧；可间歇反复出血，亦可为持续出血；出血量多少不一，轻者仅为涕中带血，重者可引起失血性休克。反复出血可导致贫血。

鼻腔任何部位均可发生出血。一般认为，小儿及青少年鼻出血大多在鼻腔前部，具体为鼻中隔前下方易出血区，即利特尔区（Little area）；而40岁以上的中年人或老年人鼻出血则多发生在鼻腔后部。统计资料表明：利特尔区的鼻出血占所有鼻出血病例的40%～52%（陶正德，1982）。此处血管丰富，表浅，吻合支多，易受外伤及干燥空气刺激，且其下即为软骨，当黏膜受伤或发生肿胀时无退让余地，故易发生血管破裂。发生在鼻腔后段的出血，来势凶猛，不易止住，多为蝶腭动脉或其较大分支破裂之故。而鼻腔后段的静脉性出血，可能为曲张的鼻-鼻咽静脉丛（Woodruff plexus）出血之故；现在认为鼻中隔后部的动脉性出血，亦较多见于老年人。

婴幼儿发生鼻出血者极少，因不足2岁者，鼻中隔易出血区（利特尔区）尚无特殊血管结构；2岁时该处才渐有岛状血管网；3岁以后方形成典型的扇形血管网；10岁以后始见血管曲张。

【病因】

1. 局部原因　出血部位多在鼻腔前段，常限于一侧。

（1）外伤：鼻骨骨折，鼻腔、鼻窦外伤或手术均可损伤血管而发生鼻出血。剧烈咳嗽、擤鼻过重、挖鼻过深及插置鼻饲管也可引起鼻出血。经下鼻道施行上颌窦穿刺冲洗术时，如误伤鼻后外侧动脉，可发生剧烈的动脉性出血。行鼻窦置换疗法时，若用负压过大，时间过长，亦可使鼻腔黏膜血管破裂出血。严重的头部外伤，如颅中窝骨折时伤及海绵窦及其内的颈内动脉，出血可经蝶窦流至鼻腔，引起大量的甚至致死性鼻出血。也可由于颈内动脉颅内段损伤后形成假性动脉瘤，后者破裂导致严重的鼻出血。

Seftel等（1959）认为颅内颈内动脉瘤在下列部位发生破裂，均可引起大量鼻出血：①海绵窦段颈内动脉瘤可侵蚀蝶窦骨壁，向蝶窦穿破，导致血液流至鼻腔，且较常见；②从颈内动脉骨管破裂，血液由咽鼓管经鼻咽而达鼻腔；③从筛板或颅前窝骨折部位破裂，血液可直达鼻腔。Maurer等（1961）将①头部外伤；②一侧视神经受累甚至双侧失明；③后期大量鼻出血，特称为海绵窦颈内动脉瘤的典型三联征。

（2）鼻中隔偏曲：多发生在骨嵴或骨棘（矩状突）附近或偏曲的凸面，因该处黏膜较薄，易受寒冷或不洁空气的刺激，空气气流的流向在此又发生改变，故黏膜变为干燥，以致破裂出血。有时偏曲的凹面，也可因黏膜干燥出血。

鼻中隔穿孔者也常因穿孔边缘黏膜干燥、糜烂，不易愈合，而有鼻出血症状。

（3）鼻腔、鼻窦和鼻咽的肿瘤：其中最易发生鼻出血者当属鼻中隔毛细血管瘤、鼻咽血管纤维瘤、出血性息肉和鼻腔或鼻窦的恶性肿瘤。前两种疾病常引起大量鼻出血。

鼻腔和鼻窦恶性肿瘤引起大出血者，除因侵蚀较大血管外，常与局部感染有关，故在处理时，控制感染很重要。鼻咽癌早期可为涕中带血，到晚期则可出现明显的鼻出血。上颌窦海绵状血管瘤虽很少见，但有时反复发生鼻出血，而不易查知病变部位，须通过影像学检查（X线拍片、CT、MRI）、手术探查及活检始能加以证实。

（4）鼻炎和鼻腔特殊性传染病：急性和慢性鼻炎、干燥性鼻炎都可发生鼻出血，但通常出血量不多。萎缩性鼻炎常在清除鼻痂、挖鼻或用力擤出痂皮时发生少量出血。结核、狼疮、麻风及梅毒等，因有黏膜糜烂、溃疡、肉芽，或形成鼻中隔穿孔等而引起出血。鼻白喉常为双侧鼻腔有少量血涕，除去鼻腔白色假膜，极易出血。在高原地区，因相对湿度过低，外来居民常未能适应而多患干燥性鼻炎，为地区性鼻出血的重要原因（钟乃川，1964）。此外，部分患者由于高原氧分压低及其他高原因素的影响，可发生高血压及继发性红细胞增多症，血小板减少，也为诱致鼻出血原因之一。鼻腔及鼻窦的真菌感染也可引起鼻出血，且多为曲霉菌感染。常表现为鼻腔及鼻窦肿块，可误诊为恶性肿瘤，需行病理检查方能确诊。临床上此病发病率呈上升趋势。

（5）鼻腔异物：常见于儿童，多系一侧性鼻出血，为少量血涕。某些动物性鼻腔异物，如水蛭，则可反复引起大量出血。

（6）咽扁桃体肥大：是儿童鼻出血的原因之一，多为鼻黏膜继发炎症和充血所致。

（7）变态反应：许多学者认为，反复发作鼻出血可能与鼻的变态反应有关。卜国铉（1978）统计100例变应性鼻炎，发生鼻出血者占55%，而100例正常对照组中，鼻出血的发生率仅占4.5%。

（8）鼻窦炎：尤其是溶血性链球菌感染的急性上颌窦炎引起鼻出血者较多。慢性鼻窦炎也可引起鼻出血，但较少见。

2. 全身原因　鼻出血有时可为某些全身性疾病的首发症状。全身原因所致的鼻出血多为双侧，常由以下原因引起：①病变侵犯到稍大的血管；②血液成分或性质发生改变（如凝血功能障碍）；③血压的变化，如动脉压或静脉压增高。出血可能由于鼻腔内血管破裂（rhexis），或血管虽未破，但血液渗出血管壁（diapedesis）而发生多处出血。

（1）急性发热性传染病：如上感、流感、出血热、麻疹、疟疾、猩红热、伤寒、斑疹伤寒及腮腺炎等。多因高热、血管发生中毒性损害，鼻黏膜剧烈充血、肿胀、发干，以致毛细血管破裂出血。故一般鼻出血常发生在发热期，量较少，出血部位多在鼻腔前段。鼻出血是流行性出血热的重要症状之一，不仅出血剧烈，为时也久，且难以止住。百日咳除在黏膜卡他期可发生鼻出血外，剧烈的阵咳可使静脉压增高，也为导致血管破裂原因之一。黑热病发生出血者较多，有时甚剧。

（2）心脏及循环系统疾病：为全身因素中最重要的原因。

1）动脉压增高：如高血压、动脉硬化、肾炎、伴有高血压的子痫等。其他如用力过猛，情绪剧烈波动，气压急剧改变（如航空、登山及潜水等），均可因一过性动脉压升高而发生鼻出血。

由全身性疾病导致动脉压增高而发生鼻出血者，多因鼻腔的较大动脉破裂所致。出血前可有预兆，如头昏、头痛、鼻内血液冲击感等。出血常发生在深夜或清晨。因多系动脉性出血，血液呈鲜红色，有时可见搏动，来势甚猛，但又可突然自行停止。临床上有人称之为“来无影，去无踪”。出血常为一侧性，多位于鼻腔后段（尤其是下鼻道内）或中段，或鼻腔前段近鼻顶处（筛前动脉），不加细查，很难准确发现出血部位。

动脉硬化时，血管的收缩力较差，鼻出血自行止住较难。急、慢性肾炎时虽均可发生鼻出血，但以萎缩肾及发生尿毒症时为显著。肾炎所以容易发生鼻出血，除因伴有肾性高血压外，血管壁受到损害和全身黏膜易罹患炎症也是重要因素。肾上腺嗜铬细胞瘤（pheochromocytoma）患者，因可从肿瘤中释出肾上腺素，引起血压的急剧变化而反复发生剧烈鼻出血。因此，青年人屡次发作严重动脉性鼻出血且伴有血压急剧变化者，应考虑此病。

2）静脉压增高：如二尖瓣狭窄，胸腔、纵隔和颈部巨大肿块，肺气肿，肺水肿及肺心病，充血性心力衰竭及支气管肺炎等。

（3）出血性疾病：各型白血病、再生障碍性贫血、血友病、血小板减少性紫癜、真性或继发性红细胞增多症、恶性贫血等均易发生鼻出血，紫外线照射过多或使用抗凝血药物治疗时，如肝素，也可引起鼻出血。

这种鼻出血是因毛细血管壁受到损害和血液成分发生改变所致，较多为双侧性渗血，持续不断，并可反复发作，且常伴有全身其他部位的出血。

（4）营养障碍或维生素缺乏：血液中缺乏维生素C、K、B_2、P和钙，均易出血。国外有人（1948）分析104例鼻出血病例，发现其血浆中维生素C含量及凝血酶原时间正常者仅占10.57%。维生素C、B_2及P等能降低毛细血管壁的脆性和通透性，维生素K与凝血酶原形成有关，钙为凝血过程中不可缺少的物质，体内缺乏上述物质时均可能发生鼻出血。

（5）肝、肾疾病和风湿热：其中尤以肝硬化发生鼻出血者较常见。肝脏疾病可影响到凝血酶原和纤维蛋白原的合成，从而易发生鼻出血。尿毒症易致小血管的损伤。风湿热引起的鼻出血多见于儿童。

（6）中毒：许多化学药物如磷、汞、砷、苯等中毒，可破坏造血系统的功能；长期服用水杨酸类药物，可减少血内凝血酶原，故均可引起鼻出血。

（7）内分泌失调：女性青春发育期的月经期鼻出血（代偿性月经，vicarious menstrua-tion）和先兆性鼻出血，经绝期或妊娠期的最后3个月亦可发生鼻出血，可能系毛细血管脆性增加之故。

（8）遗传性出血性毛细血管扩张症（Osler-Weber-Rendu病）：易反复发生鼻出血，且大多数这类患者以鼻出血为首发症状。此病为显性遗传性疾病，常有家族性易出血史。

除上述鼻出血原因外，临床上还常可发现一部分鼻出血患者，在疾病的全过程中均不能找出可能的出血原因，并且鼻出血控制后未再出血。陶正德（1982）统计151例鼻出血患者中，这类病例占33.8%。故将此类鼻出血称为特发性鼻出血。

【检查】

询问病史时，要迅速问清以下情况：哪一侧鼻腔出血或哪一侧鼻腔首先出血，出血速度和出血量，过去有无鼻出血，此次出血有无自觉病因，有无其他伴随症状，同时根据具体情况，进行局部和全身检查。对出血不剧烈者，可用1%麻黄碱棉片收缩鼻腔黏膜后，从首先出血的一侧鼻腔寻找出血点。鼻腔前段出血通常容易发现，如出血较剧或出血部位隐蔽，则难于确切发现出血点。出血已自止者，出血点也常不易发现。此时须仔细检查鼻腔，尤其是对鼻中隔前下部位，观察黏膜表面有无充血、糜烂、溃疡、静脉曲张及血痂附着等；必要时，用卷棉子轻轻摩擦易出血区或其他可疑出血处，视其再出血否；有时可见喷射性小动脉出血。

鼻腔后段出血，常迅速流入咽部，从口吐出。通过前鼻镜检查，多不能发现出血部位。如出血不剧，可行后鼻孔镜或纤维鼻咽镜或鼻内镜检查；或用麻黄碱棉片填塞于下鼻道后段，观察出血能否止住，片刻后取出棉片，视其上有无血迹，以助诊断。鼻窦内出血，血液常自中鼻道或嗅裂流出。如不能看清出血部位，可用麻黄碱棉片两块，分别填置于中鼻道与嗅裂中，片刻后取出，如见哪块棉片有血迹，即可推知血从何处流出。对于出血量较多的活动性出血，可借助于吸引器从前向后吸除鼻腔内血液，以判断出血部位。

除找寻出血点外，必须尽量找出鼻出血的原因。因此，在做止血处理后，还要进一步询问过去病史及家族史，进行必要的全身检查，血压测量，血常规检查，出、凝血时间测定，血小板计数及毛细血管脆性试验等。有时需与有关科室共同会诊，方能找到病因。一般说来，局部疾患引起的鼻出血，多限于一侧鼻腔，而全身疾病引起者，两侧鼻腔可同时或交替出血。

失血量的估计，要根据每次出血情况及发作次数、患者的血压、脉搏和一般症状来综合判断。失血量达500ml时，可出现头昏、口渴、乏力、面色苍白等症状；失血量在500～1000ml时，可出现出汗、血压下降、脉速而无力；若收缩压低于10.7kPa（80mmHg），则提示血容量已损失约1/4。

对出血剧烈者，不宜按部就班地先进行检查，此时除须立即采取止血措施外，还要迅速判断有否失血性休克。但要注意：①休克时，鼻出血常自止，不可误认为已愈；②高血压鼻出血患者，可能因出血过多，血压下降，此时不可误认为血压“正常”。应注意患者有无休克或休克前期症状，如脉快而细弱、烦躁不安、面色苍白、口渴、出冷汗及胸闷等；③要重视患者主诉出血量，不要片面依赖化验室检查。因在急性大出血后，其血红蛋白值在24小时内仍可显示正常；④有时大量血液被咽下，片刻后吐出，一部分可能经鼻腔呛出，仍为鲜红色。此因胃酸分泌发生抑制，或咽下的血过多，胃酸已不足使之变为黑色，在这种情况下，不可误认为又发生鼻出血。

【处理】

鼻出血属于急症，在出血剧烈的情况下，患者及其陪伴者大多精神紧张，此时应予以安慰，使之镇静，以避免患者因精神因素引起血压增高，使出血加剧。必要时可使用镇静剂，如安定、异丙嗪等，可减少出血。在颈部、项部、头部施行冷敷，也可反射性地减少出血。如患者已休克，则先按休克进行急救。

1. 局部处理　一般采取坐位或半坐位（休克患者须予平卧）。先将鼻腔内所有填塞物及血块取出，用麻黄碱棉片收缩鼻腔黏膜，约2～5分钟后取出，详细检查鼻腔及鼻咽。根据出血情况和出血部位，选用适当方法进行止血。止血时动作要轻，以免造成新的创伤。

（1）局部止血药物：适用于较轻的鼻腔前段出血。此法简单易行，对患者痛苦较小。对易出血区渗血，可用棉片浸以1%麻黄碱、1‰肾上腺素、0.05%羟甲唑啉、3%过氧化氢溶液、凝血质（thromboplastin）或凝血酶（thrombin），紧塞鼻腔中5分钟至2小时，亦可用血凝酶（立止血，reptilase）浸湿棉片或纱条后压迫止血。渗血较多者，可选用各种可吸收性止血材料，如明胶海绵（absorbent gelatin sponge）、淀粉海绵（starch sponge）、氧化纤维素（oxidized cellulose）、纤维蛋白绵等，浸于凝血酶溶液中，对鼻腔无刺激性，且易被吸收，对鼻腔黏膜无损伤。

局部注射麻醉药物也可收到止血效果。对鼻中隔前段小片状渗血者，在出血处黏膜下注射1%普鲁卡因3～4ml，可起压迫止血作用。对鼻腔后段出血，Padenos

（1968）试用翼腭管注射法。即以手指在第3磨牙内侧，硬腭边缘前方摸清腭大孔后，以细长针头刺入，最深不能超过2.8cm，以避免药液注入眶内及圆孔，缓缓注入含有0.1%肾上腺素的1%利多卡因2～3ml，待药液进入翼腭窝，压迫窝内血管，使鼻腔黏膜血流量减少，达到止血目的。

对反复发作的鼻中隔前段出血，可使用硬化剂黏膜内点状注射，使该处血管硬化封闭而止血，常用药物有50%葡萄糖、70%乙醇等。

（2）烧灼法：适用于小量出血，且可见明显出血点者，对动脉性出血无效。常用的有激光烧灼法和化学药物烧灼法。激光是通过凝固出血部位血管达到止血效果。可采用YAG激光、CO_2激光或KTP/532激光（钾钛磷酸盐激光），以后者效果较好。烧灼前用含有少许1‰肾上腺素或1%麻黄碱的1%丁卡因棉片施行表面麻醉。激光烧灼法易掌握，止血效果较好，反应轻，故目前较为常用。新近出现的射频和微波技术，因易操作、效果好、损伤小而较多应用于鼻出血的治疗，使用方法同激光烧灼法。化学药物烧灼法亦需行表面麻醉，然后用细棉签蘸少许铬酸、30%～50%硝酸银或30%三氯醋酸烧灼出血点，至出现腐蚀性白膜为止，时间约为3秒钟左右。不可使药物流至他处，以免灼伤健康黏膜。然后以抗生素软膏涂抹烧灼处，以防结痂。激光烧灼与化学药物烧灼法，均应避免同时烧灼鼻中隔两侧相对应处黏膜或烧灼时间过长，以防止出现鼻中隔穿孔。

（3）冷冻止血法：利用液态氮汽化时的－195℃的低温使出血部位毛细血管很快形成血栓，修复后形成瘢痕而止血。使用时，亦需施行表面麻醉。适应证及副作用同烧灼法。

（4）前鼻孔填塞术（anterior nasal packing）：当出血较剧或出血部位不明时用之。

将无菌凡士林纱条的一端双叠10～12cm，将折叠一端放进鼻腔后上方嵌紧，再将折叠部分上下分开，使短的一段平贴鼻腔上部，长的一段平贴鼻腔底，形成一向外开口的“口袋”。然后将纱条的长段填入“口袋”深处，自上而下，从后向前进行连续填塞，使纱条紧紧填满整个鼻腔（图2-7-1）。剪去前鼻孔外面多余的纱条，用棉球紧塞前鼻孔。填塞完毕，须检查是否仍有鲜血经后鼻孔流入咽部。经观察后如仍出血，需取出纱条重新填塞或改用后鼻孔填塞术。鼻腔填塞物通常宜在24～48小时后1次或分次取出，以免发生鼻窦或中耳感染。对出血剧烈者或血液病鼻出血患者，可适当延长填塞时间至72小时，但须使用足量抗生素，以预防感染。在鼻部无急性炎症，严格控制感染的情况下，用碘仿纱条行鼻腔填塞可历时1周取出，对严重而顽固的鼻出血收效良好。

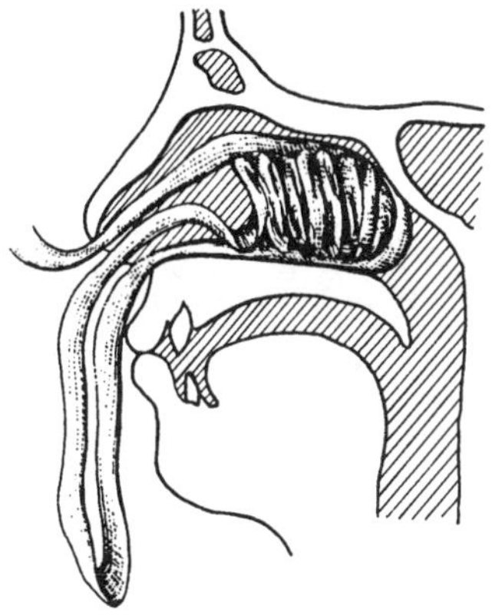

图2-7-1　鼻腔填塞法

凡士林纱条前鼻孔鼻腔填塞术是目前治疗鼻出血的主要方法，绝大多数鼻出血患者经此法治疗能达到止血目的。仅极少数鼻出血患者需行后鼻孔填塞术或其他止血方法。凡士林纱条前鼻孔鼻腔填塞术目前虽仍广泛应用于鼻出血及鼻部手术之后，但对患者痛苦较大，现已有许多改良的方法，如：

1）止血套填塞术（图2-7-2）：将涂有油剂或薄层软膏的指套或避孕套置入鼻腔，然后用纱条作套内填塞，用此法在填入及抽出纱条时患者痛苦较小。

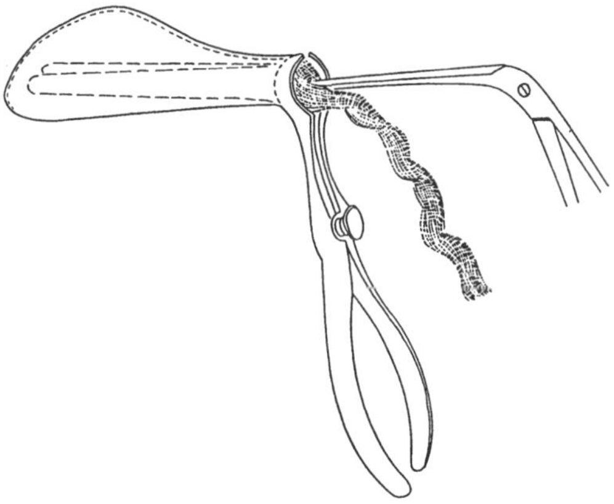

图2-7-2　止血套填塞法

2）气囊或水囊压迫止血法：用橡皮膜制成各种形状的止血气囊（也可用指套或避孕套改制，图2-7-3），置于鼻腔内出血部位，套内充气或充水以压迫止血。此法也可用以代替后鼻孔填塞术。气囊上如附有通气管，则既具有压迫止血作用，又不妨碍鼻呼吸。近年来国内已有生产与鼻腔结构相适应的鼻腔和后鼻孔止血气囊。

3）另可选用新近出现的不可吸收的止血新材料，如膨胀海绵（merocel）、酯花透明质酸（merogel）、藻酸钙纤维（sorbalgon）、瑞纳凝胶等。膨胀海绵吸水后体积可膨胀10倍；藻酸钙纤维有很强的吸附能力，与出血面接触后转变为凝胶物质，达到保护创面和止血的

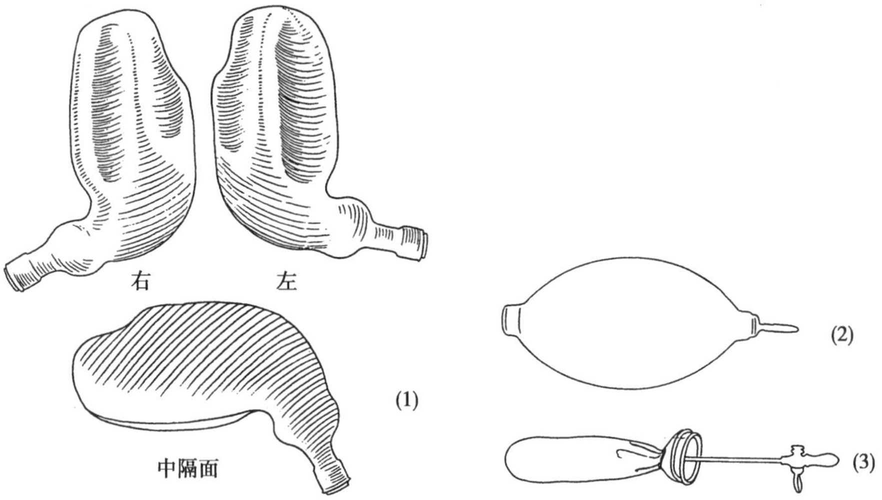

图 2-7-3 气囊填塞法

（1）特制气囊 （2）打气橡皮球 （3）以指套制成的止血气囊，上附注气管

作用；瑞纳凝胶含凝血因子。上述材料较适用于鼻黏膜弥漫性、较小量的出血，具有止血效果好、痛苦小的优点。

（5）后鼻孔填塞术（postnasal packing）：前鼻孔填塞后血仍不止，且向后流入咽部或由对侧鼻孔涌出者，说明出血部位在鼻腔后部，宜改用锥形凡士林纱布球行后鼻孔填塞术。填塞时，先将一根细橡胶导尿管沿出血侧鼻腔底经鼻咽插到口咽部，用血管钳从口中拉出（图 2-7-4（1）），将预制的锥形纱布球（制法见第 1274 页）尖端上的两根线缚于管端（图 2-7-4（2）），再按原方向将导尿管回抽，借另手食指或血管钳的帮助将纱布球送入口腔，越过软腭（图 2-7-4（3）），将纱布球尖

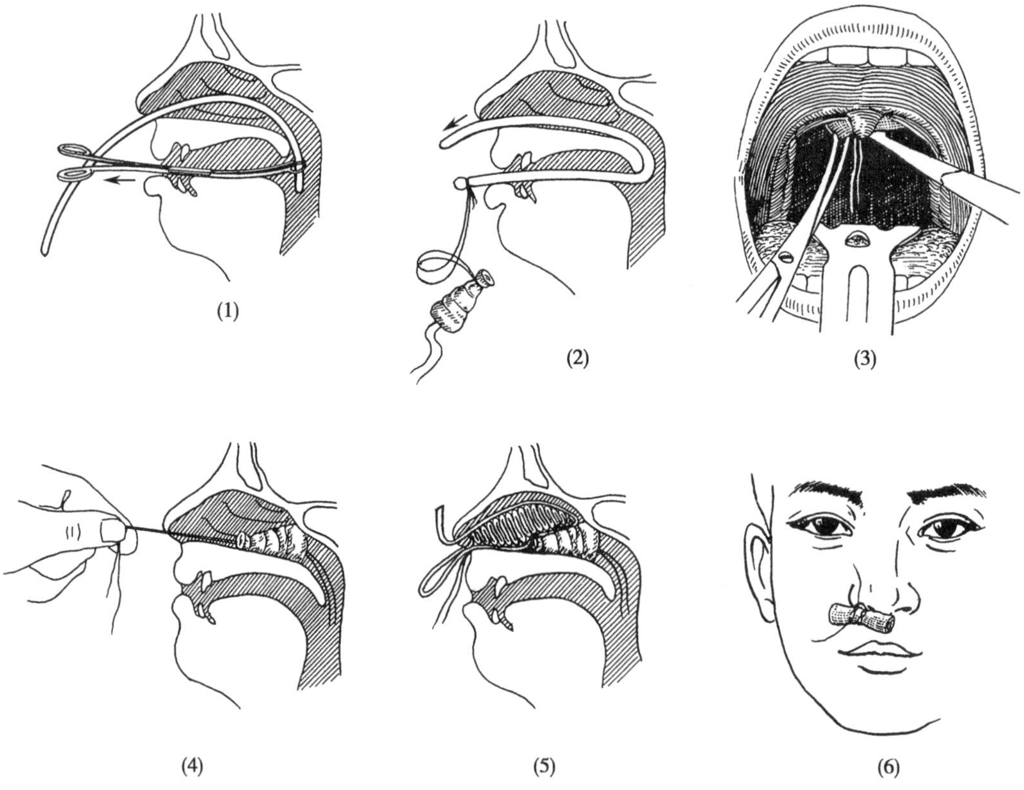

图 2-7-4 后鼻孔填塞法

（1）将导尿管头端从口腔拉出 （2）将纱球尖端上的线系在导尿管头端上，抽回导尿管 （3）借器械之助，将纱球向上推入鼻咽部 （4）将线拉紧，使纱球紧填后鼻孔 （5）再作鼻腔填塞 （6）后鼻孔纱球固定法

端拉进后鼻孔，然后取下导尿管，将已引出前鼻孔的线头拉紧，或以手指伸入鼻咽部助使纱布球尖端进入鼻腔，纱布球底部紧塞后鼻孔（图 2-7-4（4）），另用凡士林纱条进行鼻腔填塞（图 2-7-4（5））。将纱布球尖端两线系于纱布块或硬橡皮管上，以资固定（图 2-7-4（6）），底部一线自口引出，松松固定唇边，以便在此后取出纱布球时，只需牵拉此线，即可将其自口中拉出。为避免引起患者不适感，也可将自纱布球底部经口引出的一线去掉。但其尖端两线务须结实可靠，此后在撤除后鼻孔填塞时，可将前鼻孔引出的线接长，并穿进咽鼓管吹张导管牵出。此时操作者左手执线，右手将咽鼓管导管向鼻咽部推进，须将纱布球推达口咽部，再用血管钳挟取之。此时务须注意，挟取线端或纱布球时切忌滑脱，以防纱布球坠入喉咽阻塞呼吸道。后鼻孔填塞物宜在 48～72 小时内取出，一般不宜超过 3 天，且须在严格控制感染的情况下。若改用碘仿纱条填塞，时间可延长至 1 周左右。填塞过久，可引起多种并发症，如急性化脓性中耳炎，甚至鼻咽脓肿、颅底骨髓炎和脑膜炎等。因此在应用本法止血时，应注意无菌操作，术后使用足量抗生素以控制感染。

（6）鼻咽填塞术(nasopharyngeal packing)：用于后鼻孔附近或鼻咽部剧烈出血或出血部位甚深，一时不能查明出血部位者，经行后鼻孔填塞术无效，可暂用鼻咽填塞术。操作方法基本如后鼻孔填塞术，但以 2 根橡胶导尿管分别从两侧鼻腔导入，以便将鼻咽填塞物（凡士林纱布卷）拉入鼻咽部（图 2-7-5（1）），再用食指伸入鼻咽部将填塞物压紧（图 2-7-5（2）），引出前鼻孔外的两个线端系于置放在鼻小柱处的小纱块上固定（图 2-7-5（3））。

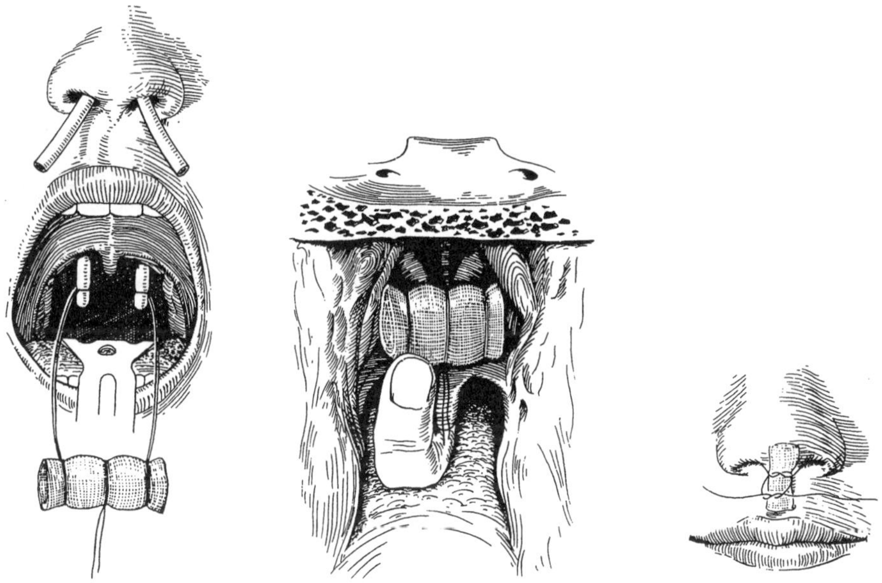

(1)　(2)　(3)

图 2-7-5　鼻咽填塞法

（1）引入导尿管，系好鼻咽填塞物　（2）用手指将填塞物压紧（从后面观）　（3）鼻咽填塞物固定法

（7）血管造影下动脉内栓塞术：1974 年首次应用此方法治疗难治性鼻出血获得成功。目前采用的为数字减影血管造影（digital subtraction angiography，DSA），是电脑与常规血管造影技术的结合。用此法可在直视下将栓塞物（明胶海绵或中药白芨及永久性栓塞物弹簧栓、聚乙烯醇等）通过导管选择性地插入出血血管或肿瘤的供血血管，以达到止血目的。故是一种极有效、迅速的止血方法。适用于经前鼻孔填塞术、后鼻孔填塞术及鼻咽填塞术治疗后仍不能止血的严重的鼻出血和外伤性鼻出血。与传统的动脉结扎术相比，具有准确、快速、安全可靠等优点。副作用可有偏瘫、失语及一过性失明等（详见本章第三节）。

（8）手术治疗

1）鼻中隔手术：因鼻中隔偏曲、骨嵴或骨棘反复发生鼻出血者，可在血止后行鼻中隔黏骨膜下矫正术，以去除病因。鼻中隔虽无明显偏曲，但鼻中隔黏膜上（尤其是利特尔区）反复发生出血，可选择下列术式：①鼻中隔黏膜划痕术（瘢痕形成术）：用 11 号刀片（或鼻黏膜刀）在鼻中隔易出血区作 3 条平行的斜切口，切开黏膜即可。每条切口长约 1～1.5cm，切口两侧稍加分离，术后作鼻腔前段填塞。当鼻中隔上有明显曲张血管可见时，也可在黏膜上作多个小切口，将各分支血管分别切断（图2-7-6），以待将来瘢痕形成使血管闭塞；②鼻中隔黏骨膜下分离术：在出血一侧鼻中隔前下部，距皮肤黏膜移行处后方约3mm作深达软骨（但不切伤软骨）的斜行切口，分离同侧黏软骨膜宽约1～1.5cm。贴回黏软骨膜瓣，作鼻腔填塞。此法如与上法合用，效果更佳（西藏自治区医院耳鼻咽喉科）。

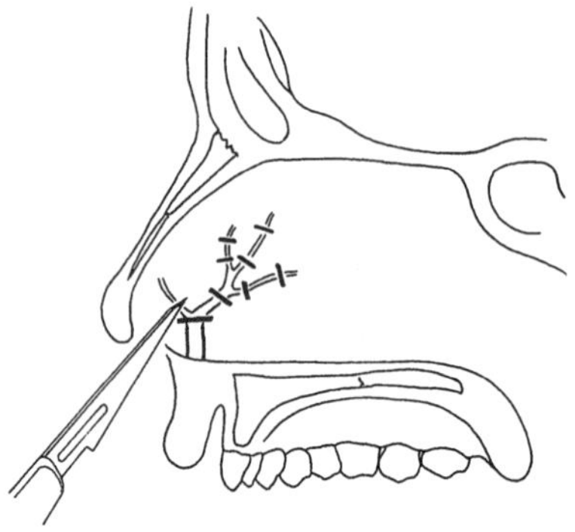

图2-7-6　在鼻中隔的曲张血管上作多数小切口

2）对鼻腔或鼻窦肿瘤引起的鼻出血，应视具体情况或先止血，或施用手术加以切除，或采用放射疗法，或结扎颈部血管以止血。如因合并感染，肿瘤溃烂而出血，则应使用抗生素治疗。

3）血管结扎术：一般极少有此必要。多只用于严重外伤，肿瘤侵蚀较大血管或动脉瘤破裂等特殊情况。结扎前，必须先准确判断出血来源，再决定结扎哪一条动脉。如①颈外动脉结扎术；②筛动脉结扎术；③上唇动脉结扎术；④上颌动脉结扎术。

（9）放射疗法：适用于对诸法治疗无效的反复发作性鼻出血患者。国外有人（1971）以^{127}铯及^{60}钴等治疗4例严重鼻出血患者，均获良效，国内亦有类似报道，但很少应用。

2. 全身治疗　对重症患者，须住院严密观察，详细检查和积极治疗。对较轻患者，酌加全身治疗，也有利于早日痊愈。应注意患者的心理因素对鼻出血的影响，如在临床上经常发现这种现象：有些已行鼻腔填塞术的患者，在住院前，曾反复出血；而住院后不再出血，且鼻腔填塞处未做任何处理。这可能与患者住院后精神不再紧张、有了安全感有关。实际上“住院”起了较强的镇静作用。这说明了心理因素在治疗鼻出血中的重要作用。故对已行鼻腔填塞术的较重病患者，如有条件，应尽早住院治疗。

（1）半坐位卧床休息，注意营养，给予高热量易消化的饮食。对年老或出血较多者，注意有无出血性休克、贫血、心脏损害等情况，并及时处理。失血严重者，须予输血、输液。适量的镇静剂对制止鼻出血应视为重要措施。

（2）找寻出血病因，必要时与有关科室共同商讨检查及处理方案，以清除致病因素。

（3）给予足够的维生素C（每日300～900mg）、维生素K（每日12～24mg）及维生素P（每日100～200mg）等。

（4）静脉注射高渗葡萄糖液、钙剂（以5%氯化钙的作用较好），以促进凝血。适当应用止血剂，如6-氨基己酸2～4g，静脉滴注，每日2～4次，酚磺乙胺0.25～0.5g，静脉或肌肉注射，每日2～4次，抗血纤溶芳酸（PAMBA）0.1～0.2g静脉注射，每日2次，卡巴克络（安络血）及血凝酶等。纠正出血性贫血可输入全血，治疗各种原因引起的凝血障碍，可输入新鲜全血或成分输血等，或与内科医师协商处理。

（5）许多学者认为，内分泌障碍为鼻出血的一个因素，建议用雌激素（estrogen）治疗。且国外有人（Harrison，1982）报道雌激素治疗遗传性出血性毛细血管扩张症所致鼻出血，疗效良好。

（沈艮祥　师　洪）

第二节　血管结扎术

上述保守治疗诸法不能制止的鼻部动脉性出血，在找到确切的出血部位后，可根据其供血来源分别施行下列血管结扎术。

一、颈外动脉结扎术

颈外动脉结扎术（ligation of external carotid artery）是预防和治疗头面部严重出血的重要方法，也是采用得较多的方法。通常用作头面部大手术的前置手术或诸法未能制止的顽固性动脉性鼻出血。

【应用解剖】

颈总动脉在相当于甲状软骨上缘水平分成颈内动脉和颈外动脉两支。两支的分叉处高低可有很大差异，高者可至舌骨平面，低者相当于甲状软骨中点平面。石义生（1965）测量成人尸体50具100侧，发现分叉处77%高于甲状软骨上缘，12%低于甲状软骨上缘，而平齐甲状软骨上缘者仅占11%。颈外动脉从颈总动脉分出后，开始位居颈内动脉内侧，继则绕过其前方而居其前外侧（图2-7-7）。

颈内动脉在颈部无分支。而颈外动脉由分叉处起自下而上依次有如下分支：

1. 甲状腺上动脉　自颈外动脉起始部前壁发出。

2. 咽升动脉　与甲状腺上动脉同一高度，起自颈外动脉起始部的后壁。

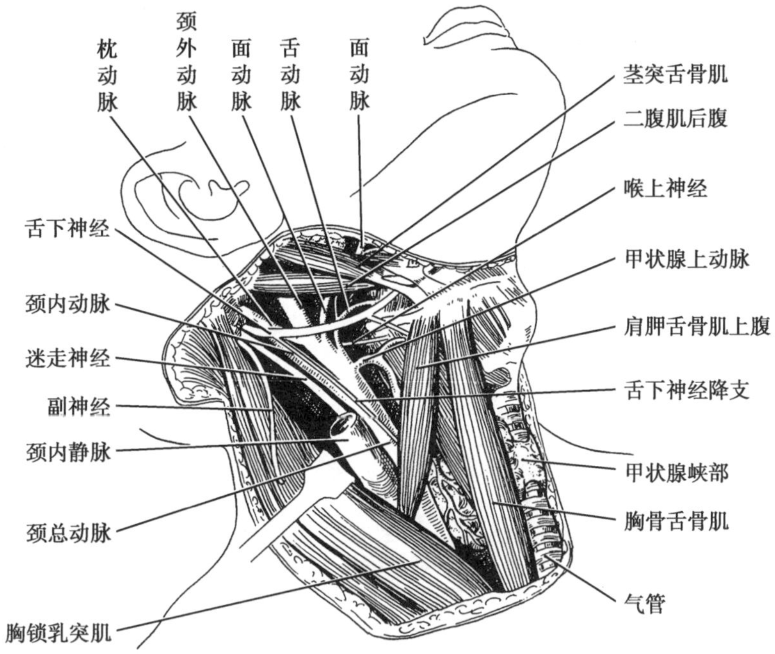

图 2-7-7　颈外动脉的解剖

3. 舌动脉　平对舌骨大角处发自颈外动脉。

4. 面动脉（亦称颌外动脉）　在舌动脉稍上方起自颈外动脉前壁。

5. 枕动脉　与面动脉同一高度，起自颈外动脉后壁。

6. 耳后动脉　在枕动脉稍上方。

7. 颌内动脉（亦称上颌动脉）和颞浅动脉　在下颌颈高度，颈外动脉在此分成两支终动脉。

颈外动脉位于颈动脉三角中，与颈内静脉、迷走神经共同被包于颈动脉鞘内。颈动脉三角的前上界为二腹肌后腹，前下界为肩胛舌骨肌上腹，后界为胸锁乳突肌前缘。颈外动脉的起始部刚好从胸锁乳突肌前缘露出，向上渐离开此前缘而贴近舌骨大角和下颌下腺的包膜，在二腹肌后腹和茎突舌骨肌下方向上前行入深部而离开颈动脉三角。在此三角内，颈外动脉的浅面有胸锁乳突肌的前缘、颈内静脉或面总静脉，以及舌下神经。后者约在舌骨大角平面与颈动脉交叉，并分出一降支位于颈动脉浅面，术中须加保护。

甲状腺上动脉是颈外动脉的第 1 个分支，通常在稍低于舌骨大角处从颈外动脉分出（我科曾遇个别病例，系从颈动脉分叉处或颈总动脉分出），因此舌骨大角为寻找甲状腺上动脉的重要标志。结扎颈外动脉的部位多选择在此动脉与舌动脉之间。其理由是：第一，甲状腺上动脉与下动脉之间有许多吻合支。若在甲状腺上动脉下方结扎，血液仍可经甲状腺下动脉→吻合支→甲状腺上动脉→颈外动脉，达不到止血目的；第二，在甲状腺上动脉上方结扎，颈外动脉血流继续进入甲状腺上动脉，在颈外动脉近心端不易形成血栓，无血栓脱落进入颈内动脉之虞。

【适应证】

一切颈外动脉供血范围的动脉性出血和这些范围内严重出血的预防。

1. 严重的头面部大出血（除由颈内动脉供血者外），包括头皮、颅骨、外鼻、鼻腔下部、上颌窦、下颌骨、口腔及口咽部的大出血，用一般止血方法无效者。

2. 鼻腔、鼻窦或鼻咽部恶性肿瘤合并严重出血者。

3. 鼻腔、鼻窦及口咽部恶性肿瘤晚期，可考虑一侧或双侧颈外动脉结扎作为辅助治疗之一。结扎后不仅可减轻疼痛，还可减少肿瘤组织的营养，使瘤体缩小或生长缓慢。

4. 某些有严重出血的大手术之前置手术：

（1）上颌窦恶性肿瘤，拟行上颌骨切除者。

（2）某些鼻咽部、口咽部或口腔恶性肿瘤及某些鼻咽纤维瘤或面部巨大肿瘤，拟行手术切除者。

（3）来自颈外动脉的动脉瘤，拟行手术者。

【手术方法】

1. 体位　仰卧，术侧肩下垫枕，头后仰并略偏向对侧。

2. 消毒　同一般外科手术。

3. 麻醉　一般采用局部浸润麻醉。如为其他手术的前置手术，则两种手术取同一麻醉方法。

4. 操作步骤

（1）切口：以舌骨大角为中点，沿胸锁乳突肌前缘作一长约6cm的斜行切口（图2-7-8（1）），切开皮肤及皮下组织。此时可能见到颈外浅静脉，牵开或结扎切断之。

垂直切口（系我科改进切口）：头偏向对侧，在下颌角前方2cm处作定点，在此点下方1cm处起始，向下作垂直切口，长约6cm，止于胸锁乳突肌前缘（图2-7-8（2））。此切口的优点在于比较容易暴露颈外动脉，缩短手术时间。

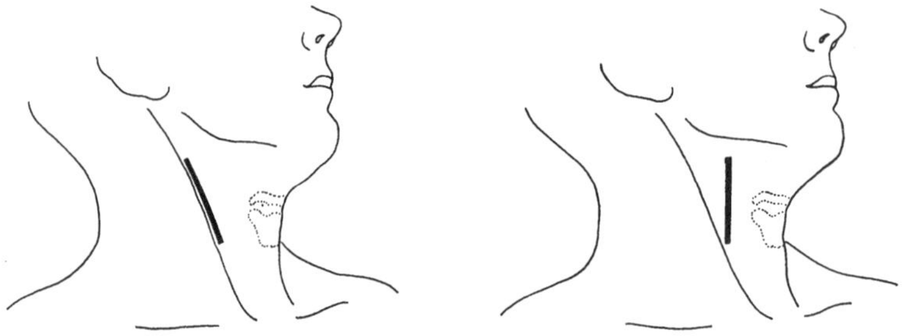

图2-7-8 颈外动脉结扎术的两种切口

（1）斜切口 （2）直切口

（2）暴露颈外动脉：沿切口切开颈浅筋膜及颈阔肌，暴露胸锁乳突肌前缘，用拉钩将其向后牵开，即可看到颈内静脉（图2-7-9（1）），将其与胸锁乳突肌一道向后牵开；若取垂直切口，则首先看到面总静脉（颈内静脉的属支）（图2-7-9（2）），将其牵开或结扎切断。在舌骨大角高度，以手指摸清颈动脉的搏动后，于该处用钝分离法纵行分开颈动脉鞘，暴露颈总动脉分叉、颈外动脉、甲状腺上动脉和舌动脉。在颈外动脉表面，有时可看到舌下神经或其降支，应将其牵开，妥加保护。

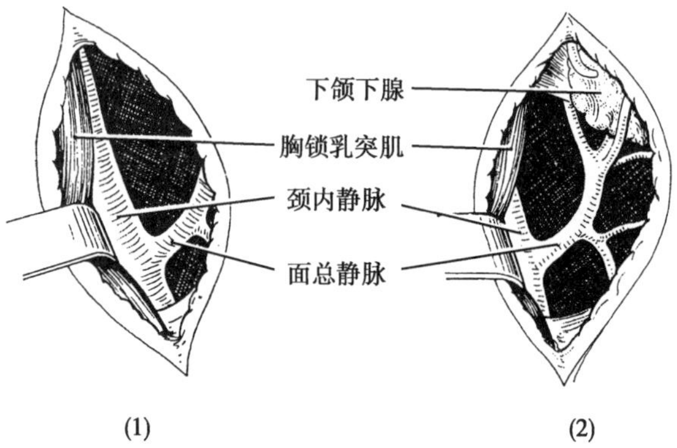

图2-7-9 在颈动脉的浅面看到的血管

（1）斜切口：首先看到颈内静脉 （2）直切口：首先看到面总静脉

（3）判定颈外动脉的方法：①颈外动脉在颈部有分支，而颈内动脉在颈部无分支；②请台下一助手确实摸清颞浅动脉（耳屏前上方、颞骨颧突后上方）或面动脉（咬肌前缘、下颌骨下缘处）的搏动后，将颈外动脉压紧以暂时阻断血流，如上述搏动停止，则判定无误。

（4）结扎颈外动脉：用钝分离法小心谨慎将甲状腺上动脉和舌动脉的起始部及其上下一段颈外动脉沿圆周的管壁暴露（注意分开位于其后方的迷走神经），用动脉钩或小弯血管钳在甲状腺上动脉与舌动脉之间绕过颈外动脉内侧壁（图2-7-10（1）），用7号丝线将颈外动脉双重结扎，但不切断（图2-7-10（2））。此时可再触摸一次颞浅动脉或面动脉，以最后确认颈外动脉结扎无误。

（5）逐层缝合切口：注意勿留空腔。适当加压包扎。

【并发症的预防及处理】

误结扎颈内动脉是最严重的手术并发症。因此失误可引起脑供血不足，导致对侧偏瘫，甚或脑软化而死亡。如能掌握颈内、外动脉的解剖特点，手术时小心从事，则完全可避免之。误结扎颈内动脉时，局麻患者将迅速出现眩晕、恶心、呕吐、神志不清及对侧偏瘫等一侧大脑半球缺血的症状。此时应立即剪除动脉壁上的结扎线，恢复血流。否则，一部分患者将随之出现呼吸变慢、抽搐、死亡。上述症状亦可发生在误结扎后的10天内。

二、筛动脉结扎术

筛动脉结扎术（ligation of ethmoidal artery）是治疗筛前/筛后动脉供血区动脉性出血的手术。

【应用解剖】

筛前及筛后动脉均来自颈内动脉的分支——眼动

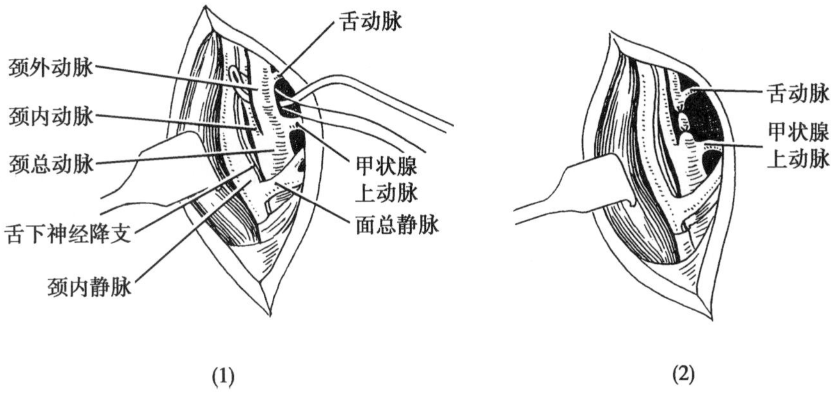

图 2-7-10　颈外动脉结扎

（1）用动脉钩将结扎线从甲状腺上动脉与舌动脉之间导入　（2）双重结扎

脉，分别经眶内侧壁纸样板上缘的筛前孔及筛后孔入鼻腔及鼻窦（图 2-7-11），前者供应鼻腔的前上部、额窦及前组筛窦，后者供应鼻腔的后上部、后组筛窦及蝶窦，并各有同名静脉和神经伴行而成束状。

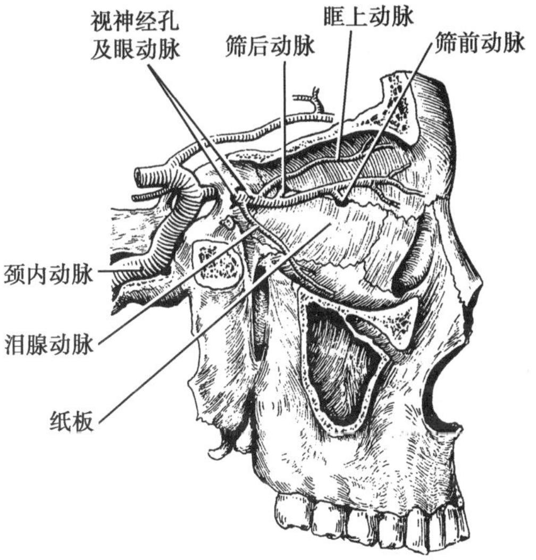

图 2-7-11　筛动脉的解剖

【适应证】

位于中鼻甲下缘以上鼻腔和额窦、筛窦及蝶窦的动脉性出血，经反复施行鼻腔填塞不能制止者可行筛前/筛后动脉结扎。

【手术方法】

1. 体位　仰卧，肩下垫枕，头稍后仰并略偏向对侧。

2. 麻醉　局部浸润加阻滞麻醉。从眶内上角进针，先注入少许药液使成一皮丘，再进针 1.5～2cm，回抽无血，注入麻醉液 2ml。如结扎筛后动脉，则继续进针 1cm 左右，如法注入麻醉液 1～2ml。

3. 操作步骤　自眉毛内端向下、距内眦约 0.5cm 作一弧形切口，下至鼻骨下缘水平，切开皮肤、皮下组织，切断内眦韧带（但勿伤及位于其下方的泪囊）及骨膜。此时常切断了内眦动、静脉（分别来自和注入面动、静脉），予以结扎止血。用骨膜剥离子分离骨膜，暴露眶内侧骨壁。用小甲状腺拉钩或脑压板将眶内容轻轻向外侧稍作牵引，在纸样板上缘找到筛前动脉、静脉及神经束（距眶缘约 2cm），不必亦不易分离动脉，取 1 号丝线一并予以结扎或用脑外科银夹将其挟闭。此时须小心操作，不可将动脉弄断，否则，血管将缩进骨管，无法止血。若结扎筛前动脉后出血仍未停止，可沿纸样板上缘继续向后约 1cm（距眶前缘约 3cm）处找到筛后动脉（静脉、神经束），取银夹挟闭。

【并发症】

全部操作均须在眶骨膜下进行。如不慎撕破眶骨膜，则有引起眶内感染之虞。血管结扎或银夹挟闭均须牢靠，以免松脱产生眶内血肿。

三、上唇动脉结扎术

上唇动脉结扎术（ligation of superior labial artery）是针对鼻中隔利特尔区（Little area）动脉性出血而施行的手术。

【应用解剖】

上唇动脉来自颈外动脉的分支面动脉。在口角附近离开面动脉沿上唇边缘背侧向内行走，居口轮匝肌与上唇黏膜之间，在中线处与对侧同名动脉吻合。在靠近前鼻孔处分为鼻翼支和鼻中隔支，前者供应鼻翼内侧皮肤，后者沿鼻前庭底部自外向内横行至鼻中隔前下部，继而转向后上方利特尔区。

【适应证】

鼻中隔利特尔区的动脉性出血，经填塞法止血无效，按压上唇时出血停止或减少者，表示上唇动脉鼻中隔支出血，即可行此手术。

【手术方法】

1. 体位 坐位或仰卧位。

2. 麻醉 在鼻前庭下方进针，回抽无血后注射麻醉液 2ml，作鼻前庭底部及上唇浸润麻醉。

3. 取三角针、1 号丝线，自前鼻孔下方、人中外侧各 0.5cm 处刺入，针尖从鼻前庭底部靠近鼻中隔处穿出，两端打结。如出血完全停止，则不必填塞鼻腔。

另法（系我科采用）：仰卧，作术侧眶下神经阻滞麻醉（其优点是不会因上唇及鼻前庭浸润麻醉致软组织肿胀而影响缝扎止血效果）。将上唇翻起，在同侧口角内上方摸到上唇动脉的搏动，在此处作一长约 0.4cm 的黏膜垂直切口（不可过深，以免直接切断上唇动脉），切口下端距唇红前缘 0.1 ~ 0.2cm，沿切口两侧作黏膜下分离，在口轮匝肌表面找到上唇动脉，分离后结扎两点，中间切断。此时触摸该动脉结扎的近心端应仍有搏动，而结扎的远心端（人中侧）搏动消失。用 3-0 丝线缝合切口 3 ~ 4 针，5 日后拆线。

【手术效果分析】

鼻中隔利特尔区由来自颈外动脉的上唇动脉、鼻后中隔动脉、腭大动脉，以及来自颈内动脉的筛动脉吻合成丛，结扎时仅属其中一支动脉，且还有相应的静脉丛（kiessel-bach plexus）并存，故有时难以收到“立竿见影”的效果，本法只能作为利特尔区动脉性出血的止血手段之一。

四、经上颌窦上颌动脉结扎术

经上颌窦的上颌动脉结扎术（ligation of maxillary artery per maxillary sinus）是按 Caldwell- Luc 术式进入上颌窦后凿开上颌窦后外壁内上方的骨质，找到上颌动脉予以结扎或用银夹将其挟闭的手术方法。

【应用解剖】

颈外动脉上升至下颌骨颈部后方在腮腺实质内分为颞浅动脉和上颌动脉（亦称颌内动脉）2 支终末动脉（图 2-7-12）。

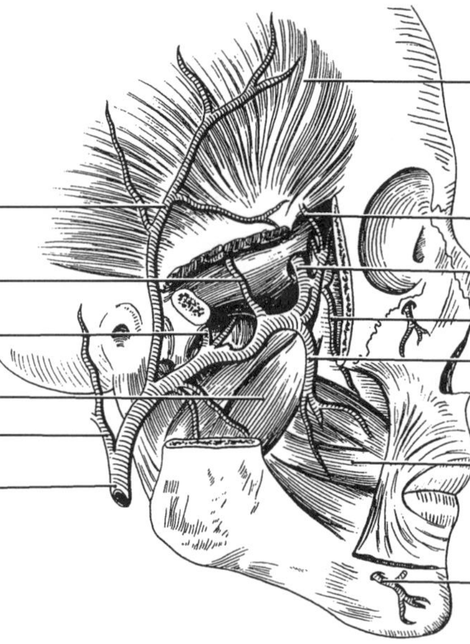

图 2-7-12 上颌动脉的解剖
（下颌骨升支、颧弓及翼外肌已切除）

上颌动脉继续向前内行进至颞下窝→翼腭窝，在此处形成一个动脉袢，并沿途发出许多小分支至颌面部及硬脑膜。其中蝶腭动脉供应鼻腔外侧壁及鼻中隔，眶下动脉及后上牙槽动脉供应上颌窦黏膜。

【适应证】

位于中鼻甲下缘平面以下，尤其是鼻腔后段的动脉性出血，经各种填塞法无效、而压迫同侧颈动脉（于甲状软骨下缘外侧摸到搏动后，将动脉向后向内压迫于第 6 颈椎横突上），鼻出血减轻或停止者。

此法优点是不结扎颈外动脉，而只结扎靠近蝶腭动脉处的上颌动脉，可不影响其他分支的血液供应，效果也较可靠。缺点是手术难度较大。上颌窦有炎症时，为手术禁忌证。

【手术方法】

1. 体位　半坐位。

2. 麻醉　多采用局部麻醉，方法同 Caldwell-Luc 手术。

3. 手术操作

（1）依 Caldwell-Luc 术式进入上颌窦，前壁骨孔宜稍大，以期暴露良好和操作方便。窦内黏膜不必刮除。用圆凿凿开后外壁内上方的骨质约 1.5cm×1.0cm 大小，除去骨片，进入翼腭窝。此时可见到翼腭窝内的结缔脂肪组织，上颌动脉即藏于其中，但看不到搏动。

（2）为避免分离时刺激上颌神经及蝶腭神经节引起疼痛,可于此处注射1%普鲁卡因或赛洛卡因(均加入少许1‰肾上腺素)作浸润麻醉(注意回抽无血时始能注射)。

（3）以小弯止血钳向后上分离翼腭窝软组织,找到上颌动脉,小心操作,将其游离、暴露,然后用动脉钩或小弯止血钳越过动脉,用3号丝线在靠近翼突外板处将其双重结扎(但不切断,图2-7-13),或以神经外科小银夹将其挟闭。操作时不可牵拉动脉,以防撕裂出血。

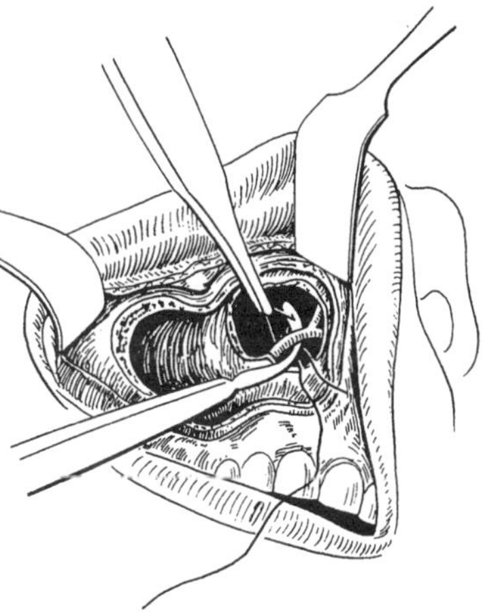

图 2-7-13　通过上颌窦后壁骨窗结扎上颌动脉

（4）撤除鼻腔填塞物，鼻出血停止或仅有少许渗血，则结扎成功，即可缝合切口（窦腔可不填塞）。如窦腔黏膜损伤较重、出血明显，可扩大上颌窦自然开口，窦腔内填以碘仿纱条并从扩大了的自然开口引出，5日后抽除。

【术后处理】

同上颌窦根治术。

（项济生）

第三节　血管栓塞法

1930年 Brook 首次应用肌肉片栓塞创伤性颈动脉-海绵窦获得成功，开创了栓塞治疗的历史。1974 年 Sokoloff 首次成功经皮内动脉应用明胶海绵栓塞治疗了2例颈外动脉供血的顽固性鼻出血，开创了血管栓塞术治疗鼻出血的先河。

与动脉结扎术相比，血管栓塞在某些鼻出血的治疗中有较为明显的优势，主要表现在：①应用造影术可直接显示出血部位，并在诊断之际即时实施血管栓塞，栓塞后再进行造影检查出血区血供情况，整个检查、治疗过程非常清楚、有效而迅速；②在准确判断出血血管后，可以超选择出血部位最远端动脉血管进行栓塞，可使创伤尽可能减小；③如有再次出血，可反复进行治疗。

尤其在20世纪70年代数字减影血管造影（DSA）应用于临床后，血管栓塞法的应用得到了更大的发展空间。因为传统的血管造影，因血管与骨骼及软组织影重叠，血管显影不清。过去一般采用光学减影技术来消除骨骼和软组织影，使血管显影清晰，但效果欠佳。DSA则是应用计算机程序进行两次成像完成的。在注入造影剂之前，首先进行第一次成像，并用计算机将图像转换成数字信号储存起来。注入造影剂后，再次成像并转换成数字信号。两次数字相减，消除相同的信号，得出一个只有造影剂的血管图像。这种图像较以往所用的常规脑血管造影所显示的图像，更清晰和直观，一些精细的血管结构亦能显示出来。

【适应证和禁忌证】

血管栓塞法治疗鼻出血的适应证包括：

1. 难以控制的原发性鼻出血或高血压性鼻出血。

2. 难以控制的外伤性鼻出血。

3. 鼻出血反复发作，出血量大，而患者拒绝行鼻腔填塞或血管结扎者。

4. 遗传性出血性毛细血管扩张症患者的严重鼻出血。

5. 颈内动脉-海绵窦瘘或颅内颈内动脉所致的严重鼻出血。

6. 鼻咽纤维血管瘤出血，将主要供血动脉栓塞后，不但可以控制出血，还可作为肿瘤切除术前准备。

血管栓塞法的禁忌证包括：

1. 股、髂和腹主动脉闭塞性疾病；髂动脉明显迂曲，导管无法前进；股动脉病变如动脉瘤。

2. 动脉粥样硬化。

3. 出血性素质或正在接受肝素治疗者。

4. 对造影剂过敏者。

5. 筛前动脉或筛后动脉等颈内动脉系统破裂性鼻出血者。

6. 造影显示颈内、外动脉系统或颈外动脉与椎动脉间存在异常血管吻合者。

7. 严重高血压患者。

【器械与栓塞材料】

DSA 下的血管栓塞术需要成套的血管造影设备，配套的穿刺针和各种类型的导管以及不同用途的栓塞材料。

1. 管 常由聚乙烯、硅胶和特氟隆等材料制成，要求具有适当硬度、弹性和可塑性，表面摩擦系数小。导管头端渐细，有 1 ~ 3 个弯曲和端孔，导管尾部可与注射器相接。导管周径以 French No 表示，有 3 ~ 14 号，各有一定的内径和外径，一般成人用 6.5 ~ 7.3F 导管，小儿用 5F 以下导管。

导管前端有锥尖型和钝头型。传统的钝头型导管因管腔较大适合于投送大栓子和可脱球囊。锥尖型导管则能挤入动脉腔以阻止栓塞材料从导管周围反流。目前临床上多用者为球囊导管，包括单腔球囊导管、双腔球囊导管、漂浮球囊导管等。单腔球囊导管较柔软，但球囊与导管分离时需待注入的材料固化后才能拔管。双腔球囊导管可用于任何情况，能防止栓子反流，拔管容易，但柔性差。漂浮球囊导管适用于栓塞细小的末梢血管，但因太细不能用颗粒性栓子和黏稠性液体。

2. 栓塞材料 根据栓塞材料能否被吸收而致栓塞血管是否再通，可分为可吸收性栓塞材料和非吸收性栓塞材料。

（1）可吸收性栓塞材料：用于暂时性的血管栓塞，最常用者为明胶海绵，常制成 1 ~ 2mm 颗粒，可栓塞较大血管分支，一般可在 1 ~ 3 周内被吸收，数月后血管再通。此外还有氧化纤维素、自体血凝块等，一般临床应用较少。

（2）非吸收性栓塞材料：用于永久性的血管栓塞，材料较多。如固体材料如埃氟隆、聚乙烯海绵、硅橡胶、白芨粉、不锈钢丝圈、尼龙丝、金属颗粒、塑料颗粒、可分离性球囊等，液体材料如无水乙醇、液态硅酮、氰丙烯酸异丁酯（IBCA）等可在血管内凝固形成铸模导致永久栓塞。

实际应用中应根据具体需要选用合适的栓塞材料，一般原则为：①根据栓塞目的：如为控制鼻出血可选择短效或中效栓塞物如明胶海绵；②根据被栓塞血管大小及侧支循环血流动力学：如栓塞较大血管可用不锈钢圈，栓塞小血管可用颗粒状栓子，栓塞动脉瘤可用脱离球囊等。

【血管栓塞术治疗鼻出血的步骤】

近年来多采用 DSA 时栓塞治疗。以股动脉途径最为常用。本节主要对该方法进行介绍。

1. 围手术期

（1）术前严格掌握适应证，排除凝血系统异常，严重心、肺、肝、肾功能不全，近期的心肌梗死、脑血管意外等均应慎重。

（2）术前 6 ~ 8 小时不进食固体食物，但不禁流食。

（3）术前停用抗凝血药。

（4）穿刺处（双侧腹股沟）备皮。

（5）血管造影前给药：阿托品 0.5mg，安定 5 ~ 10mg 肌注。

2. 动脉穿刺

（1）常规消毒铺巾。注意消毒范围稍大，以防长的导丝导管外露接触污染。操作者穿着隔离防护衣。

（2）局部麻醉。1% 利多卡因 10 ~ 20ml 在穿刺点及附近作浸润麻醉，应注入股动脉内外侧及深部。良好的局麻可有防止血管痉挛的效果。

（3）穿刺入股动脉。股动脉位于股静脉外侧、腹股沟韧带之下。穿刺点可选在腹股沟韧带下两横指处，此处为股动脉搏动最强，亦即最表浅之处。

（4）导管插入。确认穿刺针进入动脉后，拔出针芯即将导丝放入。导丝放入应有一定深度（20cm 左右）。导丝插入前用肝素盐水擦拭以防其上产生小的凝血块。然后将导管沿导丝放入，在放置前亦应以肝素盐水冲洗。将导管逐渐推进到鼻出血侧颈总动脉。推进过程中可注入少量造影剂使之在透视下易于见到。操作中每 2 ~ 3 分钟以葡萄糖或盐水冲洗导管以防凝血。

3. DSA 检查及血管栓塞 将导管插入鼻出血侧的颈总动脉、颈内动脉处后，可行 DSA 检查以确定其位置。再将导管插入颈外动脉或上颌动脉起始处行 DSA 检查，了解颈外动脉及其主要分支如颌内动脉、咽升动脉等的解剖，了解颈外动脉与颈内动脉、眼动脉、椎动脉间有无危险的吻合支，以及鼻出血的部位等。然后将导管插入颌内动脉水平，注入栓塞剂进行血管栓塞。栓塞颈内动脉瘤破裂口时，可用可脱性同轴球囊管，附有球囊的导管插至病损部位，使之适当膨胀后脱落，起栓塞作用。

栓塞后再次行 DSA 检查，证实颌内动脉或颈内动脉血流基本被阻断后，将导管逐渐退出。在操作过程中应经常注意操作侧的远端脉搏，以防穿刺处小血块形成或血管痉挛。

4. 术后处理

（1）术后局部加压包扎 6 ~ 12 小时，患者绝对平卧，以防穿刺部位出血形成血肿。

（2）避免咳嗽和打喷嚏，以免局部压力突然增高而出血。

（3）注意肢体的脉搏（尤其是足背动脉）、温度、颜色和运动，因动脉插管过程中易损伤血管内膜形成血栓。

【并发症】

血管栓塞术并发症发生率并不高，主要由于手术操作损伤、造影剂不良反应、误栓塞及栓塞后反应等引起。

1. 手术操作损伤　包括穿刺处出血所致局部血肿、血管痉挛、局部血栓、栓塞、血管穿破、穿刺处动脉瘤或动静脉瘘等。

2. 造影剂不良反应　多表现为造影剂所致全身性变应性或毒性反应，选用非离子型造影剂可减少此类并发症，然价格昂贵。

3. 误栓塞　栓塞时误栓塞脑、眼等重要器官的血管，出现偏瘫、失语、一过性失明甚至死亡等严重并发症。预防的关键在于充分了解血管变异、侧支循环情况，尤其是颈外、颈内动脉、眼动脉、椎动脉之间的危险吻合支情况。操作时动作应轻柔，以免损伤动脉内膜形成血栓等。

4. 栓塞后反应　颌内动脉栓塞后，极少数患者可出现面神经麻痹、张口困难、嚼肌疼痛、面颊部软组织肿胀等。可能与局部神经肌肉缺血有关，多数经数月后可自行恢复。

（陈建军　项济生）

第八章

鼻中隔及鼻腔其他疾病

第一节　鼻中隔偏曲

凡鼻中隔偏离中线或呈不规则的偏曲，并引起鼻功能障碍，如鼻塞、鼻出血、头痛等，称为鼻中隔偏曲（deviation of nasal septum）。如无鼻功能障碍的鼻中隔偏曲称为“生理性鼻中隔偏曲”。按鼻中隔偏曲的形态分类有C形或S形；局部呈尖锥样突起者称骨棘（矩状突）(spur)；由前向后呈条状山嵴样突起者称嵴（ridge）(图2-8-1)。按鼻中隔偏曲方向有纵偏和横偏。按偏曲部位：则有高位、低位、前段、后段之别。一般前段偏曲、高位偏曲引起鼻功能障碍较显著。

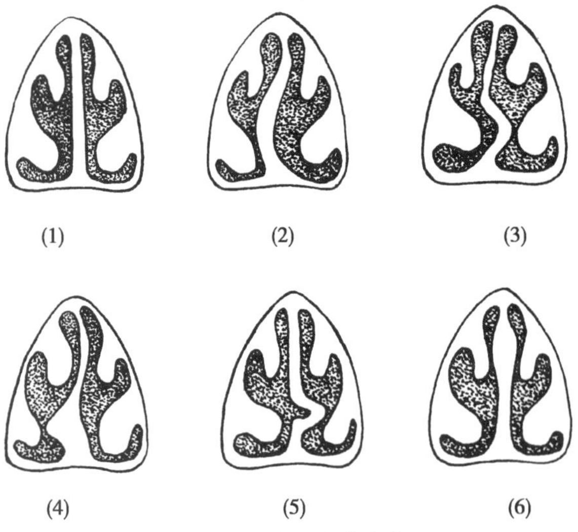

图2-8-1　鼻中隔偏曲的类型

(1) 正常　(2) C形偏曲　(3) S形偏曲　(4) 棘（矩突状）　(5) 嵴　(6) 黏膜肥厚

【病因】

1. 鼻外伤　多发生在儿童期，外伤史多遗忘，因组成鼻中隔的各个部分尚在发育阶段，故儿童期鼻部症状多不明显。随着年龄增长，鼻中隔各部分的增长和骨化而出现鼻中隔偏曲。成人鼻外伤也可发生鼻中隔偏曲或鼻中隔软骨脱位。如鼻中隔软骨段均发生偏斜并偏向一侧则形成歪鼻。

2. 发育异常　鼻中隔在胚胎期由几块软骨组成。在发育生长和骨化过程中，若骨与软骨发育不均衡或骨与骨之间生长不均衡，则形成畸形或偏曲；在相互接缝处形成骨棘或嵴。常见的原因有腺样体肥大导致长期张口呼吸，日久发生硬腭高拱，缩短鼻腔顶部与鼻腔底部的距离，使鼻中隔发育受限而发生鼻中隔偏曲；营养不良影响鼻中隔发育和骨化，也可发生鼻中隔偏曲。

3. 鼻腔、鼻窦肿瘤、巨大鼻息肉等也可推压，形成鼻中隔偏曲。

【临床表现】

1. 鼻塞　为鼻中隔偏曲最常见的症状，多呈持续性鼻塞。C形偏曲或嵴突引起同侧鼻塞。久之对侧下鼻甲代偿性肥大，也可出现双侧鼻塞。S形偏曲多为双侧鼻塞。鼻中隔偏曲患者如患急性鼻炎，则鼻塞更重，且不容易康复。鼻塞严重者还可出现嗅觉减退。

2. 头痛　如偏曲部位压迫下鼻甲或中鼻甲，可引起同侧反射性头痛。鼻塞重，头痛加重。鼻腔滴用血管收缩剂或应用表面麻醉剂后，则头痛减轻或消失。

3. 鼻出血　部位多见于偏曲的凸面或棘、嵴处，因该处黏膜张力较大并且菲薄，加之鼻中隔前方软组织处血供丰富（易出血区），故较容易出血。如鼻出血发生在 50 岁以上年龄组，血管弹性差，软骨骨性化，则难以用凡士林纱条或其他填塞物填塞治愈，多需要手术切除、矫正偏曲部位。有时鼻出血也可见于鼻中隔凹面。

4. 邻近器官受累症状　如高位鼻中隔偏曲妨碍鼻窦引流，可诱发化脓性鼻窦炎或真菌感染。如影响咽鼓管功能，则可引起耳鸣、耳闷。长期鼻塞、张口呼吸，易发生感冒和上呼吸道感染，并可在睡眠时发生严重鼾声。

5. 患常年性或季节性变应性鼻炎、血管运动性鼻炎或支气管哮喘者，如同时伴有鼻中隔偏曲，在施行鼻中隔偏曲矫正术后，上述变应性疾病可能获得满意疗效。机制尚需进一步探讨。

【诊断】

1. 软骨段偏曲，诊断较为容易。鼻中隔后段或高位偏曲易被忽略，需用 1% 麻黄碱收缩鼻黏膜后，方可窥见、确诊。在诊断中应注意鉴别是否为肥厚的鼻中隔黏膜。用探针触之可出现明显凹陷者则为黏膜肥厚。

2. 鼻中隔偏曲的诊断较易确立，但应防止掩盖鼻腔、鼻窦、鼻咽等其他更为重要疾病的诊断。如鼻咽癌、鼻窦真菌病等也有类似鼻中隔偏曲常见的鼻塞、头痛和鼻出血等症状。故在确诊鼻中隔偏曲的同时，尤其在施行鼻中隔矫正术以前，尚应排除鼻腔、鼻窦、鼻咽等处更为严重的疾病。

【治疗】

确诊为鼻中隔偏曲并出现明显症状者，均可施行鼻中隔黏膜下切除术或鼻中隔黏膜下矫正术，后者更适用于青少年患者。鼻中隔软骨段偏曲伴有歪鼻者，可采用“转门法”术式。

第二节　鼻中隔偏曲的手术疗法

一、鼻中隔黏膜下矫正术

鼻中隔黏膜下矫正术（submucous correction of nasal septum; nasal septal reconstruction）是耳鼻咽喉科常见的手术，也是符合鼻生理功能的较为实用的手术。亦有主张在鼻内镜下实施鼻中隔矫正术者，优点为视野清晰、解剖层次分明、出血少、矫正效果好等等。手术方法步骤同此介绍的鼻中隔黏膜下矫正术。手术者应该是鼻内镜熟练掌握者，方法步骤从略。

【适应证】

1. 鼻中隔偏曲影响呼吸，鼻塞严重者。

2. 高位鼻中隔偏曲影响鼻窦引流或引起反射性头痛者。

3. 鼻中隔骨棘或骨嵴常致鼻出血者。

4. 鼻中隔呈 C 形偏曲，一侧下鼻甲代偿性肥大，影响咽鼓管功能者。

5. 鼻中隔偏向一侧，而另一侧下鼻甲有萎缩趋向者或代偿性肥大者。

6. 矫正鼻中隔偏曲，作为某些鼻腔、鼻窦手术的前置手术。如施行内镜鼻窦手术前，有时需先行鼻中隔矫正术。

7. 鼻中隔被鼻腔、鼻窦肿瘤或鼻息肉压迫而偏曲，在完成肿瘤或息肉切除后，同时亦应矫正鼻中隔。

8. 变应性鼻炎和血管运动性鼻炎伴有鼻中隔偏曲者。

【禁忌证】

1. 有凝血机制障碍者。
2. 头静脉压和动脉压升高尚未控制者。
3. 患严重糖尿病或结核病。
4. 急性肝炎期。
5. 妇女月经期。
6. 上呼吸道急性感染期。
7. 面部或鼻前庭有炎症尚未控制者。

【术前准备】

1. 术前 1 日剃须、剪鼻毛。
2. 术前半小时肌注安定 10～20mg。
3. 局麻者术前可进食。

【麻醉】

多采用局部麻醉。

1. 鼻腔黏膜表面麻醉　用 1% 丁卡因加入适量的 1‰肾上腺素或 1% 麻黄碱生理盐水纱条置入鼻腔，反复 2～3 次。置入鼻腔顶部麻醉筛前神经；置入中鼻甲后端麻醉蝶腭神经；置入鼻腔底部麻醉腭前、腭后神经。

2. 切口处注入 1% 利多卡因 2～3ml（内含 3 滴注射用 1‰肾上腺素）。

【手术步骤】

1. 患者取半卧位，常规消毒铺巾。

2. 切口　手术者左手持窥鼻器，右手握刀（选用 15 号专用鼻中隔小圆刀片），一般多采用左侧鼻腔径路。切口上起鼻中隔前端顶部切开黏膜及软骨膜，然后向前、向下切在鼻中隔软骨前方游离缘后方并切开鼻前庭皮肤及软骨膜；再继续稍向内下延向鼻腔底（鼻阈处），切开鼻腔底的黏膜及黏-软骨和骨膜（骨性梨状孔边缘），切口如（图 2-8-2）所示。在切开黏-软骨膜、

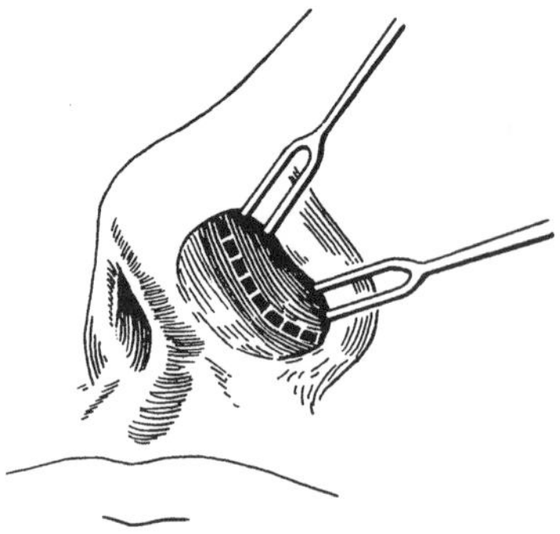

(1)

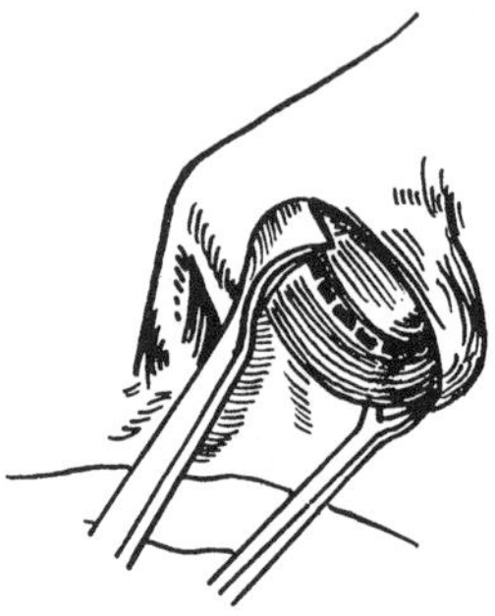

(2)

图 2-8-2 鼻中隔黏膜下切除术切口

(1) 常规切口 (2) 向鼻腔底延长切口

皮肤-软骨膜、黏-骨膜过程中，刀刃不离开切口，不能形成不整齐的多处切缘。

3. 分离鼻中隔左侧面及鼻腔底面的黏-软骨膜及黏-骨膜 用黏膜刀或鼻中隔剥离器进行分离时应始终在黏-软骨膜和黏-骨膜下进行，剥离器应紧贴软骨面及骨面，均匀地向上、向下、向后进行。在鼻中隔面的软组织与鼻腔底面软组织交会处，于上颌骨鼻（中隔）嵴处有较坚实的纤维结缔组织，应先用黏膜刀予以离断后方可继续分离，否则容易造成黏膜损伤。最后使鼻中隔黏-软骨膜面与鼻腔底的黏骨膜面汇合成一个大的游离术腔面。在分离中如遇出血，可用纱条或凡士林纱条压迫止血或用吸引器吸引。在骨棘或骨嵴未矫正前，因张力较大，术腔较易出血。

4. 分离鼻中隔对侧黏-软骨膜及黏-骨膜 径路有二：

(1) 在鼻中隔软骨后缘与筛骨垂直板连接处进行离断。离断后在该缝隙处放置1%丁卡因纱条（一定要记得取出）于对侧黏骨膜下，再次进行筛前神经麻醉，并完成或对侧筛骨垂直板黏骨膜的分离。

(2) 在鼻中隔软骨下缘与上颌骨鼻（中隔）嵴连接处，由后向前条状切除嵌在上颌骨鼻（中隔）嵴内的鼻中隔软骨，并暴露上颌骨鼻（中隔）嵴槽，用黏膜刀刮断槽内的纤维结缔组织，然后再分离鼻（中隔）嵴对侧的黏骨膜，完全暴露上颌骨鼻（中隔）嵴。并向后分离犁骨、腭骨鼻嵴及犁骨对侧面的黏-骨膜。

5. 矫正偏曲的骨性部分 先用下鼻甲剪在筛骨垂直板最高处与鼻梁平行由前向后剪断，再用鼻中隔咬骨钳分次咬除偏曲的筛骨垂直板及犁骨。最后用鱼尾凿凿去偏曲的上颌骨（鼻中隔）嵴。如遇腭大动脉分支出血，可先用纱条压迫止血，亦可继续凿除鼻（中隔）嵴，直至与鼻腔底基本平齐，再将两侧鼻中隔黏骨膜及黏软骨膜复位、贴拢，两侧鼻腔用凡士林纱条压迫止血。如遇较剧烈的腭大动脉分支出血，可在吸引器帮助下用电凝刀或射频止血。

6. 鼻中隔软骨的处理 对侧的鼻中隔软骨的黏软骨膜不予分离，软骨应尽量保留。对偏曲的软骨可作条形切除，矫正后保留的软骨呈现田字形。对构成鼻小柱的鼻中隔软骨和与筛骨垂直板最高处连接并与鼻梁平行的鼻中隔软骨均应保留，以防术后鼻尖下塌和鼻梁中部凹陷。对高龄患者已骨化的鼻中隔软骨可以较多的切除，但高龄患者纤维软骨膜弹性甚差，常易穿破，故鼻中隔手术穿孔率颇高，尤需注意。

7. 骨嵴和骨棘的处理 因嵴和棘处黏骨膜张力较大，分离时容易造成黏膜穿破，故应小心谨慎。在未完全分离起附在棘或嵴最尖锐处的黏骨膜时，可先分离对侧的黏骨膜。使棘或嵴大部分暴露后先用小凿轻轻凿断其基底部，在棘、嵴已松解的情况下，再分离最尖锐、最薄处的黏骨膜，可防黏骨膜损伤。只要完整保留一侧的黏骨膜，术后就不会遗留穿孔。

8. 术中两侧相对应的黏膜穿破的处理（一侧黏膜穿破可不予处理，不在同一部位、同一高度错位的黏膜穿破亦可不予处理）：

(1) 术侧黏膜错位法：沿切口向上、向后剪开鼻中隔软组织，使术侧鼻中隔黏膜瓣向下、向前或向后移位，使移位的黏膜瓣能完全遮盖对侧穿孔的全部边缘，再在切口处错位缝合并固定。

(2) 取大片颞肌筋膜（大于穿孔2倍），待置干后涂上生物胶，放入术腔，遮盖穿孔部位，并予以固定。

(3) 用取下之大片鼻中隔软骨放入鼻中隔术腔遮盖穿孔部位。

9. 切口缝合 在完成鼻中隔矫正术后，观察鼻中隔是否处在正中位，然后进行术腔清理，无明显出血及遗留纱条、碎骨的情况下，缝合切口。一般选用三角针，用0号丝线缝合鼻前庭皮肤切口2～3针。鼻腔底切口一般不予缝合，但遇唇裂修补术后患者行鼻中隔矫正术时，鼻腔底切口则应予以缝合。因该处有上唇动脉分支，唇裂术后该处常有瘢痕组织，不易收缩，易引起出血。作者曾遇1例此种出血患者，从中获得上述经验。

10. 鼻中隔矫正后，若还存在有下鼻甲肥大或中鼻甲肥大，应同时处理。对一侧代偿性肥大的下鼻甲应行部分切除或下鼻甲黏骨膜下切除术，否则术后下鼻甲肥大侧鼻塞更为严重。

11. 两侧鼻腔以凡士林纱条匀称填塞，或用膨胀材料对称填塞，手术完毕。

【术后处理】

1. 术后患者采取半卧位，鼓励进软质饮食。

2. 24～48小时分次抽除鼻腔凡士林纱条。

3. 术后一般应用抗生素5～7天。

4. 5天左右拆除鼻中隔切口缝线。

5. 疼痛较剧者，可用止痛剂和镇静剂，常用双氯酚酸钠塞肛，效果较好。

6. 术腔干燥结痂者，滴用复方薄荷滴鼻剂和1%～3%链霉素溶液；术腔反应以纤维蛋白膜为主者可用超声雾化吸入，适量服用地塞米松及抗组胺药。

7. 对有出血倾向者，应使用止血药。

【并发症】

1. 鼻中隔血肿　发生原因有：①鼻中隔矫正不彻底，仍有偏曲的骨或软骨存在，鼻中隔两侧的黏软骨膜或黏骨膜不能紧密贴合；②两侧鼻腔凡士林纱条填塞不均匀；③术前鼻腔急性炎症未控制；④术后用力擤鼻或打喷嚏；⑤凝血机制障碍。

处理方法：①重新打开切口，分离暴露鼻中隔术腔，用吸引器或刮匙清理术腔内陈旧性凝血块，矫正未完全矫正的骨或软骨；②充分止血后，在鼻中隔术腔内部放置一橡片引流条，外端露出鼻底，便于抽取，切口不予缝合或仅缝合切口上方；③双侧鼻腔以凡士林纱条加压均匀填塞；④术后加用止血药及足量抗生素；⑤防止擤鼻涕、打喷嚏或咳嗽。

2. 鼻中隔脓肿　多继发于鼻中隔血肿感染，较为少见。处理基本同鼻中隔血肿。但应彻底清除已坏死的鼻中隔软骨和切除可疑坏死的软骨，并用注射用水或抗生素溶液反复冲洗术腔，在冲洗前应取材将脓液送细菌培养+药物敏感试验。术后用足量广谱抗生素或根据细菌药物敏感试验结果用药。

防治方法：及时处理鼻中隔血肿；在鼻中隔矫正术中，严格注意无菌操作；严禁在手术过程中将鼻腔填塞过的纱条用于鼻中隔术腔。

3. 鼻中隔穿孔　术后小穿孔半月内及时处理效果较好。方法：按原切口进行分离，暴露鼻中隔术腔，取大于穿孔2～3倍的颞肌筋膜，待干燥后涂上生物胶，置于穿孔处，并使之固定。术后应用抗生素及微血管扩管药，并严密观察、防止感染。陈旧性鼻中隔大穿孔，修补的成功率较低。

随机5年抽样病例统计，共施行鼻中隔黏膜下矫正术452例，男性335例，女性117例，男女之比为3∶1。发生鼻中隔穿孔者8例，鼻中隔血肿13例，无一例鼻中隔脓肿，经处理均获满意效果。

二、鼻中隔黏膜下切除术

鼻中隔黏膜下切除术（submucous resection of nasal septum）的手术适应证、禁忌证、术前准备、麻醉方法、体位等均与鼻中隔黏膜下矫正术相同。现具体介绍手术步骤：

1. 切口　通常在鼻中隔左侧面，鼻阈处，即鼻前庭皮肤与黏膜交界处，作一略呈弧形的切口，上起自鼻中隔前端顶部，下至鼻中隔底部，并适当向鼻腔底延长，切开同侧黏软骨膜及黏骨膜和鼻腔底部的黏膜及黏骨膜。

2. 分离同侧黏骨膜及黏软骨膜　包括鼻中隔面及鼻腔底面。分离中注意事项同鼻中隔黏膜下矫正术。

3. 分离对侧黏骨膜及黏软骨膜　在切口后软骨上2mm处自上而下切开鼻中隔软骨，并将鼻中隔剥离器经软骨切口伸向对侧黏软骨膜下进行分离，分离范围与对侧一致，在作软骨切口时，必须防止将对侧的软骨膜切破。

4. 切除鼻中隔软骨　鼻中隔两侧黏软骨膜及黏骨膜分离后，将鼻中隔镜（鼻中隔黏膜撑开器）从软骨切口处放入并撑开两侧软组织，使鼻中隔软骨和骨部位于鼻中隔镜的两叶之间，用鼻中隔旋转刀沿软骨切口上端与鼻梁平行，由前向后推向后达筛骨垂直板前缘并向后下达犁骨，再向前沿犁骨前上缘及上颌骨鼻嵴上缘拉回。将鼻中隔软骨大部分切除（图2-8-3）。切除的软骨暂时

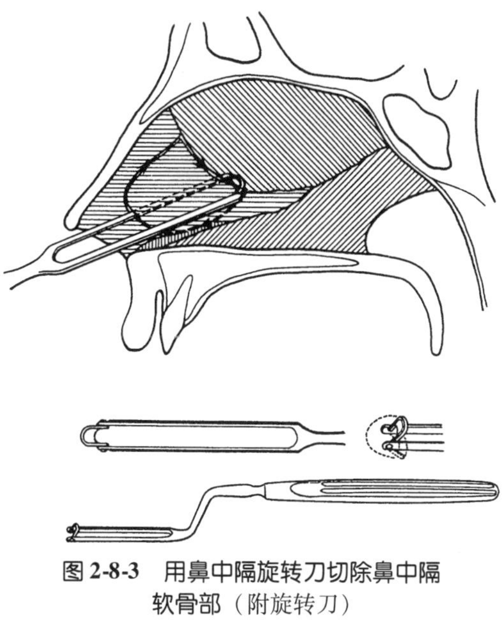

图2-8-3　用鼻中隔旋转刀切除鼻中隔软骨部（附旋转刀）

保留，以备两侧软组织破损时将此软骨片削平后夹于其间，以防鼻中隔穿孔。

5. 切除鼻中隔骨部偏曲部分同鼻中隔黏膜下矫正术。

6. 其余步骤及术后处理均同鼻中隔黏膜下矫正术。此处从略。鼻中隔黏膜下切除术与鼻中隔黏膜下矫正术的优缺点比较（表 2-8-1）。

表 2-8-1 两种鼻中隔手术的比较

	鼻中隔黏膜下切除术	鼻中隔黏膜下矫正术
切口	在鼻内孔即皮肤与黏膜交界处，位置较后	在鼻前庭皮肤即鼻中隔软骨前缘处，位置较前
鼻中隔软骨保留情况 鼻中隔软骨切除方法	双侧鼻中隔黏软骨膜均分离，大部分鼻中隔软骨被切除 使用鼻中隔旋转刀	仅分离切口侧的黏软骨膜，只条形切除鼻中隔软骨，保留的软骨切成田字形 不使用鼻中隔旋转刀，仅用鼻中隔黏膜刀
分离对侧鼻中隔软组织径路	在切口后 2mm 切开鼻中隔软骨，为软骨前方经路，操作简便、容易掌握	径路有二：①条形切除嵌在上颌骨鼻中隔嵴内的鼻中隔下缘软骨；②离断鼻中隔软骨后缘与筛骨垂直板连接处
效果	鼻中隔软骨大部被切除，术后有随呼吸气流而发生鼻中隔扇动的可能	保留大部分鼻中隔软骨，术后鼻中隔较坚硬，不会随呼吸气流扇动
切口缝合	位置较深，切口缝合较难	位置较前，切口缝合较易
术式选择	适合于成年以上，尤其是年龄较大者，鼻中隔软骨已骨化者，以鼻中隔软骨偏曲为主者	适合于尚在生长发育期的青少年，不以鼻中隔软骨偏曲为主者

（汪广平）

三、再次鼻中隔矫正术

【病因】

鼻中隔黏膜下矫正术后或鼻中隔黏膜下切除术后，鼻塞、鼻出血或头痛等症状仍未改善。检查发现仍有鼻中隔偏曲或骨棘（矩状突）、骨嵴存在，有的已有鼻中隔穿孔。在排除了鼻腔、鼻窦的其他疾患后，仍需施行再次鼻中隔矫正术（recorrection of nasal septum）。导致鼻中隔未能矫正的可能原因：

1. 首次手术者为初学者或经验不足。

2. 术前鼻中隔手术器械准备不足或不完备。

3. 鼻中隔手术过程中已发现鼻中隔黏膜穿破，惟恐继续手术会使穿孔更大，因而终止手术。或手术中出血不止，无法继续实施手术。

4. 术中患者配合欠佳，或血压突然升高、或发生一过性晕厥等原因而终止手术。

5. 鼻中隔术后并发鼻外伤再次引起鼻中隔偏曲。

【手术步骤】

同鼻中隔黏膜下矫正术，但要求术者具有较丰富的临床实践经验和熟练的手术技巧。手术中应注意以下几点：

1. 用鼻中隔剥离器在表面麻醉后仔细探试偏曲部位的软骨和骨保留情况，并了解有无穿孔和穿孔大小。

2. 无正规的切口径路，只需在有软骨或骨的前方切开均可，切口的长短依软骨和骨存在大小、方位而定。

3. 分离 一定要在软骨膜下或骨膜下剥离，剥离的难度依前一次手术软骨膜和骨膜的完整与否而定。再次鼻中隔矫正分离时极易出血（少量），一定要在小吸头吸引器的帮助下，不断地吸引，在视野清晰下，在可见软骨和骨面的情况下进行分离。在极困难时不易分离的可予以搁置。在一侧软骨和骨面分开后即可在其前方切开软骨和骨进入对侧软骨膜和骨膜下，尽量彻底分离对侧黏软骨膜和黏骨膜，原则上尽量多地切除偏曲的软骨和骨质。有时软骨膜和骨膜不易用剥离器分离，而需用 15 号小圆刀片仔细地切开，或用眼科小组织剪剪开。有穿孔处的软组织不能分离时应予以搁置。保证穿孔不再扩大，保证一侧黏膜的完整性，这是极其重要的。鼻中隔中央穿孔和后方穿孔多无功能障碍。

4. 其余步骤同鼻中隔黏膜下矫正术。有时为了考虑鼻通气改善又不能完满的矫正鼻中隔偏曲时，可施行下鼻甲黏膜下切除，缓解鼻塞症状，这也是一个好的补充方法。据最近统计我们共施行此种手术 44 例，除一例失败外均获满意效果。

（汪广平 朱立新）

四、鼻中隔偏曲并发高血压者急性鼻出血的手术治疗

高血压患者因为鼻中隔偏曲引起的鼻出血，往往较为严重，反复多次发生，反复多次填塞，效果均不理想。大多见于中、老年人。来院时已行鼻腔填塞和后鼻孔纱球填塞。

入院后应立即行术前各项检查,如请内科医师协助进行降血压治疗和心脏病治疗,有血糖增高的糖尿病患者应行胰岛素静脉点滴治疗或用胰岛素泵控制血糖治疗,并加用抗生素和止血药治疗。严重贫血者应行输血治疗。

48 小时后应在手术室抽取纱条，在患者一般情况允许下，在监控仪监控下麻醉师严密观察生命体征，作好鼻中隔矫正术的各项准备工作。抽取鼻腔填塞物和鼻后孔纱球后立即喷入 1% 丁卡因表面麻醉剂，并置入含 1% 丁卡因长纱条进行鼻腔表面麻醉。建立静脉通道，局部消毒铺巾，剪去鼻毛，切口处注入 1% 利多卡因2 ~ 3ml（血压不高者可加入 3 滴 1‰肾上腺素），术前均肌肉注射安定 10 ~ 20 毫克。

手术均应由熟练者实施，此种患者均应行鼻中隔黏膜下切除矫正术。骨化的四方软骨均应切除，偏曲的鼻中隔骨质部分以及上颌骨鼻中隔嵴均应咬除和凿除。矫正应彻底，手术均应在吸引器帮助下完成，切口缝合 3 针。双侧鼻腔均匀填塞含油较多的凡士林纱条。术中如出现血压升高可静脉加入适量的硝酸甘油。术后用推车送回病房，术后各项医嘱基本同术前。

如遇鼻中隔黏膜上有明显点状动脉喷射状出血，鼻中隔偏曲不明显，可用激光或射频在吸引器的配合下，或在鼻内镜下围绕出血点周边点状烧灼、凝固、阻断动脉血源的供应，亦可获满意治疗效果。在无明显出血后即可行凡士林纱条填塞压迫（均双侧鼻腔填塞）或用膨胀海绵双侧填塞。

近 10 年来我们采取在鼻出血期间，在一般情况允许下行鼻中隔黏膜下矫正术进行止血治疗，渐已成为常规治疗手段。

（汪广平　陈　雄）

五、转门法手术——软骨部鼻梁歪斜（歪鼻）整形术

所谓转门法手术（swingdoor method for the deviation of anterior septal cartilage）乃为 Metzenbaum（1929）所创用，后经 Seltzer（1963）及 Safian、Steffensen 及 Berson 等不断改进而形成的一种手术方法；用于矫正鼻中隔软骨段偏斜和合并有软骨部鼻梁歪斜即歪鼻（wry nose）者的外鼻整形。我们曾为 5 例中年男性患者施行此术，均达到矫正鼻中隔偏斜与歪鼻的满意效果。按照适应证选择病例至为重要。

【适应证】

鼻中隔软骨段偏斜，合并有软骨段歪鼻及鼻中隔软骨前下缘脱位者，多为先天性鼻中隔偏斜或儿童时期鼻部遭受外伤的后果。其特征是鼻中隔软骨本身尚平直，但偏离中线，并与鼻中隔后段相交成钝角，故影响鼻呼吸功能及鼻梁外形（图 2-8-4）。通过转门法手术，可同时矫正鼻中隔偏斜、鼻中隔软骨脱位及歪鼻。

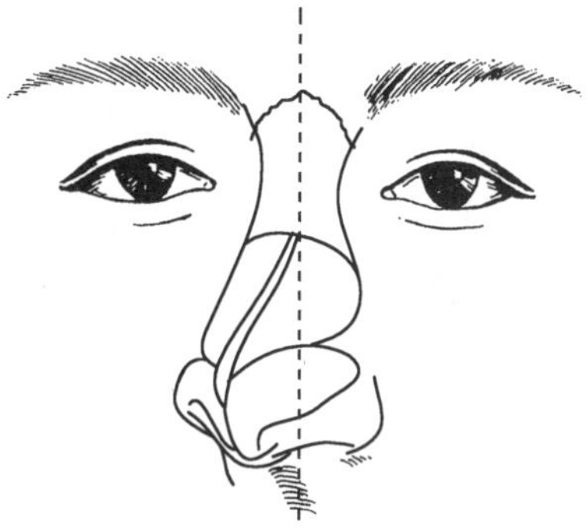

图 2-8-4　歪鼻（鼻中隔软骨偏离中线）

术前准备、麻醉方法及体位同鼻中隔黏膜下切除术或矫正术。

【操作步骤】

1. 切口　基本同鼻中隔黏膜下切除术，作于左侧或右侧均可。如切口是作在偏斜的对侧（即鼻腔宽阔的一侧），当合并有鼻中隔软骨脱位时，则切口宜在脱位的鼻中隔软骨前下缘后 1 ~ 2mm 处且与之平行，切开黏软骨膜。如切口是作在鼻中隔偏斜一侧（即鼻腔狭窄的一侧），则沿鼻中隔软骨前下缘作一个切口，切开皮-软骨膜。不论何侧，切口均向下延向同侧鼻腔底。

2. 分离

（1）切口在鼻腔宽阔侧：自切口处首先向前方稍加分离，使脱位的鼻中隔软骨前下缘完全暴露，然后将切口同侧鼻中隔软组织从鼻中隔软骨及骨部分离，直达鼻腔底。偏斜一侧（即切口对侧）的鼻中隔软组织完全不加分离。

（2）切口在鼻腔狭窄侧：从切口处越过鼻中隔软骨前下缘分离对侧（鼻腔宽阔一侧）鼻中隔软组织，切口同侧的鼻中隔软组织则完全不加分离。

此时亦可将脱位的鼻中隔软骨前下缘切除一小条，其优点是可以省去复位的麻烦，又便于分离偏斜对侧的

软组织；但此后，鼻小柱将仅由大翼软骨（下侧鼻软骨）内侧脚支持，日久瘢痕收缩，有发生鼻小柱变形之虞，是其缺点。基于同样理由，因前鼻棘为支持鼻小柱的基础，故在术中也不宜将其完全凿除。

3. 游离鼻中隔软骨 在鼻中隔软骨开始偏离中线处，即偏斜的鼻中隔软骨与平直的鼻中隔后段所成的交角处，垂直切除一窄条软骨（图2-8-5（1））；然后再沿鼻中隔软骨的鼻背缘和犁骨缘作切口，使鼻中隔软骨与上侧鼻软骨及犁骨脱离联系，此时鼻中隔软骨仍附于鼻腔狭窄侧黏-软骨膜上，并可左右转动，但在上述切除条状软骨及诸切口过程中，均不能损及鼻腔狭窄侧黏软骨膜。

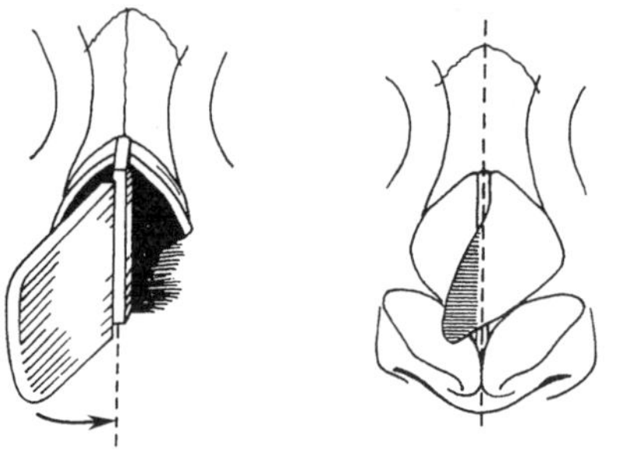
(1) (2)

图2-8-5 游离鼻中隔软骨

（1）在偏斜的软骨段与平直的软骨段所成交角处垂直切除一窄条软骨 （2）剪除鼻腔宽阔侧的上侧鼻软骨超越中线的部分

在沿鼻中隔软骨的鼻背缘上作切口时，可以另一手按在鼻梁上帮助感觉器械的动作，以免切穿鼻背皮肤。如发现鼻腔宽阔侧上侧鼻软骨过宽而超越中线，可将鼻中隔软骨前下缘的切口向上外延长，以便经此分离过宽部分的前后两面，使与皮下组织及黏软骨膜游离，而用中鼻甲剪将过宽部分剪去（图2-8-5（2））。

如鼻中隔软骨除偏斜外尚伴有弯曲，可再切除一窄条软骨使变平直，甚至可将弯曲的筛骨垂直板或犁骨咬去一部分，这时当然要事先分离其两侧的黏骨膜。

4. 整形 将可以自由转动的鼻中隔软骨推回中线，此时鼻梁也随之回到中线。如鼻中隔软骨游离完全成功，则整形后，鼻中隔及鼻梁均不会弹回原来的偏斜位置。如因偏斜一侧鼻腔黏膜面积较小，鼻中隔复位后觉张力较大，可将该侧犁骨及鼻腔底的黏骨膜从骨面分离后纵形切开，以减轻张力（图2-8-6）。在暴露的鼻腔底粗糙创面上可植以鼻腔黏膜或替尔皮片。

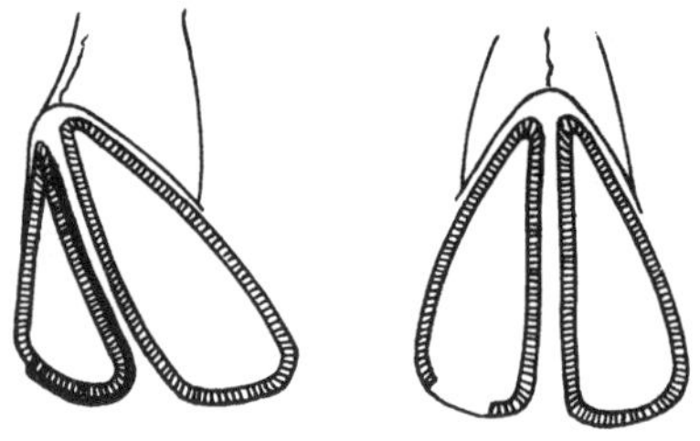
(1) (2)

图2-8-6 整形

（1）分离并纵行切开鼻腔底的黏骨膜 （2）将黏骨膜瓣推向鼻中隔位置

5. 鼻中隔软骨前下缘复位 以锐分离器或蚊式弯血管钳，自黏软骨膜切口伸入，在两侧大翼软骨内侧脚之间进行分离，使成一凹槽，然后将脱位的鼻中隔软骨前下缘纳回此槽中。如担心纳入后又脱出，可在鼻小柱处加以贯穿缝合固定。

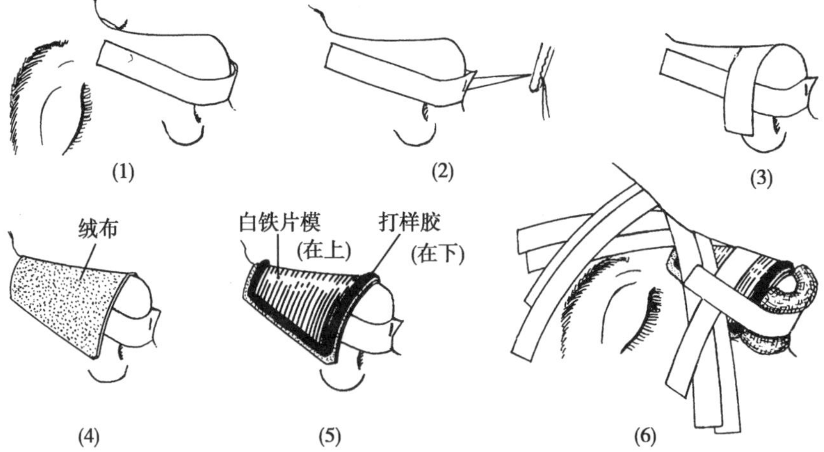

(1) (2) (3) (4) (5) (6)

图2-8-7 固定

（1）贴一条窄长的胶布 （2）将多余的胶布纵行折后予以缝合 （3）横贴一条窄长的胶布 （4）盖上一块绒布片 （5）依次均匀地压上打样胶和白铁片模 （6）用胶布固定

6. 填塞及固定　两侧鼻腔内以均匀的压力填满凡士林纱条。外鼻可用橡皮膏、绒布、白铁片、牙用打样胶加以分层固定（图2-8-7）。

【术后处理】

1. 术后使用抗生素预防感染。

2. 术后3日，抽出鼻内填塞纱条。鼻外固定物至少保留1周，中间可更换一次。

3. 术后1个月内禁止触动外鼻或用力擤鼻。

（黄选兆）

第三节　鼻中隔血肿

鼻中隔血肿（hematoma of nasal septum）是指鼻中隔一侧或两侧软骨膜下或骨膜下积血。因鼻中隔的黏膜与其软骨膜或骨膜之间结合较紧密，且其黏膜质脆易破，故形成黏膜下血肿者甚少。

【病因】

因鼻中隔软骨膜或骨膜为一坚韧而致密的结缔组织，不易穿破。若其下有出血时，较易积蓄而形成血肿。导致血肿的病因大致如下：

1. 鼻中隔术后　若术中止血不妥，或术后患者有喷嚏、擤鼻、用力咳嗽等活动，导致鼻中隔术腔出血。

2. 鼻部外伤　如鼻面部钝挫伤或跌倒时鼻部触地，致外鼻及鼻中隔支架骨折或鼻中隔软骨脱位，且伴有血管断裂而黏软骨膜或黏骨膜未穿破者，常可形成鼻中隔血肿。一般以青少年为多见。

3. 非外伤性血肿　即自发性血肿，在临床上较为少见。以各种出血性疾病（各种血液病如血友病、紫癜病等）引起者居多。

【症状及体征】

单侧鼻中隔血肿多表现为单侧鼻塞。倘有鼻骨骨折、鼻中隔骨折或脱位时，或于鼻中隔手术后出现血肿时，常为双侧鼻塞。此外，由于血肿所致的机械性压迫，患者可有鼻部跳痛感并向额部放射。偶可因毒素吸收而感畏寒、发热、周身不适等。如鼻黏膜有损伤时，则可发生鼻出血。检查时，见鼻中隔一侧（或两侧对称性）呈半圆形膨隆，表面光滑，黏膜颜色正常，触之柔软，大多位于软骨部。若用鼻黏膜收缩剂，则可见其膨隆处的黏膜几乎无变化。进一步行穿刺时，多可抽出血液。

【诊断及鉴别诊断】

根据手术及外伤等病史、典型症状及体征，一般不难诊断。如穿刺抽吸有血，则更可确诊。但应注意与鼻中隔脓肿相鉴别。

【预后】

较小的血肿多可被吸收而消失，或形成纤维化而使鼻中隔增厚。血肿初期，鼻中隔软骨尚可依赖血肿中的血清维持其营养。但若为时过长，鼻中隔软骨可因供血不足而发生无菌性坏死，以后导致成塌鼻。若血肿发生感染，则可变为鼻中隔脓肿，其后果将更为严重。

【治疗】

对较小的血肿，可行穿刺抽吸即可。而对较大的血肿，则须在表面麻醉下，沿其血肿的下方作一与鼻腔底平行的切口，或在血肿的最低处作一L形切口。通过切口，尽量吸净软组织下的淤血或血块。如系鼻中隔黏膜下切除术后发生血肿者，可从原切口处重新进入鼻中隔术腔，将血块或淤血彻底清除后再行缝合。但无论用哪一种方法，清除其血肿后，均须用消毒凡士林纱条或其他填塞物如止血海绵等填塞两侧鼻腔，以防止再次出血。须应用抗生素，以预防感染。

第四节　鼻中隔脓肿

鼻中隔脓肿（abscess of nassl septum）是指鼻中隔软骨膜下或骨膜下积脓。多发生于鼻中隔软骨部。单侧者少见。

【病因】

1. 由鼻中隔血肿感染所致，故多见于外伤或鼻中隔手术后。

2. 邻近组织的炎症，如切牙牙根感染，上唇及鼻小柱的疖肿等；鼻咽、鼻腔或鼻窦的急性炎症也有蔓延至鼻中隔引起脓肿者，但很少见。

3. 临床上还偶可见到继发于急性传染病，如继发于流感、猩红热、伤寒等之后。本病也可发生于新生儿及幼儿。

4. 鼻中隔黏膜损伤，化脓菌侵入黏骨膜下感染化脓。曾有因经鼻腔插入十二指肠引流管受伤后，引起鼻中隔脓肿的病例报告。

【症状及体征】

与鼻中隔血肿相似，但以全身及局部急性发炎症状为主，如寒战、发热、周身不适、鼻梁和鼻尖红肿疼痛，并伴有触痛等（表2-8-2）。脓肿可先发于鼻中隔一侧，但因毒素侵蚀和营养障碍，致软骨坏死，使脓肿向两侧扩散，引起两侧重度鼻塞。检查时，常见鼻中隔两侧对称性膨隆，色暗红，柔软而有波动，触痛明显，抽吸有脓。如自行穿破，则有血脓流出，同时在鼻中隔一侧可见小瘘口。

表 2-8-2 鼻中隔血肿与脓肿的鉴别诊断

	鼻中隔血肿	鼻中隔脓肿
致病原因	外伤、手术、血液病	外伤、血肿、感染、传染病
寒战发热	无	有
局部感觉	发胀	跳痛
外鼻皮肤	无变化	红肿
鼻梁触痛	无	有
黏膜颜色	正常	暗红
穿刺抽吸	血液	脓液

【并发症】

1. 鼻中隔脓肿若不及时治疗，鼻软骨遭受破坏，将形成鞍鼻畸形。

2. 鼻中隔脓肿自行溃破，则形成鼻中隔穿孔。

3. 炎症扩散至鼻梁部软组织，经静脉逆行，可引起海绵窦栓塞。

4. 炎症可沿筛骨正中板至筛板，经筛孔侵入颅腔，引起脑膜炎。亦可由上鼻道的淋巴管，进入蛛网膜下腔，引起颅内并发症。

5. 细菌经血行感染，可引起败血症。

【治疗】

确诊后，应及早切开排脓。术前应向患者说明，术后有可能遗留塌鼻畸形等不良后果。一般于鼻中隔一侧沿鼻底部作水平切口，使充分引流。若脓肿发生于鼻中隔手术后者，可将原切口分开，并向后扩大切口，用吸引器将脓吸净，取除残留的病变骨片，然后置入橡皮条引流。术中可用抗生素溶液冲洗脓腔。同时应用广谱抗生素治疗，待脓液细菌培养及药敏试验后，再改用敏感抗生素。

脓肿引流愈早，鼻中隔软骨发生坏死的部分越小，形成鞍鼻的机会也越少。如发现鼻中隔软骨部已广泛破坏，估计有塌鼻畸形者，应考虑整形问题。曾有人提倡用早期软骨植入法：待脓液排净，炎症控制后，即取贮藏软骨片置入创口，可免以后鼻部畸形。但大多认为于炎症消退 2～3 个月后，方可进行鼻部整形手术。

第五节 鼻中隔穿孔

鼻中隔穿孔（perforation of nasal septum）系指由于各种原因导致鼻中隔的任何部位形成大小不等的永久性穿孔，使两侧鼻腔相通。在我国由于生活水平、医疗条件的逐步改善及在厂矿采取了有效的劳保措施，此症已日益少见。

【病因】

有些病因往往先致鼻中隔一侧溃疡，逐渐侵蚀软骨膜或骨膜及其支架，继而累及对侧软组织终致穿孔。

1. 外伤　若于鼻中隔手术中，不慎撕裂鼻中隔两侧相对应部位的黏软骨膜（或黏骨膜），术后遂成穿孔；严重的鼻面部外伤或鼻中隔贯通伤可后遗鼻中隔穿孔；因挖鼻等不良习惯，使鼻中隔黏膜反复溃疡，日久亦可致穿孔。

2. 理化因素　某些厂矿企业（如水泥厂、玻璃厂、炼油厂、炼铝厂、磷酸石选矿厂、电镀厂及蓄电池厂等）在生产、制造或加工过程中所产生的有害性粉尘或气体（如硫酸、氟氢酸、铬酸、硝酸、铜钒、砷及汞等）被吸入鼻腔，腐蚀黏膜，出现溃疡而终致穿孔。患“干燥性鼻炎”者，因常感鼻干或多痂而以手指挖鼻，或因干冷空气的刺激，可由鼻中隔溃疡，向深层发展，而演变成穿孔。临床上在治疗利特尔区出血时，若反复应用硝酸银、三氯醋酸、电灼或 CO_2 激光，亦可导致穿孔。

3. 感染　普通感染或特殊感染均可致鼻中隔穿孔。普通感染主要有鼻中隔脓肿。特殊传染病（如梅毒、结核、狼疮、麻风等）和急性传染病（如白喉、猩红热、伤寒等）均有可能导致鼻中隔穿孔。

4. 肿瘤及恶性肉芽肿　原发于鼻中隔的某些肿瘤累及深层时可直接造成穿孔，或经手术切除术后未经修复而遗留永久性穿孔。此外，鼻腔巨大肿瘤压迫鼻中隔日久亦可致穿孔。恶性肉芽肿多可直接形成鼻中隔穿孔。

5. 其他　鼻腔异物或鼻石长期压迫可致鼻中隔穿孔。

【临床表现】

感觉鼻腔干燥，易结干痂，鼻塞，头痛和自行排除鼻痂时可有小量鼻出血。穿孔小而位于前部者，可于呼吸时产生吹哨声，若位于后部，可无明显症状。穿孔过大者，可伴有鼻腔黏膜萎缩现象。

【诊断】

根据症状及检查不难诊断，但应鉴别其发病原因。若穿孔较小且有痂皮附着时，易被忽略，须除去痂皮仔细检查。

【治疗】

先查明病因，再对因处置，如改善工作环境、抗结核治疗、驱梅疗法等。穿孔较大，症状较明显者，可行手术修补（详见“鼻中隔穿孔修补术”一节）。

第六节　鼻中隔穿孔修补术

鼻中隔穿孔修补术（repair of nasal septal perforation）的方法较多，且较难统一术式，多根据其穿孔的大小、部位、黏膜状态等具体情况酌定。修补小穿孔较易成功，但若穿孔直径大于1cm时，修补颇为困难。位于鼻中隔前段的小穿孔，可取前鼻孔进路。若穿孔较大，部位偏后者，可考虑循鼻翼切开或面中部掀翻进路。

【适应证】

1. 若于鼻中隔矫正术中不慎撕裂对侧黏膜所致穿孔，可在术中当即予以修补。

2. 穿孔位于鼻中隔前端者，虽然孔径不大，但较易出血、结痂或每于呼吸时有哨声者。

3. 因鼻中隔脓肿所致的陈旧性小穿孔，亦可试行修补。

【禁忌证】

1. 由于其原发病因可为结核、梅毒或其他慢性传染性病，若原发病因不清或原发病尚未控制时，须弄清原发病因并待原发病控制后，再行修补术。

2. 若鼻腔或鼻窦内尚有炎症时亦不可施行修补术。

3. 穿孔过大且位于鼻中隔后部，筛骨垂直板已行切除术者，不宜修补。

4. 萎缩性鼻炎所致的鼻中隔穿孔，不宜施行修补术。

【术前准备】

1. 若穿孔边缘有肉芽组织，宜先以20%～30%硝酸银烧灼，愈合后方可进行修补术。

2. 术前数日应以抗生素溶液滴鼻；鼻黏膜干燥者，可滴用清鱼肝油、蜂蜜溶液等润滑剂。

3. 鼻腔结痂者，应用生理盐水、中药制剂或抗生素溶液冲洗鼻腔，每日1～2次；并滴用3%链霉素溶液，每日4次。直至结痂消失，鼻腔清洁后始可进行修补。

4. 术前需向患者充分说明手术的难度及可能出现的结果，以利配合。

【体位与麻醉】

体位及麻醉方法与鼻中隔黏膜下切除术或矫正术相同。行鼻腔黏膜表面麻醉加局部浸润；若取面正中揭翻进路，则以半卧位及行全麻为宜。

【手术方法】

随着新材料的出现及新技术的开展，修补的方法日益增多。仅介绍如下几种主要术式：

1. 减张缝合法　又名移位缝合法。适用于发生在鼻中隔前下方的小穿孔。方法是先将穿孔边缘切去少许（如系修补因鼻中隔手术术中所致的穿孔，则不必如此），以形成新鲜创缘；再于距穿孔前缘约10～15mm处的前上方作一弧形切口，向穿孔方向仔细分离开术侧黏-软骨膜、形成一后上及前下两端均带蒂的黏-软骨膜瓣；将该瓣向后下移位以覆盖穿孔（图2-8-8（1）），并将该瓣后下缘与穿孔下缘缝合数针（图2-8-8（2））。然后，在对侧鼻中隔同法作移位缝合，仅将减张性切口改在穿孔的后下方约10～15mm处，以便两侧的黏软骨膜片，相向移位，错位贴合（图2-8-8（3））。

2. 减张缝合植皮法　将穿孔边缘切去少许，造成新鲜创缘；在穿孔前方作一长形切口，下达鼻腔底，切穿一侧黏软骨膜及黏骨膜。该切口与穿孔缘的最小距离须大于穿孔直径，方可完全覆盖穿孔。以小号的鼻中隔分离器，将切口与穿孔之间以及穿孔周围的两层黏软骨膜仔细分开；分离时须注意不要造成新的软组织穿破。再将已分离好的黏软骨膜瓣向后移位，与穿孔后缘缝合，穿孔即完全封闭。取自体皮片植于对侧创面上。两侧鼻腔以凡士林纱条或其他填塞物如止血海绵等轻轻填塞；

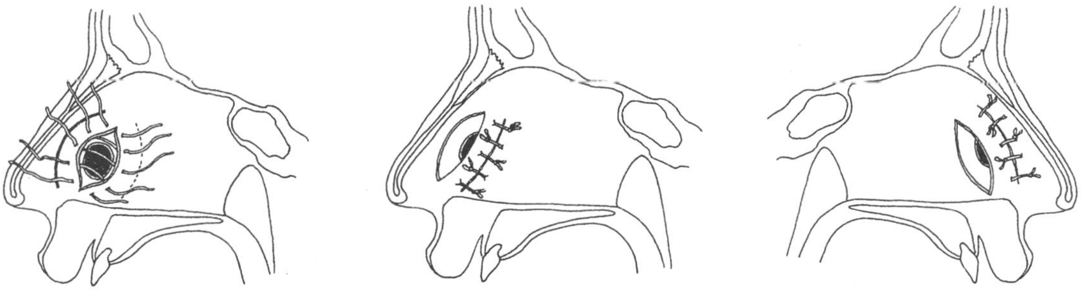

(1)　(2)　(3)

图2-8-8　减张缝合法

或仅以凡士林纱布块衬于鼻黏膜表面形成袋状，再用较短的碘仿纱条仔细填入袋中以固定移植物，2～3天后抽除。

3. 下鼻甲黏膜瓣修补法 先将一侧穿孔的四周边缘形成新鲜创面。再将同侧下鼻甲向上翻转骨折（图2-8-9（1））。在下鼻甲原外侧面作成带蒂的黏骨膜瓣，将其向下翻折以遮盖穿孔（图2-8-9（2））。将两侧鼻腔妥善填塞。待黏骨膜瓣与穿孔边缘愈合后，平齐鼻中隔切断黏骨膜瓣蒂部，最后将下鼻甲复位。

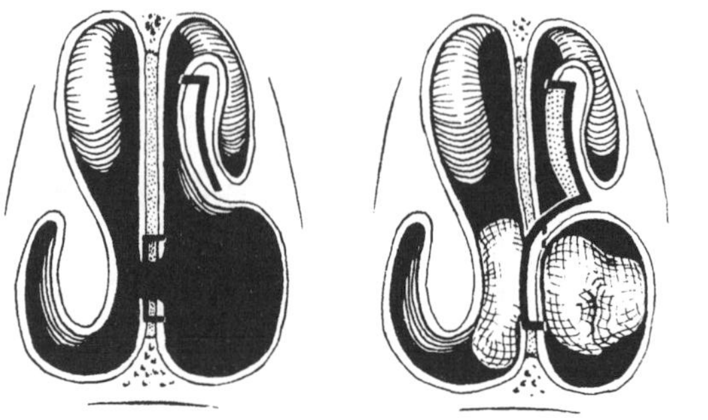

图2-8-9 下鼻甲黏膜瓣修补法

（1）在穿孔边缘上形成新鲜创面 （2）将下鼻甲外侧面的带蒂黏骨膜瓣向下翻折遮盖全部穿孔

4. 游离中鼻甲黏骨膜片修补法：先将穿孔边缘切除约2mm，使之形成新鲜创缘。再将中鼻甲前端剪下一块，剥除其中骨片而保留骨片内外两面的黏骨膜，翻开并展平，使两面的黏骨膜内外延续成一片。展平后，该黏骨膜片的面积应大于穿孔。将该片覆盖于穿孔处，并在其四周的新鲜创缘上缝合3～5针。两侧鼻腔以凡士林纱条填塞。

5. 其他游离移植片修补法：亦可取下鼻甲黏膜，将其缝合固定于鼻中隔黏软骨膜及骨膜袋内，完全覆盖鼻中隔穿孔。此外，可用于修补鼻中隔穿孔的自体组织尚有，鼻中隔软骨片，颞骨的骨膜，耳后（大腿部或臀部）的中厚皮片，大腿肌（阔肌或颞肌）筋膜等。也有以异体鼻中隔软骨片为游离移植片，行鼻中隔穿孔修补术者。

6. 硅橡胶（或塑料）片置入法从唇龈沟中部切口；经此处进入鼻中隔两侧的软组织之间，朝向鼻中隔穿孔的方向仔细分离；到达穿孔处之后，将围绕穿孔四周的鼻中隔软组织，仔细地向左右分开成袋状；置入一块大于穿孔的硅橡胶（或塑料）片。后者的边缘附近作有许多小孔；以便在愈合过程中，鼻中隔两侧的软组织"伸入"小孔内，使移植物固定不动（图2-8-10）。

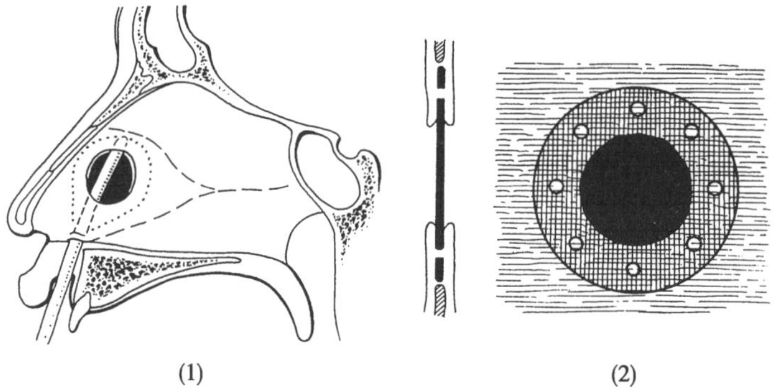

图2-8-10 塑料片置入法

（1）分离穿孔四周的两侧软组织 （2）置入塑料片。
左：前面观 右：侧面观

7. 整形修补法：可从鼻中隔的某一侧，于穿孔的上下方各作一半贯通性切口（图2-8-11（1）），相向分离并翻转后将上下创缘予以缝合（图2-8-11（2））；亦可一侧在穿孔上方而对侧在穿孔下方各作一半贯通性切口（图2-8-11（3）），相向分离并翻转，使上下两黏膜片的创面彼此重叠后再缝合（图2-8-11（4））。此类方法适于穿孔边缘已全部为黏膜上皮所覆盖的较大的陈旧性鼻中隔穿孔。若加以上述的下鼻甲黏膜瓣修补法，覆盖其余的黏膜创面，则成功可能性更大。

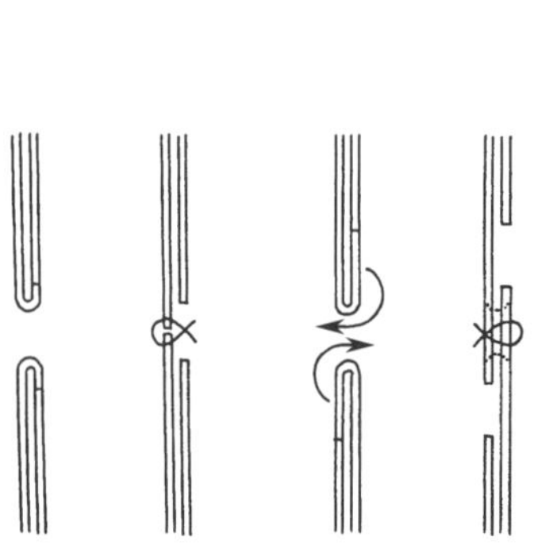

图2-8-11 整形修补法示意图（1～4步骤）

此外，曾有人为消除呼吸时所产生的哨声，建议索性扩大小穿孔。但须知若如此，将加剧鼻腔黏膜干燥或导致其萎缩，故不予提倡。

第七节　鼻腔及鼻窦异物

鼻异物（foreign body in nose）是指由于各种原因使外来物质进入鼻腔、鼻窦或内生物质滞留于鼻腔、鼻窦者。异物仅限于鼻腔者多见于儿童，鼻窦异物则多见于外伤或战伤。

【异物种类】

虽然种类繁多，但主要可分为外生性和内生性两大类，前者又可分为非生物类及动、植物类。

1. 外生性异物

（1）非生物类异物：如小玩物、塑料珠、玻璃球、橡皮头、金属弹片、碎石丸、小饰物及纽扣等。

（2）动物类异物：如水蛭、昆虫、蛆、蛔虫及毛滴虫等。

（3）植物类异物：如花瓣、花蕊、果仁、果壳及豆粒类等。

2. 内生性异物　如鼻石、鼻腔及鼻窦牙、死骨、凝血块及痂皮等。

【病因】

外生性异物可通过前、后鼻孔或外伤而进入鼻腔、鼻窦；内生性异物可为先天性异常或外伤所致。

1. 自塞入鼻　以儿童为多见。常因好奇玩耍，误将细小物品塞入鼻内。有的因怕家长斥责，当时不说，日久遗忘，症状出现后才被警觉。

2. 爬行入鼻　尤其是在热带地区，昆虫和水蛭较多，可爬入露宿者鼻内。

3. 饮吸入鼻　如在不洁净的水域捧饮生水或捧水洗脸时吸水洗鼻，致使水中生物进入鼻内。

4. 弹射入鼻　工矿爆破、电动刨锯、狩猎玩枪时发生意外，使石块、木片、铁屑及弹片等进入鼻腔、鼻窦。战伤亦可并发鼻腔或鼻窦金属异物。

5. 呕逆入鼻　呕吐、喷嚏、呛咳时，可迫使食物、蛔虫等逆行入鼻。

6. 误遗于鼻　行鼻部手术时不慎将棉片、纱条、小器械或其断端遗留于鼻腔、鼻窦内，造成医源性异物。

7. 内生于鼻　如鼻石，鼻腔及鼻窦额外牙等内生性异物。

【症状】

异物的性质、大小、形状、存留部位及时间等不同而症状各异。若异物光滑，刺激性小，早期可无症状。儿童鼻腔异物多有单侧鼻塞、流涕或涕中带血含脓，或伴有前鼻孔下方潮红等。鼻内有水蛭、昆虫或蠕虫者常有虫爬感。鼻腔异物并发鼻窦炎或鼻窦异物并发感染者，可有流脓涕、头昏、头痛等症状。病程较长者可有贫血症状。

【诊断】

儿童自诉单侧鼻塞或流脓血涕且伴有恶臭者，应首先考虑及鼻腔异物。如异物存留过久，感染较重，鼻腔分泌物较多，甚至有肉芽组织形成者，有时需吸除分泌物后，以探针探查方可发现异物。对透光性差的异物可行X线拍片检查。对于较大较深的异物，可借助CT定位。

【治疗】

首先应取出鼻腔及鼻窦内的异物。根据异物的种类、性质、大小、形状、所在部位及停留时间，初步判断其取出的难易程度。一般多在无麻或表面麻醉下以直视方式取出。但若患者不能配合或异物较大取出有困难者，则以在全麻下取出为宜。为防止异物被吸入下呼吸道，可于全麻下采用气管内插管。异物较大或部位较后，经前鼻孔取出有困难时，亦可采取仰卧头低位，将异物推至咽部后再经口腔取出，但须谨防发生异物进入下呼吸道。对活动的动物类异物，可先滴用1%丁卡因少许，待其麻醉后再行取出。若为突发意外或战伤所致之金属性异物，须在尽量明确异物部位和妥善准备后，方可施行手术取除。

必须强调的是：对于坚硬而圆滑的鼻腔异物，切勿以镊子夹取，而应以钝头异物钩经前鼻孔入鼻，自上方轻巧超越异物后再向前钩出（图2-8-12）；否则，有将异物推向鼻咽部，下坠呛吸进入喉腔及气管之危险。

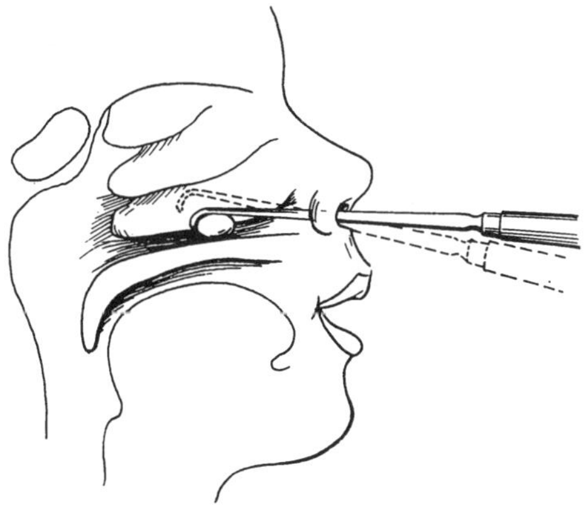

图2-8-12　鼻腔圆形异物取除法

异物取出后，应根据鼻腔或鼻窦是否受损或感染等情况，采用相应的治疗，如减充血剂或抗感染等药物治疗。

第八节 鼻 石

鼻石（rhinolith）为一少见病。一般为单侧鼻腔出现单个鼻石，多发性结石或发生于双侧鼻腔者亦偶尔有报道。巨大鼻石可致鼻中隔或硬腭穿孔，或可侵入同侧上颌窦及筛窦。病程缓慢，常常历经数年。

【病因】

以细小异物为核心，鼻腔分泌物、泪液或炎性渗出物中经浓缩分解出的多种无机盐类（如碳酸钙、磷酸钙、磷酸铵、氯化钠及镁盐等）逐渐沉积于小异物表面，日久形成鼻石。

【症状】

虽其症状近似于鼻腔异物，如表现为一侧鼻塞，渐进性加重，流脓性或血性鼻涕，可有臭味等，但以成人多见，且可伴有头痛、头昏等症状。

【检查】

先清除鼻腔内分泌物后，即可查见一侧总鼻道中有块状物，形状不规则，表面欠光滑，状如砂石或桑葚，可呈白、黑或灰褐色，若用探针触之，其质坚如石，常可使其邻近黏膜出现溃疡及肉芽，巨大鼻石可将鼻中隔推向对侧，甚至压迫鼻中隔及硬腭而使其穿孔。曾有报道鼻石累及同侧上颌窦及筛窦者。CT 扫描可进一步了解鼻石的形状、大小、侵犯部位及范围。

【治疗】

一般多可在表麻或局麻下经前鼻孔取出。若鼻石较大而不易取出者，宜先用咬钳咬碎后再分次取出。倘若其特别巨大，且部分已进入同侧上颌窦者，可根据具体情况，以鼻侧切开或 Caldwell-Luc 手术进路取除之。

第九节 鼻腔及鼻窦牙

鼻腔牙（nasal tooth）亦名额外牙（supplemental tooth）或逆生牙，若伴有病侧上列牙齿数目不全者，则称为异位牙（transposed tooth）。只有当病侧上列牙齿数目齐全者，方称为额外牙或逆生牙。可发生于任何年龄。多发生于鼻腔底部，有时可并发鼻石。额外牙或异位牙若发生于上颌窦底部者，即为鼻窦牙（sinusal tooth）。

【病因】

可为外伤之后果，但多数属先天性异常，即牙始基被挤压于异常位置上发育所致。

【症状】

鼻窦牙可无症状而于体检时偶然发现；鼻腔牙患者早期亦可症状不显著，或仅有一侧鼻腔轻度鼻塞、流涕，当渐进性加重且出现鼻腔异物症状之后始来就诊。

【检查】

鼻镜检查可见鼻腔前端底部有白色或褐色突起硬物，用探针触之质硬且不活动。突起物有时可位于鼻腔外侧壁上或鼻前庭底部。若伴有囊性牙根肉芽肿，则可抽出液体。CT 检查可见一密度增高的牙样阴影，往往牙根在鼻腔或鼻窦底部骨质内，而牙冠向腔内突出。

【治疗】

可在表面麻醉或局麻下拔除鼻腔牙。伴有囊肿者，须同时完整切除。若位于鼻窦内者，则需行鼻窦手术。

（陈建军 彭云生）

第九章

鼻窦普通炎性疾病

第一节　鼻及鼻窦炎概述

鼻炎（rhinitis）是指鼻腔黏膜的炎症，鼻窦炎（sinusitis）是指鼻窦黏膜的炎症。由于鼻腔黏膜与鼻窦黏膜相连续，鼻炎时，鼻窦黏膜常有不同程度的炎症，而鼻窦炎也常因鼻炎引起。鼻-鼻窦炎被广泛认为是鼻及鼻窦的炎症和感染。因此，美国变态反应哮喘和免疫学会（The American Academy of Allergy，Asthma and Immunology）、美国耳鼻咽喉科变态反应学会（The American Academy of Otolaryngic Allergy）、美国耳鼻咽喉头颈外科学会（The American Academy of Otolaryngology Head and Neck Surgery）、美国变态反应、哮喘和免疫学院（The American College of Allergy，Asthma and Immunology）、美国鼻科学会（The American Rhinologic Society）2004 年在《耳鼻咽喉头颈外科学杂志》（Otolaryngol Head Neck Surg 2004；131：S1-S62.）上联合发布鼻及鼻窦炎临床工作指南，5 个学术团体提出如下定义：慢性鼻及鼻窦炎是一组病症，特点是鼻和鼻窦黏膜的炎症，症状持续时间在 12 周以上。专家组决定采用鼻及鼻窦炎（rhinosinusitis）这个术语来代替以前鼻窦炎的概念，这是基于所有的鼻窦炎都会同时伴有鼻腔黏膜的炎症，并且很多鼻窦炎开始先出现的是鼻炎的症状这一事实。专家组同时着重强调，鼻及鼻窦炎这个概念绝对应和鼻炎（rhinitis）的概念相区别，鼻炎指主要局限于鼻腔的炎症。

慢性鼻及鼻窦炎是耳鼻咽喉科最常见的疾病之一，在美国每年大约 3100 万人口受到该病的困扰；而且，有证据表明，鼻及鼻窦炎的发病率有逐年增加的趋势。在美国鼻窦炎的发病率超过了关节炎和高血压。慢性鼻及鼻窦炎虽然不是致命性疾病，但是，却显著影响着人们的生活质量，除已知的临床症状外，还可以导致许多功能、记忆和感情方面的损害，因此，应当引起临床医师的重视。

【病因】

慢性鼻及鼻窦炎是一种病因复杂的疾病，引起鼻及鼻窦炎的病因较多：

1. 外在因素

（1）感染因素：是引起鼻及鼻窦炎的首要因素，主要由病毒、细菌、真菌及寄生虫所致。

（2）非感染/炎症因素：①IgE 介导的过敏反应；②非 IgE 介导的过敏反应；③药物性鼻炎；④外界刺激物引起的鼻炎。

（3）正常通气和黏膜引流障碍：多由手术、感染和外伤所致。

2. 内在因素

（1）遗传因素：黏膜纤毛结构和功能障碍（原发性纤毛功能障碍和继发性纤毛功能障碍）。

（2）后天获得性因素：①阿司匹林超敏反应相关的哮喘和鼻息肉；②自主节律失调；③内分泌改变（妊娠性鼻炎、甲状腺功能减退）；④窦口鼻道复合体解剖结构变异和阻塞（鼻腔新生物、鼻腔狭窄、引流受阻、潴留囊肿、窦口息肉；⑤自身免疫和特发性因素（肉芽肿、血管炎、类天疱疮）；⑥免疫缺陷（感染 HIV）；⑦过敏和免疫学因素（由过敏性炎症和其他炎症因子所致）；⑧邻近的感染扩散因素。

由于鼻及鼻窦炎的多因素性质，而且其病因复杂，目前还不可能明确指出每一位患者的病因是什么，因为每一位患者的病因都不相同。不仅病因复杂，慢性鼻及鼻窦炎还经常与其他疾病并存，如变应性鼻炎，鼻息肉、囊性纤维化、哮喘等，因此也有人认为，鼻及鼻窦炎是一个综合征，而不单纯是一个疾病。

对于大多数患者来讲，病因可能是多因素的。而且儿童鼻及鼻窦炎与成年人鼻及鼻窦炎的致病原因可能还有所不同。儿童鼻及鼻窦炎通常是急性上呼吸道感染的结果。由于种种原因，儿童上呼吸道感染的发生率比较高，最主要的原因可能是儿童对病毒的免疫力低，再一个原因是儿童经常生活在学校或幼儿园这样的环境，与其他儿童有密切接触，促进了感染的传播。上呼吸道感染可以导致黏膜肿胀，由于黏膜肿胀，造成窦口阻塞，形成感染。在儿童由于鼻窦比较小，发育不完全，黏膜表面和窦口的距离比较短，因此在病毒性上呼吸道感染时，容易发生鼻及鼻窦炎。由于鼻及鼻窦炎与病毒感染有明显的相关性，也有一些研究人员认为，特别是儿童的鼻及鼻窦炎发作可能是自限性的，可能不需要积极的药物治疗。

【鼻及鼻窦炎对人体健康的影响】

Marx（1949）曾综合10篇计1627例尸检病理报告，发现约43%的病例（即698例）有肉眼可见的鼻窦炎。虽其大部分病例可能系因病死前抵抗力极差而出现的所谓“临终期鼻窦炎”，但也可见本病发病率之高，且可证实鼻窦炎的产生与机体健康状况关系密切。

鼻及鼻窦炎，尤其是慢性鼻及鼻窦炎，对于耳鼻咽喉各处，以及气管、支气管、肺及消化道的生理功能均可产生不良影响，并可形成病灶，使其他器官和脑力受到损害。鼻窦炎患者也是一带菌者，尤其是在急性发作期，具有一定传染性。故本病的实际影响不仅限于个人健康，也与公共卫生有关。

在所有鼻窦中，上颌窦更易遭受感染，这亦因其自身的解剖形态因素使然。譬如，上颌窦的自然开口位置过高，属于所有鼻窦中引流条件最差者；开口高，窦腔低，空气交换需气流向下方能完成，不符合通气这一生理要求；窦腔大开口小，二者比率悬殊，此亦有碍引流。其他鼻窦的开口均高于上颌窦的开口，易被其他鼻窦的炎症所感染。

因不同的鼻窦在发炎时，其病因、病理、症状、诊断及治疗诸方面颇具共性，故在下文分为急性、慢性两类加以概述。至于各个鼻窦炎所独具的特点，则穿插在有关段落中加以阐明，或列表以资鉴别。

【治疗原则】

鼻及鼻窦炎的治疗应注意以下几点：①单纯细菌感染引起的鼻及鼻窦炎经药物等保守治疗一般可取得疗效，无效者可考虑手术治疗；②伴有变态反应因素的鼻及鼻窦炎，除手术治疗外，尚需抗变态反应治疗，单靠手术难以避免鼻及鼻窦炎和鼻息肉复发；③需要手术的患者尽量采用功能性内镜鼻窦手术（functional endoscopic sinus surgery，FESS），以最大限度地清除病变、保护鼻及鼻窦的生理功能。

第二节 急性鼻窦炎

急性鼻窦炎为急性化脓性鼻窦炎（acute suppurative sinusitis），即鼻窦黏膜的一种急性化脓性感染。常继发于急性鼻炎。

【病因】

急性鼻窦炎的感染常来自于：

1. 窦源性感染 鼻窦之所以易罹患炎症，重要原因之一在于其解剖学上的特殊性。鼻窦的窦口均较细小，一旦发生狭窄或阻塞，窦腔的通气引流既受影响，也易蓄脓，或演变成慢性炎症。鼻窦的黏膜又与鼻腔黏膜相连续，每当鼻炎发作时，鼻窦也将多少受到影响。加之各窦的窦口和窦壁均相隔甚近，一个鼻窦发炎时易使邻近鼻窦受累，时间愈久，范围愈广，最后形成多窦炎（两个以上鼻窦发炎）或全鼻窦炎（一侧或两侧鼻窦全部发炎）。上颌窦因窦腔较大，位置较低而窦口较高，易于蓄脓，更易被它处炎症累及。故在临床上上颌窦炎发病率最高，筛窦炎次之，额窦又次之，单独的蝶窦炎经临床证实者最少。

2. 鼻腔源性感染

（1）急性鼻炎：急性鼻炎是鼻窦炎，特别是急性鼻窦炎的常见病因之一，尤其易并发急性筛窦炎。炎症从鼻腔蔓延入鼻窦的方式尚未完全明确，可能由于两者的黏膜互相连续便于炎症侵入鼻窦之故。在鼻窦通气良好情况下，致病菌也可随呼吸气流侵入。此外，喷嚏、擤鼻或高空飞行中迅速下降时，窦内压力低于鼻腔内压力，急性鼻炎的脓液也易进入鼻窦促使其炎症发展。

（2）鼻腔其他疾病：鼻腔多种疾病，如鼻中隔偏曲、鼻甲肥大、黏膜肥厚、鼻腔的肿瘤和异物，以及鼻的变态反应等，都可堵塞窦口，使鼻窦通气引流受阻而发炎。鼻的变态反应与感染互相影响，形成恶性循环，更促进鼻窦炎的发展。

（3）污染物经鼻腔进于鼻窦：如游泳、跳水、潜水的方法不当，或游泳后用力擤鼻涕，使污水进入鼻窦而发炎。此种炎症多由厌氧菌引起，故临床症状较重。冲洗鼻腔时水压过高，将细菌冲入鼻窦，或呕吐时污物呛入鼻腔和鼻窦，均可引起鼻窦炎。

（4）鼻腔内填塞物留置时间过久：因局部刺激和污染，以及窦口的通气引流受阻而致鼻窦发炎。

3. 邻近组织源性感染 如面部丹毒、面骨骨髓炎、牙病、腺样体肥大及慢性扁桃体炎等。

4. 血源性感染　急性传染病，如流感、肺炎、麻疹、伤寒、猩红热、白喉及天花等也常引起鼻窦炎，尤其是儿童鼻窦炎的重要原因。此时除血行性感染外，伴发于上述诸病的急性鼻炎也是诱发鼻窦炎的因素。猩红热近年虽已少见，但易引起筛窦炎，病变也较重。

5. 创伤源性感染

（1）外伤：以上颌窦和额窦外伤为多见，如骨折、异物存留或血块感染等可引起鼻窦的急性病变。

（2）气压损伤：即由气压骤变所致的鼻窦炎，较多见于额窦和上颌窦（详见 1119 页“气压创伤性鼻窦炎”）。

6. 其他

（1）全身性因素：如身体过度疲劳，受凉受湿，营养不良，维生素缺乏，变态反应或特应性（atopy）体质，内分泌失调，以及全身性疾病如贫血、结核、梅毒等；烟酒过度，居住环境不卫生，以及工作环境中的理化因素等，均可导致机体抵抗力减弱而发病。近年来，内分泌失调及变态反应因素日益受到重视。因二者均可使黏膜抵抗力降低，或引起鼻腔和鼻窦的黏膜水肿，容易使窦口发生堵塞，从而导致鼻窦炎。

（2）中毒：如碘中毒时，可发生中毒性鼻窦炎。

【致病菌】

鼻窦炎的形成及病理变化与致病菌的种类和毒力密切相关。常见的致病菌首推球菌属，如肺炎链球菌、溶血性链球菌、葡萄球菌、卡他球菌及脑膜炎双球菌等；次为杆菌属，如流感杆菌、肺炎杆菌、变形杆菌、假白喉杆菌、大肠杆菌及绿脓杆菌等。但混合性感染远远多于单一性感染。由于滥用抗生素等因素，真菌感染鼻窦者渐多。鼻源性感染者，多为需氧菌，其脓可无臭味；牙源性感染者亦不少见，多为厌氧菌，脓常有恶臭。

【病理】

急性鼻窦炎的黏膜病理变化类似急性鼻炎。主要可分为 2 期：

1. 卡他期　即急性卡他性鼻窦炎（acute catarrhal sinusitis）。窦内黏膜早期短暂贫血，继之血管扩张，渗透性增强，浆液性或黏液性分泌亢进，分泌物为蜜黄色或无色。纤毛运动变缓，黏膜松弛、充血、水肿而变厚致窦腔，特别是窦口缩小甚至完全消失。可见上皮层下有粗细不等的纤维组织形成的网状结构，其间充满均匀细粒样凝固血清，并有多形核白细胞及淋巴细胞浸润，尤其多见于扩张的血管附近。

2. 化脓期　即急性化脓性鼻窦炎（acute suppurative sinusitis）。黏膜水肿和血管扩张加重，多形核白细胞浸润等变化更显著，分泌物变为黏液脓性。时间愈久充血愈重，毛细管可破裂出血。因水肿加重压迫黏膜下层，使血液供应不足，使上皮细胞与纤毛发生坏死与脱落。窦腔内存留黄色脓液，内含脱落上皮细胞、白细胞及细菌。

在急性炎症的极期或其后，少数重症病例可出现并发症。其炎症可侵及骨质或经血道扩散至骨髓、眼眶或颅内，如发生窦壁骨炎、骨髓炎、颅内感染和其他并发症，一般多见于儿童。

【症状】

因为多继发于急性鼻炎，故二者症状较为相似，但鼻部症状多限于一侧。儿童病例的症状往往较成人为重。

1. 全身症状　可有食欲不佳，烦躁不安，周身不适，畏寒，发热，便秘，失眠，精神萎靡或嗜睡等症状。如系继发于急性鼻炎或其他急性传染病，则上述症状亦可为原发病症状之加重。儿童病例可出现咳嗽、呕吐、腹泻等呼吸道及消化道症状。牙源性上颌窦炎（dentogenic maxillary sinusitis）和急性额窦炎者，其全身症状较急剧而严重。

2. 局部症状

（1）鼻部症状：主要有鼻塞、流涕、嗅觉障碍及鼻出血等症状。

1）鼻塞：表现为患侧持续性鼻塞，系因鼻腔黏膜肿胀充血和分泌物积蓄于鼻腔所致。擤除分泌物后，鼻通气可暂时得以改善，但不久又产生鼻塞。

2）流涕：患侧有大量黏液脓性或脓性鼻涕，有擤除不尽之感，或觉“多痰”只能向后吸入咽部再吐出，患后组鼻窦炎者尤其如此。变应性鼻窦炎者，鼻涕中常带有稀薄血水样物。牙源性上颌窦炎者，其脓涕可有恶臭。

3）嗅觉障碍：可因鼻塞而出现嗅觉减退或缺失。以筛窦炎或蝶窦炎者为明显。牙源性上颌窦炎和少数蝶窦炎还可能引起主观恶臭觉。但嗅觉障碍大多为暂时性的，当急性炎症逐渐消退，嗅觉便随之改善。

4）鼻出血：急性上颌窦炎者有时鼻涕中可混有血液或患者自觉鼻涕中带有腥臭气味。溶血性链球菌所致的急性上颌窦炎容易引起鼻出血，甚者出血较多，但少见。

（2）局部疼痛和头痛：急性鼻窦炎最常见的疼痛症状可表现为神经痛、弥漫性疼痛或局限性疼痛。在急性鼻窦炎初期，多表现为日夜不分轻重的弥漫性持续性头痛，一旦越过急性期，头痛便迅速减轻，头痛时间缩短，逐渐局限于一定部位。通常情况为：前组鼻窦炎者，其疼痛多在头颅表面，并伴有局部皮肤痛觉过敏；而后组鼻窦炎者，其疼痛多位于头颅深部。急性鼻窦炎引起的头痛的另一特点是：当头部静脉压增高，如咳嗽、擤鼻，向前屈身、低头，体力劳动，用力大便，突然身体震动或摇头之时，头痛明显加重；卧床休息，使用蒸气吸入，应用血管收缩剂滴鼻，或以表面麻醉药物麻醉鼻黏膜后，头痛显著减轻。

各个急性鼻窦炎所致的头痛，又有其各自不同的特点。现分别叙述如下：

1）急性上颌窦炎（acute maxillary sinusitis）：疼痛部位多为患侧上颌窦前壁，尤其是尖牙窝处，上列磨牙根部也每有不适。偶可通过上牙槽神经和眶下神经，反射性引起患侧面颊和上列牙齿的阵发性神经痛，或反射到三叉神经第1支分布区域，引起同侧前额、眉根和眼球后方疼痛。头痛有时也可局限于额窦部位，极似额窦炎，但在额窦底部及前壁无明显压痛和叩痛，可资鉴别。由流感引起之急性上颌窦炎者其局部疼痛较显著。牙源性上颌窦炎与鼻源性者相比较，后者的局部疼痛较轻微，鼻源性者虽有上列磨牙不适感、微痛或牙根胀痛，但远不如牙源性的牙痛强烈。头痛和局部疼痛的一般规律是：晨起不痛，上午疼痛轻，午后疼痛重；站立或久坐时加重，侧卧患侧居上时减轻，这些情况均与上颌窦的通气引流有关。

2）急性筛窦炎（acute ethmoiditis）：头痛一般较轻，但形式多样：有时为眼内眦和鼻根深部发胀或微痛；有时为额部头痛，也常为周期性发作，尤其是前组筛窦炎者，与急性额窦炎相似，惟程度比较轻微；有时为枕部疼痛，与急性蝶窦炎相似（详后），此多为后组筛窦炎；有时为眼球后方疼痛，转动眼球或以指按压眼球时疼痛加重；有时头痛局限于颞部，有时与重症急性鼻炎的症状相同等等。其疼痛一般是晨起渐重，午后转轻。

3）急性额窦炎（acute frontal sinusitis）：病初起时，表现为全头痛或眶上神经痛。随后患者觉眼球后方、眼眶内上角和前额部疼痛。头痛剧烈时，可出现流泪和羞明，也可发生眩晕、恶心和脉搏迟缓等症状，此时需注意有无颅内并发症发生。急性额窦炎的头痛还有一个特点，即当头痛发作时，用一弯卷棉子蘸1%丁卡因液加少许0.1%肾上腺素液，置于中鼻道前段最高处10余分钟，以收缩和麻醉额鼻管开口处黏膜，则头痛迅速停止或明显减轻。发病早期的头痛呈规律性发作，即患侧前额部疼痛常始于早晨起床后不久，逐渐加重，中午最剧，直到午后或黄昏时逐渐减轻，夜晚完全消散。若炎症未消，每天将以同样规律周而复始地持续十余日，其机制可能为晨起后患者头部呈直立位，使在晚间积蓄于窦内的脓液聚积于窦底，在经窦口缓慢排除的过程中，窦内便会形成负压甚至真空，再加之脓性分泌物的刺激，便产生所谓“真空性头痛”；午后其脓液逐渐排空，故头痛渐缓解。有时急性额窦炎的头痛与眶上神经痛的症状颇为相似，其鉴别诊断见（表2-9-1）。

表2-9-1 急性额窦炎之头痛与眶上神经痛的鉴别

	急性额窦炎	眶上神经痛
病因	多为感冒	无或不详
时间规律	有明显的时间规律性	呈闪电样牵拉性疼痛伴越来越短的间歇期
压痛点部位	在额窦的前壁和底部（即内眦上方）	在眶上孔，鼻骨与鼻软骨之间的筛前神经鼻外支处
反射性疼痛	无或罕见	常伴有三叉神经其他分支的反射性疼痛
对外来刺激的反应	无	可使疼痛发作或加重
指压痛点处	指压越重越痛	长时间压迫神经出口处，可使疼痛暂时缓解

4）急性蝶窦炎（acute sphenoiditis）：可出现颅底或眼球深部的钝痛。急性蓄脓期的头痛常发生在后枕部、头顶、额、颈、颅内或乳突深部，后者多因经蝶腭神经节反射至耳神经节所致。因蝶窦邻近三叉神经，反射区较广，故疼痛也可位于颈项部及眼球后。与急性筛窦炎所不同的是，当压迫眼球时位于球后的疼痛并不加重。如因头痛使颈项肌肉发生反射性收缩，则锁骨及肩关节处也可发生疼痛。头痛的一般规律为晨起轻，午后重。

（3）咽喉部症状：尤其是后组鼻窦炎者，其鼻涕向后流入咽、喉部，易引起咽痒、咳嗽、咳痰及恶心。

（4）耳部症状：少数患者可出现耳鸣、眩晕或听力减退等症状，多见于急性蝶窦炎患者。其耳鸣、眩晕可能是翼管神经受刺激之故。患者可有天旋地转，摇摆不稳或如在大浪航行的舟中之感。

【检查】

1. 局部红肿　急性鼻窦炎出现局部红肿者，多见于儿童鼻窦炎（sinusitis in children）。一般为受累鼻窦邻近部位的皮肤及软组织发生红肿，例如：急性额窦炎时，额部及上眼睑红肿；急性上颌窦炎时，颊部或下眼睑红肿；急性筛窦炎时，内眦部出现红肿。

2. 压痛和叩痛　当压迫受累鼻窦的窦壁或叩击其菲薄处时，可引起局部剧烈疼痛。如急性上颌窦炎者，用压舌板轻叩磨牙或划压牙冠时，可产生特殊的酸痛感；又如急性额窦炎者，患侧额窦前壁或底部有压痛和叩击痛。

3. 鼻腔所见　急性上颌窦炎时，中鼻甲和下鼻甲黏膜充血肿胀；急性额窦炎时，中鼻甲前端黏膜多有明显红肿，或有息肉样变；急性筛窦炎时，中鼻甲和筛泡多有肿大和充血；急性蝶窦炎时，其黏膜急性充血的范围一般较小，多局限于鼻腔后上部和后鼻孔处。如果鼻腔充满大量脓液，则多来自上颌窦，因其容积最大，有时可见脓液从中鼻甲游离缘呈片状垂附于下鼻甲表面；脓液来自中鼻道或积留于下鼻道内者，多为前组鼻窦炎；脓液若积留于上鼻道或嗅裂，多为后组鼻窦炎。

4. 咽喉所见 咽、喉部黏膜及其淋巴组织（如腭扁桃体等）常可充血肿胀，儿童急性鼻窦炎者尤为明显。前组鼻窦发炎时，其脓液可自咽侧壁流下；后组鼻窦炎者，脓液常可经鼻咽顶沿咽后壁流下。咽后壁黏膜有时亦可呈蜡光纸样干燥发亮。

【诊断】

详尽询问病史和仔细分析病情至关重要。如发病时的状况，有无诱因，鼻塞的特点，鼻涕的量、性状及易排途径等。其他主观症状尚有头痛，局部疼痛，失嗅或自闻有臭味等，亦应问明其特性。在急性鼻炎等原发病的体温正常后复又发热，全身又感不适，或在急性鼻炎恢复期后鼻涕仍未减少，鼻塞仍不减轻，则应想到急性鼻窦炎。尤当鼻部症状仅限于一侧时，更应虑及本病。在详细了解病史之后，再进一步行视、触、叩、闻等一般检查，鼻腔检查和有关特殊检查。

1. 一般检查 检查鼻窦表面皮肤及软组织有无红肿，儿童病例尤应如此，成人者一般少见；检查有无局部压痛或叩击痛；根据患者讲话或呼吸时的鼻音，推断其鼻塞程度；注意其鼻（或口）内分泌物有无恶臭或其他异味。

2. 鼻腔检查 以前、后鼻孔镜或加用头位引流等检查法，观察鼻腔黏膜和鼻甲的变化，判断鼻腔内脓液的来源。一般先用鼻黏膜血管收缩剂后再行检查。

3. 穿刺冲洗法 急性上颌窦炎时，全身症状已消退并在抗生素的控制下，可行穿刺冲洗法。观察窦腔有无脓液，这是较常用的诊断及治疗方法。

4. 导管冲洗法 急性额窦炎和蝶窦炎时，可用特制导管经窦口插入窦内，以生理盐水冲洗，观察有无脓液洗出。因窦口黏膜多有肿胀，故本法现已基本不用；重症病例或已有并发症者忌用。

5. 鼻内镜检查 必要时可考虑应用管径较细和以冷光源纤维导光的软管或硬管鼻内镜行鼻腔检查，以观察其脓液来源，但急性期进入鼻窦应慎重。

6. 鼻窦X线或CT检查 若鼻窦有病变，则X线拍片可见其透光较差。如窦内见有液平面，则表示有脓液存留，这较多见于上颌窦炎和额窦炎时。CT检查使鼻窦炎的诊断变得更为方便与直接。

在临床上，急性鼻窦炎与急性鼻炎有时颇难鉴别（表2-9-2）。各个急性鼻窦炎的鉴别诊断（表2-9-3）。

【治疗】

治疗原则以非手术疗法为主。并尽快消除病因，促进鼻窦的通气引流，控制感染以防止发生并发症或转成慢性鼻窦炎。保守治疗无效时可考虑功能性鼻内镜手术。

1. 全身治疗

（1）一般疗法：与治疗急性鼻炎相同：如注意休息，多饮水或进高营养流质饮食；对症处理如头痛或局部疼痛剧烈时，可使用镇痛剂等。

表2-9-2 急性鼻炎与急性鼻窦炎的鉴别诊断

	急性鼻炎	急性鼻窦炎
发病	多在受凉后	在原发病（如急性鼻炎）的急性期或恢复期中发生
病期	一般不超过2周	可数周，易转化为慢性鼻窦炎
症状	打喷嚏，大量鼻涕，鼻塞，头部沉重感	除鼻流涕、鼻塞外，以头痛为主（可呈周期性）。有时牙痛
鼻分泌物：		
量	由多至少，一般2周内消失	一般量多
性质	浆液性转黏液脓性	黏脓性至纯脓性，牙源性者多具恶臭
病侧	多为双侧性	多为单侧性
前鼻孔镜检查（加头位引流法）	以下鼻甲变化为主，红肿，中鼻道及嗅裂中无脓涕	除下鼻甲外，中鼻甲、中鼻道变化明显，中鼻道或嗅裂中有脓涕
局部压痛或叩击痛	无	常有
特殊检查：		
导管冲洗或穿刺	无脓（一般不作）	有脓（急性期过去或被控制后进行）
鼻窦X线或CT检查	阴性	阳性

表 2-9-3 各个鼻窦急性炎症的鉴别诊断

	急性上颌窦炎	急性筛窦炎	急性额窦炎	急性蝶窦炎
鼻部症状：				
鼻塞	较重	重	轻	轻
鼻流涕	晨起少，下午多，可有臭味	晨起多，下午少，不易擤尽	晨起多，下午少，有时无涕	晨起少，下午多，常向后流重
嗅觉障碍	较轻	重	轻	
头痛特点：				
主要时间	上午较轻，午后重，傍晚缓解	晨起渐重，午后转轻	晨起渐重，中午最重，下午渐轻	晨起较轻，午后重
主要部位	患侧面颊、颞部及额窦处	颞部、鼻根、内眦及眶内	较确定：额窦区或眼眶上部	不定：多为枕、项、乳突或颅内
颜面部红肿（多见于儿童）	患侧面颊部或下睑	患侧内眦	患侧前额部或上睑内侧	无
叩击痛点或压痛点	患侧面颊、上列磨牙	偶在患侧内眦深部（即筛骨纸板处）	患侧额窦底部或前壁。压痛明显	无
鼻腔查见：				
充血部位	中、下鼻甲	中鼻甲、筛泡	中鼻甲前段	中鼻甲后段
脓液或痂	中鼻道或下鼻道有脓	中鼻道或嗅裂有脓	中鼻道前段有脓且时有结痂	嗅裂或中鼻甲后端有脓或少许痂
息肉或息肉样变	少见或无	可见中鼻甲有息肉样变	少见或无	中鼻甲后端偶可见小息肉
特殊检查：				
导管冲洗法	（+）		（+）	（+）
X线投照位	鼻额位或鼻颏位	鼻额位或视神经孔位	鼻额位	张口鼻颏位

（2）抗炎治疗：因多为球菌、杆菌或厌氧菌感染，故宜首选并足量使用青霉素类抗生素，如患者对青霉素过敏或细菌对此类抗生素具抗药性、可改用其他广谱抗生素或磺胺类药物。在使用抗生素之前或使用时，应作细菌培养和药敏试验。正确选择并足量使用抗炎药物，对防止发生并发症或转成慢性鼻窦炎至为重要。

2. 局部治疗

（1）鼻部用药：与治疗急性鼻炎基本相同，为促进鼻窦的通气引流，可用1%麻黄碱生理盐水滴鼻或0.05%的羟甲唑啉喷鼻剂喷鼻。其方法是：上组鼻窦（即额、筛、蝶窦）炎时，宜取头后仰位滴鼻；下组鼻窦（即上颌窦）炎者，应取头侧位滴鼻。用1%丁卡因加2%麻黄碱混合液棉片，置于中鼻道前段最高处，每日更换1～2次，使额窦开口处的黏膜消肿并促进其通气引流，可减轻急性额窦炎者之头痛。

（2）上颌窦穿刺：急性鼻源性上颌窦炎无并发症者，在全身症状消退和局部炎症基本控制，鼻腔病变已趋向局限化时，可行上颌窦穿刺冲洗法，有时一次冲洗即痊愈。亦可于冲洗后向窦腔内注入抗生素或激素。

（3）物理治疗：超声雾化、蒸气吸入、红外线照射、超短波电疗、电透热法和局部热敷等物理疗法，对改善局部血液循环，促进炎症消退或减轻症状均有帮助。行超声雾化或蒸气吸入时，以往用药多为复方二苯乙醇酮酊（复方安息香酊），现在多用α-糜蛋白酶，或庆大霉素8万U加地塞米松5mg。

（4）手术疗法：急性期多不宜手术，仅在鼻窦炎症向外扩散而导致毗邻器官发生严重并发症时，才不得已而施之，但须严格掌握适应证。所幸现今抗生素发达，疗效颇佳的抗生素渐多，使较轻的并发症不致变严重，较凶险的并发症少见，预后日益渐好。

第三节 慢性鼻窦炎

慢性鼻窦炎（chronic sinusitis）较急性者多见，常为多个鼻窦同时受累。凡累及两个或两个以上鼻窦者谓之多窦炎（polysinusitis）；当两侧所有鼻窦均受累时则称为全鼻窦炎（pansinusitis）。慢性鼻窦炎的发病率因受检查对象、检查方法、统计标准、地区差异等诸因素的影响而难获准确结果。

【病因】

导致慢性鼻窦炎的病因或诱因在许多方面与急性鼻窦炎的基本相似，且后者本身就是本病的病因。

1. 急性鼻窦炎　多因对急性鼻窦炎治疗不当，或对其未予彻底治疗以致反复发作、迁延不愈，使之转为慢性。此为本病之首要病因。

2. 阻塞性病因　鼻腔内的阻塞性病因，如鼻息肉、鼻甲肥大、鼻腔结石、鼻中隔偏曲、鼻腔肿瘤、鼻腔填塞等阻碍鼻腔鼻窦通气引流的疾病及因素，成为本病的重要病因。

3. 致病菌毒力　某些毒力较强的致病菌，如患猩红热时的乙型溶血性链球菌，其所致的急性鼻窦炎，极易转为慢性。

4. 牙源性感染　因上列磨牙的牙根与上颌窦底部毗邻，如果牙疾未获根治，易成为牙源性慢性上颌窦炎。

5. 外伤和异物　如外伤骨折、异物存留或血块感染等，此点基本上同急性鼻窦炎。

6. 鼻窦解剖因素　由于各个鼻窦特殊的甚或异常的解剖构造，不利于通气引流，亦为一不可忽略的自身因素。

7. 全身性因素

（1）一般性因素：如有全身性慢性疾病，营养不良，烟酒嗜好及疲劳过度等各种原因，机体抵抗力低下时，易罹本病。

（2）变应性因素：近年来随着变态反应学的不断发展，人们在变应性因素对慢性鼻窦炎的影响或两者之关系等方面的认识日益提高。曾有人认为由变应性因素而致的慢性上颌窦炎占60%～80%。张庆松认为从治疗观点出发，可将慢性上颌窦炎分为感染性、变应性和混合性3类。

（3）支气管扩张：单独提出支气管扩张，是因为：

1）后天性支气管扩张常与慢性鼻窦炎相伴出现，原因尚不明了，有上、下行感染，呼吸道黏膜软弱及变态反应等诸多说法。

2）先天性支气管扩张可与慢性鼻窦炎同时发生，如罕见的卡塔根纳综合征（Kartagener syndrome），可有支气管扩张、鼻窦炎、额窦不发育、多发性鼻息肉及内脏易位（如右位心）等异常表现，是一种常染色体隐性遗传病。

【病理】

有关慢性鼻窦炎病理类型的划分各家意见尚难统一。慢性化脓性上颌窦炎就有少则3型，多则5～6型之分，且对5型的分法亦不尽相同；如：①有息肉、纤维、腺体、滤泡及乳头状5型；②有息肉、瘢痕、腺体、滤泡及特源5型；③有水肿、浸润、纤维、囊肿及退化5型等等。但从临床观点来看，慢性鼻窦炎大致可分为2类，即卡他性和化脓性，后者多见。分别叙述如下：

1. 慢性卡他性鼻窦炎（chronic catarrhal sinusitis）黏膜上皮正常或增厚，大量杯状细胞增生。固有层水肿变厚，血管周围浸润，管壁增厚或管腔阻塞。大量浆细胞和肥大细胞浸润。黏膜水肿剧烈者可形成局限性隆起或息肉。鼻窦的骨质不受炎症侵犯。分泌物多呈黏液性或黏液脓性，少数呈浆液性；病程久者在分泌物中可出现大量胆固醇结晶。

2. 慢性化脓性鼻窦炎（chronic suppurative sinusitis）上皮层可能出现区域性缺损及肉芽形成。固有层中有多量浆细胞和肥大细胞浸润。血管变化及血管周围浸润较卡他性者病变明显，甚至有肉芽肿形成。鼻窦的骨质可能受到侵蚀，发生成骨及破骨变化；增生性病变和萎缩性病变有时可并存。分泌物呈脓性。按其上皮层及固有层变化的特点，又可分为如下诸型：

（1）乳头状增生型：表现为黏膜上皮的移行性病变，即由假复层柱状上皮变为无纤毛的复层鳞状上皮，表皮增厚突起呈乳头状。

（2）水肿型：又称肥厚型或息肉型。表现为黏膜固有层剧烈水肿增厚，伴中度或重度圆细胞浸润，水肿日久可呈息肉样变甚至形成假性囊肿。

（3）纤维型：又称瘢痕型或硬化型。主要病变在末梢血管，如动脉内膜炎或动脉周围炎，表现为动脉管壁增厚，其周围的纤维组织增生，末梢血管阻塞，黏膜营养障碍。黏膜固有层中腺体较少，且有坚实的纤维组织形成。

（4）腺体型：在慢性炎症病例中，以浆液黏液腺的病理变化较显著，表现为腺体增生或腺管阻塞，后者可形成囊肿或因感染进而成为脓囊肿。

（5）滤泡型：在黏膜的固有层内因淋巴细胞聚集而形成滤泡，同时在长期而慢性的病程中，有淋巴细胞存在于滤泡内形成小结。但持反对意见者则认为上述所见乃正常现象。

尚需说明几点：①上述各型并非在所有鼻窦内均能见及，多以上颌窦的病理表现最为典型；②在发病某一时期的临床病理所见，多乃上述各型的过渡或混合形式，但可以其中一种为主；③病变可累及窦壁而表现为骨质增生，向内则使窦腔变小，向外则形成骨质隆起，称为鼻窦周围炎（perisinusitis）；④鼻窦炎已成病灶，但临床症状极少者则称为“隐蔽性鼻窦炎（occult sinusitis）”；⑤鼻涕极少的鼻窦炎则称为“干性鼻窦炎（dry sinusitis）”。

【症状】

1. 全身症状　与急性鼻窦炎相比，慢性鼻窦炎的症状较轻缓或不明显。一般可有头昏、易倦、精神抑郁、萎靡不振、胃纳差、失眠、记忆力减退、注意力不集中和工作效率降低等症状，极少数病例若已成为病灶者，可有持续低热。

2. 局部症状　主要有鼻部症状，局部疼痛和头痛及其他症状。

（1）鼻部症状：包括流脓涕、鼻塞及嗅觉障碍等症状，慢性者极少发生鼻出血。

1）流脓涕：为主要症状之一，其量多少不定，色黄或灰绿。若脓涕有腐臭气味，多为牙源性上颌窦炎。乳头状型鼻窦炎者可无脓涕。前组鼻窦炎的脓涕，易从前鼻孔溢出；后组鼻窦炎的脓涕，易经后鼻孔流向鼻咽部，须用力向后抽吸，方可经口咳出或咽入胃内；凡偏头或低头时脓涕的量增加者，多为上颌窦炎：若晨起活动后脓涕略增，须考虑额窦炎或筛窦炎；若脓涕积留于下咽部的梨状窝，则患者可有咽异物感。因脓涕经常流入鼻腔，可有慢性鼻炎症状或导致急性鼻炎发作。

2）鼻塞：为慢性鼻窦炎的另一主要症状。鼻甲黏膜肿胀或已发生息肉样变，鼻息肉形成，脓涕过多或过黏稠等，均可成为鼻塞原因。若因脓涕的量特别多而致鼻塞，须将其擤出后方得以暂时通气，则多见于上颌窦炎者。

3）嗅觉障碍：表现为嗅觉减退、失嗅或恶嗅觉，多为暂时性症状。鼻部病变经久不愈，可使嗅区黏膜发生退行性变，少数亦可呈永久性失嗅。嗅觉障碍的主要原因有嗅区黏膜炎性病变，鼻腔黏膜炎性肿胀及息肉样变，甚至形成鼻息肉，或因脓涕潴留阻塞嗅裂等。慢性筛窦炎者累及嗅区黏膜多较广泛。

（2）头痛及其他：若慢性鼻窦炎有急性发作时，头痛则较明显。而在一般情况下则并无头痛或不如急性者显著。常表现为头部沉重或压迫感或仅有钝痛或闷胀痛。其发作规律多为上午发生或较重，午后渐减轻或消失；或为白天重夜晚轻。头痛有较固定的部位，且多为一侧；亦有双侧头痛者，但必以一侧为重；前组鼻窦炎者，多有前额和鼻根部闷胀痛；后组鼻窦炎者，其头痛不适感则在额、枕部或头顶部，有时可发生颈项及肩部肌肉疼痛或压痛。牙源性上额窦炎者，多伴有同侧上列牙痛；慢性额窦炎引流不畅时可有轻度头痛，且以中午前后较为明显；筛窦或蝶窦的慢性炎症有时亦可引起视力障碍，但少见。慢性鼻窦炎的头痛亦可像急性者那样：因低头、咳嗽、屏气或用力等使头部静脉压增高时，或吸烟、饮酒及情绪激动时头痛出现或加重；反之，当休息、用药或以物理治疗等方法使鼻腔通气引流改善时，则头痛减轻或消失。

【检查】

与急性鼻窦炎不同：一般无明显的局部叩、压痛；也无局部红肿之病容；鼻腔病变亦非呈急性炎症之表现；某些不宜使用或慎用于急性者的检查方法，如鼻窦穿刺，此时可以施用。

1. 鼻镜检查　即前、后鼻孔镜检查，宜先用1%～2%麻黄碱（或0.05%的羟甲唑啉喷鼻剂）棉片收缩鼻黏膜，然后仔细检查鼻腔各部。后鼻孔镜可补充前鼻孔镜窥查不到之处，如后鼻孔和鼻咽部等。

（1）脓涕来源：临床上常根据脓涕来源或其所在部位，来推断病变之所在。如中鼻道内有脓者，多为前组鼻窦炎；嗅裂、后鼻孔、软腭背面或鼻咽顶部有脓者，多为后组鼻窦炎；下鼻道有大量脓液者，应想到慢性上颌窦炎。疑及本病但脓液不多者，可试行头位引流法（见第66页）。

（2）黏膜病变：肉眼所能察觉的黏膜病变主要有：下鼻甲萎缩，中鼻甲却反而明显水肿、肥大或呈息肉样变；中鼻道变窄、黏膜水肿或息肉形成；鼻腔上部有多发性息肉；无萎缩性鼻炎迹象，但中鼻道或嗅裂内却常有痂皮；筛泡肿大等。

（3）其他病变：有些病变，如下鼻甲萎缩和筛泡肿大等，并非仅限于黏膜，应该有其下的骨质变化，但非肉眼所能直观，故不予赘述。

2. 鼻纤维镜或鼻内镜检查　可进一步查清窦口鼻道复合体、鼻腔各部甚至鼻窦内的病变。

3. 鼻窦X线、CT及MRI检查　较为常用的是鼻窦X线拍片，必要时可行X线断层拍片甚至窦腔碘油造影拍片；疑为牙源性者尚需加拍牙片；CT扫描可使鼻窦的病变显露得更为清晰；也有少数病例需行鼻窦MRI检查。

4. 鼻窦A超检查　其优点是迅捷、简便、无创伤性和可重复性。A型超声波适于对上颌窦和额窦的检查，可发现窦内是否有积液、息肉或其他病变。

5. 上颌窦穿刺冲洗　此法既用于检查及诊断，亦用于治疗。必要时，可将鼻窦穿刺冲洗物涂片行细胞学检查。

6. 其他检查　如鼻窦透照法，此法以往多用于辅助诊断慢性额窦炎和慢性上颌窦炎，随着现代诊断技术的进步，此法现已较少使用；须注意检查口腔和咽部，如牙源性上颌窦炎者可有同侧上列第2尖牙或第1、2磨牙的病变，后组鼻窦炎者可见咽后壁有脓液或干痂附着。

【诊断】

与急性鼻窦炎一样，首先须详尽询问病史，并结合症状及体征予以仔细分析。是否以急性鼻窦炎起病、有否鼻源性头痛,以及脓涕、鼻塞的特性等,对本病的诊断至为重要。本病有时需与非变应性的慢性鼻炎相鉴别(表2-9-4)。究竟是哪一个鼻窦发炎有时很难判断(表2-9-5)。

表2-9-4 非变应性慢性鼻炎与慢性鼻窦炎的鉴别诊断

	慢性鼻炎	慢性鼻窦炎
首要症状	鼻塞	多脓涕
鼻涕特性	黏液性为主；双侧鼻腔	脓性为主；可为单侧鼻腔
鼻腔病变：		
主要部位	在下鼻甲	在中鼻甲附近
中鼻道及嗅裂	无脓涕	有脓涕
息肉形成	无	可有
特殊检查法：		
穿刺冲洗法	不需用穿刺冲洗法	用于上颌窦炎、有脓涕
鼻窦X线拍片或CT扫描	鼻窦无异常	鼻窦病变阴影，有助于临床诊断

表2-9-5 各个鼻窦慢性炎症的鉴别诊断

	慢性上颌窦炎	慢性前组筛窦炎	慢性后组筛窦炎	慢性额窦炎	慢性蝶窦炎
鼻腔查见：					
脓涕的位置	中，下鼻道	中鼻道	嗅裂、上鼻道	中鼻道前段	嗅裂
息肉形成处	后鼻孔，单个	多发性	多发性	较少见	一般无
鼻腔上部病变	明显	明显	明显	仅前段明显	不明显
穿刺或冲洗	穿刺（+）			冲洗（+）	冲洗（+）
影像学检查：					
X线投照位	鼻颏位或鼻额位	最宜鼻额位	最宜视神经孔位	最宜张口鼻额位	最宜鼻颏位
鼻窦CT扫描	上颌窦有病变	前组筛窦有病变	后组筛窦有病变	额窦有病变	蝶窦有病变

【治疗】

1. 全身治疗

（1）一般治疗

1）消除病因：矫治阻塞性鼻部疾病，如鼻中隔偏曲、鼻甲肥大和鼻息肉等；积极治疗变应性病因；清除邻近感染性病灶，如牙根感染、慢性扁桃体炎、腺样体肥大和支气管扩张等。

2）增强体质：加强营养，注意休息，锻炼身体，戒除烟酒，改善生活及工作环境，去除全身性慢性疾病。

（2）药物治疗

1）抗生素类：全身给予抗生素多用于治疗急性鼻窦炎，以防转为慢性；至于慢性鼻窦炎，则多用于有急性发作迹象者或有化脓性并发症的病例。

2）中成药类：现在较多用于临床的中成药有：鼻渊舒口服液、鼻炎片、辛芩颗粒（片）、鼻炎胶囊等。

2. 局部治疗

（1）鼻腔用药：以往最常使用的局部药物为1%麻黄碱生理盐水，滴鼻或喷入鼻内，每日数次，以改善鼻腔通气，促进鼻窦引流。应予强调的是萘甲唑林（又名滴鼻净，鼻眼净）一药不宜长期应用、否则可导致药物性鼻炎，使鼻塞加重或不可逆。如前在病因中所述：本病多与变应性因素有关，故滴鼻剂中应适量加入激素，如地塞米松、倍他米松或可的松等。此外，滴鼻剂中尚应添加保护或恢复鼻黏膜纤毛活性的成分，如ATP、溶菌酶等。

（2）置换法（displacement method）：也称鼻窦负压置换疗法或变压置换疗法。由普罗兹（Proetz，1941）提倡用于治疗亚急性或慢性鼻窦炎，亦名普罗兹疗法（Proetz therapy）。此法适用于额窦、筛窦、蝶窦或全鼻窦之慢性炎症的治疗，尤宜用于儿童慢性鼻窦炎。

1）操作步骤：①摆放头位：取仰卧垂头位，即患者平躺于治疗台，肩下垫枕，颈伸直，头后仰，使颏突与外耳道口的假设连线下延并垂直于台面（图 2-9-1（1））；②药液淹没窦口：取微温之 0.5% 麻黄碱生理盐水并配以 1% 链霉素液或其他抗生素、类固醇激素和 α-糜蛋白酶等混合液约 2～3ml，自治疗侧前鼻孔缓慢注入鼻腔（图 2-9-1（2））；③启动负压吸引器：先在吸引器的皮管末端接一中空橄榄头，开启并调节吸引器负压，使其不超过 24kPa（180mmHg）；④变压置换：以橄榄头塞闭治疗侧前鼻孔进行负压吸引，同时指压另一侧鼻翼使该侧鼻孔关闭，嘱患者匀缓地发出“开、开、开…”音，此时对侧前鼻孔和鼻咽齐闭合，使鼻腔及鼻咽腔共为一封闭腔并且呈负压状态；移开治疗侧橄榄头，松开另一侧手指，“开”音短暂中断，此时“三口”齐开，鼻腔及鼻咽腔内压力恢复正常；如此交替进行，各约 1～2 秒钟（图 2-9-1（3）），共施行约 1 分钟后停止治疗；⑤灵活应用：若另一侧鼻窦也有病变，可依同法施之；或一开始就双侧鼻腔同时滴药，左右交替进行；年幼不能合作者，应告之其尽量张口，可任其哭叫，因哭叫也近乎发“开一”音；⑥术后事宜及疗程：经置换治疗完毕之后，患者头部应处于直立位，至少 15 分钟内不宜摸鼻或弯腰，以便部分药液留于窦内（图 2-9-1（4））；每 2～4 天治疗 1 次。若间隔日久，则效果不佳。4～5 次为 1 疗程。

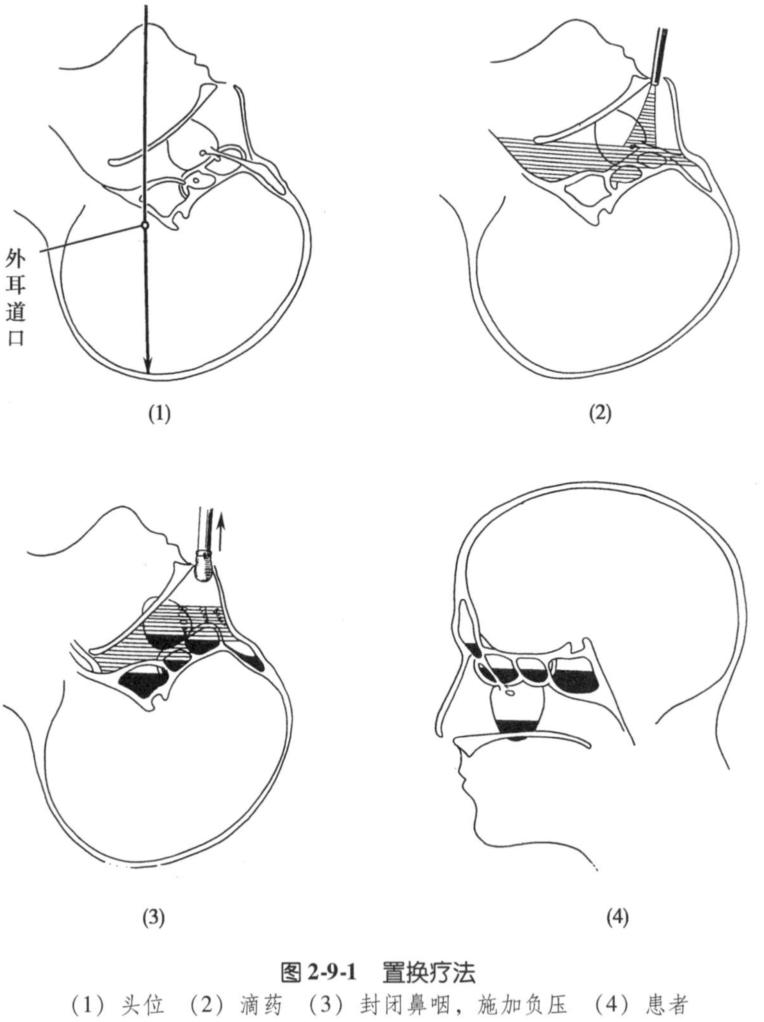

图 2-9-1 置换疗法

（1）头位 （2）滴药 （3）封闭鼻咽，施加负压 （4）患者起立，药液留于鼻窦内

2）注意事项：①治疗前，应先以 1% 麻黄碱生理盐水收缩中鼻道及嗅裂等处黏膜，以利窦口开放；鼻内多痂者宜先行鼻腔冲洗；合并有萎缩性鼻炎者在治疗时忌用麻黄碱，可改用生理盐水；②负压不宜过高，持续吸引和每次治疗的时间不宜过久，否则可致头痛、耳痛或鼻出血；③急性鼻窦炎或慢性鼻窦炎急性发作时，应视此法为禁忌，因鼻腔和病变鼻窦的致病菌可随其负压置换到未感染的鼻窦，从而加重充血或使感染扩散，甚至有使病变鼻窦黏膜出血并导致菌血症发生之虞；高血压者也不宜施用此法，因治疗中所取头位和鼻内的真空状态于患者极为不利；鼻部肿瘤及有局部出血迹象或全身出血倾向之患者，因此法可引起鼻出血，应禁用或慎用。

3）治疗原理：①头位一旦后仰到位，再注入适量药液，各窦口便会淹没在药液的水平面下；②当发“开”音的瞬间，软腭上举，鼻咽腔后下口闭合；当“开”音中断的瞬间，软腭复位，鼻咽腔后下口开放；③平时鼻腔—鼻咽腔内的压力（腔内压）与窦腔内的压力（窦内压）基本上同处等压（常压）状态；施治时，使“三口”齐开或齐闭，且每于闭合时加以吸引，必使腔内压和窦内压二者之间产生正负压力交替性变化，这样脓液得以排出窦外，药液得以进入窦内；④因窦口极小，平常滴入鼻腔之药液难入窦内；施用置换法之后，仍因窦口甚小，故药液不致短时流出窦外，此有利药效发挥。

（3）穿刺冲洗：此法多用于治疗慢性化脓性上颌窦炎。冲洗完毕后可暂不拔出穿刺针而向窦内注入抗生素、激素或各种蛋白分解酶制剂。其操作方法（详见第二篇 第三章 第四节）。

（4）导管冲洗：现已较少应用。

（5）物理治疗：同急性鼻窦炎，如超声雾化，透热疗法，中、短波或超短波治疗等。

（6）手术治疗：

1）辅助手术：即一系列以窦口鼻道复合体为中心的鼻窦外围的手术：如切除过大或偏向外侧的部分中鼻甲，摘除鼻腔尤其是中鼻道的息肉，咬除膨大的筛泡，矫正偏向病侧的高位鼻中隔偏曲。总之，应以改善鼻窦通气引流，促进鼻窦炎症消退为目的。

2）鼻窦手术：分为传统的鼻窦根治（或清理）术及新近的功能性鼻内镜鼻窦手术。

附：慢性鼻窦炎鼻息肉临床分型分期及鼻内镜鼻窦手术疗效评定标准（1997年11月修订·海口）

中华医学会耳鼻咽喉科分会及中华医学会耳鼻咽喉科杂志编委会

慢性鼻窦炎的分期依据：病史、内镜检查和CT扫描。

慢性鼻窦炎、鼻息肉的分型分期（以侧计，前后筛窦分开）。

1型 单纯型慢性鼻窦炎（保守治疗无效）。

1期：单发鼻窦炎；

2期：多发鼻窦炎；

3期：全鼻窦炎。

2型：慢性鼻窦炎伴鼻息肉。

1期：单发鼻窦炎伴单发鼻息肉；

2期：多发鼻窦炎伴多发鼻息肉；

3期：全鼻窦炎伴多发鼻息肉。

3型：全组鼻窦炎伴多发性、复发性鼻息肉和（或）筛窦骨质增生。

疗效评定标准（以鼻内镜检查为准）

治愈：症状消散，鼻内镜检查窦口开放良好，窦腔黏膜上皮化，无脓性分泌物；

好转：症状明显改善，鼻内镜检查见窦腔黏膜部分区域水肿、肥厚，或肉芽组织形成，有少量脓性分泌物；

无效：症状无改善，鼻内镜检查见术腔粘连，窦口狭窄或闭锁，息肉形成，有脓性分泌物。

随访：近期随访不少于6个月，远期随访一年以上。

（孔维佳 王彦君）

第四节 鼻窦炎的传统手术疗法

慢性鼻窦炎的手术治疗因鼻内镜外科技术的普及而发生了根本性的变化。目前，功能性鼻内镜手术（functional endoscopic sinus surgery，FESS）已成为常规（详见本篇第十章）。但在某些条件暂时欠缺的基层医院，慢性鼻窦炎的传统手术仍在开展中，或因某些病症不宜采用鼻内镜手术治疗，（如窦壁已受侵蚀，但仍较局限的鼻窦恶性肿瘤；较大的鼻窦骨瘤等），亦需传统的鼻窦手术治疗，因此熟悉掌握传统的鼻窦手术仍有必要。

慢性鼻窦炎的一般手术原则是：①凡通过较小的鼻内手术可望改善症状者，一般不施行较大手术或鼻外手术；②窦内正常黏膜尽量予以保留；③凡伴有变态反应者，术前、术后应予以治疗；④有上呼吸道急性炎症时，暂不宜施行手术；⑤除特殊必要外，对未成年者，不施行鼻窦手术，对儿童恒牙未长出者，尤不宜行上颌窦根治术；⑥手术中应有计划地将手术所涉及的鼻窦，向鼻腔内建立和保持一个畅通而持久性引流途径；⑦鼻窦手术前，均需作鼻窦CT扫描，以了解窦腔的位置、大小及有无解剖异常等。

鼻窦构造复杂，与邻近重要器官关系密切。手术者术前必须熟悉各鼻窦的局部解剖，术中严格遵循操作规程，术后进行正确处理，方能通过手术达到预期效果，并可避免发生严重并发症。其中特别是筛窦手术更须密切注意。

本节所列各种手术，通常均用于治疗慢性鼻窦炎，其中鼻外手术还可用以处理鼻窦炎的眶内或颅内并发症。

一、上颌窦鼻内开窗术

对慢性上颌窦炎，需长期冲洗窦腔，并望获得持久引流者，可作上颌窦鼻内开窗术（intranasal antrostomy），即凿除上颌窦内壁一小部分，使上颌窦经下鼻道与鼻腔相通，部分病例可获痊愈，特别对儿童效果较好。亦可经此开窗口，用鼻内镜观察窦腔的病变，进行简单的处理。也可作为上颌窦根治术的前置手术，以观察一定时期。

【体位及消毒】

患者取半坐位，以20%红汞消毒鼻腔，用75%酒精消毒鼻唇及面部。

【麻醉】

以2%丁卡因肾上腺素棉片或长纱条分两次置于下鼻道及总鼻道，棉片以湿润、挤压不滴液为度，每次留置3～5分钟，共3～5次。

【操作步骤】

用扁桃体剥离器或鼻钳将下鼻甲向内上方加以骨折翻转，以暴露下鼻道外侧壁（图2-9-2（1）），必要时可将下鼻甲附着处前段剪断，以便翻转。在下鼻甲附着处以下的下鼻道外侧壁前部切除一块约1cm×2cm大小的椭圆形黏膜后，以弯凿凿除暴露的骨壁，再咬除相应的窦壁黏膜，形成直径约1cm×1.5cm的窗孔，使鼻腔与上颌窦相通。也可用咬骨钳将窗孔扩大（图2-9-2（2）），手术中勿损伤鼻泪管开口处黏膜，以免日后形成鼻泪管狭窄。窗孔位置不宜过于向后，以免损伤鼻后外侧动脉。术后将下鼻甲复位，窗孔及下鼻道内填以凡士林纱条，24～48小时后取出。5天后可经窗孔开始进行上颌窦冲洗。

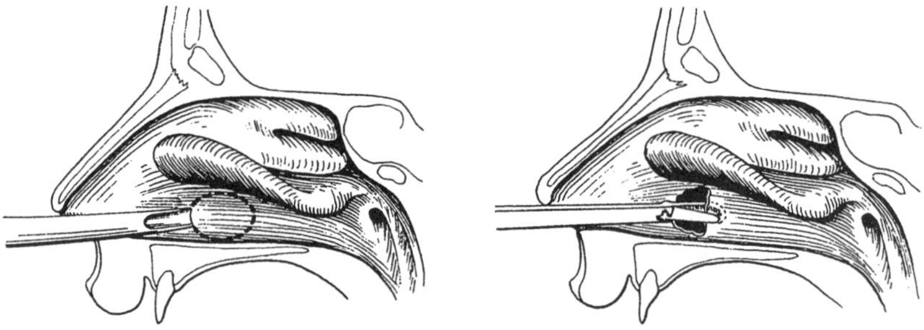

(1) (2)

图2-9-2 上颌窦鼻内开窗术

（1）将下鼻甲骨折翻转，凿开骨壁 （2）扩大窗孔

另法：将下鼻甲向上翻折后，在下鼻道外侧壁上切成一个基底向下的黏膜瓣（大小约1cm×2cm），凿除暴露的骨壁，使窗孔通入上颌窦，将黏膜瓣向外下翻折，覆盖窗孔下缘。另法：下鼻道麻醉后，不必向内折转下鼻甲，经用上颌窦套管针（图2-9-3（1））如常规法穿刺上颌窦，然后换用上颌窦开窗锉（图2-9-3（2））将穿刺孔扩大成骨窗，至所需大小即可。

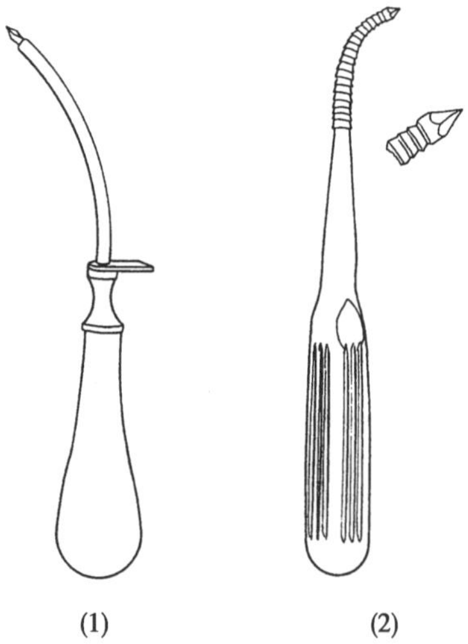

(1) (2)

图2-9-3 上颌窦鼻内开窗器械

（1）上颌窦套管针 （2）上颌窦开窗锉

二、上颌窦根治术

【适应证】

1. 凡慢性化脓性上颌窦炎采用非手术疗法或上颌窦鼻内开窗术无效者，均可行上颌窦根治术（radical maxillary sinusotomy; Caldwell-Luc operation）。

2. 上颌窦囊肿及良性肿瘤的切除，窦腔异物的取除。

3. 上颌窦恶性肿瘤可疑者的探查或活检等。

【体位及消毒】

患者取半坐位或仰卧位。用2%红汞消毒鼻腔和口腔黏膜，75%酒精消毒面颊部、唇部、鼻部、下颌及颈前上部的皮肤。

【麻醉】

一般采用局麻，步骤如下：

1. 翼腭窝浸润麻醉　在手术侧颧弓下缘与咬肌前缘交角处，用长针注射少许1%普鲁卡因或1%利多卡因成小皮丘，然后垂直向内刺入，当碰到上颌窦后外骨壁时即将针尖向后向内并稍向上推进，直抵翼腭窝（图2-9-4）。当深度约达4cm、针尖触到三叉神经上颌支时，患者即刻感觉同侧上列牙齿疼痛，抽吸无回血，即注入上述麻醉液约4ml。进针不宜过深和过分向内上方，否则药液将经眶下裂到达眶尖，引起暂时性失明。

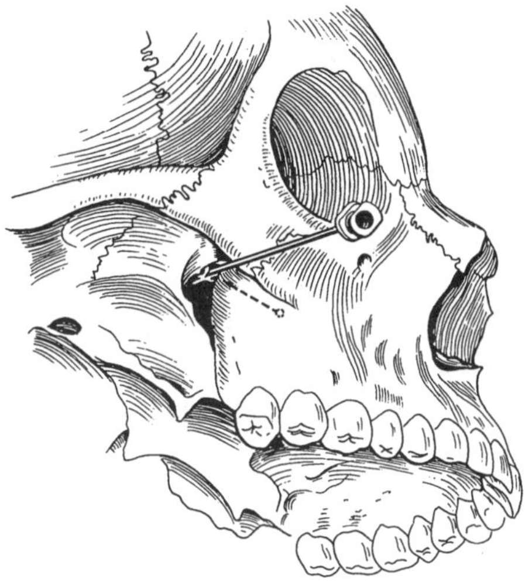

图2-9-4　翼腭窝浸润麻醉
（虚线示针尖沿骨壁滑行方向）

另法：在第3磨牙内侧，翼突钩之前，先摸清腭大孔位置。局部消毒后，以长针自腭大孔向上刺入翼腭管，深度不超过2.8cm（包括硬腭黏膜厚度在内），缓缓注入1%普鲁卡因液4ml，即可浸润翼腭窝。注药前先回抽试之，以免误入血管。

2. 眶下神经阻滞麻醉　在眼眶下缘中点之下约0.5～1cm处，从皮肤直刺达骨膜，触到眶下孔后注入1%普鲁卡因液2～3ml。或从口腔单尖牙根部唇龈沟处刺入，沿上颌骨前壁向上推进，至眶下孔后再注药液。

3. 从口腔前庭向尖牙窝骨膜下及唇龈沟黏膜切口处作浸润麻醉，此时可在1%普鲁卡因液中加入少许1‰肾上腺素液。

4. 将1%～2%丁卡因加少许0.1%肾上腺素液浸湿的长纱条填塞于同侧下鼻道和总鼻道内作表面麻醉。

【操作步骤】

1. 切口　在唇龈沟上约0.5cm处，从第1磨牙至侧切牙间横行切开黏膜和骨膜（图2-9-5（1））。切口稍向上弯成弧形以减轻张力，便于术后缝合，或不缝合时创面也容易对齐自愈。

2. 暴露尖牙窝　用骨膜分离器贴骨面将切口以上尖牙窝的骨膜由下往上分离，直达眶下孔下缘，但切勿损伤眶下神经及血管（图2-9-5（2））。

3. 凿开前壁　用锐利骨凿（圆凿）在尖牙窝骨壁最薄处凿开一个足容咬骨钳伸入的骨孔，用咬骨钳扩大至约2cm×1.5cm（图2-9-5（3））。如用手摇钻或电钻作这一步骤，可免锤凿的振动，患者较舒适。

4. 分离窦内黏膜　吸尽窦内脓液后，先仔细观察窦内黏膜，如全无保留的可能，则用弯头分离器沿凿开骨孔的边缘向窦内分离四周黏膜，并用湿纱条置黏膜与骨壁之间，逐渐向后推裹，将黏膜全部掀起，仅剩下窦口附近有少许附着时，用钳将已分离的黏膜钳住扭转取出。钳取时切忌粗暴牵拉，以防从窦口损伤中鼻道内黏膜。分离时不可用锐利刮匙用力搔爬，以免黏膜出血或损伤窦壁。如窦内黏膜病变不太严重，则尽量保留比较健康的黏膜，勿使损伤。上颌窦的底部、内下角、外下角及顶部等处的病变，在术中不易看清，分离时须特加注意。分离窦顶处黏膜，须防止损伤眶下壁。如分离黏膜时患者感觉疼痛，可用细长弯针在黏膜下注入0.5%

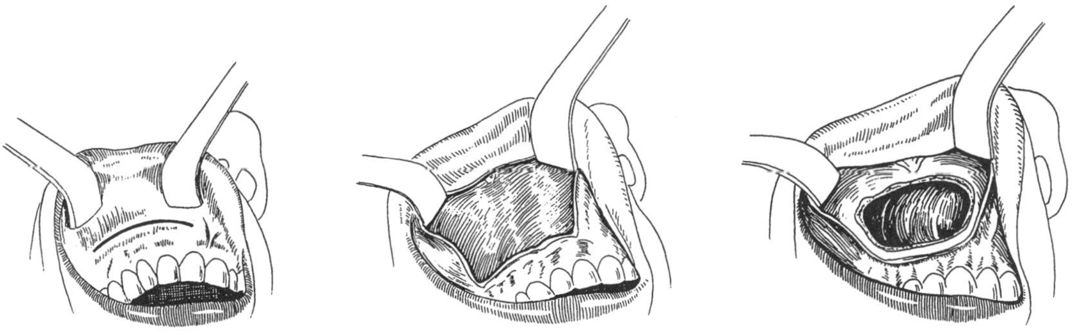

(1)　(2)　(3)

图2-9-5　上颌窦根治术
（1）唇龈沟切口　（2）暴露尖牙窝　（3）凿开上颌窦前壁

普鲁卡因液少许，既可止痛，又便分离。或用2%丁卡因肾上腺素浸湿的长纱条施行窦内黏膜表面麻醉，10分钟后取出，再继续手术。

5. 上颌窦内壁开窗　窦内病变完全清除后，用圆凿在上颌窦内壁下方前部最隆起处凿开骨壁；此处即为下鼻道的外侧壁（图2-9-6）。用咬骨钳将凿开的骨孔扩大，使从下鼻甲根部直至鼻腔底，形成一个大小约1cm×2cm的骨窗。作骨窗的过程中，注意不要损伤下鼻道外侧壁的黏膜。沿骨窗前、上及后缘切开黏膜，形成一个基底向下的黏膜瓣，拉入窦内，覆盖窗孔下缘，使鼻腔与上颌窦相通。窗缘应光滑整齐，在窗孔上缘移植小块替尔皮片，对于防止术后窗口封闭可起一定作用。如上颌窦自然开口开大充分（1.5cm×1.5cm），窦内黏膜大部保留时，亦可不行上颌窦下鼻道开窗。

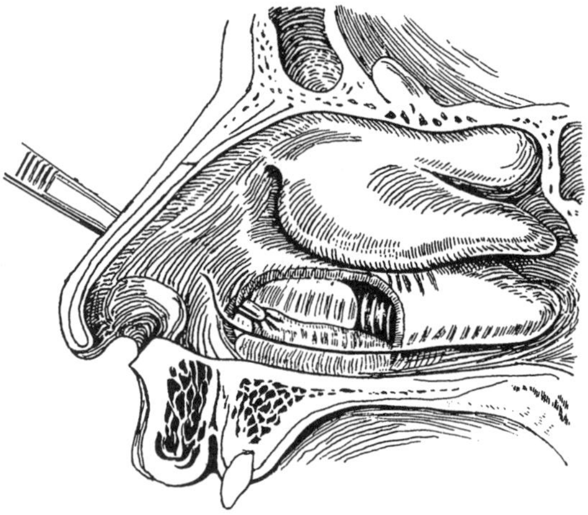

图2-9-6　开窗，形成黏膜瓣

术毕，清除窦内血块，经鼻腔内通过下鼻道窗孔或扩大的上颌窦自然开口将碘仿纱条填入窦腔止血，纱条尾端留置鼻腔内。另以凡士林纱条作鼻腔填塞。将尖牙窝处的骨膜尽量拉平，贴回原位。切口缝合2~3针。

【术后处理】

1. 术后采半卧位，进半流质饮食。如切口处有出血，可用四头绷带（见1274页）作面颊部压迫包扎或冷敷。酌情使用抗生素。

2. 用复方硼砂液或1∶5000高锰酸钾液漱口。

3. 24小时后取出鼻腔填塞物，滴用1%麻黄碱生理盐水或其他减充血剂。3天后经下鼻道窗孔或扩大的上颌窦自然开口撤出窦内填塞纱条。

4. 5~7天后，使唇龈沟切口愈合不漏，在严格消毒下冲洗上颌窦1次。如分泌物不多，以后不再冲洗。拆去切口缝线。

5. 术后1周内不刷手术侧牙齿，禁用力擤鼻，以免影响切口愈合。

【术后并发症】

1. 面部肿胀及疼痛　多在术后第1~2天达高峰，剧者可致下睑发生皮下淤血、肿胀、不能睁眼，但一般在术后1周内逐渐消退。术后1天内，可用冷敷，以防其发展。以后改用热敷或物理疗法，促其吸收和止痛。

2. 术侧上唇、面颊及牙龈麻木感和上列牙齿酸痛均属术后必有现象，一般在数周内逐渐恢复，但也有迁延半年以上者。

3. 术后出血　抽出填塞物后大出血者极少见。如下鼻道窗孔附近出血，可用下鼻道填塞法止之。窦内如有出血较多，需重行打开创口进行处理。

4. 上颌窦牙龈瘘管　切口不愈合，形成溢脓瘘管，多由下述原因引起：窦内病变未彻底清除，异物存留窦内，下鼻道窗孔封闭过早以及切口附近发生局限性骨髓炎或牙病未得到根治等，可在排除病因后，予以次期缝合。对陈旧性瘘管，需行修补术。

5. 术后发生骨膜炎、骨髓炎、面颊蜂窝织炎、面颊脓肿或上颌窦内隐性脓肿者极为少见。

三、鼻内筛窦切除术

鼻内筛窦切除术（intranasal ethmoidectomy），是经鼻腔刮除全部病变筛窦气房，以治疗慢性筛窦炎的常用手术。

【适应证】

1. 中鼻道、中鼻甲的多发性息肉，特别是息肉切除术后屡发者。

2. 慢性筛窦炎症状明显，久经非手术疗法无效者。

3. 对于某些原因不明的球后视神经炎、筛窦切除术后可望提高视力。

4. 用作额窦或蝶窦手术的前置手术。

5. 对多鼻窦炎，在行鼻内筛窦切除术的同时开放其他鼻窦的自然开口，效果较好。

【体位及消毒】

患者半卧位、呈30°角，头勿偏斜，此时筛窦顶得以保持水平，术者方能在手术中始终明辨方向，不致损伤颅底或眶壁。术中经常检查和纠正患者的头位是保证手术安全的关键之一。

鼻腔及颜面消毒剂及方法同上颌窦根治术，术中可多次重复消毒，以免感染术野。

【麻醉】

将棉片或长纱条浸入2%丁卡因20ml加入1∶1000

肾上腺素3～4ml内，轻轻挤压使其浸润，分2次填入鼻腔空隙内，特别注意麻醉鼻丘区域、中鼻道、嗅裂及中鼻甲后端、筛前、筛后神经支配区，每次5～10分钟，抽出纱条开始手术。

【操作步骤】

1. 进入筛窦气房　将筛窦钳伸至中鼻道前方，鼻腔外侧壁的最高处，向外适度用力（图2-9-7），当获落空感时，表示筛泡已开放，此时继续用筛窦钳向下作压、咬、钳取的动作，使部分气房房隔破碎。上述动作可重复数次。

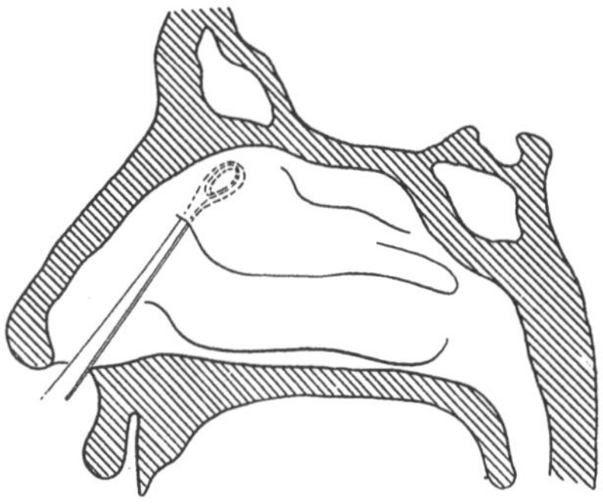

图2-9-7　进入筛窦气房

2. 刮除前部筛窦气房　因术中无法分别前组、后组气房，故暂按所居位置的前后，分别称为前部或后部筛窦气房。

将大曲度弯头刮匙的匙刃向前，轻轻向上伸入已刮除的气房的顶部，自上而下逐步向前刮除所有前部筛窦气房（图2-9-8），直至触到硬骨质且无脆薄骨片刮出时为止。此时额鼻管也被开大。有时刮匙可伸入额窦内，可将匙刃（或换用额窦锉）向前向下，刮除部分额窦底，但决不可向上向后搔刮，以免损伤额窦后壁。

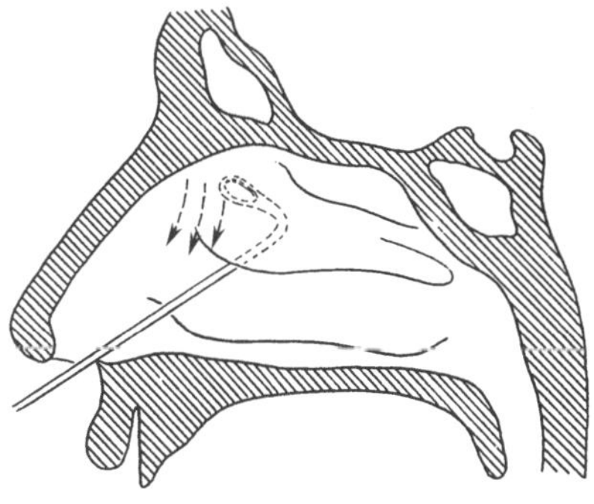

图2-9-8　刮除前部气房

3. 刮除后部筛窦气房　换用曲度较小的刮匙，匙刃向后、向上轻轻伸入中鼻道前段（即已被刮除的气房的后界顶部），然后沿水平方向（匙环上缘与筛窦顶平行）向后轻压再向下刮，从前向后，由内偏外，逐步将所有后部筛窦气房一并刮除（图2-9-9），刮除时应注意匙刃不要向外用力，否则将刮破筛骨纸板而误入眶内。筛板常有低于筛窦的顶者，刮除筛窦顶部气房骨隔时，匙刃不可向鼻中隔方向用力，以免误伤筛板。在上述步骤中，因筛前、筛后动脉被刮断，出血常较剧，可于事先用棉片或松质纱条塞入鼻腔后部，以免血液涌入咽腔，妨碍手术进行。待筛窦气房大部分刮除后，出血即逐渐减少或完全停止。

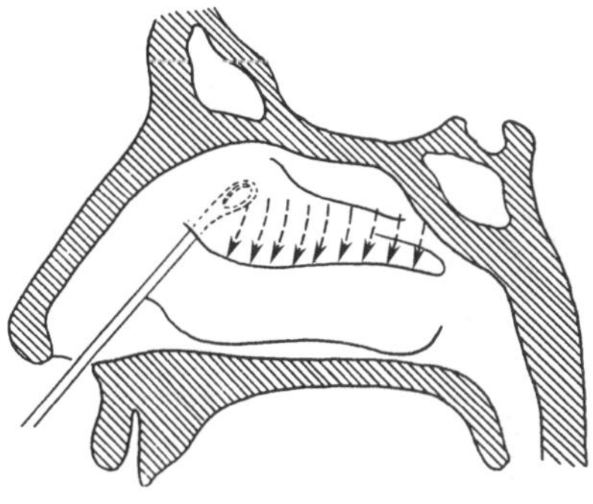

图2-9-9　刮除后部气房

4. 切除部分中鼻甲　在上述步骤中，暂时保留中鼻甲是有益的，因可由之判断筛窦内壁的界线，并作为保护筛板的屏障。如中鼻甲黏膜已息肉样变，可待所有筛窦气房大致刮尽后，将中鼻甲加以部分切除或用鼻咬骨钳分块部分咬除。否则应予以保留。

5. 清除残余气房　对所有残余的气房、房隔、息肉、肉芽及黏膜碎片，均用适当钳子全部咬除（图2-9-10），但不可用力撕拉，直至筛窦顶部与纸板均光洁无遗，整个筛窦区大致成为一个空旷的空腔时为止。对蝶窦前壁与筛窦间的病理组织也予清除，但须注意勿损伤两窦相接处的外上角附近的视神经孔。必要时可加行蝶窦口扩大术。

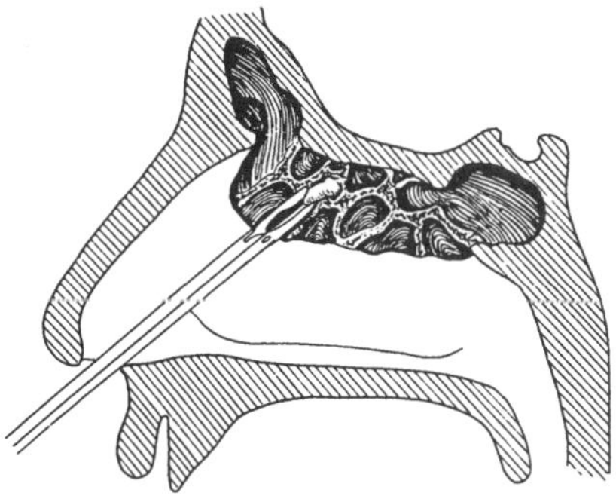

图2-9-10　清除残余气房

6. 彻底清除血块和脓液后，术腔内喷入磺胺粉或抗生素粉，填以凡士林纱条或碘仿纱条，24小时后取出。

术后应用抗生素预防感染。

【术后并发症】

1. 出血 术后24小时以内的出血，多因术中止血不当所致，也可能来自被刮断的筛前、筛后动脉。个别病例可于术后1周左右发生继发性出血，多与感染有关。通常用填塞法即可止住。

2. 眶内并发症 若术中损伤纸板，尤其是眶骨膜也被损伤时，可发生各种眶内并发症，轻者如眼睑浮肿、眼睑淤斑，通常可于数日内自行消退；重者可发生眶内蜂窝织炎或眼眶脓肿，此时出现发热、眼睑肿胀、眼球突出及疼痛。应立即抽出鼻腔填塞的纱条，应用大量抗生素。局部理疗，可促其炎症消退。如筛骨纸板破裂，但眶骨膜完整者，并不一定发生眶内感染。

3. 手术损伤或眶内出血形成血肿，压迫视神经，引起视力障碍。此种意外十分少见。

4. 颅内并发症 如筛窦顶部受损、嗅神经撕裂或发生血行性感染，可引起脑脊液鼻漏，海绵窦血栓形成、脑膜炎或脑脓肿等严重颅内并发症，但极少见。

上述并发症只要严格掌握禁忌证（如鼻窦及上呼吸道急性感染或变态反应未经控制等），手术操作谨慎从事及术后处理遵守常规，常可避免。

四、鼻外筛窦切除术

【适应证】

1. 通过鼻内筛窦切除术不能彻底处理的筛窦病变或其并发症，均宜考虑施行鼻外筛窦切除术（external ethmoidectomy），例如：已经引起颅内或眶内并发症的筛窦炎、筛窦囊肿、良性肿瘤及异物等。

2. 已行鼻内筛窦手术，而症状无改进或合并有慢性额窦炎者，也可考虑此手术。目前，这类病变大都经鼻内镜鼻窦手术进行处理。

【体位及消毒】

患者取仰卧位，面部皮肤以5%活力碘或1‰硫柳汞酊消毒。

【麻醉】

采用局部麻醉，则鼻黏膜表面麻醉法同鼻内筛窦切除术。另以1%普鲁卡因液（加1‰肾上腺素液少许）作切口处皮下及骨膜下浸润麻醉。也可采用带气囊的气管插管行经口气管插管吸入全身麻醉或静脉复合麻醉，并用长宽纱条填入咽喉部，以防术中血流入下呼吸道。

【操作步骤】

1. 切口 起自眉弓内下缘，沿鼻侧作一凹面向外的弧形切口，止于眶下缘水平，中点距内眦约5～6mm，切开皮肤、皮下组织并深达骨膜（图2-9-11）。

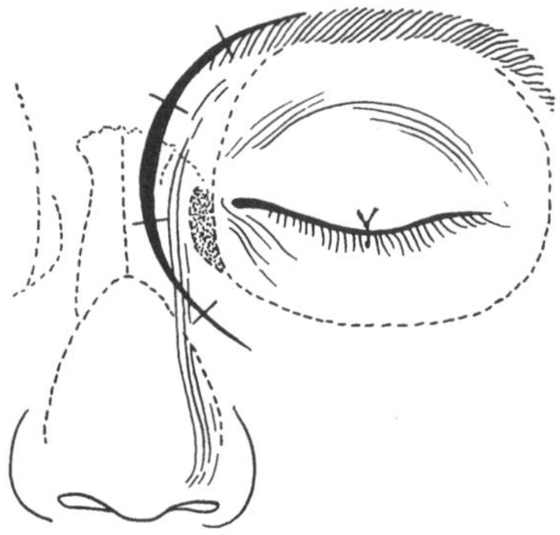

图2-9-11 切口

2. 分离软组织 自切口沿骨膜下分离泪囊、内眦韧带及眼上斜肌滑车，深达筛前孔，暴露鼻骨、上颌骨额突、泪骨及筛骨纸板前部（图2-9-12（1））。分离中注意勿损伤眶骨膜，以免发生眶内感染。也不可分离太深，以免损伤视神经。如遇筛前动脉出血，可予结扎。

3. 切除筛窦 用拉钩牵开伤口，以小骨凿凿开泪囊窝上部的骨壁，或用刮匙在此处稍施压力使骨壁破碎也

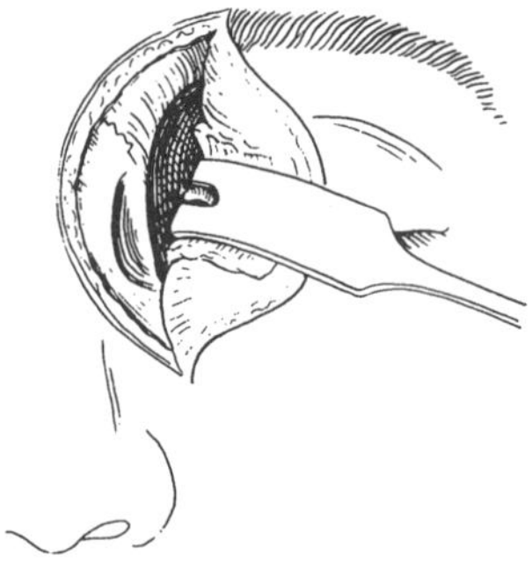

(1)

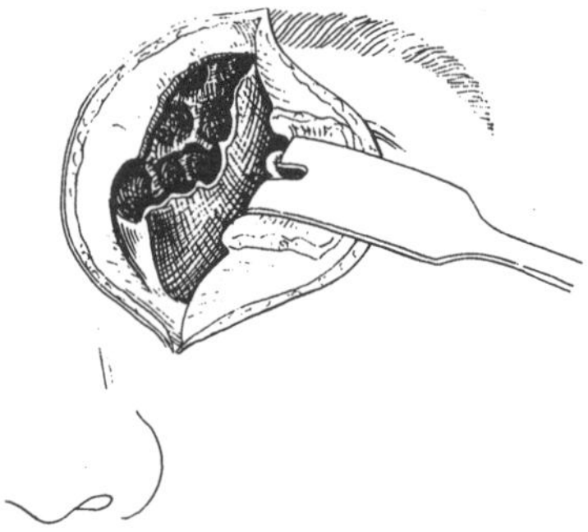

(2)

图2-9-12 鼻外筛窦切除术

（1）分离软组织，暴露骨壁 （2）切除筛窦的进路

可进入筛窦，因该处骨壁较薄。用咬骨钳咬除少许上颌骨额突、额骨鼻部，以及纸板的前部，暴露前部筛窦，用刮匙及筛窦咬骨钳从前向后，将所有筛窦气房全部切除（图2-9-12（2））。中鼻甲视病变情况决定部分切除与否，但应尽可能保留。

4. 清除蝶窦及额窦病变　筛窦完全刮净后，蝶窦前壁清楚暴露，如窦口处有病变，可咬去部分蝶窦前壁，如黏膜病变轻度可只行蝶窦开放，改善蝶窦通气、引流。可不必刮除窦内黏膜。扩大额窦开口，开放部分额窦底，置一硅胶（或塑料）管于额窦内，下端经额鼻管引出前鼻孔外，可留置1～3月后取出。

5. 缝合切口　用碘仿纱条或凡士林纱条填塞术腔（尾端从前鼻孔引出）后，用肠线间断缝合骨膜，丝线缝合皮肤切口，患侧眼部涂以眼膏后加压包扎。

【术后并发症】

同鼻内筛窦切除术。

五、经上颌窦筛窦切除术

此术亦称 Lima operation 适用于处理多鼻窦炎。优点是：经上颌窦明视下进行筛窦手术，较为安全；不切除中鼻甲，鼻腔的生理机能得以保存；损伤鼻腔内组织很少，故术中出血也少。

【体位及消毒】

因术中需掌握筛窦顶部的位置，故患者取半卧位。消毒方法同上颌窦根治术。

【麻醉】

局部麻醉，即上颌窦根治术麻醉法（见第163页）加鼻内筛窦切除术麻醉法（见第164页）。

【操作步骤】

1. 先行上颌窦根治术　切口须较上颌窦根治术的切口稍长，在尖牙窝上凿成的骨孔也较大，并呈梨形，尖端朝向内上方，使上颌窦的前上角得以清楚暴露。清除上颌窦内全部病变组织。

2. 刮除筛窦　进入筛窦的主要标志是上颌窦内壁的后上角，即上颌窦窦口的后上方，此处也为后组筛窦的外下壁（图2-9-13（1））。以筛窦刮匙向上、向内、向后轻压此处骨壁使之破裂，即可进入后组筛窦气房（图2-9-13（2））。也可改为将上颌窦自然开口扩大，作为进入鼻腔刮除筛窦的进路。

据刘君谦等（1958）报告，由上颌窦后上界至筛迷路顶部的高度一般约为1.5～1.6cm，可测量由上颌窦后上角向后上伸入刮匙的深度，借以判断后组筛窦气房是否已全部打开。在此过程中要特别注意筛顶和纸样板勿被损伤，应遵循压、咬、取的方式，动作轻柔地将气房内的病变组织及气房房隔刮除，上达中鼻甲根部。在刮除过程中，向后不要超越下鼻甲附着处的后缘，以免损伤蝶腭动脉。后组筛窦气房全部刮净后，即可看清蝶窦前壁，呈一光滑平面。此时可用细长咬骨钳将上颌窦内壁上的骨性创口逐步向前扩大，打开上颌窦内上角处骨壁而达鼻丘气房；同时，清除纸样板、眶底与上颌窦上壁之间的眶下气房，全部筛窦气房即可暴露。以刮匙伸入已刮除的后组筛窦，取与眶内壁平行方向，自后向

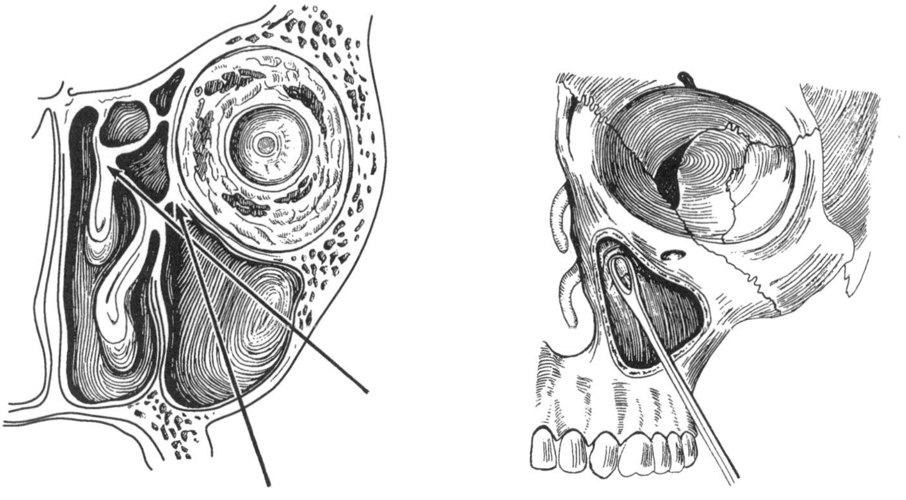

(1)　　(2)

图2-9-13　刮除筛窦

（1）箭头指示器械进入筛窦的方向　（2）从上颌窦内壁的后上角进入筛窦

前从上到下刮除所有全部筛窦气房。刮除中须注意勿损伤颅底及筛骨纸样板。前、后组筛窦均刮净后，在上颌窦内壁上部，即可看到一个缺口朝外下方的长方形空腔，与上颌窦通连（图 2-9-14），此腔上为筛窦顶，内为中鼻甲及筛窦内壁，外为纸样板，后为蝶窦前壁。如有必要，可用蝶窦咬骨钳经术腔扩大蝶窦窦口。

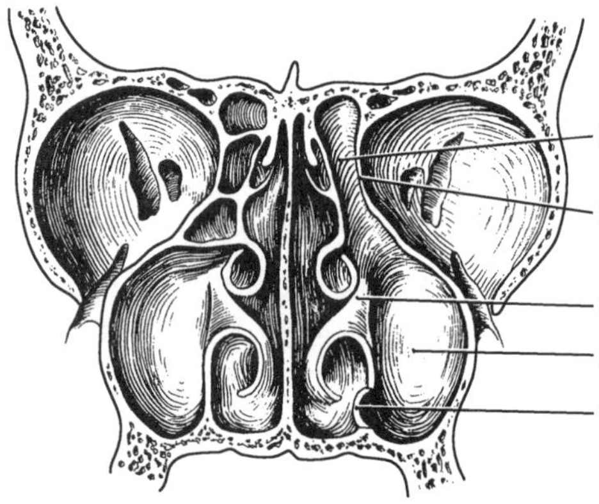

图 2-9-14　手术完成后的术腔

3. 行上颌窦内壁开窗术　同上颌窦根治术（见第 164 页），术腔填以碘仿纱条，自下鼻道窗孔引出，鼻腔及下鼻道内可填以凡士林纱条。缝合唇龈沟切口。若筛窦内壁已刮除，筛窦与鼻腔已广泛相通，上颌窦黏膜大部分保留，不作上颌窦开窗术也可。

【术后处理】

同上颌窦根治术。但须应用抗生素以防感染，鼻腔填塞物宜在 48 小时内取出。上颌窦内填塞的碘仿纱条可留置 3～4 天后取出。

【术后并发症】

若操作超越上述范围，有发生颅底或纸样板破裂之虞，或引起严重的蝶腭动脉出血，应予密切注意。

六、鼻外额窦手术

额窦手术可分为鼻内法和鼻外法两类。鼻内额窦切开术（intranasal frontal sinusotomy）随着鼻内镜手术的开展和普及，已越来越多地被采用。反之鼻外额窦切开术（external frontal sinusotomy）已逐步被摒弃，但对某些病例仍不失为一种简便易行的方法。下面介绍一种常用的鼻外额窦切开术。

【适应证】

1. 额窦囊肿、骨瘤或异物。

2. 慢性额窦炎，鼻额管阻塞，有经常性剧烈头痛，或已发生额窦瘘管、颅内或眶内并发症者（对有眶内脓肿者，可先切开引流，控制感染。1～2 周后再行本手术）。

3. 额骨骨髓炎。

4. 慢性额窦炎，经常反复急性发作，非手术疗法治之无效果者。

【体位与消毒】

患者取仰卧位，面颊及额部皮肤常规消毒。

【麻醉】

全麻同鼻外筛窦切除术。如病变范围不广者，也可如下法采用局麻。鼻腔填以 2% 丁卡因加少许肾上腺素浸湿的长纱条，主要麻醉中鼻道、鼻丘及鼻腔外侧壁等处。于切口部位，鼻骨及额窦前壁、底壁处，以 1% 普鲁卡因液加少许 1‰肾上腺素液作皮下及骨膜下浸润麻醉。必要时尚可加用筛前神经阻滞麻醉。

筛前神经阻滞麻醉：自紧靠内眦的上方，沿眶内壁向后刺入 2～3cm，回抽无血，于眶骨膜下注入 1% 普鲁卡因液数 ml。注意因筛前动静脉通过筛前孔，如被刺伤，可引起眶内血肿。

【操作步骤】

1. 切口　起自眉弓下缘中点，沿眶内上缘弯曲向下，绕内眦（距内眦约 5～6mm）达鼻骨下缘（图 2-9-15），切开皮肤及骨膜。额窦较大者，可将切口向眉弓外端适当延长。如眶上神经及血管妨碍术野，可予切断。

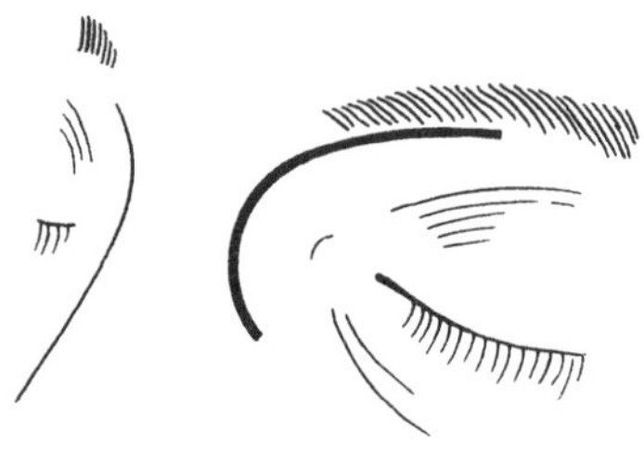

图 2-9-15　切口

2. 分离软组织　将泪囊、眼上斜肌滑车，自骨膜下分开，注意勿使损伤，以免术后影响其正常机能。如内眦韧带妨碍术野，可以切断。暴露额窦底壁及前壁、上颌骨额突、鼻骨、泪骨及纸板前部（图 2-9-16）。分离中勿损伤眶骨膜，以免感染侵入眶内，也不宜向后分离过深，以免损伤视神经。如筛前、筛后动脉出血，可予结扎。

3. 凿除额窦底部　以小圆凿在额窦底部（相当于眶上壁内角处）凿一小孔通入窦腔，换用咬骨钳经此将

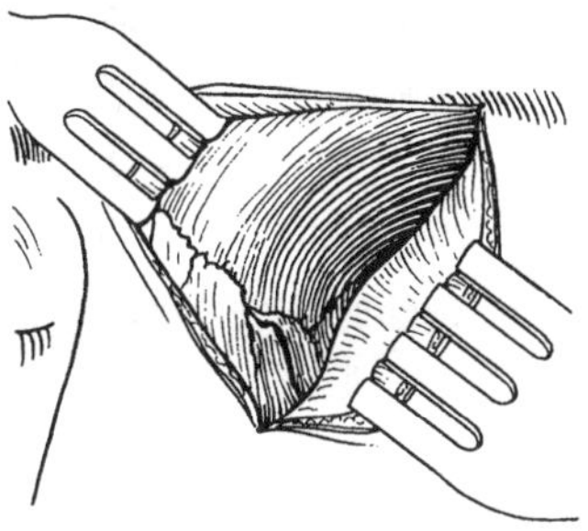

图 2-9-16 分离软组织，暴露额窦底壁

底壁完全咬除（图 2-9-17），必要时尚可将额窦前壁凿除一小部分，以观察窦内病变。将窦内所有病变黏膜和病理组织分离除净，不易分离者可用刮匙刮除。但须注意，有时额窦后壁已有部分缺损，甚至额窦黏膜与硬脑膜发生粘连，刮除或分离该处黏膜时须小心，以免损伤硬脑膜。额窦甚大者，可将前壁凿除一部分（图 2-9-18），以便详查和处理窦内病变。如鼻额管上口及管内黏膜无严重病变，切勿损伤，手术至此即已基本完成。可在窦腔内撒入青霉素（术前已做皮试）或磺胺粉，腔内留置引流管或引流条一根，经切口处引出，缝合鼻外切口。若鼻额管已有明显病变（如组织增殖、纤维粘连甚或已闭塞不通），则需要进行下述步骤。

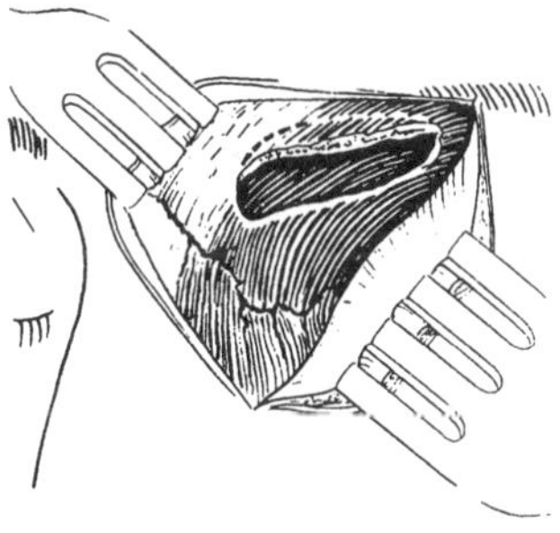

图 2-9-17 凿除额窦底壁

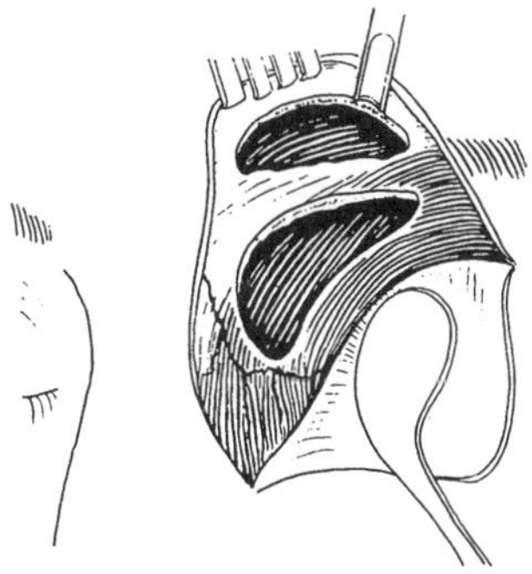

图 2-9-18 凿除部分前壁

4. 刮除筛窦　以探针自鼻腔经额鼻管置入额窦作标志，将鼻额管前面的鼻骨、上颌骨额突及额骨鼻部的一部分凿除，即可见额鼻管及泪囊窝附近的筛窦气房。用刮匙先将前部筛窦气房刮除，再切除泪骨及纸样板的前部，以便刮除后部筛窦气房直达蝶窦前壁。如蝶窦口处也有病变，可将其窦口扩大，但须注意勿损伤蝶窦前壁外下通过的鼻后中隔动脉。

5. 中鼻甲尽可能予以保留。

6. 将一根硬质硅胶管或硬质塑料管置入额窦内，下端通过已扩大的鼻额管从前鼻孔引出（图 2-9-19）。鼻腔内以凡士林纱条填塞，骨膜和皮肤切口分别以肠线及丝线作间断缝合，眼内涂以眼膏，创口稍加压迫包扎，以免眶内出血。

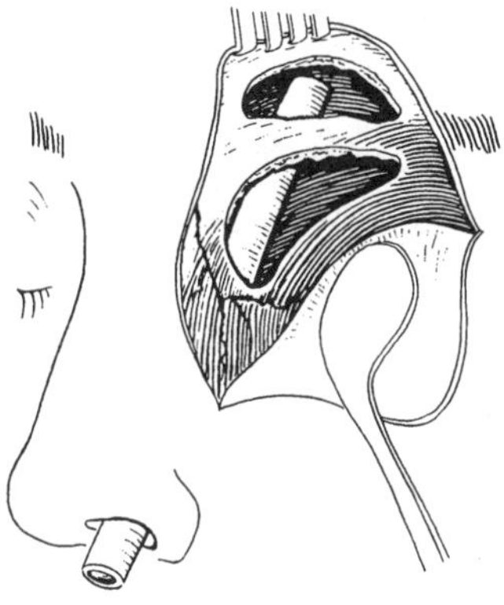

图 2-9-19 置入硬橡皮管

【术后处理】

1. 术后应用抗生素，以防感染。

2. 术后第 2 天可将患侧眼睛露出，每日以硼酸水冲洗 2～3 次，至切口完全愈合。未行鼻额管扩大术者，术后 24 小时拔出引流管或引流条。

3. 行鼻额管扩大术者，术后 48 小时，可将鼻内凡士林纱条抽出，每日滴 1% 麻黄碱生理盐水 3～4 次，或喷用达芬霖等减充血剂 2 次/d。

4. 术后 5～7 天拆除缝线。行鼻额管扩大术者，硅胶管留置 1～3 个月（中间可予消毒更换）每日用吸引器吸出管内的分泌物，以利引流。并可经硅胶管将抗生素液注入窦内。

5. 术后 7～10 天可用生理盐水冲洗窦腔。

【术后并发症】

1. 术后可能发生颅内或眶内感染、额骨骨髓炎等并发症，但极少见。多因术中感染扩散所致。因此，在额窦有急性炎症或慢性炎症急性发作期间，即使有手术指征，也以选用较简单的手术（如额窦钻孔术）为宜。对于慢性额窦炎术前也须先用抗生素数日，再行这种根治手术。术中切勿损伤颅前窝骨板（即额窦后壁）及眶壁骨膜，以预防感染向颅内或眶内扩散。

2. 眶内血肿或出血多因手术时未能妥善处理筛前、筛后动脉所致。术中仔细止血即可避免，必要时可打开伤口清除血肿，进行止血。

3. 术中如损伤泪囊，则可发生泪囊瘘或泪溢。损伤眼上斜肌滑车，可产生复视，多为暂时性。术中分离眶壁骨膜时，操作轻柔细致，勿使破损，即可避免。

4. 少数患者，术后可能发生眶上麻木感或眶上神经痛。

七、蝶窦切开术

【适应证】

1. 慢性蝶窦炎，经用非手术疗法无效，头痛及后鼻孔分泌物未见减轻，或已引起球后视神经炎、颅内感染等并发症者。

2. 在筛窦手术中，如见蝶窦口处有病变或有脓液自蝶窦流出，也可加行蝶窦切开术（sphenoidotomy）。

【体位及消毒】

同鼻内筛窦切除术。

【麻醉】

通常采用鼻腔表面麻醉。

【操作步骤】

1. 暴露蝶窦前壁　在鼻中隔与中鼻甲之间放入一长叶窥鼻器，将中鼻甲推向外侧，或将中鼻甲从根部向外侧加以骨折，以暴露蝶窦前壁。若中鼻甲肥大或息肉样变，则可将中鼻甲部分切除。有时还需要须刮除部分后组筛窦气房，或先作鼻中隔黏膜下切除术（有鼻中隔偏曲者）始能充分暴露蝶窦前壁。

2. 扩大窦口　用蝶窦咬骨钳伸入窦口（图 2-9-20），咬除大部分蝶窦骨性前壁使呈狭长纵形开口。蝶窦前壁的外下角不宜咬除过多，以防损伤在此处横行通过的鼻后中隔动脉，引起出血。

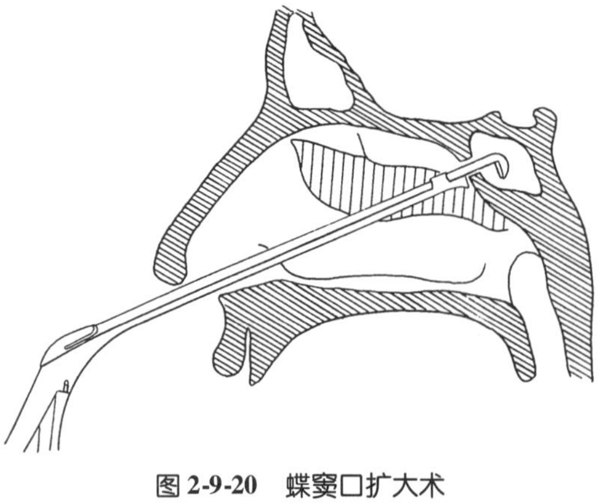

图 2-9-20　蝶窦口扩大术

3. 处理窦内病变组织　窦口扩大后，检查窦内情况。若窦腔内充满肉芽组织或息肉，则加以刮除，尽量保留较好的黏膜。刮除的动作需轻柔细致，十分小心。牢记蝶窦骨壁有先天性缺裂者并不少见，特别是蝶窦外侧壁与海绵窦、视神经及颈内动脉毗邻，稍有不慎，窦旁重要组织即可受到损伤，术中勿触及外侧壁。一般出血不多，鼻腔轻填凡士林纱条。

【术后处理】

全身应用抗生素预防感染。鼻腔填塞术后 24～48 小时取出。以 1% 麻黄碱生理盐水棉片收缩鼻腔黏膜，防止粘连。用 1% 麻黄碱生理盐水滴鼻，每天 3～4 次。或以达芬霖或诺通等减充血剂替代麻黄碱生理盐水喷鼻 2 次/d。

（项济生　王　璁）

八、面中部掀翻式径路

面中部掀翻式径路又称扩大唇下切口（extended sublabial incision）。由 Conley 和 Price 于 1979 年首创。本径路通过一组切口，可将鼻前庭连同鼻尖、鼻翼软骨（下侧鼻软骨）和上侧鼻软骨与其下方的鼻骨支架分离，并松解与之连续的面颊软组织和上唇，而将包括软骨的面中部软组织作为一个整体向上掀翻，暴露面中部的骨性结构，如两侧上颌窦前壁，上颌骨额突，鼻骨和梨状孔，从而提供一个较鼻侧切开或 Denker 切口更为宽阔的径路。通过这一径路，可根据病变的性质和范围，切除部分上颌窦前壁、内壁及上颌骨额突，顺利进入鼻腔、上颌窦、筛窦和蝶窦，或咬除梨状孔部分骨质，而拓宽前段鼻腔，彻底切除包括两侧鼻腔和鼻窦的肿瘤，或彻底清除其中的病变组织。此外，尚可切开上颌窦后外壁进入翼腭窝，颞下窝和鼻咽部。Berghaus（1990）认为，通过此径路，尚可行上颌骨部分截除术，甚至上颌骨全截除加眶内容切除术。本径路的主要优点为：术野宽阔，视线良好，因而手术操作方便，而且术后面部不遗留瘢痕，容易被患者接受。由于向上掀翻的组织瓣内具有面动脉、眶下动脉及滑车动脉等丰富的血液供应，术后不致发生面部软组织坏死等严重的并发症。

【适应证】

1. 鼻腔和鼻窦的良性肿瘤，如内翻性乳头状瘤、血管瘤、脑膜瘤等。

2. 双侧化脓性上颌窦、筛窦、蝶窦炎（作一次性清理术）。

3. 鼻腔、鼻窦早期低度恶性肿瘤。

4. 性质不明的上颌窦、筛窦病变，行探查术者。

【麻醉】

气管插管，全身麻醉，并作咽部填塞。

【手术步骤】

1. 患者仰卧，肩下垫枕。

2. 面部及口前庭消毒，铺巾。

3. 缝合两侧上、下眼睑。

4. 切口

（1）口前庭穹隆部横贯两侧的唇龈沟切口。即两侧Caldwell-Luc切口，内端在中线相连（图2-9-21）。切口直达骨膜，然后以剥离子紧贴骨面向上方及外上方分离，上达眶下孔，暴露上颌骨前鼻棘。

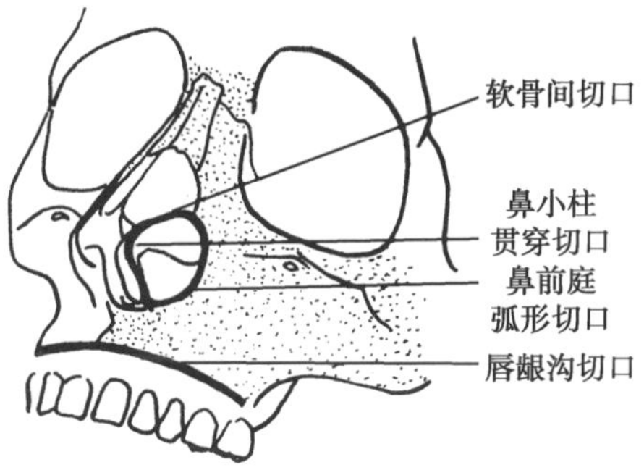

图2-9-21　改良扩大唇下径路切口

（2）鼻小柱贯通切口：在相当于大翼软骨（下侧鼻软骨）内侧脚和鼻中隔四方软骨前缘之间的皮肤作贯穿两侧的纵形切口（图2-9-21）。

（3）两侧软骨间切口：从切口（2）上端开始，在相当于上侧鼻软骨和大翼软骨（下侧鼻软骨）之间的部位，沿皮肤与黏膜交界处向外侧作弧形切口（见图2-9-21）。切口完成后，将剥离子伸于上侧鼻软骨下面并紧贴之，向上逐步分离黏软骨膜，直至鼻骨下缘。切开鼻骨下缘之骨膜，在鼻骨及上颌骨额突前面分离骨膜，直达鼻额缝（图2-9-22）。一侧切口完成后，再作另一侧。

（4）两侧鼻前庭弧形切口：从切口（3）之末端开始，向内下方沿鼻前庭底部梨状孔外缘作皮肤切口，直至与切口（2）之下端连接（图2-9-21）。切口直达骨膜。

5. 将上唇连同两侧鼻翼，及包括上侧鼻软骨在内的外鼻锥体部充分与其下方的骨壁分离，然后用两把甲状腺拉钩在两侧将其作为一个整体，向上牵引掀翻，暴露两侧上颌骨前壁、上颌骨额突、鼻骨及梨状孔等。

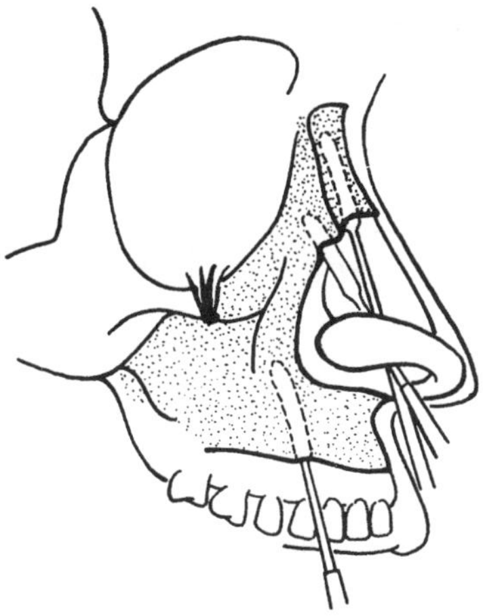

图2-9-22　在鼻骨和上颌骨额突前面分离骨膜

6. 根据病变所在位置，侵犯范围及其性质，进入鼻腔或窦腔切除病变。

7. 彻底止血。

8. 窦腔填塞碘仿纱条。

9. 将前段鼻腔外侧壁黏膜做一个双蒂黏膜瓣（图2-9-23）。

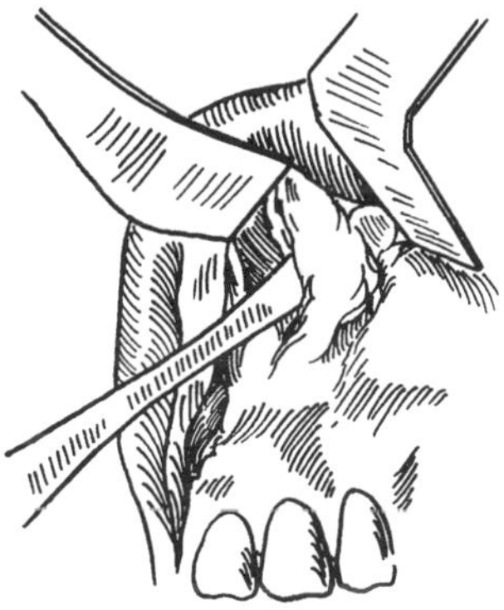

图2-9-23　鼻腔外侧壁双蒂黏膜瓣

10. 将黏膜瓣前缘与同侧鼻前庭的对应切口进行缝合。

11. 鼻腔填塞凡士林纱条。

12. 切口缝合。

【术后处理】

1. 术后采取半卧位，进半流质或流质饮食。

2. 术后1～2天面部可出现肿胀及疼痛，一般比上颌窦根治术后要轻，无需特殊处理。

3. 全身应用抗生素3～5天。

4. 每日用复方硼砂液含漱多次，1周内不用牙刷刷上列牙，以免影响切口愈合。

5. 术后48小时抽出凡士林纱条。术后3～5天逐步抽出碘仿纱条。

【术后并发症】

1. 鼻前庭狭窄 过去此并发症较常见。自从将鼻腔外侧壁做一个双蒂黏膜瓣并将其与鼻前庭皮肤缝合后，该并发症已极少见。

2. 上颌窦牙龈瘘管 唇龈沟切口不愈合，形成瘘管。多因病变清除不彻底或异物存留所致。

3. 上唇、面颊及牙龈麻木感，上列牙疼痛 一般在1周内恢复，个别可迁延半年。

附：改良面中部掀翻式径路

对局限于一侧鼻腔和鼻窦的良性肿瘤或低度恶性肿瘤，可取改良术式（见图2-9-21）。

1. 切口（1）达对侧尖牙或第1磨牙上方即可，不必过度伸延。

2. 切口（3）、（4）之两侧切口均简化为病侧切口。

3. 切口（2）不变。

这样，也能将术侧的组织瓣向上掀翻，暴露术侧上颌骨前壁、上颌骨额突、梨状孔、一侧或两侧鼻骨。若术中有必要暴露对侧鼻腔和鼻窦时，亦可补作对侧切口。

（汪吉宝）

第十章

鼻内镜鼻外科学

第一节 概　述

功能性鼻内镜鼻窦手术（functional endoscopic sinus surgery，FESS）是鼻外科学崛起的一项新技术，出现仅20余年。20世纪80年代初，由奥地利鼻科学者Messerklinger首创，90年代在我国开始兴起，并迅速呈蓬勃发展之势。功能性鼻内镜鼻窦手术是将传统根治性大部或全部刮除窦内黏膜的破坏性手术，变为根据病变的程度，在清除病变的基础上，尽可能保留鼻腔、鼻窦的正常黏膜和结构，形成良好的通气和引流，促使鼻腔、鼻窦黏膜的形态和生理功能恢复，以达到依靠鼻腔、鼻窦自身生理功能的恢复治愈鼻窦炎和鼻息肉的功能性手术，并能达到防止病变复发的目的。该手术的发展和CT扫描技术的进步，使慢性鼻窦炎的治疗发生了根本性的变化。目前，功能性鼻内镜鼻窦手术已成为治疗鼻窦炎的主流，该项手术的发展大大促进了与鼻内镜鼻窦手术相关的鼻腔、鼻窦解剖学的发展，出现了不少新的解剖学概念和名词，使鼻内镜鼻窦手术的安全性和手术效果日渐提高。

一、临床应用解剖

按鼻内镜鼻窦手术的需要将鼻窦结构简要地分为A、B、C三区。A区位于中鼻甲附着处的前端与筛泡后的中鼻甲基板之间，称作前筛区；B区位于中鼻甲基板与蝶窦前壁之间，是后筛区。C区为蝶窦区（见图2-1-23）。其中A区和C区结构最为重要而复杂，引起的并发症也最为严重。

（一）前筛区

前筛区包括鼻丘气房、额隐窝、泪气房、额窦开口和窦口鼻道复合体。

1. 鼻丘（agger nasi）　鼻丘位于中鼻甲前上方和钩突前方的鼻腔外侧壁上，含有气房，在冠状位CT扫描中显而易见。鼻丘标志着前组筛房的最前界。鼻丘气房的毗邻：前方为上颌骨额突，后方为筛漏斗，上方为额隐窝和额窦，下方和内侧为钩突，外侧为泪骨的前外侧、鼻骨及最前筛房的纸样板。

2. 额隐窝　额隐窝位于中鼻甲最前端附着处之下。额隐窝内界为中鼻甲，外界为纸样板，顶为筛顶，后界为筛前动脉，前界为额鼻峡（nasofrontal isthmus），如额鼻峡长度大于3mm，则形成额鼻管（nasofrontal duct），额窦即开口于此（见图2-1-23，图2-1-24）。

3. 窦口鼻道复合体（ostiomeatal complex）　此概念由Naumann提出，但其并非独立的解剖学结构，而是指以筛漏斗为中心的附近区域（见图2-1-26），包括中鼻甲及其基板、钩突、筛漏斗、筛泡、前组筛房、中鼻道半月裂孔，以及上颌窦、前组筛窦和额窦的自然开口等结构。该部位易受鼻及鼻窦炎性病变的侵犯，而其本身的通气和引流障碍又是引起和加重各鼻窦慢性炎症的主要原因。因而解除窦口鼻道复合体的阻塞后，引流改善，炎症也能自然消退，此乃功能性鼻内镜手术的理论根据。

（1）中鼻甲：属筛骨结构，以其形态可分为前部和后部。中鼻甲前部为垂直板状呈前后位，附着于筛顶与筛板交接处的颅底骨。此垂直板为前筛切除术的内侧界，术中应避免去除该垂直板的上部，因其内含有嗅神经纤维，如有撕裂可引起脑脊液鼻漏。中鼻甲后部附着部呈从前向后下倾斜的冠状位，称为中鼻甲基板，其分隔前、后筛房。在鼻内镜蝶筛窦切除术中，需切除中鼻甲基板。中鼻甲在维护鼻腔鼻窦的正常生理功能方面具有重要的作用。当气流进入鼻腔后呈上升式弧线运动，首先冲击中鼻甲。

中鼻甲从位置上是鼻腔屏障的门户，从功能上是鼻非特异性保护功能如黏液分泌作用和特异性免疫物质如分泌型 IgA 来源的基本单位。因此，保留中鼻甲是功能性鼻内镜鼻窦手术中的一个重要内容。

（2）钩突（uncinate process）：属上颌骨结构，为鼻腔外侧壁的一部分，呈新月形，长约 1cm。钩突从泪骨后部突起向后下延伸，形成半月裂孔的下界和筛漏斗的内侧壁。切除钩突后可达筛漏斗、筛泡、中筛复合体和额隐窝，可获宽敞的术野。

（3）筛漏斗：是沿半月裂孔向外延伸的三维空间，属前组筛房的一部分。其前内和前下界为钩突；前上界 80% 形成盲端，20% 经额隐窝连接额鼻管，后界为筛泡，内界为前端钩突和后端筛泡间的半月裂孔，经此筛漏斗与中鼻道沟通；外界为部分上颌窦内壁和眼眶内壁的纸样板。Myer 认为筛漏斗的深度取决于钩突的高度，通常为 0.5～10mm。

（4）前组筛房：是指位于中鼻甲基板前的筛窦气房。包括鼻丘气房、泪泡（lacrimal cells）和漏斗气房等。前组筛房的气房比后组筛房多而小，气房骨壁软而薄，是手术易发生并发症的部位。前组筛房的内壁为中鼻甲垂直板；前壁为额窦底的前部；外壁为菲薄的纸样板，作为筛窦手术的外侧界，其紧邻眶内的内直肌，呈矢状位，是术中易误入眶内的部位。顶壁为颅前窝的一部分，是筛窦手术的上界。术中应在筛顶处沿筛泡前壁向上寻找乳白色的筛前动脉。筛前动脉被作为标定颅底和筛顶的指标，是颅底损伤的第一危险区。鼻内镜筛窦切除术发生脑脊液漏，乃因筛前动脉进入颅前窝的嗅窝处遭到损伤。筛顶至筛板的垂直距离个体差异较大，70% 为 4～7mm。由于高度差增加了术中并发脑脊液漏的危险性。

（5）筛泡：是鼻腔外侧壁上的一个大而薄的筛窦气房，气房开口于筛漏斗或筛泡内壁切迹中。

（6）上颌窦自然开口：上颌窦自然开口位于筛漏斗的底部，下鼻甲附着处上方。上颌窦自然开口可因筛窦位于眶下壁内侧部的气房裂开所形成的 Haller 气房所阻塞。遇此种情况时，术中若小范围切除 Haller 气房的下壁和部分内侧壁，即可解除上颌窦引流的阻塞，使上颌窦的功能得以恢复。

（二）后筛区

后筛区是中鼻甲基板之后的后组筛房，常位于蝶窦的正前方，有时可位于蝶窦外侧。呈锥体形的后组筛房之外侧壁明显地位于前组筛房外侧或蝶窦外侧，若沿纸样板一直向后解剖将进入眶尖而非蝶窦。水平 CT 扫描将有助于了解此种情况。当后组筛房围绕于视神经或延伸至视神经上方时，称为 Onodi 气房或蝶上气房。此为颅内损伤的第二个危险区，因易将后组筛房与蝶窦相混淆。目前应从水平位和冠状位 CT 扫描详细了解后组筛房或 Onodi 气房与蝶窦的关系。

（三）蝶窦区

蝶窦区根据蝶窦气化的程度可简单地分为三种类型。未气化型（甲壳型）；鞍前型：仅有小窦腔侵入蝶鞍前壁；鞍型：气房侵入垂体窝前壁和下壁处。蝶窦与视神经、颈内动脉、海绵窦和 Onodi 气房关系极为密切。前壁的内上方有蝶窦自然开口。正常蝶窦骨性开口约为 10mm，而活体所见到的黏膜口仅为 2～3mm，两侧基本对称。外侧壁由下至上相毗邻的重要结构有颈内动脉、视神经和海绵窦（图 2-10-1）。颈内动脉部分和全部经过蝶窦侧壁的约占 67%，视神经 61% 在该壁上形成凸起的压迹，称之为视神经管隆起。顶壁为鞍底，与其上方的蝶鞍相毗邻；下壁为后鼻孔上缘和鼻咽顶。下壁和前壁交界处的前面有蝶腭动脉横行通过，为避免损伤该动脉，开放蝶窦前壁时，开口的下界至少应距后鼻孔上缘 1.0cm。后壁为枕骨的斜坡，内壁为蝶窦中隔。

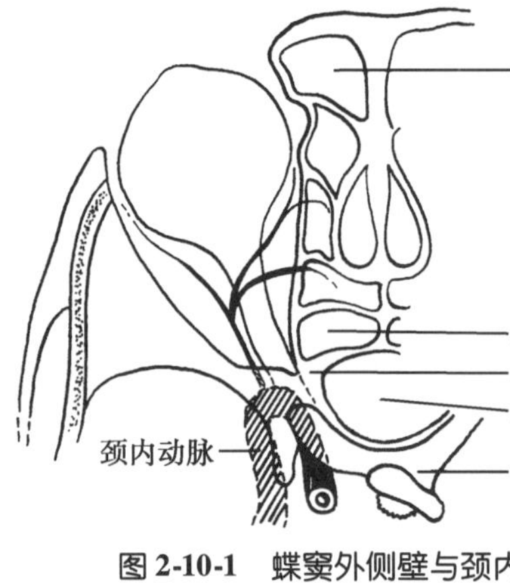

图 2-10-1 蝶窦外侧壁与颈内动脉、视神经的解剖关系

（四）鼻眼相关解剖

鼻眼相互毗邻，许多结构为鼻眼所共有。熟悉这些结构对于完成鼻眼相关范围的手术如：视神经管、眶内壁和泪道等手术具有重要的临床意义。

1. 眶内侧壁 从前向后骨部由上颌骨额突、泪骨、筛骨纸样板及蝶窦外侧壁构成。上界为额筛缝、下界为颌筛缝、前界为上颌骨额突、后界为视神经管眶口，额筛缝中有筛前孔和筛后孔，其内有筛前、筛后神经和血管通过，是眶内手术的重要标志。在鼻外筛蝶窦进路视神经管减压术中，常依其向后寻找视神经管眶口。从 Dacryon 点（即额骨、泪骨和上颌骨额突的交接处）至筛前孔、筛后孔及视神经管眶口的距离均值分别为（21.45±2.54）mm、（34.23±2.90）mm 和（39.25±

1.53）mm。

2. 视神经管和视神经　视神经管长6～10mm，自后内向前外侧斜行，有眶口（外口）和颅口（内口），外与大脑中动脉、下与颈内动脉相毗邻。视神经根据其行程部位的不同，大致分为颅内段、管段、眶内段和球内段4部分。与鼻窦关系最密切的是管段和眶内段；管段视神经的鞘膜与管壁骨膜紧密连接，无活动余地，骨管损伤时可对视神经造成压迫；眶内段呈屈曲状，有伸缩余地，其周有脂肪保护，较少受到损伤。

3. 泪道　包括泪点、泪小管、泪囊和鼻泪管。泪囊位于由上颌骨额突和泪骨共同构成的泪窝内。泪囊长12～15mm，宽4～7mm，下接鼻泪管。鼻泪管长12～18mm，鼻泪管向下开口于下鼻道顶，相当于下鼻甲前中1/3交界处，距离前鼻孔3～4cm，开口55%为裂隙状。

二、鼻窦CT检查

鼻窦CT扫描已成为功能性鼻内镜治疗鼻窦炎的术前必不可少的检查方法。其主要目的是显示非可逆性病变的部位、范围及解剖变异。为了区别非可逆性和可逆性或一过性病变，检查前需做以下的准备：①急性炎症期避免行鼻窦CT检查；②适量使用抗组胺药或血管收缩剂，避免黏膜充血；③清除鼻腔、鼻窦内黏液脓涕等；④鼻息肉或变态反应性病变在使用皮质类固醇激素治疗后为好。

（一）鼻窦CT检查可采用冠状面扫描和水平面扫描

鼻窦CT以冠状面扫描为基本位，一般以听眶线的垂直线为基准。听眶线即外耳孔至眼外角的水平线，简称OM线。常规从外耳孔前2cm向前逐层扫描。该平面扫描显示窦口鼻道复合体最准确，所显示的解剖结构基本与鼻内镜所见一致。能否清楚地显示窦口鼻道复合体与三方面的因素有关：①扫描角度，患者取俯卧位，颈过伸、从额窦前缘至筛房前缘与听眶线垂直的冠状面扫描；②扫描层厚和层距：以3mm层厚、3mm层距为最佳，窦口鼻道复合体显示优良率可达100%；③应用高分辨率的骨算法，窗宽2000～2500HU，窗位100～300HU，可同时显示骨及软组织变化，一般不需增强扫描。而水平面扫描显示筛窦气房和蝶筛隐窝较佳。与听眶线平行扫描，一般鼻窦CT扫描层厚不超过5mm。

（二）鼻窦CT阅片要点

1. 鼻窦解剖变异　鼻腔和鼻窦的解剖变异可发生于患者和健康人群，一些解剖变异可能会导致窦口鼻道复合体的狭窄和阻塞，从而妨碍鼻窦正常通气和纤毛黏液清除作用。通过鼻窦CT扫描可观察到的鼻腔变异有：

（1）鼻中隔偏曲（deviation of nasal septum）：是指鼻中隔偏向一侧或两侧、或局部有突起、并引起鼻腔功能障碍和症状如鼻塞、鼻出血和头痛，约占44%。

（2）中鼻甲气化：中鼻甲内含有气房时称为中鼻甲气化（concha bullosa），又称泡状中鼻甲，是一种常见的解剖变异，是因筛窦气房过大并气化中鼻甲所致。可以出现于单侧（图2-10-2），也可出现于双侧（图2-10-3）。狭义的中鼻甲气化是指中鼻甲垂直部与下方球部的气化；广义的中鼻甲气化是任何部位、任何程度的中鼻甲气化。小的泡状中鼻甲可以不影响功能，但如果中鼻甲过度气化，就会阻碍中鼻道的通气和引流，特别是当泡状中鼻甲内有感染的时候，可成为诱发上颌窦、筛窦感染的致病因素。

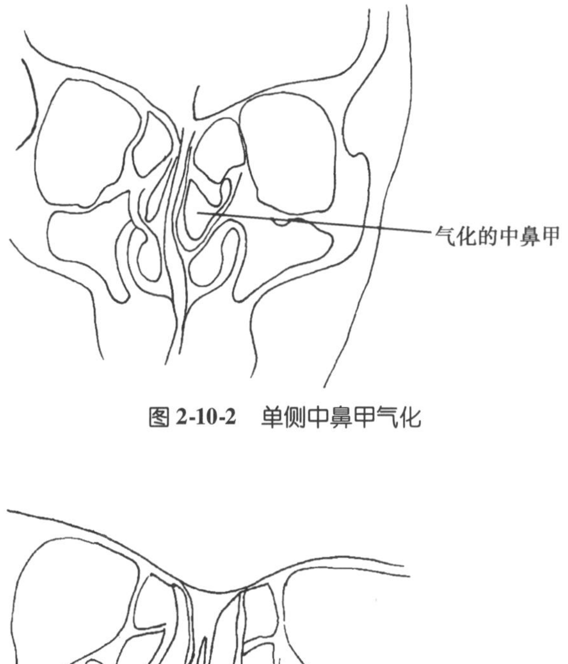

图2-10-2　单侧中鼻甲气化

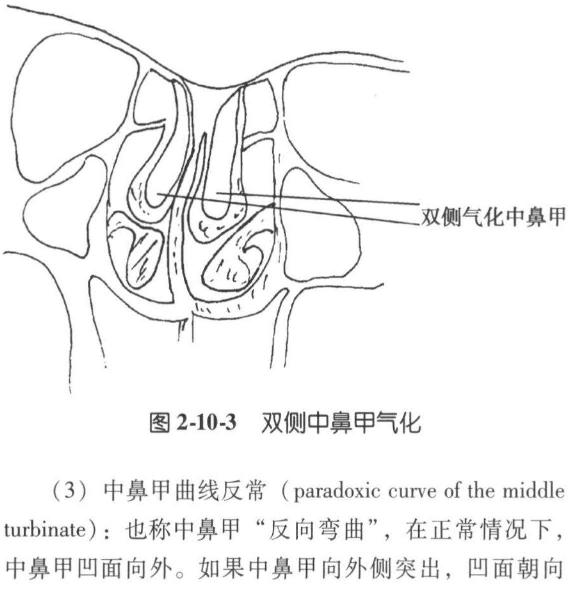

图2-10-3　双侧中鼻甲气化

（3）中鼻甲曲线反常（paradoxic curve of the middle turbinate）：也称中鼻甲“反向弯曲”，在正常情况下，中鼻甲凹面向外。如果中鼻甲向外侧突出，凹面朝向鼻中隔，凸面朝向鼻腔外侧壁，即为中鼻甲反向弯曲，或称之为中鼻甲曲线反常（图2-10-4）。中鼻甲曲线反

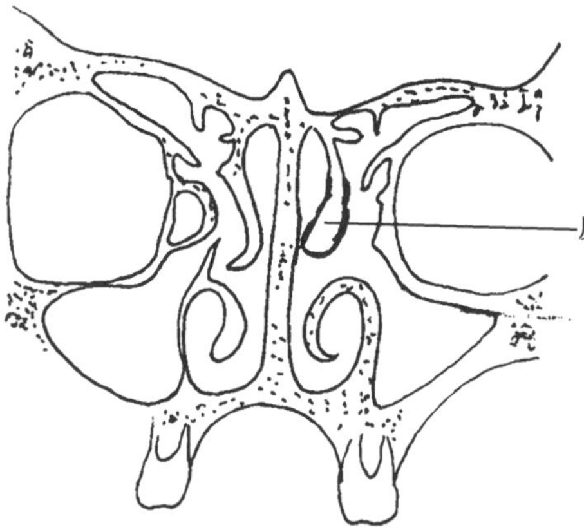

图 2-10-4 中鼻甲曲线反常

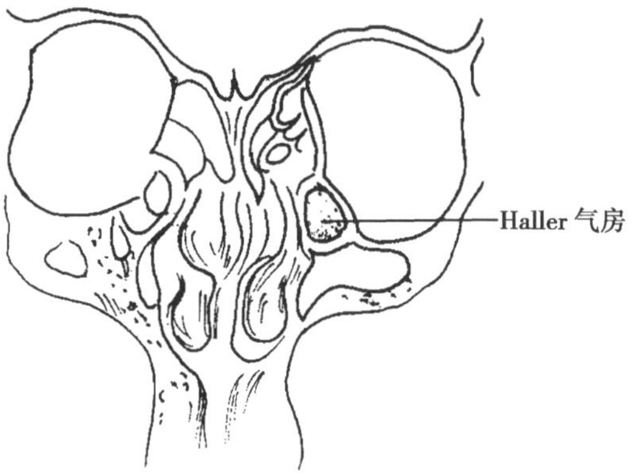

图 2-10-5 Haller 气房

常可以阻塞中鼻道入口，是鼻窦感染的原因之一。

（4）Haller 气房：指位于筛泡以下，上颌窦上壁（眶下壁）和筛骨纸样板最下部的气房，包括筛漏斗外侧壁的气房（图 2-10-5），最早有 Alber Von Haller 描述。Haller 气房邻近上颌窦自然开口，容易造成上颌窦开口狭窄而引起上颌窦炎。

（5）Onodi 气房：即最后组筛窦气房的过度气化，同时伴视神经管的明显突入（图 2-10-6（1）(2)）。Onodi 气房存在时，视神经比通常更接近后组筛窦，完成 FESS 手术，避免视神经损伤，要特别注意视神经、后组筛窦和蝶窦之间的关系。Onodi 气房是筛窦切除术不彻底的原因之一。

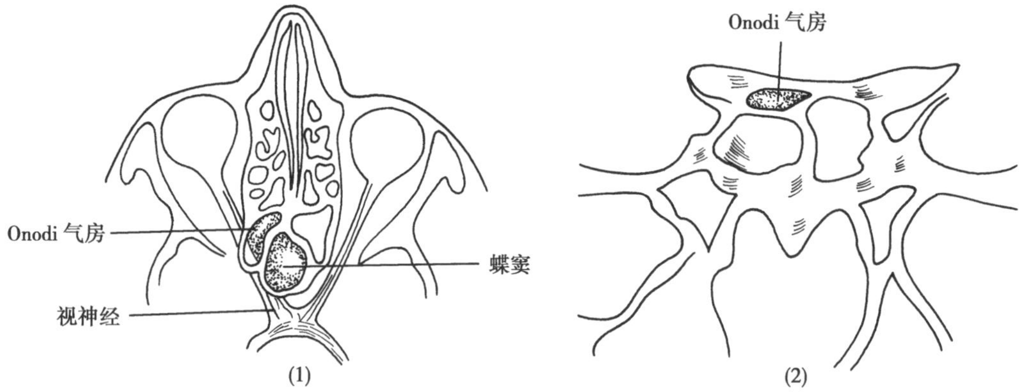

图 2-10-6 Onodi 气房

（1）矢状位 （2）冠状位

（6）钩突异常：钩突异常包括钩突偏曲（向外侧偏曲，压迫筛漏斗，或向内偏曲，累及中鼻道），钩突气化，钩突肥大，钩突发育不良或缺如。钩突偏曲，气化及骨性增生肥大将损害前组筛窦、额窦及上颌窦正常的纤毛黏液引流。

2. 需重点辨识的部位 筛泡大小和壁厚，筛窦前、中、后各部的宽度，尤其是后组筛窦的宽度及在眶后的扩展情况，最后组筛窦与蝶窦之间的宽度，蝶上筛房和蝶侧筛房的存在，蝶窦的发育类型，额窦底位置、纸样板位置和厚度，上颌窦内侧壁的位置和厚度，筛板和筛顶的位置和厚度，最上面筛房是否越过筛板水平凸入颅前窝，视神经在眶后及筛蝶侧的走行位置等。

3. 疾病诊断 根据 CT 所观察到的特征可将鼻窦炎分为筛漏斗型，窦口鼻道复合体型、蝶筛隐窝型、息肉型和散在或不能分类 5 型。前 3 型以排泄通道闭塞为基本病变，约占 57%。各型 CT 的表现如下：

（1）漏斗型：上颌窦开口到筛漏斗底部发生闭塞，病变主要存在于上颌窦内，同侧额窦及筛窦一般正常。

（2）窦口鼻道复合体型：病变进一步发展，筛漏斗上部及中鼻道也发生闭塞，同侧额窦、前组筛窦及上颌窦均受炎症的波及。

（3）蝶筛隐窝型：蝶筛隐窝有蝶窦及后组筛窦开口，此区闭塞首先蝶窦含气减低，闭塞发展到上鼻道，则后组筛窦也产生继发病变。

（4）息肉型：除具有窦口鼻道复合体的 CT 表现外，病变严重时可见筛漏斗扩大、鼻中隔及筛房骨质吸收。亦可同时存在蝶筛隐窝型的 CT 特征。

（5）散在或不能分类型：主要包括不伴有鼻窦排泄

通路闭塞的潴留囊肿，黏液囊肿及手术后改变。

三、鼻内镜鼻窦手术的基本方法

功能性鼻内镜鼻窦手术的重点是筛窦手术。按照鼻腔呼吸气流的特点、气流进入鼻腔，首先冲击中鼻甲和中鼻道附近即前组筛区。因此筛窦炎尤其是前组筛窦的炎症发病率最高，并且是其他鼻窦的病源点。临床实例也证明手术清除前组筛窦的病灶、恢复正常的鼻窦通气、引流，使一些过去认为不可逆转的上颌窦炎、额窦炎消散或恢复。

功能性鼻内镜鼻窦手术必须具备下述3项基本点：①在彻底清除不可逆病变的基础上、尽可能保存窦内黏膜，尤其是要保留中鼻甲；②建立良好的以筛窦为中心的各窦通畅引流，其中最重要的是开放和扩大上颌窦和额窦的自然开口；③建立良好的鼻腔通气。

缺少上述任何一点都不能称之为功能性鼻内镜鼻窦手术，而只能称之为“经鼻内镜鼻窦手术”或“鼻内镜下的鼻窦手术”。

（一）手术器械和设备

鼻内镜的诊疗设备是一套完整的精密仪器系统，了解它的性能并熟练地掌握其使用方法是非常重要的。

1. 鼻内镜　鼻内镜常用的角度有4种，0°、30°、70°和110°，镜身长20～23cm，直径有1.9mm、2.7mm和4mm三种。

2. 光源　均采用冷光源，通常有3种：①标准光源：是应用最广泛的临床光源；②自动曝光光源：用于鼻内镜的腔内照相，可自动调整曝光时间；③电视光源：用于鼻内镜电视监视系统。

3. 光源导线　用于连接光源和鼻内镜的纤维光束导线，长度约1.2～1.5米，光导纤维很易折断，使用时切忌硬性弯折。

4. 照相设备和录像系统　鼻内镜腔内照相使用的是135mm型标准照相机，有一个特殊的接头固定于镜头上，鼻内镜与此镜头相接，接通光源导线便可以进行腔内照相。

5. 电视监视和录像系统　由微型摄像机、录像机和电视监视器组成。通过这套系统，可真实地将手术的全过程记录下来。使于有价值的临床资料的保存和手术观摩与教学。

6. 手术器械

（1）常备手术器械：包括鼻镜、枪状镊、吸引器管、麻醉针头、注射器、筛窦刮匙、敷料剪和巾钳。

（2）筛窦钳：筛窦钳分为两种，一种是直钳，有大、中、小三种型号，另一种是弯钳，有30°、70°和90°三种型号。

（3）上颌窦息肉钳：分别有0°、75°和90°三种型号。筛窦钳和上颌窦息肉钳是鼻内镜鼻窦手术中最重要的器械，用于清除鼻窦内的息肉、炎性增生等软组织类病变及薄骨片。现已有与吸引管联体的筛窦钳问世，可大大缩短手术时间。

（4）咬骨钳：处理较薄的骨质时使用筛窦咬骨钳，较厚的骨质则用其他各种咬骨钳。在开放上颌窦自然开口时可用反向咬骨钳（图2-10-7）。

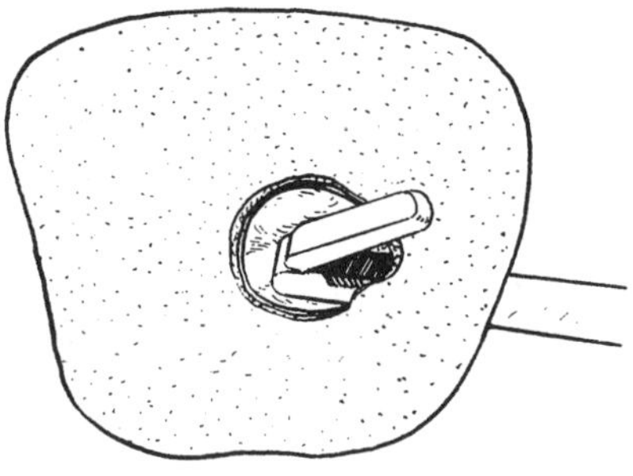

图2-10-7　反向咬骨钳开放上颌窦自然开口

（5）上颌窦钻孔与活检器械：上颌窦钻孔器械由钻孔针、套管和鼻内镜组成。

1）钻孔针：尖端呈三棱锥型，直径为4.0mm，钻孔时旋转针尖钻破骨壁。

2）套管：直径为4.0mm的空心管，使用时将套管留于钻好的孔内，鼻内镜从此管插入进行检查。

3）上颌窦鼻内镜：有多种型号，有一种类似上颌窦冲洗管的形状。通过下鼻道造孔和上颌窦自然开口对上颌窦进行检查。

（6）中鼻甲剪：由直剪、左弯剪、右弯剪共3把组成，用于剪断中鼻甲。

（7）黏膜刀：有两种型号，一种是锋利的小弯刀，用来切开黏膜用；另一种是钝性的剥离器，用于分离黏膜。

（8）刮匙：有两种，一种用于刮除筛房间隔，另一种用于处理软组织。

设备和器械要注意保养和消毒。鼻内镜、光源导线、摄像镜头、照相机都可使用甲醛熏蒸消毒，每次不少于60分钟。

（二）手术适应证

1. 阻塞性病变　影响中鼻道通气和引流的阻塞性病变。如筛泡肥大、中鼻甲息肉样变、中鼻道多个小的息肉、CT表现为漏斗型。这种单纯性阻塞性病变，可选择钩突切除术或筛泡、前筛切除术。

2. 急、慢性鼻窦炎　经长期保守治疗症状无明显改善的慢性鼻窦炎。包括慢性上颌窦炎、慢性筛窦炎、额窦炎和全鼻窦炎。

单纯上颌窦炎，可行下鼻道上颌窦造孔术，或前筛房及中筛房切除术并同时开放上颌窦自然开口。

单纯筛窦炎，视病变程度可行前组筛窦切除术或全筛窦切除术。

额窦炎，行前组筛窦切除术及后组筛窦开放术加额窦底开放术，如筛窦内病变严重者，应行全筛窦切除术。

蝶窦炎，多因筛窦感染所致，需行全筛窦切除加蝶窦前壁开放术。

全组鼻窦炎行全筛窦切除术，同时开放上颌窦自然开口，额窦底及蝶窦前壁。

对于急性鼻窦炎以往认为手术有可能引起炎症的扩散，一般不主张手术。但按功能性鼻内镜鼻窦外科的观点，无论是急性还是慢性鼻窦炎都应争取早期手术。早期开放引流，改善了鼻腔通气，可促进纤毛运输功能和腺体分泌功能的恢复。手术不伤及鼻内黏膜，越早手术窦内黏膜的形态和功能恢复越好。对急性鼻窦炎经药物治疗，症状改善不明显者，早期一次手术治愈率远高于延期手术，加之新型强力抗生素的不断问世，使手术更为安全。

3. 鼻息肉　可为单发和多发，常伴慢性鼻窦炎。中鼻道单发性息肉摘除后，应行钩突切除术或筛泡切除术，可促使前组筛窦的阻塞性炎症消失。多发性息肉常伴上颌窦和额窦的炎症，应行全筛窦切除术及开放上颌窦自然开口和额窦底，观察窦内的病变并作相应的处理。

（三）术前准备与术后处理

1. 术前准备　包括全身检查、鼻腔局部处理、术前抗生素的应用、术前用药及家属手术同意书的签署等均与普通鼻及鼻窦手术相同。估计术中出血可能较多的患者，如复发性鼻息肉拟行蝶筛窦全切除术或内翻性乳头状瘤，应作好输血准备。还应注意眼科临床检查包括视力、视野、眼压、眼球运动、瞳孔及眼底等。

2. 术后处理

（1）一般处理：术后取半卧位，注意出血情况，全身抗生素和止血药物的应用，观察体温的变化，与普通鼻及鼻窦手术相同。

（2）常规眼部检查：观察眼睑有无充血或水肿，眼球有无固定或外突，球结膜有无充血水肿，眼压、视力、视野、眼底检查结果与术前进行比较。如仅有眼睑轻度充血水肿，常为全筛窦切除术后的反应，抽出鼻腔填塞纱条后数日内便会消退。如出现眼球运动和视力障碍，球结膜充血，则表明眶内感染，应做及时处理（详见手术并发症）。

（3）局部术腔处理：手术后鼻腔局部处理是长期、繁琐而又必须耐心对待的过程，有时需持续半年甚至更长的时间。

1）第一阶段：术后近期（7～10天内）。术后1～2天抽出鼻腔填塞纱条，每日使用1%麻黄碱收缩鼻腔。以后每日在鼻内镜引导下用吸引器吸出血凝块，用息肉钳清理残留的病变组织。特别注意前筛顶，各个窦口及中鼻道前端，此为最易发生粘连的部位。如有残留的息肉或新生的肉芽可用YAG激光技术处理。如筛窦腔内痂皮堆积较多，每日可用抗生素生理盐水冲洗鼻腔1次，连续5～7天。一般2周内痂皮可逐渐减少到完全消失。

2）第二阶段：术后3个月以内。原则上每隔1～2周来医院复查1次，使用鼻内镜对术腔进行详细检查。对所有新生的肉芽和息肉进行彻底清除，分离粘连，用抗生素盐水冲洗术腔。这段时间是保证手术效果的最重要的阶段。因二次感染，迁延性炎症、复发息肉、窦口缩窄、中鼻道粘连等现象多在这段时间发生、应予以重视。

3）第三阶段：疗效维持阶段，长达术后半年以上。每1～2月复诊一次，处理方法同前。恢复良好者，前鼻镜检查可与正常鼻腔无异，中鼻甲完全恢复正常形态，中鼻道光滑通畅。如经第二阶段处理仍无法控制病变发展或不能按时复诊而发生窦口闭塞、术腔闭塞或粘连，则需再次手术。由于解剖结构破坏、标志不清、再次手术的难度增加。因此术后初始阶段的处理是控制复发的重要时期。

（四）鼻内镜鼻窦手术的基本步骤

1. 体位　患者取平仰卧位或15°～30°仰卧位。

2. 麻醉　鼻内镜鼻窦手术部位深在，术野小、操作精细，而且鼻腔内病变部位血管丰富，易出血。为保证手术顺利进行，麻醉的选择至关重要。麻醉要达到使患者安静，镇痛效果完善，出血少，术野清晰，保持呼吸道通畅，防止呼吸道梗阻和误吸。随着鼻内镜手术适应证范围的不断拓宽，接受鼻内镜手术的患者年龄跨度较大，有些患者合并有心血管病或癫痫。具体选择何种麻醉应根据患者的鼻部病情和全身状况来决定。

（1）以下情况，建议采用全身麻醉：

1）筛窦全（特别是骨质增生型筛窦）切除术或同时开放上颌窦、额窦和蝶窦；

2）以往曾行手术，估计手术时间较长，手术难度较大时；

3）经鼻内镜行其他类型的手术，如脑脊液鼻漏修补术，视神经管减压术，眶减压术等；

4）患者精神高度紧张，对手术有恐惧感。全麻通常采用经口气管插管，使用的插管应有气囊，以防血液进入下呼吸道。

（2）局部麻醉包括：

1）鼻腔黏膜表面麻醉：国内通常使用2%丁卡因

25～30ml 加入 1∶1000 肾上腺素 3～4ml（如为高血压患者可采用盐酸羟甲唑啉（达芬霖）与 2% 的丁卡因 1∶1）混匀，放入棉片浸透，以棉片湿润轻度挤压不滴出药液为度。分两次麻醉鼻腔黏膜，间隔时间 3 分钟，第 1 次麻醉部位主要为嗅裂、中鼻甲、下鼻甲，以收缩鼻腔为主。第 2 次麻醉应格外仔细，棉片应填入空隙内。主要部位为筛前神经支配区，如嗅裂、鼻顶、中鼻甲上缘和前缘；和筛后神经支配区，如中鼻道、中鼻甲后缘及蝶筛隐窝。最后填入总鼻道、下鼻道直至后鼻孔。

2）鼻丘区黏膜浸润麻醉：鼻腔黏膜表面麻醉以后，在中鼻甲前缘相对应的鼻腔外侧壁（即鼻丘区）黏膜下，用 1%～2% 利多卡因 5ml 加入 1∶1000 肾上腺素 2～3 滴，或用 1% 普鲁卡因加入少许 1∶1000 肾上腺素进行局部浸润麻醉，以阻滞筛前神经、蝶腭神经节、眶下神经、额神经及眶上神经。

3. 鼻面部消毒、铺巾　用 75% 的酒精纱布或棉球消毒，消毒范围上达额部，两侧至耳前，下到颈前皮肤。鼻孔内用红汞消毒。铺手术巾，包头时，注意勿遮盖双眼，以便术中观察。

4. 手术类型和方法　功能性鼻内镜鼻窦手术大体可分为两种术式，一种是 Messerklinger 术式，手术从前组筛窦开始，从前向后深入，是临床医师常采用的术式。另一种是 Wigand 术式，手术从后组筛房开始，从后向前进行，通常在全蝶、筛窦切除术及蝶窦切开术中采用，也可根据患者的实际情况采取相应的变通术式，但首先应熟练掌握基本术式。

（1）Messerklinger 术式

1）切口：单纯性鼻窦炎、中鼻道无息肉时，在中鼻甲前端的鼻腔外侧壁从前上向后下呈弧形切开黏骨膜（图 2-10-8）。中鼻道有息肉时，需将上述切口沿中鼻甲前缘内侧延长可达中鼻甲前下缘。如用 YAG 激光可减少出血。

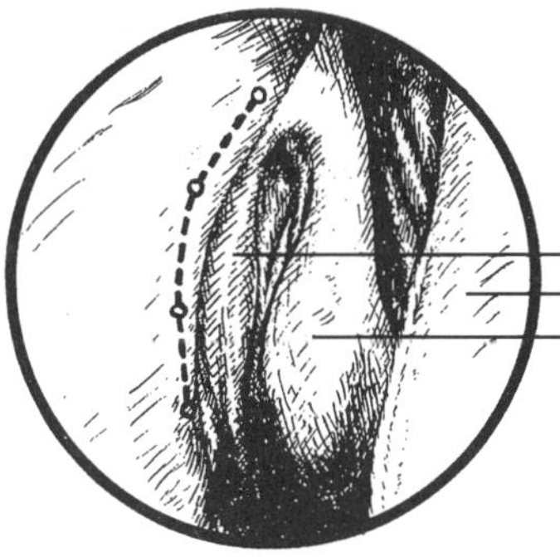

图 2-10-8　切口（虚线，圆点示浸润麻醉点）

2）分离中鼻道黏膜，暴露并切除钩突（图 2-10-9）：钩突为一个略呈弯形之薄骨片，位于筛漏斗内侧壁的上部。有时在分离该处黏膜时就可将其折断，或用咬骨钳将其咬除。

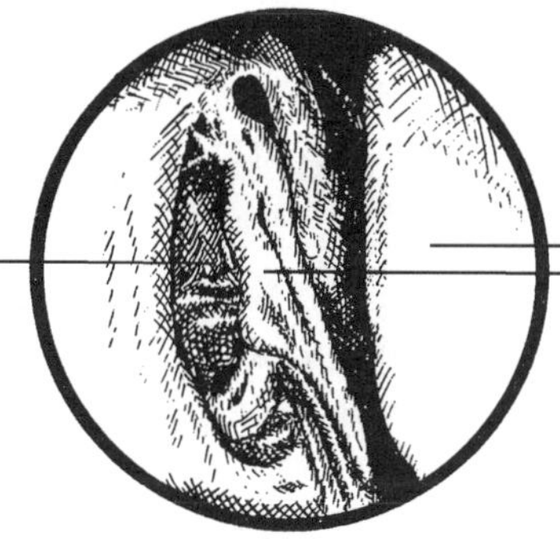

图 2-10-9　分离中鼻道黏膜，切除钩突

3）切除筛泡：用鼻中隔剥离子、沿切口分离中鼻道黏膜暴露筛泡。筛泡暴露后，用剥离子轻压便可进入，亦可用锐利直钳直接咬开筛泡，用力要适当，否则可将其外后侧纸样板损伤。术前 CT 阅片时要注意筛泡发育情况。

4）清理前组筛房：术后复发主要在前组筛窦，因此，必须彻底清除前组筛房的病变。有眶上筛房时也要一并切除。清理的范围：上达额窦底与中筛房顶相连续。外达纸样板与中筛房区纸样板相连续。前达额突内侧面。通常使用 70°鼻内镜配合 75°大开口息肉钳。清理前上筛房时注意勿误伤泪囊和鼻泪管。还应注意避免损伤沿前筛房顶颅底走行的筛前动脉。

5）清理中组筛窦直至筛顶：筛顶即颅底，在鼻内镜下呈淡黄色。认清中鼻甲在筛顶的附着部，对防止损伤前颅底，避免脑脊液鼻漏有重要意义。手术操作应在此附着部外侧进行，通常使用 50°和 70°鼻内镜配合 75°小开口直钳和刮匙，筛顶区尽可能使用刮匙少用息肉钳并不可用力太大。该区薄片状骨板易损伤。

6）清理后组筛房：先使用 4mm 的 0°广角镜配合大开口直钳，在手术进入最后组筛房时改用小开口直钳。后组筛房清除的范围：上达筛顶、外达纸样板、后达蝶窦前壁、内为中鼻甲。使整个筛窦成为一个空腔。

可以用以下方法判定筛窦是否清除彻底：

a. 用吸引器吸除术腔中的血液，边吸边轻轻触叩，如为筛房间隔即会被触破，取除碎骨片后试探性吸引，常可吸出脓性分泌物或息肉样组织，如为纸样板或颅底则骨质较硬。

b. 筛房清除彻底，纸样板和筛顶光滑，出血停止。

c. 筛窦术腔呈一从后向前的锥形。辨认各壁的形态并与术前 CT 片进行比较。

7）开放并探查额窦：额窦开口阻塞，使用 70°鼻内镜，先用吸引器或刮匙在额窦底探查，找到额窦开口后再行开放。开放时为安全起见，应常规用刮匙沿额窦开口周边逐渐扩大。在额隐窝与前筛顶之间有一骨隆起，其前方为额窦底和额窦开口，其后方为筛顶即前颅底，故开放额窦时，应在此骨隆起的前方，开放的范围不应小于0.5cm，并且应使边缘光滑，可防止术后闭塞。如无特别需要，额窦内黏膜不予处理。仅将其内的脓性分泌物吸净。

8）开放并探查上颌窦：有筛窦炎的患者均应常规开放上颌窦自然开口，因前中组筛窦炎时常伴不同程度的上颌窦自然开口的狭窄或闭塞。根据病变的程度可采取：

a. 单纯开放上颌窦开口：使用70°或110°鼻内镜，配合反向咬骨钳扩大上颌窦的开口。开放范围应在1cm以上，清除开口周边的病变组织，使其干净、圆滑、并将窦内的脓性分泌物吸净。如窦内仅为黏膜肥厚可不必处理，如有息肉、囊肿及占位性病变，则应予以摘除。并应送病理学检查。

b. 联合造孔法：即在上颌窦自然开口扩大的同时，于下鼻道鼻腔外侧壁钻孔，使中鼻道和下鼻道均与上颌窦相通，这种方法适合于病情较重者。钻孔的部位和方法同上颌窦鼻内开窗术。

9）开放并探查蝶窦：利用鼻内镜进入蝶窦有3种途径，即经筛窦、经鼻腔和经鼻中隔。已行全筛窦切除术者自然经筛窦进路。但需知经鼻中隔进路最安全，其所暴露的蝶窦前壁为两侧蝶窦间隔的前端部分，稍向左右偏移即可暴露左侧或右侧蝶窦前壁。经鼻腔可观察到蝶窦前壁上1/3处的蝶窦开口。经筛窦进路时，在清除最后组筛房后，仔细辨认蝶窦前壁，一般蝶窦前壁骨质较厚、平滑，见纸样板在此平面于眶尖部向后外方弯曲。蝶窦前壁距离前鼻孔平均为7.5～7.8cm，无论男女，此距离很少有小于7.2cm者。蝶窦开口与鼻腔底呈30°角。当看清蝶窦开口后，用刮匙沿开口扩大最为安全，开放的范围应是整个蝶窦前壁。注意开放时，勿损及：

a. 蝶窦前壁下1/4偏外侧处进入鼻腔的蝶腭动脉。

b. 最后组筛房与蝶窦前壁的外侧交角处的视神经管隆突，即视神经管眶口，该处应重点保护。打开蝶窦前壁，探查窦腔，可看清蝶窦顶上外侧视神经管压迹和后外侧颈内动脉压迹。蝶窦外侧壁不可触动。

10）检查及冲洗术腔：使用各种角度的鼻内镜仔细检查整个术腔，进一步清除残留的病变，刮平筛房间隔的骨质；用骨锉将各开放的窦口锉平；对活动性出血用双极电凝器止血。仔细观察纸样板、筛顶、视神经管隆突、蝶窦外侧壁和鞍底有无骨质损伤或清亮液体流出。如有异常，应作相应处理。检查患者眼部情况，注意有无眼球突出、眼睑水肿、球结膜出血；局麻的患者还应检查视力，眼球活动度、瞳孔反射等。检查完毕用生理盐水冲洗整个术腔，明胶海绵、藻酸钙海绵、可吸收止血纱布或凡士林纱条轻填术腔，手术结束。

（2）Wigand术式：Wigand手术的目的和要求与Messerklinger手术是一致的，其区别仅在于手术方式上的不同。前者是从后向前作手术，后者是从前向后做手术。Wigand术常用于蝶窦切开术及筛窦全切除时，需全麻。基本术式如下：

1）首先按Messerklinger术式的方法清除中鼻道的息肉和病变组织，清楚地暴露中鼻甲和中鼻道。

2）切除中鼻甲的后端：以弯型中鼻甲剪从中鼻甲下缘中部弧形剪除中鼻甲后端（图2-10-10），可清除最后组筛房，清理蝶筛隐窝处的病变组织，暴露蝶窦前壁。操作过程中注意各点与Messerklinger术式相同。

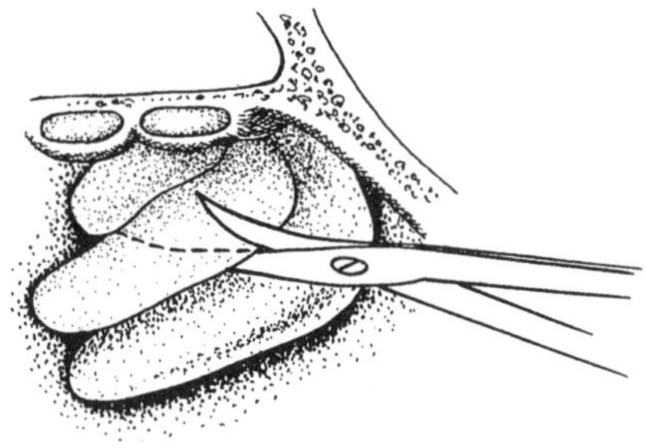

图2-10-10 剪除中鼻甲后端

3）开放蝶窦：寻找蝶窦开口。如寻找蝶窦开口遇到困难，则开放蝶窦前壁的最佳位置为中鼻甲后端附着处向上1cm、向内0.5cm处，或后鼻孔上缘正中向上1cm处。在开放蝶窦前壁的同时清除后组筛窦。蝶窦前壁大部分切除后，蝶窦前壁顶作为手术的上界、外壁作为手术的外界。

4）切除筛窦：在清除后组筛房后，再依次向外清理中组和前组筛房。Wigand术式的主要特点是首先开放蝶窦，然后再寻找视神经隆突，使其在判断视神经隆突方面较Messerklinger术式为安全。

5）按照Messerklinger术式的方法开放额窦和上颌窦。

6）其他步骤均与Messerklinger术式相同。

目前鼻内镜鼻窦手术以Messerklinger术式为基础，根据临床症状、体征及CT检查所显示出的病变的程度和范围，来设计手术的术式和切除的范围。手术方案应明确两方面的问题：

a. 是作根治性鼻窦手术还是作功能性鼻窦手术，即是否需要切除中鼻甲和剥除窦内全部黏膜，还是在清除病变的基础上，只对窦口鼻道复合体区域进行开放和引流。

b. 手术切除的范围视具体情况而定。功能性鼻内镜鼻窦手术的原则是清除病变，保留功能，尽可能缩小手术范围及减少鼻内不必要的损伤。因此，中组筛房黏膜正常就不必开放后组筛房。如后组筛窦正常、蝶窦开口干净，就不必开放蝶窦。同样，上颌窦和额窦开口通畅，也可不必开放其窦口；而根据具体情况只作单纯的钩突切除术、前组筛窦开放术、上颌窦开放术和额窦开放术。

（五）术后疗效评定标准（1997，海口）

治愈：症状消失，鼻内镜检查窦口开放良好、窦腔黏膜上皮化，无脓性分泌物；

好转：症状明显改善，鼻内镜检查见窦腔黏膜部分区域水肿、肥厚或肉芽组织形成，有少量脓性分泌物；

无效：症状无改善，鼻内镜检查见术腔粘连，窦口狭窄或闭锁，息肉形成，有脓性分泌物。

随访：建立术后随访制度是必要的，开展鼻内镜手术早期国内外学者认为随访应在术后短期内进行，近年来研究发现多数病例黏膜恢复需3～5个月，故术腔清理至少需6个月，术后随访观察需要2年时间。术后2周内鼻内镜检查主要是清理妨碍通气和引流的干痂，吸除上颌窦、筛窦和蝶窦内的分泌物。鼻内镜术3周后鼻内镜复查主要是清理术腔内增生组织，处理术腔粘连，保持已开放鼻窦的通畅引流，合理用药；促使黏膜上皮化。

（六）手术并发症

功能性鼻内镜鼻窦手术的并发症，据多数报告其发生率约为4%。但因鼻窦与重要的解剖结构相毗邻，如前颅底、硬脑膜、眶内视神经、颈内动脉及海绵窦等。一旦发生并发症，常引起严重的后果。因此，必须强调鼻内镜鼻窦手术并发症重在预防。

1. 并发症发生的原因　并发症发生的原因有多种，常见的原因如下：

（1）解剖标志不清：或因解剖变异、或因曾遇手术破坏、尤其是中鼻甲被切除之后失去标志。

（2）在高危区操作时所使用的手术器械不当或质量低劣，手术操作不规范、粗暴，鼻内镜的角度和深度注意不够。

（3）鼻窦解剖结构不熟悉，手术经验缺乏：许多学者认为并发症的发生主要与手术经验不足有关，而与鼻窦炎的严重程度关系不大。另外术中出血、术野不清、手术范围较大，均是造成并发症的可能因素。

2. 并发症的种类　鼻内镜鼻窦手术常见的并发症有脑脊液鼻漏和颅内感染、眶内眶后部血肿、泪囊损伤、视神经损伤、眼睑气肿及鼻出血等。按照发生的部位和性质归纳为：①眶眼并发症；②颅底和颅内并发症；③鼻内并发症。

（1）颅底和颅内并发症：

1）脑脊液鼻漏：多因损伤筛板、筛顶和蝶窦。常发生在筛顶变异较大的患者，术中强行扭断中鼻甲根部、开放蝶窦时位置过高。或筛窦病变（如内翻性乳头状瘤）侵犯前颅底，或蝶鞍手术后蝶窦封闭不紧，其发生率约为0.5%。一旦发生术中常能发现，可用捣碎的肌肉封堵漏孔，外铺筋膜并用明胶海绵压紧即可。术后出现脑脊液鼻漏者，先采取保守治疗，常可自愈。如脑脊液流量较多，2～4周后仍未愈者，应行鼻内镜下脑脊液鼻漏修补术（详见脑脊液鼻漏修补术）。

2）颅内血肿：造成颅内血肿的直接原因是颈内动脉或大脑前动脉的手术外伤性破裂出血。

3）颅内积气：颅内积气常导致严重的颅内感染，因此一旦发现应立即采取最积极的抗颅内感染治疗。

（2）眶眼并发症：

1）视神经损伤：可分为视神经缺血性损伤、视神经间接损伤和直接损伤。前两者视力障碍为暂时性，表现为渐进性视力减退、复视或视野缺损：

a. 缺血性损伤：由于鼻腔内手术中的麻醉剂收缩血管作用或骨反射性刺激引起眼动脉分支痉挛所致视力障碍。这种视力障碍多为一过性的，若视网膜完全缺氧超过4分钟，可导致永久性视力障碍。故应紧急静脉输入血管扩张剂，低分子葡萄糖、地塞米松和能量合剂等药物。

b. 视神经间接损伤：原因是视神经裸露或视神经管开放，由于术中操作刺激造成视神经损伤或术后局部眶内血肿压迫所致。表现为视力障碍渐进性加重；术后一旦发现视神经损伤后应立即松解局部填塞，应用激素、脱水剂、营养神经药物（细胞生长肽、神经生长因子）及改善微循环的药物等。

c. 视神经直接损伤：主要原因是手术误伤造成，先天性或病理性视神经骨管及眶纸样板缺损或变薄，增加了术中损伤视神经的危险。手术中及手术后鼻腔内单极电凝止血也可造成视神经损伤，表现为立即失明，并为永久性。因视神经受到直接撕脱或断离伤，常无法挽救。因此术中器械伸入鼻腔超过6.5cm时，就可能造成视神经损伤。视神经位于中鼻甲基板之后7mm，在打开后组筛房后应特别小心。上述各类型患者的主要体征为轻重不等的Marcus瞳孔，即视力减退或失明、患侧瞳孔散大、直接对光反射减弱或消失、间接对光反射存在。

2）眶内血肿或积气：主要原因为纸样板的破坏，一旦有血液或气体经这些骨或骨膜的裂隙进入眶内，临床上患者就会出现眼睑或球结膜的血肿或气肿，如进入球后则导致眼内压力增高。血液可来自术中破裂的筛动脉，也可来自术后术腔内的积血，大多数情况下不会出现视力障碍，但如果眼内压力增高到一定程度也可能会引起视力障碍，瞳孔散大及Marcus Gunn征阳性。一旦发现上述症状应立即抽出鼻腔内填塞物，以缓解眶内视神经的压力，同时给予利尿剂、缩瞳剂、激素、营养神经药物的治疗。必要时可行眶减压术或视神经管减压术。

3）眼球运动障碍：直接损伤或眶内血肿压迫都可以导致内直肌或上斜肌的损伤。患者主诉不同程度的复视，检查可见不同方向的眼球运动障碍。

4）泪道损伤：为手术损伤泪囊或鼻泪管后造成，主要症状为术后溢泪。

（3）鼻内并发症：

1）鼻出血：鼻腔大出血是鼻内镜鼻窦手术最常见的并发症，常因损伤筛前动脉、筛后动脉、蝶腭动脉及鼻后中隔动脉所致。出血量常在200ml以上，甚至迫使手术中断，严重时可危及患者生命。手术出血的多少与手术熟练程度关系密切，因此熟练的手术技术是减少出血的重要因素之一。各血管的解剖特点和手术注意事项在有关章节分别介绍。

2）术腔粘连闭塞：主要为中鼻甲与鼻腔外侧壁或鼻中隔的粘连，导致术腔闭塞。粘连最易发生在术后2～8周，发生粘连的原因有：

a. 手术损伤及病变黏膜处理不当；

b. 中鼻甲处理不当；

c. 手术后随访处理不及时。

3）窦口闭锁：窦口闭锁最常见的是上颌窦开窗口和额窦口的闭锁。窦口闭锁的原因：

a. 窦口周围黏膜损伤过重；

b. 术中病变清除不彻底；

c. 术中窦口开放不全；

d. 钩突和中鼻甲切除后，气流直接作用于筛窦黏膜和上颌窦黏膜，是导致窦腔黏膜增生，瘢痕闭锁的重要原因。

3. 并发症的预防　为预防上述各种严重并发症的发生，应牢记鼻内镜鼻窦手术的6个高危区。

（1）纸样板：有两种方法可避免损伤纸样板，一是术前分析CT片确定纸样板中央突的程度；二是术中先找到中央突出部分的纸样板，然后沿此向前、后仔细暴露全部纸样板。

（2）筛前动脉附近的筛窦顶壁：筛窦顶壁与外侧壁交界处有筛前动脉和筛前神经并行。动脉骨管的中末端骨壁凸起易遭损伤，引起大出血或眶内血肿形成。筛动脉在手术中应作为颅底平面的重要标志，而筛窦顶壁实为颅前窝底，该处骨质薄易损伤造成脑脊液鼻漏。因此识别筛前动脉有助于预防并发症的发生。另应注意手术器械进入鼻腔超过5.5cm损伤筛前动脉的危险性增大。

（3）筛板侧板：即前组筛房中部顶壁与内侧壁交界处的骨壁，其常向筛窦腔内凸起，并有骨孔通颅内，手术损伤易引起颅内感染。术前CT阅片时亦应特别注意该处凸出的部分。

（4）筛后动脉附近的筛顶：筛后动脉在后组筛房顶壁与外侧壁交界处的薄骨管中行走。筛后动脉较筛前动脉粗，损伤后出血较多；缩入骨管内出血可造成眶后部血肿，应注意识别加以保护。

（5）蝶窦与后组筛房之间的区域：在该区的后外上有视神经骨管，在其下外侧有颈内动脉。应注意鉴别，加以保护。

（6）筛顶与筛板连接：筛顶壁与筛板的连接方式分为水平式和高台式（见图2-1-46），术前鼻窦冠状位CT若为高台式，在处理靠近中鼻甲顶内侧筛房时，应格外小心；否则筛凹薄而脆的内侧壁，极易损伤造成脑脊液鼻漏或颅内感染。

因此，要将并发症减少到最小程度，要求手术医生具有良好的鼻和鼻窦解剖学基础知识；术前应用鼻内镜仔细检查鼻腔，以了解鼻息肉的大小、血管状态以及以往手术所致解剖标志的改变，认真分析鼻窦CT片，确认筛窦顶壁和纸样板及其他高危区CT的特征。牢记术中需注意的各要点，术中在高危区操作时动作轻柔、规范，最好在器械上标上安全刻度标志，便于掌握器械的深度与角度。

第二节　鼻腔手术

一、鼻内镜下处理顽固性鼻出血

鼻出血（epistaxis）是耳鼻咽喉科临床常见急症，同时也是许多疾病的临床症状之一，因此，引起鼻出血的原因十分复杂，治疗的基本原则就是尽快查出出血部位并给与快速、准确和有效的止血治疗。过去，主要采取鼻腔填塞的方法进行止血，止血效果不理想、患者非常痛苦、还有可能引起一些并发症，特别是有高血压和冠心病的患者。现在，由于鼻内镜技术的成熟，为鼻出血的检查、诊断和治疗提供了一个先进和准确的技术手段。利用鼻内镜的良好照明和放大作用可以准确地查明鼻出血的部位和局部情况。同时在直视下通过激光、低温等离子、高频电凝及局部填塞等手段进行止血治疗。鼻出血常发生部位：①鼻中隔利特尔区；②鼻中隔后下部；③下鼻道后部；④鼻腔顶部（嗅裂）；⑤蝶窦前壁；⑥鼻中隔后段偏曲。其中鼻中隔后段偏曲是引起频发、难治性鼻出血的一个重要原因。鼻腔前部出血，止血比较容易。后部鼻出血（指在前鼻镜下看不到出血部位的鼻出血），止血比较困难，是耳鼻咽喉科的难题之一。这种鼻出血来势凶猛，对患者有生命危险。目前，鼻出血的治疗方法主要有以下3种：

1. 前、后鼻孔填塞　这种传统的办法仍是目前行之有效的、最常用的止血方法。临床上90%以上的鼻出血可以通过前鼻孔填塞达到止血目的。需要做后鼻孔填塞的患者虽然不多，但这些患者的病情比较复杂，常为老年人，多伴有高血压或其他严重的全身性疾病。

2. 动脉结扎　常用的方法有：①经眶内侧壁行筛前、筛后动脉结扎；②颈外动脉结扎；③上唇动脉结扎；④上颌动脉结扎；⑤蝶腭动脉结扎。

3. 动脉栓塞　主要是颌内动脉栓塞和面动脉栓塞，风险较高，甚至有意外造成颅内或眶内栓塞，直至死亡的危险，应慎重采用。

现介绍鼻内镜处理顽固性鼻出血：

（一）适应证

1. 顽固性鼻出血，已反复施行鼻腔填塞，止血不成功。

2. 鼻部手术后出血。

3. 伴有睡眠呼吸暂停低通气综合征的患者，而不宜行鼻腔填塞的患者。

4. 鼻腔解剖异常，鼻腔填塞困难的患者。

5. 需要考虑动脉结扎的患者。

6. 患者拒绝或不能忍受鼻腔填塞，要求鼻内镜手术者。

（二）禁忌证

全身出、凝血功能障碍性疾病，如血小板减少性紫癜、血友病、尿毒症以及严重肝脏疾病引起的鼻腔弥漫性出血。烧灼可以使鼻腔黏膜创面扩大，故不适宜在鼻内镜下烧灼止血。

（三）鼻内镜下处理鼻出血的优点

1. 出血点定位准确，容易找到鼻腔的活动出血点，特别是鼻腔后部出血点。

2. 方法简便，直视操作，创伤小，并发症少。

3. 患者痛苦少，止血效果可靠。

（四）术前准备

1. 全身检查，包括心血管系统检查和血液系统的实验室检查。

2. 详细询问病史，如药物史、高血压史，饮酒史，家族史和既往史。

3. 前鼻镜检查，除外鼻中隔前部出血。

（五）体位与麻醉

仰卧位，头部略抬高。常规消毒铺巾。这种体位可以避免大量血液从前鼻孔流出，便于用吸引器将血液吸净，有利于寻找出血部位；头部抬高还可以减少血液向鼻咽部流注。麻醉采用局麻或全麻。

（六）手术步骤

取出全部鼻腔填塞物；用浸有1%丁卡因/肾上腺素棉片充分收缩麻醉鼻腔黏膜；应用吸引器吸出血性分泌物，在0°、30°或70°鼻内镜下仔细寻找出血部位，依次检查Kiesselbach区（Little区）、嗅裂、中鼻甲后端、蝶腭动脉供血区、鼻中隔后段、鼻腔底部、下鼻甲后端、Woodruff静脉丛和鼻咽顶部等易出血区。找到出血点后，为了顺利施行激光、低温等离子、高频电凝治疗，可以先在出血部位附近注射1%利多卡因加1‰肾上腺素溶液，以减少患者痛苦和局部出血。用射频探头先在出血血管周围环形烧灼，然后再烧灼血管断端，封闭血管（图2-10-11）。

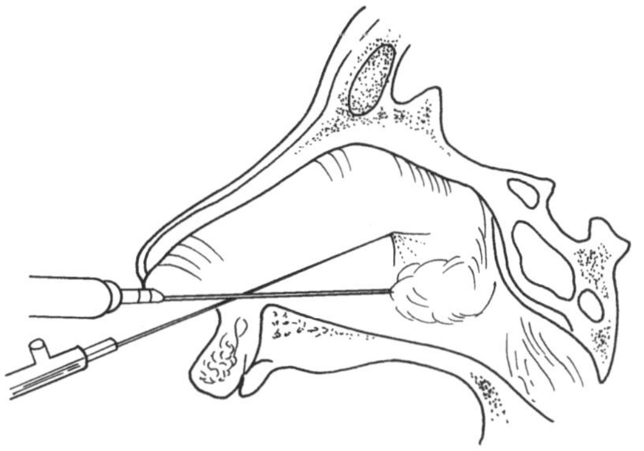

图2-10-11　内镜下寻找出血点并止血

若鼻出血是由鼻中隔偏曲引起，可以在鼻内镜下行鼻中隔成形术。若有下鼻甲肥大，可以行下鼻甲骨折外移术，以利于辨认出血部位。对于以上治疗无效的还可采用鼻内镜下结扎蝶腭动脉（Shah AG，2005）和结扎筛前动脉（Douglas SA，2003）。

（七）术后处理

手术后一般不需填塞鼻腔，如鼻内镜下止血失败，还可以行鼻腔局部填塞（可吸收止血纱布、藻酸钙海绵或明胶海绵）或行上颌动脉结扎术。

（八）并发症

过度施行激光、低温等离子、高频电凝治疗，可能损伤腭大神经、导致腭部麻木，亦有鼻中隔穿孔的可能。下鼻甲前下部电灼，有损伤鼻泪管的可能。

二、鼻内镜下鼻中隔成形术

鼻中隔偏曲是耳鼻咽喉科常见病、多发病，可引起鼻塞、鼻出血、头痛以及眩晕、耳鸣等多种症状。传统的鼻中隔矫正手术方法为Killian（1904年）首创，即鼻中隔黏膜下切除术。传统的鼻中隔黏膜下切除术受患者体位及额镜照明影响，对鼻中隔高位和后段偏曲的全貌很难看清，所以手术时间较长，出血较多。深在部位需要摸索操作，不仅容易损伤黏膜，造成鼻中隔穿孔，而且还可能使矫正不彻底，影响手术效果。特别是传统的鼻中隔黏膜下切除术术后常有鼻中隔软弱，随呼吸摆动，外鼻形状改变（如鼻小柱回缩、鼻底增宽）等缺点。自1994年以来国内、外文献不断地介绍了鼻内镜下鼻中隔成形术（endoscopic septoplasty），并且逐渐被接受。

近年来文献报道，鼻中隔偏曲可能与许多鼻部疾病有关，例如鼻及鼻窦炎、鼻息肉、变应性鼻炎、真菌性鼻窦炎等，因此鼻窦手术中同时矫正鼻中隔畸形就有更积极的治疗意义。鼻内镜广泛应用矫正鼻中隔畸形的主要目的在于：①解除因鼻中隔偏曲引起的鼻阻塞症状；②保证手术中良好地暴露中鼻道和相应的鼻窦；③保证鼻窦术后良好的护理；④去除鼻部疾病的病因或诱因。

（一）适应证

1. 局限性鼻中隔偏曲　特别是鼻中隔高位、后段的偏曲。

2. 孤立性鼻中隔嵴或骨棘，鼻中隔偏曲引起的难治性偏头痛。

3. 因鼻中隔偏曲引起鼻腔狭窄，妨碍窦口鼻道复合体通气和引流。

4. 鼻中隔偏曲压迫中鼻甲或影响鼻内镜下鼻窦手术时，为了解除阻塞症状，顺利完成手术，应先矫正鼻中隔偏曲。

5. 鼻中隔黏膜肥厚或结节性肥厚的处理。

（二）禁忌证

同传统鼻中隔矫正术。

（三）鼻内镜下鼻中隔成形术的优点

1. 明视下操作，可以清楚地看到鼻中隔软骨与筛骨垂直板的结合处，以及犁骨、上颌骨鼻嵴与鼻中隔软骨下部的黏软骨膜与结缔组织所形成的韧带。操作准确；不需要特殊的手术器械。

2. 直接处理鼻中隔偏曲的部位，手术时间短。

3. 可以与鼻内镜下鼻窦手术同期完成，不需要二期手术。

4. 手术损伤小，出血少，手术引起的并发症少。

（四）术前准备

详细的鼻腔检查及鼻部冠状位和轴位CT扫描；了解鼻窦有无炎症及鼻中隔偏曲的部位。

（五）体位与麻醉

仰卧位，常规消毒铺巾；多采用局麻。

在0°或25°鼻内镜下，在左侧鼻中隔皮肤黏膜交界处做一弧形切口；起自鼻腔顶止于鼻腔底部（图2-10-12），用小剥离子分离左侧黏软骨膜和黏骨膜，充分暴露需要切除的鼻中隔嵴突、骨棘或筛骨垂直板（图2-10-13）；将偏曲的鼻中隔软骨切成田字形，或相应的几个小块。切除各小块间宽约2～4mm的软骨条（图2-10-14），将仍附着于对侧黏-软骨膜的鼻中隔软骨推向中线，使鼻中隔平直。在鼻中隔软骨与筛骨垂直板相接处离断鼻中隔软骨与筛骨垂直板的连接；自筛骨垂直板前缘开始，分离对侧黏骨膜。充分分离后，用直咬钳或多关节鼻中隔咬骨钳切除偏曲的筛骨垂直板和犁骨。切除筛骨垂直板高位偏曲时不可摇晃骨板，以免损伤筛骨水平板导致脑脊液鼻漏。在0°鼻内镜下观察鼻中隔矫正是否满意；完成鼻中隔成形术后，可以按

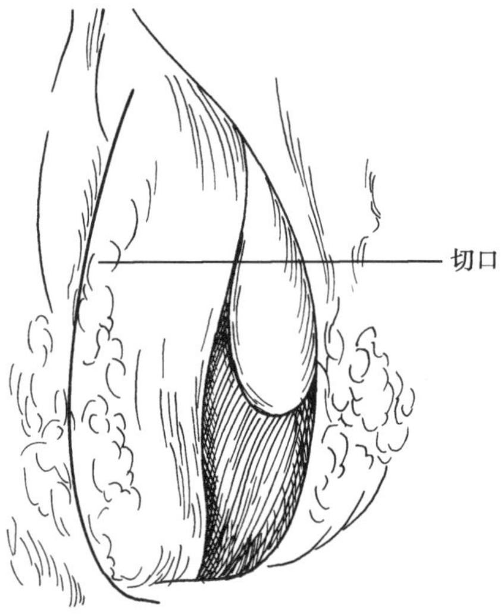

图2-10-12　内镜下起自鼻腔顶止于鼻腔底部做一弧形切口

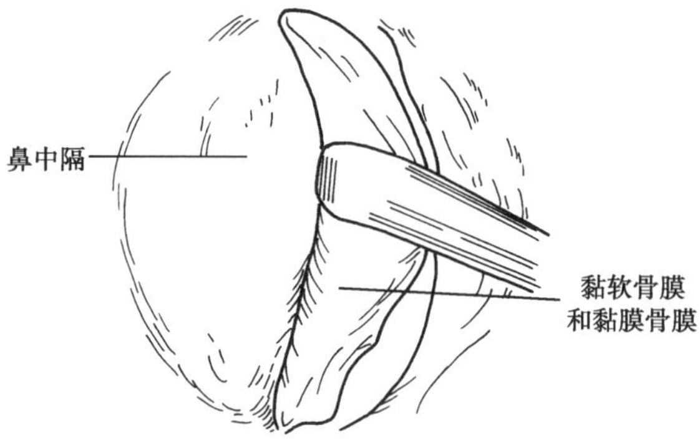

图2-10-13　分离左侧黏软骨膜和黏膜骨膜

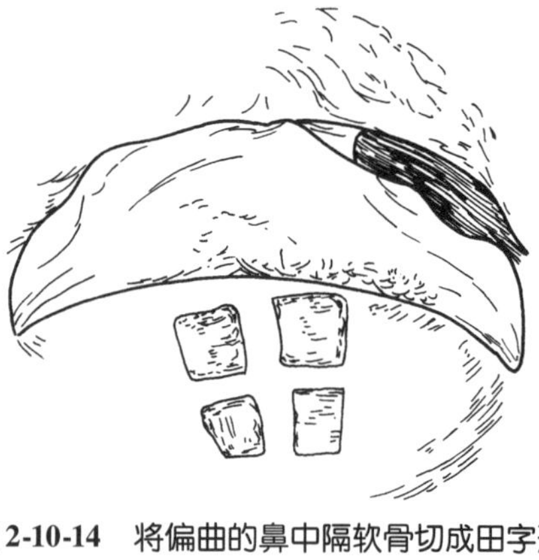

图2-10-14　将偏曲的鼻中隔软骨切成田字形

常规做鼻内镜下鼻腔手术。整个手术完成后，再用0°鼻内镜观察鼻中隔黏膜切口的对位情况，间断缝合黏膜切口。

（六）术后处理

1. 全身应用抗生素和止血药。

2. 鼻腔填塞术后1～2天抽出。

3. 第3天开始每日清理术腔内分泌物，6～7天出院。

（七）并发症

可能发生：①鼻中隔与鼻腔外侧壁粘连；②鼻中隔穿孔；③鼻中隔血肿或脓肿。

三、鼻内镜下中鼻甲气化的处理

中鼻甲气化又称泡状中鼻甲（pneumatizaton of the middle turbinate）是指中鼻甲前半部分形成气腔，1739年首先由Santorini描述，属于常见的解剖变异，由前或中组筛房扩展形成。中鼻甲气房有独立开口，位于中鼻道内中鼻甲根部，若阻塞可发生黏液囊肿。Hatipoglu和Subramanian研究报道14%～53.6%的人有中鼻甲气化，而且女性（占66%）明显高于男性，可单侧或双侧，可以发生在垂直部、球部，也可整个中鼻甲广泛气化，其中以垂直部气化常见。根据气化部位不同，Bolger将其分为3型：板状型、球状型和广泛型。其在鼻窦炎的病因发病学上的作用仍有争议，但过大的泡状鼻甲可妨碍需要进入中鼻道的手术操作，如筛漏斗切开术、中鼻道窦口开窗术及筛窦开放术等。目前有许多缩小泡状鼻甲的方法如中鼻甲外侧切除术；中鼻甲内侧切除术；中鼻甲挤压术；中鼻甲横切术。

（一）适应证

1. 中鼻甲气化引起鼻塞、影响呼吸、嗅觉及鼻窦引流者。

2. 气化的中鼻甲与鼻中隔接触或压迫鼻腔外侧壁引起反射性头痛，或中鼻甲后端过度气化而刺激蝶腭神经节者。

3. 中鼻甲气化引起复发性鼻窦炎（每年6次以上）。

4. 作为鼻内筛窦开放术、鼻腭管扩大术、蝶窦自然开口扩大术等的前置手术。

5. 泡性中鼻甲伴有息肉样变者。

（二）禁忌证

包括：①鼻腔、咽部及中耳有急性炎症时；②有出血性疾病或血小板减少性紫癜、严重贫血者；③妊娠或月经期；④有严重高血压、糖尿病、活动性肺结核等全身性疾病不能耐受手术者。

（三）术前准备

1. 术前详细检查鼻腔，有炎症者，可用1%～3%链霉素滴鼻，并确定需切除的中鼻甲部分，同时剪除鼻毛，清洁鼻腔等。

2. 鼻部冠状位CT扫描，了解中鼻甲气化的部位及各鼻窦有无病变。

3. 术前半小时口服苯巴比妥0.06g，以加强镇静剂的作用和解除表面麻醉药的中毒作用。

（四）体位与麻醉

仰卧位，常规消毒，麻醉采用全麻或局麻。局麻患者鼻腔喷1%丁卡因2遍，以减轻患者上纱条的痛苦，然后用1%丁卡因肾上腺素混合液（6∶1）浸湿的细长纱条填塞于中鼻道、嗅裂和总鼻道等处施行表面麻醉和收缩鼻腔黏膜，15～20分钟取出。全麻患者：鼻腔用生理盐水肾上腺素混合液（6∶1）浸湿的细长纱条填塞于中鼻道、嗅裂和总鼻道等处进行黏膜收缩，15～20分钟后取出。

（五）手术步骤

若需行鼻中隔黏膜下切除术或鼻中隔成形术，可以先行鼻中隔手术再处理中鼻甲气化。若需行功能性鼻内镜鼻窦手术，应当先处理中鼻甲气化，再行鼻窦手术。一般用4mm 0°鼻内镜。处理中鼻甲气化有以下5种方法：

1. 外侧切除　在中鼻甲前面行纵形稍带弧度的切口（图2-10-15），进入中鼻甲气房后，用剪刀将切口向上、向下延长。从前向后切除中鼻甲外侧部。手术中应剪开组织，不能强行撕拉，注意不要损伤中鼻甲与颅底的结合部，以免术后中鼻甲不稳固，向中鼻道方向倾斜或粘连。

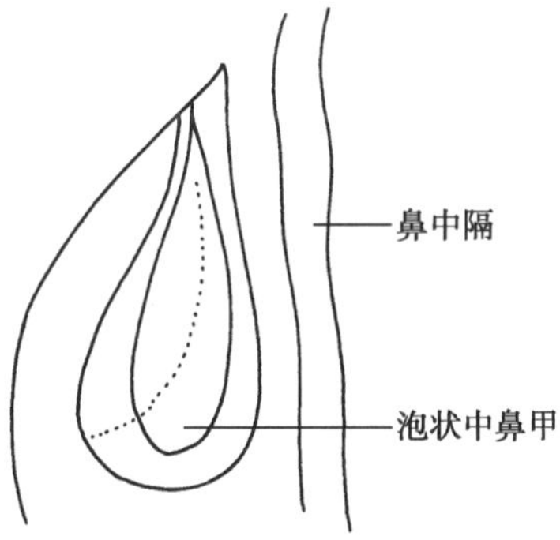

图2-10-15　外侧切除

2. 内侧切除　手术方法与外侧切除相似（图2-10-16），不同之处只是切除中鼻甲的内侧。除同时行鼻中隔手术的患者外，术后不需要行鼻腔填塞。

3. 挤压法　在0°鼻内镜下，用垂体钳（putuiary forceps）将气化中鼻甲压碎、压扁后从其根部向外骨折（图2-10-17），此法适用于泡性中鼻甲较小、嗅裂堵塞或狭窄出现嗅觉减退，接触性头痛患者。

4. 横形切除　若中鼻甲附着于颅底的根部比较细，

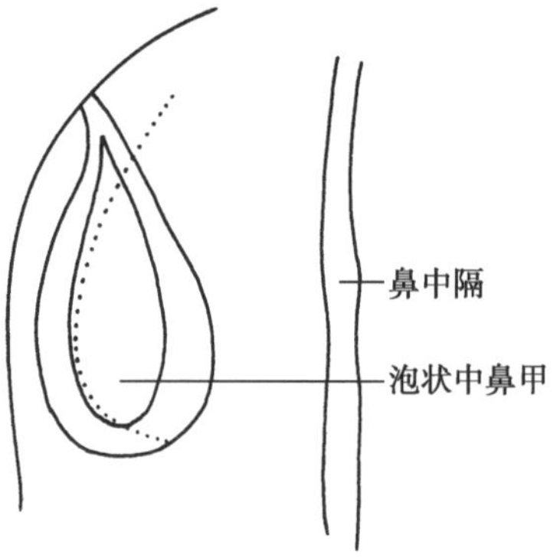

图 2-10-16 内侧切除

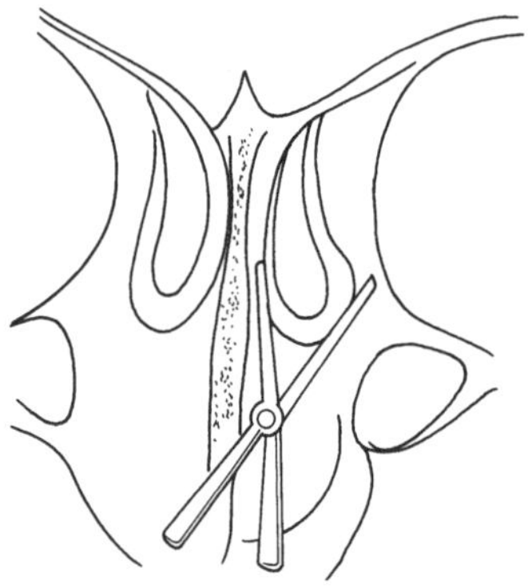

图 2-10-17 挤压法

可以从前向后将中鼻甲完全切除。切口应与筛顶平行，尽可能离颅底远一些，以免损伤颅底（图 2-10-18）。

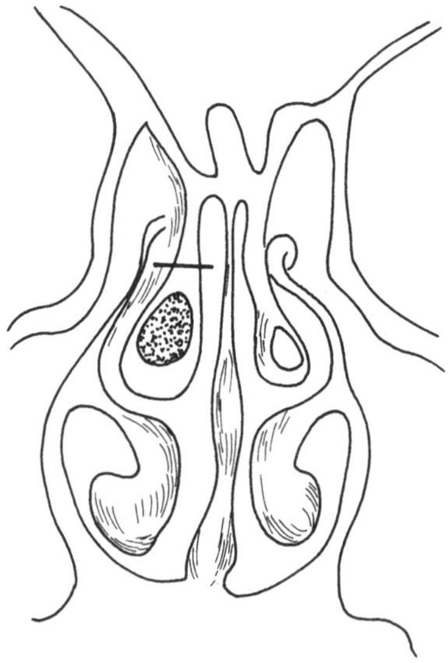

图 2-10-18 横形切除

5. 中鼻甲后部切除术 中鼻甲后端过度气化而刺激蝶腭神经节者，可将中鼻甲后段切除（见图 2-10-10）。

对于中鼻甲气化的患者，首选的方法是外侧切除术。即使需要同时行功能性鼻内镜鼻窦手术，只要处理得当，一般不会形成鼻腔粘连。

（六）术后处理

1. 术中一般出血不多，但在肾上腺素的作用消失后容易发生术后出血，故在手术完毕后，可用明胶海绵贴附于创面上，再用凡士林纱条作鼻腔轻轻填塞。

2. 术后酌情使用抗生素预防感染。

3. 鼻腔填塞物一般在 24 小时后分次取出，此后每日用 1% 麻黄碱棉片换药，清除鼻腔内的血痂、黏稠分泌物和纤维蛋白膜等，使黏膜的反应性肿胀易于消退，防止鼻腔粘连。

4. 出院前在鼻内镜下清理术腔血块或结痂。

5. 术后鼻腔内纱条抽出后鼻内应用类固醇喷鼻液。

四、鼻内镜下下鼻甲部分切除术

慢性肥厚性鼻炎是临床上较为常见的疾病，造成这种疾病的原因有很多，在一定程度上影响了人们正常的生活质量，亦是一些鼻病不能根治的原因。目前治疗方法很多但疗效不是很满意，鼻内镜外科学的发展为下鼻甲部分切除术提供了一个新的技术与方法，即鼻内镜下下鼻甲部分切除术（endoscopic partial inferior turbinectomy）。

（一）适应证

1. 慢性肥厚性鼻炎，下鼻甲肥大，影响鼻呼吸功能，经保守治疗无效者。

2. 下鼻甲骨明显肥大，影响鼻腔通气，妨碍鼻窦引流者。

3. 下鼻甲前端肥大，后端息肉样变或整个下鼻甲呈桑葚样变者。

4. 变应性鼻炎，下鼻甲持久肿胀妨碍呼吸者。

5. 鼻中隔偏曲，较宽一侧的鼻腔下鼻甲代偿性肥大者，在施行鼻中隔矫正术的同时应行该侧下鼻甲手术。

（二）禁忌证

同鼻内镜下中鼻甲气化的禁忌证。

（三）鼻内镜下下鼻甲部分切除术的优点

1. 可从前至后清楚地看清下鼻甲切除范围，不致造成后端残留及并发症的发生。

2. 直视下手术，创伤小、出血少，患者痛苦小。

3. 直视下手术，安全可靠，手术效果好。

4. 可以最大程度地保留下鼻甲黏膜的完整性，同时保留了黏膜的生理功能，避免了术后鼻腔干燥、创面结痂、出血及粘连等并发症。

（四）术前准备

同鼻内镜下中鼻甲气化的处理。

（五）体位与麻醉

仰卧位，常规消毒、包头铺巾。1% 丁卡因 25ml 加 1‰肾上腺素 1～2ml 浸润脱脂棉纱条行鼻腔黏膜表面麻醉，纱条在鼻内镜下放于下鼻甲表面，下鼻道和中鼻道，每5分钟更换纱条一次，共3次。1%利多卡因10ml加1‰肾上腺素3滴，从前向后注射于下鼻甲内，做局部浸润麻醉，一般每侧注射麻醉药量不宜超过4ml。

（六）手术类型

采用鼻内镜，在电视监视系统下由前向后检查下鼻甲，特别是下鼻甲后端肥厚情况，如需作鼻腔、鼻窦手术，可以在鼻腔、鼻窦手术完成之后再行下鼻甲部分切除术。

1. 下鼻甲部分切除术（endoscopic partial inferior turbinectomy）　适用于下鼻甲黏膜肥厚伴有下鼻甲骨骨质增生肥厚者。

在0°鼻内镜直视下，应用鼻甲剪刀将下鼻甲游离下缘从前向后剪去一条黏膜，如下鼻甲骨肥大，应将下鼻甲骨部分一同剪除（见图2-6-7）。手术中可以根据下鼻甲骨肥大的情况决定切除下鼻甲骨及黏膜的多少。这种方法简单、易行，但术中、术后出血较多且术后不易恢复，现在较少采用。

2. 下鼻甲骨黏膜下切除术（submucous resection of inferor turbinate bone）　适用于单纯下鼻甲骨肥大者。

在0°鼻内镜直视下，在显微镜下用尖刀在下鼻甲前端根部沿下鼻甲骨走行，纵行切口直至骨质（见图2-6-9），用剥离器分离下鼻甲骨膜，使得下鼻甲骨与其骨膜分离直至下鼻甲后端，再用下鼻甲剪将下鼻甲骨从距根部1/3处剪除，去除骨质，黏膜复原，观察下鼻甲的大小，此时由于下鼻甲骨的去除，下鼻甲黏膜受重力的影响，均集中在下鼻道内。

3. 单纯黏膜肥厚者

（1）以电动显微切削器由前向后切削下鼻甲下面及外侧面：应用电动显微切削器械（pwower microcutting instrument）行下鼻甲部分切除术。首先应用剥离子或相似的器械，将下鼻甲向内骨折移位，充分暴露下鼻甲的外侧面。

在0°鼻内镜直视下，应用电动显微切削器械，切除增生肥大的下鼻甲下面和外侧面。不要损伤下鼻甲上部和内侧黏膜，以及鼻腔外侧壁前部的黏膜，以免手术后出现鼻腔粘连。将下鼻甲向外骨折复位，必要时可以略向外侧移位。用凡士林纱条轻轻填塞鼻腔。

（2）低温等离子消融术：在0°鼻内镜直视下，应用等离子刀对肥厚的下鼻甲黏膜进行消融，该方法简单、出血少、患者痛苦小，但是费用较高。

（七）术后处理

同鼻内镜下中鼻甲气化的处理。

五、鼻内镜下鼻息肉切除术

鼻息肉（nasal polyps）为鼻部常见病，多见于成年人。好发于筛窦、筛泡、筛骨钩突、半月裂孔、中鼻道、中鼻甲、上颌窦及上颌窦口等处。鼻息肉可分为水肿型（黏液型）、血管型（出血型）、纤维型、囊肿型等数种，一般常见者为水肿型或混合出现。临床上表现为：渐进性持续性鼻塞，单侧或双侧；因多伴有鼻窦阻塞性炎症而多涕，分泌物呈黏脓性或脓性；息肉堵塞及嗅区黏膜慢性炎症可导致嗅觉障碍；鼻窦受累可导致头痛；如息肉坠入后鼻孔，堵塞咽鼓管咽口，即可出现耳部症状，听力下降、耳闷、耳鸣。传统方法是采用鼻息肉切除术，由于照明差、出血多，很难完全切除息肉，因此极易复发。鼻内镜技术的发展为鼻息肉的治疗提供了一全新的技术与方法，目前鼻息肉多采用鼻内镜下鼻息肉切除术（endoscopic nasal polypectomy）。

（一）鼻内镜的应用具有下列优点

1. 鼻内镜使用冷光源并具有各种视角，提高了鼻内各处的照明度和可见度。使诊断的精确性得以提高，可以在鼻内镜下观察息肉的起源部位，如钩突、筛泡、中鼻甲和上颌窦自然开口等。

2. 鼻内镜连接照相机、录像机等设备，操作在监视器上显示，以利于教学。

3. 在明视下手术，有利于彻底清除鼻息肉，减少或避免对周围正常组织的损伤；大大提高手术效果，提高鼻息肉与鼻窦炎的治愈率，降低鼻息肉术后复发率。

4. 可以同时处理鼻部相关病变，如矫正鼻中隔偏曲，切除肥大的下鼻甲，施行筛窦切除术，蝶窦切开术，扩大上颌窦自然开口，清理上颌窦内病变等。

5. 减轻了患者检查和手术过程中的痛苦。

（二）术前准备

包括：①术前详细检查鼻腔，有炎症者，可用1%～3%链霉素滴鼻，对于伴有变应性病因的患者，手术前可以给予激素药物治疗；若有鼻窦感染，手术前1周应给予抗生素治疗；②术前1天剪除鼻毛，清洁鼻腔等；③鼻部轴位及冠状位CT扫描，了解有无鼻腔解剖变异、鼻息肉的范围及各鼻窦有无病变；④术前半小时口服苯巴比妥0.06g，以加强镇静剂的作用和解除表面麻醉药的中毒作用；⑤为了减少手术中出血，可酌情在手术前半小时肌注立止血1kU。

（三）体位与麻醉

仰卧位，常规消毒包头铺巾。根据患者具体情况酌情采用局麻或全麻。局麻患者：1%丁卡因25ml加肾上腺素5～6ml浸润脱脂棉纱条行鼻腔黏膜表面麻醉、黏膜收缩，纱条在鼻内镜下作鼻腔顶、鼻腔底、中鼻道、总鼻道及息肉根部麻醉，每5分钟更换纱条一次，共3次。为了手术的顺利进行，还可以用1%利多卡因10ml加1‰肾上腺素3滴，作鼻中隔浸润麻醉和上颌神经阻滞麻醉。酌情经静脉给于镇静剂。全麻患者：全麻成功后生理盐水20ml加肾上腺素5~6ml浸润脱脂棉纱条行鼻腔黏膜收缩，纱条在鼻内镜下作鼻腔顶、鼻腔底、中鼻道、总鼻道及息肉根部，每5分钟更换纱条一次，共3次。

（四）手术步骤

首先在0°鼻内镜下观察息肉的原发部位，仔细辨认息肉的蒂部，如中鼻甲息肉样变，中鼻道多发性息肉，上颌窦后鼻孔息肉，蝶窦后鼻孔息肉等；如有鼻中隔偏曲，可以先在鼻内镜下行鼻中隔矫正术，拓宽手术进路。若鼻腔内息肉较多，不能观察中鼻甲、钩突等手术标志时，可以先用全自动电动切割器（Hummer刀）、筛窦钳或传统钢丝圈套器摘除大块的鼻息肉，以便确认中鼻甲、钩突。对原发于钩突的息肉，切开钩突后，可以将钩突与息肉一并取出。若为中鼻甲息肉样变，可用全自动电动切割器削薄其外侧缘及前端，使中、下鼻道宽敞，并用Hummer刀清除各窦腔及窦口病变组织，游离黏膜及残留的息肉样组织。待手术完成前根据术腔情况选择行中鼻甲骨部分或全切除术，原则上尽量保留中鼻甲以便为术后复查或再次手术留有重要手术标志。术后鼻腔填塞止血材料（可吸收止血纱布、藻酸钙海绵、明胶海绵等）和凡士林油纱条。

（五）术后处理

1. 术后1~2天抽出鼻部填塞物，用吸引器清理术腔分泌物或凝血块。

2. 3~4天后再清理一次，术后10天在鼻内镜下清理一次术腔。

3. 术后1个月左右再次行鼻内镜检查，一般术腔均已完全上皮化。

4. 术后随访十分重要。任何残存的病变黏膜，炎性腐骨，新生的息肉样组织和粘连均应及时处理。残存的有病变的筛窦气房应予开放。若发现上颌窦造口缩小，应及时予以扩大。

5. 术后应用抗生素，局部或全身应用类固醇药物，有助于推迟或防止息肉复发。

6. 抗组胺药，减充血剂可以作为辅助的治疗方法。

六、鼻内镜下后鼻孔闭锁修复术

新生儿中先天性后鼻孔闭锁的发生率约为1/8000，病因发生迄今未全明，大多认为系先天发育缺陷，常伴有其他发育畸形。先天性者，约90%为骨性及混合性；后天性者皆为膜性。骨性的闭锁隔多由扭曲形骨片所构成；混合性者则既含骨片又含软骨。闭锁隔可厚达1~12mm不等。多数在2mm左右，但常为周边厚，中央薄。有时中央可见小孔，但患者仍觉鼻塞。先天性的膜性隔可菲薄如纸，但少见。闭锁隔（或膜）可分为4缘2面：下缘位于腭板上；上缘附着于蝶骨体下；外侧缘与蝶骨翼突内侧板和腭骨垂直板相接；内侧缘多在犁骨侧面；前谓鼻面；后为咽面。两面的黏膜分别与所在腔体的黏膜相延续。闭锁隔（或膜）可为完全性或不完全性；单或双侧。女比男多2倍。单侧不完全闭锁常漏诊，凡有阵发性窒息表现的新生儿应考虑本病可能。完全性闭锁会影响面骨发育、高腭弓或硬腭不对称、鼻中隔偏曲、鼻音、失嗅、头痛。诊断靠经鼻触探、滴鼻反流、后鼻孔镜检、鼻咽指检、X线造影、CT，但纤维鼻内镜检查最有用而损伤小。治疗唯赖手术，手术时机有争论，大多是针对先天性者的。尤其对新生儿先天性双侧闭锁者，多数赞成宜早施术。其理由是：①先天性闭锁者中虽90%为骨性，但新生儿的骨板菲薄，骨质柔软较易穿破，若为膜性闭锁则更易施术，因等待愈久，瘢痕或肉芽组织形成的危险愈大；②早建立鼻呼吸有利于面骨正常发育；③施术使之经鼻呼吸是消除窒息危险的根本措施；④新生儿对术后置留的固定物有较强的耐受性；⑤新生儿的住院时间和疗程均短于岁数较大者等。主张手术缓行者，考虑较多的是患儿的全身状况、手术安全性等问题。建议将手术推迟到1~2岁之后或更晚施行。近年来由于鼻内镜的发展，经鼻内镜后鼻孔闭锁修复术（endoscopic repair of choanal atresia）已广泛采用。就手术径路而言目前大致有4种手术进路：

1. 经鼻进路 优点是：进路简便，适用于鼻内镜手术；损伤较小，无碍发育；较少受年龄限制，尤宜于婴幼儿患者；膜性闭锁者也多用此径路。缺点是：术野受限，伴鼻腔狭窄或硬腭高拱者尤其受限；暴露不充分，难以切除足够的犁骨后缘，有损伤咽鼓管和颅底的可能性，对坚硬厚实的闭锁板无能为力；术后较易发生狭窄或闭锁。

2. 经腭进路 其优点是：可在较广的直视术野下彻底去除闭锁隔；适用于其他术式失败的病例或厚实的骨性隔；能有效地获得黏膜瓣，使之覆盖新建后鼻孔的创面，以减少瘢痕组织形成，手术彻底，扩张时间短。缺点是，手术时间偏长，手术创伤较大，出血较多，妨碍术后经口进食，需要大块切除硬腭的后三分之二，不利婴幼儿颌骨发育，不适用于新生儿。

3. 经鼻中隔进路 术中需切除犁骨后缘，有可能影响婴幼儿鼻腭部发育，故只适用于8岁以上儿童，或需要同时行鼻中隔矫正术或鼻成形术者。

4. 经上颌窦进路 手术不沿中线进行，视野受限，损伤较大，仅适用于成年人。因后两者有可能影响患儿的鼻中隔和上颌的发育，极少施用。术式多在前两者中酌情选择。

（一）适应证

1. 先天性后鼻孔闭锁。

2. 后天性后鼻孔闭锁。

（二）鼻内镜下后鼻孔闭锁修复术的优点

包括：①直视下操作，视野清楚，动作准确，损伤轻，手术成功率高；②可以同时行双侧手术；③适用于任何年龄段的患者；④可同时处理鼻腔、鼻窦疾病，也可在鼻内镜下对存在的鼻腔、鼻窦变异进行预防性矫正。

（三）术前准备

1. CT 轴位扫描　了解是骨性还是膜性闭锁，闭锁板的范围及其与毗邻结构的解剖关系。

2. 常规鼻内镜检查　了解闭锁板的位置，范围及其与鼻内临近结构（颅底，鼻咽后壁，咽鼓管圆枕等）的关系。

（四）体位与麻醉

平卧，肩下垫枕，头后仰位，头略偏向右侧。气管内插管全麻。应用鼻减充血剂收缩鼻腔黏膜。在鼻咽部放置纱布团，作为定位标志。1% 利多卡因加 1‰肾上腺素溶液注射于下鼻甲行局部浸润麻醉。

（五）手术步骤

1. 应用 4mm 0°鼻内镜　如婴儿鼻腔太窄，可以选用 2.7mm 鼻内镜。仔细识别和判断后鼻孔闭锁的位置和范围。闭锁隔（板）的外侧界是中、下鼻甲，内侧界是鼻中隔，上界为蝶窦，下界为鼻腔底。

2. 应用镰状刀在闭锁板前面做一个十字或工字形黏骨膜切口，用小剥离子仔细剥离黏骨膜，将黏骨膜瓣向周围翻转，充分显露黏骨膜后方的闭锁骨板。

3. 若为膜性闭锁，可直接将闭锁板打开。

4. 在闭锁的骨板上常有一小孔，可以用小吸引器头，电钻或其他合适的器械扩大这一骨孔。如找不到闭锁板上的骨孔，可以在闭锁骨板的内下部钻一骨孔，此处骨质较薄也最安全。

5. 将骨孔向外侧扩大至腭骨垂直板和翼内板，向下达腭骨水平板，向内达鼻中隔，向上至蝶窦。扩大闭锁板的骨孔时，注意不要损伤鼻咽侧壁的黏骨膜、咽鼓管、颅底、蝶腭神经、血管束及蝶窦等重要结构。

6. 用黏骨膜瓣覆盖裸露的骨质。放入柔软，合适的聚乙烯扩张管。扩张管的后端要超过新形成的后鼻孔，将扩张管的前端缝合固定于鼻小柱上。

7. 电凝或射频充分止血，酌情填塞鼻腔，结束手术。

（六）术后处理

1. 应用足量有效的抗生素 1 周，预防感染。

2. 对婴幼儿，应严密观察，加强护理：如给氧、吸痰、除痂等。

3. 术后早期，对留置于新生儿鼻中的扩张管，须予以特别重视：保持通畅，严防脱落，以保障有效的“用鼻”呼吸。床边宜预备同型号的硅胶扩张管，以防管腔堵塞或扩张管脱落发生窒息。

4. 术后 48 小时抽出填的凡士林纱条，每日精心换药。

5. 局部治疗　可给予 1% ~3% 链霉素液滴鼻、应用润滑油，雾化吸入疗法，防止鼻腔干燥。

6. 6 ~8 周后拔除扩张管。

七、鼻内镜下腺样体切除术

腺样体位于鼻咽顶后壁中线处，在正常生理情况下，6 ~7 岁发育至最大，青春期后逐渐萎缩，在成人则基本消失。若腺样体增生肥大，且引起相应症状者，称腺样体肥大（adenoid hypertrophy），为一病理现象。本病最多见于儿童，且常合并有慢性扁桃体炎。一经确诊，应尽早施行腺样体切除术，以使症状能得到改善，营养及发育状况尽快趋于正常。本病预后良好，但已出现“腺样体面容”和胸廓畸形者，则难以恢复到正常水平。

腺样体切除术（adenoidectomy）常与腭扁桃体切除术同时施行，亦可以单独切除腺样体。以往常用手术方法为腺样体切除器切除法及腺样体刮匙刮除法。近年来鼻内镜下腺样体切除法（endoscopic adenoidectomy）已逐渐在推广应用。

（一）适应证

1. 腺样体肥大引起张口呼吸、打鼾或有闭塞性鼻音者。

2. 腺样体肥大可堵塞咽鼓管咽口，引起分泌性中耳炎出现听力下降者；或导致化脓性中耳炎反复发作，久治不愈者。

3. 已形成“腺样体面容”，并有消瘦、发育障碍者。

4. 腺样体肥大伴鼻腔、鼻窦炎症反复发作，或上呼吸道感染频发者。

5. 经多次局麻下刮除术仍有残留体引发症状者。

（二）禁忌证

与扁桃体切除术基本相同。有腭裂畸形者，因术后可能出现开放性鼻音，也是禁忌证之列。

（三）术前检查

同扁桃体切除术。

（四）鼻内镜下腺样体切除术的优点

其优点：①直视下操作，准确切除腺样体组织，避免损伤咽鼓管圆枕，减少术后引起咽鼓管功能不全的危害；②在直视下使用低温等离子或激光止血彻底，术后基本无出血；③直视下操作，可避免由刮匙使用不当所致咽壁损伤及软腭轻瘫；④鼻内镜下腺样体切除使用电动切割吸引器、等离子消融术等，可避免使用刮匙时切除的腺样体坠入喉入口或气管内，引起窒息的危险。

（五）体位与麻醉

仰卧位。常用鼻咽黏膜表面麻醉：成人一般采用局麻，儿童可采用全麻。

（六）手术方法

1. 经鼻鼻内镜引导下鼻腔腺样体刮除术 ①首先用1%～2%丁卡因加1‰肾上腺素脱脂细纱条收缩鼻甲及黏膜表面麻醉；②1%利多卡因加1‰肾上腺素溶液注射于腺样体基底部，行局部浸润麻醉；③对于有鼻中隔偏曲者，可以先行鼻中隔成形术；④将25°或30°鼻内镜经鼻腔插入鼻咽部，观察咽鼓管开口及腺样体肥大的情况；⑤应用直钳经鼻腔切除部分肥大的腺样体送病检。⑥术中可采用Hummer刀或等离子消融术等切除腺样体并用等离子、射频或激光止血。

2. 经口鼻内镜引导下腺样体刮除术 对于儿童鼻中隔偏曲不适合行鼻中隔矫正术者或鼻腔狭窄者宜采用此法。①口腔置入Davis开口器暴露口咽部，如合并扁桃体肥大，先行扁桃体摘除术；②用两根导尿管分别由左右鼻腔插入并由口腔牵出，与留于前鼻孔之外的一端系在一起，将两端用钳夹固定，软腭即被向上牵拉，充分暴露鼻咽部；③连接70°鼻内镜与光源和显示系统后，置入口腔，通过调整鼻内镜的位置和角度，视野由前向后、由下而上对准鼻咽部，使肥大的腺样体和鼻咽部结构显示在监视器上；④选择大小适当的腺样体刮匙，直视下套于腺样体基部，按常规方法刮除，也可采用全自动电动切割器或等离子消融术等切除腺样体，并用等离子、射频或激光止血；⑤鼻咽顶部、咽隐窝处及靠近咽鼓管圆枕或咽侧索处残留的淋巴组织，用刮匙难以刮除干净且容易损伤正常结构，尤其是由后鼻孔突入鼻腔的部分，最好在直视下采用鼻腔电动切割吸引器或等离子消融术等切除之。

3. 经鼻鼻内镜下经口腺样体刮除术 方法同上，经鼻腔插入鼻内镜，在鼻内镜引导下经口切除腺样体。

（七）术后处理

1. 用0.5%～1%麻黄碱滴鼻剂滴鼻，每日3～4次，持续2～3天。

2. 酌情全身应用抗生素3～5天。

3. 酌情行咽鼓管吹张术。

八、鼻内镜下鼻咽部手术

鼻咽部在常规检查中不易看清，鼻内镜技术的发展为这个深在、隐蔽不易窥视的部位的检查与治疗开辟了一条新路。

（一）适应证

适应证有：①咽囊炎；②鼻咽部良性肿瘤（青少年鼻咽血管纤维瘤，多形性腺瘤）；③巨大上颌窦后鼻孔息肉；④鼻咽部活检；特别是间接鼻咽镜活检为阴性，而临床又高度怀疑为恶性肿瘤，须再次取活检的患者；⑤处理腺样体切除术后出血；⑥咽鼓管咽口手术。

（二）体位与麻醉

仰卧位，常规消毒铺巾。常用1%～2%丁卡因行口咽鼻咽黏膜表面麻醉；成人一般采用局麻，儿童可采用经口腔气管插管，全身麻醉。

（三）手术方法

其步骤：①口腔置入Davis开口器暴露口咽部，如合并扁桃体肥大，先行扁桃体摘除术；②用两根导尿管分别由左右鼻腔插入并由口腔牵出，与留于前鼻孔之外的一端系在一起，将两端钳夹固定，软腭随被向上牵拉，充分暴露鼻咽部；③连接70°鼻内镜与光源和显示系统后，置入口腔，通过调整鼻内镜的位置和角度，在监视器上显示鼻咽部结构；④手术可以用双手操作。轻轻转动70°内境，可以清楚地看到整个鼻咽部各结构；⑤对于鼻咽部良性肿瘤、息肉等，可以在直视下应用45°或90°鼻内镜，用筛窦咬钳切除或采用鼻腔电动切割吸引器或等离子消融术等切除。若疑为恶性肿瘤，可钳取1～2块可以组织送病检，若有出血可以在直视下采用射频、低温等离子或激光止血。

（四）术后处理

包括：①卧床休息，用0.5%～1%麻黄碱滴鼻剂滴鼻每日3～4次，持续2～3天；②酌情全身应用抗生素3～5天；③根据具体情况，定期复查。

第三节 鼻窦手术

一、鼻内镜下上颌窦手术

据Messerklinger等研究，上颌窦黏膜的纤毛运动方向朝向自然开口，经中鼻道做上颌窦自然开口扩大术符合上颌窦黏膜纤毛的生理特点，有利于窦内分泌物引流。上颌窦的通气和引流功能恢复后，保留的窦内炎性黏膜可以发生可逆性转变，逐渐恢复正常的纤毛清理和腺体分泌功能。中鼻道上颌窦造口术优于下鼻道上颌窦开窗术，目前鼻内镜下上颌窦手术（endoscopic maxillary sinus surgery）是治疗慢性上颌窦炎的首选方法。

（一）适应证

1. 上颌窦异物（例如子弹）。

2. 上颌窦息肉、真菌团块。

3. 上颌窦化脓性炎症、真菌性上颌窦炎。

4. 上颌窦黏膜囊肿、黏液囊肿。

5. 上颌窦内异位牙齿。

6. 上颌窦恶性肿瘤可疑者的探查或活检等。

（二）术前准备

同鼻内镜下鼻息肉切除术。

（三）体位与麻醉

仰卧位，头部略垫高，常规消毒铺巾，采用局麻或全麻。局麻采用1%利多卡因10ml加1‰肾上腺素3滴做翼腭窝浸润麻醉、眶下神经阻滞麻醉、1%丁卡因加1‰肾上腺素长纱条填塞于同侧下鼻道和总鼻道内作表面麻醉。

（四）手术步骤

1. 在4mm 0°鼻内镜下，用镰状刀切除钩突（见图2-10-8及图2-10-9）　此时应完整切除钩突的后下部，否则会给寻找和扩大上颌窦自然开口带来困难，而且容易造成术后窦口引流不畅或闭塞。

2. 切除钩突后，在30°或70°鼻内镜下寻找上颌窦自然开口，上颌窦自然开口位于筛漏斗的中、后部，可以用弯吸引器头在下鼻甲上方按压、探查，若有脓性分泌物或气泡溢出，有助于识别上颌窦自然开口。先行上颌窦自然开口扩大术，以上颌窦开口为标志，不容易损伤眼眶。

3. 找到上颌窦开口后，用不同角度的咬钳，黏膜钳和反张咬钳（或不同方向的全自动电动切割器）向前下方向或向后扩大，至前后径10～20mm，上下径8～10mm（也有人认为应扩大至2.0cm×1.5cm）；不要环形扩大上颌窦自然开口，以免术后窦口瘢痕狭窄。

4. 既往有手术史者，局部结构紊乱。上颌窦自然开口不易辨认。可以经下鼻道穿刺上颌窦注入冲洗液，同时在鼻内镜下观察冲洗液或脓性分泌物从鼻腔外侧壁流出的部位，来确定上颌窦开口，也是一种准确可靠的方法。

（五）术后处理

主要术后处理：①术后采用半卧位，进半流质饮食；②术后用抗生素1周，术后第2天复查，抽出鼻腔内部分纱条；③术后1个月内每15天在鼻内镜下复查一次，清理术腔结痂及分泌物，处理上颌窦开口处的水肿黏膜，若有窦口闭塞，应予扩开；④酌情全身或局部使用糖皮质激素。⑤术后1个月后每月复查一次，共随访1年。

（六）并发症

主要并发症：①鼻出血、眼睑淤血、青紫；②纸样板损伤、眼眶蜂窝织炎、眼眶血肿、视神经损伤、内直肌损伤和鼻泪管损伤；③脑膜损伤、脑膜炎、皮下气肿和皮下感染；④上颌窦积脓和鼻腔粘连。

二、鼻内镜下上颌窦后鼻孔息肉切除术

1906年Killian首先发现后鼻孔息肉和上颌窦的关系。所谓上颌窦后鼻孔息肉（antrochoanal polyp，ACP）也称Killian polyp，即起源于上颌窦，从自然开口脱出到中鼻道、后鼻孔甚至脱垂到鼻咽部的息肉。ACP占全部鼻息肉的4%～6%，在儿童患者中发病率更高。传统治疗方法是经鼻腔或口腔简单撕脱息肉，但复发率较高，采用柯-陆氏手术，虽能较彻底清除上颌窦内病变，但损伤较大，不适于儿童患者。目前，由于鼻内镜技术的成熟，鼻内镜下上颌窦后鼻孔息肉切除术（endoscopic transnasal antrochoanal polypectomy）已成为ACP的首选术式。

（一）术前准备

1. 同鼻内镜下鼻息肉切除术。

2. 鼻窦轴位及冠状位CT扫描，观察患侧鼻窦情况。

（二）体位与麻醉

仰卧位，常规消毒铺巾。局麻：1%～2%丁卡因加1‰肾上腺素脱脂棉纱条收缩、麻醉鼻腔黏膜。1%利多卡因加1‰肾上腺素溶液注射于鼻丘及钩突前方黏膜下行局部浸润麻醉。儿童可用全麻。

（三）手术步骤

1. 在4mm 0°鼻内镜下，用镰状刀切除钩突尾端。去除钩突尾端后，常可见到上颌窦自然开口宽大（因息肉压迫所致）。

2. 应用剪刀剪断息肉的蒂部，用筛窦咬钳将息肉的鼻腔部分从鼻腔取出（图2-10-19）。若息肉巨大，也可以从口腔取出。

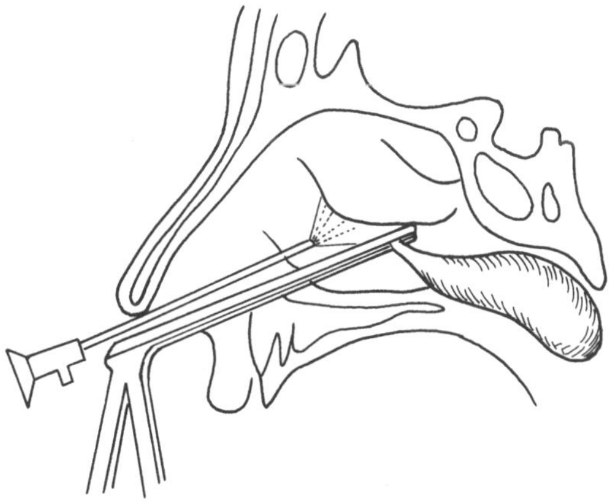

图2-10-19　用筛窦咬钳将鼻腔部分的息肉取出

3. 应用带角度的咬钳切除息肉的窦内部分，应用反张咬钳扩大上颌窦自然开口。若上颌窦自然开口有副口，应当将上颌窦自然开口与副口连通。

4. 在30°和70°鼻内镜下，用吸引器吸除上颌窦内潴留的分泌物，或用各种角度的切割器清理上颌窦内残留的息肉、增厚的黏膜和（或）囊肿。

5. 妥善止血，酌情选用明胶海绵、藻酸钙海绵、可吸收止血纱布或凡士林纱条轻轻填塞鼻腔。

（四）术后处理

同鼻内镜上颌窦手术。

三、鼻内镜下额窦切开术

额窦手术有鼻内和鼻外两种方法。鼻外途径的额窦手术和骨成形瓣额窦闭塞术是慢性额窦炎的传统治疗方法，鼻外手术因颜面部切口造成面部瘢痕，影响美观。传统的鼻内手术非直视下手术，术野小、难度大，难以彻底消除病变，而且常因鼻额管瘢痕狭窄而导致病变复发。自80年代以来由于鼻内镜的广泛应用，经鼻内途径治疗额窦炎的报道渐多，因具有直视下操作，避免皮肤切口等优点，受到普遍青睐。鼻内镜下额窦切开术（endoscopic frontal sinusotomy）手术创伤小，而且可以避免传统手术的弊病，是额窦手术的较佳选择。

（一）适应证

1. 额窦黏液囊肿、骨瘤或异物。

2. 慢性额窦炎，额鼻管阻塞，有经常性剧烈头痛，症状持续6个月以上经保守治疗无效。

3. 额骨骨髓炎。

4. 慢性额窦炎，经常反复急性发作，保守治疗无效者。

5. 真菌性额窦炎。

（二）术前准备

1. 鼻腔内镜检查　注意有无鼻息肉、鼻中隔偏曲等。

2. CT扫描　采用冠状位和轴位扫描，可显示额窦大小及范围、前后骨壁情况和窦腔内黏膜有无增厚。

3. 通过以上检查初步判断额窦病变的性质。

（三）体位与麻醉

仰卧位，常规消毒铺巾。局麻：1%～2%丁卡因加1‰肾上腺素脱脂棉纱条收缩、麻醉鼻腔黏膜。1%利多卡因加1‰肾上腺素溶液注射于鼻丘及钩突前方黏膜下行局部浸润麻醉。儿童可用全麻。

（四）手术步骤

1. 在4mm 0°鼻内镜直视下，行中鼻甲附着处前、上部的鼻腔外侧壁以及中鼻甲黏膜下注射1%利多卡因加1‰肾上腺素溶液行局部浸润麻醉。

2. 在4mm 0°鼻内镜下，用镰状刀切开钩突黏膜，要完整分离，切除钩突上端，以充分暴露额隐窝。

3. 咬开筛泡，开放前组筛窦，显露筛顶和筛前动脉。应用咬骨钳，向上、向外咬除鼻丘气房和部分中鼻甲前上端附着处。正确辨认前筛顶是额窦切开术的重要步骤。以前筛顶作为解剖标志，可以保证手术的安全性。去除鼻丘扩大额隐窝的手术入路时，应注意不要损伤泪囊。

4. 通过以上步骤可以清楚显示额隐窝和额窦开口处的情况，用带角度的咬钳，明视下清理额隐窝和额窦开口周围的病变组织。

5. 若额窦开口不明显，可以用3～4mm弯吸引导管轻轻探查。找到额窦开口后判断开口的通畅程度。如额隐窝内有多个开口，额窦开口通常位于最内侧。

6. 开放额窦开口的直径一般要保证4～6mm，如果额窦开口狭窄（直径小于2mm），可以用小刮匙细心清理额窦前方的骨质。向前扩大额窦开口一般不会造成颅脑损伤。不要环形搔刮额窦开口的黏膜，以免术后再度形成瘢痕狭窄。

7. 本术式的重点是清除阻塞的气房，尤其在一些鼻丘气房、终末气房和筛泡气房过度发育阻塞额隐窝时，这些气房被开放后容易误认为额窦已开放。一些残留的薄骨片紧紧与额隐窝相贴，术中需要仔细剥离，因此，Stammberger将此术形象的喻为“剥蛋壳手术（uncapping the egg）”。

8. 扩大额窦开口后，经额窦开口置入4mm引流扩张管。

9. 将扩张管的末端缝合固定在鼻腔外侧壁或鼻中隔。若无出血，可以不行鼻腔填塞。

（五）术后处理

主要有：①术后全身应用抗生素；②清理术腔，术后每周2次，至少清理2周；③额窦引流扩张管保留1～3个月；④给与鼻腔减充血剂及激素鼻喷剂；⑤术后15天行鼻内镜复查，如果额窦开口良好，可1个月后再来复诊，以后每月复诊1次，随访1年。

（六）并发症

主要并发症：①额窦开口瘢痕狭窄、闭塞，额窦炎复发；②颅底损伤、脑脊液鼻漏；③眼睑瘀斑；④中鼻甲与鼻腔外侧壁粘连；⑤损伤筛前动脉引起眶内血肿，重则可能导致失明。

四、鼻内镜下经鼻额窦底切除术（改良的Lothrop手术）

1914年Lothrop曾采用鼻内外联合进路，经眉弓做Lynch切口，切除额窦底内侧，去除额窦间隔和鼻中隔上部，然后经鼻行单侧或双侧前筛窦切除，手术后形成大而永久性额鼻通道，使双侧额窦引流至共同的通道。当时，由于设备条件所限，术中无法清楚地看到鼻内结构而且术后常有眶软组织向内塌陷阻塞额窦引流通道，因此未被大多数医师所接受。直到20世纪80年代，鼻内镜外科技术的日趋成熟、高分辨率CT影像学检查技术在鼻科的广泛应用和先进磨钻技术的发展，Lothrop 手术才又受到人们的重视。Becker 和 Gross 等（1995）将传统的经鼻外径路切除额窦底术式改良为经鼻内镜下额窦底切除手术（modified endoscopic Lothrop procedure，MELP），该术式为解决额窦疾病提供了新的选择，并广泛用于复杂额窦疾病的手术治疗。

（一）鼻内镜下经鼻额窦底切除术的优点

其优点有：①无面部切口，不影响美容，不损害前额感觉；②保留窦前壁不发生软组织塌陷；③保留额鼻管后方黏膜并且额鼻通道口较大不易发生狭窄；④鼻内镜直视下操作、动作准确、损伤小、疼痛轻、额部和眼眶周围肿胀反应轻；⑤可以同时处理前组筛窦的病变；⑥建立了生理性鼻额通道；⑦术后鼻内镜检查方便，即使开口狭窄也能及时处理。

（二）适应证

主要适应证：①慢性额窦炎，经保守治疗、鼻外额窦进路手术或鼻内镜下额窦切开术后复发；②额窦黏液囊肿、额隐窝肿瘤或额窦囊肿、额隐窝或额窦广泛息肉；③外伤性额窦炎、额窦外伤性囊肿；④额窦骨折，累及额鼻引流；⑤鼻外进路难治性额窦炎（refractory chronic frontal sinusitis，RCFS）。

（三）术前准备

同鼻内镜下额窦切除术。

（四）体位与麻醉

同鼻内镜下额窦切除术。

（五）手术步骤

1. 常规经鼻清除一侧额隐窝气房后，开放额窦自然口。通常选择额隐窝正常一侧手术；双侧病变者，选择额隐窝较宽侧先行额窦开放手术。首先在鼻内镜下行侧筛窦切除术和额窦切开术。

2. 对于额窦自然开口不易确定的，可于眉弓内侧经刺入性微切口将微型环钻套管置入额窦，注入盐水和荧光素混合液有助于认清窦口。

3. 找到一侧额窦开口后，以额窦口后缘（额窦后壁）为安全界，向前切除对应之鼻中隔前上部分，形成前为鼻骨后面、后为额窦口后缘约 2.0cm×2.0cm 缺损区，便于手术器械从任一侧鼻腔均可到达对侧鼻腔外侧壁。鼻中隔上端颅底附着缘对应额窦底板，沿一侧已开放额窦内壁（额中隔）为标志，电钻磨除以鼻骨后面为前界、额窦口后缘为后界的鼻中隔上缘，即额窦底板。

4. 开放对侧额窦后，在鼻内镜直视下，应用切削钻充分切除鼻内额窦底。

5. 通过额窦底造口，切除或用电钻磨除额窦内全部骨隔。在鼻内镜下可以观察整个额窦，此时额窦的引流区比正常情况扩大了 7～10 倍。

6. 应用各种手术钳，如长颈钳或筛窦咬钳，在 25°或 70°鼻内镜下，可以经额窦底造口在直视下切除额窦内息肉或黏液囊肿。手术后鼻内额窦底开放至少 15mm×20mm，从而形成一个连通两侧额窦、鼻腔的共同开口，额窦后壁黏膜未触动，可以作为额窦开口再上皮化的来源。

7. 注意整个手术过程中手术器械要远离菲薄的额窦后板和筛前动脉操作，以避免不必要的损伤。

（六）术后处理

主要处理：①额窦内不需填塞或放置扩张管；酌情填塞鼻腔；②手术前后全身或局部使用类固醇激素；③手术前后全身应用抗生素；④手术后第 2 天抽出鼻腔内纱条，可以用生理盐水冲洗鼻腔，2～3 次/d；⑤手术后第 7 天，在鼻内镜下清理术腔，以后每 2 周清理一次，连续 1～2 个月。

（七）并发症

同鼻内镜下额窦切开术。

五、鼻内镜下筛窦切除术

筛骨迷路由多个小气房组成，变异较大，且位于各鼻窦的中心，与眼眶、颅前窝仅隔一薄骨板，紧密相邻，它体积不大而位置较深，因此施行筛窦手术有相当的困难和危险性。传统的筛窦切除手术的途径有鼻外、鼻内及经上颌窦三种，随着鼻内镜技术的成熟，鼻内镜下筛窦切除术（endoscopic ethmoidectomy）已为广大鼻科医师所接受。

筛窦切除术有以下几种方法：

1. 鼻外筛窦切除术（external ethmoidectomy） 1933 年 Ferris Smith 最早介绍，通过鼻内筛窦切除术不能彻底处理的筛窦病变或其并发症，均宜考虑施行鼻外筛窦切除术。目前则主要用来治疗鼻窦的良、恶性肿瘤。

2. 鼻内筛窦切除术（intranasal ethmoidectomy） 鼻内筛窦切除术，是经鼻腔刮除全部病变筛窦气房，以治疗慢性筛窦炎的常用手术。传统的鼻内筛窦切除术是用鼻镜窥视，额镜照明，难以清楚地观察深在的隐窝，手术并发症约在 1%～3% 左右，手术成功率约为 44%～83%。

3. 经上颌窦筛窦切除术　或称德利马手术（De Lima's operation），此术适用于处理多组鼻窦炎。优点是：经上颌窦明视下进行筛窦手术，较为安全；不切除中鼻甲，鼻腔的生理功能得以保存；损伤鼻腔内组织很少，故术中出血也少。

4. 鼻内镜下筛窦切除术（endoscopic ethmoidectomy） 近 20 年来随着鼻内镜技术的发展，将筛窦切除术推向了一个崭新的阶段。

（一）鼻内镜下筛窦切除术的优点及缺点

1. 其优点有　①通过应用各种角度的鼻内镜，基本上解决了观察问题；②可以在局麻下手术；③直视下手术，操作准确，损伤小；④无面部瘢痕；⑤术后随访检查简单。

2. 缺点有　①手术时鼻内镜容易受血液污染，使得鼻内镜及手术器械需反复进出鼻腔，容易造成鼻腔黏膜损伤和术后鼻腔粘连；②手术视野缺乏立体感、层次感。

（二）鼻内镜下筛窦切除术的适应证

1. 中鼻道、中鼻甲的多发性息肉，特别是鼻息肉切除术后屡发者。

2. 慢性筛窦炎症状明显，经保守治疗无效。

3. 对于某些原因不明的球后视神经炎、筛窦切除术后可望提高视力。

4. 用作额窦或蝶窦手术的前置手术。

5. 对多鼻窦炎，在行鼻内筛窦切除术的同时开放其他鼻窦的自然开口，效果较好。

6. 经筛窦鼻窦黏液囊肿减压引流术。

（三）鼻内镜下筛窦切除术的禁忌证

1. 鼻腔急性感染者。

2. CT 证实有纸样板，筛顶或筛板骨质缺损。

3. 一侧眼视力丧失的患者。

4. 全身患较严重疾病，如高血压、心肺功能不全者或出血性疾病。

（四）体位与麻醉

仰卧位，头部垫高并略右转，常规消毒铺巾。其余同鼻内镜下额窦切除术。

（五）手术步骤

1. 在4mm 0°鼻内镜下，用镰状刀切开钩突黏膜，用小剥离子或镰状刀分离钩突黏膜及其骨质，进入筛漏斗，将充分游离的钩突切除。切除钩突后，可以看到占据中鼻道前端的呈半圆形的筛泡，其上部稍窄，可见到一引流开口，下部稍宽大。

2. 筛泡的前壁较薄，用剥离子或吸引器轻压即可进入，也可用锐利直钳直接开放。少数病例筛泡骨质增厚，可使用骨凿或电钻开放。开放筛泡时，第一钳应在筛泡的内、下部，靠近中鼻甲侧，以免不慎损伤纸样板（如果患者合并有上颌窦病变可先行中鼻道上颌窦自然开口开放术。可为开放筛窦手术提供参考标志）。

3. 清理前组筛窦后，可以显露筛窦顶、额突、中鼻甲基板、纸样板和额隐窝。

4. 应用直筛窦咬钳，在0°鼻内镜下，在中鼻甲基板垂直板与水平板交角处靠近中鼻甲的位置咬开中鼻甲基板进入后组筛窦（有时中鼻甲基板的中央有明显引流通道，可直接由此进入后组筛窦），术中要保留中鼻甲基板的水平部，以避免术后中鼻甲移位。

5. 用直钳或切割器细心清理前、后组筛窦气房的病变黏膜和菲薄的骨隔，直达蝶窦前壁，在打开最后筛房时，可见到蝶窦前壁与眶尖纸样板形成的夹角，此处常可见到稍隆起的坚硬骨质，即视神经隆突，也即视神经眶口的内侧缘。由于隆突骨质较厚一般不会损伤，但应注意 Onodi 气房，鼻内镜手术的视神经损伤多源于此。另外手术应尽量保留正常黏膜。筛窦手术完成后，整个筛窦就成为一个空腔：上界为筛窦顶和额窦开口，外界为筛骨纸样板，内界为中鼻甲外侧面，下界为下鼻甲上缘。

（六）并发症

1. 手术中损伤纸样板，可以引起眼睑瘀斑，若有内直肌损伤，可以造成永久性复视，严重者还可以形成眼眶血肿。

2. 颅底损伤，脑脊液鼻漏。

3. 手术中损伤筛前动脉可以引起比较剧烈的出血。筛前动脉的近心端缩回眼眶，可以引起眶内血肿，重则可能导致失明。

4. 损伤鼻泪管及泪囊。

5. 中鼻甲与鼻腔外侧壁粘连。

6. 气化良好的后组筛窦和蝶窦外侧壁与视神经关系密切，手术时切勿损伤，以免造成失明等严重并发症。

（七）术后处理

主要为：①酌情填塞鼻腔；②手术前后全身或局部使用类固醇激素；③手术前后全身应用抗生素；④手术后第 2 天抽出鼻腔内纱条，可以用生理盐水冲洗鼻腔，2~3 次/d；⑤手术后第 20 天，在鼻内镜下清理术腔，以后每 2 周清理一次，连续 3~6 个月。

六、鼻内镜下蝶窦切开术

因位于颅底的蝶窦解剖部位深在，以及蝶窦周围非常重要的毗邻关系，蝶窦疾病又缺乏典型症状，容易误诊或漏诊，以往对于蝶窦疾病的诊断及治疗十分棘手。近年来，由于 CT、MRI 以及鼻内镜在临床上的广泛应用，特别是影像导航系统的临床应用，使鼻内镜下蝶窦切开术（endoscopic sphenoidotomy）日趋成熟。

蝶窦手术有以下几种进路：①经鼻腔直达蝶窦前壁；②经鼻中隔进路；③经鼻外筛进路；④经上颌窦进路；⑤经上鼻甲进路；⑥经中鼻甲进路；⑦经鼻内筛窦进路。

（一）鼻内镜下蝶窦切开术的优点

主要优点：①手术进路直接，安全，损伤小；②视野清晰，出血少；③深部照明好，操作准确，成功率高；④避免了颜面切口；⑤术后随访检查方便。

（二）适应证

适应证：①孤立性蝶窦炎；②蝶窦黏液囊肿；③蝶窦真菌病；④蝶窦异物；⑤垂体瘤手术的前置手术。

（三）术前准备

术前准备包括：①术前详细检查鼻腔，有炎症者，可用1% ~3%链霉素滴鼻，对于伴有变应性病因的患者，手术前可以给予类固醇药物治疗；若有鼻窦感染手术前1周应给予抗生素治疗；②术前1天剪除鼻毛，清洁鼻腔等；③鼻部冠状位CT和水平位CT扫描，了解有无鼻腔解剖变异、鼻息肉的范围、各鼻窦有无病变及判断蝶窦病变性质和程度；④术前半小时口服苯巴比妥0.06g，以加强镇静剂的作用和解除表面麻醉药的中毒作用；⑤为了减少手术中出血，可酌情在手术前半小时肌注止血药。

（四）体位与麻醉

同鼻内镜下鼻息肉切除术。

（五）手术步骤

鼻内镜下蝶窦切开术有以下三种进路：

1. 经上鼻甲进路　①应用剥离子将中鼻甲向外侧骨折移位，将4mm 0°鼻内镜从中鼻甲内侧和鼻中隔之间插入，寻找蝶窦开口。蝶窦开口常位于上鼻甲与鼻中隔之间的蝶筛隐窝内；②为了充分显露蝶窦开口，可以将上鼻甲全部或部分切除。为减少出血可先在预剪切部位进行射频烧灼；③用筛窦钳将已切开的上鼻甲切除。切除上鼻甲时应当向下用力，且勿左右摇动，将上鼻甲从附着处离断、取出；④蝶窦开口通常位于上鼻甲残端与鼻中隔之间的狭窄间隙内。应用小刮匙或小吸引管经蝶窦开口探入蝶窦后，使用微型鼻内镜电钻或Kerrison咬骨钳，从蝶窦开口向下、向上咬除蝶窦前壁。向下达蝶窦底，向上至蝶筛板交界处。注意辨认视神经管、Onodi气房和颈内动脉，注意操作不要向外以免损伤视神经、颈内动脉等。用0°和30°鼻内镜依次观察外侧壁下方的颈内动脉压迹，呈淡蓝色；外侧壁上方的视神经压迹和顶壁。蝶窦顶壁实为蝶鞍底壁。注意有无骨质破坏及脑脊液鼻漏。只要在上鼻甲残端内侧操作，则损伤视神经和颈内动脉的危险极小；⑤应用小刮匙、蝶窦咬骨钳或微型鼻内镜电钻扩大蝶窦前壁至5 ~10mm，以减少再度闭塞的可能性。

2. 经中鼻甲进路　①在4mm 0°鼻内镜下用剥离子将中鼻甲向鼻中隔方向骨折移位，用鼻内镜剪刀切除中鼻甲的后上1/2。如鼻腔比较宽大，也可以不切除中鼻甲。第一剪在中鼻甲的前上部，第二剪在中鼻甲的后下部，用直筛窦咬钳将切除的中鼻甲取出；②准确定位蝶窦前壁是手术的关键，一般有两种定位方法：一是在中鼻甲后上方有时可见蝶窦自然开口；二是在鼻后孔上缘1.0 ~1.5cm处即蝶窦前壁；③用吸引管或小刮匙在内侧，靠近鼻中隔的部位进入蝶窦（此处通常是蝶窦开口的位置）；④将蝶鞍前壁向下、向内扩大。向上扩大时应格外小心，以免打开蝶窦顶壁，并发脑脊液漏。蝶窦外侧壁有视神经和颈内动脉等重要结构，因此，向外侧扩大时，应注意不要损伤视神经和颈内动脉；⑤若为蝶窦炎、充分开放蝶窦前壁即可，不必摘除窦内黏膜；若为黏液囊肿，开放蝶窦前壁和囊肿壁，充分引流囊肿即可，不必摘除所有囊肿壁。蝶窦的前壁开放之后可以将鼻内镜插入蝶窦，观察窦内情况；⑥妥善止血，酌情填塞鼻腔。

3. 经筛窦进路　如患者合并有筛窦病变，首先在鼻内镜下完成筛窦切除术。辨认蝶筛角（sphenoethmoid angle），即后组筛窦顶与蝶窦前面呈90°相交的部位，蝶窦前壁通常呈淡蓝色，提示在骨壁后面有一个含气间隙。后组筛窦顶的内面有硬脑膜，通常呈淡黄色或白色。虽然可以在靠近鼻中隔的部位向内、下方向打开蝶窦前壁，但是，为了安全起见，最好先找到蝶窦自然开口，再予扩大。对于新手或仅有蝶窦病变的患者，最好采用经上、中鼻甲寻找蝶窦开口行蝶窦切开术。以减少手术损伤和手术风险。

将蝶窦前壁扩大到足够大之后，分别插入0°或30°鼻内镜，辨认蝶窦外侧壁的视神经管和颈内动脉隆起，以免损伤。通常，将蝶窦前壁开口扩大到5 ~10mm，可以保证蝶窦长期通气、引流。

（六）术后处理

术后处理要点：①手术后1 ~2天抽出鼻部填塞物，用吸引器清理术腔分泌物或凝血块；②3 ~4天后再清理一次，此后术后10天在鼻内镜下清理一次术腔；③术后1个月左右再次行鼻内镜检查，一般术腔均已完全上皮化；④手术随访十分重要。任何残存的病变黏膜，炎性腐骨，新生的息肉样组织和粘连均应及时处理。若发现蝶窦造口缩小，应及时予以扩大；⑤手术后应用抗生素，有助于推迟或防止息肉复发。

七、鼻窦真菌病的鼻内镜手术

随着抗生素及激素在临床的广泛应用，细菌学、血清学、组织病理学和放射学的技术发展，使得对真菌感染的认识不断提高，真菌性鼻窦炎的报道逐年增多。鼻腔、鼻窦真菌病中以曲霉菌感染最为多见。发病因素：①局部因素：各种原因所致的鼻腔、鼻窦通气引流受阻，如慢性鼻炎，鼻息肉，鼻中隔偏曲，钩突肥大等；②全身因素：与长期应用广谱抗生素、抗肿瘤药物及激素类药物；全身免疫功能低下（如糖尿病，恶性肿瘤、年老、血液病、放疗、化疗后、）有关。既往对鼻窦曲霉菌病多采用上颌窦根治术（Caldwell-Luc手术）和鼻外筛蝶窦手术。鼻内镜手术为鼻部真菌病的治疗开辟了一条新路。

（一）术前检查

包括：①鼻窦真菌病的主要症状有血涕或鼻出血，鼻塞伴流脓涕，其次还有头痛，面部胀痛等；②鼻窦冠状位及轴位CT扫描：可以显示鼻窦的病变范围，以钙化斑或钙化点为典型影像学表现，部分病例病变为鼻窦内全部或大部分区域密度不均匀的不透光影；③病理检查可以见到真菌菌丝和孢子柄；④一般抗生素治疗无效。

（二）体位与麻醉

仰卧位，常规消毒包头铺巾。根据患者具体情况酌情采用局麻或全麻。

（三）手术步骤

鼻窦真菌病可见于上颌窦，筛窦，蝶窦和额窦，应根据患者的具体情况采用不同的手术方法。

1. 上颌窦真菌病

（1）采用鼻内镜下中鼻道上颌窦造口术方法（参见本节鼻内镜下上颌窦手术）。

（2）对结石样团块较多，干酪样物黏稠不易清理时，可在鼻内镜下行中鼻道上颌窦自然开口扩大术。清理上颌窦自然开口处黏膜息肉、肥厚或瘢痕组织；若窦内病变严重，也可以在下鼻道开窗，以利术后冲洗窦腔。在30°或70°鼻内镜下彻底清理病灶，对窦内可逆性黏膜应予保留。

2. 蝶窦真菌病

（1）采用鼻内镜下经鼻腔进路蝶窦切开术方法（参见本节鼻内镜下经鼻腔进路蝶窦切开术）。

（2）如筛窦也有病变，可以采用鼻内镜下筛、蝶切开术进路（参见本节鼻内镜下经筛窦进路蝶窦切开术）。进入蝶窦后清除真菌团块及病变，保留蝶窦黏膜。

3. 筛窦真菌病　单纯筛窦真菌病少见，或为筛窦、上颌窦真菌病，或为筛窦、蝶窦真菌病。对于筛窦、上颌窦真菌病可以在鼻内镜下切除筛窦，同时行中鼻道上颌窦开窗彻底清除病变组织；对于筛窦、蝶窦真菌病可以在鼻内镜下行筛窦、蝶窦切除术，清理病变组织。

（四）术后处理

包括：①定期清理术腔，及时清除新生的肉芽组织，保持开放的窦腔；若有粘连应予分离；②定期用抗真菌药物冲洗术腔。

八、鼻腔及鼻窦内翻性乳头状瘤的鼻内镜手术

鼻内翻性乳头状瘤是鼻腔、鼻窦最常见的良性肿瘤之一。内翻性乳头状瘤属良性肿瘤，但其特殊的生物学特性使其具有与一般良性肿瘤不同的鲜明特点。它具有破坏性生长方式，高复发性，极易恶变，有5%～15%的恶变率。内翻性乳头状瘤的好发部位：鼻窦以上颌窦和筛窦最为常见，鼻腔多发生在鼻腔外侧壁及鼻中隔。传统手术方式分别为Caldwell-Luc手术、鼻内径路肿瘤切除术和鼻侧切开术。手术切除后易复发，复发率在10%～71%。手术后肿瘤复发与手术技术及肿瘤生物学行为有关。因此临床上常以恶性肿瘤对待，虽有报告认为肿瘤有多种生长的特性，但复发的主要原因是手术后残留。因而彻底切除肿瘤是预防复发的主要方法。近年来国内外相继采用在鼻内镜下经鼻腔及鼻窦行内翻性乳头状瘤切除术。

（一）适应证

包括：①局限性鼻腔、筛窦和上颌窦内侧壁内翻性乳头状瘤早期病变；②肿瘤组织尚未波及上颌窦外壁、下壁甚至前壁；③无内翻性乳头状瘤恶变证据；④经传统手术后局限性复发的肿瘤。

（二）禁忌证

下列情况属禁忌证：①内翻性乳头状瘤恶变；②肿瘤组织波及上颌窦外壁、下壁甚至前壁；③鼻内翻性乳头状瘤突破骨板突入眼眶或颅内。

（三）体位与麻醉

同鼻窦真菌病的鼻内镜手术。

（四）手术步骤

手术彻底切除是治疗鼻内翻性乳头状瘤的最主要手段。鼻内镜下鼻内翻性乳头状瘤切除术范围及手术方式多以术前影像学评估的病变范围及术中所见肿瘤范围来制定。手术中明确肿瘤的基底部至关重要，这是能否完全切除肿瘤组织的关键。手术术式可分为小范围肿瘤切除（局限的鼻腔、鼻中隔及单侧单窦乳头状瘤）、蝶筛全切除术、上颌窦（扩大）内壁切除术、改良的Lothrop手术及鼻外进路与鼻内镜下联合进路手术等。

1. 对于侵及上颌窦内壁和上颌窦内肿瘤，可以采用以下两种手术方法

（1）鼻内镜下内侧上颌骨切除术（ednoscopic medial maxillectomy）：在4mm 0°鼻内镜下切除钩突，充分扩大上颌窦自然开口，向上扩大至筛泡，向下至下鼻甲，向后至上颌窦后壁，向前至泪骨。切除下鼻甲后部2/3，应用电钻或咬骨钳切除下鼻道外侧壁至鼻腔底。如鼻泪管未受累应注意保护鼻泪管，如鼻泪管已经受累，还应将肿瘤从鼻泪管切除，并向前扩大手术范围。

（2）鼻内镜下柯-陆手术：采用常规上颌窦根治术的唇龈沟切口，在尖齿窝处凿开一骨窗，在鼻内镜下清理病灶，对窦内可逆性病变的黏膜应予保留。然后在鼻内镜下行中鼻道上颌窦自然开口扩大术。清理上颌窦自然开口处病变组织；若窦内病变严重，也可以在下鼻道开窗，以利术后冲洗窦腔。

2. 对于侵及蝶窦内的肿瘤，可依据肿瘤的范围做蝶窦开放术（见本节蝶窦开放术）。对于侵及蝶窦外壁及后筛外壁部分的鼻内翻性乳头状瘤组织，清理时要万分小心，以避免严重并发症的发生。

3. 对于侵及筛窦的乳头状瘤可行全筛窦切除术。

4. 对于侵及额窦的乳头状瘤可行改良的 Lothrop 手术。

5. 鼻内翻性乳头状瘤波及上颌窦外壁、下壁甚至前壁或突破骨板突入眼眶或颅内时，单纯鼻内镜进路难以去除所有病变组织，常常需要采用鼻内镜与鼻外联合进路进行肿瘤切除。

（五）术后处理

1. 手术后 1～2 天抽出鼻部填塞物，用吸引器清理术腔分泌物或凝血块。

2. 3～4 天后再清理一次。术后 10 天在鼻内镜下清理一次术腔。

3. 术后 1 个月左右再次行鼻内镜检查，一般术腔均已完全上皮化。

4. 术后随访十分重要。任何残存的病变黏膜，炎性腐骨，新生的息肉样组织和粘连均应及时处理。

5. 术后应用抗生素。

6. 终生在鼻内镜下随访，每 3～6 个月随访一次，观察有无复发；若有复发，应行根治性手术。

九、鼻内镜下青春期鼻咽血管纤维瘤手术

鼻咽血管纤维瘤（nasopharyngeal angiofibroma）是鼻咽部常见良性肿瘤，由致密结缔组织、大量弹性纤维和血管组成。好发于 10～25 岁青年男性，从病理特点看应属于良性肿瘤，但肿瘤血管丰富且管壁薄无弹性，这种血管受损后极易出血，可以发生危及生命的大出血。肿瘤常向邻近组织扩张生长，通过裂孔侵入鼻腔、鼻窦、眼眶、翼腭窝及颅内，手术容易残留肿瘤组织并复发，临床表现较险恶。

动脉栓塞后手术切除是最常用和最有效的治疗方法。手术进路包括：①经腭进路：目前应用最为广泛，它适合于肿瘤位于鼻咽部或侵入鼻腔鼻窦者；②鼻侧切开进路：对于一些复发或范围较广大的肿瘤仍适用；③经硬腭进路加颊侧切口：适合于肿瘤侵入翼腭窝者；④颅颌联合进路：适合于肿瘤侵入颅内者；⑤面中部揭翻手术（midface degloving）进路：适合于肿瘤位于鼻咽部侵入翼腭窝、鼻腔、筛窦及上颌窦者；⑥经鼻腔口腔进路：在有鼻内镜监视器的情况下，可以替代一部分经硬腭和鼻侧切开进路的手术；⑦其他进路：如经颧骨进路、经下颌骨进路、经舌骨进路、经上颌窦进路，因损伤大、视野小，应用较少。

（一）鼻内镜下鼻咽血管纤维瘤手术的优点

其优点有：①避免了术后面部瘢痕；②免除了腭部或唇下切口；③损伤小，恢复快；④直视下操作，术中视野清楚，可清楚地观察到肿物的根部和范围，便于彻底切除；⑤手术结束时可以在鼻内镜下详细观察有无肿瘤残留；⑥手术止血方便，可在鼻内镜指引下行射频、等离子、激光止血；⑦手术后便于在鼻内镜下随访，可及时发现复发并及时治疗。

（二）适应证

包括：①病变局限于鼻腔、鼻咽腔、蝶窦或筛窦；②只有小部分肿瘤侵入上颌窦或翼腭窝；③无颅底、颅内侵犯；④对于术后复发的局限性小范围肿瘤可考虑再次鼻内镜下手术。

术前应设计好可能采用的其他手术术式，术中如果在鼻内镜下无法切净肿瘤，即可随时改变术式。

（三）术前准备

包括：①如条件许可，可在术前活检；②加强营养，特别是纠正贫血；③CT 扫描，判断肿瘤对骨质的破坏情况；④MRI 术前估计肿瘤范围；⑤手术前动脉造影，观察肿瘤的供血动脉，术前 24～72 小时予以血管栓塞，可以使手术时更安全、彻底地切除肿瘤；⑥术前充分做好输血准备。

（四）体位与麻醉

仰卧位，全麻，采用控制性低血压技术。生理盐水 20ml 加 1‰肾上腺素 3～4ml 浸润脱脂棉纱条行鼻甲及鼻腔黏膜表面收缩，生理盐水加肾上腺素溶液注射于钩突前方和中鼻甲前、后端。

（五）手术步骤

1. 在 4mm 0°鼻内镜直视下，对于局限于鼻腔、鼻咽部和蝶窦的较小肿瘤，仅切除中鼻甲后部，就可以充分暴露瘤体；对较大的和有筛窦侵入的瘤体，需切除中鼻甲全部和部分筛窦才能暴露瘤体。

2. 如果肿瘤侵入翼腭窝，应切除钩突，在 25°或 30°鼻内镜下寻找上颌窦中鼻道开口，并予以充分扩大：向上扩大至眼眶、向下扩大至下鼻甲，向后至上颌窦后壁，并略向前扩大，注意不要损伤鼻泪管。切除上颌窦内壁后，可以清楚地观察上颌窦后壁（图 2-10-20）。

3. 切开并分离上颌窦后壁黏膜，用鼻内镜电钻从内向外细心磨除上颌窦后壁的上面，显露翼腭窝骨膜（图 2-10-21），以及肿瘤向外侧的扩张部分。

4. 为了充分显露肿瘤的根部，有时需磨除蝶腭孔前缘。

5. 肿瘤暴露后，应用吸引透热器（suctiion diathermy）、射频或等离子刀沿肿瘤附着部上、后、内、下数毫米以外的黏膜进行电灼。

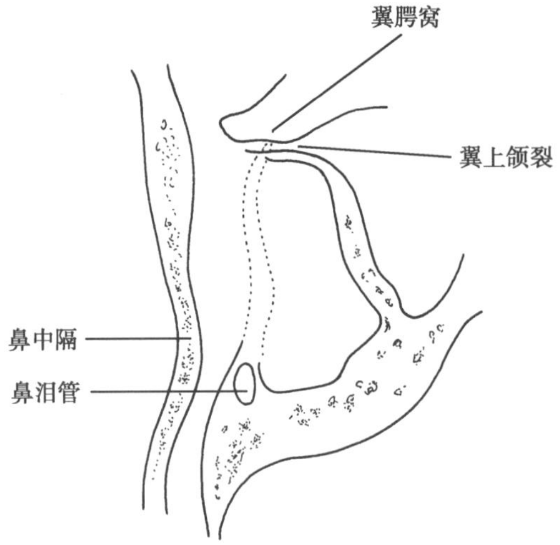

图 2-10-20 切除上颌窦内壁后，暴露上颌窦后壁

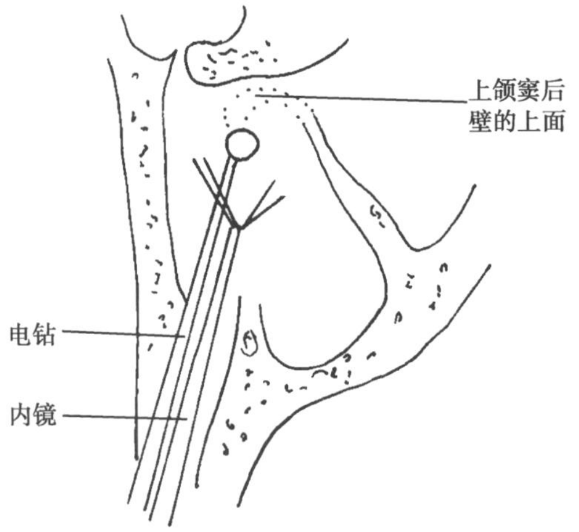

图 2-10-21 磨除上颌窦后壁的上面，显露翼腭窝骨膜

6. 应用切割吸引器沿肿瘤边缘向蒂部分离，直到肿瘤蒂部完全看清后，再用筛钳分离并用圈套器牵拉完整切除肿瘤。并观察肿瘤是否全部切除，清理术野。

7. 在鼻内镜指引下行射频、等离子或激光止血。

8. 应用止血材料(可吸收止血纱布、藻酸钙海绵、膨胀海绵或明胶海绵)和凡士林纱条或碘仿纱条填塞鼻腔。

（六）术后处理

包括：①用抗生素、止血剂 1 周；②鼻腔内填塞的凡士林纱条于 48 小时后开始部分抽出，根据出血情况决定抽出纱条的量，一般 5～7 天抽完，术腔仅保留可吸收止血材料；③常规处理同其他鼻内镜手术。

第四节 鼻眼相关手术

随着鼻内镜鼻窦外科学鼻眼相关外科学的发展，经鼻内镜鼻腔泪囊造口术、视神经管减压术、眶减压术等得到迅速发展。

一、经鼻内镜鼻腔泪囊造口术

Donogh（1989）报导，此手术避免了传统手术所需的额面部切口，并能更好地防止鼻腔内造口阻塞，因此经鼻内镜鼻腔泪囊造口术（endoscopic transnasal dacryocystorhinostomy）为广大患者和鼻科医师所接受。

（一）适应证

包括：①慢性及复发性泪囊炎，长期溢泪；②鼻内病变导致的鼻泪管阻塞；③泪囊黏液囊肿；④泪囊结石；⑤外伤性泪囊炎。

（二）禁忌证

包括：①鼻腔、鼻窦急性炎症期；②泪小管狭窄或阻塞；③泪小点狭窄或阻塞；④全身疾病不能耐受手术。

（三）经鼻内镜鼻腔泪囊造口术优点

优点包括：①手术创伤小、术中出血少、手术时间短；②术后面部无瘢痕；③一次手术可行双侧鼻腔造口；④可同时处理鼻腔内引起鼻泪管阻塞的病变，如鼻息肉、鼻甲肥大、钩突息肉样变及鼻窦炎等。

（四）术前准备

包括：①手术前一天行泪囊冲洗；②如有鼻窦炎，应行负压置换法和上颌窦穿刺冲洗术；③鼻窦 CT 检查，以了解鼻窦的情况、鼻腔有无息肉，是否需同时进行手术处理；④常规行鼻内镜检查，了解有无窦口鼻道复合体阻塞、鼻中隔高位弯曲、下鼻道及鼻泪管开口阻塞等病变，以便于手术的设计；⑤必要时请眼科医师会诊，联合评定病情和病因，共同手术。

（五）手术方法

1. 仰卧位 头部抬高 10°～20°，常规消毒铺巾。

2. 局麻 用浸有 2% 丁卡因 20ml 加入 1‰肾上腺素 3ml 的棉片，作表面麻醉，1% 利多卡因 3～4ml 作鼻丘附近黏膜下浸润麻醉。

3. 暴露鼻丘部 如有鼻中隔偏曲、中鼻甲前端肥大等应作相应的处理。

4. 鼻内、鼻外联合操作 使用 00 Bowmann 探针从泪小管插入，同时在鼻腔内用 4mm 0°或 30°镜观察。当探针到达泪小管内阻塞部位时，可稍稍用力，即可在鼻内镜下观察到鼻腔外侧壁上由探针顶起的黏膜隆起；在此隆起的前下方 1.0cm 处，行弧形黏膜切口或用激光切开黏膜，沿黏膜切口用小剥离子分离黏膜至骨面，暴露上颌骨额突及泪骨前面并用鼻内镜电钻磨开或圆凿凿除上颌骨额突和泪骨，使骨性开口达 10mm ×10mm 以上。

5. 在探针的指导下将泪囊内侧壁用激光或镰状刀切

开一个倒 V 形切口，将其翻转于鼻腔。

6. 清理骨窗周围的骨屑和黏膜，冲洗泪囊，自泪点插入硅胶扩张管，下端从鼻内造口处引出，剪断并缝合固定于鼻腔外侧壁，手术结束。

（六）术后处理

包括：①术后 3～5 天，每日用生理盐水或含有抗生素的生理盐水冲洗泪道。鼻内使用含有抗生素的减充血剂，全身使用抗生素；②每周行泪道冲洗 1～2 次，每隔 1～2 周复查 1 次。观察硅胶管有无脱出。开口周围有无肉芽生长、狭窄或闭塞，并作相应处理；③鼻腔使用减充血剂和含激素的喷雾剂，全身应用抗生素 2 周；④在鼻内镜下清理鼻腔血痂，分泌物；⑤扩张管一般在术后 3 个月拔除。

二、经鼻内镜视神经管减压术

额部及眉弓部的闭合性颅脑外伤常造成视神经管骨折，患者出现伤侧视力障碍或失明。视神经管减压术，可收到戏剧性的疗效。国内许庚（1992）首先开展此术。闭合性颅脑外伤，特别是额部和眉弓部的钝挫伤后眼球未受损伤，但伤侧发生严重的视力减退甚至失明。伤后还残存视力或视力渐进性减退者手术效果好。伤后 10 天内手术，有效率为 72%；10 天以上者手术有效率降至 15%，故应尽早行鼻内镜视神经管减压术（endoscopic decompression of optic canal）。术前行 CT 检查，50% 可发现视神经管骨折。

（一）适应证

1. 闭合性颅脑外伤，眼球无损伤，但有同侧严重视力渐进性减退或失明。

2. 外伤后有残余视力并呈进行性下降者。

3. CT 发现视神经管骨折和 MRI 发现视神经鞘膜内或视神经周围血肿。

4. 外伤后双侧视力逐渐下降者。

5. 瞳孔散大，直接对光反射减弱或消失，间接对光反射存在（Marcus-gunn 瞳孔）。

（二）禁忌证

1. 患有急、慢性鼻窦炎者。

2. 鼻息肉患者。

3. 术前 CT 检查筛蝶窦发育不良、骨质增生及鼻腔狭窄者（为相对禁忌证）。

4. 视神经及视交叉完全断裂伤。

5. 对于严重颅脑外伤、昏迷不醒、生命体征不稳定、不能耐受全麻手术者。

6. 伤后视力立即完全丧失、瞳孔对光反射消失者。

7. 伤后超过 1 个月以上，并且检查有视神经萎缩者。

（三）鼻内镜视神经管减压术的优点

1. 由鼻腔内进行，免除鼻外切口瘢痕。

2. 直视下操作，手术创伤小，出血少。

3. 可同时行眼眶内减压术，解除眶内出血对视神经及营养血管的压迫。

（四）麻醉

应用全身麻醉，同时行鼻腔黏膜局部收缩与表面麻醉。具体方法参阅功能性鼻内镜鼻窦手术章节。

（五）手术方法

1. 仰卧位，术者位于伤眼的对侧。

2. 切除全组筛窦，暴露视神经管隆突，按全筛窦切除术清除全部中后组筛房。此过程中注意清除陈旧凝血块和碎骨片，仔细观察筛顶、纸样板、蝶窦前壁及最后组筛房外侧的视神经隆突，注意有无骨折及脑脊液鼻漏。

3. 暴露视神经管隆突处的视神经　充分暴露蝶窦前壁，严格止血，在筛蝶窦交角处用刮匙、小镰状钩剔除或用鼻内镜电钻磨除视神经管隆突的骨质。开放视神经隆突后即可见灰白色视神经，如受压时间长，视神经可呈充血水肿状。为充分暴露视神经，继续向内侧扩大蝶鞍前壁至 1.0cm 直径。

4. 暴露视神经管并开放　蝶窦前壁充分扩大，便可见视神经管在蝶窦内的压迹，用鼻内镜电钻将视神经管内壁磨薄，然后用小镰状刀剔除薄骨片。如无鼻内镜电钻，最好不作此径路的手术。

5. 切开视神经鞘膜　用小镰状刀切开视神经的鞘膜和前端的总腱环。Uemura（1978）提出视神经管减压术成功的三要素：①去除视神经管周围骨质需达到周径的二分之一；②应该行全程减压，骨管全程开放；③切开视神经鞘膜和前端的总键环。

6. 填塞术腔　仔细止血后，用含有抗生素的盐水彻底冲洗蝶窦和筛窦，用浸有抗生素的明胶海绵轻填蝶窦和后组筛房，然后用碘仿纱条或凡士林纱条轻轻填塞中筛区和鼻腔。手术结束。

（六）术后处理及注意事项

1. 半坐位 3 天，限制饮水量。

2. 全身抗生素的应用，大量使用地塞米松，每日 1mg/kg，3 天后逐渐递减用量。并辅以神经营养药物、能量合剂、维生素类药物。

3. 术后第 3 天抽出鼻内填塞的纱条。

4. 麻醉清醒后就开始观察瞳孔，对光反射及视力。一般视力恢复需半年左右。

5. 手术后 3 周，彻底清除筛蝶窦内残留的明胶海绵，冲洗术腔。

（七）并发症

1. 脑脊液鼻漏和脑膜炎。

2. 大出血 损伤筛前动脉或颈内动脉破裂，可以引起严重的甚至是危及生命的大出血。

3. 损伤眼动脉导致失明。

三、经鼻内镜眶减压术

眶内压增高严重时可引起突眼、角膜炎和视神经受压，后者又可造成视力暂时性或永久性障碍。直至1988年美国鼻科医师Kennedy首创鼻内镜下经鼻内进路眶减压术以前，在近半个多世纪之内，眼科医师采用眼外侧切口的Kronlein进路；神经外科医师Naffziger开展眶上减压术，所采取的径路需开颅；耳鼻咽喉科医师Sewall则采取鼻外筛窦切除术进路和Hirsch采用Caldwell-Luc进路。所有这些进路均需作颜面皮肤和唇龈黏膜切口。鼻内镜下经鼻内眶减压术（edoscopic transnasal orbital decompression），则无需作切口，并能达到满意的眶内减压效果。

（一）经鼻内镜眶减压术优点

1. 避免了颜面部切口。

2. 避免了Caldwell-Luc进路的手术并发症。

3. 手术创伤小，术后恢复快，疗效好，并发症少。

（二）适应证

1. 恶性突眼症 恶性突眼是甲状腺功能障碍引起的眼部病变。当患者因突眼，上、下眼睑不能完全闭合，并开始出现角膜症状时，就应及时行眶减压术。

2. 引起视神经受压的眶内压增高症 因手术或外伤造成眶内出血，形成较大血肿，对视神经及其血管造成压迫，引起暂时性视力障碍，此时应及时行眶减压术，以避免永久性视力障碍的发生。

（三）禁忌证

1. 甲亢未愈或有血液系统疾病。

2. 有化脓性鼻窦炎者。

3. 病期太长，眶内软组织有广泛纤维化者。

4. CT扫描眶内壁骨质太厚（相对禁忌证）。

（四）术前准备

1. 眼科检查 包括眼球突出度，眼球活动度，上、下睑不能闭合的宽度，角膜状态、视力、视野、瞳孔反射及眼底检查。

2. 鼻科检查 包括前后鼻镜检查、鼻内镜检查，必要时应行上颌窦穿刺冲洗。鼻腔、鼻窦急性感染期应控制感染后才行手术。慢性炎症者应先行针对性治疗1周左右。

3. CT检查 常规行眼眶和鼻窦水平面和冠状面CT扫描，了解眼眶与筛窦、上颌窦之间的解剖关系，以便拟定手术进路。

4. 其他术前准备同功能性鼻内镜鼻窦手术。

（五）手术方法

1. 全身麻醉 经口气管插管。按常规方法加用鼻腔表面麻醉。

2. 筛窦全切除术 在鼻内镜下常规行全筛窦切除术后，确定眶内侧壁和前颅底位置，即筛窦的顶壁和外侧壁。手术范围：后部达眶尖，尽可能确认视神经隆起和视神经管口；前部到达额突，并看到额窦开口；下部到达下鼻甲的上界水平；向上扩大到眶底平面；外侧应完整暴露纸样板，然后用钝性钩、刮匙和Blakesly钳将纸样板尽可能大范围地去除（图2-10-22）。

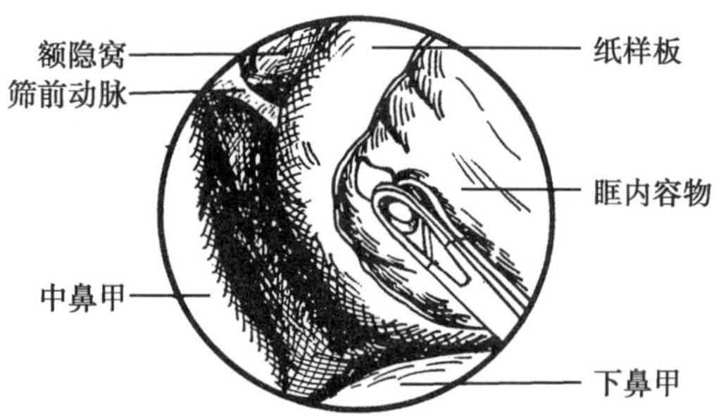

图2-10-22 将纸样板尽可能大范围地去除

3. 暴露眶底内侧大部分 沿上颌窦自然开口扩大，前达鼻泪管边缘，后达最后组筛房前壁，确定眶下神经的位置。用25°和70°鼻内镜和70°或110°的咬钳，在直观下去除眶底大部。眶骨壁切除范围：向后应达眶尖，与视神经管仅有一小骨隔分开即可；向前应止于额突下方。

4. 切开眶骨膜 切口的位置应在上颌窦内，用小镰状刀沿上颌窦内侧壁稍偏外与顶壁相接处（此处骨质已咬除，眶底骨膜暴露）从后向前与上颌窦内侧壁平行切开眶骨膜。一般不采用纸样板部位切开。钝性分开眶骨膜，让较多的眶内脂肪进入上颌窦内。

5. 筛窦内用含有抗生素的明胶海绵填塞，手术结束。

（六）术后处理

1. 全身应用大剂量抗生素、预防眶内感染。

2. 术后第2天抽出筛窦、鼻腔内的填塞物，用抗生素生理盐水冲洗上颌窦。此后继续应用抗生素生理盐水冲洗上颌窦，每日1次，持续7天。

3. 1周后重复术前眼科检查项目，并与之进行比较。

（七）并发症

1. 脑脊液鼻漏及脑膜炎。

2. 继发眶内感染。

3. 视力丧失（损伤视神经或损伤供应视神经和视网膜的血管）。

第五节 鼻颅相关手术

一、经鼻内镜脑脊液鼻漏修补术

脑脊液鼻漏多因外伤和手术创伤造成，传统的修复方法手术创伤较大。经鼻内镜修补脑脊液鼻漏是一种极好的方法。可以准确观察漏口，精确的分层修补，术后鼻腔功能保存良好，避免了许多并发症的发生。为保证手术的成功，术前应行 CT 增强扫描，以明确漏口的位置。手术能否成功关键在于能否准确的找到漏口的部位。许庚（1994）首次在我国报道5例经鼻内镜脑脊液鼻漏修补术（endoscopic repair of cerebrospino fluid fistula），目前此项技术已成为比较成熟的临床技术，在世界各地广泛开展。

（一）经鼻内镜脑脊液鼻漏修补术优点

1. 可直视筛板、蝶窦、筛窦，可以明确漏口的位置和大小。

2. 直视下进行修补手术，操作准确，手术成功率高。

3. 避免开颅手术带来的颅内并发症。

4. 鼻外没有切口，避免了颜面部瘢痕。

（二）适应证

1. 自发性脑脊液鼻漏经保守治疗无效者。

2. 外伤性（包括手术损伤）脑脊液鼻漏经保守治疗无效者，如在手术中发生的脑脊液鼻漏，可在手术中给予修补。

3. 肿瘤性脑脊液鼻漏。

4. 筛顶和蝶窦的脑脊液鼻漏为最佳手术适应证。

（三）术前准备

1. 鼻部 CT 扫描 （能行轴位和冠状位薄层 CT 扫描更佳）了解脑脊液鼻漏的位置。

2. 葡萄糖定量测定 收集鼻腔流出的液体作葡萄糖定量测定，糖含量超过1.67mmol/L 可以确定为脑脊液。

3. 术前鼻内镜检查，压迫同侧颈内动脉，通过脑脊液量的增加来定位脑脊液鼻漏的位置。

（四）麻醉

气管插管全身麻醉。

（五）手术方法

1. 体位 仰卧，术者站在患者右侧。常规鼻面部消毒铺巾。

2. 全麻 经口气管插管，为减少术中出血，将采用控制性低血压（90/60mmHg）。

3. 确定漏口 如漏口位置不清，可采用鞘内注射荧光素，常于注射后约30分钟，用鼻内镜便可看到漏口部位有带绿色的荧光。如术野无出血，有可能看到清亮的脑脊液漏出。

4. 修补漏口 如漏口在筛顶，用小刮匙清除骨性漏口周围的黏膜、肉芽和瘢痕组织。然后将阔筋膜移植物仔细地塞入颅内，用纤维蛋白胶固定移植物。另在颅外加固一块筋膜和肌肉，并用较多的纤维蛋白胶固定。用凡士林纱块衬里，以碘仿纱条填塞鼻腔。如漏口在蝶窦，采用经蝶窦前壁进入蝶窦，寻找脑脊液鼻漏位置，仔细清理蝶窦黏膜、清除肉芽及瘢痕组织，然后将涂有纤维蛋白胶阔筋膜移植物仔细地塞入颅内，窦腔内填塞肌肉碎浆或脂肪，蝶窦口用涂有纤维蛋白胶阔筋膜移植物封闭，用凡士林纱块衬里，以碘仿纱条填塞鼻腔，手术结束。

（六）术后处理

1. 术后常规使用抗生素静脉滴注2周，观察体温和意识的变化，防止颅内感染。

2. 酌情使用激素、甘露醇1～3天。

3. 低盐饮食，限制饮水量。

4. 高蛋白和高纤维饮食，避免便秘。

5. 避免用力擤鼻、打喷嚏及用力咳嗽。

6. 术后7～10天抽除鼻腔内的碘仿纱条和凡士林纱条。

7. 卧床休息10～15天。

二、经鼻内镜蝶窦进路垂体瘤切除术

1992年，Jankowskt 首次报导经鼻内镜蝶窦进路垂体瘤切除获得成功。此术的优点是：进入蝶鞍的方法简单、快捷，无需切口，可保持鼻、鼻窦和鼻中隔等结构的形态与功能，使用各种角度的鼻内镜可准确判定重要的解剖结构和辨认肿瘤的上限等。但不适合于有鼻窦炎的患者，蝶窦发育不良者不宜采用此种术式。

（一）经鼻内镜蝶窦进路垂体瘤切除术优点

其优点有：①可经一侧鼻腔进入蝶窦，进路直接，方法简单，缩短了到达蝶鞍的时间；②避免了对鼻中隔、鼻腔结构的损伤；③通过不同角度的鼻内镜可观察视神经管、颈内动脉管等重要结构，降低了对其损害的危险性；④术腔关闭简单；⑤术中损伤小，术后恢复快。

（二）适应证

1. 垂体腺瘤向鞍下生长至窦内者最宜采用此入路。

2. 垂体腺瘤伴脑脊液鼻漏者。

3. 垂体腺瘤所致闭经、溢乳综合征、进展型巨人症或肢端肥大症、库欣综合征（Cushing syndrome）。

4. 垂体微腺瘤 肿瘤局限于垂体窝内蝶鞍不扩大或略扩大，呈局部膨出者。

5. 视力、视野无改变或稍有变化者。

6. 垂体腺瘤侵及蝶鞍上或鞍旁，甚至整个鞍区时，手术的目的重在病理诊断和肿瘤的大部切除。

7. 垂体肿瘤侵及蝶窦前壁、鼻咽部、筛窦及鼻腔时，手术应慎重。因肿瘤不能完整切除，仅以明确病理诊断为宜，确诊后再行放射治疗。

（三）禁忌证

包括：①鼻及鼻窦感染未控制；②未成年或蝶窦发育不良，气化不良呈甲介型者；③有凝血机制障碍或其他严重疾病者；④肿瘤侵入鞍上与蝶窦内的肿块呈哑铃状，鞍上肿瘤不易在颅内加压时降至鞍内；⑤蝶窦过度气化，视神经管、颈动脉管明显暴露在蝶窦黏膜下的患者。

（四）术前准备

包括：①按全麻术前常规准备；②内分泌实验室检查，全面测定脑垂体激素的水平；③视力、视野检查；④摄常规头颅侧位片，了解垂体的大致情况和蝶窦的发育状态。鼻窦轴位加冠状位 CT 扫描及 MRI，了解肿瘤的大小和位置以及与海绵窦的关系等。

（五）麻醉

气管插管全身麻醉，术中根据出血情况可采取控制性低血压。加用局部表面麻醉，具体方法同功能性鼻内镜鼻窦手术。

（六）手术方法

1. 手术进路　一般选择蝶窦发育好的一侧进入，还要考虑鼻中隔有无偏曲、鼻甲有无发育异常（如泡状鼻甲、鼻甲肥大、鼻甲反向偏曲等）。

2. 在鼻内镜下认清后鼻孔、中鼻甲后端、上鼻甲、蝶窦开口和蝶窦前壁；也可将中鼻甲后端切除（或切除上鼻甲后端），以利拓宽进路（参阅 Wigand 术式）。

3. 扩大蝶窦前壁　使用微型鼻内镜电钻或 Kerrison 咬骨钳，从蝶窦开口向下、向上咬除蝶窦前壁。向下达蝶窦底，向上至蝶筛板交界处。注意辨认视神经管、Onodi 气房和颈内动脉，注意操作不要向外以免损伤视神经、颈内动脉等。用 0°和 30°鼻内镜依次观察外侧壁下方的颈内动脉压迹，呈淡蓝色；外侧壁上方的视神经压迹和顶壁。蝶窦顶壁实为蝶鞍底壁。注意有无骨质破坏及脑脊液鼻漏。

4. 开放鞍底　如鞍底已有骨质破坏则不必开放。如骨质完整可用微型鼻内镜电钻圆形磨开鞍底，再用咬骨钳扩大，有时鞍底由于肿瘤压迫已很薄，可用吸引器轻叩便可将其触破，也可用圆凿开放（但要求术者有较高的手术技巧，否则可能会导致严重并发症）。然后再咬除扩大，只将蝶窦顶后壁的骨质去除，不要向两侧过度开放，以免损伤海绵窦。向顶部也不要太高，以免影响到视交叉。开放的鞍底骨窗面积以 10mm×12mm 为宜。

5. 切开硬脑膜　用小镰状刀呈十字形切开硬脑膜，此时肿瘤可轻微向蝶窦内突入。

6. 摘除肿瘤　用肾上腺素棉片收缩瘤体血管后，用息肉钳小心分次咬除实体肿瘤。如肿瘤为干酪样，可用吸引器吸除。操作过程中反复用不同角度的鼻内镜观察肿瘤上限和垂体的分界，尽可能完整摘除肿瘤。

7. 封堵鞍底　用捣碎的肌肉块和筋膜封堵鞍底和蝶窦，然后用含有抗生素的明胶海绵压紧蝶窦和蝶筛隐窝，手术结束。

（七）并发症

可能发生者有：①脑脊液鼻漏；②颅内感染；③损伤视神经、视交叉导致失明；④损伤海绵窦、颈内动脉导致大出血，重者危及生命；⑤尿崩症；⑥脑神经麻痹，多为动眼神经或外展神经麻痹；⑦水、电解质紊乱。

（八）术后处理

包括：①术后常规使用抗生素静脉滴注，观察体温和意识的变化，防止颅内感染；②酌情使用激素、甘露醇 1～3 天；③术后 48 小时抽除鼻腔凡士林纱条；④术后 5～7 天抽除蝶窦内的碘仿纱条；⑤卧床休息 10～15 天；⑥术后 1 个月鼻内镜复查，了解蝶窦愈合情况；⑦术后重新检测脑垂体功能，如出现垂体激素分泌减少或缺乏，应给以替代疗法补充，直到垂体功能恢复正常为止。

（孔维佳　王彦君）

第十一章

鼻窦炎的并发症

鼻窦的急性与慢性炎症均可扩展到邻近组织或器官，如眶内、颅内等处；还可沿着管道发展，如通过咽鼓管传到中耳或下行而影响呼吸道与消化道；也可成为脓毒病灶。

产生鼻窦炎并发症的途径如下：

1. 窦壁损害　炎症累及骨壁，首先骨质脱钙及疏松，继而发生破坏。骨壁破坏处可被肉芽组织掩盖或有死骨形成，炎症即可经此侵入邻近组织。有时骨壁尚未穿破而仅变色、变薄，炎症也可由此向外扩散。这是一种常见的扩展方式。

窦壁遭受外伤（如骨折或贯通伤）后，窦内炎症或早或晚均可通过未愈合的裂缝发生扩散。手术不慎也可造成窦壁损伤。

2. 血管导引　可为经血管的直接传播，也可因毒素使静脉内膜损伤，血液粘着凝成血栓，向血液的顺、逆两方向进展。如血栓感染脱落，形成栓子，可随血流到达远处。上述几种情况都可引起并发症。这种扩散方式也较常见。

3. 神经导引　鼻窦手术中如损伤嗅神经纤维的鞘膜，感染可循鞘下间隙到达颅内，引起颅内并发症。

4. 淋巴导引　淋巴管能直接载运炎性物质而感染其他器官，也可先间接地将之传到血管周围的淋巴丛，再由血管导引方式感染他处。因在解剖学上，仅筛区的淋巴管已被证实与颅内有关，故此种扩展方式很少见。

第一节　眶内并发症

（一）发病机制

鼻窦炎的眶内并发症主要是由局部解剖因素决定的，如图2-11-1，图2-11-2。

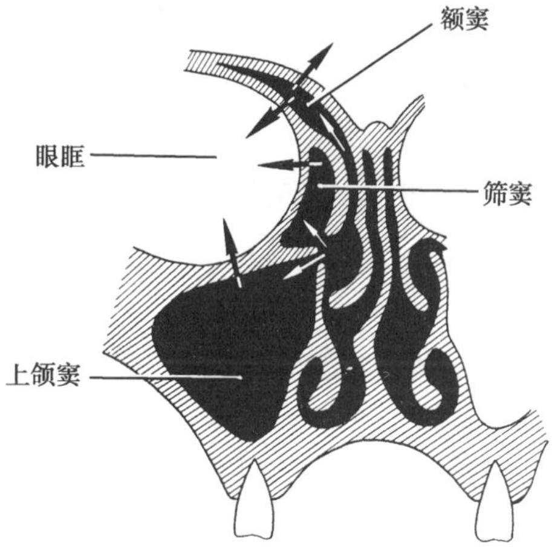

图2-11-1　鼻窦与其邻近组织的关系之一（额切面）

1. 眶上壁、下壁、内壁分别与额窦、上颌窦、筛窦和蝶窦相邻。其中眶内壁从前到后存在泪上颌间隙、泪筛窦间隙和蝶筛间隙，额筛交界处还有筛前后孔等自然孔道，部分个体存在先天性骨缺损。这些裂隙或缺损是鼻窦炎侵及眶内的重要途径。

2. 眶纸板是分隔眶内容物和筛窦的一层很薄的屏障，富含静脉系统，而静脉缺少瓣膜，其构成的血管网，使血液在筛窦与眼眶之间可以自由流通。

3. 眶骨膜是筛眶间唯一的软组织屏障，很容易被剥离。眶骨膜在眶周反折延续于上下眼睑，是为眼睑系带或眼隔膜，这是区分眶周炎症和眶内炎症的重要解剖标志。在此隔膜之前的蜂窝织炎不会引起视力丧失或眼睑瘫痪，但如这层隔膜被炎症破坏，病变即可侵及眶内引起严重的感染。

4. 眶内无淋巴管和淋巴结。

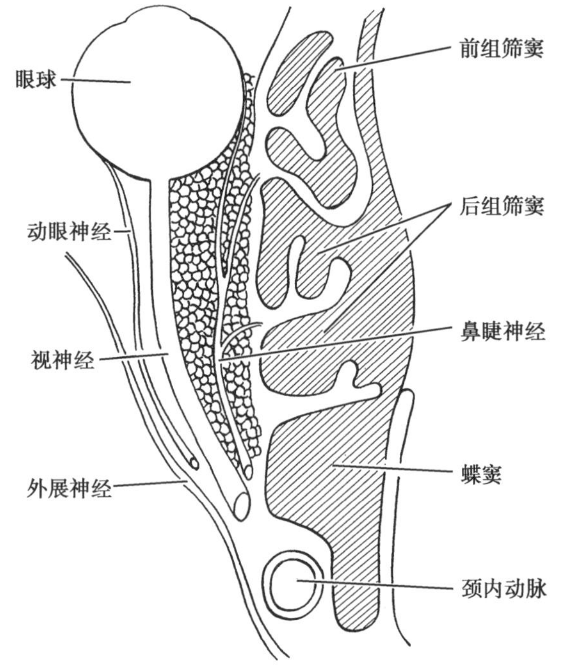

图 2-11-2 鼻窦与其邻近组织的关系之二（水平切面）

各个鼻窦发生眶内并发症的机会不尽相同。一般认为，眶内并发症以额窦炎引起者最多，筛窦次之，上颌窦又次之，蝶窦最少；但也有不少人认为以筛窦炎引起者最多。

（二）并发症种类及其临床表现

根据并发症的发生和演变过程，鼻窦炎的眶内并发症主要有：眶骨壁骨炎和骨膜炎、眶壁骨膜下脓肿、眶内蜂窝织炎、眶内脓肿和球后视神经炎。

1. 眶骨壁骨炎和骨膜炎 又称眶内炎性水肿（orbital inflammatory edema）。首起症状是眼睑水肿和轻压痛，筛窦炎引起者水肿始于内眦，上颌窦炎引起者始于下眼睑，额窦炎引起者始于上眼睑。无眼球运动受限、眼球突出、移位和视力减退等症状，属于鼻源性眶内并发症的早期阶段。

2. 眶壁骨膜下脓肿（subperiosteal orbital abscess）急性鼻窦炎引起者，以眶壁血栓性静脉炎及静脉周围炎为主，伴有骨小管周围骨质破坏。如细菌毒力很强，则有大块死骨形成。炎症侵及骨膜，则发生化脓性骨膜炎，最后形成眶壁骨膜下脓肿（图 2-11-3）。慢性鼻窦炎时，以稀疏性骨炎为主，骨质的毁损部分被肉芽所充填，最后形成局限性组织融合。

在骨膜下脓肿的形成过程中，如炎症来自额窦，则同侧上眼睑剧烈发红、肿胀、有压痛并常伴有下眼睑水肿；如炎症来自筛窦，则同侧上眼睑或双眼睑内眦部分发红、肿胀、有压痛；来自上颌窦者，则以同侧下眼睑充血、肿胀为主，且有压痛，有时伴上眼睑水肿；来自后组筛窦或蝶窦者，则眼睑症状及局部压痛均不明显，

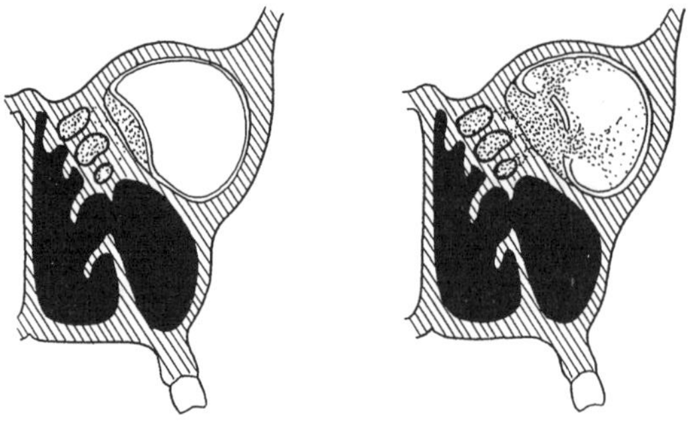

(1) (2)

图 2-11-3 筛窦炎的眶内并发病

（1）眶壁骨膜下脓肿 （2）眶内蜂窝织炎

而以深部炎性病变症状为主，表现为视力障碍、眼球移位及眼球运动障碍等，全身症状也较重。在有些严重病例，炎症累及视神经孔及眶上裂处的神经、血管，则可突然出现剧烈的患侧颞顶部和眼眶深部疼痛，前额和眼眶周围麻木或疼痛，眼球向前固定而稍突出，上睑下垂，眼裂缩小，复视，视力减退或失明等Ⅱ、Ⅲ、Ⅳ、Ⅴ、Ⅵ对脑神经麻痹症状，即所谓眶尖综合征（orbital apex syndrome），若无视力障碍，则称为眶上裂综合征（superior orbital fisswre syndrome），但极罕见。

脓肿形成后，在局部隆起处可触到波动感，并出现眼球移位。额窦炎引起者，眼球向下移位；筛窦炎引起者，眼球向外移位；上颌窦炎引起者，眼球向上移位。

3. 眶内蜂窝织炎（orbital cellulitis） 多继发于后组筛窦、上颌窦及蝶窦的炎症，蝶窦炎引起的眶内蜂窝织炎有时可影响到对侧。此多为骨膜下脓肿进一步发展，经过眼眶骨膜进入眼眶内所致。有些血栓性静脉炎也可引起眶内蜂窝织炎，但少见。感染常常呈暴发性，主要表现为眼球突出和运动障碍，亦可出现球结膜水肿、眶深部疼痛、视力下降、眼睑水肿、溢泪和头痛、发热等全身不适。少数患者甚至在就诊时已经失明。由蝶、筛窦炎症引起的迟发性眶内蜂窝织炎相对较少，患者表现为眶尖受累导致的视力受损，但是没有或者较晚才出现眼球突出、动眼障碍和疼痛等症状。此并发症若引发全眼球炎或沿视神经或血管发展形成脑膜炎或海绵窦炎则甚为严重。

4. 眶内脓肿（orbital abscess） 根据眼外肌是否受累分为管外、管内脓肿。管外脓肿通常因眶骨膜的破坏而形成，同时有眶脂肪受累。管内脓肿通常因眼外肌的联合感染形成，导致突眼。这种感染可以造成眶尖综合征，使Ⅱ、Ⅲ、Ⅳ、Ⅵ以及Ⅴ对脑神经的眼支受累。患者通常表现为复视、眼肌瘫痪和突眼。

5. 球后视神经炎（retrobulbar opticneuritis） 后组筛窦炎及蝶窦炎被认为与球后视神经炎的发生有密切的关系，因视神经与蝶窦及后组筛窦仅隔一极薄之骨板，

此骨板甚至可有先天缺如，有时视神经管也可因蝶窦发育过大而突入窦腔，此等情况皆易使视神经管受到蝶、筛窦炎症的侵及。临床主要表现为视力减退甚至失明，早期眼底检查正常，逐渐可发生视乳头变化。

（三）诊断

1. 病史　鼻窦炎眶并发症患者都有急性或慢性鼻窦炎之病史，但需注意的是，这些患者出现并发症后，很多都是先就诊于眼科，故眼科医师应对此提高警惕；同样，耳鼻咽喉科医师检查此类患者时应注意有无眼部体征，防止漏诊。

2. 临床表现　鼻窦炎眶并发症患者通常既有鼻窦炎之一般表现，亦有眶受累之相应表现，可请眼科医师协同检查视力、视野等，以了解病情之发展程度。

3. X 线摄片、CT 及 MRI 等影像学检查　CT 在冠状位、轴位上可较好地分辨眼球、球后组织、鼻窦和颅内组织，尤其是骨结构，MRI 则在软组织显影上更清晰。CT 和 MRI 在诊断眶内蜂窝织炎时可起到重要作用，其通常表现为眶内的软组织密度影和邻近受累鼻窦的眼直肌影的扩大。需注意有时在眶内受累时难以区分脓肿和蜂窝织炎，尤其是儿童。脓肿在 CT 上表现为低密度块影，有或没有边缘增强效应，块影内若出现气液水平则是特异性的脓肿表现，但临床上典型的不多。普通 X 线片检查意义相对较小。

（四）治疗

1. 首先应积极控制感染和治疗鼻窦炎症。急性鼻窦炎致病菌主要为革兰阳性菌，如肺炎链球菌、金黄色葡萄球菌和流感嗜血杆菌等，应合理选择有效之抗生素治疗。还可在中鼻道取脓性分泌物进行细菌培养，并据之用药。对变应性和真菌性鼻窦炎应分别采用相应的药物治疗。

2. 对仅伴有轻度眶壁骨炎及骨膜炎，眼睑及眶内组织肿胀不明显者，通过积极抗炎治疗及促进鼻窦通气引流，多可奏效，必要时可辅以上颌窦穿刺、额窦钻孔引流等。

3. 眶壁骨膜下脓肿一经形成应先切开引流，感染控制后，再行鼻窦手术。

4. 对眶内蜂窝织炎及眶内脓肿，应在施行鼻窦手术的同时，广泛切开眶骨膜，使创口向外暴露便于引流，并加强全身抗炎治疗，必要时须请眼科医师协同处理眶内容物。

5. 对球后视神经炎应及早行筛窦和蝶窦开放术，术后不填塞鼻腔以利引流，重症者需同时行视神经管减压术。

6. 早期行鼻内镜检查及功能性手术如中鼻道开窗、额鼻管扩大等对清除病灶、改善引流会起到较好的作用，尤其在行视神经管减压术时，鼻内镜有其独到的优势。

7. 适当的支持疗法也必不可少，除全身使用抗生素外，适当使用糖皮质激素、神经营养药物等对减轻视神经水肿、促进视力恢复将有所裨益。

第二节　颅内并发症

（一）发病机制

鼻和鼻窦在解剖学上与颅底密切相关是鼻源性颅内并发症（rhinogenic intracranial complication）发病的基础（图 2-11-4）：鼻腔顶壁（筛板）、筛窦顶壁和额窦后壁均是前颅底结构，这些结构有时先天缺损，致使鼻腔和鼻窦黏膜与硬脑膜相贴；额窦黏膜静脉与硬脑膜和蛛网膜的静脉相通，额骨板障静脉汇入上矢状窦，蝶骨板障静脉汇入上海绵窦；嗅神经鞘膜与硬脑膜相延续，鞘膜下间隙与硬脑膜下间隙存在潜在交通。因此，鼻腔和鼻窦感染可经上述解剖途径进入颅内。

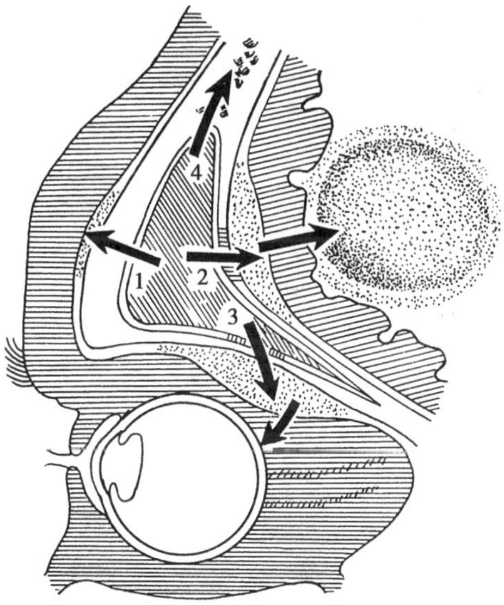

图 2-11-4　额窦炎的并发病

1. 经前壁扩散形成骨膜下脓肿　2. 经后壁扩散形成硬脑膜外脓肿及脑脓肿　3. 经下壁扩散形成眼眶骨膜下脓肿及眼眶内其他感染　4. 进入额骨内形成骨髓炎

鼻源性颅内并发症并不多见，但当肌体免疫力降低、鼻窦引流不畅、鼻腔及鼻窦外伤、鼻腔及鼻窦手术或异物损伤颅内时，有时可发生鼻源性颅内并发症。其中，以额窦炎为病因者较多，蝶窦炎次之，筛窦炎及多鼻窦炎又次之，上颌窦炎引起者最少。鼻窦炎引起的颅内并发症，据早年文献报道（1964），化脓性脑膜炎及硬脑膜下脓肿占 33.5%，脑脓肿占 33.5%，硬脑膜外脓肿占 11%，海绵窦炎占 9.6%，浆液性脑膜炎占 5.7%，上矢状窦炎占 4.6%，脑炎占 1.3%，垂体化脓占 0.5%，颈内动脉丛静脉炎占 0.2%，横窦炎占 0.1%。

（二）并发症种类及其临床表现

按鼻源性感染途径和病情程度的不同，引起的颅内并发症有：硬脑膜外脓肿、硬脑膜下脓肿、化脓性脑膜炎、脑脓肿及海绵窦血栓性静脉炎等。

1. 硬脑膜外脓肿（epidural abscess） 常继发于急性额窦炎和额骨骨髓炎，诊断较难。症状中虽常有头痛、发热，但易被急性鼻窦炎之症状所掩盖而不被重视，直到脓肿很大，呈现颅内压增高症状，如呕吐、脉慢、抽搐时，始引起警惕。脑脊液检查一般正常或仅有反应性蛋白增多。临床上，当鼻窦炎已获良好引流，而头痛、发热等症状仍不消失时，即须想到此病。

2. 硬脑膜下脓肿（subdural abscess） 表现为硬脑膜下腔弥漫性或包裹性积脓。常同时合并有化脓性脑膜炎或其他颅内并发症，表现有头痛、发热、颅内压增高及脑脊液细胞数和蛋白量增高，因其缺乏独立症状，常需通过特殊检查法（如头部 CT 或磁共振成像）及手术探查方能确诊。

3. 化脓性脑膜炎（purulent meningitis） 一般起病较急，症状与其他原因引起的化脓性脑膜炎基本相同，体征也大致相同，但缓起者也不少见。

4. 脑脓肿（brain abscess） 以额窦炎引起的额叶脑脓肿较多见。其早期症状也如同一般脑脓肿，可分为 3 类，即一般炎症症状、颅内压增高症状及局灶性症状。前两类症状详见耳源性脑脓肿。此处只简略介绍额叶脑脓肿的局灶性症状。

额叶是颅脑中最“安静”的区域，如有脓肿形成，尤其脓肿位于额叶前段时，局灶性症状常不显著。额叶病变首见症状为性格改变，次为一侧嗅觉丧失，以及后天获得性复杂动作发生障碍。脓肿位于左侧额叶前部或累及额叶小脑束时，则呈现典型小脑症状，如眩晕、运动失调、轮替性运动不能、自发性眼震及对侧迷路冷热试验增强等。脓肿位于额叶后段，影响前中央回时，则对侧面肌及肢体肌肉发生抽搐或瘫痪。尚有报告发生遗忘性运动性失语、书写不能、失读症、同侧红色色盲及同侧瞳孔开大者。CT 扫描对诊断有重要价值，表现为额叶有一周围边缘密度较高的低密度影。

5. 海绵窦血栓性静脉炎（thrombophlebitis of the cavernous sinus） 以鼻疖引起者多见，鼻窦炎引起者则首推蝶窦。先出现脓毒血症症状，表现为一般情况不良，弛张型高热伴寒战发作，脾肿大，舌干等。进而出现眼静脉回流受阻症状和第 Ⅱ ~ Ⅵ 对脑神经麻痹症状，如患侧眼睑水肿及肿胀，结膜水肿，眼球突出，眼球运动障碍（支配眼外肌的神经受累），瞳孔固定，黑朦以及眼底改变（视神经炎、视乳头水肿、视网膜充血或出血）等。因两侧海绵窦互相交通，晚期可累及对侧。本病以前死亡率极高，现因抗生素的进步已大为改善。

海绵窦血栓性静脉炎的症状有时与眶壁骨膜下脓肿者相似，但后者眼球多向外下方移位，瞳孔大小无改变，对光反应灵活，病变限于一侧，脑脊液也无变化，可资鉴别。由眶壁骨膜下脓肿发展成为海绵窦炎，或两病同时发生者，须详问病史以助分辨。

（三）诊断

1. 病史 有急性或慢性鼻窦炎之病史。

2. 临床表现 鼻窦炎颅内并发症患者除有鼻窦炎之一般表现外，更有上述颅内感染和相应脑神经受损之症状。

3. CT 及 MRI 等影像学检查 对硬脑膜外脓肿、硬脑膜下脓肿、脑脓肿等特别有价值，对疑有鼻源性颅内并发症者，应早期、及时地行鼻窦和颅脑的影像学检查。

4. 脑脊液穿刺 可作生化和微生物学检查。

（四）治疗

1. 足量使用广谱抗生素，尤其要选用能穿透血脑屏障的抗生素，这对控制颅内感染十分必要。也可取鼻腔或鼻窦脓性分泌物进行细菌培养和药物敏感试验，如行脓肿切除或穿刺，可直接取脓液行细菌培养。

2. 病灶性鼻窦炎应行相应的鼻窦手术。

3. 对硬脑膜外脓肿，术中应去除坏死的窦壁至正常范围，广泛暴露硬脑膜，使脓肿获得充分引流。

4. 对硬脑膜下脓肿通常皆由神经外科处理。发生于额窦者，也可经鼻外额窦手术途径，切除额窦后壁，广泛切开硬脑膜，向外引流脓肿。

5. 对化脓性脑膜炎，应施行经鼻外鼻窦根治术，广泛暴露硬脑膜，不缝合创口。必要时可施行腰穿放出适量脑脊液以降低颅内压。

6. 对脑脓肿以穿刺引流或开颅切除脓肿为主。

7. 对海绵窦血栓性静脉炎，除根治原发病灶，施行鼻窦手术外，支持疗法也很重要，有时还须考虑应用抗凝剂。董民声曾介绍一脓肿引流法以治疗海绵窦形成脓肿者：于内眦直上约 7mm 处作沿眶内壁局部浸润麻醉后，以较粗穿刺针沿眶内壁稍向下与水平线成 15°，刺入约 5cm，即达海绵窦最前端，此时针尖在视神经的下方如抽出有脓，即证实为脓肿；如无脓，则拔出穿刺针，审视针头中有无脓液。确诊后，即在局麻下，在眼球内上方结膜穹隆部作小切口，用细长蚊式钳沿眶内壁向眶尖作钝性分离，深入约 4cm 进入脓腔，排除脓液，置入引流条。以后每日扩开脓道，以助脓液排出。

第三节　下行感染

1. 鼻窦炎的下行感染可引起屡发性咽炎、扁桃体炎，以及同侧咽侧壁充血、红肿、淋巴组织增生肥厚，有时虽切除扁桃体，咽喉症状也不能获得改善。

2. 儿童与成人的顽固性气管炎、支气管炎和支气管扩张，每与鼻窦炎（尤其是上颌窦炎）同时存在。

3. 支气管哮喘也常与鼻窦炎有关联，两者可同为变应性病变。

4. 炎性渗出物与细菌下咽入胃，刺激胃肠黏膜，致胃肠功能发生紊乱，如脓毒被吸收，可出现食欲不振、腹泻或便秘等症状。也可发生类似于溃疡病的症状。

第四节　耳部并发症

咽鼓管受累或感染进入中耳，可发生非化脓性或化脓性中耳炎，详见本书有关章节。

第五节　病灶性并发症

鼻窦炎对肌肉、关节、心脏及神经等疾病的发生有一定影响，但其作用方式和机制有待于进一步研究。

（沈锦雄　王　璁）

第六节　隐匿性鼻窦综合征

【名称含义】

隐匿性鼻窦综合征（silent sinus syndrome）系指慢性上颌窦膨胀不全（chronic maxillary atelectasis），眼眶底壁呈弓形下凹，导致眼球内陷（enophthalmos）并向下移位（hypoglobus，hypoophthalmos）的一组综合征；此征具有自发性、渐进性、单侧性形成的特点，患者无明显的鼻炎及鼻窦炎病史及眼部疾病史或外伤史。这是一种少见的鼻窦炎并发症。

自从 Montgomery 于 1964 年首次报告隐匿性鼻窦综合征以来，迄今已达 40 余年，但此征尚未为大多数相关专科医师所了解和注意。在我国仅见赵小冬等（2004）1 例报告。兹将此征予以介绍，希望引起耳鼻咽喉科、眼科、影像科和相关专科专家们的关注和重视，以便有关的病例能够得到及时而正确的诊断和治疗。

【发病概况】

根据 Vander Meer 等（2001）报道，自 1964 年 Montgomery 报告第 1 例起，到 2000 年 6 月止，见于文献的隐匿性鼻窦综合征的病例共有 45 例，是一些原始散在的病例报告或小量系列病例报告。其中 32 例见于眼科文献，13 例见于耳鼻咽喉科文献。患者年龄为 20 岁到 74 岁，平均 40.3 岁（Kim 等，2002）。

近来，我们（黄选兆，陈雄，2006）查阅了 2003～2006 年间相关专业的多种期刊，发现有关此征的文献 23 篇，共计报道隐匿性鼻窦综合征 59 例。其中 34 例见于眼科文献，21 例见于耳鼻咽喉科文献，另有颅面外科与口腔颌面外科文献各报道 1 例，美容整形外科文献报道 2 例。由此可见，我们仅不完全地查阅近 4 年期间的相关文献，就发现此征 59 例，可知其并不十分罕见；这也表明，在一些发达国家已经引起相关各科医师尤其是眼科医师对此征的关注和重视。

Vander Meer 等（2001）按照下列 4 项标准，检索查阅了美国 Wisconsin〔威斯康星（州）〕医学院和 Wisconsin 眼科研究所近 15 年时间，从临床到影像学检查和手术记录等拟诊为隐匿性鼻窦综合征的病例资料，并进行了回顾性的研究和分析。这 4 项标准是：

1. 缺乏明显的鼻窦疾患的主诉，特别是在既往 6 个月内没有急性鼻、鼻窦炎发作，以及没有慢性鼻、鼻窦炎的病史。

2. 在鼻窦冠状位 CT 扫描时，可见到自发性眼球内陷是由于骨性上颌窦顶壁（眼眶底壁）呈弓形下凹和改变所造成的。

3. 缺乏眼外伤史或引起眼球内陷的其他原因。

4. 缺乏有记录证实的先天性畸形或明显的鼻窦和（或）鼻腔的解剖异常。

根据以上 4 项标准，按照关键性诊断：眼球内陷、眼球向下移位和慢性上颌窦炎所检索和评阅的病例资料表明：有 5 例被认定的病例中，除 1 例因为有明显鼻、鼻窦炎病史、并最终施行了内镜鼻窦手术而被排除之外，其余 4 例皆属于隐匿性鼻窦综合征。这 4 例无症状的自发性眼球内陷的患者中，3 例为男性，1 例为女性，年龄为 38～47 岁，左侧 2 例，右侧 2 例。

【致病原因】

隐匿性鼻窦综合征的主要原因是上颌窦膨胀不全引起的，而慢性上颌窦膨胀不全发生的确切病理生理学变化过程还难以详细弄清。有三种学说解释其产生的机制。

1. 第 1 种学说　也是大多数学者所公认的致病原因。即上颌窦窦口阻塞导致窦腔低通气，继而形成一个封闭的黏膜窦腔，腔内的空气逐渐被黏膜的血管吸收殆尽，形成持续性的负压。久之，窦壁骨质减少，呈弓形向窦腔凹陷，终致窦腔缩小而导致上颌窦膨胀不全。由于上颌窦顶壁下陷，从而引起眼球内陷与向下移位。

导致上颌窦窦口阻塞的可能原因有：

（1）稠厚的黏液堵塞窦口。

（2）筛漏斗内侧壁外移或活动过度，或中鼻甲向外移位。

（3）黏液囊肿或鼻息肉堵塞上颌窦窦腔或其窦口。

（4）炎性黏膜的影响。

（5）上颌窦发育不全，导致窦口口径变小，更易引起频繁的堵塞。

（6）眶下筛房（Haller气房）的存在，使上颌窦窦口变窄。

附注：Haller气房是筛窦气房的一部分，详见本篇第一章第三节三、筛窦解剖（见46页）。

（7）鼻部手术后，导致上颌窦口阻塞，引起窦腔负压，如Eloy等（2006）报道1例在鼻中隔和鼻成形术后出现此征。

Davidson等（1999）曾报道1例女性、27岁的隐匿性鼻窦综合征患者，其发病前3年因故曾作过MRI检查，两侧上颌窦都是正常的。发病后鼻窦CT扫描显示：右上颌窦缩小而浑浊，并用18号针接上压力转换器插入上颌窦内，测得窦腔内的压力为－23mmHg。这一病例说明：隐匿性鼻窦综合征是后天获得性的，并非上颌窦先天性的发育不全所致。另外，也说明膨胀不全的上颌窦腔内确实为负压。

Wolfman等（1986）测验了持续的空气压力对蒙古沙鼠的中耳造成的影响。发现压力大于2mmHg、持续2周之后，就有明显的骨质破坏作用。在此基础上，甚至是轻微的持续的压力升高，就可导致颅面腔骨壁的代谢和结构变化。这也表明持续的压力变化对于骨质的新陈代谢及其密度所造成的影响。

2. 第2种学说　认为炎性病变导致眶底骨壁的腐蚀性改变（溶解性骨炎），从而造成眶底壁呈弓形向下凹陷。

3. 第3种学说　认为是发育不全的上颌窦患鼻窦炎所致（Gillman等，1999）。

根据Vander Meer等（2001）报道的病例资料表明，本征与性别、职业、既往的烟酒史，以及遗传因素等都无明显关系。

【临床表现】

主要的临床特征如下：

1. 眼部症征

（1）眼球内陷：不知不觉的自发性眼球内陷致使两侧眼球不在同一冠状平面上。用突眼计检查，眼球内陷深度可为1～6mm不等，平均为2.9mm（Boyd等，1998）。严重者可达8mm（Davidson等，1999）。

（2）眼球向下移位：可向下移位达3～6mm，平均为3.6mm（Boyd等，1998）。

（3）出现复视：这有时是患者就诊的首发症状。可因疲劳、饮酒和用眼过度而致复视加重。

（4）睑裂变窄、上睑沟加深：这是由于眼球内陷并向下移位而造成的。

2. 鼻部症征

（1）少数患者可叙诉在很久以前有鼻窦炎及打喷嚏等症状，或有面痛、面部压迫感等不适感。亦可出现颊部凹陷等。

（2）鼻内镜检查：可能见到鼻中隔偏曲、中鼻甲向外移位、钩突回缩、筛漏斗阻塞等。

3. 鼻窦CT扫描　可以见到上颌窦全部或部分浑浊、窦腔缩小、顶壁（眶底）呈弓形下凹，眶底壁可能增厚、变薄或裂开，以及窦口鼻道复合体（ostiomeatal complex）阻塞等。

【诊断依据】

根据下列3点，即可诊断为隐匿性鼻窦综合征。

1. 自发性眼球内陷并向下移位。

2. 影像学检查发现患侧上颌窦浑浊，窦腔缩小，眶底壁呈弓形向下凹陷。

3. 无任何眼外伤及其他眼疾史，无明显的鼻、鼻窦炎病史。

Burroughs等（2003）曾报道有19例误诊为隐匿性鼻窦综合征的患者，其原因即为将其他炎性疾病导致的相似的临床表现误认为此征。19例中有14例的病因为肿瘤、外伤、先天性面部不对称，或扩散性面部脂肪营养障碍；其余5例中，有4例诊断为Parry-Romberg综合征（颜面偏侧萎缩），1例为线状硬皮病（linear scleroderma）。因此，在诊断时要注意隐匿性鼻窦综合征的诊断依据，避免误诊。

【治疗要点】

本综合征可造成鼻、眼功能障碍与美容方面的损害。但如治疗得当，可获得满意效果。主要治疗措施如下：

1. 清理上颌窦窦腔，重建鼻窦功能性的通气引流通道　这可通过功能性内镜鼻窦手术或Caldwell-Luc手术来完成。

2. 修复眶底结构，使眼球位置恢复正常　这可通过下睑结膜径路或睫下径路（subciliary approach）暴露眼眶底壁，放置钛（或钛合金）网眼、耳甲软骨或多孔聚乙烯支架（Ando等，2005）等于眶底，使眼球复位。

一般治疗效果均较良好。Kim等（2002）报告1例左眼向上凝视时出现复视2个月的患者，经检查确诊为隐匿性鼻窦综合征，眼球内陷4mm。经过鼻中隔矫正术、Caldwell-Luc手术、上颌窦开窗术以及筛窦切除术，清除了炎性组织和黏液之后，患者的复视消失。随访3周，眼球内陷改善2mm。本病例仅施行了鼻窦手术而未行眶底修复术，就使复视和眼球内陷得到了矫正，这是值得注意的。

（黄选兆）

第十二章

小儿鼻窦炎及婴幼儿急性上颌骨骨髓炎

第一节　小儿鼻窦炎

过去认为鼻窦炎多见于青少年和成人，现则认识到，本病发生于幼儿，甚至发生于半岁左右婴儿者也为数不少；但因婴幼儿对局部感染常表现为明显的全身反应或呼吸道及消化道的症状，而常去儿科就诊，导致被忽视。另一方面，小儿的支气管扩张及下呼吸道慢性炎症与鼻窦炎具有密切关系，须予早期发现和治疗。

对小儿鼻窦炎的发病情况，各家报告颇不一致。国外有人在鼻部貌似健康的儿童中，进行X线拍片检查，发现50%左右有鼻窦病变，1/3左右可从其鼻窦中洗出脓液。还有人报告，在382例疑为鼻窦炎的儿童中，仅14%从鼻窦中洗出脓液。

从病因、病理、症状、诊断及治疗各方面来说，小儿鼻窦炎与成人鼻窦炎既有共性，又具个性。下文只重点介绍小儿鼻窦炎的个性特点。

【病因】

1. 由于发育迟早有别，各个鼻窦发炎的最早时期也不相同，以筛窦及上颌窦发病机会最早。出生后不久即可患急性筛窦炎，婴儿期即可患上颌窦炎，上述两窦且常同时发病。7岁以后可发生额窦炎，但大多在10岁以后。蝶窦炎只发生在10岁之后。一般说来，小儿鼻窦炎常发生于学龄前期及学龄期（5~9岁）。

2. 儿童期特有因素　例如在儿童期，容易发生各种急性传染病，鼻窦的黏膜相对较厚，窦口较长而窄小，常有腺样体肥大而影响鼻腔生理功能，易发生内分泌功能障碍而对鼻窦黏膜产生不利影响等，都是容易发生鼻窦炎的因素。变态反应对小儿鼻窦炎也具有重要意义，变态反应诱发鼻窦炎后，又有细菌相互影响，形成恶性循环，常为病程迁延或反复发作的重要原因。有的儿童在游泳时，喜欢双脚向下跃入水中，这使污水容易进入鼻窦导致发炎。

3. 先天性异常　如先天性丙种球蛋白缺少症，先天性甲状腺机能减退，遗传性囊性纤维变性（hereditary cystic fibrosis；mucoviscidosis，是一种先天性、泛发性分泌腺功能障碍，表现为胰腺分泌不足，慢性肺部疾病，泪腺、汗腺、唾液腺及胃肠黏膜的分泌腺有物理的或是生化的异常，后两种情况可单独存在或同时存在）。Kartagener综合征（一种常染色体隐性遗传病，有右心转位，支气管扩张及鼻窦炎三联征）等均常伴发鼻窦炎。

【病理】

因小儿的鼻窦黏膜柔嫩，故当急性鼻窦炎时，黏膜易发生水肿及息肉样变，窦口迅速被阻塞，分泌物潴留而转为脓性。较之成人，感染较易向邻近组织侵犯。

患慢性隐蔽性（即症状不明显的）小儿鼻窦炎时，其鼻窦黏膜可表现为水肿型、滤泡型或肥厚型病变。纤维型病变一般不见于小儿。

【症状】

患儿年龄愈大，症状与成人鼻窦炎越发相近；年龄愈小，则全身症状愈益明显，且变化较多，个体差异也大。

1. 急性鼻窦炎　可有发热、失水、精神萎靡、呼吸急促、拒食甚至抽搐，并常伴上、下呼吸道炎症症状，如咽痛、咳嗽等，也可伴发急性中耳炎、鼻出血或关节疼痛。在较大儿童可能主诉头痛或一侧面颊疼痛。并发眶内并发症者，较成人稍多见。

2. 慢性鼻窦炎　小儿慢性鼻窦炎的症状可分为3类：①鼻部症状：如间歇性或经常性鼻塞、流黏液性或黏脓性鼻涕及鼻出血等。有时鼻涕倒流入咽部，则无流涕症状。头痛及嗅觉障碍罕见；②邻近器官症状：如支气管及肺部炎症、声嘶、颈淋巴结肿大、慢性中耳炎、泪囊炎、结膜炎及咽炎、扁桃体炎等；③全身及继发性症状：如发育障碍、精神迟钝萎靡、胃纳不佳、体重下降、易激动、继发性贫血、风湿、关节痛、低热、胃肠或肾脏疾病、易感冒及脐周腹痛等。其中第1类症状有时缺如或不明显，使人不疑及鼻病。第2、3类症状虽均属于并发症之列，但常为患儿家属的主诉，因而就诊于其他科室，以致未能发现与鼻窦炎有密切的因果关系。有的学者认为，在儿童，虽然其鼻窦炎局部症状极少，但有时仍可能是慢性支气管炎或哮喘发作等疾病的病灶，故名之为隐匿性或症状稀少的鼻窦炎。

【检查及诊断】

原则及要点与成人急、慢性鼻窦炎同。5岁以下小儿常不知主诉，故宜详细询问其家属有无可疑病因和鼻部症状，如上呼吸道感染或急性传染病病史，鼻塞、流涕等。局部检查，在小儿急性鼻窦炎时，鼻窦邻近组织的红、肿、压痛及鼻涕倒流入咽部等现象较成人为多见。在慢性鼻窦炎，鼻涕可能极少，甚至不能看到。在婴儿，下鼻甲下缘与鼻腔底接触是正常现象，不可误认为鼻甲肥大。X线鼻窦拍片或CT扫描可作为诊断的依据，但因儿童的上颌窦黏膜较厚，上颌骨内尚有牙苞，因此阅片较难。上颌窦穿刺冲洗，如为阳性即可确诊。多数学者认为，X线片或CT扫描上显示上颌窦有明显的病变者，穿刺冲洗阳性率仅约30%。因之，穿刺结果为阴性，也不能排除上颌窦炎的存在。

有些学者主张,对中鼻道有脓及鼻窦X线或CT片显示有炎症的婴幼儿,也可进行上颌窦穿刺冲洗术,不仅可明确诊断,且常可使症状迅速消退,但操作应极慎重,以免发生意外。穿刺时机宜在急性炎症期后,术前必须拍X线片或行鼻窦CT扫描,以了解窦腔大小、高低、黏膜厚薄等。穿刺在全麻下施行,多采经下鼻道法,针尖更贴近下鼻甲的根部,因婴儿上颌窦的窦底常高于鼻腔底,并有牙苞,过低则不入窦内。为了避免引起并发症,宁先采用穿刺抽吸术,待抽出脓后,再进行冲洗。

【治疗】

1. 一般治疗　一部分小儿的急性鼻窦炎可随原发病(如急性传染病)的痊愈而自行消散,不需再加治疗。对小儿鼻窦炎的治疗以非手术疗法为主,如卧床休息,使用抗生素和抗过敏药物,在急性期给予湿热敷,物理治疗,局部滴用血管收缩剂,作鼻腔蒸气吸入等。若非已有严重并发症,一般不主张手术。对慢性鼻窦炎而有腺样体肥大者,则宜早期施行腺样体切除术。对迁延不愈的小儿慢性鼻窦炎,可考虑施行功能性内镜鼻窦手术。

2. 上颌窦穿刺冲洗　上颌窦穿刺冲洗术及冲洗后向窦内注入抗生素药物，是治疗小儿慢性上颌窦炎的一个有效方法，但为避免反复施行全身麻醉及反复进行穿刺，可在第1次穿刺抽出脓后，即从穿刺针芯中置入一细塑料管，以胶布固定于颊部（图2-12-1），便于每日冲洗注药。塑料管一般留置5～7天。有时在冲洗多日后，冲洗液中仍有黏液样分泌物，则应考虑是塑料管刺激上颌窦黏膜之故，可予拔管。1～2周行X线片或CT检查作对照，常显示炎症消退或痊愈。

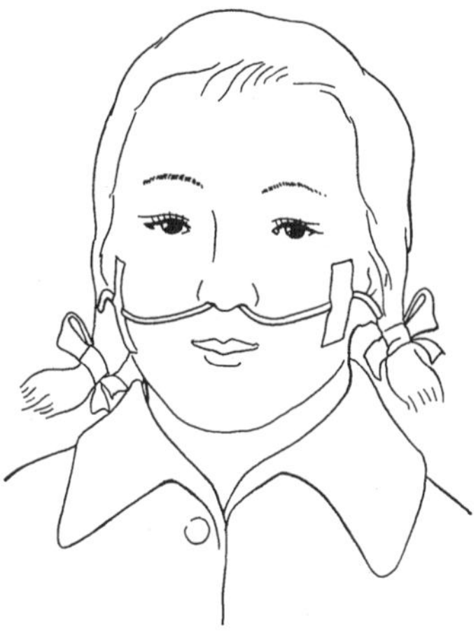

图2-12-1　上颌窦置管法

3. 置换疗法　对治疗小儿鼻窦炎也有疗效。可用于慢性鼻窦炎及急性鼻窦炎的全身症状消退期。用于幼儿，因当哭泣时软腭已自动上举封闭鼻咽部，即使不会发出“开、开”声，也可达到治疗要求。在做置换法时，先将操作器械（橡皮管和橄榄头）消毒，旁接以橄榄形玻璃容器，既可观察吸出的脓量，又可收集脓液作细菌培养及药敏试验。

4. 功能性鼻窦内镜　对于小儿鼻窦炎的手术治疗必须全面考虑、慎重对待，不宜轻易选用。根据小儿年龄大小及身体条件，可在局麻或全麻下行功能性鼻窦内镜手术。

第二节　婴幼儿急性上颌骨骨髓炎

急性上颌骨骨髓炎成人少见，主要发生于婴幼儿。婴幼儿患急性上颌骨骨髓炎时，不仅病情严重，且其病因、发展及治疗方法也与成人不同，故特称为婴幼儿上颌骨骨髓炎（osteomyelitis of superior maxilla in infants）。

本病患儿常先就诊于眼科、外科、口腔科或小儿科。在抗生素问世以前，婴幼儿上颌骨骨髓炎的死亡率在25%以上。后因对之认识提高，加之抗生素的不断问世，预后已大为改观。

【病因】

1. 婴幼儿急性上颌骨骨髓炎大多为血行性感染，感染可来自母体的产道、乳头或助产人员的感染灶等；也可来自婴幼儿的脐部感染或其他部位感染的血行传播。婴幼儿的上颌骨中髓质多而疏松，血管丰富，感染易于扩散。

2. 婴幼儿牙槽黏膜损伤发生继发感染，或鼻腔急性炎症经血管发展到上颌骨，也可导致急性上颌骨骨髓炎，但较少见。

3. 致病菌多为葡萄球菌，其中又以金黄色葡萄球菌最为多见。

【症状】

起病极快，24小时内即可出现眼睑肿胀（下睑更显著），结膜水肿，或有眼球突出、移位、眼肌麻痹等，但眼底常正常。继之在一侧面颊部、硬腭或牙槽处发生红肿，以后穿破形成脓瘘。患侧鼻腔常阻塞，病后数日开始流脓涕，间或伴有血液。如继续发展，则上颌骨将有死骨形成，牙胚也可随之坏死脱落，终于形成持续性瘘管或口、腭变形。

发病之初，尚有全身急性炎症症状，如高热、腹泻、抽搐、拒食、体重下降及衰竭等。如有并发症，则可出现昏迷、嗜睡、呕吐及呼吸困难等症状。

【诊断】

主要根据患儿年龄及典型局部症状、细菌培养及X线拍片或CT扫描，后二者在本病后期可显示上颌骨骨质疏松、破坏或死骨形成。

【鉴别诊断】

须与继发于鼻窦炎的眶内蜂窝织炎相鉴别（表2-12-1）。

表2-12-1 婴幼儿急性上颌骨骨髓炎与眶内蜂窝织炎的鉴别诊断

	婴幼儿急性上颌骨骨髓炎	眶内蜂窝织炎
发病时间	多见于出生12个星期内的婴儿	多见于出生6个月后
致病菌	多为葡萄球菌感染	多为链球菌感染
局部症状	单侧流脓涕，非首见症状，较晚出现	双侧流涕，早期出现，且常为首见症状
检查所见	双睑及患侧尖牙窝、硬腭等处可肿起	仅眼睑肿胀
	牙槽肿胀或瘘管	无
	死骨形成，牙胚可能脱出	无
	颜面、牙槽或硬腭处有持续性瘘管	无，术后颜面创口终必愈合

【并发症】

有菌血症、支气管肺炎、肺脓肿、心包炎、胸膜炎、颅内感染及失明等。愈后可能后遗颜面畸形及缺牙。

【治疗】

1. 及时、适当、足量地使用抗生素。因本病多属金黄色葡萄球菌感染，对多种抗生素，尤其是青霉素常具有抗药性，故在获得细菌培养及抗生素敏感试验的结果以前，应先予广谱抗生素静脉滴注。

2. 有脓肿时，须予切开排脓。对牙槽与硬腭处的脓肿经口腔切开，颧骨或内眦等处的脓肿则从外部切开。死骨须予取出，术中应尽量保存牙胚，故不宜使用尖锐刮匙。

3. 局部热敷，理疗。注意口腔清洁。吸出口腔及鼻内分泌物。

4. 支持疗法，注意营养和液体补充及电解质的平衡。必要时反复小量输血或注射丙种球蛋白，最好与小儿科医师共同商治。

5. 注意并发症及迁徙性化脓病灶的发生。

6. 必要时请口腔矫形医师作预防性治疗。

（王 璁 沈锦雄）

第十三章

头痛

本章只简述耳鼻咽喉科疾病引起的头痛。

第一节 几种可致头痛的耳鼻咽喉科疾病

一、蝶腭神经痛

蝶腭神经痛（sphenopalatine neuralgia）原发性者病因不明，继发性者多因炎症、肿瘤侵犯蝶腭神经引起。表现为在鼻根部、鼻内、眶内、颧部、上颌、上牙槽等处烧灼样或钻刺样疼痛，均为一侧性，并向同侧耳内、颞部放射，有时尚可涉及肩和上臂，可持续数小时至数天。以1%普鲁卡因作蝶腭神经封闭，或用2%～4%丁卡因经鼻腔对蝶腭神经节施行表面麻醉，均能缓解疼痛，可助诊断。

蝶腭神经节无痛觉纤维，其节后纤维进入鼻腔，司鼻黏膜的血管舒缩和分泌功能。麻醉蝶腭神经节之所以能缓解此型头痛，乃因在翼腭窝中与蝶腭神经节毗邻的三叉神经第2支的蝶腭神经被麻醉之故。

二、头部、颈项部、肩部肌筋膜炎性头痛

精神过度紧张、鼻窦炎或颈椎疾病引起的疼痛，可使头部、颈项部和肩部的肌肉长期处于收缩状态，最后形成强直或挛缩，肌肉的血液供应因之减少，肌组织逐渐发生肌纤维变性（myofibrosis），最后形成肌筋膜炎（又称肌纤维织炎 myofibrositis），这种续发的病变又可引起后枕部头痛，颈项部、肩部僵硬和胀痛。其特点是，每当气候变冷时，头痛和颈项、肩部的疼痛就明显加重，有如刀割样，严重者手臂不能上举。

检查时，捏压颈项或肩部肌肉的肌腹时有僵硬感觉，同时患者感觉疼痛加重，但捏压之后反觉轻松舒适。于严重病例，可摸到肌肉中有多数发硬的疼痛结节。以1%普鲁卡因浸润于结节周围，头痛明显减轻。

三、反射性头痛

鼻、鼻窦、口腔（特别是牙齿）、面颌等处疾病引起的反射性头痛，通常局限于三叉神经分布区域。耳位于头颅两侧，与额、枕距离大致相等，其神经支配又与三叉、舌咽、迷走等神经及第2、第3颈神经发出的耳大、枕小神经有关，面神经也可能有痛觉神经纤维，故耳病出现的反射性头痛，既可局限在额部，也可在枕部。头部和颈项部肌肉挛缩或肌病，以及颈椎疾病所引起的反射性疼痛，一般局限在第1、2、3颈神经分布区域，即在后枕部、颈项部和肩部，个别患者可出现在额部、颞部。

（一）鼻源性反射性头痛

鼻腔和鼻窦的许多疾病常有头痛症状，也是临床上比较多见的头痛原因。

急性或慢性鼻炎期间，鼻腔黏膜肿胀，鼻窦开口易受阻塞，通气引流不畅，发生鼻阻塞性头痛。如鼻窦开口长期阻塞，窦腔内空气逐渐被吸收，最后形成真空，发生严重的“真空头痛”（vacuum headache）。窦内真空时间过久，黏膜血管扩张，血清漏出，漏出液愈积愈多，充满窦腔，窦内压力增高，出现严重的“张力头痛”（tension headache）。使用血管收缩剂滴鼻或喷鼻，或用浸湿有血管收缩剂的棉片贴附鼻窦开口部位，使窦口开放，改善通气和引流，头痛可逐渐减轻或消散。

萎缩性鼻炎的脓痂在鼻腔内堆积，也可妨碍鼻窦通气引流，引起头痛，但主要是因鼻腔过于宽大，进入鼻内的空气过多，黏膜受气流冲击所引起的头痛等症状，临床上特称为“宽大开放空间综合征”（wide open space syndrome）。患者常有头昏、耳鸣、前额部或头顶部剧烈疼痛。以棉花松松塞住前鼻孔，使进入鼻腔的气流减少，头痛可明显缓解。

鼻中隔偏曲引起的头痛，发生在鼻腔宽大一侧者属“宽大开放空间综合征头痛”，发生于对侧者属鼻腔阻塞性头痛，后者常因中鼻道狭窄，前组鼻窦通气引流不良所致。若有鼻中隔骨棘或骨嵴压迫中鼻甲或下鼻甲，使其舒缩机能受到影响，也将引起严重的反射性头痛。若鼻中隔偏曲部位甚高而严重者，可引起鼻睫神经痛（nasoiliary neuralgia），疼痛位于眉弓、眶内侧和鼻背。行鼻中隔矫正术后，头痛可渐消散。若病期甚久，头、颈部肌肉已有继发病变（肌筋膜炎）者，术后应该辅以理疗。

上述种种鼻源性头痛，多发生在春、冬两个季节，呈持续性、不明显的深部钝痛，常局限在额部、眶部和上颌部，多数为一侧性，若为两侧，也以一侧为重，或由一侧开始，逐渐波及对侧。头痛时间多半只在白天，上午较重，夜间显著减轻或消散。向前屈身、低头，身体突然震动，摇头以及胸腔压力增高时头痛加重。情绪冲动、饮酒、吸烟和身体受凉，引起头部及鼻内血管充血时，头痛也将加重。鼻塞愈重，头痛也愈烈。躺卧休息，作蒸气吸入或滴用血管收缩剂改善鼻腔通气后，头痛减轻，这些皆是鼻源性头痛的一般特点。鼻窦炎引起的头痛，除上述共性特点外，还各有其个性特点。

急性上颌窦炎时，面颊部发胀、疼痛，上列磨牙有麻木胀痛感。有时头痛发生于一侧头部，尤在午后明显加重，患者躺卧并将病侧朝上，头痛可减轻。在面颊部相当于尖牙窝处，或上列磨牙，有明显叩击痛。

急性额窦炎的头痛，开始时为全头性，以后渐渐局限在眶内上角和前额部（多一侧），间或也在眼球后方疼痛。这种头痛具有特殊的时间规律，即每天早晨起床后不久开始头痛，逐渐加重，一般在中午 12 点到下午 3 点这段时间内，头痛到达高峰，程度可十分剧烈，患者不敢睁眼，精神萎靡，表情痛苦。此后头痛渐减，黄昏时明显缓解，夜间头痛完全消散，患者感到轻松舒畅。但翌日又有同样发作，可持续 10 余天，须待炎症消散，头痛方渐消失。

急性筛窦炎的头痛，常发生在内眦与鼻根之间，触诊此处，疼痛明显加重。有时疼痛位于眶内上角，也定时发作，类似急性额窦炎引起的头痛，惟程度较轻。有时眼球后方疼痛，并当眼球运动时，疼痛显著加重。个别患者，头痛发生在颞部一定区域内，并有压痛。

急性蝶窦炎的头痛，常伴有头昏或眩晕，患者常感外物摇动，走路时，头重脚轻飘飘欲倒。头痛多位于头顶中央或后枕部，有时呈头部深处疼痛。个别患者感觉眼球后方疼痛，眼球可有压痛，但与眼源性头痛不同者，即压迫眼球愈重时，头痛并不随之加重。有时因枕部头痛严重，引起颈项部、肩关节部肌肉僵直和疼痛。

急性蝶窦炎或后组筛窦炎时，可出现同侧头面部神经痛样头痛或上颌处烧灼样疼痛，临床上特称为什鲁德综合征（Sluder syndrome），实为一种继发性蝶腭神经痛。

慢性鼻窦炎的头痛：慢性头痛而无颅内压增高的症状和体征，可由许多疾病引起，而慢性鼻窦炎是其中比较常见的病因之一。

一般地说，慢性鼻窦炎患者不一定都有头痛，纵有也不如急性炎症期严重。通常多表现为前额和鼻根部有发胀或发闷的钝痛感，有时则位于头顶、颞部和枕部。这种头痛多半是有规律地在上午发生或上午较重，午后渐趋缓和。因属中毒性头痛，故常伴有精神迟钝，脑力不能集中，记忆减退，容易疲乏等症状。儿童患者则不一定有头痛。

血管运动性鼻炎和鼻窦炎引起的头痛，久后可引起颈项部肌筋膜炎，每在气候突然变冷，气压降低，大气湿度增加时头痛便发作或加重。

（二）耳源性反射性头痛

急性中耳炎时，由于鼓膜受到刺激，可能产生急性三叉神经痛样头痛。由耳内向额部、颞部、顶部或整个半侧头部放射，程度剧烈，如钻刺样，每当咳嗽、喷嚏时加重。严重者食睡不安，精神萎靡，直待鼓膜穿孔，脓液流出后，头痛方才减轻。

慢性中耳炎患者，如有头痛，多在乳突部、颞部、头顶部有持续性钝痛，若有骨壁破坏，以致发生硬脑膜暴露或死骨形成，则为严重锐痛。如耳流脓突然减少或增多，耳内疼痛剧烈，并迅速扩展至颞部或枕部，常为发生颅内并发症的先兆，必须仔细检查，慎重处理。

（三）口腔、面颌、咽部疾病引起的反射性头痛

1. 牙病引起者最多见，任何一颗牙齿有病时，皆可通过三叉神经反射，引起头痛，范围也广，重者患侧头部有持续搏动性锐痛，可波及颈项部、枕部及耳内深处。以 1% 普鲁卡因注射于病牙周围，可使头痛减轻或消散。

2. 缺牙过多、严重龋病、下颌关节损伤或下颌关节邻近组织的炎症，皆可使牙列闭合不良，上下颌间垂直距离减小，以致两侧下颌关节功能失常，下颌骨冠突向上后方发生习惯性移位。此时因耳颞神经或鼓索神经受到压迫，可发生下颌关节、颞部、头顶部、耳后或枕部持续疼痛，尤在咀嚼时加重。晚期，可使咽部软组织松弛，咽鼓管咽口受压，出现耳内闷塞感、耳鸣和传导性聋，有时患者觉口干，味觉异常，舌部烧灼感等，少数患者可以发生眩晕，张口困难则较常见。上述症状临床上特称为颞颌关节综合征（Costen syndrome）。

检查时，触诊下颌关节常有摩擦音及明显触痛，张口时下颌关节有弹响。X线拍片或CT检查，有时可见关节病变。在上下牙列间垫以橡皮或纱布块，疼痛逐渐缓解，这些特点，有助于诊断。

确诊后，可用绷带托住下颌，使下颌关节休息。施行手术使上下牙列咬合恢复正常。也可用可的松普鲁卡因（氢化可的松25mg加入1%普鲁卡因4ml）局部封闭。

3. 原发于翼腭窝的新生物，可早期侵犯上颌神经，引起上颌神经分布区域持续性神经痛样疼痛和感觉麻木。晚期新生物进入眶内，压迫眶内容物使之突出。如视神经受压，可致失明。如新生物向下发展至颞下窝，可使颞下窝处饱满膨出。临床上称这些症状为翼腭窝综合征（pterygopalatine syndrome）。

4. 急性鼻咽炎，多见于儿童。发病突然，高热、头痛，可有脑膜刺激征。1、2天后方才出现局部症状，故诊断往往不易明确。

在成人和较大儿童，则以局部症状为主，先在鼻咽部出现干燥烧灼感，继而头顶部和枕部发生明显锐痛。偶见脑神经短暂麻痹征。

5. 慢性鼻咽炎，也是慢性持续性顶部或枕部头痛的一个重要原因。有说此种头痛，是因鼻咽部长期受炎症刺激，使垂体分泌增多，脑室脉络丛发生炎性反应，致脑脊液产生过多之故。

6. 咽囊炎，较少见。患者觉枕部、顶部有慢性持续性隐痛，颈项肌肉酸痛，颈部发僵，转动不便，甚有举肩困难者。

7. 在成人，咽扁桃体炎症引起慢性头痛者据报道实不少见。此类患者可能曾经施行过不彻底的咽扁桃体切除术，因鼻咽部淋巴组织的再生能力甚强，故残余的咽扁桃体组织发生增殖，伴有多数包裹性囊肿形成而导致咽扁桃体炎。成人咽扁桃体炎的临床症状较儿童为少。当急性发作时咽扁桃体明显肿大，咽黏膜充血；急性期过后，咽扁桃体可缩小，咽部充血消退，仅遗留头痛。头痛呈持续性紧张性胀痛，放射至前额及眶内。眶上孔处大多有压痛，额窦底则无压痛。病期久者，头痛范围可扩展至前头部。此类患者常诉多次发作“感冒”。诊断较难。对每一位头痛患者均须行鼻后孔镜检查。确诊后，可行咽扁桃体切除术。

8. 鼻咽癌，在我国发病率较高，头痛可为初发症状，也可在晚期出现，并常表现为严重的三叉神经痛样头痛。一般说来，头痛常为单侧，呈持续性，渐进性加重。国内统计，鼻咽癌以头痛为初发症状者，约占14.6%～52.5%。我们统计为12%。患者常因头痛而就诊他科，不能不加警惕。张澍慧等（1963）曾就鼻咽癌的误诊问题进行分析探讨。在他们报告的142例鼻咽癌住院患者中，134例有头痛，其中单侧头痛占92.1%。142例中首次诊断正确（包括拟诊）者仅13.38%。

9. 鼻咽侧壁黏膜下恶性肿瘤向深部浸润，累及莫干尼窦（参见289页），出现下颌神经痛，下颌神经分布区感觉障碍与麻木，舌和耳内疼痛，耳鸣及传导性聋等症状。晚期，腭帆提肌受累，肌肉不能松弛，致腭帆不对称，如翼内肌受犯，则发生牙关紧闭。临床上统称为朝特综合征（Trotter syndrome）。检查时，可见鼻咽侧壁隆起，使鼻咽腔缩小，表面黏膜光滑，色泽正常。活检必须取材较深，才能获得阳性结果。

10. 慢性扁桃体炎患者，由于毒素吸收，可能发生中毒性持续头痛，此种头痛无一定部位，多表现为全头痛，疲劳时加重，日间较夜间严重。可伴低热，四肢无力和容易疲劳等中毒症状。同济医院耳科应用因泼来特注射于两侧扁桃体上窝内，每侧1ml，每日1次，连续1星期左右，可使头痛制止或缓解，借以诊断病灶，并作为切除扁桃体以治疗头痛的依据。

11. 茎突过长症（参见359页）引起的反射性头痛：多表现为血管性头痛或神经痛样头痛，可出现在扁桃体切除术之前或之后。出现于扁桃体切除术后者，由于扁桃体窝内瘢痕收缩，使过长的伸入咽缩肌中的茎突压迫颈部血管和神经而引起症状，一般以舌咽神经受压机会较多。颈动脉受压者，出现头面部血管性头痛；三叉、舌咽等神经受压者，出现神经痛样头痛。

血管受压时出现的头痛，常为持续性搏动样疼痛，位于颞部，可向额部、顶部、枕部等处放射。如为舌咽神经受压，表现为舌咽神经痛样疼痛，常为咽内不适、烧灼感，阵发性舌根部及咽内剧痛，并向耳内和颞部放射。上述两型头痛皆在吞咽、口张大或将咽壁向茎突方向推压时加重。

（四）颈部疾病引起的反射性头痛

颈部，尤其是颈椎罹患时，颈部的血管、自主神经和感觉神经不断受到刺激，在临床上可以出现一系列复杂症状，特称为颈综合征（参见1053页）。患者常述颈项或枕部有持续性钝痛，颈部活动不灵活，颈部扭动较多或高举手臂时，头痛加重。

（五）颈动脉血管性疼痛综合征

从前通称为颈动脉炎疼痛，因常使人误解为一种急重症，今已不再沿用，而以颈动脉血管性疼痛综合征代之。

本病真正病因至今未明，Saunder（1962）推测可能是多种因素引起自主神经系统功能失调，交感神经兴奋性增高，导致颈段动脉痉挛，最后极度扩张和搏动增强而引发疼痛，Marray 认为病因可能和血管性偏头痛诱因相似，由应激反应因素引起自主神经系统功能失调而发病。

本病多发于春、冬两季，以育龄妇女多见。患者常因颈部搏动样胀痛或阵发性刺痛，并向同侧扁桃体区、舌根、耳内、面部、颞顶部和枕部放射，而就诊于耳鼻咽喉科。发病前常有上呼吸道感染症状，如鼻内、咽、喉干燥，畏寒、低热、倦怠感；个别患者还诉锁骨上、下和胸骨后方有疼痛感。体检唯一的阳性体征是颈动脉行程上，特别在颈动脉分叉处有明显触痛，压之疼痛加重，患者往往不能忍受而拒绝再次触压。颈动脉搏动也较对侧明显加重。实验室检查：血沉加快（50%患者），白细胞总数增多，淋巴细胞偏高（30%患者）。

过去治疗本病不外应用抗生素、皮质激素、维生素和止痛剂。Nair 于 1981 年推荐单独使用阿司匹林治疗，此法简单、经济、显效，受到广泛重视和采用，但对重症者宜辅以皮质激素和抗生素。武汉同济医院耳鼻咽喉科（1985）追踪观察主要以阿司匹林治愈的 20 例，2～3 年未见复发者。

第二节 引致头痛的耳鼻咽喉科疾病的判断

作为一个耳鼻咽喉科医师，面对一位患头痛的患者，在检查诊断中除须详问病史外，需要注意下列各点。

【耳鼻咽喉科检查】

1. 耳部有无流脓、听力是否正常、乳突部有无压痛等。

2. 鼻黏膜的色泽变化、肿胀、肥厚、萎缩；鼻道中有无积脓；鼻腔内有无息肉、新生物；鼻中隔有无严重偏曲；鼻窦区有无叩压痛等。

3. 检查鼻咽部有无炎症，排除鼻咽癌最为重要。咽扁桃体肥大、慢性鼻咽炎有时也为成人的头痛病因。

4. 检查口咽部有无慢性扁桃体炎、咽部感觉与运动是否正常，牙齿是否健康。

5. 必要时还需施行颞骨 CT 扫描，判断有无骨质破坏或胆脂瘤形成。或给予鼻窦拍片或 CT 扫描，判断有无炎症、囊肿和肿瘤。鼻咽 CT 以判断有无黏膜下型鼻咽癌或颅底破坏。

【结果分析】

汇总病史及各种检查的结果，初步判断头痛与耳鼻咽喉疾病的关系。下列诸点，可供参考。

1. 反射性头痛　多见于炎症（急性或慢性），肿瘤压迫或鼻腔内有阻塞或压迫性病变。鼻腔过分宽大者也可引起头痛。以三叉神经痛样头痛最多见。舌咽神经、蝶腭神经、鼻睫神经、筛前神经等也可单独受到侵犯。

2. 颅内侵犯或颅内感染　前者多见于鼻咽、中耳、鼻腔、鼻窦等处的恶性肿瘤；后者多见于中耳、鼻窦、外鼻的急性炎症或慢性炎症的急性发作。

肿瘤的颅内侵犯，除可发生头痛外，常常合并出现脑神经受犯症状：在鼻咽，多为Ⅴ、Ⅵ对脑神经；在中耳，多为Ⅴ～Ⅸ对脑神经；在鼻腔及鼻窦，多为Ⅰ～Ⅴ对脑神经。且常为一侧性。X 线或 CT 颅底片上可见骨质破坏。晚期，可出现多数脑神经受侵及颅内压增高症状。

由炎症引起的颅内并发症，常伴有中耳、外鼻或鼻腔、鼻窦急性炎症的病史、症状和体征，且常出现在颅内感染症状之前。

3. 病灶性头痛　以慢性鼻窦炎、鼻咽炎、扁桃体炎、中耳炎为较多见。有时无明显局部症状或体征，须详询病史，仔细检查，方可发现。

4. 继发性头痛　耳鼻咽喉疾病，尤其是后组鼻窦、中耳、鼻咽等处的慢性炎症，日久可引起头颈部肌筋膜炎，可延及项部及肩部。

5. 如颈部血管受压或耳、鼻、咽处有炎性病灶，使颅内血管发生中毒性改变，则发生血管性头痛。

【注意事项】

1. 由耳鼻咽喉疾病引起的头痛，除少数隐蔽性炎症和早期黏膜下肿瘤外，完全不出现局部症状者极少。这些症状常被患者忽视而未加主诉，故须详细询问，如有无少量鼻出血，涕中带血，鼻塞，耳闷，咽异物感等“蛛丝马迹”的症状，再进行有针对性的专科检查。

2. 凡头痛局限于一侧，呈持续性进行性发展者，不论有无明显的耳鼻咽喉症状，均须详作本科检查。

3. 耳鼻咽喉疾病引起的头痛，至少在初起时常局限于一定的部位，除肿瘤外，多具有一定的规律性，例如耳源性头痛常发生于引流受阻（如有肉芽、胆脂瘤形成）时；鼻源性头痛（参见 213 页）既具共性特点，每一种鼻病又有个性特点，均需注意。

4. 检查中，不可忽视鼻咽检查及咽部扪诊两法，以便及时发现隐匿的或黏膜下病变。对可疑病例，X 线检查 CT 和 MRI 扫描很重要。其他检查方法（如额鼻管麻醉收缩法、扁桃体周围封闭法、咽隐窝粘连分离法、神经阻滞法、上颌窦穿刺冲洗法等），则视具体情况，选择应用。

【耳鼻咽喉检查可助诊的几种原发疾病】

1. 患者有偏头痛，检查时发现有变应性鼻炎者，偏头痛可能由变态反应引起。

2. 各种神经痛的触发区和封闭治疗所取部位多在耳鼻咽喉范围内。

3. 大多数脑神经受犯时的表现均可通过耳鼻咽喉科检查加以发现。

4. 嗅觉、听觉和前庭机能检查法有助于颅内病变的诊断，尤其是对颅后窝占位性病变的诊断，耳神经学检查更有重要意义。

（薛兴尧　沈锦雄）

第十四章

鼻变态反应及鼻息肉

第一节 变态反应性鼻炎

变态反应性鼻炎（allergic rhinitis）简称变应性鼻炎，又称过敏性鼻炎。系指特应性个体接触致敏原后由IgE介导的介质（主要是组胺）释放、并有多种免疫活性细胞和细胞因子等参与的鼻黏膜慢性炎症反应性疾病。

“变态反应”一词于1906年由奥地利儿科医生冯·皮尔盖（von Pirquet）所著《Allergie》一文中首次提出，意即“改变了的反应性”，为一类特殊的病理性免疫反应，即由于反应过强而导致的组织细胞损伤或生理功能紊乱。其发生的必要条件有3个：①特异性抗原—引起机体免疫反应的物质。其分子量大（10000Dalton以上）；具有一定化学活性基团（苯环氨基酸）；能刺激机体产生相应抗体或致敏淋巴细胞；与相应的抗体或致敏淋巴细胞结合并产生反应；②特应性个体（atopic individual）即所谓个体差异、过敏体质。具有这种体质的人其特异性抗体形成能力及介质细胞释放活性介质的能力极强；分泌性IgA（SIgA）水平低或其功能低下；肠壁通透性增高；副交感神经兴奋性高；遗传因素等；③特异性抗原与特应性个体二者相遇。

临床上变态反应复杂。1963年盖尔和库姆斯（Gell and Coombs）将其分为Ⅰ、Ⅱ、Ⅲ、Ⅳ型，即速发型或称反应素型、溶细胞型或称细胞毒型、抗原抗体复合物型或称免疫复合物型和延缓型。后来又有一些学者提出Ⅴ型、Ⅵ型等类型，但临床上用得最多的是前者。

随着社会经济的发展、物质生活的丰富，许多疾病，如营养不良、寄生虫病和各种传染病等日益减少以致消灭，而各种变态反应性疾病却日渐增多。过去40年间，变应性鼻炎的患病率（prevalence rate）明显增长，据世界卫生组织（WHO）“变应性鼻炎及其对哮喘的影响”（allergic rhinitis and its impact on asthma，ARIA）工作小组（2001年）指出“变应性鼻炎是一个全球性的健康问题”、“是一个极为常见的疾病，累及全世界10%～25%的人口”，并认为“这个数字很可能低估了该病的真正患病率”。我国目前尚缺乏这方面全国性的流行病学调查和统计。

变应性鼻炎分为常年性变应性鼻炎（perennial allergic rhinitis，PAR）和花粉症（pollinosis）即季节性变应性鼻炎（seasonal allergic rhinitis，SAR）两类。其发病率（incidence rate）由于人们对变应性鼻炎的认识和医师的诊断标准及水平的差别而差别甚大，前者为1%～18%，后者为1%～40%。皆因被调查的人群、定义情况及评估方法而异。

【病因】

引起变应性鼻炎的变应原主要为吸入物，其次是食物。

常见、主要吸入变应原有：

1. 屋尘（house dust） 系存在于室内、尤其居室内的陈旧尘土，实为多种变应原的混合物，除含有织物纤维及垫料外，还含有几乎下述各种吸入变应原。室内堆放长久的书籍报刊等亦有大量吸入变应原附着和躲藏。

2. 螨（mites） 其种类庞杂，成为人类致敏原的主要是屋尘螨（dermatophagoides pte-ronyssius）、粉尘螨（dfarinae）和宇尘螨（euroglyphus maynei）。其致敏性极强，活螨、死螨、螨的皮屑和排泄物都具抗原性。屋尘螨广泛存在于屋尘中，尤其是床垫料、枕垫料、地毯和窗帘中，与人接触密切，喜温暖潮湿。10～32℃，相对湿度 80% 左右为其最佳生长繁殖环境。各种螨其抗原性相似，而粉尘螨易于饲养，故以其制备抗原浸液，用作皮试和脱敏。

3. 昆虫（insect）　蟑螂、蚊、蝇、蜂、蛾、蝶等的鳞、毛、蜕皮、脱屑、残骸、分泌物及排泄物等均可致敏。

4. 羽毛（feathers）　主要是家禽及观赏鸟类的羽毛，且与屋尘螨关系密切。因后者可潜藏在其中生长繁殖。

5. 上皮（epidermis）　猫、狗、兔等及家畜的上皮脱屑，唾液、尿等排泄物均具抗原性，并且脱屑比毛的抗原性更强。近年来饲养宠物者日渐增多，由动物皮毛致敏者屡见不鲜，尤以儿童居多。

6. 花粉（pollens）　为引起花粉症的致敏原。有较明显的区域性及季节性。多为风媒花，其粉粒多而细小，重量轻，极易随风飘散，据测在洋面及高空均能收集到花粉颗粒。常见的有蒿属、豚草、苋科、藜科等以及槭树、云杉、构树、柏树、杨、柳、梧桐及向日葵等，而以豚草和蒿致敏性最强。

7. 真菌（fungus）　其无处不有、无时不在，不但通过吸入途径，还可通过食入、接触、注入等途径进入人体。常见致敏真菌有间链孢霉、单孢枝霉（亦称着色芽生菌）、锈霉、黑粉霉、蠕孢霉、曲霉、青霉、根霉、镰刀霉、念珠菌、酵母及蘑菇孢子等。它们靠孢子及菌丝碎片传播，体积小而轻，易随风吹起而四处飘散。

8. 枕垫料、床垫料等的植物纤维，除虫菊等驱蚊剂，化妆品香料，扑粉，含有亚麻仁油等的洗发剂，烟草粉尘以及蓖麻子等均为常见致敏原。

9. 化学物质　如洗涤剂中的各种酶类，塑料工业中使用的甲苯二异氰酸脂（TDI），各种燃料燃烧后释放出的二氧化硫等。

食物中常见致敏原如面粉、奶、蛋、鱼、虾、花生、大豆及某些水果、蔬菜等。

接触物有化妆品、假首饰、油漆等致敏者亦常见。

【发病机制】

变应性鼻炎属 IgE 介导的Ⅰ型变态反应，亦称Ⅰ型超敏反应。

当特异性抗原进入特应性个体后，机体内产生相应的免疫球蛋 E（IgE）抗体（亦称反应素），并附着于介质细胞（肥大细胞、嗜碱性粒细胞）的表面，机体即处于致敏状态。当相同的抗原再次侵入该机体时，此抗原则与介质细胞表面的 IgE“桥联”，并激发细胞膜产生一系列生化变化，破裂并脱颗粒。从被排出的颗粒中和细胞内释放出生物活性介质，如组胺（histamine）、白三烯（LT）、缓激肽（bradykinin）等，这些介质引起毛细血管扩张、血管通透性增加、平滑肌收缩和腺体分泌增多等病理变化，机体处于发敏状态，临床上则表现为喷嚏、清涕、鼻塞、鼻痒等典型症状（图 2-14-1）。

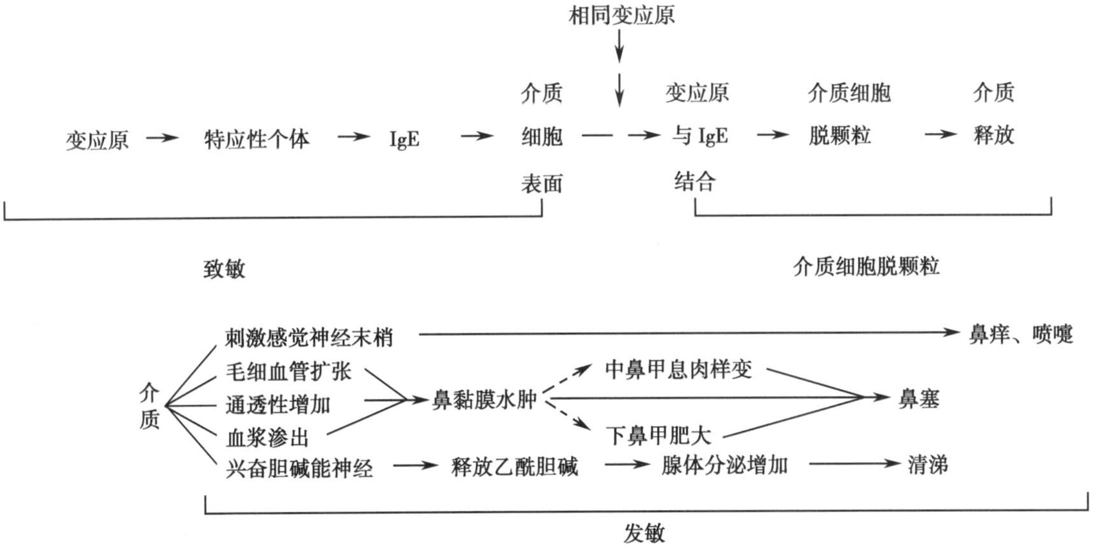

图 2-14-1　变应性鼻炎发病机制示意图

P 物质（substance P，SP）与变应性鼻炎的关系：SP 是一种由 11 个氨基酸残基组成的神经肽，人体鼻黏膜中存在着这种物质（并可从鼻分泌物中测得）及 SP 神经纤维。当 SP 能神经兴奋性增强时，神经介质 P 物质大量释放，如同介质细胞及其颗粒中释放出的活性介质一样，能引起血管扩张、渗透性增高、黏膜水肿，腺体分泌增加等，并能促进肥大细胞脱颗粒及组胺释放，引起变态反应发生。反之，多次反复应用辣椒素（apsaicin，CAP）能逐渐消耗SP，并使SP能神经被阻滞和变性。

细胞黏附分子（adhesion molecule，AM）及其与变态反应性疾病的关系：

1. AM系存在于细胞与细胞、细胞与细胞外基质间的一群糖蛋白，其种类很多，现已证实和命名并与鼻部变态反应有重要关系的有：①细胞间黏附分子-1（ICAM-1）；②细胞间粘附分子-2（ICAM-2）；③血管细胞黏附分子-1（VCAM-1）；④血管内皮白细胞黏附分子-1（ELAM-1），又称E-选择素；⑤P-选择素；⑥血小板-内皮细胞黏附分子-1（PECAM-1）等。

2. 其功能主要有三：①细胞与细胞之间的吸引、黏附作用（“生物胶水”）；②细胞与细胞间的信息传递；③调节细胞功能。

3. 在变态反应中，主要参与炎症细胞的移行：炎性介质、细胞因子（IL-1、IL-4、TNF）等激活位于白细胞表面、血管内皮和血管外周组织的黏附分子（ICAM-1、VC-AM-1、E-选择素等），这些黏附分子又进一步诱导和选择性地帮助更多的炎性细胞（如EOS、BAS）吸附并穿过血管内皮细胞间隙进入血管外周组织，导致局部变态反应性炎症（图2-14-2，图2-14-3）。

4. 可用PCR、ELISA、分子杂交、免疫组化等方法对AM进行检测。

变应原
↓ +IgE
肥大细胞
巨噬细胞
↓ 释放
细胞因子
(IL-1、IL-4、TNF)
↓ 激活
位于血管内皮的黏附分子
(ICAM-1、VCAM-1、E-选择素…)
↓ 促成
白细胞吸附并穿过
血管内皮进入
血管外周组织
↓ 导致
局部炎症反应

图2-14-2　AM在变态反应炎症中的作用

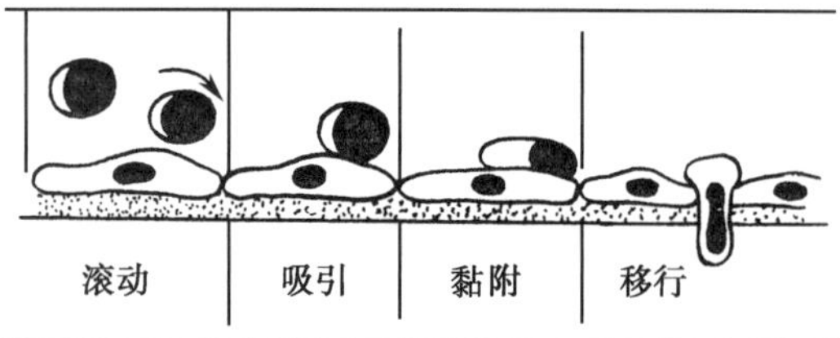

图2-14-3　在黏附分子作用下，白细胞移行过程示意图

5. 新一代抗组胺药中cetirizine（西替利嗪）、loratadine（氯雷他定）可阻滞和降低ICAM-1的表达。

近几年来Th_1/Th_2类细胞及其细胞因子失衡的研究结果，得到国内外学者及临床工作者的证实和重视。Th_1/Th_2皆为辅助性T淋巴细胞（Th_0）亚群。Th_1主要释放Th_1型细胞因子IFN-γ、IL-2（诱发B细胞产生IgG和IgM；增强Th_1细胞的形成，抑制Th_2细胞的产生），Th_2主要释放Th_2型细胞因子IL-4、IL-5（增加IgE的形成；增强Th_2的产生，抑制Th_1的形成）。两类细胞及细胞因子间相互作用、制约和调控，共同参与免疫应答反应。当Th_2及其细胞因子占优势时，就会产生和加重炎症反应；反之，炎症反应则减轻或被抑制。

【病理】

基本病理变化为毛细血管扩张、通透性增高和腺体分泌增加，以及嗜酸性粒细胞（EOS）浸润等。组胺及激肽均能引起毛细血管扩张及管壁通透性增加，组胺还能促进腺体分泌增加和血浆渗出，大量渗出液在结缔组织内存留，压迫表浅血管，使黏膜呈现苍白色。胆碱能神经在介质的作用下，释放乙酰胆碱，使腺体分泌大量增加。肥大细胞和嗜碱性粒细胞在释放活性介质的同时还释放出嗜酸性粒细胞趋化因子（ECF-A），在ECF-A的作用下，大量EOS在腺体及血管周围聚集，并进入分泌物内。故EOS浸润既是变态反应的一项重要的基本病理变化，又是变态反应的结果；被活化的EOS还会通过其释放的嗜酸性粒细胞阳离子蛋白（ECP）的作用（损伤细胞膜），引起肥大细胞释放组胺。

上述病理改变在缓解期可恢复正常，如多次反复发作，可引起黏膜上皮层增殖性改变，导致黏膜肥厚及息肉样变。如合并感染，则黏膜充血、嗜中性白细胞增多、坏死，表现为黏脓涕或脓涕。

【临床表现】

变应性鼻炎的典型症状主要是阵发性喷嚏，清水样鼻涕，其次是鼻塞和鼻痒。部分患者有嗅觉减退，但多为暂时性。

1. 喷嚏　每天数次阵发性发作，每次多于3个，甚至连续10数个或数10个。多在晨起或夜晚或接触过敏原后立刻发作。

2. 清涕　为大量清水样鼻涕，有时可不自觉地从鼻孔滴下，每天要用大量纸巾，甚为痛苦。

3. 鼻塞　轻重程度不一，间歇性或持续性，单侧、双侧或两侧交替，表现不一。

4. 鼻痒　大多数患者感鼻内发痒。花粉症患者可伴有眼睛、外耳道、软腭等处发痒。

5. 检查　见鼻黏膜苍白、淡白、灰白或淡紫色，双下鼻甲水肿，总鼻道及鼻腔底可见清涕或黏涕。如合并感染，则黏膜充血，双侧下鼻甲暗红，分泌物呈黏脓性或脓性。病史长、症状反复发作者，可见中鼻甲息肉样变或下鼻甲肥大。约30%（或更高）患者合并有变应性哮喘。花粉症患者在发作期可有眼结膜充血。

【诊断】

1. 详细采集病史　详尽的病史往往可以帮助患者寻找到可能的致敏原线索。个人和（或）家族过敏性疾病史、呼吸道及皮肤变应性疾病史、发作期典型症状及时间等，对于变应性鼻炎的诊断都是必不可少的。

2. 特异性检查　即免疫学检查，分体内试验法和体外试验法两类。

（1）体内试验法：

1）皮肤试验：方法很多，有斑贴试验、划痕试验、皮内试验、点刺试验等，以往多用皮内试验法（intracutaneous test）。近年来较普遍采用ARIA推荐的点刺试验法（prick test），又称挑刺试验（puncture test），此方法操作简便易行，试验结果可靠、重复性、安全性和顺从性均较好。

方法：国内制备的提取液已少用。现多采用经过标准化的疫苗。于被试者前臂掌侧皮肤消毒待干后滴上一滴待测疫苗，然后用特制的点刺针针尖穿过液滴刺入表皮内（约1mm），再轻轻挑开上皮，使少量试液渗入表皮即可。每个皮试点的间距和行距应间隔2.5cm。以同法用生理盐水作阴性对照，标准组胺作阳性对照。就地观察15～20分钟后看皮肤反应结果。阳性反应为风团、红晕，甚至伪足，部分患者可有痒感。分级标准（表2-14-1）。

表2-14-1　皮内试验分级标准

结果	符号	反应
阴性	-	注射皮丘不扩大，无红晕
可疑	±	丘疹直径≤5mm，或丘疹发红，但不扩大，亦无红晕
弱阳性	+	丘疹>5mm，红晕直径<10mm
阳性	++	丘疹>10mm，红晕<10mm
强阳性	+++	丘疹>15mm，红晕伸出伪足
极强阳性	++++	丘疹>20mm，红晕伸出较多伪足

注意事项：①患者受试前应停用抗过敏药及含有此类药物的合成制剂，如抗感冒药等，皮质激素、拟肾上腺素药、茶碱、色甘酸钠等均可影响皮试结果，停用时间根据各药的半衰期而定，如阿司咪唑（息斯敏）半衰期为21天，需停药3周方可进行皮试；②如遇患者全身或局部有过敏现象（如哮喘、荨麻疹）时，暂不作皮试；③对可疑特应性超敏感者，皮试应特别慎重，如若特别必要，可将皮试液稀释至最低浓度再作皮试；④所有患者皮试后均须在原地观察半小时，如发生过敏性休克，则与青霉素过敏时的处理相同。因此，诊疗室应配备必要的抢救药品和器材。

2）黏膜激发试验：如眼结膜试验、鼻腔黏膜试验、支气管试验等。

因每次仅能测试一种过敏原，颇为费时且费钱，故一般只用于科研，观察和评定脱敏治疗的疗效。支气管激发试验应注意安全。

（2）体外试验法

1）血清总IgE及血清或分泌物特异性IgE检测。前者诊断符合率仅30%左右，因其受机体内多种因素的影响。特异性IgE测定较为可靠，其方法有：①放射变应原吸附试验（RAST）；②酶联免疫吸附试验（ELISA）简称酶标法；③近10年来，亲水聚合物固相载体帽状物系统（Pharmacia cap system）用于特异性IgE及血清总IgE抗体体外定量测定，其灵敏度及特异性均超过RAST和ELISA，在国内已较普遍用于科研和临床。

2）组胺释放试验。可检测介质细胞释放出组胺的量。

3）嗜碱性粒细胞脱颗粒试验。用以检测患者血清中有无特异性抗体存在。

值得提出的是，有时变应原的确定是很困难的，医师不能囿于诊室，拘泥于常规检查，而需要走出医院大门，到患者家中走访，到生产或工作现场实地调查等等，以寻找可能的致敏原。

3. 诊断　方法特殊：采用记分法

中华医学会耳鼻咽喉科分会和中华耳鼻咽喉科杂志编辑委员会曾先后公布过3个“变应性鼻炎诊断标准及疗效评定标准”作为“全国标准”：

中华耳鼻咽喉科杂志1991，26：134. 称“乌鲁木齐标准”（略）

中华耳鼻咽喉科杂志1998，33：134～135. 称“海口标准”（略）

中华耳鼻咽喉头颈外科杂志2005，40：166～167. 称“兰州标准”（节录）

附：变应性鼻炎的诊治原则和推荐方案（2004年，兰州）

分类与分度

世界卫生组织“变应性鼻炎及其对哮喘的影响”（allergic rhinitis and its impact on asthma，ARIA）工作小组（2001年）根据患者发病情况、病程和对患者生活质量的影响，推荐新的分类方法，具体如下：

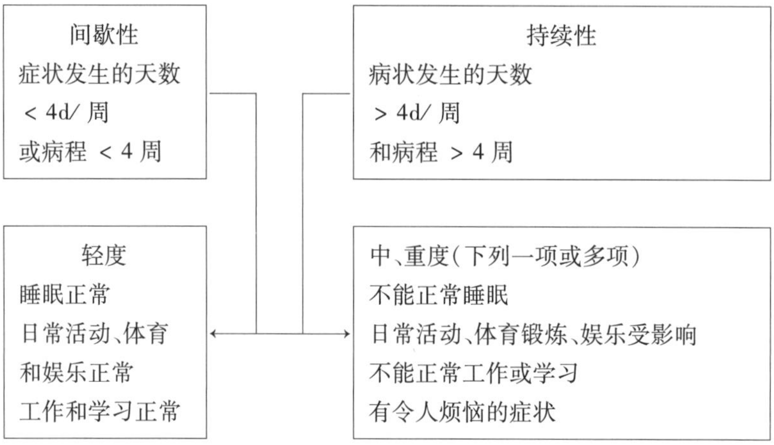

传统分类是依患者发病有无季节性分为季节性变应性鼻炎和常年性变应性鼻炎，临床工作中仍可采用季节性和常年性的分类方法。为适应我国实际情况，将传统分类和 ARIA 推荐的分类方法相结合，作如下分类用于科学研究工作：即季节性间歇性、季节性持续性；常年性间歇性和常年性持续性。

季节性鼻炎（seasonal rhinitis）或称花粉症（pollinosis)：每年发病季节基本一致，且与致敏花粉传粉期相符合（临床研究报告应至少 2 年在同一季节发病），变应原皮肤试验阳性主要以室外变应原（花粉）为主；常年性鼻炎（perennial rhinitis）：在 1 年内半数以上的日子里有上述症状，变应原皮肤试验阳性主要以室内变应原（螨、室内尘土等）为主。

轻、中、重度疾病程度按照 ARIA 规定的分度标准执行，改变过去以记分高低作为分度标准的规定。

【诊断】

1. 病史　详细询问病史，分析症状发作的时间和诱发因素，有无哮喘，评估症状严重程度。具有鼻痒、喷嚏、鼻分泌物和鼻塞 4 项症状中至少 3 项，常年性者在有症状的日子里症状每日累计达 0.5 ~ 1h 以上。

2. 检查　鼻腔检查可见鼻黏膜苍白、水肿，严重者眼睑肿胀。发作期鼻分泌物涂片和（或）结膜刮片嗜酸性粒细胞检查阳性。变应原皮肤试验呈阳性反应，至少 1 种为（++）或（++）以上。有条件者可行血清或鼻分泌物特异性 IgE 检查。必要时行变应原鼻黏膜激发试验。

3. 为便于观察疗效，制定下述记分标准

症状计分方法（见附表）：

体征计分标准：下鼻甲与鼻腔底、鼻中隔紧靠，见不到中鼻甲，或中鼻甲黏膜息肉样变、息肉形成，记录为 3 分；下鼻甲与鼻中隔（或鼻腔底）紧靠，但之间尚有小缝隙，记录为 2 分；鼻甲轻度肿胀，鼻中隔、中鼻甲尚可见，记录为 1 分。

附表　症状记分标准

分级记分	喷嚏*	流涕△	鼻塞	鼻痒
1 分	3 ~ 5	≤4	有意识吸气时感觉	间断
2 分	6 ~ 10	5 ~ 9	间歇性或交替性	蚁行感，但可忍受
3 分	≥11	≥10	几乎全天用口呼吸	蚁行感，难忍

注：*1 次连续喷嚏个数；△每日擤鼻次数

疗效评定标准

根据症状和体征记分评定疗效，记分方法：

$$\frac{\text{治疗前总分}-\text{治疗后总分}}{\text{治疗前总分}}\times 100\%$$

≥66% 为显效，65% ~ 26% 为有效，≤25% 为无效。

临床研究和资料总结应设对照组（包括免疫疗法），季节性变应性鼻炎治疗前后症状和体征记分应与当地、当年空气中飘散花粉数量和种类相比较。疗效评定分为近期和远期疗效，前者在特定治疗观察结束时评定，后者可在 1 ~ 数年后评定。

【鉴别诊断】

需与其他两种常年性鼻炎即非变应性鼻炎伴嗜酸性粒细胞增多综合征(nonallergic rhinitis with eosinophilia syndrome，NARES)、自主神经性常年性鼻炎(autonomic perennial rhinitis)，以及急性鼻炎相鉴别(表 2-14-2)。

【治疗】

根据 ARIA 的推荐，变应性鼻炎的治疗包括下列 5 个方面：

避免接触过敏原；药物治疗；特异性免疫治疗；教育；外科手术。

1. 避免接触过敏原“BGTE”即避、忌、替、移 4 字的谐音，为叶世泰教授的形象化总结。从Ⅰ型变态反应发病机制来看，避免接触变应原属对因治疗（治本），

表 2-14-2 几种鼻炎的鉴别

	常年性变应性鼻炎	NARES	自主神经性常年性鼻炎	急性鼻炎
病因	Ⅰ型变态反应	不明	自主神经平衡失调	病毒感染
鼻黏膜改变	苍白水肿,可有息肉样变	苍白水肿,但程度较轻	水肿	充血肿胀
全身症状	无	无	无	发烧、无力、肌肉酸痛等
喷嚏	多	多	多	少
鼻分泌物量	多	多	多	有
鼻分泌物嗜酸性粒细胞	多	大量	无	无,多量中性粒细胞
皮肤试验	阳性	阴性	阴性	阴性
鼻分泌物 IgE	增高	不高	不高	不高
激发因素	特异性致敏物	不明,与环境(气候、湿度等)有关	与机体内环境因素及情绪有关	无
抗组胺药治疗	有效	无效	有效	无效
色甘酸钠治疗	有效	无效	无效	无效
类固醇治疗	有效	有效	不定	无效

亦有预防的意义。如有可能，应是最有效而廉价的办法，但一般较困难。

“避”即避开一切可疑或已明确的致敏原，包括一切致敏性吸入物、食物和接触物。“忌”就是忌服或忌用一切可疑或已知的致敏食物和药物。“替”就是用作用相同或相似而又不致敏的食物和药物来代替那些可能或明知致敏的食物和药物。“移”就是将致敏原从患者的生活环境中移走，或患者移出不利的生活环境。

2. 药物治疗

（1）抗组胺药，实为 H_1 受体拮抗剂。

1）传统的抗组胺药：为第一代抗组胺药，有“安（全）、（有）效、（价）廉、便（利）”的优点，但同时又有“（困）倦、耐（药）、短（效）、（口）干”的缺点。因中枢神经系统的抑制作用较明显，故对从事高空作业、驾驶及其他需要保持警觉状态的工作者、脑力劳动和从事其他精细工作者慎用或不用。

2）新型抗组胺药：系近年来临床上广泛应用的非镇静性 H_1 受体拮抗剂，又称第 2 代抗组胺药。其特点是：①长效，大多只需每日 1 次；②对中枢神经一般无抑制作用或轻微，故很少出现镇静嗜睡等副反应；③对喷嚏、清涕和鼻痒效果较好，而对鼻塞效果仍较差，需同时酌情使用减充血剂；④特非拉丁、其次是阿司咪唑，因陆续有心脏毒性（QT 间期延长、危及生命的尖端扭转性室性心动过速）而死亡的报告，应予以高度警惕；更不可与酮康唑、伊曲康唑等抗真菌药及红霉素、螺旋霉素等大环内酯类抗生素同时使用，因有引起药物蓄积、更增加心脏毒性的危险。

3）局部用抗组胺药：低剂量、高浓度、直接到达靶组织，更加有效，还可避免或减低全身副作用。目前有两种抗组胺鼻喷剂：左卡巴斯汀（levocabastin）即立复汀，氮草斯汀（azelastine）即爱赛平。均耐受性良好，无中枢镇静作用，具有 H_1 受体拮抗效应。

（2）膜保护剂，即肥大细胞细胞膜稳定剂：

色甘酸钠（disodium cromoglycate，DSCG），又名咽泰（intal）：2% 滴鼻剂及喷鼻剂。其副作用很少，但起效时间多在 1 周以后，故属预防用药。

（3）抗白三烯药物（白三烯受体拮抗剂）：白三烯（LTs）亦是过敏反应的重要炎性介质，以往只知与支气管平滑肌的收缩有关，近年研究发现亦参与变应性鼻炎的发病机制。其受体拮抗剂为治疗变应性鼻炎的重要药物：安可来（zafirlukast）即扎鲁司特，顺尔宁（montelukast）即孟鲁司特。

（4）皮质激素类：因其抗炎抗过敏作用，广泛用于变态反应疾病的治疗。近几年来，对（上、下）呼吸道变应性疾病（“同一个呼吸道，同一种疾病”）常采用局部给药法喷鼻或吸入，与鼻内用抗组胺药一样，由于其低剂量高浓度、直接作用于靶组织，较全身给药法更加有效、快捷，全身副作用极低甚至微乎其微。高效的局部抗炎作用和极低的全身生物利用度，现已成为治疗季节性和常年性变应性鼻炎、甚至非变应性鼻炎的第一线药物。

（5）减充血剂（血管收缩剂）：为肾上腺素能激动剂。对解除鼻塞作用明显、起效快，作为变应性鼻炎的辅助治疗，以弥补抗过敏药作用（解除鼻塞）之不足。但须注意其局部及全身的副作用，连续用药一般不超过 10 天，儿童、老人、心血管病患者及孕产妇慎用。

3. 特异性免疫治疗（SIT） 即变应原脱敏（desensitization）或称减敏（hyposensitization）治疗。该法由来已久，1911 年 Noon 第一次用小剂量花粉浸液治疗花粉性鼻炎获得成功，开创了脱敏疗法的先例。采用引起患者变态反应的变应原制成提取液（疫苗），给该患者进行脱敏注射，使之不发生或少发生变态反应或减轻变态反应症状。是唯一的一种对因治疗（治本）方法。

有关该疗法的机制学说很多，但大多数学者和变态反应医生赞成阻断抗体理论，即注射变应原（抗原）脱敏液（疫苗）后，使机体逐渐产生新的抗体免疫球蛋白IgG4，其达到一定程度的蓄积量后，机体再接触到相同抗原后，注射抗原即在血清中首先与这种抗体（IgG4）结合，从而阻断了该抗原与附着在介质细胞细胞膜上的特异性抗体IgE的结合，介质细胞不发生或少发生脱颗粒，变态反应不至发生或发作症状减轻。特称这种抗体（IgG4）为阻断抗体（blocking antibody）或封闭抗体。

根据变应性鼻炎发病机制，较新的研究提示SIT使Th_1/Th_2产生良性免疫偏移，即Th_1/Th_0比例上升，Th_2/Th_0比例下降。

此外，ARIA还提示SIT可使IL-10和$CD8^+$增加；减少炎症细胞的募集和活化，减低炎性介质分泌等。

（1）皮下注射免疫疗法：步骤与方法：特异性脱敏注射分两个阶段连续进行，即常规（递增）注射阶段（也称初始治疗）和维持（巩固）注射阶段。一律采用上臂外侧三角肌处皮下注射。

1）常规（递增）注射（初始治疗）：①国内自制的变应原提取液（allergy extract，AE）：根据皮试结果（见表2-14-1）决定起始浓度（表2-14-3）。

表2-14-3 变应原提取液脱敏注射起始浓度

皮试结果	起始浓度（W/V）
+	$1:10^6$
+ +	$1:10^8$
+ + +	$1:10^{10}$
+ + + +	$1:10^{12}$

每种浓度注射10次为1个疗程；每个疗程首次注射均从0.1ml开始，以后每次递增0.1ml，至第10次恰为1ml。下1个疗程则提高1个浓度级，即脱敏液浓度比上1个疗程脱敏液的浓度增加10倍。例如第1疗程起始浓度为$1:10^6$者，第2疗程则为$1:10^5$，第3疗程为$1:10^4$……依此类推，至$1:10^2$（即1:100），常规（递增）注射即告结束。此后即可进入维持量（巩固）注射阶段。

每个疗程10针（共5周）应有规律地均匀分布，即每周2次，或每周一、四或每周二、五或每周三、六，由患者与注射者商定，商定后的时间应固定不变，无特殊情况不得随意中断注射，以免影响疗效；②标准化变应原疫苗（allergy vaccine，AV）：现多进口。所谓标准化，是指变应原疫苗在变应原浓度、生物活性及免疫效能等方面从生产到使用，进行的规格和质控标准的统一，使之具有可重复性和稳定性。其递增注射阶段称初始治疗，分为0、1、2、3等4个浓度级别，每个级别浓度相差10倍。国人对该疫苗非常敏感，故采用“高敏感剂量”注射法：起始浓度均从0（浓度）级开始，而每个浓度级均从0.05ml开始，第2次为0.1ml，然后每次递增0.1ml，至最后1次为0.8ml为止；再以同法进入下一个浓度级。每次注射间隔7～14天。

2）维持注射：常规注射结束后，将脱敏注射液（疫苗）固定在一定浓度（国内自制提取液：$1:10^2$，即1:100；标准化疫苗：3级）和一定剂量（国内自制提取液：一般为0.5ml；标准化疫苗：0.8ml）继续一段时间脱敏注射，以巩固疗效。维持注射时间越长（ARIA推荐和国内外经验为3～5年以上），治疗停止后疗效巩固的时间也越长。维持注射的间隔时间，因人而异。

3）“加强注射”：部分患者在维持注射全部结束、疗效巩固了一段时间后，症状又复发，则可用维持注射的最后一个浓度级的最后一次剂量，仍是10次1疗程，注射1～2疗程。此即“加强注射”，症状一般又可得以控制。

（2）舌下含服免疫疗法：此法在欧洲已采用多年并显现临床效果，在我国我院亦有临床应用，但目前仅限于对螨过敏者。其优点是简单方便，不需注射，只需将脱敏液滴入舌下，含够1～3分钟后吞下即可，不受时间和场地限制，尤其适宜于儿童；安全性亦较高。缺点是用量较大，相当于注射液的50～100倍。其有效性和安全性在我国尚需进行循证医学研究证据的严格评价。

附：脱敏治疗注意事项

1）脱敏注射液必须放入2℃～8℃冰箱（保鲜层）保存，保存期：提取液4.5～6个月；标准化疫苗12个月，以免抗原活性降低。

2）注射采用结核菌素注射器，以便准确掌握剂量。不宜用塑料针管，因其管壁可吸附抗原，使脱敏液效价下降。亦有对塑料过敏者。

3）每次注射前应检查脱敏液，如有变色、混浊或沉淀等情况，应立即予以更换。

4）脱敏注射必须采用皮下注射法，太浅易出现局部反应；太深则抗原有进入血管而引起强烈反应的危险，故进针后须回抽无血再行注射。不可图简单而行肌肉注射，或嫌麻烦而不遵循递增注射规律。因一次大剂量抗原进入亦有导致严重反应的可能。

5）脱敏治疗过程中，如遇患者出现明显全身或局部副反应，可采取下列措施。

a. 如注射提取液（AE）：措施有三，酌情选用：①暂停注射2周，同时使用抗过敏药物以控制症状，然后继续脱敏治疗；②在抗过敏药物控制下，采用固定剂量（一般为出现副反应前的一个剂量）继续注射（不递增），直至副反应消失，然后撤掉抗过敏药物，恢复递增注射；③递增到哪一个剂量出现副反应，则向后倒退一个剂量，在抗过敏药物控制下，稳定在该剂量上继续注射，直至副反应消失，再向前递增注射。

b. 如注射标准化疫苗（AV）：则倒回至上1次剂量的一半，直至副反应消失，再用上1次剂量的全量，如仍无副反应，再正规间隔时间后，再恢复递增注射。在调整剂量期间需加用抗过敏药物。此类副反应有无、是否消失，须在有经验的医师监护观察下（至少30分钟）判断。

6）脱敏注射中因故（如出差、全身不适或局部出现过敏反应等）暂停注射，时间以2周为限。如超过2周，则须重复原注射剂量2周，如超过1个月，则重复（或降低）一个浓度级再注射。

7）目前尚未发现特异性脱敏有致畸作用。如妊娠前已开始脱敏，妊娠后则可继续脱敏；亦可暂时中止脱敏，待产假后再恢复脱敏；如妊娠前未行脱敏者，除非特别必要（如因重度荨麻疹、严重变应性鼻炎、哮喘等影响继续妊娠者）一般不从妊娠期间开始脱敏注射。

8）每个患者之间均有个体差异。从皮试结果—递增注射—维持注射（尤其维持注射）均各人不同，即每个人均应有自己的个体最佳浓度级和最佳耐受剂量、注射间隔时间和维持注射时间。强求一律不但无效，而且有导致严重副反应发生的可能。

用标准化变应原疫苗（AV）进行特异性免疫治疗（SIT）早被世界卫生组织（WHO）以及世界许多专业学会和组织肯定，以及ARIA（2001）推荐，其对季节性或常年性变应性鼻炎与哮喘是有临床疗效的，而且也是改变过敏性疾病自然进程唯一的疗法，并建议在疾病进程的早期就开始。

要取得SIT的最佳疗效，下面几个环节都很重要：①要有生产制备好的标准化疫苗；②训练有素的专业医师准确判断（找准）患者的过敏原，并帮助每个患者仔细制订个体化的治疗措施和方案，并取得患者的信任；③患者对医师推荐的治疗方案要有好的依从性。

4. 教育　对患者和（或）其家属进行有关变应性鼻炎的教育是必要的，能增强患者的依从性及获得最佳治疗效果的可能性。一种比较受欢迎的形式是患者教育讲座。

5. 外科手术　严格掌握适应证，对一部分患者不失为有效的辅助治疗。

（1）结构性鼻炎（structural rhinitis）的矫治。

1）鼻中隔黏膜下矫正术。不但能矫正偏曲的鼻中隔，或凿除骨嵴或棘，改善鼻腔呼吸功能，且通过手术，可破坏鼻中隔前上方黏膜下副交感神经纤维（卜国玄、孙树岩，1989），以降低副交感神经的兴奋性。

2）下鼻甲黏膜部分切除术及下鼻甲黏膜下切除术。下鼻甲黏膜下存在有丰富的胆碱能微神经节细胞（许庚，1990），术后亦可改善鼻呼吸功能，降低胆碱能神经的兴奋性，使血管舒张减轻，腺体分泌减少。

3）中鼻甲部分切除术。改善鼻呼吸功能，增进鼻窦通气引流。

（2）筛前神经切断术。减低鼻腔副交感神经兴奋性，使血管扩张减轻，腺体分泌减少。

1）眶内法：局麻下，自眉毛内端向下作弧形切口，距内眦约0.5cm，至鼻骨下缘，切开皮肤深达骨膜并剥离眶骨膜，暴露眶内侧骨壁，自眶缘向后1.5～2.0cm处找到筛前孔，即可看到筛前神经动、静脉束，游离筛前神经并切断之。分层缝合创口。术后可能遗留瘢痕。

2）筛窦内切断法：在鼻内镜引导下，行鼻内筛窦开放术，小心谨慎除去前组筛房，用鼻内镜观察，可见到横行在筛窦顶壁的筛前神经动静脉束，用电刀或YAG激光切断之。注意保护筛顶。

总之，变应性鼻炎治疗的良好效果在药物（M）、特异性脱敏（D）和手术（O）3个方面，应相辅相成。根据患者具体情况先行M或D或O治疗，效果不理想时，可M+D或D+O或O+M，甚至M+D+O，因人施治，以期取得最佳效果。

第二节　血管运动性鼻炎

血管运动性鼻炎（vasomotor rhinitis）又称血管舒缩性鼻炎。其发病机制复杂，许多环节尚不清楚，确诊困难。因发现与自主神经功能紊乱有关，亦有人称其为自主神经性鼻炎；又因对某些刺激因子的反应过于强烈，也有人称其为高反应性鼻病。其症状与变应性鼻炎以及非变应性鼻炎伴嗜酸性粒细胞增多综合征（见下节）相似，治疗亦大致相同。

【病因及发病机制】

可能与下列因素有关：

1. 副交感神经兴奋性增高　乙酰胆碱释放，导致腺体分泌；血管活性肠肽（VIP）释放，则引起血管扩张。经常反复过度焦虑、烦躁或精神紧张，以及服用抗高血压药等均可使交感神经兴奋性降低而副交感神经兴奋性增高。

2. 内分泌失调　某些女性患者在妊娠期或经前期有鼻部高反应性症状，可能与此有关；

3. 非免疫性组胺释放　在一些物理性（如急剧的温度变化、阳光照射）、化学性（如挥发性刺激性气体）及精神性（如情绪变化）等因素的作用下，可引起肥大细胞释放介质。但这些因素均不属免疫性的。

【诊断】

1. 鼻腔检查

（1）鼻黏膜色泽无特征性改变，或呈慢性充血状，或为浅蓝色，或类似变应性鼻炎而表现苍白、水肿，或两侧表现不一致。

（2）大多有鼻中隔偏曲和（或）鼻甲肥厚。

2. 实验室检查

（1）免疫学检查　变应原皮肤试验及血清特异性IgE检测均为阴性。

（2）鼻分泌物中找不到或找到极少嗜酸性粒细胞。

3. 结合病史。

【治疗】

1. 除去病因。

2. 药物　鼻塞适当应用鼻减充血剂。抗组胺药，抗胆碱药（如异丙托溴铵，ipratropine bromide）。鼻用糖皮质激素抗炎消肿。

3. 手术　鼻中隔矫正、筛前神经切断等。

4. 激光、射频　对筛前神经鼻中隔支、鼻丘及下鼻甲内侧面等处进行电灼或凝固。

第三节　非变应性鼻炎伴嗜酸性粒细胞增多综合征

非变应性鼻炎伴嗜酸性粒细胞增多综合征（nonallergic rhinitis with eosinophilia syndrome，NARES）是一种临床症状与变应性鼻炎极为相似而鼻分泌物中以嗜酸性粒细胞显著增多为特点的鼻病。

【病因发病机制】

原因不明，机制复杂。

嗜酸性粒细胞（eosinophil，EOS）主要存在于呼吸道、胃肠道、下泌尿生殖系统的黏膜和皮肤等处组织内。引起EOS增多的原因很多，可以是IL-5产生过多，也可能是IL-5和GM-CSF抑制了EOS的凋亡而延长了其存活的时间；EOS释放的细胞毒素——主要碱性蛋白（MBP）和嗜酸性粒细胞阳离子蛋白（ECP）破坏黏膜上皮、刺激神经末梢，引起鼻痒、喷嚏、流涕等症状。

【诊断】

1. 有喷嚏、流涕等症状，但变应原的免疫学检查（体内、外试验）均为阴性。

2. 鼻分泌物中找到大量EOS。

【治疗】

糖皮质激素是EOS的“克星”，鼻用糖皮激素（intranasal corticosteroid，INCS）是NRAES的最佳适应证。

第四节　鼻　息　肉

鼻息肉（nasal polyp）为鼻部常见病，多见于成年人。好发于筛窦、上颌窦、中鼻道、中鼻甲及筛泡等处。后鼻孔息肉（choanal polyp）多来自上颌窦，经上颌窦自然开口而坠入后鼻孔。

【病因】

学说甚多，但多数学者趋向于：

1. 变态反应　马瑞琴等（1992）通过鼻息肉匀浆上清液免疫学指标的测定及鼻息肉的光镜和透射电镜观察，认为其与Ⅰ型和Ⅲ型变态反应有关，并发现鼻息肉匀浆上清液中IgE及IC（免疫复合物）含量均高于同一患者血清中的含量，且发现IC在鼻息肉微血管基底板沉积。国外Drakee Lee（1984）亦报道息肉液中IgE水平高于血清。小川（1986）及Small（1986）亦分别发现息肉液体中有高水平IgE免疫复合物。

2. 慢性炎症　鼻黏膜长期慢性炎症或鼻窦脓性分泌物的经常刺激，鼻黏膜充血、肿胀、静脉淤血、渗出增加，加之细菌毒素的作用，也促使小血管渗出增加及黏膜水肿加重，久之发生息肉样变。另外，某些常染色体隐性遗传病如“不动纤毛综合征”（immotile cilia syndrome）及“囊性纤维性变”（cystic fibrosis），由于纤毛及黏膜功能障碍，导致黏膜反复感染而产生鼻窦炎和鼻息肉。

【病理】

光镜下息肉组织呈肥厚及极度水肿现象，其间有淋巴细胞、浆细胞及嗜酸性粒细胞浸润。表面为复层柱状上皮覆盖，常无纤毛。无神经支配，仅有少许血管分布。

【症状】

1. 鼻塞　渐进性持续性，单侧或双侧。

2. 多涕　因多伴有鼻窦阻塞性炎症，分泌物呈黏脓性或脓性。

3. 嗅觉障碍　系息肉堵塞及嗅区黏膜慢性炎症所致。

4. 头痛　系鼻窦受累之故。

5. 听力下降　如息肉坠入后鼻孔，堵塞咽鼓管咽口，即可出现耳部症状。

【检查】

1. 鼻腔内可见1个或多个表面光滑、呈灰白色、半透明的新生物（小者需仔细收缩鼻腔黏膜，后方可看见），状如新鲜荔枝肉，触之甚软，且可移动，不易出血，亦无触痛。来自中鼻甲息肉样变者，则与中鼻甲不可分离，且略硬，色稍红。

2. 后鼻孔息肉需作鼻咽镜检查，常在一侧后鼻孔发现上述典型病变，多为单个。仔细收缩鼻腔后亦有时在中鼻道可见其细长、光滑、呈灰白色的蒂部。

3. 病史较长的双侧鼻息肉、过多过大时，外鼻可发生畸形，即两侧鼻背变宽、膨大，因形似蛙腹而称之为“蛙鼻”。此时两侧前鼻孔多可见到息肉。

【诊断及鉴别诊断】

根据上述症状和检查，诊断较易。但需与下列疾病鉴别：

1. 鼻腔良、恶性肿瘤　如纤维血管瘤、内翻性乳头状瘤、浆细胞瘤、圆柱瘤（一般称之为腺样囊性癌）、嗅神经母细胞瘤、鳞状细胞癌等，需仔细分辨，行病理检查以明确诊断。

2. 出血性坏死性息肉　平时多有鼻出血史，X线检查或CT扫描上颌窦及筛窦多有“占位性病变”，鼻腔内（多为一侧）可见较多暗红色坏死组织，触之易出血。有时在后鼻孔及鼻咽部可见到暗红色或出血性组织。

3. 脊索瘤　胚胎3～4个月时，脊索发展成节段，后逐渐被吸收。如偶有残余，则出生后沿脊柱形成小块细胞积聚而发展成脊索瘤，自蝶枕部经鼻咽顶而达鼻腔。

4. 脑膜膨出（meningocele）或脑膜脑膨出（meningoencephalocele）　筛板有先天性缺损时，脑膜或连同脑组织向鼻腔下坠，酷似息肉，需小心谨慎，尤其在婴幼儿鼻塞、鼻腔检查发现“鼻息肉”时，须作颅前窝CT加密扫描，多可见有筛板缺损（图2-14-4）。

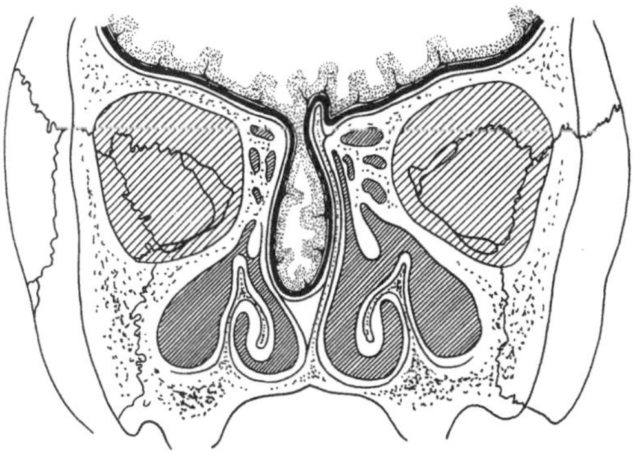

图2-14-4　脑膜脑膨出

【治疗】

鼻内镜下手术切除（见本章第二节五），同时治疗鼻窦炎，并行免疫学及抗过敏治疗，以减少复发。对鼻中隔偏曲同期予以矫正。

传统的鼻息肉切除术：鼻息肉切除术（polypectomy）的术前准备同一般鼻腔手术。

【麻醉】

用1%～2%丁卡因加1‰肾上腺素（3∶1）或1%麻黄碱生理盐水（1∶1）棉片或纱条作鼻顶、鼻腔底、中鼻道、总鼻道及息肉根部麻醉。息肉过大或过多、棉片及纱条不易填入时，可使患者取仰卧垂头位，从前鼻孔滴入上述配好之麻醉剂，或采取“步步为营”的方法，麻醉一部分，切除一部分，“步步深入”。

【操作方法】

1. 用钢丝圈套器尽量将息肉蒂部套住（图2-14-5），收紧钢丝圈套后，再将圈套器旋转1～2周，自鼻腔向外拉出。亦可用鼻息肉钳将息肉组织分次钳出。

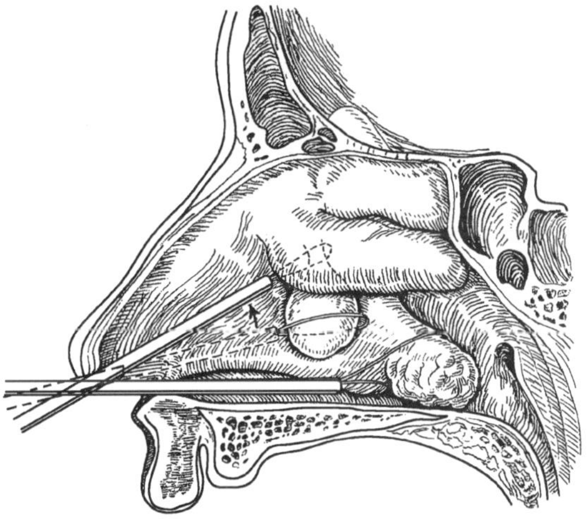

图2-14-5　用钢丝圈套器切除息肉及下鼻甲后端

2. 用鼻息肉钳或筛窦钳将残留的息肉根部及息肉样变的黏膜钳取干净，如筛泡或其他筛房已破裂，则随之行鼻内筛窦切开术；如筛窦黏膜息肉样变或脓性分泌物较多，则同时可行鼻内筛窦切除术。

3. 如遇中鼻甲息肉样变，则行中鼻甲部分切除术。

4. 单个后鼻孔息肉，其蒂多在中鼻道上颌窦自然开口处。可用钢丝圈套器由患侧鼻腔伸入，直达鼻咽部，术者食指伸入鼻咽部，摸清息肉及钢丝后，将息肉送入钢丝圈套内（图2-14-6）并收紧钢丝圈套，从鼻腔内向外拉出；也可用鼻息肉钳或筛窦钳从患侧鼻腔伸入，挟紧息肉根部后拉出。如息肉过大，难以从鼻腔拉出时，息肉可坠入鼻咽→口咽，嘱患者从口腔吐出。

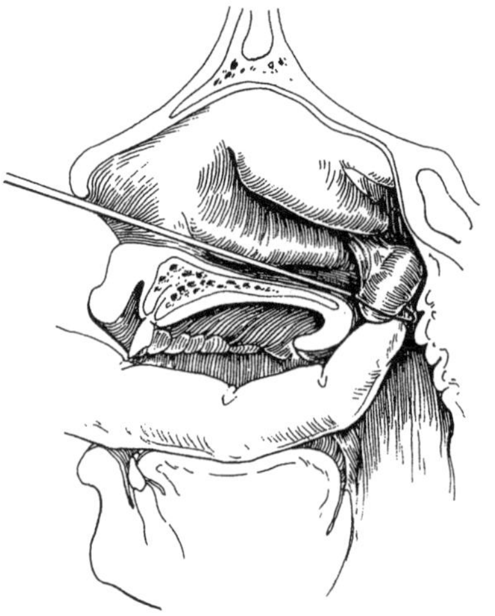

图 2-14-6 后鼻孔息肉切除术

5. 巨大后鼻孔息肉，除鼻腔表面麻醉外，需加口咽及鼻咽 1% 丁卡因喷雾麻醉。小儿需在气管内插管全麻下进行。具体方法如下：

（1）用导尿管经患侧鼻腔伸入达鼻咽部至口咽后壁，将头端拉出口腔外。用一根长约 40～50cm 的钢丝，两端缚于导尿管的头端（图 2-14-7（1）），然后将导尿管回抽并将钢丝的两端带出前鼻孔，钢丝则被弯成圈套，留于口腔中。

（2）食指将钢丝圈套推入鼻咽部，将钢丝两端穿入一细长金属管（如喉吸引管）内并从金属管中拉出，用血管钳挟住其两端，作为一特制圈套器（图 2-14-7（2））。

（3）用扁桃体钳从口咽部挟住息肉，将金属管的头端伸进鼻腔，顶住息肉并收缩钢丝圈套，尽量将息肉根蒂部套进圈套内，然后绞断息肉蒂部，从口腔中取出息肉（图 2-14-7（3））。

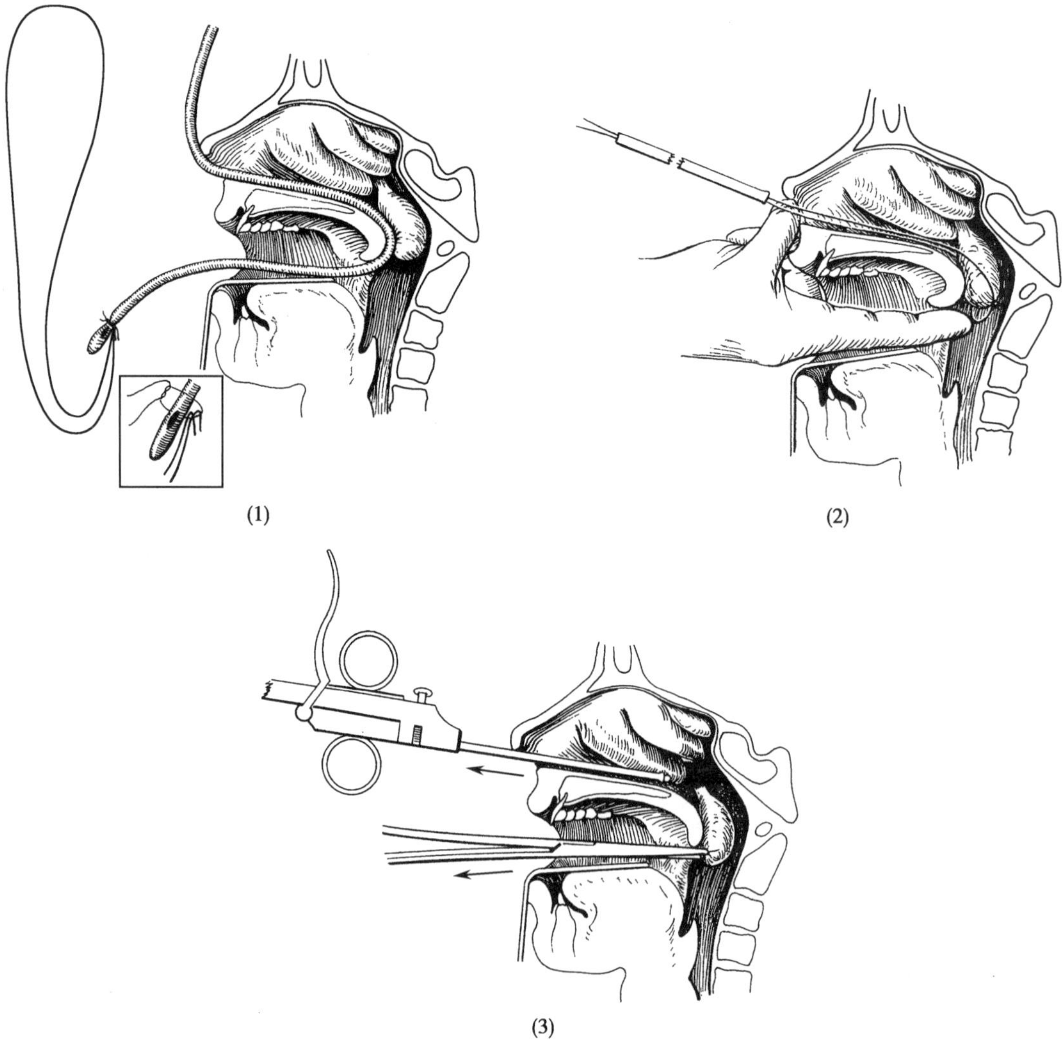

(1) (2) (3)

图 2-14-7 后鼻孔巨大息肉切除术

（1）置入钢丝圈套 （2）装置圈套器 （3）切除息肉

【注意事项】

1. 作鼻息肉切除术时不可挟住骨质（包括中鼻甲）强行拉扯，以免损伤筛骨纸板，伤及眼动脉、视神经或导致眶内感染。

2. 后鼻孔息肉及后鼻孔巨大息肉切除后一般出血极少，甚至可不行填塞止血；否则，需行后鼻孔填塞或鼻咽填塞。

鼻 息 肉 病

鼻息肉病（nasal polyposis，nasal polyp disease）在国内是最近几年才提出的新概念。一些鼻科学专家把部分或大部分符合下述条件的鼻息肉称之为鼻息肉病：

（1）有鼻息肉前期手术史；

（2）全身或鼻腔局部类固醇药物治疗有效；

（3）临床症状（包括鼻堵塞和嗅觉减退或消失）、鼻窦 CT 扫描与鼻腔检查所见病变不完全一致；

（4）鼻内镜检查双侧鼻—鼻窦黏膜有广泛性炎症反应和息肉样变性；

（5）临床检查鼻息肉、息肉样变黏膜与正常黏膜无明显分界线，几乎全部鼻黏膜（除下鼻甲外）都有不同程度的病变；

（6）鼻窦 CT 扫描显示多发性鼻窦炎或全组鼻窦炎；

（7）可能合并阿司匹林耐受不良、囊性纤维病、不动纤毛综合征等。

更有鼻科学者将双侧性、复发性、多发性和弥漫性等特点的鼻息肉称为鼻息肉病。

鼻息肉病和鼻息肉二者之间究竟有何区别，迄今为止，从国内外文献来看并无一致意见，对鼻息肉病的定义、病因和发病机制也无统一的认识。至少从目前来看，两者的临床表现、组织病理学和免疫组化等并无本质区别，只是病变程度和表现形式不大相同而已，治疗亦相同但十分棘手。许多研究文章仍然将二者相提并论，甚至混为一谈，并未明确区分。但对这一“特殊类型”的鼻息肉—“鼻息肉病”从鼻息肉中遴选出来进行研究、探讨，以期提高对该病的认识，提高诊断和治疗水平，解决手术后复发等问题乃是一个带方向性的重大课题。

（项济生）

第十五章

鼻窦囊肿及上颌窦出血性息肉

第一节　鼻 窦 囊 肿

发生于鼻周、鼻腔及鼻窦的囊肿种类甚多，根据解剖部位可分为五大类：①发生于鼻窦的鼻窦黏液囊肿，鼻窦浆液囊肿，鼻窦气囊肿；②面裂囊肿：主要由胚胎发育时期面部各突起连合处有上皮残余，其后发展成囊肿（包括鼻前庭囊肿、球状上颌囊肿，鼻腭囊肿和正中囊肿）；③牙源性囊肿（包括上颌窦含牙囊肿和根尖囊肿）；④皮样囊肿；⑤（家族性）巨颌症（cherubism）：是一种少见的家族性多灶性囊性疾病，X 线检查或 CT 扫描发现多数透亮区，对称，广泛位于上、下颌骨内。

上述五大类中以鼻窦黏液囊肿和鼻窦浆液性囊肿常见。任何一种囊肿发生感染而有积脓，即称为脓囊肿（pyocele）。

一、鼻窦黏液囊肿

黏液囊肿（mucocele）最为常见，多发生于筛窦，其次为额窦，上颌窦较少，原发于蝶窦者极少。儿童时期因蝶窦尚未发育成熟，窦口与窦腔比例相对较宽，同时因囊肿形成较慢，需数年之久，故 10 岁以下儿童不患此病。此病多见于青年及中年人，多为单侧，囊肿增大时可累及其他鼻窦。

【病因】

多认为是鼻窦自然开口完全堵塞，窦内分泌物潴留，逐渐形成黏液囊肿。导致窦口阻塞的可能原因有：①鼻腔、鼻窦病变，如鼻中隔偏曲、鼻息肉、肿瘤、肥厚性鼻炎等可致鼻窦开口阻塞；②鼻部外伤后骨痂增生形成致窦口阻塞；③鼻部解剖异常，如筛窦过度发育而伸入额窦底部，形成额筛泡，可致额鼻管狭窄，阻塞窦口；④鼻部手术后，如额窦、筛窦手术后，中鼻道被结缔组织所封闭；⑤变态反应致鼻窦黏膜发生变应性囊肿而致窦口阻塞；⑥鼻窦内黏膜腺体增生致鼻窦口堵塞。Howarth 等曾报道骨瘤阻塞窦口产生黏液囊肿的病例。亦有报道虽无窦口阻塞，而仍有囊肿存在者。

鼻窦自然开口阻塞后，窦内分泌物潴留，窦内渗透压升高，致水钠潴留，导致窦内压力进一步升高，进而压迫鼻窦骨壁，骨壁中破骨细胞因前列腺素、甲状旁腺素和淋巴细胞激活因子的作用，导致骨壁破坏。

【病理】

黏液囊肿壁即受压变薄之鼻窦黏膜，衬覆掺杂数量不等的杯状细胞的纤毛柱状上皮、立方上皮或扁平上皮；上皮下纤维组织中有数量不等的慢性炎症细胞浸润。囊内液体呈淡黄、黄绿或棕褐色，多含有胆固醇结晶，如有感染则变为脓囊肿，其破坏性更大，可引起较严重的眶内或颅内并发症。

【临床表现】

黏液囊肿增长缓慢，早期可无任何症状，若鼻窦骨壁有破坏，则发展迅速，视其扩展的方向不同而出现相应的临床症状。若囊肿感染则成为脓囊肿，且有骨质破坏，则更易引起严重并发症。随囊肿增大可有如下表现：

1. 眼部症状　囊肿侵入眼眶后，可致眼球移位、溢泪、复视、头痛及眼痛等。额窦囊肿多使眼球向前、向外下方推移；压迫眶上神经可致眉弓麻木感。后组筛窦及蝶窦侧壁接近视神经孔和眶上裂，囊肿压迫可致眼球突出，并可压迫眶尖而致失明、眼肌麻痹、眼部感觉障碍和疼痛等症状，称之为眶尖综合征（orbital apex syndrome）。上颌窦黏液囊肿少见，多不发生眼部症状，少数可造成口腔顶部破坏、眼球突出、移位等；若眶底有破坏，则可在术后出现眶内容物向上颌窦内下陷而引起眼球内陷。

2. 面部症状　囊肿增大，可致眶顶（额窦）、内眦（筛窦）或面颊（上颌窦）等处膨隆。扪诊可触及表面光滑之肿块，似按乒乓球或破蛋壳的感觉；如骨质已破坏，则可扪及缺损的骨质边缘，并可扪及肿物甚软而有弹性。额窦黏液囊肿因破坏额窦后壁，硬脑膜暴露，可扪及同心脏跳动频率一致的搏动感。

3. 鼻部症状　从颜面部隆起处压迫囊肿，偶可见液体自鼻腔流出，随之症状可暂时缓解。囊肿亦可多次自行溃破，反复间隙鼻溢。筛窦囊肿可突向中鼻道，使中鼻道膨隆或筛泡变大；额窦囊肿多致鼻顶部膨隆；蝶窦囊肿可在嗅裂处见到肿物；上颌窦囊肿多先使鼻腔外侧壁向鼻中隔方向移位、硬腭下塌。囊肿较大时亦可出现鼻塞、流涕、嗅觉减退等症状。

4. 脑部症状　囊肿增大压迫附近的脑神经，可出现轻重不等的偏头痛及眼后、眼周、顶部、枕部、额部、面颊部疼痛或麻木感；当大量分泌物自鼻腔排出后，头痛可暂时缓解。蝶窦囊肿压迫脑垂体，可出现内分泌功能紊乱，如闭经、性功能减退、尿崩等；压迫脑组织及脑神经可出现恶心、呕吐、眼肌麻痹、视力减弱或偏头痛等。额窦囊肿破坏后壁，可致头闷、头痛、恶心等。若囊肿发生感染，则成为脓囊肿，可有发热、全身不适、头痛等，亦可导致严重的眶内及颅内并发症。

【诊断及鉴别诊断】

根据头痛和眼部症状，在鼻内流出黏液性分泌物后有症状自行缓解的病史，在隆起处扪及乒乓球样感，则提示此病。若为脓囊肿，则隆起处皮肤或黏膜发红，有明显触痛。鼻腔检查可发现表面覆有黏膜之肿块隆起于中鼻道内，中鼻甲或筛泡受压移位；蝶窦黏液囊肿于后鼻孔镜检查时，可发现鼻咽顶壁向下突出；上颌窦黏液囊肿可见鼻腔外侧壁向内移位，下鼻甲被推向鼻中隔致鼻腔狭窄。在隆起处，如下鼻道、中鼻道、嗅裂、内眦及面颊等处穿刺抽出黏液，可确诊。X线片或CT扫描对囊肿的诊断、定位有重要作用，尤以蝶窦囊肿为然。X线片或CT扫描多显示：病变窦腔扩大、骨质变薄，肿物呈圆形，密度均匀，边缘光滑之阴影，邻近骨质有受压吸收现象，但无明显浸润性破坏。额窦、筛窦囊肿多见眶缘、额窦后壁缺损；蝶窦囊肿病变复杂，常侵入颅内，需进一步用CT检查，了解病变范围及周围波及情况。

本病应与内眦部皮样囊肿、鼻根部肿瘤、脑膜脑膨出、垂体肿瘤、脑膜瘤及颈动脉体瘤等鉴别。

【治疗】

治疗原则为通过手术尽可能切除囊肿或使囊肿腔与鼻腔均有较大通路，以利引流，防止复发。根据囊肿所在部位及大小，可选用鼻内或鼻外径路，在可能的情况下，尽量分离并切除囊肿，建立鼻窦与鼻腔的永久性通道，以利引流。若患者情况较差，囊肿较大，可不完全切除，只将囊肿咬除部分或部分切除，使囊肿与鼻腔有一引流通道即可。若额窦囊肿已破坏后壁，与硬脑膜粘连时，则不能强行剥离囊肿，以免损伤硬脑膜，致脑脊液鼻漏。筛窦囊肿可行鼻内筛窦开放术，特别是筛泡突起明显者，可行穿刺，如有液体，则咬去筛泡，开放筛房，即可进入囊腔，达到永久性引流的目的。额窦或额筛窦囊肿可行鼻外额窦或鼻内镜下额筛窦开放术；蝶窦囊肿可行鼻内镜下蝶窦开放术，但不宜刮除窦内黏膜，以免损伤颅底脑膜、视神经、颈内动脉等重要结构，只需扩大蝶窦开口即可。随着内镜鼻窦外科技术的广泛应用，所有囊肿手术均可经鼻内进行；对较大囊肿破坏骨壁后，因其常与外周组织粘连，如硬脑膜、大血管、眼眶等，一旦损伤，易致严重并发症；在此情况下，可不必完全切除囊肿，只需咬破囊肿，除去部分囊壁，建立引流通道即可。

二、鼻窦黏膜囊肿

黏膜囊肿（mucosa cyst）可发生于任何鼻窦内，但多发生于上颌窦内，多见于上颌窦底部和内壁。

【病因及病理】

鼻窦黏膜囊肿多因黏液腺阻塞，腺体内分泌物潴留所引起，是为分泌型者，称为黏液潴留囊肿或黏膜下囊肿；另一种可能是由于炎症或变态反应，由毛细血管内渗出的浆液潴留于黏膜下层结缔组织内，逐渐膨大形成囊肿，此类囊肿无明显囊壁上皮，是为非分泌型者，称为浆液囊肿（serous cyst）。前者囊壁为黏液腺管的上皮，囊中有混浊黏液；后者表层覆以炎症改变的鼻窦黏膜，囊内有半透明草黄色或姜黄色易凝结的液体。

【临床表现】

囊肿一般不会很大，患者多无明显症状。可有慢性上颌窦炎症状，偶有头部持续钝痛，部位多在前额部，亦可有面颊部压迫感或同侧上列牙疼痛等。偶可表现为间隙性从鼻腔流出黄色液体。一般多在X线拍片或CT检查时偶然发现。

【诊断】

多在上颌窦穿刺或上颌窦 X 线拍片或 CT 检查时偶然发现。上颌窦穿刺时，拔出针芯滴出黄色液体；反复间歇从鼻腔流出黄色液体；X 线片或 CT 扫描示窦内有局限性边缘清楚的半月形阴影等均可拟诊为浆液囊肿。有时在上颌窦根治术时，偶然发现囊肿可确诊。但应与上颌窦息肉鉴别。一般囊肿为半圆形，边界清楚，大小不一，多为一侧单发。鼻窦息肉则为半圆形，边缘清楚多不整齐，多为一侧多发，另侧常有鼻窦炎。

【治疗】

对于小囊肿，无症状者宜观察；囊肿常在长大到一定程度后可自行破裂，其内液体流出，囊肿消失，症状亦随之减轻，但可复发；因囊肿常不破坏窦壁，亦无严重危害性，故一般确诊后，无明显症状者，可不作处理；若有较重症状者，可行上颌窦根治术切除之或鼻内镜手术切除，在因鼻窦炎行上颌窦根治术或鼻内镜手术中偶然发现者，可顺便将囊肿切除。

三、鼻窦气囊肿

气囊肿（pneumatocele）极为少见。临床上可见于颅内或额窦，前者多为外伤后颅骨缺损，空气逐渐进入颅内引起；后者病因未明，多认为，先是窦内发生囊肿，使窦壁变薄吸收，此后窦口恢复通畅，囊内液体得以排空，但在窦口处形成单向阻塞，空气只能进入而不能排出，久之形成囊肿，故又称为额窦扩张性气囊肿。

诊断上，X 线片或 CT 扫描有一定帮助，额窦穿刺可抽出气体。

【治疗】

手术切除囊壁，保留正常窦腔黏膜，同时清除额鼻管的单向性阻塞，扩大额鼻管。

四、牙源性囊肿

凡上颌部由牙齿发育障碍或病变所形成的囊肿，统称为牙源性囊肿（odontogentic cyst）。包括含牙囊肿（dentigerous cyst）和牙根囊肿（dental root cyst）两种。

（一）含牙囊肿

含牙囊肿（dentigerous cyst）又称滤泡囊肿（follicular cyst），是环绕着未萌出牙的牙冠，且附着于牙颈部的囊肿（图 2-15-1）。停留在牙槽中的未萌出牙可刺激成釉细胞，使呈增殖性并产生分泌而形成囊肿，牙釉质被包围在囊内。一般发生在 10 岁以后到 40 岁以前。大多发生在下颌骨第三磨牙，发生于上颌骨者较少，多为上颌单尖牙、前磨牙或切牙。X 线或 CT 检查：表现为单囊型或多囊型透亮区，界限清楚，囊肿内多含有一个或数个牙齿，故名含牙囊肿，所含牙为未萌出的恒牙或额外牙。囊壁由复层鳞状上皮纤维构成，上皮衬里较薄，由 2～5 层扁平细胞或矮立方状细胞组成，表层无角化，囊液中含有胆固醇结晶及脱落的上皮，囊内含棕色或黄色液体。

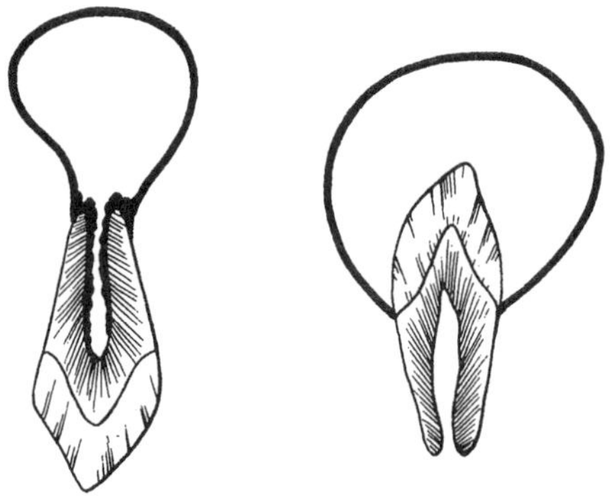

(1) (2)

图 2-15-1 牙源性囊肿

（1）牙根囊肿 （2）含牙囊肿

囊肿生长较慢，但可不断增大，膨大后可压迫周围骨质，使其吸收、变薄，并向阻力小的方向逐渐扩大，甚至可破坏上颌窦各壁而使面颊、口腔前庭、硬腭及牙槽突处隆起，眼球向上、向外移位或发生鼻塞。无感染时，局部疼痛不明显。

根据慢性病史，口腔检查常发现有一牙缺如，多为尖牙、前磨牙或切牙，在隆起处触诊可触及其下有一表面光滑而具有弹性的肿块，按压似乒乓球或破蛋壳感，穿刺可抽出黄色黏液，X 线片或 CT 扫描示窦腔扩大，囊肿阴影内含有牙影，即可诊断。

治疗：囊肿小者，可采用唇龈沟径路切除，不进入上颌窦；囊肿大者，可采用上颌窦根治术术式，完全切除囊肿及病牙，并尽量保留上颌窦健康黏膜。

（二）牙根囊肿

牙根囊肿（dental root cyst）为成牙组织囊肿中最常见者。为牙根感染，牙髓坏死，根尖形成肉芽肿或脓肿，以后上皮长入囊肿内膜，病牙的根尖突入囊腔内或与囊腔隔绝（图 2-15-1）。囊壁为结缔组织构成，囊内膜为鳞状上皮，间属柱状上皮，若囊肿感染则为纤维组织所代替。囊内含有黄色浆液性或黏液性液体，内有胆固醇结晶。

根尖囊肿多发生于上颌切牙、尖牙和前磨牙根的唇面，囊肿增大可使面颊隆起。X 线片或 CT 片示：病牙根尖部小圆形囊影，其周围有吸收现象。

治疗：切除囊肿，并同时治疗病牙，病牙可保留者，可行保守治疗。

五、皮 样 囊 肿

皮样囊肿（dermoid cyst）为一较少见的先天性疾病，由面部胚胎性裂隙连合处外胚层上皮残余，发展形成。可发生于鼻中线（眉间、鼻尖和鼻梁部），可以扩展到鼻中隔；另一些可发生于眼眶缘的内部或外部，甚或发生在额叶。皮样囊肿囊壁较厚，由结缔组织构成，内有毛囊、皮脂腺及汗腺，内衬复层扁平上皮或鳞状上皮。囊内常含有皮脂、毛发、干酪样物质、角化表皮等各种皮肤成分，甚至含有肌肉和软骨组织（畸胎瘤）。皮样囊肿位置较深，与表面皮肤无粘连，发生于鼻梁部者，常与鼻骨骨膜粘连，可形成瘘管，瘘管向外或向后经两鼻骨间伸入鼻腔；发生于鼻腔者，常有蒂，多起源于鼻中隔。

囊肿多在出生时发现，起初较小，随年龄增长而长大，但到一定大小后，可停止生长。检查可发现鼻背中央可有小瘘孔，有窦道与深在囊肿相通，窦道内有白色干酪样分泌物。X 线检查或 CT 扫描对诊断有重要帮助，囊肿或瘘管造影检查有助于确定囊肿（或瘘管）位置及范围。

治疗：采用鼻外径路切除囊肿及瘘管。鼻部支架变形不仅可由本身发育异常引起，而且可由囊肿压迫所致，无并发症者以早期手术为宜，手术后遗留畸形，可进一步行整形术。

（乐建新）

第二节　上颌窦出血性息肉

上颌窦出血性息肉（bleeding polyp in maxillary sinus）是慢性上颌窦炎的一种特殊类型，命名尚不统一。目前倾向于认为它不同于一般的血管瘤，而与息肉和炎症有密切关系，即是以出血为特征的特殊类型的鼻腔、鼻窦慢性炎症。

【病因】

本病发病机制尚不清楚，可能与下述因素有关。

1. 鼻腔、鼻窦慢性炎症　鼻腔、鼻窦炎症可引起窦口堵塞、窦内黏膜水肿及黏膜发生息肉样变，继之息肉血管增生、扩张破裂出血、坏死，同时肿块增大、窦腔扩大、骨质破坏吸收等。

2. 上颌窦息肉　上颌窦息肉蒂部发生扭转使静脉回流障碍，血管内压力增高，从而导致息肉损伤和血管破裂出血。也可因息肉堵塞上颌窦自然开口，窦腔内炎症持续致窦内压增高，息肉遭挤压而出血坏死，窦壁因息肉压迫而吸收破坏。

3. 外伤　外伤后窦内黏膜血管受损出血，并可积聚形成血肿。血肿逐渐增大、机化，有时压迫窦口妨碍鼻窦引流；有时压迫窦腔黏膜造成黏膜水肿，进而形成息肉。逐渐增大的肿块可压迫骨壁致骨质吸收。

4. 鼻腔出血或鼻部手术后填塞　鼻腔填塞后，出血可进入窦腔，血液在窦腔内形成血肿，血肿机化后形成假瘤，压迫自然窦口，致使鼻窦引流受阻，造成黏膜水肿、息肉形成。刘春青等（2002）曾报道 2 例鼻部手术后发生本病。

5. 上颌窦内良性肿瘤　如海绵状血管瘤，经过放射治疗后可使其坏死，继之炎性浸润，机化甚至可转化为息肉而导致本病。某些肿瘤中心因缺血而发生中心坏死也可致本病。

【病理】

窦腔内充满息肉伴坏死物，外观一般呈暗红色，表面常有渗血、质脆，触之易出血，组织学上常表现为以血管增生坏死为主的血管性息肉，部分为水肿型、腺体型或纤维型，间质内有较多慢性炎症细胞浸润，局部有坏死组织及陈旧性血块，但缺乏血管瘤的典型表现。

【临床表现】

主要表现为鼻出血或涕中带血，也可出现鼻塞和上颌窦骨壁破坏表现。

1. 鼻出血　反复鼻出血为其特点，所有患者均有不同程度的出血，少则涕中带血，多则数百毫升，严重者可致贫血。

2. 鼻塞　鼻腔炎症、鼻息肉，上颌窦内侧壁内移或破坏致窦腔内肿物突于中鼻道及鼻腔可引起鼻塞。若伴发感染，则鼻腔可出现臭味。

3. 头昏、头痛　部分患者可出现头昏或偏头痛。随着病变侵犯范围的不同，可出现眼球突出、流泪、视力下降，面颊隆起，硬腭凸起以及颌面部麻木、上列牙疼痛等。

【诊断】

本病容易误诊，应根据病史、症状、检查综合判断，术后活检可确诊。

1. 病史　本病病程较长，发展较慢，反复出血为其特点。

2. 局部检查　鼻腔内可有暗红色、触之易出血的新生物或血肿块，也可发现坏死状息肉和肉芽，伴发感染时则有恶臭味。若鼻腔无上述表现，也可出现中鼻道饱满，鼻内镜或纤维鼻咽镜可发现上颌窦自然开口处有肉芽或出血。上颌窦骨壁有破坏者，于面颊处可扪及隆起或硬腭凸起。局部无转移性包块。

3. X线或CT检查　X线检查表现为上颌窦窦腔呈膨胀性扩大，窦壁骨质可变薄或消失，窦腔内呈密度均匀增高的块状组织影。CT检查更具意义，对诊断和手术方式的选择很有价值，但应与其他疾病进行鉴别。

【鉴别诊断】

本病应与上颌窦恶性肿瘤、上颌窦真菌病等鉴别。

1. 上颌窦恶性肿瘤　病程短，发展快，鼻腔有新生物可活检证实。若鼻腔无新生物，根据CT检查表现，恶性肿瘤多呈虫蚀样浸润性破坏，而本病表现为窦壁膨胀性压迫变薄或吸收。通过鼻内镜于上颌窦自然开口处取窦内组织病检有助于鉴别，但对于上颌窦出血性息肉术前活检不能最后确诊。

2. 上颌窦真菌性鼻窦炎　CT检查表现为窦腔内密度不均匀且有钙化灶，中鼻道发现豆腐渣样物或鼻内镜发现窦内豆腐渣样物有助于鉴别。

【治疗】

手术是治疗本病惟一有效的方法。

1. 鼻内镜手术　若病变相对局限，鼻内镜手术为首选。随着鼻内镜外科技术的迅速发展，鼻腔、鼻窦肿瘤的切除日趋微创化，韩德民等（1999）报道其手术效果与传统手术无统计学差异。若诊断明确，可选择鼻内镜手术；若为鉴别诊断，可在鼻内镜下取活检的同时，肉眼观判断为本病即可进一步完成手术。

2. Caldwell-Luc术　病变局限于上颌窦、眶下及鼻腔范围可行此术式。目前逐渐被鼻内镜手术所取代。

3. 面正中揭翻术　病变已波及筛窦、蝶窦、颅底或眶内者可选择此术式。

（乐建新　刘世英）

第十六章

鼻腔及鼻窦良性肿瘤

第一节 血 管 瘤

血管瘤（angioma，hemangioma）多发于身体血管分布较丰富处，鼻腔及鼻窦为其常发部位之一。柳端今等（1989）报告鼻及鼻窦良性肿瘤中，血管瘤占首位，上颌窦是首发部位。

【病因】

病因至今未明，有人认为属于真性肿瘤，但较多人认为由于很少发生恶变、无转移等特点，从而认为是血管发育过程中血管发育障碍或畸形所致的错构瘤，但与真性血管瘤区分困难。其病因可能与慢性炎症、外伤、内分泌有关。亦有人认为血管瘤为先天性良性肿瘤，与胚性残余有关，认为鼻中隔血管瘤系自胚性成血管细胞所产生。

【病理】

1. 毛细血管瘤（capillary angiomas） 最为多见，常见于30～50岁，男性多于女性，多发生于鼻中隔前部、下鼻甲前端、外鼻皮肤等处，体积小，直径多在1.5cm以下，常为有蒂的息肉样，表面光滑或形成溃疡，易出血。镜下见由多数成熟的薄壁毛细血管组成，紧密排列成丛状或分叶状，管壁内由单层内皮细胞覆盖，管外有多少不等的结缔组织基质，小管腔或无管腔，管腔内可见红细胞。发生于鼻中隔者，表现为出血性息肉样损害，曾称之为鼻中隔出血性息肉（bleeding polyp of nasal septum）或鼻中隔血管瘤样息肉，但其实非一真性肿瘤，病理表现为“富于血管的黏膜肉芽组织”。

2. 海绵状血管瘤（cavenous angiomas） 多发生于鼻腔侧壁、上鼻甲前部、鼻骨，有时可累及鼻窦，尤其是上颌窦、筛窦。瘤体大小不一，基底一般较广，色红，质软，常无包膜，可直接侵犯周围骨质。镜下见组织内充满均匀的相互沟通的血窦，窦壁间质甚薄，基本属于一种勃起组织（erectile tissue）。临床病理报告有时可能表现为：“血块样坏死组织”、“血肿”、“陈旧性出血”、血管扩张及炎性细胞浸润等。

3. 静脉血管瘤 少见，肿瘤由小的厚壁静脉组成，多数含有平滑肌细胞，静脉之间为纤维组织，也可掺杂少量平滑肌细胞。

4. 良性血管内皮瘤 肿瘤一般较小，息肉样，紫红色、质软。病理见毛细血管密集，形成小叶，血管被覆数层内皮细胞，细胞相对均匀一致，呈圆形或短梭形，管腔常消失。网状纤维染色证明网状纤维膜位于内皮细胞巢外为本病的特征。部分肿瘤发展虽慢，但浸润性强，具有局部破坏力，并可侵入鼻窦、眼眶及颅底，但不发生转移。

5. 血管球瘤 在鼻腔极罕见，由高度特殊的外皮细胞组成，细胞大小不一致，呈圆形或梭形围绕血管。

妊娠期血管瘤是一种与妊娠有关的肿瘤，与妊娠期中体内激素不平衡有关。其病理特征为：纤维黏液样基质将独特的毛细血管小叶分隔排列，肉眼可见肿瘤呈带蒂或广基浸润，大小一般为0.5～3厘米，一般不超过3厘米，色淡红、暗红不定。

【临床表现】

鼻出血为其主要症状，可反复发作，亦可为血性鼻涕。肿瘤较大，可有鼻塞及压迫症状，如鼻塞严重、面部畸形、眼球移位、复视、头痛等症状。检查可见在鼻中隔前下部，间或可在鼻腔底及鼻甲处发现具一小蒂或属广基新生物，常呈暗红色，表面光滑或呈桑葚状，探针触之易引起严重出血。血管瘤发生在鼻窦时，有时可见中鼻道丰满或有息肉变性样物，中鼻道有血性分泌物等。若误以鼻息肉摘除，可引起严重出血。鼻窦X线拍片或CT扫描时，有时可见上颌窦扩大。上颌窦穿刺时，下鼻道骨壁可能变薄或缺损，抽出针芯，自针管内有回血。活检宜慎重，以免引起严重出血。

【诊断】

发生于鼻腔者，一般根据上述临床特点，多可做出诊断。发生于鼻窦者，诊断较为困难，容易与恶性肿瘤相混淆，如病史提示为良性，而临床检查疑似恶性，多次活检阴性时对该病有诊断意义。对于鼻腔检查未见肿物而反复发生鼻出血，而鼻腔检查无阳性发现者应疑及此病，可用棉片置于中鼻道后作体位引流，如见棉片染有血液，则对该病的诊断具有重要意义。活检易致严重出血，又可因鼻腔填塞而继发感染，导致血栓性静脉炎。诊断性穿刺抽出不凝血液有一定诊断意义；鼻窦拍片或CT扫描示窦腔扩大，密度增高，有一定提示意义，但须与上颌窦囊肿和上颌窦炎等鉴别。鼻窦内镜检查具有重要诊断作用；但确诊往往只能通过手术探查和术后病理检查证实。妊娠期的血管瘤可根据与妊娠有关、可出现于妊娠中任何时期、肿瘤迅速生长、妊娠终止后可自发消退等特点来诊断。

【治疗】

带蒂的血管瘤可用圈套器截除之，并于根部用电灼或激光治疗。根部较广者，可绕肿瘤作切口，用分离器分离后切除之，亦可用冷冻疗法治疗。对鼻窦血管瘤，可采用鼻窦探查根治术进行切除。肿瘤大，有侵及颅内倾向者，常可发生大出血，应及时治疗，术前最好行同侧颈外动脉结扎，有助于减少术中出血。方俭生等认为，广泛扩展到鼻窦和鼻腔的肿瘤，术前不一定要行颈外动脉结扎术。妊娠期肿瘤，一般在妊娠期后消退，少数不消退者，可行手术切除。

第二节 乳头状瘤

乳头状瘤（papilloma）是比较多见的鼻腔及鼻窦良性肿瘤，仅次于鼻部血管瘤，多发生于中年，男性较多，约占鼻腔肿瘤的0.4%～4.7%。肿瘤发生于鼻前庭者，其来源为鼻前庭皮肤的鳞状上皮，质较硬，呈桑葚状，多单发，其病理及性质与发源于其他处皮肤的乳头状瘤相似；肿瘤发生于鼻腔及鼻窦者，为一种黏膜上皮源性肿瘤，以鼻窦及鼻腔同时受侵犯为常见；其次为鼻腔外侧壁单发，鼻窦单发者居第三；发生于鼻窦者，以上颌窦为常见，筛窦次之，额窦极少见。本病曾有20多个不同的名称，常用的是内翻性乳头状瘤、Schneiderain乳头状瘤、鳞状细胞乳头状瘤及过渡性乳头状瘤等。世界卫生组织已对鼻腔及鼻窦区的良性乳头状新生物称为过渡性乳头状瘤。

【病因】

本病病因和发病机制尚不清楚，学说较多。多数学者认为是一种良性型的真性肿瘤，因为它容易复发和恶变成癌。少数认为与炎症刺激和上皮化生以及病毒感染有关，与变态反应及吸入毒性气体有一定关系。

【病理】

乳头状瘤的大小不一，呈红色或灰红色，表面呈颗粒状、乳头状、桑葚样或分叶状。一般较息肉为硬，色较浅，较易出血。其分类较多，可分为硬型和软型两类，前者多发生在鼻前庭和鼻中隔前部；后者多发生在鼻腔及鼻窦黏膜，具有破坏力，可侵入颅内。按照发生的部位、被覆上皮的性质和生长发展的形式，鼻腔和鼻窦乳头状瘤可分为三型。

1. 鳞状细胞乳头状瘤（squamous cell papilloma）是最常见的一种良性肿瘤。发生于鼻前庭的鳞状上皮或由鼻腔和鼻窦柱状上皮化生而来。鼻前庭或鼻中隔黏膜与皮肤交接处有一种角化型乳头状瘤（keratotic papilloma），亦称鼻前庭疣（vestibular wart）。

2. 外生性“移行细胞性”乳头状瘤（exophytic transitional cell papilloma） 好发于鼻中隔，少数也可发生于鼻腔外侧壁或鼻窦。肿瘤发生于呼吸型的假复层纤毛柱状上皮，又称为柱状细胞乳头状瘤。

3. 内翻性“移行细胞性”乳头状瘤（inverted transitional cell papilloma） 此型较多见。发生于鼻窦或鼻腔侧壁。病理特点为：表层上皮过渡增生，向基质内呈乳头状增生，可表现为鳞状上皮、变移上皮及纤毛柱状上皮同时存在。上皮向内翻转，形成实体性细胞巢或细胞团块。但基底膜完整，瘤细胞的异型性并不严重。

国外亦有人将鼻乳头状瘤分为如下三型者：①内翻性乳头状瘤（inverted papilloma），发生于鼻腔外侧壁；②蕈形乳头状瘤（fungiform papilloma），发生于鼻中隔；③圆柱细胞乳头状瘤（cylindrical cell papilloma），发生于上颌窦内。

外生性和内生性“变移上皮”乳头状瘤除生长方向不同外，被覆的上皮基本上相同，在一些病例中常常是既有外生性，又有内生性，只是以何种方式生长而已。

【临床表现】

多为一侧患病，双侧发病罕见，Chatterji（1982）

曾报道了较为罕见的双侧鼻腔及鼻窦内翻性移行型乳头状瘤。患者可表现为鼻塞及鼻内肿块，可伴有流涕，有时带血，也可有头面部疼痛和嗅觉异常等；随着肿瘤扩大和累及部位不同，可出现相应的症状和体征。检查见肿瘤外观呈息肉样，表面不平，质较硬，触之易出血。其他特点为：①内翻性及柱状细胞型乳头状瘤发生于鼻腔外侧壁及鼻窦，蕈状乳头状瘤主要发生于鼻中隔；②本病极少发生于少年时期，常见于40岁以上的男性，50～70岁发病率最高；③本病未发生恶变者，一般无明显的窦壁骨质破坏，侵入颅内者较少见。因其外观酷似鼻息肉，容易误诊；④肿瘤切除后易复发；多次复发或老年患者有恶变之可能。

【诊断及鉴别诊断】

根据症状、体征以及反复、多部位活检，一般可做出诊断。X线鼻窦拍片或CT扫描对本病无特异性诊断价值，但有助于确定病变部位，了解病变范围及骨质破坏情况，以利手术方式的选择。

本病应与鼻息肉、乳头状腺瘤、乳头状纤维瘤、下鼻甲乳头样肥大等相鉴别。鼻息肉一般有变态反应及感染史，病变多为双侧，无性别差异，多为青年或中年发病，组织病理表现为：基底膜透明或增厚，有黏液分泌腺体，有嗜酸性粒细胞及炎性细胞。而本病则无变态反应史，多为单侧，男性较多见，老年居多，组织病理表现为基底膜正常，无腺体及嗜酸性粒细胞。凡遇40岁以上单侧鼻息肉患者，伴有血涕，术中易出血，术后易复发时，应进行X线拍片或CT扫描。对患有鼻息肉的成年人手术切除后，应将所有息肉样组织送病理检查，以防误诊。

【治疗】

此瘤对放疗不敏感，主要以手术治疗为主，手术务求彻底，切除不彻底是术后复发的根本因素。对其基底及浸润组织周围的正常组织应切除足够的安全界，有时辅以电凝或激光治疗。术式选择以暴露充分、操作方便、无碍面容以及尽量不影响鼻腔功能为原则。可采取鼻侧切开或上颌窦根治术的变通术式进行，对于局限性肿瘤，亦可在鼻内镜下切除。本病术后易复发及恶变，据报道该肿瘤约有1%～13%的病例与癌症并存，因此术后应将全部病理组织送病检，以防漏诊，并应定期随访。有下列情况时，应考虑恶变可能：①全部切除后，迅速复发；②较快侵犯临近组织；③反复鼻出血；④头面部疼痛示有骨及神经受累。恶变患者的处理同鼻部恶性肿瘤。

第三节　骨　　瘤

骨瘤（osteoma）为鼻部良性肿瘤中最常见者，发病率约为1%，常见于20～40岁成年人，以额窦最多见，其次为筛窦，上颌窦较少，蝶窦最少，原发于鼻腔的骨瘤极少见。肿瘤常开始于青年时期，部分患者到成年后停止增长，除非肿瘤继续增大导致畸形，一般无症状。

【病因】

近年来认为由骨膜之“胚性残余”所发生，故多发生于筛骨（软骨内成骨）和额骨（骨膜内成骨）交界处、蝶骨小翼与额骨眶板之间或上颌窦内。亦有学者认为外伤、炎症刺激引起这些残留组织活跃增生所致。

【病理】

骨瘤一般发生于鼻窦的骨壁，生长缓慢，其大小不一，可有蒂或广基，呈球形或结节形，色粉红，表面光滑，覆盖有正常黏膜，多为单发，少数为多发。鼻窦内骨瘤有时可自行从根部脱落，在窦腔内形成死骨，称之为“死骨瘤”。

根据镜下所见，可将骨瘤分为三型：①密质型（compact osteoma）又称硬型或象牙型：质坚硬，较小，多有蒂，生长缓慢，多发生于额窦内，亦可见于鼻骨；②松质型（spongy osteoma）又称软型或海绵型：质松软，由骨化的纤维组织形成，体积大，生长较慢，有时中心可液化成囊腔，表面有坚硬的骨囊，常见于上颌窦和筛窦；③混合型（mixed osteoma）：外硬而内松，常发于额窦。除单纯性骨瘤外，还可有多种混合性骨瘤，如纤维骨瘤、血管骨瘤等。

【临床表现】

患者多为男性。肿瘤若局限于鼻窦内可无症状，常在鼻窦或头颅X线片或CT检查时偶然发现。若肿瘤继续增大，可出现患处隆起，引起压迫症状。额窦骨瘤阻塞额鼻管，可妨碍额窦通气引流，发生黏液囊肿；亦可引起额部神经痛、感觉过敏等；肿瘤向眼眶方向发展时，常将眼球向前、向外下方推移，以致发生眼球突出及复视等；若合并感染可致额窦炎症；若骨瘤经过额窦后壁或筛板向颅内发展，可引起颅内组织受压，出现头闷、头痛、恶心、呕吐等。筛窦骨瘤大者可占据大多数气房，并可延伸至额窦及蝶窦。鼻额管阻塞可引起额窦炎；向眼眶发展者，眼球向外、下方移位；向鼻腔发展者，可引起鼻塞。

【诊断及鉴别诊断】

主要依靠X线片检查。X线片可见圆形高密度影，正侧位片有利于肿瘤定位。CT扫描对明确诊断极有价值。临床上应与外生性骨疣、骨化性纤维瘤和骨纤维异常增殖症鉴别。外生性骨疣系骨质过渡增生，生长缓慢，发生于鼻窦者少见，多发生于上颌窦骨壁上，日久可引起面部变形。

【治疗】

对成人较小的骨瘤而无自觉症状者，不需急于手术，但应定期观察，视其有无发展；肿瘤大，已引起颜面变形或症状明显者，宜行肿瘤摘除术。筛窦骨瘤，因筛窦骨质菲薄，易引起并发症，宜及时手术；额窦后壁骨瘤，多向颅内发展，宜早日手术切除；近颅腔之骨瘤，应谨慎处理，以免损伤窦壁而发生颅内感染。手术方式以尽量采取保护面容的术式为原则。手术彻底切除，一般不易复发。

第四节 纤 维 瘤

纤维瘤（fibroma）系分化良好的来源于结缔组织的良性肿瘤。鼻及鼻窦的真性纤维瘤极少见，常常易把炎性假瘤或神经纤维瘤误诊为纤维瘤。纤维瘤常呈息肉样，呈圆形、广基或有蒂、表面光滑。其硬度及颜色随组织成分而异，细胞少而纤维成分多者，则质硬而色灰白；反之则质软，血管丰富而呈红色。纤维瘤可分为二型，硬型：质硬，灰白色，细胞少，胶原纤维居多；软型：血管丰富呈红色，胶原纤维少。鼻腔及鼻窦纤维瘤多属后者。尚有多种混合型纤维瘤，如纤维骨瘤、血管纤维瘤、黏液纤维瘤等。上颌窦还可发生牙骨质化纤维瘤（cementifying fibroma）。

纤维瘤主要由纤维组织及成纤维细胞组成，间有胶原纤维瘤细胞呈长梭形排列成粗细不等的束条，纵横交错，较正常纤维组织紊乱，内含血管多少不一。

纤维瘤病（fibromatosis）：是局部进展性纤维组织肿瘤样增生病变，常不转移，但局部浸润到周围组织，其发病机制未明。

纤维瘤多发于青年，生长极慢。发生于鼻窦者，可存在多年而患者不自知，或因诱发鼻窦炎始来就诊。发生于鼻腔内者，可来自于中鼻甲，发生于其后端者可突向鼻咽部；亦可见于鼻中隔、鼻腔底、筛窦及上颌窦。可表现为进行性鼻塞、鼻出血，肿瘤增大压迫骨质，可致骨质吸收引起变形，患处隆起，出现压迫症状；入眶可致眼球移位、面颊部膨隆、齿槽变形等。易被误诊为恶性肿瘤。鼻内检查见肿物被覆黏膜，色红或灰白，触之稍硬，一般不易出血，易出血者应与起源于鼻咽而侵入鼻腔的纤维瘤或纤维血管瘤鉴别。后者发展较快，血管丰富，触之易出血，检查鼻咽部可见较大肿瘤。应该与平滑肌瘤和纤维肉瘤鉴别。

手术切除肿瘤较易，一般边界清楚，即使入眶者，也可完整分离切除而不致损伤眼球。手术彻底，一般不致复发。切除不彻底术后常可复发，尤其是软型纤维瘤及黏液纤维瘤较易复发。瘤组织呈浸润性生长侵入骨质者，手术切除范围应稍广泛为妥。

第五节 软 骨 瘤

软骨瘤（chondroma）是一种由成熟透明软骨所构成的良性肿瘤。发生于鼻腔及鼻窦者极为少见，男多于女，好发于20～30岁的青年人。发生于鼻内者，以鼻中隔多见，发生于鼻窦者以筛窦为多，鼻窦的软骨瘤临床后果严重，有人将此瘤归之于恶性或潜在恶性。

病因未明，较多学者认为可能来源于异位的软骨胚芽或软骨性头颅原基的残余。好发于喉、气管、鼻咽及鼻窦等处，发生于颅底及咽部者较少，也可见于鼻中隔及硬腭。

肿瘤体积一般较小，外观呈淡青色或灰蓝色，多有被膜，表面光滑，切面半透明，光滑似正常软骨。较大的肿瘤中心部位可有黏液性变、囊性变、软化、坏死、钙化及骨化等改变。根据其原发部位，可将软骨瘤分为二型：①内生性：系发生于无软骨的骨组织中，可多发或单发，易发生于筛骨、蝶骨、鼻中隔及鼻腔外侧壁；②外生性：系发生于软骨上，常见于鼻中隔、外耳道、喉部等处。

软骨瘤由分化良好的透明软骨组成，亦可由各型软骨混合而成，与正常软骨不同之处为其软骨囊的大小不一，囊内所含细胞数不定，细胞大小、体积和排列分布较不规则，发育程度亦不等，瘤细胞外有明显陷窝，一陷窝中可有数个细胞，外生性软骨瘤细胞无间变。

软骨瘤一般生长缓慢，也可向周围组织呈浸润生长，肿瘤生长压迫，使邻近骨质吸收，引起患处隆起变形，入眶可引起眼球移位，突入鼻腔则进行性鼻塞加重、鼻溢、嗅觉减退、头痛、鼻出血等。X线片或CT扫描可显示肿瘤界限。病理检查可确诊。有时病检为良性时，偶可发生远处转移。亦可见及恶变病例。软骨瘤应与骨瘤、鼻中隔软骨局部增生或鼻咽黏膜的异位软骨小岛鉴别。

软骨瘤对放射治疗不敏感，治疗方法如同处理恶性肿瘤。以采取鼻外进路彻底切除肿瘤及其邻近可疑组织为主，因复发率高，术后须进行长期随访观察。

第六节 浆细胞瘤

浆细胞瘤（plasmacytoma）的分类至今仍未完全统一，国内刘兆华等（1980）将其分为如下几类：

（一）髓性浆细胞瘤

1. 良性髓性浆细胞瘤（孤立性骨浆细胞瘤）。

2. 恶性。

（1）髓性浆细胞瘤病（多发性骨髓瘤）。

（2）髓性浆细胞肉瘤（软组织转移性浆细胞瘤）。

（二）髓外浆细胞肿瘤

1. 良性，原发性软组织浆细胞瘤。

2. 恶性，原发性软组织浆细胞肉瘤。

3. 转移性浆细胞肉瘤。

有些学者认为各类之间独立存在，多数学者认为各类之间是有联系的，他们认为多发性骨髓瘤是浆细胞恶化系列连续的形式。髓外浆细胞瘤、髓性浆细胞肉瘤有可能转化为多发性骨髓瘤。

髓外浆细胞瘤（extramedullary plasmacytomas）又称浆细胞肉瘤（plasma cell sarcoma）。髓外浆细胞瘤系局部原发性肿瘤，有时却为多发性骨髓瘤（multiple myeloma）的局部表现，组织学上难以鉴别。

髓外浆细胞瘤与耳鼻咽喉科关系密切，80%发生于上呼吸道，其中以鼻腔、鼻窦及鼻咽部为多见，亦可发生于扁桃体、喉咽、喉、腭及口腔等处。男性多于女性，约为3∶1，多见于40～60岁的成年人，有报道最小者年龄为5岁。小部分肿瘤可长期局限于髓外，有人称之为良性浆细胞瘤（benign plasmacytoma），如不经治疗，最终以恶性而告终；部分肿瘤不久可并发骨髓浆细胞瘤，因此有人将此划归为半恶性肿瘤（intermediate tumor）。肿瘤大小不等，息肉样或广基表面平滑，被覆黏膜可完整，色粉红或灰白，质脆。镜下见肿瘤由不同分化程度的浆细胞组成，一般浆细胞异型性不明显，细胞密集成片或条索，由细纤维血管束支持。

髓外浆细胞瘤无特殊临床表现，易误诊为其他疾病。肿瘤位于鼻腔和鼻窦者，多表现为渐进性鼻塞、鼻出血及流涕，亦可出现突眼、局部疼痛、大出血等。检查见肿瘤大多为单发，少数为多发，在不同部位多发者为10%，肿物可有蒂或广基，亦可表现为弥漫性黏膜增厚，表面通常成结节状，色红、淡红或灰黄，中等硬度，质脆。鼻窦髓外浆细胞瘤可破坏骨壁，与恶性肿瘤表现相似，临床上亦可出现颈淋巴结转移等表现。

髓外浆细胞瘤的诊断主要靠病理检查，但当病理报告已明确为浆细胞瘤时，并不意味着诊断结束，否则，会贻误病情，导致不恰当的治疗以及错误的预后判断等。某些多发性骨髓瘤的病变可向髓外发展，位于软组织的浆细胞瘤可能只是多发性骨髓瘤的局部表现，组织学上虽浆细胞的异型性较多，而单纯从组织上是难以在原发性髓外浆细胞瘤和多发性骨髓瘤之间进行准确鉴别的。为进一步明确诊断，还必须进行血常规、尿常规、肾功能、骨骼拍片、血清或尿蛋白电泳等检查，必要时还需行骨髓穿刺检查等。多发性骨髓瘤患者正常免疫球蛋白减少，而副蛋白（paraprotein）增多，在血清蛋白电泳中形成一狭窄高峰，即M成分（mono clonal），小便中可有凝溶蛋白，即本斯-琼斯蛋白（Bence-Jones protein）出现。诊断时还应排除反应性浆细胞肉芽肿（plasma cell granuloma），其区别要点是浆细胞肉芽肿基本结构为肉芽组织，即浆细胞数量增多，但浆细胞都成熟，无核分裂相，常无圆形玻璃小体（Russell小体），细胞散在，有炎症反应，可见各种炎性细胞，特别是淋巴细胞和组织细胞，毛细血管增生，内皮细胞肿胀。

【治疗】

与多发性骨髓瘤比较，局限的髓外浆细胞瘤预后较好，有文献报道5年生存率为53%，肿瘤一般对放疗敏感，手术加局部放射治疗是目前最佳的治疗方法，复发者可行保守性放疗，若合并转移则全身化疗。本病易复发，有时复发期极长，局部复发可能导致全身泛化或转移，所以术后宜进行长期观察。

第七节　脑　膜　瘤

脑膜瘤（meningioma）是起源于脑膜上皮蛛网膜细胞的良性肿瘤。为颅内较常见的良性肿瘤之一，发生于鼻部者较少见。发生于鼻部的脑膜瘤可以是原发于残留在脑神经鞘膜的蛛网膜细胞，称为蛛网膜纤维母细胞瘤（arachnoidal fibroblastoma），或来自异位蛛网膜细胞，与颅内不连续，亦可由颅内脑膜瘤向下延伸而来，或由颅内脑膜瘤向颅外转移所致。脑膜瘤按组织形态可分为：①脑膜上皮型脑膜瘤，瘤细胞大，边界清楚，胞浆丰富，淡嗜酸性，呈细颗粒，瘤细胞呈巢，其间有血管丰富的间质；②砂粒体型脑膜瘤，梭形细胞呈漩涡状排列，其中心透明变性，透明物质钙化后，形成同心层砂粒；③纤维细胞脑膜瘤：发生于蛛网膜结构组织；④脉管型脑膜瘤：瘤体呈海绵状，血管内覆以肥大血管内皮细胞；⑤骨-软骨母细胞型脑膜瘤：此型与上皮型相似，但一部分有骨组织或软骨组织化生。

肿瘤好发于额窦，其次为筛窦，再次为鼻腔和上颌窦。肿瘤表面光滑，有被膜，质硬色灰。一般病程缓慢，后期可有进行性鼻塞、鼻溢、继发息肉样变性等。可表现为向内向外的压迫症状，入眶则引起眼球移位。肿瘤若侵入颅内或颅内与鼻部脑膜瘤相连续，在相当长时间内，脑组织受压缓慢，且能代偿或适应，可不出现神经症状；若颅内脑膜瘤增长快，则可引起颅内压增高，致头痛、呕吐、甚至昏迷等。X线片或CT扫描显示边缘清楚致密影，有时颅底片示颅底骨质破坏。本病确诊有赖于病理检查，明确诊断后，还需确定肿瘤的部位和范围，特别要注意与颅内的联系，CT及血管造影有重要价值，在未明确肿瘤范围之前，贸然手术有一定危险性。本瘤应与脑膜脑膨出、骨瘤和囊肿鉴别。

【治疗】

本病为有包膜的良性肿瘤，对于局限于鼻腔、鼻窦的肿瘤，切除较易，复发较少；对有颅内蔓延或颅内脑膜瘤侵入鼻腔者，可采用颅面联合径路将肿瘤一次切除或先取除颅内脑膜瘤，然后再择期取除鼻部脑膜瘤。

第八节 成釉细胞瘤

成釉细胞瘤（ameloblastoma）是最常见的牙源性肿瘤，多发于青壮年，男性较多见，80% 发生于下颌骨，约 20% 发生在上颌骨。发生于上颌骨者，多来自第 2、第 3 磨牙附近，可侵入上颌窦内，使其各壁，尤其是前壁发生破坏。肿瘤含大小不等的囊腔，可为单囊、多囊或蜂窝型，以多囊多见，腔中有黄色浆液性或血性分泌物，偶见肿瘤内含有完整的牙齿。

根据造釉细胞的上皮不同，可分为三型：

（一）造釉器样成釉细胞瘤

此型常见，分化高，在囊腔和囊壁内可见胆固醇结晶，肿瘤有被膜，被膜内有时有瘤细胞侵入。

（二）鳞状细胞样成釉细胞瘤

此型少见，一部分肿瘤似造釉器样结构，有的上皮有鳞状上皮化生，肿瘤被膜常有瘤细胞侵入或被膜不完整，复发肿瘤多为此型。

（三）基底细胞样成釉细胞瘤

此型最少见，为分化极低的一型，肿瘤大多无被膜或被膜不完整。

成釉细胞瘤生长缓慢，病程长，初期多无症状，肿瘤逐渐增大压迫周围骨质，使其吸收、变薄或扩大侵入上颌窦、口腔、鼻腔，出现各种症状，可表现为①面部畸形：面部或牙槽部位出现膨隆，扪诊时有破蛋壳感；②鼻部症状：可有鼻塞、流涕、鼻出血等症状；③眼部症状：侵入眼眶者可出现眼球移位、流泪、突眼等；④口腔表现：如侵入腭部，可致咀嚼、发音障碍等。此瘤属良性肿瘤，但因肿瘤上皮可侵入骨皮质的哈氏管或其周围上皮组织，局部侵袭性强，术后易复发。本瘤有发生恶变的可能，肿瘤本质可以癌变，基质可肉瘤样变，但发生转移者少见。X 线片或 CT 扫描可见囊肿或蜂房样阴影，边缘不整齐，阴影内可含牙齿，诊断时应与牙源性囊肿鉴别。

【治疗】

此瘤虽为良性，但局部破坏力强，如手术不彻底，易致复发，多次复发者可恶变为牙釉质细胞癌或肉瘤。本肿瘤以手术治疗为主，手术切除务求彻底，术后可试用放射治疗。

第九节 错 构 瘤

错构瘤（hamartoma）首先由 Aibrecht（1904）提出，系指先天发育障碍引起的一类肿瘤病变，系胚胎发育过程中，多种组织分化或发育不成熟形成肿瘤，因不宜直接列入某一组织源性肿瘤，故命名为错构瘤。错构瘤的实质是局限性出现于正常组织的发育畸形，表现为局限性的肿物，不具有真性肿瘤最基本的特征，往往无包膜，与周围分界不清。

错构瘤多发生于胸腔，发生于鼻部少见，刘庆娜等（2000）曾报告鼻部错构瘤 3 例。主要表现为外鼻及鼻腔肿块，影响面部外观及鼻部生理功能。病理检查可确诊。

错构瘤因其严重影响面部外观或鼻的生理功能，应手术切除。手术原则是根据肿瘤部位及大小采用不同手术方式。手术时应从皮下切除肿瘤组织，尽量保留瘤体表面皮肤，以便修复患部。术后若伴鼻腔狭窄或鼻畸形，同时行鼻成形术。

第十节 圆 柱 瘤

圆柱瘤（cylindroma）为一种低度恶性肿瘤，现一般称之为腺样囊性癌（adenoid cystic carcinoma，ACC）。较为少见，可发生于各种涎腺、泪腺、上消化道（口腔、腭、颊黏膜、舌及咽部）、呼吸道（鼻腔、鼻窦、喉、气管及肺部）等处。圆柱瘤分类尚未统一。

由于头颈部圆柱瘤侵犯的部位不同，临床表现也各异，常有误诊，发生于上颌窦时，就诊时多为晚期，并常有远处转移。Sigal 等提出圆柱瘤转移的 4 个指征：①颅内扩展；②眶内扩展；③神经周围扩展；④面部及颅底骨浸润。肿瘤常沿神经纤维束侵袭，可延伸至距主要瘤块相当长的距离，MRI 可清楚地反映此特点。头颈部圆柱瘤以手术治疗为主，强调在不影响主要功能的基础上大范围彻底切除，是否行颈淋巴结清扫术，视具体情况而定；有淋巴结转移者，可行颈淋巴结清扫术。单纯放射治疗对圆柱瘤不能达到治愈目的，但能使肿瘤明显缩小和症状减轻，延缓局部复发时间。对下列情况可考虑放疗：①有颈淋巴结转移者，术后追加放疗；②肿瘤不能切除者；③肿瘤边缘不净者；④全身状态不佳，不能耐受手术者；⑤拒绝手术者。

因圆柱瘤呈浸润性、破坏性生长，放疗后或术后均易复发，可发生血行性远处转移，易发生癌变，颇具临床恶性特征，故临床上多主张按恶性肿瘤处理。

（乐建新）

第十七章

鼻及鼻窦恶性肿瘤

据上海第一医学院肿瘤医院（1959）对 8049 例恶性肿瘤患者的统计，耳鼻咽喉恶性肿瘤占全身恶性肿瘤的 20.69%。上海医科大学眼耳鼻喉科医院对该院 1970 ~ 1979 年的 7351 例病理标本的统计中发现，鼻及鼻窦恶性肿瘤有 2014 例，占 27.4%。天津肿瘤医院对 1954 ~ 1984 年在该院住院患者的统计中发现，鼻及鼻窦肿瘤占头颈部肿瘤的 11.9%；占全身恶性肿瘤的 1% ~ 2%；男女发病率之比约为 1.5 ~ 3∶1。鼻腔及鼻窦恶性肿瘤可发生在任何年龄，但癌多发生在 40 ~ 60 岁，而肉瘤则多发生在年龄较轻者。我科曾见不满 3 岁的幼儿患上颌窦淋巴肉瘤。

北京协和医院耳鼻咽喉科（1959）统计 35 年中所遇到的鼻及鼻窦恶性肿瘤 539 例，其中原发于上颌窦者 217 例（40.3%），占全身恶性肿瘤的 1.2%；鼻腔者 89 例（16.5%）；其他鼻窦者 25 例（4.6%）；外鼻者仅 5 例（0.93%）；其余 203 例原发部位不明。上海医科大学眼耳鼻喉科医院（1983）对 2014 例鼻及鼻窦的恶性肿瘤的统计中发现：原发于鼻腔者占 55.3%，上颌窦占 34.6%；筛窦 4.4%；额窦 1.2%；蝶窦 0.4%；外鼻 4.1%。事实上，鼻腔及鼻窦恶性肿瘤患者在就诊时多为时较晚，往往已超过了一个解剖部位，因而很难准确地判断其原发或侵犯部位。

一般来讲，良性肿瘤好发于鼻腔，恶性肿瘤则多来自于鼻窦。就鼻窦恶性肿瘤而言，则以上颌窦为最多见，甚至可高达 60% ~ 80%，其次为筛窦，原发于额窦者少见，蝶窦者罕见。

第一节　外鼻恶性肿瘤

外鼻恶性肿瘤多为原发性。患者多为 40 岁以上的中老年人。较常见的肿瘤有基底细胞癌（basal cell carcinoma）、囊性腺样基底细胞癌（adenoid cystic basal cell carcinoma）、鳞状细胞癌（squamous cell carcinoma）3 种。此外，尚有恶性黑瘤（malignant melanoma）及肉瘤（sarcoma）等。也有继发于外鼻其他病变者，如狼疮癌变（lupuscarcinoma），但极少见。

由于外鼻恶性肿瘤多属皮肤癌，恶性程度低，发展较慢，且易于发现，可得到早期治疗，预后一般较好。治疗的原则是：凡对放疗敏感者，可单纯放疗或手术加放疗；放疗不敏感者则应采取广泛手术切除、再辅以术后放疗。肿瘤小者，病灶彻底切除后可一期整形修复；病变广泛者，不应考虑畸形问题，应根据肿瘤手术的原则，在留有充分安全缘的基础上彻底切除，对可疑受侵犯的骨质也应一并切除。手术后的畸形可在 1 年后，经观察确无复发或转移者，再行外鼻成形术。

据中国医学科学院肿瘤医院（原日坛医院，1973）经验，对外鼻皮肤的恶性肿瘤单纯用放射治疗，有时效果也较好。如拟施行手术加放疗的综合治疗，则术前施用半量放疗后再手术较之术后植皮后再放疗更有意义。对较广泛的肿瘤，综合治疗较单纯手术疗效更为可靠。

国外有人报道，如果治疗适当，90% 以上的囊性腺样基底细胞癌和鳞状细胞癌是可治愈的。早期的外鼻肉瘤预后也佳，但晚期的癌和肉瘤预后较劣。肿瘤一旦发生局部转移，其治愈率则降至 30%，鼻部恶性黑瘤的 5 年治愈率不超过 15%。

现将几种外鼻恶性肿瘤简介如下。

一、基底细胞癌

外鼻基底细胞癌发生于上皮的基底层，常发于鼻翼和鼻尖。开始时在皮肤上出现一个细小有光泽的结节，以后逐渐长大，中心发生溃疡，溃疡表面有痂皮附着，常脱落而有少量出血，无痛。病变继续扩展可破坏鼻、颊及上唇软组织。溃疡边缘较硬，常呈白色隆起，内卷而较整齐，与健康皮肤分界明显。如有色素沉着，则呈棕色或蓝色，此时外观与恶性黑瘤相似。晚期，肿瘤可沿骨膜、软骨膜潜行扩散，但很少侵犯黏膜，极少转移。

紫外线是基底细胞癌发病最主要的环境因素，因此应减少紫外线照射，尤其应避免在强烈的日光下暴晒。对高危人群，应使用遮光剂防护。

二、鳞状细胞癌

外鼻鳞状细胞癌较基底细胞癌少见。早期常呈小疣状物或皮肤浅表溃疡，逐渐发展成难以愈合的、以红色肉芽作基底的溃疡，边缘不整齐，触之易出血，有较明显的疼痛，发展较快，常向耳前、下颌下淋巴结转移。故对发生于外鼻的溃疡，经用非手术疗法2周以上无效者，应怀疑有恶变的可能，宜早作活检，明确诊断。

三、恶性黑瘤

黑瘤由产生黑色素的细胞所组成，可分良性与恶性两种。良性者称黑色素痣（pigmented nevus），组织学上将其分为交界痣、皮内痣和复合痣。恶性者称恶性黑瘤（melanoma），多数在色素病变基础上发生、少数可发生自正常皮肤或黏膜的色素细胞；25%～40%的恶性黑瘤以往有色素疾病史，表浅扩展型的黑瘤的1/3、结节型的约1/4在痣的基础上发生。紫外线照射、遗传、外伤及内分泌因素对本病的发生有一定的影响。

根据病变的发生部位，可分为皮肤及黏膜恶性黑瘤两大类。皮肤恶性黑瘤根据其临床表现和病理特征的不同，可分为恶性雀斑型、浅表扩展型、结节型和肢端雀斑型等。黏膜恶性黑瘤的恶性度较发生在皮肤者为高，预后差。

外鼻恶性黑瘤十分少见，原发于鼻腔者则多见于鼻中隔及中、下鼻甲，少数可发生在鼻窦。鼻腔恶性黑瘤的早期症状为鼻塞，血性腐臭分泌物。肿瘤多为外突结节状，表面溃破，棕黑色，可向周围侵犯至上颌窦、筛窦、眶内，破坏鼻中隔至对侧鼻腔，晚期可累及面部软组织，淋巴转移常至颌下和颈深上淋巴结。

如皮肤或黏膜的色素痣在短期内变大、变硬、颜色变深，痒或有痛感，表面潮湿或覆以痂皮，甚至出现溃疡或有出血倾向，以及周围出现卫星结节者，均须考虑有转变为恶性黑瘤的可能。

对恶性黑瘤一般不作切取或钳取活检，除非病灶已有溃疡形成者。因活检有引起肿瘤细胞迅速扩散的可能。切除活检对预后并无不良影响，但活检与根治性手术衔接得越近越好。一经病理检验证实，即将病变组织广泛切除。病灶范围较广，侵犯较深者，应行选择性颈淋巴结清扫术。恶性黑瘤对放疗和化疗均不敏感，近年来有采用免疫疗法，CO_2 激光和冷冻治疗此病者。

第二节 鼻腔及鼻窦恶性肿瘤

鼻腔及鼻窦恶性肿瘤较为常见，占耳鼻咽喉部恶性肿瘤的21.74%～49.22%。在我国北方的发病率高于南方。在北方，鼻腔及鼻窦恶性肿瘤仅次于喉癌，而在南方仅次于鼻咽癌。在鼻腔及鼻窦的恶性肿瘤中，癌多于肉瘤。癌与肉瘤发病率之比约为8.5∶1。北京协和医院（1959）报道539例鼻腔及鼻窦恶性肿瘤中，癌437例，占81.08%；肉瘤102例，占18.9%。男女发病率约为1.5～3.0∶1。癌肿绝大多数发生在40～60岁之间，肉瘤则多见于青年人，亦可见于儿童。

恶性肿瘤中以鳞状细胞癌居首位，约占70%～80%，好发于上颌窦。腺癌及腺样囊性癌次之，好发于筛窦。此外还有淋巴上皮癌、移行细胞癌、基底细胞癌、黏液表皮样癌等。肉瘤可起源于黏膜、骨膜、软骨、脉管、骨或肌肉组织，占鼻及鼻窦恶性肿瘤的10%～20%，好发于鼻腔及上颌窦，其他窦少见。肉瘤中以恶性淋巴瘤为最多，超过60%；其次为纤维肉瘤、软骨肉瘤、恶性纤维性组织细胞瘤和恶性黑瘤等。此外，尚有网状细胞肉瘤、横纹肌肉瘤、黏液肉瘤、恶性血管内皮细胞瘤及成骨肉瘤等，但较少见。我科（1959）曾将57例鼻腔及鼻窦肿瘤的病理分类统计如下：鳞状细胞癌48例，占73.8%；腺样囊性癌3例，占4.6%；淋巴上皮癌2例，占3.1%；未分化癌、移形细胞癌、恶性黑瘤，各占1.5%。上海医科大学眼耳鼻喉科医院统计10年（1959～1968）184例上颌窦恶性肿瘤中，鳞状细胞癌126例，占68.5%，腺癌17例，占9.24%；未分化癌17例，占9.24%；各种肉瘤11例，占6%；其他13例，占7.1%。

鼻腔及鼻窦恶性肿瘤除早期者外，两者常合并出现，多数患者在就诊时肿瘤已从原发部位向邻近组织广泛扩散，甚难辨别何者为原发。而且两者无论在病因、病理类型以及临床治疗方面均有相似之处，故常将两者一并讨论。

鼻腔及鼻窦恶性肿瘤有下述几个共同特点：①大多属原发性，自身体他处转移而来者极少；②鼻窦解剖位置较为隐蔽，肿瘤发生于此，早期症状少，且常伴有慢性炎症，故难以引起重视，以致早期不易确诊；③鼻腔、鼻窦与眼眶、颅脑互相毗邻，发生于上述各处的恶性肿瘤在晚期皆可向邻近组织侵犯，以致有时难以判断其原发部位，诊断治疗常感棘手，预后也远较外鼻恶性肿瘤为劣。

【病因】

未明，可能与下列诱因有关：

1. 长期慢性炎症刺激　大部分鼻窦癌的患者，有长期慢性鼻炎、鼻窦炎的病史，临床上各鼻窦炎发病率差异与鼻窦恶性肿瘤发病率的差异相符，即均以上颌窦为最常见，筛窦次之、蝶窦最少。长期炎症刺激可使假复层柱状上皮发生化生，转化为鳞状上皮，从而成为鳞癌发生的基础。

2. 经常接触致癌物质　实验性研究表明，长期吸入镍、砷、铬及其化合物，可能导致癌变。如英国、挪威、加拿大及前苏联等国家的制镍工人，均见到患鼻窦癌的危险性增高。Klintenberg（1984）、Voss（1985）等认为长期接触硬木屑及软木料粉尘的工人，有增加诱发鼻腔、鼻窦癌的危险。Acheson 调查发现，英格兰和威尔斯地区的家具制造业工人多患鼻及鼻窦腺癌；亦有人报道接触作软木料防护剂的氯酚可增加鼻腔癌和鼻窦癌的发病率。

3. 良性肿瘤恶变　如内翻性乳头状瘤反复复发，多次手术，则有恶变之可能；其他如鼻硬结病、混合瘤、神经鞘膜瘤、纤维瘤等，亦可发生恶变。

4. 免疫功能低下　恶性肿瘤患者大多表现有外周血T淋巴细胞功能严重抑制，细胞免疫和免疫监视功能低下，使细胞的正常凋亡过程混乱，突变细胞得以逃脱免疫监视而异常增生。

5. 外伤　据报道肉瘤患者常有外伤史。

【症状】

1. 鼻塞　为鼻腔恶性肿瘤的早期症状，在鼻窦恶性肿瘤，则属晚期症状。鼻塞的轻重与肿瘤在鼻腔中的部位、鼻腔各壁被推移的程度及有无继发感染等有关。原发于鼻腔下部的肿瘤，鼻塞发生最早；原发于鼻腔上部和鼻窦者，只有当肿瘤较大时才发生鼻塞。鼻塞多为一侧，初为间歇性、进行性鼻塞，后为持续性鼻塞。鼻中隔被推向对侧，则可能出现双侧鼻塞。

2. 鼻出血或流血性分泌物　凡在成人，一侧鼻腔分泌物中经常带血或有少量鼻出血，尤当同时鼻内有特殊臭味（有人称为“癌肿气味”）可闻及者，须首先想到有恶性肿瘤的可能。最初，鼻出血的次数及出血量可能很少，以后逐渐增多。严重者可危及患者生命。鼻出血在鼻腔恶性肿瘤多为一早期症状，在鼻窦恶性肿瘤者则可能已入晚期。

3. 疼痛与麻木　疼痛可为恶性肿瘤较早出现的症状之一，多属神经痛。晚期因肿瘤侵犯眶内或颅底而常有难以忍受的头痛。当肿瘤位于上颌窦底时，由于肿瘤压迫上齿槽神经或向下侵及牙槽，而常有牙痛，故患者往往以牙病就医，因而误予拔牙者也不少见，但于拔牙后症状依旧。肿瘤向面部或眶底扩展，则可出现一侧眶下及面颊部胀痛感，多因眶下神经受侵犯之故。由于眶下神经受累，尚可出现一侧面颊部、上唇及上列牙齿麻木感，此对早期上颌窦癌有重要诊断意义。当肿瘤穿破后外壁侵入翼腭窝时，可发生严重的“蝶腭神经痛”。表现为患侧鼻根部、眶内、面颊和上牙槽处刺钻样痛，并可向耳内及颞部放射。

4. 流泪与复视　当肿瘤压迫鼻泪管使之阻塞，则有流泪；压迫眼球使之移位或出现眼肌瘫痪、眼球运动受限，则可发生复视。肿瘤未侵犯眶尖者，视力一般不受影响。

5. 张口困难　当肿瘤侵犯翼腭窝、颞下窝和颞窝时，可使翼内、外肌，咬肌和颞肌受累，下颌关节运动受限而致张口困难。

6. 恶病质　表现为衰竭、贫血、体重减轻等。在此时期内，尚可发生颈淋巴结和远处转移、颅内并发症及动脉侵蚀性大出血，常为其致死原因。

【检查】

1. 鼻腔恶性肿瘤　多原发于鼻腔外侧壁，少数发生在鼻中隔、鼻前庭及鼻腔底部。一般通过前、后鼻孔镜检查便可发现。鼻腔恶性肿瘤绝大多数为鳞状细胞癌，其次为腺癌。亦可见淋巴上皮癌、嗅神经母细胞瘤、恶性黑瘤、恶性淋巴瘤、内翻性乳头状瘤恶变等。癌肿多见于男性，以40岁以上的患者为常见。肉瘤较少，而发病年龄则相对较轻。肿瘤外观常呈菜花状，色红，基底广泛，触之易出血，伴有溃烂及坏死。也有早期呈息肉状者。故对疑似鼻息肉而术中又较易出血的中、老年患者，应常规活检。肿瘤长大，常使外鼻隆起变形，一般以一侧鼻背隆起为显著。原发于鼻中隔者可形成“蛙鼻”。鼻腔恶性肿瘤常破坏鼻腔外侧壁而侵入上颌窦或向上侵犯筛窦，亦可穿破硬腭而侵犯口腔。上颌窦、筛窦、眼眶、鼻咽等部位的恶性肿瘤亦可直接扩散入鼻腔。

2. 鼻窦恶性肿瘤　早期，前、后鼻孔镜检查常无异常发现；晚期，鼻腔检查所见与鼻腔恶性肿瘤相似。鼻窦恶性肿瘤可破坏骨壁而扩展至邻近器官，常引起面部变形或邻近器官的功能障碍。故触诊和对邻近器官的检查应列为常规。

（1）上颌窦恶性肿瘤：Ohngren 自内眦和下颌角之间作一想象斜面，再于瞳孔处作一想象的垂直平面，从而将上颌窦分为四个象限。前内象限所生长的肿瘤易侵入筛窦，而后外象限的肿瘤，晚期易破坏后外壁，侵入翼上颌窝和翼腭窝，或侵入颞下窝而侵犯颅中窝。Sebileau 自中鼻甲下缘作一想象水平线，将上颌窦分为上下两部分。上部分发生的肿瘤，容易通过筛窦或眼眶入侵颅底，故愈后不如发生在下部分者佳。早期肿瘤较小，常局限于上颌窦腔的某一部位，因被窦壁包围，多无明显症状，不易被发现；肿瘤长大破坏骨壁后，其向周围扩展的方向在一定程度上与原发部位有关（图 2-17-1）。

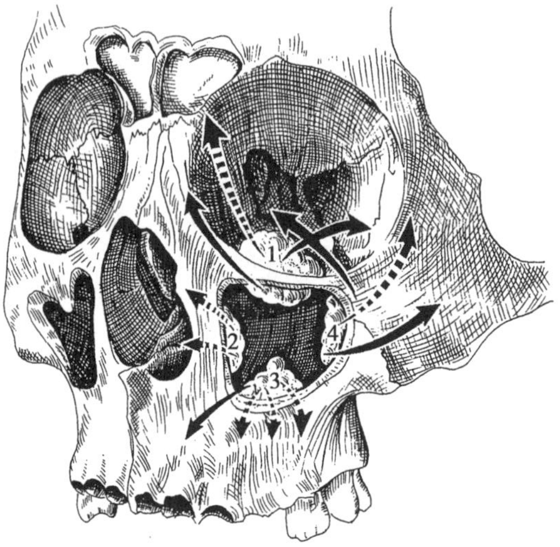

图 2-17-1 上颌窦各壁的恶性肿瘤易向周围扩展的部位

肿瘤向下累及牙槽突与硬腭时，其临床症状的发生顺序如下：①上颌窦受累症状；②磨牙疼痛、松动或脱落；③牙龈出现肿胀、溃疡，硬腭及唇龈沟呈半圆形隆起。如原发于牙槽突而向上累及上颌窦者，症状出现的顺序和上述相反。触诊时可发现牙槽突或硬腭变软，同侧牙齿松动。

肿瘤穿破前壁时面颊部出现隆起变形，触诊常可触到皮下有硬性而不可移动的肿块，甚至发生瘘管，肿瘤组织向外溃烂翻出。

肿瘤向上侵入眼眶，则眶下缘可能隆起或有骨质缺损。触诊时宜两侧对比，以资鉴别。眼球突出，运动受限及球结膜水肿，均为眼眶受累比较晚期的表现。

肿瘤向后外侵入翼腭窝及颞下窝，除出现顽固性神经痛外，还可发生张口困难。出现此种症状者，预后不佳。

（2）筛窦恶性肿瘤：早期如局限于筛房，可无症状，有时有出血。侵入鼻腔则出现单侧鼻塞、血涕、头痛和嗅觉减退或丧失等症状。检查可见鼻顶塌陷，中鼻甲下移，鼻腔外上壁饱满，中鼻道或嗅裂有血性液或血痂，中鼻甲可呈息肉样变或伴多发性小息肉。肿瘤发展可经筛窦纸样板侵入眶内，使眼球向外、前、下、或上方移位，突出，并有复视。后组筛窦肿瘤可侵入球后、眶尖，向颅底、颅内扩展而侵及脑神经，尤以第Ⅰ～Ⅵ对脑神经易被波及而产生相应的麻痹症状。有的甚至出现多发性脑神经损害，常致突眼、眼球运动障碍、上睑下垂、视力减退、甚至失明等。如侵及泪囊，则有流泪。此外，还常出现眶内角隆起，一般无压痛。晚期侵入颅内，则有剧烈头痛，淋巴结转移常在颌下或同侧颈上部。

（3）额窦恶性肿瘤：原发性或继发性额窦恶性肿瘤均较少见。早期，肿瘤局限于额窦内时，常无明显症状，待侵犯破坏额窦壁后，才有症状出现。额窦恶性肿瘤向外、下方发展时，可使前额部及眶上内缘隆起或破坏，有时可触及骨质缺损或质硬的肿块，与皮肤粘连，或溃破形成瘤瘘。上睑皮肤肿胀。眼球向下、外前方移位或向前突出，向内或向上活动受限。鼻腔检查可见中鼻道有息肉样或肉芽样新生物，伴有血性分泌物。晚期，肿瘤侵犯颅内时可出现剧烈头痛和脑膜刺激症状，也可有脑神经受损的表现；或出现同侧下颌下淋巴结转移；甚至发生肝、肺、骨、胃肠道等处的转移。

（4）蝶窦恶性肿瘤：原发性蝶窦恶性肿瘤罕见，但可见由鼻腔、鼻咽、后组筛窦或脑垂体恶性肿瘤的扩展侵入而成继发肿瘤者。蝶窦恶性肿瘤早期可无症状，有时可出现涕中带血以及颅顶、眶后、枕部等处的隐痛。由于蝶窦周围多系重要结构，肿瘤进一步发展可侵犯这些组织而引起各种症状，故常易误诊为邻近器官病变。它常与后组筛窦肿瘤同时存在，有时破坏窦底而侵入鼻咽部，故诊断较为困难。蝶窦肿瘤的临床常见征象为单侧外展神经麻痹，其次为滑车神经和动眼神经麻痹。晚期可使眼球移位或发生运动障碍，甚至引起一侧或双侧失明。肿瘤可转移至颈部淋巴结，晚期可转移至肺、肝等处。

【诊断】

1. 病史的综合分析 鼻腔及鼻窦恶性肿瘤症状出现较晚，且易误诊，早期确诊较难。凡出现一侧进行性鼻塞，经常有鼻出血或涕中带血，尤其是 40 岁以上者，应高度怀疑，仔细检查。

2. 前、后鼻镜检查 鼻腔中的新生物常呈菜花状，基底广泛，表面常伴有溃疡及坏死组织，易出血。如未见肿瘤则应注意中、下鼻甲有无向内侧推移现象，中鼻道或嗅裂中有无血迹、息肉或新生物。对每一病例必须进行后鼻孔镜检查，尤其要注意后鼻孔区、鼻咽顶部、咽鼓管咽口是否已被累及。

3. 鼻腔及鼻窦内镜检查　利用纤维鼻咽喉镜或鼻内镜检查，可观察肿瘤的原发部位、大小、外形以及鼻窦的开口情况。对怀疑有上颌窦恶性肿瘤者，可利用鼻内镜插入窦内直接进行观察，然后直视下取活组织检查。对蝶窦、额窦、筛窦病变亦可采用鼻内镜检查，只要窥见鼻顶塌陷、鼻腔外侧壁内移、中鼻甲、筛泡、中鼻道及嗅裂等部位的新生物及血性分泌物，亦有助于诊断。

4. 鼻窦X线　X线片对鼻腔和鼻窦恶性肿瘤的诊断有一定的意义。X线断层片对早期可疑病例的诊断有所帮助。片中不仅有时可见骨质破坏，而且可显示肿瘤所在的部位和范围，勾画出肿瘤的立体轮廓。上颌窦碘油造影可较详细、精确地显示窦内肿瘤的情况，缺点是造影剂易引起过敏反应，且需行上颌窦穿刺才能完成，因而近年来已很少应用。

5. CT与MRI检查　CT扫描能更加全面、精确地显示肿瘤的大小和侵犯的范围，了解骨壁破坏的情况，而且立体感强，可三维重建，因而现已成为诊断鼻窦恶性肿瘤的常规辅助手段。MRI在某些方面更比CT扫描优越，如肿瘤已侵犯颅底、眶内或翼腭窝时，能更好地显示软组织受侵犯的情况，而且可了解肿瘤与血管的关系。

6. 病理检查及细胞涂片等检查　肿瘤的确诊依赖于病理学检查结果。必要时须多次活检。肿瘤已侵入鼻腔者可从鼻腔内取材活检。如高度怀疑鼻窦肿瘤时，亦可采用上颌窦穿刺病理检查或在鼻内镜下取肿瘤组织活检或涂片。脱落细胞涂片检查法是一种简便的病理诊断方法，缺点是有时不能确定恶性肿瘤的组织类型，且有假阳性或假阴性。

7. 手术探查　对多次活检阴性、诊断特别困难而临床上又确属可疑病例者可行鼻窦探查术，术中结合冰冻切片检查有利于确诊。

8. 颈淋巴结活检　对颈部出现淋巴结肿大，临床上不能确定是否为肿瘤转移时，可行颈淋巴结穿刺细胞学检查。因切开活检有导致肿瘤扩散之虞，因而应尽量避免使用。

【鉴别诊断】

1. 发生于外鼻、鼻腔、鼻窦的各种先天性、牙源性或潴留性囊肿的鉴别（表2-17-1）。

2. 鼻窦良性出血性新生物　包括血管瘤、出血坏死性息肉、坏死性上颌窦炎等。此类疾病的共同特点为反复鼻出血，而且量较多；X线片或CT扫描常显示窦腔内团块状阴影，窦壁骨质破坏，但多限于上颌窦内侧壁；上颌窦穿刺可有血性液自针管流出；病理检查可排除恶性肿瘤。

3. 鼻窦真菌病　患者鼻塞、流脓涕、涕中带血；或面部软组织隆起；鼻腔出现坏死组织和干酪样物，伴眼球突出、眼肌麻痹、视力减退等。鼻窦X线片：窦腔阴影模糊，有钙化影或有骨质破坏。病检或真菌培养可得证实。

表2-17-1　鼻窦恶性肿瘤与囊肿的鉴别诊断

	恶性肿瘤	囊　肿
年龄	多在40岁以上	多为青年人
病程	发展较快	发展较慢
肿瘤的特点	菜花状，有溃疡及坏死组织，易出血。在皮下则呈结节状，质硬，对周围组织有浸润，界限不清。上颌窦恶性肿瘤侵犯牙槽时常有牙齿松脱	在黏膜或皮下隆起，半球形，不易出血，表面光滑，触之有弹性，与周围组织界限清楚。牙源性囊肿常可见牙齿畸形、缺牙和牙周病
诊断	X线片或CT扫描显示骨质破坏性病变，穿刺：实质性、易出血，做活检可确诊	X线片或CT扫描显示窦壁扩张性病变。穿刺：可抽出液体或注入造影剂再行X线片

4. 上颌骨骨纤维组织异常增殖　患者发病年龄较轻，多见于女性。常以面部无痛性隆起，逐渐增大为主诉。一般无鼻出血；可产生鼻塞、突眼等。X线片呈均匀的损害，边缘不规则，膨大的病损区呈毛玻璃样或斑点状外观，和正常骨无明显界限；此点可与恶性肿瘤相鉴别。

5. 乳头状瘤　呈桑葚状，常见于鼻前庭与鼻中隔，临床上常不易与恶性肿瘤区分，且约有10%发生癌变，因此需常规活检进行鉴别。

【鼻腔及鼻窦恶性肿瘤的TNM分类】

根据肿瘤的生长范围和扩散的程度，按国际抗癌协会（UICC）TNM分类标准第5版（1997）的方案如下：

1. 解剖划分　上颌窦及筛窦

2. TNM临床分类

T：原发肿瘤。

T_X：原发肿瘤不能确定。

T_0：无原发肿瘤的证据。

Tis：原位癌。

1）上颌窦

T_1：肿瘤局限于黏膜，无骨质侵蚀或破坏。

T_2：肿瘤侵蚀或破坏下部结构，包括硬腭和/或中鼻道。

T_3：肿瘤侵犯下列任一部位：面颊皮肤、上颌窦后壁、眶底或前组筛窦。

T_4：肿瘤侵犯眶内容物和/或以下任一结构：筛板、颅底、蝶窦、鼻咽、额窦。

2）筛窦

T_1：肿瘤局限于筛窦，伴或不伴有侵蚀。

T_2：肿瘤侵犯鼻腔。

T_3：肿瘤侵犯眶前部和或侵犯上颌窦。

T_4：肿瘤侵犯颅内，侵犯眼眶外包括眶尖，侵犯蝶窦和/或额窦，和/或鼻皮肤。

N：颈部淋巴结转移。

N_X：颈部淋巴结不能确定。

N_0：无颈部淋巴结转移。

N_1：同侧单个淋巴结转移，最大直径等于或小于3cm。

N_2：同侧单个淋巴结转移，最大直径大于3cm，不超过6cm；或同侧多个淋巴结转最大直径均不超过6cm；或双侧或对侧淋巴结转移，最大直径均不超过6cm。

N_{2a}：同侧单个淋巴结转移，最大直径大于3cm，不超过6cm。

N_{2b}：同侧多个淋巴结转移，最大直径均不超过6cm。

N_{2c}：双侧或对侧多个淋巴结转移，最大直径均不超过6cm。

N_3：淋巴结转移，最大直径大于6cm。

M：远处转移。

M_X：远处转移的存在不能确定。

M_0：无远处转移。

M_1：有远处转移。

3. 组织病理学分级

G：组织病理学分级。

G_X：组织分级不能确定。

G_1：高分化。

G_2：中度分化。

G_3：低分化。

4. 分期

0期：Tis，N_0，M_0。

1期：T_1，N_0，M_0。

2期：T_2，N_0，M_0。

3期：T_1，N_1，M_0。

T_2，N_1，M_0。

T_3，N_0，N_1，M_0。

4期A　T_4N_0，N_1M_0

4期B　任何TN_2M_0

任何TN_3M_0

4期C　任何T，任何NM_1。

【转移及预后】

鼻腔和鼻窦恶性肿瘤发生早期转移者较少。上海第一医学院耳鼻咽喉科（1957）报告鼻腔和鼻窦恶性肿瘤125例，其中36例（28.8%）发生转移。转移部位多在颈淋巴结及下颌下淋巴结，远处转移者极少。

本病的预后取决于多种因素。早期诊断，合理治疗，治愈率则较高，否则预后不良。哈献文（1980）报道，上颌窦癌术前放疗（40～60Gy）加手术（上颌骨切除术或扩大上颌骨切除术），其5年生存率为44%。黄鹤年等（1978）报道184例上颌窦恶性肿瘤，以术前放疗加手术治疗为主，少数单纯手术，其5年生存率为33.1%。Sisson等（1989）报道46例上颌窦恶性肿瘤，以手术加放疗为主，个别单纯放疗或手术治疗，其5年生存率为48%。肿瘤的病理类型和患者的年龄也与预后有关。一般来讲，癌较肉瘤预后为好；患者年龄大者较年轻者为好。肿瘤的原发部位与预后的关系更为密切，如筛窦和额窦因邻近脑、眼等重要器官，肿瘤原发于此，预后则更为险恶。Ohngren建议，将内眦和下颌角之间划一假设线（在X线片上），称为“恶性线”。凡肿瘤生长于此线之前下部者，临床症状出现较早，易于诊断，且多能经手术完全切除，预后较好；反之，肿瘤生长于其内、上、后部者，常连累眼、脑等重要器官或广泛侵入翼腭窝，多不能通过手术全部切除，预后较劣。

【治疗】

治疗方法的选择，须根据肿瘤的性质、大小、侵犯范围和患者全身情况而全面考虑。目前公认鼻腔鼻窦恶性肿瘤以手术切除为主的综合治疗预后最佳。对中晚期肿瘤单纯手术往往难获满意效果。单纯放疗，除少数对放射线特别敏感的鼻腔鼻窦恶性肿瘤，如部分肉瘤、未分化癌等外，效果更不如手术。综合疗法包括：①手术加放疗：手术切除的范围视肿瘤的大小及部位而定；放疗包括术前放疗或术后放疗。多年临床经验证明术前放疗加手术的综合治疗为首推的治疗方法。其5年生存率放疗加手术治疗组明显高于单纯放疗或单纯手术组，而放疗在术前或术后则无明显差异；②化疗加手术：先采用动脉灌注化疗，然后再手术；③手术加放疗加化疗；④中医中药治疗；⑤有淋巴结转移时，行择区性或根治性颈淋巴结清扫术；⑥其他治疗：包括激光治疗或冷冻治疗等。

1. 手术治疗详见下节。

2. 放射治疗　目前多数学者均认为，对中、晚期肿瘤，单纯放疗甚难控制其发展。经足量放疗后，多数瘤体在外观上可见明显缩小，甚至全部消退，但在放疗后的标本复查中仍有约80%的病例有癌组织残存，故远期疗效较差。至今，单纯放疗的5年生存率仍多在20%～30%左右。对晚期病例无法手术根治者，常采用姑息性放疗。至于术后复发者及不能耐受手术者，也可进行放疗，但疗效均差。

3. 手术加放疗

（1）先手术后放疗：为已往较普遍采用的治疗方法。大多属非计划性，多因手术切除不满意，手术切缘阳性或有肿瘤残留，希望借助术后放疗以弥补手术治疗的不足。大多数作者认为，与鼻窦相邻的颅底和眼眶等为重要的骨性结构，彻底的手术切除易受限制，除 T_1 肿瘤外，对其他各期鼻窦癌，术后均应加放疗，以减少局部肿瘤的复发率。也有作者认为，术后放疗由于肿瘤已经切除，照射目标欠明确，盲目性较大，而且术后瘢痕组织形成，血循环差，组织细胞含氧量低，降低了癌细胞对放疗的敏感性，因而难以达到消灭残余癌的目的，由于其5年生存率与单纯手术治疗基本相似，故而不主张术后放疗。

（2）先放疗后手术：常作为综合治疗的一部分，一般用于肿瘤侵犯范围较广，彻底手术切除有困难的病例。术前放疗时由于肿瘤未经手术骚扰，保持了其固有的放射敏感性。放疗后肿瘤的瘤体缩小，肿瘤周围血管与淋巴管闭塞，瘤细胞退变，活性降低，可减少术中出血，防止肿瘤扩散，给手术切除提供了有利条件。一般认为，术前放疗后虽然瘤体缩小，但其手术范围仍应包括放疗前的肿瘤范围。

4. 化疗　多作为一种辅助疗法或姑息疗法。一般主张联合用药，所用药物有5-氟尿嘧啶（5-Fu）、甲氨蝶呤（MTX）、长春新碱（VCR）、博来霉素（BLM）等。亦有人采用先行化疗药物动脉灌注，然后放疗；或动脉灌注化疗与放疗和手术综合应用。动脉灌注化疗常加重局部的组织反应，容易出现眼部并发症，甚至失明，而且疗效亦无明显的提高，因此目前采用此法者甚少。

（杨成章）

第三节　鼻腔及鼻窦恶性肿瘤的手术疗法

鼻腔及鼻窦恶性肿瘤切除术是耳鼻咽喉科较大手术之一，手术的类型较多。为使手术取得较好效果，并尽量保存患者重要器官的功能，术前须有周密的估计和计划，术中根据具体情况，灵活变换术式。下面首先说明有关的一般注意事项，然后介绍3种基本术式，即鼻侧切开术（实为一手术径路）、上颌骨切除术、（包括上颌骨部分切除术）及扩大上颌骨切除术，并简要介绍颅颌面联合径路鼻腔鼻窦恶性肿瘤切除术，最后择要介绍几种变通手术切口，以供参考。

一、鼻腔及鼻窦恶性肿瘤手术的一般注意事项

1. 通过详尽的全身和局部检查，确定有手术指征且预计患者可耐受手术时，根据症状、体征及X线片或CT检查所见，结合组织病理学特征来决定切口方式和切除范围。对于鼻窦邻近的重要组织和器官（如眼球）的切除尤宜慎重。我科对于这些组织和器官的切除依据是：

（1）眼球：术前已有明显眼球移位，X线片及触诊显示有眶壁或眶缘破坏，CT片显示眶内软组织块影，术中发现眶壁骨膜穿破，肿瘤已侵犯眶内软组织时，则行眼眶内容物切除术。只有眶底骨质破坏，但肿瘤发展很快，恶性程度较高，或后组筛窦有肿瘤侵犯，筛骨纸样板后段明显破坏者，也以加行眼眶内容物切除术为宜。虽有纸样板或眶下骨板破坏，但骨膜尚未受累，无眼球移位、球结膜水肿、眼球运动受限者，可保留眼球，但应密切观察。如保留眼球，则眶底骨质不应切除过多，以免术后眼球下坠，引起剧烈眼痛、复视，甚至日久失明。如肿瘤范围较广，眶底骨质已广泛切除者，则须设法垫托眶内容物。其垫托法甚多，如：①用颞肌肌瓣修复，或将颞肌前缘的肌腱分离切断后，缝于切口皮下以代眶底（图2-17-2）；②将鼻中隔前部及底缘切透到对侧（图2-17-3），凿去犁骨，保留软骨，复将切口上后方的鼻中隔向外上翻折以代眶底，缝合固定，使眶内容物和鼻中隔黏膜相接触；③用额肌肌皮瓣进行修复；④用钛合金板固定修复。

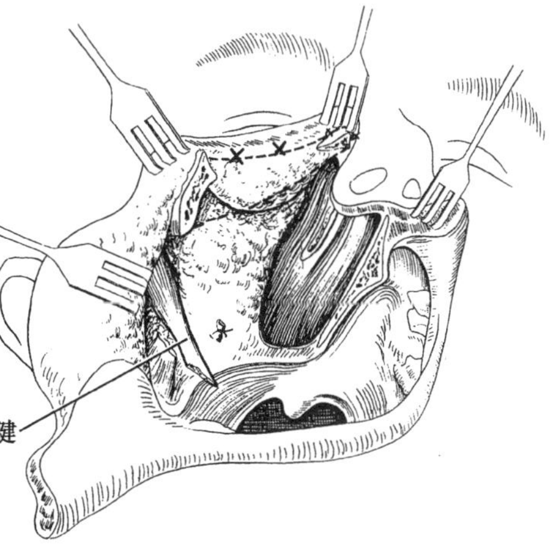

图2-17-2　颞肌肌腱代眶底
（虚线示将缝好的颞肌肌腱）

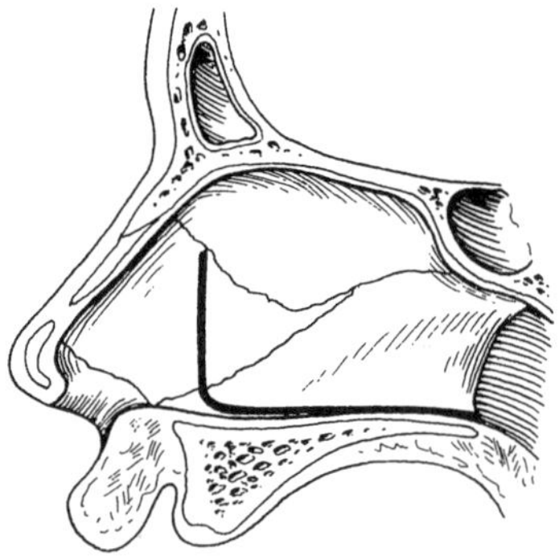

图 2-17-3 鼻中隔代眶底

（2）牙槽骨及硬腭：上颌窦“恶性线”之前下部的肿瘤，如肿瘤局限于窦底、牙槽突及硬腭时，可只行上颌骨牙槽突和部分硬腭切除术。肿瘤位于“恶性线”之内、上、后部者，如窦底黏膜无明显的肿瘤组织浸润，则可保留牙槽突及硬腭，或只切除其骨质，保留硬腭的口腔面的黏骨膜，将其创缘与颊黏膜创缘缝合。

（3）下颌骨升支：术前已有张口困难，X线片及术中发现肿瘤已破坏上颌窦后外壁，进入翼腭窝者，施行扩大上颌骨切除术，切除下颌骨升支，术后张口困难可望减轻或消除。亦有人认为术中切除下颌骨喙突，可防止张口困难。

（4）面颊部软组织已有肿瘤浸润或与之粘连者，不宜姑息保留，应连同皮肤一起切除。

（5）鼻腔或上颌窦肿瘤已侵犯筛、蝶窦者，应将鼻腔外侧壁作为一个整体完整切除，同时彻底开放筛、蝶窦窦腔，清除肿瘤。

（6）肿瘤侵犯颅前底时，则应行颅颌面联合径路肿瘤切除术。术中要避免切开或撕裂硬脑膜，尤其是老年患者。最好不要撕裂矢状窦，否则处理出血时非常困难。手术切除肿瘤后一般会有硬脑膜不同程度的撕裂或缺损，应注意缝补硬脑膜与修复颅前底缺损。

（7）已有颈淋巴结转移者，如患者情况尚好，在切除肿瘤的同时，应施行根治性颈淋巴结清扫术。

2. 事前将拟定的手术方案，尤当有牺牲眼球或硬腭的可能时，应与患者、家属及所在单位的组织、领导共同商议，详加解释，以便统一认识，并在医院医务行政管理部门备案。如为探查性手术，应事先作好快速切片检查的准备。

3. 恶性肿瘤患者常合并有局部感染或贫血，术前须加处理。一般于术前3天即开始给抗生素预防感染，每日进行1～2次口腔清洁，并视肿瘤的大小和切除范围，术前估计所需血量，作好输血准备，一般备血600～1200ml。

4. 对较大肿瘤，多采用带气囊的气管内插管静脉复合麻醉。麻醉后用较宽的长纱条填塞咽部，以免术中血液流入下呼吸道。术后勿忘将纱条取出。对不适合全麻或病变范围较小的病例，亦可采用三叉神经第2支阻滞麻醉加局部浸润麻醉。

5. 如拟切除牙槽突及硬腭，术前宜预先制好牙托，手术后装上，既便于支撑术腔内填塞的纱条，又可防止创口挛缩，并利于术后患者进食及说话。

6. 术前1日准备面部皮肤（拟行颈外动脉结扎或颈淋巴结清扫者，还须准备颈部、以及上胸部皮肤），剪鼻毛，剃胡须。如行扩大上颌骨切除术，须将患侧鬓角、耳上及耳后的头发剃去一部分。术腔拟植皮或拟行肌皮瓣修复者，则应准备供皮区。

7. 患者术中仰卧，肩下垫枕，使头后仰并略偏健侧。

8. 将两眼上下睑闭合，贴以大小适当的椭圆形胶布以保护角膜。或用细丝线将两眼上下睑作暂时性缝合。皮肤用活力碘或碘酒、酒精消毒，口腔内亦可用活力碘或酒精消毒。

9. 对较大的肿瘤，为减少术中出血，常采取以下措施：

（1）以1%普鲁卡因液或生理盐水，内加少许1‰肾上腺素液，作切口处皮下浸润。

（2）用电刀分离皮瓣，注意术中止血。

（3）术中静脉滴注立止血，可减少术中渗血。

（4）在凿除或凿断一处骨质时，用热盐水纱布或凡士林纱条紧密填塞术野其他各处，可减少出血。

（5）术中结扎上颌动脉，注意避免损伤翼静脉丛。

（6）如术前行动脉灌注化疗者，可在最后一次动脉灌注后行血管栓塞。

10. 肿瘤切除后，可在切缘或可疑处采取小块组织作活检，以便了解肿瘤是否已彻底切除。如创面甚大，仔细止血后，植以替尔或裂层皮片（图2-17-4），可助创面早期愈合。最后，用大块凡士林纱布贴附术腔创面，封闭后鼻孔及硬腭缺损处，使形成一向前开放的“口袋”，其中填入碘仿粗纱条压迫止血，装上牙托。切口逐层间断缝合。

（项济生）

二、鼻侧切开术

鼻侧切开术（Lateral rhinotomy），主要用于切除鼻腔恶性肿瘤。适当延长切口，还可将手术推进到各鼻窦。也可用于切除鼻咽血管纤维瘤和鼻腔、鼻窦的巨大良性肿瘤。惟因术野受限，不适于施行上颌骨全切除术。手术具体步骤如下：

1. 切口（图2-17-5） 起自患侧内眦与鼻根之间，向下沿鼻侧（鼻颊沟）绕鼻翼达前鼻孔，切开鼻前庭底

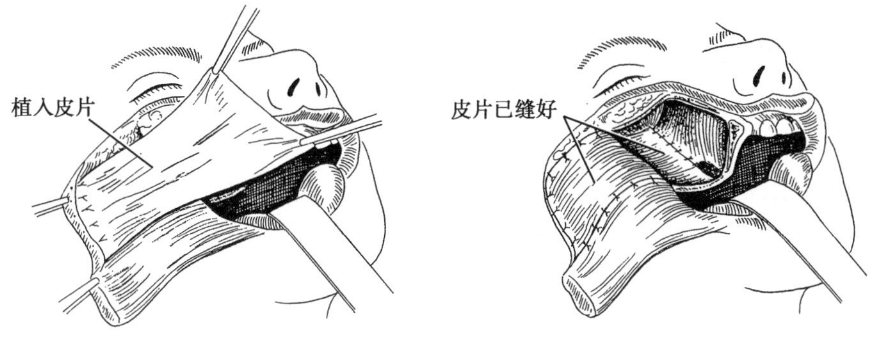

图 2-17-4 上颌骨切除术后术腔植皮

部。切口垂直向下，深达骨质，但勿损伤外鼻软骨。因面部血管丰富，作切口时极易出血。止血时，除较大动脉须予结扎外，一般出血点多用电凝止血或用纹式钳钳住，而少用丝线结扎，以免形成异物，影响伤口愈合。缝合切口前将血管钳取下，小血管多已不再出血。

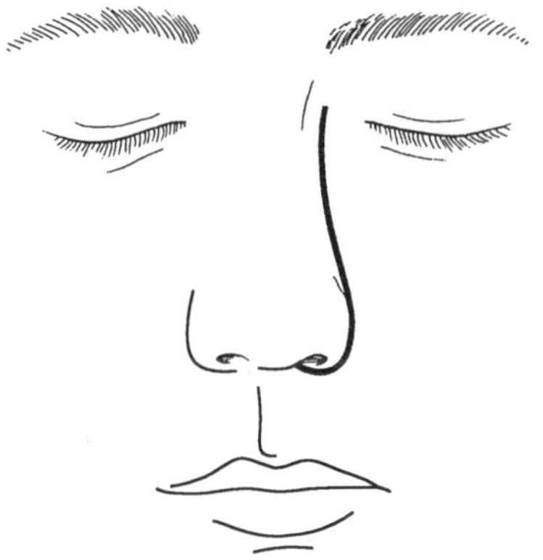

图 2-17-5 鼻侧切开术切口

2. 进入鼻腔 用骨膜剥离器将切口处皮肤、软组织连同其下骨膜向两侧分离，尽可能保持骨膜的完整性。充分暴露患侧鼻骨、上颌骨额突、泪骨及梨状孔骨质边缘（图 2-17-6（1）），但勿损伤泪囊。用小剥离器将梨状孔周围骨质与鼻腔黏膜仔细分开后，将患侧鼻骨、上颌骨额突及梨状孔外侧和底部的骨质边缘尽量咬除，以扩大手术进路。沿新骨孔边缘切开鼻腔黏膜，将鼻背及鼻翼向对侧掀起，鼻腔内的肿瘤得以暴露（图 2-17-6（2））。如肿瘤已侵入上颌窦，则可将骨孔扩大到尖牙窝。

3. 切除肿瘤 如为良性肿瘤，此时以手指伸入鼻腔，摸清肿瘤大小、范围及其与周围组织的关系和根部位置后，以手指或剥离器将之游离，然后从其根部切除。如为恶性肿瘤，最好能按肿瘤手术的原则将肿瘤连同鼻腔外侧壁一起完整切除，并常规探查上颌窦。在切除瘤体后，尚需对邻近部分进行详细检查和修整，如切除部分鼻中隔，刮除筛窦等；必要时，开放蝶窦、探查额窦等。

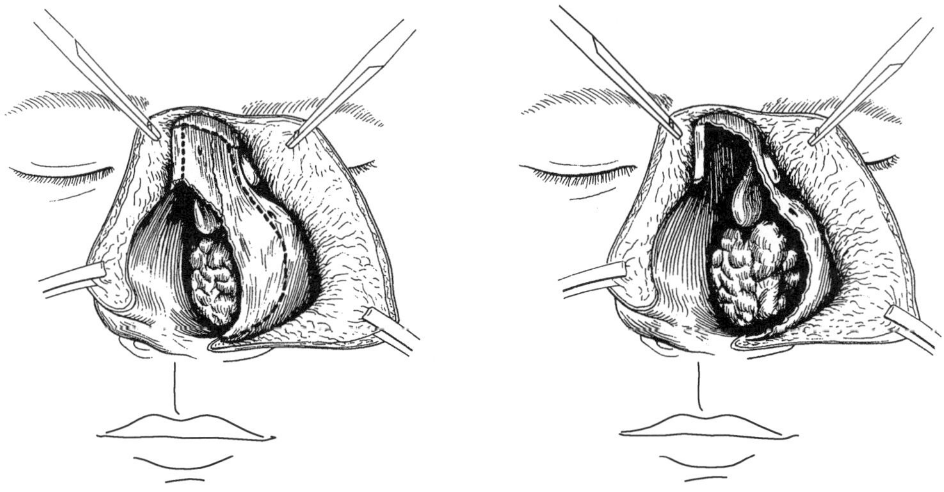

(1) (2)

图 2-17-6 进入鼻腔

（1）暴露梨状孔周围骨质（虚线示凿骨范围） （2）暴露鼻腔内肿瘤

4. 填塞及缝合　妥善止血后再次检查，确知已无残存肿瘤组织，无脑脊液鼻漏，后鼻孔处无肿瘤残留后，术腔填塞碘仿纱条，逐层缝合切口。患侧眼内涂以少许眼膏，切口处用酒精纱布覆盖后加压包扎。

三、上颌骨全切除术

上颌骨切除术（maxillectomy）是处理鼻腔、鼻窦恶性肿瘤的常用手术，但对于肿瘤已破坏上颌窦后外壁侵入翼腭窝或颞下窝者，较难处理。典型上颌骨全切除术的切骨范围可参看（图 2-17-7）。手术具体步骤如下：

1. 切口（图 2-17-8）　可分为 4 段：

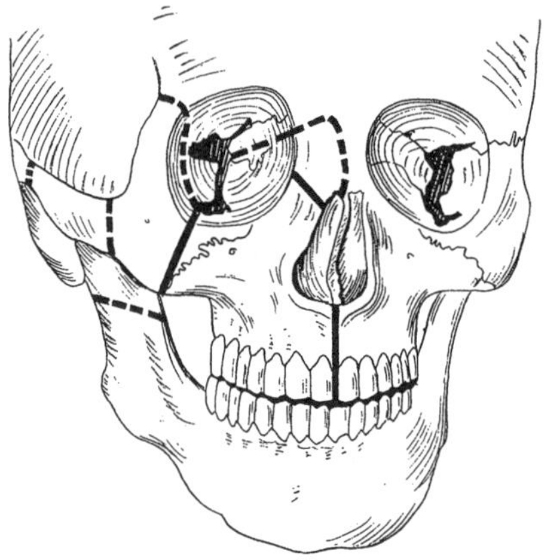

图 2-17-7　上颌骨全切除术
（实线）及扩大上颌骨切除术（虚线）的切骨范围

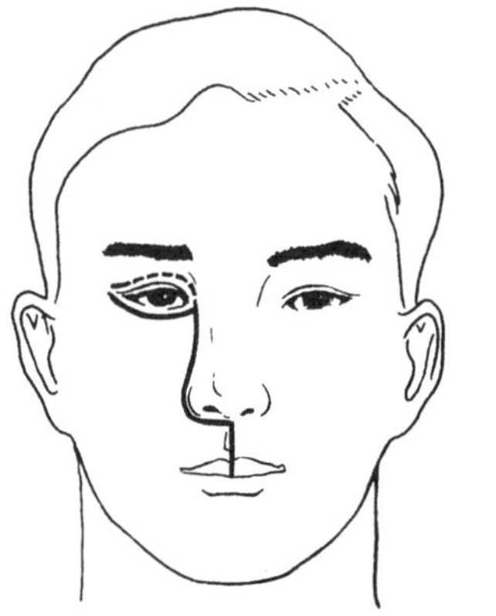

图 2-17-8　上颌骨切除术的面部切口
（虚线示需行眶内容切除术时的上睑切口）

第一段—鼻侧切口：同鼻侧切开术，但末端不入鼻前庭而横过前鼻孔下方达鼻小柱附着之下。

第二段—上唇切口：接第 1 切口末段，沿人中垂直向下，在正中线上切开上唇，将上唇系带保留在健侧。切开上唇时，应先用手指在上唇内外两侧捏住，切开后逐渐放松，以便于止血。

第三段—唇龈沟切口：接第 2 切口上端，沿患侧唇龈沟上 2～3mm 向外后直达第 3 磨牙后缘，切开黏膜及牙槽突的骨膜。

第四段—下睑切口：自鼻侧切口起点向外与下睑大致平行，相距约 2mm，作一稍呈弧形的水平切口达外眦下方，切开皮肤；向后下对准眶下缘分层切开皮下软组织及眶下缘骨膜。切口尽可能与眼轮匝肌纤维走向一致。如不拟除去眼眶内容，则切口可稍低一些，以免术后瘢痕收缩，下睑发生外翻。也可斟酌情况，不作下睑切口。

改良下睑切口法：作于下睑结膜囊内，与下睑缘平行，起止于内、外眦，术后以细丝线缝合。优点是切口瘢痕隐于下睑中，外观较好，但瘢痕牵引有发生睑内翻可能。

上睑切口：如（图 2-11-8）中虚线所示，当施行眼眶内容切除术时，须加这一切口。切口与上睑缘平行，相距约 2mm，起止点与下睑切口的起止点相会合，深达眶上缘骨膜，将睑板及上睑结膜包括在切口下方，以便此后连同眼眶内容一并切除。

2. 掀起面颊皮瓣（图 2-17-9）　沿切口线将面颊部软组织从上颌骨的前面和后外侧面进行骨膜外分离，形成面颊皮瓣，并向外掀起，充分暴露尖牙窝、牙槽突、眶下缘、颧骨及上颌骨的部分后外壁（如肿瘤已隆起于颊黏膜或面部皮肤之下，则分离中尽可能在肿瘤表面上保留一层正常软组织）。按鼻侧切开术方法，暴露和咬除同侧鼻骨、上颌骨额突及梨状孔边缘骨质，切开鼻腔黏膜，暴露鼻腔。

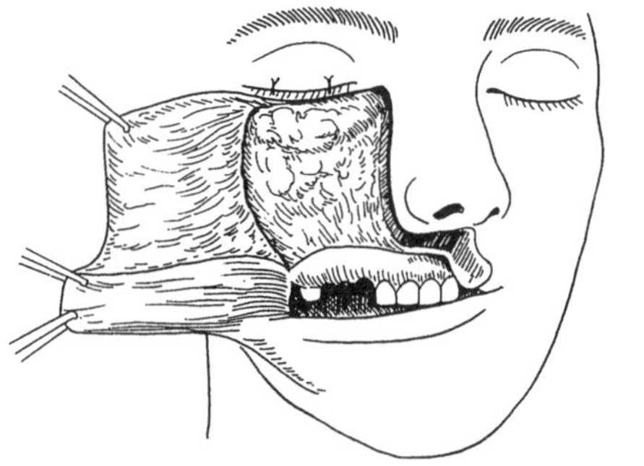

图 2-17-9　掀起面颊皮瓣

3. 切断颧骨（图 2-17-10）　以小剥离器从眶的外下缘向眶内作骨膜下分离，找到眶下裂前端，然后从上颌骨颧突和颧骨的下缘，从骨膜下分离上颌骨颧突及颧骨的内后面所附软组织，直达眶下裂前端。用钢丝锯（从眶下裂前端穿入）或骨剪将颧骨切断。如肿瘤已侵及颧骨，则须将切口的第 4 段向外后延长，将颧骨的大部或全部，甚至包括一部分颞骨颧突，一并切除。

4. 切断鼻腔外侧壁（图 2-17-11）　用分离器将眶内

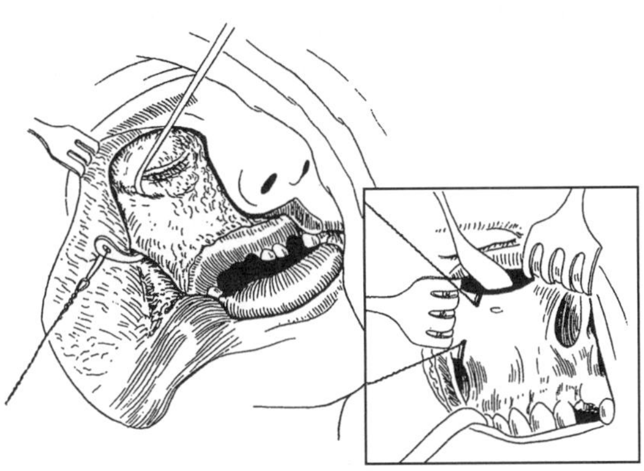

图 2-17-10 用钢丝锯锯断颧骨
（左上示钢丝穿入法）

壁骨膜自骨壁分离，直达近眶尖处。将骨剪的两叶分别置于鼻腔内和眶内，尽量向上（但不要超过瞳孔平面，以免损伤筛板）剪断鼻腔外侧壁。如筛窦已受侵犯，则切骨部分可尽量贴近颅前窝底。

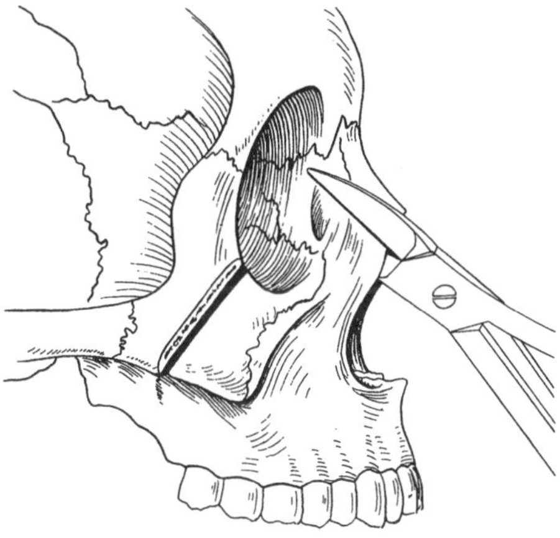

图 2-17-11 用骨剪剪断鼻腔外侧壁

5. 切开硬腭（图 2-17-12） 以 10 号刀片，自两侧中切牙之间，沿硬腭中线向后纵行切开硬腭的黏-骨膜，直达软腭交界处。然后换用 12 号刀片，刀刃向外与上一切口垂直，沿硬腭后缘，全层切开同侧软、硬腭交界处，直达第 3 磨牙后缘，与唇龈沟切口末端会合。拔除患侧的中切牙。用骨凿或骨剪自两侧中切牙之间从中线切开硬腭。切骨时注意勿使鼻中隔或软腭受伤。

6. 眼眶内容切除（图 2-17-13） 沿眶周切口，用剥离器将眼眶内容物连同骨膜从眼眶的上、内、外壁分离（下壁可不分离，以便将眼眶内容连同上颌骨一并取下）直达视神经孔。用弯血管钳在近眶尖处夹住视神经及眼动脉后，再以视神经剪或小弯剪刀将视神经及眼动脉剪断，压迫止血。将眶内容物翻向下方后，创面用热盐水纱布或凡士林纱条填压。

7. 切断上颌结节与蝶骨翼突的联系（图 2-17-14） 以手指在第 3 磨牙后方摸清上颌结节后，用大平凿或骨剪向上内方将上颌结节与蝶骨翼突之间的联系切断。

8. 取除上颌骨上述各步完成后，上颌骨与四周的联系已基本松解。可用持骨钳或手指挟持上颌骨向各方轻轻摇动，如有未全断离的组织，可用手指、分离器或剪刀加以分离，即可将上颌骨（或连同眼眶内容）完整取下。如取下时觉有阻力，不可强拉，以免引起意外出血。上颌骨取下后，立即用热盐水纱布或凡士林纱布填塞术腔止血。片刻后取出，检查术腔，对出血点予以结扎或电灼。如无明显出血或可疑肿瘤组织，再用凡士林纱布及碘仿纱条填塞术腔（图 2-17-15）。缝合伤口时，须注意创缘严格对齐（尤其是唇红处）。如已作眼眶内容切除术，可将上、下睑内外眦处对齐缝合。如不缝合，宜将眼睑向内折入，使其贴附于创面上，以便随时观察眶内有无肿瘤复发。如无预制牙托，则将术腔内垫底的一层凡士林纱布，以数针缝合固定于颊黏膜、软腭

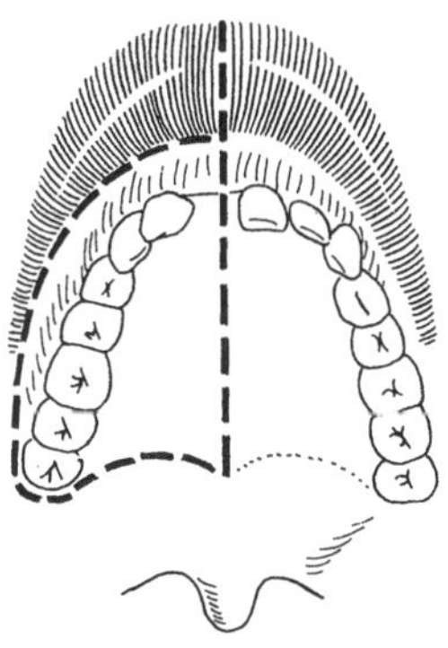

(1)

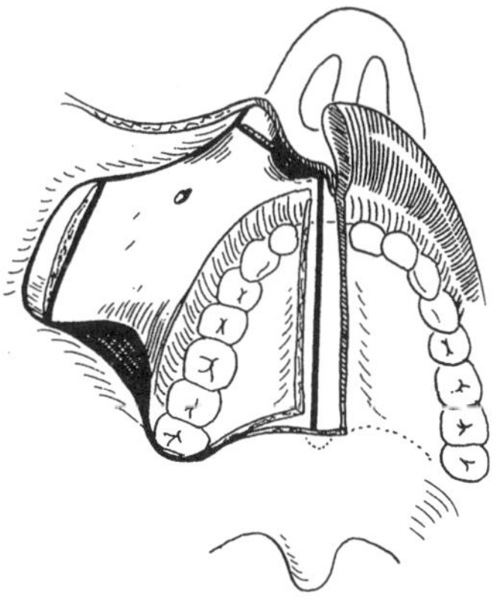

(2)

图 2-17-12 切开硬腭
（1）虚线示硬腭、上唇及唇龈沟软组织切口
（2）实线示硬腭中线的骨切口

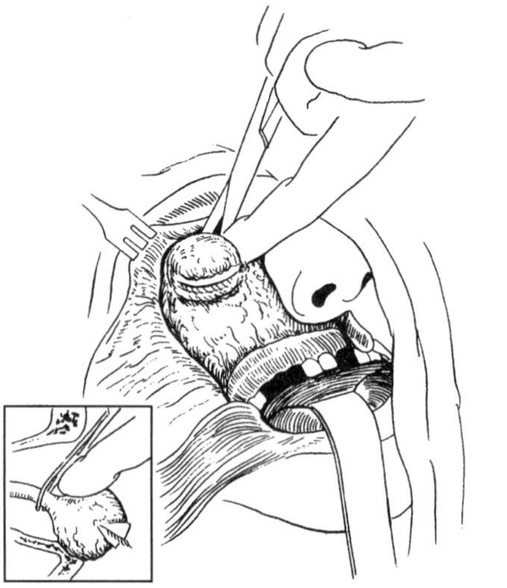

图 2-17-13 眼眶内容切除（应加作上睑切口）
左下小图为视神经剪断法

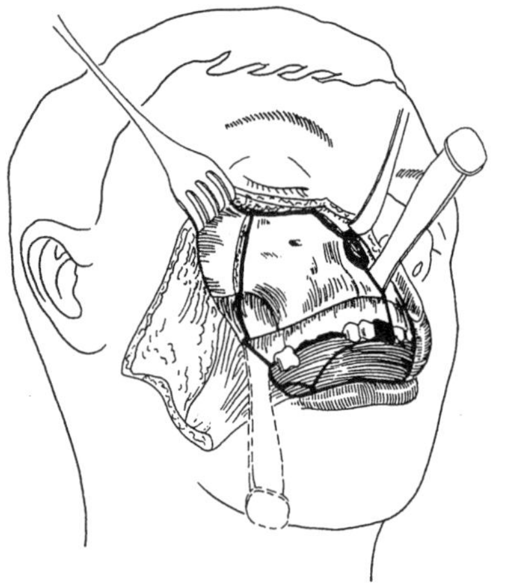

图 2-17-14 用骨凿切开硬腭和切断上颌结节与蝶骨翼突的联系

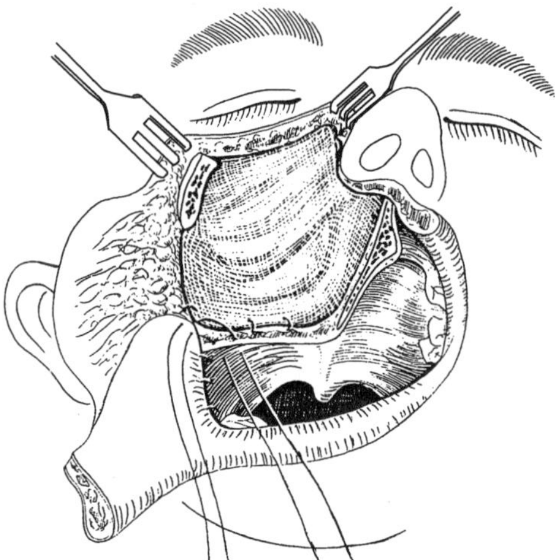

图 2-17-15 术腔填塞法

和硬腭黏膜的创缘上，以防坠落。术后 5 ~ 7 天取除填塞物时，再行剪断缝线。有些医院在施行上颌骨切除术时，不使用预制牙托，在手术完毕后，立即用牙科打样胶填入术腔，7 天后取出，不再填塞。待瘢痕形成后再制牙托。

（项济生）

四、上颌骨部分切除术

上颌骨部分切除术适用于局限在上颌窦窦腔内、或局限于上颌窦底壁的肿瘤，包括上颌骨牙源性恶性肿瘤，局限于牙槽突或硬腭肿瘤侵犯上颌窦的底壁者。如肿瘤已侵犯上颌窦的前壁、下壁、内侧壁，但未侵犯筛窦、蝶窦或眶底者，而上颌骨部分切除又不能根治肿瘤时，则可行上颌骨次全切除术。手术具体步骤如下：

1. 切口　切口与上颌骨全切除术基本相同，但不做下睑切口。因病变多未影响骨膜，故可在骨膜下分离，暴露上颌骨前壁及梨状孔。

2. 暴露鼻腔和上颌窦　沿鼻骨及上颌骨额突的骨缝咬除该部骨质，咬至眶内缘。保留眶底，凿开上颌窦前壁。切开鼻腔外侧壁黏膜，暴露鼻腔。

3. 切除病变　检查肿瘤的范围，如肿瘤位于上颌窦内侧壁及鼻腔外侧壁，而窦腔外侧壁、顶部、后壁及底部无肿瘤侵犯，则将上颌窦的内侧壁自顶部至底部连同鼻甲即鼻腔的外侧壁全部切除；筛窦如有肿瘤或其他病变也应完全切除，使上颌窦和鼻腔相通，便于术后观察窦内情况。如肿瘤位于上颌窦底壁，或来源于硬腭，而顶部无肿瘤侵犯，则手术切除的范围可为上颌骨的牙槽突、鼻腔底和硬腭部分，也可包括上颌窦前壁和部分鼻腔外侧壁。肿瘤切除后应详细检查窦腔顶部及后外壁，注意有无骨质破坏。

4. 术腔处理　彻底清除残留的肿瘤组织后，妥善止血，用生理盐水冲洗术腔，术腔覆盖凡士林纱布后，填塞碘仿纱条，至鼻腔引出。硬腭已切除者，其处理方法同上颌骨全切除术。

（杨成章）

五、扩大上颌骨切除术

此术适用于较广泛的上颌骨恶性肿瘤已侵犯颞下窝而有张口困难者。其优点是：①在手术中结扎上颌动脉，止血效果好，又可避免在颈部另作切口以结扎颈外动脉；②术中常规切除一部分下颌骨升支，术野得以扩大，术后又可预防或解除张口困难；③上颌骨后方暴露良好，便于处理侵入翼腭窝或颞下窝的肿瘤。手术具体步骤如下：

1. 切口（图 2-17-16）　同上颌骨全切除术切口，但将下睑切口沿颧弓向后外方延长，达同侧耳屏前下颌关节处。切开皮肤及皮下组织。如拟行眶内容物切除术，则加上睑切口。

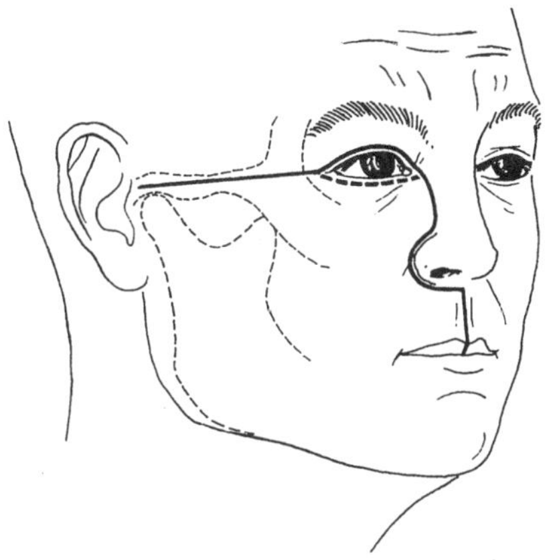

图 2-17-16　扩大上颌骨切除术切口
（虚线示保留眼球时改用的下睑切口）

2. 掀起面颊皮瓣（图 2-17-17）　如图将皮瓣向外下方翻转，暴露上颌骨前壁、颊肌、咬肌、下颌关节、腮腺前段、下颌骨升支的一部分及颧弓。将鼻侧切口如鼻侧切开术的方法处理以暴露鼻腔。从颧弓切口向上分离，掀起皮瓣，暴露眶外上缘及颞肌下段。

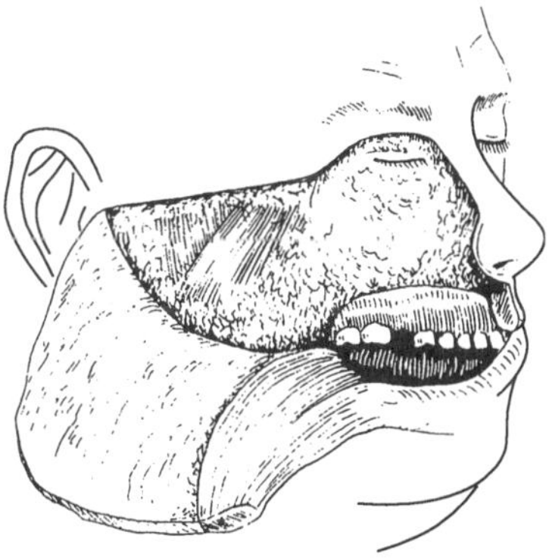

图 2-17-17　掀起面颊皮瓣

3. 暴露下颌骨升支（图 2-17-18）　自颧弓下缘，切断咬肌附着处，将咬肌向下翻转。自颧弓上切断颞肌，将颞肌向上翻转。切断颞下颌韧带及下颌关节囊，下颌关节脱位，游离下颌关节突，将附于其上的翼外肌切断（如翼外肌也有可疑肿瘤侵犯，则不切断翼外肌而任其附着于下颌关节头上，以后将翼外肌从翼内肌上分离，随同下颌骨升支一并切除）。将颧弓中间一段加以切除，有利于在以后步骤中处理翼内、外肌，清除颞下窝及翼腭窝内的肿瘤。

4. 结扎颌内动脉　用拉钩将下颌骨升支向前牵

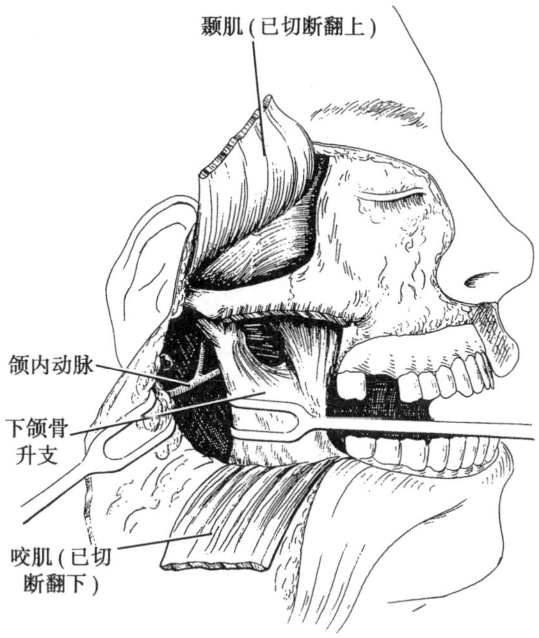

图 2-17-18　暴露下颌骨升支、结扎颌内动脉

开，腮腺向后牵开，则在两者之间的软组织中可见上颌动脉横行通过（或可触及其搏动），高度约相当于下颌关节突的颈部。将上颌动脉游离，双重结扎后切断。

5. 切断下颌骨升支（图 2-17-19）　将附着于下颌骨升支内侧面的软组织完全分离，用盐水纱布垫于其间，以资保护。用钢丝锯将下颌骨升支从其颈部下方锯断取下或向前翻转，则颞下窝、口腔外侧面、眶下裂、蝶骨翼突外板的外侧面及上颌骨的后外壁，均得到良好的暴

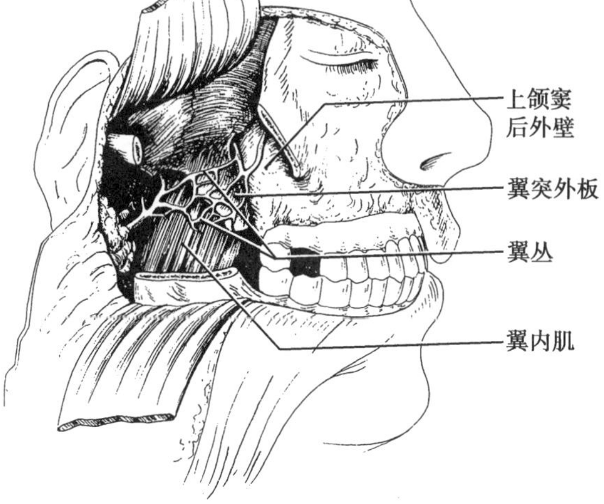

图 2-17-19　切除下颌骨升支，显示颞下窝中的部分结构
（翼外肌已切除，以暴露翼丛的部位）

露。如翼外肌的附着处原先未加切断，此时将翼外肌从翼内肌分离后，将其随同已锯断游离的下颌骨升支向前翻转，则翼内肌外侧面的上段也得到暴露。必要时，翼突也可加以部分切除，以便清除穿破上颌窦后外壁的肿瘤。翼外肌与翼内肌的肌纤维纵横交织，难于分离。其间血管（翼丛）又极易出血，是本手术较为困难的一步。

6. 切断颧骨、鼻腔外侧壁、硬腭、上颌结节与蝶骨翼突的联系，切除眼眶内容，清除其他鼻窦内的病变：步骤与上颌骨全切除术相同。惟颧骨及鼻腔外侧壁切断部位较高也较方便（参见图 2-11-8 虚线）。通过典型的扩大上颌骨切除术所切除的手术标本包括下述部分：下颌骨升支和颞骨颧突的一部分，颧骨、咬肌和颞肌的一小部分，翼外肌、眼眶内容，整个上颌骨和鼻腔外侧壁（包括一部分筛窦）。

几种变通的手术切口：根据肿瘤大小和侵犯部位的不同，又有各种不同的适用切口和切骨范围，择要就图简介如下：

牙槽突部分切除术（图 2-17-20）：适用于局限在牙槽突的小范围恶性肿瘤。

唇龈沟切口及变通唇龈沟切口（图 2-17-21，图 2-17-22）：前者主要适用于鼻腔恶性肿瘤；后者主要适用于眶底及颧骨未受广泛侵犯的鼻窦恶性肿瘤。

变通鼻侧切口（图 2-17-23（1））：牺牲眼球，保留硬腭。

变通鼻侧切口（图 2-17-23（2））：适用于颧骨未受广泛侵犯，且不必作眼眶内容切除术的恶性肿瘤。

变通鼻侧切口（图 2-17-23（3））：适用于主要侵犯上颌骨—筛区的恶性肿瘤，硬腭未受明显侵犯者。

额鼻联合切口（图 2-17-24）：适用于鼻腔、鼻中隔、鼻窦较高部分的恶性肿瘤或肿瘤已累及对侧鼻窦者。

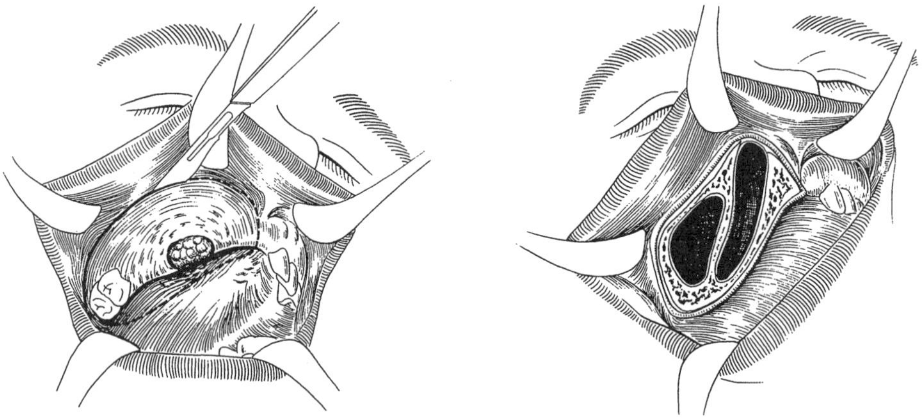

(1) (2)

图 2-17-20 牙槽突部分切除术

（1）切口 （2）牙槽突已切除一部分

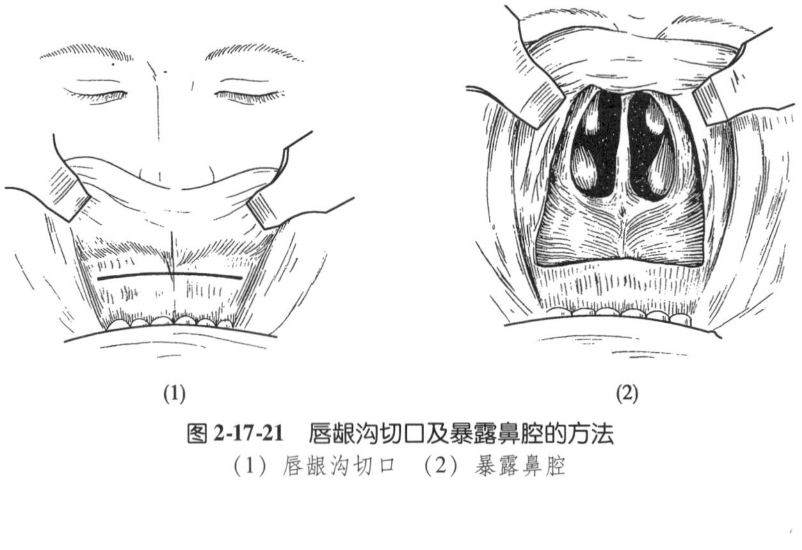

(1) (2)

图 2-17-21 唇龈沟切口及暴露鼻腔的方法

（1）唇龈沟切口 （2）暴露鼻腔

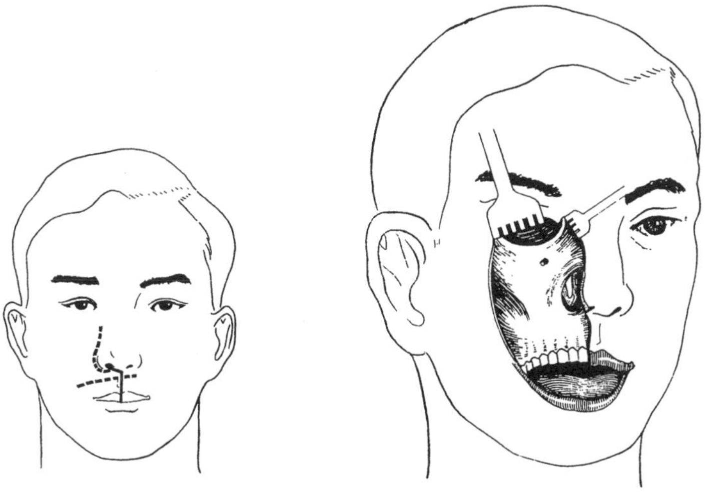

(1)　(2)

图 2-17-22　变通唇龈沟切口

（1）切口（虚线示唇龈沟及梨状孔边缘处的黏膜切口）

（2）暴露上颌骨

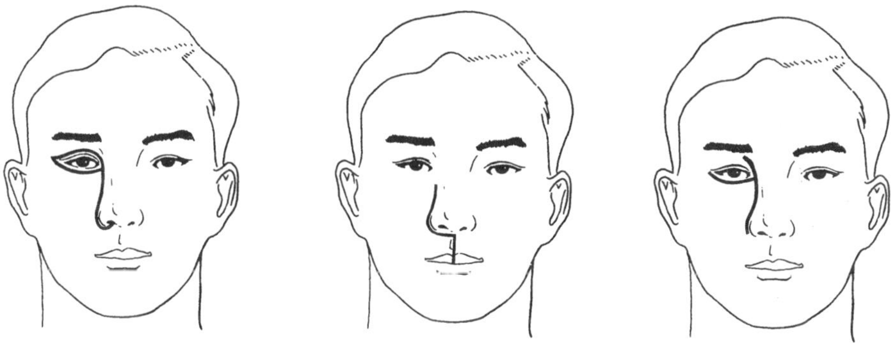

(1)　(2)　(3)

图 2-17-23　变通鼻侧切口

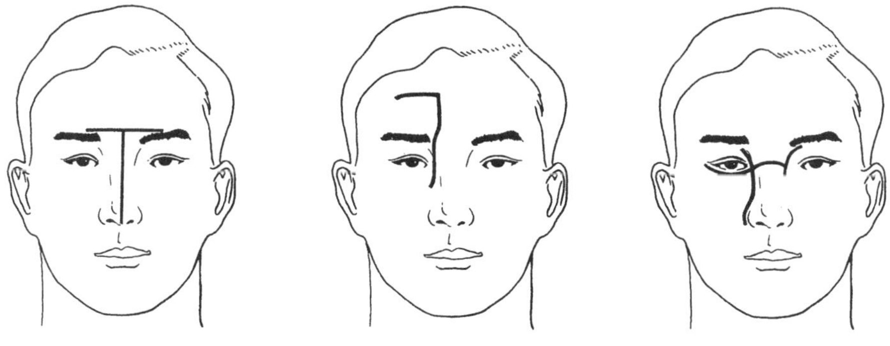

(1)　(2)　(3)

图 2-17-24　额鼻联合切口

鼻梁正中切口（图 2-17-25）：适用于原发于鼻中隔、尚未累及鼻窦的恶性肿瘤。

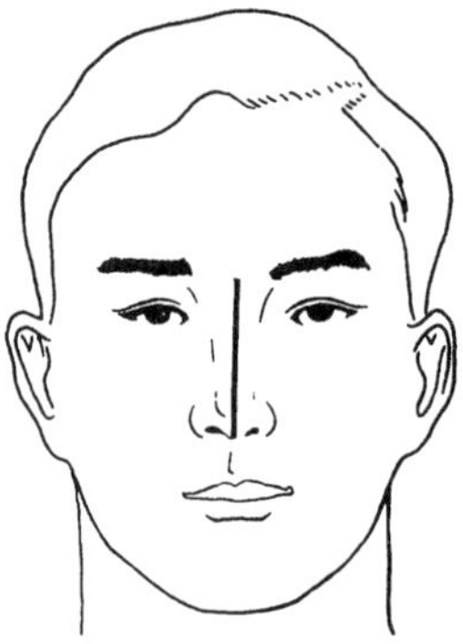

图 2-17-25 鼻梁正中切口

（项济生）

六、颅面联合径路切除术

在 20 世纪 50 年代以前，将侵犯颅底骨质及硬脑膜的鼻窦癌列为手术禁忌。近 20 年来，随着广谱抗生素的应用，麻醉学的发展，耳鼻咽喉科和脑神经外科协作，对侵犯颅底的鼻窦癌进行根治性切除，积累了丰富的经验，而且取得了满意的效果。其手术具体步骤如下：

1. 切口 包括进行颅前窝开颅术的额部切口和鼻窦肿瘤的面部切口两部分。先行发际冠状切口（图 2-17-26），从颅骨外膜下分离，向下翻开皮瓣。

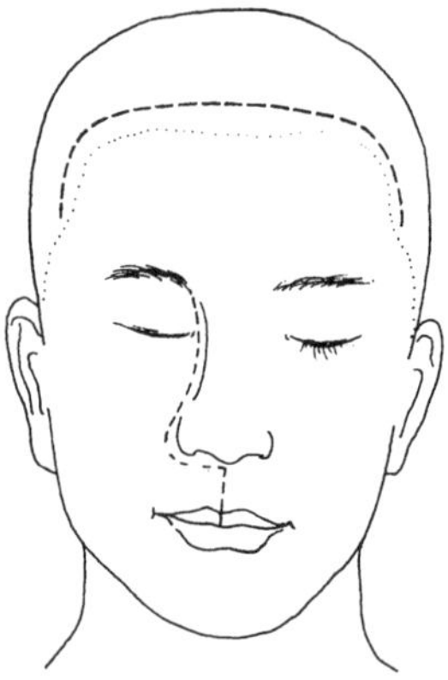

图 2-17-26 发际冠状切口

2. 额骨区开颅 在前额中央部行颅骨钻孔，用线锯锯开，将额骨瓣翻向健侧。牵引额叶，暴露颅前窝底。从颅底分开硬脑膜及额叶。

3. 探查颅底 此时快速推注甘露醇 50～100ml；或插一导管至蛛网膜下腔，放出脑脊液 70～100ml。当颅压降低，硬脑膜松弛后，自额骨瓣下缘开始逐渐将硬脑膜向下后方仔细分离。将硬脑膜同筛骨鸡冠作锐性分离，以细长双关节咬骨钳咬除鸡冠，切断嗅神经。向后、外侧牵引硬脑膜，并分离至视神经。探查肿瘤侵犯颅底的情况。若发现肿瘤已穿透筛板，侵犯硬脑膜，但尚未侵犯额叶脑组织时，则可将整个肿瘤连同受累的硬脑膜一同切除，再用阔筋膜修补。如发现肿瘤已侵犯脑组织或蝶骨嵴及双侧视神经，则表示大块切除已不可能，可停止手术。

4. 鼻侧切开术 按鼻侧切开术的方法暴露鼻腔及筛窦，咬除上颌骨额突及鼻骨，将肿瘤周围的骨质凿断。探查眶内组织受侵犯情况，如肿瘤已侵犯眶骨膜，则应同时行眶内容物切除术。

5. 切除肿瘤 看清肿瘤的安全缘后，用脑压板保护脑组织，从颅内将筛板向下压，在筛窦顶的外侧，相当于额筛缝处，用骨凿凿开颅骨底板。从颌面部挟住肿瘤，将整块肿瘤标本从下部完整取出（图 2-17-27）。

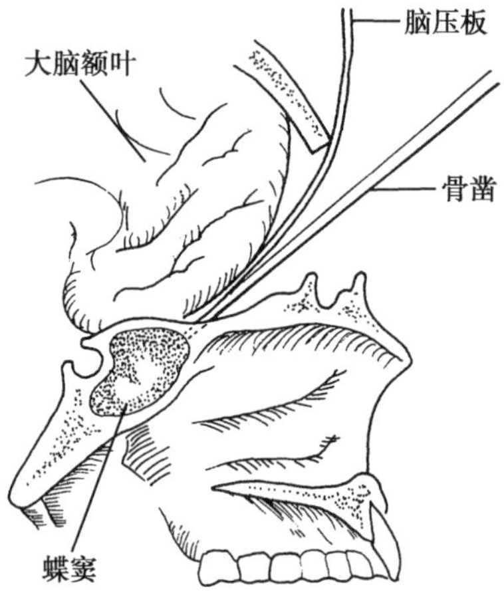

图 2-17-27 颅前窝开颅术凿除额、筛窦与硬脑膜接触的部分

6. 术腔处理 仔细检查术腔，清除残余的肿瘤组织。若切开额骨板时发现肿瘤已进入额窦，则需咬除整个额窦后壁，刮除额窦和蝶窦的全部黏膜。仔细止血后，修复缺损的硬脑膜，通常采用帽状筋膜或阔筋膜修复，局部涂注生物胶，防止脑脊液渗漏。鼻腔填塞碘仿纱条，一周后取出。

7. 缝合切口 分别缝合开颅处切口和鼻侧切口。

七、鼻窦进路切除侵犯颅前底的鼻窦癌

对于侵犯颅前底的鼻窦恶性肿瘤，耳鼻咽喉科医师习惯于经鼻窦径路手术。主要原因是经鼻窦手术解剖熟悉，在鼻窦癌手术的术腔内同样可以清楚地观察到肿瘤侵犯颅底的范围，而且术中可根据病变范围随意延长切

口，术中除能整块切除原发肿瘤外，还可分块切除受累的筛板和硬脑膜。由于术中对脑组织刺激小，因此术后一般不会发生脑水肿。鼻窦进路切除侵犯颅底的鼻窦恶性肿瘤时应注意以下几点：①应根据肿瘤手术的原则尽量将原发肿瘤整块切除，避免采用剥离肿瘤或搔刮其残根的方法；②彻底咬除被肿瘤侵蚀的颅底骨质，直到正常的骨结构为止；③如发现硬脑膜表面不平、色泽改变；或硬脑膜内层粗糙不平、与脑组织粘连；或脑皮层呈结节状者，均应加以切除，切线应保持在肿瘤外界3～5mm；④硬脑膜的缺损可采用骨膜或筋膜修补（图2-17-28），但缝合应严密，还要取带蒂皮瓣覆盖在硬脑膜上，作为衬托屏障之用；⑤如术后发生脑脊液鼻漏，则多为术中硬脑膜缝合覆盖不严密所致。应保持头部抬高20°～30°的床位，同时应使用足量的广谱抗生素预防颅内感染。

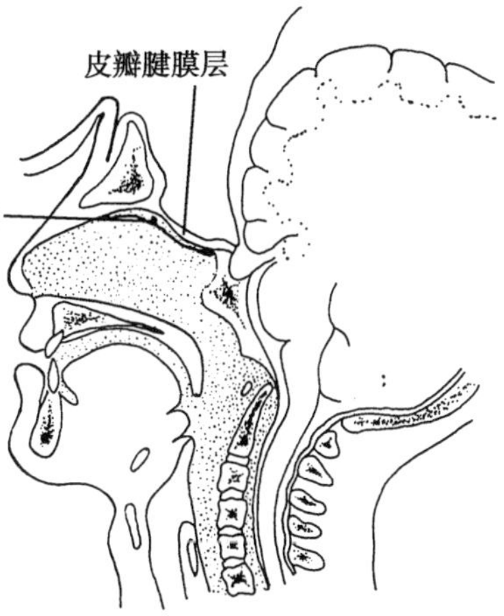

图 2-17-28　额、筛窦癌切除后颅底缺损的修补

（杨成章）

第十八章

鼻 NK/T 细胞淋巴瘤

鼻 NK/T 细胞淋巴瘤是近年来经免疫组织化学及分子生物学技术证实的一个独立的疾病实体。是发生于鼻部的淋巴结外具有特殊形态学、免疫表型及生物学行为的非霍奇金淋巴瘤。其瘤细胞大部分来源于外周 NK 细胞，少部分来自 NK 样（细胞毒性）T 细胞。

因认识上的局限性，过去将此病称为恶性肉芽肿，且分为 Stewart 型和 Wegener 型。Stewart 型又称为致死性中线肉芽肿、坏死性肉芽肿、中线恶性网织细胞增生症等，命名的多样也反映认识上混乱和不足。1995 年 10 月在香港召开的鼻及淋巴结外血管中心性淋巴瘤的国际学术研讨会上，鼻 NK/T 细胞淋巴瘤的名称被正式提出。另外，在 WHO 最新修订的淋巴造血组织肿瘤的分类草案中也正式列出了 NK/T 细胞淋巴瘤的名称。该肿瘤在我国以及亚洲其他国家、南美洲地区有较高的发病率，而在西欧和北美地区则较少见。

【病因】

鼻 NK/T 细胞淋巴瘤是 EB 病毒相关淋巴瘤。大量的研究发现，高达 75% ~100% 的瘤细胞表达 EB 病毒的相关抗原和基因。运用原位杂交检测 EB 病毒的 EBER1/2RNA 是最敏感的方法。

【病理】

鼻 NK/T 细胞淋巴瘤的组织病理学表现复杂，形态多样，但其基本病理特征可归纳为：①所有病例均存在范围和程度不等的凝固性坏死和以淋巴细胞为主的炎性细胞浸润；②瘤细胞弥漫性分布。单形性者病变比较单一，瘤细胞多而炎症反应较少，易判为恶性，但常易误诊为低分化或未分化癌；而多形性者则形态复杂、炎症反应多，细胞成分多样，易误诊为炎症；③肿瘤细胞浸润血管。表现为瘤细胞在血管内膜下及管壁内浸润，导致血管壁呈葱皮样增厚、管腔狭窄、闭锁和弹力膜破裂；④免疫组化染色表达 NK 相关抗原和 T 细胞分化抗原。比如肿瘤细胞常表达 T 细胞分化抗原，包括胞浆型 CD_3、CD_{45}RO、CD_{43}等，强烈表达细胞毒性颗粒，如细胞毒颗粒相关蛋白 TIA-1（T-cell-intracelluler antigen-1）和粒酶 B（granzyme B）等。瘤细胞表达的 NK 相关抗原为 CD_{56}而不表达膜型 CD_3 抗原及 B 淋巴细胞和组织细胞分化抗原。EB 病毒检测 EBER1/2 原位杂交呈阳性结果。

【临床表现】

本病常见于中青年，男性多见，男女比例为 4∶1。病变多起于鼻部，也有首发于腭部、咽部、然后累及鼻部。以进行性肉芽状溃疡坏死为主，破坏范围广，可侵及骨和软骨，以致毁容。Stewart 将本病临床表现分为三期：

前驱期　为鼻炎或鼻窦炎表现，间歇性鼻阻塞，伴水样或血性分泌物。鼻中隔可出现肉芽肿性溃疡，也可出现鼻内干燥、结痂。此期可持续 4 ~6 周。

活动期　鼻塞加重，有脓涕，常有臭味。常有低热表现，用抗生素治疗无效。检查见鼻甲和鼻中隔黏膜肿胀、或呈肉芽状增生、糜烂、溃疡，表面有灰色、白色坏死。严重时可发现鼻中隔穿孔或腭部穿孔。累及咽部者可见咽黏膜肉芽肿性糜烂、溃疡。此期可持续数周至数月。

终末期　患者衰弱，呈恶病质状态，中线部位及其邻近组织的黏膜、软骨、骨质可广泛严重破坏，并可出现高热，最终因全身衰竭、鼻出血、尿毒症或并发脑膜炎而死亡。

【诊断】

根据临床表现、病理检查、免疫组化染色及 EB 病毒检测可确诊鼻 NK/T 细胞淋巴瘤。值得注意的是由于病变部位常存在大片坏死灶，易于造成诊断困难，故活检需要多点取材，必要时需重复活检。

【鉴别诊断】

1. Wegener 肉芽肿　病因不明确，多认为与自身免疫损伤有关。病变累及鼻腔及鼻窦、口腔、咽、眼、耳等，还可发生在肺部、肾脏及全身各部位。病理学特征是坏死性血管炎，可导致血管腔的完全坏死，以及动、静脉基底膜剥脱，并可产生黏膜溃疡、微小脓肿等。

2. 非特异性慢性溃疡　是发生于口腔、硬腭部、咽部的慢性良性溃疡，为局限性、无进展性和破坏性。病理学表现为慢性炎性坏死肉芽肿组织，无异型性淋巴细胞。免疫组化 CD_3、CD_{56}、TIA-1 为阴性。

3. 原发于鼻腔的非霍奇金淋巴瘤 B 细胞型和 T 细胞型　B 细胞型淋巴瘤在西方国家较多见，鼻咽部为受累部位，鼻腔和面部中线破坏较少。T 细胞型淋巴瘤多为鼻腔受累和中线面部破坏。这两型淋巴瘤与鼻 NK/T 的细胞淋巴瘤相鉴别的主要依据是肿瘤细胞的免疫表型差异。

【治疗】

鼻 NK/T 细胞淋巴瘤的治疗效果不佳，预后不良。一般采用联合化疗与放疗相结合的综合治疗方案。但是约 60% 的患者对放射治疗及标准的化学治疗方案（CHOP 方案：环磷酰胺、阿霉素、长春新碱和泼尼松）治疗失败，5 年总生存率约 31.5% ~42%。新近报告应用左旋门冬酰胺为主的挽救化疗方案联合病灶野放疗，治疗效果有所提高。另外，自体或同种异基因造血干细胞移植治疗正在探索中。

（肖红俊）

第十九章

颅面骨纤维骨性病变

第一节　骨纤维异常增殖症

骨纤维异常增殖症（osteodysplasia fibrosa，fibrous hyperplasia of bone），又名纤维性骨结构不良（fibrous dysplasia of bone），是一种以骨纤维变性为特征的骨骼系统疾病，非一真性肿瘤，而是一种发育异常。本病好发于儿童及青年，女性患者较男性多见，病程发展很慢，可分为三类：

1. 多骨型（polyostotic）骨纤维异常增殖症　多处骨质受犯，多发生于四肢长骨，但也可伴发于扁平骨（如颅骨、骨盆、肋骨等）。

2. 单骨型（monostotic）骨纤维异常增殖症　单独一处骨质受累，多发生于颅面骨、肋骨等。发生于面骨者，以上颌骨最多见，下颌骨次之，个别发生于颞骨乳突部。

3. 艾布赖特综合征（Albright syndrome）　由多骨型骨纤维异常增殖症，皮肤色素沉着及内分泌障碍（以女性青春期早熟为突出表现）等组成。

在临床上，单骨型骨纤维异常增殖症与耳鼻咽喉科关系较密切，常被误诊为上颌骨恶性肿瘤，故予重点介绍。

【病因】

确切病因未明，大多数学者均倾向于成骨的间充质发育异常的学说。也有人认为，多骨型纤维异常增殖症可能与先天性骨异常发育有关，单骨型骨纤维异常增殖症则可能是局部外伤所引起，纤维变性乃发生于外伤后的一种骨局部修复性反应。据国内报导，患者局部有明显外伤史者有之，如有的报告5例中占2例，有的报告4例中占2例（1965）。都属面颊部外伤。此外，尚有感染、肿瘤、局部血液循环障碍、内分泌失调及维生素的蓄积与利用障碍等学说，但均未得证实。

【病理】

主要病理变化为骨髓腔中纤维组织增殖，使正常骨组织消失。增殖的纤维组织间有排列不定、大小不一、数量不等的骨样组织及边缘无骨母细胞围绕之骨化小梁，偶伴软骨形成。纤维组织细胞呈梭形或卵圆形，排列呈束状或漩涡状，有时细胞甚少，似有大量胶原纤维，在纤维组织中有时可发现多形核巨细胞、成纤维细胞或破骨细胞。如曾发生髓质出血，则可能在肿块内出现骨囊肿。

【症状及体征】

主要为缓慢进行性局部肿块，以及因肿块压迫邻近器官所产生的各种畸形与功能障碍。

1. 病变在上颌或下颌，可发生面部畸形。

2. 侵犯鼻窦及鼻腔，可出现鼻塞、鼻分泌物增多、鼻中隔偏曲等。

3. 侵犯颞骨可发生局部（耳后或外耳道内）隆起、中耳炎、听力障碍及面瘫等症。

4. 侵入眶内可压迫泪道而致泪溢，眼球受压则有眼球突出、移位、视力减退或复视等。

5. 侵犯牙槽，可影响上下牙列的咬合。

6. 侵犯颅内者，可发生颅内压增高及脑神经受犯症状，但极少见。

【诊断】

根据下列各点：

1. 绝大多数患者为青少年，肿块质硬。
2. 一般病史甚长，就诊时面部肿块多已发现数年。
3. 无局部疼痛、鼻出血等症状。
4. 血中碱性磷酸酶可能增高。
5. X 线或 CT 扫描，有典型发现（参见 1191 页）。
6. 通过活检可得确诊。

【鉴别诊断】

1. 甲状旁腺机能亢进症　甲状旁腺机能亢进引起血中磷、钙平衡失调，致血钙增高，血磷（无机磷）减少及骨部钙质多被吸入血中，故全身骨骼产生囊性纤维骨炎变化，称泛化性纤维性骨炎（osteitis fibrosa generalisata）或称弥漫性囊性纤维性骨炎（osteitis fibrosa cystica generalisata）。

本病常伴有胃肠道、神经及肌肉等处的症状，也可伴肾结石形成。

2. 牙源性囊肿　（参见 232 页）也多发生在青壮年，病程发展缓慢，但后期可穿破骨质导致颜面膨隆，压之有囊状感或乒乓球样感觉。X 线片显示单房或多房性破坏灶，边缘光滑锐利，呈明显白色骨质反应线。如属含牙囊肿，则见囊腔内有牙冠阴影；若为牙根囊肿，则显示囊腔内有牙根突入。

3. 颌骨肉瘤　也多发生于青年人，但生长速度快，多伴疼痛，X 线片显示广泛骨质破坏和新骨形成，肿瘤中有与骨的皮质垂直或呈放射状骨针阴影，与正常骨的境界极不清晰。

4. 嗜酸细胞肉芽肿　当颅骨有囊状破坏时，应考虑嗜酸细胞肉芽肿。本病起于板障，其内外板在 X 线片上产生地图样缺损，边缘锐利、整齐，似鼠咬木箱状。根据 X 线表现及活检结果可以确诊。至于与韩-薛-柯病（即黄瘤）的鉴别，可（参见 958 页）。

【治疗】

对于单骨型骨纤维异常增殖症，目前虽多主张以手术治疗为主，但因本病为一良性病变，发展极为缓慢，成年后且有停止发展的可能，患者又常为青年女性，故手术中不应无原则地广泛切除骨质或重要器官（如眼球、牙槽骨），以求“根治”。手术的目的在于尽可能彻底清除病变组织，以达到整容和恢复受累器官的生理机能。可根据肿块的大小及其侵犯部位，选用不同手术径路。对上颌骨的骨纤维异常增殖症，尽可能采用唇龈沟切口以切除或刮除病变组织。病变清除彻底者，很少复发。患者年龄较大，又无明显症状，也可不行手术，但须长期观察。

【预后】

良好，除局部肿块及畸形外，无全身影响。多年后发生恶变者极为少见。Gross 等（1967）统计，在包括他们自己 1 例在内的 29 例恶变者中，12 例曾在多年前（平均为 14 年前）施行过放射疗法，故放疗可能为促使本病发生恶变的因素之一。反复多次手术，也可能是一诱发因素。

第二节　骨化纤维瘤

骨化纤维瘤（ossifying fibroma）是一良性骨源性新生物，多发生在少儿时期，成人较少。好发于颅面骨，颅骨以额骨、筛骨、蝶骨易发，偶见于颞骨，面骨则以上颌骨受累机会较多。

【病因】

发病原因未明，有人认为外伤可能是促使病变发生的一种因素，另一种观点认为是由纤维结缔组织新生物样增生，发展成类似骨组织结构而形成的新生物。

【症状】

每于不知不觉中出现各受犯部位的相应症状，邻近神经受侵犯时，发生感觉异常或疼痛。

筛窦骨化纤维瘤发展进程较恶，生长较快并威胁重要生命结构，如破坏颅底、压迫视神经和推移眼球。压迫两侧鼻骨而膨出时，出现特有的颜面畸形，称为骨性狮面（leontiasis ossium）。常有不同程度鼻塞，但鼻出血少见。

【实验室检查】

一般正常，但在发展迅速而严重的病例，血中碱性磷酸酶可能增高。

【影像学检查】

通常表现为一单房的圆形溶骨性病变，并向周围膨胀、扩张，边缘显示有一层菲薄的骨质特征，巨大的病变显示为一良性膨胀的肿物阴影，可使周围骨质发生压迫萎缩，严重时则类似破坏性损害样改变。断层拍片和 CT 扫描对诊断和了解病变范围均有价值。

【病理】

骨化纤维瘤具有良性肿瘤外貌，表面皮肤及上覆黏膜色泽和结构正常。基底广阔，质坚硬，具有厚纸样薄层骨质外壳，内容物为浅紫色结实均匀的砂样物质结构，可用锐刀轻易切开。甚似一个装满沙砾的乒乓球状肿物。光镜检查可见排列疏松的细长形和梭形的纤维间质，其中散在骨样组织的骨针、骨岛、骨小梁或钙化的骨小梁及类骨样组织，骨小梁边缘有骨母细胞环绕。电镜下见核形不规则，如锯齿状，胞浆内见微粒、线粒体肿胀，内浆网扩张，细胞外为胶原纤维，细胞之间为桥粒样结构。

【诊断与鉴别诊断】

本病的临床表现无任何明显的特异性，X线片又有较大的变异，故诊断不易，尤其对巨大的周围骨质显有破坏性改变的病例，甚难与恶性肿瘤区分，因此必须强调活检，且要取材于深部，必要时切开黏膜采取组织，避免与成釉细胞瘤和其他骨源性新生物相混淆。本病需要与骨纤维结构不良（骨纤维异常增殖症），青年鼻咽血管纤维瘤，上颌骨肉瘤，额、筛窦钙化黏液囊肿鉴别。

【治疗和预后】

手术彻底切除是唯一有效的治疗，手术径路视病情选择，但要求必须完整切除边缘骨壳，才能避免复发。若肿块巨大，可分块切除。本病恶变率为0.4%～0.5%，多因反复手术或放疗诱发。恶变表现为肿块突然迅速增长、严重疼痛、出血和明显触痛。对此应及时警惕。恶变一经肯定，应立即按治疗纤维肉瘤或骨肉瘤处理。手术时局部淋巴结无廓清必要，因本病为血道转移，肺为最常见的转移部位。

第三节 牙骨质化纤维瘤

牙骨质化纤维瘤（cementifying fibroma）是由牙周膜中间质胚细胞病理性演变生成的一种良性肿瘤。由纤维结缔组织构成，无包膜，局限性持续增长，但无侵袭性。好发于磨牙根部附近，以下颌多见，上颌较少，患者以青年女性较多。范郷娣等报告7例，男3例，女4例，年龄均在30岁以下。病期多在2年以上。

【病理】

灰白色、圆形、光滑肿物，质韧、无包膜，易切剖，并见组织中有散在砂粒样物。光镜下见肿物主由纤维结缔组织构成，其间散在多数圆形或卵圆形成行或成簇之嗜碱性牙骨小体。

【临床表现】

病变发展缓慢，持续渐进增大，致上颌或下颌部及齿槽突逐渐膨隆，无疼痛，上覆黏膜及皮肤正常。触之坚韧、光滑。

【放射学检查】

病变部呈现一界限清晰之圆形毛玻璃样肿物阴影，周围骨质显有受压萎缩变薄征象，但光滑整齐。

【诊断】

根据X线及病理检查表现，确定诊断。应与神经鞘膜瘤、骨化纤维瘤、齿龈瘤鉴别。

【治疗】

手术完整切除是唯一有效治疗，受挤移位牙可不加处理。无复发和恶变倾向。

（薛兴尧 沈锦雄）

第二十章

垂体瘤和经鼻及蝶窦垂体瘤切除术

脑垂体位于颅中窝正中部、蝶骨体的蝶鞍内。脑垂体是一个略呈扁平的球状腺体，它通过垂体蒂与下丘脑相连。成人垂体体积约为 1cm × 1.5cm × 0.5cm，重约 500～900mg，妊娠时脑垂体体积可增大 1 倍。蝶鞍底稍凹陷处称垂体窝，在垂体窝的两侧为海绵窦，颈内动脉在海绵窦内形呈"S"形双弯曲。海绵窦的外侧壁有动眼神经、滑车神经、三叉神经的眼神经和上颌神经通过，海绵窦腔内有颈内动脉和外展神经通过。垂体前外侧和前上方有视神经、视交叉和视束。蝶鞍的下方为蝶窦。蝶窦的形态和大小变化很大，其窦壁的骨质偶有缺损，窦壁黏膜与硬脑膜相贴。

脑垂体由前叶（腺垂体）和后叶（神经垂体）两部分所组成。前叶来自于原口的外胚层，包括围绕垂体柄的结节部和远侧部。后叶来自于脑底的神经外胚层。功能上包括正中隆起和漏斗。垂体前叶约占垂体总体积的 80%。腺垂体是体内最重要的内分泌腺，它所分泌的激素最多，并有调节其他内分泌腺的作用。

以往按垂体前叶细胞内颗粒的染色情况将垂体细胞分为嗜酸细胞、嗜碱细胞及嫌色细胞三类。近年来随着免疫组化和电镜检查技术的发展，已能准确地测定出垂体前叶所分泌的激素。它们是生长激素（GH）、催乳素（PRL）、促甲状腺激素（TSH）、促肾上腺皮质激素（ACTH）、促黄体激素（LH）、促卵泡激素（FSH）。

垂体后叶（神经垂体）主要由下丘脑垂体束的无髓神经末梢与神经胶质细胞分化而成的神经垂体细胞所组成。神经垂体中无腺细胞，不能合成激素，起着贮存与释放下丘脑视上核、室旁核细胞所分泌的加压素，又称之为抗利尿激素（ADH）和催产素的作用。

第一节　垂体腺瘤

垂体腺瘤为颅内多发肿瘤，是一种良性肿瘤，发病率为 1/10 万，仅次于脑胶质瘤和脑膜瘤。以往将垂体腺瘤按其肿瘤细胞分泌激素后细胞内颗粒的染色情况，将其分类为嗜酸性、嗜碱性、嫌色性以及一种以上细胞所构成的混合型腺瘤。目前，由于能准确地测定出血清中的极微量的激素，因此已习惯于按垂体腺瘤所产生的不同激素来进行分类。随着医学检查技术的发展，垂体瘤的发现率明显增加，约占颅内肿瘤的 15%～20%。

【临床表现】

垂体位于颅中窝的垂体窝内，其周围有重要的血管和神经，脑垂体又是人体重要的内分泌器官。垂体腺瘤虽为一种良性肿瘤，但随着时间的推移必将逐渐生长，一定会给机体带来许多严重的危害。其主要表现为局部压迫症状和内分泌异常的症状。

1. 局部压迫引起的症状

（1）视力减退、视野障碍和眼底改变：肿瘤向前、向上生长侵犯突破鞍隔后，可直接压迫视神经、视交叉和视束，出现多样的视力、视野改变和眼底改变。由于视神经萎缩，视力则逐渐下降，视力减退可为单侧或双侧，严重者可致双目失明。视野改变可有单或双颞侧偏盲，少数也可产生鼻侧视野缺损。眼底检查常见进行性视乳头颜色变浅或呈现为典型的原发性视神经萎缩，但很少有因颅内高压所致的淤血乳头。

（2）头痛：大多数患者诉头痛，多因肿瘤生长牵压鞍隔和硬脑膜所致。头痛部位多在前额部、双颞部及眶部，一般头痛不重，以隐痛或胀痛伴阵发性剧痛为特征。如肿瘤侵犯三叉神经，则可出现严重的头痛。

（3）脑神经受损的症状：肿瘤向鞍旁生长则可压迫和侵入海绵窦导致眼球运动障碍和突眼。当第Ⅲ、Ⅳ及Ⅵ对脑神经受损，可产生相应临床症状。当肿瘤向蝶鞍外生长侵及麦氏囊使第Ⅴ对脑神经受累可引起继发性三叉神经痛或面部麻木等功能障碍。

（4）蝶窦症状：由于蝶窦底部骨壁较薄，肿瘤生长较快时容易向下发展，首先侵入蝶窦，然后破坏蝶窦前壁进入鼻咽部、筛窦、鼻腔。患者出现头痛、鼻塞，甚至脑脊液鼻漏等。

（5）垂体卒中：当垂体血液循环障碍引起肿瘤的梗死或出血时，患者可因垂体功能丧失，ACTH急剧下降，造成肾上腺皮质功能衰竭，引起低血压和水电解质平衡紊乱。患者可出现突然剧烈头痛，伴视力急剧下降或失明，动眼神经麻痹，进而意识障碍。甚至可出现消化道出血，高烧或体温不升，以及脑膜刺激症状。严重者可迅速死亡。

（6）其他症状：肿瘤向上压迫下丘脑则可出现多饮多尿，食欲异常，体温调节不良，意识障碍。如肿瘤突入第3脑室，则可出现颅内高压的症状。

2. 内分泌异常的症状

（1）激素缺乏的内分泌症状：正常的垂体组织受肿瘤的挤压、破坏，则可出现诸多激素缺乏的症状。如促性腺激素分泌减少，在女性患者则表现为性欲减退，闭经，毛发脱落，生殖器官及乳房萎缩。男性患者则出现勃起障碍，胡须减少，阴毛、腋毛脱落，皮肤细腻光滑呈女性化。促甲状腺激素分泌减少，则出现甲状腺机能减退的临床表现。如皮肤干燥，声音低沉，黏液性水肿，性功能减退等。促肾上腺皮质激素分泌减少，则出现全身倦怠无力，食欲下降，体重减轻，同时伴有低血压、低血糖等。

（2）肿瘤分泌激素的内分泌症状

1）生长激素细胞腺瘤（somatotrophic adenoma）：脑垂体分泌激素的多少，疾病发生的早晚差异，常导致患者出现不同的临床表现。垂体生长激素细胞腺瘤若发生在青少年，则主要是促进长骨的生长发育而形成巨人症。如发生在成年人，则出现肢端肥大症。后者表现为手指、足趾增粗，肥大。面部增长变宽，下颌突出，耳鼻增大，唇舌肥厚。女性患者月经紊乱或闭经，性欲减退。男性患者早期性欲亢进，晚期则低下。约半数患者有糖耐量异常，少数患者可发生糖尿病。由于生长激素的作用，心、肝、脾、胃等脏器明显肥大，晚期由于心脏肥大可出现心力衰竭。

2）催乳素瘤（prolactinoma）：女性主要表现为溢乳，月经减少或闭经，无排卵，不育。多毛及性欲减退较少见。男性则性欲减退和性功能障碍常见，溢乳少见。但有溢乳者则常伴有乳房增殖或呈女性脂肪分布。

3）促肾上腺皮质激素细胞腺瘤（ACTH secreting adenoma）：主要表现为向心性肥胖，满月脸，水牛背，皮肤菲薄，腹部、臀部及大腿部皮肤有紫纹，多毛等。重者女性出现月经紊乱或闭经，性欲减退。男性则出现勃起障碍。多数患者伴有高血压。

4）促甲状腺激素细胞腺瘤（thyrostimuvating hormone secreting adenoma）：垂体分泌TSH的细胞发生腺瘤或增生改变时，可导致TSH大量分泌，刺激甲状腺组织增生和分泌过多的甲状腺激素而引起甲状腺机能亢进。本病的特点为难治性甲状腺功能亢进伴有血浆中TT_3、TT_4、FT_3、FT_4和TSH水平均升高。患者一般无明显黏液性水肿或突眼，但伴有头痛、视野缺损等症状，血中自身免疫抗体升高不明显。

（3）无功能的垂体腺瘤：由于放射免疫垂体激素测定方法的进展，无功能的垂体嫌色细胞瘤已由过去的80%下降到现在的10%左右。本病由于患者的临床表现不甚典型而常易误诊。就诊多因头痛或视力障碍，因而应引起临床医师的注意。

【诊断】

1. 病史　应全面了解病史。如患者出现海绵窦综合征，视力、视野改变，内分泌异常时，应想到垂体瘤的可能。

2. 脑垂体内分泌功能检查　包括GH、ACTH、TSH、FSH、PRL、LH等血浓度的测定。

3. 影像学检查　蝶鞍部X线拍片检查可发现部分患者有蝶鞍扩大或前、后床突破坏。

4. CT或MRI检查　是目前诊断早期垂体瘤的主要方法之一，可发现直径小于10mm的垂体微腺瘤。

5. 双侧颈动脉造影　观察虹吸部有无变形，两侧虹吸部间距有无增宽等。

6. 正电子发射计算机体层扫描（positron emission tomography，PET）　PET在垂体瘤的研究中可以观察到垂体的各种生理、生化过程，包括血流量、血容量局部葡萄糖代谢、氨基酸代谢、蛋白质合成、受体的密度和分布情况等；^{18}F-氟代脱氧葡萄糖（^{18}F-FDG）是目前最常用的PET显像剂，可以测定脑局部葡萄糖代谢率。^{18}F-FDG PET显像可以探测肿瘤的生理生化过程，定量测定脑肿瘤的葡萄糖代谢率，从而鉴别肿瘤复发和坏死。^{18}F-FDG PET显像对垂体瘤的显示较CT好，与MRI相接近，而PET与CT或MRI一起，可以提高垂体瘤的阳性检出率。

【鉴别诊断】

1. 颅咽管瘤　亦称垂体管瘤，是胚胎期颅咽管的残余组织发生的良性先天性肿瘤，多发生在儿童及年轻人，发病缓慢。儿童期肿瘤发生于鞍内除引起视力和视野障碍外，还有性器官不发育，肥胖，尿崩症和侏儒症等垂体功能减低和丘脑下部受累的表现；向鞍上生长的体积较大的肿瘤可出现视交叉压迫症状及第三脑室室间孔堵塞所致的颅内压增高症状。影像学表现多数病例肿瘤有囊变，钙化阴影。肿瘤多位于鞍上，垂体组织在鞍内底部。

2. 鞍结节脑膜瘤　多发生在中年人，病情进展缓慢，初发症状为进行性视力减退伴有不规则的视野缺损，头痛，内分泌症状不明显。少数患者至晚期才出现内分泌症状，如勃起障碍、闭经等。头痛都较轻，多位于额颞部。影像学表现：颅骨平片可显示鞍结节蝶鞍前壁骨质增生，蝶鞍一般不扩大。肿瘤形态规则，增强效果明显，鞍结节脑膜瘤多为高密度病灶。肿瘤位于鞍上，垂体组织在鞍内底。对有颞侧偏盲，视神经呈原发性萎缩，蝶鞍无异常的患者可考虑为鞍结节脑膜瘤。

3. 空蝶鞍　蝶鞍症是指鞍膈孔扩大或鞍隔消失，鞍内空虚并被脑脊液所填充，垂体萎缩并偏居于一侧。中年发病，女多于男，多有头痛视力减退，视野障碍常不规则，有时有肥胖、闭经等内分泌症状。蝶鞍可略大或正常。主要鉴别方法为气脑造影，可见鞍内有气体进入，气脑造影显示蝶鞍扩大。头颅 CT 扫描和 MRI 检查有助鉴别。

4. 动脉瘤　动脉瘤常发生在鞍上、鞍旁，而鞍内动脉瘤罕见。它可有双颞侧偏盲，垂体功能低下及蝶鞍扩大，一般无内分泌症状和蝶鞍改变，偶有蝶鞍扩大，需作脑室造影明确诊断，但若有突发头痛及一侧Ⅲ、Ⅳ、Ⅵ和 V_1 对脑神经麻痹，应想到动脉瘤的可能。

5. 鞍部异位松果体瘤　发生于儿童及青春期。有垂体前叶及后叶功能障碍。多有颞侧偏盲及原发性视神经萎缩。凡学龄儿童、青春期有尿崩症，很久以后又出现垂体功能障碍及视野偏盲者应考虑异位松果体瘤的可能。颅骨平片蝶鞍正常，鞍上多无钙化。血管造影出现鞍上占位病变征象。

【治疗】

应根据患者的具体情况而定，目前常用的方法有手术治疗、放射治疗及药物治疗。

1. 手术治疗　对于肿瘤较大，尤其是突破鞍隔，伴有视力、视野障碍及多种神经结构受压者，手术治疗为其首选。常用方法有开颅经额叶入路、经颞叶入路、经蝶骨翼入路，不开颅经蝶窦垂体瘤切除术。

开颅手术：多用于肿瘤突向鞍上伴有视力障碍者。目前经额叶入路、经颞叶入路已较少采用。经翼点入路开颅，由于能从蝶鞍的上、外方探查鞍区，同时鞍区周围的重要神经、血管结构显示良好，能达到肿瘤的全切，而重要的结构又可得到妥善的保护，因此几乎适用于所有类型的垂体瘤切除。但此术式入路操作比较复杂，须有良好的显微解剖知识及显微操作技术方能完成。如操作不当，则可出现不同类型的并发症。

经蝶窦垂体瘤切除术：主要适用于轻度向鞍上突出或局限于鞍内的垂体微腺瘤。本术式由于不需要开颅，手术损伤少，能保存垂体功能，术后并发症少，疗效满意，因此大多数垂体微腺瘤患者均愿接受此种治疗方法。

2. 放射治疗　如手术不能完全切除肿瘤或因年老体弱不适于手术治疗者以及手术后复发，肿瘤不大，暂不宜手术者，均可予以放射治疗。放疗可缓解症状，控制肿瘤的发展。目前认为，垂体腺瘤虽为良性肿瘤，即使达到肿瘤的全切，但仍有一定的复发率。因此，所有的患者术后应常规放疗。另外单纯放射治疗后复发的病例，至少 1 年以后再放疗，注意多次放疗可引起脑部并发症。目前应用较广泛的是立体定向放射神经外科治疗（γ 刀）。

3. 药物治疗　药物治疗可作为手术前的准备治疗，亦可作为手术后或放射治疗后的辅助治疗。治疗期间，常可使垂体肿瘤缩小，血中生长激素或泌乳素水平下降或恢复正常，但停药后易出现反复。

（1）溴隐亭（bromocriptine）：为半合成的麦角胺生物碱。能降低肢端肥大症患者生长激素的分泌，能抑制催乳素。治疗先从小剂量开始，每晚睡前服 2.5mg，逐渐增加剂量，当剂量达到每日 10～15mg 时，可使生长激素水平恢复正常，临床症状相应改善。溴隐停对催乳素瘤的效果明显，多数患者服药后 PRL 很快下降，2～3 个月后月经恢复正常，可妊娠及正常分娩。但溴隐停不能根治催乳素瘤，一旦停药肿瘤又增大。

溴隐亭的药物副作用常随剂量的增加而增大。用药早期，常见的药物副作用有恶心、呕吐、眩晕、失眠、直立性低血压。后期副作用有雷诺现象（Raynaud phenomenon），鼻塞、便秘、幻视、消化不良等。

（2）生长抑素类似物：近年合成的生长抑素八肽衍生物 Sandostatin（$SMS_{201-995}$）又称奥曲肽（Octreotide）及新型长效生长抑素类似物兰瑞肽对生长激素分泌有抑制作用，治疗肢端肥大症获较好疗效。本药与溴隐亭联合应用，疗效优于分别用药。

（3）赛庚啶（cyproheptadine）：此药为血清素受体抑制剂，为 5-羟色胺受体拮抗剂。可使血中生长激素水平降低，对库欣病有效。

第二节 经鼻及蝶窦垂体瘤切除术

鼻内镜手术是一微创手术，用于治疗垂体瘤已有10余年，鼻内镜手术被公认为是充分切除垂体瘤的有效、微创手术。许多文献报道认为该手术具有以下优点：减少鼻部损伤，术中视野清晰，缩短手术时间，缩短住院时间和节省住院费用。鼻内镜手术用于切除垂体瘤10多年来有了很大进步，早期采用经鼻中隔进路，在鼻中隔黏膜间放置撑开器便于器械和鼻内镜出入，避免鼻甲和鼻黏膜的损伤，可以矫正鼻中隔偏曲，避免了口-鼻-蝶手术中的唇下切口、鼻嵴切除和术后鼻尖塌陷，保证手术在中线进行。但也存在增加手术时间，血性分泌物使镜面模糊，术后鼻腔填塞增加了鼻中隔穿孔的风险等缺点。

近年来，经单鼻腔入路切除垂体瘤已有很大发展，它可以不损伤鼻中隔，在直视下操作，明显减少手术时间，减少术后患者的不适症状。可根据病情选择能最大限度暴露肿瘤的鼻腔为手术入路的鼻腔。Seith等报道在不切除中鼻甲时77%的蝶窦开口可直接看到，Carrau等人为对于不能直接看到蝶窦开口患者也只需行部分中鼻甲切除，Kelley最近报道只有33%的患者须行部分中鼻甲切除。我科孔维佳采用经上鼻甲部分切除术开放蝶窦切除垂体瘤也取得了较好疗效。

【适应证、禁忌证、术前准备、麻醉】

与经鼻内镜蝶窦进路垂体瘤切除术相同。

【手术方法】

1. 鼻内镜下经蝶窦垂体瘤手术（见经鼻内镜蝶窦进路垂体瘤切除术）

2. 经鼻中隔径路垂体瘤切除术

（1）经左侧前鼻作鼻中隔前端黏膜切口，完成常规的鼻中隔黏膜下切除术。然后继续向后分离黏骨膜，暴露整个犁骨，用锋利的咬骨钳咬除犁骨上缘的犁骨翼，使蝶窦前壁暴露。

（2）确认两侧蝶窦的自然开口后，固定撑开器，在两侧蝶窦开口连线下方用凿凿除蝶嘴，开放蝶窦，并以咬骨钳咬除蝶窦间隔。

（3）刮除蝶窦内黏膜，暴露蝶窦的后上壁，即垂体窝的前下壁。在手术显微镜下进行鞍底目测定位。有时可见肿瘤已穿破骨壁而突向蝶窦内。

（4）用电钻或骨凿小心的磨去或凿开鞍底的骨质，但须注意勿损伤硬脑膜。只将蝶窦顶后壁的骨质去除，不要向两侧过度开放，以免损伤海绵窦。向顶部开放也不要太高，以免影响到视交叉。开放的鞍底骨窗面积以10mm×12mm为宜。

（5）暴露硬脑膜后，先看清楚海绵窦的位置，以免在切开硬脑膜时损伤。定位后将硬脑膜作十字形或T形切口。便可暴露脑垂体或肿瘤组织。

（6）切除肿瘤，可使用不同角度的环形刮匙，逐步清除瘤组织，直至见到正常垂体组织为止。也可删用细吸引器头吸除瘤组织或用圆头组织钳去除较韧的瘤组织。如果肿瘤较大，则尽量看清肿瘤的根蒂以后，自其根蒂部分将其切除。术中应注意止血。有时可用双极电凝器逐渐分离切除，这样可保证术野的清晰可见。

（7）切除肿瘤后，蝶鞍术腔内一般不需填入肌块或脂肪组织。鞍底骨窗用鼻中隔软骨片封闭或用筋膜覆盖，蝶窦内填塞明胶海绵和碘仿纱条，纱条的一端从鼻腔引出。

（8）两侧鼻腔填塞凡士林纱条，使两侧鼻中隔黏-骨膜和黏-软骨膜贴紧，有利于术后鼻中隔的恢复，以免形成鼻中隔血肿。

3. 经筛蝶窦径路垂体瘤切除术

（1）按鼻外筛窦根治术的方法先行筛窦切除。

（2）沿蝶窦开口扩大，充分暴露蝶窦。打开蝶窦中隔，使两侧蝶窦融合。咬除犁骨上缘的犁骨翼，充分扩大手术的径路，以便暴露垂体窝的前下壁。

（3）开放鞍底和切除肿瘤的方法同经鼻中隔径路垂体瘤切除术。

手术应自始至终保持在蝶鞍近中线处进行，勿过于向两侧外侧壁扩大，避免损伤海绵窦和颈内动脉，勿向前方扩大，以免损伤视神经和视交叉。

【术后处理】

手术后护理和用药与经鼻内镜蝶窦进路垂体瘤切除术相同。

（孔维佳　王彦君）

第二十一章

耳鼻咽喉与颅底外科的相关问题

在以往临床学科的分类系统中，颅底区域并无明确的归属，加之该区域解剖关系复杂，使得颅底疾病的诊断与治疗水平长期处于相对停滞的状态。颅底区域也一度被视为外科手术的“禁区”。近20年来，随着显微外科手段和影像诊断方法的进步，以及超声、介入和导航定位等技术的应用，对颅底解剖和疾病特点的认识不断加深，各种外科径路和手术方法也日臻完善。在耳鼻咽喉头颈外科、神经外科和神经放射学医师的共同参与和努力下，颅底疾病的诊断与治疗水平已经有了迅速的提高和发展。颅底外科正在成为耳鼻咽喉头颈外科和神经外科医师共同关注与携手合作的一个重要的新兴领域。

累及颅底的耳鼻咽喉科疾病主要包括原发于鼻腔、鼻窦；鼻咽及咽旁间隙；颞骨等部位的肿瘤、外伤、畸形或颅内、颅底病变侵犯上述解剖区域。

第一节　颅底区域的应用解剖

颅底区域由额骨、筛骨、蝶骨、岩骨及枕骨组成。其结构复杂，诸多的骨性孔道或裂隙为颅内外血管、神经出入的通路。颅底有内、外两个面，内（或上）面借蝶骨小翼后缘和颞骨岩部上缘分为三个阶梯状的颅窝。按其位置分别称为颅前窝、颅中窝和颅后窝，也可称为前、中、颅后底（图2-21-1）。外（或下）面借两侧翼内板与枕大孔外缘连线将其分为一个中线区和两个侧区（图2-21-2），分述如下。

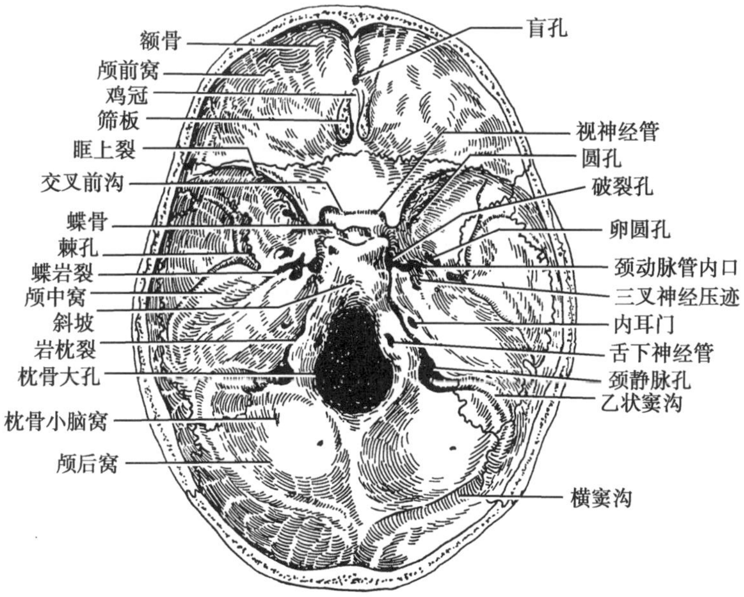

图2-21-1　颅底内侧面

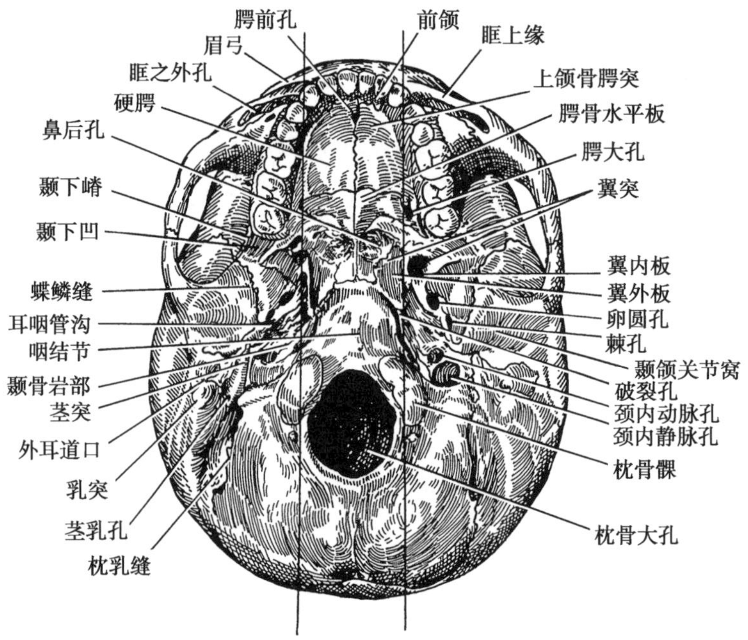

图 2-21-2 颅底外侧面

一、颅底内侧面

（一）颅前底

颅前底位置最高，约占颅底前后径的 1/3。居鼻腔与眼眶上方并构成其顶部。大脑额叶、嗅神经、嗅球和嗅囊均位于颅前底。视交叉、垂体及颞叶前端与其相邻。

颅前底由额骨眶板、筛骨水平板、蝶骨小翼与蝶骨体前部构成。其前界为额鳞部，与额窦仅以一板相隔。后界由蝶骨小翼后缘、前床突、视神经管口及交叉沟构成。两侧为额骨眶部，所形成的眶顶为颅前底的薄弱区之一。颅前底正中凹陷部分为嗅窝。中线骨嵴称鸡冠，其前方为盲孔，在成人多已闭合；两侧为筛板形成筛窝底部。筛窝平均长 16mm，宽 4. 0mm，深 3. 7mm，筛板上有筛孔（平均 44 个），嗅丝由此入颅至嗅球。颅前底区域的骨性缝隙包括：①眶部后方与蝶骨小翼间有蝶额缝；②筛板外侧与眼眶相接形成额筛缝；③筛板后缘与蝶骨构成蝶筛缝。

颅前底骨板厚薄不一，其中以筛板和眶顶最薄，外伤时易发生骨折。眶顶骨折时出现球结膜水肿、眼睑淤血。若累及视神经管则可致视觉障碍。筛板骨折可造成嗅觉障碍，若伴有硬脑膜撕裂可因损伤筛动脉而引起鼻出血、脑脊液鼻漏和颅内积气等。颅前底骨板的先天性缺损或发育异常可出现脑膜膨出或脑膜脑膨出，如脑膜、脑组织经未闭之盲孔或缺损的筛板突入鼻腔，形成鼻内型脑膜脑膨出；额骨鼻窦发育不良者则可形成鼻外型脑膜脑膨出；经蝶筛缝或未封闭的颅咽管坠于鼻咽部者，称为蝶咽型脑膜脑膨出；经眶上裂到眶下裂进入翼腭窝时，称翼腭型脑膜脑膨出。过度气化的筛窦与蝶窦其顶壁骨质有时缺损，硬脑膜与窦腔黏膜直接接触，该窦的急性化脓性炎症可引起颅内并发症。

此外，颅内蛛网膜小室可经筛板的先天性缺裂或嗅丝周围的淋巴间隙疝入鼻腔，当颅内压增高（如用力擤鼻）或受到外伤时，可引起自发性脑脊液鼻漏或鼻源性脑膜炎。

（二）颅中底

位于颅底中部，较颅前底深，容纳大脑半球之颞叶。颅中底由蝶骨体的上面和侧面、蝶骨大翼脑面、颞骨岩部前面及颞鳞部构成。其前界为蝶骨小翼后缘及视神经沟前缘；后界系颞骨岩部上缘的岩上窦沟；底部由蝶骨大翼颞骨岩部及颞鳞下部共同组成。颅中底的中部为蝶骨体及鞍部，容纳脑垂体，垂体窝与其下方的蝶窦仅以一薄层骨板相隔。鞍前有横行的视神经交叉沟，由此向外达视神经孔。海绵窦位于蝶鞍两侧，呈前后走向的狭长不规则形，长约 20mm，宽约 10mm。前方达眶上裂的内下端，后方循蝶骨体旁延伸至岩尖部。两侧海绵窦相互通连。窦之外侧有Ⅲ、Ⅳ、Ⅴ、Ⅵ对脑神经，颈内动脉在前床突内侧进入窦内。颅底骨折伤及此部可引起海绵窦综合征（眼睑下垂、瞳孔散大、眼肌麻痹、角膜反射消失等）。蝶骨体骨折所致颈内动脉的假性动脉瘤可发生致命性鼻腔大出血。眶上裂位于蝶骨大翼与小翼之间，Ⅲ、Ⅳ、Ⅴ、Ⅵ对脑神经和眼动脉由此入眶。位于蝶骨大翼根部的骨性孔道由前向后依次为圆孔、卵圆孔和棘孔，依次分别有上颌神经、下颌神经和硬脑膜中动脉通过。破裂孔位于卵圆孔内后方约 1.0cm，由岩尖与蝶骨体交接处构成，其内有颈内动脉穿行入颅。岩部的前面有三叉神经半月节压迹，弓状隆起位于压迹的前外侧，系上半规管所在部位。弓状隆起是颅中底径路行内耳道手术的重要标志。隆起的前下方为岩大神经裂孔、岩大神经和岩小神经沟。其中岩大神经为面神经减压或开放内耳道的重要解剖标志。弓状隆起的外侧即为鼓室盖，岩部横行骨折时可损伤内耳，若骨折累及鼓室盖可发生脑脊液耳漏。此外，颅中底还有硬脑膜中动脉沟、大脑轭、蝶顶缝、蝶岩裂及额颞缝等结构。

（三）颅后底

为颅底区域中与耳神经外科关系最为密切的部分，其位置最低。颅后底的底部由蝶骨、颞骨及枕骨构成。前界为斜坡，由鞍背、蝶骨体及枕骨基底组成，前外侧为颞骨岩部上缘，后外侧由横窦沟围成。中央为枕大孔，孔的前外侧为舌下神经管内口，舌下神经、咽升动脉脑膜支等由此通过，颅后底的两侧主要容纳小脑半球。颞骨岩部的后面有内耳道口，Ⅶ、Ⅷ对脑神经和迷路动、静脉由此出入内耳道。弓形下窝位于内耳道口外上与岩上沟之间，有弓下动脉走行。内耳道口的外下方有内淋巴囊裂，为前庭水管外口，内淋巴囊位于此裂隙与硬脑膜之间。裂口外侧与乙状窦之间的区域为迷路后径路的手术通道。内耳道口下方与岩枕裂后端有颈静脉孔，剖面呈三角形，其前侧通过舌咽神经和岩下窦，中间有迷走神经与副神经走行，后外侧与乙状窦沟相连。颈静脉孔内、外口之间为颈静脉窝，其位置多有变异，内移时可达内耳道下方，窝较深者可至前庭水管并与面神经垂直段紧邻，亦可突入下鼓室，中耳或经迷路手术时应予以注意。颅后窝后壁中部 + 字形隆起为枕内粗隆，两侧为横窦沟与乙状窦沟，右侧较左侧大。乙状窦沟的体表投影为顶切迹与乳突尖之连线，乳突导血管位于该连线的乳突骨面上，颅底骨折或手术损伤时，可引起较多出血。

颅后底另一重要区域为桥小脑角（cerebelloponitine angle，CPA），其内侧界为脑桥外面，前外侧界为岩骨后面，后外侧界为小脑前面。实为近似三角形的蛛网膜下腔间隙，Ⅴ、Ⅶ～Ⅹ对脑神经由脑干发出后经此间隙穿出颅后窝。该区为听神经瘤、先天性胆脂瘤和脑膜瘤的好发部位，该处血管袢可压迫邻近神经，故为耳神经外科最重要的手术区域。

二、颅底外侧面

颅底外侧面结构复杂，有许多重要的血管、神经经骨性孔道通过。颅底外侧面的分区尚无统一标准。Jones（1987）将颅底外面与内侧面颅前、中、后窝的对应部位分别称为颅前、中、后底。Jackson（1987）将其分为前后两个区，前区对应颅前窝，后区分为三部分。另一种分区法为：在翼内板与枕大孔外缘作一假想连线，将对应于颅中、后窝的颅底外侧面分为一个中线区和两个侧区（Kumar，1986）。中线区主要结构有岩尖、蝶骨体、斜坡区、枕骨髁状突和舌下神经孔。侧区主要由蝶骨大翼及颞骨构成。临床所称侧颅底区的范围是：沿眶下裂与岩枕裂各作一延长线，两线向内在鼻咽顶相交，形成一近似90°的直角，两线向外分别指向颧骨后方和乳突后缘，这一三角形区域即为侧颅底（图 2-21-3）。按所含结构，侧颅底可分为若干亚区（Van Huijzer，1984），并与颞下窝、翼腭窝相毗邻。

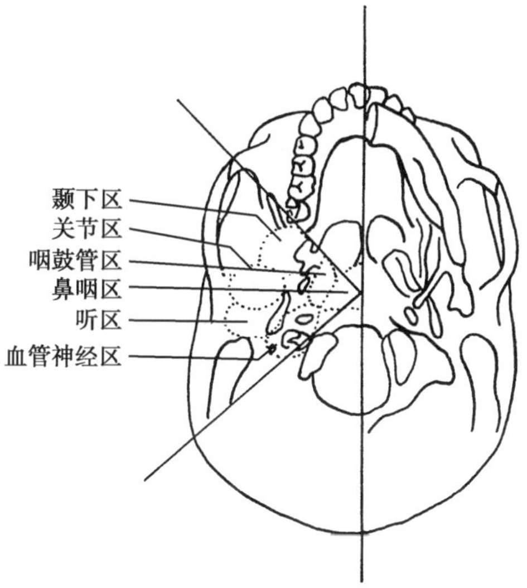

图 2-21-3　侧颅底分区

（一）侧颅底亚区

1. 鼻咽区　即鼻咽顶部，对应于颅中窝及颅后窝前部的区域。外侧为咽隐窝，前至翼内板，后抵枕骨大孔前缘。

2. 咽鼓管区　位于咽部外侧，前方为翼突茎基底部的舟状窝。咽鼓管软骨段及腭帆张肌、腭帆提肌附着于此。

3. 神经血管区　居咽鼓管区后方，由颈内动脉管下口、颈静脉孔、茎乳孔及舌下神经孔共同构成，穿行于此区的神经血管包括颈内动脉、颈内静脉、Ⅶ、Ⅸ、Ⅹ、Ⅺ、Ⅻ对脑神经。

4. 听区　即颞骨鼓部。前界为岩骨裂，后界为茎突。有鼓索神经与鼓前动脉通过。

5. 关节区　以颞颌关节囊附着线为界，囊内为下颌关节突。

6. 颞下区　在咽鼓管区和关节区之间。前界为眶下裂，内为茎突，外抵颞下嵴。区内有卵圆孔、棘孔。下方与颞下窝和咽旁隙毗邻。

（二）颞下窝

指颅中窝与颞骨岩部平面以下，上颌骨体后方与颧弓下方的区域（国人有将此区与侧颅底等同，而不包括翼腭窝）。其位置与颞窝对应——颞窝位于颧弓以上，内容物为颞肌；颞下窝位于颧弓以下，内容物为咀嚼肌。骨性颞下窝结构较简单，其前壁为眶外缘、上颌骨后壁，内界为蝶骨翼板，外壁为颧弓与下颌支，内上为眶下裂，下方通往颈部。颞下窝经翼突上颌裂与翼腭窝交通，经眶下裂入眼眶，经圆孔和棘孔达颅中窝。颞下窝内的解剖结构主要为咀嚼肌群、颌内动脉、翼静脉丛、下颌神经等。颞下窝为侧颅底外科的重要区域，是处理颈静脉孔、岩尖、鞍旁与斜坡等部位病变的重要进路之一（图2-21-4）。

（三）翼腭窝区

指上颌骨体部后方与翼突之间的骨性裂隙，居颞下窝内上，晚近有人将此区亦列于颞下窝（Robert，1991）。窝顶为蝶骨体下方，前界为上颌骨构成，后界

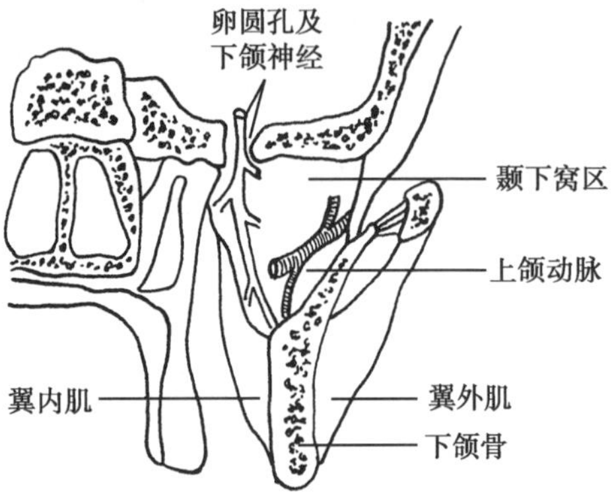

图2-21-4　颞下窝冠状面示意图

为翼突及蝶骨大翼的前面，内侧为腭骨垂直部。窝的前后径上宽下窄，中部宽约0.6cm，向下渐窄并移行于颞下窝。翼腭窝内的重要结构包括蝶腭神经节，上颌神经及上颌动脉。翼腭窝与以下结构相交通：前上经眶下裂与眼眶相通；后方经圆孔与颅腔相通；内上经蝶腭孔与鼻咽相通；下方经翼腭管、腭大孔、腭小孔与鼻腔、口腔相通，外侧经翼上颌裂进入颞下窝（图2-21-5）。

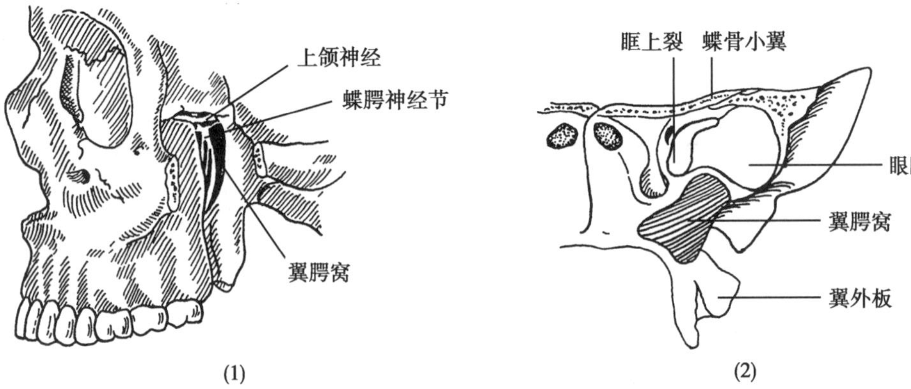

图2-21-5　翼腭窝

（1）侧面　（2）冠状面

（四）颅底隔室

位于茎突与咽壁后外角的茎突咽腱膜所构成的茎隔，将侧颅底下方的咽旁隙分为前、后二部分。前部称茎前隔室，含腭帆提肌与腭帆张肌、腭升动脉、咽升动脉及下颌神经、耳神经节。后部为茎后隔室（亦称神经血管隔室），含颈内动脉、颈内静脉及其相邻的Ⅸ～Ⅺ对脑神经（图2-21-6）。从颅底平面看，血管居前，神经居后，在下行过程中神经的位置逐渐有所变化。

颅底分区的基本意义在于了解肿瘤或其他病变的侵犯范围，便于在影像学检查中准确定位，增加手术和其他治疗的针对性与安全性，提高治愈率。

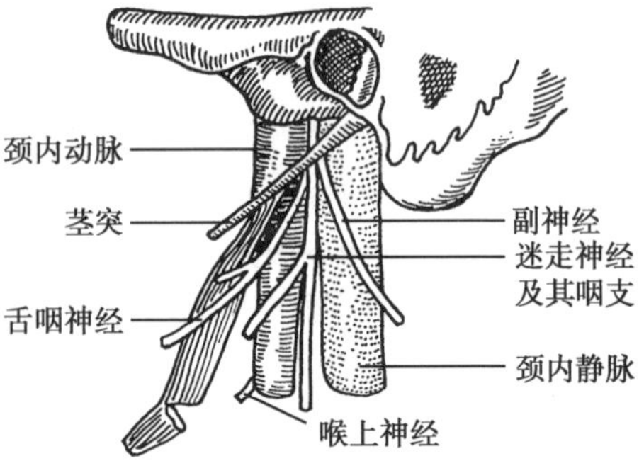

图2-21-6　侧颅底血管、神经与茎突的关系

第二节　颅底疾病的分类与诊断

一、颅底疾病的分类

颅底区域的疾病并非少见，但其分类尚无统一标准。可依据病变所在解剖部位进行分类，即在颅底内侧面分为颅前、中、后窝三个区，颅底外侧面则分为中线区和侧颅底区。根据病理学分类方法则可将颅底疾病分为肿瘤、外伤、感染、先天性疾病四大类（2-21-1）。

表 2-21-1　颅底疾病分类

病理分类	举　例
肿瘤	良性：听神经瘤、面神经瘤、脑膜瘤、垂体腺瘤、鼻咽纤维血管瘤、颈静脉球瘤、颅咽管瘤、软骨瘤、骨瘤、血管瘤、副神经节瘤、脂肪瘤
	恶性：神经胶质瘤、嗅神经母细胞瘤、横纹肌肉瘤、滑膜肉瘤、基底细胞癌、原发性鳞癌、继发性转移癌、软骨肉瘤
外伤	颅底骨折、钝挫伤或穿通伤（枪伤、钝器伤）造成的血管、神经损伤、脑脊液漏
感染	各种急、慢性炎症和特异性感染均可累及颅底，如岩锥炎、恶性外耳道炎、硬膜外脓肿、组织胞浆菌病、结核
先天疾病	先天性胆脂瘤、先天性脑膜脑膨出、自发性脑脊液漏、先天性颅面畸形

为准确描述起见，临床上多以病变部位 + 病理分类方式加以命名，如岩锥先天性胆脂瘤、鼻咽血管瘤、脑膜瘤、颈静脉球瘤、原发性胆脂瘤。恶性肿瘤少见。颅底中线区病变常见者有鼻咽癌（可向侧区侵犯）、斜坡肿瘤、嗅神经母细胞瘤及嗅神经胶质瘤。

二、颅底疾病的诊断

影像学方法包括颅底 X 线片、CT(冠状位及轴位)扫描、MRI 和 DSA 等。结合各种造影及增强扫描可明确病变所在部位与范围,以及颅底骨质破坏等情况。同时可显示病变区边缘与正常组织的分界,为治疗提供可靠的信息。

各种诊断学穿刺(腰椎穿刺、侧脑室穿刺),亦为颅底疾病的重要检查方法。肿瘤细针穿刺细胞学检查,活组织病理学检查,后者为确定病变性质,明确诊断的重要依据。

第三节　颅底手术进路

颅底结构复杂，病变范围各异，故手术并无固定模式。应以能获得最佳的暴露，同时尽可能减少损伤，保留颅底的正常结构与功能，以降低并发症及死亡率作为选择手术径路的基本原则。应用中可根据病变的性质、部位和范围以及患者全身情况综合考虑。

一、颅前底病变

1. 对于侵犯颅前底的鼻腔、鼻窦肿瘤、鼻咽纤维血管瘤、嗅神经母细胞瘤、嗅沟脑膜瘤、颅前窝脑膜脑膨出以及鞍区和眶上部病变，可采用颅-面联合进路，即鼻腔及鼻窦手术径路加额上部切口，亦可经眶上缘进路到达颅前底区（图 2-21-7）。该进路对于颅前窝底部及鼻、眶上区病变显露充分。可确定肿瘤范围，便于完整切除，对脑组织牵拉小，有利于减少颅内静脉窦和脑神经损伤，是一种较安全的颅面外科手术进路。

2. 此外，可供选择的还有经额颞联合进路或经额窦内板进路。

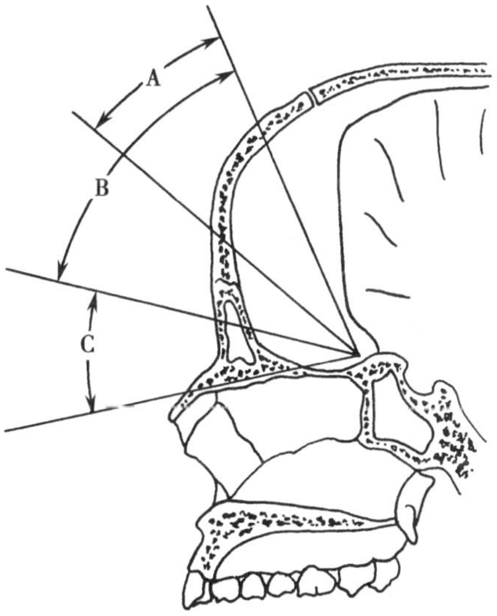

图 2-21-7　颅前窝进路示意图

A. 经额上部　B. 经眶上-额　C. 经额-筛

二、颅中底病变

1. 颅中窝进路又称迷路上（或岩上）进路（图 2-21-8）　经此进路可施行以下主要手术：①迷路段及内耳道段面神经减压术，面神经纤维瘤与直径 < 1.0cm 的听神经瘤切除术；②岩尖部胆脂瘤切除术；③前庭神经切断术。该进路损伤较小，有利于保存耳蜗神经和面神经的功能。

2. 经扩大的颅中窝进路还可显露并处理斜坡及鞍旁区病变（Arriaga，1993）。

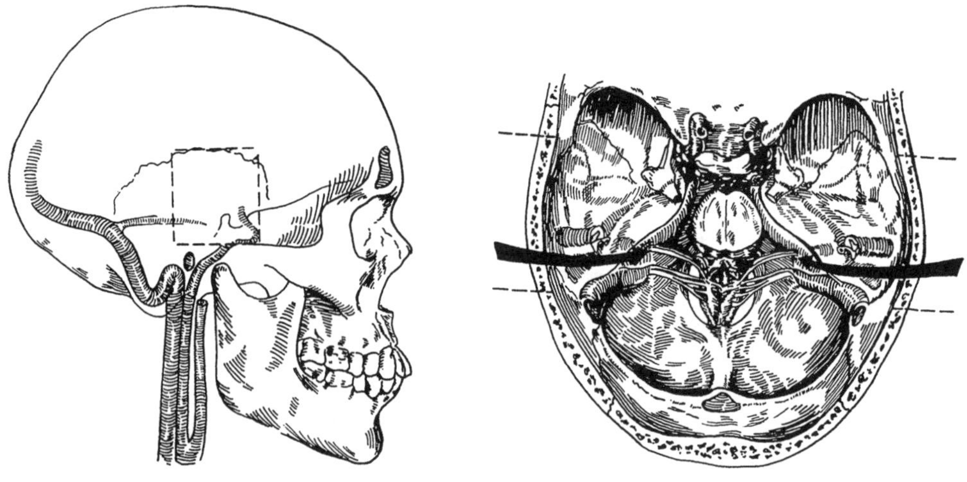

(1) (2)

图 2-21-8 颅中窝进路示意图

（1）侧面观 （2）上面观

三、颅后底病变

1. 听神经瘤和桥小脑角脑膜瘤为最常见的病变 听神经瘤可根据其大小选择适当的手术进路（见第七篇听神经瘤的手术治疗）（图 2-21-9，图 2-21-10，图 2-21-11）。通过该区域还可进行血管神经减压术（Ⅴ、Ⅶ、Ⅷ对脑神经）、神经梳理术（Ⅴ、Ⅶ对脑神经）和前庭神经切断术。

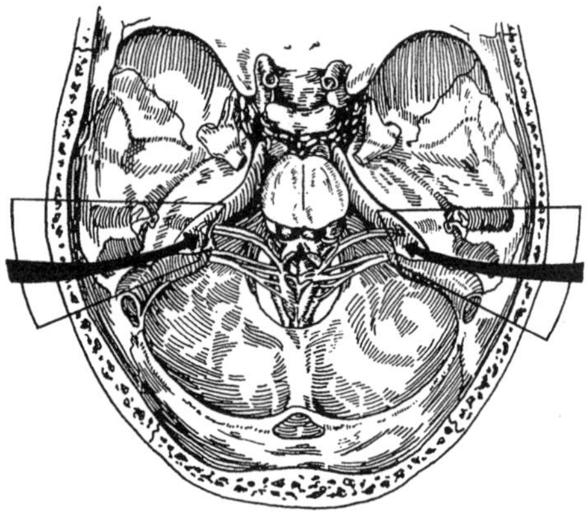

图 2-21-9 经迷路进路示意图

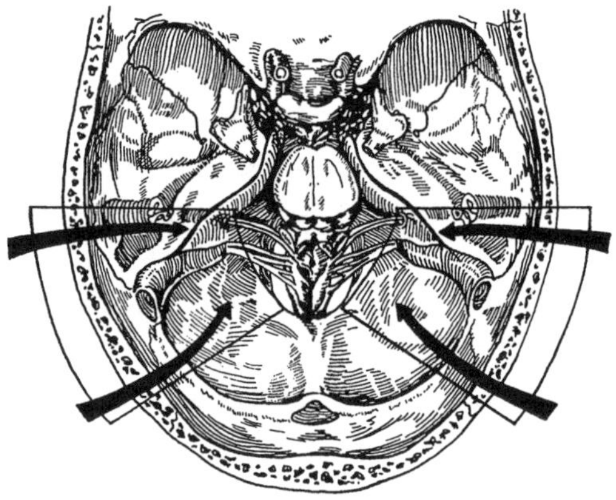

图 2-21-10 经迷路-乙状窦后进路示意图

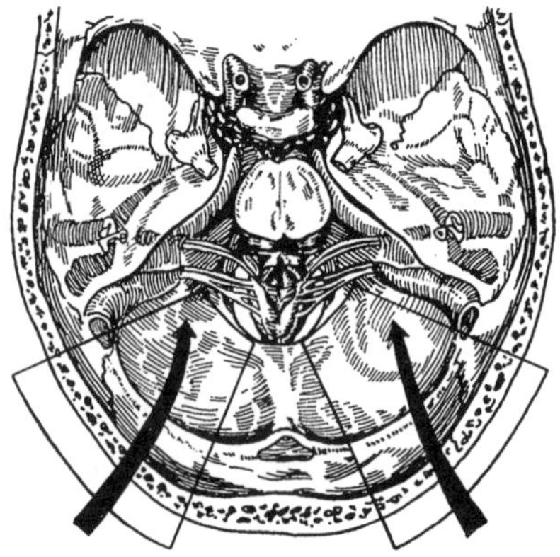

图 2-21-11 经枕下进路示意图

2. 颅后窝病变的另一手术进路为迷路下（包括后半规管下和耳蜗下）进路 此进路可良好显露岩尖前、后面以及内耳道外侧段。手术在硬脑膜外进行，且不损伤迷路结构。适用于听力损害较轻之岩尖病变（炎症、胆脂瘤）的处理或前庭神经切断术。

四、侧颅底病变

主要病变包括颈静脉球瘤、颈内动脉炎、神经鞘膜瘤、骨组织肿瘤以及来自颞下区的肿瘤或原发于蝶窦、鼻咽、斜坡而侵犯颞下区与翼腭窝的良、恶性肿瘤。侧颅底区的手术除了切除病灶之外，还可提供手术径路以到达鞍旁、斜坡、翼上颌裂中后结构，可以弥补经咽、经蝶或经颈进路时侧方扩大受限的缺陷。可同时显露颅底内、外两面，故可有效地保护重要的大血管和脑神经。

1. Fisch 创建的颞下窝进路为侧颅底手术的经典进路　根据侧颅底肿瘤侵犯区域不同，可分为 A、B、C 三种类型（图 2-21-12）。

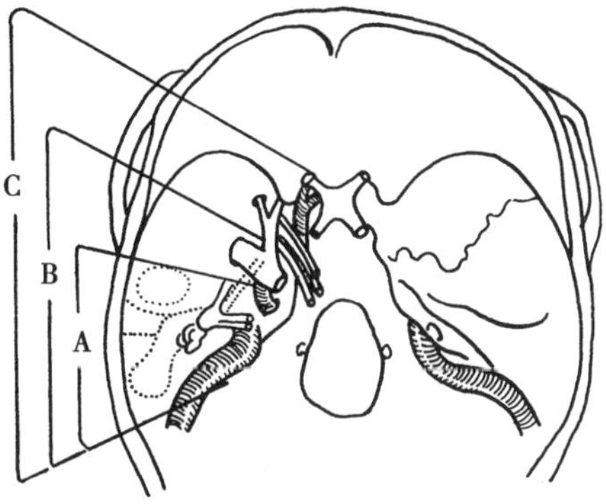

图 2-21-12　颞下窝进路示意图
（Fisch A、B、C 三型）

A 型进路：可到达迷路下区，显露颞骨底、岩尖和颞下窝后部。适用于颈静脉球瘤、侵及颈动脉的岩尖胆脂瘤、颈静脉孔区神经鞘瘤、畸胎瘤等。对于放疗不敏感的耳部恶性肿瘤（鳞癌、囊性腺癌、耵聍腺癌等）亦可经此进路手术（如颞骨全切除术等）。

B 型进路：除 A 型进路的范围外，还包括斜坡、颈动脉管水平段、咽鼓管区。对于斜坡部位的脊索瘤、岩骨皮样囊肿、先天性胆脂瘤、颅咽管瘤以及侵犯该区的鼻咽癌或中耳癌，可经 B 型进路切除。

C 型进路：可充分显露上颌骨后面、颞下窝、翼腭窝、鞍旁区和鼻咽部。实为向前方和中线部扩大的 B 型进路，主要用于该区放疗无效的恶性肿瘤，如侵犯咽鼓管周围的鳞癌、囊性腺癌以及侵入颞下窝的鼻咽纤维血管瘤等。

以上三种手术类型均要求部分切除颞骨岩部，封闭中耳及咽鼓管，故可造成传导性耳聋。由于术中需将面神经改道（A、B 型进路）和牵拉额支（C 型），术后有不同程度的面瘫，但多数可恢复。

2. 经下颌裂开侧颅底进路（Biller，1981），可用于侧颅底中部（茎突至中线区）附近病变的处理，包括鼻咽部、岩尖及岩骨下方、翼腭窝、咽旁颞下区上部和上颈部良、恶性肿瘤切除。若病变波及鼻腔和颅前底，则同时行侧鼻切开，此外，还可经侧方颞蝶部进路（Holliday 手术）处理鞍旁、上斜坡、翼上颌裂及鼻咽部病变。

3. 对于颞颌关节及颞下区的肿瘤可经侧方中颅底进路（耳前颞侧进路），在硬膜外予以切除。该进路深度勿超过咽鼓管区内缘，以免损伤海绵窦和颈内动脉。

五、颅底中线区病变

1. 斜坡区病变首选 Fisch B 型进路，而蝶鞍或颞下区内侧由于部位更接近中线且向前扩大，应选用 Fisch C 型进路。

2. 对于累及颅底中线区和侧区的病变，用经颈-下颌骨联合径路可同时显露上述两个区域，并便于控制和保护颅底血管与神经结构。

3. 除上述侧方进路显露中线区以外，对于鼻咽、蝶窦多种良、恶性肿瘤或侵犯鼻顶前颅窝的脑膜瘤，可经唇下-面中部揭翻进路处理。该进路可为上颌骨、鼻腔、蝶筛区、鼻咽及斜坡部手术提供广阔的术野。本术式与额、蝶、颞部颅骨切开术联合，还可处理前、中颅底病损。

第四节　颅底手术后局部组织缺损的修复与重建

术后因颅底组织缺损所引起的脑脊液漏和逆行性颅内感染是颅底及颅颌面外科的主要并发症，因而术前合理选择手术进路，术后修复并重建颅底结构便成为手术成功的关键。近年来应用显微外科技术及组织移植方法，明显降低了脑脊液漏和颅内感染的发病率，增强了颅底手术的安全性。理想的颅底重建应满足以下要求：①在颅腔与鼻腔、鼻窦、鼻咽及中耳、外耳道之间建立永久性解剖学屏障。②无脑脊液外溢并防止颅内容物疝出。③最大限度地保存或修复神经血管功能，降低手术致残率。④对于肿瘤患者还应以尽量不影响术后复查为宜。

易发生缺损的颅底组织包括：骨、硬脑膜、神经血管及颅外黏膜。重建的基本原则是严密修复硬脑膜并将游离或带蒂移植物置于硬脑膜外予以加强，必要时修复颅底骨性缺损。

一、修复颅底缺损的组织材料

（一）游离组织瓣

包括皮肤、颅骨骨膜、筋膜、肌肉、脂肪及软骨与骨块等。中厚皮瓣主要用于覆盖硬脑膜和消灭创面。在皮瓣表面覆盖带蒂颅骨骨膜瓣常可使缺损区迅速愈合。颞筋膜或阔筋膜的生物特性和张力与硬脑膜十分近似，是修补硬脑膜的理想材料。肌肉瓣多制备成肌浆以充填缺损。自体脂肪因无血供易于液化或感染，不宜应用。肋骨或髂骨主要用于修复骨性缺损。

（二）带血管蒂组织瓣

取自缺损部位附近。与游离组织瓣相比，这种组织瓣易于存活并较少收缩，且不易感染，可对深部结构提供较好的保护。选择带血管蒂组织瓣移植时应考虑颅底缺损部位和范围，带蒂瓣转移是否需要二次手术以及新的缺损所带来的影响等因素。设计带蒂瓣时应保证其无扭曲，无过高的张力。常用的带蒂组织瓣类型及其临床应用（表 2-21-2）。

表 2-21-2 修复颅底缺损的常用带血管蒂组织瓣

组织瓣名称		组织瓣血供	应用方式及修复部位
头皮瓣		耳后或颞浅动脉（侧方）或眶上动脉（正中）	冠状头皮全层转移，颅前底、眼眶及面上部缺损
额骨骨膜瓣		眶上动脉，颞浅动脉、滑车上动脉、鼻背动脉	颅前底、鼻、眶部缺损。游离皮片加固效果更好
帽状腱膜瓣		眶上动脉、鼻背动脉	冠状位颅前底手术缺损区
颞肌复合瓣		颌内动脉颞支	应用方式有颞肌、颞肌 + 筋膜、颞肌 + 骨膜等。修复颅中窝及颅前窝外侧缺损
肌皮瓣	胸大肌皮瓣	胸肩峰动脉胸支	常见于颞骨切除后的中部平面
	斜方肌皮瓣	颈横动脉降支、枕动脉	修复颅前窝、颅中窝外侧及眼眶缺损，但长度有限
	胸锁乳突肌皮瓣	枕动脉、甲状腺动脉、甲状颈干	常用于修复颞骨肿瘤（颈静脉球瘤切除后的空腔，但可能损伤副神经
	背阔肌皮瓣	胸背动脉	经皮下隧道上移至缺损区，因距离较远，有效长度受限

（三）带血管游离组织瓣

随着显微外科技术的发展，带血管蒂游离瓣用于颅底缺损修复的成功率已达 90%。由于经显微血管吻合建立了有效的血供，植瓣易于存活并便于成形，仅需一次手术，故适用范围广。应用中可根据缺损范围选择所需血管蒂长度和血管口径。如带血管游离腹直肌瓣修复颅后窝或中线区颅底缺损，无需在鼻咽部裸露肌瓣上植皮。带血管游离大网膜可用于较大面积颅底缺损的修复。带血管游离阔筋膜张肌瓣及背阔肌瓣与相应血管（颞浅动、静脉，面动静脉）吻合后可用于眼眶、上颌及颅底各区的重建。

二、颅底不同区域缺损的修复

颅前底区小的缺损可用游离组织（筋膜、骨膜、肌肉）移植修补。如缺损较大则用带血管蒂头皮瓣、额瓣、帽状腱膜或颞肌复合瓣，也可用吻合血管游离组织瓣修复。颅中、后底缺损多用带血管蒂肌瓣转移，缺损过大则用带血管游离肌瓣移植（腹直肌、背阔肌）修复。侧颅底区缺损修复的目的多为填充术后空腔，防止脑脊液漏并封闭创面。当同侧颞浅动脉及颌内动脉保存完好时，则用带蒂肌瓣转移，否则可选用胸大肌瓣或游离带血管肌瓣。

三、颅底骨性缺损的重建

小的骨性缺损只要硬脑膜完整，一般不需处理。若范围较大，尤其是颅前窝及中线区骨性缺损，应予以修复，以防止颅内容物的膨出。重建材料多用自体骨或软骨。近年来新型高分子材料或生物活性陶瓷也用于颅底骨缺损的修复，如羟基磷灰石、异丁烯酸甲酯等，效果满意。

第五节 脑神经损伤的处理

显微外科技术的进步使得颅底手术中脑神经的保存率有所提高，但神经损伤依旧是颅底外科的重要并发症之一。除操作意外，其他如肿瘤侵犯、外伤、炎症浸润或缺血亦为神经损伤的原因。实验及临床证明，除嗅神经、视神经和位听神经外，某些脑神经（尤以运动纤维为主的神经）的形态与功能重建是可能的。

在脑神经损伤的处理中，最有意义、且最易成功的当属面神经。应根据损伤部位、范围，及时施行端端吻合或改道吻合术。其他脑神经重建的成功报导甚少，其中三叉神经运动支（眼神经、舌神经）损伤亦可施行端端吻合或游离神经移植（耳大神经）术。副神经损伤常见于颈静脉孔区或颈侧部手术，可用直接吻合或神经移植方法处理，据报导效果较好。

除手术修复以外，脑神经损伤所致的功能障碍还可用其他方法对症处理。如颅前底手术可损伤动眼神经，外展神经损伤多见于中、后颅底手术，引起眼球运动障碍、复视。可施行眼肌手术矫正之。导致吞咽困难、误吸，而需行鼻饲及气管切开术。颅中、后底手术造成的三叉神经损害常发生面部感觉异常，若合并面神经损伤则易出现角膜溃疡，可局部应用油性眼膏加以保护。

第六节 脑脊液漏的处理

除外伤性脑脊液漏之外，颅底肿瘤切除造成的缺损若处理不当，术后发生脑脊液漏的可能性很大，表现为脑脊液耳漏（图 2-21-13）、鼻漏（图 2-21-14）或伤口部漏。术后间歇性或中等量脑脊液漏，经保守治疗（头部抬高、禁止擤鼻或用力）后多数可以停止，但少数需要手术治疗。对于术后即刻发生的脑脊液漏应及时修补。经保守治疗无效，漏液持续 1 个月以上或停止后又复发者亦应手术，以防止继发逆行性颅内感染。术前应确定漏口位置及大小，以选择适当的进路。

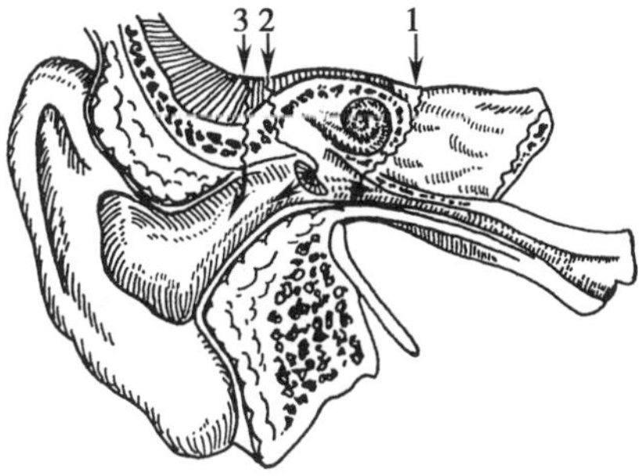

图 2-21-13　脑脊液耳漏

1. 经咽鼓管　2. 经鼓膜　3. 经外耳道

脑脊液漏修复手术的进路包括颅外和颅内两种。对于颅前底区域和额筛部以及蝶窦脑脊液漏可分别选用前额进路、鼻外筛窦进路或颅鼻联合进路，用带血管蒂额部复合瓣修补。蝶鞍区漏口还可采用经鼻蝶窦径路或翼点进路经颅内修复。源于颅中窝（如岩部）的脑脊液漏，可经颞部骨瓣入颅修复。漏口位于颅后窝可采用桥小脑角手术的枕下进路修补。虽颅外进路的手术难度较大，但危险性小，复发率低，为耳鼻咽喉科所采用。对于较大面积缺损或颅底中线区漏，宜采用局部组织移植加带血管游离肌瓣吻合方法进行修补。

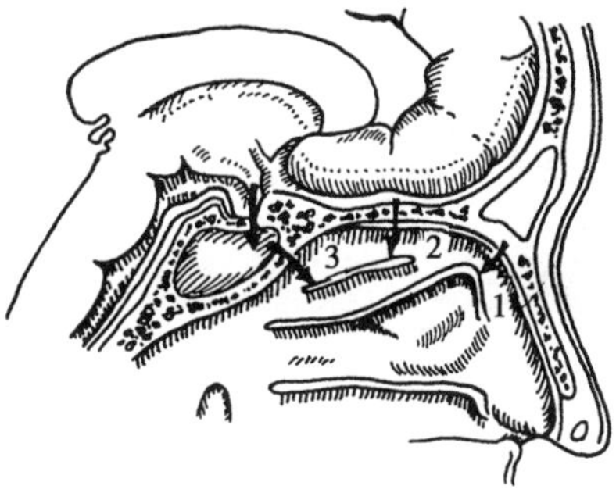

图 2-21-14　脑脊液鼻漏

1. 经额窦　2. 经筛窦　3. 经蝶窦

脑脊液漏的外科处理属颅底重建术的一部分，应全面考虑手术的进路和修补的方法。其要点是严密修复硬脑膜，将各种移植物置于硬脑膜外侧并予以加强。

（孙建军）

第二十二章

嗅觉障碍性疾病

第一节　嗅觉障碍的分类

患者在诉嗅觉障碍（smell disturbance）时通常只是简单地述说嗅不到气味，实际上嗅觉障碍的表现是复杂的，有些表现形式对于病情的诊断和预后的判定有很重要的意义。因此，对嗅觉障碍进行分类是必要的。

1. 嗅觉障碍的分类方法很多，按其表现形式可分为：

（1）嗅觉丧失（anosmia）：表现为对嗅素（odorants）的刺激没有反应，不能嗅到嗅素的气味。如果对所有的嗅素都嗅不出气味，谓之完全性嗅觉丧失；只有一部分气味嗅不出，谓之部分性嗅觉丧失；只对特别的一种或几种嗅素嗅不到气味，谓之特殊性嗅觉丧失。

（2）嗅觉减退（hyposmia）：表现为对嗅素气味的敏感性降低，嗅阈提高。

（3）嗅觉过敏（hyperosmia）：表现为对嗅素气味的敏感性提高，嗅阈降低。

（4）嗅觉倒错（parosmia）：有嗅素刺激的存在，亦能感受到气味，但不能正确认识，表现为把甲嗅素误以为乙嗅素；或者在主观上有意加以歪曲，如把香气说成是臭气或把臭气说成是香气。

（5）幻嗅（olfactory hallucination）：没有嗅素的刺激，但自觉嗅到某种气味。

2. 按照发病部位又可分为：

（1）呼吸性嗅觉障碍：病变多发生于鼻腔，乃是由于含有嗅素的气流受阻或改变方向不能到达嗅区，致使嗅素的气味不能被感受到或者嗅觉敏感度下降。

（2）感受性嗅觉障碍：由于嗅黏膜和嗅神经末梢的病变而发生的嗅觉障碍，虽然有气流到达嗅区，但不能感受或者敏感度降低。

（3）颅内神经性嗅觉障碍：病变发生在筛板以上嗅球、嗅束、嗅通路和嗅皮质中枢引起的嗅觉障碍。如Alzhemer病、Parkinson病、Huntington病等。

（4）精神性嗅觉障碍：嗅觉感受、传导系统正常，由于各种精神性疾病造成的嗅觉障碍。

还有其他各种分类方法。本章将按嗅觉障碍发生的部位结合其病因分述之。

第二节　呼吸性嗅觉障碍

通常是由于鼻腔或呼吸道其他部位的结构异常，使得空气不能经呼吸到达嗅区从而造成嗅觉障碍。这类原因常见的有：

1. 鼻腔结构畸形　先天性前鼻孔或后鼻孔闭锁较少见。鼻中隔偏曲不会单独引起嗅觉障碍，往往是同时伴有其他阻塞性疾患。鼻翼缺损或变形、鼻中隔大穿孔可使呼吸气流改变方向，使气流沿鼻腔底到达后鼻孔而不经过嗅区，从而使嗅黏膜无法感受到嗅素的刺激。

2. 鼻腔阻塞性炎症　常见之急、慢性鼻炎、鼻窦炎、变应性鼻炎皆可引起鼻腔黏膜充血、肿胀或产生大量分泌物使鼻腔阻塞。这类嗅觉障碍主要表现为嗅觉减退，可有波动性，恢复通气后嗅觉多可恢复正常。萎缩性鼻炎也可产生大量涕痂堵塞嗅区。由变应性鼻炎和血管运动性鼻炎引起的嗅觉障碍可伴有味觉的异常；变应性鼻炎尚可在嗅谱图上表现为某种“失嗅带”，且难以恢复。牙源性上颌窦炎者，患者可产生恶臭嗅觉。特殊性鼻炎如梅毒、麻风、鼻硬结病和鼻结核等一般不会引起嗅觉障碍，除非引起鼻气道的堵塞。

3. 鼻腔及鼻咽占位性病变　特别是鼻息肉乃常见嗅

觉障碍之原因。大量鼻息肉可引起鼻腔的严重阻塞而导致嗅觉减退或丧失，但手术摘除后多可恢复正常。鼻腔、鼻窦的良性肿瘤、鼻前庭囊肿、鼻窦囊肿、腺样体肥大等也只有在阻塞了鼻气道或压迫了嗅区黏膜时才会发生嗅觉障碍；但这种情况下它们引起的其他症状可能会更为突出而使人们不大注意到对嗅觉产生的影响。

4. 鼻腔异物　除异物本身可阻塞鼻腔外，更可引起鼻腔急性或慢性炎症；尤其是动、植物性异物可引起强烈的反应，使鼻腔黏膜高度充血、水肿和产生大量分泌物堵塞鼻腔。

5. 喉全切除术或气管切开术后　由于患者呼吸气流改道，气流通过气管切口而不是经鼻腔呼吸，故无嗅觉。但如经鼻腔送入含有嗅素的空气，患者仍可产生嗅觉，有时只需作吞咽或颊部的运动，某些气味扩散快的嗅素也可借此轻微的气流作用到达嗅区产生嗅觉。有术后十几年不经鼻腔呼吸者亦未见有嗅黏膜废用之情况。

第三节　嗅黏膜和嗅神经系统的嗅觉障碍

发生于嗅黏膜感受器或颅内嗅神经系统的病变都可引起嗅觉障碍，很多文献将其分开叙述，但有些致病原因可同时作用于上述两部分或难以区分，故本节为简便起见将其合为一处介绍之。

1. 萎缩性鼻炎　鼻黏膜萎缩干燥，逐渐向上蔓延至嗅黏膜，可致嗅觉减退与丧失。在这类病例中，嗅觉丧失的发病率较高，但并非所有的萎缩性鼻炎患者都有嗅觉障碍，实际上嗅觉正常者仍占多数。

2. 外伤　头颅外伤患者中约有 5% ~10% 发生嗅觉障碍，儿童为 1%。虽然鼻和脑的外伤并不一定总伴有嗅觉障碍，但严重的外伤却是引起嗅觉丧失的常见原因，有时甚至较轻的外伤也可引起嗅觉丧失，这与它们损伤的部位有关。前额部的外伤最为普遍，外伤通常是由于直接损伤了嗅区黏膜；或者额骨骨折，使通过筛骨筛板的嗅神经断裂，此时常伴有脑脊液鼻漏。枕部撞击伤引起的嗅觉丧失也较常见。外伤所致的水肿和血凝块还可压迫嗅球和嗅神经通道。

医源性损伤是外伤中较特殊的一种，如鼻整形术，前颅底手术等可损伤嗅束和嗅丝；垂体瘤切除术，额叶切除，颞叶切除等可损伤嗅中枢；鼻窦手术、动脉造影等可损伤嗅黏膜。

损伤后的嗅觉如有可能恢复，通常会在伤后几周内恢复；若是患者仅表现为单侧嗅觉损害，因为患者很少主诉嗅觉障碍，诊断将变得十分困难。如果过了 3 个月之后患者仍诉有嗅觉障碍，则往往是完全性嗅觉丧失而不仅仅是减退，这意味着嗅觉的丧失是不可逆的。少数人可出现嗅觉倒错，这些嗅觉被严重地颠倒了，有时是自发的，而且产生的这些嗅觉往往是不愉快的，诊断通常容易把它们归因于抑郁症等。

3. 肿瘤　鼻腔及其周围的肿瘤可以直接压迫嗅神经或嗅觉通道引起嗅阈提高，但似乎不延长嗅觉疲劳时间。来自于颅骨骨板或鼻窦的骨瘤生长缓慢，可以首先表现为一侧的嗅觉丧失。来自嗅沟的脑膜瘤和起源于嗅神经上皮的嗅神经母细胞瘤在其早期唯一有诊断价值的症状就是一侧的嗅觉丧失。

发生于幕上或颅内的肿瘤，不仅该侧的嗅阈提高，嗅疲劳时间也可延长。当肿瘤压迫一侧嗅神经时，患侧的嗅识别阈较健侧高；若两侧嗅神经受累，则两侧嗅识别阈均提高，严重侧更高。额叶的肿瘤除有嗅觉障碍外，更容易表现出视觉障碍、头痛和智力下降等其他症状。垂体瘤未超出蝶鞍时，嗅阈正常；待肿瘤扩大至鞍上时，则嗅阈提高。视神经周围的肿瘤可同时表现出嗅觉障碍和视觉障碍。颞叶肿瘤所致的嗅觉障碍常表现为典型的幻嗅，出现幻嗅时，通常还意味着会有癫痫的发作。

对于肿瘤引起的嗅觉障碍，用 Elsberg 嗅觉检查法对病变的定位有一定的帮助，CT、MRI 等现代诊断技术则更容易发现肿瘤的部位。

4. 病毒和细菌感染　如流感和急性病毒性鼻炎、细菌性鼻窦炎、支气管扩张、牙和牙龈感染、扁桃体炎，真菌、螺旋体、微丝蚴感染等。呼吸道病毒引起的急性鼻炎由于鼻腔阻塞而引起嗅觉减退，这在鼻塞解除后大多可恢复正常，但有人观察到有些患者的嗅觉未像大多数人那样恢复正常，对这类患者的嗅区黏膜活检发现其嗅神经元数量减少，神经元受到损害，有时完全被呼吸上皮所代替，且损伤的程度与嗅觉能力丧失的程度平行。组织学研究还支持中枢神经系统病毒累及的理论，可能是病毒或毒性产物影响到了嗅中枢，通常这类嗅觉障碍很难恢复。

5. 老年性嗅觉障碍　Chalk（1957）曾报道发生车祸的 75 岁以上的老年人有相当一部分是由于他们的嗅觉下降、不能闻到汽油的气味所致。Minchchiffe（1962）也指出，随着年龄的增长，各种感觉包括嗅觉在内的敏感性都有所下降。Van Toller（1985）用 10 种气味纯正、单一的嗅素检查老年人的嗅觉功能，发现他们的嗅觉感受阈和辨别阈均明显提高。通常在 50 ~ 80 岁的人中，约有 1/4 的人嗅觉减退，80 岁以上者半数有嗅觉减退。

老年人嗅觉减退的机制尚在研究之中，一般认为是由于中枢神经系统组织萎缩之故。一些病理检查资料显示了老年人嗅觉器官的退行性变化：如嗅上皮的嗅细胞和支持细胞的正常形态和呈带状的细胞核排列消失；嗅球的神经原和神经纤维等中度消失；神经胶质成分增多；嗅中枢海马部和嗅叶的脑组织疏松变化、神经细胞退变和血管壁硬化；以及中枢神经系统的高级部分的退变等。嗅丝减少也是一个重要的原因。目前还发现，至少有两种与痴呆有关的疾病伴有早期嗅觉能力下降：Alzheme 病，Parkinson 病，Alzheme 病患者许多神经纤维缠结和神经斑在整个嗅球和嗅中枢通路中被发现，而在脑的其他区域很少发生。

6. 药物和化学物质　鼻内如经常滴用或涂擦含有石炭酸、锌、明矾、硝酸或其他收敛剂药液，可使鼻黏膜干燥而引起嗅觉减退。抗甲状腺药物如他巴唑、硫尿嘧啶亦可诱发嗅觉减退或丧失。四环素、链霉素、林可霉素、青霉胺加硫酸锌及灰黄霉素偶有影响嗅觉的报告。

Kittel（1970）发现吸烟者的嗅阈较不吸烟者要高 3 倍，吸烟者的嗅疲劳时间仅为不吸烟者的一半，且吸烟者难以辨别大多数食物的香气而影响食欲、胃液分泌和消化功能。

受污染的空气和环境也经常引起嗅觉障碍。其中铅、汞、二硫化碳、甲醛、硫酸、油漆溶剂等均是常见的污染物，它们或损害嗅觉末梢感受器、或损伤嗅神经，甚至引起嗅中枢大脑皮层的损害而造成嗅功能障碍。

7. 放射治疗　鼻腔及鼻窦恶性肿瘤、鼻咽癌及垂体瘤经过放疗后很多人出现嗅觉减退，但大多数在 3～6 个月有不同程度的恢复。有些患者放疗期间嗅觉可无改变，但放疗后数月嗅阈逐渐提高，经 1 年后仍有半数有高度嗅觉障碍，提示嗅神经及嗅上皮有迟发性损害；这可能是营养神经的小血管受损、血液循环不良致微血栓形成和周围组织纤维、瘢痕化所致。同时放疗也严重损伤嗅上皮的基底细胞和引起不可逆的呼吸上皮化生。此外，照射野边缘的嗅球也可能受到损害。如果嗅黏膜不在照射野之内，就不会有明显的嗅觉减退。

8. 营养不良及代谢紊乱　维生素 A、B_6、B_{12} 缺乏，微量元素 Zn、Cu 缺乏，蛋白营养不良，全胃肠外营养，囊性纤维变性，血 α-脂蛋白缺乏，慢性肾衰，肝硬化，痛风，甲状腺功能减退者，肾上腺皮质功能不足（Addison 病），先天性肾上腺增生，Gushing 病，糖尿病，闭经，促性腺激素过多性腺功能减退，假性甲状旁腺功能减退，全垂体功能减退，巨人症，脑性肥胖症等，也可能是嗅觉障碍的原因。

9. 其他　还有一些先天性嗅觉障碍和原因不明的嗅觉障碍。

第四节　精神性嗅觉异常

某些精神性疾病伴有嗅觉异常已是没有疑问的事实，这与患者强烈的感情混乱有关，嗅觉在他们身上常常呈现出强烈的主观色彩。有些人并无精神性疾病，也可以表现出某种精神性嗅觉异常。

1. 嗅觉过敏　表现为对嗅素的刺激特别敏感，对平常极其轻微的气味，却感到气味很大，甚至很不舒服、难以忍受。癔病及癫痫发作前期，如“海马沟回性抽搐”可有此症状，神经衰弱、疑心病、狂躁症等也是常见的病因。中枢病变影响到嗅中枢及嗅球、妇女月经期、妊娠期、产褥期、绝经期也有时表现出嗅觉过敏。此外也偶见于某些长期消耗性疾病的病程中；鼻部炎症引起暂时性失嗅之后可有嗅觉过敏，但很快可恢复正常。

2. 嗅觉倒错　在有嗅素刺激的作用下，把甲嗅素说成是乙嗅素或者把乙嗅素说成是甲嗅素。既可以表现为自觉的辨别错误，也可以表现为主观有意的歪曲。前者可见于某种暂时性嗅觉丧失的恢复期，也见于发生于头部的外伤、脊髓结核、应用安替匹林后或是妊娠期，后者则纯属精神症状，见于精神分裂症等。可用检查嗅谱图的方法测试嗅觉。

3. 幻嗅　幻嗅是一种比较常见的精神性嗅觉异常，它和幻听通常构成精神患者的幻觉症状。感觉记忆异常的患者有时会表现出某种幻嗅，如“似曾相识症”，对自己以前从未经历过的嗅素气味却感到好像在什么时候，某个地方嗅到过，这是一种对从前的幻觉，实际上是一种记忆障碍。有些患者并无明显的精神性疾病，却根深蒂固地认为自己的嗅觉不好，他们大多在 30 岁以下，特别害羞、容易感到窘迫或者十分胆小。

幻嗅有时需要与有口臭的人相鉴别，口臭通常是由有口臭者周围的人所感觉到和提出来的，而其本人并没有感到有什么异常的气味。有些有幻嗅的人常说某人有口臭，实际上是将他们自己幻想出来的嗅觉归之于别人或周围环境。

第五节　嗅觉障碍的治疗

嗅觉障碍通常只是疾病的一个症状，而非疾病的实质。大多数嗅觉障碍都有因可查，因此区别症状，寻找病因并针对病因进行治疗乃是嗅觉障碍的首要治疗原则。

1. 清除鼻腔阻塞性病灶，恢复鼻腔通气功能　呼吸性嗅觉障碍乃在于含有嗅素的空气不能到达嗅区，阻塞原因去除后，一般可恢复正常嗅觉。据称，有嗅觉减退 40 年者，解除阻塞病因后嗅觉得到恢复。有人认为长期鼻阻塞者会导致嗅黏膜发生废用性改变，即使恢复通气亦难恢复正常嗅觉；但对喉切除术后的患者进行嗅觉观察，有超过 18 年未用鼻呼吸者，将含嗅素的空气吹入其嗅沟，仍有接近正常的嗅觉。

对于因鼻腔解剖结构发生变异而致呼吸阻塞者，如前、后鼻孔闭锁，可施行手术治疗。大多数人认为鼻中隔偏曲并不引起嗅觉减退，故对伴有嗅觉减退的鼻中隔偏曲或鼻中隔黏膜肥厚患者，行鼻中隔矫矫正术未必能改善嗅觉；事实上鼻中隔矫矫正术之目的也常非出自嗅觉障碍。但对鼻中隔严重偏曲同时伴有嗅觉和呼吸障碍者，手术治疗或能收一举两得之效。

鼻息肉、鼻窦囊肿、鼻前庭囊肿、鼻腔及鼻窦良性肿瘤等鼻腔占位性病变若未压迫嗅黏膜至萎缩变性，手术摘除后嗅觉多可恢复正常；但手术若误伤嗅区，可致永久性嗅觉丧失。同样，病变侵犯嗅区黏膜引起严重变性者，嗅觉亦难恢复。

严重的鼻外伤和脑外伤是嗅觉障碍的常见原因，但并非所有的外伤都引起嗅觉障碍。有些外伤所致的嗅觉障碍经及时治疗和整复后也能恢复，恢复通常是在外伤后的几周之内完成的。若3个月之后仍无明显改善，则很难恢复。

急、慢性鼻炎及鼻窦炎者应积极控制炎症，促使鼻腔恢复通畅。由下鼻甲肥厚引起的鼻腔阻塞在部分切除下鼻甲后，嗅觉将随通气的改善而改善。慢性鼻窦炎常引起鼻腔分泌物潴留，可在内镜下清理窦口鼻道复合体，使引流恢复通畅。至于变应性鼻炎所造成的嗅觉障碍，因其本身尚缺乏很好的治疗手段，或者治疗可出现波动性，在鼻腔通气后，嗅觉也只是部分恢复或者难以恢复，嗅神经末梢受到损害可能是其原因之一。

2. 药物治疗　药物治疗可配合前述之病因治疗。对于非呼吸阻塞性嗅觉障碍，尚缺乏十分有效的药物，临床有试用下述药物者：

（1）维生素类：维生素A、维生素B_1、复合维生素B、维生素E等皆可使用。有报道臭鼻症者使用维生素A治疗嗅觉障碍获得良好的效果。

（2）激素：口服激素对慢性鼻炎、鼻窦炎及鼻息肉引起的嗅觉障碍暂时有效，但如长期服用可引起严重副作用。局部应用激素，或能改善鼻腔之一般症状，但对嗅功能的恢复无确切疗效。

（3）锌治疗：锌存在于分化活跃的系统中，也是DNA聚合酶及核糖核酸酶的一种辅助因子，而嗅觉感受器是由分化十分活跃的细胞组成。Henkin（1976）等证实，嗅觉减退伴有锌吸收障碍或锌代谢正常但有锌缺乏者，补充锌剂有一定的效果。

（4）口服、肌注或静滴ATP：ATP属能量代谢药，广泛参与细胞的代谢与合成，使用之或许有助于改善嗅上皮细胞的新陈代谢。

（5）营养治疗：营养状况及食物习惯对嗅觉障碍有一定影响，尤其是老年患者。可根据其食欲、食物偏爱与体重进行指导和调配。

3. 康复治疗　Hilgers等用训练产生鼻气流的方法（polite yaw ning）使41例喉全切除术患者中的19例获得了嗅觉功能。此外，也有试用针灸和理疗者。

（沈锦雄）

主要参考文献

1. 首都儿科研究所哮喘防治与教育中心译. 变应性鼻炎的处理及其对哮喘的影响. 2003，9-135
2. 卜国弦.（耳鼻咽喉科学全书）鼻科学. 第2版. 上海：上海科学技术出版社，2000. 410-448
3. 卜国铉，樊忠，著. 耳鼻咽喉神经外科学. 长春：吉林科学技术出版社，1992. 6-11
4. 卜国铉，顾瑞金. 鼻生理学. 中华耳鼻咽喉科杂志，1991，26：178
5. 卜国铉. 鼻测压计及其临床应用. 见：姜泗长，阎承先，主编. 现代耳鼻咽喉科学. 天津：天津科学技术出版社，1994. 260
6. 陈兴明，徐春晓，倪道凤. 化学刺激诱发的人嗅觉相关电位. 基础医学与临床. 2002，22：261-263
7. 董震，余翠萍. 变应性鼻炎免疫治疗进展. 中华耳鼻咽喉科杂志，2000，35：306-309
8. 段坤昌，李庆生，王振宇，主编. 眼耳鼻咽喉应用解剖彩色图谱. 沈阳：辽宁科学技术出版社，2006
9. 樊忠，王天铎. 实用耳鼻咽喉科学. 山东：山东科学技术出版社，1997. 339-355
10. 顾瑞金. 鼻部变态反应病. 见：叶世泰，张庆松，主编. 实用变态反应学. 北京：人民卫生出版社，1987. 95-105
11. 顾瑞金. 常年性鼻炎，常年性变态反应性鼻炎. 见：张庆松，顾瑞金，顾之燕，主编. 临床变态反应学. 上海：上海科学技术出版社，1988. 125-136
12. 顾之燕，顾瑞金. 喷嚏. 国外医学耳鼻咽喉科分册，1982，6：258
13. 顾之燕. 对鼻息肉的再认识. 中华耳鼻咽喉科杂志，1999，34：133-134
14. 韩德民. 2002耳鼻咽喉头颈外科学新进展. 北京：人民卫生出版社，2002. 279-294
15. 韩德民，主编. 2005耳鼻咽喉头颈外科学新进展. 北京：人民卫生出版社，2005
16. 韩德民，主编. 鼻内窥镜外科学. 北京：人民卫生出版社，2001
17. 黄选兆. Caldwell-Luc手术的现状. 临床耳鼻咽喉科杂志，2003，17：65-67
18. 黄选兆. 只有消除病根，瘘口才会愈合. 见：杨伟炎，主编.（医家金鉴）耳鼻咽喉科学卷. 北京：军事医学科学出版社，2007. 35-36
19. 黄选兆，汪吉宝，主编. 实用耳鼻咽喉科学. 北京：人民卫生出版社，1998
20. 黄选兆. 小颌畸形. 见：王璁，黄选兆，主编. 耳鼻咽喉科病案集. 北京：人民卫生出版社，1989. 39-44
21. 黄选兆. 上颌窦内侧壁内移加固定术治疗萎缩性鼻炎的长期疗效观察. 中华耳鼻咽喉科杂志，1983，18：179-180
22. 黄鹤年，主编. 现代耳鼻咽喉头颈外科学. 上海：复旦大学出版社，2003
23. 李宝实. 鼻科学. 上海：上海人民出版社，1977. 24-52
24. 李佩忠，黄选兆，项济生. 鼻瓣区的生理和临床研究. 中华耳鼻咽喉科杂志，1995，30：37
25. 李佩忠，黄选兆. 鼻周期和鼻腔温度的相关性研究. 临床耳鼻咽喉科杂志，1994，8：24
26. 李佩忠，黄选兆，项济生，等. 运动和鼻粘膜减充血剂对鼻气道阻力作用的比较. 临床耳鼻咽喉科杂志，1994，8：262
27. 李佩忠，黄选兆. 鼻周期和鼻粘膜纤毛清除率的相关性研究. 临床耳鼻咽喉科杂志，1994，8：199
28. 李朝军，主编. 鼻出血诊断与治疗学. 北京：科学技术文献出版社. 1999
29. 李予鲁，高志强，倪道凤. 复发性多软骨炎. 中国耳鼻咽喉头颈外科，2005，12：327-329
30. 刘庆娜，徐卫波，刘莹，等. 鼻部错构瘤. 山东医大基础医学院学报，2004，14：367-368
31. 姜泗长，阎承先，主编. 现代耳鼻咽喉科学. 天津：天津科学技术出版社，1994. 196
32. 林尚泽，主编. 耳鼻咽喉科疾病诊断疗效评定依据及有关解剖生理数据. 贵阳：贵阳科学技术出版社，2002
33. 孔维佳，主编. 耳鼻咽喉头颈外科学. 北京：人民卫生出版社，2005. 114-116
34. 帕特森，主编. 顾瑞金主译. 变态反应性疾病. 第6版. 北京：人民卫生出版社，2005. 1-757
35. 秦永，黄选兆. 鼻粘膜的免疫防御机理. 临床耳鼻咽喉科杂志，1992，6：58

36. 王璁，黄选兆，主编. 耳鼻咽喉科病案集. 北京：人民卫生出版社，1989. 1-3
37. 孙彦，李娜，杨松凯，主编. 耳鼻咽喉头颈外科手术技巧. 北京：科学技术文献出版社，2004
38. 吴恩惠，刘玉清，贺能树，主编. 介入性治疗学. 北京：人民卫生出版社，1994
39. 黄选兆，主编. 耳鼻咽喉科病案集. 北京：人民卫生出版社，1989. 244-249
40. 王德云. 变态反应性鼻炎临床与实验研究. 福州：福建科学技术出版社，1996. 4-5，11
41. 王静清，卜国铉. 鼻腔粘膜吸收庆大霉素功能的研究. 中华耳鼻咽喉科杂志，1994，29：134
42. 鹿道温，主编. 鼻炎与哮喘中西医最新诊疗学. 北京：中国中医药出版社，1996. 405-436
43. 王荣光，姜泗长，顾瑞. 中鼻道解剖. 国外医学耳鼻咽喉科学分册，1994，2：68-71
44. 王荣光，许庚，郭宝煌，编著. 内窥镜鼻窦手术图解. 北京：解放军出版社，1998
45. 汪良能，高学书，主编. 整形外科学. 北京：人民卫生出版社，1989. 572-610
46. 吴恩惠，刘玉清，贺能树，主编. 介入性治疗学. 北京：人民卫生出版社，1994
47. 武汉医学院第一附属医院耳鼻咽喉科教研组编著. 耳鼻咽喉科学. 北京：人民卫生出版社，1978
48. 项济生. 新型抗组胺药的合理应用. 临床耳鼻咽喉科杂志，2001，15：526-527
49. 项济生. 类固醇鼻喷剂的临床应用. 临床耳鼻咽喉科杂志，2004，18：641-642
50. 许庚，李源，著. 内窥镜鼻窦外科学. 广州：暨南大学出版社，1994. 1，11，17，117
51. 叶世泰，主编. 变态反应学. 北京：科学技术出版社，1998
52. 乐建新，黄选兆. 鼻声图仪的应用及成人鼻音测定. 中华耳鼻咽喉科杂志，1995，30（增刊）：23
53. 张武宇，唐安洲，徐志文，等. Haller 气房解剖特点和临床意义. 临床耳鼻咽喉科杂志，2005，19：157-158
54. 朱家稷，洪育明. 头颈部腺样囊性癌 38 例临床分析. 临床耳鼻咽喉科杂志，2005，19：974-975
55. 赵小冬，王绪锐. 隐匿性鼻窦综合征一例. 中华耳鼻咽喉科杂志，2004，39：199
56. 中华耳鼻咽喉科杂志编委会综合. 复发性多软骨炎（10 例综合报告）. 中华耳鼻咽喉科杂志，1981，16：14-17
57. 中华耳鼻咽喉科杂志编辑委员会. 变应性鼻炎诊断标准及疗效评定标准. 中华耳鼻咽喉科杂志，1998，33：134-135
58. 中华耳鼻咽喉头颈外科杂志编辑委员会. 中华医学会耳鼻咽喉科分会. 变应性鼻炎的诊治原则和推荐方案. 中华耳鼻咽喉头颈外科杂志，2005，40：166-167
59. ARIA WORKSHOP REPORT. Allergic Rhinitis and its Impact on Asthma. J Allergy and Clinical Immunology, 2001, 108: 148-270
60. Ballanger JJ. Diseases of the Nose, Throat, Ear. Head & Neck. 14th ed. Philadelphia: Lea & Febiger, 1991. 18-21
61. Baradaranfar MH, Dabirmoghaddam P. Endoscopic endonasal surgery for resection of benign sinonasal tumors: experience with 105 patients. Arch Iran Med. 2006 Jul: 9: 244-249
62. Becker DG, Moore D, Lindsey WH, et al. Modified transnasal endoscopic Lothrop procedure: further considerations. Laryngoscope. 1995; 105: 1161-1166
63. Becker SP. Applied anatomy of the paranasal sinuses with emphasis on endoscopic surgery. Ann Otol Rhinol Laryngol, 1994, 103 (Suppl): 3-32
64. Behin F, Behin B, Bigal ME, et al. Surgical treatment of patients with refractory migraine headaches and intranasal contact points. Cephalalgia. 2005; 25: 439-443
65. Bolger WE, Butzin CA, Parsons DS. Paranasal sinus bony anatomic variations and mucosal abnormalities: CT analysis for endoscopic sinus surgery. Laryngoscopc, 1991, 101: 56 64
66. Burroughs JR, Hernandez Cospin JR, soparkar CN, et al. Misdiagnosis of silent sinus syndrome. Ophthal Plast Reconstr Surg, 2003, 19: 449-454
67. Cukurova I, Ozkul MD, Ciger E, et al. Transnasal endoscopic approach in choanal atresia. Kulak Burun Bogaz Ihtis Derg. 2006, 16: 25-28
68. Dalke K, Burduk P, Mierzwinski J, et al. Rotation suction-knife(shaver) in otorhinolaryngological surgery. Otolaryngol Pol, 2006; 60: 37-40
69. Davidson JK, Soparkar CNS, Williams JB, ct al. Negative sinus pressure and normal predisease imaging in silent sinus syndrome. Arch Ophthalmol, 1999, 117: 1653-1654
70. Dolan RW. Endoscopic septoplasty. Facial Plast Surg. 2004; 20: 217-221
71. Domiani TM. Relapsing polychondritis report of 10 cases. Laryngoscope, 1979, 89: 929

72. Douglas SA, Gupta D. Endoscopic assisted external approach anterior ethmoidal artery ligation for the management of epistaxis. J Laryngol Otol, 2003, 117: 132-133
73. Douglas R, Wormald PJ. Endoscopic surgery for juvenile nasopharyngeal angiofibroma: where are the limits? Curr Opin Otolaryngol Head Neck Surg, 2006, 14: 1-5
74. Durr DG. Endoscopic electrosurgical management of posterior epistaxis: shifting paradigm. J Otolaryngol. 2004; 33: 211-216
75. Eloy JA, Jacobson AS, Elahi E, et al. Enophthalmos as a complication of rhinoplasty. Laryngoscope, 116: 1035-1038
76. Elwany S. Ultrastractural observations on primary atrophic rhinitis. Effect of partial closure of the nostril. Excerpta Medica, sect. Ⅱ: Oto-Rhino-Laryngology, 1989, 53: 68
77. Eviatar E, Katzenell U, Segal S, et al. The endoscopic Draf Ⅱ frontal sinusotomy: non-navigated approach. Rhinology, 2006, 44: 108-113
78. Facon F, Eloy P, Brasseur P, et al. The silent sinus syndrome. Eur Arch Otorhinolaryngol, 2006, 263: 567-571
79. Gendeh BS, Long YT, Misiran K. Antrochoanal polyps: clinical presentation and the role of powered endoscopic polypectomy. Asian J Surg, 2004, 27: 22-25
80. Cummings CW, Fredrickson JM, Harker LA, et al. Otolaryngology-Head and Neck Surgery. Vol 1. 2nd ed. St. Louis: Mosby-Year Book, 1993, 629-631
81. Gross CW, Zachmann GC, Becker DG, et al. Follow-up of University of Virginia experience with the modified Lothrop procedure. Am J Rhinol, 1997, 11: 49-54
82. Haight JS, Cole P. Unilateral nasal resistance and asymmetrical body pressure. J Otolaryngol (Suppl), 1986, 16: 1-31
83. Hatipoglu HG, Cetin MA, Yuksel E. Concha bullosa types: their relationship with sinusitis, ostiomeatal and frontal recess disease. Diagn Interv Radiol. 2005; 11: 145-149
84. Hobbs CGL, Saunders MW, Potts MJ. Spontaneous enophthalmos: silent sinus syndrome. J Laryngol Otol, 2004, 118: 310-312
85. Hofmann T, Bernal-Sprekelsen M. Endoscopic resection of juvenile angiofibromas-long term results. Rhinology, 2005, 43: 282-289
86. Hong SK, Min YG, Kim CN, et al. Endoscopic removal of the antral portion of antrochoanal polyp by powered instrumentation. Laryngoscope. 2001; 111: 1774-1778
87. Jameson MJ, Kountakis SE. Endoscopic management of extensive inverted papilloma. Am J Rhinol, 2005, 19: 446-51
88. Kasperbauer JL, Hinkley L. Endoscopic orbital decompression for Graves' ophthalmopathy. Am J Rhinol, 2005, 19: 603-606
89. Kelley RT, Smith JL, Rodzewicz GM. Transnasal endoscopic surgery of the pituitary: modifications and results over 10 years. Laryngoscope, 2006, 116: 1573-1576
90. Kim SA, Mathog RH. Radiology quiz case 2, silent sinus syndrome: maxillary sinus atelectasis with enophthalmos. Arch Otolaryngol Head Neck Surg, 2002, 128: 81-83
91. Lanza DC, Kenndey DW, Koltai PJ. Applied nasal anatomy and embryology. Ear, Nose and Throat Journal, 1991, 70: 416
92. Marks S. Endoscopic inferior turbinoplasty. Am J Rhinol, 1998, 12: 405-407
93. Moss-Salentijn L. Anatomy and embryology. In: Blitzer A, Lawson W, Friedman WH. Surgery of the Paranasal Sinuses. 2nd ed. Philadephia: Saunders, 1991. 18-22
94. Montgomery WW. Mucocele of the maxillary sinus causing enophthalmos. Eye Ear Nose Throat Monthly, 1964, 43: 41-44
95. Numa WA, Desai U, Gold DG, et al. Silent sinus syndrome: a case presentation and comprehensive review of all 84 reported cases. Ann Otol Rhinol Laryngol, 2005, 114: 688-694
96. Pasquini E, Sciarretta V, Farneti G, et al. Inverted papilloma: report of 89 cases. Am J Otolaryngol, 2004, 25: 178-185
97. Phillips PP, McCaffrey TV, Kern EB. Physiology of the human nose. In: Blitzer A, Lawson W, Friedman WH. Surgery of the Paranasal Sinuses. 2nd ed. Philadephia: Saunders, 1991. 28-29
98. Rudnik A, Zawadzki T, Galuszka-Ignasiak B, et al. Endoscopic transsphenoidal treatment in recurrent and residual pituitary adenomas—first experience. Minim Invasive Neurosurg. 2006, 49: 10-14

99. Schwartzbauer HR, Shete M, Tami TA. Endoscopic anatomy of the sphenopalatine and posterior nasal arteries: implications for the endoscopic management of epistaxis. Am J Rhinol, 2003, 17: 63-66

100. Sethi DS, Leong JL. Endoscopic pituitary surgery. Otolaryngol Clin North Am, 2006, 39: 563-583

101. Shah JT, Karnik PP, Chitale AR, et al. Partial or total closure of the nostrils in atrophic rhinitis. Arch Otolaryngol, 1974, 100: 196-198

102. Shah AG, Stachler RJ, Krouse JH. Endoscopic ligation of the sphenopalatine artery as a primary management of severe posterior epistaxis in patients with coagulopathy. J Ear Nose Throat, 2005, 84: 296-297, 306

103. Shin JJ, Hartnick CJ. Pediatric endoscopic transnasal adenoid ablation. Ann Otol Rhinol Laryngol, 2003, 112: 511-514

104. Stallman JS, Lobo JN, Som PM. The incidence of concha bullosa and its relationship to nasal septal deviation and paranasal sinus disease. AJNR Am J Neuroradiol, 2004, 25: 1613-1618

105. Subramanian S, Lekhraj Rampal GR. Concha bullosa in chronic sinusitis. Med J Malaysia, 2005, 60: 535-539

106. Tomenzoli D, Castelnuovo P, Pagella F, et al. Different endoscopic surgical strategies in the management of inverted papilloma of the sinonasal tract: experience with 47 patients. Laryngoscope, 2004, 114: 193-200

107. Van delden MR, Cook PR, Davis WE. Endoscopic partial inferior turbinoplasty. Otolaryngol Head Neck Surg, 1999, 121: 406-409

108. Vander Meer JB, Harris G, Toohill RJ, et al. The silent sinus syndrome. a case series and literature review. Laryngoscope, 2001, 111: 975-978

109. Wan YM, Wong KC, Ma KH. et al. Endoscopic-guided adenoidectomy using a classic adenoid curette: a simple way to improve adenoidectomy. Hong Kong Med J, 2005, 11: 42-44

110. Woodworth BA, Parker RO, Schlosser RJ. Modified endoscopic medial maxillectomy for chronic maxillary sinusitis. Am J Rhinol, 2006, 20: 317-319

111. Young A. Closure of the nostrils in atrophic rhinitis. J Laryngol Otol, 1971, 85: 715-718

112. Yaniv E, Shvero J, Hadar T. Hemostatic effect of tranexamic acid in elective nasal surgery. Am J Rhinol, 2006, 20: 227-229

第三篇

3 咽科学

第一章

咽的临床解剖学

咽（pharynx）是一漏斗形肌性管道，前后扁平，位于第1～6颈椎前方，为呼吸道与消化道的共同通道。成人长约12cm，上起颅底，向下于环状软骨下缘与食管口连接。咽的后壁及侧壁完整，前壁与鼻腔、口腔和喉腔相通。

第一节 咽的分部

咽分为3部：颅底以下、软腭游离缘以上称为鼻咽；介于软腭与会厌上缘平面之间称口咽；口咽以下、食管入口以上称为喉咽（图3-1-1）。

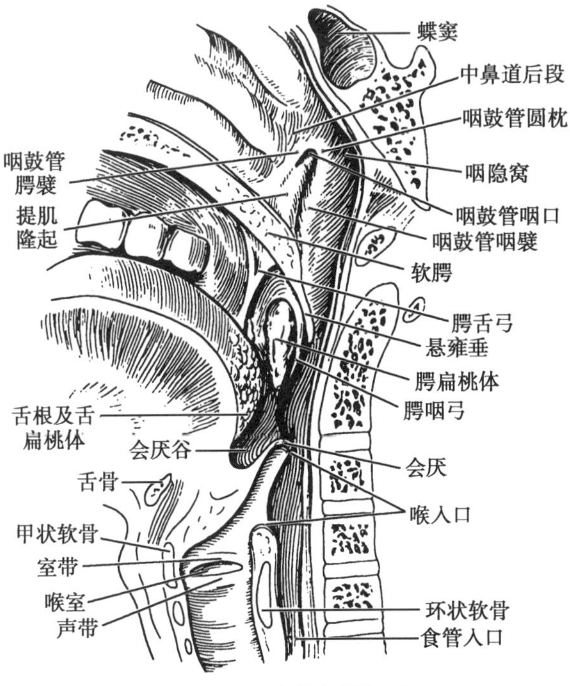

图3-1-1 咽的矢状切面

一、鼻 咽

鼻咽（nasopharynx）也称上咽。前以后鼻孔为界，与鼻腔相通；顶为蝶骨体及枕骨底部；后壁相当于第1～2颈椎；前下为软腭；下方与口咽相通。吞咽时软腭与咽后壁接触使鼻咽与口咽完全隔开。在侧壁距下鼻甲后端之后约1cm处，左右各有一个咽鼓管咽口，其附近黏膜内的淋巴组织称咽鼓管扁桃体。新生儿的咽鼓管咽口与鼻腔底在同一高度，成人的则略高于下鼻甲后端。咽口前、后各有唇状隆起围绕，此隆起由弯成为钩状的咽鼓管软骨支撑，两唇向后上融合，形成隆起，称咽鼓管圆枕。圆枕向前下分为前后两唇：从咽鼓管前唇有一黏膜襞向下延续至软腭，称咽鼓管腭襞；咽鼓管咽襞则从咽鼓管后唇延续至咽侧，内有咽鼓管咽肌。在咽鼓管咽口下方有一隆起，称提肌隆起。咽鼓管圆枕后方与咽后壁之间有一凹陷，称咽隐窝（pharyngeal recess），为鼻咽癌好发部位。因与颅底破裂孔相邻，故鼻咽癌易经此孔侵入颅内。鼻咽顶部和后壁互相移行相连，呈倾斜的圆拱形，常合称为顶后壁。此壁的黏膜下有丰富的淋巴组织，呈桔瓣状，称咽扁桃体（pharyngeal tonsil），即腺样体，在婴幼儿较为发达，6～7岁时最大，一般10岁以后逐渐萎缩。

二、口 咽

口咽（oropharynx）也称中咽。顶为软腭，下界为会厌上缘，前方经咽峡与口腔相通。所谓咽峡，是指上为悬雍垂与软腭游离缘、下为舌根、两侧为腭舌弓与腭咽弓共同构成的一个环状狭窄部分（图3-1-2）。

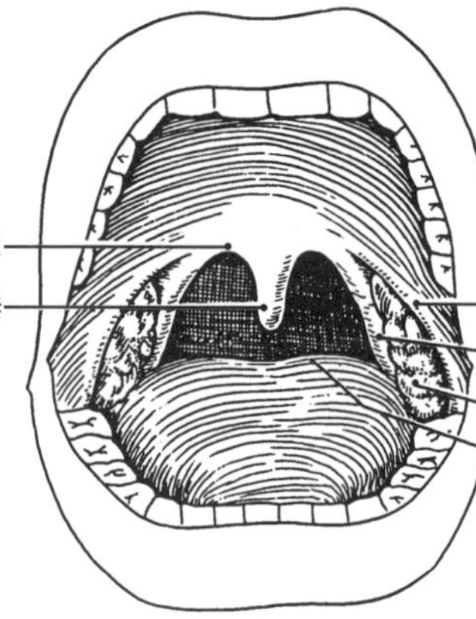

图 3-1-2 咽峡

侧壁由软腭向下分出两腭弓：居前方者伸展至舌根，称腭舌弓，内有腭舌肌；居后方者伸展至咽侧壁下方，称腭咽弓，内有腭咽肌。两腭弓之间有一个三角形深凹，称扁桃体窝，内有腭扁桃体。腭咽弓后方有纵行条索状淋巴组织构成的咽侧索。口咽后壁相当于第 3 颈椎的前面。当软腭上举，口咽扩大时，可包括枢椎的一部分。在口咽黏膜部位常有散在的淋巴滤泡。舌根和其上的舌扁桃体以及两会厌谷构成不完整的口咽前壁。会厌谷位于前方，左右各一，居舌会厌外侧襞和舌会厌正中襞之间，异物易停留此处（图 3-1-3）。

三、喉　　咽

喉咽（laryngopharynx）也称下咽。位于会厌上缘至环状软骨板下缘之间，向下连接食管，向前经喉入口与口咽腔相通。

喉咽的两侧和甲状软骨板内侧面之间，黏膜下陷形成梨状窝（pyriform sinus），左右各一，此处亦是异物易停留处。两侧梨状隐窝之间与环状软骨板后方的间隙称环后隙，下方即为食管入口，此处有环咽肌环绕。

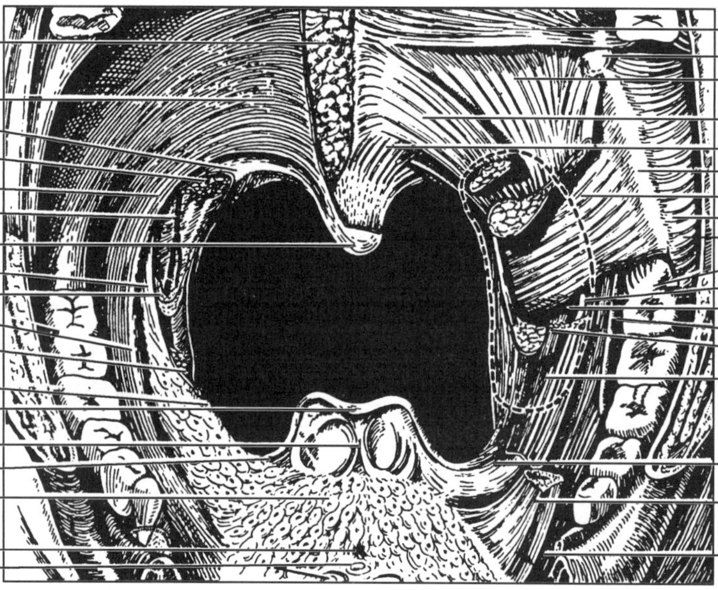

图 3-1-3 软腭及扁桃体区的局部解剖
（虚线示左侧扁桃体所在位置）

第二节　咽壁的构造

咽壁从内向外有 4 层，即黏膜层、纤维层、肌肉层和外膜层。

一、黏　膜　层

鼻咽部黏膜为假复层纤毛柱状上皮，内有杯状细胞，固有层中有混合腺体。口咽部和喉咽部的黏膜为复层鳞状上皮，黏膜下层有黏液腺，分泌的液体用以湿润咽部黏膜。此外，在上皮层下有大量淋巴组织聚积，与咽部的其他淋巴组织共同构成咽淋巴环的内环。

二、纤　维　层

即腱膜层，位于肌肉层与黏膜层之间，由结缔组织构成，上厚下薄，上方附着于枕骨底部、颞骨岩部及蝶骨后缘。在颅底与咽上缩肌上缘之间者特厚，称颅咽腱膜。在咽后壁中线部分特别坚韧，形成咽缝（pharyngeal raphe），为咽缩肌的附着处。

三、肌　肉　层

按其功能可分为3组：

1. 咽缩肌组　居内层，分咽上、咽中、咽下三缩肌。此三肌由下而上呈叠瓦状环行排列。咽缩肌收缩时使咽腔缩小。

2. 提咽肌组　居外层，以茎突咽肌、腭咽肌与咽鼓管咽肌为主，茎突舌肌与茎突舌骨肌为辅，均为纵行。诸肌收缩时，提起咽喉部，协助完成吞咽动作。

3. 腭帆肌组　包括腭帆提肌、腭帆张肌、腭咽肌、腭舌肌和悬雍垂肌。其中除腭舌肌具有缩小咽峡作用，腭咽肌具有提咽、降腭及使两侧腭咽弓靠拢以关闭鼻咽的作用外，其余3组肌肉皆使软腭紧张和提起，将鼻咽与口咽分隔，可防止逆咽，且利于发声。关于参加咽鼓管咽口开放的诸肌见耳科学篇（第683页）。

四、外　膜　层

即筋膜层，为颊咽筋膜的延续，覆盖于咽部肌肉的外层，上薄下厚。鼻咽侧壁的顶与咽上缩肌的上凹缘之间有一间隙，也由颊咽筋膜覆盖。颊咽筋膜的前方附于翼突内侧板的后缘，上方附于枕骨底部及颞骨岩部的尖端。此间隙称为莫干尼窦（sinus of Morgagni），其下界平齐鼻腔底，前界相当于鼻中隔后缘前方约6mm处，外侧上方与卵圆孔相邻，自卵圆孔穿出的下颌神经即居于间隙的外侧（图3-1-4）。

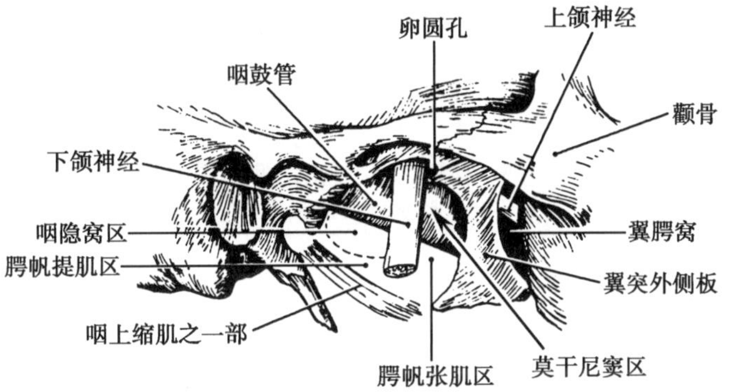

图3-1-4　莫干尼窦区

第三节　咽的血管、淋巴及神经

一、血　　管

1. 动脉　主要由颈外动脉发出的咽升动脉支配。来自面动脉的腭升动脉和扁桃体动脉，上颌动脉的腭降动脉及舌动脉的舌背支亦为咽部的供血动脉。

2. 静脉　咽部的静脉血经咽静脉丛与翼丛，流经面静脉，汇入颈内静脉。

二、淋　　巴

1. 鼻咽部　淋巴先汇入位于咽后间隙内的咽后淋巴结，再注入颈外侧上深淋巴结，然后注入颈外侧下深淋巴结或直接注入颈干。咽扁桃体所属淋巴结，位于乳突与下颌骨升支之间的深处（鼻咽癌患者，此处淋巴结常首先肿大）（图3-1-5）。

2. 口咽部　腭扁桃体及腭舌弓和腭咽弓、软腭、咽侧壁、舌根和舌扁桃体的淋巴向外侧汇入：①下颌角淋巴结，属颈外侧上深淋巴结，位于二腹肌后腹下方、面静脉注入颈内静脉交角处，故称为颈内静脉二腹肌淋巴结，临床上又称角淋巴结。此淋巴结除接受口咽部淋巴外，还收纳鼻咽部淋巴，故腭扁桃体肿瘤、炎症或鼻咽癌时，此淋巴结亦常首先肿大；②上述淋巴汇流入颈外侧下深淋巴结。其中位于颈内静脉与肩胛舌骨肌交角处的淋巴结，称为颈内静脉肩胛舌骨肌淋巴结。舌尖部肿瘤首先转移至该淋巴结；③舌根、舌扁桃体和会厌谷的淋巴还可注入同侧或对侧的颈外侧深淋巴结的椎前淋巴结。该淋巴结位于深部椎前肌群之前，介于胸锁乳突肌及斜方肌之间的枕三角内（图3-1-6）。

3. 喉咽部　淋巴管穿过甲状舌骨膜进入颈深淋巴结。梨状窝及一部分喉咽部淋巴管则经喉前淋巴结，注入颈外侧上深淋巴结。

颈部淋巴结可分为颈前、颈外侧两组，其中以颈外侧淋巴结较为重要。颈外侧淋巴结又以颈筋膜浅层为界分为颈外侧浅淋巴结和颈外侧深淋巴结。淋巴流向是从沿颈外静脉排列的颈外侧浅淋巴结注入沿颈内静脉排列的颈外侧深淋巴结。颈外侧深淋巴结，又以肩胛舌骨肌

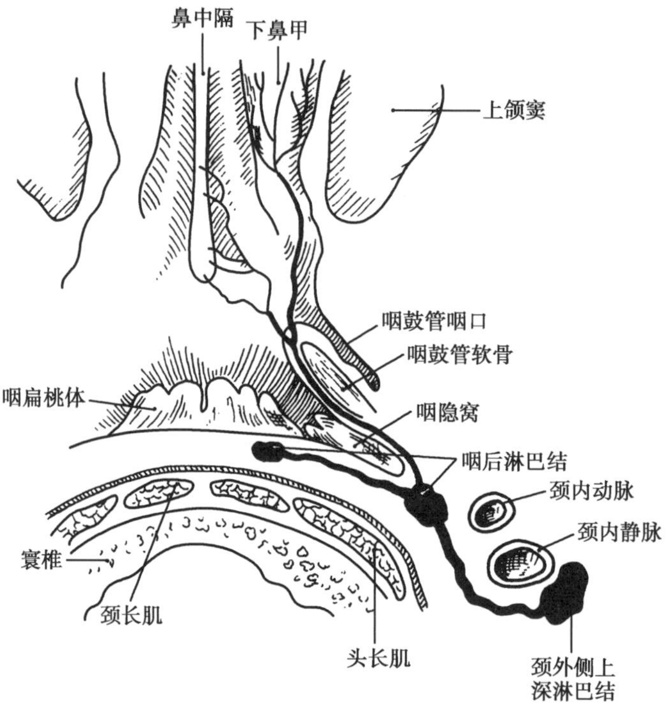

图 3-1-5 鼻咽的淋巴通路及所属淋巴结
（横切面，自下面观）

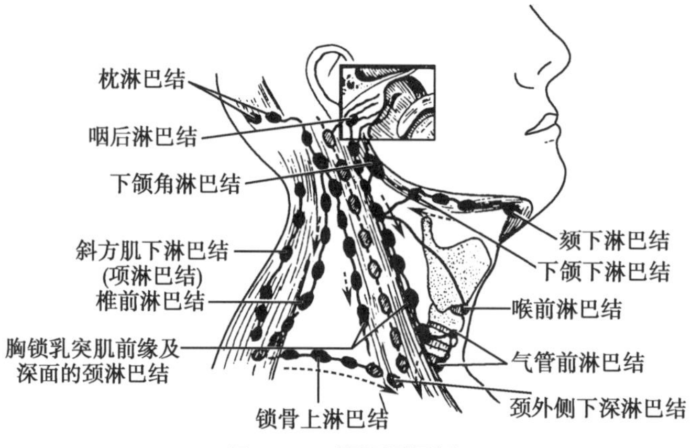

图 3-1-6 颈深淋巴链
（箭头示淋巴流向）

下腹为界分为颈外侧上深淋巴结和颈外侧下深淋巴结两群。锁骨上淋巴结为颈外侧下深淋巴结的最低处。各群淋巴结之间联系复杂。有时改向，但基本传导通路如上。

三、神 经

咽的感觉神经和运动神经主要来自由舌咽神经咽支、迷走神经咽支、副神经及交感神经构成的咽丛（pharyngeal plexus），位于咽后壁外膜层内（图 3-1-7）。其中运动神经主要来自副神经（支配咽喉肌）。鼻咽上部、软腭及扁桃体上端的感觉为三叉神经的上颌神经所支配，且后两个部位为上颌神经的腭后神经所支配。扁桃体下端的感觉直接由舌咽神经未经咽丛的分支所支配。由于上述解剖因素，咽部疾病或手术常可因刺激咽丛而出现相应的临床症状。如：咽部、扁桃体、颈外侧上深淋巴结及喉入口等处的炎症、肿胀及肿瘤，均可通过迷走神经耳支引起外耳道深部疼痛；扁桃体切除术时或切除术后的创口疼痛及咽峡炎、扁桃体周炎、舌扁桃体炎等，皆可由舌咽神经通过鼓室神经引起放射性耳痛。

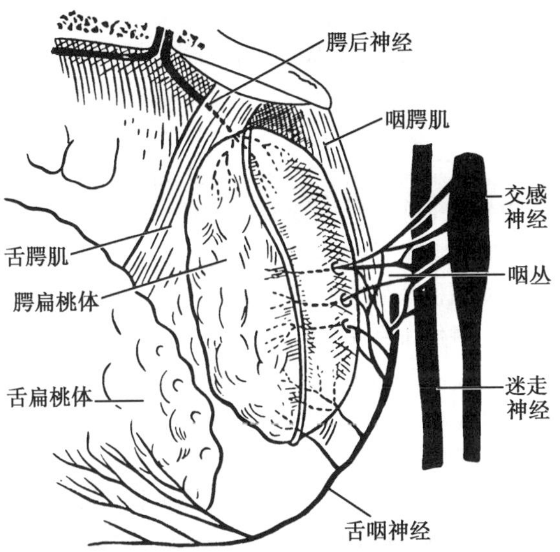

图 3-1-7　腭扁桃体及舌扁桃体的神经分布

第四节　咽壁的筋膜及筋膜间隙

（详见本书第六篇第一章第六节）

第五节　咽 淋 巴 环

咽部有丰富的淋巴组织，如淋巴滤泡、扁桃体及淋巴结。在咽部黏膜中，大量的淋巴细胞聚集成团形成淋巴滤泡，而无数的淋巴滤泡在某些部位汇聚形成团块状的淋巴组织，称扁桃体。由淋巴细胞和网状组织构成淋巴结。

上述淋巴组织在咽部形成咽淋巴环，分内环和外环。内环由扁桃体及淋巴滤泡等淋巴组织成环状排列在呼吸道及消化道的进口处构成，即①咽扁桃体（腺样体）；②鼻咽部的咽鼓管扁桃体；③腭扁桃体；④舌扁桃体；⑤咽侧索；⑥咽后壁淋巴滤泡；⑦咽部黏膜层散在的淋巴组织。内环的淋巴组织在儿童期发育旺盛，各淋巴组织体积较大，3～10 岁时特别显著。青春期后开始退化。

外环由咽后淋巴结、下颌角淋巴结、下颌下淋巴结、颏下淋巴结组成。内、外环各自内部的淋巴组织相互通连，且内环淋巴流向外环，互相之间均以淋巴管相通。外环的淋巴又流向颈外侧上深淋巴结及颈外侧下深淋巴结。因椎前淋巴结与所有咽部淋巴径路间接相通，在临床上特别和舌根及喉咽部肿瘤关系紧密。另外，舌根部、软腭及鼻咽部的淋巴管可通向双侧，故这些部位的恶性肿瘤可能出现对侧淋巴结转移（图 3-1-8）。

了解咽淋巴环的组成、交通，对咽部疾病的诊断、治疗和预后具有重要意义。

扁桃体与淋巴结不同之处在于前者缺乏淋巴窦和输入管。

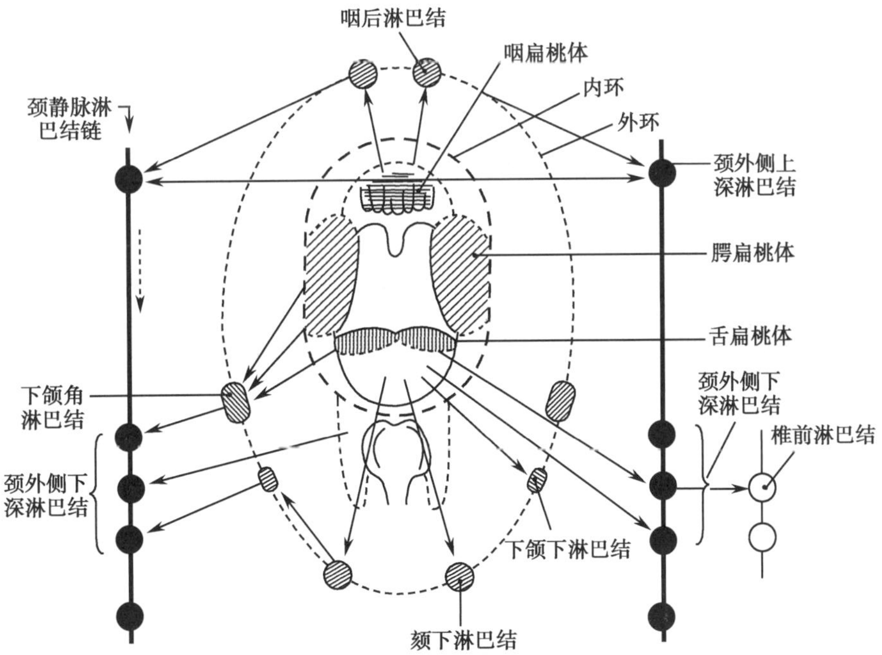

图 3-1-8　咽淋巴环与颈深淋巴结的关系

一、咽 扁 桃 体

咽扁桃体（pharyngeal tonsil）又称腺样体。位于鼻咽顶部与后壁交界处，外形似半个剥皮桔子，表面不平，且有5~6条纵槽，居中的槽最深，形成中央隐窝。在其下端有时可见胚胎期的颅颊囊残余的凹陷，临床上称为咽囊（pharyngeal bursa）。此处易存留细菌，有炎症时称咽囊炎。从其上皮尚可发生颅咽管瘤（craniopharyngioma）。咽扁桃体黏膜上皮为假复层纤毛柱状上皮，间以复层鳞状上皮岛，基质与腭扁桃体及咽鼓管扁桃体相同，均为淋巴网状结构。咽扁桃体的纵槽中有大量黏液腺的开口，其黏液有清洁纵槽的作用。咽扁桃体与咽壁之间无纤维组织包膜，故行咽扁桃体切除术时不易彻底。若咽扁桃体过大，则可能与两侧的咽鼓管扁桃体不易分开。咽扁桃体自出生后即已发育，6~7岁时最大，一般10岁以后逐渐萎缩。成年后完全消失或仅有少许残余。

二、腭 扁 桃 体

腭扁桃体（palatine tonsil）习称扁桃体，左右各一。位于口咽两侧腭舌弓和腭咽弓之间的三角形扁桃体窝内。为咽淋巴组织中最大者。此窝前界为腭舌弓，后界为腭咽弓，外侧则隔扁桃体周围隙以咽上缩肌为界（图3-1-9）。

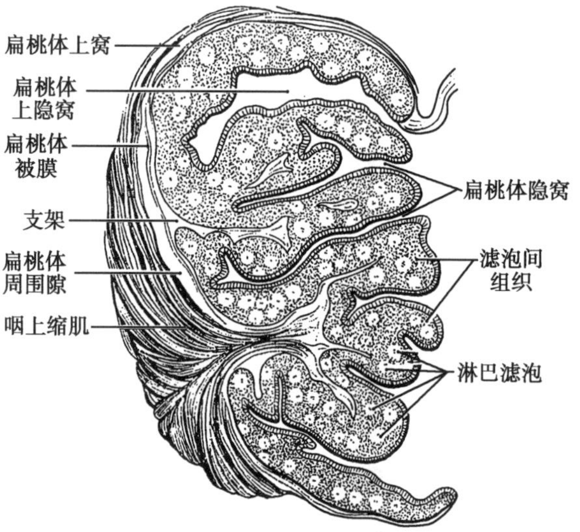

图3-1-9　腭扁桃体的纵切面

1. 腭扁桃体的结构　腭扁桃体分内侧面（游离部）和外侧面。外侧面较大，为一结缔组织包膜所包绕，此包膜与咽上缩肌相邻，且附着不紧密，形成一潜在间隙，称扁桃体周围隙。在其上部，仅有少许疏松组织充填其间，称为扁桃体上窝（在包膜之外），手术时较易分离，但也为扁桃体周脓肿的好发部位。腭扁桃体内侧游离面黏膜上皮为鳞状上皮，且上皮向扁桃体实质陷入形成6~20个隐窝（crypts），均为盲管，呈分支状。深浅不一，称扁桃体隐窝。其中有一最大而位置最高的隐窝，开口于半月襞之下，称扁桃体上隐窝，常为扁桃体周脓肿的发源地，炎症由此可穿过包膜蔓延至扁桃体上窝而形成扁桃体周脓肿。扁桃体隐窝内无黏液腺，此不同于咽扁桃体和舌扁桃体。故当腭扁桃体发生炎症时，脱落上皮、淋巴细胞、白细胞和各种细菌，可堆积于隐窝开口处，此时表现为扁桃体表面有点状豆渣样物附着，即所谓隐窝栓塞。但在扁桃体上窝内有Weber腺，这是一组管状黏液腺，由20~25个黏液腺样结构组成。共用导管分布至扁桃体包膜，开口于扁桃体表面，其分泌物被认为有助于扁桃体窝内食物残渣的消化。Passy（1994）认为扁桃体周脓肿是由于Weber腺化脓性炎症而引起的。目前认为：扁桃体切除术后，患者出现咽干症状可能与切除了该腺体有关；此腺的化脓性炎症亦是扁桃体周脓肿的原因之一。

扁桃体上、下均有黏膜皱襞。上端称为半月襞（semilunar fold），位于腭舌弓与腭咽弓相交处，覆盖扁桃体上端，扁桃体上隐窝开口于其下方。下端为三角襞（triangular fold），由腭舌弓向下延伸，以广基止于舌根，包绕扁桃体下段。成人可无此襞。在三角襞中有淋巴组织（图3-1-10），在施行扁桃体切除术时应将其尽量切除，以免其中的淋巴组织术后增生肥大而出现类似扁桃体残体的症状。

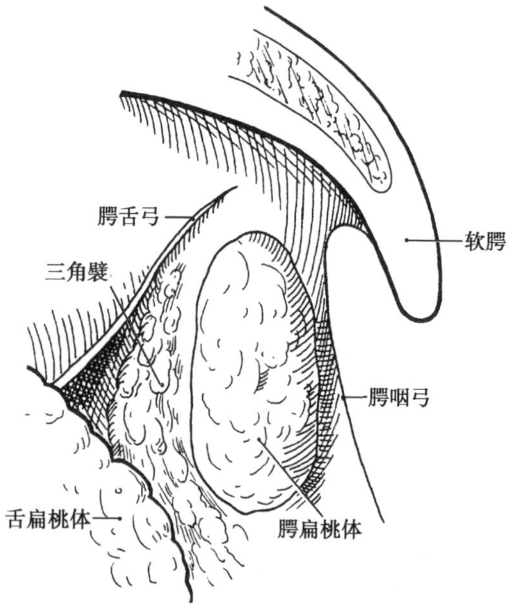

图3-1-10　右侧腭扁桃体内侧观示三角襞中的淋巴组织

扁桃体由3种组织构成：结缔组织支架、淋巴滤泡及滤泡间组织（间质）。扁桃体包膜的结缔组织伸入扁桃体组织内，形成支架或称梁。在小梁之间为许多淋巴滤泡，滤泡中有生发中心。滤泡间组织为发育期的淋巴细胞。

2. 扁桃体的血管　动脉血主要来自颈外动脉的分支（5支）：①腭降动脉，为上颌动脉的分支，分布于扁桃体上端及软腭；②腭升动脉，为面动脉的分支；③面动脉扁桃体支；④咽升动脉扁桃体支，来自颈外动脉。以上4支均分布于扁桃体及两弓；⑤舌背动脉的扁桃体支，分布于扁桃体下端（图3-1-11）。另外，颈外动脉偶以分支直接供应扁桃体。

扁桃体静脉血先流入扁桃体包膜外的扁桃体周围静脉丛，经咽静脉丛汇入颈内静脉。扁桃体的静脉血尚可流入翼丛，间接与海绵窦相通，故当扁桃体有较严重感染时，有引起海绵窦血栓性静脉炎的可能。

3. 扁桃体的神经（见第290页）。

三、舌扁桃体

位于舌根部，呈颗粒状，大小因人而异。组织学特点与腭扁桃体相似。但有丰富的黏液腺，隐窝较短，每个隐窝及其周围的淋巴网状组织形成一个滤泡，许多这种滤泡组织构成了舌扁桃体。

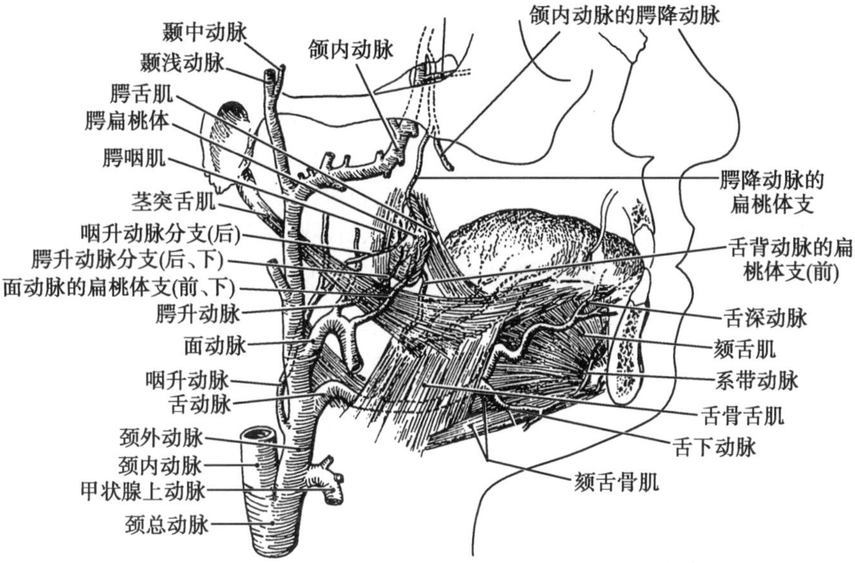

图3-1-11　腭扁桃体的动脉

（师　洪　沈艮祥）

第二章
咽的生理学

第一节 咽的生理功能

咽为消化道和呼吸道的共同通道，借鼻腔和口腔与外界相通，故易受外界环境的影响。咽具有防御保护、吞咽、呼吸及言语形成等功能，并与保持正常听力有关。

一、防御保护功能

主要是通过咽肌运动对机体起保护作用，如吞咽、呕吐反射。当吞咽或呕吐时，咽肌收缩，可封闭鼻咽和喉入口处，使食物不致反流入鼻腔或吸入气管。若有异物进入咽部，即可由异物直接刺激或条件反射作用引起呕吐反射，此时异物下方的咽肌发生收缩，阻止异物下行，异物上方的咽肌松弛，咽腔扩大，便于排出异物。咽部的黏液内含有溶菌酶，有抑制与溶解细菌的作用，可杀灭部分入侵的细菌。自鼻、鼻窦、喉和咽鼓管排出的细菌和污物，则借咽的反射作用加以咳出或吞下后借胃酸将细菌杀灭。咽淋巴环对于防御细菌入侵作用更为重要。如扁桃体的免疫功能等。另喉咽黏膜上分布有许多由迷走神经纤维支配的味蕾，对苦味敏感，能对饮食做出味觉判断。

二、吞咽功能

吞咽动作是一种由许多肌肉参加的反射性协同运动。参与吞咽反射的神经有Ⅴ、Ⅶ、Ⅸ、Ⅹ、Ⅺ、Ⅻ诸对脑神经及颈丛。吞咽中枢位于延髓的网状结构内、迷走神经核附近、呼吸中枢上方。在深度麻醉时，吞咽中枢即被麻醉。随着观察的深入和研究的进展，吞咽过程现多分为4期，即口腔准备期，口腔期，咽期和食管期（详见本篇第十章第一节），但有的学者则将口腔准备期并入口腔期，仍将吞咽过程分为以下3期：

1. 口腔期　食物进入口腔后，先经牙齿磨切，进行咀嚼，然后送向咽部。在进入咽部前，称为吞咽的自控阶段，即对不愿咽下的食物尚可吐出。

2. 咽腔期　当食物进入咽部，与舌根及咽峡触及时，即发生吞咽反射。表现为舌、舌骨及喉向上提起（见第397页），压迫食物团进入咽腔，同时软腭上提，封闭鼻咽。咽缩肌自上而下依次发生收缩，压迫食物团向下移动。甲状会厌肌、杓会厌肌和甲舌骨肌的收缩，以及舌根后倒，使会厌覆盖喉入口，两侧杓会厌襞向中线闭拢。同时喉的内收肌群使声带及假声带内收，声门裂紧闭，在喉上提时喉咽及梨状窝开放，使食物团越过会厌进入食管。

3. 食管期　食物一旦越过食管入口，食物即被食管蠕动的压力和胸腔负压的吸力不断推向下方。流质食物自咽下达贲门时呈喷射状，固体食物则随食管蠕动缓慢下行。吞咽动作一经发生，即不能中止，必须完成后才能停止。

吸吮功能：吸吮开始时，吞咽动作停止。通过下颌的运动，使口腔内形成负压，将液体吸入口中，再通过吞咽反射将之咽下。

三、呼吸功能

鼻咽部不仅是吸入空气的必经之道，且为鼻腔、鼻窦和咽鼓管的引流处。鼻咽部具有广泛的黏膜面及丰富的腺体，对于吸入空气的加温、湿润甚有帮助。且黏膜上皮为柱状纤毛上皮，其上的黏液毯与鼻腔黏膜的黏液毯连成一片，能吸附呼吸气流中的尘粒、细菌等。故能保持吸入空气的清洁。但这些功能均弱于鼻腔黏膜的类似功能。当鼻腔完全阻塞（炎症，肿瘤）时，气流不能经鼻呼吸，而需经口腔通过，是为非生理性呼吸。此时口咽、喉咽担负起湿润空气并调节其温度的重要作用。但因其湿润及调节温度作用较鼻腔为弱，呼吸者常会感到口干燥，咽黏膜血管易扩张，久之，咽部易患慢性炎症。且由于经口呼吸时软腭抬高，腭帆和咽后壁之间的距离缩小，促使软腭振动而形成鼾声。

四、言语形成

咽腔与口腔、喉腔和胸腔均位于软腭以下，故称声音的下部共鸣器，主要作用于低音。喉发声时，咽腔和口腔可改变形状（又称可变的共鸣器），产生共鸣，使声音清晰、和谐、悦耳。并由软腭、口、舌、唇、齿等协同作用，构成各种言语。其中软腭的活瓣作用尤为重要。如软腭麻痹、腭裂、腭咽闭合不全时，发音时气流从鼻腔逸出，发出一种开放性鼻音；而鼻咽完全关闭时，因不参与鼻音和共鸣作用，发出的为闭合性鼻音。

扁桃体切除术后一般不会影响声音的质量。但少数患者术后共鸣作用可受影响，多因手术瘢痕所致。通过术后主观调节气腔，多会恢复到正常或术前水平。

五、调节中耳气压功能

咽鼓管咽口的开放，与咽肌（腭帆张肌、腭帆提肌、咽鼓管咽肌）的运动，尤其是吞咽运动密切有关。由于不断地吞咽动作，咽鼓管经常获得开放，使中耳内气压与外界大气压得到平衡。这是保持正常听力的重要因素之一。

（师 洪）

第二节 腭扁桃体的生理功能

咽部淋巴组织与鼻、鼻窦和喉的淋巴网络密切相连，在生理功能上可视为一整体单位。咽淋巴环（Waldeyer 淋巴环）包括腭扁桃体、舌扁桃体、咽扁桃体（腺样体）、咽鼓管扁桃体、咽侧索及咽后壁散在的淋巴滤泡等。在这一淋巴组织系统中，腭扁桃体的体积最大，故通常以其生理功能作为代表。腭扁桃体的生理功能是耳鼻咽喉科重点探讨课题之一，现公认有以下生理功能。

一、产生淋巴细胞和免疫功能

（一）扁桃体是一免疫活性器官

扁桃体、脾脏和机体的其他淋巴组织，具有相同的反应能力，可产生淋巴细胞并使整个机体产生免疫。扁桃体处于外源病菌入侵机体的门户位置，并有特殊的组织结构，可充分说明它是一个免疫活性器官。

1. 扁桃体具有渗透性能良好的表皮，每个扁桃体约有 6～20 个隐窝，这些隐窝褶皱使其表面积扩大许多倍。表面积约有 295cm^2，较咽腔全部的表面积大 6 倍多，这就为抗原物质和免疫器官实质之间提供了广阔的接触环境。

2. 表皮基底膜缝隙甚多，尤其在隐窝底部的表皮结构疏松似海绵状，特称为网状形成。这为扁桃体的内外环境提供开放通道，利于外来抗原与扁桃体的免疫活性细胞直接接触。

3. 在扁桃体结缔组织支架周围的基质中，生长无数由小淋巴细胞聚集形成的初级淋巴滤泡，发育成长转化为次级淋巴滤泡，移向表面整齐排列于上皮下，其中心透亮部称为生发中心，是淋巴细胞生长成熟的场所。成熟后的淋巴细胞向外周游移汇集形成一圆环状，在此圆环中常可见到浆细胞、巨噬细胞和肥大细胞，这些细胞可消灭、吞噬外来病菌，以防侵入机体。次级淋巴滤泡完全成熟时，淋巴细胞环碎裂，成熟的淋巴细胞经裂口涌出，大部分淋巴细胞和浆细胞经基质进入所属淋巴结，最终汇入循环血。另部分淋巴细胞经表皮网孔进入隐窝腔并向咽腔排出。据称每天从每个扁桃体排向咽腔的淋巴细胞大约 107 个。在咽腔中与抗原接触过的一部分淋巴细胞可重经上皮返回扁桃体内，从而产生免疫反应。

4. 经常可见淋巴细胞、浆细胞和巨噬细胞嵌插于网状疏松的上皮网孔中，这为初次的或重复的免疫接触创造了有利的前提条件。

5. 在次级滤泡的生发中心，经常见到处于不同生长阶段的淋巴细胞和成熟的淋巴细胞被激活而转变为浆细胞的现象。

6. 在次级淋巴滤泡的淋巴细胞环和生发中心之间的临界区域里有大量无吞噬功能的树枝状分枝的网织滤泡细胞，其胞浆突彼此相连形成编网样结构，借以截留抗原物质，使之与免疫活性细胞发生反应。这种细胞亦可随时转变为具有免疫反应功能的细胞。

（二）扁桃体的免疫生理和病理

机体的免疫防御功能依赖淋巴细胞，淋巴细胞功能的多样性和多变性是在近些年才被认识。机体大约有 10^{12} 个淋巴细胞存在循环血或淋巴器官中。在循环血中的淋巴细胞约70%～80%为T淋巴细胞，20%～30%为B淋巴细胞。扁桃体中的T淋巴细胞数比在循环血中者较少，而B淋巴细胞数与循环血中的数目基本相等。扁桃体中的淋巴细胞约30%为T淋巴细胞。T、B两种淋巴细胞在扁桃体和淋巴结中的分布情形基本相似，T淋巴细胞多聚集在次级滤泡间的淋巴基质中，B淋巴细胞多在次级滤泡中。

扁桃体接受从血道而来的和从表皮侵入的各种抗原物质（细菌及其分解产物）后，T淋巴细胞与抗原物质接触，转变为致敏的T淋巴细胞，与抗原起反应而不产生抗体，负责完成细胞免疫；而另一部分T淋巴细胞捕获抗原后，将抗原传递给B淋巴细胞，使之增生、转化为浆细胞，产生抗体，实现体液免疫。

扁桃体次级淋巴滤泡中的淋巴细胞、浆细胞和巨噬细胞经基质进入它的所属淋巴结，表明可将免疫信息传递到整个淋巴系统，同样机体某部受感染时，扁桃体、淋巴结和脾脏都共同参与免疫系统的全部反应。

现已证实，扁桃体组织中存在有全部免疫球蛋白，IgG最多，IgA次之，IgM居第3位，IgD含量与年龄有关，儿童较成人多，IgE最少。分泌型IgA含量较血清型IgA含量高2～3倍。分泌型IgA是抵抗呼吸道黏膜局部感染的重要因素，其溶菌溶病毒作用明显超过血清型IgA，可增强局部抵抗力。在小儿4岁以前血清中IgA含量低，为4～8岁时的1/30，因此认为小儿4岁以前或在脊髓灰质炎流行期不要切除扁桃体。

扁桃体反复受感染成为一病灶后，使机体不断地遭到由病灶释放出来的外来细菌性异体抗原刺激，产生特异性抗体。同时机体亦受到病灶中原来存在的致病菌及具有抗原作用的各种分解产物——自体抗原的刺激，产生自身抗体。这些抗原抗体复合物先以可溶形式运行于血循环中，以后沉淀在被侵袭脏器的终末血管区域，并诱发炎性反应。现已证实风湿热、肾小球肾炎和掌趾脓疱症是扁桃体病灶引起的免疫复合物病。通常急性免疫复合物病的病程比较短暂，待到机体中免疫复合物被吞噬、清除后，机体可能自然复原。所以，一旦怀疑及扁桃体已成为一病灶时，越早切除越好。

二、扁桃体和内分泌的关系

扁桃体不具备内分泌器官的一切特征，从功能角度看，切除扁桃体后，亦未出现任何内分泌机能缺失现象，但淋巴组织与内分泌腺之间的相互影响肯定存在。有人认为扁桃体与甲状腺关系密切，发炎肿大的扁桃体对甲状腺可产生毒性影响，引起甲状腺肿大和功能亢进；有人则认为病变的扁桃体先影响肾上腺皮质和垂体，再间接使甲状腺受影响。还有人认为扁桃体存在有抑制生长发育的作用，或有调节钙和碳水化合物新陈代谢的作用。因此，可认为扁桃体受着内分泌的影响，反之，扁桃体的炎性病变也可影响内分泌腺。关于扁桃体和肾上腺、胰腺、生殖腺、胸腺和机体的发育之间的相互关系尚未清楚，有待深究。

三、扁桃体的反射功能

经咽丛分布于扁桃体的神经末梢，可诱发种种反射作用，影响心血管、神经系统或其他脏器。临床上常见有些严重的扁桃体炎患者出现消化系统、心血管系统功能紊乱的症状，并偶可见精神、神经症状。摘除扁桃体后，这些症状可渐消除。

（薛兴尧　朱立新）

第三章

咽的检查法

第一节 病史询问

咽部疾病的局部症状常可分为两类：①炎性症状：如疼痛；②咽功能障碍：如呼吸、吞咽和言语障碍等。

一、咽　　痛

为咽部疾病中最常见的症状。程度不一，一般来说，咽痛的程度与炎症严重的程度成正比。急性炎症的咽痛较为剧烈，且吞咽时加重。常伴发热，可见于咽峡炎、扁桃体炎及扁桃体周脓肿等，且后者为单侧咽痛。而慢性炎症的咽痛较轻，甚至不明显。咽痛还可见于咽部创伤（异物、擦伤、烫伤等所致），溃疡，结核及肿瘤等。如炎症或肿瘤病变累及咽部深层组织，咽痛可放射至耳部，如扁桃体周炎或喉咽癌。另外，某些全身性疾病（如白血病等）在咽部局部的表现，亦可出现咽痛症状。

二、血性分泌物

咽部急慢性炎症可使唾液中带血丝，也可为恶性肿瘤的早期症状。而口腔疾病，如牙龈病变可出现血性分泌物，且吸吮时出血增多。咽部血管瘤及恶性肿瘤可引起严重的致命性大出血。易被患者和医师忽视的“痰”中带血，多表现为清晨后吸鼻涕时吐出的分泌物中带血丝。多被认为是微量血液从鼻腔后部或鼻咽部流下至口咽部所致，亦可来自下呼吸道而不伴明显的咳嗽。“痰”中带血可由咽部炎症引起，但更应警惕鼻咽部恶性肿瘤的可能。

三、吞咽困难

咽部的炎症、肿瘤、异物等均可因阻塞性原因或咽痛原因而引起吞咽困难，且病变侵犯的部位越低，受累的咽壁组织越深，越易导致吞咽困难。上述原因所致的吞咽困难多表现为初起时固体食物不易咽下，而液体饮食无阻碍。而由于神经原因所致的咽肌麻痹或痉挛均可引起吞咽障碍。咽肌痉挛时，可使咽腔紧闭；咽肌麻痹时，不能吞咽及液体饮食易进入喉腔和气管而致剧烈呛咳；两者均致进食液体饮食时吞咽困难症状明显。某些先天性畸形，如腭裂、后鼻孔闭锁，可因进食时食物呛入鼻腔和正常吞咽功能受碍而出现吞咽困难，多见于小儿。

四、咽感觉异常

为咽部慢性疾病或功能性疾病的表现，多表现为异物感、干燥、烧灼、瘙痒、梗阻感及紧迫感等。最常见于慢性咽炎，也可见于咽部肿瘤、特殊性溃疡、茎突过长、颈椎异常及反流性食管炎等器质性病变。干燥症状多为咽黏膜分泌障碍所致，并可引起刺激性咳嗽，常见于咽和扁桃体疾病。若扁桃体炎症或脓肿时，常有隐窝栓塞物排出，口内常有臭味。较常见的异物感及梗阻感症状常表现为空咽（不进食）时明显，吞咽食物时反而不明显，且部位不固定，祖国医学称之为“梅核气”。此多为功能性因素所致，临床上常见于咽异物感症，与神经症、内分泌功能紊乱等有关。

五、呼 吸 障 碍

可表现为张口呼吸、打鼾及呼吸困难。鼻至鼻咽部的严重阻塞性病变均可引起张口呼吸，为鼻呼吸障碍的表现。常见于急、慢性鼻炎、鼻息肉、鼻腔良性或恶性肿瘤；而在鼻咽部病变中多为咽扁桃体肥大及鼻咽部肿瘤（鼻咽纤维血管瘤和鼻咽癌等），其中儿童张口呼吸多见于前者，成人则应考虑到后者。先天性双侧后鼻孔闭锁、鼻翼萎缩亦可引起张口呼吸。另外，咬合畸形和儿童期长期鼻呼吸障碍而引起硬腭高拱，牙列不齐均可出现张口呼吸。

打鼾是指在睡眠时舌根、软腭及咽黏膜皱襞等咽部软组织随呼吸气流颤动所产生的有节律性的声音。多见于较肥胖的中、老年人，因其咽壁脂肪过多，咽肌松弛，在睡眠时舌根向后下坠明显，咽腔因而缩小，使咽部气道的阻抗增高，故易引起鼾声。打鼾可由鼻腔及鼻咽部病变引起，常见于咽扁桃体肥大、慢性鼻炎、鼻息肉及鼻腔鼻咽部肿瘤等，另外腭扁桃体肥大及巨舌症也可引起打鼾，尤以后者为甚。

口咽部炎性肿胀或肿瘤，一般仅能听到呼吸不畅的声音，大多不致于出现严重呼吸困难。但若较严重的病变位于下咽部，接近喉入口时，可出现明显呼吸困难和喘鸣，但很少见。

六、言 语 障 碍

咽部是发声的共鸣腔，部分咽肌（如腭帆诸肌）也参与构成言语的运动。腭裂、软腭麻痹时使鼻腔与口腔之间不能封闭，而出现开放性鼻音。口腔和咽部有明显肿胀（如扁桃体周脓肿或巨大肿瘤）或咽痛剧烈，发声时因缺乏共鸣。可致吐字不清，即言语含糊不清。

第二节 视 诊

某些咽部疾病有其较特征性面容和表现。认识这些内容，有助于尽快准确地做出诊断。故在检查前，应先观察患者外表。

1. 儿童张口呼吸、表情呆滞迟钝、上颌骨较长、硬腭高拱、鼻锐而窄、牙齿暴露且参差不齐（腺样体面容）、发声粗伴有干咳，腺样体肥大可能性大。

2. 重病容貌，头颈僵直，固定于一侧或稍后仰，张口流涎。讲话含糊不清，若为儿童则有情绪不安，此多为咽后脓肿。

3. 面部痛苦表情，头颈偏向一侧，呈强直状，口半开而流涎，张口受限，喜用手托住患侧脸部，亦有言语含糊不清症状，多为扁桃体周脓肿。

4. 进行性消瘦，面色苍白，口微张而且有恶臭，呈恶病质状，多为咽部（或口腔）恶性肿瘤。

5. 一般情况衰弱，面色苍白而发青，双侧下颌角淋巴结肿大，声嘶甚至伴有吸气性呼吸困难的儿童，多为咽喉白喉。目前已较少见。

6. 口角有瘢痕，切牙呈锯齿状，或有间质性角膜炎者，多为先天性梅毒。极少见。

第三节 咽壁外部（颈）的检查法

由于咽部与颈部的毗邻关系，颈部淋巴结肿大或颈部筋膜间隙的肿胀，常能提示某些咽部疾病的存在，故须仔细检查咽壁外部即颈部（触诊）。

体位：患者正坐，两臂下垂，头稍低。检查者位于患者后方。

方法：检查者从后方用两手指尖按顺序触摸颈部，

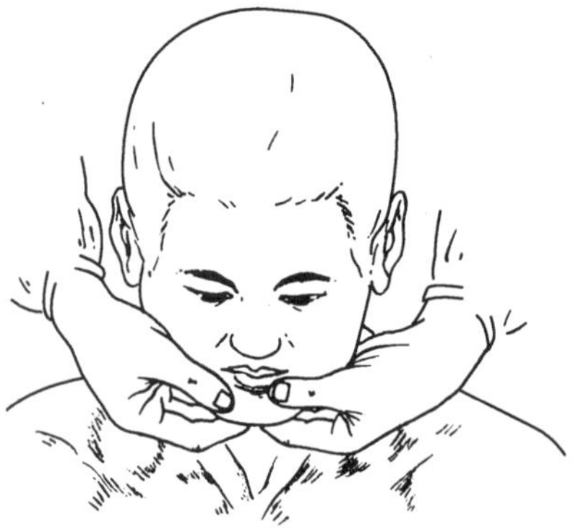
(1)

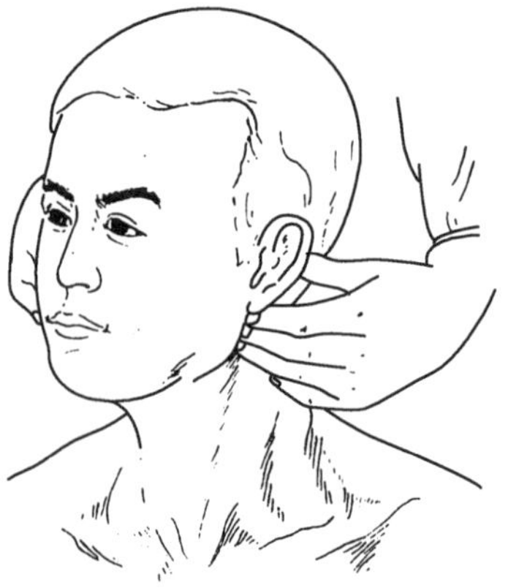
(2)

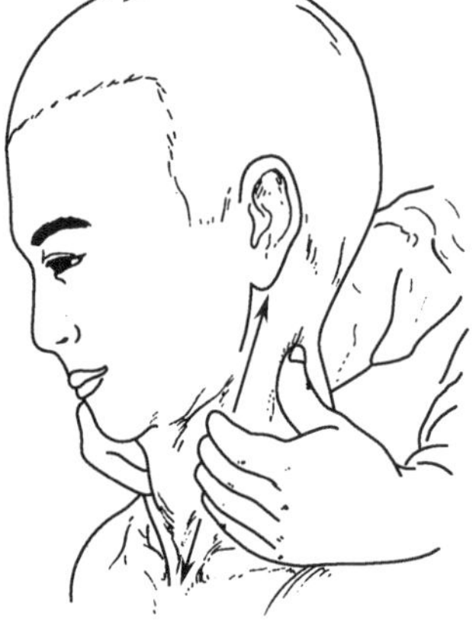
(3)

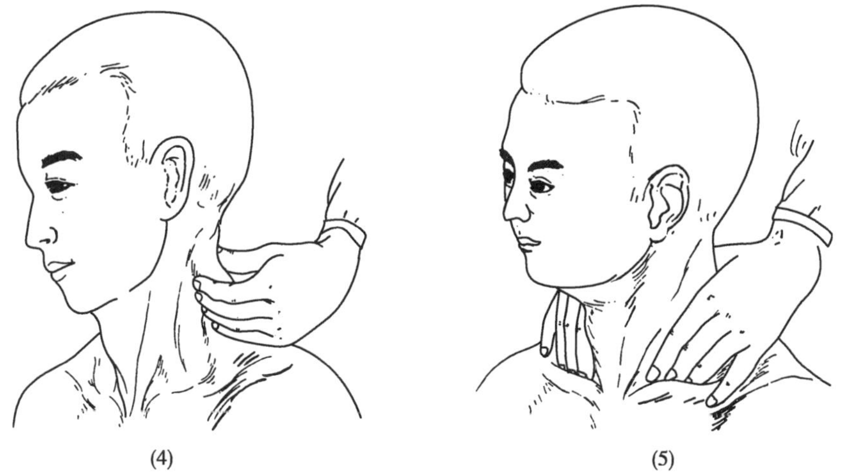

图 3-3-1　颈部扪诊法

（1）颏下及下颌下淋巴结扪诊法　（2）胸锁乳突肌前缘扪诊法　（3）沿胸锁乳突肌扪诊颈深淋巴结　（4）颈后三角扪诊法　（5）锁骨上淋巴结扪诊法

且两侧同时进行，以便对照（图 3-3-1）。检查顺序从颏下和下颌下淋巴结开始，向后至下颌角淋巴结，然后沿胸锁乳突肌前缘向下至胸骨处。最后检查颈后三角区内的颈外侧下深淋巴结（包括锁骨上淋巴结）和椎前淋巴结。检查内容：有否肿胀、异常包块、其大小、活动度、有无压痛等。鼻腔后段及鼻咽的淋巴回流至胸锁乳突肌附着处的颈外侧上深淋巴结（包括颈内静脉二腹肌淋巴结，即下颌角淋巴结）及椎前淋巴结。口咽及喉咽的淋巴回流至舌下淋巴结、颈外侧下深淋巴结、亦回流至下颌角淋巴结。喉部淋巴部分回流至环甲膜上的喉前淋巴结。而锁骨上淋巴结肿大，则在食管癌和胃癌时可出现。

在慢性病程中，儿童颈部淋巴结肿大，可能为咽或扁桃体结核或颈淋巴结核。而在成人，上呼吸道或上消化道恶性肿瘤可能性大。咽部急性炎症伴有颈部继发性肿胀时，提示颈部筋膜间隙感染。

颈部触诊与喉外触诊（见第 406 页）基本相同。

第四节　鼻咽检查法

1. 前鼻镜检查法（anterior rhinoscopy）　经鼻腔观察后鼻孔及鼻咽部。

一般来说，前鼻镜经鼻腔不易看清后鼻孔全貌及鼻咽部。在用血管收缩剂（如麻黄碱）使鼻甲充分收缩后或鼻腔特别宽大者（如萎缩性鼻炎时），有时能窥见后鼻孔甚至鼻咽部。

2. 后鼻镜检查法（posterior rhinoscopy）　即间接鼻咽镜检查法。目前在临床上仍为鼻咽部检查中最常用而有效的方法。检查方法已在鼻腔检查法中叙述（见第 65 页）。此检查法需被检者配合，故不适用于配合欠佳的儿童。

3. 直接鼻咽检查法　目前亦较少应用。用杨格鼻咽镜（Yankauer speculum）从口腔放入，越过软腭向上后方伸入鼻咽部（图 3-3-2），可直接观察鼻咽顶及后壁，向左右转动该镜，可看到两侧咽隐窝。因此法对咽部刺激性较大，故在检查前需用 1% 丁卡因表面麻醉咽部黏膜。本检查法为直视检查，故无镜像失真，常在其他鼻咽检查法失败时用之，并可经其处理鼻咽病变或取活检等。

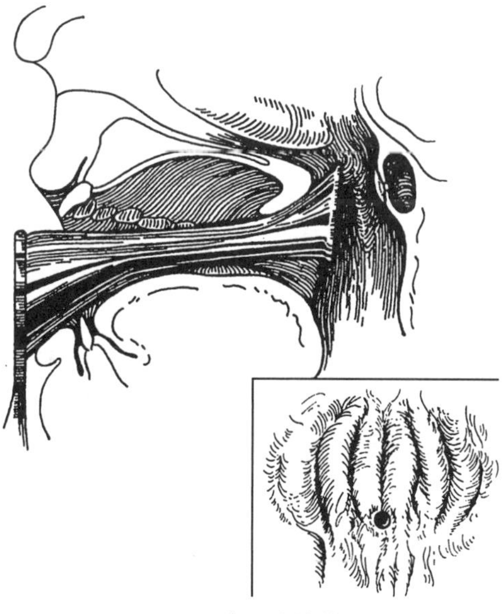

图 3-3-2　鼻咽内镜使用法

（右下小图示腺样体及咽隐窝）

4. 鼻咽镜（硬管）检查法（nasopharyngoscopy）或称电鼻咽镜检查法。由于鼻咽纤维镜的广泛应用，目前此法已较少采用。

此类鼻咽镜为硬管鼻咽镜，不能弯曲，镜本身具有照明光源，并具有放大作用（图 3-3-3）。

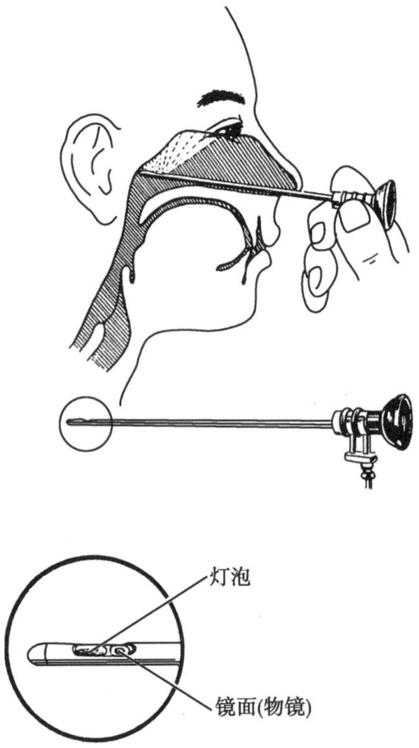

图 3-3-3 鼻腔电鼻咽镜及其检查法示意图

检查方法有两种：①经鼻腔电鼻咽镜检查：检查前鼻腔需行表面麻醉或不用麻醉（如操作熟练、轻柔），然后将涂以石蜡油的鼻咽镜经前鼻孔沿鼻腔底插入鼻咽部，并左右转动鼻咽镜，以使能窥见鼻咽全貌；②经口腔电鼻咽镜检查：在鼻腔有阻塞性病变（如鼻中隔严重偏曲或有占位性病变），而致鼻咽镜不能通过鼻腔时，可采用此法。先行口腔及口咽部表面麻醉，然后将鼻咽镜经口腔越过软腭至口咽部，即可向上窥见鼻咽部结构（图 3-3-4）。若检查时软腭阻挡视线，可用拉钩或导尿管牵拉软腭。

5. 纤维鼻咽镜及电子纤维鼻咽镜检查法　纤维鼻咽镜为近 20～30 年来发展起来的、用光导纤维制造的检查设备，为纤维内镜的一种。具有可弯曲，照明度强，较细（直径约 3～4mm）和影像清晰的特点，成像质量可达 1.5 万～3.5 万像素。多配备有吸引、活检及摄录像功能。且纤维鼻咽镜检查几乎可无创伤，患者痛苦少。

电子纤维鼻咽镜为新一代的纤维内镜，除具有上述纤维鼻咽镜的各项优点外，还因其位于前端的电荷耦合器件图像传感器（charge coupled device，简称 CCD），而可使光线转变为电信号，再通过模数转换器芯片转换成数字信号传输至图像处理器，可使图像更清晰（可达 40 万～50 万像素），且图像直接显示在监视器上。故目前电子纤维鼻咽镜检查法在临床上已被广泛应用。

检查方法：电子纤维鼻咽镜与纤维鼻咽镜检查方法

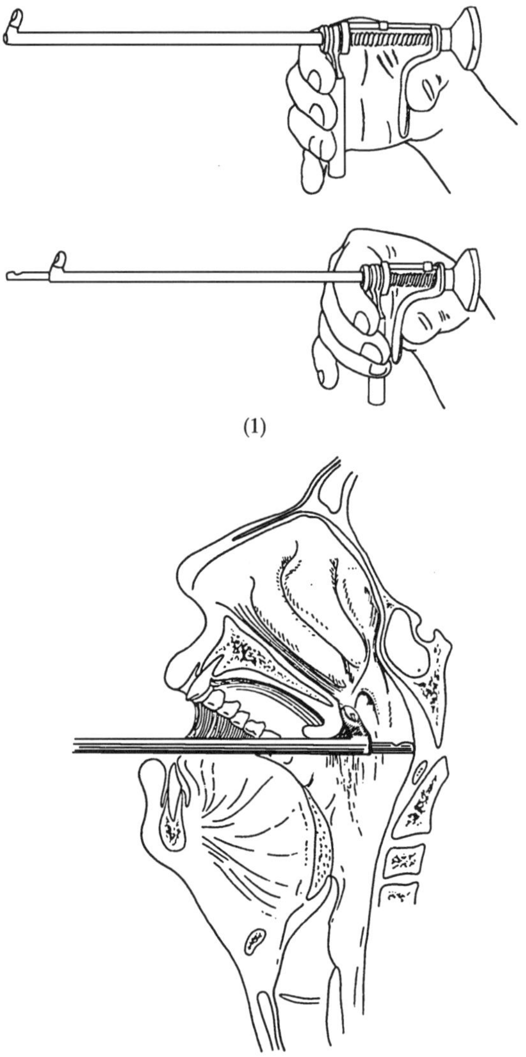

(1)

(2)

图 3-3-4 电鼻咽镜鼻咽检查法

（1）经口腔电鼻咽镜 （2）经口腔电鼻咽镜的检查法示意图

基本相同。检查前根据患者具体情况对鼻腔或口咽部施行表面麻醉或无需麻醉。体位平卧或坐位均可。纤维鼻咽镜可从鼻腔导入鼻咽部；亦可经口腔绕过软腭游离缘向上至鼻咽部。经口腔进路是因双侧鼻腔有阻塞性病变，纤维鼻咽镜不能通过两侧鼻腔时才采用。

鼻咽部检查应注意：咽隐窝、咽鼓管圆枕、鼻咽顶部等部位，观察有无新生物、溃疡、黏膜粗糙、炎症或出血等。且应注意两侧对比。咽隐窝是鼻咽癌好发部位，此处饱满常是鼻咽癌早期特征之一。

6. 鼻咽触诊法　临床上主要用于小儿。患者坐位，检查者在患者的右后方，左手食指固定患者颊部，右手食指经口腔伸入鼻咽部（图 3-3-5）。若患儿年龄较小，应由其助手抱好固定。有时为避免检查者手指被咬伤，可使用金属护指。鼻咽触诊可发现有否后鼻孔闭锁、腺样体大小、肿块的大小、部位及性质。也可用于咽隐窝内粘连的分离。此项检查较痛苦，故检查前应向患者说明，并可对口咽及鼻咽施行表面麻醉。操作时应轻柔、迅速，且不宜多人多次检查同一患者，以免对患者造成更大的痛苦。

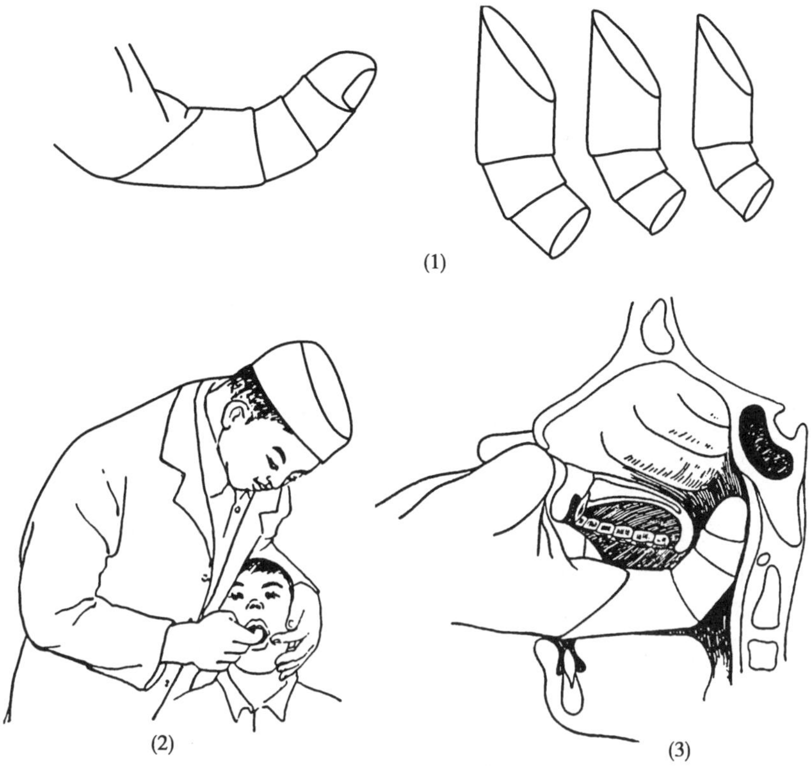

图 3-3-5　鼻咽触诊法

（1）金属护指　（2）体位　（3）手指在鼻咽部的位置

第五节　口咽检查法

患者坐位，嘱其处于自然放松状态，检查者可按顺序检查口腔及口咽部：用压舌板掀起唇颊，观察牙、牙龈、硬腭、舌及口底有无出血、溃疡及肿块，伸舌有无偏斜现象。然后用压舌板轻压患者舌前2/3处，使舌背低下，并嘱发“啊”声，以检查软腭运动。压舌板放置过深（如舌根部）可诱发恶心呕吐，而压舌板用力过大，可导致舌抵抗。

一、软　腭

观察软腭有无瘫痪。可嘱患者发“啊”声，一侧瘫痪者，健侧向上运动正常，患侧不能运动或下垂。两侧瘫痪时，软腭不能上抬。另外须观察软腭上有无充血、溃疡、缺损、膨隆及新生物等。

二、悬　雍　垂

观察有否水肿、过长。前者多为急性咽炎的表现；后者可见于慢性咽炎，悬雍垂可增粗过长，如蚯蚓状，因经常刺激舌根部，可引起咽刺激症状。有时可见到双歧悬雍垂或无悬雍垂，后者可为先天性的，亦可为手术损伤、结核、硬结病及梅毒所致。

三、腭 扁 桃 体

观察腭舌弓及腭咽弓有无充血。其间有无瘢痕和粘连，位于两腭弓之间的腭扁桃体是否肿大或萎缩，隐窝口处有无脓液或豆渣样物栓塞，其上有无溃疡、刺状角化物或新生物。临床上常将扁桃体按其大小分为三度。即一度肥大：扁桃体不超过腭舌弓和腭咽弓；二度肥大：超出腭咽弓；三度肥大：扁桃体超过中线或双侧扁桃体互相接触。

有时扁桃体很小，位于扁桃体窝内不易看清，可用压舌板压舌根部，使其作呕，此时扁桃体被挤出扁桃体窝，可看清全貌；另用压舌板直接压腭舌弓，亦能使扁桃体向中线突出，以便看清其大小。此法还可用于检查扁桃体隐窝内有无脓液。急性炎症之后不宜用上述挤压方法，以免引起再度发作。扁桃体体积较大时，其下端和三角襞可能接近喉咽部，不易看清，此时可用压舌板压同侧舌根部，并嘱其发“啊”声，即可看清。

四、咽 后 壁

注意咽后壁黏膜有无充血、淋巴滤泡、脓液、溃疡、肿胀及隆起等症状。

检查时，患者需坐正，若颈部偏向一侧时，对侧颈椎横突向前突出，在咽后壁可呈隆起状，有时可误认为咽后脓肿（多见于偏瘦的患者）。在某些患者发音时其悬雍垂上提，咽后壁正中可见有明显隆起的第1颈椎粗隆，需与咽部肿块区别。

正常咽后壁黏膜呈淡红色、较光滑、湿润，有时可见少许轻度扩张的静脉及散在的小淋巴滤泡。若可见多个较大淋巴滤泡，或较多淋巴滤泡融合成片状，则为慢性咽炎之体征。若一侧咽后壁肿胀、隆起，应考虑咽后脓肿或咽后间隙肿瘤的可能，必要时行触诊、穿刺或影像学等检查加以鉴别。若黏膜表面干燥、菲薄，多为干燥性咽炎的表现；而在其干燥的黏膜上又有较多干脓痂覆盖，则多为萎缩性鼻炎累及咽部所致。咽后壁黏膜上有较多脓液或黏液，多为鼻腔或鼻窦处流下所致。咽后壁的隆起、溃疡，如不伴有相应的炎症表现，应提高警惕，必须作进一步检查（如活检等），以明确诊断。

五、舌 扁 桃 体

在间接喉镜下，视有无充血、脓液、肿胀、溃疡及新生物。会厌谷中有无异物或肿块。

儿童口咽检查法：因儿童惧怕疼痛的心理特点，故对儿童患者应态度亲切，操作轻柔，并告知此种检查并无明显疼痛，以取得患儿的信任。有些患儿因此可顺利完成检查。检查内容同成人。但大多数儿童不能配合检查，需护士或家属协助固定患儿进行检查。因患儿哭闹，不能从容检查，以至可供检查者观察的时间较短，故可重点观察扁桃体大小、充血、有无脓栓、异物及咽后壁隆起等情况。使患儿张口的方法：①捏其鼻孔（双侧），乘其张口呼吸时，迅速将压舌板伸入，并压舌根部使其作呕时进行观察；②捏其鼻孔后患儿仍未张口（可从牙缝呼吸），可用食指将面颊用力压入一侧上、下磨牙之后，可使其张口。

口咽触诊：主要用于咽部肿块、扁桃体的硬度、咽异常感觉的部位的检查，而对茎突过长者有诊断意义。检查时，需戴上橡皮手套或指套。目前，此检查仍为临床上常用的方法。

第六节 喉咽检查法

可在间接喉镜下进行常规检查（见第407页）。但位于环状软骨后方的喉咽部分，仅在吞咽时张开片刻，故不易看清，可进行电子纤维喉镜、直接喉镜或食管镜检查（参考有关章节）。

第七节 咽部影像学检查法

（详见本书第九篇）

第八节 功能检查法

1. 呼吸功能　鼻咽呼吸是否通畅，在施行鼻腔呼吸功能检查时即可加以判断。因咽扁桃体肥大所致的长期呼吸障碍（张口呼吸），可导致上颌发育畸形，硬腭细长、狭窄而高拱，胸廓前下部内陷，类似“鸡胸”，言语含糊不清。口咽和喉咽部病变一般不易引起呼吸困难，但可引起打鼾。如因炎性肿胀或新生物阻塞而致呼吸困难时，其表现与喉阻塞相似（见第446页）。

2. 吞咽功能　可通过询问病史，咽部检查，喉镜检查和X线钡剂透视检查，以判断吞咽功能障碍的原因。咽肌麻痹时出现吞咽功能障碍，而软腭麻痹，可出现食物逆行入鼻腔，说话有开放性鼻音，检查时见软腭不能上抬或两侧不对称（单侧软腭麻痹时）。

3. 感觉功能　腭弓及咽反射功能，可用触刺法或指诊法检查。如感觉障碍累及喉部，则进食常呛入气管内，反射性喉痉挛也消失。须请神经科协助查找病因。

（师 洪 沈艮祥）

第四章

咽的先天性疾病及畸形

第一节 鼻咽囊肿

鼻咽囊肿为胚胎发育异常所致，较为罕见。根据胚胎组织来源不同可分为3种类型。

1. 垂体囊肿　位于鼻咽顶部中线，位置较高，在腺样体的上缘。是由垂体组织或鼻咽垂体遗留组织发生的囊肿，称为潴留囊肿，内含棕色胶状物，可有胆固醇结晶片状物。囊壁为纤维组织，被覆呼吸性上皮。囊肿张力过大时，可自行破裂。

2. 咽中线隐窝囊肿　在胚胎时期，颅颊囊与咽囊之间有一纵行正中沟为咽中线隐窝，两旁为淋巴组织，以后形成腺样体。在胚胎发育过程中，中线合拢时可在腺样体内形成囊肿，故又称腺样体内囊肿。

3. 咽囊囊肿　位于鼻咽顶部，接近腺样体下缘，且在咽颅底筋膜深部。为脊索顶端退化回缩时，咽部上皮向内凹陷，形成囊性盲隐窝，称为咽囊。咽囊外口如有堵塞，则可形成囊肿。如有感染可致咽囊炎。

【症状】

鼻咽部囊肿虽然来源不同，但因其部位均在鼻咽部，故其症状基本相同。主要为鼻腔后部脓涕流向咽部，头痛；有时鼻咽部有压迫胀满感及疼痛；鼻咽部脓性分泌物及脓痂可堵塞咽鼓管，引起耳闷、耳鸣及听力损失。头痛与蝶窦炎时相似。囊肿较大时可堵塞后鼻孔，发生鼻阻塞。囊肿可破裂，此时头痛等症状可迅速消失，故可表现为周期性变化。

【检查及诊断】

间接鼻咽镜或电子纤维鼻咽镜下可见鼻咽部有囊性肿块，穿刺或咬破囊肿可有液体流出。颈椎侧位X线拍片或CT扫描可显示鼻咽部软组织影及其范围，囊内注入造影剂可显示囊腔。囊壁病理检查可明确其组织来源。

垂体囊肿位于鼻咽部的最高处，在腺样体上缘，常伴有垂体组织。咽中线隐窝囊肿位于腺样体内，腺样体切除时，囊肿也被一并切除。咽囊囊肿位于腺样体后下缘，表面多光滑。其内容物多为清亮的浆液或黏稠的黏液。根据症状及鼻咽部检查所见，可以明确诊断。

【治疗】

咽中线隐窝囊肿施行腺样体切除术即可。咽囊囊肿可通过鼻腔、口腔径路行根治性切除手术，如经腭切口暴露鼻咽部，切开黏骨膜，分离囊壁，切除囊肿。目的为彻底切除囊壁组织，残端可用激光处理，以免复发。目前鼻内镜手术因具有术野清晰、可吸引、损伤小的特点，更适合此类囊肿手术治疗。

（师　洪）

第二节 腭　裂

腭裂（cleft palate）是颌面部最常见的一种先天性畸形，可单独发生，也可并发唇裂。我国出生缺陷监测中心的统计资料表明，在1988～1992年对全国30个省、市、自治区约500所医院进行监测的300多万名出生婴儿中，发生唇裂、腭裂的患儿有4349名，发生率为1.34‰。其中男性多于女性，男女之比约为2∶1。

【病因】

腭裂发病的真正原因尚未完全明确，多数学者认为是由于遗传和环境两种原因共同作用而造成的。

1. 遗传因素　腭裂畸形常与遗传有关，据阎承先（1983）报告因遗传因素引起者占12.37%。

2. 环境因素

（1）生物因素：妊娠早期，母体患某些病毒性传染性疾病，如风疹病毒、流感病毒等，可能导致腭裂发生。

（2）化学因素：在妊娠早期使用某些药物，可致腭裂发生。如肾上腺皮质激素（可的松、泼尼松）、抗癌药物（6-巯基嘌呤或环磷酰胺）、某些镇静药（安宁、利眠宁）、止吐药（氯苯甲嗪）等。

（3）营养因素：妊娠早期呕吐或偏食，致某些维生素或微量元素缺乏，也可致此种畸形发生。

（4）其他：如接触放射性物质、缺氧、孕妇患甲状腺功能减退或糖尿病也可产生腭裂胎儿。

【分类】

根据部位及程度，将腭裂分为四类：

Ⅰ类，软腭裂：无唇裂并发。

Ⅱ类，软硬腭裂：软、硬腭裂开，但未达牙槽突。常同时伴有单侧不完全唇裂。

Ⅲ类，单侧完全腭裂：腭部全部裂开，直达牙槽突，两侧牙槽突有时接触，但仍有黏膜分开。常伴有单侧完全唇裂。

Ⅳ类，双侧完全腭裂：裂隙在侧切牙部向两侧裂开，鼻中隔呈游离状位于中央。常伴有双侧完全唇裂。

临床上以Ⅲ类多见，Ⅳ类少见。此外还有一些少见情况，如悬雍垂裂、腭隐裂（软腭肌肉在中线部位中断，硬腭有骨缝，但表面黏膜未裂开）等。

【临床表现】

1. 语音、吞咽、呼吸功能障碍　因腭咽不能闭合，口鼻相通，出现明显的开放性鼻音；婴幼儿有吸吮困难，吞咽困难和鼻腔反流，继而发生营养障碍，并有发生吸入性肺炎的危险。

2. 耳部症状　腭肌缺损，咽鼓管开放能力差，常发生中耳病变。

3. 腭部裂开失去完整性。

4. 上颌发育不良，常伴有唇裂畸形，软腭裂隙造成咽腔扩大。

【治疗】

手术修复，多主张1～2岁时进行，以利于言语功能恢复，术后1～2个月进行言语训练。腭裂患者有扁桃体、腺样体病变时手术必须慎重。

第三节　舌甲状腺

胚胎发生过程中，甲状腺始基位置异常、甲状舌管下降过程发生障碍、甲状舌管内残留的甲状腺始基异常发育、甲状腺侧叶延迟下降且不与甲状腺中央部结合，可发生异位甲状腺。异位甲状腺90%发生在舌盲孔处，谓之舌甲状腺（lingual thyroid）。颈部和其他部位的发生率仅占10%，可发生于鼻咽部、食管内、舌内、喉前、喉咽、口咽后壁、下颌下腺、腮腺或在第1气管环与环状软骨之间的喉气管内，偶可见于脊髓及卵巢内，非常罕见于肾上腺、脾脏及双重异位甲状腺。在颈部正常位置有甲状腺组织而在其他部位伴有甲状腺组织者，称为副甲状腺（accessory thyroid）；全部甲状腺组织异位而在颈部正常位置上无甲状腺组织者，称为迷走甲状腺（aberrant thyroid）。舌甲状腺70%左右属迷走甲状腺型，以成熟女性多见，小儿少见。

【症状】

可长期无症状，或仅有咽异物感、刺激性咳嗽。一般在性发育成熟期、妊娠期、月经期甲状腺代偿性增大时出现以下症状：

1. 阻塞症状　吞咽不畅、咽下困难、言语含混不清或呈鼻音，呼吸不畅或呼吸困难，新生儿因此病可发生窒息。

2. 咽痛、出血有时为首发症状。

3. 甲状腺功能亢进或减退症状。

【检查】

1. 典型者，肿块位于舌盲孔与会厌之间的舌根中线处，与会厌无粘连，基底广，呈半圆形隆起，也可呈结节状，表面多光滑，常呈紫色或玫瑰色，质实有弹性，无压痛，压之不变色，与舌组织界限分明。少数在舌体之内及舌体之下。

2. ^{131}I甲状腺扫描及吸碘功能检查　既可鉴别舌根肿块是否为甲状腺，又能提示异位甲状腺的位置及大小、颈部有无甲状腺。

3. 穿刺抽吸细胞学检查　对于舌根部、舌骨上可疑的肿块，应考虑异位甲状腺的可能性，细针穿吸细胞学检查大多能确定诊断。

4. 彩色多普勒血流显像及高频超声检查　对异位甲状腺有一定的诊断意义，如果发现异位甲状腺常发生部位的肿物，需结合核素检查做出诊断。

5. ECT核素示踪显像检查　能特异显示甲状腺组织的位置、形态、大小和功能，提供甲状腺解剖和功能信息。诊断特异性为100%。

6. X线咽侧位拍片、CT、MRI检查　可显示肿物的大小、部位，对选择手术途径有参考价值。

【诊断】

根据症状、检查所见不难做出诊断，但应和舌根部血管瘤（色紫、可压缩，压之颜色变白）、舌根囊肿（有波动感、可抽出液体）、纤维瘤（质坚实）、腺瘤等相鉴别。因可引起感染、严重出血，故一般不主张活检。诊断时要准确评估：正常部位有无甲状腺；甲状腺功能状况。

【治疗】

1. 肿块小，患者无症状者可暂不治疗。但也有人认为此病有恶变倾向，主张一律进行手术治疗。

2. 保守治疗　适用于有咽部阻塞症状的迷走甲状腺及有甲状腺疾病样症状者。方法有局部注射硬化剂、放射性同位素[131]碘治疗和服用碘剂等。

3. 手术治疗　适用于有咽部阻塞症状、反复严重出血、溃疡、顽固性甲亢、恶变者。术前应行[131]I甲状腺扫描或ECT核素示踪显像检查，甲状腺功能试验，了解颈部或其他部位有无功能性甲状腺组织存在，以及身体的甲状腺功能状况，对证实颈部有正常甲状腺者，可行舌甲状腺全切除术；对颈部无甲状腺，经保守治疗效果不佳者，可行舌甲状腺大部分切除术、舌根异位甲状腺带蒂转位移植术、或同时采用转位移植加游离移植术，作好术后甲状腺替代治疗准备。若舌甲状腺癌变，则无论颈部有否正常甲状腺组织，也应行舌甲状腺全切除术。手术径路如下：

（1）经口腔径路舌甲状腺切除术：气管切开、全麻插管后，在舌的两侧贯通缝合各1针，将舌体牵引，暴露舌根，在舌甲状腺两侧边缘作弧形切口，钝性分离使舌甲状腺被膜与舌根肌肉分开，将舌甲状腺切除，消灭空腔，缝合切口。

（2）经颈径路舌甲状腺切除术：径路包括经舌骨、舌骨上、舌骨下咽正中切开术或咽侧切开术等。经颈径路术野清楚，但损伤较大，临床上多采取经口腔径路切除舌甲状腺。

随着CO_2激光、等离子刀的广泛应用，可在局部或全身麻醉下应用CO_2激光、等离子刀治疗舌甲状腺肥大。

第四节　先天性舌根囊肿

先天性舌根囊肿(congenital cyst of tongue)是一种少见病，为甲状舌管发育异常(囊肿样变)所致。囊肿位于舌盲孔处。囊肿较小时可无症状。囊肿长大时，可出现吞咽不畅、咽下困难、言语含混不清、呼吸困难等。在新生儿则可发生哺乳困难、吸气性喘鸣、发声不畅、间歇性呼吸困难甚至窒息。置之俯卧时，症状可稍缓解。检查时，见舌根正中线上有一半圆形隆起，表面黏膜光滑、质软、无压痛。穿刺抽吸可得确诊。囊肿位于舌根深部时，表面隆起不显著，会厌可被推压，产生极为严重的呼吸困难。此时，一般口咽检查不易发现囊肿(图3-4-1)。

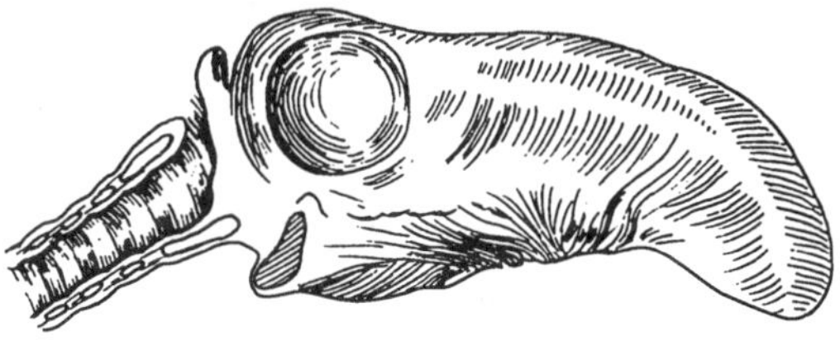

图3-4-1　深在的舌根囊肿

【治疗】

囊肿较大而有症状者可行囊肿摘除术，新生儿有呼吸困难者，可先行穿刺或切开排出囊液。必要时，术前行气管切开术。

（熊新高　王　璁）

第五章

咽的普通炎性疾病

第一节　急性鼻咽炎

急性鼻咽炎（acute nasopharyngitis）是鼻咽部黏膜、黏膜下和淋巴组织的急性炎症，好发于咽扁桃体。在婴幼儿较重，而成人与较大儿童的症状较轻，多表现为上呼吸道感染的前驱症状。

【病因】

致病菌主要为乙型溶血性链球菌、葡萄球菌，亦可见病毒与细菌混合感染病例。受凉、劳累等因素致使机体抵抗力下降是其诱因。

【临床表现及检查】

在婴幼儿，全身症状明显，且较重。常有高热、呕吐、腹痛、腹泻及脱水症状，有时可出现脑膜刺激症状。严重时可出现全身中毒症状。而局部症状为鼻塞及流鼻涕，且多在起病后数天出现。鼻塞严重时可出现张口呼吸及吸乳困难。鼻涕可为水样涕，亦可是黏脓性。成人及较大儿童，全身症状不明显，而以局部症状为主，如鼻塞及流水样涕或黏脓性涕。且常有鼻咽部干燥感或烧灼感症状，有时有头痛。

检查：颈部淋巴结可肿大并有压痛。口咽部检查：咽后壁可有黏脓自鼻咽部流下。鼻咽部检查：黏膜弥漫性充血、水肿，多以咽扁桃体处为甚，并有黏脓性分泌物附着。婴幼儿因检查难以配合，鼻咽部不易窥见。

【诊断】

成人和较大儿童，由于局部症状明显，检查配合，在间接鼻咽镜及纤维鼻咽镜下较易看清鼻咽部病变情况，故诊断不难。而在婴幼儿，多表现为较重的全身症状，早期易误诊为急性传染病及其他疾病，待局部症状明显时才考虑到此病。故婴幼儿出现鼻塞、流鼻涕且伴有发热等全身症状时，应考虑到本病的可能。颈部淋巴结肿大和压痛有助于诊断。

【并发症】

可引起上、下呼吸道的急性炎症、咽后壁脓肿及中耳炎症。在婴幼儿可并发肾脏疾病。

【治疗】

全身及局部治疗。根据药敏试验结果选用相应抗生素或选用广谱抗生素全身应用，对病情严重者，须采取静脉给药途径，足程足量，适当应用糖皮质激素，以及时控制病情，防止并发症的发生。另外支持疗法的应用：如婴幼儿须卧床休息，供给新鲜果汁和温热饮料、补充维生素以及退热剂的应用等。局部治疗多用0.5%～1%麻黄碱或0.05%羟甲唑啉及3%链霉素滴鼻剂或其他抗生素滴鼻剂滴鼻，以便使鼻部分泌物易于排出，使鼻塞症状改善，抗生素药液易流到鼻咽部，达到治疗目的。另外局部涂以10%弱蛋白银软膏亦可减轻症状。如本病反复发作，在已控制炎症的基础上可考虑行腺样体切除术。

【预后】

成人和较大儿童预后良好。婴幼儿患者可因其并发症或全身中毒症状过重而有生命危险。

第二节　慢性鼻咽炎

慢性鼻咽炎（chronic nasopharyngitis）是一种病程发展缓慢的慢性炎症，常与邻近器官或全身的疾病并存。

急性鼻咽炎反复发作或治疗不当,鼻腔及鼻窦炎症时分泌物刺激,鼻中隔偏曲,干燥及多粉尘的环境,内分泌功能紊乱,胃肠功能失调,饮食无节制等因素,均可能为其诱因。而腺样体残留或潴留脓肿、咽囊炎等可能使鼻咽部长期受到刺激而引起炎症。慢性鼻咽炎与很多原因不明的疾病和症状有密切关系:如头痛、眩晕、咽异物感、变应性鼻炎、风湿性心脏病及关节炎、长期低热、牙槽溢脓、口臭及嗅觉消失等。当慢性鼻咽炎治愈后,这些久治不愈的疾病或症状,有时也可获得痊愈或有明显改善。

【症状与检查】

鼻咽干燥感，鼻后部有黏稠分泌物，经常想将之咳出或吸涕，故可频繁咳痰或吸痰，还可有声嘶及头痛等，头痛多为枕部钝痛，为放射痛。检查可见鼻咽黏膜充血、增厚，且有稠厚黏液或有厚痂附着。咽侧索可红肿，特别在扁桃体已切除后的患者，是为代偿性增生肥厚。全身症状不明显。

【诊断】

因病程发展很慢，可长期存在而不被察觉，一般的检查方法难以确诊。而电子纤维鼻咽镜检查不难确诊。Horiguti（1966）建议用蘸有1%氯化锌液的棉签涂软腭的背面或鼻咽各壁（图3-5-1），慢性鼻咽炎患者在涂抹时或涂抹后局部有剧烈的疼痛，并有少量出血，或可提示较固定的放射性头痛的部位，也可确诊。如软腭背面的疼痛向前额部放射；鼻咽后壁的疼痛向枕部放射；鼻咽顶部的疼痛向顶部放射；下鼻道后外侧壁的疼痛向颞部放射（图3-5-2）。

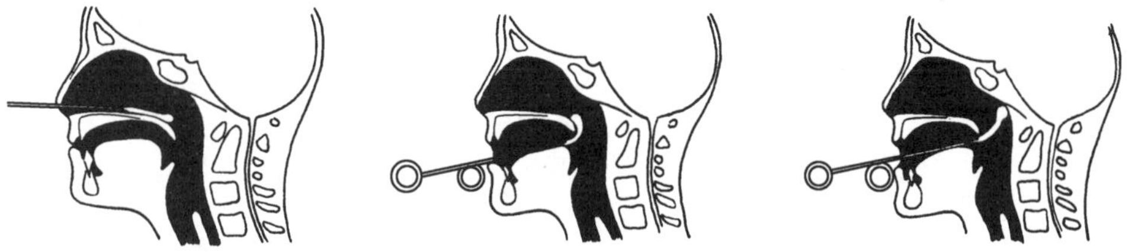

(1)　(2)　(3)

图3-5-1　鼻咽涂药法检查慢性鼻咽炎

(1) 经鼻腔涂药液于软腭背面　(2) 经口腔涂药液于软腭背面　(3) 涂药液于鼻咽顶及后壁

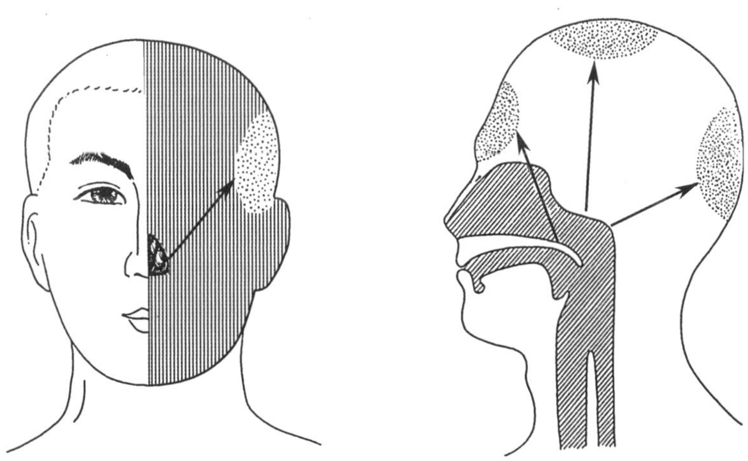

(1)　(2)

图3-5-2　鼻咽炎涂药检查的放射性头痛部位

【治疗】

找出致病原因，予以病因治疗。而加强锻炼，增加营养，多饮水，提高机体抵抗力更为重要。局部可用1%氯化锌液涂擦，每日1次，连续2～3周。应用5%～10%硝酸银涂抹鼻咽部，每周2～3次。还可使用3%链霉素滴鼻剂和油剂（如复方薄荷油滴鼻剂、清鱼肝油等）滴鼻，且可应用微波及超短波电疗等物理疗法，以改善其症状。

第三节　腺样体肥大

腺样体亦称咽扁桃体，位于鼻咽顶后壁中线处，为咽淋巴环内环的组成部分。在正常生理情况下，6～7岁发育至最大，青春期后逐渐萎缩，在成人则基本消失。若腺样体增生肥大，且引起相应症状者，称腺样体肥大（adenoid vegetation），为一病理现象。本病多见于儿童，且常合并有慢性扁桃体炎，与分泌性中耳炎密切相关。

【病因】

鼻咽部的炎症及其毗邻部位的炎症或腺样体自身的炎症反复刺激使腺样体发生病理性增生。常见的病因为急、慢性鼻咽炎的反复发作，儿童期的各种急性传染病等。鼻及鼻窦的炎症亦可循其黏膜累及腺样体；反之，腺样体肥大可使后鼻孔堵塞，又可加重鼻及鼻窦的炎症。此病好发于寒冷潮湿的地区，故寒冷潮湿可能为其诱因。5 岁以上的腺样体肥大患儿，常合并有慢性扁桃体炎，易引起分泌性中耳炎，而致听力下降。

【症状】

腺样体所在部位与耳、鼻、咽喉相通，故其症状呈多样化，但仍以呼吸道症状为主。

1. 儿童症状

（1）局部症状

1）耳部症状：腺样体肥大或咽鼓管口淋巴组织增生均可堵塞咽鼓管咽口，可引起该侧的分泌性中耳炎，出现传导性聋及耳鸣症状。有时可引起化脓性中耳炎。耳部症状有时可为腺样体肥大的首发症状。

2）鼻部症状：肥大的腺样体及黏脓性分泌物可堵塞后鼻孔，分泌物还可积聚于鼻腔内，且不易擤出，故常合并鼻炎及鼻窦炎而出现鼻塞、流鼻涕症状。可有张口呼吸、讲话闭塞性鼻音及睡眠时打鼾等症状。腺样体肥大是儿童阻塞性睡眠呼吸暂停低通气综合征（OSAHS）最常见的病因之一。

长期鼻塞和张口呼吸，可引起面骨发育障碍，如上颌骨变长、硬腭高拱、上切牙突出、牙列不整齐导致咬合不良、下颌下垂、唇厚、上唇上翘、下唇悬挂、且多伴有鼻中隔偏曲，加上精神萎靡，面部表情愚钝，即所谓“腺样体面容”（adenoid face）。

长期用力经鼻呼吸可致鼻翼萎陷，前鼻孔狭窄。

3）咽喉部及下呼吸道症状：分泌物向下流并刺激呼吸道黏膜，可出现阵咳，易并发支气管炎，可有低热。下颌角淋巴结可肿大。

（2）全身症状：主要为慢性中毒及反射性神经症状。鼻咽分泌物常被患儿咽入胃中，引起胃肠活动障碍，导致儿童厌食、呕吐、消化不良，继而营养不良。因呼吸不畅，肺扩张不足，可造成胸廓畸形（如鸡胸）。还可出现夜惊、多梦、遗尿、磨牙、反应迟钝、注意力不集中及性情烦躁等症状。有时感到头部钝痛。

2. 成人症状　成人患者极少。在成人，多表现为鼻咽干燥感、异物感。喜反复后吸时咳吐（分泌物附着于鼻咽，不易吸出或擤出），常为其主诉。全身症状不明显。

【检查与诊断】

因多见于儿童，又可影响儿童的生长发育，故掌握其诊断十分重要。

1. 视诊　有典型“腺样体面容”者，诊断较易。口咽部常见黏脓液从鼻咽部流下。常见腭扁桃体肥大。

2. 间接鼻咽镜和电子纤维鼻咽镜检查　可见鼻咽顶后壁分叶状淋巴组织，可有 5～6 条深纵槽。槽中有时可见脓液或碎屑。若腺样体较大，可将鼻咽部全部占满并阻塞后鼻孔。若小儿不能配合检查，可改用触诊。

3. 触诊　可触知鼻咽顶后壁处有软组织团块。触诊后不易出血，此可与鼻咽部肿瘤相鉴别（肿瘤易出血）。

4. X 线鼻咽侧位拍片及 CT、MRI 扫描　可判断腺样体的部位及大小。还有助于与鼻咽部肿瘤的鉴别诊断。

【治疗】

一经确诊，应尽早施行腺样体切除术，以使症状能得到改善，发育及营养状况尽快趋于正常。本病预后良好，但已出现“腺样体面容”和胸廓畸形者，则难以恢复到正常水平。

腺样体切除术

腺样体（咽扁桃体）切除术（adenoidectomy）常在腭扁桃体切除术时同时施行，亦可以保留腭扁桃体（无明确手术适应证时），单独切除腺样体。

腺样体切除术一般在患儿 4～10 岁之间施行为宜。若腺样体肥大的患儿症状较重，如婴儿不能吮乳，或听力差而妨碍其学习语言者，可考虑提早手术。由于分泌性中耳炎多与腺样体肥大有关，目前在临床上对 8 岁以下的患儿，腺样体切除术已逐渐成为治疗分泌性中耳炎的常规手术。

【适应证】

1. 腺样体肥大引起张口呼吸、打鼾或有闭塞性鼻音者。

2. 腺样体肥大堵塞咽鼓管咽口，引起分泌性中耳炎出现听力下降者；或导致化脓性中耳炎反复发作，久治不愈者。

3. 已形成“腺样体面容”，并有消瘦、发育障碍者。

4. 腺样体肥大伴鼻腔、鼻窦炎症反复发作，或上呼吸道感染频发者。

【禁忌证】

与腭扁桃体切除术基本相同。有腭裂畸形者，因术后可能出现开放性鼻音，故也在禁忌证之列。

【术前检查】

同腭扁桃体切除术。

【麻醉】

常用1%丁卡因口咽鼻咽黏膜表面麻醉；幼儿可不用麻醉；全麻较少采用。

【体位】

一般为仰卧位，头稍后仰。手术者站在患者的头部右侧。

【手术方法】

术前可以鼻咽触诊法或电子纤维鼻咽镜检查法探查腺样体的大小与范围，并探查其周围有无异常血管搏动，以做到心中有数。手术方法有下列4种：

1. 腺样体切除器切除法　腺样体切除器（adenotome）为一长柄器械，前端连一小匣，匣内有连接手柄的刀片，可随手柄自由开合（图3-5-3）。有大、中、小号之分，以适合不同年龄的患儿。具体操作如下：在额镜或手术灯照明下，手术者左手用压舌板压舌前2/3，暴露口咽（若患儿不配合，可使用开口器），右手持切除器（小匣处于关闭状态）经软腭后方沿中线伸入鼻咽顶后壁，并压紧，用拇指向后拉手柄，使小匣打开，腺样体即嵌入小匣内，此时可有明显落空感。再将手柄前推，使刀片沿鼻咽顶后壁将腺样体切下。取出切除器，打开小匣，可见切除之腺样体（图3-5-4）。如有残余，

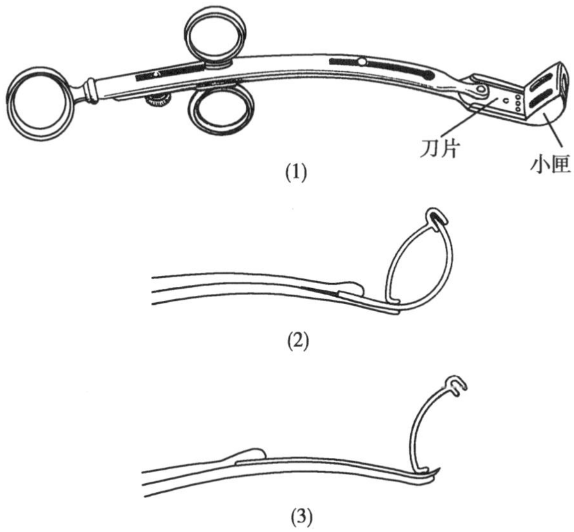

图3-5-3

(1) 腺样体切除器　(2) 切除器前端纵剖示意：刀片推上，小匣关闭　(3) 切除器前端纵剖示意：刀片抽开，小匣开放

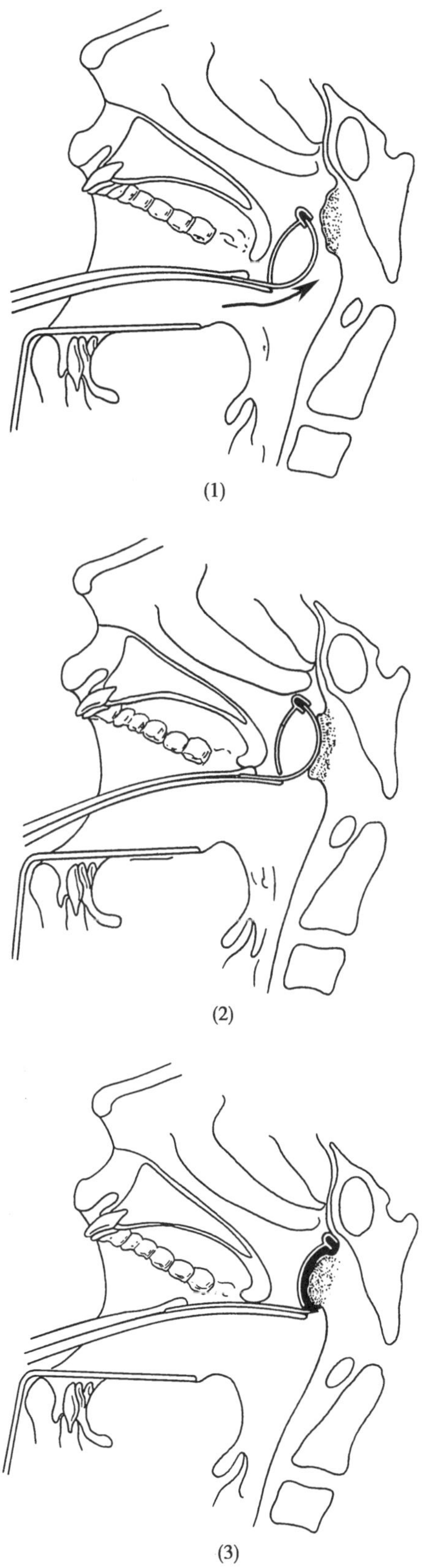

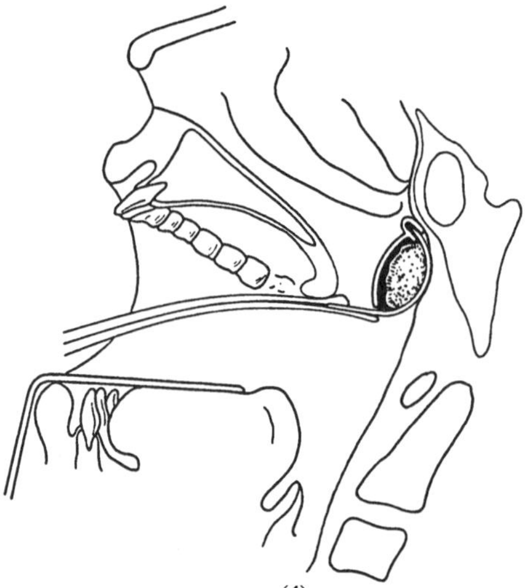

(4)

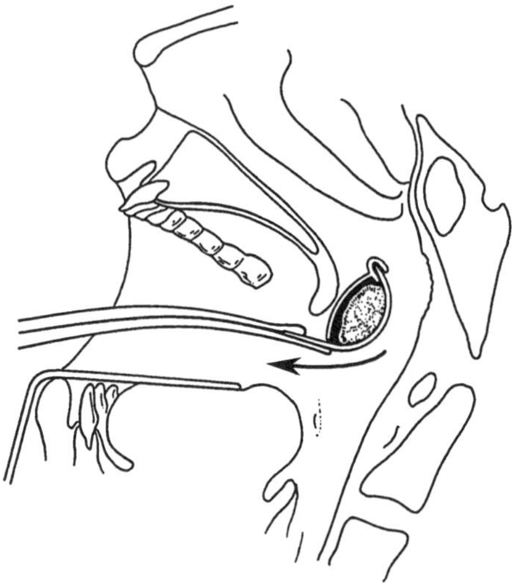

(5)

图 3-5-4 腺样体切除器切除法

(1) 腺样体切除器经口腔向鼻咽部送入 (2) 刀匣紧贴鼻咽后上壁 (3) 抽开刀片，腺样体进入匣内 (4) 切下的腺样体关于匣中 (5) 退出腺样体切除器，则切下的腺样体一并携出

可重复上述操作，直至腺样体切除彻底为止。立即用0.5%～1%麻黄碱滴鼻剂滴鼻以止血。如出血较多，可用弯血管钳挟持纱布球压迫鼻咽部止血。操作时，助手始终要保持患儿头位居正中，以免损伤鼻咽侧壁结构。

本方法具有出血少、安全、易学、切除的腺样体不会掉入气管引起窒息等优点。缺点是有时易使腺样体残留（肥大的腺样体范围大于切除器小匣的宽度时），可导致术后复发。

2. 腺样体刮匙刮除法 腺样体刮匙（adenoid curet）分匙环与匙柄两部分。匙环的大小可分为1、2、3号（图3-5-5）。手术者右手持匙柄，呈持笔状，头位、照明、压舌方法同上法。待匙环紧贴鼻咽顶后壁，匙柄向下与下切牙接触时，用腕部力量将匙环向下刮取，匙柄同时向上抬至上切牙处（图3-5-6），其运动方向正好相反。若腺样体较大，可先用大号刮匙刮除中间部分的腺样体组织，后用小号刮匙刮除两侧的腺样体残余组织。本方法应注意将刮下的腺样体组织取出，或嘱患儿及时吐出口中之物，以免腺样体组织及血液吸入气管，引起窒息。止血方法同上法。

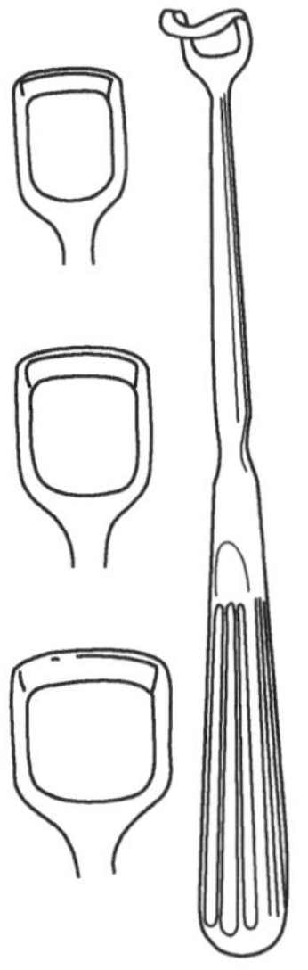

图 3-5-5 腺样体刮匙

此方法刮除腺样体较彻底，适用于较大的腺样体。但易造成咽后壁及侧壁的损伤，出血较用腺样体切除器时为多，并有引起窒息的危险。

3. 全麻间接鼻咽镜下腺样体刮除法 患儿平卧位，用两根橡胶导尿管从双侧前鼻孔分别插入，沿鼻腔底、鼻咽而达口腔，并从口中拉出，首尾两端挽成一结，使软腭与咽后壁距离扩大，在间接鼻咽镜下（可用镜面较大的间接喉镜或直视下）看清腺样体，根据其大小，选用不同型号的腺样体刮匙刮除腺样体。如有出血，可用电凝法或微波、射频等方法止血。

本方法操作简单，视野清楚、直观，手术时间短，刮除腺样体彻底，不易复发，损伤小，止血可靠。目前在临床上较多被采用。

4. 全麻鼻内镜下腺样体切除法 患儿平卧位，应用鼻内镜经口腔或鼻腔直视鼻咽部之腺样体。可用下列两种方法切除：①用鼻内镜配备的旋转切割器直视下逐步切除腺样体。如有出血，可用电凝、微波、射频等方法止血。此方法具有视野暴露好、直观、切除彻底、止血可靠、复发少等优点，在临床上已逐渐被较多地采用。但亦有手术时间较长，经鼻腔途径时可造成术后粘连等缺点；②应用低温等离子射频技术（等离子刀）行腺样

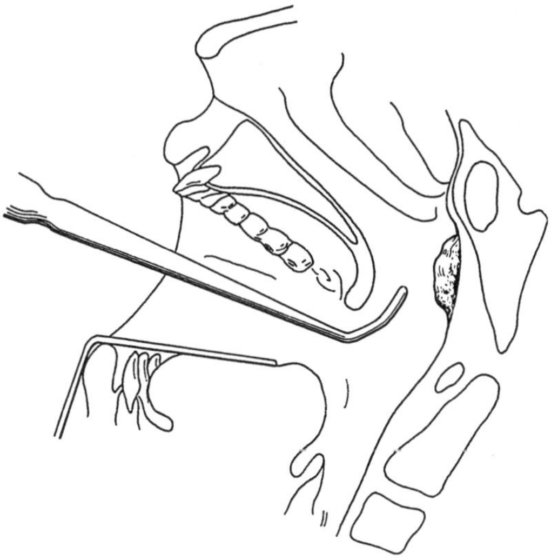

(1)

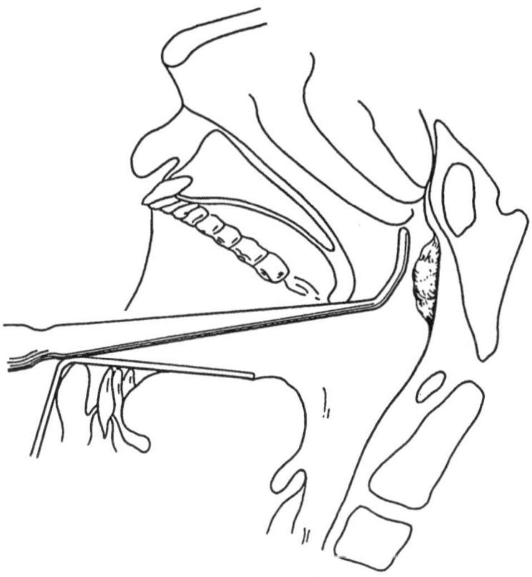

(2)

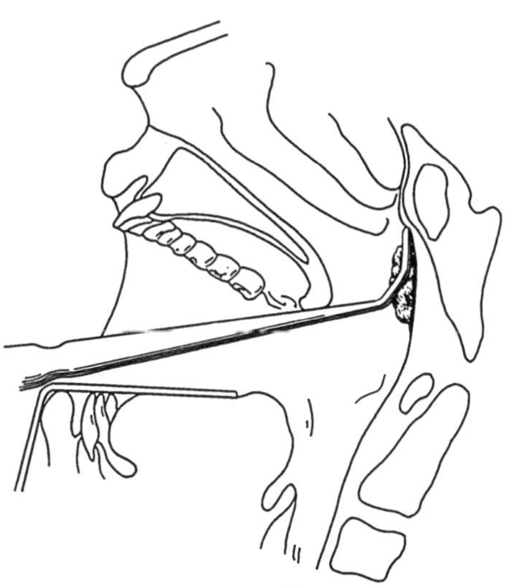

(3)

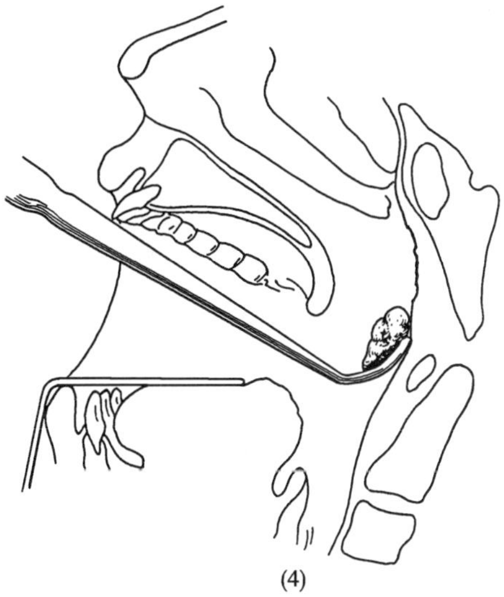

(4)

图 3-5-6　腺样体刮匙刮除法

（1）将腺样体刮匙送入咽腔　（2）将刮匙柄向下移动，刮匙环向上送入鼻咽　（3）匙环顶住鼻咽顶部，腺样体即被套入匙环　（4）将匙柄向上移动，匙环紧贴鼻咽后壁下滑，腺样体即被刮除

体消融术。具有安全、不出血或出血少、易操作、疗效好等优点。在临床上亦逐渐被采用。

【并发症】

1. 出血　有原发性和继发性两类。原发性出血较少见，多因手术时腺样体残留或鼻咽部血管受损所致。滴用1%麻黄碱或0.05%羟甲唑啉滴鼻剂（鼻腔滴药）后多可止血。继发性出血多因感染所致，除采用一般止血方法外，还需抗生素治疗。若出血较严重，可行鼻咽部填塞止血（见鼻出血一章）。

2. 咽鼓管咽口损伤　多为操作时切除器或刮匙偏离正中线所致。可引起咽鼓管咽口瘢痕狭窄或闭锁，引起功能障碍，继而出现听力下降、鼓室积液等分泌性中耳炎的症状。

3. 咽壁损伤及软腭轻瘫　多因刮匙使用不当，动作粗暴所致。损伤部位多在鼻咽及口咽后壁黏膜，为撕裂伤。可遗留较大瘢痕，引起鼻咽口咽干燥不适感。而软腭轻瘫极少见，多因咽肌、腭肌受损伤所致。

4. 窒息　为严重并发症，处理不及时可引起死亡。使用刮匙时，切除的腺样体可坠入喉入口或气管内，引起窒息。此时，可立即将患儿头部向下倒立，使其咳嗽吐出。若不成功，则施行直接喉镜或支气管镜检查以探取异物。

5. 颅内并发症　在行腺样体切除术时，感染可从鼻咽部未完全退化的颅颊囊向颅内扩散，引起颅内感染，如脑膜炎等。

【术后处理】

卧床休息。用0.5% ~1%麻黄碱或0.05%羟甲唑啉滴鼻剂滴鼻，每日3~4次，持续2~3天。全身应用抗生素3~5天，以预防感染。

第四节 咽囊炎、舌扁桃体肥大、悬雍垂过长

一、咽 囊 炎

咽囊炎（pharyngeal bursitis），亦称桑沃地（Thornwaldt）病，鼻咽脓肿及鼻咽中部瘘管。常表现为鼻后部流脓及枕部钝痛。多见于儿童，成年人非常少见。咽囊炎为咽囊的感染，多为腺样体中央隐窝阻塞性炎症所致。

【病理与病因】

咽囊为胚胎期脊索顶端退化回缩时，咽上皮向内凹陷形成的囊性隐窝。位于鼻咽顶后壁，囊口开口于腺样体中央隐窝下端，囊的大小不一，囊壁为黏膜覆盖。囊的顶端附着于枕骨底部的骨膜上。囊的开口被阻塞时，囊内杯状细胞的分泌物不能排出而形成囊肿；继发感染则成为脓肿；脓肿进一步发展可破裂，则形成化脓性瘘管，前述的众多命名与此有关。咽囊炎多发生于腺样体切除术后，可能与手术后瘢痕封闭隐窝口有关。

【症状】

主要症状为鼻后部流脓及枕部持续性疼痛。囊腔开放时患者常感鼻咽部有黏脓向下流至口咽部，有臭味，以清晨为多。有时后吸时，可有痂皮及豆渣样物从口咳出。常伴有恶心、咳嗽，易感冒等症状。囊腔闭锁时枕部可出现放射性疼痛，多为持续性钝痛，与蝶窦炎头痛相似，常伴有颈后肌肉发僵，酸痛症状，且头转动时加重。亦可有耳鸣和耳内闷胀感。少数患者可伴有发热。

【检查及诊断】

对经常鼻后部流脓且伴枕部持续性钝痛的患者（特别是有腺样体切除术史），在排除了鼻腔及鼻窦炎症和鼻咽部肿瘤后，应考虑有咽囊炎的可能。

在间接鼻咽镜下（或电子纤维鼻咽镜）检查鼻咽部，见鼻咽顶部中央圆形隆起肿胀，或呈息肉样变，黏膜充血。在中线处上可见囊口（图3-5-7），常有干痂附着，清除后挤压囊口上方有时见脓液流出，用探针很易探入囊内，并可有豆渣样物或干酪样物。

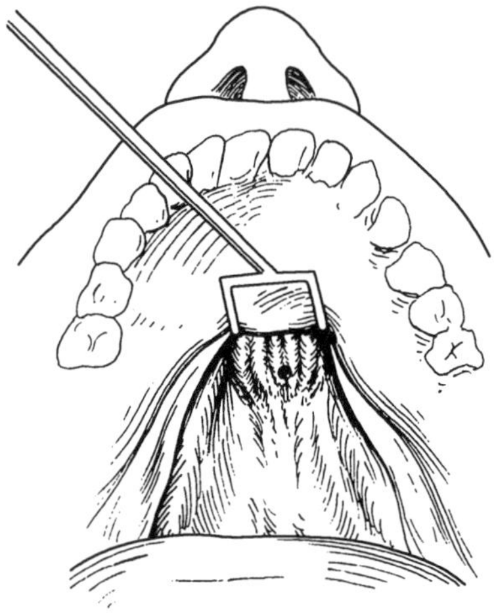

图3-5-7 用软腭拉钩检查咽囊

【治疗】

彻底切除或破坏咽囊内壁黏膜，以防复发，是其治疗原则。方法：鼻咽部及口咽部用1%丁卡因表面麻醉，用鼻咽镜充分暴露咽囊，并用咬钳咬去囊口周围组织。可选择下列方法破坏囊壁：①25% ~50%硝酸银或25%三氯醋酸烧灼法。每周1次，共3次；②用小刮匙刮除囊壁；③激光术破坏囊壁组织；④可采用鼻内镜下切除咽囊壁黏膜。术前还须鼻腔表面麻醉（鼻腔进路）。此法具有视野清晰，亮度高，可吸引，且损伤小，术后效果良好等特点；⑤若咽囊较大，还可切开软腭，在直视下彻底切除囊壁黏膜，但其损伤较大，目前已较少采用。

若有腺样体肥大，则应该切除腺样体，以利引流。

二、舌扁桃体肥大

舌扁桃体肥大（hypertrophy of lingual tonsil），又称慢性舌扁桃体炎（chronic lingual tonsillitis）。多见于20~40岁的青壮年，儿童少见。

【病因】

常为舌扁桃体炎及腭扁桃体慢性炎症反复发作的结果。临床上可见腭扁桃体切除后，更易出现舌扁桃体肥大的现象，此被认为是舌扁桃体代偿性增生所致。舌扁桃体肥大还与过度烟酒、好用刺激性食物及发声过度有关。

【症状】

主要为局部刺激症状，如咽异物感、阻塞感，且

舌扁桃体较大时，症状明显。为缓解其症状，患者常做吞咽动作。还可有刺激性干咳、声嘶症状。且说话多时，上述症状可加重。若舌扁桃体肥大感染急性发作，可出现吞咽困难或并发舌根脓肿。舌扁桃体肥大有时可无任何症状，仅在检查口腔时发现舌扁桃体肥大。

【检查】

可直接用压舌板压迫舌部，或在间接喉镜下检查，见舌根部有较多颗粒状淋巴组织隆起，分布于舌根及两侧，可一侧较大或两侧对称。肥大较重时，可占满会厌谷，并向两侧延伸，甚至可与腭扁桃体下极相连。

【鉴别诊断】

舌扁桃体肥大诊断较易，但应与舌根部良性及恶性肿瘤相鉴别。良性肿瘤如舌根部腺瘤、涎腺混合瘤及舌甲状腺等；恶性肿瘤有淋巴肉瘤或淋巴上皮癌。

【治疗】

1. 病因治疗　积极治疗腭扁桃体炎及慢性咽炎等呼吸道疾病。禁烟酒、少吃或不吃刺激性食物。

2. 药物治疗　在舌扁桃体局部涂抹5%～10%硝酸银或1%碘甘油，或用复方硼砂（Dobell）溶液含漱，口服抗生素等，均可缓解其症状。

3. 手术治疗　舌扁桃体肥大较重并引起明显症状者，可施行舌扁桃体切除术。术前用1%丁卡因口咽及舌根部表面麻醉，可用舌扁桃体切除刀（图3-5-8）、圈套器或长弯剪刀切除肥大的舌扁桃体。近来可采用低温等离子射频技术行舌扁桃体消融术，具有安全、痛苦小、出血少、疗效好等特点，值得推广。亦可用电凝固术、激光、微波及冷冻方法进行治疗（图3-5-9）。

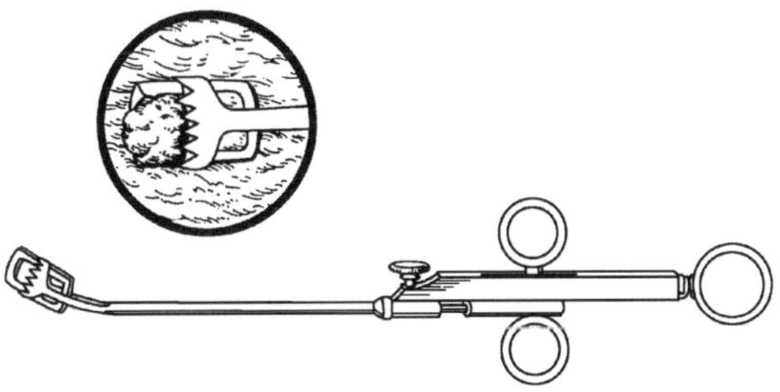

图3-5-8　于间接喉镜下用舌扁桃体切除刀切除舌扁桃体

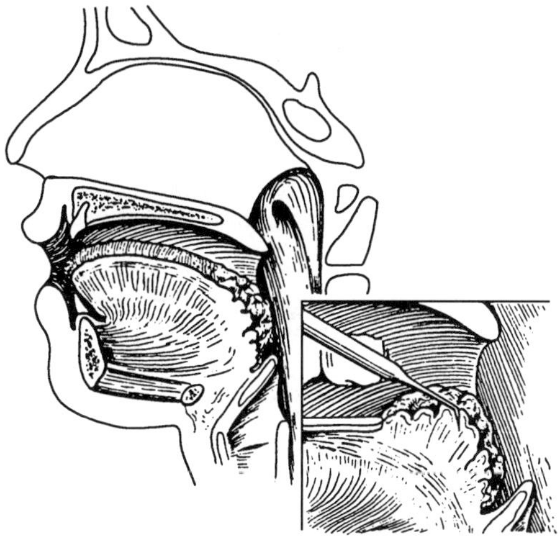

图3-5-9　舌扁桃体电凝固术
（右下图示电极刺入舌扁桃体内）

三、悬雍垂过长

正常的悬雍垂与舌根部不接触，由于各种原因使悬雍垂变长，与舌根部接触，称为悬雍垂过长（elongated uvula）。

【病因】

多系口咽及扁桃体的慢性炎症长期刺激所致；而鼻咽及鼻窦的慢性炎症，因其炎性分泌物由后鼻孔流下，刺激悬雍垂，亦可引起悬雍垂过长。上述原因可使悬雍垂发生慢性炎症，悬雍垂肌发生变性，黏膜可水肿并向下垂，致使悬雍垂变长或有增粗，长期刺激可使其纤维化。另外，可见先天发育异常者，但极少见。

【症状】

多为咽部不适感或异物感，并常有恶心、呕吐，特别是在检查咽部及进食时明显。张大口腔并做深呼吸时（此时软腭上抬，咽峡扩大）异物感可消失，闭口后又出现。患者还常有阵发性咳嗽和声音改变，咳嗽于平卧时较易发生，多为悬雍垂刺激咽后壁所致。少数患者可无任何症状。

【检查】

悬雍垂较松弛，细长，有时亦较粗，其末端肥大呈球形，与舌根部接触，较长时，软腭上举时也不离开舌根。咽部常有慢性炎症。

【治疗】

禁烟酒及刺激性食物，在治疗咽部及鼻部慢性炎症的基础上，对于症状显著者可施行悬雍垂部分切除。但不可切除过多，以免术后瘢痕收缩，使其过短，又可影响软腭功能。手术方法：悬雍垂根部黏膜下浸润麻醉，用组织钳挟持悬雍垂下端并向前下牵引，在相当于切口处（横行切口）用血管钳钳夹出一印痕，沿此印痕剪去过长部分。切口斜面向后，以免术后进食时刺激创面引起疼痛。如需切除悬雍垂肌，则先切除多余的黏膜，然后钳住肌肉的顶端，向上分离黏膜，肌肉部分切除后。将黏膜切缘盖住肌肉残端缝合。

第五节 急性咽炎

急性咽炎可分为急性单纯性咽炎、急性坏死性咽炎和急性水肿性咽炎3种。以单纯性咽炎最常见，后两种均少见，但均凶险。

一、急性单纯性咽炎

急性单纯性咽炎（acute simple pharyngitis），为咽黏膜、黏膜下组织的急性炎症，常累及咽部淋巴组织。可单独发生，亦可继发于急性鼻炎、急性扁桃体炎等，常为上呼吸道急性感染的一部分。多见于冬、春季。

【病因】

可有下列原因：①病毒感染：以柯萨奇病毒（Coxsackie virus）、腺病毒多见，鼻病毒及流感病毒次之。病毒可通过飞沫和密切接触而传染；②细菌感染：以链球菌、葡萄球菌及肺炎链球菌多见，且以A组乙型链球菌引起感染者症状较重；③物理及化学因素亦可引起本病，如高温、刺激性气体等。上述原因中，以病毒感染和细菌感染较多见。在幼儿，急性单纯性咽炎常为急性传染病的前驱症状或伴发症状，如麻疹、猩红热、流感、风疹等。在成人及较大儿童，则常继发于急性鼻炎、急性扁桃体炎之后。受凉、疲劳、烟酒过度及全身抵抗力下降，均为本病的诱因。

【病理】

咽黏膜充血，血管扩张及浆液渗出，使黏膜上皮及黏膜下水肿、肿胀，并可有白细胞浸润。黏液腺分泌亢进，黏膜表层上皮脱落及白细胞渗出表面。黏膜下的淋巴组织受累，使淋巴滤泡肿大，严重时可突出咽壁表面。如病情进一步发展，则可化脓，有黄白色点状渗出物。常伴有颈淋巴结肿大。

【症状】

一般起病较急，初觉咽部干燥、灼热、粗糙感、咳嗽，继有咽痛，多为灼痛，且空咽时咽痛较剧。咽侧索受累时，疼痛可放射至耳部。上述局部症状多见于成年人，而全身症状较轻或无。而幼儿及成人重症患者，除上述局部症状外，还可伴有较重的全身症状，如寒战、高热、头痛、全身不适、食欲不振、口渴及便秘等，甚至有恶心、呕吐等。其症状的轻重与年龄、抵抗力及病毒、细菌毒力有关。全身症状较轻，且无并发症者，一般1周内可愈。

【检查】

口咽部黏膜呈急性弥漫性充血、肿胀。咽后壁淋巴滤泡隆起、充血。咽侧索受累时，可见口咽外侧壁有纵行条索状隆起，亦呈充血状。感染较重时，悬雍垂及软腭亦水肿。咽后壁淋巴滤泡中央可出现黄白色点状渗出物。下颌角淋巴结可肿大，且有压痛。鼻咽及喉咽部也可呈急性充血。

【诊断】

根据病史、症状及局部检查所见，诊断不难。但应注意是否为急性传染病（如麻疹、猩红热，流感等）的前驱症状或伴发症状，在儿童尤为重要。还可行咽拭子培养和相关抗体测定，以明确病因。应与急性坏死性咽炎相鉴别，以免漏诊其原发病，如血液病等。

【并发症】

可引起中耳炎、鼻窦炎及上下呼吸道的急性炎症。若致病菌或其毒素侵入血液循环，则可引起全身并发症，如急性肾炎、风湿热及败血症等。

【治疗】

全身症状较轻或无时，可采取局部治疗：复方硼砂溶液（Dobell solution）含漱；应用抗病毒药，如病毒唑、阿昔洛韦等；口服喉片，如西瓜霜喉片、碘喉片及溶菌酶含片等，金嗓开音丸及泰乐奇含片均可采用；中成药如六神丸、喉痛解毒丸等。另外，还可用1%～3%碘甘油、2%硝酸银涂抹咽后壁肿胀的淋巴滤泡，有消炎作用。另可采用抗生素加激素雾化吸入治疗，亦有较好的消炎止痛作用。若全身症状较重，如有高热，则应卧床休息，多饮水及进食流质饮食，在局部治疗的基础上加用抗生素治疗，抗病毒药可从静脉途径给药，如阿昔洛韦（无环鸟苷）注射液和板蓝根注射液等。

二、急性坏死性咽炎

急性坏死性咽炎（acute necrotic pharyngitis），是一种咽组织的坏死性急性炎症，发展迅速，病情险恶，死亡率较高。自抗生素应用以来，发病率明显下降，目前已极少见，预后也大为改观。

【病因】

坏死性咽炎可分为症状性和原发性两类。症状性坏死性咽炎往往发生于全身严重疾病时或之后，如白血病、再生障碍性贫血、猩红热、麻疹、伤寒、流感、疟疾、糖尿病、维生素C缺乏症、恶病质、重金属（如汞、铋）药物中毒等。此与上述全身疾病所致抵抗力下降，咽部易受感染有关。故症状性坏死性咽炎的预后，取决于其原发病的严重程度及转归。而原发性坏死性咽炎原因不明，其中一部分可能由于营养不良引起。两类坏死性咽炎症状基本相同，故予合并讨论。致病菌多为混合感染，且以杆菌及厌氧菌为主，如大肠杆菌、绿脓杆菌及梭状杆菌等。

【症状与体征】

1. 全身症状　起病急，多有寒战、高热。体质极差者，可仅有低热或不发热，为反应性极差的表现。全身情况可迅速恶化，可早期出现中毒症状或循环衰竭。之后可出现肺炎及败血症症状。

2. 局部症状及体征　以坏死病变为主。初起于腭扁桃体及其邻近组织，渐渐可向口腔、软腭、口咽、鼻咽、喉咽或咽旁间隙侵犯。坏死常累及黏膜及黏膜下层，可深达肌层。坏死组织为暗黑色或棕褐色，上覆假膜，易出血。扁桃体常高度肿大，舌亦常被累及。颈淋巴结肿大并有压痛。患者咽痛剧烈，吞咽困难，口臭，可发生张口困难。

3. 若病情未得到控制，软腭可坏死穿孔；喉部受侵犯时可出现急性喉炎、声嘶及呼吸困难；若侵蚀较大血管可发生致死性大出血。还可致颈部蜂窝织炎，咽旁隙脓肿，中毒性心肌炎等，后者可引起生命危险，应提高警惕。若致病菌或毒素侵入血循环，可致脓毒血症。

【诊断】

根据起病急、全身情况恶化迅速及咽部典型坏死性表现，即可诊断。对症状性坏死性咽炎找出其原发病甚为重要。以便对原发病能进行治疗。对其预后有重要意义。此病需与发生于咽部的NK/T细胞淋巴瘤（以往称为恶性肉芽肿）相鉴别；后者发病缓慢，咽痛不明显，全身情况较好（早期），坏死部位多在正中线附近，均可资鉴别。

【治疗】

1. 以治疗原发病为主（症状性坏死性咽炎）。

2. 及时使用大剂量抗生素。必要时可联合用药。有条件时做咽培养加药敏试验，以指导用药。再生障碍性贫血患者不能使用氯霉素等。

3. 咽部宜用碱性溶液或1∶2000高锰酸钾冲洗。咽部坏死组织不宜清除或搔刮，以免引起大出血。局部禁用烧灼药物，如硝酸银等。

三、急性水肿性咽炎

急性水肿性咽炎（acute edematous pharyngitis），临床上较少见，通常是指发生于咽部的血管神经性水肿。实为变态反应，为一非炎性疾病。血管神经性水肿好发于面部、唇及喉部，而发生于喉部者，发展迅速，可速发喉阻塞而引起窒息。在临床上，急性水肿性咽炎常伴发或继发于喉血管神经性水肿；亦可单独发生，但较少见，且易向喉部发展，而引起窒息。故亦应提高警惕。

急性水肿性咽炎病变主要累及软腭、扁桃体区及喉入口处。咽部黏膜水肿发生迅速，呈灰白色，半透明隆起，无炎症表现。发病初期，患者觉咽部有异物感，然后迅速发生吞咽困难、呼吸困难，严重时喉入口被阻塞，发生窒息。根据发病迅速、口咽部黏膜呈水肿状，不难诊断。确诊后应立即皮下注射1‰肾上腺素、静脉注射地塞米松10mg及给予抗组胺药物，可获得缓解并需严密观察呼吸情况。若已累及喉部，则按喉血管神经性水肿处理。必要时需行气管切开术。对尚未侵犯喉部者，在咽部水肿黏膜上作多个切口，可使肿胀迅速消退。

四、咽结膜热

咽结膜热（pharyngoconjunctival fever），是一种以发热、咽炎与结膜炎为特征的急性传染病。因与咽炎有关，故归于咽部相关疾病描述。

【病因及流行病学】

本病为腺病毒感染。从患者咽、眼分泌物中所分离出来的腺病毒，大多数为Ⅲ型，少数为Ⅶ型。国外也有Ⅳ型与Ⅷ型混合感染的报告。可散发或局限性流行，可发生于任何年龄，但多见于儿童。常流行于夏季，传染途径未明，或与接触传染有关，如游泳或共用洗脸洗澡用具等。对此病的免疫力随年龄而增长，年龄越大，发病率越低。本病传染期约10天，很少有复发或发生并发症，大多于2周后痊愈。未见死亡病例报告。

【症状及检查】

潜伏期5～9天。典型者起病时有全身不适、眼痒，继而高热、头痛、鼻塞、咽痛、眼部刺痛，类似感冒。眼睑有不同程度的红肿，球结膜、咽黏膜均充血，咽后壁淋巴滤泡充血肿大。耳前及颈部有散在性淋巴结肿大，但无压痛。在非典型病例则发热、咽炎与结膜炎可单独发生。结膜炎常为单侧，持续1～3周。血常规检查，白细胞数大多正常或稍有减少，淋巴细胞相对增多。咽拭及眼分泌物细菌培养多为阴性。

【诊断】

根据上述症状及检查所见，虽局部症状表现明显，但因腺病毒所引起的疾病种类甚多，有时难以鉴别。取结膜囊或咽部分泌物作病毒分离及血清补体结合试验，有助于诊断。

【鉴别诊断】

1. 流感　多在冬、春季流行，发病急骤，除高热外，尚有眶后痛，全身肌肉、关节酸痛，咳嗽、咳痰等上呼吸道症状。

2. 流行性结膜炎　主要表现为结膜充血及眼睑、结膜水肿，有黏脓性分泌物，常为双侧性。全身症状轻微，无发热及咽、鼻症状。

3. 钩端螺旋体病　多发生在夏季。结膜、黏膜也有充血，但全身症状严重，如寒战、高热、头痛、呕吐、肌肉及关节痛等，并可出现颈强直及黄疸。

4. 疱疹性咽峡炎　多发生于夏季。软腭及腭弓上有小疱疹，无眼部症状。

5. 史蒂文-约翰逊（Stevens-Johnson）综合征　是包括口腔、咽喉、眼、阴部及皮肤症状的一个症候群。全身可见皮疹。咽部、阴部有小疱疹，继有浅表溃疡。

【治疗】

目前尚无特效疗法。宜注意休息，作一般对症处理及支持疗法等。抗生素治疗效果不大，但可预防及控制继发感染。眼部可用阿昔洛韦滴眼液、泰利必妥滴眼液及0.5%金霉素溶液或软膏。应用皮质激素类药物点眼或口服，可缩短病程及减轻症状。

【预防】

按一般呼吸道传染病进行隔离。多价腺病毒疫苗对预防此病有一定作用。

（师　洪　沈艮祥）

第六节　全身性疾病在咽部的表现

咽部作为人体的一个器官，必然受到机体的控制和影响。除了咽部的邻近器官疾病和远离器官疾病可累及咽喉而产生相应的咽部临床表现外，一些全身性疾病，例如贫血、白血病、艾滋病等均可在咽部出现十分明显的症状和体征，甚至某些全身性疾病初起仅以咽部症状或体征为首发临床表现而被发现。在慢性咽炎、咽异感症等有关章节中，已有涉及到部分器官或系统疾病与咽部疾病关系的表述。本节侧重从全身性疾病所引起的咽峡溃疡假膜性病变的鉴别方面，介绍几种血液系统疾病在咽部的表现。另外，还介绍某些免疫性疾病、内分泌疾病、神经系统疾病等在咽部的表现。

一、粒细胞缺乏症

粒细胞缺乏症的患者周围血液中白细胞数量显著减少，尤以粒细胞极度缺乏，甚至完全消失，但红细胞与血小板一般无变化。常继发于药物中毒，如止痛药和磺胺类药物等；也可由放射线、感染及免疫反应所致。主要表现为头晕乏力，呈脓毒性弛张热，全身迅速衰竭。血液检查，白细胞显著减少，分类则粒性白细胞锐减或消失。

咽部表现：患者咽痛，有时剧烈，检查可见咽峡部坏死性溃疡，上面被覆有深褐色假膜，周围组织苍白、缺血。软腭、牙龈常有同样病变。

二、白　血　病

白血病是一种严重的血液病，其特征为全身性白细胞异常增生，在造血系统及其他组织脏器中，有大量白细胞浸润，出现发热、出血、淋巴结和肝脾肿大等症状和体征。起病时，有不规则发热，早期出现全身性出血。常伴有细菌继发感染，迅速衰竭。血液检查，白细胞大量增多，分类以原始白细胞和幼稚白细胞为主。

咽部表现：一般无咽痛。由于大量白血病细胞浸润，引起组织肿胀，常继发细菌感染，常使局部出现坏疽性病变，由于贫血和血小板的下降，咽部及口腔黏膜下可见瘀点与瘀斑。早期一侧扁桃体可浸润肿大，继而表面坏死，覆盖灰白色假膜。

三、传染性单核细胞增多症

为EB病毒感染所致，多见于儿童，为一急性或亚急性传染病。此病以不规则发热，咽喉部炎症，淋巴结肿大，外周血中淋巴细胞、单核细胞增多为特征。患者高热、头痛，急性病容，有时出现皮疹，肝脾肿大。血液检查，异常淋巴细胞、单核细胞增多，可占50%以上。血清嗜异性凝集试验（+）。

咽部表现：咽痛较轻，有咽梗阻感，咽腔、软腭黏膜、扁桃体表面弥漫性充血，扁桃体明显肿大，部分病例扁桃体表面可有假膜形成，易擦去；少数病例扁桃体特别肿大，表面出现大而深的溃疡，溃疡底部有高低不平的肉芽增生，易出血，口发恶臭。

四、贫 血

贫血是指循环血液中单位体积内红细胞数、血红蛋白含量以及红细胞比积低于正常值的病理状态。可由多种原因引起，如红细胞生成减少、失血及溶血等。咽部症状体征明显者，特称贫血性咽炎。

咽部表现：口咽黏膜苍白、干燥。患者可出现咽部不适、异物感及明显的吞咽困难。恶性贫血时，咽腔黏膜苍白水肿，悬雍垂尤甚。

五、其他全身性疾病的咽部表现

许多自身免疫性疾病可累及咽部产生相应症状：巨细胞动脉炎为大动脉的肉芽肿性炎症，常侵犯颈内、外动脉。当病变累及咽升动脉及下段颈外动脉分支，可有咽不适、异物感及吞咽困难。干燥综合征（Sjogrens syndrome）系以泪腺与涎腺慢性无痛性肿大为特征的自身免疫病，患者可感咽干燥及咽痛，可出现吞咽困难。多形性红斑及 Stevens-Johnson 综合征可在咽部形成溃疡，常有黄白色假膜或紫黑色血性痂皮。Wegener 病的病变可侵犯身体任何器官，部分病例可出现咽黏膜结痂、溃烂。艾滋病常导致口腔及咽部的念珠菌感染，引起咽痛和吞咽困难，有时咽部可见白色乳酪样物，病程长时，黏膜出现白斑样的粗糙表现。患单纯疱疹的患者，可在咽部、软腭、牙龈等处黏膜表面出现疱疹或表浅溃疡，明显咽痛。若舌咽神经受带状疱疹侵犯时，也可在咽部出现疱疹。如脊髓灰质炎病变侵犯脑干，除因延髓麻痹发生呼吸循环障碍外，还可能出现某些脑神经麻痹症状。若波及第Ⅸ、Ⅹ对脑神经，可使软腭运动发生障碍，咽反射减退或消失，说话时呈开放性鼻音，进流质时易反流至鼻腔；若咽缩肌受累，吞咽困难更为明显，食物及唾液常积滞于喉咽部。部分反流性食管炎及胃病患者，常有咽部堵塞感和异物感。甚至少数食管、贲门部癌肿早期，仅以咽异物感为首发表现。近年来，我科门诊对以咽异物感就诊的中、老年患者作详细的检查，发现多例为食管癌。便秘、下呼吸道慢性炎症、心血管疾病等引起的瘀血性改变，在咽部可表现为黏膜慢性充血、淋巴组织增生，症状可为慢性咽炎表现。许多神经系疾病，如多发性硬化、脊髓空洞症、延髓肿瘤、出血或梗死时，可出现中枢性咽麻痹。颅底病变（外伤、肿瘤）压迫第Ⅸ、Ⅹ、Ⅺ对脑神经也可引起咽麻痹，患者吞咽困难、进流质困难，检查可见软腭下塌，抬举不能。甲状腺功能低下者可有咽干、哽塞感，偶有吞咽困难。甲状腺功能亢进患者常有咽部异物感。尿毒症患者常感咽干、吞咽疼痛或吞咽困难，检查可见咽黏膜充血、干燥，也可出现散在的溃疡病变。患更年期综合征的妇女，常有咽喉部烧灼感、痒感、刺痛或梗阻感。一些特殊病原菌感染，如白喉、梅毒、麻风、硬结杆菌等均可累及咽部，出现相对特异的临床表现和病理改变，需谨慎加以鉴别。

（肖红俊）

第七节 慢性咽炎

慢性咽炎（chronic pharyngitis）为咽部黏膜、黏膜下及其淋巴组织的慢性炎症。弥漫性炎症常为上呼吸道慢性炎症的一部分；而局限性炎症则多为咽淋巴组织的炎症。本病极为常见，多见于成年人。病程长，症状易反复发作，往往给人们不易治愈的印象。

【病因】

1. 急性咽炎反复发作所致。此为主要原因。

2. 上呼吸道慢性炎症刺激所致。如鼻腔、鼻窦的炎症、鼻咽部炎症及鼻中隔偏曲等，可因其炎性分泌物经后鼻孔至咽后壁刺激黏膜；亦可因其使患者长期张口呼吸，引起黏膜过度干燥而导致慢性咽炎。另外，慢性扁桃体炎可直接蔓延至咽后壁，引起慢性咽炎。

3. 烟酒过度、粉尘、有害气体等的刺激及喜食刺激性食物等，均可引起慢性咽炎。

4. 职业因素（如教师与歌唱者）及体质因素亦可引起本病。

5. 全身因素　如贫血，消化不良，心脏病（因血循环障碍引起咽部淤血），慢性支气管炎，支气管哮喘，风湿病，肝、肾疾病等，也可引发此病（特别是慢性肥厚性咽炎）。另外内分泌紊乱、自主神经失调，臭鼻杆菌及类白喉杆菌的感染、维生素缺乏以及免疫功能紊乱等均与萎缩性及干燥性咽炎有关。

6. 过敏因素　吸入性过敏原，如花粉、屋尘螨、动物皮毛、真菌孢子等，药物、工作环境中的化学刺激物及食物过敏原等都可引起变应性咽炎。

【病理】

从病理观点看，可分为 4 类：

1. 慢性单纯性咽炎（chronic simple pharyngitis）　较多见。病变主要在黏膜层，表现为咽部黏膜慢性充血，其血管周围有较多淋巴细胞浸润，也可见白细胞及浆细胞浸润。黏膜及黏膜下结缔组织增生。黏液腺可肥大，分泌功能亢进，黏液分泌增多。

2. 慢性肥厚性咽炎（chronic hypertrophic pharyngi-

tis） 又称慢性颗粒性咽炎及咽侧炎。亦较多见。黏膜充血增厚，黏膜及黏膜下有较广泛的结缔组织及淋巴组织增生，在黏液腺周围的淋巴组织增生突起，在咽后壁上表现为多个颗粒状隆起，呈慢性充血状，有时甚至融合成一片。黏液腺内的炎性渗出物被封闭其中，在淋巴颗粒隆起的顶部形成囊状白点，破溃时可见黄白色渗出物。此型咽炎常累及咽侧索淋巴组织，使其增生肥厚，呈条索状。

3. 萎缩性及干燥性咽炎（atrophic pharyngitis and pharyngitis sicca） 常由萎缩性鼻炎蔓延而来。病因不明，较少见。初起为黏液腺分泌减少，分泌物稠厚而干燥，继因黏膜下层慢性炎症，逐渐发生机化与收缩，压迫腺体与血管，使腺体分泌减少和营养障碍，致使黏膜及黏膜下层逐渐萎缩变薄。咽后壁上可有干痂皮附着或有臭味。

4. 慢性变应性咽炎 又称慢性过敏性咽炎（chronic allergic pharyngitis）。为发生于咽部黏膜的由 IgE 介导的Ⅰ型变态反应。多伴发于全身变应性疾病或变应性鼻炎，亦可单独发病，其症状常有季节性变化。

变应原刺激咽部黏膜，使合成 IgM 的浆细胞转化成合成 IgE 的浆细胞，IgE 又附着于肥大细胞、嗜碱性粒细胞（称介质细胞）表面，此时咽部黏膜处于致敏状态。当相同的变应原再次接触机体后，此变应原与介质细胞表面的 IgE 结合，导致介质细胞脱颗粒，释放组胺、合成前列腺素等炎性介质，可引起毛细血管扩张、血管通透性增加、腺体分泌增多，引起过敏反应。而食物性过敏原主要通过补体 C_3、C_4 途径引起过敏反应。

除上述 4 类外，有人认为还有一种慢性反流性咽炎。推测是由于胃食管反流性疾病时，胃酸直接损伤咽部黏膜引起咽部黏膜及黏膜下的慢性炎症。临床上多表现为咽部不适、异物感、咽干燥感及灼热感，偶有咽痛。检查可见咽后壁充血、淋巴滤泡增生，较多黏膜红斑。可合并有声带小结、息肉及接触性溃疡等。治疗上以原发病治疗为主，咽部症状对症治疗为辅。

【症状】

慢性咽炎全身症状均不明显，而以局部症状为主。各型慢性咽炎症状大致相似，且多种多样，如咽部不适感、异物感、痒感、灼热感、干燥感或刺激感，还可有微痛等。主要由于其分泌物及肥大的淋巴滤泡刺激所致。由于咽后壁常有较黏稠的分泌物刺激，常在晨起时出现较频繁的刺激性咳嗽、伴恶心。咳嗽时常无分泌物咳出（干咳），或仅有颗粒状藕粉样分泌物咳出。长期咳嗽，可使炎症加重。咽侧索肿胀的患者常伴吞咽疼痛感。有时黏膜可出血，咳出或吐出的分泌物血染，常使患者惊恐，并以此就诊。

上述症状常在用嗓过度、气候突变或吸入干热或寒冷空气时加重，尤以萎缩性咽炎及干燥性咽炎为甚。有些患者说话时间过长，可诱发急性咽炎。慢性咽炎可向上蔓延波及咽鼓管，出现耳鸣或听力减退症状；向下累及喉部可出现声嘶。在临床工作中，常可见到部分患者的咽部呈明显慢性咽炎变化，但无任何自觉症状，这可能与其耐受性有关。

【检查】

各型咽炎患者咽部均较敏感，张口压舌易作呕。以慢性单纯性和慢性肥厚性咽炎为甚。

慢性单纯性咽炎：黏膜呈斑点状或片状慢性充血，可呈水肿样肿胀，有时可见小静脉曲张。咽后壁常有少许黏稠分泌物附着。软腭和两腭弓也常慢性充血，悬雍垂可增粗，呈蚯蚓状下垂，有时与舌根接触。鼻咽顶部常有黏液与干痂附着。

慢性肥厚性咽炎：黏膜亦慢性充血，且有增厚。与单纯性咽炎的区别在于咽后壁上有较多颗粒状隆起的淋巴滤泡，可散在分布或融合成一大块，慢性充血，色如新鲜牛肉。咽侧索也可增生变粗，在咽侧（腭咽弓后）呈纵形条索状隆起。扁桃体切除术后，咽侧索增生往往更明显。

慢性萎缩性及干燥性咽炎：为一种疾病的两个不同的发展阶段，其间无明显界限。表现为咽黏膜干燥、萎缩变薄，色苍白且发亮，如涂漆状。咽后壁上颈椎椎体的轮廓显现较清楚，有时易被误认为是咽后壁脓肿或包块。咽后壁黏膜上常有黏稠黏液或有臭味的黄褐色痂皮。腭弓变薄，悬雍垂变短窄。萎缩性咽炎继续发展，可向下蔓延至喉及气管。常与血管运动性鼻炎同时存在，可能与变态反应有关。

慢性变应性咽炎：咽部黏膜苍白，呈水肿状，亦可为淡红色，咽部较多水样分泌物。有时可见悬雍垂水肿及舌体肿胀，因常伴发于变应性鼻炎，故常可见变应性鼻炎的鼻腔所见。

【诊断】

从病史及检查所见本病诊断不难，但应注意的是，许多全身性疾病（特别是肿瘤）的早期可能仅有与慢性咽炎相似的症状。故当主诉症状和检查所见不相吻合时或有其他疑点时，不应勉强诊断为慢性咽炎，而必须详细询问病史，全面仔细检查鼻、咽、喉、气管、食管、颈部甚至全身的隐匿性病变，特别是恶性肿瘤，以免漏诊。

而慢性变应性咽炎的诊断，除有相应变应原接触史、相应症状及体征外，还应做皮肤变应原试验，总 IgE 及血清特异性 IgE 检测。

【鉴别诊断】

早期食管癌患者在出现吞咽困难之前，常仅有咽部不适或胸骨后压迫感。较易与慢性咽炎混淆。对中年以上的患者，若以往无明显咽炎病史，在出现咽部不适时，应作详细检查。

茎突综合征、舌骨综合征或咽异感症等均可因有相同的咽部症状而不易区别。可通过茎突及舌骨X线拍片和颈椎X线拍片、CT扫描或触诊等与咽炎鉴别。

肺结核患者，除可发生咽结核外，也常患有慢性咽炎。

丙种球蛋白缺乏症，好发于儿童及青年，有反复发生急性或慢性呼吸道炎症病史，其咽部变化为淋巴组织明显减少或消失。

还须与咽部特殊性传染病（如结核）及肿瘤相鉴别。咽部肿瘤（舌根部及扁桃体肿瘤）多有与咽炎相似的症状，或因继发感染而与咽炎并存。应予以详细检查，认真鉴别或排除之。

【治疗】

1. 去除病因　戒除烟酒，积极治疗急性咽炎及鼻和鼻咽部慢性炎症等。纠正便秘和消化不良，改善工作和生活环境（避免粉尘及有害气体）。治疗全身性疾病以增强身体抵抗力，甚为重要。

2. 局部治疗

（1）慢性单纯性咽炎：常用复方硼砂溶液、呋喃西林溶液、2%硼酸液含漱，以保持口腔、口咽的清洁。或含服喉片：有碘喉片、薄荷喉片、泰乐奇含片、西瓜霜含片、健民咽喉片、达芬拉露喷雾剂及金嗓利咽丸、金嗓清音丸等可供选用；六神丸亦有一定疗效。

可用复方碘甘油、5%硝酸银溶液或10%弱蛋白银溶液涂抹咽部，有收敛及消炎作用。对咽异物感症状较重者，可采用普鲁卡因穴位（廉泉、人迎）封闭，可使症状减轻。超声雾化也有助于减轻症状。一般不应用抗生素治疗。

（2）慢性肥厚性咽炎：除可用上述方法处理外，还需对咽后壁隆起的淋巴滤泡进行治疗。有化学药物或电凝固法、冷冻或激光治疗法等。化学药物多选用20%硝酸银溶液或铬酸，烧灼肥大的淋巴滤泡。电凝固法因副作用较多，目前已很少采用。现在较常采用激光烧灼咽后壁淋巴滤泡，具有操作简单，痛苦少，无出血，疗效好的优点。应用射频治疗仪治疗增生的淋巴滤泡，效果亦佳。

超声雾化疗法、局部紫外线照射及透热疗法，对肥厚性咽炎也有辅助作用。

（3）萎缩性及干燥性咽炎：一般处理同上，但不可施行烧灼法。可内服小量碘剂（碘化钾0.1～0.2g，每日2～3次，多饮水），可促进分泌增加，改善干燥症状。超声雾化治疗亦能减轻干燥症状。服用维生素A、B_2、C、E，可促进黏膜上皮生长。应注意萎缩性鼻炎的处理。

对干燥性咽炎患者，考虑行扁桃体摘除术时应慎重，以免术后病情加重。

（4）慢性变应性咽炎：避免接触各种过敏原，应用抗组胺药及肥大细胞稳定剂等，局部或全身应用糖皮质激素及免疫调节剂等。

第八节　咽角化症

咽角化症（keratosis of pharynx），为咽部淋巴组织的异常角化，多发生于腭扁桃体和舌扁桃体。发生于咽侧索、咽后壁、咽扁桃体及咽鼓管扁桃体者较少。而喉和气管中发生者极少见。

【病因】

多见于女性，多在15～40岁之间，特别易见于精神抑郁者。病因未明，多认为是一种纤毛菌感染，但尚无定论。口腔不卫生，鼻窦及咽淋巴组织慢性炎症刺激可能与此有关。

【症状与检查】

患者常无自觉症状，偶在检查咽部时方始发觉。可持续数周至1～2年，也可自行消散。患者常感咽部不适，如干燥、异物感。发生于舌扁桃体者因刺激会厌，可觉喉中发痒或刺痛感。这些症状常因精神因素而加重。患此症者如在空中飞行，吸纯氧时咽干燥感加重。角化病变主要发生在腭扁桃体隐窝的上皮层或舌扁桃体滤泡之间。检查时，见隐窝口处有黄白色栓塞状或棘状赘生物突出于表面。

【诊断】

此病易误诊为隐窝性扁桃体炎。角化物十分坚硬，与基底紧密粘连，不易拔除，若强行拔除，常留一出血面。周围组织多无病变可见。根据症状及体征，诊断不难。

【治疗】

若无症状，不需治疗。可向患者进行解释，以释其疑虑，同时改善其全身健康情况，希望能自愈。如患者疑虑甚重，或一般治疗无效时，可考虑拔除角化栓（如角化栓数目很多，则不宜采用），并以电烙术灼其附着处，使之结痂。目前多采用激光或冷冻方法代替电烙术。若病变仅局限于腭扁桃体范围，自觉症状又较重者，或扁桃体已成为炎性病灶，可施行扁桃体切除术。另外，口腔疾病须予治疗。

第九节 急性扁桃体炎

急性（腭）扁桃体炎为腭扁桃体的急性非特异性炎症，通常简称急性扁桃体炎（acute tonsillitis），往往伴有轻重程度不等的急性咽炎。是一种极常见的咽部疾病。多见于10～30岁之间的青少年，50岁以上、3～4岁以下患者较少见。春、秋两季气温变化时最多见。

通常所称“咽峡炎”（angina），多为本病的同义词，但“咽峡炎”有广义和狭义之分，前者指全部或部分咽淋巴环的急性炎症，后者指急性腭扁桃体炎。

中医称腭扁桃体为“乳蛾”或“喉蛾”，急性扁桃体炎则为“喉蛾胀”或“蛾风”。

【病因】

乙型溶血性链球菌为本病的主要致病菌。非溶血性链球菌、葡萄球菌、肺炎链球菌、流感杆菌及腺病毒等也可引起本病。细菌和病毒混合感染者亦较多见。近年来，还发现有厌氧菌感染病例。

上述病原体存在于正常人的口腔及扁桃体内而不会致病，当某些因素使全身或局部的抵抗力降低时，病原体方能侵入体内，或原有细菌大量繁殖而致病。而受凉、潮湿、疲劳过度、烟酒过度、有害气体等均可为诱因。

急性扁桃体炎的病原体可通过飞沫、食物或直接接触而传染，故有传染性。

【病理】

一般分为3类：

1. 急性卡他性扁桃体炎（acute catarrhal tonsillitis）多为病毒（腺病毒、流感或副流感病毒等）引起。病变较轻；扁桃体表面黏膜充血，为急性炎症表现，黏膜完整，无明显渗出物。

2. 急性滤泡性扁桃体炎（acute follicular tonsillitis）扁桃体充血、肿胀。其黏膜下出现较多大小一致的圆形黄白色点状化脓滤泡。而有的淋巴滤泡内只有白细胞增多。这些化脓的淋巴滤泡一般不隆起于扁桃体表面，但可透过黏膜表层窥见。这些散在的黏膜下脓泡均分布于各个隐窝开口之间。

3. 急性隐窝性扁桃体炎（acute lacunar tonsillitis）扁桃体充血肿胀，隐窝内有由脱落上皮细胞、纤维蛋白、白细胞及细菌等组成的豆渣样物，且可逐渐增多，可从隐窝开口溢出，有时互相连成一片形似假膜，易于拭去。

也有将急性腭扁桃体炎分为2类者，即急性卡他性扁桃体炎和急性化脓性扁桃体炎。而后者从病理上看已包括了急性滤泡性扁桃体炎及急性隐窝性扁桃体炎2种类型。

【症状】

3型扁桃体炎的基本症状大致相似，只是急性卡他性扁桃体炎的全身症状及局部症状均较轻。

1. 全身症状 多见于急性滤泡性及急性隐窝性扁桃体炎。①起病较急，可有畏寒高热。一般持续3～5天；②头痛，食欲差，疲乏无力，腰背及四肢酸痛。可有便秘；③小儿患者可因高热而引起抽搐，呕吐及昏睡。

2. 局部症状 为主要症状。①咽痛，为急性扁桃体炎的主要症状。初起多为一侧咽痛，继可发展至对侧。吞咽或咳嗽时咽痛加重。疼痛较剧者可致吞咽困难。也可引起耳部放射痛，此乃经迷走神经耳支或舌咽神经鼓室支反射所致；②可表现为言语含糊不清，为软腭运动障碍引起；③若炎症向鼻咽部发展，波及咽鼓管，则可出现耳闷、耳鸣及耳痛症状，有时还可引起听力下降；④葡萄球菌感染者，扁桃体肿大较显著，在幼儿还可引起呼吸困难。

【检查】

1. 患者呈急性病容，面色潮红，高热，不愿说话或畏痛而惧怕做吞咽动作。口臭，伸舌时见有舌苔。

2. 咽部黏膜呈弥漫性充血，以扁桃体及两腭弓最严重。

3. 腭扁桃体肿大，在其表面可见黄白色点状滤泡（脓泡），或在隐窝口处有黄白色或灰白色点状豆渣样渗出物，可连成一片形似假膜，不超出扁桃体范围，易拭去，不易出血。

4. 下颌角淋巴结肿大，且有明显压痛。有时因疼痛而感到转头不便。

5. 血液学检验 白细胞总数升高，中性粒细胞增多。

上述症状及检查所见轻重程度因人而异，一般来说，成人症状较轻，儿童症状较重。

【诊断】

根据病史、典型症状及检查所见，诊断较易。对于急性隐窝性扁桃体炎来说，须与某些全身性疾病所引起的咽峡炎相鉴别（表3-5-1）。以免漏诊较严重的全身性疾病，如白血病、粒细胞缺乏症、猩红热、白喉等。

【并发症】

其并发症的危害性往往大于急性扁桃体炎本身，由

表 3-5-1　急性隐窝性扁桃体炎、樊尚咽峡炎与全身疾病引起的咽部病变的鉴别诊断

	急性隐窝性扁桃体炎	咽白喉	猩红热	樊尚咽峡炎	单核细胞增多症	粒细胞缺乏症	白血病
发病	突发	亚急性发作	突发	亚急性发作	急发，小儿多见	急发，小儿少见	亚急性发作，多见于青年
咽部症状	咽痛较重	咽痛较轻	咽痛	咽痛轻，一侧明显	咽痛	剧痛	咽痛
病变侵犯部位	两侧扁桃体	扁桃体及其周围	全咽	一侧扁桃体	多为一侧扁桃体	扁桃体及其周围	咽淋巴环，主要在腭扁桃体
局部所见	隐窝栓塞，灰白色或黄白色，位于扁桃体区内，可融合成片，易拭去，拭之不易出血	灰白色假膜，常扩展到扁桃体区以外，不易拭去，拭之易出血，常一侧较重，一侧较轻	在充血肿胀的扁桃体上出现灰色或褐色假膜，易拭去，下层红，不出血。咽黏膜弥漫深红色，软腭上有散在红点	扁桃体上覆以灰色或黄色的假膜，呈腐肉状，有臭味，易拭去，其下有溃疡	扁桃体发红肿胀，有溃烂，上有灰白色渗出物附着，易拭去。病变很少超出扁桃体	坏死性溃疡上覆恶臭污秽的褐色坏死物，发展迅速，不限于扁桃体，溃疡周围无明显反应，或周围黏膜呈紫红色	扁桃体上深在溃疡，可坏死。扁桃体周围有炎性浸润，腭弓剧烈肿胀，似扁桃体周脓肿，咽黏膜常有广泛浸润，并可发生坏死性溃疡，假膜污白或灰色，臭
颈淋巴结	下颌角淋巴结肿大，压痛	有时肿大显著，呈典型的"牛颈状"	肿大（有时化脓），全身淋巴结可能肿大	常患侧肿大	全身淋巴结肿大	无肿大，而颈部软组织可能肿胀但不化脓	肿大，全身性淋巴结肿大
症状	畏寒、高热，全身症状与热度呈正比，全身酸软，头痛	中度发热，虚脱现象与热度不成正比。面色苍白，脉快而弱，蛋白尿	恶寒，高热，头痛，呕吐。皮疹（12～36小时内）。杨梅舌（1～2天后）	一般全身症状不明显，常有龋病	发热、头痛，全身症状明显，有时发疹。肝、脾可能肿大	脓毒性高热，全身症状严重以致衰竭，蛋白尿	高热，全身症状严重以致衰竭。全身皮下及黏膜下出血，肝、脾肿大
诊断	可检出链球菌。白细胞明显增多	可检出白喉杆菌。呈流行性发作	可检出链球菌。皮疹，杨梅舌。流行性发作	检出梭形杆菌及樊尚螺旋体，且为一侧性病变	白细胞早期减少，以后增高（10～40）$\times 10^9$/L 单核粒细胞增多至 40%～80%。血清嗜异性凝集试验（+）	白细胞显著减少，中性白细胞消失。贫血。血小板减少。血沉加速。血培养 10%～15% 获阳性结果	白细胞早期可能减少，以后明显增多，以原始白细胞和幼稚白细胞为主。出血、凝血时间延长，骨髓穿刺涂片检查结果（+）

于抗生素的应用，其并发症已明显减少。可分局部并发症和全身并发症两类。

1. 局部并发症　较容易引起，为急性炎症直接侵犯邻近组织所致。

（1）颈深部感染：最常见者为扁桃体周脓肿（见第 332 页），也可引起咽后脓肿（见第 334 页）及咽旁脓肿（见第 336 页）等。

（2）急性扁桃体炎向上蔓延可引起急性中耳炎、急性鼻炎及鼻窦炎；向下可引起急性喉气管炎、急性支气管炎，甚至可引起肺炎，颈内静脉血栓性静脉炎等。

2. 全身并发症　目前一般认为，全身并发症的发生与各个靶器官对链球菌所产生的Ⅲ型变态反应有关。

（1）急性关节炎：常侵犯肩、肘及膝关节，小关节受累较少。受累关节运动时感疼痛，仅当并发风湿性关节炎时方出现关节肿胀。

（2）风湿热：其症状常在急性扁桃体炎发作后 1～3 周出现，有时也可发生于急性炎症期间。

（3）循环系统疾病：可引起急性心包炎、急性心内膜炎、急性心肌炎或急性全心炎。在急性扁桃体炎后出现风湿热者，心脏并发症尤为多见。

（4）可引起急性肾小球肾炎，多在急性扁桃体炎后 2～3 周出现症状。另外，还可并发急性尿道炎、急性睾丸炎及附睾炎等。

（5）还可引起脓毒血症、亚急性甲状腺炎、急性腹膜炎、急性阑尾炎及急性胆囊炎等。

【治疗】

1. 一般疗法 因有传染性，最好能隔离患者或嘱戴口罩。需卧床休息，进流质饮食及多饮水，加强营养及疏通大便。咽痛较剧或高热时，可口服退热药及镇痛药。

2. 抗生素应用 为主要治疗方法。青霉素应属首选，根据病情的轻重，决定给药途径（静脉或肌肉）。一般用5～7天。若治疗2～3天后病情无好转，须分析其原因，改用其他种类抗生素。激素可酌情使用。

3. 局部治疗 可用复方硼砂溶液、醋柳酸水或1∶5000呋喃西林液含漱。儿童可用温热糖水漱口。碱性含漱剂有溶化黏稠分泌物的作用，醋柳酸水漱咽部有止痛功效。喉片含服，也有消炎止痛的作用，能缓解症状，可选用碘喉片、杜灭芬喉片、华素含片、泰乐奇含片、健民咽喉片、西瓜霜含片及达芬拉露喷雾剂等。

中医中药及针刺疗法对急性扁桃体炎有一定的效果。

【预防】

急性扁桃体炎的诱因甚多，故应采取多方面的预防措施方能奏效。对反复发作者，或已有并发症者，宜在急性期过后考虑施行扁桃体切除术。预防方法，基本同急性鼻炎。

第十节 樊尚咽峡炎

樊尚咽峡炎（Vincent angina），又名溃疡膜性咽炎、溃疡性扁桃体炎（ulcerative tonsillitis），是一种由梭形杆菌及樊尚螺旋体感染的亚急性扁桃体炎，其特征为明显的局限性炎性反应和溃疡形成。感染也可累及软腭、咽壁、颊黏膜、舌或牙龈，但多从一侧扁桃体或龋病开始发病。

【病因】

由梭形杆菌及樊尚螺旋体感染所致。这两种病原体可共生于健康人的口腔中，而不致发病。但在机体抵抗力下降时，如过度疲劳、营养不良、环境卫生条件差，维生素缺乏及胃肠道疾病，口腔不洁、龋病、恶病质及血液病，职业性或药物中毒（如重金属化合物或含苯化合物中毒）等，皆可诱发本病。亦可因共用饮食用具而传染。

【症状】

随病变轻重而不同。有6～7天的潜伏期。主要症状是咽痛，多为单侧，伴有头痛、背及关节疼痛，全身不适，可伴有低热、一般不超过38.5℃，全身症状较急性扁桃体炎为轻。而继发于血液病者，则全身症状较重。

【检查】

患者常有口臭，舌苔厚。病变多局限于一侧扁桃体，也可累及腭弓、牙龈及咽壁。病变处覆有厚而污秽的假膜，呈黄色或灰白色，为溃疡的坏死物所构成，易于拭去，拭去后溃疡面上有小出血点。患侧下颌角淋巴结常早期肿大，有触痛。

【诊断】

根据症状及咽部检查。咽拭涂片中如找到梭形杆菌及樊尚螺旋体，即可确诊。但应与急性扁桃体炎、咽白喉、白血病等相鉴别。由于本病常继发于全身疾病，故应作全面检查，包括咽拭培养、血液学的检查，以免误诊。

【预后】

良好。通常在1～2周内痊愈。若系继发于全身疾病者，则其预后视原发病的性质而定。病变有可能向喉及下呼吸道蔓延。

【治疗】

青霉素对本病病原菌有效。可肌注或静脉滴注。口腔局部可用复方硼砂溶液、1%过氧化氢溶液、1∶5000高锰酸钾溶液含漱。可用10%硝酸银或10%硫酸铜溶液涂抹于溃疡面上，以利愈合。对原发病应予同时治疗。

【预防】

本病有传染性。故宜予以隔离，避免食具、用具的混用。注意口腔卫生，积极治疗牙病。如扁桃体反复发生樊尚咽峡炎，可在发作后3～4周，施行扁桃体切除术。

（沈艮祥 师 洪）

第十一节 慢性扁桃体炎

慢性扁桃体炎（chronic tonsillitis）是临床上最常见的疾病之一，在儿童多表现为腭扁桃体的增生肥大，在成人多表现为炎性改变。据天津市儿童医院耳鼻咽喉科（1964）对6～15岁小学生10085名的调查，本病发病率为22.04%。

【病因】

反复发作急性扁桃体炎使抵抗力降低，细菌易在隐窝内繁殖，诱致本病的发生和发展，也可继发于某些急性传染病之后。如猩红热、白喉、流感、麻疹等。肥大型扁桃体炎常与体质有关，故可依家族性方式出现。

据北京市同仁医院等4个医院（1965）对2697例扁桃体的细菌培养统计，草绿色链球菌788例占29.2%，乙型溶血性链球菌332例占12.3%。海军总医院耳鼻喉科（1965）对310例因慢性扁桃体炎施行手术摘除的扁桃体进行细菌培养的结果显示，金黄色葡萄球菌占55.26%，乙型溶血性链球菌占30.26%。乙型溶血性链球菌的阳性率皆不甚高。北京市耳鼻咽喉科研究所扁桃体炎研究小组（1965），比较病灶型及非病灶型慢性扁桃体炎的细菌培养结果，发现乙型溶血性链球菌阳性率分别为45.8%及66.7%，经统计学处理，两者的差异无显著意义。并认为乙型溶血性链球菌细菌培养的阳性率常受多种因素的影响，如分离技术、病程久暂、抗生素治疗等等。该小组对经血清学检查证实近期有乙型溶血性链球菌感染的患者进行细菌培养，阳性率也仅47.4%。

【病理】

可分为3型

1. 增生型或称肥大型　为淋巴组织增生。凡见扁桃体显著肥大，突出于腭弓之外，色淡红，质软者，如见于儿童，多属生理性，至青春期后多萎缩，但尚保持一定大小。若因反复发炎而引起扁桃体肥大者，多有结缔组织增生，故较硬。

2. 纤维型或称萎缩型　扁桃体间质内纤维组织增生，继以纤维组织收缩，使扁桃体体积缩小，淋巴组织萎缩。

3. 隐窝型　主要病变深居扁桃体隐窝之内，扁桃体隐窝及淋巴滤泡有明显慢性炎症表现，如隐窝内有由大量脱落上皮、细菌、淋巴细胞和白细胞集聚形成脓栓；或隐窝口被瘢痕组织封闭引流不畅，以致隐窝明显扩大，形成小的囊肿或脓肿；或淋巴组织瘢痕化等。

【症状】

1. 有反复发作咽痛、易感冒或扁桃体周脓肿的病史，或伴有扁桃体源全身性疾病的症状。

2. 咽部经常不适或有口臭。若扁桃体隐窝内有大量豆渣样脓栓积留，或有大量厌氧菌生长，口臭更为严重。

3. 扁桃体具有丰富的末梢神经感受器，故在炎症时期容易产生各种反射失调现象。如阵发性咳嗽、咽异物感、刺痛感（多位于下颌角与舌骨大角之间）或各种感觉异常。

4. 扁桃体过于肥大，可引起呼吸困难、咽下困难，或言语含糊不清，但皆少见。有之，仅见于幼儿。

5. 隐窝脓栓被咽下，对胃肠敏感患者可引起消化障碍。

6. 由于毒素吸收，可引起头痛、四肢无力、易疲劳或低热。

上述症状并非全部出现，也可全无自觉症状。

【检查及诊断】

1. 触诊扁桃体有硬实感　如隐窝破坏过甚，则触之如海绵状。扁桃体表面不平或多白色网状细条络纹。隐窝口封闭，或被破坏而明显扩大，扁桃体和周围粘连。以上说明扁桃体内有纤维组织增生，瘢痕形成，为曾患炎症之征，但未足说明有无现行炎症、须结合症状进行分析。

2. 腭舌弓明显慢性充血　常为临床诊断依据。扁桃体本身在慢性期常无明显充血。

3. 隐窝口处有黄白色脓栓　当挤压腭舌弓时，如自隐窝口流出脓性分泌物，则常可确诊为细菌性感染。如只挤出豆渣样物，尚非确证。

4. 临床上常将扁桃体按其大小分为三度。即一度肥大：扁桃体不超过腭舌弓和腭咽弓；二度肥大：超出腭咽弓；三度肥大：两侧扁桃体接近中线或互相接触。除三度肥大较有诊断意义外，单凭大小以诊断慢性扁桃体炎是不可靠的。因3岁以下儿童其扁桃体可呈生理性肥大；成人的慢性扁桃体炎，扁桃体多呈萎缩型，体积虽小，有时危害更大。此外，尚有一种包埋型扁桃体，即扁桃体大部分深藏扁桃体窝内，只当患者恶心时，方能看清真实大小。病灶性扁桃体炎以一度肿大或包埋型者较多。

5. 一侧或两侧下颌角淋巴结肿大　慢性扁桃体炎是否已成为一全身性疾病的病灶，其诊断问题仍在探讨中。目前通用下述方法加以推论：①根据病史：如病灶性疾病与扁桃体炎有相伴急性发作的病史，则可推知在病因上可能有所联系；②根据扁桃体有无慢性炎症的局部表现；此法只可用以诊断慢性扁桃体炎，而不能确诊是否已成为一病灶；③施行诊断性扁桃体切除术。但病灶性疾病并非皆可由此获得痊愈。唐忠怀等（1966）认为，不能根据切除的扁桃体病理切片所见来诊断是否为病灶性扁桃体炎。

【鉴别诊断】

1. 隐性扁桃体结核　须作病理检查方可确诊。扁桃体结核可为颈淋巴结结核的原发病灶。

2. 恶性肿瘤、淋巴肉芽肿和白血病引起的扁桃体肿大发展迅速，可为一侧性。若扁桃体肿大而有溃疡，须考虑有癌肿的可能。

3. 扁桃体角化症　在慢性隐窝型扁桃体炎，其隐窝口处的脓栓柔软，可以挤出或拭去。在角化症中，则角化物坚硬，附着牢固，用力拉之，常连同邻近组织取下，遗留出血创面。

【并发症】

慢性扁桃体炎在身体受凉受湿、全身衰弱、内分泌紊乱、自主神经系统失调或生活及劳动环境不良的情况下，容易形成病灶，引起许多严重疾病。如心血管系统疾病、肾脏疾病、关节疾病、阑尾炎、胆囊炎及毒性甲状腺肿等。此外，已有慢性炎症的扁桃体也是外界细菌侵入机体的重要门户。促使发生各种疾病或使原有疾病加重。儿童时期慢性扁桃体炎的反复发作，不但引起并发症的机会甚多，且可影响身体发育。

有关病灶发生机制的学说甚多，目前多数学者倾向于变态反应之说。即存在于病灶器官（如腭扁桃体）中的病原体或毒素可作为异体抗原（heteroantigen），使体内产生特异性抗体。同时，病灶器官本身的实质细胞（parechymal cell）因感染而损伤，脱落离体，又可作为自体抗原（autoantigen），使体内产生自体抗体（autoantibody）。此后，当再有抗原（如细菌）侵入或有更多的自体抗原形成时，则抗原与抗体结合而发生变态反应或副变态反应（para-allergy）。此种反应尤易发生在某些抗体与其细胞紧密结合的器官或组织内，从而引起各种病灶性疾病，如风湿病、血管球性肾炎、风湿性心脏病等。近年来也有人认为，病灶性疾病的发生，可能与腺病毒感染或腺病毒和链球菌的混合感染有关。

【治疗】

1. 非手术治疗

（1）参加体育锻炼，增强体质和抗病能力。常服维生素C、鱼肝油及其他强壮剂，对于不宜施行手术的儿童甚为重要。

（2）其他如扁桃体隐窝的吸引和注洗法、深度X线照射法等，均有人试用，远期疗效尚待观察。

2. 手术治疗　扁桃体切除术即将全部扁桃体及其被膜一并切除，是治疗慢件扁桃体炎较好的方法。有挤切法和剥离法两种。前者适用于儿童，后者多用于成人。

第十二节　扁桃体切除术

【适应证】

1. 急性扁桃体炎反复发作，或虽非反复发作，但曾引起咽旁隙感染或扁桃体周脓肿者，可施行扁桃体切除术（tonsillectomy）。急性扁桃体周脓肿时也可考虑手术，我科在脓肿期施行患侧扁桃体切除术70余例，未见有何不良后果，且剥离较易。

2. 扁桃体过度肥大，妨碍吞咽、呼吸及发声者。或因扁桃体肥大导致阻塞性睡眠呼吸暂停低通气综合征者，这在儿童较为多见。

3. 下颌角淋巴结肿大原因不明者。

4. 白喉带菌者经非手术治疗无效时，可切除扁桃体，并继续治疗和观察。

5. 不明原因的低热及其他扁桃体源性疾病，虽然扁桃体仅有轻微病变，其或在视诊上看不出病变，也可考虑作诊断性扁桃体切除术，以澄清病因。据国内报导，对病灶性扁桃体炎多主张早期切除。在急性肾炎的早期施行病灶扁桃体切除术已不复列为禁忌，但在肾炎基本稳定、尿常规检查接近正常时施行手术较妥。通常在发病4～8周后施行手术疗效较好。过早手术易引起尿“激惹”现象（术后发生一过性尿中红细胞、蛋白增加或管型出现与增多）。对慢性肾炎、肾功不全者手术应慎重。并发风湿性心脏病者，扁桃体手术以早做为佳。伴有慢性扁桃体炎的风湿性关节炎者，施行扁桃体切除术后，半数以上可获疗效。低热确未查出其他原因，而扁桃体有明显慢性炎症者可考虑施行手术；即使无明显慢性炎症可见，也可试行手术。对哮喘患者，扁桃体切除术效果评价不一。一说术后可使哮喘症状改善；一说术后哮喘症状反而加重。另外一种学说扁桃体与变应性疾病之间毫无关系，可按扁桃体的其他手术适应证进行手术。

6. 其他扁桃体疾病，如扁桃体角化症及良性肿瘤。对于恶性肿瘤，则应慎重选择适应证及手术范围。

7. 茎突截短术的前驱手术。

8. 慢性鼻炎或鼻窦炎患者经久不愈，可疑与慢性扁桃体炎有关者，可考虑扁桃体切除术。

【禁忌证】

1. 急性扁桃体炎发作后不满2周。通常以在发作后2～3周施行手术较为合适。但若发作频繁，不能久等，可考虑在发作消退后数日施行手术。术前、术后均须应用抗生素。

2. 造血系统疾病及凝血功能减退者，除有条件施行周密的术前检查和正确的术前、术后治疗者外，概属禁忌。

3. 显著的高血压患者（若无其他严重的全身病，高血压又已得到控制，局麻药物中不加用肾上腺素，则非手术的绝对禁忌证），心脏有严重疾病，且代偿机能不良者。

4. 老人及4岁以下儿童，如无特殊情况不施行扁桃体切除术。

5. 妇女月经期间或月经前3～5天内。

6. 干燥性咽炎患者，除非扁桃体病变严重，最好不行手术，因常在手术后症状加重。尤其是误将扁桃体上窝内的 Weber 腺（舌的管状黏液腺）切除者，术后可引起咽干。

总之，既应反对不论有无适应证，一概加以切除的“手术无害论”，也要反对对慢性发炎的扁桃体采取姑息的态度。对病灶性扁桃体，要结合具体情况加强术前及术后的应对措施。

【术前准备】

1. 详细询问病史和体格检查。包括心肺透视、血压测量、血液常规、出血和凝血时间测定以及小便常规检查。在询问病史时，应特别注意患者有无容易出血的倾向；近期有无上呼吸道感染病史；妇女的月经史；有无变应性疾病尤其是对麻醉药物过敏的病史。局部麻醉药物应用于扁桃体区域较用于身体其他部位更易引起中毒反应，此点须牢记，以避免引起严重后果。

2. 全麻者术前 4 小时禁食，局麻者术前 4 小时进少许流质或半流质。

3. 术前用药　手术前夜给予适量镇静安眠药，使患者安睡。术前半小时给予适量的阿托品和安定。采用局部麻醉者，手术开始前，以 1% 丁卡因喷雾咽部 3～4 次。喷雾前，告诉患者绝不可将药液咽下。

4. 对病灶性扁桃体炎患者，术前数日酌情给予抗生素或抗风湿类药物，以控制病灶性疾病的发展。但大量服用或久服水杨酸制剂者，可能使肝脏制造凝血酶原的功能受到抑制，因凝血酶原减少而出血。因此，遇此类患者，手术时机的选择、术前凝血机制的改善等要多和内、儿科医师研究处理。

一、扁桃体剥离法

按麻醉方法的不同，可分为局部麻醉和全身麻醉剥离法。一般采用局部麻醉，因其简单易行，可避免全身麻醉的种种危险和减少术后并发症。全身麻醉宜用于幼儿、非常敏感的患者和有心脏病的患者。

（一）局部麻醉剥离法

1. 麻醉方法　一般采用丁卡因表面麻醉并普鲁卡因浸润麻醉法。以 1% 丁卡因喷雾咽腔 2～3 次后，再用 0.5%～1% 普鲁卡因 20～30ml 加入 1‰肾上腺素 4～6 滴，分别注射于两侧扁桃体的腭舌弓、腭咽弓及扁桃体周围隙内（图 3-5-10），等待片刻即可达到麻醉目的。

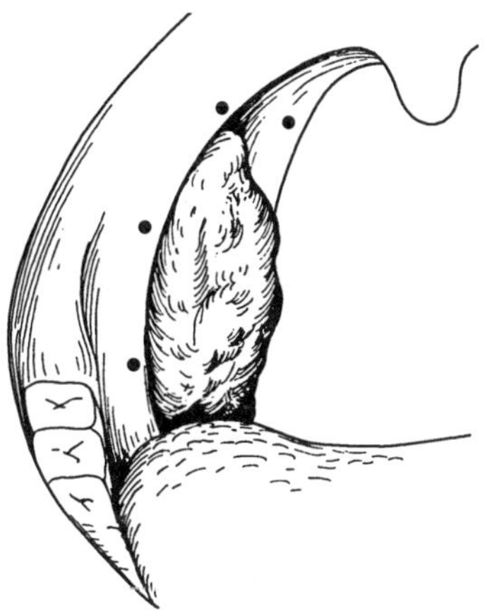
图 3-5-10　浸润麻醉法注射点

术中患者采取坐位。

2. 操作步骤

（1）切口：患者尽量张口，轻轻作有规律的呼吸。手术者一手持压舌板轻压舌前 2/3；另手用扁桃体钳从上下端或前后方向钳住扁桃体，牵之向中线。弃去压舌板，以扁桃体刀切开黏膜。切口自腭舌弓上端沿其游离缘外侧约 1mm 处开始，乘势而下到达腭舌弓最低点，然后再从切口上端转越半月襞，顺腭咽弓向下切开黏膜至达扁桃体下端为止（图 3-5-11（1）、（2））。切口不可太深，只切透黏膜即可，切口须紧靠扁桃体。

（2）剥离：用扁桃体剥离子或扁桃体剪刀沿切口掀起扁桃体周围已切开的黏膜，显出扁桃体被膜，先剥离扁桃体上端被膜，使与扁桃体上窝中的结缔组织分离（图 3-5-11（3））。然后紧贴扁桃体被膜剥离腭舌弓、三角襞（图 3-5-11（4）），再剥离腭咽弓及扁桃体外侧面（图 3-5-11（5）、（6）），直至最后只剩离扁桃体下端连着扁桃体窝底部的少许坚韧组织。

（3）切除扁桃体：剥离完成后，用圈套器通过扁桃体钳由上而下套住扁桃体下端未剥离的“蒂状”组织，慢慢收紧圈套器截断之（图 3-5-11（7））。

（4）止血：在扁桃体及其被膜完整切除后，迅速用扁桃体纱球压迫扁桃体窝内 3～5 分钟后取出。再将腭舌弓拉开，仔细观察有无出血；并注意有无残余的扁桃体及其他的淋巴组织。若仍有少量渗血，可用纱球再次压迫，一般即可止血。若出血较剧，压迫无效，可用结扎（图 3-5-12）或缝合止血法，必要时，采用连续缝合法封闭扁桃体窝以止血（图 3-5-13）。

（5）止血已妥，继续进行对侧手术。

（二）全身麻醉剥离法

仰卧位，经麻醉开口器行气管内插管氟烷—氧化亚氮麻醉或静脉复合麻醉。当麻醉进入一定深度后，在患者肩下垫以小圆枕，使头尽量后仰，并向下低垂，再放入带压舌板的戴维斯开口器（Davis gag）。

操作步骤与局麻者完全相同，仅术野的上下关系与其相反。术中保持张口器的悬柄垂直向上，以利呼吸，并随时吸净咽腔内的血液和唾液。

若需同时在全麻下切除腺样体者，可于扁桃体手术开始前先刮除或切除之、以便有较多时间压迫止血。

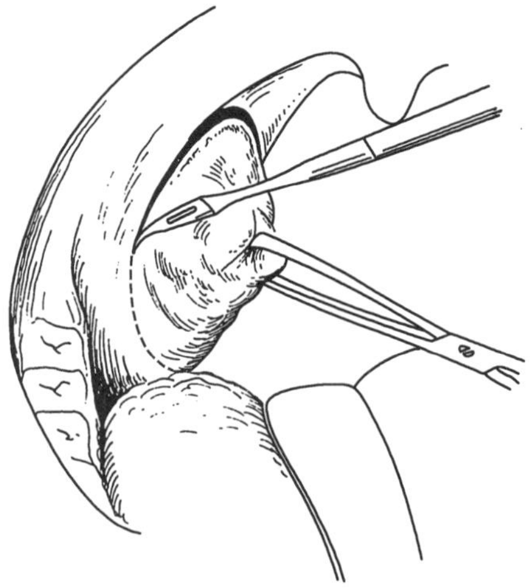
(1)

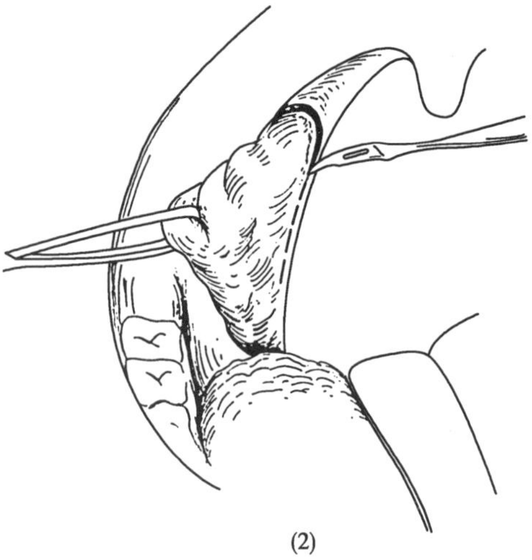
(2)

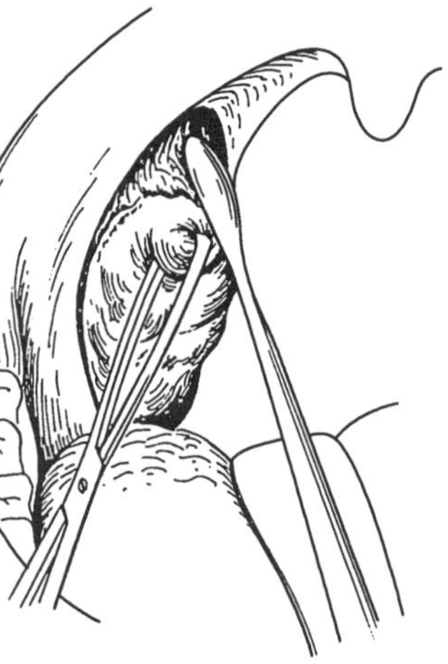
(3)

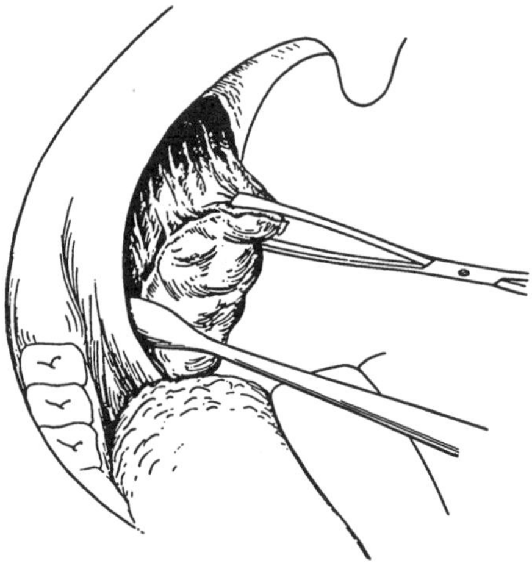
(4)

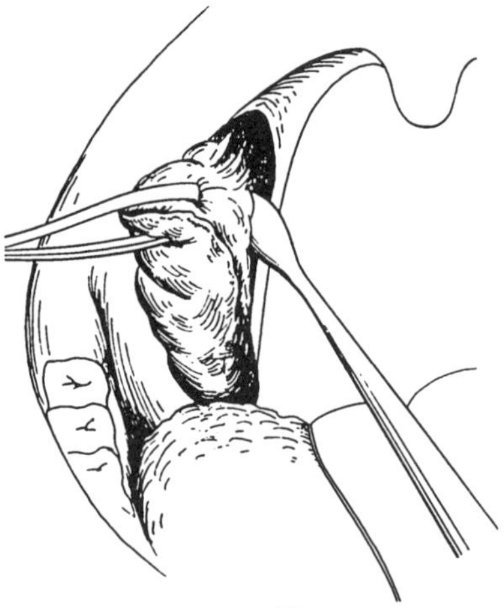
(5)

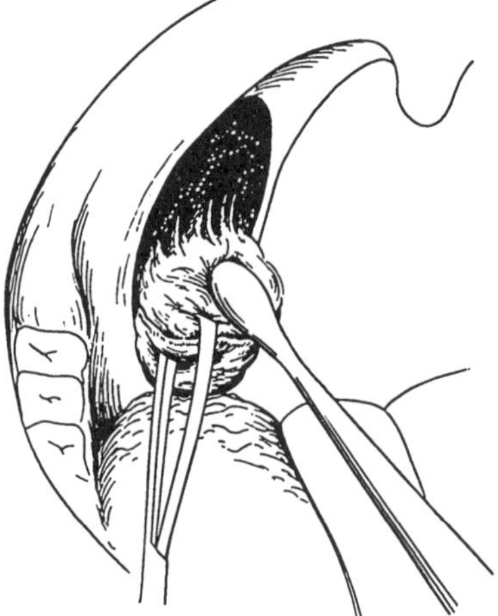
(6)

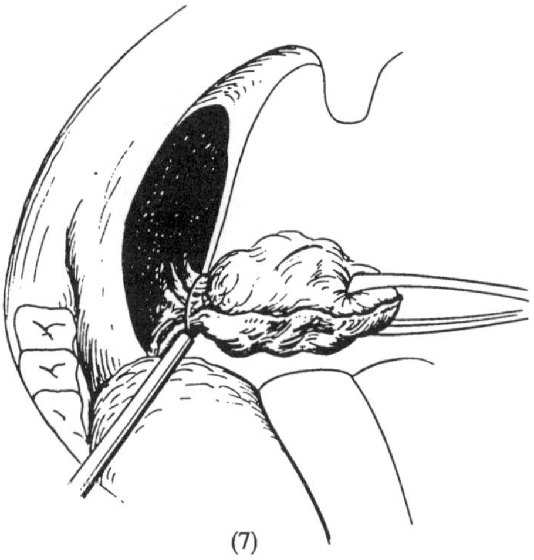

(7)

图 3-5-11 扁桃体切除术的操作步骤

(1) 切开腭舌弓及半月襞的黏膜 (2) 切开腭咽弓黏膜 (3) 分离扁桃体上端的被膜 (4) 分离扁桃体前部被膜 (5) 剥离扁桃体后部被膜 (6) 扁桃体已大部剥离 (7) 以圈套器截断扁桃体下端的蒂状组织

二、扁桃体挤切法

过去一般认为，此种手术适用于扁桃体肥大的小儿、其实如能正确掌握手术方法，技巧达到一定的熟练程度，也可用于成人。只是在扁桃体周围瘢痕形成过多、不能挤切时，才改用扁桃体剥离法。

按所用挤切刀的不同，可分为一般挤切法和无血挤切法两种。前者使用较普遍，后者因可做到手术基本无血，更值得推广。

（一）一般挤切法

此术优点有：①迅速：通常在 1 分钟内可将两侧扁桃体完全切下；②简单：只需挤切刀（guinotine）1 把（按刀环的大小，刀有大、中、小三号）、弓形开口器 1 个（图 3-5-14）、角形金属压舌板 1 个。另备止血器械；③局部损伤较轻，术后出血较少；④手术后疼痛轻、恢复快；⑤瘢痕光滑，咽腔功能恢复好。

缺点：操之不慎，易留残体。

【麻醉方法】

国内一般采用局部麻醉法。方法同剥离法的麻醉法。也有人认为只局部喷用 1% 丁卡因即可消除恶心，使表面痛觉迟钝。儿童年龄过小或不甚合作者，防止其误吞药液，也可不必喷用丁卡因。

有人主张对儿童有时可采用无麻醉挤切术。因为挤切的切割时间不超过 1 ~ 2 分钟，刺激时间甚短，故术中疼痛感觉不著（此法多用于 6 岁以下儿童）。但一般认为对儿童仍以施用适当麻醉为妥。

【体位】

同全身麻醉剥离法，但头部不宜后仰过甚（也有采取坐位者，术者立于患者的前面或头后，在头后挤切右

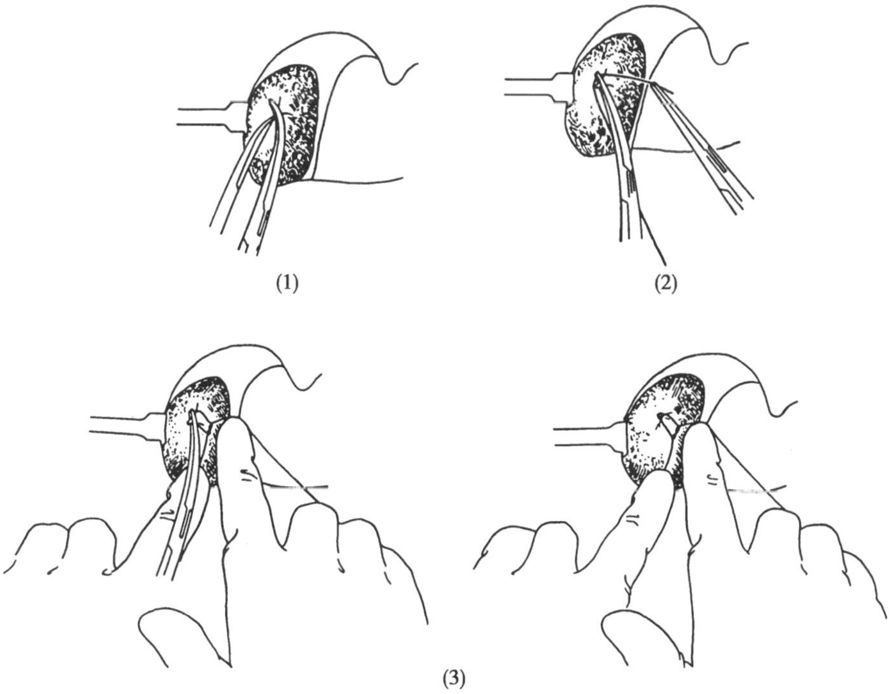

(1) (2) (3)

图 3-5-12 结扎止血法

(1) 以扁桃体止血钳夹住出血的血管 (2) 套线 (3) 打结

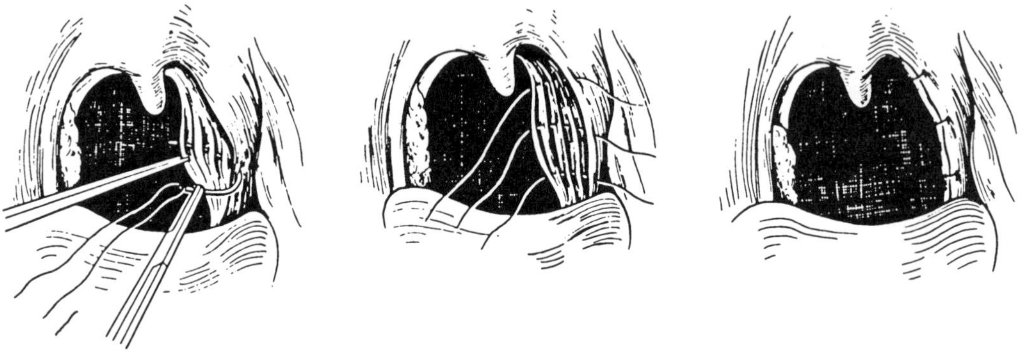

图 3-5-13 缝合止血法
（图示不留死腔的扁桃体窝连续缝合法）

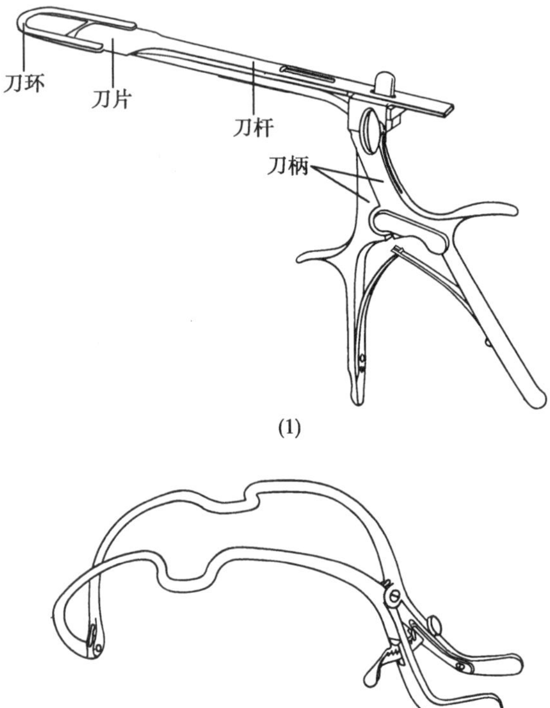

(1)

(2)

图 3-5-14 一般挤切法器械
（1）挤切刀 （2）弓形开口器

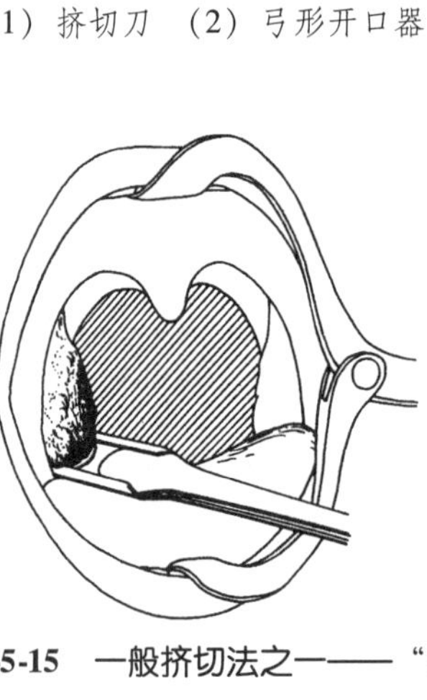

图 3-5-15 一般挤切法之一——“套”

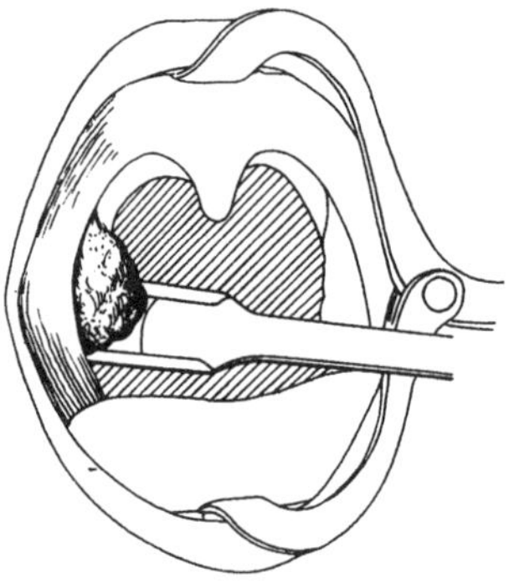

图 3-5-16 一般挤切法之二——“提”

侧时用左手持挤切刀，挤切左侧时换用右手持挤切刀）。

【操作步骤】

1. 告诉患者尽量张口，选用大小合适的开口器，置于上、下切牙之间。较大儿童及成人能合作者，也可不用开口器。较小儿童，防其乱动，需有助手协助固定头部和肩部。

2. 术者以左手持压舌板。右手持挤切刀，立于患者右侧。

3. 用压舌板沿舌背右侧边缘，将舌向口底并微向左侧压下，看清右侧扁桃体下端。患者头部略偏右侧。

4. 将右扁桃体下端套入挤切刀的刀环内（图 3-5-15），此时刀杆应与舌背平行（此步可简称为“套”）。

5. 下端套入后即将刀柄移向左口角，同时将刀杆沿其长轴向逆时针方向约转 90°，使刀环的平面与腭咽弓平行，刀环插入扁桃体和腭咽弓之间（移动刀柄和转动刀杆时，已套入刀环的扁桃体下端切勿滑脱）。此时撤去压舌板。

6. 挤切刀环在扁桃体后稍稍旋动楔入，同时将柄端下压，刀环上抬（图 3-5-16）（注意不能以牙齿或口角为支点）。使扁桃体的后面及上端也都套入刀环之内，但须注意勿将悬雍垂套入。此时扁桃体的大部分被抬起，在腭舌弓下显出一个隆起的小包（此步可简称为“提”）。

7. 用左手的拇指或食指在腭舌弓上将隆起的小包稳定持续地压下去，直至手指隔腭舌弓薄层组织可以扪到刀环的全部周边为止（此步可简称为“挤”）（图3-5-17），此时右手收紧刀柄，将刀刃推进到刀环远端的槽内。左手压腭舌弓时切不可一下一下地间断猛压，右手在收紧刀柄后不能有丝毫放松。

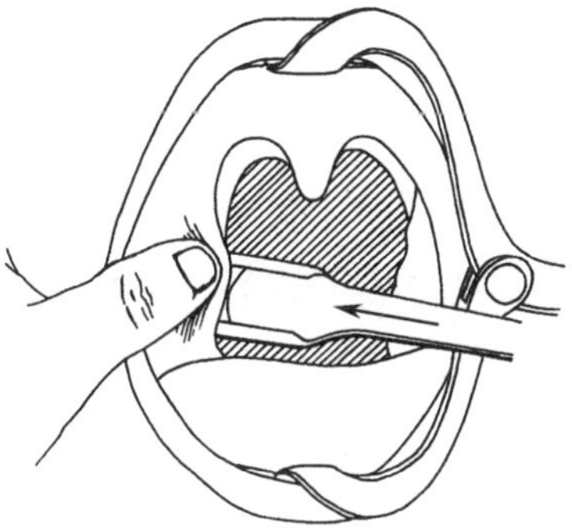

图3-5-17 一般挤切法之三——“挤”

8. 术者转身180°，改立患者头后，握紧刀柄的右手随体转动，同时刀杆依顺时针方向扭转180°，改置到右侧口角，并垂直于台面。

9. 用压舌板沿舌背左侧边缘将舌压向右下方，使左侧扁桃体下端暴露清楚后，右手用猛然一下的动作，将右侧扁桃体扭下随挤切刀迅速撤出口外（图3-5-18）（此步可简称为“切”）。

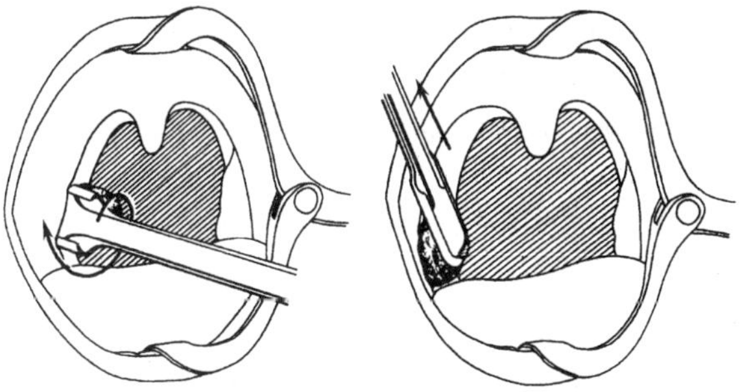

图3-5-18 一般挤切法之四——“切”

10. 立即放松刀柄，甩掉附在刀环上的扁桃体，乘血液尚未淹没左侧扁桃体之际，迅速将左侧扁桃体下端如法套入环内。

11. 挤切左侧扁桃体的步骤与右侧相同，只当左侧扁桃体下端已被套入刀环，刀柄移向右侧口角时，刀杆应沿其长轴以顺时针方向旋转约90°，使刀环的平面与腭咽弓平行。

12. 两侧扁桃体切除后，迅速将患者翻身俯卧，倒

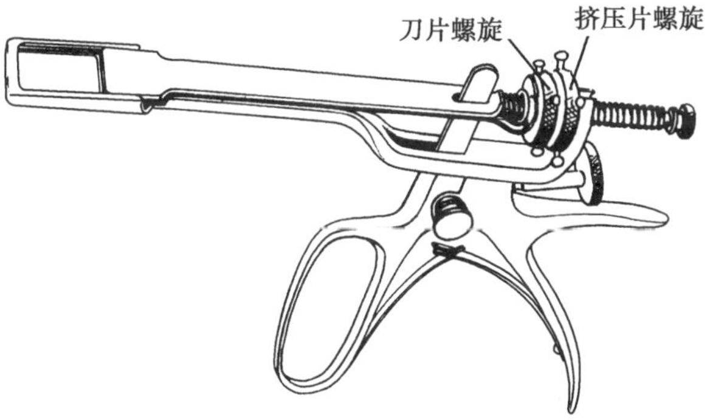

(1)

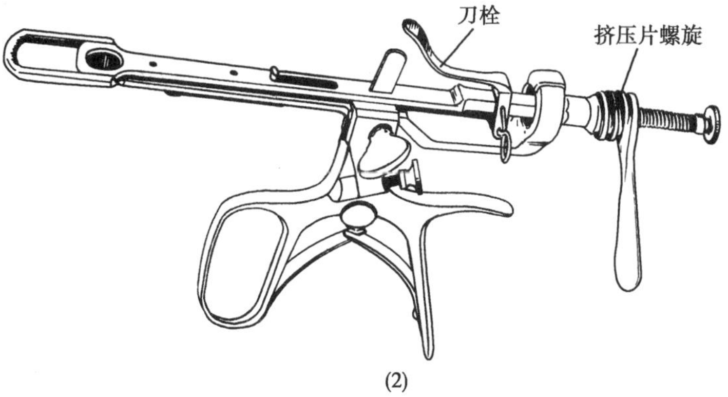

(2)

图3-5-19 两种无血挤切刀

出口内血液，随后嘱患者坐起吐出口内残余血液。一般吐数口后血即自止，无需再行设法止血。不能自止者，可用纱布球压迫扁桃体窝以止血。

13. 检查已切下的扁桃体被膜是否完整，扁桃体组织上有无切断面或扁桃体窝内有无残体。有残体者可再用挤切刀加以切除。此时宜选用较小的刀环，方法与切除整个扁桃体相同，或用残体咬钳切除之。

14. 须同时切除腺样体者,可先将腺样体切除后,再行扁桃体挤切术。也可在挤切术完毕,妥善止血后,再切除腺样体。我科一般在挤切术刚完毕时,立即施行腺样体切除术,术后止血方法同上,鼻咽部不需特别给予止血。

初学者要认真领会要领，手术时按步就班。一丝不苟，就能达到目的。最忌一味求快。若步骤掌握不好，心慌手乱，则必遭失败。

（二）无血挤切法

此法是通过改进的挤切刀，使手术达到基本不出血的目的。国内曾有电刀或激光刀无血扁桃体挤切术的报道。我们所用的无血挤切刀（图 3-5-19）是在一片薄而锋利的刀片上面，加了一片约 1.5mm 厚的挤压片，在其尾端装有固定螺旋，当挤压片推入挤切刀刀环后，将螺旋扭紧，挤压片即紧压于环内不会松脱。此法可用于年龄稍大的小儿及成人。

优点：除具一般挤切法的优点外，尚有①通过挤压片的压榨作用，将扁桃体周围的黏膜及黏膜下组织压紧，使此处血管无腔可通，血管内膜和血管壁也被压碎，产生大量凝血致活酶，利于止血；②因术中无血，视野清楚，时间从容，便于初学者掌握操作。

缺点：同一般挤切法。

【麻醉方法与体位】

和一般挤切法相同。

【操作步骤】

1. 按一般挤切法的操作步骤将扁桃体挤进刀环，收紧刀柄后，旋紧挤压片尾端螺旋，使挤压片固定于刀环内（图 3-5-20），此时扁桃体周围的疏松组织即被挤压片压紧。

2. 用扁桃体钳钳住扁桃体（图 3-5-21），扳动刀栓，将锋利的刀片推进刀环槽内，扁桃体即被切下取出（图 3-5-22）。

3. 继续固定挤压片数分钟（一般超过患者的出血、凝血时间即可），旋松挤压片的固定螺旋，撤出挤切刀。

4. 术者站在患者头后以同法进行对侧手术。

5. 手术操作熟练者，对不能配合手术的小儿，亦可在作完一侧扁桃体切除后，迅速退出挤切刀，在患者头后行另一侧扁桃体切除，术中出血亦不多。

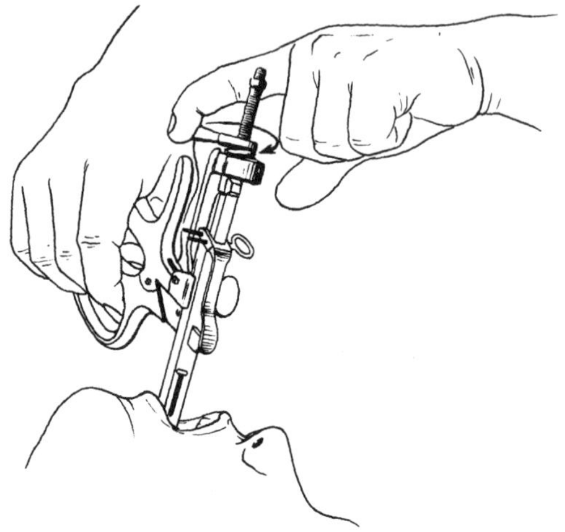

图 3-5-20 无血挤切法之一：固定压片

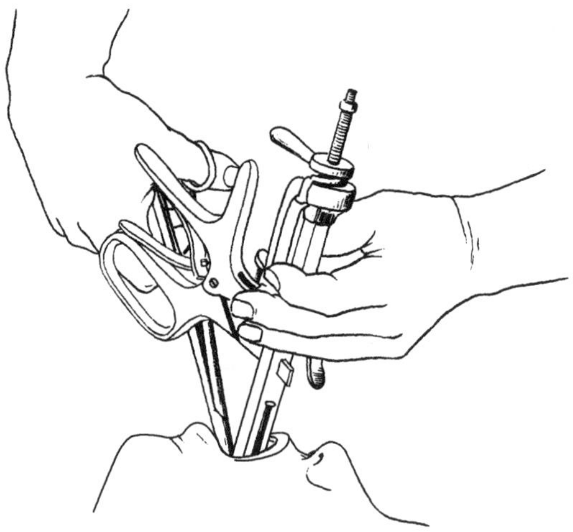

图 3-5-21 无血挤切法之二：钳住扁桃体

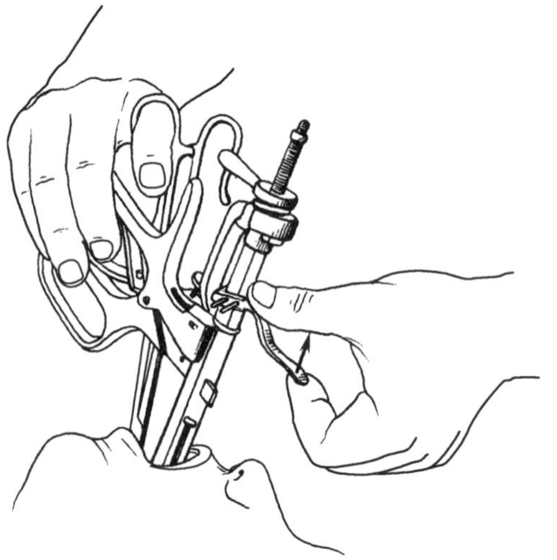

图 3-5-22 无血挤切法之三：扳动刀栓

【术后处理】

1. 卧床休息　局麻者，儿童取平侧卧，成人平卧或半坐位均可。术后无出血者，鼓励早期起床活动，两周内禁作较重体力活动。

2. 术后3小时无出血者,可开始用消毒生理盐水或复方硼砂溶液含漱,进流质或半流质饮食,也可自然谈话。

3. 若有出血迹象，可用冰袋冷敷颈部或用%过氧化氢溶液含漱。

4. 创口疼痛，可用0.5%普鲁卡因数毫升作下颌角处封闭以止痛。若创口疼痛并有呛咳，可给予少量可待因镇痛和止咳。

【术后并发症】

扁桃体手术虽是常用手术，但"作易精难"，不能轻视，术后注意观察，对预防并发症的发生甚为重要。

1. 咽部并发症

（1）出血：可分为原发性出血及继发性出血两种。前者发生于术后24小时内，多因术中止血不彻底，或肾上腺素的后续作用所致；后者多发生于术后第6～8天，多因伤口感染，侵及创面血管所致。

处理：清除创口中凝血块，详细检查出血点，用棉球或纱布球浸3%过氧化氢溶液，1%～2%麻黄碱或1‰肾上腺素作压迫止血。倘出血来自小血管，应将其结扎或缝扎。继发感染引起的出血，最好只取出创口中的凝血块并给予1%过氧化氢溶液含漱，及时应用抗生素及凝血剂治疗。

（2）创口感染：表现为创口表面有厚层污秽分泌物附着，创面肿胀呈暗紫红色。腭咽弓、腭舌弓及悬雍垂红肿；局部剧痛，并常引起耳内放射性疼痛，间有发热及全身不适。下颌角处常伴肿胀和触痛。

处理：勤用漱口液含漱，多饮温热饮料，注意口腔和咽部卫生。加强抗生素治疗，辅以维生素B、C口服，严防继发性出血。

（3）创面瘢痕形成过多：手术时尽量避免损伤周围组织，术后鼓励患者早期作咀嚼、吞咽及张口等动作，是预防的重要措施。瘢痕挛缩过剧者甚至可以引起声调改变，因咽腔共鸣作用受损所致。

2. 颈部并发症　有颈深部感染、颈淋巴结炎及皮下气肿等。后者发生时，应嘱患者尽量不作吞咽动作。

3. 耳部并发症　术后许多患者可发生放射性耳痛。疼痛过分剧烈者，常为创口有继发感染之征。偶有因咽鼓管发生感染而导致急性中耳炎者。

4. 肺部并发症　①吸入性肺炎；②肺脓肿；③肺不张；④下呼吸道异物。现均少见。

5. 颅内并发症　极少见。其感染途径可经血流、淋巴管、咽旁隙或脑神经周围鞘传入。

6. 全身并发症

（1）发热：术后1～2天内常有低热，若体温较高，持续时间较长而其他全身症状也较重者，须查明原因，给予适当治疗。

（2）脓毒症：由于抗生素的应用，现已少见。

（3）病灶性疾病急性发作：如心脏、肾脏和关节等器官的疾病病势加重，术前抗生素的应用对此种情况的预防甚为重要。

（毕胜斌　沈艮祥）

第六章

咽部脓肿

第一节 扁桃体周脓肿

扁桃体周脓肿（peritonsillar abscess）为扁桃体周围隙内的化脓性炎症，早期发生蜂窝织炎（称为扁桃体周炎），继之形成脓肿。该病由 Celsus 首次描述和治疗。好发于青壮年，平均年龄 20～35 岁，儿童和老人少见，国外报道年龄最小患者为 4 个月婴儿，我科曾见 1 例发生于 1 岁的婴儿（1973），实属罕见。夏、秋两季多发。

【病因】

大多继发于急性扁桃体炎，尤其多见于慢性扁桃体炎屡次急性发作者。

扁桃体隐窝，特别是扁桃体上隐窝中的炎症，因窝口阻塞，其中的细菌或炎性产物破坏上皮组织，向隐窝深部发展，穿透扁桃体被膜，进入扁桃体周围隙，形成蜂窝织炎，继之形成脓肿。小儿的扁桃体被膜较厚且致密，扁桃体隐窝呈裂隙状，分支少，且表浅，细菌不易聚集和穿透扩散，故极少发生此病。

1994 年，Passy 提出新的观点，认为 Weber 唾液腺与扁桃体周炎和扁桃体周脓肿的形成有密切关系。

Weber 腺位于扁桃体上间隙、扁桃体上方的软腭部，大约有 20～30 个唾液腺腺体结构，由一个共同的管道从腺体后方到达扁桃体的中间部分，即扁桃体渗透囊，其导管系统伸到扁桃体的表面，其分泌的唾液帮助消化附着于扁桃体隐窝上的残余食物。当 Weber 腺体或导管系统阻塞或感染时产生蜂窝织炎，组织坏死溶解，最后在扁桃体囊和咽侧壁、扁桃体上间隙之间形成脓肿。Passy 提出的上述观点较合理地解释了该病的某些临床表现：①扁桃体周脓肿总是在扁桃体上间隙发生，将扁桃体向中线推挤；②多为一侧发病，且患侧扁桃体无渗出性改变；③在扁桃体周脓肿形成前，3～5 天即有咽喉疼痛发生，所有这些均由 Weber 腺体感染后所致。

本病由细菌感染引起，常见的致病菌有溶血性链球菌、葡萄球菌等。厌氧菌感染也可导致本病发生。Wolf 等（1994）报道 160 例扁桃体周脓肿脓液细菌培养的结果显示，链球菌属占 70%，而厌氧菌属占 15%，由于就诊前广泛使用抗生素，细菌培养阴性比例占 25% 以上。

【病理】

本病多为单侧发病，两侧同时发生者极少。感染由扁桃体向外扩散至扁桃体周围疏松结缔组织中，形成扁桃体周围炎。镜下见大量的炎性细胞浸润，继之组织细胞坏死液化，融合形成脓肿。按其发生部位，临床上可分为前上型和后上型两种。前者脓肿位于扁桃体上极与腭舌弓之间，此型最常见；后者位于扁桃体与腭咽弓之间，较少见。炎症浸润和组织水肿，影响局部血液循环，常可导致患侧扁桃体上方软腭充血、肿胀，悬雍垂水肿，偏向健侧。脓肿的形成或翼内肌受炎症浸润，皆可出现张口困难。

【临床表现】

初起如急性扁桃体炎症状，3～4 日后，发热仍持续或又加重，一侧咽痛加剧，吞咽时尤甚，疼痛常向同侧耳部或牙齿放射。再经 2～3 日后，疼痛更剧，因不敢吞咽致唾液在口内潴留，甚至外溢。患者头偏向患侧，颈项呈假性僵直；口微张，流涎，言语含糊不清，严重者张口困难，不能进食。同侧下颌下淋巴结常肿大。

患者全身症状明显，可有高热、畏寒、全身乏力、肌肉酸痛、胃纳差、大便秘结等。

【检查】

患者呈急性病容，表现痛苦，因剧烈咽痛和张口困难，检查常不合作。早期周围炎时，可见一侧腭舌弓显著充血。若局部明显隆起，甚至张口困难，提示脓肿已形成。属前上型者，患侧腭舌弓及软腭红肿突出，悬雍垂水肿，偏向对侧，腭舌弓上方隆起，扁桃体被遮盖且推向内下方。病程7～10天者，有的脓肿可自行破溃排脓。属后上型者，患侧腭咽弓红肿呈圆柱状，扁桃体被推向前下方，软腭与悬雍垂可无水肿，常无张口困难。但是，炎症可向下扩散至喉咽部及喉入口等处，可引起喉水肿等并发症。

【诊断】

根据上述临床表现及检查，诊断不难。咽痛逾4～5天，局部隆起明显及剧烈咽痛，即可判定脓肿已形成，穿刺抽脓可确定诊断。当脓肿位于扁桃体周间隙中部和下部时，软腭部诊断性穿刺容易漏诊。超声诊断显示扁桃体周脓肿的敏感度为90.9%，其鉴别扁桃体周炎和扁桃体周脓肿的准确率可达88.9%，特异性为80%（Ahmed，1994）。扁桃体增大或均匀的脓肿可通过口外超声检查证实，但当扁桃体周脓肿为不均匀的囊腔时，经口内超声检查准确性更高。

【鉴别诊断】

扁桃体周脓肿需与下列疾病相鉴别：

1. 咽旁脓肿　系咽旁隙的化脓性炎症，脓肿部位在咽侧至一侧颈外下颌角部，伴有颈侧上部压痛，也可出现牙关紧闭及咽部炎症，病侧扁桃体和咽侧壁被推向中线，但扁桃体本身无病变。

2. 智齿冠周炎　常发生于阻生的下颌智齿周围，检查可见牙冠上覆盖肿胀组织，牙龈红肿、触痛，可发生溃疡或化脓，炎症可扩展到腭舌弓，但扁桃体及悬雍垂一般不受影响。

3. 扁桃体脓肿　为扁桃体本身的脓肿，可在扁桃体内抽出脓液，患者扁桃体肿大，扁桃体上隐窝中可见脓液流出，患者多无张口困难。

4. 脓性卜颌卜炎　为口底的急性炎症，形成弥漫性蜂窝织炎。在口底及颏下有痛性硬块，舌被抬高。压舌或伸舌时感到疼痛和困难，张口受限但非牙关紧闭。感染可扩散至喉部，引起呼吸困难。软腭及腭舌弓无充血隆起。

5. 扁桃体恶性肿瘤　一般无发热，一侧扁桃体迅速增大或扁桃体肿大而有溃疡，均应考虑肿瘤的可能，活检可确诊。

【并发症】

炎症扩散至咽旁隙，可发生咽旁脓肿。向下蔓延，可发生喉炎及喉水肿，迅速出现呼吸困难。少数病例可发生颈内静脉血栓，化脓性颈淋巴结炎、败血症或脓毒血症。罕见的并发症有颈部坏死性筋膜炎，下行性坏死性纵隔炎和Lemierre综合征（一种口咽厌氧菌感染局部和全身所出现的一组临床综合征，主要有以下特点：沿胸锁乳突肌发生颈部强直和颈上段肿胀；可在肺、胸膜形成移动性脓肿并随之出现肺梗死；很快出现化脓性关节炎；可见黄疸或轻度黄疸出现；有蛋白尿和逐渐增多的血尿；大多数患者可从血液或转移性化脓灶中培养出香肠型拟杆菌，一般1～2周后死亡）。

【治疗】

经及时合理的治疗，病情可迅速控制，预后良好。

1. 脓肿形成前的处理按急性扁桃体炎处理，给予足量的抗生素类药物及适量的类固醇激素，并给予输液、对症处理。

2. 脓肿形成后的处理

（1）穿刺抽脓：可明确脓肿是否形成及脓腔部位。2%丁卡因表面麻醉后，用16～18号粗针头于脓肿最隆

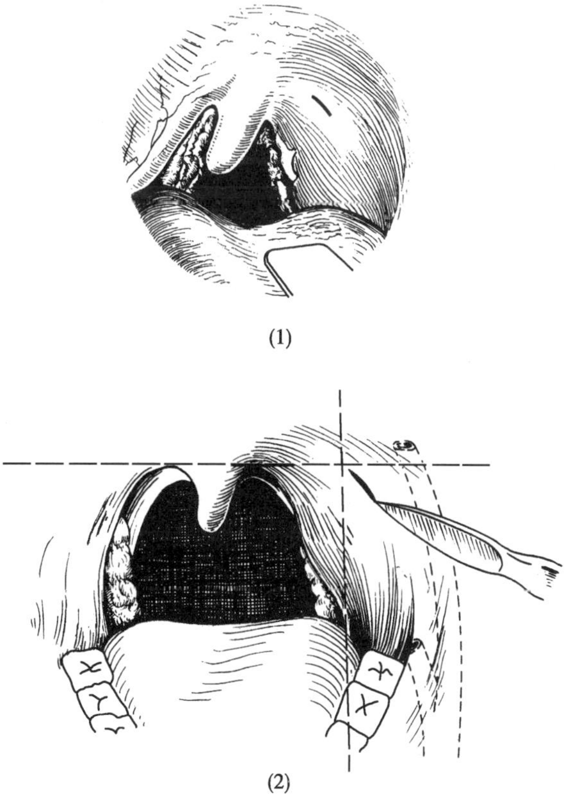

图3-6-1　扁桃体周围脓肿切开的部位

（1）从最隆起处作切口　（2）划线法切口

起处刺入；穿刺时，应注意方位，不可刺入太深，以免误伤咽旁隙内大血管，针进入脓腔，即有脓液抽出。

（2）切开排脓：在穿刺有脓处，或者选择最隆起和最软化处切开。常规定位是从悬雍垂根部作一假想水平线，从腭舌弓游离缘下端（与舌根交接处）作一假想垂直线，二线交点稍外侧既为适宜切口之处（图 3-6-1）。切开黏膜及浅层组织后（不宜过深，以免损伤大血管），用长弯血管钳向后外方顺肌纤维走向撑开软组织，直达脓腔，充分排脓。术后不置引流。对后上型者，则在腭咽弓处切开排脓。术后第 2 天复查伤口，必要时可再次用血管钳撑开排脓。

（3）施行扁桃体切除术：即“脓肿扁桃体切除术”（abscess tonsillectomy），对病程较长，多次切开排脓仍未治愈者更为适宜。因脓肿的存在，扁桃体被膜与扁桃体窝之间已被脓液所分离，故手术剥离扁桃体较易。患侧扁桃体切除后，排脓彻底，恢复快，且无复发之可能。术后疼痛较轻，发生出血、脓毒血症或其他并发症者极少，比缓解期施行手术有明显的优越性（Fagan，1994），我科在 1982 年曾报道 75 例脓肿扁桃体切除术，获得较好疗效。缺点是张口受限，操作不便。也有人主张先作穿刺抽脓或切开排脓，3～4 日后再作扁桃体切除术，此时局部炎症多已消退，患者一般情况改善，局部瘢痕尚未形成，手术较易。

3. 脓肿消退后的处理应在脓肿消退 2 周后，将扁桃体切除，以预防复发。

第二节 咽后脓肿

咽后脓肿（retropharyngeal abscess）为咽后隙的化脓性炎症，因发病机制不同，分为急性与慢性两型；急性型较为常见，占 94.8%，为咽后淋巴结急性化脓所致，多发生于 3 个月至 3 岁的婴幼儿，半数以上病例发生于 1 岁以内。冬、春两季多见。慢性型较少见，占 5.1%，多因颈椎结核引起。一般认为成人多见，但据我科临床观察，儿童患病者也不少见。

【病因】

常见的发病原因有：

1. 咽后隙化脓性淋巴结炎　婴幼儿每侧咽后隙中有 3～8 个淋巴结，这些淋巴结接受鼻腔后部、鼻咽、口咽、咽鼓管及中耳、腮腺等区域的淋巴引流，故上呼吸道感染，如急性咽炎、扁桃体炎、鼻及鼻窦炎等以及化脓性中耳炎、咽鼓管炎等，均可引起咽后隙化脓性淋巴结炎，最后形成脓肿。致病菌以链球菌与葡萄球菌为多见，卡他球菌、肺炎链球菌次之。另外，本病可并发于猩红热、麻疹、流感等急性传染病。

2. 咽部异物及外伤　咽后壁异物刺入，或者外伤、手术等侵入性损害，消毒不严格时，可引起咽后隙的感染，多位于喉咽部。

3. 耳部感染　中耳炎所并发的颞骨岩部炎或硬脑膜外脓肿，可经颅底破裂孔侵入咽后隙；贝佐尔德脓肿也可经咽旁隙穿入咽后隙形成咽后脓肿。

4. 咽后隙淋巴结结核或颈椎结核形成寒性脓肿　颈椎结核形成的脓肿，早期在椎前间隙，晚期由椎前隙破入咽后间隙。而咽后隙淋巴结核形成的脓肿发生时即位于咽后隙。

另外，咽旁脓肿可直接穿入咽后隙。全身脓毒血症时可在咽后隙出现转移性咽后脓肿，但极少见。

【病理】

急性型为淋巴结的急性化脓性炎症，位于咽后隙的一侧，局部隆起，黏膜充血。慢性型中由颈椎结核引起者，脓肿膨突于咽后壁中线上，但淋巴结结核形成的脓肿，也可位于咽后壁一侧，局部隆起，黏膜色淡或苍白。

【临床表现】

急性型起病较急，有畏寒、高热、咳嗽、吞咽困难等症状，小儿拒食，吸奶时吐奶或奶汁反流入鼻腔或呛咳不止，说话及哭声含糊不清，如口内含物状，常有呼吸困难，其程度视脓肿大小而定，入睡时有鼾声与喘鸣。患者头常偏向病侧以减少患侧咽壁张力，缓解疼痛，并扩大气道腔隙。如脓肿增大，压迫喉入口，或炎症累及喉部，则呼吸困难加重。严重病例可出现脱水、衰竭等现象。

慢性型者，有结核病的全身表现，起病缓慢、隐匿、病程较长，无咽痛；随着脓肿的增大，可逐渐出现咽、喉部阻塞感或吞咽不畅。

【检查】

患者呈急性病容，一般情况差，检查可见咽后壁一侧隆起，黏膜充血，脓肿较大者可将患侧腭咽弓及软腭向前推移。由外伤或异物引起的咽后脓肿，多位于喉咽，需用直接喉镜或间接喉镜检查才能发现，局部常有脓性或黏脓性分泌物，有时尚能查见异物。若为颈椎结核引起的脓肿，常位于咽后壁中央，黏膜色泽较淡。检查时，宜操作轻柔，以免患儿哭闹挣扎导致脓肿破裂，抽吸脓液时也须慎重。如发生意外，应速将患儿头部倒下，防止脓液流入气管，发生窒息或引起吸入性肺炎。

另外，检查可发现患侧淋巴结肿大，压痛明显。

颈侧位 X 线片或 CT 扫描，可见颈椎前隆起之软组织影，有时尚可见液平面。颈椎有结核病变者，可发现骨质破坏征象。

【诊断】

根据典型的病史、症状以及检查所见，诊断不难。幼儿如有上述症状时，首先需考虑本病。因颈椎前软组织在呼吸时有较大的变化，颈侧位 X 线片诊断可出现假阴性。CT 检查，不仅大血管易见，且有利于脓肿与蜂窝织炎的鉴别（Gianoli 等，1991）。

【鉴别诊断】

咽后脓肿需与下列疾病鉴别：

1. 扁桃体周脓肿　一侧咽痛，患侧腭舌弓上段及软腭明显红肿隆起，悬雍垂水肿，偏向健侧，常有张口困难。

2. 急性喉炎、喉水肿、白喉、喉异物　急起声嘶及喉源性呼吸困难是其共同特点，检查时喉部黏膜充血、水肿或见假膜和异物。

3. 咽旁脓肿　为咽旁隙的化脓性炎症，检查可见患侧咽侧壁隆起，充血。扁桃体及腭舌弓被推向中线，患侧下颌下区及下颌角后方肿胀。

4. 下颌下隙的感染　可出现牙关紧闭及呼吸困难等症状。检查发现患侧下颌下三角区肿胀，口底隆起，舌部向上抬起，伸舌受限。

此外，咽后壁动脉瘤、神经鞘瘤、脊索瘤等可致咽后壁隆起，需仔细鉴别。

【并发症】

可出现下列并发症：

1. 肺部感染和窒息　咽后脓肿破裂，脓液流入下呼吸道，可引起窒息或吸入性肺炎。

2. 咽旁脓肿　脓肿向两侧扩展，可致咽旁脓肿，可再循颈动脉鞘进入后纵隔，或沿食管而下，发生食管周围炎，纵隔炎或脓肿。

3. 喉水肿及喉阻塞　脓肿向下发展，可引起急性喉炎，喉水肿以及喉阻塞表现。

4. 出血　脓肿侵蚀颈部大血管，如颈内动脉、颈外动脉等，可发生致命性大出血。

【治疗】

1. 急性型咽后脓肿　一经确诊，应及早切开排脓，患儿不需麻醉，成年患者可喷用 2% 丁卡因数次即可。取仰卧头低位（图 3-6-2（1）），以免切开后脓液沿咽后壁流入下呼吸道。用直接喉镜或麻醉喉镜将舌根压向口底，暴露咽后壁，看清脓肿部位，在脓肿最隆起处穿刺抽脓，如有脓液，应尽量抽吸（图 3-6-2（2））。然后于脓肿最隆起处和最低部位（接近喉咽一端）作一纵形切口（图 3-6-2（3）），并用血管钳扩大切口，排出脓液并充分抽吸，以免下流。切开后不置引流条。若切开时脓液大量涌出吸引不及时，应将患者立即转身俯卧，便于吐出脓液，不致误吸。必要时，需行气管切开术，尤其对于切开排脓后仍有呼吸困难患儿，更属必要。

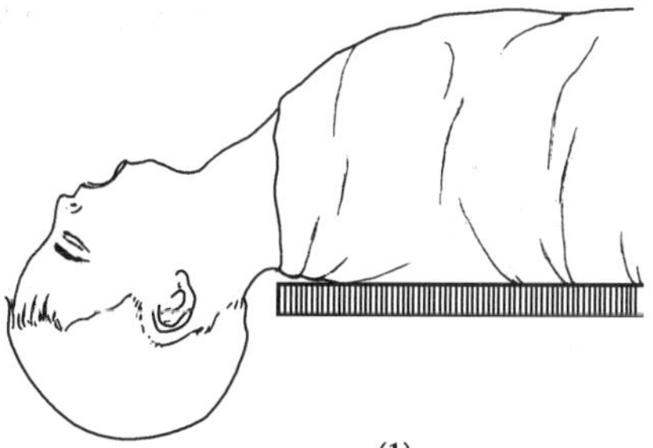
(1)

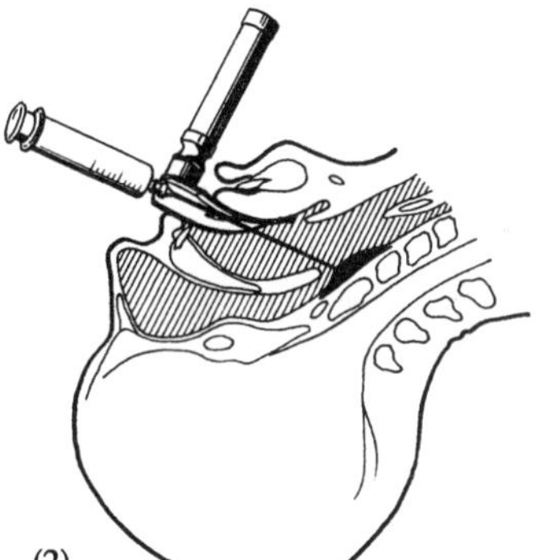
(2)

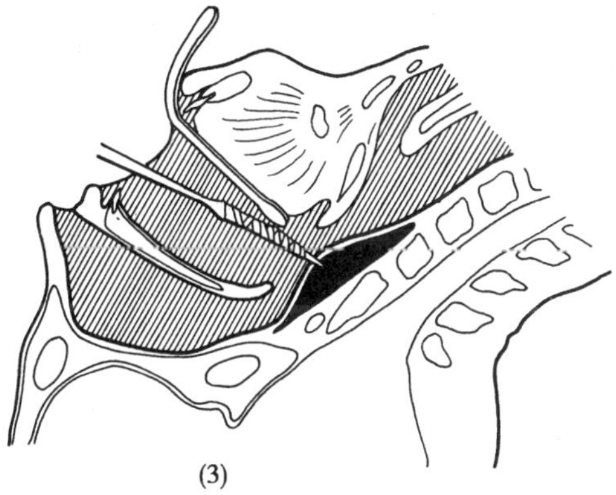
(3)

图 3-6-2　咽后脓肿切开排脓术
（1）仰卧低头位　（2）麻醉喉镜下穿刺抽脓法　（3）切开排脓法

手术中，使用直接喉镜或麻醉喉镜时，不可用力过猛，以免引起迷走神经反射，发生呼吸、心跳骤停。因而，对于不用任何麻醉的患者，术前应给予迷走神经抑制剂，如常用阿托品注射液。

术后需使用足量广谱抗生素控制感染。如脓液引流不畅，每日应扩张创口，排尽脓液，直至痊愈。

少数基层单位，不能切开排脓，可考虑抽脓治疗。有些病例经反复抽脓，也能痊愈。对于位置过低，体积过大的脓肿，或有咽旁隙、颈动脉鞘、纵隔等处并发症者，有时需行颈外径路切开排脓术。一般多采用胸锁乳突肌后缘切口，可避免损伤颈部大血管及神经。

2. 结核性咽后脓肿 除全身抗结核治疗外，可在口内穿刺抽脓，脓腔内注入0.25g链霉素注射液，如脓肿再次形成，可同法处理。切忌在咽部切开排脓。

并发颈椎结核者，应该由骨科医师在治疗颈椎结核的同时，取颈侧切口行排脓术，由胸锁乳突肌后缘进入，切开后可置引流条。

第三节 咽旁脓肿

咽旁隙是头颈部最易受感染的间隙之一。咽旁脓肿（parapharyngeal abscess）为咽旁隙的化脓性炎症，早期为蜂窝织炎，随后发展而形成脓肿。

【病因】

致病菌与急性扁桃体炎、咽后脓肿等相似，以溶血性链球菌为多见，其次为金黄色葡萄球菌、肺炎链球菌等。导致咽旁隙感染的进路较多，扁桃体、腺样体、牙、腮腺以及鼻部、咽部所属淋巴结处的急性炎症，均可蔓延至咽旁隙，导致本病发生。

1. 邻近器官或组织化脓性炎症的扩散 急性扁桃体炎、急性咽炎、急性腺样体炎等，以及颈椎、乳突、颞骨颧突或岩部的急性感染均可直接侵袭至咽旁隙。另外，扁桃体周脓肿、咽后脓肿、腮腺脓肿、磨牙区脓肿、颞骨岩部脓肿及耳源性颈深脓肿等可直接溃破或蔓延至咽旁隙。

2. 医源性感染及外伤 扁桃体切除术或拔牙术，注射器、药液消毒不严；施行扁桃体周脓肿切开排脓时，误将咽上缩肌穿透，内镜检查损伤咽侧壁均可导致咽旁隙的感染。另外咽侧壁异物刺伤、外伤也可引起本病。

3. 经血流和淋巴系感染 邻近器官或组织的感染，可经血行和淋巴系累及咽旁隙，导致本病发生。

【病理】

为典型的化脓性炎症，初为蜂窝织炎，随后组织坏死溶解，形成充满脓液的腔，即脓肿。经适当治疗后，脓肿可吸收消散，较大脓肿，经切排或穿刺抽脓后，由肉芽组织修复，形成瘢痕。

【临床表现】

1. 局部症状 主要表现为咽痛及颈部疼痛，吞咽、张口及头部活动时加剧。可伴反射性耳痛，茎突前间隙感染累及翼内肌时，则出现牙关紧闭、张口困难。

2. 全身症状 患者高热、畏寒、食欲不振、头痛、乏力。病情严重时，呈衰竭状态。

【检查】

急性重病容，痛苦表情。颈部僵直，活动受限。患侧颈部、下颌下区肿胀，触之坚硬，有压痛。严重时肿胀范围可上达腮腺，下沿胸锁乳突肌延伸，前达颈前中线，后至项部。早期皮肤不显充血，形如木块样肿物，脓肿形成后，变软且有波动感。茎突前间隙的脓肿形成者，张口困难以至牙关紧闭，患侧扁桃体及咽侧壁同时突向咽中线，但扁桃体及腭舌弓无红肿，软腭、腭咽弓及悬雍垂多水肿，腮腺区肿胀明显，并波及下颌下区。

茎突后间隙脓肿形成时，无张口困难与牙关紧闭，患侧咽侧壁隆起，腭咽弓充血、水肿，扁桃体不被推移且无充血表现；下颌角处肿起而腮腺区肿胀较轻；炎症病变侵蚀颈内动脉，可发生严重出血；病变可侵犯颈交感神经和迷走神经，发生颈交感神经瘫痪综合征（Horner综合征）及喉痉挛。

颈淋巴结肿大常为局部肿胀所掩盖。白细胞总数上升，中性粒细胞比例增高，为典型的细菌感染表现。

【诊断】

根据上述症状及体征，一般不难诊断。但因脓肿位于颈深部，由颈外触诊时，不易摸到波动感，切不能以有无波动感作为诊断咽旁脓肿的依据，必要时可在患侧肿胀处穿刺抽脓以明确诊断。

【鉴别诊断】

咽旁脓肿需与下列疾病鉴别：

1. 扁桃体周脓肿 有急性扁桃体炎病史，脓肿多位于扁桃体前上方，扁桃体充血，被推向内下方。患侧腭咽弓及软腭部明显红肿突出；悬雍垂也红肿，被推向对侧；颈侧肿胀一般不明显。

2. 咽后脓肿 脓肿突起于咽后壁一侧，软腭、腭咽弓不见充血或稍充血，呼吸困难明显，发声含混不清。

3. 咽旁肿瘤 起病隐匿，初起可无症状，或症状轻微，至溃疡出现，则有显著咽痛、口臭，或吐出血性分泌物等；晚期可出现消瘦，衰竭等恶病质表现。

此外，还需与下颌下淋巴结炎及腮腺炎等鉴别。

【并发症】

咽旁隙感染或脓肿向周围扩展，穿破咽后间隙，可发生咽后脓肿；向下蔓延可发生喉水肿；沿大血管稍向下扩展，发生纵隔炎。其中严重的并发症为颈动脉鞘的感染，可致颈内动脉壁糜烂，向咽部穿破可发生致命性大出血。未穿破前先有血管外血液积聚，形成假性动脉瘤，故作咽内切开排脓时，务必谨慎。咽部及外耳道有出血，常为大出血的先兆，应高度警惕。如颈静脉受到侵犯，可发生血栓性静脉炎或脓毒血症。

【治疗】

1. 感染初期，脓肿尚未形成时，需及时给予足量敏感的抗生素及适量的类固醇激素等药物治疗，以防止感染蔓延和并发症的发生；并结合支持疗法和其他辅助治疗，如局部理疗，多数患者可获痊愈。

2. 脓肿形成后，除上述治疗外，应施行脓肿切开排脓术。

（1）颈外径路：若下颌下及颈部肿胀明显，或脓肿位置较深，或咽部及外耳道有出血，病程长，疑有血管糜烂出血者，应从颈侧切开排脓。局麻下，在下颌下区作T字形切口，即沿患侧下颌骨下缘作一横切口，再沿胸锁乳突肌前缘作一垂直切口。切开皮下组织、浅筋膜和颈阔肌，分离颌下后部结缔组织，暴露颌下腺，并沿其下缘切开包绕颌下腺的颈深筋膜浅层（图3-6-3），再将下颌下腺及面动脉一并拉起，然后用止血钳或手指紧贴颌下腺的深面，沿二腹肌后腹及茎突肌伸向茎突，并在茎突之外侧，从颅底顺动脉鞘向下，即可达到脓腔，充分排脓后，置引流条，切口部分缝合。

（2）经口径路：如脓肿明显突向咽侧壁，且未见或未触及血管搏动，则于咽侧壁最突出部分，作一垂直切口，约2cm长，然后用血管钳伸入切口作钝性分离，穿通咽上缩肌到达脓腔，引流脓液。

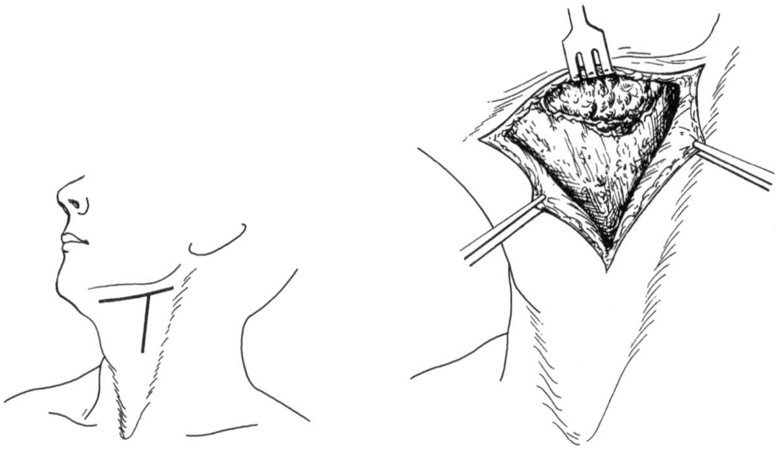

(1)　　(2)

图3-6-3 咽旁隙感染颈外径路排脓法

（1）切口位置 （2）显示下颌下腺

（肖红俊）

第七章

咽及咽旁肿瘤

第一节　鼻咽部肿瘤

一、鼻咽良性肿瘤

鼻咽部良性肿瘤远少于恶性肿瘤。唐忠怀等（1983）报告：1974 例鼻咽部肿瘤中，恶性肿瘤占 1818 例，良性肿瘤仅占 156 例。良性肿瘤以血管纤维瘤占绝大多数。

（一）鼻咽部血管纤维瘤

鼻咽血管纤维瘤（angiofibroma of nasopharynx）常发生于 16～25 岁男性青年，瘤中含有丰富血管，容易出血，故又名“男性青春期出血性鼻咽血管纤维瘤”。一般在 25 岁以后可能停止生长。发病原因不明。因其源于颅底，肿瘤生长扩张能力强，又有凶猛的大出血，故临床上虽属良性，但发展后期结果严重。

【病理】

肿瘤多原发于鼻咽部蝶骨底或枕骨，犁骨之骨膜，是青春期颅底不规则发育的结果，也有人认为肿瘤是来自鼻咽部特殊的血管纤维间质者。

镜下肿瘤主要由增生的血管及纤维结缔组织两部分组成。根据血管成分与纤维组织成分孰占优势，或称纤维血管瘤（fibroangioma），或称血管纤维瘤（angiofibroma），偶也可称淋巴管扩张纤维瘤。后者术前临床所见与前两者无异。在典型的病理象中，肿瘤主要由丰富的胶原纤维和由多核成纤维细胞形成的网状组织所构成，其中散布大量无收缩能力的血管，故若受到损伤，易发生大出血。瘤体根部有动脉，其分支伸入瘤体，与血管壁极薄的静脉相吻合。瘤体表面覆以正常黏膜，一般质硬，可有分支侵入翼腭窝、眼眶、鼻窦、鼻腔或口咽（图 3-7-1），亦可窜入颞窝及腮腺等处软组织之下，或经蝶骨和鼻腔顶侵入颅内，但少见。

鼻咽部血管纤维瘤的扩展方向及范围：

（1）直接扩展→蝶窦、筛窦、鼻腔及口腔。

（2）经蝶腭孔，咽鼓管咽口处→翼腭窝。

（3）经翼腭窝→眶下裂、颞下窝。

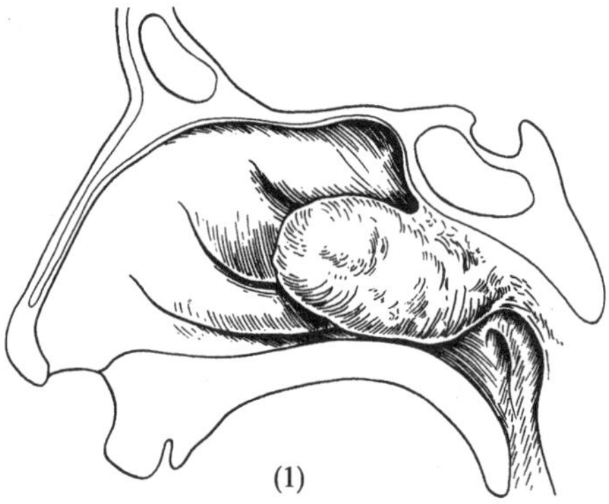

(1)

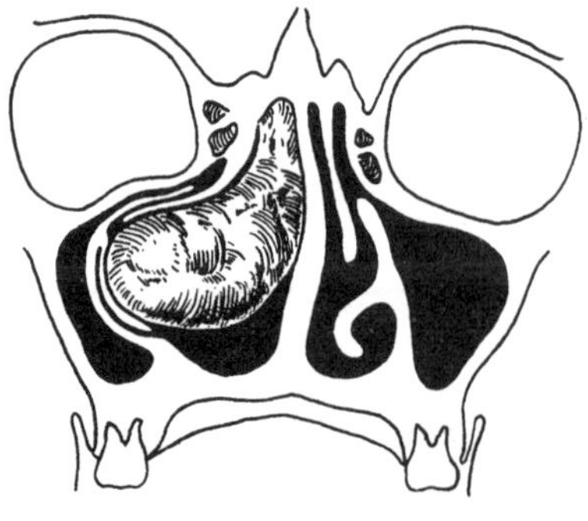

(2)

图 3-7-1　鼻咽血管纤维瘤

（1）侵入鼻腔　（2）侵入鼻腔并压迫上颌窦

（4）经眶下裂→眼眶。

（5）经蝶窦→颅中窝。

【症状】

1. 出血　为一重要症状　常表现为反复鼻腔和口腔大量出血。患者因此而有不同程度的贫血。

2. 堵塞及压迫症状　肿瘤堵塞后鼻孔导致鼻塞始为一侧性，逐渐发展为双侧。压迫咽鼓管咽口，引起耳鸣及听力下降。三叉神经受压，则出现剧烈的三叉神经痛和耳内放射性疼痛。肿瘤侵入眼眶，则发生眼球移位，运动受限。视神经受压，则出现视力障碍，甚至引起视神经萎缩。侵入翼腭窝或颞窝，则出现颊部或颞部隆起和张口受限。侵入颅内，常有剧烈头痛及脑神经受压症状，或发生颅内并发症。向下发展，可使软腭膨隆，在口咽部可见肿瘤。

【检查】

鼻咽镜检查，可见表面光滑圆形或呈结节状的肿瘤，色淡红，表面有明显的血管纹。有时可见肿瘤侵入鼻腔或推压软腭突出于口咽。手指触诊，典型者质硬如骨，不能移动，可触知根部在颅底，与周围组织可有粘连，但血管成分较多者，则质较软。

【诊断】

根据症状及检查结果，结合年龄和性别一般都能做出诊断。活检虽可确诊，但易引起严重出血，列为禁忌。如非作活检不能确诊，应只在突入鼻腔的部分取材，并作好止血的充分准备。术前行颈外动脉造影术，可了解肿瘤的供血来源及肿瘤的侵及范围，为制定手术方案的重要参考资料。

【鉴别诊断】

须与腺样体肥大、后鼻孔息肉，鼻咽部恶性肿瘤特别是淋巴肉瘤相鉴别，因后者外形与本病相似，可能导致肉眼下误诊。

【治疗】

应手术切除肿瘤。肿瘤较小者，可行放射治疗后再以电凝固术破坏之。

1. 减少术中出血之措施　鼻咽纤维血管瘤手术时出血凶猛，可多达 2500～3000ml。故应想方设法减少术中出血。常用而有效的方法有：

（1）数字减影血管造影（DSA）+瘤体供血动脉栓塞术：在数字减影机下行颈外动脉造影可以清楚地显示肿瘤范围的大小及供血动脉，同时可用明胶海绵栓塞瘤体的供血动脉。因明胶海绵是可吸收性栓子，故此检查应在术前 2～3 天内进行。Roberson 等（1972）报告栓塞术后鼻咽纤维血管瘤切除术中出血量平均由 2400ml 降至 800ml。Pletcher 等（1975）报道局限于鼻咽部的血管纤维瘤，栓塞术后出血量由 1200ml 降至 736ml，超过鼻咽部累及上颌窦、翼腭窝的肿瘤，出血量由 3311ml 降至 1200ml。刘邦华等（1994）报告栓塞术后鼻咽纤维血管瘤术中出血量为 700～1500ml。较未栓塞病例明显减少。

（2）颈外动脉结扎术：鼻咽纤维血管瘤的主要供血动脉来自颈外动脉的上颌动脉和咽升动脉，结扎同侧颈外动脉可明显减少术中出血。有人建议术中暂时阻断颈外动脉血流，术毕松开止血线。因为颈外动脉结扎后如肿瘤复发，将从颈内动脉分出多数新血管支，造成再次手术的困难，另外保留颈外动脉，可便于术后血管造影观察。

（3）控制性低血压麻醉。

（4）冷冻术：于肿瘤表面作十字切口，将冷冻头插入瘤体内，冷冻头迅速降温至 -80℃ 到 -198℃，维持20～30分钟，待肿瘤组织坏死后再分离，切除肿瘤。

2. 手术径路　鼻咽位置较深，手术操作不易，位于此处的肿瘤又常富于血管，更增加手术困难。如何能很好地暴露鼻咽以便于操作和止血，手术径路的选择是一个重要问题。鼻咽血管纤维瘤切除术，通常可分为经鼻腔和经口腔两种径路：前者包括经前鼻孔手术、鼻侧切开术和改良邓克手术（modified Denker operation），后者又有软腭切口，硬腭切口和经咽峡不作任何切口之分。骆兆平推荐（1958）倒 T 形软腭切口，即横切口在离硬腭后缘 3～4mm 处，纵切口在软腭上，直达悬雍垂基底部。据谓此切口对鼻咽血管纤维瘤暴露满意。一般对肿瘤大部分突入鼻腔者，或侵入筛窦、蝶窦、上颌窦者多取鼻侧切开径路；肿瘤主要位于鼻咽者，多取经口腔径路。肿瘤侵及翼腭窝及颞下窝者，可采用经腭唇下进路（Sardana，1965；Waldman，1981）。唇下切口从梨状孔边缘至上颌骨粗隆，用手指伸入翼腭窝分离，可以游离肿瘤的外侧附着处，并送入至鼻咽腔。若肿瘤较大不能完整切除者，可分别切除。肿瘤已侵入颅内者，可用颅内颅外联合进路（与神经外科合作）切除之。

无论肿瘤已否突入鼻腔或只位于鼻咽部，我科多取经硬腭切口的径路进行切除。取其面部不留切痕，不损伤软腭功能，鼻咽、后鼻孔与鼻腔底暴露较充分，可在直视下进行操作，既易寻找肿瘤根部，又便于压迫止血。若肿瘤已侵入翼腭窝，可将同侧硬腭切口绕磨牙后区延长至唇龈沟，则翼腭窝可得良好暴露，便于采取内外夹攻的方法以切除肿瘤。对于小的鼻咽血管纤维瘤，我们过去也曾用手指或分离器经咽峡绕到鼻咽部进行剥离，同时用粗钳经鼻腔将瘤体夹住牵引，而获成功，但此种病例不多，无须作任何切口。现介绍鼻咽血管纤维瘤的两种切除术式，即硬腭径路鼻咽血管纤维瘤切除术（此为常用手术）和鼻内镜下鼻咽血管纤维瘤切除术。

硬腭径路鼻咽纤维血管瘤切除术

【麻醉】

宜在全麻下手术，多用气管内插管麻醉。若能应用控制性低血压麻醉法，则可减少术中出血。麻醉插管无论带有气囊与否，都需在插管后用长纱条将喉咽填塞，以防血液流入下呼吸道。

【手术方法】

1. 体位　仰卧位，肩下垫枕，颈伸直，头后垂，使低于肩部平面（图 3-7-2（1））。将手术床头侧抬起，使高于足侧。手术者坐于患者头端。

2. 操作步骤

（1）切口：置入开口器将口张开（图 3-7-2（2））。为减少出血，作切口前可用 0.5% 普鲁卡因内加少量 1‰肾上腺素，注射于硬腭的黏骨膜下。切口呈马蹄形，自一侧第 2 磨牙开始，循牙龈内侧距离龈缘 0.5～0.7mm 处，向前延至切牙孔后方（距切牙的龈缘约 1.2～1.5cm），弯向对侧第 2 磨牙。必要时可将切口向后外延长直至两侧扁桃体腭舌弓附近。切口两端均位于腭大孔的外侧或一端位于腭大孔的内侧（图 3-7-2（3）），避免两侧腭大动、静脉皆被切断，以防术后黏骨膜瓣发生坏死。

（2）分离黏-骨膜瓣：用分离器沿切口将黏骨膜自硬腭骨板上分离（图 3-7-3（1））直达硬腭后缘。硬腭骨板高低不平，分离不慎，易将黏骨膜瓣分破。可用盐水浸湿的短纱条从切口送入黏骨膜与硬腭骨板之间，紧贴骨面慢慢向后作钝性分离，不但可避免分破且可减少出血。越过硬腭后缘时改用弯头分离器，将鼻腔底后段的黏骨膜分离一部分（图 3-7-3（2））。

（3）咬除硬腭骨板：用咬骨钳从硬腭后缘向前咬除患侧硬腭骨板一部分（图 3-7-3（3））。硬腭骨板有时因肿瘤压迫变薄或吸收，咬除甚易。骨板去除多少，视肿瘤的部位和大小而定，若肿瘤大部分突入鼻腔中，则可向前稍多咬除。咬除时注意不要损伤鼻腔底的黏膜。

（4）暴露肿瘤：将鼻腔底黏膜切成基底在前方的黏骨膜瓣，瓣的顶端在软、硬腭交界处，可达咽鼓管圆枕前唇，肿瘤即可暴露（图 3-7-3（4））。如肿瘤较大，为扩大手术野，可将一侧腭帆张肌腱自翼突钩处剪断，将该侧软腭拉下，或切除翼突钩、下鼻甲后端或鼻中隔后段，鼻咽即能充分暴露。经此术野可以看到中、下鼻甲，鼻中隔后部，鼻咽部顶壁、后壁及侧壁，蝶窦及后筛窦。

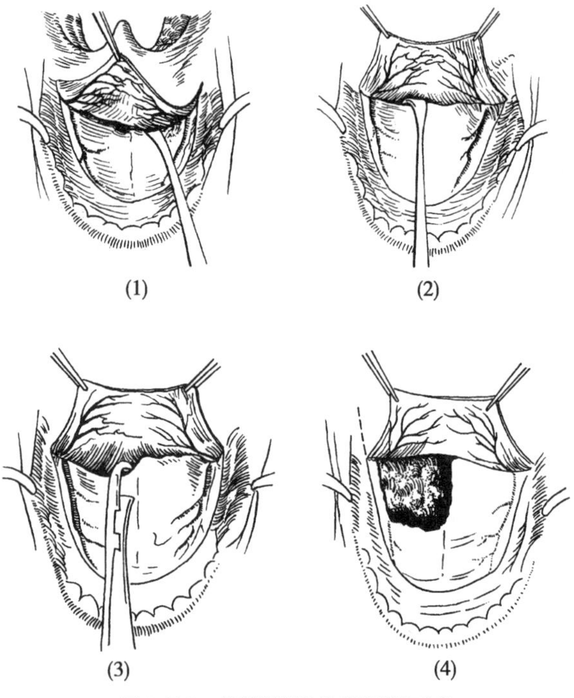

图 3-7-3　硬腭径路的鼻咽部手术

（1）掀起硬腭的黏-骨膜瓣　（2）分离鼻腔底后段的黏-骨膜　（3）咬除部分硬腭骨板　（4）暴露肿瘤

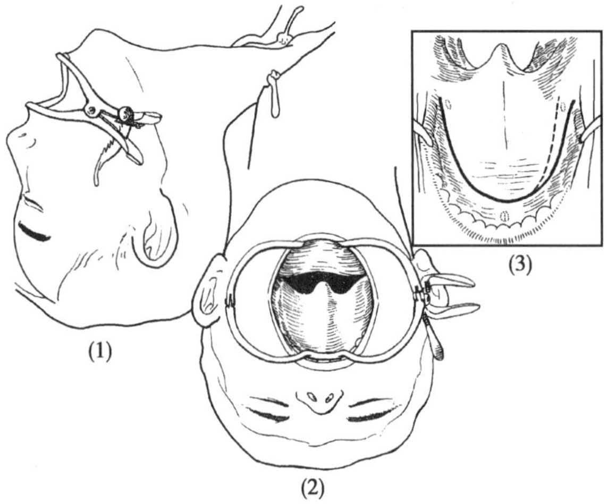

图 3-7-2　硬腭径路的体位及切口

（1）头位（侧面观）　（2）头位（前面观）　（3）硬腭切口（虚线或实线皆可）

（5）切除肿瘤：将食指自硬腭骨窗伸入，先沿肿瘤周围将其与周围组织的粘连进行分离，然后探察肿瘤根部附着部位及肿瘤的分支。在左手食指引导下，用刀或扁桃体分离器自肿瘤根部的一边切开黏骨膜，直达骨面，然后顺骨面将根部迅速用力分离（图 3-7-4）。如出血较剧，可用浸透、挤干的生理盐水纱条或凡士林纱条填塞止血，以同法分离根部对侧。也可用弯头大血管钳挟住根部，再行分离。如根部基底较广，须将周围黏膜均行切开，再将根部分离，取出肿瘤。

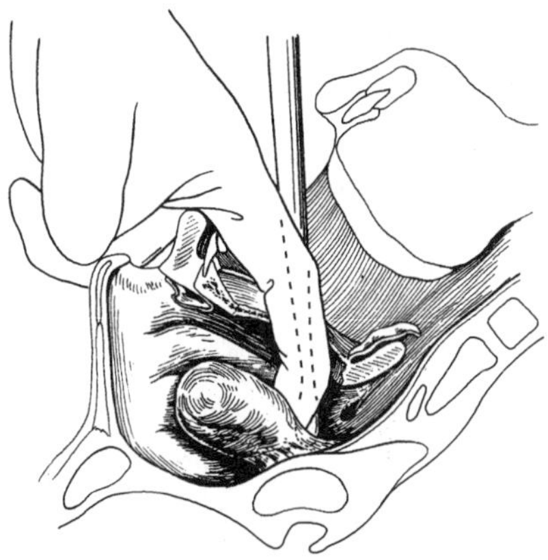

图 3-7-4　硬腭径路的鼻咽部手术：分离肿瘤根部

肿瘤取出后，立即用上述纱条或纱布填塞压迫术腔止血，再详细检查鼻咽部，如有残体，应彻底清除，始可制止出血，也可避免术后复发，这是手术是否成功的重要步骤。我们曾经遇到在肿瘤取出后，由于颅底骨质破坏较大，一时形成脑压下降，间接引起血压突降的危象，经加压填塞鼻咽顶部及其他抢救措施，患者方转危为安。

若肿瘤已侵入翼腭窝，分离鼻咽部分时，可在上颌骨与翼突之间的翼腭裂附近将肿瘤切断，再沿患侧唇龈沟加作一切口，经磨牙后区与硬腭切口连接，沿上颌骨外后壁分离侵入翼腭窝的肿瘤并取出之。也可不切断肿瘤分支，将之从翼腭窝完整分离后，从蝶腭孔推入鼻咽。所有其他分支包括侵入鼻腔、鼻窦者，也皆宜先后剥离而出，连同肿瘤主体一起取出。一般尽可能采取后法，出血较少，并可观察整个瘤体，以免遗留残体。

（6）填塞鼻咽及缝合切口：妥善止血后，用一块较大的凡士林纱布折叠成口袋状，袋底置于鼻咽部，袋口引出鼻腔外，袋中填以碘仿纱条，将鼻腔底及硬腭的黏骨膜瓣复位后，用肠线或丝线缝合硬腭切口（图 3-7-5）。取出喉咽部的填塞纱条。

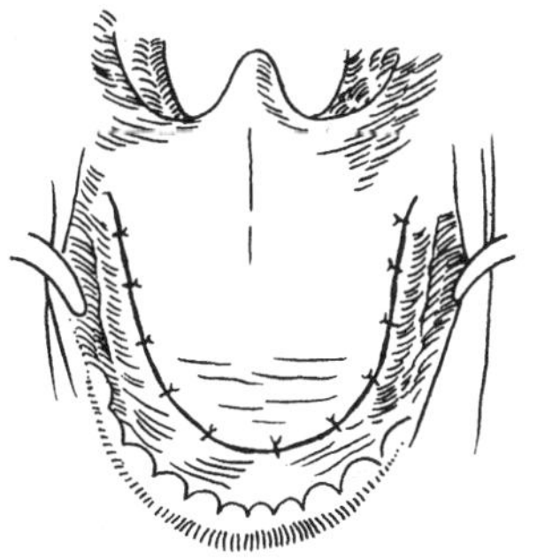

图 3-7-5　硬腭径路的鼻咽部手术缝合切口

【术后并发症】

1. 术后出血　易发生于抽去填塞物时，如非遗留肿瘤残体与术后继发感染所致，则可能由于填塞物突然全部抽出，压力骤减而使创面血管扩张，引起出血，因此撤除填塞物时宜分期逐步抽出。

2. 继发感染　若有继发感染，易使切口愈合不良而致硬腭发生漏孔。手术前后适当应用抗生素可资预防。如鼻腔底的黏骨膜瓣愈合良好，切口纵有部分裂开，也多可自行愈合。

3. 中耳感染多因术中损伤咽鼓管咽口或鼻咽填塞过久所致，故手术时小心分离肿瘤与及时抽出填塞物，可以减少中耳并发症的发生。

4. 呼吸困难　如手术时间较长，术后软腭或舌根发生肿胀，再加鼻咽部完全填塞，鼻腔不能通气，有时术后可出现吸气性呼吸困难，但较少见。呼吸困难严重者，须行气管切开术。若在填塞鼻咽前，先将一根硬橡皮管从前鼻孔通入鼻咽以利呼吸，此种情况常可避免。

5. 颅内并发症　如肿瘤原已破坏颅底，或分离根部时损伤鼻咽顶部骨质或脑膜，致感染入颅内，均有引起颅内并发症之虞，但很少见。

鼻内镜下鼻咽血管纤维瘤切除术

自 Kamel（1996 年）报道经鼻内镜切除鼻咽部血管纤维瘤以来，国内外学者对鼻内镜下切除鼻咽部血管纤维瘤的可行性进行了不少探讨。认为鼻内镜下切除鼻咽纤维血管瘤有以下优点：①创伤小，术后恢复快；②内镜手术较传统手术能更直观、更仔细地检查肿瘤切除是否彻底，能更便捷地对于术创面进行止血；③鼻内镜下鼻咽部血管纤维瘤切除术的失血量与传统手术的失血量相近似，平均约 800ml；④便于随诊观察是否有肿瘤复发。但是开展鼻内镜下切除鼻咽部血管纤维瘤的时间不是太长，病例数还较少。对此手术的可行性、适应证、手术方式等诸多临床问题尚有待进一步深入探讨。一般基层医院开展此手术应谨慎。

（二）鼻咽部其他良性肿瘤

鼻咽部其他良性肿瘤罕见，我们曾见数例新生儿因呼吸困难就诊，经检查，分别发现为鼻咽部息肉、畸胎瘤及混合瘤。在成人，则见有鼻咽部囊肿、血管瘤、浆细胞瘤、涎腺型混合瘤等。国内尚有皮样囊肿、畸胎瘤、神经纤维瘤、颅咽管瘤及脊索瘤的报道，后者并可发生颈淋巴结转移。

脊索瘤发生于胚胎残余的脊索，鼻咽部多属继发。因此，除见鼻咽部有光滑而质硬的肿块外，常伴有脑神经症状及颅底骨质破坏。

颅咽管瘤发生于残留的颅咽管（发源于拉克袋）上

皮，这种上皮在胚胎期构成颅咽管壁和垂体组织。颅咽管在出生前即已封闭，出生后仍存在者极为少见。颅咽管瘤在原颅咽管径路的各部皆可发生。肿瘤位于鞍隔以上者出现视神经及其周围脑组织和第3脑室受侵犯症状，位于鞍隔以下者则有垂体受侵犯症状。

二、鼻咽恶性肿瘤

（一）鼻咽癌

鼻咽癌（nasopharyngeal carcinoma）为我国多发肿瘤之一，系恶性程度较高的肿瘤。鼻咽癌这一病名最早由Durand-Fardel于1873年提出。我国程玉麟（1935），秦光煜（1940）先后报道了本病。

【流行病学特征】

鼻咽癌在世界各大洲均有发现。欧洲、美洲、大洋洲和拉丁美洲国家较少，发病率多在1/10万以下。非洲为鼻咽癌中发地区。东南亚一些国家如马来西亚，新加坡，印度尼西亚等，其发病率高于非洲国家。我国是世界各大洲中鼻咽癌的最高发地区之一。侨居世界各地的华人（其中大多来自广东、广西、福建省），鼻咽癌的发病率亦居较高水平。国内鼻咽癌分布有明显的地区性差异，以广东省中部的肇庆、佛山、广州市和广西省东部的梧州地区（互相连成一片）为高发中心，向周围逐渐降低。

鼻咽癌以男性居多，约为女性的两倍。

本病可发生于各年龄段，大多在30～50岁之间，国内报道最小发病年龄为3岁，最大发病年龄为90岁。

鼻咽癌的发病率为耳鼻咽喉科恶性肿瘤之首。在全身恶性肿瘤中，李振权等（1978）报道鼻咽癌占全身恶性肿瘤的30.97%；占头颈部恶性肿瘤的78.08%；占上呼吸道癌的92.99%。

【病因】

鼻咽癌的发病因素是多方面的。多年来临床观察及实验研究表明，以下因素与鼻咽癌的发生有密切关系。

1. 遗传因素

（1）家族聚集现象：许多鼻咽癌患者有家族患癌病史。唐忠怀（1983）报告2个鼻咽癌的高发家系：①江苏常州市陈氏家系，两代20人中有11人患癌症，其中7人为鼻咽癌（6个同胞兄弟姊妹及其母亲）；②白氏家系，三代37人中有6人患癌症。第Ⅱ代一个同胞组4人有3人患鼻咽癌（其中1人之女10岁患白血病）；母亲于73岁患贲门癌；姨于53岁患甲状腺癌。鼻咽癌具有垂直和水平的家族发生倾向。

（2）种族易感性：鼻咽癌主要见于黄种人，少见于白种人；发病率高的民族，移居他处（或侨居国外），其后裔仍有较高的发病率。

（3）免疫遗传标记的观察：人类白细胞抗原（HLA）中A位点的HLA-A_2及B位点的新加坡2（sin2）与鼻咽癌发生有关。Simons（1976）对淋巴细胞进行HLA分型，发现广州人有单型A_2-Bsin2抗原存在，患鼻咽癌的相对危险性增加1.97倍。

2. 病毒感染　1964年Epstein和Barr首次从非洲儿童淋巴瘤（Burkitt淋巴瘤）的活检组织中建立了一株可以传代的淋巴母细胞株。电镜下可见疱疹型病毒颗粒。由于它具有与疱疹病毒家族其他成员不同的特性，故命名为Epstein-Barr病毒（EBV）。

从Old等（1966）首次用免疫扩散法在鼻咽癌患者的血清中检测到高滴度抗EB病毒抗体以来，经过大量研究，现已基本公认EB病毒与鼻咽癌的发生有密切关系。我科汪吉宝等1982年曾作详细综述。其主要依据是：①从鼻咽癌组织中可分离出带EB病毒的类淋巴母细胞株。少数还可在电镜下查到EB病毒颗粒；②鼻咽癌患者体内不仅存在高滴度抗EB病毒抗体，且其抗体水平随病情发展而变化；③低分化或未分化的鼻咽癌患者，其EB病毒核抗原检测几乎100%阳性，而头颈部其他肿瘤全部为阴性；④用受EB病毒感染患者的血清与淋巴结的B细胞培养，可见细胞增长异常迅速；而未受EB病毒感染者，无此现象。此种B细胞的无控制性生长正反映出癌细胞的生长特点；⑤将EB病毒接种于猴内，可诱发致死性恶性网状细胞增多症，猴的淋巴细胞在体外培养时，可被EB病毒引起恶变。

除EB病毒以外，其他病毒对鼻咽癌发生的协同作用亦引起学者们的注意。DeThe（1978）认为鼻咽癌患者感染EB病毒之前，鼻咽部黏膜已受损伤，因而促使EB病毒引起细胞恶性变。汪吉宝（1983）曾观察研究鼻咽癌与冠状病毒的关系。对3例鼻咽癌患者的活检组织进行超微结构观察，并对鼻咽癌患者血清、传染性单核细胞增多症患者血清、对照组血清进行IgG检测。结果在癌细胞的胞浆内见到类似冠状病毒的微粒。三组血清的冠状病毒IgG滴度各组有显著差别。认为冠状病毒是否可能为鼻咽癌的致病因素，或有协同作用，值得进一步观察研究。

3. 环境因素　①Buell（1974）报告侨居美国加利福尼亚州的第1代中国人鼻咽癌死亡率为当地白人的30倍，第2代则降为15倍，第3代更有下降的趋势。反之，生于东南亚地区的白种人，患鼻咽癌的危险性却有所升高。提示环境因素可能在鼻咽癌的发病过程中起重要作用；②亚硝胺类化合物：流行病学调查发现，广东省鼻咽癌高发区内的婴儿，在断奶后首先接触的食物中便有咸鱼。另外鱼干，广东腊味也与鼻咽癌发病有关。

这些食品在腌制中均有亚硝胺前体物亚硝酸盐。人的胃液 pH 在 1～3 时，亚硝酸或硝酸盐（需经细胞还原成亚硝酸盐）可与细胞中的仲胺合成亚硝胺类化合物。王蘅文（1965）用苯并芘，二甲基苯蒽及甲基胆蒽诱发出小白鼠原位鼻咽癌。潘世崴、姚开泰等（1972）用二乙基亚硝胺，二甲基苯蒽及亚硝基吗福林，二亚硝基哌嗪等诱发了大鼠鼻咽癌。

4. 微量元素　中山医科大学肿瘤研究所等选择四会、中山县（市）代表高发区，海丰及五华县（市）代表低发区，检测居民食用的大米和井水中的 8 种微量元素的含量。结果显示鼻咽癌高发区内大米中镍的含量高于低发区，而钼、铬、镉的含量则高发区低于低发区；饮水中镍和铅的含量高发区高于低发区。中山医科大学肿瘤研究所用阈下剂量的二亚硝基哌嗪（9mg）注入大鼠皮下，作为诱癌的启动因子，然后分两种途径再给硫酸镍（为促进因素）：口服硫酸镍水溶液和经鼻腔注入硫酸镍明胶达鼻咽部。实验结果表明用二亚硝基哌嗪后再加硫酸镍的两个组均发生了鼻咽癌，而单独使用二亚硝基哌嗪或硫酸镍均未诱发鼻咽癌。说明镍元素对鼻咽癌的发病有一定作用。

近年来，分子遗传学研究发现：鼻咽癌肿瘤细胞发生染色体变化的主要是 1、3、11、12 和 17 号染色体，在鼻咽癌肿瘤细胞中发现多染色体杂合性缺失区（1p、9p、9q、11q、13q、14q 和 16q）可能提示鼻咽癌发生发展过程中存在多个肿瘤抑制基因的变异。鼻咽癌在染色体 $9p^{21}$ 和 $19q^{13}$ 区的杂合性缺失与晚期鼻咽癌（T3、T4）关系密切；染色体 $12p^{11}$ 区的杂合性缺失与早期鼻咽癌（T1、T2）相关；$9p^{21}$、16q、$19q^{13}$ 等区的杂合性缺失与鼻咽癌的浸润发展有一定相关。这些研究成果对进一步探讨鼻咽癌的发生发展规律、早期诊断、制订有效的治疗策略大有裨益。

【病理】

鼻咽癌的病理分类目前尚未统一。1988 年我国在制订《鼻咽癌诊治规范》时，提出以下试行分类法：

1. 原位癌（carcinoma in situ）　上皮细胞已有癌变，但基底膜完整，鳞状和柱状上皮均可发生原位癌，但也可源于大圆形细胞。

2. 浸润癌（invasive carcinoma）　分为微小浸润癌，鳞状细胞癌，腺癌，泡状核细胞癌和未分化癌。

（1）微小浸润癌（invasive microcarcinoma）：基底膜受癌细胞侵袭出现断裂，但浸润范围不超过光镜下（400 倍）的一个视野。

（2）鳞状细胞癌（squeamous cell carcinoma）

1）高度分化的鳞状细胞癌（well-differentiated squeamous cell carcinoma）。

2）中度分化的鳞状细胞癌（moderately differentiated squeamous cell carcinoma）。

3）低高分化的鳞状细胞癌（poorly differentiated squeamous cell carcinoma）。

（3）腺癌（adenocarcinoma）：鼻咽腺癌极为少见，尤其在鼻咽癌的高发区。

1）高度分化的腺癌（well-differentiated adenocareinoma）。

2）中度分化的腺癌（moderately-differentiated adenocarcinoma）。

3）低度分化的腺癌（poorly-differentiated adenocarcinoma）。

（4）泡状核细胞癌（vesicular nucleus cell carcinoma）：由于形态较特殊，且放射治疗后预后较好等特点，而列为独立的类型。

（5）未分化癌（undifferentiated carcinoma）。

鼻咽癌的原发部位及外形：鼻咽癌多发于鼻咽顶后壁，其次为侧壁，极少发生于前壁及底壁。鼻咽癌的外形可呈结节型，菜花型，浸润型，溃疡型及黏膜下型 5 种形态。

【临床表现】

1. 常见临床表现

（1）原发癌症状

1）涕血和鼻出血：病灶位于鼻咽顶后壁者，用力向后吸鼻腔或鼻咽部分泌物时，轻者可引起涕血（即后吸鼻时“痰”中带血），重者可致鼻出血。肿瘤表面呈溃疡或菜花型者此症状常见，而黏膜下型者则涕血少见。

2）耳部症状：肿瘤在咽隐窝或咽鼓管圆枕区，由于肿瘤浸润，压迫咽鼓管咽口，出现分泌性中耳炎的症状和体征：耳鸣，听力下降等。临床上不少鼻咽癌患者即是因耳部症状就诊而被发现的。

3）鼻部症状：原发癌浸润至后鼻孔区可致机械性堵塞，位于鼻咽顶前壁的肿瘤更易引发鼻塞。初发症状中鼻塞占 15.9%，确诊时则为 48.0%。

4）头痛：是常见的症状。临床上多表现为单侧持续性疼痛，部位多在颞、顶部。产生原因可以是：①神经血管反射性痛；②三叉神经第 1 支（眼支）的末梢在硬脑膜处受压迫或颅底骨质破坏；③鼻部局部炎性感染；④肿大的颈部淋巴结，既可能压迫颈内静脉导致回流障碍而产生钝性头痛，也可能侵蚀颈椎骨质或压迫神经根引起疼痛。

Ⅰ、Ⅱ期病例常见的初发症状大致如下：

Ⅰ期病例初发症状依次为涕血（32.7%），耳鸣（23.5%），头痛（19.4%），鼻塞（12.2%），听力下降（10.2%），无原发癌症状（2%）。

Ⅱ期病例初发症状依次为颈部淋巴结肿大(40.1%)，头痛(13.2%)，涕血(13.2%)，耳鸣(12.5%)，鼻塞(9.2%)，听力下降(8.6%)，无原发癌症状(3.2%)。

（2）眼部症状：鼻咽癌侵犯眼眶或与眼球相关的神经时虽然已属晚期，但仍有部分患者以此症就诊。

鼻咽癌侵犯眼部常引起以下症状和体征：视力障碍（可失明），视野缺损，复视，眼球突出及活动受限，神经麻痹性角膜炎。眼底检查视神经萎缩与水肿均可见到。

鼻咽癌侵入眼眶的途径如下：

1）经颅内侵入眼眶：鼻咽癌经颈内动脉管或破裂孔侵犯海绵窦，之后向前由眶上裂到达眼眶。大多数病例经此途径侵入。

2）经颅外扩展至眼眶：

①肿瘤由鼻咽腔经翼管进入翼腭窝，再从眶尖至眶内，这是一条自然通道。但翼管十分狭小，肿瘤不易经此而达到翼腭窝。故临床上更常见的是肿瘤先破坏翼管基底部，然后再经眶尖达眶内；②鼻咽顶后壁之肿瘤常向前侵入鼻腔，后经蝶腭孔进入翼腭窝，再由眶尖或眶下裂侵入眼眶内；③肿瘤向前侵入鼻腔后份时，可很容易地破坏筛窦纸样板，再进入眼眶。

（3）脑神经损害症状：鼻咽癌在向周围浸润的过程中以三叉神经、外展神经、舌咽神经、舌下神经受累较多，嗅神经、面神经、听神经则甚少受累。

鼻咽癌侵犯脑神经的方式和途径如下：

1）位于咽隐窝附近的肿瘤，常向上经颈内动脉管或破裂孔到达颅中窝的岩蝶区。此处有颞骨岩尖，圆孔、卵圆孔、海绵窦区等结构，肿瘤如侵及此处，常引起动眼神经、滑车神经、三叉神经及外展神经受损的症状和体征。

2）鼻咽癌侵入颅中窝后再向前方浸润，经眶上裂入眼眶，引起眼部症状，如再向前浸润也可达颅前窝使嗅神经受累，但少见。

3）鼻咽癌向外侧扩展至咽旁间隙的茎突后区，使舌下神经、舌咽神经、迷走神经、副神经及颈交感神经受累；向外侧前方扩展至茎突前区内，可使下齿槽神经、耳颞神经及舌神经受累（均为三叉神经下颌支的分支）。临床上值得注意的是茎突后区的神经受损既可是鼻咽癌的直接侵犯，也可由颈深上组或咽后组转移的淋巴结所引起。对此CT扫描可起重要的鉴别作用。

肿瘤经破裂孔进入颅内，常先侵犯第Ⅴ及第Ⅵ对脑神经，继之可侵及第Ⅳ、Ⅲ、Ⅱ对脑神经，引起持续性头痛或三叉神经痛，患侧面部麻木、复视、视物模糊、眼睑下垂、眼外展肌麻痹、眼球固定或失明。

肿瘤在颅外向后外方发展，或因转移的颈淋巴结的压迫或侵蚀，可使第Ⅸ、Ⅹ、Ⅺ、Ⅻ对脑神经或颈交感神经受累，引起各种咽喉麻痹症状如吞咽困难、声嘶、舌半侧瘫痪和萎缩。颈交感神经麻痹可出现Horner综合征：眼球内陷、眼睑下垂、瞳孔缩小，额部无汗。

晚期，第Ⅶ、Ⅷ对脑神经尚可受累，出现面瘫（单侧、周围性）及耳聋。如三叉神经痛、咽鼓管闭塞及颈淋巴结肿大三者同发于一侧，而无鼻塞，为晚期鼻咽侧壁浸润性癌的特有表现。

（4）颈淋巴结转移：颈淋巴结转移率高达79.37%（单侧转移44.20%，双侧35.17%）。11.05%是以颈部包块为初诊症状。转移淋巴结的分布：颈深上前组占53.45%，颈深上后组31.36%，颈深下组15.76%，颈后三角组18.48%，锁骨上组14.71%，其他组仅占0.18%。颈部肿大之淋巴结无痛、质硬，早期可活动，晚期与皮肤或深层组织粘连而固定。

（5）远处转移：鼻咽癌确诊时远处转移率，60年代为2.80%，70年代为1.10%，80年代后期随着CT和骨扫描设备的应用，上升至4.2%。个别病例以远处转移为主诉而就诊。

鼻咽癌虽可转移至全身各个部位，但以骨、肺、肝居多。且常为多个器官同时发生。

（6）恶病质：可因全身器官功能衰竭死亡，也有因突然大出血而死亡者。

2. 特殊临床表现

（1）鼻咽癌合并皮肌炎：皮肌炎是一种严重的结缔组织疾病。伴发于鼻咽癌者国内早有报告（1962），黄选兆等（1984）报告4例鼻咽癌患者伴发皮肌炎。恶性肿瘤与皮肌炎的关系尚未明确，但皮肌炎患者的恶性肿瘤发生率至少高于正常人5倍。故对皮肌炎患者，须进行仔细的全身检查，以求发现隐藏的恶性肿瘤。

（2）隐性鼻咽癌：颈部肿大淋巴结经病理切片证实为转移癌，但对各可疑部位多次检查或活检仍未能发现原发癌病灶，称为头颈部的隐性癌（原发灶位于胸、腹或盆腔者不属此类）。闵华庆认为下述情况者，可按鼻咽癌进行治疗：①颈深上组的转移癌，位置在乳突尖前下方与下颌角后方之间，且质地硬实者；②病理类型属低分化或未分化癌者；③来自广东或其他高发省籍，年龄在中年以上者。治疗后必须按月进行紧密随诊，以便发现异常及时确诊再修正治疗方案。

（3）检查

1）前鼻镜检查：少数病例可发现新生物侵入后鼻孔，多呈肉芽组织状。

2）鼻咽镜检查：对诊断极为重要。

a. 间接鼻咽镜检查：须反复仔细寻找可疑之处（图3-7-6），咽部反射敏感检查不能合作者，可表面麻醉后再检查；如仍不成功，可用软腭拉钩拉开软腭，或用细导尿管插入前鼻孔，其前端由口拉出，后端留于前鼻孔之外，将两端系紧、固定，软腭被拉向前，可充分显露鼻咽部，并可进行活检。

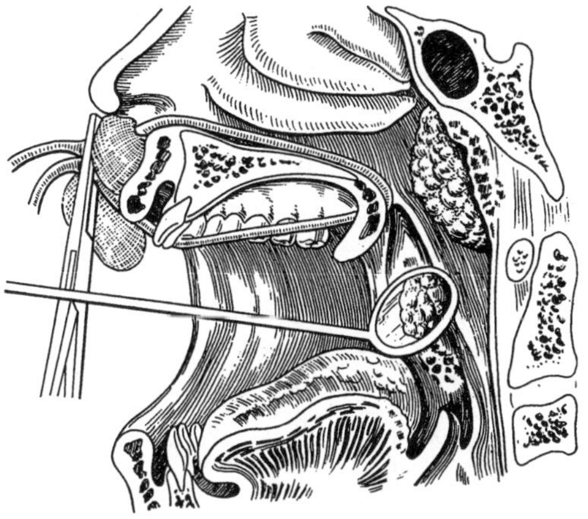

图 3-7-6　鼻咽癌的鼻后孔镜检查

b. 鼻咽纤维镜或电子鼻咽纤维镜检查：一种可弯曲的软性光导纤维镜。从鼻腔导入（表面麻醉后），能全面仔细地观察鼻咽部，可行照相、录像及活检，是检查鼻咽部最有效的现代工具。

3）病理检查：

a. 活检：可采取经鼻腔径路或经口腔径路。活检如为阴性，对仍觉可疑者需反复行之，并密切随诊。

b. 颈淋巴结摘除活检或颈淋巴结细胞学穿刺涂片检查：若颈侧淋巴结肿大，且质硬者，应作颈淋巴结穿刺涂片检查。若鼻咽部无明显可疑病变，须考虑淋巴结摘除活检。

c. 鼻咽脱落细胞学诊断：取材恰当，即时固定，染色和检查，可补充活检之不足。以下情况较适合本检查：①治疗过程中定期检查以动态观察疗效；②对于隐性癌者，可在多个部位分别取材送检；③用于群体性普查，李琦等（1964）认为本检查法可多次重复进行，为早期诊断鼻咽癌的方法之一，特别对病灶小，活检困难或初次活检为阴性者，较易获得阳性结果，其诊断准确率为 88%，误诊率为 12%，误诊之原因主要是退行性变的柱状上皮细胞与癌细胞相混淆所致。

d. 细针抽吸细胞学（FNA）检查：FNA 对头颈肿瘤的诊断是有价值的，此技术在欧洲和美国普遍应用。细针抽吸细胞学检查对转移性鼻咽癌的诊断是非常有价值的，如颈部淋巴结受累，用此方法可以对原发肿瘤进行评估。细针抽吸细胞学检查具有安全、简便、结果快速、可靠等优点。

4）X 线拍片检查：可判断有无颅底骨质破坏。对黏膜下肿瘤的诊断也有一定的帮助。

5）CT 扫描检查：CT 扫描有较高的分辨率，不仅能显示鼻咽部表层结构的改变，还能显示鼻咽癌向周围结构及咽旁间隙浸润的情况，对颅底骨质及向颅内侵犯情况亦显示较清晰、准确。

6）磁共振成像（MRI）检查：MRI 对软组织的分辨率比 CT 高。MRI 检查可以确定肿瘤的部位、范围及对邻近结构的侵犯情况。对放疗后复发的鼻咽癌，MRI 有其独到的作用。它可以鉴别放疗后组织纤维化和复发的肿瘤。复发肿瘤呈不规则的块状，可同时伴有邻近骨或（和）软组织结构的侵犯以及淋巴结肿大。放疗后的纤维化呈局限性增厚的块状或局限性的不规则的斑片状结构，与邻近组织的分界不清。在 T_1 加权像上，复发的肿瘤和纤维化组织多呈低信号；在 T_2 加权像上，复发肿瘤为高信号，而纤维组织呈低信号。

7）EB 病毒壳抗原-IgA 抗体检测：鼻咽癌患者血清中以 EB 病毒壳抗原-IgA 抗体（VCA-IgA 抗体）升高最为显著。Henle 等（1976）报道，其阳性率可达 93%，而在 Burkitt 淋巴瘤和传染性单核细胞增多症的患者中却无此抗体存在。

目前，国内广泛应用的是免疫酶法，所用试剂是由上海生物制品研究所制备的免疫酶法鼻咽癌诊断试剂。此法简便，在一般有光学显微镜的实验室均可进行。对鼻咽癌诊断特异性较高，70% 以上鼻咽癌患者的抗体几何平均滴度（GMT）均在 1∶20 以上。对照组的滴度平均低于 1∶10。如抗体滴度 >1∶40 者，属鼻咽癌的高危人群，应定期复诊。

对隐性鼻咽癌的诊断：张有望等对 69 例原发病灶不明的转移癌进行血清 VCA-IgA 抗体的检测。滴度在 1∶20以上者 52 例（75.4%），经临床追踪观察发现原发病灶者 44 例，其中鼻咽癌 38 例，食管癌 2 例，扁桃体癌 1 例，下颌下腺癌 1 例，恶性淋巴瘤 1 例，颈动脉体瘤 1 例。未找到原发灶者 25 例。张等认为抗体滴度在 1∶20以上者，应考虑鼻咽癌的可能。滴度越高，可能性越大。抗体滴度在 1∶10 以下者则应考虑鼻咽癌以外的原发灶。

【诊断】

早期发现，早期诊断最为重要。能否早期发现，早期诊断与以下几点有密切关系：①肿瘤的原发部位及肿瘤的生长方式（外生性或黏膜下向深层发展）；②医务人员思想重视。临床工作中，如遇到原因不明的一侧进行性咽鼓管阻塞症状；涕中带血或后吸鼻后“痰”中带血；颈侧淋巴结肿大；原因不明的偏头痛；外展神经麻痹等患者均应考虑到鼻咽癌的可能，进行详细检查；③患者本人思想重视或有无认识，因患者对鼻咽癌的知识缺乏；对医院有恐惧心理以及经济等原因，不及时到医院就诊而延误诊断者亦不乏其人。所以普及有关鼻咽癌的常识，对提高鼻咽癌的早期诊断率亦至关重要。

只要详细询问病史，仔细检查鼻咽部，作必要的辅助检查如鼻咽部活检、CT 扫描、VCA-IgA 抗体等，一般可以做出正确的诊断。

鼻咽癌的 TNM 分类：

根据肿瘤的生长范围和扩散的程度，按国际抗癌联盟（UICC，1997）和美国癌症分期联合委员会（AJCC）（2002）第五版的方案如下：

1. 解剖划分

（1）后上壁：从软硬腭交界到颅底。

（2）侧壁：包括咽隐窝。

（3）下壁：包括软腭上面。

注：后鼻孔缘（包括鼻中隔后缘）属于鼻腔部分。

2. TNM 临床分类

T：原发癌

T_X：原发肿瘤不能确定。

T_0：无原发肿瘤之证据。

T_{is}：原位癌。

T_1：肿瘤局限在鼻咽部。

T_2：肿瘤侵犯咽部软组织和/或后鼻孔。

T_{2a}：无咽旁组织侵犯。

T_{2b}：咽旁组织侵犯。

T_3：肿瘤侵犯骨质和/或鼻窦。

T_4：肿瘤侵犯颅内和/或脑神经，颞下窝，喉咽或眼眶。

注：咽旁侵犯指肿瘤突破咽基底筋膜，有咽后、咽侧壁浸润。

N：区域淋巴结转移。

N_X：区域淋巴结转移不能确定。

N_0：无区域淋巴结转移。

N_1：同侧淋巴结转移，淋巴结直径不超过 6cm，位于锁骨上窝以上区域。

N_2：双侧淋巴结转移，淋巴结直径不超过 6cm，位于锁骨上窝以上区域。

N_3：一个或数个淋巴结转移。

N_{3a}：淋巴结直径大于 6cm。

N_{3b}：进入锁骨上窝。

注：中线淋巴结视为同侧淋巴结。

M：远处转移。

M_X：远处转移不能确定。

M_0：无远处转移。

M_1：有远处转移。

3. 组织病理学分级

G：组织病理学分级。

G_X：组织分级不能确定。

G_1：高分化。

G_2：中度分化。

G_3：低分化。

4. 分期

0 期：　T_{is}　N_0　M_0

Ⅰ期：　T_1　N_0　M_0

Ⅱ期 A：　T_{2a}　N_0　M_0

Ⅱ期 B：　T_1　N_1　M_0

　　T_{2a}　N_1　M_0

　　T_{2b}　N_0　N_1　M_0

Ⅲ期：　T_1　N_2　M_0

　　T_{2a}　T_{2b}　N_1　M_0

　　T_3　N_0　N_1，N_2　M_0

Ⅳ期 A：　$T_4 N_0$　N_1　N_2　M_0

Ⅳ期 B：任何 T N_3　M_0

Ⅳ期 C：任何 T_4任何 N M_1

临床分型：

鼻咽癌在临床发展过程中，可见同一病理类型患者出现截然不同的临床表现；亦有不同类型基本按同一途径扩展和播散。这种现象早在 30 年代和 40 年代已经被注意到。1962 年谢志光等根据 100 例晚期鼻咽癌观察，指出鼻咽癌的这种现象是具有规律性的。临床上可分成 3 种类型：

1. 上行型亦称脑神经型或 A 型　有第Ⅱ、第Ⅲ、第Ⅳ、第Ⅴ、第Ⅵ对脑神经的侵犯和（或）颅底骨质破坏，但没有颈淋巴结转移。

2. 下行型亦称颈淋巴结广泛转移型或 D 型　有单侧或双侧颈淋巴结广泛转移，累及锁骨上窝淋巴结，转移灶大于 8cm×8cm×8cm，但无上述脑神经的侵犯，也没有颅底骨质破坏。

3. 上下行型亦称混合型或 AD 型　有单侧或双侧或局限于一组的淋巴结转移，小于 8cm×8cm×8cm，兼有上述脑神经的侵犯或颅底骨质破坏。

【鉴别诊断】

鼻咽癌应与鼻咽部其他恶性瘤如淋巴肉瘤及鼻咽结核，鼻咽纤维血管瘤，腺样体肥大或感染，咽旁隙肿瘤，颈部及颅内肿瘤（颅咽管瘤、脊索瘤、桥小脑角肿瘤）等相鉴别。

【治疗】

鼻咽癌大多对放射治疗具有中度敏感性，放射治疗是鼻咽癌的首选治疗方法。但是对较高分化癌，病程较晚以及放疗后复发的病例，手术切除和化学药物治疗亦属不可缺少的手段。

1. 放射治疗

（1）放射线的选择：因鼻咽癌原发灶位置深在，周围有重叠的骨质包围，故应选择穿透力强，皮肤量低，吸收少的高能放射源如^{60}钴或直线加速器的高能X线（4~9meV）作外照射。这两种设备中，又以加速器为优，因其产生的半影甚小，深部剂量较高而且均匀，周围正常组织受损小，疗效较佳。对于外照射后的残存肿瘤，可以用X线体腔管或后装腔内作补充治疗。

（2）放射剂量和时间：外照射可采用连续法或分段法进行。虽然两种方法的远期疗效近似，但前者总的时间较短，而放疗后反应较重；后者总的放疗时间较长，但放疗后反应较轻。因此，应针对患者的具体情况作适当选择：

1）连续治疗：每周5次，每次2Gy，总剂量TD60~70Gy/6~7周。

2）分段治疗：将整个疗程分两段，每周5次，每次2Gy，每段约3.5周，总剂量TD为65~70Gy。

3）超分割放疗：每次1.2Gy，每日2次，间隔6小时以上，总量66~70Gy。

4）外照射+后装治疗：外照射50~60Gy（5~6周），后装治疗2~3次，每周1次，每次8~10Gy。

5）颈淋巴结阳性者，根治量56~60Gy（5.5~6周）；颈淋巴结阴性者预防量46~50Gy（2.5~3周）。

（3）放射野的设计：每个病例的照射野都需要将鼻咽部及其邻近窦腔、间隙、颅底以及颈部包括在内。但是各照射野之间勿使剂量重叠或遗漏。原则上各部位同时开始照射，但患者如有严重头痛，鼻出血等，可以先用小野进行照射以减轻症状，然后按全面的布野照射。

（4）近年来一些放疗新技术：

1）腔内近距离放疗（brachy therapy）：常用的放射源有^{192}铱、^{137}铯等，近距离放疗的最大优点为既可增加靶区的局部放射剂量，又可减少周围正常组织的放射损伤。近距离放疗通常作为外照射的补充放疗。近年来的临床研究表明，对鼻咽局限性浅表病灶，局部控制率比常规的单纯外照射有一定提高。

2）伽玛刀（gamma knife）治疗：伽玛刀是一种三维立体定向高能聚焦的多束伽玛射线治疗装置。将肿瘤精确定位后，可用大剂量的射线一次性将肿瘤摧毁。而对周围正常组织损害很小。放射治疗后复发的鼻咽癌病例适合于伽玛刀治疗。对于初发的鼻咽癌病例应慎用伽玛刀治疗。因其治疗鼻咽癌的远期效果尚需进一步观察。

3）三维适形放疗（3D. conformal radiation therapy）：三维适形放疗是近年来肿瘤放射治疗的最重要进展之一，它可以根据肿瘤的不同形状，将放射剂量较均匀地分布于靶区。Wolden等报告用外照射加三维适形放疗治疗鼻咽癌68例（Ⅲ、Ⅳ期占70%），5年局部控制率为77%。初步研究表明三维适形放疗对局部和颈部病变较晚的鼻咽癌病例的疗效比常规外照射有所提高，但其远期结果尚有待观察。

4）适形强调放疗（Intensity modulated radiation therapy）：适形强调放疗是近几年发展的一项崭新的放疗技术，被认为是21世纪放射治疗发展的方向，此技术可根据不同肿瘤的大小、形状和生物学行为特性授予不同的靶区不同的照射剂量，同时对肿瘤周围的重要器官有独特的保护优势。Wolden等用该技术治疗27例鼻咽癌，2年局部和区域控制率均达100%。初步结果令人鼓舞，随着该技术的逐步推广应用及经验的积累，鼻咽癌的放疗效果可能有较大提高。

2. 化学药物治疗　主要用于中、晚期病例，放疗后未能控制及复发者，所以是一种辅助性或姑息性的治疗。化学药物治疗的主要作用：①作为化学增敏剂，以提高肿瘤对放射线的敏感度，多与放疗同时进行；②用于有远处转移的患者；③先用化疗使晚期肿瘤缩小到一定程度后，再用放疗；④在放疗后，根据细胞动力学周期，定期进行预防性化疗。常用的给药方式有3种。

（1）全身化疗：可口服，肌肉注射，静脉注射。常用药物有氮芥、环磷酰胺、5-氟尿嘧啶、博来霉素、噻替派等。可单独用一种药物或联合用药。

（2）半身化疗：是压迫腹主动脉，暂时阻断下半身血液循环，从上肢静脉快速注射氮芥的疗法，氮芥注入体内2~3分钟后便产生效应，15分钟后药力可减少一半，这样既可提高上半身药物浓度，又可保护下半身骨髓造血功能。

半身化疗的禁忌证：①高血压，心脏病患者；②年老、体弱、肥胖者；③上腔静脉受压者；④肝硬化、肝肿大者；⑤肝、肾功能严重损害者；⑥白细胞数低于3×10^9/L者。

（3）动脉插管化疗：可增加鼻咽部药物浓度，减少全身副作用。采用颞浅动脉或面动脉逆行插管，注入抗癌药物。对于早期（Ⅰ、Ⅱ期）包括有单个较小的颈深上组淋巴结转移病例，晚期有脑神经受累的病例，或者放疗后鼻咽部局部残存或复发病例，均有一定的近期疗效。常用的抗癌药物有5-氟尿嘧啶，平阳霉素，顺铂等。

3. 放疗与化疗联合治疗　对于晚期鼻咽癌可用放射与化学药物联合治疗。有文献报道：联合治疗的疗效明显优于单项治疗。对提高Ⅱ期以上病例近期缓解率，减少Ⅱ、Ⅲ期病例的远处转移率，提高3，4，5年期生存率均有一定效果。

4. 手术治疗　非主要治疗方法，仅在少数情况下进行。其适应证如下：

（1）鼻咽部局限性病变经放疗后不消退或复发者。

（2）颈部转移性淋巴结，放疗后不消退，呈活动的孤立性包块，鼻咽部原发灶已控制者，可行颈淋巴结清扫术。

手术禁忌证：

（1）有颅底骨质破坏或鼻咽旁浸润，脑神经损害或远处转移。

（2）全身情况欠佳或肝肾功能不良者。

（3）有其他手术禁忌证。

5. 免疫治疗 有干扰素诱导剂，植物血凝素—瘤苗等，但其疗效欠佳，目前仍处于探索阶段。

（二）鼻咽部其他恶性肿瘤

鼻咽部恶性肿瘤以鼻咽癌占绝大多数，其他恶性肿瘤少见。国内各地报道的鼻咽部其他恶性肿瘤有以下各类：恶性淋巴瘤、纤维肉瘤，骨肉瘤，胚胎性横纹肌肉瘤，葡萄状肉瘤，血管内皮瘤，恶性纤维组织细胞瘤，恶性黑色素瘤，乳头状瘤恶变等。

1. 恶性淋巴瘤 唐忠怀等（1983）报告1818份鼻咽部恶性肿瘤病理资料，鼻咽癌以外的其他恶性肿瘤共85例。其中恶性淋巴瘤占66例。发病年龄较鼻咽癌早，颈淋巴结转移发生率较鼻咽癌高，多为双侧性，增长迅速。可侵及颈部各组淋巴结，甚至转移至腋下，纵隔及腹膜后等淋巴结。也有转移至肩胛、髋骨、股骨及颅内的报道。

2. 胚胎性横纹肌肉瘤 为来源于中胚层的恶性肿瘤。病理差异颇大，依其病理形态可分为4型：多形型、泡型、胚胎型、葡萄簇型。胚胎型最多见。

鼻咽部横纹肌肉瘤体积较大，有时外形如息肉样，多有阻塞性症状。可发生颈淋巴结及远处转移。确诊需活检。多采用手术，放疗及化学药物等综合治疗。治疗后易复发，预后较差。

第二节 口咽部及喉咽部肿瘤

一、口咽及喉咽良性肿瘤

发生于口咽部及喉咽部的良性肿瘤有乳头状瘤、纤维瘤、脂肪瘤、血管瘤、各种囊肿、腺瘤等。以乳头状瘤和纤维瘤较多见。

（一）乳头状瘤

为咽部最常见之良性肿瘤。可能起因于病毒感染。多发生于悬雍垂底部、软腭、腭舌弓、腭咽弓及扁桃体表面。形如桑葚，色白或淡红色，常多数聚积，单个而具蒂者少见。多无任何症状，常于检查咽部其他疾病时被发现。治疗可将其切除并于基底部用激光烧灼，以防其复发。位于扁桃体表面者，可将扁桃体一并切除。

（二）纤维瘤

好发部位与乳头状瘤相似，瘤体大小不一，呈圆形突起，表面覆以正常之黏膜，质坚实，基底可广，但亦有呈蒂状者。症状视肿瘤之大小和位置而异，肿瘤大者常妨碍进食及言语，位于喉咽部者，还可引起呼吸困难。肿瘤小者可无任何症状。较小之肿瘤，可从口腔切除（口咽部）或在支撑喉镜下切除（喉咽部）。较大之肿瘤，应在气管插管全麻下经颈部切口切除肿瘤。

（三）潴留囊肿

黏液腺的潴留囊肿（retention cyst）可生长于咽后壁，咽侧壁，会厌谷，会厌游离缘。圆形，色灰黄，大小不等。常无症状，多偶然发现。囊肿小者可以不治疗或用激光烧灼破坏之，大者可用剥离法切除。

（四）血管瘤

常发生于咽后壁及侧壁，为紫红色不规则的肿块。患者常感咽部不适或异物感。常有出血现象。可用冷冻，硬化剂注射，电凝固术，放射治疗。较大之血管瘤，治疗多较困难。

（刘邦华）

（五）咽组织细胞瘤

组织细胞瘤（histiocytoma）是间充质肿瘤中新的一大类肿瘤，它来源于组织细胞。多发生在四肢、躯干、肺或泌尿生殖系统。头颈部的发病率较低，偶尔发生于咽旁间隙或咽后间隙。

【病理】

良性组织细胞瘤是由组织细胞和成肌细胞以不同的比率构成的肿瘤，其外围常有假性包膜，组织学上可同时见到多种细胞成分。以成肌细胞为主者则称之为纤维组织细胞瘤（fibrohistiocytoma），瘤组织中成肌细胞呈梭形，形成胶原纤维束，呈车轮状或漩涡状排列。以组织细胞为主者则称之为组织细胞瘤。组织细胞常吞噬含铁血黄素的颗粒及脂质，形成黄瘤细胞（xanthoma cell）。瘤细胞胞浆丰富，淡红色；常有不同数量的泡沫状细胞、多核细胞和杜顿（Touton）巨细胞；核分裂象少见，增生的瘤细胞异型性不明显。有时一个切片的一端为纤维性肿瘤占显著优势，而另一端则呈细胞型肿瘤的特征。

恶性组织细胞瘤的特征为组织细胞和成肌细胞的异型性明显。如核大浓染、核膜增厚、外形不规则、核仁明显、核分裂象多见等。并且可见到组织细胞过渡至黄瘤细胞的各种中间形态。

【临床表现】

咽组织细胞瘤无特异的临床表现，早期多为咽异物感。随着肿瘤的逐渐增大，则可出现邻近的组织和器官受压的相应症状，如吞咽梗阻感，喝水反呛，呼吸不畅，构语不清，睡觉打鼾或耳鸣、听力下降等。严重时可出现吞咽困难。如肿瘤向下侵犯喉部，则可出现呼吸困难。

检查时，根据肿瘤发生的部位不同，可出现咽后壁或咽侧壁隆起，咽腔变小。肿瘤表面黏膜大多光滑，无溃疡，触之较硬，常固定不易移动，无触痛。偶尔在颈部也可触及肿块。恶性组织细胞瘤可出现颈淋巴结和远处转移。

【诊断】

1. X线拍片检查　颈部侧位X线拍片不仅可排除颈椎结核所引起的咽后脓肿，而且还可大致了解肿瘤的范围。

2. CT或MRI检查　CT和MRI检查能清楚地显示肿瘤的大小、范围与周围的血管和邻近器官的关系。

3. 细胞学检查　肿块穿刺细胞学检查是一种简单、安全、方便和基本可靠的诊断方法。它可大致确定肿瘤的良恶性质及类型。

4. 病理检查　该病的确诊有赖于病检。但咽部钳取活检阳性率较低。临床上亦不主张从咽部作切口取材活检，以免损伤血管、神经或造成局部粘连，增加手术的困难。

【治疗】

咽部良性组织细胞瘤最好的治疗方法是手术彻底切除肿瘤。手术多采用颈侧径路，以便彻底暴露和完整切除肿瘤。组织细胞瘤多无明显的包膜，与周围组织界线不清，手术不易彻底，术后复发率较高。恶性组织细胞瘤术后应补充放疗或化疗。

（杨成章）

二、口咽恶性肿瘤

口咽部及喉咽部恶性肿瘤以鳞状细胞癌（简称鳞癌）为多见，但腺癌及淋巴肉瘤亦可发生。

扁桃体恶性肿瘤为口咽部的常见恶性肿瘤。唐忠怀等（1983）分析10220例耳鼻咽喉科肿瘤的病理资料，口咽部恶性肿瘤370例。其中发生于扁桃体者214例，占口咽部恶性肿瘤的57.8%。可见口咽部恶性肿瘤半数以上发生于扁桃体。扁桃体恶性肿瘤多发生于男性，男女之比为2～3∶1。

扁桃体恶性肿瘤之病因尚不清楚，可能与嗜烟、酒有关。Givens等（1981）分析162例扁桃体癌，吸烟较多者占95%，饮酒量较大者占50%。

【病理】

扁桃体表面被覆鳞状上皮，其内为淋巴组织，可发生相应的恶性肿瘤，如鳞状上皮癌，淋巴上皮癌及各种类型之恶性淋巴瘤（淋巴肉瘤，网状细胞肉瘤，霍奇金病等）。国内报道，以癌肿稍多，恶性淋巴瘤略少。

各类恶性肿瘤的表现及发展情况各有其特点，鳞癌多为外生型肿物，表面易溃烂，呈菜花形，易转移至颈上淋巴结，以后向下颈部、纵隔及腋下淋巴结转移。淋巴上皮癌发生于黏膜下，在浅层扩展，很少浸润深部组织，至晚期可发生溃疡；早期即可转移至颈淋巴结。恶性淋巴瘤亦发生于黏膜下，瘤体大而无溃疡，呈硬结节状或充血肿胀，可出现以下3种临床类型：①阻塞型，生长迅速，无溃疡，瘤体大，妨碍吞咽及呼吸；②炎症型，反复炎症发作，体温升高，犹如扁桃体周围炎，但不易完全消退；③早期转移型，局部病变不显著，早期有颈淋巴结转移。淋巴肉瘤可同时发生于双侧扁桃体，或发展为肉瘤白血病。

【症状】

早期可无任何症状。Givens等（1980）分析：10%的患者无自觉症状。一般常见症状有咽部异物感，咽喉疼痛，颈部肿块，一侧扁桃体迅速肿大可致吞咽和呼吸困难。肿瘤表面溃破可有痰中带血。

【检查】

可见一侧扁桃体肿大，表面可呈结节状；菜花状、表面溃疡；或表面光滑，扁桃体呈球形肿大。

颈淋巴结转移：扁桃体恶性肿瘤之颈部淋巴结转移发生率较高，发生转移的时间较早，转移部位从颈上部至锁骨上窝的淋巴结均可发生。Kuruvilla（1983）报告142例扁桃体恶性肿瘤，以颈部包块为首发症状者45例，占31.6%，加上以后发生转移者，单侧转移110例（77.5%），双侧转移21例（14.8%）。转移部位大多在颈深上部，颈总动脉分叉处。也有位于下颌下部，颏下部，锁骨上窝等部位。

【诊断】

单侧扁桃体迅速肿人或有溃疡，伴有同侧颈部淋巴结肿大，而无明显急性炎症者，应考虑是否为扁桃体恶性肿瘤，必要时行扁桃体活检。

【治疗】

手术切除结合放射治疗为主要治疗方法，放射治疗多用颈部外照射。

通过全身注射或局部动脉灌注抗癌药物（化疗）仅

为辅助治疗措施。

如怀疑扁桃体恶性肿瘤，而多次活检未证实者，可切除扁桃体送病检，必要时再加放疗。

（刘邦华）

三、喉咽部恶性肿瘤

喉咽（laryngopharynx），又称下咽（hypopharynx），位于喉的后面及两侧，起于舌骨延长线以下，下端在环状软骨下缘平面连接食管，相当于第3～6颈椎的前方。喉咽部在临床上分为3个解剖区。

1. 梨状窝（piriform sinus） 梨状窝位于喉的两侧。上缘起自咽会厌襞，由外侧壁及内侧壁组成。下方狭窄，成为梨状窝尖，向下移行至环后食管。其内侧为杓会厌襞和环状软骨，和喉侧壁相邻；外侧上部为舌甲膜，下部为甲状软骨翼板。

2. 环状软骨后区 简称环后区（postericoid region），相当于环状软骨上缘与下缘间的喉咽前壁。位于环状软骨后面和环咽肌区。起自杓状软骨及杓间区，下至环状软骨背板下缘与颈段食管相接，两侧与梨状窝内侧襞相连。

3. 喉咽后壁区（posterior hypopharynx） 为覆盖于椎前的喉咽壁。起自会厌平面，下接食管入口。

原发于喉咽部的恶性肿瘤少见。在原发性喉咽恶性肿瘤中，绝大多数（约95%）为鳞状细胞癌，约70%为低分化鳞癌。国外资料（1989）统计，喉咽癌（carcinoma of hypopharynx）的发病率为0.8/10万。上海市（1986）的统计资料显示：男性的发病率为0.15/10万，女性为0.02/10万。中国医学科学院肿瘤医院在收治病例统计中发现，喉咽恶性肿瘤占头颈部恶性肿瘤的1.4%，占全身恶性肿瘤的0.2%。上海第一医学院耳鼻咽喉研究所（1983）根据病理资料分析发现，喉咽癌占耳鼻咽喉肿瘤的1.9%。

喉咽癌多发生在梨状窝，其次为喉咽后壁，环后区最少。梨状窝癌和喉咽后壁癌多发生在男性，而环后癌则多发生在女性。

喉咽癌的好发年龄为50～70岁。

【病因】

喉咽癌的病因仍不清楚，可能与下列综合因素有关。

1. 吸烟 长期大量吸烟可导致呼吸道癌肿已成共识。在烟草燃烧时所产生的烟草焦油中的苯丙芘有致癌作用，吸烟可导致染色体畸变。喉咽癌的患者中大多数都有长期吸烟的病史，而且吸烟的量较大，不少患者还同时酗酒。酒不仅能刺激黏膜，诱发黏膜上皮营养不良，而且有促进烟的致癌作用。

2. 营养不良 缺血性贫血常导致喉咽部黏膜变化，如黏膜变薄，黏膜生发层表皮钉突消失，细胞内糖原减少或缺乏，咽、食管黏膜广泛萎缩，咽下困难，出现Plummer -Vinson综合征（本征一般发生于低血红蛋白性贫血的中年妇女，主要特征为口角裂开或裂缝，舌痛伴丝状乳头、继以蕈状乳头萎缩，并因食管狭窄或食管蹼而致咽下困难）。国外文献报道，Plummer-Vinson综合征患者易发生环后癌。

3. 病毒感染 在一定的条件下，EB病毒、人类乳头状瘤病毒都可能引起咽喉部黏膜的癌变。

4. 其他因素 某些维生素或微量元素的缺乏、某些工业性或职业性损害、环境污染等，都可能成为促癌因素。

【病理】

95%以上为鳞状细胞癌，肉瘤及恶性淋巴瘤少见。

1. 肿瘤的生长与扩展 喉咽癌大体以外突型为主，常有中心溃疡。梨状窝癌多呈浸润性生长，易于在黏膜下广泛扩散。肿瘤发生在梨状窝外侧壁时，常侵犯甲状软骨板，甚至可穿破甲状软骨板而累及喉外组织、甲状腺、皮肤及颈部血管等。肿瘤生长在梨状窝内侧壁时，常向内侵犯喉部，累及声带、室带，并可向后累及环后区，亦可经梨状窝前壁直接侵入声门旁间隙，造成患侧声带固定。梨状窝癌向上扩展则可侵犯舌根部，甚至腭扁桃体。梨状窝底部病变可侵犯声门下，晚期可侵入皮下，但很少侵犯颈段食管。环后癌多呈结节状，易侵犯环杓后肌和环状软骨，且常向下侵犯颈段食管。由于梨状窝与其接近，因此常早期受累。肿瘤晚期可侵犯环后全周、甲状腺和气管。喉咽后壁癌多呈外突或浸润性生长，常沿后壁在黏膜下向上、下广泛扩散，因而可出现多发癌灶，向下可在食管中段产生跳跃性病变。肿瘤甚至可侵犯口咽和鼻咽，但很少侵犯椎前筋膜。

2. 转移 喉咽癌颈淋巴结转移率较高，就诊时约50%～60%有颈淋巴结转移，其转移部位约60%为沿颈内静脉走行的上、中颈淋巴结；其次为咽后淋巴结和颈后淋巴结（脊副神经淋巴结链）。喉咽癌中，梨状窝癌的颈淋巴结转移率最高，可达60%～70%。喉咽后壁癌和环后癌的转移率约为40%左右，但常出现双侧的颈淋巴结转移。喉咽癌晚期可发生远处转移。

【临床表现】

1. 喉咽部异物感 喉咽部异物感是喉咽癌患者最常见的初发症状，患者常在进食后有食物残留感。此症状可单独存在达数月之久，因而常易被患者或医师所忽视而误诊或误治。

2. 吞咽疼痛 初起疼痛较轻，以后逐渐加重。梨状窝癌或喉咽侧壁癌多为单侧咽痛，且多能指出疼痛部位。癌肿侵犯软骨或软组织，或肿瘤合并感染时，则疼痛加剧，且可向耳部放射。

3. 吞咽不畅或进行性吞咽困难　肿瘤增大到一定体积，阻塞喉咽腔或侵犯食管入口时常出现吞咽不畅感或进行性吞咽困难，合併颈段食管癌时更明显。

4. 声嘶　肿瘤侵犯喉部，累及声带；或侵犯声门旁间隙；或侵犯喉返神经时均可出现声嘶，且常伴有不同程度的呼吸困难。

5. 咳嗽或呛咳　因声带麻痹、喉咽组织水肿或肿瘤阻塞咽腔，在吞咽时唾液或食物可误入气管而引起呛咳，严重时可发生吸入性肺炎。肿瘤组织坏死或溃疡时常出现痰中带血。

6. 颈部肿块　约1/3的患者因颈部肿块作为首发症状而就诊。肿块通常位于中颈或下颈部，多为单侧，少数为双侧。肿块质硬，无痛，且逐渐增大。

7. 喉咽癌晚期时　患者常有贫血、消瘦、衰竭等恶病质的表现。肿瘤侵犯颈部大血管时可发生严重的出血。

【诊断】

喉咽癌早期由于缺乏特异性临床表现，因而易被误诊为咽炎或咽喉神经官能症。因此，凡年龄在40岁以上，长期咽部异物感或吞咽疼痛，尤其是伴有颈淋巴结肿大者，均需常规检查喉咽、喉部，尤其是要仔细观察喉咽各解剖区有无肿瘤，注意局部黏膜有无水肿，梨状窝有无饱满及积液。必要时需行X线拍片、CT、MRI检查，以便早期发现病变，避免误诊。

1. 颈部检查　先观察喉外形，注意有无喉体增大或不对称。然后将喉体对着颈椎左右移动，了解喉摩擦音是否消失，有无软垫子样感觉。在喉周围触诊，了解喉、气管旁有无肿块，甲状腺是否肿大。颈部有无淋巴结肿大。喉咽癌时常出现一侧或两侧中、下颈深淋巴结肿大，且质硬、固定。

2. 喉咽部检查　患者出现以上症状时，除检查口咽部外，应常规行间接喉镜检查。注意观察喉咽及喉部、梨状窝、环后、喉咽后壁等处有无菜花样或溃疡型新生物；一侧梨状窝有无积液或食物滞留；喉咽黏膜有无水肿等。早期环后或梨状窝肿瘤间接喉镜检查不易发现，对可疑病例应行内镜检查。

3. 内镜检查　包括直接喉镜、纤维或电子喉镜及食管镜检查。在行纤维喉镜检查时如采用吹喇叭鼓气法则可发现喉咽的早期病变。具体方法是从鼻腔插入纤维喉镜到达喉咽时，嘱患者将食指放入口中，闭口用力鼓气。在梨状窝、食管入口瞬间开放时，则可发现环后、梨状窝及喉咽后壁的微小病灶。直接喉镜检查和食管镜检查时患者比较痛苦，但能发现隐蔽的早期病变，还可及时活检，因而仍是目前常用的检查方法。

4. 影像学检查

（1）常规X线检查：喉及颈侧位X线拍片可以观察喉内及椎前软组织情况。梨状窝肿瘤时则表现为梨状窝密度增高。肿瘤位于咽后壁、环后时则可以看到椎前软组织明显增厚，将气管推向前。喉受侵犯则声带和室带变形，喉室消失，会厌及杓状软骨变形，甲状软骨向外移位。

（2）喉咽、喉X线体层拍片：可以观察梨状窝情况，了解肿瘤喉内浸润的程度。

（3）喉咽、食管X线造影：用碘油或钡剂作X线对比造影来观察梨状窝、食管有无充盈缺损，钡剂是否通过缓慢、变细等，能发现梨状窝、环后及食管的病变，了解肿瘤的范围。

（4）CT及MRI：CT能很好地显示肿瘤侵犯的程度及范围，并能发现临床上难发现的早期颈淋巴结转移。MRI通过三维成像，可立体的了解肿瘤侵犯的范围，区分肿瘤与其他软组织影，了解肿瘤与周围血管的关系，以及有无颈淋巴结转移等。

5. 细胞学检查　颈淋巴结穿刺细胞学检查可确定转移癌，有利于及时寻找和发现原发病灶。

6. 病理检查　病理检查是肿瘤确诊的依据，因此一旦发现喉咽的病变应及时活检。活检可在间接喉镜或直接喉镜下进行，而有反复出血或呼吸困难者在取活检时应慎重。

【鉴别诊断】

1. 咽炎及咽神经官能症　喉咽癌早期常表现为咽异物感和咽喉疼痛，同时由于喉咽部位隐蔽，原发灶较难发现，因而极易误诊为咽炎或咽神经官能症。故此，凡咽部症状持续，或出现进行性吞咽困难者，应常规做间接喉镜或纤维喉镜检查，必要时需做喉咽、食管X线造影，或行纤维或电子食管镜检查以排除喉咽或食管恶性肿瘤。

2. 喉咽部良性肿瘤甚少见。有血管瘤、脂肪瘤、神经纤维瘤及食管平滑肌瘤等。

3. 颈淋巴结核　喉咽肿瘤以颈部肿块而作为首诊时常易误诊为颈淋巴结核。因此，凡40岁以上的患者，以颈部肿块就诊时，应仔细检查鼻咽、口咽、喉咽、喉及食管等处，并常规行胸部X线拍片。发现颈部肿块应及时穿刺行细胞学检查，以免误诊。

【喉咽癌的临床分类及分期】

国际抗癌联盟（UICC）1997年TNM分类分期：

喉咽的解剖分区：喉咽（喉咽有三个分区）

1. 咽食管交界（环后区） 从杓状软骨水平以下至环状软骨下缘。形成喉咽前壁。

2. 梨状窝 自咽会厌襞至食管上端。外界为甲状软骨板，内界为杓会厌襞外侧面、杓状软骨及环状软骨。

3. 喉咽后壁 自舌骨水平（会厌谷底）至环杓关节，自一侧梨状窝尖至对侧。

TNM 临床分类：

T：原发肿瘤。

Tis：原位癌。

T_1：肿瘤限于喉咽部一个分区，最大径≤2cm。

T_2：肿瘤超过一个分区或一个临近部位，最大径大于2cm，≤4cm，无喉固定。

T_3：肿瘤最大径超过4cm或有半喉固定。

T_4：肿瘤侵犯附近结构，如甲状软骨/环状软骨、颈总动脉、颈部软组织、椎前筋膜/肌肉，甲状腺或（和）食管。

N：区域淋巴结。分级同喉癌。

M：远处转移。分级同喉癌。

分期原则同喉癌。

喉咽癌的临床分期同喉癌。

【治疗】

喉咽癌的治疗方法有单纯放疗、单纯手术、手术加放疗、化疗和免疫治疗等。早期喉咽癌可单纯放疗或单纯手术，单纯手术的疗效优于单纯放疗。但对Ⅲ及Ⅳ期患者，应采用综合治疗。目前普遍认为，在综合治疗中，手术加放疗是最有效的治疗方法，其疗效明显优于单纯放疗和单纯手术。

1. 放射治疗 单纯放疗仅适用于肿瘤局限的 T_1 病变。对于因手术禁忌证而不能手术者，放疗可作为一种姑息性治疗。喉咽癌单纯放疗5年生存率为10%～20%。

在综合治疗中，根据各人的习惯可选用术前放疗或术后放疗。术前放疗量在40～50Gy，放疗后休息2～4周再手术。主张术前放疗者认为，术前放疗可消除超过外科切除线上的亚临床灶，控制手术野以外的转移淋巴结，缩减肿瘤浸润，使瘤床微血管、淋巴管闭锁，肿瘤内的活瘤细胞数目减少，增加手术切除的机会，避免术中的肿瘤种植，提高患者的生存率。术前放疗的缺点是模糊了肿瘤的原始边界，增加了准确切除肿瘤的困难，且使伤口愈合受到影响。主张术后放疗者认为，手术已将实体瘤切除，对病变的范围也已心中有数。在实施术后放疗时，对高度怀疑的部位，可给集中小靶区照射，而且可以比术前照射给予更高的剂量。术后放疗既可消灭术中脱落的癌细胞、消除区域淋巴结中之亚临床灶，而且可作为对术后病理证实切缘有肿瘤浸润者治疗的一种补救措施。术后放疗的剂量为60～70Gy。

2. 化疗 喉咽癌的辅助性化疗能否提高5年生存率，目前仍无结论性报道。姑息性化疗对晚期及复发性肿瘤有一定的效果，但作用的时间短暂。近年来有些学者主张诱导化疗，即在手术或放射治疗之前给予冲击量化学药物，以缩小或消灭肿瘤，然后再手术或放疗，以期达到既能有利于手术切除，防止术中肿瘤种植，又可减少肿瘤的复发、转移，提高患者生存率的目的。所用的药物有氨甲喋呤、博来霉素、长春新碱、5-氟尿嘧啶等。单一化疗药物治疗效果较差，目前多主张联合用药。

3. 手术治疗 喉咽部恶性肿瘤的手术治疗（见第十一章第七节）。

4. 免疫治疗 见喉癌的治疗。

【预后】

喉咽癌在头颈部肿瘤中属于比较难治，疗效较差的肿瘤。如肿瘤能早期发现，无论是单纯手术或是单纯放疗，其疗效都较好。但因喉咽位置隐蔽，临床发现时多为晚期肿瘤，故此预后较差。一旦出现淋巴结转移，其根治机会将下降30%～50%。喉咽癌中以梨状窝癌治疗效果最好。有报道称女性手术后疗效明显较男性为佳。单纯放疗，喉咽癌的5年生存率为10%～20%左右；单纯手术5年生存率约为30%～40%；而综合治疗者其5年生存率可达到40%～60%。由此可见，综合治疗的生存率明显优于单纯放疗和单纯手术，故此应积极提倡有计划的综合治疗。

（杨成章）

第三节 咽旁间隙肿瘤

咽旁间隙肿瘤（tumors in parapharyngeal space）的发病率不高，Stell等报道原发于咽旁间隙的肿瘤仅占头颈部肿瘤的0.5%。Hamza等报道咽旁间隙肿瘤中，95%为原发性肿瘤，其中80%为良性肿瘤，恶性肿瘤中绝大多数为转移性肿瘤。原发良性肿瘤中，50%源于涎腺，大部分为源于腮腺深叶的多形性腺瘤；30%为神经源性肿瘤，多数为源于Ⅸ～Ⅻ对脑神经和交感神经的神经鞘瘤、神经纤维瘤及副神经节瘤。20%为软组织瘤，包括血管瘤、脂肪瘤、畸胎瘤、横纹肌瘤和纤维瘤。我科从1988年～2005年共收治咽旁间隙肿瘤138例，良性肿瘤121例占87.68%，恶性肿瘤17例，占12.32%。良性肿瘤中以多形性腺瘤和神经源性肿瘤为多见。

【病理类型】

绝大多数为良性肿瘤(80%以上),少数为恶性肿瘤。

根据肿瘤来源良性肿瘤可分为以下3类：

1. 源于涎腺者　可来源于腮腺，下颌下腺，舌下腺及所有其他较小的涎腺，以多形性腺瘤最常见。来自腮腺浅叶的多形性腺瘤，一般不侵入咽旁间隙，且早期即在耳下有包块可见或扪及，故易发觉。发生于腮腺深叶或腮腺尾部的肿瘤则易向咽旁隙发展。多形性腺瘤发展较慢，质韧而光滑，与咽黏膜无粘连。

2. 神经源性肿瘤　多来自颈交感神经节或周围感觉神经，次为来自Ⅸ、Ⅹ、Ⅺ、Ⅻ等脑神经的颅外段或膈神经。按病理分类，可分为来自施万鞘的施万瘤（schwannoma），也称神经鞘（膜）瘤，来自神经其他鞘膜层的神经纤维瘤，以及来自交感神经节、含有神经节细胞和轴突的神经节瘤，以上均属于良性肿瘤。成交感神经瘤虽也来自交感神经，但含未成熟细胞，则属高度恶性，多见于儿童。此外，交感神经节、颈动脉体、颈静脉球体、迷走神经的结状神经节、舌咽神经的神经节等处的副神经细胞，也可在咽旁隙发生肿瘤，统称为副神经节瘤，分称则有颈动脉体瘤，颈静脉球体瘤等，视其来源而定。咽旁隙神经鞘瘤及神经纤维瘤生长很慢，有完整包膜，质较硬，表面光滑，常不能移动，多见于颈部中段深处。神经节瘤则较软，生长迅速，有恶变倾向。

3. 其他较少见肿瘤　有脂肪瘤、纤维脂肪瘤、副甲状腺肿瘤、黏液瘤、淋巴瘤、脊索瘤、畸胎瘤、黏液脂肪瘤、血管平滑肌瘤以及各种原发性或继发性恶性肿瘤等。皮样囊肿、先天性颈侧囊肿、颈内动脉瘤、颈淋巴结炎等虽非肿瘤，但因也发生于颈深间隙内，应该善加鉴别。

恶性肿瘤：咽旁间隙恶性肿瘤较少见。Seth等（2005年）报告166例咽旁间隙肿瘤，恶性肿瘤21例，Hughes等（1995年）报告172例咽旁间隙肿瘤，恶性肿瘤35例。以恶性涎腺肿瘤、腺样囊性癌、鳞状细胞癌、恶性淋巴瘤等较常见。

【症状】

咽旁间隙肿瘤引起的局部症状，与肿瘤的部位、性质、生长速度及患者年龄等有关。大致可分为邻近器官受累及神经受累两类症状。

1. 邻近器官受累症状

（1）咽部不适感或异物感。

（2）肿瘤较大，则发生咽下困难，发声不清或有鼻音。

（3）肿块侵及鼻咽则发生耳鸣、听力减退或鼻塞，阻塞咽腔或压迫喉部，则出现呼吸困难。侵入翼腭窝或位于下颌骨升支与颈椎横突之间，即有张口困难。颈部运动可能发生障碍。

2. 神经受累症状　在良性肿瘤多出现较晚。因神经受压、被牵拉或肿瘤原发于神经之故。

（1）颈部疼痛、咽痛或一侧耳痛，均较少见。

（2）颈交感神经受累，出现同侧颈交感神经麻痹综合征。迷走神经受累，出现同侧声带麻痹，发声嘶哑。舌下神经受累则舌半侧麻痹，可能出现说话不清。舌咽神经及副神经受累者少见。

【检查及诊断】

1. 如为良性肿瘤，则在咽侧壁、颈侧，或在以上两处可见局部膨隆，有时则见下颌下三角区或腮腺部位隆起。表面光滑，无炎症表现。双手扪诊，肿块稍可移动，偶有触痛。

2. 注意有无颈交感神经或脑神经受累症状。

3. 影像学检查　CT、MRI可提供肿瘤的位置、大小、范围，肿瘤边缘是否光滑等重要信息。磁共振血管造影（MRA）可以清楚地显示肿瘤与颈部大血管的关系，对制定手术方案有重要的参考价值。

4. 病理检查　可以确定肿瘤的性质及种类。切开肿瘤采取标本一法，因须切开肿瘤包膜，有引起肿瘤扩散及发生术后粘连之虞，为以后施行根治手术造成困难，故一般不予采用。细针穿刺抽吸细胞学检查可获得较高诊断率，此法安全、快捷。如通过病史及临床检查，已可大致判断为良性肿瘤，术前可不作病理检查，经行手术加以完整切除，再送病理检查。

【治疗】

咽旁间隙肿瘤的治疗以手术切除为主。手术径路有经口径路、颈侧径路、颈腮腺径路、下颌骨裂开外旋径路、上颌骨外旋径路。手术径路选择的原则是：最大限度地暴露肿瘤以便完整切除之，而对功能及外形美观则损害的程度最小。在遵循上述原则的前提下，根据肿瘤的位置、大小、性质、侵犯范围、与神经血管之关系及临床医师的经验，选择适当径路切除肿瘤。

1. 经口径路（transoral approach）　切除咽旁间隙肿瘤采用经口径路，有操作简单、损伤小、颈部不留瘢痕等优点；但其缺点更为突出：术野窄小，暴露困难，术中多凭手指感觉分离，颈部重要神经血管不在医师的直视及掌控范围内，难免伤及，而且一旦损伤大血管，难以止血。肿瘤较大，位置较高就难以完整切除肿瘤。现在一般已不用此径路。

2. 颈侧切开术　如切开咽黏膜，进入咽腔则称为咽侧切开术（lateral pharyngotomy），是切除喉上部、喉咽及食管上端肿瘤的常用手术方法之一。切除咽旁隙肿瘤时也常用之。手术多取胸锁乳突肌前缘径路，切除部分舌骨及甲状软骨进入喉咽。肿瘤位于咽旁间隙者，则不切开咽黏膜，以免引起感染或发生咽漏。

现重点介绍颈侧切开术。

颈侧切开术及其三种不同的手术方法

【适应证】

1. 声门上区癌，肿瘤较小，仅侵及会厌或杓会厌襞者。或喉咽癌，肿瘤较小，且局限于咽会厌襞或梨状窝者，可行颈（咽）侧切开术，将肿瘤及其周围一定范围内的健康组织一并切除。

2. 喉咽部巨大良性肿瘤不能经口内径路切除者。

3. 较大的咽旁良性肿瘤，不能经口内径路切除者。

4. 局限于喉咽后壁、侧壁或颈段食管较小的恶性肿瘤，未侵及喉体（图 3-7-7），为保留喉部而只作喉咽或颈段食管切除者。

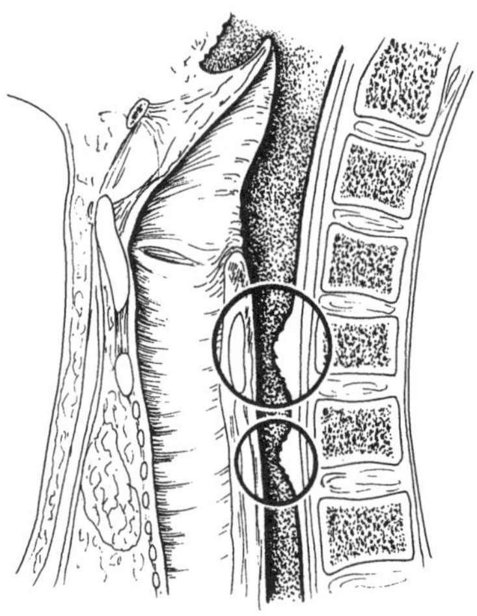

图 3-7-7 喉咽及颈段食管较小的恶性肿瘤

5. 喉咽或食管上段黏膜下埋藏性异物，或异物已穿入颈深间隙形成颈深部脓肿者。

【术前准备】

除按常规准备外，术前须作间接和直接喉镜检查，必要时还须作食管上段镜检，配合 X 线拍片或 CT 扫描，了解肿瘤或异物的位置和范围，以便选作适当切口及皮瓣。

【麻醉】

大多采用全身麻醉。视具体情况，麻醉前可先行气管切开术，经气管切开口使用带气囊的气管套管进行静脉复合麻醉，以防血液及分泌物流入下呼吸道。咽旁肿瘤不需切开咽腔者，事先可不行气管切开术，而采用气管内插管术。

【操作步骤】

有以下 3 种不同的手术方法

1. 第 1 种手术方法 位于会厌、杓会厌襞、咽会厌襞、梨状窝、喉咽后壁或侧壁的癌，其操作步骤如下：

（1）切口：有以下作法。

1）第 1 切口在患侧胸锁乳突肌前缘，上起下颌角，下止环状软骨平面。如此切口不够用，再从第 1 切口的起点与舌骨平行切至颈中线作第 2 切口（图 3-7-8（1））。如术前估计手术范围较大（如侵犯食管上端）或需同时清扫颈部淋巴结者，须将第 1 切口向下延长至胸骨上窝，第 2 切口则改自甲状软骨切迹高度水平向外与第 1 切口联结，略成 T 字形。在颈阔肌下分离皮瓣并予牵开，术野得以扩大（图 3-7-8（2））。

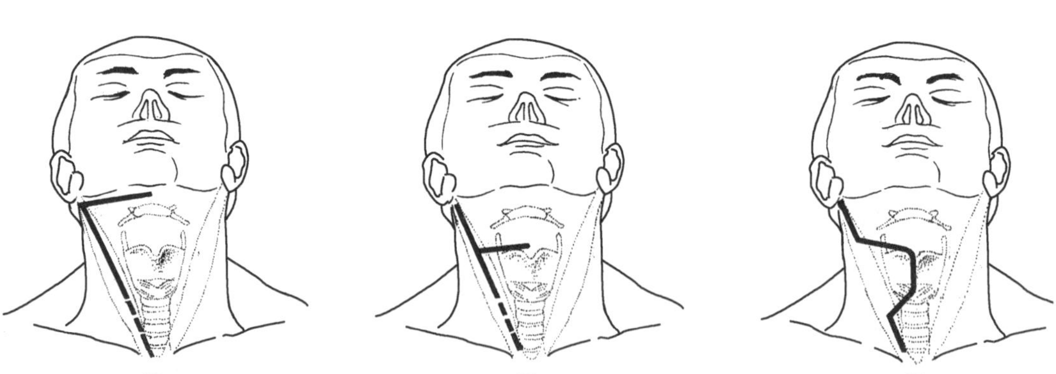

(1) (2) (3)

图 3-7-8 颈侧（咽侧）切开术的三种切口

2）切口起自下颌角，沿胸锁乳突肌前缘切开，至相当于癌肿所在部位高度向前作一舌形皮瓣，再折回胸锁乳突肌前缘，切口下端止于胸骨上窝（图 3-7-8（3））。舌形皮瓣的大小视咽部黏膜可能发生缺损的范围而定，皮瓣的基底须较其顶端为宽，分离时需包含颈阔肌，将皮瓣向后外翻转。

（2）清扫颈部淋巴结：颈部淋巴结已受侵犯者，需先作颈部淋巴结清扫术。

（3）暴露咽壁：必要时分离并切断附丽于舌骨的舌骨舌肌及胸骨舌骨肌，用骨剪切除同侧舌骨大角。分离并切断附丽于患侧甲状软骨板的甲舌骨肌及胸骨甲状肌（图3-7-9（1））。将同侧咽下缩肌自甲状软骨板附丽处分离。必要时在甲状软骨板的后缘切开软骨膜，将后1/3的软骨膜剥离后，切去甲状软骨板的后1/3（图3-7-9（2））。将咽下缩肌向后外方牵引，咽壁即行暴露。

（4）切开咽腔，暴露肿瘤：于肿瘤周围的正常组织切开咽侧壁，进入咽腔（图3-7-9（2））。视肿瘤大小向上下扩大咽壁切口，使肿瘤充分暴露。

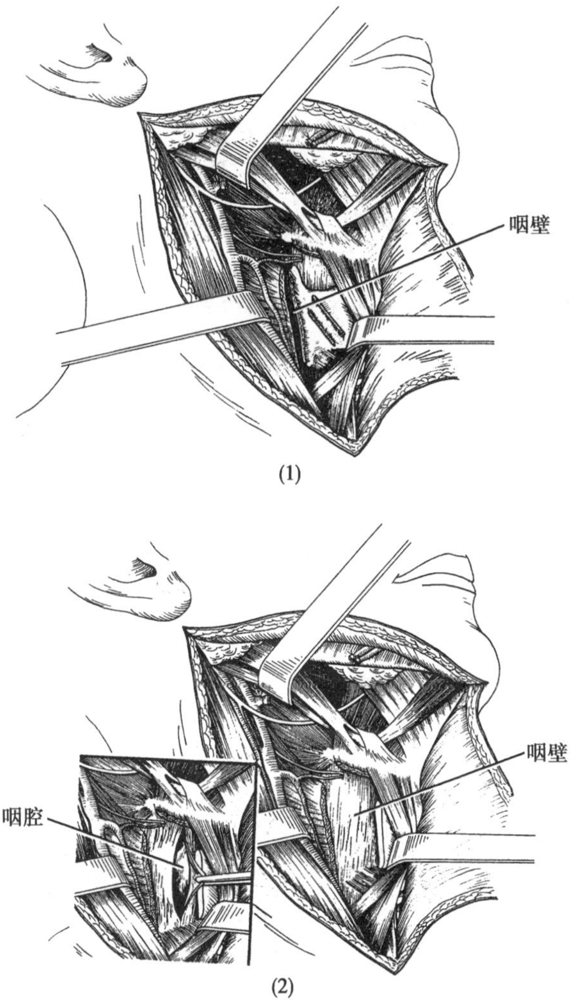

图3-7-9 咽侧切开术
（1）暴露咽壁 （2）切开咽腔

（5）切除肿瘤：良性肿瘤则从其根部切除。如为恶性，还需要包括一定范围的健康组织，尽量于距肿瘤边界约1cm处切除肿瘤。

（6）修补咽壁：肿瘤切除后黏膜缺损不多者，可直接将咽壁切缘对合缝合咽壁，关闭咽腔，然后逐层缝合颈侧切口。如缺损稍大，也可植入替尔什皮片或裂层皮片，修补咽壁缺口。若缺损范围太大，可将皮瓣翻入咽腔，将黏膜切缘与皮瓣边缘相对缝合，暂时留一个咽口留待以后修补。其法如下：

1）T形切口者，用肠线将切口前上部皮瓣缝于舌黏膜切缘；前下部皮瓣缝于喉黏膜切缘；后部皮瓣则覆盖胸锁乳突肌，缝合于咽后或咽侧黏膜切缘。

2）舌形皮瓣切口者，将舌形皮瓣翻入咽腔，将咽黏膜与皮瓣切缘缝合，如颈段食管作了部分切除，也可用皮瓣修补。

咽壁修补后，插一个鼻胃管于食管中，用碘仿纱条填塞遗留于颈侧的漏口。术后1周，如无喉阻塞，可将气管套管拔除。

（7）二期缝合：术后3～4周，创口如无感染，可视颈侧漏口大小，于漏口周围边缘相当距离处切开皮肤（如瘘管直径为4cm，则距离漏口周围边缘2cm处切开），分离皮下，作成两个舌形带蒂皮瓣，将皮面向内翻转，创缘彼此缝合，再自创面周围作皮下分离，将颈部皮肤切口拉拢缝合，覆盖皮瓣，从而闭合颈侧漏口。

2. 第2种手术方法 处理咽旁隙良性肿瘤或颈深部异物，操作步骤如下：

（1）体位：仰卧，肩下垫枕，头尽量后伸并偏向健侧。

（2）切口：胸锁乳突肌前缘切口。长短视病变部位及范围而定。

（3）暴露肿瘤：沿切口分离皮下组织及颈阔肌，暴露胸锁乳突肌，将其向外后方牵开。必要时结扎切断部分向前分支的血管，肿瘤即可暴露。如肿瘤位置较高，可用拉钩将下颌骨升支向前拉开，使下颌骨半脱位，术野得以扩大。对暴露特别困难的高位肿瘤，可将下颌骨（宜在下颌骨角处）予以暂时切断，以便术野获得充分暴露。

（4）切除肿瘤：详细检查肿瘤包膜与周围组织的粘连情况，用手指于肿瘤包膜外面进行钝性分离，注意不要损伤颈部重要血管与神经。腮腺深叶肿瘤通常位于茎突前间隙，切除时，可循下颌角进入，用手指在茎突及附丽其上的肌肉的前方进行分离，将肿瘤的后界分开。某些血管源性的肿瘤（如颈动脉体瘤），如血管壁与肿瘤包膜粘连较紧，要切开部分粘连的包膜，任其遗留于血管上，再分离瘤体，即可避免损伤血管。对某些神经源性肿瘤（如神经鞘瘤），如系来自一根细小又不很重要的神经，纵加切断，也无大碍，但重要神经如遭受损伤，则可引起严重后果，特别是Ⅶ、Ⅸ、Ⅹ、Ⅺ、Ⅻ对脑神经，要小心分离，避免损伤。如肿瘤位于茎突后间隙，须沿颈动脉鞘向上分离，入茎突后间隙后以手指分离肿瘤。分离肿瘤内侧时，如舌骨、甲状软骨或腮腺阻碍操作，必要时可将上述组织加以部分切除。分离时宜尽量贴近肿瘤包膜，勿损伤咽、喉黏膜。肿瘤周围组织完全分离后，即可完整取出。

（5）缝合切口：详查伤口，妥善止血，置橡皮引流条，然后缝合。咽、喉黏膜未破损者，不需置入鼻胃管。

【术后并发症】

以颈深部感染较为常见。手术前后适量应用抗生素，术后保持口腔清洁，勤换伤口敷料，多可预防。如重要神经受到损伤，术后可能出现颈交感神经麻痹综合征、面神经下支麻痹、软腭及咽肌麻痹、舌下神经麻痹，轻者可自愈，重者不易恢复。术中因损伤大血管而出现险象者，也时有报告。

3. 第3种手术方法　下颌骨裂开径路咽旁间隙肿瘤切除术。

【适应证】

1. 位于咽旁间隙上部，接近颅底较大的良性肿瘤或包绕颈内动脉孔的血管源性肿瘤。
2. 咽旁间隙原发性或转移性恶性肿瘤。
3. 侵犯咽旁间隙的口咽、喉咽癌，无远处转移者。
4. 全身情况良好，能耐受全身麻醉及手术。

【麻醉】

气管插管全身麻醉。

【操作步骤】

1. 切口　将胸锁乳突肌前缘切口，沿下颌骨体下缘向前延长至颏下（图3-7-10）。

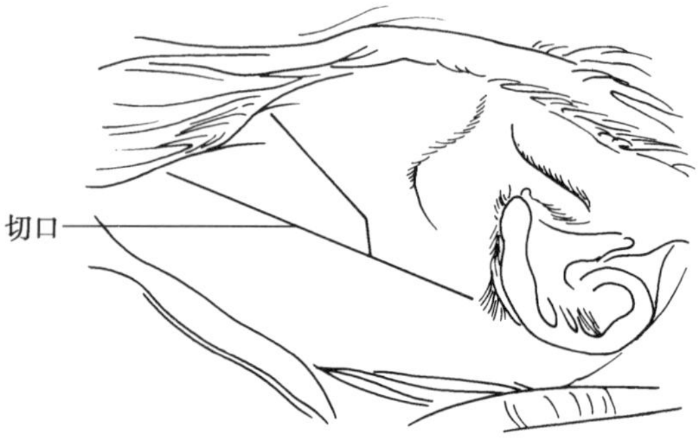

图3-7-10　下颌骨裂开径路切口

2. 分离皮瓣　沿下颌体外骨膜表面分离面颊部皮瓣，至缩肌前缘。拔除第2磨牙。用电锯锯开下颌体，于下颌骨锯断后端，沿着舌侧牙龈与其平行并相距约0.8～1.2cm处行后切开口底黏膜，达咽侧壁黏膜。向外牵拉下颌骨，充分暴露咽旁间隙肿瘤（图3-7-11）。在直视下沿肿瘤边缘分离，完整切除肿瘤。

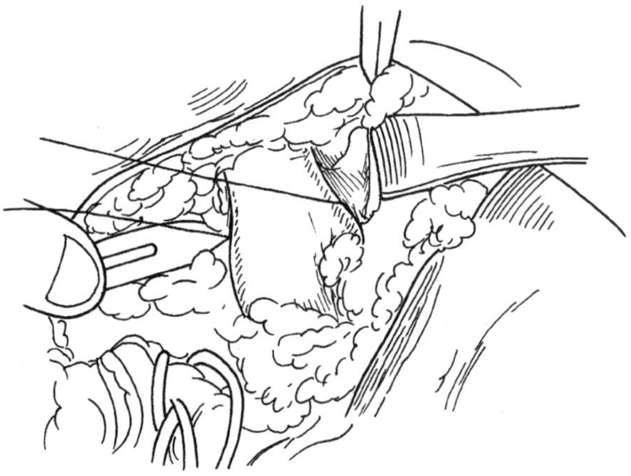

图3-7-11　锯断下颌骨

3. 缝合咽侧壁黏膜　用多孔钛板固定下颌骨（图3-7-12），置负压引流管一根，还原缝合皮下组织、皮肤。

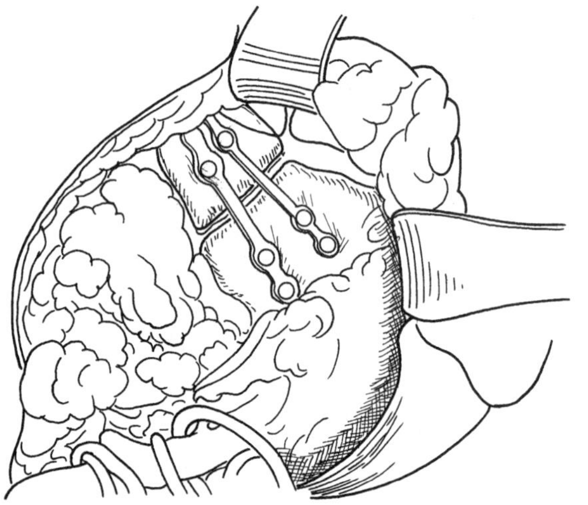

图3-7-12　钛板固定下颌骨

（刘邦华）

第八章

鼻咽粘连、茎突综合征、舌骨综合征

第一节　鼻咽粘连

口咽和鼻咽间的通道，由于软腭及腭咽弓与咽后壁粘连而变窄者，称鼻咽粘连（nasopharyngeal adhesion）。根据粘连程度不同可形成部分粘连，完全粘连不通者，称鼻咽闭锁（nasopharyngeal atresia）。本病较少见。

【病因】

鼻咽闭锁多为先天性发育异常所致，通常罕见。而鼻咽粘连则多系外伤及后天性感染所引起。过去以梅毒引起者最常见，现在则以手术、外伤及其他特殊性传染病引起者为主，尤其是随着鼻内镜手术的广泛应用，后鼻孔及鼻咽部疾病的内镜手术的发展，以鼻咽粘连为主的手术并发症将不可避免地有所增加。强酸强碱等化学药物腐蚀伤也可引起本病。

【症状】

视狭窄程度而定。一般为鼻塞、嗅觉减退或消失，闭塞性鼻音，张口呼吸。鼻腔分泌物不能排出而积聚于鼻咽部，咽鼓管可受到影响，产生听力障碍或中耳感染。

【检查】

张口时可见软腭与咽后壁之间有粘连。多不见悬雍垂，在软腭中央多有小孔与鼻咽相通。沿此小孔，可用探针探知粘连的厚度，或将探针从鼻腔进路，用手指从口内触摸，可大致查知粘连的范围及粘连组织的厚度。经鼻内注入碘油行 X 线拍片，可了解粘连的部位、范围及厚度，随着鼻内镜技术的发展，现在已经很少使用。而 CT、MRI 则能提供更详细的病变情况。

【治疗】

即鼻咽成形术。单纯施行瘢痕切开和扩张术，由于术后常有瘢痕挛缩，不易成功。鼻咽成形术：鼻咽成形术是通过手术使已狭窄或闭锁的鼻咽重新与口咽相通，并保持不再狭窄。手术方法繁多，如拉线法、游离皮片移植法，置留扩张模法等，但效果多不理想，容易复发。由于采用了带蒂黏膜瓣，尤其是 Z 形切口的整形手术原则的应用，目前的鼻咽成形术效果较好。术前需详细了解病情，如粘连的范围、瘢痕的厚薄及硬度等，以便采用适当的手术方法，设计好切口的位置、切除多少瘢痕组织，术后是否需要扩张等。下列方法可供参考选用。

1. 软腭瓣缝合成形术（Mac Kenty 法）　适用于软腭中间遗有小孔，瘢痕较薄而不坚实者。方法：先自小孔用弯探针探明粘连的厚度。在悬雍垂两侧，咽后壁上各作一基底在上方的黏膜瓣（图 3-8-1（1）），瓣的长度

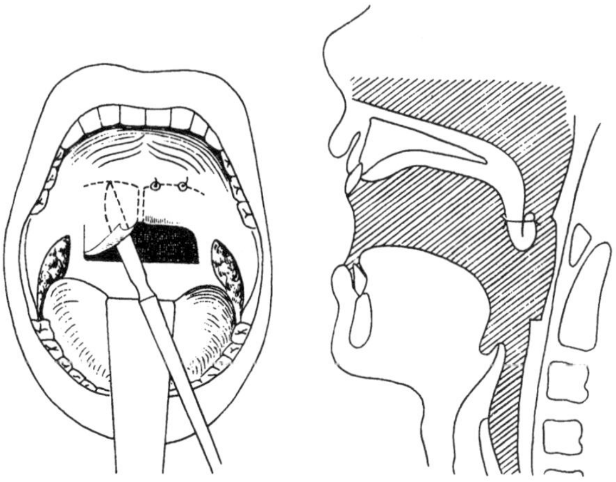

图 3-8-1　软腭瓣缝合成形术（Mac Kenty 法）
(1) 作成基底在上方的黏膜瓣。图示左侧黏膜瓣已被翻上缝合固定（正面观）　(2) 黏膜瓣翻上，覆盖鼻咽一侧的创面（矢状面观）

约与粘连的高度相仿，以便黏膜瓣能向上卷折，可将软腭的鼻咽一侧的创面完全覆盖。用多个褥式缝合使黏膜瓣固定（图3-8-1（2））。

2. Kazanjian法 适用于瘢痕厚而坚实，软腭黏膜瓣难以卷折，或粘连范围广泛，口咽亦受侵犯者。此法在采用软腭黏膜瓣的基础上，还在两侧磨牙后区的颊黏膜上各作一矩形黏膜瓣，按Z形切口原则，将两块黏膜瓣转换位置缝合，覆盖全部分离的创面。黏膜瓣的大小视粘连范围而定，但须带蒂（供血良好），长度一般不可超过蒂根宽度的2.5倍，黏膜瓣扭转处的角度不应过大，缝合时也不能太紧，以防愈合不良。两侧的粘连要分两期进行手术。具体为：先在一侧软腭作矩形黏膜瓣（图3-8-2（1）），基底向下伸展至咽黏膜，掀起黏膜瓣时，注意不可穿透软腭肌层进入鼻咽。将黏膜瓣基底部与软腭之间的瘢痕组织横行切除（图3-8-2（2）），使黏膜瓣可从软腭下缘处伸入鼻咽。此时再将软腭与鼻咽后壁的粘连分离，使软腭前移。将黏膜瓣覆盖咽后壁的创面，上缘系以牵引缝线，通入鼻腔，固定于前鼻孔处，用鼻咽填塞加以固定。软腭前壁的创面，用取自磨牙后区的颊黏膜上的矩形黏膜瓣转位缝合，予以覆盖。磨牙后区颊黏膜切口对合缝合（图3-8-2（3））。后鼻孔填塞3天后撤除，5天后拆线。对侧手术（图3-8-2（4））应

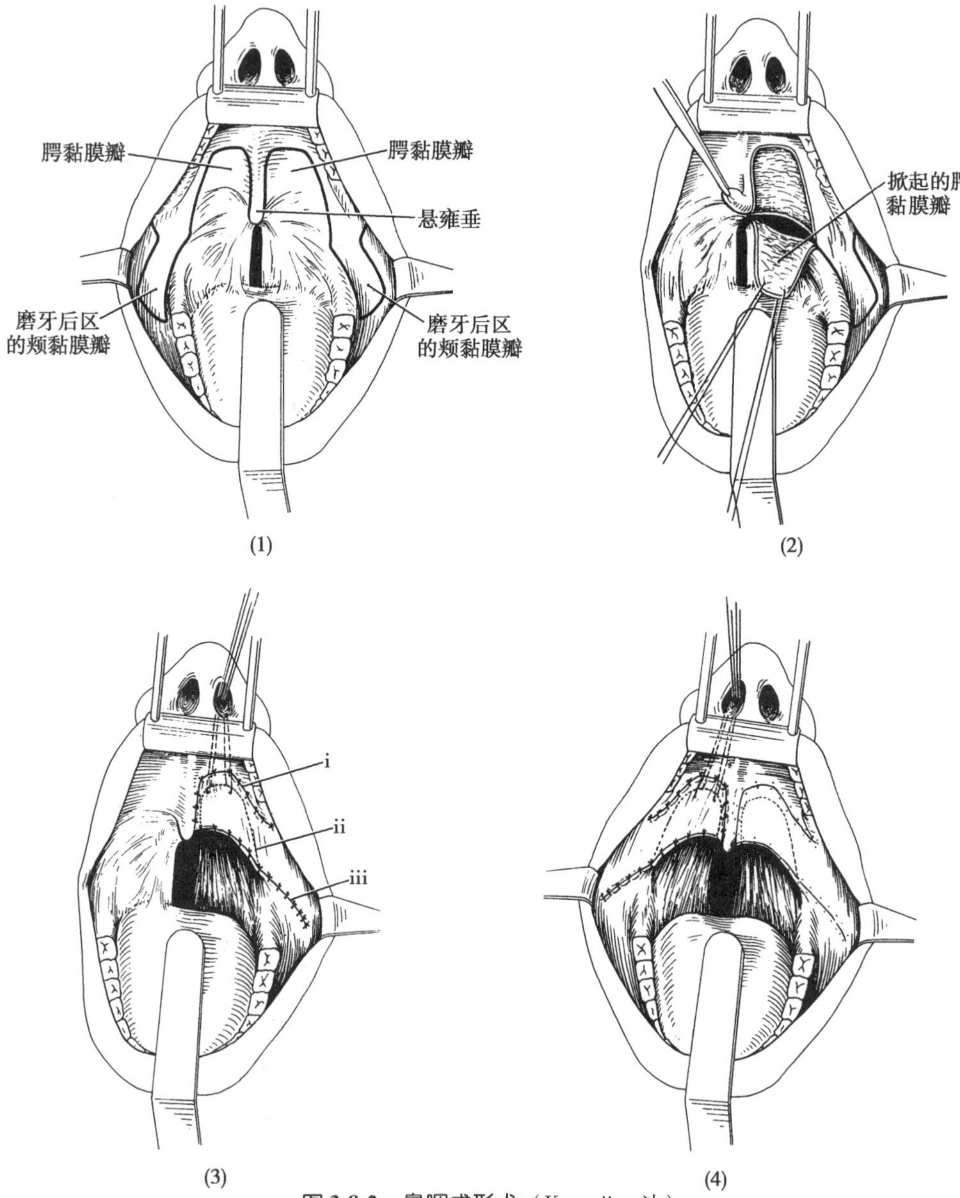

图3-8-2 鼻咽成形术（Kazanjian法）

（1）黏膜Z形切口 （2）形成腭黏膜瓣 （3）缝合并固定黏膜瓣 ⅰ 软腭黏膜瓣覆盖于咽后壁创面并与之缝合 ⅱ 磨牙后区的颊黏膜瓣转位覆盖于腭部创面并与之缝合 ⅲ 颊部创面对合缝合 （4）创口愈合后以同法作对侧成形术

在术侧创口愈合后方可进行。

3. 软腭及咽后壁成形术（Hamacher 法）　方法：在每侧作两个黏膜瓣，一个基底向下位于口咽的黏膜瓣，和一个基底向上的鼻咽黏膜瓣。将鼻咽黏膜瓣向前卷折覆盖软腭的创面，口咽黏膜瓣向后覆盖咽后壁的创面（图 3-8-3）。

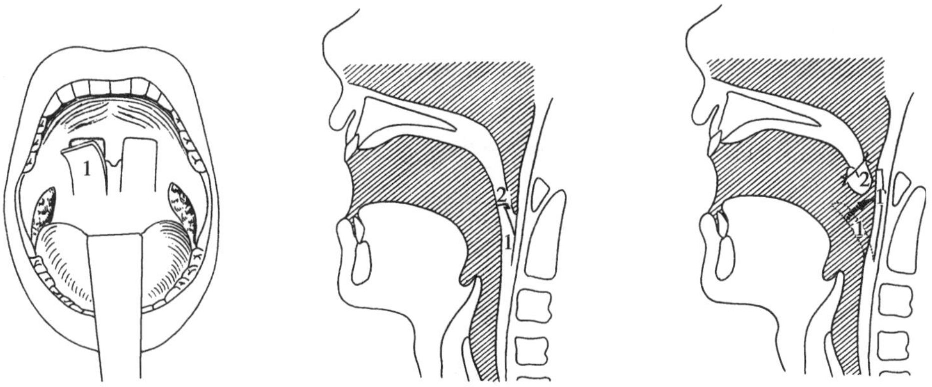

图 3-8-3　软腭及咽后壁成形术（Hamacher 法）

1. 示基底在下的黏膜瓣　2. 示基底在上的黏膜瓣

4. Mühler 法　将粘连部位成形切开，将两侧的三角形黏膜瓣向后、上卷折，然后将咽后壁的黏膜分离，作成基底在喉入口平面的黏膜瓣，向上提起覆盖咽后壁的创面（图 3-8-4）。

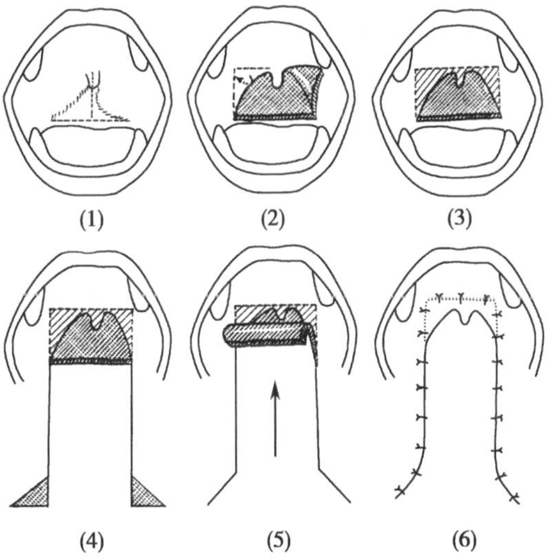

图 3-8-4　Mühler 法

（1）软腭成形术的切口　（2）右侧黏膜瓣已后翻，左侧尚待后翻　（3）软腭成形已毕　（4）喉咽后壁黏膜瓣的切口　（5）将喉咽后壁黏膜瓣向上提起以覆盖口咽创面　（6）手术完成

5. 射频或等离子鼻咽成形术　应用射频或等离子技术进行鼻咽成形术，优点是手术方便、出血少，效果好等，缺点是术后必须放置扩张管，扩张管的放置时间至少两到三个月，期间患者可能会有鼻咽不适感。

（王　璁　陈　雄）

第二节　茎突综合征

茎突综合征（styloid process syndrome），又称 Eagle 综合征，系指茎突过长或茎突伸向方位及形态异常，或茎突舌骨韧带钙化或骨化，以致因茎突远端位置贴近颈部血管、神经，或当头颈部转动或作吞咽、说话、发音等动作时，激惹、刺激或压迫邻近的血管或神经，引起咽部异物感、咽痛感、反射性耳痛或头颈部痛等症状，此统称为茎突综合征。Eagle 于 1937 年首先报告此征，以往常称为茎突过长症（elongated styloid process），近年来因发现过长的茎突不一定都引起症状，而茎突伸往的方向和形态异常是导致症状出现的原因，故命名为茎突综合征。

本征并非罕见，我科自 1962～1991 年住院施行茎突截短术者计有 82 例，经门诊确诊而未住院施术者远较此数为多。82 例中，男 38 例，女 44 例；年龄 20～63 岁，平均 36.7 岁；病程短者 1 月，长者达 22 年，大多数为数月至 2 年；多为 1 侧茎突过长，施行单侧截短术，其中有 14 例为双侧茎突过长（占 17.07%），同时施行两侧茎突截短术；有茎突舌骨韧带骨化者 2 例，故截除之茎突短者 0.5cm，长者达 4.6cm，大多为 1～2cm。我科近年来的施行手术病例未作统计。

【茎突的解剖关系】

茎突位于颞骨岩部底面和乳突部相接处，亦即起于茎乳孔的前内方，呈细长圆柱状。其根部为茎突鞘包绕，并有茎突咽肌附着于根部内侧及稍后方；茎突中部后面及侧面有茎突舌骨肌附着；茎突末端前面有茎突舌肌附着。茎突舌骨韧带起于茎突尖端，向前下附着于舌骨小角的弹力纤维腱膜带。茎突下颌韧带亦起于茎突尖端，向下附着于下颌角和下颌支后缘的腱膜带。茎突远端伸向内、前、下方，位于颈内动脉和颈外动脉之间。有时远端伸向外、下，靠近下颌骨的内侧，偶尔可向后达颈椎横突前方。在茎突附近还有舌咽神经、副神经、迷走神经、交感神经和舌下神经等（图 3-8-5）。根据国内外颅骨测量的资料（文献较多，不一一详列），正常茎突平均长度约 2.5cm。X 线片测得茎突的长度为 2.5 ~ 3.0cm 的范围是正常的。超过 2.5 ~ 3.0cm 即为茎突过长。

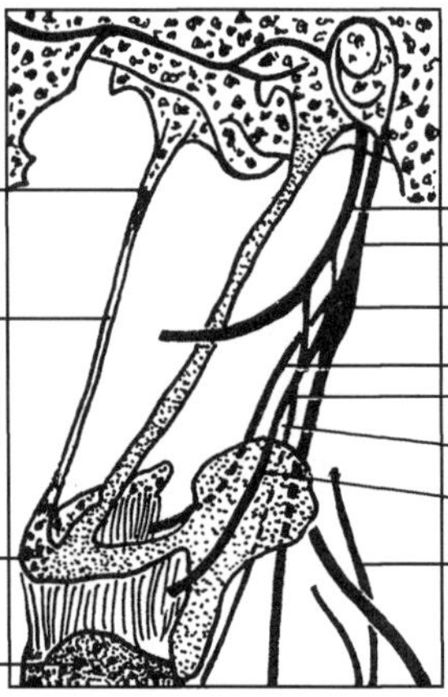

图 3-8-5 茎突及舌骨邻近的诸神经

【茎突过长的原因】

茎突过长的原因可能为：①茎突由第 2 鳃弓的 Reichert 软骨发育而来，在发育过程中如发生异常骨化，茎突即可过长；②Reichert 软骨的另一部分发育成为茎突舌骨韧带，若有额外的骨化中心形成，致使该韧带部分骨化，茎突必将过长；若全部骨化，则即成为“茎突舌骨韧带骨化（或钙化）”，与舌骨小角呈骨性融合，其间或有假关节形成。

【产生症状的原因】

1. 茎突过长　过长的茎突仍是引起症状的主要原因。由于茎突较长，当头颈部转动或作吞咽、说话、发声等动作时，刺激、压迫邻近的血管或神经的可能性增多，因而容易引发症状。虽然有的茎突未超过平均长度也有引起症状的，或过长的茎突也可不出现症状，但出现临床症状的患者大多数为过长的茎突所引起，这也为临床实践工作所证实。

2. 茎突伸向方位　茎突远端伸向内、前下方，或呈弯曲状伸向扁桃体窝内或其附近者，无论扁桃体摘除与否，均可出现咽异物感等症状。

3. 茎突长度、形态和偏斜角度　茎突长度、形态和偏斜角度不同，其所接触或刺激、压迫的部位（或血管、神经、肌肉等）也自然有所不同。如压迫神经末梢，主要侵及舌咽神经，可出现咽部疼痛。我们曾遇及 1 例过长的茎突，当颈部转动刺激迷走神经时，常引起咳嗽，施行茎突截短术后，咳嗽症状即完全消失。如擦碰或压迫颈部动脉，影响血液循环时，可引起相应区域疼痛或耳痛、耳鸣、头痛等症状。过度向内偏斜者，多压迫颈内动脉；向外偏斜者，易压迫颈外动脉。刘少华等（2005）报道 2 例茎突未超过平均长度，但也出现临床症状，术中发现该 2 例茎突与周围软组织粘连，且形态弯曲，表面粗糙。过长茎突如位置比较深在，方位适度，不压迫（或刺激）血管或神经，亦可不出现症状。

4. 扁桃体炎和扁桃体切除术后　有的患者在扁桃体炎反复发作后出现症状，这可能与炎性刺激导致周围组织肿胀，因而过长的茎突较易引起激惹症状。扁桃体切除术后，扁桃体窝瘢痕牵拉，易致茎突末端出现刺激症状。

5. 咽部炎症　咽部炎性病变，可波及深层组织及茎突邻近结构，较易引起炎性肿胀和疼痛，以致颈部活动时，更易导致茎突刺激周围组织结构引发症状。

6. 茎突舌骨韧带钙化或骨化　此韧带钙化或骨化后，茎突至舌骨之间形成一较长而较坚硬的条索状物，更易激惹邻近的血管、神经产生症状。我们曾遇及一例茎突舌骨韧带钙化患者，有明显的茎突综合征症状，手术切除钙化的韧带与过长茎突后，症状消失殆尽。

7. 颈部血管畸形、异位或其他疾病（如颈部创伤、颈椎病变等）导致的血管、神经、肌肉等移位，以致不论茎突过长与否，血管、神经都邻近茎突，故极易引起激惹、压迫症状。

8. 舌咽神经炎或茎突骨折后，亦较易引起本综合征的症状，但少见。

【症状】

有些文献资料述及：茎突综合征的症状往往发生于扁桃体切除术之后，但在我科病例中，绝大多数症状出现于未施行扁桃体切除术的患者。病史长短不一，短者仅数日，长者可达数十年，多为数月。症状大多缓起，也有于感冒后或某一偶然因素激发而突然发生者。常见的症状有：

1. 咽部疼痛　常为一侧性刺痛、钝痛、胀痛、牵拉痛等，多不剧烈，可为阵发性或持续性。咽痛可位于扁桃体窝区域，舌根部或咽的其他部位。吞咽或深呼吸时疼痛可加重，可放射至颈部或耳部，引起牵涉性耳痛。若发生于扁桃体切除术后，患者常因疼痛似觉伤口未愈。尚可出现肩背痛或颈部疼痛。

2. 咽异物感　很常见，多为一侧性，如鱼刺感、牵拉感、异物附着感等，吞咽时或可更为明显，有时在说话、转头或夜间加重。尚可出现咽喉发痒感或紧迫感。

3. 颈动脉压迫症状　当颈部动脉受到压迫或擦碰时，疼痛可从一侧下颌角区域向上放射。颈内动脉受刺激者，疼痛或不适感可放射至头顶和眼区；引起耳鸣、听力障碍、头晕、头痛、眼花、眼胀等。颈外动脉受刺激者，疼痛或不适感可放射至同侧面部；引起面部麻木感或胀感。

4. 其他症状　过长的茎突可于头前屈或转颈时刺激迷走神经，引起较剧的咳嗽；前已述及，我们曾遇及此症 1 例，当茎突截短后咳嗽症状即消失。尚可出现张口困难、吞咽梗阻感、咽部麻木、唾液增多、失眠等。

【检查】

1. 扁桃体窝处触诊　对原因不明的咽痛、耳痛、头痛或有咽侧较固定异物感的患者，扁桃体窝指诊应作为常规检查法之一。检查者面对患者，以右手食指用力触诊患者右侧扁桃体窝（左手食指触诊左侧扁桃体窝），无论扁桃体切除与否，常可在扁桃体窝偏后方（约相当于扁桃体与腭咽弓之间）的中、下部位处触及坚硬条索状物或骨刺状物（茎突的尖锐末端）。此时患者多诉此即疼痛或不适之处，并可诱致咽痛或原有疼痛加重。若因颈动脉受刺激而发生症状者，可同时以另一手于该颈侧触摸颈动脉处，可能诱发相应的症状或导致原有症状加重。触诊宜在两侧扁桃体窝进行，以资比较。

2. 影像学检查　X 线茎突位拍片或 CT 扫描（详见第九篇第二章第三节，见第 1202 页）可进一步证实触诊的发现，对于触诊可疑病例尤属必要。侧位拍片可确定茎突长度，正位拍片可显示其偏斜或弯曲情况。必要时，除拍照正、侧位 X 线片外，还可加拍断层 X 线片，或行 CT 扫描，以明确诊断。

【诊断】

此症常被忽略。不少患者常被误诊为“慢性咽炎”或“咽异感症”。凡有咽异物感及咽痛、耳痛、头痛或颈部痛等症状，在扁桃体窝处又触及坚硬条索状物或骨刺状物者，即可确定诊断。X 线拍片可进一步予以证实。偶有因茎突伸入扁桃体内，扁桃体切除术中使用圈套器遇及坚硬骨刺状物时才发现者。对不明原因的咽痛、咽异物感或还伴有耳痛、头痛者，应考虑到本征的可能，应作进一步检查。

茎突综合征须与舌咽神经痛（见本篇第十二章第二节，第 390 页）和功能性咽感觉异常（见本篇第九章“咽异感症”）相鉴别。详见相关章节，此处不另赘述。此外，扁桃体窝触诊时须注意避免与翼突钩或舌骨混淆。

【治疗】

手术截短过长的茎突是最有效的治疗方法。茎突过长而不引起症状者无须治疗。

1. 口内径路茎突截短术　为最常用的手术方法，适用于扁桃体窝触及过长茎突的所有患者。合作者采用局部浸润麻醉，不合作的患者采用全身麻醉。

（1）扁桃体未切除者，先切除扁桃体，妥善止血。

（2）用手指触摸扁桃体窝，确定茎突末端位置（全麻，头后仰时多在扁桃体窝上部）后，即于该处纵行切开咽上缩肌，分开所覆盖筋膜和肌肉等软组织，直达茎突末端。在分离过程中，需用手指时常触探，避免伤及邻近的大血管。

（3）茎突末端暴露后，即剪断或切断茎突舌骨韧带，用小号筛窦刮匙从末端套入，并向根部推压，将其四周附丽的软组织边分离边推开，尽可能多地暴露茎突。然后用血管钳挟住茎突末端，再以咬骨钳尽量将其已暴露的部分截断取出。此法可避免过多地损伤颈深部组织和茎突附近的血管与神经，术后反应较轻，并发症亦较少。

在截断茎突时，一定要将其断端牢牢挟紧，严防断端滑落进入软组织内。断端滑落入咽旁间隙后，往往难以找到，有引起症状之虞。但 Hilding（1961）等曾报告茎突骨折后经长期观察，未见引起异常感觉；惟在日后若有必要行颈部影像学检查时，可造成诊断上的困难。

（4）取出截断的茎突后，伤口内可置入抗生素粉剂（注意：不引起过敏反应者），然后用细肠线或细丝线缝合伤口。

（5）手术后伤口反应及注意事项与扁桃体切除术后相同。用丝线缝合者，于5~7天后拆除缝线。

2. 颈外径路茎突截短术或切除术　较口内径路应用为少，但非耳鼻咽喉科专业的医师应用颈外径路较多。适用于过长的茎突向外偏斜较著，于扁桃体窝处不能触及而又引起颈动脉等刺激症状者。

（1）于下颌角后，沿胸锁乳突肌前缘作一斜行切口，于下颌角下作第2切口，两者相连如Y形。

（2）钝性分离颈深筋膜，向后牵开颈动脉鞘，分离茎突周围附丽的筋膜与肌肉，暴露出茎突。

（3）剪断茎突舌骨韧带，用血管钳挟住茎突末端后，以咬骨钳尽可能多地将其暴露部分切断除去，缝合伤口。

（4）术后第5~7天拆线。

无论经口内或颈外径路施行茎突截短手术后，均应适当使用抗生素，以预防颈深部感染。

手术治疗效果：根据卢永德等（1995）32例施行茎突手术并平均随访5年半的效果来看，症状消失者占70%，部分消失者占20%，症状未消失者占10%。由于术后尚有部分患者症状不能完全消除或无效，故术前必须考虑手术效果的三种可能性，对患者作适当的说明。

（黄选兆）

第三节　舌骨综合征

舌骨综合征（hyoid syndrome，hyoid bone syndrome）系指患者感到吞咽时一侧颈部疼痛，可放射到耳部、面部和下颌等处，亦可于咽部有疼痛感或其他不适感，并于舌骨大角区域有明显触痛；1954年，Brown首先报告此综合征。Steinmann（1968）亦报道一组症状与茎突综合征相类似，但无茎突过长的病例，并于舌骨大角尖部有触痛。Shenoi（1972）报告15例颈侧疼痛、伴有舌骨小角处触痛，均无茎突过长，但少数病例有茎突舌骨韧带骨化，特称此为茎突舌骨综合征（stylohyoid syndrome）。但后来大多数的文献仍将二者分开，即茎突过长者称茎突综合征或茎突过长症，而以舌骨区域疼痛和触痛为主者称舌骨综合征（Kopstein，1975；Ernest和Salter，1991；Robinson等，1994；Kunachak，1995；Nir等，1998；Boyadjian等，2001）。

Hefer与Hirshowitz（2005）报告1例（即Hirshowitz）典型的舌骨综合征：左侧咽痛吞咽时加重，疼痛放射到左耳，左侧颈部触痛已8天。基于左颈部舌骨大角处有局限性触痛而无咽喉充血等其他发现，遂诊断为舌骨综合征。采用口服和局部应用非类固醇抗炎药物治疗10天，全部症状完全解除。

国内薛兴尧（1958）报道“一侧甲状软骨上角缺乏并与舌骨大角构成假关节”1例，谭慎微等（1990）、周冬琴等（1995）及殷朝兴等（1997）各报道“舌骨综合征”18例、45例和32例。

近年来国内相继报道舌骨综合征者仍不少，如王辉尊（1998），陈灵昌等（1998），徐心田（2000），李成君（2000），朱德民（2002），窦前（2002），刘定荣等（2004）都有报道，病例资料较多。

从国内外近年来的文献报道可以看出，舌骨综合征仍然为相关专业的临床医师所关注和重视。

舌骨综合征的发病年龄从20余岁到70余岁，但以中年人为多见，无明显性别差异，左侧和右侧的发生率相近，两侧同时发病者极少。

【舌骨的解剖、发育概况及有关诸肌】

舌骨（Os hyoideum）居于下颌骨的后下方，借茎突舌骨韧带与颞骨的茎突相连，为口腔底部及颈部一部分肌肉的附着处，不与头颅直接连接。整个舌骨呈马蹄形，分为体和大角、小角各1对（图3-8-6）。舌骨体为舌骨中部一横置的长方形骨板，前面隆凸、面向前上，有舌骨上、下肌群附着；后面凹陷而光滑，面向后下。舌骨大角左右各一，从体的两侧伸向后上方，与体结合处初为软骨性，以后成为骨性结合；大角根部肥厚，中部扁薄，末端成结节状。小角左右成对，是体与大角结合处向上方伸出的圆锥状突起。

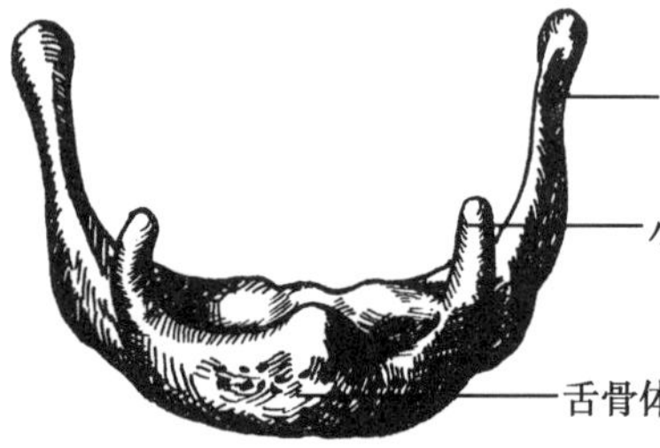

图3-8-6　舌骨前面观

舌骨小角和舌骨体的上部来源于第2鳃弓，舌骨体的下部和大角则来自第3鳃弓。舌骨是由软骨骨化而形成的。舌骨大角的骨化是在胚胎末期开始的，其尖端的软骨直到中年后才完成骨化。舌骨体的骨化开始于出生前后很短的一个时期内。舌骨小角的骨化变异较大。

附着于舌骨的肌肉较多，如二腹肌、茎突舌骨肌、下颌舌骨肌、颏舌骨肌、胸骨舌骨肌、肩胛舌骨肌、甲状舌骨肌、咽中缩肌等。其中，二腹肌的关系尤为密切。

二腹肌有前、后二腹，后腹起自乳突切迹，斜向前下；前腹起自下颌骨二腹肌窝，斜向后下。前后二腹在舌骨大角上方会合于中间腱；中间腱借纤维环连接于舌骨体和舌骨大角结合处（图 3-8-7），有时还衬以滑液鞘。二腹肌的作用：舌骨固定时，将下颌骨向下拉；下颌骨固定时，将舌骨向上提。二腹肌前腹由三叉神经的运动支（下颌舌骨神经）和感觉支支配；其后腹的运动神经为面神经的二腹肌支，支配肌肉本体感受者为三叉神经的分支（Pearson，1949）；供给（中间腱的）纤维环、滑液鞘和邻近舌骨膜的感觉神经可能是来自第 3 鳃弓的舌咽神经（Howard，1987）。

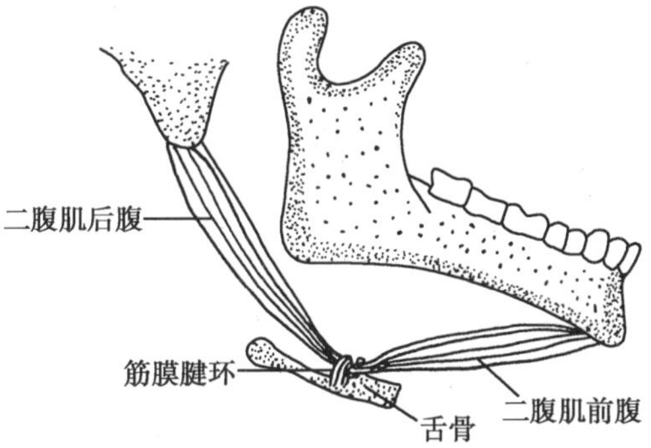

图 3-8-7　二腹肌及其中间腱

【病因】

综合各家意见，本征的病因有：

1. 附着于舌骨诸肌的肌腱或二腹肌中间腱的退行性变　在颈部，舌骨是极其活动的结构，当呼吸、发音和吞咽时，舌骨均在活动。肌腱纤维的变性或退行性变可能就是舌骨过度活动所致。在下颌张开过程中，二腹肌的前腹和后腹是同步收缩的，但在吞咽时前后二腹的纤维可发生不同步的活动（Widmalm 等，1988）。舌骨是以二腹肌的中间腱为支点而活动的，中间腱承受着颇大的机械张力（Steinmann，1968），因而较易发生变性。Ernest 等（1991）报道 1 例具有本征典型症状并经舌骨大角切除的患者，发现其咽中缩肌起自于舌骨大角处的肌腱纤维有组织学变性的病理改变。Shenoi（1972）报告的 15 例中有 4 例即因一阵咳嗽导致急剧症状的出现；究其原因，可能是咳嗽时强烈用力而致变性纤维断裂之故。

2. 二腹肌中间腱的腱鞘炎或滑液囊炎，以及附着于舌骨并具有滑液鞘的其他肌腱的腱鞘炎或滑液囊炎　可能为舌骨周围邻近组织的炎症或上呼吸道感染引发，亦可为肌腱的过度使用所致。

3. 舌骨大角处骨质过分增生或钙化，或形成假性赘生物或假关节，产生机械性的压迫或刺激。

4. 舌骨结构发育异常　Boyadjian（2001）报告 1 例由于第 2 鳃裂发育异常引起的舌骨综合征，导致吞咽困难。影像学检查显示该患者舌骨小角过长并向内弯曲，从而持续影响口咽侧壁所致。

5. 部分患者的病因尚难确定。

【症状】

舌骨结构的变异所引起的各种症状，均与这一部位的复杂解剖因素有密切关系；如舌骨的不断活动对其邻近部位的血管、神经等会产生相应的影响，二腹肌有三叉神经和舌咽神经的支配等。症状变异较多，各人不尽相同；一般逐渐发病，病程短者数日或数月，长者数年或十余年至数十年。较常见的症状如下：

1. 一侧面部下方和上颈部区域疼痛　此为主要症状或常见症状。疼痛可放射到耳部、面部、下颌、下颌磨牙、颞颌关节、颈部和咽喉部，甚至舌根部；有的还可放射到肩背部或上胸部等。疼痛性质可为钝痛、胀痛、刺痛或搏动样痛。疼痛程度轻重不一，轻者隐痛，重者难以忍受，多在吞咽时加重，故有的患者惧怕进食或吞咽唾液。

2. 咽部症状　不少患者有咽部不适感，多为咽异物感、吞咽梗阻感或咽痛，另有咽胀感、牵拉感、麻木感等；有的患者向患侧转头时症状加重；有的在张口时有阻力感，引起不适。由于舌骨的解剖和功能与咽部肌群联系紧密，增厚或过长的舌骨大角及有关肌腱等病变，可产生自发性和压迫性的刺激，致使咽部和食管产生异常感觉和痉挛等，因而出现多种咽部症状，有的患者尚可出现吞咽困难。

3. 如果颈部大血管受到刺激甚至引起痉挛，则可导致患侧头痛、耳鸣及听力减退等。

【检查】

检查要点是确定颈部触痛部位，排除其他有关病变。

1. 触诊

（1）颈部触诊：检查者先用一手的食指和拇指分别置于患者舌骨两侧的大角处，并将舌骨向左右来回活动，即可诱发出患侧的疼痛感觉。然后用一侧手指将舌骨推向患侧并使之固定，用另一手的食指或拇指触诊患侧舌骨大角处及其尖部，即可发现明显触痛点，是时患者常诉说该处即为病痛之所在。向左右两侧滑动舌骨时，还可了解与颈椎有无碰擦。消瘦颈长者触诊较易，肥胖颈短者触诊较难。

Robinson 等（1994）报道：明确的触痛点似乎位于舌骨大角中部，而有些患者难以确定是在舌骨小角还是大角尖部。

（2）咽部指诊：无论扁桃体切除与否，在扁桃体窝范围内均未能触及坚硬的骨刺状物，排除茎突过长的可能性。

2. 影像学检查

（1）舌骨X线拍片：投影位置十分重要。①颈侧位片：头向患侧偏15°，健侧舌骨大角的投影在上方，患侧舌骨大角的投影在下方；②颈正位片：头向后仰，使颏部与外耳道口的连线尽量垂直于台面。从X线片上可确定患侧舌骨大角是否增厚或过长，以及有无赘生物等。因腱鞘炎和滑囊炎引发症状者，患侧舌骨大角等部位可无明显改变。必要时，亦可作CT扫描，显示更为清晰。

（2）颈部或食管等有关部位或结构的影像学检查：如茎突X线片、颈椎和颈部软组织的正侧位X线片或CT扫描，以进一步明确有无茎突过长、茎突舌骨韧带骨化或钙化，颈椎关节强硬性骨肥厚（颈椎前外侧骨肥厚，Forestier disease）等病变。必要时还可作食管吞钡检查或行荧光电影照相术，以排除食管病变或环咽肌痉挛等吞咽功能障碍。

【诊断和鉴别诊断】

根据以下3点，即可做出诊断：①有面部下方和上颈部区域疼痛并向相关部位放射，或还伴有咽异物感、吞咽梗阻感等病史；②一侧舌骨大角处有明确的触痛点；③排除了茎突过长、颈椎或食管等其他病变。本综合征的诊出率和接诊医师对此征的认识程度密切相关。

舌骨综合征须与下列病征鉴别。

1. 三叉神经痛和舌咽神经痛

（1）三叉神经痛：颌面部、咽喉部、耳部以及与舌骨相连的肌肉（如二腹肌）等均有三叉神经分布，故均有可能发生原因不明的严重的发作性三叉神经痛，有如放射性电击样，刀割样或撕裂样疼痛，持续时间短，由10多秒钟到数分钟不等，突发突停。每次发作时疼痛情况基本相同。疼痛可由舌的运动或外来刺激引起，如说话、吃饭、洗脸、遭受风吹等；疼痛常由触发区（扳机区）的刺激所诱发。而舌骨综合征的疼痛持续存在，无扳机区的诱发因素等，故可鉴别。

（2）舌咽神经痛：此病与三叉神经痛相似，但痛觉分布区域不同。一侧咽部和扁桃体区突然发生剧烈刺痛，可放射至同侧舌、耳内及颈部，发作期短暂。反复吞咽、说话过多或触摸同侧咽壁、扁桃体、舌根等扳机区即可引起发作，此与舌骨综合征的无触发区、时隐时现、不易消失的疼痛较易区别。

2. 缺铁性咽下困难综合征（Paterson-Brown-Kelly syndrome或Plummer-Vinson syndrome） 常发生于患有低血红蛋白性贫血的中年妇女，男性少见，可能与营养不良、胃酸缺少、缺铁和维生素A及B缺乏有关。主要症状为舌炎、口角炎、舌乳头萎缩、口角皲裂、复发性口腔溃疡和口唇炎，咽干燥、咽黏膜萎缩，食管炎、胃炎，以及低铁性贫血、咽下困难等。X线食管吞钡透视或拍片，以及喉咽和食管内镜检查，可发现食管黏膜光滑、萎缩，少数患者食管上段狭窄，多数患者环后有黏膜蹼，偶可见环后癌。患者应进软食，先用不经胃肠的铁剂治疗贫血，然后改用口服铁剂。食管狭窄可行扩张术。本征患者应长期随访。

3. 环咽肌失弛缓症（achalasia of cricopharyngeus） 咽下缩肌由环甲肌和环咽肌两部分组成，其中环咽肌具有食管入口括约肌的功能，通常呈收缩状态，以防腹压增高时食物反流入咽和吸气时防止空气吸入胃内。正常吞咽时，上、中、下三对咽缩肌依次收缩，环咽肌松弛，将食物团顺利挤入食管。交感神经过度兴奋或迷走神经的疑核到结状神经节（位于颈静脉孔下方、第1、2颈椎横突之前）之间受损时，都可导致环咽肌弛缓障碍（环咽肌痉挛），引起吞咽困难。喉镜检查可见唾液积留于梨状窝、会厌谷，荧光电影照相术可能显示出病态的环咽肌功能障碍，出现环咽肌切迹，有时喉咽部呈现扩张状态或还伴有咽食管憩室。

此外，尚应与颞颌关节综合征、颈动脉炎、神经炎、牙畸形及喉咽和食管肿瘤等鉴别。

【治疗】

1. 采用类固醇制剂与局部麻醉剂制成混合液，于舌骨大角痛点处注射治疗 常用药物如：①乙酸甲基泼尼松龙（methylprednisolone acetate）40mg/ml加1%利多卡因1ml的混合液。②氢化泼尼松（pridnisolone）混悬液5ml/瓶（含氢化泼尼松醋酸酯125mg）加等量1%普鲁卡因（或1%利多卡因）的混合液。③去炎松-A（曲安奈德，Kenacort-A）10～20mg加1%～2%利多卡因1ml的混合液。

注射前，先将对侧舌骨大角推向患侧，使患侧舌骨大角及周围组织固定，找准触痛点，局部皮肤消毒，将上述①或②或③混合液抽取1ml注射于舌骨大角的触痛部位。注意防止将药液注入血管内或溢出到真皮内，后者可致局部皮肤功能减退和褪色。

一般注射1次后症状即可解除，部分患者须注射2～3次，每次间隔7～10天。

作用机制可能是：泼尼松龙或去炎松-A等局部注射，可抑制该部位的非感染性炎症，促进损伤愈合；利多卡因或普鲁卡因局部浸润，可中断或阻止该部位的不良刺激，代以良性刺激，提高神经、肌肉活性，有利于病变组织恢复。

2. 手术切除患侧舌骨大角或相关赘生物 经局部药物注射治疗效果欠佳者，应行手术治疗。

手术要点如下：①体位：患者仰卧于手术台上，头后仰并稍向健侧偏斜；②由助手将舌骨推向患侧并固定，在患侧舌骨大角高度作水平切口，分离附着于大角处的软组织；③分离舌骨大角或其相关病变周围的软组织时，注意勿向舌骨后方的深层进入，以免损伤咽壁黏膜，引发咽瘘；并严防伤及颈部大血管和喉上神经与舌下神经；④必须充分暴露舌骨大角并确认后，再切开骨膜，分离出骨质，将舌骨大角或相关赘生物予以切除；遗留的舌骨断端必须削剪光滑，以免损伤周围组织，引起刺激症状。

3. 物理治疗　于患侧颈部舌骨大角区域应用红外线、超短波或氦-氖激光等进行治疗。或服用布洛芬、吲哚美辛等药物，以缓解症状。

4. 药物治疗　应用解热、镇痛、抗炎类药物如：布洛芬、吲哚美辛、奈普生（消炎灵）或吡罗昔康（炎痛喜康）等口服，以消退或缓解症状。

（黄选兆）

第九章

咽异感症

咽异感症（abnormal sensation of throat），是耳鼻咽喉科临床工作中经常遇到的主诉之一。它是一个症状，而不是一个独立的疾病。我国远在宋代已知有“梅核气”。《南阳活人书》云：“梅核气，……塞咽喉，如梅核絮样，咯不出，咽不下”。目前在临床上，常将咽异感症一词用以泛指除疼痛外的多种咽部异常感觉或幻觉，如球塞感、粘着感、无咽下困难的吞咽梗阻感等。位置固定或不固定。另有一类患者，常诉颈部有紧迫感，重者如束带样，自感呼吸不畅，衣领不能扣紧，检查时则未发现呼吸困难体征，这种情况也可称为咽异感症。中年女性患者居多。

第一节　产生咽异感症的原因

咽部神经支配极为丰富，感觉和运动神经主要来自位于咽后壁内的咽丛，含有迷走、舌咽、副神经、颅根和颈交感神经的分支。此外，尚有三叉神经第2支司喉咽、扁桃体区及软腭的感觉，舌咽神经有直接分支分布于扁桃体下极及舌根，故咽部感觉非常灵敏，在消化道中，咽部感觉的灵敏度仅次于口腔及肛管。全身许多器官的疾病，也可通过神经的反射和传导作用，使咽部发生异常感觉。故咽异感症的产生机制较为复杂，有关的生理和病理生理变化，尚待进一步研究和澄清。

（一）咽及咽邻近器官的因素

无论原发性或继发性，凡病变累及咽腔或咽壁的任何一层组织（黏膜层、腱膜层、肌层、筋膜层、咽壁后的颈深间隙等），使咽部的感觉神经受到刺激，神经兴奋性发生变化，甚至咽肌痉挛或强直，或使吞咽功能受到影响，均可产生咽异感症。

（二）远离器官和全身性因素

迷走神经在胸腔和腹腔诸脏器中有着广泛的分布，这些脏器罹病时可在咽部产生各种异常感觉。这种咽部异常感觉的产生，可能通过迷走神经的反射作用而引起，也可能因迷走神经受刺激后，使环咽肌发生痉挛之故。

关于全身性因素与咽异感症之间的关系，许多学者进行了不少的研究，曾发现一些迹象，但尚未能得出明确结论。有些全身性疾病的消长似与咽异感症的起伏有一定的联系，但两者之间的确切关系并未探明，是时间上的巧合？还是确有关联？

（三）精神因素

精神因素对于咽异感症的发生和症状的轻重起伏有着明显的影响。一些学者认为，这与间脑，尤其是丘脑下部的功能状态有关。

此外患有咽异感症的患者，常常企图通过咳嗽、咳痰或空咽（吞气症，aerophagia）等动作来解除咽部的不适感觉，结果不仅不能达到目的，反而因为咽部总在不停地运动和将大量空气吞入胃内，使原有的异常感觉更为加重。

第二节　引起咽异感症的各种疾病

（一）器质性疾病

1. 咽部疾病　咽喉部的炎症、肿块、肿瘤以及瘢痕、静脉曲张等等病变均可引起咽异感症，如各型咽炎，咽-腭-及舌扁桃体炎，扁桃体结石，微小脓肿，咽角化症，悬雍垂过长，咽或喉部的良性或恶性肿瘤，舌根部静脉曲张，舌根癌，舌甲状腺，会厌囊肿，咽部憩室等等。

2. 邻近器官的疾病

(1) 食管疾病：如胃食管反流，环咽肌切迹，食管运动功能障碍（痉挛，失弛缓症等），憩室，早期恶性肿瘤等。有认为，胃食管反流性喉炎、咽炎是引起咽异感症的常见原因之一，因为24小时食管pH值监测发现，多数患者存在反流现象，且对抗酸治疗有效；但有报告称，这种反流现象在正常人群中的发生率亦高。

(2) 颈部疾病：如亚急性甲状腺炎，甲状腺肿瘤，甲状腺功能减退；由颈椎及其软组织病变引起的颈综合征等。

(3) 其他：鼻窦炎，牙病，原发性口腔干燥症，茎突过长，颈动脉炎，喉上神经炎，声带小结，舌骨（大角）综合征等等。

3. 远离器官的病变 有些咽异感症患者同时罹患某些胸腔疾病（如各种原因引起的左心扩大，动脉瘤，肺部肿瘤）或上腹部疾病（如各种胃炎，胃十二指肠溃疡，胆石症，幽门痉挛，膈疝，肿瘤等），当这些胸腔或腹腔疾病经治疗而获得缓解或痊愈时，咽部的异常感觉也随之减轻或消失。

4. 全身因素 如烟酒过度，妇女更年期，重症肌无力，破伤风早期，严重的缺铁性贫血等，可因咽部受到长期的慢性刺激，内分泌或自主神经功能紊乱，咽肌无力或痉挛等，而致咽部发生异常感觉。

（二）精神、神经因素

部分患者精神抑郁，或在精神创伤后疑自身咽喉部患有癌症，特别是咽部稍有不适（如干燥感，灼热感等）则更为焦虑不安，四处寻医，以求查出“肿瘤”。

癔病性咽异感症患者常诉咽部有球塞感，位置不固定，上下活动，时轻时重，称为“癔球”或咽球综合征（globus pharyngicus syndrome）。

第三节 咽异感症的检查

【病史】

询问病史时，须持关心同情的态度，不要轻率地否定患者的主观感觉，更不能先入为主，一概认为系非器质性疾病引起，否则即使症状并非由器质性病变所致，此后也可能加重。除注意患者的病期、发病过程和自觉可疑病因外，还需根据情况，耐心详细询问下述各点。

1. 首先要分辨是咽异常感觉，还是真正的吞咽困难。如是后者，且为渐进性或在进食时加重者，首先须考虑到咽、喉和食管等处的器质性病变，尤其是肿瘤。

2. 问清异物感的特点，如性质、部位、发作时间和有无伴发症状等。

一般来说，器质性病变引起的咽异感症，其部位多恒定不变，患者也常能清楚指明位置。在不同的情况下，症状也可有轻重起伏，如：悬雍垂过长者，在大张其口，悬雍垂不接触到舌根时，症状减轻，闭口时加重。患喉咽癌或喉癌，或舌扁桃体肥大而压迫会厌时，吞咽时异物感加重，静止时减轻。患喉上神经炎（superior laryngeal neuritis）时，空咽时异感最明显，且可伴“咽痛”。茎突过长者，异感多位于咽的一侧，当颈部转动时可能症状加重。风湿性咽炎则多在阴雨之时症状加重。鼻窦脓液向后流下，存积于咽喉而引起异感者，常觉在甲状软骨高度有球塞感。进食时，脓液随食物咽入食管后，症状可暂时消失，偶在喝热饮料后反而加重。但须注意，凡能上下游动的异常感觉，并非都是“癔球”，因在某些咽喉或咽旁的疾病，吞咽时咽肌收缩，患者可自觉异感的位置也随之稍作上下变动。此外，在喉咽或食管上段癌的早期，因继发的环咽肌痉挛时轻时重，故咽部的异常感觉也随之时起时伏，不可误认为纯属精神因素。

3. 问清过去的检查和治疗经过及治疗效果，以作诊断参考。

4. 必要时询问全身疾病的病史、月经史及有无烟、酒嗜好等。职业有时也与咽异感症有密切关系，如用嗓过度，经常接触粉尘和受化学物质的刺激等，也要加以注意。

【检查】

局部检查方法，详见咽科学及喉科学中检查章节。此处只着重说明几点：

1. 引起咽异感症的疾病 器质性因素较精神性因素为多见，咽喉部因素较其他部位因素为多见，故检查时，首先要从器质性疾病着想，方可避免误诊，漏诊；而检查则先从咽喉部着手，方免漫无边际。

2. 咽喉部检查 视诊要详尽，触诊有时更为重要，常能发现许多视诊不能发现的问题。触诊方法有3：①以手指或卷棉子进行咽内触诊；②颈部扪诊；③一手咽内一手颈外联合触诊。触诊的目的在于：①查知异感所在部位：一般如正确触及病变部位，患者常可立即告知，不适感即在该处。一般说来，病变所在部位常较自觉异感部位略高；②查知病变的性质：如舌根肿瘤，咽喉部埋藏性异物，颈动脉、喉上神经、项肌及颈椎等处的压痛，茎突、舌骨、喉软骨、椎体及翼突钩等处的畸形等，均可通过触诊查知。

3. 鼻咽、喉咽及喉部内镜检查 用纤维镜从鼻腔插入，可顺次仔细观察鼻腔，鼻咽，舌根，梨状窝及会厌谷，喉部乃至声门下，并留有清晰照片存档，有病变者可早期诊断，无病变者亦可持图为据，向患者解释其疑虑处。

4. 必要时，须对邻近器官或全身进行检查 如血常规、X线胸部透视或拍片、茎突X线拍片或CT检查、舌骨X线拍片、颈椎拍片、X线食管钡剂透视或拍片、纤维食管镜检查，甲状腺B超或ECT检查等。

第四节 诊断中的几点注意

（一）注意器质性因素与精神性因素的关系

患咽异感症的患者，尤其是病期较长者，常兼具器质性和精神性两种因素，或因器质性疾病为时既久，精神疑虑随之丛生，其中以疑癌症（cancerophobia）者较多见，不可误作纯精神因素而忽视之。

（二）注意全身因素与局部因素的关系

许多局部器质性病变引起的咽异感症，可以仅于全身情况发生变化时（如经绝期、月经期、全身情况衰弱时等）方才出现，注意力特别集中在咽异感上时症状也可加重。另一方面，咽部是许多全身性疾病，如急慢性传染病、造血系统和内分泌系的疾病的重要反映部位，有时咽部病变乃继发于上述疾病，即产生咽异感症的根本原因，不在咽而在全身。认识此点有助于全面分析病情。

（三）分清主要的和次要的方面

须注意两种情况。一是原发病较隐蔽，而其诱发的咽部病变较明显，诊断中易致颠倒本末，误果为因。例如将缺铁性贫血或颈综合征引起的咽黏膜萎缩误诊为萎缩性咽炎；鼻窦炎引起的舌扁桃体肥大误诊为舌扁桃体炎；糖尿病引起的口腔、咽部黏膜干燥误诊为原发性口腔干燥症等。另一种情况是两病并存，一主一次，但因次者易查，而忽视另有主病存在。例如慢性咽炎是一常见病，又易发现，故临床上曾见将早期食管癌同时患有慢性咽炎的患者单纯诊断为慢性咽炎，几乎延误食管癌病情。王鹏万（1964）曾引述误诊为“慢性咽炎”者3例，后分别确诊为单核细胞增多症，职业性刺激（二氧化氮）及喉咽癌。故在诊断中宜详询症状，尤其是咽部以外的伴发症状，细加分析，详细检查，一遇可疑，不可轻易放过。对一时无把握确诊的病例，还需继续观察，反复检查。例如我们曾见一例胃癌患者，主诉仅为咽异物感，经反复检查，始得确诊，术后症状消失。

第五节 治疗方法

（一）病因治疗

针对各种病因进行治疗，是本病的主要疗法。具体方法此处不加罗列。

（二）认真检查，耐心解释

对合并有精神性因素者，如疑癌症等，须在认真详细检查，排除了器质性因素后，以关切的态度耐心解释，任何不谨慎的语言和草率的检查和处理，均将给患者带来不良影响。而医者认真、负责、关心、同情的态度，又是取得患者信赖的重要基础。

（三）颈部穴位封闭法

无明显器质性疾病者，可用此法。取穴廉泉、双侧人迎，或加取阿是穴；异感部位较低者加用天突穴。用0.25%~0.5%普鲁卡因，每穴注入1~1.5ml，1次/d，3~4次为1疗程。多数患者在1~2疗程后即可取得明显效果。

（四）中成药

伴有咽部慢性炎症者，可用各种中成药。

（五）镇静及安定药

对癔病、焦虑状态、精神创伤等，可用镇定剂等，并与精神科医师协同治疗。

（汪吉宝 王 璁）

第十章

吞咽功能障碍与误吸

第一节　吞咽功能障碍

吞咽（swallowing，deglutition）是一种复杂的神经肌肉反射性协调运动，包括口、咽、喉和食管，它使食团从口腔进入胃。

吞咽功能障碍（dysfunction of swallowing，dysphagia）又称吞咽困难或咽下困难，它是指饮食摄入和进入到胃的过程中发生障碍。食管前性的吞咽功能障碍与耳鼻咽喉科的关系尤为密切。

吞咽功能障碍的程度不一，轻者仅感吞咽不畅或固体食物不易吞下，必须加用汤水才可吞咽下去；重者吞咽梗阻，滴水难下，口涎外溢。轻度或短期的吞咽障碍对身体不一定有明显的影响，但程度较重，时间较久的吞咽障碍，可致患者营养缺乏、身体消瘦、甚至衰竭，对年老体弱者或幼小儿童更易造成严重后果。

【吞咽功能】

正常的吞咽功能以往分为3期，即口腔期、咽期和食管期。随着观察的深入和研究的进展，现多分为4期（Logemam JA，1993），即口腔准备期、口腔期、咽期、食管期。前二期属随意性运动，后二期则为不随意的反射活动。

1. 口腔准备期　主要包括：①嘴唇关闭，食物停留于口腔前部；②唇肌和颊肌收缩，促使口腔前部的唇龈沟和两侧的颊龈沟闭合；③下颌骨转动，进行咀嚼；④舌向侧转，驱使食物位于上下牙之间，以便嚼碎；⑤软腭向前突起，封闭口腔后部，扩展鼻咽气道，准备吞咽食团。此时，经过咀嚼和唾液混合而成的食团聚积于舌体中央（图3-10-1）。

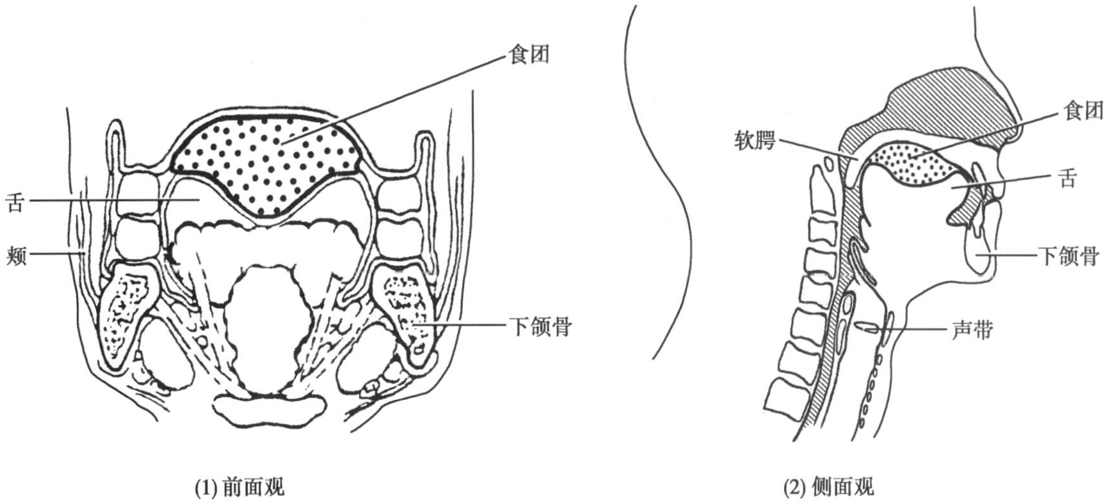

图3-10-1　食团位于舌与硬腭之间

此期最重要的神经肌肉功能是舌的外侧转动，以促使食物经过咀嚼。无牙的患者还可利用有限的下颌运动，减少颊部张力或唇的关闭进行咀嚼，但无舌的转动，咀嚼是无法进行的。

2. 口腔期 舌尖上举，触抵硬腭，挤压食团沿着硬腭与舌背之间移向舌根，食团即从口腔前中部抵达吞咽反射扳机点所在的腭舌弓（3-10-2）。此时下颌舌骨肌和茎突舌骨肌等收缩，舌根向后下方运动，便把食团推向口咽，甚至直达喉咽。正常人口腔期不超过1秒钟，且与年龄、性别或吞咽食团的黏稠度无明显关系。

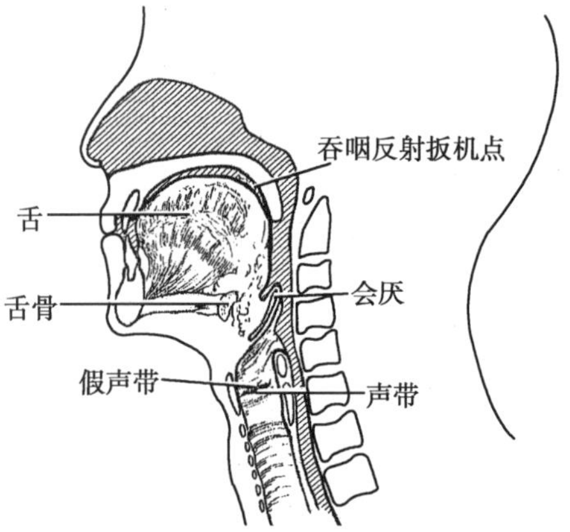

图 3-10-2 吞咽反射正常扳机点所在部位

当食团触及腭舌弓、刺激舌咽神经时，口腔期即告结束，随即进入吞咽反射的咽期。食团进入咽部前，称为吞咽的自控阶段，是在大脑皮质冲动的影响下随意进行的；此时对于食物中不愿咽下的成分如骨片、鱼刺、碎石、杂物等，尚可随意吐出。

动物实验表明，吞咽反射不仅刺激舌咽神经，而且还可激惹喉入口处的喉上神经（Hollshwandner 等，1975；Jear 等，1979）。但正常人并不激惹喉上神经来启动吞咽反射，因为当此反射机制被利用时，食物差不多将进入气道。应用电视X线透视检查患者时发现，此一反射启动较晚，当食物差不多将进入气道或食团到达会厌谷或梨状窝之后，才出现反射，故称此为延迟性吞咽反射（delayed swallowing reflex）。

3. 咽期 食团经过口咽和喉咽而至食管入口，此乃通过一系列神经肌肉的反射性活动而实现的（图 3-10-3）。①软腭向上向后提升，封闭鼻咽通道，防止食物反流至鼻腔；②咽部蠕动，即咽缩肌自上而下依次收缩，压迫食团向下移动，通过咽腔；③喉部上提，声门关闭，暂停呼吸，以保护气道。此时甲状会厌肌、杓会厌肌和甲状舌骨肌收缩以及舌根后倒，致使会厌覆盖喉入口，两侧杓会厌襞向中线靠拢；同时喉内收肌群收缩，声带和假声带内收，声门裂紧闭。在喉上提时，喉咽及梨状窝开放，驱使食团越过会厌到达食管入口处；④由于喉的上升和向前移动，环咽肌（食管上端括约肌）松弛，食管上口张开，此时咽缩肌收缩，将食团挤入食管，并且食团的压力还可使食管上口扩大，以利于其通过。咽期持续时间短，最多不超过1秒钟，一般为0.2～0.5秒，并与食物粘稠度、个体的年龄和性别差异无明显关系。

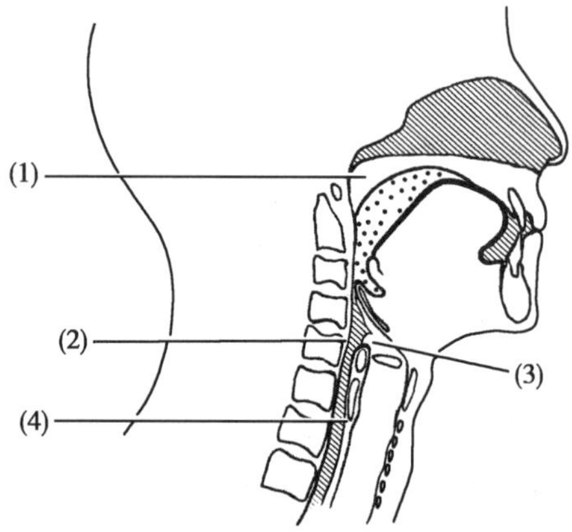

图 3-10-3 吞咽反射咽期的4个步骤

（1）软腭关闭 （2）咽部蠕动 （3）喉上提、声门关闭 （4）环咽肌松弛

虽然上述4个步骤往往被认为几乎是同时发生的，而且时间很短，但从电视X线透视检查的资料表明，它们是快速有序地按步骤连续进行的（图 3-10-4）。吞咽的咽期主要是食团通过咽腔进入食管，并保护气道，可能是吞咽过程的最重要阶段，是不随意性的。

环咽肌与咽缩肌张缩的时相正好相反，当咽缩肌松弛、让空气经过咽腔进行呼吸时，环咽肌则收缩，食管口关闭，以防空气进入食管及食管反流物进入咽腔；吞咽期间当咽缩肌收缩时，环咽肌则松弛，食管口张开，让食团进入食管，并立即再关闭以防反流。

4. 食管期 食团进入食管入口后，通过食管蠕动经贲门而入胃。此期为不随意的反射动作，变异性较大。正常情况下食团通过食管可有8～20秒钟的差异。食管壁肌肉的有序收缩称为食管蠕动，它是连续向前推进的一种波形运动。在食团的上方为一收缩波，下方为一舒张波，食团被食管蠕动的推动力和吸气时胸腔负压的吸引力所影响而不断推向下方，且以前者为主力。蠕动波到达食管下端时，贲门括约肌还可能发生强力收缩，需连续数次蠕动波下达后括约肌才松弛，食团方得以通过贲门而入胃。

参与吞咽反射的神经有第Ⅴ、Ⅶ、Ⅸ、Ⅹ、Ⅻ对脑神经及颈丛，吞咽反射弧的传入神经来自Ⅴ、Ⅸ、Ⅹ对脑神经，其感受器分布于舌根、咽峡及咽后壁等处黏膜中；传出神经为Ⅴ、Ⅶ、Ⅹ、Ⅻ对脑神经。吞咽调

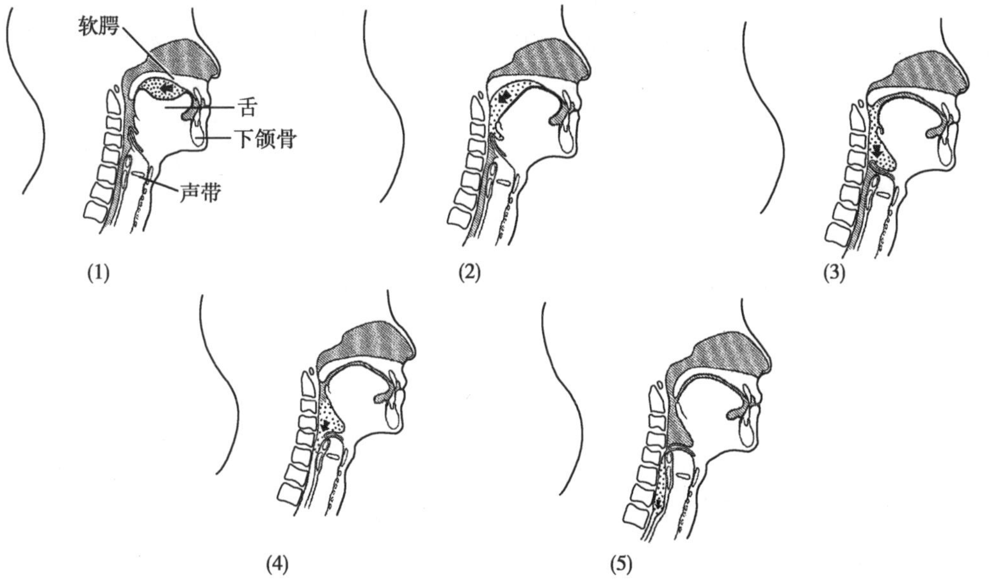

图 3-10-4　食团快速有序地从口腔通过进入食管开口

(1) 食团位于舌与硬腭之间　(2) 软腭关闭、食团进入口咽到达会厌处　(3) 食团进入会厌谷到达喉咽　(4) 喉上提，声门及喉入口关闭，食团到达食管上口处　(5) 环咽肌松弛，食团进入食管

控中枢在脑干的网状结构、位于延髓迷走神经疑核附近，紧靠呼吸中枢上方。吞咽中枢与呼吸中枢之间存在着密切协调关系，在反射性吞咽期间，呼吸即受抑制暂停几分之一秒。

【病因】

从口腔前部到贲门的吞咽通道中的某一部分发生病变，吞咽反射径路的某一部分受损或受到邻近病变的影响，皆可导致不同程度的吞咽障碍，出现吞咽不畅、食管内食物积留、饮食向鼻腔反流或部分进入气管等症状。引起吞咽功能障碍的原因较多、且较复杂，可大致归纳如下：

1. 咽部疼痛　各种原因引起的咽痛都可出现不同程度的吞咽障碍；咽痛愈甚，吞咽障碍愈严重。由于疼痛皆可抑制皮质中枢而产生吞咽障碍，故亦可将此称为功能性吞咽障碍。咽部的急性炎症、脓肿或黏膜溃疡，如急性扁桃体炎、扁桃体周脓肿、咽旁脓肿、咽后脓肿、急性会厌炎、疱疹性咽炎、血液病性咽峡炎、溃疡性口炎、牙周炎、冠周炎及口底蜂窝织炎、咽部结核等，其咽痛程度常与病变轻重成正比，且吞咽时咽痛加剧。如病变累及咽部的肌肉组织，则可引起严重的吞咽障碍。咽部非感染性疾病如咽壁外伤、异物、舌咽神经痛等，都可引起咽痛而导致吞咽障碍。

2. 神经系统疾病　鼻咽癌经破裂孔或直接破坏颅底骨质扩展到颅内，侵犯第Ⅸ、Ⅹ对脑神经，或因转移至近颅底颈椎旁淋巴结而压迫第Ⅸ、Ⅹ对脑神经，均可导致软腭和咽肌麻痹，引起吞咽障碍；进食液体时，症状更为明显。传染性多发性神经炎、急性和进行性神经病变如卒中、颅脑外伤、延髓瘫痪、进行性痴呆、帕金森综合征（表情呆板、动作迟缓、肌肉震颤）、脑膜中动脉和椎基底动脉环硬化等，均可出现吞咽障碍和相关症状。

3. 肌肉病变和神经肌肉结合处病损　如多发性肌炎、多发性皮肌炎、特发性重症肌无力，甲状腺机能亢进引起的肌肉萎缩、软弱和营养不良性肌强直，以及甲状旁腺功能减退性缺钙所引起的肌肉强直性痉挛等，皆可导致吞咽障碍。

4. 梗阻性病变　咽、喉、食管腔内的炎性肿胀、较大异物、灼伤、瘢痕狭窄、先天性畸形、咽及食管憩室、环咽肌失弛缓症、颈椎骨性赘生物等；以及吞咽通道周围的肿块等压迫亦可引起吞咽障碍。咽喉肿瘤或食管癌在手术或放疗后均可导致程度不一的吞咽功能障碍。

5. 老年的退行性改变　老年人口腔、咽、喉及食管等部位的组织发生退行性变化，黏膜萎缩变形，腺体分泌功能减退，神经末梢感受器的感觉功能渐趋迟钝，肌肉变性、咽及食管的蠕动能力减弱；加上老年人的牙多有损坏、脱落、牙龈萎缩，咀嚼功能较差，食物未经细嚼或食团中的杂物不能及时觉察吐出，均易导致吞咽障碍。

另外，徐胜春等（2006）报道，国人吞咽功能障碍患者环咽肌切迹（cricopharyngeal bar）的出现率约为

14.4%。一般认为环咽肌切迹是由于环咽肌痉挛或舒张不完全造成的，是一种功能性切迹，虽然中青年患者的出现率也不太低，但作者认为吞咽功能障碍和环咽肌切迹与老龄化有关。

6. 药物对吞咽功能的影响　吩噻嗪（phenothiazine）类精神疗法药物如氯丙嗪（冬眠灵），为强力肾上腺能阻滞剂，有抑制中枢神经系统、延长和加强麻醉药和催眠药的作用，为临床较常用的抗精神失常药。但其副作用中可出现锥体外系反应，如肌张力障碍可致说话、吞咽功能失调；亦可因并发帕金森综合征出现肌肉震颤，导致吞咽困难。这些症状多出现在用药初期的2~3个月之内，减量或停药可减轻或消除之，亦可用安坦、东莨菪碱等抗胆碱药对抗。

7. 精神心理因素　如癔病、咽异感症等，亦可出现吞咽功能障碍，在临床工作中不时可以见及，但必须认真排除器质性病变后，方可考虑精神心理因素的影响。

【症状和检查】

现就症状和检查分述如下。

1. 症状　随着病变的性质、程度和部位的不同，其所引起吞咽障碍的症状亦有较大差异，常常可见下列症状：

（1）吞咽梗阻感：患者自觉在吞咽通道的某一部位（如咽部或食管）食团通过不畅，有梗阻感；但仍能不太费力地咽下食物。

（2）吞咽速度减慢：食团经过病变部位时部分受阻，均可出现吞咽速度减慢。此时吞咽时间虽延长，但食物仍可逐渐咽下。

（3）阻塞感明显，食团通过困难、口涎外溢：在一些咽部或食管晚期癌肿患者，或吞咽通道有严重瘢痕性狭窄者，可出现此种现象。患者身体消瘦，出现营养不良状况。

（4）误吸：是指饮食等物质进入到声门以下的气道。有吞咽功能障碍者往往发生误吸，老年人尤其较多见（详见本章第二节，见第373页）。

（5）食物向鼻腔反流：软腭运动失调和软腭麻痹的患者，进食时食物向鼻腔反流，尤其是流汁饮食更为明显，可向前鼻孔溢出，并可伴有开放性鼻音。

（6）引起吞咽障碍的有关疾病的其他症状：如急性咽后脓肿的患儿还伴有呼吸困难。急性会厌炎引起咽痛而导致吞咽障碍者，还可能有全身发热、呼吸不畅等症状。鼻咽癌转移侵犯脑神经而致咽肌麻痹出现吞咽障碍时，还会有头痛、鼻咽部原发灶及转移灶的一系列相关症状。

2. 检查　常用检查法有下列几种。

（1）详询病史及口、鼻、咽、喉等的常规检查和颈部触诊：病史中须注意吞咽障碍时间的久暂、梗阻的程度和部位、有无伴发症状等。如患者骤感咽痛而致吞咽不便，即需查明是否急性炎症、异物或外伤等。老年人长期吞咽不畅，检查仅见咽部等处黏膜萎缩、干燥，多为黏膜、腺体等组织老化、萎缩所致。如在吞咽通道或其周围发现占位性病变，则需进一步行细胞学检查及取活体组织作病理切片检查。对于卧床重症患者可进行简易的吞咽功能测试，如饮水测试，反复吞咽唾液测试和进食过程观察，以了解吞咽障碍的概况。

（2）神经系统检查：中老年人脑血管疾病和肿瘤等的发生率增多，因中枢性病变和外周性肿块压迫，引起和吞咽功能有关的诸脑神经等受损的可能性亦相应增大，故对于有吞咽功能障碍的中、老年人必须注意进行神经系统检查，必要时请神经科会诊，以明确病因，便于有针对性的治疗。如舌咽神经的中枢性受损，就会导致软腭麻痹，出现吞咽障碍，食物向鼻腔反流。

（3）影像学检查：X线透视检查是有效的方法，可观察吞咽各期上呼吸道和消化道的动态变化过程。对于有明显吞咽障碍的患者吞钡检查时，钡剂浓度宜与食物的密度相接近，且患者应取站立位或坐位，以避免误吸，亦有利于较真实地察看食管的形态学特征、传送功能和胃食管反流现象。采用电视录像设备可更细致地进行动态观察。如吞咽动态造影录像检查（videofluroscopic swallowing study），即通过钡剂造影将瞬间的吞咽过程记录在录像带或以视频文件格式存于电脑，以便反复慢速回放，观察评估吞咽的每个环节。还可用掺有造影剂的不同性状食物摄入和体位变化比较，指导吞咽康复训练，找出最佳的摄入食物性状和吞咽方式。

必要时亦可进行头、颈、胸等有关部位的CT扫描或MRI检查，以进一步明确诊断。

（4）内镜检查：用硬管直接喉镜和食管镜或纤维（电子）鼻咽喉镜和食管镜，可详细检查鼻咽及喉咽、食管各部位，包括环后区及食管上、下括约肌等的形态和运动情况，有无新生物或管壁受挤压现象以及其他异常。

（5）食管测压法：一般采用3~6个小塑料管，其管口分别于环咽肌、食管体部和食管下括约肌等不同高度，外接压力传感器，以测量食管不同部位的压力。通过食管测压可定量地评估食管的蠕动功能，辨认食管的正常或病变情况。

（6）食管闪烁描记术：将标有核素的物质摄入后，使用食管闪烁扫描仪（scintiscanner），可以定性和定量地观察食管的传送、蠕动功能、清除胃酸的能力、胃食管反流及误吸情况。

【诊断】

吞咽障碍是难以或不能吞咽饮食的一种症状，从患者的主诉中便可明确其存在。诊断主要是弄清吞咽障碍的程度和性质，确定引起器质性吞咽障碍的有关疾病。根据病史、症状和检查所见，一般多可查明其病因，做出诊断。

【治疗】

可分为对症治疗和去因治疗；前者为当务之急，以解决急需的营养供给问题，然后积极抓紧去因治疗。根据病因和症状程度的不同及时间的久暂，一般采用下列治疗措施。

1. 有吞咽障碍者进食时注意力应集中，细嚼慢咽，期使吞咽反射协调地进行，避免进食呛咳。切忌边吃边谈，思想分散，囫囵吞枣，匆忙进餐。

2. 进食的饮食应较软烂，必要时可给半流质或烂糊状食物，菜肴中不宜含有坚硬骨、刺、枣核之类，以利咀嚼和吞咽。牙疾患者应及时补牙、镶牙或安装义齿，以增强咀嚼功能，使食团易于咽下。

3. 针对病因积极治疗　如咽部急性感染性炎症，应给予足量的广谱抗生素治疗，必要时经静脉输液补充营养。咽结核须给予抗结核治疗。头颈癌肿或食管癌等有手术适应证者，宜尽早采用手术切除，再加放疗或化学治疗，否则可采用非手术治疗。神经系统疾病必要时须与神经科共同商讨治疗方案等。

4. 对于某些引起吞咽障碍的疾病确系难以治疗者，可用鼻饲饮食或经胃造瘘维持营养。

第二节　误　　吸

误吸（aspiration）是指进食（或非进食）时在吞咽过程中有数量不一的液体或固体食物（甚至还可包括分泌物或血液等）进入到声门以下的气道，而不是像通常一样的全部食团随着吞咽动作顺利地进入到食管。由于误吸的程度各异，吸入到下呼吸道的饮食物质（或分泌物、血液等）的数量多少差异较大，因而引发的症状和后果各不相同。轻者仅一阵呛咳而已，重者可引起致命性的下呼吸道感染或气道堵塞，甚至严重窒息而死亡。

【病因】

误吸发生的病因与吞咽功能障碍的病因基本相同，详见上节。惟老年人由于机体组织结构的衰老和生理功能的减退，以及疾病增多等缘故，误吸的发生率较高。

另外，呼吸道慢性感染也是发生误吸的重要原因之一。喉腔黏膜长期受到炎症刺激，必将影响喉的呼吸、发声和吞咽保护功能；而年老体弱者肺活量下降，肺的顺应性降低，以及肺表面活性物质减少，较易发生误吸而引起吸入性肺炎。又因年老体弱患者的免疫功能低下，咳嗽反射减退，排除异物的能力较弱，误吸入少量分泌物或食物，就容易引起肺部感染；而肺部感染又可增加误吸的发生率，因而形成恶性循环。较重的吸入性肺炎常引起慢性缺氧，日久可导致患者衰竭甚至死亡。

【临床表现】

1. 误吸发生的时间　有吞咽功能障碍者在吞咽过程中发生误吸时，误吸可发生在吞咽反射之前或吞咽反射期间，或吞咽反射之后。

（1）误吸发生在吞咽反射之前：这是由于舌的调控作用减少或延迟，或是吞咽反射延迟或缺如所致。在吞咽的口腔准备期和口腔期，气道通常是开放的；由于舌的调控作用减少或延迟，咀嚼时的食物残渣或碎屑就可能落入咽腔和气道。另外，食团从口腔被舌推入到咽腔时，由于吞咽反射延迟或缺如，不能及时咽下，食团就会散落到会厌谷、梨状窝或气道。

（2）误吸发生在吞咽反射期间：这是由于喉肌张力减弱或喉肌麻痹，吞咽时喉的保护性反射作用减弱或丧失，喉腔气道关闭不够严密所致。

（3）误吸发生在吞咽反射之后：这是由于吞咽时喉上升不够，咽蠕动减少，一侧咽麻痹或环咽肌功能障碍等缘故。在以上诸多因素影响下，吞咽之后仍有食物残渣滞留在咽腔；而当其像通常一样在吞咽之后张开声门进行吸气时，有些滞留在咽腔的食物残渣就被吸进或落入到声门以下的气道。

2. 误吸轻重的分度　由于误吸轻重程度不同，一般可将其分为Ⅳ度。

（1）Ⅰ度：偶尔有误吸，无并发症。

（2）Ⅱ 度：对液体有误吸，但对自身的分泌物或进食时能控制，临床上无肺部炎症和慢性缺氧症状。

（3）Ⅲ 度：经口进食流质或固体食物时均有误吸，间歇性发生肺炎或缺氧症状。

（4）Ⅳ 度：对液体、固体食物或口腔、咽腔分泌物有严重危及生命的误吸，并有慢性肺炎或低氧血症。

3. 常见症状　由于误吸程度的不同，出现的症状差异很大。

（1）饮食物质误吸入声门以下气道时，一般都会引起咳嗽反射即呛咳，但在某些神经受损的患者或头颈部癌肿患者，由于反射的传入径路受到损害，误吸时仅有不适感或难受感，而并不引起明显咳嗽，此可谓进食呛。轻者呛咳片刻后即可恢复正常，重者可致连续剧烈的呛咳，导致患者呼吸急促而出现面色青紫等缺氧症状，甚至引起危及生命的窒息，个别严重者或原有肺心病等疾病的患者可因之而死亡。

（2）已经行气管切开术的患者，可从气管切开处咳出大量的分泌物及食物；每次进食时或进食后即可出现此种征象。

（3）慢性误吸的患者可有持续咳嗽，不断清嗓，多量气管支气管分泌物外溢，以及慢性支气管炎，复发性肺炎，食欲减退，体重下降，日渐衰竭等症征。

【诊断】

根据病史、症状和检查所见，就可做出诊断。

1. 详细询问病史　如有无进食时呛咳，长期慢性咳嗽，呼吸道分泌物增多，以及有无上述相关疾病的病史等。已行气管切开术者有无唾液和食物从气管切开处咳出；必要时可用唾液或食物的颜色标记以明确诊断。

2. 咽喉、头颈及神经系统检查　特别要注意咽、喉等部位的功能检查。可用间接喉镜、纤维喉镜、电子喉镜及纤维食管镜和支气管镜等以观察咽、喉、声带等的活动情况，以及食管或支气管等处的功能状况。应用电视内镜检查有关吞咽的解剖和功能的方法，可以观察和分析吞咽功能障碍，亦有助于误吸的诊断。

3. 影像学检查　X线吞钡检查有助于了解误吸的情况。Logemann等应用改良吞钡法以评估患者的误吸情况，并用于随访观察。患者取站立位，吞下不同稠度的食团和钡剂，可以清晰观察造影剂吸入喉和气管的情况，并记录患者的反应。通过电视录像以详细观察和分析食物或唾液淤积和进入气管、支气管的情况。胸部X线拍片或CT扫描等可以确定有无因误吸而引起的肺炎和肺不张等病变。

【治疗】

可根据误吸的轻重程度选用保守治疗和手术治疗。

1. 保守治疗　偶有误吸者或轻度误吸患者，每次仅在一阵呛咳之后就能很快恢复正常，无任何后遗症，这类误吸是无须特殊治疗的。但进食时应将注意力集中，细嚼慢咽，避免边吃边谈，思想分散，以减少误吸的发生率。

对于Ⅰ度和Ⅱ度误吸患者，因能自行清除分泌物，言语和吞咽功能无明显障碍，无复发性肺炎，故首应采用保守治疗。必要时避免经口进食，置入鼻饲管，卧位时抬高床头位置约20cm，应用抗酸和 氢离子受体拮抗剂，调节食物的稠度，进行吞咽训练治疗等。

2. 手术治疗　对于Ⅲ 度和Ⅳ 度误吸患者，因其不能安全经口进食，反复发生肺炎和低氧血症等并发症，威胁着患者的生命，首先采用手术治疗。

手术的方法较多，应根据误吸的病因和程度，结合患者的身体情况予以选用。具体的手术方法有：①气管切开术：置放带气囊的气管套管；②颈食管造瘘术；③胃造瘘术；④空肠造瘘术；⑤环咽肌切断术；⑥喉悬吊术：在下颌骨与甲状软骨之间用不可吸收缝线缝合，牵拉使喉前倾和上提，以控制和减轻误吸；⑦咽食管憩室切除术；⑧声带内移术；在麻痹声带的外侧注射明胶海绵、石蜡油、特氟隆等；⑨声门闭合术或声门上闭合术（如会厌瓣缝合术）；⑩防误吸固定模（anti-aspiration stents）：先行气管切开，置放喉扩张模；⑪喉转向术或分离术；⑫狭野喉切除术：仅切除甲状软骨、环状软骨和其内的组织，保留带状肌和舌骨，尽量保留喉咽部黏膜。

严重误吸的患者常合并有吸入性肺炎，故应注意选用足量敏感的抗生素治疗，以控制感染。加强对患者的监测和护理工作是极为重要的。

（黄选兆）

第十一章
阻塞性睡眠呼吸暂停低通气综合征

一、定义和概述

中华医学会耳鼻咽喉科学分会及中华耳鼻咽喉科杂志编委会于2002年对阻塞性睡眠呼吸暂停低通气综合征（obstructive sleep apnea hypopnea syndrome，OSAHS）给出的定义是指睡眠时上气道塌陷阻塞引起的呼吸暂停和通气不足、伴有打鼾、睡眠结构紊乱，频繁发生血氧饱和度下降、白天嗜睡等病征。呼吸暂停是指睡眠过程中口鼻气流停止≥10s。低通气（通气不足）是指睡眠过程中呼吸气流强度较基础水平降低50%以上，并伴动脉血氧饱和度（arterial oxygen saturation，SaO_2）下降≥4%。睡眠呼吸暂停低通气（通气不足）指数（apnea hypopnea index，AHI）是指平均每小时睡眠中呼吸暂停和低通气的次数（单位：次/h）。阻塞性呼吸暂停是指呼吸暂停时口鼻无气流通过，而胸腹呼吸运动存在。

Wodd早在1810年就注意到过度肥胖的患者并发周期性呼吸和白天嗜睡。1918年，Olser描述了一种肥胖、嗜睡、发绀综合征，因其与英国作家狄更斯在其名著《匹克威克外传》中所描述的主人公Joe的形象相似，故称其为Pickwick综合征。Kerr等（1936）又发现这些患者有心脏——循环系统的异常。Burwell（1956）报道此征的表现为肥胖、嗜睡、肺泡换气不足和肺源性心脏病。Gastaut（1965，1966）相继论及间歇性气道阻塞可引起嗜睡与肺动脉高血压症，所谓这种患者在睡眠时可出现多次发作性呼吸暂停。此后，有关报道增多，对此征的阐述更为明确。

鼾声（snore）是睡眠期间上呼吸道气流通过时冲击咽黏膜边缘和黏膜表面分泌物引起振动而产生的声音；其部位始自鼻咽，直至会厌（图3-11-1），包括软腭、悬雍垂、扁桃体及其腭咽弓和腭舌弓、舌根、咽肌及咽黏膜。响度在60dB以下的鼾声，往往属于正常现象；若鼾声响度超过60dB以上，妨碍上呼吸道呼吸气流的通过，影响同室人休息或导致他人烦恼时则称鼾症（snoring disease）。鼾症较轻者（单纯型）不引起明显的缺氧症状；重者（憋气型）鼾声响度可达80dB以上，并可伴有不同程度的缺氧症状，此种鼾症实为阻塞性睡眠呼吸暂停综合征的同义词了，因为鼾声乃系阻塞性睡眠呼吸暂停综合征的一个十分突出的症状。

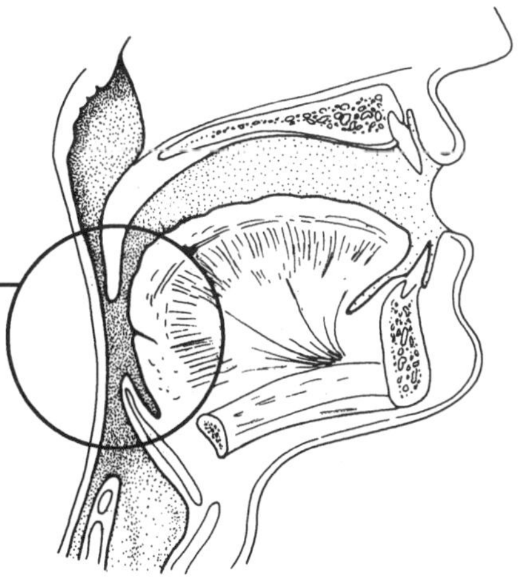

图3-11-1　鼾声发生的部位

鼾声发生于自会厌到鼻咽的没有坚硬支架的气道塌陷部位（包括软腭、悬雍垂、扁桃体、腭弓、舌根、咽部肌肉与黏膜）

肥胖者脂肪蓄积过剩，增加呼吸和循环系统负担，入睡后肌张力低下，因而咽腔缩小，更易发出鼾声。《伤寒论》（公元200～210年）便有“身重多睡眠，鼻息必鼾”的论述。隋代巢元方等编著的《诸病源候论》

谓“鼾眠者，眠里咽喉间有声也。……气有不和，则冲击喉咽而作声也。其有肥人眠作声者，但肥人气血沉厚，迫隘喉间，涩而不利亦作声”。描述更为详实。

近些年来，一些神经科、呼吸科、小儿科、耳鼻咽喉科医师和临床睡眠学家都对睡眠与呼吸之间的关系产生了巨大的兴趣，就睡眠呼吸暂停综合征做了不少的深入观察和研究工作。

二、分 型

Gastaut 等（1965，1966）采用张力仪（胸腔呼吸运动记录仪）与热敏电阻器（热敏电阻呼吸仪）检测技术，将睡眠呼吸暂停分为 3 型：

（一）中枢型（CSA）

中枢型亦称膈肌型，即呼吸气流与膈肌运动均出现暂停（图 3-11-2）。测量记录时，置于鼻咽部与口颊部的热敏电阻器在最后的气流通过后即记录不到气流，与此同时置于胸腹部的张力仪也不能描记到膈肌与胸壁肌的运动。Guilleminaut（1972）甚至把一个顶端带有压力传感器的导管置于食管下端，也没有记录到膈的运动。或谓中枢型者缺乏奋力呼吸（respiratory effort）。此乃呼吸中枢对血液中二氧化碳分压变化的反射性刺激发生障碍，导致各呼吸肌暂时停止运动，因而出现呼吸暂停。为何在睡眠时诱发或加重，Devereux（1973）认为：可能是由于自主呼吸障碍而随意呼吸保存，出现呼吸运动分离现象。即患者虽有自主呼吸障碍，但在觉醒时可借随意呼吸机制而保存相当的呼吸功能；一旦入睡，呼吸的随意控制消失，便出现自主呼吸障碍。中枢型不伴有明显鼾声。呼吸中枢受损及某些颅脑疾病如颅脑损伤、脑炎、脑肿瘤、延髓型灰白质炎、脑干梗死或药物中毒等为中枢型的常见病因。

（二）阻塞型（OSA）

阻塞型亦称周围型，由于上呼吸道阻塞，胸壁肌和膈肌虽出现持续性运动，但鼻腔与口腔却无有效的气流通过（图 3-11-2）。即呼吸暂停时，胸腹部的张力仪记录到持续的奋力呼吸动作，但没有气流通过鼻咽部和口颊部的热敏电阻器。

（三）混合型（MSA）

混合型在开始时为一短暂的中枢型呼吸暂停，紧接着膈肌运动恢复之后延续为阻塞型呼吸暂停（图 3-11-2）。

3 型中，以阻塞型者为多见。

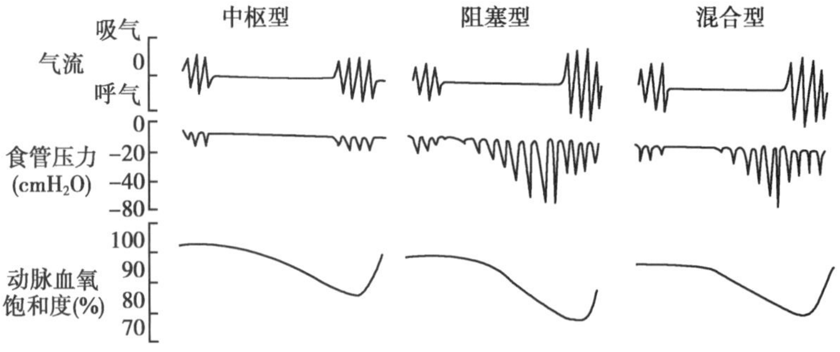

图 3-11-2 睡眠呼吸暂停综合征三种类型的呼吸气流，奋力呼吸（食管压力）和动脉血氧饱和度示意图

中枢型：缺乏呼吸气流和奋力呼吸；阻塞型：缺乏呼吸气流，但奋力呼吸继续存在；混合型：缺乏呼吸气流，起始亦无奋力呼吸，接着出现奋力呼吸（即先出现中枢型，接着呈现阻塞型）；动脉血氧饱和度：在所有三型中都相应下降

三、发 病 率

本征的发病率尚难确定，目前可能低估了其实际的发病者数。Fairbanks（1987）估计美国的发病者数约有 2～5 百万人。据美国流行病学调查初步估计，40 岁以上男性的患病率为 1.24%。Fairbanks 称，30～35 岁的人群中，有 20% 男性和 5% 女性打鼾；60 岁左右者，则有 60% 男性和 40% 女性打鼾；肥胖者打鼾的要比瘦者多 3 倍；严重的打鼾者与相同年龄和体重的不打鼾者相比较，前者患高血压症的可能性更多，且往往发展成为阻塞性睡眠呼吸暂停。Maniglia（1994）报告，睡眠呼吸暂停和打鼾是常见病征，美国成年男性的发生率约为 5%～10%；打鼾则更为常见，约发生于 50% 男性和 30% 女性；鼾症可能是 OSAHS 的前驱阶段。

国内韩子刚等（1993）对 13275 人进行鼾症普查时发现，经常打鼾者占 18.8%，属于鼾症者（含单纯型与憋气型）483 例，占 3.64%；其中憋气型鼾症（憋气是指每次呼吸暂停超过 10 秒，平均每小时睡眠发生憋气 5 次以上，普查时观察睡眠时间 1 小时以上）172 例，占

1.3%。鼾症发生率以45~59岁年龄组为最高，占8.23%，男性明显高于女性，超重型与肥胖型明显高于正常体型的人群。北京协和医院内科于1986~1987年期间对57例有睡眠呼吸障碍者进行多导仪监测结果，30例诊断为OSAHS，其中男占26例，女占4例，年龄为37~67岁，90%以上为大于40岁的患者。

总之，本征可发生于任何年龄，甚至婴儿和儿童，男女均可发病，但多见于40岁以上的男性；女性则多见于绝经期后，其病情多较男性为轻。少数患者可有家族史。

四、病　　因

中枢型的病因已在分型中述及。上呼吸道任何解剖部位的狭窄或堵塞，都可导致阻塞性睡眠呼吸暂停。

（一）鼻腔及咽、喉部病变

前鼻孔狭窄或闭锁，鼻中隔偏曲，鼻息肉，肥厚性鼻炎，变应性鼻炎，鼻腔各种良性或恶性肿瘤；鼻咽炎，腺样体肥大，鼻咽部闭锁或狭窄，扁桃体肥大，悬雍垂过长或肥大，咽部肿瘤，咽肌麻痹；会厌炎，会厌囊肿，会厌肿瘤，声门上水肿，声带麻痹，喉蹼，喉软骨软化；以及颈部的甲状腺肿和其他原发性或转移性肿块压迫等。

（二）口腔病变

以舌的病变影响为甚，如巨舌症，舌肿瘤，舌根部异位甲状腺，继发于黏液性水肿的舌体增大，用咽瓣修复腭裂的部分患者。

（三）某些先天性颌面部发育畸形

如①Pierre-Robin综合征，其特征为小颌、腭裂、硬腭高拱、舌下垂等；②Prader-Willi综合征，主要表现为吞咽困难，肥胖，面部畸形，性功能低下，智力迟钝等；③Down综合征，有鼻梁低平，上颌发育不全、下颌圆小、高腭弓、智力迟钝等特点；④Treacher-Collins综合征，表现为下颌与面骨发育不全，如下眼睑缺损、眶上缘畸形、小颌、颌面骨下陷、腭裂、会厌畸形及耳畸形等；⑤Crouzon综合征，主要有颅面骨发育不全，鼻梁低宽，钩形鼻鼻孔，鼻腔狭小，鼻中隔偏曲，上颌下陷，上唇短缩，硬腭高拱，下颌骨大而突出等；⑥Hurler-Scheie综合征，其临床特征介于Hurler综合征与Scheie综合征之间，特点为颏后缩（小颌），症状有智力迟钝、侏儒症、多种骨发育不全、角膜混浊、耳聋等。

（四）全身性疾病

肢端肥大症引起舌体增大，甲状腺功能减退所致的黏液性水肿，慢性淋巴细胞性白血病性咽峡炎，女性绝经期后的内分泌紊乱以及肥胖症等，均易导致OSAHS。肥胖者易发生OSAHS的原因可能为：①此类患者舌体肥厚，且软腭、悬雍垂和咽壁有过多的脂肪沉积，易致气道阻塞。②咽腔开放程度与肺的体积变化有关，肥胖者能明显减少肺体积，从而产生肥胖性肺换气不足综合征；此征可能是腹腔脂肪的增多导致其容量增加，使横膈升高，又因脂肪沉积在膈肌和肋间肌，降低了呼吸动作的力度，故易引起本征。

Fairbanks（1987）认为造成打鼾或阻塞性睡眠呼吸暂停的主要原因有4点：①腭肌、舌肌及咽肌的张力不够，在呼吸周期的吸气期，不能保持气道的开放；②软腭、悬雍垂过长，呼吸时导致鼻咽气道狭窄，并发生振动；③咽腔有占位性病变，从而侵占了咽部气道；④鼻腔通气受限，在吸气期可使塌陷性的气道部分产生更大的负压。

五、病 理 生 理

人们早已注意到睡眠时呼吸功能降低，表现为每分钟气流量减少。Sukerman等（1979）认为：在睡眠时，保持咽部气道的反射功能消失了，舌肌和咽腭肌等的张力降低，加之咽部气道在解剖上缺乏骨性支架，咽部的正常形状和气道的保持需要依赖感觉和肌肉的反射活动。在生理状态下，吸气时气道产生负压，气道扩张肌和咽肌等收缩，肌张力增大，维持气道开放。任何原因引起保持咽腔开放的肌肉张力减弱或咽腔负压增加，机体无力克服吸气时所出现的咽腔压力低于大气压的状态，就会使咽壁软组织被动性塌陷，出现上呼吸道的阻塞症状或呼吸暂停。持续较久的或反复的呼吸暂停，就会引起低氧血症和高碳酸血症，久之便导致全身诸多系统的病理生理变化。

（一）呼吸系统

由于睡眠时气道的气体交换受阻，出现呼吸暂停，导致动脉血氧分压下降，血二氧化碳分压上升〔>6.00kPa（45mmHg）；正常为5.33kPa（40mmHg）〕，pH下降（<7.35；正常为7.35~7.45），引起呼吸性酸中毒，出现发绀、气促、躁动不安等症状，甚至发生呼吸骤停。

（二）心血管系统

正常人睡眠时肺动脉压和肺毛细血管压保持正常，体循环压较日间略低。呼吸暂停时，低氧可使交感神经兴奋，中心静脉血液回流增加，小动脉收缩，心输出量增多，引起肺循环和体循环压力上升，产生肺动脉甚至全身动脉压力周期性升高，从而可导致原发性高血压及肺源性心脏病。同时，低氧血症或高碳酸血症均可使肾上腺髓质中的儿茶酚胺释出增加，引起血压升高，心跳加快，甚至各种心律紊乱；如窦性心律失常，心搏徐缓，心动过速，心脏停搏等。在睡眠期间，若发生心脏停搏，即可导致突然死亡。心律失常是睡眠过程发生猝死的主要原因。

（三）血液系统

血氧过低可刺激肾脏、分泌红细胞生成素、循环血中红细胞增加，引起继发性红细胞增多症，导致血黏度增加，外周阻力增大，影响血流速度与循环功能。由于中枢神经系统的循环障碍，可出现一系列相关症状。

（四）神经系统

由于缺氧和循环障碍，神经系统特别是中枢神经系统可受到损害，出现头胀、头痛、头晕、耳鸣等症状。随着血氧饱和度下降，脑电图出现觉醒图形，表现为非快速眼动（NREM）睡眠与快速眼动（REM）睡眠减少或缺乏等睡眠结构紊乱，引起白天困倦、嗜睡；低氧引起的脑损害可造成智力减退、记忆力下降、性格改变或行为异常等。低氧血症时可使交感神经活性增强，CO_2蓄积时则致副交感神经功能亢进。

（五）内分泌系统

垂体前叶（腺垂体）分泌的生长激素主要是在快速眼动睡眠期间释放出来的；患有阻塞性睡眠呼吸暂停的患儿，在睡眠期间生长激素的释放有不同程度的减少，这也是影响患儿生长发育的因素之一。

六、症　状

本征患者有白天和夜间两类症状。白天症状有晨间头痛，常感困倦，容易疲劳，过度嗜睡（甚者在与人交谈、吃饭、看书、看电视、开汽车时常打瞌睡，甚至骑自行车时因打盹而跌倒受伤），情绪紊乱，性格乖僻，行为怪异，思想不易集中，记忆力衰弱，分析判断能力下降，工作效率减退，易出差错、事故。

夜间症状有大声打鼾，呼吸暂停，张口呼吸，不能安静入睡，容易从恶梦惊醒，同床或同室者常可观察到，而患者可能还不自知。为了拮抗呼吸阻塞，患者可有睡时乱动、挣扎，突然挥动手臂，甚至坐起或站立；尚有失眠、梦游、梦魇等，少数患者可有夜间遗尿、勃起障碍。有时睡眠前出现幻觉，夜间全身出汗，流涎，咽喉干燥，吞咽障碍等。

还可出现心血管系统和呼吸系统的继发症状，如高血压、心律不齐、室性期前收缩、窦性心动过缓或过速以及慢性阻塞性肺部病症等。

七、检查与诊断

（一）病史询问和一般检查

向患者及其家属询问和了解夜间睡眠状况，有无大声打鼾及憋气现象，每次憋气大约多长时间和憋气发作的频度（以上情况还可嘱其家属进一步观察后再行提供），白天是否有嗜睡和精神、情绪的变化等。

有的患者肥胖（约占5%～39%），少数颈部粗短，下颌后缩、小颌或其他颌面畸形，有的并发高血压（约25%～40%）；有的口咽较正常狭小，悬雍垂粗长，舌大而后置，扁桃体肥大等；有的可见到肥厚性鼻炎、鼻中隔偏曲、鼻息肉以及鼻和咽喉部其他病变或肢端肥大症等全身性症征。

（二）纤维鼻咽喉镜检查或电子鼻咽镜检查

可在清醒时和睡眠时分别进行检查。

1. 清醒状态　将纤维鼻咽喉镜检查结合 Müller 动作进行，即纤维（或电子纤维）内镜检查上呼吸道时紧闭口、鼻，用力吸气（模拟近似憋气的状态），以观察口咽-软腭及喉咽-舌根平面等的关系。鼻腔与咽腔先行表面麻醉，取坐位和卧位各行纤维（电子纤维）鼻咽喉镜检查一次，以观察正常或异常情况。然后嘱患者在平静呼吸时和捏鼻闭口用力吸气时，分别观察软腭和舌根后移、咽侧壁向咽腔塌陷及会厌向喉内移动、缩小或遮盖喉入口的情况。若在做 Muller 动作时，咽壁软组织仅轻微向咽腔塌陷，即为轻度内陷；若咽壁软组织塌陷较明显，最狭窄部位的咽腔横截面积较做平静呼吸时缩小约1/2，即为中度内陷；若咽壁软组织塌陷更重，最狭窄部位的咽腔横截面积缩小约3/4，则为重度内陷；若咽壁塌陷部位的咽腔基本消失，在横截面上几乎不见腔隙，称为极度内陷。用此种检查方法和咽壁软组织塌陷的分级标准，可以判断阻塞性睡眠呼吸暂停时的阻塞部位及阻塞程度。检查过程中若有电视监护器显示则更有利于察看和判断。

2. 睡眠状态　Abdullah 等(香港中文大学医院,1994)曾为50名经多导睡眠描记法(PSG)确诊为 OSAHS 患者和3名单纯打鼾者在用短效安定（midazolam）入睡后，用带有电视监护器的纤维鼻咽喉镜经局部麻醉的鼻腔，对上呼吸道进行动态变化的观察，可清楚看到打鼾时和睡眠呼吸暂停期间，口咽或喉咽的塌陷部位和程度，以及部分患者会厌软弱向喉内倾倒、遮盖喉入口，导致呼吸梗阻的情况。经此检查后，作者判定50名 OSAHS 患者中，根据其咽腔不同的阻塞部位，只有8人（16%）适合做悬雍垂腭咽成形术，术后效果满意。因此，电视睡眠可曲性鼻咽镜检查（video sleep flexible nasopharyngoscopy）有助于更好地选择手术适应证，从而提高手术的成功率。

（三）影像学检查

下列几种影像检查法可以根据具体情况选择应用：

1. 头测量法（cephalometry）　取坐位与卧位于吸气和呼气时分别对头部进行正、侧位 X 线拍片，然后测量

（腭骨）后鼻棘至枕骨斜坡底，悬雍垂至咽后壁、会厌尖平面的舌根至咽后壁之间的距离。用此法检查可以发现有相当数量的 OSAHS 患者存在骨骼和软组织方面的畸形，借以判断上呼吸道阻塞的部位和程度，为制定手术方案和评价手术效果提供依据。De-Berry-Borowiecki 等（1988）根据头测量法的结果认为 OSAHS 患者与正常人相比存在 5 个特点：①舌和软腭明显增大；②舌骨向下移位；③下颌骨的大小和位置可正常，但由于下颌体向下移位，使面部增长；④上颌骨位置偏后并且硬腭增长；⑤鼻咽部正常，但口咽和喉咽水平的气道平均缩小 25%，因而引起或加重 OSAHS。

2. 透视电影（cinefluoroscopy）　快速连续 CT 扫描拍片或 CT 扫描电影（cine CT scans）、睡眠透视（somnofluoroscopy）等，都是在患者清醒时或睡眠时对头颈部进行检查，从动态的或接近连续的（CT 扫描拍片）影像上观察鼻咽部、咽峡部、舌体和舌后（口咽部）以及喉咽部气道的狭窄或阻塞情况及其程度，从而有利于诊断和选择治疗方案。

Sher（1990）曾用 MRI 检查证实患有 OSAHS 的患者较同样肥胖而无 OSAHS 者在咽腔塌陷周围区域有较多的脂肪聚积；因此，MRI 的动态检查技术也适用于本征的检测。

（四）多导睡眠监测法

多导睡眠监测法（polysomnography，PSG）是诊断睡眠呼吸紊乱疾患最重要的技术手段，也是睡眠实验室不可缺少的监测设备。早期是利用多用脑电图机将脑电、眼动、肌电、心电、口鼻气流、胸腹呼吸运动等信号同步记录在记录纸上，再对记录纸上的这些信号进行分析、统计。随着传感技术、计算机技术、数字技术及网络技术的发展，现今 PSG 监测已有了很大的发展，这表现在：①实现了无纸化记录，可将数据直接储存在硬盘中，并可转存到光盘、可移动磁盘、磁带等储存介质中长期保存，储存量大且占用空间小，易于检索资料；②实现了同步红外摄像监控，大多数的 PSG 系统都配备有红外摄像系统，值班人员在中心监控室可对多台仪器进行监控，可减少对患者睡眠的干扰，且影像资料与其他数据可同步传输，便于分析数据及了解患者监测时的情况，可有效地节约人力成本；③采用了数字化处理技术，PSG 系统获得的信息经数字化处理后，可减少容量，加快传输速度、减少失真率、降低传输距离及其他干扰的影响，可大大提高计算机辅助诊断的准确率；④实现了信息化和智能化，计算机软件开发的日益成熟，使其辅助诊断的准确率越来越高，除可对睡眠结构、呼吸、血氧等常规参数进行分析、测量外，还能提供许多既往依靠人工方法无法获得的数据，如脉搏传递时间（PIT），脑电频谱分析等，使人们对睡眠呼吸紊乱易于获得更多新的认识；⑤可与互联网连接，进行在线远程监测、浏览、分析及会诊，医师可在自己的计算机上对远程资料进行采集和分析，并与异地医师交流、讨论，实现远程医疗及医疗资源共享。此外，PSG 系统还可在必要时根据需要扩充、增加外接设备（如食管压、食管 pH 值、呼气末 CO_2、CPAP 压力等）及软件升级。

新型的 PSG 系统主要由监测床、传感器、前置放大器、红外线摄像系统、计算机辅助系统等组成，其基本工作原理是：不同的传感器将机体信号收集起来，将干扰滤过后经前置放大器将信号放大，再通过模—数转换器将模拟信号转换成数字信号，经电缆线传输到计算机里，同时红外摄像系统可将受试者的影像资料同步传输至计算机，这些信号在监视器下同步显示并储存在计算机硬盘里，通过计算机辅助软件系统实时或事后对记录信息进行初步分析后再经专业人员校正，即能获得快速而准确的分析结果。

大多数 PSG 系统可监测的参数如下：

1. 脑电（electroencephalogram，EEG）　EEG 信号为低振幅电位（微伏级），由位于大脑皮层的锥体细胞产生，极化和去极化响应不同的刺激，产生 EEG 波形。这些波动的电位被置于头皮的电极探测到，经信号放大后显示或记录在 PSG 系统里，用以判定睡眠开始和觉醒。

2. 眼动（electro-oculogram，EOG）　眼球活动时，角膜与视网膜位置的改变可以导致电位差的改变，以安放在靠近角膜的电极为正极，靠近视网膜的电极为负极，在 PSG 上可记录到一次眼动波形。

3. 肌电（electromyogram，EMG）　由肌肉收缩而产生的动作电位，一般记录到的肌电频率范围为 20～5000 赫兹，振幅为 20 微伏至 50 毫伏。PSG 系统的 EMG 通过安放在拟监测肌群皮肤上的表面电极获得，为双极记录。在标准的 PSG 监测上，颏下肌的 EMG 用于 REM 睡眠分期的标准；胫前肌 EMG 用于评价患者是否有周期性腿动；肋间肌 EMG 用于监测呼吸努力（奋力）。

4. 心电（ECG）　ECG 监测是通过检测心电活动时显示在皮肤上的大约 1 微伏的小电压。几个电极按照标准导联放置在皮肤上以感知这些电压，1 个 ECG 导联需要两个以上电极，第 3 个电极作为参照以减少电干扰。ECG 的时间间隔和波形可提供患者的心率的快慢、是否有心律不齐或其他异常。

5. 肺容积变化

（1）变形测量计：通常由注满可通过电流的导体（多为汞）的密封弹性小管做成，当长度改变时，其电流及电阻也相应发生改变，通过多元线性回归技术可得到每个传感器的标定因子。通常将 2 经过标定的个测量计分别置于胸廓和腹部，用于定性检测呼吸异常及定量测量动态容积变化。

（2）感应性体积描记仪：传感器都由一个缝在经过弹性化处理的带子上水平方向呈正弦形状的绝缘电线构成，将其置于导电性相同的胸廓及腹部，当肺容积改变时，胸廓及腹部横切面的大小亦随之变化，从而改变每个传感器的直径，其自感应系数的变化即可测得。

（3）阻抗式呼吸描记仪：将一对电极置于胸廓活动度最大的部位（通常就通过 ECG 导联的两个电极），并用 10～100 千赫兹的载频正弦恒流向人体加以 0.5～5 微安的安全电流，从而在相同的电极上获取呼吸阻抗变化的信号。这种呼吸阻抗的变化图描述了呼吸的动态波形，并可提取呼吸频率参数。

6. 气流监测

（1）鼻气流压力：吸气时气道压力低于大气压，呼气时，气道压力高于大气压，因此，测量呼吸时鼻气流压力的变化即可反映气流的大小。

（2）热敏传感器：热敏传感器置于口鼻气流通过处，呼出气加热传感器使其电阻增加，吸入气使传感器温度降至室温，电阻减少，其变化被记录下来，即可反映呼吸情况。

（3）呼气末 CO_2（$ETCO_2$）：有主流式和旁流式测量方法，主流式直接将气体传感器置于患者的呼吸气路导管中，直接对呼吸气体中的 CO_2 进行浓度转换，然后将电信号传入监测系统进行分析处理，得到 $ETCO_2$ 参数；旁流式的光学传感器置于监测仪内，由气体采样管实时抽取患者呼吸气体样品，送入监测仪进行 CO_2 浓度分析。

7. 脉搏血氧监测（SpO_2） 将含有两个 LEDs（发光二极管）的探头放在患者的指尖、耳垂或足尖，可测出患者的 SpO_2 值。

8. 其他 PSG 还可测量血压、鼾声、食管压力及夜间阴茎勃起功能等。

PSG 通过对以上内容的监测分析，可以得到的参数包括总记录时间（total recording time，TRT），总睡眠时间（total sleep time，TST），睡眠效率［TST/TRT（%）］，Ⅰ+Ⅱ期睡眠/TST（%），Ⅲ+Ⅳ期睡眠/TST（%），快动眼（REM）睡眠/TST（%），打鼾时间（snoring time，ST）比［ST/TST（%）］，呼吸暂停低通气指数（apnea hypopnea Index，AHI），最低指脉氧饱和度（$LSpO_2$）等，据此可判定 OSAHSD 的类型及严重程度。

（五）听性脑干反应测试

Synderman 等（1982）对睡眠呼吸暂停综合征患者进行 ABR 测试，发现 23 例成年患者中，中枢型者都有波Ⅴ延长，而阻塞型与混合型也有异常的脑干诱发电位，但无特殊构型。Wetmore 等（1988）测试 27 例 OSAHS患者，术前 ABR 各参数与对照组比较未发现有统计学意义的改变，而与术后相比显示了波Ⅲ潜伏期及波Ⅰ～Ⅲ间期延长。Peled 等（1983）比较了 OSAHS 患者白天清醒状态下与夜间呼吸暂停不同发作相之间的 ABR，未发现有意义的改变。倪道凤等（1991）观察了 20 例 OSAHS 患者的 ABR 变化，发现波Ⅰ、Ⅴ潜伏期及波Ⅲ～Ⅴ间期延长、波Ⅰ～Ⅲ间期缩短、波Ⅲ潜伏期及波Ⅰ～Ⅴ间期在正常范围内；提示 OSAHS 对耳蜗和听觉脑干结构均有影响，但对各部位的影响不尽相同。

（六）其他检查

如儿童病例可在睡眠期间取血检测生长激素浓度；甲状腺功能低下者行甲状腺功能检测；肢端肥大症者除典型面貌、肢端肥大等全身征象外，尚可行蝶鞍区、指端骨及其他颅骨、长骨、脊椎骨 X 线拍片或 CT 扫描等；并与有关各科会诊以确定诊断，明确本征相关病因。

根据病史及上述检查，尤其是多导睡眠图监测的结果，可对本征做出诊断。诊断中要力争弄清咽部塌陷的部位，以便为选择治疗方案尤其是手术治疗提供依据。诊断中还应注意与下列疾病相鉴别：

1. 婴儿猝死综合征（sudden infant death syndrome，SIDS） 外观健康的婴儿，大多于睡眠期间突然意外死亡，原因不清。通常发生于 3 周至 5～6 个月的婴儿，几乎不发生于 2 周之前和 8 个月之后，具有特色性的年龄分布。冬天易发生，多见于男孩，有的婴儿死亡可能与上呼吸道感染、喉炎、喉痉挛、鼻塞等以及体重较轻有关。也有人认为 OSAHS 可能为 SIDS 的致死原因之一。但 OSAHS 多发生于中年以上的男性，睡眠时鼾声等症状明显，多可发现病因，故鉴别不甚困难。

2. 发作性睡病（narcolepsy） 间断发生的突然嗜睡或无法控制睡意的状态，可伴有猝倒。发病年龄多在 14～16岁，30 岁以后发病者很少；男多于女，男女之比约为 1∶0.62。发作时可突然哈欠不断，侧身便睡；入睡 10～20 分钟，醒后一切如常人，但过数小时又可能再次发作。本病发病年龄较轻，无呼吸梗阻等病症，易与 OSAHS 鉴别。

八、治 疗

首先应确定睡眠呼吸暂停综合征的类型，以便采取针对性较强的治疗措施。OSAHS 的处理可分非手术治疗和手术治疗两个方面。

（一）非手术治疗

白天嗜睡、注意力不易集中的患者，不宜从事驾驶、高空作业等有潜在危险的工作或要求十分精细的操作，以免发生事故或差错。避免饮酒，忌服镇静剂或安眠药，因其均可降低中枢神经系统兴奋性，加重呼吸暂停；酒精可使肌肉松弛、张力降低，增加呼吸紊乱频率和缺氧的严重程度。勿吸烟，减少呼吸道刺激。血安平可抑制交感神经而致副交感神经兴奋，引起鼻黏膜充血等反应，增加鼻阻力，且可引起疲乏、嗜睡等精神症状，不宜服用。麻醉药物的应用亦须谨慎。其他治疗如下：

1. 调整睡眠姿势　尽量取侧位或俯卧位，因侧位可减少舌根后坠，故与仰卧位相比，呼吸暂停症状减轻。必要时可在患者睡衣背侧上方缝置一弹性小球状物，有利于控制睡眠姿势，减少仰卧机会。俯卧位可避免舌根后坠，但难以长时间坚持。

2. 药物疗法　抗忧郁药普罗替林（protriptyline）或氯丙咪嗪（clorimipramine）对较轻的OSAHS患者有效，前者睡前服用5～30mg，可通过减少REM睡眠的次数而减少呼吸暂停的频率，减轻白天嗜睡及低氧血症；动物试验可增加颏舌肌活性，有利于上气道开放。但因其可产生心率紊乱、口干及尿潴留等副作用，临床应用受限。Martin（1981）应用黄体酮或其制剂甲羟孕酮（安宫黄体酮）治疗本征，因其可能是由于提高了呼吸中枢对动脉血压中CO_2张力的敏感性，导致人体每分钟通气量的增加，并有降低肺泡CO_2分压的作用，故对白天嗜睡、安静换气等有效；但停药后症状又再出现，且有脱发及性欲减退等副作用。乙酰唑胺可通过增加动脉血中氢离子的浓度来刺激呼吸，减少呼吸暂停的频率以及呼吸暂停的激发和中枢型呼吸暂停患者血氧饱和度降低的程度而发挥作用，对减少周期性的呼吸暂停及低通气性碱中毒有一定疗效。

变应性鼻炎患者应用抗过敏药物，鼻塞症状较重者喷用减充血剂，均可减少鼻阻力，降低吸气时的咽部负压，获得治疗效果。

此外，尚可选用治疗引发本征相关疾病的药物，如溴隐亭（bromocriptine）治疗肢端肥大症（该药对中枢产生非特异性的“促醒”作用，故对嗜睡亦有疗效）、甲状腺素治疗黏液性水肿等。

3. 减肥疗法　本征患者体重超重者较多，Guilleminault等（1977）认为60%以上呈不同程度的肥胖体型，故应分别情况，采取限制食物量、增加运动、辅以中医药疗法、施行胃肠成形术等方法减肥。Willard等（1985）认为肥胖的OSAHS患者减肥后症状可缓解，但其作用是部分的和暂时性的。而Guilleminault等则认为减肥对呼吸和临床症状并无影响。

4. 气道保持疗法　①舌保持器：用金属或硅胶等制成的舌保持器或孙济治等设计制作的舌托（类似口咽通气管），睡眠时留置于口腔内，其作用是将舌根向前牵引，使其与咽后壁分离，以增加口、咽、气道间隙，从而减轻或解除阻塞症状，获得治疗效果；②鼻导管法：在鼻腔表面麻醉后，用内径较粗（6～8mm）的鼻咽导管由前鼻孔插至口咽部，借以防止舌根后坠或咽腔塌陷而导致的气道阻塞；此法更适用于因鼻腔填塞引起OSAHS症状加重者；③鼻瓣扩张器：卜国铉等（1994）用金属制作的鼻瓣扩张器置于鼻前庭内，可使鼻通气量增加约45.2%，减轻吸气时鼻腔和咽部气道负压，对鼻源性病因的患者，可明显减轻鼾声，故有治疗作用。

5. 鼻腔持续正压通气疗法（nasal continuous airway pressure，NCPAP）　即使用持续正压呼吸机进行治疗。持续正压呼吸机是个小型的空气压缩机，通过软管与鼻面罩相连接。当患者入睡并处于自主呼吸状态时，将面罩戴好并将呼吸机打开，后者便送出设定的正压气流，通过鼻腔进入咽部，使上气道的管内压超过咽部的跨壁压，使上气道扩张并阻止气道陷闭的发生，使气道阻力下降，从而缓解或解除OSAHS。根据患者的不同需求可采用单水平持续正压（CPAP）呼吸机、双水平正压（VPAP或BiPAP）呼吸机或自动调压呼吸机（Auto CPAP或APCP）进行治疗。

单水平持续正压呼吸机（CPAP）能够产生持续而稳定的压力和气流，Sullivan等于1981年首先应用此法治疗5例患者，获迅速改善低氧血症和肺动脉高压之满意效果。Mer（1994）认为NCPAP是治疗OSAHS最有效的方法，从中度到重度的睡眠呼吸暂停者的治疗有效率达80%～85%。Hoffstein等（1992）报告的此法有效率为60%～80%。患者戴上密闭的面罩，连接好正压通气管，将空气流速调至100L/min，压力在0.49～1.47kPa（5～15cmH_2O）之间，经鼻腔将正压空气送入气道，利用气体正压对上呼吸道的支持作用，使软腭、舌与咽后壁分开，防止吸气时气道壁塌陷；刺激颏舌肌的机械性感受器，增加肌张力；另外，由于在自主呼吸下呼气未给予正压，可防止呼气末肺泡萎陷，增加功能残气量，减少和防止肺内分流，纠正严重的低氧血症；故可达到良好的治疗效果。CPAP每增加0.098～0.196kPa（1～2cmH_2O）压力，都会对血氧产生很大影响，故应在密切观察血氧情况下进行调节。CPAP的副作用甚少，除部分患者对戴鼻面罩感到不适难耐等外，常见者为鼻腔干燥、鼻塞，偶有出现肺气肿、气胸等报道。其最严重而罕见的并发症是颅腔积气（Jarjour等，1989）和细菌性脑膜炎（Bamford等，1993）；反复发作的急性鼻窦炎（鼻腔急性感染）或由于头颅外伤（或先天性缺损等）而致鼻腔与颅内相通是产生此种并发症的原因，也是NCPAP的禁忌证。除严重鼻塞外，一般都可采用此法治疗。

双水平正压呼吸机是双压力形式的呼吸机。在治疗时，呼吸机送出的吸气压和呼气压不同，在提供治疗所需的吸气压力的同时，提供较低的呼气压力。先进的双水平正压呼吸机具有呼吸触发功能，治疗时压力气流能够与患者的自主呼吸同步，从而使治疗的舒适程度大大提高。

自动调压呼吸机（Auto CPAP）由于 CPAP 只能提供一个恒定的压力水平，而即使在一次 CPAP 治疗中，整个治疗过程所需的压力也不是一成不变的。因此，该压力就可能在某个阶段比实际需要的高，而在另一阶段则不足。为解决 CPAP 治疗的这些缺陷，近年来发展出能自动调节 CPAP（Auto-CPAP）压力的新型 CPAP 治疗机，如法国的 Morphee plus，澳大利亚 Sullivan 的 Autosel 等。这种治疗机可感知呼吸暂停变化或低通气，根据鼻阻力，睡眠阶段及体位的不同，自动输出不同的足以消除各个时期呼吸暂停或低通气的最低压力值，能减少对血流动力学的影响和减轻颜面部局部不适，增加患者的依从性。Auto-CPAP 是今后 CPAP 治疗的发展方向之一，但在临床推广尚需时日。

（二）手术治疗

在非手术治疗尤其是 NCPAP 治疗无效时，便可考虑手术治疗。手术指征主要是：①白天过度嗜睡，明显影响正常工作及社会活动能力；②伴发有心律失常等心肺功能紊乱者；③夜间鼾声过响，严重影响他人睡眠和休息；④呼吸紊乱指数（平均每小时呼吸暂停次数加呼吸不全次数，RDI）>20，血氧饱和度<90%；⑤影像学检查和/或纤维内镜检查证实上呼吸道有节段性阻塞，或还显示下颌骨发育不全，或合并有舌骨向后下移位等；⑥经检查证实鼻阻塞为引起 OSAHS 病征的重要原因者。

麻醉有较大的潜在危险性，有时应用小剂量的镇静、镇痛药物便可导致呼吸停止；肥胖者颈短而粗或有解剖异常，均可给麻醉或手术造成困难。术前需做好充分的准备，应由有经验的医师进行操作。最好行清醒气管插管；或先置入鼻咽或口咽通气管之后方行麻醉诱导，有时还需将下颌向前上抬起，以防止上呼吸道阻塞；同时准备好硬管支气管镜及气管切开术等抢救器械。过度肥胖或伴慢性低氧血症者的心肺功能往往有潜在的不足，全身麻醉和术前用药常使肌张力减退，容易导致窒息或呼吸衰竭，经缜密研究后可考虑施行术前气管切开术。术后应待患者充分清醒后方可拔去气管插管；行气管切开术者需戴气管套管 2~7 天后方考虑拔管。

根据上呼吸道阻塞部位的不同和阻塞程度的差异，可选择施行鼻部手术、咽部手术、舌部手术、下颌骨手术、舌骨手术或气管切开术等。

1. 鼻部手术　如鼻瓣塌陷扩张术、鼻中隔偏曲矫正术、鼻甲肥大的部分切除或黏骨膜下切除术，以及鼻息肉或肿瘤切除术等。

2. 咽部手术

（1）扁桃体切除术和（或）腺样体切除术。

（2）悬雍垂腭咽成形术（uvulopalatopharyngoplasty，UPPP）：Fujita 于 1981 年首先提倡用此术，现已有较多的改进术式。手术范围差异较大，有较保守的悬雍垂软腭部分切除术，也有范围较大的扁桃体、腭咽弓、腭舌弓及软腭与悬雍垂切除术；后者与腭咽成形术（PPP）基本相同。手术的目的是增加软腭、扁桃体窝与咽后壁之间的空隙，以利睡眠期间减少上呼吸道的阻力。

手术适应证：①OSAHS 患者阻塞平面在口咽部，黏膜组织肥厚导致咽腔狭小、悬雍垂肥大或过长、软腭过低过长，扁桃体肥大或Ⅳ型中以口咽部狭窄为主者。重度 OSAHS 患者术前行正压通气治疗或气管切开术，病情改善后可手术；②单纯鼾症、上气道阻力综合征患者存在口咽部阻塞。

手术禁忌证：①气道阻塞不在口咽平面；②急性扁桃体炎或急性上呼吸道感染发作后不满 2 周；③常规手术禁忌证；④瘢痕体质；⑤严重心脑血管疾病；⑥重叠综合征。

手术治疗的相对禁忌证：①伴有严重低氧血症的 OSAHS 患者；②对发声有特殊要求者；③过度肥胖者；④年龄>65 岁或<18 岁。

常见的并发症有：①出血；②上气道梗阻；③心脑血管意外；④腭咽关闭不全；⑤发音异常；⑥咽腔狭窄。

手术方法：患者取坐位或半卧位，术中采用心电监护及血氧饱和度监测，以防发生意外。用 1% 普鲁卡因（或利多卡因）加入或不加少许 0.1% 肾上腺素溶液行腭弓及软腭浸润麻醉。将悬雍垂轻向下拉，于其上方之根部开始向下外方做 Λ 形切口（图 3-11-3（1）），自前向后切除悬雍垂全层组织，缝合切口后即可缩短悬雍垂。在悬雍垂根部两侧的外上方，约距离软腭游离缘 1.5~2cm 处各作 Λ 形切口，自前向后切除软腭全层组织，切口缝合后软腭即被拉紧缩短（图 3-11-3（2））。扁桃体较肥大、咽侧壁软组织松弛者宜同时切除扁桃体，并将腭咽弓和腭舌弓（必要时可酌情切除一部分）缝合，以利咽壁黏膜平整，扩大口咽气道。

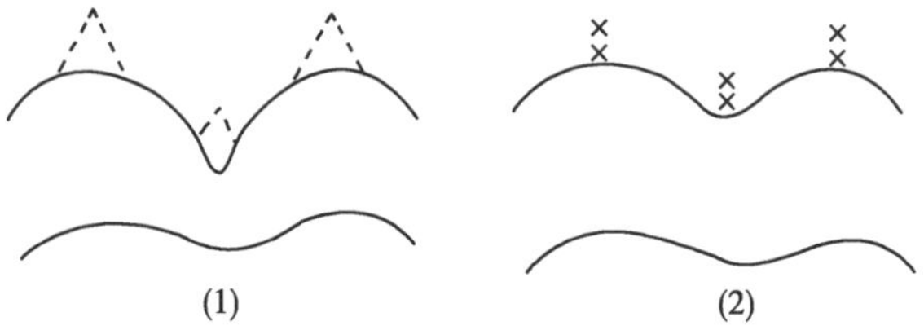

图 3-11-3　悬雍垂腭咽成形术术式之一示意图

（1）虚线显示区域为悬雍垂及软腭切除部分
（2）伤口缝合后悬雍垂及软腭均被拉紧缩短

另外一种术式：如（图 3-11-4）所示，与腭咽成形术相似。

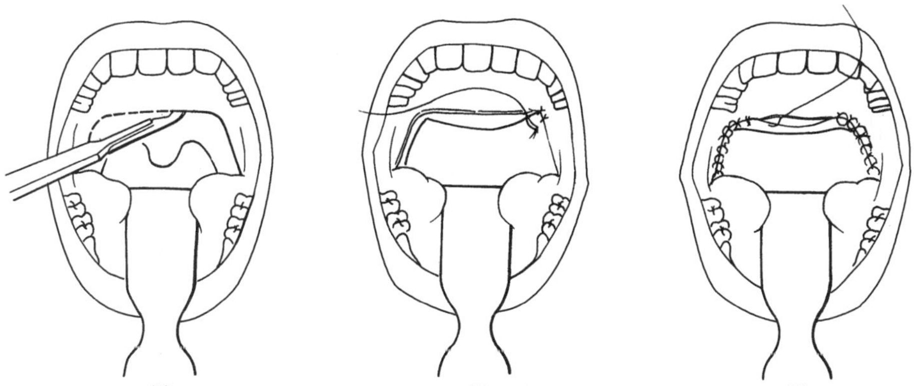

图 3-11-4　悬雍垂腭咽成形术

（1）如图所示，切除 1/2 腭舌弓，腭咽弓及软腭边缘黏膜，并将扁桃体、悬雍垂一并切除，切除时应包括黏膜下腺体组织、脂肪及结缔组织等　（2）缝合腭咽弓及腭舌弓边缘，应使腭咽弓移向前上　（3）缝合腭部黏膜，将软腭鼻（咽）侧黏膜翻向前与腭侧黏膜对合

（3）激光悬雍垂腭成形术（laser uvulopalato-plasty，LUPP）：首先由 Kakami（1990）报道，Carenfelt（1991）与 Ezekiel（1994）等也相继报道应用 CO_2 激光刀沿悬雍垂边缘及其根部上方的两侧做弧形切口（图 3-11-5）进行切除，术后软腭和悬雍垂缩短，愈合后的瘢痕使其变得较为坚硬，减少振动，故可改善通气和减轻或消除鼾声。若症状改善不够，尚可在间隔一段时间后再行第 2 次或第 3 次激光手术。手术可在局麻下进行，时间短，出血少，疼痛轻，未见严重并发症，皆为其优点；但不切除扁桃体，故对扁桃体肥大或重症 OSAHS 患者不宜采用。

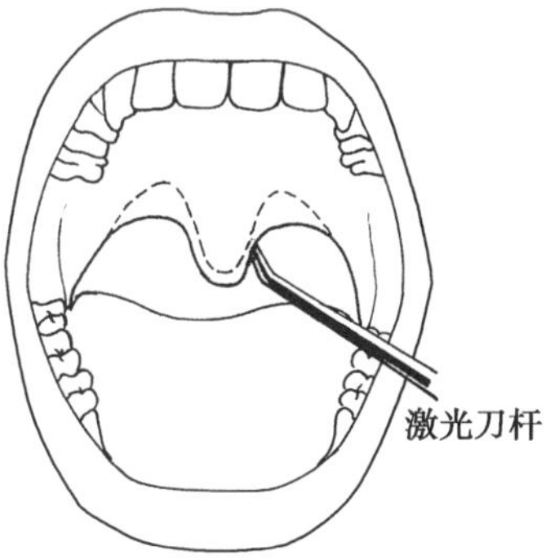

图 3-11-5　激光悬雍垂腭成形术

（4）腭咽成形术（palatopharyngplasty，PPP）：在局部浸润麻醉下，如（图 3-11-6）的软腭部虚线所示，在软腭游离缘上方约 1.5cm 处（或在发“开”音时软腭弯曲最高点；或向后推压软腭，以软腭与咽后壁直接接触的前面最高点，作为弧形切口的最高处），自正中向两旁做弧形切口，直达腭舌弓边缘下极处，切除软腭前面黏膜及肌层组织，软腭鼻咽侧黏膜之切口应比前面黏膜切口要低；悬雍垂连同软腭松弛部分一并切除，一般同时切除扁桃体。将软腭鼻咽侧黏膜向前翻转，与前面切口边缘黏膜对应缝合，同时将腭咽弓和腭舌弓部分缝合，以牵拉展平咽壁黏膜。术后口咽气道相对扩大（图 3-11-7）。

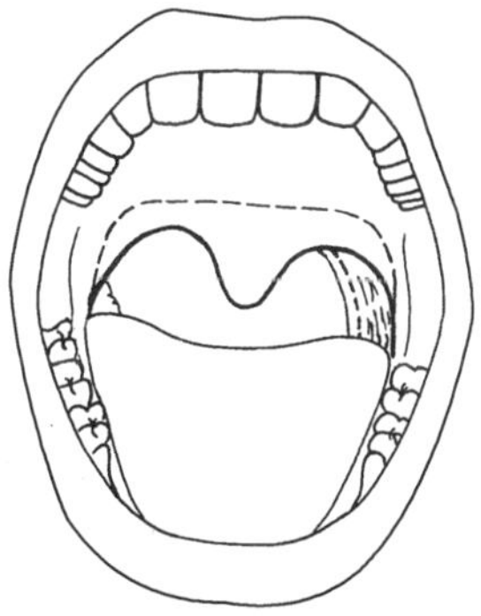

图 3-11-6　腭咽成形术

右侧腭咽弓处虚线表示腭咽弓部分切除之部位。左侧已切除过多的黏膜皱襞，咽壁黏膜被牵拉铺平，腭咽弓已部分地和腭舌弓缝合起来，导致口咽部平面的扩大。腭部虚线表示软腭和悬雍垂切除的部位

UPPP 与 PPP 在术式上两者相似，惟前者本应保留部分悬雍垂，后者则将悬雍垂与松弛部分的软腭一并切除，但近年来国内外的诸多文献报道常将两者混同起来，似无区别矣。

UPPP 或 PPP 的疗效及并发症，与手术适应证的选择得当与否，以及手术范围的大小是否适宜和操作技巧等有密切关系。根据 Zohar 等（1991）报道，诊断为

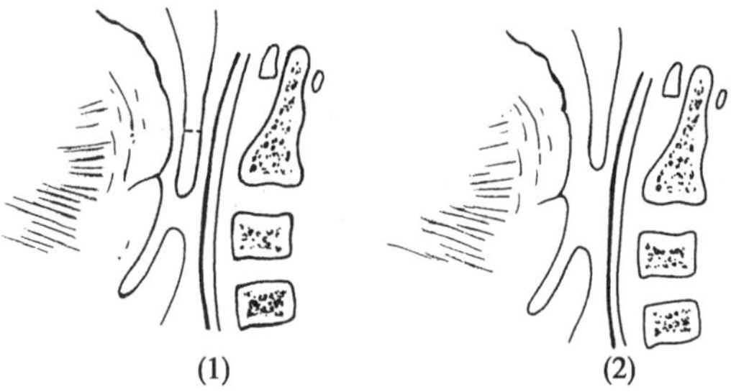

图 3-11-7 腭咽成形术前、后的口咽气道

(1) 术前：由于过多的软腭和较大的舌根而致口咽气道狭窄。虚线示腭咽成形术之切口部位
(2) 术后：腭咽成形术后，口咽气道扩大

OSAHS 的 71 例经 UPPP 术后，鼾声减轻占 96%，鼾声消除占 48%，呼吸暂停指数改善占 74%，但睡眠多导仪检测仍显示为病理性变化。手术早期并发症有伤口疼痛 71 例，局部感染 3 例，出血 3 例，咽下困难 69 例，鼻咽反流 65 例，鼻音过重 71 例，咽鼓管功能紊乱 57 例。术后 2 年随访，仍有 2 例轻度鼻腔反流。UPPP 对减轻体重无直接影响。Stevenson（1990）报道，UPPP 的效果随着年龄的增长而下降，60 岁以上者疗效尤差。国内外业已报道因 UPPP 手术引起死亡者已达 20 余例，尚有未经报道的死亡病例。因此，对于这类手术应充分准备，周密安排，认真对待，以减少并发症和防止发生意外。

3. 舌部手术　睡眠时舌根后坠与咽后壁接触，是引起本征上呼吸道阻塞的重要原因，尤其是肢端肥大症等舌体肥大的患者，施行舌部分切除术是适宜而有效的。

（1）舌缩小成形术：我科曾于 1983 年首次对 1 例肢端肥大症引起舌体肥大者施行此术。该患者女性，46 岁，明确诊断为 OSAHS，因症状严重，已先行气管切开术；故在气管切开口插管全麻下，用开口器张大口腔，尽力牵出舌体，暴露舌根；自舌根部到舌体的前中部相交处为止，在中线部位楔形切除舌的后中部组织约 1/3；缝合切口后，舌根和舌体明显缩小。术后症状显著改善，曾拔去气管套管 1 年余。可能由于切除的舌根部组织尚不够充分，远期疗效不够满意；但切除组织过多，又有影响舌的运动功能、导致吞咽和言语障碍之虞。

（2）激光舌根切除术：Koopmann 等（1990）报告用 CO_2 激光刀切除舌根中线部分。即在舌盲孔和正中沟之间做舌根楔形（V 形）切除，长、宽各约 2～3cm，深约 2cm。伤口愈合后，舌根即明显缩小，口咽气道扩大。术中可能损伤舌动脉或舌下神经，缩小切口宽度可减少损伤的危险性。

4. 下颌骨前移手术　主要为防止舌根后坠，扩大舌根与咽后壁之间的气道，从而减轻或消除上呼吸道阻塞症状。

（1）下颌骨前徙术（mandibular advancement）：适用于先天性或后天性颌后缩（retrognathia）者；前者属 Pierre Robin 综合征（先天性小颌），后者多为外伤性或医源性等原因所引起。此类患者常因舌的位置偏后，以致喉咽气道狭窄。处理颌后缩的手术方法有多种，其中之一为将下颌体前移。手术一般在全麻下进行，于下颌两侧第 3 磨牙的后方切断下颌体（图 3-11-8），将其前部断离部分向前移位。用聚丙烯酯夹板重建预计的正常聆位，前移部分的下颌体以金属丝固定于夹板上，并将其附着于上颌骨。约经 1 个半月以上完全愈合后，除去金属丝和夹板，下颌骨即伸向较前位置，颏舌肌和舌随着向前，喉咽气道因而扩大。

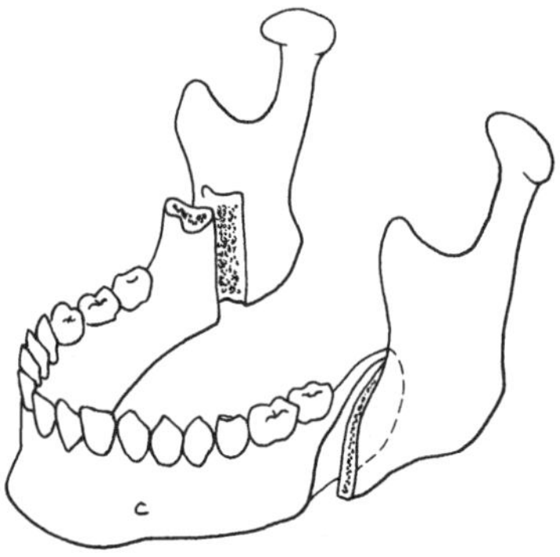

图 3-11-8 下颌骨徙前术

在下颌双侧磨牙的后方凿断下颌骨，使下颌体向前移位

（2）下颌骨前下部矢状骨切开术（anteroinferior sagittal mandibular osteotomy）：Riley 等 1986 年报道此术式。受术者喉咽气道狭窄，肺功能正常，下颌骨发育正常，无病态肥胖。即于下颌骨中部前下方行矢状面骨切开术（图 3-11-9），包括内侧面骨皮质的颏棘（颏舌肌附着处），同时切断舌骨下肌群；下颌骨前下切开部分向前移位后，颏舌肌附着处前移，舌骨被拉向前上，喉

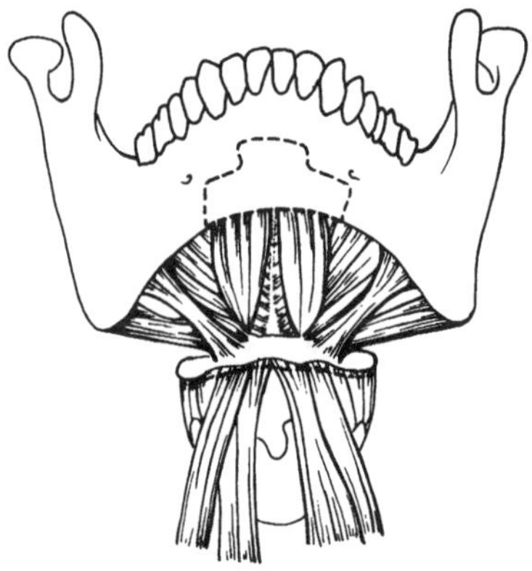

图 3-11-9 下颌骨前下矢状骨切开术

舌骨下肌群也被切断松解，从而舌骨向前移位，扩大喉咽气道

咽气道相应扩大，而下颌骨的总体结构仍保持完整，不影响牙的咬合。

5. 上颌骨、下颌骨和舌骨徙前术（maxillary，mandibular and hyoid advancement）　手术包括 Fort Ⅰ 型上颌骨切开前移、结合下颌骨前移和舌骨悬吊术。Riley 和 Powell（1986）首先报道此术。其适应证为：①病态肥胖（超过标准体重的 10%）；②严重的下颌骨发育不良；③骨骼发育正常的重度 OSAHS，血氧饱和度 < 70%；④施行其他手术失败者。Riley 等（1989）报告施行此术的 25 例都获得好的效果。

6. 舌骨手术

（1）舌骨扩张术（hyoid expansion）：1983 年，Patton 和 Thawley 首先介绍此种实验性手术，适用于喉咽气道阻塞的患者。手术将舌骨切断分为三段（图 3-11-10），用金属丝将其分别系固于一个扩张的永久性弓形杆状支架上；附有咽中缩肌和舌骨下肌的两侧舌骨大角移向外侧，附有颏舌肌下部纤维的舌骨体使舌根部向前移位，从而扩大了喉咽腔。此术尚需进一步观察其临床实用价值。

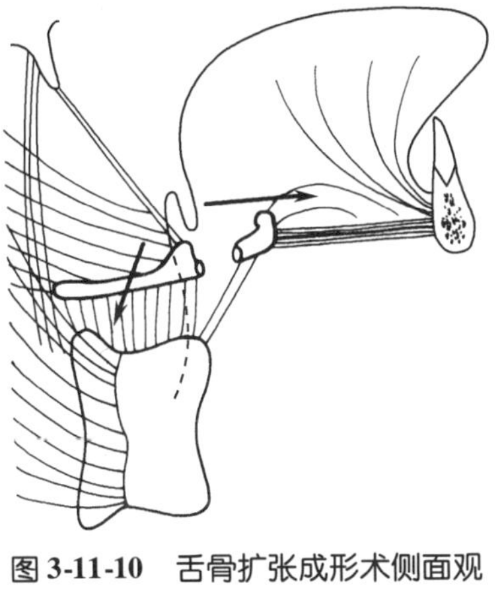

图 3-11-10　舌骨扩张成形术侧面观

图示舌骨体两侧被切断，前部的舌骨被牵拉向前，舌骨的外侧部分向外移位

（2）舌骨前移术：Terris（1993）报告，在颈前甲状舌骨膜处行局部浸润麻醉，横行切开皮肤，分离皮下软组织及舌骨体前后的骨膜，暴露出舌骨中央部分的骨面和两侧甲状软骨的上缘，于两侧用金属丝绕过舌骨体和甲状软骨最突起处，系紧打结固定。这可使舌骨向前适当移位，以致喉咽气道相应扩大。

7. 气管切开术（或气管造口术）　Kuhlo（1969）首先报告应用气管切开术治疗本征，取得满意效果。Guilleminault 等（1981）对 268 例阻塞型患者中的 72 例施行气管切开术治疗，并对其中 50 例进行了长期随访观察，发现症状全都减轻，疗效良好；但不能拔管，因于睡眠时试验堵管仍能导致呼吸暂停的复发。根据 Thawley 等（1993）和 Powell 等（1994）及其他作者的意见，气管切开术或造口术的适应证为：①白天有不可控制的嗜睡；②睡眠呼吸暂停伴有严重的心律不齐；③睡眠期间血氧饱和度低于 50%；④有肺源性心脏病及慢性肺泡换气不足；⑤病态性肥胖；⑥严重的面颅骨畸形，如小颌或颌后缩；⑦经非手术治疗（含 NCPAP）或其他手术治疗（含 UPPP 等）无效者。气管切开术亦可作为其他手术治疗的先期手术，以利插管麻醉和保证呼吸道通畅。肥胖颈短的患者可采用脂肪抽吸术（liposuction）除去颈区的脂肪组织，或戴用加长的气管套管，以防止术后脱管的危险。

8. CAUP 手术　CAUP（coblation-assisted upper-airway procedures，CAUP）手术是指用低温等离子射频消融术完成的上呼吸道成形手术，主要用于鼾症和轻、中度阻塞性睡眠呼吸暂停综合征。Coblation 指 cold-ablation，即冷消融技术，由 ArthroCare 公司于 1998 年推入临床应用。其基本原理是依靠一定频率（100kHz）的射频电磁波激发出等离子体，再用等离子体与组织接触，从而完成切割、消融和凝血的功能。由于等离子体的动能低，所以工作界面的温度大大降低（一般在 40℃ ~70℃ 范围内），因而能较好地保护创面周围的健康组织，且创面的毛细血管能被有效封闭，使渗血明显减少，故能达到微创治疗的目的，具有疼痛轻，出血少，水肿轻，恢复快和安全性高的优点。

低温等离子手术系统（如图 3-11-11）的主要组成部分包括一台 Coblator 主机和不同类型的等离子刀头，如图：根据治疗的不同需要，耳鼻咽喉科常用的刀头有 Reflex 45、Reflex 55 和 Evag70 三种（如图 3-11-12）。

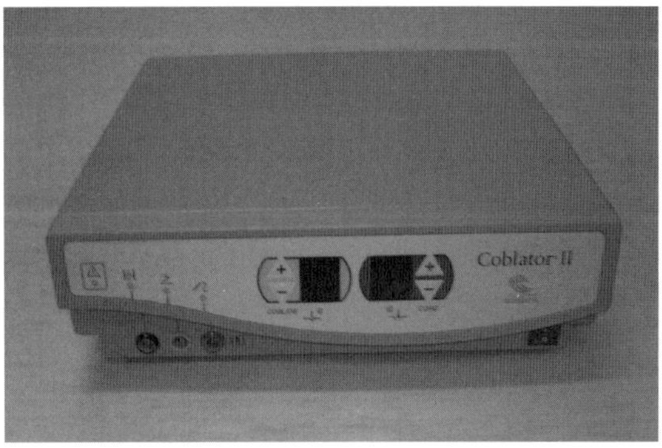

图 3-11-11　低温等离子手术系统

Reflex45 刀头之尖端为切割工作端，其后有热效应回路电极和热效应工作电极，后二者之间为普通射频回路。Reflex55 刀头结构和 Reflex45 一样，只不过有一弧度。Reflex45 刀头主要用于下鼻甲消融，Reflex55 刀头则主要用于扁桃体消融及舌根消融。Evag70 刀头是多点类刀头，具有切割消融之功能，主要用于扁桃体切除、

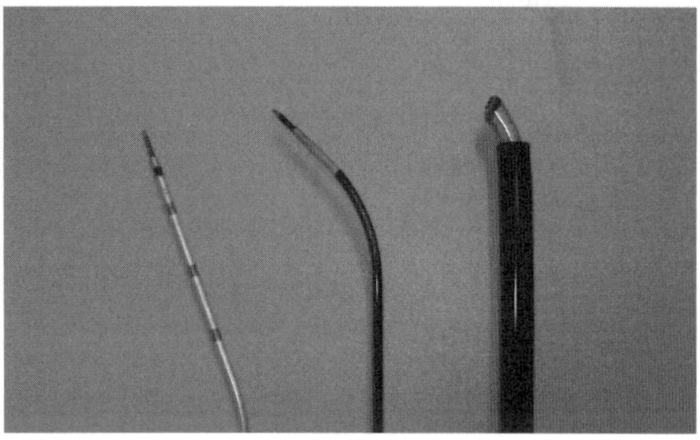

图 3-11-12 低温等离子手术刀头

腺样体切除及部分舌根切除。

CAUP 手术包括以下几个方面：鼻甲减容术，软腭减容术，软腭上行打孔术，悬雍垂缩短术，腭咽弓打孔术，舌根减容术和扁桃体减容术等。医生可根据患者的病因和解剖特点与定位选择一个部位或多个部位进行手术。

（1）鼻甲减容术：选择治疗对象应为下甲骨增生较少，下鼻甲肥厚以软组织增生为主的患者，操作可在门诊治疗室或手术室进行。鼻腔以 1% 丁卡因棉片（勿加麻黄碱或其他减充血剂）表面麻醉 2 次，用 Reflex 45 刀头，将输出功率定在 3～4 档，于下鼻甲前缘下部或外下部进入，沿下鼻甲骨下缘向后推进，达到下鼻甲后端后开始消融，注意勿穿通下鼻甲后部黏膜，特别不要伤及咽鼓管圆枕。对后端游离缘，可直接将刀头的射频回路电极置于其表面，将其热灼消融，退出刀头时改踏凝血开关以止血，但有时止血效果不一定很好，这时可把刀头的射频回路的电极卡在入孔处，继续踏输出踏板数秒，将孔道入口凝闭。若仍有少许渗血，可用干棉球局部填压数分钟。消融时间为表面黏膜由红变白为止，持续约 10～15 秒。对下鼻甲消融以消后端、下端游离缘为主，对前端要谨慎。

（2）软腭切开及打孔减容术：适用于无明显扁桃体肥大，有软腭松弛、低垂，悬雍垂粗长的患者。咽腔以 1% 丁卡因表面麻醉，再以 1% 利多卡因浸润麻醉软腭及悬雍垂，同时于双侧腭咽弓、腭舌弓中部浸润麻醉。用 Reflex 55 刀头，选定功率在 4～5 档，将射频头蘸取生理盐水，于双侧腭咽弓、腭舌弓中份斜向外上 45°切开，直到腭帆张肌露出，然后将刀头于悬雍垂根部向上，进入腭帆张肌间隙打孔消融，作用 15～20 秒钟；再于软腭切开处向软腭外上方向打孔，顺腭咽弓、腭舌弓及咽侧索分别打孔。

如悬雍垂较长，可用等离子刀头直接切除其下部的 1/3～2/3，并于切开处向上进针行悬雍垂打孔。若悬雍垂较大，还可在悬雍垂左、右各打一孔。最后，于软腭及硬腭交界处顺行黏膜下正中、左、右各打一孔。亦有不切开软腭仅单行打孔减容术者。注意每打一孔都要将电极拔出后用生理盐水清洗，并拭去黏在电极上的组织，防止刀头被包裹而影响效能。

（3）舌根减容术：适用于舌根、舌体肥大的OSAHS 患者。局部用 1% 丁卡因喷雾麻醉，并用 1% 利多卡因于打孔点每点注射约 1ml，用 Reflex 55 刀头，功率定于 4～5 档，于舌根部中线，在 V 形轮廓乳突尖部的周围，选择 2～3 个治疗点（间距 1.5～2.0cm）插入电极，使等离子刀进入黏膜后于黏膜下向后、下潜行约 1.0cm，持续减容约 10 秒后退出。

（4）扁桃体减容术：适用于扁桃体Ⅱ度以上肿大者。咽部用 1% 丁卡因表面麻醉，扁桃体周围用 1% 利多卡因浸润麻醉，用 Reflex 55 刀头，功率定于 4～5 档，自扁桃体上极垂直向下贯穿全长 3/4 选择 3～5 点打孔，打孔时注意避免孔道重合，并应使工作电极与咽侧壁的距离在 0.5cm 以上。我们通常采取扁桃体切除再配合软腭切开及打孔减容的方法。扁桃体切除可用常规术式，也可采用等离子刀切除。如用等离子刀切除，须使用 Evag70 刀头，并在全麻插管下进行，因术中要求持续用盐水冲灌刀头方能持续形成等离子体，刀头始得以工作。

（5）腺样体消融术：适用于腺样体肥大者，宜在全麻下进行。为暴露腺样体，通常配合内镜手术，也可使用两根橡皮导尿管分别自双前鼻孔穿入，自鼻咽、口咽，经口穿出，将软腭拉起并固定，再用间接喉镜暴露腺样体。使用 Evag70 刀头，自腺样体下端逐渐向上、向两侧切割消融，术中注意勿损伤咽鼓管圆枕。此法在直视下进行，不易留残体，且 Evag70 刀头具有良好止血功能。

低温等离子射频消融术并发症甚少，主要为出血，多可使用等离子刀头直接止血，很少需用鼻腔填塞或局部缝、扎止血，但术后须使用抗生素口服或静脉滴注，有时可适当使用糖皮质激素。

附：2002 年中华医学会耳鼻咽喉科学分会及中华耳鼻咽喉科杂志编委会（杭州）关于“阻塞性睡眠呼吸暂停低通气综合征”的诊断依据和疗效评定标准：

阻塞性睡眠呼吸暂停低通气综合征

诊断依据和疗效评定标准（杭州）

中华医学会耳鼻咽喉科学分会

中华耳鼻咽喉科杂志编委会

定　义

阻塞性睡眠呼吸暂停低通气综合征（obstructive sleep apnea hypopnea syndrome，OSAHS）是指睡眠时上气道塌陷阻塞引起的呼吸暂停和通气不足、伴有打鼾、睡眠结构紊乱，频繁发生血氧饱和度下降、白天嗜睡等病征。

呼吸暂停是指睡眠过程中口鼻气流停止≥10s。

低通气（通气不足）是指睡眠过程中呼吸气流强度较基础水平降低50%以上，并伴动脉血氧饱和度（arterial oxygen saturation，SaO_2）下降≥4%。

睡眠呼吸暂停低通气（通气不足）指数（apnea hypopnea index，AHI）是指平均每小时睡眠中呼吸暂停和低通气的次数（单位：次/h）。

阻塞性呼吸暂停是指呼吸暂停时口鼻无气流通过，而胸腹呼吸运动存在。

OSAHS 诊断依据

一、诊断

1. OSAHS 诊断依据

症状：患者通常有白天嗜睡，睡眠时严重打鼾和反复的呼吸暂停现象。

体征：检查有上气道狭窄因素。

多导睡眠监测法（polysomnography，PSG）检查每夜7h睡眠过程中呼吸暂停及低通气反复发作30次以上，或睡眠呼吸暂停和低通气指数≥5次/h，呼吸暂停以阻塞性为主。

影像学检查：显示上气道结构异常。

OSAHS 需与下列疾病鉴别：中枢性睡眠呼吸暂停综合征；其他伴有 OSAHS 症状的疾病，如甲状腺功能低下、肢端肥大症等。

2. OSAHS 病情程度和低氧血症病情程度判断（表1,2）。

表1　OSAHS 病情程度判断依据

程度	AHI（次/h）
轻度	5～20
中度	21～40
重度	>40

表2　低氧血症病情程度判断依据

程度	最低 SaO_2（%）
轻度	≥85
中度	65～84
重度	<65

以 AHI 为标准对 OSAHS 病情程度评判，注明低氧血症情况。例如：AHI 为25次/h，最低 SaO_2 为88%，则报告为“中度 OSAHS 合并轻度低氧血症”。

二、阻塞部位分型

Ⅰ型：狭窄部位在鼻咽以上（鼻咽、鼻腔）

Ⅱ型：狭窄部位在口咽部（腭和扁桃体水平）

Ⅲ型：狭窄部位在喉咽部（舌根、会厌水平）

Ⅳ型：以上部位均有狭窄或有两个以上部位狭窄

三、手术治疗基本原则

1. 对 OSAHS 强调综合治疗。

2. 解除上气道存在的结构性狭窄因素。

3. 根据阻塞部位制订手术方案，对多平面狭窄的患者可行分期手术。

4. 建议对重度患者术前行持续正压通气（continuous positive airway pressure，CPAP）治疗或气管切开术。

OSAHS 疗效评定标准

1. 随访时间　6个月和1年以上，必须有 PSG 测定结果。

2. 疗效评定标准（表3）。

表3　OSAHS 疗效评定标准

疗效评定	AHI（次/h）	SaO_2（%）	症状
治愈	<5	>90	基本消失
显效	<20 和降低≥50%		明显减轻
有效	降低≥25 %		减轻
无效	降低	<25%	无明显变化

（沈锦雄　黄选兆）

第十二章 咽的运动性及感觉性神经障碍

咽的神经供给和支配比较复杂，其神经障碍往往是感觉性和运动性神经混合出现，常伴有喉、胸锁乳头肌和斜方肌的感觉和运动性障碍，有时伴有面神经和舌下神经功能异常。

第一节 运动性障碍

咽的运动性障碍分为瘫痪和痉挛两种。前者又可分为软腭瘫痪和咽缩肌瘫痪。列述于下。

一、软腭瘫痪

软腭瘫痪是咽部瘫痪中最常见的一种，可以单独或合并其他瘫痪出现。

末梢神经麻痹引起的瘫痪，一侧者可无临床症状，双侧者症状明显，常为多发性神经炎所致障碍，故多伴有感觉性障碍出现。多见于白喉之后．少数亦可发生于流感、猩红热、伤寒等病之后。

病变位于颈静脉孔附近引起的软腭瘫痪，常合并出现Ⅸ、Ⅹ、Ⅺ对等脑神经的麻痹（颈静脉孔综合征），多起因于原发性肿瘤、血肿、转移颈淋巴结的压迫或梅毒瘤。中枢性麻痹则见于肿瘤、炎性病变、血管硬化或梅毒，每伴有同侧的唇、舌和喉肌瘫痪。

【症状】

开放性鼻音。吞咽时食物易逆流入鼻腔，偶尔可经咽鼓管流入中耳；患者不能作吸吮、吹哨或两颊鼓气等动作。检查时，若一侧软腭瘫痪则悬雍垂偏向健侧；发声时，软腭向健侧移动，患侧不能上举。若两侧瘫痪，则软腭松弛下垂，不能动作。如咽鼓管开张能力受累，可导致咽鼓管闭塞，出现中耳症状和体征。如发生在白喉之后，每伴有下肢无力、眼调节障碍等症状。

【诊断】

须与生理性的软腭两侧不对称，以及因炎症或肿瘤浸润所致的僵直相鉴别。

【治疗及预后】

见咽缩肌瘫痪部分。

二、咽缩肌瘫痪

咽缩肌瘫痪常与食管入口、全部食管或其他肌肉群的瘫痪同时出现。除前述种种病因外，在流行性脊髓灰质炎后可迅速发生。

【症状】

一侧咽缩肌瘫痪表现为吞咽不畅，进流质饮食易发呛，进固体食物较慢，患侧有明显的梗阻感。两侧咽缩肌瘫痪者，吞咽运动明显出现障碍，若伴有喉咽和软腭肌肉麻痹，则完全不能吞咽。此种吞咽障碍与喉咽部炎性或不完全机械性阻塞所引起者相反，即开始时流质食物喉咽困难，常常发生逆流，而固体食物则能吞咽。因在吞咽固体食物时，所需的咽肌收缩作用不及吞咽流质食物来得大，最后食物经常停留在喉咽。若并有喉部感觉或运动机能障碍，则食物易呛入下呼吸道，引起吸入性支气管炎或肺炎，甚至发生窒息。

【诊断】

诊断较易。若为一侧咽缩肌瘫痪，则见患侧咽后壁如幕布样下垂，被牵拉向健侧；若为双侧瘫痪，于触拭患者舌根或咽壁时，见恶心反射消失，咽后壁黏膜上不见有皱襞形成。在口咽及梨状窝有大量唾液潴留，还须通过X线检查和喉镜检查，排除喉咽器质性病变。

【治疗】

应针对病因治疗。对末梢性麻痹患者，需应用改善微循环，增加末梢血管血流量，营养末梢神经的药物，如尼莫地平、吡乙酰胺、维生素B_1、弥可保、银杏叶片等促进神经恢复。也可试用感应电刺激疗法和针刺疗法。预防下呼吸道并发症十分重要，需帮助吸出咽部潴留的分泌物。食物宜作成稠厚糊状．吞咽时头向前屈或偏向一侧，以利食物吞咽。严重病例以鼻饲法为宜，但在置放胃管时，务必不使胃管误入下呼吸道，必要时应在直接喉镜帮助下插入胃管。长期应用鼻饲，鼻腔或喉咽部易发生压迫性溃疡，若有必要，可作胃造口术供给营养。

【预后】

与病因有关。软腭瘫痪通常对健康无明显影响。因白喉引起者，可在数周后自愈。咽缩肌瘫痪而有吞咽障碍者，常因并发吸入性肺炎可发生生命危险。

三、咽肌痉挛

单纯的咽肌痉挛，大多原因不明。慢性咽炎患者、烟酒过度者、鼻分泌物长期刺激咽部及外界物理化学因素的影响均有可能导致咽肌痉挛的发生。一切可以引起咽肌瘫痪的疾病亦可导致咽肌痉挛，且痉挛可为瘫痪的先兆。

咽肌的阵发性强直性痉挛较少见，癌肿的疼痛可引起，狂犬病、破伤风和脑膜炎以及颅内疾患皆可能发生咽肌强直性阵挛。

【症状】

不明原因的单纯咽肌阵挛性痉挛常在患者不知不觉中出现。软腭和咽肌发生规律的或不规律的收缩运动，甚者每分钟可达60～100次以上，与脉搏、呼吸无关；入睡后、局部或全身麻醉时，也不停止，但在发声和吞咽时每能暂时抑制阵挛性收缩。

阵挛发作时，患者及旁人常可听到明显的肌肉收缩声。患者自诉可听见自己有耳鸣声，即所谓他觉性耳鸣；耳鸣声与脉搏不一致，压迫颈动脉时不消失，故为肌性他觉性耳鸣，此乃为不同于血管性他觉性耳鸣之处。因腭帆提肌收缩致咽鼓管功能不正常，患者常有自听过响之感。咽后壁及喉均可同时发生节律性震颤。

患者常有吞咽障碍，咽喉不适，反复作呕和局部痛感，常因精神恐惧和紧张而导致咽肌痉挛发作或加重。

【诊断】

单凭咽、喉部视诊，颇难判断有无咽缩肌痉挛，大多需结合病史和临床症状方能诊断本病。喉咽和食管的X线吞钡剂透视或拍片可见痉挛引起的吞咽障碍。痉挛发作时，钡剂不能顺利咽下，可从咽腔呛入鼻腔或有较多钡剂滞留在会厌谷、梨状窝等处。在诊断中，必须注意与器质性阻塞如肿瘤、异物、瘢痕形成等相鉴别，可行纤维喉镜或纤维食管镜检查。

【治疗】

耐心地讲明病情，以解除其思想顾虑。缓慢而安静地进食可以减轻痉挛，饮食应无刺激性，多加咀嚼后再咽下。劝告患者改正生活上的不良习惯和改善其周围环境。

药物治疗可根据不同的病因和病情选用：①镇静剂如溴化物、艾司唑仑（舒乐安定）等；②氯美扎酮，又名芬那露（fenarol），为抗焦虑药，具有弱安定及松弛肌肉作用，成人剂量为0.2g，3次/d；③自主神经调节药物，如谷维素10mg，3次/d；④强壮剂和维生素类药物等。

若为器质性病变引起的痉挛，必须针对病因进行治疗。

第二节　感觉性障碍

一、感觉减退或感觉缺乏

咽部感觉减退或感觉缺乏多为全身其他疾患引起；若单独出现，每为功能性疾病或癔病引起，临床上以感觉减退较多见。全身其他疾患可由中枢性病变或末梢神经麻痹引起。中枢性病变，常起因于脑干中的疾患，如：肿瘤、出血、血栓形成、多数性脑脊髓硬化、脑底脑膜炎、延髓麻痹、假延髓性麻痹、延髓空洞症和梅毒等。末梢神经麻痹可由颈静脉孔周围病变累及Ⅸ、Ⅹ和Ⅺ对脑神经而引起，或由于白喉、梅毒等引起末梢神经炎所致。

咽部感觉减退或缺乏，常与运动性障碍合并出现，亦常与喉部的感觉、运动性障碍同时出现。

【症状】

若病情仅局限在口咽部，患者多无明显自觉不适。若累及喉咽部或喉部时，进食或饮水常被误呛入下呼吸道，引起反呛和咳嗽，久之可发生吸入性气管、支气管炎或肺炎。

【诊断】

检查咽部时，可见软腭和咽的生理性防御反射功能明显丧失。若喉部受累，触诊喉部时，喉的反射性痉挛消失；故根据症状和检查较易诊断。病因诊断，往往须请神经科医师协同检查、分析。

【治疗】

功能性疾病或癔病引起者，可酌情应用钙剂、维生素类药物，颈部穴位药物注射（山莨菪碱、维生素 B_1 等），喉部理疗等。全身其他疾病引起者应针对病因治疗。

二、感觉过敏或感觉异常

（见第三篇第九章咽异感症）

三、自发性舌咽神经痛

【症状】

发作性一侧咽部、扁桃体区及舌根部针刺样剧痛，突然开始，持续数秒至数十秒，发作期短，但不能忍受，可放射至同侧舌面或外耳道深部。说话过多、反复吞咽、触摸患侧咽壁时，扁桃体、舌根及下颌角均可引起发作。以2%丁卡因麻醉咽部，可减轻或止住疼痛。

【诊断】

须排除舌咽神经分布区的炎症或包块压迫，茎突过长等引起的继发性舌咽神经痛，咽、喉结核，鼻咽和喉咽恶性肿瘤。

【治疗】

应用镇静剂、镇痛剂、表面麻醉剂喷雾均可减轻疼痛和缓解发作。常用静脉滴注激素、低分子葡萄糖，口服卡马西平、苯妥英钠等。局部普鲁卡因封闭有较快的疗效。坚持口服苯妥英钠3～4个月，可获疗效，甚至有报道称不再发作。

对于发作频繁或症状剧烈者，保守治疗无效，可行颅内段舌咽神经切断术或扁桃体窝和高位颈侧进路于颈静脉孔处切断舌咽神经。有作者从下颌下进路切除大部颈段舌咽神经及其末梢细支，该手术术野大，解剖标志清楚，可在局麻下进行。

（沈艮祥　毕胜斌）

主要参考文献

1. 陈灵昌，陈震．舌骨综合征20例报告．临床耳鼻咽喉科杂志，1998，12：518
2. 陈琦，王薇．咽旁间隙肿瘤（33例临床分析）．复旦大学学报（医学版），2004，31：90-92
3. 窦前．舌骨综合征误诊原因分析．河南医药信息，2002，10：20-21
4. 高庆红，陈亚多．茎突舌骨综合征一例报告．华西口腔医学杂志，1998，16：143
5. 郭兮恒，王辰，张洪玉，等．低温射频等离子术治疗鼾症和阻塞性睡眠呼吸暂停综合征的临床观察．中华医学杂志，2001，81：1306-1308
6. 黄选兆．2142例扁桃体挤切术的体会．武汉医学院学报，1983，12：144
7. 黄选兆，李向农．面罩法氟烷麻醉应用于扁桃体挤切术2059例报告．新医学，1984，15：626-627
8. 黄选兆．鼻咽癌与皮肌炎（附4例报告）．中华耳鼻咽喉科杂志，1984，19：251-252
9. 黄选兆．老年人吞咽功能障碍．临床耳鼻咽喉科杂志，2001，15：381-383
10. 黄选兆．老年人误吸的临床探讨．临床耳鼻咽喉科杂志，2005，19：286-288
11. 黄选兆，主编．老年眼耳鼻咽喉疾病的诊治．武汉：华中科技大学出版社，2005. 165-167，183-185，197-198
12. 胡雨田，主编．（耳鼻咽喉科学全书）咽科学．第2版．上海：上海科学技术出版社，2000
13. 江德胜，余养居，主编．耳鼻咽喉头颈外科临床诊疗手册．上海：上海世界图书出版公司，2006
14. 李成君．舌骨综合征36例疗效观察．铁道医学，2000，28：248
15. 李添应，主编．耳鼻咽喉肿瘤（临床部分）．广州：广东科学技术出版社，2000
16. 李五一，倪道凤．吞咽障碍与误吸．中华耳鼻咽喉头颈外科杂志，2005，40：318-340
17. 刘少华，王勇，张仁华，等．茎突舌骨综合征23例诊治分析．上海口腔医学，2005，14：223-226
18. 刘定荣，付建军．舌骨综合征的治疗．泸州医学院学报，2004；27：444-445
19. 卢永德，陈忠，黄南桂，等．茎突综合征35例（附茎突骨折1例）．耳鼻咽喉-头颈外科，1995；2：11-14
20. 谭慎微，崔永华，薛兴尧．舌骨综合征．临床耳鼻咽喉科杂志，1990，4：23-25
21. 唐忠怀，宣熙华，周浩民．鼻咽癌聚积的两个家系调查及血清VCA-IgA抗体测定．中华医学杂志，1983，63：553
22. 屠规益，主编．喉癌下咽癌现代理论与临床．山东：山东科学技术出版社．2002
23. 汪吉宝，陶正德，综述．与鼻咽癌有关的EB病毒研究．国外医学耳鼻咽喉科学分册，1982，6：133
24. 王璁，黄选兆，主编．耳鼻咽喉科病案集．北京：人民卫生出版社，1989. 71-74
25. 王增勤，执笔．茎突综合征（81例综合报告）．中华耳鼻咽喉科杂志，1982，17：183
26. 王辉萼．舌骨综合征14例分析．浙江医学，1998，20：40-41
27. 王天铎，主编．喉科手术学．北京：人民卫生出版社，2000. 104-114
28. 王正敏，陆书昌，主编．现代耳鼻咽喉科学．北京：人民军医出版社，2001
29. 薛兴尧．茎突过长症．中华耳鼻咽喉科杂志，1960，8：169
30. 徐心田．舌骨综合征17例报告．临床耳鼻咽喉科杂志，2000，14：276
31. 徐胜春，涂丽莉，刘业海，等．吞咽功能障碍患者环咽肌切迹的出现率．中国耳鼻咽喉头颈外科，2006，13：51-53
32. 殷朝兴，张云高，孙秀兰．舌骨综合征32例报告．临床耳鼻咽喉科杂志，1997，11（增刊）：27-28
33. 章明运，邓士俊，李济安．茎突综合征28例临床与X线表现分析．临床耳鼻咽喉科杂志，1993，7：48
34. 周冬琴，马淑勤．舌骨综合征45例临床分析．临床耳鼻咽喉科杂志，1995，9（增刊）：155
35. 周成勇，刘达根．等离子低温射频消融治疗鼻塞疗效评价．中国耳鼻咽喉头颈外科．2005，12：159-161
36. 中华医学会耳鼻咽喉科学分会，中华耳鼻咽喉科杂志编委会．阻塞性睡眠呼吸暂停低通气综合征诊断

依据和疗效评定标准暨悬雍垂腭咽成形术适应证(杭州). 中华耳鼻咽喉科杂志, 2002, 37: 403-404
37. 钟旭,肖毅. 多导睡眠图监测系统. 现代仪器,2002:33-36
38. 朱德民. 舌骨综合征误诊二例. 临床误诊误治,2002;15:239
39. Ballenger JJ. Elongated styloid process, Eagle's syndrome. Diseases of the Nose, Throat, Ear, Head and Neck. 14th ed. Philadelphia: Lea & Febiger, 1991. 247-248
40. Boyadjian A, Marsot-Dupuch K, Schmitt E, et al. Development anomaly of the hyoid bone: an unusual cause of dysphagia. Journal de Radiologie, 2001, 82: 491-494
41. Cohen SM, Burkey BB, Netterville JL. Surgical management of parapharyngeal space masses. Head Neck, 2005, 27: 669-675
42. Hefer T, Hirshowitz B. Hyoid bone syndrome. Plast Reconstr Surg, 2005, 115: 959-960
43. Khafif A, Segev Y, Kaplan DM, et al. Surgical management of parapharyngeal space tumors: a 10-year review. Otolaryngol Head Neck Surg, 2005, 132: 401-406
44. Kunachak S. Anterior cevical pain syndrome hyoid, thyroid and cricoid cartilage syndrome and treatment with triamcinolone acetonide. Journal of laryngology & Otology, 1995, 109: 49-52
45. Logemann JA. Mechanisms of normal and abnormal swallowing. In: Cummings CW, Fredrickson JM, Harker LA, et al. Otolaryngology-Head and Neck Surgery. vol 3. 3rd ed. St. Louis: Mosby-Year Book, 1998. 1844-1852
46. Langmore SE, Skarupski KA, park PS, et al. Predictors of aspiration pneumonia in nursing home residents. Dysphagia, 2002, 17: 298
47. Malone JP, Agrawal A, Schuller DE. Safety and efficacy of transcervical resection of parapharyngeal space neoplasms. Ann Otol Rhinol Laryngol, 2001, 110: 1093-1098
48. Nir D, Hefer T, Joachims HZ. Hyoid bone syndrome and its treatment with nonsteroidal drugs. American Journal of Otolaryngology, 1998, 19: 296-300
49. Oliai BR, Sheth S, Burroughs FH, et al. "Parapharyngeal space" tumors: a cytopathological study of 24 cases on fine-needle aspiration. Diagn Cytopathol. 2005, 32: 11-15
50. Pang KP, Goh CH, Tan HM. Parapharyngeal space tumours: an 18 year review. J Laryngol Otol, 2002, 116: 170-175
51. Roberson GH, Biller H, Sessions DG, et al. Presurgical internal maxillary artery embolization in juvenile angiofibroma. Laryngoscope, 1972, 82: 1524
52. Robinson PJ, Davis J, Kraser JG. The hyoid syndrome: a pain in the neck. J Laryngol & Otol, 1974, 108: 855-858
53. Shenol PM. Stylohyoid syndrome. J Laryngol & Otol, 1972, 86: 1203-1211
54. Sham JS, Choy D. Nasopharyngeal carcinoma: treatment of neck node recurrence by radiotherapy, Australas Radiol, 1991, 35: 370-373
55. Simons MJ. Immunogenetic aspects of nasopharyngeal carcinoma LV, increased risk in Chinses of nasopharyngeal carcinoma associated with a Chinese related HLA profile (A2 Singapore 2) J Nat Cancer Inst, 1976, 57: 977
56. Waldman SR. Surgical experience with nasopharyngeal angiofibroma Arch Otolaryngol, 1981, 107: 677
57. Wei WI. Nasopharyngeal cancer: current status of management: a New York Head and Neck Society lecture. Arch Otolaryngol Head Neck Surg, 2001, 127: 766-769
58. Wei WI, Ho WK, Cheng AC, et al. Management of extensive cervical nodal metastasis in nasopharyngeal carcinoma after radiotherapy: a clinicopathological study. Arch Otolaryngol Head Neck Surg, 2001, 127: 1457-1462

第四篇

4

喉科学

第 一 章

喉的临床解剖学

喉（larynx）居颈前正中，舌骨之下，上通喉咽，下接气管。喉上端为会厌上缘，在成人约相当于第 3 颈椎上缘或下缘平面。下端为环状软骨下缘。约相当于第 6 颈椎下缘平面。喉是由软骨、肌肉、韧带、纤维组织及黏膜等构成的一个锥形管腔状器官。

第一节 喉的软骨

构成喉支架的软骨共有 11 块（图 4-1-1）。单个而较大的有甲状软骨，环状软骨及会厌软骨；成对而较小的有杓状软骨，小角软骨，楔状软骨及麦粒软骨。

1. 会厌软骨（epiglottic cartilage） 位于舌骨及舌根后面，在喉入口之前，上宽下窄形如树叶；窄段称之为会厌软骨茎（柄）（petiolus epiglottidis），其下端借甲状会厌韧带连接于甲状软骨交角内面，切迹下方。会厌结节是会厌黏膜及其下的结缔组织形成的隆起，位于会厌喉面的根部，紧接室襞在甲状软骨附着处的上方。

2. 甲状软骨（thyroid cartilage） 为喉部最大软骨，由左右对称的四方形甲状软骨板组成。板的前缘在正中线上互相融合，后缘彼此分开。在正中融合处的上方呈 V 形切迹，称甲状软骨切迹（thyroid notch），为颈部手术的一个重要标志。两个甲状软骨板在前缘会合形成一定的

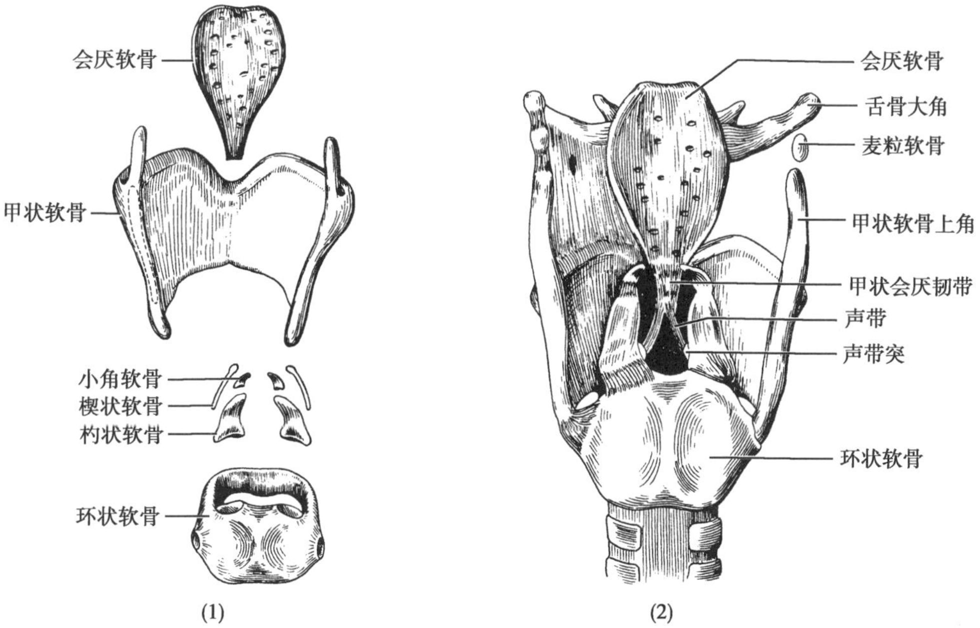

图 4-1-1 喉软骨及支架

（1）喉的软骨（后面观） （2）喉的软骨支架（后面观）

角度，此角度男性较小，上端向前突出，称为喉结（prominentia laryngea），为成年男性的特征；在女性近似钝角，因此喉节不明显。板的外侧面自后上向前下有一斜线，为甲舌骨肌、胸骨甲状肌及咽下缩肌的附丽处。斜线上端名为甲状上结节，下端名为甲状下结节。后缘有甲状软骨上角及甲状软骨下角。上角借舌骨甲状侧韧带与舌骨大角连接。下角内侧面有关节面与环状软骨形成环甲关节。

3. 环状软骨（cricoid cartilage） 是喉部惟一呈完整环形的软骨，对于保持呼吸道的通畅特别重要。如被损伤，常后遗喉狭窄。环状软骨前部细窄，名弓；后方高而成方形的部分为板；板的上缘两侧各有一长圆形关节面，与杓状软骨构成环杓关节。每侧板弓相接处的外侧各有一关节面，与甲状软骨下角形成环甲关节。环状软骨弓的上缘与甲状软骨下缘之间为环甲膜，膜前皮下有一淋巴结，称喉前淋巴结，可因喉癌转移而肿大。环状软骨弓也为手术的重要标志，有助于数清楚气管环的数序。3个月的婴儿其高度约相当于第4颈椎下缘平面。6岁时降至第5颈椎以下，青春期降至第6颈椎平面。

4. 杓状软骨（arytenoid cartilages） 形如三棱锥体，骑跨于环状软骨板上缘的外侧，两者之间构成环杓关节。杓状软骨的基底呈三角形，前角名声带突（vocal process），是声韧带及声带肌的附丽处；外侧角名肌突（muscular process），环杓侧肌及部分甲杓肌外侧部的肌纤维附丽于其前方，环杓后肌附丽于肌突的后方。

杓状软骨功能复合体（arytenoid functional complex）：是指杓状软骨及其附着结构的功能复合体。杓状软骨是其附丽肌肉活动的载体。各方向肌肉收缩导致杓状软骨不同的运动，将杓状软骨及其附丽的软组织理解为一功能复合体有助于改变传统的手术观念。

5. 小角软骨（corniculate cartilages） 系细小的软骨，位于杓状软骨顶端，居杓会厌襞后端。

6. 楔状软骨（cuneiform cartilages） 位于杓会厌襞内，小角软骨之前。可能缺如。

7. 麦粒软骨（triticeous cartilages） 为纤维软骨。包裹于舌骨甲状侧韧带内。

喉软骨的关节活动：喉软骨有两对关节，即一对环甲关节（cricothyoid joint）和一对环杓关节（cricoarytenoid joint）。

环甲关节：由甲状软骨下角内侧面的关节面与环状软骨弓板相接处外侧的关节面构成。此对关节是甲状软骨和环状软骨之间的两个共同支点，如两个软骨前部的距离缩短，则后部的距离就有所增加，从而使环状软骨板后仰，附着于背板上的杓状软骨也随之后仰，使声带的张力增加，配合了声门的闭合。如环甲关节活动障碍，必将影响声带的弛张，使发声时，声门裂不能紧闭，出现梭形缝隙。若一侧环甲关节活动障碍或两侧活动不对称，在发声时，声门出现偏斜，后部偏向患侧或活动较差一侧。

环杓关节：由环状软骨板上部的关节面与杓状软骨底部的关节面构成。环杓关节是一对更为灵活的关节，对声门的开闭起重要作用，对环杓关节的活动形式有两种看法：一种认为杓状软骨在环状软骨上活动，主要以其垂直轴为中心，向外或向内转动以开闭声门。另一种认为杓状软骨是沿着环状软骨背板两肩上的关节面呈上下、内外、前后滑动，两侧杓状软骨互相远离或接近以开闭声门。与此同时，杓状软骨还有一定程度的向内或向外偏跨的配合活动。

第二节 喉的韧带及膜

喉体的各软骨之间有纤维状韧带组织相连接（图4-1-2）。

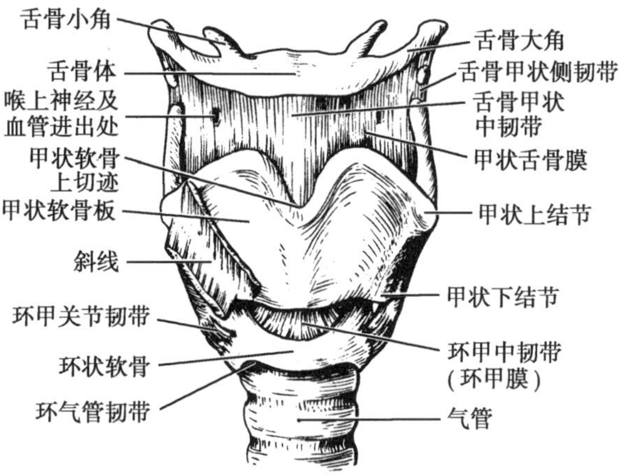

图4-1-2 喉韧带

1. 甲状舌骨膜（thyrohyoid membrane） 为连接舌骨与甲状软骨上缘的弹性薄膜，膜的中央部分增厚，名舌骨甲状中韧带（median thyrohyoid ligament），两侧较薄，有喉上神经内支及喉上动脉、静脉经此穿膜入喉。膜的后外侧缘名舌骨甲状侧韧带（lateral thyrohyoid ligament）。

2. 喉弹性膜为一宽阔展开的弹性纤维组织，属喉黏膜固有层的一部分，分上、下两部。自喉入口以下至声韧带以上者为上部，较薄弱；在室襞边缘增厚的部分，名室韧带（ventricular ligament）。室韧带前端附着于甲状软骨交角内面、声韧带附着处的上方，后端附着于杓状软骨前外侧面的中部。

下部名喉弹性圆锥（elastic cone of larynx）（图4-1-3），为一层坚韧而具弹性的结缔组织薄膜，其下缘分为两层，内层附着于环状软骨的下缘，外层附着于环状软骨的上缘。向上，此膜前方附于甲状软骨交角内面的近中间处，后附着于杓状软骨声带突，其上缘两侧各形成一游离缘，名声韧带（vocal ligament）。在甲状软骨下缘与环状软骨弓上缘之间，弹性圆锥前部的、可伸缩的、裸露在两侧环甲肌之间的部分，名环甲膜（cricothyroid membrane），其中央增厚而坚韧的部分称环甲中韧带（median cricothyroid ligament），为环甲膜切开术入喉之处。

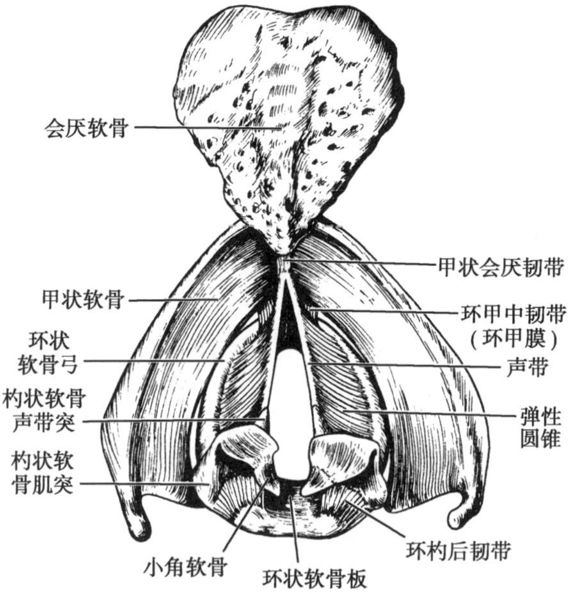

图 4-1-3　弹性圆锥

3. 甲状会厌韧带（thyroepiglottic ligament）　连接会厌下端与甲状软骨，由弹性纤维组成，厚而坚实。

4. 舌会厌正中襞（median glossoepiglottic fold）　系自会厌舌面中央连接舌根的黏膜襞。其两侧各有舌会厌外侧襞。在舌会厌正中襞与外侧襞之间，左右各有一凹陷，称会厌谷（Vallecula epiglottica）。吞咽时流质及半流质食物常将其充满。也为易藏异物之处。

5. 杓会厌襞（aryepiglottic fold）（图 4-1-4）　自会厌两侧连向杓状软骨，构成喉入口的两侧缘。在此襞后外下方，每侧有一凹隙，名梨状隐窝（piriform fossa），尖锐异物也易停留此处。喉上神经经此窝的前襞和底部，在黏膜下形成一斜向内下行走的襞，称喉上神经襞，然后分出细支到达喉上部。于梨状隐窝内涂抹表面麻醉剂

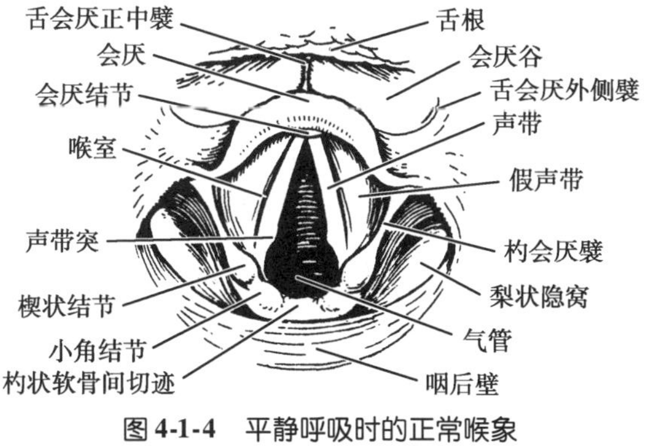

图 4-1-4　平静呼吸时的正常喉象

可麻醉喉上神经，临床上常用之。

6. 环杓后韧带（posterior cricoarytenoid ligament）　为环杓关节后面的纤维束。

7. 环气管韧带（cricotracheal ligament）　为连接环状软骨下缘与第 1 气管环的纤维膜。

第三节　喉 的 肌 肉

分为喉外肌及喉内肌两类。

1. 喉外肌（图 4-1-5）喉外肌将喉与周围结构相连，包括附丽于颅底，舌骨、下颌骨、喉及胸骨的肌肉。其作用是使喉体上升或下降，同时使喉固定。二腹肌、下颌舌骨肌、颏舌骨肌、茎突舌骨肌、咽中缩肌等舌骨上方的肌肉可使喉随舌骨上升而上升。发声时，则在胸骨甲状肌的共同作用下，当舌骨固定时，使甲状软骨向前、下方倾斜，从而增加声带的张力。

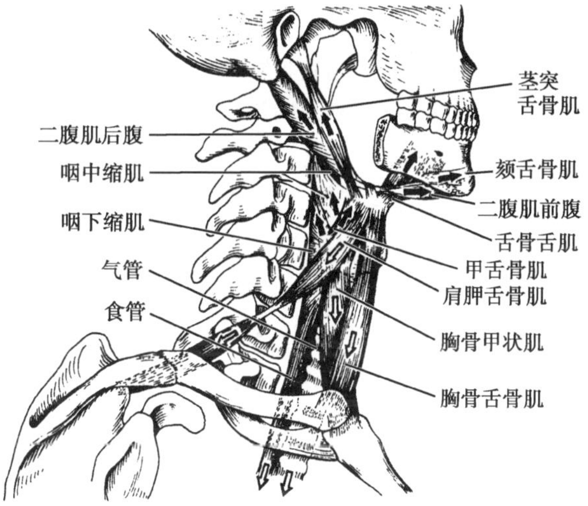

图 4-1-5　喉外肌
（箭头示肌肉收缩时的作用方向）

2. 喉内肌（图 4-1-6）起点及止点均在喉部，收缩时使喉的有关软骨发生运动。依其功能分成以下 4 组：

（1）使声门张开：主要为环杓后肌（posterior cricoarytenoid muscle）（图 4-1-6）。该肌起于环状软骨背面之浅凹，止于杓状软骨肌突之后部。环杓后肌收缩使杓状软骨的声带突向外转动，两侧声带的后端分开，使声门开大。环杓后肌为喉内肌中惟一的外展肌，如两侧同时麻痹，则有窒息的危险。

（2）使声门关闭：有环杓侧肌（lateral cricoarytenoid muscle）和杓肌（arytenoid muscle）。环杓侧肌起于环状软骨弓两侧的上缘，向上、向后止于杓状软骨肌突的前面。收缩时，声带突内转，向中央会合，使声带内收（图 4-1-7）、声门裂的膜间部关闭，声门裂的后 1/3

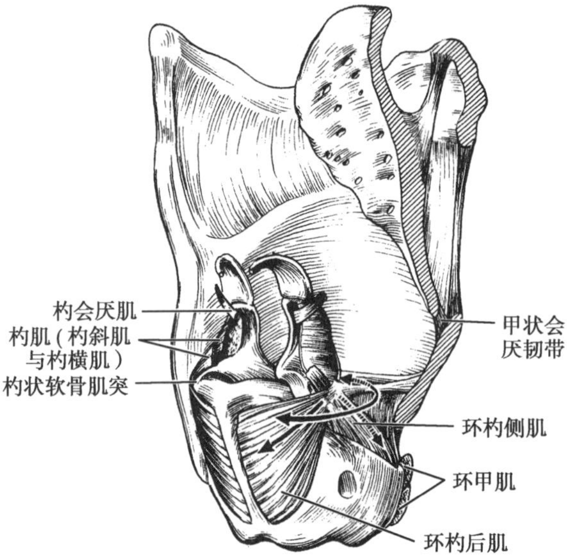

图 4-1-6 喉内肌
（箭头示肌肉收缩时的作用方向）

(软骨间部，则呈三角形张开。杓肌为杓横肌和杓斜肌的合称。杓横肌起于一侧杓状软骨后外侧缘，止于对侧杓状软骨后外侧缘；杓斜肌成 X 形位于杓横肌后方，起于一侧杓状软骨肌突，止于对侧杓状软骨顶端。杓肌收缩时使两块杓状软骨靠拢，以闭合声门裂后部。

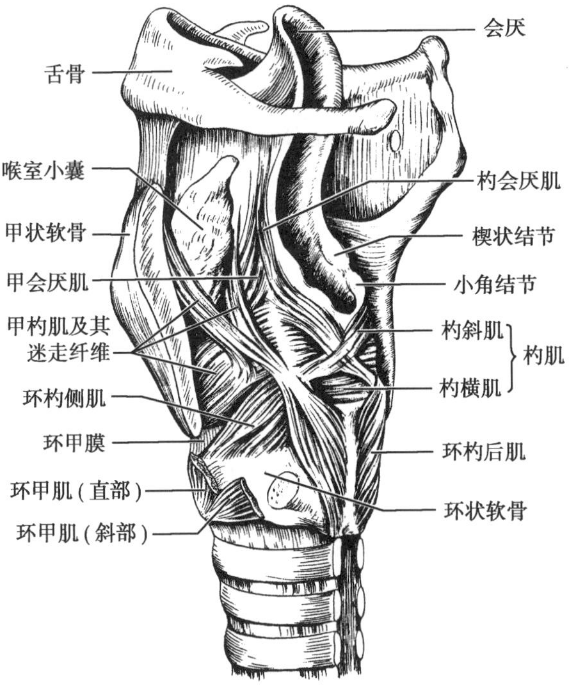

图 4-1-7 喉内肌侧面观，左侧甲状软骨板及甲状舌骨膜已部分切除

（3）使声带紧张和松弛：有环甲肌（cricothyroid muscle）和甲杓肌（thyroarytenoid musle）。环甲肌起于环状软骨弓的前外侧，向上止于甲状软骨下缘。该肌收缩时甲状软骨和环状软骨弓接近，以环甲关节为支点，增加杓状软骨和甲状软骨之间的距离，并将甲杓肌拉紧，使声带紧张度增加，并略有使声带内收的作用（图 4-1-8）。也有人认为：当发声时，环咽肌收缩，使环状软骨在脊柱前固定不动，而甲状软骨下缘向环状软骨弓接近；当吞咽时，环状软骨弓向甲状软骨下缘靠近。甲杓肌起自甲状软骨板交角的内面及环甲中韧带，止于两处：其一止于声韧带及声带突的部分，名甲杓肌内侧部或声带部（也称声带肌或甲杓内肌）；其二止于杓状软骨外侧缘和肌突前内侧的部分，名甲杓肌外侧部，也称甲杓侧肌。甲杓肌收缩时使杓状软骨内转，以缩短声带（使声带松弛）及兼使声门裂关闭。

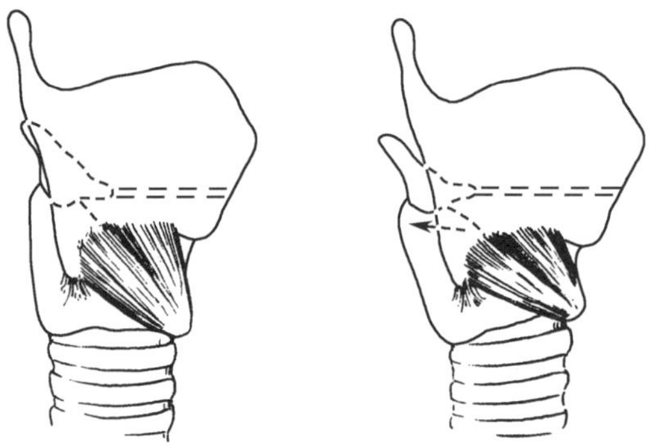

图 4-1-8 环甲肌对声带的作用
（右图示环甲肌收缩时的状态）

（4）使会厌活动肌群：主要有杓会厌肌（aryepiglottic muscle）和甲状会厌肌（thyroepiglottic muscle）。杓会厌肌为一部分杓斜肌绕杓状软骨顶部延展至杓会厌襞而成。该肌收缩使喉入口收狭。甲状会厌肌为甲杓肌一部分延展于声带突及杓状软骨之外侧缘达杓会厌襞及会厌软骨外侧缘而成，收缩使喉入口扩大。

第四节 喉的黏膜

喉黏膜由上皮层和固有层二层组成，喉弹性膜是固有层的一部分。

喉黏膜上接喉咽，下连气管黏膜。在会厌喉面、小角软骨、楔状软骨及声带表面的黏膜表层与深层附着甚紧，其他各处附着较松，特别是杓会厌襞及声门下腔最松，故易发生肿胀或水肿。在声带、杓状软骨间切迹、会厌的舌面及部分喉面、部分的杓会厌襞以及室襞的游离缘等处属复层鳞状上皮，其余各处属纤毛柱状上皮，与气管黏膜相同。

除声带游离缘外，喉黏膜内有大量混合性腺体，特别在会厌根部的舌面，杓会厌襞的前缘和喉室小囊等处更为丰富。

第五节　喉　　腔

喉腔是由喉支架围成的管状空腔，上与喉咽腔相通，下与气管相连。以声带为界，将喉腔分为声门上区（supraglottic portion），声门区（glottic portion）和声门下区（infraglottic portion）三部（图4-1-9）。

1. 声门上区　位于声带上缘以上，其上口呈三角形，称喉入口（laryngeal inlet），由会厌游离缘，杓会厌襞和位于此襞内的楔状软骨，小角结节及杓状软骨间切迹所围成。声门上区之前襞为会厌软骨，二侧襞为杓会厌襞，后襞为杓状软骨。介于喉入口与室带之间者，又称喉前庭（laryngeal vestibule），上宽下窄，前壁较后壁长。

（1）室带：亦称假声带（false vocal cords），左右各一，位于声带上方，与声带平行，由黏膜、室韧带及少量肌纤维组成，外观呈淡红色。前端起于甲状软骨板交角内面，后端止于杓状软骨前面。发声时边缘呈凸面向上的弧形，喉入口开大，黏液流出，使声带润滑；呼吸时边缘展直，喉室入口成窄隙状。

（2）喉室（laryngeal ventricle）：位于声带和室带之间，开口呈椭圆形的腔隙，其前端向上向外延展成一小憩室，名喉室小囊（sacculus of larynx）或喉室附部，此处有黏液腺，分泌黏液，润滑声带。

2. 声门区　位于声带之间，包括两侧声带，前联合和后联合。

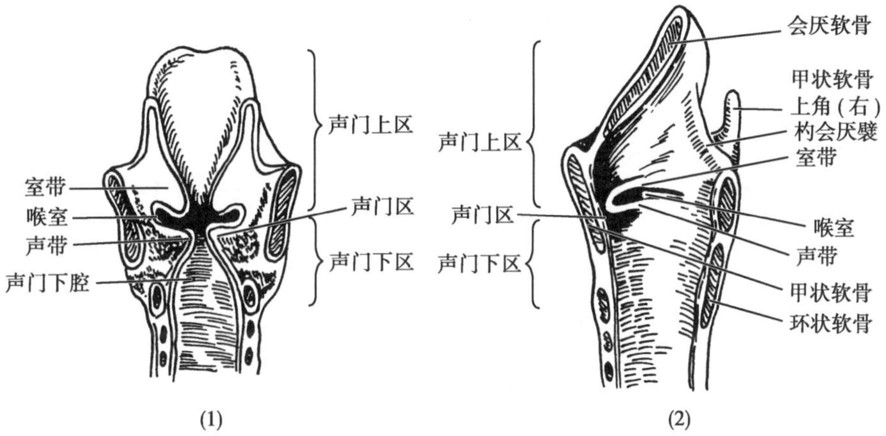

图4-1-9　喉腔的分区

（1）喉的额状切面后面观　（2）喉的矢状切面内面观

声带（vocal cords）：位于室带下方，左右各一，由声韧带、声带肌、黏膜组成。在间接喉镜下声带呈白色带状，边缘整齐。前端位于甲状软骨板交角的内面，两侧声带在此融合成声带腱（vocal tendon）称前联合（anterior commissure）。声带后端附着于杓状软骨的声带突，故可随声带突的运动而张开或闭合。声带张开时，出现一个等腰三角形的裂隙，称为声门裂（rima vocalis），简称声门。空气由此进出，为喉最狭窄处。声门裂的前2/3介于两侧声韧带之间者称膜间部，后1/3介于两侧杓状软骨声带突之间者称为软骨间部，此部亦即所谓后联合（posterior commissure）。男性声带较女性长。魏能润等（1961）曾用X线片法测量声带的生理长度，成年男性的声带平均长度约为20mm，成年女性声带长度约为15mm。日本平野实对尸体声带测量的结果：新生儿声带全长为2.5～3mm，膜部长1.3～2mm，软骨部长1.0～1.4mm，无性别差异。变声期声带因喉部迅速增大而被拉长，此时增长较多，并出现男＞女的差异。到20岁时，声带基本停止增长，男性全长17～21mm，女性为11～15mm；膜部男性长14.5～18mm，女性为8.5～12mm。软骨部男性长2.5～3.5mm，女性为2.0～3.0mm。

声带的显微结构：从显微结构上，可将声带分为5层，由浅入深依次为：第1层系上皮层，为多层鳞状上皮；第2层任克层（Reinker layer），为疏松结缔组织；第3层为弹力纤维层；第4层是胶原纤维层；第3、4层构成声韧带；第5层为肌肉层，即声带肌。声带肌的肌束纤维走行与人体其他部位肌束纤维走行不同，它有纵、横、斜三向走行。声带5层组织，各层有不同的物理特性；外四层本身由喉肌被动控制拉紧、松弛，第5层声带肌除本身能主动收缩、放松外，同时还被环甲肌被动拉紧。因此，声带在发声运动时构成分层结构振动体。平野实（1981）将5层结构分为3部：第1、2层组成包膜部（cover）；第3、4层组成过渡部（transition）；第5层为本体部（body）。声带在发声运动时，因环甲肌，声带肌的不同作用，各部由于不同声高，不同声强而产生不同形式的运动。发胸声时，声带肌收缩比环甲肌有力，声带本体部变硬及弹性增高，包膜松弛和弹性变小，黏膜波明显。发假声时，声带肌不收缩或轻微收缩，而环甲肌用力收缩，因此声带本体部和包膜都被动拉紧，保持同样张力，声带振动时黏膜波消失，上述现象在喉动态镜下可清楚观察到。

3. 声门下区 为声带下缘以下至环状软骨下缘以上的喉腔，该腔上小下大。幼儿期此区黏膜下组织疏松，炎症时容易发生水肿，常引起喉阻塞。

第六节 喉的神经、血管及淋巴

1. 神经 喉的神经有二：喉上神经（superior laryngeal nerve）和喉返神经（recurrent laryngeal nerve），均为迷走神经的分支（图4-1-10）。

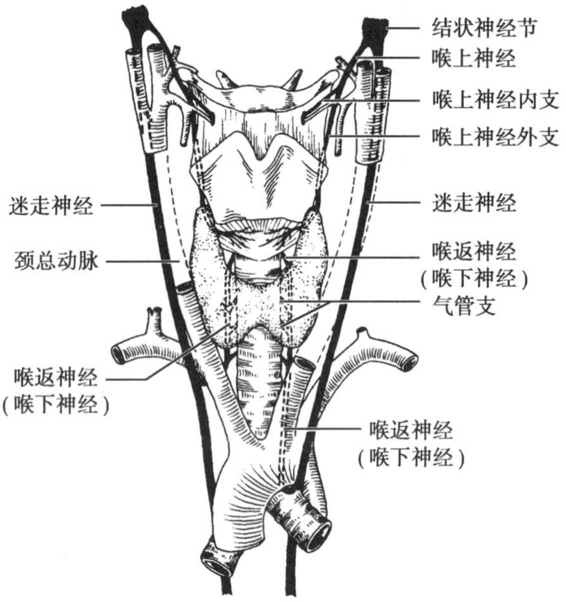

图4-1-10 喉的神经支配

（1）喉上神经：在相当于舌骨大角高度分为内、外两支。外支主要为运动神经，支配环甲肌及咽下缩肌，但也有感觉支穿过环甲膜分布至声带及声门下区前部的黏膜。内支主要为感觉神经，在喉上动脉的后方穿入甲状舌骨膜，分布于会厌谷、会厌、声门后部的声门裂上、下方，口咽，小部分喉咽及杓状软骨前面等处的黏膜。也可能有运动神经纤维支配杓肌。北京市耳鼻咽喉科研究所解剖组（1971）观察喉神经100例，喉上神经内支的后支100%有小分支至杓肌的深部。内支有分支与喉返神经的后支吻合。

喉上神经封闭或酒精注射时，最好在舌骨大角和甲状软骨上结节连线的中点偏内侧1cm处刺入。

（2）喉返神经：迷走神经下行后分出喉返神经，两侧径路不同。右侧在锁骨下动脉之前离开迷走神经，绕经该动脉的前、下、后，再折向上行，沿气管食管沟的前方上升，在环甲关节后方进入喉内；左侧径路较长，在迷走神经经过主动脉弓时离开迷走神经，绕主动脉弓部之前、下、后，然后沿气管食管沟上行（图4-1-10），取与右侧相似的途径入喉。喉返神经主要为运动神经，但也有感觉支分布于声门下腔、气管、食管及一部分喉咽的黏膜。

喉返神经分支变异甚多，一般在环甲关节后面或内面分为前、后两支，但也常在环状软骨以下处进行喉外分支者。据北京市耳鼻咽喉科研究所解剖组的观察，喉返神经绝大多数在喉外即开始分支，但真正入喉者均为两支。后支进入环杓后肌，支配环杓后肌及杓肌，与喉上神经内支的分支吻合；前支在环甲关节后面上行进入环杓侧肌，支配除环甲肌、环杓后肌及杓肌以外的喉内各肌。总之，喉返神经（包括前、后支）乃支配除环甲肌以外的喉内各肌。或云，喉返神经也由运动神经纤维支配环甲肌。

喉返神经左侧径路较右侧为长，故临床上受累机会也较多。

2. 血管 喉的血管来源有二：一为甲状腺上动脉（来自颈外动脉）的喉上动脉（superior laryngeal artery）和环甲动脉（喉中动脉）；一为甲状腺下动脉（来自锁骨下动脉）的喉下动脉（inferior laryngeal artery）。喉上动脉在喉上神经的前下方穿过甲状舌骨膜进入喉内。环甲动脉自环甲膜上部穿入喉内。喉下动脉随喉返神经于环甲关节后方进入喉内。静脉与动脉伴行，汇入甲状腺上、中、下静脉。

3. 淋巴 喉的淋巴引流，与喉癌的局部扩展以及向颈部转移有密切关系。

喉的淋巴分成两个高度分隔的系统，即浅层和深层淋巴系统。

（1）浅层淋巴系统：为喉的黏膜内系统，左右互相交通。

（2）深层淋巴系统：为喉的黏膜下系统，左右互不交通。声门区几乎没有深层淋巴组织，故将声门上区和声门下区的淋巴系统隔开，又因左右彼此互不交通，故喉的深层淋巴系统可分成4个互相分隔的区域：即左声门上，左声门下，右声门上及右声门下。婴儿和儿童的淋巴管更发达，既稠密又粗大。随着年龄的增长，喉的淋巴组织有某种程度的退化。喉腔各区的淋巴分布引流情况（图4-1-11）。

1）声门上区：淋巴组织最丰富，淋巴管稠密而粗大。除喉室外，此区的毛细淋巴管在杓会厌襞的前部集合成一束淋巴管，穿过梨状窝前壁，向前向外穿行，伴

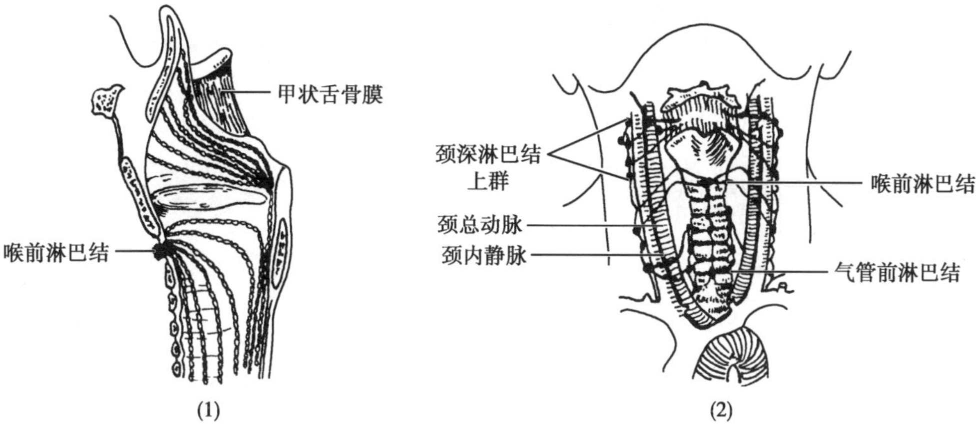

图 4-1-11 喉的淋巴
(1) 喉矢状切面内面观 (2) 喉的淋巴引流

随喉上血管束穿过甲状舌骨膜离喉；多数（约 98%）引流至颈总动脉分叉部的颈深上淋巴结群，少数（约 2%）引流入较低的淋巴结链和副神经淋巴结链。喉室的淋巴管穿过同侧的环甲膜、甲状腺进入颈深中淋巴结群（喉前、气管旁、气管前和甲状腺前淋巴结）和颈深下淋巴结群。

2）声门区：声带几乎无深层淋巴系统，只有在声带游离缘有稀少纤细的淋巴管，故声带癌的转移率极低。

3）声门下区：较声门上区稀少，亦较纤细。可分为两部分：一部分通过环甲膜中部进入气管前淋巴结（常在甲状腺峡部附近），然后汇入颈深中淋巴结群；另一部分在甲状软骨下角附近穿过环气管韧带和膜汇入颈深下淋巴结群、锁骨下、气管旁和气管食管淋巴结群。环状软骨附近的声门下淋巴系统收集来自左右两侧的淋巴管，然后汇入两侧颈深淋巴结群。故声门下癌有向对侧转移的倾向。

第七节 喉的间隙

喉有三个间隙，即会厌前间隙、声门旁间隙和任克间隙。这些间隙与喉癌的扩展有密切关系。

1. 会厌前间隙（preepiglottic space） 此间隙形如倒置的锥体，上宽下窄，位于会厌之前，可分为上、前和后界（图 4-1-12）。

上界：舌骨会厌韧带，此韧带表面有黏膜被覆，构成会厌谷之底部。

前界：舌骨甲状膜和甲状软骨翼板前上部。

后界：舌骨平面以下的会厌软骨。

会厌前间隙内充满脂肪组织。会厌软骨下部有多个穿行血管和神经的小孔和会厌前间隙相通，故会厌癌易循这些小孔向该间隙扩展。Maguire 认为：由于会厌软骨下部和会厌柄甚窄，故会厌前间隙的后界不仅有会厌软骨（构成后界的中部），且有左右两侧之方形膜构成后界之两侧部分。因此，会厌前间隙不仅在会厌之前，亦包绕在会厌之两侧，故该氏建议此间隙应称为会厌周围间隙（periepiglottic space），更为确切。

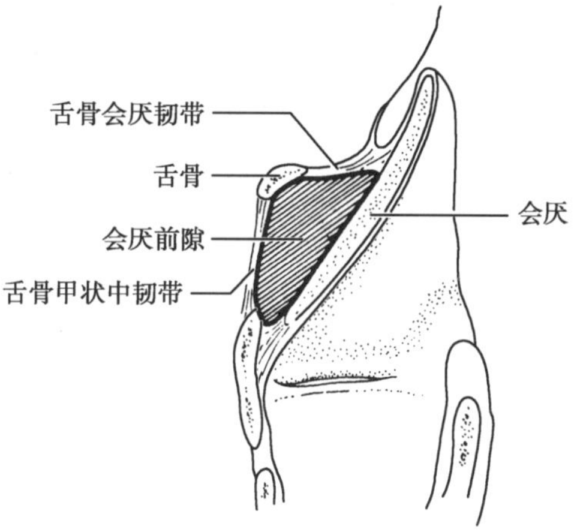

图 4-1-12 会厌前隙

2. 声门旁间隙（paraglottic space） 左右各一，位于甲状软骨翼板内膜和甲杓肌之间，上和会厌前间隙相通。有前外、内、内下和后界（图 4-1-14）。

前外界：甲状软骨翼板前部内膜。

内界：喉弹性膜之上部、喉室、甲杓肌。

内下界：弹力圆锥。

后界：梨状窝内壁黏膜转折处。

该间隙狭长，上通会厌前间隙，下达三角形膜（图 4-1-13）。韩德民通过 100 例的整喉连续切片，观察了该间隙特点，建议以喉室外下角水平假想线为界，将该间隙分为上、下两个部分。上部属声门上区，下部属声门区。声门上癌常通过会厌前间隙发展到声门旁间隙，再经声门旁间隙发展至声门区。贯声门癌亦易向深层浸润

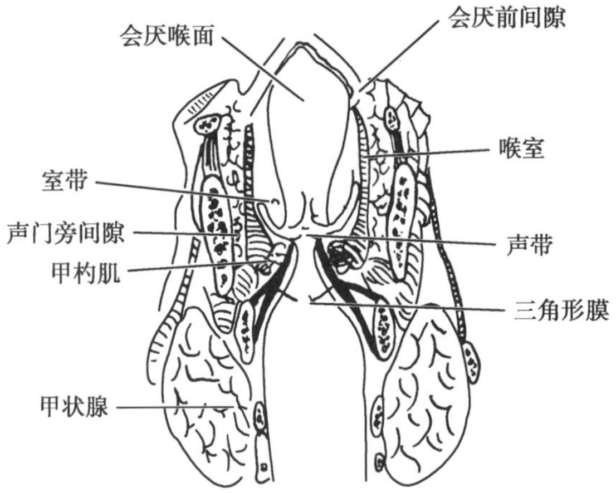

图 4-1-13 声门旁间隙

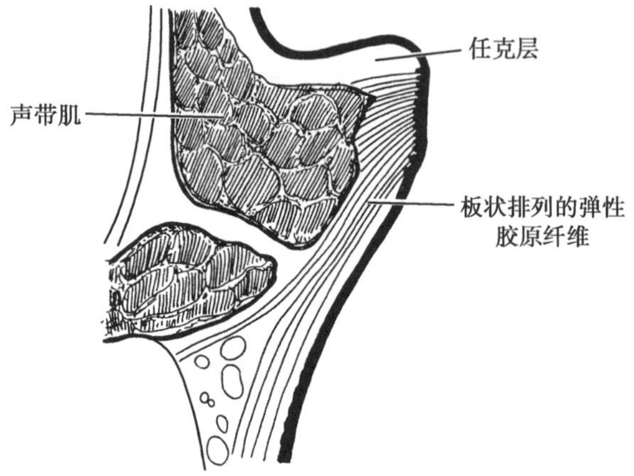

图 4-1-14 声带的额切面，示任克间隙

侵及此间隙；由于此间隙位处喉的深层，故临床不易诊断。该间隙受侵犯常是喉部分切除术失败的原因。

3. 任克间隙（Reink space） 是潜在性的微小间隙，左右各一（图 4-1-14）。位于声带游离上皮下层和声韧带之间，占声带游离缘之全长。正常时该间隙难以辨认，炎症时上皮下层水肿，声带息肉即形成于此。

（刘邦华 沈艮祥）

第二章

喉的生理学

喉是发声器官，又是呼吸道的门户。其主要功能是呼吸、发声、保护和吞咽。

1. 呼吸功能　声门为喉腔最狭窄处，通过声带的运动可改变其大小。平静呼吸时，声带位于轻外展位（声门裂大小约 13.5mm）。吸气时声门稍增宽，呼气时声门稍变窄。剧烈运动时，声带极度外展，声门开大，使气流阻力降至最小。呼出空气时受到阻力，可以增加肺泡内压力，有利于肺泡与血液中的气体交换。血液的 pH 及 CO_2 分压可以影响声门的大小，因此，喉对肺泡的换气及保持体液酸碱平衡也有辅助作用。

喉黏膜内存在化学感受器，当它受到刺激时，反射性地影响脑干呼吸中枢控制呼吸功能，当喉黏膜受氨气和烟雾等刺激时，可反射性地使呼吸减慢变深。这些化学感受器是由脱髓鞘的传入神经纤维支配，经喉返神经达到中枢。

肺的传入神经系统可以反射地影响喉的肌肉运动，因而影响呼吸功能。如支气管和细支气管壁的黏膜上皮内有肺刺激感受器（Lung irritant receptors）。当它们受到化学刺激物的刺激时，可激活小的有髓鞘的迷走神经传入纤维，传入中枢，通过疑核运动神经元，激活喉运动神经元，控制喉内收肌及外展肌的活动，达到呼气时增加喉阻力，吸气时降低喉阻力。

2. 发声功能　正常人在发声时，先吸入空气，然后将声带内收，拉紧，并控制呼气。自肺部呼出的气流冲动靠拢的声带使之振动即发出声音。声音的强度决定于呼气时的声门下压力和声门的阻力。声调决定于振动时声带的长度、张力、质量和位置。至少有 40 条肌肉参与了发声。

喉部发出的声音称为基音，受咽、口、鼻、鼻窦（共称上共鸣腔）、气管和肺（共称下共鸣腔）等器官的共鸣作用而增强和使之发生变化，成为日常听到的声音。至于构语则由舌、唇、牙及软腭等所完成。

喉的发声机制：根据空气动力肌弹力学说（Aerodynanicmyoelastic theory），声音的产生决定于呼出气流的压力与喉内肌肉的弹性组织力量之间的互相平衡作用；这种平衡作用的变动，可以改变声调，声强及音质。发声时，先吸气，使声带外展到中间位（intermediate position）或外侧位（lateral position）。开始呼气时喉内收肌收缩，两侧声带互相靠近，以对抗呼出气流的力量，使二者平衡。当声门逐渐缩小时，呼出气流的速度会逐步加快。因为声带之间气流速度增快，则声带之间的气体压力会随之降低，这就是 Bernonlli 效应。由于在声带之间形成了相对真空，双侧声带被牵拉接近，一旦声带靠拢在一起，完全阻塞气道，声门下方的气体压力增加，直到压力增加到足以使声门开放为止。当声门开放、声门下压力降低，声带因弹性及 Bernonlli 效应而回复关闭，这种现象重复得非常快，形成一个人声音的基本频率，重复得愈快，声调愈高，反之亦然。男性青年成人的基本频率为 124Hz，女性青年成人者为 227Hz。

声音具有三个主要因素即音调、声强和音色。音调的高低和声带振动的频率有关，频率快则音调高，频率慢则音调低。声带振动的频率又决定于声带的长度、强力、厚薄和呼出气柱的强弱。一个训练有素的歌唱家，能精确地运用这些变化而发出准确的音调。声强的大小决定于振幅的大小和呼出气压的强弱。音色是由混入基音的泛音所决定的，每个基音又都有其固有的频率和不同声强的泛音，使形成的每个声音各有其特殊的音色。所谓泛音乃是许多频率与基音频率成简单倍数的声音。例如某一基音频率每秒为 100 次，则其泛音的频率每秒为 200 次、300 次、400 次、500 次、600 次、700 次、

800 次、900 次等。每个人因其性别、年龄、喉部和共鸣腔构造的不同，产生泛音的成分也不同，故具有各不相同的音色。因此我们能够按话声分辨出每个说话的人。

人类声音的音域随年龄增长而增加，成人约为两个8 度音阶。具有高度训练的歌唱家可达2½～3 个8 度音阶。一般谈话的声音常限于5 度音阶之内，而不超过一个8 度音阶。声音就其固有的音域和音乐特性可分为男低音（音域为81～325 次/s），男中音（96～426 次/s），男高音（122～580 次/s）；女低音（145～690 次/s），女中音（217～1024 次/s）和女高音（256～1300 次/s）等类型。

耳语产生于声门裂的膜间部关闭，尤其声带中1/3 特别接近之时。软骨间部，因杓肌未收缩，留有一个三角形裂隙，呼出气流经此外泄而形成耳语。某些喉部疾患的人，企图借耳语获得声带的休息，殊不知在耳语时声带也须发生运动，故耳语并不能使声带休息。

喉的突变和衰老：新生儿喉部发出的声音，频率约为435 次/s，音域约为6 度音阶。喉部逐渐长大，音域也随之增宽。1 岁时约为8 度音阶，从5～6 岁至青春期前，仅有少许增宽。男性青春期喉部无论在大小、外形和机能上均有很大变化，整个变化时间约6 个月。在此期间声带约增长1/3，并有相应的厚度、宽度和质量的变化，喉肌也同时增长。声带有时呈水肿样和充血，声音变粗、嘶哑，或有不自主的、重复出现的突然音调改变。后一现象被认为是由于喉肌缺乏控制能力而非不协调的缘故。突变停止后，音域可增宽到两个8 度音阶或更宽，但音调变低。女性青春期喉部虽也有变化，但不如男性明显，声音变化一般都不觉察，而是逐渐地变为成人的音调和音域。老年人声音的变化系由于肌肉和弹性组织的退行性变，喉部萎缩的结果，声音变成颤抖的，高音调的尖声。

3. 保护功能　喉的杓会厌襞、室带和声带，类似瓣状组织，具有括约肌作用，能发挥保护下呼吸道的功能。杓会厌襞含有甲杓肌及杓间肌纤维，当它收缩时会关闭喉入口，可以防止食物、呕吐物及其他异物落入呼吸道。喉室带的下面平坦，上面则呈斜坡状。当室韧带外侧的肌纤维收缩时，室带内缘可以互相接触，关闭喉的第2 个入口，因其上斜、下平的外形，喉室带也有活瓣的作用，气流易进难出，在咳嗽反射时，室带关闭迅速，为时短暂；但在固定胸部时，动作缓慢，关闭持久。室带的主要功能为增加胸腔内压力，完成咳嗽及喷嚏动作，大小便、呕吐、分娩及举重时，要求固定胸部升高腹腔压力，此时室带的括约肌作用极为重要。切除声带之后、室带的作用更显出重要性。声带上面平坦，下面呈曲面，可阻碍空气进入，当声门下气压升高时，易使声门开放，空气难进易出，与喉室带作用相反。声带关闭可以抵抗咽腔内气压13kPa，而不使空气进入。两侧声带接近后在其下方形成圆拱形轮廓，两侧室带接近后则在其上方形成形态相似方向相反的圆拱形轮廓，使闭合的声门区不致为自上向下或自下向上的气流所冲开。声带和室带对气流的阻抗能力大小不同，声带抵抗自上向下的气流冲开声门的能力可数倍于室带抵抗气流自下向上冲开声门的能力，故喉阻塞时呼吸困难以吸气性呼吸困难为主。声带的括约肌作用，组成第3 道防线。

4. 吞咽功能　吞咽时，喉头上升，喉入口关闭，呼吸受抑制，咽及食管入口开放。这是一个复杂的反射动作。食物到达喉咽部时，刺激黏膜内的低阈值的机械感受器，冲动经咽丛、舌咽神经和迷走神经的传入纤维到达延髓的孤束核，继至下脑干的网状系统和疑核。疑核通过传出神经纤维，使内收肌收缩，同时抑制环杓后肌的活动，使声门紧闭，声带拉紧；而脑干的网状系统抑制吸气神经元，使呼吸暂停；如果食物进入喉的入口（常发生于婴儿）则会刺激喉上区域黏膜的感受器而增强这种反射。

喉外肌亦参与吞咽反射，正常吞咽时，由于甲舌肌的收缩和环咽肌的松弛，使甲状软骨与舌骨接近，喉头抬高。

通过X 线的观察，当食团积聚于会厌上时，喉和舌骨向上，同时舌骨旋转，其大角呈水平位，使会厌倒向咽后壁，阻止食物外溢；在吞咽时，随着食团向下移动，舌骨体更向甲状软骨靠近，此时喉腔前后径约为平静呼吸时的1/3。喉关闭运动的最后动作是位于食团通道中的会厌突然下降，关闭喉入口。

5. 喉的循环反射系统　主动脉的压力感受器的传入纤维，经过喉的深部组织、交通支、喉返神经感觉支，传至中枢神经，形成反射弧。喉内这些神经如果受到刺激则会减慢心律或出现心律不齐，喉内表面麻醉，不会消除这种反射，因为神经纤维位置深；但当施行气管插管和喉、气管支气管镜检查使喉部扩张时，则会引起这一反射，此反射可用阿托品抑制。

（刘邦华）

第 三 章

喉的常用检查法

喉的检查法包括病史询问、视诊、听诊和触诊、间接喉镜检查法、直接喉镜检查法（包括支撑喉镜和悬吊喉镜检查法）、纤维喉镜及电子喉镜检查法及X线检查法。

第一节 病史询问

正确的病史询问有助于了解病变的部位和性质；临床医师在整个诊治过程中，不仅要询问病史，准确地了解病史，而且要将患者的主诉和临床表现相结合，将局部的、全身的、情感的以及和生活方式相关的对嗓音有影响的各种因素考虑在内，全面了解疾病的来龙去脉，有助于制定有效的诊疗方案。

1. 全身情况问诊　了解是否有与发声有关的喉疾病，如：上呼吸道感染、血液病、变应性疾病、内分泌疾病等。

2. 手术史及外伤史问诊　对曾做过心脏或肺部手术的患者以及全麻插管的患者如出现喉部疾病，应了解患者手术情况、术中插管情况等，以确定喉部手术是否与嗓音有关。患者是否有外伤史，如喉部闭合性损伤、喉部开放性损伤。是否有误服化学药品、吸入毒物等可能损伤喉部结构和喉黏膜的情况。

3. 个人史及烟酒史问诊　包括社会经历、职业及工作条件、习惯与嗜好，以了解患者出现喉部问题的原因。通过询问患者的生活方式、生活环境以及日常生活安排情况，有助于了解患者出现喉部疾患的原因。如经常大声说话，容易形成过度用力发声的不良习惯，大量吸烟、饮酒会严重损害发声器官，尤其吸烟是引起喉部疾病的一个重要原因。

4. 心理因素问诊　随着社会的进步，人们的生活节奏加快、生活压力也逐渐增加。心理和情感的变化会影响到嗓音，嗓音同时也反映了一个人的心理和内心的变化，激动、压抑、愤怒、生活坎坷、工作不顺、情绪苦闷等情绪变化都会影响发声器官各部分之间的协调性，这也是歌唱时容易引起声带损伤的因素之一。因此，医师在询问病史时不能忽视对患者的心理状态的了解，包括对患者的性格及其对周围环境、工作及生活适应情况的了解。

5. 局部症状　在局部症状中最重要的是喉的功能障碍，较之疼痛的感觉异常为多见；

（1）分泌障碍和咳嗽：因喉部干燥感或黏性分泌物增多，喉的黏膜又受到炎症刺激，均可引起咳嗽。咳嗽的性质则视分泌物的多寡而定，或为干咳，或为咳嗽带痰。干咳也可能由异物或声带肿瘤引起。痉挛性犬吠样咳嗽多由声门下腔和气管的病变所致（白喉或声门下喉炎等）。

（2）发声障碍：是喉病的典型症状之一，可从极轻微的声嘶到完全失声，多为声带病变或其他原因使声带的正常运动发生障碍所致。对声嘶患者必须进行喉镜检查，切不可仅凭这一症状，不作检查就轻率地诊断为慢性喉炎；最轻的发声障碍是发声易倦，声嘶常出现于发声稍久之后，通常伴有发声过度的病史，如大声啼哭、高声喊叫、歌唱过度等；特别是运用假声带发声和唱歌方法不当者更易发生。喉炎伴有轻度声带增厚和少量黏液附着者，也常见声嘶。

声音哑、刺耳，多表示声带的形态有明显变化，或运动发生障碍使声门裂不能完全闭合。见于声带的急性炎症、肿瘤、声带缺损、喉部肌肉或神经的麻痹等。突然发生的声嘶，又能突然消失者，多为声带暂时性黏液附着，或声带息肉瞬间嵌顿于声门裂迅即恢复之故。发声时声门裂不能闭合者可致失声或失语，如癔病性失语或双侧声带麻痹等。喉肿瘤、结核也常引起失声。

（3）呼吸困难：喉病引起呼吸困难者较声嘶稍为少见。以吸气性呼吸困难为主。常伴有喘鸣和触诊喉部有颤动感。喉源性呼吸困难既可由喉腔变窄引起（如肿瘤、结核、白喉、炎症、异物、外来压迫、损伤等），也可由双侧环杓后肌麻痹，使声带不能外展而引起。喉痉挛可以引起阵发性窒息发作。

（4）喉鸣：是因为喉腔变窄，气流经过狭窄的管腔，经震动而发生鸣声。为儿童喉部疾病的常见症状（小儿喉腔较小，组织软弱而疏松，易发生喉鸣），引起喉鸣的疾病有；先天性喉鸣，儿童急性喉炎，外伤性喉狭窄，蝉鸣性喉痉挛，双侧喉返神经麻痹，喉良性、恶性肿瘤等。

（5）疼痛：剧烈的喉痛仅见于严重喉病并伴有深部溃疡和软骨膜炎者，如喉结核、恶性肿瘤。喉的普通炎性疾病疼痛较轻。喉入口病变引起的疼痛常在吞咽时加重，有时可出现吞咽障碍。声带病变引起的疼痛多于发声时出现；疼痛可向同侧耳部放射。喉部病变，无论是普通的急、慢性炎症，特殊性炎症或肿瘤，初起时往往仅有感觉的异常，如烧灼感、痒感、咽呛感或异物感等，患者多不能准确说明其部位。喉的神经性疾病患者，有时在喉上神经穿入甲状舌骨膜处有压痛。

（6）喉与下呼吸道及肺部关系密切，在询问既往病史中对于下呼吸道和肺部的病史也需详加询问。喉病的发生与接触外界刺激的因素关系密切，如烟、酒、高温、粉尘、化学烟雾等，询问时需多注意。

第二节　视诊、听诊及触诊

喉的视诊、听诊及触诊对喉病的诊断甚有帮助。

【视诊】

喉外视诊，嘱患者露出颈部，头稍上抬，光线从正面或旁边照射，观察患者喉部外形、轮廓和位置是否正常，有无炎性肿胀、肿瘤、甲状腺肿大和呼吸困难的征象。注意患者说话、吞咽或咳嗽时，喉及气管运动是否正常。应注意观察喉部两侧是否对称，有无外形改变、移位及先天畸形等现象。如喉部有先天性发育异常，或受肿瘤压迫，喉结偏离中线，两侧不对称，此时喉腔内构造如声带、喉室带等也常不对称。恶性肿瘤侵犯喉软骨时，喉外形膨大，皮肤可能红肿或破溃，颈前颈侧都可能出现淋巴结转移。也应注意观察喉的运动。平静呼吸时，喉部无移动；深呼吸或有呼吸困难时，喉部则在吸气时下降，呼气时上升。发高音或吞咽时喉也随之上升。喉病引起呼吸困难者，患者于吸气时头向后仰，也可听到喘鸣音。

当甲状软骨上角和颈椎接触时，推喉向左右移动，可听见和触到一种特殊的声音和摩擦的感觉，老年人则响声更显著，常为此引起不安，或被误诊为喉部骨折，尤其是过去有外伤史者。若将喉提起，使甲状软骨上角不与颈椎接触，移动喉部，正常者此种声音消失。而有骨折者则声音仍存在。患喉癌者，如病变向后或向环杓关节周围浸润，此种摩擦感及响声可消失。下呼吸道异物若随呼出气流有拍击声带者，可发生拍击声和撞击感。以手指置环甲膜处，多可触及。对于确定诊断和选择异物取出方法甚有帮助。

【触诊】

触诊时需将衣领解开，受检者正坐，检查者立于受检者后方，沿中线扪查颈前面，再用双手同时扪查患者喉部前方及两侧作比较，从颏下起到胸骨上窝止。扪浅部时，头后仰以使喉部突出，但当触诊深部时则头宜微前屈，使颈前肌肉松弛。用双手指尖触扪喉的各部。

检查时应注意：

（1）颏下、下颌下、舌骨下、环甲膜、胸骨上窝及双侧胸锁乳突肌的前后缘等处浅层淋巴结有无肿大、粘连、硬度及移动度如何。

（2）甲状腺是否肿大，有无结节性肿块。

（3）甲状软骨和环状软骨的位置、轮廓和表面的形态。

（4）喉软骨的弹性和硬度：青年人喉软骨较软而弹性强，老年人的软骨逐渐骨化，弹性较差。

（5）喉部的活动度和摩擦音：正常喉可稍向两侧活动，吞咽时能上下活动。用手指捏住患者的甲状软骨两侧向左右摆动，即可检查出其活动度，并稍向后压使与颈椎摩擦，以检查其摩擦音。

（6）压痛：软骨骨折时有压痛；患会厌炎时，以指压舌甲膜可有压痛；杓部炎症患者，向后压喉抵颈椎前面时可有压痛；环甲关节炎或环杓关节炎、喉结核、急性喉水肿或脓肿、喉上神经痛等都可有压痛。

（7）搏动：主动脉横跨气管分支处前方，主动脉瘤或主动脉瓣闭锁不全，在喉部常可扪到搏动；用手指在胸骨上窝向后、下压，胸腺肥大者可扪到柔软搏动的团块。

（8）声音振颤：用双手指或掌轻贴于喉外可以感觉到发音或喉鸣时两侧声颤。一侧声带瘫痪或有肿瘤，该侧声颤减弱；喉喘鸣或气管狭窄时声颤明显；带蒂息肉或气管内活动异物等冲击声门也可借触诊感觉出来。

【听诊】

可用普通听诊器或特殊的双头听诊器进行，后者便于比较喉两侧声音的差异。正常人在甲状软骨两侧可听见柔和而明显的呼吸音，其音调在吸气时较呼气时为高。呼吸道阻塞时呼吸音调较高。一般认为，呼气音调升高时可能为气管阻塞，而吸气音调升高时可能是喉部阻塞。音质的改变：喉内肌瘫痪时声门增大，声带振颤不全，患侧的呼吸音较粗糙而尖锐；声带带蒂的息肉，或声门下有活动的异物、痂皮或假膜，可听到扑击声。如下呼吸道分泌物潴留时可闻及痰鸣音。

第三节　间接喉镜检查法

间接喉镜检查法是西班牙著名音乐教师 Carcia 于 1851 年发明的，仍是目前最常用的喉部检查方法。施行间接喉镜检查法（indirect laryngoscopy）时，受检者直坐，上身微向前倾，检查者坐其对面，彼此间距离以额镜反光焦点能集中于悬壅垂（uvula）为准。受检者口张大，舌尽量外伸。用无菌纱布块将舌前 1/3 包裹，用左手拇指及中指夹持舌部，食指将上唇推开，无名指和小指托于颏部轻轻加压，轻轻将舌向外牵拉，注意避免下切牙擦伤舌系带。受检者头部徐徐前屈或后仰，直至额镜的反光焦点清楚照射至悬雍垂时为止。若有活动的义齿，应先取出。用右手持镜柄如握铅笔状，镜面与舌背平行放入口腔（图 4-3-1）。受检者此时应保持安静，呼吸较平时稍加深但勿中断，并发“唉”或“依”音。

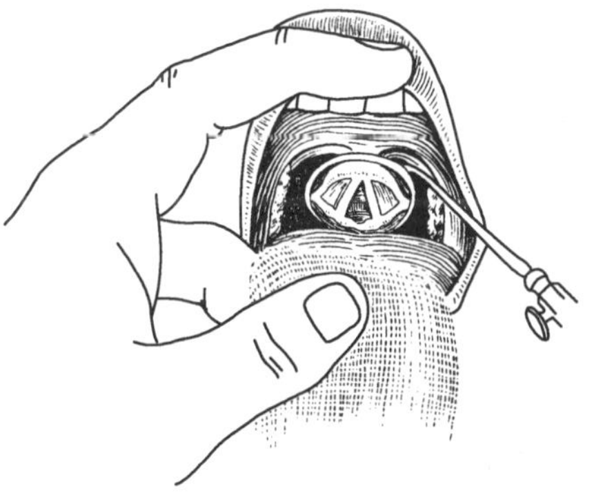

图 4-3-1　间接喉镜检查法

间接喉镜（indirect laryngoscope）是一个有柄的圆形平面镜，镜面与镜柄相交成 120 度。镜面的直径有各种不同大小，国产者直径有 10mm、12mm、14mm、18mm、22mm、26mm 共 6 种，检查儿童，常用 10～12mm的镜面，成人则用 18～22mm 镜面。放入口腔前，先将镜面加热至镜面上水气消散为止。加热时温度不可过高，以免烧坏镜面。加热后应先自用手背试镜背，须微温不烫方可使用，以免烫伤黏膜。也可将镜子在温水中加温或浸入肥皂液内取出后用纱布擦净，或用酒精擦拭镜面，也可保持镜面清晰，不受水气附着。

在放入间接喉镜时，需将镜面向下，迅速而稳妥地与水平面成 45 度贴放在软腭部，而不接触舌、硬腭及腭扁桃体处，以免引起恶心反射而妨碍检查。如受检者不能配合，恶心较剧，可喷少许 1% 丁卡因液于咽部再进行检查。检查时可将喉镜左右转动，以便看到喉全部。用右手持镜者，镜柄偏置于受检者左口角，以免镜柄和右手遮挡镜野。镜背紧贴软腭，将悬雍垂向后轻压。镜面尽量选大号的，不仅观察面积大，且可防检查时喉镜滑到软腭之后，影响观察。

因镜面向前下倾斜 45 度，故镜内所见的喉部影像与真实的喉部位置乃前后倒置而左右不变。按镜像绘图，则左右侧与实体相反（图 4-3-2）。

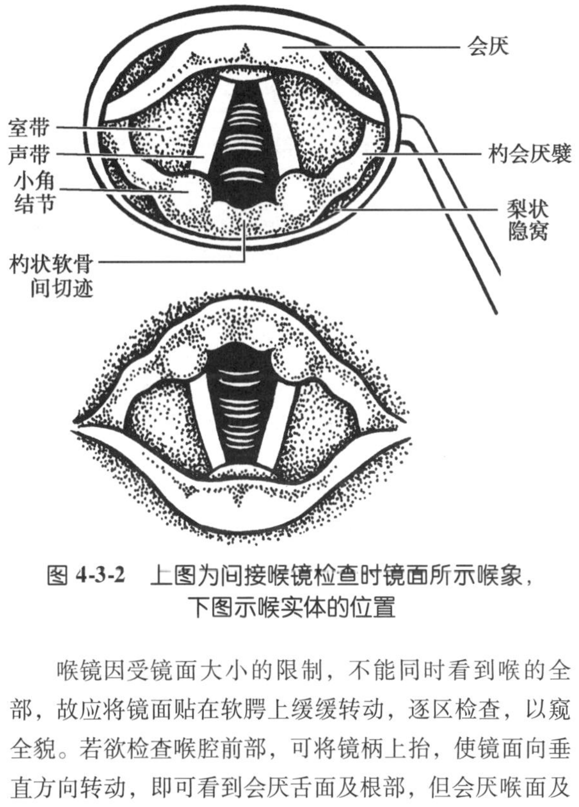

图 4-3-2　上图为间接喉镜检查时镜面所示喉象，下图示喉实体的位置

喉镜因受镜面大小的限制，不能同时看到喉的全部，故应将镜面贴在软腭上缓缓转动，逐区检查，以窥全貌。若欲检查喉腔前部，可将镜柄上抬，使镜面向垂直方向转动，即可看到会厌舌面及根部，但会厌喉面及声带前联合有时仍不易看到。此时可嘱受检者头微后仰，同时发“依”音（图 4-3-3），或嘱受检者取坐位，检查者取立位，以便观察。有时因会厌遮盖喉入口，不能观察到声带前联合，须告受检者作深呼吸数次，待会厌竖起，声门裂开大，方能看清。对较敏感者，可于表面麻醉下将双叉形的会厌牵引钩伸于会厌谷内向前下方轻压，间接施力于会厌，使其竖起；或将牵引钩伸于会厌的喉面，轻轻向前牵开会厌，即可看到声带前联合。

检查喉的后部，需将镜柄下落，使镜面向水平方向转动，则杓会厌襞、杓状软骨间切迹、梨状隐窝均可窥

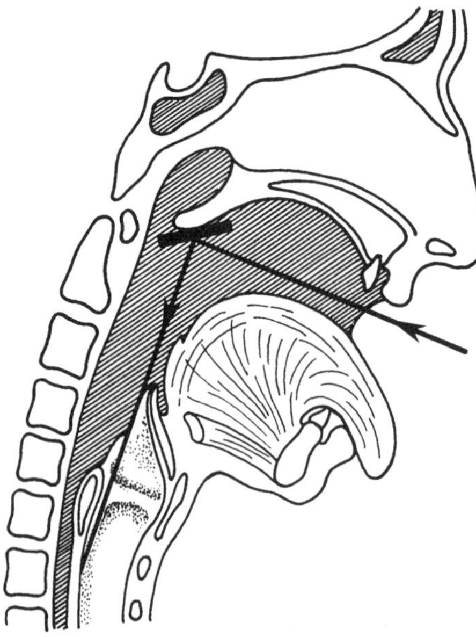

图 4-3-3 间接喉镜检查法——检查喉腔后部

及（图 4-3-4）。或嘱受检者取立位，检查者取坐位检查。镜像中声带呈白色，位于其上的室带呈红色。因喉镜检查系单眼观察。故镜中所见室带位于声带的两侧，发声时声带紧张，两侧声带向中线靠拢。呼吸时彼此分开。间接喉镜检查常不能看清声门下腔全部，但有时可见上段气管环的前壁。

间接喉镜检查常因受检者精神紧张或咽部敏感而发生困难。故检查前须将检查的目的、操作方法，以及受检者合作方法（如体位、呼吸方法、发声方法等）讲清。对于幼儿此种检查方法常不能成功。局部解剖异常，如舌短而厚、舌系带过短、会厌过长、婴儿型较小

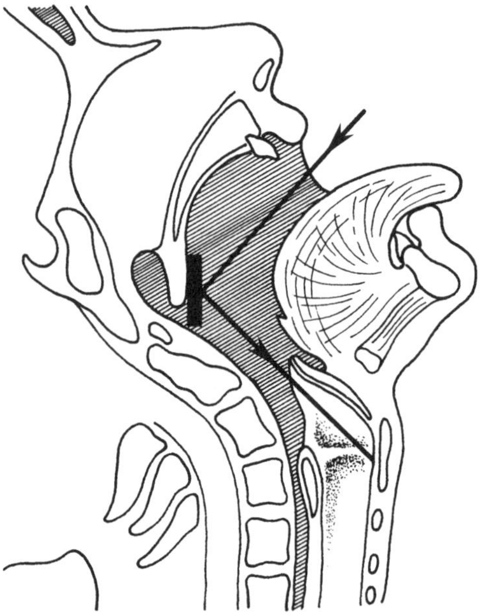

图 4-3-4 间接喉镜检查法——检查喉腔前部

的会厌等，也可造成检查上的困难，此时可用会厌牵引钩帮助检查。扁桃体过度肥大者须用较小的镜面。悬雍垂过长者可用较大的镜面。有咽后壁前凸（如咽后脓肿、脊椎前凸、肿瘤等）或口底蜂窝织炎者，间接喉镜检查每难成功。

间接喉镜检查时应注意养成良好的习惯，喉部各处，后、前、左、右、上、下应依次检查，列为常规，方不致有遗漏。须仔细观察喉咽及喉部有无异常，如充血、肿胀、增生、溃疡以及声带运动有无障碍等；某些病变虽不能在镜像中直接看见，但可通过一些不正常迹象，加以推知。例如：声带运动的障碍，可发生于隐蔽在喉室、声门下腔的肿瘤、环杓关节疾病或声带麻痹。梨状隐窝的唾液潴留，可能是环后肿瘤、食管上段异物或咽肌瘫痪所引起。对于疑有喉结核的患者，检查杓状软骨间切迹有无浅表溃疡或肉芽甚为重要。

第四节 直接喉镜检查法

直接喉镜（direct laryngoscope）按其用途不同，有各种类型，如薄片形喉镜（片形有直、弯两种，一般用于麻醉科）、普通直接喉镜、侧裂直接喉镜、前联合喉镜（图 4-3-5）、支撑喉镜（self-retaining laryngoscope）（见图 4-3-7）及悬吊喉镜（suspension laryngoscope）（见图 4-3-9）等。按其大小又有婴儿、儿童和成人喉镜之分。此外，新型者尚可附加特殊设备，如显微镜、激光系统、照相机及摄像系统等，更便于检查、手术治疗及教学。

【适应证】

1. 间接喉检查法不成功，或未能详尽者可行直接喉镜检查法（direct laryngoscopy）。检查前，必须尽量争取作间接喉镜检查，以资对比。

2. 喉部活组织标本采取及直接涂拭喉部分泌物做检查。

3. 喉病的治疗，如良性肿瘤切除术（如声带息肉、小的良性肿瘤切除术）、喉瘢痕性狭窄扩张术、电灼术、局部用药及取出喉、气管、食管上端的异物等手术。

4. 气管内麻醉术或支气管镜检查时不易下管者，可借直接喉镜协助。

5. 气管内插管，用于麻醉插管和抢救喉阻塞患者。

6. 小儿支气管镜检查时，先用侧裂直接喉镜暴露声门，然后导入支气管镜。

【禁忌证】

凡有颈椎病变，如脱位、结核、外伤等，均不易施行此术。重病、重度衰弱和妊娠晚期。虽非绝对禁忌

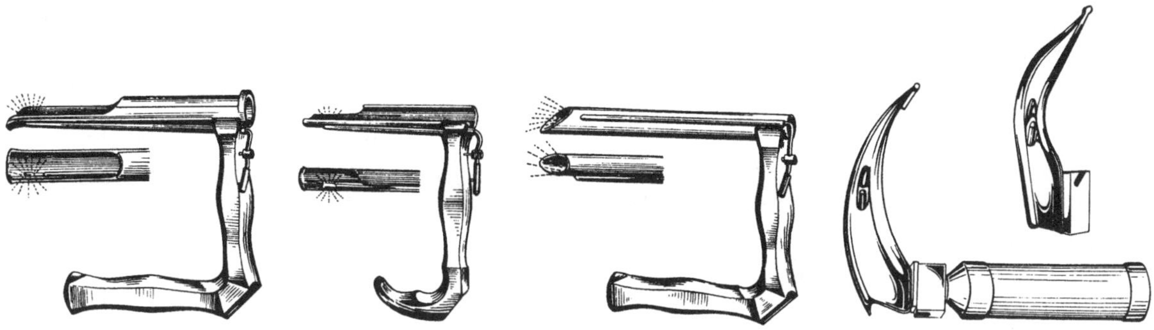

(1)　(2)　(3)　(4)

图 4-3-5　直接喉镜

（1）普通直接喉镜　（2）侧裂直接喉镜　（3）前联合喉镜　（4）薄片形喉镜

证，但须十分谨慎。

【术前准备】

1. 术前详细询问病史，并进行全面体格检查及耳鼻咽喉部检查。

2. 做好患者思想工作，解除恐惧心理，充分说明手术操作步骤及术中的感觉，介绍作平静、有规律的呼吸，对手术意义，解释肌肉放松的意义和避免肌肉紧张的方法。

3. 术前 30min 给安定 10mg，阿托品 0.5mg 肌肉注射，儿童患者可根据年龄、体重酌量肌肉注射安定及阿托品。

4. 按全麻术前准备。

【麻醉及体位】

全麻或表面麻醉均可，拟作激光或射频等治疗或电凝固术者也可应用静脉复合麻醉。为使肌肉松弛，必要时可应用肌肉松弛剂，检查时采用平卧仰头位或坐位（详见内镜检查法）。

【检查方法】

直接喉镜检查法

一般直接喉镜检查法，手术者左手持镜。放一厚层纱布块保护上列牙齿。以右手示指推开上唇，以免被镜压在牙上受伤，然后将镜沿舌背右侧送入口腔，渐移向中线深入直达舌根（图 4-3-6（1））。将舌根轻轻向上压（坐位者则向前压舌根），从喉镜中看到会厌时（图 4-3-6（2）），右手拇指和示指分别从前后协助握持镜管。使喉镜近端向上倾斜（坐位时向前倾斜），远端指向咽后壁，但勿与之接触。继续深入 1cm，越过会厌游离缘，勿使会厌喉面紧贴于喉镜远端上，此时喉镜不可推进太深，以免误入环后隙。看清会厌结节后，左手以平行向上的力量提起喉镜，加压于会厌，使其完全提起，即可暴露喉腔（图 4-3-6（3））。此时如发生喉痉挛而声门裂紧闭，两侧小角结节与会厌喉面紧密接触，不能窥见声门裂时，应将喉镜固定原位不动，稍待片刻，喉痉挛解除，即可看到喉内形象。如喉镜过深，触

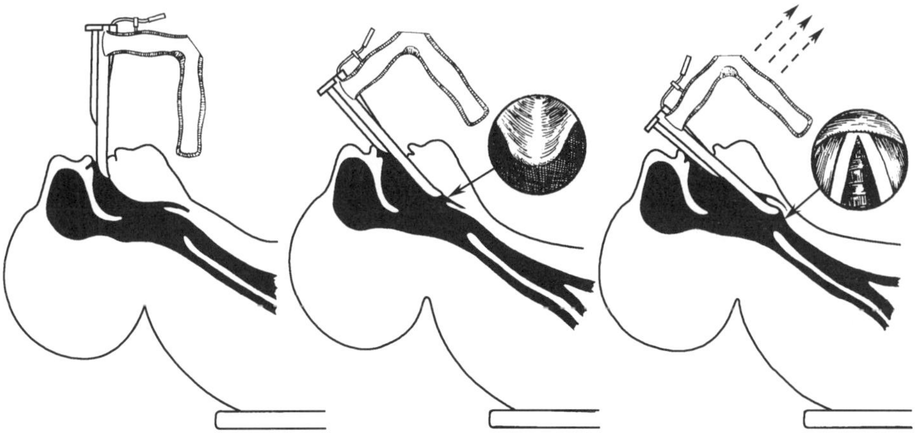

(1)　(2)　(3)

图 4-3-6　直接喉镜检查法

（1）沿舌背右侧进入口腔　（2）将舌根向上压，看到会厌　（3）向前提起会厌，暴露声门裂（虚线箭头示正确用力方向）

及喉腔黏膜引起反射性痉挛，应撤回喉镜少许，喉痉挛解除后，再进行观察。告受检者发“啊”或“依”声，观察声带运动情况，此时手术者可腾出右手从事各种必要的操作。

若受检者颈短而粗，声带前连合不易暴露时，须将其头部稍稍抬高，左手用力向上提起喉镜，右手拇指从喉镜下方向上用力，右手其余各指扣住患者右侧上列牙齿，协同用力托举会厌，绝不可用上列切牙作支点将喉镜向上撬动。如此法不成功，可请助手将甲状软骨向下压迫或改用前联合喉镜检查。前联合喉镜不但可清楚看到声带前连合，并可插入声门裂，检查声门下腔。检查幼儿时，为防止术后发生喉水肿，喉镜尖端也可不压迫会厌，只将舌根向前提起，会厌随之竖立，即可暴露喉腔。

【手术并发症】

通常很少发生。在幼儿，特别是有痉挛素质（spasmophilia）者，术中可发生严重的、甚至有生命危险的喉痉挛。操作中，动作必须轻柔，不可粗暴，以免损伤咽、喉黏膜，发生血肿、出血或继发感染，导致不良后果。

支撑喉镜和悬吊喉镜检查法

【本法优点】

可以使检查者腾出双手来使用器械，便于进行喉内检查和手术操作。对喉腔的某些较小的肿瘤从喉内径路进行切除，包括喉咽良性肿瘤的剥离和缝合止血等，均较一般直接喉镜易获成功。

【适应证】

除颈椎固定或颏下有较大瘢痕以致头部不能后仰的患者外，其他适合于作直接喉镜检查的患者均可应用本检查法。

【禁忌证】及【术前准备】

同直接喉镜检查法。

【麻醉及体位】

全麻或表面麻醉均可，拟作激光或射频等治疗或电凝固术者也可应用静脉复合麻醉。为使肌肉松弛，必要时可应用肌肉松弛剂，检查时采用平卧仰头位。

【检查方法】

1. 支撑喉镜　分喉镜、连接部与支架3部分。喉镜与普通直接喉镜（或前联合镜）基本相同。但镜柄上有一小洞，可装配其他附件，如放大镜与照相机等，连接部一端固定于喉镜上，一端与支架相连接。中间有一调节螺丝，检查时可以调节支架与镜柄间的夹角。支架近端可插入连接部中，末端有两脚左右分开，以两个圆盘形的脚支撑于胸前（图4-3-7）。

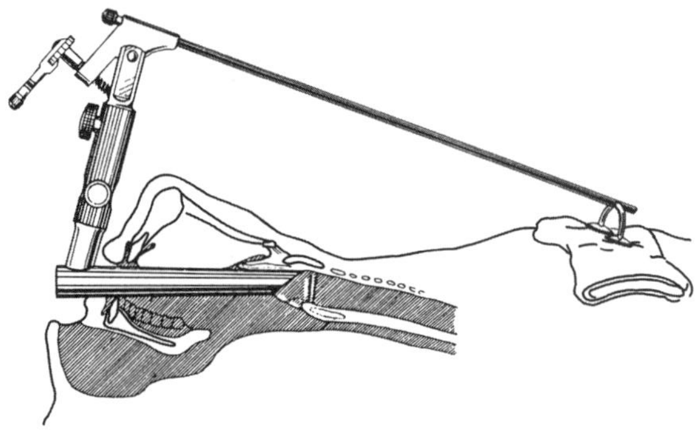

图4-3-7　支撑喉镜检查法

检查时先如直接喉镜检查法将喉镜放入喉咽或喉腔（视需要暴露的部位而定），然后将支架近端插入原先已固定于镜柄的连接部中，将支架两脚在胸部固定好，旋动调节螺丝，使支架利用杠杆的力量撑住喉镜，暴露检查部位，即可一人进行操作（图4-3-8）。

2. 悬吊喉镜检查法　由两个主要部件构成，即喉镜与挂架。喉镜包括特殊的开口器及压舌板，两者相连并

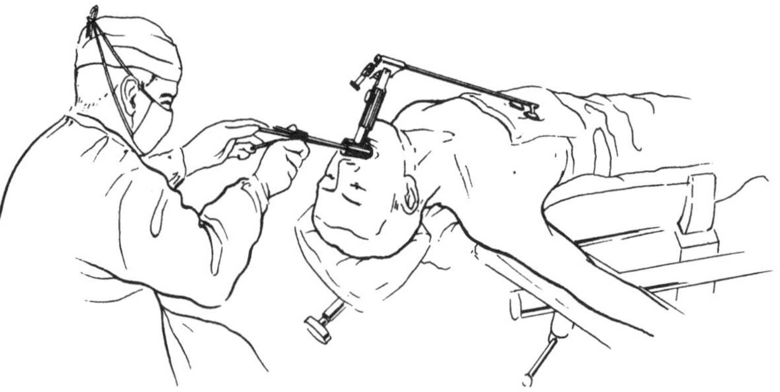

图4-3-8　在支撑喉镜下施行手术

附长柄，柄上部有挂钩，钩再固定于手术台的挂架上（图4-3-9）。

本法除具支撑喉镜的优点外，因有尽量开大口腔的作用，对经口腔施行喉咽和喉部操作更为方便，检查时先将压舌板放入口内，沿舌背深入。暴露检查部位，还可深达会厌喉面，将其掀起，再开大开口器，将柄挂在挂架上，便可进行检查与操作（图4-3-10）。

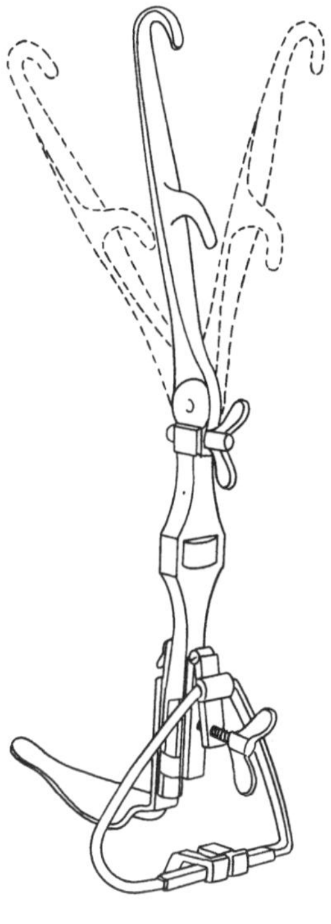

图4-3-9　悬吊喉镜

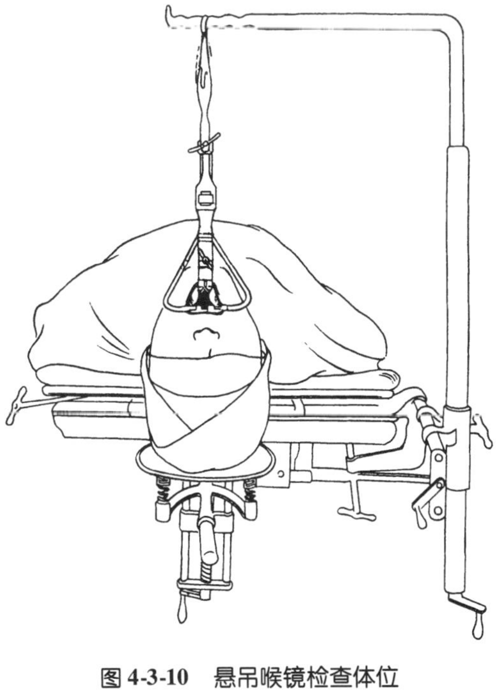

图4-3-10　悬吊喉镜检查体位

第五节　纤维喉镜检查法及电子喉镜检查法

纤维喉镜（fiberoptic laryngoscope）是目前在耳鼻咽喉科应用最广的导光纤维内镜；纤维喉镜系利用透光玻璃纤维的可曲性、纤维光束亮度强和可向任何方向导光的特点，制成镜体细而软的喉镜，光源用卤素灯的冷光源。它由镜体、冷光源和附件三部分所组成，其构造与其他导光纤维内镜基本相同（见内镜检查法）。因它可以经前鼻孔插入而检查鼻咽、口咽、喉咽和喉部，故又称之为纤维鼻咽喉镜。纤维喉镜有不同的种类和规格，其常用的纤维喉镜的镜体长605～700mm，有效长度为410mm。Olympus ENFIT 10的外径为5mm，视野角90°，弯曲度160°和90°；而Olympus ENF-P2的外径仅3.4mm。吸引活检管道的管径为2mm，因此可分别应用于成人和儿童的喉部检查。

【适应证】

基本上同直接喉镜检查法。因纤维喉镜镜体柔软、可弯曲、光亮度强，能经鼻腔插入进行检查，故对咽部敏感、牙关紧闭、张口困难、颈椎强直、颈短、舌体过高等原因而行间接喉镜检查、直接喉镜检查困难者尤为适宜。由于纤维喉镜能接近检查部位进行观察，故可发现隐蔽的病变和早期微小的病变，并能开展活检以及对较小的声带息肉和声带小结进行手术。配备摄录像系统尚可动态地观察病变的发展过程。

【禁忌证】

1. 上呼吸道有急性炎症伴有呼吸困难者，心肺有严重病变者为其禁忌证。

2. 对丁卡因过敏者。

3. 不明原因的Ⅲ～Ⅳ度喉阻塞者。

【麻醉及体位】

1. 麻醉　常选用1%丁卡因喷雾作咽喉黏膜表面麻醉。通常先喷雾少许丁卡因于患者的舌下，观察3～5分钟，如无特殊不适再开始表麻。一般咽喉部喷雾麻醉3～4次，声门喷药、滴药或涂布1～2次即可，每次间隔2～3分钟。如采用经鼻检查则应同时行鼻腔喷雾表麻药2～3次。注意嘱咐患者将药液含在口中切勿吞入，下次喷雾前先将唾液及药液吐出，以免导致丁卡因中毒。成人黏膜面麻醉用丁卡因的总剂量不要超过60mg。

2. 体位　检查时患者大多采取坐位，或仰卧垫枕位。仰卧位更适宜于年老体弱者和儿童。

【检查方法】

纤维喉镜可经鼻或经口进行检查。经鼻检查可同时观察鼻腔及鼻咽部的情况，镜体易固定，纤维喉镜远端沿咽后壁插入时咽反射轻，无舌体的干扰，操作方便。但如遇鼻中隔呈S形偏曲、下鼻甲肥大、鼻息肉或鼻腔新生物，近期反复鼻出血或多脓涕者则以经口检查为宜。根据患者的体位，检查者可立于其头后部或对面。通常用左手握持镜体的操纵部、右手握持镜体的远端，沿鼻腔底轻轻插入，在中鼻甲下缘行进，可观察到中鼻道的部分结构。对于行功能性鼻内镜手术后的患者，可观察到上颌窦自然窦口及筛窦开放的情况，可作为功能性鼻内镜手术后患者长期随访的复查。镜前端进入鼻咽部后调节操纵杆的方向按钮，向下弯曲，观察舌根部、会厌舌面及会厌谷，将镜前端略弯向上即可抬起会厌，观察会厌喉面、杓会厌襞、室带、喉室和声带，包括前联合和杓间区等，除注意喉黏膜的颜色、形态、有无溃疡、充血及新生物外，还应注意声门裂的大小，声带的活动度和声门下区有无病变。如需观察喉咽部时，则嘱患者将右手食指放入口中，闭紧嘴唇，用力作吹喇叭样鼓气，待食管入口开放的瞬间，即可观察到梨状窝和环后的病变。

电子喉镜（electronic laryngoscope）是电子内镜家族中的一员，全称电子计算机辅助的光导纤维鼻咽喉镜，它属于软管纤维内镜，具有可弯曲、光亮度强、镜体柔软等特点。近几年广泛用于临床，其外形与纤维喉镜相似。它是采用电子导像系统替代导光纤维束，因此，可以获得高清晰度的图像。电子导像系统包括屏幕显示、录像装置等，与纤维内镜组装成一体。通过与电子喉镜连接的计算机，可以把电子喉镜图像显示在计算机屏幕上，通过计算机可以对图像进行裁剪、标记、保存，使其与病史资料、临床诊断、检查日期、检查者姓名等一起组成一份漂亮的彩色图文报告。这些信息可永久保存，随时调用，也可由打印机将报告打印出来交给患者。总之，电子喉镜检查有以下优点，①图像清晰度高，比现在广泛使用的纤维喉镜的图像要清楚得多。医师可以看清楚咽喉和鼻咽的各个部位；②检查时患者基本上无痛苦；③可在电子喉镜下进行喉部疾病的治疗，如切除声带息肉、小结等；④可以将每次检查的情况备份存档。

【适应证】

基本上同纤维喉镜检查法。因电子喉镜镜体柔软、可弯曲、光亮度强，能经鼻腔插入进行检查，故对咽部敏感、牙关紧闭、张口困难、颈椎强直、颈短、舌体过高等原因而行间接喉镜检查、直接镜检查困难者尤为适宜。由于纤维喉镜能接近检查全部位进行观察，故可发现隐蔽的病变和早期微小的病变，并能开展活检以及对较小的声带息肉和声带小结进行手术。配备摄录像系统尚可动态地观察病变的发展过程。

【禁忌证】

1. 上呼吸道有急性炎症伴有呼吸困难者，心肺有严重病变者为其禁忌证。
2. 对丁卡因过敏者。
3. 不明原因的Ⅲ～Ⅳ度喉阻塞。

【检查方法】

同纤维喉镜检查法。

第六节　影像学检查法

喉部影像学检查（见第九篇第二章第四节“喉及颈部X线诊断”，第三章第四节“喉及颈部CT诊断”，第四章第四节“喉及颈部疾病MRI诊断”）。

（王彦君）

第 四 章

喉的发声功能检查法

第一节　声带振动的检查

一、喉动态镜检查法

在普通光源下，借助喉镜检查只能看到声带的运动。而看不到声带的振动。因为物体在视网膜上产生的视觉映像，要存在一定的时间才能消失。为看到发声时声带的振动，必须借助于特殊的装置，喉动态镜即是临床上最常用的这种装置之一。

喉动态镜（strobolaryngoscope）又叫喉闪光镜或频闪观测器。喉动态镜检查已是目前喉检查不可缺少的检查手段，它可以观察声带的振动规律，是惟一能看到声带黏膜移动方式的仪器。主要用于观察发声时声带运动形态，借以研究发声生理和检查发声障碍与声带振动之间的关系。对声带癌的早期诊断以及声带手术前后的观察和术中的判断提供客观依据。

喉动态镜（strobolaryngoscope）已有百余年的历史，可分为机械动态镜阶段和电子动态镜阶段。

机械式动态喉镜：此种装置最初由物理学家 Platean（1829 年）发明，用以观察物体有规律的快速周期性活动的仪器，即工业用的闪光测速仪至今仍在沿用，Stampfer（1833 年）发明了喉动态镜。Dopplcr（1866 年）指出它能用于医学范围。Oertel（1878 年）发明第一台快速转盘式喉动态镜用以检查声带的活动，并由他于 1879 年首先应用于临床。随后有许多科学工作者作了大量的改进但仍有较多的缺点。我国宋牧（1957 年）制作一机械式闪光镜，用一电动机带动圆盘旋转；张华（1957～1959 年）亦制作一机械式闪光镜，但仍存在很多缺点，故长期以来未能在临床上普遍使用。约在 20 世纪 50 年代出现电子喉动态镜，我国于 1974 年由张廼华与西北电讯工程学院合作应用气体放电光管作光源，制成电子喉动态镜开始在临床上应用。

【电子喉动态镜的组成及原理】

电子喉动态镜由喉麦克风、光源、电子控制器和脚踏开关构成。对于振动的物体，只有其频率每秒钟不超过 16 次，人的视觉才能辨别出来。而发音时人的声带振动大大超过这一限度（如正常人在交谈时其声带通常每秒钟振动 100～300 次；有时歌唱演员可高达 1000 次或更高），人发声时这种较高频率，声带较快的振动，用肉眼难以看到声带振动的详细情况，人眼所看到的声带振动只是一个模糊的影像，要观察声带振动的详细情况，需借助于某种方法，使声带的快速振动相对地缓慢下来，这种方法就是喉动态镜的检查方法，它是基于两个原理来实现的：①Talbot 原理：任何物体在视网膜上成像于外界物体消失后仍存在 0.2 秒，这就是所谓的视觉暂留原则，也就是说视网膜受物理刺激后产生的生理作用较原生理刺激长 0.2 秒；②先后间断放映在视网膜的图像，如间隔的时间小于 0.2 秒，则人的视力不能辨认出间断的图像。喉动态镜具有将声带高速连续振动转换为较慢的连续振动或转换为相对的静止状态。通过受检者喉外放置的麦克风控制闪光灯的频率，灯即闪闪发光。这种间断光束，不管音调的高低（基频大小），闪光的频率始终与声带振动频率或一致或有一定的频率差值。当闪光频率与声带振动同步时。可看到声带好像不振动的感觉既是静相（图 4-4-1）。当闪光频率与声带振动不同步，比声带振动次数稍慢时，可得到声带减慢的动作感觉即动相（图 4-4-2）脚踏开关可以改变声脉冲与闪光脉冲间的相位角，从0°～360°连续可调，从而获得声带振动过程中任何瞬间的静相。

喉动态镜并不能很好显示声带振动的每一周期，但说明了一种振动模式，即许多连续的声带振动周期的平均相，这也是喉动态镜和超高速摄影最主要的区别点。

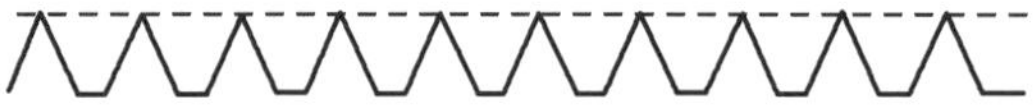

A

图4-4-1 静相

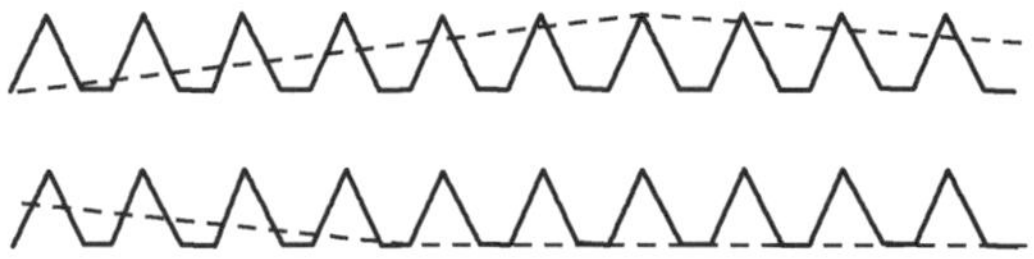

B

图4-4-2 动相

【检查方法】

喉动态镜的检查是借助于普通间接喉镜进行检查，其检查方法与间接喉镜检查法基本相同。其不同点是：①光源为间断的闪光光源；②检查时在喉外相当于甲状骨板皮肤处放一拾音器。一般应在半暗室或暗室内进行，这样可获得良好的照明效果。检查室内应安静，避免噪音。检查前向受检者说明目的及注意事项，取得受检者的合作。受检者取坐位，头位应摆正，颈部要放松，以免造成双侧声带张力不同，形成左右声带振动不同步，而影响检查结果。咽部敏感者，可在咽部喷少量1%丁卡因进行表面麻醉。先行一般间接喉镜检查以作对照，而后打开电源，将拾音器先放于甲状软骨板外侧后将喉镜放入口腔，注意镜面不要接触口腔或咽后壁，以免引起恶心，显像不清。检查时要调好焦距，按临床需要检查动相、静相及0°～360°的相位以及真声、假声、低调、高调、弱音、强音的声带振动形态。令受检者发“依—依—依”音，凭借额镜，通过喉镜及脉冲闪光光源对受检者的声带运动进行观察。在静相时，可看到声带表面黏膜波的形状，声门开启与闭合时声带振动波的走行方向，对比两侧是否对称。在动相时，观察声带缓慢振动的形式和特点，并作两侧对比。

熟悉和掌握正常的声带振动规律，就能识别病理性声带振动，因为在动态镜下，正常和病理性振动可能轮流出现。本仪器靠检查者主观判断、有时是仪器工作不良，或受检者发音配合欠佳，如音频不稳，或临时喉肌功能过强，均会干扰检查。这时需要立即作好相应的调整，以利检查。

【检查结果分析】

检查常规记录项目（见表4-4-1）。

表4-4-1 喉动态镜检查常规记录表

1. 基础频率______赫兹
2. 对称性 对称，不对称
3. 规律性 （周期性）规则，不规则，不统一（有时规则，有时不规则）
4. 声门关闭情况 完全，不完全，不统一（有时完全，有时不完全）
5. 振幅 右；大；正常；小；零 左；大；正常；小；零
6. 波形 右；大；正常；小；无 左：大，正常，小；无
7. 不振动部分 右；无；偶尔、部分的；经常、部分的；偶尔、全部的；经常、全部的 左；无；偶尔、部分的；经常、部分的；偶尔、全部的；经常、全部的
8. 黏膜波 右；对称的，有规律的；增强型；减弱型；波动消失 左；对称的，有规律的；增强型；减弱型；波动消失
9. 静相颤动 有，无
10. 其他发现 无，有

1. 基频：

（1）当声带的振动部分变短时，其基频升高。

（2）声带愈僵硬，其基频愈高。

（3）当声带质量变大时，其基频下降。

（4）声门下压越大，其基频越高。

2. 对称性 正常时，两侧声带振动同步，有病变时可不同步，即非对称性振动。如声带的位置、形状、质量、弹性以及粘滞性发生变化时，其振动变得不对称。而在肉眼检查时，往往看不出声带的病变。

3. 周期性 在动态喉镜下声带振动有两个相位，即闭合相和开放相，观察的次序是由声门闭合开始，继而开放再回到闭合，称为一个振动周期。一个振动体周期性振动的维持，需要振动体的机能和作用于振动体上的力量有稳定的平衡，一旦打破这种平衡，就会导致非周期性振动，可能由下列原因引起：

（1）两侧声带功能明显的不对称。

（2）声带同源性的明显相互干扰。

（3）不能保持喉肌稳定的紧张性。

（4）不能连续由肺部呼出气流。

4. 声门闭合 声带振动时声门不能完全闭合，可能由下列原因引起：

（1）声带内收功能差。

（2）声带游离缘呈非线性状态。

（3）两声带之间任何障碍物的介入。

（4）声带游离缘的僵硬。

5. 振幅　在正常情况下发声时两侧声带的振幅大小是相等的，也就是在同一时间内声带振动远近与声门中线的距离是相等的，如果振幅不等应认为是病态。声带振幅的大小与音强、音高、声区、声带张力及声带长度均有关系，所以振幅大小没有绝对值，它在较大的程度上还要凭检查者的经验来判断。注意两侧声带振幅是否对称：

（1）声带的振动部分愈短，其振幅愈小。

（2）声带越是僵硬，其振幅愈小。

（3）当声带质量提高时，其振幅下降。

（4）障碍物的存在，可导致其振幅下降。

（5）当声门下压变大时，其振幅也变大。

6. 振动消失：在频闪镜下，可见一侧声带没有任何活动，亦即振幅幅度等于零者，称为一侧振动消失。在动相中，一侧声带停止振动，往往与其振幅变小不易区别，但将相位移动在静相的位置上再看就容易区别。有人将振动消失分为两类：一是在间接喉镜下，声带活动正常，用频闪镜检查其整个音域都看不到声带振动者，称为发声性振动消失。二是在间接喉镜下，看不见内收外展活动，在频闪镜下检查其整体音域，也看不见声带振动的细微活动者称为振动完全消失。

7. 黏膜波　黏膜波动与声带振动的振幅一样，它与音强、音高、音区、声带紧张度和长度有关，其波动的大小目前尚无绝对的数据，较大程度上仍取决于检查者的经验。在正常情况下其波动是对称的，有规律的。病态的黏膜波动可分为增强型、减弱型和波动消失。黏膜波动大小与声带振动是一致的，但声带疾患往往是黏膜波动消失在先，振动消失在后，如原位癌、癌前病变、结核或声带瘢痕都可出现黏膜波动减弱、消失或振动减弱消失。但也有黏膜波动的程度与振动振幅的大小并非一致，如一侧声带麻痹的患者，可出现振动振幅变大，但黏膜波动变小或消失。临床上有两种情况影响黏膜波动，第一种情况是上皮层及固有浅层的结构上的变化，第二种情况声带紧张度发生变化。一般情况下黏膜波的大小、形状与振幅的大小、形状有关。目前在进行喉动态镜检查时黏膜波是一个主要观察指标。

（1）黏膜越是僵硬，其黏膜波越不明显。

（2）当黏膜仅是部分变僵直时，其波运行停止在僵直部位。

（3）声门下压愈大，黏膜波愈明显。

8. 静相颤动　静相中有振颤具体表现，看起来模糊不清，其原因是声带振动变化不定，大小不一，所以在频闪镜下看见相同的相位各个形象都有所不同，因而在频闪喉镜下静相中产生急冲式的活动，或其轮廓模糊不清。这种现象既可出现于各种位相时，也可孤立出现于一定的位相中，例如只出现于开放相或闭合相。但在许多情况下，这种现象只是极短的振动过程中分散于各种位相。

在20世纪70年代末期，喉动态镜在国外得到进一步发展。首先改进了喉镜，用直管放大的喉镜代替了间接喉镜，它可以将图像放大3～5倍，在直管的前端有一镜片与喉呈90°角也有呈60°或120°角的，暴露喉部非常充分。直管放大喉镜与冷光源通过光导纤维连接，可清晰地观察声带运动情况。针对动态喉镜观察的资料难以保存的问题，Saito（1977）和Yoshida（1979）应用电影胶片和录像带得到了解决。即摄像系统连接于直管放大喉镜的远镜端，摄像机就可以把声带振动过程等录制下来。摄录的结果在研究时使用相当方便，特别在以下几方面价值较大：

（1）医师不仅可以通过言语，而且可以通过直视来解释患者的喉功能状态。

（2）在教学时，通过录制的动态影像可加深记忆和补充了解声带振动的有关情况。

（3）通过屏幕，有关专家可同时商讨和研究收集到的声带运动的客观资料，而且可在任何需要的时间里重复放映。

（4）医师可以对喉手术的前、后结果进行比较。

二、声　　图

声图（sonagram）是将喉发出的声音信号记录下来，经过电处理后转换而成的描记图形，凭借此图分析声音和话声。经仪器描记的声音图谱所反应的是声音的物理特征，它是一种客观的检查方法，不能代替人用听觉辨别声音音色及其响度的生理作用，故声图检查应与主观检查法结合应用。

声图是本世纪40年代美国贝尔公司（Melville Bell）发明的。1945年该实验室发表了言语声谱描记技术的报告；1947年实验室的Potter等发明了声谱仪，并著有《可见言语》（《Visible speech》）一书，使实验语音学的研究进入一个新的时代。

【仪器构成】

声图仪（sonograph）主要由3部分组成：①录音装置，将原始声信号记录在磁带上；②外差式频率分析装置，将所记录的信号以45Hz（狭带）或300Hz（宽带）进行频谱分析；③显示装置，将分析的结果显示在荧光屏上或记录在专用记录纸上。显示的图形有两种：一种是时间、频率、强度的三维连续图形；另一种是在某一时间断面上的瞬间信号的二维图形。

【原理】

声图仪是利用声学仪器和方法提取各种嗓音中共有的和特有的参数，如基频、强度、持续时间、各共振峰等的异常情况，再将这些参数与临床相对照，并找出其中的关系。通过分析波型和数据，做出客观的结论和判断。

【声图的分析】

声音信号经频率分析装置处理后，以电压电流烧灼的方法，在电敏记录纸上画出的图形即为声图，纵坐标代表频率的分布，横坐标代表时间的推移，记录纸被烧灼的深浅程度代表声音信号的强度，通常可从浅到深分为几个等级。

正常元音的声图，其图形规则、整齐而清晰。图中较深曲线条代表声能较强的频带，共振峰处的声能通常最强，因此，线条的颜色最深（图 4-4-3）。在各种嗓音嘶哑的声图中，可见噪声成分增加，且与嘶哑的程度成正比。根据图谱的特点，Yanagihara 将声音嘶哑按照不同的程度分为 4 型：Ⅰ型：轻度声音嘶哑者所发的元音声图中可见规则的谐波成分中掺杂入少许噪声，但基频及元音成分正常、有规律性（图 4-4-4）；Ⅱ型：中度嘶哑者的元音声图中，第 2 共振峰带内及 3kHz 以上的高频处噪声明显增加（图 4-4-5）；Ⅲ型：重度嘶哑有所发的元音声图中，不但第 2 共振峰带内，而且第 1 共振峰带内亦充满了噪声（图 4-4-6）；Ⅳ型：严重嘶哑者所发的元音声图中，仅见一片噪声图形（图 4-4-7）。

【应用】

声图问世已 40 余年，现已被广泛应用于临床各科，尤其是喉科。其实用价值是：①正常人发声图形的鉴定；②分析各种病理嗓音的特征，结合临床可辅助诊断；③用作客观记录，比较各种手术或非手术治疗的效

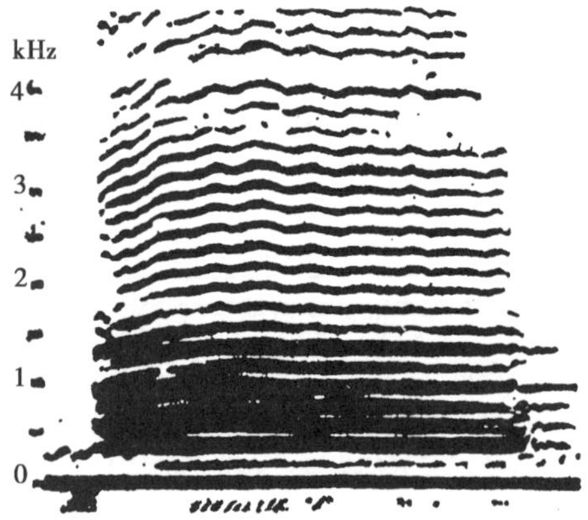

图 4-4-3　男性发元音正常声图

频率范围宽达 5kHz 以上，谐波规则，无噪音成分

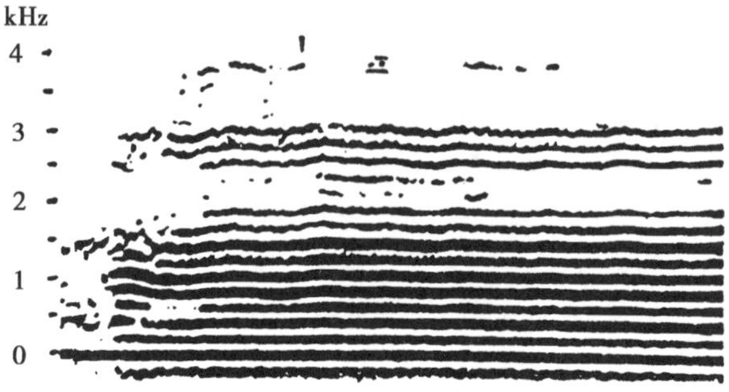

图 4-4-4　Ⅰ型声音嘶哑

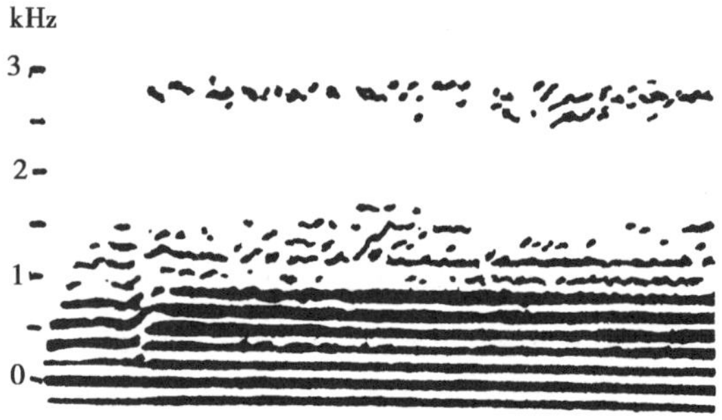

图 4-4-5　Ⅱ型声音嘶哑

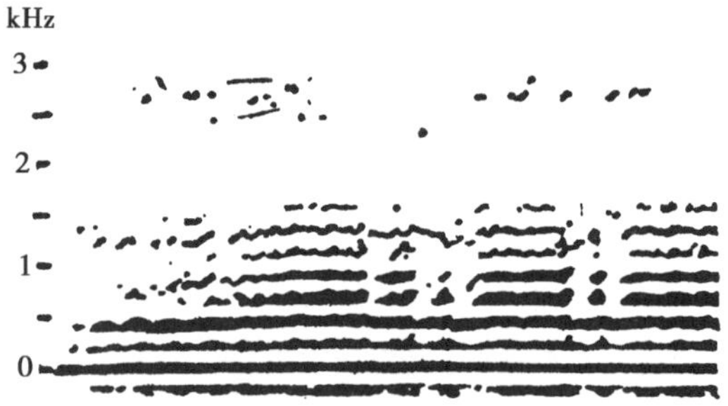

图 4-4-6　Ⅲ型声音嘶哑

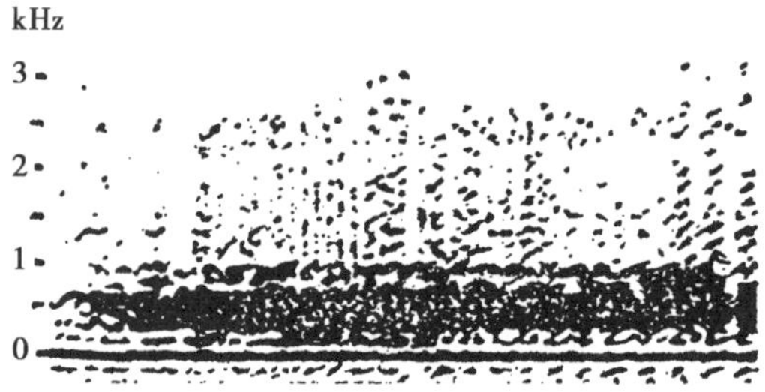

图 4-4-7　Ⅳ型声音嘶哑

果；④研究嗓音（包括艺术嗓音）的音质；⑤用于语言缺陷、言语矫治及言语重建等言语医学各领域；⑥声图为法医的一项重要鉴定手段。

三、声门图

声门图（glottogram）是通过特殊的设备及计算机系统测量声门动态变化过程而得到的曲线，它不能直接对

声门面积进行动态的测量，但可间接反映声门面积大小的变化。它是研究嗓音生理病理、歌唱嗓音和喉病诊断的重要手段。声门图技术是一种能直接客观地反映声带振动模式的检查技术，按原理可分为：①电声门图（electroglottograph，EGG）：电声门图是通过声门接触面积的变化来研究声带的振动；②动态声门图（slow motion glottograph，SMGG）：动态声门图可反映声带边缘实时变化各声带距离的绝对值；③光声门图（photoglottograph，PGG）；④超声声门图；⑤滤波声门图；⑥多功能声门图。现在为临床医师和科研工作者接受并广泛用于临床及科研的是电声门图，现重点介绍电声门图。

【仪器及构成】

国内的仪器有 EG80 型电声门图仪（丹麦 F-J 电子公司）和 Dr speech science for windows 软件（美国 Tiger 电子公司）。电声门图仪构成主要有：两个金属电极、声频发生器、放大器和测量仪、电子计算机。

【原理】

人体组织的导电性能良好，就像是由一只只电阻器构成，其物理特性符合欧姆定律，即电流与电压成正比，与本身电阻成反比。当电流通过人体组织时，形成的电压与它的电阻成正比，这就是电声门图的使用原理。

【检测方法】

电声门图检查是将两个金属电极放在受检者颈部喉的两侧相当于双侧甲状软骨板下 1/3 与声门相应的位置，适当调节电极放置部位，使图的波幅到最大时为宜，测试时请受试者自然的发胸声区元音/ae/或/a：/，持续 3 秒，经 A/D 转换后，由 Dr speech science for windows 软件计算得出电声门图波形及电声门图各参数。

【电声门图的波形分析】

1. EGG 可测量的参数

（1）接触商（contact quotient，CQ）：测量声带振动时声门闭合程度，即接触时间与周期之比。CQ = CP/T×100%，正常值 40% ~70%。

（2）接触商微扰（contact quotient perturbation，CQP）：测量相邻振动周期间 CQ 扰动度，正常值 <3%。

（3）接触幂（contact index，CI）：测量振动时渐闭相与渐开相的对称度。CI =（CCP − COP）/CP 正常值 < −0.1，CCP 代表渐闭相，COP 代表渐开相，CP 代表闭合相。

（4）接触幂微扰（contact index perturbation，CIP）：测量相邻振动周期间 CI 扰动度，正常值 <10%。

（5）EGG 信号的基频（EGG-F_0）：是指声带作周期性振动的速度测量值。单位是赫兹，指一秒钟内声带振动的次数。

（6）EGG 信号的基频统计值：基频标准差（Standard deviation of EGG-F_0）是对 EGG-F_0 标准偏差值的测量。

最大基频（Max. EGG-F_0）是对 EGG-F_0 最大值的测量。

最小基频（Min. EGG-F_0）是对 EGG-F_0 最小值的测量。

习惯基频（Mode EGG-F_0）是对 EGG-F_0 最频值的测量。

（7）EGG 信号的基频微扰（EGG-Jitter）

EGG-Jitter 是测量电声门图信号的相邻周期间的基频变化。

（8）EGG 信号的振幅微扰（EGG-Shimmer）

EGG-Shimmer 是测量电声门图信号的相邻周期间的振幅变化。

（9）基频震颤和振幅振颤：

从电声门图信号中获得 1-15Hz 调制的周期参数，如基频振颤和振幅振颤，它们可能是声带神经源或者神经病学和生物力学相互作用的结果。

（10）声门图信号的噪声能量：电声门图信号的标准噪声能量（EGG-NNE）的计算公式为：

$$NNE = 10^{*}\log\frac{\sum_{n} w\ (n)^2}{\sum_{n} x\ (n)^2} + BL\ (dB)$$

W（n）代表“肌肉”的噪声成份，而 X（n）代表电声门图信号，BL 为常数，用于补偿滤波器中去除的噪声能量。规范化噪声能量简称噪声能量，指在发声过程中声门漏气产生的扰动噪声的程度，噪声能量的单位是 dB。该公式与声学信号计算的方法相似，只是分析对象换成了电声门图。

2. 正常 EGG 波形　正常波形如（图 4-4-8），呈现规律性正弦曲线，于曲线波幅的 25% 处作一横线将振幅周期（T）分为闭合相（closing phase，CP）和开放相（opening phase，OP），其中闭合相又分为渐闭相（closed closing phase，CCP）和渐开相（closed opening phase，COP）。CP 为 CCP 和 COP 之和；T 为 CP 和 OP 之和，VFCA 代表声带接触面积。其特点是：①规律性正弦曲线；②参数 CQ 介于 40% ~70%；③渐闭相曲线陡直上升（A-B）；渐开相曲线呈弧度状缓慢下降（C-D-E）；④CI <0；⑤CQP <3%；⑥CIP <10%。电声门图主要是测试声带接触时喉部的运动情况，从电声门图信号中可以获知声带是否振动。CQ 反映了声带的闭合程度，CP 反映了声带振动的对称性，CQP 和 CIP 反映

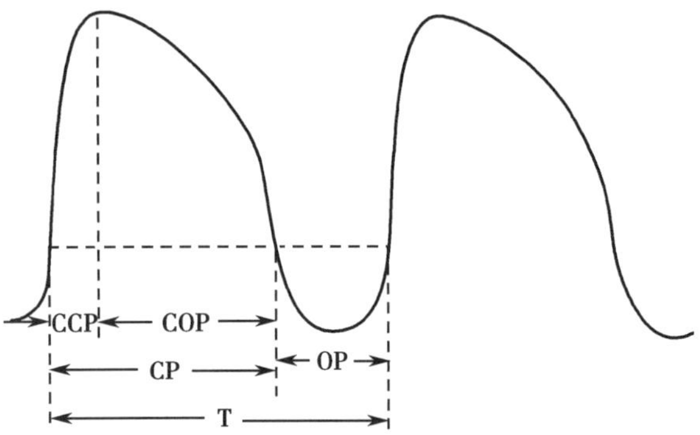

图 4-4-8　正常 EGG 波形

了声带振动的规律性以及声带接触段的周期性变化。

【临床应用】

“电声门图仪”作为一项喉功能检测仪器，能够在不影响发声条件下，无损伤地检测声带振动的规律性，声门的开启与关闭状态以及声带不同的振动方式。作为临床检查的常规仪器，特别能够反映声带下缘和声带闭合阶段的状态，从而弥补了内镜检查的不足，特别适用于喉镜检查不合作的儿童以及各种不适宜用喉镜检查的患者。利用电声门图波形及其参数分析声带的振动和闭合情况，有助于喉疾病诊断、治疗及声学研究。临床上利用电声门图研究较多疾病有声带息肉、声带小结、声带麻痹（单侧）、喉癌及声带白斑。

四、超高速电影摄影

1937 年，科学家们在贝尔电话实验室成功地用超高速摄影机拍摄了人类声带的振动。利用超高速电影摄影可对声带振动进行更细致的观察。超高速所摄制的影片可提供每一次振动周期声带的复杂振动过程、频率和强度的细节，同时也可摄取非语言现象的喉功能，如咳嗽、哭笑、咳痰等动作。

【原理及仪器】

超高速喉部摄像系统由氙灯，一套能把受检者的喉部光反射到摄像机的光学系统，一架超高速摄像机，一套操作光源和摄像机的电子系统，以及一台能提供时间显示的脉冲式电机等组成。

超高速声带振动的拍摄，其速度控制在每秒 1000 ~ 5000 帧，比正常人声带振动频率快 20 ~ 30 倍。如某人发声时，声带振动的频率为 125Hz，则对其进行摄像的速度应是每秒 3000 帧，即每一振动周期要拍摄约 25 帧图像（图 4-4-9）。当这种振动模式在正常速度（每秒 24 帧）进行放映时，影片上声带的振动极慢地呈现出来，而且放映的图像也被放大了 125 倍。有益的是声信号也可同时记录在胶片上，以便比较声音和声带振动的形象。

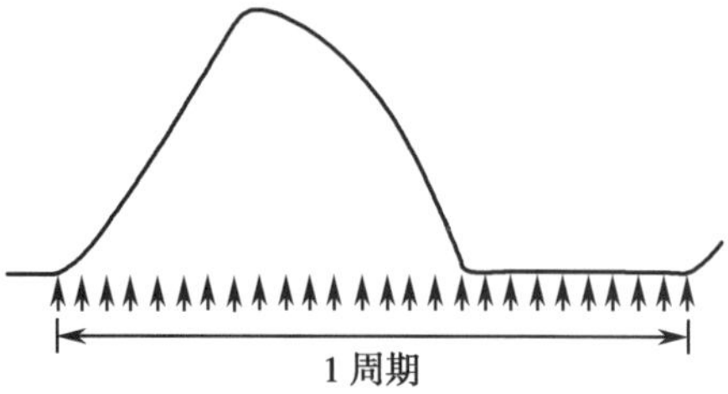

图 4-4-9　振动周期示意图

【应用】

超高速喉部摄像系统由于造价高，资料积累过程非常耗时，而且检查费用也较高等因素决定了它不能在临床上广泛应用。但在声学研究及教学中，超高速摄像却颇有作用。因为超高速摄像可以记录声带运动的图像，而且可以多次放映，对研究喉部的生理功能及其异常现象，发现早期的喉部病变，对喉部疾病患者进行追踪观察，以及喉部手术前、后进行对比等均有较大的价值。

第二节　喉肌电图检查

喉肌电图检查（Laryngeal Electromyography，LEMG）是研究喉肌的生物电活动，借以判断喉神经肌肉系统功能状态，为临床诊断提供科学依据。自从 Gavani 发明了静电计之后，1825 年，Nobili 用电流计证实肌电电流的存在，1843 年 DuBois-ReyMond 用此方法记录出蛙肌电图；Bernstein（1874），Hermann（1877）开始提出了肌肉电活动原理方面的报告，并定名为动作电位（action potential）一词；Braun（1897）制成了阴极射线示波器，随着研究方法的改进，电生理研究取得了迅速的发展。1962 年，Hiroto 发明电极经喉外插入记录喉肌电图获得成功。在国外，直到 1944 年 Weddel 首先开始将肌电图应用于喉部。在国内，牟连才等（1982）、田振明等（1982）及杨式麟等（1984）相继将肌电图检查应用于动物试验及人体的喉内肌肌电检查。目前，此项检查已广泛应用于喉肌电生理研究以及临床工作。

【仪器与电极】

肌电描记仪包括电极系统、放大器、示波器、扬声器等电子系统及计算机系统装置组成。目前电极主要有两种类型：针状电极和钩状电极（图 4-4-10）。与针状电极比较，钩状电极体积小，对患者刺激小，能固定于喉内肌内，可随意发声。而针状电极对患者刺激较大，发声时随着喉内肌的收缩使其位置不易固定，影响检查。

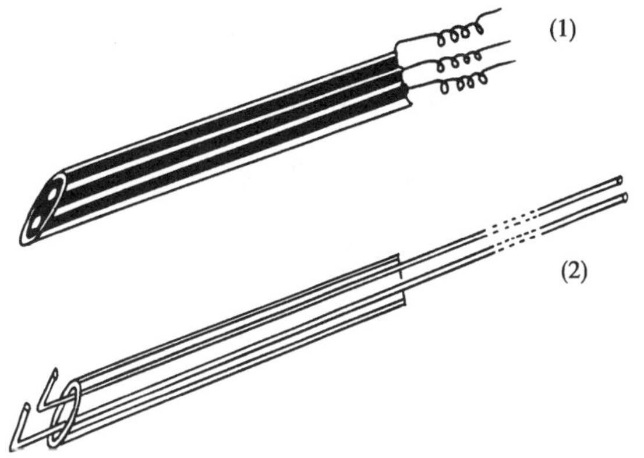

图 4-4-10　电极
（1）针状电极　（2）钩状电极

【检查方法】

1. 检查时准备工作　做好解释工作，咽部较敏感、分泌物较多者，于检查前半小时皮下或肌肉注射阿托品 0.5mg，有上感、发热、咳嗽等症者应暂缓检查。

2. 体位及麻醉　患者仰卧于诊断床上，肩下垫一扁枕，常规颈部消毒，戴无菌手套，在环甲间隙处注入 2% 利多卡因 0.5ml，再从注入利多卡因处向声门下分 3 次滴入 1% 丁卡因 1.5～2.0ml，每次间隔 1 分钟，3 分钟后即可行甲杓肌及环杓后肌的检查。个别患者喉反射较重致频繁咳嗽时，可酌情向声门下再滴入 1% 丁卡因 0.5～1ml。

3. 检查喉内肌肌电活动时，电极放置比较困难，电极在喉内各肌的插入方法主要有三种：

（1）直接径路：是通过咽部手术或喉裂开手术直观下直接进针，但这种方式进针非常不便，此法现已不用。

（2）经皮径路：经颈部皮肤途径到达喉内肌的有环甲肌、甲杓肌及环杓侧肌。

1）环甲肌检查法：进针位置在颈部中线稍外侧 3mm 处，环状软骨上方将针电极垂直刺入环状软骨弓之软骨膜表面，然后将电极向后、向上、向外的方向进针约 5mm，即达环甲肌。一旦证实电极插入正确位置，即请受检者提高发音的音调，因为音调快速的升高能使环甲肌的活动加强。

2）甲杓肌检查法：嘱受检者处于侧卧位并持续、稳定的发音。进针位置在环甲间隙中点，刺破环甲膜并向后、上进针。通过喉镜可监测电极的位置，证实电极在甲杓肌内之后，请受检者持续发低调音。在进行吞咽活动时，甲杓肌亦可有明显的活动。

3）环杓侧肌检查法：进针点几乎和环甲肌相同，针尖向外并略向上，穿过环甲膜向前朝甲状软骨下角方向，直至刺入环杓侧肌。通过受检者屏住呼吸可证实电极是否在正确的位置，方法与吞咽活动一样，可导致环杓侧肌的运动，并可与环甲肌相鉴别（图 4-4-11），另外，环杓侧肌检查法还有结节前法即从下甲状结节的前下方，向后上内刺入，经过皮肤、颈前肌、再经环甲韧带，针尖距皮肤 2.5～3cm 即达该肌；结节后法即当针刺到环甲肌斜部后，再向深部进针，针尖距皮肤 2.5～3cm 后即达该肌。

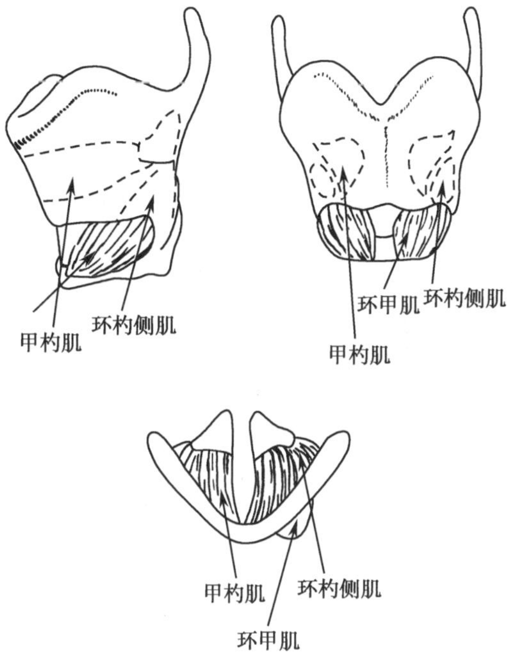

图 4-4-11　经颈检测环甲肌、甲杓肌、环杓侧肌

4）环杓后肌结节前法：刺入侧肌后再向深刺 5mm 即达环杓后肌；结节后法：刺入侧肌将针拔出少许，使针尖的方向稍向外转，再向深刺即达该肌，针尖距皮肤 3～3.5cm。

5）杓横肌：在正中线进针，经环甲韧带通过喉腔，针与颈部皮肤呈 60° 角向后上方进针，达到左右杓状软骨之间，穿过喉头后壁黏膜到达杓横肌。

（3）通过口腔进针：这种方法是在间接喉镜或直接喉镜指引下通过口腔将针电极插入喉内肌。经口内途径可检测环杓后肌和杓间肌。在间接喉镜下，电极的针尖穿破靶肌肉的肌膜进入肌腹内。环杓后肌的进针点在附着于环状软骨板的肌腹内。可通过受检者重复发短元音和在发音中间夹带深而快的吸气而证实，因为环杓后肌在吸气及间歇性发音过程中运动明显。杓间肌的进针点位于两个杓状软骨突之间。可通过受检者发短音而证实（图 4-4-12）。一般情况下，杓间肌的活动与环杓后肌的活动是互补的。此方法操作较困难，患者不宜合作，电极易移位，而且电极留置口内常影响发声，现已应用较少。

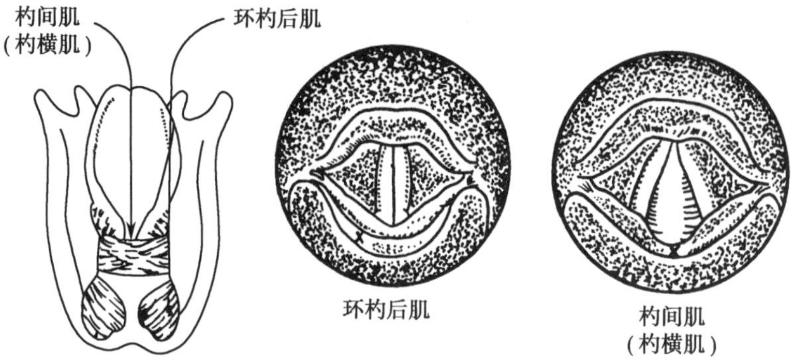

图 4-4-12 经口检测环杓后肌和杓间肌（杓横肌）

【注意事项】

1. 对有恐惧心理者，检查前应做好解释工作，消除恐惧不安的心理状态。

2. 检查完毕后拔出电极针，用棉球压迫电极刺入部位片刻，检查有无渗血或血肿，因电极针可能刺破小血管而引起小血肿。

3. 对有喉痉挛病史及双侧声带麻痹伴有呼吸困难者应慎用，因应用此检查法较易激发喉痉挛。

4. 患者肥胖、颈部短粗者，甲状腺手术后环甲间隙标志不清、按正常角度进针较困难者，应注意适当调整进针角度。

5. 有时老年人环状软骨板骨化电极针不能通过比例约占0.2%。

【正常喉肌电图】

一般情况下，完全松弛的正常肌肉没有肌电图显示；当电极插入到肌内，肌纤维无动作电位出现，荧光屏上呈一直线，称电静息（electrical silence），但喉内肌很难在正常情况下出现静息电位。而当肌肉收缩时，神经-肌肉接头活动以动作电位形式可被记录到。在深吸气时，喉外展肌（PCA）的收缩力加强；而在发声、咳嗽或吞咽时，喉内收肌的收缩力提高。正常人的喉部随意活动时，其喉内收肌、外展肌活动是互补的（图 4-4-13）。在正常人发声、吞咽时甲杓肌活动的肌电图，可以看出吞咽活动强于发声，因为前者要求喉肌收缩更强。

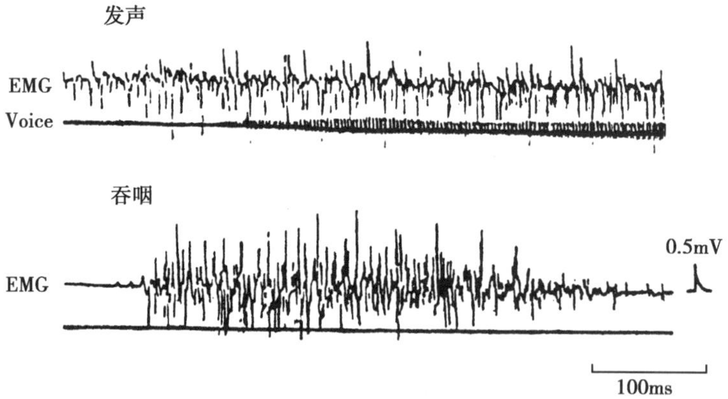

图 4-4-13 正常人甲杓肌活动的肌电图

【临床应用】

1. 用于声带运动障碍的诊断及预后判断　喉肌电图在区别喉肌麻痹与环甲关节固定时可起重要鉴别作用，同时在评估麻痹程度和治疗效果方面也颇有帮助。

临床应用时，肌电图电极用同心两极针的电极经颈部皮肤插入是很方便的。在进行喉功能检查时，受二支神经支配的喉组织区域（如甲杓肌受喉返神经支配，而环甲肌受喉上神经支配）的检查也是双向的（图 4-4-14）。显示喉不完全性麻痹患者的肌电图，尽管在喉镜下见其声带不运动，但其随意活动仍被部分保留（图 4-4-15）。显示 1 例完全性喉肌麻痹患者的肌电图，图中可以看出完全没有随意活动显示，但仍有很少量的非随意动作电位出现。这种放电是以肌纤维颤动的动作电位形式而显示的，说明其预后是相当差的。

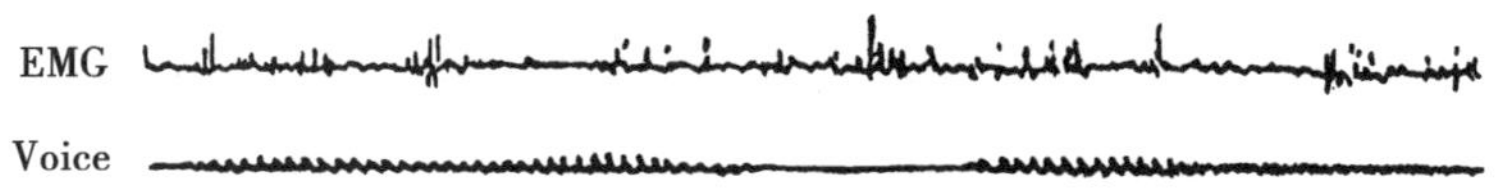

图 4-4-14　喉不完全性麻痹时肌电图

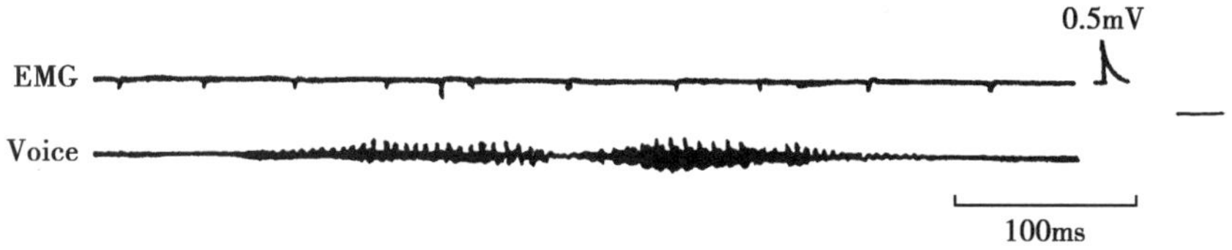

图 4-4-15　喉完全性麻痹时肌电图

临床上往往可以见到，在喉麻痹几个月到几年的病程中，有随意活动的肌电图的记录，但却没有任何声带运动恢复的征象。这是由于神经纤维再生混乱引起的。用喉肌电图评估喉功能的不足之处在于使用技术上的难度，特别在某些喉肌麻痹患者，不易证实电极是否插入到正确的位置。另外对一些长期喉麻痹的患者，喉肌电图难以估计其预后情况，而且测试的结果和患者的功能效果也并非线性关系，所以在对获取的资料进行质量评估时往往是困难的。

2. 作为功能性发声障碍的辅助诊断　癔症性失声时，喉肌电图正常，咳嗽及吞咽时有放电现象。痉挛性失声时在发声及深呼吸时，甲杓肌出现不规则的肌电活动，喉肌电图作为一种客观检测手段，在痉挛性发声障碍治疗中的应用也越来越为专业人员所重视。肌电图的半定量单个运动单位电位（motor unit potential，MUP）分析及定性（干扰相）评估可作为痉挛性发声障碍重要诊断及鉴别诊断依据。

3. 其他神经疾患的诊断　如运动神经无疾患时，检查声带运动无明显障碍时，可有肌电图的异常表现。

4. 判断喉运动神经损伤部位　喉运动损伤包括中枢性（核性）及周围性损伤，后者又分单纯喉返神经损伤、单纯喉上神经损伤及喉返神经和喉上神经连合损伤（迷走神经损伤）。如为核性损伤则可出现波宽和波幅显著增加的巨电位；单纯喉返神经损伤，环甲肌肌电图多正常，其他喉内肌可出现失神经肌电反应。单纯喉上神经损伤则与上述改变相反；喉返神经和喉上神经连合损伤则环甲肌及其他喉内肌均可出现失神经肌电反应。

5. 指导治疗及疗效评价　如声带麻痹后仅表现为纤颤电位和正尖波，数周后无明显改变，无再生电位或运动单位电位出现，则表明神经无再生可能，自然恢复可能性很小，须考虑手术治疗。如有再生电位或正常运动单位电位出现，则提示神经开始再生，有可能自然恢复，可先行保守治疗。在进行各种神经吻合术或神经肌蒂移植后，如能观察到再生电位或正常运动单位电位出现，则表明手术有一定疗效，神经功能在逐步恢复，反之，则表明神经未再生，手术效果不佳，

第三节　气体动力学检测

喉气体动力学的检测（aerodynamic test）是喉功能检查的重要组成部分，喉气体动力学参数虽然不能直接反映声带振动运动及由此产生的声波情况，但可提供有关喉功能方面准确的定性和定量的客观情况。发声与气体动力学关系密切，喉部任何有意义的气压变化都可影响发声过程。发声的气体动力学研究，从其发展历史上看大致有如下几类：

1. 呼吸量计（spirometer）　任何种类的呼吸量计均能作为检测呼吸气流率的手段。其仪器价格不贵，能较广泛地应用于临床。主要缺点是其他声学信号不能同时显示，频率反应差。

2. 呼吸速度描记仪（preumotagraph）　用以观察空气流速和流量的起伏，以分析喉部功能。呼吸速度描记仪包括一个呼吸面罩，一个阶层气流电阻，一个双向压差换能器，一个载波前置放大器，一个积分前置放大器和一个记录系统。通过对流速求积分以记录流量。使用其散点图时，与发声有关的其他信号能同时被显示、但其频率应答不太敏感，是其缺点。

3. 喉声气流仪（phono-laryngograph）　目前，国内外多用日本理音株式会社制造的 SH-OI 喉声气流仪对喉功能进行检测。该机是 80 年代中期在检测发音功能中较先进的一种仪器。它配备微型计算机，可同时检测发音的呼气流量、声强、基频、最长声时（MPT）及音调的瞬间平均移动率；这些参数同时记录在监视屏幕上，以便同时观察它们之间的多种关系。全部数据自动处理及荧光屏显示，同时订印数据和波型。由于该仪器在检测发声功能上具有客观、准确、定量、简便、迅速及其无创性，使它得以广泛应用。

【空气动力学检查方法】

空气动力学测试方法较多，现将方法简单、临床价

值较大的几种方法予以介绍：

气体动力学参数主要有平均气流率、声门下压力、声门阻力、最长发声时间、声门发声效率等参数。

1. 平均气流率（mean flow rate，MFR）及口腔内压力（oral cavity internal pressure）测试　平均气流率是指发声时每秒钟通过声门空气流量的一个指标，通常用毫升/秒（ml/s）表示。呼气流是喉发声的动力，用气流速度描记仪检测单位时间内流经声门的气体流量可反映声门关闭功能的状态。简单的测试方法是应用呼吸速度描记仪（preumotagraph）或恒温热线气流计（constant temperature hot wire anemometer）进行，测试时患者舒适站立，以自然的方式发元音/a/或/i/，持续3～4秒，连续测3次，最后结果取3次测量的平均值，姜泗长和顾瑞主编的《言语语言疾病学》写到MFR值的大小会受频率和声强的影响，正常平均值位于89～141ml/s。MFR值若低于40ml/s或高于200ml/s应视为病理性。

近年来国外采用“逆滤波技术（inverse filtering technique）”进行发声时气流率及口腔内压力测试，这种测试方法可消除因声道共振峰作用所产生的声波高频成分，从而更精确获得声门气流信息。

2. 声门下压力测试（estimated subglottic pressure，ESGP）　声门下压力是指肺气压到达声门下的压力，呼气量控制声门下压，声门下压与音强呈正相关，是音质的重要因素，频率对声门下压影响较小，声门下压力是声音产生及维持的一个重要因素，一般用单位 cmH_2O 表示。声门下压力测试技术较为复杂，目前，主要有五种测试途径：

（1）经颈前皮肤测试：局麻后，将连接压力传感器的针极经颈前皮肤、环甲间隙（或1～2气管环间）插入声门下（或气管内），嘱受试者发间断音节（pi或pa），气压信号经压力传感器、数据放大器传至X-Y记录仪（或计算机）记录并显示。此方法较简便、测得数据可靠，但为侵入性技术，可能会损伤甲状腺狭部或食管。

（2）经声门测试：将压力传感器置于硅胶管的前端，然后将两者一起经口腔、咽喉、声门直接置于声门下，测量声门下压力；或将压力传感器置于硅胶管后端，再将硅胶管循上途径置于声门下，在口外用压力传感器接收气压信号。气压信号经放大后由X-Y记录仪（或计算机）记录并显示。该方法缺点是操作较困难，不易固定且影响声门闭合及声带振动，测试时影响发声活动，不易准确测定。

（3）经食管测试：测试时将压力传感器装在硅胶管内，直接吞入食管内，或在硅胶管前连一小气球，将小气球及硅胶管一同吞入食管内，所测得的食管内压力变化通过压力传感器、数据放大器而由X-Y记录仪或电子计算机描记，由于食管内压力与声门下压力大致相等，通过测量食管内压可间接推测声门下压力。

（4）气管切开造口法：气管切开患者，可经气管切开造口。本法插入导管测得的压力离声门下距离偏远。

（5）超微型传感器：用超微型压力传感器，经口、咽及声门直接放置于声门下区测得声门下压力。此法精确，可记录声带振动周期的压力变化。

3. 声门阻力测试　声门阻力不能直接测量，Isshiki（1964）报道声门阻力在低中音时为2.0～10.0Pa·s（20～100dyn·s/cm^2），高音时为15.0 Pa·s（150dyn·s/cm^2），声门阻力一般可通过声门下压及平均气流率计算得到数值：声门阻力＝声门下压/平均气流率，常用单位为 cmH_2O/LPS。因声门下压力测试较困难，Smitheran（1981）提出用口腔内压力代替声门下压进行计算：声门阻力＝口腔压力/气流率。

4. 最长发声时间（maximum phonation time，MPT）简称声时（phanahon time，PT），在深吸气之后舒适发/a/音或/i/音的最长持续时间。发声时间的长短与年龄、性别、职业和肺活量有关，有训练的歌手和潜水员可达1分钟以上。声时正常变异较大，但总的情况是中、青年人声时较老年人长，男性声时较女性长，综合各家报道数据老年声时在7s以下者应认为病态。中、青年及老年前期的声时，女性在15s以下，男性在20s以下应考虑为病态。声时的真正意义在于动态观察，如患者第一次检查为10s，第二次检查为16s说明病情趋于好转，反之则趋于恶化。

5. 声门发声效率（phonation efficiency）　是指声门处嗓音声源功率与声门下空气动力功率之比。由于目前缺少对嗓音声源功率做出准确测量的方法，因此不能直接反映声门发声效率，也就没有统一的评价方法。泽岛政行（1982）用音强/气流率的比值来计算发声效率，这种方法操作简单、易于计算，可较准确评价发声效率。在大多数情况下，用其所得参数，可直接评价发声障碍的各种喉部疾病。

【临床应用】

国内自80年代末以来，杨和钧曾用喉声气流仪对歌唱者的声功能进行检测，认为喉声气流仪在艺术嗓音方面的应用有着较广泛的前景。郭星用该仪器对沈阳地区120例正常人和86例喉癌患者进行发音功能测试，对正常人的平均气流率和喉癌患者的发声功能损失进行了评估与分析。我科在1992年应用喉声气流仪对武汉

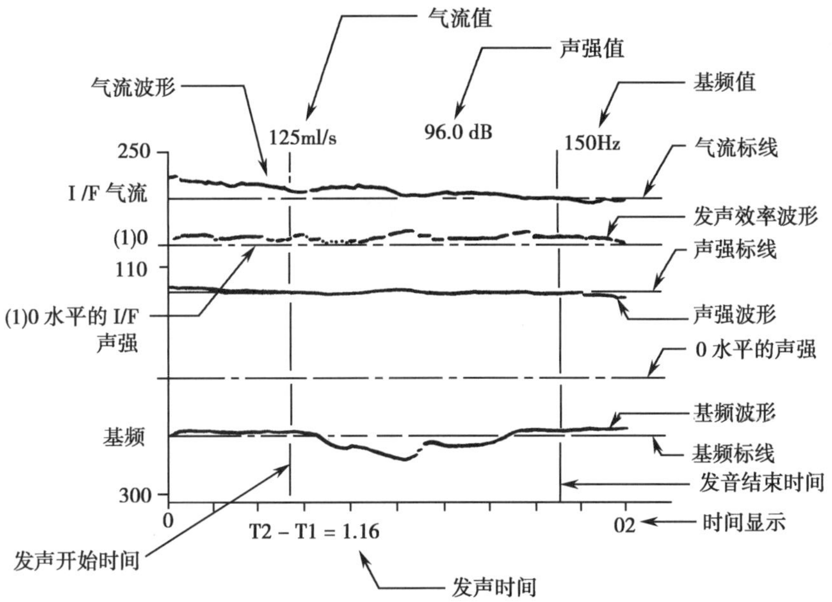

图 4-4-16　正常人喉声气流图

地区 30 名 40 ~ 70 岁的正常男性和 30 名在我科行喉垂直部分切除术后的喉癌患者进行测试。发现正常男性气流率为（110 ± 21）ml/s（图 4-4-16），而喉癌患者术后发声漏气明显。在进行分组分析时发现术后 2 年组气流率高达（368.79 ± 50.05）ml/s（图 4-4-17），而在术后 10 年组其气流率则降至（190.00 ± 51.89）ml/s（图 4-4-18），即术后时间愈长，其声功能愈接近正常。

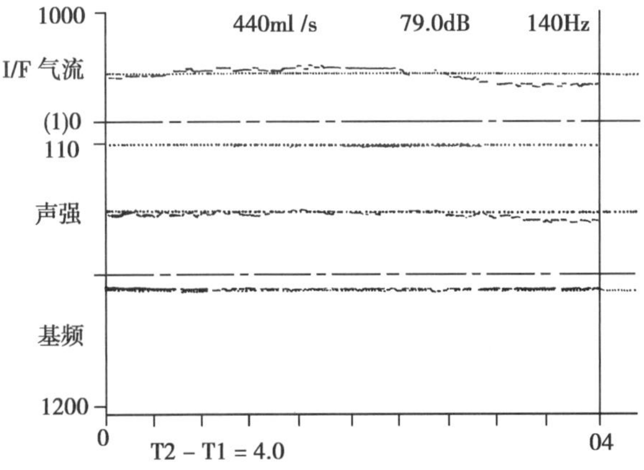

图 4-4-17　术后 2 年组喉声气流图

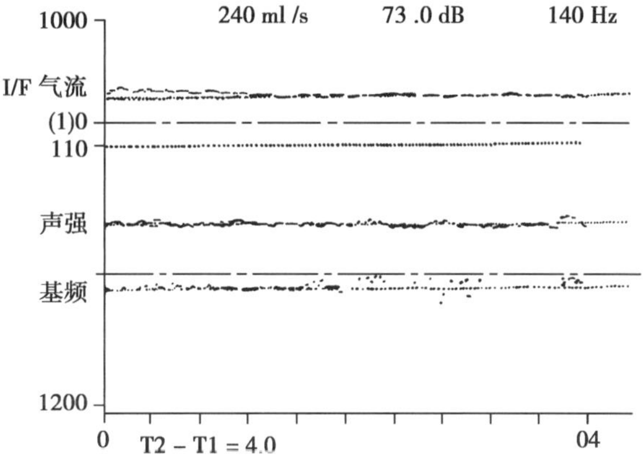

图 4-4-18　术后 10 年组喉声气流图

发声功能是一种多维功能，如同体力不能以单一尺度来衡量一样，发声功能同样也不能以单一方法来评价其整体状态。任何一种发声功能检测方法，不论多么有用，只能评价其某一方面。临床医师在评价发声功能时应强调这一概念的重要性，必须充分了解所应用的检查手段只能评价发声功能的哪些方面和不能检测评价的另一些方面。另一点要强调的是目前所应用的大多数检查项目基本上不是对音声疾患作临床诊断，但其评价发声功能的某一方面的有关参数，亦可提供诊断的参考依据。

（王彦君　刘大波　毕胜斌）

第五章

喉的先天性疾病

第一节　喉软骨及声门裂等畸形

一、喉软骨畸形

1. 会厌软骨　会厌软骨为第4鳃弓的咽下隆起发育自两侧向中线融合而成。其融合不良或完全未融合，则形成会厌分叉或会厌两裂（图4-5-1）。会厌分叉一般无症状。会厌两裂多伴有会厌松弛，吸气时易被吸到喉入口，引起喉鸣和呼吸困难，饮食时引起呛咳，此时，可在直接喉镜下行会厌部分切除术。会厌过大，多甚柔软并过度后倾，吸气时被吸向喉入口引起喉鸣和呼吸困难，可在局部麻醉下行会厌部分切除术。会厌过小或无会厌一般无症状，可不作治疗，但饮食不要过急，以免引起呛咳。胚胎后期及出生后营养不良者，可产生各种形状不同的会厌（图4-5-2），一般不引起症状。

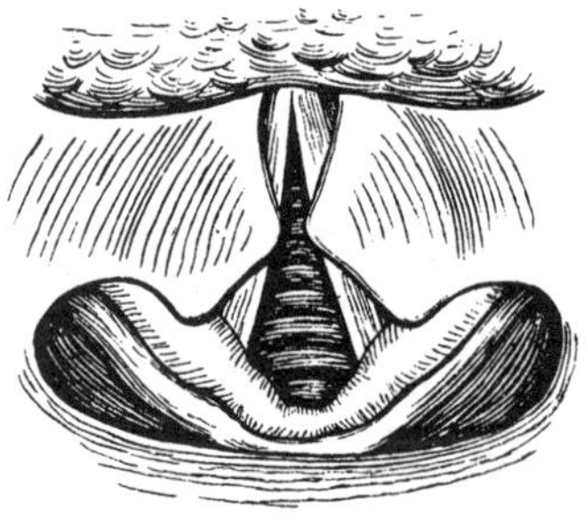

图4-5-1　两歧会厌

2. 甲状软骨　甲状软骨为第4鳃弓形成的两翼板发育自上而下在中线融合而成，若发育不全，可发生甲状软骨前正中裂、甲状软骨软化或部分缺如、甲状软骨板不对称等。吸气时软骨塌陷，喉腔缩小，引起喉鸣和呼吸困难，常需行气管切开术。甲状软骨未发育者少见。

3. 环状软骨　胚胎6、7周时，环状软骨首先在背侧然后在腹侧逐渐在中线接合。若接合不良，留有裂隙，则形成先天性喉裂。环状软骨先天性增生或未成环者，可致声门下梗阻或喉闭锁，引起呼吸困难或窒息，有时新生儿需行紧急气管切开术，预后不良。环状软骨完全未发育者极少见。

4. 杓状软骨　形状、大小可有变异。位置异常者多为向前移位，单侧或双侧性，可为先天性，亦可因分娩时喉部外伤引起。因杓状软骨移位，声带松弛，患者症状以声嘶为主，严重者可发生呼吸困难。喉镜检查时可见杓状软骨向前移位及其后上缘突起，声带松弛无力，发声时杓状软骨不动或微动，两声带不能闭合。若两侧移位，喉后部为异位杓状软骨占据，声门甚小。先天性杓状软骨移位治疗甚困难，有呼吸困难者，先行气管切开术，待患儿稍大后，再行杓状软骨移位术。

二、喉软骨软化

喉软骨的形态正常或接近正常，但极为软弱，每当吸气时喉内负压使喉组织塌陷，两侧杓会厌襞互相接近，喉腔变窄成活瓣状震颤引起喉鸣和呼吸困难，称喉软骨软化（larygnomalacia）。如伴有气管软骨软化，称喉气管软化（larygno tracheomalacia）。本病并不少见，多为妊娠期营养不良，胎儿缺钙及其他电解质缺少或不平衡所致。

【症状】

常发生于出生后不久，偶见于急性呼吸道感染后较

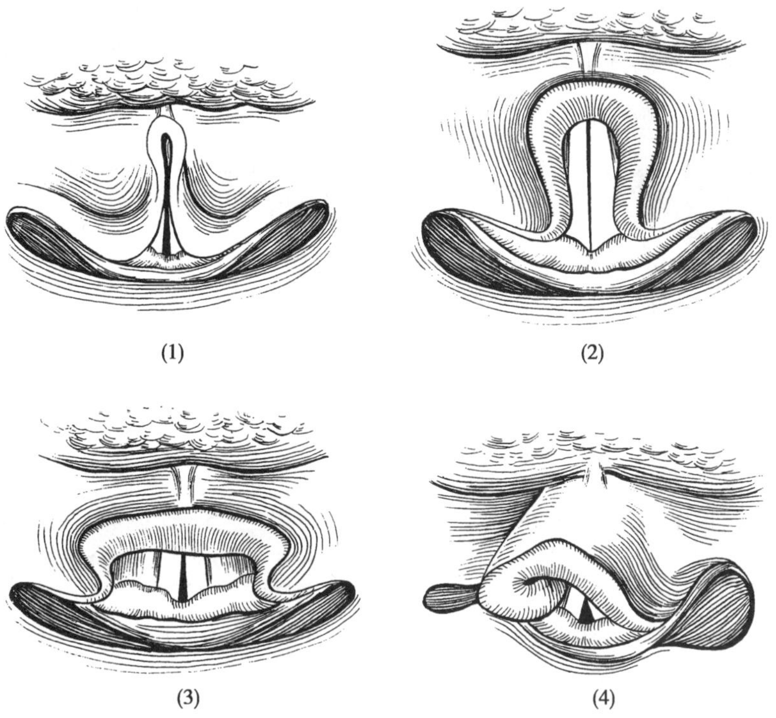

图 4-5-2　各种形状不同的会厌

（1）沟形会厌　（2）蹄铁形会厌　（3）几形会厌　（4）斜位会厌

大儿童，亦有发生于成人的报道。吸气时喉鸣和胸骨上窝、肋间、上腹部凹陷为其主要症状，严重者可有发绀或呼吸困难。喉鸣属低频音，呈经常性，可有间歇性缓解，睡眠、安静时无症状，受惊、哭闹时明显。有的与体位有关，仰卧时明显，俯卧时减轻。患者一般情况良好，进食、哭声、咳嗽声正常，无声嘶现象。

【诊断】

除详细了解病史，如妊娠分娩情况、喉鸣开始时间、喉鸣性质、与体位的关系，以及咳嗽和哭时声音外，直接喉镜检查很重要。检查时见会厌软弱，吸气时会厌两侧和杓状会厌襞互相接近甚至接触，杓状软骨上的松弛组织向声门坠陷，阻塞声门，呼气时挤在一起的组织被气流冲开。用直接喉镜前端挑起会厌后喉鸣消失即可确定诊断。

本病可与其他喉发育异常合并存在，许多疾病如先天性喉、气管发育异常；先天性小颌；舌根囊肿；胸腺肥大；纵隔大血管异常；新生儿抽搦症；喉部炎症、外伤、异物等都可以引起喉鸣，诊断时应予鉴别、排除。直接喉镜检查对诊断喉部疾病引起的喉鸣很重要，但不能检查气管病变所引起者，此时可用电子喉镜或支气管镜检查气管。影像学检查可鉴别纵隔大血管、胸腺肥大、咽后脓肿等异常。

【治疗】

一般不需特殊治疗，多数患儿随着喉腔渐大，喉腔变硬，至 2～3 岁时喉鸣自行消失。平时注意营养，预防受凉、受惊，以免发生呼吸道感染和喉痉挛，加剧喉阻塞。有呼吸困难时，可取俯卧或侧卧减轻症状。必要时可考虑行气管切开术或杓会厌成形术，以免引起慢性缺氧、心脏扩大、漏斗胸等。在显微镜下精细切除（或用激光切除）杓状软骨、杓状会厌襞处过多的松弛水肿黏膜，勿伤后联合黏膜，用可吸收线缝合黏膜边缘；如果会厌过度摆动，须切除或汽化会厌舌面下半部及舌根部相应区域的黏膜，将会厌与舌根作缝合。用 CO_2 激光切除病变，可减少术后喉梗阻、伤口出血、感染等并发症发生。激光能量 6～9W，光斑直径 0.5mm。

三、先天性喉裂

喉发育异常，在喉后部中线处有一先天性缺损，称为先天性喉裂（cleft larnynx）。喉裂程度不一，轻者仅在两侧杓状软骨间有一裂隙，重者则整个喉后部、气管上段裂开（称为喉气管裂）（图 4-5-3），严重者累及气管大部或全部、喉、气管、食管成一大腔（称为喉气管食管裂）。可伴有其他部位先天性畸形，如唇裂、腭裂、气管食管瘘、耳畸形等。其发生原因与喉组织接合不良有关，遗传亦为发生之因素。

【临床表现】

轻度喉裂一般无症状，重度喉裂常有喉鸣、吞咽困

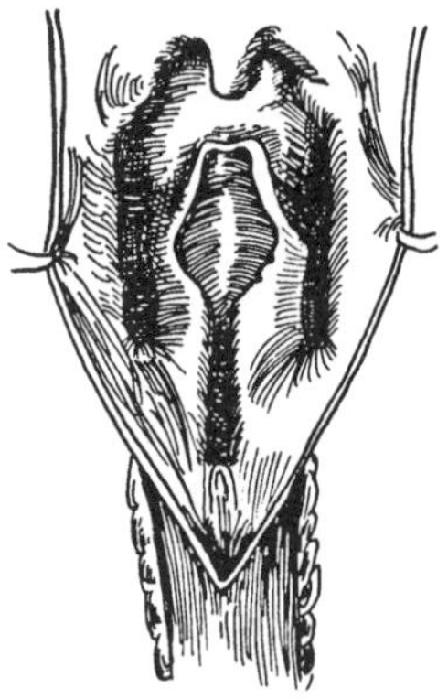

图 4-5-3 先天性喉裂

难、呛咳、呼吸困难、反复发作肺炎和支气管炎，哭声小或无声，诊断不及时常因肺炎、肺不张而死亡。

【诊断】

出现喉鸣、吞咽困难或进食呛咳的患儿，无论有无其他畸形，行直接喉镜检查时应注意杓状软骨间的情况，仔细检查喉后部是否有裂隙存在。食管造影不能明确诊断，且有一定危险，CT、磁共振可帮助诊断。

【治疗】

轻度喉裂，尤其是喉功能保护良好者，不需特殊治疗，但饮食不可过急。常发生呛咳者，应用鼻饲饮食，尽早行手术缝合，可在支撑喉镜下行显微修补术。重度者明确诊断后，尽早行低位气管切开术以保护呼吸道；手术时根据缺损范围，切开甲状软骨、环状软骨、气管软骨环，修补喉气管食管裂。严重者鼻饲管易引起逆流和误吸，并有经裂口进入气管之风险，宜行胃造瘘，手术经颈及开胸暴露全部病变，在体外循环下修补。

四、喉 下 垂

新生儿环状软骨位于第 4 颈椎平面，6 岁时位于第 5 颈椎平面，13 岁时位于第 6 颈椎平面，由于先天性发育异常，喉原始位置低于正常，若继续下降，则形成下垂。气管第 1 环位于胸骨上缘平面者称喉下垂（laryngoptosis）。严重病例，整个喉部位于胸骨后，在胸骨上窝仅能触及甲状软骨上切迹。

喉下纤维组织、肿大淋巴结、动脉瘤、新生物的牵引或推压，可引起后天性喉下垂。

【症状】

一般无症状，如有，则仅为声音的改变。患者声音单调、低沉、不能发高声。

【诊断】

颈部触诊觉喉位或甲状软骨甚低，或位于胸骨后，视诊可能发现喉随主动脉的搏动而振动。喉镜检查见喉内各部无变化，但可见声带位置甚低，经声门很容易看到气管隆突。颈侧 X 线拍片、CT、MRI 检查可见喉低位，并可查知有无其他先天异常，如胸骨后甲状腺肿或胸腺肥大。

【治疗】

先天性喉下垂不需治疗，后天性者应处理原发病。因其他疾病需做气管切开术时因不易找到气管，并易发生气胸、纵隔气肿、喉狭窄等并发症，此时宜行喉内插管术。

五、喉 蹼

喉腔内有一先天性膜状物，称为先天性喉蹼。其发生与喉发育异常有关，喉发生经历了喉的上皮增生、融合致喉腔关闭到封闭上皮溶解、吸收，喉腔重新建立的过程，若溶解、吸收过程受阻，则在喉腔内遗留一层上皮膜，是为喉蹼（laryngeal web）。本病可伴有其他先天性畸形，亦有一家中数人发生的报告。喉蹼按发生的部位分为声门上蹼、声门间蹼、声门下蹼 3 型（图 4-5-4），以声门间蹼最为常见。绝大多数在喉前部，仅1% ~

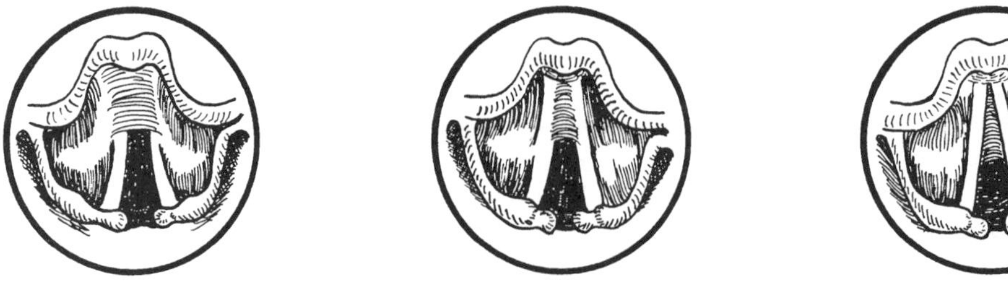

(1) (2) (3)

图 4-5-4 喉蹼

（1）声门上喉蹼 （2）声门间喉蹼 （3）声门下喉蹼

2%为杓间蹼。Gerson（1983）报道一种新的畸形称为喉咽蹼，此蹼起自会厌侧后缘，伸向咽侧壁、后壁，构成钥匙孔样声门。

喉蹼为一层结缔组织，上面覆有鳞状上皮，下面为喉黏膜和黏膜下组织。厚薄不一，薄者半透明，呈蛛网状，厚者坚实多纤维组织。一般前部较厚，后部游离缘较薄。大小不一，有的甚小，仅在前联合处，有的甚大成一隔膜，将喉腔大部分封闭，称为喉隔（laryngeal diaphragm）（图4-5-5）。若隔膜将喉腔完全封闭，称为先天性喉闭锁（congenital laryngeal atresia）。

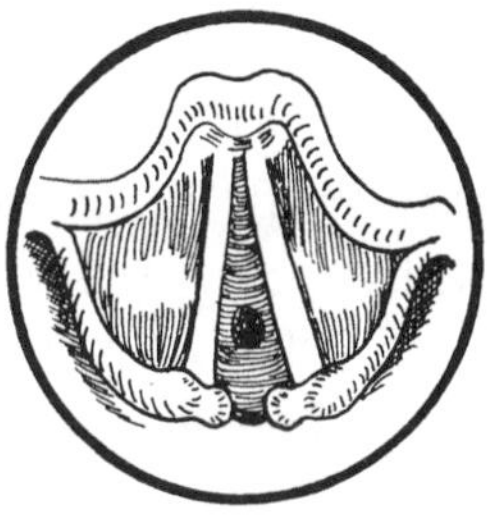

图4-5-5 喉隔

【临床表现】

婴幼儿喉蹼与儿童或成人喉蹼症状不全相同，亦随喉蹼大小而异。婴幼儿喉蹼：喉蹼较小者可无症状或出现哭声低哑，但无呼吸困难。喉蹼较大者可出现：①先天性喉鸣，通常为吸气性或双重性；②呼吸困难，程度不等，吸气、呼气均有困难，夜间及运动时加剧；③声嘶或无哭声，吮乳困难。上述症状常在哭闹或发生呼吸道感染时加重。喉闭锁患儿生下时无呼吸和哭声，但有呼吸动作，可见四凹征，结扎脐带前患儿颜色正常，结扎不久后出现新生儿窒息，常因抢救不及时而致死亡。

较大儿童或成人喉蹼一般无明显症状，有时有声嘶或发声易感疲倦，活动时有呼吸不畅感。

【诊断】

根据上述症状，行喉镜检查可明确诊断。婴幼儿或新生儿必须用直接喉镜检查，检查时需准备支气管镜和行气管切开术。喉镜下见喉腔有灰白色或淡红色膜样蹼或隔，后缘整齐，多呈弧形，少数呈三角形。吸气时膜扯平，在哭或发音声门关闭时，蹼向下隐藏或向上突起如声门肿物。喉部完全闭锁较为罕见。

【鉴别诊断】

婴幼儿先天性喉蹼应与其他先天性喉发育异常，如先天性声门下狭窄、喉软骨软化等鉴别。喉蹼患儿哭声弱而发声嘶，后两者正常，直接喉镜检查可鉴别。

先天性喉蹼还应与产钳引起的杓状软骨脱位或声带麻痹相鉴别，除根据病史外，喉镜检查时应仔细检查杓状软骨的位置及声带运动情况。

较大儿童或成人喉蹼应根据病史鉴别是先天性还是后天性。后天性喉蹼多因患白喉、结核、狼疮、喉软骨膜炎等病或喉外伤、喉手术、气管插管引起。

【治疗】

婴幼儿喉蹼属结缔组织，治疗后多不再形成，而且早日治疗对喉腔正常发育有裨益，并可减少呼吸道感染，因此，不论有无症状，均宜尽早治疗。此种患儿喉蹼可在喉镜下剪开，或用CO_2激光切除；喉闭锁患儿应立即在直接喉镜下插入支气管镜将隔膜穿破，吸除气管、支气管内分泌物，人工呼吸，可救活患儿。据报导，隔膜有时可为骨性，此时应立即行气管切开术。

较大儿童或成人喉蹼因炎症反应多较厚，并已发生纤维化，治疗不易成功，易于复发，无明显症状者可不予治疗，声嘶明显或影响呼吸者须行手术治疗。手术治疗有下述几种方法：

1. 喉显微镜下切除或激光切除喉蹼　有时需置扩张管。

2. 沿一侧声带边缘将喉蹼切开，切开的蹼修剪后将游离缘缝于对侧，以免重新粘连。

3. 喉裂开术切除喉蹼　主要适用于完全性喉蹼和靠后部的喉蹼。为防止粘连，可取下唇黏膜移植于声带两侧之黏膜缺损区，若术前有呼吸困难，须放置扩张管。

杓间蹼目前尚无公认的好的治疗方案，治疗包括长期插管、切除或激光切除喉蹼、气管切开、杓状软骨切除等。

因呼吸困难行气管切开术，但未处理喉蹼，经戴管数年，患儿喉发育不良，气管上端梗阻，应按喉和气管梗阻处理。可用硅胶喉内模扩张法。模塞大小、位置要合适，使喉和气管扩张，但不可太紧。每2周换一次模塞，共3～4个月，直到形成足够大喉腔后，再换小一号模塞，再维持2～3个月，以促进上皮生长。

六、先天性声带发育不良

声带发育不良或缺如，喉室带活动或发育过度而替代声带发声者，又称新生儿喉室带发声困难。

【临床表现】

出生时小儿无哭声，几天后哭声粗糙、嘶哑，为由喉室带发声所致。以后发育不良的声带逐渐发育，则出现复音或双音，即由喉室带发出的粗糙低音中，杂有由声带发出的高音，这种双音常有改变，并无规律。多数患儿有先天性喉鸣，活动或哭闹时可有呼吸困难。

【诊断】

在无麻醉下用婴儿型前联合喉镜将会厌挑起，可见两侧喉室带互相靠近，看不见声带。将两侧喉室带分开，可见声带发育不全、不对称或完全缺如，有的声带似正常，但内收或外展运动皆迟缓。

【治疗】

不需外科治疗，应尽量使患儿不哭，避免大喊大叫。以后患儿用低声讲话。在儿童期若能尽早矫正发声，则以后可能有正常发声，若任其用室带发声，则可致永久性发声不良。

七、先天性声门下血管瘤

先天性声门下血管瘤为一少见的先天性疾病，出生后不久即出现，8～18个月迅速增生，5～8年逐渐消退。常发生在声门下腔后部黏膜下较深处，女性多见，约半数伴有其他部位（如皮肤、口腔）的先天性血管瘤。按组织分类可分为毛细血管瘤、海绵状血管瘤及两者的混合型，其中以毛细血管瘤多见。

【症状】

出生时或出生后半年出现吸气性喉鸣，伴轻重不等的呼吸困难，哭闹时加重，偶见发声含糊、微弱或声嘶。

【诊断】

主要诊断方法是在直接喉镜或纤维喉镜检查。检查见声门下区有广基、光滑、质软之肿物或黏膜下隆起，呈紫红色或蓝色，界线不清楚，颈部影像学检查可见声门下区不对称性肿块。因极易出血，不宜行活体组织检查。

【治疗】

可自行消退，若无症状可暂不治疗。如果呼吸困难严重，以前常行气管切开术维持呼吸，待其自然消退，现可选用 CO_2 激光治疗，根据病变范围一次或分次完成，70%可避免气管切开。治疗过程中注意给光时间，并随时清除焦化颗粒，以免周围组织受热过度，继发呼吸道瘢痕性狭窄。气管周围粘连或多发性血管瘤，常仍须行气管切开，气管切开时应避开声门下区血管瘤的部位，以免引起出血。其他可供选择的方法有硬化剂局部注射、病灶内注射泼尼松龙20～40mg、口服泼尼松2～3mg/(kg·d) 5个月等。

（熊新高　王　璁）

第二节　先天性喉囊肿

先天性喉囊肿（congenital laryngeal cysts）可分为喉小囊囊肿（laryngeal saccular cysts）和喉气囊肿（laryngocele），两者均来源于喉小囊（laryngeal saccule）。喉小囊亦称喉室小囊（saccule of the laryngeal ventricle）（图4-5-6），系胚胎第2个月末时喉腔向外突起形成的盲囊，囊腔呈卵圆形，含有黏液腺，介于室带与声带之间，位于喉室顶部前1/3处。喉小囊的内侧和外侧均有纤柔、内在的喉肌，其开口仅约0.5～1mm大小，通向喉室；喉小囊的皱襞有助于贮藏黏液，而其内、外侧的喉肌被认为可压缩喉小囊，使囊内的黏液由开口向后内侧排出，以润滑声带。新生儿的喉小囊较大，6岁时缩小，一般到成年后仅留残迹，但亦有仍存留者。Broyles(1959)发现75%的喉小囊长6～8mm，25%的长度大于10～15mm。胎儿的喉小囊有25%可伸展高达甲状舌骨膜。

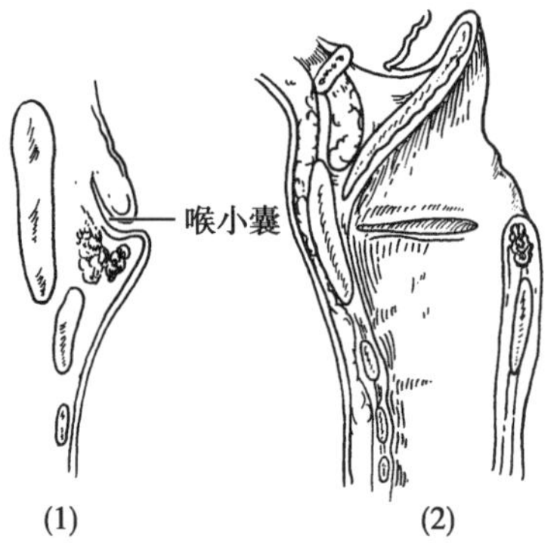

图4-5-6　喉腔及喉小囊的正常解剖

（1）正面观（右侧）　（2）矢状切面观

（一）先天性喉小囊囊肿

先天性喉小囊囊肿（congenital laryngeal saccular cysts）是喉小囊膨胀扩大并充满黏液所致，它不与喉腔相通，不向喉腔引流。喉小囊囊肿亦被称为先天性喉囊肿（congenital cysts of the larynx）、喉黏液囊肿（laryngeal mucoceles）及喉小囊黏液囊肿（laryngeal saccular mucoceles）。

【分型】

本囊肿可分为2型（图4-5-7）：

1. 喉侧型喉小囊囊肿（lateral saccular cysts）　常扩展到室带和杓会厌襞、会厌或喉侧壁，和喉内型的喉黏液囊肿是同一病变。

2. 喉前型喉小囊囊肿（anterior laryngeal saccular cysts）

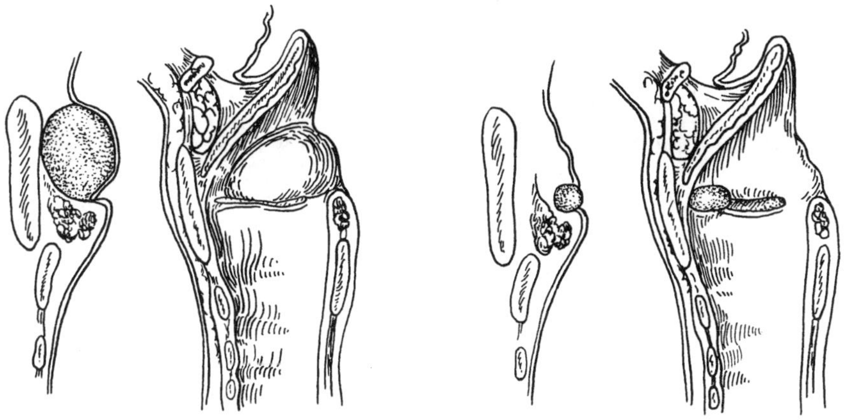

(1) (2)

图 4-5-7 先天性喉小囊囊肿

（1）喉侧型 （2）喉前型

位于室带和声带之间，比较小，向内伸展到喉腔。

【发病率】

先天性喉囊肿较少见。喉小囊囊肿在婴儿期较多见，喉侧型喉小囊囊肿又较喉前型喉小囊囊肿为多。Suehs 等（1967）报道，此类囊肿几乎有 50% 是在婴儿窒息死亡之后于尸体解剖时才得到诊断的，彼等报告了 27 例先天性喉囊肿。

【症状和体征】

先天性喉囊肿约 40% 是在出生后数小时内被发现，95% 的患儿在出生后 6 个月之前均有症状（Mitchell 等，1987）。常见的症状为喉喘鸣，虽然可为双相性的，但主要是吸气性喉喘鸣。有些婴儿，当伸展其头时喘鸣可以减轻。另可引起严重的呼吸困难、呼吸暂停和发绀，听不见的或低沉的哭声，有时声音嘶哑或正常。偶有咽下困难。由于伴有喂养问题，致使大部分患儿的发育受到影响。

【诊断】

颈部侧位软组织及气道 X 线拍片和 CT 扫描，可以显示囊肿。明确的诊断有赖于直接喉镜检查。在进行喉内镜检查时，应备有一长柄大孔抽吸针、气管切开盘和硬管支气管镜，以备急需。喉小囊囊肿有 2 型，其病变部位有所不同，应予注意，且大多是无蒂的。

【治疗】

约有 20% 的患儿需要紧急处理，有时需行紧急气管切开术。通常可在喉内镜直视下抽吸囊内液体或切开引流，亦可用杯状喉钳咬除部分囊壁。复发的病例（尤其是单纯抽吸后较易复发）需重复进行处理。对婴儿一般不施行喉外切开的手术治疗，少数难处理的病例可行喉裂开术切除囊肿，达到根治目的。麻醉诱导可导致严重的气道阻塞，须予警惕和注意。

（二）喉气囊肿

喉气囊肿（laryngopneumocele），亦称喉膨出（laryngocele），为喉小囊异常的病理性囊性扩张所致；因与喉腔相通，故当喉内压升高如咳嗽、哭喊、吹奏、歌唱等时，便可使囊内充气而扩大，出现（暂时性）相应的症状。喉气囊肿常见于成年人，并与喉腔相通；而喉小囊囊肿多见于新生儿和婴儿，不与喉腔相通，这是两者的主要区别，但两者都来源于喉小囊，是为其相同点。若囊肿腔内积液并发感染化脓，则称为喉脓囊肿（laryngopyocele）。

【分型】

根据喉小囊扩张的范围，可将喉气囊肿分为 3 型（图 4-5-8）。

1. 喉内型　含气扩张的喉小囊位于甲状软骨板与喉腔黏膜之间，表现为一侧声带以上的喉腔壁向内膨出。

2. 喉外型　喉小囊沿着甲状软骨板内侧向上，通过甲状舌骨膜向外疝出于颈部，于颈侧出现囊性隆起；喉小囊亦可通过咽中缩肌与咽下缩肌之间的缝隙向颈外扩展。

3. 混合型　气囊肿同时出现于喉内和颈部，于甲状舌骨膜处有一峡部相连，似哑铃状。

一般认为喉内型最多见，混合型较少；但也有报告混合型居多的，作者所遇 2 例，均为混合型（黄选兆，1989）。

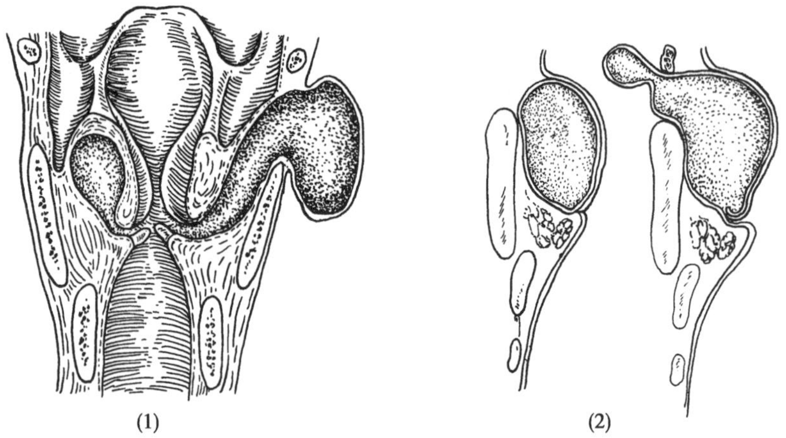

图 4-5-8 喉气囊肿
(1) 喉内型 (左侧) 及喉外型 (右侧) (2) 喉内型 (左) 及混合型 (右)
额切面后面观

【发病率】

到1977年为止，世界文献共报道本病300例；很少见于婴儿和儿童，多见于成人，尤以50~60岁之间的人更多见（Canalis等，1977）。Holinger等（1967）记载的12例先天性喉气囊肿都是婴儿。由于喉癌等病变引起喉小囊阻塞，以致喉气囊肿的发生率增多。

【症状和体征】

喉气囊肿的症状只有当充满空气（或液体）时才出现，故症状多为间歇性的。

喉内型者主要为声嘶、呼吸不畅与喘鸣。作Valsalva操作时，可因喉内囊肿扩大阻塞声门而出现严重的呼吸困难，有时需行紧急气管切开术。

喉外型者，可见患侧颈部出现隆起，多在舌骨水平；亦可位于甲状软骨下方或颈部其他部位。作Valsalva操作、深呼吸、剧烈咳嗽或用力吞咽时，颈部隆起处可增大。压迫肿胀区，可使其体积缩小；此时进行喉部听诊，尚可听到排气声。囊肿大者，可影响头颈部静脉血液回流，出现头痛或局部不适。

混合型者，同时出现喉内隆起与颈部肿胀，以及其引起的与喉内型和喉外型同时出现的相应症状。

【诊断】

由于喉气囊肿可以快速充气和泄气，喉、颈部的影像学检查需要多次进行，才可能显示出病变。囊腔内若充满液体，则难以和黏液囊肿鉴别。喉内型者需经直接喉镜检查才能明确诊断，但因其症状与体征的出现是间歇性的，故需多次检查和窥视，才可能获得阳性结果。喉外型者因颈侧出现时消时现的肿胀区，触之柔软，影像学检查显示为含气阴影，作Valsalva操作时，肿胀区扩大，用力压迫时则缩小，即可做出诊断。

【治疗】

本病多见于成年人，一般认为无论何种类型，尤其是喉外型和混合型，应以颈外进路彻底切除为佳。即选用颈侧切开术或舌骨下咽正中切开术，喉部黏膜应完整保留。术前施行气管切开术，并用气管插管全麻下施术较为安全。喉内型，尤其是在婴幼儿症状严重者，可于喉内镜下穿刺抽气、切开排气或咬除部分囊壁，以缓解或消除症状。必要时，亦可施行喉裂开术予以切除。

若因继发感染形成脓囊肿者，可先行切开排脓并引流，待感染控制后，再行囊肿切除手术。

（黄选兆）

第三节 婴幼儿喉喘鸣

婴幼儿喉喘鸣（laryngeal stridor in infants and early children）是指从新生儿到幼小儿童的喉部喘鸣性疾病而言的。成人喉部疾病突出的症状为声嘶，婴幼儿喉部病变突出的症状为喘鸣。喘鸣（stridor）是一种刺耳的高声调呼吸声，喉部病变常引起吸气性喘鸣；其机制可从流体物理学的伯努利原理（Bernoulli's principle）得到解释。该原理指明：气体（或液体）压力随着流速增加而减小。这种流体动力学现象最常见到的例子就是机翼（图4-5-9），其上面的弯曲度即曲率（curvature）较下面大，沿翼顶流过的气流速度快而压力较小，沿翼底流过的气流流速较慢而压力较大，由于上下面的压力差，机翼得以上升（具体机制详见声门上喘鸣）。

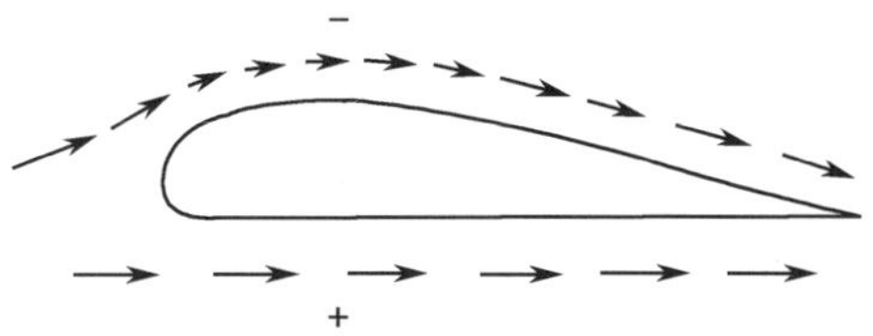

图 4-5-9　伯努利原理

一、喘鸣发生的部位及其特征

喘鸣可以是从声门上、喉或气管发出的呼吸声。喘鸣的特征随着阻塞部位和程度的不同而有异，在呼吸周期中喘鸣的时相和特点有助于确定阻塞的部位。

（一）声门上病变引起的喘鸣

声门上病变引起的喘鸣，可称为声门上喘鸣（supraglottic stridor），因其常发生在吸气期，故又称吸气性喘鸣（inspirative stridor）。究其原因，可从上述的伯努利原理中得知：当气体在呼吸道流动时施加于气道壁的压力随气流速度的加快而减小，如（图 4-5-10）所示，若阻塞的部位是在无坚实组织固定或支撑的声门上或喉部（婴幼儿喉部组织更柔软），当吸入的空气流速加大通过喉腔时，就会产生相应的负压，牵拽杓会厌襞和楔状软骨凹陷入气道，因而造成气道变窄或关闭，产生吸气性喘鸣或吸气性呼吸困难。患儿呼吸越费力，吸入气流速度就越快，产生的负压也就愈大，其净效应就是气道进一步减少，呼吸困难加重。在吸气期产生的负压还引起锁骨上窝、胸骨上窝和肋间隙凹陷以及鼻翼扇动。

（二）声门病变引起的喘鸣

声门病变引起的喘鸣称声门性喘鸣（glottic stridor），可为吸气性或呼气性，视具体病变而定。喉蹼（laryngeal webs）原发于声门前部，而且较为固定，喘鸣一般呈双相性（biphase），但吸气性喘鸣较显著，因为吸气期气流速度较大。而喉膨出（laryngocele）或喉囊肿（saccular eyst）所引起的阻塞可能是间歇性的，主要表现为吸气期喘鸣。

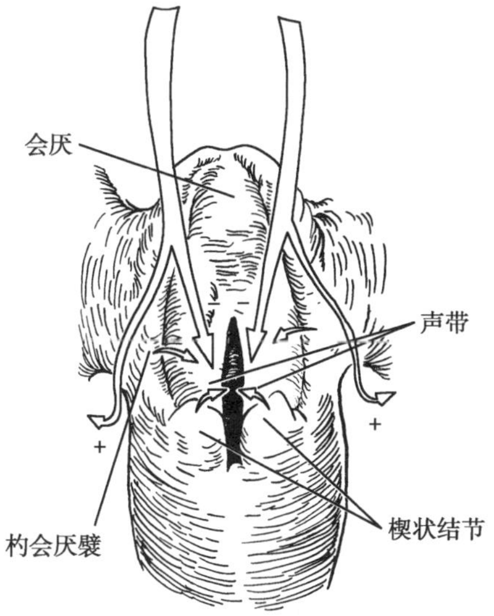

图 4-5-10　吸入性喉喘鸣产生的机制

（三）声门下病变引起的喘鸣

声门下的病变常常是固定的，出现双相性喘鸣（biphasic stridor）。但吸气性喘鸣常较明显，因为吸气相的气流速度较大。由于呼气相气流速度较小，呼气性喘鸣不够响亮；若以听诊器置于喉部进行听诊，便可听到并证实呼气性喘鸣声。

（四）胸段气管管腔内病变引起的喘鸣

胸段气管管腔内的病变，则以呼气性喘鸣（expiratory stridor）为主，因为在呼气期产生的正压可使气道变窄。

二、引起婴幼儿喘鸣的相关性疾病

引起婴幼儿喘鸣的疾病较多，且大多都在有关章节中分别作了阐述，此处仅按先天性和后天性两类疾病陈述病名。引起婴幼儿喘鸣者则以先天性疾病为主因。

（一）先天性疾病

可按喘鸣发生于喉部的内在性喘鸣性疾病和喘鸣发生于喉以外部位的外在性喘鸣性疾病分为两类。

1. 内在性喘鸣性疾病　喉软骨软化、喉蹼、两歧会厌、会厌过度发育、喉膨出、喉囊肿、声带麻痹、喉裂、声门下狭窄如声门下血管瘤等。

2. 外在性喘鸣性疾病　先天性甲状腺肿、气管软骨软化、气管食管瘘、食管受压性咽下困难（dysphagia lusoria；降主动脉发出的异常右锁骨下动脉在食管后方通过，压迫食管，引起咽下困难，亦可影响气道）、小颌、舌下垂、舌肌软弱、巨舌（macroglossia）及甲状舌管囊肿等。

（二）后天性疾病

亦可分为内在性喘鸣性疾病和外在性喘鸣性疾病两类。

1. 内在性喘鸣性疾病　喉乳头状瘤、急性喉炎、急性喉气管支气管炎、喉痉挛、急性会厌炎、血管神经性水肿、白喉、假膜性声门下喉炎、喉结核、疹热病（麻疹、百日咳）、声门下或气管活动性异物、分娩引起的喉外伤、产后外伤（如气管插管引起的声带水肿或肉芽肿）等。

2. 外在性喘鸣性疾病　咽后脓肿、咽侧脓肿、食管上段异物、胸腺肥大、水囊瘤、舌甲状腺、甲状腺肿所引起的喉和气管外部受压、气管狭窄或痂皮、分泌物堵塞及阻塞性睡眠呼吸暂停综合征等。

三、婴幼儿喘鸣性疾病的检查和诊断要点

（一）病史采集

首先要了解患儿发病年龄，如出生后立即发生喘鸣，大多可能为声带麻痹或后鼻孔闭锁；而出生后最初的4～6周发生的喘鸣，则可能为喉软化所致。在1～3个月之间出现的呼吸困难或喘鸣可能为声门下良性病变，如血管瘤。在半岁以内未必会发生假膜性喉炎。异物所致的气道阻塞大都发生于1～3岁，应注意询问有无吸入或咽下异物的病史。腺样体、扁桃体肥大一般多在3～8岁出现。

喘鸣程度的变化对阻塞部位的探寻提供了很好的线索。如当哭叫、激动或喂养等增加气道的需要量时喘鸣就加重，这可能是喉软化或声门下血管瘤引起的。若在睡眠时喘鸣加重，大多可能为腺样体、扁桃体肥大或喉软化。如在张口或哭叫时喘鸣减轻，阻塞部位大多可能为腺样体肥大、后鼻孔闭锁或鼻窦炎。

母亲妊娠、分娩的情况亦应询问了解。是否为早产婴儿，分娩时有无出现呼吸困难，若有插管抢救的历史尤为重要。拔管后出现的喘鸣可能为声门下水肿或黏液性分泌物阻塞所致。若在拔管后2～3周出现喘鸣与呼吸困难，则可能为声带肉芽肿形成或声门下狭窄的早期表现。出生后头3周内的气道阻塞就要想到喉软化或先天性声门下狭窄。

（二）体格检查

注意喘鸣声在呼吸周期出现的时相，以确定为吸气性喘鸣亦为呼气性喘鸣，或双相性喘鸣。必要时可在喉部进行听诊，以检查声音较弱小的呼气性喘鸣声或气管内活动性异物对喉部的撞击声。患儿若有烦躁不安，是低氧症的表现，应注意及时给氧和设法改善气道通气状况。发绀一般出现较晚，若等待发绀发生后才作处理，将会贻误抢救时机。

在患儿安静状态下测量呼吸频率。小儿呼吸频率的特点是年龄愈小，频率愈快。据中国医科大学（1964）对1579名健康小儿检查的结果，我国新生儿（1个月以内者）的呼吸频率一般为40～44次/min，1个月～1岁（婴儿）呼吸频率平均为30次/min，1～3岁（幼儿）为24次/min，3～6岁（学龄前期）为22次/min。如患儿的呼吸频率比上述相应年龄组明显增快，即为呼吸急促（tachypnea）。这可见于烦躁不安、高热、严重贫血、代谢性酸中毒或呼吸性碱中毒等情况；亦可见于肺炎、胸膜积液、哮喘或肺水肿等病变。若患儿的呼吸频率与相应年龄组正常儿童者相比明显减慢，即为呼吸徐缓（bradypnea），可发生于代谢性碱中毒、呼吸性酸中毒及某些中枢神经系统疾病。患有喘鸣性疾病的婴幼儿若出现或伴有以上某些症征或病变，必须注意检查与鉴别。

胸部听诊，以了解两侧呼吸音是否对称，有无增强或减弱区域，有无喘鸣声，并确定最大强度的部位。

如患儿能合作，可将其下颌骨轻轻地向前推移，此时若喘鸣声减轻，则可能表明病变是在口腔或喉咽部。将患儿置于俯卧位，使咽喉部松软组织向前坠移，有助于减轻喉软化的喘鸣。

用棉花纤维分别置于左右前鼻孔，观察有无空气出入，以排除后鼻孔闭锁或鼻腔病变。用压舌板压舌根以检查口咽部，但对怀疑为会厌水肿或有明显呼吸困难的患儿应特别小心或避免作此检查。

（三）辅助检查

对病情比较稳定的患儿可考虑作进一步的检查，以较全面地掌握病情，明确诊断：

1. 影像学检查　颈部正、侧位X线透视和拍片。如会厌和杓状软骨突处水肿是声门上炎（supraglottitis）的特征，在颈部侧位X线片上，可显示水肿性肿胀的会厌及杓状软骨突向后肿起。声门下狭窄在颈部正位和侧位X线片上均可显示出来。一侧声带麻痹在颈部前、后位X线片上的显示，如同该侧声门下肿块。喉膨出、气管管腔内增生性病变、咽后脓肿或肿物等均可经X线拍片显示出来。CT扫描可更清晰显现上述病变。

2. 实验室检查　如血液常规分析包括红细胞计数、血红蛋白测定、白细胞计数及分类计数和血细胞比容等检测，血气分析及血氧饱和率测定等，以了解有无贫血、感染、酸碱平衡状态或呼吸性酸碱平衡失常，以及低氧血症等。

3. 喉镜检查　必要时可采用坐位（即让家长或助手抱着）或仰卧位行小儿直接喉镜检查，察看喉咽和喉部情况，以利于明确诊断。但必须作好充分准备，谨慎操作；对适应证亦应从严掌握，不可麻痹大意，匆忙行事，以免加重呼吸困难，危及生命。

四、婴幼儿喉喘鸣的治疗

前已述及，引起婴幼儿喉喘鸣的疾病较多，症征不尽相同，但轻重不一的喘鸣声与程度不等的呼吸困难则是共有的症状，也是必须处理的主要问题。

一般而言，患儿若症状较轻，无明显呼吸困难者，可不必急于处理，但需密切观察病情，给予充足而合理的营养，待其逐步发育成长达2岁左右，症状多可自行消除而自愈。

若患儿症状明显，呼吸困难较重，首先应设法减少患儿哭闹，适当给氧，情况允许时，应作相关部位的影像学检查，或立即进行直接喉境（包括纤维喉镜或电子

喉镜）检查，以探寻和发现病因，以便治疗。如发现为喉囊肿，即应穿刺抽液后，咬去部分囊壁。如为会厌过大或过软，可行会厌部分切除术。如为喉蹼，可在直接喉镜下予以剪开或切除。严重喉软骨软化者，可在喉内镜下切除杓会厌襞，以缓解呼吸困难和吞咽困难。

个别患儿呼吸困难严重，而病因一时难以明确，或病因虽已明确，但短期内难以解除者，应考虑施行气管切开术，以避免发生窒息，挽救患儿生命。随后积极诊治病因。

（黄选兆）

第六章
喉的普通炎性疾病

第一节　急性喉炎

急性喉炎（acute laryngitis）是指喉黏膜及声带的急性炎症。为呼吸道常见急性感染性疾病之一，约占耳鼻咽喉科疾病的1%～2%。常继发于急性鼻炎及急性咽炎。男性发病率较高。发生于小儿者病情较严重（见本章第二节）。此病多发于冬春两季。

【病因】

1. 感染　一般认为多发于伤风感冒后，先有病毒入侵，继发细菌感染。常见细菌有金黄色葡萄球菌、溶血性链球菌、肺炎链球菌、流感杆菌、卡他球菌等。

2. 职业因素　吸入过多的生产性粉尘，有害气体（如氯、氨、硫酸、硝酸等），可引起喉部黏膜的急性炎症。使用嗓音较多的教师、演员、售货员等，如发声不当或用嗓过度，声带急性炎症的发病率常较高。

3. 外伤　异物或检查器械损伤喉部黏膜，也可继发急性喉炎。

4. 烟酒过多、受凉、疲劳致机体抵抗力降低时，易诱发本病。

【病理】

初起为喉黏膜充血，有多形核白细胞浸润，组织内渗出液积聚形成水肿。炎症继续发展，渗出液可变成脓性分泌物或结成假膜。上皮若有损伤和脱落，也可形成溃疡。炎症消退后上述病理变化可恢复正常。若未得到及时治疗，则有圆形细胞浸润，逐渐形成纤维变性，变成永久性病变，且范围不仅限于黏膜层，也能侵及喉内肌层。故积极治疗急性喉炎是防止其转为慢性的关键。

【症状】

1. 声嘶　是急性喉炎的主要症状，轻者发声时音质失去圆润和清亮，音调变低、变粗；重者发声嘶哑，更甚者仅能作耳语，或完全失声。

2. 喉痛　患者感喉部不适、干燥、异物感，喉部及气管前有轻微疼痛，发声时喉痛加重。

3. 咳嗽有痰　因喉黏膜发炎时分泌物增多，常有咳嗽，起初干咳无痰，至晚期则有黏脓性分泌物，因较稠厚，常不易咳出，黏附于声带表面而加重声嘶。

4. 全身症状　成人一般全身中毒症状较轻。重者可有发热、畏寒、疲倦、食欲不振等症状。

因急性喉炎可为急性鼻炎或急性咽炎的下行感染，故常有鼻部、咽部的炎性症状。

【检查】

间接喉镜检查可见喉黏膜的表现随炎症发展时期不同而有所不同，但其特点为双侧对称，呈弥漫性。黏膜红肿常首先出现在会厌及声带，逐渐发展导致室带及声门下腔，以声带及杓会厌襞最为显著。早期声带表面呈淡红色，有充血的血管纹，逐渐变成暗红色，边缘圆钝成梭形。喉部黏膜早期发干，稍晚有黏液分泌物附着于声带表面，声嘶较重；分泌物咳出后，声嘶减轻。

鼻、咽部也常有急性炎症表现，需同时检查。

【诊断】

根据患者症状及喉镜检查所见，诊断不难。在鉴别诊断上须与喉结核、喉白喉相鉴别。喉白喉极少发生于成人，对可疑病例可借喉部涂片检菌及细菌培养明确诊断。

【治疗】

1. 最主要的措施是声带休息　不发声或少发声。须防止以耳语代替平常的发声，因耳语不能达到使声带休息的目的。

2. 用抗生素类药物口服或注射，及时控制炎症；声带充血肿胀显著者加用糖皮质激素。

3. 超声雾化吸入治疗　（请见治疗学篇章）。

4. 保持室内空气流通，多饮热水，注意大便通畅，禁烟、酒等对治疗亦甚为重要。

第二节　小儿急性喉炎

小儿急性喉炎（acute laryngitis in children）多见于6个月~3岁的婴幼儿。发病率较成人低，但发生呼吸困难者较多。其原因在于：①小儿喉腔较小，黏膜一有肿胀，易致声门裂阻塞；②喉软骨柔软，黏膜与黏膜下层附着不紧密，罹患炎症时肿胀较显著；③喉黏膜下淋巴组织及腺体组织丰富，容易发生黏膜下浸润而使喉腔变窄；④小儿咳嗽功能较差，气管及喉部分泌物不易排出；⑤小儿对感染的抵抗力及免疫力不如成人，故炎症反应较重；⑥小儿神经系统较不稳定，容易发生喉痉挛；痉挛除可引起喉阻塞外，又促使充血加剧，喉腔更加狭小。

【病因】

常继发于急性鼻炎、咽炎。大多数由病毒引起，最易分离的是副流行性感冒病毒，占2/3。另外尚有腺病毒，流行性感冒病毒，麻疹病毒等。病毒由空气传染，入侵之后，为细菌感染提供了条件，使寄生于上呼吸道的细菌继发感染。

小儿急性喉炎亦可为流行性感冒、肺炎、麻疹、水痘、百日咳、猩红热等急性传染病的前驱疾病。

【病理】

病变主要发生于声门下腔，炎症向下发展可延及气管。声门下腔黏膜水肿。重者黏膜下有蜂窝织炎性、脓肿性、坏死性变。黏膜上皮因溃疡而大面积缺损，表面可有假膜形成，但罕见。

【症状】

起病较急，多有发热、声嘶、咳嗽等。早期以喉痉挛为主，声嘶多不严重，表现为阵发性犬吠样咳嗽或呼吸困难，继之有黏稠痰液咳出，屡次发作后可能出现持续性喉阻塞症状，如哮吼性咳嗽，吸气性喘鸣。严重者，吸气时有锁骨上窝，胸骨上窝及上腹部显著凹陷，面色发绀或烦躁不安。呼吸频率变慢，约10~15次/min，晚期则呼吸变快而表浅。如不及时治疗，进一步发展，则面色苍白，呼吸无力，呼吸循环衰竭，昏迷，抽搐，甚至死亡。

【检查】

直接喉镜检查，见喉黏膜充血，肿胀。声门下腔因黏膜红肿，常在声带之下呈梭形条束状。声带则常只有轻度充血，声门常附有黏脓性分泌物。直接喉镜检查时须特别慎重，避免病儿剧烈挣扎，以防诱发喉痉挛，重症者需待症状改善后行之。

【诊断】

根据其特有症状如：声嘶，喉喘鸣，犬吠样咳嗽声，吸气性呼吸困难，诊断即可成立。必要时可行直接喉镜检查。应与呼吸道异物、喉白喉、喉痉挛相鉴别：

1. 呼吸道异物　多有异物吸入史，呈阵发性呛咳，伴吸气性呼吸困难，气管内活动性异物尚可闻及拍击声。对不透X线的异物，行X线片可明确诊断。

2. 喉白喉　起病较缓，全身中毒症状较重，咽喉部检查可见片状灰白色白膜，不易擦去。强剥易出血。颈部淋巴结有时肿大，呈“牛颈”状。涂片和培养可找到白喉杆菌。

3. 喉痉挛　常见于较小婴儿。吸气期喉喘鸣，声调尖而细，发作时间较短，症状可骤然消失。无声嘶。

【治疗】

1. 治疗的重点是解除喉阻塞，应及早使用有效、足量的抗生素以控制感染。有喉阻塞症状时，加用糖皮质激素，常用者有泼尼松，口服，1~2mg/(kg·d)；地塞米松肌注或静脉滴注0.2mg/(kg·d)，可促使喉部组织消肿，减轻喉阻塞症状。

2. 重度喉阻塞或经药物治疗后喉阻塞症状未缓解者，应及时作气管切开术。

3. 加强支持疗法，注意患儿的全身营养与电解质平衡，保护心肌功能，避免发生急性心力衰竭。

4. 尽量使患儿安静休息，减少哭闹，以免加重呼吸困难。

第三节　急性会厌炎

急性会厌炎（acute epiglottitis）是一种以声门上区会厌为主的急性炎症，又称急性声门上喉炎（acute supraglottitis）。主要表现为会厌及杓会厌襞的急性水肿伴有蜂窝织炎性变，可形成会厌脓肿（abscess of epiglottis）。因会厌的静脉血流均通过会厌根部，因此会厌根部如受到炎性浸润的压迫，使静脉回流受阻，会厌将迅速发生剧烈水肿，且不易消退。炎症累及声带者极少见。

急性会厌炎是喉科急、重症之一，病情发展极快，死亡率甚高。成人及儿童均可发病，近年来，成人患者有增加趋势。全年均可发病，以早春、秋末发病者为多。男性患者多于女性，其比例为2:1～7:1。据国内报告及我科历年所见病例来看，单纯急性会厌炎多见于成人，处理及时，一般均可痊愈。

【病因】

1. 感染　为此病最常见的病因。急性会厌炎患者咽拭培养和血培养最常发现的细菌是流感嗜血杆菌，而且重症患者此菌的检出率较高。另有葡萄球菌、链球菌、肺炎链球菌、奈瑟卡他球菌、类白喉杆菌等。亦可与病毒混合感染。

2. 变态反应　全身性变态反应亦可引起会厌、杓会厌襞的高度水肿，因继发性感染而发病。

3. 外伤　异物外伤，刺激性有害气体，刺激性饮料和食物，放射线损伤等都可引起会厌黏膜的炎性病变。

4. 邻近器官的急性炎症　如急性扁桃体炎、咽炎、口底炎和鼻炎等之蔓延而侵及会厌部。亦可继发于急性传染病之后。

5. 会厌囊肿或新生物继发感染亦可引起此病。

【病理】

会厌舌面及其侧缘杓会厌襞的黏膜较松弛，其炎症常从此开始，引起会厌高度充血肿胀，可使其增厚到正常的6～7倍。炎症渐延及杓状软骨或室带，严重者其炎症可向咽侧邻接组织及颈前软组织蔓延，但声带及声门下区则少被侵及，此为其病理特征。病理组织学的改变可分为以下3型：

1. 急性卡他型　黏膜弥漫性充血、水肿，有单核及多形核细胞浸润，会厌呈炎性肿大。

2. 急性水肿型　会厌肿大如球状，间质组织水肿，炎性细胞浸润增加。炎症剧烈者局部可形成脓肿。

3. 急性溃疡型　较少见，病情发展迅速而严重。病变常侵及黏膜下层及腺体组织。局部可发生化脓及溃疡，血管壁糜烂而出血。

【症状】

起病急骤，病史很少有超过6～12小时者，多数患者入睡时尚正常，于半夜突感咽喉剧痛或呼吸梗阻而惊醒，病情进展非常迅速。主要表现为全身中毒症状，吞咽困难及呼吸困难3类症状。在幼儿常甚危重。

1. 全身症状　重症者有寒战、高热、全身不适、食欲减退、全身酸痛。在小儿可迅速发生衰竭。

2. 吞咽困难　发生很快。重者饮水呛咳，张口流涎。轻者自觉有物塞于咽部。偶可发生张口困难。

3. 呼吸困难　以吸气性呼吸困难为主，伴有高音调吸气性哮鸣及呼气性鼾声。在小儿及成人的暴发型者病情发展极快，可迅速引起窒息。因声带常不受累，故一般无声嘶，或仅发声含糊不清。

4. 咽喉疼痛　除婴幼儿不能诉疼痛外，多数患者有咽喉疼痛，吞咽时加剧。但咽部黏膜的色泽尚正常，须注意。

【检查】

患者呈急性病容，常有呼吸困难症状。

看见会厌红肿明显。压舌时勿用力过急、过猛，以免引起迷走神经反射，发生突然死亡。

在成人及较大儿童，用间接喉镜检查，可见会厌黏膜充血，肿胀（尤以舌面为甚），或水肿如球，多以一侧为重。有时一侧小角结节、杓会厌襞、会厌谷或口咽部也见受累。偶见伴有溃疡。如已形成会厌脓肿，则见局部隆起，其上有黄色脓点、脓头或溢脓小瘘。炎症累及会厌喉面者极少见。一旦累及，则呼吸困难更为严重。声带及声门下区因会厌不能上举而难窥见。

儿童难以配合作间接喉镜检查，有时需用直接喉镜检查，一般将舌根抬起就能窥及会厌。检查时需注意吸痰，保持呼吸道通畅，以防发生意外。

一侧或两侧颈深淋巴结上群肿大伴有压痛。有时在一侧或两侧舌骨大角、甲状软骨板外缘、下颌角等处有触痛。颈部偶可发生肿胀。

喉部X线片检查，对急性会厌炎的诊断有一定价值。在侧位片上，可见肿大的会厌，喉咽腔的阴影缩小，界线清楚。但临床上已经明确诊断者，此项检查理当省略，因进行检查，势必拖延治疗及抢救时机。

【诊断及鉴别诊断】

根据病史、症状及检查所见，一般均可明确诊断。凡遇有急性喉痛、吞咽疼痛、呼吸困难的患者，口咽部检查无特殊病变发现，或口咽部虽有炎症但不足以解释其严重症状者，应注意到急性会厌炎，必须作间接喉镜检查，以防漏诊。本病应与单纯喉水肿、喉白喉、急性喉气管支气管炎、喉异物相鉴别。

【治疗】

治疗应以保持呼吸道通畅及抗感染为原则。一般应将患者收住医院观察治疗。

1. 控制感染

（1）抗生素的应用：对症状较轻者，可选用青霉素类药物静脉滴注。病情较重或经上述药物治疗无明显改善者，可用先锋霉素静脉滴注。

（2）激素的应用：激素有治疗和预防会厌、杓会厌襞等水肿的作用，同时又有非特异性抗炎、抗过敏、抗休克等作用。故激素与抗生素联合应用，可获得良好的效果。一般成人氢化可的松用量为100～200mg/次，地塞米松用量为10mg/次，加入抗生素作静脉滴注。

（3）切开排脓术：如局部有脓肿形成时应进行切开排脓术，有利于迅速控制感染，并可减少抗生素药物的用量，减轻毒血症，缩短病程。如感染病灶尚未局限时，不可过早进行切开，以免炎症扩散。切开排脓手术时婴幼儿不用任何麻醉，成人用1%丁卡因进行咽喉部表面麻醉。全身麻醉过去认为系绝对禁忌，但近年来因麻醉技术的进步及新的麻醉药物的应用，对精神过度紧张及牙关紧闭患者亦可应用。

操作时取仰卧垂头位，肩下垫枕或由助手抱头。用直接喉镜将舌根压向下颌下颈前处，多能暴露会厌脓肿的部位，用长柄尖刀或喉异物钳将脓肿最膨隆处切开或咬破，排除脓液。切口不宜过大，以免损伤血管，引起大出血。脓液一般不多，如脓液较多，须用吸引器吸之。术后注意口腔清洁，以防继发感染。术后出血为常见并发症。会厌为喉上动脉分支所供应，如受损伤，可引起出血。必要时可在直接喉镜下压迫烧灼止血。

2. 保持呼吸道通畅

（1）氧气吸入：对神志清醒有轻度呼吸困难者，以每分钟2～3L的流量及30%的浓度给氧比较合适。如病情严重，缺氧明显，有Ⅱ°以上呼吸困难者，应适当增加每分钟的氧气流量及浓度。必须严密观察病情变化，如患者神志、面色、心率、血压等均见改善，可继续给氧观察。如缺氧改善，心率下降，而意识恶化或出现呼吸抑制等情况时，则应减少氧气流量和浓度，并尽早施行气管切开术。

（2）气管切开术：是抢救本病危重病例的重要方法，有下述情况者，应尽早施行气管切开术：

1）起病急骤，发展迅速，有呼吸困难者。

2）病情严重，咽喉部分泌物多，有吞咽困难者。

3）会厌及杓会厌襞高度充血肿胀，经抗炎等治疗后，病情未见好转者。

4）婴幼儿及年老体弱、咳嗽功能较差者。

5）发生昏厥，休克，或有严重并发症者。

施行气管切开术时，头部不宜过于后仰，否则可加重呼吸困难或发生窒息。因会厌高度肿胀，先行气管插管也绝非易事，施行此术有一定的危险性，必须作好充分准备，严防发生意外。

第四节　急性喉气管支气管炎

急性喉气管支气管炎（acute laryngotracheobronchitis）为喉、气管及支气管黏膜的急性弥漫性炎症。多发生于3岁以下小儿。男性多于女性，男性约占70%，女性占30%。常见于冬、春季节。与流感流行有较密切的关系，病情发展多急骤，病死率较高。

按其主要病理变化，本病分为急性阻塞性喉气管炎及急性纤维蛋白性喉气管支气管炎两类，两者之间的过渡形式亦颇为常见。

一、急性阻塞性喉气管炎

急性阻塞性喉气管炎（acute obstructive laryngotracheitis），也名假性哮吼（pseudocroup），流感性哮吼，传染性急性喉气管支气管炎等。

【病因】

本病倾向于由多种因素引起。

1. 感染说　本病多发生于流感流行期，故许多学者认为与流感病毒有关。通过血清学和死亡病例的病理组织学研究，认为与甲型、乙型和亚洲甲型流感病毒以及Ⅴ型腺病毒关系较密切。也有学者认为以副流感病毒为主要致病因素。病变的继续发展，与继发性细菌感染有密切关系。常见细菌为溶血性链球菌、金黄色葡萄球菌、肺炎链球菌、流行性感冒杆菌等。

2. 气候说　本病多发生于干冷季节，尤多见于气候发生突变时，故许多学者认为本病与气候变化有关。因呼吸道纤毛的运动和肺泡的气体交换均须在一定的湿度和温度下进行，干冷空气不利于保持上述正常生理功能，故呼吸道易罹患感染。

3. 体质说　患胸部疾病（如肺门或气管旁淋巴结肿大），或属所谓渗出性淋巴性体质的儿童易患本病。

4. 除流感外，本病也可发生于麻疹、猩红热、百日咳及天花流行之时。呼吸道异物和支气管镜检查术后，呼吸道腐蚀伤时也可发生急性喉气管支气管炎。

【病理】

炎症常开始于声门下腔的疏松组织中，由此向下呼吸道发展。

自声带以下，喉、气管、支气管黏膜呈急性弥漫性充血、肿胀，在重症病例，黏膜上皮糜烂，或形成溃疡而大面积脱落。黏膜下层发生蜂窝织炎性、化脓性或坏死性变。起初，分泌物为浆液性，量多；继转为黏液性、黏脓性以至脓性，有时为血性，由稀而稠，甚至如糊状或黏胶状，极难咳出，甚至难以通过气管切开口处咳出或吸出。

基于小儿喉部及下呼吸道的解剖学特点，当喉、气管及支气管同时罹病时，症状较之成人更为严重。气管的直径在新生儿为4～5.5mm（成人为15～20mm），幼儿每公斤体重的呼吸区面积仅为成人的1/3强，故当气管、支气管黏膜稍有肿胀，管腔为炎性渗出物或肿胀的黏膜所阻塞时，即可发生严重的呼吸困难。

【症状】

1. 轻型 起病较缓，常在完全健康或先有轻度感冒症状的情况下，患儿于夜间熟睡中突然惊醒，出现吸气性呼吸困难及喘鸣，伴有发绀、烦躁不安等喉痉挛症状，经安慰或作拍背等一般处理后，症状逐渐消失，但每至夜间又发生同样症状。患儿一般情况好，如有发热也不甚高。多为喉气管黏膜的一般炎性水肿性病变。治疗得当，易获痊愈。

急性喉气管支气管炎之所以常在夜间发病，可能与入睡后，黏液聚于声门裂，引起喉痉挛有关。急性喉气管支气管炎时，常伴有急性或亚急性鼻咽炎，夜间潴留于鼻咽部的黏液下流入喉，也可引起喉痉挛。

2. 重型 可由轻型发展而来，也可以重型起病，表现为高热，咳嗽声音不畅，有时如犬吠声，发声稍嘶哑，持续性渐进性吸气性呼吸困难及喘鸣，可出现发绀。病变向下发展，呼吸困难及喘鸣渐过渡为呼气性，即渐呈混合型呼吸困难及喘鸣。呼吸频率始慢而深，继浅表加速。患儿因缺氧烦躁不安。病情发展，出现明显中毒症状，肤色灰白及出现循环系统受损症状。肺部并发症也多见。

3. 暴发型 发展极快，除呼吸困难外，早期出现中毒症状，如面色灰白，咳嗽反射消失，失水，虚脱，以及循环系统或中枢神经系统症状，可于数小时或1日内死亡。本型少见。

【诊断】

根据上述症状，当高热传染病之后，患儿先出现喉阻塞症状，继出现下呼吸道阻塞症状者，表示病变已向深部发展。X线肺部透视，有时可见因下呼吸道阻塞引起的肺不张或肺气肿，易误诊为支气管肺炎。咽部检查，不一定见有急性炎症。直接喉镜或支气管镜检查，可见自声门裂以下，黏膜弥漫充血、肿胀，以声门下腔最明显，正常的气管软骨环不可见。在气管支气管内可见多量黏稠分泌物。必须注意，内镜检查对患儿并非毫无危险（如使呼吸困难加重；引起反射性突然死亡等），通常多在诊断确有困难或进行抢救时用之。

【鉴别诊断】

须与下呼吸道异物、先天性喉喘鸣、喉痉挛等相鉴别。本病与白喉、急性会厌炎鉴别较难（表4-6-1）。

表4-6-1 喉白喉、急性阻塞性喉气管炎、急性会厌炎的鉴别诊断

	喉白喉	急性阻塞性喉气管炎	急性会厌炎
起病	较缓，2～4天	一般较急，1～2天	突起，6～12小时
发热	低	高	高
声嘶	+	±	-
吞咽困难	-	-	+
呼吸困难	发展较慢	一般较快	可很快
咳嗽	剧烈	阵发性	-
局部所见	咽喉有不易拭去的假膜	声门下腔出血、肿胀	会厌高度充血、肿胀，声门裂常不可见
分泌物涂片检菌或细菌培养	白喉杆菌	常为金黄色葡萄球菌或链球菌	常为流感杆菌

【治疗】

对轻型者，治疗措施同儿童急性喉炎，但须密切观察，以防突变。对重症病例，治疗重点须放在维持呼吸道通畅、抗炎、消肿及支持疗法上，并密切注意和处理中毒症状。治疗中禁用吗啡、阿托品类药物。使用镇静剂时也须慎重，以免因呼吸困难的症状表面上暂得好转，误认病情已有缓解，反因严重缺氧，发生循环呼吸衰竭以致引起死亡。

1. 病室内宜保持一定湿度和温度（以湿度在70%以上，温度18～20℃左右为宜）。因氧在干燥条件下，不易通过已有严重病变的肺泡进行气体交换。故增加相对湿度较之输氧似尤为重要。

2. 立即静脉滴入大剂量抗生素及肾上腺皮质激素类药物。

激素具有抗休克，抗炎，减少呼吸道黏膜反应的作用。对于缓解症状，减少气管切开率有显著的辅助治疗作用。故大多主张应用激素治疗。但亦有少数认为激素治疗无明显疗效。一般多用地塞米松静脉滴注或肌肉注射，（也可用氢化可的松）。开始剂量宜大，呼吸困难改善后逐渐减量，至症状消失后停药。

3. 对喉阻塞或下呼吸道阻塞严重者须行气管切开术，并通过气管切开口滴药及吸引，以清除下呼吸道的黏稠分泌物。对中毒症状比较明显的病例，尤须早期考虑施行气管切开术。气管切开术后，可能仍有或重新出现呼吸困难，此时须想到有两种可能：一是下呼吸道为黏稠分泌物所堵塞，次为本病或气管切开术引起的并发症—气胸或纵隔气肿。如为前者，常表现为体温突然上升，脉搏加快，烦躁不安逐渐加重，口腔黏膜可由发绀转为苍白。检查时见呼吸加快，有呼噜呼噜声，呈呼气性或混合性呼吸困难。胸部听诊，肺呼吸音减弱或消失。此时须立即设法清除阻塞于下呼吸道内的分泌物，始能挽救其生命。如为后者，胸部透视可进一步证实诊断。严重者须设法穿刺胸膜腔或纵隔将气体抽出，始得缓解。

气管切开术后，如何稀释下呼吸道的黏稠分泌物，使其得以咳出或吸出，是治疗急性喉气管炎的一个关键问题。除可使用“气管切开术的术后护理”一节中所述诸法，如吸引，服用祛痰剂，滴入1%碘化钾液，雾化吸入及保持室内一定的湿度及温度外，对于过于黏稠的黏液块，尚可试用稀释剂。如：小苏打溶液或生理盐水（每半小时滴入气管一次）。糜蛋白酶（0.2～0.3mg，加入蒸馏水2～3ml，每日3～4次）作气溶胶疗法或用0.05%浓度者经气管套管滴入气管内等。不论应用哪种药物，在滴入或吸入片刻后，即应以导尿管伸入气管内进行抽吸，抽吸应保持无菌操作，以免加重呼吸道感染。先将导尿管伸入呼吸道较深处，再开动吸引器进行抽吸，以免吸住气管黏膜，加重黏膜损伤。抽吸中，轻轻上下抽动导尿管，既便于引起咳嗽反射，将呼吸道深处黏痰咳出，又便于吸尽分泌物。导尿管伸入长度不宜过深，以能吸出潴留于气管内的粘脓性分泌物为原则。

对分泌物非常黏稠，上述诸法无效，呼吸困难严重者，须拔去气管套管（最好在手术室内施行），以钳撑开气管切口，使分泌物得以咳出或予以吸出。也可经气管切口插入小号支气管镜，在明视下将分泌物吸尽或钳出黏块，有时须反复行之。我科常采用在给氧同时，将生理盐水徐徐滴入气管套管，使之一部分随吸气气流进入支气管及细末支气管，一部分随呼气气流喷出套管，将吸引管置套管口不断吸尽。如此滴吸约20～40ml生理盐水，患儿可将脓栓一块块随呼气气流喷出套管。

4. 除呼吸道阻塞外，失水、酸中毒、电解质紊乱，肺部并发症及循环系统衰竭等均为引起死亡的可能因素，必须予以注意。故本病最好与儿科医师共同商治。

二、急性纤维蛋白性喉气管支气管炎

急性纤维蛋白性喉气管支气管炎（acute fibrinous laryngotracheobronchitis），也称纤维蛋白样出血性气管支气管炎，纤维蛋白性化脓性气管支气管炎，流感性（或恶性，超急性）纤维蛋白性喉气管支气管炎，急性膜性喉气管支气管炎，急性假膜性坏死性喉气管支气管炎等。本病也多见于幼儿，与急性阻塞性喉气管炎虽同为喉以下呼吸道的化脓性感染，但病情更为险恶，病死率很高。

【病因】

1. 可为阻塞性喉气管炎的进一步发展，也可为一独立疾病，与流感病毒的关系更为密切。继发性细菌感染也如阻塞性喉气管炎。

2. 本病也可见于成人或曾长时间进行气管内插管麻醉者。呼吸道烧伤后也可发生类似症状。

3. 有人认为本病的发生，与在阻塞性喉气管炎时施行气管切开术有关，因干冷空气得以直接进入下呼吸道，分泌物凝成痂皮和膜状物之故。国外曾报告1名患急性阻塞性喉气管炎而未行气管切开术的死亡病例进行尸检，虽发现下呼吸道炎症极为严重，并已为脓液所淹没，但未见有任何痂皮或纤维蛋白膜形成，因而赞同此说。但也有人在未行气管切开术病例，通过支气管镜检查，发现下呼吸道中已有痂皮产生。国内曾有在就诊前患儿自行咳出大块膜状物的报告。我科除有类似经验外，也发现本病病情严重者不仅需作气管切开术，还需于术后、有的还需立即进行支气管镜插入，取出气管及支气管内块状或管状痂皮，甚至须反复多次后，方能抢救治愈。基于上述情况，故气管切开术似非痂膜形成的决定性因素。

【病理】

基本如急性阻塞性喉气管炎，但病变更入深层。主要特点是，喉、气管、支气管内有大块或筒状痂皮、黏液脓栓和假膜。呼吸道黏膜呈严重炎性变，但无水肿，黏膜层及黏膜下层大片脱落或发生深度溃疡，甚至软骨暴露或发生气管软化。因黏膜损伤严重，自组织中溢出的血浆、纤维蛋白与细胞成分凝聚乃成干痂及假膜，大多易于剥离。

【症状】

也如急性阻塞性喉气管炎，但发病更急，呼吸困难及全身中毒症状更为显著。

1. 突发严重呼吸困难，呈混合性。呼吸时呈干性阻塞性噪响，可伴有严重的双重性喘鸣。咳嗽有痰声，但痰液无法咳出。如假膜脱落，可出现阵发性呼吸困难加重，气管内有异物拍击声，哭闹时更重。

2. 高热，烦躁不安，面色发绀或灰白，可迅速出现循环衰竭或脑症状，如抽搐、惊厥、呕吐。发生酸中毒及失水症状者也多见。

【检查及诊断】

与急性阻塞性喉气管炎术前鉴别甚难。检查时见有混合性呼吸困难，胸骨上窝、肋间隙、上腹部等处有吸气性凹陷，伴以锁骨上窝处呼气性膨出。胸部听诊：肺呼吸音减弱或有笛音。气管切开术后，可于阵咳中自行咳出大量粘稠的纤维蛋白性脓痰及痂皮，但咳出后呼吸困难多无明显改善。如行支气管镜检查，可见杓状软骨间切迹、气管及支气管内有硬性痂皮及假膜。

【治疗】

同急性阻塞性喉气管炎。对严重病例，气管切开术常不可避免，但术后通过一般滴药、抽吸方法常不能将阻塞于下呼吸道的痂皮及假膜顺利清除。有时须反复施行支气管镜检查，将痂皮及假膜加以钳取和吸出，呼吸困难始得缓解。

第五节 喉软骨膜炎

喉软骨膜炎（perichondritis of larynx）为喉软骨膜及其下隙的炎性病变。急性及原发性者较少，慢性及继发性者居多，常使软骨坏死形成脓肿。

【病因】

原因很多，可概括为如下3类：

1. 喉部外伤 喉部各种外伤如切伤、刺伤、裂伤、烧伤和挫伤等均极易伤及喉软骨膜和软骨。喉裂开术或其他喉部手术，如过多分离甲状软骨膜时，可发生甲状软骨膜炎；高位气管切开术常损伤环状软骨，麻醉插管及喉部内镜检查，如损伤杓状软骨，或插管时间太久，压迫杓状软骨，均可引起杓状软骨膜炎；喉部吸入较大而硬的异物直接损伤喉软骨亦可引起本病。

2. 放射线损伤 喉部软骨对各种放射线的耐受性极低，在颈部用深度X线、镭锭、放射性核素或其他高能量放射治疗和进行治疗时，常出现一些放射性喉软骨反应，引起喉软骨膜炎及软骨坏死等并发症。并发症发生的时间与放射剂量的关系，并非完全一致。有些患者在放疗期间或结束时发生反应，多数患者为延迟反应，常在放疗后3～6个月，甚至1年至数年之后才发生，故应详细追问病史。

3. 全身疾病 罹患上呼吸道感染、伤寒、白喉、猩红热、麻疹、天花、结核、梅毒以及糖尿病等疾病时，病菌或毒素可累及喉部各软骨，引起喉软骨膜炎；或因病菌感染，损害喉黏膜形成溃疡，溃疡深达喉软骨膜而致病。

4. 喉部恶性肿瘤 喉部恶性肿瘤晚期发生深部溃疡，继发感染，也可引起喉软骨膜炎及软骨坏死。

【病理】

喉软骨膜炎多发生于杓状软骨，环状软骨及甲状软骨次之，会厌软骨膜感染者最少。外伤性喉软骨膜炎，常累及多个喉软骨。软骨膜发生炎症后，渗出液积留于软骨膜下隙，渐成脓液，使软骨膜与软骨分离，软骨缺血而坏死。病变之初，喉内部显现水肿或红肿，有时喉外部亦有肿胀。喉软骨膜炎亦有不化脓者，愈后瘢痕生成较多，明显增厚。喉结核最易侵及杓状软骨，并常波及环状软骨，使其强直。喉部梅毒病变，则多侵及甲状软骨。

【症状】

1. 疼痛 吞咽痛及喉部压痛为此病的主要症状。当颈部运动或压迫喉部时均发生疼痛或钝痛，吞咽时疼痛加剧，有时疼痛放射到耳部或肩部。

2. 声嘶 早期发声易疲劳，进一步发展，声调变低变粗，言语厚涩，渐至声音嘶哑。

3. 吞咽困难 杓状软骨及环状软骨发生软骨膜炎时，杓状软骨高度肿胀，梨状窝亦肿胀，引起吞咽困难。

4. 呼吸困难 如喉内黏膜高度充血水肿，使声门窄小，严重者发生吸入性呼吸困难，并可发生窒息。

5. 全身症状 体温多正常或低热，急性病例及混合感染，其体温可高达40℃，少数患者有乏力、畏寒等不适。如因全身疾病引起者，则有明显的全身原发病症状。

【检查】

1. 颈部检查 甲状软骨膜炎患者，颈前部多有肿胀发硬，并有明显的压痛，有时颈部出现红肿，淋巴结也常肿大。

2. 喉镜检查 检查所见视病变位置和范围不同而异。如病变限于一侧杓状软骨，则患侧杓状突明显肿胀，表面光滑发亮。甲状软骨喉腔面软骨膜发炎时，喉室带、声带、杓状突均发生肿胀。如病变在环状软骨板时，常于梨状窝处发生肿胀，环杓关节多被侵及发生强直，致患侧声带固定。

【诊断】

根据病史及检查所见，一般诊断较易，但宜查出其原因，以便确定治疗方法。喉软骨膜炎与喉脓肿有时不易辨别。喉软骨膜炎极易演变为喉脓肿，必要时可进行穿刺检查，以便确诊。

【治疗】

治疗原则：防止炎症的扩散及喉软骨坏死化脓。因为喉部软骨为各自的软骨膜所包绕，互相分隔。如果病变蔓延发展，或处理不当（如切开或穿刺），可使炎症迅速扩散。如没有明显的喉脓肿形成，一般不主张施行探查性穿刺或切开。

1. 早期应用足量的抗生素及激素治疗。

2. 局部理疗或热敷，有减轻疼痛，促使感染局限化之功效。

3. 患者尽量少说话，进流质饮食。

4. 针对病因，积极治疗，如有异物，应尽早取出。

5. 严密观察病员的呼吸情况，如有明显的呼吸困难，应行气管切开术。

6. 喉软骨坏死化脓，则按喉脓肿治疗。

第六节　喉　脓　肿

喉部脓肿（laryngeal abscess）较咽部脓肿少见，男性较女性多，多发于 20～60 岁之间。

【病因】

1. 继发于喉部疾病

（1）急性会厌炎，急性喉炎，喉部水肿等。病菌可侵及喉黏膜下层，形成局部脓肿。

（2）喉结核、梅毒等，如继发感染形成溃疡，喉软骨也容易坏死化脓而形成喉脓肿。

（3）喉软骨膜炎，可演变为脓肿。

2. 外伤　任何机械性、物理性和化学性刺激都可以伤及喉黏膜及喉软骨，感染后可形成脓肿。手术外伤如喉裂开术、气管切开术、喉内插管及喉内镜检查等，可损伤喉黏膜，继发感染，则可形成脓肿。

3. 邻近器官疾病的蔓延

（1）口腔龋齿、牙槽脓肿、急性化脓性扁桃体炎，咽部脓肿等，炎症均可直接向下扩散和蔓延至喉部，或经淋巴和血行播散至喉部引起喉脓肿。

（2）颈部急性蜂窝织炎，炎症局限形成脓肿，脓液直接腐蚀甲状软骨而继发喉脓肿。

4. 放射线损伤　喉部放射治疗如照射野太广，短期内所用剂量较大，可并发喉软骨膜炎，软骨坏死及化脓。

5. 深部真菌感染　原发者少见。常在喉部慢性特种传染病及喉部恶性肿瘤等长期应用广谱抗生素、肾上腺皮质激素及抗肿瘤药物或放射治疗之后发生。致病真菌多为隐球菌、念珠菌、放线菌等。

喉脓肿常为混合性感染，致病菌为溶血性链球菌、葡萄球菌、肺炎链球菌、绿脓杆菌、大肠杆菌等。由烧伤、放射线所引起的喉脓肿则以绿脓杆菌、金黄色葡萄球菌多见。

【症状】

1. 全身中毒症状　大多数患者起病急骤，常有寒颤、发烧、全身不适、食欲不振，脉搏、呼吸快速。

2. 局部症状　视脓肿的位置，范围及性质，有不同程度的喉痛、吞咽痛、声嘶及呼吸困难等症状。脓肿未形成前，局部充血水肿较明显，常有声嘶，呼吸困难，喘鸣。如脓肿已形成，因疼痛较局限而明显，有时可发生反射性耳痛，体温下降正常或为低热。

喉脓肿如发生在喉后部，则有吞咽疼痛及吞咽困难，或至少有喉部梗阻感。喉脓肿如发生在杓状软骨，可早期引起杓状软骨坏死，继而发生环杓关节固定。喉脓肿如发生在环状软骨，常致一侧或双侧环杓关节固定，呼吸困难，吞咽困难较明显。喉脓肿如发生在甲状软骨，常引起声带、室带、喉室、声门下区同时肿胀。喉脓肿向颈部穿破，或喉脓肿由颈部感染引起者，在颈部有时可出现坚硬木板样浸润块。如脓肿较大，可压迫整个喉体向一侧移位，并可压迫颈交感神经节，出现 Horner 综合征。

【检查】

1. 喉外部及颈部检查　颈部常有压痛，活动喉体则疼痛加剧。脓肿可引起甲状软骨坏死，炎症扩散蔓延至颈部，使颈部红肿发硬，以后逐渐软化有波动感，穿刺可抽出脓液。脓肿穿破颈前皮肤，可形成瘘管，瘘口周围有肉芽组织增生。颈部及颌下可触及肿大的淋巴结。

2. 喉镜检查　应注意观察喉腔黏膜有无充血、水肿，环杓关节是否固定，梨状窝有无积液及瘘管形成等。

浅而小的脓肿多局限于会厌舌面、杓会厌襞及杓状突等处；范围较大的脓肿，表示喉深部已受感染。

3. X 线检查　应常规行胸部透视检查，注意有无纵隔影增宽及肺结核。摄颈部侧位片，以检查有无异物存留及喉软骨软化或骨化等；亦可观察会厌，喉室及梨状窝有无变形。CT 扫描、MRI 更有助于诊断。

【诊断】

一般诊断喉脓肿不困难。但在早期，喉黏膜常呈弥漫性充血、水肿，喉部压痛亦不明显，易误诊、漏诊。必须严密观察病情之发展。必要时可行穿刺抽脓，以便确诊。

【并发症】

1. 窒息 喉脓肿破裂或喉内黏膜高度肿胀均可引起窒息，需立即进行气管切开术。

2. 炎症 向下蔓延扩展可致喉气管支气管炎，炎症向下直接侵入纵隔，可引起纵隔炎及纵隔脓肿，脓液如被吸入肺部可发生肺脓肿。

3. 感染 可向上循颈动脉鞘传入颅内发生脑膜炎、脑脓肿或引起颈内静脉栓塞及颅内血栓性静脉炎。

4. 喉狭窄 脓肿如破坏喉软骨及喉内组织，治愈后常有瘢痕收缩及粘连，引起喉狭窄。

【治疗】

1. 切开引流术 喉内脓肿多在直接喉镜下进行切开排脓。脓肿切开前，先用无菌技术穿刺抽取脓液，留作细菌培养及药物敏感试验。在脓肿最突出处切开，脓液排除后，用吸引器头或用闭合之异物钳细心探触脓腔，注意有无异物存留或坏死软骨，如有发现，应立即取除。

喉外部肿胀者，可于颈部施行手术引流脓液。要注意保护颈部重要血管、神经、喉部肌肉及正常的喉软骨膜，以防止后遗瘢痕狭窄。切口置橡皮引流条，每日检查伤口引流情况。喉脓肿消退后，如有喉狭窄可能时，应及时行喉扩张术。

2. 应用足量的抗生素 脓肿切开引流后，仍需应用足量的抗生素治疗。

3. 全身支持疗法 对体温较高者，可应用药物或物理降温；有呼吸困难者，应予输氧，及时纠正酸中毒，并作好气管切开术的准备，必要时进行气管切开术。病情较重者，应进食高热量易消化的饮食，及时输液，必要时可少量输血。

4. 因放射线引起的喉软骨广泛坏死，并形成多发性喉脓肿者，还须考虑施行喉全切除术；但术后并发症较多，医师、患者及其家属都必须有充分的思想准备，相互配合，以期取得最佳的疗效。

第七节 慢性喉炎

慢性喉炎（chronic laryngitis）是指喉部黏膜因一般性病菌感染或用声不当所引起的慢性炎症，可波及黏膜下层及喉内肌。根据病变程度的不同，可分为慢性单纯性喉炎（chronic simple laryngitis）、慢性肥厚性喉炎（chronic hypertrophic laryngitis）和慢性萎缩性喉炎（chronic atrophic laryngitis）。

【病因】

1. 急性喉炎反复发作或迁延不愈之结果。

2. 用声过度，发声不当。常见于教师、演员、歌唱家及纱厂女工等。长期持续高声讲话，过高、过长时间的演唱均可导致本病。

3. 从事某些具有刺激性致病因子的职业，如高温作业、粉尘工业、化学工业等以及烟酒过度均易引起慢性喉炎。

4. 鼻、鼻窦、咽部的感染是产生慢性喉炎的重要原因之一，其机制为：①上述各处的炎症直接向下蔓延；②鼻塞：经常用口呼吸；③炎性分泌物流入喉部；④上述各处的病变，常使发声的共鸣作用发生障碍，易致发声不当和增加喉肌的疲劳。

5. 肺、气管及支气管感染，其脓性分泌物与喉部长期接触，可继发慢性喉炎。

6. 某些全身性疾病（如心、肾疾病，糖尿病，风湿病等）使血管舒缩功能发生紊乱，喉部长期淤血，可继发慢性喉炎。

【病理】

初期，黏膜有弥漫性充血，腺体分泌增多和淋巴细胞浸润，黏膜肿胀、浸润可向深部侵入喉内肌层。上述病变称为慢性单纯性喉炎。病变继续发展，则有纤维变性及腺体萎缩，黏膜上皮由纤毛上皮变为多层鳞状上皮，黏膜由暗红色转变为灰蓝色并增厚，腺体分泌减少。临床称为慢性肥厚性喉炎。

【症状】

1. 声音嘶哑 是最主要的症状。初起为间歇性。如累及环杓关节，则晨起或声带休息较久后声嘶反而显著，但一般为用嗓越多则声嘶越重。继之声嘶渐变为持续性。完全失声者很少见。

2. 喉部分泌物增加 常感觉有痰液黏附，每当说话，需咳嗽以清除黏稠痰液。

3. 喉部常有不适感 如刺痛、烧灼感、异物感、干燥感等。患者借咳嗽以求暂时减轻喉部不适感觉，这种咳嗽常为无分泌物的干咳，即所谓“无用之咳”，是慢性喉炎的一个特有症状。

4. 萎缩性喉炎可有痉挛性咳嗽，结痂为引起痉挛性咳嗽之原因，故常有痂块或黏稠分泌物随咳嗽排出，有时其中带有少量血液。

【检查】

间接喉镜下，按病变的程度，有以下 3 种类型：

1. 慢性单纯性喉炎 喉黏膜弥漫性充血、红肿，声带失去原有的珠白色，呈粉红色，边缘变钝。黏膜表面可见有黏液附着，常在声门间连成黏液丝。

2. 慢性肥厚性喉炎 喉黏膜肥厚，以杓间区较明显。声带明显肥厚，向中线靠拢时有缝隙，呈闭合不良状。室带常肥厚而遮盖部分声带。杓会厌襞亦可增厚。

3. 萎缩性喉炎 喉黏膜干燥、变薄而发亮。杓间区、声门下常有其绿色或黑褐色干痂，如将干痂咳清，可见黏膜表面有少量渗血，声带变薄，其张力减弱。

【诊断】

根据患者的症状、病程及喉镜检查，一般不难做出诊断。喉结核和早期喉癌在临床症状上与慢性喉炎相似，应仔细鉴别。

喉结核：喉结核常发生于喉的后部，即声带后端，杓状软骨间切迹或杓状软骨表面的黏膜发生结核性浸润，和慢性喉炎的黏膜增厚极易混淆。前者，黏膜颜色早期多呈贫血状，病变常以一侧为显著，易发生多发性浅表溃疡或水肿。此外，可发生剧烈喉痛。喉结核原发性者很少，故结合肺结核的全身症状，肺部 X 线检查，痰液培养和测量体温等检查，对于诊断可疑病例甚为重要。

喉癌：多发生于喉的前部，早期大都局限于一侧，病变发展较快，声嘶发展迅速。凡见一侧声带肿胀、表面粗糙不平伴运动障碍或呼吸不畅者，不可忽视肿瘤的可能性，需反复进行喉镜检查，必要时行喉部可疑部位的活检，以求早期诊断。

【治疗】

去除病因为治疗慢性喉炎之关键。若只局部用药，不仅徒劳无益，反而导致声嘶加剧。鼻腔、鼻窦、口腔、咽腔病灶、全身性疾病须予治疗。清除职业性致病因子，戒除不良嗜好（如烟酒过度），养成良好的卫生习惯。

发声休息甚为重要，绝对休息不语最好。若系发声不当引起者，炎症控制后须进行正确的发声方法训练。

分泌物黏稠不易排除者，可予蒸汽吸入。由于脓毒病灶传染者，用抗生素作气溶胶疗法或喷雾吸入常有效。对声带肥厚且声嘶严重者，可在气管插管全麻显微喉镜下用激光将肥厚的声带“修”平、“修”薄，以改善发声功能。

对萎缩性喉炎患者，可应用有轻微的刺激腺体分泌增多作用的含碘喉片和口服维生素类药物。

第八节 环杓关节炎

环杓关节炎（cricoarytenoid arthritis），可发生于一侧或两侧环杓关节，分为急性期和慢性期两类。

【病因】

1. 喉炎、喉软骨膜炎或喉咽炎直接侵犯关节，多见于链球菌感染，也可发生于特殊性传染病，如结核。

2. 全身性关节疾病的一部分，特别是类风湿关节炎。

3. 外伤，如内镜检查，麻醉插管，异物嵌顿喉咽部，长期鼻饲，放射治疗，以及发声方法不当等。

4. 喉内肌瘫痪，致杓状软骨长期不动者。

5. 继发于急性传染病（如伤寒、流感）或痛风之后。

【症状与检查】

1. 急性期 初期在吞咽或发声后，喉部出现胀满、干燥或刺痛等异常感觉。检查多无特殊发现。继而出现疼痛，吞咽、发声后加重，可向耳部放射。扪诊：痛点多在甲状软骨后缘中央或舌骨大角处。

喉镜检查：杓状软骨间切迹处黏膜充血、肿胀，颇似脓肿形成，杓会厌襞的后段及室带也有红肿，声带多正常。声嘶及呼吸困难则视肿胀的程度及声带固定的位置而定。声带固定于外展位（一侧或两侧）可出现声嘶或失声。一侧声带固定于内收位者，于剧烈活动后可出现呼吸困难。肿胀较剧或声带两侧固定于内收位者，呼吸困难明显，并有喘鸣，声带在吸气时呈弓形。

2. 慢性期或称僵直期 多见于反复急性发作后，也可在一次急性发作即转为慢性。

喉部的充血、肿胀、吞咽痛、反射性耳痛及喉不适感等消失。其症状决定于关节僵直时声带固定的位置，可出现声嘶或呼吸困难。若为一侧病变，患侧声带较健侧为高，发声时健侧杓状软骨可接近患侧杓状软骨。

【诊断】

须详询病史，进行必要的体检、血液化验及喉镜检查。与声带瘫痪的鉴别，在急性期因有炎症表现多较容易，在慢性期则较困难，详询病史甚为重要。一般根据拨动杓状软骨是否活动作为两者的鉴别依据。也有人认为双侧环杓关节僵直，声带固定于内收位，吸气时呈典型的弓形，可与声带瘫痪相区别。在动态喉镜下，观察声带有无蠕动波，亦可鉴别声带有无瘫痪。

【治疗】

去因治疗，如风湿、结核的全身治疗，异物的取除等。急性期发声休息，局部热湿敷。外伤及普通炎症引起者可给予抗生素及肾上腺皮质激素类药物。呼吸困难明显者需行气管切开术。急性期消退而环杓关节的运动未见恢复者，可试行杓状软骨拨动法。因关节僵直，需长期带管者，可行声带外展术。

第九节　喉　息　肉

喉息肉（polyp of larynx），发生于声带者为声带息肉（polyp of vocal cord）。

【病因】

1. 用声不当与用声过度　宏户（1969）在动物实验中观察到：声带振动时声带黏膜下的血管中血流变慢，甚至有时可停止。如振动剧烈可发生血管破裂形成血肿。因覆盖声带的复层扁平上皮能伸展而不易破裂，血肿可扩大致周围组织中发生局部循环障碍，出现继发性水肿，血管扩张等。血肿扩大到一定程度，声带振动时，其黏膜运动在血肿基部减弱，使其得到部分修复，但可继发淋巴细胞浸润的炎症变化。这就是宏户提出的“循环障碍-出血学说”。

2. 上呼吸道病变　感冒，急、慢性喉炎，鼻炎、鼻窦炎等可作为声带息肉发生的诱因。在有上呼吸道炎症存在的基础上滥用声带发声，容易发生声带息肉。

3. 吸烟　吸烟可刺激声带，使血浆渗入任内间隙。很多报告认为声带息肉样变常与吸烟有关。

4. 内分泌紊乱　声带息肉样变性多见于更年期妇女，可能与雌激素有关。甲状腺功能减退或亢进也有一定关系。

5. 变态反应　根据声带息肉给予糖皮质激素治疗好转和声带息肉的光镜及电镜组织学所见，有学者认为与变态反应有关。

【病理】

声带息肉多见于声带边缘前中1/3交界处。对此有3种解释：①该处是膜部声带的中点，振动时振幅最大而易受损伤；②该处存在振动结节（vibration node），在其上皮下易产生血流静止与淤积；③该处血管分布与构造特殊，且该处声带肌上下方向交错，发声时可出现捻转运动，使血供发生极其复杂的变化。

声带息肉的病理组织学变化主要在黏膜上皮下层有水肿、出血、血浆渗出、血管扩张、毛细血管增生、血栓形成、纤维蛋白物沉着，黏液样变性、玻璃样变性及纤维化等。还可有少量炎性细胞浸润。偶见有钙化。根据声带息肉的病理变化，Epstein（1957）将其分为3型：纤维型，血管型和水肿型。宏户（1971）则分4型：出血型、玻璃样变性型、水肿型及纤维型。

【症状】

主要为声嘶，息肉垂于声门下腔者常伴有咳嗽。巨大的息肉位于两侧声带之间者，可完全失声，甚至可导致呼吸困难和喘鸣。

【检查】

喉镜检查，见声带边缘前中1/3交界处有表面光滑、半透明、带蒂的新生物。有时在一侧或双侧声带游离缘呈基底较宽的梭形息肉样变（图4-6-1）。亦有呈弥漫性肿胀遍及整个声带的息肉样变者。息肉色灰白或淡红，偶有紫红色，大小如绿豆、黄豆不等。我们曾见有悬垂于声门下腔的巨大息肉，状如紫色葡萄，呼吸困难呈端坐状，亦有突然堵塞声门裂而引起窒息者。此种巨大息肉，其蒂常位于声带前联合。声带息肉一般单侧多见，亦可两侧同时发生。少数病例为一侧息肉，对侧为小结。带蒂的声带息肉可随呼吸气流上下活动，有时隐伏于声门下腔，检查时易于忽略。

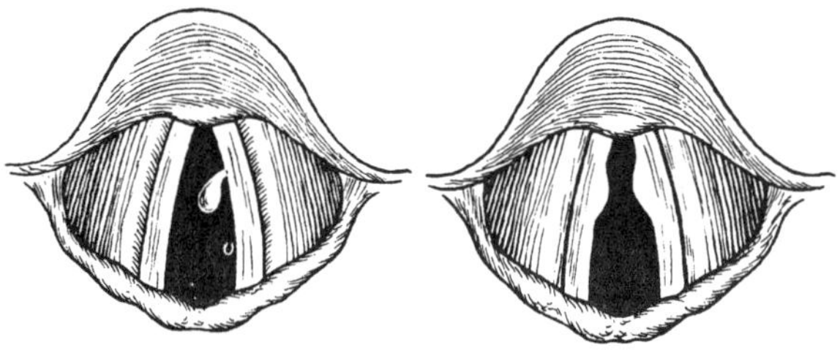
(1)　　(2)

图4-6-1　声带息肉
（1）带蒂息肉　（2）广基息肉样变

【治疗】

在间接或支撑喉镜下切除息肉。特别巨大的息肉需行喉裂开术者极少见。手术效果一般良好。如未留残根，很少复发。值得注意的是，息肉的好发部位也即癌肿的好发部位。早期的癌肿和初起的息肉，肉眼颇难鉴别，故切除的息肉均应常规送病理检查，以免误诊。局部麻醉不能配合之病例，可在气管插管全麻下经直接喉镜切除息肉。

从1994年起，我科毕胜斌等开展了电视纤维喉镜下声带息肉和声带小结切除术，效果良好，且有利于示教和教学。

第十节　声 带 小 结

声带小结（vocal nodules）也称歌唱者小结（singer nodules），教师小结（teacher nodules），发生于儿童者称喊叫小结。是慢性喉炎的一型，由炎性病变形成。

【病因】

引起慢性喉炎的各种病因，均可引起声带小结。尤其是长期用声过度或用声不当，很可能为单一的或极其重要的激发因素。在教师中，以女教师并伴有贫血，消化不良，或有妇科病者多见。在歌唱家中，多由于发声不当，呼吸控制不良而引起。

内分泌因素：因本病男孩较女孩多见，但至青春期，均有自行消失趋向。在成人病例，女性发病率又较高，男性少见，50 岁以上患声带小结者更少见。故有学者认为，内分泌因素与声带小结可能有某种关联。

【病理】

声带小结多发生于声带前中 1/3 的交界处。因此处撞击摩擦较甚，易造成任内间隙水肿或血肿，后经机化，上皮局限性增厚，发展形成小结。

声带小结外观呈灰白色小隆起。显微镜下见小结外覆增厚的复层鳞状上皮，其基层与息肉十分相似，为纤维性结缔组织及或多或少的机化炎性组织与白细胞，周围组织微有炎症表现。从病理组织学看来，声带小结与喉息肉并无质的区别，可能只有量的差别。故认为两者属同一病变发展过程中的两个不同阶段的表现。顾瑞等（1978）认为：声带小结与声带息肉仅能在临床上区别，在病理组织学上并无区别。

【症状】

早期主要是发声易倦和间隙性声嘶，声嘶每当发高音时出现。继续发展，声嘶加重，呈持续性，且在发较低声音时也可发生。

【检查】

早期在间接喉镜下，可见声带游离缘前、中 1/3 交界处，于发声时有分泌物附着，声带外展时，分泌物呈丝状横跨于声门裂。此后该处声带逐渐隆起，成为明显小结。小结一般对称，间或也有一侧较大，另侧较小或仅一侧可见者。声带小结可呈局限性小突起，也可呈广基梭形增厚，前者多见于发声不当的歌唱者，后者则常见于其他用嗓过度的职业人员。Kleinsasser 观察到：有些儿童的声带小结，当声带松弛时呈广基隆起，声带紧张时，则呈小结状突起。并认为此种小结不需手术切除，至青春期可以自然消失。

【诊断】

根据病史及局部检查，可以做出临床诊断。有时肉眼看来似声带小结，实际上是表皮样囊肿，在喉镜下难以鉴别，常需手术切除后经病理检查方可确诊。

【治疗】

包括适当注意声带休息，纠正发声方法，手术疗法及药物疗法。

声带休息：早期声带小结，经过适当声带休息，常可变小或消失。即使较大的小结虽不能消失，但声音亦可改善。若声带休息已 2～3 周，小结仍未明显变小者，应采取其他治疗措施，因声带肌长期不活动反而对发声不利。

发声训练：声带小结患者经过一段时间（约 3 个月）的发声训练，常可自行消失。发声训练主要是改变原来用声不当的错误习惯。此外，应限制吸烟，饮酒和食用辛辣刺激食物等。

手术切除：对较大的声带小结，单纯休息和用药不奏效者，可考虑在气管插管全身麻醉支撑喉镜或显微喉镜下手术切除声带小结，如有激光设备者，亦可用激光将声带小结气化切除。操作时应特别慎重，切勿损伤声带组织。术后仍应注意正确的发声方法，否则仍可复发。

（刘邦华）

第七章

喉阻塞及其手术疗法

第一节 喉阻塞

因喉部或其邻近组织的病变，使喉部通道（特别是声门处）发生狭窄或阻塞，引起呼吸困难者，称喉阻塞（laryngeal obstruction），亦称喉梗阻。它不是一种独立的疾病，而是一个症状。如不速治，可引起窒息死亡。由于幼儿声门狭小，喉黏膜下组织松弛，喉部神经易受刺激而引起痉挛，喉部气流途径弯曲，故发生喉阻塞之机会较成人为多。

【病因】

喉阻塞的常见原因如下：

1. 喉部急性炎性疾病　是引起喉阻塞最常见的原因。小儿急性喉炎，急性会厌炎，急性喉气管支气管炎等引起喉阻塞者较常见。邻近组织的急性炎症如咽后脓肿，下颌下淋巴结炎，下颌下脓肿及口底蜂窝织炎等，向下蔓延，也可发生喉阻塞。

喉部特种感染，如喉梅毒、结核、麻风等，如发生肉芽肿或继发感染，亦常出现急性喉阻塞症状。

2. 喉外伤　包括来自喉外和喉内部的外伤。如挫伤、挤压伤、切割伤或烧灼伤等。在外伤早期，喉部黏膜肿胀，或合并喉部软骨损伤、骨折、移位等，均可致喉腔狭小，妨碍呼吸；在外伤后期，由于瘢痕挛缩或粘连等病变，可致瘢痕性喉狭窄，造成喉阻塞。

3. 喉水肿　如血管神经性水肿，药物过敏反应等，可使喉黏膜水肿，声门狭窄，影响呼吸。其他如支气管镜检查或麻醉插管时间过长；或手术操作不当，损伤喉部黏膜，导致黏膜水肿而引起喉阻塞。

4. 喉痉挛　喉异物或下呼吸道非嵌顿性异物随呼气气流冲至声门下腔时，均可引起喉痉挛。破伤风感染可引起阵发性喉痉挛。此外，儿童佝偻病时血钙过低引起的手足搐搦症，水、电解质紊乱，刺激性气体或化学药品接触到喉黏膜（如应用硝酸银涂抹喉部）时，也能引起严重的喉痉挛。

5. 喉肿瘤　以喉癌、喉乳头状瘤等较为常见。早期，肿瘤虽小，因易引起反射性喉痉挛，也能产生喉阻塞；长至一定大小，阻塞喉腔或继发感染，将引起持续性喉阻塞。

6. 先天性喉畸形　较少见。如巨大喉蹼，先天性喉喘鸣等可致喉阻塞。

7. 声带麻痹　各种原因引起的双侧声带外展麻痹，声带固定于中线，不能外展，可发生严重的喉阻塞。

【症状及检查】

1. 吸气性呼吸困难（inspiratory dyspnea）　是喉阻塞的主要症状。声门裂为喉部的最狭处，是由两侧略向上倾斜的声带边缘所形成的裂隙。吸气时气流将声带斜面向下，向内推压，使声带向中线靠拢；但因同时伴有声带外展，使声门裂开大，所以正常时无呼吸困难。如喉部黏膜充血肿胀，声门裂变窄，吸气时气流将声带斜面向下、向内推压，使本已变狭的声门更加狭窄，以致造成吸气性呼吸困难。患者用力越大，吸气越急，声门裂就越缩窄。呼气时气流向上推开声带，使声门裂变大，尚能呼出气体，故呼气困难较吸气时为轻（图 4-7-1）。

2. 吸气性喘鸣（inspiratory stridor）　是喉阻塞的一个重要症状，为吸入之气流急速通过狭窄的声门裂时，气流的摩擦和声带颤动所发出的响亮的声音。此时扪触喉或气管，可有颤动感。患者在咳嗽时有哮吼声。一般说来，凡阻塞发生于声带或其以上部位者引起吸气性喘

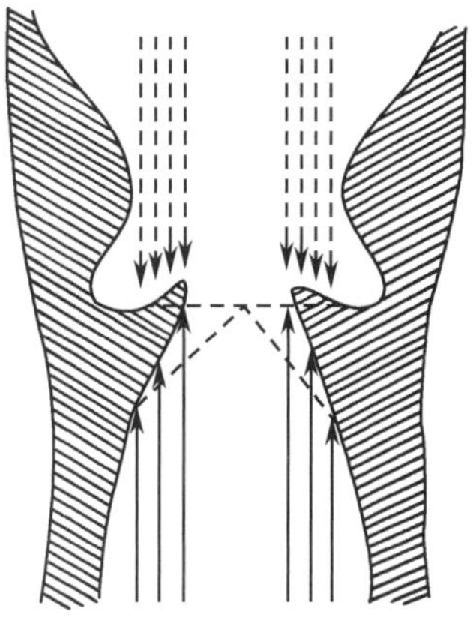

图 4-7-1　从解剖上说明喉阻塞常为吸气性呼吸困难的示意图

鸣；位于声带以下部位者常引起双重性或呼出性喘鸣（twoway or expiratorystridor）。喘鸣声之大小与阻塞程度有关，阻塞愈重，喘鸣声愈响。

3. 吸气性软组织凹陷　因吸气时空气不易通过声门进入肺部，胸腹辅助呼吸肌均代偿性加强运动，将胸部扩张，以助呼吸进行，惟肺叶不能相应地膨胀，故胸腔内负压增加，将胸壁及其周围的软组织吸入，乃出现胸骨上窝，锁骨上、下窝，胸骨剑突下或上腹部，肋间隙的吸气性凹陷（图 4-7-2），称为四凹征。凹陷的程度常随呼吸困难的程度而异，儿童的肌张力较弱，凹陷征象更为明显。

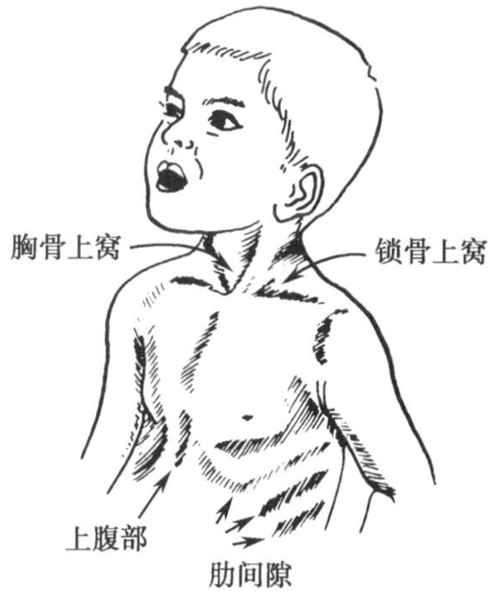

图 4-7-2　吸气期软组织凹陷

4. 声音嘶哑　为一常见而非必有的症状。病变发生于室带或声门下腔者，声嘶出现较晚或不出现。但在呼吸时可能发生哮吼音或笛鸣音；病变首先侵犯声门裂或其附近者，则声嘶常为首见症状。

5. 缺氧症状　呼吸困难为时稍久，患者因缺氧而坐卧不安，烦躁，吸气时头后仰，以便加强呼吸辅助肌的运动，希望能多吸入一些空气。倦极则转而嗜睡，但片刻后又因缺氧窒息感而突然惊醒。尚可出现四肢发冷，面色苍白或发绀，额部出冷汗，血压升高等。

6. 心力衰竭　喉阻塞时虽有呼吸困难，但呼吸频率一般不加快，有时反而变慢至 10～15 次/min，脉搏有力而疾速。若发现脉搏微弱，快速或不规则，呼吸快而浅表，口唇及指甲发绀，或口、鼻附近出现青紫色，肝肿大（小儿），则为心力衰竭、循环不良的表现，重者迅速昏迷死亡，在死亡前呼吸频率又见变慢，则已入晚期。

【呼吸困难分度】

为了区别病情的轻重，准确地掌握治疗原则及手术时机，徐荫祥（1956）将喉阻塞引起的呼吸困难分为四度。此种分度方法，目前国内尚在普遍应用。

一度：安静时无呼吸困难表现，活动或哭闹时，有轻度呼吸困难。稍有吸气性喘鸣及吸气性胸廓周围软组织凹陷。

二度：安静时也有轻度吸气性呼吸困难，吸气性喘鸣和吸气性胸廓周围组织凹陷。活动时上述症状加重，但饮食、睡眠好，无烦躁不安表现。脉搏尚正常。

三度：吸气性呼吸困难明显，喘鸣声较响，胸骨上窝、锁骨上窝等处软组织凹陷显著。出现烦躁不安、不易入睡、不愿进食等现象。

四度：患者有更为严重的三度呼吸困难各症状。出现坐卧不安，手足乱动，出冷汗，面色苍白或发绀等明显缺氧征象。最后昏迷，大小便失禁，窒息以至呼吸心跳停止。

阎承光（1964）根据呼吸困难时血氧饱和度下降，二氧化碳蓄积和心力衰竭等要点将呼吸困难分为轻、中、重三度，每度又分为二期。

轻度：1 期：安静时无呼吸困难症状。但在活动或哭闹时，呼吸有喘鸣，鼻翼扇动，吸气时锁骨上窝、胸骨上窝、剑突下和肋间隙有轻度凹陷。2 期：无论在安静或活动时，皆有喘鸣和凹陷症征。但心律整齐，脉搏有力，血压和呼吸正常，并能安睡。

中度：1 期：除有一定轻度 2 期之症状外，患者呼吸有紧迫感，并有烦躁不安，不合作，不能安眠，脉搏加快，血压升高。2 期：除有中度 1 期之症状外，并有出冷汗，恐惧表情，体温升高，呼吸加快，唇、指轻度发绀。

重度：1 期：除有中度 2 期之症状外，发绀明显，定向力丧失，并有意识改变。2 期：呈衰竭现象，四凹症征已不明显，面色苍白，心律不齐，脉搏细弱，血压下降，昏迷或抽搐。

马秉渊(1964)对凹陷征的程度和活动情况提出补充修正，即第 1 度：患儿在安静时吸气声粗，胸骨上窝轻度内陷。活动或哭闹时鼻翼扇动,胸骨上窝、锁骨上窝及腹上窝(即心窝)轻度内陷。心跳或脉搏如常。第2度:鼻翼扇动,有上述凹陷征,活动时加重,心跳或脉搏快而有力,心律整齐。第3度:上述凹陷征显著,特别是腹上窝。肋间肌也用力活动。病儿烦躁不安,出大汗,唇发绀,心跳快速,但尚整齐有力。第4度:凹陷征减弱,面色青紫或苍白,出黏汗,病儿烦躁不安或萎靡无力,甚或昏迷,心跳快而弱,脉搏浅而细,或有心律不齐。

以上3种关于呼吸困难的分度可作为选择治疗方法的参考。

【诊断】

根据病史、症状及体征,对喉阻塞的诊断并不困难。有时一望即可诊断。至于查明喉阻塞之原因,则应视病情轻重而定。轻者,可作喉镜检查以查明喉部病变情况及声门裂大小。但作纤维喉镜检查时要注意,因咽喉部麻醉后,咳嗽反射减弱,分泌物不易咳出,可使呼吸困难明显加重,故应作好气管切开术的准备。重者,则应首先进行急救处理,解除喉阻塞后再作进一步的检查,明了其病因。喉阻塞引起的呼吸困难,临床上还必须与支气管哮喘,气管支气管炎等引起的呼气性、混合性呼吸困难相鉴别。其鉴别诊断要点见"呼吸困难"一章。

【治疗】

对急性喉阻塞患者必须尽快设法解除其呼吸困难,严重者须争分夺秒使患者尽快设法解除其呼吸困难,尽早脱离缺氧状态,以挽救其生命。治疗方法须根据病因,呼吸困难程度,患者一般情况,耐受缺氧的能力(儿童、老人、孕妇一般对缺氧的耐受能力较差)和客观条件等全面考虑,当机立断。最忌临阵慌张,手足无措或死扣条文,延误时机(以下系指徐荫祥的分度法)。

一度:明确病因,针对病因进行积极治疗。如由炎症引起者,应积极使用抗生素和足量类固醇激素,控制炎性肿胀,解除喉阻塞,一般可不作气管切开术。

二度:积极治疗病因,一般炎性疾病,用糖皮质激素和抗生素治疗,大都可以避免作气管切开术。但应酌情作好气管切开术的准备工作。若为呼吸道异物,应立即取除。如为喉部肿瘤,可考虑作气管切开术。

三度:因炎症引起的喉阻塞,在严密观察呼吸变化的情况下,可先试用药物治疗和给氧,并作好气管切开术的准备。若经保守治疗未见好转,或喉阻塞时间较长,全身情况较差时,应及早手术,以免造成窒息或心力衰竭。因肿瘤等其他原因所引起的喉阻塞,宜先行气管切开术,待呼吸困难解除后,再根据不同病因,给予相应治疗。

四度:立即行气管切开术。若病情十分紧急时,可先行环甲膜切开术。

治疗措施:药物治疗等,已在其他有关章节内叙述(详见第四篇第八章"呼吸困难")。其他具体治疗方法如下:

1. 氧气吸入 一般对喉阻塞,先给予氧气吸入是完全必要的,但只能作为辅助治疗措施。在喉阻塞较重,特别是已出现发绀时,单纯给氧宜慎重。因此时血中二氧化碳浓度已高,呼吸中枢对二氧化碳(CO_2)已不敏感,靠缺氧(低氧血症)刺激颈动脉体及主动脉体的化学感受器来维持呼吸中枢的兴奋。如单纯给氧,尤其是突然吸入高浓度高流量的氧,则使缺氧兴奋化学感受器的作用减弱,通气量更少,二氧化碳潴留更多,则呼吸更受抑制,甚至停止。惟一有效的方法是迅速解除喉阻塞,使肺泡有足够的气体交换,迅速排出体内过多的二氧化碳。所以单纯给氧并非一定有效和首要的。

2. 喉插管术

(1)莫晓急救管(Moshers lifesaver tube):为一弯曲的具有侧孔的金属管,顶端稍圆钝。用以治疗喉阻塞时,在食指直接扪触引导下,插入喉下,以解除呼吸困难(图4-7-3)。

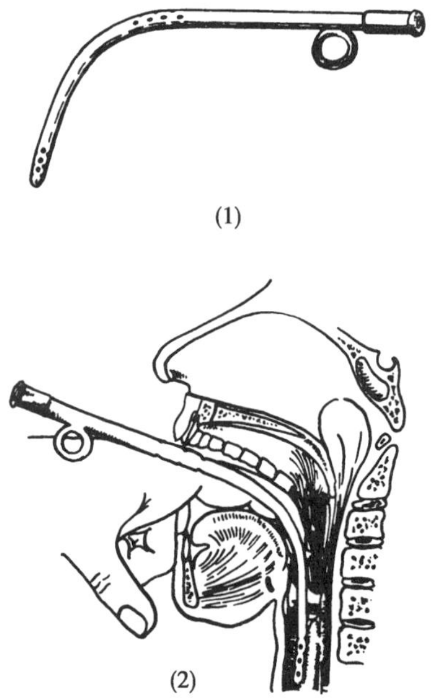

(1)

(2)

图4-7-3 莫晓急救管及其用法

(1)急救管 (2)管已插入喉部

(2)气管内插管术(见本章第二节)。

(3)气管切开术(见本章第三节)。

第二节 气管内插管术

气管内插管(endotracheal intubation)为解除呼吸困难,保证呼吸道通畅,给予气管内麻醉及进行人工呼吸的常用方法。

适应证：用气管内插管解除呼吸困难的适应证为：①病情十分紧急，不能承受气管切开术者，可用气管内插管，迅速解除呼吸困难；②估计呼吸困难短期内可缓解而不必作气管切开术者；婴幼儿行气管切开术之前，为便于手术的正常进行及减少手术的并发症如气胸等，可先行气管内插管。

禁忌证：喉部水肿较重，喉部烧灼伤，喉部肿瘤或有异物存留者，不宜采用插管术。插管维持 48 ~ 72 小时以上者，应作气管切开术；如下呼吸道分泌物潴留为主要问题，难以从插管内清除者，应行气管切开术。

插管方法：患者取仰卧位，用麻醉喉镜压低舌根部，会厌可随之挑起，暴露声门。检查声门情况，选用大小合适的插管，管内放入金属管芯，轻巧地经声门插入气管，拔除管芯，吸除气管内分泌物，固定插管，保持呼吸道通畅。

插管的保留时间，一般以不超过 48 小时为宜。

并发症：常见并发症有喉、气管溃疡，肉芽形成及环杓关节脱位等。气管黏膜损伤较常见，自表浅的擦伤以至较深的溃疡，多见于声突，后联合及环状软骨的后外部。成人较儿童多见，并可引起声嘶。Dixon（1968）观察 150 例，8% 有插管后生成肉芽，1 例有气管狭窄。

第三节　气管切开术

气管切开术（tracheotomy）是一种急救手术，最初仅用于解除喉阻塞引起的呼吸困难。随着对呼吸道的病理生理功能的深入研究，其应用范围已有很大的扩展。对于下呼吸道分泌物潴留所引起的呼吸衰竭（如颅脑外伤，胸腹外伤及脊髓灰质炎等），气管切开术为重要的辅助性治疗手段。可经气管套管将下呼吸道分泌物吸出，从而改善肺内气体交换。

缺氧、碳酸过多及酸血症是引起窒息的三个要素。缺氧是肺泡气体交换减少的直接结果；碳酸过多乃由于血中二氧化碳潴留所致；酸血症是二氧化碳增多与缺氧时组织内产生大量乳酸的结果。酸血症又可发展为严重的酸中毒症。不少学者认为，即使患者的血氧饱和度无明显下降，二氧化碳在血液中的潴留也可达到致命的浓度。因此，在下呼吸道分泌物潴留、肺泡换气不足的情况下，即使大量给氧，二氧化碳仍会积存。换言之，此时单纯给氧并不能解决二氧化碳潴留的危害性，反而使呼吸更加受到抑制。所以现今都采用气管切开术以解除下呼吸道分泌物阻塞性呼吸困难，改善肺泡的气体交换。同时，对于减轻呼吸阻力，减小呼吸道解剖无效腔和减少呼吸次数，往往都有良好效果。为此，不仅耳鼻咽喉科医师应熟练地掌握气管切开术、内科、外科、神经内、外科、儿科、妇科等各科医师也需对气管切开术有所认识，加以重视。

【应用解剖】

颈段气管位于颈部正中，上接环状软骨下缘，相当于第 6 颈椎平面。其下端达胸部，相当于第 4 胸椎下缘。自环状软骨下缘至胸骨上窝之间，约有 7 ~ 8 个气管环（气管全长约有 16 ~ 20 个气管环）。颈段气管的位置较浅。头后仰时，气管自胸腔提向颈部，使颈段气管变长，位置亦较浅。头前屈时，气管缩入胸腔，颈段气管变短，位置亦变深。

颈部气管之前覆有皮肤、浅筋膜、深筋膜、结缔组织及气管前筋膜。浅筋膜层中常有较粗静脉，连接两侧颈前静脉。深筋膜下有胸骨舌骨肌及胸骨甲状肌覆于气管之两侧，至气管之正中部，两侧肌缘相接，形成一白色筋膜线，称之为“白线”。沿此“白线”切开筋膜，分离肌肉，使手术保持于中线，较易暴露气管，且不致损伤重要组织。甲状腺峡部一般位于第 3、4 气管环之前，为气管前筋膜所包绕，手术时可将其向上或向下推移。必要时可将之切断缝扎。儿童之胸腺位于胸骨舌骨肌及胸骨甲状肌下，并覆于气管前部及两侧，施行气管切开术时，应注意之。

颈总动脉、颈内静脉位于两侧胸锁乳突肌的深部，于环状软骨水平上述血管离颈中线较远，向下逐渐移近颈中线，于胸骨上窝处与气管靠近。故若以胸骨上窝为顶，两侧胸锁乳突肌前缘为边、环状软骨下缘水平为底的倒三角形区域为安全三角区。气管切开术应在该区内沿中线进行，可避免误伤颈部大血管。

气管环后壁无软骨，与食管前壁相连。当吸入性呼吸困难的吸气期，气管后壁可向前突，故进行气管切开时，万勿切入过深，以免伤及气管后壁及食管。在颈部气管前，有时可见位置偏高的无名动脉。两侧肺尖有时高出第 1 肋，向颈部膨出，尤以左侧为甚。故手术时不宜向下分离过深，气管切开也不宜低于第 5 环，以免损伤颈前根部大血管或损伤胸膜顶。

【适应证】

1. 咽部阻塞而有呼吸困难者，如咽部肿瘤及脓肿等。

2. 喉阻塞。

3. 各种原因所致的下呼吸道分泌物潴留

（1）各种原因造成的昏迷，因咳嗽反射消失或呼吸瘫痪，分泌物积聚，阻塞下呼吸道，如尿中毒、肝昏迷、脑血管疾病、颅脑外伤、药物中毒、格林巴利（Guillain Barre）综合征、破伤风、脊髓灰质炎等。

（2）胸部外伤后，胸廓活动或呼吸运动受影响，以致下呼吸道分泌物潴留，如多发性肋骨骨折，开放性气胸等。

(3) 胸腹部手术后，患者一般情况差，咳嗽无力，不能排除下呼吸道分泌物，如小儿体外循环心脏手术后。

(4) 各种原因造成的呼吸功能减退：如慢性支气管炎、肺心病、慢性肺气肿等患者，因咳嗽反射甚差，黏稠的分泌物阻塞下呼吸道，引起呼吸困难时，气管切开不仅可以减少呼吸道的解剖无效腔，吸出下呼吸道分泌物，而且可将药物直接送入下呼吸道内，故在一定情况下能提高单纯内科治疗的效果。

4. 其他手术的前置手术　如施行下颌、口腔、咽、喉部大手术时，为防止血液、分泌物或呕吐物下流，或术后局部组织肿胀阻碍呼吸，可先行气管切开术。

5. 某些下呼吸道异物　可考虑施行气管切开术后加以取除（详见“气管切开术在呼吸道异物治疗中的应用”）。

【术前准备】

术前除准备手术器械外，宜备好氧气、吸引器、气管内麻醉插管、麻醉喉镜，以及抢救药物。

详细了解病情及颈部触诊，了解气管位置，颈前有无影响气管切开的肿块如甲状腺肿大等。必要时行颈部正、侧位X线片，了解气管位置及病变情况。

术前一般不宜使用吗啡及阿托品，因前者可抑制呼吸，后者使分泌物变为黏稠，将使呼吸困难加重。

手术器械：刀柄（3号或7号）2，刀片10号、12号各1，剪刀弯、直各1，敷料镊1，组织镊1，气管切口扩张器成人、儿童用者各1（或用弯血管钳代替），气管拉钩1，双齿或3齿钝（皮肤）拉钩大、小各1副，甲状腺拉钩1副，血管钳弯、直各4，持针钳1，帕巾钳4，短金属吸引头1，橡皮导尿管（附玻璃接头，吸引用）10号、12号各1，气管套管00～6号各1，注射器1，以及缝针、丝线、消毒巾、纱布、药杯、纱带和手套等。有条件者，可加备直接喉镜（成人，儿童），麻醉用气管插管及支气管镜等。

气管套管的选择：患者术后必须佩戴气管套管，并依靠套管进行呼吸，故套管质量的好坏和大小、长短是否合适，非常重要。气管套管必须坚固耐用，不生锈，一般都采用银质合金制成。近年来亦有采用特种塑料或硅橡胶以及钛合金制成的，应用效果良好。

临床上，气管套管依其外管内径的大小，外管的长短来分号，例如气管套管外管内径为9mm，长度为75mm。我们就称其为9号气管套管。兹将各气管套管的号别、管径大小、长度和患者适用年龄列表于下（表4-7-1）供临床选用参考。

表4-7-1　气管套管选用表

号码	4.0	4.5	5	6	7	8	9	10
内径（mm）	4.0	4.5	5	6	7	8	9	10
长度（mm）	40	45	55	60	65	70	75	80
适用年龄	1～5个月	6个月～1岁	2岁	3～5岁	6～12岁	13～18岁	成年女子	成年男子

气管套管由底板、内管、外管、管芯四部分组成（图4-7-4）。另一种套管的外管上套有橡皮薄膜气囊，内管上端呈Y形，有两个开口，可以分别作给氧，吸痰和滴入药物之用（图4-7-5）。还有一种低压气管套管供长期使用，不致对气管有严重的压迫而引起软骨受损。

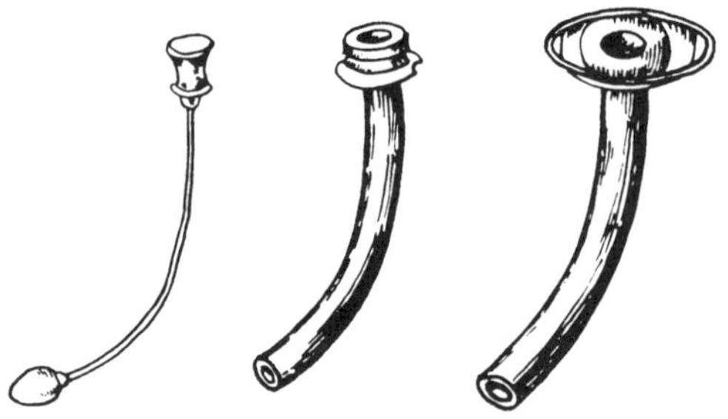

(1)　(2)　(3)

图4-7-4　气管套管的组成
(1) 管芯　(2) 内管　(3) 外管

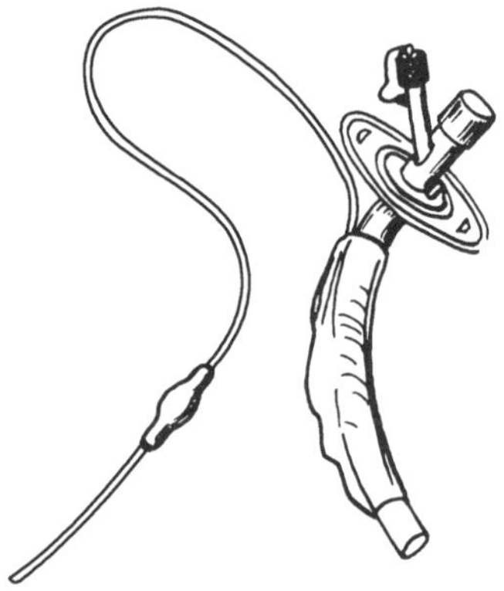

图4-7-5　带气囊的气管套管

【手术方法】

气管切开术有常规、紧急、快速、永久性气管切开术及环甲膜切开术几种，以下分述之：

1. 常规气管切开术

（1）体位：一般采用仰卧位，头向后伸，肩部垫高，下颏、喉结及胸骨上切迹三点成一直线，严格保持在正中位上，便于气管的暴露。呼吸困难严重者，如头后伸太甚，将加重呼吸困难，可将头稍前屈，作切口后再使之后仰。不能仰卧的患者也可采用坐位或半坐位。

（2）麻醉：一般采用局部浸润麻醉。用含少量肾上腺素的1%普鲁卡因作颈前中线皮下浸润，起自甲状软骨下缘，下达胸骨上切迹，相当于皮肤切口的部位（图4-7-6）。气管两侧也可注射少量麻醉剂。

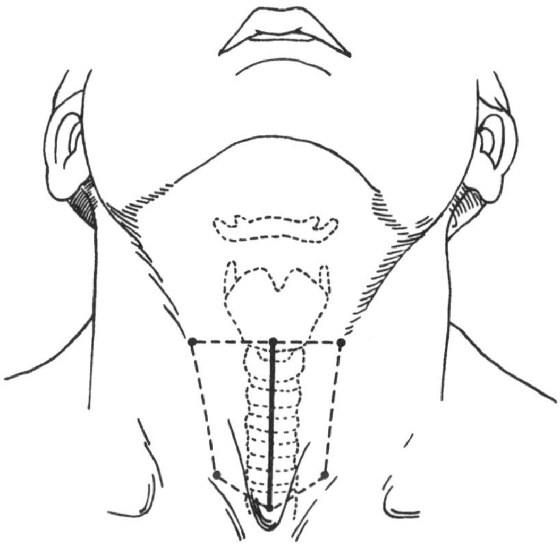

图4-7-6　麻醉范围及皮肤切口

若情况紧急或已昏迷者，可不给麻醉。对儿童，为避免挣扎和消除恐惧，减少手术意外（如因缺氧加重，引起心跳骤停）的发生，可采用全麻经气管内插管后再行手术。

（3）操作步骤：

1）切口：有纵横两种，纵切口操作方便，故目前多采用之；唯其愈合后，颈前正中遗有较明显的瘢痕，是其缺点。横切口最大优点是术后瘢痕不显著。

纵切口：在颈前正中，自环状软骨上缘至胸骨上切迹上一横指处，纵行切开皮肤、皮下组织及浅筋膜，此时常遇到两条怒张的表浅颈静脉，可向两侧牵开，必要时可结扎切断（图4-7-7）。

横切口：在颈前环状软骨下约3cm处，沿颈前皮肤横纹作4～5cm切口。切开皮肤、皮下组织及颈阔肌浅筋膜后，向上、下分离，即可见颈前诸肌覆于深筋膜上。

2）分离颈前组织：将颈深筋膜在两侧胸骨舌骨肌之间切开（图4-7-8），用剪刀向上、下分离至与皮肤切口等长为止。胸骨舌骨肌及胸骨甲状肌自中线用血管钳作纵行钝分离（图4-7-9），然后从两侧用相等力量牵开。保持气管位于切口正中，并经常用左手食指探触气管环，以防气管被牵拉移位。

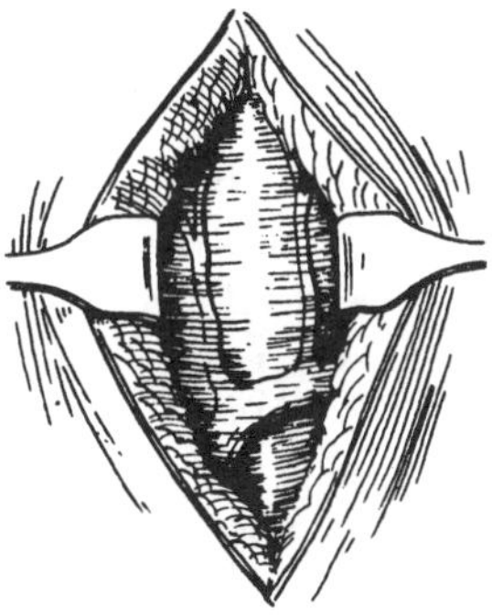

图4-7-7　示表浅颈静脉

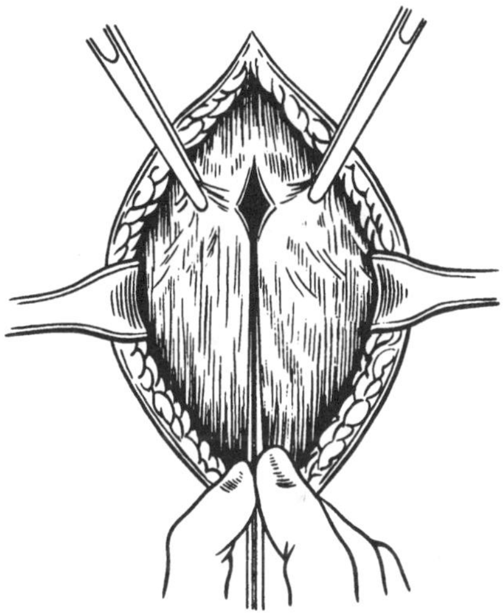

图4-7-8　切开颈深筋膜

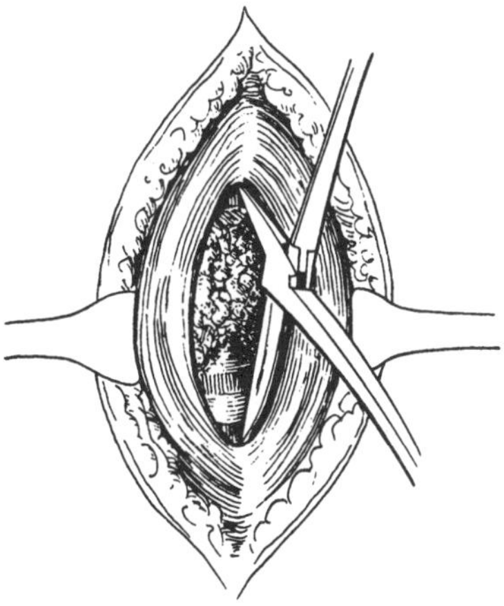

图4-7-9　自中线纵行分离胸骨舌骨肌及胸骨甲状肌

3）牵开或切断甲状腺峡部：牵开肌肉后，即可看到气管前筋膜。甲状腺峡部一般遮蔽于第2、3气管环的前面，如妨碍气管的暴露，可在甲状腺前筋膜下缘与气管前筋膜之间稍加分离（图 4-7-10），然后向上或向下将峡部牵开（通常以向上牵开较方便），气管前壁即可清楚暴露。若牵开峡部有困难，可用血管钳将完全分离的峡部从两旁夹住，自中间切断，并加缝扎。

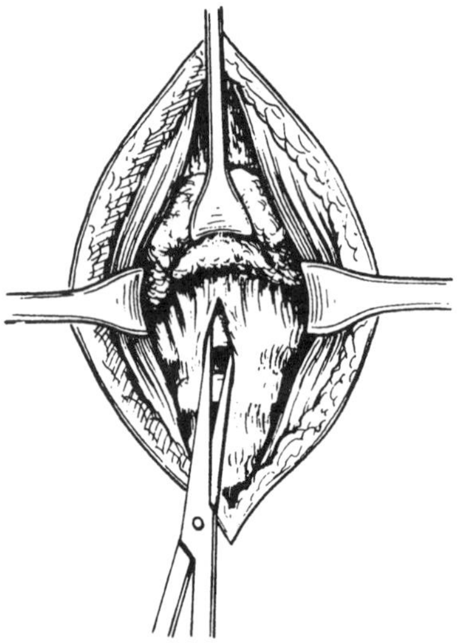

图 4-7-10 适当分离气管前筋膜，将甲状腺峡向上牵开

4）切开气管：在非紧急情况下，对成人及较大儿童，可于切开气管前，先用注射器刺入气管环间隙，注入 1% 丁卡因数滴于气管内，以免气管切开后发生剧烈咳嗽。用气管拉钩钩住第 1、2 气管环之间，将气管微向上方提起，用左手拇指及中指从两侧将气管固定，以 12 号刀片（镰刀形刀片）自正中切开（将刀尖于气管环之间伸入气管内，再向前上挑开第 3～5 气管环或第 2～4 气管环）（图 4-7-11），有时切断 2 个环即够。在成人，也有主张将气管前壁切除椭圆形一小块，约相当于套管外径大小，认为其优点有三：①便于更换套管；②可少切断一个软骨环；③套管四周较严密，不致形成皮下气肿。切开气管时应注意勿损伤气管后壁，以防发生气管食管瘘。气管的第 1 环及环状软骨不可切断，以免后遗喉狭窄。如时间许可，在切开气管前应妥善止血。

5）安放气管套管：气管切开后，须迅速用扩张器或弯血管钳将气管切口撑开，若有分泌物自切口咳出，可用吸引器将之吸除，再插入合适的气管套管（图 4-7-12）。插入套管前要取出内管，套入管芯，插入后，迅速取出管芯，当即有分泌物和气流自套管喷出，吸尽分泌物后将内管套上、固定。

6）固定套管及缝合切口：套管两侧系以纱带缚于颈部固定（图 4-7-13）。如皮肤切口较长，可将套管上方的创口缝合 1～2 针，套管下方不予缝合，以免发生皮下气肿，并便于伤口引流。套管周围的伤口内放置碘仿纱条（1～2 天后取出），用从中间剪开一半的纱布夹

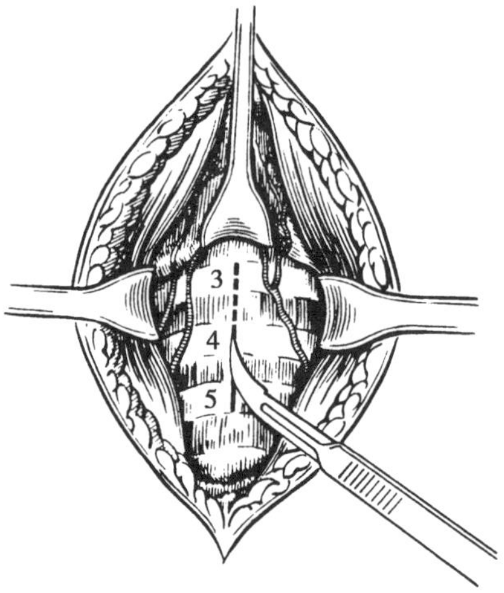

图 4-7-11 切开气管

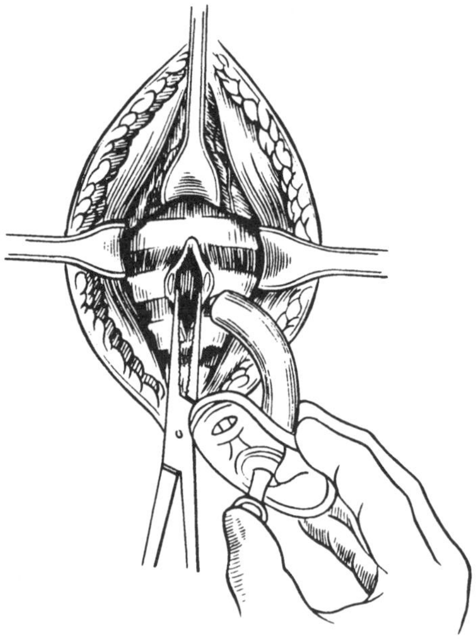

图 4-7-12 安放气管套管

于套管两侧，覆盖伤口。最后将管芯系于套管的纱带上，以备套管脱出后重新插入时使用。

2. 紧急气管切开术（emergency tracheotomy） 对情况紧急的患者，一般可采用直接喉镜下插入支气管镜或麻醉用气管插管，使呼吸困难缓解，然后从容进行正规气管切开术。如严重的急性喉阻塞发生于旅途、战地、农村等地时，可用小刀、剪或剃刀片施行手术，也不必考虑消毒及麻醉。患者仰卧，头后伸，显露喉结，若有助手扶头最好。无人帮助时，手术者坐于患者右侧，将患者肩部放在手术者右膝上，使其头后仰，颈部伸直，显露喉及气管。术者以左腋窝压其前额使头固定（图 4-7-14）。

将正规气管切开术一气呵成于一个步骤。为便于明了手术操作，分为 7 步叙述：

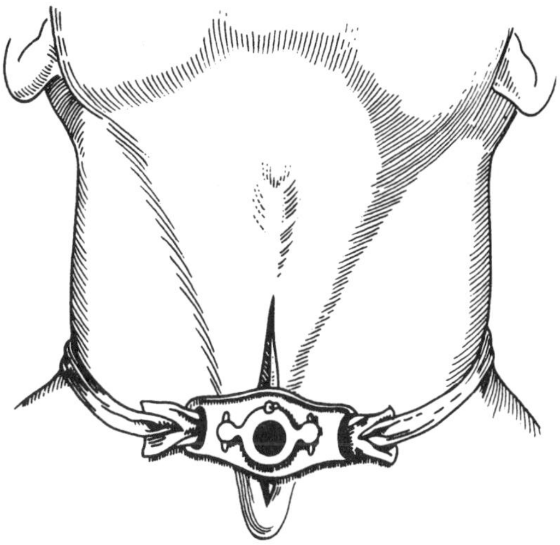

图 4-7-13　套管两侧系以纱条缚于颈部固定

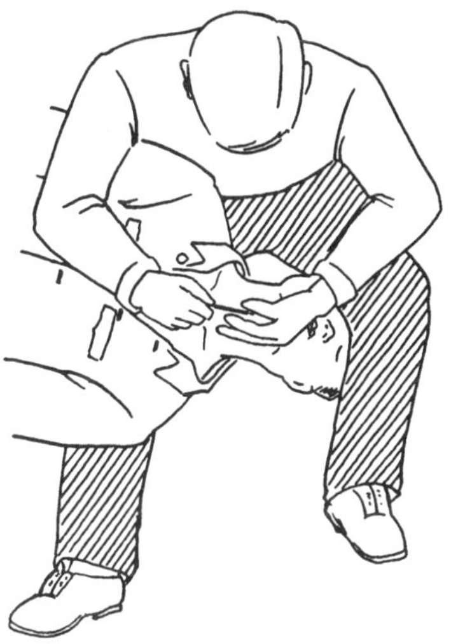

图 4-7-14　紧急气管切开术

（1）术者用左手拇指及中指固定喉及气管在颈前正中线上，并将其两旁大血管向后推至胸锁乳突肌之下。

（2）循中线自甲状软骨切迹至胸骨上切迹处以刀切开皮肤及气管前软组织，此时出血较多，但妨碍不大。

（3）术者用左手食指触摸气管环，如遇甲状腺峡可推之向上、向下，甚至可以将之切断。

（4）刀尖随左手食指导引，沿气管环的正中仔细切开 2～3 个气管环。切开气管环时，为了避免用力过度，右手应固定于患者颈部。

（5）气管切开后一般切口均紧闭，必须用张开器或血管钳将之撑开。如无，可将刀柄插入切口稍加转动，即可分开气管切口。此时患者必有咳嗽、出血和大量气体咳出，待空气流通片刻后，即可插入适合的套管。若无套管可用适当的代用品，如橡皮管、打断的茶壶嘴、竹管等插入气管内。

（6）如患者呼吸停止，须立即施行人工呼吸。保持套管通畅。头放低位以免血液流入肺部，并以纱布紧填于创口及套管之间止血。

（7）呼吸恢复后，速作止血处理。手术完毕，呼吸已暂时保持通畅，须设法转送医疗单位，按正规气管切开术继续进行处理。在转送过程中必须注意套管或代用品脱出或被咳出。

如遇颈部粗短，气管内插管困难，或颈前有肿瘤（如甲状腺肿瘤）致使环甲膜及气管暴露困难者，可作纵行切口，切开甲状舌骨膜，暴露会厌后，由喉前庭插入麻醉用气管插管或较长的气管套管，然后再作气管切开术。

3. 快速气管切开术（rapid tracheotomy）　我们自 1970 年 1 月起采用李宝实等改进的快速气管切开器，对破伤风引起的喉痉挛、咽后脓肿引起的急性呼吸道阻塞，以及脑外伤后昏迷、纵隔肿瘤、肺功能不全，胃底癌切除术后、截肢后败血症等引起的 20 余例成年呼吸困难患者，施行了快速气管切开术。绝大部分病例都在 1 分钟内，少数患者仅 20～30 秒钟即可完成手术，皆在紧急情况下，使患者转危为安，故介绍如下：

（1）快速气管切开器：根据患者气管管径的不同，有大小不同的型号，每套共 5 件（图 4-7-15）。

1）弯形穿刺针：可插入针芯。针的凹面有一条纵行小槽，小槽柄端稍扩大呈圆形，以便切开刀的珠形尖端能通过此孔进入小槽内。柄端（近端）向凹面装有一马鞍形片，外套管紧贴鞍内向下滑行，即可导入气管。

2）穿刺针针芯。

3）切开刀及刀柄：刀柄远端装有活动的切开刀片，刀尖呈珠状，刀柄近端装有圆环，操作时将圆环向远端推进，刀片即张开。将圆环退回时，刀片收拢。刀柄与收拢的刀片可套入外套管内。

4）外套管：系特制的外套管，与切开刀配套。其管径恰能容切开刀套入。弧度与刀柄形状一致。长度与刀柄圆环至切开刀片之间的长度相等。

5）内套管。

（2）手术方法：

1）患者仰卧，肩垫高，头后仰。如时间允许，局部消毒后用 1% 普鲁卡因 5ml 行浸润麻醉。

2）手术者立于患者右侧，以左手拇指及中指固定颈部气管，食指置于环状软骨之下颈前正中线上，以指示穿刺针刺入部位。右手持套有针芯的弯形穿刺针在颈前正中线相当于第 2、3、4 气管环之间处，针尖正对皮肤刺入，穿过皮下组织及肌肉层，向气管方向穿进（图 4-7-16（1））。

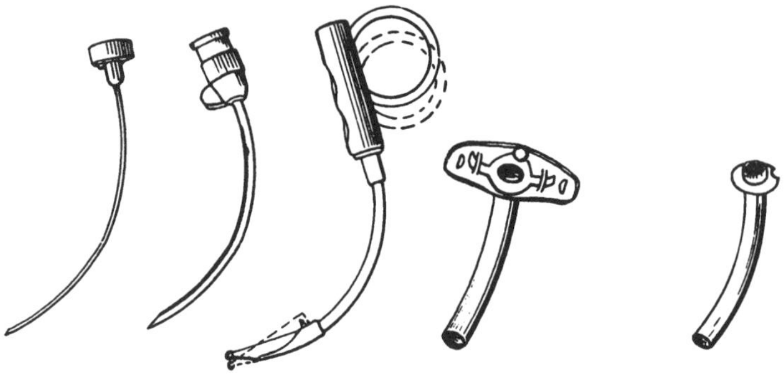

图 4-7-15　快速气管切开器

（1）穿刺针针芯　（2）弯形穿刺针　（3）切开刀及刀柄　（4）外套管　（5）内套管

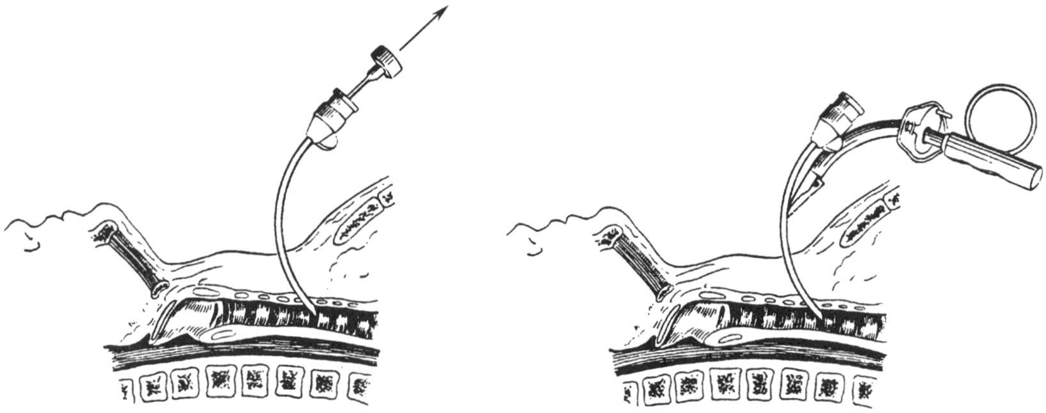

图 4-7-16　快速气管切开术

（1）刺入气管后拔出针芯　（2）顺穿刺针上的小槽切开气管

3）穿刺针进入渐深，感觉稍有抵抗，表示已达气管前壁。再稍用力即有突然进入空腔的感觉，此时应立即使针尖顺势向下再推进少许。刺入气管时，不可用力过猛，以免刺伤气管后壁。左手固定针管，右手拔出针芯，若有空气吹出，表示穿刺针确已插入气管内。如无空气吹出，则示穿刺针尚未进入气管（多刺入气管前方的软组织内），需立即重行穿刺。

4）右手持已装上外套管的切开刀，并撑开刀片，将珠形的刀尖经穿刺针近端的圆孔套入小槽内，将外套管紧贴穿刺针柄端的马鞍形片的槽内。

5）用力将切开刀及外套管沿穿刺针的小槽与马鞍形片的轨道向气管内推进（图 4-7-16（2）），当珠形的刀尖越出针槽远端时，外套管即已随切开刀片进入气管内。此时以左手固定外套管，右手将刀片收拢后从外套管内退出，拔出穿刺针，如气管内有分泌物或血液，需吸引干净。

6）将套管的系带绕颈部打结固定，插入内套管，手术完成。

（3）此种快速气管切开器的优、缺点：

1）优点：

a. 手术可在极短时间内完成，无需其他设备，对突然发生严重呼吸困难的患者，如喉部或上呼吸道外伤或战伤引起呼吸困难的患者，在设备条件缺乏时进行抢救非常适宜。在医院进行紧急抢救时也可适当采用。

b. 弯形穿刺针既可避免刺伤气管后壁，又可稍向前提起气管，有利于切开气管的操作。

c. 切开刀与外套管在穿刺针的小槽与马鞍形片内推动，如在轨道内进行，较安全而顺利。

d. 活页切开刀张开的程度可按圆周率计算，切口恰好适合外套管插入的长度，并利用外套管在切口内的张力，压迫切断的小血管，达到止血或减少出血的目的。

2）缺点：

a. 有时出血较剧，故对呼吸困难的患者进行气管切开术时，在医院内，除特殊紧急情况外，不宜用以代替正规气管切开术。

b. 不适用于小儿，因儿童气管细软、管腔狭小，快速气管切开器难以准确插入气管内，并容易损伤气管或其周围组织而引起并发症。

4. 永久性气管切开术（permanent tracheotomy）　有些患者需长期带气管套管，将气管切口周围皮肤与气管切口内黏膜缝合，造成一个永久性瘘道。其作用可以减少切口感染、肉芽生长及瘢痕形成，并便于患者自己护理。

按常规施行气管切开术，暴露气管软骨环后，将气管切口剪成圆洞（图 4-7-17（1）），然后将气管切口周围皮肤略为游离，修成圆形。用丝线将气管切口周围皮肤与气管切口内黏膜层缝合，形成一个永久性瘘道（图 4-7-17（2）），缝线于术后 5～6 天拆除。

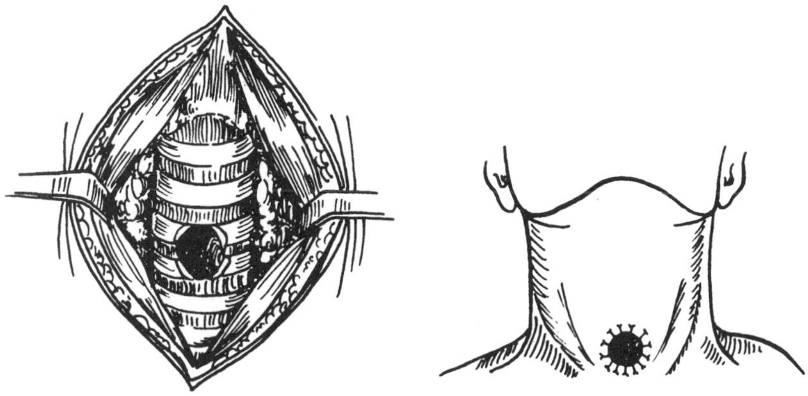

(1)　(2)

图 4-7-17　永久性气管切开术
（1）气管切口剪成圆洞　（2）缝合

5. 环甲膜切开术（conicotomy）　遇喉阻塞的病情危急者，可先行环甲膜切开术，以使呼吸困难迅速得到缓解，但不适于小儿患者。手术方法如下：

体位：同气管切开术。

左手中指及拇指固定喉部，食指沿颈前中线摸清环甲间隙后，用中指及拇指将该处皮肤纵行挟起，以尖刀作横切口，切开皮肤。固定环状软骨，用锐头弯剪刀刺穿环甲膜，向下、向后伸入声门下腔。将剪刀撑开，插入合适的气管套管，或其他代用的空心管（如橡皮管、塑料管等）。气管套管需用纱带缚于颈部固定，代用的空心管也需设法固定，以免滑脱，或落入气管内。套管插入后，注意检查管中有无呼吸气流。防止喉腔黏膜未切开，将套管插在环甲膜与喉腔黏膜之间。

在最危急的情况下，可用刀、穿刺针或其他任何锐器，迅速从环甲膜处刺入，并使创口撑开，多可转危为安。如遇环甲动脉损伤，有较剧的出血者，需将创口扩大，以便结扎止血。当患者呼吸困难缓解，危急情况好转后，需再施行一次气管切开术。施行环甲膜切开术者，带管时间不宜超过 48 小时，以免因发生感染和瘢痕组织形成而后遗喉狭窄。

【术后护理】

（见“护理常规”一章）。

【术中注意要点】

1. 婴幼儿，呼吸困难严重、烦躁不安者，或颈前有肿块压迫者，估计术中难度较大，最好与麻醉师协商，先插入气管内插管，既可保持呼吸道通畅，又可从容地进行手术。

2. 气管切开时需专人固定头部，尤其是烦躁不安的患者和小儿。体位不正，暴露气管较困难，头未固定好，气管偏斜，气管切口不正，易发生术后并发症。

3. 分离气管周围组织时不要偏离中线，不要分离太宽太深，以免损伤重要血管和神经。常用手指触摸气管定位，两侧拉钩力量要均衡，不要一侧用力过大，把气管拉向一侧，损伤食管。

4. 要认清解剖标志，特别是小儿气管细软，容易把环状软骨当作气管环切开。一般切开第 2、3、4 气管环，不得低于第 5 环。小儿不应作气管造口术（即切开气管前壁时，切除一小块软骨），以免后遗气管狭窄。

5. 气管切口大小要与气管套管相应，切口太长，气管套管容易活动，造成气管前壁损伤，引起继发性出血。切口太小，放置套管时压迫软骨环使之内翻，容易导致气管坏死，引起瘢痕狭窄和拔管困难。

6. 插入气管套管后要注意套管是否通畅，位置是否合适，套管长短、弯度是否合适，套管弯度不合适可损伤气管前壁而继发出血。

7. 术中突然出现窒息，呼吸停止，应以最快速度用左手指摸清气管，右手持刀立即切开气管，同时积极做人工呼吸，必要时作心脏按摩。若气管切开后心跳尚好，做人工呼吸后，多可恢复自主呼吸。

8. 紧急时为了争取时间，尽快切开气管，多未很好地止血，气管切开后，应仔细止血。

【术后并发症】

常见者如下：

1. 伤口出血 可分为原发性和继发性两种，前者较多见，多因术中止血不彻底，或术后患者剧烈咳嗽，局部小静脉扩张，使已止血的出血点再出血。如切断的甲状腺峡部未作贯穿缝扎，结扎线脱落，可发生较多出血。原发性出血一般局部用凡士林纱条或碘仿纱条压迫，并给予镇静、止咳、止血药物，多可止血。如不能止血，则需打开切口，找到出血血管予以结扎。继发性出血较少见。大血管糜烂破裂所致的继发性出血是极为严重的并发症，常在几分钟内导致死亡。其原因为：①伤口感染；②切口过低，有无名动脉暴露或近于暴露，被气管套管摩擦损伤出血；③切口过长，颈部活动时，气管下端容易磨损气管前血管。气管前筋膜分离过多，感染时使气管前壁坏死，以致套管容易脱出，增加损伤大血管之机会；④选用套管不合适或儿童头后仰过甚，套管末端向前抵于气管前壁，使气管前壁糜烂损伤累及大血管；⑤有些需要用呼吸机的患者，使用带气囊的气管套管，若使用时间过长且气囊内压力过大，可造成气管壁及周围组织缺血坏死，进而损伤无名动脉。

气管切开术后继发性大出血的治疗：继发性大出血的死亡率极高，死亡原因是气道阻塞和急性失血。所以首先应有效地止血和保持气道通畅，同时积极输血，输液，保证有效的循环血量。可先将带气囊的气管插管或套管插入并吹起气囊，这样既可保证气道通畅，又可有一定的压迫止血作用。如仍出血，可用敷料或手指压迫出血处，以暂时止血，并通知手术室及麻醉师，准备在全麻下劈开胸骨，暴露无名动脉，结扎其近心端和远心端，切净感染及坏死的无名动脉，必要时可切除全部的无名动脉。

2. 套管脱出 套管常因咳嗽、挣扎、皮下气肿、套管过短、套管系带过松或患者自行将套管拔出等原因而脱出，故应严密观察，及时重新插入。

经常检查套管位置，注意有无滑脱。方法非常简便，即将一小片棉花丝置于套管口，观察棉花丝是否随呼吸气流上下飘动；如棉花丝不动，多表示套管已经滑出气管。此外，术后患者突然呼喊或啼哭出声音，也表示套管滑脱，应立刻设法重新插入。一般可在床边进行（气管切开术未及 1 周而发生脱落者，如情况许可，须在手术室中重新插管），以弯血管钳将气管切口撑开，套管即可插入。有困难时，须将缝合的切口拆开，重新插入套管。因此，患者床旁应放有气管切开包一套，以备不时之需。

3. 皮下气肿 是气管切开术后常见的并发症，约占 14%。气管切开术后如气体进入皮下组织即产生皮下气肿。轻者仅限于颈部切口附近，重者可延及枕、颌、面、胸、背及腹等处，甚至可波及大腿。皮下气肿本身无生命危险。但严重时常合并有气胸，纵隔气肿，甚至心包内积气，可危及生命。故对皮下气肿应严密观察其发展，并注意有无其他处气肿存在。皮下气肿可发生于手术当时，也可在术后 1 ~ 2 天出现。约需 6 ~ 8 天可完全吸收。气肿严重者，应及时拆除切口缝线，以利气体逸出。

皮下气肿的原因是：①暴露气管时，分离气管前软组织过多；②气管切口过长，空气自切口两端进入皮下组织；③套管太短，容易从气管切口脱出，气体即进入软组织；④切开气管或插入套管后，引起剧咳，易促使气肿形成；⑤缝合皮肤切口过紧。单纯的皮下气肿，一般不需特殊处理。

4. 纵隔气肿和气胸 是气管切开术的严重并发症，小儿较多见，影响呼吸和循环。严重者可导致死亡。双侧气胸较单侧更为危险。发生原因如下：

（1）直接由颈部创口进入：吸入性呼吸困难者，吸气时负压加大，气体在负压作用下由切口处经颈深筋膜间隙进入纵隔，或手术时过多分离气管前筋膜，空气直接进入纵隔内。

（2）损伤胸膜顶：为小儿施行低位气管切开术时，因剧烈咳嗽，胸膜凸出于锁骨上方，易受到损伤。术中如见胸膜顶呈鱼泡状随呼吸气流在术野中上下活动者，可用一块湿纱布将之轻轻压下，以资保护。

（3）肺泡破裂：因患者极度呼吸困难，且有剧烈咳嗽；胸腔极度扩张，肺内气压很高，肺泡因极度膨胀而破裂。肺泡破裂后，空气外泄，首先发生肺间质气肿。由肺间质沿血管周围进入肺门，形成纵隔气肿和气胸。

（4）胸膜内径路：较少见。肺实质原有病变，脏层胸膜与胸廓胸膜有粘连，空气由肺实质穿过粘连胸膜的破口而逸出。当该粘连处破裂时，空气经此处泄入胸壁，形成纵隔气肿。

小量气体进入纵隔多无明显症状。气体量大时，因压迫心包和上下腔静脉，可影响血液循环。纵隔气肿的症状和体征有：①心前区或胸骨下疼痛，多因体位改变、呼吸、吞咽及颈部活动等加重；②呼吸困难；③心浊音界缩小或消失；④心音微弱遥远，心前区可听到暴烈音及气泡音；⑤常伴有颈部及较大范围的皮下气肿，也可伴有气胸；⑥X 线检查见纵隔增宽及气体影像。

若气体量少，且无症状，可不予处理。若气体量逐渐增加，有明显症状时，应积极去除诱发因素，完全解除呼吸道阻塞，并请胸外科协助行放气手术。方法有：①气管切口放气法：用钝针头或塑料管，由气管前面伸入上纵隔，放出气体；②穿刺排气法：用 17 ~ 18 号针头，连接一段橡皮管及50ml空针，自锁骨中线第2肋间隙穿刺抽气；③闭式排气法：对强力性气胸者，用一钝针头或蘑菇头橡皮管插入患侧胸膜腔内，外接橡皮管，末端置于盛有1∶10000高锰酸钾溶液的瓶内，瓶低于胸部45cm即有气体逸出；④纵隔切开术：只适用于气体积聚在后纵隔时。

5. 急性肺水肿　多发生于呼吸困难较久的患者。气管切开后肺内压力骤降，毛细血管壁通透性增高，液体渗出血管外，形成肺水肿。表现为呼吸困难，胸部听诊明显水泡音。可用加压给氧法治疗，严重者可静脉输入利尿剂，或在套管上接一带单向活瓣的丫形管，一头作为吸气用，另一头接在装水的玻璃瓶上作呼气用，使呼吸时肺内保持一定压力，肺水肿可逐渐消失。

6. 肺部并发症　气管切开术后，经气管套管的非生理性呼吸不利于下呼吸道广阔的黏膜面，可引起支气管炎、支气管肺炎或肺炎等。上述并发症也可由原发于上呼吸道的炎性病灶发展而来。有时这些并发症是为分泌物或痂皮阻塞下呼吸道所引起的症状，而非一单纯炎性病变，这种情况并不少见。需自套管内伸入导尿管进行反复吸引，必要时还需反复施行支气管镜检查，直接吸引或钳除痂皮或脓痂，方能挽救患者生命。此时如仅用抗生素、蒸汽吸入、给氧或祛痰剂等以求缓解呼吸困难，则将延误抢救时机。

7. 呼吸骤停　长期呼吸道阻塞的患者，气管切开后可发生呼吸骤停，但并非常见。其原因乃长期呼吸道阻塞，二氧化碳蓄积和缺氧。血液中二氧化碳浓度增高时，开始是刺激呼吸中枢；但浓度继续增高后，反而对呼吸中枢起到抑制作用。此时呼吸的调节，主要靠颈动脉体的化学感受器接受缺氧的刺激。一旦切开气管，血氧含量增高，颈动脉体的刺激消除，而二氧化碳对呼吸中枢的抑制尚未解除，因而发生呼吸骤停，甚至影响心跳。此时应继续做人工呼吸，使肺泡气体交换继续进行，并注射呼吸兴奋剂，静脉注射碳酸氢钠溶液及高渗葡萄糖液紧急抢救。但此种呼吸骤停片刻后亦可自行恢复。

8. 气管瘘管　多发生于带管时间较久的患者，因伤口周围的皮肤向内卷入形成瘘管，以致拔管后颈部伤口不能愈合。应切除瘘管，进行修补缝合。

9. 气管食管瘘　表现为进食时呛咳，从气管套管中呛咳出食物。食管吞钡X线透视可见钡剂从食管流入气管。如瘘口不大，采用鼻饲，碘仿纱条填塞，可自行愈合。若瘘口较大，则需要手术修补。

10. 喉、气管狭窄　喉狭窄多因气管切开位置过高，损伤环状软骨或合并感染造成环状软骨坏死所致。根据狭窄程度，可进行喉扩张术或整形术。气管狭窄较少见，大多发生于气管切口处。狭窄较轻者，可无症状。若狭窄处直径小于4mm，则出现呼吸困难及喘鸣。发生原因为：①气管切口小，套管大，插入后压迫气管前壁塌陷，生长肉芽并形成瘢痕狭窄；②手术时损伤气管环过多，或套管的弧度不当，或带气囊的气管套管充气压迫气管壁太久，使黏膜缺血，引起软骨坏死，后遗瘢痕狭窄。气管狭窄明显，有症状者，应行气管整形术。

11. 拔管困难（difficulty indecannulation）　拔管困难多见于幼儿，其原因为幼儿声门下黏膜组织比较疏松，淋巴组织丰富，极易发生肿胀；幼儿的喉腔和气管较细，易为分泌物阻塞；幼儿气管软骨较软，吸气时稍有阻塞，较易引起气管内陷。

拔管困难的原因有：①引起喉阻塞的原因尚未消除；②环状软骨或气管第1环损伤形成喉狭窄。或虽未损伤环状软骨及气管第1环，但气管切开从第2环开始，套管位置较高，与声门裂十分接近，因而堵管困难而不能拔管，需将套管位置下移后，方能拔管；③儿童因功能性呼吸困难而不能拔管；④喉气管炎症未消除，喉黏膜肿胀，气管内分泌物过多，影响拔管；⑤气管前壁塌陷，软骨坏死或气管内肉芽形成而致气管狭窄；⑥套管太粗。

处理方法：①查明喉、气管疾病，积极治疗，待炎症消退后，再予拔管；②如有喉、气管狭窄，可进行直接喉镜或支气管镜检查并施行扩张术或整形术；③如有肉芽组织，应予摘除或激光烧灼；④以精神因素为主者，应进行说服解释和练习用口鼻呼吸，切勿操之过急，招致意外；⑤如套管太粗，可换小一号套管，再行试堵管。

12. 其他并发症　少见并发症有纵隔炎，肺不张，喉返神经瘫痪，气管内溃疡等。如手术部位恰当，操作细致，套管选择适当，可避免此类并发症。

并发气栓虽少见，但十分危险，多致死亡。极度呼吸困难者，颈静脉怒张，在深吸气时可致颈部静脉内负压增高。如有破裂，将空气吸入，形成气栓。多由甲状腺下静脉或高位无名静脉破裂口吸入空气。故手术时应避免损伤上述静脉，并妥为结扎切断的静脉支，以预防此类严重并发症。

【拔管】

对因喉阻塞行气管切开术者，须先行直接喉镜检查，在引起喉阻塞的病因消除后方可考虑拔除套管，但至少应在气管切开术后5天，以免发生纵隔气肿。拔管前必须先行堵管，确定自然气道已通畅，方可拔管。有两种堵管法：①一次堵管法：2岁以上的幼儿，喉腔及气管较大，套管相对较细，可一次完全堵管。经24～48小时，患者在活动、睡眠时呼吸均平稳，即可拔管；②分期堵管法：2岁以内或2岁以上不能一次堵管者，则用分期堵管法。先堵塞一半套管，24小时后，再堵塞3/4或全堵塞，24～48小时后无呼吸困难即可拔管。为了便于观察病情，拔管时间应选在上午。拔管后48小时内应注意呼吸，并准备一套同型套管及气管切开术器械等，以便在发生呼吸困难时，将套管重新插入。

戴管时间甚长的患者，如喉狭窄患者，堵管时间也要长些，有时要达半年之久。其目的是经过各种气候和身体情况的考验，以确定能否拔管。

拔管后伤口不缝合，肉芽生长旺盛者须刮除，用蝶形胶布将两侧创缘向正中牵拉对拢（避免胶布直接贴于伤口表面），以纱布覆盖，伤口多能愈好。观察数日仍不能完全愈合的伤口，需刮除伤口肉芽或切开皮缘，缝合1～2针。拔管后应随时注意患者呼吸情况，若有呼吸困难出现，需立刻再插管或再切开气管。

（刘邦华 黄选兆）

第八章

呼吸困难

呼吸困难（dyspnea）是指患者（或正常人）主观上有呼吸费力、空气不足和不适的感觉，客观上有呼吸的频率、深度或节律发生改变，此时辅助呼吸肌也参与呼吸运动。本章以讨论病理性呼吸困难为主。

呼吸困难是很多疾病的一种常见症状，也是机体缺氧的严重表现之一。这类患者常至内科、耳鼻咽喉科、胸外科或小儿科等就诊或急诊，往往病情紧急，常需立即处理，甚至需要争分夺秒地进行抢救。因此，在耳鼻咽喉科的临床实践中，认识呼吸困难的各种病因，鉴别呼吸困难的不同性质和特点，对于呼吸道阻塞患者的诊断和治疗有着重要的意义。

第一节　呼吸运动的调节

呼吸是维持生命的必要功能之一。呼吸运动是许多呼吸肌肉的协同性活动。平静时，人们几乎不自觉地在呼吸，实际上却一直在毫无间断地、有节律地进行呼吸运动，并不因睡眠或一般活动而停止或发生紊乱。这主要是由于脑干中的呼吸中枢具有调节呼吸的作用，而脑干呼吸中枢又受大脑皮层的支配。呼吸中枢的功能受很多因素影响，在正常情况下，呼吸运动的调节主要是通过外周感受器和体液因素的作用。外周感受器主要有肺牵张感受器，主动脉体及颈动脉体化学感受器。体液因素主要是体液中的氧张力、二氧化碳张力和氢离子浓度。

一、呼吸中枢

产生与调节节律性呼吸运动的神经中枢称为呼吸中枢（respiratory center），其最基本部分在延髓。其神经元位于延髓背侧部的网状结构中，左右对称；在网状结构中的腹侧部分者为吸气中枢（inspiratory center），背侧部分者为呼气中枢（expiratory center），彼此有着密切的功能性联系。在脑桥上部，还有呼吸调节中枢（pneumotaxic center）。它不依赖迷走神经，对延髓吸气中枢有抑制作用，而有节律地抑制吸气，防止过长过深的吸气，并促进呼吸有节律地进行。在脑桥下部有长吸中枢（apneustic center），当呼吸调节中枢和迷走神经都失去作用时，长吸中枢的作用便显示出来，结果造成吸气的延长。下丘脑也参与呼吸调节。可以认为呼吸中枢不仅是局限在延髓的一群神经细胞，而是上自大脑，下至脊髓（从脊髓有神经发出以调节横膈和呼吸肌的功能），均参与呼吸运动的调节。

大脑皮层在呼吸的调节上具有重要作用，其所产生的冲动能使呼吸节律根据需要（如说话、吞咽、屏息等）随意改变。喜悦，惊愕等情感因素，也能通过大脑皮层的作用而改变呼吸节律。

二、呼吸运动的反射性调节

（一）外周感受器的反射

1. 肺牵张感受器（pulmonary stretch receptor）　位于肺泡壁的肺牵张感受器所传入的冲动，是正常时调节呼吸频率的主要冲动来源。冲动经迷走神经传入纤维进到中枢。当吸气中枢发生兴奋，引起肺泡扩张（吸气）时，肺牵张感受器受到刺激而引起冲动传入中枢；传入冲动的频率随肺的扩张而愈高，对吸气中枢的抑制作用就愈大，最后使吸气中枢的兴奋被完全抑制，吸气肌肉停止收缩，从而导致被动地呼气，肺便缩小。肺缩小（平静呼气）时，则肺牵张感受器不受刺激，停止发放冲动，对吸气中枢的抑制作用因而解除，于是吸气中枢再一次发放兴奋。但当肺泡极端缩小（深呼气）时，也可对肺牵张感受器产生有效刺激，故也有冲动传入中枢而引起吸气，中止呼气。这种肺泡扩张（吸气）时所引起的抑制吸气的反射和肺泡极端缩小（深呼气）时所引起的兴奋吸气的反射，称为肺牵张反射（简称肺反射）或赫-伯反射（Hering-Breuer reflex，即迷走神经反射）。平静呼吸时，只有肺泡扩张的反射起作用；此时，肺泡缩小的程度还不足以成为有效刺激，故不引起反射。亦即在平静呼吸中，呼气只是被动的活动，表现为吸气动作的抑制，只有在深呼吸及呼吸困难时，才出现主动的呼气动作。

任何使肺泡壁弹性减弱的病变如肺的充血、水肿、气肿或实变时，都会使肺反射敏感，即肺牵张感受器发放冲动的频率增加，而致呼吸变浅变快。当切断两侧迷走神经后，肺泡扩张的刺激冲动不能上达中枢，呼吸就加深变慢。

2. 主动脉体（aortic body）及颈动脉体（carotid body）化学感受器　血液中缺氧、二氧化碳积聚、或氢离子浓度增加，均可刺激主动脉体（或球）与颈动脉体（或球）产生冲动，经减压神经及窦神经（属舌咽神经）反射性地兴奋呼吸中枢，引起呼吸加深变快。其中以血液显著缺氧时对化学感受器的刺激最明显，其对呼吸中枢所发放的反射性冲动最为重要。对呼吸的调节来说，颈动脉体的作用远较主动脉体的大。

此外，位于主动脉弓及颈动脉窦壁内的压力感受器，当血压升高而受刺激时，能抑制呼吸运动，使肺换气量减少；血压降低时则能刺激呼吸运动，使肺换气量增加。但从临床意义来说，这种压力感受器的作用远较化学感受器的作用为次要。

3. 其他神经反射　呼吸的频率、深度和节律还可受到机体的很多部位发生的反射性影响。由这些部位产生的各种冲动经传入神经，如经鼻黏膜的三叉神经，经咽黏膜的舌咽神经，经喉黏膜的喉上神经或喉返神经的感觉神经纤维，经颈交感神经，以及诸内脏感觉神经等传入呼吸中枢。如打喷嚏、咳嗽或吞咽等，都可反射性地暂时停止或增强呼吸。又如以往所用乙醚麻醉的初期，乙醚蒸气对呼吸道黏膜的刺激往往引起很长时间的呼吸抑制。肌肉运动时，来自其内部本体感受器的神经冲动能刺激呼吸中枢，而致呼吸运动增强加快。

（二）体液因素对呼吸中枢的直接作用

血液中一定的二氧化碳张力（或称分压）、氢离子浓度及氧张力，是直接地或反射性地维持呼吸中枢兴奋的节律性所必需的。二氧化碳张力升高或氢离子浓度增加，均可直接刺激呼吸中枢，促使呼吸加深加快，增加通气量；反之，则呼吸变慢，通气量减少，甚至引起呼吸停止。二氧化碳是呼吸中枢的强力兴奋剂，对呼吸中枢的影响比氧明显。在呼吸中枢抑制时，它对高浓度的二氧化碳失去敏感性；此时，缺氧反而是（反射性地）维持呼吸中枢兴奋性的主要因素。

总之，血液中二氧化碳积聚，缺氧及氢离子浓度增加，都能刺激呼吸。二氧化碳主要直接作用于呼吸中枢，但也有人认为二氧化碳对呼吸的精细调节还有赖于通过外周化学感受器的反射机制加以补充。缺氧则刺激外周化学感受器反射性地影响呼吸，但氧张力必须降低到一定程度（较明显）时，呼吸运动才明显增强。氢离子浓度对呼吸中枢和外周化学感受器都有刺激作用，但一般认为中枢神经细胞对氢离子浓度的变化较为敏感。

第二节　呼吸困难的分类

呼吸困难尚无统一分类法。随着起因的不同，呼吸困难的性质也各异。首先可分为生理性与病理性两类。生理性者如正常人在剧烈运动时即可出现呼吸困难。病理性呼吸困难的性质由于病因不同而各异。一般而言，临床上常见者为呼吸增快而表浅，较为少见者为呼吸变慢而加深。耳鼻咽喉科常见的急性喉阻塞，则为呼吸频率基本不变而吸气加深延长。快而浅的呼吸对机体的能量消耗较大，且不能充分利用肺泡的全部呼吸面。慢而深的呼吸对机体的影响较小或较为有利，因此时肺泡换气量增多，由于呼吸肌活动所消耗的能量也较少。现将病理性呼吸困难的常见类型分述如下。

一、中枢性呼吸困难

多由于呼吸中枢缺氧所引起。缺氧时，先是由于刺激化学感受器，反射性地影响呼吸中枢，使呼吸运动得以维持；如缺氧时间较久，程度较重，呼吸中枢的机能即不能维持正常而发生紊乱，严重时可出现周期性呼吸或其他形式的呼吸。

（一）潮式呼吸

潮式呼吸（tidal respiration）又称切-斯呼吸（Cheyne-Stokes respiration），表现为呼吸逐渐增强、逐渐减弱和呼吸暂停三者有规律地交替出现。即呼吸由浅入深，达到极点后又由深至浅而暂停，如是周而复始（图4-8-1）。这可能是因为呼吸中枢已处于衰竭状态，在深呼吸或呼吸过度时，二氧化碳被呼出，呼吸中枢进一步受到抑制，因而出现呼吸暂停。当呼吸暂停时又由于血液中二氧化碳积聚刺激了呼吸中枢，使呼吸逐渐恢复，并由浅入深，进而发展为过度呼吸。随后又因过度呼吸而将二氧化碳呼出，呼吸又复变浅而暂停。这种呼吸困难常见于脑部疾病（如脑溢血、脑膜炎、脑脓肿、脑疝等)、颅内压增高、中毒(尿毒症或药物中毒)、心循环系统疾病(心力衰竭)等,亦可谓主要见于神经中枢病变引起的昏迷,表示预后不佳。

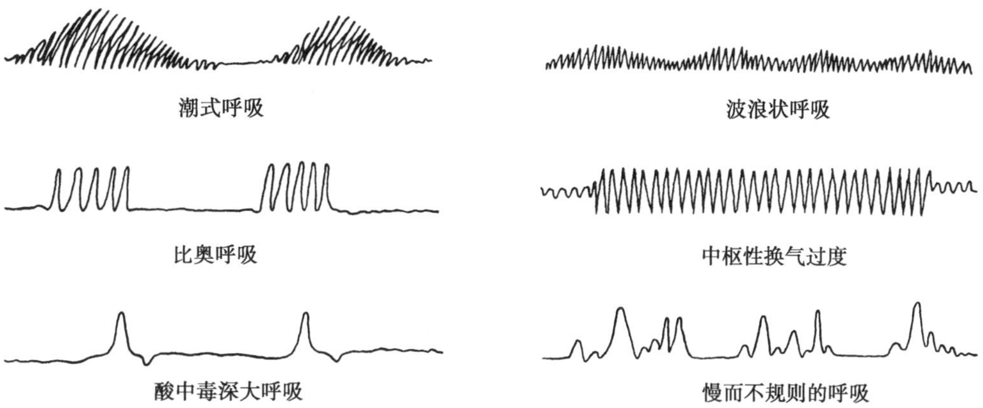

图 4-8-1 中枢性呼吸困难

(二)比奥呼吸

比奥呼吸(Biot's respiration)呼吸的深度与速度基本一致,但呼吸数次,停顿几秒钟或 10 多秒钟,又呼吸数次,接着又停顿,如是交替发生(图 4-8-1)。亦可谓大约 4~5 次相等深度的呼吸与有规律的呼吸暂停期交替出现;这种呼吸多见于脑炎、脑膜炎等颅内病变及颅内压增高患者或某些中毒情况。产生机制也与呼吸中枢的功能障碍有关,但较潮式呼吸时更为严重。此时呼吸中枢对二氧化碳的刺激几乎丧失了敏感性(潮式呼吸时,呼吸中枢只是对二氧化碳直接刺激的兴奋性降低),而只对缺氧发生间接的反应。在呼吸暂停后突然出现的呼吸,是由于血氧张力的明显降低刺激了血管化学感受器,反射性地引起呼吸中枢的兴奋所致;当呼吸数次,血氧张力稍为升高时,呼吸中枢又立刻转入抑制。

(三)库斯莫尔呼吸

库斯莫尔呼吸(Kussmaul's respiration)又称酸中毒深大呼吸。最初,呼吸可以加深变快,随着呼吸中枢功能障碍的加重,则表现为呼吸深大而慢,伴有鼾声,无发绀(图 4-8-1)。这种呼吸困难可见于尿毒症、糖尿病昏迷及子痫等,标志着呼吸中枢功能的严重障碍。

(四)波浪状呼吸(wavy respiration)

波浪状呼吸(wavy respiration)或称齿轮状呼吸(cogwheel respiration)表现为深呼吸之后,继以浅呼吸,呈波浪式交替,节律一致,但无呼吸暂停现象,故与潮式呼吸有别(图 4-8-1)。也为呼吸中枢衰竭的表现。

(五)中枢性换气过度

表现为呼吸深快而均匀,无何间歇,伴有鼾声或吸气性凹陷。这种呼吸困难提示中脑病变,如小脑幕切迹疝形成(图 4-8-1)。

(六)慢而不规则的呼吸

表现为呼吸慢而不规则,每分钟呼吸频数常在 12 次以下,呼吸的深度与间隔均不规则,并有短暂的间歇期(图 4-8-1)。这种呼吸困难可见于枕骨大孔疝等延髓受压的病变,须与潮式呼吸区别。

(七)一时性(或长短不一的)呼吸暂停

短时间(数十秒到 1~2 分钟)的呼吸停止称为呼吸暂停,可见于生理性或病理性的情况,如情绪激动时,肺换气过度之后,吸入氨及毒性气体时,血压急剧上升(如注射肾上腺素后),剧痛时以及某些新生儿等。呼吸暂停是由于延髓的呼吸中枢发生了一时性的抑制所致。如肺换气过度或在某些严重吸气性呼吸困难患者行气管切开术时,由于血液中氧突然增多和二氧化碳一时性显著减少,就不能对血管化学感受器和呼吸中枢产生刺激而致呼吸暂停。在吸入氨及毒性气体时,由于来自上呼吸道的感受器的冲动可引起呼吸中枢抑制,故呼吸暂停。

(八)临终性呼吸

见于临床死亡期出现呼吸停止之前,表现为呼吸极稀,且不规则,呼气及吸气均加强,辅助呼吸肌也参与活动,吸气时口张大(好像在吞咽空气似的),有时还伴有全身性痉挛,以后呼吸渐弱而停止。这种呼吸的出现意味着延髓以上的高位呼吸中枢处于深度的抑制状态。

二、阻塞性呼吸困难

广义者是指呼吸器官(口、鼻、咽、喉、气管、支气管、细支气管及肺泡)的任何部位发生狭窄或阻塞,阻碍气体交换而引起的呼吸困难。狭义者系指气管隆嵴以上的呼吸道发生狭窄或阻塞所引起的呼吸困难。广义的阻塞性呼吸困难的表现形式,视主要病变所在部位而定，常表现为呼吸加深或变浅，吸气时相或呼气时相延长，或两者同时延长，辅助呼吸肌也参与活动。阻塞性呼吸困难可分下列两种主要类型。

（一）吸气性呼吸困难

吸气性呼吸困难主要表现为吸气运动加强、吸气时相延长，故吸气深而慢。这一方面由于气道狭窄，吸气时空气进入肺泡的速度减慢（见本章第一节，肺牵张感受器），经肺牵张感受器引起的反射性吸气抑制延迟；另方面由于肺泡扩张变慢，肺牵张感受器产生一定的适应，即其兴奋阈值提高，只有当肺泡更充分扩张时，其发放的冲动才能引起吸气抑制，所以使呼吸变深变慢。有些学者还证明：当呼吸道阻塞时，呼吸肌收缩时所受阻力增加，使呼吸肌张力改变，因而肌肉本体感受器（肋间肌及膈肌）的传入冲动增加，呼吸中枢兴奋性增高，致使呼吸加深。这种呼吸困难常见于上呼吸道狭窄或阻塞时。吸气时可有喘鸣及三（或四）凹征（胸骨上窝，锁骨上窝，肋间隙及剑突下窝呈现凹陷），呼吸费力，但换气量并不增加。

（二）呼气性呼吸困难

呼气性呼吸困难主要表现为呼气运动增强,呼气时相延长,呼气由被动动作变为主动动作,辅助呼气肌也参与呼气动作,吸气运动稍为加强。呼气时可伴有哮鸣声。产生这种呼吸困难的主要原因是:吸气时由于支配小支气管平滑肌的迷走神经张力降低及胸膜腔负压加大使小支气管口径变大,狭窄程度减轻;加之吸气是主动动作,力量较大,故吸气困难较小。相反,呼气时迷走神经张力升高及胸内负压加大使小支气管狭窄更甚,而呼气通常是由肺组织弹性回缩力完成的被动过程,力量较小,故呼气困难较大。此种呼吸困难见于呼气运动受阻时,如小支气管平滑肌痉挛(如支气管哮喘)、肺弹性减弱(如肺气肿)及小支气管阻塞(如细支气管炎)等。

三、血源性呼吸困难

主要由于血液中氢离子浓度增高或缺氧所引起。

（一）血液氢离子浓度增高性呼吸困难

表现为呼吸加深而速度变快。血液中氢离子浓度增加是由于二氧化碳、乳酸或其他酸类的蓄积。如在肾炎时非挥发性酸的排泄发生障碍者，则血液中的氢离子浓度上升。

（二）血液缺氧（低氧血症）性呼吸困难

轻度缺氧时，表现为呼吸加快、加深并伴有心搏加快、加强，此为适应性反应，具有代偿作用。严重缺氧时，则出现呼吸表浅、加快，发绀，伴有心搏减弱、血压下降等症状，这表明引起了大脑高级部位、呼吸中枢和血循环的损害或严重损害。这种呼吸困难常见于攀登高山、高空飞行（海拔5 000m以上而又无供氧设备时）或久居密室时，也可见于呼吸系统疾病如呼吸道阻塞、肺炎及肺水肿等病变而引起通气或换气功能障碍者。

四、心脏性呼吸困难

常表现为呼吸表浅、加快，是由于心力（左心）衰竭引起肺部淤血所致；①肺淤血时，牵张感受器受到刺激，发放冲动的频率增加，反射性地引起呼吸困难；②肺淤血时，使血流迟缓，肺泡的弹性降低，肺活量减少，影响肺的换气过程。心力衰竭的早期，肺淤血所引起的反射在呼吸困难的机制中起主要作用；晚期由于肺换气量减少，血液中缺氧及二氧化碳积聚是引起呼吸困难的更重要的原因。由于心力衰竭的程度不一，可以引起几种不同的呼吸困难。

（一）运动性呼吸困难

早期，在运动或劳动后出现呼吸困难。

（二）经常性呼吸困难

晚期，除运动或劳动外，休息时也有呼吸困难。

（三）端坐呼吸

呼吸困难于平卧时加重，在直坐或半卧位时减轻或消失。这是由于平卧时下肢静脉回流加多，肺淤血加重；同时腹腔器官和膈的位置较高，影响呼吸运动，故使呼吸困难加重。

（四）阵发性呼吸困难

常于夜间睡觉后不久或深夜突然发生呼吸困难，需立即起床端坐，以求缓解，呼吸急促往往伴有哮鸣音，故又称心源性哮喘。其发生机制可能与下列因素有关：①平卧时肺淤血加重；②睡眠时呼吸中枢的兴奋性降低，呼吸变慢，容易引起血氧不足及二氧化碳增多，这种血液气体成分改变达到一定程度时，即可引起呼吸中枢的兴奋；③睡眠时迷走神经中枢兴奋性增高，引起支气管平滑肌痉挛。这些因素共同作用，导致心源性哮喘。

五、功能性呼吸困难

表现为来势甚急的呼气性和吸气性呼吸困难，呼吸加深增快，此时往往不能发现引起呼吸困难的客观原因。这种呼吸困难可见于癔病、悸惧性精神病等患者，是由于高级中枢，尤其是大脑皮层冲动的结果。

第三节 阻塞性呼吸困难的病因

上节所述各类呼吸困难中，以阻塞性呼吸困难与耳鼻咽喉科的关系最为密切。现将其病因，即导致呼吸道狭窄或阻塞的疾病简要叙述，以作为分析病因和诊断的参考。凡较常见或已于本书各篇章中介绍者，则只列病名。为了便于考虑病因或避免做出病因诊断时的疏漏，本节将可能引起阻塞性呼吸困难的各种疾病一一列出，其中有的为常见病，有的为较少见或罕见疾病，务必结合临床遇到的实际病例，具体考虑和分析，才能做出正确的判断。

一、新生儿与婴儿

参看第四篇第五章第三节（第430页），“婴幼儿喉喘鸣”。

（一）上呼吸道

1. 吸入羊水或胎粪。

2. 双侧先天性后鼻孔闭锁（见第二篇第四章第三节，二；第97页）。

3. 鼻咽部先天性良性肿瘤：我们曾见畸胎瘤、息肉、囊肿等，因堵塞鼻咽或悬挂于口咽，引起严重呼吸困难。

4. 先天性小颌（见第二篇第四章第一节，十五；第90页）。

5. 先天性舌根囊肿（见第三篇第四章第四节，第305页）或先天性喉囊肿（见第四篇第五章第二节，第428页）。

6. 喉的先天性疾病(见第四篇第五章,第424页)。

（1）喉软骨软化（喉软骨及声门裂等畸形）(见第四篇第五章第一节，二；第424页）。

（2）喉蹼(见第四篇第五章第一节,五;第426页)。

（3）会厌异常松弛症（见第四篇第五章第一节，一；第424页）。

7. 出生时或出生后（如插管）喉部外伤（见第八篇第四章第二节，第1152页）。

（二）下呼吸道

1. 先天性气管畸形

（1）气管蹼或纤维组织阻塞。

（2）气管软骨环缺如。

（3）气管软骨软化【本节二（二）1.（6）；第464页】。

（4）气管食管瘘。

2. 新生儿特发性呼吸窘迫综合征（neonatal idiopathic respiratory distress syndrome） 又称新生儿肺透明膜病（neonatal pulmonary hyaline membrane disease），主要发生在早产儿，新生儿体重越轻发生率越高，为早产儿呼吸衰竭的最常见病因。发病原因主要为肺泡表面活性物质（活性磷脂）缺乏所致。死亡率视体重不同，过去曾占早产儿死亡率总数的5%～33%。糖尿病母亲所生的新生婴儿发病率及死亡率均较高。近年来由于对本病的防治均取得显著进展，病死率已明显下降。病理改变主要为肺泡壁及细支气管壁上附有嗜伊红性透明膜和范围不等的肺不张为特征。

临床表现为新生儿出生后几小时内即出现呼吸困难，并可逐渐加剧，鼻翼搧动及发绀等。病情重者可有呼吸暂停，肌张力低下，低血压等表现；严重肺不张时则胸廓塌陷，甚至可呼吸衰竭而死亡。轻者发病较晚，呼吸困难较轻，偶有呼吸呻吟声，经过3～4天后随表面活性物质的合成而好转。若出生后已正常呼吸8～12小时，一般不再存在发生此征的危险。

3. 新生儿肺不张（atelectasis of newborn） 胎儿的肺是固实而不张开的，出生时在正常情况下经过多次呼吸后，肺即张开，但正常新生儿需2～3天后肺才充分扩张。在肺逐渐扩张的过程中，如因脑发育不成熟或脑畸形，早产和难产引起脑出血或脑水肿，分娩时过分地施用镇静剂或麻醉剂等缘故而致呼吸中枢功能不全，或因羊水、黏液、血液、胎粪或胎儿皮脂等堵塞支气管，皆可使新生儿的部分肺叶不能扩张。其表现为在出生时或1～2天后出现进行性呼吸困难和发绀，哭闹时加重，起初或为间歇性，以后则是持续性呼吸困难。部分或一侧肺呼吸音减弱并有粗湿啰音。胸部X线拍片或CT扫描可发现一叶或多叶肺不张，便可确诊。若经给氧、保暖治疗后呼吸困难无缓解，而呼吸道内有液体潴留时，应考虑行导管吸引或支气管镜检查和吸引术。使用适当方法引使婴儿啼哭，可刺激肺部扩张，必要时可于每2～3小时哺乳前施用一次，但以不加重呼吸困难为度。

二、儿童与成人

某些上已述及的先天性疾病不另列叙述。

（一）上呼吸道疾病

1. 咽部及其以上部位

（1）咽部脓肿（见第三篇第六章，第332页）及脓性下颌下炎：如咽后脓肿、咽旁脓肿、扁桃体周脓肿及脓性下颌下炎（见第六篇第四章第三节，第618页）等。

（2）舌根脓肿。

（3）口咽、喉咽肿瘤（良性或恶性）（见第三篇第七章第二节，第348页）。

（4）面部中段骨折（见第八篇第四章第一节，四；第1145页）。

（5）腺样体或扁桃体肥大。

（6）异物。

2. 喉部

（1）异物（见第五篇第五章第一节，第560页）。

（2）肿瘤（良性或恶性）（见第四篇第十章，第483页）。

（3）感染（非特异性或特异性）。

（4）外伤（见第八篇第四章第二节，第1152页）。

（5）灼伤。

（6）两侧声带外展肌麻痹（见第四篇第九章第一节，第472页）。

（7）喉痉挛。

（8）喉水肿：血管神经性水肿，药物反应，气管内插管或支气管镜检后等。

（9）鼾声皱襞（snore fold）：本病是位于一侧或两侧杓会厌襞上的局限性黏膜突起，可随呼吸来回活动（图4-8-2），Killian（1919）首先对此加以描述。儿童或成人均可发生。常表现为声音嘶哑，呼吸带鼾声，吸气时此种黏膜突起可被吸入喉内，阻塞声门裂而出现喉阻塞现象。Minnigerode（1965）认为，引起这种病变的基本原因为喉咽前部的一个静脉网中经常存在有动脉性或静脉性充血，此外尚有下列诱因：①声门裂上或声门裂下有阻塞性病变；②上呼吸道或下呼吸道有炎性病变；③说话肌肉的运动过强性动力失调。Moritsch（1965）报告87例有明显呼吸困难的喉、气管阻塞病儿中，患本病者9例，应用氢化可的松和抗生素数日后即明显缩小。引起喉阻塞现象者，可在喉内镜下切除肿胀的黏膜；注意发声训练，矫正说话、发声肌肉运动过强现象。在国内文献上尚未见到“鼾声皱襞”似的报道，这可能是将此种杓会厌襞上的局限性黏膜突起当作一般的黏膜肿胀或赘生物，未引起关注之故。

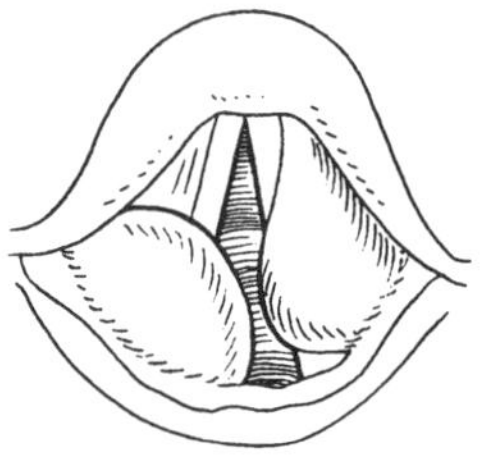

图4-8-2 鼾声皱襞

（10）急性会厌炎或会厌脓肿（见第四篇第六章第三节，第435页）。

（二）下呼吸道疾病

1. 气管（包括气管壁、气管内和气管外的疾病）

（1）~（5）同喉部。

（6）气管软骨软化：此病是气管软骨环变软及肌肉弹力组织张力减弱所致，因而使管腔变窄呈裂隙状或剑鞘状。可分原发性与继发性两类。原发性者为先天发育不良，常单独存在，也可与其他畸形并存，多于2岁后自愈。继发性者多发生于老年人，原因未明。出现呼吸困难与喘鸣，常有干咳或阵发性发绀。肺部听诊清晰，偶可闻及粗糙呼吸音或喘鸣声。X线胸部检查或CT扫描，呼吸时多在第1、2胸椎平面发现气管狭窄及塌陷。因甲状腺瘤引起气管软骨软化者，常于肿瘤切除术后始出现呼吸困难（术前不一定有呼吸困难）。

（7）颈深部感染：发生于颈深筋膜间隙的炎性肿胀或脓肿可压迫喉与气管，引起不同程度的甚至严重的呼吸困难。

（8）颈部肿块：如甲状腺瘤或癌，以及其他颈部原发性或转移性肿块增大时，均可压迫气管引起呼吸困难。

（9）胸骨后甲状腺肿或胸腔内甲状腺肿：间有甲状腺肿下缘越过胸骨柄伸入胸骨之后者，称为胸骨后甲状腺肿。可压迫气管，引起呼吸困难。发生于纵隔内的胸腔内甲状腺肿，系由先天性异位于胸腔内的甲状腺肿大所致，与正常颈部的甲状腺或有联系，或无联系。肿瘤过大者，可严重压迫气管下段引起呼吸困难。此病与纵隔肿瘤鉴别较难，在CT扫描或X线拍片上与纵隔恶性肿瘤比较，胸腔内甲状腺肿的境界较清楚，因压迫气管较明显，可见气管弯曲较明显。

（10）胸腺肿大：胸腺位于胸骨和肋软骨之后，心包和主动脉弓之前，上端可达位置正常的甲状腺下缘或与其接触，下缘可至第4肋软骨之后。初生时最大（就胸腺与体重相比较而言），以后随体重的增加继续增大，8岁以后渐趋萎缩和退化，然也有个别不退化者。有胸腺淋巴质型（status thymicolymphaticus）的患儿，胸腺肿大与全身淋巴组织（如扁桃体、脾及淋巴结）肿大同时存在。因肿大的胸腺压迫气管，可引起呼吸困难及喘鸣。与气管软骨软化症的鉴别，在于本病当呼气时气管管腔正常并较直，吸气时则气管因受压而有内陷现象。CT扫描或X线检查或可显示胸腺阴影。X线放射治疗可使胸腺萎缩。

（11）先天性血管畸形：如①双主动脉弓（double aortic arch），可有两种异常变化：第1种为主动脉弓分为左、右两支，左支经过气管前面，右支经过食管后面，然后两支又结合成为降主动脉，构成一收缩性“血管环”；第2种变化是一个弓萎缩，但遗留一残余的系带，能与开放的弓连成一缩窄性环，可同时压迫气管与食管；②头臂动脉干（无名动脉）在较远处由主动脉弓分出，这样它必须绕过气管前面而达右侧胸顶部；③左颈总动脉由主动脉弓分出较偏右，这样它必须绕过气管前面而至左侧上行。以上畸形，均可压迫气管，引起轻重不一的症状，从轻度喘鸣至严重的呼吸困难，甚至引起呼吸暂停。患者较易反复发作肺部感染，进食困难也较常见。

2. 支气管

(1)~(5) 同喉部。在此，特将 (3) 感染中的急性阻塞性细支气管炎予以介绍。

急性阻塞性细支气管炎 (acute obstructing bronchiolitis) 是一种极为危重的下呼吸道感染，主要病理变化为细支气管黏膜的炎性肿胀，大量黏稠渗出物潴留及平滑肌发生非变态反应性痉挛，因而导致下呼吸道阻塞。见于婴幼儿及老年人的有肺功能不全、咳嗽反射不良、支气管排出功能低下者，常继发于呼吸道感染之后而很少独立出现。其特点为急起的呼吸困难及严重的中毒症状。检查时，早期可见呼气性呼吸困难伴呼气性喘鸣。可出现肺源性心脏损害及中枢神经系统症状。肺部 X 线片或 CT 扫描可示肺不张、肺气肿、肺纹理加重或沿纹理出现小点片状阴影。也有首先只出现中枢症状者，则诊断困难。

抢救方法，除如同急性阻塞性喉气管炎 (见第四篇第六章第四节，一；第 437 页) 外，对成人可加用氨茶碱类药物以缓解平滑肌痉挛。对施行气管切开术后呼吸困难毫无好转者，以导尿管通过气管套管深入各支气管内吸出黏稠的分泌物一法非常重要。必要时须在支气管镜下吸痰。支气管痉挛严重者，可经支气管镜吹入氧气或使用松弛剂，可收到治疗效果。

(6) 变态反应性疾病：支气管哮喘、花粉症。

3. 肺部 (包括肺本身及不利于肺扩张的胸腔内疾病)

(1)~(5) 同喉部。

(6) 肺不张、肺气肿、肺纤维化等。

(7) 肺源性心脏病。

(8) 纵隔疾病：肿瘤、气肿、淋巴结肿大等。

(9) 胸膜炎并发胸膜腔大量积液。

(10) 气胸。

(三) 呼吸系统以外的疾病

呼吸系统以外的疾病引起阻塞性呼吸困难的主要原因是由于全身或局部的病变或毒素的作用，影响了舌咽神经、迷走神经、膈神经、肋间神经等神经或神经中枢的正常功能，引起咽、喉肌及呼吸肌等的运动障碍 (麻痹、减弱或痉挛)，致使呼吸、吞咽运动与咳嗽反射等减弱或消失，因而分泌物积留于喉咽部或吸入喉和气管内，加之下呼吸道的分泌物又不易排出，故致呼吸道阻塞。其次，各种对呼吸运动的反射性或机械性影响，除可直接引起呼吸困难外，也可导致咳嗽反射减弱，发生下呼吸道分泌物潴留，加重呼吸困难。

1. 引起呼吸、吞咽与咳嗽等反射麻痹的疾病

(1) 脊髓灰质炎。

(2) 传染性多发性神经炎。

(3) 颅脑损伤；脑干脑炎。

(4) 脑血管疾患。

(5) 肉毒中毒 (botulism)：肉毒杆菌毒素主要侵犯神经系统，常因咽、喉肌麻痹而发生吞咽、咀嚼和言语障碍。也可引起呼吸肌麻痹。

(6) 重症肌无力 (myasthenia gravis)：此症由于神经-肌肉传导阻滞，致使某些横纹肌容易疲劳，并产生暂时性瘫痪。常累及面肌，咀嚼肌，咽、喉肌等而引起咀嚼与吞咽困难。胸部肌肉也可遭受侵犯而出现严重的呼吸困难。

2. 引起咽、喉肌，呼吸肌痉挛的疾病

(1) 破伤风：破伤风杆菌自伤口侵入人体后，在厌氧环境下发育繁殖，并产生痉挛毒素与溶血毒素，而以痉挛毒素为主。这种毒素作用于神经系统，使机体反应性增强，因而各种刺激均可引起全身与局部的肌肉痉挛。由于咀嚼肌痉挛而出现牙关紧闭，咽、喉肌痉挛，引起呼吸和吞咽困难，呼吸肌痉挛可发生窒息。

(2) 手足搐搦症 (tetany)：本症多见于 1 岁以内的婴幼儿，主要是由于维生素 D 缺乏，血中的钙含量因而降低，从而增加了神经肌肉兴奋性之故。2 岁以下患儿可出现阵发性喉痉挛及咽肌痉挛，引起吸气性呼吸困难和咽下困难，有痉挛性吼声。也可出现膈肌和肋间肌的痉挛，发生严重的呼吸困难。

3. 反射性或机械性因素引起呼吸运动与咳嗽反射障碍的疾病

(1) 肋骨骨折：疼痛是肋骨骨折最主要的症状，深呼吸和咳嗽时疼痛加剧。故患者往往自我限制呼吸，不愿咳嗽排痰，因而引起下呼吸道分泌物潴留。如为多根、多处骨折时，可出现胸壁反常呼吸运动 (吸气时内陷，呼气时外突)，发生严重的呼吸困难和发绀。

(2) 胸部或腹部手术后疼痛：与肋骨骨折时因疼痛而影响呼吸与咳嗽功能的机制相似。

(3) 横膈的疾病：膈疝和膈膨出。前者因部分腹腔脏器穿过膈肌缺损或食管裂孔等处进入胸腔；后者因膈肌纤维发育不良或萎缩、膈的位置上移，可使肺、心等受压而出现气急、呼吸困难及心悸等症状。

(4) 腹部疾患：膈下脓肿、腹膜炎、腹水、腹部肿瘤等。

第四节　阻塞性呼吸困难的诊断及鉴别诊断

呼吸困难的诊断不难，有时一见患者甚至隔室闻声便可大致明确，但应详询病史，细察病情、探究病因。除耳鼻咽喉科专科检查外，如属需要而病情允许者，尚应进行胸部 X 线检查或(和)CT 扫描。首先要确定呼吸困难的类型或病因。如为阻塞性呼吸困难，则应鉴别为吸气性或呼气

性呼吸困难,抑为两者兼有的混合性呼吸困难,以判断病变是位于上呼吸道或下呼吸道,便于采取针对性强的有效抢救与治疗措施。阻塞性呼吸困难的3种类型即吸气性、呼气性与混合性呼吸困难的鉴别要点列于表4-8-1。

表4-8-1 阻塞性呼吸困难3种类型的鉴别要点

病因及临床表现	吸气性呼吸困难	呼气性呼吸困难	混合性呼吸困难
病因	常见于咽、喉、气管上段等部位的狭窄或阻塞性疾病，如咽部脓肿或肿瘤，喉炎、白喉、喉外伤、喉及气管异物或肿瘤等	常见于小支气管狭窄或阻塞性疾病，如支气管哮喘、肺气肿、急性或慢性支气管炎、支气管新生物等	主要是由于肺泡呼吸面积缩小或因胸痛等而限制呼吸所引起，或由于上、下呼吸道同时有狭窄或阻塞病变所致。见于肺炎、肺水肿、肺纤维化、气胸、胸膜腔积液、喉气管支气管炎等
呼吸深度及频率改变	吸气运动加强，延长，即吸气深而慢，显示吸入空气有困难，呼吸频率基本不变，或减慢	呼气运动增强，延长，显示呼出空气有困难，吸气运动也稍加强	吸气与呼气均费力，显示空气出入均有困难，呼吸表浅而增快
颈及胸部软组织凹陷	吸气时有明显四凹征（锁骨上窝、胸骨上窝、肋间隙，或尚有剑突下窝软组织凹陷）	无四凹征	一般无明显四凹征，但以吸气性呼吸困难为主者则有之
呼吸时伴发声音	主要在吸气时有喘鸣音	主要在呼气时有哮鸣音	除上呼吸道伴有病变者外，呼吸时一般不伴发明显声音
咽喉部及肺部检查	咽、喉检查，多可发现狭窄或阻塞性病变，肺部有充气不足的体征	咽、喉无狭窄性病变，肺部有充气过多等体征	咽、喉无狭窄性病变，肺部可闻呼吸音粗糙，啰音或支气管呼吸音等

应该指出，绝对单一的呼吸困难形式或类型往往少见。以吸气困难为主者，也可伴有极轻的呼气障碍，反之亦然。混合性者系指吸气与呼气所出现的困难均较明显，但其程度也可稍异。随着病情的发展，原表现为吸气性或呼气性困难者尚可演变为混合性；或原为阻塞性呼吸困难者，由于血液中缺氧和二氧化碳潴留，也可引起血源性呼吸困难。缺氧和二氧化碳潴留对机体组织，特别是对脑、心、肺、肾等组织的危害很大。如脑组织缺氧可使脑血管渗透性增加，发生脑水肿，而出现中枢性呼吸困难，甚至呼吸衰竭。

呼吸困难的病因虽多，表现也有不同，而同一病因引起者，也可有轻重之别，但无论何种病因引起的呼吸困难，必还具有一定的或特殊的伴发症状。故除仔细区别呼吸困难的类型或形式外，注意辨认这些伴发症状，对诊断与鉴别诊断颇为重要。

一、喉咽部病变

逐渐加重的吸气性呼吸困难与吞咽困难，有变声而无声嘶，一般无咳嗽。咽部唾液较多，说话不清晰，似有物含于口中。如咽后脓肿、咽旁脓肿、喉咽肿瘤等。

二、喉 阻 塞

突发的或逐渐加重的吸气性呼吸困难，具有典型的症状和体征。呼吸时，喉也随着上、下移动（见本篇第七章第一节“喉阻塞”，第446页）。

此外，尚应注意喉阻塞的两种特殊形式：①喉痉挛：吸气性呼吸困难，突然发作，骤然消失，发作时惊恐不安、面色发绀。有反复发作史。如先天性喉喘鸣、蝉鸣性喉痉挛、破伤风、狂犬病、手足搐搦症、癫痫等；②喉麻痹：早期喉返神经疾患所致的双侧外展肌麻痹，可出现明显的吸气性呼吸困难，但无声音嘶哑，或有轻微嘶哑，也不易察觉。

三、气管阻塞或压迫

病变位于颈段气管者，常为吸气性呼吸困难；位于胸段气管尤其是靠近气管隆嵴者，则吸气与呼气均有困难，并逐渐加重。呼吸时可产生从高声调的喘鸣至低声调的杂声。喘鸣在深呼吸时特别明显，杂声则在平静呼吸时也可听及。病变愈近喉部，呼吸时的喘鸣声和喉随呼吸上下移动愈明显。此时如触诊颈段气管或其周围、叩诊胸部正中或作X线纵隔拍片及CT扫描，可得阳性体征。如气管异物或肿瘤、颈部或纵隔肿瘤等。

四、支气管、细支气管和肺部病变

混合性呼吸困难，逐渐加重，以细支气管病变为主者则呼气困难明显。呼吸速率缓慢，端坐时呼吸较好。

发声微弱低沉，但无声嘶。咳嗽剧烈，但无喘鸣。呼吸时喉头不上下移动。叩诊、听诊或X线胸部检查及CT扫描可得阳性体征。如支气管肺炎、百日咳、硅肺及肺部干酪化淋巴结破溃入支气管等。

五、肺受压迫呼吸量减低

呼吸表浅、快速，呈混合性呼吸困难。因辅助呼吸肌需大力作用于扩张胸腔，增加呼吸深度并使肺泡易于充气，故吸气性呼吸困难可表现较明显。发声正常，间有咳嗽和胸部紧迫感。胸部物理检查可得阳性体征。如气胸、血胸、渗出性胸膜炎、膈疝、腹部异常膨胀（大量腹水或气腹等可使膈向上移位）。

六、左心衰竭

表现为呼吸急速、劳动后呼吸困难和心慌加重，严重者不能平卧（端坐呼吸），可有夜间发作性呼吸困难（心源性哮喘）。无喘鸣，呼吸时喉部无移位。有心脏病史，常有心慌，气急，咳嗽，下肢水肿等。检查可发现发绀，心脏扩大及心脏杂音等。如高血压及动脉硬化性心脏病、左房室瓣狭窄或闭锁不全、主动脉瓣疾患等。

七、低氧血

根据缺氧的原因和血氧变化的特点，可分为①氧分压过低性缺氧（hypotonic hypoxia），②贫血性缺氧（anemic hypoxia）；③淤血性缺氧（stagnant hypoxia）；④组织中毒性缺氧（histotoxic hypoxia）。各种缺氧所引起的机体变化既各具特点，但又有相似之处；如其呼吸道通畅无阻，但都可有呼吸困难，或呼吸快速、深长，或呼吸表浅、加快，出现发绀、心率增快等；应根据病史和其他体征，注意鉴别。如氧分压过低性缺氧主要为动脉血氧分压降低，氧含量减少，以致动脉血供应组织的氧不足所致（如在海拔3000m以上的高山或空气被惰性气体或麻醉剂稀释时）。此时测定动脉血氧饱和度，若低于90%以下，即可确诊；或试用正压给氧，若呼吸改善，心率减慢，则有助于诊断。

八、功能性疾病

突然发作的呼吸困难，呼吸深快，有心悸，但脉搏正常，一般情况良好，心肺检查无阳性体征，长期观察无异常发现。如癔病或伴有自觉呼吸困难的神经官能症等。

第五节 呼吸困难的治疗

由于引起呼吸困难的病因不同，治疗方法各异，一般可分为病因治疗与对症治疗。

一、病因治疗

最根本的治疗方法是设法消除引起呼吸困难的病因。当诊断确立后，即可进行病因治疗。如及时取出呼吸道异物，解除喉痉挛，切除新生物，切开并引流咽部脓肿，控制哮喘发作，处理心力衰竭，抽出胸膜腔积液或积气等。

二、对症治疗

呼吸困难的病因，有的一时难以确定，或虽找到了病因，但不易迅速消除，故对症治疗常常是十分重要的处理方法和抢救措施。应当根据呼吸困难的程度、发病原因、患者情况、有无并发症或业已采用的疗法效果如何，结合具体条件，酌情选用下列方法。有的方法（如某些镇静剂、呼吸兴奋剂等）对某些患者可能疗效显著，而对另一些患者则可能是有害无益。故须选择适当，方能奏效。

（一）一般治疗

须保持安静、取半坐位、吸痰。酌情适当补液，防止失水。有严重贫血者，注意纠正贫血，提高携氧能力等。

（二）氧治疗

1. 氧治疗的作用　氧治疗（oxygen therapy）的主要作用是提高动脉血氧饱和度，改善低氧血症，减轻因代偿缺氧所增加的呼吸和循环负担。引起缺氧的原因不同，氧治疗的效果亦有较大差异。凡因呼吸道通气功能障碍或肺组织病变影响弥散功能而引起的低氧血症（hypoxemia），氧治疗效果较好。凡因循环功能障碍或贫血引起的氧运输障碍，输氧有一定效果，但难以根本解决缺氧问题。凡由于静脉血分流入动脉（如青紫型先天性心脏病）引起的动脉血氧合不足，氧治疗的效果极为有限。概言之，氧治疗只能预防低氧血症可能导致的并发症，如低氧的精神症状和肺性脑病、心律失常、乳酸中毒、组织坏死等，而不能消除低氧血症的原因。因此，氧治疗只是预防组织缺氧的一种暂时性措施，它不能代替对根本病因的治疗。

2. 氧治疗的临床指征

（1）呼吸困难：缺氧早期，一般呼吸费力，呼吸次数常会加快；病情较重，濒于呼吸衰竭者，则呼吸无力，呼吸次数减慢；以及频繁发生呼吸暂停者，都是给氧的指征。

（2）烦躁不安、意识障碍：严重急性缺氧时可使患者烦躁不安，若不及时改善缺氧状况，而导致脑组织严重缺氧者，便可出现意识障碍，甚至引起昏迷、抽搐。

（3）心率加快、血压升高：这是缺氧的早期征象，但非特异性表现。若长时间不能解决缺氧状况，则心率和血压均可下降。

（4）皮色改变、出现发绀：面色青紫时，动脉血氧分压大多明显下降，是给氧的指征。一般说来，口唇及甲床发绀是缺氧程度较重的表现。但发绀与低氧血症的程度可不完全一致，如严重贫血时，虽缺氧可不出现发绀。

（5）严重高热：高热时，机体代谢增强，氧耗量增多，有低氧表现时，应给予氧治疗。

亦可根据血气分析结果确定给氧指征：如动脉血氧分压（PaO_2）< 10.66kPa（80mmHg）或动脉血氧饱和度（SaO_2）<95%时应给予氧治疗。

3. 给氧方法常用者有下列几种

（1）鼻导管法或鼻塞给氧：可用细软的导尿管或特制鼻导管插入前鼻孔内约1cm，予以固定。氧气流量婴幼儿每分钟0.5～1L，小儿每分钟1.5～2L，成人每分钟5～10L；氧浓度为25%～35%。鼻塞法比插入鼻导管要舒适些，并且给氧的效果与鼻导管法相近，因此鼻塞法在临床上较为常用。

此种方式给氧主要用于轻度或中度呼吸困难的患者；其优点是简便、实用、价廉且无重复呼吸，但易受到给氧流速、潮气量、呼吸频率及张口呼吸等因素的影响。

（2）鼻咽导管法：即用一导管或导尿管经患者一侧鼻腔插至鼻咽部（一般以鼻尖至外耳道口的长度为准），以经口腔刚刚看到管端在软腭下方为适度，氧气即可经导管吸入。此法的适用范围及主要优点与鼻导管法或鼻塞给氧相同。氧流量成人3～5L/分钟，氧浓度与上述成人的浓度相近。已行气管切开术者，经气管套管放置导管或漏斗给氧，可获得更高的氧浓度。

（3）面罩法给氧：此法适用于轻度、中度及部分重度乏氧性低氧血症，对伴有高碳酸血症的患者应慎重使用。有开放式面罩和密闭式面罩两种方法。一般应用开放式面罩，将其置放于口鼻前方并略加固定，但不密闭。氧浓度的高低可通过氧流量的大小和面罩的远近来调节。此法可以获得较高的氧浓度，达到氧治疗的目的。但要注意保持面罩开放，不可密闭；给氧时氧流量要大，每分钟4～5L以上，否则呼出的气体会有相当大的部分聚积在面罩内而被重复吸入，导致CO_2蓄积。

在不漏气的情况下，密闭式面罩法给氧的氧流量要在每分钟5L以上，否则会引起CO_2潴留。此法在小儿应用较少，因其消耗呼吸功量相对甚大。

目前，应用的成品面罩有：简单面罩、通气面罩（venturi面罩）、部分或无重复呼吸面罩，活瓣面罩、带有T形管的给氧面罩等。

（4）氧帐法或头罩法给氧：将氧输入一特制的塑料薄膜帐内，患者位于帐幕中而不与供氧的机械装置接触，就可给需要吸入较高浓度的氧疗患者供氧。此法因需特殊设备，而且必须给予高流量（每分钟10L）的氧，才能提高帐内氧浓度，故不易推广应用。

氧气头帐或头罩：即将头部置于头帐或头罩内吸氧。使用时增加氧流量可提高氧浓度；每分钟给氧10L以上，氧浓度可提高到60%～70%。头帐或头罩内温度较高，高热患者或高温季节不宜使用。

（5）人工呼吸器给压给氧法：此法主要用于各种原因所致的急性或慢性呼吸衰竭患者。需通过气管插管或气管切开与呼吸器连接给氧。其优点是既可解除低氧血症，也可消除二氧化碳潴留。通常采用的机械呼吸方法有：

1）间歇正压呼吸（intermittent positive pressure breathing，IPPB）：在吸气时以适当的压力将气体压入肺内，呼气时不加压，依赖患者的自主呼吸维持，让患者能逐渐锻炼其呼吸能力，有利于呼吸肌功能的恢复。常用于撤离控制呼吸的过渡阶段，缩短撤离时间。它还具有以下特点：①较低的平均气道压，不易并发气胸；②由于肺内压增加少，对循环影响小；③呼吸性碱中毒发生率低；④但因保留自主呼吸，可能导致呼吸肌疲劳，增加呼吸功能和氧耗量，有增加二氧化碳潴留之虞。

2）呼气终末正压呼吸（positive expiratory end pressure，PEEP）：即在用呼吸机通气时，除吸气期给正压，将气体压入肺脏外，呼气终末时，亦保持呼吸道压力高于大气压，通常为0.49～1.47kPa（5～15cmH_2O）。由于吸气与呼气时均为正压，为持续正压呼吸。此因呼气的正压可使闭合的肺泡开放，并可防止呼气终末气道关闭，增加功能残气量，防止和治疗肺泡萎陷。主要用于治疗难以纠正的低氧血症。

3）持续正压通气（continuous positive airway pressure，CPAP）或持续正压呼吸（continuous positive airway pressure breathing，CPPB）：即吸气与呼气时均为正压，其氧合作用机制与上述PEEP相同，常用于阻塞性睡眠呼吸暂停低通气综合征（OSAHS）及急性呼吸窘迫综合征（acute respiratory distress syndrome，ARDS）。

关于机械呼吸的详细作用机理和呼吸机的类型及其特点等就不赘述了。

4. 氧治疗注意事项

（1）长时间呼吸功能不良的患者，其呼吸中枢对

CO_2 已不敏感，依靠低氧刺激颈动脉体和主动脉体的化学感受器来维持呼吸中枢的兴奋。若突然给予高浓度高流量的氧，就会使低氧兴奋化学感受器的作用减弱，通气量更减少，CO_2 潴留更多，加重呼吸性酸中毒，使呼吸更受抑制，甚至呼吸停止。故此时宜施用控制性给氧，即只给予低浓度、低流量的氧吸入。必要时检查 $PaCO_2$，以防止 CO_2 潴留增多导致昏迷。

（2）长时间的氧治疗，不论采用何种方式给氧，氧气均需湿化，以避免干燥氧气对呼吸道黏膜的刺激。

（3）氧治疗时应特别注意安全。治疗环境内要严防点火、吸烟等各种火苗，保持室内空气流通。平时注意检查氧气开关，防止漏气。

（4）注意防止氧中毒：氧也是一种药物，用量过大、时间过长也会引起氧中毒。吸氧浓度大于40%（$FiO_2>0.4$）称为高浓度氧；吸氧浓度低于40%（$FiO_2<0.4$）称为低浓度氧。长时间吸入高浓度氧，可造成肺泡壁增厚，肺间质水肿，肺毛细血管上皮肿胀、增生，黏液纤毛功能抑制等变化。在气道不充分通畅时，吸入高浓度氧容易造成肺不张（平时氮气在肺泡中起支撑作用，吸入高浓度氧时氮即减少，氧弥散入血液运走，而气体又不能及时补充时，即易造成肺不张）。在早产儿，可引起眼睛的晶状体后纤维增生，造成严重的视力障碍。与肺氧中毒不同，即使吸入低浓度氧，只要血氧分压长时间增高，即可造成眼的损害。由此可知，当患者缺氧情况明显改善后，即应停止给氧。

5. 高压氧治疗 Hanshaw（1662）开始应用高压氧治疗以来，已有300多年历史。所谓高压氧是指比1个绝对大气压（ATA）高的压力，临床应用一般不超过3ATA。高压氧治疗的特点是大大提高了血液内氧的溶解量；平时血氧大部分与血红蛋白结合，物理溶解的氧仅0.3ml%；吸入100%氧，氧含量的升高主要是溶解氧上升至2ml%，只能改善某些低氧血症；而在3ATA的高压下吸氧，可使血液内溶解氧增至4.5~6ml%，已可维持一般组织对氧耗的需要，能使大多数低氧血症得到改善。

高压氧治疗对一氧化碳中毒、空气栓塞、减压病、气性坏疽等有良好效果；对休克、复苏后急性脑缺氧、血栓闭塞性脉管炎、冠心病等效果亦较好；对脑缺血性疾病、突发性聋、中毒性脑病、破伤风、新生儿窒息等可有帮助。总之，高压氧治疗为缺氧性疾患或其他一些疾病开辟了新的治疗途径，但因其作用机制比较复杂，可引起如升压或减压反应所导致的气栓、气压创伤性鼻窦炎、中耳炎、鼓膜穿孔等，以及氧中毒等并发症，故应慎重选择适应证，密切注意治疗反应，不可盲目应用。

（三）药物治疗

1. 镇静剂 因烦躁不安而加重呼吸困难或严重影响呼吸困难缓解和呼吸机能改善，故对无呼吸抑制或衰竭征象者，可酌情给予镇静剂。镇静剂的应用要慎重，剂量要适当。使用不当或过量，均可出现呼吸抑制或发生呼吸暂停，有时尚可因应用镇静剂后造成假象，延误诊断和抢救、治疗。使用时应密切观察呼吸和脉搏等。有些镇静药（如苯巴比妥、异戊巴比妥）是在肝内破坏，经肾排泄，故肝、肾功能不良者慎用。

（1）苯巴比妥（鲁米那）：肌肉注射，成人每次0.1~0.2g，小儿每次1~2mg/kg。

（2）异戊巴比妥（阿米妥）：肌肉注射，成人每次0.05~0.2g，小儿每次1~2mg/kg。

（3）异丙嗪：肌肉注射，成人每次25~50mg，小儿每次0.5~1mg/Kg。或氯丙嗪，用法与用量同异丙嗪。此类药物若使用得当，可有效地解除支气管痉挛，保证镇静，而对呼吸功能无不良影响。

（4）安定：成人口服每次2.5~5mg，肌注、缓慢静注或静滴每次5~10mg。小儿口服每次0.1~0.3mg/kg，肌肉注射、缓慢静注或静滴每次0.25~0.5mg/kg。

对呼吸困难的患者，除非在辅助呼吸或人工呼吸控制下，一般禁用吗啡类药物，以防抑制呼吸。

2. 呼吸兴奋剂 一般呼吸困难无须使用呼吸兴奋剂，但呼吸困难严重并伴有发绀，或有呼吸衰竭征象时，宜使用之。然呼吸兴奋剂对呼吸道机械性阻塞所引起的严重呼吸困难效果不佳，因呼吸道阻力太大，呼吸肌和辅助呼吸肌已接近其最大能力的运动，故此时呼吸兴奋剂的使用，不能使通气量有明显增加，或是由于如此呼吸时，氧消耗太多，呼吸困难不易改善。

（1）洛贝林（lobeline，山梗菜碱）：刺激颈动脉体和主动脉体的化学感受器，反射性地兴奋呼吸中枢，对延髓的迷走神经中枢和血管运动中枢也有兴奋作用。毒性低，作用快，但持续时间短。成人每次3mg，静脉注射；或10mg，肌肉或皮下注射。小儿每次0.3~3mg，静脉注射，必要时每隔30分钟可重复使用；或1~3mg肌肉或皮下注射。洛贝林可与尼可刹米并用，前者一次剂量一般应用6~9mg。

（2）可拉明（尼可刹米，coramine）：兴奋延髓呼吸中枢，使呼吸运动加深加快，同时也有颈动脉体和主动脉体化学感受器的反射作用，对大脑皮层及循环中枢也有兴奋作用。成人每次0.25~0.5g，皮下、肌肉注射或静脉注射，必要时每2~3小时重复注射一次。1岁小儿，每次75mg；4~7岁，每次175mg，用法同成人。此药作用温和，毒性小，安全范围较宽，故较常用。并可与洛贝林、安钠咖等交替或合并使用。

（3）安钠咖：能增强大脑皮层的兴奋性，兴奋延髓呼吸、血管运动中枢及迷走神经中枢。肌肉或皮下注射，成人每次0.25～0.5g，小儿每次6～12mg/kg，必要时2～4小时后可重复注射。成人一次极量0.8g，1日极量3g。

（4）二甲弗林（回苏灵，dimeflin）：是中枢神经兴奋剂，对呼吸中枢有强大的兴奋作用，其效力强于尼可刹米、美解眠等。静脉注射后能迅速增大通气量，对通气、换气功能障碍和高碳酸血症均有兴奋作用；具有起效快、作用时间短、疗效明显等特点。成人每次8～16mg肌肉或缓慢地静脉注射，也可用葡萄糖或生理盐水稀释后静脉滴注或注射。

（5）盐酸哌醋甲酯（利他林，ritalin）：对呼吸中枢的兴奋作用较缓和，毒性较小。因能降低呼吸中枢对血液二氧化碳的兴奋阈，故易引起呼吸中枢兴奋。常用20～40mg，肌肉或静脉注射。剂量较大时，有明显的升压作用。

（6）贝美格(bemegride),又称美解眠(megimide)：主要兴奋脑干,对呼吸中枢的作用明显、迅速,维持时间短。成人每次50mg,用5%葡萄糖溶液稀释后,静脉滴入,约3～5分钟滴完。视病情需要,可重复给药。小儿每次1mg/kg,用法同成人。剂量过大,静注太快,可引起恶心、呕吐乃至震颤、惊厥等中毒症状。

（7）多沙普仑（吗乙苯吡酮，doxapram）（多普兰，dopram）：可直接兴奋延髓呼吸中枢和血管运动中枢，也可通过兴奋颈动脉体的化学感受器而兴奋呼吸中枢，具有起效快、作用时间短的特点，安全范围较大。主要用于麻醉后呼吸抑制和急性呼吸衰竭的抢救。静脉注射，成人每次0.5～1mg/kg，必要时可重复注射，每日极量为2mg/kg。静脉滴注，成人1～3mg/min，极量为4mg/kg。静脉注射20～40秒起效，1～2分钟达最大效果，维持约5～12分钟。

所谓“呼吸三联针”，即将洛贝林12mg、二甲弗林16mg、盐酸哌醋甲酯20mg加10%葡萄糖溶液250～500ml，静脉滴注。

3. 肾上腺皮质激素类药物　此类激素制剂已常用于控制呼吸道的病变，尤其是对于急性感染时分泌物较多的喉、气管、支气管病变，或伴有支气管痉挛者。通过激素的作用，除改善患者一般状况外，其抗炎、解痉作用，有利于肿胀的消退和分泌物的减少，改善呼吸道通气情况。通气改善，二氧化碳张力下降，也往往可使支气管痉挛减轻或消失。对于活动性肺结核、心力衰竭、严重高血压、肾功能衰竭与糖尿病等患者应慎用或禁用。

（1）泼尼松：成人每次5～10mg，口服，每日3～4次；儿童每日1～2mg/kg，分3～4次口服。

（2）醋酸可的松：成人每次50～100mg，肌肉注射，每日2～3次；儿童每日5～10mg/kg，分2～3次肌肉注射。

（3）氢化可的松：成人每次100～200mg，儿童每日4～8mg/kg，静脉滴注。

（4）地塞米松：口服，成人每次0.75～1.5mg，每日2～4次。小儿每天0.1～0.25mg/kg，分3～4次口服。肌肉注射或静脉滴注，成人每次5～10mg，小儿每次1～2.5mg。

4. 抗生素及其他药物　对呼吸困难的患者，必须有效地使用抗生素，以防治呼吸道感染。在成人心率超过120次/min，持续6小时以上，或尚伴有肝脏肿大者（多见于小儿的心力衰竭），可酌情使用洋地黄制剂或毛花苷丙（西地兰，cedilanid）等，以防心力衰竭。

（四）手术治疗

主要目的是保证呼吸道通畅及维持有效的空气交换量，以纠正缺氧及保证二氧化碳排出。

1. 气管切开术　此术对上呼吸道阻塞性呼吸困难所起的拯救生命的作用是众所公认的。现在，还较多地应用于因呼吸功能不全、下呼吸道分泌物潴留所致的呼吸困难。气管切开术的主要作用在于：减少呼吸道解剖无效腔量的50%以上，增加有效的通气量，有利于氧吸入和二氧化碳排出。减少经鼻呼吸的呼吸道阻力，减轻患者体力消耗。便于经气管套管随时清除下呼吸道分泌物，使呼吸道保持通畅；保证肺泡的气体交换，减轻肺内压，改善血循环，有利于肺部病变的恢复。必要时可通过气管套管进行人工辅助呼吸、加压给氧及有利于局部用药等（详见第四篇第七章第三节“气管切开术”，第449页）。

关于气管切开时机的选择，须考虑到呼吸困难的病因、治疗经过、呼吸困难的程度、全身状况、年龄和对病情发展的估计等。对比较严重的进行性阻塞性呼吸困难而病因一时无法解除者，原则上应尽早地施行气管切开术。争取在患者情况较好时，手术按常规步骤进行。这样既可防止或减少并发症，同时机体内由于缺氧和二氧化碳积蓄所引起的生物化学改变，也尚处于可逆状态，有利于机体的恢复。对于各种原因引起的呼吸道分泌物潴留或呼吸功能不全的患者，凡临床确认有施行气管切开术的适应证而无禁忌证，且用其他方法不能长时间维持呼吸道通畅者，均宜早期考虑气管切开术。尽量避免在濒临呼吸衰竭或窒息的状况下仓促手术。

2. 气管内插管术　此法操作简单，迅速有效，可保证呼吸道通畅，减少呼吸道的解剖无效腔量，便于气管内分泌物的吸引，必要时还可作加压人工呼吸，对于抢救严重的呼吸困难是一个很重要的方法。但气管插管留置过久，易致声带水肿。虽有经验证明经鼻腔插管可历时5天而无声带水肿者，但一般留置时间仍不宜超过48～72小时。如超过2～3天，以改用气管切开术为宜。

一般主张在气管切开术前有条件者可先行气管内插管，建立安全通气道，吸出呼吸道分泌物，改善缺氧状态后再行气管切开术，可保证手术顺利进行，减少并发症的发生。在某些非异物或非肿瘤所致的阻塞性呼吸困难的急诊病儿，施行气管切开术前，应用气管内插管术则更属重要。它有利于寻找气管，消除或减轻胸腔内负压，从而可减少气胸或纵隔气肿的发生；由于呼吸和循环改善，出血也可减少；尚可基本消除手术中发生窒息的危险。有时可能遇到插管困难（如声带显著水肿、牙关紧闭、颈部过于粗短）或插管意外（如导管阻塞、扭曲等），必须注意。气管切开后即除去插管。

3. 支气管镜检查　此检查在阻塞性呼吸困难的抢救和诊治中有其重要意义。它除设备和操作较气管内插管术略为复杂、需时可能稍多外，具有气管内插管的各种功能；并能直接观察呼吸道情况，有助于明确诊断或消除病因，为气管内插管术或气管切开术所不及。用以吸引呼吸道分泌物也较气管内插管术可靠而有效，且无导管扭曲或堵塞之虞。下列情况所发生的呼吸困难均可考虑施以支气管镜检查进行抢救或诊治：

（1）呼吸道阻塞物或伴有原因不明的支气管阻塞征：呼吸道阻塞物，如异物、肿瘤、肉芽、假膜等，在支气管镜下取出或切除，便可立即解除或减轻呼吸困难。

支气管阻塞症，如阻塞性肺气肿或肺不张，往往多见于支气管内黏稠分泌物积聚或上述异物、肿瘤等的阻塞。此时施行支气管镜检查，往往可以明确或除去病因，缓解呼吸困难。

（2）颈部或纵隔肿块、脓肿等压迫气管：可先导入支气管镜解除呼吸困难，立即作进一步处理，以保安全。

（3）呼吸道分泌物多量潴留或急性潴留：各种原因引起的呼吸道分泌物多量潴留，尤其在胸部或腹部手术后、呼吸道腐蚀伤、头部损伤后昏迷、药物中毒、神经外科手术后、胸部外伤等所引起的急性分泌物潴留，可在支气管镜明视下行吸引术，能更有效地解除呼吸困难。

（4）咳血引起的严重呼吸困难和窒息：咳血为胸腔疾患的重要症状之一，以肺结核患者最常见。其直接死于失血过多者较少，主要由于大量咳血，血液不能及时咳出，阻塞呼吸道引起呼吸困难和窒息而死亡。此时如能立即施行支气管镜吸引术，除去呼吸道阻塞物，使窒息及时解除，即可挽救患者生命。

（5）原因不明的阻塞性呼吸困难：此种情况常可采用支气管镜检查确定诊断，清除病因，改善呼吸。我们曾遇 2 例具有典型吸气性呼吸困难的成年患者，均经气管切开术后戴上普通气管套管，呼吸困难未解除，改用特制长号套管，则呼吸改善。经支气管镜检查发现并最后确诊，1 例为气管内腺样囊性癌，另 1 例为胸骨后甲状腺癌压迫气管。经手术切除肿瘤后，呼吸困难方得解除。又 1 例严重呼吸困难的 3 岁病儿，X 线拍片见左侧阻塞性肺气肿（右上又见有肺大泡，故呼吸困难严重），气管切开术后呼吸困难无明显改善；经行支气管镜检查，发现并切除左主支气管口炎性息肉后，呼吸困难明显缓解，以后完全恢复正常。另 1 例 52 岁的女患者，因咳嗽、气喘 1 年余，内科臆断为“支气管哮喘”；继因声嘶而于间接喉镜下发现左侧声带麻痹，声门下隐约可见新生物。后因吸气性呼吸困难严重而行气管切开术，当切开气管前壁时，突然出血引起窒息，呼吸停止约 4 ~ 5 分钟。经行人工呼吸与通过气管切口插入支气管镜，吸出血液后呼吸恢复，发现并逐步取出气管与两侧主支气管开口处散在性新生物，病检报告为乳头状瘤。又经多次支气管镜下切除新生物并行放射治疗，追踪观察近 20 年情况良好。

新生儿和婴幼儿原因不明的呼吸困难，有时需行支气管镜检查才能发现呼吸道本身或其周围的先天性异常，设法根除病因，方得恢复正常呼吸。

（6）气管切开术时先插入支气管镜：其作用与气管切开术前先行气管内插管相同。

此术的主要缺点是留置时间不宜过久。对一般清醒患者操作与留置支气管镜的时间不宜超过 1 小时。过久，不但引起患者不必要的痛苦，且因呼吸逐渐改善，患者躁动、刺激黏膜，可致剧烈咳嗽，易引起喉水肿等并发症。对原有咳血的患者，也有重新诱发出血的可能。剧烈或持续的咳嗽，致肺泡内压升高，可使肺循环受阻，将引起肺泡与血液之间的气体交换障碍。还可能因肺循环阻力的增大引起右心衰竭。此外，若有支气管镜检查的严重禁忌证者，不宜施行此术。严重的呼吸困难并有生命危险之虞者，则须权衡矛盾主次和利弊关系审慎选用。

气管切开术等虽为抢救呼吸困难或呼吸性酸中毒的重要措施之一，但有时单行气管切开术或气管内插管术尚不能完全纠正通气情况。此时，辅助呼吸（人工呼吸或机器呼吸）即为增加通气量最有效的措施。辅助呼吸的方法很多，并有各种类型的辅助呼吸器。对阻塞性通气障碍的治疗，多倾向于采用间歇正压呼吸（IPPB），认为它能：①克服呼吸道阻力；②改善肺泡通气；③有利于支气管舒张；④使气体分布较均匀；⑤减低呼吸肌功率。在进行辅助呼吸时，因给予的氧极为干燥，故须注意呼吸道内应保持一定的湿润度。

（黄选兆）

第九章

喉的运动性及感觉性障碍

第一节　喉的运动神经麻痹

正常时，通过喉运动神经的支配，喉肌发生相应的收缩，声带可处于各种适应喉生理功能需要的位置。当喉的运动神经发生麻痹时（喉麻痹），声带将发生变位，使其运动能力受到一定限制。正常喉肌发生运动及喉麻痹时的常见声带位置见图 4-9-1。

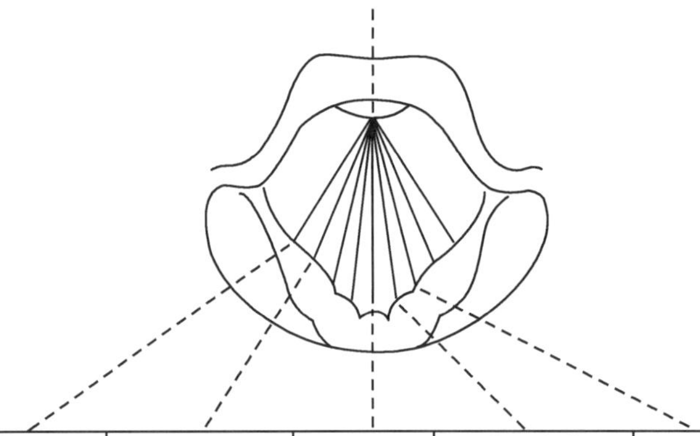

声带位置及声门裂大小	深外展位(19mm)	轻外展位(13.5mm)	中线位	旁正中位(3.5mm)	中间位(7mm)
功能	深吸气	平静呼吸	发声	强耳语	发声障碍
作用喉肌	外展肌	外展肌	内收肌	环甲肌	无
瘫痪喉肌	无	内收肌	外展肌	内收肌、外展肌	包括环甲肌在内的喉内各肌

图 4-9-1　声带在生理状态下及麻痹状态下的各种位置

1. 深外展位　为一生理性（深吸气）声带位置。喉麻痹时声带处此位置者极罕见。

2. 轻外展位　生理性者见于平静呼吸时，病理性者可见于喉的功能性麻痹（癔病性失声症）。

3. 中间位　喉的内收肌，外展肌及环甲肌均麻痹时，声带始呈中间位。

4. 旁正中位　生理性者见于作强耳语时，病理性者见于内收肌及外展肌均发生麻痹之时。因喉上神经支配的环甲肌未受累，故使声带从中间位轻度内收而呈旁正中位。

5. 中线位　两侧声带并拢。生理性者可见于发音之时；病理性者见于外展肌麻痹时，但外展肌麻痹时，声门裂完全闭合无隙可通的可能性甚小。一般常表现为声门裂隙位。即两侧声带几乎彼此相触，但留有窄隙。因该外展肌（环杓后肌）已麻痹，杓状软骨因失去被向后牵拉的力量而向前倾倒之故。

【病因】

按病变部位分中枢性、周围性两种，周围性多见，二者之比约为10∶1。由于左侧迷走神经与喉返神经行程较长，故左侧发病率较右侧约高一倍。

1. 中枢性　因喉肌接受两侧皮质支配，故皮质病变是对称的，或是巨大病变累及两侧喉的皮质运动中枢，方能引起喉麻痹，此种情况极为罕见。喉的运动神经核在延髓的疑核。某些中脑运动神经核（网状核），纹状体及锥体外系也可影响喉肌的功能。故发生于上述诸处的颅内病变，如脑动脉血栓形成、脑肿瘤、延髓空洞症、脊髓灰质炎、流脑、多发性脑脊髓硬化症、萎缩性肌僵直、遗传性运动失调、脑溢血、癫痫、震颤性麻痹、小舞蹈病及脑软化等，均可成为喉麻痹的病因。

2. 周围性　迷走神经核以下的病变皆属之，尤多见于颈静脉孔以下，喉返神经分出处以上累及迷走神经的病变，以及累及喉返神经的病变。

（1）外伤：甲状腺手术，尤其是再次手术，引起喉返神经损伤者最多见。其他颈部创伤，如枪弹伤、切割伤等引起者较少见。

（2）机械性压迫或牵拉：如甲状腺肿、颈淋巴结肿大、主动脉瘤、肺尖疾病、左心室扩大、胸腺压迫和纵隔疾患等。我科曾见1例因胃切除术的牵拉而引起喉返神经麻痹的病例，最后自愈。

（3）肿瘤：如食管癌（有时在出现吞咽障碍前，先有一侧声带麻痹或声带运动障碍，应予注意）。纵隔、咽旁隙及鼻咽顶部的肿瘤，尤以前两者较多见。

（4）周围神经炎：如白喉、流感、急性风湿病、带状疱疹、伤寒、麻疹、猩红热等均可引起喉的运动神经炎。金属及化学药品（如铅、砷、可卡因、奎宁、抗毒素血清等），有时也可引起中毒性神经炎或延髓中枢损害。

（5）原因不明：喉麻痹约有1/3病因不易查出，有人认为其中多数或与病毒感染有关。

3. 喉病性　为喉肌病变所致，如重症肌无力、伤寒、破伤风、结核等。环杓关节炎也可引起喉的运动性障碍。

4. 功能性　为精神因素引起的喉肌运动失常，如功能性喉痉挛，功能性内收肌麻痹（癔症性失声症）等。

【分型及临床表现】

由于神经受损程度不同，可出现4型麻痹，各型的临床表现亦有差异。

1. 喉返神经不完全麻痹（incomplete recurrent laryngeal nerve paralysis）　喉返神经主要支配除环甲肌以外的各喉内肌。喉返神经发生器质性麻痹时，其支配外展肌的神经纤维受累较早，支配内收肌的神经纤维受累较晚。或仅支配外展肌的神经纤维受累。

单侧喉返神经不完全麻痹者症状不显著，常在体检中发现。曾有短时期的声嘶，随即恢复。除在剧烈运动时可出现气促外，常无呼吸困难。间接喉镜检查，在吸气时，患侧声带不能外展，而健侧声带外展正常。发声时声门仍能闭合。

双侧喉返神经不完全麻痹，因两侧声带均不能外展，可引起喉阻塞，严重者如不及时处理，可引起窒息。间接喉镜检查见两侧声带接近中线位，其间仅留小裂缝。发声时，声门仍可闭合。

2. 喉返神经完全麻痹（complete recurrent laryngeal nerve paralysis）　单侧性者发声嘶哑，易疲劳，说话和咳嗽有漏气感。后期有代偿作用，发音好转。间接喉镜检查，因患侧外展及内收肌的功能完全丧失，患侧声带固定于旁正中位，即介于中间位与中线位之间。初期发声时，健侧声带闭合到中线位，两声带间有较大裂隙，后期出现代偿，健侧声带内收超越中线向患侧靠拢（图4-9-2），发声好转。呼吸时，因健侧声带正常，故无呼吸困难。

两侧喉返神经完全麻痹时，发音嘶哑无力，音色单调，说话费力，犹如耳语声，不能持久；常感觉气促，但无呼吸困难；因声门失去正常的保护性反射，不能关闭，易引起误呛，气管内常积有分泌物，且排痰困难，呼吸有喘鸣声。间接喉镜检查，双侧声带固定于旁正中位，边缘松弛，不能闭合，也不能外展。

3. 喉上神经麻痹　喉上神经外支为运动神经，支配环甲肌；内支为感觉神经。单独出现喉上神经麻痹者少见，而外支单独麻痹者更为少见。

喉上神经麻痹后声带张力丧失，不能发高声，声音粗而弱。单侧者，对侧喉黏膜的感觉仍存在。两侧者因喉黏膜感觉完全丧失，饮食、唾液误呛入下呼吸道，可发生吸入性肺炎。

一侧喉上神经外支麻痹者，发声时健侧环甲肌收缩，将甲状软骨向健侧扭转，环状软骨的健侧一半向上提起，声门裂呈斜位，声带前联合向健侧偏移，杓状软骨间切迹向患侧偏移，健侧声带高于患侧。吸气时，患侧声带被吸向健侧平面之下，呼气时则被吹向健侧平面之上。两侧喉上神经麻痹，则声带失其纵向张力，由于甲杓肌的作用，声带出现皱纹。如以手指置于环甲膜上触诊，在发声时患侧环甲肌失去收缩或牵引感。

4. 混合性喉神经麻痹　系指喉上神经及喉返神经全部麻痹。单侧性者常见于颈部外伤，手术损伤。因对侧声带发生代偿运动而发声尚好（图4-9-3），两侧麻痹者

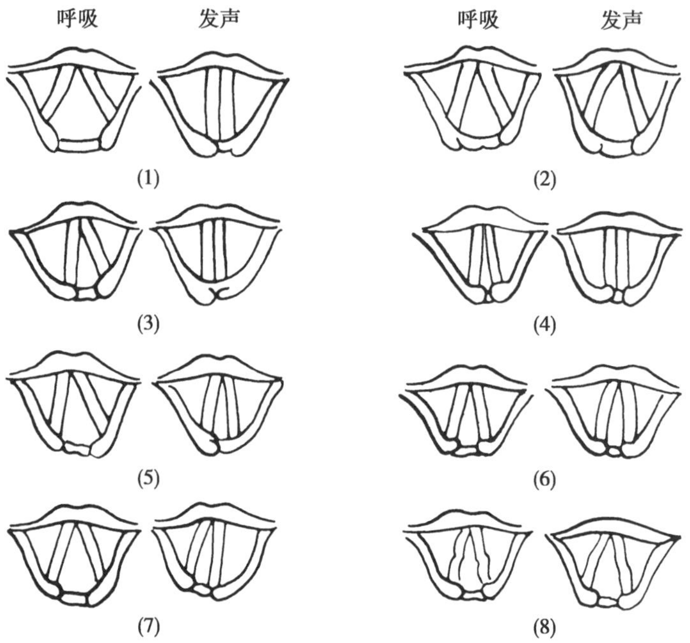

图 4-9-2 间接喉镜检查所见之各型声带麻痹

(1)正常喉部 (2)两侧内收肌瘫痪 (3)单侧外展肌瘫痪 (4)两侧外展肌瘫痪 (5)单侧喉返神经瘫痪 (6)双侧喉返神经瘫痪 (7)单侧喉返神经及喉上神经瘫痪 (8)两侧喉返神经及喉上神经瘫痪

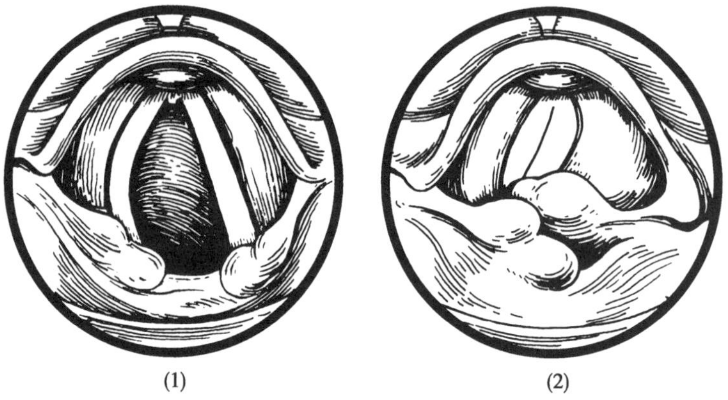

图 4-9-3 直接喉镜象示左侧喉返神经及喉上神经联合麻痹

(1) 吸气时 (2) 发声时

由于不能形成室带发声，发声功能全失，只能借口、咽与腭共鸣腔构语。因喉上神经内支受累，故喉黏膜的感觉消失，咳嗽功能减退，致下呼吸道分泌物潴留，易并发肺部炎症。

【治疗】

1. 喉上神经麻痹的治疗 若是由颈部肿瘤压迫所致，切除肿瘤，即可治疗。若是由末梢神经炎所致，可给予大量维生素 B_1 口服或注射，或应用丙硫硫胺（新维生素 B_1）20mg，每日肌肉注射 1 次，加兰他敏 2.5～10mg 每日肌肉注射 1 次，连续两周为一疗程。对保守治疗无效者，以及外伤所致的喉上神经麻痹，需行手术治疗。

甲状舌骨肌环甲肌缝合术（卜国铉，1962 年设计）：将甲状舌骨肌与环甲肌直接缝合，可缩短环甲间距，恢复声带紧张性和发声功能。

手术步骤：1% 普鲁卡因局部浸润麻醉，沿环甲膜平面作横切口，长约 8cm，切开皮肤和皮下组织，剥离浅筋膜，将两侧胸骨舌骨肌向两旁拉开，显露患侧甲状舌骨肌和环甲肌。游离甲状舌骨肌，在其下端附着以上 1cm 处，用肠线作两个褥式缝线，向下与环甲肌全层及环状软骨膜相缝合（图 4-9-4）。打结时，由助手将患侧环状软骨弓向上推移，缩短环甲间距，至患者发声音调满意时打结固定。术后鼻饲 3 日。

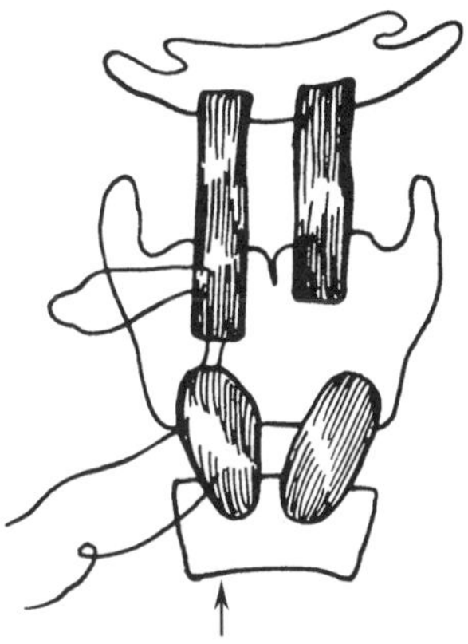

图 4-9-4　甲状舌骨肌环甲肌缝合术

2. 喉返神经麻痹的治疗　单侧喉返神经麻痹者，如发声和呼吸功能尚好，可加强语言训练及药物治疗、理疗等。若经久未愈，声带代偿不良者，可在患侧行声带内收手术，缩小声门裂隙，改善发声效果。

双侧喉返神经完全麻痹，若无呼吸困难并且发声尚可者，可不作特殊治疗；如无呼吸困难，但发声甚差者，可作一侧声带内收手术。

双侧喉返神经不全麻痹者，常发生严重的呼吸困难，严重者可发生窒息；发病缓慢者，虽不会发生突然窒息，但多因呼吸困难而影响工作和生活。治疗应首先行气管切开术，解除呼吸困难。经保守治疗无效，可行手术治疗。手术方法很多，手术效果各家报道不一，但总的原则是：对发声与呼吸兼顾，恢复喉的正常功能。现将声带外移固定术，神经肌蒂移植术及杓状软骨激光切除术介绍于下。

一、声带外移固定术

声带外移固定术（lateral cordopexy）系通过切除杓状软骨，使一侧声带外展，固定于适当位置，从而达到既改善呼吸，又不影响发声的目的。临床实践证明，术后如能保持杓状软骨间切迹宽达 4～5mm，则效果最佳。若小于 3mm，则呼吸不畅，大于 6mm，则发声不良。

（一）喉外径路声带外移固定术（Woodman operation）

【适应证】

（1）两侧喉返神经不全麻痹，用各种保守治疗半年以上，无进展或进展甚微，不能解除呼吸困难者。

（2）两侧环杓关节固定，呼吸困难者。

【禁忌证】

（1）喉结核或放疗后患者，因声带突周围有较坚韧的瘢痕组织或组织纤维化等，向外牵引声带比较困难，易导致手术失败。这类病例可采用喉裂开径路声带外移固定术（见后）。

（2）伴有其他未经治疗的气道阻塞。

【术前准备】

未行气管切开术者，术前先行气管切开术，以解除呼吸困难和便于麻醉。其余同其他喉部手术的术前准备。

【麻醉与体位】

采用气管内插管全身麻醉较为适宜。如估计患者术中能较好合作，也可采用基础麻醉加局部浸润麻醉。

体位：先作气管切开者，仰卧位，肩下垫小枕。气管切开后，将头偏向非手术侧，并略微向后伸。

【手术侧的选择】

首先宜选择发生麻痹较早且较严重的一侧施行手术。如此侧手术失败，尚可施行对侧手术。两侧施行手术者，术后呼吸较满意，但发声可能较差，均须事先对患者说明。

【手术方法】

（1）切口：沿胸锁乳突肌前缘，从甲状软骨上角至环状软骨下缘高度作一斜行切口（图 4-9-5），切开皮肤及皮下组织。

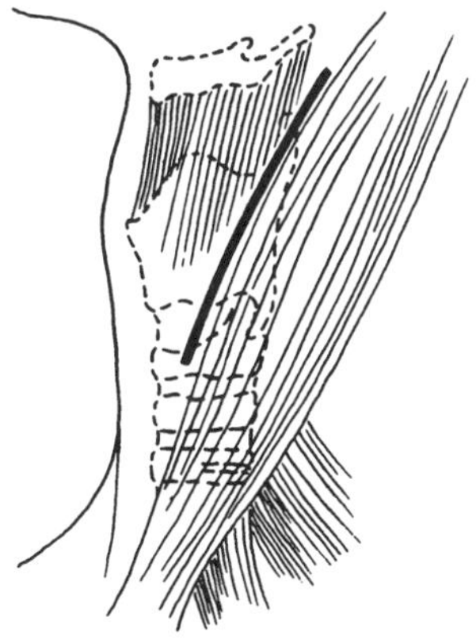

图 4-9-5　切口

（2）暴露甲状软骨后缘：将胸锁乳突肌向后、胸骨舌骨肌向前牵引，沿甲状软骨后缘切开咽下缩肌与软骨膜，下达环甲关节（图4-9-6）。将软骨膜与咽下缩肌一起向后分离，使甲状软骨板后缘完全暴露。

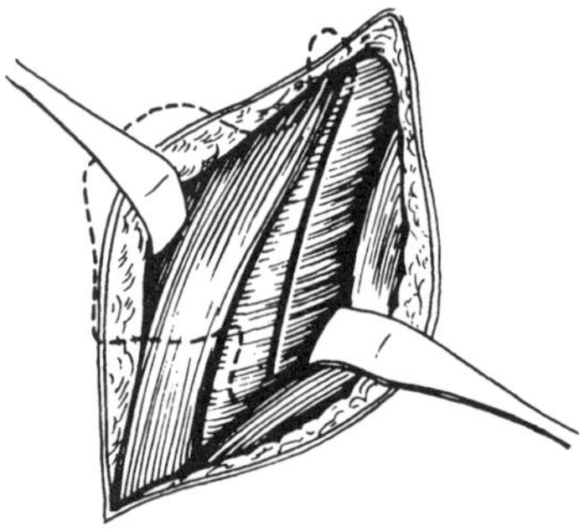

图4-9-6 暴露甲状软骨后缘
（实线示咽下缩肌切口部位）

（3）分离环甲关节，暴露杓状软骨：绕甲状软骨后缘将甲状软骨板内侧面的软骨膜分离少许，使下角与环甲关节脱位，用钝齿拉钩将甲状软骨板后缘向前、向上牵引，即可见环状软骨的环甲关节面，在关节面上方垂直向上切开软骨膜，作黏膜下分离达环杓关节，暴露环杓关节与杓状软骨（图4-9-7）。

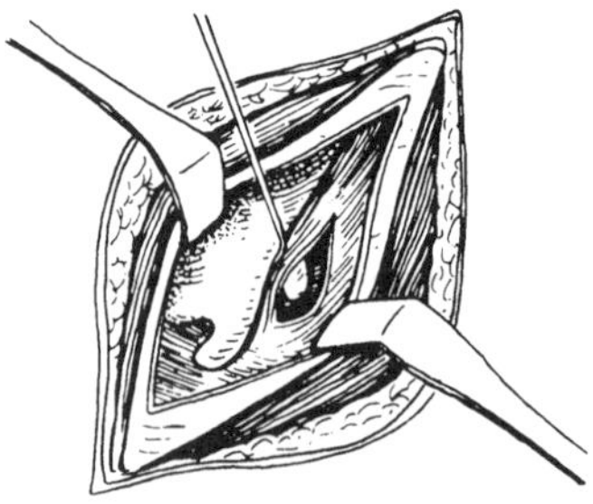

图4-9-7 分离环甲关节暴露杓状软骨

（4）游离并取出杓状软骨：在软骨膜下分离杓状软骨，并使其从环杓关节脱位。分离时注意勿损伤黏膜而进入喉腔。用一缝针绕过杓状软骨中部并牵拉缝线，使杓状软骨向外转动，以暴露声带突。在黏膜下用不吸收线在声带突处（包括一部分声带肌及甲杓肌纤维）缝一针，然后将杓状软骨在声带突处切断并取出（图4-9-8）。

（5）外移并固定声带：将缝线向外牵拉，绕过甲状软骨下角打结固定，或再缝于胸锁乳突肌前缘处以加强固定作用（图4-9-9）。当结扎固定时，需用直接喉镜测量声门裂后段的大小，以达3～5mm为度。

（6）缝合创口：声带外展固定后，依次缝合肌层与皮肤切口，皮下可不置引流条。

【术后处理】

（1）术后7～10天，每天应用广谱抗生素，以防感染。

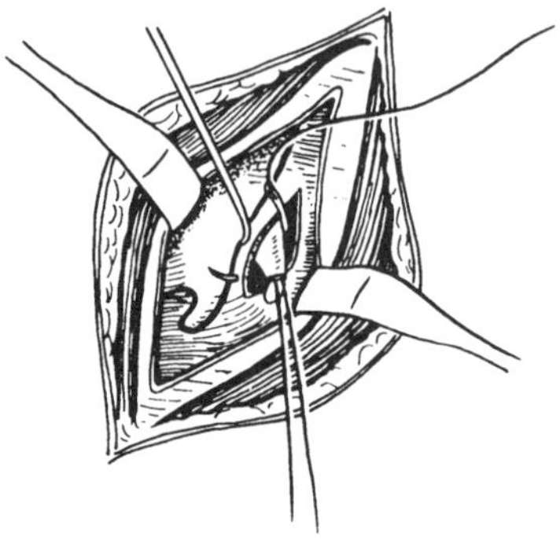

图4-9-8 游离并取出杓状软骨

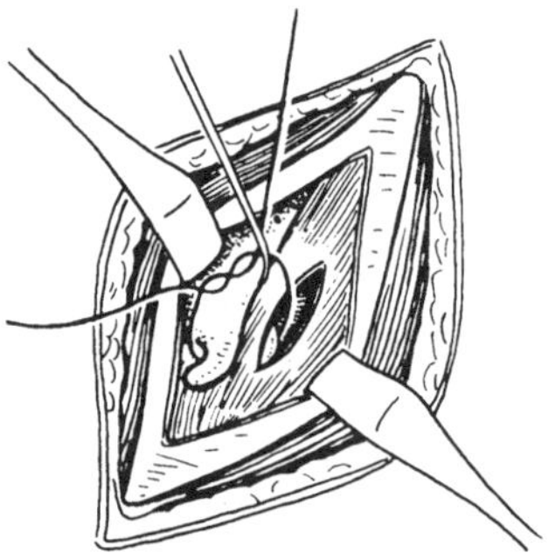

图4-9-9 外移并固定声带

（2）术后10天内暂不说话，以后如喉水肿消失，呼吸通畅，则可堵管。堵管24小时无呼吸困难者，即可拔管。

（3）术后有吞咽困难者，可用鼻饲法。

（4）其余同喉部手术的术后护理。

【术后并发症】

（1）术后局部感染：创口化脓，严重者可发生喉软骨膜炎，术后应用抗生素，可预防。

（2）喉内肉芽形成：如术中穿破喉腔黏膜，喉腔内常有肉芽组织形成，可在直接或间接喉镜下予以切除。

（二）喉裂开径路声带外移固定术（lateral cordopexy by thyrotomy）

【手术步骤】

（1）气管切开全身麻醉。

（2）喉裂开术。

（3）分离切除杓状软骨：在一侧杓状软骨内侧行切口，暴露该软骨并分离周围的黏膜和肌肉，断离环杓关节和附着的肌肉、韧带，取出杓状软骨。止血后缝合黏膜切口（图4-9-10）。

（4）置入喉扩张子：在声门间放置一大小合适的喉

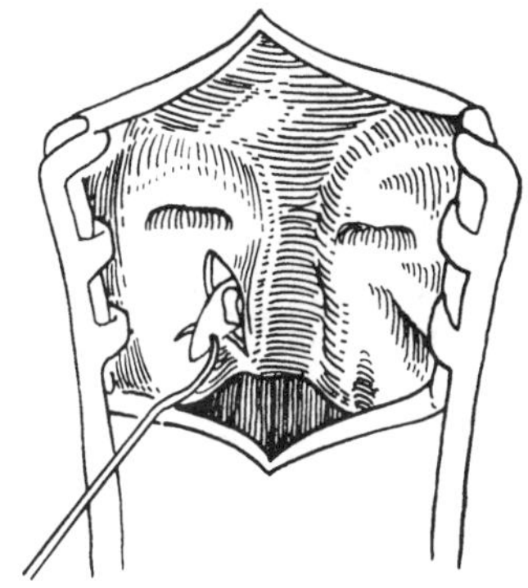

图 4-9-10　喉裂开径路声带外移固定术：切除杓状软骨

扩张子或硅胶管（外径约 6mm）。扩张子上端缝线经鼻腔引出，在面部固定；下端缝线由气管瘘口处引出，固定于气管套管上（图 4-9-11）。

（5）关闭喉腔及缝合切口。

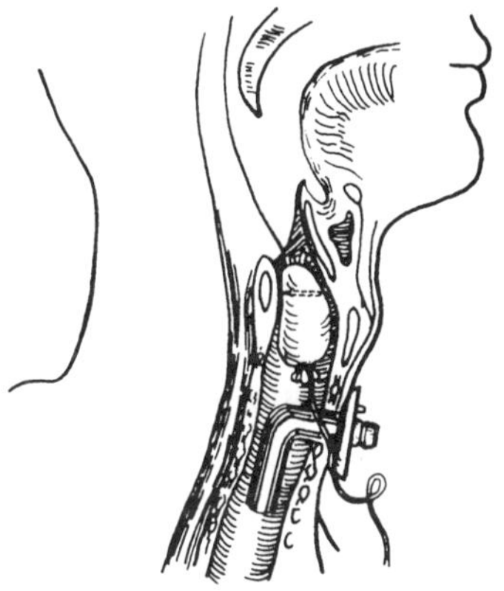

图 4-9-11　喉裂开径路声带外移固定术：置入喉扩张子

【术后处理】

（1）术后进流汁饮食或行鼻饲。

（2）术后 10 天拔除喉扩张子，堵管 48 小时无呼吸困难后拔管。

二、神经肌蒂移植术

神经肌蒂移植术（neuro-muscular-pedical grafting）系将自体神经肌蒂移植于麻痹的喉内肌，以恢复喉肌之功能。Tucker（1976）首先将此术用于临床，治疗双侧喉外展肌麻痹导致喉阻塞的患者，继之又成功地用于治疗单侧喉返神经麻痹引起发声障碍的患者。此手术的优点有：①有助于恢复喉功能，若成功，不仅改善呼吸，而且不加重损害发声功能；②不需吻合神经，可避免发生神经逆行性退化，神经运动单元减少，形成神经瘤，生长的神经纤维迷失方向等现象；③神经肌蒂与受植肌床愈合迅速，恢复功能的时间短，而且神经干不会从肌床上滑落；④有选择地移植于受累的麻痹喉肌群，避免发生神经吻合中的外展与内收神经纤维交错及功能失调；⑤不妨碍麻痹神经的自发恢复潜力；⑥手术操作较易。

近来研究表明：神经肌蒂移植术的原理并非是保留完整的运动终板，而是通过切断的神经末梢发芽而长入失神经支配的肌纤维中，形成新的运动终板，进而恢复功能。

Tucker（1989）报告了用神经肌蒂移植术治疗 214 例双侧声带麻痹的疗效。术后 6 个月内顺利拔管的 180 例（89%），并能耐受足够的运动量。术后 2～5 年内 180 例初期成功者中，31 例再度出现呼吸困难，需进一步处理。其中 16 例为环杓关节固定或强直。远期疗效为 74%。

【适应证】

（1）各种原因引起的双侧喉外展肌麻痹，声门裂狭小，有呼吸困难不能维持日常活动者（神经肌蒂移植于环杓后肌上）。

（2）喉返及喉上神经联合麻痹，发声时声门裂大于 3～4mm，出现气息声，或吞咽时有不同程度的误吸者，观察、保守治疗半年喉功能未恢复或对侧声带代偿，可考虑手术。神经肌蒂移植于环杓侧肌上）。

【禁忌证】

（1）因双侧环杓关节僵直而引起的双侧声带固定。

（2）由于外伤或瘢痕致双侧舌下神经袢至各带状肌所需的神经支丧失。

（3）伴有其他未经治疗的气道阻塞。

（4）患者体质弱，不能耐受手术。

【术前准备】

（1）了解杓状软骨是否固定，观察声带有无被动运动。如杓状软骨固定，可行声带外移固定术。

（2）颈前备皮。

【麻醉与体位】

麻醉：气管插管全身麻醉。

体位：同喉外径路声带外移固定术。

【手术步骤】

（1）切口：同喉外径路声带外移固定术。

（2）制备神经肌蒂（图 4-9-12）：分离皮下组织、

颈阔肌、游离胸锁乳突肌前缘并向后牵引，在颈静脉外侧面仔细解剖舌下神经袢至肩胛舌骨肌前腹的分支，辨认方法有二：①舌下神经袢于颈静脉表面的筋膜穿过，分离筋膜，追踪至远端肩胛舌骨肌的分支；②翻起肩胛舌骨肌前腹的后缘，自肌肉处向后外追踪神经。注意勿损伤与其伴行的小动脉分支。用神经测定器刺激舌下神经袢分支，可见肩胛舌骨肌收缩。用5-0丝线缝于神经进入肌肉处的两侧，用以牵引肌肉，切取包括神经末梢在内的不大于2～3mm^{2}的肌块，并用生理盐水纱布保护。

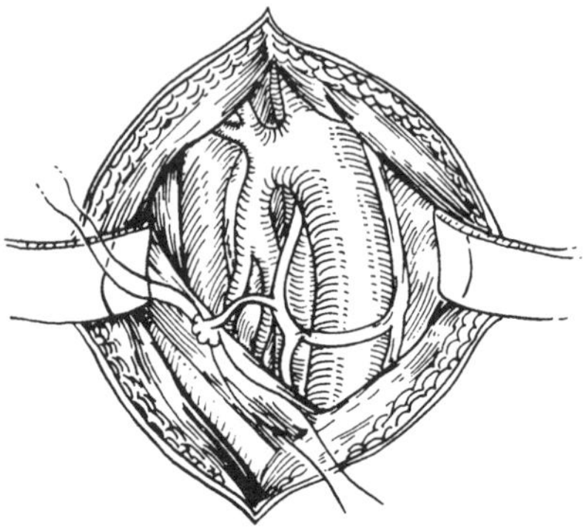

图 4-9-12 制备神经肌带

（3）暴露环杓后肌（图4-9-13）：用拉钩牵引甲状软骨翼后缘，使喉转向对侧。钝性分离咽下缩肌，仔细剖露环杓后肌纤维，该肌纤维从内下向外上行走，与咽下缩肌纤维走向成直角。

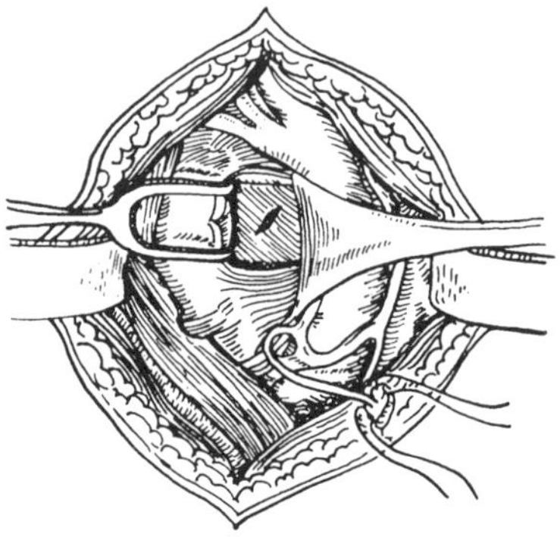

图 4-9-13 暴露环杓后肌并在其上作一切口

（4）植入神经肌带（图4-9-14）：在环杓后肌上切一个长约3～5mm的切口，切开肌纤维。彻底止血，然后将已准备好的神经肌带置入切口内，缝合4～6针。

（5）如暴露环杓侧肌，则于甲状软骨板后下部游离出一个基部向后的软骨膜，切除部分软骨板，保留后下方软骨缘，勿损伤里面软骨膜。然后将此软骨膜切开，暴露甲杓肌外侧之肌纤维及环杓侧肌，切开肌纤维，植

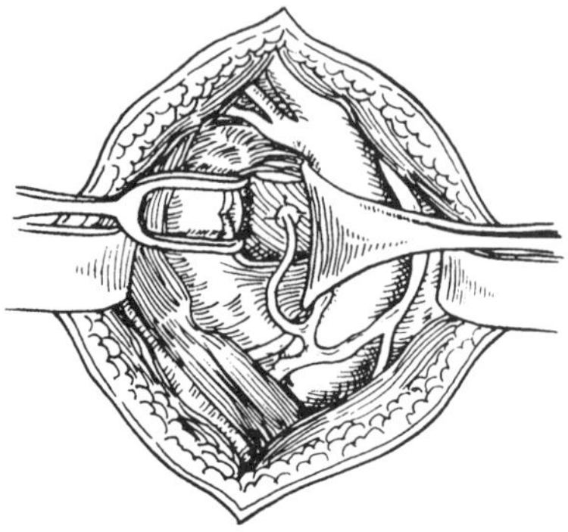

图 4-9-14 植入神经肌带于环杓后肌内

入神经肌带，其外之软骨膜缝回原处（图4-9-15，4-9-16，4-9-17，4-9-18）。

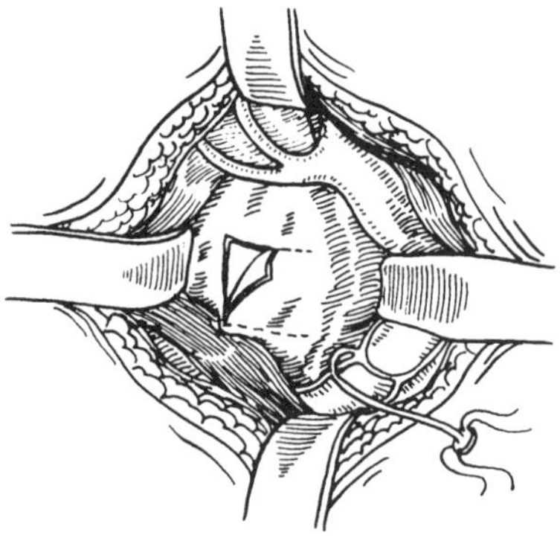

图 4-9-15 暴露环杓侧肌：于甲状软骨板后下部游离基底向后的软骨膜

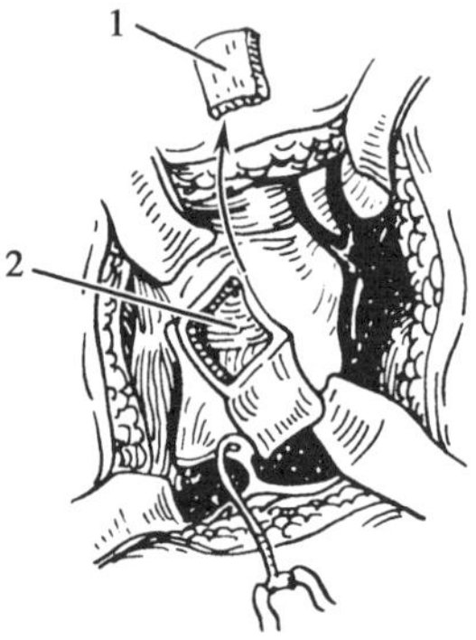

图 4-9-16 暴露环杓侧肌：切除部分软骨板（甲状软骨板后下部开窗）

1. 环杓侧肌 2. 切除的甲状软骨板 3. 神经肌带

（6）缝合：喉体复位，置引流条，逐层缝合伤口。

【术中注意要点】

（1）舌下神经袢分支在分散为终板前，常在肌纤维

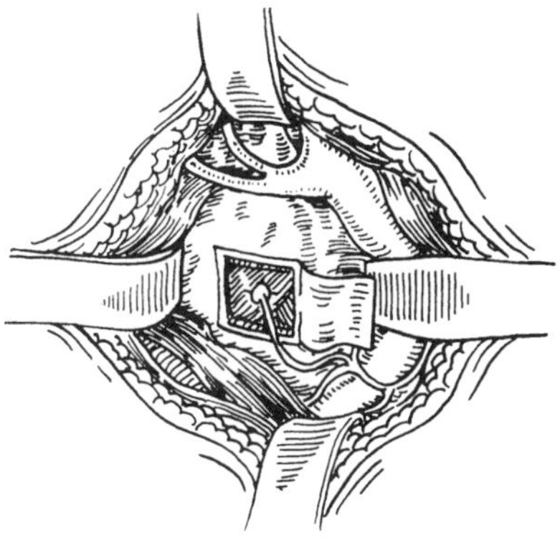

图 4-9-17　将神经肌蒂植入环杓侧肌内

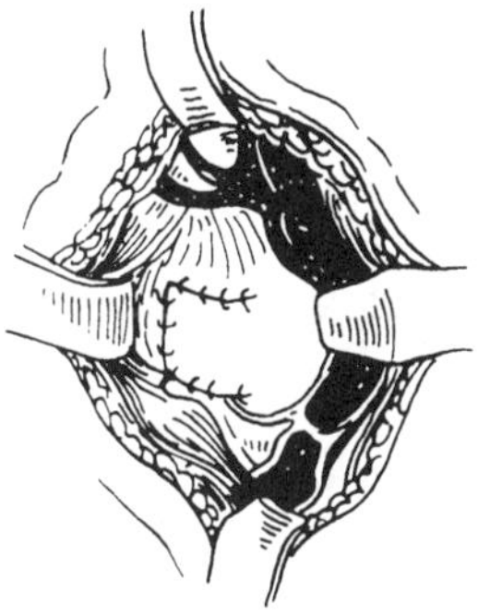

图 4-9-18　甲状软骨膜复位缝合

间穿行若干毫米，所以应将神经向肌纤维内作适当分离，使切取之肌块真正在神经进入处。

（2）如舌下神经袢-肩胛舌骨肌蒂不能应用，可采用舌下神经袢-胸骨甲状肌蒂。亦可利用对侧神经肌蒂通过颈前带状肌下的隧道转移至患侧。

（3）肌蒂不宜过大，以免瘢痕形成，阻碍肌蒂中的神经长入失神经的肌纤维中。

（4）移植神经肌蒂时，要注意肌蒂肌束应与肌床肌纤维长轴相一致，并防止肌床与肌蒂间积血，以免继发瘢痕组织，妨碍神经末梢发芽长入。

（5）如术中发现环杓后肌已萎缩或纤维化，则应改行杓状软骨切除，声带外移固定术。

【术后处理】

（1）术后 24～48 小时拔除引流条。

（2）一般术后 6～8 周呼吸功能恢复。堵管无呼吸困难者可拔管。术后 3～4 个月仍无功能恢复迹象，应视为手术失败。失败者可行对侧手术或杓状软骨切除声带外移固定术。

（3）术后酌情应用抗生素 7～10 天。

三、杓状软骨激光切除术

喉内与喉外径路的杓状软骨切除术是目前治疗双侧声带外展麻痹的有效方法，喉外径路在术野暴露和手术操作等方面优于喉内径路。但手术创伤大，术后并发症较多。单纯显微喉镜下切除杓状软骨，手术操作难度较大，术中出血较多，影响手术操作，手术时间较长。术后创面易生长肉芽组织和瘢痕组织致声门区狭窄。Strong，Ossoff 和 Karlan 等报告用 CO_2 激光切除杓状软骨取得了较满意的治疗效果，该方法不仅能在显微镜下准确地切除杓状软骨，而且手术中出血少，术野清晰，术中、术后的组织水肿反应轻。

杓状软骨 CO_2 激光切除术的术式可分四种术式：①杓状软骨全切除术；②杓状软骨次全切除术；③杓状软骨内侧切除术；④黏膜下杓状软骨切除术。

本手术的常见并发症有激光烧灼部位生长肉芽组织、杓状软骨膜炎、误吸、发声障碍，肉芽组织及瘢痕组织生长导致的喉狭窄；麻醉气体及麻醉插管燃烧致喉气管黏膜烧伤等。秦永等（2003 年）报道：应用 Weerda 扩张手术喉镜系统，对喉前庭，特别是后联合区域暴露满意，术野宽敞，清晰，利于激光准确定位切割，可进行喉显微黏膜缝合术，以消除杓状软骨切除术后杓区缺损遗留的创面裸露，既可消灭创面空腔、防止创面出血，又可避免创面肉芽组织增生，瘢痕形成，致声门区再度狭窄。

第二节　喉肌肌病性麻痹

【病因】

喉部黏膜与喉部肌肉紧密相连，故所有黏膜病变皆可累及喉肌，病因有炎症、肿瘤浸润及发声过度等。单侧者较多见。

【症状】

发声易疲劳、无力、甚者声嘶。重症肌无力引起者还可伴有眼睑下垂。

【诊断】

结合症状，根据间接喉镜下所见的声门镜像，可以分析出何肌麻痹（图 4-9-19）。

【治疗】

针对病因进行治疗。对重症肌无力可应用新斯的明、毒扁豆碱或安贝氯胺（ambenonium chloride）等治疗。

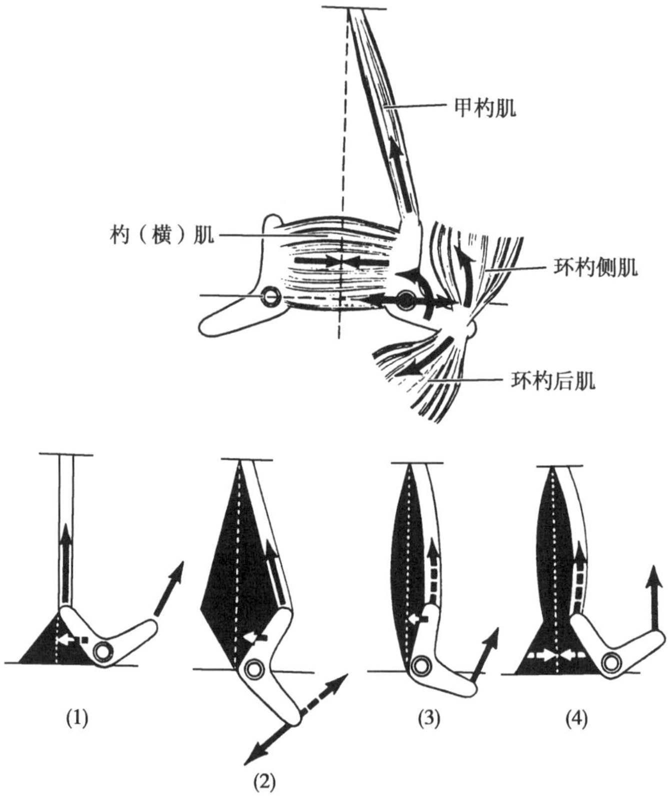

图 4-9-19 肌病性麻痹示意图
（虚线箭头示麻痹的肌组）
上图表示喉内诸肌及其收缩情况 下图表示喉内部分肌肉麻痹：(1)杓横肌麻痹 (2)环杓侧肌麻痹 (3)甲杓肌内侧部(声带肌)麻痹 (4)杓横肌与甲杓肌内侧部均麻痹

第三节 喉 痉 挛

喉痉挛（laryngeal spasm）可分为成人喉痉挛，喉晕厥和蝉鸣性喉痉挛（小儿）。

一、成人喉痉挛

系支配声带或喉入口运动的肌肉发生痉挛，或两者同时发生。

【病因】

1. 局部刺激 局部刺激引起的反射性喉痉挛最常见。如进行喉部检查或治疗时，异物通过或存留于喉部时，急性或亚急性喉炎，咽部应用腐蚀剂刺激喉部，声带边缘的肿瘤，悬雍垂过长等，均可发生反射性喉肌痉挛。

2. 喉返神经受刺激 颈部或纵隔淋巴结肿大，肿瘤、主动脉瘤、肺结核等致喉返神经受刺激。甲状腺手术时损伤喉返神经，除可能引起喉麻痹外，也可诱致喉痉挛。

3. 中枢神经性疾病 脊髓痨运动性共济失调为最常见。喉痉挛可为此病之初发症状，或为喉麻痹之前驱症状。癫痫常发生喉痉挛，狂犬病患者喉外展肌亦呈痉挛状态。

4. 神经官能性疾病 癔症患者常反复发生喉痉挛样表现。

【症状】

骤然发作的呼吸困难，吸气粗长伴喘鸣，呼气呈断续的犬吠声，患者易惊慌失措。多为时甚短，常在作一深吸气后发作终止而呼吸如常。

成人喉痉挛可有以下不同的表现形式：

1. 痉挛性咳 为较常见和发作较轻的一种类型，如无器质性疾病，多系神经官能性疾病的一种无用的清理咽部的表现，神经衰弱者多易患此病。耳、鼻、咽及胸部有敏感病区，因反射作用而发生。如取出外耳道耵聍栓塞时可诱发痉挛性咳。发作时表现为一种短促、哮吼性或炸裂性咳嗽，无痰液及声嘶。多于白天发作，入夜停止。无一定间隙期，可持续数月至数年之久，而不致影响患者健康。喉部检查无特殊发现。治疗以镇静、解痉为主。辅以喉部理疗和心理治疗。

2. 痉挛性失声　多发生于用声较多而情绪紧张者。痉挛发生于刚欲说话或正在说话时，突然失声，不能发出一字。如勉强发声，则觉喉部疼痛。停止说话，痉挛即止。喉镜检查：声带紧张呈内收位，发声时声门紧闭或发生不规则运动。余无阳性体征可见。治疗：以静息少语和发声训练为主。情绪紧张者，可给予镇静剂。

【检查】

喉镜检查：吸气时两侧声带仍相接触，极似两侧外展肌瘫痪，但实为内收肌痉挛所致，可使患者不停地发声，后因必须吸入空气，随着患者的一次深吸气，声带乃向外展。

【诊断】

根据典型之症状和检查，诊断一般较易。但应在发作间歇期行颈、胸部、喉部及神经系统检查，以便查出其病因而予以治疗。

【治疗】

对精神因素引起者，可向患者说明此病特征，每当发作时必须保持镇静，闭口用鼻缓缓呼吸，发作常可自行消退。在发作时慢慢地喝一点热饮料，作颈部热敷，或吸入亚硝酸异戊酯，也可使痉挛停止。若为器质性疾病所引起者，除对病因治疗外，须考虑作气管切开术，以免发生窒息。

二、喉　晕　厥

喉晕厥（Laryngeal syncope）：是一种因喉部原因引起的短暂意识丧失的综合征。Charcot 1876 年首先报道。颇少见，多发于男性。又名“喉中风”、“喉眩晕”及“剧咳后晕厥（tussive syncope）”等。现就其病因及发病机制和临床表现等分述于下：

【病因及发病机制】

病因尚不明确，可能因喉部受到某些刺激或喉、气管的炎症等原因。与精神紧张，过度疲劳，烟酒过度，焦虑等因素亦有关。其发生机制有如下假说：①喉部受到刺激后，发生连续剧烈的咳嗽，导致胸内负压增高；当胸内负压增高达一定程度时压迫胸内静脉，使回心血量明显减少，左心输出量减少，引起暂时性的大脑缺血；②胸内压力增高也可经椎间孔传递于脑脊液使之压力增高，加重脑部缺血；③脑组织的缺血引起神经系统功能障碍，出现晕厥；④迷走神经受反射性刺激，使心搏动暂时停止而发生脑贫血；⑤属于一种眩晕，与梅尼埃病相似；亦有谓此病为癫痫之一种小发作者。

【临床表现】

发作时极似癫痫，初感喉部灼热不适，继之痉挛性咳嗽，眼花缭乱，眩晕倒地。面色苍白或充血，面部及手足抽搐，舌部可被咬伤，短暂（数秒钟）的意识丧失后清醒。喉部检查：可见声带充血，余正常。此病发作次数不定，有毕生仅发一次者，预后佳。

【诊断及鉴别诊断】

诊断较易，但应与癫痫及脊髓痨运动性共济失调之喉危象鉴别。膝反射丧失及 Argyll Robertson 瞳孔（对光反应消失，调节反应存在的一种缩小的瞳孔）等症，为脊髓痨运动性共济失调之特征，可资鉴别。

【治疗】

针对病因，排除喉部的刺激因素。如有喉、气管的炎症应予以治疗。并使用镇咳镇静剂。发作时用开口器置于口内以免咬伤舌部，并可吸入亚硝酸异戊酯终止发作。屡发者亦可用“单声换气咳嗽”来控制连续性的剧烈阵咳。即嘱患者在每一声咳嗽后吸气，以减低胸内压力，中断恶性循环。

三、蝉鸣性喉痉挛

蝉鸣性喉痉挛（laryngismus stridulus）多发生于婴幼儿，半岁至 3 岁最多见。

【病因】

可能与血钙含量过低有关，多发于体弱、营养不良或患佝偻病者。上呼吸道或消化道疾病常为此病之诱因。如鼻部疾病、腺样体肥大、慢性扁桃体炎、肠道寄生虫病及便秘等均可诱发此病。症状的产生是由于喉内收肌痉挛，促使声门闭合所致。

【症状】

多在夜间突发吸气性呼吸困难伴吸气性喘鸣，面色发绀，惊恐不安，重者可大小便失禁。每次发作时间很短。患儿常在呼吸最困难时，作一次深吸气，症状立即消失，但可连续发作。每次发作后，患儿又可入睡，翌晨醒后，呼吸如常。发作时及病后均无声音嘶哑和发热现象。喉镜检查，多无异常发现。

【诊断】

本病之特征为突然发作，骤然终止，无发热及声嘶。患儿全身健康状况及营养状况不良等有助于诊断。应注意与呼吸道异物，喉白喉，先天性喉喘鸣等相鉴别。

【治疗】

发作时将患者衣服解松，以冷水浇面，击拍臀部，背部或拽引舌部，均可使痉挛消退。改善患者健康及营养状况，多晒太阳，补充维生素 A、D 等也甚重要。

第四节　喉的感觉神经麻痹

单纯的喉部感觉神经麻痹较少见，常伴有运动性障碍。喉部感觉神经性疾病有喉感觉过敏及感觉异常和喉感觉缺失及喉麻木两种。

一、喉感觉过敏及感觉异常

喉感觉过敏是喉黏膜对普通刺激特别敏感。通常食物和唾液等触及喉部黏膜时，即引起呛咳和喉痉挛。喉感觉异常（laryngeal paraesthesia）是喉部发生不正常感觉如刺痛、瘙痒、烧灼、干燥或异物感等异常感觉。多因急、慢性咽炎，长期嗜烟酒，耳、鼻、咽、齿部疾病通过迷走神经反射作用所致。也常见于神经衰弱、癔病、绝经期等患者。也可发生于多用喉的教师、歌唱家、售票员等。

【临床表现】

患者觉喉内不适、灼痛、蚁行、发痒、异物感，常作咳嗽、吐痰或吞咽动作，企图清除分泌物，易发生反射性呛咳。

【检查】

喉镜检查无明显异常发现。应注意梨状窝有无积液，环状软骨后方有无病变，排除环后区、喉咽部肿瘤。

【治疗】

去除病因，注意卫生，加强营养，改善健康，对患者详细解释起病原因，消除顾虑，以免集中注意力于喉部而使症状加重。局部亦可酌情进行感应电理疗，作为辅助治疗，转移其注意力。

二、喉感觉缺失（喉麻木）

喉感觉缺失即喉麻木（laryngeal anaesthesia）是喉上神经内支麻痹所致。按轻重分为单侧性，双侧性，轻度麻木或完全麻木，常伴有喉肌瘫痪。

【病因】

有中枢性和周围性两种：①中枢神经疾病如脑溢血、小脑后下动脉血栓形成、脑肿瘤、多发性硬化等；②周围神经疾病常见者为铅中毒，颅底肿瘤或外伤，以及白喉等传染性疾病引起的神经炎等。

【临床表现】

单侧喉麻木可无症状。双侧性者，饮食时因失去反射作用，而易误呛入下呼吸道，故有吞咽障碍。

【检查】

喉部检查如以探针触及喉黏膜，可发现喉黏膜反射减退或消失。

【治疗】

轻者应该少进流质，多食糊状食物，进行吞咽锻炼。重者行鼻饲法。同时查出病因，予以治疗，以促使喉部感觉的恢复。

（刘邦华　沈艮祥）

第十章

喉部肿瘤

第一节　喉部良性肿瘤

喉部良性肿瘤系指发生于喉部，在临床上及病理学上均具有良性特点的真性肿瘤。临床上许多由炎症、外伤及新陈代谢紊乱等所致的肿瘤样物如息肉、囊肿、淀粉样变、结核病、机化血肿等，虽然在形态和症状方面与真性肿瘤有许多相似之处，但在组织病理学上却有很大差别，故本节仅述及真正的喉部良性肿瘤，其他假性肿瘤将在有关章节中叙述。

真性良性肿瘤的特点是：多起源于上皮或结缔组织，由高度分化的成熟细胞构成，不向邻近组织浸润或转移他处，无出血和溃烂倾向，不引起恶病质。喉部良性肿瘤以乳头状瘤最多见，其他如神经鞘瘤或神经纤维瘤、血管瘤、软骨瘤、纤维瘤、腺瘤、黏液瘤、脂肪瘤、淋巴管瘤及肌瘤等，则较少见。

一、喉乳头状瘤

喉乳头状瘤(laryngeal papilloma)是喉部最常见的良性肿瘤。吴学愚(1958)报告46例喉部真性良性肿瘤,其中乳头状瘤占34例(73.6%)。前北京协和医学院耳鼻咽喉科学系(1959)分析112例喉部良性肿瘤,其中乳头状瘤占99例(88.3%),但程子超等（1955）报告81例喉部良性肿瘤，乳头状瘤仅占18例（22.2%）。国外NEW（1938）报告722例喉部良性肿瘤，乳头状瘤占194例（26.8%），Zak（1954）报告93例喉良性肿瘤中，喉乳头状瘤占32例（34.4%）。我科自1960年7月至1972年6月的12年中共收治喉部良性肿瘤75例，其中乳头状瘤63例，占81.3‰，成人56例，14岁以下7例。各家报道悬殊较大，可能因统计分类方法的不同，将一些假性肿瘤统计在内之故，也有些可能是诊断上的不同。

喉乳头状瘤的性别差异不大，可发生于任何年龄，10岁以下儿童更为常见。儿童的乳头状瘤较成人生长快，常为多发性，且易复发，但随年龄的增长有自限趋势。成人乳头状瘤易发生恶变。

【病因】

尚不十分明了，但近来病毒感染说颇受重视。持此观点者认为，喉乳头状瘤与皮肤寻常疣（verraca vulgaris）和尖锐湿疣（condyloma acuminatum）一样，其致病因子是乳头状瘤病毒（papillomavirus），属乳多空病毒（papovavirus）之亚型。该学说还有待进一步证实，但已有不少间接证据支持：①小儿喉乳头状瘤与母亲妊娠期或分娩期的尖锐湿疣有一定的病因学关系。Cook等（1973）调查49例喉乳头状瘤患者，发现31例有明确的母亲尖锐湿疣病史，且21例在妊娠及分娩时有尖锐湿疣。尖锐湿疣是由乳头状瘤病毒感染所致；②Ullman（1923）将一位6岁男孩的喉乳头状瘤接种于其前臂，90天后接种部位出现了典型的皮肤疣，其后又将一患者的喉乳头状瘤无细胞滤过液接种于自己及其助手的手臂上获得成功。Ishikwa（1936）成功地重复了Ullman的实验；③Quik等（1980）用免疫辣根过氧化物酶染色法证实与病毒有关的颗粒存在于喉乳头状瘤的黏膜表面。Lack等（1980）用PAP法测出人乳头状瘤病毒有一种特异性抗原，并用抗血清与喉乳头状瘤作用后染色，发现有74%呈阳性反应，且在电镜下证实3例阳性反应患者的细胞内含有病毒样小体；④在某些喉乳头状瘤的治疗过程中，患者所患的皮肤寻常疣亦同时自行消退（Strong，1976）；⑤喉乳头状瘤的播散性，复发性和自发缓解性等均符合病毒性疾病的临床特点。但是，Stephens 等（1979）用电镜观察了各乳头状瘤组织，其中未见到乳多空病毒，仅在疣状组织中发现。故病毒感染学说尚有待进一步完善。

临床观察发现，小儿喉乳头状瘤在青春发育期常有自愈倾向。女性患者的喉乳头状瘤的多发和自愈与妊娠，绝经期有关。说明本病可能与内分泌有关。我科曾观察治疗一例女性喉乳头状瘤患者 21 年，先后共手术切除 20 余次，均未能控制肿瘤的复发，但进入绝经期后观察 7 年，未再复发。

此外，还有电解质（镁、钙）代谢紊乱学说，慢性刺激学说等，但未被广泛接受。

【病理】

喉乳头状瘤为来自上皮组织的肿瘤，由多层鳞状上皮及其下的结缔组织向表面作乳头状突出生长。于横切面上乳头呈圆形或长圆形团块，中心有疏松而富有血管的结缔组织，常不浸润其基底组织，可单发或多发。单发者多见于成人，好发于一侧声带边缘或声带前联合，也有两侧均受累者。多发者多见于儿童，可生长于声带、室带、喉室等处。可以自行移植扩展至声门下或气管、支气管中。呼吸道内的多发性乳头状瘤亦称为呼吸道乳头状瘤病（respiratory tract papillomatosis）。Weiss 和 Kashima（1983）报告 39 例喉乳头状瘤，侵犯至声门下者占 69%，气管内有病变者占 26%。向气管内侵犯的促发因素有：存在声门下病变；有气管切开术史；并与切除肿瘤之次数及病程长短有关。预防向气管内扩散的方法有：尽量避免作气管切开术；在行喉内手术时，应注意肿瘤的播散及不损伤气管黏膜；早期发现气管内可疑病变并及时治疗。Cohen 等（1983）分析 90 例小儿喉乳头状瘤，出现气管，支气管扩散者很少，并认为与少用气管内插管麻醉、避免气管切开术及术中不损伤气管内黏膜有关。

小儿喉乳头状瘤易复发，成人喉乳头状瘤可发生恶性变，各家的观察结果不一。

【症状及检查】

本病发展缓慢，常见症状为声嘶或失声。肿瘤大者，可引起咳嗽，喘鸣及呼吸困难。长期持续性呼吸困难者，可发生漏斗胸及代偿性红细胞增多。喉镜检查，见肿瘤呈苍白、淡红或暗红色，视血管的多寡及有无继发感染而定。表面常呈桑葚状或仅粗糙不平如绒毛而无乳头可见。带蒂者常随呼吸气流上下活动，安静呼吸时可隐入声门下腔不易发现，发声时则翻于声带上清楚可见。

【诊断】

本病诊断不难，根据病史进行喉镜检查，并进行活组织检查即可确诊。对中年以上的喉乳头状瘤患者，须严密观察。对于屡次多发者，需反复活检，以便及时发现有无恶变倾向。

【治疗】

目前所采用的各种方法均不十分满意。应根据患者年龄、肿瘤大小、部位、范围及多发情况综合考虑治疗方案。

1. 手术疗法　在直接喉镜或间接喉镜下用喉钳咬除肿瘤。对于范围较广或侵犯黏膜下层的多发肿瘤，或超过青春期多次多发的病例，可行喉裂开术。术前或术后酌情行气管切开术。切除肿瘤后，可用鸦胆子油局部涂布。手术时常难以准确判断肿瘤的范围，Yoshpe（1993）报告用 0.5% ~5% 的醋酸溶液浸湿卷棉子头端，涂布于疑为乳头状瘤处，乳头状瘤与正常黏膜界限分明，有乳头状瘤处变为白色，正常黏膜色泽无改变，有助于彻底切除肿瘤，提高疗效。

2. 免疫疗法　详见“小儿喉乳头状瘤”一节。

3. 物理疗法

（1）激光治疗：Steinberg（1971）首次应用 CO_2 激光治疗喉乳头状瘤以来，现已广泛应用。将激光束通过显微喉镜破坏肿瘤，其优点是准确，无出血，视野清楚，损伤小，术后并发症少，缓解期长，气管切开率低，是目前治疗喉乳头状瘤的有效方法之一。但激光治疗亦有并发症：最常见者为前联合蹼样粘连。偶见后联合粘连或持续性的声带水肿。

（2）冷冻法，超声法，电烧灼法等：因破坏组织深，水肿反应重，常需行气管切开术，现已逐渐弃用。

乳头状瘤对放射治疗不敏感，对儿童还可损害喉软骨，影响喉的发育，并可促进肿瘤恶变，现已不主张应用。

二、小儿喉乳头状瘤

小儿喉乳头状瘤（laryngeal papilloma in children）远较成人多见，80% 发病于 7 岁以前，更集中于 4 岁以下。多由生产时经产道感染，HPV-DNA 6.11 型与喉乳头状瘤的发病关系密切。

小儿喉乳头状瘤最易发生于声带上，呈蓬松绒毛状或菜花状向喉前庭或声门下腔蔓延。也可发展至对侧。重者整个喉部、气管、支气管乃至肺实质均可受侵犯。

初始声嘶，继之失声。重者有呼吸困难，但很少发生吞咽困难。活动的乳头状瘤嵌入声门裂或声门下腔，可能突然发生窒息。部分患者最后出现喉阻塞症状而需行气管切开术。通过直接喉镜检查加病检，可做出诊断。

小儿喉乳头状瘤极少发生恶变，但亦有文献报道1例12岁女孩喉乳头状瘤发生恶变。小儿喉乳头状瘤很易复发，复发原因有两种学说：①激活潜在的、不活动的病毒学说。Abramson等（1988）提出喉的人类乳头状瘤感染有两种状态，一是病毒潜伏不发病，另是病毒活动引起喉乳头状瘤。潜伏病毒被某些因素激活是复发之原因；②种植学说：Mounts等（1984）认为外科手术中病毒种植是复发的原因。在青春期后，喉乳头状瘤复发趋势可能减退，甚至可以自然消失。提示性激素可能对该病的病程有一定作用。但也有在成年后，复发趋势并不减退反而上升者。我科曾治疗一例喉乳头状瘤患儿，自幼即有声嘶，11岁时呼吸困难在直接喉镜下摘除乳头状瘤，成年后，乳头状瘤仍继续生长，23岁时再次入院手术切除肿瘤。

对于小儿喉乳头状瘤，目前尚无特效疗法，最常用的方法是手术疗法加免疫疗法。

1. 手术疗法　如有条件，在显微直接喉镜下用CO_2激光气化肿瘤。如没有激光设备，可在直接喉镜或支撑喉镜下用咬切钳咬除肿瘤。术中应注意保护喉黏膜，不宜片面追求“彻底”，以免引起并发症。有呼吸困难者宜行气管切开术。对无呼吸困难的患儿，不宜行气管切开。

2. 免疫治疗

（1）干扰素治疗：干扰素（interferon）又称病毒抑制因子，是由某些物质（如病毒等）作用于细胞后，诱导细胞产生的广谱抗病毒物质。目前主要有三种干扰素即人白细胞干扰素、人成纤维细胞干扰素和类淋巴细胞干扰素。近年来，一些学者应用干扰素所具有的抗病毒特性及抑制细胞分裂增殖作用、特别是对间变细胞的作用和调节免疫系统的作用，试用干扰素治疗小儿喉乳头状瘤，取得较好的疗效，但还需进一步观察。

Gobel（1981）和Schouten等（1982）比较了白细胞干扰素和成纤维细胞干扰素对小儿喉乳头状瘤的疗效，建议临床上应首选白细胞干扰素。Goepfert等（1982）、Haglund（1981）、Zenner（1987）、Lusk等（1987）经过观察均肯定了白细胞干扰素对小儿喉乳头状瘤的效果，而且对已向声门下，气管内扩散者也有显著的控制作用。手术切除喉乳头状瘤后再配合干扰素治疗效果较佳。Haglund等（1981）报告2例喉乳头状瘤经手术切除后用人白细胞干扰素治疗未见复发。治疗前应进行全身检查包括身高、体重、胸片、血与尿常规、肝与肾功能、免疫球蛋白计量和内腔镜检查喉、气管并活检等。在治疗期间每2～6周作化验及内腔镜检查一次，以作给药的参考。一般为每次3×10^6国际单位（IU）肌肉注射，每周3次。McCabe等推荐：儿童剂量为3×10^6IU开始，成人为$4\times10^6\sim10\times10^6$IU开始，每周3次。病情稳定后每3月减少药量1/3。半年后以开始剂量的1/3维持治疗6个月即可停药。

用干扰素治疗停药后复发仍较常见。Haglund等（1981）报告7例喉乳头状瘤在用干扰素治疗时都得以控制，但其中5例于停药或减少剂量2～8个月后肿瘤又复发，再给予干扰素治疗肿瘤又消退。有1例在第2次停药后肿瘤再次复发，给干扰素治疗肿瘤再度消退，这一现象说明在干扰素治疗过程中肿瘤并非自行消退，从而肯定了干扰素对喉乳头状瘤的疗效。另外亦说明对干扰素的剂量及疗程值得进一步探讨。

副作用一般多有畏寒、发热、厌食，少有呕吐。但这些症状多在注射后48小时内消失。有些患者在局部注射处可有红斑及胀痛，但很快即可消失。少数患者白细胞可下降至4×10^6/L以下，血小板也可下降，但停药一周后可恢复正常。肝功能谷丙转氨酶（SGPT）、谷草转氨酶（SGOT）可以升高，这与用药的剂量和给药时间长短有关。上述副作用儿童多于成人。发现这些副作用后，可暂时停药或减少剂量，待其恢复正常后，再重复治疗。没有其他严重的毒性反应或长期后遗症。

（2）转移因子（transfer）：自体疫苗，卡介苗等治疗均无肯定作用，现应用较少。

三、血 管 瘤

喉血管瘤（hemangioma of larynx）较少见，有毛细血管瘤和海绵状血管瘤两种类型。前者较多。毛细血管瘤是由成群的薄襞血管构成。间有少许结缔组织，如结缔组织多时，则称为纤维血管瘤。海绵状血管瘤由窦状血管所构成，柔如海绵，不带蒂而漫布于黏膜。

喉部血管瘤症状多为声嘶、咳嗽、偶见咯血，亦有无症状者。婴幼儿血管瘤有时甚大，可致喉阻塞、窒息。喉镜检查：血管瘤多位于声带、喉室、假声带与杓会厌襞处。肿瘤突出于黏膜表面，光滑，肉芽样或结节状，但不似血管瘤样肉芽肿的有明显溃疡面，常呈红色或紫色。

如无症状，可暂不处理。因其根基有时较广，手术难以彻底切除。如有经常咯血而肿瘤较局限者，可考虑电烙术或激光治疗。小的海绵状血管瘤可用鱼肝油酸钠等硬化剂作肿瘤内注射，对出血严重者，宜行气管切开术并喉裂开术下切除肿瘤。

值得注意的是小儿声门下血管瘤，对生命威胁较大，Ferguson等（1961）报告，其死亡率约50%。小儿声门下血管瘤的症状有喘鸣、犬吠样咳嗽、声嘶、咳血，约半数患者伴有头、颈部皮肤血管瘤。通过内镜检查，典型的声门下血管瘤呈光滑粉红或蓝色的肿块。肿瘤可向声带后联合侵犯。对有呼吸道阻塞症状的患儿，应行气管切开术，同时并用其他疗法，如放射治疗。Benjamin 等（1983）报告用放射性金沙埋入治疗 11 例及外部放疗治疗 7 例声门下血管瘤均取得满意疗效。此外，还可并用激素、冷冻、激光及硬化剂注射等治疗。

四、软 骨 瘤

喉软骨瘤（chondroma of larynx）罕见，约占头颈部肿瘤的 0.12%，或占喉部肿瘤的 0.5%。1822 年 Heusinger 首先描述此病。好发年龄为 30～70 岁，男性发病率为女性的 3～5 倍。可发生于任一个喉软骨，但以环状软骨最易受累，甲状软骨、杓状软骨、会厌软骨等次之。亦有原发于声带或室带的，表现为带蒂的喉内肿块。喉软骨瘤可发源于正常软骨或软骨外的胚胎残余，故有内生性和外生性之分。肿瘤由透明软骨构成，在瘤内如有骨质形成，则称为骨软骨瘤。

喉软骨瘤的症状视肿瘤的原发部位和大小而异。软骨瘤向喉内和气管内生长时，可表现为声嘶、喘鸣，吞咽障碍及进行性呼吸困难。向喉外生长者，可表现为颈部包块，质坚硬，无压痛，与喉软骨不能分开，随吞咽活动，应注意与甲状腺肿瘤鉴别。喉内软骨瘤多位于环状软骨板处，喉镜检查可见半圆形，基底较宽的肿瘤，灰白色，表面光滑，覆盖有正常黏膜。内生软骨瘤对正常软骨有破坏作用，外生性者则仅有压迫作用，使其下方的正常软骨变薄，甚至使喉软骨失去正常的支架功能。

X 线片、断层或 CT 扫描对诊断喉软骨瘤有帮助。散在性钙化颇常见，小梁状或斑点状钙化对诊断有特殊意义。对外生性者可行针吸细胞学检查。但确诊喉软骨瘤的最可靠方法是组织病理学检查。

手术切除是治疗的主要方法。原发于杓状软骨和声带者可经内镜切除。发生于甲状软骨者可在黏膜下切除而不进入喉腔。发生于环状软骨者最易累及环状软骨板，切除 1/2 以上的环状软骨势必破坏喉的软骨性支架致喉狭窄，应慎重处理。Tiwari（1987）应用喉裂开术治疗 2 例环状软骨瘤，手术时用电钻将肿瘤磨除，保留软骨膜，术后随访 3.5～5.5 年未见复发。因喉软骨瘤生长缓慢，故 Tiwari 认为保守性手术加密切随访观察是治疗环状软骨瘤的最佳方法。

五、髓外浆细胞瘤

喉浆细胞瘤（plasmocytoma of larynx）为上呼吸道髓外浆细胞瘤中较少见者。多为单发性，大小不一，常局限，但也可浸润到周围组织内。有人将之视为半恶性肿瘤（intermediate tumor）。肿瘤由浆细胞组成，成束或片状分布，富于毛细血管。组织学检查时应注意和炎性浆细胞浸润及浆细胞肉芽肿（plasma cell granuloma）鉴别。

声嘶及咳嗽为常见症状，也可发生咯血、吞咽困难及呼吸困难。少数患者有附近淋巴结或远离器官转移。喉镜检查：肿瘤多发于会厌，其次为声带、室带和喉室。肿瘤表面光滑或结节状，色红或灰黄，中等硬度，质脆。可有蒂或广基。多为单发，少数为多发。

在浆细胞瘤诊断中值得特别注意的是，当病理报告已明确为浆细胞瘤时，并不意味着诊断已到此结束，否则，将会贻误病情，导致不恰当的治疗及错误的预后判断等。因为，某些多发性骨髓瘤的病变可向髓外发展，位于软组织的浆细胞瘤可能只是多发性骨髓瘤的局部表现。多发性骨髓瘤患者可有骨痛、骨骼肿物、贫血、发热、出血倾向、肾功能障碍和反复感染等。少数患者可无任何症状。X 线片上可见典型的多发性圆形或椭圆形穿凿样溶骨病变或骨质疏松、病理性骨折。骨髓涂片可见数量不等的骨髓瘤细胞。血液生化学检查以高球蛋白血症为主要特点之一，白蛋白、球蛋白的比例倒置，小便中可有凝溶蛋白，即本斯-琼斯蛋白（Bence-Jones protein）出现。

局限性浆细胞瘤可于手术彻底切除后对近基底部组织进行电灼或激光烧灼。肿瘤一般对放疗敏感，术后加行术后放疗效果更佳，复发者可行再次手术切除。对范围广泛不能手术切除者可行保守性放疗。

本病易复发，某些患者可于治疗 10 余年后复发并发生转移或泛化。故术后宜长期随访观察。

六、脂 肪 瘤

喉部脂肪瘤（lipoma of larynx）甚少见，可发生于任何年龄。肿瘤由脂肪细胞及结缔组织构成。表面光滑，大小不一，色微黄或略带红色，质软而有弹性，有蒂或无蒂。大者呈分叶状。肿瘤多位于会厌，杓会厌襞，梨状窝等处。

临床表现视肿瘤之部位及大小而定。小者常无症状，大者可有声嘶，吞咽困难或呼吸困难。带蒂的脂肪瘤可阻塞声门致窒息。

治疗为手术切除。有蒂而较小者可在间接喉镜或支撑喉镜下摘除。无蒂或有蒂较大者可行喉裂开或咽切开术切除。

七、纤 维 瘤

喉纤维瘤（fibroma of larynx）为起源于结缔组织的肿瘤，较少见。瘤组织由纤维细胞及纤维束组成，血管较少。瘤体大小不一，小者如米粒，大者可阻塞呼吸道。多发生于声带的前中段或位于声带前联合而垂入声门下腔。也可发生于室带，会厌或声门下区。主要症状为声嘶，发展缓慢，不恶变。肿瘤大时可有喉阻塞症状。检查见肿瘤有蒂或无蒂，质稍硬，光滑，色灰白或淡红。

手术切除是有效的治疗方法，小者可在间接喉镜或直接喉镜下摘除，大者可行喉裂开术切除。

八、神 经 鞘 瘤

喉部神经鞘瘤（neurilemoma of larynx）极少见。肿瘤细胞来自神经鞘膜，呈圆形、椭圆或梭形，表面光滑，质韧，有包膜。肿瘤组织由细长的梭形细胞构成，在较密集的细胞中可见成束的细胞核，彼此平行，呈栅状排列。

声嘶、咳嗽、吞咽及呼吸困难为其常见症状。喉镜检查见肿瘤多位于杓会厌襞后方或突入梨状窝，色淡红，表面光滑，覆盖黏膜完整。向内可遮蔽室带、声带而使声门裂变窄。向外可突出于下颌下。向后可与喉咽后壁接触。肿瘤压迫迷走神经或喉返神经，可发生声带运动障碍。

诊断主要根据活检报告，术前确诊较难。

手术切除为主要治疗方法。小者可在支撑喉镜或悬吊喉镜下切除。大者宜行颈侧切开术，自黏膜下将肿瘤完整切除。肿瘤有包膜，一般较易分离，术中出血不多。

九、喉淋巴管瘤

喉淋巴管瘤（lymphangioma of larynx）甚少见。发生于喉部淋巴管较丰富的区域如会厌、喉室及杓会厌襞等处。肿瘤由扩张的淋巴管组成。肿瘤生长缓慢，早期多无临床症状，肿瘤长大可有声嘶及影响呼吸、吞咽等。喉镜检查见肿瘤呈海绵状，色灰白或淡红，基底宽广，受压时瘤体可缩小，确诊有赖于病理切片报告。

治疗方法为手术切除。视肿瘤大小、基底宽窄及部位，可经直接喉镜或行喉裂开术，颈侧切开术切除肿瘤。

第二节 喉的癌前病及原位癌

正常上皮由增生开始到发展为恶性肿瘤，一般要经过一个量变到质变的过程，即由正常上皮→不典型增生（或有异型性的角化病）→原位癌（恶性变），其中包括一个癌前病变阶段。80年代以来，癌前病变的研究已渐成为癌症研究的重点。研究这些病变特别是其如何转变为恶性肿瘤，对理论和临床实践都有重要意义。

一、癌 前 病

癌前病（precancerous condition）是指一类比正常黏膜更易发生癌变（但非必然）的疾病。包括喉角化病、喉黏膜白斑病、喉厚皮病、成人喉乳头状瘤和慢性肥厚性喉炎。

1. 喉白斑病（leukoplakia of the larynx） 是指喉黏膜上的片状角化增生病变，多见于声带。可能与吸烟、用声不当、慢性炎性刺激或维生素缺乏有关。主要病理变化是喉黏膜上皮增生，并有不全角化，黏膜下组织有轻度增生。主要症状是声嘶，随病变发展而加重。喉镜下见声带表面或其边缘的前、中1/3相交部位有表面平整的白色斑片状隆起，范围局限，不易除去，声带运动良好。治疗：可在喉镜下仔细清除病变。对不断迅速扩展之病例，可行喉裂开术。局部禁用刺激性药物。应定期随访观察。我们曾严密观察1例喉白斑病患者，20余年未见声带白斑增大或恶变。

2. 喉厚皮病（pachydermia of the larynx） 较少见，为肥厚性喉炎之一种。主要病理变化为喉后部黏膜上皮增生，细胞层数增多，其表层细胞呈角化现象。黏膜表皮下之结缔组织增厚，形成乳头状突起，伸入表皮层。表皮层与其下之结缔组织，境界分明，无细胞杂乱浸润现象，增厚之黏膜无溃疡发生。常见症状为声嘶，喉部发干。喉镜检查见双侧声带后端及杓状软骨间质硬而无溃疡。治疗：较难且易复发。喉部肥厚组织可行手术切除或激光术除去之。但手术时宜谨慎，以免伤及杓状软骨导致软骨膜炎。

3. 喉乳头状瘤（laryngeal papilloma） 成人喉乳头状瘤较易恶变。李惠萍等（1995）分析100例喉癌前病变，喉乳头状瘤的恶变率最高，达36%，故对喉乳头状瘤患者应定期密切随访观察，必要时要多次活检。小儿喉乳头状瘤易复发，不易恶变。

4. 慢性肥厚性喉炎 喉黏膜白斑病、喉厚皮病大多是在慢性肥厚性喉炎的基础上出现的。这类病变除了上皮增生外，上皮下层常有广泛的慢性炎性细胞浸润。慢性喉炎在组织学上的主要改变也是上皮的增生和变性，这种增生和变性与喉厚皮病者基本相同，仅在程度上有所区别，即后者可以在肉眼下予以识别。因此，慢性喉炎间接与喉癌有一定的关系。

慢性肥厚性喉炎有下列情况者必须行活检：病程甚长，逐渐加重，患者年龄在45～50岁以上，经治疗（如禁烟，发声保健，鼻及鼻窦炎的治疗等）症状仅暂时缓解，或无明显改善，而喉黏膜病变（如声带出现水肿样突起或局限性白斑等）从未完全消失者。如活检报告仅为单纯局限性扁平上皮增生，可在喉镜下仔细清除病变，术后随访至少1年以上。若上皮增生或白斑有扩展者，宜行喉裂开术，在手术显微镜下仔细清除病变。清除前可先用3%醋酸涂拭黏膜表面，以清除黏液，便于辨认病变。

二、原 位 癌

原位癌（carcinoma in situ）是指在病理组织学上虽属各种不同分化程度的癌，但病变仅局限于上皮层，基底膜完好者。如喉厚皮病、喉黏膜白斑病、喉乳头状瘤、慢性肥厚性喉炎等，当其上皮层出现癌变，而基底膜完好，结缔组织层无浸润者，均属原位癌。原位癌和癌的区别仅限于基底膜是否完好，以及结缔组织层有无浸润，但如标本采取过于浅表或取自癌变区的邻近部位，可将癌误诊为原位癌，故不能单凭一次检查为准，需作多次、系统的切片检查方可确诊。

原位癌的治疗：效果较好，局限于一侧或双侧声带的原位癌可在显微支撑喉镜下行肿瘤切除术或用CO_2激光将声带黏膜层全部切除，定期随访观察。原位癌亦可行放射治疗，尤其适合于对保留发音功能要求较高的患者，但放疗后存在一定的复发率，尚需再次行手术切除。

（刘邦华）

第三节 喉部恶性肿瘤

喉部恶性肿瘤发病率的统计在各国各地的结果不一，文献报道世界三大高发区是意大利的瓦雷泽，巴西的圣保罗和印度的孟买，而在我国则北方多于南方。喉部恶性肿瘤约为全身癌肿的1%～5%。上海肿瘤医院（1958）统计约占全身恶性肿瘤的1.63%。在耳鼻咽喉部位的恶性肿瘤中，国内各地统计约占7.9%～35%不等，占耳鼻咽喉各部恶性肿瘤的第三位（1959）。近40年来喉癌（Carcinoma of larynx）的发病率有增多的趋势。上海市喉癌的发病率1972年为1.79/10万，1986年增至2.0/10万，中国医科大学附属第一医院耳鼻喉科门诊喉癌的就诊率70年代是50年代的37.7倍，而且在70年代中仍有继续增长的趋势。喉癌发病率的增多除与诊断技术的改进，平均寿命的增加等因素有关外，可能还与空气污染、吸烟、某些职业长期接触致癌物质有关。目前发现喉癌的发病率城市高于农村，空气污染重的重工业城市高于污染轻的轻工业城市。

喉部恶性肿瘤男性较女性多见，约为7∶1～10∶1，以40～60岁最多。国内有报告喉原发性淋巴肉瘤年仅7岁者（1959）。喉部恶性肿瘤中以鳞状细胞癌最为多见，约占90%，腺癌占2%，其他如基底细胞癌、低分化癌、淋巴肉瘤、纤维肉瘤、恶性淋巴瘤等。

在1960年1月～1972年6月的12年半中，我科共遇到经活检证实的喉癌114例。计男101例，女13例；年龄最幼者18岁，最长者75岁，41～70岁之间者89例，占全部病例78.8%。病理分类：鳞状细胞癌97例，占85.1%（其中角化型鳞状细胞癌18例，非角化型鳞状细胞癌79例），乳头状瘤恶变12例，纤维瘤恶变1例，腺癌1例，黏液表皮样癌1例，淋巴肉瘤1例，网织细胞肉瘤1例。癌与肉瘤之比为98.2∶1.8。

【病因】

迄今确切的病因尚不清楚，可能为多种因素综合作用所致。

1. 吸烟　吸烟可以引起呼吸道肿瘤。从世界各地的研究结果表明，绝大多数患者都有长期大量吸烟的历史。喉癌的发病率与每日吸烟的量和吸烟的总时间成正比。长期被动吸烟亦可致癌。目前已经证实，烟草燃烧时所产生的烟草焦油中苯丙芘（benzopyrene）有致癌作用，烟草可以使黏膜充血、水肿、上皮增生和鳞状化生，纤毛运动停止或迟缓，成为致癌的基础。

2. 饮酒　喉声门上型癌可能与饮酒有关。饮酒者患喉癌的危险度是不饮酒者的1.5～4.4倍。重度吸烟及饮酒者患喉癌的危险性将明显增高，两者呈协同作用。

3. 空气污染　生产性粉尘或废气如二氧化硫、铬、砷等的长期吸入可导致呼吸道肿瘤。辽宁省喉癌流行病学调查表明：空气污染严重的城市，喉癌的发病率高；城市居民的发病率高于乡村居民。

4. 职业因素　长期接触石棉、芥子气、镍等可能导致喉癌。

5. 病毒感染　EB病毒与Burkitt淋巴瘤和鼻咽癌有关，已引起共识。成年型喉乳头状瘤是由人乳头状瘤病毒（HPV）引起的病毒源性肿瘤，目前认为是喉癌的癌前病变。动物实验证实，肿瘤病毒可使原代培养的细胞发生转化，若将转化的细胞注射给同种动物则可能发展成肿瘤。

6. 性激素及其受体　喉是第2性征器官，也被认为是性激素的靶器官。喉癌患者男性显著多于女性。喉癌患者其血清睾酮水平明显高于正常人，而雌激素则降低；当肿瘤切除后，其血清睾酮水平则迅速下降。动物实验也进一步证明，切除雄鼠睾丸后，细胞介导的免疫反应受到刺激，肿瘤的生长受到抑制。

7. 体内微量元素缺乏　许多微量元素是生物酶系统和生物结构的必需成分之一。某些微量元素过多或缺少将使酶的结构和功能发生改变，影响细胞的分裂和增殖，导致基因突变。

8. 癌前期病变　如喉角化症（包括白斑病和厚皮病）及慢性肥厚性喉炎等，由于长期的上呼吸道感染、吸烟、有害气体的刺激，导致上皮细胞的异常增生或不典型增生，往往最后发生癌变。有人亦将成人的喉乳头状瘤视为癌前病变。

9. 放射线　长期接触镭、铀、氡等放射性核素可引起恶性肿瘤。小剂量的放疗可引起软组织、甲状腺和唾液腺的肿瘤。目前已发现有由放疗所致的喉鳞状细胞癌、纤维肉瘤和腺癌。

10. 癌基因的激活和抗癌基因的失活　在人体的真核细胞基因组中存在着原癌基因，它是人类细胞遗传密码的一部分，编码特异性酶、膜受体及与细胞生长和功能有关的生长因子，在正常状况下其不表达或只是低度表达。在人体细胞 DNA 中亦存在着抗癌基因（如 p53 等），它具有调节细胞正常生长和抑制肿瘤形成的作用。当 ras 癌基因、myc 基因等受到致癌因子激活后则发生癌基因的活化、点突变，引起过度表达或表达异常产物（如 p21 蛋白的过度表达）或各种因素使抗癌基因（如 p53）的丢失或突变失活，都可导致细胞的癌变。实验证明：肿瘤是由于多种致癌基因协同作用所致。已知起协同作用的基因有 ras 与 myc、ras 与 p53 和 ras 与 fos 等。

【临床病理】

喉部恶性肿瘤分原发性和继发性两种，原发性肿瘤中主要为鳞状细胞癌，约占 90% 以上。声带癌在喉癌中最多见，约占 60%；其次为声门上癌，约占 30%；声门下癌极少见。但在某些局部地区则以声门上癌为主。

声带癌分化较好，早期很少发生颈淋巴结转移。而声门上癌则分化较差，转移较多见。

喉部继发性肿瘤不多见，常由甲状腺、喉咽、舌根、食管和气管上段肿瘤扩散浸润而来。从远处转移的喉癌非常罕见，可从皮肤恶性黑瘤、消化道腺癌、肾上腺癌、肺癌等转移而来。

喉癌的形态学观察可分成以下 4 型：

1. 溃疡浸润型　肿瘤组织稍向黏膜表面突出，可见向深层浸润的溃疡，边缘多不整齐，界线不清。其肿瘤实际的侵犯范围常比术前所见的喉腔病变要广。

2. 菜花型　肿瘤主要呈外突状生长，呈菜花状，边界清楚，一般不形成溃疡。

3. 结节型或包块型　肿瘤表面为不规则隆起或球形隆起，多有较完整的被膜，边界较清楚，很少形成溃疡，少数由于肿瘤体积大，基底小而下坠。

4. 混合型　兼有溃疡和菜花型的外观，表面凹凸不平，常有较深的溃疡。

【喉的分区、分型和分级】

根据肿瘤的生长范围和扩散的程度，按国际抗癌协会（UICC）TNM 分类标准（2002）方案如下：

1. 解剖分区

（1）声门上区：①舌骨上部会厌（包括会厌尖，舌面和喉面）；②杓会厌襞、喉面；③杓状软骨；④舌骨下部会厌；⑤室带。

（2）声门区：①声带；②前联合；③后联合。

（3）声门下区。

2. TNM 临床分类

T：原发肿瘤。

Tx：原发肿瘤不能确定。

T_0：无原发肿瘤之证据。

Tis：原位癌。

声门上型：

T_1：肿瘤限于声门上一个亚区，声带活动正常。

T_2：肿瘤侵犯声门上一个亚区以上、侵犯声门或侵犯声门上区以外（如舌根黏膜、会厌谷、梨状窝内壁黏膜），无喉固定。

T_3：肿瘤限于喉内，声带固定和/或下列部位受侵：环后区、会厌前间隙、声门旁间隙、和/或伴有甲状软骨局灶破坏（如：内板）。

T_{4a}：肿瘤侵透甲状软骨板和/或侵及喉外组织，（如气管、颈部软组织、带状肌、甲状腺、食管等）。

T_{4b}：肿瘤侵及椎前间隙，包裹颈总动脉，或侵及纵隔结构。

声门型：

T_1：肿瘤侵犯声带（可以侵及前联合或后联合），声带活动正常。

T_{1a}：肿瘤局限于一侧声带。

T_{1b}：肿瘤侵犯两侧声带。

T_2：肿瘤侵犯声门上或声门下，和/或伴有声带活动受限。

T_3：肿瘤局限在喉，声带固定和/或侵犯声门旁间隙，和/或伴有甲状软骨局灶破坏（如：内板）。

T_{4a}：肿瘤侵透甲状软骨板或侵及喉外组织（如：气管、包括舌外肌在内的颈部软组织、带状肌、甲状

腺、食管）

T_{4b}：肿瘤侵及椎前间隙，侵及纵隔结构，或包裹颈总动脉。

声门下型：

T_1：肿瘤限于声门下。

T_2：肿瘤侵及声带，声带活动正常或受限。

T_3：肿瘤限于喉内，声带固定。

T_{4a}：肿瘤侵透环状软骨或甲状软骨板，和/或侵及喉外组织。（如气管、包括舌外肌在内的颈部软组织、带状肌、甲状腺、食管）

T_{4b}：肿瘤侵及椎前间隙，侵及纵隔结构，或包裹颈总动脉。

N：区域淋巴结。

N_x：区域淋巴结不能确定。

N_0：无区域淋巴结转移。

N_1：同侧单个淋巴结转移，最大直径等于或小于3cm。

N_2：同侧单个淋巴结转移，最大径大于3cm，不超过6cm；或同侧多个淋巴结转移，最大径没有一个超过6cm；或双侧或对侧淋巴结转移，最大径没有一个大于6cm。

N_{2a}：同侧单个淋巴结转移，最大径大于3cm，小于6cm。

N_{2b}：同侧多个淋巴结转移，最大径没有一个超过6cm。

N_{2c}：双侧或对侧淋巴结转移，最大径没有一个超过6cm。

N_3：淋巴结转移，最大径大于6cm。

注：中线淋巴结视为同侧淋巴结。

M—远处转移。

M_x：远处转移的存在不能确定。

M_0：无远处转移。

M_1：有远处转移。

3. 组织病理学分级

G：组织病理学分级。

G_x：组织分级不能确定。

G_1：高分化。

G_2：中度分化。

G_3：低分化。

4. 喉癌的分期

0期：Tis N_0 M_0

Ⅰ期：T_1 N_0 M_0

Ⅱ期：T_2 N_0 M_0

Ⅲ期：T_3 N_0 M_0 T_1，T_2，T_3 N_1 M_0

Ⅳa期：T_4 N_0，N_1 M_0 T_1，T_2，T_3，T_4，N_2 M_0

Ⅳb期：任何T N_3 M_0 T_4 任何N M_0

Ⅳc期：任何T 任何N M_1

【临床表现】

喉癌症状以声嘶、呼吸困难、咳嗽、吞咽困难及颈淋巴结转移为主，有时尚可发生咽异物感、口臭及少量咳血。上述症状发生的顺序视肿瘤原发的部位而异。

1. 喉声门上癌（包括边缘区） 大多原发于会厌喉面根部。喉声门上癌早期多无任何症状，甚至肿瘤已发展到相当程度时，常仅有轻微的或非特异性的症状，如痒感、异物感、吞咽不适感等而不引起患者的特殊注意。声门上癌分化差、发展快，故肿瘤多在出现颈淋巴结转移时才引起警觉。咽喉痛常于肿瘤向深层浸润或出现较深溃疡时才出现，开始为间断性疼痛，随着肿瘤的进展而出现持续性喉痛，并向同侧耳部放射。声嘶为肿瘤侵犯杓状软骨、声门旁间隙或累及喉返神经所致。呼吸困难或咽下困难、咳嗽、痰中带血或咳血等常为声门上喉癌的晚期症状。因此，对中年以上患者，咽喉部出现持续的任何不适感者，都必须引起重视，常规行喉镜检查。

会厌癌常引起咳嗽或干咳，喉上神经受侵时可导致唾液及饮食流入喉部而发生呛咳。发声多无改变，及至癌肿已入晚期或侵及声带，方出现声嘶。肿瘤发展可引起疼痛，或为放射性耳痛、或为吞咽疼痛，表示有软骨膜炎或肿瘤已侵及喉咽。肿瘤较大者可引起呼吸困难，这不仅是由于肿瘤使气道狭窄，也因炎性肿胀，特别是软骨膜炎伴有溃疡形成之故。

原发于会厌喉面或喉室的肿瘤，由于位置隐蔽，间接喉镜检查常不易察觉，纤维喉镜仔细检查可早期发现病变。

2. 声门癌 早期症状为声音的改变。初起为发声易倦或声嘶，无其他不适，常未受重视，多误认为“感冒”、“喉炎”，特别是以往常有慢性喉炎病史者。因此，凡40岁以上，声嘶超过2周，经发声休息和一般治疗不改善者，必须仔细作喉镜检查。此后，随着肿瘤增大，声嘶逐渐加重，可出现发声音粗、哑，甚至失声。位于声带前端的微小肿瘤所引起的声嘶，远较位于后端较大的肿瘤所引起者为明显。呼吸困难是声门癌的另一常见症状。声门裂是呼吸道最狭窄的部位，声门癌发展到一定程度会影响声带的外展，使声带运动受限或固定，加上肿瘤组织的堵塞可出现喉阻塞症状。由于肿瘤为逐渐增大，患者已逐渐适应，因此有时声门裂虽已很小，而患者并不感到明显的呼吸困难；但当肿瘤组织坏死、出血或感染时又可出现严重的喉阻塞而需紧急处理。晚期，肿瘤向声门上区或声门下区发展，除严重的声嘶或失声外，尚可出现放射性耳痛，呼吸困难、咽下困难、频繁咳嗽、咳痰困难及口臭等症状。最后，可因大出血，吸入性肺炎或恶病质而死亡。声门癌一般分化程度高，发展缓慢。由于声带淋巴管较少，不易发生颈淋巴结转移。但声门癌一旦侵犯声门上区或声门下区则发展加快，很快出现颈淋巴结转移。肿瘤如穿破甲状软骨板或环甲膜则出现喉体增大，喉前包块等。

3. 声门下癌　即位于声带平面以下，环状软骨下缘以上部位的癌肿。喉声门下型癌少见，因位置隐蔽，早期症状不明显，不易在常规喉镜检查中发现，因此极易误诊。当肿瘤发展到相当程度时可出现刺激性咳嗽，咳血等。由于声门下区被肿瘤堵塞，患者常感呼吸困难。肿瘤侵犯声带时则出现声嘶，穿破环甲膜出现颈前包块，也可侵入颈前软组织、甲状腺等。对于不明原因的吸入性呼吸困难、咳血者，应仔细检查声门下区和气管。

4. 跨声门癌（Transglottic cancer）　又称贯声门癌，是指原发于喉室的癌肿，跨越两个解剖区域，即声门上区和声门区。肿瘤位置深在而隐蔽，喉镜检查不易发现肿瘤；其病程长，肿瘤发展慢，早期症状不明显。当出现声嘶时，常已先有声带固定。从首发症状到明确诊断大多需半年以上。连续切片观察见贯声门癌以广泛浸润声门旁间隙为特点，癌在黏膜下浸润扩散，而黏膜表面可相对完整，故在喉镜指导下活检阳性率极低，可能反复多次活检而未能确诊。癌可经声门旁间隙向外侵及甲状软骨翼板和外下方的环甲膜，向前经前联合腱浸润甲状软骨，向后达梨状窝。

【肿瘤的扩散转移】

喉癌按其分化程度和原发部位可有以下3种方式的扩散转移。

1. 直接扩散　晚期喉癌常向黏膜下浸润扩散，但受到一些因素的制约，在一定的时间内有其扩散规律。目前已证实，喉的发生来源于两个胚基，声门上区来源于颊咽胚基，声门区和声门下区则来源于气管、支气管原基。胚胎发生上的差异以及喉的软骨、弹性膜、韧带对肿瘤扩散所发挥的屏障作用，以及喉内淋巴管和血管的走向差异，使声门上喉癌早期很少侵犯声带，而声带癌亦很少侵犯声门上区。原发于会厌的声门上喉癌可经会厌软骨上的血管和神经小孔向前侵犯会厌前间隙、会厌谷，也可穿破舌骨会厌韧带而侵犯舌根，杓会厌襞。声门上型喉癌除向上侵犯会厌、会厌前间隙外，也可经杓会厌襞扩散至梨状窝、喉咽侧壁，或经黏膜和声门旁间隙而侵犯声带，晚期亦可破坏甲状软骨，使喉体膨大，并有颈前软组织浸润。

声门型喉癌多起源于声带前中1/3的游离缘，一般向前后发展。前联合和杓状软骨声带突对肿瘤的扩散起一定的阻挡作用，如突破前联合腱则可扩散至对侧声带，或向上侵犯声门上区，向下突破弹力圆锥后侵犯至声门下区，亦可穿破甲状软骨使喉体增大。声门下喉癌向下蔓延至气管，向上侵犯声带，亦可穿破环甲膜侵犯颈前肌肉或甲状腺，向后侵犯食管。

2. 颈淋巴结转移　喉癌患者有无颈淋巴结转移对其预后有着重要的影响。颈淋巴结转移发生的时间与肿瘤的原发部位，肿瘤细胞的分化程度及患者对肿瘤的免疫力有着密切的关系。一般来讲，肿瘤的分化程度越差，患者的免疫力越低，则颈淋巴结转移发生得越早。颈淋巴结转移的规律一般与喉、喉咽淋巴的流向相符。淋巴管稠密丰富的部位，颈淋巴结转移率高；反之则低。声门上区淋巴管丰富，声门上喉癌肿瘤的分化程度低，因而颈淋巴结转移癌发病率高，其转移部位多见于同侧颈深上组的颈总动脉分叉处之淋巴结，然后再沿颈内静脉淋巴结链而上下发展。如病变位于会厌根部或已超过喉腔中线则可出现对侧或双侧颈淋巴结转移。声带癌因分化程度高，声门区淋巴管稀少而很少发生转移；少数患者可出现喉前、气管旁淋巴结转移，然后扩散至颈深淋巴结上群和中群。喉声门下型癌常先转移至气管旁淋巴结，然后至颈深淋巴结中群和下群。

值得引起注意的是，颈部可触及的淋巴结并非皆是肿瘤转移；相反，有些转移的淋巴结术前不能触及，只在术中、术后活检方得证实。因此手术的范围常需随术中发现的情况来确定。我们对于那些分化程度较差的喉声门上型癌，术前淋巴结触诊阴性者术中仍常规行颈动脉分叉处的淋巴结探查，术中快速病理切片检查，视病检结果来确定是否应同时行颈淋巴结清扫术。

3. 血行转移（远处转移）　少数晚期患者可发生血行转移，转移部位可为肺、肝、肾、骨及脑垂体等。

【检查及诊断】

早期诊断、及时治疗是提高喉癌治愈率的关键。诊断依靠症状、检查和活检等。凡年逾40岁，有声嘶或其他喉部不适超过2周以上者都必须仔细检查喉部，有时甚至需作多次复查，以免漏诊。

1. 间检喉镜检查　检查时需确实看清楚喉的各部分，通常采用由上向下系统观察的方法，避免遗漏。即按舌根、会厌舌面、会厌缘、会厌喉面、两侧杓会厌襞、杓状软骨、杓间区、室带、喉室、声带、两侧梨状窝、环后、咽后壁的顺序依次观察，特别是要注意会厌根部、前联合及喉室。若会厌后倾，不能看清前联合时，可在表面麻醉下用会厌钩或喉卷棉子将会厌向前牵开观察喉部。

2. 直接喉镜检查　直接喉镜仍是目前喉检查的重要方法之一，特别是术前对于肿瘤范围的确定，有一定价值，对于间接喉镜下活检困难者，亦可直接喉镜下活检。其缺点是检查时患者较痛苦。

3. 纤维喉镜检查　纤维喉镜因其镜体柔软、纤细、可曲、且光亮度强，窥视范围广，能窥清喉腔及邻近结构全貌，尤其是间接喉镜不易看清的部位，如会厌喉面、会厌根部、喉室、声门下区、梨状窝等。纤维喉镜有一定的放大作用，将纤维喉镜与电视摄像系统连接，可动态观察病变的过程，有利于早期发现肿瘤。

4. 喉动态镜检查　动态喉镜也称频闪喉镜，通过动态观察声带振动情况，能发现早期声带癌肿。

5. 扪诊　仔细触摸颈部有无肿大的淋巴结，非常重要。除注意检查沿颈内静脉走向的颈深上、中、下淋巴结外，还应仔细检查气管旁淋巴结，颈后淋巴结，下颌下、颏下淋巴结和锁骨上淋巴结等。注意喉轮廓是否正常，喉体是否增大，会厌前间隙是否饱满，有无触痛，颈前软组织和甲状腺有无肿块，喉的运动情况等。如将喉部对着颈椎左右移动发现其间有软垫子感觉时，须想到喉咽被侵犯之可能。

6. X线检查　包括喉侧位X线片，喉体层摄片，喉部CT扫描及MRI检查（见第九篇有关章节）。

7. 活检　活体组织病理学检查是喉癌确诊的主要依据。标本可在间接喉镜下、直接喉镜下或纤维喉镜下采集，但应注意钳取肿瘤的中心部位，不要在肿瘤的溃疡面上钳取，因该处组织常有坏死。一般来讲癌瘤组织都较脆，易钳取，但结节、包块型肿瘤有时需反复多次活检才能证实。对声门下表面光滑、淡红色的新生物不可贸然活检，因可能为异位甲状腺，术中有出血导致窒息的危险。一般活检也不宜过大过深，以免引起出血。

对于临床症状可疑而活检阴性者需反复进行活检。若2～3次后仍无阳性结果，临床上又不能排除喉癌者，可在喉裂开下采取标本，术中进行快速切片检查，事先做好喉癌手术准备；一旦确定诊断，即按肿瘤手术的原则，根据病变的范围，选择适当的术式，施行手术切除。

【鉴别诊断】

1. 喉结核　早期喉癌须和喉结核相鉴别，声带癌多原发于声带前2/3。喉结核病变多位于喉的后部，表现为喉黏膜苍白、水肿、伴多个浅表溃疡，如虫蚀状。也可出现一侧声带充血和增厚，但会厌、杓会厌襞都有较广泛的水肿和浅表的溃疡。喉结核的主要症状为声嘶和喉痛。肺部X线片，痰的结核杆菌检查有助于鉴别诊断，但最终仍依赖于活检。

2. 喉乳头状瘤　喉乳头状瘤主要表现为声嘶，也可出现呼吸困难。肿瘤可单发或多发，其外表粗糙、呈淡红色，肉眼极难鉴别。特别是成人的喉乳头状瘤易恶变，更须活检鉴别。

3. 喉淀粉样瘤　其并非真性肿瘤，可能是由于慢性炎症、血液和淋巴循环障碍、新陈代谢紊乱而引起的喉组织的淀粉样变。主要表现为声嘶。检查可见声带、喉室或声门下区的暗红色肿块，表面光滑、活检时觉其质地较硬，不易钳取，病理检查易于鉴别。

4. 喉梅毒　病变多位于喉的前部，黏膜红肿，常有梅毒瘤，继而出现较深的溃疡，破坏组织较多，愈合后有瘢痕收缩粘连，造成喉畸形。患者声嘶但有力，喉痛较轻。有性病史，建议进行相关检测，康-华反应阳性，活检可得证实。

喉返神经麻痹，环杓关节炎也可误诊为喉癌。反之，喉癌也常被误认为喉返神经麻痹或环杓关节炎，应注意加以鉴别。

喉癌还应与声带息肉、喉角化症、喉黏膜白斑病、呼吸道硬结病、气管内或喉内异位甲状腺、喉气囊肿及喉软骨瘤相鉴别。可参见各有关章节。

【治疗】

喉癌的治疗包括手术、放疗、化疗、中医中药治疗、免疫治疗等。目前多主张计划性综合疗法。

治疗方法的选择应从多方面考虑，例如肿瘤的原发部位，扩展范围，肿瘤的组织学特征，患者的年龄及身体状况，喉的运动情况，有无颈淋巴结转移，患者能否定期随诊等综合考虑后再决定其治疗方案。

1. 放射治疗　根治性放疗仅适用于早期（T_1、T_2）病变。如局限于会厌、室带或杓会厌襞的肿瘤，病变范围小于1cm，无声带活动受限的声门上癌。或局限于一侧声带或前联合的声带癌，声带运动良好者。根治性放疗的总量应达60～70Gy/6～7周。超过70Gy能否提高治愈率目前尚无定论，但已知放疗的剂量越大，肿瘤复发时再手术的困难性则越大。

目前喉癌的治疗多主张手术加放疗。但对于病变范围较广，波及喉咽的癌肿，且肿瘤的分化程度又较低者，则以放疗加手术为宜。术前放疗的照射量为45Gy左右，放疗后休息2周再手术。先行手术者，术中如肿瘤切除完整，无明显的颈淋巴结转移，术后仅作预防性照射时，其总量45～50Gy即可。晚期肿瘤，患者情况差，不适宜手术治疗的各期病例可采用姑息性放疗。

2. 手术治疗　手术为喉癌治疗的主要手段。常根据病变的范围，肿瘤的生物学行为，患者的全身状况，机体的免疫力及有无颈淋巴结转移等综合因素来选用不同的术式。其总的原则是在根治性切除肿瘤的前提下尽量保留或再造喉的发音功能，以便提高患者的生存质量。喉癌的手术包括微创治疗（喉癌显微激光手术）、各种喉部分切除术（喉小部分切除术、喉大部分切除术、喉近全切除）及喉全切除术。喉癌常有颈淋巴结转移，因此颈淋巴结清扫术是喉癌手术的重要组成部分。特别是喉声门上型癌，颈淋巴结转移率高达55%，cN_0病例的隐匿性转移率为38%。故此除了对已有颈淋巴结转移的病例行根治性颈淋巴结清扫术外，对cN_0的声门上型喉癌也应行择区性颈淋巴结清扫术。

3. 化学治疗　手术、放疗和化疗是目前公认的治疗头颈部肿瘤的三大基本手段。喉癌中90%以上为鳞状细胞癌，因而最常选用的药物有甲氨蝶呤（MTX）、顺铂（DDP）和博来霉素（BLM）等。单一用药疗效差，副作用大。目前多主张联合用药，采用的化疗方式有诱导化疗、辅助化疗和姑息化疗等多种方法。

（1）诱导化疗：是指在手术或放疗前所采用的化疗方法。该法的优点是患者未经手术和放疗，其营养和免疫功能状态良好，局部无瘢痕或纤维化形成，肿瘤血供丰富，有利于药物的分布，能最大效率的发挥药物对肿瘤细胞的杀灭作用。诱导化疗的目的是希望能减少患者术后的复发率和提高其生存率，但从多数学者的报道中发现并没有达到其预期的目的。甚至有人报道术前化疗有增加术后并发症的可能。

（2）辅助化疗：是指在手术或放疗之后所采用的化疗。用手术或放疗将肉眼能分辨的肿瘤组织切除或杀灭后，机体可能还存在着肉眼不能分辨的微小癌灶，即所谓的“亚临床灶”。辅助化疗的目的就在于抑制或杀灭这样的癌细胞。

（3）姑息化疗：是指对复发肿瘤或发现有远处肿瘤转移的患者所采用的化疗。姑息化疗可在短期内使肿瘤缩小，临床症状改善，但远期疗效差。

4. 生物治疗　虽然近年来有关生物治疗的报道较多，但总的来讲目前仍处在实验阶段，疗效也未肯定，还须继续探索。生物治疗包括①重组的细胞因子，如白细胞介素-2（IL-2）、干扰素、肿瘤坏死因子（TNF）等；②过继转移的免疫细胞，如淋巴因子活化杀伤细胞（LAK）、肿瘤浸润的淋巴细胞（TIL）等；③单克隆抗体及其偶联物；④肿瘤分子疫苗；⑤基因治疗等。近年来，在分子生物学和基因工程飞速发展的推动下，基因治疗日益受到重视，显示出良好的应用前景。有关喉癌基因治疗的基础研究有：抑癌基因治疗、DNA干扰（RNAi）技术、反义基因治疗、自杀基因治疗、重组病毒溶解肿瘤基因治疗、抗肿瘤血管生成基因治疗、免疫调节基因治疗等。要使基因治疗成功地应用于临床并作为喉癌患者的标准治疗方案，在靶基因筛选、基因载体以及治疗方案的选择等很多方面还需作进一步深入的研究。

（杨成章）

第十一章 喉部肿瘤的手术疗法

第一节 间接喉镜下喉部良性肿瘤切除术

喉部良性肿瘤，除个别较大、基底甚广、或多次复发者需采用喉裂开术加以切除外，对较小的良性肿瘤或炎性病变，如声带息肉及声带小结等，多可在直接喉镜或间接喉镜下切除之。后法已在全国各地广泛开展很久。

我科自1964年以来，对较小的喉部良性肿瘤、声带小结和各种大小的声带息肉均采用间接喉镜下切除法，获得比较满意的效果。我们的体会是该手术所需器械简单，操作简便，不受场地限制，不需助手帮助，患者的痛苦小，对喉组织损伤较轻，恢复快，适应于成年人。但对那些颈粗而短、舌系带过短、伸舌障碍、舌根肥厚的患者操作较为困难。

对初学者，首先要求能熟练地掌握间接喉镜检查法，要牢记镜中景象的前后方向与操作的动作方向正好相反，但左右方向一致，因此需反复练习弯头喉钳的操作方法。最好能在熟练施行喉咽部和喉部活检之后，再开始作声带息肉和声带小结切除术。对演员和教师的声带息肉和小结，手术时尤须慎重。

【术前准备】

除对少数咽反射敏感或声门裂暴露不清楚的患者，术前需禁食4小时外，一般只需在术前向患者说明手术步骤及配合方法，并于术前半小时内服苯巴比妥0.09g和皮下注射阿托品0.5mg即可。对个别咽部特别敏感或舌背高举，估计手术不易成功的患者，可让其先对镜伸舌，练习呼吸和使舌背放低，数天后再行手术，术前半小时加用异丙嗪25mg或安定10mg作肌内注射，对手术的顺利完成常有帮助。

【手术器械】

间接喉镜和弯头喉钳各一把。喉钳分钳头与钳柄两部分，可在术前临时装配（图4-11-1）。钳头有两叶，即固定叶与活动叶各一。钳嘴的方向可以左右前后任意调节，视肿瘤的部位及术者的操作习惯而定。调节适当后，旋紧钳柄远端上的螺环，将钳头固定于钳柄上。

【麻醉】

以1%丁卡因先喷少许于口腔中试敏，5分钟后如无反应，即喷雾口咽部和拉舌喷雾喉部2～3次，特别敏感者再用蘸有1%丁卡因的喉卷棉子涂布声门区1～2次（卷棉子上的棉片务必卷紧，以防脱落）。开始涂布时患者常有声带痉挛和咳嗽反射，待涂布中上述反射消失时，表示麻醉已较完全，须抓紧时间进行手术，否则反射将很快恢复（遇此情况，可再涂布一次）。成人所用丁卡因总量不应超过60mg。

麻醉效果的优劣是手术成败关键之一。声门裂涂布麻醉法的优点是：

1. 对会厌不易举起，声门裂不易暴露，以致麻药不易喷入喉腔的患者，可以利用喉卷棉子拉起会厌，将麻药直接涂布于会厌喉面及声门裂处。

2. 用喉卷棉子接触声门裂，可以试知麻醉效果。如仍有声带痉挛和咳嗽反射，切勿急于手术。

【手术方法】

患者取坐位，与一般间接喉镜检查姿势同。患者

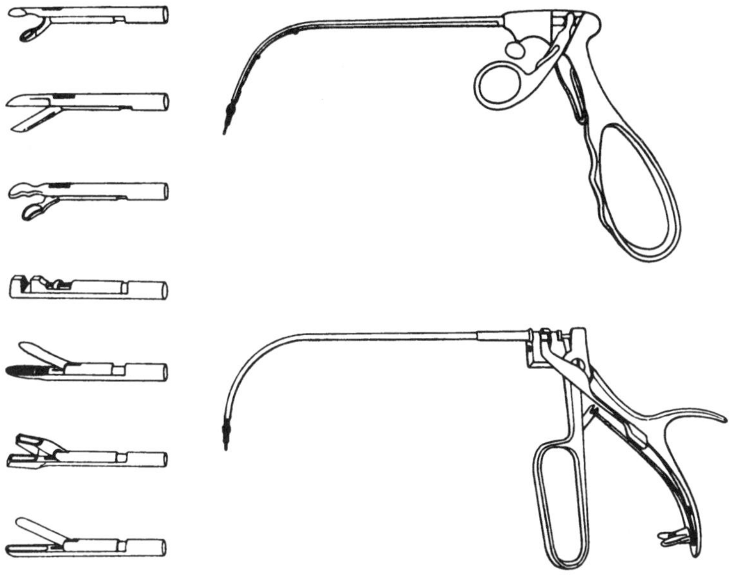

图 4-11-1　弯头喉钳钳柄及放大的钳头

以右手持纱布将舌自行拉出口外，手术者右手持弯头喉钳，钳嘴闭合，左手执间接喉镜，在镜像引导下将弯头喉钳送入喉咽。肿瘤位于喉咽、会厌舌面等处者，此时即可进行切除。如肿瘤位于喉腔，则嘱患者发“咿”声，用弯头喉钳将会厌向前压，暴露声门裂后嘱患者平静呼吸。下以声带肿瘤为例，介绍两种切除方法：

1. 钳嘴前后张开法　此法适用于带蒂、活动的息肉。将弯头喉钳送下准确地触及肿瘤时，即将钳嘴前后张开（术前将钳嘴先行调好），紧靠患侧声带，使肿瘤置于钳嘴中切除之（图 4-11-2（1））。

2. 钳嘴左右张开法　术前将钳嘴调作左右开闭的方向，固定叶向患侧，活动叶向健侧。当钳头已达肿瘤附近即将钳嘴张开，用固定叶轻压肿瘤根部附着处，使肿瘤略向上方翻转，关闭钳嘴，则肿瘤恰好落入钳嘴中。由于钳嘴系左右张开，不挡视线，钳取过程在镜像中清晰可见（图 4-11-2（2）），是其优点。为避免咬住声带组织，当钳住肿瘤后勿急于拉出，可先轻轻转动喉钳，待看清声带边缘后再向上轻拉，如为息肉，极易脱落（乳头状瘤和淀粉样变则附着稍紧），若有坚韧感觉，则可能是咬住声带组织，此时千万不可用力强拉，需松开钳嘴，再次试取。

对于带蒂而坠于声门下腔的息肉，可嘱患者咳嗽或发声使息肉暴露于声门裂之上而切除之。我们曾遇到多例比蚕豆大，根蒂位于声带前联合而坠入声门下腔的巨大纤维型息肉，将钳嘴左右张开等候于声门裂之间，嘱患者咳嗽，当息肉随呼吸气流向上冲击的瞬间紧闭钳嘴，得以一举将其完整切除。

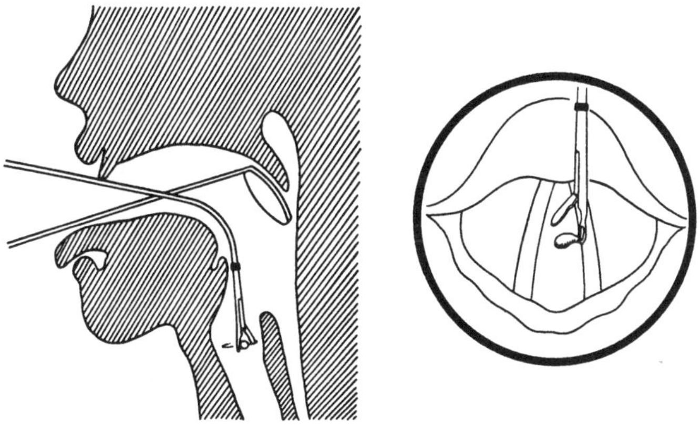

(1)　　(2)

图 4-11-2　间接喉镜下切除声带良性肿瘤

（1）钳嘴前后张开法　（2）钳嘴左右张开法

【术后处理】

声带息肉和声带小结术后很少发生出血，乳头状瘤和淀粉样变术后可能有少许出血，一般均不需特殊处理。术后两周内尽可能少说话和禁止歌唱，以利于声带休息和创面愈合。个别声带发生充血、肿胀反应较重者，应给予抗生素和糖皮质激素治疗（泼尼松 10mg，每天 2～3 次，连服 3～5 天）及超声雾化等。

第二节 直接喉镜下喉部良性肿瘤切除术

凡遇下列情况应用间接喉镜下切除术有困难者，可采用直接喉镜或支撑喉镜下切除术：

1. 儿童，咽、喉过于敏感者，或虽经练习后用间接喉镜法仍不成功者。

2. 肿瘤较大而基底较宽，或多发性易出血肿瘤（如多发性乳头状瘤）。

3. 位于声门下区（特别是声带前联合之下）及喉室的肿瘤，应用间接喉镜暴露困难者。

4. 位于环后、梨状窝的肿瘤，间接喉镜下活检困难者。

【操作方法】

（详见第四篇第三章第四节，第 408 页）。

第三节 喉显微手术

一、喉内显微手术

随着喉手术显微镜及其器械的不断改进，使喉内手术的精确度明显提高。在喉手术显微镜下精细地操作，既可彻底地切除病变，又能基本上达到不损伤正常组织的目的，故现已广泛应用于临床。

【手术适应证】

声带广基的息肉或息肉样变、囊肿、任克水肿、喉淀粉样瘤、喉部小血管瘤、喉乳头状瘤及声带白斑等，目前已有用于声带原位癌及声门型喉癌 T_1、T_2 病变的切除。

【手术器械】

包括喉手术显微镜，各种形状、弯度、方向的喉显微活检钳，息肉钳，夹持钳，手术剪、刀、钩，喉注射针头（图 4-11-3），喉挺及喉吸引管，冷光源，支撑喉镜等。

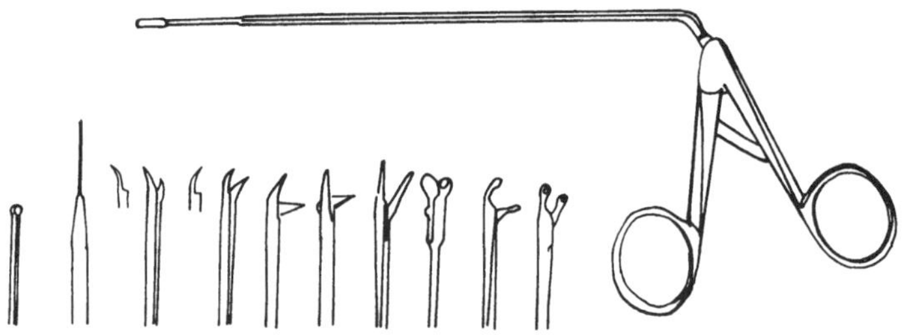

图 4-11-3 喉显微器械

【操作方法】

可在局麻或全麻下手术。局麻的优点是患者可充分配合手术，危险性小。缺点是肌肉松弛程度差，患者耐受时间较短，声带不易固定。目前多采用全麻下手术。我院通常采用静脉复合麻醉，常规行静脉诱导后，插入 6～7mm 的带气囊的气管插管，再用肌肉松弛剂琥珀胆碱静脉滴注，阻断自主呼吸运动，人工控制呼吸，然后按常规方法插入支撑喉镜，充分暴露前联合后固定喉镜。将气管插管保持在杓间区，注意气囊的充气情况。调节喉手术显微镜，此手术显微镜焦距的工作距离为 350～400mm。将镜头旋转 90°成水平方向，对准声门，根据病变及术者的习惯选用放大镜，通常放大 4～6 倍即可。调焦至所需要的清晰度，再根据病变的情况选用不同的喉显微手术器械，在直视放大下，精细地切除病灶。对于在支撑喉镜下暴露声带前联合特别困难者，可选择用 30°鼻内镜或纤维喉镜电视监视下配合手术。

二、喉内显微激光手术

【适应证】

喉蹼、喉乳头状瘤、小的毛细血管瘤及其他良性肿瘤，喉部的瘢痕性狭窄，声带白斑，声带原位癌，声带癌 T_1、T_2 病变等。

喉内激光手术可根据病变情况及设备条件选用 CO_2 激光或 Nd: YAG 激光。国内早期应用的是 Nd: YAG 激光，通常是将导光纤维束通过一特制的金属管引出，术者手持金属管，将导光纤维束的末端直接对准病变组织，然后再控制开关，进行碳化或气化。Nd: YAG 激光的优点是操作方便，对组织的损伤小，术后反应轻；缺点是激光输出功率小，切割、止血能力差，只能用于处理喉内微小病变。目前应用较多的是 CO_2 激光。CO_2 激光气化切除精确，功率大，其功率和激光斑点可自由调节，对周围组织损伤极小，属微创手术。

【方法】

将 CO_2 激光器与手术显微镜耦合，使其激光光束与显微镜的光束同轴，并有红色瞄准光点，能随意调节其方向和灼击部位，故此可用于治疗早期喉声门上型癌和声门癌（T_1 或 T_2 病变），国内外报道已取得了较满意的疗效。喉显微镜下 CO_2 激光切除声带癌的操作步骤如下：①先按喉显微手术的方法暴露喉部，然后在声门裂处放置带长线的小块湿盐水纱布，保护气管插管周围管壁、对侧声带及其周围组织，术毕注意将纱布取出；②再用激光刀沿喉前庭作切口，切除室带（图 4-11-4）；③切除室带后可进一步观察声带的病变范围，特别是能显露出原先被室带遮盖而隐藏部分的病变；④在留有充分安全缘的基础上行声带病灶切除术（图 4-11-5）。在喉显微激光手术时应注意保护气管插管，通常在气管插管周围放一根湿纱条，术后取出。防止气囊漏气。操作

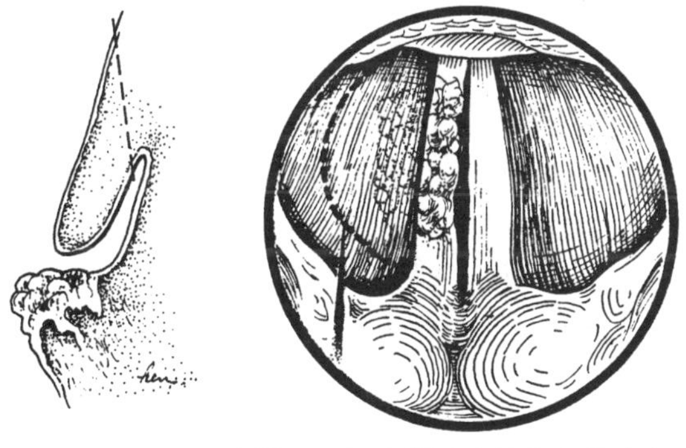

图 4-11-4　切除室带，暴露声带被遮盖的声带病变

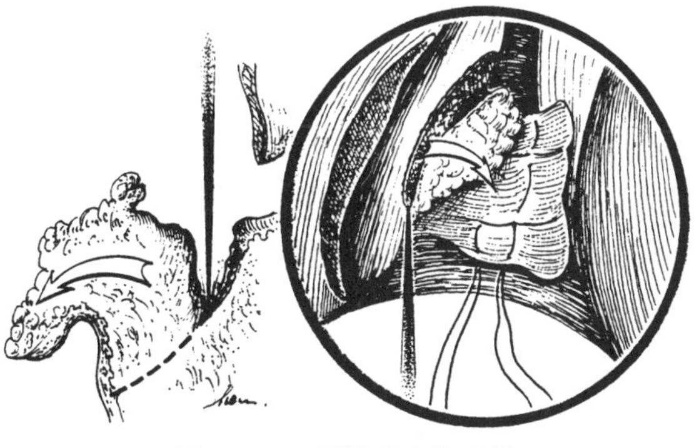

图 4-11-5　切除病变的声带

时应暂停给氧，避免引起燃烧。在施行 CO_2 激光手术时术者应配带防护眼镜，喉镜最好能涂有暗黑色罩漆，防止因金属面反光导致操作失误而引起其他部位的损伤。

对于喉部的癌前病变或早期声带癌选用喉内显微激光手术具有如下优点：①损伤小，属于微创手术，无需颈部切口和气管切开；②出血少，术野清晰；③准确率高，功能保全好；④愈合快，瘢痕小，感染少；⑤手术时间短，患者痛苦小。

第四节　喉 裂 开 术

喉裂开术（laryngofissure），又名甲状软骨切开术（thyrotomy），是将甲状软骨从中线切开，暴露喉腔，可用以单纯切除病变组织或进一步作喉部分切除术。其优点在于能暴露喉腔全貌，视野清楚，能在直视下准确地切除病变组织，可避免误伤正常的喉腔黏膜，为喉镜下手术所不及。缺点是瘢痕组织形成较多，可后遗持久性声嘶。

【适应证】

1. 喉内较大良性肿瘤，基底广或位于声门下区，估计直接喉镜下不能彻底切除者。

2. 声带癌，声带原位癌或声门型喉癌 T_1 病变，肿瘤位于一侧声带，向前未达前联合，向后未达声带突，声带运动未受限者。

3. 嵌入喉腔组织中的异物不能在直接喉镜下取出者。

4. 喉外伤及喉狭窄的整复手术。

5. 探查性手术。临床疑为恶性肿瘤，但喉镜下反复活检阴性者，或声门下腔表面光滑而广基的肿瘤，估计在喉镜下活检有发生出血而致窒息的危险者。

【麻醉】

局麻或全麻均可。局麻用 1% 普鲁卡因溶液（加少许肾上腺素）在颈前正中作皮下及深部浸润，起自舌骨下缘，止于胸骨上切迹。再加喉上神经阻滞或表面麻醉以麻醉喉内黏膜。全身麻醉，多采用气管切开插管后静脉复合麻醉，人工控制呼吸。

【体位】

同气管切开术。

【操作步骤】

1. 切口如同时进行气管切开术，则切口上起舌骨下缘，下达胸骨上切迹，沿颈前正中线作一垂直切口（图

4-11-6)。也可采用颈部横切口，切口位于甲状软骨下缘的平面，其优点是与颈部皮纹的走向一致，术后瘢痕不明显。切开并分离颈前软组织，甲状腺峡部通常不需切断，如甲状腺峡部过大，也可考虑切断后加以缝合结扎。暴露甲状软骨板、环状软骨弓和上段气管环。如不需作气管切开或原已作过气管切开术者，切口下端较环状软骨下缘稍低即可。

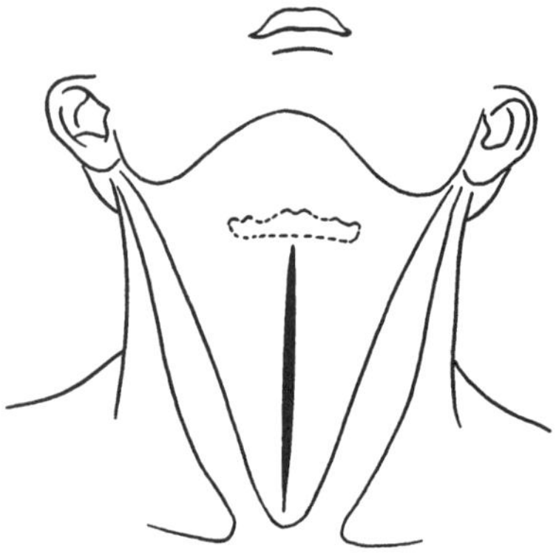

图 4-11-6 喉裂开术切口
(术中拟作气管切开术者)

2. 需作气管切开术者，按常规法施行气管切开术。

3. 切开环甲膜及甲状软骨 以注射针刺穿环甲膜，将 1% 丁卡因溶液数滴注入喉腔内，以麻醉喉腔黏膜。于环甲膜作一短横切口（图 4-11-7），用蘸有 1% 丁卡因的细纱条，挤干后填入气管套管以上的气管内（末端必须留置于切口之外，并加固定），以防血液流入下呼吸道。从甲状软骨的中线处用绷带剪钝头的一叶经环甲膜切口向上伸入喉腔剪开（图 4-11-8），或用电锯锯开。妇女或儿童软骨较软，也可用刀先切开甲状软骨，然后经环甲膜切口用刀或剪从中线切开喉腔黏膜。

4. 检查喉腔 用小拉钩将甲状软骨板拉向两侧

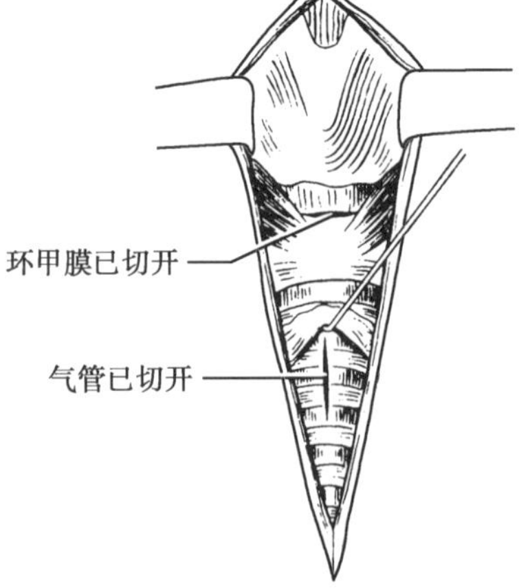

图 4-11-7 气管切开及切开环甲膜

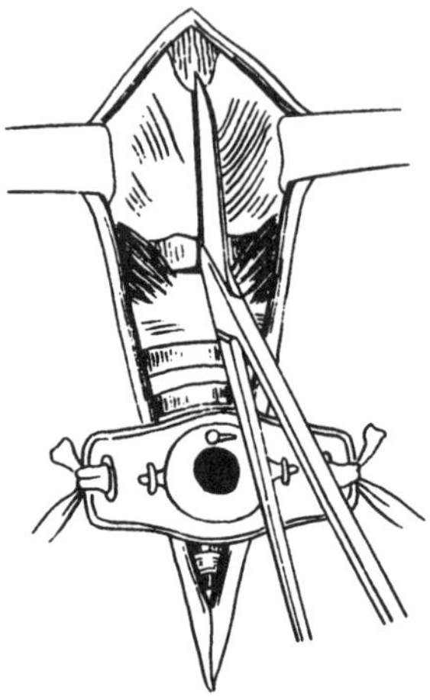

图 4-11-8 剪开甲状软骨板

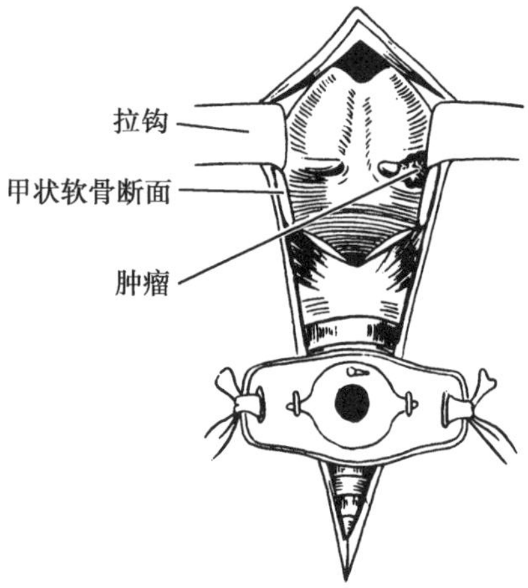

图 4-11-9 暴露喉腔

(图 4-11-9)。并用蘸有丁卡因和肾上腺素溶液的纱条置入喉腔，借以止血及麻醉喉腔黏膜。

5. 切除肿瘤 根据不同病变，采用不同方法。有蒂的良性肿瘤，可从根部连同少许健康组织加以切除。如为位于黏膜下的良性肿瘤，则须用小分离器，经喉裂开的切口或另在肿瘤附近作一黏膜切口，分离喉内黏膜，于黏膜下切除之。基底广泛的喉淀粉样瘤应将病变区黏膜连同病变组织完整切除，然后修复之。局限在声带的恶性肿瘤则需在距肿瘤周围约 0.5～1cm 处连正常组织一并切除（图 4-11-10）。如术中发现恶性肿瘤已侵及软骨，则已超出喉裂开术的适应范围，须作喉部分切除术或喉全切除术。

6. 缝合切口 肿瘤切除后，详细检查伤口，仔细止血。黏膜创面的渗血用 1‰肾上腺素纱条压迫收缩片刻后多能停止，对活动性出血可采用电凝止血，最好是缝扎，以免术后大出血。仔细检查肿瘤的切缘，注意拉钩下有无肿瘤组织残存。单纯的喉内良性肿瘤切除而黏膜创面不大者可直接拉拢缝合。如喉腔黏膜、黏骨膜切除过多者，则应采用胸骨舌骨肌筋膜瓣修复。

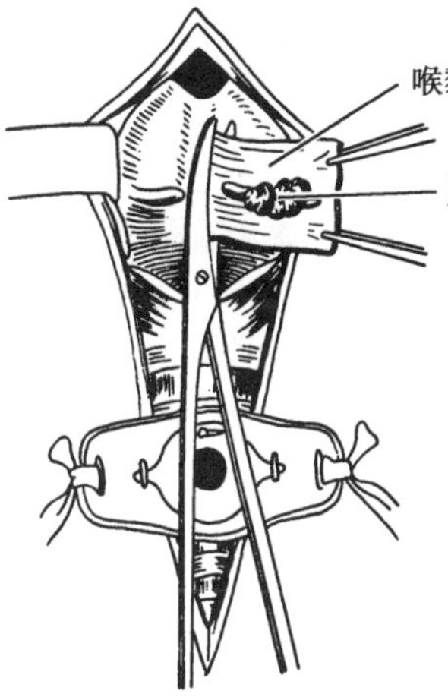

图 4-11-10　切除肿瘤及其周围软组织

取出气管内填塞物，再将甲状软骨板对合复位。外层软骨膜用细丝线或薇乔线缝合，环甲膜可缝合 1～2 针（图 4-11-11），分层缝合颈前软组织及皮肤切口（图 4-11-12）。

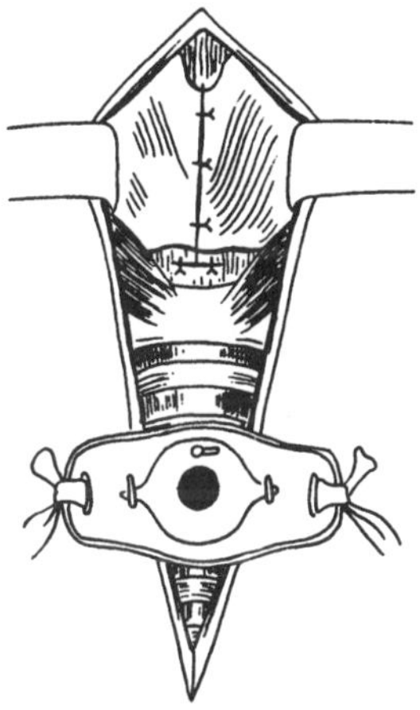

图 4-11-11　复位缝合甲状软骨膜及环甲膜

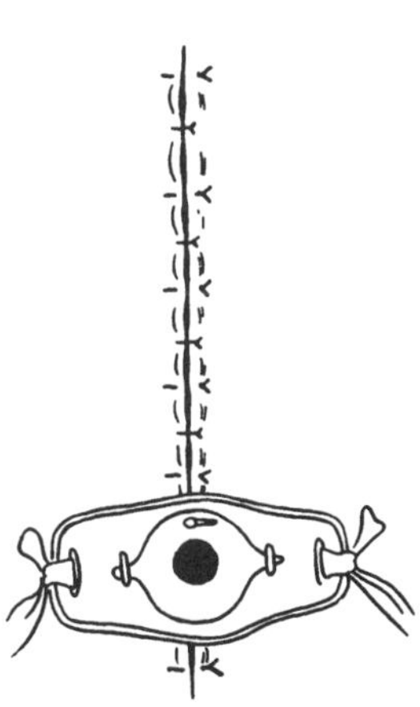

图 4-11-12　缝合皮肤切口

【术后处理】

见喉部手术的术后护理。

【术后并发症】

1. 皮下气肿　与切开气管和甲状软骨板后患者咳嗽有关，一般可自行消退，多无大碍。

2. 术后出血　较常见。多发生于术后 12 小时内，多为甲状腺峡部处理不当，或喉上动脉出血，或喉部病变切除后修复不当所致。严重者可因失血或窒息而致死亡。出血较多者应立即打开伤口，寻找并结扎出血点。术中妥善止血，是防止术后出血的重要步骤。

3. 伤口感染、软骨膜炎或软骨坏死　术前注意口、鼻卫生，术后合理应用抗生素，预防术后院内交叉感染。术中将肿瘤切除后，如果保留甲状软骨板则需用胸骨舌骨肌筋膜瓣进行修复，以免软骨暴露坏死。若有脓肿形成，则须打开伤口引流。

4. 喉腔肉芽形成　影响发声与呼吸者可在喉手术显微镜下切除或用喉显微激光切除。

5. 肺炎、肺不张或肺脓肿　术中防止血液流入下呼吸道，术后按时吸痰，保持呼吸道通畅，防止误咽是预防肺部并发症的关键，术后应选用广谱抗生素治疗。

6. 声音改变　喉裂开术后常后遗不同程度的声嘶，多因术后声带前联合处瘢痕形成所致。故切开声带前联合与甲状软骨复位时位置应当准确，以免术后声音发生太大的改变。

第五节　喉部分切除术

随着喉癌早期诊断率的不断提高，喉部分切除术的开展已日益广泛。就 5 年治愈率而言，只要严格掌握手术适应证，喉部分切除术的治愈率甚至高于喉全切除术，而且能保存或部分保存喉的生理功能，避免了因喉全切除所致的患者丧失发声功能给生活和工作上带来的不便，能良好地提高患者的生存质量。

喉部分切除术的理论依据如下：在喉的发展过程中，左、右两侧喉部是分别发生的，以后才在中间融合。每侧各自有着不同的淋巴循环。喉的声门裂以上部分，声门区和声门下区也是分别发生，以后才融合的。即声门上区由颊咽原基发展而来，而声门区和声门下区则由气管、支气管原基发展而来。喉的各区之间也有清楚的分界，如声门上区与声门区之间以喉室外角为界，声门区及声门下区以弹力圆锥为界，都对癌细胞的扩散起着屏障作用。临床观察也发现声门上肿瘤早期不向声门区和声门下区侵犯，而常向上扩散，最常见的是向会厌前间隙发展，并有局限于喉前庭及会厌前间隙的倾向。声带癌向杓状软骨间切迹的发展有暂时停止现象；会厌癌仅在晚期才向下发展至声带前联合以下。Pressman（1956），用染料注入尸体喉内，发现喉黏膜下层有分隔存在，注入的染料都不超出解剖学的分隔范围之外。左、右两侧的染料均不越过中线。颈深部淋巴组织，在左、右两半喉除有小的交通外，彼此也分开。这种解剖学的特点，加上诊断技术的进步，手术方法的改进，综合治疗的发展等，都为喉部分切除术提供了有利的条件。但从肿瘤学观点看来，现在一般认为，在声门上水平部分切除术中，声门上区宜作为一整个单位予以切除。

喉部分切除术必须既能彻底切除病变组织，又要能尽量保留喉功能。因此适应证要严格掌握，手术操作需更精细。视肿瘤的原发部位及侵犯范围的不同，而有各种不同的术式，通常分为喉癌的微创治疗；喉小部分切除与喉功能保留；（主要的有声带切除术，垂直部分喉切除术和声门上水平喉部分切除术等。）喉大部分切除与喉功能保留；（包括喉环上部分切除—环舌骨会厌吻合术，喉环上部分切除—环舌骨吻合术，声门上水平垂直部分喉切除术。）喉近全切除与喉功能保留。现介绍几种常见的术式。

一、喉垂直部分切除术

1. 最常用和最简便者即喉裂开声带切除术　适用于声带原位癌或一侧声带中部癌，声带运动未受限，声带前联合、喉室、声门下区及杓状软骨声带突未受侵犯者。

2. 喉额侧部分切除术（frontolateral partial laryngectomy）　适用于喉声门型癌，肿瘤已从一侧声带越过前联合侵及对侧声带前端，声带运动未受限，室带、喉室外侧壁未受侵犯。声门下区无侵犯，或侵犯甚少，肿瘤未超过甲状软骨下缘平面者。

采取颈前正中切口，自舌骨至第一气管环。将甲状软骨切开三角形一块，任其附着于喉腔软组织上，随后连同切除标本一起取下（图 4-11-13（1））。如病变限于一侧，则在健侧甲状软骨板距中线 3～5mm 处垂直切开甲状软骨和喉腔（图 4-11-13（2）），在直视下行额侧垂直部分喉切除术。切除范围为一侧声带，部分喉室，前联合和部分对侧声带，如患侧声带突受累应同时切除杓状软骨。将健侧声带残端与甲状软骨内骨膜缝合，也可取自体鼻中隔复合移植物楔入缺损部位，将黏膜面与喉腔黏膜切缘缝合，固定软骨，外层用甲状软骨外骨膜覆盖缝合，逐层缝合带状肌，皮下组织及皮肤。

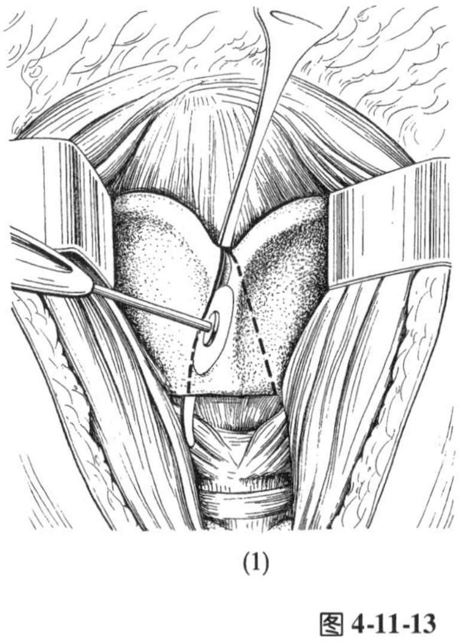

(1)

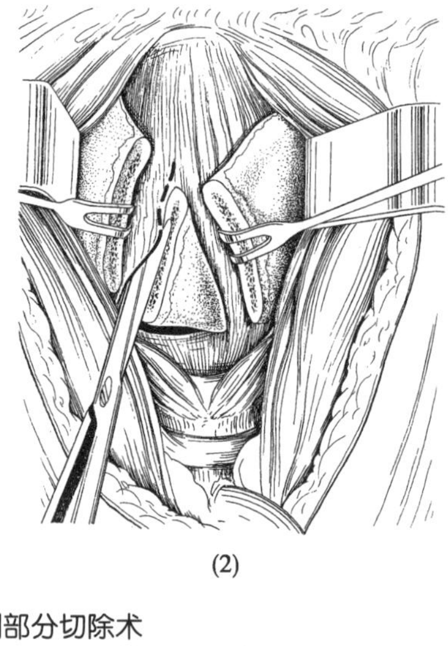

(2)

图 4-11-13　喉额侧部分切除术

（1）切开甲状软骨，但不开放喉腔　（2）沿健侧切口剪开喉腔

3. 喉垂直部分切除术　适用于喉声门型癌或喉声门上型癌 T_2 病变。即一侧声带癌累及喉室、室带，声带活动受限，但未固定。病变前端未到前联合，后端未超过声带突者。切除范围包括患侧甲状软骨板之前 2/3 部分、声带、喉室、室带、声门旁组织及杓状软骨等（图 4-11-14）。操作步骤如下：

（1）切口：甲状软骨上切迹至环状软骨下缘颈前正中切口，根据病变范围及是否同时行气管切开术，其切口可上下延长，也可在切口上端向患侧做一横切口至胸锁乳突肌前缘，便于行颈深上淋巴结探查和病检。切开皮肤、皮下组织及颈阔肌，分离皮瓣。

（2）松动一侧喉部：沿白线纵行分离颈前带状肌，

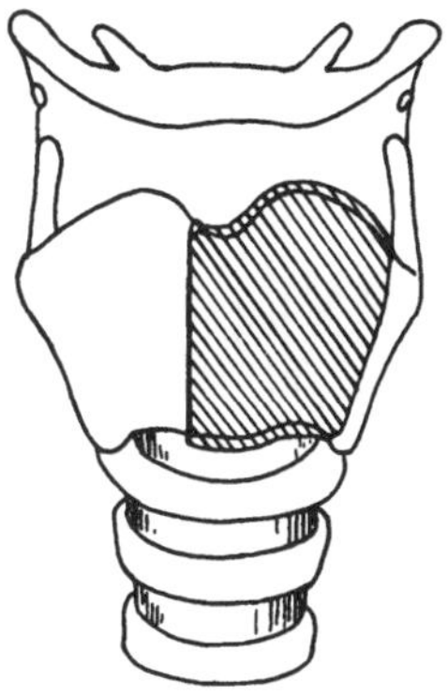

图 4-11-14　切除范围

拉开，暴露甲状软骨板。根据需要，可剪断舌骨，将部分舌骨体连同胸骨舌骨肌向下翻转。剥离患侧甲状软骨外膜。

（3）切除一侧喉部：于环甲膜处作一横切口（图 4-11-15），根据病变范围自正中线或偏健侧垂直剪开或锯开甲状软骨板（图 4-11-16），用拉钩拉开甲状软骨板，暴露喉腔。根据病变情况，在直视下沿甲状软骨板上下缘横行切开喉内黏膜，在声带突前或杓状软骨间切迹的中线上垂直切开喉内黏膜（图 4-11-17），在甲状软骨板的后 1/3 处垂直锯开甲状软骨板，将患侧半喉全部切下（图 4-11-18），此时患侧半喉包括声门旁间隙、甲状软骨板，杓状软骨等皆连同肿瘤已完整切除。切缘送快速切片。仔细止血，冲洗术腔。

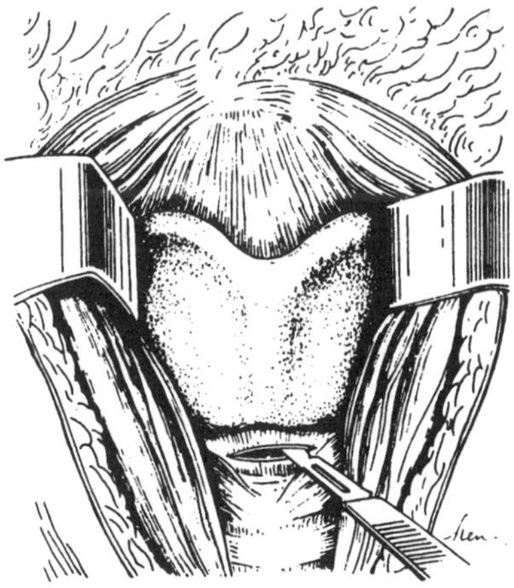

图 4-11-15　切开环甲膜

（4）缝合：游离患侧的梨状窝黏膜。缺损区用单带或双带的胸骨舌骨肌肌瓣修复，组成新的“声带”。如杓状软骨已切除则可用相当于杓状软骨大小的舌骨连同带蒂的胸骨舌骨肌肌瓣进行修复，移植的舌骨片用梨状窝黏膜或残存的喉部黏膜覆盖保护，防止裸露后坏死。“声带”的上下缘分别与梨状窝黏膜和残存的喉黏膜的切缘对位缝合。间断缝合甲状软骨外骨膜，再用颈前带

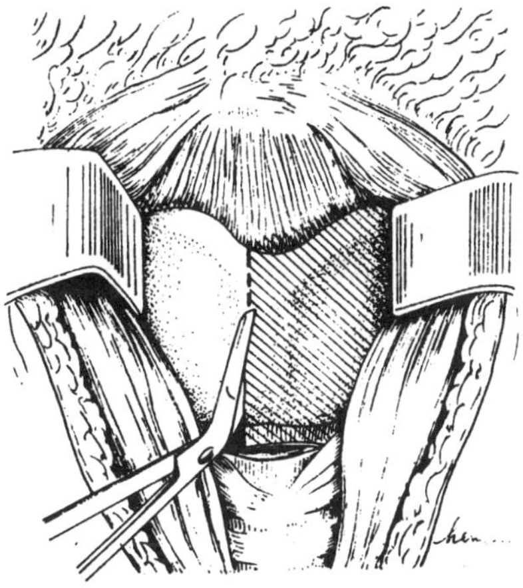

图 4-11-16　剪开甲状软骨板

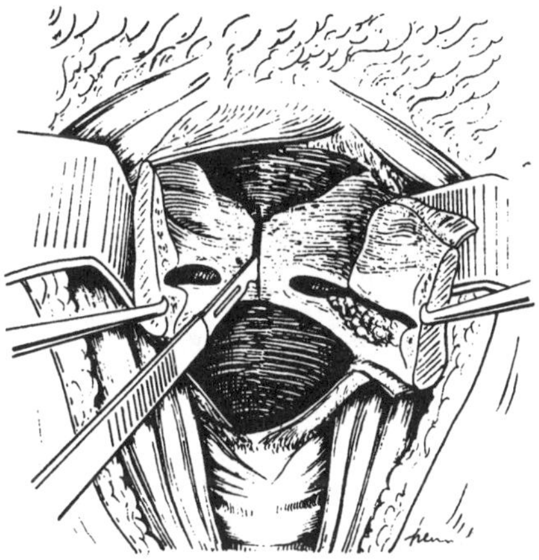

图 4-11-17　切开喉腔后壁的黏膜

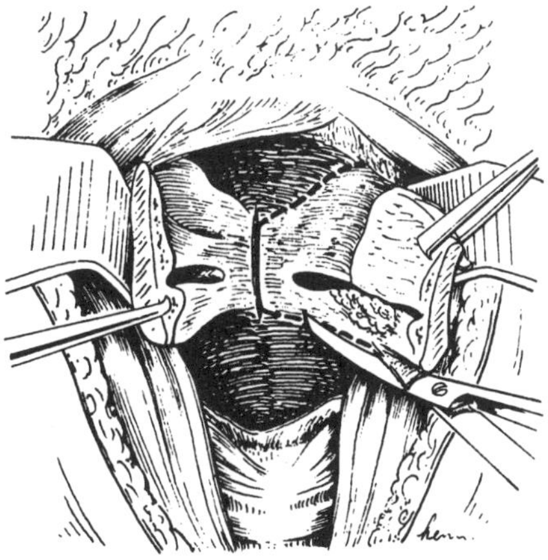

图 4-11-18　患侧部分喉切除

状肌加固，逐层缝合皮下组织及皮肤。

4. 喉扩大垂直部分切除术　适应于喉声门型癌 T_3 病变，声带和杓状软骨已固定，对侧声带正常者。切除范围为一侧甲状软骨（前三分之二），一侧声带、喉室和室带，一侧杓状软骨，必要时切除部分环状软骨板以完整切除环杓关节。

二、喉声门上水平部分切除术

声门上水平部分喉切除术适应于喉声门上型癌，尤其是会厌癌已侵犯室带，但声带、甲状软骨及舌根未受侵犯者。具体操作步骤如下：

1. 先行常规气管切开术，插入麻醉套管、静脉复合麻醉。

2. 切口 常采用U形切口或I形切口。U形切口的水平切口位于甲状软骨下缘，与皮纹方向一致，切口的两侧呈弧形向上至胸锁乳突肌前缘（图4-11-19）。T形切口则于舌骨至环状软骨平面作颈前正中切口，相当于舌骨平面作横切口，直达胸锁乳突肌前缘，便于行颈深上淋巴结探查（图4-11-20）。皮瓣应包括颈阔肌在内。

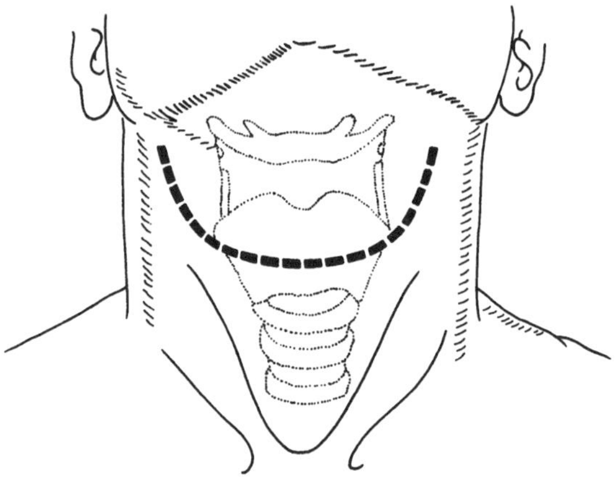

图4-11-19 U形切口

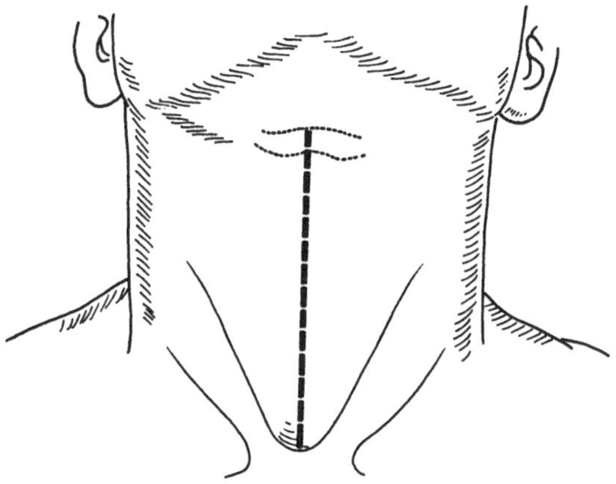

图4-11-20 垂直切口

3. 松动喉部 沿白线分离颈前带状肌，切断舌骨上肌群，充分暴露舌骨。切开舌骨骨膜，剥离后切除舌骨体，将胸骨舌骨肌向下游离翻转，暴露甲状软骨，切断甲状舌骨肌，剥离上2/3的甲状软骨外骨膜并保留之，同时游离相对应的甲状软骨内骨膜。切除甲状软骨上角，显露并结扎患侧的喉上动、静脉。

4. 声门上水平部分喉切除 切除患侧的甲状软骨板上半部及健侧的甲状软骨板上1/3（图4-11-21），从甲状软骨上角内舌甲膜处分离（图4-11-22），在相当于会厌游离缘附近切开咽腔。一般沿甲状软骨上0.3～0.5cm处横行剪开会厌前间隙软组织，用手指伸入咽腔，触及会厌并将其拉出，如会厌舌面无肿瘤侵犯，则可平着会厌根部切除。沿患侧杓会厌襞将喉入口外侧缘的黏膜切开，切开时需注意保护梨状窝黏膜，看清肿瘤范围后在喉室作水平切口，前至声带前联合上方，后至杓状软骨上方（图4-11-23）。转动已松解的喉部，直视下，将切口从声带前联合水平延长到对侧喉室，向后直达对侧杓状软骨上方，折转向上，将声带平面以上的喉组织包括室带，杓会厌襞、会厌等全部切除。术中需注意保护对侧的喉上神经和血管。

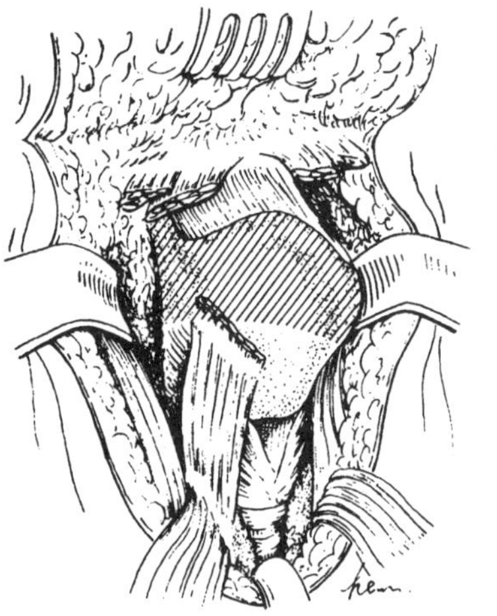

图4-11-21 切除范围（侧面观）

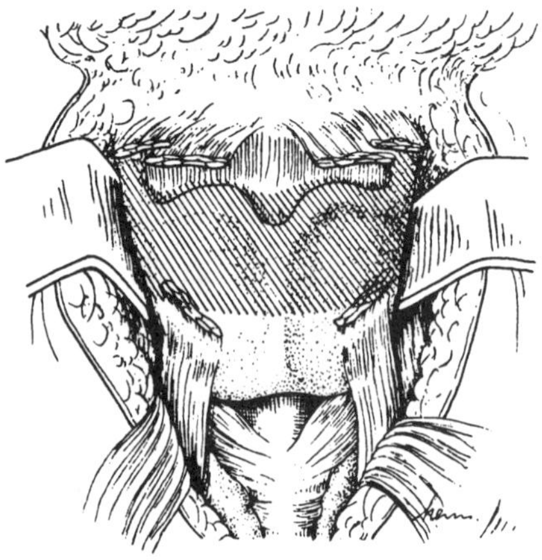

图4-11-22 切除范围（正面观）

5. 缝合 肿瘤切除后，切缘送作快速切片。仔细止血，清洗术野，放置鼻饲管。游离梨状窝黏膜，将两侧杓会厌襞黏膜和梨状窝黏膜与声带外侧的黏膜创缘缝合

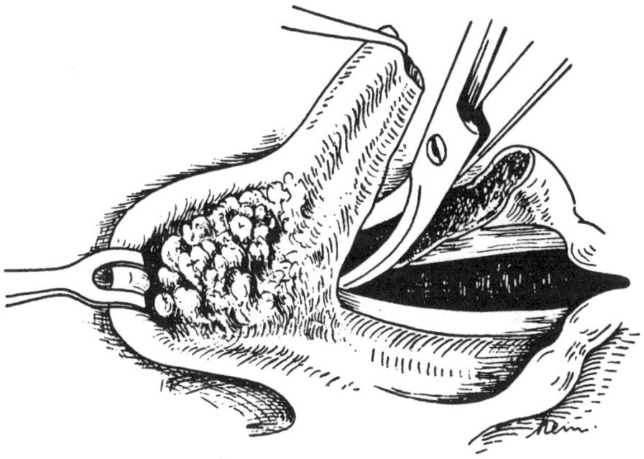

图 4-11-23　水平部分喉切除

（图 4-11-24）。抬高头部，以缩短舌根和甲状软骨间的距离，减少张力。通常先用粗丝线将甲状软骨板与舌根固定 4 针（图 4-11-25）。然后再用细丝线间断缝合咽壁。将保留的甲状舌骨膜与甲状软骨外软骨膜缝合，加固、关闭下咽部，逐层缝合颈前带状肌、皮下组织及皮肤。更换气管套管。

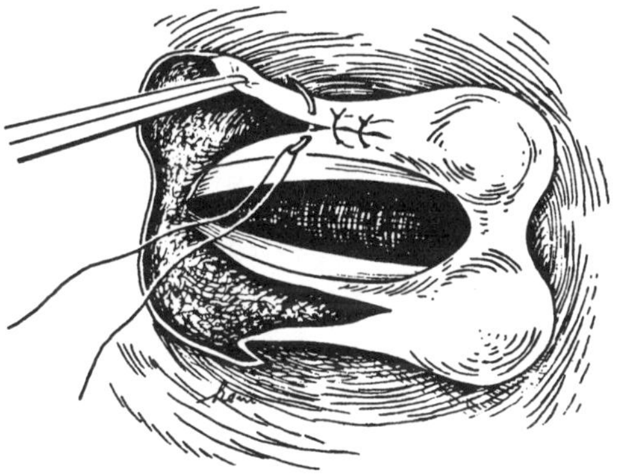

图 4-11-24　喉腔内的缝合

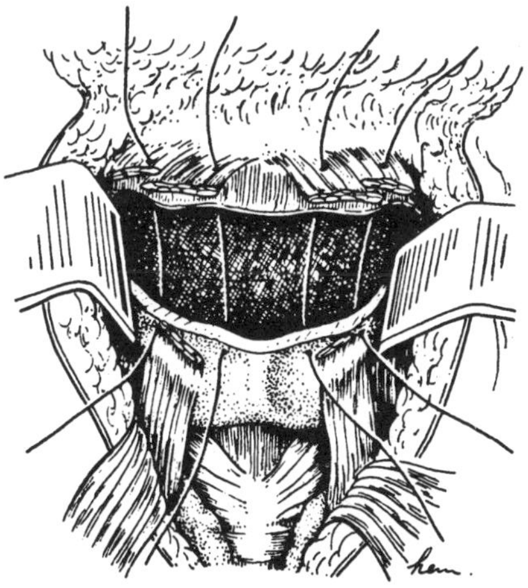

图 4-11-25　将甲状软骨板与舌骨缝合固定

严格控制喉声门上水平部分切除术的适应证，是提高喉声门上癌的治愈率和生存率的前提。本术式的缺点是术后患者均存在不同程度的误咽，鼓励进黏稠食物，大多在 2～3 周内好转。待误咽基本消失后再拔除气管套管。多数患者术后呼吸、发声良好。误咽的程度和恢复的时间与患者的年龄有关。故高龄患者及肺功能不良者在采用此术式时应慎重。

三、喉水平垂直部分切除术

水平垂直部分喉切除术，又称之为 3/4 喉切除术，适用于喉声门上型癌已侵犯一侧声带或声带癌已侵犯声门上区、但对侧声带无病变或仅前 1/3 受侵犯者。切除范围包括整个会厌、患侧室带、喉室、声带、杓状软骨、杓会厌襞、甲状软骨板、整个会厌前间隙和对侧声带以上的喉组织及相对应的甲状软骨板。

【操作步骤】

切口及暴露喉部的方法同声门上水平部分喉切除术。正中裂开甲状软骨板，剪开喉腔黏膜，看清肿瘤的范围。在喉内杓间区正中或稍偏向健侧从上向下切开喉部黏膜达环状软骨上缘，继而转向外、水平切开患侧声门下区黏膜，用剪刀自前向后沿环状软骨上缘剪开黏膜下软组织，直达甲状软骨板后缘，注意保护梨状窝黏膜。沿甲状软骨板后缘向上剪开黏膜进入咽腔，在左手食指指示下，沿会厌根部水平剪断舌骨会厌韧带和会厌谷黏膜，转向下切开健侧杓会厌襞至声带上缘，与声带平行将较健侧的声门上组织水平切除之。切除的范围包括整个会厌、会厌前间隙、杓会厌襞、室带、喉室、患侧的整个甲状软骨板和对侧的上 1/2 甲状软骨板及患侧的声带、杓状软骨等。肿瘤切除后应仔细止血，观察切缘是否正常，可疑处应送作快速切片，必要时行补充切除。切除的声带和杓状软骨用带小块舌骨的胸骨舌骨肌肌瓣修复。其他的缝合方法同声门上水平部分喉切除术。

四、喉环状软骨上部分切除术

喉环状软骨上部分切除术（supracricoid partial laryngectomy，SCPL）：适用于喉癌 T_2 及 T_3 病变，有两种术式。喉声门上型癌 T_2～T_3 病变或原发于前联合伴有声门上或会厌前间隙受侵的喉声门型癌 T_2 病变及跨声门癌切除双侧室带、喉室、声带及甲状软骨板、会厌、会厌前间隙和环甲膜，行喉环状软骨上部分切除—环舌骨吻合术（supracricoid partial laryngectomy-cricohyoidopexy，SCPL-CHP）；喉声门型癌 T_{1b}、T_2～T_3 病变，切除双侧室带、喉室、声带及甲状软骨和环甲膜，可切除一侧杓状软骨，必要时也可切除环状软骨内骨膜，保留会厌，行喉环状软骨上部分切除—环舌骨会厌吻合术（supracricoid partial laryngectomy-cricohyoidoepiglottopexy，SCPL-CHEP）。需要注意的是喉环状软骨上部分切除术必须保留至少一侧活动的环杓结构（即杓状软骨、环杓关节、环杓侧肌和环杓后肌、喉上神经和喉下神经），同时还要保留完整的环状软骨，以保留正常的发声和吞咽，避免永久性的气管切开。

喉癌广泛侵犯会厌前间隙：肿瘤临近舌骨需要行舌骨切除者；杓状软骨固定；环状软骨破坏；甲状软骨外骨膜受侵或肿瘤已侵犯喉外者均为其禁忌证。

喉环状软骨上切除术手术操作方法类似于气管环咽吻合术，但由于保留了部分声带和环杓结构，术后发声效果及误吸程度均较气管环咽吻合好。但喉环状软骨上切除术无论选择哪种术式，术后均有暂时的吞咽障碍。可根据患者误吸的情况再决定拔除气管套管的时间，很少有因严重误吸而需做喉全切除术者。术后患者虽有不同程度的永久性声嘶，但使部分需喉全切除的患者挽救了喉的功能，恢复了喉的发声、呼吸及吞咽功能，提高了患者的生活质量。

五、喉全切除环咽吻合术

自从 Arslan 等（1972）报告喉全切除、气管（环）咽吻合喉重建术以来，许多学者相继采用，并不断改进，使其手术方法日趋完善，适应证及其切除范围扩大，手术效果亦逐渐提高、成为目前仍被广泛采用的喉重建方法之一。

【适应证】

肿瘤限于声带、喉室、室带；或声带癌侵犯声门下区，但不超过1cm，伴有一侧或两侧声带固定，而不适于喉部分切除术者。

【禁忌证】

1. 晚期喉癌，肿瘤已侵犯会厌、会厌前间隙、喉软骨。

2. 广泛的颈淋巴结转移。

3. 高龄、全身情况欠佳者。

【手术步骤】

1. 保留会厌行喉切除 ①先行低位气管切开，插入麻醉管后全麻，再按喉全切除术的方法行颈中线垂直切口，切开皮肤、皮下组织及颈前筋膜，从白线处纵行分离两侧带状肌；②保留舌骨，将胸骨舌骨肌及肩胛舌骨肌在舌骨下约 0.5cm 处切断，分离并向下翻转。正中切开甲状软骨外膜，分离并保留之；③切断、缝扎甲状腺峡部，暴露甲状软骨、环状软骨及颈段气管；④切断双侧甲状软骨上角，结扎喉上动脉、静脉，沿甲状软骨后缘切断咽下缩肌，分离梨状窝黏膜。松动喉部后根据肿瘤的范围在环状软骨或第一气管环上缘切开，按喉全切除自下而上的方法将喉的断端向前提起、并向上分离，从杓状软骨间切迹处进入咽腔（注意保留梨状窝黏膜），将喉游离；⑤保留会厌，在平甲状软骨上缘处剪断，将喉体切除，止血并检查各切缘。

2. 气管（环）咽吻合 ①将颈段气管游离 4～5 环，以便上提吻合。将梨状窝黏膜与环状软骨或气管断端的两侧壁和后壁用细丝线间断缝合，并将咽口两侧缘上下缝合，以形成梨状窝前壁和缩小咽口；②垫高头部，用圆针将粗丝线在气管（环）断端中央黏膜下穿出，再从舌骨下缘穿入，舌根处穿出，暂不打结；以同样方法引入粗丝线 3～4 针后，术者与助手再同时拉拢结扎固定。再将甲状软骨外膜，颈部带状肌等缝合于气管（环）咽吻合口前，用以加固（图 4-11-26）；③用生理盐水冲洗创口，仔细止血，放置引流管，逐层缝合皮下组织及皮肤，将麻醉插管更换为气管套管。

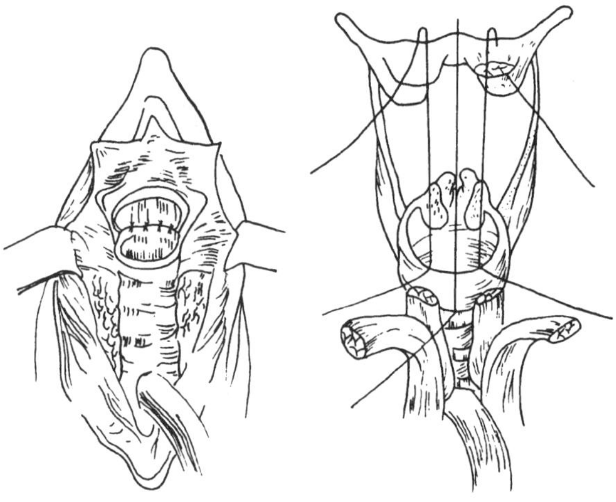

图 4-11-26
（1）将气管后唇与咽后黏膜缝合
（2）环-舌骨吻合

气管（环）咽吻合术除适应证比较局限外，患者常存在着不同程度的误吸，严重者甚至需改行喉全切除术，而且拔管率低。为了扩大手术适应证和克服误吸，许多学者对其术式进行了改进，目前比较成熟的方法有：①Vega 术式的改进，即在行喉切除术时不保留会厌及会厌前间隙，利用环状软骨后 1/3 或第一气管环后壁作后位新会厌；②会厌重建术：切除会厌后在舌根制作一个舌肌黏膜瓣或在舌骨前制作一个有蒂的肌皮瓣束防止误吸；③在切除环状软骨或气管时制成前低后高的斜面断缘，将下咽黏膜遮盖于其切缘处形成“反会厌”；④扩大咽腔。郭志祥等介绍将咽侧黏膜创缘上提缝合固定在事先预备好的胸舌骨肌筋膜瓣上，在相当梨状窝处，再将咽黏膜与肌筋膜或甲状腺固定1～2针，以形成新的梨状窝。吞咽功能的恢复需经过一段时间，并需进行吞咽训练。误吸严重时应先配戴有气囊的气管套管，拔除胃管，充气后经口进食。此后逐渐减少套囊内的充气量，直至不需充气进食时也无呛咳，则可取出套囊。由于误吸的存在，我们并不主张早期拔管，但应尽早堵管练习，经过较长时间的堵管，患者呼吸、进食无障碍者再考虑拔管。

【术后并发症】

1. 出血　是喉部分切除术后常见的并发症，出血可由创面渗血或血管缝线脱落所致。由于喉部术腔与气管相通，即使少量的出血也可引起患者的剧咳，患者常烦躁不安，缺氧，甚至可引起窒息。因此术中应彻底止血，术后需适当给予镇静剂和止血剂。如遇严重的大出血，则应当机立断，再次裂开喉腔止血。

2. 皮下气肿　与患者术后剧咳有关。如已行气管切开术，则常不需特殊处理，5～7天多能自行吸收。

3. 误咽　喉部分切除术后都会有不同程度的误咽，以喉声门上水平部分切除术后尤为明显。绝大多数患者在短期内都能逐步恢复，应向患者解释，鼓励进食较黏稠的食物。

4. 下呼吸道感染　与误咽和分泌物潴留有关，应加强术后护理，保持呼吸道通畅。

5. 喉腔肉芽组织形成或喉狭窄　喉腔内缝线过粗或过长，在短期内不能脱落者，常于缝线处长出肉芽组织和假膜，应与肿瘤复发相鉴别。必要时应切除肉芽组织并病检，或用喉显微激光治疗。喉狭窄与喉支架切除过多、喉腔肉芽组织生长、瘢痕形成有关，应区别情况适当处理，严重者常造成拔管困难。

六、喉近全切除术

在喉部分切除术时常面临这样的问题，如果术中发现肿瘤的范围较广，要想保存喉的功能，则常感觉其安全缘不够；如果按肿瘤的原则来大块切除肿瘤，而Ⅰ期修复又常感困难；采用喉近全切除术（near total laryngectomy），又称喉次全切除术（subtotal laryngectomy），则较好地解决了这方面的矛盾。下面介绍两种常用的喉近全切除术。

（一）Tucker喉近全切除术

又称为喉近全切除、会厌重建声门术，喉次全切除会厌整复术（kambic-sedlacek-tucker）。它适用于喉声门型癌，T_2～$T_3N_0M_0$的病变，即肿瘤已侵犯双侧声带，一侧声带固定或声带癌侵犯喉室或声门下，同侧声带固定，但对侧声带活动正常，杓状软骨未受侵犯，室带以上无肿瘤，会厌及其根部光滑者。手术切除3/4～4/5的喉组织，保留较健侧的杓状软骨及甲状软骨后翼约3mm，然后将会厌下移、重建声门。

【操作步骤】

先行低位气管切开，气管插管静脉复合麻醉。切口及暴露喉部的方法同喉水平垂直部分切除术。正中切开甲状软骨骨膜，并沿甲状软骨板上、下缘分别切断，剥离并保留之。于环甲膜作一短横切口，看清肿瘤的范围后，从健侧开始，仅保留甲状软骨板后翼约3mm，向上垂直裂开甲状软骨板，切开喉黏膜，在会厌根部下方水平切开，转向对侧，将患侧半喉连同肿瘤组织一并完整切除。切除过程中应注意保护梨状窝黏膜和健侧的杓状软骨。肿瘤切除后应仔细止血，检查切缘，必要时需作补充切除。用抓钳挟持会厌根部，紧贴会厌软骨分离会厌舌面黏膜，注意不要损伤黏膜面，分离、松解会厌前间隙（图4-11-27）。然后垫高患者的头部，将会厌下移，其下缘与环状软骨或环甲膜缝合（图4-11-28）。此时张力常较大，多用粗丝线先固定2～3针，然后间断缝合，外层用甲状软骨外膜加固，逐层缝合颈前带状肌、皮下组织及皮肤。改换气管套管。

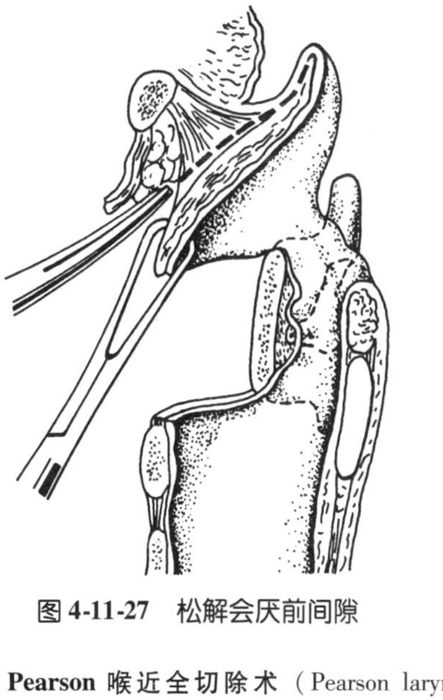

图4-11-27　松解会厌前间隙

（二）Pearson喉近全切除术（Pearson laryngectomy）

适应于声带癌或梨状窝癌伴同侧声带固定；声带癌侵犯声门下区或对侧声带前端，但对侧声带运动正常，杓状软骨未受侵犯者。通常情况下部分喉切除术应保留

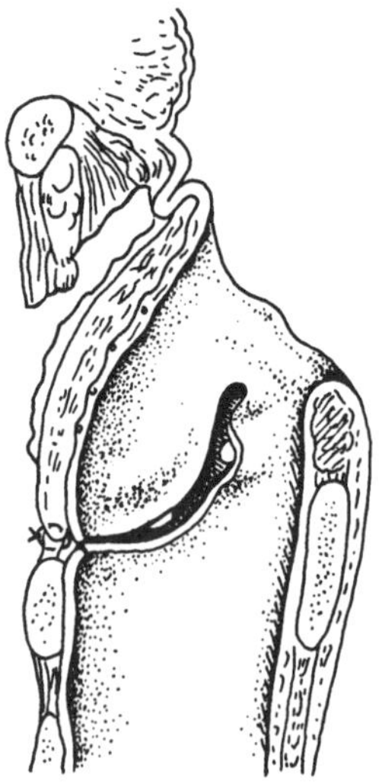

图 4-11-28 将会厌下移，重建声门

环状软骨；如果肿瘤已侵犯声门下区，环状软骨受侵犯时，则应改为喉全切除术。Pearson 喉次全切除术的特点是：只要有一侧的声带运动正常，杓状软骨活动正常及杓间和环后黏膜无肿瘤侵犯者，仍可施行该手术。其手术切除范围可包括患侧颈部带状肌、甲状腺、患侧整个半喉，上自舌骨，下至环状软骨，包括声门旁间隙及甲状软骨板和对侧的3/4 甲状软骨板及喉组织，必要时还可同时切除环状软骨。具体操作步骤如下：

先行气管切开术，经气管切口处插管静脉复合麻醉，皮肤切口及暴露喉部的方法同水平垂直部分喉切除术。环甲膜处水平切口，看清肿瘤范围后于健侧甲状软骨板后方（仅保留甲状软骨后翼 3mm）裂开甲状软骨，切开喉腔黏膜，于杓间区正中垂直切开喉后壁黏膜，水平切开会厌前间隙，将会厌连同患侧喉部，包括患侧梨状窝黏膜一并切除，杓状软骨可分次取出。仔细检查切缘，可疑处送作快速切片。然后利用健侧的杓状软骨处的喉黏膜缝合成 6 ~ 10mm 直径的黏膜管道连接咽气管（图 4-11-29）。缝合时先放入细导尿管便于操作，缝合结束后取出导尿管（图 4-11-30）。按喉全切除术的方式缝合喉咽，封闭大部分气管残端，用带状肌加固咽壁，逐层缝合皮下组织及皮肤。由于保存了一侧的喉返神经，患者常可于术后 2 ~ 3 周开始发出自主的、不同于食管发声的清晰的喉音，但需长期带管。

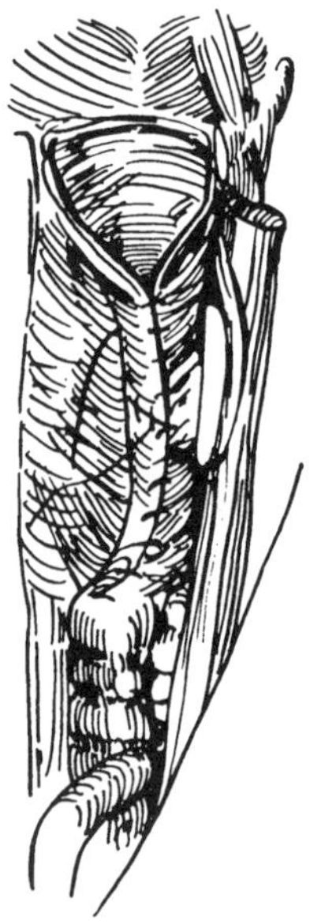

图 4-11-29 咽-气管黏膜管道的缝合法

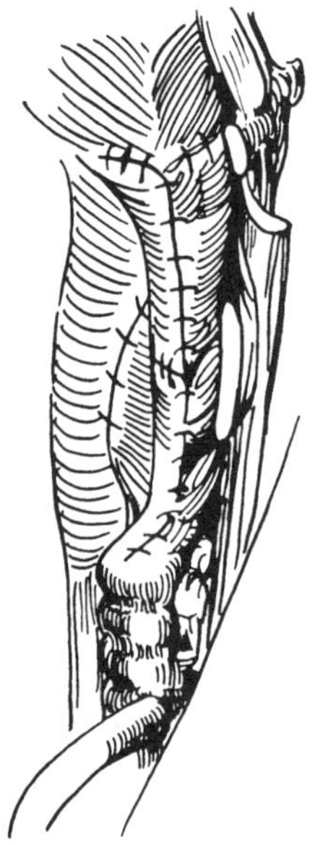

图 4-11-30 咽-气管的发声管道已完成

第六节 喉全切除术

除将喉全部切除外，一般尚须同时切除舌骨及会厌前间隙组织。有时甲状腺一叶或两叶及下颌下腺、部分带状肌等也须同时切除，故喉全切除术（total laryngectomy）往往是超过整个喉范围的手术。

【适应证】

主要是喉癌 T_3 及 T_4 病变，或喉咽癌侵犯喉部或舌根癌或甲状腺癌侵犯喉及气管。

1. 喉声门型癌累及双侧声带，侵犯声门上区或声门下区，伴一侧或双声带固定者。

2. 喉声门上型癌侵犯会厌谷、舌根、或向下侵犯声带或前联合，伴一侧声带固定或侵犯甲状软骨、环状软骨者。

3. 喉声门下型癌侵犯声带且伴有一侧声带活动受限或固定者。

4. 喉癌侵犯会厌前间隙或穿破甲状软骨板及环甲膜，累及喉外软组织者。

5. 喉裂开或喉部分切除术后复发的癌肿。

6. 放疗后复发或对放疗不敏感，肿瘤继续发展者。

7. 由于肿瘤的范围或患者年老体弱不适宜行喉部分切除术者。

8. 喉癌放疗后有放射性骨髓炎或喉部分切除术后喉功能不良（严重误吸）难以纠正者。

9. 喉部其他恶性肿瘤不宜行喉部分切除术或放疗者。

10. 喉咽癌不能保留喉功能者。

【麻醉】

1. 局麻　局部浸润加喉上神经阻滞麻醉，也可加用颈神经丛阻滞麻醉。(早年常用，现已基本淘汰)

（1）局部浸润麻醉：循颈前中线与两侧胸锁乳突肌前缘的皮下及深层组织内，注入 30ml 0.5% 普鲁卡因与肾上腺素混合溶液。

（2）喉上神经阻滞麻醉（见第五篇第三章，544）：两侧分别注入 0.5% 普鲁卡因溶液各 5ml。

（3）颈神经丛阻滞麻醉：由右侧乳突引一直线至本侧胸锁关节，在线的中上 1/3 交点处，将胸锁乳突肌的后缘向前推，扪清第 4 颈椎横突，将注射针由此处刺入皮肤，深入约 1.5cm，超过横突然后将针的方向转成垂直，回抽无血或脑脊液，注入 25ml 0.5% 普鲁卡因溶液（在注射过程中，可将针抽回皮下再分别稍向上、向下转针进行注射，以便将第 3、第 4、第 5 颈神经在椎间孔出口处进行阻滞麻醉）（图 4-11-31）。用同法进行对侧颈神经丛阻滞麻醉。

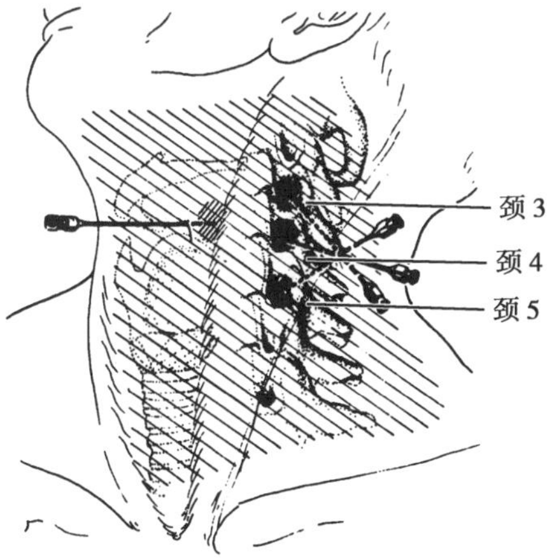

图 4-11-31　颈神经及喉上神经阻滞麻醉

2. 全麻　目前我科行喉全切除术常规采用全麻。通常先在局麻下行气管切开术，气管切开的位置应根据肿瘤侵犯的范围而定。若声门下受侵较多，则选用低位气管切开为宜。自气管切开口插入带气囊的麻醉管进行静脉复合麻醉。

【操作步骤】

1. 切口方法很多，一般有颈前正中垂直切口、I 形、T 形及 U 形切口等。根据术者的习惯或肿瘤有无喉外侵犯或颈淋巴结转移而定。

2. 切口及分离皮瓣　作 U 形切口，切口两臂的起点等于或略高于舌骨水平，距胸锁乳突肌前缘约 1cm 左右，斜行向下（与胸锁乳突肌前缘平行），直达环状软骨下缘的稍下方，然后将两侧切口的下端以一横切口相连结。颈前正中垂直切口的方法同喉裂开术。将皮肤、皮下组织、颈浅筋膜及颈阔肌同时切开，于颈深筋膜浅层向上分离喉前皮瓣，并妥善止血。分离皮瓣上至颏下，下达胸骨上切迹上方，外侧暴露带状肌。将皮瓣与颏部皮肤暂时缝合固定（图 4-11-32），皮瓣的创面以湿生理盐水纱布覆盖保护。

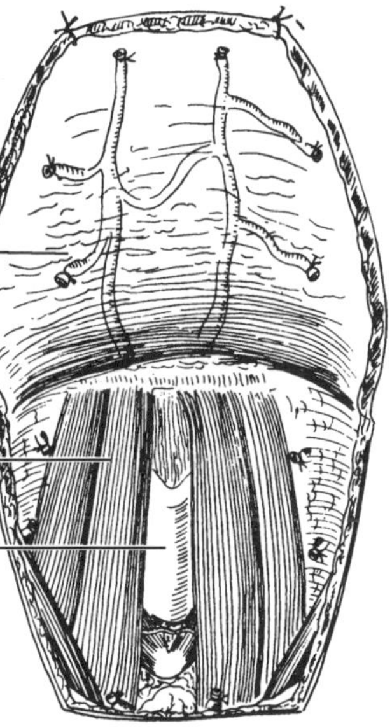

图 4-11-32　分离皮瓣

3. 切断甲状腺峡部及部分切除颈前诸带状肌　分离、切断、缝扎甲状腺峡部，暴露上段气管。将胸骨舌骨肌、肩胛舌骨肌及甲舌骨肌紧贴舌骨或在舌骨下约 0.5cm 处切断，胸骨甲状肌在“斜线”下方切断（图 4-11-33）。将其断端自喉外分离，留待喉切除后用以缝于咽壁前面，使咽壁加固。如肿瘤已破坏甲状软骨板，则喉前带状肌必须切除。

4. 切除舌骨　紧贴舌骨上缘用电刀切断舌骨上肌群，切开舌骨骨膜，在骨膜下分离，暴露舌骨，将舌骨体或整个舌骨切除（图 4-11-34）。切除舌骨有利于手术野的充分暴露，便于处理会厌前间隙及缝合咽壁切口。

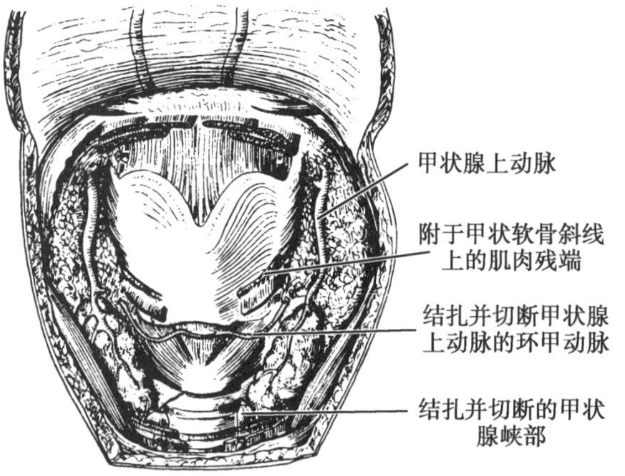

图 4-11-33 切断甲状腺峡部及
部分切除颈前诸带状肌

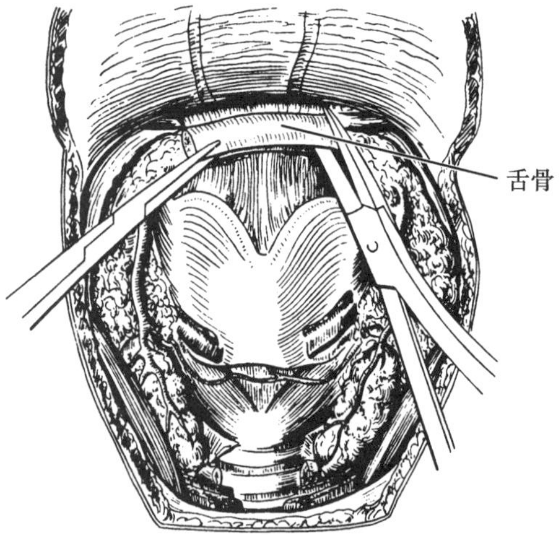

图 4-11-34 切除舌骨体

切除舌骨后应将舌骨上肌群的筋膜缝合，防止术后肌肉断端渗血。

5. 松动喉部 与甲状软骨上缘平行切开甲状舌骨膜，使喉松动便于牵引转位，但注意此时不要切开咽腔。用锐齿拉钩将一侧甲状软骨板钩住并向对侧转动，使其侧面转向前方，分别将两侧喉上神经和喉上动脉结扎并切断。沿甲状软骨后缘，将咽下缩肌自甲状软骨膜附着处切断（图 4-11-35）。切断甲状软骨上角，然后仔细地将梨状窝黏膜从甲状软骨背面分离。分离咽下缩肌时常需结扎位于环甲膜处的甲状腺上动脉的环甲动脉。对侧按同法处理。

6. 切除喉部 切除喉部前，须先分离喉后壁，可视肿瘤所在部位采用自上向下，或自下向上的方法分离。如肿瘤广泛侵犯声门下区者，则采用自上向下的分离法；原发癌位于喉上部如会厌、杓会厌襞、室带者则采用自下向上的方法。

（1）自上向下分离法：用刀或剪自甲状舌骨膜切口向会厌前间隙深处分离，在舌骨会厌韧带以上，会厌游

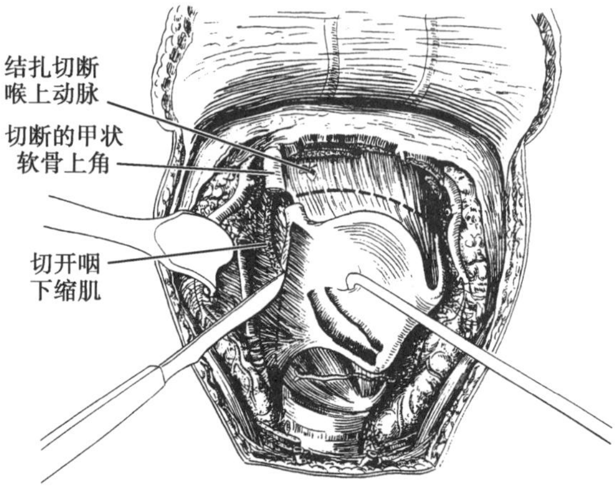

图 4-11-35 结扎并切断喉上神经及喉上动脉，切开咽下缩肌附着处；切开甲状舌骨膜（虚线所示）

离缘附近切开咽腔。将会厌向前牵出颈部切口。看清肿瘤的范围，在会厌根部或舌根处水平切开咽腔前壁，然后从健侧开始，在注意保护梨状窝外侧黏膜的情况下，向后向下与杓会厌襞、杓状软骨间切迹平行切开喉咽前壁黏膜（图 4-11-36）。将喉咽前壁从环状软骨板背面加以分离。视肿瘤发展范围，在环状软骨下缘以下，或在前几个环气管环以下切断气管，切时宜在气管后壁中央保留一段舌形黏膜片（图 4-11-37），便于气管与皮肤吻合口处的缝合。将喉全部取下。自上向下分离的优点是视野清楚，分离咽壁时不易发生损伤；梨状窝黏膜损伤少。缺点是不利于行会厌前间隙或舌根处肿瘤侵犯时的大块切除。

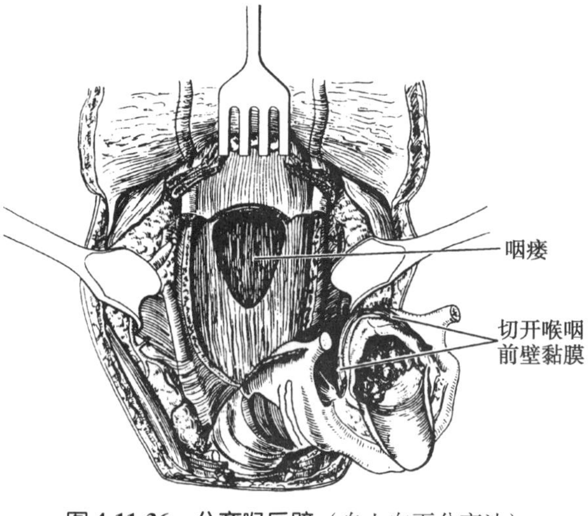

图 4-11-36 分离喉后壁（自上向下分离法）

（2）自下向上分离法：习惯上常采用此法。根据肿瘤声门下侵犯的情况，紧贴环状软骨下缘切断气管，注意不要切破食管前壁。如果肿瘤已侵犯声门下区或环状软骨，则应改由第 2、3 气管环处切入，以便留有足够的安全缘；用有齿钳将喉的断端向前提起，用解剖剪向

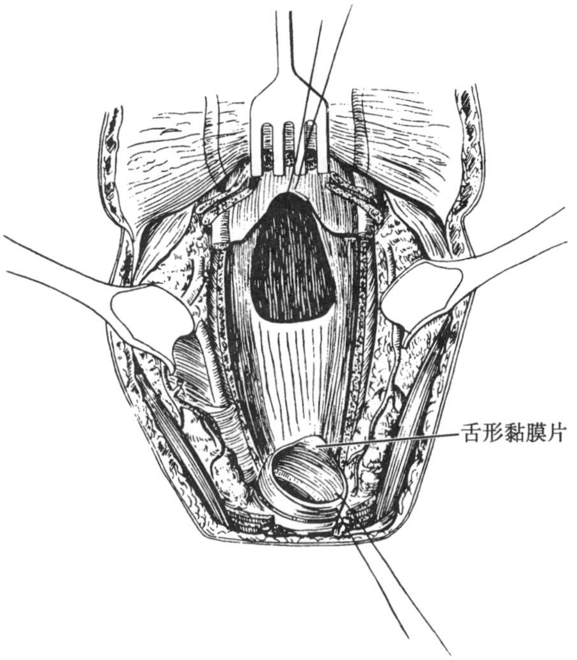

图 4-11-37　气管断端后壁保留-舌形黏膜片

上分离环状软骨板背面的喉后壁黏膜（图 4-11-38）。将喉咽前壁黏膜在杓状软骨间切迹处横行剪断，其余步骤与自上向下者相同，不过方向相反而已，但切开咽壁时首先自健侧（或受犯较轻一侧）开始，便于观察肿瘤范围。喉全部取下后在舌根和气管断端处常有小动脉出血，应结扎之。仔细检查各切缘，可疑处亦补充切除，并作快速冰冻切片。咽壁缝合前，经鼻腔将鼻胃管通过食管送入胃内。

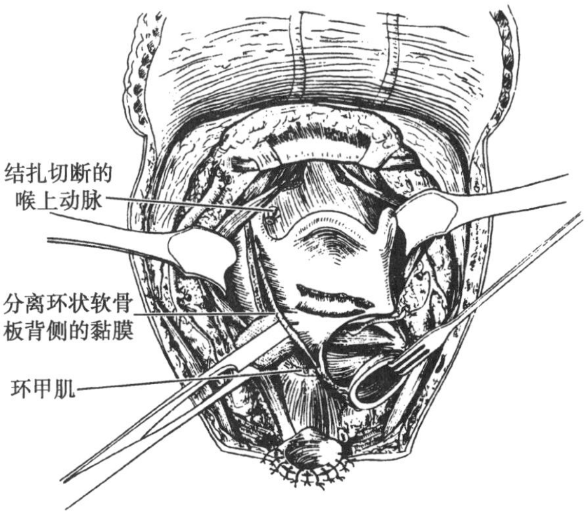

图 4-11-38　分离喉后壁（自下向上分离法）

7. 缝合咽壁　喉咽如无肿瘤侵犯，梨状窝黏膜保留较多，舌骨切除者咽壁缝合多无困难，根据情况可缝成 T、Y、V 等形状。第 1 层缝法（图 4-11-39）：用细丝线间断内翻褥式缝合，创口的黏膜边缘必须向内翻向咽腔，腔内打结，针距 2～3mm。咽壁缝合不可过密，也不可过紧，以免发生贫血性坏死。要避免黏膜缝合时出现遗漏，尤其是应注意黏膜瓣的结合部。第 2 层再行黏膜下间断缝合加固，缝线应与第 1 层缝线错开。将颈前带状肌残端与舌骨上肌群的筋膜缝合覆盖在咽壁上。将颈上段气管后壁与食管前壁游离 2～3 环，便于气管断端的吻合。将两侧甲状腺在气管后缝合，以填塞气管断端向前与皮肤缝合后遗留的空腔。冲洗术腔，仔细止血。

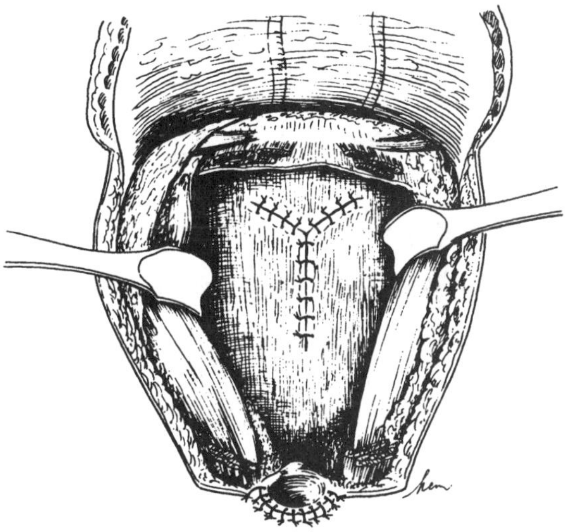

图 4-11-39　缝合喉咽黏膜

8. 缝合气管断端　为保持气管瘘口有较大的口径和日后不致缩小，可将气管断端的前壁切去一部分，使管口呈一朝向前上的斜面，以增大气管断端口径；另一方面，在与气管断端对合处的皮肤上切去与气管断端口径大小相应的圆环形一块。先用丝线将气管黏膜与造瘘口处皮肤在前、后、左、右各固定 1 针，然后间断缝合，缝合时应注意将气管黏膜与皮肤对位，防止气管软骨断端裸露。气管上方的皮肤与咽壁之间须避免形成死腔。

9. 置放引流管　如为 I、U 切口，可在切口下缘、气管造瘘口两侧置放剪有侧孔的负压管引流（图 4-11-40）。如为正中切口，可在切口两侧颈下部皮肤上各切开一小孔，作为放置引流之用。胸骨舌骨肌未作部分切除者，引流管须穿透此肌，置入创口深部，根据情况留置 24～48 小时。引流管周围的皮肤切口，缝合 1 针，固定，也可不打结，待引流管拔除后再打结，以便促进切口的愈合。皮肤切口缝合后，手术即告完成。

【术后护理】

见第 1268 页。

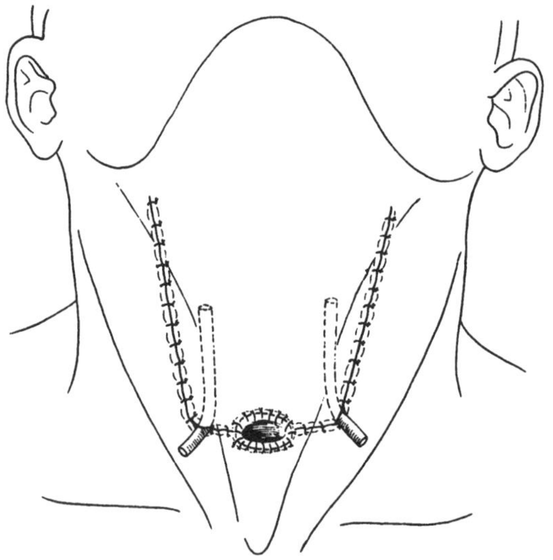

图 4-11-40 缝合气管断端，放置引流并缝合皮瓣

【术后并发症】

由于手术技术的改进和广谱抗生素的应用，术后并发症已大为减少，但仍须密切注意。

1. 出血 如术中止血不彻底、血管结扎线松脱或术后感染、血管糜烂，均可导致出血，需视情况重新打开创口，进行血管结扎或填压止血。对于高剂量放疗后的病例，喉全切除术后一旦出现感染，发生较大的咽瘘，颈总动脉裸露在感染坏死的伤口中，易发生颈总动脉破裂而出现致死性出血。

2. 咽瘘 咽瘘是喉全切除术后比较常见的并发症。往往因病变广泛咽黏膜切除过多或损伤过重，缝合时黏膜彼此拉牵张力太大；或咽壁切口漏缝；或缝线过紧过密，引起黏膜贫血性坏死；或皮瓣与咽壁间存有死腔，引流管放置不当或堵塞，渗出物潴留，继发感染；或术前大剂量放疗或气管切开，影响黏膜或皮肤愈合，增加创口致病菌感染的机会；或术后饮食不当等都可增加咽瘘的发生率。术中操作细致，术后加强护理多可避免。咽瘘多发生在术后 5～10 天，少数病例可发生在 10 天以后，咽吻合口前下方皮肤红肿，体温常波动在 37.5℃～38.5℃之间．多数情况下红肿部位触之有波动。一旦发现咽瘘，应将伤口充分打开，勤换药，保持创面的清洁，注意清除创面的坏死组织，加强抗感染和支持疗法。视情况早拔胃管，经口进食，加强营养，绝大多数咽瘘均可在 3～4 周内自行愈合，勿须手术修补。对于大的咽瘘，超过 1 个月未愈合者，如炎症已基本控制，可用瘘管周围正常组织行双层修补或用胸大肌肌皮瓣修复。

3. 气管造瘘口狭窄 如缝合不当或继发感染，则由于肉芽组织赘生，瘢痕过多，而造成狭窄。可行手术修补，重新扩大气管造瘘口。

4. 肺部并发症 若术后取半坐位，增强咳嗽能力，保持呼吸道通畅和早期起床活动，肺部并发症多可避免。

5. 呃逆 鼻胃管过粗或插入过深或过浅所致。调整鼻胃管的位置，呃逆常可停止。

6. 喉咽狭窄 喉癌侵犯喉咽，喉咽黏膜切除过多所致。轻度喉咽狭窄，可行喉咽扩张。重度喉咽狭窄则需手术矫治。

第七节 喉咽部恶性肿瘤的手术治疗

喉咽癌又称下咽癌，发病率较低，根据肿瘤早期的原发部位又可分为梨状窝癌，喉咽后壁癌和环后癌。喉咽癌的特点是位置隐蔽，早期特异性症状少，肿瘤分化程度低，生长快、转移早，五年生存率低，单纯手术效果差。目前多采用放疗加手术和化疗的综合治疗。由于临床所见的喉咽癌病例以中、晚期者居多，故彻底切除病变组织的同时常面临着损害吞咽、呼吸和发声功能等问题，严重影响患者的预后和生活质量。为保存全部或部分喉及喉咽的生理功能，近年来对各种术式作了大量的改进，有效地提高了患者的生存率和生存质量。

一、喉咽部分切除术

喉咽癌的外科治疗能否成功，和其他恶性肿瘤一样，首先是在完整切除肿瘤时要确保有足够的安全切缘，而喉咽肿瘤按肿瘤手术的原则完整切除之后所遗留的缺损又难以修复。过去通常认为喉咽癌的侵犯性、扩散性及恶性程度较喉癌大，喉与喉咽关系密切，治疗喉咽癌必然牺牲喉。因此，多数学者认为喉咽癌不宜施行单纯部分喉咽切除术或喉咽及喉部分切除术，即使是早期喉咽癌也应施行喉全切除加喉咽部分切除加选择性颈淋巴结清扫术。中国医学科学院肿瘤医院自 1974 年以来开展保留喉功能的喉咽部分切除术，取得了满意的疗效。王天铎自 1978 年开展保留喉功能的喉咽癌切除术亦取得了良好的肿瘤切除及喉功能保留效果。事实证明，尽管喉咽癌的恶性程度较高，只要对肿瘤切除彻底，保留未受侵犯的正常喉组织，经过整复恢复喉功能，是可以达到既能完整的切除肿瘤，又可保留全部或部分喉功能的目的。

1. 梨状窝切除术 梨状窝切除术适应于位于梨状窝内侧壁或外侧壁的癌肿，肿瘤小于 2cm（T_1）；或已经侵犯喉咽部分后壁的梨状窝外侧壁癌，肿瘤小于 4cm（T_2）。

2. 喉咽后壁切除术　单纯喉咽后壁切除术仅适应于肿瘤位于喉咽后壁，肿瘤直径 2～4cm（T_1～T_2），下界在食管入口上方的喉咽后壁癌。

3. 梨状窝及患侧喉垂直部分切除　适应于梨状窝肿瘤，原发于梨状窝内侧壁，侵犯声门旁间隙引起声带固定，杓状软骨处无肿瘤，喉内黏膜正常者。

【手术步骤】

经口腔气管插管全麻。先根据有无颈淋巴结转移来选用功能性或根治性颈淋巴结清扫术。沿胸锁乳突肌前缘，以喉体为中心，做 5～7cm 的斜行切口。游离皮瓣，拉开或切断颈部带状肌，暴露患侧的甲状软骨板，将咽下缩肌自甲状软骨膜附着处切断。用剥离子将梨状窝黏膜从甲状软骨背面分离，切除甲状软骨板后上 1/3 和甲状软骨上角。在梨状窝顶部，相当于会厌谷处切开黏膜进入咽腔。看清肿瘤的范围。如为梨状窝癌，则在明视下按肿瘤手术的原则将一侧的梨状窝连同肿瘤组织切除，切缘送快速切片，必要时作补充切除。将喉咽后壁黏膜与杓会厌皱襞或环后黏膜对位缝合，咽下缩肌与甲状软骨外软骨膜缝合，再用胸骨舌骨肌肌瓣翻转加固。如为喉咽后壁癌，切除后直接用胸骨舌骨肌筋膜瓣修复。梨状窝及患侧喉垂直部分切除则按喉垂直部分切除的术式进行。肿瘤切除后，用胸骨舌骨肌筋膜瓣修复喉部，游离部分喉咽后壁黏膜，与环后切缘黏膜缝合，将杓会厌皱襞切缘与会厌谷黏膜或舌根黏膜切缘缝合。喉咽部分切除术后患者进食多无障碍，且发声良好，但有少数患者因同时行喉部分切除后喉狭窄而不能拔除气管套管。

二、喉全及喉咽部分切除术

适宜于喉咽癌侵犯喉及软骨并出现一侧声带固定，但颈段食管未受侵犯者。

【手术步骤】

先行根治性颈淋巴结清扫术，再按全喉切除术的基本术式行全喉切除加喉咽部分切除。喉全加一侧喉咽切除后，剩下的喉咽黏膜可直接拉拢缝合。而喉全及两侧梨状窝切除，或喉咽部分后壁切除以后，如缺损较大，直接缝合关闭则易发生喉咽狭窄和咽瘘。故此需对较大的喉咽缺损进行Ⅰ期修复。传统的方法是根据肿瘤切除术后是否残留有连续的喉咽黏膜带（即是否为喉咽黏膜环周缺损）来选择喉咽部分重建或喉咽全重建。

1. 喉瓣重建法　适用于梨状窝癌侵犯喉部或喉癌侵犯梨状窝，而健侧喉部无肿瘤侵犯者。先按扩大喉垂直部分切除加梨状窝切除的方法切除肿瘤，切缘送快速切片。继而剥离健侧甲状软骨外软骨膜，注意不要损伤喉上动、静脉及喉上神经，让其作为喉瓣的血供和神经支配。剥离甲状软骨内软骨膜，注意不要损伤喉黏膜。再切除健侧的甲状软骨板并取出杓状软骨，此时已达到喉全切除的要求。而保留的喉黏膜瓣即可作为补片用来修复邻近缺损的喉咽黏膜。喉瓣用于喉咽修复具有取材方便，手术操作简单等优点。但取材面积受限，对侧喉部有肿瘤浸润时则为禁忌证。

2. 颈部皮瓣修复法　常用的有颈阔肌皮瓣、胸三角皮瓣、胸锁乳突肌肌皮瓣等。现以胸锁乳突肌肌皮瓣为例介绍颈部皮瓣修复法。

沿胸锁乳突肌作轴线设计皮瓣。应考虑到皮肤的弹力纤维收缩和铺放时的皱缩倾向，皮瓣的取材应比受区的缺损稍大为宜。由于胸锁乳突肌的血供主要来自枕动脉的分支，因此胸锁乳突肌肌皮瓣的蒂以上部为佳。如取肌蒂在下方则不要损伤颈横动脉，最好能保护甲状腺上动脉的分支。翻转皮瓣时应避免张力过大，防止皮瓣肌蒂的扭转和成角，以保证皮瓣的充分血供。采用颈部皮瓣修复的优点是在同一手术部位，取材方便，损伤小，操作简单。缺点是皮瓣范围受限，有颈淋巴结转移时禁用。

3. 胸大肌肌皮瓣的修复　胸大肌肌皮瓣已被广泛用于晚期头颈部肿瘤切除术后的Ⅰ期重建。其特点是血供良好，抗感染能力强，肌肉血管蒂较长，旋转弧度大，能同时供给皮肤、肌肉等组织，能根据需要制作成管状。因此，除用于梨状窝癌，环后区癌的术后修复外，尤其适用于咽后壁癌的修复。其缺点是组织臃肿，僵硬，妨碍早期的吞咽和进食。

4. 显微血管吻合前臂游离皮瓣移植术　前臂皮瓣厚薄适当，血管丰富，非常适合喉咽缺损的修复。游离皮瓣内应包括桡动脉和头静脉或正中静脉，注意保留皮筋膜血管网，血管蒂要长，以便吻合。对于耳鼻咽喉头颈外科医师而言，关键是需要有显微外科的技巧。

三、喉全、喉咽全及食管全切除术

喉咽癌侵犯颈段食管或喉癌广泛侵犯喉咽及颈段食管时，由于肿瘤常沿黏膜下扩散，仅行喉全和喉咽全切除常不能完整地切除病变，肿瘤术后局部复发率高，目前的标准手术是采用喉全、喉咽全、食管全切除加胃或结肠代食管、喉咽、上消化道重建术。

1. 全胃代食管重建术　操作步骤：手术分颈、腹两组同时进行，大致分四个步骤：

（1）喉咽切除：切口根据肿瘤的范围及有无颈淋巴结转移，是否同时行颈淋巴结清扫而定。分离皮瓣，切断颈前带状肌，暴露喉部之后，切断甲状腺峡部，通常同时切除患侧的甲状腺，松解喉部，按喉全切除术的方法行喉全切除。一般选择肿瘤上方约3cm处环形切断咽壁，将咽和颈段食管从椎前筋膜向下分离。根据喉部受侵犯的情况选择适当的气管环断开气管。在直视下用手指将气管后壁与食管分离。此时应松开麻醉气囊，防止气管后壁的裂伤。同时清除气管食管沟处淋巴结。

（2）解剖游离胃：在喉咽切除的过程中如发现能完整地切除肿瘤病变，则腹组医师同时行胃游离、上提术。通常采用上腹正中或旁正中切口进腹腔。暴露胃体，保留胃右及胃网膜右血管，特别是胃网膜右静脉。处理肝胃、脾胃韧带，行幽门成形术。

（3）食管全切除、胃上提：全食管切除有两种方法，一种是用手指从颈部切口处和食管裂孔处上下结合钝分离，游离整个食管后用纱带将食管和胃上提到颈部，然后切除全喉、全喉咽和全食管。另一种方法是采用内翻剥脱法切除食管。即先插入胃管至贲门，引出条带。条带的下端与贲门断端固定。在食管裂孔处稍游离食管下端，从颈部均匀用力牵拉条带将食管内翻剥离从颈部提出，食管内翻剥脱切除之后，（图4-11-41）后纵隔食管床由条带引入肾上腺素纱条压迫止血。后者创伤小，出血少，对纵隔和胸膜搔扰轻，术后并发症少，国内常采用。

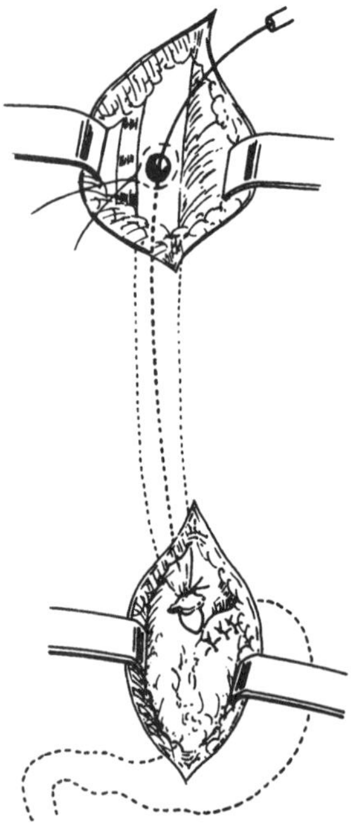

图4-11-41 食管内翻剥脱法切除食管示意图

（4）咽、胃吻合 缝合贲门断端后，将胃连接纱布带通过后纵隔食管床，均衡用力牵拉纱布带，腹组医师帮忙将胃送入后纵隔食管床，将胃底从咽部引出。注意不要造成胃体的扭转，同时应防止胃壁的撕裂。在没有张力的情况下将胃壁肌层与咽后壁肌肉缝合，然后从胃底部切开4～5cm，胃底黏膜与喉咽黏膜缝合（图4-11-42），注意吸净胃液。将胃与椎前筋膜缝合固定几针。胃前壁分别与舌根黏膜、肌肉缝合。再加固缝合浆膜层组织。

气管造口、颈部引流同全喉切除术。术后持续胃肠减压至肠鸣音恢复为止。鼻饲两周。

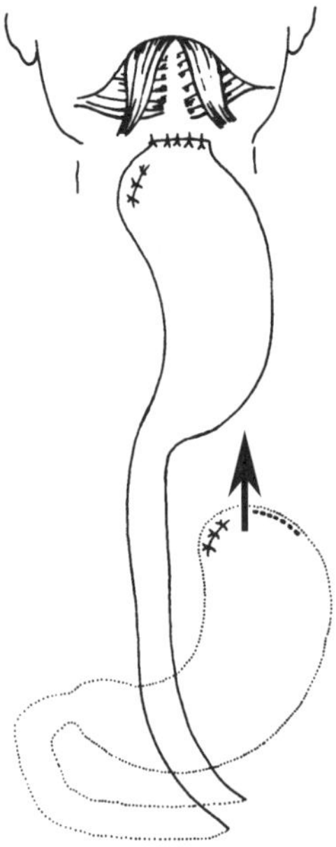

图4-11-42 全胃上提代食管、咽、胃吻合示意图

2. 结肠或空肠代食管 结肠代食管有两种术式，一是带蒂结肠重建，即应用带血管蒂的升、横结肠段作吻合。这符合顺蠕动的生理功能，但血管蒂的长度受限。另一种方法为游离空肠或结肠移植，显微小血管吻合。结肠或空肠代食管的优点是更接近食管的生理功能，进食后食物反流的机会少，不易发生吻合口的狭窄，也不易产生因胃酸回流所致的吻合口溃疡。缺点是手术创伤重，操作复杂，需作三个吻合口，一旦感染则危险性大，术后并发症多，出现吻合口瘘机会亦较多。

第八节 肌带皮瓣移植术

人类皮肤的血液供应主要来自于肌皮动脉的穿支。肌带皮瓣的基本原理就是利用供养肌肉的动脉，并以此动脉为中心，用肌肉作蒂，将远处的皮肤、皮下组织和肌肉作为一体掀起，转移至缺损区，Ⅰ期完成组织的修复。由于肌带皮瓣能够提供血运丰富的组织，抗感染能力强，成活率高，取材方便，操作简便，因此现已广泛应用于头颈部晚期肿瘤切除后的修复。

（一）胸锁乳突肌肌皮瓣

胸锁乳突肌动脉供应有上、中、下三个来源，上部主要由枕动脉血供，中部来自于甲状腺上动脉的分支，下部由甲状颈干的颈横动脉的分支所供应。由于动脉呈网状分布，且互相吻合，因此可任意选择以上端或下端作蒂的肌皮瓣，但以蒂在上方为宜。

【操作方法】

沿胸锁乳突肌作轴线来设计皮瓣，皮瓣的大小和形状根据受区缺损的面积而定，一般以稍大为宜。切开皮肤和肌肉后应将皮瓣与胸锁乳突肌缝合固定，防止损伤穿支血管。从颈动脉鞘浅面分离胸锁乳突肌，并将其完全游离以便于翻转。在翻转肌皮瓣时应避免肌蒂扭转和成角，以保证皮瓣的充分血供。皮瓣与黏膜的缝合不应过紧，以免缺血坏死。如为气管壁的缺损，还可采用胸锁乳突肌肌骨膜瓣来进行修复，即将胸锁乳突肌锁骨头附着处的锁骨骨膜切取适当的大小，连同该肌一同转瓣进行修复。

（二）斜方肌肌皮瓣

斜方肌的供养血管主要来自于颈横动脉和枕动脉的分支，因此可根据需要选用斜方肌上皮瓣、斜方肌外侧岛状皮瓣或斜方肌延伸岛状皮瓣。其肌蒂可选择在斜方肌的上部或下部，通常将皮瓣设计在肩锁角区（图 4-11-43）。该肌皮瓣临床上应用较少，但它尤其适用于已行根治性颈淋巴结清扫术，且在大剂量放疗后出现颈部皮肤坏死时，用其肌肉部分保护颈动脉，皮肤修复其缺损区。

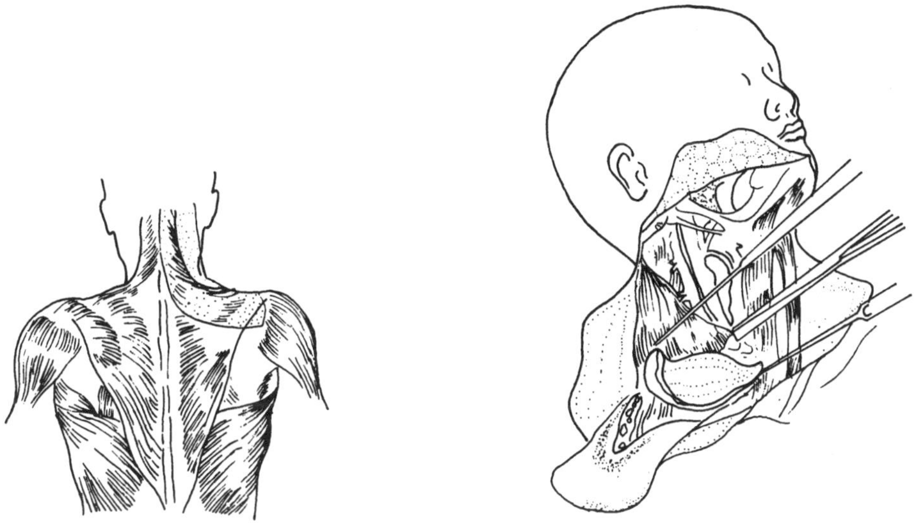

(1)　　(2)

图 4-11-43　斜方肌肌皮瓣

（1）肌蒂在斜方肌上部　（2）肌蒂在斜方肌下部

【操作方法】

根据受区缺损的情况来设计皮瓣的形状和大小。切开皮肤、筋膜和肌肉后，解剖出其营养血管，沿血管的走向游离肌肉，应注意保持肌蒂的适当宽度，以便有充分的血供。在手术的过程中常需切断副神经。肌蒂皮瓣充分游离后，在没有张力的情况下修复缺损区。供皮区经松解后可直接牵拉缝合，但大多数情况下需游离植皮。

（三）胸大肌肌皮瓣

胸大肌肌皮瓣是目前在头颈部肿瘤切除术后应用最广的肌皮瓣，其特点是：①该肌皮瓣血供充分。胸大肌的动脉血供主要来源于腋动脉第 2 段分出的胸肩峰动脉，该动脉穿过胸锁筋膜后分成四个分支，即肩峰支、三角肌支、胸肌支和锁骨支。其中胸肌支最大，且易辨认。胸大肌还有乳房内动脉的穿支供血，并与其终末支相吻合，形成丰富的吻合网，同名静脉与其伴行，术中不易损伤，术后肌皮瓣存活率高；②该肌皮瓣可根据需要制作成各种形状和大小，能满足较远距离和较大范围缺损的修复需要；③供区位于颈部以外，不妨碍行颈淋巴结清扫术；术中患者亦不需要改变体位，可由两组医师同时进行手术；④供区多能直接对位缝合，一般不需植皮。

【操作方法】

首先在胸壁上标出胸肩峰动脉胸肌支的走行路线（图 4-11-44）。

测定所需肌蒂的长度，然后根据受区缺损的面积及部位设计出相应大小和形状的肌皮瓣。在设计皮岛时应考虑到皮肤弹性纤维收缩后肌皮瓣面积变小的情况，取材以比缺损区的面积稍大为宜。切取皮瓣时应向外倾斜，以便包括尽量多的皮下组织和肌肉。肌皮瓣掀起后

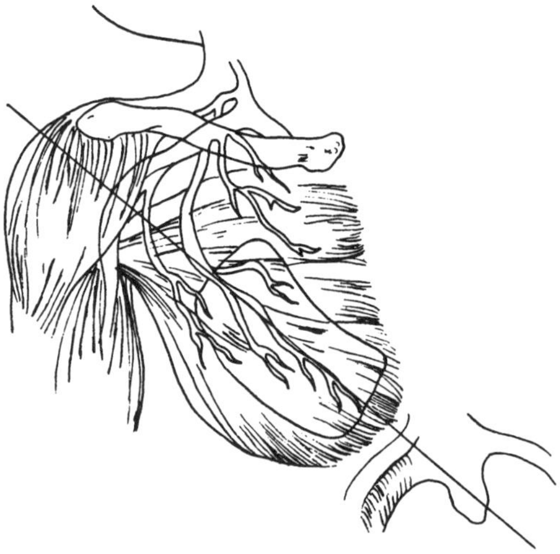

图 4-11-44　胸大肌肌皮瓣的设计

应将皮肤与皮岛肌肉的四周暂时缝合，以免损伤肌皮瓣的穿支血管。钝性分离胸大肌深面，经常触摸和观察胸肩峰动脉的走向，并注意保存适当宽度的肌带，避免损伤血管束，以便给肌皮瓣提供良好的血供。

整块肌皮瓣掀起后，通过颈部隧道将肌皮瓣引入缺损区，将肌皮瓣的肌蒂埋藏在颈淋巴结清扫术后的颈部，既可保护颈动脉鞘，又可矫正外形上的缺损。术中应注意保持肌蒂的长度，防止牵拉和扭转，在没有张力的情况下逐层对位缝合。肌蒂应与周围组织固定几针，防止坠落。在固定时应避免误扎、损伤或压迫肌蒂的血管束，确保术后受区的良好血供。

供区创面经皮下游离后多能直接拉拢缝合或经减张后对位缝合（图 4-11-45），少数过大的创面需用游离皮瓣移植。

（四）背阔肌肌皮瓣

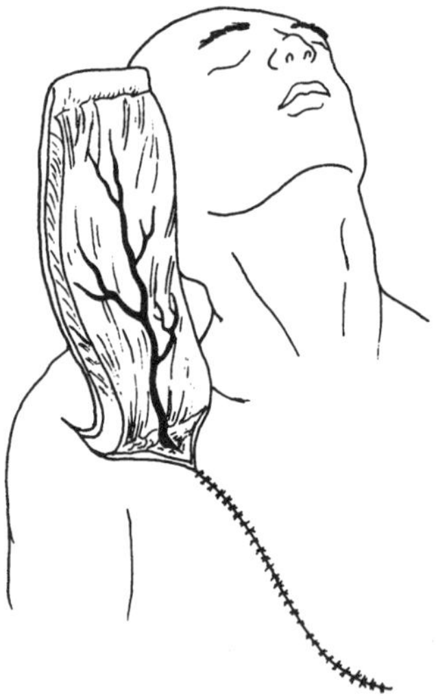

图 4-11-45　胸大肌肌皮瓣已完全游离，掀起

背阔肌位于腰背部和胸部外侧的皮下，是全身最大的阔肌，可提供较大面积的肌皮瓣。其血供来自于肩胛下动脉分出的旋肩胛动脉和胸背动脉。

【操作方法】

患者取中度侧卧位，向上举臂。首先标出肩胛下动脉和胸背动脉的走向，并沿着颈根部的曲线测出从胸肱连合到外科缺损处的距离，此距离即是背阔肌肌皮瓣蒂所需的长度。再根据受区的面积和形状画出所需肌皮瓣的外形。通常在瓣的中部开始做切口，切开皮肤，皮下组织和筋膜后寻找背阔肌和前锯肌之间的缝隙，先切断肌皮瓣的下缘，向上翻起肌皮瓣，再切断其边缘，然后采用钝剥离法，自背阔肌和前锯肌之间从下向上掀起肌皮瓣。在分离过程中需注意寻找和辨认肌蒂上方的血管带，注意解剖、结扎血管蒂的其他分支，直至腋动脉为止。

通常在胸大肌表面或通过胸大肌到颈部作一隧道，将已充分游离的肌皮瓣或岛状瓣引入到缺损区进行修复。供区缺损则可拉拢缝合或采用游离皮瓣移植。

背阔肌肌皮瓣可提供较多的修复材料，既可保护颈动脉，又可重建胸锁乳突肌之外形，且供瓣区隐蔽，远离术前放疗区，其血管蒂粗，血供好，肌皮瓣易存活。缺点是已行根治性颈淋巴结清扫而副神经已被切断的患者，其斜方肌功能低下，切除背阔肌会导致肩部功能障碍。由于体位的关系，不利于同时进行肿瘤根治术。

第九节　喉全切除术后的发声问题

喉全切除术后，患者将丧失语言和经鼻呼吸的功能，势必给生活和工作带来极大的不便，有些患者因此而丧失了工作，给社会、家庭和个人造成极大的负担。因此，有的患者害怕失声而拒绝手术，以致拖延时日，失去手术机会。如何解决喉全切除术后患者的发声问题，不仅为患者所关心，而且也是喉科医师们应当极力研究和解决的重要课题。近几十年来，通过广大医务工作者的共同努力，在恢复无喉者的言语功能上已取得了很大的进展。

喉部分切除术后的患者，虽丧失一侧或两侧声带，还能发出有用的声音，这是因为声带（一侧或两侧）被切除之后，由瘢痕组织形成的“声带”仍然能够靠拢和发生振动的缘故。此外，也可用室带代替发声。喉全切除术后却无此可能。但事实上有少数无喉者未经特殊训练仍可发出简单的单词，这是因为说话是一个复杂的生理过程，喉只是语言形成器官的一部分。

语言的形成除中枢神经系统的作用外，需要从肺部

（动力器官）呼出的气柱冲击喉部（发声器官），使声带振动而产生声音，经舌、唇、颊、牙、腭等（构语器官）的加工才能构成语言。因此，喉全切除术后丧失的只是产生声音的振动体。动力器官的作用，由于气管与咽部不通也受到部分影响。构语器官则完整无损。但由于没有喉部，不能产生基音，故不能发出耳语。由于没有气流通过口腔和鼻腔，上呼吸道的其他功能，如嗅觉、吹气、吹口哨、喷嚏、吸烟及擤鼻等功能也丧失。

解决喉全切除术后的发声问题目前有下列几种方法：①颊语及颊旁语；②食管发声法；③发音重建手术；④配用人工喉。上述诸法各有优缺点，效果也因人而异，常根据患者的具体情况或当地的医疗技术条件而定，其总的目的是尽量使较多的无喉者术后能恢复说话的功能。

（一）颊语及颊旁语

颊语：是发声的最不完全的表现形式，在一定的程度上说，是喉全切除术后患者被迫自发产生的，这种没有基音而单纯用构语器官所形成的颊语，几乎是一种无声的耳语。患者在使用了一般较长的时间之后，便可用口腔的形状和嘴唇的动作来表达要说而说不出的话，以达到与人交往的目的，但其效果极差。

颊旁语：这种发声方法需要把空气贮藏于口咽及喉咽部，并借颊部肌肉的运动迫使空气逸出，在牙齿和颊部之间产生基音，这是一种十分原始的方法，学习也比较困难，故应用者较少，但一旦掌握，形成习惯后则很难改变，对学习食管发声极为不利。

（二）食管发声法

自1890年喉全切除术后，食管发声被认为是最好的代替正常发声方法以来，这种方法不断有所发展。整个食管有如一个可以扩张的空气贮藏所，以代替来自肺部的气柱，借助胸内压力，并运用环咽肌的收缩，使缩小的食管入口和喉咽部某些皱襞形成“声带”，以嗳气的形式使“声带”发生振动而产生基音。经构语器官的加工就可形成语言，即食管语声。但因其“声门裂”的大小变化不大，故基音低而音量小。此点在术前必须向患者作耐心解释，如能请到已行喉全切除术后又能较好地运用食管发声的患者进行现身说法，将增强正在等候手术的患者对术后练习发声的信心。

几十年来，对于食管发声的“声带部位”，空气贮存的场所及发声时食管充气的形式等存在着不少争论。国外文献曾报导，通过X线活动照相的研究，发现参与形成“声带”的咽食管连接处常位于第5或第6颈椎，或第5至第6颈椎。而发音较差的人其位置则较高，大约在第2或第3颈椎平面，相当于咽缩肌对舌根处。“声带”可由咽下缩肌组成，平均长度为29mm。发声技术与喉咽部的宽度无明显关系。在食管的颈段和上胸段管壁内的横纹肌可能由喉返神经所支配，能起自主性收缩，控制空气自食管向外排出。

要使食管发声能顺利进行必须掌握两个过程，即使空气进入食管，然后有控制地排气发声。空气能否顺利进入食管是发声训练中的第1个难关。根据患者的情况可选用吞咽法、吸入法或注入法。吞咽法是通过吞咽动作将空气引入，其速度较慢、很不自然，因此有人反对将吞咽作为引进空气的方法，其理由为①吞咽空气较难连续进行；②吞咽时使讲话中断；③吞咽常使空气进入胃内引起不适。吸入法是吸气时因胸腔负压增加使食管开放，使空气能同时被吸入食管。其缺点是容易因换气过度而疲劳。注入法是不需借助于胸部的呼吸运动而把存在口腔后部的空气用力逼入食管。目前认为效果较好的练习方法是在吸气时利用食管内负压，并通过舌向后方运动，将空气压入食管。然后再练习腹肌收缩，使膈肌上升，增加胸内压力，压迫食管，有控制地徐徐放出空气以振动“声带”，发出元音，再经过咽、鼻、口、舌、齿及唇的加工和共鸣而形成食管音。

有些喉全切除的患者未经任何训练就可运用食管发声，但对大多数患者来讲则需系统地训练，才能逐步掌握。中国医科大学第一附属医院耳鼻喉科聘请喉全切除术后掌握了食管发声法的患者作老师，训练无喉者进行食管发声，迄今已有500例左右，成功率在90%以上。最快者几天即可掌握要领，发出声音，并说出简单的语言。一般需通过2~3周训练，少数患者需3~6月才能掌握，有决心和毅力者多能掌握。

练习应从简单的声母如p、t、k等开始，然后结合韵母（相当于元音）如p（o）—泼、t（ɑ）—他、k（ɑi）—开等，再扩展练习从单字、单词到短的语句，要特别注意语调的练习，才能使声调好听和语言生动活泼。

食管发声是喉全切除术后最简单、最方便的发声方法，不需再次手术或使用发声装置，张口就能说话，发出的音色较好。缺点是连贯性差，不能说较长的句子，并不是每个人都能训练成功。影响食管发声的因素可能与软组织损伤过多，瘢痕广泛形成，年老体弱、气力不足或听力减退、软腭麻痹等有关。此外与患者的文化素质、性格、毅力等也有一定的关系。

（三）发声重建术

发声重建术是对喉全切除术后的患者，通过手术的方法，重建新的发声器官或安放发声装置，使无喉者重新获得发声和言语功能。近半个世纪以来，在发声重建术上已取得了很大的进展。目前较常用的手术有气管食管瘘发声重建术、放置发声钮、安置硅橡胶人工喉发声管等，但在恢复喉的全部功能上至今尚无一种完美的方法。

1. 气管食管瘘发声重建术 喉全切除术后，在气管和食管之间作成一小隧道，使气管-隧道-食管互相沟通，呼气时气管内的气流通过隧管进入食管，冲击食管入口及喉咽部的“声带”而发声，再经舌、唇、颊、牙、腭等构语器官的协同作用而构成语言。

【手术方法】

常规喉全切除术后，将颈段气管游离 3～4 环，从咽瘘口下方 2～3cm 处开始将食管前壁正中斜向侧壁下方切取宽约 2cm、长 3cm 的全层食管黏膜瓣，其蒂在下方（图 4-11-45）。然后将食管黏膜面向里，围绕细硅橡胶管间断缝合成管状，再在气管断端下方约 1cm 的后外侧处造窗，将管状的食管黏膜与气管窗处的黏膜缝合（图 4-11-46），按喉全切除的方法缝合食管前壁和喉咽，缝合完毕后拔除硅橡胶管，将气管断端与颈部造瘘口处皮肤间断缝合。

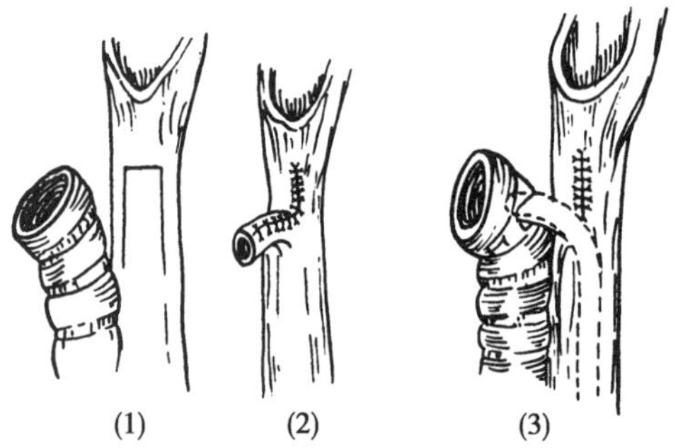

图 4-11-46 气管食管瘘发声重建术

（1）切取全层食管黏膜瓣 （2）作成黏膜管

（3）将黏膜管和气管后壁缝合，形成发声通道

气管食管瘘发声重建术手术简单，操作方便，但容易失败。失败的主要原因是由于伤口感染，气管食管隧管闭塞、误吸和唾液漏出等，而且咽瘘的发生率也较高。这可能是由于食管前壁用作发音隧管后，作为进食部分的食管管腔变窄、而手术创面又较大的缘故。误吸与手术制作的瘘口过大和位置过高有关；但瘘口过小或黏膜损伤过多又易导致气管食管隧道闭塞。为了防止隧管狭窄和闭锁，有人主张将硅橡胶管留置 7～10 天后再取出。

2. 气管咽瘘发音法 采用颈前皮瓣连接咽气管瘘重建发声，有三种手术方式：Ⅰ型：喉切除完成后一期制作上下两个气管造口及咽瘘，二期制作颈前皮管连接咽瘘和上下气管造口。Ⅱ型：喉全切除后一期制作两个气管造口，造口完全愈合后再二期制作咽瘘，三期制作皮管连接咽瘘及上下气管造口。Ⅲ型：喉全切除完成后作一咽瘘，过一阶段后制作一皮管，该皮管下端掩盖气管造口的上 1/3。

Ⅰ型适用于单纯喉全切除未行颈淋巴结清扫术者；Ⅱ型适用于扩大喉全切除伴或不伴颈淋巴结清扫术者；Ⅲ型适用于已行喉全切除或扩大喉全切除者但尚未掌握其他言语交流方式而无癌复发者。

喉全切除术后发声再造应遵循以下原则：严格掌握喉全切除术的适应证，以根治癌瘤为主，不得因发声再造而影响癌瘤的根治性切除；手术操作及发声手段不宜过于复杂，少给患者增加痛苦，且便于推广；发声效果应优于非手术发声，而且能够持久；术后并发症少。

3. 安置 Blom-Singer 发声钮 Blom-Singer 发声钮为一个空心硅橡胶管，外径 5～6mm，长度从 2.2～4.3cm，共有 7 种型号可供选择。其功能就像一个单向通道阀门扩张器，它适用于喉全切除术后的所有的患者，包括已行放疗或颈淋巴结清扫术者。主要用于无喉者的Ⅱ期发声重建，属于气管食管瘘发声重建术的改进。

安置的方法是：①插入硬管食管镜，镜端斜面对向拟穿刺部位；②用尖刀在气管造瘘口后壁正中切开气管食管壁（图 4-11-47（1））；③在粗丝线的导引下将胃管留置在气管食管瘘道内扩张 48～72 小时（图 4-11-47（2））；④取出胃管后放置 Singer 发声钮，固定翼片防止脱落（图 4-11-47（3））。

在发声钮伸入食管的末端处有一个纵行的裂缝，不发声时此裂缝关闭，防止误吸。发声时用手指将气管造瘘口和发声钮的末端开口同时堵塞，气流通过发声钮的开口进入食管，振动食管黏膜而发声。Blom-Singer 发声钮的优点是发声响亮，能使言语连贯。缺点是每 1～2 年需重新更换，且价格贵，少数患者仍发声不良。

4. 安置硅橡胶人工喉发声管 将 Arslan 手术稍作改进，即喉全切除后不将气管游离上提，而将环状软骨或气管环直接与喉咽前壁黏膜相吻合。吻合口的大小应与硅橡胶人工喉发声管的口径相一致。再按喉全切除术的方法缝合咽腔，形成低位的气管（环）咽吻合，再从气管切开口处放置一特制的 T 形硅橡胶人工喉发声管。

该人工喉发声管的顶端呈封闭状，置入的高度应平对气管（环）咽吻合口。在人工喉发声管的侧壁有 2 条纵行的裂缝，平时呈封闭状。在硅橡胶人工喉发声管的下部（气管支和体外支）内有一特制的金属内管，该内管的上部有一孔洞与硅橡胶管的上部相通（图 4-11-48），发声时将金属内管外口堵住，气流即可经特制的金属内管，通过硅橡胶管侧壁的裂孔而进入喉咽部，经构语器官的加工而形成言语。由于硅橡胶人工喉发声管的顶端呈封闭状，且平对气管（环）咽吻合口，故进食时很少出现误吸。

该人工喉发声管的优点是发声清晰、连贯，接近正常的语音。缺点是部分患者由于硅橡胶人工喉发声管的

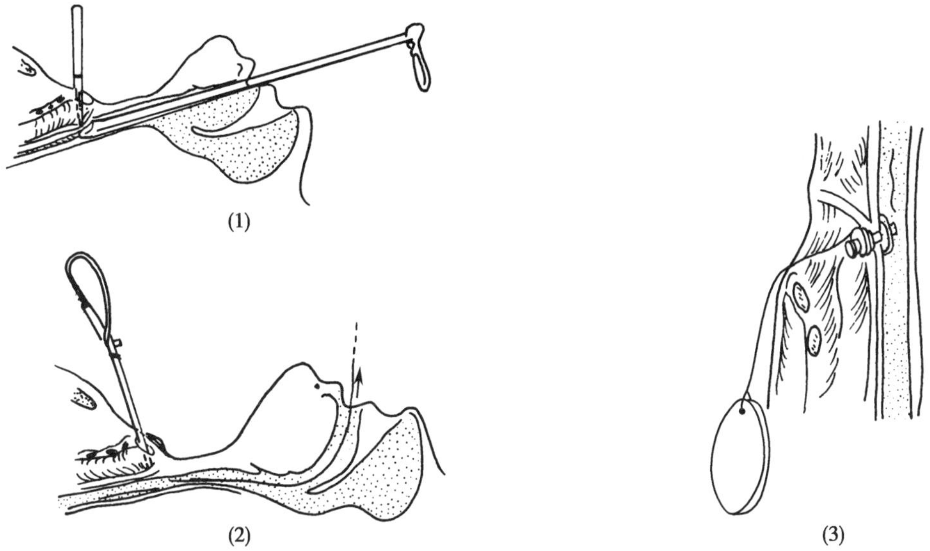

图 4-11-47　安置 Blom-Singer 发声纽

（1）在食管镜的指示下切开气管后壁　（2）将胃管留置在气管食管瘘道内扩张
（3）Blom-Singer 发声纽安置完毕

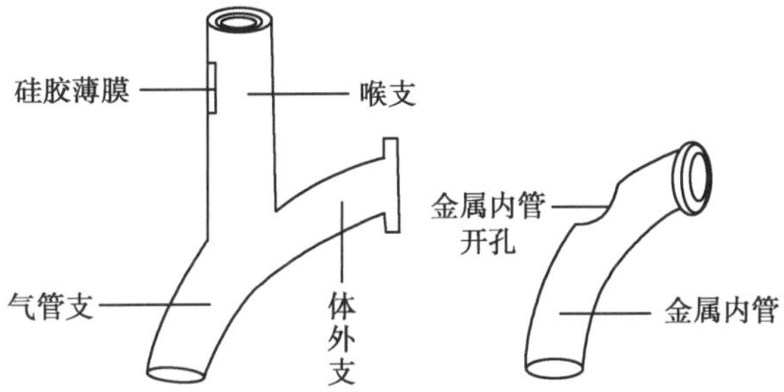

图 4-11-48　硅橡胶人工喉发声管的构造

型号选择不当或气管（环）咽吻合口过大而出现难以克服的误咽，且该人工喉清洗不便，时间久后可出现异味或气管套管口周围感染。

（四）人工喉

人工喉是喉全切除术后患者的发声工具，目前主要有两种类型：

1. 簧片式人工喉　早年簧片式人工喉有各种不同的型号，但主要结构基本上都是由一个金属盒连接两个塑料管或硅橡胶管所组成。金属盒内装有一簧片或橡皮膜，盒的下端接一塑料管与气管口相连接，上端另接一塑料管，发声时将其放入口腔后部，盒内的簧片受肺部呼出的气流所振动而产生基音，并与气流一道被送入口腔后部，再经构语器官加工，即可形成语言。

簧片式人工喉的优点是设备简单，发出的声音响亮，声时长，吐字清晰，接近患者术前声色，讲话时呼吸舒畅，可作长时间交谈。缺点是使用上不甚方便，宛如手持烟斗一样需用手将其固定。由于导声管由口侧进入口咽，因此必须拔除一颗磨牙。现已基本淘汰。

2. 电子人工喉　电子人工喉是一个以电池为动力的发声器，将此发声器平稳贴在无喉者的颈上部，如术中已行舌骨切除者，将电子人工喉发声膜紧压接触颏下正中口底舌骨位置，或放在下颌角下 2.5～3.5cm 舌骨大角后区。其他患者也可放置在颈上部组织相对较薄、较柔软、较平坦的位置。打开开关后其电子装置即发出持续的蜂鸣音，引起组织振动，导致喉咽部静止的空气振动而产生声波，再经构语器官加工成语言。需要注意的是要控制好电源开关与发声起止同步，这是提高语言清晰度、减少机械杂声的重要步骤。

电子人工喉适用于所有喉全切除术后的患者。其优点是患者只需经过短期训练就可使用，而且声时长，连贯性强，可作长时间交谈。缺点是讲话时需用手固定，其语音与正常人喉发出的声音有一定的差别，而且价格也较贵。

（杨成章）

第十二章 喉的其他疾病

第一节 喉 水 肿

喉水肿（edema of the larynx）为喉黏膜松弛处如会厌、杓会厌皱襞等的黏膜下有组织液浸润。

【病因】

引发喉水肿的病因可分为感染性和非感染性两类。

1. 喉水肿之感染性原因有：

（1）喉部脓肿、喉软骨膜炎、喉结核及梅毒等。

（2）咽部疾病如急性脓毒性咽炎（acute septic pharyngitis）、扁桃体周脓肿、咽旁脓肿、咽后脓肿。

（3）颈部疾病如颈蜂窝织炎。

2. 喉水肿之非感染性病因有下列数种：

（1）变态反应：药物如注射青霉素、口服碘化钾、阿司匹林等；有过敏体质者食用致敏食物如蟹、虾等易引起变应性喉水肿。

（2）遗传性血管神经性喉水肿：是一种遗传性补体缺陷病。患者血中 C_1 酯酶抑制物（C_1-INH）缺乏或功能缺陷，为染色体显性遗传性疾病，常反复发作喉水肿。死亡率可高达33%。

（3）心脏病、肾炎、肝硬化、黏液性水肿等全身性疾病。

（4）喉部外伤或喉部受刺激，如多次或长时间的支气管镜检查，喉部手术损伤等。

（5）物理、化学因素：喉部受到腐蚀剂、强烈化学气体或高热蒸汽之刺激。喉部放射治疗后之反应性水肿。

（6）纵隔或颈部较大肿瘤的压迫，妨碍喉部血液循环，可发生喉水肿。

【病理】

喉黏膜松弛处如杓会厌襞、杓间区、会厌等处发生黏膜下组织间水肿，有渗出液浸润。感染性喉水肿之渗出液为浆液脓性液体。非感染性如变应性、遗传性血管神经性喉水肿之渗出液为浆液性。

【临床表现】

发病甚速。变应性，遗传性血管神经性者发展更快，患者常于数分钟内发生喉鸣、声嘶、呼吸困难，甚至窒息。因杓会厌襞及杓间区肿胀，常有喉部异物感及吞咽困难。喉镜检查可见喉黏膜弥漫性水肿、苍白、表面光亮，杓会厌襞肿胀如粗腊肠形，会厌肿胀明显。感染性喉水肿可于数小时内发生声嘶、喉痛、喉鸣、呼吸困难和吞咽困难。喉镜检查可见喉黏膜呈深红色或苍白色水肿。

【诊断】

诊断喉水肿并不困难。但需鉴别喉水肿为感染性或非感染性，并查明其病因。详细地询问病史，仔细地检查咽喉和全身情况，对判明喉水肿的病因有重要作用。

【治疗】

1. 解除喉阻塞　解除喉阻塞为治疗喉水肿当务之急，可参阅（“急性喉阻塞”一章）。

2. 查出喉水肿之原因进行针对性治疗。

（1）感染性者可给予足量抗生素治疗，若已形成脓肿，宜作切开排脓术。

（2）非感染性喉水肿因心、肝、肾病所致者，宜进行各有关疾病的内科治疗。变应性喉水肿给予抗组胺药物内服。遗传性血管神经性喉水肿的治疗包括长期预防、短期预防及急性发作期的治疗。

1）对发作频繁、症状严重、特别是反复发作喉、面部、口咽部水肿者可进行长期预防治疗。目前常用的方法是：①用丹那唑（dana-zol）、康复龙（oxymeth-lone）、吡唑甲氧龙（stanozo-lone）促进 C_1-INH 合成。吡唑甲氧龙的有效剂量为 0.5～2mg/d，可连续应用 2 年；②补充外源性 C_1INH 浓缩剂。

2）短期预防性治疗：主要应用于接受外科手术的本病患者尤其是口腔、扁桃体手术，喉、气管镜检查术的患者。这类患者的手术可诱发喉水肿。可于术前输新鲜血液暂时补充 C_1-INH，但血液中有丰富的 C_1 底物，有进一步加重病情的危险，故应警惕。如时间允许，可在术前使用抗纤溶药物如氨甲环酸、6-氨基己酸（EACA）3 天或吡唑甲氧龙，丹那唑 1 周。

3）急性发作期的治疗：对口咽部已有水肿者，即使尚无喉水肿，也应留院观察，密切注意呼吸情况，作好气管切开术的准备。如已窒息，立即行气管切开术。同时可采取：①应用浓缩 C_1-INH 制剂静脉输注，30 分钟内可使血浆 C_1-INH 达正常水平，能有效地控制病情；②应用干扰素；③应用吡唑甲氧龙，丹那唑；④输新鲜血液。

第二节　喉室脱垂

喉室脱垂（prolapse of the ventricle）系指喉室黏膜组织外翻，并非喉室黏膜脱离其基底部自喉室翻出。

【病因】

1. 喉室黏膜增生或炎性水肿，均易使其黏膜向外突出。发生水肿后，浆液积留于黏膜下，更易使黏膜外翻。

2. 喉部肿瘤或囊肿发展时，可牵引喉室黏膜使其外翻。

3. 喉内肿瘤手术，牵引喉室黏膜过甚，亦可发生喉室黏膜脱垂。

【临床表现】

常有声嘶及咳嗽，声嘶时轻时重，间有失声现象。脱垂部较大者，可阻塞声门，发生喉鸣和呼吸困难。

喉镜检查常于吸气时见一侧喉室有淡红色水肿样半球状物突出，覆盖于声带之上，部分或全部遮盖声带；表面黏膜增厚，用喉卷棉子触之柔软，能以喉钳压之推入喉室，但多数旋即脱出。如为喉室小囊之脱垂，则其突出较小，位于声带前 1/3 处。

【诊断】

喉室脱垂应与喉肿瘤相鉴别，间接喉镜下多不易分辨，宜作直接喉镜检查，用喉钳触压，视其能否复位。如难确定，宜作活检。

【治疗】

喉室脱垂较小者，可行电烙术或激光手术，使脱垂物纤维化而促使其收缩复位。脱垂大者，可于直接喉镜下用咬钳咬除，但勿咬除过多，以免声带被瘢痕组织牵拉，遗留声门闭合不全。喉部的慢性炎症亦应同时治疗。

第三节　喉　囊　肿

喉囊肿（laryngeal cyst）常由于喉黏膜黏液腺管受阻而致黏液潴留所形成。少数由于先天畸形、外伤、炎症和其他良性肿瘤囊性变所致。

【病理及分类】

通常分为四类：

1. 潴留囊肿　由于炎症或机械因素使黏液腺管受阻而致黏液潴留。可见于喉的任何部位，但最常见于会厌舌面和喉室，因该处富于腺体。囊壁内层为鳞状，立方状或柱状上皮。壁薄而柔软，内含黏稠乳白色或淡褐色糊状物。

2. 表皮样囊肿　发生于喉上部黏膜，最常见于会厌谷中，常多发，形小，色黄，不透明，可活动。囊壁内层为复层鳞状上皮，外层为纤维组织，囊内充满鳞状细胞碎屑。Newman 等（1984）对 20 例成人喉囊肿进行病理研究发现，8 例有鳞状上皮陷入，颇似扁桃体隐窝，上皮常呈凹凸不平状，其间隙内有脱落的鳞状上皮和坏死的碎屑，囊壁有大量淋巴细胞，将此囊肿称为“扁桃体囊肿”。是否为真性囊肿尚不清楚，但临床仍将其视为囊肿。

3. 先天性囊肿（见“咽喉的畸形”一章）。

4. 良性肿瘤囊性变　喉部纤维瘤、腺瘤发生囊性变所致，为假性囊肿。

【症状及检查】

症状因囊肿大小及部位而异。小者多无自觉症状，偶在喉镜检查时发现，少数病例有异物感。大者可引起声嘶或咳嗽，甚至发生喉阻塞或窒息。尤其在新生儿或婴儿先天性囊肿，常可出现喉阻塞症状。

喉镜检查多见囊肿位于会厌舌面，大者充满整个会厌谷，呈半球形，表面光滑，灰白色、微黄或淡红，间有细小血管纵横其上。巨大的囊肿其上界可达口咽，患者张口或将其舌背压低即可看到。囊壁一般很薄，触之有波动感，用注射器可抽吸出黏稠内容物，色乳白或褐色，如有继发感染，则为脓液。位于喉室者，易与喉膨出或其他良性肿物相混淆。位于声带上的小囊肿有时可误认为小结。

【治疗】

宜手术切除。单纯穿刺抽吸，必将复发。方法：①喉内法：囊肿较小或局限于喉内者，可在直接喉镜或间接喉镜下将囊壁大部分咬除。并用激光或电烙术破坏其基底部囊壁以减少复发的机会；②喉外法：对反复复发或巨大的囊肿，则采取舌甲膜咽切开术，将囊壁完全切除。

第四节 喉气囊肿

喉气囊肿（laryngocele）是喉室小囊（喉室前上方一正常盲囊）的病理性囊性扩张。与喉囊肿的区别，在于后者有完整的包膜且与喉室不通，前者则与喉室相通。Virchow（1867）首先将一颈部含气“肿瘤”命名为喉气囊肿。

【病因】

喉气囊肿分为先天性和后天性。其形成原因如下：

1. 喉室小囊位于喉室的前端，于甲状软骨与会厌软骨之间，婴幼儿之喉室小囊一般为6～8mm，少数可达10～15mm。若小囊先天性异常扩张，可形成先天性喉气囊肿。

2. 后天性者 ①喉室小囊具有先天性发育异常，后因长期用力和屏气，喉内压增高如慢性咳嗽、吹玻璃、吹号、举重、唱歌等，使喉室小囊内压力增大，逐渐扩张，形成喉气囊肿；②喉室小囊开口处水肿狭窄，形成单向性活瓣，空气易进难出，日久则形成喉气囊肿。如此时喉室小囊与喉室间的联系被中断（即两者不通），则发展成囊肿；若继发感染，则成脓囊肿；③喉结核、肿瘤、梅毒、外伤可并发喉气囊肿。

【病理及分型】

囊壁内层为假复层纤毛柱状上皮，基底膜脆弱，囊壁由含有细小血管网的纤维组织束，腺体，平滑肌纤维，散在的淋巴细胞团及少数杯状细胞所组成。

喉气囊肿可分为喉内、喉外、混合3型。①喉内型：含气扩张的喉室小囊位于甲状软骨板与喉腔黏膜层之间，表现为一侧声带以上的喉腔壁向内膨出；②喉外型：喉室小囊沿着甲状软骨板内侧向上，穿过甲状舌骨膜向外疝出于颈部，于颈侧出现囊性隆起，喉室小囊亦可通过咽中缩肌与咽下缩肌之间的缝隙向颈外扩展；③混合型：含气囊肿同时出现于喉内和颈部，于甲状舌骨膜处有一峡部相连，似哑铃状。Derosario等（1959）统计，喉内型占70%，喉外型占25%，混合型占5%。我科曾经治2例均为混合型。

【症状及检查】

早期多无症状，待发展到相当大时，始出现症状。

喉内型最常见症状为声嘶，发声不清或无声，常有咳嗽。有的患者在说话前先呃气，即利用咽缩肌将气囊肿中的气体排出。气囊肿较大时可有喉鸣，阻塞性呼吸困难，吞咽困难。如囊内积液或继发感染，则咳“痰”，喉痛，呼吸有臭味。

喉外型的主要症状为颈部有一圆形突起肿物，部位相当于胸锁乳突肌前缘与舌骨之间。每当咳嗽，屏气或用力时，肿块变大，以手压之又缩小。气囊肿较大者，压迫颈部大血管，可有头痛或头部不适感。如气囊肿感染则局部皮肤红肿、压痛。

混合型具有以上两型的诸症状。

喉镜检查：在喉内型或混合型者可见一侧室带膨出，遮蔽同侧声带，阻塞部分声门裂。颈部X线检查：颈部透视、正侧位拍片或体层拍片可发现含气阴影。透视时，嘱患者作Valsalva吹张动作，如阴影扩大，便可证实。如囊内积液或积脓，可在含气囊腔的下部出现液平面。

【诊断】

喉外型和混合型的诊断主要根据症状、检查及颈部X线片。如颈部有囊性包块，触之甚软，用手压之缩小，作Valsalva动作时包块增大，用空针穿刺抽吸有气体，且包块缩小，诊断即可成立。

喉内型的诊断须在直接喉镜下仔细观察，特别注意肿物的大小是否随呼吸而改变。吸气时缩小，用力鼓气时增大为重要诊断依据。如用直接喉镜前端或喉探针压迫，肿物逐渐缩小，即可确诊。

【鉴别诊断】

1. 喉囊肿 二者鉴别有时较困难。但喉囊肿与喉室不相通，其大小不随呼吸改变，压之不缩小。

2. 喉室脱垂 喉室脱垂多为喉室黏膜炎性水肿或肥厚，自喉室脱出。喉室脱垂位于喉室口处，不超过喉室范围。可用器械送回喉室内，其体积不随喉内压的高低而改变。故可区别。

3. 喉结核、喉硬结症及喉癌等 皆可伴发喉气囊肿，且喉癌伴发本病者高达10%～18%，故应高度注意，认真检查，以免误诊、漏诊。

4. 喉外型者须与鳃裂囊肿、甲状舌囊肿、皮样囊肿及囊性水瘤相鉴别。主要区别在于喉气囊肿时大时小，用手挤压可缩小，X线检查有含气阴影。而其他各种囊肿无此特点。

【并发症】

喉外型气囊肿破裂，可引起颈部皮下气肿。喉内型气囊肿可妨碍淋巴引流，引起声带水肿。当剧烈咳嗽或由于其他原因使喉内压增高，气囊肿突然增大，可引起急性喉梗阻，甚至窒息。

【治疗】

有呼吸困难者应立即刺破囊肿或作气管切开术。如有并发感染，无论有无喉梗阻症状，除给予有效的抗生素治疗外，必须密切观察，必要时行气管切开术。

手术切除是治疗喉气囊肿唯一有效的方法。一般认为无论哪种类型，均以颈外径路彻底切除囊肿为佳。术前行气管切开术较为安全。

喉外型或混合型者，可选用胸锁乳突肌前缘切口或舌骨与甲状软骨间水平切口。分离皮下组织，暴露、剥离囊肿，直到囊肿的根部，在根部结扎后切除。

喉内型的治疗方法较多。婴幼儿症状严重者，可在直接喉镜下穿刺抽气或切开排气以减压而暂时缓解或消除症状。喉裂开囊肿切除术，硬化剂注入法，直接喉镜下囊肿切除术效果均不佳，现已不多用。

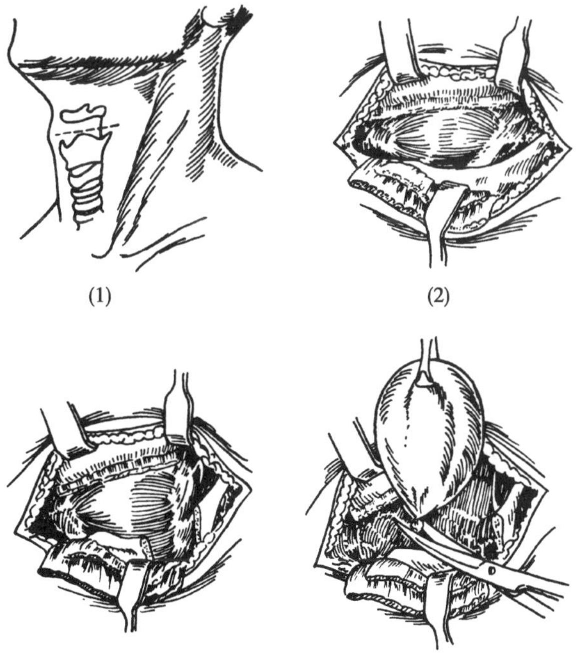

图4-12-1　喉气囊肿手术切除

（1）颈部切口　（2）将胸舌骨肌、肩胛舌骨肌、甲状舌骨肌自舌骨附着处切断并将舌骨部分切除　（3）切除部分甲状软骨，扩大手术野　（4）将喉气囊肿根部结扎，摘除气囊肿

颈外径路切除法的步骤如下：全麻后，在患侧甲状软骨上缘从颈前正中线至胸锁乳突肌前缘作一横切口，分离筋膜、肌肉，暴露一侧甲状软骨和甲状舌骨膜。因气囊肿常位于舌骨的后上方，须将一部分舌骨切除（图4-12-1）。再切开甲状舌骨膜，并向两侧牵开以暴露囊肿，此时应注意勿伤及喉上神经和血管。仔细地将囊肿自杓会厌襞剥出，而不进入喉腔。囊肿向下至喉室者，须将甲状软骨上缘作一个V形切除，以利剥离至囊肿的根部。尽量在近喉室处将囊肿根部结扎，并切除之（图4-12-1）。

如因继发感染而成脓囊肿，宜先行切开排脓，待感染完全控制后再予切除。

第五节　喉淀粉样变

喉淀粉样变（amyloidosis of the larynx）系指在喉组织中出现淀粉样物（淀粉样蛋白）沉着的一种病变。又称淀粉样瘤（amyloid tumor），但实非真性肿瘤。淀粉样变最常发生于呼吸道，特别是喉部。其中尤以声带、喉室和声门下腔为多见。

【病因】

未明。有新陈代谢紊乱和组织退行性变两说：前者认为当某一器官罹患慢性炎症时，血液和淋巴循环发生障碍，引起局部的蛋白代谢紊乱和球蛋白的积聚而导致淀粉样变。后者认为在出现淀粉样变之前，局部原有一新生物（常为声带息肉或纤维瘤），以后在此新生物内发生退行性变而产生淀粉样物质沉着。亦有人认为喉淀粉样变与全身免疫缺陷有关。

【病理及分类】

喉淀粉样变外观为黄、灰或红色肿块，可呈弥漫性上皮下浸润。淀粉样物对特殊染料有易染性，如用甲紫染色时呈红色或紫色，用硫黄素染色在紫外光下显示明显的荧光。淀粉样物对刚果红有嗜染性，呈一种橘黄色。但刚果红对玻璃样变，纤维素的亲和力亦较强；为进一步鉴别之，可用偏光显微镜检查，淀粉样物呈双折光性和绿荧光。

在光镜下，淀粉样物呈一团无定形物。电镜下其主要成分为原纤维（占90%～95%）和五角形的棒状结构（占5%～10%）。

临床上应用较普遍的为Symmers（1956）的分类法，共分4型：①原发性淀粉样变性，有局部和全身性之分。局部的病变常侵犯上、下呼吸道，膀胱，子宫，皮肤；②继发性淀粉样变性，亦分局部和全身性。全身性者多继发于长期感染性疾病如结核等；③淀粉样变性伴多发性骨髓瘤，还有伴发于原发性巨球蛋白血症；④遗传性或家族性淀粉样变性。

【症状】

常见症状为声嘶，可伴有喉干燥感及咳嗽。病变广泛者可发生呼吸困难甚或窒息。病程进展一般较慢。

【检查】

喉镜检查，常见新生物位于声带、喉室或声门下腔，暗红色或橘黄色，但仅据肉眼观察，难与其他新生物相鉴别。

【诊断】

须通过活检及特殊染色才能确诊。因其组织较息肉或其他炎性组织坚实，取材必须较深，否则难得阳性结果。如为弥漫性浸润性病变，应寻其原发性疾病如多发性骨髓瘤，或慢性肉芽肿性疾病。

【治疗】

对局部原发性病变，手术切除为目前的主要治疗方法。对呈肿瘤样生长，基底又不广泛者，可在间接或直接喉镜下切除。病变位于喉室、声门下腔或基底较广泛者宜行喉裂开术。但对广泛浸润病例，术后有形成喉狭窄之虞。手术要避免损伤环状软骨，一般切除勿超过环状软骨周长的1/4。有呼吸困难者需行气管切开术。

至今尚无特效药物治疗。有个别报道放射治疗对此种病变有效。

第六节　声带黏膜下出血

声带黏膜下出血较少见，多在声带突然紧张用力时发生。此种情况既非出血性喉炎，亦非外界暴力所致喉部出血或血肿，而是在谈话、唱歌、喊叫或喷嚏时突然的声带剧烈运动中发生；或是在用力举重物时，声门紧闭，喉部紧张用力的结果。常可招致声带小结。

【症状】

突然出现发声困难，轻度声嘶，喉部疼痛，说话易倦。症状经数周后自行消失。

【检查】

喉镜检查可见一侧或两侧声带上有不规则的鲜红或紫红色斑片。似黏附于声带表面之血块，但咳嗽不能将其清除。有些病例表现为声带血肿，似纤维瘤，甚至象恶性肿瘤，血肿机化及其上的上皮增厚可形成声带小结。

【治疗】

主要是声带休息，喉部喷用氯化锌等可促使其吸收。

第七节　声　带　沟

声带沟（Vocal cord sulcus）是指膜性声带上有一条与声带游离缘相平行的沟。其长短、深浅不一，可位于单侧或双侧。可对声带黏膜的波形运动造成障碍，出现不同程度的发声障碍。本病亦称声门沟、沟状声带、双重声带和声带萎缩纹（vergeture），由 Deniker 和 Giacomini 于 1892 年首先描述此病。Salri 1902 年从人类学概念首次较全面地描述声带沟，认为是一种退行性体征（degenerative sign）。

【发病率】

本病不多见，约占嗓音疾患病例的 1% ~5%，林志宏（1995）等报道：约占同期嗓音疾患病例的 3.2%，无明显的性别差异。多见于 20 ~ 30 岁的患者，但可在幼年即发病。常见于教师、学生或商人。本病有家族性，Trévin、Schiittle、Cornut、Roch 等分别报告一家族中有 2 个或 2 个以上的该病患者。

【病因及发病机制】

本病的病因尚不十分清楚。有两种假说：

1. 后天性学说　Van Caneghen（1928）根据声带沟病例的声嘶出现于成年人，认为本病由创伤或感染所致。Pirquet 和 Terracol 认为是萎缩性喉炎之后遗症。

2. 先天性学说　近年来多认为本病属先天性声带发育异常所致。Cornut 和 Roch 提出五条理由：①55% 的病例的发声困难起始于儿童期；②15% 的病例在儿童期既可见声带沟又可见表皮样囊肿，该两种病变在无发声疲劳或慢性喉炎病史的情况下皆可见到；③声带沟与表皮样囊肿共存；④病变一旦彻底治愈即不再复发；⑤有家族聚集性。Bouchayer 认为本病的发生是由于在喉的发育过程中，第 4、第 6 鳃弓的先天性异常而形成声带表皮样囊肿，囊肿充分开放于黏膜表面即形成声带沟。若囊肿有两处开口则成为表皮样囊肿。

【病理】

声带沟可位于声带表面或声带游离缘或声门下。Bouchayer 根据手术显微镜下观察，提出声带沟有宽、窄两种类型。以窄声带沟最常见。需在显微镜下才能辨认。宽声带沟易于观察，大小不定，一般几乎累及声带全长。沟底黏膜萎缩，与声韧带粘连。

【临床表现】

本病临床症状不一，多因发声障碍加重方就诊。但其病史常可追溯至幼年。此点对声带沟的诊断有重要意义。2/3 的患者有典型的特殊声调，其声音单调，男声高调，强度弱，音色沉闷，有时带有嘘声，发声易倦，唱声走调，传声不远，音域窄（一个或一个半八度音），缺乏低音区（女性亦然）。此可能是由于声带沟处的粘连所致。

【检查】

在放大 2 ~4 倍的间接喉镜下，约 20% 的病例可见声带沟。25% 左右的病例虽看不见声带沟，但可见声门有 2.5 ~3mm 的卵圆形裂隙。在动态喉镜下见声带振幅微弱或几乎看不见声带振动。Hirano 等（1990）报告动态喉镜见本病有声门闭合不全，声带振动幅度小，黏膜波小。一部分病例的声带沟为其他病变如声带小结、息肉、慢性炎症所掩盖。显微喉镜检查：可见与声带游离缘平行的声带沟。双侧者常以一侧为著。有的声带沟较浅而充分敞开。在声带游离缘附近形成纵向萎缩区即所谓“萎缩纹”。约 1/4 的声带沟病例，在同侧或对侧可见表皮样囊肿，或见到前、后各有一附着处并与游离缘相平行的黏膜桥。声谱仪对此病的判别率不高。Roch 等对声带沟患者进行客观声学分析表明：①女性患者音调正常，男性患者之音调升高；②50% 的患者音强不足，40% 患者的音强为中等，仅 10% 为洪亮；③音色情况为高频泛音贫乏，声带沟与声带内囊肿的音调有所不同，男性声带沟患者音调通常升高，而囊肿则降低，女性患者两种病变的音调均降低。

【诊断】

根据可以追溯至幼年的发声障碍及典型的特殊声调的病史；间接喉镜或纤维喉镜及动态喉镜检查所见一般可以做出诊断。

【治疗】

主要是显微镜下手术治疗加嗓音训练。

手术治疗即声带沟切除术：用氢化可的松混悬液注射在声带中部，使声带沟展平，暴露出沟底，在声带沟上缘外侧的声带表面作一浅表的黏膜切口，再经此向内下方仔细分离囊底与声韧带的粘连，然后沿沟缘将囊襞切除。待氢化可的松被吸收后，黏膜的创缘可自然靠拢而愈合。此法由 Roch 等（1981）最先应用，是目前治疗声带沟的最佳方法。

对双侧声带沟，有人在同期行双侧手术，但 Roch 及 Devars 主张一次只能作一侧手术。对于小儿声带沟，Devars 认为可按成人一样行手术治疗，但 Narcy 建议以长大后行手术为宜。对孤立的或合并声带沟的黏膜桥，只需将前、后附着处切断即可。

Tsunoda 等（1999）报道应用自体筋膜移植治疗声带沟，疗效较好，为治疗声带沟提供了一个新的方法。

另还有用 CO_2 激光切除内陷的声带沟囊袋的报道，但 Roch 等建议，像声带沟这类较复杂的病变不宜用激光治疗。

嗓音训练治疗一般在术后 10 天开始进行，训练时间 4 ~6 个月，另外应建议患者勿选择用声多的职业。

（刘邦华）

第十三章 嗓音医学和言语医学

嗓音医学（phoniatrics）是耳鼻咽喉科学的一个分支，其任务是研究发声器官（主要是喉）的解剖、发声生理和病理，预防和治疗嗓音疾病，使嗓音保持良好状态的一门学科。言语医学（logopedics）是研究和治疗言语疾病（speech disorders）和语言疾病（language disorders）的一门学科。

1924年国际嗓音医学和言语医学联合会（International Assoociation of Logopedics and Phoniatrics，IALP）在维也纳成立，对嗓音和言语医学的发展起到了促进作用。

我国早在唐代《乐府杂录》中记述有："善歌者必先调其气，氤氲自脐间出。至喉乃噫其词，即分抗坠之音。既得其术，即可致遏云响谷之妙也。"近世一百多年来，嗓音言语医学随着耳鼻咽喉科学的发展，在国内亦获较大进展。尤其是1983年召开的全国首届嗓音医学和艺术嗓音医学学术交流会议，对嗓音言语医学的进一步发展起到促进作用。

近十余年来，随着计算机技术的应用，嗓音检测手段进一步完善，使嗓音疾病的诊断、治疗和嗓音保健工作不断得到发展和提高。

第一节 有关的声学基本知识

人类声音的产生和传播有赖于3个组成部分：振动部分—声带，动力部分—肺，传播和共鸣部分—胸腔、咽喉腔、口鼻腔和头颅。对于人类的说话功能而言，还需要有中枢指挥系统—脑和咬字吐字器官（唇、舌、牙、腭等）的配合。

（一）发声的动力来源

发声的动力源于肺和有关的呼吸肌群。发声时，包括肋间外肌和膈肌的吸气肌放松，依靠肺组织与胸廓本身弹性力和在中枢控制下的呼气功能将空气排出的瞬间，使声门关闭，于声门上、下产生气压的差异，克服了声门处的阻力，驱动声带振动产生声音。

演唱或呼叫时，需延长呼气时间，方能维持特殊发声的需要。为了延长呼气时间，必须要肺内有足够的气源并使之能按需要呼出，据此乃先必加强吸气。吸气肌用力收缩，使横膈膜变平并大幅度下降，即所谓"气沉丹田"，以扩大胸腔和肺的容积；呼气时，包括肋间内肌和腹壁肌肉的呼气肌也加强收缩以呼出肺泡残气，保证特殊发声的需要。这种保证特殊发声需要的呼吸功能，经过专门的训练则效果更佳。

在语言的有效应用中，声门下压维持在490.315～980.63Pa（5～10cmH_2O），发声呼出的气流量<200ml/s。

声门关闭过严者、声门下压增高，气流量减小，使声音尖细刺耳，是为发声功能亢进（hyperfunction）；声门关闭不全者，声门下压降低，气流量增大而外泄，使声音低嘎无力伴吹风样呼呼声，是为发声功能低下（hypofunction）。

（二）声音的产生及其特性

开始发声时，声门瞬间缩小至关闭，呼气肌收缩，肺和气管内的空气被排出，声门下压开始增高。当声门下压超过声门关闭的阻力时，声门被冲开，气流快速通过，声门下压急剧下降，声带近中线侧产生负压，两声带被拉向内使声门迅速关闭，声门上下气流突然中断（此乃Bernoulli效应）。继而声门下压增高，再次冲开声门，如此循环往复，在声带产生的周期性振动中发出声音。此乃发声的肌弹力空气动力学说，最早为费林（Ferrein，1741）提出，后为凡登白（van den Bergh）、立伯曼（Liberman）进一步完善的。

法国于松（Husson）1953年提出神经时值学说，认为声带振动是喉神经冲动作用于声带肌产生振动的结果，与气息作用无关。目前大多赞同肌弹力空气动力学说。

人的声带发出的声音，是由许多不同频率的声波合成的，是为复音，其中频率最低而振动最强的音称为基音。声音具有3个主要因素即音调、音强和音色。音调的高低为声带振动的频率所决定，频率快则音调高，反之，频率慢则音调亦低。声带振动频率的快慢又决定于声带的长度、张力、厚薄和呼出气柱（声门下压）的强弱等因素。音强的大小决定于声带振幅的大小和声门下压强弱的变化。振幅愈大，音强愈大，声音则愈响。音色因人而各不相同，主要取决于人声泛音的多少和强弱。泛音是一些频率较高并与基音频率成倍数关系的音，在物理学上是物体分段振动的结果。而基音是物体整体振动产生的。例如某个基音每秒振动200次，分成两段振动时，就产生每秒振动400次的泛音，三段振动则为600次，依此类推。虽然同一个基音的振动数都一样、但伴随该基音产生的泛音数却各不相同，这就是每个人音色各异的声学道理。与基音频率成简单倍数关系的泛音为谐和泛音，不成倍数关系的则为不谐和泛音。气流快速而连续有规律地冲击声门，可达800次/s或更快，冲击波越快和越陡峭，产生的谐和泛音越多。

（三）音域和音阶

音域是在发声时声音由低到高的发声能力的范围。音域随年龄和性别而异，如音域突然缩小，则为发声障碍的一个现象。成人音域的最低音的频率为每秒振动65次（大C字），此为男性所有；最高音的频率为每秒振动880次（a^2），此为女性所有。音域由最低逐渐上升，相邻的频率每达到8个为一个音阶，以英语字母注示。如大写C为65次/s，D为73次/s，依次为C、D、E、F、G、A、B，再转为小写c、d、e、f、g、a、b，再接写为c^1、d^1、……，如此轮写可达c^3、d^3、……c^4、……。从大写C到小写c则是8个相邻的频率，是为一个音阶、从小写c到小写c^1又是1个音阶，依此类推。人的话声音域，只包括5~6个音，不够一个音阶，男声约在A~d（110~145Hz）；女声比男声高八度（即高一个音阶），约在a~d^1（220~295Hz）。人的歌唱音域是2个或2个半音阶或称为2或2个半八度，个别可达3个八度（3个音阶）或更高。同是高音或低音声部时，女声总比男声高八度即1个音阶。男低音音域为81~325次/s，女低音为145~690次/s，男中音为96~426次/s，女中音为217~1024次/s；男高音122~580次/s，女高音为256~1046次/s（哨声可达1300次/s）。

童声的音域比成人要窄得多，但音调高。随同年龄的增长及变声又有显著不同。男孩变声后音调约降低一个音阶（八度），女孩变声后约降低三度。

（四）声道和共鸣

共鸣器包括胸、喉、咽、口、鼻腔及鼻窦等，使声波得到加强与放大。软腭平面以上的鼻腔、鼻窦和鼻咽腔称为上部共鸣器；软腭平面以下的咽腔、口腔、喉腔和胸腔为下部共鸣器。咽腔和口腔可根据发声和演唱需要而变换形状，称为可调节共鸣器；鼻腔、鼻窦和胸腔由骨质构成，称为不可调节共鸣器。其中共鸣作用最大最强的部位是声带平面以上形似喇叭的腔道，称为声道。

人声的共鸣按部位分为3种，即头腔、口腔和胸腔共鸣。头腔共鸣即鼻腔共鸣，包括鼻腔、鼻窦和鼻咽腔，主要是加强高音的共鸣作用，使声音高亢、响亮和丰满。若运用不当，则鼻音加强，是为不利。口腔共鸣包括口腔、口咽和喉咽腔及喉腔，使音色明丽、清晰和柔和。胸腔共鸣包括气管、支气管和整个肺部，主要是加强了中低音的共鸣作用，使声音坚实、浑厚而有力。歌唱时，3种共鸣都发挥作用，即为混合共鸣。不同的声部要求以某种共鸣作用为主，其他的共鸣仍需发挥作用，训练有素者可根据发声需要而运用自如。共鸣腔越大，声音就越响越强；共鸣腔越硬，声音也越响。

受过训练者，演唱时，喉部可保持在同一水平并略有下降，使喉咽腔增宽和延长，加强了共鸣，声音显得丰富和深沉。喉入口和室带的收缩，声波先汇集进入一个狭窄的圆筒中，再传送到较宽敞的喉咽腔送出，使声音明亮。由于腭帆肌和咽壁肌肉的强力收缩，声道腔壁坚硬，声波的高频成分的损失减少，使声音高亢。

（五）吐字和构语器官

吐字和构语器官包括舌、齿、唇、腭。在发声中，唇、舌、软腭和下颌可根据需要来活动或改变形状，属于吐字器官内的积极发声部分，其运动的结果为咬字或语音构成。

依靠口腔开合的形状，上下唇放扁收圆的变化，舌位的前后高低，构成ɑ、o、i、u、e等元音。发声时声波气流受到来自吐字器官的阻碍造成摩擦而产生的声音是为辅音。因受阻碍部位的不同而有不同的辅音，如双唇音b、p、m，唇齿音f，舌尖音d、t、n、l，舌根音g、k、h，舌面音j、q、x。舌尖前音z、c、s，舌尖后音r等。

（六）发声和言语的协调控制系统

发声言语中枢在大脑半球皮质的一侧，善用右手者则在大脑左半球，定位在额叶的第3额回即布罗卡（Broca）区，与在额上回后1/3的听觉言语感觉中枢，在顶下叶角回的视觉言语感觉中枢，在额中回后方的书写言语运动中枢共同组成了大脑皮质语言区，是为发声器官的最高控制部分。声带运动中枢则位于布罗卡区旁。在布罗卡区后的是音乐歌唱表现中枢。上述各有关发声和言语的中枢由连合性纤维交织成一个整体，加上延髓的皮质下中枢，形成发声和言语的协调控制系统。

内外环境的刺激和讯号通过眼、耳、鼻、舌及身体各部感受器传至大脑皮质产生言语信息的运动神经冲动，由皮质延髓束传到延髓，在延髓的疑核及其他运动神经核经周围神经传至发声和构语器官，并由小脑协调两侧肌群的协同作用而产生准确发声和清晰言语。

大脑皮质的高级中枢对发声的控制是随意性的，延髓的皮质下中枢的控制则是自律性的。如呼吸运动虽是自律性的，但歌唱时能自主地改变呼吸的深浅和快慢。口腔的开合、舌位的高低前后、下颌的打开和喉结的高低都是随意控制的，但横膈的运动属不随意的，可以通过随意的腹壁肌肉来控制，此乃"气沉丹田"之奥妙所在。

第二节 言语障碍疾病

言语的发生有赖人的大脑及其皮质下中枢、有关的神经系统通路、发声器官以及小脑、听觉和视觉等的有机配合和协调，最终形成言语。在言语形成的过程中，任何一个环节有病变时，包括接受、综合和口头表达等方面，均可引起言语障碍。大部分言语障碍患者是器质性原因引起的功能性病变，少数是神经官能症，临床上应予以鉴别。在诊治过程中，应与神经内科、口腔科、小儿科等共同协作，查明病因，进行针对性的处理。

言语障碍疾病分为言语缺陷和语音缺陷两大类。

（一）言语缺陷

1. 学语迟缓　系指儿童的学语能力明显地落后于其相应年龄，致其言语表达能力差的一种言语缺陷。轻者，成年后可逐渐改善；重者，成年后仍有语言表达障碍。

判别有无学语迟缓的标准，一般认为如下：1 岁可叫出最熟悉的人和物的 2、3 个单词名称；2 岁可用简单言语表叙其所见所觉，可说出短小的词组和短句；3 至 4 岁可讲出较清晰易懂的言语，已有简单的社会言语交流能力。1 岁已满的幼儿尚没有言语呼叫能力者，应视为学语迟缓。

2. 言语困难　表现为言语表达能力缺陷。中枢性病变如老年性脑血管病变、颅脑外伤、脑炎和脑肿瘤等，末梢性病变如重症肌无力症和肌萎缩症。言语困难有的是脑部病变的一个表现，突然发生并短期内加重者应详查颅脑疾患。言语困难患者应与癔症、神经官能症等引起的言语失常、语无伦次等相鉴别。

3. 失语症　侵犯大脑颞叶的言语中枢的病变则引起失语症。有言语表达障碍者，不能说出心中所想，常需借助手势或别人的言语才能将意愿表达清楚者，是为运动性失语。说话能力正常，但记忆不起有关的词语，不能理解别人说话的意义，是为感觉性失语症。对有关的或特定的人、物和事的名称或其相互关系不能准确而恰当地说出者，是为命名性失语症。同时出现两种形式的失语症者，是为混合性失语症，又称表达感觉性失语症。

（二）语音缺陷

1. 构音困难　讲话时语音不清、咬字不准，表现为较多字音不能较清晰而准确地发出，所讲的话不易听懂。可由神经系统疾病如大脑发育不全、脑外伤、软腭麻痹、严重听力障碍和不良发声习惯等引起。

2. 构音不准　语音不清和咬字不准的程度较轻，仅某些字讲不准如舌齿音、卷舌音的发声不良，多由局部原因所致，如先天腭裂、舌体肥大、舌系带过短和牙列咬合不良等。

（三）言语节律异常——口吃

口吃（stuttering）又称语阻，主要表现为语言节律的中断和字词的重复使说话不能流畅，口吃患者的讲话一般不会影响语言的可懂性，少数的断句不当可引起误解。口吃多发生于儿童期，病因不明，可能与大脑对呼吸肌和构语肌的支配不协调有关。不正确的模仿、遗传因素等亦可能有关。男性发病率明显多于女性，约为 10∶1。极少数本来说话顺畅，因经常接触口吃者或有意模仿亦可造成口吃。口吃患者可分为首字难发、语句中断和语词重复三种。病情重者，讲话时伴有情绪紧张。口吃者往往在歌唱时不发生，采用歌唱法行发声和讲话训练，配合心理调控的训练，不少口吃者可恢复正常的讲话节律。

第三节 甲状软骨成形术

嗓音疾病的治疗主要从 3 个方面考虑：①药物和物理治疗；②手术治疗；③发声训练。针对不同的病情，选用合理的治疗方法，已在各有关章节内予以介绍。本节介绍经喉外径路改变声带形态和位置，使喉功能特别是发声获得改善的甲状软骨成形术。

日本一色信彦于 1975 年研究喉功能外科时，提出甲状软骨成形术；1981 年，田中信三应用于临床，获得成功。国内从 1983 年开始，北京、重庆、武汉等全国主要城市陆续得到开展，取得良好效果。

一色信彦将甲状软骨成形术分为 4 型：

Ⅰ型：甲状软骨板外侧加压术，使声带内移。Ⅱ型：甲状软骨板外侧伸展术，使声带外展。Ⅲ型：甲状软骨板前后径缩短术，使声带缩短并松弛。Ⅳ型：甲状软骨板前后径延长术，使声带伸长并紧张。

术前检查甚为重要，包括喉腔内外特别是声带和声门的形态学检查，声学检查分析和频谱分析，手压甲状软骨板（侧压、向前下压、向内压）试验了解声音改变情况。通过术前检查，综合判断分析，以决定手术类别并预测手术效果。

（一）甲状软骨成形术Ⅰ型

又称窗形甲状软骨成形术。手术是在甲状软骨板内侧面和内侧软骨膜之间填充物质，使声带内移向中线靠拢。常用软骨片或硅胶片。

【适应证】

1. 一侧或两侧声带麻痹不能内收致发声功能不良者。

2. 声带萎缩或喉肌力弱致声门闭合不良，影响发声功能较明显者。

【手术方法】

1. 局部麻醉＋强化麻醉。

2. 取仰卧位　肩部垫高，头向上仰，颈伸直略偏向健侧。

3. 切口　颈前，甲状软骨中段顺皮纹作横行切口，略偏患侧，长约2～3cm。

4. 分离颈前纵行肌群，并将其拉向患侧，暴露患侧甲状软骨板。

5. 以声带投影为中心，在甲状软骨板上作一长方形横向开窗，其长约8～10mm，宽约3～5mm，达内层软骨膜后，分离并取除此长方形软骨板，再沿开窗四周略分离内层软骨膜，以备容纳植入的软骨片或硅胶片。

6. 在患者发声配合下，将修剪后的软骨片卡入窗内，或使软骨片成十字形或2、3片交叉重叠（缝扎在一起）置入，使患侧声带被压向内而发声达较佳状态为止。

两侧声带不能内收和喉肌力弱者，可在对侧甲状软骨板上同时行开窗置入软骨片。

（二）甲状软骨成形术Ⅱ型

本型手术乃喉外的声带外展术，适用于声带不能外展影响呼吸者，手术要求改善患者呼吸，声门裂达到5mm以上，又需兼顾保留患者较好的发声功能。手术方法已在有关章节予以介绍（见第475页）。

（三）甲状软骨成形术Ⅲ型

手术旨在缩短声带，减少声带张力，降低患者音调。此类患者大多为变声期后遗发声障碍，多数为在内分泌的影响下，甲状软骨与声带的发育不平衡所致，少数乃为变声前的发声习惯所致。

【适应证】

1. 声音变异，呈男声女调。

2. 声带长期呈痉挛性发声者。

【手术方法】

1. 局部麻醉＋强化麻醉。

2. 取仰卧位　肩部垫高，头向上仰，颈前部伸直。

3. 切口　颈前甲状软骨板中部作横切口，与皮纹一致，长约2～3cm，如作一侧则偏向预做手术侧。

4. 分离颈前纵行肌群并拉向手术侧，直至术侧甲状软骨暴露前1/2～2/3为止。

5. 充分暴露甲状软骨板前中1/3处的上下缘，切开软骨膜并分离之，于垂直方向纵行切除2～3mm宽的条状甲状软骨板。

6. 切口两侧软骨板自然对位，不做缝合。嘱患者发声，若尚不满意，可适当再在原切口处切除少许条片状甲状软骨板，或在对侧甲状软骨上再按上法予以手术切除，达到声音满意为止。

7. 依次缝合各层软组织。甲状软骨膜可附于肌层上一并对位缝合。

（四）甲状软骨成形术Ⅳ型

亦称环甲接近术。手术使甲状软骨下缘与环状软骨弓上缘靠拢接近，达到甲状软骨略向前向下，使声带被拉紧，加强声带张力，提高患者音调的目的。

【适应证】

1. 声音变异，呈女声男调或男声沉闷低哑。

2. 喉上神经麻痹致声带松弛臃肿者。

【手术方法】

1. 局部麻醉＋强化麻醉。

2. 仰卧位　肩部垫高，头向后上仰，颈前部伸直。

3. 于颈前环甲间隙处做长约4～5cm的横行切口，与皮肤纹理一致。

4. 钝性分离颈前软组织和肌肉，仔细分离环甲肌，充分暴露环甲膜、环状软骨弓前缘和甲状软骨板前下缘。

5. 用10号粗丝线（或用双线），自甲状软骨板前下缘向环状软骨弓，由后上向前下，左右各缝合结扎一针。根据发声改变情况，可使两者完全靠拢或留有一定间隙。缝合不要在一个平面内进行，不要使缝合线进入喉腔黏膜内。

6. 依次缝合各层软组织。国内金凤礼为加强缝合的力度，将甲状软骨板处附丽的甲状舌骨肌下端予以分离后，再与环状软骨弓缝合；亦可将肌肉连带甲状软骨板软骨膜向下牵拉至甲状软骨板前下缘和环状软骨弓处缝合。

（毕胜斌）

主要参考文献

1. 卜国铉，樊忠，著. 耳鼻咽喉神经外科学. 长春：吉林科学技术出版社，1992. 193-200
2. 卜国铉. 喉上神经瘫痪. 见：卜国铉，樊忠，著. 耳鼻咽喉神经外科学. 长春：吉林科学技术出版社，1992. 193-195.
3. 黄鹤年，主编. 耳鼻咽喉头颈外科手术学. 上海：上海科学技术出版社，1995. 151-183.
4. 黄鹤年，主编. 耳鼻咽喉头颈外科手术学. 上海：上海科学技术出版社，1995.
5. 黄选兆，秦永，译. 校. 成人声门上炎——前瞻性分析. 美国医学杂志中文版，1989，8∶46-50.
6. 黄选兆. 喉气囊肿. 见：王璁，黄选兆，主编. 耳鼻咽喉科病案集. 北京：人民卫生出版社，1989. 321-324.
7. 黄选兆. 找出症结，对症施治，力争疗效上乘. 见：杨伟炎，主编. （医家金鉴）耳鼻咽喉科学卷. 北京：军事医学科学出版社，2007. 34-35.
8. 韩德民，主编. 喉癌——治疗与康复. 北京：人民卫生出版社，2003.
9. 姜泗长，阎承先，主编. 现代耳鼻咽喉科学. 天津：天津科学技术出版社，1994. 698-755.
10. 姜泗长，主编. （手术学全集）耳鼻咽喉科卷. 北京：人民军医出版社，1994.
11. 冷同嘉，房学贤，主编. 实用耳鼻咽喉手术图谱. 合肥：安徽科学技术出版社，1995. 462-483.
12. 刘兆华，主编. 现代喉外科学. 北京：军事医学科学出版社，2001.
13. 李树玲，主编. 头颈肿瘤学. 天津：天津科学技术出版社，1993. 626-697，809-826.
14. 钱永忠，樊忠，李培华，等，主编. 耳鼻咽喉-头颈外科手术指南. 北京：人民军医出版社，1999.
15. 屠规益. 梨状窝切除术. 中华耳鼻咽喉科杂志，1983，18∶77.
16. 屠规益，主编. 喉癌下咽癌. 现代理论与临床. 山东：山东科学技术出版社，2002.
17. 屠规益，徐国镇，主编. 头颈恶性肿瘤的规范性治疗. 北京：人民卫生出版社，2003.
18. 王天铎. 胸舌骨肌在喉功能重建中的应用. 中华耳鼻咽喉科杂志，1988，23∶208.
19. 王天铎，主编. 喉科手术学. 北京：人民卫生出版社，2000.
20. 王正敏，主编. 临床耳鼻咽喉科学. 上海：上海医科大学出版社，1996. 66-76.
21. 王直中，钱永忠，主编. 耳鼻咽喉头颈外科手术图解. 南京：江苏科学技术出版社，1995，499-588.
22. 吴学愚，主编. （耳鼻咽喉科全书）. 喉科学. 第2版. 上海：上海科学技术出版社，1998.
23. 魏新邦，刘秉寿，陆书昌，主编. 耳鼻咽喉科医师进修必读. 北京：人民军医出版社，1997.
24. 萧玉峰，编著. 耳鼻咽喉科手术图谱. 北京：人民卫生出版社，1992. 301-339.
25. 杨强. 恢复神经支配手术治疗声带麻痹. 临床耳鼻咽喉科杂志，1987，1∶30.
26. 杨式麟，何平. 频闪喉镜的原理和应用. 中华耳鼻咽喉科杂志，1996，31∶123.
27. 郑中立，主编. 耳鼻咽喉科诊断学. 北京：人民卫生出版社，1989. 319-320，350-355.
28. 邹连贵，王桂茹，董卫东，等. 全喉切除会厌成形喉重建术. 中华耳鼻咽喉科杂志，1991，26：104.
29. 朱蕾，钮善福. 机械通气的应用. 见：陈灏珠，主编. 实用内科学. 第12版. 北京：人民卫生出版社，2005. 1800-1804.
30. Ballantyne JC，Harrison DFN. Nose and Throat. In：Dudley H，Carter. Rob & Smith's Operative Surgery. 4th ed. London：Butterworths，1986. 341-346.
31. Bouchayer M. Epidermoid cysts，sulsus and mucosal bridges of the true vocal cord：a report of 157 cases. Laryngoscope，1985，95：1087.
32. Clayman GL. Human papillomavirus in laryngeal and hypopharyneal carcinomas. Arch Otolaryngol Head Neck Surg，1994，120：743.
33. Cummings CW，Sessions DG，Weymuller EA，et al. Atlas of Laryngeal Surgery. St. Louis：The CV Monsby Company，1984. 209-334.
34. Donald PJ. Head and Neck Cancer. Management of the Difficult Case. Philadelphia：WB Saunder Company，1984. 93-148.
35. Ferlito A，Carbone A. "Early" cancer of the larynx：

the concept as defined by clinicians, Pathologists. Ann Oto Rhinol Larynol, 1996, 105: 245-250.

36. Gallo A, Vincentiis M, Rocea C D. Evolution of precancerous laryngeal lesions: a clinicopathologic study with lory-term follow-up on 259 patients. Head Neck, 2001, 23: 42-47.

37. Goepfert H. Leukocyte interferon in patients with juvenile laryngeal papillomatosis. Ann Otol Rhinol Laryngol, 1982, 91: 431.

38. Hirano M. Sulcus Vocalis. Functional aspects. Ann Otol Rhinol Larynol, 1990, 99: 679.

39. Johns ME, Price JC, Mattos DE, et al. Atlas of Head and Neck Surgery. Vol l. Philadelphia: Decker BC, 1990. 35-40.

40. Johson F L, Management of advanced premalignant laryngeal lesions. Laryngology and Branchoesophagology, 2003, 11: 2462-2466.

41. Lusk RP. Congenital malformations of the larynx. In: Ballanger JJ. Diseases of the Nose, Throat, Ear, Head & Neck. 14th ed. Philadelphia: Lea & Febiger, 1991. 570.

42. Lusk RP. Stridor and management of airway distress in children. In: Cummings CW, Fredrickson JM, Harker LA, et al. Otolaryngology-Head and Neck Surgery. 2nd ed. St Louis: Mosby year Book, 1993. 1974-1980.

43. McCabe BF, Clark KF. Interferon and laryngeal papillomatosis. Arch Otol Rhinol Laryngol, 1983, 92: 2.

44. McCaffery TV. Classification of laryngotracheal stenosis. Laryngoscope, 1992, 102: 1335.

45. McQuarrie DG, Adams GL, Shons AR, et al. Head and Neck Cancer. Clinical Decisions and Management Principles. Chicago: Year Book Medical Publishers, 1986. 271-309.

46. Moe K, Wolf GT, Fisher SG, et al. Regional metastases in patients with advanced laryngeal cancer. Department of Veterans Affairs Laryngeal Cancer Study Group. Arch Otolaryngol Head Neck Surg. 1996, 122: 644-648.

47. Motto G, Esposito E, Testa D, et al. CO_2 laser treatment of supraglottic cancer. Head Neck, 2004, 26: 442-446.

48. Pillsbury HC, Goldsmith MM. Operative Challenges in Otolaryngology. Head and Neck Surgery. Chicago: Year Book Medical Publishers, 1990. 322-345.

49. Quick CA. Relationship between condyloma and laryngeal papilloma. Ann Otol Rhinol Laryngol, 1980, 89: 467.

50. Shih A, Hawkins D. Stanley RB. Acute epiglottits adults, a review of 48 cases. Ann Otol Rhinol laryngol, 1988, 99: 527.

51. Stell PM. Laryngology. In: Kerr AG, Scott. Brown's Otolaryngology. 5th ed London: Butterworths, 1987. 186-263.

52. Tucker HM. Long-term results of nervemuscle pedicle reinnervation for laryngeal paralysis. Ann Otol Rhinol Laryngol, 1989, 98: 674.

53. Von Leyden H. Vocal nodules in children. J Ear Nose Throat, 1985, 64: 29-31.

54. Ward PH. Composite hyoid stenohyoid muscle grafts in humans. Arch Otolaryngol, 1997, 103: 531.

55. Wolf M. Conservative management of adult epiglottitis. Laryngoscope, 1990, 100: 183.

第五篇

5

气管食管学

第一章

气管、支气管及食管的临床解剖学

第一节 气管、支气管的临床解剖学

一、气　管

气管（trachea）是由弹性透明软骨、平滑肌、黏膜和结缔组织构成的腔管。计有16～20个气管环，1～8环位于颈部，其余各环位于胸部。上起第6颈椎平面，上端与环状软骨下缘相接，内腔相通。下达第5胸椎上缘高度，分叉为左、右主支气管。气管环之间有结缔组织连接。气管软骨环呈马蹄形向后开放，气管环缺口由纵行的弹性结缔组织纤维和大部分横行、小部分斜行的平滑肌加以封闭，组成气管后壁。并与食管前壁紧密附着。气管环缺口约占气管横断面周长的1/3。成人气管长度为10～12cm，左、右径约2～2.5cm，前后径约1～2cm。气管长度及内径依年龄、性别而有不同，呼吸时，内径长度也可变化。中国人气管长度和内径调查统计结果见（表5-1-1）。

表5-1-1　中国人气管的长度和内径（mm）

年　龄	长度	前后径	横径
1个月	40	4	6
3个月	42	5	6.5
5个月	43	5.5	7
1岁	45	7	8
3岁	50	8	9
5岁	53	8.5	9.5
7岁	60	9	10
12岁	65	10	11
成人男	103	15	16.6
成人女	97	12.6	13.5

第1、2气管环常连在一起，其后部分叉；最下一个气管环呈三角形突起，位于左、右两侧主支气管交角处，组成气管杈（bifurcation of trachea）。其内形成一矢状位的突起，称气管隆嵴（carina of trachea），边缘锐利光滑，是支气管镜检查定位的重要标志。

气管、支气管内被覆假复层纤毛柱状上皮，在上皮细胞之间夹有杯状细胞，在黏膜层及疏松的黏膜下层含有黏液腺及浆液腺。

气管之血供来自甲状腺下动脉，主要分布在颈前气管的前面。静脉回流于甲状腺下静脉。

支配气管、支气管的神经为交感神经和副交感神经。交感神经来自颈胸交感神经节，分布于气管、支气管的平滑肌，司理气管、支气管的扩张。副交感神经来自迷走神经，司理支气管的收缩。

气管、支气管的淋巴分布：主要分布在气管与主支气管两旁。在气管杈处右侧有3～6个，左侧有4～5个淋巴结（图5-1-1）。

气管除气管杈处比较固定外，其余部分较易移动；可随着喉头而上下移动，亦可随头颈向左、右移动或扭转。故在气管切开时，头后仰，气管位置向上、向前移位，可暴露较多的气管环，手术操作较容易；但易造成低位气管切开，也易伤及大血管及胸膜顶。而头抬高、向前倾时，较多气管环进入胸部，位置较深，手术操作较难，易形成高位气管切开。

气管与邻近结构的关系：颈部气管前覆有皮肤、皮下脂肪、筋膜、胸骨舌骨肌、胸骨甲状肌，在第2～3气管环前面有甲状腺峡部横行，是气管切开术中重要解剖标志之一。幼儿在第5～6气管环前可见胸腺。下段气管前壁在胸骨后与主动脉弓相交，两旁与胸膜相接近。左侧喉返神经经过气管与食管间的沟槽；右侧喉返神经与气管侧壁毗邻。气管在胸骨上窝水平处前面还与无名动脉及左无名静脉邻近。因此，气管切开位置过低或套管弯曲度不适合，或伤口严重感染累及上述血管，可并发严重出血，亦可伤及胸膜顶而危及生命。

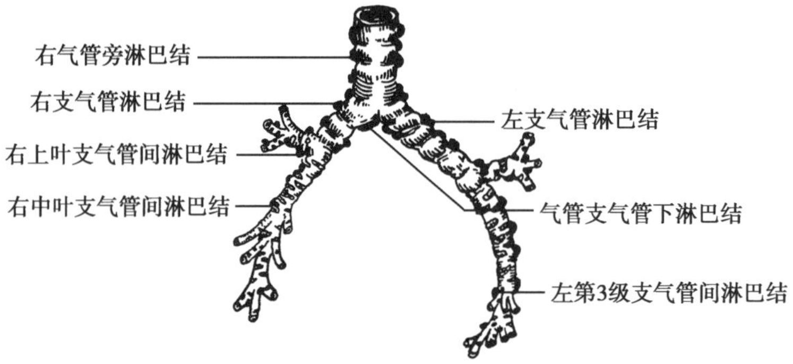

图 5-1-1 气管、支气管淋巴结

二、支 气 管

支气管（bronchus）之结构与气管相似。由软骨、黏膜、平滑肌及结缔组织组成。从气管杈开始分为左、右主支气管，进入肺门，如树枝状逐级分支，故称支气管树（bronchial tree）。

1. 主支气管（principal bronchus）（一级支气管）入左、右肺。

2. 肺叶支气管（lobar bronchi）（二级支气管） 入肺叶，右侧分 3 支，左侧分 2 支。

3. 肺段支气管（segmental bronchi）（三级支气管）入各肺段，左、右肺共计各有 10 个肺段。再继续分支，最终以呼吸性细支气管通入肺泡管及肺泡（表 5-1-2）（图 5-1-2）。

右侧主支气管粗短，约长 2.5cm，与气管纵轴约成

表 5-1-2 支气管分支

气管			
右主支气管	上叶支气管	尖段支	①
		后段支	②
		前段支	③
	中叶支气管	外侧段支	④
		内侧段支	⑤
	下叶支气管	上段支	⑥
		内侧底段支	⑦
		前底段支	⑧
		外侧底段支	⑨
		后底段支	⑩
左主支气管	上叶支气管	尖后段支	①
		尖下段支	②
		前段支	③
		上舌段支	④
		下舌段支	⑤
	下叶支气管	上段支	⑥
		内侧底段支	⑦
		前底段支	⑧
		外侧底段支	⑨
		后底段支	⑩

25°角，因此异物容易进入右侧主支气管。左侧主支气管细而长，约长 5cm，与气管纵轴约成 45°角。左、右主支气管交角平均约 63°～79°（刘正津 50 例固定标本统计）。儿童夹角较小，女性稍大于男性。

在支气管镜下所见各种肺叶开口情况：从气管隆嵴向右下 1cm 于时钟 2～4 点处，可见上叶支气管开口，与右主支气管几乎成 90°角。上叶开口向下约 2.5cm，在支气管前壁 11～1 点处，可见一个半圆形中叶支气管开口。在前壁中叶开口小嵴的下方即为下叶支气管开口。左主支气管向下、向左距离气管隆嵴 3～3.5cm 处可见垂直面小嵴，其外侧 8～10 点位置为上叶支气管开口，内侧即为下叶支气管（见图 5-3-24）。

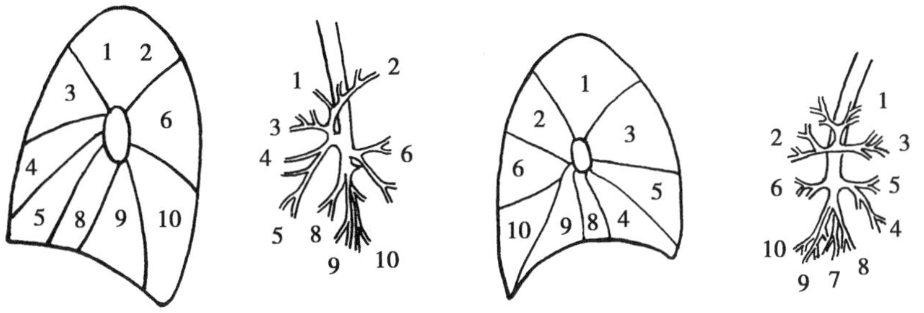

(1)　　(2)

图 5-1-2　支气管与肺段关系示意图

(1) 左支气管与肺段关系　(2) 右支气管与肺段关系

第二节　食管的临床解剖学

食管（esophagus）是由黏膜衬里的肌性管道，上与喉咽下端相连，起于环咽肌下缘，下通至胃的贲门处。成人食管入口位于第 6 颈椎平面，贲门位于第 11 胸椎平面。食管平均长度约 25cm，自上切牙至贲门约为 40cm。在发育时期，其长度随年龄增加而增长（图 5-1-3）；食管之横径约 2cm，吞咽时可作不同程度的扩张。平时其前、后壁几乎相贴，在食管镜下呈海星状动物外观。

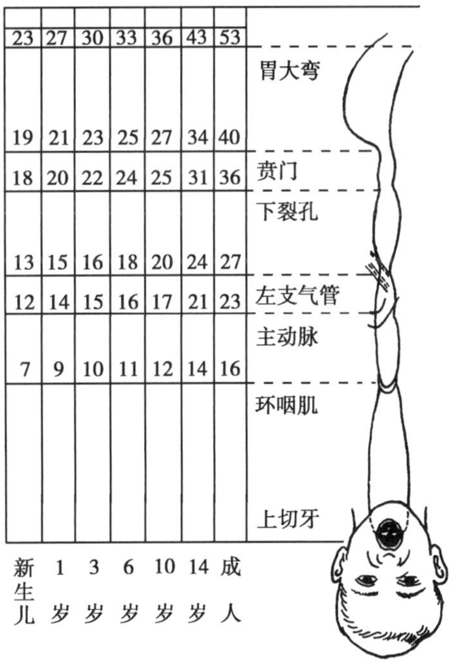

图 5-1-3　上切牙至食管各平面距离

（图中数字单位为 cm）

在食管入口处由咽下缩肌最下部分横行纤维构成环咽肌、附在环状软骨板两侧，有较强的收缩力，因此在后壁形成唇状隆起。在环咽肌上、下方各形成一三角形间隙。居上者称环咽肌上三角（Killian 三角），在喉咽部。居下者称环咽肌下三角（Laimer 三角），在食管入口下方，也是食管入口处后壁最柔弱和易受损伤的部位。在环咽肌上三角两侧为咽下缩肌的斜行纤维，下界为环咽肌上缘，因其前方为环状软骨、后方为颈椎体，当食管镜插入经过此处时可遇到困难，必须细心操作，避免损伤。两侧下界为过渡入食管肌层的环咽肌斜行纤维，上界为环咽肌下缘（图 5-1-4）。

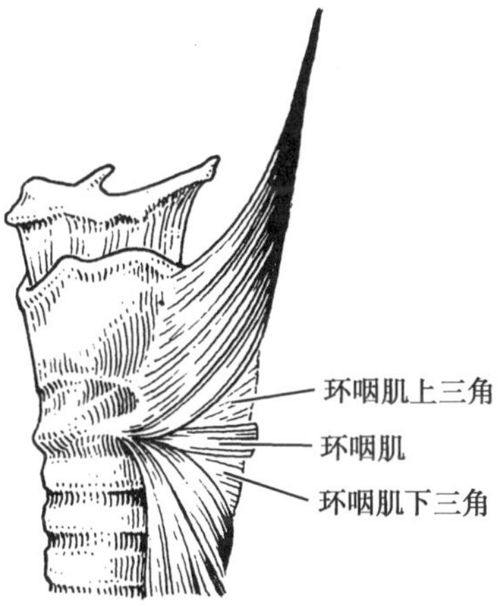

图 5-1-4　食管入口的临床解剖

（示环咽肌及其上、下三角）

食管有 4 个生理狭窄部位：第 1 狭窄是食管入口部，前有环状软骨弓，后有环咽肌强有力的收缩，是各狭窄中最狭窄处，也是食管异物最好发的部位；通常关闭呈一额状位隙缝，在吞咽时才开放。第 2 狭窄相当于第 4 胸椎高度，是主动脉弓横过食管前方之处。第 3 狭窄相当于第 5 胸椎高度，是左主支气管横过食管前壁之处。因第 2、3 狭窄距离甚近，并且第 3 狭窄处常不明显，故临床上亦常将两者合称为第 2 狭窄。第 4 狭窄（临床常称为第 3 狭窄）相当于第 10 胸椎高度，是食管穿过膈的食管裂孔，为膈脚压迫处。以上这些狭窄部位是异物容易嵌顿存留之处。食管损伤和癌肿也较多发生于这些狭窄部位（图 5-1-5）。由于脊椎和膈的影响，食

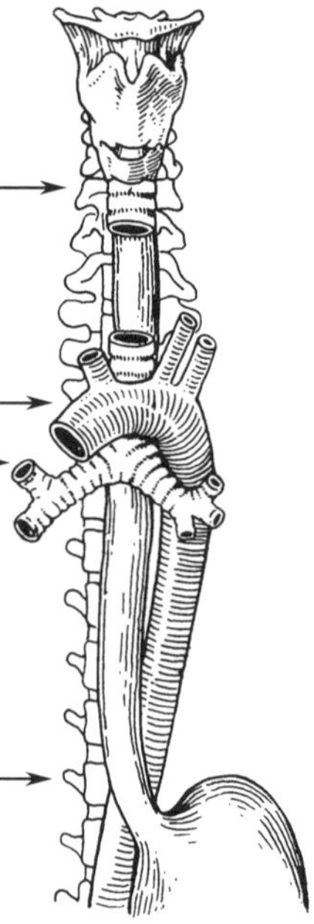

图 5-1-5 食管的 4 个生理性狭窄

管径路不完全居于正中线上。食管上端位于脊柱与气管之间，居正中位；下行到胸上段食管稍偏左后，继向右下行至第 4 胸椎处，移行至中线；下行至第 7 胸椎处又再向左前方偏斜，于第 10 胸椎处穿过膈孔入胃。

成人食管壁的厚度约 3～4mm，由黏膜层、黏膜下层、肌层与纤维层构成。黏膜属复层鳞状上皮，黏膜下层含有腺体；肌层由内环形、外纵形 2 种肌纤维组成。食管上 1/3 段肌层为横纹肌、下 1/3 段为平滑肌，中 1/3 段含上述 2 种肌纤维。肌层外为薄层结缔组织形成食管外膜，但不存在浆膜层，因此较肠壁容易穿破，且手术缝合亦较困难。

食管之血供十分丰富。甲状腺下动脉、胸主动脉及腹主动脉等均有分支分布于食管壁。食管上段之静脉经甲状腺下静脉汇入上腔静脉；中段回流至奇静脉，下段处之静脉则注入门静脉系统。当肝硬化门静脉血流受阻，门静脉高压时，食管下段静脉则充盈怒张。

食管的交感神经、副交感神经纤维主要来自上、下颈交感神经节和迷走神经。

（汪广平 朱立新）

第二章

气管、支气管及食管的生理学

第一节　气管、支气管的生理学

气管、支气管是肺泡进行气体交换的通道、被吸入进气管、支气管的空气在其内进一步被加温、加湿。所吸入的空气在到达终末细支气管时，可加温约2℃ Perwitzschky（1989）测得支气管内的湿度平均约84%。

一、清除吸入颗粒、保护机体功能

气管、支气管的黏膜由假复层纤毛柱状上皮组成，除纤毛细胞外，还有杯状细胞、浆液细胞等多种分泌性上皮细胞，其分泌的浆液和黏液及纤毛细胞的纤毛组成黏液纤毛运载系统。随空气被吸入的尘埃、细菌及其他微粒，沉积于黏液层上，通过纤毛波浪式的向喉部的单向运动，被排除体外，每个纤毛细胞的顶部约有200根长5μm的纤毛，其以每分钟1000～1500次的频率作击拍式摆动，运送速度可达每分钟1～3cm。沉积在较大气道内的颗粒一般均能在24小时内被排出，气道内的颗粒可在吸入后1小时被排出。黏液纤毛运载系统是呼吸道最重要的防御机制之一。

二、免疫功能

呼吸道的免疫功能包括非特异性免疫和特异性免疫。非特异性免疫以黏液纤毛廓清作用和非特异性可溶性因子的抗感染作用最为重要。黏液纤毛廓清作用即将随呼吸而吸入到下呼吸道的各种微粒，被黏液纤毛运载系统排出体外的过程。

非特异性可溶性因子包括溶菌酶、乳铁蛋白、补体和α1-抗胰蛋白酶。溶菌酶能溶解多种细菌，乳铁蛋白可抑制细菌生长，当病原体侵入下呼吸道时，可被黏膜部位的吞噬细胞吞噬。补体被抗原抗体复合物激活后，有溶菌、杀菌、灭活病毒作用。α1-抗胰蛋白酶可抑制因炎症或感染所产生的多种蛋白酶对肺组织的破坏。

呼吸道的特异性免疫包括体液免疫和细胞免疫。体液免疫是指B细胞在抗原刺激下增殖，分化形成浆细胞，产生并释放各类免疫球蛋白，发挥其免疫功能。呼吸道分泌物中含有IgA、IgG、IgM和IgE，以免疫球蛋白A较多，这些免疫球蛋白可凝集颗粒、调理细菌、激活补体、中和毒素和病毒，有些免疫球蛋白如IgG在有补体存在时，还能溶解细菌，因此在防止下呼吸道感染中起到重要作用。

细胞免疫是指T细胞在抗原刺激下增殖，所产生的各种淋巴因子和致敏淋巴细胞本身的免疫作用。呼吸道细胞免疫的主要对象是支气管淋巴细胞。Waldmann等（1989）用豚鼠所做的动物试验发现支气管肺泡淋巴细胞能产生巨噬细胞移动抑制因子（MIF），证明下呼吸道细胞免疫的存在，并支持呼吸道局部能产生细胞免疫的观点。

三、防御性呼吸反射

（一）咳嗽反射

气管上皮的激惹感受器受到刺激引起咳嗽反射，咳嗽反射的中枢可能在延髓，刺激沿迷走神经传入，至中枢后再经传出神经到声门和呼吸肌等处，发生咳嗽动作。这种防御性咳嗽反射可防止灰尘和分泌物进入肺泡，有助于保持呼吸道的清洁与通畅。如长期频繁的咳嗽则对机体不利。

（二）摒气反射

突然吸入冷空气或刺激性化学气体可反射性引起呼吸暂停，声门关闭，支气管平滑肌收缩。另在支气管与细支气管上皮细胞之间有刺激性感受器。当支气管壁突然扩张或塌陷，支气管平滑肌收缩，肺不张或肺的顺应性增加时，这些感受器接受冲动而反射性地引起过度通气和支气管痉挛。这被认为是造成呼吸困难的病理生理基础。

第二节 食管的生理学

食管是输送食团从下咽部到胃的通道。食管上段为骨骼肌，中段由骨骼肌和平滑肌组成，下段为平滑肌。

当食团到达下咽部时，环咽肌反射性一过性的弛缓，致口腔、喉咽部内压升高，有助食团通过食管入口而下行。食团进入食管刺激食管壁，引起食管蠕动，不断将食团向下推进。食管蠕动是食管肌肉按顺序收缩的过程，为一反射活动。当食团通过食管时，刺激了各该部位的感受器，产生传入冲动，通过延髓再向食管发出传出冲动所引起。

食管蠕动是使食团向下推进的主要动力，但食团下行的速度还与食团的大小、形态、表面状态、温度及体位有关。食团通过食管到达贲门所需的时间流体食物约需 3～4 秒，糊状食物平均约需 5 秒，固体食物为 6～8 秒，一般不超过 15 秒。倒立时，如做吞咽动作，固体食物同样可因食管蠕动而被送入胃内。

当食管蠕动时，肌肉收缩所产生的第 1 波（primary wave）从食管入口开始，随食团推进所到达的食管部分便扩张，该部食管肌肉弛缓，出现第 2 辅助波（secondary supplementary wave）。除此，还可由环形平滑肌非同步的收缩而产生第 3 收缩波（tertiary contraction wave）此波多见于高龄者。

食管与胃之间无括约肌，在贲门以上的食管有一段长约 4～6cm 的高压区。其内压力一般比胃高出约 0.61～1.33kPa（5～10mmHg），是正常情况下阻止胃内容物逆流入食管的屏障，起到类似生理括约肌的作用。胃的贲门通常是关闭的，受机械刺激而开放。迷走神经兴奋，贲门开放；交感神经兴奋，贲门则关闭。食管亦参与完成呃逆和呕吐等动作。

食管黏膜的感觉迟钝，轻微的病变一般无明显症状。食管上 1/2 的感觉反应区在喉平面高度，下 1/2 的感觉反应区在两季肋区。

（汪广平 钟 刚）

第 三 章

内镜检查法

耳鼻咽喉科常用的内镜检查法（endoscopy），包括直接喉镜、支气管镜及食管镜检查法。近几十年来，随着光导纤维的发展，纤维内镜已广泛应用于临床。由于冷光源的配备、器械的改进、麻醉方法及检查技术的提高，使内镜更为广泛、安全地应用于喉、气管、支气管、肺及食管疾病的诊断和治疗。检查者在实施内镜检查前应熟悉喉、气管、支气管及食管的解剖，详细了解病情，正确选择内镜的种类和大小，同时应熟悉器械的使用方法以及消毒和保养等相关知识。术中要严格遵守操作规程，动作应轻柔，避免不必要的损伤。初学者如能在尸体或动物身上先行练习操作，对较快地掌握该检查法有所帮助。

第一节　器械、术前准备、麻醉方法及体位

【器械】

1. 内镜　常用者有 2 类，即硬管内镜和纤维内镜。硬管内镜为金属制的直管，具有体轻、光滑、壁薄等条件。纤维内镜是一种由导光玻璃纤维制成、可弯曲的软性细长形内镜。

（1）直接喉镜：（见第 408 页）。

（2）硬管支气管镜（bronchoscope）：支气管镜镜管细长，远端开口呈斜坡形，边缘圆钝光滑，通过声门时可减少对声带的损伤。远端一段管壁上有几个小孔，检查时有利于各支气管的通气。近端有一镜柄，与远端斜坡形开口所对方向正好相反，对斜坡形开口有定向作用。靠镜柄的管壁内有一条与镜管同长的细管，为插入灯杆作照明之用。现用的硬管支气管镜使用冷光源，环形光源置于镜管的远端。与柄相对处附有一短的斜向旁管，可经之输氧。

硬管支气管镜主要有 3 种类型：

1）杰克逊（Jackson）式（图 5-3-1（1））：国产支气管镜多仿此式。镜管粗细一致，照明灯泡由灯杆通过管壁内的细管送至镜管远端。因该镜内径较小，手术时视野受限。

2）尼格司（Negus）式（图 5-3-1（2））：远端管径与杰克逊式相同，但近端内径较大，视野较广。目前这两种支气管镜都配有灯杆式或软管式冷光源照明，效果良好。

3）附有 Hopkins 潜窥镜的支气管镜（图 5-3-2）：目前国内各大医院基本上都已配备 Storz 生产的带有先

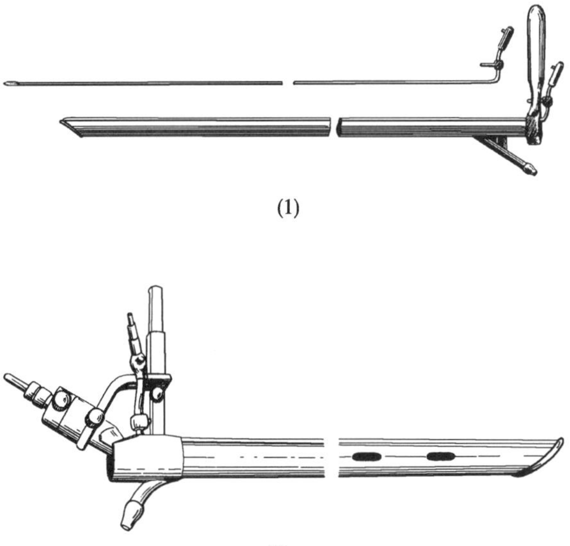

(1)

(2)

图 5-3-1　支气管镜

（1）杰克逊式　（2）尼格司式

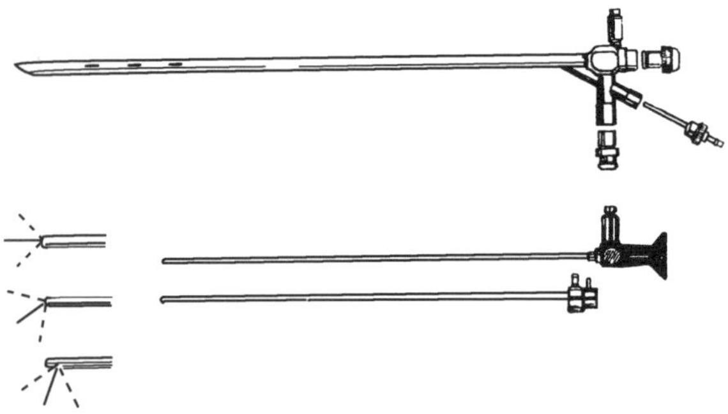

(1)

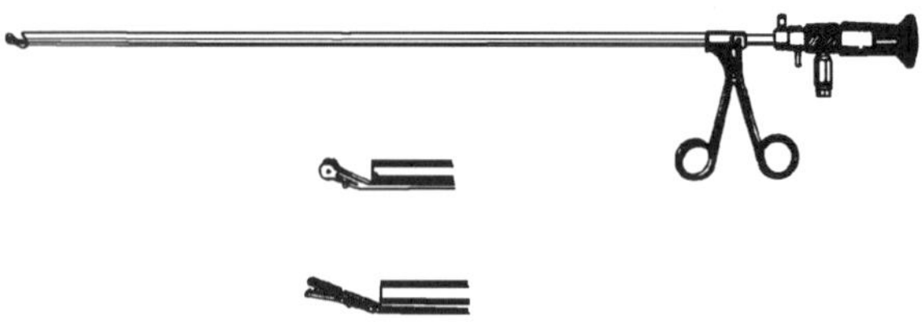

(2)

图 5-3-2 附有 Hopkins 潜窥镜的支气管镜

进照明和放大作用的支气管镜。该套设备包括冷光源、纤维导光束、棱镜折光镜、支气管镜和直视异物钳等。其支气管镜的管壁薄、管腔大，支气管镜近端的棱镜折光镜可以调节，冷光源的光亮度强，亮度可调。潜窥镜有0°、30°、70°、90°及120°各种角度，观察视野大、清晰。并配有各种异物钳和活检钳，可在清晰的视野下较安全的将异物取出。该支气管镜备有现成的吸引和供氧通道，并配有教学镜及照相、电视和录像等设备。做支气管镜检查时须按年龄的大小选用较支气管为细的支气管镜，以免造成损伤。一般支气管镜的直径为3mm至9mm。下表可作选用支气管镜时的参考（表5-3-1）。

表 5-3-1 依患者年龄选用支气管镜大小

患者年龄	支气管镜	
	内径（mm）	长度（mm）
<3个月	~3.0	200~250
4~6个月	3.0~3.5	250
7个月~2岁	3.5~4.0	250
3~5岁	4.0~4.5	250
6~12岁	5.0	300
13~17岁	5.0~7.0	300
成人	7.0~9.0	300~400

注：表中支气管镜之大小，参照《医疗器械规范》（中华人民共和国卫生部，1964）规格

（3）硬管食管镜（esophagoscope）：食管镜的构造和形状大致与支气管镜相同，其远端开口亦为一斜面，斜口边缘圆钝光滑，便于通过环咽肌的狭窄处。管壁上没有小孔，管腔也较支气管镜大。管壁上也有一条为插入灯杆用的小管，光源在远端。近端的柄较大，借螺丝固定于镜管上，可以随时装配或取下。国内常用食管镜也有两种形式：一为杰克逊式：管腔呈圆形，除远端一段无小孔外，外观基本与支气管镜同。由于照明的范围较小，光线极易被血或黏液所遮住，是其缺点。另一种为管腔椭圆或扁圆的食管镜，左右径大于上下径，操作比前者方便，容易通过食管入口，视野也大。管壁上附有刻度，检查中，可借以判断食管镜远端至上切牙的距离（图5-3-3），故为临床所乐用。表5-3-2可作选用食管镜时的参考。

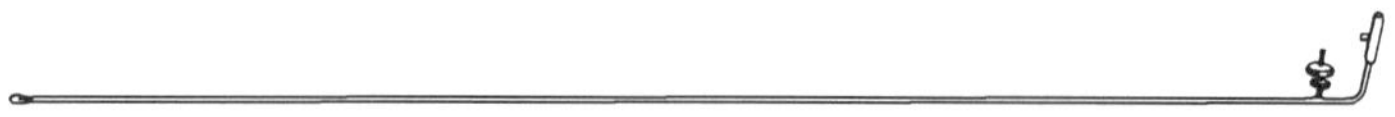

(1)

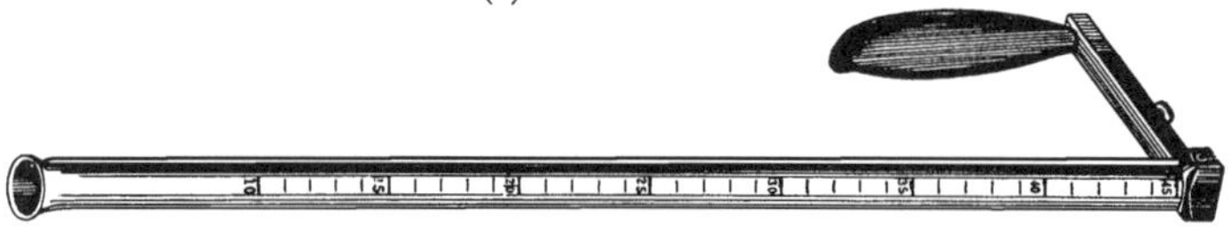

(2)

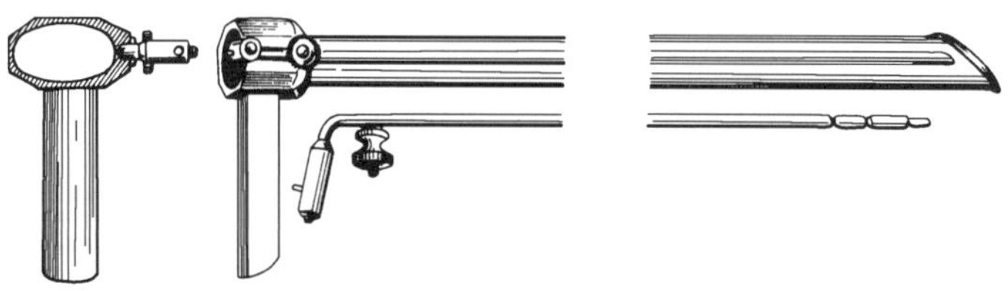

(3) (4)

图 5-3-3 扁圆食管镜

（1）灯芯 （2）食管镜壁上刻度 （3）近端观

（4）侧面，镜柄可拆卸（未画）

表 5-3-2　依患者年龄选用食管镜大小

患者年龄	食管镜	
	内径（cm）	长度（cm）
2 岁以下	0.6×1	18～20
3～5 岁	0.7×1	20
6～10 岁	0.8×1.1	20～25
11～15 岁	0.9×1.3	20～25～35
成人	1×1.4	35～40～45
取食管上段较大异物	1.3×2	20～30

新型内镜由合金材料制成，管壁薄，管腔宽，采用冷光源照明，为环周光，视野大而清晰，并且可以插入相应的潜窥镜进行更深入、细致的观察和操作。其潜窥镜具有放大作用，视角大，分辨率高。在潜窥镜的目镜处可接放大镜，教学镜，照相机和摄、录像装置，有利于教学和科研。

（4）纤维内镜：近 30 年来，利用导光纤维的许多特殊优点，如可在弯曲的条件下导光、导像，导光性能强，外界干扰小，装置灵活等，制造出了各种规格的用以窥视人体各部腔洞的纤维内镜，目前已广泛应用于临床。根据检查部位的不同，可使用不同规格和型号的纤维内镜。它们的主要区别在于镜体的长短不一，粗细不等或管腔的内径有异。纤维内镜主要由镜柄和镜体两部分所组成。镜柄，即操纵部，上方装有供观察用的目镜，其下方为调节目镜屈光度的转盘，前上方有吸引、活检孔口，下方为控制镜身远端弯曲度的调节钮以及连接光源的导光纤维束。镜体，即导光纤维的所在部位，其远端为弯曲部，通过操纵调节钮可向上、下弯曲，有的也能向左、右弯曲。纤维支气管镜（图 5-3-4）可用来观察肺叶及肺段各支气管的结构与病变，并可施行活检、细胞涂片检查、抽吸分泌物及钳取微小异物等。纤维食管镜（图 5-3-5）可借以观察食管壁的蠕动，心脏与大动脉的搏动以及各种病灶，并可施行活检及细胞涂片检查。缺点是两者均为实心镜体，通过插孔不能取出较大异物及肉芽等，对食管狭窄不能进行扩张术，不能通过镜管涂布腐蚀剂或进行烧灼术，不能用来检查气管狭窄患者及婴幼儿。此外，镜体内玻璃纤维易折断而失去导光性能，且价格昂贵，维修困难。因此，硬管内镜检查法仍是检查食管、气管及支气管的基本方法，应首先掌握。

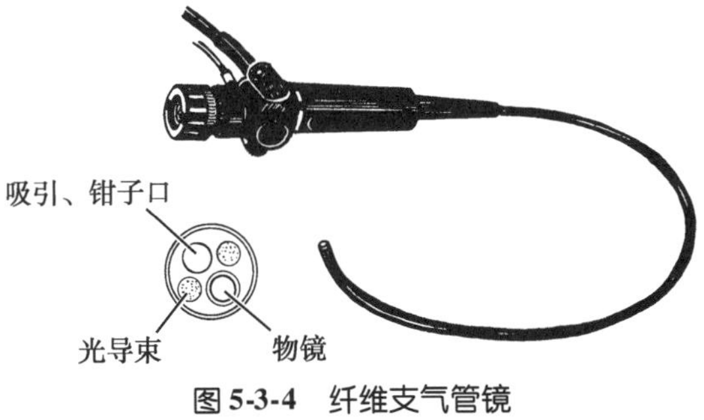

图 5-3-4　纤维支气管镜

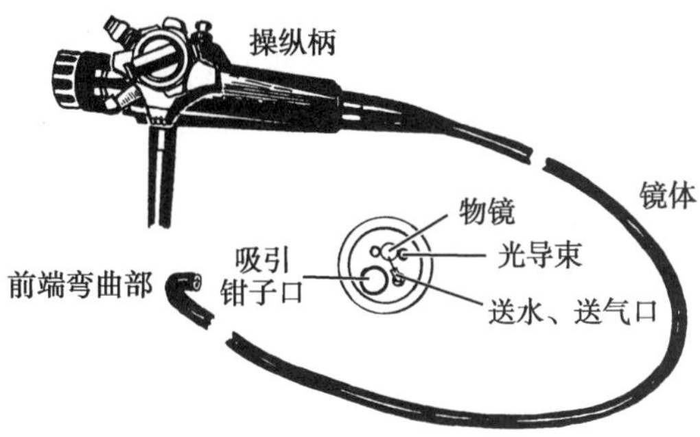

图 5-3-5　纤维食管镜

2. 光源　早期硬管内镜上附有灯杆，杆的远端连一 2.5V 的特制小灯泡，近端连接带有电线的灯杆插头，电线的插销连于电箱上。电源多用干电池，蓄电池或将交流电通过变压器变压至 4V 以内也可使用。在电箱上配有调节开关及电位器，可使灯泡亮度逐渐增加，以免烧坏灯丝。连接灯杆的小灯泡和各种内镜的灯杆，因型号不统一，二者常不易配合一致。一旦灯泡损坏，配一个合适的灯泡，颇费时费事。随着冷光源、导光纤维束的出现，这种传统的小灯泡照明已遭淘汰。

目前的冷光源有单光源出口和双光源出口两种装置，双光源的优点是可同时或分别启动两个光源，配有两根导光纤维束，可连接两种内镜，如直接喉镜和支气管镜，便于小儿硬管支气管镜的检查和手术。冷光源采用 150W 卤素灯泡，光亮度分 3～5 级，可自由调节。导光纤维束可与硬杆或软杆导光纤维灯管相连接，硬杆灯管需要长短不等的多种规格，而软管灯管则可一根多用。现用的硬管内镜为环形灯光，通过镜柄旁的灯管口接管线直接与冷光源相接。冷光源的特点是光亮度强，灯泡不发热，对组织无损害，使用方便。缺点是不能过度弯曲、扭转，亦不能高温消毒。

3. 吸引设备　作硬管内镜检查时，应有良好的吸引设备，常用者为一长短、粗细合适的金属吸引管，用橡皮管连接于中心吸引器或电动吸引器上，借以随时吸去检查部位的分泌物；否则不仅视野模糊，妨碍观察，作支气管镜检查时，还将影响氧的交换。

4. 硬管内镜钳（endoscopic forceps）　有喉钳、食管钳及支气管钳等，也可按主要用途分为异物钳与标本钳两大类。

（1）支气管镜钳：常用的杰克逊式支气管异物钳（图 5-3-6）在使用时钳头有一定伸缩性，即当闭合钳嘴时，钳杆前进钳嘴后缩，变位距离可达 1cm。经验不足者不易用之夹住异物，现已很少采用。目前使用的各种异物钳及活检钳。在张开、闭合时均不变位（图 5-3-7），初学者较易掌握。另有带潜望镜的支气管异物钳和标本钳，取异物或作活检时更有利于操作。对某些不能在硬管支气管镜直视下看到的上叶支气管或肺段支气管内的新生物，可在纤维支气管镜下，用标本钳作活检（图5-3-8）。纤维内镜的标本钳直径小于2mm，呈细绳样结构，有弹性、能弯曲，钳头有各种形状，通过内镜的活检孔道插入，能在明视下操作。

（2）食管镜钳：构造大致与支气管镜钳相同，但钳杆稍粗。也可分为异物钳及活检钳两类（图5-3-9）。

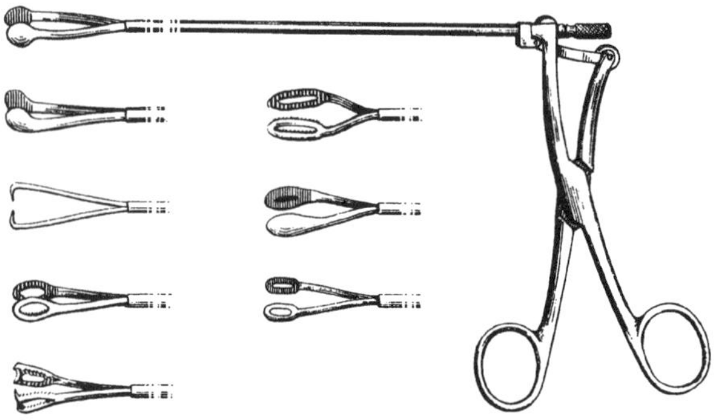

图5-3-6 杰克逊式支气管异物钳

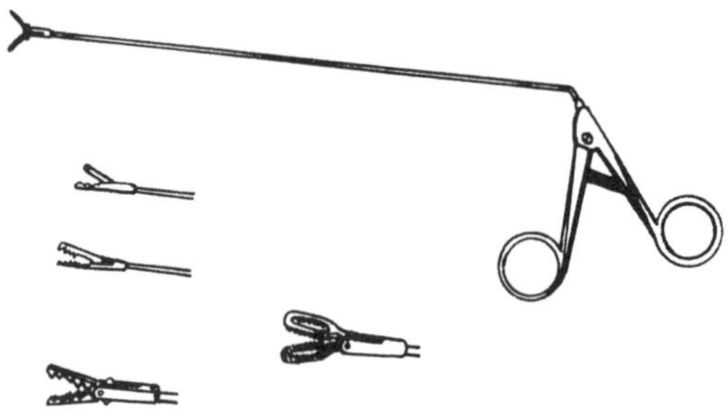

图5-3-7 各种异物钳及活检钳
（张开、闭合时均不变位）

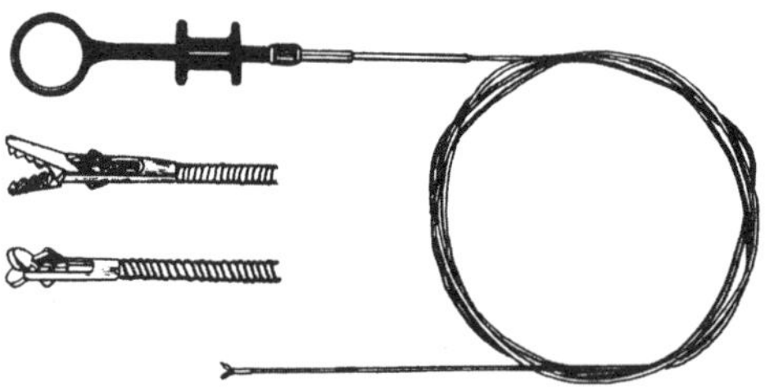

图5-3-8 与纤维支气管镜配套的标本钳

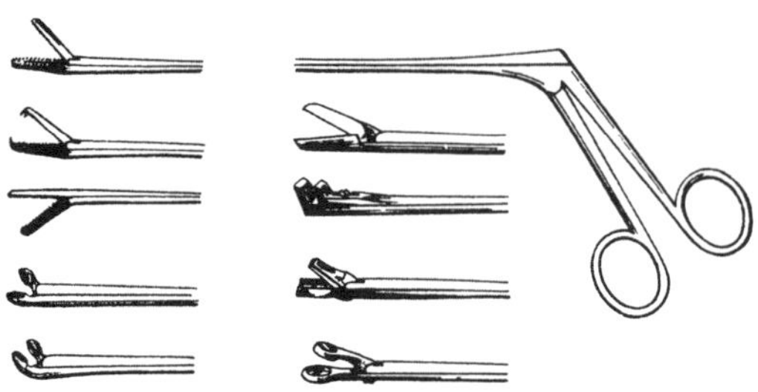

图5-3-9 食管镜钳

【术前准备】

1. 受检者的准备 术前先行常规体检，以决定有无施行内镜检查的适应证和禁忌证。除注意全身一般状况（如体温、脉搏、呼吸、血压、心、肺及电解质平衡等）外，X线检查、CT扫描及口腔、咽、喉、颈部的局部检查等也不宜忽视，以查明有无龋病、牙齿松动及义齿，口腔、咽、喉的急性炎症以及颈椎病变等，并予及时处理。

术前4小时禁食，以免术中呕吐。局麻者，术前必须对受检者进行详细解释，消除其紧张恐惧心理，使能与检查者密切合作。手术过程中嘱受检者全身松弛，作深长而有规律的呼吸。

术前用药见药物章（第1293页）。

2. 器械的准备 局麻内镜检查的顺利完成有赖于受检者与检查者的共同合作，不可因器械准备不足或突然发生故障而中途停止检查，或长时间等候，以致影响受检者情绪而减少合作耐力。故术前必须认真准备和检查所需器械，尤其对于容易发生故障的器械，如照明装置、吸引器等更应重点检查，以免临阵慌乱。通常可按下述内容进行准备，但需根据病情和设备条件酌情取舍。

（1）吸引器及其配件。

（2）冷光源及导光纤维束、软管灯芯。

（3）直接喉镜（小儿必备）。

（4）开口器。

（5）支气管镜（或食管镜），每支内镜必须备有2支灯芯。

（6）内镜用卷棉子。

（7）内镜异物钳或标本钳。

（8）支气管内喷雾器（图5-3-10（1））。

（9）采取分泌物标本的设备（图5-3-10（2））。

（10）给氧的设备。

（11）药品：如1‰肾上腺素、1%麻黄碱生理盐水、1%～2%丁卡因及10%～20%硝酸银等。

（12）X线片、CT片与观片灯。

（13）气管切开术器械。

（14）其他特殊器械，视不同的检查目的（如支气管冲洗术、食管憩室冲洗术、食管静脉曲张的硬化剂注射或压迫止血法、食管扩张术等）预先加以准备。

器械的消毒：按器械的不同而方法各异，内镜、吸引管、开口器、卷棉子及标本瓶等，可按外科器械消毒常规，如煮沸或高压蒸气消毒。各种钳子可按上法或置于甲醛熏箱中（半小时以上）进行消毒。灯杆、灯泡、

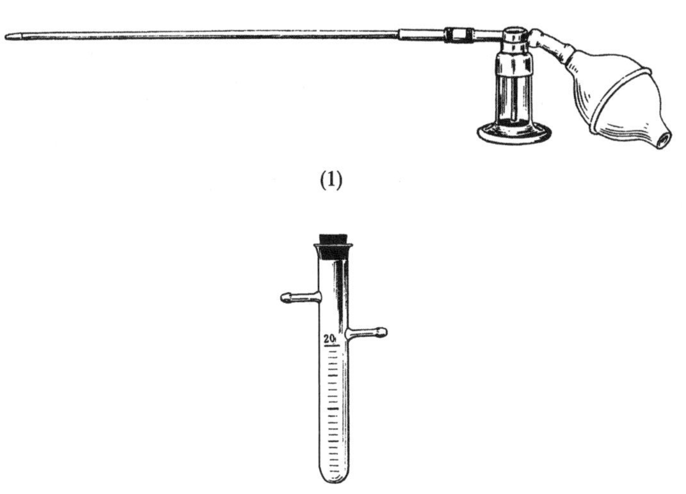

(1)

(2)

图 5-3-10　支气管内喷雾器及液态标本采集瓶

（1）支气管内喷雾器　（2）液态标本采集瓶

灯杆插头与电线则常规置于甲醛熏箱中消毒，紧急情况则用75%酒精纱布拭擦数次即可。手术结束后，对上述能煮沸的器械均需用肥皂水洗净后烘干，各种钳子的活动部分应拆下清拭后涂油，再重新装好备用。

【麻醉方法】

一般采用局麻（表面麻醉或喉上神经阻滞麻醉），因在检查中有时需嘱受检者咳嗽，观察其某个支气管口有无空气进出或分泌物咳出，以判断有无阻塞或肺不张等情况，故以应用局麻为便。在某些情况下，全身麻醉与肌肉松弛剂的应用更有利于手术的顺利进行。儿童以施行全麻为宜。

1. 局麻

（1）表面麻醉法

1）药物及剂量：表面麻醉以采用适量的不加血管收缩剂的表面麻醉药为宜，常用者有丁卡因、可卡因等。麻醉溶液一般以低浓度为佳，因毒性小，用量可稍多，从而增加黏膜接触药液的面积，麻醉范围较广，中毒机会较少，但麻醉力较弱，麻醉持续时间也短。反之，浓度较高的麻醉药麻醉力虽强，但用药量及麻醉范围受限，有时影响效果，易引起中毒。应用表面麻醉药作气管内滴入时，宜用注射器按毫升抽吸计量，绝不可随便倾倒，漫无标准，而致过量。用前务必先作过敏试验。按照国人体格，使用剂量如下：①丁卡因溶液咽喉喷雾常用浓度为1%～2%；气管内滴入的浓度各家主张不一，在0.25%～1%之间。总之用药总量共不宜超过60mg（2%者为3ml）；②可卡因溶液喷雾常用浓度为4%；气管滴入的浓度国内各家主张不一，在2%～4%之间，个别人有用10%者。为安全起见，仍以浓度较低者为宜，而且无论何种浓度，其总量不宜超过200mg（4%者为5ml）。

2）方法

a. 喷雾法：为常用的方法，用咽喉喷雾器将1%～2%丁卡因溶液喷入口中少许，嘱受检者将麻药含于口中3～5分钟，切勿咽下。喷药后观察10分钟左右，如无过敏现象，可重复喷雾3～4次于喉咽部。每次相隔3～4分钟，喷雾前，须嘱受检者将麻药吐出。作食管镜检查时可将最后喷雾的表麻药吐出后再将口中唾液咽下。行支气管镜检查者，可嘱受检者张口、拉舌并作深呼吸，趁吸气时将麻药喷入喉部。也可在检查过程中，当暴露声门裂时，经镜内加喷麻药（低浓度）于喉、气管内，或用支气管内喷雾器通过支气管镜将麻药喷入支气管内。

b. 声门区涂布法：（见第494页）。

c. 气管内滴入法：先用喷雾法将麻醉药喷入喉咽2～3次后，再用喉头滴药器在间接喉镜观察下，趁受检者深吸气时经声门裂滴入0.25%丁卡因溶液3～5ml（浓度高则药量相应减少），于5分钟内分3次滴入（图5-3-11）。麻药一般易流入右侧支气管，若要使左侧支气

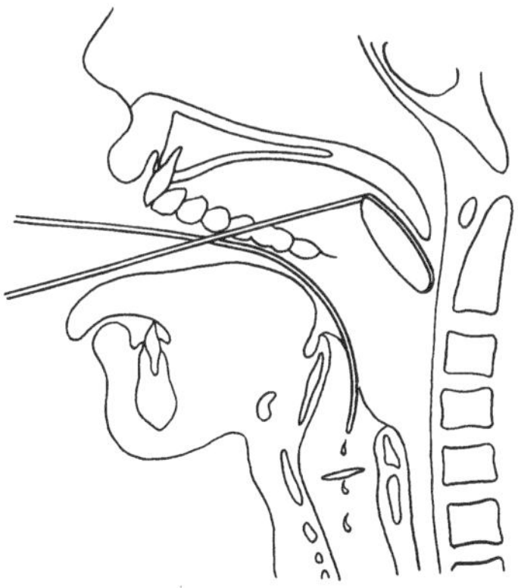

图 5-3-11　内镜麻醉：气管内滴入法

管黏膜获得麻醉，可在滴入麻药后，嘱受检者身体稍向左侧偏倾。

d. 气管内注入法：在环甲膜处用注射针头刺入喉腔，再将表面麻醉药液注入气管内，此法采用者少。

（2）喉上神经麻醉法：①应用喉卷棉子蘸表面麻醉药液，涂抹两侧梨状窝，每隔5分钟1次，共2～3次，以麻醉喉上神经；②喉上神经阻滞麻醉法：仰卧，颈部后伸，头转向对侧，摸清甲状软骨上角与舌骨大角，于两角联线中点内侧约1cm处，用22号长注射针头垂直刺入皮肤达甲状舌骨膜处，如触及喉上神经，受检者感觉同侧耳部有锐痛感，抽吸无空气（有空气表示已进入喉腔）或回血，即可注入1%～2%普鲁卡因2～3ml（图5-3-12）。喉上神经阻滞麻醉的优点为不影响气管、支气管黏膜的色泽，因抑制咽喉的反射作用较差，现已基本不用。

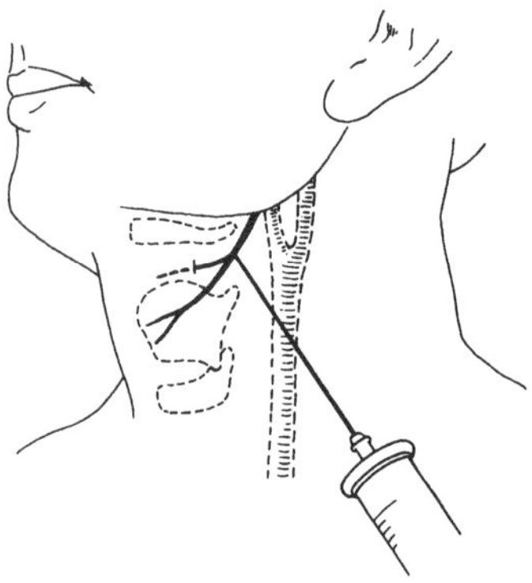

图5-3-12　内镜麻醉：喉上神经阻滞法

2. 全麻　适用于儿童内镜检查，尤其是对下呼吸道和食管中、下段异物的病例。在局麻下进行检查或治疗有困难的成人病例也常用之。

根据内镜检查时的不同要求及手术时间的长短可选用插管全麻或不插管全麻。喉显微手术要求肌肉松弛和声带相对固定，故以插管全麻为宜。其方法是先行静脉诱导后插入管径为5～6.5mm的麻醉用气管插管，用琥珀胆碱静脉滴注以控制麻醉深度和阻断自主呼吸，然后人工控制呼吸，这样既可保证气道通畅，呼吸气流交换良好，又可使声带完全静息不动，并且麻醉时间可根据需要延长。缺点是插入导管后常影响声门后部手术视野，稍妨碍操作。

支气管镜检查则常采用不插管静脉全身麻醉，目前常用氯胺酮，羟丁酸钠注射液静脉复合麻醉。即先静脉注射羟丁酸钠，成人50～80mg/kg，儿童80～100mg/kg，接着静脉滴注氯胺酮，可采用一次或分次给药，常用剂量成人为2mg/kg，儿童4～5mg/kg，其总量最好不要超过6mg/kg。待到下颌松弛后即可开始检查。有时需加用1%丁卡因行声带表面喷雾麻醉1～2次。

有关经支气管镜探取呼吸道异物的全麻方法（第五章第三节）。

【体位】

有仰卧位、侧卧位、坐位、膝肘位等。在我国常用仰卧垂头位，即波义斯（Boyce）位。

1. 仰卧垂头位（图5-3-13）　仰卧，肩胛骨中部平手术台头缘，头颈伸出手术台外。第一助手坐于受检者右侧，右臂绕过受检者项部，左足踏于低木凳上，左膝支持左肘，用左手掌托住受检者顶枕部，使枕外隆凸高出手术台约10～15cm，头后仰，下颌朝上，颈向前伸，这样口、咽、喉与气管基本在一直线上（图5-3-14）。第二助手立手术台左侧或右侧，压住受检者两肩，防止受检者胸部抬起、左右转动或上下移动，检查者立于受检者头端进行检查。

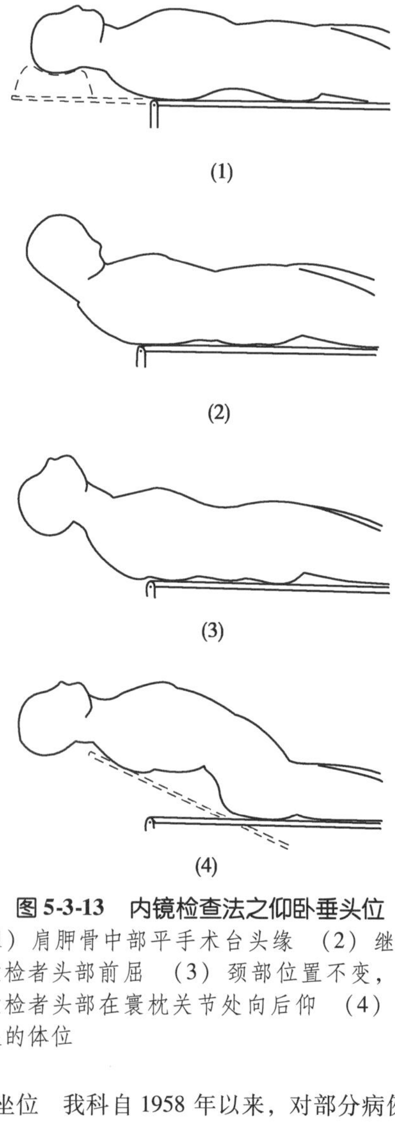

图5-3-13　内镜检查法之仰卧垂头位

（1）肩胛骨中部平手术台头缘　（2）继将受检者头部前屈　（3）颈部位置不变，使受检者头部在寰枕关节处向后仰　（4）错误的体位

2. 坐位　我科自1958年以来，对部分病例采用坐

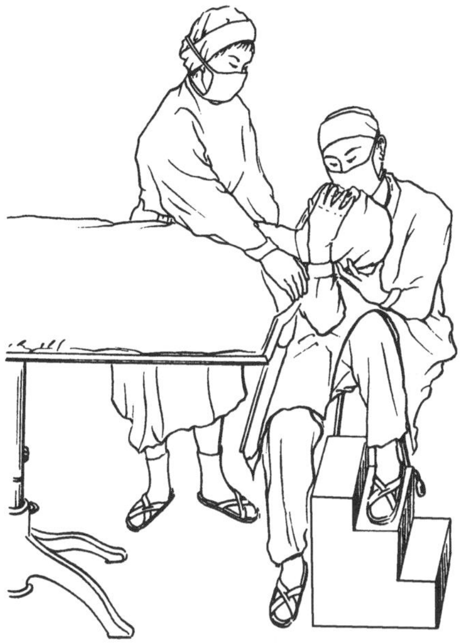

图 5-3-14　内镜检查法受检者与助手的位置

位作内镜检查，已上千例，我们体会有下列优点：①节省人力，可一人单独进行检查；②位置舒适，受检者容易合作；③推压舌根，提起直接喉镜要比仰卧垂头位省力；检查者不需弯腰屈膝；④对身体肥胖及年龄较大的受检者，尤其是对有呼吸困难的受检者及孕妇有一定优点。⑤在直接喉镜下施行各种手术操作，如活检、喉扩张术及插管术皆比较顺利而省力；⑥可避免胃液逆流，便于食管镜检查及其他操作。

坐位的缺点：①不适于不合作的儿童；②不适于需作体位引流的患者；③不适合于全麻患者；④除对个别局麻的成年人外，一般不适合呼吸道异物病例。

检查时，受检者坐于低扶手椅或普通沙发上，头稍后仰，肩胛与椅背顶端齐平，两手分别握住扶手，双脚踏于一个高低适当的小木凳上。检查者腹部抵住受检者顶枕部，并随时调整其头位。操作过程与采取其他体位进行检查时相同（图 5-3-15）。

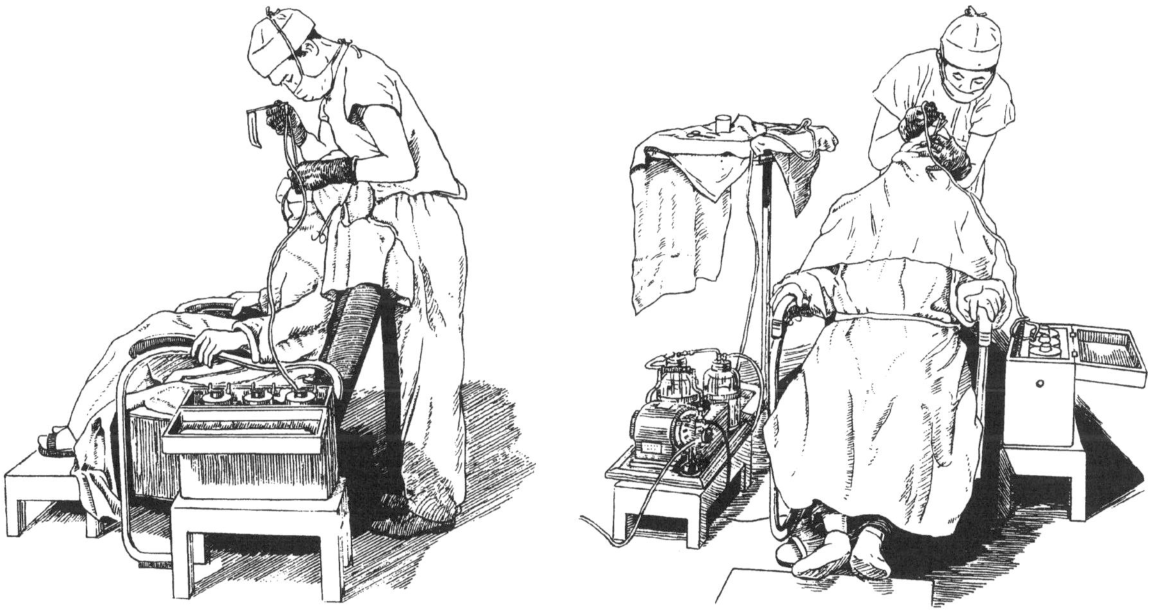

(1)　(2)

图 5-3-15　内镜坐位检查法

（1）侧面观　（2）前面观

（杨成章　黄选兆）

第二节　硬管支气管镜检查法

硬管支气管镜检查法（bronchoscopy），为诊断及治疗下呼吸道疾病常用方法之一，在某些情况下也常作为紧急抢救时的重要措施。

【适应证】

1. 用于诊断

（1）原因或病变部位未明的下呼吸道疾病或症状，如：长期咳血、咳嗽、疑有异物，气管、支气管肿瘤，久治不愈的肺炎、支气管扩张、肺不张、肺脓肿、气管食管瘘和下呼吸道阻塞性呼吸困难等病变。

（2）新生儿呼吸困难而喉及以上部位无特殊发现者。

（3）气管切开术后呼吸困难未改善或拔管困难者。

（4）部分支气管造影术，需通过支气管镜将药液正确导入者。

（5）肺结核患者有下列情况时，宜行支气管镜检查，如：

1）有支气管阻塞体征，需确定其结核性溃疡或狭窄病变的部位者。

2）临床及X线检查均证实肺部病变痊愈，但痰液中经常查见结核菌者。

3）对长期咳血或痰中带菌的双侧肺结核患者，需确定排菌及出血部位者。

（6）采集下呼吸道内分泌物作细菌培养和药敏。

（7）明确气管、支气管或肺部病变范围，行细胞学检查或取组织作病理检查。

2. 用于治疗或抢救

（1）取除气管或支气管异物。

（2）取除或吸引下呼吸道的病理性阻塞物。如分泌物、渗出物、血液、假膜及痂皮等所致呼吸困难者。

（3）急性喉阻塞或气管受压迫（如两侧喉返神经麻痹，喉、气管、支气管损伤，颈部或纵隔肿块压迫等）时的紧急措施。如呼吸困难严重，可先插入支气管镜，使呼吸困难缓解，再行气管切开术。

（4）气管、支气管病变的局部治疗，如肺出血的止血，切除良性肿瘤或肉芽组织，瘢痕狭窄的扩张，结核性溃疡或肿瘤的烧灼、电凝或激光治疗，气管、支气管内滴入或涂布各种药物等。

【禁忌证】

在非紧急状况下，下述情况不宜作支气管镜检查。

1. 严重的心脏病和高血压。
2. 主动脉动脉瘤。
3. 近期有严重的咳血。
4. 喉结核，晚期肺结核。
5. 上呼吸道急性炎症。
6. 颈椎疾病及张口困难者。
7. 一般情况过于衰弱的患者。

【检查方法】

与送入支气管镜方法的不同，硬管支气管镜检查可分为经直接喉镜送入法和直接送入法两种，分述如下：

1. 经直接喉镜送入法　作幼儿支气管镜检查时常用此法（图5-3-16）。因幼儿用的支气管镜细小，从镜管内

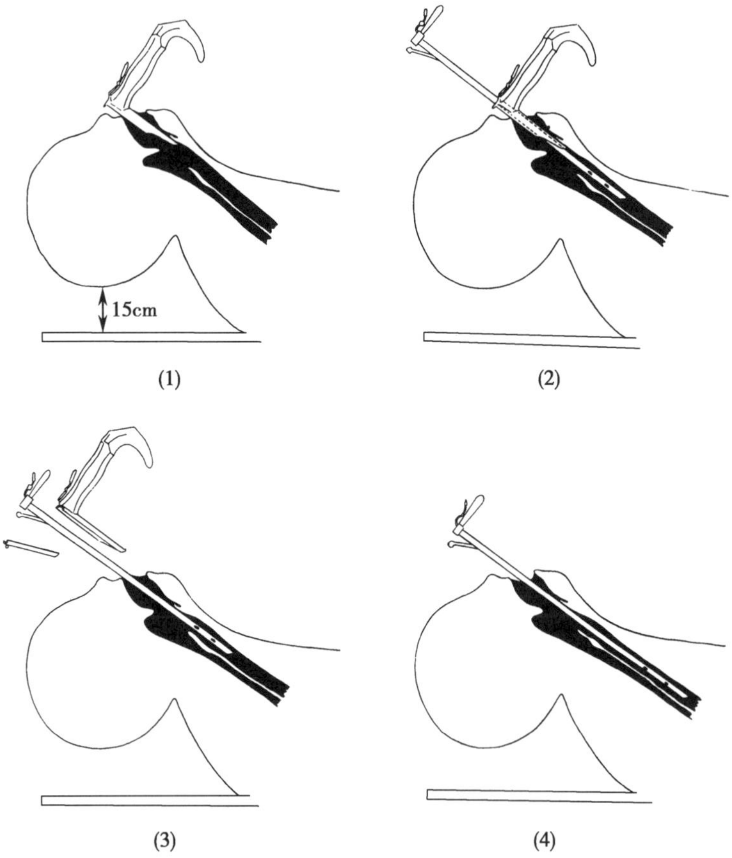

图5-3-16　经直接喉镜、支气管镜检查法的操作步骤

（1）用直接喉镜暴露声门裂　（2）通过直接喉镜将支气管镜送入气管　（3）撤出直接喉镜　（4）检查气管及支气管

较难看清声门裂，直接送入支气管镜时，极易造成声带损伤。对有吸入性呼吸困难的患者，也宜采用此法以首先了解喉腔情况。对初学者来说，应用此法可以清楚看到声门裂，支气管镜容易通过，对喉部损伤较小。此外，本法尚可减少支气管镜在口腔中的污染。

检查时，先置纱布一块于上切牙处，以保护之。检查者左手执喉镜，按直接喉镜检查法的步骤；挑起会厌，暴露声门裂，固定直接喉镜，右手如执笔状握持支气管镜，先将镜柄朝向右侧，通过直接喉镜内送入，将远端斜面开口对准左侧声带。只有当通过支气管镜仅能看到左侧声带时，才知支气管镜的顶端确已对准了声门裂（图 5-3-17）。待受检者吸气，声门裂开大时，将支气管镜轻轻越过声门裂送入气管。如越过声门裂时感有阻力，不是支气管镜过粗，就是镜位不当。如系后者，有时轻轻转动一下支气管镜常可通过。当支气管镜确已进入气管（即达第 2、3 气管环平面）后，将镜柄转向左侧并予固定。此时请助手先抽出直接喉镜的活动板，然后撤出直接喉镜，以便将支气管镜逐步送入气管和支气管的深处。

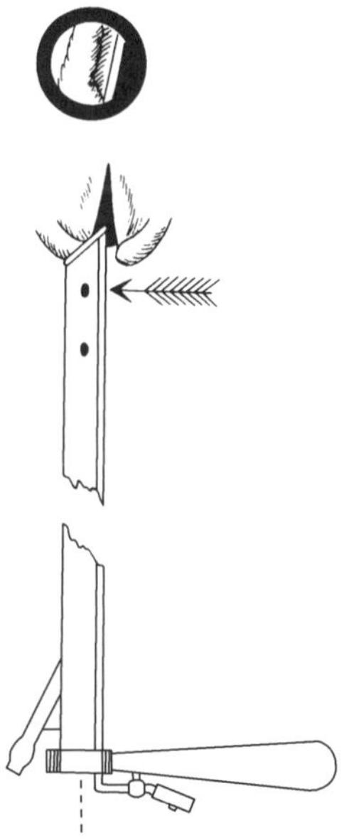

图 5-3-17　支气管镜顺时针转 90°，通过管腔只能看见左侧声带

2. 直接送入法　本法适于较大儿童与成人的检查。如采仰卧垂头位，则在检查开始时，助手须将受检者颈部尽量伸直，头微向胸前俯屈，检查者右手以执钢笔姿势握持支气管镜，镜柄朝前（如按仰卧垂头位的方向，即向上。下同），左手拇指、中指在下，食指在上扶住镜管（图 5-3-18），并保护受检者的上切牙与上唇，其余两指扣于受检者上列牙齿，使支气管镜得以稳定。将支气管镜慢慢由口腔正中或稍偏右侧送入直达会厌，然

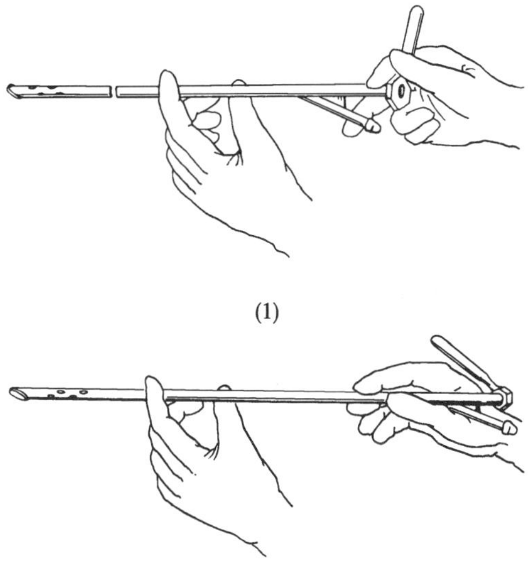

(1)

(2)

图 5-3-18　直接送入法（示持镜手式）

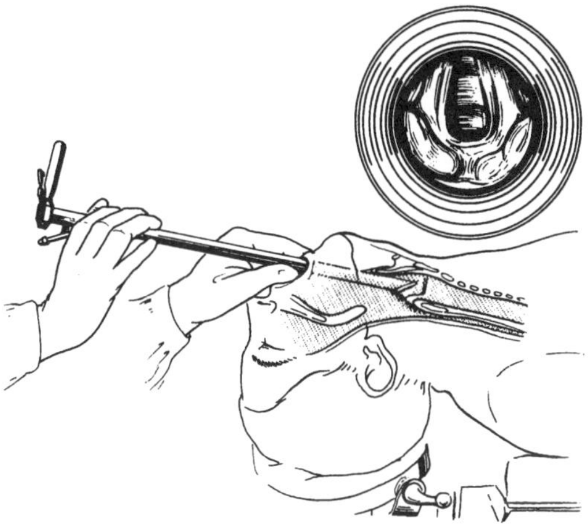

图 5-3-19　支气管镜远端进入喉入口

后将镜的远端稍向后移于会厌的后方，继续向前下深入少许，看清小角结节，挑起会厌。至此，将受检者头部渐向后仰，使口腔、咽、喉与气管纵轴在同一直线上。左手拇指稍稍用力抬高支气管镜镜管，将会厌和舌根向前推压，看清声门裂和气管（图 5-3-19）。右手将支气管镜柄向顺时针方向旋转 90°，远端斜面开口向左侧，使从镜内只能见到左侧声带（见图 5-3-17）。待受检者作深吸气而声门裂开放时，用左手拇指顺势抬送支气管镜，使远端通过声门裂进入气管（图 5-3-20）。如声门裂开放很大，则不需旋转支气管镜柄，直接进入声门裂也可。支气管镜既入气管内，则受检者呼气时有气吹至检查者的眼内，或咳嗽时有气浪从镜中冲出，故检查者应戴上眼镜，否则影响观察或使眼遭受污染。通过声门裂时，应避免碰伤小角结节或声带。在气管内向下继续推进支气管镜时，将镜柄旋转向前，并使支气管镜保持

在气管的轴线上，务能见到气管的前、后、左、右各壁。受检者吸气时，气管的白色软骨环清晰可见，此时须详查气管内有无溃疡、肿瘤、异物等。在成人，支气管镜从上切牙处下行13~14cm即到达声门裂，下行至23~27cm处，即达到在矢状面上平行的气管隆嵴。游离缘宽窄不一，稍偏气管纵轴的左侧，其右方的右主支气管口较宽大，下行方向较平直；其左方的左主支气管口较细小，下行方向较倾斜（图5-3-21）。

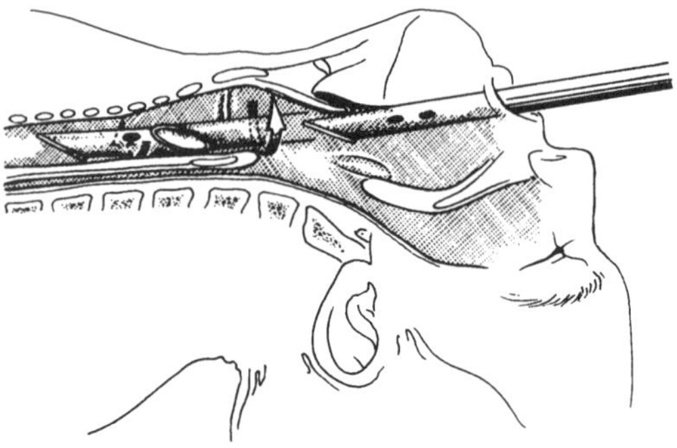

图5-3-20 支气管镜已送入气管
（箭头示通过声门裂前、后，支气管镜的旋转方向）

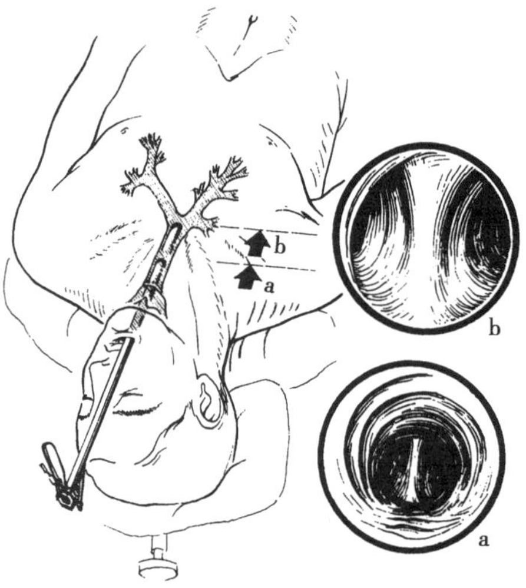

图5-3-21 窥视气管隆凸

通常先检查健侧支气管，然后检查患侧（在异物病例则相反）。若事先不知有无病变，则先检查右侧，后检查左侧，因右侧主支气管较易进入，不需多改变受检者的头位。检查右侧主支气管时，受检者头部应稍向左偏，颈部稍向左后扭转，镜柄向右，使支气管镜的远端斜面与气管隆嵴右侧坡面平行，便于送入右侧主支气管（图5-3-22）。支气管镜从气管隆嵴继续深入9~11mm时，相当于时钟2~4点方位，可看到右肺上叶支气管口。有时在此开口上方，尚可看到另一较小的右肺上叶支气管副口。若欲清楚地观察开口，可将镜柄转向左方使镜的远端斜面开口向右，则光线较为充足，视野较大。因右肺上叶支气管与右主支气管几乎成90°角，其中各肺段支气管口，非普通支气管镜所能见及。如用潜窥镜经支气管镜插入观察，则在右肺上叶开口之内，深约10mm处可见右肺上叶尖段支、后段支（尖下支）及前段支（胸支）3个肺段支气管开口。支气管镜继续向下检查时，宜将镜柄转向后方（按仰卧垂头位实际上也是下方），使远端斜面开口向前，距上叶开口25mm左右，可在支气管前壁钟表方位的11~1点处见有一半圆形开口，即右肺中叶支气管口，这是在右主支气管内惟一的一个在前壁的开口，位于一个水平小嵴的前方，中叶和下叶支气管的开口即以此嵴为界。在右肺中叶支气管口深处可见内侧段支和外侧段支的肺段开口。从中、下叶开口分界处继续下行，于支气管后壁6~7点方位，可见右肺下叶上段支的开口。在成人，直径9mm的支气管镜即不能再向下深入。如用直径7mm而又较长的支气管镜，再将受检者头位稍微抬高，支气管镜自此深入8~12mm后，于8~10点方位可见右肺下叶内侧底段支开口。继续向下5~8mm，见下叶支气管呈三叉状终止，于10~1点方位可见右肺下叶前底段支开口，3~5点方位可见右肺下叶外侧底段支开口，6~8点方位可见右肺下叶后底段支开口。

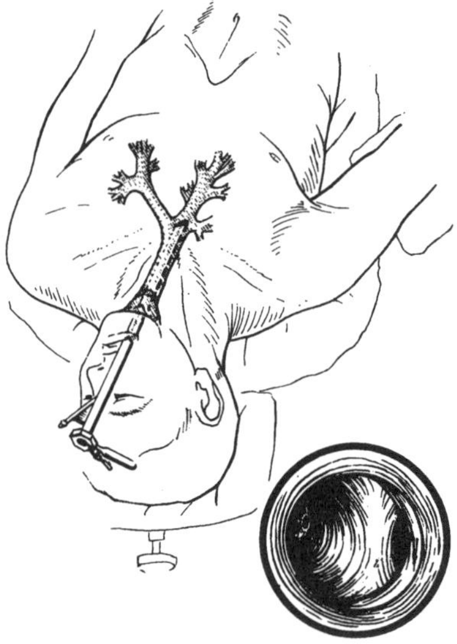

图5-3-22 支气管镜送入右主支气管
（小图示镜内所见）

右侧检查完毕，将支气管镜逐渐退回到气管内，看清气管隆嵴后再送入左主支气管，此时镜柄应转向左方，将受检者头部稍向右偏斜，颈部稍向右后扭转，务使支气管镜与左主支气管在同一直线上（图5-3-23）。左主支气管较细，与气管纵轴所成的角度较大，所以支气管镜不如右侧容易送入，有时需用镜管远端轻轻推压气管左侧壁，方能看清左主支气管口，但应小心操作，以免造成损伤。离气管隆嵴 30～35mm 深处，可见一呈垂直面的小嵴，其外侧（8～10 点方位），即左肺上叶支气管口，内侧即左肺下叶支气管。左肺上叶内各肺段支气管口，同样需用潜窥镜才能看到。左肺上叶支气管口之内，深约 10mm，可见左肺上叶支气管上支的尖后段支、尖下段支、前段支 3 个开口，以及左肺上叶支气管下支的上舌段支（前支）、下舌段支（后支）2 个开口。从上叶支气管开口处下行 5～10mm，于 6 点方位可见下叶上段支的开口，直径 9mm 支气管镜最深只能到达此处。若需检查下叶各底段支开口，可用较长的直径 7mm 的支气管镜，继续深入 5～10mm。下叶支气管呈三叉状终止，于 10～11 点方位可见前底段支开口，2～4 点方位可见左肺下叶侧底段支开口，4～6 点方位可见后底段支开口，有时可在前底段支开口的内下方窥见左肺下叶内侧底段支的开口（图 5-3-24）。两侧支气管检查完毕后，依照送入时的方向，徐徐将支气管镜向外退出。

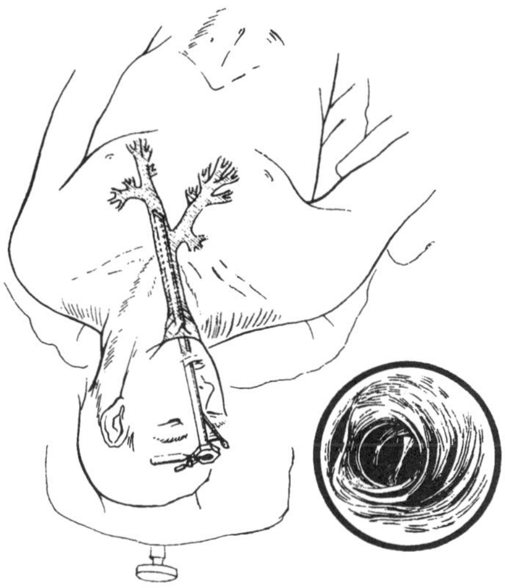

图 5-3-23　支气管镜送入左主支气管
（小图示镜内所见）

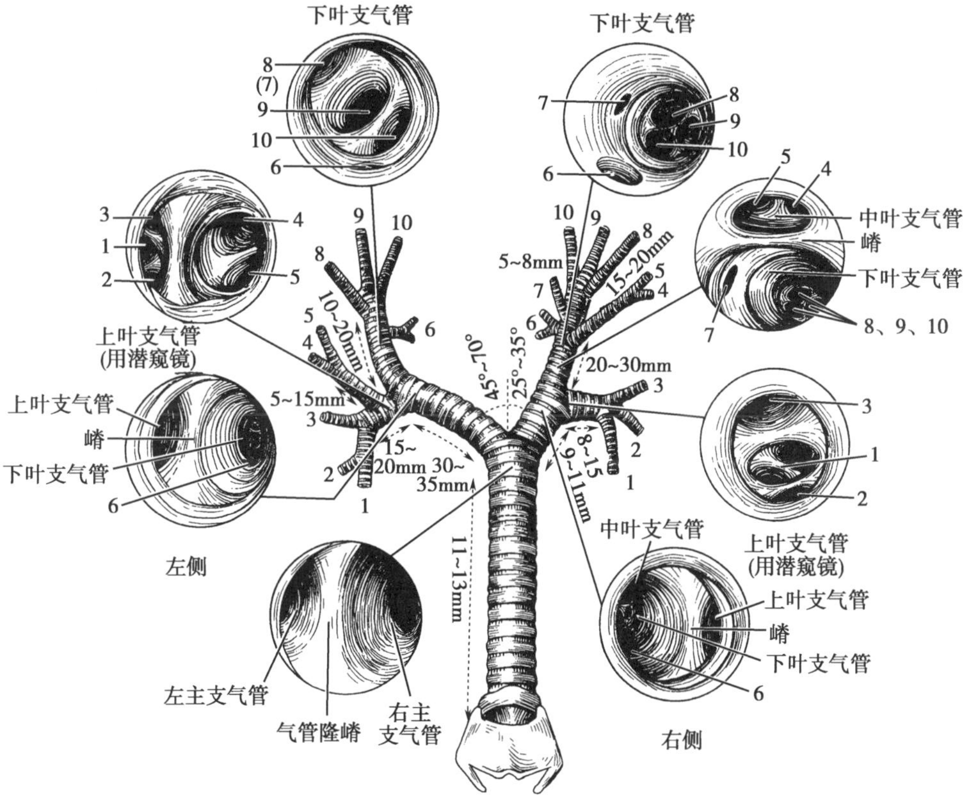

图 5-3-24　支气管树及其各分叉处的支气管镜像

图中数字所示：

左侧：1. 左肺上叶尖后段支；2. 左肺上叶尖下段支；3. 左肺上叶前段支；4. 左肺上叶上舌段支；5. 左肺上叶下舌段支；6. 左肺下叶上段支；7. 左肺下叶内侧底段支；8. 左肺下叶前底段支；9. 左肺下叶外侧底段支；10. 左侧下叶后底段支

右侧：1. 右肺上叶尖段支；2. 右肺上叶后段支；3. 右肺上叶前段支；4. 右肺中叶外侧段支；5. 右肺中叶内侧段支；6. 右肺下叶上段支；7. 右肺下叶内侧底段支；8. 右肺下叶前底段支；9. 右肺下叶外侧底段支；10. 右肺下叶后底段支

在检查过程中须用吸引器随时吸出分泌物，如有脓液，应注意其来源。若有出血，可以1‰肾上腺素涂抹止血后仔细观察。并应注意气管、支气管的活动度；气管隆嵴有无增宽、变厚、颜色改变；支气管黏膜有无病变，如溃疡、结痂、肉芽或新生物；气管、支气管内有无异物、狭窄或受管外病变压迫移位，以及各支气管口是否有空气呼出等。

【并发症】

术前做好各项准备，操作细致轻巧，检查时间不宜过长，是避免引起各种并发症的重要因素。可能发生的并发症有：

1. 麻醉药物过敏或中毒　详见“局部麻醉药的中毒及解救”（见第1292页）。

2. 喉软骨的损伤及喉部肿胀　多因操作不细致或检查时间过久所致。通常检查儿童不宜超过30分钟（如在全麻下检查，时间可适当延长）；也有人主张在无麻下对小儿施行支气管镜检查，但须在15分钟内完成。

3. 咳血　常因黏膜损伤所致。

4. 窒息　由于支气管镜过小或支气管镜被黏痰、异物或假膜所阻塞而未及时吸出所致。支气管镜通过或退出声门裂时，取出的异物在声门裂处卡住或脱落变位，也可导致窒息。有时发生喉痉挛，甚者可引起窒息。

5. 手术不慎，造成喉或气管壁穿破，可发生颈部和胸部的皮下气肿，也可能在手术时因受检者有剧烈的咳嗽，支气管镜远端损伤或穿破胸段气管壁，造成纵隔气肿或气胸。咽喉黏膜损伤而有继发感染者，可形成颈深脓肿。

6. 切牙损伤或脱落。

7. 术后发热及肺部病变扩散。

第三节　纤维支气管镜检查法

纤维支气管镜（fiberoptic bronchoscope）由于镜体细软、可弯曲、照明度好，有不同的类型和规格，可分别应用于成人和儿童。且纤维支气管镜检查（fiberoptic bronchoscopy）操作较为简单，使用方便，对组织的创伤小，比硬管支气管镜检查时痛苦少，患者易于接受，故已成为目前诊断气管和支气管病变最常用和最有效的方法。电子支气管镜管腔更细，图像更清晰，能发现更小或更早的病变。

【适应证】

1. 原因不明的长期咳嗽、咳血或痰中带血，排除了鼻腔、鼻咽、口咽和喉部的病变后应常规行纤维支气管镜检查。

2. 临床怀疑为气管、支气管或肺部肿瘤，纤维支气管镜检查既可了解病变的部位和范围，又可钳取可疑组织行病理检查。

3. 了解气管、支气管狭窄或推移的程度和原因。

4. 用于气管、支气管或肺部手术后的复查。

5. 吸除或钳取阻塞支气管的分泌物及痂皮。

6. 摘除气管、支气管内小的良性肿瘤或肉芽组织等。

7. 取除呛入肺段或次段支气管内的小异物，特别是在硬管支气管镜取除困难的、已呛入到上叶支气管内的小异物。

8. 有颈椎病变或下颌关节病变等的患者，硬管支气管镜检查困难或视为禁忌者，则可行纤维支气管镜检查。

【禁忌证】

1. 婴幼儿或身体极度虚弱者。

2. 呼吸道急性炎症期。

3. 严重的心脏病、高血压、各种原因引起的严重呼吸困难及支气管哮喘的发作期。

4. 短期内有大咳血史者。

【术前准备】

1. 术前应详细询问病史，进行必要的体检，阅读X线片、CT片，熟悉气管、支气管的解剖。

2. 患者术前禁食4～6小时，术前半小时皮下注射阿托品0.5mg，肌肉注射安定10mg。

【麻醉】

通常选用黏膜表面麻醉。先按纤维喉镜检查法行咽喉部黏膜表面麻醉，当纤维支气管镜进入气管或深入到支气管时常引起剧烈咳嗽，此时可再分次、少量滴入1%丁卡因或2%利多卡因，但应严格控制其总剂量，防止麻药中毒。

【操作方法】

患者取仰卧垫枕位，头颈及躯干保持端正，平静呼吸，肌肉放松。术者立于其头顶端，左手握持镜体的操纵部，拇指用来控制镜体远端的弯曲度和方向，食指放在吸引管口随时准备吸引，右手握持镜体的远端，辅助镜体的进退、转动和固定。延较宽侧鼻腔的鼻底部轻轻插入，依次检查鼻腔、鼻咽部、口咽部和喉部（亦可直接经口腔插入咽、喉部，此时应放置开口器，以免咬伤纤维镜）。在患者吸气、声门开放时将镜体远端经声门后部插入，进入气管后患者常发生呛咳，此时可从吸引管口注入少量表麻药液，待麻醉后再行检查。术中应注意气管管腔的大小、形态，有无狭窄和偏移，黏膜的色泽是否正常，有无溃疡、出血及新生物等，并逐渐深入，看清气管隆嵴后再检查支气管。如术前已知病变部位，则应先检查健侧，然后再检查患侧。否则，常规先检查右侧，再检查左侧。发现病变后则应确定病变的部位和范围，并摄像记录，然后再由助手协助插入细胞刷子或活检钳采取标本，送作病理检查。由于纤维支气管镜较细，其末端可向上下左右各方弯曲，因此可对较细的支气管腔和硬管支气管镜下不易窥视的部位进行检查。

【注意事项】

1. 术中应密切注意患者的全身情况，对年老体弱者应配有心电监护。

2. 注意随时吸除气管、支气管内的分泌物和血液。

3. 麻醉必须安全、完善　当患者出现呛咳时应分次、少量的滴入表面麻醉药液，但应注意表面麻醉药的浓度，严格控制总剂量，以防中毒。

4. 纤维镜检查　过程中如镜体末端被血液或分泌物附着妨碍观察时，可用少量生理盐水冲洗，或将镜体后撤，吸净分泌物，看清管腔后再重新插入进行检查。

5. 检查室内应悬挂气管、支气管解剖图，配备观片灯，以便术中随时参考对照，这对初学者尤为重要。

6. 纤维镜的光导纤维易折断损坏，操作或安放时不要过于弯曲。不要夹取尖锐或较大的异物。

第四节　硬管食管镜检查法

硬管食管镜检查（esophagoscopy）是诊断和治疗食管疾病的常用手段之一，有时也是确定诊断的有效方法。

【适应证】

1. 诊断食管内各种已知的或可疑的疾病，如查找吞咽困难和吞咽疼痛的原因，了解食管狭窄的部位、范围及程度，明确食管内有无异物、炎症及肿瘤等，必要时还可行细胞涂片检查或活检。

2. 治疗食管内各种疾病：

（1）取除食管异物。

（2）扩张食管瘢痕性狭窄或放置金属支架。

（3）施行食管静脉曲张的填塞止血法或硬化剂注射疗法。

（4）食管憩室切除术前的灌洗。

（5）以药物（如硝酸银）涂布食管溃疡。

（6）在食管黏膜的出血面上喷撒碳酸氧铋粉，或作局部电灼、激光、微波、射频治疗。

（7）食管带蒂良性肿瘤的切除。

【禁忌证】

1. 严重食管腐蚀伤的急性期。

2. 主动脉动脉瘤。

3. 有严重的全身疾病者，尤以心脏病、失水或全身衰竭等，如非绝对必要，不宜施行食管镜检查。

4. 食管静脉曲张较重的患者。

5. 颈椎有病变或脊椎显著向前弯曲者。

6. 吞钡X线透视检查后不宜立即施行食管镜检查，因钡剂常掩盖食管黏膜，有碍观察。除急诊外，一般待24小时后，食管中的钡剂完全消失再行检查。

【检查方法】

检查前后一般最好能住院1天。受检者一般情况良好者也可在门诊检查。术前应禁食4～6小时。

1. 体位　通常采用仰卧垂头位或坐位已如前述。除去活动义齿。送入食管镜时，第一助手保持受检者颈部伸直，头稍向胸前俯屈；待食管镜越过舌根后，使头渐向后仰。若颈部伸直不够，颈椎弯曲，则食管镜将触及环状软骨板上缘（图5-3-25（1））；若头后仰不足，则食管镜将触及咽后壁（图5-3-25（2）），均影响食管镜的推进。

2. 操作步骤

（1）进入右侧梨状窝：检查者左手握食管镜的靠近远端处，并将中指与无名指固定于受检者切牙上，以保护上唇，使勿压于食管镜与切牙之间，拇指与食指捏住食管镜，右手如执笔状持镜的近端，使镜柄朝前将食管镜从右侧口角送入口内，沿舌背右侧边缘下行（如此可绕过凸出的舌体，减轻调整口腔与食管间角度所需的压力），从镜中看到悬雍垂与咽后壁后，左手拇指向前抬起食管镜，将舌背压伏于口底，即可见到会厌，将会厌抬起看清右侧小角结节后，逐渐进入右侧梨状窝（图5-3-26）。然后，将食管镜移置正中线上，并以鼻尖、喉结中点及胸骨上切迹中点的连线作标志，将食管镜沿正中线往下推进约3cm，即达食管入口。这种经梨状窝再移向中线的进路，特别适合于男性老人。老年人由于环状软骨的骨化或颈椎肥大性改变，使环后隙变窄，食管镜有时难以通过该处，而经梨状窝由侧面抬起环状软骨较易。

不经梨状窝而直接由正中线送下食管镜的方法（图5-3-27），对初学者来说，可避免因迷失方向和不知深浅而造成穿孔，故较安全。操作时，将食管镜从口腔正中置入，从镜中看清悬雍垂和咽后壁，压低舌背、会厌，看清两侧小角结节后，注意保持食管镜与鼻尖、喉结中点与胸骨上切迹中点的连线同在一直线上，不经梨状窝而直接从杓状软骨后方送下，并以左手拇指向前抬起镜管，将环状软骨板推压向前，稍稍送下食管镜，远端即可到达食管入口。本法适合于年纪较轻者或女性成人。

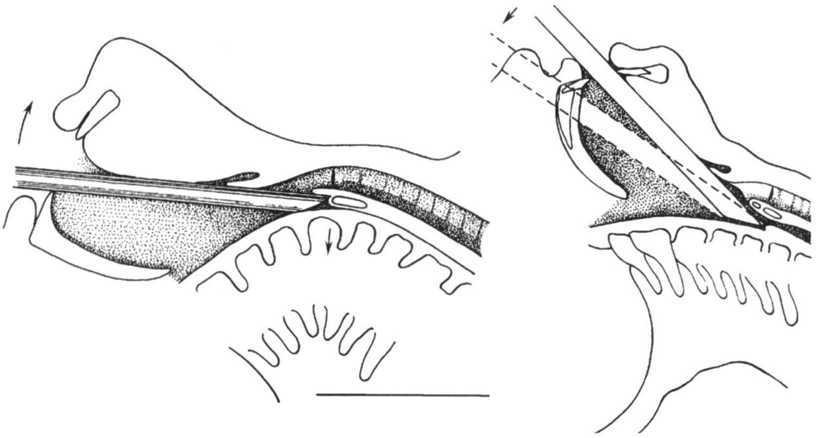

(1) (2)

图 5-3-25 示两种不当的体位

（1）颈部伸直不够 （2）头部后仰不足

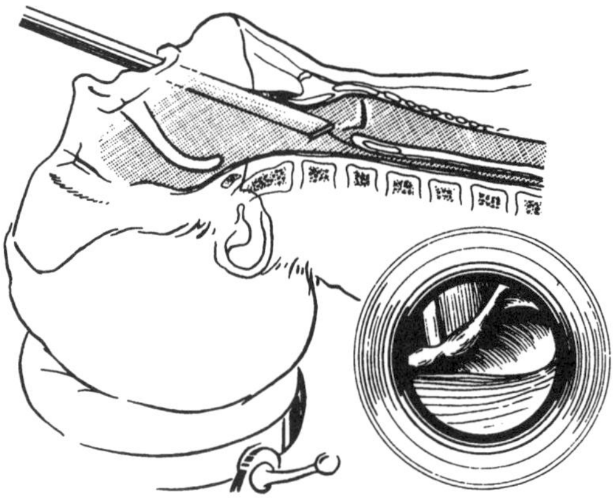

图 5-3-26 食管镜即将送入右侧梨状隐窝

（右下小图示镜中所见）

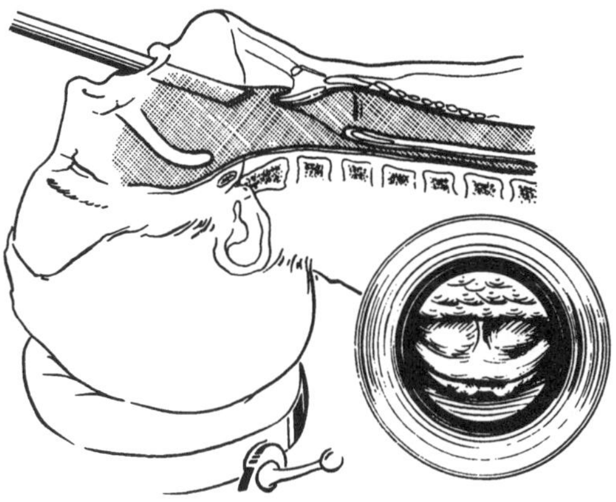

图 5-3-27 中线径路食管镜检查法

（右下小图示镜中所见）

（2）通过食管入口：自上切牙下行约 16cm，食管镜远端即达食管入口，此处呈放射状裂孔，环咽肌在后壁上隆起如一门槛。食管镜检查以此步比较困难也较危险，故应特别注意，切勿贸然用力将镜下推，否则易造成食管入口损伤甚至发生穿孔（图 5-3-28）。此时应尽量以左手拇指抬起食管镜，向前轻压环状软骨板，即可看到食管入口（第 1 狭窄）渐渐张开（图 5-3-29）。若未见食管入口张开时应等待片刻，或嘱受检者做吞咽动作，也可用长卷棉子或吸引管轻轻刺激食管入口的黏膜，则食管入口可反射地张开。当在前下方显出食管入口的腔隙时，即可用左手拇指（用力的方向是向前向下）将食管镜轻巧向下推送。对个别不易找到食管入口的病例，可先让受检者吞下一根鼻胃管，并以此作引导，常可成功。

（3）通过胸段食管：通过食管入口后，将食管镜缓缓送入胸段食管，可听到气体冲进镜管的“啪啪”声，并且见到此处食管较颈段宽阔，活动度也较颈段食管为大。此时应将受检者头部稍向前方屈曲，因为上胸部食管系向后下方行走，必须如此食管镜和食管的纵轴方能成一直线。每当吸气而食管腔开大时，食管镜便可深入一步，当镜的远端到达距上切牙 23cm 时即到达食管与主动脉弓交叉处（第 2 狭窄），此处于食管镜中常未见有明显的突起，但在左前方可见搏动。继续下行至距上切牙 25～27cm 时，即经过左主支气管横过食管处（第 3 狭窄）之后，应将受检者头部逐渐后仰使其低于手术台的平面。胸段食管随有规律的呼吸而开张或缩小，并呈节律性搏动。吸气时胸腔负压增加，食管腔开大，呼气时则缩小。食管搏动在 23cm 深处系由主动脉弓，在

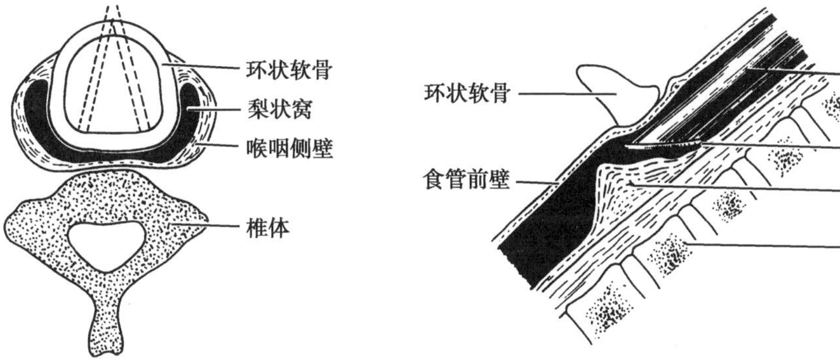

图 5-3-28　食管镜即将通过食管第 1 狭窄——食管入口

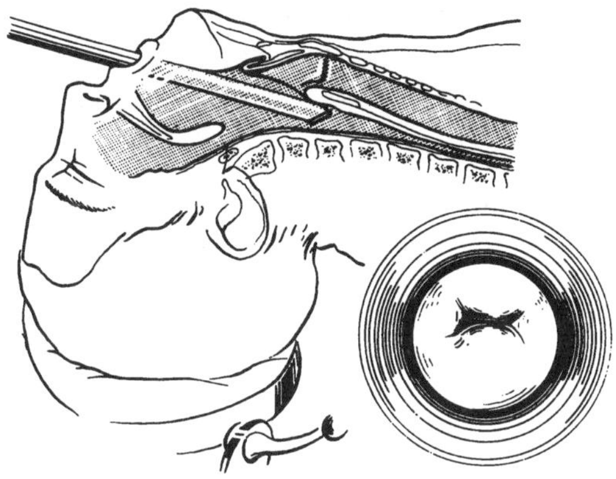

图 5-3-29　托起环状软骨板，窥视食管入口
（右下小图示镜中所见）

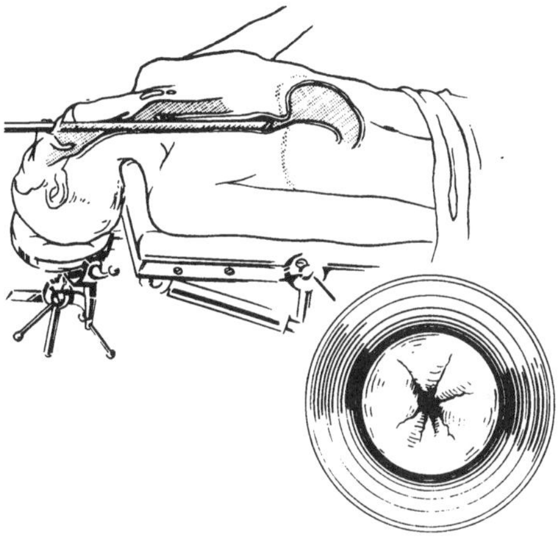

图 5-3-30　食管镜已达食管第 3 狭窄
（右下小图示将食管镜继续送下 4cm 后的贲门像）

30cm 深处系由心脏搏动所引起，有时也可见食管有节律性的收缩运动，但食管蠕动则仅偶尔可见。

（4）通过第 4 狭窄：当食管镜将到达食管通过膈食管裂孔处（非贲门）所形成的第 4 狭窄时，应将受检者头部尽量后仰（因食管于第 3 与第 4 狭窄之间开始向前向左偏斜），镜的近端置于右侧口角，远端正对左侧髂前上棘并稍向前方推进。食管镜下行至距上切牙 36cm 处时，即到达第 4 狭窄处；该处管腔平时是闭着的，或仅有一小缝隙，有时成几条皱纹，如星芒状，当吸气时呈小孔状（图 5-3-30）。食管镜到此稍候片刻，待松弛开放出现管腔后再通过之。其下方 4cm 即为贲门所在部位，此处黏膜呈纵条状凸起。若继续下行，此时常有胃液涌入镜管中，表示已进入胃内。食管镜在食管中应一直保持与管腔方向一致，始能清楚看到前、后、左、右各壁。检查完毕，食管镜仍按原进路方向，逐步退出，退出时重复检查食管各部分，以期能发现前进时未发现的病变，不致遗漏。

【并发症】

1. 食管穿孔　如发生食管穿孔，可因继发纵隔气肿、感染、脓肿或颈深部感染而引起严重后果。除应立即禁食及应用大量抗生素外，如已发生纵隔脓肿，应请胸外科协同处理。器械操作不当所致食管穿孔最多发生于环咽肌上方的后壁或梨状窝处，故在食管镜检查中，如不见环后隙张开，切不可贸然将镜推下，务必按照上述正规操作方法进行处理。此外，食管镜在食管中应始终保持在正中位置，不能偏向一侧。检查时间不宜过长。有人认为最常发生的颈段食管穿孔，乃因食管镜将食管后壁在颈椎上压迫过久所致。

2. 在小儿病例，如食管镜过大，或体位不当，致食管镜远端压迫气管后壁，可发生呼吸困难或窒息。如在气管内插管麻醉下进行检查则可避免。

3. 手术中如用力过猛，可能损伤环杓关节，也可压迫喉返神经引起声带麻痹，但均少见。

4. 出血　食管镜过粗，强行或盲目通过，造成食管黏膜损伤，或因钳取活体组织后创面出血，或因尖锐异物取出时刺伤食管黏膜所致。少量出血经全身应用止血剂多能停止，较多出血时可采用电灼法止血或手术止血。

第五节 纤维食管镜检查法

【适应证】

纤维食管镜检查（fiberoptic esophagoscopy）的适应证有：

1. 原因不明的吞咽困难或吞咽梗阻感。
2. 顽固性的胸骨后疼痛。
3. 反复少量的上消化道出血。
4. 长期存在的咽、喉部异物感，未查出其他原因者。
5. 食管X线钡剂拍片 疑有占位性病变，需进一步排除或确定病变的性质、部位及范围者。
6. 食管癌术后的复查。
7. 如有颈椎畸形或张口受限等情况，硬管食管镜检查困难者。

【禁忌证】

1. 食管尖锐异物或大的嵌顿性异物。
2. 严重的心脏病、高血压及体质过度虚弱者。
3. 食管静脉曲张，近两周内有大出血者。
4. 主动脉瘤压迫食管，有破裂危险者。

【术前准备】

同纤维支气管镜检查。

【麻醉】

一般采用黏膜表面麻醉即可。用1%丁卡因喷入口咽及喉咽部3～4次，每次间隔3～5分钟，嘱患者将最后一次喷入的表面麻醉药连同唾液咽下后即可开始检查。

【检查方法】

1. 体位 患者取左侧卧位，头部垫枕，双腿弯曲，上肢放在胸前，全身肌肉放松，口含牙垫，下面放置一空弯盘。

2. 操作步骤 术者立于患者的对面，左手握持纤维镜的操纵部，食指控制吸引、注水和充气的阀门，拇指用来调节角度按钮，右手持镜体中部，将其末端伸入口腔，沿舌背送入下咽部。临床上常由术者和助手两人共同完成操作，术者主要负责观察和调节角度按钮，助手协助将镜体远端送入食管内。当纤维食管镜进入15cm左右时常感阻力较大，此时嘱患者做吞咽动作，待食管入口开放的瞬间顺势将其送入。

纤维食管镜进入食管后，术者应吸净食管内的分泌物，并充气使食管扩张，看清食管管壁后再徐徐插入。如发现有假膜或分泌物附着于食管壁上，则应注水冲洗。在检查过程中可见到食管的蠕动，依次可以观察到主动脉弓压迹，左支气管压迹和心脏搏动。当看到呈菊花瓣状的黏膜皱襞时，即表明已达贲门部，稍深入则进入胃内，然后再边看边慢慢退出。退出时尚需进一步观察食管壁情况，食管入口处的病变通常在纤维食管镜退出时较易发现。目前大医院多用电子食管胃镜代替纤维食管镜进行检查。电子镜管径细、图像高度清晰，检查时患者的痛苦少，更能发现早期的微小病变。

【注意事项】

1. 术中应密切注意患者的全身情况。
2. 操作过程中动作应轻柔，镜管通过食管入口时切忌用力过猛，避免发生损伤、出血或镜管损坏。
3. 术中应注意观察食管黏膜皱襞及管腔的形态、有无充血、水肿、糜烂、溃疡、憩室或新生物等。
4. 发现病变后应记录其距上切牙的距离，病变的方位及范围。
5. 只有在排除食管静脉曲张后方能进行活检。

（杨成章）

第六节 纵隔镜检查法

纵隔镜检查法（mediastinoscopy）指借助内镜对包括双侧主支气管在内的气管前、气管旁区等前上纵隔范围进行检查。此检查法由瑞典医师Carlens（1959）最先报道，并于60～80年代初在欧美各国耳鼻咽喉科及胸外科等学科领域得以较为广泛的开展。传统的纵隔镜检查法对上胸腔病变有一定的诊断价值，仍是纵隔淋巴结、纵隔肿瘤及纵隔感染等疾病诊断和治疗以及肺癌术前病理分期的最重要检查方法之一。目前传统纵隔镜检查法已进一步发展到扩大的颈部纵隔镜术（extended cervical mediastinoscopy，ECM）及胸骨旁纵隔镜手术。1976年Deslauriers等报告了扩大的胸骨后血管前纵隔镜手术；1987年Ginsberg等介绍了一种扩大的血管后纵隔镜手术；Takeno将纵隔镜检的范围扩大到后下纵隔区域。而近年又有电视纵隔镜手术用于临床，电视纵隔镜的基本操作方法和适应证及禁忌证同常规纵隔镜手术所不同的是它使得手术野清晰、放大，提高了手术的安全性和活检的准确性，同时也大大方便了术中配合和教学，电视纵隔镜手术将是未来纵隔镜发展的趋势。

纵隔镜检查优于影像诊断的主要特点是可直接对胸腔进行检查，并能取可疑病变组织送病理检查，此外，尚有用于部分治疗目的的报道。本节主要讨论传统纵隔镜检查。

【适应证】

1. 肺或纵隔可疑病变　通过影像检查怀疑有肺部肿瘤（如支气管肺癌），需了解气管或主支气管周围淋巴结病变情况以协助诊断；或纵隔占位性病变需确定其病变性质，鉴别良性或恶性病变，如肉瘤、霍奇金病或淋巴结核等。

2. 部分患者术前检查　部分肺癌或胸段食管癌手术前，需了解纵隔淋巴结转移情况，以确定手术范围或根据范围制定治疗方案（如手术治疗或放疗、化疗等）。

3. 协助判断纵隔转移瘤的原发部位。

4. 曾接受纵隔镜检查的患者，出于疾病诊断的需要，可再次接受纵隔镜检查。

【禁忌证】

一般而言，纵隔镜检查的禁忌证主要指患者全身情况太差而不能承受手术者，如心肺功能衰竭、严重肝病、肾功能衰竭，以及肺部急性感染期等。Aberg（1980）提出主动脉狭窄、发绀性心脏疾患以及肺部化脓性疾病，为纵隔镜检查的相对禁忌证。

【检查方法】

1. 麻醉　一般在气管插管麻醉下进行。当全麻条件不具备时，尚可在局麻下进行检查（Selby 等，1978）。

2. 体位　常采用仰卧位，头部后仰。

3. 操作步骤　所谓标准的纵隔镜检查法（standard cervical mediastinoscopy）指操作严格在中线进行。在胸骨颈静脉切迹上方，作一皮肤横切口（图 5-3-31），长约 4cm，用剪刀分离皮下组织，牵开器将喉前及气管前肌肉及筋膜牵开，在气管和气管前筋膜之间小心插入纵隔镜。借助于带吸引的钝头剥离器，一边对气管前、气管旁组织加以分离，同时对其邻近组织进行检查，是否有肿瘤样新生物、肿大的淋巴结或其他病变。分离及检查向下达气管分叉处后，再沿左右主支气管进行检查。对可疑新生物或肿大淋巴结可考虑作活检。此外，检查范围尚可扩大到胸骨旁区及下后纵隔，Page 等（1980）报道，胸骨左旁纵隔镜检查法（left parasternal mediastinoscopy）可提高左肺上叶肿瘤患者的阳性诊断率。

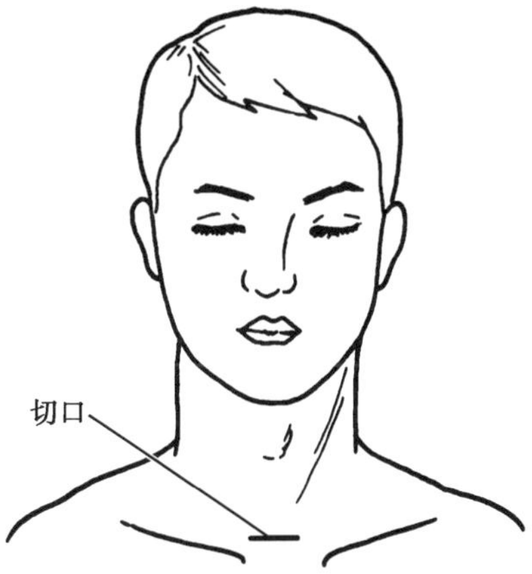

图 5-3-31　纵隔镜皮肤切口

【并发症】

纵隔镜检查之并发症的发生率并不高，Asbauch（1970）总结了 9543 例受检病例，各类并发症的发生率共为 1% ~5%，而死亡率为 0 ~9%。

1. 出血严重者　可因肺动脉、无名动脉、无名静脉及腔静脉损伤而出血，如果小心地沿气管前筋膜和气管壁之间操作，此类大血管出血多可避免。若因淋巴结血管或支气管动脉出血，可用附于吸引剥离器上的电凝头予以电凝止血，或用浸有肾上腺素的棉纱团作短暂填塞止血，亦可试用各种止血药物。

2. 伤口感染　或肿瘤在伤口种植转移等。若严格遵守无菌操作及有关的操作规范，此类并发症的发生率是非常低的。

3. 其他损伤　如气管、主支气管及食管穿孔；迷走神经、膈神经、喉返神经损伤；胸膜损伤等。若了解纵隔镜检查的限度，尤其是在纵隔显微镜下操作，则此类损伤常可避免。

（孔维佳）

第四章

气管食管的先天性疾病及畸形

第一节 气管畸形

呼吸系统起源于内胚层，构成呼吸器覆盖上皮，中胚层组成呼吸器的支持组织。喉气管是呼吸器的始基，其头端发育成喉，中段发育成气管，末端称为肺芽，发育成支气管和肺。气管畸形较少见，但类别较多，临床上可分为二大类①气管本身的先天畸形；②压迫气管的先天性腔外疾病。

（一）气管本身的先天性畸形

1. 气管闭锁或无气管　多为死胎，无临床意义。

2. 气管软骨缺损　常为部分软骨缺损，根据病情轻重，出生时可有呼吸困难，常并发支气管肺炎而致早期死亡。

3. 气管软骨缺损并有纤维性狭窄。

4. 气管软骨全环畸形　可发生于气管的任何水平甚至整个气管，多伴有下端呼吸器异常及其他系统畸形，如足、拇指畸形、室间隔缺损、左肺动脉异位、肠狭窄、肛门闭锁等。

5. 气管软骨软化症　气管发育障碍，气管失去支持引起功能性气管狭窄，常与喉软骨软化症并存。支气管镜检查吸气时气管有内陷现象，呼气时正常。

6. 先天性气管扩张症　气管肌纤维、弹力纤维先天性缺陷所致。气管横径大于25mm者，应怀疑有扩大。临床表现可有哮喘、慢性咳嗽、分泌物不易咳出以及支气管炎或肺炎反复发作等。

7. 生骨性气管病　气管广泛钙化，有典型X线征，支气管镜检查见结节玻璃样块突入管腔，覆有黏膜。

8. 气管蹼　多发生于气管下端，支气管镜检查可发现有蹼，经切除扩张可以治愈。

9. 气管食管瘘　见食管畸形。

（二）气管腔外先天性疾病压迫气管

1. 颈、上纵隔先天性肿瘤压迫气管引起气管狭窄、移位等畸形。颈部或纵隔影像检查可明确病因。支气管镜检查可见气管前壁受压，将支气管镜伸至分叉处，喘鸣消失。

2. 上纵隔血管先天性畸形压迫气管和食管。

（1）双主动脉弓：升主动脉在主动脉弓处分出2支，一支在气管前面，另一支在食管后面，形成全血管环围绕气管和食管，使两者受压。一般在出生后6个月内发病。

（2）右动脉弓并有左位动脉韧带或导管构成全环，压迫食管尤其是气管。

（3）无名动脉畸形：无名动脉发源比正常者偏左，自左下向右上横过气管前方，压迫气管。

（4）锁骨下动脉畸形：右锁骨下动脉正常时发自无名动脉，若直接发自左动脉弓则自左下至右上走行在食管后而压迫食管。

（5）左肺动脉畸形：左肺动脉发自延长的肺动脉干或右肺动脉，行走于气管之右侧，然后返经气管食管间，使气管甚至主支气管受压。常合并气管下段、支气管狭窄。

（6）左颈总动脉畸形：左侧颈总动脉发源比正常者偏右，自右下向左上横过气管前方使其受压。

【临床表现】

因畸形的性质和梗阻程度不同而不尽相同，梗阻严重时，新生儿出生后立即出现症状，但大多数在出生后数月出现。主要表现为气促或呼吸困难、严重者可有四凹征，吸气性或双相喘鸣，呼气期延长，反复发作哮吼。哭闹或呼吸道感染时症状加重。无声嘶。双主动脉弓、右位动脉弓并有左位动脉韧带或导管、无名动脉或左颈总动脉畸形等压迫气管者，头常后仰以减轻压迫，头后倾时喘鸣音减轻或消失。无名动脉畸形者，常有反射性呼吸停止及发绀。由于气管狭窄致分泌物排泄受阻，易患呼吸道感染，而导致死亡。双主动脉弓和右位动脉弓并有左位动脉导管或韧带等构成全环，压迫食管者，可有吞咽困难，在进食时呼吸困难、喘鸣加重。

【诊断】

根据病史，患儿出生后或出生后不久即有呼吸音粗、喘鸣、呼吸困难等症状或反复发生下呼吸道感染，应考虑有先天性气管畸形的可能。下面检查方法对了解病变范围，明确病因有较大帮助。

1. 胸部 CT、MRI 及三维重建技术　有助于了解有无管腔狭窄、狭窄部位、范围、病变程度，并能观察因先天性心脏病或血管畸形导致管腔狭窄的具体情况，了解气管与邻近大血管等解剖关系。

2. 支气管镜检查　可直接明确病变部位和程度，还可了解有无声带麻痹，声门下狭窄等先天性疾病，也有助于气管食管瘘的寻找和定位。管腔狭小，细支气管镜估计难以通过狭窄时，可试用 Storz Hopkins 1.9mm 望远镜。支气管镜检查不能强行通过狭窄，以免术后发生严重气管梗阻或肉芽形成。

【治疗】

1. 保守疗法　适用于病情较轻，或合并其他重要器官畸形的病例，经常雾化吸入，适当应用抗生素，管腔狭窄致呼吸困难，需用气管插管时，插管远端应位于狭窄管腔上 1cm 处，以免插管远端刺激诱发肉芽增生，病情缓解后，及时拔除插管。部分气管狭窄的患儿，随着年龄增长，管腔增宽，症状减轻。

2. 手术治疗　气管狭窄可用

（1）气管成形术：暴露气管，切开气管前壁，用肋软骨或人工赝复物修复。

（2）切除狭窄后行端端吻合术：适用于节段性全环狭窄。

另外，血管畸形压迫气管者宜尽早手术，以免气管长期受压，术后遗留气管狭窄。

第二节　食 管 畸 形

在胚胎早期，原肠的头侧和尾侧是闭锁的，在胚胎发育第 3 周末，闭锁的原肠头端的咽膜破裂，使前肠与口窝相通，继而逐渐形成空泡，融合成管腔。在胚胎第 4 周时，前肠的两侧各呈现一条纵沟，纵沟在内则面形成气管食管褶，继而上皮生长形成食管气管隔，将食管与气管分隔开。如食管与气管未完全分开，两者之间有管腔相通，则形成食管气管瘘。气管食管隔向后移位或前肠上皮向食管腔内生长过度，则形成食管闭锁。食管发育早期，如果部分前肠细胞自食管分离出来，并继续生长，则可形成食管重复畸形，大都表现为靠近食管壁的囊肿，有的和食管腔沟通，成为先天性食管憩室；这种畸形可完全被包在食管的肌腔内，上、下端与食管腔相通，成为双腔食管，此种畸形甚为罕见。

（一）先天性食管闭锁及食管气管瘘

食管畸形中最常见的是食管闭锁，约占全部食管畸形的 85%，常伴有食管气管瘘。国内发病率大约在 1∶2000～4000 之间。

【分型】

根据食管闭锁部位以及是否并有食管气管瘘，将食管闭锁分为 5 种类型（图 5-4-1）。

1. 食管近段为盲端，远段与气管后壁沟通，形成食管气管瘘。此型最常见，约占 86.5%。

2. 食管近段与气管后壁沟通，形成气管食管瘘，远段为盲端。此型占 0.8%。

3. 食管近段、远段均为盲端，无食管气管瘘。此型占 7.7%。

4. 食管近段及远段分别与气管后壁相沟通，形成两处食管气管瘘。此型很少见，约占 0.7%。

5. 食管腔无闭锁，但食管前壁与气管后壁间有瘘管相通，呈 H 形畸形。约占 4.2%。

【临床表现】

食管闭锁的典型表现为婴儿唾液不能下咽，频吐白沫，哺乳时食物流入呼吸道，引起呛咳、呕吐、发绀、呼吸困难，停止哺乳时症状好转，再哺乳时症状再次出现。反复哺乳，易发生吸入性肺炎。食管下段与气管之间有气管食管瘘的病例空气经瘘道进入胃肠道引起腹胀，同时胃液亦可经食管瘘返流入呼吸道，引起吸入性肺炎。由于食物不能进入胃肠道，患者出现脱水、消瘦。

【诊断】

根据典型症状，如新生儿出生后不久开始流口水，吐泡沫、咳嗽、憋气、发绀，喂奶后奶汁从口鼻中喷出，症状加重，经吸引后减轻，应首先考虑食管闭锁。

疑有食管闭锁时，用一细导管，经鼻或口腔插入食管，多数病例在导管插入 10～12cm 后受阻。经导管注入 0.5～1ml 碘油后 X 线检查可显示食管上段盲端的位

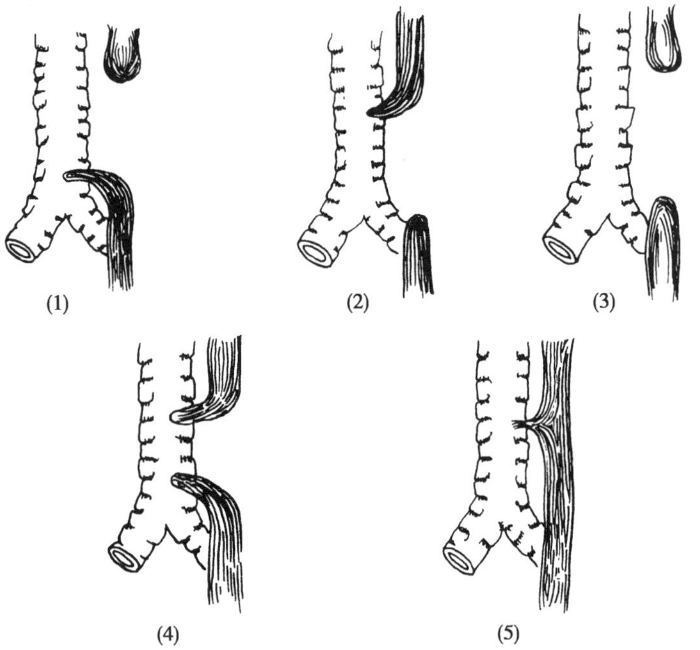

图 5-4-1 各种类型的食管闭锁

(1) 近段为盲端，远段与气管后壁形成气管食管瘘 (2) 远段为盲端，近段与气管后壁形成气管食管瘘 (3) 近段、远段均为盲端 (4) 近段及远段均与气管后壁形成气管食管瘘 (5) 食管腔无闭锁，但其前壁与气管后壁相通

置和长度，并可判明食管上段与气管之间有否瘘管。腹部 X 线检查如发现胃肠道内含有气体，则说明食管下段与气管之间可能有瘘道存在。

食管无闭锁，仅有食管气管瘘的病例多发于颈段，临床上不呈现不能进食症状，但可有进食后呛咳，进流汁时更明显。瘘口大时，有剧咳、青紫、咳嗽后胃部膨胀。瘘管小者可在出生后数年呈现症状。食管造影 X 线检查可确诊，较可靠的方法是用 Foley 导管将食管下端阻塞，注入亚甲蓝，然后从气管镜内观察是否有瘘道。有时需反复进行检查才能确诊。

【治疗】

食管闭锁严重威胁患儿生命，诊断明确后应尽早手术。术前应注意保持正常体温；置患儿于半坐位，以减少胃液流入呼吸道，经常吸除口腔分泌物或于食管上段置导管持续负压吸引；适量补液，纠正水、电解质失衡，纠正低蛋白血症，必要时输血。手术方法是切断食管气管瘘部分，然后作食管上、下段直接吻合。若食管上下段距离过长，食管长度不足以作对端吻合术，此型(第 3 型) 需行分期手术。第 1 期手术将近段食管经颈部切口引出，切开颈段食管盲端，引流唾液，另作胃造瘘以供饮食，待 3 ~4 岁后再作第 2 期结肠代食管术。

体重不及 2000g 的早产儿，一般情况差或并有其他器官严重畸形的病例，需分期施行矫正术。第 1 期手术时切断、缝合食管气管瘘，另行胃造瘘术以供营养。食管上段置导管作持续负压引流。数周后，待体重增加到 3000g 左右再施行第 2 期手术，对端吻合上、下段食管。

颈段食管气管瘘位于颈段食管气管瘘手术方法如下:①颈部 L 形切口，上起胸锁乳突肌后缘向下弧形渐呈水平至胸骨上凹上(图 5-4-2)；②切开颈阔肌后沿胸锁乳突肌的后缘进入，必要时切断胸锁乳突肌，分离颈动脉鞘后方，将颈动脉鞘向外侧牵拉(图 5-4-3)；③寻找食管气管瘘，将其充分游离后，紧贴食管切断瘘管，食管侧丝线内翻缝合，将气管壁瘘残端内翻入气管腔，内翻间断缝合后，用胸锁乳突肌带蒂肌肉瓣覆盖瘘口缝合(图 5-4-4)；④还原各组织，术腔置负压引流，切口缝合。

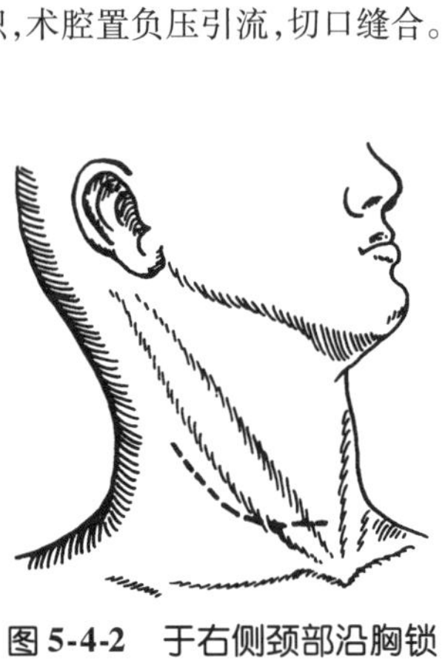

图 5-4-2 于右侧颈部沿胸锁乳突肌外侧缘做 L 形切口

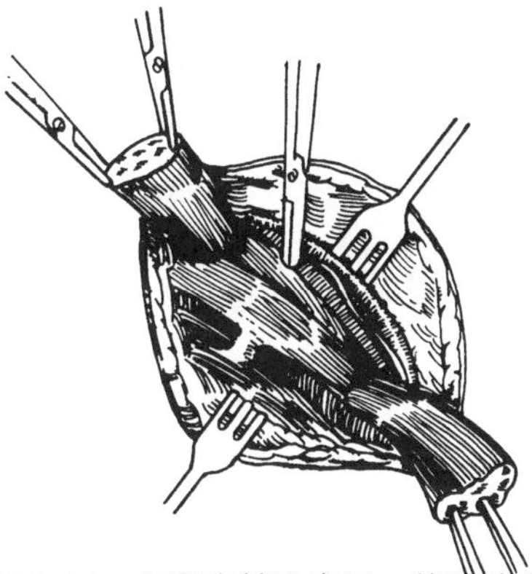

图 5-4-3 切断胸锁乳突肌，将颈动脉向外侧牵拉，暴露食管气管瘘

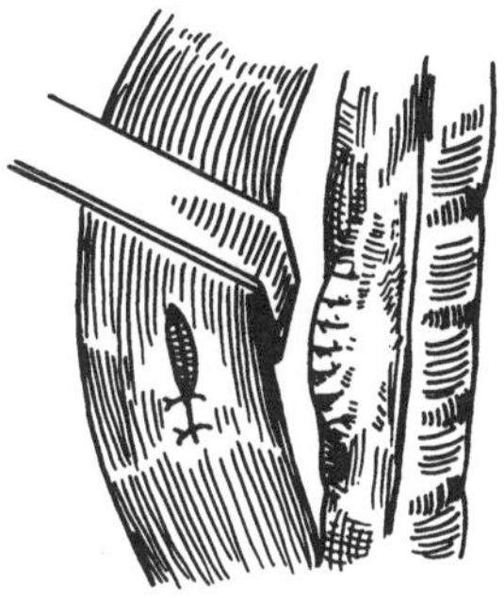

图 5-4-4 用 4-0 丝线间断缝合瘘管断端

（二）先天性食管狭窄

先天性食管狭窄是食管局限性的发育异常，如食管黏膜成环状或瓣状隔、食管壁增厚等。在婴儿期可不出现症状，开始进食厚糊状或固体食物时出现咽下困难，食管 X 线造影检查可显示食管腔狭窄的部位及类型，食管镜检可发现病变。隔膜薄者可经食管镜下钳除之，较厚时可用激光气化烧灼，局部管壁增厚者可试用经食管镜作扩张术。对纤维增生明显，上述治疗效果不佳者，可经胸切除狭窄段食管，再作食管对端吻合。

（三）食管囊肿

食管囊肿是最常见的食管重复畸形。由脱落的前肠细胞在食管壁上生长而形成，常伴有颈胸脊椎畸形。囊肿可位于食管的黏膜下层、肌层，较大时突出于食管外。囊肿内层覆盖以胃、小肠或结肠上皮，囊肿液多为棕色黏液性分泌物。覆盖以胃黏膜的囊肿，易成溃疡而穿破气管或支气管引起反复咳血，此症状在婴幼儿时尤应虑及。囊肿较大时可压迫呼吸道，引起咳嗽、呼吸困难，严重时发生窒息而死亡，多见于婴儿。因阻塞或压迫食管可引起吞咽困难，囊肿内出血或食管梗阻时可出现胸痛。囊肿发生在颈部时，可见自颈前向一侧突出的包块。食道 X 线造影检查可见食管黏膜纹理消失、充盈缺损而壁光滑，其上皮边缘光滑呈坡状影。食管镜检见球状新生物突入食管腔，表面为正常食管黏膜，用吸引管触探时质软，活动度较大。一般不作活检。治疗方法为囊肿切除术。

（熊新高 王 璁）

第五章
呼吸道异物及其手术疗法

呼吸道异物系指喉、气管和支气管异物，是耳鼻咽喉科常见急诊之一，国内文献报道甚多，以往死亡率较高。近年来，由于我国医疗保健事业的飞速发展，卫生知识日益普及，诊疗技术不断进步，就医机会大增，误诊、失治者很少，此病死亡率已明显下降。

第一节　呼吸道异物

【病因】

呼吸道异物（foreign body of respiratory tract）多发生于儿童，尤以1~5岁为多见，3岁以下者较多。我们遇及的年龄最小者3个月。一般男多于女，约5∶3。

1. 儿童的特点　儿童每将物体或玩具放置口中尝试；常易突然啼哭或欢笑；磨牙尚未成长，不能细嚼食物；咳嗽反射不健全而又无自制力；好跳、跑、跌扑或作游戏，因而异物易吸入下呼吸道。此外，家长或较大儿童喂予幼儿不恰当的食物，如瓜子、花生及豆类等，或在喂食时故意逗戏、惊吓或打骂，以致食物吸入下呼吸道，也是重要原因。

2. 异物本身所具的特殊条件　如花生米、西瓜子、豆类、针、钉及小橡皮盖等表面光滑，体小质轻，塑料笔套末端圆细，均具有容易吸入呼吸道的条件。

3. 不合适的挽救　如用手指伸入口内或咽部企图挖出异物，或钳取鼻腔异物不得法，可促使其被吸入下呼吸道。

4. 昏迷、酒醉、麻醉及睡眠时因吞咽功能不全，也可误将异物吸入。

5. 工作习惯　习惯在工作时将针、钉及纽扣类等含于口中者，偶有不慎或突然说话，即可将其吸入呼吸道内。

6. 手术时的意外　上呼吸道手术中，器械装置不稳而脱掉，或切除的组织突然滑落而被误吸入下呼吸道。

7. 精神病患者或企图自杀者。

【异物种类】

1. 按异物来源，可分为外来异物与内生异物两种。呼吸道异物主要是指外物经口腔误入喉、气管或支气管的外来异物而言。急性或慢性支气管疾患中的渗出物、痂皮、脱落的纤维蛋白膜、白喉的假膜、支气管石、穿入支气管的肺门淋巴结干酪样物等均系内生异物。死骨片及松脱的牙齿有时也可坠入下呼吸道。

2. 按异物的性质，可分为植物性、动物性、矿物性与化学合成品等四类异物。

随着地区与季节的不同，异物的常见种类也有差异。据国内报道和我们以往病例统计中的56种异物，以植物性异物最多见，如花生米、西瓜子、豆类、葵花子、南瓜子、玉米及菱角米等。矿物性异物居第2位，如螺丝钉、注射针头、别针、图钉、大头针、毛笔套、硬币、弹头、石头碎片及玻璃片等。化学合成品类异物居第3位，如塑料笔套、小橡皮塞、珍珠（项链）、义齿及塑料玩具等。动物性异物较少，如鱼刺、虾、肉骨及蛋壳等。随着社会经济条件的改善和生活、文化水平的提高，今后异物的种类也可能会有某些变化，例如首饰之类的断丝、裂片、碎珠等将会有所增多。

【异物部位】

呼吸道异物所在部位常与异物的大小、形状、轻重、异物吸入时患者的体位及解剖学因素等有密切关系。如前所述，右主支气管与气管长轴相交角度小，几乎位于气管的延长线上；左主支气管则与气管长轴相交角度较大；同时右主支气管较左主支气管短而管径较粗，气管隆嵴偏于左侧，吸气时气体进入右侧者较左侧为多。因此，呼吸道异物中除气管异物最多外，其次即属右侧支气管异物，停留于声门裂或喉腔的异物最少见。较大而形状不规则的异物易发生嵌顿。尖锐异物可刺入黏膜内而停留于固定部位。光滑而较小的异物易随呼吸气流活动，但多数异物均可活动变位，有时由一侧支气管咳出而进入另一侧支气管内。

也有个别报告，左支气管异物反较右支气管者为多。其解释是：由于上述原因，异物虽易吸入右支气管，但也易于再被咳回至气管内；右支气管因异物进入后引起并发症，影响空气吸入量，其呼吸气流反较左侧为小，此时咳至气管内的异物进入左支气管的机会增多。又由于左支气管较长，较倾斜，管径较细，但进入其内的异物较易发生嵌顿，咳出困难，因此左支气管异物有时反较右支气管者为多。在我们诊治的 3 岁以下的儿童病例中，仍以右侧支气管异物为多见。大组病例报道者也均以右支气管异物为多。

【病理】

异物进入气管、支气管后，所引起的局部反应，与异物的性质、大小、形状、污染程度及存留时间，均有密切关系，概述如下：

1. 异物的性质　矿物性异物引起炎性反应极微。动物性异物，如鱼刺、肉、骨等，对呼吸道黏膜的刺激较矿物性异物为大。某些植物性异物，如花生米、黄豆等，含有游离脂酸，具刺激性，可引起严重的呼吸道黏膜急性弥漫性炎性反应，甚至发生支气管阻塞，故有植物性支气管炎或花生性支气管炎（arachidic bronchitis）之称。化学合成品类异物对组织刺激较小。

2. 异物的大小和形状　光滑、细小的金属异物，对支气管黏膜刺激甚小，较少引起炎症。尖锐的异物日久可穿入附近软组织，引起并发症。表面粗糙生锈的金属异物，对黏膜刺激性较大，日久产生肉芽组织，可阻塞支气管腔。植物性异物对呼吸道黏膜除有显著刺激性外，其所引起的病变与异物的大小和形状也有关系。如较大的蚕豆进入支气管膨胀后，可使其远侧支气管的通气、引流完全受阻，而扁平、光滑的西瓜子出现的反应则较轻微。我们曾见 1 例 1½岁的患儿，西瓜子进入左支气管已 11 个月，长期以“左下叶肺炎”在外诊治而未出现其他严重病变。另一例 10 岁患儿，塑料笔套吸入左主支气管达 16 个月，虽曾多次臆断为肺炎，肺结核或肺脓肿，进行过抗感染治疗，但一直未出现明显的呼吸困难，终因反复 X 线胸部拍片才确诊为异物。

3. 异物的存留时间　一般说来，异物存留愈久，为害愈甚，尤以刺激性较强、容易移动变位或在支气管内形成阻塞的异物为甚。长久存留的异物，可加重支气管阻塞，形成肺气肿、肺不张（肺无气）。肺部炎症也渐扩大，波及同侧或对侧的其他肺叶，发生肺炎、支气管扩张、肺脓肿及脓胸等。肺气肿严重者，可致肺泡破裂，发生间质性气肿，空气窜入邻近组织，则形成纵隔气肿、气胸、皮下气肿或腹膜后气肿等。如异物种类、大小、形状及所在部位等条件相似，则在呼吸道内停留时间较短者，一经取出后，其所引起的病变较易恢复；时间较长者，虽经取出，其所产生的病变恢复较慢或不一定完全恢复。

【症状及检查】

徐荫祥（1958）将气管支气管异物所产生的症状分为 4 期：①异物进入期：必有哽气及剧咳；②安静期：症状消失或极轻微；③刺激或炎症期：可有咳嗽和肺不张或肺气肿的一切症状；④并发症期：可出现相应肺部并发症的症状。因异物必须首先通过喉部方能进入下呼吸道，故呼吸道异物的首见症状是喉痉挛，严重者可于吸入异物后很快发生窒息而死亡。若异物过喉而入支气管内，则继而出现一段或长或短的无症状期，故诊断易于疏忽。嗣后发生的症状，视异物阻塞的部位和程度、诱发炎症的轻重，以及有无并发症而定。因异物可随呼吸气流发生变位活动，故常交替出现下述异物症状：

1. 喉异物　当异物进入喉内时，因反射性喉（声带）痉挛而引起吸气性呼吸困难及刺激性剧咳。若异物停留于喉入口，则有咽下疼痛或咽下困难。若异物存留于声门裂，大者立即发生窒息，小者出现高声呛咳、呼吸困难、发绀、喘鸣、声嘶或失声，发声时可有异物感及喉痛出现。在小儿，呼吸困难及喘鸣特别严重。尖锐异物刺伤喉部者，可发生咳血甚至皮下气肿。异物尚可在喉腔引起炎症反应，加重喉阻塞和引起下行性感染。

2. 气管异物　因异物刺激呼吸道黏膜而发生呛咳（有时可咳出血液）、气喘、呼吸困难和异常呼吸声。异物阻塞气管，或位于气管隆嵴而使两侧主支气管通气受到严重障碍者，可发生严重呼吸困难甚至窒息。如异物较小，可在声门裂和支气管之间随呼吸气流上下活动，则出现阵发性咳嗽及典型的异常呼吸声。即当呼气时异物随气流向上冲撞声带，张口咳嗽时可听到撞击声；在喉部和气管部位触诊，也可触到碰撞振动感；有时尚可听到哮喘样喘鸣声。异物体轻而小（如西瓜子、葵花子等），能随呼吸气流在气管内上下飘荡者，有时可闻拍扑气管声或鼓翼声（拍翅声）。此时，若用听诊器放在颈前听诊，更易清晰听到此种拍击声。

3. 支气管异物　支气管异物以位于右侧支气管者多

见。异物进入支气管后依其大小、种类和位置的不同而出现各种症状。当异物尚能活动时，则有痉挛性高声呛咳，呼吸时虽有部分阻塞现象，但不引起明显肺部病变（图 5-5-1（1））。若部分阻塞支气管腔，则可能发生轻度呼吸困难或胸部不适感。异物停定后则症状消失或显著减轻，只有轻度咳嗽。若在昏迷或麻醉时吸入异物，则常无此种症状，在此时期中检查，可能发现明显的早期体征，如类似哮喘样声，张口呼吸时特别清楚；主支气管完全阻塞时患侧呼吸声消失，吸气时患侧胸部扩张受限，患侧胸部语颤减弱，叩诊有时呈浊音。

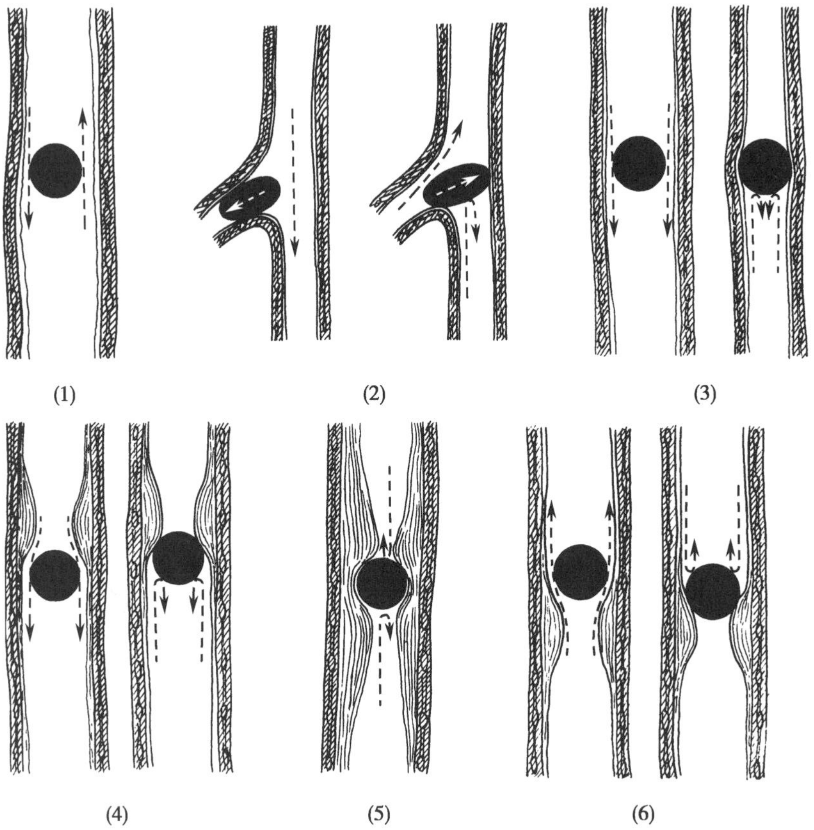

图 5-5-1　异物引起呼吸道的各种通气状况

（1）未形成通气阻塞　（2）活瓣样阻塞，形成肺气肿　（3）呼气性阻塞，形成肺气肿　（4）呼气性阻塞形成肺气肿的另一种形式　（5）异物嵌顿，形成肺不张　（6）吸气性阻塞，形成肺不张

支气管异物检查所见尚有：①如支气管内发生呼气性活瓣样阻塞，空气只可进而不可出，则其下方肺叶发生阻塞性肺气肿（图 5-5-1（2）），叩诊显示反响过强，心脏向健侧移位。严重者肺泡破裂而发生间质性气肿，甚至气胸、皮下气肿、纵隔气肿或腹膜后气肿等体征。肺气肿也可发生于支气管不完全阻塞病例，因吸气时管腔扩大，空气进入；呼气时，管腔缩小，呼气受阻（图 5-5-1（3）），故形成气肿。异物上方黏膜肿胀者，空气也可能较易吸入而不易呼出（图 5-5-1（4）），也可产生肺气肿；②如发生吸气性活瓣样阻塞或嵌顿性异物使支气管管腔完全阻塞，空气不能入肺，而肺中空气逐渐被吸收或在咳嗽时外逸，阻塞的下方的肺部发生肺不张（图 5-5-1（5）），叩诊呈浊音，心脏向病侧移位，听诊患侧呼吸声减弱。异物下方支气管黏膜肿胀者，呼吸时气流易出难进（图 5-5-1（6）），也可形成肺不张。肺不张及肺气肿，也可视为呼吸道异物的并发症。

【并发症】

根据异物性质的不同，支气管和肺将发生程度不一的继发性病变。植物性和动物性异物除引起阻塞病变外，由于化学性刺激、变态反应及异物污染等因素，可发生化脓性气管支气管炎、吸入性肺炎或肺脓肿。矿物性和化学合成类异物，一般多只发生阻塞现象，很少发生感染，但长期未取出者，也可引起致命的肺部病变。异物所在处因长期受压，产生肉芽及压迫性溃疡，可遗留支气管狭窄。此外，尚可引起支气管扩张、支气管肺炎、肺坏疽或脓毒血症等。

根据我科往年 869 例的统计，并发症的发生率占

40.0%；按其出现多少的顺序，为肺不张、肺炎或支气管肺炎、肺气肿、纵隔气肿、气胸、心力衰竭、渗出性胸膜炎、皮下气肿、肺脓肿、脓毒血症及脑缺氧后遗症等。其中只有一种并发症者占大多数，其次有两种并发症甚至3种并发症者；个别病例先后或同时发生4种并发症。

【诊断】

主要根据异物吸入病史或可疑病史及典型症状，辅以必要的体格检查和X线检查或CT扫描；对疑难病例，可行诊断性内镜检查。

1. 详细询问病史　病史最重要，应详细追问有无异物吸入史或异物接触史，以及突发高声呛咳，气急、声嘶等症状。尤其是当小儿进食或玩耍中突然发生上述症状者更为可疑。此外，因异物位置可能多变，故可产生症状的多样性和多变性，即“有症状期”和“无症状期”，严重症状与轻微症状可交替出现，须予注意。

2. 体格检查　特别注意听诊及触诊。气管内活动异物可听到撞击声，张口咳嗽时更明显；触诊气管时有碰撞振动感；张口呼吸可听到哮喘样喘鸣。支气管异物可有肺炎、肺气肿或肺不张等体征。

3. 影像学检查　金属异物在正位及侧位X线透视或拍片下多可见及，必要时可行CT检查。对放射线能透过的异物，则采用透视下观察纵隔及横膈的运动情况加以推断，即注意呼吸时，纵隔有无矛盾运动（因心脏在纵隔中占据重要位置，阴影较易观察，故也有称心脏矛盾运动者）及有无肺部病变等，可以帮助诊断。

纵隔（心脏）矛盾运动：气管内非金属性异物若引起气道活瓣状部分阻塞，可引起两侧肺气肿和纵隔（心脏）的矛盾运动。后者表现为：在X线透视下或吸气时拍片，见膈肌下降时心影横径反而增大；呼气时拍片，膈肌上升时心影横径缩小，（与正常人吸气时心影变小，呼气时心影增大的现象相反）。

4. 喉镜及支气管镜检查　成人喉部异物常可经间接喉镜得到确诊。儿童喉部异物常以直接喉镜诊断。至于气管和支气管异物的确切诊断，常需依靠直接喉镜和支气管镜检查。在作喉镜和支气管镜检查时，必须同时预备合适的钳取异物器械，以便发现异物时可随时取出。

【预后】

呼吸道异物如不及时诊治，预后严重。早期由于窒息，晚期由于各种并发症，尤其是肺部的并发症，以及在手术治疗（经内镜探取或气管切开术）中或术后，均可发生危险或引起死亡。根据国内外报道，呼吸道异物自然咳出的可能性约为2%～4%。死亡率约为1.6%～7%。朱富高等（2006）报道小儿呼吸道异物1276例，窒息死亡者3例，死亡率为0.24%。

由于诊断和治疗水平的提高，施用药物等防治并发症的措施不断改善，尤其是相关设备和麻醉方法的改进，有关呼吸道异物的知识和经验的积累，以及内镜操作技术的熟练掌握，呼吸道异物的死亡率已明显下降。

【预防】

1. 广泛开展宣教工作　教育小孩勿将细小物件放入口内。家长及保育人员应管理好小孩的食物及玩具。因为小儿磨牙尚未成长，如瓜子、核果、花生、蚕豆等硬东西有时嚼不烂，容易形成异物，对3岁以下的小孩尤应注意。吃饭宜细嚼缓咽，勿高声谈笑。小孩吃东西时不要嬉戏打闹，不可诱其发笑、恐吓或打骂。

2. 如咽内有异物，绝不可用手指挖取，也不可用大块食物咽压，应设法诱其吐出或咳出。

3. 全身麻醉及昏迷的患者，须注意是否有义齿或松动的牙齿；施行上呼吸道手术时应注意检查器械，防止松脱；切除的组织，应以钳夹持，勿使滑落。

第二节　呼吸道异物的手术疗法

用直接喉镜或支气管镜经由口腔，或个别情况下经由气管切开取出异物，是治疗呼吸道异物最有效的办法。凡通过支气管镜确实无法取出的异物，可行开胸手术、切开支气管取出异物或行肺叶切除术。

一、异物取出术前的注意事项

1. 呼吸道异物一般均应尽早取出，以避免或减少发生窒息及并发症的机会。

2. 患者如无明显呼吸困难，但因支气管炎、肺炎等严重并发症而有高热和一般情况衰弱（如多日未进食或失水现象严重等）者，即时取出异物，虽非绝对禁忌，仍宜先行抗炎及输液等疗法，密切观察有无突发性呼吸困难，略待体温下降，一般情况好转后再行异物取出术。

3. 病情严重、呼吸极度困难，再加设备不全时，可先行气管切开术，以免发生窒息。

4. 已有气胸、纵隔气肿等并发症，肺被大部压缩者，应首先治疗气胸或纵隔气肿，待积气消失或明显缓解后再行异物取出术。若有心力衰竭，应予适当治疗，以免术中发生意外。其他如术前安静、给氧等，均有助于缺氧现象的改善。

5. 术前应详细检查患者，了解异物的位置、种类、大小及形状等。

6. 挑选适当器械，如按患儿年龄选择适当的直接喉镜、支气管镜、喉与支气管异物钳（图 5-5-2）及吸引器等。研讨急救措施与准备急救用品。

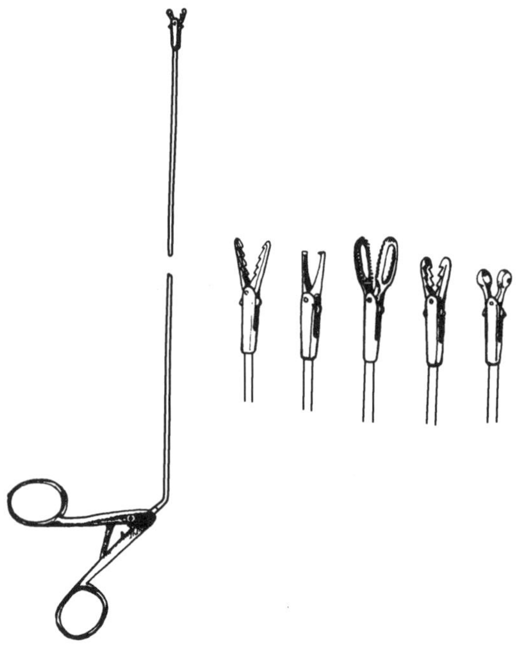

图 5-5-2 支气管异物钳及活检钳（取肉芽用）

二、经直接喉镜异物取出法

在成年患者可用局麻，在患儿则无需任何麻醉，操作简便，掌握较易，成功率高，患者痛苦较小，术后发生喉水肿者也少。喉部异物及气管内活动异物一般均可用此法取出。我们所有的各种呼吸道异物病例（包括病房与门诊病例）半数以上即用此法取出。我国于 1946 年已开始经直接喉镜探取气管、支气管异物。

本法操作要点如下：

1. 取仰卧位，用直接喉镜挑起会厌，充分暴露声门裂，吸净咽喉部及声门下腔分泌物，注意看清声门裂，观察声门裂下方有无异物。因气管成扁圆形，患者又处于仰卧位，西瓜子等扁平形异物大多平卧于气管内或声门裂下，并且靠近后壁。

2. 将鳄鱼嘴式喉异物钳的钳嘴闭合，钳柄向右，趁吸气时声门裂张开之际，伸入声门下腔，立即顺时针旋转钳柄使钳嘴两叶上下（就患者自身而言，即钳嘴呈前后方向）张开。若能看见异物，则视情况适当调整钳嘴张开方向，立即对准夹住；若异物不能见及，则待患者剧烈咳嗽（因喉镜及异物钳的刺激，必将引起反射性咳嗽）、异物被呼出的气流冲向声门下腔时，立即关闭钳嘴，多可夹住。如仍未夹得异物，则可将钳嘴两叶于上下方向张开后，逐渐向气管内伸入，并时开时闭，如已接触异物或夹住异物，术者便有明显感觉，钳嘴也不能完全关紧。感觉夹住异物后，即将异物钳向外退出。钳嘴越过声门裂时不可过急，应先将钳柄做逆时针旋转 90°，使钳嘴两叶与声带平行，趁吸气时，声带张开之际退出声门裂。这样多可使异物顺利通过声门裂，避免或减少异物经过声门裂时，由于刺激声带引起痉挛遭致阻抗，或与声带碰撞而滑落或破碎的机会。若钳嘴两叶上下张开不能夹得异物时，即应将钳柄逆时针旋转 90°，使钳嘴左右张开，如上法再次试行夹取。有时还须灵活转动钳嘴张开的方向，以夹取形状不规则的异物。

3. 当声门裂紧闭时，切不可强行用力将异物钳伸入，以免损伤声带或喉的其他部分，引起水肿。异物钳经过声门裂向气管或支气管内伸入时，钳嘴一定要时开时闭，缓缓前进，探取异物。决不可关闭钳嘴，猛然下伸，否则钳嘴将越过异物或将异物推向支气管内，增加取出的困难。

4. 在气管或支气管内探取异物时，若夹住黏膜、气管隆嵴（carina of trachea）或支气管分叶隆嵴，异物钳即无法顺势退出并觉随呼吸而移动，轻轻牵拉异物钳时则有弹性阻力感觉。此时应立即张开钳嘴，松脱所夹组织，稍微移动异物钳的位置再行夹取。切忌将异物钳强行拉出，以免造成严重损伤或引起并发症。

5. 如异物嵌顿于声门裂或夹取时滑脱于声门下腔，有窒息现象发生而异物又难以立即取出者，可用异物钳或吸引器头将异物立即推入气管内，待呼吸改善后再行夹取。

6. 患者头位稍偏左，使气管与右支气管成一直线，按上述方法伸入异物钳，可探取右主支气管异物。左支气管倾斜度较大，且较细长，在直接喉镜下探取其内异物的成功率较低。若异物在支气管内停留时间较久，或已引起阻塞性肺不张者，则以支气管镜法取出为宜。因这时支气管壁与异物之间几无空隙，钳嘴两叶无法张开伸入，在不能明视的情况下，异物钳的方向也很难与支气管方向完全一致，故不如改用支气管镜法为佳。

7. 异物取出后，立即详细检查是否完整，如疑有残余，即如法在直接喉镜下再次夹取。但异物钳出入声门裂及在气管内反复探取不宜太多，否则术后可出现明显肿胀反应。在整个手术过程中，应一直用直接喉镜挑起会厌，不要移动或退出，用以保持呼吸通畅，以便必要时吸引喉及气管内分泌物或再次夹取异物之用。待手术完毕，方取出直接喉镜。

8. 在直接喉镜下多次试取仍不成功者，则视情况立即或缓期改用支气管镜法取出异物。

三、经支气管镜异物取出法

凡在直接喉镜下不能取出的呼吸道异物，或尖锐有刺的非活动性异物，已发胀破碎的豆类异物，以及绝大多数支气管异物，尤其是左支气管异物与停留已久或伴有阻塞性肺不张的支气管异物，均应以支气管镜法取出。

一般取仰卧位，儿童患者可不用麻醉（简称无麻）或用全身麻醉，成年患者则用局麻或全麻；个别成年患者也可于局麻下取半坐位施术。现将操作要点与某些特殊取出方法介绍如下：

1. 对儿童患者，先用直接喉镜挑起会厌，暴露声门裂，吸净咽喉部分泌物，看清声门下腔确无异物时，即以大小适当的支气管镜经由侧开式直接喉镜于患者吸气之际越过声门裂，送入气管内，然后取下直接喉镜。支气管镜通过声门裂时管柄向右，使成水平，远端斜口向左，使从镜内只能看到左侧声带，如此既易插入支气管镜，又可避免损伤声带。成人可不用喉镜而直接插入支气管镜。支气管镜在气管内应保持在正中位置，并不断转动管柄，缓缓前进，下端斜口不时朝向气管管腔的不同部位，注意察看，以免越过异物或将异物推向深处。

2. 若已看见异物，即将支气管镜远端接近异物，察看并根据异物露出部分的形状和位置，黏膜肿胀情况，以及异物与气管或支气管壁之间的间隙等，调整支气管镜位置，使与支气管在同一直线上并对准异物的中心，确定支气管异物钳的钳嘴张开方向，然后趁患者吸气、支气管扩大之际，将钳嘴张开的两叶伸向异物的两旁夹住。

3. 钳嘴夹住异物后即不能完全闭合，术者可通过钳柄感觉出来。若为易碎异物，用力不可过大，以免夹碎。若系金属类异物，用力宜稍大些，以便夹紧异物，免其滑脱。若异物体积较小，即将其从镜管内取出，如系不完整的碎块，可反复夹取，至取尽为止。

4. 异物较大不能经由支气管镜内取出者，用异物钳夹住异物后，将之拉拢固定于支气管镜的远端，使管口能适当保护异物少遭碰撞，术者左手移向支气管镜近端管口并以食指和中指夹持镜管，拇指固定钳杆于管壁处，右手紧持钳柄，然后将支气管镜、异物钳连同异物以相同速度缓缓向外退出（图 5-5-3）。若异物钳较支气管镜退出为快，则异物即被支气管镜的远端碰掉。若异物钳较支气管镜退出为慢，则异物将远离支气管镜远端，失去保护而易滑落。通过声门裂时须将钳柄转成水平，使钳嘴两叶从两侧保护异物，以免异物与声带相撞而滑脱下坠，或在声门裂处嵌住发生窒息。万一异物滑脱并嵌于喉部出现窒息现象，应立即改用直接喉镜取出异物，或将嵌顿于声门下腔的异物推回气管内。

5. 若为尖锐异物，须将其锐端夹住拉入支气管镜内，或将其改变方向使锐端向下，以免取出时刺伤支气管或气管，甚至刺卡于声门下腔造成取出困难或危险。

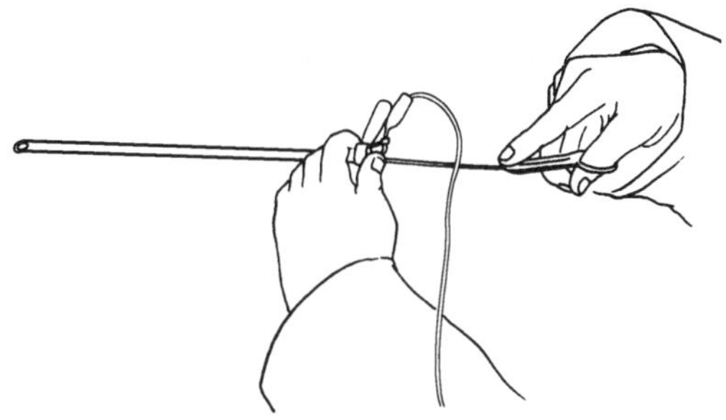

图 5-5-3　镜、钳同时退出的手法

注射针头等较长的尖锐异物如需转动方向方能取出者，可将其从支气管拖至（或从气管推至）气管隆嵴处，使其锐端向下，伸入另一侧支气管内，钝端便可伸入气管，便于夹住；或将钝端伸入一侧支气管内，使尖端向上，将其夹住后拉入支气管镜内，然后取出。

6. 塑料笔套及钢笔尾帽吸入气管及支气管时，绝大多数都是顶端向下，空心向上。常可用异物钳夹住上口一侧的边缘，以支气管镜远端斜口作保护，与支气管镜一同经声门裂取出。必要时也可先作气管切开术，将异物从气管切口处取出。如异物停留较久，支气管黏膜肿胀将其上口周围边缘遮住而无钳取缝隙者，可先用 1‰ 肾上腺素溶液数滴滴入或用以涂擦该处黏膜，待肿胀稍微减轻后，即趁患者吸气、支气管微有扩张之际，以异物钳伸入夹取。空心向上的塑料笔套或钢笔尾帽，也可用钳嘴两叶外侧有齿的扩张、撑开卡住异物取出（图 5-5-4（1）），即先将钳嘴关闭伸入笔套或尾帽的空心内，再张开卡住异物取出。锐端向上的塑料笔套或塑料弹头，可用钳嘴两叶分叉并有锐齿的四爪式钳子（图 5-5-4（2））夹取。或用支气管镜电灼器（bronchoscopic cautery）法取出：即用一特制长柄电灼器由支气管镜内伸入并准确接触异物，随即通电数秒钟且轻轻前推，将电灼器针头插入异物内，然后关断电源使之冷却，片刻后随同支气管镜取出电灼器，异物即固定于电灼器针头上一并取出。董民声（1974）介绍，空心向上的塑料笔套依上法通电后如不能凝固于电灼器针头者，则先用此类电灼器经笔套的空心伸入尖端灼一小洞，然后以一远端具有外螺纹的长柄螺钉伸入笔套尖端所灼的小洞，旋转固定后连同支气管镜取出（图 5-5-5）。

7. 在探取异物的手术过程中，应随时吸净呼吸道内

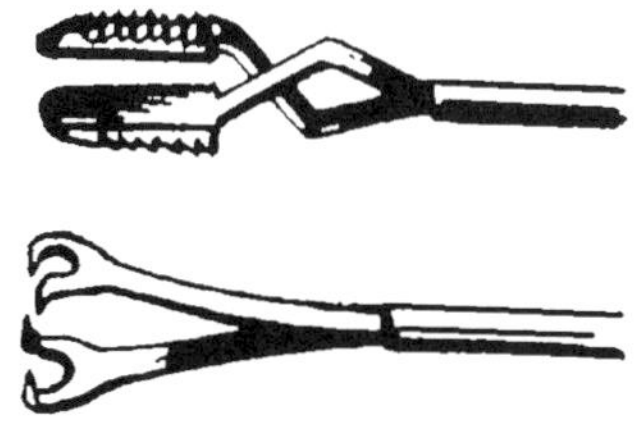

图 5-5-4（1，2）　取塑料笔套的两种异物钳

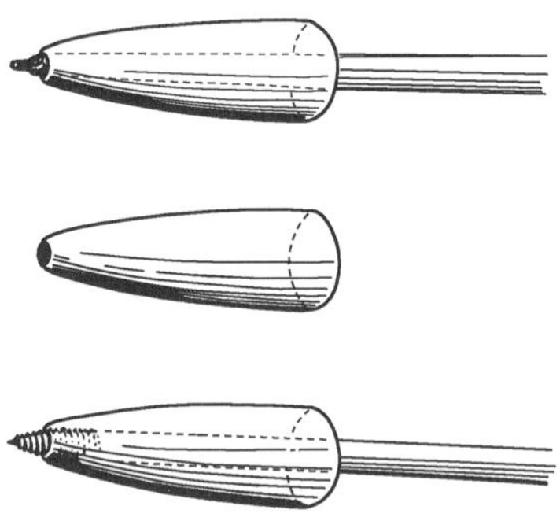

图 5-5-5 塑料笔套取出法

自上而下：灼孔；孔成；螺丝旋入孔中固定以便取出

分泌物，以免阻碍呼吸与视线。若患者有发绀等缺氧现象，须经支气管镜旁管吹入氧气。在窥寻异物时，须详细察看气管及两侧支气管，因未固定的异物常可移动变位，且可为多发性，或已破碎的豆类异物可散在于各处。有时在明视下不能看到的支气管深处异物，可用异物钳摸索而得。若异物吸入史、症状及体征均较明确，经 1～2 次支气管镜检查未见异物或未探得异物者，也不能完全排除异物存在的可能。我们有 1 例 3 岁患儿，经前后相隔数日的两次支气管镜检查，均未见到或探得异物，又数日后再行第 3 次支气管镜检查，才于右支气管内取出西瓜子一颗。

8. 在取出气管和支气管异物的手术过程中，有时可发生“窒息性异物变位”，即异物经过声门裂时，忽然滑脱卡在声门裂处或声门下腔、落入气管内或原无异物侧（健侧）的支气管中，均可发生窒息。此种情况多发生于一侧阻塞性支气管异物，乃因患侧阻塞性肺不张不能立即恢复，而落入气管内的异物势必影响健侧肺的通气量；或滑脱的异物被吸入健侧支气管内，使仅存的呼吸径路又被阻塞，以致突然发生严重缺氧、窒息，甚至引起死亡。其抢救措施是：

（1）立即插入直接喉镜，用鳄鱼嘴式喉异物钳取出可以见及的声门裂或声门下腔异物；万一嵌顿过紧，没有钳取缝隙时，可将异物推入气管，待呼吸改善后再行取出。

（2）若在直接喉镜下不能看见异物，应立即插入支气管镜，除注意气管内有无异物及分泌物外，首先检查“健侧”支气管，如见异物，立即取出，或迅速钳碎后分块取出，常可使患者得到挽救。此时若先从原患侧支气管寻找异常，即将延误抢救时机，造成危险。病情紧急者，如估计再次插入支气管镜也很难将异物通过声门裂顺利取出，为避免即将发生窒息（或患儿已进入窒息状态），可试在支气管镜下将异物从健侧支气管钳出，并立即置入原患侧主支气管内，随即将支气管镜对准健侧主支气管，待呼吸改善、窒息解除后，再行异物取出术（夹碎异物后分块取出或行气管切开术取出）。

（3）必要时施行人工呼吸与给氧。

9. X 线透视下异物取出法　细小的金属异物，如大头针、牙科根管治疗针或金属碎片等进入肺段支气管内者，普通支气管镜检查法不能见及。此时可用纤维支气管镜插入肺段支气管夹取。亦可用可视潜窥镜，伸到肺段支气管口寻找、发现和定位异物，然后在 X 线透视指引下伸入异物钳，对准异物夹取之。若肺组织被夹住，异物钳即不能退出，须放松后在 X 线透视下细心再夹，切不可强行拉出，以免造成肺组织严重损伤，引起出血或气胸等并发症。

10. 磁铁吸取异物法　由铝、镍、钴、铁于高压下铸成的一种永久性磁铁，能吸出超出其重量 25 倍的钢、铁等透磁性金属异物。可将此种磁铁作成直径约 0.3cm、长 3～4cm 的小圆柱，焊接于一条细长金属柄的远端（或弹簧端）上。采用此法之前，可取与异物相同的物品，测其有无吸引力。使用时，经直接喉镜或支气管镜将磁铁伸入气管或支气管、甚至肺段支气管，在 X 线透视指引下，使磁铁与异物接触，然后缓缓退出磁铁，异物往往被其吸住引出。此法甚为安全，一般无何损伤，但因吸引力较弱，若遇阻挡或碰撞，异物即不易吸出或易滑脱，若已滑脱可重新吸取，或改用普通方法钳取。

四、经可视潜窥镜异物取出法

可视潜窥镜与特制匹配的异物钳联合应用，可显著增强窥视异物及周围组织结构的清晰度，有利于探寻、发现细小异物，减少周围组织结构的损伤，能进一步提高气管、支气管异物取出的成功率，减少并发症的发生。

目前较常用的可视潜窥镜（Hopkins Telescopes）为德国 Storz 公司产品，它有不同粗细的直径和长度，且有直前视的 0°镜、前斜视的 30°镜和前侧视的 90°镜等不同类型，故可根据患者情况（成人或儿童及身高等）选用（相应的）较细较长的可视潜窥镜（如成人可选用 2.7mm×45cm）置入硬管支气管镜内并伸出镜管远端直达肺段支气管口寻找，发现细小异物的位置和深度，然后伸入异物钳接近靠拢和夹取异物。王军等（2006）报道于支气管镜内辅助应用气管内镜（Hopkins 型）成功取出肺段支气管异物 6 例，其中 2 例是在 X 线透视机透视指引下取出的（大头针、气枪子弹）。

五、经纤维支气管镜异物取出法

气管支气管异物一般（绝大多数）都可在硬管支气

管镜或可视潜窥镜取出。但在下列情况下的异物，主要是细小异物就需要应用纤维支气管镜才能发现、定位与取出：①硬管支气管镜不能达到的肺段支气管异物，如两下肺的下叶支气管的底段支或两上肺的上叶支气管的各肺段支气管内的细小异物；②以夹取细小的金属异物最为适宜，如金属丝、大头针、缝衣针、金属钉等；③因颈椎等病变，头位不能后仰；或由于颌面畸形或骨折等原因，导致张口困难的患者；④已使用呼吸机施行人工呼吸的患者。

但纤维支气管镜的镜身为实体，使用时有加重呼吸困难的危险，且难以夹取较大或脆而易碎裂的异物。

使用纤维支气管镜时，必须根据患者情况，异物特征及所在位置，结合纤维支气管镜的特点利弊全面权衡后选用之。

六、术后注意事项

1. 加强护理，详细观察，如有喉水肿发生严重呼吸困难者，须作气管切开术。术前或术后有其他并发症者，应进行治疗。

2. 酌情使用肾上腺皮质激素与抗生素类药物，以防发生并发症。激素使用适宜者，可减少喉水肿的发生或发展。

3. 已经行气管切开术者，需注意有无异物碎块从气管套管处咳出或吸出。术后一定时期仍有不明原因的堵管或拔管困难者，应考虑到有残余异物被咳至气管套管上方，堵塞声门下腔的可能，宜行直接喉镜检查。

4. 异物未取尽或术后仍有异物的症状或体征者，应选择适当时机，再次施行直接喉镜或支气管镜检查。

5. 经各种方法多次试取仍无法取出的肺叶支气管（二级支气管）或肺段支气管（三级支气管）内嵌顿牢固的异物患者，应请胸外科会诊，考虑行开胸取出手术。

第三节 全身麻醉在呼吸道异物取出术中的应用

在气管、支气管异物患者施用支气管镜法取出异物时，以往除成人使用表面麻醉外，对儿童一般不用任何麻醉（以下称“无麻”），采用全身麻醉亦多视为禁忌。主要认为：已有呼吸道阻塞症状的异物患者，使用全身麻醉会增加呼吸困难。近年来施用全身麻醉于内镜检查术者，已呈日渐增多趋势，已有较多医院甚至常规地将全麻用于经支气管镜异物取出术。我院自 1968 年 8 月开始施行全麻支气管镜法探取异物，认为其较无麻或局麻的优点为多，条件具备，使用得当，亦较安全。

一、与麻醉及支气管镜检查法有关的病理生理

呼吸道异物患儿的病理生理以及经支气管镜探取异物对机体的影响，是考虑与麻醉有关问题的基础，现从三方面加以探讨。

（一）异物导致呼吸功能的改变

小儿呼吸道狭小，呼吸中枢不够稳定，呼吸频率较快，潮气量小。呼吸道有异物存留时，对呼吸功能的影响势必较成人为重，且其因素是多方面的。首先异物引起呼吸道阻塞及呼吸阻力增加，发生通气功能障碍。异物对通气功能影响的程度，取决于呼吸道管径宽窄（与患儿年龄有关）、异物大小及所在部位。异物引起的气管、支气管炎症，则影响呼吸道管径，阻碍通气功能。

另外，异物可引起肺炎、肺不张、肺气肿等并发症，致使肺泡交换面积减少，解剖无效腔及残气量增加，肺活量减少，因而更加重了呼吸功能的障碍。若为矿物性小异物，病期短而无肺部并发症者，尚可通过代偿功能维持呼吸；若为植物性较大异物，病期较长，呼吸道阻塞严重，肺泡已有病变者，则常使机体对呼吸道阻塞的代偿功能（增加呼吸道交换量及加强通气等）削弱或丧失。加之，由于用力呼吸，一些辅助呼吸肌（如斜角肌、前锯肌、胸大肌、胸小肌、胸锁乳突肌及腹肌等）也参与呼吸运动，此时呼吸肌的氧消耗量可较正常时高达 10 倍，代谢增加，机体的需氧量也随之增加，因而造成呼吸功能更大的负担。如果进而引起呼吸肌的疲劳及肺泡弹性降低，则呼吸功能的障碍将更为严重。缺氧、二氧化碳积聚和血液氢离子浓度的增加，反过来又要求呼吸进一步增强，以致造成恶性循环。若在无麻下为患儿进行支气管镜法取异物时，由于手术室的环境与手术本身的刺激，引起患儿恐惧与烦躁不安，代谢增加，氧消耗量更大；加上支气管镜插入后，呼吸道管腔更为狭小，就更增加了患儿呼吸功能障碍的严重性。

（二）支气管镜检查引起的反射

喉、气管及支气管均有迷走神经支配，小儿的神经系统又不够稳定，因而在施行支气管镜检查时，由于手术器械的刺激，容易引起喉痉挛和其他一些反射。例如，当支气管镜插入时，因刺激可引起迷走神经兴奋而致发生一过性心律变慢。在缺氧程度不重、二氧化碳蓄积不多者，则经极短时间（约 30 秒）心律又复加快。由于呼吸道异物的存在或肺部并发症的发生，以及患儿的惊恐与挣扎，可加重缺氧和二氧化碳的积聚。在这种情况下，心律变慢可导致心跳骤停；在麻醉过浅时，也易引起同样情况。这是很危险的，必须注意预防。绝大部分病例均只出现窦性心动过速，此系交感神经兴奋之

故；亦可发生心律不齐。

（三）全身麻醉对呼吸功能的影响

麻醉前常用副交感神经阻滞剂—阿托品，以减少呼吸道分泌物，但可致黏液稠厚，不利于排出；应用巴比妥类药如苯巴比妥（luminal）以镇静和减少惊恐，但此类药可抑制呼吸和咳嗽反射。有些麻醉药如硫苯妥钠可引起喉、支气管痉挛；几乎各种全麻药所致的意识丧失及腭、咽部和下颌松弛，可导致舌根后坠、咽腔缩小，加重通气障碍。但由于咽喉部表面麻醉剂的喷用，以及硬管内镜的立即插入和吸引，上述副反应可予以克服。

概括起来，全麻药物对呼吸的影响可有：①有的药物如硫苯妥钠、甲氧氟烷等可以通过神经中枢的作用抑制呼吸，而有些药物如乙醚（现已很少应用）等则可作用于肺的感受器，通过迷走神经反射以增加呼吸速率；②对二氧化碳分压变化引起反应的延髓化学感受器，对于有呼吸抑制作用的药物甚为敏感；这或是由于此类药物直接抑制延髓化学感受器，抑或阻滞了某些为充分对 CO_2 发生反应所必需的区域；③延髓网状激活系统（reticular activating system，RAS）可被麻醉药物所抑制；由于 RAS 对许多感觉或警觉性刺激引起反应，故醒着的人当其 $PCO_2 < 2.67kPa$（20mmHg）时，呼吸仍可维持；但被麻醉的患者则否，因其 RAS 和延髓化学感受器均受到抑制；④当延髓化学感受器和 RAS 因全麻而极少活动时，外周化学感受器却仍在继续发挥作用，且能较好地维持低氧血症患者的呼吸。亦即深麻醉的患者除对低氧血症还能发生呼吸反应外，其他的呼吸性刺激大都失去作用，此时如给予氧吸入，则将使外周化学感受器失去效应，并可导致呼吸暂停。当麻醉加深时，对于呼吸的控制已从延髓化学感受器转移到外周化学感受器；此时对 CO_2 变化的敏感性已明显下降，但对低氧的反应则仍然存在。

通常情况下，呼吸道异物行全麻支气管镜检查和探取时，其麻醉并不太深，对延髓呼吸中枢的抑制有限；若对麻醉药物和全麻方法选用适当，上述的某些变化并不一定出现。但麻醉师和手术者对此应有充分了解，以便采取相应的防治措施。

二、全麻适应证、全麻方法及其选择

（一）全麻适应证

对呼吸道异物患者，可根据具体情况，如年龄、全身状况、呼吸困难程度、异物性质、形状、大小和存留时间，以及麻醉的设施和技术条件等选择无麻、局麻或全麻。根据我们的体会，凡经无麻探取异物失败的大部分患者或术前已明确或估计有下列情况之一者，均可考虑施用全麻支气管镜下异物探取术：①异物较大，形状不规则或有锐尖，如塑料笔套，注射针头等；②主支气管内大而易碎的植物性异物，如整颗蚕豆、花生米等；③支气管阻塞性异物；④肺段支气管的细小异物；⑤诊断不明确或预计手术操作时间较长者。如患儿情况甚差或呼吸困难严重者，可先给氧，矫正脱水或酸中毒，或个别呼吸困难严重而又难以缓解的患者必要时先行气管切开术，待情况改善后，再行全麻支气管镜法取出异物。

（二）全麻方法

呼吸道异物取出术的成败与妥善的麻醉、呼吸道的通畅和充分的供氧有密切的关系。随着麻醉学的进展，以往较常用的乙醚吸入麻醉现已少用或不用。麻醉方法各地不尽相同，仅将几种全麻方法择要介绍于下：

1. γ-羟基丁酸钠（又称羟丁酸钠）、氯胺酮静脉复合麻醉　间位羟基丁酸钠（sodium γ-hydroxybutyrate，γ-OH）是 γ-氨丁酸的中间代谢产物，用药后能抑制中枢神经系统，引起类似自然睡眠的麻醉现象。此药毒性低，对循环有促进作用，用药后常伴有血压升高，脉搏减慢；对呼吸道无明显影响，有时可出现呼吸频率减慢；可使咽喉反射抑制、下颌松弛，有利于内镜插入。麻醉诱导平稳，有时可出现面部、肩部及肢体肌肉颤动或抽动现象。静注后约 5 分钟出现嗜睡，15 分钟左右进入深睡，作用持续 1 小时以上。此药只能引起深度睡眠而无镇痛作用；故常与作用快，镇痛强（用药后 30 秒即产生深度镇痛、意识模糊）而维持时间短（约 10 ~ 15 分钟）的氯胺酮（ketamine）静脉复合应用，其协同作用和互补作用能维持较长麻醉时间，便于手术进行。

方法：术前半小时皮下注射或肌注阿托品 0.01mg/kg（成人 0.5mg/次），以抑制副交感神经兴奋；年龄较大者肌注安定 0.2mg/kg。麻醉开始时先静脉缓注 γ-羟基丁酸钠 60 ~ 80mg/kg，约 10 分钟后静脉缓注氯胺酮 2mg/kg。随着患者进入麻醉状态，出现下颌松弛，即于直接喉镜下用 1% 丁卡因溶液行咽喉表面喷雾麻醉；然后经侧开式小儿直接喉镜导入支气管镜或直接插入支气管镜进行检查及夹取异物。γ-羟基丁酸钠首次用药的作用时间约 45 ~ 60 分钟，一般对支气管镜检查及呼吸道异物取出术已够用。术中还可根据患儿的反应或手术时间延长等需要继续追加氯胺酮 1 ~ 2mg/kg 或 1/3 ~ 1/2 首次剂量的 γ-羟基丁酸钠，以维持麻醉深度。也有先肌注氯胺酮 4 ~ 6mg/kg，待意识消失后，再缓慢静注 γ-羟基丁酸钠 60 ~ 80mg/kg 的。

为了改善患儿的缺氧状况，术中保持充分的供氧是极为重要的。麻醉开始后可先经面罩给氧；支气管镜插入后，可将输氧管经过细橡皮管的另一端连接于支气管镜柄端的侧孔上，以保持供氧。

有条件时，可应用高频喷射呼吸机行高频喷射通气（high frequency jet ventilation）。此为比较安全、有效的通气给氧技术；具有通气频率高，平均气道内压低，潮气量小，吸呼比值≤0.5等特点。由于不与自主呼吸对抗，呼吸道开放，因而可将空气带入气道，以免纯氧的吸入，同时还能将二氧化碳排出，而且通气与吸引互不干扰。

2. 氟烷吸入麻醉法　用氧和氟烷（halothane）吸入诱导，咽喉部喷以1%丁卡因溶液；患者自主呼吸时，插入支气管镜，继经该镜柄端侧管给予氧和氟烷维持麻醉，流速约为患者每分钟呼吸量的2～3倍。由于吸入的氟烷为吸入支气管镜的空气所稀释，故须用高浓度氟烷才能维持麻醉。

氟烷对呼吸道无刺激作用，不引起呛咳、喉痉挛和使支气管扩张，早期抑制咽喉反射，嚼肌松弛较早；麻醉作用强，诱导时间短，麻醉后苏醒快，无不适感等，是其优点；有利于较短时间的支气管镜检查及异物取出。但其麻醉时间短，对循环系统有抑制作用；麻醉较深时，血压下降，心率减慢，易发生心律失常，还可能产生肺泡内换气不足，且对肝脏有一定毒性作用等，是其缺点。氟烷价格较贵，需用特制的蒸发器，或有可能影响推广应用。

3. 强化静脉复合麻醉法　即用冬眠4号：哌替定100mg、异丙嗪50mg、乙酰丙嗪15mg，三者混合后稀释至10ml，按0.2ml/kg给药；亦即按哌替定2mg/kg、异丙嗪1mg/kg、乙酰丙嗪0.3mg/kg给药。检查时缓慢静注，观察约10分钟；若呼吸循环平稳，再用2.5%硫喷妥钠5mg/kg缓慢静注，并以1%丁卡因喷咽喉部。如镜检时间较长，上述剂量不够维持麻醉深度时，可用0.5%～1%利多卡因首次量2mg/kg、其后1mg/kg，间断静注，约5分钟1次，以加深和维持麻醉。因硫喷妥钠可引起喉、支气管痉挛，抑制呼吸，而利多卡因则较为安全。

4. 硫喷妥钠加肌肉松弛剂加拉碘酚静脉复合麻醉法　用2.5%硫喷妥钠20ml（0.5g）与加拉碘酚（flaxedil）40～60mg混合，徐缓静注。事先用1%丁卡因喷咽喉部，以提高麻醉效果。当咽喉部黏膜完全麻醉后，即可顺利插入支气管镜。这种静脉复合麻醉的主要优点是诱导平稳，肌肉松弛佳，麻醉维持时间可随需要而定，术后恢复快，一般约半小时即可对问话作答，并发症也较少。缺点是此法掌握比较困难，用药过量可造成严重呼吸抑制，以用于成人或较大患儿为宜。

5. 神经安定镇痛麻醉—氟芬合剂（innovar）静注或静滴　氟芬合剂（英诺佛）（innovar，thalmonal）是由50份含有催眠神经阻滞药氟哌利多（droperidol）和1份作用时间短的强效镇痛药芬太尼（fentanyl）配成的混合液。用时常以氟哌利多10mg、芬太尼0.2mg（50:1），加注射用水稀释至10ml（每ml含氟哌利多1mg、芬太尼0.02mg）。麻醉诱导时，将此稀释液分次小量缓慢静脉注射或静滴，成人每次2～3ml，小儿1ml，间隔5～8分钟1次。根据患者的反应及手术时间的长短决定用量，一般成人约需6～10ml，小儿1～6ml。静注后2～7分钟生效，10～12分钟安定镇痛作用达到高峰，持续约30分钟。由于氟哌利多的时效长达3～4小时，而芬太尼的时效短（15～30分钟），若手术时间较长，亦可单独追加芬太尼；剂量的掌握以心率不过慢，血压无明显下降为准。

（三）全麻方法的选择

可随各地麻醉人员的技术条件与经验而异。关键在于如何达到麻醉要求的同时，不加重患者的呼吸困难与缺氧程度，不削弱机体对呼吸道阻塞的代偿机能，至少不造成呼吸抑制。根据我们的体会和目前国内各地的麻醉技术条件来看，氯胺酮和γ-羟基丁酸钠静脉复合麻醉法用于支气管镜下探取异物是比较适合的。强化静脉复合麻醉法，掌握适当，也较简便安全，可以采用（尚可参阅第十篇第一节相关内容）。

三、全身麻醉法应用于呼吸道异物取出术的优点

1. 从前述的病理生理中可知，异物引起的呼吸功能障碍已经存在，异物取出术会增加已有呼吸功能障碍的严重性也是难免的。在无麻时，可促使前述的恶性循环进一步发展，而致呼吸功能更趋恶化。全麻时，由于患儿处于相对安静状态，已有障碍的呼吸与机体需要之间的矛盾，可得到一定程度的缓解。在全麻下，患儿可耐受较狭窄的呼吸通道，而恐惧者则否。故全麻有利于患儿耐受手术操作，不致加重其呼吸困难。

2. 在无麻时，由于患儿躁动与抵抗，难以保持最适宜的体位，时间一般又不宜超过15～20分钟，最长者也不宜超过半小时，势必增加手术操作上的困难。在全麻下，患儿能保持比较适宜的体位不动，手术时间可延长，有利于手术操作，增加了一次取出异物的成功率。如某些异物夹碎后，可在支气管镜下反复多次钳取，力求一次取尽。我们的个别病例，一次手术历时近2小时，也未见不良后果。

3. 由于全麻时，患儿安静，咳嗽少，肌肉较松弛，因而手术操作对机体损伤较少，术后发生喉水肿者也较少。

4. 在一定深度的麻醉下，加上表面麻醉剂的喷用，使喉部反射减弱或消失，可避免由于手术损伤或器械刺激所引起的迷走神经反射。

5. 由于有麻醉医师对患者进行心电图、呼吸、血压、血氧饱和度等全面观察和监视，并与手术医师保持密切联系，手术者可以集中精力进行检查和操作，对技术不够熟练或初学者，也可在上级医师的指导下从容地进行操作，有利于人才的培养和成长。

对此类患儿必须由有经验的麻醉医师细心、熟练地施行麻醉，仔细观察病情。手术者也应密切配合，动作轻柔敏捷，避免造成损伤或过多刺激，方可防止并发症，获得满意效果。关于各种全麻的缺点，已在全麻方法中述及，不另赘述。

第四节 气管切开术在呼吸道异物治疗中的应用

对于呼吸道异物的患者，凡不需施行气管切开术者，均应竭力避免，以减少患者痛苦或发生某些并发症，这是众所公认的，也是无可争议的。也有人认为，凡从口腔进入下呼吸道的异物，只应通过内镜从口腔将其取出，或只有在内镜技术设备条件受限的情况下方可行气管切开术，此论未免限制过严，照此处理，有时可能延误抢救时机，造成严重后果。综合国内外的一些报道并结合我们的经验和体会，凡遇下列情况之一的呼吸道异物患儿，均可考虑气管切开术。

1. 患儿呼吸困难严重，病情危急而内镜设备和技术条件受限者，可先行气管切开术改善呼吸；或同时经气管切口探取异物。

2. 对巨大或形状特殊的异物，如较大的塑料笔套，张开的别针等，估计较难通过声门裂取出者，可先行气管切开术。或在异物取出术过程中发生意外情况，如异物很难越过声门裂或于声门裂处滑掉引起严重窒息，经抢救改善后，估计再次经喉试取仍难成功者，宜行气管切开术取出较为安全。

3. 估计探取异物引起变位性窒息的可能性较大，如整颗蚕豆或弹头等阻塞一侧（尤其是左侧）主支气管的时间较久，已发生一侧肺不张或广泛性支气管肺炎者，可考虑先行气管切开术。

4. 3岁以下患儿伴有急性喉、气管、支气管炎或肺炎，异物取出术中刺激喉部较甚或损伤喉部黏膜（如异物较大而尖锐，或直接喉镜、支气管镜反复多次插入），估计术后发生喉水肿的可能性较大者，可考虑行预防性气管切开术。

5. 术后出现喉水肿引起明显吸气性呼吸困难者，应行气管切开术。

总之，应严格掌握手术适应证，凡能在直接喉镜下取出的呼吸道异物患者，均无需行气管切开术。行支气管镜法取异物时，如采用全麻，则个别需行气管切开术者，可在全麻支气管镜插入后进行手术操作，也较安全，并发症少。此术若能根据具体情况，如患儿全身状态，呼吸困难程度，异物大小和形状，设备与技术条件等选用得当，则能于千钧一发之际使患儿转危为安，或可使个别异物取出极为困难的患儿，免遭窒息或丧生之虞。

（黄选兆）

第六章 气管肿瘤

第一节 原发性气管肿瘤

原发性气管肿瘤（primary tumors of the trachea）是指原发于环状软骨以下，气管隆嵴以上的肿瘤。原发性气管肿瘤比较少见，其发病率比喉肿瘤和支气管肿瘤低，约为喉肿瘤的1/300~1/800。

一、气管良性肿瘤

儿童的气管肿瘤以良性肿瘤居多，约占90%；而在成人，良性肿瘤在气管原发性肿瘤中仅占10%。

气管良性肿瘤可起源于气管壁的任何部分，其中以乳头状瘤最多见，其次为软骨瘤，成软骨细胞瘤，此外，尚可有纤维瘤、血管瘤、脂肪瘤、平滑肌瘤、混合瘤及神经膜瘤等。

【症状】

小的良性肿瘤可无明显症状，生长缓慢的小肿瘤，无症状期可长达数年。肿瘤逐渐长大后，气管管腔因此而变窄时，或气管管腔虽有轻度狭窄，但合并呼吸道感染时，可出现呼吸道阻塞症状，如喘鸣，呼吸困难，甚者可发生窒息。此外，尚可有刺激性咳嗽，如肿瘤发生破溃，或为血管瘤时，则有咳血或痰中带血等。有些可出现反复的肺部感染。

【检查】

1. 胸部X线拍片　约1/4或半数病例，在胸部后前位及侧位片可见气管内出现包块的气道狭窄。

2. CT扫描　颈部和胸部气管的CT扫描可显示肿瘤的大小、位置，气管周围（如纵隔）是否受侵。特别是螺旋CT三维重建，还可提示肿瘤的性质，良性肿瘤直径一般在2cm以内，恶性肿瘤直径常大于2cm，良性肿瘤局限，表面光滑，圆形或分叶状，气管壁完整，不向纵隔扩散。

3. 气管MRI冠状位、轴位和斜位MRI可显示肿瘤大小，位置及侵犯范围。

4. 支气管镜检查　气管的良性肿瘤大多表面光滑，周围界线清楚，直径一般小于2cm，有蒂或广基，瘤体居于气管管腔内，很少侵及气管外。

气管乳头状瘤多由喉乳头状瘤向下蔓延所致，不累及喉部的气管、支气管乳头状瘤很少见。气管内的乳头状瘤可为多灶性，同时侵犯数处气管壁。若肿瘤向下呼吸道扩散，可发展为支气管、肺乳头状瘤。和喉乳头状瘤一样，气管乳头状瘤亦易复发。

【诊断和鉴别诊断】

气管良性肿瘤应和气管内的恶性肿瘤鉴别。其诊断依据为病理学检查结果。

本病应该与气管周围组织的增生性病变相鉴别，如甲状腺肿瘤、纵隔肿瘤、肺门淋巴结结核、血管环、心房黏液瘤等。这些病变可因压迫气管，使气管管腔变窄、变形而产生上呼吸道阻塞症状，但支气管镜检时，除管腔狭窄外，气管黏膜光滑，无新生物。

【治疗】

1. 支气管镜下摘除全部肿瘤，并妥善止血。

2. 因肿瘤引起严重的呼吸困难者，可作紧急气管切开术。气管上段的肿瘤于气管切开后，呼吸困难可得以解除；而气管中、下段的肿瘤，在气管切开并吸出潴留于呼吸道的分泌物后，尚需经内镜摘除肿瘤，方能解除呼吸困难。如当时不能切除肿瘤，则可置入一长的气管导管，或硅胶管使管口超过肿瘤的位置，呼吸困难方可完全解除。

3. 气管乳头状瘤除手术摘除外，其他治疗同喉乳头状瘤（见第483页）。

二、原发性气管恶性肿瘤

原发性气管恶性肿瘤仅占上呼吸道肿瘤的2%（Baraka，1984），其中以癌肿最多见，约占全身癌肿的1/1000。在气管癌中，以鳞状细胞癌最常见，其次为腺样囊性癌，其他的病理类型为腺癌，燕麦细胞癌等。来自间叶组织的恶性肿瘤有纤维肉瘤、软骨肉瘤、平滑肌肉瘤、癌肉瘤等。儿童的原发性气管恶性肿瘤主要为肉瘤，癌肿次之。

本病多侵犯30～50岁之成年人，男女发病率无明显差异，吸烟者较多见。

【症状】

1. 上呼吸道阻塞症状　如喘鸣，呼吸困难，甚至窒息。轻度的喘鸣仅在患者张口用力呼吸时，在吸气之末方可听到。病情严重时，呼气及吸气时均可听到喘鸣声。呼吸困难的类型与病变位置有关。肿瘤位于气管上段时，表现为吸气性呼吸困难；气管下段的肿瘤可表现为混合型呼吸困难，若气管上、下段均有病变，似仍以吸气性呼吸困难为主（汪吉宝等，1981）。值得注意的是，由于气管的可通气量明显大于机体的一般实际需要量，故气管内小的肿瘤可不引起任何呼吸道阻塞症状，直至气管管腔直径的75%以上被阻塞时，方出现呼吸困难及喘鸣（Lau等，2005）。而气管的继发感染，分泌物潴留或肿瘤出血等，均可使呼吸困难加重，或潜隐的病变显现症状。

2. 黏膜刺激及出血症状　肿瘤无溃疡时，仅有黏膜刺激症状，如刺激性咳嗽，可吐白色黏痰；肿瘤较大，阻塞上呼吸道时，痰液不易咳出。如肿瘤发生溃疡，则有痰中带血，大咳血者不常见。仅有个别患者以咳血为惟一的症状。少数患者可咳出肿瘤碎块。

3. 侵犯邻近器官的症状　如气管后壁肿瘤向外浸润，或向气管周围淋巴结转移时，可因喉返神经受累而发生声嘶。食管受压或管壁受肿瘤侵犯，则出现吞咽困难。

4. 其他　如进行性消瘦、恶病质等。肿瘤可向局部淋巴结、纵隔及胸腔内转移，亦可经血液循环向远处器官转移。

【检查】

1. 气管影像学检查　胸部X线片多无阳性发现，胸部后前位及侧位X线断层摄影在无条件作CT时，对早期诊断有重要价值。气管CT图像可显示肿瘤的位置，浸润范围，气道受阻程度及肿瘤向外浸润发展等情况。气管MRI（冠状位和矢状位）除能清晰显示肿瘤的大小，位置，形状外，还可了解气管管腔的直径，特别是黏膜下病变的情况。

2. 内镜检查　气管、支气管内镜检查是本病的重要检查方法，通过纤维支气管镜或硬管支气管镜检查，可观察肿瘤的位置，大小和表面情况。气管恶性肿瘤可原发于气管的任何部位，但以下1/3多见。肿瘤表面多不规则，或呈息肉状，但界线不清，其直径可达2～10cm，气管管腔呈不规则性狭窄。在支气管镜检查的基础上，取肿瘤及其边缘组织小心作活体组织检查，可确定诊断。此外，对因严重呼吸道阻塞而生命垂危者，或大咳血的患者，硬管支气管镜可建立一临时的呼吸通道，以便进行紧急气管切开等处理。

3. 肺功能测定　通过肺功能测定，可了解患者呼吸道阻塞的情况，并提示阻塞的部位是在胸腔内或胸腔外。因此，肺功能测定特别是对无喘鸣和呼吸困难主诉的患者更为重要。

【诊断及鉴别诊断】

由于本病早期症状潜隐，显症期的各种症状无特征性，给诊断带来不少困难，常被误诊为慢性支气管炎和支气管哮喘。为了避免误诊，争取早期诊断，凡对有上呼吸道阻塞症状，咽喉部检查未发现病变者，均要警惕有气管肿瘤的可能，并不失时机地进行气管的影像学和内镜检查。本病的确诊要依据病理学检查结果。

本病应和气管良性肿瘤，继发性气管恶性肿瘤以及呼吸道硬结病、淀粉样瘤、Wegener肉芽肿、纵隔纤维变性、复发性多软骨炎、成骨性气管病（tracheopathia osteoplastiea）等鉴别。亦须与邻近组织器官压迫气管所致之气管狭窄鉴别。

【治疗】

1. 气管切除同期气管端端吻合术　气管的恶性肿瘤具有浸润气管壁，并向管腔外发展的特点，因而，内镜下切除肿瘤，包括激光治疗，均不能达到完全切除肿瘤的目的。60年代初期开展了气管环状切除并气管端端吻合术，以重建气管。但当时可切除的气管范围仅限于2～3cm，相当于4个气管环。60年代以来，气管外科取得了明显的进步，目前，通过气管松解技术，气管的可切除长度已达成人气管平均长度的1/2，并可在此基础上进行一期气管端端吻合术而对气管加以重建。对上、中段的气管恶性肿瘤，可经颈部横行切口而暴露肿瘤；经胸骨正中纵行切开胸骨，可良好暴露纵隔段的气管；而右侧后外胸廓切开则可同时切除气管隆嵴（Cardoso，1992）。老年人气管的弹性降低，气管的广泛切除受到了限制。

手术并发症：创口感染，肺部及胸腔感染，吻合口裂开，气管-无名动脉瘘，吻合口肉芽生成或狭窄，喉返神经麻痹，以及局部肿瘤复发等。

2. 人工通气管维持呼吸道通畅　少数情况下，当气管肿瘤非常广泛，气管切除后不能通过端端吻合重建气管时，则需应用人工材料重建气管。但目前尚无理想的材料和安全可靠的方法应用于临床，也未见气管同种异体移植术的成功报告。

⊣ 形硅胶管气管内置入是一种姑息疗法。将硅胶管置入患者狭窄的气道内，可在一段时间内解除呼吸道阻塞，维持气道通畅。置入时，将管之纵行的两端开口放置于超过肿瘤上、下边界之处，横行的开口置于颈部皮肤外。堵塞颈部管口时，患者可发音，并经鼻正常呼吸。Y 形管可用于解除主支气管及隆嵴的堵塞。硅胶管可在患者的有限生存期间长期留置于气管内，但管腔可被痂皮堵塞。

3. 放射治疗　由于气管纵隔段周围存在大血管等重要的解剖结构，目前尚不能对气管肿瘤作广泛的大块切除，因此，手术前或手术后的放射治疗是必要的。需要时，手术前、后均联合放射治疗。但单纯的放射治疗对本病并不适宜。

第二节　继发性气管肿瘤

肿瘤的原发部位不在气管，而由身体其他器官或组织的原发肿瘤通过浸润、扩散或转移而使气管受累者，称继发性气管肿瘤（secondary tumors of the trachea）。

继发性气管肿瘤很少见，主要由喉、支气管、甲状腺、食管、胸腺及纵隔等邻近器官的恶性肿瘤直接浸润、蔓延而来。气管内的转移癌极为罕见，可从子宫、乳腺、结肠及肾上腺的恶性肿瘤转移而至。

继发性气管肿瘤的临床表现与原发性者相同，此外，尚有肿瘤原发部位的相应临床表现，如喉癌，甲状腺癌等。恶性气管食管瘘多为食管病变的并发症。

继发性气管肿瘤一般不作手术切除。但原发于甲状腺的恶性肿瘤可将甲状腺连同受累气管一并切除，并作气管端端吻合术。因肿瘤引起的上呼吸道阻塞可通过置入⊣ 形或 Y 形硅胶管而在一段时间内维持一个通畅的呼吸道。

（汪吉宝）

第七章

咽及食管异物

第一节 咽异物

咽异物（foreign bodies in pharynx）在耳鼻咽喉科各类异物中最为多见。一般在门诊或急诊室处理。

【病因】

1. 匆忙进食，注意力不集中。
2. 儿童喜将玩物含入口中，不慎坠入喉咽。
3. 精神、神志状态不正常者，容易发生。
4. 老年人口内感觉欠灵敏或义齿松脱坠入喉咽。
5. 因自残或他杀行为所致。曾遇1例人为将葡萄糖瓶打破并将破碎瓶底插入一儿童喉咽部病例，后在直接喉镜下用带齿异物钳将其取出。

【临床表现】

1. 咽部有异物刺痛感，在吞咽时症状明显，部位大多比较固定。
2. 如刺破黏膜，可见少量血液和假膜形成。并发感染者疼痛较重。
3. 较大异物存留喉咽，可引起吞咽及呼吸困难。
4. 异物大多存留在扁桃体上、扁桃体窝内、舌根、会厌谷、梨状窝等处。鼻咽部异物少见。如偶有发生，久之会有臭味（图5-7-1）。

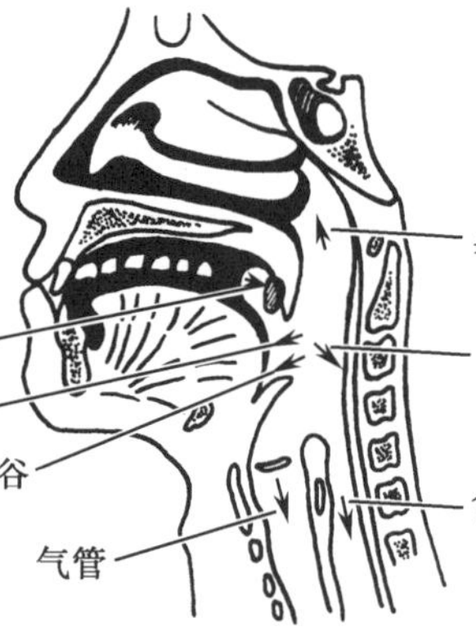

图5-7-1 咽部异物容易停落的部位及可能进入的方向

【诊断】

1. 用压舌板进行口咽部检查，可发现扁桃体上扁桃体窝内异物，用后鼻孔镜检查或鼻咽镜检查可发现鼻咽部异物；用间接喉镜、纤维喉镜或直接喉镜、电子喉境检查，可发现舌根处、会厌谷、梨状窝处异物。大多数咽部异物不难发现。对特别恶心者应在1%丁卡因表面麻醉下进行检查。对极细小的竹签、针样鱼刺等可用手指触诊，或用中耳刮匙触诊方法可能得到确诊。在有假膜存在的部位可为异物挂伤，亦可能有异物存在，必须细心探寻，予以确定或排除。

2. 少数钢针、金属丝类异物，可能进入咽后隙或咽旁隙，经X线拍片可确诊。

【治疗】

咽异物治疗多无困难，但应注意下列事项：

1. 对恶心患者，在喷入1%丁卡因时，应注意患者，尤其是儿童有无过敏反应、中毒反应，若遇过敏反应者应停止喷用丁卡因，并及时处理。对妊娠妇女应慎用1%丁卡因。

2. 口咽部异物一旦发现，用血管钳夹取最为可靠。对于不合作的儿童，在夹取前一定要固定好头部。

3. 舌根、会厌谷、梨状窝处的异物，行黏膜表面麻醉后可在间接喉镜观察下用间接喉钳取出，或在直接喉镜下用喉异物钳夹取。对舌体肥大、颈短不能配合者可在表面麻醉下经纤维镜下钳取。

4. 因咽异物而发生咽后脓肿或咽旁脓肿者，应从口咽或颈侧行脓肿切开排脓引流术。

5. 少数针类或金属丝类异物进入咽后隙或咽旁隙者，应在X线片定位帮助下，经颈侧径路探取。黄选兆（1989）曾取出咽后壁包埋性金属异物3例，其中2例为缝衣针，1例为金属丝。

第二节　食管异物

【病因】

食管异物（foreign bodies in esophagus）的发生与年龄、性别、饮食习惯、进食方式、食管有无病变、精神及神志状态等诸多因素有关。但最常见的原因为注意力不集中，匆忙进食，食物未经仔细咀嚼而咽下。儿童多为口含玩物不良习惯引起。而老年人多因咀嚼功能差、口内感觉欠灵敏，义齿使用不便或松脱所致。据统计本院随机5年抽取病例经住院诊治食管异物共228例，且均为取出异物所证实者。具有下列特点：

1. 异物种类　居第1位者为动物类异物，共160例，占228例食管异物的70.16%；以鱼刺、鸡骨、猪骨、甲鱼骨、羊骨等多见。居第2位者为金属类异物，共39例，占17.1%；如硬币、注射针头、闹钟旋钮、螺纹帽、自制铁口哨等。第3位为化学合成类，共16例，占7%；如义齿、塑料瓶盖、玻璃、牙刷头等。第4位为植物类异物，共13例，占5.7%；如枣核、话梅、桃核等。

2. 年龄分布　1～5岁，26例；5～15岁，25例；上述2组共51例。其中金属类异物30例，占幼少儿童食管异物的60%。15～40岁，75例；40～60岁，67例；60岁以上年龄组35例。青年组、成人组共177例，占228例食管异物的77.6%；而其中动物类异物共150例，又占青年组、成人组177例食管异物的87%，比少儿组多3倍。

3. 食管异物伴食管病变者共11例，均为40岁以上患者。其中食管癌7例，食管憩室4例。

4. 有意自残吞服者8例，均发生在成人组，如金戒指、耳环、铜条、牙刷及筷子等。

从以上资料分析表明：食管异物以成人多见，在成人异物中又以鱼刺、鸡骨多见，多与匆忙进食有关。儿童中以金属异物多见，多为口含硬币、口哨等玩耍所致。Mahamed报道（1994）130例食管异物中男性儿童为87例，占67%。王涛等（1993）曾报道有意吞服巨大铁扳手1例，扳手重250g，长14.5cm，头部直径3cm，边缘厚1cm，在局麻下经食管镜用鳄鱼钳成功取出。

【临床表现】

临床症状与异物种类、大小、形状、异物所在部位、患者年龄、就诊时间（即异物停留时间）及有无继发感染等有关。

1. 吞咽困难　如为塑料薄片、硬币类异物，病情轻微者，仍可进食少量流质或半流质。如异物较大、尖锐或合并感染者则可出现吞咽困难或张口流涎。

2. 吞咽疼痛　为食管异物的主要症状。在吞咽时疼痛加剧。异物在食管颈段，疼痛部位多在颈根部或胸骨上窝处。异物位于食管中段者，疼痛常放射至胸骨后及背部。如合并感染，则有发热、甚至出现菌血症等中毒症状，疼痛更为剧烈。

3. 呼吸道症状　幼小儿童如异物较大、位于颈段食管，向前压迫气管可出现呼吸困难。Halit与Gunaydin（1993）曾报道1例男性20天的新生儿，因食管异物引起呼吸窘迫。Nolle亦报道1例女性2个月婴儿，尸检发现食管内有3枚硬币，证实为心脏受压，气管受堵而致死。

【诊断】

1. 异物史　大多数患者能主诉明确的异物误入史或自服史。但应详细了解异物的种类、性质、异物史的时间和异物发生后有无继续进食及发热、吐血等病史。

2. 间接喉镜检查　位于食管上段异物或有吞咽困难的患者，可见梨状窝处有分泌物潴留。

3. X线拍片或CT检查　对不显影的食管异物可吞服少许钡棉检查，以明确异物是否存留和确定异物所在部位。对可显影的食管异物，可作颈、胸部正、侧位X线片检查，必要时可作CT扫描。

4. 食管镜检查　有异物史、吞咽困难及吞咽疼痛者，在X线检查或CT扫描确诊或未能确诊的情况下，可作食管镜检查，既可确定诊断，又可钳取异物。食管镜检查为食管异物最为确切和有效的诊治手段。食管异物多发生于食管入口即第1狭窄处和主动脉弓高度的第2狭窄处。

【并发症】

多出现在未及时就诊、仍继续进食的患者。如尖锐异物随吞咽运动可刺破食管壁，进而刺伤或刺破邻近的大血管；巨大异物向前可压迫气管，出现呼吸困难；合并感染者可出现严重并发症。

1. 食管穿孔　发生在颈段食管的食管穿孔可出现颈部皮下气肿，纵隔气肿。咽下之空气随被刺破的食管壁外逸，可潜入颈部皮下组织形成皮下气肿。外逸之空气经颈筋膜间隙进入纵隔形成纵隔气肿。或感染经上述途径形成颈部脓肿和纵隔脓肿。我们统计的228例食管异物中共发生食管穿孔10例，其中发生颈段食管穿孔者2例。均出现颈部皮下气肿和纵隔气肿。经颈左侧径路，切开颈段食管，分别取出2枚带钩的3联体巨大义齿。经抗生素、鼻饲管补充营养等治疗半月后痊愈出院。发生在第2狭窄高度的食管穿孔8例。均出现纵隔化脓性炎症，其中5例经胸外科及时开胸探查等措施而治愈。并发现食管穿孔后8小时纵隔内已出现脓液。1例食管虽已穿孔，但大鱼刺自行吐出，形成的上纵隔小脓肿经半年的抗炎治疗而痊愈；现已观察多年无后遗症。另2例因就诊时间太晚，终致衰竭而死亡。Yang（1993）曾报道继发于咽和食管穿孔、并发颈深部感染和化脓性纵隔炎者15例，探讨并阐明了颈筋膜间隙感染为波及到纵隔的主要途径，致病菌为需氧菌和厌氧菌的混合感染。主要治疗方法是早期手术引流和抗生素的应用，并用0.5%黏膜用活力碘进行纵隔冲洗，认为是一种安全有效的治疗方法；11例存活，4例死亡。

2. 气管食管瘘　因异物嵌顿压迫食管前壁致管壁坏死，并累及气管后壁形成食管气管瘘，且可导致肺部反复感染。患者多因年老体衰，难以接受手术治疗，或因感染不易控制，无法施行手术修补，以致疗效不佳。

3. 大血管溃破　尖锐食管异物穿破食管并伤及主动脉弓或锁骨下动脉等大血管，可引起致命的大出血。黄选兆（1989）曾总结我院食管异物并发主动脉食管瘘及颈总动脉食管瘘共6例，均抢救无效而死亡。朱雪敏（1991）亦曾报道9岁患儿因食管异物并发感染，引起奇静脉破裂而死亡，并为尸检所证实。总之，此种病例抢救的存活率极低，应引起重视，并应与心胸外科、血管外科合作，进行积极抢救，有望提高治疗成功率。

【治疗】

1. 尽早在食管镜下取出异物，防止并发症的发生，是治疗食管异物的最主要原则。在进行食管镜检查时还需注意下列事项：

（1）进食后4～6小时内不宜行食管镜检查，待胃排空后进行检查较为适宜。否则在术中可因食物反溢误入气管，造成致命隐患。

（2）食管异物虽已诊断成立，但在手术前应再次询问患者，如吞咽困难、吞咽疼痛已消失，则应再次行食管X线检查，因有少数食管异物可自行落入胃内，以免施行不必要的手术，增加患者痛苦。

（3）麻醉方式选择：全麻适用于颈短、体胖、精神过于紧张或异物较难处理者。全麻气管插管尤适宜于儿童患者。一般均可在表面麻醉下进行食管镜检查及异物取出术。

（4）对儿童硬币类异物可在1%丁卡因表面麻醉下或无麻下，用Foley管插入异物下方，注入8～15ml空气使气囊充气，由助手帮助使患儿处于仰卧头低位，拉出Foley管，即可将硬币带出口外（详见本章第三节Foley管取食管异物）。

（5）如遇尖锐异物，应在食管镜的明视下，先将异物尖端退出食管壁，然后夹住异物尖端，使其先进入食管镜的管腔中，再行钳取整个异物。否则异物尖端可严重刺伤食管壁。

（6）如发现异物停留于第2～3狭窄高度并刺伤食管壁，且随主动脉弓搏动而搏动，则应停止手术。在作好体外循环等充分准备的情况下，请心胸外科医师处理。

（7）如遇巨大义齿难以钳取时，应取颈侧径路，探取颈段食管异物。近两年内我科杨成章经颈侧径路成功取出合并感染化脓的颈段食管异物5例，异物性质为义齿和大鱼刺。

（8）某些呈橄榄形的异物如枣核等，术前应向患者或家属说明，可能会在钳取过程中，因异物松动后随食管蠕动而落入胃内。

2. 食管异物患者　多因不能进食，应于术前、术后进行补液治疗，注意纠正水与电解质的平衡；有食管壁损伤或合并感染者，应用广谱抗生素治疗；某些食管壁严重损伤或疑有食管壁穿孔者，术后应放置鼻胃管，暂停经口进食。

3. 食管上段异物导致颈段食管周围脓肿或颈部化脓性感染者　应行颈侧切开引流术。

4. 确诊为食管穿孔、纵隔脓肿或疑有大血管溃破以及巨大异物无法从食管镜下钳取者，均应尽早请心胸外科抢救处理。

【预防】

食管异物是可以预防的，应注意下列几点：

1. 进食切忌匆忙，应细嚼缓咽，忌用带刺或碎骨的鱼汤、鸡汤等与米、面混合煮食。

2. 老年人的义齿（不易钳取）要严防脱落。进食要留心，睡眠前、全麻前应取下。对松动义齿要及时修复。

3. 教育儿童不要将各类物体放入口中玩耍。儿童口内如含有玩物，要嘱其吐出，切忌逗弄嬉笑、哭叫或恐吓。

4. 异物误入食管后要立即就医，切忌用饭团、韭菜、馒头等强行下咽，以免诱发并发症和增加手术困难。

（汪广平　朱立新）

第三节　Foley 管法食管异物取出术

经硬直食管镜异物取出法是常用的食管异物取出方法，但容易造成上消化道软组织不同程度的损伤，如黏膜的充血、肿胀、淤血及裂伤等；有时甚至可能出现严重的并发症，如食管穿孔及大出血等；或因其机械性压迫导致呼吸困难、发绀甚至窒息。因此，对于已明确的圆而扁平、周边光滑的食管异物（如硬币、纽扣、围棋子、不带有尖锐扣针的徽章等），且患者又无明显的禁忌证（如极其严重的感染或嵌顿等），可采用近乎无创的 Foley 管法取除异物，以减少并发症的发生。

一、Foley 管及其取除异物的方法

Foley 管（简称 F 管）系用于体腔引流（如膀胱引流等）的一种特制导管。它与普通导管不同：在 F 管的导入端处有一极富弹性的隐形气囊，按所需大小可向内充气后，将 F 管导入端处的隐形气囊充盈成球形气囊（图 5-7-2）。此设计原本是为防止导管脱出体腔，而起内固定之用。借助 F 管的这一特殊设计，可用于取出食管内的某些特定异物，即为 Foley 管法（简称 F 管法）：

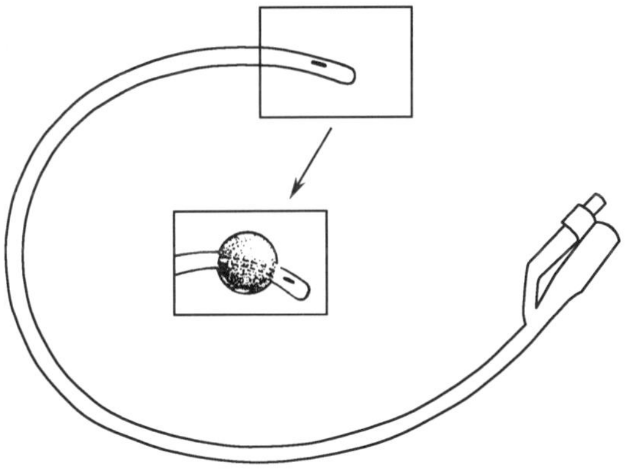

图 5-7-2　Foley 管（简称 F 管）
（中间小方框内者表示已充盈成球形之气囊）

1. 所需器械　F 管（16～18 号），弯海绵钳，大注射器，开口器等。

2. 操作步骤　不施麻醉。患者平卧，两肩略超出手术床（台）端缘，助手抱头使其向后仰，嘱患者自然张口，不能配合张口者可使用开口器。术者右手持海绵钳将 F 管导入端送入喉咽部，嘱患者吞咽，并顺势将 F 管送入食管。估计 F 管导入端的隐形气囊已超越异物的深度后，即从气囊导管口处注入空气（生理盐水或造影剂亦可）8～15ml，并缓慢回拖 F 管，异物便被迫排出体外（图 5-7-3）。若为球囊泄气、充气不足或 F 管导入深度不够等原因而致“扑空”时，可于纠正之后按上法重新操作。如属硬币类异物且已位于食管下段，有时可被 F 管推入胃内以致“扑空”，故术后应复查 X 线。在回拖 F 管的过程中，气囊迫使异物通过第 1 狭窄处时，会略感阻力增加。一般仅需稍加用力回拖即可通过。因 F 管富有弹性，通过第 1 狭窄后的气囊及其被迫而排出的异物，有时可呈弹射状“跳”出口外。若其仍滞留于咽部或口腔内，应立即夹取或迅速翻俯患者令其吐出；否则异物有可能被患者不自主地再次误咽而形成再次食管异物，这是 Foley 管法取除异物失败较为常见的原因之一。故回拖 F 管时建议将患者由仰卧为变为侧卧或俯卧位，以便进入咽部或口腔内异物容易排出。

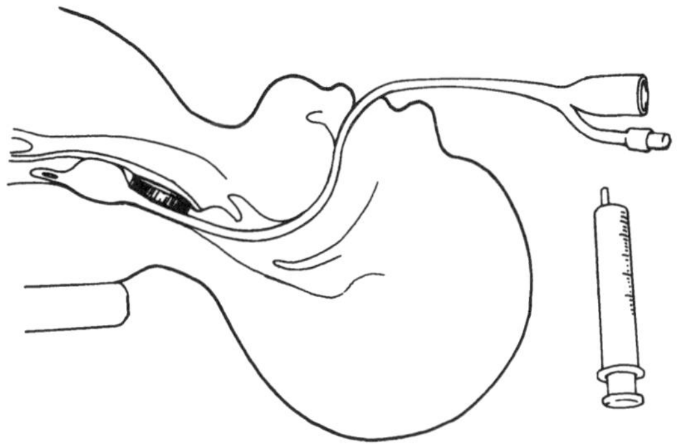

图 5-7-3　Foley 管及其球囊迫使异物排出体外

二、Foley 管法的优点、意义及其适应证

F 管法的优点大致有：①进入食管的器械（即 F 管）细软圆滑，操作过程安全（部分病例虽经反复导入 F 管，但仍未发现其对患者造成明显创痛）；②器械简便易得（仅需 3～4 件）；③操作时间短暂而快捷（一般仅需 0.5～2 分钟）；④操作方法易学易用（尤其便于在基层医院推广）；⑤患者无需住院（可免除高昂住院费用的困扰）；⑥操作时无需麻醉（患者可免受麻醉危险性的困扰）；⑦可急诊时使用（由于受制约的因素极少或无）等等。

因此，就取除食管内扁平而圆滑类异物而言，软式操作（F 管法）明显优于硬式操作（经硬直食管镜异物取出法）。成人尚且如此，对于儿童，尤其具有重要临床意义：

其一，误吞扁平而圆滑（如硬币）类异物入食管者，本以儿童最多见。因为据文献统计，儿童者以金属异物多见；金属异物中，又以硬币类异物为多见。

其二，小儿的喉及气管软骨支架本来较成人为软

弱；小儿的上消化道组织亦较成人为疏松柔嫩。因此，在遭受硬式操作时，将更易发生机械性压迫，从而出现发绀或窒息；硬式操作对于软组织，也更易造成不同程度的各种损害。

F管法主要用于外形扁平、圆钝光滑类异物（如硬币、纽扣、围棋子等）。至于呈圆球（珠）状的异物，若完全堵塞食管，其周围几无空隙让F管末端的隐形气囊“超越”时，则F管法将难以施行。加以说明的是，若异物的外形不规则、较粗糙甚至锐利者，则仍以行传统的食管镜法为宜。

除此之外，下列情况应禁用或慎用：①如异物是扣式电池或怀疑是扣式电池应禁用此法。因扣式电池腐蚀性极强，会造成食道严重损伤（在很短的时间内），出现严重并发症；②进食后4～6小时内不宜行F管法，待胃排空后进行较为适宜；否则在术中可因食物反溢误入气管，造成致命隐患；③操作前应再次询问病人，如吞咽困难、吞咽疼痛已消失，则应再次行食管X线检查，因有扁平而圆滑的食管异物容易自行落入胃内；④食管异物时间超过48小时以上，疑食管黏膜有炎性水肿者；⑤伴有发热、胸骨后及背部疼痛剧烈，怀疑有食管严重损伤或穿孔者；⑥有明显呼吸困难者。

（彭云生　朱立新）

第八章

食管其他疾病

第一节　食管腐蚀伤

吞入腐蚀剂造成的食管损伤，称为食管腐蚀伤（caustic injuries of the esophagus），又称食管化学灼伤（chemical burns of the esophagus）或腐蚀性食管炎（corrosive esophagitis）。以服饮酸类或碱类腐蚀剂引起者为多见。前者如盐酸、硝酸、王水等，后者如氢氧化钠（烧碱、灰水）、氢氧化钾、碳酸钠（如做馒头的碱水，市售清洁用碱）等。单纯的酸、碱药物之外，凡可使组织的胶体状态发生改变的物质，均能引起食管腐蚀伤，如醛类（如甲醛）、酚类（石炭酸、来苏尔）、重金属盐类（升汞、硝酸银）、卤素类（如碘酒）等。

吞服腐蚀剂的原因主要有，①误服：多为儿童，20岁以上者仅占10%。如把瓶装家用刷墙氢氧化钠（火碱）当作饮料或白酒服下；把甲醛皂溶液（来苏尔）当作止咳药棕色合剂而造成食管腐蚀性损伤；②违规操作致工伤：常发生在设备简陋的工厂。如肥皂厂的工人用嘴吮吸氢氧化钠溶液罐中橡皮管内的空气时，不慎将氢氧化钠误吞至食管乃至胃内，造成腐蚀性损伤；③自杀：企图自杀或自残者，吞入的腐蚀剂的量一般较大，损伤范围广，可从口咽到胃和十二指肠。

【病理】

发生食管腐蚀伤后，局部病变的轻重，与所服腐蚀剂的化学性质、剂量、浓度和在局部停留时间的长短有关。药物在局部停留时间的长短，又与药物的粘度、诱发的肌肉痉挛（如环咽肌痉挛、贲门痉挛），以及食管的几个生理性狭窄部位有密切关系。如服毒后反复发作呕吐，则因腐蚀剂与消化道黏膜发生多次接触，将产生较重的损伤。

一般说来，在消化道腐蚀伤中，口腔及咽部受损较轻，食管受损较重。在食管腐蚀伤中，又常以食管下段受损较重，中段次之，上段又次之。也有一些学者报告，食管上段腐蚀伤较为多见。酸性腐蚀剂，因胃液不能与之中和，故可同时引起胃肠道腐蚀伤。

从腐蚀伤的病理类型来说，食管内可发生卡他性、纤维素性或坏死性炎症。卡他性炎症主要累及食管浅层，故可逐渐消散，不后遗食管狭窄。纤维素性或坏死性炎症常累及食管深层，甚至食管周围组织，故不仅症状严重，且可因纤维组织增生而遗留食管瘢痕性狭窄，其中尤以氢氧化钠引起者最为严重。因氢氧化钠有强烈的吸水、脂肪皂化和蛋白溶解作用，故病变常向邻近组织浸润发展。酸性腐蚀剂通常引起食管壁的干性凝固性坏死，多只限于与腐蚀剂接触较久的部位。

食管的化学腐蚀伤可分为3度。1度（轻度）：累及黏膜表面，引起黏膜表层的充血、水肿及浅表损伤；2度（中度）：累及食管壁的各层，引起渗出性变、溃疡形成及黏膜脱落，肌层受损；3度（重度）：除食管壁全层受损外，并累及包括纵隔在内的食管周围组织，或穿破入胸膜腔或腹膜腔。

在比较严重的食管腐蚀伤时，初起表现为食管壁的剧烈炎性反应。食管壁上很快就形成坏死性腐蚀痂，痂的附近有白细胞、浆细胞及纤维细胞浸润，24小时内黏膜出现高度水肿及糜烂。血管内可有血栓形成伴以黏膜出血。2～3天后水肿开始消退，腐蚀痂脱落，形成深浅不等的溃疡。约5天后，进入亚急性炎症期，坏死组织逐渐脱落，溃疡逐渐扩大。约10天后，黏膜下层内的成纤维细胞开始产生胶原纤维，与新生血管共同形成肉芽组织。组织发生纤维性变，但此时尚未发生瘢痕收缩，不致引起食管狭窄。在此期中食管最为薄弱，但吞咽机能反见恢复，故临床上称为症状缓解期。2～3 周后，在严重腐蚀伤患者将进入瘢痕形成期。此期胶原组织开始收缩，黏膜下层及肌层为致密的纤维组织所替代，食管内及食管外均可发生粘连而逐渐产生食管狭窄或闭锁。故食管狭窄多发生在服毒后 4～6 周，也可发生于数年之后。溃疡完全愈合一般需时数周至数月。黏膜表面虽终可上皮化，但在深层腐蚀伤患者，其食管分泌功能、弹性及蠕动力将受到轻重不等的影响。

【症状】

可分为 3 期：

1. 急性期　历时约 1～2 周，视病情轻重而定。

（1）全身症状：重症患者，常在服毒后 2～3 天内出现严重的全身中毒症状，如昏睡、失水、高热或休克等，可致死亡。酸性腐蚀剂引起的全身中毒症状较碱性者为重，因不能被胃酸中和之故。

（2）局部症状

1）疼痛：服毒后，很快就在口腔、咽部、胸骨后或背部发生剧烈疼痛。上腹剧痛者，表示胃也受伤。

2）咽下困难：在服毒后最初数日内最严重。唾液增多、外溢。

3）恶心、呕吐：因膈肌与胃受刺激之故。呕吐物中带有血液、残余毒物及坏死组织。

2. 症状缓解期　经急救及治疗 1～2 周后，食管内急性炎症消退，上述局部症状随之减轻，口腔、咽部的溃疡和食管的浅层溃疡开始愈合。2～3 周后，自觉病情大为好转，吞咽不感困难，可进流质、半流质或饮食，全身情况也见好转。轻症患者，此后日趋痊愈。重症者，这一缓解期可历时数周以上。

3. 狭窄期　食管腐蚀伤后遗瘢痕性狭窄的发生率约为 50% 左右，一般只见于食管严重受伤或未予适当治疗的病例。通常开始于服毒后 1 个月左右，此时因食管发生瘢痕性狭窄，患者又感吞咽发生困难，渐次对普通食物、半流质，最后甚至滴水也不能咽下。狭窄部位以上的食管发生扩张，咽下食物潴留此处，因此进食后常发生呕吐。

【并发症】

1. 全身并发症　常发生于急性期。

（1）肾脏损害：许多毒物具有肾毒性，服毒较多者，可引起肾脏损害。尤其是酸类腐蚀剂，因尚可引起酸中毒及血管内溶血，更易导致肾功能衰竭。中毒后休克也是导致肾功能衰竭的重要因素。故在急性期中，如发现患者有少尿、无尿或尿毒症症状时，须特别注意。

（2）肝脏损害：毒素吸收，可使凝血酶原的形成发生障碍，肝脏受损而出现出血性素质。

（3）中枢神经损害：可出现烦躁不安、抽搐、神志不清或昏迷。酸中毒尚可引起中枢性呼吸、循环衰竭。

（4）在急性期或未获治疗的狭窄期，可因营养摄入不足或反复呕吐，发生新陈代谢紊乱，水和电解质平衡失调，甚至陷入衰竭状态。

2. 局部并发症

（1）出血：发生于急性期，早期出血由食管损伤引起，发生于服毒后 1 周左右者，多为坏死组织脱落之故。大血管被侵蚀，发生危险的大出血者，常出现在服毒后 10 天左右。故在重症患者，虽一般情况已有好转，在两周内仍须限制起床活动。

（2）喉腐蚀伤：轻者出现声嘶，重者则因喉水肿而发生呼吸困难。

（3）食管穿孔：可发生于服毒后 24 小时内，但多见于急性期的后一阶段中。发生较晚者，主要表现为胸骨后及上腹部的疼痛原已逐渐减轻，此时突然加重。穿孔通入纵隔则引起纵隔炎症；通入胸膜腔将引起胸膜腔内的炎症、积液或积血；通入腹腔将引起腹膜炎；通入气管将形成气管食管瘘，进食即发生呛咳。

（4）胃肠并发症：在急性期可发生胃、肠穿孔；慢性期可发生胃瘢痕性挛缩，幽门狭窄。

（5）肺部并发症：如吸入性肺炎、肺脓肿、支气管扩张症等，多见于儿童患者。

【检查及诊断】

根据服毒史及各期典型症状，常可确立诊断。需问明所服腐蚀剂的品种、性质、浓度、数量以及服毒的时间和原因。必要时，可化验患者的呕吐物以明确毒物的性质。检查时，在患者的口唇及口腔内常可发现腐蚀伤。如有可能，施行间接喉镜检查，以了解喉咽部情况。但须注意，凡咽部无严重损害可见者，不能排除食管腐蚀伤。反之，口腔或咽部受伤甚剧者，食管未必皆有严重损伤。下列检查有助于了解食管邻近组织的变化。

1. X 线检查　在急性期施行 X 线胸、腹部透视或拍片检查及 CT 扫描，可帮助发现有无并发症发生，如发现纵隔阴影增宽，纵隔气肿、气胸或胸水、膈下积气等，均表示食管或胃已发生穿孔。但在急性期中，可因淋巴结发生反应使肺门阴影增宽，不可误认为纵隔炎。X 线食管钡剂或碘油拍片，有助于了解食管内病变的性质、部位与程度。但有食管气管瘘或食管穿孔可疑者忌用或慎用，以免造影剂流入气管或纵隔。无上述禁忌证者，通常在受伤后 7～10 天进行第一次 X 线造影检查。若结果为阴性，尚需每隔半月或 1 个月进行 X 线复查，3 个月后如仍无食管狭窄迹象，方可暂停。

2. 食管镜检查　是一个重要的检查方法。虽然许多学者主张，在服毒后 24 ~ 48 小时内施行早期诊断性食管镜检查，以便了解食管内情况，但也宜慎重，食管镜不可超越损伤部位之下。通常以在受伤后 1 周左右进行第 1 次食管镜检查为宜，可借以了解食管内病变的性质、程度和范围，决定下一步治疗方针。如用纤维食管镜检查更为安全。

【治疗】

1. 急性期的处理

（1）急救处理

1）洗胃及中和疗法：此法效果各家评价不一。尤其是洗胃法，许多学者认为对酸碱腐蚀伤应列为禁忌。中和疗法也仅在服毒后数小时内可能取得一定效果。如患者无循环不良或大出血者，可谨慎地下一个细胃管，先将胃内毒物吸出，再用中和剂进行冲洗，以后留置胃管 1 ~ 2 周，既可借以补充营养，又能保持食管通畅。

中和疗法根据所服毒物不同而有区别。服强碱者可用醋、2% 醋酸、橙汁或柠檬汁等洗胃，反复数次，每次约 100 ~ 200ml。服强酸者可先用水稀释，再用肥皂水、氢氧化铝凝胶或稀氧化镁乳剂冲洗。禁用碳酸钙或小苏打中和强酸，因可产生大量二氧化碳气体使胃发生胀痛，并有引起胃穿孔之虞。进行中和疗法后，再给口服或经胃管灌入牛奶、蛋清、橄榄油或其他食用油，每日 3 次，每次 10 ~ 50ml。

2）全身疗法：如保暖，抗休克，给予镇静止痛药物及大量维生素 C，输液，输血等。经常注意有无胃、肠、肺、肝、肾及中枢神经系并发症的症状，定期检查血常规，肝、肾功能及电解质。对酸性腐蚀剂引起的腐蚀伤，尤需注意纠正酸中毒及改善少尿、无尿情况，可静脉滴注 5% 碳酸氢钠注射液。

在急性期，以输液及通过胃管维持营养。如情况许可，鼓励患者经口进用高蛋白、高热量的无菌流质饮食，但对有食管穿孔或纵隔炎可疑者，绝对禁止经口进食。对严重腐蚀伤病例，宜行胃造口术或结肠造口术，因不仅可借此解决营养问题，且可使食管休息，减轻并发的食管痉挛，促进溃疡早日愈合，尚可为将来施行逆行性或循环扩张术创造条件。

3）如发生急性喉阻塞，需考虑施行气管切开术。

4）抗生素的应用：立即使用足量广谱抗生素，以预防感染。在使用肾上腺皮质激素药物期中，合并应用抗生素尤为重要。

5）肾上腺皮质激素药物的应用：肾上腺皮质激素药物具有抗休克、消除水肿以及抑制肉芽及结缔组织生长的作用，其缺点则为易致食管穿孔及使感染扩散。有下述情况者禁用肾上腺皮质激素类药物：食管穿孔可疑、纵隔炎、抵抗力极低、胃肠被腐蚀、溃疡病、心脏病、电解质已发生紊乱、精神病及活动性肺结核等。

（2）预防食管狭窄

1）继续使用抗生素和肾上腺皮质激素药物。

2）解痉治疗：食管腐蚀伤常累及黏膜下神经丛，产生食管痉挛。食管痉挛在急性期是引起吞咽困难的重要原因；此后，食管痉挛可引起食管管腔缩窄，成为食管狭窄的不利因素，故解痉治疗是预防食管狭窄的一个重要措施。早期，可在痉挛发作时，皮下注射阿托品，或用地巴唑 0.05g 口服，每日 3 次，2 ~ 3 天。预防痉挛，可用 25% 硫酸镁 10mg 肌肉注射，每日 1 次，或异戊巴比妥钠 0.2g，每日 3 次，10 ~ 15 天。0.5% ~2% 普鲁卡因有解毒、解痉作用，可用以内服，或作皮下、肌肉或静脉注射。

3）食管早期扩张（预防性扩张）：一般只用于较重的食管腐蚀伤、有可能发生瘢痕性狭窄者。所谓“早期扩张”，以在急性期症状消除后（即服毒后两周左右）开始为宜，术前需要施行食管镜检查，见管腔内确无急性炎症时方可进行扩张术。

预防扩张法较多。可采用系于粗线的扩张器内贮以铁砂或水银，或采用内盛铅弹的沙耳社（Salzer）扩张管。患者在坐位上将扩张器吞下，利用扩张器自身的重量自行滑入食管。最初每日扩张 1 次，3 ~ 4 周后改隔日 1 次，10 ~ 12 周后每周 1 次，患者可出院在家自行操作。对成人，也可采用质软而空心的粗橡皮（直径 12mm 左右）代替扩张器进行扩张。也有小号食管镜，每 7 ~ 10 天通过食管 1 次，以预防食管狭窄。由于有了下节所述各种适用于瘢痕性狭窄的食管扩张方法，目前很少有人应用于预防性扩张。

2. 狭窄期的处理　此期常采用扩张法（见下节）进行治疗。在急性期，嘱患者吞咽一条长线入胃肠，对其后所发生的瘢痕性狭窄予以施行扩张治疗时极为有利。扩张期间，可合并使用肾上腺皮质激素药物或透明质酸酶，效果较好。

镍钛记忆合金以其超弹性、耐疲劳、耐磨损、生物相容性好和无毒性等优点，已广泛用于各种管腔狭窄的治疗。近期，已有较多在食管镜下置入记忆型钛网合金支架治疗食管狭窄的成功报道。另外，也有采用食管镜下用激光、微波和高频电力切除瘢痕的报道。

然而，对多发的、范围较广泛的、食管已有严重变形的瘢痕性狭窄或闭锁的病例，应考虑转外科施行食管成形手术。常用的方法有切除瘢痕食管端端吻合术、结肠上徒代食管术、瘢痕段切除胃食管吻合术、食管瘢痕切除颈阔肌皮瓣修复术、切除食管胃代食管术等。

第二节 食管瘢痕性狭窄扩张术

绝大多数食管狭窄应首先进行扩张治疗。一般认为理想的食管扩张时机为急性炎症消退之后，一般在灼伤后3~6周，即瘢痕形成早期反复进行多次扩张治疗，大多数狭窄可以通过轻柔的扩张得到有效治疗。扩张的方法和各家创制的扩张器械种类甚多，无论选用哪种方法，均需注意下述各点：①手术不可在急性期或患者衰竭的情况下进行；②通过食管钡剂拍片，或加用食管镜检查，对食管狭窄的部位、范围、程度和有无其他变形（如食管憩室形成、食管变形、狭窄部位以上食管扩张、胃挛缩等）预先加以了解。食管扩张术通常只适用于范围比较局限的瘢痕性狭窄。有时X线片上显示有长段狭窄，但为一假象，实仅在狭窄区的上下端各有一蹼状或薄弱的瘢痕环，这种情况也可通过食管扩张术加以治疗；③第1次扩张时选用的扩张器（无论是探条或梭形扩张器）不可过粗，以估计恰能通过狭窄区为宜。术中绝对禁用暴力强行通过狭窄区；④扩张限度，至患者可吃普通饭即可。以后需作1~2年的长期观察。在治愈后半年内忌食过冷、过热的粗糙食物，以免发生食管炎。几种较常应用的食管扩张术简介如下：

一、食管镜下探条扩张术

适用于短的单发性环形狭窄，因在食管镜下进行操作，用力的方向和轻重易于控制，但如选择病例不当，手术者经验不足，也有引起食管穿孔之虞。本法如与吞线法合用，进行循线扩张，则可在食管有严重畸形的情况下，大大减少食管穿孔的机会（图5-8-1）。

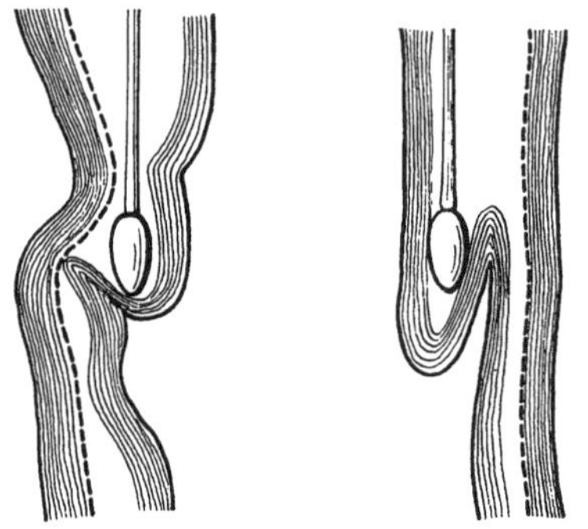

图5-8-1 示食管扭曲（1）和食管憩室（2）时，食管镜探条扩张术的危险性。虚线示正确、安全的扩张经路

扩张用的探条有几种类型。常用的杰克逊（Jackson）探条（图5-8-2）分为柄、杆及探头3部分，全长约60cm。柄、杆均由金属制成。探头由胶质丝线制成，长8.5cm，末端钝圆。按探头的粗细分为大小不同的22种号码（9~30号）。

操作方法：先在食管镜下，看清狭窄的部位和形状，将探头上涂有油剂（液状石蜡、甘油或凡士林）的探条，从食管镜中置入，轻轻用力，稍加旋转推进，通过狭窄区，并上下来回推拉3~4次。如探条过细，推进时觉毫无阻力，则换用较大一号探条，以稍加用力恰可通过狭窄区为度。此法可每周施行1~2次，如有进步，改为隔周1次，半年后可改为每月1次，每次均从上次手术所用的最大号探条开始，如能顺利通过，始可换用较粗一号探条。当食管已扩张至一定粗细时，可通过食管镜留置一根细胃管，以维持患者营养，或嘱患者经口进食。

图5-8-2 杰克逊式探条

术中注意：扩张时，必须注意患者体位，务使食管镜和探条的方向保持一致。扩张时，尤其是对偏心性食管狭窄，万不可过度用力推进探条，否则造成食管穿孔。

二、吞线扩张术

本法为多数医师所推崇，因沿吞下的线进行食管扩张，进退有据，不致误伤食管壁，故效果较好，而危险性最小，可用于顺行性或逆行性扩张。后者对于食管上段瘢痕性狭窄及长段或多处狭窄尤为适用。

吞线方法：嘱患者吞下一根长为7m的坚韧丝线，线的末端系以小铅丸，使便于吞服，又可在吞下后通过X线透视，查知线头所在。吞线不能勉强，以防纠缠打结，可饮茶水或流质食物助之。一般在2~6天后，线的远端可入肠内，此时如拉紧口外线端，觉线已固定而不能拉出。将外面的一段丝线经鼻腔（或嵌入切牙缝中经口腔）引出，以胶布固定于颊部。如拟施行循环扩张术或逆行性扩张术则须将吞入的线头从胃造口的瘘口中拉出。此时须不待线端进入肠道，即从胃造口中插入一根橡皮管，另一端接以大漏斗灌水入胃内，待胃内已灌满时，立即将漏斗向下翻转，使低于胃的平面，则吞下的线端将随水流被冲进橡皮管内，便于拉出。也可用食管镜，内镜或纤维食管镜经胃瘘口插入胃内，夹出线端。或用特制小钩（图 5-8-3）从胃瘘口伸入胃内将线端钩出。

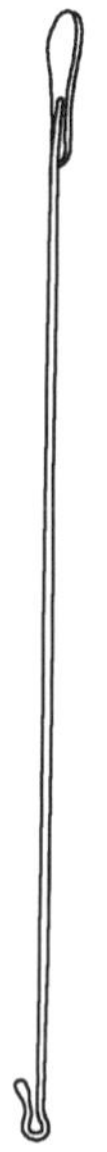

图 5-8-3　吞线扩张术中经胃瘘口的取线小钩

吞线已成功，可选用以下任何一种方法进行扩张。一般在开始时，每周扩张 1～2 次；逐渐改为每周 1 次；待狭窄已有改善，改为每两周 1 次；6 个月后可改为每月或每 3 周 1 次。观察两年，无狭窄现象，始可认为治愈。

（一）顺行性盲目扩张术

本法适用于较为单纯的瘢痕性狭窄，优点在于不一定需要施行胃造口术，操作不必在食管镜下进行。

将线从口中引出后先选用最细的空心弹性扩张探条，用一根长细钢丝，将线端自探头钩入探条内，自探柄引出。探条头部涂以油剂后，医师一手拉紧丝线，另一手将探条从口腔经咽部徐徐送进食管，到达贲门为止（图 5-8-4）。如狭窄位于食管的下 1/3，则须将探条通过贲门送入胃内。此后视情况逐渐换用较大一号探条进行扩张。

在扩张中，如觉探条遇较大阻力而不能逾越，可能为：①食管内的线已打结，此时觉探条突遇硬性阻力而不能前进。可嘱患者将线再咽下 1～2m 后试之；②瘢痕坚实，狭窄甚剧，此时觉探条遇柔韧阻力不能前进，则只能改用较细探条扩张。

用此法进行扩张时，探头已深达何处，医师须心中有数。通常可在仰卧垂头位上，测量其上列切牙至剑突的距离，再将此距离与上列切牙以下的探条长度相比较而推知。也可以参考食管的临床解剖学一节中的“测量食管长度结果（cm）”

（二）逆行性扩张术

当顺行性扩张有困难时用之，有时较之顺行性扩张法尤为安全而有效，但必须行胃造口术。将线自胃瘘口

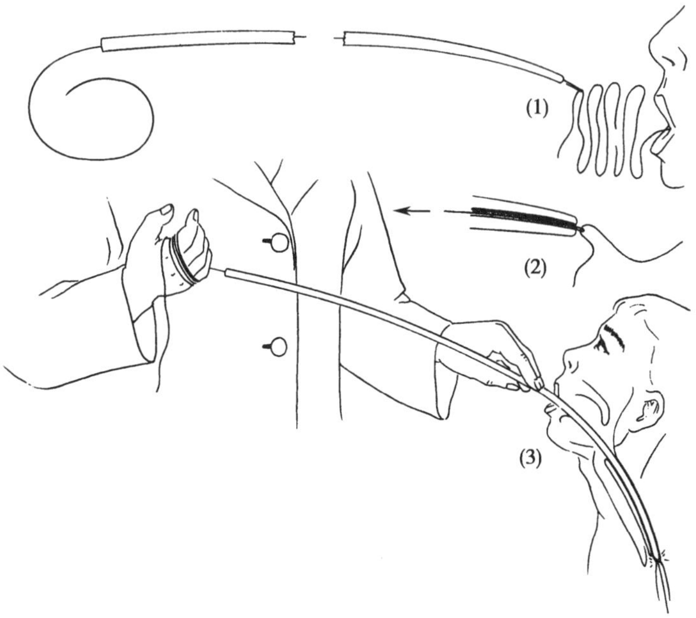

图 5-8-4　顺行性盲目扩张术

（1）将钢丝穿入探条　（2）将线端钩入探条　（3）进行扩张

拉出，系于逆行性扩张器或导尿管的头端上（尾端另系丝线），然后牵引从口腔引出的线端自下而上进行扩张。

也可根据情况，行双向扩张，即当逆行性扩张器或导尿管自口腔可见时，则改为反拉胃瘘处线端，将扩张器或导尿管由上拉下进行扩张，每次扩张可来回拉2～6次。此“拉锯式”扩张术收效较快。

（三）循环扩张术

本法适用于不同程度的狭窄病例。操作安全，痛苦较小，故也适用于儿童。术前须先行胃造口。胃造口术前嘱患者吞下5～7m长的粗丝线，术中自胃造口处将丝线下端拉出，并将丝线的两端分别系于梭形扩张器的上、下两端，使成一环，将扩张器自上而下通过狭窄区拉入胃内后，经胃瘘口拉出，重经口腔，由上而下再次进行扩张，如此循环扩张至原用扩张器已嫌过小时，即换用稍大一号的扩张器。为防线圈被拉断而不能继续操作，可如上法留置一个备用线环（图5-8-5）。

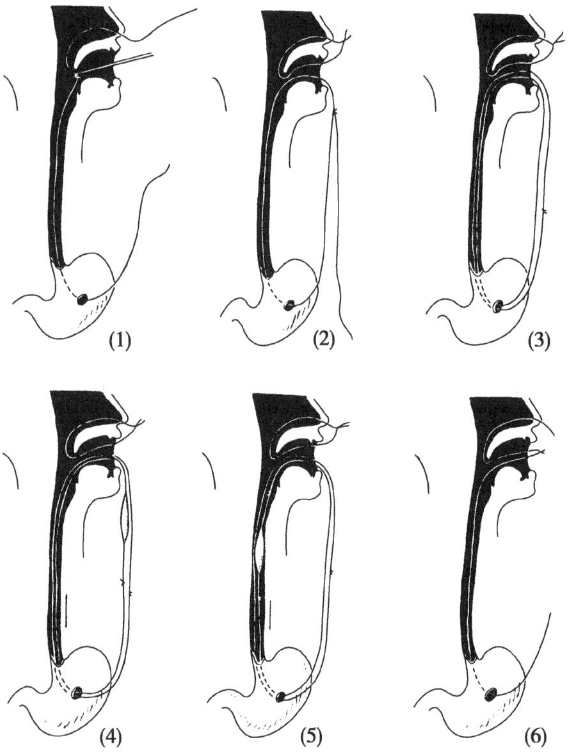

图5-8-5 循环扩张术

（1）将线的中段经口腔拉出 （2）剪断后，分别与原有两线端打结成环 （3）作成第2个备用线环 （4～5）系上扩张器进行扩张 （6）术毕

第三节 剥脱性食管炎

剥脱性食管炎（exfoliative esophagitis），又称创伤剥脱性食管炎、表层脱落性食管炎、食管黏膜管型剥脱症等。表现为食管黏膜上皮呈管型筒状物吐出。此病临床少见。

【病因】

此病多突然发生，与进食有明显关系。可能与仓促进食或强咽干硬食物造成黏膜损伤或黏膜下血肿，以至食管黏膜上皮剥脱有关。

【病理】

病变主要限于黏膜的固有层。脱出的管型黏膜，与正常的黏膜上皮结构相同，其中可有纤维素及白细胞浸润。

【临床表现】

多突然发病，并与进食有明显关系。进食时，突觉咽痛或胸骨后痛，或仅有喉咽部异物感或不适感，继而发生恶心、呕吐。吐出物初为食物，继为带血的食物残渣或鲜血。最后患者呕出一条白色半透明的薄膜管状物悬于口外。也有管状物拉出口外不能断离者。

有的病例仅吐出鲜血少许，而无管状物吐出，需作食管检查始得确诊。

【诊断】

根据病史，即在进食间突然出现咽及胸骨后痛，继而吐出鲜血及管型膜装物即可诊断。X线吞钡透视或拍片可见不规则钡斑。食管镜检查，可见部分或全部食管内黏膜脱落，有浅表创面。

【治疗】

只要治疗适当，避免浅表性溃疡向食管壁深层发展，一般不会发生食管狭窄。

1. 说明病情，消除患者的顾虑和紧张情绪。
2. 于喉咽部或舌根处剪下脱出的管型筒状物。
3. 口服碳酸氧铋或铋钙磺胺粉，以保护创面。
4. 禁食2～6天。
5. 应用消炎药物及输液治疗。
6. 必要时作食管吞钡X线片检查，了解创面恢复情况。

【预后】

此类型食管损伤仅累及黏膜固有层，一般不会发生食管瘢痕狭窄，预后较好。3～4周后黏膜可恢复正常。

（肖红俊）

第四节 损伤性食管穿孔

食管穿孔（esophageal perforation，EP）是指食管由

各种意外性损伤或自发性破裂所引起的严重危及生命的疾病，为一种少见疾病。Okten 等（2001 年）报告其死亡率为 20% ~40%，Huber-Lang 等（2006）报告食管穿孔即使经外科手术治疗后也有很高的死亡率（17.6%），国外 2000 ~2005 年文献汇总分析报告食管穿孔总的死亡率是 19.7%（101/521）。引起致死性食管穿孔的主要并发症是纵隔炎、纵隔脓肿和主动脉破裂导致的大出血等。据报告前两者的死亡率为 15% ~33.3%，而主动脉穿孔引起大出血者几乎无存活的希望。食管穿孔的原因可分为两大类：①损伤性穿孔（traumatic esophageal perforation，TEP）：食管穿孔伤主要是误吞异物、颈胸部外伤、颈胸部手术及食管镜检查时操作不慎误伤所致。损伤性穿孔占穿孔的 82% 以上，而医源性损伤（iatrogenic incidents）占 36.5%；Huber-Lang 等（2006）报告食管穿孔中，医源性损伤占 64.7%；②特发性食管破裂，不足 18%。食管穿孔后的并发症和死亡率同与发病到被确诊时间有明显关系，早期迅速做出食管穿孔的诊断是非常重要的。因此临床医师必须熟悉食管穿孔的临床表现及其原因，以防止食管穿孔的发生；假如一旦发生，则应尽早明确诊断，及时进行有效处理，减少死亡。

【临床表现】

不同原因引起食管穿孔的症状和体征不同。而穿孔的部位、大小不同，穿孔后到就诊的时间不同，其临床表现也有不同。但不论哪种情况，约 90% ~97% 的患者有颈部或胸骨后剧烈疼痛伴吞咽时加重。31% 有呼吸困难、心率增快、血压下降，甚至出现休克。几乎均有纵隔或颈下部皮下气肿，后期为纵隔脓肿或脓气胸。87% ~90% 以上的病例有发热，白细胞计数增高。

1. 局部疼痛及吞咽困难　食管穿孔后可引起颈部、胸部及腹部剧烈的疼痛，可呈强迫体位，痛苦面容。并伴吞咽困难。疼痛的部位与穿孔的部位有明显的关系。

（1）颈段食管穿孔：常发生在较薄的食管后壁，由于食管附着的椎前筋膜可以限制污染向侧方扩散，穿孔的最初几小时颈部可没有炎症表现，几小时后由于口腔或胃内的液体经过穿孔进入食管后间隙和沿着食管平面进入纵隔，引起纵隔炎症，患者诉述颈部疼痛、颈部僵直，呕吐带血性的胃内容物和呼吸困难。吞咽和转动颈部时疼痛加重，并常向肩、前臂及前胸部放射。

（2）胸段食管穿孔：与颈段穿孔不同，胸段食管穿孔直接引起纵隔污染，迅速发生纵隔气肿和纵隔炎。尽管早期仅是纵隔的污染，但可迅速发展为坏死性炎症过程。当薄的纵隔胸膜被炎症穿破，胃液及胃内容物经破口返流到纵隔和胸膜腔，引起胸膜腔的污染和积液，形成纵隔和胸膜腔化脓性炎症。临床上表现为一侧胸腔剧烈疼痛，同时伴有呼吸时加重，并向肩胛区放射。在穿孔部位有明确的吞咽困难、低血容量、体温升高、心率增快并且心率增快与体温升高不成比例。全身感染中毒症状和呼吸困难的程度依据胸腔污染的严重性、液气胸的量以及是否存在有气道压迫，而有轻重不同。胸骨后及背部疼痛明显，也可向颈部和腹部放射。

（3）食管腹腔段穿孔：较少见，一旦损伤，由于胃的液体进入游离腹腔，主要引起腹腔的污染，临床表现为急性腹膜炎的症状和体征。这同胃及十二指肠穿孔很相似，应注意胸段食管远段的损伤也可以表现为这种情况。有时这种污染可能不在腹腔而在后腹膜，这将使诊断更加困难。这是由于腹腔段食管与膈肌相邻近，常有上腹部痛疼和胸骨后钝痛并放射到肩部的较典型特征。

尽管食管穿孔有这些临床表现，但单凭这些非特征性的症状体征立即做出诊断有时仍较困难，常需借助其他辅助检查以明确诊断。并需与其他疾病如胃、十二指肠溃疡穿孔、胰腺炎、心肌梗死、降主动脉瘤、肺炎和自发性气胸等相鉴别。

2. 颈部皮下气肿及纵隔气肿　由于皮下气肿的产生，颈部触诊时可有捻发音或踏雪样感，感染严重时可发展到颜面和胸部。颈部皮下气肿的发生率为 43%。不仅颈段食管和胸段食管穿孔时，可出现颈部皮下气肿，有报告腹部段食管穿孔时，亦可引起。因此必须牢记颈部皮下气肿并不一定表示穿孔部位就在颈段食管。纵隔气肿时，患者感胸闷及不同程度的呼吸困难。胸部 X 线检查或 CT 扫描可明确诊断。

3. 发热　穿孔后，88% 以上的患者出现发热。热型有一定的特点，表现为穿孔后 12 小时体温上升 1℃ 以内，24 ~48 小时达到高峰（39℃ 以上），表明穿孔局部感染扩散或脓肿形成。我院有 1 例于穿孔后 13 小时行开胸修补穿孔时，发现有胸腔已有 50ml 脓液，说明穿孔后感染发生很快。

4. 白细胞增多　95% 以上的病例食管穿孔后白细胞增多。系统观察的病例报告为穿孔后 3 小时白细胞开始增加，48 小时以内达到高峰，$20 \times 10^9/L$（2 万以上/mm^3），因此白细胞增多对早期诊断有一定的帮助。

【穿孔原因】

食管穿孔的原因可分为损伤性穿孔和特发性食管破裂两大类。

1. 损伤性穿孔　损伤性穿孔的原因包括食管异物所致的穿孔、医源性损伤（食管镜检查、食管扩张术、食管置管术、颈胸部手术、气管插管等）、利器贯通伤和钝性伤以及腐蚀剂所致的穿孔。

（1）食管异物：是损伤性食管穿孔最常见的原因，约占 66%。异物种类有动物骨类（如鱼骨、鸡骨、龟骨、牛骨、小剪刀及剃须刀片等）、PTP（press-through-pack，硬板锡纸包装的药剂）及义齿等。在我国PTP作为食管异物尚未见于文献，但国外屡见报道。目前，我国药物包装的方式也在迅速发生改变，用硬板锡纸包装的药物越来越多，因此应引起注意，作好宣传。吃药时勿将硬锡片一并吞下。又可根据异物是否透过X线，将异物分为：①X线透过性异物，如塑料、竹签、包括用X线无法辩认的小鱼骨等；②X线非透过性异物，如大头针、图钉、钉子等各类金属异物及动物骨类。如吞食的动物骨较大，有时可采用侧位或斜位X线检查，不用造影剂，也可清楚显示出异物的部位。我院因异物所致食管穿孔的病例中有7例，均有异物误入后强行用饭团或韭菜等食物欲将异物咽下的病史，这是促使食管穿孔发生的重要因素。

（2）医源性损伤：医源性食管穿孔的发生率为36.5%，仅次于食管异物，必须引起临床医师的高度重视。医源性食管穿孔见于金属直管食管镜检查、食管狭窄行食管镜下扩张子扩张、纤维食管镜检查、纤维胃镜检查、鼻饲管导入、颈胸部手术、气管插管等。与医源性食管穿孔相关联的一些其他因素，如检查中患者因不配合而发生突然的体动、食管变形、狭窄、憩室、异物的存在、肥胖、颈椎弯曲、高龄所致食管壁脆弱、带钩的义齿等。医师方面的因素如食管镜检查时操作不细心，不熟悉或因麻醉不良而引起明显的咽反射或躁动，也是导致医源性食管穿孔的有关因素。因此，患者精神紧张不能很好配合，全身情况差，异物较大或形状复杂有锐利尖角，局部疼痛明显，呈强迫体位时，应常规在全身麻醉下进行食管的相关检查和治疗操作。检查时动作应轻柔，行食管扩张时，顺势推进食管镜，应注意将食管镜的前端始终置于食管管腔中央；选择大小适当的扩张子进行扩张，切不可盲目地、强制性推进。

（3）腐蚀性损伤：腐蚀性食管穿孔十分少见。常因误服或有意吞服强酸如盐酸、硫酸等或强碱类，如氢氧化钠等化学试剂。其预后不良，严重者常在短时间内死亡。有幸存活者常遗留食管狭窄。

（4）利器贯通伤和钝性伤：此种原因较为少见，依次为枪弹伤、刀伤、爆震伤、压迫伤、气压伤等所致。

2. 特发性食管破裂（Boerhaave综合征） 本病由Boerhaave于1724年解剖时所发现并首次报道。自发性食管破裂是指除器械、异物、外伤诱因之外，由于呕吐等原因所引起的食管内压力增高所致的食管壁全层破裂，即Boerhaave综合征，它是少见而凶险的胸部疾患，其发病率低，约16.67/10万，占所有食管穿孔的15%，由于本病少见，临床症状不典型，误诊率高达71%～84%，病死率高达25%～100%。其后不少学者观察提出本病由于呕吐、排便或分娩等致食管内压急剧升高作为诱因而引起食管壁全层破裂。因此凡可造成食管内压增高的因素均为本病发作的诱因。如过量饮酒、使用催吐剂、颅脑外伤引起剧烈呕吐以及不恰当的吞咽动作。其发病频度在食管异物，医源性损伤之后，居第3位，约为18%。

3. 食管自身疾病致食管穿孔 食管肿瘤破裂、食管溃疡、食管旁淋巴结炎性粘连、放射治疗等均可引起食管穿孔。

【死亡时间】

食管穿孔的死亡率为15%～33.3%。临床观察到穿孔发生后到死亡之间的时间与穿孔原因有一定的关系。特发性食管破裂穿孔后到死亡之间的时间平均约为7天，其中50%的患者死于24小时之内。而医源性损伤则平均为13天，食管异物所致者平均为37天，后两者很少有在24小时内死亡者。因此临床医师可根据此特点，有针对性的抓紧时间进行有效的治疗。

【穿孔部位】

穿孔部位与穿孔原因有密切的关系。因食管异物、医源性损伤所引起的食管穿孔，73.7%发生在食管的第1生理狭窄或第1、2生理狭窄之间，或第2狭窄处。而特发性食管破裂88.2%发生在食管下段、第3生理狭窄处或第2、3生理狭窄之间；发生在第1或第2生理狭窄处者十分罕见。

【诊断】

食管穿孔后的并发症和死亡率同从发病到诊断时间的长短有密切关系，因此早期迅速做出食管穿孔的诊断非常重要。对有异物误入史或经过食管镜等各项检查或操作后，出现剧烈的颈部、胸部疼痛和吞咽困难或较检查前加重时，特别是有Mackler三联症，即呕吐、胸下部痛、颈下部皮下气肿时，结合食管穿孔的其他临床表现，高度怀疑为食管穿孔的患者，更应迅速进行颈部、胸部的正、侧位X线片检查，必要时可行胸腹联合拍片。还可根据病情选择性地进行食管碘油造影、当水溶性碘剂检查为阴性而临床又高度怀疑食管穿孔的患者，有必要用钡剂作进一步检查。颈部和胸部CT扫描和食管镜检查。通过影像学检查，了解有无颈部皮下气肿、纵隔气肿、纵隔阴影增宽、胸水潴留、食管造影剂漏入纵隔或胸腔等情况。如结果为阳性，即可诊断为食管穿孔。食管造影与食管CT扫描同时进行，不仅可以明确有无穿孔，还能详细了解穿孔的部位与大小，以及可能发现经食管镜检查无法观察到的食管腔外的异物情况。

对食管穿孔的诊断，尤其对X线透过性异物所造成的食管穿孔，更应综合考虑各项检查的结果结合临床表现作出判断。

【治疗】

（一）治疗原则

食管损伤后可以用手术治疗或非手术治疗。不管用哪一种方法治疗，其目的均在于：①防止从穿孔进一步污染周围的组织；②清除已存在的感染物；③恢复食管的完整性和连续性；④恢复和维持营养。要达到这4个目的，需根据食管损伤的情况，纵隔及胸腔的污染情况，食管损伤后到治疗的时间等选择不同的方法。

1. 保守治疗　主要是：①药物治疗，以广谱抗生素控制感染、防止纵隔炎，胸膜炎或腹膜炎等并发症的发生；②应绝对禁食、禁饮，食管穿孔一经确诊或怀疑有食管穿孔应立即禁食一切食物、禁饮，要求患者不能下咽唾液，而应吐出；③胃肠减压，应常规使用胃肠减压，以减少胃液的潴留，防止胃液反流；除胃肠减压外有时还需经鼻腔间断吸引口咽部分泌物；④输液，补给营养，及时纠正和维持水、电解质平衡。由于食管穿孔禁食、禁饮时间较长，营养的补充十分重要，主要通过静脉输入能量合剂，氨基酸及白蛋白等。亦可行胃或空肠造瘘术或经鼻饲管注入高蛋白质的各类汤汁。如系食管异物所致者，则应尽早取出异物。经临床大量病例观察，单纯保守治疗的死亡率为24.2%，较手术组为高。故单纯保守治疗只适合于穿孔小，炎症局限、临床症状较轻的颈段食管穿孔病例。严密观察48小时后，如症状恶化，应立即行胸外科手术治疗。

食管穿孔后，继发性炎症发展得很快。治疗开始的及时与否和治疗效果有明显的关系。据Skiuner报告穿孔后24小时以内开始治疗的病例死亡率为10%，24小时以上的病例死亡率则为44%。佐田报告24小时以内手术的患者，经口进食的时间为术后13～23天；24小时以上施行手术的患者，经口进食的时间则延迟到术后43～280天。

2. 手术治疗

（1）颈侧切开径路：临床上对于食管上段穿孔，特别是继发上纵隔感染或脓肿者采用颈侧切开径路，术中脓腔冲洗，术后导管持续负压引流，定时脓腔冲洗，效果甚佳。我科自1999年1月～2006年6月共治疗6例食管上段穿孔并继发上纵隔感染或脓肿者，均取得满意效果。对于体质较弱、营养较差的患者必要时采取胃、空肠造瘘术，以补充足够的营养。

（2）食管穿孔修补术：胸段食管穿孔，如纵隔胸膜已破，只要患者情况允许，应首选食管修补术。一般主张对发病24小时以内者作修补术。修补手术包括一期穿孔修补术、开胸引流术和胃、空肠造瘘术。胃、空肠造瘘术实为营养补给的手段。手术治疗是治疗食管穿孔的基本原则，尤其是对胸部食管穿孔或穿孔较大者，临床症状重的病例应尽早施行手术。一期穿孔修补术适合于穿孔后12～24小时以内的病例，其死亡率低（7.7%），平均住院时间为32.4天。穿孔24小时后行一期修补术，常不易成功，易形成食管瘘或导致局部食管狭窄。但是，如果患者全身情况允许，局部感染尚不严重，即使发病时间已超过24小时以上，仍应争取手术修补。开胸纵隔引流术可不受穿孔时间的限制，穿孔的食管壁待其自行愈合。多数病例报告在穿孔后5～7天施术者，其死亡率为21.9%，平均住院时间为70.6天，较一期穿孔修补术明显延长。Jemerin和Seybold报告：此种手术病例死亡率为14%～20%，而保守治疗死亡率可达40%～70%。

（3）食管重建术：食管外置或旷置的手术近年来已很少使用，对胸腔感染严重，全身情况差，无修补条件者，可行颈部食管外置、胸腔闭式引流加空肠造瘘术，待病情好转后再行食管重建术。这种手术包括：缝闭贲门，胸段食管自颈部拔出外置以减少胸内污染，后期再做空肠或结肠代食管术。

因食管穿孔较为少见，故在日常的诊疗工作中，对突发的、原因不明的胸痛或腹痛患者，如疑有食管异物或曾行食管镜等操作之后出现者，则应高度警惕食管穿孔的可能。应抓紧检查，明确诊断，以便尽早进行有效的处理。

（王彦君）

第五节　环咽肌失弛缓症

在食管上端入口处由咽下缩肌最下部分的横行纤维构成环咽肌，附在环状软骨板两侧，在后壁形成唇状隆起（见图5-1-4，第535页），有较强的收缩力。其感觉神经为舌咽神经，运动控制由自主神经支配，即由来自迷走神经（属副交感神经）和来自颈上神经节（与咽丛相吻合）的交感神经司理。

环咽肌是横纹肌，但不能随意调节，在吞咽过程中的抑制和活动，均由中枢神经控制。环咽肌的张力是由交感神经支配的，维持紧张状态，形成食管上口的括约肌。在吞咽过程中，当咽缩肌收缩波传导到环咽肌时，环咽肌的紧张度明显下降直至为零（“0”），食管上口即张开，食物（包括固体和液体食物）顺利进入食管。若正需要此括约肌（环咽肌）松弛时，但其却高度紧张而不能松弛或松弛不全，食物即在该处受阻而不能或不易完全进入食管，发生吞咽障碍，此即称之为环咽肌失弛缓症（achalasia of cricopharyngeus muscle）。亦称环咽肌功能障碍（cricopharyngeal dysfunction），环咽肌痉挛（cricopharyngeal spasmn），环咽肌运动失调（cricopharyngeal incoordination）或环咽性吞咽困难（cricopharyngeal dysphagia）。

本病多发生于40～50岁以上的中、老年人，女性居多，性情急躁或焦虑、多愁者易患本病。

【病因】

导致本病发生的原因较多，Shockley等（1998）认为主要原因有三：一是神经系统疾病或神经肌肉方面的疾病所致；二是特发性的，即病因不明的；三是胃食管反流引起的，且常见。大致分列如下：

1. 神经系统疾病　脑血管闭塞性病变、延髓灰质炎、假性球麻痹、脑血管意外、退行性中枢神经疾病、帕金森病、脑干损伤、迷走神经损伤和神经炎等。

2. 肌肉疾病　多发性肌炎、皮肌炎、重症肌无力、甲状腺毒性肌病及肌萎缩侧索硬化症等。

3. 肿瘤　如鼻咽癌、喉咽部肿瘤等侵犯。

4. 咽喉部大手术损伤。

5. 咽食管憩室。

6. 胃食管反流　反流的酸性液体加上反流物中的胃蛋白酶等不断刺激、影响食管上括约肌，导致其发生炎性病变，引起功能障碍，较常见，应注意。

7. 心理社会因素　心理社会因素可以通过精神内分泌途径影响食管及其上括约肌的活动功能。近年来发现，心理社会因素引起的精神紧张或情绪波动所导致的"特发性"功能障碍是本病的重要原因。这多系精神因素诱发环咽肌痉挛或松弛不全之故。中、老年人较为多见。

【临床表现】

可分为症状与检查两方面。

1. 症状

（1）吞咽障碍：为进行性吞咽障碍。初期表现为吞咽固体食物咽下不畅，常须连续作几次吞咽动作才能将食物咽下。逐渐发展为即使连续吞咽几次，亦难以将食物全部咽下去，因而进食时间明显延长，有的还叙诉食物下咽时在颈部有过气之声或气哽感。患者常自诉梗阻部位在颈部区域的下方。

有的在本病发作的间隙期，可无症状或仅有模糊不清的咽喉不适感。

（2）误吸：由于食物咽下受阻，极易将其误吸入气管而产生呛咳；时间一久，即可引起吸入性肺部炎症，导致发热、咳嗽和脓痰。

（3）营养不良：发病较久后，由于进食困难而引起营养不良，患者消瘦，并有程度不一的贫血。因而患者身体虚弱，抵抗力差，易导致局部感染而出血。

2. 检查

（1）X线钡剂透视检查：吞咽钡剂后，可见钡剂到达食管上口时受阻，钡剂不能进入食管；连续吞咽时便可见到喉咽部扩张。若给予能松弛括约肌的药物，如舌下含硝酸甘油片或吸入亚硝酸异戊酯，或给予热饮料，均可见环咽肌弛缓，潴留的钡剂进入食管内。

（2）环咽肌切迹的出现率：以往常将吞咽功能障碍的病因侧重于肿瘤等器质性因素方面考虑较多。由于诊断技术的进步，近年来发现食管上括约肌（环咽肌）功能障碍引起吞咽障碍者也不少。此种患者在进行食管钡餐检查时，可于第5～6颈椎水平出现一充盈缺损处，即环咽肌切迹（cricopharyngeal bar）。吞咽功能障碍患者环咽肌切迹出现率从6%～61%不等（Baredes等，1997；Schindler等，2002），环咽肌切迹还可存在于正常人群中，出现率约5%（Sivarao等2000）。徐胜春等（2006）报告，国人吞咽功能障碍患者环咽肌切迹的出现率为14.4%，老年组的出现率略高于中、青年组。

检查时可采用遥控型X线机或电视透视X线机，吞钡时进行正侧位检查（一般吞钡3次以上），记录充盈缺损的位置、形态、基底宽度、基底到尖端的高度。其充盈缺损的位置应在C_5～C_7之间的咽后壁，且位置固定，不随吞咽运动而改变。

（3）食管镜检查：可见环咽肌处呈一紧闭的横裂或横嵴状，食管镜前端到达时，该处不能及时开放，必须施加适当压力，食管镜才可通过该处进入食管。

【诊断与鉴别诊断】

根据上述症状与检查所见，结合患者年龄较大（中、老年人），体质较差及精神较紧张等特点，即可做出诊断。

若怀疑为胃食管反流引起者，可请消化内科协助诊断，作胃镜检查、（核素）闪烁扫描、酸灌注实验、24小时食管pH试验等，即可明确诊断。

还须注意与下列疾病鉴别：

1. 咽食管憩室　为环咽部后壁膨出形成的憩室，常见于中年后期及老年人。在吞咽过程中，当咽肌收缩向下推进食物时，环咽肌的提前收缩导致提前回到静息时的收缩状态，以致将环咽肌横行纤维上方的咽后壁强行推出，形成疝囊。疝囊可逐渐扩大向下延伸，食物积存其内且不断增多，从而压迫食管。患者常吐出数小时前吞入的食物，但不带酸味（这与反胃吐出者不同），却带有腐烂臭味。严重者可出现呼吸障碍、流涎和误吸现象。X线吞钡透视与拍片检查，可获明确诊断。

2. 高位食管癌　通过X线吞钡检查，食管镜检查，必要时进行细胞学检查或活检，即可确诊。

【治疗】

1. 注意饮食　少吃多餐，细嚼慢咽，至为重要。以温热、稀软质饮食为宜，勿用过冷、过热或带刺激性的饮食。

2. 病因治疗 病因明确者应进行针对性治疗。精神因素较重者，应加强心理治疗，必要时可应用镇静药物。如硝基西泮（nitrazepam），具有镇静、催眠和抗焦虑等作用，5～10mg/次，每日3次，或睡前服；氟西泮（flurazepam），15～30mg，每晚睡前服；艾司唑仑1～2mg，睡前服，或0.5～2mg/次，每日1～3次。镇静药物对中枢神经系统有抑制作用，可减轻患者的思想负担和紧张情绪，因而得以缓解症状。

3. 药物治疗 可口服1%普鲁卡因溶液，每日3次，每次10ml；或应用抗胆碱药如丙胺太林等，以促进环咽肌松弛，有利于食物咽下。吞咽障碍一时难以解除者应行静脉输液，以维持水盐与电解质的平衡。

4. 手术治疗 对上述治疗无效的患者，可行食管扩张治疗，即用食管镜扩张或探条扩张，其有效率可达80%左右。对极少数食管扩张治疗无效者，可采用环咽肌切断术。

环咽肌切断术：一般在局部浸润麻醉下进行。沿左侧胸锁乳突肌前缘作切口，上起舌骨水平，下达锁骨上1cm左右。钝性分离切口深部各层组织，用拉钩将胸锁乳突肌及颈动脉鞘向后外牵引，并将甲状腺及喉部结构向前内牵引，充分暴露咽后间隙。如发现咽食管憩室，即将其疝囊似的囊状物分离切除，缝合囊颈处的黏膜切口，注意避免损伤迷走神经。然后在已被切除的憩室下方分离、暴露环咽肌横行纤维，并予以纵行切断。如黏膜层未破损而保留完整，皮肤切口即可一期缝合。术后加强抗感染治疗及护理工作。

（黄选兆）

主要参考文献

1. 冯锦簃，黄选兆，魏能润，等. 纤维支气管镜的临床应用（附112例报告）. 武汉医学院学报，1979，8：51-53
2. 冯锦簃，黄选兆，魏能润，等. 纤维食管镜250例报告. 中华耳鼻咽喉科杂志，1980，15：16-18
3. 黄选兆. 支气管异物（塑料笔套）因隐瞒病史而延误诊治. 见：王璁，黄选兆，主编. 耳鼻咽喉科病案集. 北京：人民卫生出版社，1989. 118-120
4. 黄选兆. 全身麻醉下呼吸道异物取出术. 中华耳鼻咽喉科杂志，1996，31：316-318
5. 黄选兆. 咽后壁及食管壁内包埋性异物. 见：王璁，黄选兆，主编. 耳鼻咽喉科病案集. 北京：人民卫生出版社，1989. 120-124
6. 黄选兆. 食管多发性异物（二枚硬币重叠）见：王璁，黄选兆，主编. 耳鼻咽喉科病案集. 北京：人民卫生出版社，1989. 125-127
7. 黄选兆. 食管异物与食管癌. 见：王璁，黄选兆，主编. 耳鼻咽喉科病案集. 北京：人民卫生出版社，1989. 127-129
8. 黄选兆. 食管异物并发主动脉食管瘘及颈总动脉食管瘘. 见：王璁，黄选兆，主编. 耳鼻咽喉科病案集. 北京：人民卫生出版社，1989. 129-134
9. 汪吉宝，王璁，魏能润. 气管内原发性新生物. 中华耳鼻咽喉科杂志，1981，16：230
10. 王涛，石铭卿，刘子厚，等. 食管内巨大铁扳手异物一例. 临床耳鼻咽喉科杂志，1993，7：180
11. 王薇. 气管支气管及食管的应用解剖学及生理学. 见：黄选兆，主编. 耳鼻咽喉科学. 第4版. 北京：人民卫生出版社，1995. 167-171
12. 王薇. 气管支气管及食管的内窥镜检查法. 见：黄选兆，主编. 耳鼻咽喉科学. 第4版. 北京：人民卫生出版社，1995. 171-179
13. 王军，韩德明，叶京英，等. 肺段支气管异物八例治疗分析. 中华耳鼻咽喉头颈外科杂志，2006，41：255-257
14. 项济生. 新生儿下咽部及食管异物. 见：王璁，黄选兆，主编. 耳鼻咽喉科病案集. 北京：人民卫生出版社，1989. 124-125
15. 徐胜春，涂丽莉，刘业海，等. 吞咽功能障碍者环咽肌切迹的出现率. 中国耳鼻咽喉头颈外科，2006，13：51-53
16. 阎承先，主编. （耳鼻咽喉科全书）气管食管学. 第2版. 上海科学技术出版社，2001. 328-329
17. 杨成章，彭云生，乐建新，等. 小儿呼吸道塑料圆珠笔帽异物的诊治体会. 临床耳鼻咽喉科杂志，1997，11：120
18. 朱富高，孙美红，何福芹. 小儿呼吸道异物1276例临床分析. 临床耳鼻咽喉科杂志，2006. 20：699-701
19. Cardoso PFG，Pearson FG. Diagnosis and management of tracheal neoplasms. In：Cummings CW. Otolaryngology-Head and Neck Surgery. 2nd ed. St. Louis：Mosby Year Book，1993. 2339-2347
20. McGull TJI，Ohlms L. Foreign bodies in the upper aerodigestive tract. In：Cummings CW. Otolaryngology-Head and Neck Surgery. 2nd ed. St. Louis：Mosby Year Book，1993. 2396-2400
21. Seiferth LB，Wustrow F，Verletzung im Bereich des Mihelgeschts und seiner Nebenhohlen. In：Berendes J，Link R，Zollner F. Hals-Nasen-Ohren Heilkunde in Praxis und Klinik. Band 1. 2 Auflage. Stuttgart：Georg Thieme Verlag，1997. 8. 7-8. 12
22. Shockley WW and Jewett BS. Esophageal disorders. In：Bailey BJ. Head and Neck Surgery-Otolaryngology 2nd ed. Philadelphia：Lippincott-Raven Publishers，1998. 790-791

第六篇

6

颈科学

第一章

颈部的临床解剖学

第一节 颈 椎

颈椎（cervical vertebrae）共7块，椎体较小，椎孔较大，呈三角形，内有脊髓通过；椎体两旁有横突，横突根部有横突孔，孔内有椎动、静脉和交感神经丛穿行。横突末端分为横突前、后结节；第6颈椎横突的前方较隆起，称颈动脉结节，颈总动脉行经其前方；结节间有脊神经通过。前结节是肋骨的遗迹，有时第7颈椎前结节长而肥大，形成颈肋，可伸达斜角肌间隙或第1肋上面，压迫臂丛、锁骨下动脉和锁骨下静脉。

第2~6颈椎棘突较短，末端分叉；第3~7颈椎体上面的侧缘向上突起，称椎体钩。椎体钩若与上位椎体侧缘相接，则可形成钩椎关节，又称“Luschka关节”，如此处过度增生肥大，可使椎间孔狭窄，压迫脊神经，产生相应症状。椎体钩的作用是限制上一椎体向两侧移位，增加椎体间的稳定性，并防止椎间盘向外后方脱出。椎体钩前方为颈长肌，外侧为椎动、静脉及周围的交感神经丛，后外侧部参与构成椎间孔前壁，有颈神经和根血管通过。

第1颈椎又名寰椎（atlas），呈环形，无椎体、棘突和关节突，由前弓、后弓及侧块构成。前弓短，后面正中有齿突凹，与枢椎的齿突相关节。侧块的上面有上关节凹，与枕骨髁相关节；侧块的下面有下关节面与枢椎的上关节面相关节（图6-1-1）。

第2颈椎又名枢椎（axis），特点是椎体向上伸出齿突。齿突与寰椎前弓后面的齿突凹形成关节。齿突原为

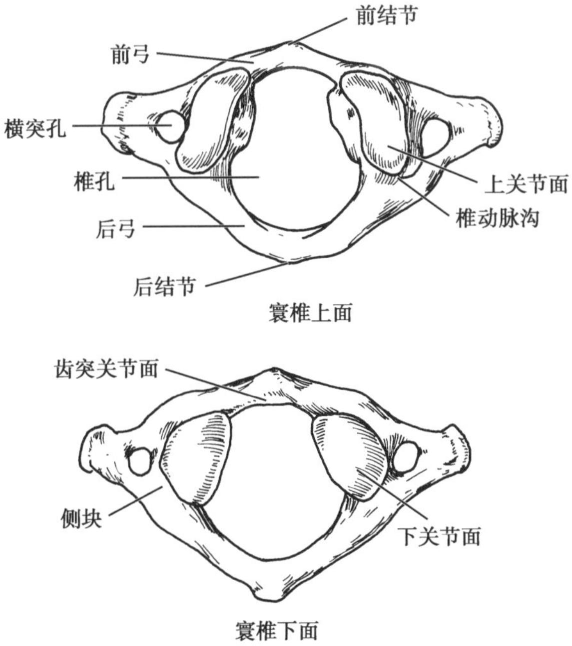

图6-1-1 寰椎

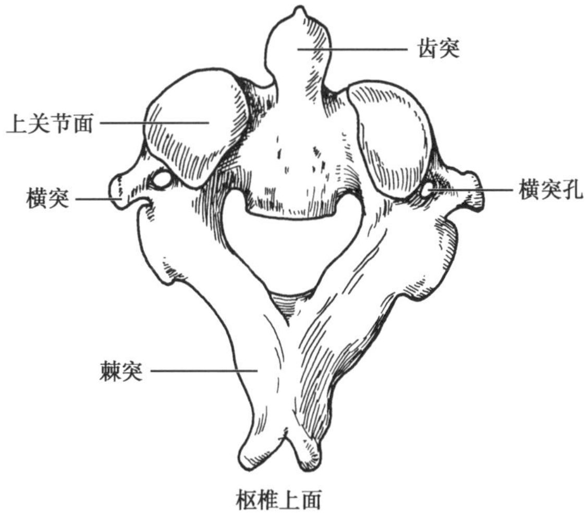

图6-1-2 枢椎

寰椎椎体，发育过程中与枢椎椎体融合。头颈部的旋转活动，主要在寰椎与齿突之间。如旋转活动受限，提示病变可能在寰椎与枢椎齿突。枢椎棘突最大、最坚固，常作为定位标志（图 6-1-2）。

第 7 颈椎又名隆椎，棘突较长，末端不分叉，呈结节状。活体上易触及，为计数颈椎骨的重要标志（图 6-1-3）。

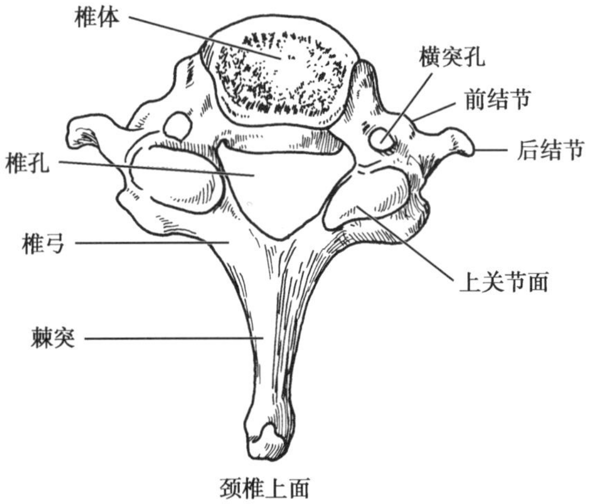

图 6-1-3 第 7 颈椎

第二节 颈部血管

（一）颈部的动脉

颈总动脉（common carotid artery） 是头颈部的动脉主干，左右各一，左侧发自主动脉弓。右侧发自头臂干。两侧颈总动脉均经胸锁关节后方进入颈部，与颈内动静脉和迷走神经共同位于颈动脉鞘内，沿食管、气管和喉的外侧上行，到甲状软骨上缘高度分为颈内动脉和颈外动脉。颈总动脉的上段位置表浅，在活体上可触到其搏动。当头面部外伤大出血时，可在胸锁乳突肌前缘，相当于环状软骨平面，向后内将颈总动脉压向第 6 颈椎的横突前结节（颈动脉结节），进行急救止血。在颈总动脉分叉处有颈动脉窦和颈动脉小球两个重要结构（图 6-1-4）。

颈动脉窦（internal carotid sinus）：是颈总动脉末端和颈内动脉起始处管腔稍膨大的部分。窦壁内有压力感受器，当血压增高时，窦壁扩张刺激感受器反射性地引起心跳减慢、血管扩张，使血压下降。

颈动脉小球（carotid glomus）：又称颈动脉体（carotid body），为一扁椭圆形的小体，位于颈总动脉分叉处的后方，为化学感受器，当血液中二氧化碳浓度增高时，可反射性地使呼吸加深加快。

颈总动脉有两个分支（图 6-1-5）。

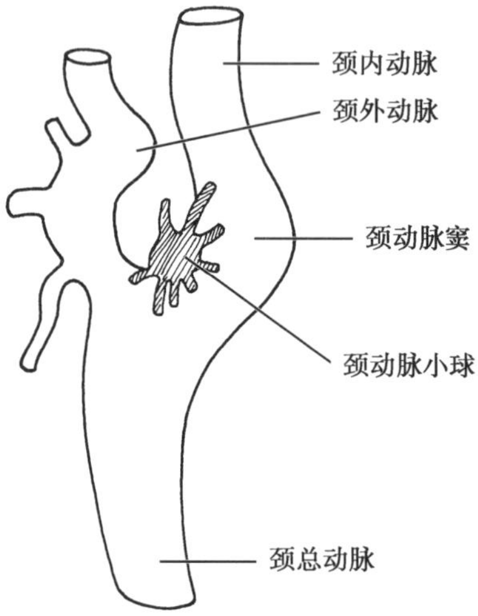

图 6-1-4 颈动脉窦和颈动脉小球（后面观）

（1）颈外动脉（external carotid artery）：起自颈总动脉，起始段位于颈内动脉的前内侧，然后经颈内动脉的前方转至外侧上行，穿腮腺至下颌颈高度分为颞浅动脉和上颌动脉两个终支。其主要分支有：

1）甲状腺上动脉：在颈外动脉的起始部发出，行向前下方，分支分布于甲状腺上部和喉。

2）舌动脉：在甲状腺上动脉的稍上方发出，分布于舌、舌下腺和腭扁桃体。

3）面动脉：在舌动脉稍上方发出，分布于腭扁桃体、下颌下腺和面前部等处。面动脉在咬肌前缘绕下颌体下缘处位置表浅，当面部外伤出血时，可在该处将面动脉压迫在下颌骨体上进行急救止血。

4）颞浅动脉：在外耳门前方上行，越过颧弓根部至颞部皮下，分支分布于腮腺、额、颞和顶部组织。在耳廓前方、颧弓根部上方的凹窝内可摸到动脉搏动。

5）上颌动脉：经下颌颈深面进入颞下窝，其主要分支有：脑膜中动脉、下牙槽动脉、眶下动脉。此外，颈外动脉还发出枕动脉、耳后动脉和咽升动脉，分别分布于枕部、耳后和咽部。

（2）颈内动脉（internal carotid artery）：由颈总动脉发出后，在咽的外侧垂直上行至颅底，再经颈动脉管入颅。颈内动脉在颅外无分支，在颅内发出分支主要分布于脑和视觉器官等处。其是脑血液供应的主要来源，无准备的结扎颈内动脉可引起严重的并发症，甚或死亡。

（二）颈部的静脉

颈部主要的静脉有颈内静脉、颈外静脉(图 6-1-6)。

（1）颈内静脉（internal jugular vein）：于颈静脉孔处与颅内的乙状窦相连续，行于颈动脉鞘内，先后沿颈内动脉和颈总动脉的外侧下行。颈内静脉的属支有颅内

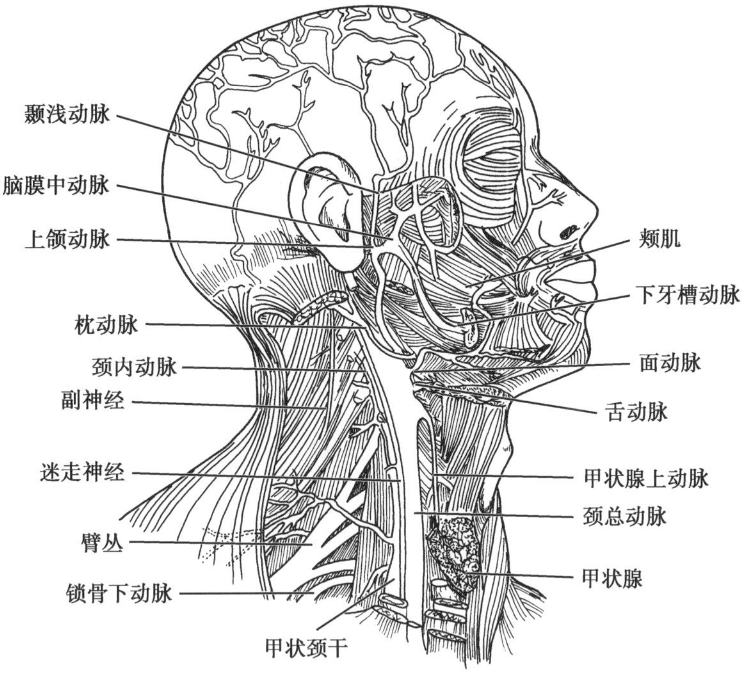

图 6-1-5　颈部的动脉

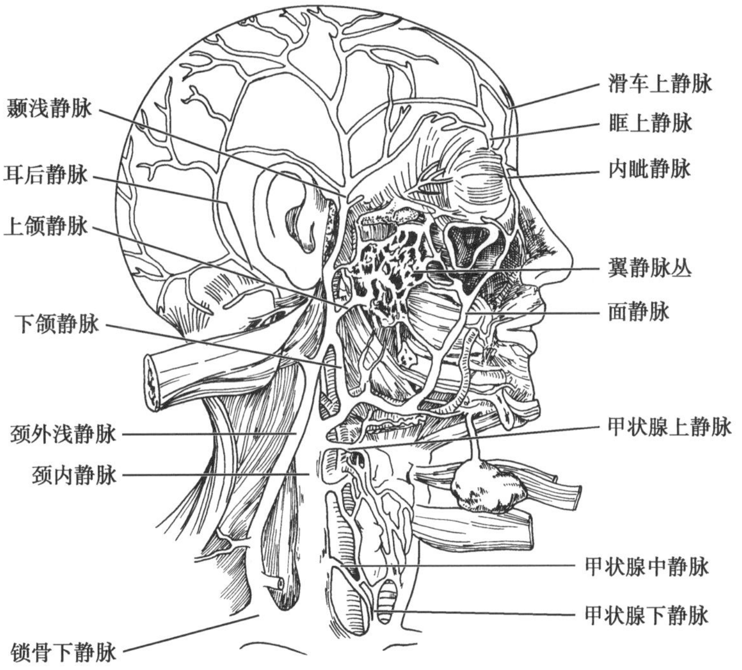

图 6-1-6　头颈部的静脉

支和颅外支两种。在颈部分支较多，有面静脉、舌静脉、甲状腺上静脉及甲状腺中静脉等。

（2）颈外静脉（external jugular vein）：是颈部最大的浅静脉，在下颌角处由下颌后静脉的后支和耳后静脉及枕静脉汇合而成。沿胸锁乳突肌的表面下行，注入锁骨下静脉。颈外静脉较表浅，于颈部皮下可见，其隆凸处为静脉穿刺和插管的常用部位。

第三节　颈部肌肉

颈部的肌肉众多，功能各异，现将主要肌肉或肌群介绍如下。

（一）颈浅肌群（图 6-1-7）。

1. 颈阔肌　位于颈部浅筋膜中，为一皮肌，肌质

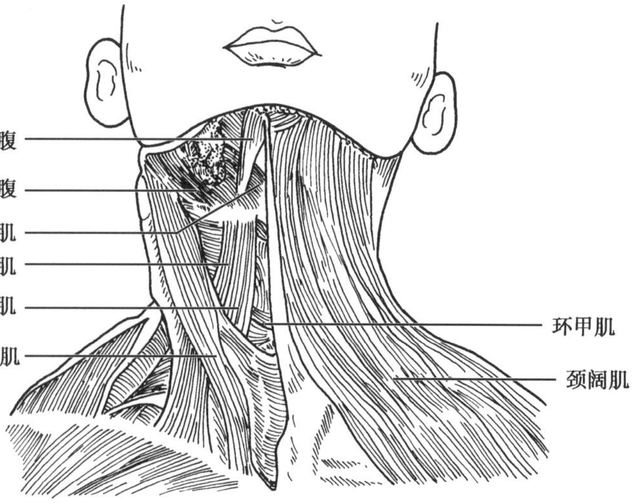

图 6-1-7 颈浅肌（前面）

扁平较薄，起自胸大肌、三角肌表面的筋膜，向下止于口角。作用：牵拉口角向下，并使颈部皮肤出现皱纹。

2. 胸锁乳突肌（sternocleidomastoid muscle） 位于颈阔肌深面，两头分别起自胸骨柄和锁骨的胸骨端，肌束行向后上方，止于颞骨乳突，受副神经和第2、3颈神经支配，此肌收缩时，可在颈部见到明显隆起，是颈部外科重要的肌性标志。在其表面依次为皮肤、颈阔肌、颈筋膜浅层，在其深面有由颈深筋膜围成的颈动脉鞘，在颈动脉鞘和椎前筋膜的深面有颈交感干，以及前斜角肌和膈神经。作用：一侧收缩使头曲向同侧，脸转向对侧；两侧同时收缩，使头后仰。胸锁乳突肌可因产伤等原因造成肌挛缩，导致斜颈畸形。

（二）颈中肌群

包括舌骨上肌群和舌骨下肌群（图 6-1-8）。

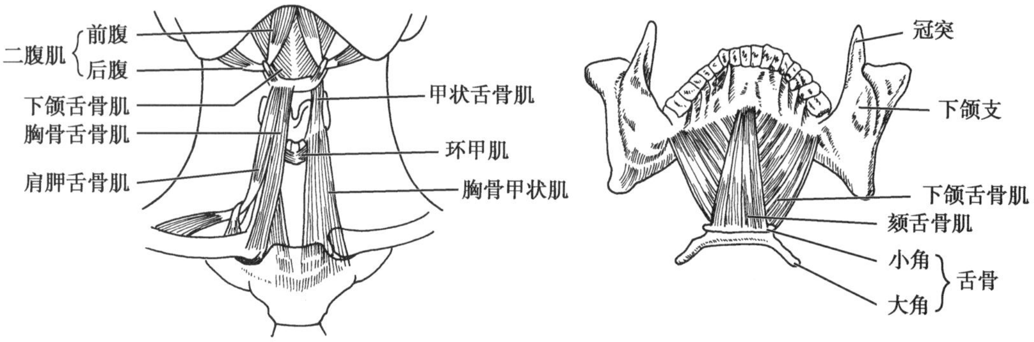

图 6-1-8 舌骨上、下肌群

1. 舌骨上肌群 位于舌骨与下颌骨、颅底之间，每侧有4块肌肉，包括二腹肌、下颌舌骨肌、颏舌骨肌和茎突舌骨肌，其中的二腹肌是舌骨上部的重要肌性标志，二腹肌后腹的深面有颈内静脉、颈内动脉、副神经、迷走神经、舌下神经、枕动脉、颌内动脉及面动脉等重要结构。作用：上提舌骨；如舌骨固定，前三块肌肉可将下颌骨向下牵拉，协助张口。

2. 舌骨下肌群 位于舌骨下方的颈部中线两侧，每侧有4块肌肉，包括胸骨舌骨肌、肩胛舌骨肌、胸骨甲状肌和甲状舌骨肌，这些肌肉扁平较薄、细长，故又称为带状肌。作用：牵拉舌骨和喉向下；吞咽时甲状舌骨肌还可提喉向上，使其靠近舌骨。

（三）颈深肌群

分为内侧群和外侧群（图 6-1-9）。

1. 内侧群 位于脊柱颈段前方，包括头长肌和颈长肌，合称椎前肌。作用：曲颈、低头。

2. 外侧群 位于脊柱颈段两侧，包括前斜角肌、中斜角肌和后斜角肌。三者均起自颈椎横突。作用：上提第1、2肋，帮助深吸气；如肋骨固定，一侧收缩可使颈曲向同侧，两侧同时收缩使颈前屈。

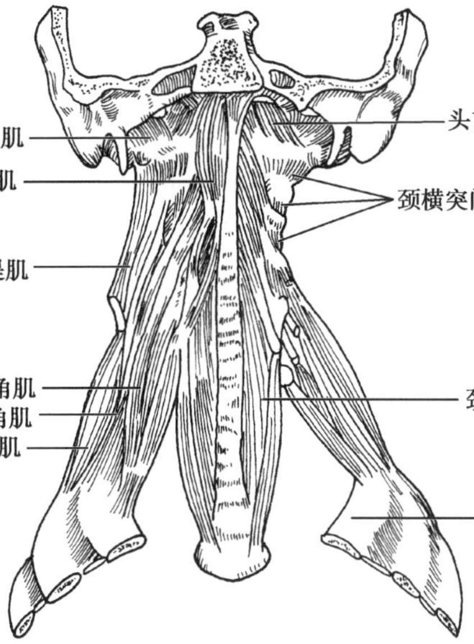

图 6-1-9 颈深肌群

第四节 颈部神经

（一）颈丛

颈丛（cervical plexus）由第 1 ~ 4 对颈神经前支组成。位于胸锁乳突肌深面，中斜角肌和肩胛提肌的浅面。颈丛的分支有皮支和肌支（图 6-1-10，图 6-1-11）。

1. 皮支 颈丛的各皮支均在胸锁乳突肌后缘中点附近自深层向浅层分出，此点称为神经点，临床上经此点可行颈部浸润麻醉。主要的分支有耳大神经、枕小神经、颈皮神经、锁骨上神经等数支分布于头颈部、胸上部、肩及肩胛冈以上皮肤。

2. 肌支 分布于颈深部肌肉。膈神经是颈丛的重要分支，主要起自第 4 颈神经，也常接受第 3 及第 5 颈神经的分支，位于椎前筋膜与前斜角肌之间，自上外向下内斜

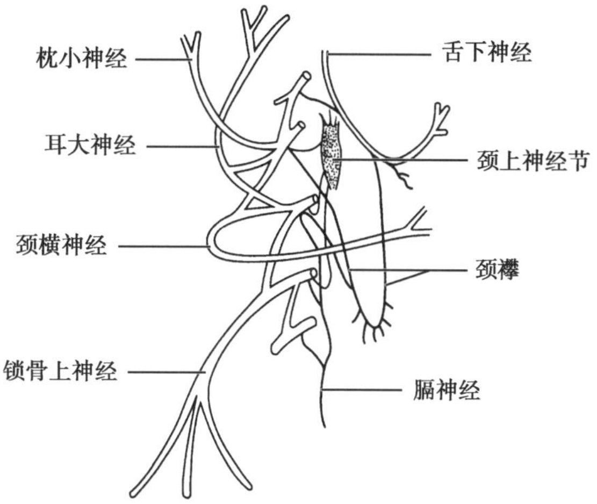

图 6-1-10 颈丛的组成和颈襻

行，经锁骨下动、静脉之间进入纵隔，分布于膈肌。

（二）四对后组脑神经

包括舌咽神经（glossopharyngeal nerve）、迷走神经（vagus nerve）、副神经（accessory nerve）和舌下神经（hypoglossal nerve）：前三者从颈静脉孔出颅后，即与经舌下神经管出颅的舌下神经结伴而行，在离开颅腔后的几厘米范围内，这四对脑神经与颈内动脉和颈内静脉紧密相邻，位于颈动脉鞘内，在相当于乳突尖的水平，舌咽神经和舌下神经转向颈内动脉外侧然后向前方，分别至舌骨舌肌深面和舌的底部；副神经则转向颈内静脉的外后方，支配胸锁乳突肌及斜方肌；而迷走神经在颈内静脉和颈内、颈总动脉间下行并降于胸腔，其间分出多个分支分布于外耳道皮肤及软腭、咽和喉肌等处。

（三）颈部交感干

颈部交感干（sympathetic nerve of the neck）位于椎前筋膜深面，由颈上、颈中、颈下神经节及其的交通支组成。其中颈上神经节最大，平对第 2、第 3 颈椎横突的前方；颈中神经

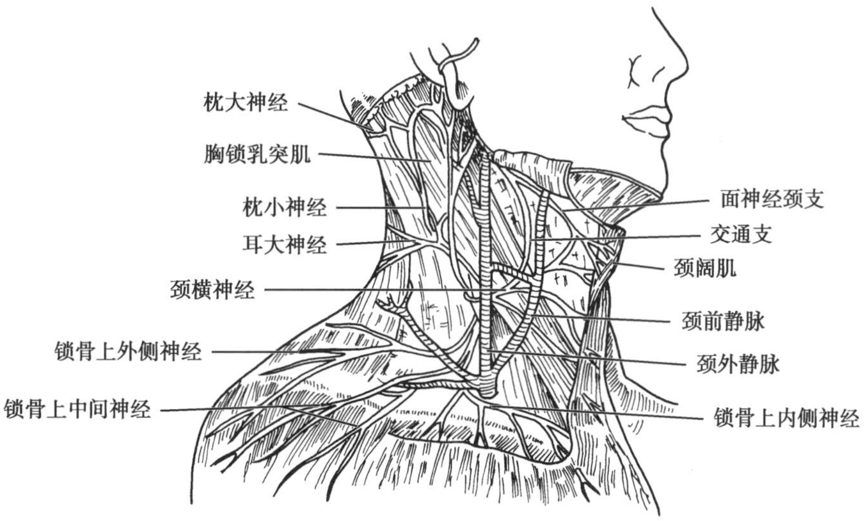

图 6-1-11 颈丛皮支

节最小,多位于甲状腺下动脉附近,相当于第6颈椎水平;颈下神经节或星状神经节位于第7颈椎横突与第1肋颈之间。

第五节 颈部淋巴

颈部有较多的淋巴结，诸淋巴结间以众多相互贯通的淋巴管相连形成淋巴网链，收纳头、颈及部分胸部及上肢的淋巴液。淋巴结依其所在层次的不同而分为浅层和深层淋巴结，依其所在位置不同可分为颈上部、颈前区和颈外侧淋巴结。

一、颈上部淋巴结

颈上部淋巴结位置较表浅，分布于头颈交界线上，排列成环形，由后向前分别为：枕淋巴结（occipital lymph nodes）、乳突淋巴结（mastoid lymph nodes）、腮腺浅淋巴结（superficial parotid lymph nodes）、下颌下淋巴结（submandibular lymph nodes）及颏下淋巴结（submental lymph nodes），分别收纳其附近组织淋巴液回流（图6-1-12，图6-1-13）。

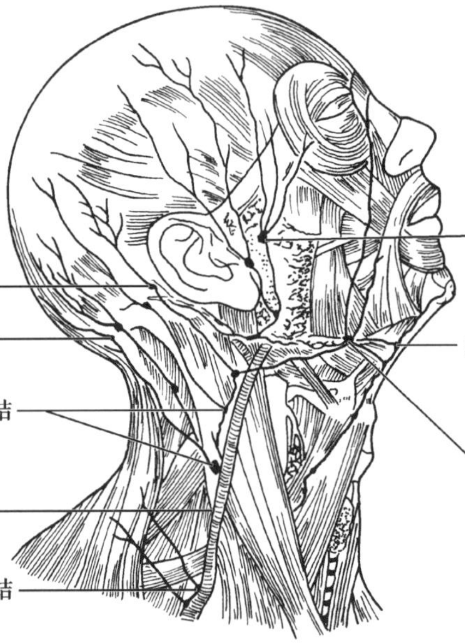

图6-1-12 头颈部淋巴管和淋巴结（一）

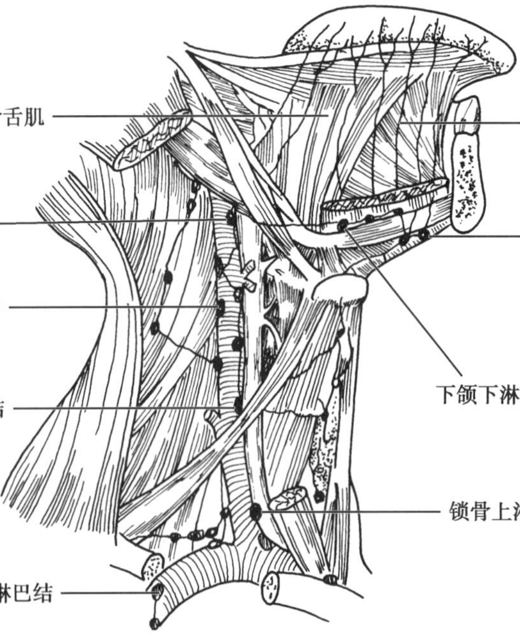

图6-1-13 头颈部淋巴管和淋巴结（二）

二、颈前区淋巴结

颈前区淋巴结有浅、深两组，颈前浅淋巴结收纳舌骨下区浅淋巴，注入颈深下淋巴结或锁骨上淋巴结。颈前深淋巴结位于喉、环甲膜及气管前，收集相应区域的淋巴液，注入颈深下淋巴结。

三、颈外侧区淋巴结

颈外侧区淋巴结以颈筋膜浅层为界分为浅、深两组，主要沿颈内、外静脉排列。

（一）颈外侧浅淋巴结

颈外侧浅淋巴结（superficial cervical lymph nodes）位于胸锁乳突肌的浅面，沿颈外静脉排列。主要收纳枕部、耳部和腮腺区的淋巴回流，其输出管终于颈深淋巴结。

（二）颈外侧深淋巴结

颈外侧深淋巴结（deep cervical lymph nodes）位于胸锁乳突肌深面，上起颅底，下至锁骨，大多围绕颈内静脉、副神经及颈横动脉排列，主要收纳颈部各器官的淋巴液，并为头、颈部淋巴管道的总汇合处。可分三组：

1. 副神经淋巴结　沿副神经行程分布，收纳枕部、耳后及肩胛上淋巴液，汇入颈深上淋巴结及锁骨上淋巴结。

2. 锁骨上淋巴结（supraclavicular lymph nodes）位于锁骨上窝内，沿颈横动脉排列。收纳副神经淋巴结、胸上部、乳房及上肢引流区的淋巴液，汇入颈深下淋巴结。

3. 颈内静脉淋巴结　通常以肩胛舌骨肌上腹与颈内静脉交界处为界，分为位于上方的颈深上淋巴结及位于下方的颈深下淋巴结。颈上深淋巴结收纳枕、乳突、鼻咽、腭扁桃体及舌引流的淋巴液，汇入颈深下淋巴结。颈深下淋巴结收纳颈深上淋巴结及颈上部淋巴结的淋巴液，其输出管形成颈干（jugular trunk），右侧的注入右淋巴导管，左侧注入胸导管。

第六节　颈的筋膜、筋膜间隙及三角区

一、颈 部 筋 膜

颈部筋膜较为复杂，可分为浅筋膜和颈筋膜。后者又分为浅、中、深3层。

1. 浅筋膜为全身浅筋膜的一部分　在颈前外侧部脂肪层的深面，包绕颈阔肌并包裹整个颈部。与颈筋膜之间有一潜在间隙，颈部手术时此间隙较易分离。

2. 颈筋膜（cervical fascia）　位于浅筋膜的深面，围绕颈、项部诸肌和器官，并在血管、神经周围形成筋膜鞘及筋膜间隙。可分为浅、中、深3层（图6-1-14）。

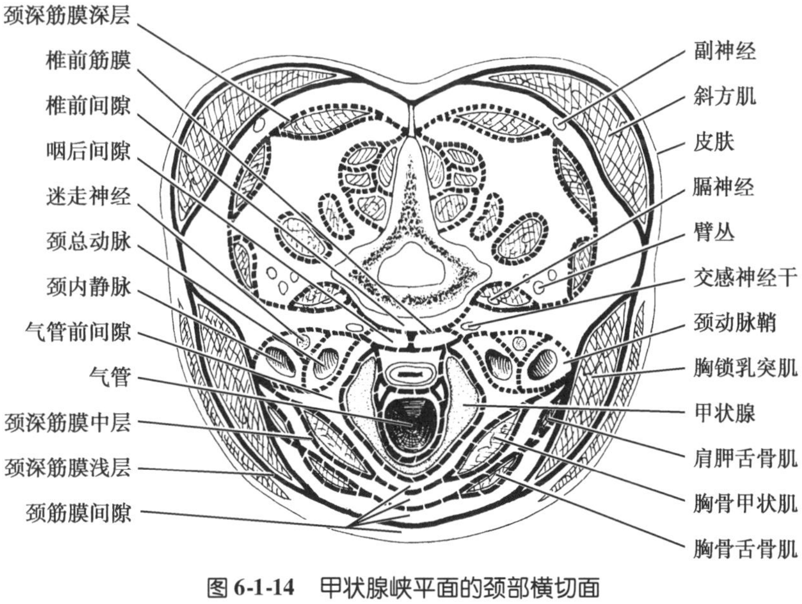

图6-1-14　甲状腺峡平面的颈部横切面

—— 颈深筋膜浅层　- - - - 颈深筋膜中层　--------- 颈深筋膜深层

（1）浅层：又称封套筋膜，围绕整个颈部，包绕斜方肌和胸锁乳突肌，并形成两肌的鞘膜。此层向上附于颅底，向下附丽于颈、胸交界处的骨面，向后黏附着于项韧带，向前在正中线与舌骨骨膜紧密相连，自舌骨向上分别包绕下颌下腺和腮腺，并形成两腺的筋膜鞘。

（2）中层：气管前筋膜，又称气管前层或内脏筋膜。

覆盖颈部的器官,如咽、食管、喉、气管颈段、甲状腺及肌肉。包绕舌骨带状肌的筋膜向上附着于舌骨及甲状软骨,向下止于胸骨、锁骨。而在颈前中线处,形成颈白线,此处血管较少,颈部手术常采用此处切口。在咽后,上起颅底,下至环状软骨,覆盖咽缩肌及颊肌的筋膜称为颊咽筋膜(图6-1-15)。颊咽筋膜在咽上缩肌及颊肌附着处增厚,称颊咽肌缝,为咽旁隙的前界,位于翼突钩至第3磨牙后面的下颌骨内侧。临床上作下颌神经阻滞麻醉时由此途径可引起咽旁隙感染。此筋膜在甲状腺区包绕该腺体,形成甲状腺鞘(甲状腺外层被囊)。

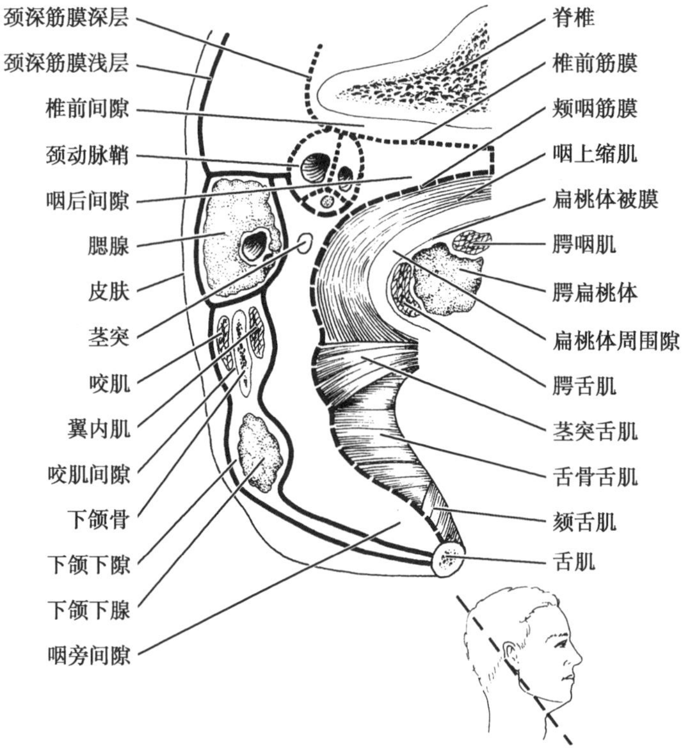

图6-1-15 颈部斜切面

(3) 深层:在椎前层,又称椎前筋膜。自颈椎棘突及项韧带分向两侧并向前、继续向内,覆盖椎体前面,构成一完整的筋膜环,位于椎前肌及斜角肌的前面。上起自颅底,向下至前纵韧带并延续为胸内筋膜(图6-1-16)。颈交感神经干、膈神经、臂丛、锁骨下动脉等均在其后方。该筋膜向下外方包绕腋血管及臂丛,形成腋鞘。

(4) 颈动脉鞘(carotid sheath):是颈筋膜包绕颈部大血管和迷走神经形成的筋膜鞘,是由颈筋膜的3层共同构成。内有颈总动脉、颈内动脉、颈内静脉及迷走神经。颈动脉鞘自颅底向下经咽旁隙后部,沿椎前筋膜至舌骨以下,然后经锁骨后进入纵隔。

二、颈的筋膜间隙

颈的筋膜将颈部分成许多潜在的蜂窝组织间隙,即筋膜间隙。由于这些间隙的存在,在吞咽动作及颈部活动时,软组织才能协调一致,获得其正常的生理功能。

筋膜间隙使颈部分隔为多个区域,又是相邻两个区域之间的交通途径。因此,它既有限制病变扩散的作用,又有使病变蔓延的危险。另外由于颈的部分筋膜附着于颅骨,故筋膜间隙感染时,病变不仅限于颈部,还可扩散到在头面部。

根据筋膜间隙与舌骨的关系,可将其分为3组:①占据颈部全长的间隙;②局限在舌骨上方的间隙;③局限在舌骨下方的间隙。

(一) 占据颈部全长的间隙

1. 咽后间隙(retropharyngeal space) 位于椎前筋膜与颊咽筋膜之间,上起颅底,下至上纵隔,相当于第1~2胸椎平面,外侧为颈动脉鞘。咽后间隙在中线处被咽缝分为左右两侧,且不相通。每侧咽后间隙中含有咽扁桃体、咽鼓管扁桃体及鼻腔、鼻窦等区域所属的淋巴结,3个月至3岁以前婴幼儿较多,4岁后多萎缩,6岁后则完全消失。咽后间隙感染时可形成咽后脓肿(图6-1-14)。

2. 椎前间隙(prevertebral space) 位于椎体与椎前筋膜之间,上起颅底,下至尾骨,外侧止于椎前筋膜在横突的附着处(图6-1-17)。颈椎结核性脓肿多位于此间隙,且多由胸、腰椎结核发展所致。

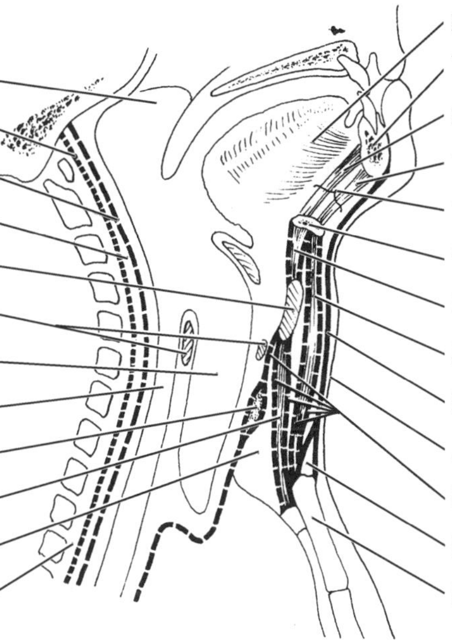

图 6-1-16　颈部中线矢状切面

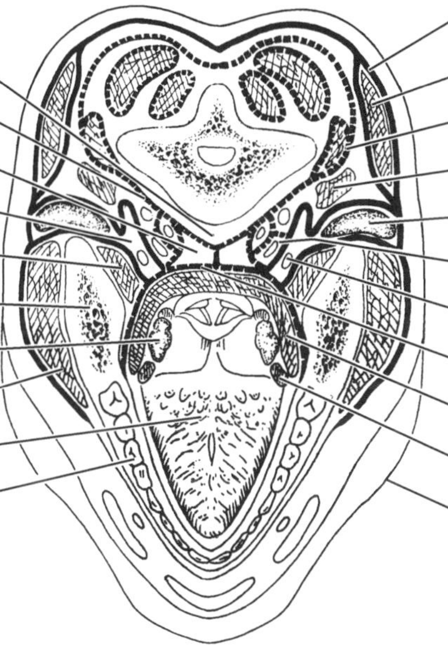

图 6-1-17　扁桃体平面的颈部横切面

（二）局限在舌骨上方的间隙

1. 下颌下隙　为脓性颌下炎（Ludwig angina）的发生部位。前、外侧以下颌骨内侧面为界，上为口底黏膜，下为颈筋膜浅层所形成的下颌下腺筋膜鞘，后下为舌骨（图 6-1-15）。下颌下隙以下颌舌骨肌为界又可细分为上、下两部分，即舌下隙及颌下隙，两隙彼此相通。炎症时，其临床表现相同。

2. 咽旁间隙（parapharyngeal space）　又称咽侧隙。是头、颈部感染的好发部位。位于椎前筋膜与颊咽筋膜之间。前界为颊咽肌缝，外侧为覆盖翼内肌和腮腺深面及下颌骨的颈筋膜浅层为界，为一圆锥形间隙，锥底向上至颅底，尖端向下至舌骨。咽旁间隙以茎突及茎突咽肌、茎突舌肌为界又可分为前隙（肌隙或茎突前隙）和后隙（神经血管隙或茎突后隙）。前隙较小，内有颈外动脉及静脉丛通过，内侧与扁桃体窝相邻，外侧与翼内肌紧密相连。后隙内有颈动脉鞘及第Ⅸ、Ⅹ、Ⅺ、Ⅻ对脑神经及交感神经干通过。前隙的感染可将扁桃体向中线推移，并引起腮腺的肿胀并向外移位，可出现牙关紧闭；后隙的感染可有咽侧壁和腭咽弓的肿胀，亦可出现腮腺肿胀、向外移位，但无牙关紧闭。

咽旁间隙向前下与下颌下隙相通；向内、后与咽后间隙相通；向外侧与咬肌间隙相通。咽旁间隙的炎症可循上述通道扩散（见图 3-1-15）。

3. 咬肌间隙 由颈筋膜浅层构成，位于咽旁间隙的前外侧。包含咬肌，翼内、外肌，下颌骨升支，下颌体的后部及下牙槽血管、神经。

4. 扁桃体周围隙 为一潜在的间隙，内有少许疏松结缔组织。内侧以扁桃体被膜为界，外侧的咽上缩肌使之与咽旁间隙分隔。扁桃体周围隙的炎症可穿过咽上缩肌引起咽旁间隙的感染。

（三）局限在舌骨下方的间隙

又称气管前间隙（pretracheal space）：位于气管前筋膜与气管颈部之间，上起甲状软骨，下至上纵隔，相当于主动脉弓的上缘（第 4 胸椎平面，图 6-1-16）。气管前间隙内有甲状腺的动、静脉及静脉丛、气管前淋巴结，在小儿有胸腺上部。此间隙的感染、出血及气肿可向上纵隔蔓延。

三、颈的三角区

颈部以胸锁乳突肌划分为前方的颈前区（颈前三角）及后方的颈外侧区（颈后三角）（图 6-1-18）。

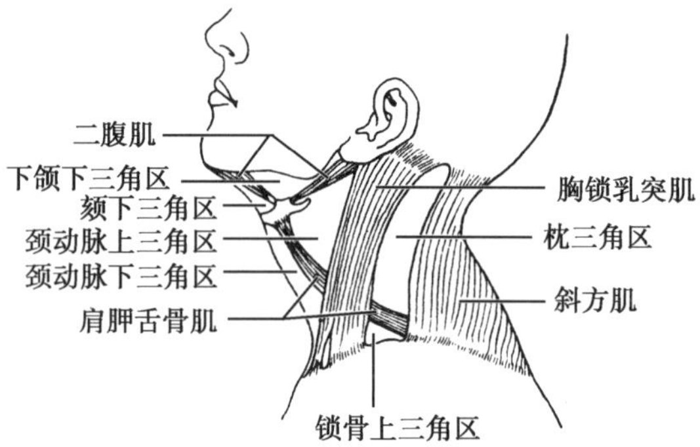

图 6-1-18 颈部的三角区

（一）颈前三角

底为下颌骨下缘，顶为胸骨上端，颈部正中线为内侧，胸锁乳突肌前缘为外界。肩胛舌骨肌的上腹和二腹肌将此三角又分为 4 个三角区。

1. 下颌下三角 又名二腹肌三角。下颌骨下缘为底，二腹肌的前、后腹围成三角形的两边，舌骨上的二腹肌腱附着处为顶。内有下颌下腺。

2. 颈动脉三角 又称血管三角。底为胸锁乳突肌前缘。两边为二腹肌的后腹和肩胛舌骨肌的上腹。此区内有颈动脉通过。

3. 肌三角 底为颈正中线，肩胛舌骨肌的上腹及胸锁乳突肌的前缘为其两边。内有甲状腺。

4. 颏下三角 底为舌骨，两边为颈正中线及二腹肌的前腹。

（二）颈后三角

锁骨上缘为底，胸锁乳突肌后缘与斜方肌前缘为其两边，顶在二肌之间的枕骨部。此三角被肩胛舌骨肌下腹分为两个三角。

1. 上方的枕三角位于胸锁乳突肌后缘、斜方肌前缘与肩胛舌骨肌下腹上缘之间。内有副神经通过。

2. 下方的锁骨上三角由胸锁乳突肌后缘、肩胛舌骨肌下腹和锁骨围成。内有锁骨下动、静脉及臂丛通过。

第七节 甲状腺及甲状旁腺

一、甲 状 腺

甲状腺（thyroid gland）是人体内最大的内分泌腺，略呈 H 形，由左右两个侧叶和中间的甲状腺峡组成（图 6-1-19）。甲状腺侧叶呈锥体形，贴附在喉和气管上段的前外侧面。上端可达甲状软骨中部，下端可达第 6 气管软骨环高度。甲状腺峡连接左右叶，位于第 2～4 气管软骨环的前面，其宽窄程度因人而异。约有 2/3 的人，由峡向上伸出一个锥状叶，多偏向左侧，长短不一，长者可达舌骨。甲状腺质地轻柔，血液供应丰富，呈棕红色，表面有薄层致密的结缔组织构成的纤维囊，称为甲状腺被囊。囊外有颈深筋膜包绕。甲状腺借筋膜形成的韧带固定于喉和气管壁上，因此吞咽时甲状腺可随喉上、下移动。甲状腺过度肿大时，可压迫喉和气管而发生呼吸困难和吞咽困难。甲状腺的大小、重量（成人约 20～40g）可随性别、年龄、季节、营养状况不同而变化。一般在青春期以前，甲状腺即已达成人大小。女性较男性大些，女性在月经期、妊娠期及哺乳期腺体增大，绝经期后渐缩小。老年人腺组织萎缩，结缔组织相对增多，腺体稍变硬。

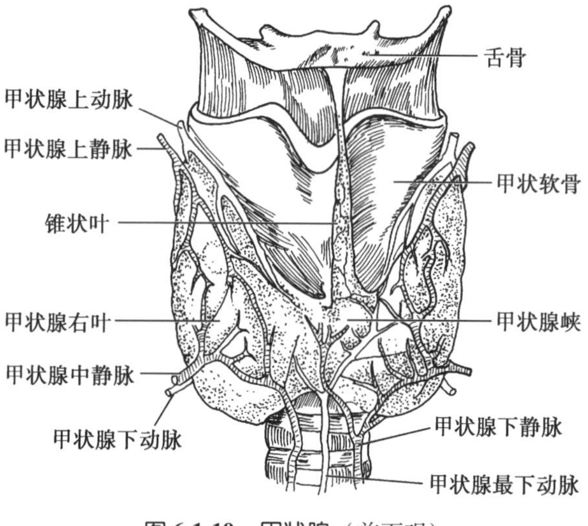

图 6-1-19 甲状腺（前面观）

二、甲状旁腺

甲状旁腺（parathyroid gland）是棕黄色、扁椭圆形黄豆大小的小腺体，一般有上、下两对，偶有多于或少于此数者。甲状旁腺附于甲状腺侧叶后面的甲状腺被囊上，偶尔可埋藏于腺组织内（图 6-1-20）而使手术寻找困难。上一对甲状旁腺略大，一般位于甲状腺侧叶后面的上、中 1/3 交界处，约相当于环状软骨下缘，较易辨认。下一对常位于甲状腺下动脉的附近，位置不恒定。

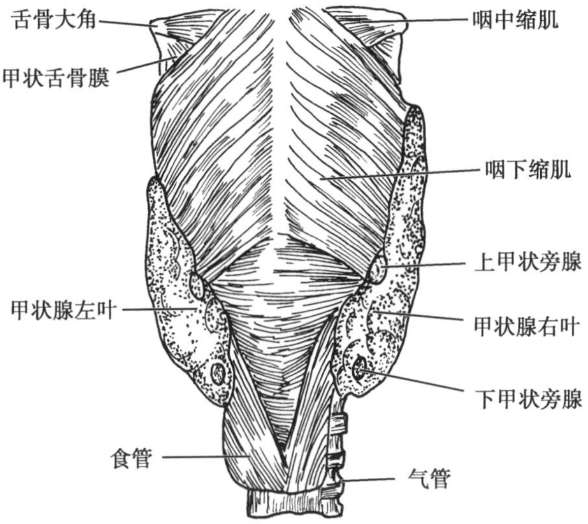

图 6-1-20 甲状腺和甲状旁腺（后面观）

第八节 颈段气管和食管

一、颈段气管临床解剖学

气管（trachea）是由弹性透明软骨、平滑肌、黏膜和结缔组织构成的腔管。计有 16～20 个气管环，第 1～8 环位于颈部，其余各环位于胸部。上起第 6 颈椎平面，上端与环状软骨下缘相接，内腔相通。下达第 5 胸椎上缘高度，分叉为左、右主支气管。气管环之间有结缔组织连接。气管软骨环呈马蹄形向后开放，气管环缺口由纵行的弹性结缔组织纤维和大部分横行、小部分斜行的平滑肌加以封闭，组成气管后壁。并与食管前壁紧密附着。气管环缺口约占气管横断面周长的 1/3。成人气管长度为 10～12cm，左、右径约 2～2.5cm，前后径约1～2cm。气管长度及内径依年龄、性别而有不同，呼吸时，内径长度也可变化。

颈段气管内被覆假复层纤毛柱状上皮，在上皮细胞之间夹有杯状细胞，在黏膜层及疏松的黏膜下层含有黏液腺及浆液腺。气管之血供来自甲状腺下动脉，主要分布在颈前气管的前面。静脉回流于甲状腺下静脉。

支配气管的神经为交感神经和副交感神经。交感神经来自星状神经节，分布于气管、支气管的平滑肌，司理气管、支气管的扩张。副交感神经来自迷走神经，司理支气管的收缩。

气管、支气管的淋巴分布：主要分布在气管与主支气管两旁。在气管杈处右侧有 3～6 个，左侧有4～5 个淋巴结（参见图 5-1-1）。气管除气管杈处比较固定外，其余部分较易移动；可随喉头而上下移动，亦可随头颈向左、右移动或扭转。故在气管切开时，头后仰，气管位置向上、向前移位，可暴露较多的气管环，手术操作较容易；但易造成低位气管切开，也易伤及大血管及胸膜顶。而头抬高、向前倾时，较多气管环进入胸部，位置较深，手术操作较难，易形成高位气管切开。

气管与邻近结构的关系：颈部气管前覆有皮肤、皮下脂肪、筋膜、胸骨舌骨肌、胸骨甲状肌，在第 2～3 气管环前面有甲状腺峡部横过，是气管切开术中重要解剖标志之一。幼儿在第 5～6 气管环前可见胸腺。下段气管前壁在胸骨后与主动脉弓相交，两旁与胸膜相接近。左侧喉返神经经过气管与食管间的沟槽；右侧喉返神经与气管侧壁毗邻。气管在胸骨上窝水平处前面还与无名动脉及左无名静脉邻近。因此，气管切开位置过低或套管弯曲度不适合，或伤口严重感染、累及上述血管，可并发严重出血，亦可伤及胸膜顶，引发气胸和纵隔气肿等而危及生命。

二、颈段食管临床解剖学

（参见第五篇第一章第二节食管的临床解剖学，第 535 页）

（程 庆）

第二章 颈部的检查法

第一节 颈部一般检查

颈部的检查，一般采取坐位，必要时可取卧位。患者解开衣领，充分暴露颈及上胸部，在良好的照明下进行，按视、触、听的顺序仔细检查。

1. 视诊 应注意颈部位置有无异常歪斜、强直，有无活动受限；注意胸锁乳突肌的外形，颈部各三角区的正常标志和界线是否清楚；颈部双侧是否对称、有无局限性或弥漫性皮肤充血、肿胀、溃疡、皮疹、瘢痕及瘘管，甲状腺、腮腺和下颌下腺是否肿大，双侧是否对称；还应注意颈部有无静脉充盈及异常搏动；观察颈部有无包块隆起，以及包块的部位、形态、大小和表面皮肤颜色，包块的活动度，是否可随吞咽上下移动等。

2. 触诊 触诊是颈部重要的检查方法，要按常规顺序对每个区域系统地进行触诊，看正常标志有无改变，正常结构是否清楚，是否有局部肿胀、硬结、压痛、肌紧张感、条索状瘘道、捻发音、波动感、动脉异常搏动、淋巴结肿大或其他肿块等。

（1）颈部淋巴结的触诊法：检查时使患者头微低，

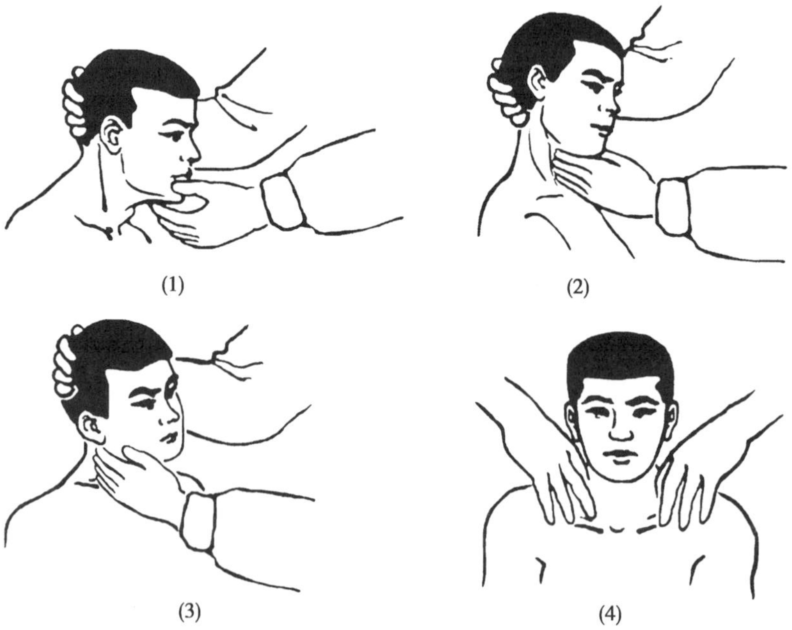

(1) (2) (3) (4)

图 6-2-1 颈部淋巴结触诊法

（1）颏下和下颌下淋巴结触诊法 （2）颈前三角区淋巴结触诊法
（3）颈后三角区淋巴结触诊法 （4）锁骨上淋巴结触诊法

放松，检查者站在患者前方或后方以双手或单手指尖触诊，一般按下列顺序进行：

1）颏下和下颌下淋巴结触诊法：检查者站在患者前面，一手放在患者枕部，协助患者转动头部，一手于颏下或下颌下部直达下颌骨内面，向上触诊。

2）颈前三角区的淋巴结触诊法：患者头稍前倾，检查者一手扶头，一手进行触诊，指尖深入胸锁乳突肌前缘深面，向下触摸至胸骨，分别检查颈深上、中、下淋巴结。

3）颈后三角区的淋巴结触诊法：患者头向检查侧倾斜，以检查耳后、枕后和副神经周围的淋巴结。

4）锁骨上淋巴结触诊法：检查者站在患者后面，拇指放在患者肩上，另外四指紧贴颈根部在锁骨上窝内进行滑动触诊（图 6-2-1）。

（2）甲状腺触诊法：在甲状腺触诊时应使患者端坐椅上，检查者站在患者后面，一手食、中指施压于一侧甲状软骨，将气管推向对侧，另一手拇指在对侧胸锁乳突肌后缘向前推挤甲状腺，食、中指在其前缘触诊甲状腺；或站在患者前方，一只手的拇指将患者的甲状软骨推向检查侧，使检查侧的甲状腺叶突出，另一手食、中指分别在检查侧的胸锁乳突肌后缘推挤甲状腺，拇指在胸锁乳突肌前缘触诊；也可用一手从后面将患者头托住，用另一手从两侧触及甲状腺。不论采取何种方法，都要有次序地进行触诊。先在颈前正中线确定气管，看其有无偏斜，偏斜提示甲状腺肿块已将气管推向对侧。继而分别在正常头位、前倾位和后仰位以手指进行触诊，确定两侧叶的下缘，查出甲状腺的轮廓，比较两叶大小、形状、质地和表面光滑度。嘱患者做吞咽动作，使腺体在检查者的手指间上下滑动，重复检查。

3. 听诊　甲亢患者因腺体内血运增加，可在整个甲状腺区听到一持续性的静脉“嗡鸣”音，心收缩期加重，但须注意与在正常颈部血管区听到的收缩期杂音及在锁骨上区听到的生理性静脉杂音相鉴别。颈动脉球体瘤在颈动脉三角区除有传导性搏动外，常可听到一明显的收缩期血管杂音。咽或颈段食管憩室患者，可于吞咽时在颈部的相应部位听到气过声。喉阻塞患者可听到喉鸣音。

第二节　颈部超声检查

目前颈部的超声检查多采用 B 超，以及在 B 超基础上发展起来的彩色多普勒血流显像（CDFI）和超声多普勒（Doppler）等多项技术的综合利用。多用于甲状腺、淋巴结和颈部肿块等方面的检查。

1. 甲状腺疾病的检查　临床上 B 超多用于：异位甲状腺，功能性自主性甲状腺腺瘤，甲状腺结节的良、恶性肿块和判断颈部肿块与甲状腺的关系等。超声检查甲状腺肿块，由于肿块内容物理性质不同，在超声图上，显示不同图形，尤其对肿块为实质性或囊性的鉴别中有重要价值，特别是通过灰阶技术，根据回声光点强弱、多少、分布及边界等，还有助于区分结节的良、恶性。超声检查也可弥补核素检查的不足，如甲状腺囊肿及甲状腺腺癌核素检查时均为冷结节，超声检查则可加以区别。

2. 其他颈部肿块的检查　通过 B 超检查可以分辨肿块的物理性质，如囊性、实质性抑或混合性，以及与颈部大血管的关系，供临床鉴别诊断的参考。

第三节　颈部影像学检查

常用的颈部影像学检查包括 X 线拍片、CT 和 MRI 检查等。

1. X 线拍片　颈部正侧位 X 线片可以显示气管颈段有无狭窄、阻塞或移位，喉咽、食管、喉及颈部软组织有无不透 X 线的异物，喉咽、食管纵隔是否肿胀、积脓，颈部软组织是否有气肿等。

由于颈部的解剖结构特点，组织结构重叠，互相掩盖，以及 X 线分辨率低的固有缺点，颈部 X 线对观察颈部软组织病变有一定的限制。

2. CT 检查　CT 是临床首选的方法。多层螺旋 CT 的快速容积数据的采集与处理软件的开发及提高，增加了多平面重建、三维重建、血管成像、仿真内镜等技术，大大拓宽和改善了单层面扫描，使得器官解剖结构、病变及病变与周围的关系更加清晰。增强扫描是静脉注射造影剂后再按平扫方法进行扫描。它可提高病变组织与正常组织间密度的差别，从而提高病变的显示率。颈部 CT 主要用于喉、甲状腺及颈部淋巴结转移的诊断。

CT 图像上甲状腺多表现为边缘清晰的楔形或三角形，双侧大多对称，密度一般比较均匀。由于甲状腺组织含碘高，所以甲状腺 CT 平扫的密度远比其他组织为高。增强 CT 扫描后，可使甲状腺密度增高 48%。根据甲状腺所在的部位，CT 扫描可以了解甲状腺恶性肿瘤是否侵入气管与食管，以及甲状腺邻近的血管、甲状腺周围淋巴结等。CT 在鉴别甲状腺实性或囊性病变方面准确率与 B 超相似，但对于良、恶性肿瘤的鉴别仍不令人满意。

颈部 CT 诊断淋巴结转移的依据是：淋巴结大小、形态，淋巴结成群、淋巴结中心出现坏死及淋巴结被膜外扩散等。据病理观察，转移淋巴结倾向于圆形，而正常淋巴结呈卵圆形，因此，对于模棱两可的淋巴结，如果其形态是圆形、有可能是转移性的。淋巴结成群是指在预期淋巴结引流区域上，3个或3个以上淋巴结相邻近及融合、每个淋巴结最大直径在8~15mm，3个或3个以上临界大小的淋巴结成群出现则高度提示转移的可能。最有提示诊断意义的是淋巴结内出现坏死区，当淋巴结内出现坏死区时，不论大小如何，均认为是转移性淋巴结。淋巴结边缘不规则及模糊，提示淋巴结被膜外扩散，这也是转移性淋巴结的诊断依据。

3. MRI检查 MRI可以从信号强度的差别区分正常的黏膜、黏膜下层、肌层及肌间隙，明确显示肿瘤范围及侵犯深度，有利于观察肿瘤沿神经、肌肉蔓延。MRI对显示淋巴结肿大很敏感，且能较好地区分正常和异常淋巴结，尤其对咽后淋巴结的显示明显优于CT，并能鉴别咽后淋巴结肿大与鼻咽癌直接侵犯。因此，MRI在头颈部的应用已成为诊断鼻咽癌、鉴别鼻咽癌放疗术后改变与复发的极有价值的检查方法。

第四节 颈动脉造影

颈动脉造影术是将造影剂注入颈动脉使其显影的X线技术。数字减影血管造影（digtial subtraction angiograph，DSA）是目前最常用的方法，其原理是注入造影剂后，通过计算机减影，使动脉显像，减影后图像的对比敏感度明显高于未减影图像。颈动脉造影可以观察颈动脉有无狭窄及异常扩张，有无移位，有无颈动脉瘤，颈部肿瘤与颈动脉的关系等。DSA检查对于与血管有关的颈部肿块的诊断和治疗有重要意义。

1. 颈动脉体瘤 颈动脉造影时可见在颈总动脉分叉处有一个血管丰富的肿块，动脉分叉角撑开增大与肿瘤呈现握球状改变。颈内、外动脉均受压移位，一般颈外动脉向内侧或向前移位，而颈内动脉则向外侧和向后移位。

2. 颈部良性肿瘤 较大肿瘤可压迫颈动脉移位，而瘤体本身无或很少显影（血管瘤除外）。

3. 颈部恶性肿瘤 与血管相邻或者较大的恶性肿瘤可包绕或压迫血管，以致血管腔变窄或闭锁。

4. 颈部血管瘤 颈动脉造影可了解血管瘤的主要供血血管，手术前可将其栓塞，以减少术中出血，进而降低手术风险。

5. 鼻出血 颈动脉造影可发现鼻出血部位的血管来源，经血管内导管将栓塞物注入此血管以阻断血供，达到治疗鼻出血的目的。

第五节 颈部放射性核素检查

放射性核素显像技术主要包括三个方面，即放射性核素扫描、γ照相和放射性核素发射计算机断层摄影（ECT）。其主要原理是利用放射性核素γ射线对机体的可穿透性，将放射性药物经口、静脉或吸入的途径进入人体，根据其理化性质和人体的生理状况以及放射性核素在脏器的选择性分布特点，集聚在某些脏器和组织，或参与某些代谢过程，或流经某些通道，通过体外放射性探测器，可以了解该脏器的形态和功能及病变组织的情况。颈部放射性核素检查主要用于甲状腺疾病的诊断。

1. 鉴定和定位具功能的甲状腺组织，有助于确定是否有异位甲状腺的存在，特别是在甲状舌骨囊肿摘除前一定要行甲状腺的核素扫描，排除异位甲状腺的可能，以免将异位甲状腺摘除，对患者造成不良后果。

2. 鉴别甲状腺内结节的性质，吸碘功能高于周围正常甲状腺组织者称“热结节”，接近周围正常甲状腺组织者称“温结节”，“冷结节”则低于正常甲状腺。“热结节”多为良性肿瘤，但有少数为恶性；“温结节”多为甲状腺腺肿、腺瘤、慢性淋巴细胞性甲状腺炎，也有少数可恶变；孤立性结节如同时又是冷结节，应高度怀疑甲状腺癌。

3. 检查手术后甲状腺残余组织的大小、了解其形态及功能状况，作为术后随访的依据。

4. 确定甲状腺癌患者甲状腺全切除后转移灶的部位并评估其功能。有功能的甲状腺组织存在，限制了转移灶对碘的吸收，故术前扫描很少能显示转移灶，而术后却能很好地显示。

5. 鉴别急性甲状腺炎和甲状腺结节内出血，如整个甲状腺放射性碘降低，多为炎症；而出血时可在甲状腺区显示一相应的充填缺损。

但是，甲状腺扫描的诊断并无很高的特异性，如某些高分化癌在扫描时吸碘正常，甚至增高。它也无法鉴别桥本病、多结节性甲状腺肿和甲状腺癌，因三者都可能有肿大甲状腺伴多发性充填缺损的表现。另外，核素检查难以显示甲状腺的细微结构，对甲状腺内的微小病灶往往不能做出诊断。

第六节 颈部正电子发射体层显像检查

正电子发射体层显像（positron emission tomography，PET）是一种通过示踪原理，以解剖结构方式显示体内生化和代谢信息的医学影像技术。PET所用放射性示踪剂以正电子发射核素标记，最常用者有^{18}F、^{11}C、^{15}O和^{13}N等。与传统的核医学方法和其他影像技术相比，PET最重要的优势在于使用正电子核素标记的放射性示踪剂进行显像，而正电子核素是人体固有组成元素的核素。这种核素可标记在生物活动中占主导地位的多种生物分子，而不会改变标记分子的生物特性和功能。示踪剂就是携带生物信息的分子，PET 利用这种“信息分子”，可以从生物、生命的本原水平显示其存在、状态和变化，在认识自身、认识和战胜疾病等方面，具有重要的科学意义和实用价值。

^{18}F-脱氧葡糖（^{18}F2-fluro-D-deoxy-glucose，FDG）是当前肿瘤 PET 检查中最常用的示踪剂，PET 可以用于临床评价早期或未知的原发瘤、淋巴结转移、分期或判定肿瘤的复发。临床触诊和超声检查是判断颈部淋巴结是否受累及的常规方法，近年来，CT 和 MRI 逐渐普及。这些检查方法均以淋巴结的大小为诊断基础，因此准确性不足。使用^{18}F-FDG PET 检查是否存在淋巴结转移有明显的优势，特别是对于细胞学穿刺或活检已证实为淋巴结转移的肿瘤，使用 PET 寻找原发灶的成功率明显优于 MRI。在肿瘤治疗后，受瘤床局部及周围瘢痕等的影响，有时难于用其他技术鉴别治疗后改变与复发，PET 相对特异地显示复发灶的高代谢和治疗后的低代谢特点，从而有助于鉴别诊断。

通过代谢改变，PET 可以准确监测头颈部肿瘤的治疗效果。比较治疗前后的 PET 检查结果，可以准确、早期证实治疗是否有效。治疗后^{18}F-FDG 摄取明显减少，说明治疗有效；^{18}F-FDG 摄取增加者说明病情在进展，治疗无反应。一些对肿瘤患者化疗前后的 PET 检查结果证实，无论是在原发肿瘤或是淋巴结转移灶，^{18}F-FDG 摄取的变化均早于肿瘤体积的变化。

甲状腺癌的诊断主要依靠甲状腺球蛋白（TG）水平的测定、^{131}I 全身扫描和超声等技术诊断。相当部分的甲状腺良性病变可以浓聚^{18}F-FDG，特别是甲状腺腺瘤可以表现很高的^{18}F-FDG 摄取。所以，临床上一般不主张常规使用^{18}F-FDG PET 诊断原发甲状腺癌。^{18}F-FDG PET 主要用于甲状腺癌术后的局部复发或远处转移的检测。

（张　松）

第三章
颈的先天性疾病及畸形

第一节 甲状舌管囊肿及瘘管

先天性甲状舌管囊肿及瘘管(congenital thyroglossal cyst and fistula)是颈部最常见的一种先天畸形,因其常位于舌盲孔至胸骨上切迹之间的颈中线上,故又称颈中线囊肿及瘘管。本病多在青少年期发病,也有到中年才发觉的(图6-3-1),少数病例可癌变。囊肿较瘘管多见。

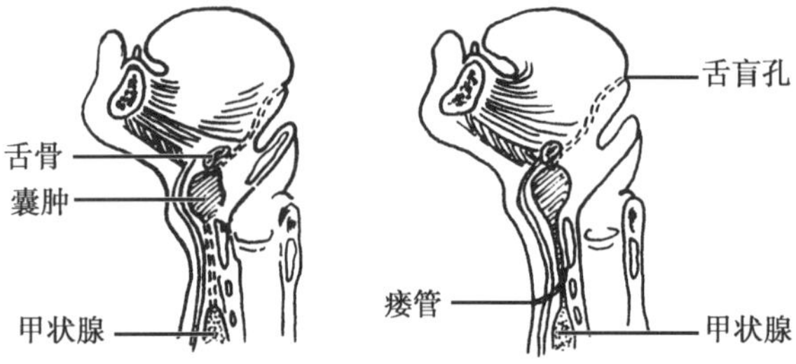

图6-3-1 甲状舌管囊肿及瘘管示意图

胚胎期甲状腺始基在向尾侧下移过程中,形成一条与始基相连的细管,叫甲状舌管,在胚胎第6周时,甲状舌管开始退化,第8周时甲状舌管完全消失,若甲状舌管未消失或未完全消失,则可形成甲状舌管囊肿或瘘管,由于甲状舌管退化时,左右两侧软骨性舌骨开始在中线融合,因此,未萎缩的甲状舌管可位于舌骨腹侧或背侧,也可能被包围在舌骨之中。

【病理】

囊肿和瘘管皆覆有柱状纤毛上皮或鳞状上皮,有时其内可见甲状腺组织;有的甚至可代替整个甲状腺,误切除后会导致严重的甲状腺功能减退。在舌骨中部或其骨膜内,常有不规则、覆有上皮的管束。

【临床表现及诊断】

1. 甲状舌管囊肿　可发生从舌盲孔至胸骨上切迹之间颈中线的任何部位,但85%囊肿位于甲状舌骨膜处。常无明显症状,囊肿较大时可有舌内或颈内紧迫感或胀感。检查见颈部皮下呈半圆形隆起,边缘清楚,质韧或软而有弹性,与皮肤无粘连,囊肿较固定,但可随吞咽上下移动。有的在伸舌时,于囊肿上方可触到硬条索状物。穿刺抽吸多可得黄色液体,CT、MRI检查能提示肿块的大小及其与周围的关系,对定性、定位有较高的价值。

囊肿发展较慢,继发感染时增大迅速,且伴有局部疼痛及压痛,控制感染后迅速缩小。囊肿溃破或切开引流后,常形成反复发生溢液的瘘管。

甲状舌管囊肿应与异位甲状腺、皮样囊肿、皮脂腺囊肿、颏下淋巴结炎等相鉴别。异位甲状腺一般位于舌根部,少数位于喉前正中者易误诊为甲状舌管囊肿,超声波检查、甲状腺核素扫描可做出鉴别,应作为术前常规检查;皮样囊肿、皮脂腺囊肿位置较浅,多与皮肤粘连,不随吞咽及伸舌而运动;颏下淋巴结炎肿块位置较高,一般位于下颌骨下缘的后方,质地较硬,不随吞咽及伸舌运动,有时可在口腔或下唇找到感染病灶,细胞穿刺有助于鉴别。

2. 甲状舌管瘘管　为先天性或为继发于囊肿溃破或切开引流后。瘘管分完全性和不完全性2种,前者多见。完全性瘘管外口多位于舌骨与胸骨上切迹之间的颈中线上或稍偏向一侧,吞咽、挤压时可有分泌物外溢,继发感染时分泌物变为脓液,瘘口周围红肿。瘘管内口为舌盲孔。不完全性瘘管无内瘘口。检查颈部有时可触到条索状物向颈部上方走行，随吞咽上下移动。自瘘管外口注入亚甲蓝，如为完全性瘘管，可见舌盲孔处亚甲蓝溢出。也可用弯形钝注射针头，在间接喉镜下深入舌盲孔，缓慢注入亚甲蓝，可见其从瘘管外口溢出。上述两法有助于诊断，用于术前，对术中追踪瘘管及其分支较有帮助。用碘油作瘘管X线拍片，有助于明确诊断。

【治疗】

无论囊肿或瘘管，一经确诊，除感染期外，均应尽早手术切除。小儿可推迟到4岁以后进行。

手术方法：术前一日将亚甲蓝自瘘管外口或舌盲孔处注入瘘管内。术时平卧垫肩，头后仰，儿童一律采用全身麻醉，成人可用局麻，如术前曾发生感染，可能有粘连者，最好采用全麻。

1. 切口　在囊肿最隆起部位作一与舌骨平行的横切口，两端稍超过囊肿范围；如为瘘管，可在瘘管周围作一梭形切口，两侧适当延长（图6-3-2），切开颈阔肌，将切口皮瓣上、下适度翻转。

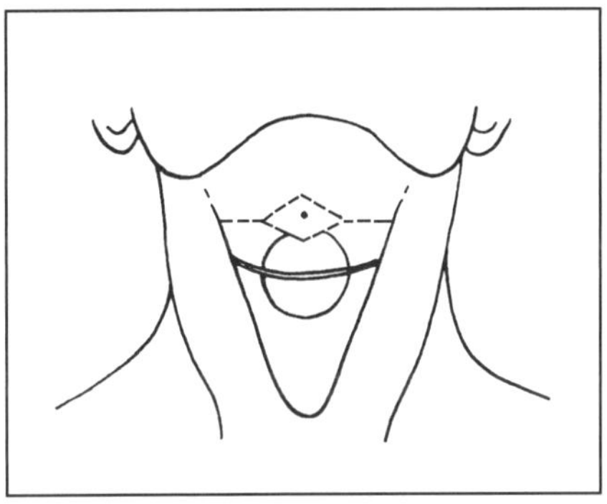

图6-3-2　切口

2. 分离囊肿或瘘管　向上、下牵开肌肉瓣，即可暴露囊肿或瘘管。如有粘连，可用小剪或血管钳，在已被染为蓝色的囊壁或瘘管周围，连带少许结缔组织，加以解剖剥离，牵拉病变组织时不得过分用力。剥离应自下而上，直达舌骨下缘。

3. 舌骨的处理　将舌骨体中部与附丽肌及舌甲膜分离后，将舌骨体中部连同骨膜一并切断（图6-3-3）。

4. 切断囊肿或瘘管　钳挟舌骨体中部向外牵拉，继续向舌盲孔方向分离瘘管，直至舌体内。此时瘘管很细，操作须特别细致，以免将瘘管撕断。即使是囊肿，亦可有瘘管与舌盲孔相通。将达舌盲孔时，由助手经口向前顶压舌盲孔处（图6-3-4），在剥离至见白色膜时，表示已至黏膜下，在此处结扎、切断瘘管。若在切除过程中与咽腔相通，可用细肠线内翻缝合，封闭咽腔。

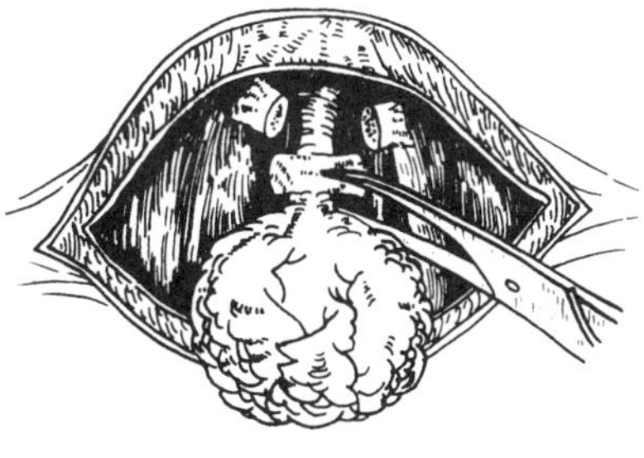

图6-3-3　切断舌骨

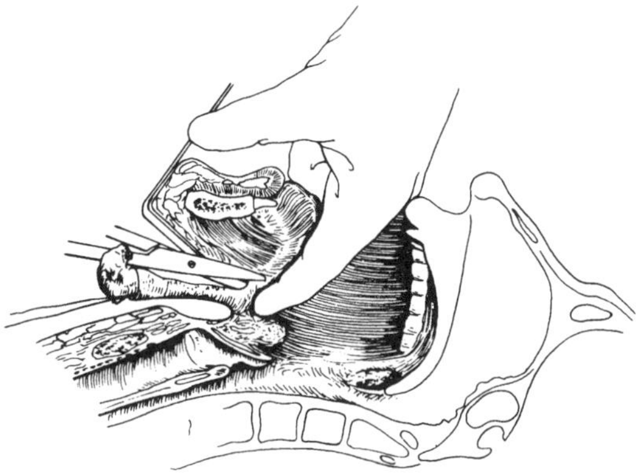

图6-3-4　用手指经口腔，向前顶压舌盲孔

5. 缝合　生理盐水冲洗术腔，彻底止血，分层缝合，不留空腔。舌骨断端不必缝合。如果术中术腔与咽腔曾有相通，或术腔有污染，或术腔较大时，可于舌骨下置负压引流管。

（熊新高　王璁）

第二节　先天性颈侧瘘管及囊肿

一、概　　述

人胚鳃器在通常发育的情况下，鳃沟与咽囊永不相通，故与鱼类、鸟类等不同，实无鳃裂形成（参见第一篇，第一章，第一节），故应以“鳃沟”或“咽囊”替代“鳃裂”，较为名副其实。但考虑到通常已习惯应用“鳃裂”一词，故本节仍以“鳃裂”替代“鳃沟”或“咽囊”。唯在本节“四、病因”的探讨中仍用“鳃沟”、“咽囊”替代“鳃裂”，以反映发生学的真相，有利于了解致病机制。

先天性颈侧瘘管及囊肿（congenital lateral cervical fistula and cyst）包括来源于第1鳃裂的耳颈瘘管及囊肿（auriculocervical fistula and cyst）和第2、3、4鳃裂的瘘管及囊肿。鳃源性瘘管及囊肿（branchial fistula and cyst）起源于各鳃裂（鳃沟或咽囊），外瘘口及绝大多数的全程皆位于颈侧，故又称颈侧瘘管及囊肿。恶变者称鳃源性癌（branchiogenic carcinoma）罕见。

凡在咽内及颈侧皮肤均有开口者称瘘管（fistula）；

仅在咽内或颈侧皮肤一端有开口者称不完全瘘管或窦道(sinus);若两端均无开口,仅为残留于组织内的上皮腔隙,则因分泌物潴留而发展成为囊肿(cyst)。有时三者可以互相转变;例如,因屡发炎症,导致肉芽、瘢痕形成,使瘘管的一端或两端封闭,则可转变为窦道或囊肿;反之,囊肿也可向咽内或颈侧皮肤穿破,形成窦道或瘘管。

颈侧部的先天性瘘管及囊肿,绝大部分起源于第2鳃裂,属第1鳃裂的耳颈瘘管及囊肿较少见,第3鳃裂的瘘管及囊肿极少见,第4鳃裂的瘘管及囊肿在文献中仅见个案报道(Shingh等,1981;Shugar,1984),有的尚难确诊。

19世纪上叶开始出现颈侧囊肿及瘘管的报告。Ascherson(1832)第1次报道鳃裂病变时即将颈侧的鳃器病变与颈中线者加以鉴别。Hensanger(1864)提出"鳃瘘管"的名称。Neel等(1945)关于239例颈侧囊肿与瘘管的报告中表明,囊肿与瘘管及窦道(sinus),为数之比为2:1。Proctor等(1970)统计第2鳃裂囊肿为第2鳃裂瘘管及窦道的3倍。Simpson(1969)报告颈侧囊肿及瘘管共12例,其中囊肿6例,性别及侧别均相等,就诊时平均年龄为17岁;瘘管6例,男4例,女2例,左侧2例,双侧者4例,就诊年龄自出生后2月到30岁,平均为8岁。Proctor(1955)报道的男女发病率相近,年龄可从婴幼儿到老年。一般瘘管的发病年龄较早,多在10岁以下,有的出生后就有症状;囊肿起病较晚,多见于10~30岁;Maran等(1978)报告的发病高峰期在30~40岁。洪锦科等(2005)报告先天性第2鳃裂瘘管41例,其中男30例,女11例,年龄6~49岁,以21~30岁居多,完全型瘘管33例,不完全型瘘管8例,全部病例均经手术切除后痊愈。

先天性耳颈瘘管即第1鳃裂瘘管,临床上较少见。Olsen等(1980)报告Mayo Clinic自1950年到1978年诊断的鳃裂畸形460例,属第1鳃裂畸形者38例,占8%,包括囊肿、瘘管及窦道;其中第1鳃裂瘘管仅6例,占所有鳃裂畸形的1.3%,占第1鳃裂畸形的16%。Trail等(1972)报告第1鳃裂畸形占所有鳃器畸形的1%~2%。Ramkow等(1953)统计第1鳃裂瘘管占各种鳃裂畸形的2%。Singh等(1976)复习过去110年的世界文献,仅见耳颈瘘管37例。截止至1987年,我科共收治有较详记载资料的(第1鳃裂的)耳颈瘘管5例,第2鳃裂瘘管6例,第3鳃裂瘘管1例。先天性颈侧鳃源性囊肿因为分散就诊于耳鼻咽喉科、口腔科、颌面外科及普外科,虽然病例较多,但因资料不全,未予统计。

许耀东等(2005)报告先天性耳颈瘘管5例,其中男3例,女2例。年龄17~38岁,左侧3例,右侧2例,病程4~30年,5例均经手术切除瘘管而治愈。如瘘管位置较深,或有瘘管反复感染史者,容易累及腮腺及面神经,术中应进行面神经解剖,以利于避免损伤面神经和完整切除瘘管。彭平等(2000)报告第3鳃裂瘘管3例,男2例,女1例;年龄23~28岁,均为左侧完全性瘘管,均经手术切除。刘洪英等(2000)报告第3鳃裂瘘管2例,均为男性,年龄10岁,24岁;病程4~10余年,2例均为左侧完全性瘘管,均因误诊曾多次行颈部感染性肿块切除不愈,2例均经行食管吞稀钡造影检查,发现左侧梨状窝尖部有少许钡剂自内瘘口漏出而得到确诊,彻底切除瘘管后痊愈。李建瑞等(2001)报告第3鳃裂瘘管1例,男,32岁,左侧完全性瘘管,先经4次手术切除仍复发,后经包括位于梨状窝的内瘘口彻底切除后痊愈。高小领等(2005)报告第3鳃裂瘘管7例,男5例,女2例;年龄1~45岁,病程1个月~30年,左侧5例,右侧2例,其中完全性瘘管4例,不完全性瘘管2例,另1例为囊肿。有1例经过4次手术切除,1例经过2次手术切除,余为1次手术切除。7例均随访2年左右,无复发病例。

二、临床分型

鳃源性瘘管按临床所见形式,一般分为3型:①不完全性外瘘管或外窦道,只有与皮外相通的外瘘口,而无与咽内相通的内瘘口。此型最常见;②不完全性内瘘管或内窦道,有内瘘口而无外瘘口。此型最少见;③完全性瘘管,有内、外瘘口。较常见。

亦可按照瘘管与囊肿的临床形式分为5型:①完全性瘘管;②不完全性外瘘管;③不完全性内瘘管;④合并囊肿的不完全性瘘管;⑤孤立性囊肿。按发病频率看,孤立性囊肿最多见,不完全性外瘘管次之,完全性瘘管居第3位,不完全性内瘘管最少见。

关于第1鳃裂畸形,Arnot(1971)以解剖部位为主要依据分为Ⅰ型及Ⅱ型。Work(1972)则以组织学为依据,分为2型。Olsen等(1980)提出将第1鳃裂畸形简单地分为囊肿、窦道及瘘管。Belenky等(1980)认为以解剖学为基础的临床分型要比单独依靠组织学的分型更为合理。一般可按照瘘口部位分为下列2型(图6-3-5)。

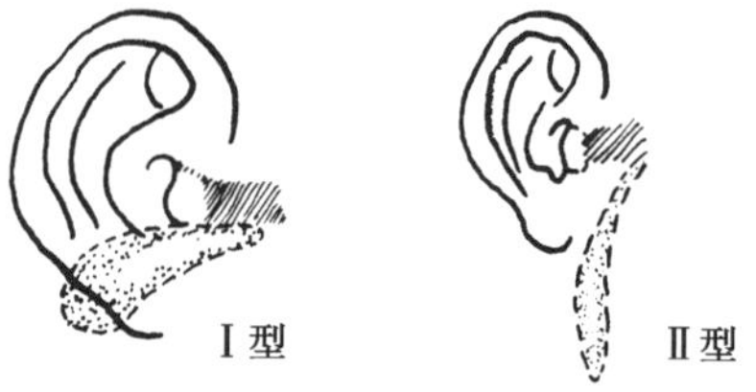

图6-3-5 第1鳃裂畸形的第Ⅰ、Ⅱ型

Ⅰ型：瘘管开口位于乳突尖前下方，少数在耳后或下颌骨升支后方，瘘管管道行经面神经主干的外侧，与外耳道相通或以盲端终止于外耳道附近。

Ⅱ型：瘘管开口于下颌角附近，部分位于下颌下缘与舌骨之间或终止于相应范围的上颈深部，管道向上经过面神经主干的外侧或内侧，或穿行于面神经的主要分支之间，大多与外耳道相通。

无论Ⅰ型或Ⅱ型的瘘管及窦道，其管道既可大多呈长条状，亦可部分膨大呈囊肿状；视其与面神经的关系，瘘管及窦道的管道或通过腮腺实体，或与腮腺无关。

三、与先天性颈侧瘘管有关的临床解剖

Frazer（1923）指出，鳃裂瘘管的位置是在胚胎发育过程中决定的，常有恒定的解剖关系。由于颈部鳃源性组织的分布及其相互关系比较复杂，因而颈侧瘘管的位置或走行过程与周围器官或组织的毗邻关系亦较复杂。

（一）第1鳃裂瘘管

瘘管的位置常在外耳道或深及咽鼓管的下面、腭帆张肌的后面、颈动脉和茎突咽肌的前面，邻近腮腺后方、内侧或通过腮腺实质，行经面神经主干或其较大分支的外侧或内侧，向下可至二腹肌后腹的浅侧而达舌骨水平以上部位，即下颌下三角区、下颌角之前或其后上、后下方；有的瘘管可从颈侧到达中耳（图6-3-6）。

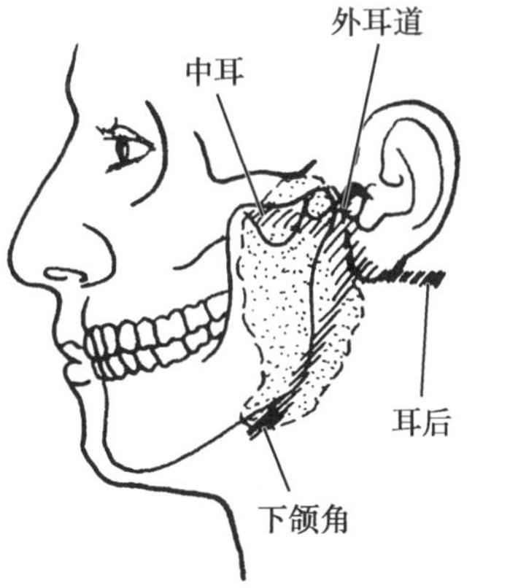

图6-3-6　第1鳃裂畸形的常见部位

（二）第2鳃裂瘘管

完全性瘘管的外口位于胸锁乳突肌前缘的中、下1/3相交处，瘘管经过颈阔肌（第2鳃弓）深侧，沿颈动脉（第3鳃弓）鞘上行，穿过颈内、外动脉之间，经舌下神经、舌咽神经和茎突咽肌的浅面，在茎突舌骨韧带与二腹肌后腹之下、舌骨后缘之上，向内终止于扁桃体窝之内口处。第2鳃裂囊肿可发生于瘘管走行的任何部位（图6-3-7）。

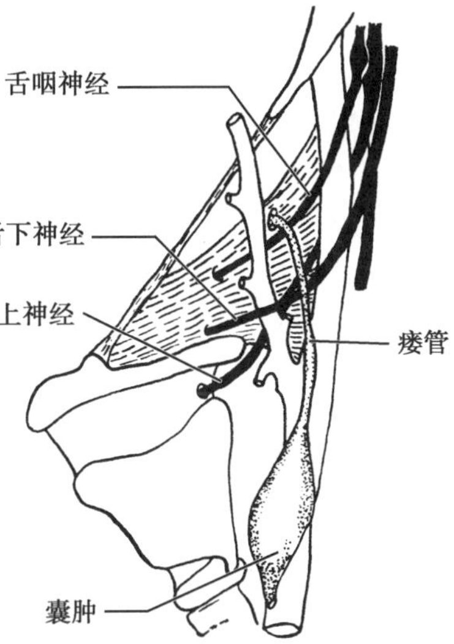

图6-3-7　第2鳃裂瘘管伴囊肿

（三）第3鳃裂瘘管

临床上罕见。瘘管外口的位置与第2鳃裂瘘管外口的部位大致相同，即在胸锁乳突肌前缘的下部。瘘管经颈阔肌深侧、顺颈动脉鞘上行、沿迷走神经（第4鳃弓）行走，越过舌下神经、在舌咽神经或茎突咽肌之下、绕过颈内动脉之后侧与深侧，穿过舌骨与喉上神经之间的甲状舌骨膜，终止于位于梨状窝之内口处（图6-3-8）。

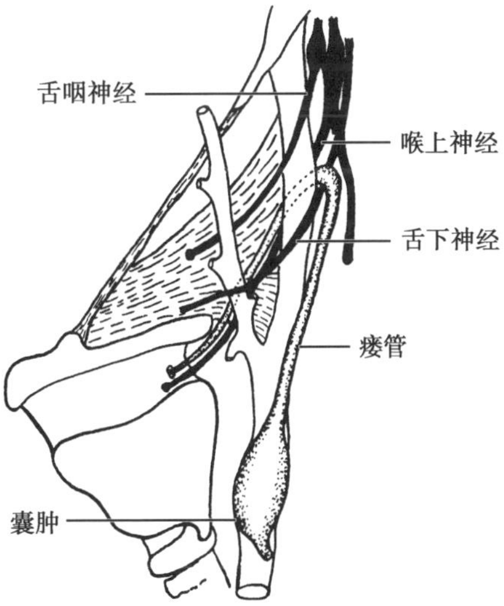

图6-3-8　第3鳃裂瘘管伴囊肿

（四）第4鳃裂瘘管

从理论上讲，第4鳃裂瘘管是存在的，文献中虽有个案报告，但有的尚属可疑。其外口位置与第2、3鳃裂瘘管相同或在胸前部，经颈阔肌深部、沿颈动脉鞘下降到胸部，绕过右侧锁骨下动脉（第4鳃弓）或左侧主

动脉弓（第4鳃弓），再上升到颈部，顺沿颈总动脉浅侧上行，跨过舌下神经，然后绕颈内动脉之后、内侧下行，至喉上神经内支下方穿过甲状舌骨膜，到达上段食管处（图6-3-9）。

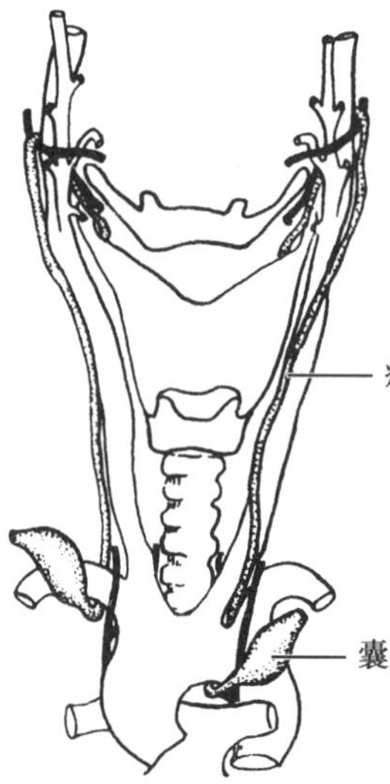

图6-3-9 第4鳃裂瘘管伴囊肿

四、病 因

关于先天性颈侧瘘管及囊肿的病因学仍有争论，大多赞同下列鳃源性学说：①鳃器上皮细胞的残留；②鳃沟闭合不全；③分隔鳃沟与咽囊的闭膜破裂；④鳃器的异常发育；⑤颈窦存留。一般认为瘘管是鳃沟或咽囊或两者不完全闭合引起的，囊肿则为遗迹性上皮细胞残留所致。几种常见的病因学说是：

（一）鳃沟闭合不全及闭膜破裂

Ascherson（1832）首先提出颈侧囊肿及瘘管是鳃沟闭合不全引起的。Kostanek等（1890）鉴于大多数颈侧瘘管的内口常位于扁桃体上窝（第2咽囊），故认为此乃第2鳃沟形成的完全性瘘管。因为第2鳃沟较深，且在胚胎期持续时间较长，故介于鳃沟与咽囊之间的闭膜破裂机会较多。鳃沟的外胚层上皮形成颈鳃瘘管通向皮外，咽囊的内胚层上皮形成咽鳃瘘管通向咽内；两者相通则为完全性瘘管；也可形成不完全性外瘘管或内瘘管；如内、外不通则成囊肿。此说为多数人所赞同。

（二）颈窦存留或未闭

在人胚鳃器发育过程中，若颈窦未闭锁消失或鳃盖和颈窦口边缘的愈合在个别部位不完全，即可形成颈侧瘘管或囊肿。囊肿或瘘管的类型视颈窦闭合不全情况而定：①若颈窦表面闭合不全，则形成向颈部皮外开口的不完全性外瘘口；②若颈窦表面闭合，闭膜破裂，则在第2（或第3）咽囊部位遗留永久性内口，形成不完全性内瘘管；③若颈窦闭合不全与闭膜破裂同时存在，则形成完全性瘘管；若颈窦闭锁消失，窦腔持续存在，则于颈部深处形成鳃囊肿（图6-3-10）。

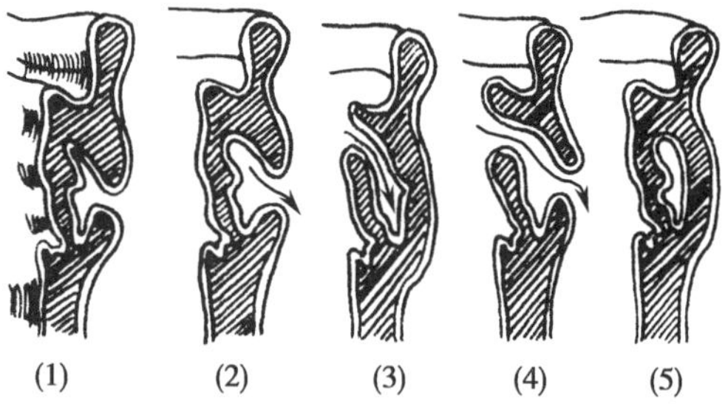

图6-3-10 颈窦及其闭合不全示意图
(1)正常颈窦 (2)不完全性外瘘管(颈窦表面闭合不全所致) (3)不完全性内瘘管(颈窦表面闭合,闭膜破裂所致) (4)完全性瘘管(颈窦闭合不全与闭膜破裂同时存在所致) (5)鳃囊肿(颈窦闭锁消失、窦腔存留所致)

（三）胸腺咽管残留

颈侧瘘管常位于胸锁乳突肌前缘，有的外口在胸锁关节附近，内口在相当于第3咽囊衍化之器官处，其位置与第3咽囊形成的胸腺咽管之移行路线一致，故认为残留的胸腺咽管是颈侧囊肿及瘘管的成因。此说由于过分强调了瘘管皮肤开口位置的重要性，已为多数人所反对。

（四）遗传因素

Anand（1980）报告一个家族4代人有7例鳃源性囊肿及窦道，并指出颈侧鳃源性畸形属于正染色体显性特征的遗传。Huppler（1958）发现一个家族3代49人中有18人患有鳃裂瘘管，并认为男、女性均可遗传。Simpson（1969）报道一父亲及其两个子女均见有颈侧瘘管，3人中有2人为双侧性。Bailey（1923）认为有些鳃源性畸形可通过母亲遗传，男性患者为女性的3倍，单侧性者以右侧为多见。

五、症状与诊断

本病虽为一先天性异常，但常于儿童时期或成年后始被发现。

（一）症状

Neel等将319例颈侧囊肿或瘘管的症状按其出现频率的多少依次排列如下：①颈部肿块逐渐肿大；②症状出现之前曾患上感或伴有上感；③瘘口或窦道分泌物溢出；④局部疼痛；⑤间歇性肿胀；⑥囊肿迅速扩大；⑦吞咽困难；⑧向咽腔引流（有特殊味道）；⑨发热；⑩沙哑声；⑪病变部位有压迫感；⑫吞咽时牵拉感；⑬咽部突起或饱满。

我科所见颈侧瘘管7例（第2鳃裂瘘管6例、第3鳃裂瘘管1例）中，外口有分泌物者5例，饮水时漏水者2例；间歇性肿胀、疼痛者2例，持续肿胀者1例，触及条索状物者1例。

Procino（1977）报告1例69岁男患者，左扁桃体上方反复自发性流脓，自5岁到67岁期间曾先后3次施行扁桃体切除术，其后又多次施行切开排脓术。最后1次切开排脓后发现一囊性瘢痕，病检证实为鳃源性囊肿。作者认为此乃起源于第2咽囊的残余。

Gold（1980）报告1例19岁的女患者，左颈侧为（第2鳃裂）囊肿，右颈侧为（第2鳃裂）瘘管，并患有两侧感觉神经性聋、后缩颌（retrognathic mandible）和高弓腭（high arched palate）。鳃源性颈侧瘘管有时合并招风耳、先天性耳前瘘管、耳前副耳等多种畸形。

（二）瘘口或囊肿的部位及表现（图6-3-11）

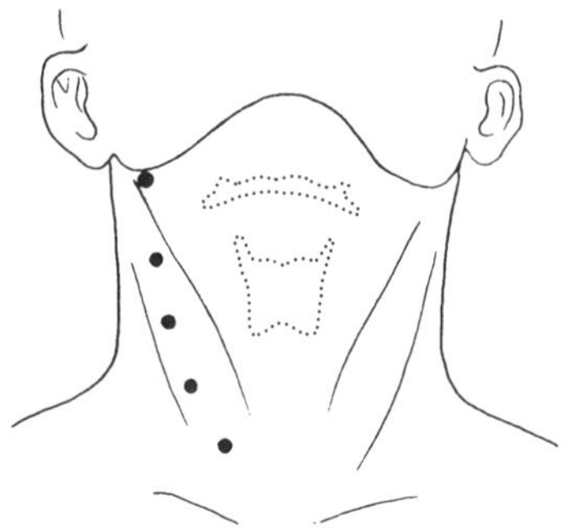

图6-3-11 先天性颈侧瘘管外瘘口的发生部位

1. 第1鳃裂（耳颈）瘘管 瘘管开口一般于出生时即已存在，多位于下颌角附近，耳廓后下方或乳突尖前下方，有约针眼大的皮肤凹陷或小口，不易引起注意，位于外耳道壁的瘘口尤难察觉，多数在出生数月或数年、甚至出现症状后始被发现。Belenky等报告的9例第1鳃裂畸形（大多为囊肿及窦道）分别于出生后第7周到19年开始出现症状。我科5例耳颈瘘管出现症状的时间从出生数周到18年不等，平均为7年余。瘘口溢出（或挤出）浆液性、黏液性或脓性液体；感染时瘘口周围皮肤发红、肿胀、疼痛；反复感染者可出现糜烂、结痂、肉芽或瘢痕组织；个别病例可因感染波及面神经主干或分支，出现部分性或完全性面瘫。Byars等（1951）指出，颈上部（舌骨以上）的持久性瘘管伴有耳溢液者应考虑第1鳃裂畸形。

囊肿表现为颈侧上方逐渐肿大的肿块，或可时大时小，并发感染时可有发热、疼痛。无论囊肿或瘘管，一般均为单侧性，双侧性者极少见（约2%）。

2. 第2、3、4鳃裂瘘管 出生时亦已存在，常在胸锁关节稍上方、沿胸锁乳突肌前缘至其中、下1/3交界处有瘘管外口。因其仅约针眼大小的浅凹，常被忽视，当有分泌物溢出或出现红肿疼痛等感染症状时才被发觉。

完全性瘘管或内瘘管的内口，只在一部分病例可以发现。如瘘管伴有囊肿，当吞咽时囊肿内可以充满气体、液体或食物；感染时还可充满脓液。此时如挤压囊肿，其内容物可向咽部溢出，患者或可自觉有气味，并可在间接喉镜或纤维喉镜、电子喉镜下注意观察其内口的位置。

Becker等（1994）指出：第2鳃裂瘘管皮外开口位于颈动脉三角水平，第3鳃裂瘘管开口于环状软骨水平，第4鳃裂瘘管开口于胸骨上切迹底部。双侧性颈侧瘘管占5%。

（三）经瘘口插入探针、注入染料或造影剂进行喉镜检查和影像学检查

经皮外瘘口插入探针探查，对于较浅而较短的瘘管较为适用。注入生理盐水或亚甲蓝溶液，观察外耳道内有无液体或亚甲蓝溢出；经瘘口注入40%碘油或其他造影剂造影，拍摄X线片或CT扫描，可能显示瘘管的走行部位及内口位置。

对于内口在咽部的完全性瘘管可在喉镜观察下，经外口注入生理盐水或染料，以窥视其内口；注入味觉刺激剂（如糖水、盐水或醋液）时，患者口内有相应的味觉感。完全性瘘管或外瘘管亦可注入造影剂行X线拍片或CT扫描，以查知瘘管的行径并确诊。

用探针探查瘘管时，有的可引起面色苍白、脉搏变慢、出汗、心悸、咳嗽、声嘶、呕吐或晕厥等迷走神经刺激症状（Hyndman等，1929；Carp，1926）。咳嗽可能是其中的一个突出症状；Core（1926）报告1例5岁男孩在施行鳃瘘管摘除术后，其持续性咳嗽痊愈了。Lilienthal（1922）亦有类似的报告。内瘘管可开口于喉部或气管，出现所谓“甲状腺气囊肿”或气管黏膜疝样突起（Ward等，1950；Hyndman等，1929）。但与第2、3鳃裂（咽囊）有关而发生于咽喉腔内的内瘘管或内囊肿，却常因无明显症状而被忽略；一旦伴发感染时可有分泌物流入咽腔，甚至造成喉咽部阻塞，易被误诊为咽旁感染或扁桃体术后残体感染（Boysen等，1979）。Singh等(1981)报告一例由鳃源性喉囊肿引起先天性喉鸣的病儿，其右侧喉室突出达中线，内有大量稠厚液体，囊壁衬以鳞状上皮，被认为来自于第4鳃裂(咽囊)。

囊肿穿刺检查：可抽出黄白色浆液或黏液，必要时还可注入造影剂进行影像学检查，但液体黏稠者不易抽出。

囊肿尚可通过超声检查协助诊断（李车英等，2004）。

（四）病理检查

瘘管壁或囊肿壁衬有复层鳞状上皮〔源自鳃裂（鳃

沟）的外胚层〕或假复层纤毛柱状上皮〔源自鳃裂（咽囊）的内胚层〕。Olsen 等指出：囊肿内上述两型上皮单独出现几率相等，少数囊壁可同时见到两型上皮。上皮下富有淋巴样组织、淋巴滤泡及其生发中心的形成。发生感染者，上皮结构可破坏或混乱。

上述之复层鳞状上皮，有的高度角化。真皮内含有皮脂腺、汗腺及毛囊等皮肤附件。瘘管与窦道常伴有炎症，上皮层可遭破坏，管壁可与周围组织粘连。有的瘘管与窦道还可含有软骨（中胚层）。

根据 Rudberg（1954）的资料，90% 的瘘管为鳞状上皮，8% 为纤毛柱状上皮，2% 则两者兼有。衬有柱状上皮的瘘管，常有令人厌烦的黏液性分泌物。如完全性瘘管的内径较大，吞咽时可有液体漏出。

Krogdahl 等（1979）报道 154 例鳃源性囊肿有 5 例为鳃源性原发癌。Martin 等（1950）认为原发性鳃源性癌的诊断必须具备 4 条：①肿瘤必须位于耳屏前向下经胸锁乳突肌前缘至锁骨的一条线上；②组织切片必须含有鳃裂等残余组织；③患者必须有 5 年以上未见其他处原发肿瘤；④肿物来自于颈侧有上皮衬里的囊壁上。但实际上完全符合 4 条标准者甚少。

六、鉴别诊断

先天性鳃源性颈侧瘘管及囊肿均须注意与有关疾病鉴别。

1. 第 1 鳃裂瘘管上口继发感染时可有外耳道流脓史，易误诊为外耳道炎或中耳炎。囊肿常位于颈上 1/3 胸锁乳突肌前缘之深部，与颈上深淋巴结相近，个别的可位于腮腺内；如因继发感染，溃破成瘘，易被误诊为淋巴结核或慢性中耳乳突炎，甚至有因误诊而行乳突根治术者。第 1 鳃裂囊肿还应注意与皮脂腺囊肿、涎腺肿瘤、鳃源性癌或转移癌等鉴别。

2. 第 2、3、4 鳃裂瘘管位于颈侧中下部位，应与结核性瘘管鉴别。第 2 鳃裂瘘管与胸腺咽管瘘的鉴别要点有：①大部分的第 2 鳃裂完全性瘘管必须通过颈内、外动脉之间；而胸腺咽管瘘则否，它位于颈动脉鞘之前并很接近颈动脉鞘；②第 2 鳃裂瘘管的内口在扁桃体窝内；胸腺咽管瘘的内口进入梨状窝，但极少见；而两者的外口都可位于胸锁乳突肌前缘处，无鉴别意义；③管壁或囊壁若含有典型的胸腺组织且有 Hassall 小体，可诊断为胸腺咽管源性的，但这种情况少见；囊壁或管壁不含胸腺组织者可能是鳃源性的；④大多数瘘管或囊肿含有鳞状上皮，有的含有柱状上皮或柱状纤毛上皮；而胸腺咽管瘘不含鳞状上皮；⑤如有胸腺导管残留，则胸腺最后所在位置至其起源部位之间的任何处都可发生囊性病变。

3. 颈侧囊肿须与下列颈部或咽旁疾病鉴别：①结核性淋巴结炎或冷性脓肿；②血管瘤或淋巴管瘤；③孤立性淋巴囊肿（solitary lymph cysts）；④水囊瘤；⑤表皮样囊肿；⑥恶性肿瘤囊性变；⑦颈动脉体瘤；⑧迷走甲状腺；⑨神经纤维瘤；⑩动脉瘤；⑪脂肪瘤；⑫副胸腺，等。

只要注意到上列诸多疾病存在的可能性，认真询问病史，细心地从临床表现与病理学检查方面予以探究，都是可以鉴别的。

七、治　　疗

（一）非手术疗法

采用各种腐蚀药物如碘酒、发烟硝酸、高浓度三氯醋酸等烧灼甚至电灼瘘管，试图使之封闭。或反复灌注造影剂，注入盐酸奎宁、25% 水杨酸钠溶液等以冲洗瘘管。这些方法的疗效并不稳定，有的尚有腐蚀损伤瘘管周围的血管、神经之虞，故只应作为不宜手术或暂缓手术患者的姑息疗法。

（二）手术疗法

手术彻底切除瘘管或囊肿是惟一有效的根治方法。已有感染者应在炎症控制后施行手术。对于无症状的幼儿甚至成年患者可先注意观察，不必急于手术。关于第 1 鳃裂瘘管或窦道应该遵循的主要治疗原则：①反复出现感染的病例，应在下次感染出现之前或瘢痕形成之前尽快地予以切除，否则手术时将会遇到困难与危险，如损伤面神经等；②手术切口应考虑到既利于全部切除病变，又便于暴露与辨认面神经主干或其有关的主要分支；若能应用神经刺激器，更有助于面神经的辨认与定位；③儿童的鳃裂囊肿常伴有瘘管或窦道，应予一并切除；④如瘘管或窦道伸展到外耳道时，邻近的外耳道皮肤与软骨也需相应切除；⑤必须注意到第 1 鳃裂畸形有侵及中耳的可能，手术医师应熟悉中耳解剖，掌握中耳成形技术。以上有些治疗原则可参照应用于第 2、3、4 鳃裂瘘管及囊肿的手术治疗。先天性颈侧囊肿的切除和一般颈侧良性肿瘤的手术方法相同，通常分离较易，但因其可能具有残余窦道，有时通向扁桃体区，必须一并去掉，方能取得根治效果。常用的颈侧瘘管及窦道手术切除步骤如下：

1. 麻醉　全身麻醉或局部浸润麻醉均可，但以气管内插管静脉复合麻醉为佳。

2. 注入染料等标记溶液或标记物（图 6-3-12）示踪瘘管　一般可在手术开始前（或在术前 1 小时左右）用钝针头插入外瘘口，注入少量的亚甲蓝液或甲紫液，便于术中追踪瘘管。亦可注入特种石蜡油，使瘘管较为实硬，以便分离解剖。还可应用快速硬化聚合物（guick

hardening polymers）注入瘘管内，有利于追踪与解剖瘘管。此种聚合物系由粉剂与硬化液按比例临时配制而成，在稍高于体温的条件下注入瘘管或囊肿3～4分钟即变硬，呈蓝色，不粘住管壁或囊壁，对组织无刺激性；注入前应以生理盐水冲洗瘘管或抽出囊肿内液体。

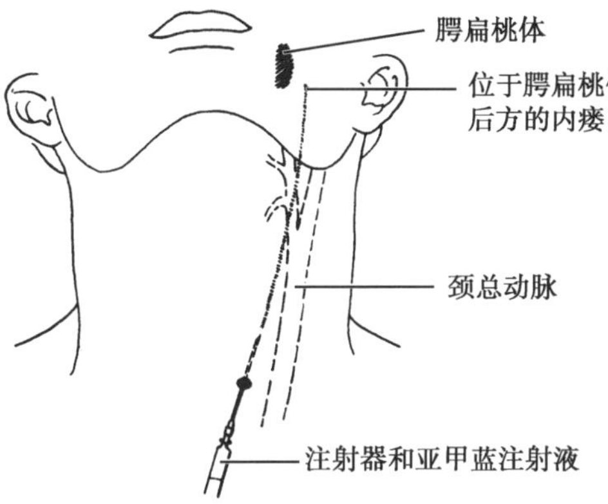

图6-3-12　瘘管内亚甲蓝注入法

3. 切口　表浅而较短的耳颈瘘管可沿其行程作纵切口。对于较深而较长的颈侧瘘管，可视瘘管外口高低，在同侧颈部采用2～3个阶梯式横切口（transverse ladder incision）（图6-3-13）。在瘘管外口周围皮肤处作一横向的梭形、菱形或椭圆形短切口，以便切除瘘口。第2横切口约位于舌骨与外瘘口联线中点的高度，便于暴露分离瘘管中段。第3横切口位于舌骨上方，由此分离瘘管上段直达咽壁（扁桃体窝处）。如外瘘口位置较高，亦可只作两个横切口。这种分段横切口符合颈部皮纹走向，愈合后不致因瘢痕形成过度影响美观或引起牵拉不适感；术中可在直视下暴露、分离与追踪瘘管，有利于防止损伤颈部的大血管和神经。

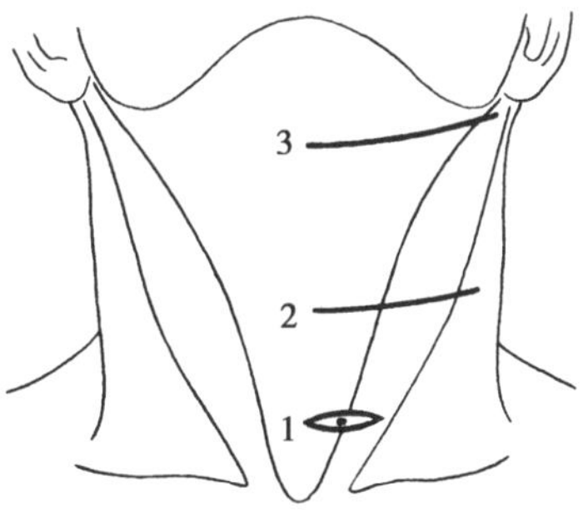

图6-3-13　阶梯式切口

4. 逐段分离瘘管　①在第1切口处横向环切外瘘口皮肤，稍加分离后即以组织钳挟住瘘管下端（包括环切的周围组织）；②轻轻提起下端，自第1切口紧贴瘘管向上追踪分离；外瘘口至胸锁乳突肌前缘一段分离通常较易；③在瘘管中部作第2横向皮肤切口（或自第1切口处追踪分离瘘管直至难以再向上分离时，即于该处作第2皮肤横切口），将已分离的瘘管下段自第2切口处牵拉出来（图6-3-14）；④经第2切口继续向上分离瘘管达颈动脉分叉处，瘘管常在颈内动脉与颈外动脉之间穿过，并与这些大血管可有轻重不一的粘连，邻近还有颈内静脉、迷走神经及舌下神经等；故须在明亮的直视下认清解剖关系，细心分离瘘管，避免损伤重要的血管、神经组织（图6-3-15）；⑤较常见的第2鳃裂瘘管一般在二腹肌后腹之下进入深处，穿过口咽侧壁到达扁桃体窝。此时如追踪瘘管遇到困难，可在瘘管上部作第3横向皮肤切口，以便较直接地观察分离瘘管上端直达咽壁内口处。

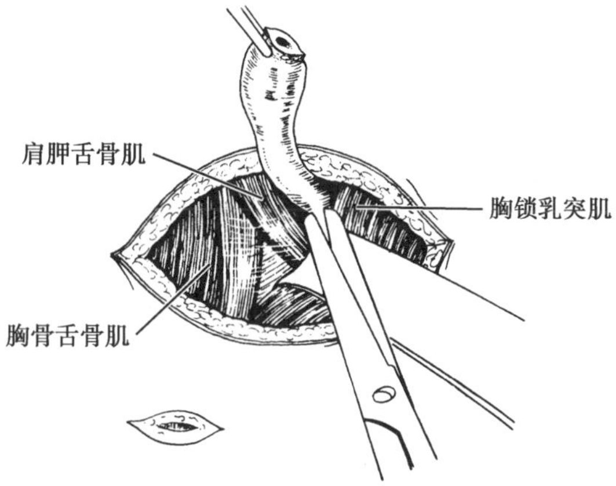

图6-3-14　将瘘管从第2切口拉出，继续向上分离

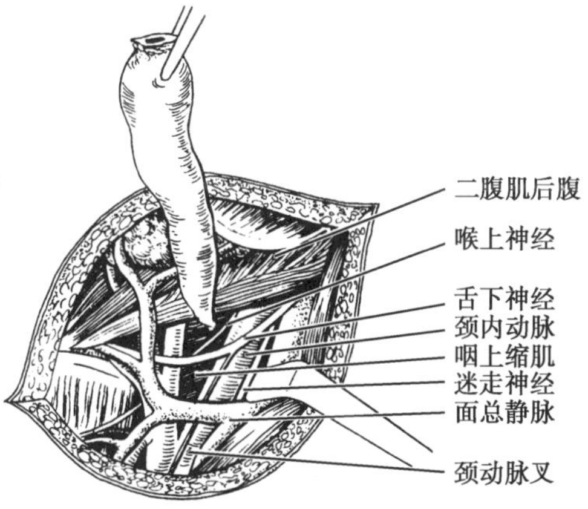

图6-3-15　颈动脉叉处的重要组织

5. 切除瘘管末端及处理内瘘口　当分离瘘管接近咽腔内口处时，助手可用手指伸入咽腔将扁桃体窝或内口处的咽壁向外顶起，以便追踪分离与切除紧靠内口处的瘘管末端，并以丝线或肠线在距咽壁2～3mm处加以结扎、切断瘘管，缝合咽口。有时可将瘘管经扁桃体窝牵入口内，自口腔内予以结扎、切断（图6-3-16）。扁桃体切除有利于根治颈侧（第2鳃裂）瘘管，可于瘘管切除术前、术后或同期施行手术。

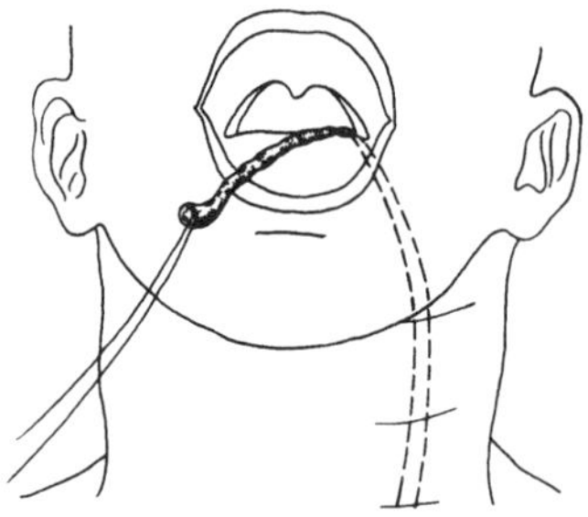

图 6-3-16 将瘘管从扁桃体窝拉出

6. 清理术腔、缝合切口 可用消毒生理盐水彻底冲洗术腔，清除所有可疑的上皮组织，以肠线分层间断缝合皮下组织，皮肤切口以丝线间断缝合。创口内置放一细长引流管，自第 1 切口引出。

7. 术后处理 术后使用足量抗生素以预防感染。伤口置放的引流管可于 24 小时后拔除。同时施行扁桃体切除术者，应用漱口剂清洁口咽腔。进软质饮食。术后第 7～8 日拆线。

此外，有时可沿胸锁乳突肌前缘作切口，追踪分离瘘管。尤其对瘘管反复感染或多次手术，颈部已有瘢痕形成者，可于瘘管外口环切，找到瘘管管道后，根据瘘管走向，沿胸锁乳突肌前缘向上延长切口，探查瘘管，寻找内口。术中必须看清瘘管标志，避开重要的血管和神经，细心分离，切忌盲目从事。

我科收治的 6 例第 2 鳃裂瘘管及 1 例第 3 鳃裂瘘管之长度为 6～14cm，平均为 9.2cm。2 例（3 侧）沿胸锁乳突肌前缘作切口；其余 5 例皆为颈侧阶梯式切口，内有 4 例仅作两个平行横切口即够用，仅 1 例（第 3 鳃裂瘘管）须作第 3 横形切口。1 例双侧性第 2 鳃裂瘘管后期施行了两侧扁桃体切除术。5 例术后随访 5～17 年，平均为 10 年，未见复发。

（黄选兆）

第四章

颈部炎性疾病

第一节　颈部急、慢性淋巴结炎

颈部淋巴结丰富，接受来自头、面、颈部相应区域的淋巴回流，因而颈部淋巴结炎（cervical lymphadenitis）与头、面、颈部的感染密切相关。

【感染来源】

颈部淋巴结炎的病原菌主要是金黄色葡萄球菌及溶血性链球菌。不同部位的感染沿淋巴管侵入相应的区域引起炎症，感染来源有牙源性及口腔感染，头、面、颈部皮肤的损伤、疖、痈和上呼吸道感染及扁桃体炎等。

【临床表现】

1. 急性化脓性淋巴结炎　初期局部淋巴结肿大变硬，自觉疼痛或压痛；淋巴结可移动，边界清楚，与周围组织无粘连。全身反应小或有低热，体温一般在38℃以下。化脓后局部疼痛加重，包膜溶解破溃后可侵及周围软组织而出现炎性浸润块、浅表皮肤充血、质硬，此时淋巴结与周围组织粘连，不能移动。脓肿形成时，局部皮肤有明显压痛点及凹陷性水肿，浅在的脓肿可以查出明显的波动感。此时全身反应加重，如高热、寒战、头痛、全身无力、食欲减退，白细胞总数升高。小儿可伴有烦躁不安。如不及时治疗，可并发毒血症、败血症，甚至出现中毒性休克。

2. 慢性淋巴结炎　多继发于头、面、颈部的炎症病灶，常发生在患者抵抗力强而细菌毒力较弱时。临床常见于慢性牙源性及咽部感染，或急性淋巴结炎控制不彻底，转变为慢性。病变常表现为慢性增殖性过程。临床特征是淋巴结内结缔组织增生而形成硬结，微痛，淋巴结可活动、有压痛，但无明显全身症状；此症状可持续较长时间并反复急性发作。即使原发感染病灶清除，增生长大的淋巴结也不可能完全消退。

3. 组织细胞坏死性淋巴结炎（histiocytic necrotizing lymphadenitis，HNL）　又称坏死性淋巴结炎（Kikuchi disease），亚急性坏死性淋巴结炎。好发于青少年女性，病因尚不清楚，多认为与感染、尤其是病毒感染所致变态反应有关。首发症状多为不明原因的突发高热，热型为稽留热或弛张热，继之颈部浅表淋巴结肿大，有压痛，质稍硬，常有触痛，全身其他部位淋巴结也可同时肿大，白细胞减少，血沉加快，OT试验阴性，免疫球蛋白增高，部分病例末梢血及骨髓像出现异型增生的网状细胞，一过性肝脾肿大，单用抗生素或抗结核治疗无效，皮质激素及免疫抑制剂治疗效果明显，一般不复发。

【诊断与鉴别诊断】

根据临床表现诊断不难，超声及实验室检查有助于鉴别诊断，必要时可行淋巴结活检、细针抽吸细胞学检查或切除肿大的淋巴结作病理检查以明确诊断。颈部淋巴结炎需与淋巴结核、恶性淋巴瘤、颈部转移癌等进行鉴别。

【治疗】

急性淋巴结炎初期，患者需要安静休息，全身应用抗生素，局部用物理疗法或用鱼石脂软膏等外敷治疗。已化脓者应及时切开引流，同时行原发病灶的处理。必要时取病灶分泌物做细菌培养和药物敏感试验。

慢性淋巴结炎一般不需治疗，但有反复急性发作者应寻找病灶，予以清除，如淋巴结肿大明显或需要鉴别诊断，也可以手术切除并送病检。

组织细胞坏死性淋巴结炎主要用糖皮质激素治疗，泼尼松口服，每日1.0mg/kg，每周递减2.5～5mg，减至药量为零时停用。有明显疼痛或触痛者可以给予吲哚美辛等对症处理。

第二节 颈部蜂窝织炎

颈部蜂窝织炎（neck cellulitis）是指颈部疏松结缔组织的急性感染，可以发生在皮下、筋膜下、肌肉间隙或是深部间隙。

【病因病理】

颈部蜂窝织炎是由于皮肤、黏膜受损伤或有其他病变，使皮下疏松结缔组织受细菌感染所致。致病菌多为溶血性链球菌、金黄色葡萄球菌及大肠杆菌或其他型链球菌等。由于受侵组织质地较疏松，致病菌释放毒性强的溶血素、链激酶、透明质酸酶等，使病变扩展迅速。病变附近淋巴结常受侵及，可有明显的毒血症。发生在颈部的蜂窝织炎常可妨碍吞咽和呼吸。

【临床表现】

根据致病菌的种类与毒性、患者的状况、感染原因和部位的不同，颈部蜂窝织炎表现为：

1. 一般性皮下蜂窝织炎 致病菌多为溶血性链球菌、金黄色葡萄球菌。患者多先有颈部皮肤损伤所引起的化脓性感染，继之出现局部肿痛，皮肤发红，红肿边缘界限不清，邻近淋巴结肿痛。症状加重时，皮肤部分变成褐色，常伴有水疱或溃破流脓。患者常有发热、畏寒、全身不适。严重者患者体温明显升高或降低，甚至引起意识改变等表现。

2. 产气性皮下蜂窝织炎 致病菌以厌氧菌为主，如肠球菌、变形杆菌、产气荚膜杆菌等。常见于颈部皮肤受损伤且污染较重的情况。主要局限于颈部皮下结缔组织，不侵犯肌层。开始表现如一般性皮下蜂窝织炎，但病变进展快且可触及皮下捻发音，破溃后可有臭味，症状恶化较快。

3. 颈部急性蜂窝织炎 感染起源于头、面或口腔。本病常迅速波及咽喉，引起呼吸困难，病情危重。患者常高热、呼吸急迫伴吞咽困难，颈部明显肿胀，表皮可仅有轻微红热而全身反应重。

【诊断】

根据典型的临床表现不难诊断。血常规检查白细胞计数明显升高。分泌物涂片可以检查病菌种类。必要时可取患者血液和脓液做细菌培养和药物敏感试验。

【治疗】

抗菌药物一般首选青霉素类，疑有厌氧菌感染时加用甲硝唑或替硝唑。随后根据细菌培养和药物敏感试验的结果调整临床用药。同时注意改善患者全身情况，进行补液、降温治疗。呼吸困难时给予吸氧或辅助通气。

局部治疗：早期一般性皮下蜂窝织炎可局部敷贴10%鱼石脂软膏或中药膏剂，有脓肿形成时切开引流。对产气性皮下蜂窝织炎，应用3%过氧化氢溶液冲洗伤口，并采取隔离治疗手段。对颈部急性蜂窝织炎应尽早切开引流，防止喉头水肿、压迫气管，必要时做气管切开保持呼吸道通畅。

（郭长凯）

第三节 脓性下颌下炎

脓性下颌下炎也称路德维希咽峡炎（Ludwig angina），为舌下、双下颌下、颏下等多间隙的口底广泛性蜂窝织炎，伴组织坏死、溶解及出血。常波及颈部的筋膜间隙。

【病因】

多由牙、口腔及颌骨的感染引起，尤多见于拔牙之后（图6-4-1）。

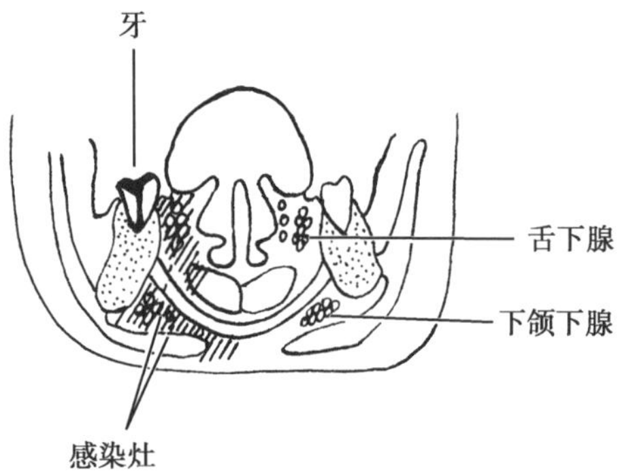

图6-4-1 口底感染示意图

【临床表现】

发病早期，口底或下颌下区红肿、疼痛，患者感舌活动不灵便，且流涎。继而炎症很快扩散到舌根、咽喉和颈上部软组织。皮肤红肿，局部压痛明显，扪之坚硬，犹如木板，可有皮下气肿、呈捻发音。舌底组织肿胀，舌体被抬起，言语不清晰，舌咽困难。常因舌根水肿，压迫会厌，或者并发喉水肿而出现呼吸困难，可致窒息死亡。全身一般情况差，有畏寒、高热、衰竭等表现。

【并发症】

炎症可蔓延至咽旁隙，甚至进入颈动脉鞘；向下可能到达纵隔，导致纵隔炎。且易发生严重的全身并发症，如窒息、败血症、中毒性休克、心肌炎等。

【治疗】

需及早选用大剂量广谱抗生素以控制感染，并注意按血、脓的细菌培养及药敏试验的结果来调整用药。应给予适量的类固醇激素以减轻中毒症状。另外，应加强输液、输血、给氧等全身支持疗法。

在全身治疗的同时，适时做广泛的切开引流。切开术可减轻组织的张力，缓解水肿，且有利于引流脓液，排除毒素；另外，切开后还能充分给氧，抑制厌氧菌的生长。在下颌骨下缘作一横行切口，切开颈阔肌及深筋膜，暴露下颌舌骨肌，然后在两侧下颌舌骨肌间作一垂直切口，向上分离即可进入舌下隙，作扩腔引流。

手术前后应密切注意呼吸情况，并随时作好气管切开术的准备。

第四节　颈动脉鞘感染

颈动脉鞘是颈筋膜在颈部大血管和迷走神经周围形成的血管神经束鞘。上起自颅底，下连续纵隔。鞘内包绕颈总动脉、颈内动脉、颈内静脉、迷走神经及颈深淋巴结等。颈动脉鞘感染多继发于咽旁隙或咽后隙的化脓性炎症，以及下颌下隙的感染等。

【临床表现】

有寒战、高热、关节痛、乏力、衰竭等脓毒血症症状，热型呈弛张热。患者颈偏向健侧，可在胸锁乳突肌前缘深部有触痛和硬块。颈动脉鞘感染的危险在于其严重的并发症，即血栓性静脉炎和颈动脉壁糜烂引起的致命性大出血。

【治疗】

在积极治疗原发脓肿的同时，需通过颈侧径路，广泛暴露颈动脉鞘。如颈内静脉内已有血栓形成，或者脓毒血症症状严重者，需结扎颈内静脉。

第五节　嚼肌间隙感染

嚼肌间隙为嚼肌与下颌支之间的潜在间隙，上界为颧弓下缘，下界为下颌骨下缘，前界为嚼肌前缘与颊肌，后界为腮腺及下颌支后缘。此间隙的前方紧邻下颌智齿。许多牙源性感染，如下颌智齿冠周炎、牙槽脓肿和下颌骨骨髓炎等，均可扩散至此间隙。

【临床表现】

主要症状为嚼肌区明显红肿、压痛，红肿常以下颌角为中心，牙齿紧闭，咀嚼时疼痛尤甚。此间隙脓肿因被强大的嚼肌和筋膜所覆盖，故不易扪及波动感，而局部有凹陷性水肿。常需穿刺确定脓肿是否形成。

【治疗】

脓肿形成后应切开排脓。采用下颌角下的皮肤切口，切开皮肤、皮下组织及颈阔肌，然后用大弯止血钳，贴着下颌支外侧面，穿过嚼肌插入脓腔充分排脓，用3%过氧化氢溶液或生理盐水冲洗后，以凡士林纱布条填塞术腔，隔日换药。

第六节　颞间隙感染

颞间隙为颞肌所在部位，且由颞肌将其分为两部分，即颞肌与面筋膜浅层之间为颞浅间隙，与嚼肌间隙相通；颞肌与深面的颞骨鳞部之间为颞深间隙，与颞下间隙沟通。颞间隙感染多由嚼肌间隙和颞下间隙的感染扩散而致。

【临床表现】

颞部肿胀，压痛明显，局部凹陷性水肿，上睑水肿，眼裂变窄，张口困难等。

【治疗】

颞浅间隙感染，切开排脓是关键，可沿颞肌纤维走向作直线切口，切开皮肤、皮下组织及颞浅筋膜，止血钳钝性分离，直达脓腔，充分排脓。如为广泛的脓肿或颞深间隙脓肿，则应选择在颞肌边缘附着处或颞肌后缘，作弧形切口，切开颞肌根部，充分引流。

第七节　气管前间隙感染

气管前间隙（spatium pretracheale）感染多因食管前壁或喉咽外伤性穿孔继发感染所致。

感染发生后声嘶常为首见症状。炎症继续发展，可出现严重的呼吸困难，甚至窒息、吞咽困难及进流质饮食呛咳。喉镜检查，喉及喉咽部明显充血肿胀。感染可向下延展至纵隔，发生纵隔炎。

脓肿局限、肿胀明显时，可在肿胀最突出部位从颈外切开引流。感染广泛者，在舌骨与胸骨之间，沿胸锁乳突肌前缘作斜切口，将胸锁乳突肌及颈动脉鞘向外侧牵引，喉、气管、食管牵拉向前内侧，用血管钳伸入脓腔排脓后，放置引流条。术后加强抗感染，24～48 小时抽出引流条。

（肖红俊）

第五章

颈部血管性疾病

第一节 颈动脉瘤

动脉瘤（aneurysm）是指动脉局部异常扩张，可表现为囊形、梭形和混合形，以囊形最为常见，是头颈部常见的血管性疾病。头颈部动脉瘤约95%分布于颈内动脉系统，大多位于颈内动脉发出后交通动脉处、前交通动脉和大脑中动脉的交界部位或基底动脉的远端，以及两侧大脑后动脉的分叉处。颅外颈动脉瘤（carotid artery aneurysm，CAA）较少见，其中颈总动脉瘤尤其是分叉处动脉瘤常见，其次为颈内动脉瘤，颈外动脉瘤最少见。临床上分为真性动脉瘤和假性动脉瘤两种。真性动脉瘤的动脉壁内弹性纤维过度伸展、断裂，使动脉壁失去弹性，并呈进行性扩张。囊壁非均匀性扩张可导致瘤壁局部强度不等，薄弱部分可致破裂出血，瘤体内部常有附壁血栓产生，血栓脱落可导致脑梗死。假性动脉瘤瘤壁无全层的动脉壁组织，而由纤维组织所构成，故容易发生破裂出血。辛世杰等（1998）报告的67例颅外颈动脉瘤中真性动脉瘤49例，假性动脉瘤18例。

【病因】

在抗生素问世以前，颅外颈动脉瘤的最常见病因是梅毒和局部感染，目前已被动脉粥样硬化、创伤及颈动脉手术史所取代，少见的病因有动脉中层囊性坏死、Marfran综合征、特发性动脉炎和颈部放射治疗等。史振宇等（1999）报告40例颅外颈动脉瘤中，动脉粥样硬化22例（55%），创伤8例（20%），局部和全身感染4例（10%），动脉中层坏死5例，先天畸形1例。

【临床表现】

因动脉瘤发生的部位不同，临床表现有差异。典型颈动脉瘤一般临床表现为颈部肿块，肿块触诊质较软，有明显的搏动感，可触及震颤，听诊可闻及血管杂音，压迫颈动脉近心端则搏动及杂音消失，瘤体可缩小。

动脉瘤体增大可产生压迫症状，瘤体位于鼻咽部可引起鼻塞、耳鸣及听力改变；瘤体位于咽喉部可表现为咽喉部异物感，吞咽困难，呼吸不畅或困难。

瘤体累及颈部交感神经干或颈上交感神经节则出现Horner综合征，表现为眼球内陷、眼睑下垂、下睑轻度抬高、瞳孔缩小、眼裂变小及受累侧面部无汗和潮红。Ⅶ、Ⅸ～Ⅻ对脑神经受累可出现周围性面瘫、咽喉疼痛、声嘶或发声障碍等。

若动脉瘤内有血栓形成，血栓脱落可出现脑梗死症状；若动脉瘤破裂则可直接威胁生命。

辛世杰等报告的67例颅外颈动脉瘤中以颈部肿块为主诉56例，7例以头昏为首发症状，另外4例无症状。48例肿块为搏动性，43例可闻及血管杂音，11例可触及明显震颤，术前5例破裂，3例有颈部血肿，7例有Horner综合征，3例吞咽困难，6例有同侧耳鸣，6例有短暂性脑缺血表现。

【诊断】

根据病史、典型临床表现及辅助检查可做出诊断。

1. 病史　注意有无头颈部外伤及手术史，有无全身及局部感染史及动脉粥样硬化病史。有无头痛、咽喉疼痛、声嘶、吞咽困难和有关神经症状等。

2. 一般检查　颈部及咽侧有无搏动性肿块以及血管性杂音，有无眼部症状及其他脑神经损害表现。若高度怀疑颈动脉瘤，不主张作肿块穿刺检查。

3. 颈动脉造影　颈动脉造影是诊断颈动脉瘤的重要手段，它能明确颈动脉瘤的部位、大小、形状、性质、侧支循环情况及受累颅内动脉情况，对选择术式极为重要。数字减影血管造影（DSA）对颈动脉瘤诊断更具价值，因造影剂从静脉注入，可减少动脉内壁损伤。因血管造影检查为创伤性检查，不可避免地发生一定的并发症，如局部血肿、动脉壁分离、假性动脉瘤或动脉出血、血栓形成等。还可能发生造影剂过敏反应。

4. CT和MRI检查　CT检查对颈部解剖结构显示清楚，可提供颈部不同平面的图像，有利于鉴别诊断。CTA（CT Angiograghy）进一步提高了发现颈动脉瘤的敏感性。MRI对夹层动脉瘤较敏感。MR血管成像（MRA）进一步提高了颈动脉瘤的诊断，但MRA在配带心脏起搏器、金属夹的患者中受到限制。

5. 其他检查　B型超声或彩色超声可判断肿块大小及血流状况，具有无创及操作简单，对诊断颈动脉瘤有重要辅助价值。

【鉴别诊断】

颈动脉瘤首先应与颈动脉弯曲形成的颈部搏动性肿块鉴别，动脉瘤为膨胀性搏动，搏动方向与动脉长轴垂直。动脉弯曲肿块的搏动方向与动脉长轴平行。颈动脉体瘤为实质性肿块，膨胀性搏动不明显，压迫颈总动脉后不缩小。此外还应与颈部肿瘤或淋巴结病、咽部脓肿等鉴别。

【治疗】

因颈动脉瘤部位特殊，随时可能发生脑动脉栓塞或瘤体破裂出血等严重并发症，一经确诊，原则上应尽早手术治疗。但对于伴有严重心、肝、肾功能不全或颅内供血不足为手术禁忌。对于无症状小的颅外颈动脉瘤也可随访观察。选择手术方法的基本原则为恢复脑部供血和减少脑部并发症。手术方法有以下几种：

1. 动脉瘤切除，近远端动脉结扎术　结扎动脉瘤近、远侧端动脉，切除动脉瘤。该方法主要用于颈外动脉瘤，也可用于颈总和颈内动脉瘤。用于颈总或颈内动脉结扎时，若患者条件许可，手术前必须进行颈部压迫训练，促使大脑Willis环前后交通动脉开放，患侧能产生代偿性脑供血。

2. 颈动脉瘤切除，血管吻合或移植术　本术式是较为理想的术式，即切除动脉瘤后，对颈动脉行对端吻合或血管移植，移植血管可来自自体大隐静脉或人造血管。

3. 动脉瘤近端动脉结扎术　适用于动脉瘤体靠近颅底、显露困难、压颈训练显示颅内交通支已开放、患侧能代偿性脑供血的患者；也适用于瘤体较小难显露且颈内动脉已闭塞者。

4. 动脉瘤内缝合术　此法为Matas首先应用，适用于已延伸至颅底的较大的瘤体，切除困难者。在中断血流后，打开瘤体，清除血块与积血，于瘤内迅速缝合与动脉相通的裂口，缝合瘤壁。

5. 动脉瘤外包裹术　外包裹材料可选用自体组织或人造材料。主要适用于全身情况不佳或已有一侧颈动脉阻塞伴脑缺血患者，该方法的缺点是不能防止血栓和栓塞的发展。

6. 动脉瘤腔内治疗　主要为血管介入治疗。从股动脉插管，释放硅气囊或铂线圈治疗高位颈动脉瘤；安装血管内支架；放置支架型人造血管等。

【脑部并发症预防】

手术前后应注意如下几点，减少并发症的发生。

1. 术前尽可能行双侧颈动脉及全脑造影，了解对侧颈动脉供血情况。

2. 进行颈内动脉超声血流流速描记。

3. 术前行压颈训练（Matas试验），每次加压时间20～30min，共半个月以上。

4. 选择合适的手术方式。

5. 尽可能在低温、全麻下手术。

6. 阻断颈总动脉时间不宜过长。

7. 阻断颈内动脉或介入治疗前及术中作肝素化治疗，防止脑动脉继发血栓形成。

8. 术后保持血压稳定，为防止脑动脉和移植血管继发血栓形成，应酌情使用低分子葡萄糖酐或肝素治疗。

第二节　颈动脉体瘤

颈动脉体瘤（carotid body tumor，CBT），为一发生于颈总动脉分叉处的化学感受器肿瘤，也称化学感受器瘤或副神经节瘤，临床上较少见。可发生于任何年龄，但青春期后发病者较多，多见于30～50岁的中青年，无明显性别差异。此瘤属良性，生长缓慢，每年生长3～5mm，但可发生恶变，发生率不足3%～5%。

【病理】

颈动脉体位于颈动脉三角区内，胚胎时来源于第3鳃弓，内含有大量类似肾上腺髓质的副神经节细胞，是人体头颈部的化学感受器，为有包膜的小体，大多位于颈总动脉背面的颈总动脉分叉处，大小不定，平均直径为3.5mm。颈动脉体瘤即为颈动脉体发生瘤变的结果。肿瘤呈棕红色，有完整包膜，圆或椭圆，有时分叶。主要由排列成群的较大的上皮样细胞和多血管基质所组成，肿瘤细胞呈多边形，核较小。

【临床表现】

颈动脉体瘤因受颈动脉鞘膜的限制，一般向上生长较快，起初，肿瘤较小时可无症状，随着肿瘤的生长，颈部可出现无痛性肿块，常在数月或数年后方出现主观症状，视肿瘤的生长速度、大小和发展方向症状也有不同。生长缓慢而小的肿瘤常无症状，或仅有局部压迫感。肿瘤大者，因咽壁软组织较为薄弱，肿瘤常突向咽腔，引起咽异物感、吞咽不畅。肿瘤逐渐向上生长可侵犯颅底累及后组脑神经（常为迷走神经及舌咽神经）和交感神经链，出现饮水呛咳、声嘶、舌肌萎缩、Horner综合征等。迷走神经严重受压者，尚可伴有眩晕及亚当斯-斯妥克综合征（Adams-Stokes syndrome），由心传导阻滞引起，特征为突发性意识丧失，可能伴有抽搐。

检查时，一般可发现颈动脉体瘤 3 个较主要的体征：①肿瘤位于颈动脉三角区内；②颈动脉向浅表移位；③颈内、外动脉分离。但有部分患者主要体征并不完全具备，当肿瘤固定于颈动脉分叉处并包裹颈动脉生长时，肿瘤随脉搏跳动的弥漫搏动度很大，然颈动脉不向浅表移位，亦无颈内、外动脉分离征象。颈部出现肿块时，一般较硬（含有丰富血管时较软，且可压缩），因肿瘤与颈总动脉分叉处紧密相连，故肿瘤可左右移动而不能上下移动，常有明显的传导性搏动，有时可摸到震颤或听到杂音。

Shamblin 等根据肿瘤与颈动脉的关系将其分为三类：

Ⅰ类：肿瘤较小，易与血管分离，不损伤血管。

Ⅱ类：肿瘤稍大，部分包绕血管。大部分患者经小心剥离，可以完整切除肿瘤，保留血管。少部分患者需建旁路，血管重建。

Ⅲ类：肿瘤很大，完整包绕颈动脉及分叉，有明显的症状和体征，手术时常需同时切除血管。

【诊断】

由于咽旁和颈部肿块的种类较多，尤其是部位相同者更难区分，故本病术前不易确诊。根据肿瘤发展缓慢，无痛经过，肿块出现在颈动脉三角区内，无其他原发病灶，检查见肿块有搏动，可左右移动而不能上下移动（有手术史者，此体征可不明显），需想到有颈动脉体瘤的可能。进一步行颈部 B 超检查，发现颈动脉被瘤体包裹，肿块内血运丰富，有供血小动脉分支进入肿块则提示本病。颈部 CT 或 MRI 可显示肿瘤与颈动脉的关系，判断肿瘤是否包绕颈总、颈内及颈外动脉；颈动脉造影，特别是 DSA 对颈动脉体瘤的诊断具有重要意义；颈动脉造影如发现颈总动脉分叉增宽，颈内与颈外动脉移位（即“高脚杯”样改变）即可作为有力的诊断依据。通过数字化减影、增强对比和模拟转化，去除干扰血管阴影而获得图像清晰的“纯血管”影像，诊断意义更大，并可进行选择性供血动脉栓塞。穿刺细胞学检查因易抽出血液而难获得确诊。由于肿瘤位置较深，容易出血，活检后局部反应大，术前应慎行。

【鉴别诊断】

本病应与颈动脉瘤、神经鞘膜瘤、鳃裂囊肿、颈淋巴结结核、颈淋巴结转移癌、腮腺混合瘤等鉴别。

【治疗】

目前颈动脉体瘤的发病原因及机制尚不清楚，对其生物学行为亦有较多争论。肿瘤生长缓慢，但从未停止，并可发生恶变，肿瘤向咽部生长可造成呼吸困难，向上生长至颅底可侵犯脑神经甚至进入颅内，如不治疗，死亡率可达 30%。治疗方法包括外科手术、放射治疗及栓塞治疗。深度 X 线照射有时可使肿瘤瘤体缩小，但不能根除，故手术切除是主要的治疗方法。

手术可采用下颌角后沿胸锁乳突肌前缘切口，视肿瘤大小适当延伸，逐层解剖暴露瘤体及颈总、颈内、颈外动脉，尽可能将颈内静脉、迷走神经、舌下神经、副神经等游离牵开保护，颈总动脉近心端及颈内、外动脉远端各置一根细导尿管以备应激阻断用，此后根据瘤体与颈动脉的关系选择下述不同方式进行手术。①单纯肿瘤剥离术：肿瘤一般有完整的包膜，而且不侵犯血管中层，在肿瘤包膜与动脉之间有分离面，Gordon-Taylor 称之为“白线”，沿此“白线”分离是手术中最重要的步骤；②肿瘤切除、颈外动脉结扎术：颈动脉体有一纤维包膜经 Mayer 韧带与颈动脉分叉相连，由于这一解剖特点，瘤体下端较易分离，颈内动脉后外侧一般受瘤组织包裹较晚，而颈外动脉多数包绕紧密，这一现象可能与瘤体血供大多来自颈外动脉有关。沿颈内动脉未包裹处从“白线”将肿瘤剥离出来，颈外动脉即可连同瘤体一并切除；③肿瘤切除、颈内、颈外动脉结扎、颈总动脉与颈内动脉端端吻合术：颈内动脉分离时破损较严重不易单纯缝合，而只需切除较短一段时，可将颈总动脉与颈内动脉远端直接端端吻合；④肿瘤与颈总动脉一并切除术：适用于肿瘤与颈总动脉难以分离者。急性颈总动脉结扎死亡率为 30% ~50%，单纯颈内动脉结扎死亡率更高，如果将颈内、颈外动脉两断端吻合，可通过侧支循环使对侧颈外动脉的血液流入颈内动脉，并可减少术后并发症及降低死亡率。在进行颈总动脉切除手术前，必须进行颈部压迫训练半个月以上，其目的是促使大脑 Willis 环前后交通动脉开放，患侧能代偿性脑供血。

【术后注意事项】

1. 术后出现声嘶、呛咳者，可能为迷走神经损伤，应密切观察患者呼吸，随时吸出难以咳出的黏痰，必要时行气管切开术。因喉上神经麻痹，患者呛咳，进食困难者，术后应给予鼻饲。

2. 颈总动脉结扎术后并发症多，术后应严密观察呼吸、脉搏、血压、心率等生命体征，并密切注意患者神志及肌力改变，同时给氧，并绝对卧床休息1周。

【术后并发症】

1. 脑神经损伤　常见受损的脑神经为迷走神经、舌下神经、颈交感神经及舌咽神经。

2. 偏瘫　随着血管外科技术的进步及颈总动脉阻断的耐受性预测方法的发展，该并发症已明显减少。

3. 手术死亡　手术死亡率约为5%～13%。

（乐建新）

第三节　颈动静脉瘘

【病因病理】

颈动脉与颈静脉之间出现不经过毛细血管网的异常短路通道，即颈动静脉瘘（arteriovenous fistula）。颈动静脉瘘分为先天性和后天性。先天性颈动静脉瘘（congenital neck arteriovenous fistula）起因为颈部血管发育异常，临床较少见。后天性大多由创伤引起，故又称损伤性颈动静脉瘘（traumatic neck arteriovenous fistula）。大多数损伤性颈动静脉瘘由贯通伤引起，毗邻的颈部动、静脉同时直接受到损伤，在数天后形成交通，称为直接瘘。如果动、静脉的创口间存在血肿，在血肿机化后形成囊状或管状的交通，称为间接瘘。先天性颈动静脉瘘常为多发性，瘘口细小，对全身血液循环的影响常较小。损伤性颈动静脉瘘一般为单发，且瘘口较大，高压的动脉血流通过瘘口直接进入静脉，对全身血液循环可产生严重的影响。

【临床表现】

先天性颈动静脉瘘常伴有胎痣，婴幼儿时期一般无明显症状，或表现为局限性隆起或轻度软组织肥厚。至青春期可出现明显的临床表现，如逐渐加重的局部隆起伴有胀痛，可触及震颤，有时伴有血管杂音，局部皮肤温度升高。损伤性颈动静脉瘘可出现搏动性耳鸣、“嗡嗡”声、“嘶嘶”声或高音调嘈杂声，影响睡眠，压迫颈总动脉可使耳鸣减轻或消失。此外，尚可出现头痛、头晕、错觉、谵妄、视觉和听觉障碍，以及反复的口腔和鼻腔出血等。检查时沿瘘口的两侧可以听到粗糙连续的血管杂音，邻近瘘的静脉明显扩张，并有血管杂音和震颤。用手按压可使杂音及震颤减退或消失。心血管系统症状视颈动静脉瘘大小及距离心脏远近而定。远离心脏的小颈动静脉瘘可无明显症状。靠近心脏的大颈动静脉瘘可引起动、静脉及心功能改变，由于大量血液经瘘口直接进入静脉，回心血量大增，可引起心脏进行性扩张，导致心力衰竭。

【诊断】

根据典型的临床症状：出生后或外伤后颈部出现肿块，有明显的杂音及震颤，浅静脉压和静脉血氧增高，即应考虑颈动静脉瘘。动脉血管造影可了解瘘口的部位及大小，有助于进一步明确诊断。

【治疗】

动静脉之间压力差明显，形成瘘后难以自行闭合。治疗应以手术切除为主：切除瘘口，分别修复动脉和静脉口，或以补片修复血管裂口。

（郭长凯）

第四节　颅外颈内动脉假性动脉瘤

动脉瘤（aneurysm）是与动脉腔相通连的、囊状或梭形的永久性扩大。动脉瘤壁若为全层动脉壁所构成，即为真性动脉瘤（true aneurysm）；动脉瘤壁若无全层的动脉壁组织，而由纤维组织等所构成，则称假性动脉瘤（false aneurysm）（图6-5-1）。假性动脉瘤实为动脉损伤后，血液首先积聚于周围肌肉和筋膜间，形成搏动性血肿；血肿中心为液态，周围则形成凝血块。凝血块和血肿的周围日渐机化吸收，形成一片状纤维组织外层，其内衬以一层光亮的间皮细胞。假性动脉瘤的形状随其周围软组织及肌肉间隙的结构和形状而定；动脉瘤的囊壁仅系纤维结缔组织，故易破裂。

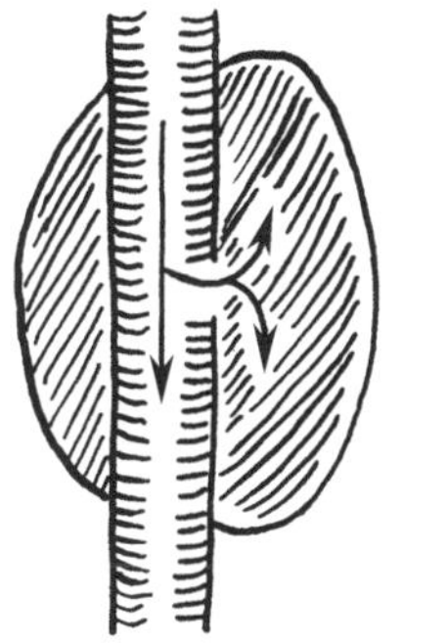

图6-5-1　假性动脉瘤

颈动脉瘤（carotid aneurysm）临床上较少见，它可发生于颈动脉走行的任何部位，即颈部、岩部或颅内部分。Killian（1951）复习了有关颈动脉系统及其分支动脉瘤的世界文献，共有3407例，颅外颈内动脉瘤有173例。Beall等（1962）于11年内做过各部位的动脉瘤手术 2300 次，仅见颅外颈动脉瘤 7 个。McCollum 等（1979）报告在 21 年里对 8500 个动脉瘤施用了手术治疗，但仅有 34 例共 37 个颅外颈动脉瘤，计男性 23 例，女性 11 例，男女之比约 2∶1；年龄从 29 岁到 92 岁，平均 59 岁；假性动脉瘤 21 个，占 37 个颅外颈动脉瘤的 56%。颈动脉系统颅外部分的动脉瘤以颈动脉分叉处为多见（Coldstein，1977），其次为颈内动脉，颈外动脉者最少。Lane 等（1980）分析过去 10 年中所治疗的 10 例颈动脉瘤患者；9 例发生于颅外，1 例发生于颈内动脉的岩部；颅外的分布为：发生于颈总动脉者 3 例，颈总动脉分叉处 1 例，颈内动脉 4 例，颈外动脉 1 例；10 例中男女各半，平均年龄为 58 岁。

我科就诊 2 例：

（1）例 1（1963），男，10 岁。右耳痛、发热、流脓 20 余天，挖耳后流血约 30ml，有吹风样搏动性耳鸣，无明显外伤史。右外耳道下壁骨质破坏，耳下方有约 6cm×7cm 的搏动性肿块，可闻及血管性杂音，压迫同侧颈总动脉时杂音减轻或消失。右侧面瘫伴 Horner 综合征。颈动脉造影未成功。全麻下暴露右颈总动脉及颈内、外动脉，发现动脉瘤来自颈内动脉，瘤之囊壁为结缔组织，范围广泛，远心端已达颅底，手术切除困难，乃于颈动脉分叉上方双结结扎颈内动脉，肿物搏动消失。术后肿物缩小，无搏动，面瘫及 Horner 综合征存在，余皆正常。

（2）例 2（1971），男，6 岁。发热 1 周，转颈受限，呼吸困难，有外伤史。左耳下肿起约乒乓球大，咽后偏左明显肿起，抽出少量血液并有中空感。颈椎 X 线侧位拍片：咽后壁软组织向前呈半月形隆起，颈椎正常。全麻下行左耳下肿物探查术，见腮腺内侧有一个搏动性肿物，吸取周围血块时，大量鲜血外涌，结扎颈外动脉无效。暂时阻断颈总动脉血流，明确诊断为假性颈内动脉瘤后，即填塞终止手术。8 天后再次于全麻下扩大手术切口，锯断左下颌骨支，探明动脉瘤囊腔与咽后、咽旁相通，囊腔外后方（相当于第 1、2 颈椎横突间）有绿豆大裂孔，亦即颈内动脉破损处，为血块及纤维组织所封闭；缝合裂孔时，血如泉涌，将其压向第 1、2 颈椎横突处可止血；迅速将颈总动脉断流 21 分钟，缝合裂孔及周围组织，出血停止。用翼肌、咬肌及腮腺组织等填塞瘤囊腔隙。术后第 8 周，患儿基本恢复正常。

【颈动脉与耳鼻咽喉的解剖关系】

耳鼻咽喉器官除内听动脉属椎-基底动脉系统以外，其余皆为颈动脉的供血区，在解剖上相互间有着十分密切的联系。颈总动脉及颈外动脉与耳鼻咽喉的关系，一般均较熟悉，此处仅就颈内动脉的临床实用解剖略加介绍：

颈内动脉自颈总动脉分出后，初居颈外动脉后外方，继而转向其后内侧。颈内动脉之内侧邻接咽上缩肌、腭帆提肌和咽鼓管等；其后侧邻近颈上交感神经节和迷走神经的喉上神经；至颅底处，舌下神经、迷走神经和副神经斜过颈内动脉后方；上升入颞骨岩部的颈动脉管外口后，位于鼓室与耳蜗的前下、咽鼓管与鼓膜张肌管的后内。在骨管内，颈内动脉与咽鼓管及鼓室仅隔一薄层骨板，此骨板可部分缺损或缺如。当颈内动脉从长约 2cm 的颈动脉管穿出其内口时，正靠近三叉神经节的内侧；继向前行，穿入海绵窦。位于海绵窦内的颈内动脉称为颈动脉虹吸部，动眼神经、滑车神经、外展神经及三叉神经眼支均位于其外侧。在蝶骨小翼下方，颈内动脉弯向后上，穿过硬脑膜与蛛网膜的内层向后行，往往紧贴在蝶窦外侧壁走行在蝶骨颈动脉沟，其外正好位于视神经孔后部，接近视神经底面；它的后段，走在视神经与动眼神经之间，在鞍背上方、视交叉外侧，分出大脑前动脉与大脑中动脉。

由于解剖关系甚为密切，以致某些部位的颈动脉瘤常在耳鼻咽喉器官产生临床症状，而某些耳鼻咽喉部位的外伤、异物、感染或手术又可导致邻近段颈动脉瘤的形成。因此，本瘤虽与血管外科或神经外科的关系较多，但亦往往就诊于耳鼻咽喉科。如对其缺乏认识或警惕，即可漏诊或误诊，甚至造成处理上的重大错误。我科所遇 2 例均因有关症状而就诊于耳鼻咽喉科，例 2 还曾误诊为“化脓性腮腺炎”与“咽后脓肿”。

【病因与病理】

外伤与动脉粥样硬化仍然是目前颅外颈动脉瘤的常见原因，多见于年龄较大者，常位于颈动脉分叉的远侧（Lane 等，1980）。

1. 外伤　刺伤、弹伤、咽部异物、颈动脉穿刺造影、颈部过度伸展或旋转而致颈内动脉于颅底骨质处引起限局性损伤等，均可引起颈动脉破损，由此而形成的动脉瘤多为囊状假性动脉瘤。动脉受伤破裂时，如裂口细小而伤道狭窄曲折，血液因不能外流而在软组织内形成限局性血肿；此血肿借着动脉壁上的裂口与动脉腔相通，因而具有搏动性。约 30～45 天，血肿表面机化，形成纤维组织包囊，囊壁内面可由血管内长出的内皮细胞所覆衬，囊内充满血液。McCollum 等所报告的 21 个假性颈动脉瘤中，19 个先有颈动脉手术史，2 个先有颈部枪伤史。我科遇及的例 2 即为左面、颈部撞伤所致的假性颈内动脉瘤。

2. 动脉粥样硬化　此时动脉外膜中滋养血管的管壁变厚，管腔狭窄，动脉壁中层因失去营养而发生退行性变；肌组织和弹力组织都变薄破裂，渐为纤维组织所代替；又因血流的不断冲击，动脉壁变薄部分即逐渐扩大而形成动脉瘤。McCollum 等报告的 37 个颅外颈动脉瘤中 16 个（44%）为动脉粥样硬化所致。Lane 等（1980）的 10 例颈动脉瘤，有 5 例（50%）属动脉粥样硬化。Rhodes 等（1976）叙述的 19 例颅外颈动脉瘤患者，动脉粥样硬化引起者占 12 例。

3. 感染　细菌性、真菌性或某些特殊性感染如结核、伤寒、梅毒等都可引起颈动脉瘤，但均少见。Lane 等报告 1 例由于亚急性心内膜炎引起多叶性颈外动脉瘤；主要系感染性栓子塞住动脉壁滋养血管，致其变薄削弱而产生动脉瘤。来长荣（1983）报告 1 例咽旁脓肿并发颈动脉瘤，其原因为颈动脉壁遭受脓液浸泡腐蚀而糜烂，动脉血液外流，被周围组织包绕，以致形成纤维膜性动脉瘤，即假性动脉瘤。我科所遇例 1 在发病 20 多天前有发热及耳痛史，多为急性感染侵蚀颈内动脉所致。

4. 先天性动脉壁缺陷　主要由于胚胎期动脉壁中层的缺陷，随着年龄的增长而变薄，逐渐扩展而成动脉瘤，高血压是其促成因素。Steffen（1968）在论述先天性血管异常时，认为颈动脉瘤多起源于血管的分叉或胚胎期的动脉闭塞处，这些部位的动脉壁中层往往有缺损，以致因持续的动脉内压使其膨出而成动脉瘤。

5. 其他　肿瘤发展中引起的自发性出血可形成假性动脉瘤。也有因颈部肿瘤施用放射治疗后形成假性颈总动脉瘤的报告。

【临床表现】

颈内动脉瘤可因其发生部位不同，症状亦有差异。

1. 颅外颈内动脉瘤

（1）颈部肿块，甚至伴咽旁或咽后隆起，常为主要表现：肿块触诊质较软，可有搏动感，听诊可闻血管性杂音，穿刺可抽出较多血液。有的还可出现颈部疼痛或头、面部痛。McCollum 等的 34 例颅外颈动脉瘤都有颈部肿块或肿胀。Thomas 等（1979）报道 1 例颅外颈内动脉瘤于左侧扁桃体区域出现一大的搏动性隆起，并向软腭与鼻咽扩展，由于动脉瘤引起的栓塞而发生脑血管意外，终致死亡。

（2）咽喉症状：咽喉疼痛，咽异物感，吞咽困难，声嘶或发音障碍，呼吸不畅或困难，伸舌歪斜等，是因Ⅸ～Ⅻ对脑神经受压所致；前三者受损较多见（Marcolis 等，1972），舌下神经麻痹可见于颅底颈内动脉瘤（Lane 等）。还有发生口咽部出血及下颌下区疼痛者。

（3）因鼻咽肿物的阻塞可引起鼻塞、耳鸣及听力减退。继发于咽旁间隙感染的颅外颈内动脉瘤可引起耳出血（Young，1941；Harrison，1954），还可由于咽旁部位的肿胀向上蔓延，影响第Ⅶ对脑神经而发生周围性面瘫（Marcolis 等，1972）。

（4）Horner 综合征：肿物累及颈部交感神经干或颈上交感神经节所致。表现为眼球内陷、眼睑下垂、下睑轻度抬高、瞳孔缩小、眼裂变窄及受累侧面部无汗和潮红。

（5）中枢神经受累：Marcolis 等（1972）的半数病例出现了大脑局部缺血症状；Gros 等（1970）的 9 例颅外颈内动脉瘤有 7 例发生脑血管意外；Rhodes（1976）报告的 19 例颅外颈动脉瘤中，13 例突出的特征是中枢神经症状：3 例有明显中风，3 例为间歇性半侧偏瘫，4 例有不明确的神经受累障碍、包括眩晕及麻木感，3 例出现的惟一的神经受累现象是一时性黑朦。其原因主要是由动脉瘤所引起的血流障碍或血栓影响到脑或视网膜的动脉血供之故。

我科 2 例均有颈部搏动性肿块，伴有杂音；例 1 出现耳痛、耳鸣、耳出血、面瘫及 Horner 综合征；例 2 有咽后隆起、呼吸困难，术后出现第Ⅸ～Ⅻ对脑神经麻痹、面瘫及 Horner 综合征。

2. 颞骨内颈内动脉瘤　颈动脉管或岩骨段的颈内动脉瘤甚为少见。Marantz 等（1976）收集到 1976 年为止的文献仅有 19 例，闭合性的头颅创伤与中耳感染引起者，占大多数。根据 Thomas 等、Lane 等及 Gupta 等（1979）所报道的病例，其表现为：

（1）耳痛、耳鸣、眩晕、听力减退或听觉过敏。Marantz 等统计，有半数患者出现第Ⅷ对脑神经功能障碍。

（2）耳流血性分泌物与中耳搏动性肿块。

（3）周围性面神经麻痹。

（4）如瘤体向颅内扩展，可出现头痛、呕吐、抽搐及脑神经特别是第Ⅴ对脑神经半月神经节受累的症状；第Ⅵ对脑神经亦可受侵犯。如瘤体向颅外扩展可出现鼻咽肿块及第Ⅸ、Ⅹ对等脑神经麻痹。

3. 颅内颈内动脉瘤　Parkinson 等（1980）报告 8 年内遇到头部外伤后颅内动脉瘤 11 例，其中有（床突上段）颈内动脉瘤 3 例。Mahmoud（1979）共收集外伤性颈内动脉瘤发生鼻出血者 70 例（包括其自己 1 例）。Thomas 等、邱明生等、卜国铉等均有类似的个案报道。综合其表现是：

（1）头痛：常为持续性偏头痛，程度不一，可位于额部或颞部。

（2）鼻出血：1870 年 Delens 最早报道一尸检病例，眼外伤后发生颈内动脉瘤，最后破裂导致大量鼻出血而死亡。鼻出血可反复发生，起病急、出血量多，鼻出血前可有眼痛或额部跳痛等预感。其他原因引起的鼻出血之死亡率甚低，颈内动脉瘤破裂引起鼻出血的死亡率可达30%。马有祥、于德林（1997）报告1 例血管造影导致颅内颈内动脉假性动脉瘤破裂死亡。杨新生等

(2002)，王民等（2003）各报道1例，唐建建等（2000）报道2例，均为颈内动脉海绵窦段假性动脉瘤，表现为反复多次的大量鼻出血，4例中2例经血管内球囊栓塞而治愈，1例经神经外科手术治疗而愈，1例因大出血而死亡。

（3）眼部症状：眼痛、眼睑下垂、搏动性眼球突出、视力障碍等。

（4）其他脑神经受累症状：Frank等（1973）认为颅内颈内动脉瘤进一步扩展可出现第Ⅰ～Ⅵ对脑神经受损症状；有时第Ⅶ对脑神经（Birley等，1928），甚至第Ⅷ对脑神经（Griffiths，1915）亦可受累；还可出现偏瘫、失语（Potter，1947）及尿崩症（Hamilton，1953；Jamart等，1967）。

Seftel等（1959）认为颅内颈内动脉瘤在下列部位发生破裂，均可引起大量鼻出血：

（1）海绵窦段颈内动脉瘤可侵蚀蝶窦骨壁，向蝶窦穿破，而血液流至鼻腔，且较常见。

（2）从颈内动脉骨管破裂，血液由咽鼓管经鼻咽而达鼻腔。

（3）从筛板或颅前窝骨折部位破裂，血液可直达鼻腔。

Maurer等（1961）将以下三项列为海绵窦颈内动脉瘤的典型三联征：①头部外伤；②一侧视神经受累甚至双侧失明；③后期大量鼻出血。

【诊断】

根据病史、临床表现及动脉造影等检查，便可做出诊断。

1. 病史　注意有无头、面、颈部外伤或感染史及动脉硬化病史，以及头痛、颈痛、面痛、耳鸣、眩晕、鼻出血、声嘶、吞咽困难和其他有关脑神经症状。

2. 一般检查　颈部或咽壁有无搏动性肿块，与脉搏一致的血管性杂音，穿刺抽吸有无血液，有否面瘫、眼球运动受限、眼肌麻痹及面部感觉障碍等。

3. X线检查及CT扫描　可显示颈部或咽壁的软组织隆起，颞骨岩部、蝶窦、蝶鞍等骨质破坏及骨折线等；有时可发现动脉瘤的膨胀性搏动或囊壁的钙化斑影。X线体层拍片可协助诊断。Lane等应用头颅体层拍片及CT扫描发现一颞骨内颈内动脉瘤患者的颅底与颅中窝侵蚀病变。

4. 颈动脉造影　是诊断颈动脉瘤的直接方法与主要手段，可以明确颈动脉瘤的部位、数目、性质、大小、侧支循环情况及其与周围的关系；但应注意，当动脉瘤内发生凝血时，有时可不显影。可经股动脉插管行颈内动脉造影，或采用颈总动脉或颈内动脉造影，也可将导管插入主动脉弓进行造影，还有经颞浅动脉插管作逆行性颈动脉造影的。造影时，真性动脉瘤迅即充盈与排空，而假性动脉瘤常为迟缓性排空。Parkinson等亦认为动脉造影可鉴别外伤性动脉瘤和先天性动脉瘤，即外伤性动脉瘤：①充盈与排空都较迟缓。②动脉瘤位于周围而不在动脉分叉点。③动脉瘤腔不规则。④缺乏瘤颈。Lane等有1例经主动脉弓造影同时发现两侧颈总动脉分叉处的动脉瘤。亦可于局麻下经皮穿刺股动脉插管，行选择性全脑血管造影，以诊断颅内颈内动脉虹吸部的假性动脉瘤。

采用DSA有较好的诊断价值，造影剂从静脉注入，可减少动脉内膜的损伤。戚跃勇等（2004）报道16例颈动脉假性动脉瘤经DSA均能得到明确诊断，其中位于颈总动脉者1例，颈动脉分支处9例，颈内动脉5例，颈外动脉1例。

5. 其他检查　B型超声检查对颅外颈内动脉瘤可协助诊断。孙琰等（2003）报道应用彩色多普勒超声检查明确诊断颈内动脉真性动脉瘤1例；并认为超声检查不仅可查出颈动脉的部位、大小及瘤腔内有无血栓等，还可通过彩色血流CDFI（彩色多普勒血流成像）与假性动脉瘤相鉴别，亦可配合临床行颈动脉压迫试验及观察侧支循环建立情况。Gupta等对一向上、向下扩展的巨大岩部颈内动脉瘤用脑电描记法以提示可疑的额颞叶受累病变，并经脑脊液检查，发现血性脑脊液，以协助诊断。脑电描记法在术前检查及手术结扎颈内动脉时，有监视大脑活性的作用。

【鉴别诊断】

颅外颈内动脉瘤应注意与颈动脉体瘤、颈静脉球瘤、咽部脓肿、颈部肿瘤或淋巴结病等鉴别。位于颈动脉附近的肿瘤或囊肿，常随动脉的搏动而搏动，但其本身不搏动而膨胀；压迫颈动脉时，搏动消失，但肿物不缩小，其紧张度亦不减低。在鉴别困难时，可作Doppler超声检查加以区别。存积有厚层血块的动脉瘤，搏动多较微弱或消失，此时用细针穿刺抽液，有助于鉴别；但有时瘤囊内血块坏死液化或并发感染时，亦可抽出脓液，此时如误诊为脓肿而行切开术，即可造成严重错误。故不可依赖个别症状或诊断方法，应全面考虑和检查，才能做出正确诊断和鉴别诊断。

【治疗】

颈内动脉瘤由于囊内血液完全凝结与机化，引起囊腔闭塞而自愈的机会甚少，一般都可逐渐扩大而导致破裂和脑组织供血不全等严重并发症，故应采取手术治疗等积极措施。

1. 颈动脉结扎术　主要使结扎后瘤囊内血流缓慢、凝结，以达到治愈动脉瘤的目的。可结扎颈内动脉或颈总动脉，或颈内动脉与颈外动脉同时结扎。对于颅外颈内动脉瘤，通常可在瘤体的远近两端分别结扎颈内动脉；但有时瘤体接近颅底，远端难以暴露，仅能结扎其近端；我科例1即属此种情况，效果亦尚满意。结扎前，应逐步阻断颈总动脉或颈内动脉血流，并进行全阻断试验，患者若无不良反应，即可结扎该动脉；断流时间有2分钟、10分钟或30分钟不等；结扎后可能出现偏瘫、失语等并发症，甚至引起死亡者。施行颞浅动脉与大脑中动脉吻合术，可减少或防止并发症。

2. 动脉瘤切除术　①切除动脉瘤，结扎远、近两端的颈动脉；②切除动脉瘤，施行斑状血管成形术（patch angioplasty）；③切除动脉瘤，代以人造血管（Beall，1959；McCollum，1979）、大隐静脉或同种异体动脉；④切除动脉瘤后，端对端吻合（Dimtz，1952）。这类手术主要属于血管外科的范畴，选择应用于各种（颈总、颈内或颈外动脉的）颅外颈动脉瘤；但Purdue等（1981）报道1例高位颈内动脉瘤即由耳鼻咽喉科与血管外科共同处理的。

3. 动脉瘤内缝合术　此法为Matas（1888）所首创，适用于部分假性动脉瘤；即中断动脉血流后，打开瘤囊，清除血块与血液，于囊内迅速缝合与动脉相通连的裂口。根据裂口缝合修补后动脉血流通畅与否，又可分为闭塞性与恢复性动脉瘤内缝合修补等不同术式。我科例2即在暂时中断颈总动脉血流后，于囊内缝合颈内动脉裂口，并用肌肉等组织填塞瘤囊获得较满意的效果。

4. 人工血管支架置入术（placement stent graft）　即将人工血管支架置入因受伤而导致假性动脉瘤形成的母血管（即载瘤动脉）内，从而使其血流通畅，以避免有血液进入假性动脉瘤内。苏淇英等（2001）已采用人工血管支架置入术成功治疗1例外伤性颈内动脉瘤。但需合理掌握适应证，避免堵塞重要分支血管，准确测量血管管径，适度选择人工血管支架，以及操作熟练，定位准确等。

5. 血管内微弹簧圈栓塞治疗　微弹簧圈主要由钨丝或铂金丝制成，其特点是：①非常柔软，能适合于动脉瘤腔形状，可吸收血流冲击；②表面粗糙，导入动脉瘤腔后形成一个支架，诱发和吸收血栓；③不透X线，便于在电视监视下观察；④无磁性，不影响MRI检查；⑤操作简便，易于控制。

可选用载瘤动脉栓塞或瘤腔栓塞。载瘤动脉栓塞是指在动脉瘤开口处闭塞颈内动脉，这是一种简单、安全、有效的治疗方法；但在全部操作过程中应连续监测患者的神经系统功能状态，必须先行球囊暂时闭塞试验（TBO）无阳性体征者方可进行〔Chen D，等，Laryngoscope，1998，108（3）：326〕。对不宜施行载瘤动脉栓塞者可选用假性动脉瘤的瘤腔栓塞，并保持颈内动脉的通畅（刘云松等，2000；孟雷等，2003）。

6. 颅内颈内动脉瘤的手术治疗　主要有：①动脉瘤颈夹闭或结扎；②动脉瘤孤立术：一般在颈段结扎其近心端，并在颅内结扎其远心端，因其同时阻断了母动脉的血流，故应选择侧支循环较好的病例进行，适用于难以夹闭或结扎动脉瘤颈者。如Sunder等（1952）在颅内夹扎颈内动脉瘤的远心端，并结扎颈段颈内动脉后填入肌肉栓塞之；③动脉瘤壁加固术：采用肌肉等将囊壁包裹；④电凝或磁力血栓形成等。Pian等（1980）在处理颅内颈内动脉时特别强调手术显微镜双极电凝和深度低血压的应用（收缩压在8kPa以下），双极电凝在控制出血，解剖瘤体和缩减大的动脉瘤颈方面都有裨益。

亦可采用介入方法行血管内栓塞治疗，魏崇健等（1997）介绍3例颈内动脉床突下段破入蝶窦的介入治疗均取得满意效果。详见血管内微弹簧圈栓塞治疗。

7. 紧急处理及其他　在咽部或鼻部发生大量出血时，应注意预防窒息或休克，可快速输血、输液，进行气管插管或气管切开术。如咽部隆起处破裂出血，可暂行填塞压迫；鼻腔填塞止血法，虽可阻塞颅内颈内动脉瘤破裂后血液外流的通道，但有引起颅内血肿的危险，故应谨慎处理。必要时可暂时阻断或结扎颈总动脉或颈内动脉，并请神经外科或血管外科进行处理。

有些颈内动脉瘤较小，长期稳定不扩大，症状轻微或缺如，或因其他严重疾病不宜手术治疗者，都可观察或施用姑息性治疗；如抗凝剂的应用或化学疗法等。

因脑细胞对缺氧非常敏感，若手术时阻断颈动脉血流超过6～8分钟，同侧大脑半球可因缺血而发生脑功能障碍。因此，在术前和术中必须做好保护脑的措施。术前须作：①Matas试验：是了解脑动脉侧支（即Willis环）循环情况的方法，用手指将患侧颈总动脉压向颈椎横突，使血流完全阻断，同时观察患者有无脑组织缺血表现，如意识改变、失语、肢体运动障碍及感觉异常等。若无脑缺血症状出现，提示Willis环功能良好，手术较安全；②促进侧支循环的建立：若Matas试验提示有脑组织缺血症状，术前应采用Matas试验方法，间断压迫颈总动脉，每日1～3次，每次压迫至出现脑缺血症状即停止。每次压迫时间逐渐延长，直至颈总动脉压迫时间达到30分钟而无脑缺血症状为止。促进侧支循环的建立，完善Willis环，可提高手术的安全性。

（黄选兆）

第六章
甲状腺和甲状旁腺疾病

第一节　甲状腺结节

甲状腺结节又称（结节性甲状腺肿，nodular goiter）是单纯性甲状腺肿的一个自然病程阶段。由于多种原因甲状腺素分泌不足，通过神经-体液调节机制，垂体前叶分泌过多的促甲状腺素，造成代偿性的甲状腺增生，即为单纯性甲状腺肿。这种肿大一般不伴有甲状腺功能的异常。在病程初期，扩张的滤泡较均匀地分布在腺体各部，表现为弥漫性甲状腺肿；而在后期，若未经及时治疗，病变继续发展，扩张的滤泡集成多个大小不等的结节，则表现为甲状腺结节。

【病因】

大致可分为三个方面：

1. 甲状腺素原料碘的缺乏　是引起单纯性甲状腺的主要因素，我国高原、山区省份（如云贵地区），土壤中碘盐被冲刷流失，造成饮水、食物中含碘不足，这些地区患此病较多，又称“甲状腺地方性肿”。

2. 人体对甲状腺素需求量的增高　处于青春发育期、妊娠期和绝经期的妇女，有时可发生轻度的甲状腺弥漫性肿大，此为一种生理现象，在成年或妊娠后可自行缩小。

3. 甲状腺素合成和分泌障碍　长期摄入某些物质，包括食用植物（如白菜、萝卜）、某些药物和微量元素，可抑制甲状腺素合成，引起甲状腺代偿性肿大。

【病理】

甲状腺腺体内扩张、融合、肿大的滤泡集成多个大小不等的结节，周围有纤维组织增生、包绕，形成多发性结节。

【临床表现】

1. 全身症状　多数无全身症状，基础代谢率正常，亦有少数患者可继发甲状腺功能亢进。

2. 甲状腺肿大和结节　甲状腺可有不同程度的肿大，能随吞咽上下移动。在肿大腺体的一侧或双侧，可扪及多个或单个结节，结节大小不等，质地不均匀，一般增长很慢，但囊肿样变的结节，如并发囊内出血，结节可在短期内较快增大并有局部疼痛。

3. 压迫症状　肿大的甲状腺可压迫邻近器官而引起压迫症状。常见的为气管受压、移位，因狭窄、气管软化而出现呼吸困难。肿大的甲状腺压迫食管可出现吞咽困难；压迫喉返神经可出现声嘶；压迫颈深部大静脉，引起头颈部静脉回流受阻，可出现面部肿胀、青紫和胸部表浅静脉扩张；压迫交感神经节，可出现 Horner 综合征。

4. 少数多发性结节性甲状腺肿患者可能发生恶变。

【诊断要点】

1. 多结节的甲状腺肿。
2. 甲状腺功能多正常。
3. 甲状腺摄碘率可增高，但无高峰前移。
4. 放射性核素扫描显示放射性分布不均匀。
5. 甲状腺 B 超显示结节为实质性或囊性。
6. 结节穿刺活检有助于区分良恶性，其中采用细针抽吸细胞学检查（fine-needle aspiration cytology，FNAC）约 80% 可获可靠的诊断。

【治疗】

据报道甲状腺结节肿癌变发生率在 8% ~17%，故有学者认为甲状腺结节均需施行手术治疗，以防恶变。手术适应证有：

1. 压迫气管、食管、喉返神经等引起压迫症状者。
2. 甲状腺胸骨后肿。
3. 巨大甲状腺肿影响生活和工作者。
4. 甲状腺结节继发功能亢进者。
5. 甲状腺结节疑有恶变者。

手术可行甲状腺大部切除术，原则是切除全部结节，残留甲状腺组织越多越好。若残留组织过少，术后甲状腺激素合成将进一步减少，根据垂体-甲状腺反馈调节学说，TSH 分泌增多，而极易引起甲状腺肿复发。术后为防止复发和甲状腺功能减退，可服用甲状腺素制剂。

（张小萌）

第二节　甲状腺炎

甲状腺炎（thyroiditis）是一种少见的疾病，临床上常将甲状腺炎分为急性（化脓性）甲状腺炎、亚急性（非化脓性）甲状腺炎和慢性甲状腺炎。

【病因】

急性化脓性甲状腺炎大多数是由于咽喉部或颈部化脓性感染直接扩散所致，少数为远处化脓性感染经血行而传播。致病菌为葡萄球菌、链球菌和肺炎球菌等。

亚急性非化脓性甲状腺炎（De Quervain 甲状腺炎）又称“非特异性肉芽肿性甲状腺炎”。常发生在上呼吸道感染或流行性腮腺炎后，故认为可能与病毒感染有关。在有些患者体内已查出腮腺炎病毒抗体，并且已培养出腮腺炎病毒。

慢性甲状腺炎有两类，一类是病因不清，以侵入性纤维化组织取代正常甲状腺组织，并穿破被膜进入临近组织的炎性疾病，又称为侵袭性纤维增生性甲状腺炎。另一类是一种自身免疫性疾病，又称之为慢性淋巴细胞性甲状腺炎（Hashimoto 甲状腺炎、桥本病），此类较常见。

【病理】

急性化脓性甲状腺炎病理上分为弥漫性甲状腺炎和甲状腺瘤炎，若以往甲状腺正常，感染后则易发生弥漫性甲状腺炎，若感染局限在原有的甲状腺瘤的结节或囊肿内时，因血液循环不良，则易形成甲状腺瘤炎或脓肿。

亚急性非化脓性甲状腺炎病理上表现为急性及慢性炎症特征，组织切片上除有白细胞浸润和肉芽组织增生外，还可见到很多含有胶性颗粒的巨噬细胞。故此又称之为非特异性肉芽肿性甲状腺炎。

慢性淋巴细胞性甲状腺炎组织学上的特征为腺组织被大量淋巴细胞和浆细胞所浸润，并形成淋巴滤泡，但病变范围不超出甲状腺固有膜。

【临床表现】

急性化脓性甲状腺炎起病急，突发寒战，高热，颈部疼痛，并向下颌下、耳后及枕部放射。全甲状腺或甲状腺瘤处肿胀、触痛。严重者可出现气促、声音嘶哑，甚至吞咽困难等。腺组织的坏死和脓肿形成可引起甲状腺功能的减退。少数患者偶伴有甲亢的症状。亚急性非化脓性甲状腺炎多见于女性。临床上部分患者起病较急，表现为咽痛，乏力，全身不适，发热。甲状腺肿大并有压痛，开始为一侧，不久就波及到对侧。甲状腺疼痛可放射到耳、枕部，在吞咽时加剧。但多数患者的病情较轻，仅表现为甲状腺变硬，轻度触痛。患者血沉加快，但白细胞计数正常。整个病程一般为 3 个月左右，愈后一般不会导致甲状腺功能减退。

慢性淋巴细胞性甲状腺炎多见于年龄较大的妇女。病程发展缓慢。甲状腺逐渐增大，常为弥漫性、对称性肿大，表面光滑，质较硬。患者可出现轻度的呼吸困难或吞咽困难，但累及喉返神经者少见。50% 以上的病例表现为甲状腺功能减退。如伴发甲亢者可出现甲亢症状和突眼，但出现的甲亢症状短期内会减轻或消失。

【诊断】

1. 病史　急性化脓性甲状腺炎多有头颈部或全身化脓性感染的病史，而亚急性非化脓性甲状腺炎常在 1～2 周前有上呼吸道感染或腮腺炎病史。

2. 体征　急性化脓性甲状腺炎除甲状腺肿大、触痛外，常有颈前区炎症表现。白细胞计数升高，^{131}I 摄取率正常。亚急性非化脓性甲状腺炎病变常局限在甲状腺本身，全身症状轻，白细胞计数正常或稍高，血沉加快，基础代谢率略增高，血清中 T_3、T_4 升高，甲状腺 ^{131}I 摄取率显著降低。

3. 甲状腺穿刺细胞学检查　有助于鉴别诊断。

【治疗】

急性化脓性甲状腺炎应及时抗感染治疗，由于致病菌多为 G^+ 球菌，首选青霉素或头孢类抗生素。同时在早期时局部冷敷，晚期采用热敷，促使炎症消退。有脓肿形成时应切开引流。

亚急性非化脓性甲状腺炎无特殊治疗，多数可自行缓解。目前多主张使用糖皮质激素和甲状腺素片治疗。泼尼松片对其有明显的疗效，可使疼痛缓解，肿胀消退，但停药后常易复发。

慢性淋巴细胞性甲状腺炎（Hashimoto 甲状腺炎）是一种自身免疫性疾病，一般不采用手术切除。用泼尼松治疗有效，但作用不持久。长期服用甲状腺素片有一定的疗效。

（杨成章）

第三节 甲状腺腺瘤

甲状腺腺瘤（thyroid adenoma）是最常见的甲状腺良性肿瘤，多见于 40 岁以下的妇女，男女发病率之比为 1∶5 ~ 1∶6。

【病理】

可分为滤泡状腺瘤和乳头状腺瘤两种，以前者较常见，约占全部腺瘤的 80% ~95%。滤泡状腺瘤又可分为单纯型、胶质型、胎儿型、胚胎型、嗜酸细胞型、不典型型、毒性腺瘤型等亚型。乳头状腺瘤内常形成单个或多个大囊腔，称为乳头状囊腺瘤，囊壁内表面可见颗粒状或乳头状突起伸向囊腔。

甲状腺腺瘤和甲状腺结节性肿的鉴别具有理论和实际意义，但临床实践中有一定难度，在病理上以下几点可有帮助：腺瘤一般单发，有完整、较厚且厚薄均匀的包膜，其周围为受压迫萎缩的甲状腺腺体组织，分界明显；而甲状腺结节性肿的结节常多发，其包膜较薄且不完整，或包膜厚薄不均，结节周围为弥漫性增生的腺体组织，分界不清。

【临床表现】

腺瘤多为单发，呈圆形或椭圆形，局限在一侧腺体内，位置常邻近峡部。质地较周围腺体组织稍硬，表面光滑，无压痛，可随吞咽上下移动，不伴颈淋巴结肿大。腺瘤生长缓慢，大多无自觉症状，仅在体检时或触摸颈部时无意中发现。乳头状囊腺瘤有时可因囊壁血管破裂而发生囊内出血，此时肿瘤体积可短期内迅速增大，局部出现胀痛，但这些症状几天后多能自行缓解。

通常认为甲状腺腺瘤的恶变率为 10% 左右。一旦出现腺瘤增大迅速、质地变硬、不随吞咽移动、声嘶、颈淋巴结肿大等现象，都是腺瘤恶变的征兆。

【诊断和鉴别诊断】

甲状腺腺瘤多以甲状腺结节为主诉就诊，应与甲状腺癌、甲状腺结节性肿等疾病相鉴别。故初诊时，应仔细扪查，分清结节是单发还是多发、单侧或是双侧、其质地、活动度、颈淋巴结是否肿大等，对临床诊断有重要的参考意义。以下辅助检查结合进行可有助明确病变性质。

1. 颈部 X 线拍片　可了解甲状腺位置、范围、气管是否受压等。甲状腺瘤的钙化影常是分散状片云雾状，而沙粒状钙化影则常为乳头状癌的特征。

2. 甲状腺 B 超　对甲状腺结节诊断占有重要地位。可确定结节为实质性或囊性、大小、单发或多发。甲状腺腺瘤的超声表现为腺体内的圆形或椭圆形实质暗区，边界清楚，内部多是低回声。通常多发性结节、囊性肿物特别是直径 4cm 以下者多为良性。

3. 放射性核素扫描　目前常用于甲状腺扫描的核素有 ^{131}I、$^{99m}TcO_4$ 等。根据甲状腺对核素的吸收程度，成像可分为：①热结节，即结节放射性明显高于正常甲状腺组织，多为功能自主性腺瘤；②温结节，即结节放射性接近正常甲状腺组织，一般多为甲状腺腺瘤；③冷结节，即结节放射性明显低于正常甲状腺组织，常见于甲状腺癌，但囊肿、功能减退的腺瘤等亦有冷结节者。一般来说，冷结节要充分考虑癌肿，温结节不能绝对排除甲状腺癌。若 B 超检查为实质性结节，核素扫描为冷结节者更要考虑为癌肿。

4. 组织学和细胞学检查　手术切开活检目前多仅限于作术中速冻病理时应用，而不独立作为单纯的检查方法。目前临床应用较多的是细针抽吸细胞学检查（FNAC），其诊断正确率约 80% 左右，特别是在 B 超的辅助下，被认为是诊断甲状腺结节性质最精确的检查。

【治疗】

有些甲状腺单发结节临床良、恶性鉴别较困难，即使确诊为腺瘤者仍有恶变可能，因此对甲状腺单发结节原则上应早期切除，特别是伴有颈淋巴结肿大者、小儿及男性患者、曾接受过头颈部或上纵隔放疗者，因其恶性倾向较高，更应早日手术。

在手术方法上，考虑到有些结节的良、恶性难以确定以及为减少腺瘤的术后复发，应立足切除彻底，单纯的腺瘤切除是不够的。目前临床上对甲状腺腺瘤多主张作患侧的腺叶全切除加峡部切除。同时，应做术中病理，一旦证实为恶性病变，应进一步按甲状腺癌的处理原则扩大手术范围。

手术过程中，应注意保护喉返神经和甲状旁腺。为避免或减少喉返神经损伤，目前大多主张术中解剖喉返神经及应用喉返神经术中实时监控。术中解剖喉返神经应视为甲状腺手术质量高低的标准之一。在此过程中，还应特别注意喉返神经及其分支的解剖变异，保护并不要过度解剖喉返神经平面以下组织及滋养喉返神经的细小血管。亦有普外科医师在术中不解剖喉返神经，而主张采用甲状腺囊内切除的手术方式，即切除腺体时，保留气管平面以下的甲状腺固有膜，结扎切断上、下极血管时紧贴腺体组织，以达到减少喉返神经和甲状旁腺损伤的目的。

为兼顾术后美容，近年来颈部无切口的内镜辅助甲状腺切除术和完全内镜甲状腺切除术亦有较多应用。该手术在颈部建立和维持一个操作空间，使用超声刀作为主要分离和止血工具，在内镜放大下完成手术过程。其适应证和禁忌证尚未统一，但甲状腺恶性肿瘤、肿块直径大于4cm、既往有颈部手术或放疗史等，仍是一般公认的禁忌证。

（张小萌）

第四节　甲状腺癌

甲状腺癌（thyroid carcinoma）是头颈部比较常见的恶性肿瘤，约占全身恶性肿瘤的0.2%（男性）~1%（女性）。国内普查报道，其发生率为11.44/10万，其中男5.98/10万，女14.56/10万。值得注意的是，甲状腺癌的真正发病率可能要高于其报道，因为在尸检中发现了不少在临床上不易发现的隐性癌病例，而且很少是患者的直接死因。甲状腺癌的病理类型较多，生物学特性差异很大。低度恶性的甲状腺癌有时可自然生存10年以上，甚至有些患者在出现肺部转移后还能带瘤生存5年左右，但高度恶性的甲状腺癌可以在短期内死亡。甲状腺癌可发生在任何年龄，但与一般癌肿好发于老年人的特点不同，甲状腺癌多发生在青壮年。

【病因】

和其他恶性肿瘤一样，甲状腺癌的确切病因不明。可能与下列因素有关。

1. 放射线　颈部的放射线外照射可导致甲状腺癌已得到证实。婴儿和儿童对放射线外照射较成年人敏感。放射线一方面引起甲状腺细胞的异常分裂，导致癌变；另一方面导致甲状腺腺体破坏，甲状腺功能障碍，甲状腺素分泌减少，由此引起促甲状腺激素大量分泌，从而促发甲状腺细胞癌变。

2. 碘的影响　无论是缺碘还是过分摄取碘均可使甲状腺功能发生改变，促甲状腺激素（TSH）大量分泌可导致甲状腺增生而形成结节，并可能导致癌变。

3. 甲状腺良性病变　有时在临床上诊断为甲状腺囊肿或甲状腺腺瘤的病例，术后病检中发现了隐性癌。两者之间的关系还有待证实。

4. 遗传因素　有5%~10%的甲状腺髓样癌有明显的家族史，属常染色体显性遗传性疾病。

5. 致癌基因和抑癌基因的激活、突变、失活。研究结果表明，甲状腺癌可能是由多种基因突变所致。

【病理】

绝大部分甲状腺癌发生于滤泡上皮，少数来源于滤泡旁细胞，极少数来源于甲状腺的间质。甲状腺癌主要为原发癌，也可见继发癌或转移癌。关于甲状腺癌的组织学分类，至今还未完全统一。因甲状腺的恶性淋巴瘤、肉瘤（恶性血管内皮细胞瘤）和其他原发肿瘤（如鳞状细胞癌、黏液腺癌、嗜酸性滤泡状癌、圆柱细胞癌等）及转移癌较少见，因此目前通常将甲状腺癌分为四型：

1. 乳头状癌　约占成年人甲状腺癌的60%和儿童甲状腺癌的全部。成年人中常为年轻人，且多为30~45岁的女性。乳头状癌恶性程度较低，生长缓慢，约80%肿瘤为多中心性，约1/3累及双侧甲状腺。乳头状癌常发生淋巴管浸润，亦可通过淋巴管在甲状腺内扩散，并可通过峡部累及甲状腺周围的淋巴结。乳头状癌易转移至颈部淋巴结，有时原发癌很小，未被觉察，但颈部转移的淋巴结已很大。乳头状癌虽较早便出现颈淋巴结转移，但预后较好。这一点对计划治疗非常重要。

2. 滤泡状癌　是以滤泡结构为主要组织特征的另一种分化较好的甲状腺腺癌，约占甲状腺癌总数的20%，常见于50岁左右中、老年人。肿瘤常为孤立性结节，圆形、卵圆形或分叶状，有包膜，包膜上常密布着丰富的血管网。癌细胞常侵犯包膜外的腺体组织或血管。肿瘤生长较快，属中度恶性。33%可经过血行转移至肺、肝和骨及中枢神经系统。颈淋巴结转移仅占10%，预后不如乳头状癌。

3. 未分化癌　约占甲状腺癌总数的10%，多见于70岁左右的老年人。甲状腺未分化癌是一种高度恶性的肿瘤，肿瘤质硬，边界不清，常侵犯周围组织，不少病例的甲状腺几乎全被癌肿所取代。肿瘤生长迅速，约50%病例早期便有颈淋巴结转移。肿瘤除侵犯气管和（或）喉返神经或食管外，还能经血行远处转移至肺、骨。未分化癌预后很差，平均存活约3~6个月，1年存活率仅5%~15%。未分化癌按其细胞形态又可分为小细胞和梭形细胞（巨细胞）两个亚型，小细胞型未分化癌需与原发于甲状腺的恶性淋巴瘤相鉴别。

4. 髓样癌　约占甲状腺癌总数的7%。本型可发生在任何年龄，以50~60岁最多。男女发病率相似。肿瘤来源于甲状腺滤泡旁降钙素（calcitonin）分泌细胞（C细胞），癌细胞呈卵圆形、多边形或梭形，核分裂少见，细胞排列成巢状或囊状，无乳头或滤泡结构，呈未分化状，瘤内有淀粉样物沉积。免疫组化发现胞浆内有嗜银和染银颗粒。电子显微镜可见癌细胞具有神经内分泌细胞的现象。髓样癌可经淋巴和血行转移，预后不如乳头状癌好。甲状腺髓样癌又可分散发性及家族性两大类，前者无其他部位的内分泌肿瘤，没有特殊的临床表现。后者有明显家族性，又可分为两种亚型：一类为多发性内分泌肿瘤ⅡA型（MENⅡA，Multiple endocrine

neoplasia ⅡA)，此型包括甲状腺髓样癌、嗜铬细胞瘤和甲状旁腺肿瘤。因最早由 Sipple 描述，故被称为 Sipple 综合征。另一类为多发性内分泌肿瘤ⅡB 型（Multiple endocrine neoplasia MENⅡb)，此型包括甲状腺髓样癌、嗜铬细胞瘤及伴有多发性黏膜神经瘤，并有特征性的面部表现（嘴唇肥厚、宽鼻梁及睑外翻等)。

肿瘤的 TNM 分期：国际抗癌协会（UICC）1997 年第 5 次修订的方案如下：

T：原发肿瘤

Tx：无法对原发肿瘤作出估计

T_0：未发现原发肿瘤

T_1：肿瘤局限于甲状腺，最大直径 <1cm

T_2：肿瘤局限于甲状腺，最大直径 >1cm，但 <4cm

T_3：肿瘤局限于甲状腺，最大直径 >4cm

T_4：肿瘤不论大小，超出甲状腺包膜。

注：以上各项可再分为：孤立性肿瘤，多发性肿瘤。

N：区域淋巴结

Nx：无法对区域淋巴结做出估计

N_0：未发现区域淋巴结转移

N_1：区域淋巴结转移

N_{1a}：同侧单发或多个颈淋巴结转移

N_{1b}：双侧，中线或对侧颈或纵隔单个或多个淋巴结转移

M：远处转移

Mx：不能确定有无远处转移

M_0：无远处转移

M_1：有远处转移

【临床表现】

甲状腺内发现肿块、质地硬而固定、表面不平是各种类型甲状腺癌的共同特征。癌肿局限于甲状腺腺叶内的称为腺内型，浸润至腺叶以外的称为腺外型。分化良好的甲状腺癌（多为腺内型）生长缓慢，常表现为局限于甲状腺一叶或峡部的孤立的无痛性肿块。如乳头状癌，可缓慢生长多年而无任何症状。患者多因偶然发现甲状腺区或颈部出现一个或多个肿块而就诊，或因颈部肿块切除后病检报告为甲状腺转移癌才引起患者的高度重视。恶性程度高的癌肿（多为腺外型），如未分化癌，则表现为肿块在短期内迅速增大，质地变硬，且肿块随吞咽上下移动度减少。患者常感颈部不适、胀满感。晚期，肿瘤侵犯甲状腺邻近组织和器官可产生一系列严重的症状和体征。如侵犯喉返神经而出现声音嘶哑；侵犯或压迫气管而出现呼吸困难、咳血等；侵犯食管则出现吞咽困难；颈淋巴结广泛转移，甚至可转移至上纵隔淋巴结。颈交感神经受压则引起的 Horner 综合征；侵犯颈丛出现耳、枕、肩等处疼痛。远处转移主要至扁骨（颅骨、椎骨、胸骨、盆骨等）和肺。

甲状腺髓样癌常有家族史。由于肿瘤本身可产生激素样活性物质（5-羟色胺和降钙素），因此在临床上除出现甲状腺肿块和压迫、侵犯周围组织和器官的症状外，还可出现顽固性腹泻、心悸、面色潮红和低血钙等症状。此外，也可伴有其他内分泌腺的增生，如嗜铬细胞瘤、甲状旁腺增生等。

【诊断】

约 80% 的甲状腺癌为分化较好的腺癌，早期发现并予以手术治疗，5 年生存率可高达 75% 以上。

1. 病史及体检结果　遇下列情况时，应警惕有甲状腺癌的可能：①非地方性甲状腺肿流行地区的儿童甲状腺结节；②成年男性甲状腺内的单发结节；③多年存在的甲状腺结节，短期内明显增大，质地变硬，表面不平，活动度减少时；④曾有颈部放射治疗史，甲状腺结节活动受限或固定，坚硬及形状不规则者；⑤囊实性较大肿块，颈部 X 线片上见到散在小点状钙化灶者。

2. 放射性核素检查　放射性核素检查是诊断甲状腺疾病的常规手段之一，通过检查可以明确甲状腺的形态，甲状腺肿块的位置、大小和功能。甲状腺内的结节在核素扫描时可表现为热、温、凉、冷四种结节图像。热结节：甲状腺结节区 ^{131}I 或 ^{99m}Tc 的浓度高于周围正常组织。温结节：甲状腺结节摄取 ^{131}I 或 ^{99m}Tc 后显示的浓度与周围正常的甲状腺组织相似。凉结节：结节区的吸 ^{131}I 或 ^{99m}Tc 功能低于周围正常的甲状腺组织。冷结节：结节区的吸 ^{131}I 或 ^{99m}Tc 的功能明显低于周围正常的甲状腺组织，甚至无吸取核素功能。甲状腺恶性肿瘤的结节可表现为冷、凉或温性结节，以冷结节最为常见，约占 85%。

3. 超声波检查　B 超检查不仅可探测甲状腺肿块的形态、大小和数量，而且更重要的是可确定其为囊性还是实质性，对于甲状腺疾病的诊断具有重要的价值。一般来讲，多个结节常为良性病变，而单个的孤立性结节中约有 4% ~5% 为甲状腺癌；而实体性结节并呈强烈不规则反射，则恶性的可能更大；实体性结节核素扫描如为冷结节，则有 10% ~20% 可能为癌肿。

4. 细针抽吸细胞学检查　此方法简单易行，诊断正确率可高达 80% 以上，但最终确诊仍依靠病理切片检查。

5. CT 或 MRI 检查　CT 片上甲状腺癌呈不规则低密度或等密度影，增强扫描可见明显坏死。CT 和 MRI 检查还能显示肿瘤与食管、气管、血管的关系以及颈部淋巴结转移情况。

【鉴别诊断】

1. 亚急性甲状腺炎　多有上呼吸道感染病史，血清中 T_3、T_4 浓度升高，但放射性碘的摄取量却显著降低。试用小剂量泼尼松后，颈部疼痛很快缓解，甲状腺肿胀消退。

2. 慢性淋巴细胞性甲状腺炎　多发生在女性，病程较长，甲状腺呈弥漫性、对称性肿大，表面光滑。试用甲状腺制剂后腺体常可明显缩小。

3. 乳突状囊性腺瘤　原有腺瘤，重体力劳动或剧烈咳嗽后，由于囊内出血，短期内甲状腺腺体可迅速增大。针吸细胞学检查有助于鉴别诊断。

【治疗】

1. 甲状腺癌的治疗方法有手术、放疗和化疗等　而手术是公认的治疗甲状腺癌的首选方法，手术的范围和疗效与肿瘤的病理类型有关。由于甲状腺癌90%为高分化癌，虽有气管、喉受侵，但切除病灶后患者仍能长期生存，故此局限于颈部的甲状腺癌，包括已有喉、气管受侵犯者采取肿瘤手术切除仍被认为是外科治疗的“金标准”。对乳头状腺癌，如果没有颈淋巴结转移，癌肿局限在一侧腺体内，则行患侧腺叶和峡部切除。如癌肿已侵及左右两侧腺体，则应作全甲状腺切除。行甲状腺腺叶切除时提倡术中常规解剖喉返神经，如用神经监护仪全程监护，则可减少或避免喉返神经损伤。同时应切除同侧气管食管周围淋巴结。行全甲状腺切除时要注意：至少要保留一侧的甲状旁腺，同时应注意保护甲状旁腺的血供，以免术后甲状旁腺功能减退。乳头状腺癌如无颈淋巴结转移，可先密切观察，待出现颈淋巴结转移后再行颈淋巴结清扫术，仍可获得较好的疗效。如已有颈淋巴结转移，则应在切除原发癌的同时行功能性颈淋巴结清扫术，反对仅摘除转移的淋巴结。乳头状腺癌也常转移至上纵隔淋巴结。如转移淋巴结不大，且活动，只需将无名静脉以上之转移淋巴结清除即可；如转移淋巴结较大、且多、固定者，则需劈开胸骨暴露上纵隔，将所有淋巴结清扫。滤泡状腺癌虽属低度恶性癌，早期即可发生血行转移，即使癌肿尚局限在一侧的腺体内，也应行甲状腺全切除。有颈淋巴结转移者则应同时行颈淋巴结清扫术。未分化癌属高度恶性的甲状腺癌，发展甚快，大多数病例在确诊时已出现局部广泛侵犯或远处转移，手术难以彻底切除。即使勉强切除，也会很快复发。目前主张以放疗为主，可配合化疗。髓样癌，其恶性程度中等，并常有颈淋巴结转移，多主张行甲状腺全切除加选择性颈淋巴结清扫术。

2. 放射治疗　为甲状腺癌的一种辅助治疗手段。外放射对高分化癌和髓样癌无效，仅适用于未分化癌。甲状腺癌绝大多数属于高分化腺癌，甲状腺周围组织对放射线耐受性差，大剂量照射可造成并发症，因此放疗不宜作为常规治疗。应用放射性碘治疗甲状腺癌，其疗效完全视癌细胞摄取放射性碘的多少而定。而癌细胞摄取放射性碘的多少，与其分化程度成正比。甲状腺未分化癌和髓样癌恶性程度高，易转移，但由于不摄碘就不能用 ^{131}I 治疗。腺癌的远处转移，只能在切除全部甲状腺后才能摄取放射性碘。因此，目前多用放射性碘来治疗复发癌或甲状腺全切除后的远处转移。

3. 内分泌治疗　所有甲状腺癌患者无论手术与否均应长期服用甲状腺素片，特别是已经行甲状腺全切除者。因甲状腺全切除后，甲状腺功能减退，垂体前叶促甲状腺激素的分泌增多，可促使远处转移。术后服用甲状腺素可抑制、纠正内分泌紊乱，防止肿瘤复发。

4. 对高危年龄组（男性40岁以上，女性50岁以上）　晚期的甲状腺癌已广泛地侵入邻近组织和器官者，有条件时也应采取积极的治疗措施，包括甲状腺全切除和术后放射性核素治疗。对已不能手术彻底切除的癌肿，如已出现呼吸困难，则可切除压迫气管的癌肿部分，以减轻患者的痛苦。如已发生严重的呼吸困难，则应立即行气管切开术。

第五节　甲状旁腺疾病

甲状旁腺一般有4个，紧密地附着在甲状腺左右两叶的背面内侧，腺体呈卵圆形，扁平，长5～6mm、宽3～4mm、厚约2mm，重30～45mg，黄褐色，质软。甲状旁腺分泌甲状旁腺素（parathyroid hormone，PTH），一种可溶于水的多肽，其生理功能是调节体内钙的代谢，维持体内钙、磷的平衡。PTH通过肾脏、骨骼和肠道三个器官对血钙进行调节：①能抑制肾小管对磷的回吸收，使尿磷增加，血磷降低；同时加强肾小管对钙的回吸收；还促使1-羟化酶在肾脏内激活维生素D；②能促进破骨细胞的脱钙作用，使磷酸钙从骨质脱出，提高血钙和血磷的浓度；③通过维生素 D_3 的作用，增进小肠黏膜对钙的吸收。

近年来发现钙磷平衡也受与甲状旁腺激素有拮抗作用的激素“降钙素”（calcitonin，CT）的调节。CT有抑制破骨细胞的作用，从而能抑制骨质溶解，同时作用于肾脏，增加尿中钙、磷排出量，而使血钙降低。

目前所知，PTH和CT都不受垂体的控制，而与血钙离子浓度之间存在着反馈关系。当血钙过低，可刺激PTH的释放和抑制CT的合成，使血钙增高，血磷降低；相反，血钙过高则可抑制PTH的合成和刺激CT的释放，使血钙向骨骼转移，血钙浓度降低，从而调节了钙、磷代谢的动态平衡，使血钙、血磷稳定在正常范围内。

一、甲状旁腺功能亢进

【病因】

甲状旁腺功能亢进分为原发性与继发性两类。

原发性甲状旁腺功能亢进 是由于甲状旁腺自身病变所引起的甲状旁腺激素合成与分泌过多所致。它主要是由单发的甲状旁腺腺瘤（86%）所引起，其次为多发的腺瘤（6%）或所有四个甲状旁腺的增生（7%），而由甲状旁腺腺癌引起者较少（1%）。

原发性甲状旁腺功能亢进近年已较多见，在内分泌疾病方面仅次于糖尿病和甲状腺功能亢进。临床上可分为三种类型：①肾型：约占70%，主要表现为尿路结石，较少为肾实质的钙盐沉积；②肾骨型：约占20%，表现为尿路结石和骨骼的脱钙病变；③骨型：约占10%，主要表现为骨骼的脱钙病变：骨质疏软，骨外层和骨小梁萎缩、变薄，骨组织多为纤维组织所替代，并形成多个囊肿和巨细胞瘤样病变。

继发性甲状旁腺功能亢进 是因各种疾病引起血钙长期降低而导致甲状旁腺增生和甲状旁腺激素分泌过多。临床上多见于下列原因：①肾功能不全（慢性肾炎）使血磷残留，血钙因而相应地降低；②维生素D缺乏（佝偻病、骨软化症等）使钙在肠道内吸收不良；③在妊娠或哺乳期母体失钙过多。

【临床表现】

原发性甲状旁腺功能亢进多发生于20～50岁，女性多于男性。本病起病缓慢，病程长，早期可无症状，常在体检时发现血钙增高或对泌尿道结石患者的检查中发现有原发性甲状旁腺功能亢进（约占5%～10%）。对反复发作的肾结石，特别是两侧肾结石，应考虑此病。

部分患者以全身骨骼脱钙为主要临床表现，其中以颅骨、指骨、股骨、胫骨、骨盆和腰椎等最常见。表现为局部骨痛或压痛；骨质呈结节状增厚、凹凸不平、弯曲或畸形；有时可发生病理骨折。由于高血钙和低血磷，神经肌肉的应激性减低，导致全身肌张力低下，胃肠蠕动减弱，患者出现疲乏、食欲不振、恶心、便秘，甚至因咽肌无力而引起吞咽困难。

少数患者（约10%）可伴有胃、十二指肠球部溃疡及上消化道出血，这可能是由于血钙过高刺激胃泌素分泌增多，或由于血钙过高促使迷走神经末梢释放乙酰胆碱，从而引起胃酸分泌过多所致。也有并发急性胰腺炎、胆石症的病例报道。

继发性甲状旁腺功能亢进者除有原发肾脏病表现，如慢性肾功能不全、消化不良、消瘦、水肿和贫血外，多数患者还伴有手足抽搐，关节活动受限，骨痛，行动困难。少数患者可发生病理性骨折和畸形等。

甲状旁腺功能亢进者一般无局部症状，亦很少能在颈部触及到甲状旁腺腺瘤。

【诊断】

1. 主要依靠综合指标 如血钙值、钙磷比值、肾小管磷回吸收试验等，如果多次检查中血钙含量增高、磷含量降低，尿中钙排出量增高等，在大多数病例即可明确诊断。

2. 结合典型的骨相改变 X线片上可见骨稀疏、变薄、变形，骨内有多个透明的囊肿影。指骨骨膜下骨质吸收、囊肿形成；颅骨斑点状脱钙等。如施行髂嵴的活组织检查，显示破骨细胞活跃，则可确诊。

3. 放射免疫法 直接测定血清PTH浓度，正常人在100pg/ml以下。正常情况下，血清PTH浓度与血钙含量呈反馈关系，因此如果血钙正常或略有增高，而血清PTH增高，就可以诊断为甲状旁腺功能亢进。

4. B超检查 作为甲状旁腺瘤定位的首选方法，其准确率可达90%。但如腺瘤直径小于5mm者则较难发现。

5. CT检查和甲状腺下动脉插管行选择性造影，都有助于甲状旁腺腺瘤的定位诊断。

【鉴别诊断】

主要需与肺癌、肾癌、胰腺癌等所引起的血钙升高相鉴别。肾上腺皮质激素可降低由恶性肿瘤所致的血钙升高，但对于甲状旁腺功能亢进所致的血钙升高则无效。

【治疗】

凡诊断为本病者应尽可能采用手术治疗。手术的适应证为：①确诊为甲状旁腺腺瘤或疑有恶变；②合并骨骼病变、肾结石或肾实质钙化；③合并有反复发作、久治不愈的消化道溃疡。

对甲状旁腺腺瘤应及早手术切除，而对晚期的严重患者，即使有效地切除了腺瘤，也很难恢复因肾实质的钙盐沉积所引起的肾功能损害。

需要注意的是：①在手术切除甲状旁腺腺瘤前应内科治疗高钙血症；②术中应做快速切片以确定有无恶变；③手术操作要求仔细、耐心，先解剖出甲状腺下动脉和喉返神经，这样才能将4个甲状旁腺显露出来，然后逐个探查每个腺体；④术后注意防治低钙血症。

二、甲状旁腺功能减退

【病因】

甲状旁腺功能减退症（hypoparathyrodism）可由甲

状旁腺自身病变或效应器官及组织在任何环节的异常所引起。

1. 甲状腺或甲状旁腺手术时不慎将甲状旁腺误切或切除过多。此为最常见的原因。

2. 特发性甲状旁腺功能减退　可能与自身免疫或放射性损伤有关，或因肿瘤转移破坏甲状旁腺。

3. 先天性甲状旁腺发育异常或缺如。

4. 假性甲状旁腺功能减退　属家族遗传缺陷性疾病。

【临床表现】

甲状旁腺功能减退时甲状旁腺激素分泌减少，导致钙磷代谢障碍，表现为低血钙和高血磷。低钙时神经肌肉兴奋性增高，临床上最早的症状是口周、手指、脚趾麻木与刺痛，精神焦虑、抑郁。典型表现为低钙搐搦。隐匿性搐搦表现为手指弹击耳前面神经引起颜面肌肉收缩（Chvostek 征阳性）。阻断前臂的血流 3 分钟，可发生腕痉挛（Trousseau 征阳性）。假性甲状旁腺功能减退属家族遗传缺陷性疾病，多发生在儿童。患者除了低血钙的症状外，还可出现矮胖、圆脸，短颈、短指畸形，部分患者伴有智力发育差和骨骼发育障碍。

【治疗】

1. 急性低血钙出现手足抽搐时　可缓慢静脉注射 10% 葡萄糖酸钙 10ml，必要时重复使用。如在手术后发生手足抽搐症者，则应密切观察。术后 2 周以上血钙仍低，仍有手足抽搐发作，可视为永久性甲状旁腺功能减退症，则需补充维生素 D 和钙剂。维持血钙于正常水平所需维生素 D 的剂量因人而异。

2. 甲状旁腺功能减退　患者平时应进食高钙、低磷饮食；口服钙剂；适当补充维生素 D；或用双氢速固醇（$A\text{-}T_{10}$）每日 0.5 ~ 3ml（一般每日 1ml 或隔日 1ml 即可）。

3. 如经上述处理血钙虽已提高，但仍有神经应激性增高，则考虑可能有低血镁症。可用 25% 硫酸镁 10ml 肌肉注射，或溶于 5% 葡萄糖盐水 500ml 中静脉滴注，或每日服 50% 硫酸镁 10 ~ 15ml。

4. 同时应尽量避免应用能加重低血钙的药物，如避孕药、糖皮质激素、安定、苯妥英钠等。

5. 甲状旁腺移植　若能存活，将可获得根本性的治疗，但目前仍存在免疫排斥等问题。

（杨成章）

第七章

下颌下腺疾病

第一节　下颌下腺炎

下颌下腺炎（sialadenitis）是常见的涎腺疾病，发病率高，多见于成年男性。大多与涎石病有关。涎石病（sialolithiasis）是指在腺体或导管内发生钙化性团块沉积而引起的一种疾病。90% 以上发生在下颌下腺。涎石常致唾液排出受阻并致继发感染，造成腺体急性或反复发作的炎症。

【病因】

下颌下腺炎主要是由于下颌下腺导管狭窄或堵塞而发生逆行感染所致，致病菌多为金黄色葡萄球菌和绿色链球菌。80% 的下颌下腺导管狭窄或堵塞由涎石引起，因为下颌下腺导管较长，唾液排流由后下向前上，逆重力方向而易淤滞；下颌下腺分泌的唾液中黏液含量以及钙磷浓度高，易于沉淀形成结石。少数患者是由于口底外伤或异物引起下颌下腺导管狭窄或阻塞。最新研究表明自身免疫因素也与下颌下腺炎有关。

【病理】

狭窄或堵塞部位的导管发生管壁增生、肥厚，导管表面上皮糜烂或发生溃疡，周围形成炎性肉芽组织。腺体内导管扩张，管腔内充有涎液、炎性细胞等，腺泡变性、萎缩，腺体间质结缔组织增生、炎性细胞浸润。

【临床表现】

下颌下腺炎最常见于 30～60 岁成年人，男性较多，男女患病比率约为 2∶1。下颌下腺炎临床症状主要是排出唾液障碍和继发感染的表现，常见的主诉是进食时下颌下腺部位肿胀和疼痛，以慢性多见，但也可急性发作。

急性炎症时可见患侧口底肿胀、疼痛。下颌下区皮肤红肿、压痛。张口可轻度受限，舌下区黏膜红肿。下颌下腺导管开口处红肿明显，轻压腺体，可见脓液从管口溢出。如有涎石位于导管内，双手触诊时可触及（双手触诊需注意的是应从导管后部向前触诊，避免将涎石推向导管后部或腺内）。患者也有全身反应如发热、脉搏和呼吸加快，白细胞总数增加。

慢性下颌下腺炎病史较长，可由数月到数年，腺体组织受炎症刺激而呈退行性变，甚至纤维化。临床症状一般较轻，主要是进食时反复肿胀，疼痛不重，检查腺体呈硬结性肿块，导管口可有脓性或黏液脓性唾液排出。双手触诊可触及导管内涎石。导管后部结石伴发炎症时，患者可有吞咽痛。但也有病例并无这些特征性表现，一开始即呈现为下颌下区或舌下区急性炎症过程。

【诊断】

诊断要点：根据进食时下颌下腺肿胀及伴发疼痛的特点，导管口溢脓以及双手触诊可扪及导管内结石等，临床可诊断为下颌下腺炎。X 线拍片对确定有无结石及其所在部位有较大帮助，行下颌下腺导管碘油造影可显现导管狭窄或堵塞部位。B 超也对诊断有帮助。涎腺内镜为最新的诊断技术，现已逐渐应用于临床。

【鉴别诊断】

1. 下颌下腺肿瘤　下颌下腺肿瘤为持续增长的无痛性包块，一般无炎症表现，下颌下腺导管口正常。恶性肿瘤肿块固定，边界不清。通过穿刺细胞学检查、B 超以及影像学检查多能加以鉴别。

2. 下颌下淋巴结炎　下颌下淋巴结炎儿童多见，表现为下颌区反复肿大，但与进食无关，下颌下腺分泌正常。下颌下淋巴结位置较表浅，位于下颌下缘内下方或咬肌下端前下方，很易扪及并常有触痛，可扪及数个淋巴结。

3. 下颌下间隙感染　患者有牙痛史并能查出病源牙，下颌下区肿胀呈硬性浸润，皮肤潮红并可出现凹陷性水肿。下颌下腺导管分泌可能减少，但唾液正常，无涎石阻塞症状。

【治疗】

下颌下腺炎如与涎石相关，对涎石较小者可用保守疗法，如催唾及按摩促排等。但大多结石需手术摘除，涎石取出后，症状可缓解。急性下颌下腺炎还应配合抗生素治疗。按摩腺体、使用催唾剂、保证导管系统通畅，对防止腺体功能降低有重要意义。新近可采用体内外碎石、涎腺内镜取石术，可取得较好效果。如涎石位于导管后部或腺体内，或下颌下腺萎缩硬化，则考虑下颌下腺切除术。

第二节　下颌下腺肿瘤

下颌下腺腺上皮性肿瘤中，良性及恶性约各占一半。良性者多为多形性腺瘤，恶性最常见为腺样囊性癌，其次为黏液表皮样癌。本节主要介绍多形性腺瘤和腺样囊性癌。

【病理】

多形性腺瘤病理：肿瘤位于涎腺组织内，界限清楚，表面光滑或呈结节状；光镜下表现为肿瘤结构的多样性。

腺样囊性癌：腺样囊性癌分筛孔状型、管状型和实质型三类，无包膜，侵袭性强，侵犯范围往往超过手术时肉眼所见的肿瘤范围。

【临床表现】

多形性腺瘤也称为混合瘤，为无痛性缓慢生长的肿块，于下颌下三角区，除肿块外可无任何症状。肿块体积可大可小，可活动，也可有典型的结节状表现，双手触诊可清楚扪及。

腺样囊性癌早期以无痛性肿块多见，有些病例伴有疼痛或触痛，但都不剧烈，不为患者所注意，病期可长达数年或十余年。但多表现为缓慢生长的肿块近期突然生长迅速。瘤体可长到很大，位置固定，不可活动。肿瘤可沿神经周围生长，引起神经症状，如患侧舌神经受累，可出现舌痛或舌麻木，以舌尖部表现为主；舌下神经受累时则出现舌瘫痪，如舌运动受限、伸舌时偏向患侧，严重者舌肌萎缩；面神经下颌缘支受累表现为下唇不能向外下牵拉，唇红不能外翻。也可沿血管生长，使血管收缩功能障碍。下颌下腺周围淋巴结也常受侵犯。晚期肿瘤易侵入血管，发生血行转移。

【诊断】

1. 双手触诊检查　检查者将一手置于舌下区，一手于口外下颌下区触诊，可了解肿块和颌骨的关系。较大肿块常将下颌骨下缘包绕其中，舌下区也可触到肿瘤破坏情况。

2. B 超检查　双侧对比可了解下颌下腺病变情况，因为下颌下腺包膜较厚，腺体内有面动脉迂曲行走，单作一侧易误诊。

3. 影像学检查　X 线拍片可了解下颌下腺肿瘤特别是紧贴下颌骨者骨质有无破坏及破坏范围。CT 扫描时下颌下腺多形性腺瘤为均匀或不均匀的高密度软组织肿物，CT 值约 35～50Hu；增强后为均匀或不均匀明显强化，轮廓清晰。恶性肿瘤则表现为包膜不完整，边界欠清晰，邻近组织有浸润性改变，并常见淋巴结肿大。

4. 细针穿刺细胞学检查　是较为有效的辅助检查方法，临床应用广泛。

5. 下颌下腺肿瘤行活体组织检查属禁忌。

【鉴别诊断】

1. 慢性下颌下腺炎所致腺体纤维化　下颌下腺呈硬化性肿块，仔细询问病史多有进食时下颌下腺肿大、疼痛或曾排出涎石。

2. 下颌下腺淋巴结结核　下颌下淋巴结结核多缺乏特异性症状。肿块多接近下颌骨下缘，可有消长史。细胞学检查有助于诊断。

3. 颈动脉体瘤　颈动脉体瘤的典型位置是在颈动脉三角，但也有不少病例是在下颌下腺后下部出现肿块，和原发于下颌下腺肿块极其相似。颈动脉体瘤为有搏动、听诊有杂音的肿块。血管造影、B 超或 CT 检查有助于区别。

4. 神经鞘膜瘤　常在下颌角和胸锁乳突肌间、下颌下腺后方出现肿块。肿块无搏动，多位于颈外动脉深面，顺延动脉走行方向生长，咽侧可见肿块突出，舌下及下颌下区无异常。

5. 鳃裂囊肿　肿块柔软，似有波动感，随上呼吸道感染的有无而有消长史。穿刺细胞学检查可抽出黄色液体。

【治疗】

1. 手术治疗　下颌下腺多形性腺瘤的最佳治疗方法为下颌下腺切除。下颌下腺恶性肿瘤的根治原则为下颌下区局部大块切除。除切除下颌下腺外，还包括二腹肌前、后腹及口底肌，术中最好配合冰冻切片检查确定安全缘，并应对有关神经进行追踪性切除。影像学检查显示骨质破坏时，应切除下颌骨。如果肿瘤包绕下颌骨且固定，也是下颌骨切除的适应证。下颌下腺恶性肿瘤淋巴结转移率低，多见腺体周围淋巴结被肿瘤直接侵犯。因此在行下颌下腺切除术时应将腺内及腺周接近肿瘤的淋巴结一并切除。在未触及颈淋巴结肿大时，无需作颈清扫术。当颈部扪及肿大淋巴结并疑为转移时方考虑选择性颈清扫术。

2. 放射治疗　放射治疗作为下颌下腺癌综合治疗的一部分，配合手术可减低复发率。对腺样囊性癌、黏液表皮样癌均宜手术后配合放射治疗。如手术因保存重要组织而切除不彻底，或手术后标本切缘阳性时，都必须作术后放射治疗。术后放疗宜尽早开始，最迟不得超过术后6周。剂量宜达50～60Gy。

3. 化学药物治疗　晚期下颌下腺癌或术后复发可配合化疗，以减少复发。化疗也用于姑息治疗。有效的药物包括顺铂、环磷酰胺、5-Fu、阿霉素等，多联合用药。单一用药以顺铂为好。

第三节　下颌下腺切除术

【适应证】

适用于下颌下腺导管后端接近腺体或腺内涎石，多发性涎石，导管涎石摘除后下颌下腺反复发作肿胀及慢性纤维化下颌下腺，下颌下腺囊肿，以及良性肿瘤，下颌下腺恶性肿瘤。

【禁忌证】

下颌下腺急性炎症期。

【麻醉】

局部浸润麻醉或全身麻醉。

【手术方法】

1. 体位　患者取仰卧头偏向健侧位，肩下垫枕使头后仰，有利于手术操作。

2. 切口　在下颌骨下缘下1.5～2cm，平行下颌下缘作长约6～8cm切口，逐层切开皮肤，皮下组织及颈阔肌。

3. 结扎面动脉及面前静脉　切开颈阔肌后，在咬肌附着的前下方找出下颌下淋巴结，以其为标志寻找面动脉及面前静脉，该血管常位于下颌下淋巴结前、后缘之间，然后在下颌骨下缘结扎切断面动脉及面前静脉，面神经下颌缘支位于其浅面，越过下颌下缘走向前上。顺延此水平切至颈深筋膜后将皮瓣向上牵引，面神经下颌缘支也随之上移，不必分离解剖。若分离过程中不慎伤及血管，切勿盲目钳夹，以免损伤下颌缘支。

4. 分离腺体　用钝、锐分离相结合的方法，逐步游离腺体。显露二腹肌前后腹，循前腹游离腺体下部分及前部分。游离腺体后部分时，应紧贴腺体分离，此时可找到面动脉近心端，确认后予以双重结扎并缝合结扎，固定在深面肌肉上。结扎时注意勿损伤舌下神经。舌下神经在面动脉下方，几乎与其平行，在二腹肌后腹及茎突舌骨肌前缘出现，进入下颌下三角，走行于舌骨舌肌浅面入口底。舌下神经虽和腺体紧邻，但有一层筋膜相隔，与腺体无直接联系。

5. 切断下颌下腺导管摘除腺体　将腺体上内侧自下颌骨周围组织分离，充分显露下颌舌骨肌后缘。此时可将腺体尽量向外下牵拉，并将下颌舌骨肌拉向前上方。钝性分离、显露舌神经及舌神经襻。可见舌神经自后上方下行至下颌下腺再折向前，呈V形，V尖端即为下颌下神经节，断离舌神经进入下颌下腺的分泌支。分出下颌下腺导管，尽量近口底切断下颌下腺导管并结扎好其远心端，以防导管结石及炎性导管残留或涎漏。此时腺体即已被全部摘除。

6. 缝合包扎　腺体摘除后应冲洗创面，及时处理活动性出血点。创面置橡皮引流条，逐层缝合颈阔肌、皮下组织及皮肤，然后加压包扎以消除空腔。

注意：下颌下腺切除术中应处理好两处血管：面动脉起始部及其越过下颌骨下缘部，以及面前静脉；保护好三条神经：面神经下颌缘支、舌神经及舌下神经。

【术后处理】

下颌下腺切除术后24小时取出引流条，5～7日拆线。患者常有轻微吞咽痛，一般2～3日即好转。由于牵拉关系，可能出现手术侧下唇动力减弱现象：当微笑时患侧口角抬高；而健侧下唇向下外而露齿。轻者2～3周即可恢复；超过3个月而无恢复时，提示面神经下颌缘支可能已被损伤。患侧舌麻木，以舌尖较显著，如非舌神经被切断，短期内也能恢复。用维生素B_1、B_{12}，以及配合理疗有助于神经功能的恢复。

【并发症】

面神经下颌缘支损伤所致的口角歪斜。舌神经损伤所致的舌体麻木。术中、术后出血、伤口感染等。

（钟　刚）

第八章

腮腺疾病

第一节 腮 腺 炎

腮腺（parotid gland）是人体最大的一对涎腺。腮腺炎分为急性化脓性腮腺炎、慢性化脓性腮腺炎和流行性腮腺炎。流行性腮腺炎是由腮腺炎病毒所引起的急性呼吸道传染病。主要发生在儿童和青少年。腮腺炎病毒除侵犯腮腺外，尚能引起脑膜炎、脑膜脑炎、睾丸炎、卵巢炎和胰腺炎。临床上流行性腮腺炎多在传染科就诊，因此本节仅介绍急、慢性化脓性腮腺炎。

一、急性化脓性腮腺炎

【病因】

急性化脓性腮腺炎(acute pyogenic parotitis)常见的致病菌是葡萄球菌(主要是金黄色葡萄球菌)，少数为链球菌，而肺炎球菌及奋森螺旋体感染则相对少见。机体抵抗力降低、高热、大量出汗、腹泻、呕吐等所致失水是其主要诱因。急性传染病及慢性消耗性疾病所致饮食及咀嚼功能减弱，口腔自洁能力降低，腮腺分泌相应减少，正常导管内机械性冲洗作用降低，口腔内致病菌逆行侵入导管也是导致急性化脓性腮腺炎的常见原因。

【临床表现】

急性炎症初期，全身症状较轻。主要表现为以耳垂为中心的腮腺区肿胀，轻微疼痛及触痛，局部皮肤无红肿；腮腺导管口充血，无唾液溢出；挤压腮腺可见导管口流出黏稠分泌物。患者体温可略有升高，脉搏稍增快，此为浆液期。如浆液期炎症未能控制，进一步发展则进入化脓期。当出现腺体组织坏死或坏疽时，局部疼痛加重，呈持续性跳痛；以耳垂为中心的腮腺区更为肿大，变硬，触痛，肿大的腮腺可将耳垂抬起。病情进一步恶化，炎症扩散到腮腺周围组织，可形成蜂窝织炎。表现为腮腺区皮肤充血、水肿。水肿区域可扩散到同侧眼睑，使眼睑闭合不能睁开。还可能扩散到颊部、颈部、咽部或会厌等处，出现咽喉疼痛、吞咽困难、张口受限等。由于腮腺被致密的筋膜包绕，虽有脓肿形成，但触诊仅呈硬性的浸润块，而无明显的波动感。腮腺脓肿形成后，如不及时切开排脓，脓液可自腮腺包膜薄弱处穿破，进入其他间隙引起蜂窝织炎或脓肿。最常见的穿破部位是外耳道的软骨与骨部交界处，脓液由此进入外耳道。也可穿破浅层筋膜，在下颌后及下颌角处形成脓肿及蜂窝织炎。腮腺脓肿向深部扩散的机会较少，但一旦发生则病情危急。脓肿可能溃入咽旁或咽后间隙，亦可能沿颈深间隙往下扩散至纵隔。另外脓肿穿破皮肤或切开引流时，还可能发生涎瘘。化脓期全身症状较重，体温可高达40℃以上，脉搏、呼吸增快，白细胞总数增加，中性粒细胞比例显著上升，甚至出现核左移。

【诊断与鉴别诊断】

根据腮腺所在的典型部位及临床表现诊断不难。在化脓期可作穿刺检查，但不宜行腮腺造影，以免炎症扩散。急性化脓性腮腺炎应与下列疾病相鉴别：

1. 腮腺区淋巴结炎　又称假性腮腺炎，是腮腺包膜下或腺实质内淋巴结的炎症。其病变范围局限，导管及导管口正常，挤压腮腺时导管口无脓性分泌物流出。

2. 流行性腮腺炎　是由病毒引起的以非化脓性炎症为特征的急性传染病，一般感染一次可终身免疫。多发生在5～10岁左右的儿童，有传染接触史。双侧腮腺可同时或先后受累,导管口无明显红肿,挤压腮腺无脓性分泌物流出。血常规检查白细胞总数不高,但淋巴细胞增多。在急性期血液及小便中的淀粉酶轻度或中度升高。

3. 嚼肌或颌后间隙感染 多见于青壮年,多数由牙源性感染引起。其肿胀部位主要是嚼肌区,以耳屏前区为中心。有明显的张口受限,腮腺导管口无红肿,也无脓性分泌物。

【治疗】

即时做出正确的诊断与早期综合治疗相结合,一般可以避免手术治疗。

1. 全身治疗 针对该病多为金黄色葡萄球菌感染,常规首选青霉素或头孢类抗生素。有条件时应作脓液细菌培养加药敏试验。同时应加强营养,增强机体抵抗力。

2. 局部治疗 局部热敷、理疗可促进急性炎症局限化。饮用酸性饮料或口服1%毛果芸香碱3~5滴,每日2~3次,可增加唾液分泌并促使其排出。应用苏打溶液、过氧化氢液等漱口有助于控制炎症发展。

3. 中药治疗 对于风热蕴结者可采用荆防败毒散加减;胃火上壅者,可采用仙方活命饮和万味消毒饮加减。对于腮腺肿胀初期者,可外敷如意金黄膏或二味拔毒散。

4. 腮腺脓肿切开引流 经药物及其他保守治疗无效,患者有持续性高热,白细胞总数增高,局部有明显的凹陷性水肿;出现跳痛并有局限性压痛点;腮腺导管口有脓液排出,但不畅;腮腺穿刺有脓者;均为切开引流的手术指征。

腮腺脓肿切开引流的方法是:局部浸润麻醉或全身麻醉后,在耳前及下颌骨升支后缘处,从耳屏前开始,向下绕过耳垂,与下颌骨后缘平行并距其1.5cm,往下绕过下颌角达舌骨大角附近作切口。切开皮肤,皮下组织,向前掀起皮瓣,暴露腮腺,然后用血管钳钝性分离插入腮腺实质的脓腔中,同时注意应顺面神经的走行方向分开各个腺小叶的脓肿,引流脓液。如果脓肿已扩散至其他间隙,应同时切开引流。放置橡皮引流条或负压引流管,每日用过氧化氢液及生理盐水冲洗。

二、慢性化脓性腮腺炎

慢性化脓性腮腺炎(chronic pyogenic parotitis)是最常见的涎腺炎症,又称复发性腮腺炎(recurrent parotitis)。儿童和成人都可发病。

【病因】

慢性化脓性腮腺炎主要是由逆行感染引起。涎石、异物或瘢痕挛缩,使导管狭窄或阻塞造成涎腺排泄不畅,涎液滞留而导致逆行性感染。常见的致病菌为金黄色葡萄球菌、绿色链球菌及肺炎链球菌。此外重金属中毒也可以引起中毒性腮腺炎,但比较少见。急性化脓性腮腺炎治疗不彻底也可转变为慢性化脓性腮腺炎。

慢性化脓性腮腺炎的组织病理表现为腺泡萎缩,甚至消失;腺导管上皮增生;有时导管上皮可呈鳞状上皮化生、黏液细胞化生;腺管扩张;腺管内有炎性细胞,腺管周围及间质中有淋巴细胞、浆细胞浸润;有时形成淋巴滤泡。腺实质逐渐由纤维组织代替,并可发生玻璃样变。

【临床表现】

慢性化脓性腮腺炎可发生于一侧,也可发生在双侧。双侧者可先后发病,也可同时发病。临床上以单侧最为常见。慢性腮腺炎早期常无明显的症状,多不引起患者的注意,患者常不能明确说出具体的发病时间。通常感觉腮腺区有持续性的轻微疼痛,不适、口干、口臭、唾液分泌减少,早晨起床感觉腮腺区胀痛,自己稍加按摩后即有咸味的黏稠液体自导管口流出,随之胀痛减轻,甚至消失。

腮腺阻塞症状是慢性腮腺炎的最常见症状,也是临床诊断的主要依据。进食时,尤其是进食酸性食物时,由于唾液分泌量明显增加,导管排出受阻,随即腮腺区肿大、疼痛加重。当停止进食后症状又逐渐消失。

慢性腮腺炎一般无全身症状。检查腮腺区可扪及肿大的腮腺轮廓,中等硬度,轻微触痛。腮腺导管口乳头处轻微红肿,在颊黏膜下可触到粗硬、呈条索状、管腔扩大、管壁增厚的导管前端。当挤压腮腺腺体时可见到透明或混浊的黏稠液体或脓性分泌物从导管口流出。

【诊断】

详细询问病史,如在早晨起床后或进食时出现腮腺区疼痛及肿胀;检查见腮腺导管口红肿,挤压腮腺时从导管口流出脓性或黏稠分泌物等都是诊断本病的重要依据。

腮腺造影检查对慢性腮腺炎的诊断具有重要的参考价值。造影可见腮腺导管管腔粗细不均,扩张变形,形似腊肠样。有的管腔缩窄变细甚至消失,分支导管扩张,腺泡破坏,脓腔形成,造影剂成团聚集,呈大小不等的团块状或葡萄状阴影。

【鉴别诊断】

慢性腮腺炎应与下列疾病相鉴别。

1. 良性腮腺肥大 即单纯腮腺腺泡增大。常有轻度不适感,腮腺质软,唾液分泌正常。腮腺造影检查仅见腺体增大,导管系统正常。

2. 腮腺区肿瘤与瘤样病变　无慢性腮腺炎病史；检查导管口正常，导管内无黏稠或脓性液体排出；腮腺区可触及肿块；腮腺造影表现为腺体受压，腺管移位或导管和腺体实质破坏等现象。

【治疗】

慢性化脓性腮腺炎的治疗比较困难，目前还不能达到根治的目的，一般采用综合疗法。治疗原则首先是病因治疗，如有涎石者应先摘除涎石，导管狭窄者先扩大导管。先采用保守疗法，无效者再考虑手术治疗。

1. 腮腺导管扩张术　适用于导管或导管口狭窄，并经X线拍片排除涎石者。

2. 导管内灌注药物　造影剂既可用来协助诊断又能达到机械冲洗导管的作用，如加用抗生素还有抑菌作用。但使用抗生素前最好先作分泌物细菌培养，以便选用最敏感的抗生素直接从导管保留灌注。

3. 物理疗法　超短波、红外线、氦氖激光等理疗方法对慢性腮腺炎也有一定疗效。

4. 中医中药　祖国医学对腮腺炎常使用的治疗方法很多，可采用内治与外敷相结合的原则。

5. 手术治疗

（1）导管结扎术：慢性腮腺炎经上述方法治疗效果不佳者，可以结扎其导管，使腮腺组织萎缩。结扎前应注意控制感染，必须在没有脓性分泌物的情况下才能进行手术。

（2）保留面神经腮腺切除术：慢性腮腺炎反复急性发作，经过药物、理疗等保守疗法无效者，可考虑行保留面神经的腮腺切除术。

第二节　腮腺肿瘤

腮腺是最大的涎腺，色淡黄，质软。成人的腮腺重约30克，腺体外面包有一层由颈深筋膜浅层所构成的腮腺鞘膜。根据胚胎学的观点，腮腺为单叶性结构。但临床上常以面神经平面为界，分为深、浅两部，沿用传统命名，称其为浅叶和深叶。我们在腮腺手术中发现，在腮腺浅深叶间确有一个潜在的间隙，若能沿这个平面分离，则很容易解剖出面神经。在涎腺肿瘤中，腮腺肿瘤的发生率最高，约占80%。在腮腺肿瘤的初诊病例中，良性肿瘤约占70%～80%。而且80%以上的肿瘤发生在腮腺的浅叶，仅15%左右发生在深叶。另有极少数肿瘤发生在副腮腺。腮腺肿瘤可发生在任何年龄，男女均可患病。

【病因】

腮腺肿瘤和其他涎腺肿瘤一样，病因目前仍不太清楚。腮腺恶性肿瘤可能与接触放射线有关。另外，病毒感染，长期暴露在烟雾或灰尘中，接触化学物品等职业者易患此病。

【病理】

腮腺肿瘤中绝大多数为良性肿瘤。除少数好发于小涎腺的肿瘤外，其他涎腺易发的肿瘤均可发生在腮腺。在良性肿瘤中，混合瘤（mixed tumor）又称多形性腺瘤（polymorphic adenoma）最为常见。据马大权报道，58%的混合瘤发生在腮腺。其次为腺淋巴瘤（adenolymphoma），又称乳头状囊腺瘤（papillary cystadenoma）或Warthin瘤，约占腮腺良性肿瘤的20%。而嗜酸性腺瘤（oncocytoma，oncocytic adenoma），基底细胞腺瘤（basal cell adenoma）等则较少见。在恶性肿瘤中，以黏液表皮样癌（mucoepidermoid carcinoma）为最常见。Spiro等报告的288例腮腺恶性肿瘤中，黏液表皮样癌145例，约占50%。其余依次为混合瘤恶变（carcinoma in mixed tumor）或恶性混合瘤（malignant mixed tumor）、腺泡细胞癌（acinic cell carcinoma）又称浆液细胞腺癌（serous cell adenocarcinoma）、腺癌（adenocarcinoma）、腺样囊性癌（adenoid cystic carcinoma）又称圆柱瘤（cylindroma）、涎腺导管癌（salivary duct carcinoma）、鳞状细胞癌（squamous cell carcinoma）和未分化癌（undifferentiated carcinoma）等。北京大学口腔医学院报道的181例腮腺恶性肿瘤中，黏液表皮样癌61例，占1/3。其次为乳头状囊腺癌、恶性混合瘤及腺癌。在腮腺深叶肿瘤中，恶性肿瘤所占的比例略高于腮腺浅叶的肿瘤。

【临床表现】

腮腺的良性肿瘤生长缓慢，常在无意中被发现。患者多因发现腮腺区无痛性肿块后而就诊，其病史可为数年乃至数十年。肿瘤较大者，除有局部坠胀感、表面畸形外，一般无其他不适。很少引起功能障碍，亦无面神经受侵犯的症状。除Warthin瘤（病变常位于腮腺的后部分及下部）外，良性肿瘤常以耳垂为中心生长，呈圆形或椭圆形，表面光滑或呈结节状，界限清楚，质地中等，活动而无粘连。腮腺混合瘤约有10%发生在腮腺深叶，由于肿瘤位置较深，不易被患者发现。腮腺浅叶的复发性良性肿瘤并非少见，多因多形性腺瘤初次手术时采用切除术或术中肿瘤破裂造成瘤细胞种植所致。常表现为大小不等的多个结节，有的位于切口线上。

腮腺的恶性肿瘤生长较快，病程较短。肿瘤早期以无痛性肿块为多，少数患者在发现时即有疼痛。约20%左右的患者可出现程度不等的面瘫，有的以面瘫为主诉就诊，经医师检查才发现为腮腺肿瘤。其肿块大多形态不规则、质地较硬，界限不清，与周围组织粘连，活动度差。肿瘤晚期可侵犯深部组织或皮肤，出现皮肤破溃，张口受限及颈部淋巴结转移等。

多形性腺瘤生长缓慢，如果短期内生长速度加快，肿块固定，与皮肤或深层组织发生粘连，疼痛并伴有面瘫时，应考虑有恶变的可能。

原发于腮腺深叶的肿瘤根据其肿块所在位置，临床上有三种类型的表现形式：

1. 颌后肿块型　最常见。瘤体在下颌升支后缘与乳突间，或在耳垂稍下的颌后凹内。耳下区可触及肿块，但咽侧无肿块突出。

2. 哑铃型　瘤体一端突向咽侧、软腭，另一端突向耳下区，呈哑铃状。因此在耳垂下及咽侧均可见肿物，其特点是双合诊时可感到瘤体活动。

3. 咽侧突出型　肿瘤位于咽旁间隙，向咽侧及软腭突出，耳下区难以触及肿块。由于肿瘤向咽侧和软腭突出，可使口咽缩小，出现呼吸或吞咽障碍，咽异物感。肿瘤常位于扁桃体上方，并向上伸入软腭，使悬雍垂偏向对侧。尽管肿物较大，但肿瘤表面黏膜光滑。

【诊断】

腮腺浅叶部位表浅，故发现肿块多无困难。位于耳垂下或耳前区的类圆形或结节状肿块，活动，质地中等，无触痛，生长缓慢，无特殊不适者，多为良性肿瘤。反之，肿瘤生长迅速，肿块外形不规则，质硬，固定，与周围组织粘连且伴有疼痛、面瘫或出现颈淋巴结转移者，则多为恶性肿瘤。然而，一些低度恶性肿瘤，如高分化黏液表皮样癌及腺泡细胞癌，其临床表现类似于多形性腺瘤。因此，不能仅凭临床经验，需做进一步检查。

细针穿刺细胞学检查对腮腺肿瘤有较高的诊断价值。CT 检查、腮腺造影、B 超检查及核素扫描等对腮腺肿瘤的诊断均可提供有益的帮助。

【鉴别诊断】

临床上须与腮腺浅叶肿瘤相鉴别的疾病有：

1. 腮腺淋巴结炎症　包括非特异性及结核性炎症。由于腮腺结核极少伴有全身其他系统的结核或结核病史，临床上常被误诊为腮腺的良性肿瘤。细针穿刺细胞学检查或耐酸染色有助于鉴别诊断。

2. 结节型舍格伦综合征　这是一种慢性、炎性、自身免疫性疾病。表现为腮腺浅叶肿块，呈扁平状，界限不清，单个或多个。患者常伴有口干、眼干和其他黏膜干燥以及全身性结缔组织病的表现。腮腺造影可见末梢血管扩张及排空功能迟缓。

3. 嗜酸性淋巴肉芽肿　为病因不明的肉芽肿性疾病。腮腺区可出现单个或多个结节，界限不清，质地柔韧。伴局部皮肤瘙痒，常见抓痕。病程长者局部皮肤变厚，色素沉着，甚至变干、粗糙。多伴有全身浅表淋巴结肿大，尤以肘后淋巴结肿大为著。血象中嗜酸性粒细胞比例明显增高，直接计数超过 $1.0\times10^{9}/L$。

【治疗】

外科手术是治疗腮腺肿瘤最有效的方法，首次术式的选择是否正确关系到患者的预后。对于腮腺良性肿瘤必须遵循两条原则：一是尽量避免面神经损伤，特别是颞面干；二是禁忌弄破肿瘤包膜，否则会导致瘤细胞种植复发。腮腺良性肿瘤的标准术式是解剖并保存面神经，将腺叶及肿瘤一并切除。

对于腮腺恶性肿瘤的手术也应遵循和其他恶性肿瘤相同的手术原则，即要有足够的安全缘。为了彻底的切除肿瘤，应切除腮腺的全部腺叶。有面神经麻痹或术中见面神经穿过瘤体时应牺牲面神经，然后再考虑神经移植。术中如见面神经紧邻肿瘤但仍可分离，临床无面神经麻痹征象（腺样囊性癌及高度恶性肿瘤除外）时，可以保存面神经，但手术后需放疗。鳞癌、未分化癌、低分化腺癌、黏液表皮样癌、乳头状囊腺癌等应同时行选择性颈淋巴结清扫术。高分化黏液表皮样癌、腺样囊性癌等可直接侵犯腺内和周围的淋巴结，手术时应一并切除腮腺内及腺周接近肿瘤的淋巴结。

鳞癌、未分化癌、腺癌、低分化黏液表皮样癌及乳头状囊腺癌等，术后应常规放疗。其他恶性肿瘤如估计手术中切除不彻底，或术后病检边缘呈阳性时也应补作术后放疗。腮腺恶性肿瘤的化疗目前还没有系统、规范化的治疗方案。常用药物有顺铂、甲氨蝶呤、5-Fu、阿霉素等。

腮腺肿瘤的手术有 4 种基本术式：

1. 单纯摘除术　即剜除术。早年采用此术治疗腮腺多形性腺瘤等良性肿瘤，术后复发率达 20% ~45% 。目前已对多形性腺瘤的病理性质有了充分的认识：多形性腺瘤为多中心生长，肿瘤包膜常不完整，包膜内甚至包膜外都可能有瘤细胞侵入，顺包膜剥离切除混合瘤，常可导致肿瘤复发。腺淋巴瘤本身也具有多灶性的特点，它的发生和淋巴组织有密切的关系，肿瘤常位于腮腺内、外淋巴结内。腺淋巴瘤手术时需同时切除部分腺叶及相关的淋巴结。另外，有些腮腺恶性肿瘤临床表现颇似良性，也不允许简单地沿肿瘤包膜剥离，将肿瘤切除。由于单纯摘除术不可能彻底切除腮腺肿瘤，现已废弃不用。

2. 解剖面神经的腮腺肿瘤切除术　已成为治疗腮腺肿瘤的标准术式。对浅叶的良性肿瘤，一般切除腮腺浅叶即可。对于远离面神经的恶性肿瘤或与面神经相邻但尚可分离的低度恶性肿瘤，均可保留面神经行肿瘤加腮腺全叶切除。

3. 腮腺肿瘤及瘤周部分正常腺体的腮腺部分切除术 这一术式不同于剜除术，它是将肿瘤连同其周围的正常腮腺组织一并切除，因而可避免肿瘤包膜破裂及肿瘤的残存，同样能达到根治的目的。此术式适用于体积较小的多形性腺瘤及位于腮腺后下极的 Warthin 瘤。

4. 腮腺肿瘤整块切除、牺牲面神经 将肿瘤连同面神经，有时甚至包括咬肌和颌骨都一并切除。此术式适用于恶性程度较高的腮腺肿瘤或肿瘤已明显侵犯面神经或其他周围组织者。

第三节 保留面神经的腮腺肿瘤切除术

【麻醉】

一般采用局麻，亦可行气管插管静脉复合麻醉。

【切口】

一般作 S 形切口，从颧弓后角开始，沿耳前 0.5cm 向下延长，绕过耳垂向后至乳突尖转向下前，绕过下颌角，距下颌角下缘 2cm 处平行向前下达舌骨大角水平。

【翻瓣】

有两种方式：一种是在腮腺咬肌筋膜表面进行，在下颌角及下颌下区则将颈阔肌包含于皮瓣之中。翻瓣时用锐分离，但当皮瓣掀至腮腺前缘时，则改用钝分离，因面神经分支穿出腺体前缘进入咬肌时，部位表浅，易被损伤。翻瓣至咬肌前缘 1cm，以便充分显露腮腺的上、前及下缘。其优点是出血少。另一种翻瓣方式是在腮腺咬肌筋膜深面进行，直接暴露腺泡，将筋膜完整地包含在皮瓣内。有人认为这层筋膜有可能阻断分布于腺体及汗腺的神经纤维之间的迷走再生，有可能预防味觉出汗综合征（Frey 综合征）的发生，其缺点是出血相对较多。

【显露面神经及腺体切除】

解剖分离面神经的过程即腮腺浅叶切除的过程。显露面神经有两种主要方法：一种是从末梢追踪到主干的逆行解剖法；另一种是从主干到末梢的顺行解剖法。两种方法各有其优缺点。面神经主干位置较恒定，解剖标志清楚，但位置较深，手术范围较窄，视野受限，主干受损的机会相对要多。逆行解剖法视野广，面神经分支位置表浅，易于寻找，肿瘤远离面神经主干时可不显露主干，以减少主干的损伤。具体病例如何选择，则根据肿瘤所在位置及术者习惯而定。

逆行解剖法：肿瘤位于腮腺深叶及颌后区者尤为适用，可从下颌缘支，颊支或颧支开始解剖。但需注意的是腮腺内的面神经变异较大，解剖时需格外仔细。自下颌缘支开始解剖面神经时，下颌角下方面后静脉可作为寻找下颌缘支的标志。显露面后静脉，可见下颌缘支横跨面后静脉表面。如面后静脉有变异，也可在腮腺前下缘、下颌角上方、咬肌表面，即下颌缘支离开腮腺前下缘处寻找下颌缘支。自颊支开始解剖面神经时，可以腮腺导管为标志。皮瓣掀起后用拉钩牵拉皮瓣，显露腮腺前缘最突出的部位，此即腮腺导管发出处。其前上方常可见副腮腺。顺腮腺导管走行方向钝分离，在其表面或上、下方可见面神经颊支。确认腮腺导管后，可根据导管与面神经颊支的位置关系采用两种处理方式。如果颊支位于腮腺导管深面，腮腺导管阻挡面神经的分离，可顺其走行方向由后向前分离，尽量靠近口腔黏膜处结扎切断腮腺导管，然后顺面神经颊支向后分离解剖面神经其他各分支。如果颊支位于腮腺导管表面，在分离面神经的过程中基本上不受腮腺导管的阻挡，则可保留腮腺导管。其优点是腮腺深叶所分泌的唾液可经腮腺导管排出，残留的腮腺深叶仍可保留一定功能。但术中应注意将肉眼可见的各分支导管（叶间导管）分别结扎，以预防腮腺瘘的形成。自颧支开始解剖面神经时，以颧弓为标志，在腮腺前上方，颧弓下方 1cm 处，用钝性分离法寻找颧支。颧支较粗大，位置恒定，但位置相对较深（图 6-8-1）。

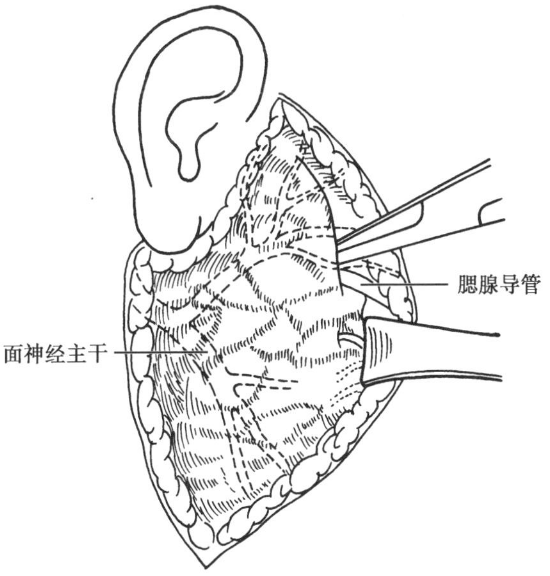

图 6-8-1 沿面神经分支分离至面神经主干

找到面神经的任何一支后，沿神经分支分离腮腺浅叶，找出其他分支，直达颞面干及颈面干分叉处。在显露面神经及腺体的切除过程中，为了尽可能减少对面神经的机械性损伤，应注意以下几点：①在解剖面神经时，应在其浅面循其走行逐步分离，边分离边切除腮腺。切忌在面神经深面分离。腮腺浅叶与面神经分支之间常有一层纤维结缔组织间隙，易于分开，一般不需切开面神经鞘膜；②暴露腺体后应改用盐水纱布止血而勿用干纱布；止血时应是“蘸血”而勿“擦血”；已分离出的面神经应用盐水纱布覆盖保护；③分离过程中，应采用“全面推进”的方法，不宜“孤军深入”，切忌在某一点上分离过深，以免深处出血。发生出血时应先压迫止血而勿轻易采用钳夹止血。因血管常与面神经伴行，盲目钳夹可能损伤面神经；④分离颞面干及颈面干时常涉及面后静脉。面后静脉有多条细小分支，应细心将其分别结扎；⑤应仔细分辨腮腺分支导管及面神经，勿将面神经误作分支导管结扎切断。

顺行解剖法：先找到面神经主干，再沿主干顺行分离解剖面神经分支（图6-8-2）。此法尤其适用于腮腺浅叶前部分的肿瘤。腮腺恶性肿瘤行全腮腺切除、颈淋巴结清扫术时，因术中已将胸锁乳突肌及二腹肌解离，从主干顺行解剖面神经更为便利。解剖时沿乳突前缘向深层钝分离，显露二腹肌后腹的附丽，在乳突尖与外耳道底壁之间寻找面神经主干，面神经主干深度通常位于乳突表面下1cm。亦可顺外耳道软骨向深面分离，显露外耳道软骨三角突，其尖端指向前下1cm处，即可找到面神经主干。也可利用乳突和二腹肌后腹作标志，将腮腺后下缘向前牵拉，在外耳道软骨和二腹肌形成的三角顶部钝性分离寻找面神经主干。显露面神经主干后。可在示指保护引导下，将腮腺后缘自胸锁乳突肌和二腹肌后腹分开，沿主干向前解剖至颞面干，颈面干分叉，然后向各分支分离，切除腮腺浅叶及肿瘤。解剖面神经主干时，如遇耳后动静脉出血，应及时以手指压迫后用吸引器吸引，看清楚出血点后准确钳夹止血，以免误伤面神经。

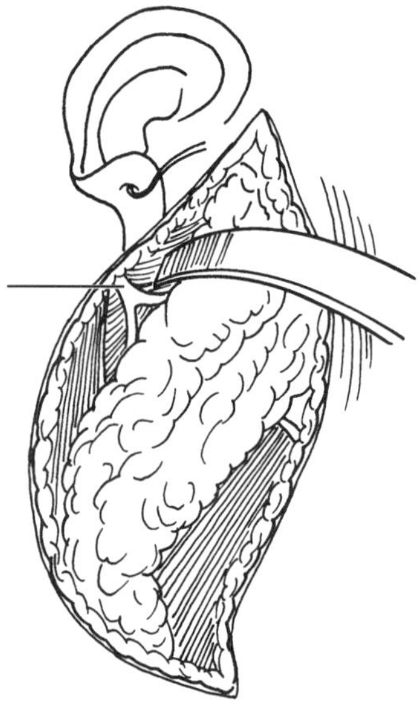

图6-8-2　沿面神经主干解剖

解剖腮腺后下极时，可见耳大神经进入腮腺咬肌筋膜，如为耳前区的良性肿瘤，可分离耳大神经，将其进入腮腺实质的前支剪断，保留其分布于耳垂及后方的小分支，以免术后耳垂麻木不适。如为恶性肿瘤，可先作保留，如面神经切除后可将其作为神经移植的供体。

对于位于腮腺深叶的混合瘤或腮腺恶性肿瘤，一般在全麻下先作腮腺浅叶切除，将面神经诸分支完全游离，于二腹肌后腹靠近下颌角处断开结扎颈外动脉，于下颌骨深支后缘断开结扎颌内动、静脉，于耳屏前方断开结扎颞浅动脉，然后将腮腺全部切除。如肿瘤很大，波及颅底，或与颈内动脉及其他重要结构紧邻时，则需先截断下颌骨，然后在直视下切除肿瘤。

【创面处理】

腮腺及肿瘤切除后，冲洗术腔，彻底止血。检查面神经各分支是否完整。如不慎切断者，应立即做端端吻合术。创面置负压引流管。将皮瓣复位，缝合颈阔肌、皮下组织及皮肤，加压包扎。

【术后处理】

术后24～48小时拔除负压引流管，腮腺区加压包扎直至7天拆线。

【术后并发症】

1. 面神经麻痹　按照解剖面神经切除腮腺及其肿瘤的手术操作方法，或在术中应用面神经肌电监护，面神经的机械性损伤大多可以避免。但当良性肿瘤体积较大，明显推移挤压面神经，或肿瘤体积虽小，但与面神经关系密切，术中将面神经从肿瘤被膜外分离出来时，面神经可有程度不等的损伤。但只要未切断神经，一般可望在3～6个月内恢复。这期间可辅以理疗，肌注维生素B_1和B_{12}等，并配合表情肌功能训练。腮腺恶性肿瘤，面神经已被切断或切除者，除非恶性肿瘤未能切净，有条件时应立即行面神经端端吻合或自体神经修补术。

2. 腮腺瘘　由于腮腺断端处理不佳，术后加压不够，残存的腺体继续分泌，未能通过正常导管系统排入口内，潴留于创口内或经切口持续流出所致。由瘘管流出的液体多呈透明状，有的较混浊。术中仔细结扎叶间导管，缝扎腮腺残端，术后加压包扎，保持负压引流通畅，保证皮瓣与创面贴合良好，可预防其发生。如积液量多，可将其吸尽后重新加压包扎。包扎时间应适当延长。嘱患者术后忌进酸性食物，并在进食前半小时口服阿托品 0.3mg，每日 3 次，以减少唾液分泌。经上述处理无效，局部积液或腮腺瘘经久不愈者，可给予小剂量放射治疗（8Gy），以促使腺体萎缩。

3. 耳垂麻木　是由于耳大神经被切断所致。术中如有可能，应将其保留，则可避免其发生。术后随着时间的延长，一般 3 ~ 6 个月后，患者一方面逐渐适应，另一方面可有感觉神经末梢再生，耳垂麻木感可逐渐减轻。

4. 耳颞神经综合征（Auriculotemporal nerve syndrome）　又称味觉出汗综合征（Gustatory sweating syndrome）或（Frey's 综合征）：是最常见的手术并发症。发生率为 30% ~ 60%，一般出现在术后 3 个月左右。表现为当有味觉刺激存在并伴有咀嚼运动时，患侧颞部或颊部皮肤出现潮红及出汗。多数学者认为其病因是手术切断了分布于腮腺的副交感神经纤维及分布于汗腺和皮肤血管的交感神经纤维，其两组神经纤维断端发生迷走或错向的交叉再生联合。即司唾液分泌的节后副交感神经纤维长入到被切断的、支配汗腺的节后交感神经纤维中。于是当味觉受刺激并有咀嚼运动时，副交感神经兴奋，出现术区皮肤出汗和潮红现象。对于耳颞神经综合征，尚无简单有效、完全成功的治疗方法。但大多数患者仅感觉不适，影响不大，一般很少主动要求治疗。

（杨成章）

第九章
颈部肿瘤

第一节 颈部良性肿瘤

一、颈部神经源性肿瘤

颈部神经源性肿瘤可发生于颈部任何部位的任何神经，较常发生的神经有颈丛神经、迷走神经、交感神经、臂丛神经，偶见于舌下神经和面神经。按病理分类可分为三类：①来自神经鞘施万细胞的神经鞘瘤；②来自神经其他鞘膜层的神经纤维瘤；③来自交感神经节、迷走神经的结状神经节、颈动脉体、颈静脉球体、舌咽神经的神经节等处的副神经节瘤。神经鞘瘤一般为单发，有完整包膜，其起源的神经纤维常在肿瘤表面与瘤体紧贴，且常被推压移位。神经鞘瘤早期为实性，如瘤体较大可发生中心坏死、液化。神经纤维瘤可源自颈部任何神经干或神经末端，位于皮肤或软组织的均为良性，表现为多发性结节，并伴有咖啡色斑点，称之为Von Reckling hausen病、神经纤维瘤病。神经纤维瘤病为显性遗传性疾病，约40%～50%患者有家族史，可表现为周围神经的多发性肿瘤样增生。瘤体由数毫米至数十厘米大小、数目不等，散在于不同的部位；部分患者可伴有骨骼发育畸形，如面部不对称、脊柱后凸或侧弯，少部分患者可伴有智力低下。浅表的神经纤维瘤一般不发生恶变，而位于深部的、生长迅速的、巨大的神经纤维瘤病可以发生恶变，发生率在2%～16%。

【临床表现及相关检查】

多以颈部肿块就诊，病史较长，平均3～5年，亦可长达10年以上。肿块的部位依其所发生神经的部位而不同，源自迷走神经及交感神经者，沿颈部神经干均可发生，但多发于中上颈部。源自迷走神经、结状神经节及交感神经节者，肿块位于咽旁间隙；源自臂丛神经者肿块多位于锁骨上区；源自颈丛神经者，肿块多位于胸锁乳突肌深面；源自舌下神经者，肿块多位于下颌角深处。

根据肿瘤的大小及部位不同，可产生不同程度的相应神经症状，来自交感神经的肿瘤，可出现患侧Horner综合征；迷走神经受累时，可出现声音嘶哑及呛咳，肿瘤压迫气管时可引起反射性咳嗽；来自臂丛神经者，压迫肿物时，出现沿上肢向手部放射的电击感或疼痛感，肿物较大时，可出现所支配的肌肉不同程度的萎缩及肌力减退。如肿瘤位置较表浅，颈部可触及质较韧、边界清楚、表面光滑的包块，发生自迷走神经、交感神经或颈丛神经根部者，颈总动脉常位于肿瘤表面，颈总动脉可向前内侧移位，触诊时可在肿瘤表面的前内侧清楚地触及颈总动脉的走形。位于咽旁间隙较大的肿瘤可见咽侧壁明显内移，咽部触诊可触及包块。

CT、MRI检查：可了解肿瘤的位置、大小、边界是否清楚。磁共振血管造影（MRA）可以清楚地显示瘤体与颈部大血管之关系，这对术前制定手术方案至关重要。

【治疗】

手术切除是治疗神经源性肿瘤的有效方法。一般在气管插管全身麻醉下，通过颈侧径路均能顺利切除肿瘤。

二、纤 维 瘤

颈部纤维瘤（Fibroma）为起源于结缔组织的肿瘤，由胶原纤维局限性增生及成纤维细胞组成，临床上不多见。

【病理】

肿瘤直径一般为1～2cm，质较硬。镜下，可见粗大的胶原纤维束和散在的纤维细胞，并有短突伸入皮下组织，有时伴有胶原纤维骨化。

【临床表现】

本病不多见，好发年龄为20～60岁，发生部位多在颈部椎旁的皮下，质硬，活动性差，无压痛。仰头时肿块明显，低头时肿块的边界清晰。

【诊断】

主要依据术后病理诊断。

【治疗】

肿块直径<1cm者，可临床观察；如直径>1cm，可行手术切除。

三、脂　肪　瘤

为颈部较常见的肿瘤。据天津肿瘤医院统计，发生于头颈部的脂肪瘤（lipoma）占全身脂肪瘤的20.79%。

【病理】

肿瘤有极薄的包膜，质软，呈圆形、分叶状或袋状等不规则形状。如肿瘤较大，可发生液化、实性变或局灶性出血，镜下可见大量成熟的脂肪细胞，且可见到纤维组织和黏液，常称作纤维脂肪瘤和黏液脂肪瘤。

【临床表现】

本病可发生于任何年龄和身体的任何部分，男女发病率无明显差异。病程长短不一，肿块大小不等，质柔软，多为单发，约5%～10%的病例为多发，有时全身可达数百个。位于体表者多为圆形和盘状，位于深部组织者可沿组织间隙生长，故肿瘤呈椭圆形分叶状、哑铃状等。如肿瘤位于体表，可无任何不适，如肿块深在，可产生压迫症状，例如发生在颅内、硬脑膜、软脑膜及胼胝体处，可造成头疼、头晕和脑神经功能障碍；如肿瘤位于咽后、咽旁间隙，则可引起吞咽、呼吸受阻症状；如肿瘤生长在肌肉间，可造成局部膨胀；瘤体位于颈部尤其是下颈部时，可向纵隔或腋下发展；反之纵隔和腋下有肿瘤时，也可向颈部生长，表现为颈部肿块。

【治疗】

手术治疗。如肿瘤位于体表,体积小而无压迫症状时可不手术;肿瘤体积大,位于颈深部组织,因肿瘤压迫而引起吞咽、呼吸受阻症状者,或因肿瘤压迫而引起神经功能障碍者,均需手术治疗。根据肿瘤的位置、大小及术者的经验选择手术径路。我科治疗咽旁、咽后间隙脂肪瘤采用颈侧径路,均能完整将肿瘤切除。手术时可沿肿瘤被膜仔细用手指钝性分离,注意保护瘤体周围的正常组织,将肿瘤完整切除。如肿瘤呈分叶与枝状或分叶状伸入组织间隙时,更需小心分离,尽量将肿瘤完全切除。

四、表皮样囊肿

表皮样囊肿（Epidermoid cyst）较多见。常因分泌物淤滞而产生，可发生于皮肤任何部位，但以头颈部、头皮、腮腺区附近较多见。

【病理】

表皮样囊肿来源于毛囊漏斗部，病变位于真皮内。囊壁完整，内壁光滑，囊腔内有灰白质样物质。镜下，囊壁被覆鳞状上皮，角质层向内，基底细胞及棘细胞突变短或消失。囊腔内见脱落的角化上皮细胞，偶见钙化灶。合并严重感染后，上皮细胞可萎缩或消失，周围见异物巨细胞及类细胞浸润。

【临床表现】

大多为单发,偶见多发。肿瘤多呈圆形,大小不等,生长缓慢,有的可长期静止不发展。无感染时,可无临床症状。与皮肤粘连,基底活动。触诊似面团样。并发感染时可迅速增大、红肿、疼痛明显,严重时可溃破。

【治疗】

小的囊肿可不必处理，极罕见发生恶变。囊肿较大且反复感染者，需手术将皮肤与囊壁一同完整切除。

第二节　颈部恶性肿瘤

一、恶性淋巴瘤

恶性淋巴瘤(Malignant Lymphoma,ML)是淋巴结和(或)结外淋巴组织的免疫细胞肿瘤,来源于淋巴细胞或组织细胞的恶变,可发生于全身多种组织或器官,但绝大多数原发于淋巴结或淋巴组织,其中60%～80%发生于颈部淋巴结,20%～25%的结外淋巴瘤发生于头颈部,所以,恶性淋巴瘤在头颈部肿瘤诊断治疗中占有重要地位。恶性淋巴瘤可分为霍奇金淋巴瘤(Hodgkin's Lymphoma,HL;霍奇金病 Hodgkin's disease,HD)和非霍奇金淋巴瘤(Non-Hodgkin's Lymphoma,NHL)两大类。

【发病情况】

近年来,恶性淋巴瘤在世界各地发病率都有增加,如美国的发病率1973年和1987年相比,从8.7/10万上升到13.1/10万。据天津市1983~1987年流行病学统计资料，恶性淋巴瘤的年发病率男性为4.10/10万（非霍奇金淋巴瘤3.7/10万；霍奇金病0.4/10万）；女性为3.10/10万（非霍奇金淋巴瘤2.8/10万，霍奇金病0.3/10万）。在全部恶性肿瘤中，男性占2.3%（非霍奇金淋巴瘤2.1%，霍奇金病0.2%），女性占2.1%（非霍奇金淋巴瘤占1.9%，霍奇金病占0.2%）。

与欧美国家相比恶性淋巴瘤在我国具有以下特点：

1. 沿海地区和中部的发病率和死亡率高于内地。

2. 发病年龄曲线高峰在40岁左右，为单峰曲线，欧美国家为双峰曲线。

3. 在NHL中滤泡型所占的比例很低，弥漫型占绝大多数。

4. 霍奇金病所占的比例低于欧美国家。

5. 近十年的资料表明，我国的T细胞淋巴瘤占34%，与日本相近，远多于欧美国家。在典型的T细胞淋巴瘤中，蕈样真菌病和Sezary综合征很少，而淋巴母细胞型淋巴瘤和原发于咽淋巴环伴有消化道受侵的病例较多。

【致病因素】

恶性淋巴瘤的发病与多种因素有关。目前趋向于认为：免疫功能紊乱与长期抗原刺激，使淋巴细胞异常增殖有关。原发性免疫异常或缺陷为本病的发病因素之一。病毒感染与本病亦有密切关系，最早证实的是Burkitt淋巴瘤与EB病毒感染有关。近年来从人类T细胞淋巴瘤分离出一种新的逆转录酶RNA病毒—人T细胞白血病/淋巴瘤病毒-Ⅰ（HTLV-Ⅰ），并认为，HTLV-Ⅰ对于成人T细胞白血病/淋巴瘤的发生具有致病作用。恶性淋巴瘤的一些患者也有家族聚集性，有研究证实部分恶性淋巴瘤患者第14号染色体发育异常。有人认为在遗传因素内因的作用下，再经病毒感染，可能为体内淋巴系统异常增殖提供条件。长期使用抗癌药物，接受X线照射、电离辐射等，均有可能成为本病的致病因素。

【病理组织学及分类】

1. 霍奇金病的病理组织学　霍奇金病由肿瘤细胞与反应性炎性细胞及间质相互混合组成。肿瘤细胞亦称R-S细胞（Reed-Sternberg cell），典型或诊断性R-S细胞是直径15~45μm的大细胞，包界尚清楚，胞浆丰富，嗜双色或浅嗜酸性；含双核或双叶核，核圆形，核膜厚而清晰，染色质稀少，核仁巨大、圆形或卵圆形，边缘光滑，嗜酸性，位于核中央，周围有空晕，状似包涵体。也有单核或核仁较小者，属于非诊断性R-S细胞，包括单核R-S、陷窝型R-S细胞、多倍体型R-S细胞和多形性R-S细胞。这些细胞对于诊断霍奇金病有参考价值。反应性炎性细胞包括淋巴细胞、组织细胞、嗜酸性粒细胞、中性粒细胞、浆细胞及纤维母细胞，并可见胶原纤维增生。随着病程的进展，间质内可出现纤维性间质（纤维化，胶原化）及嗜酸性无定形物质。间质内可见较多的小血管及内皮细胞。

2. 霍奇金淋巴瘤的病理组织学分类见表6-9-1（WHO，2001年）。

表6-9-1　霍奇金淋巴瘤的WHO新分类（2001年）

A. 结节性淋巴细胞为主型霍奇金淋巴瘤
B. 典型霍奇金淋巴瘤（classical Hodgkin lymphoma）
1. 结节硬化型霍奇金淋巴瘤，1级和2级。
2. 富于淋巴细胞型典型霍奇金淋巴瘤。
3. 混合细胞型霍奇金淋巴瘤。
4. 淋巴细胞削减型霍奇金淋巴瘤。

3. 非霍奇金淋巴瘤的病理组织学分类

由于非霍奇金淋巴瘤分类方法较多，命名不尽相同，给临床应用和交流造成了混乱和困难。现仅介绍WHO2001年分类法（表6-9-2）。

表6-9-2　非霍奇金淋巴瘤的分类及WHO分类（2001年）

WHO分类（2001年）
B细胞肿瘤
一、前驱B细胞肿瘤
前驱B淋巴母细胞性白血病/淋巴瘤（B-ALL/LBL）
二、成熟（周围）B细胞肿瘤
1. B慢性淋巴细胞性白血病/小淋巴细胞性淋巴瘤（B-CLL/SLL）
变型：伴有单克隆γ病/浆细胞样分化
μ重链病
2. B前淋巴细胞性白血病（B-PLL）
变型：毛细胞型
3. B淋巴浆细胞样淋巴瘤（LPL）
变型：Waldenstorm's巨球蛋白血症
γ重链病
4. 套细胞淋巴瘤（MCL）
变型：母细胞型
5. 滤泡性淋巴瘤（FL）
分级：Ⅰ级
Ⅱ级
Ⅲ级，3a和3b
变型：皮肤滤泡性淋巴瘤（CFL）
6. MALT型结外边缘区B细胞淋巴瘤（MAL-TMZL）
变型：α重链病
7. 淋巴结边缘区B细胞淋巴瘤，+/-单核细胞样B细胞（MZL）
8. 脾边缘区B细胞淋巴瘤，+/-绒毛状淋巴细胞（SMZL）
9. 毛细胞白血病（HCL）
10. 弥漫性大B细胞淋巴瘤（DLBCL）

续表

变型:中心母细胞型
免疫母细胞型
富于T细胞或组织细胞型
间变大B细胞型
伯基特样型
淋巴瘤样肉芽肿型
亚型:纵隔(胸腺)大B细胞淋巴瘤
血管内大B细胞淋巴瘤
原发性渗出性淋巴瘤
11. 伯基特淋巴瘤(BL)
变型:伴有浆细胞样分化(AIDS-相关性)
12. 浆细胞骨髓瘤(PCM)
变型:惰性骨髓瘤
闷燃性(smoldering)骨髓瘤
骨硬化性骨髓瘤(POEMS综合征)
浆细胞白血病
无分泌性骨髓瘤
系统性轻链病
原发性淀粉沉积症
13. 浆细胞瘤(PCL)
亚型:骨孤立性浆细胞瘤
髓外浆细胞瘤
T和NK细胞肿瘤
一、前驱T细胞肿瘤
前驱T淋巴母细胞性白血病/淋巴瘤(T-LBL/ALL)
二、成熟(周围)T细胞和NK细胞肿瘤
(一)以白血病/播散性形式为主的肿瘤
1. T-前淋巴细胞性白血病/淋巴瘤(T-PLL)
2. 大颗粒淋巴细胞性白血病(T-LGL)
3. 侵袭性NK细胞白血病(ANKCL)
4. 成人T细胞白血病/淋巴瘤(ATCL/L)
(二)以淋巴结病变为主的肿瘤
5. 周围T细胞淋巴瘤,非特殊性(PTCL)
变型:淋巴上皮样(Lennert)淋巴瘤
T区淋巴瘤
6. 血管免疫母细胞性T细胞淋巴瘤(AITCL)
7. 间变性大细胞淋巴瘤(ALCL),T和裸细胞型
(三)以淋巴结外病变为主的肿瘤
8. 蕈样真菌病(MF)
9. Sezary综合征(SS)
10. 原发性皮肤 $CD30^+$ T细胞淋巴组织增生性疾病
11. 原发性皮肤间变性大细胞淋巴瘤(ALCL)
12. 皮下脂膜炎样T细胞淋巴瘤
13. NK/T细胞淋巴瘤(NK/TCL),鼻和鼻型
14. 肠病型肠T细胞淋巴瘤(ITCL)
15. 肝、脾T细胞淋巴瘤

【恶性淋巴瘤的生长与扩展】

本病大多数原发于淋巴组织。霍奇金病就诊时，87.67%局限在表浅淋巴结，仅有12.33%累及结外组织，扩展方式主要通过淋巴管道向邻近淋巴结扩散，较少侵及骨髓。非霍奇金淋巴瘤较多累及结外组织，通过淋巴管道或血循环向邻近及远处淋巴结和结外组织扩散，常见跳跃式的转移，亦可侵犯骨髓、中枢神经系统以及其他脏器。临床表现多样化，缺乏特异的征象。有的由腹部开始，有的由咽淋巴环开始，有时可起源于肺、中枢神经、骨和皮肤。病变生长因部位而异，发生在结外组织时，一般多形成较大的肿块，早期较少浸润，晚期开始破溃。非霍奇金淋巴瘤常发生血行扩散，尤其是广泛浸润骨髓，抑制骨髓功能。有些低分化淋巴细胞型非霍奇金淋巴瘤晚期可发展成为白血病。

【颈部淋巴瘤的临床表现】

1. 淋巴结受累　结内淋巴瘤绝大多数以表浅淋巴结肿大为首发症状，初期淋巴结肿大可局限于一区，亦可多区同时出现。最常受累的部位为颈部淋巴结（60%～80%）。在颈部淋巴结中，多为颈内静脉区淋巴结受累，一般出现在胸锁乳突肌周围。初始可为单发或多个，蚕豆大或黄豆大，无压痛。

霍奇金病累及淋巴结时，一般初期发展缓慢，有时仅为1至2个淋巴结肿大，经数月后，始累及周围淋巴结，少数在发展过程中可自行缩小。初起质韧而稍软，以后，可因纤维组织增生而变硬。若陆续发展，则多个软硬相间的肿大淋巴结为其特点。局部无痛或轻度压痛，一般不发生粘连，少见融合成较大的团块。

非霍奇金淋巴瘤累及颈部淋巴结时，一般发展较快，初期多无粘连、活动，继续发展则互相融合，形成较大的团块，直径可达10～20cm以上，压迫口咽、喉咽侧壁，可引起吞咽和呼吸困难，需与咽旁间隙肿瘤鉴别，但很少溃破。

2. 淋巴结外组织受累　结外淋巴瘤约1/5～1/4发生于头颈部，其中半数以上累及咽淋巴环，其次为鼻腔、涎腺、甲状腺、鼻窦、口腔及喉等处。

咽淋巴环的恶性淋巴瘤约占咽部恶性肿瘤的1/3，以腭扁桃体受累最多，其次依次为鼻咽、舌根、软腭及咽后壁等，其中绝大多数为非霍奇金淋巴瘤。原发于咽淋巴环的霍奇金病，显著少于非霍奇金淋巴瘤，不到1%。初发病状可为颈部淋巴结肿大、鼻阻、听力下降或局部肿块。局部病变一般发展迅速，短期形成较大的半球形、或结节状肿块，并产生邻近组织压迫症状。除非晚期，肿瘤一般表面很少破溃，约40%伴腹膜后淋巴结受累，本病在治病过程中，约1/5～1/3并发胃肠病损，主要表现为胃非霍奇金淋巴瘤；约1/3伴腹膜后淋巴结受累。

甲状腺淋巴瘤少见。大多为恶性淋巴瘤全身播散的局部表现，多见于老年人。少数为原发性，可在慢性淋巴性甲状腺炎的基础上发病，表现为长期存在的甲状腺肿，近期生长迅速。可累及喉部，出现声嘶及吸入性呼吸困难症状。

3. 全身症状　本病常有全身症状。在恶性淋巴瘤的病程中，约1/3患者有全身症状。包括发热、盗汗、体重减轻等。少数隐匿型霍奇金病仅表现为较长期的周期性发热，合并一些皮肤病变，如皮肤瘙痒、感染、带状疱疹及荨麻疹等。晚期可发生贫血，少数于就诊时可出现血象异常，特别是有些低分化淋巴细胞型非霍奇金淋巴瘤，晚期可出现白血病。还可发生中枢神经系统侵犯，最常见者为脑膜浸润，出现脑神经症状。因此，非霍奇金淋巴瘤患者若病程中出现复视、斜视、眼睑下垂、肢体无力或瘫痪等情况，应高度警惕脑膜浸润，需作腰穿，脑脊液中可以检出淋巴瘤细胞。

【诊断】

恶性淋巴瘤的诊断主要依靠临床表现和病理学检查，对于恶性淋巴瘤的确诊和分型，病理学检查具有重要的诊断价值。

1. 详询病史　包括首发症状，淋巴结肿大的首发部位，出现时间及生长速度，有无消瘦、周期性发热及盗汗等症状。

2. 全面体检　特别要注意咽淋巴环区和全身各部位表浅淋巴结是否肿大，肝脾是否肿大，皮肤有无损害等。

3. 病理学检查　①当有不明原因的表浅淋巴结进行性肿大时；②“淋巴结结核”或“慢性淋巴结炎”经正规治疗无效时；③淋巴结肿大伴发热，虽可为间歇性，但总的趋势为进行性加重；④不明原因的长期低热或周期性发热，特别伴有皮痒、多汗、消瘦以及发现表浅淋巴结肿大时，皆应考虑恶性淋巴瘤的可能性。并及早取淋巴结作病理检查。

取淋巴结活检时应注意：①若为数个淋巴结肿大，应切取其中较大者，必须完整切除之；②操作时尽量避免挤压；③取出后尽快固定；④必要时可在不同部位分别采取样本；⑤倘因肿大淋巴结融合，难以完整切取时，要作包括被膜在内的较大标本送检。对纵隔淋巴结可于B超引导下穿刺取活检或用纵隔镜取活检，必要时开胸活检。

病理标本的免疫组化检查，可以协助诊断淋巴瘤的种类。

4. 实验室检查　包括血、尿常规，血沉，肝肾功能等。

5. 影像学检查　常规的X线检查包括胸部拍片，观察肺门、纵隔、气管隆突下等部位有无淋巴结受侵。

【临床分期】

Ann Arbor分期标准曾被广泛应用，但其不足之处，特别是对非霍奇金淋巴瘤的结外病变，更是争论的焦点。目前国内外通用的恶性淋巴瘤的分期标准仍是1971年Ann Arbor国际会议的临床分期标准。表6-9-3、表6-9-4为近年美国国立癌症研究所对中度和高度恶性非霍奇金淋巴瘤修订后的分期标准。

表6-9-3　恶性淋巴瘤的国际分期（Ann Arbor，1971）

Ⅰ期	病变限于1个淋巴结区（Ⅰ）或淋巴系统以外的一个器官或部位的局部侵犯（ⅠE）
Ⅱ期	病变限于2个或更多的淋巴结区（Ⅱ）或一个结外器官或部位伴有一个以上的淋巴结（ⅡE）。以上病变应限于横膈的同一侧。可注明受侵淋巴区的数目（如Ⅱ3）
Ⅲ期	病变涉及横膈两侧的淋巴结区（Ⅲ）或同时伴有结外器官或组织的局部侵犯（ⅢE），或侵脾脏（ⅢS），或两者均受侵犯（ⅢSE）
Ⅳ期	在淋巴结、脾脏、咽淋巴环之外，一个或多个结外器官或组织的广泛侵犯，伴有或不伴有淋巴结肿大，如骨髓（M）、肺实质（L）、胸膜（P）、肝脏（H）、骨骼（O）、皮肤（D）等分别以符号标明

注：各期患者可按全身症状有无再分为A组和B组。A组：无全身症状；若有以下全身症状之一者属B组

（1）六个月不明原因的体重下降10%

（2）原因不明的发热（38℃以上）

（3）盗汗

根据解剖部位，淋巴区确定如下：

膈上：咽淋巴环、颈部、纵隔或肺门、锁骨下、腋下、胸部、滑车上与臂部

膈下：脾脏、腹主动脉旁、髂部、腹股沟与股部、肠系膜、腘窝

表6-9-4　美国国立癌症研究所修订的中度和高度恶性非霍奇金淋巴瘤的分期

Ⅰ期	局限性淋巴结或结外病变（Ann Arbor分期Ⅰ或ⅠE）
Ⅱ期	两个以上淋巴结区受侵或局限性结外病变加一个引流区淋巴结受侵。不应有以下预后不良的因素：一般状况记分≤70，B症状，任何肿块直径>10cm（特别是消化道），血清乳酸脱氢酶>500，3个以上淋巴结区受侵
Ⅲ期	Ⅱ期加任何一预后不良的因素

【鉴别诊断】

恶性淋巴瘤常易被误诊，应注意与以下疾病鉴别。

1. 慢性淋巴结炎　多有明显的感染灶，常为局灶性淋巴结肿大，有疼痛及压痛，一般不超过 2～3cm，抗炎后可缩小，当无明显原因的双颈、锁骨上和滑车上淋巴结肿大，则应重视，需进一步检查确定性质。

2. 窦组织细胞增生性淋巴结病　好发于儿童期，少数于青少年期。临床表现为无痛性颈部淋巴结肿大，常累及双侧，可发展到直径 3～5cm，病程较长，伴有发热、白细胞增多、血沉加快及血浆丙种球蛋白升高。

3. 结核性淋巴结炎　以青年为多，病期较长，多数淋巴结融合，软硬不一，较大之淋巴结常与皮肤粘连，发红、中心软或可触及波动。有时伴有全身症状，如发热、盗汗等，常有肺结核并存，血沉较快，抗结核治疗有效。

4. 淋巴结转移癌　一般肿大淋巴结为单个或多个，很少全身淋巴结肿大、硬，多与周围组织粘连，常可发现原发灶。

【治疗】

1. 放疗和化疗　恶性淋巴瘤的治疗，主要采用放疗或化疗，或两者联合治疗。首次治疗前应根据患者全身状况、病理类型、原发部位、临床分期、肿瘤发展趋向、有无巨大肿块及免疫功能等，制定一个局部与全身、肿瘤细胞杀伤与骨髓免疫功能重建有机配合的综合治疗。近年来由于采用有计划的综合治疗，疗效有了显著提高，早期霍奇金病放射治疗后 5 年生存率已达 90%，非霍奇金淋巴瘤 50% 以上可以长期缓解。

放射治疗一般采用 ^{60}Co 或 4～6MeV 直线加速器。照射病变区及其区域淋巴结。病变在咽淋巴环时，不论局限于其中的任何一处，射野均应包括全部咽淋巴环区。如原发灶在鼻咽，则应包括颅底，一般采用较大射野，经过一段照射，瘤体缩小后，适当缩小射野。颈部射野一般包括双颈全部淋巴结分布区，如已累及颈下部淋巴结，宜外加同侧腋下淋巴结照射。放射量 40～50Gy/4～5 周。

（1）霍奇金病的治疗：霍奇金病一般根据不同临床分期采用放射治疗和化疗。$Ⅰ_A$ 和 $Ⅱ_A$ 期：首选放射治疗（次全淋巴结照射）。$Ⅰ_B$、$Ⅱ_B$ 和 $Ⅲ_A$ 期，首选全淋巴结照射。$Ⅲ_B$ 和各期的淋巴细胞消减型，首选化疗，以后可酌情进行放射治疗。Ⅳ期：以化疗为主。对儿童霍奇金病的治疗，因儿童正常组织器官对放射较敏感，放射可使儿童正常发育受到抑制，因此多主张化疗加放疗，而放疗剂量适当减少（随年龄渐增最高不超过 30Gy），放射野也要适当限制。

（2）非霍奇金淋巴瘤的治疗　非霍奇金淋巴瘤是一种很不均一的肿瘤，病理分类复杂，病理严重程度与治疗计划及预后密切相关。低度、中度、高度恶性非霍奇金淋巴瘤的治疗原则、治疗方案、疗效、预后完全不同。

1）低度恶性非霍奇金淋巴瘤：化学药物治疗主要依据低度恶性非霍奇金淋巴瘤在一定时间内可转化为恶性程度较高的类型。故在病情进展时应给予适当化疗。

2）中度恶性非霍奇金淋巴瘤：治疗方案：Ⅰ、Ⅱ期：根治性放射治疗 50～55Gy/5～6 周 + 预防照射 45Gy/4～5 周 ±4～6 周期化疗。Ⅲ、Ⅳ期：化疗 4～6 周，肿块≥5cm，加淋巴结区照射 40Gy/4 周。

3）高度恶性非霍奇金淋巴瘤：化疗 4～6 周，肿块≥5cm 者加淋巴区照射 40Gy/4 周。

2. 恶性淋巴瘤的手术治疗　手术作为治疗大多数恶性肿瘤的一种主要手段多年来一直发挥着主导作用。然而，恶性淋巴瘤有其特殊性。因为它是一种介于实体肿瘤和血液系统疾病的中间体，它的某些亚型（如结外病变）具有实体肿瘤的特性，而另一些亚型则具有恶性血液病的特性。就整体而言，它是一种典型的全身性疾病的局部表现。因此，通常外科手术所采用的根治术对淋巴瘤来说并不适用，因其虽然表现为某些区域的淋巴结肿大，但实际上，恶性淋巴细胞在不断地循淋巴管播散于全身。非霍奇金淋巴瘤的某些亚型有较高的骨髓和中枢神经系统侵犯率也证明了这点。临床上一些外科医师将手术作为治疗淋巴瘤的主要手段而进行“根治术”或“清扫术”，这反映了对淋巴瘤的实质及治疗原则的认识不足。这种“清扫术”后仍然还会有很多“微小残留病变”存在，势必会导致术后“复发”。因此，外科手术治疗恶性淋巴瘤是一种辅助治疗方法。其适应证如下：

（1）活体组织切除病理检查以明确诊断：应完整切除淋巴结，忌切碎，忌挤压，以便病理科医师能够观察到淋巴结的完整结构，迅速准确地做出诊断报告。

（2）纵隔恶性淋巴瘤：无表浅淋巴结肿大，穿刺不能明确诊断时，应行纵隔镜检查或手术切除以诊断和治疗，术后作化疗或放疗。有些纵隔淋巴瘤的化疗及放疗疗效不好，应及时转换为手术治疗，术后病理检查以进一步明确或验证诊断。

（3）化疗后淋巴结残留：放疗后淋巴结大部分消退，而某些部位仍有残留，可将残留的肿大淋巴结切除。

（4）大多数早期结外淋巴瘤应先手术，后化疗和（或）放疗。

（5）咽部、喉部恶性淋巴瘤影响呼吸、吞咽功能者，可考虑手术治疗，既减轻肿瘤负荷，又改善呼吸、吞咽功能。

（刘邦华）

二、神经源性恶性肿瘤

（一）神经纤维肉瘤

由较粗的梭形或卵圆形施万细胞所构成，包浆较少，核染色深浅不一，瘤细胞的形态各异，可呈巢状、漩涡状或为零乱的栅栏状排列，其间可出现成纤维细胞或胶原纤维和大量粘液基质。

常与神经纤维瘤、丛状神经纤维瘤或神经纤维瘤病同时发生。发生于颈部者不多，生长快，较硬而固定，与基底粘连较紧，常穿破皮肤形成久治不愈的溃疡。因恶性度较高，切除后易复发，或发生远处转移，故治疗应作扩大的手术切除，须将肿瘤周围的淋巴结及被侵犯的肌肉、软组织、皮肤等全部予以切除，必要时可行颈廓清术，术后采用化疗及放疗等综合疗法。

（二）神经纤维瘤恶性变

病变主要由梭形细胞组成，胞核呈多形性，大小不一，染色深浅不同。可出现软骨或骨样变性，在肿瘤浸润的前缘可发现肥大细胞，但仍可见排列呈束状或不典型栅栏状的细胞。肿瘤无被膜，可向周围浸润。

各种神经纤维瘤均有恶变的可能性，其中丛状神经纤维瘤和神经纤维瘤病比较容易恶变，而神经鞘膜瘤则很少恶变。如发现神经纤维瘤增长加速，出现疼痛、周围组织受侵犯、肿物变硬、活动度减少或消失，应考虑恶性变的可能性。肿瘤生长很快，手术切除后亦易复发。这类肿瘤不仅向周围组织广泛浸润，还可转移至肺、肝及骨骼，故其预后较差。

（张小萌）

三、颈部淋巴结转移癌

经淋巴途径转移是恶性肿瘤最重要的转移途径之一。不言而喻，正确、及时的诊断和处理恶性肿瘤的淋巴结转移对提高患者生存率及生存质量有重要意义。有关恶性肿瘤淋巴结转移的基础、临床研究一直是肿瘤学研究中的热点。颈部淋巴结转移癌中，大多数源自头颈部癌，少数来自锁骨以下器官的癌。颈部淋巴结转移癌为影响预后的重要因素。有研究表明：淋巴结转移灶≤2cm时，4年生存率为36%～54%，淋巴结转移灶>2cm时，生存率降为7%～29%；如转移癌灶活动性较好，其5年生存率为36%，如已固定则降为13%。

【颈部淋巴结分布与恶性肿瘤转移的机制】

颈部淋巴结十分丰富，颈部约有200～300个淋巴结（全身大约有800个淋巴结），分布于不同的部位，有浅层和深层之分。颈浅淋巴结（superficial lymph nodes）位于颈深筋膜浅面，主要分布于颈外静脉上部及颈前静脉周围。其淋巴引流穿过颈深筋膜注入颈深淋巴结，仅少数颈部皮肤癌及晚期肿瘤转移至颈浅淋巴结。颈深淋巴结（deep cervical lymph nodes）全部位于颈深筋膜第3层即椎前筋膜表面。可将颈部淋巴分为以下10组：①枕淋巴结；②耳后淋巴结；③腮腺淋巴结；④下颌下淋巴结；⑤颏下淋巴结；⑥咽后淋巴结；⑦颈内静脉淋巴结；⑧喉、气管、食管淋巴结；⑨副神经淋巴结或枕后三角淋巴结；⑩锁骨上淋巴结。

癌细胞脱离癌肿后，侵犯并穿过基底膜，浸润生长，与毛细淋巴管内皮细胞附着粘连，穿过内皮细胞的间隙进入淋巴管，部分癌细胞在淋巴管内存活，并随淋巴液到达淋巴结，先在边缘窦停留、增殖，之后穿过窦内皮细胞和基底膜，进入淋巴结实质内增殖，成为转移癌。淋巴结早期对癌细胞有过滤和屏障作用，随着新的淋巴结癌灶的形成，就成了再转移癌的来源，这样由近及远地转移。因此，相邻淋巴结的直接播散及瘤栓向邻近淋巴结的扩散是颈淋巴结转移的主要方式。由于癌细胞对淋巴系统的侵犯，部分淋巴液的流向可发生改变，部分淋巴管阻塞，又引起“逆行性”转移。

“跳跃”转移现象：淋巴系统肿瘤转移有一定规律。原发肿瘤脱落的瘤栓，进入淋巴管后转移至第1站淋巴结，继而至第2站、第3站淋巴结……，最终在颈内静脉及锁骨下静脉夹角间进入血循环。例如喉声门上型癌，首先转移至颈内静脉淋巴结上区，第2站为颈内静脉淋巴结中区。第3、4站为颈内静脉淋巴结下区及锁骨上淋巴结。但是，在临床工作中，常可观察到不遵循这一转移规则的病例，即近处淋巴结没有转移，而远处淋巴结已有肿大，这就是所谓“跳跃”转移。这一现象有多种原因：①解剖学上的原因；由于淋巴结解剖变异，有的淋巴结的输入管直通输出管，瘤栓不在这一淋巴结内停留；有的淋巴结位于肿瘤附近，但不接受输入管。如舌前三分之二淋巴引流的解剖特点是这一部位淋巴管可以进入颈内静脉淋巴结上区，但也可直接进入颈内静脉淋巴结中区；②淋巴管引流动力流向变化：有时某一站淋巴结已为转移癌堵塞，淋巴引流不可能流向下一站；③肿瘤分化程度低，恶性度较高，转移活跃。如有的鼻咽癌，有时上颈部没有转移，锁骨上淋巴结已有转移。

根据转移癌的来源不同，头颈部转移癌可分为三大类：来自头颈部癌的转移癌，来自锁骨下器官癌的转移癌和原发灶不明的转移癌。在头颈部转移癌中约有70%～80%来自头颈部癌，其次是来自锁骨下器官癌的转移癌，约有2.6%～9.0%的转移癌查不出其原发灶，属原发灶不明的转移癌。

【颈部淋巴结转移癌的临床表现】

颈部淋巴结转移癌大多发生于中年以上的成人。表现为一侧或双侧颈部进行性增大的无痛性肿块。发病初期多为单发，肿块较小，质较硬，活动度较差，随着病情的发展，肿块数目增多且互相融合。肿块与皮肤粘连、固定。肿块较大压迫器官、食管、神经时引起相应的症状和体征。部分鳞状细胞癌、甲状腺癌可因转移肿块中的组织坏死、液化而呈囊性变。部分病例可因肿块侵犯皮肤而出现皮肤破溃、出血、继发感染等表现。

【颈部淋巴结转移癌的诊断】

颈部包块主要分为三类：①炎性包块；②良性包块；③恶性包块。据统计，成年人的颈部包块（甲状腺肿瘤除外）中 70% ~85% 为肿瘤，炎性病变约 3% ~6%；先天性病变占 12% ~24%。因以下原因可导致颈部包块的误诊、误治：①部分头颈部癌的原发灶较隐蔽及缺乏特征性的表现；②非头颈外科医师及非肿瘤专业医师对颈部转移癌缺乏警惕性；③患者对医院和疾病有恐惧心理，以及经济等原因，未及时到医院就诊。为了及时、正确地诊断、治疗颈部包块，应从以下几方面进行认真分析研究。

1. 病史特点

（1）患者年龄和性别：性别和年龄不同，包块的性质差别较大。中国医学科学院肿瘤医院统计 1081 例颈部包块中，男性占 72%，女性占 28%，40 岁以上的患者，颈部恶性肿瘤的比例占 77%。

（2）病程长短：如颈部包块短期（2 周）内迅速长大，且有明显的疼痛等症状，大多为炎性包块，但不能完全排除恶性病变。如果颈部包块已有数年以上病史，一般为良性或先天性病变。绝大多数颈部转移癌病史较短，短期内进行性增大，无明显疼痛症状。

（3）颈部包块的触诊：规范的颈部触诊是头颈外科医师及肿瘤科医师的基本技能，对颈部包块的诊断有重要意义，对颈部转移癌的检出率可达 70% 以上。有些医师习惯于面对患者进行颈部检查，由于手指和患者颈部有一定角度，不易触扪清楚。颈部触诊时医师应站在患者背后，患者正坐。医师左右手同时检查双侧颈部。按各分区淋巴结依次逐一检查，如：枕淋巴结→耳后淋巴结→腮腺淋巴结→颏下、下颌下淋巴结→颈内静脉淋巴结上组→颈内静脉淋巴结中组→颈内静脉淋巴结下组→颈前淋巴结→枕区后三角淋巴结→锁骨上淋巴结。触诊时应注意肿块的大小、数目、硬度、移动度、有无搏动感、有无压痛等。恶性肿瘤一般较硬（淋巴瘤除外），晚期活动度小，与皮肤粘连。转移癌可以出现多个肿块，压痛不十分明显。囊性肿物多为良性肿瘤，如腮裂囊肿、囊性水瘤、表皮样囊肿等。但甲状腺转移癌亦可表现为囊性。

2. 细针穿刺抽吸细胞学检查　细针穿刺抽吸肿块做细胞学检查具有操作简单安全、对患者创伤小、出报告快的优点。最重要的是其创伤不会给以后的治疗带来不良影响，所以其应用不断增多。诊断正确率约在 80% 左右。如细胞学报告为良性，而临床怀疑为恶性时应采取进一步的检查。如为颈部搏动性包块，应慎用或禁用此项检查。

3. 影像学诊断　CT 扫描有助于查出临床隐匿的转移灶，不仅能显示淋巴结的位置、大小和形态，还有助于辨别是增生或是转移。其主要根据是淋巴结的大小，有无中央坏死和包膜外播散，肿大淋巴结周围的脂肪间隙是否消失等，其检出率达 87% 左右。MRI 对软组织的分辨力优于 CT，对转移淋巴结的诊断标准是：淋巴结中心坏死；二腹肌下淋巴结的最小直径超过 1.1cm，或颈部其他部位出现直径超过 1.0cm 的淋巴结，或肿瘤周围淋巴引流区有 3 个以上的淋巴结互相融合；磁共振血管造影（MRA）可以清晰地分辨颈部肿块与颈部大血管的关系，肿块是包绕还是推压颈部大血管，可为制订手术方案提供重要的参考；MRI 对颈部转移淋巴结的敏感性和特异性都在 80% 以上。回波彩色多普勒（ECD）检查对颈部转移癌的敏感性和特异性均高于上述各项检查，其阳性预测率可达 95% 以上。Laubenbacher 和 Adams 报告[18] FDG-PET 检查对头颈部癌淋巴结转移诊断价值优于 MRI 和 CT。对头颈部癌的临床分期有较大的参考价值，但 PET 检查价格昂贵，不能广泛应用于临床。

4. 头颈部癌的颈部淋巴结转移的一般规律　头颈部癌的颈部淋巴结转移有一定的规律性，了解这些规律，对寻找其原发灶、诊断、治疗颈部转移癌是大有裨益的。

（1）鼻咽癌：鼻咽癌是头颈部癌中最早、最常发生颈部淋巴结转移的，约有 65% ~75% 的鼻咽癌发生颈深淋巴结转移，乳突下方和二腹肌后腹之间的淋巴结是鼻咽癌转移的好发部位，1/3 以上的患者以颈部肿块为首诊症状。

（2）鼻腔及鼻窦癌：鼻腔及鼻窦癌较少发生颈部淋巴结转移，多转移到同侧下颌下和颈深上部的淋巴结。

（3）口咽癌：口咽癌的颈淋巴结转移发生得较早，转移率较高，就诊时即有 3/4 以上的病例已有颈淋巴结转移，开始转移到颈深上、咽后淋巴结，以后可扩展到全颈甚至颈浅淋巴结。

（4）口腔癌：不同口腔癌发生颈淋巴结转移的早晚和多少不同。舌癌的颈淋巴结转移发生最早最多，初诊时即有近一半的病例已有颈淋巴结转移，多转移到颈深上二腹肌下淋巴结、下颌下淋巴结，晚期可转移到对侧颈部和锁骨上淋巴结。舌癌可有淋巴结的跳跃转移现象，即癌的转移部位不按常规途径转移，而是绕过下颌下、颏下、颈内静脉上组淋巴结直接转移到颈内静脉下组或锁骨上、副神经链淋巴结，此种转移与年龄、性别、分期、发病部位、神经血管受累、病理分化程度和肿瘤大小无关，而取决于癌肿本身。唇癌的颈淋巴结转移发生较晚、较少，多转移到颏下和同侧下颌下淋巴结，口底癌多转移到下颌下和颈深上淋巴结，偶有双侧颈部淋巴结转移。口腔癌中以龈癌的颈淋巴结转移的发生最晚、最少。

（5）喉癌：声门上型和声门下型癌较早、较常发生颈淋巴结转移。声门型的转移最少、最晚。喉癌的颈淋巴结转移好发于颈深上的二腹肌下淋巴结，气管前和气管旁淋巴结，也可转移到颈深下淋巴结，少数喉声门上型癌可转移到双侧颈部淋巴结。

（6）涎腺癌：涎腺癌的颈淋巴结转移发生较晚、较少，但不同的涎腺癌亦有差别。影响涎腺癌淋巴结转移的因素有涎腺癌发生的部位和组织学类型。发生于下颌下腺的涎腺癌较易和较多发生颈淋巴结转移，而小涎腺癌较少发生颈淋巴结转移；不同组织学类型的涎腺癌中，腺样囊性癌较少发生颈淋巴结转移，而高度恶性的涎腺鳞状细胞癌、未分化癌、低分化黏液表皮样癌等较早、较多发生颈淋巴结转移。

（7）甲状腺癌：不同类型甲状腺癌发生颈淋巴结转移的多少有较大差别。甲状腺癌常转移到颈深中、下淋巴结，也可转移到颈深上淋巴结。约10%的甲状腺癌有双侧颈部淋巴结转移。

5. 原发灶不明的颈淋巴结转移癌　原发灶不明的颈部转移癌是指经组织病理学检查或细针穿刺抽吸细胞学检查诊断为淋巴结转移癌，但是治疗前和治疗中经各种检查（体检、X线检查、CT、MRI、内镜检查、PET显像及可疑为原发病灶部位活检等）均未能找到原发灶，且无恶性肿瘤病史者，其发生率为2.6%～9.0%。

原发灶不明的颈部淋巴结转移癌多为分化不良的腺癌和鳞状细胞癌，据天津医科大学附属肿瘤医院报道：低分化鳞状细胞癌占63.5%，低分化腺癌占26.9%。73.1%发生于颈内静脉中组、下组和锁骨上窝淋巴结。无原发癌的表现，针吸活检或切取活检是常用的诊断方法。通过活检标本的组织病理学检查，特别是免疫组化技术有助于原发灶不明转移癌的诊断。一般说来，颈上、中部转移性鳞状细胞癌多来自鼻咽、舌根、梨状窝、喉咽或扁桃体，颈下部和锁骨上窝转移性鳞状细胞癌常来自肺和食管。转移性腺癌位于颈上部者多来自涎腺，位于颈中部和下部者多来自甲状腺，位于颈下部和锁骨上窝者常来自甲状腺，少数来自肺、胃、胰、乳腺、肾和女性盆腔脏器。

【颈部淋巴结转移癌的治疗】

颈部淋巴结转移癌的治疗方式有：放射治疗、手术治疗、手术加放疗及放疗加化疗等治疗方案。具体需要何种治疗方案应根据病理类型及分化程度、淋巴结大小、数目、有无淋巴结包膜外侵犯、原发肿瘤的位置及原发灶的治疗措施、患者的全身状况等综合考虑。

1. 放射治疗　头颈部原发灶鳞癌对放射治疗中度敏感，但颈部淋巴结转移性鳞癌对放射治疗并不敏感，这和鼻咽癌颈部转移灶不同。鼻咽部低分化癌，不论原发灶还是转移灶均对放射线敏感。由于放射肿瘤学的进展及放疗设备的不断改进，目前颈部转移癌的放射治疗效果有明显提高。

根治性放疗的优点是相对安全，避免了手术创伤及可能导致的手术并发症。但放射线在杀伤肿瘤的同时也会损伤放疗野内正常组织，造成放疗并发症甚至终身后遗症，如口腔及咽喉干燥，颈部软组织纤维化致颈部僵硬，咽鼓管功能障碍致分泌性中耳炎等。大剂量的放疗（大于65Gy）有时给患者带来较严重的并发症，如骨或软骨坏死，黏膜或皮肤溃烂，甚至颈总动脉破裂出血等。总的来说，根治性放疗对N_1～N_3颈部转移癌的控制率不如颈淋巴结清扫或颈清扫加放疗的综合治疗。转移淋巴结越大，根治性放疗效果越差。但对转移性低分化鳞癌或未分化癌放疗效果较好。目前颈部N_1～N_3转移癌的根治性放疗用于原发灶来自鼻咽、口咽、喉咽的分化较差的癌（与原发灶同时放疗）。对全身情况差不能耐受手术的病例，可对原发灶和颈部同时行根治性放疗。

2. 手术治疗　颈部淋巴结清扫术（详见本篇第十章）。

3. 手术+放射的综合治疗　颈部淋巴结清扫术是公认的治疗颈部淋巴结转移癌的有效方法，但是仍有10%～40%的肿瘤复发，且颈部复发率随着转移淋巴结的增大、数目的增多及淋巴结包膜外的侵犯而升高。N_0、N_1、N_2、N_3的患者颈部淋巴结清扫术后的颈部肿瘤复发率分别为5%～10%、10%～20%、20%～30%和35%～70%左右。但如果术前给予40～50Gy或术后给予60～70Gy的放射治疗，可有效地降低颈部肿瘤的复发率。以下情况可选用手术加放射治疗：

（1）颈部转移淋巴结直径大于3.0cm。

（2）颈部转移淋巴结数目在3个或3个以上，或颈部转移淋巴结累及两个以上分区淋巴结。

（3）颈部转移淋巴结有包膜外侵犯或淋巴结与周围组织有粘连。

放射治疗在手术后6周以内进行为佳。

4. 原发灶不明的颈部转移癌的治疗　对于原发灶不

明的颈部转移癌，在积极寻找原发癌灶的同时，应积极治疗颈部转移癌，如病理检查考虑来自甲状腺隐性癌时，可行手术切除。术中检查甲状腺，如发现甲状腺隐性癌则行联合根治切除术；对颈上部特别是位于胸锁乳突肌深部的转移癌，而且病理检查为分化较差的鳞状细胞癌，应考虑原发于鼻咽癌的转移癌，可施行包括鼻咽部的放射治疗；对原发癌部位不明线索者，如患者全身情况和局部情况允许，可施行转移癌局部切除术，转移癌灶不适于手术者，可试行放疗。

原发灶不明的局部转移癌约有40%在治疗和随访的一年内发现其原发癌灶，经适当治疗后，有些仍可获得较好的效果。原发灶不明的颈部转移癌的预后在很大程度上取决于转移癌的组织病理类型和发生部位。有报道127例原发癌灶不明的颈部转移癌中，治疗后的甲状腺癌多存活3年以上，约1/4的鳞状细胞癌存活达3年，而位于锁骨上窝之转移性腺癌、未分化癌无一例生存达3年者。颈上部转移癌的预后好于颈下部尤其是锁骨上窝转移癌，其3年存活率大约在25%～34%。

（刘邦华）

第十章
颈部肿块

第一节 窦组织细胞增生症并巨大淋巴结病

窦组织细胞增生症并巨大淋巴结病（sinus histiocytosis with massive lymphadenopathy，SHML）是一种具有特殊临床和病理特点的组织细胞增生性疾病，由 Azoury 和 Reed 等（1966）最先报道，之后 Rosai 和 Dorfman（1969）对该病做了较深入的研究。当病变发生在结外而不伴明显的淋巴结肿大时，常称为 Rosai-Dorfman 病，约 40% 的 SHML 以 Rosai-Dorfman 病的形式出现。

从目前报道的文献资料来看，该病多发于黑种人儿童，非洲、欧美相对多见，在我国少见。自 1997 年首次报告 2 例以来，国内至今不足 40 例，且多为老年患者，与国外资料似有差异，但需大宗病例资料的支持。

【病因】

SHML 病因尚不明确，可能与人疱疹病毒 6（HHV_6）感染有关，在原位杂交中 HHV_6 的检出率很高。

【病理】

颈部淋巴结无痛性肿大，多个肿大的淋巴结常借助明显增厚的纤维组织相互粘连成为多个结节状肿块，质地较硬。镜下表现为淋巴结结构破坏，淋巴窦极度扩张，窦腔内充满增生的组织细胞以及浸润的小淋巴细胞、成熟浆细胞和少数中性粒细胞。病程长时，纤维化改变明显，并逐渐替代增生的组织细胞。最常见的结外发病部位为皮肤、上呼吸道、眼、骨骼，其次为泌尿生殖道、下呼吸道、口腔和软组织等。发生在结外的病变形态学表现与结内大体相似，而与结内病变不同之处在于间质纤维化和血管增生更显著，而淋巴细胞的吞噬现象不明显。免疫组织化学染色示增生的组织细胞呈 S-100、CD68、HAM56、CD14 阳性，而 CD21、R4/23 和 CD1a 阴性，提示此细胞是来源于血循环中单核细胞功能活化后的巨噬细胞，而不属于树突状细胞。

【临床表现】

SHML 的典型症状为双侧颈部无痛性巨块状淋巴结肿大，常伴有慢性炎症的表现，如低热、粒细胞增多、r-球蛋白增高等。全身其他部位淋巴结或者结外也可受累，可出现相应的症状或体征。

【诊断】

确诊本病依靠病理组织学检查并结合免疫组化染色结果。另外需要与反应性窦组织细胞增生、淋巴结浆细胞瘤、Langerhan 组织细胞增生症等疾病相鉴别。

【治疗】

由于病因不明，病例数相对较少且分散，国内外对其治疗尚无统一的认识。治疗方法包括化疗、放疗和手术治疗。化疗以长春新碱为主，放疗以 ^{60}Co 为主（50～60Gy），但仅少数病例有效，疗效有限。近年来，有人认为手术彻底切除结合免疫增强剂治疗效果较好，但还需积累更多的临床资料并作前瞻性对照研究。

（肖红俊）

第二节 颈部肿块的诊断和鉴别诊断

颈部肿块是多数颈部疾病较常见的体征，其组织来源复杂，生物学特性各异，常涉及耳鼻咽喉头颈外科，口腔颌面外科，内、外、儿科等诸学科。

【分类】

按病理性质颈部肿块可分为：

1. 肿瘤

(1) 原发性肿瘤：包括良性和恶性肿瘤。较常见的良性肿瘤有甲状腺腺瘤及甲状腺结节性肿、涎腺混合瘤、神经鞘膜瘤及神经纤维瘤、颈动脉体瘤、脂肪瘤及皮脂腺囊肿等。恶性肿瘤有甲状腺癌、涎腺癌、恶性淋巴瘤(包括霍奇金病、非霍奇金淋巴瘤)、神经源性恶性肿瘤等。

(2) 转移性肿瘤：原发病灶多在鼻咽、扁桃体、喉咽、喉部、口腔颌面部、鼻腔、鼻窦、甲状腺、涎腺、肺、纵隔、乳房、胃肠道等处。

2. 炎症　包括慢性和亚急性淋巴结炎、淋巴结结核、涎腺炎症、软组织化脓感染等。

3. 先天性畸形　有甲状舌管囊肿、鳃裂囊肿、先天性血管瘤、囊状淋巴管瘤（囊状水瘤）等。

【诊断】

Skandalakis(1970)对颈部肿块提出了“80%”法则或“7”法则。所谓“80%”法则，即：在非甲状腺肿块中，肿瘤占80%，多于炎症和先天性畸形；在肿瘤中，恶性者占80%，多于良性者；在恶性肿瘤中，转移性者占80%，多于原发性者；在转移性恶性肿瘤中，原发灶80%位于锁骨上，多于来自锁骨下者。“7”法则即为：病史为7天的颈部肿块多为炎症；7个月的多为肿瘤；7年的多为先天性畸形。这些法则虽非绝对规律，但可作为进一步检查的提示。

诊断方法：

1. 病史　询问要详细，特别注意发病年龄、病程长短、肿块最初发生部位、生长速度、有无疼痛、有无全身症状和邻近组织器官的伴发症状如声音嘶哑、呼吸困难、鼻出血、鼻塞等。

婴幼儿多为先天性肿块，如甲状舌管囊肿、鳃裂囊肿、囊状水瘤等；青少年患者多为炎性淋巴结肿大；青壮年和中年患者应警惕恶性肿瘤，特别是恶性淋巴瘤；老年者多为转移性恶性肿瘤。

2. 体检　应包括肿块的检查、头颈部其他器官的检查和全身检查三部分，不能只注重肿块本身的检查而忽视了后两者。

通过对颈部肿块的触诊可基本了解肿块的部位、大小、数目、质地、活动度、与周围组织的关系等，据此能初步判断肿块的组织来源和病变性质，为下一步有针对性的检查提供方向。如，颈前区肿块多为各种甲状腺疾病和甲状舌管囊肿，而颈侧区肿块来源有：①淋巴系统病变，包括恶性淋巴瘤和恶性肿瘤的淋巴结转移、淋巴结炎、淋巴结结核；②血管神经系统，如颈动脉瘤、颈动脉体瘤、神经鞘膜瘤等；③腮腺、下颌下腺疾病；④先天性疾病如囊状水瘤、鳃裂囊肿等。再如，甲状腺肿块可随吞咽上下移动；甲状舌管囊肿于伸舌时肿块可回缩；颈部搏动性肿块则见于颈动脉瘤和颈动脉体瘤。

3. 常用的辅助检查

(1) 超声检查：因其简便、无创，且可重复进行，故而成为颈部肿块辅助检查的首选方法。应用此项检查可以了解肿块的大小、部位、形态，其与周围组织，特别是邻近血管的关系；肿块为实质性还是液性；有无结节，结节边界是否规整等情况。然而超声影像对肿瘤的诊断仍不够理想，尤其是良、恶性的鉴别尚有困难。

(2) X线拍片：颈、胸部的X线正侧位平片检查可以观察颈部软组织块影，及其内有无钙化影，如沙粒样钙化影较常见于甲状腺乳头状癌；还可了解气管有无受压移位、狭窄、肺部有无原发灶或转移灶等情况。

(3) CT、MRI检查：对颈部肿块的定位和鉴别，不仅具有诊断意义，更具有指导手术的意义。可观察组织器官的解剖结构和密度改变，在周围组织与肿块密度对比尚小时，还可通过注射造影剂行增强扫描，提高对肿瘤的分辨率。对于判断肿块的良、恶性，以及了解肿块与周围组织、颈部大血管的关系上，有独到的优越性。

(4) 核素扫描：可用于甲状腺肿块的鉴别。此外，对于颈前正中线肿块，有排除异位甲状腺的意义。

(5) 喉镜和鼻咽镜检查：淋巴结转移性恶性肿瘤中，原发灶多来自鼻咽、口咽、喉咽、喉部等区域，应用喉镜和鼻咽镜（含纤维或电子鼻咽镜、喉镜）对上述部位进行全面细致的检查，对寻找原发灶有重要意义。发现可疑原发灶者，应行病理学活检以明确诊断。

(6) 细针抽吸细胞学检查：目前将细针抽吸细胞学检查的细针定义为外径0.9mm以下，不同于以往的粗针穿刺，穿刺后，针道种植性转移的机会极少。对判断颈部肿块的组织来源和良、恶性，因其简便、安全，以及阳性检出率和诊断正确率较高等优点，目前临床被广泛应用。尤其是在B超或CT、MRI引导下的细针穿刺，对临床难以触及的肿块和颈深部肿块有安全、准确的意义。需注意的是，因细针穿刺取材的局限性，以及其不能进行组织学诊断，故阳性诊断才有临床意义，阴性诊断不能否定恶性病变。

(7) 肿块切除活检：此法只适用于各方反复寻找原发灶无结果时方才采用。切口应选择在将来可能进行广泛切除的手术范围内，要选择具有代表性的部位切除。单个淋巴结应整块切除活检，非做楔形切除不可时，也应妥善缝合被膜，防止肿瘤对创面的接种。对于常规病检不能确定组织来源者，可行免疫组化检查协助诊断。

（张小萌）

第十一章
颈淋巴结清扫术

颈淋巴结清扫术（neck dissection）又称颈淋巴结清除术、颈廓清术等，是治疗头颈部肿瘤颈淋巴结转移的主要手段，能提高头颈部肿瘤患者的生存率和临床治愈率。对不同的头颈部肿瘤和不同程度的颈淋巴结转移，可选用不同术式，但基本上是遵循 Crile（1906 年）的手术原则和方法。有关颈淋巴结清扫术的手术名词命名还没有完全统一，目前颈淋巴结清扫术国内常用的名词有经典性（根治性）颈淋巴结清扫术，或全颈淋巴结清扫术（radical neck dissection，or classical neck dissection，or comprehensive neck dissection）；改良性颈清扫术（modified neck dissection）；择区性颈清扫术（selective neck dissection）和扩大颈清扫术（extended neck dissection）等。

有关颈淋巴结清扫术的分类方法很多：

1. 按照颈部组织切除后对人体的影响分为：①颈经典性淋巴结清扫术。将胸锁乳突肌，肩胛舌骨肌，颈内、外静脉，颈横动脉，副神经，颈丛神经皮支等，连同这一解剖范围内的淋巴组织和非淋巴结构全部切除；②颈改良性淋巴结清扫术或称功能性颈淋巴结清扫术。常根据临床经验将经典性颈淋巴结清扫术改良，减少其手术范围及手术创伤，保留胸锁乳突肌、颈内静脉及副神经。

2. 按淋巴结临床检查结果分为：①治疗性颈淋巴结清扫术（therapeutic neck dissection）：即对临床检查阳性的颈淋巴结（$cN_{1\sim3}$）进行手术治疗，行经典性颈淋巴结清扫术；②选择性颈淋巴结清扫术（elective neck dissection）：即对临床检查阴性（cN_0）的淋巴结，而根据原发病灶、病理学特点，如为极易发生颈淋巴结转移的癌肿，而患者又没有条件在原发灶切除术后进行系统观察者，可选择性进行全颈淋巴结清扫术。

3. 按照颈部手术范围分为：①经典性颈淋巴结清扫术；②局限性或分区性颈淋巴结清扫术。

4. 按国际通用法分类：美国耳鼻咽喉头颈外科基金学院 1991 年制定公布了新的颈淋巴结清扫术的分类法，新分类法对颈部淋巴结群的描述采用 Sloan-Kettering memorial group 提出的 Level 法，将颈部淋巴结分为六个区域。即：

Level Ⅰ 颏下和下颌下淋巴结群。

Level Ⅱ 颈内静脉淋巴结上群。

Level Ⅲ 颈内静脉淋巴结中群。

Level Ⅳ 颈内静脉淋巴结下群。

Level Ⅴ 颈后三角淋巴结群。

Level Ⅵ 颈前淋巴结群。

以后美国癌症联合委员会在公布 TNM 分期时，又补充第 7 个分区，即上纵隔淋巴结。为求精细划分，还可将Ⅰ、Ⅱ、Ⅴ区分为 A，B 两亚区。$Ⅰ_A$ 区为颏下三角区淋巴结，$Ⅰ_B$ 区为下颌下三角区淋巴结。$Ⅱ_A$ 区在脊副神经前下方，$Ⅱ_B$ 区在脊副神经后上方。Ⅴ区以肩胛舌骨肌走行分为后上方（$Ⅴ_A$）及前下方（$Ⅴ_B$）。临床常用的锁骨上淋巴结即归于 $Ⅴ_B$ 区，位于胸锁乳突肌后缘与斜方肌前缘之间，锁骨上部位（图 6-11-1）。

目前颈淋巴结清扫术的分类原则是以经典性颈淋巴结清扫术作为基本术式，即切除全部六个区域的淋巴结群和与其有关的非淋巴结构。如保留了根治性颈淋巴结清扫术区域内的一个或多个非淋巴结构，则称之为改良根治性颈淋巴结清扫术。如保留了一个或多个淋巴结群，则称之为择区性颈淋巴结清扫术（Selective Neck dissection）。常用的有：①颈肩胛舌骨肌上清扫术（supraomohyoid ND），清扫Ⅰ～Ⅲ区淋巴结；②颈肩胛舌骨肌上扩大清扫术，清扫Ⅰ～Ⅳ区淋巴结；③颈侧区清扫

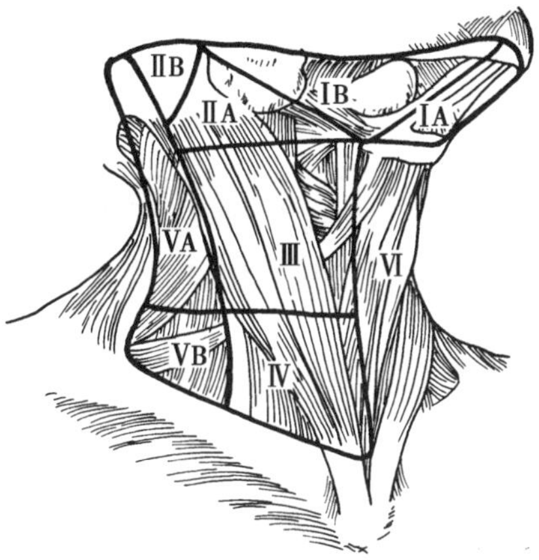

图 6-11-1　颈淋巴结分区示意图

术（lateriorND），清扫Ⅱ～Ⅳ区淋巴结；④颈后侧清扫术（posterolateral ND），清扫Ⅱ～Ⅴ区淋巴结、枕淋巴结、耳后淋巴结以及肿瘤周围软组织；⑤颈中央区（颈前）清扫术（anterior compartment ND），清扫Ⅵ区淋巴结，或加Ⅶ区清扫；⑥当切除了根治性颈淋巴结清扫术区域以外的淋巴结群或非淋巴结结构，切除被肿瘤侵犯的组织，包括颈总动脉、舌下神经、迷走神经、膈神经、椎旁肌肉、皮肤等，则称之为扩大根治性颈淋巴结清扫术（图6-11-2），（图6-11-3），（图6-11-4），（图6-11-5）。

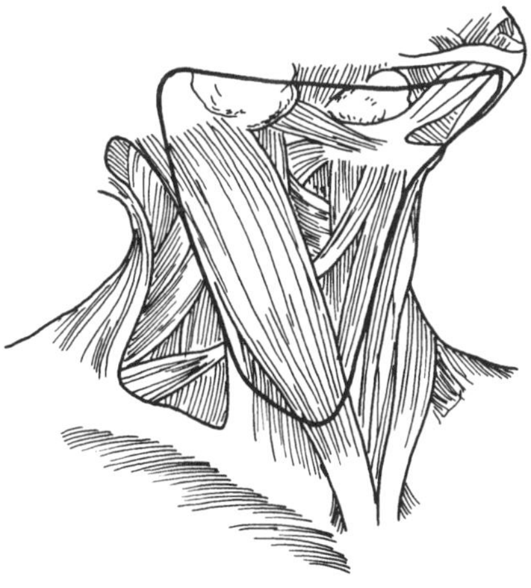

图 6-11-2　颈肩胛舌骨肌上清扫术

对于颈淋巴结清扫术术式的选择取决于以下因素：肿瘤的原发部位、肿瘤的病理类型及分化程度、有无颈淋巴结转移及转移性颈淋巴结的分布范围和组织受累情况、原发灶的治疗方式、有无过去治疗史等来全面考虑。一般来讲，对已有颈淋巴结转移者行根治性颈淋巴结清扫术，N_1 一般施行颈改良性清扫术，如果淋巴结可活动，又位于引流的第 1 站，也可行颈分区性清扫术；N_2 可行改良性颈清扫术；N_3 则应行经典性颈清扫术或颈扩大清扫术。而对 cN_0 者则应行择区性颈淋巴结

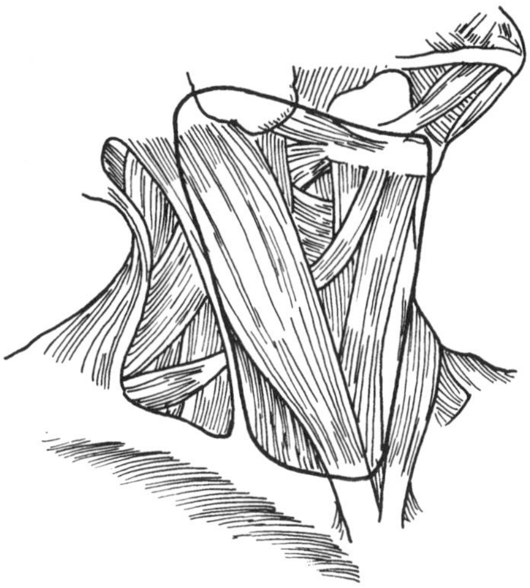

图 6-11-3　颈侧清扫术

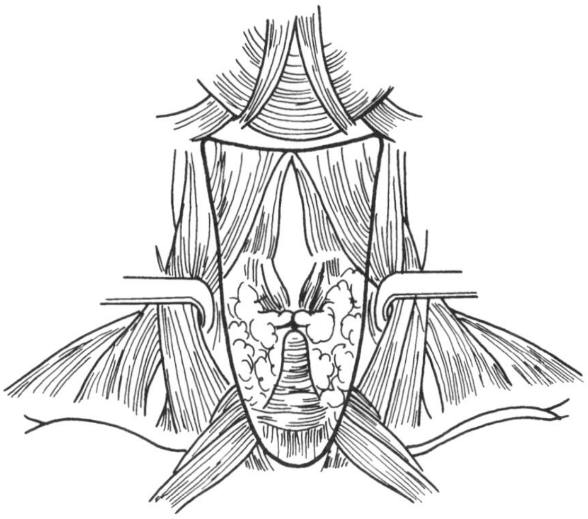

图 6-11-4　颈前清扫术

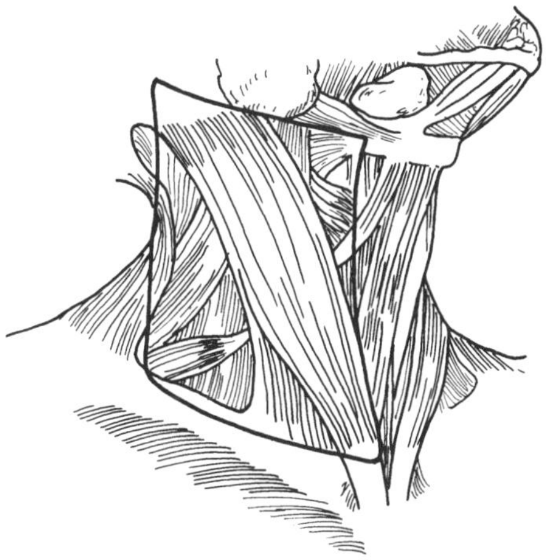

图 6-11-5　颈后侧清扫术

清扫术。多年的临床经验证明：择区性淋巴结清扫术治疗头颈部鳞癌颈部 cN_0 患者，术后颈部复发率、5 年生存率与经典性颈淋巴结清扫术或颈改良根治性颈淋巴结

清扫术无明显差别。

目前择区性颈淋巴结清扫术已成为治疗头颈部鳞癌颈部 cN_0 患者的首选治疗方式。但对于 cN_0 的诊断目前国内外尚无统一的标准，在 UICC 制定的 TNM 分期中也只笼统描述各种临床及影像检查无淋巴结转移为 cN_0。在现代影像学检查方法应用于临床之前，触诊是诊断和发现淋巴结转移的主要方法。临床触诊以淋巴结的大小为主要诊断标准，淋巴结最大直径大于 15mm、固定不动者多为转移。但触诊诊断颈淋巴结转移的假阳性和假阴性率较高，这与医师的临床经验、患者颈部的情况、（如患者的颈短、粗，肌肉发达）颈部是否曾放疗等有关，但即使是有经验的临床医师有时也难以发现颈深部的淋巴结。

CT 扫描能发现很小的颈淋巴结。通常认为：颏下、下颌下淋巴结最小直径≥10mm，颈部其他区域淋巴结最小直径≥8mm，纵隔淋巴结最小直径≥10mm，只要 CT 发现气管食管沟淋巴结（≥5mm）即可视为转移。以最小直径≥8mm 为颈静脉链周围（区）转移淋巴结的 CT 诊断标准，敏感性达 91.61%，特异性可达 98.61%；如有原发肿瘤病史，增强 CT 扫描淋巴结边缘强化伴中心低密度、中心坏死则是诊断鳞癌颈部淋巴结转移最可靠的征象。淋巴结边缘不规则强化，周围脂肪间隙部分或全部消失为 CT 评价颈部转移淋巴结包膜外侵犯的准确指标。此外，正常淋巴结通常为椭圆形，最大纵径与最大横径的比值为 2∶1，且淋巴结的边缘清楚；而转移淋巴结最大纵径与最大横径的比值小于 2，形态多为球形或不规则形，边缘清楚或毛糙，呈小锯齿样改变或与临近结构分界不清。在原发肿瘤淋巴引流区域有 3 个或以上相互连续的淋巴结，每个淋巴结最大径为 0.8～1.5cm 时应高度警惕为转移。

B 超检查能显示淋巴结的大小形态内部结构以及与周围器官血管的关系，但不能鉴别良恶性。其以淋巴结最小径作为评估转移淋巴结的诊断标准与 CT 一致。MRI 对软组织的分辨率高于 CT，且能多轴成像，但其空间分辨率差，且颈部淋巴结全部被脂肪包埋，影响了淋巴结的显示，但通过增强，可得到与 CT 扫描同样的诊断价值。

第一节 根治性颈淋巴结清扫术

本节所介绍的根治性颈淋巴结清扫术实际上是指经典性颈淋巴结清扫术。从肿瘤的治疗上讲，改良性或择区性颈淋巴结清扫术均应视为根治性清扫术。

【适应证】

1. 头颈部原发癌已被控制或预计在手术中能同时将原发癌切除者。

2. 临床上已证实有颈淋巴结转移，尤其是转移淋巴结较多且活动性较差者。

3. 颈淋巴结转移癌与颈总动脉粘连不重，估计手术中能保留颈总动脉且能将肿瘤彻底切除者。

4. 对放疗不敏感，或估计手术比放疗效果好的颈淋巴结转移癌。

5. 患者全身情况尚好，无严重内脏（心、肝、肺、肾）器质性病变，颈部皮肤无严重的放射线损伤的病例。

【禁忌证】

原发癌不能控制，颈淋巴结转移癌广泛侵犯颈总动脉而不能彻底切除或已发生远处转移者。

【手术范围】

根治性颈淋巴结清扫术的切除范围为颈部六个区域的淋巴结群和与其有关的非淋巴结构。通常从下颌骨下缘到锁骨，从斜方肌的前缘到颈前中线的范围内，自颈阔肌深面到颈深筋膜之间一般只保留颈总动脉、颈内动脉、颈外动脉、迷走神经、膈神经、舌下神经、舌神经及臂丛神经。胸锁乳突肌、肩胛舌骨肌、颈内静脉、副神经及其周围的软组织均应常规切除。清扫的淋巴组织包括颏下、下颌下淋巴结，沿颈内静脉走向的颈深淋巴结上、中、下群及副神经区和锁骨上区的颈深淋巴结群等。喉癌还应包括喉前和气管旁淋巴结。有些肿瘤还应包括咽后淋巴结或上纵隔淋巴结。在有转移侵犯时，甲状腺的一叶或全叶，下颌下腺、迷走神经、舌下神经、舌神经、颈外动脉、腮腺下端和二腹肌等也可选择性切除。

【手术步骤】

1. 麻醉 气管内插管全麻或气管切开术后全麻。

2. 切口 应遵循以下原则。①能够提供良好的血供，尽量避免皮瓣交叉成锐角，以免皮瓣缺血坏死；②有利于手术的充分暴露和操作；③适当考虑功能和美容，避免过多的瘢痕牵拉和可见瘢痕；④避免纵切口与颈动脉位于同一纵线上，以免伤口感染时出现致死性大出血；⑤如为肿瘤联合根治术则应与原发癌的切除一起共同设计简单、实用的切口。

┫形切口：直切口起自乳突尖，沿胸锁乳突肌的后缘向下，下端斜向后下达锁骨下；在相当于颈部下 1/3 处沿皮纹作水平切口至颈中线，如同时行喉全切除时其水平切口可位于环状软骨平面。该切口的优点是暴露充分，有利于同时或延期行双侧颈淋巴结清扫术。因水平切口位于下颈部、且与皮纹方向一致，可见瘢痕少，符合美容的原则。喉全切除与颈淋巴结清扫联合手术时，人字形切口也很适用。切口起自乳突尖沿胸锁乳突肌向前下，在胸骨上窝稍上方弯成弧形至对侧胸锁乳突肌下端；在胸锁乳突肌中、下1/3交界处，作第二切口斜向后下达锁骨中点的上方（图6-11-6）。

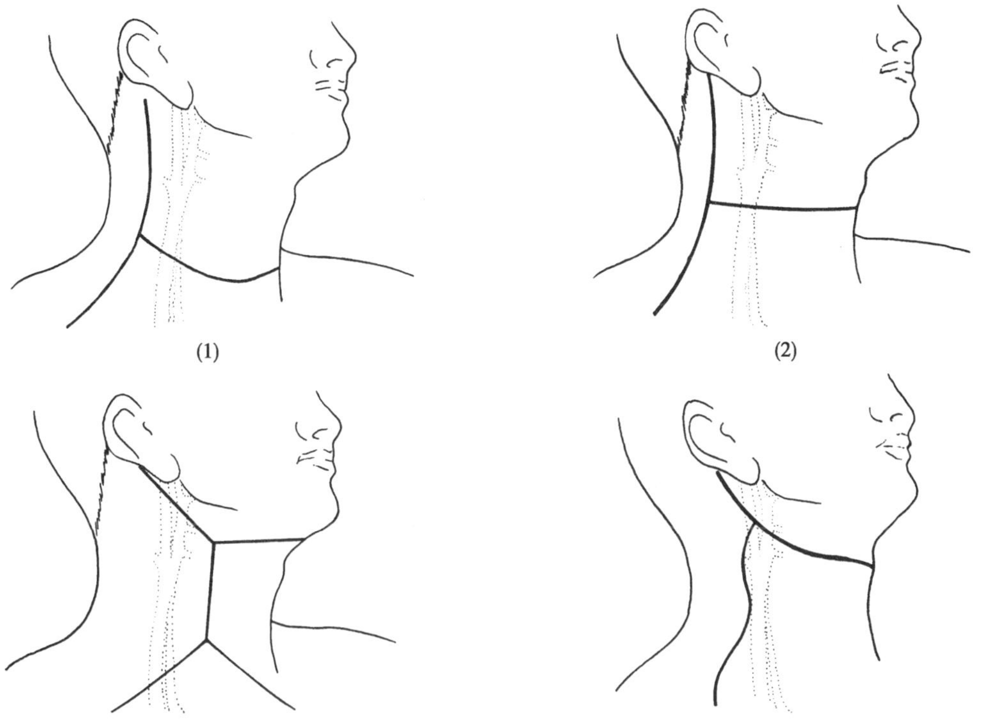

图6-11-6　颈淋巴结清扫术之切口

（1）人字形切口　（2）半H形切口　（3）双三叉形切口　（4）改良Schobinger切口

3. 分离皮瓣　切开皮肤、皮下组织及颈阔肌后，沿颈阔肌深面（在无颈阔肌处，即相当于颈阔肌的深度）用电刀或锐分离掀起皮瓣，上达下颌骨下缘，注意勿损伤从腮腺下极分出的面神经下颌缘支；下至锁骨上缘，前至颈中线，后达斜方肌前缘（图6-11-7）。

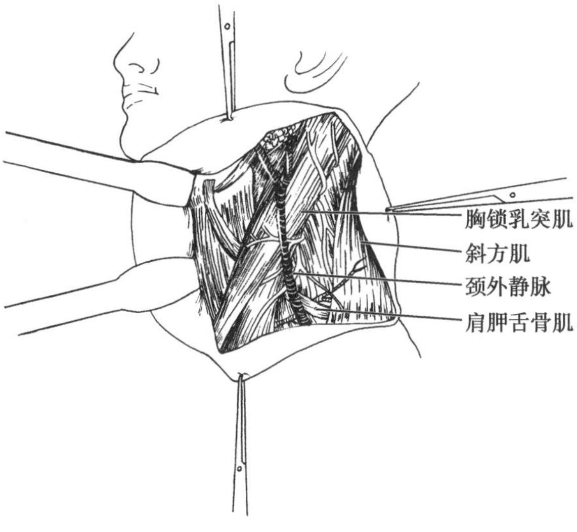

图6-11-7　分离皮瓣

4. 结扎面静、动脉　面神经的下颌缘支在下颌骨下缘处越过面动脉及面静脉的浅面弯向前下方，当分离皮瓣至距下颌骨下缘之下1cm处，用锐分离暴露面静脉及面动脉。一般首先暴露面静脉，结扎并切断，然后沿血管深面向上分离至下颌骨下缘，面神经的下颌缘支在被拉起的血管保护下，也连同皮瓣被翻向上方，可避免意外损伤。继续分离暴露面动脉，结扎并切断。两根血管的断端缝在上部皮瓣的底面（图6-11-8）。颈外静脉在锁骨上附近注入颈内静脉或锁骨下静脉，仔细解剖后切断并缝扎。

5. 清扫　首先将胸锁乳突肌从其锁骨及胸骨上缘稍上处切断、缝扎（图6-11-9），然后向后上稍加分离，并使胸锁乳突肌下端留一小的残端，作遮盖以后将被结扎、切断的颈内静脉断端之用。尽量靠近肩胛处切断并缝扎肩胛舌骨肌的后腹。打开颈动脉鞘，清楚暴露颈内静脉、迷走神经及颈总动脉，其排列顺序为动脉在前，静脉在后，迷走神经位于中间。游离颈内静脉，在距锁骨下静脉1cm以上（不必刻意寻找锁骨下静脉）将颈内静脉切断并双重结扎或缝扎（图6-11-10），以防线结松脱。结扎颈内静脉之前应仔细检查，切勿将迷走神经或膈神经与血管同时钳住或结扎。

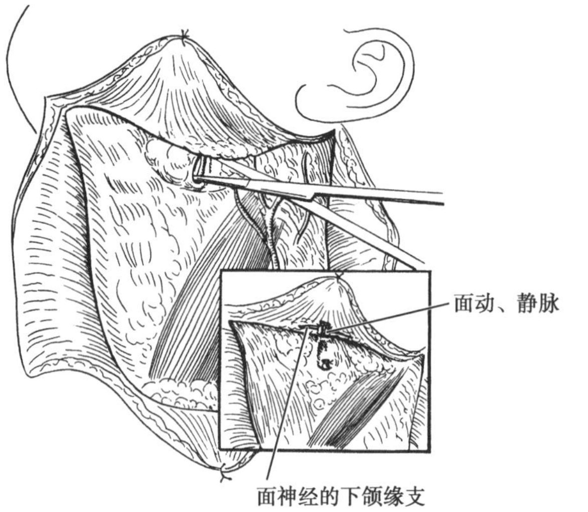

图 6-11-8 结扎并切断面动、静脉

右下图示将面动、静脉断端缝合于上部皮瓣的底面，以保护面神经的下颌缘支

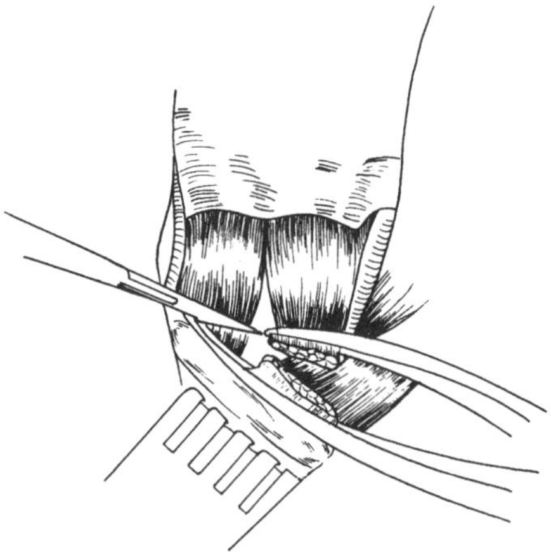

(1)

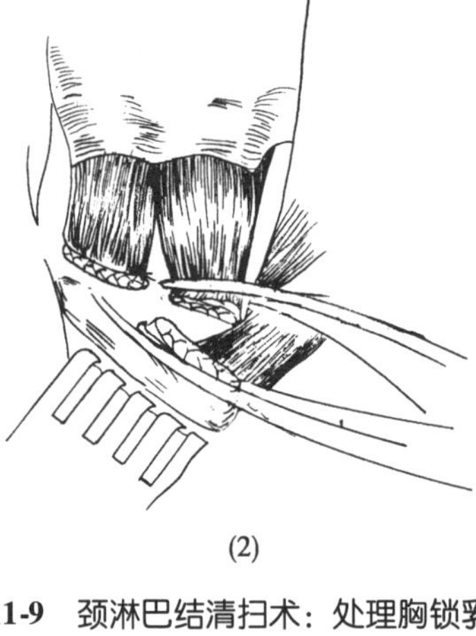

(2)

图 6-11-9 颈淋巴结清扫术：处理胸锁乳突肌

（1）切断胸锁乳突肌的胸骨头和锁骨头 （2）切断并缝扎胸锁乳突肌

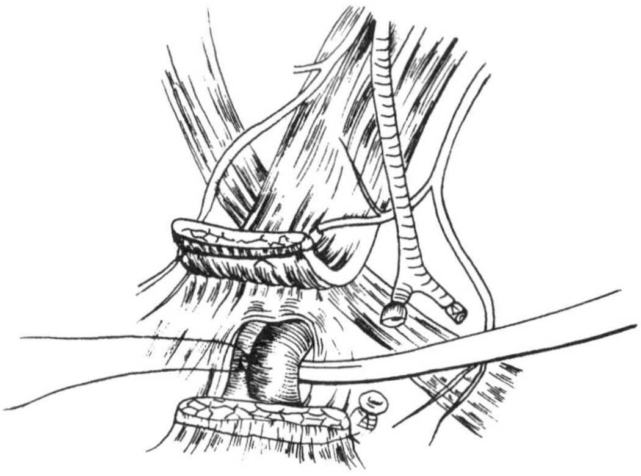

(1)

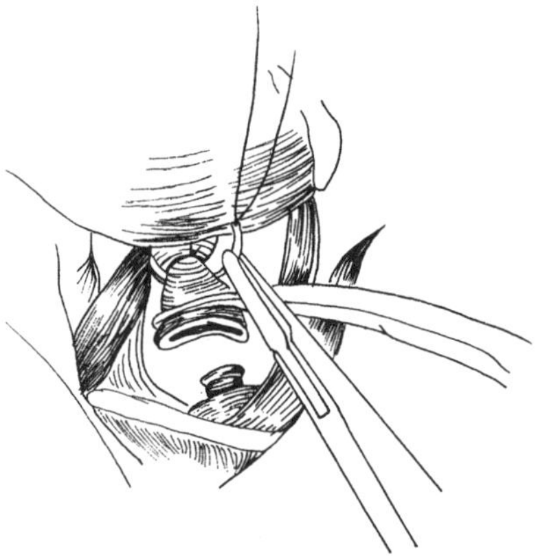

(2)

图 6-11-10 颈淋巴结清扫术：处理颈内静脉

（1）切断、双重结扎颈内静脉的下端 （2）将颈内静脉的断端结扎和缝扎各1次，并将颈内静脉的下端与胸锁乳突肌的残端缝合

左侧颈淋巴结清扫术还应注意避免损伤胸导管（图6-11-11）。胸导管自下而上出胸腔后，在颈部成弓形向左外方行走，高出左侧锁骨约3～4cm。位于膈神经及前斜角肌内缘之前，颈总动脉、颈内静脉及迷走神经之

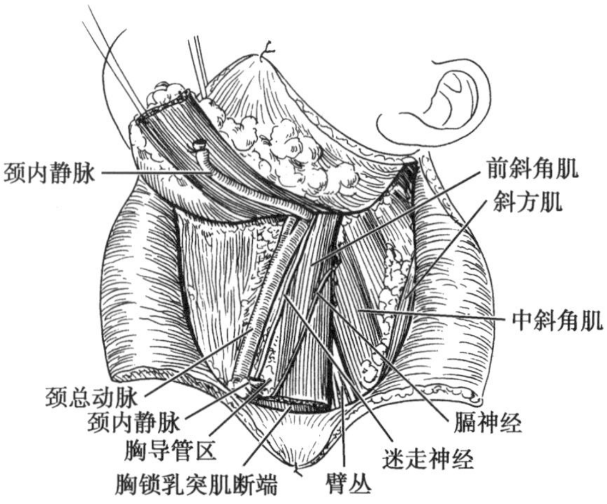

图 6-11-11 避免损伤胸导管

后，注入左侧颈内静脉汇入左侧锁骨下静脉处。因解剖变异甚多，有时弓部位置很低，手术中不能看见，有时也可高出锁骨达5cm。如意外损伤胸导管，应寻找破裂处，用细丝线作适当的结扎或缝扎，否则流出的乳糜留积在创口内，凝结成乳糜块，使皮瓣水肿、变硬，影响创口愈合，且可形成乳糜漏，使患者发生严重营养障碍。万一破裂处很小而找不到漏口时可采用局部加压包扎，等待漏口自行愈合。

切断并结扎颈内静脉后，继续向深层分离直至斜角肌的浅面，此时可发现由外上向内下走行于前斜角肌表面的膈神经和向外下走行于中、后斜角肌表面的臂丛神经，颈横动、静脉横贯其上，在看清臂丛神经的情况下分别切断并结扎之（图6-11-12）。在斜方肌前缘之前将胸锁乳突肌提起继续向上钝分离，连同椎前脂肪、结缔组织都需自颈深筋膜的深层予以分离。沿斜方肌前缘向上分离时常遇到数支小动、静脉，应缝扎止血（图6-11-13）。在斜方肌的中、下1/3前缘处发现副神经后，将其切断、缝扎。解剖时需注意保护颈总动脉，迷走神经、膈神经和臂丛神经干。此时，将肩胛舌骨肌自舌骨附着处切断。甲状腺中静脉（是甲状软骨平面以下颈内静脉唯一的汇入静脉）横行于颈总动脉的表面，汇入颈内静脉的前壁，须用细丝线结扎切断。沿颈总动脉表面向上分离时需逐次切断第Ⅳ、Ⅲ及Ⅱ颈丛神经的浅层分支，伴随的血管应电凝或结扎（图6-11-14）。将二腹肌后腹向上拉起，保留舌下神经主干，切断舌下神经降支，在尽可能高处切断颈内静脉并双重结扎或缝扎（图6-11-15）。若在二腹肌后腹的平面有转移，因其位置高，须在近颅底处结扎颈内静脉，操作较困难，可将茎突舌骨肌及二腹肌后腹切断后再结扎。

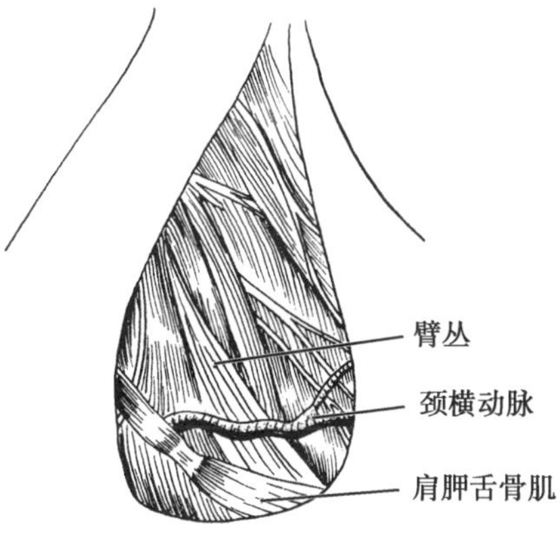

图6-11-12　切断并结扎肩胛舌骨肌，看清楚臂丛后再结扎颈横动、静脉

副神经近端在颈内静脉后方通过，予以切断、结扎。在靠近乳突尖处再次切断胸锁乳突肌。视情况可切除腮腺下端。在中线稍外侧暴露下颌舌骨肌和二腹肌前

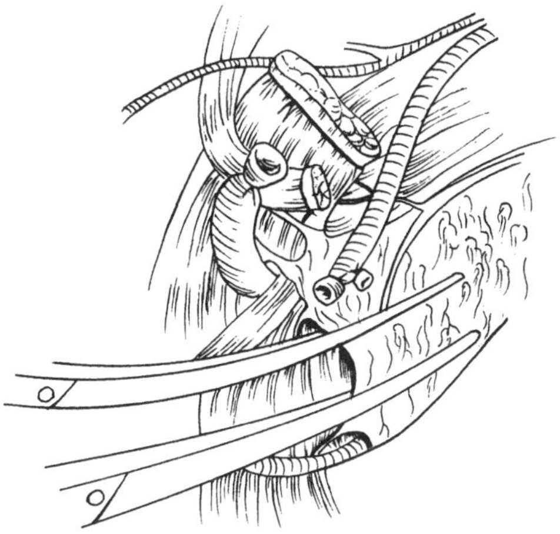

图6-11-13　沿斜方肌前缘进行解剖

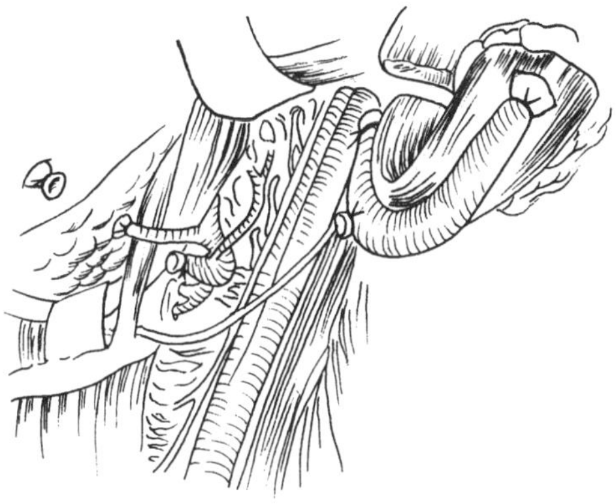

图6-11-14　清扫颈动脉三角

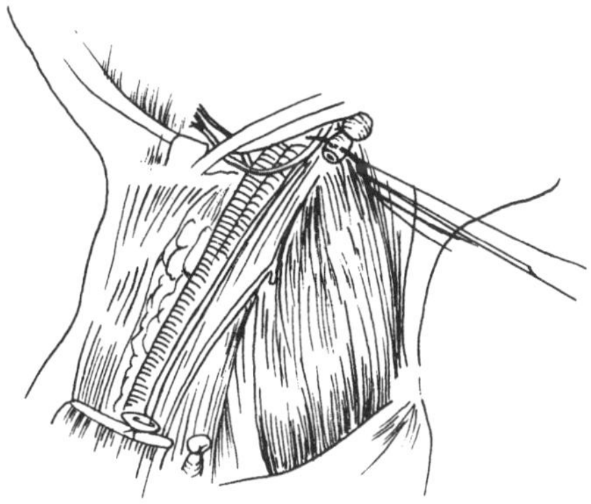

图6-11-15　双重结扎颈内静脉上端

腹，切断并双重结扎面动、静脉。将下颌舌骨肌后缘向前拉开，暴露下颌下腺导管，将其钳夹后剪断、缝扎，此时须注意保护位于其上方的舌神经和下方的舌下神经（图6-11-16）。至此，颈阔肌与颈深筋膜深层之间的淋巴组织及其支持组织都已被切除（图6-11-17）。检查各切缘，缝合腮腺下端的包膜。

6. 缝合术腔　用生理盐水反复冲洗术腔，清除凝血块，仔细止血，放置多孔的负压引流管。一般采用分层

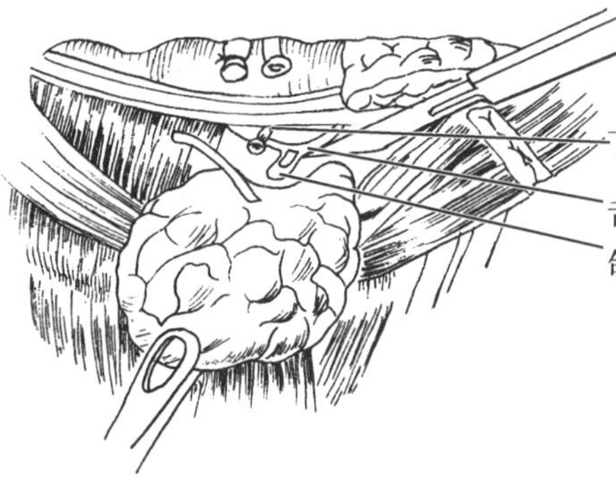

图 6-11-16 切除下颌下腺，注意结扎下颌下腺导管，保护舌神经

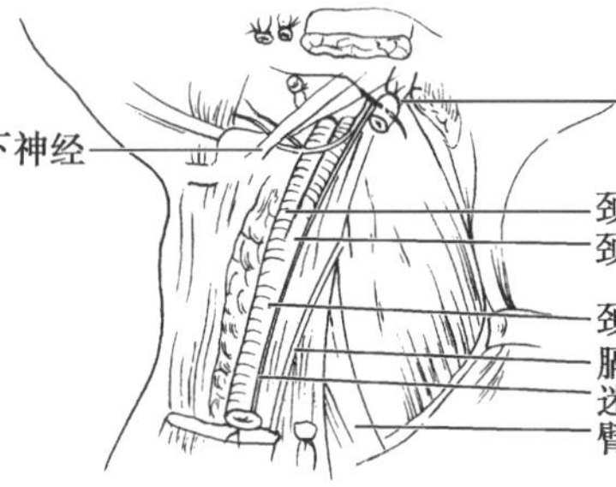

图 6-11-17 切除标本后

缝合颈阔肌、皮下组织和皮肤。局部加压包扎，特别要注意锁骨上窝处的压迫。

7. 伤口引流 负压持续引流 2～3 天，引流量少于 50ml/d 时即可拔除引流管。

第二节 功能性颈淋巴结清扫术

功能性颈淋巴结清扫术（Functional neck dissection），又称为改良性颈清扫术（modified neck dissection）。是在传统的根治性颈淋巴结清扫术的基础上保留胸锁乳突肌、颈内静脉和副神经，（三者均保留或保留其一，尤其是保留脊副神经。）达到既彻底切除颈淋巴结转移癌，又最大限度地保留颈部的功能和外观，避免了因根治性颈淋巴结清扫术所导致的颈及肩部变形，斜方肌萎缩，上臂功能障碍以及患侧面部水肿等后遗症。临床观察其手术后的 5 年生存率并不低于根治性颈淋巴结清扫术。

【适应证】

1. 对侧已行根治性颈淋巴结清扫术或原准备行双侧颈淋巴结清扫术者，可根据病情改为一侧作根治性清扫术，一侧作功能性清扫术。

2. 原发癌属低度恶性，生长缓慢，而颈淋巴结转移癌又较小，可活动，估计无周围侵犯者。

3. 临床颈淋巴结阴性但肿瘤的分化程度差，或某些极易发生颈淋巴结转移的癌肿。

【手术范围】

除保留胸锁乳突肌、颈内静脉和副神经外，其清扫的范围，手术的方法基本上同根治性颈淋巴结清扫术。

【手术步骤】

1. 皮肤切口 单侧手术的切口同根治性颈淋巴结清扫术，双侧者则常采用 U 型或 H 型切口。分离皮瓣、暴露术野的方法及范围同根治性颈淋巴结清扫术。

2. 胸锁乳突肌的处理 先将颈外静脉的上下两端予以结扎、切断。分离颈浅筋膜，暴露胸锁乳突肌。根据术者的习惯，可选用切断胸锁乳突肌或不切断胸锁乳突肌的术式。切断胸锁乳突肌后手术则术中暴露较好，手术操作方便，它尤其适用于初次开展功能性颈淋巴结清扫术的手术者。其缺点是术毕需将胸锁乳突肌重新缝合，术后常并发该肌的部分萎缩。不切断胸锁乳突肌手术则暴露稍差，术中须用拉钩牵引，操作亦感不便，但术后该肌肉很少萎缩，外形保存良好。

3. 辨认副神经 副神经由胸锁乳突肌后缘中点穿出，斜向后下，进入斜方肌前缘下、中 1/3 处（图 6-11-18）。通常在颈后三角、锁骨上两横指（约 5cm 左右），斜方肌前缘脂肪结缔组织内可找到副神经。当解剖颈后三角至胸锁乳突肌中部时须清楚显露副神经，并向中枢端分离解剖。为了保障副神经的功能良好，在解剖副神经时应适当保留其周围的软组织。当副神经进入

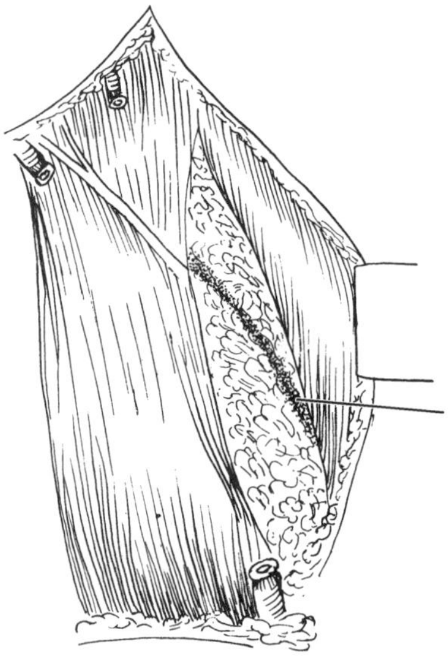

图 6-11-18 结扎并切断颈外静脉及面静脉后，注意辨认副神经

胸锁乳突肌后则可随其一并解剖，一般不必将其全长游离。

4. 暴露颈内静脉、解剖并切除颈内静脉外侧区软组织　将胸锁乳突肌游离后提起并后拉，触清颈总动脉后打开颈动脉鞘，暴露颈总动脉、迷走神经和颈内静脉，沿颈内静脉壁自下而上分离，充分游离颈内静脉、迷走神经和颈总动脉后将其连同胸锁乳突肌拉向气管侧，然后解剖颈内静脉外侧区软组织。按照根治性颈淋巴结清扫术的手术方法，看清臂丛神经和膈神经后，在颈深筋膜之上，下自锁骨上、内至颈内静脉、外至斜方肌、上至二腹肌后腹之间的软组织和淋巴组织全部清除，但应注意保护副神经。

5. 解剖颈内静脉内侧区软组织　再将迷走神经、颈总动脉和颈内静脉拉向外侧，同样按照根治性颈淋巴结清扫术的手术方法沿颈深筋膜的表面，从锁骨上直至颌下区，将颈内静脉气管侧的软组织连同淋巴结一并切除。

6. 将颈内静脉内外两侧标本全部切除后，仔细检查。术野充分止血，再用生理盐水冲洗术腔，将胸锁乳突肌复位，如该肌已被切断则需对端缝合，放置负压引流管，逐层缝合颈阔肌、皮下组织及皮肤。

第三节　择区性颈淋巴结清扫术

头颈肿瘤患者常发生颈淋巴结转移。近几十年来，随着对病理标本的连续切片、免疫组织化学技术及聚合酶链式反应（PCR）技术的广泛应用，发现原发于头颈部不同部位的鳞状细胞癌均有其相应易发生转移的淋巴结区域，如口腔癌首先转移Ⅰ～Ⅲ区淋巴结，口咽癌、喉咽癌、喉癌首先转移至Ⅱ～Ⅳ区淋巴结，而上述区域无淋巴结转移时，Ⅴ区淋巴结转移发生率不到3%；Buckley等对100例喉癌和喉咽癌患者的颈部淋巴结转移情况进行了研究，发现N_0、N_1患者无1例出现Ⅰ区淋巴结转移。在此基础上，不少学者根据其各自进行分区颈淋巴结清扫术的治疗经验，共同提出了择区性颈淋巴结清扫术（selective neck dissection）的分类，如颈肩胛舌骨肌上清扫术、颈侧区清扫术、颈后侧清扫术、颈前区清扫术等。目前大多数学者都主张择区性颈淋巴结清扫术主要应用于临床颈淋巴结阴性（cN_0）和部分阳性（cN_1）的鳞癌患者。如口腔及口咽癌通常行肩胛舌骨肌上清扫术，而喉癌和喉咽癌则行颈侧区清扫术，且着重于清扫Ⅱ～Ⅳ区淋巴结。如术后病理提示淋巴结有包膜外侵犯者则应追加术后放疗，有多个淋巴结转移或cN_2者则主张行经典性颈淋巴结清扫术。临床观察发现，只要适应证掌握正确，择区性颈淋巴结清扫术并不因手术范围的缩小而影响其根治性。多个肿瘤治疗中心的研究证明，择区性颈淋巴结清扫术治疗头颈部鳞癌颈部cN_0患者，术后颈部复发率、5年生存率与颈根治性清扫术或颈改良根治性清扫术无明显差别，同时也有利于保留患者外观和术后功能。

择区性颈淋巴结清扫术是根据头颈部特定部位肿瘤颈淋巴结转移规律而设定的非全颈性淋巴结清扫，其目的是在根治肿瘤的同时尽量减少不必要的手术创伤，尽量在术后保留患者的外观和功能，提高其生活质量。择区性颈淋巴结清扫术的手术操作基本上同功能性颈淋巴结清扫术，因非全颈清扫，通常采用沿皮纹的弧形切口即可，不必增加纵行或斜行切口。分离皮瓣时，注意保护面神经下颌缘支，避免损伤耳大神经、颈外静脉。清扫Ⅱ～Ⅳ区时先锐性解剖胸锁乳突肌前缘，电凝或结扎肌肉内侧穿支小血管，再锐性解剖其后下端，分离肩胛舌骨肌，暴露颈动脉鞘，沿着颈内静脉表面向上清扫。术中要注意避免损伤副神经、臂丛神经、膈神经、迷走神经、颈交感神经干、舌下神经等。清扫Ⅰ区时，要注意结扎面动、静脉，注意保护面神经下颌缘支，注意结扎下颌下腺导管，保护好舌神经。

第四节　颈淋巴结清扫术的并发症及其处理

1. 出血　包括术中和术后出血。颈内静脉是粗而较薄的血管，手术中若有疏忽，可引起大出血。由于颈内静脉内负压较高，其空气栓塞比大出血更危险。术中一旦出现这种情况，应立即将颈内静脉近心端压住，同时用吸引器吸引，看准出血部位后再钳夹，切忌盲目钳夹，以免颈内静脉的缺损处进一步扩大。钳住颈内静脉后稳妥双重结扎和缝扎，并将颈内静脉残端固定在附近的肌肉上。对于cN_2和cN_3的病例，常出现转移癌侵犯颈动脉，术中有三种处理的方法：①保留颈动脉完整性的肿瘤剥除术：适合于肿瘤与动脉壁之间有潜在的间隙，或肿瘤与动脉壁之间虽无间隙但尚可锐性剥离者；②瘤体连同受侵动脉的切除术；③瘤体连同受侵动脉切除及动脉重建术。现血管外科技术发展很快，多数学者均主张对严重侵犯颈动脉的转移癌行瘤体连同动脉切除及切除后的动脉重建术，以达到彻底切除肿瘤的目的。如术前准备不充分，术中在分离肿瘤时颈动脉不幸破裂，则应马上用手指按住后用动脉血管钳将血管破损处钳住，立即行动脉修复。

大多数病人的出血发生在术后24小时之内，多由于术中止血不彻底；或患者术后初醒时挣扎致血管内压力增高；术中电凝的小血管出血或血管结扎线头松脱所致。少量的出血经局部加压可止血。如出血较多时，则应打开创口，寻找出血点并妥善止血。

2. 感染　多由于在联合手术时颈部创口与咽腔或气管切开处相通污染，或因创腔内积血，或原有颈淋巴结炎等所致。一旦发生感染，应尽早打开切口，充分引流，使用大剂量广谱抗生素，警惕感染坏死而腐蚀大血管导致致死性大出血。

3. 空气栓塞　多由于在解剖锁骨上区时损伤颈内静脉或锁骨下静脉所致。病人可迅速出现面色苍白，血压下降，呼吸及循环障碍，造成突然死亡。因此一旦静脉壁破裂，应立即用手指压迫破口处，严禁盲目钳夹，避免破口进一步扩大，同时连续吸引，仔细解剖，将静脉下端游离后再双重结扎。

4. 乳糜漏　左侧颈淋巴结清扫术在解剖颈根部内下角时常易损伤胸导管，也有少数病人在右侧颈淋巴结清扫时损伤颈淋巴管。若术中损伤胸导管，术中即可发现锁骨上窝处不断有乳糜液渗漏。此时应仔细寻找破损的胸导管，予以缝合结扎。如实在无法找到破损的胸导管，则可用小块肌肉（胸锁乳突肌或带状肌）游离充填，周围用线缝紧。多数病人的乳糜漏发现在术后的第2～3天。发现乳糜漏后应立即停止负压吸引，局部加压包扎，停止鼻饲，一周后多可自愈。如乳糜漏较多或超过1周不愈者则应打开创口，寻找胸导管后结扎。若很难再找到胸导管，可用碘仿纱条填塞压迫。

5. 腮腺漏　常因腮腺下端切除后未将腮腺包膜缝合所致。多数患者经加压包扎、餐前注射阿托品、禁酸食后可愈。

6. 颈总动脉破裂　往往由于术后感染致皮瓣坏死使创口裂开所致。术前大剂量放疗是造成颈总动脉破裂的重要原因。一旦发现颈总动脉破裂应立即压迫，快速输血，紧急行颈总动脉结扎。据统计，有1/3的患者颈动脉结扎后形成偏瘫。

7. 神经损伤　常由于术中有意或无意损伤或切断神经所致。容易损伤的神经有副神经、膈神经、舌神经、舌下神经、迷走神经、面神经下颌缘支和颈交感神经干、臂丛神经等。各神经损伤后可出现该神经所支配部位的相应的症状和体征。如单侧迷走神经损伤后可出现声音嘶哑，暂时性心率加快等；膈神经损伤后可出现呼吸困难，胃内容物反流；颈交感神经干损伤后出现Horner综合征等。

8. 气胸和纵隔气肿　多由于手术分离过低致损伤胸膜顶，或分离气管前筋膜时患者剧咳所致。患者术后如出现呼吸困难，在排除气管内的原因之后应想到气胸或纵隔气肿的可能，应行床边X线拍片。一经确诊，应立即行胸腔穿刺抽气或闭式胸腔引流。

9. 皮肤坏死　多由于皮瓣太薄或切口呈锐角形交叉，血供不良所致。手术时应将颈阔肌保留在皮瓣上，利用颈阔肌的浅层血管网提供血供，避免皮瓣发生缺血、坏死。一旦发生皮肤的坏死，应加强换药和抗感染治疗。如出现大块皮瓣坏死时应注意保护颈总动脉。待局部炎症控制后应及时植皮或用肌皮瓣修复。

10 颅内高压　颈内静脉结扎后有少数患者因颅内血管畸形而导致颅内高压，应紧急给予降低颅内压的处理。对于普通患者，有效的预防措施是避免同时做双侧的根治性颈淋巴结清扫术，或至少保留一侧的颈内静脉。

（杨成章）

主要参考文献

1. 陈杰，彭大文，瞿吉保．颈动脉体瘤的外科治疗．耳鼻咽喉-头颈外科，1996，3：95-97
2. 符伟国，陈福真，王玉琦，等．颈动脉体瘤的外科治疗．上海医学，1991，14：10
3. 韩德民，主编．2005 耳鼻咽喉-头颈外科学新进展．北京：人民卫生出版社，2005
4. 黄选兆．先天性耳颈瘘管．见：王璁，黄选兆，主编．耳鼻咽喉科病案集．北京：人民卫生出版社，1989．24-31
5. 黄选兆．先天性颈侧瘘管．见：王璁，黄选兆，主编．耳鼻咽喉科病案集．北京：人民卫生出版社，1989．31～38
6. 黄选兆．颅外假性颈内动脉瘤．见：王璁，黄选兆，主编．耳鼻咽喉科病案集．北京：人民卫生出版社，1989．299
7. 黄洁夫，主编．现代外科学．北京：人民军医出版社，2003．584-602
8. 洪锦科，高盛宏，张俊，等．先天性第二腮裂瘘管的诊治．中华耳鼻咽喉头颈外科杂志，2005，40：945-946
9. 姜泗长，杨伟炎，顾瑞，主编．耳鼻咽喉-头颈外科手术学．第 2 版．北京：人民军医出版社，2005
10. 孔维佳，主编．耳鼻咽喉头颈外科学．北京：人民卫生出版社，2005
11. 李车英，皮小兰，刘燕娜，等．16 例鳃裂囊肿和鳃裂瘘超声诊断与治疗．江西医学院学报，2004，44：90，92
12. 李建瑞，李玲香，解光．第三鳃裂瘘管一例．内蒙古医学院学报，2001，23：182
13. 李友忠，卢永德，杨新明，等．窦组织细胞增生症并巨大淋巴结病．临床耳鼻咽喉科学杂志，2006，20：605-607
14. 刘邦华，汪吉宝，毕胜斌，等．数字减影血管造影在耳鼻咽喉科应用的初步报告．中华耳鼻咽喉科杂志，1994，29：158
15. 刘洪英，吴钦贞，仲秀荣．第三鳃裂瘘管的诊断与治疗．山东医大基础医学院学报，2000，14：225-226
16. 刘云松，马廉亭．颈内动脉创伤性假性动脉瘤的微弹簧圈栓塞治疗进展．国外医学神经病学神经外科学分册，2000，27：93-95
17. 卢世秋，李卫东，刘达根，等．颈动脉体瘤的诊断及外科治疗．中华耳鼻咽喉科杂志，1994，29：240
18. 马大权，主编．涎腺疾病．北京：人民卫生出版社，2002
19. 马友祥，于德林．血管造影致颈内动脉假性动脉瘤破裂致死 1 例．临床耳鼻咽喉科杂志，1997，11（增刊）：147
20. 孟雷，姜勇，高松，等．血管内栓塞治疗外伤性颈内动脉海绵窦段假性动脉瘤．中国医学影像技术，2003，19：1033-1034
21. 潘穗文，徐桂娇，汪兴荣．左颈内动脉假性动脉瘤 1 例报告．上海口腔医学，2000，19：20
22. 彭平，杨心清，温武，等．先天性颈侧第三鳃裂瘘管．耳鼻咽喉头颈外科，2000，7：373
23. 彭勇炎，萧健云，主编．（耳鼻咽喉科全书）颈部疾病学．第 2 版．上海：上海科学技术出版社，2002
24. 戚跃勇，邹利光，孙清荣，等．颈内动脉假性动脉瘤的 DSA 诊断．口腔颌面外科杂志，2004，14：242-244
25. 秦霞南，刘流，谢春，等．颈部假性动脉瘤 1 例报道．昆明医学院学报，2000，21：89-90
26. 屠规益，徐国镇，主编．头颈恶性肿瘤的规范性治疗．北京：人民卫生出版社，2003
27. 王民，宫丽丽．外伤性假性颈内动脉瘤 1 例．中国法医学杂志，2003，18：80
28. 伍国号，主编．头颈肿瘤外科手术术式与技巧．北京：人民军医出版社，2004
29. 许耀东，郑亿庆，彭解人，等．先天性耳颈瘘管的诊断与治疗．中华耳鼻咽喉头颈外科杂志，2005，40：304-305
30. 徐媛，张文燕，李甘地，等．窦组织细胞增生伴巨大淋巴结病四例并文献复习．中华病理学杂志，2004，33：585-586
31. 杨新生，初明，李国彬．外伤性颈内动脉瘤一例报告．现代神经疾病杂志，2002，2：184

32. Alvi A, Johnson JT. Extracapsular spread in the clinically negative neck (N_0): implications and outcome. Otolaryngol Head Neck Surg, 1996, 114: 65-70
33. Andriko JA, Swerdlow SH, Aguilera NI, et al. Is lymphoplasmacytic lymphoma/immunocytoma a distinct entity? A clinicopathologic study of 20 cases. Am J Surg Pathol, 2001, 25: 742-751
34. Chowdhury S, Vaughan MM, Gore ME. New approaches to the systemic treatment of melanoma. Cancer Treat Rev, 1999, 25: 259-270
35. Goldsmith HS, Melanoma: an overview. CA Cancer J Clin, 1979, 29: 194-215
36. Grau C, Johansen LV, Jakobsen J, et al. Cervical lymph node metastases from unknown primary tumors. Results from a national survey by the Danish Society for Head and Neck Oncology. Radiother Oncol, 2000, 55: 121-129
37. Harris NL. Hodgkin's disease: classification and differential diagnosis. Mod Pathol, 1999, 12: 159-175
38. Krous DH, Sterman BM, Hakain AG, et al. Carotid body tumors. Arch Otolaryngol Head Neck Surg, 1990, 116: 1348
39. Mamelle G, Pampurik J, Luboinski B, et al. Lymph node prognostic factors in head and neck squamous cell carcinomas. Am J Surg, 1994, 168: 494-498
40. Mamelle G. Selective neck dissection and sentinel node biopsy in head and neck squamous cell carcinomas. Recent Results Cancer Res, 2000, 157: 193-200
41. McMasters KM, Sondak VK, Lotze MT, et al. Recent advances in melanoma staging and therapy. Ann Surg Oncol, 1999, 6: 467-475
42. Moe K, Wolf GT, Fisher SG, et al. Regional metastases in patients with advanced laryngeal cancer. Department of Veterans Affairs Laryngeal Cancer Study Group. Arch Otolaryngol Head Neck Surg, 1996, 122: 644-648
43. Pillsbury HC 3 rd, Clark M. A rationale for therapy of the N_0 neck. Laryngoscope, 1997, 107: 1294-1315
44. Snow GB, Patel P, Leemans CR, et al. Management of cervical lymph nodes in patients with head and neck cancer. Eur Arch Otorhinolaryngol, 1992, 249: 187-194
45. Wax MK, Briant DR. Carotid body tumors: a review. J Otolaryngol, 1992, 21: 277

第七篇

7

耳科学

第一章
耳的临床解剖学

耳是司听觉及平衡觉的外周器官。按其解剖部位可分为外耳、中耳与内耳三部分（图 7-1-1）。从听觉的角度来看，外耳和中耳具有传导声音作用，故合称为导音系。内耳有听觉和位觉（平衡觉）的感受装置。

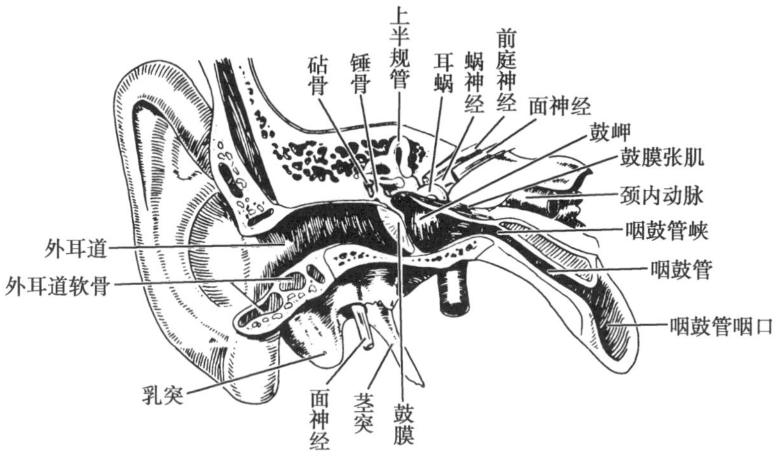

图 7-1-1　耳的解剖

第一节　颞　　骨

颞骨（temporal bone）位于头颅两侧，为颅骨底部和侧壁的一部分，其上方与顶骨、前方与蝶骨及颧骨、后方与枕骨相接，参与组成颅中窝和颅后窝，故与大脑、小脑紧密相邻。颞骨为一复合骨块，由鳞部、鼓部、乳突部、岩部和茎突所组成。外耳道骨部、中耳、内耳和内耳道均包含在颞骨内。若以骨性外耳道为参照点，鳞部位于外耳道上方，乳突部位于外耳道后方，鼓部及茎突位于外耳道下方，岩部位于外耳道内侧。

顶切迹：颞骨鳞部上缘的后上与乳突部上缘相接处有一切迹，称为顶切迹，内嵌顶骨后下角，临床上经乙状窦后径路听神经瘤切除术或面神经血管减压术时，常以顶切迹作为解剖标志。

一、鳞　　部

鳞部（squamous portion）又称颞鳞，居颞骨的前上部，前接蝶骨大翼，上为顶骨，后连乳突，内连岩部，形似鳞片。有内、外二面及后上、前下两个缘。外面光滑略外凸（图 7-1-2），有颞肌附着，表面有浅细的颞中动脉沟。内面呈凹面，即大脑面（图 7-1-3），有大脑沟回的压迹与脑膜中动脉沟。鳞部前下有颧突及其前后根，颧突向前伸出与颧骨颞突相连接，呈弓形，称颧弓。颧突前根连接颧突的下缘，向内有关节结节和下颌关节窝，此与下颌骨形成颞下颌关节。颞下颌关节紊乱或器质性病变可以引起颞下颌关节综合征（Coston 综合

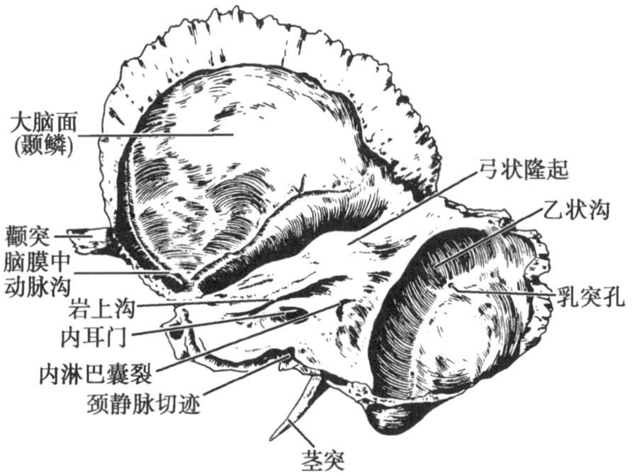

图 7-1-2　颞骨内侧面

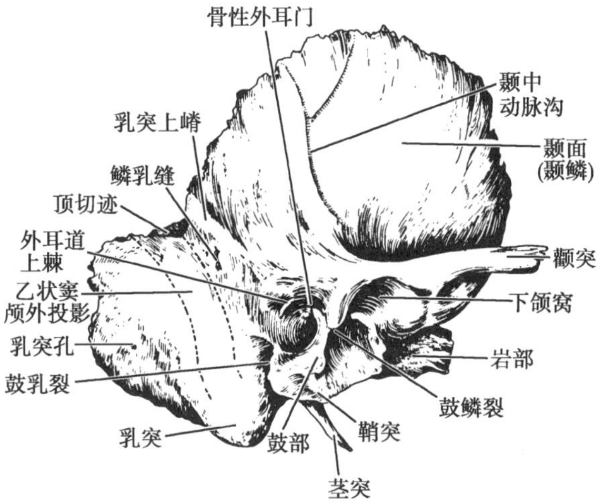

图 7-1-3　颞骨外侧面

征）。后根从颧突上缘经过外耳门上方向后延伸形成一条略微隆起的弧形骨线，称为颞线（temporal line）（图 7-1-4），颞肌下缘即止于此，临床上施行中耳乳突手术时，不应超过颞线，否则有损伤颅中窝硬脑膜之虞。颞线之下，骨部外耳道口的后上缘处有一骨性小棘，称外耳道上棘（suprameatal spine，Henle 棘），它向深部的投影，由浅而深依次可遇鼓窦、外半规管、后半规管和内淋巴囊。棘之后方，外耳道后壁向上延伸与颞线相交所成之三角形区域，称道上三角区（suprameatal triangle），此处骨面含有许多小血管穿通的小孔，故又名筛区。道上棘与筛区皆为乳突手术时寻找鼓窦的重要标志。颧弓根上缘与岩部上面约在同一平面。经颅中窝径路手术时，就是以颧弓根为中心，在颞骨鳞部作一个 3cm × 4cm 的骨窗，以暴露颅中窝。经颅中窝径路可行听神经瘤切除术、前庭神经切断术、面神经减压术等。鳞部内面与岩部相接，形成岩鳞缝或称为岩鳞裂，成人仅见其痕迹，在幼儿则比较明显，是中耳感染向颅内侵犯的途径之一。

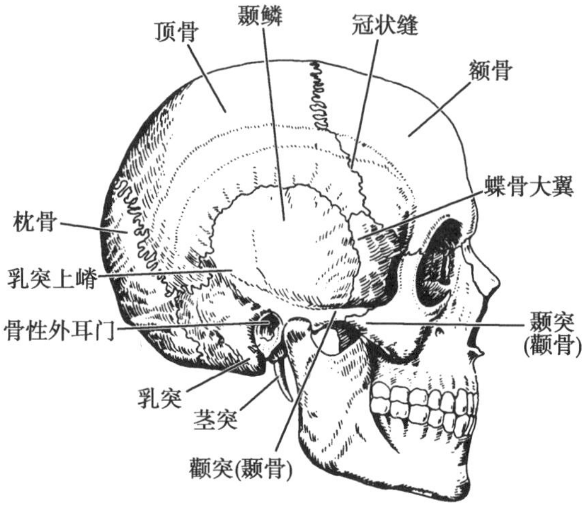

图 7-1-4　颅骨右侧面

二、鼓　　部

鼓部（tympanic portion）位于鳞部之下、岩部之外、乳突部之前，为一扁曲的 U 形骨板，构成骨性外耳道的前壁、下壁和部分后壁。其前上方以鳞鼓裂（squamotympanic fissure）和鳞部相连。后方以鼓乳裂（tympanomastiod fissure）和乳突部毗邻，面神经通过鼓乳缝内侧的茎乳孔。内侧以岩鼓裂（petrotympanic fissure）和岩部相连，岩鼓裂位于下颌窝中，在鼓室前壁，长约 2mm，内有鼓索神经穿出，并有上颌动脉鼓室支经此进入鼓室，此外还有锤骨前韧带穿过。鼓部的前下方形成下颌窝的后壁，其内端有一窄沟名鼓沟（tympanic sulcus），鼓膜边缘的纤维软骨环嵌附于沟内，其上部有缺口，即鼓切迹（Rivinus 切迹），此处无鼓沟及纤维软骨环，鼓膜直接附着在颞骨鳞部，形成鼓膜松弛部。

此外，王荣光等（1991）报道，约 6.7% 的成人在鼓部的前下部有胡施克孔残存，此有可能引起颞下颌关节软组织疝和外耳道唾液液瘘等疾病。

三、乳　突　部

乳突部（mastoid portion）位于颞骨的后下方，呈锥状突起，故名乳突。乳突外面粗糙，有枕肌及耳后肌附着，外下方有胸锁乳突肌、头夹肌和头最长肌附着。其后方近枕乳缝处有乳突孔（mastiod foramen），此孔的位置和大小变异较大，乳突导血管穿过此孔，使耳后静脉或枕静脉与乙状窦相沟通。乳突尖部的内侧面有一前后走行的深沟名乳突切迹（mastiod notch），有二腹肌后腹附着，与二腹肌沟相对应的呈弧形隆起的骨嵴，名二腹肌嵴，假想将此弧形骨嵴分为内外各半的正中切面向前延伸的一平面，必与骨性外耳道后壁相交成一线，此线即为面神经垂直部的投影，因此磨去相交线以外的外耳道骨段比较安全。乳突的内侧面形成颅后窝的前下方，为小脑所在处。有一弯曲的深沟，称乙状沟（sigmoid sulcus），乙状窦位于其中（见图 7-1-3），乙状沟的深浅、宽窄及骨壁厚薄因乳突气房发育程度不同而各异，在正常情况下，乙状沟距外耳道后壁的距离为 10～14mm。乳突气房发育良好者，乙状窦骨板较薄且位置偏后，其与外耳道后壁间的距离较大；乳突气房发育较差者，则乙状窦骨板坚实、位置前移，其与外耳道后壁间的距离较小，或甚为接近。后者在乳突手术时易造成乙状窦损伤而引起严重出血；或可发生气栓，导致生命危险。

从顶切迹至乳突尖作一假想直线，可以大致标出乙状窦在颅内的走向。

依乳突气房的发育程度分为 4 型：气化型（pneumatic type）、板障型（diploetic type）和硬化型（sclerotic type），以及上述任何 2 型或 3 型俱存的混合型（mixed type）。据文献报道，急性乳突炎多发生在气化型乳突，慢性乳突炎多发生于硬化型乳突。

乳突在新生儿时并未发育，尔后才渐渐气化。在整个婴幼儿时期气化继续加速进行。2 岁的幼儿，乳突仅具雏形，故 2 岁前的婴幼儿茎乳孔处无乳突作为屏障，面神经位置表浅，施行耳后切口时，切勿贸然向下延伸，以免伤及面神经。

在颞骨发育过程中鳞部过分地向乳突方向伸展，以至将乳突的气房分隔为内、外两部分，此即所谓克氏隔（Korner 隔），是岩鳞缝的残余。此隔骨质致密，常在磨开乳突刮除气房后与它相遇。如不注意，常易误认为已达乳突内壁，则病灶不能彻底清除。

四、岩　　部

岩部（petrous portion）形似一横卧的三棱锥体，故又名岩锥（petrous pyramid）。位于颅底，介于枕部与蝶骨之间，内藏听觉和平衡终器。有一底、一尖、三个面和三个缘。底朝外，与鳞部和乳突部融合；尖端粗糙，朝向内前面且微向上，嵌于蝶骨大翼与枕骨底部之间，且共同围成一孔，称为破裂孔。破裂孔距鼻咽部的咽隐窝约 1.0cm，鼻咽癌时，癌组织可以经破裂孔向颅内蔓延。岩尖前下方有颈动脉管内口，也参与组成破裂孔的后外界。其 3 个面为：

前面：组成颅中窝的后部，并与鳞部的内面相连（图 7-1-5）。从内向外有以下 3 个重要标志：近岩尖处有三叉神经压迹，容纳三叉神经半月神经节；压迹的后外侧有两条与岩锥长轴平行的小沟，内侧者为岩浅大神经沟，外侧者为岩浅小神经沟，此二沟各通过同名神经；岩浅大神经沟外侧末端为面神经管裂孔，岩浅大神经经此与面神经膝状神经节相连，岩浅大神经是经颅中窝面神经减压和开放内耳道的重要标志；舌咽神经鼓室支经鼓室小管上口穿入颅底，称为岩浅小神经，走行在岩浅小神经沟内，经蝶骨大翼无名孔入耳神经节内。自三叉神经压迹向后，锥体的前面依次构成内耳道顶壁、迷路盖、鼓室盖、弓状隆起和鼓窦盖。弓状隆起（arcuate eminence）是锥体前面最突出的部分，前（上）半规管即在其下方，如弓状隆起骨质缺损致前半规管裂隙，可引起上半规管裂隙综合征。鼓室盖（tympanic tegmen），为一浅凹形的薄骨片，将颅中窝和其下的鼓室分隔。

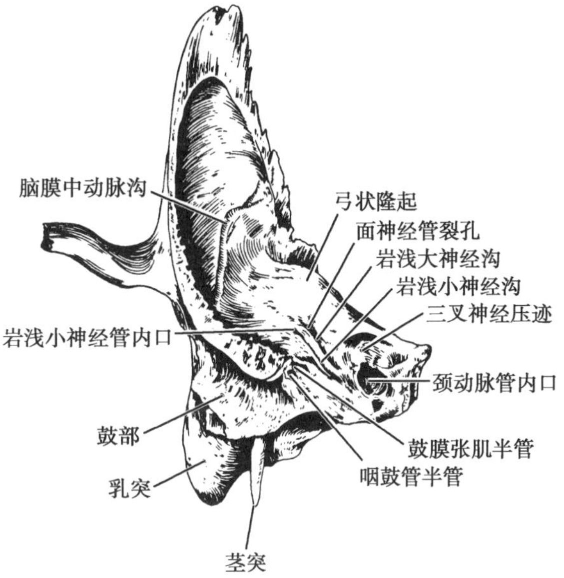

图 7-1-5　颞骨前面

后面：组成颅后窝的前界，和乳突部的内侧面相连；它是被三个静脉窦（岩上窦、岩下窦和乙状窦）围成的三角形骨面，后面中部偏内为内耳门，内耳门之后外有一为薄骨板遮盖的裂隙（内淋巴囊裂），其内有前庭水管（vestibular aqueduct）外口，呈扁平裂隙状，平均宽度 3.2（0.65～4.55）mm，为内淋巴管和内淋巴囊通过的孔道。正常人前庭水管平均长度为 8.5（6.1～12.6）mm。内耳门和上述裂隙之间的上方有一小凹，名弓形下窝，有细小血管经过。

内耳门（internal acoustic porus）约呈扁圆形，位于岩部后面中央微偏内，后缘较锐而突起，前缘较平而无明显边缘。向外通入内耳道，内耳道长约 1cm，其外端以一垂直而有筛状小孔的骨板所封闭，此骨板即为内耳道底（fundus of internal acoustic meatus，图 7-1-6）。它构成内耳的前庭和耳蜗内侧壁的大部分。内耳道底由一横嵴分为大小不等的上、下两区。上区较小，又被一垂直骨嵴分为前、后两部；前部有一凹陷名面神经管区，即面神经管入口处，面神经自此进入骨管即为迷路段，向外达膝状神经节；后端之凹陷名前庭上区，内有数小孔，穿过前庭神经上终末支。下区较大，其前方为蜗区，有许多呈螺旋状排列的小孔，为蜗神经纤维所通过；蜗区的后方为前庭下区，有数个小孔，为前庭神经下终末支的球囊神经所通过。前庭下区的后下方有一单孔，有前庭神经下终末支的后壶腹神经通过。内耳道内含有面神经、位听神经及迷路动、静脉。

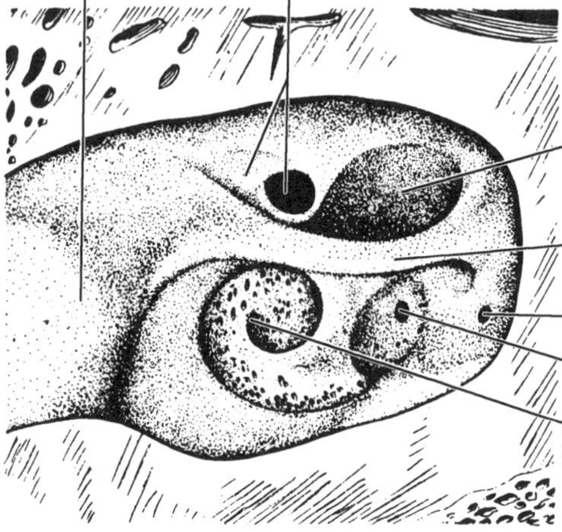

图 7-1-6 内耳道底（右侧）

内淋巴囊裂，为一倾斜的骨性裂隙，开口向外下方。裂底有一小孔（前庭水管外口），裂孔的形态变异很大，多为弧形，距内耳道口约1cm，该裂口的外侧与乙状窦的内侧即迷路后进路的手术通道。前庭水管中有内淋巴管和同名小静脉通过，内淋巴管是沟通内淋巴囊与球囊、椭圆囊的管道。

下面：粗糙凸凹不平，组成颅底底面的一部分（图7-1-7）。在鼓部内侧，有前内和后外紧邻的两个深窝，前内者为颈动脉管外口，有颈内动脉和颈动脉神经丛经过；后外者为颈静脉窝（jugular fossa），内容纳颈静脉球的顶部，颈静脉球有内移、外移、高位等解剖变异。在颈动脉管外口和颈静脉窝之间的薄骨嵴上，有鼓室小管（tympanic canaliculus）下口，有舌咽神经的鼓室支即鼓室神经（Jacobson 神经）通过。在颈动脉管外口的内前方，接近岩尖的粗糙骨面上，有腭帆提肌和咽鼓管软骨附着。在颈静脉窝的前内方，紧靠颈静脉间嵴有一个三角形的小窝，窝内有蜗水管（cochlear aqueduct）外口，向外上略偏前方通到骨迷路耳蜗基底近蜗窗处，名为蜗水管，又称外淋巴管，是蛛网膜下腔与耳蜗鼓阶间的通路，外淋巴经此管流至蛛网膜下腔（图7-1-8）。有人认为，蜗水管是内耳与脑脊液之间感染传播的通道之一。此外，蜗水管可能有压力传导作用，与压力创伤引起的内耳损伤和外淋巴漏有关。还有人认为，镫井喷（gush）可能是由于蜗水管过度宽大，使脑脊液与外淋巴直接相通引起。颈静脉窝的外侧骨壁上有乳突小管（mastiod canaliculus）的开口，为迷走神经耳支（Arnold 神经）的通路。

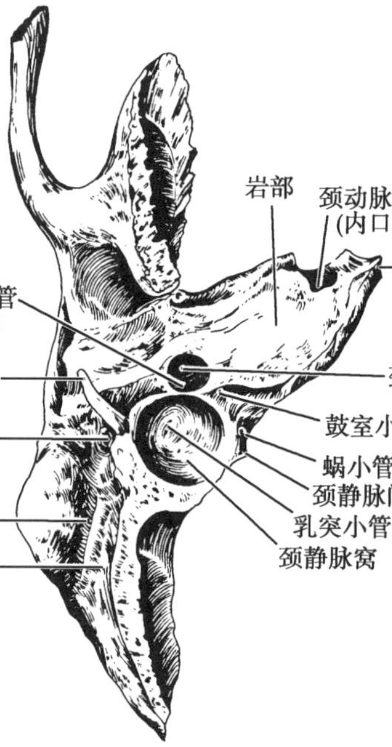

图 7-1-7 颞骨下面

前庭水管外口（耳蜗开口）直径约0.5～1.0mm，内口呈漏斗形，直径约2～4mm，前庭水管的平均长度为11.5（10.0～14.0）mm。由于前庭水管内口直径变异很大，故单纯内口宽大，不能诊断为前庭水管病理性宽大，应根据高分辨 CT 扫描，前庭水管全长（从颅后窝至前庭）的直径超过2mm，方可诊断为前庭水管宽大。

岩部上缘最长，有岩上沟容纳岩上窦，沟缘有小脑幕附着；内端有一切迹，内含三叉神经半月神经节的后部。上缘尖端借岩蝶韧带和蝶骨连接并形成小管，内有外展神经和岩下窦通过，故在岩尖炎症时可出现三叉神经痛和外展神经麻痹症状。后缘的内侧段有岩下沟，内纳岩下窦；其外侧段和枕骨的颈静脉切迹形成颈静脉孔，乙状窦经颈静脉孔外侧下行至颈静脉球窝形成颈静脉球，再向下称为颈内静脉。舌咽神经、迷走神经、副神经及岩下窦经颈静脉孔内侧通过。前缘的内侧部分与蝶骨大翼连接形成蝶岩裂，外侧部分构成岩鳞裂和岩鼓裂；在岩部与鳞部之间，有上下并列的二管通入鼓室，居上者为鼓膜张肌半管，居下者为咽鼓管半管。

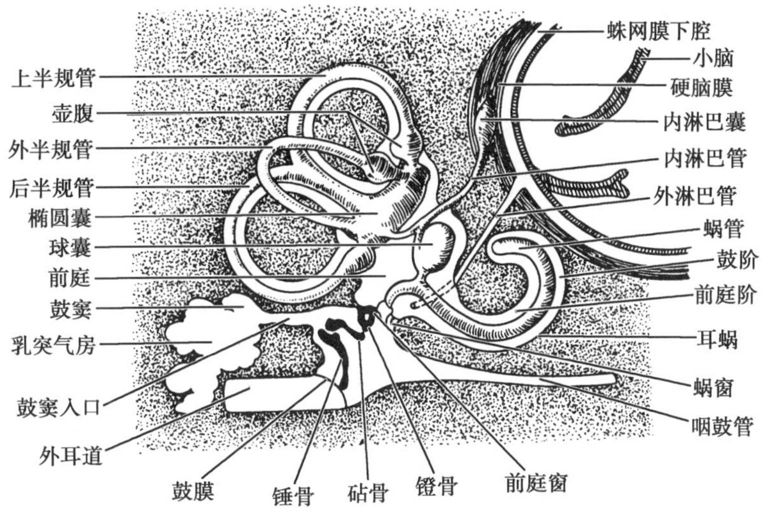

图 7-1-8 外耳道骨部、中耳和内耳在颞骨内的关系示意图

五、茎　　突

茎突（styloid process）起于颞骨鼓部的下面，伸向前下方，呈细长形，长短不一，平均长度约 2.5（0.2～5.2）cm；近端前、外侧为颞骨鼓部的鞘突包绕，远端有茎突咽肌、茎突舌肌、茎突舌骨肌、茎突舌骨韧带和茎突下颌韧带附着。若因茎突舌骨韧带部分骨化而使茎突过长或位置不当可引起咽痛、舌咽疼痛、咽异物感、颈部转动不适、肩背疼痛等症状者，称为茎突综合征或 Eagle 综合征。在茎突后方与乳突之间有茎乳孔（stylomastiod foramen）（见图 7-1-7），为面神经管的下口，面神经由此出颞骨。婴儿时期乳突尚未发育，茎乳孔位置甚浅，此时施行乳突手术若作耳后切口，不宜过于向下延伸，以免损伤面神经。

第二节　外　　耳

一、耳　　廓

耳廓（auricle）借韧带、肌肉、软骨和皮肤附丽于头颅侧面，一般与头颅约成 30°夹角，分前（外）面和后（内）面，前面凸凹不平（图 7-1-9），外缘略卷曲而突起名耳轮（helis），它起自外耳道口上方的耳轮脚（crus of helix），后上部有小结节名耳廓结节（Duricular tubercle 或称 Darwin 结节）。耳轮前方有一与其大致相平行的弧形隆起称对耳轮（antihelix），其上端分叉成为对耳轮上、下脚，二脚间的凹陷部分名三角窝（triangular fossa）。耳轮与对耳轮之间的凹沟名舟状窝（scaphiod fossa）或耳舟（scapha）。对耳轮前方的深窝名耳甲（concha），被耳轮脚分为上下两部，上部名耳甲艇（cymba conchae），下部名耳甲腔（cavum conchae），其前方即外耳道口。外耳道口前方的突起名耳屏（tragus）。对耳轮前下端与耳屏相对的突起称对耳屏（antitragus）。耳屏与对耳屏之间的凹陷名屏间切迹（intertragic notch）。耳屏与耳轮脚之间的凹陷名耳前切迹（incisura anterior auris），因此处无软骨连接，故在其间作切口可直达外耳道和乳突的骨膜，而不损伤软骨。对耳屏下方的无软骨的部分名耳垂（lobule）。耳廓的后面较平整，但稍膨隆（图 7-1-10）。

耳廓除耳垂为脂肪与结缔组织构成而无软骨外，其余均为软骨组织，外覆软骨膜和皮肤。耳廓皮肤和软骨与外耳道的皮肤与软骨相连，外耳道发炎时，牵拉耳廓或压迫耳屏可以使耳痛加剧。耳廓前面的皮肤与软骨膜粘连较后面为紧，且皮下组织少，若因炎症等发生肿胀

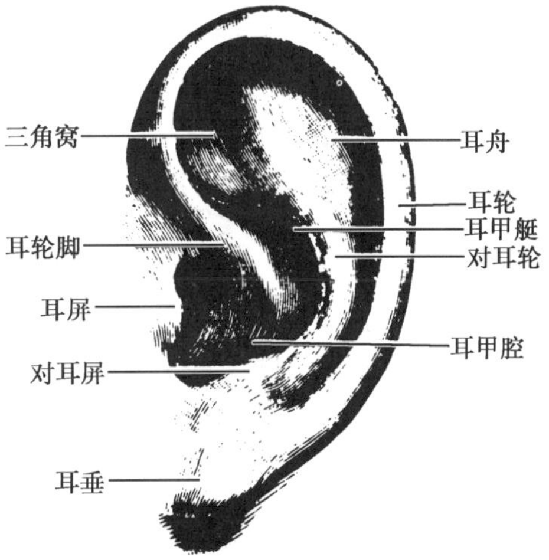

图 7-1-9 左侧耳廓（前面）

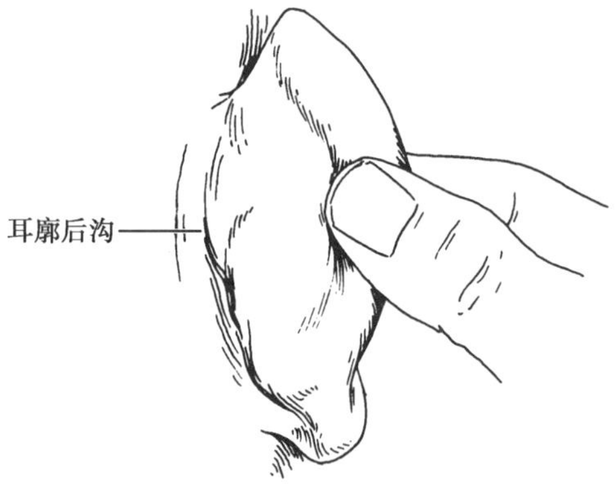

图 7-1-10 右侧耳廓（后面）

时，感觉神经易受压迫而致剧烈疼痛；若因外伤或耳部手术，则可引起软骨膜炎，甚至发生软骨坏死；而且外伤所致的出血不易吸收而形成血肿；如不及时抽吸处理，即易感染或机化而致耳廓畸形。耳廓血管位置表浅，皮肤菲薄，故易发生冻伤。

二、外 耳 道

外耳道（external acoustic meatus）为起自耳甲腔的外耳门，止于鼓膜的一条伸入颞骨的盲管，长约 2.5～3.5cm，由软骨部和骨部组成（见图 7-1-1）。软骨部约占其外 1/3，骨部约占其内 2/3。外耳道非一直管，略呈 S 形弯曲，外段向内、向前而微向上，中段向内、向后，内段向内、向前而微向下。故在检查外耳道深部或鼓膜时，需将耳廓向后上提起，使外耳道呈一直线方易窥见。婴幼儿外耳道方向系向内、向前、向下，故检查其鼓膜时应将其耳廓向下拉，同时将耳屏向前牵引。由于鼓膜向前下方倾斜，因而外耳道前下壁较后上壁约长 6mm。外耳道有两处较狭窄，一为骨部与软骨部交界处，另一为骨部距鼓膜约 0.5cm 处，后者称为外耳道峡（isthmus）。婴儿的外耳道软骨部与骨部尚未完全发育，故较狭窄，1 岁以下婴儿外耳道几乎全部为软骨所组成。

外耳道软骨的后上方呈一缺口，为结缔组织所代替。外耳道软骨在前下方常有 2～3 个垂直的、由结缔组织充填的裂隙，称外耳道软骨切迹（santorini 裂）。它可增加耳廓的可动性，外耳道炎症时偶可经此切迹侵及腮腺和下颌关节，腮腺脓肿时，脓液也可经此流入外耳道。

外耳道骨部的后上方由颞骨鳞部组成，其深部与颅中窝仅隔一层骨板，故外耳道骨折时可累及颅中窝。外耳道骨部后壁由于乳突的发育而与之紧密相邻，乳突病变（如急性炎症、胆脂瘤形成等），骨部外耳道后上壁可出现隆起或下塌。在外耳道骨部后上缘，道上棘是乳突手术时寻找鼓窦的重要标志。

外耳道的皮肤较薄，与软骨膜和骨膜粘连较紧，所以当外耳道皮肤肿胀时，疼痛较剧。软骨部皮肤含有类似汗腺构造的耵聍腺，大约有 1000～2000 个，能分泌耵聍（cerumen），并富有毛囊和皮脂腺。骨部皮肤菲薄，既无毛囊也无腺体，仅有皮下的颞骨骨膜，故疖肿只发生在外耳道软骨部。

三、外耳的神经、血管及淋巴

外耳的神经来源主要有：一为来自三叉神经下颌支

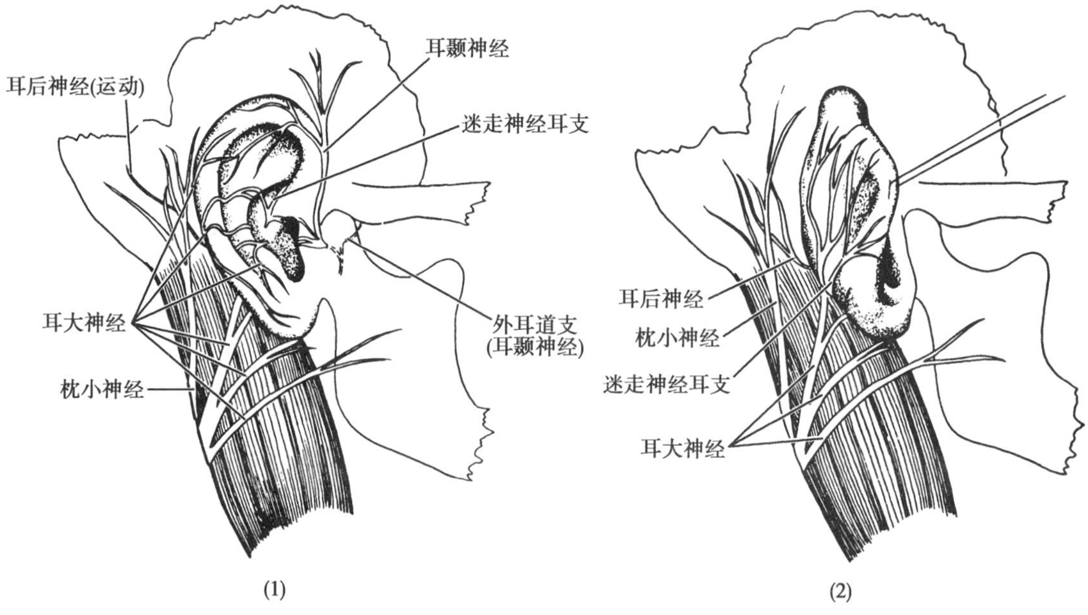

图 7-1-11 外耳神经

（1）前面观 （2）后面观

的耳颞神经，分布于外耳道等前半部，故口腔或颞颌关节疾病的疼痛可传至外耳道。二为迷走神经的耳支（Arnold 神经）自颈静脉神经节（即上神经节）分出后，随即有来自岩神经节的舌咽神经纤维加入，然后进入颈静脉窝内的乳突小管，横过面神经管，穿出鼓乳裂后分为二支供给外耳，一支分布于耳廓后面；一支穿过外耳道软骨，分布于耳甲艇、耳甲腔、耳轮脚、三角窝、外耳道后半部与鼓膜外面的后部，故外耳道皮肤受刺激，可引起反射性咳嗽。另有来自颈丛的耳大神经和枕小神经，以及来自面神经和舌咽神经的分支，分布于耳廓和外耳道的皮肤，并有小分支分布于乳突部皮肤（图 7-1-11）。

外耳血液由颈外动脉的颞浅动脉、耳后动脉和上颌动脉供应，后者只供应外耳道（图 7-1-12）。

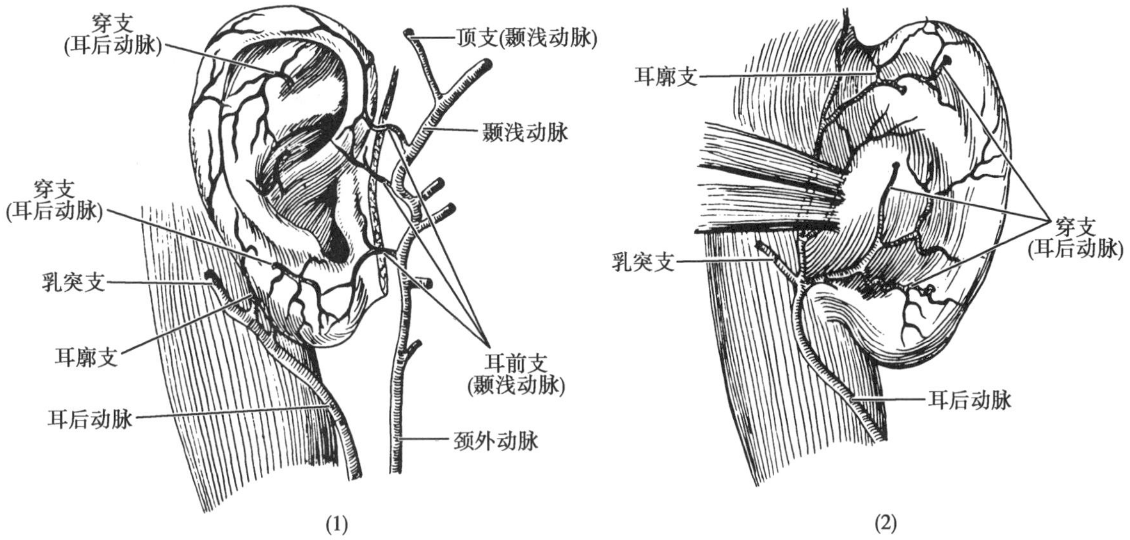

图 7-1-12　外耳动脉
（1）前面观　（2）后面观

耳廓的血液供应丰富，前后面主要分别由颞浅动脉和耳后动脉供给，且两者之间有细小分支相吻合。此外，尚有上颌动脉的耳深动脉经外耳道骨部与软骨部交界处供应外耳道及鼓膜外面。与动脉同名的静脉汇流至颈外静脉，部分血液可回流至颈内静脉。耳后静脉可经乳突导血管与乙状窦相通。

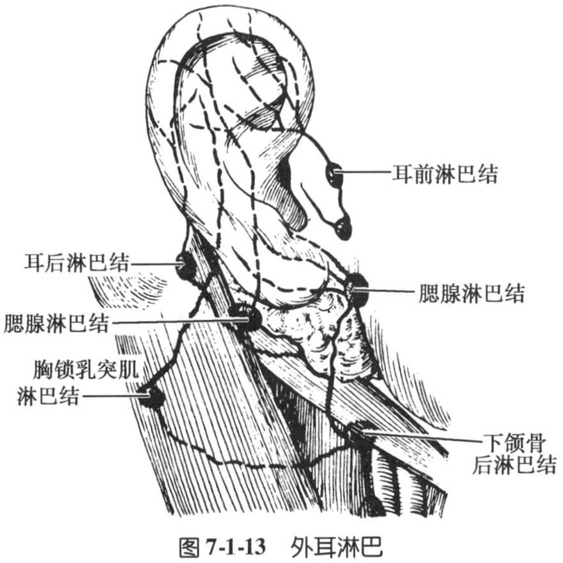

图 7-1-13　外耳淋巴

外耳的淋巴引流至耳廓周围的淋巴结。耳廓前面的淋巴汇流入耳前淋巴结。耳廓后面的淋巴汇流入耳后淋巴结。耳廓下部及外耳道下壁的淋巴汇流入耳下淋巴结（属颈浅淋巴结上群）、颈浅淋巴结及颈深淋巴结上群（图 7-1-13）。

第三节　中　　耳

中耳（middle ear）介于外耳与内耳之间，是位于颞骨中的不规则含气腔和通道，包括鼓室、咽鼓管、鼓窦及乳突 4 部分。中耳的主要功能为将外界的声音传递到内耳，如果中耳发生病变而引起传音功能障碍，则出现传导性聋。

一、鼓　　室

鼓室（tympanic cavity）是颞骨内最大的不规则含气腔，由颞骨岩部、鳞部、鼓部及鼓膜围绕形成。鼓室外侧借鼓膜与外耳道相隔，内侧借鼓岬、前庭窗、蜗窗与内耳相邻，向前借咽鼓管与鼻咽部相通，向后借鼓窦入口与鼓窦及乳突气房相通。鼓室内含有听骨、肌肉、韧带和神经。腔内有黏膜覆盖，向前与咽鼓管黏膜相连，向后与鼓窦黏膜相连。位于鼓膜、鼓岬和听骨表面的黏膜为无纤毛的扁平上皮，其他部分为纤毛柱状上皮。以鼓膜紧张部的上下边缘为界，将鼓室分为3部（图7-1-14）：①上鼓室（epitympanum），也称鼓室上隐窝（attic），为位于鼓膜紧张部上缘平面以上的鼓室腔；②中鼓室（mesotympanum），位于鼓膜紧张部上、下缘之间，即鼓膜与鼓室内壁之间的鼓室腔；③下鼓室（hypotympanum）位于鼓膜紧张部下缘平面以下，下达鼓室底。鼓室的上下径约15mm，前后径约13mm；内外径在上鼓室约6mm，下鼓室约4mm，中鼓室于鼓膜脐部与鼓岬之间的距离为最短，仅约2mm。当施行鼓膜切开术时，刀尖不宜进入鼓室过深，以免损伤鼓岬或鼓室内侧壁其他重要组织。鼓室容积约1～2ml。

临床上将鼓室在鼓膜紧张部后缘以后的部分称为后鼓室（posterior tympamum），后鼓室为现代耳外科手术的重要部位之一。

（一）鼓室6壁

鼓室似一个竖立的小火柴盒，有外、内、前、后、顶、底6个壁（图7-1-15）。

1. 外壁　由骨部及膜部组成。骨部较小，即鼓膜以上的上鼓室外侧壁；膜部较大，即鼓膜。

鼓膜（tympanic membrane）：介于鼓室与外耳道之间，中心微向内凹入、椭圆形、半透明的薄膜，高约9mm、宽约8mm、厚约0.1mm。经测量，鼓膜的总面积为85mm²，有效振动面积为55mm²。鼓膜的前下方朝内

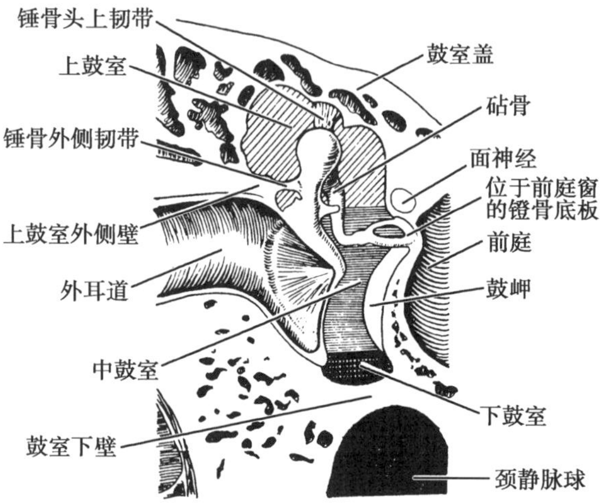

图7-1-14　鼓室额断面前面观（右侧）

倾斜，与外耳道底约成45°～50°角，故外耳道的前下壁较后上壁为长。新生儿鼓膜的倾斜度尤为明显，与外耳道约成35°角。鼓膜边缘略厚，大部分借纤维软骨环嵌附于鼓沟内，名紧张部（pars tensa）。在其上方的鼓切迹处，鼓膜直接附丽于颞鳞部，较松弛，名松弛部（pars flaccida）。

鼓膜紧张部由3层组织组成。外为上皮层，系与外耳道皮肤连续的复层鳞状上皮；中间为固有层，即纤维组织层，又可分为两层：浅层为放射状纤维，从锤骨柄向周围放射，深层为环状纤维，近鼓膜边缘较丰富，中央较稀少，松弛部无此层，故较松弛；内为黏膜层，与鼓室黏膜相连续，系单层扁平上皮，其游离面有大量微

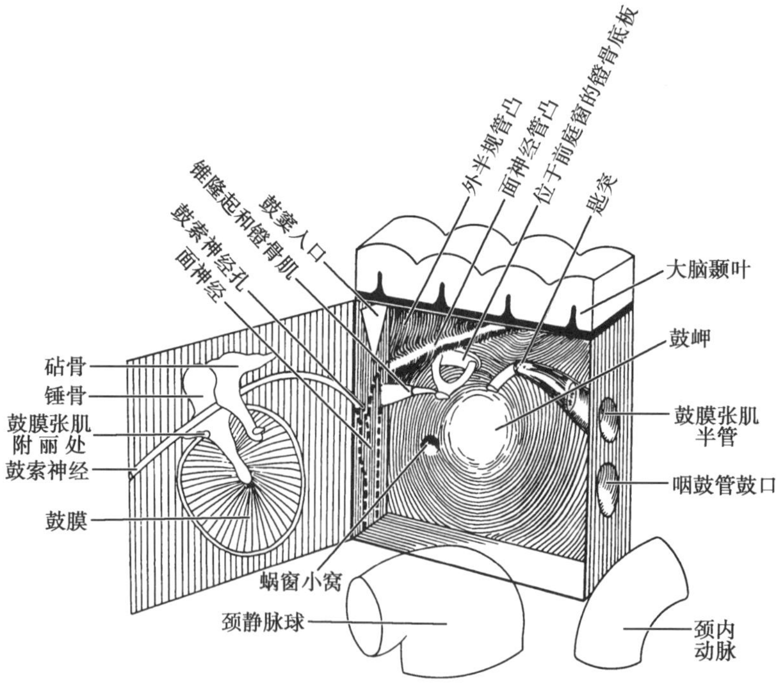

图7-1-15　鼓室6壁（右侧）

绒毛。鼓膜松弛部也由上皮层、固有层和黏膜层构成。其固有层由大量不规则排列的胶原和弹性纤维、毛细血管和有髓鞘及无髓鞘神经纤维组成。以前普遍认为松弛部缺少中层纤维，仅少量疏松结缔组织，故薄而松弛。但 Lim（1968）提出，松弛部实际上比紧张部稍厚。正常鼓膜借以下标志可以识别（图 7-1-16）①中心最凹点为锤骨柄的尖端，称为脐（umbo）；②自脐向上稍向前达紧张部上缘处有一灰白色小突起名锤凸，即锤骨短突隆起的部位；③在脐与锤凸之间，有一白色条纹称锤纹，为锤骨柄透过鼓膜表面的映影；④自脐向前下达鼓膜边缘，有一三角形反光区，名光锥（cone of light），婴儿鼓膜的角度近乎水平位，故检查时见不到光锥；⑤自锤凸向前至鼓切迹前端有锤骨前襞（anterior malleolar fold），向后至鼓切迹后端有锤骨后襞（posterior melleolar fold）为紧张部与松弛部的分界线。为了便于描述，临床上常将鼓膜分为4 个象限（图 7-1-17），即：沿锤骨柄作一假想直线，另经鼓膜脐部作一与其垂直相交的直线，便可将鼓膜分为前上、前下、后上、后下 4 个象限。鼓膜变薄时，有时可通过后上象限见到砧骨长突和砧镫关节。

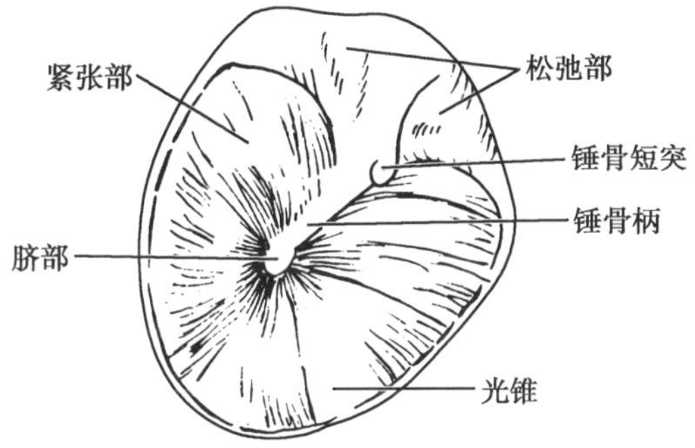

图 7-1-16　右耳正常鼓膜像

鼓室盾板（scutum）为上鼓室的骨性外侧壁，是由颞骨鳞部形成的骨板，将骨性外耳道内端的上部与上鼓室隔开。

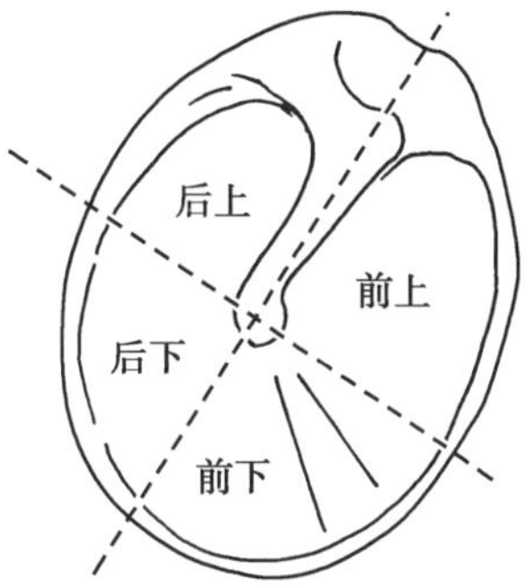

图 7-1-17　鼓膜的 4 个象限

2. 内壁　即内耳的外壁（图 7-1-18），表面凸凹不平，有如下结构，为便于记忆，下文以鼓岬为中心进行描述：

（1）鼓岬：鼓岬（promontory）为内壁中央较大的膨凸，系耳蜗基底转的起始部向外隆起所形成，其表面有鼓室神经丛。

（2）前庭窗：前庭窗（vestibular window）又名卵圆窗（oval window），呈椭圆形，面积约 3.2mm²，位于鼓岬后上方之小凹内，为镫骨底板及其周围的环韧带所封闭，向内通内耳的前庭。

（3）蜗窗：蜗窗（cochlear window）又名圆窗（round window），呈圆形，面积约 2mm²，在鼓岬后下方的小凹内，此窗为表面覆有黏膜的膜状纤维结构所封闭，称为蜗窗膜或圆窗膜，也称第二鼓膜。向内通耳蜗鼓阶的起始部。蜗窗膜往往为窗缘所遮蔽，不易看到。它的平面几与前庭窗成直角，并略向鼓室突出。蜗窗膜是骨迷路与中耳间的惟一膜性间隔，在声能传递至内耳的过程中起重要作用，使内耳淋巴液能够随镫骨底板的活动而运动。同时它是某些毒形物质如细菌毒素、化学药物等进入内耳的途径。蜗窗膜破裂引起外淋巴瘘是突发性耳聋的原因之一。蜗窗龛为后壶腹神经切断术时寻

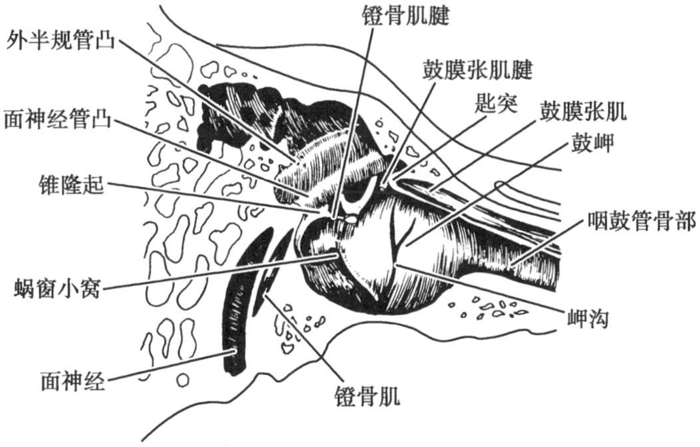

图 7-1-18　鼓室内壁（右侧）

找该神经的重要手术标志，治疗梅尼埃病的耳蜗球囊造瘘术是从蜗窗膜进行，施行人工耳蜗埋植术时电极也经蜗窗插入。因此，蜗窗区是跨屏障内耳给药治疗以及现代耳外科与耳神经外科手术的重要区域。

(4) 面神经管凸(面神经管鼓室部)：也称面神经嵴，位于前庭窗上方，管内有面神经通过。面神经沿前庭窗的后上方向后抵达鼓室窦入口的内侧及底部，向下转入鼓室后壁，向下、稍偏外行走(此段称面神经垂直部或称乳突部)而出茎乳孔。在小儿，可因管壁不全致面神经水平段暴露于中耳腔内，故小儿急性中耳炎在早期即可能引起面神经麻痹。面神经管缺裂和移位也是先天性中耳畸形时易见的两种解剖异常，故手术时应熟悉面神经的位置，不可伤及。

(5) 外半规管凸位于面神经管凸的后上方，乃迷路瘘管的好发部位。外半规管凸与面神经鼓室段之间的距离为0.5～1.5mm，是寻找面神经的重要标志之一。

(6) 匙突：匙突（cochleariform process）位于前庭窗之前稍上方，为鼓膜张肌管的鼓室端弯曲向外而形成，其作用似滑车，鼓膜张肌的肌腱经过匙突向外达锤骨柄上部之内侧。

3. 前壁　即颈动脉管壁的部分。下部以极薄的骨板与颈内动脉相隔；上部有二口：上为鼓膜张肌半管的开口，下为咽鼓管半管的鼓室口。有研究称，国人颈内动脉位于前壁与内壁交界处。前壁较薄，下部的薄骨板有时不完整，可成为感染向外传播的途径之一。

4. 后壁　又名乳突壁；上宽下窄，面神经乳突段通过此壁之内侧。后壁上段相当于上鼓室的后壁有一小孔，为鼓窦入口（aditus），上鼓室借此与鼓窦相通。鼓窦入口之内侧有外半规管凸，鼓窦入口之底部，适在面神经管鼓室段与乳突段相交处之后方，有一容纳砧骨短脚的小窝，名砧骨窝（incudial fossa），为中耳手术的一重要标志。后壁下内方，相当于前庭窗的高度，有一小锥状突起，称锥隆起（pyramidal eminence），内有小管，镫骨肌腱由此发出附丽于镫骨颈后面。后壁与外壁相交处，鼓沟后上端的内侧，有鼓索小管的鼓室口，鼓索自此进入鼓室。相当于鼓膜后缘以后的鼓室腔常称后鼓室，内有鼓室窦（tympanic sinus）和面神经隐窝（facial recess）(图7-1-19)。

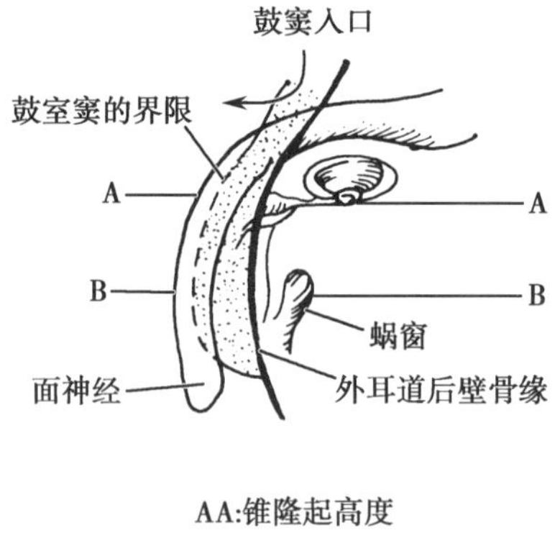

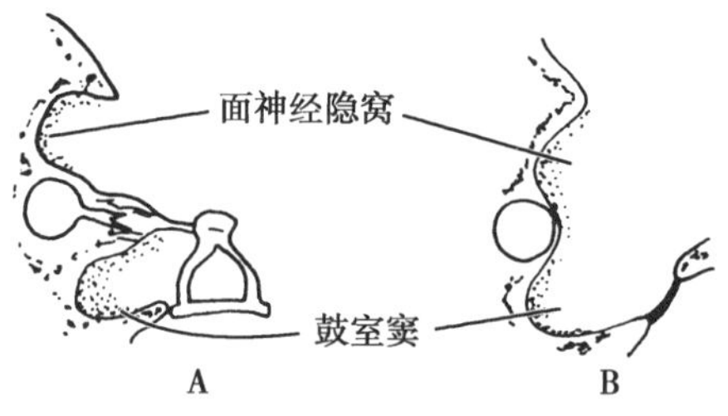

图7-1-19　鼓室窦与面神经隐窝

鼓室窦：又名锥隐窝（pyramidal recess）、后鼓室隐窝或鼓面隐窝，为鼓室后部的一骨性隐窝。在中鼓室后方，是介于前庭窗、蜗窗和鼓室后壁之间的空隙；位于后鼓室的下半部、锥隆起之下，其后方与面神经骨管的乳突段、后半规管相邻，外侧以锥隆起和镫骨肌腱为界。鼓室窦的形状与大小随颞骨气化的程度而异，其深度难以直接窥见。

面神经隐窝(简称面隐窝)：外界为深部外耳道后壁与鼓索神经，内侧为面神经乳突段，其顶为砧骨窝。从后鼓室的横切面观察，鼓室窦位于锥隆起内侧，面神经隐窝位于锥隆起外侧，二者常为病灶的隐匿的部位。面隐窝是现代耳外科的重要手术部位，所谓后鼓室进路手术即为经乳突开放磨去介于面神经和鼓索神经之间的骨质而达面隐窝，经面隐窝而进入鼓室，可以观察到锥隆起、镫骨上结构、前庭窗、蜗窗、砧骨和锤骨以及咽鼓管鼓口等，是现代耳外科的重要手术路径，如鼓室成形术、人工耳蜗植入、鼓室球体瘤手术以及面神经减压手术等。

5. 上壁　即鼓室盖或称鼓室天盖（tegmen tympani），厚约3～4mm，也有薄如纸者，由颞骨岩部前面组成，后连鼓窦盖，前与鼓膜张肌之顶相连续。鼓室借此壁和颅中窝的大脑颞叶相隔。位于此壁的岩鳞裂（fissura petrosquamosa）在婴幼儿时常未闭合，硬脑膜的细小血管可经此裂与鼓室相通，成为中耳感染进入颅内的途径之一。故小儿患急性中耳炎可出现脑膜刺激症状。

6. 下壁　也称颈静脉壁（jugular wall），为一较上壁狭小的薄骨板将鼓骨与颈静脉球分隔，其前方即为颈动脉管的后壁。颈静脉球位于下鼓室底部的偏内侧。此壁若有缺损，颈静脉球的蓝色即可透过鼓膜下部隐约可见。下壁内侧有一小孔，有舌咽神经鼓室支通过。在颈静脉球顶部的外膜内，有颈静脉球体分布，为颈静脉球体瘤的原发组织。

（二）鼓室的内容物

1. 听骨　为人体最小而互相连接的一组小骨（听小骨），由锤骨（malleus）、砧骨（incus）和镫骨（stapes）连接成听骨链（ossicular chain）（图 7-1-20）。

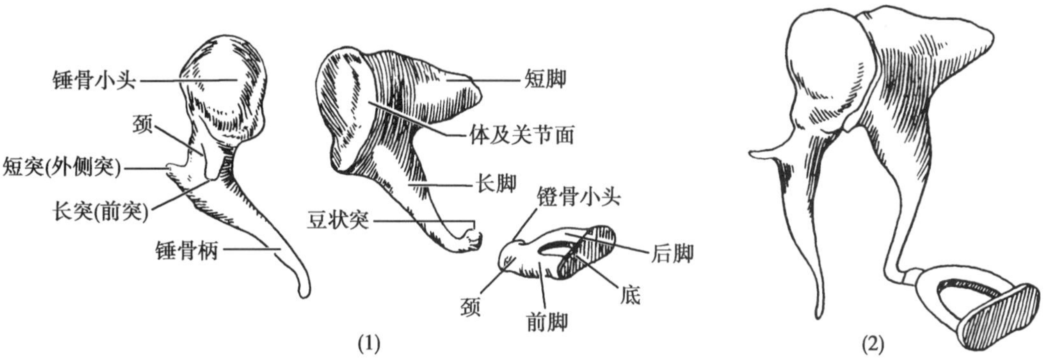

图 7-1-20　听骨及其连接
（1）听骨　（2）听骨的连接（听骨链）

锤骨：为三个听骨中的最大者，有头、颈、短突（外侧突）、长突（前突）和柄。锤骨头位于上鼓室的前段，后部有凹面，与砧骨体形成关节；锤骨头的下方稍细，即锤骨颈；锤骨柄自颈向下延伸，位于鼓膜黏膜层与纤维层之间。

砧骨：形如前磨牙，分为体、长脚和短脚。砧骨体位于上鼓室的后方，其前与锤骨头形成砧锤关节，短脚位于鼓窦入口底部的砧骨窝内，长脚位于锤骨柄之后，末端向内侧稍膨大名豆状突（lenticular process），以此与镫骨头形成砧镫关节。

镫骨：如马镫状，分为头、颈、前脚、后脚和足板（footplate）。镫骨头与砧骨长脚的豆状突相关节；颈甚短，其后有镫骨肌腱附着。底板呈椭圆形，中央较边缘为薄，借环韧带（annular ligament）连接于前庭窗。

当外界声波引起鼓膜振动时，其振动即通过听骨链传递到内耳，引起外淋巴的液波振动，最终刺激基底膜上的 Corti 器而产生听觉。此外，听骨链还具有杠杆作用，由于锤骨柄与砧骨长脚的长度比为 1.31∶1，此杠杆作用可使声压从锤骨柄传导到前庭窗时增加 1.31 倍。当 3 个听小骨中任何一个破坏或缺失时，听骨链则中断，出现传导性聋。因此，听骨链的正常对于维持正常听力有重要意义。

2. 听骨韧带（图 7-1-21）　听骨借如下韧带固定于鼓室内。

锤骨上韧带（锤骨头上韧带）：连接锤骨头与鼓室盖。

锤骨前韧带：起自锤骨长突至鼓室前壁经岩鼓裂止于蝶骨角棘，甚至终止于蝶下颌韧带。

锤骨外侧韧带：连接锤骨颈与鼓切迹。

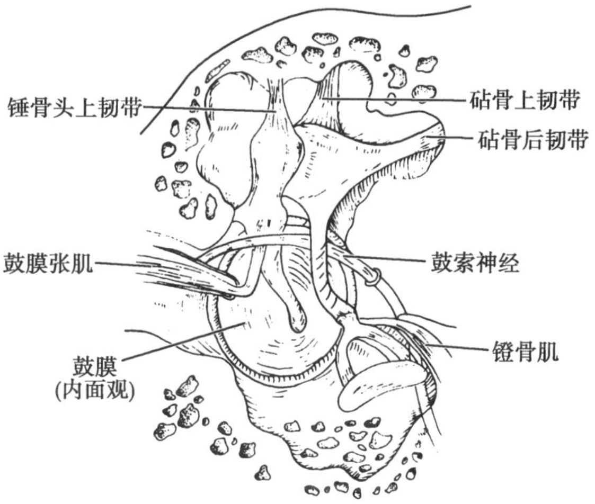

图 7-1-21　鼓室肌与韧带

砧骨上韧带：连接砧骨体上部与鼓室盖。

砧骨后韧带：连接砧骨短脚与砧骨窝。

镫骨底环韧带：连接镫骨底边缘与前庭窗缘。

锤骨头和砧骨体互相连接成一鞍状滑动关节（diarthrosis），砧骨长突和镫骨头互相连接成一杵臼关节，二个关节都有关节囊包围。三个听骨就如此形成听骨链。

3. 鼓室肌肉　①鼓膜张肌（tensor tympanic muscle）位于鼓室前壁的鼓膜张肌管中，起自咽鼓管软骨部、蝶骨大翼和鼓膜张肌管壁等处，其肌腱绕过匙突呈直角向外止于锤骨下方。支配此肌的神经为三叉神经下颌支的鼓膜张肌神经。此肌收缩时，将锤骨柄向内牵引，增加鼓膜张力，以免鼓膜震破或伤及内耳；②镫骨肌（stapedius muscle），起自鼓室后壁的锥隆起中，其肌腱自锥隆起穿出后，向前下止于镫骨颈后方。支配该肌的神经为面神经分支镫骨肌支。此肌收缩时可牵拉镫骨头向后，使镫骨底板以后缘为支点，前缘向外跷起，以减少内耳压力。

（三）鼓室隔与鼓室隐窝

1. 鼓室隔（tympmic diaphragm）　在中、上鼓室之间，除了通过两个小孔互相贯通外，几乎全被听骨和黏膜皱襞等所分隔。这个间隔称鼓室隔，两个小孔分别称鼓前峡（anterior tympanic isthmus）及鼓后峡（posterior tympanic isthmus）。鼓前峡位于鼓膜张肌腱之后，镫骨及砧骨长脚之前，内侧为骨迷路，外侧砧骨体。鼓后峡的后界为鼓室后壁及锥隆起，前界为砧骨内侧皱襞，外侧为砧骨短脚及砧骨后韧带。内侧为镫骨及其肌腱。

2. 鼓室隐窝（recesses or pouches of tympanic cavity）（图 7-1-22）　覆盖听骨和韧带的鼓室黏膜，形成下列小的黏膜隐窝，均开口于鼓室：

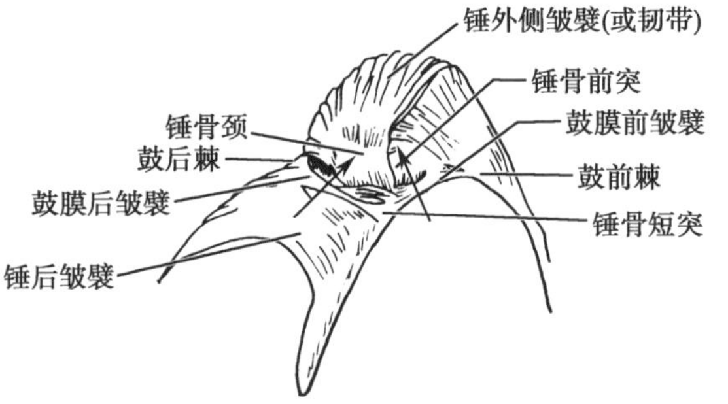

图 7-1-22　鼓膜前、后、上隐窝
（鼓膜去除后的外面观，箭头示三个隐窝的通道）

（1）鼓膜上隐窝（Prussak's space）：位于鼓膜松弛部与锤骨颈之间，上界为锤骨外侧韧带，下界为锤骨短突。

（2）锤骨前隐窝：位于锤骨头、鼓室前壁和前、上锤骨韧带之间。

（3）砧骨上、下隐窝：位于砧骨短脚之上、下方。

（4）鼓膜前、后隐窝：分别位于鼓膜与锤前皱襞之间；前者较浅少，后者居于中鼓室的后上部，较深大。

由于上述间隔及诸隐窝的存在，使中、上鼓室之间通道狭小，黏膜肿胀时易被堵塞而导致各种病理变化，如前、后鼓峡被堵塞可致上鼓室负压而引起分泌性中耳炎，胆固醇肉芽肿或胆脂瘤，因此有些患者的分泌性中耳炎不一定是咽鼓管阻塞造成的。另一方面，由于鼓室存在着这些间隔，可使感染或胆脂瘤可暂时性局限。

二、咽　鼓　管

咽鼓管（pharyngotympanic tube）为沟通鼓室与鼻咽的管道（图 7-1-23），成人全长约 35mm。由骨部与软骨部组成。外 1/3 为骨部，位于颞骨鼓部与岩部交界处，适在颈内动脉的外侧。上方仅有薄骨与鼓膜张肌相隔，下壁常有气化；其鼓室口位于鼓室前壁上部。内 2/3 为软骨部，其内侧端的咽口位于鼻咽侧壁，适在下鼻甲后端的后下方。软骨部在静止状态时闭合成一裂隙。它位于颅底颞骨岩部与蝶骨大翼之间的骨沟中，其内壁、上壁和外壁上方的部分系由 3 或 4 小块弹性软骨板所组成。每块软骨板之间存在滑动接缝，因此，软骨部咽口能随吞咽而移动；其下壁及外壁则由纤维结缔组织膜所组成。自鼓室口向内、前、下达咽口，故咽鼓管与水平面约成 40°角，与矢状面约成 45°角，骨部管腔为开放性的，鼓室口约高于咽口 2～2.5cm，骨部内径最宽处为鼓室口（呈漏斗状），约 4.5mm，越向内越窄。骨与软骨部交界处最窄，称为峡，内径 1～2mm，自峡向咽

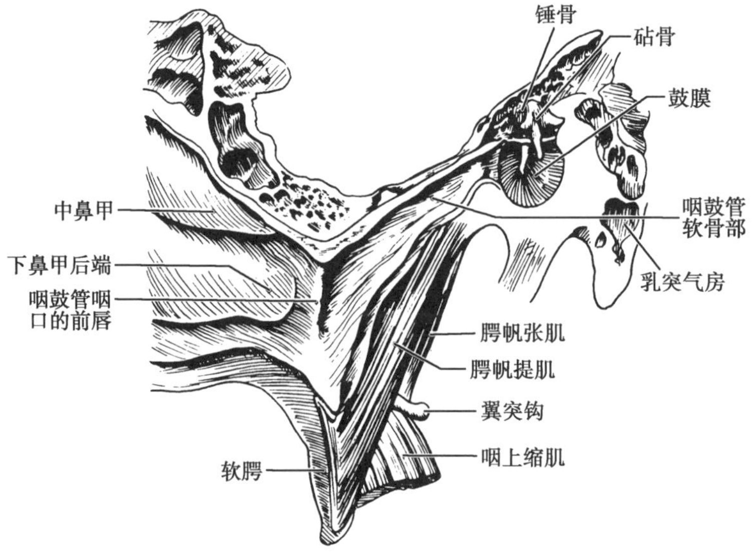

图 7-1-23　咽鼓管纵断面（右侧）

口又逐渐增宽，达咽口（呈三角形或椭圆形）处为最宽，长径（上、下径）约 9mm。由腭帆张肌、腭帆提肌、咽鼓管咽肌起于软骨部或结缔组织膜部，前二肌止于软腭，后者止于咽后壁，故当张口、吞咽、呵欠、歌唱时借助上述 3 肌的收缩，可使咽口开放，以调节鼓室气压，从而保持鼓室内、外压力的平衡。咽鼓管黏膜为假复层纤毛柱状上皮，纤毛运动的方向朝向鼻咽部。可使鼓室的分泌物得以排出；又因软骨部黏膜呈皱襞样，具有活瓣作用，故能防止咽部液体进入鼓室。

小儿的咽鼓管接近水平位，且管腔较短，内径较宽。故小儿的咽部感染易经此管传入鼓室（图 7-1-24）。

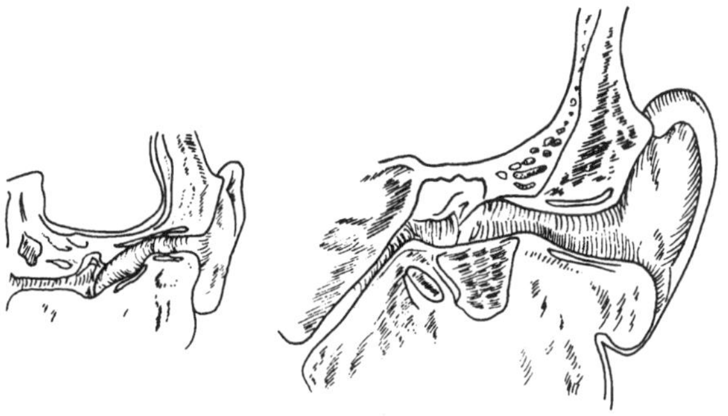

图 7-1-24　成人和婴幼儿的咽鼓管比较
（1）小儿　（2）成人

三、鼓　　窦

鼓窦（tympanic antrum）为鼓室后上的含气腔，是鼓室和乳突气房相互交通的枢纽要道，是中耳乳突手术时的重要解剖标志（图 7-1-25）。鼓窦在出生时即存在，但幼儿鼓窦的位置较浅较高，随着乳突的发育而逐渐向下移位。鼓窦向前经鼓窦入口与上鼓室相通，鼓窦入口下壁有内容砧骨短脚的砧骨窝，向后下通乳突气房，后壁借乳突气房及乙状窦骨板与颅后窝相隔，上方以鼓窦盖与颅中窝相隔，内壁前部有外半规管凸及面神经管凸，外壁为乳突皮层，相当于外耳道上三角（Macewen 三角）区，在幼儿厚 2～4mm，在成人则为 10～15mm，其表面有许多小孔供血管经过，故又名筛区。鼓窦内覆有纤毛黏膜上皮，前与上鼓室相连，后与乳突气房相连。

四、乳　　突

乳突（mastoid process）出生时乳突尚未发育，多自 2 岁后由鼓窦部向乳突部逐渐发展，6 岁左右气房已有较广泛的延伸，最后形成为大小不等、形状不一、相互连通的气房，内有无纤毛的黏膜上皮覆盖。乳突气房范围因人而异，发育良好者，向上达颞鳞，向前经外耳道上部至颧突根内，向内伸向岩尖，向后伸至乙状窦后方，向下可伸入茎突（图 7-1-26）。根据气房发育程度，乳突可分为 4 种类型（图 7-1-27）。

1. 气化型（pneumatic type）　乳突全部气化，气房较大而间隔的骨壁较薄；此型约占 80%。

2. 板障型（diploetic type）　乳突气化不良，气房小而多，形如头颅的板障。

3. 硬化型（sclerotic type）　乳突未气化，骨质致密，多由于婴儿时期鼓室受羊水刺激、细菌感染或局部营养不良所致。

4. 混合型（mixed type）　上述 3 型中有任何 2 型同时存在或 3 型俱存者。

五、中耳的神经及血管

（一）神经

1. 鼓室丛（tympanic plexus）　鼓室的神经主要为鼓

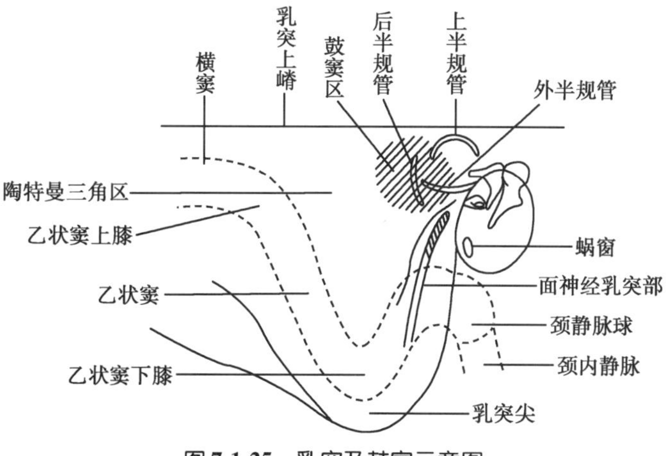

图 7-1-25　乳突及鼓室示意图

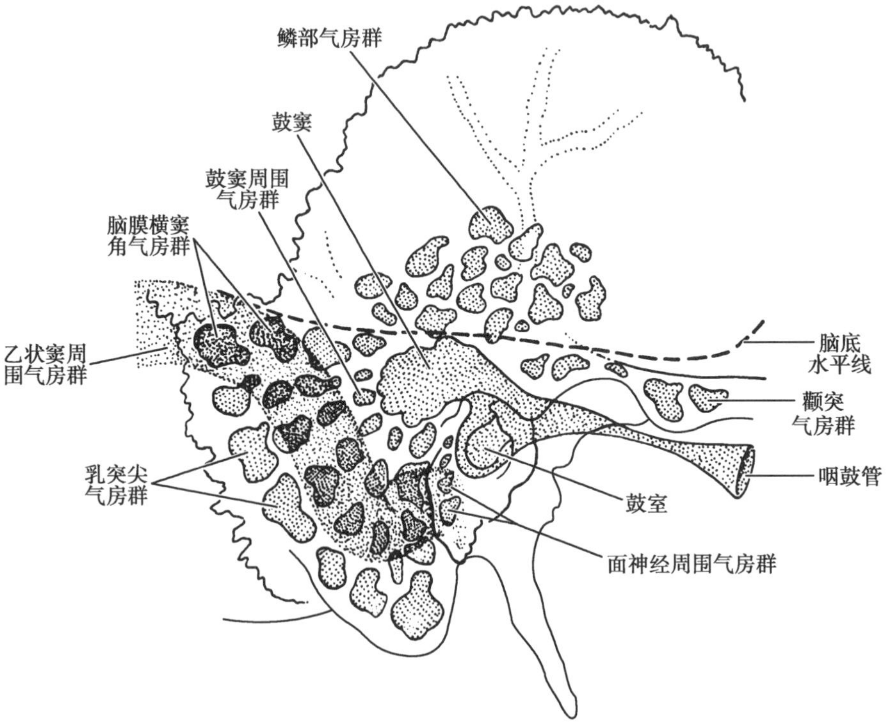

图 7-1-26　乳突气房的分布

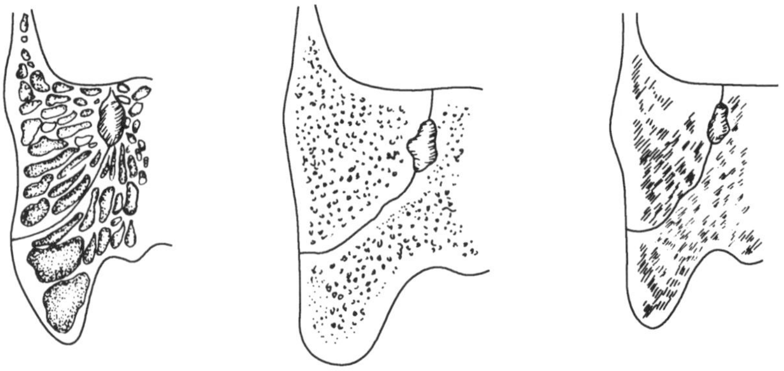

图 7-1-27　乳突气化分型
（1）气化型 （2）松质型（板障型） （3）硬化型

室神经丛。位于鼓岬表面的浅沟内，由舌咽神经的鼓室支（即鼓室神经或 Jacobson 神经）沿鼓岬中央的岬沟上行，与颈内动脉交感神经丛的上、下颈鼓支，以及起自膝神经节的面神经鼓室神经交通支等相吻合所组成。舌咽神经的鼓支分出一支沿岬沟上行，称岩浅小神经，经同名沟并穿过蝶岩裂、卵圆孔加入耳神经节。又由鼓室丛发出一分支上行加入岩浅大神经。鼓室丛的分支分布于鼓室、乳突气房及咽鼓管，主司黏膜的感觉（图 7-1-28）。

2. 鼓索神经（chorda tympanic nerve） 自面神经乳突段的中部分出，在鼓索小管内向上、向前，约于锥隆起的外侧进入鼓室。经锤骨柄上部和砧骨长脚之间，向前下方由岩鼓裂出鼓室。鼓索神经经过鼓室，但不支配鼓室，在中耳炎或中耳手术时易损伤而引起味觉障碍，但多为暂时性，可被代偿。

鼓膜的神经支配：外侧面由三叉神经的耳颞支和迷走神经耳支分布，内侧面则由鼓室神经丛所支配。

3. 面神经（见 931 页）

（二）中耳的血液供应

动脉血液主要来自颈外动脉。供应中耳的动脉分支有：上颌动脉的鼓室前动脉，供应鼓室前部及鼓膜；耳后动脉的茎乳动脉供应鼓室后部及乳突；脑膜中动脉的

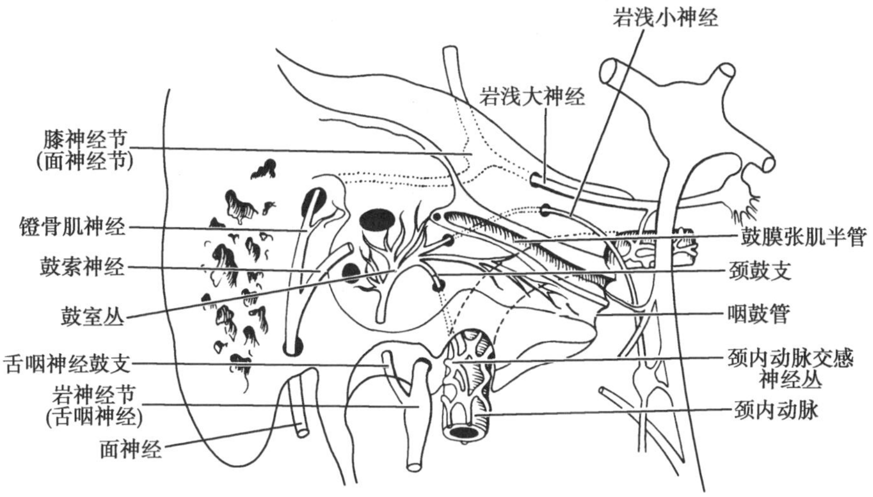

图 7-1-28　鼓室内壁的神经

鼓室上动脉及岩浅动脉供应鼓室盖及内侧壁，咽升动脉的鼓室下动脉供应鼓室下部及鼓室肌肉；颈内动脉的颈鼓支供应鼓室前壁。鼓膜外层由上颌动脉耳深支供给，鼓膜内层由上颌动脉鼓前支和茎乳动脉分支供给。鼓膜的血管主要分布在松弛部、锤骨柄和紧张部的周围。静脉回流入翼丛与岩上窦（图 7-1-29）。

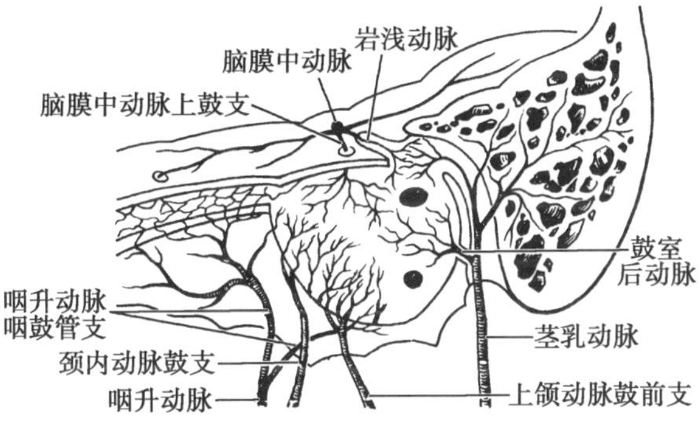

图 7-1-29　中耳的动脉

第四节　内　耳

内耳（inner ear）又称迷路（labyrinth），位于颞骨岩部，结构复杂而微小，内含听觉及位觉感受装置。内耳分骨迷路（osseous labyrinth）与膜迷路（membranous labyrinth），二者形状相似，膜迷路借纤维束固定于骨迷路内。膜迷路内含有内淋巴（endolymph）。膜迷路与骨迷路之间充满外淋巴（perilymph）。内、外淋巴系统互不相通。

一、骨　迷　路

骨迷路由致密的骨质构成，厚约 2～3mm，包括前庭、半规管和耳蜗（图 7-1-30）。

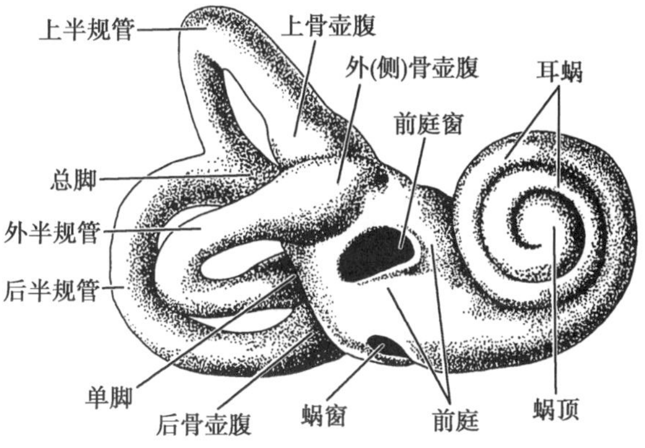

图 7-1-30　右侧骨迷路（外面观）

在组织学上，骨壁分 3 层：外侧为较薄的骨外膜层，中层为内生软骨层，内层为骨内膜层。骨迷路骨质坚如象牙，呈淡青色，无血管分布，新生儿的骨迷路与成人的大小一样。内生软骨层为耳硬化症的始发部位。

1. 前庭（vestibule）(图 7-1-31，图 7-1-32)　略呈椭

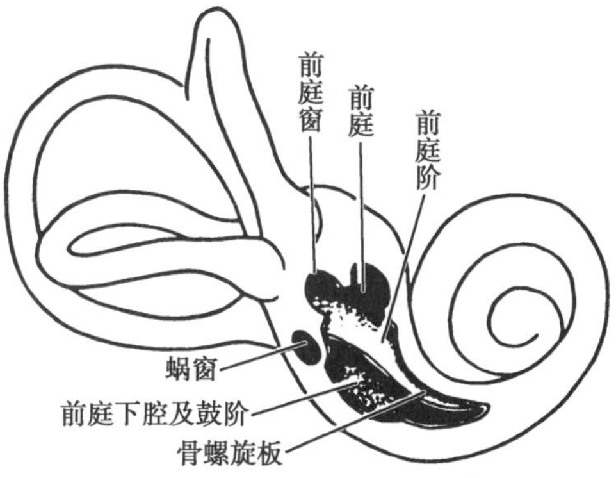

图 7-1-31　右侧骨迷路
（前庭及耳蜗的外侧已部分去掉）

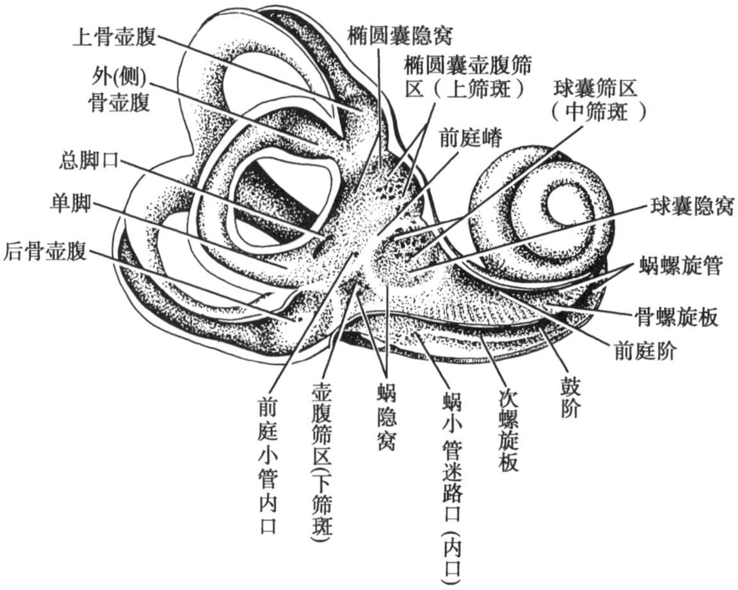

图 7-1-32　右侧骨迷路
（半规管、前庭和耳蜗底周已被揭开）

圆形，位于耳蜗及半规管之间，容纳椭圆囊及球囊，前下部较窄，有一椭圆孔通入耳蜗的前庭阶；后上部较宽，有3个骨半规管的5个开口通入，其外壁即为鼓室内壁，上有前庭窗及蜗窗。内壁构成内耳道底。上壁骨质中有面神经迷路段穿过，前庭腔内面有从前上向后下弯曲的斜形骨嵴，称前庭嵴（vestibular crest）。嵴的前方为球囊隐窝（spherical recess），内含球囊；窝壁有数小孔称中筛斑（球囊筛区）。嵴的后方有椭圆囊隐窝（elliptical recess）容纳椭圆囊；此窝壁及前庭嵴前上端有多数小孔，称上筛斑（椭圆囊壶腹筛区）。椭圆囊隐窝下方有前庭水管内口，其外口（颅内开口）位于岩部后面的内淋巴囊裂底部，即内耳门的外下方，前庭水管内有内淋巴管与内淋巴囊相通。前庭嵴的后下端呈分叉状，其间有小窝，名蜗隐窝（cochlear recess），蜗隐窝与后骨半规管壶腹之间的有孔区称下筛斑（壶腹筛区）。上、中筛斑区的小孔为前庭神经纤维的通道、下筛斑区的小孔则有支配前庭端蜗管的耳蜗神经纤维通过。

2. 骨半规管（osseous semicircular canals）　位于前庭的后上方，为3个相互垂直的2/3环形的小骨管，依其所在位置，分别称外（水平）、前（上垂直）、后（垂直）半规管（lateral, anterior and posterior semicircular canals）。两侧外半规管在同一平面上，当头前倾30°时，外半规管平面与地面平行。两侧前半规管所在平面向后延长互相垂直；一侧的前半规管和另侧的后半规管所在平面则互相平行（图7-1-33）。每个半规管的两端均开口于前庭，其一端稍膨大名壶腹（ampulla）。内径约为管腔的2倍，前、后半规管的另一端组成一总脚，外半规管内端为单脚，故3个半规管共有5孔通入前庭。

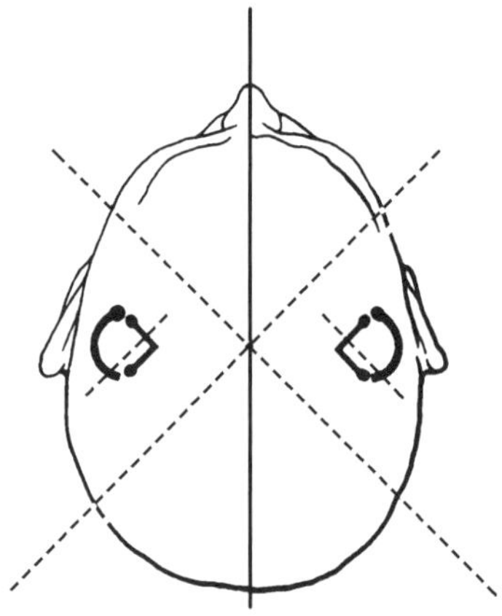

图 7-1-33　半规管位置示意图

3. 耳蜗（cochlea）　位于前庭的前面，形似蜗牛壳。主要由中央的蜗轴（modiolus）和周围的骨蜗管（osseous cochlear duct）组成（图7-1-34）。骨蜗管（蜗螺旋管）旋绕蜗轴2½～2¾周，全长约30～32mm，分别称底转、中转及顶转，蜗底至蜗顶高约5mm。蜗底突出于鼓室内壁，相当于鼓岬。蜗底向后内方构成内耳道底。蜗顶向前外方，靠近咽鼓管鼓室口。蜗轴呈圆锥形。从蜗轴伸出的骨螺旋板在骨蜗管中同样旋绕，由基底膜自骨螺旋板连续至骨蜗管外壁，骨蜗管即完整地被分为上、下2腔（为便于记忆耳蜗内部结构，故将耳蜗自其自然解剖位置向上旋转约90°，使蜗底向下，蜗顶向上，进行描述）。上腔又由前庭膜（Reissner膜）分成2腔，故骨蜗管内共有3个管腔（图7-1-35）：上方者名前庭阶（scala vestibali），自前庭开始，中间者名蜗管，又称中阶（scala media），属膜迷路；下

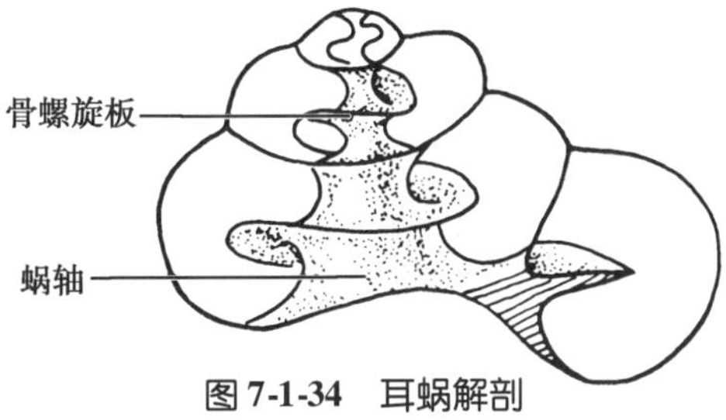

图 7-1-34　耳蜗解剖

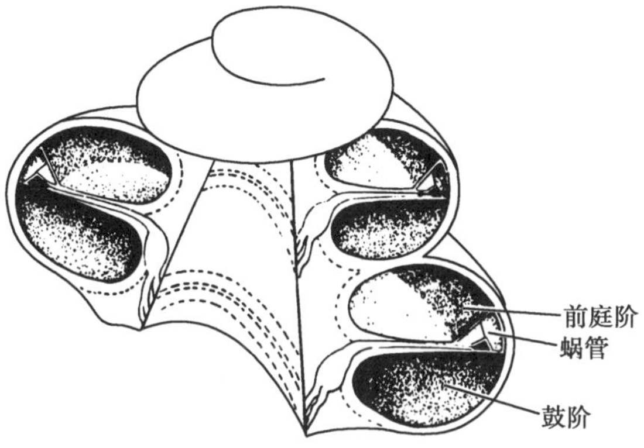

图 7-1-35　耳蜗

方者名鼓阶（scala tympani），起自蜗窗，为蜗窗膜所封闭。骨螺旋板顶端形成螺旋板沟，蜗轴顶端形成蜗轴板；螺旋板沟、蜗轴板和膜蜗管顶盲端共围成蜗孔（helicotrema）。前庭阶和鼓阶的外淋巴经蜗孔相通。由于蜗螺旋板的宽度不同，近底周者宽，约占蜗螺旋管内径的一半，向中周及蜗顶逐渐变窄，因此底周的基底膜较中周者为窄。中周的基底膜又较蜗顶者为窄；换言之，基底膜自底周至蜗顶逐渐变宽（图 7-1-36），蜗神

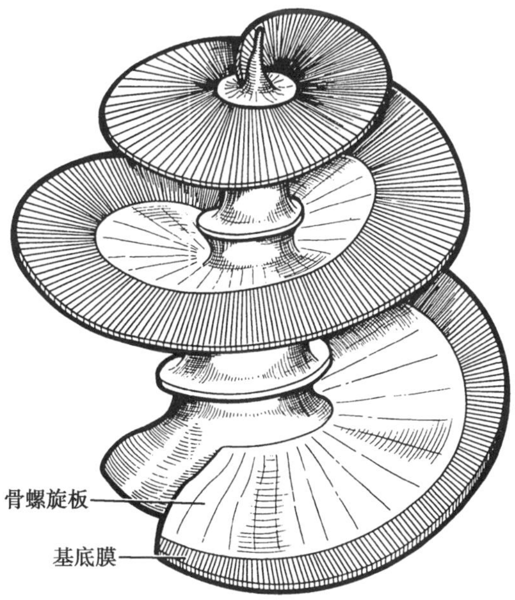

图 7-1-36　骨螺旋板与基底膜宽度关系示意图

经纤维通过蜗轴和骨螺旋板相接处的许多小孔到达螺旋神经节。

在骨蜗底周的最下部，蜗窗附近有蜗水管内口，其外口在岩部下面颈静脉窝内和颈内动脉管之间的三角凹内，鼓阶的外淋巴经蜗水管与蛛网膜下腔相通。

二、膜　迷　路

膜迷路（membranous labyrinth）由膜管和膜囊组成，借纤维束固定于骨迷路内，悬浮于外淋巴中，膜迷路内充满内淋巴，膜迷路相应地分为 3 部分：椭圆囊及球囊、膜半规管及膜蜗管各部互相沟通（图 7-1-37）。并包含司理平衡觉与听觉的主要结构—位觉斑、壶腹嵴和螺旋器。

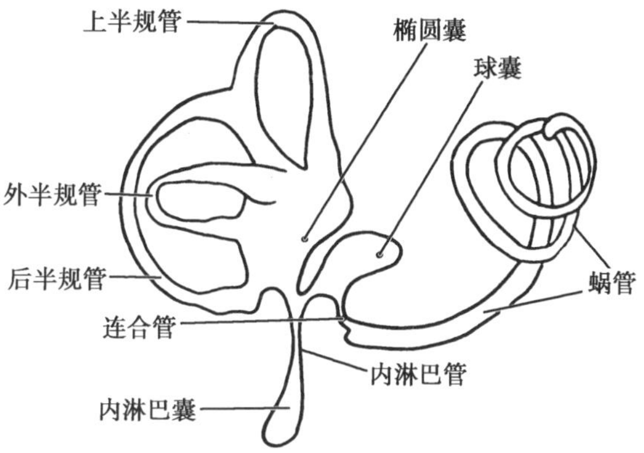

图 7-1-37　膜迷路

1. 椭圆囊（utricle）　位于前庭后上部的椭圆囊隐窝中。借结缔组织纤维、微血管和前庭神经的椭圆囊支紧密连于骨壁。其底部的前外侧有椭圆形、较厚的感觉上皮区，即椭圆囊斑（macula utriculi），分布有前庭神经椭圆囊支纤维，感受位觉，亦称位觉斑（maculae staticae）。后壁有 5 孔，与 3 个半规管相通。前壁内侧有椭圆球囊管（ductus utriculosaccularis），连接球囊与内淋巴管（endolymphatic duct），后者经前庭水管止于岩部后面硬脑膜内的内淋巴囊（endolymphatic sac）。内淋巴管至椭圆囊处有一瓣膜，可防止逆流（图 7-1-38）。

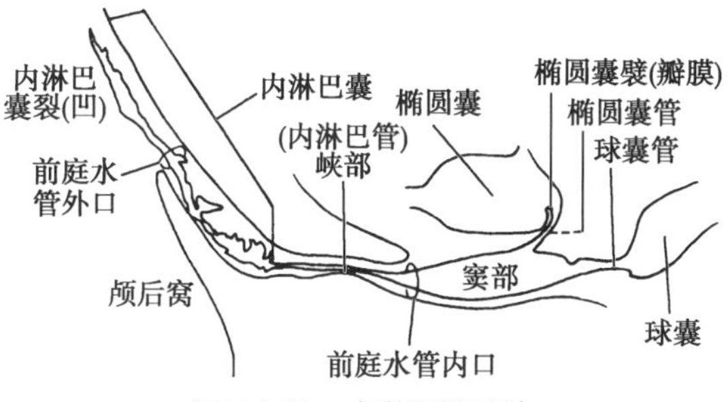

图 7-1-38　内淋巴管系统

2. 球囊（saccule） 位于前庭下方的球囊隐窝中，较椭圆囊小，其前壁有球囊斑（macula sacculi），亦名位觉斑，呈匙状，有前庭神经球囊支的纤维分布。后下部接内淋巴管及椭圆球囊管，球囊下端经连合管（ductus reunieus）与蜗管相通。

椭圆囊斑和球囊斑为椭圆囊神经和球囊神经的终器，椭圆囊斑位于椭圆囊的外侧壁，球囊斑位于球囊的前壁，两斑互相垂直且构造相同，由支持细胞和毛细胞组成（图 7-1-39）。人椭圆囊斑的毛细胞数为 33 100个，球囊斑为 18 800 个，分别由 5 952 和 4 050 根神经纤维支配（Ades，1973）。毛细胞的纤毛上方覆有一层胶体膜名耳石膜（otolith membrane）；此膜系由多层以碳酸钙结晶为主的颗粒即耳石（otolith）和蛋白凝合而成。

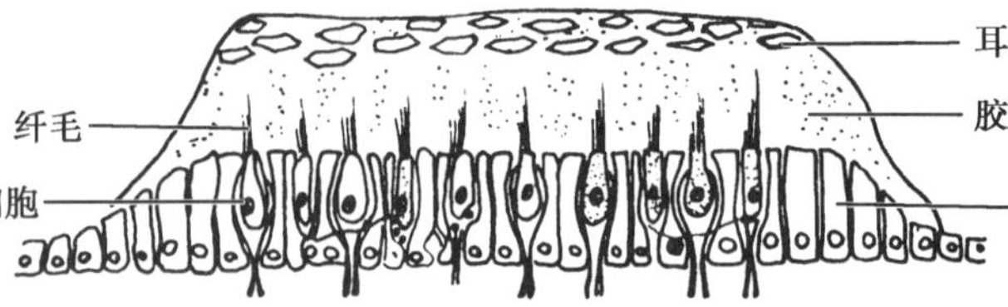

图 7-1-39 囊斑

3. 膜半规管（membranous semicircular canals） 附着于骨半规管的外侧壁，借 5 孔与椭圆囊相通，约占骨半规管腔隙的 1/4。但膜壶腹几乎充满骨壶腹的大部空间，膜壶腹内有一横位的镰状隆起名壶腹嵴（crista ampullaris）。

壶腹嵴上有高度分化的感觉上皮，有前庭神经壶腹支的纤维分布，系重要的平衡觉感受器，此感觉上皮亦为支持细胞和毛细胞所组成，毛细胞的纤毛较长，常相互黏集成束，插入圆顶形的胶体层，后者称终顶（cupulaterminllis）或嵴帽（图 7-1-40）。超微结构研究表明，囊斑及壶腹嵴的感觉毛细胞有Ⅱ型（图 7-1-41）：Ⅰ型细胞形似烧瓶，与耳蜗的内毛细胞相似；Ⅱ型细胞近于圆柱形，与耳蜗外毛细胞相似。

位觉纤毛较听觉纤毛为粗且长。每个位觉毛细胞顶端有一根动纤毛及 50～110 根静纤毛。动纤毛位于一侧边缘，最长，较易弯曲；静纤毛以动纤毛为排头，按长短排列，距动纤毛愈远则愈短。外半规管壶腹嵴所有位觉毛细胞的动纤毛皆位于管侧（背离椭圆囊）。当纤毛因内淋巴流动而朝动纤毛方向倾斜时，则使该半规管处于刺激状态，若朝静纤毛方向倾斜时，则使其处于抑制状态。

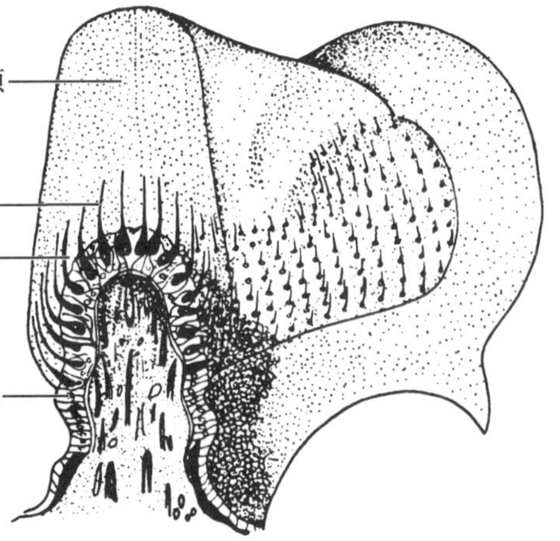

图 7-1-40 壶腹嵴

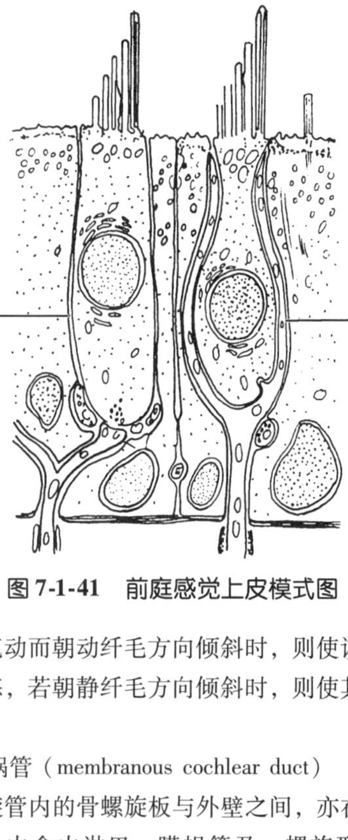

图 7-1-41 前庭感觉上皮模式图

4. 膜蜗管（membranous cochlear duct） 又名中阶，位于蜗螺旋管内的骨螺旋板与外壁之间，亦在前庭阶及鼓阶之间，内含内淋巴。膜蜗管乃一螺旋形的膜性盲管，两端均为盲端，顶端称顶盲端，终于螺旋板沟处，参与共同围成蜗孔；前庭部称前庭盲端，近前庭盲端处有一小孔接连合管。借此与球囊相通。膜蜗管的横切面呈三角形，有上、下、外 3 壁：上壁为前庭膜（vestibular membrane），起自骨螺旋板，向外上止于骨蜗管的外侧壁，厚 1.7～5.1μm，有两层细胞组成，面对内淋巴管的一层是上皮细胞，面对前庭阶的一层类似内皮细胞。两层细胞之间有薄层分隔。外壁为螺旋韧带（spiral ligament），上覆单层立方上皮，内含丰富的血管，名血管纹，血管纹由边缘细胞、中间细胞和基底细胞等3种细胞组成；下壁由骨螺旋板上面的骨膜增厚形成的螺旋缘和基底膜组成。螺旋器位于基底膜上（图7-1-42）。骨螺旋板分上下两层。上层骨板的上面有螺旋缘，后者的外侧成一凹沟名螺旋沟。螺旋沟上方的突起称前庭唇，其外下缘称鼓唇。前庭唇向外延伸形成盖膜。上下两层骨板之间有许多细小孔隙，名蜗轴螺旋管，耳蜗神经纤维通过这些管道，并在鼓唇处的开口穿出达螺旋器的感觉细胞。

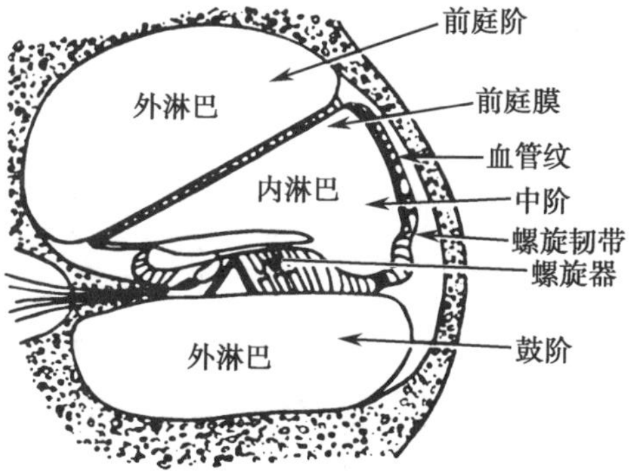

图7-1-42 耳蜗横切面模式图
中阶（充满含钾高的内淋巴）前庭阶及鼓阶（充满含钠高的外淋巴）

基底膜（basilar membrane）起自骨螺旋板的游离缘，向外止于骨蜗管外壁的基底膜嵴，是蜗管下壁的主要部分。分为两部，内侧部名弓状带，起自鼓唇至螺旋器的外柱细胞基底部，由交织成网的结缔组织组成。外侧部名梳状带，其内端起自弓状带，外端止于基底膜嵴。有许多并行的条纹状纤维，其排列类似钢琴的钢弦称听弦，据估计，人耳的基底膜约有24 000条听弦，从蜗底到蜗顶听弦长度逐渐增宽。而骨螺旋板及其相对的基底膜嵴则逐渐变窄，这与基底膜的不同部位具有不同的固有频率有关。

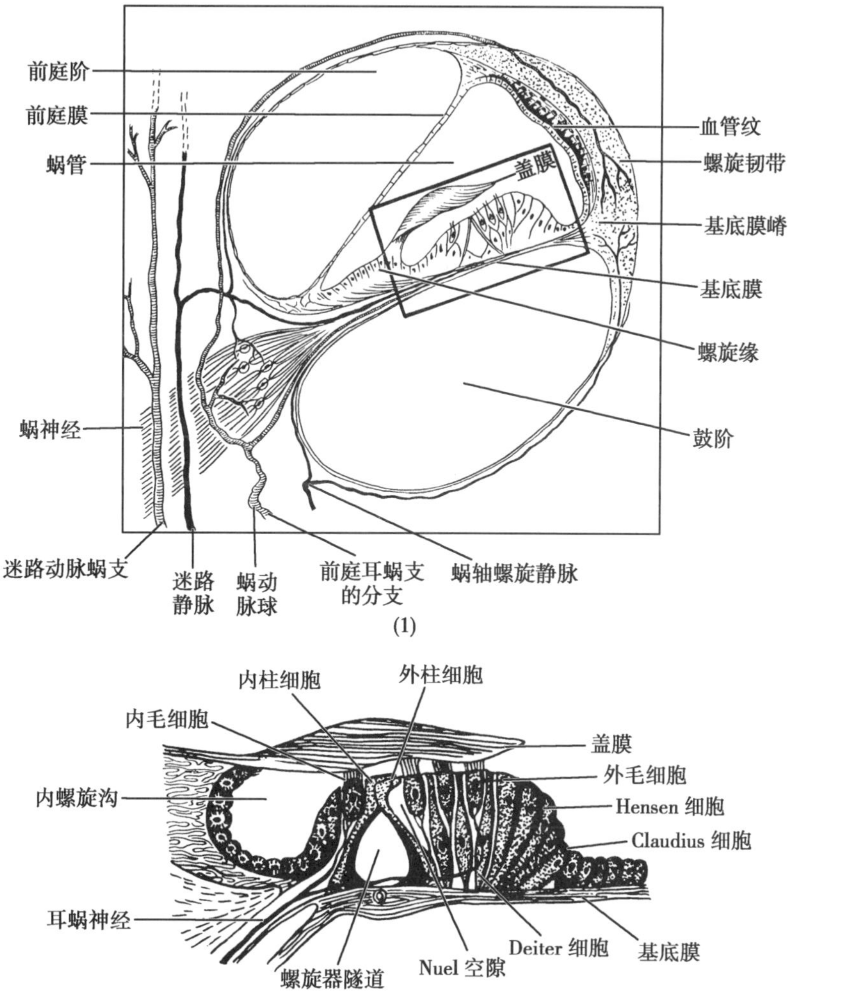

(2)

图7-1-43 耳蜗及螺旋器示意图
（1）耳蜗 （2）螺旋器

螺旋器（Corti 器）位于基底膜上，由各种感觉毛细胞、支持细胞及盖膜等构成（图 7-1-43，7-1-44），是听觉感受器。

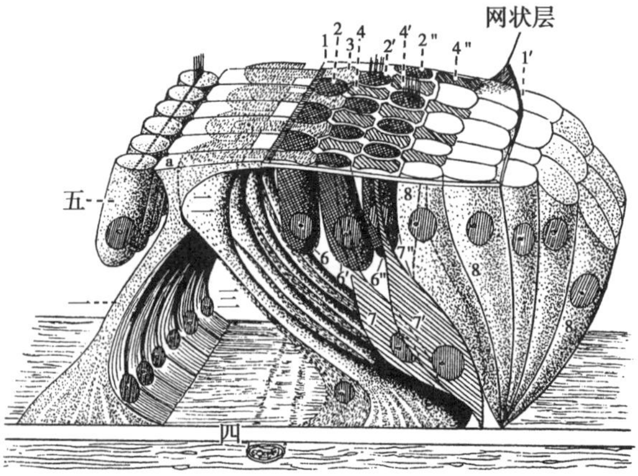

图 7-1-44　网状层

一、内柱细胞　二、外柱细胞　三、柯蒂隧道
四、基底膜　五、内毛细胞

（1）毛细胞：在弓状带上内、外两排互相倾斜的柱细胞，构成一个三角形间隙，称螺旋遂道（cortitunnel）。在其内侧有单排内毛细胞，外侧有 3 排外毛细胞，这些细胞是听觉的感觉细胞。内毛细胞约有 3500 个；外毛细胞有 12 000 个以上，在蜗底有 3 排，愈近蜗底愈密，于蜗顶区则有 4～5 排之多。内毛细胞呈烧瓶状，而外毛细胞形似试管，基底部有传入、传出神经末梢（图 7-1-45）。内毛细胞约有 50 根静纤毛，排成笔直的两排。外毛细胞的静纤毛较多，排成 W 型的 3 排。

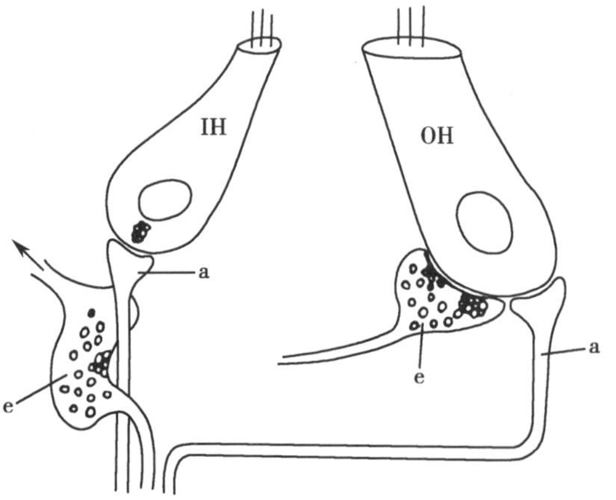

图 7-1-45　毛细胞与传入，传出神经纤维关系模式图

IH. 内毛细胞　OH. 外毛细胞
a. 传入神经纤维　e. 传出神经纤维末梢

（2）支持细胞：内、外毛细胞的两侧有各种支持细胞，分述如下：

1）柱细胞：内柱细胞约 6000 个，接近内螺旋沟的鼓唇，内柱细胞体向外倾斜，与基底膜成 60°角（图 7-1-44）。外柱细胞约 4000 个，较内柱细胞长，向内倾斜，与基底膜成 40°角。内、外柱细胞基底较宽，相互分开，头部则相互衔接，故在弓状带上面形成一个三角形隧道样间隙（螺旋隧道），有蜗神经纤维在其内、外通过。自蜗底到蜗顶，隧道逐渐增宽。

外柱细胞和外毛细胞的间隙为 Nuel 间隙。

2）Deiter 细胞：细胞体较大，基底部附于基底膜上，顶端似杵状，名指突，穿插在外毛细胞之间。

3）Hensen 细胞：在 Deiter 细胞的外侧，约有 5～6 行。此种细胞呈高柱状，内侧的 Hensen 细胞与外侧的 Deiter 细胞共同构成外隧道。

4）Claudius 细胞：位于 Hensen 细胞的外侧直至基底膜嵴的梳状带区，此种细胞呈低柱状或立方状。

5）内指细胞：位于内柱细胞的内侧，其底部与耳蜗神经的内螺旋束连接。

6）缘细胞：位于内指细胞的内侧。

（3）盖膜（tectorial membrane）：为螺旋缘的前庭唇向外延伸的纤维和胶状的基质构成。甚似一自前庭唇伸出的舌。它是具有弹性的膜，漂浮于内淋巴液内，分为内区、中间区和外区，覆盖内螺旋沟和螺旋器，与前庭唇连接的内端较细薄，相当于 Corti 隧道上方的部分最厚，外缘最薄，自蜗底到蜗顶，盖膜逐渐增宽变厚。

在盖膜下和螺旋器中有许多间隙，其中主要有内螺旋沟、螺旋隧道（内隧道）、Nuel 间隙和外隧道。这些间隙均充满性质和外淋巴液相仿的液体，称 Corti 淋巴液。鼓阶中的外淋巴是通过骨螺旋板下层中的小孔进入骨螺旋板两层中间，再沿耳蜗神经所通过的僵孔（Habenulas perforata）与淋巴交通。膜迷路的其他腔隙均充满内淋巴液。螺旋器听毛细胞的营养来自 Corti 淋巴液，而壶腹嵴、椭圆囊斑和球囊斑感觉细胞的营养均来自内淋巴。

5. 内淋巴管和内淋巴囊　内淋巴管和内淋巴囊一半位于前庭水管内，囊的另一半位于两层硬脑膜之间。内淋巴管上皮为单层扁平或立方形。内淋巴囊分近侧部、中间部及远侧部，其中间部壁上皮为立方-柱状，顶端有吞饮小泡和空泡，上皮下含有大量小血管及结缔组织，远侧部为立方-扁平上皮。远侧部位于颞骨岩部后面，乙状窦内侧，后半规管后下方，居颅后窝硬脑膜之间，该处囊壁光滑，名光滑部，是内淋巴囊手术部位。行乙状窦轮廓化和尽可能修薄乙状窦内侧的后颅窝脑板，就很容易找到内淋巴囊。内淋巴囊区的界限是：前方为面后区域，后方偏外侧是乙状窦，上方为后半规管，下方为颈静脉球。

研究表明，内淋巴囊是内淋巴的主要吸收部位，中间部亮细胞具有活跃的离子转运功能，暗细胞具有吞噬作用，囊周的吞噬细胞可穿出上皮吞噬并消化可能进入内淋巴液中的碎屑和异物。此外，内淋巴囊在内耳免疫应答及自身免疫性内耳病的发生、发展过程中起着非常重要的作用。

三、内耳的血管及神经

（一）内耳的血管

内耳的血液主要由迷路动脉（labyrinthine artery 或称为内听动脉）所供给，间有耳后动脉的茎乳动脉分支分布于半规管。迷路动脉可来自椎动脉、小脑下后动脉、基底动脉或小脑下前动脉（以来自小脑下前动脉或基底动脉者为多），随第Ⅶ、Ⅷ对脑神经进入内耳道后分出前庭前动脉（anterior vestibular artery）和耳蜗总动脉（common cochlear artery）。耳蜗总动脉分出耳蜗主（固有）动脉和前庭耳蜗动脉。前庭耳蜗动脉再分出前庭后动脉和耳蜗支（图 7-1-46）。前庭前动脉供应椭圆囊斑，小部分球囊斑，前、外膜半规管和壶腹嵴以及球囊和椭圆囊上部。耳蜗主动脉则供应包括蜗轴在内的 3/4 耳蜗。前庭耳蜗动脉的耳蜗支供应耳蜗底部 1/4 耳蜗及邻近的蜗轴；前庭后动脉供应球囊斑，后膜半规管及其壶腹嵴以及球囊和椭圆囊的下部。供应耳蜗的动脉小分支穿过蜗轴的小孔形成动脉网，供给鼓阶骨壁、螺旋神经节、骨螺旋板、基底膜和螺旋韧带。此诸动脉支皆为终末支，无侧支循环，因此发生阻塞时，不能由其他动脉的供血加以补偿。

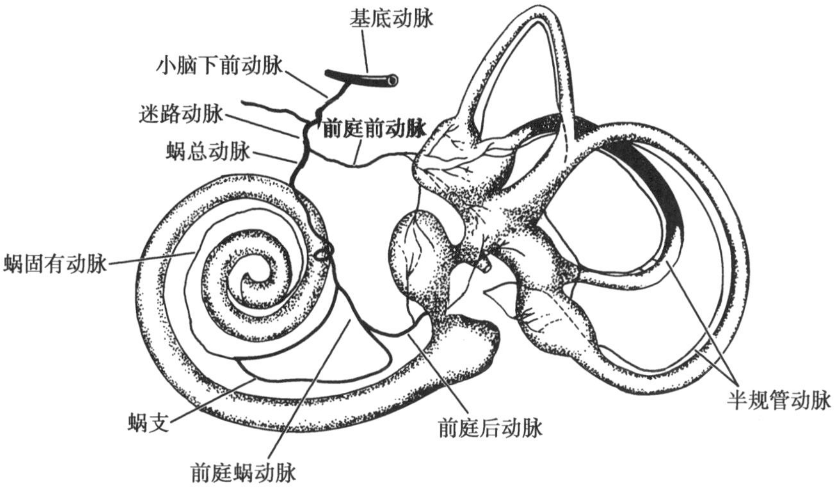

图 7-1-46　内耳的动脉血供

耳蜗的主要引流是前、后螺旋静脉，两者在耳蜗基底部汇合形成蜗轴总静脉（common modiolar vein）。蜗轴总静脉与前庭耳蜗静脉汇合，共同形成蜗水管静脉（耳蜗下静脉）。蜗水管静脉在蜗水管附近进入骨管，最终汇入岩下窦。前庭的静脉回流主要有前庭前静脉和前庭后静脉，两者汇合处与加入的蜗窗静脉一起，共同形成前庭耳蜗静脉。半规管的引流静脉向椭圆囊末端走行，形成前庭水管静脉，其与内淋巴管伴行，汇入侧窦。

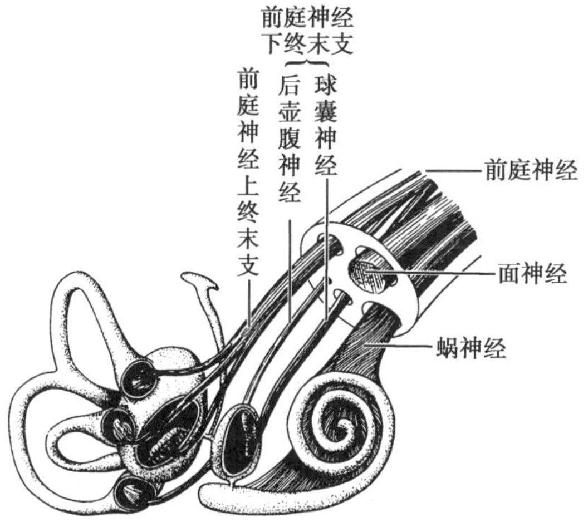

图 7-1-47　第Ⅷ对脑神经（前庭神经和蜗神经）

（二）内耳的神经

第Ⅷ对脑神经，又名位听神经，为感觉神经，二者合为一束，经内耳门于延髓和脑桥之间进入脑干内相应核团。位听神经在内耳道内分为耳蜗神经和前庭神经，分布至相应终器（图 7-1-47）。

（龚树生）

四、前庭系的血液供应

前庭系的血液供应，为椎-基底动脉系统。

1. 椎动脉　源于颈外动脉之锁骨下动脉，它可分为四段（图 7-1-48，图 7-1-49），通常两侧椎动脉大小相等者仅占8%，多为双侧粗细不等。

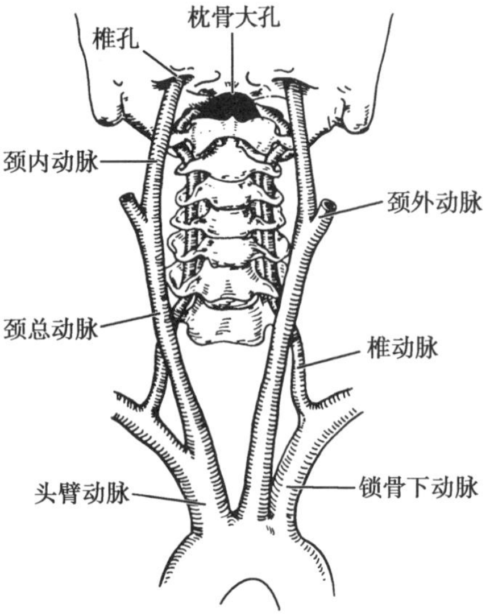

图 7-1-48 椎动脉的解剖

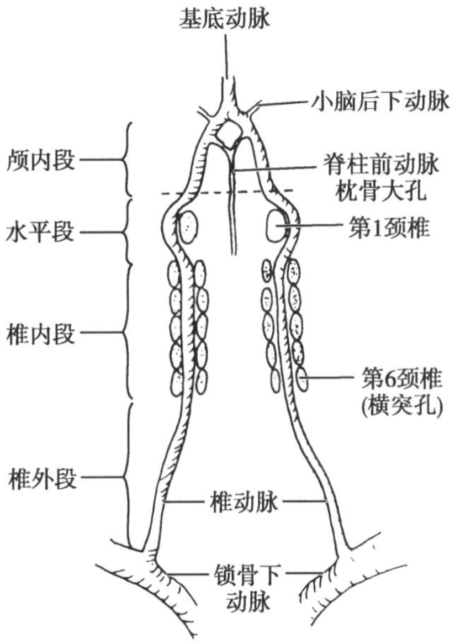

图 7-1-49 椎动脉之分段图

（1）椎外段（软组织段）：椎动脉从锁骨下动脉发出后，向上向后走行，于第6颈椎横突孔处，进入椎孔内，此段无分支。

（2）椎内段：在颈椎横突孔内垂直上行，至第1颈椎处突然向外出横突孔。此段有小分支提供前、后脊髓动脉之侧支循环。

（3）水平段：从枢椎横突孔出来，向后向内侧走行于枢椎后弓上表面椎动脉沟内，然后进入枕骨大孔。

（4）颅内段：从枕大骨孔处进入颅内，向内于延髓前表面桥脑后缘，两侧椎动脉汇合成基底动脉（图7-1-50）。其分支有：

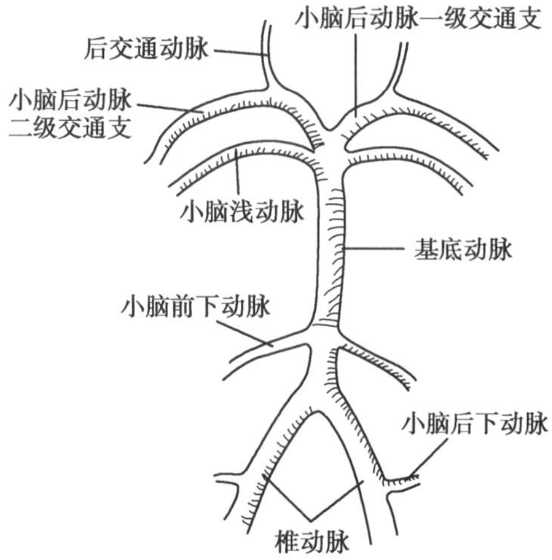

图 7-1-50 基底动脉及其分支

1）前脊髓动脉：在颅内段两侧椎动脉有一小分支，融合而成，供应脊髓的前2/3部分。

2）小脑下后动脉（PICA）：是椎动脉的最大分支（图7-1-51（1）(2)），经脑干的腹侧面，向外向后，经延髓外侧到达小脑下面，供应小脑外侧部、前庭外侧核、脊髓小脑束、脊髓丘脑束、三叉神经脊束、第Ⅸ及Ⅹ对脑神经等。

2. 基底动脉（BA） 行走于桥脑前面，终止于桥脑中脑联合处，并有重要分支：

（1）小脑前下动脉（AICA）：为小脑动脉中最小的一支，是基底动脉的第1分支，向外向下行走于桥脑腹侧（图7-1-52），发出许多穿通支，供应桥脑下2/3部分及延髓的上部，在小脑桥脑脚处，分为喙侧及尾侧两支，喙侧支于内耳道外向后至小脑中脚表面，供应小脑岩侧面，尾侧枝供应桥脑下部、第Ⅸ与Ⅹ对脑神经及小脑岩侧面的小部分。

（2）小脑上动脉（SCA）：于近大脑后动脉处发自基底动脉，分为喙侧及尾侧支，行走于脑干外侧面及小脑上表面，且有一些分支如穿通动脉，供应桥脑上表面及腹外侧面；小脑前动脉（precerebellar artery）供应深部小脑核、下丘、上髓帆；皮层动脉（cortical arteries）供应小脑蚓部及半球。

（3）大脑后动脉（PCA）为基底动脉终末支：分左右走行，围绕着中脑（图7-1-52），其分支可分三类：①中央支包括P1、P2节段及短长卷曲动脉，供应脑干；②室支，包括内后脉络膜动脉、外后脉络膜动脉；③皮层支，其下颞动脉供应海马及颞叶。两支终末支、顶枕动脉及距状动脉，供应内侧枕叶及顶叶，大脑半球后部；丘脑、中脑、脉络膜丛、侧脑室及第三脑室壁等处。

（4）后穿通动脉：包括后交通动脉（Pcom A）前

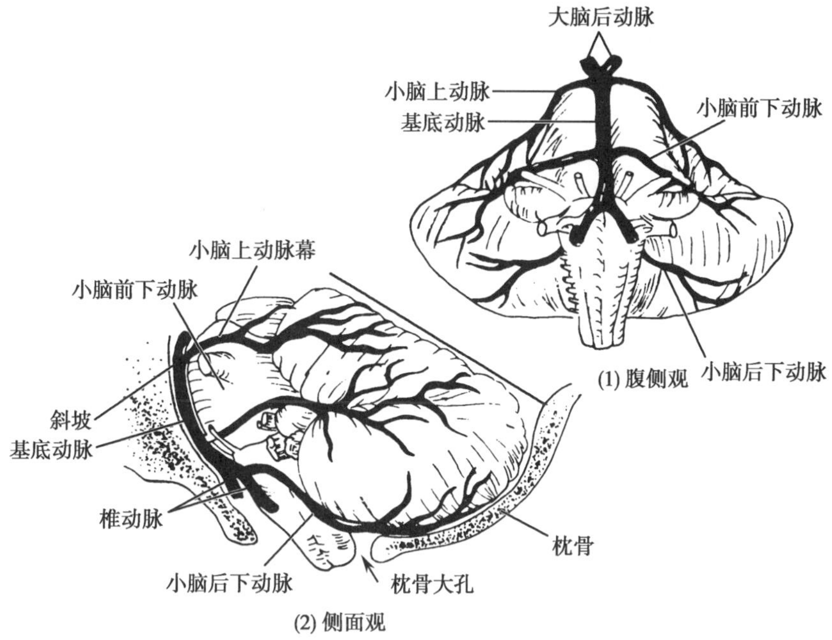

图 7-1-51　小脑表面之血管

（1）小脑腹侧观　（2）小脑侧面观

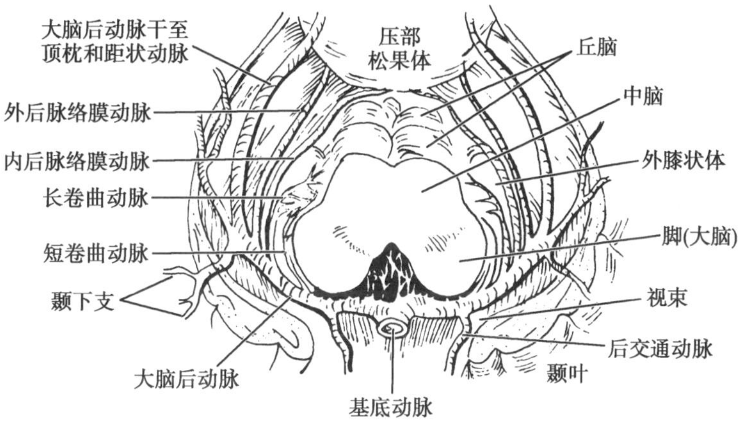

图 7-1-52　大脑后动脉之分支

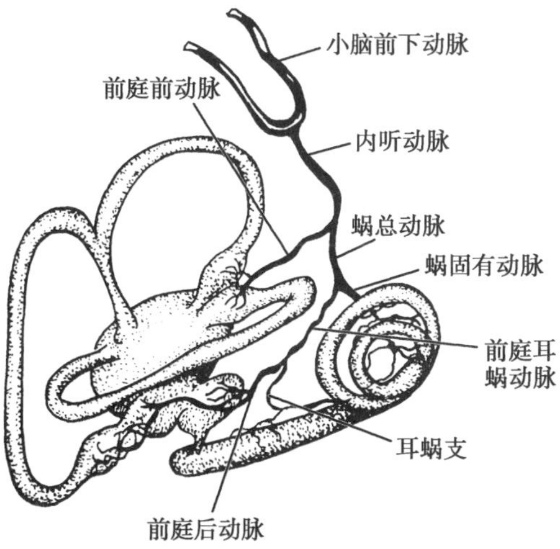

图 7-1-53　内听动脉及其分支

交通节段（P1）及脉络膜动脉等，供应间脑及中脑，包括视径、外膝状体、内侧丘系、丘脑内囊、大脑脚、乳头体、中脑核、前、后下丘、中脑网状结构等处。总之，基底动脉及其分支供应了颅后窝内的大部分脑组织，以及脑干上部、丘脑、小脑、枕叶、内下颞区等的血循环。

（5）内听动脉（迷路动脉）：多来自小脑前下动脉或为基底动脉终末支，也可来自小脑后下动脉或椎动脉，进入内耳道后分成两支，为前庭动脉和耳蜗总动脉。后者又分为耳蜗固有动脉及前庭耳蜗动脉。前庭动脉供应前庭神经、椭圆囊、球囊以及上、外半规管的一部分。耳蜗固有动脉，分成许多小支，供应骨螺旋板、基底膜及血管纹。前庭耳蜗动脉供应半规管大部及椭圆囊、球囊、后半规管大部分的耳蜗底回等处（图 7-1-53）。

第五节 第Ⅷ对脑神经及其中枢联系

第Ⅷ对脑神经由蜗神经和前庭神经组成。两者在内耳道中与面神经及中间神经并行。

一、蜗神经及其中枢联系

（一）蜗神经

蜗神经之神经元胞体位于耳蜗蜗轴的 Rosenthal 小管内，形成螺旋神经节（spiral ganglion）（图 7-1-54），在人类螺旋神经节细胞约有 35 000 个，而猫的达 50 000～60 000 个。根据其形态结构特征可将螺旋神经节细胞分为Ⅱ型：Ⅰ型及Ⅱ型神经元。Ⅰ型神经元占神经节细胞总数的 90%～95%，为双极神经元，细胞体积较大，胞核大而圆，胞体及其中枢和周围突有髓鞘包绕。Ⅱ型神经元占神经节细胞总数的 5%～10%，为假单极神经元，细胞体积较小，某些种属哺乳动物Ⅱ型神经元胞核分叶，一般无髓鞘或仅有薄层髓鞘包绕神经元。

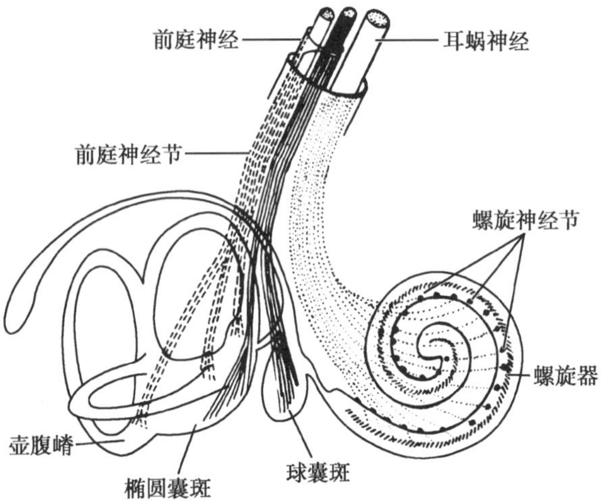

图 7-1-54 第Ⅷ对脑神经在内耳的分布

螺旋神经节这两型节细胞的周围突通过耳蜗骨螺旋板内的通道，穿过僵孔（Habenular perforata）进入螺旋器。穿过 Habenular perforata 之前，所有神经纤维失去其髓鞘。Ⅰ型节细胞之周围突穿过 Habenular perforata 后，向内毛细胞底部行走而形成内放射纤维支配内毛细胞。Ⅱ型节细胞之末梢突穿出 Habenular perforata，螺旋状越过约 5 个内柱细胞。然后自内柱细胞间穿出，沿螺旋隧道底行走，称基底或隧道下纤维，达外毛细胞区域后，在 Deiter 细胞间向外毛细胞底部方向呈螺旋状行走，形成外螺旋纤维支配外毛细胞。

内、外毛细胞的传入神经纤维支配形式不同，支配内毛细胞和外毛细胞的传入神经纤维之比为 20∶1，一般来说，一个Ⅰ型节细胞末梢突仅与一个内毛细胞形成突触，且一个内毛细胞与数个Ⅰ型螺旋神经节细胞相连接；而一个Ⅱ型螺旋神经节细胞可分支支配约 10 个外毛细胞，一个外毛细胞亦与数根传入神经纤维形成突触连接。

螺旋神经节细胞的中枢突形成蜗神经（cochlear nerve）。蜗神经纤维的排列与其支配耳蜗毛细胞区域的频率特异性有关，支配耳蜗底周的传入神经纤维组成蜗神经的外层，而支配耳蜗顶周的纤维位于蜗神经的深层或中心部分。蜗神经在内耳道与前庭上、下神经及面神经并行，位于内耳道之前下部，出内耳门后，经桥小脑池，在桥脑延髓连接处之前庭神经的外侧进入脑干，达蜗神经核。从耳蜗至蜗神经核的传入听神经纤维为听觉通路的第 1 级神经元。

（二）蜗神经核

蜗神经核位于延髓上部，由蜗神经腹核（ventral cochlear nucleus，VCN）和蜗神经背核（dorsal cochlear nucleus，DCN）组成，蜗神经腹核又分为蜗神经前腹核（anteroventrol cochlear nucleus，AVCN）和蜗神经后腹核（posteroventrol cochlear nucleus，PVCN）两部分。由听觉上行传导通路的第 2 级神经元胞体所组成。蜗神经纤维进入脑干后分支，其降支进入蜗神经后腹核及蜗神经背核，升支进入蜗神经前腹核。蜗神经核内之听神经纤维支配亦按耳蜗频率特异性有规律的排列：即蜗神经核前腹核、后腹核以及背核等诸核内皆有相对完全的耳蜗各频率的代表区。支配耳蜗底周的听神经纤维投射于上述蜗神经各核的背侧区域，而支配耳蜗顶端的听神经纤维投射于蜗神经各核的腹侧区域。

蜗神经核主要发出三条神经束：腹侧听纹（ventral acoustic stria，VAS），即斜方体（trapezoid body）；中间听纹（intermediate acoustic stria，IAS），即 Helde 纹；以及背侧听纹（dorsal acoustic stria，DAS），即 Monakow 纹。经同侧和（或）对侧并经过或不经过中继核，向高级听觉中枢投射（图 7-1-55）。

（三）上橄榄复合体、外侧丘系等听觉传导径路上的中继核

1. 上橄榄复合体（superior olivary complex） 位于桥脑下部，由上橄榄体内侧核（medial nucleus of the superior olive，MOS）、上橄榄外侧核（lateral nucleus of the superior olive，LOS）、斜方体内侧核（medial nucleus of the trapezoid body）以及橄榄体周围核（periolivary nuclei，PON）组成。由蜗神经核发出的腹侧听纹来自蜗神经腹核，投射纤维达上橄榄体外侧核、上橄榄体内侧核、斜方体内侧核以及下丘。中间听纹主要源自蜗神

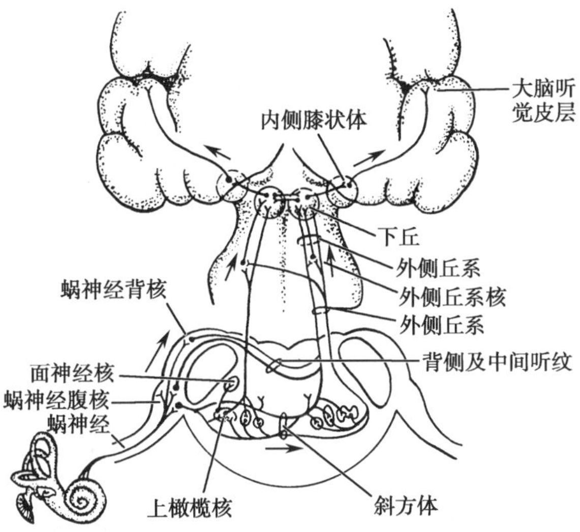

图 7-1-55　蜗神经的传导径路

经后腹核，其投射纤维达同侧、双侧或对侧斜方体腹核、上橄榄体外侧核以及橄榄体周围核。而背侧听纹来自蜗神经背核，主要形成交叉纤维在第四脑室底交叉，亦有部分不交叉的纤维，分别经同侧和对侧的外侧丘系上行，达外侧丘系及下丘中央核。

2. 外侧丘系（lateral lemniscus）　位于脑干侧表面的尾部，为连接蜗神经核和上橄榄复合体至下丘的主要上行传导径路。与外侧丘系相关联的神经元核团主要有三：外侧丘系腹核（ventral lateral lemniscus，VLL）、外侧丘系中间核（intermediate lateral lemniscus，ILL）以及外侧丘系背核（dorsal lateral lemniscus，DLL）。外侧丘系腹核，接受对侧蜗神经腹核、上橄榄复合体和蜗神经背核发出的纤维，故外侧丘系腹核主要对对侧耳的传入刺激起反应。外侧丘系中间核接受来自对侧蜗神经腹核、同侧斜方体内侧核以及少量对侧的外侧丘系背核发出的纤维。外侧丘系背核接受来自同侧上橄榄体内侧核，双侧上橄榄体外侧核以及少量的对侧蜗神经腹核发出的纤维。此外，双侧的外侧丘系背核之间通过 Probst 连合相互联系。

外侧丘系核之神经元排列与音调有关，对低频音反应较好的神经元位于核的背部，而对高频音反应较好的神经元排列于核的腹部。外侧丘系核发出上行神经纤维达下丘中央核。外侧丘系背核尚有纤维投射到双侧上丘。此外，外侧丘系核还发出下行纤维达上橄榄复合体。

（四）下丘

下丘（inferior colliculus）是中脑四叠体的一部分，它与上丘共同构成中脑结构。下丘是听觉上行经路的主要神经元交换站，它接受低位脑干传送来的听讯号，经内侧膝状体向听觉皮层中枢传递。下丘包括三个主要的神经元核团：下丘中央核（central nucleus of the inferior colliculus，ICC）、下丘外侧核（external nucleus of the inferior colliculus，ICX）以及下丘中央周围核（pericentral nucleus，ICP）。下丘中央核乃下丘之最大的核团，可进一步分为背内侧及腹外侧两部分。来自低位脑干，包括蜗神经核、上橄榄复合体以及外侧丘系核的听觉上行纤维大部分到达下丘中央核，下丘中央核还接受来自皮质听觉中枢的下行纤维。下丘外侧核直接接受来自中脑、蜗神经核以及外侧丘系背核和腹核的投射纤维，但上橄榄复合体的纤维不投射至下丘外侧核。下丘中央周围核主要接受听觉皮质发出的投射纤维，也有少量来自外侧丘系背核发出的纤维。

由下丘发出的上行纤维达内侧膝状体，并有少量纤维经下丘联合达对侧下丘。此外，下丘尚发出下行纤维经外侧丘系达外侧丘系腹核、内侧及外侧橄榄体周围核、后橄榄区以及对侧蜗神经背核。

（五）内侧膝状体

内侧膝状体（medial geniculate body，MGB）位于丘脑之外侧膝状体的内侧（人）或腹侧（猫），它也是上行听觉通路的一个神经元交换站。内侧膝状体由三个核团区组成：腹核、内侧核及背核区。它们皆接受来自下丘的上行听觉纤维和来自听觉皮层的下行性纤维投射。内侧膝状体腹核区之神经元排列按音调定位，至少可分为 7 个不同的频率带。自内侧膝状体发出的纤维形成听放射（auditory radiations）经内囊达听觉皮层中枢。

（六）听觉皮层

听觉皮层（auditory cortex）可分为主要听觉皮层、第二听觉皮层以及听觉相关皮层区三部分。人的主要听觉皮层位于大脑颞叶上回，即 Brodmann 41 和 42 区（图 7-1-56）。猫的听觉皮层位于大脑半球外侧部之大脑外侧裂下方，由主要听觉皮层区（AⅠ区）、第 2 次听觉皮层区（AⅡ区）、后侧听觉区（P 区）、后腹侧听觉区（VP 区）以及前听觉区（A 区）。AⅠ区、P 区、VP 区及 A 区神经元都按频率定位排列，尤其是 AⅠ区有双耳的不同频率定位分布区域。围绕 AⅠ区、A 区、P 区和 VP 区的带状区域称为听觉反应皮层外周带（peripheral belt of Auditory responsive cortex），包括 AⅡ区、颞区（T 区）、后背侧区（OP 区）以及腹侧区（V 区）。外周带区包括对听觉和视觉刺激讯号反应的神经元。其中对听觉反应的神经元按频率定位排列。两侧听觉皮层内不同的听区有皮层-皮层纤维相互联系。由此可知，一侧的中枢性聋的患者主观上可以不感到明显的听觉障碍，而任何一耳的中枢传导性聋，必然使两侧的听觉通路受到损害。

因此，自耳蜗向上达大脑听觉皮层的听觉通路由四级神经元组成。第 1 级神经元之胞体位于螺旋神经节，

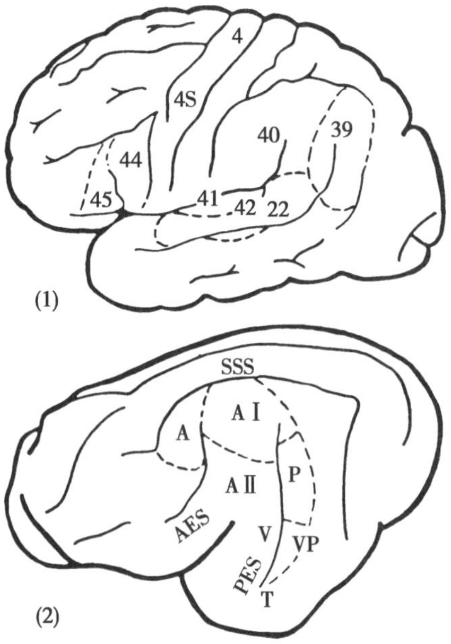

图 7-1-56 听觉皮层中枢
（1）人体大脑左半脑外侧观 （2）猫的皮层听觉中枢

第 2 级神经元之胞体位于蜗神经核，第 3 级神经元之胞体在下丘，第 4 级神经元胞体位于内侧膝状体。由于听觉上行传导通路的二级神经元、二级神经元以上各中继核以及三级神经元都兼有交叉及不交叉的纤维，故一侧耳蜗螺旋器受到声音刺激时，其神经兴奋性冲动几乎同时传导到两侧的大脑听觉皮层中枢。因此一侧蜗神经或蜗神经核全部损伤时可引起同侧全聋；一侧的外侧丘系或听觉皮层的病变能引起双侧听力部分减退，但一般对侧较为严重；一侧颞叶损坏时还可引起声音定位能力（特别是判断声源距离）的能力减退。

（七）听觉（声）反射通路

听觉(声)反射指由声刺激而诱发的各种反射性运动。耳蜗反射的联系迄今尚未完全确定。听觉通路上的各中继核,如上橄榄核、斜方体核、外侧丘系核及下丘等均位于其反射弧上。它们分别发出纤维投射到各个运动核,以实现对声刺激的反射运动。如上橄榄核发出部分纤维止于外展神经核,经此可完成向声响处转眼的反射;另一部分纤维走行于网状结构或加入内侧纵束,止于面神经核和支配颈肌的神经核,以完成对强声的闭眼、镫骨肌收缩(镫骨肌反射)以及向声源处转头等反射性运动。外侧丘系核发出的部分纤维进入桥脑的网状结构,止于各运动核。来自下丘的部分纤维加入顶盖脊髓束,交叉后下行止于对侧脊髓的前角细胞,参与完成听觉和视觉的防御反射活动。

二、下行径路及耳蜗传出神经系统

听觉皮层中枢发出三支主要下行纤维达丘脑、中脑及脑干，如听觉皮层各区的传出纤维投射到内侧膝状体之上行纤维发出区域，形成短的反馈环。主要听觉皮层区发出纤维投射至双侧下丘中央周围核。

耳蜗传出神经系统主要指低位中枢神经元胞体位于上橄榄复合体，其轴突下行达耳蜗组成橄榄耳蜗束（Olivocochlear bundle，OCB）(图 7-1-57)。目前认为橄榄耳蜗束主要由两个系统组成：外侧橄榄耳蜗和内侧橄榄耳蜗神经系统。外侧橄榄耳蜗神经元胞体多位于上橄榄复合体外侧核区，它发出细而无髓鞘的轴突，形成交叉和不交叉纤维。经 Oort 神经，达双侧耳蜗内毛细胞区域，以同侧支配为主。内侧橄榄耳蜗神经元胞体主要位于上橄榄复合体内侧核区周围，它发出略粗大且有髓鞘的轴突形成交叉的和不交叉的纤维，经 Oort 神经达耳蜗，与双侧耳蜗外毛细胞形成突触联系，而以对侧支配为主。晚近对内耳及听觉中枢神经递质及调制物的研究表明：谷氨酸（Glu）可能是听觉传入神经信息物质；P 物质（SP）亦被定位于传入神经系统。哺乳类耳蜗传出神经之神经递质有乙酰胆碱、γ-氨基丁酸等（Altschuler 等，1986）。新近报道，乙酰胆碱和 γ-氨基丁酸亦为人体耳蜗传出神经系统的神经递质（Kong 等，1994；Schrott-Fischer 等，1994）。

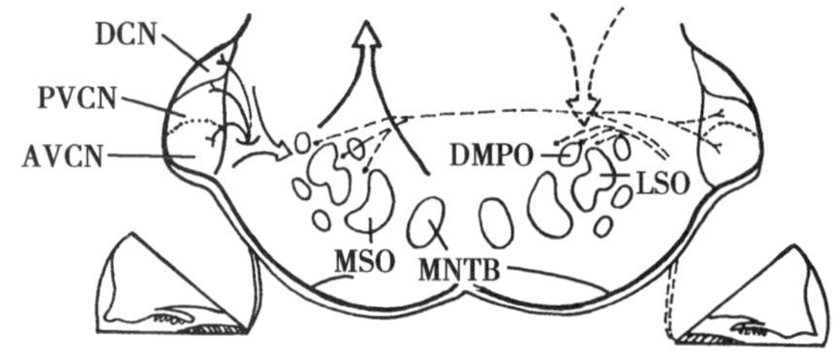

图 7-1-57 橄榄耳蜗束起源

耳蜗传出神经系统的生理作用尚不清楚，实验观察到，耳蜗传出神经系统可影响耳蜗毛细胞及听神经纤维的兴奋性。其功能意义尚待进一步阐明。

三、前庭神经及其中枢联系

（一）前庭神经

前庭神经之神经元胞体在内耳道底部形成前庭神经节（Scarpa ganglion）。前庭神经节主要由传导前庭末梢器官毛细胞之兴奋冲动的双极神经元构成，分为上前庭神经节和下前庭神经节两部分（见图 7-1-48）。两个神经节之间由神经分支相联系。

1. 前庭上神经　前庭上神经穿过内耳道底之前庭上区的小孔分支分布于上半规管壶腹嵴（前壶腹神经）、外半规管壶腹嵴（外壶腹神经）、椭圆囊斑（椭圆囊神经），另有一细小分支分布于球囊斑前上部（Voit 神经）。

2. 前庭下神经 前庭下神经穿过内耳道之前庭下区分布于球囊斑（球囊神经）和后半规管壶腹嵴（后壶腹神经）。

3. 神经吻合支 上下前庭神经之间、前庭神经与耳蜗神经以及前庭神经与面神经之间有细小分支相吻合。

（1）Voit 吻合支：指上前庭神经的细小分支分布于球囊斑的前上部。

（2）前庭耳蜗吻合支（Oort 吻合支）：自前庭下神经发出，与耳蜗神经相吻合。为耳蜗传出神经。

（3）面神经前庭神经吻合支：指中间神经与前庭神经之间的吻合支。据推测，该吻合支可能为副交感神经纤维。

前庭神经在绳状体前内侧、蜗神经上内方进入桥脑及延髓。前庭神经在进颅后有二个主要投射部位，即前庭神经核和小脑。

（二）前庭神经核

前庭神经核（vestibular nuclei）又称前庭神经核复合体（vestibular nuclear complex），它位于脑干之桥脑和延脑交界处，相当于绳状体内侧的第四脑室底部。每侧的前庭神经核由四个主要核区和数个较小的神经元群组成。

1. 主要前庭神经核团

（1）前庭神经上核（superior vestibular nucleus）：前庭神经上核位于前庭复合体的背部和头侧，可进一步分为中央区和外周区两部分。一般认为前庭神经上核与前庭眼反射有关。

（2）前庭神经外侧核（lateral vestibular nucleus）：前庭神经外侧核可进一步分为背外侧核（Deiter 核）和腹外侧核两部分。背外侧核发出纤维加入前庭脊髓外侧束；腹外侧核发出纤维加入前庭眼反射通路、前庭脊髓内侧束和前庭丘脑通路。

（3）前庭神经内侧核（medial vestibular nucleus）：前庭神经内侧核乃前庭神经诸核中最大者，它从功能上可被分为头部核和尾部核两部分。前庭神经头部内侧核发出纤维投射至眼运动核，而前庭神经尾部内侧核发出纤维至小脑。

（4）前庭神经下核（inferior vestibular nucleus）：前庭神经下核为分布于耳石器的前庭传入神经纤维主要上行投射部位之一。前庭神经下核发出纤维主要投射至小脑，部分纤维加入前庭脊髓径路。

2. 较小的细胞群与前庭神经核相关的较小细胞群包括 X、Y、Z 和 E 细胞群。

（1）X 细胞群：X 细胞群位于前庭神经诸核团之尾端，它接受来自脊髓的纤维，并发出纤维至小脑。

（2）Y 细胞群：Y 细胞群位于前庭上神经核之外侧尾端。Y 细胞群腹部接受来自球囊的传入神经冲动，而 Y 细胞群背部与控制眼球运动，尤其是与垂直面的眼球运动有关。

（3）Z 细胞群：严格地说，Z 细胞群与前庭神经核并无直接联系。

（4）E 细胞群：E 细胞群位于前庭神经核头部内侧核之腹内侧。它主要发出传出神经纤维达前庭末梢器官。

前庭神经纤维进入脑干前庭神经核后，向头端和尾端分支支配前庭神经核。来自前庭末梢器官的传入纤维在前庭神经核内有一定的投射部位。如前庭神经背外侧核和前庭神经下核之神经元的兴奋活动主要与耳石器的功能状态有关，而前庭神经上核、前庭神经内侧核以及前庭神经腹外侧核之神经元的兴奋活动主要与半规管的功能状态有关。

前庭神经核不仅接受来自前庭神经节的纤维，它也接受脑干许多区域及小脑的纤维投射。同侧的前庭神经诸核团之间有神经纤维相互联系。前庭联合纤维（vestibular commissural pathway）连接除前庭神经背外侧核之外的双侧前庭神经核团。它在维持双侧兴奋冲动平衡方面有着极其重要的作用。

（三）前庭神经核的纤维投射

1. 前庭小脑束 除了前庭神经背外侧核以外，所有前庭神经诸核皆发出纤维投射至小脑，包括小脑蚓部、绒球及顶核。除到达绒球的纤维为同侧性分布外，其他前庭神经核至小脑的投射纤维界皆为双侧分布，而以同侧为主。

此外，前庭神经节尚有部分传入纤维不经前庭神经核，而直接投射至小脑。因此，前庭末梢向小脑的传入神经通路有二：其一为通过前庭神经节双极节细胞和前庭神经核这二级神经元相联系，另一径路仅由前庭神经节细胞直接联系。

小脑接受前庭纤维投射的区域与躯干纵向肌群以及头部和眼球的共济运动有关。

2. 前庭脊髓束 前庭神经核发出的纤维经两条不同的径路达脊髓：前庭脊髓外侧束和前庭脊髓内侧束。

（1）前庭脊髓外侧束（lateral vestibular tract）：前庭脊髓外侧束由前庭神经外侧核发出纤维，沿同侧脊髓侧索的腹侧下行达同侧腰膨大以上脊髓前角运动神经元。前庭脊髓外侧束实行小脑对前庭脊髓反射的控制，它对维持姿势平衡非常重要，单侧前庭损害时，达同侧伸肌的兴奋冲动减少，若无视觉信号补偿，则有向患侧倾倒的趋势。

（2）前庭脊髓内侧束（medial vestibular tract）：前庭脊髓内侧束起自前庭神经内侧核，尚有少量纤维起自前庭神经下核、腹外侧核及上核，经内侧纵束达双侧

（主要为对侧）颈段脊髓前角运动神经元。故前庭脊髓内侧束的功能之一是维持头部的位置。

3. 前庭眼束　前庭眼束指发自前庭神经核，主要经内侧纵束达诸眼外肌运动核的神经传导束，它们是前庭眼反射（vestibulaocular reflex，VOR）之反射弧的组成部分。

（1）交叉性前庭眼束：由前庭神经内侧核发出纤维，在贴近外展神经核高度进入两侧之内侧纵束，主要到达对侧的动眼神经核和滑车神经核（前者主要支配下斜肌），少数传入纤维止于同侧动眼神经腹核（支配内直肌）。而由前庭神经外侧核发出的纤维，在贴近外展神经核高度进入两侧的内侧纵束，主要交叉止于对侧外展神经核、滑车神经核以及动眼神经核中群（后者支配对侧眼上直肌），尚有少数神经纤维止于同侧动眼神经核。

（2）非交叉性前庭眼束：前庭神经上核发出的纤维经内侧纵束，主要止于同侧动眼神经和滑车神经核。

由此可见，眼外肌运动接受双侧前庭神经核团的支配。此外，尚有如 Cajal 中介核等非前庭神经核团投射纤维至眼外肌运动核，与前庭眼束共同参与对前庭眼反射的精细调节。

4. 前庭网状束　前庭神经内侧核发出纤维达同侧和对侧的网状结构，并与迷走神经的运动核、分泌核等相联系。故前庭末梢器官受刺激时，通过上述联系可引起自主神经系统（主要为副交感神经系统）反应，如面色苍白、出汗、恶心、呕吐等。而自主神经系统受刺激时，也可引起前庭系统的症状，如眩晕等。

5. 前庭与丘脑的联系　前庭经腹外侧核有纤维投射至丘脑，该纤维联系可能与无视觉信号时的眩晕有关。

（四）前庭与大脑皮层的联系

前庭末梢器官受刺激时可引起眩晕，故一般认为前庭系统与大脑皮层之间存在传导径路。不少实验结果表明，前庭末梢器官和前庭神经核与大脑皮层确有联系，前庭系统在大脑皮层有一定的投射区。然而，关于皮层前庭中枢的部位尚存在不同的意见。Figge（1966）认为前庭中枢在顶叶的中央后回，即皮层感觉区的第二区中。亦有实验报道，前庭系统的皮层中枢可能在大脑颞叶听觉中枢附近。

总之，胞体位于前庭神经节的双极神经元将前庭末梢器官感觉上皮的信号传入前庭神经核，后者与小脑、脑干诸神经核团及网状结构、脊髓等相互形成广泛的联系，完成各种较复杂的反射（图 7-1-58）。故前庭末梢器官、前庭神经节及前庭神经为前庭系统的周围部分，胞体位于前庭神经节的双极神经元为初级前庭神经元。前庭神经核及与之有关的传导束和前庭皮层中枢为前庭系统的中枢部分，前庭神经核为次级（二级）前庭神经元。

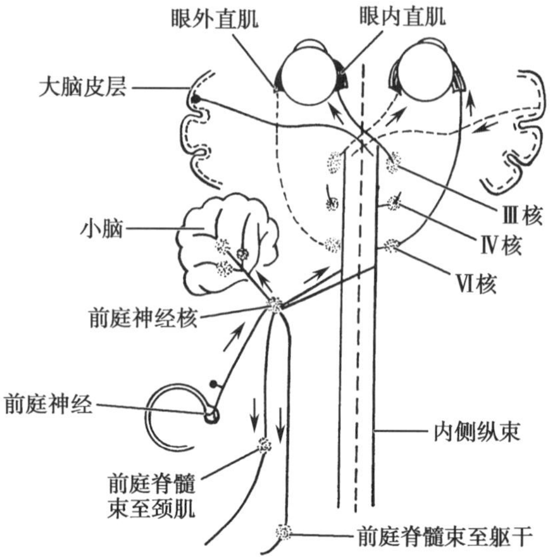

图 7-1-58　前庭神经的传导径路

四、前庭传出神经系统

哺乳类动物前庭传出神经系统之神经元胞体位于脑干。猴的前庭传出神经系统之神经元约有 200 个，主要位于外展神经核与前庭神经上核之间以及面神经降支背侧的区域。它们发出交叉和不交叉纤维双侧投射分布于同侧和对侧前庭末梢器官。传出神经末梢与前庭感觉上皮之Ⅱ型毛细胞直接形成轴-体突触，与呈杯状包绕前庭感觉上皮之Ⅰ型毛细胞的传入神经盏形成轴-树突触。乙酰胆碱被认为是前庭传出神经递质（Klinke，1974）。近期发现，乙酰胆碱的特异性标记物—胆碱乙酰化酶位于大鼠及人的前庭末梢器官之传出神经末梢（Kong 等，1994）。此外，降钙素基因相关肽（Tanaka 等，1988，Usami 等，1991，Wackym 等，1991）和 γ-氨基丁酸（Kong 等，1994，1998）亦被发现位于前庭传出神经末梢，提示：乙酰胆碱和 γ-氨基丁酸等均为前庭传出神经系统的神经递质。

前庭传出神经系统的功能意义尚不清楚，实验表现，前庭传出神经系统对前庭毛细胞以及前庭传入神经的兴奋性有正、负两种影响（Goldberg 等，1980），其生理意义尚待进一步阐明。

（孔维佳）

第六节　桥小脑角的解剖

桥小脑角区为一个三角形间隙，其内界为桥脑，前外界为岩骨，后外界为小脑。与耳神经外科有关连的第

Ⅴ、Ⅶ、Ⅷ、Ⅸ、Ⅹ对脑神经均由脑干发出，经此间隙穿出颅中、后窝；此区又是听神经瘤、先天性胆脂瘤和脑膜瘤的好发部位，是耳神经外科最重要的手术区域。

在桥小脑角处，靠近桥脑下缘的脑干外面有第Ⅶ、Ⅷ对脑神经，每一对神经包括两部分，从内侧（稍上方）向外侧（稍下方）排列，依次为面神经运动根、中间神经、前庭神经及蜗神经。此两神经在通过桥小脑角区的行程中逐渐靠近，至内耳道口时相互靠拢，面神经从脑干至内耳门的长度为15.5（10.5～19.5）mm，前庭耳蜗神经由脑干至内耳门的长度为14mm。由于前庭耳蜗神经位于面神经的外侧和稍下方，故小脑手术入路时，面神经被遮挡而难以观察。

前庭耳蜗神经与面神经及小脑的位置关系密切，在桥小脑角处，听神经膜病及蛛网膜炎症时，首先可产生前庭耳蜗神经受损症状，如耳鸣、耳聋、眩晕和眼球震颤，当病灶影响小脑时，可产生小脑性共济失调。

面神经和前庭耳蜗神经束的下方即第Ⅸ、Ⅹ、Ⅺ对脑神经。第Ⅸ对脑神经的根部实际上与前庭耳蜗神经束相接触。

在桥小脑角区，面神经和前庭耳蜗神经与小脑前下动脉关系极为密切。小脑前下动脉通常发自基底动脉（88%～97%），少数可起自椎动脉（2.8%）。小脑前下动脉的走向有三种不同类型：

前位型（60%）：小脑前下动脉在内耳道第Ⅶ、Ⅷ对脑神经之间或在第Ⅷ对脑神经之下形成动脉袢，在袢的顶部发出迷路动脉，然后出内耳道向腹侧行进。

中位型（18%）：小脑前下动脉发出向后的分支，然后在距内耳道口5毫米处形成一个动脉袢，此袢可位于第Ⅶ、Ⅷ对脑神经之间或第Ⅷ对脑神经之下。在动脉袢处发出小脑迷路动脉进入内耳道，再发出迷路动脉及小脑回返动脉。

后位型（22%）：小脑前下动脉从下面交叉状跨越第Ⅶ、Ⅷ对脑神经束，在与神经交叉时发出小脑迷路动脉后再向腹侧行进。

了解动脉袢的位置有助于施行内耳道的手术。在桥小脑角区手术时，需特别注意保护小脑前下动脉，以免损伤和误结扎。桥小脑角区的静脉引流小脑前侧部、延髓、桥脑的静脉血。这些静脉大多数跨越桥小脑角的上部汇集到岩上窦。

（龚树生）

第二章

耳的生理学

第一节　听觉的生理

耳的主要功能为司听觉和平衡觉。声源振动的能量通过鼓膜、听骨链传到内耳迷路液，引起听觉感受器官—螺旋器的毛细胞兴奋，通过听神经及其中枢联系，将兴奋传至大脑听觉中枢而产生听觉。传统观点认为，耳在实质上是一个机械声学装置，人耳和高等动物的听觉器官在结构和功能上都达到了高度分化的水平，人耳不仅对声音能量的感受表现出高度的敏感性，而且能感受很强的声响，人耳对声音强度的感受范围从最小到最大竟达几千万～几亿倍。听觉功能的高度敏感性一方面取决于内耳听觉感受器对振动能量所特有的感受能力，另一方面还有赖于中耳的精巧的机械装置，后者将声在空气中的振动能量高效能地传递到内耳螺旋器中去。因此，要了解听觉生理，必须首先掌握声的某些物理学基础。

一、声的物理学基础及听觉的一般特性

（一）声音的物理学基础

【振动与声波】

声音是一种主观感觉，本质上它是由一定的能量作用于可振动的物体所产生、并经某种介质而进行传播的机械振动。在弹性介质（气体、液体或固体）中，某一质点发生的振动将带动周围质点也发生振动，并逐渐向各个方向扩展。振动在介质中传播的过程叫做波。介质中质点的振动方向与波的传播方向相平行的波称为纵波；介质中质点的振动方向与波的传播方向相垂直的波称为横波。在固体、液体和气体中能形成纵波，而横波只产生于固体中（图 7-2-1）。

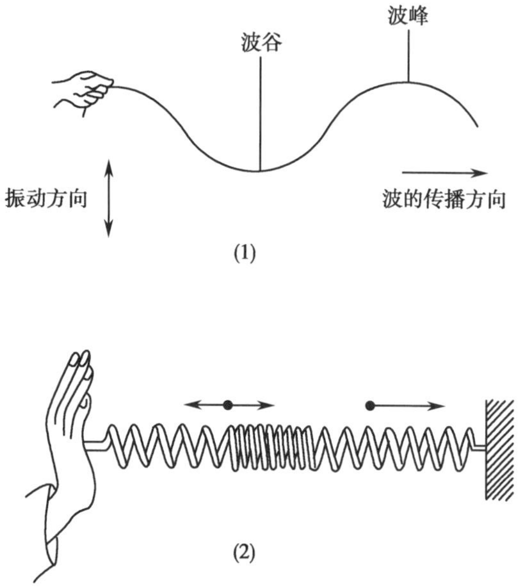

图 7-2-1　横波与纵波
（1）横波　（2）纵波

能产生听觉的振动波被称为声波，人类能感受到的声波的频率在 20～20 000Hz 范围之内，常用的听觉范围，如谈话声，仅在 500～3 000Hz 之间。频率低于 20Hz 的（地震波与海啸）叫次声波。高于 20 000Hz的叫超声波。某些动物如豚鼠的听觉范围可达 36 000Hz 以上。应当注意的是，波动只是振动状态（即振动相位）的传播，弹性介质中各质点仅在它们各自的平衡位置附近往复振动，并没有随振动的传播而流动。例如：当音叉在空气中振动时，其周围空气分子亦重复音叉的振动，这种振动又引起邻近空

气分子振动。当振动的音叉臂向右边移位时，右边的空气分子被压缩形成密部（condensation），这个密部的空气分子并不停止在原来的位置而是向前传播。而当振动的音叉臂开始向左边移位时，原来密部的空气分子又恢复到原来位置。音叉臂继续向左边移动，空气分子也跟着继续向左边移动，这时在音叉臂的右边形成一个疏部（rarefaction）。这个疏部的空气分子也是向前传播的。在声源振动的作用下，空气分子的密部和疏部交替地向四周扩播的过程就是声波的传播（图 7-2-2）。

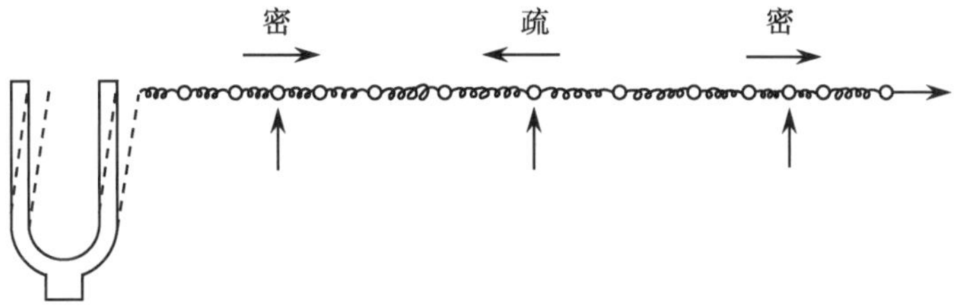

图 7-2-2　音叉振动时空气中产生的疏密波

○空气分子　∽∽分子间的弹性力的联系

【简谐振动的周期、频率、波长、相位以及波的合成】

简谐振动（也称谐振动）只含一种频率、且振幅恒定不变，介质中质点在其平衡位置附近作往复运动。简谐振动是最简单、最基本的振动。以弹簧振子为例，把作简谐振动的质点离开平衡位置的最大位移的绝对值叫做振动的振幅，质点作一次空气振动所经历的时间叫做振动的周期。质点在单位时间内（秒）所作的空气振动的次数叫做振动的频率。其单位名称是赫兹，符号是赫（Hz），质点从一个振动起点至另一个波周起点之间的空间距离称为波长（图 7-2-3）。

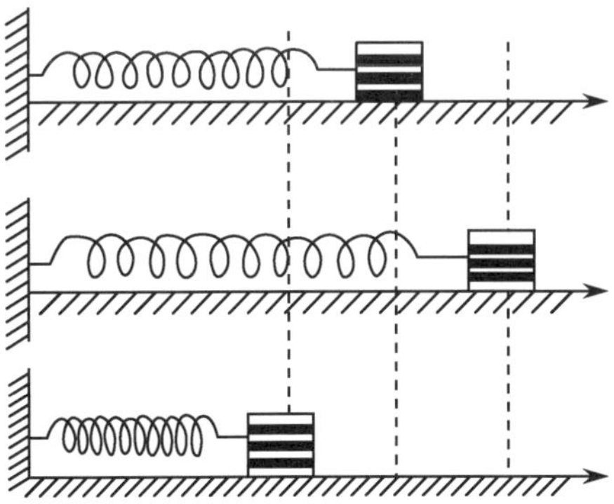

图 7-2-3　弹簧振子的振动

作简谐振动质点的位移幅度与时间的变化关系呈正弦函数的关系。可以通过旋转矢量图及简谐振动的位移时间曲线图来表示。如（图 7-2-4）所示在圆周上某一点 a 至圆心点 O 作一矢量 A，A 在 xy 平面内绕点 O，沿逆时针方向旋转，质点 a 在振动周期内任何时刻都可通过在圆周上的投影而表示出来，在零时（周期开始）夹角为零；最大正移时，夹角 =90°；回到零点开始负移时，夹角 =180°；最大负移时，夹角 =270°；周期完成

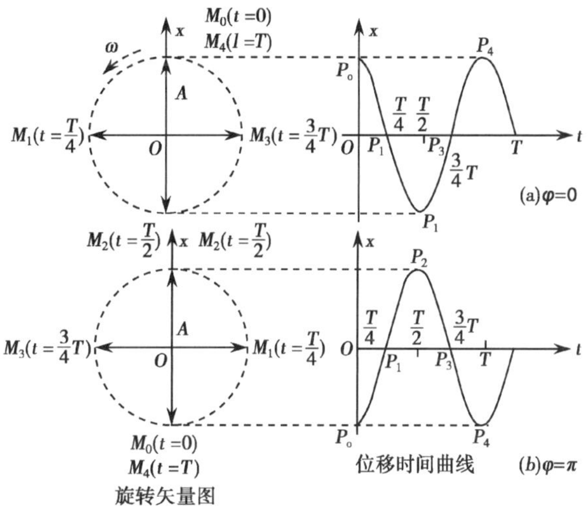

图 7-2-4　旋转矢量图及谐振动的位移时间曲线图

（a）φ=0　（b）φ=π

时，夹角 =360°。质点在周期性运动中在某一瞬间所处的状态或所在的位置称相位。上述之 A 与 OX 轴的夹角称相位角。某点两个振幅和频率相同，但初相不同的简谐振动若它们在 t=0 时的相位差 =180°，叫做相位相反或简称“反相”；若相位差 =0 或 360°（2π），叫做相位相同或简称“同相”。一个振动波在弹性介质中传播时，介质中各点都先后以同样的频率振动。当介质中有两组振动同时作用到某一质点时，该质点不可能按照原来的波形同时传播两组波的振动。在这种情况下，质点按照两组波合成或叠加后的振动波形而振动。当频率相同的两组波在介质中传播时，如在空间某点的相位角相同，其波峰和波谷可以彼此相加，振幅等于各波振幅的总和；如它们的相位相反，一个波的波峰和另一个波的波谷将彼此抵消，从而使声波消除。如果相位既不相同，也不相反，则两组振动波的作用结果将是它们之间的代数和。总之，两个相位不同的波叠加后，每个瞬间

质点的位置（或相位）是同一瞬间的两个波的质点振幅的代数和。

不仅频率相同的两组正弦波可以合成叠加，而且两组频率不同的波也可叠加而形成复合波。复合波是由两组或几组频率不同的正弦波所合成。因此，任何一种复合波都可分解为不同频率的正弦波。

【声阻抗】

在波的传播过程中，振动能量引起介质分子位移时所遇到的抵抗称阻抗（impedance）。若在单位时间内要使一定容积的介质位移，阻抗大时振动介质的声压就必须大，阻抗小时，所需声压就小。由于不同介质的密度及其可压缩程度不同，其对声的阻抗并不同。当声压相同时，阻抗大则能够位移的介质容积就小；若阻抗小，则能够位移的介质容积就大。声阻抗的单位为声欧姆。当声压为 $10^{-5}N/cm^2$（$1dyn/cm^2$）时，引起每秒 1ml 介质位移所遇到的阻力称 1 声欧姆。

声阻抗与振动介质的三种基本物理特性有关，包括质量声抗（mass reactance）、弹性声抗（elastic reactance）以及摩擦阻力（risistance）。

1. 质量声抗　又称感抗，是由介质分子本身的质量所产生的惰性所构成，惰性与物质的质量成正比。介质分子的惰性能抵抗声波传来的振动能量所引起的位移。物体受到外力而发生振动时，首先必须克服惰性，介质质点越重则惰性越大。因此，人耳的传声系的质量应当愈小愈好，质量愈轻则惰性越小。另外，物质的振动频率越高，则它克服惰性所需的能量亦越大。故传声系的质量越小，越有利于介质的高频振动，也即越有利于高频声音的传导。因此，质量声抗（Xm）与介质的质量（M）和振动的频率（f）成正比。即

$$Xm = M \cdot 2\pi f$$

2. 弹性声抗　又称劲度声抗（stiffness reactance）或容抗，是由介质分子的弹性或劲度所决定。介质分子具有弹性，能抵抗外力所造成的位移。物体的弹性对高频声波的阻力小，而对低频声波的阻力大。劲度越低，愈有利于大振幅的振动，也即越有利于低频声的传导。若导体的劲度变大，则它的振动将进一步受到限制，低频音的传导将受到比较明显的影响。因此，弹性声抗（Xs）与物体的弹性力（S，dyn/cm^3）成正比，与振动频率成反比。即：

$$Xs = \frac{S}{2\pi f}$$

3. 声阻　是由物体内部分子之间摩擦力（friction）和黏滞度（viscosity）所构成。摩擦力大时声阻（R）也大，摩擦阻力与振动频率无关，故它在声波的传播上对各种频率的影响无选择性，阻力增加时，则各种频率的听力普遍受损。尤以中耳的共振频率（500～2000Hz）最明显。

振动系统中的阻抗（Z）可以用下式来表示

$$Z = \sqrt{\left(M2\pi f - \frac{S}{2\pi f}\right)^2 + R^2}$$

从上式可以看出，当频率低时，$S/2\pi f$ 声抗值显著；频率较高时，$M2\pi f$ 声抗值显著。当改变频率使 $S/2\pi f = M2\pi f$ 时，两者抵消，声阻抗几乎完全取决于物体分子间的摩擦力或粘滞性，此时，物体的声阻抗最小而振动幅度最大，即物体与该频率声波发生共振。该声波频率亦被称为此物体的固有频率。固有频率（f_0）取决于物体的质量（M）与弹性（S）的比值，即：

$$f_0 = \frac{1}{2\pi}\sqrt{\frac{S}{M}}$$

当策动力的频率与物体的固有频率相同时，策动力的方向在整个周期中才能和物体的运动方向一致，此时物体获得的能量最大，振幅也最大。这种现象称为共振或谐振。与物体固有频率相等的策动力的频率被称为共振频率。在听觉生理中，外耳与中耳的传音作用、耳蜗对声音频率的分辨过程中都要涉及到共振现象。

【声波在传播过程中发生的变化】

声波从一个声源发生后，即呈放射状向各个方向传播。声波在传播过程中，其强度将随着传播的距离增加而减弱。其一是由于声波向四周发散，距离越远则声能越弱；其二是由于介质的分子间的摩擦，部分声能被介质吸收转变为热能而衰减。点状声源发生的声波在均匀介质中的声强与距离的平方成反比。除此之外，声波将按照衍射、反射、折射等方式而产生不同的效应，这与在一种介质中传播前进的声波所遇到的障碍物的尺度（体积）及其声阻抗的比值有关。

1. 衍射　声波在传播过程中遇到障碍物时，能绕过障碍物的边缘继续前进，这种现象叫做波的衍射，亦称为绕射。衍射现象显著与否，与障碍物（遮板、缝等）的大小与波长之比有关。这种障碍物必须小于或不大于前进声波的波长，才能不发生声影而得到绕射；或者，前进波之波长大于或接近平面缝的宽度时，绕射明显（图 7-2-5）。实验证明 300Hz 的声波无论从头的哪一方向来，都不会影响对侧耳的听力。但对于高频音，特别是 16kHz 的声波，头部可引起声影而妨碍声音传到对侧耳，而日常生活中，在屋内能够听到室外的声音，就是声波能够绕过窗（或门）隙的缘故。

2. 反射　当声波传播到两种介质的分界面时，前进波从障碍物的表面反射而回到第一种介质中去的现象，

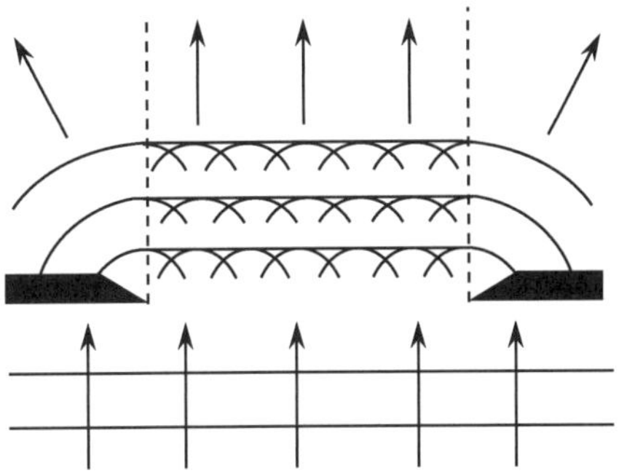

图 7-2-5　波的衍射

称反射。障碍物比较大（一般而言，障碍物的尺度至少比波长大 5 倍）时，则可发生比较明显的反射现象。障碍物的反射表面越大，则反射的效率越高。根据实验，可得到反射定律：①反射线、入射线和界面的法线在同一平面内；②反射角等于入射角（图 7-2-6）。

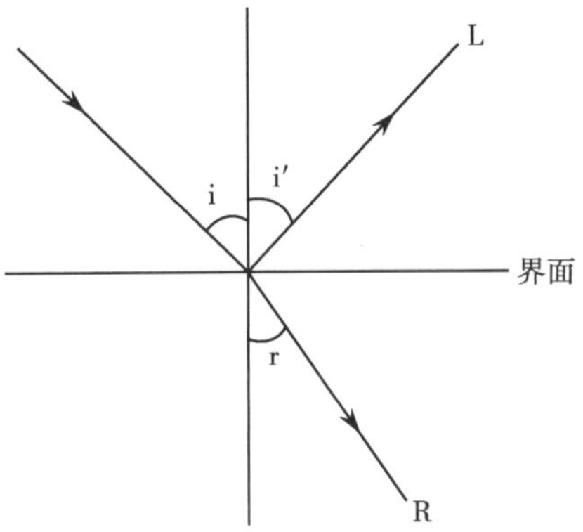

图 7-2-6　波的反射和折射

L：反射波　i：入射角　R：折射波

i′：反射角　r：折射角

3. 折射　声波从一种介质传到另一种介质的过程中，通过两种介质的界面时，一部分声波从界面上反射而回到第一种介质中去，另一部分则通过界面而进入到第二种介质，形成折射波，这种过程亦称透射。声波在界面被反射的程度取决于两种介质的声阻抗比值。两种介质的声阻抗相差越大则反射程度也越大，声阻抗相同的两种介质则反射程度最小。根据实验，折射定律为：①折射线、入射线和界面法线在同一平面内；②入射角的正弦 Sin i 与折射角的正弦 Sin r 之比，等于波在第一种介质中的波速 V_1 与在第二种介质中的波速 V_2 之比，即：

$$\frac{\text{Sin i}}{\text{Sin r}}=\frac{V_1}{V_2}$$

声波透过的量可按下面分式计算：

$$T=\frac{4r}{(r+1)^2}$$

式中：T 为透过量，r 为两种介质声阻抗的比值。第一种介质的声阻抗为 R_1，第二种介质的声阻抗为 R_2，则：

$$r=\frac{R_2}{R_1}$$

计算声波从空气透入到海水中的能量时，空气声阻抗为 41.5Ω/cm，海水声阻抗为 161 000Ω/cm。将比值代入上式，求出透入到海中的声能量约为 0.1%，而 99.9% 被反射。

【声音的类型】

用物理学方法对声音的频率进行分析，可将声音作如下分类：

1. 纯音（pure tone）　指频率单一的声音。或声压随时间作正弦函数变化的声波。

2. 复合音（complex sounds）　指含有多种频率成分的声波，可进一步分为：

（1）谐音（harmoics）：含有多种频率成分，但其中有一种为基本频率（基音），而其余的频率（泛音）是该基本频率的简单乘积或比值，系由许多不同的正弦波通过代数相加而成的复合波。

（2）噪声（noise）：也含多种频率成分，但彼此不成简单的比例，既无基音，也无泛音，振动往往呈非周期性。在声频范围内各种频率成分都有、并且各等带宽的频带所含能量相等的噪声称为白噪声（white noise）。由于各频率成分的能量分布均匀，类似于光学中的白光形成原理，故引用“白”字而定名为白噪声。白噪声通过特定滤波器而只带某一较窄的频段称窄带噪声（narrow band noise）。

（3）语音（speech sounds）：是各种声音中最复杂而活跃的声音，包括各种不同的谐音、短音和噪音。语音由辅音和元音组成。多数辅音的主要成分为不同频谱和时程的噪音；元音则含有基频带及 2～3 个共振峰。其频带是气流通过声门时使一定张力的声带振动而发生的声音。除基频带外，还含有各级谐波，其中一些因口、鼻咽等腔的共振作用而被增强，使成为共振峰。说话时通过对各共振腔的控制运动，便可得到不同的元音。气流通过上气道缝隙时，由于摩擦可产生一些噪音，通过控制这种缝隙便可得到相应的辅音。

【声音的物理参量】

声波的传播是能量的传播，声音的强度是声能的客观量。

1. 声强（I）　声波在单位时间内，作用在与其传递方向垂直的单位面积上的能量称为声音的强度或声强。

在国际单位制中，声强一般用 $erg/(cm^2 \cdot s)$ 或 W/m^2 表示。(注：$1erg = 10^{-7}J$)

2. 声压（P） 声波传播时介质中心的压强与无声波传播时压强之差称为声压。声压一般用 N/m^2 来表示。

然而，人们在日常生活中所能听到的声音的强度范围变化很大，约为 $10^{-12} \sim 1W \cdot m^{-2}$，故其相差可达数十亿倍，用声强的物理学单位来表示声音的强弱就很不方便。同时，根据心理声学研究结果，人耳听到同一频率而不同强度的两个声音的感觉的强弱，大致上是与这两个声音强度的对数成比例。因此，一般不用绝对值表示声强，而是用与一参考或标准声音能量或压强的比值的对数来表示。称之为声强级或声压级。

3. 声强级 指某一声强（I）与参考声强（I_0）的比值的对数（以 10 为底）。其单位为贝尔（bel）。

$$声强级（bel） = \lg \frac{I}{I_0}$$

一般人对强声相差 1/10 贝尔的两个声音便可区别出来，因此用贝尔的十分之一来作为声强级的单位更为方便，这个单位称分贝尔（decibel），简称分贝（dB）。

$$声强级（dB） = 10\lg \frac{I}{I_0}$$

在声学中，规定参考声强（I_0）为 $10^{-9} erg/(cm^2 \cdot s)$，或 $I_0 = 10^{-12} W/m^2$，相当于频率为 1kHz 的声波能引起听觉的最弱的声强。

4. 声压级（SPL） 指某声压（P）与参考声压（P_0）两者比值的对数（以 10 为底）。其单位亦为贝尔或分贝。因声强与声压的平方成正比，故：

$$声压级（dB） = 10\lg \frac{P^2}{P_0^2} = 10\lg\left(\frac{P}{P_0}\right)^2 = 20\lg \frac{P}{P_0}$$

在声学测量中，规定声压级的参考声压值（P_0）为 2×10^{-5} Pa（N/m^2RMA），或 20μPa · 均方根声压（μPaRMS）。

这样，我们便能很方便而清楚地把各种不同的声强的比值以 dB 表示，如某一声音比另一参考声音大 10 倍，则为 20dB；大 100 倍，则为 40dB；大 1000 倍，则为 60dB，而大 1 000 万倍，则为 140dB。

需强调的是，在听觉生理与听力学中，贝尔本身不是绝对量，而是相对量，它只反映两个声音强度的差别，而不说明具体的声强值。只有当参考声强或参考声压的物理强度明确规定时，通过换算，贝尔才能反映具体的声强值。

（二）声音的物理量与听觉生理主观属性

声音包括两种含义；它在物理学上指声波，而在生理学上则指声波作用于机体听觉器官所引起的一种主观感受。

【频率与音调】

频率是声音的物理特性。音调是听觉器官受到某一频率的声音刺激后所产生的主观感觉。频率不受声音强度的影响，音调则因强度不同而稍有差异。即频率高低与音调高低一致，但不成简单的比例。当频率不变而强度发生变化时，音调可能稍有变化。例如，当声音在一般强度下，频率与音调相互一致；但当强度增加时，低频率音调显得更低而高频率音调显得更高。此外，听觉疲劳时也能影响音调的高低。音调的单位是美（mel）。频率为 1kHz，声压为 40dB 的纯音所产生的音调为 1 000 美。对音调的识别（即区别最小音调差异的能力）因人而异，在不同的声强也有所不同。对 1kHz 的声音，人耳能识别出的最小频率变化称为频率辨差阈，不能识别音调变化者称调聋。

【声强与响度】

声强是声音的物理特性，是客观的，它取决于单位时间内作用于单位面积上能量的大小，可用仪器来测量。当一定程度声波作用于人耳后所引起的一种认识声音强弱的感觉则称为响度。因此，响度是主观的，它不仅取决于声音的物理强度，而且与声音的频率有关。听觉正常人耳可感受频率范围为 20～20kHz，在此声波频率范围内，声音必须达到一定的强度方能产生听觉，这个能引起听觉的最小强度称听阈，人耳对 1～4kHz 频率范围的声音较敏感，而对 2～3kHz 的声音最敏感，可感受约 20μPa 的声压，在此范围之外，随着频率的降低或升高，响度愈来愈弱，当降至 20Hz 以下或升至 20kHz 以上时，则很难听到。响度的单位为宋（sone）。频率 1kHz，声压为 40dB 的纯音所产生的响度为 1 宋。人耳能识别出的最小声强变化，称为声强辨差阈，它因声音的频率和强度的变化而有所不同，并可在某些病理情况下发生改变。声强的增加超过一定限度时，刺激鼓膜和中耳会引起耳的触觉、压觉，不适和痛觉，这一引起不适感觉的声音强度称为感觉阈或疼痛阈。感觉阈亦随声音的频率变化而不同。在人类听觉范围内对1 000Hz的感觉阈最高，约 130dB，而高频与低频两端的听阈与感觉阈较接近。

听觉感受区：又称听觉区域，指听阈曲线与感觉阈曲线之间的区域。在这个区域内，不同频率与不同强度的任一声音对正常人耳都可引起听觉。

【音色】

音色是反映声音频谱特性总和的主观感觉，它取决于声波千变万化的各种形态。日常生活中所接触到的声音，除极少数是纯音外，绝大部分都是复合音。各种乐器产生的声音是由若干频率和振幅不同的纯音所组成。其中，频率最低而振幅最大的称基音；其他的频率成分称泛音，按频率由低到高的顺序分别称为第1泛音、第2泛音……。泛音的频率与基音成整倍数关系。由于泛音数目不同所造成的声音特性称音色，乐音的基音频率决定它的音调，而泛音的频率与强度决定它的音色。

二、声音传入内耳的途径

整个听觉系（包括外周感受器和中枢分析器）是一个机械声学-神经生物学系统。听觉过程包括声→电→化学→电→神经冲动→中枢信息等环节。从外耳集声、中耳传声至耳蜗基底膜振动及毛细胞纤毛弯曲是物理过程或称声学过程。毛细胞受刺激后引起细胞生物电变化、化学递质释放，神经冲动产生等生理活动将冲动传至听觉中枢经过多层次的信息处理，最后在大脑皮层引起听觉，可统称为生理过程，生理过程的每一环节都伴随有相应结构的电活动，这就是各种听觉诱发电位的生理学基础。

声音可通过两种途径传入内耳，一种是通过空气传导，另一种是通过颅骨传导，在正常情况下，以空气传导为主。

（一）空气传导

声波的振动被耳廓收集，通过外耳道达鼓膜，引起鼓膜和听骨链机械振动，后者之镫骨足板的振动通过前庭窗而传入内耳外淋巴。此途径称空气传导，简称气导。声音的空气传导过程简示图（图7-2-7）如下。

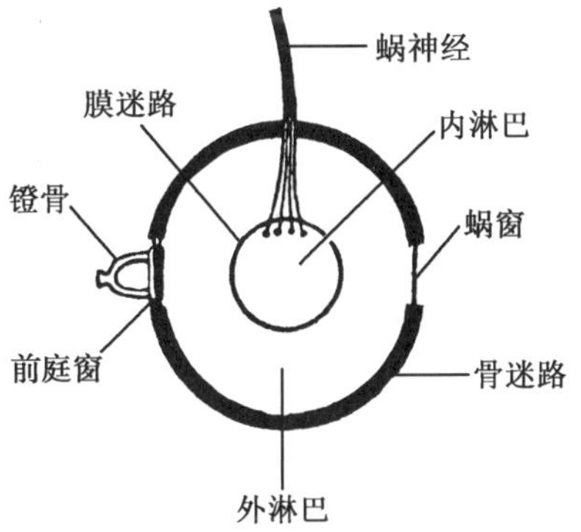

图7-2-7　声波传导示意图

听骨链的振动经前庭窗激动外淋巴及内淋巴，使螺旋器受刺激，将冲动经神经纤维传入中枢

声波传入内耳外淋巴后转变成液波振动，内耳淋巴液振动引起基底膜振动，位于基底膜上的螺旋器毛细胞静纤毛弯曲而产生毛细胞电活动，毛细胞释放神经递质激动螺旋神经节细胞，产生轴突动作电位。神经冲动沿脑干听觉传导径路达大脑颞叶的听觉皮质中枢而产生听觉。

此外，鼓室内的空气也可先经蜗窗膜振动而产生内耳淋巴压力变化，引起基底膜发生振动。这条径路在正常人是次要的，仅在正常气导的经前庭窗径路发生障碍或中断，如鼓膜大穿孔、听骨链破坏中断或固定时才发生作用。

（二）骨导途径

简称骨导，指声波通过颅骨传导到内耳使内耳淋巴发生相应的振动而引起基底膜振动，耳蜗毛细胞之后的听觉传导过程与上述气导传导过程相同。骨导的方式有三种，包括移动式骨导、压缩性骨导和骨鼓进路骨导。前两种骨导的声波是经颅骨直接传导到内耳的，为骨导的主要途径；后一种骨导的声波先经颅骨、再经鼓室才进入内耳，乃骨导的次要途径。

【移动式骨导】

又称惰性骨导。声波作用于颅骨时，颅骨包括耳蜗作为一个整体反复振动，即作移动式振动（图7-2-8）。由于内耳淋巴液的惰性，故在每个振动周期中，淋巴液的位移稍落后于耳蜗骨壁。当耳蜗骨壁在振动周期中向上位移时，耳蜗淋巴液的位移暂时跟不上骨壁的位移，

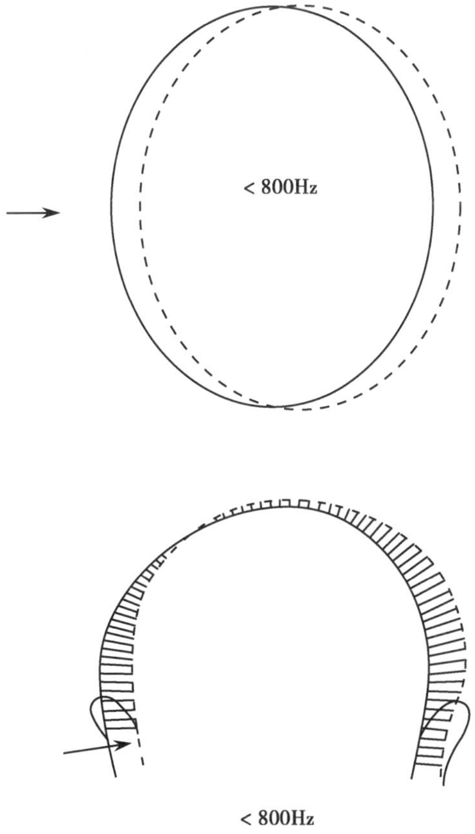

图7-2-8　移动式骨导示意图

而使蜗窗膜向外凸出；当耳蜗骨壁向下位移时，淋巴液使镫骨足板向外移位。在振动周期中，两窗相间地外凸，引起基底膜发生往返的位移而产生振动（图7-2-9）。理论上，前庭窗与蜗窗的活动劲度应相等，方可得到移动式骨导的最佳效果，但两窗活动在正常情况下并非相等；从而影响此效果。由此可见，在病理情况下，两窗的活动度差别越大，则移动性骨导的损失（下降）也越大。另外，在移动式骨导时，除淋巴液的惰性引起基底膜振动外，听骨链的惰性也参与了类似的作用。听骨链悬挂在鼓室与颅骨的连接并不牢固，当颅骨移动时，由于惰性而使整个听骨链的位移稍落后于耳蜗骨壁的位移。就镫骨底与前庭窗的关系来看，上述因素使镫骨底在前庭窗内的位移运动与在气导时的振动相同，其结果亦相当于正常气导的振动。声波频率低于800Hz（有谓低于500Hz）时，移动式骨导起主要作用。

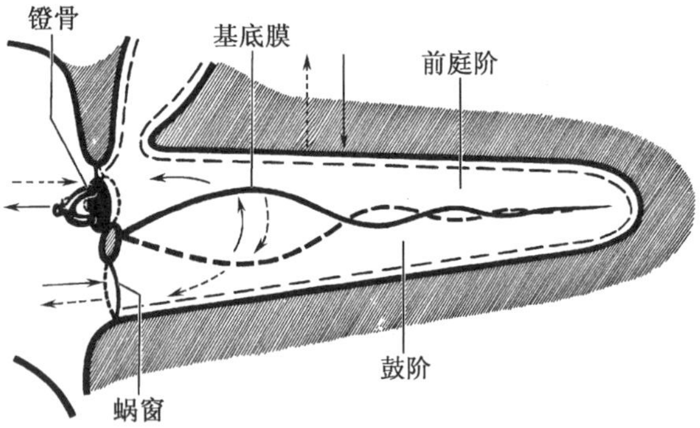

图7-2-9 移动式骨导的耳蜗淋巴流动情况

【压缩式骨导】

声波的振动通过颅骨达耳蜗骨壁时，颅骨、包括耳蜗骨壁随声波的疏密相呈周期性的膨大和压缩，即作压缩式振动（图7-2-10）。在密相时，耳蜗骨壁被压缩，按理基底膜两侧的淋巴液亦同时并同等地受到压迫，在这种情况下，若镫骨底和蜗窗膜处于相同相位的振动，即同时向外或同时向内运动，则基底膜将处于静止状态，因此，螺旋器受到的机械振动刺激或微乎其微，或等于零。然而，由于蜗窗的活动度大于前庭窗5倍，且前庭阶与鼓阶的容量之比为5∶3，故在声波密相时，被压缩的骨壁促使半规管内的外淋巴被挤入容量较大的前庭阶，再流入容量较小的鼓阶，而蜗窗膜活动度又大于镫骨足板，故基底膜向鼓阶（向下）位移。在声波疏相时，迷路壁膨大，淋巴液恢复原位，基底膜向上位移复原（图7-2-11）。声波疏、密相的反复交替作用导致基底膜振动，成为耳蜗毛细胞的有效刺激。因此，两窗活动度的差别越大，基底膜的位移也越大，由此所产生的有效刺激也越大。反之，则越小。根据这种机制，压缩式骨导随听骨链的抗力增加而加强，800Hz以上的声波的骨导主要采取此种方式。

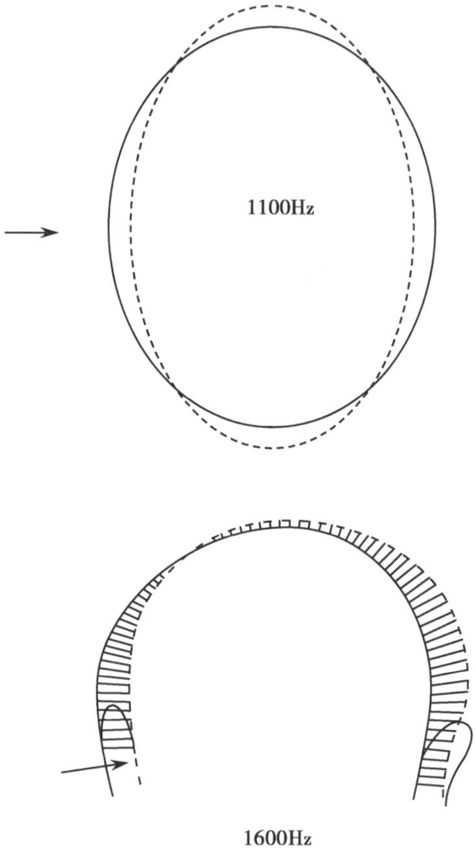

图7-2-10 压缩式骨导示意图

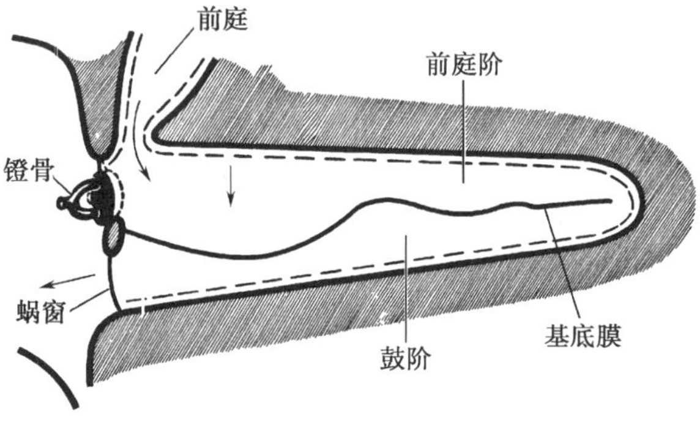

图7-2-11 压缩式骨导的耳蜗淋巴流动情况
（基底膜向鼓阶内移动示意图）

【骨鼓进路骨导】

颅骨在声波作用下振动时，可通过下颌小头或外耳骨壁，将其传至外耳道、鼓室及四周空气中，再引起鼓膜振动。后者再按正常气导方式将声波振动传入内耳。这种传导途径称骨鼓进路骨导。骨鼓进路骨导可能在人听取自身的说话声方面居于特殊地位。

三、外耳的（听觉）生理

外耳包括耳廓和外耳道。外耳主要功能是将自由声场的声波传播到鼓膜。外耳对空气介质传播来的声音有两个方面的影响：其一是对某些频率段的声波有增压作用，其二是有助于声源定位。此外，外耳道尚可保护中耳结构免受损伤。

低等哺乳动物的耳廓呈喇叭形，相对地比较大，而且有支配耳廓运动的肌肉。在察觉声音时，可运动耳廓以探测声源，有助于声源定位，并且把声波集中到外耳道。人的耳廓较某些低等哺乳动物的耳廓为小，而且在进化过程中人的耳廓运动肌逐渐退化，虽然仍残留有数块耳外肌及耳内肌，但这些肌肉的功能几乎完全丧失，故一般人不能使耳廓随意运动。

（一）对声波的增压作用

头颅犹如声场中的一个障碍物。头颅可通过对声波的反射作用而产生声压增益效应，如（图 7-2-12）所示，声波传播到头部可产生反射，反射波在头的声源侧集聚而产生更强的声场，该现象称障碍效应（baffle effect）。声压增益的大小既与头围和波长的比值有关，也与声波入射方位角有关。用球形仿真头进行实验表明，在入射角等于90°的条件下，当头围与波长比值为1时，声压增益约为3dB；若比值等于10，则可获6dB的增益。

耳廓不仅可收集声波到外耳道，它还对声压有增益效应。Shaw 的实验表明，耳甲可使频带峰压点在5.5kHz 的纯音提高10dB 的增益。耳廓边缘部亦对较广频谱范围的声波有1～3dB 的增益效应。

外耳道是声波传导的通道，其一端为鼓膜所封闭。根据声学原理，一端开口且另一端封闭的管道都类似声

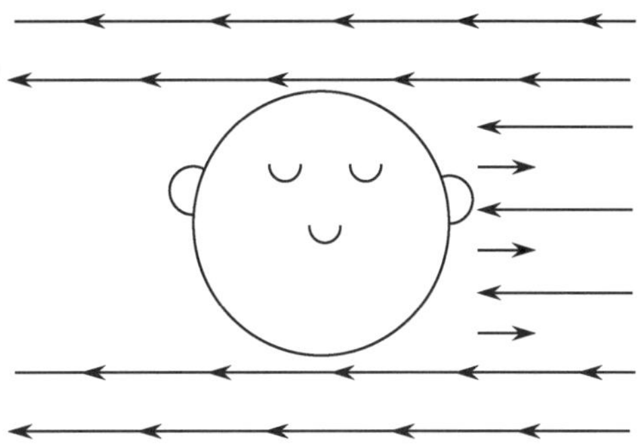

图 7-2-12　声波在头部周围的传播

共振器而且有一定的共振频率，其共振峰与管腔的长度有关：管道长者共振频率低，而管道短者共振频率高。因此，外耳道对某些频率的声波起增压作用。根据物理学原则，一端封闭的圆柱形管腔对波长为其管长4倍的声波起最佳共振作用。人的外耳道长约2.5厘米，其共振频率的波长为10厘米，按空气中声速每秒340米计算，人的外耳道共振频率应为3400Hz。由于外耳道的内侧端为有弹性的鼓膜封闭，并非坚硬的界面；外耳道实为呈S形的弯曲管道，而非圆柱形直管；加之耳廓的共振效应以及头颅和耳甲等部位对声波的反射、绕射等效应，因此外耳道的实际共振频率尚需进行修正。Wiener 和 Ross 实验结果表明，人的外耳道共振频率峰值在2.5kHz。Shaw 的实验支持该结论，同时还发现，外耳道共振频率峰值增益效应可达11～12dB（图 7-2-13）。人耳通过头颅、躯干颈部、耳廓及外耳道等各部的共同作用，可使2～7kHz 的声波由自由声场传播到鼓膜附近时，获得峰压点在2.5kHz（有谓3.5kHz）、最大增益为20dB 的增压效应。

（二）对声源的定位作用

在人类，声源定位最重要的线索是声波到达两耳时的强度差和时间差。位于头颅两侧的左右耳可检测

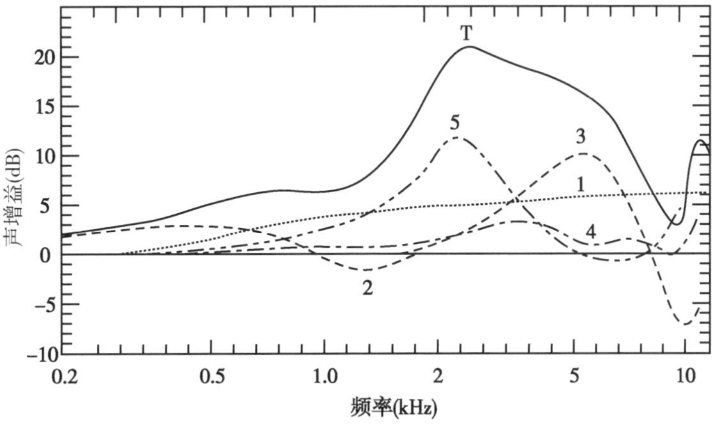

图 7-2-13　人体外耳不同部位的平均声压增益作用

T：45°　1. 球形头　2. 躯干和颈部　3. 耳甲
4. 耳廓　5. 外耳道和鼓膜

出到达两耳声波的时间差而有助于声源定位。当声源在正前方时，声源与头部矢状面相交的角度（入射方位角：θ）为零，声波同时到达双耳。当声源由头颅矢状位逐渐偏向于头颅一侧时，声波到达两耳的耳间时间差（interaural time difference，ITD）亦逐渐增加，故听觉中枢通过分析ITD而可进行声源定位。头颅尚可通过障碍效应和阴影效应而产生耳间强度差（interaural intensity differences，IID）来协助声源定位。障碍效应现象如前所述。阴影效应（shadow effect）指波长与头颅大小相比相对较短的声波从头颅侧方到达一耳时，该声波在头颅区域范围内被阻断，导致对侧耳声压减少的现象。一般高频声波之阴影效应较大，故高频声波可因头颅的阴影效应产生更大的两耳间声强差。声波在头颅周围的绕射现象也对声源定位有一定的影响。相对于头颅矢状面呈不同角度的声源可因头及耳廓的相对位置变化而产生不同的绕射类型。导致从自由声场到达鼓膜附近的声压增益频谱及增压效应不同。耳廓尚可通过对耳后声源的阻挡和耳前声源的集音而有助于声源定位。因此，头颅、耳廓和外耳道在声源定位中都有重要作用。

四、中耳的生理

中耳包括鼓膜、鼓室、听小骨、中耳肌肉和韧带以及咽鼓管、鼓窦、乳突气房等结构。中耳的主要功能是将外耳道内空气中的声能传递到耳蜗的淋巴液。这种由气体到液体的声能转换是通过鼓膜与听骨链的振动来偶联的。外耳道内的声压变化引起鼓膜振动，后者带动听骨链振动。位于前庭窗的镫骨足板的振动推动耳蜗淋巴液运动而产生分别与前庭阶和鼓阶相联系的前庭窗和蜗窗之间的压力差。前庭窗和蜗窗之间的压力差是耳蜗基底膜及有关结构振动的关键（后者的振动将刺激耳蜗毛细胞产生电-化学信号）。

声波从一种介质传递到另一种介质时透射的能量取决于这两种介质声阻抗的比值。当两种介质的声阻抗相等时，这两种介质之间的声能传递最有效。两种介质声阻抗相差愈大，则声能传递效能愈差。水的声阻抗大大高于空气的声阻抗。空气与内耳淋巴液的声阻抗相差约3 800倍，当声波由空气传到淋巴液时约有99.9%的声能被反射而损失了，仅约0.1%的声能可透射传入淋巴液中，故在空气-液体界面的传递中，约损失了30dB的声能。中耳的主要功能则是通过声阻抗匹配作用，使液体之高声阻抗与空气之低声阻抗得到匹配，从而可将空气中的声波振动能量高效地传入内耳淋巴液体中去，即中耳的阻抗匹配作用。这种功能是通过鼓膜和听骨链作为声波变压增益装置来完成的。

【鼓膜的生理功能】

鼓膜位于外耳道内端，构成鼓室外壁的膜部，呈椭圆形。其边缘大部分借纤维软骨环嵌在颞骨鼓部的鼓沟内。人的鼓膜面积约85平方毫米，具有一定的紧张度和劲度，像一个浅漏斗或圆锥，其顶点为鼓膜脐部，朝向中耳。人类鼓膜之圆锥形角度为135°（图7-2-14）。

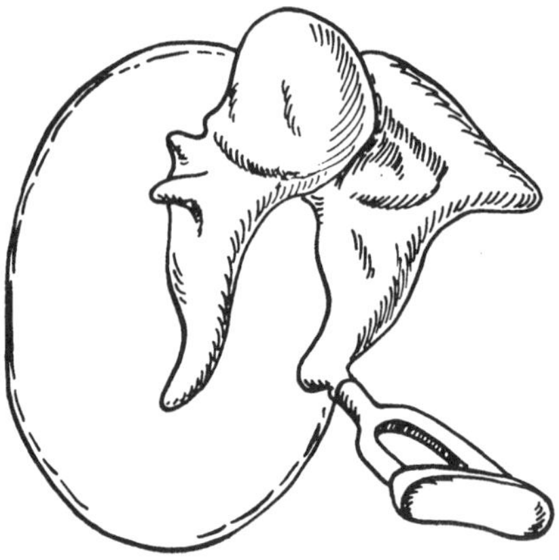

图7-2-14 人类鼓膜及听骨链关系示意图

1. 鼓膜的振动形式 鼓膜的振动频率一般与声波一致，但其振动形式则因声音的频率不同而有差异。多年来，鼓膜的振动形式是学者们的讨论焦点之一。

Helmholtz（1863）最早提出弧形鼓膜具有杠杆作用的假说。他认为鼓膜某些部位的振动幅度大于锤骨柄的振动幅度，类似杠杆作用，而使达鼓膜的声压传至听骨链时被放大。然而，Bekesy（1960）应用电容声探头直接研究人尸体鼓膜振动时观察到，当频率低于2 400Hz的声波作用于鼓膜时，整个鼓膜以鼓沟上缘切线（锤骨前突与侧突的连线）为转轴而呈门式振动。鼓膜不同部位的振幅大小不同，以锤骨柄下方近鼓环处振幅最大（图7-2-15）。Torndorf和Khanna（1970）采用激光全息摄影干涉仪（interferometry）技术观察猫的鼓膜振动模式，发现在低频声刺激时（比如<1kHz），鼓膜呈杠杆式振动（图7-2-16）；而在高频率时，鼓膜振动形式比较复杂，鼓膜呈分区段式振动，有相当面积区域的鼓膜振动未能被传送到锤骨柄。

2. 鼓膜的增压效应 声波作用于鼓膜，通过听骨链之镫骨足板作用于前庭窗。根据水力学原理（hydraulic mechanism），若不考虑微量机械摩擦损耗，则作用于鼓膜上的总压力应与作用于前庭窗上的总压力相等（图7-2-17）。由于鼓膜的面积大大超过镫骨足板的面积，故作用于镫骨足板（前庭窗）单位面积上的压力大大超过作用于鼓膜上的压力。根据Von Bekesy的测量，人的鼓膜面积约为$85mm^2$，而镫骨足板面积约为$3.2mm^2$。由于鼓膜周边嵌附于鼓沟内，其有效振动面积约为其实际

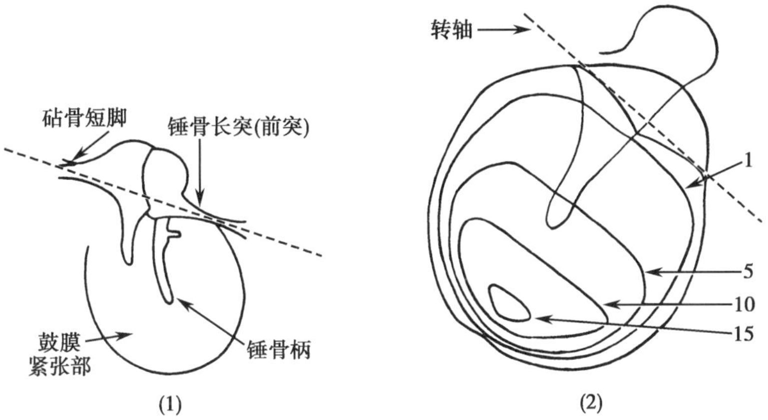

图 7-2-15　鼓膜振动轴

(1) 及鼓膜振动幅度　(2) 数字表示振幅的相对值

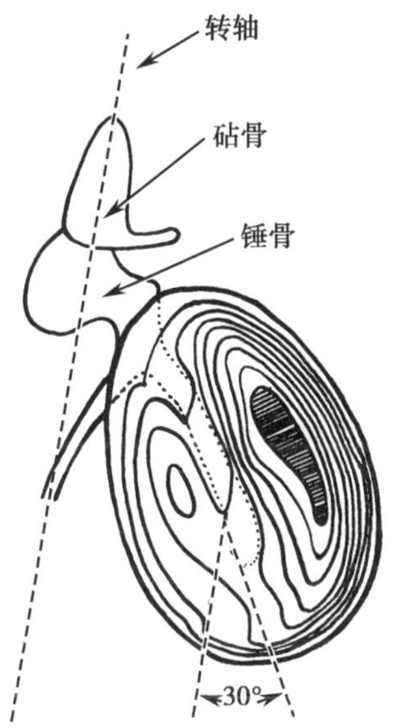

图 7-2-16　猫的鼓膜振动模式

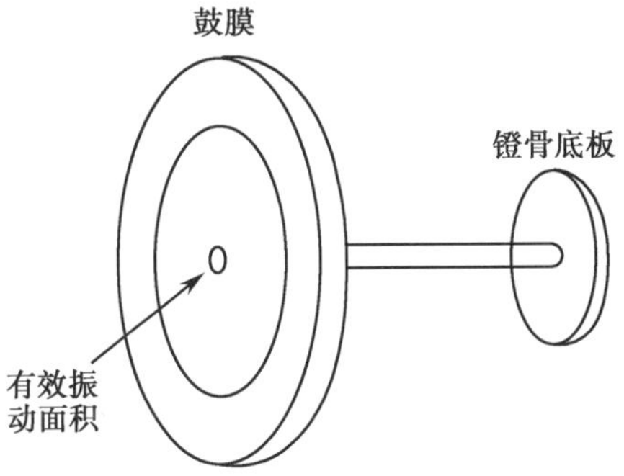

图 7-2-17　鼓膜增压效应图

面积的 2/3，即鼓膜的有效振动面积约为 55mm²。55:3.2等于 17 倍，即作用于鼓膜的声压传至前庭窗膜时，单位面积压力增加了 17 倍。国外各类参考书中有关人类鼓膜解剖面积的说法不一，如果按 65mm² 来计算，则与镫骨足板面积之比为 20:1。65mm² 的鼓膜面积之三分之二的有效振动面积为 43mm²。43∶3.2 约为 14:1，即作用于前庭窗的声压增加了 14 倍。也就是说，在不考虑弧形鼓膜杠杆作用的前提下，鼓膜通过水力学原理可使传至前庭窗的声压提高 14～17 倍。此外，由于鼓膜振幅与锤骨柄振幅之比为 2:1，有谓鼓膜的弧形杠杆作用可使声压提高 1 倍。

3. 鼓膜-听骨链的单窗传导效应　声波传播至前庭窗和蜗窗之间的相位差（时差）对能否有效刺激内耳螺旋器有很大的影响。Wever 等（1950）动物实验观察到，当前庭窗（镫骨足板）和蜗窗膜位移为同相（即两者同时内移或外凸）时，可使耳蜗听敏度降低；若前庭窗和蜗窗膜位移为反相（即前庭窗向内位移而蜗窗膜向外凸出）时，可使耳蜗听觉敏感度提高。因此，通过完整的鼓膜-听骨链传音系统可保证声波对前庭窗的单窗传音功能。

【听骨链的生理】

中耳听骨链由锤骨、砧骨及镫骨顺次连接而成。锤骨柄附着于鼓膜而镫骨足板与前庭窗相连，故听骨链构成鼓膜与前庭窗之间的机械联系装置，其主要的生理功能是作为一个杠杆系统，将声波由鼓膜传至内耳，实现有效的阻抗匹配。锤骨头和砧骨体构成一鞍状的锤砧关节，砧骨长突之豆状突与镫骨头构成杵臼状的砧镫关节。砧镫关节的耦合一般比较松，相比之下锤砧关节的耦合则较紧，活动度相对较小。有数条小韧带将听小骨与中耳腔壁连接以维持听小骨在鼓室内的空间位置。

1. 听骨链的杠杆作用　三个听小骨以特殊方式连接形成一弯形的杠杆系统。听骨链的运动轴相当于向前通过锤骨颈部前韧带、向后通过砧骨短突之间的连线上（图 7-2-18）。由于该杠杆系统的转轴位于听骨链的重心上，故这种机械系统在传递能量的过程中惰性最小而效率高。以听骨链的运动轴心为支点，可将锤骨柄与砧骨长突视为杠杆的两臂，在运动轴心的两侧，听小骨的质量大致相等。但该杠杆两臂的长度不相等，锤骨柄与砧骨长突之比为1.3∶1。根据杠杆力学原理，在支点两侧力量相等时，增力的多少取决于两臂长短之比。

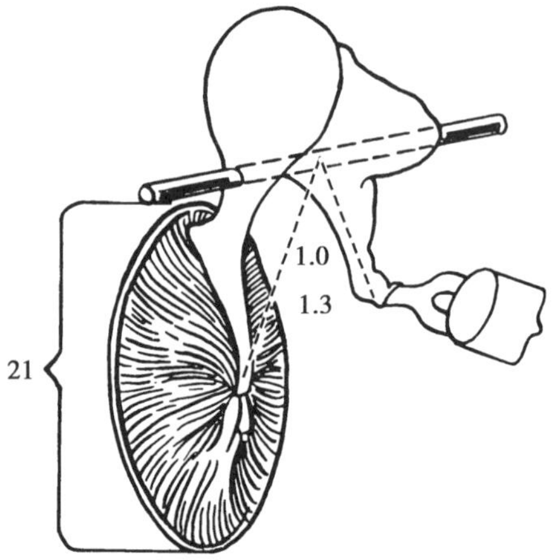

图7-2-18 鼓膜、听骨链及其转轴模式图
数字表示鼓膜与前庭窗面积比和听骨链长臂与短臂长度比

因此，振动由锤骨柄传至砧骨长突时，振幅减少而力量增大。故当声波传至前庭窗时，借助听骨链杠杆作用可增加1.3倍。由此也可说明，听骨链杠杆力学机制对声压的增益作用尚有限，鸟类中耳只有一根柱状听小骨，但仍然是有相当敏锐的听觉。故在鼓室成形术中，应重视水力学机制在声压增益中的重要作用，即重视鼓膜面积与镫骨足板面积之比的作用。这就是临床上Ⅲ型（鸟式听骨型）鼓室成形术，即可获较为满意（最佳可达14～17倍）的听力增益的原理。

2. 听骨链的运动形式 鼓膜的振动传至锤骨柄的尖端时，当锤骨柄向内移的瞬间，锤骨头与砧骨体因其在转轴上的位置而向外转；砧骨长突及镫骨因位于转轴的下方，故其运动方向与锤骨柄一致而向内移。许多学者在不同条件下观察听骨链运动形式的实验结果有一定的差别。在通常声强（较弱声强）的刺激下，听骨链作为一个整体进行运动。而在强声刺激条件下，由于镫骨足板的阻力（摩擦力）及砧镫关节的缓冲作用，听骨链不再呈一整体运动，振幅从锤骨经砧骨到镫骨逐渐变小。Peake（1967）报导，即使声强高达130dBSPL，三个听小骨仍作为一个整体运动；当声压达150dBSPL时，听骨链方失去了整体运动性质。镫骨的运动形式较复杂。Von Bekesy（1951）在人尸体上观察到，在中等强度声压作用时，镫骨足板沿其后脚的垂直轴（短轴）振动，故足板的前部振幅大于后部，呈类似活塞样运动，可有效地推动前庭阶中的外淋巴来回振动。当声强接近于痛阈时，镫骨足板沿其前后轴（长轴）呈摇摆式转动（图7-2-19），此时，外淋巴液只在前庭窗附近振动，因而避免了强声引起的基底膜过度位移所造成的内耳损伤。然而，Guinan和Peake（1967）观察猫的镫骨足板运动形式，发现在一般声强范围（甚至在130dB SPL）的低频纯音刺激，镫骨呈活塞式运动而无明显的沿轴枢式摇动。这种轴枢式摇动仅发生在声强极大时。

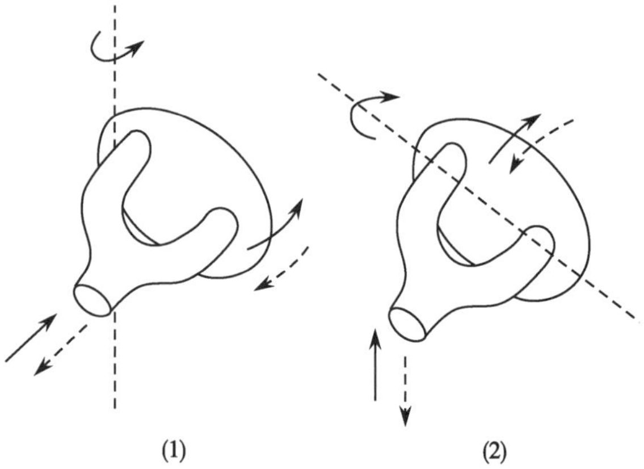

图7-2-19 镫骨活动的转轴
（1）中等声强作用时，镫骨足板沿其后脚的垂直轴振动 （2）高声强刺激时，镫骨底足沿其前后轴转动

【中耳的增压效应】

由上述可知，当外耳道内的声波由鼓膜经听骨链传至前庭窗时，中耳结构通过阻抗匹配作用，在三个阶段产生增压作用，即圆锥形鼓膜的弧形杠杆作用、鼓膜有效振动面积与镫骨足板之比的水力学机制作用、以及听骨链的杠杆作用。鼓膜有效振动面积与镫骨足板面积之比取17∶1，听骨链杠杆系统中锤骨柄与砧骨长突的长度之比为1.3∶1，故不包括鼓膜杠杆作用在内的中耳增压效率为17×1.3=22.1倍，相当于27dB。Tonndorf和Klanna粗略计算鼓膜杠杆作用和听骨链杠杆作用的合计增压效率为2∶1。若鼓膜有效振动面积与镫骨足板面积之比取14∶1，则整个中耳增压效率为14×2=28倍，相当于30dB。因此，整个中耳的增压作用基本上补偿了声波从空气传入内耳淋巴液时，因两种介质之声阻抗不同所造成的30dB的能量衰减。

中耳的传声系统虽对外界传来的声能有吸收和传导的特性，但也有反射和声阻的特性。这是中耳声阻抗的本身特性所决定的。若将中耳传声系统视为一个简单的机械装置，则中耳声阻抗亦包括质量（mass）、劲度（stiffness）和阻力（resistance）三种因素。中耳质量成分主要由听小骨的惰性所构成，劲度成分主要由鼓膜、韧带和中耳肌的张力以及中耳腔内空气的压力所产生。一般在鼓膜上所测得的阻力则主要由内耳淋巴液在耳蜗骨管内流动时产生的阻力所引起。因此，若将中耳机械装置进一步简化，则可视中耳结构为主要具有质量（主要指听小骨）和声顺（主要指含气的中耳腔）这两种成分的机械系统，故中耳结构也具有共振特性。研究发现，听骨链对 500～2 000Hz 的声波有较大的共振作用。

中耳是一个可增加声能传递作用的机械系统，这种传递系统的效能常用转换函数（transfer function）来表达。Guinan 和 Peake（1967）曾测量了猫在麻醉状态下的中耳转换功能，发现当 2kHz 以下的声刺激强度高达 130dB SPL 以及在大于 2kHz 的声刺激强度高达 140～150dB SPL 时，镫骨的运动幅度与刺激声强的增加呈线性增长。结果提示中耳传音机械系统在生理测量范围呈线性函数。Guinan 和 Peake 以及 Moller（1963）测量得出镫骨足板位移相对于各频率的函数曲线，当维持鼓膜声压不变时，他们发现所得的中耳转换功能为低通功能，其高切频率为 3kHz（图 7-2-20A）。Nedzelnitsky（1980）测量猫前庭窗内侧的声压变化，测绘出在鼓膜声压恒定不变的前提下，各种频率刺激声与镫骨足板运动速度关系函数曲线。发现若以镫骨运动速度作为刺激声频率的函数，则中耳转换功能对较宽的频率范围皆有反应，而其反应的峰值在 3kHz 附近（图 7-2-20B，图 7-2-21），呈带通功能。

由此可见，通过中耳、外耳道及耳廓对声波的共振作用以及中耳的转换功能，使中耳及外耳的传音结构正好对语言频率的声波有最大的增益和传导效能。

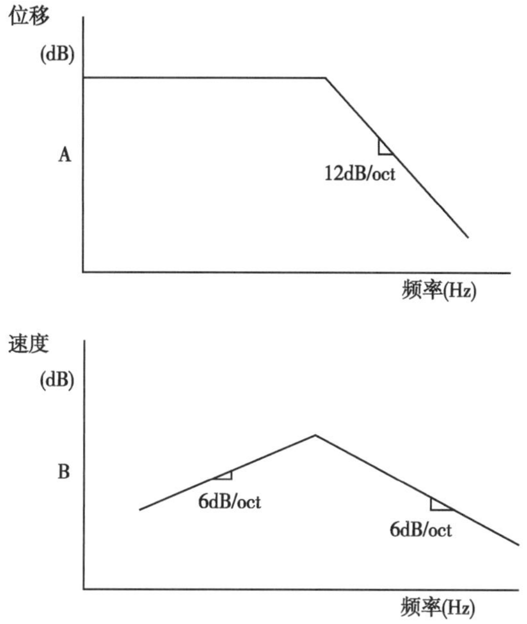

图 7-2-20　中耳转换功能（一）

【中耳病变对中耳传音增益功能的影响】

中耳的传音功能主要有两个重要意义：其一是阻抗匹配增压作用，从而补偿声音从空气介质进入内耳淋巴液时，因两种介质声阻抗的差异所造成的声能衰减。其二是保证经前庭窗的单窗传导作用，它保持声波振动传入耳蜗时的前庭阶与鼓阶淋巴液压力差。生理状态的中耳传音结构是完成中耳阻抗匹配功能的基本保证。中耳不同结构和不同程度的病变皆可影响中耳的阻抗匹配作用，甚至影响中耳经前庭窗的单窗传音功能，从而降低中耳的传音增益效能。

1. 鼓膜穿孔对纯音听阈的影响　除化脓性中耳炎症、肿瘤等可侵蚀、破坏鼓膜外，当外耳道或中耳腔内的压力超过一定强度时，亦可引起鼓膜破裂穿孔。后者在各种病变使鼓膜变菲薄时更易发生。实验证明，当外耳道压力达 $1.6\times10N/cm^2$（$1.6\times10^6 dyn/cm^2$）(约 198dB）时可使正常鼓膜发生破裂。而较薄的鼓膜在压力达 $0.52\times10N/cm^2$（$0.52\times10^6 dyn/cm^2$）时即发生破裂，这在某些晚期分泌性中耳炎患者接受导管法咽鼓管吹张的情况下并非罕见。Payne 和 Githler（1951）系统地研究了猫耳的鼓膜穿孔面积与部位对不同频率的纯音听阈的影响（图 7-2-22）。研究表明，10% 鼓膜穿孔面积可导致 2kHz 以下频率约 15dB 的听阈提高，但 2kHz 以上频率听力损失较少；鼓膜缺如时可造成在 2kHz 以下频率约 45dB 的听阈提高，而在 3kHz 处听力损失可达 50dB。可见听力损失随着穿孔面积的增大而增加。这可能是穿孔使鼓膜有效振动面积与镫骨足板面积之比率减小所致。鼓膜穿孔对声波不同频率的影响亦与穿孔面积

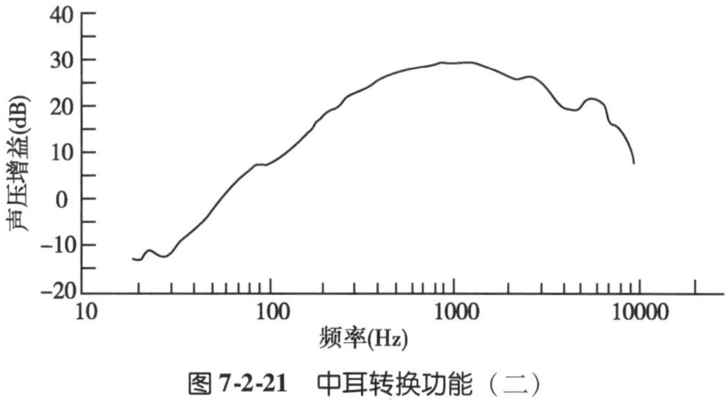

图 7-2-21　中耳转换功能（二）

的大小有关。鼓膜穿孔面积在 80% 以下时，2kHz 以下中频至低频音的听力损失程度大于高频音区域。而当鼓膜穿孔面积大于 80% 时，3kHz 以上的高频音听力损失程度则较 2kHz 以下频率听力损失为重。当整个鼓膜大穿孔（鼓膜缺如）时听力损失程度大于中耳增压作用之 30dB 的原因，是由于声波可同时到达前庭窗和蜗窗，使两窗之间的压差抵消之故。下面将作进一步介绍。

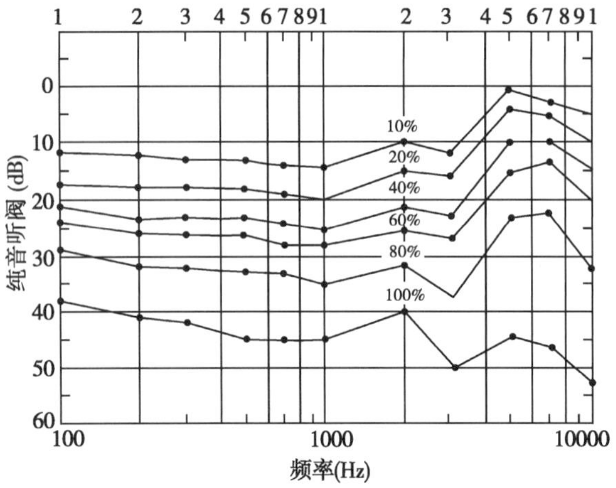

图 7-2-22 猫耳鼓膜穿孔面积对不同频率纯音听阈的影响

2. 听骨链中断对纯音听阈的影响 鼓膜和听骨链对声波的增压效益约为 27～30dB。然而，当鼓膜缺如时或鼓膜完整而单纯的听骨链中断时，所造成的听力损失程度远远超过 30dB。为了解鼓膜、听骨链及前庭窗和蜗窗两窗间的关系，Wever 和 Lawrence（1954）记录耳蜗微音电位，观察了听骨链功能丧失时，在三种不同情况下对中耳传音功能的影响（图 7-2-23）。第一种情况是经一小管将声波直接作用于前庭窗，同时保护蜗窗免受条件刺激声波的直接作用（曲线 a）。与相同声波作用于鼓膜时相比，声波直接作用前庭窗导致约 30dB 的听力损失。第二种情况是将鼓膜和听骨链全部除去，声波可直接通过中耳腔同时作用于前庭窗和蜗窗（曲线 b）。此时平均听力损失约 45dB，较曲线 a 的听力损失加重 15dB。此乃由于声波同时作用于两窗而造成两窗间声波相位差消失，前庭阶和鼓阶间（基底膜上下）的压差被抵消或大大地减小，导致对毛细胞的刺激大大地减小。然而，由于前庭窗和蜗窗允许声能进入内耳的效率不同，不可能产生两窗间的声压差完全被抵消。第三种情况是听骨链中断而维持完整的鼓膜（曲线 c），此时最大听力损失可达 60dB。这种单纯听骨链中断造成的 60dB 的听力损失除 30dB 的中耳增压效益丧失和 15dB 的两窗声压抵消作用外，尚有额外 15dB 的听力损失是由于鼓膜对声压的衰减作用。故临床上对单纯听骨链中断的病例行听骨链重建术可获较满意的听力增进效果。

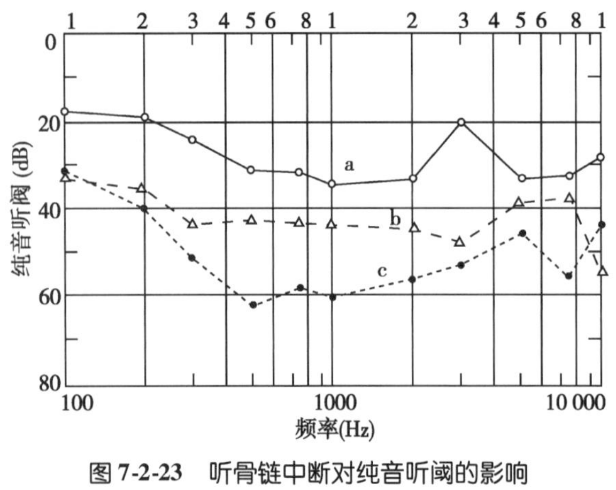

图 7-2-23 听骨链中断对纯音听阈的影响

3. 中耳传声系统机械特性改变对纯音听阈的影响 中耳传音系统作为一个机械装置，首先需克服该系统的质量、劲度和阻力（主要是摩擦阻力），方能开始运动。物质的振动首先必须克服其惰性，惰性与物质的质量成正比；物质振动的频率越高，则它所需要克服的惰性也越大。因此，凡能使质量增加的疾病，如潮湿而膨胀的耵聍触抵鼓膜，中耳积液等，可使高频区的听力损失明显。劲度越低，则越利于大振幅的振动，即越利于低频音的传导。能使中耳劲度增加的疾病，如镫骨固定（耳硬化症早期）、听骨链粘连（鼓室硬化、粘连性中耳炎等）、中耳负压（咽鼓管阻塞性病变），以及膜迷路积水（梅尼埃病等，使内耳压力增加，基底膜劲度亦随之增加）等，可导致低频区的听力损失明显。值得强调的是中耳传音结构的病变并非都表现为气导听阈提高。中耳传音结构病变所致中耳共振特性的改变亦可影响骨导听阈。如碎屑等物质附着于鼓膜时，因质量增加而使中耳传音结构的共振频率降低，表现为该新共振频率点以上的骨导反应阈提高，而低于该共振频率的骨导反应阈降低。又如临床耳硬化症患者在 2kHz 处骨导下降 15dB 为特征的 Carhart 切迹（Carhart notch），此乃中耳传音结构共振特性的改变所致（Nuttall 1989）。

【中耳肌肉的生理】

中耳肌肉有二：鼓膜张肌和镫骨肌。鼓膜张肌起于咽鼓管软骨部、蝶骨大翼及鼓膜张肌管壁，其肌腱止于锤骨颈内侧下方，由三叉神经下颌支分支支配其运动。镫骨肌起自鼓室后壁锥隆起内，其肌腱止于镫骨颈后方，由面神经镫骨肌支支配其运动。从解剖学角度来看，两者收缩时作用力的方向相拮抗：鼓膜张肌收缩时向前向内，使鼓膜向内运动；而镫骨肌收缩时向后向外，使镫骨足板以后缘为支点，前部向外翘起而离开前庭窗。

在受外界声或其他种类刺激时，可诱发中耳肌肉的反射性收缩，由声刺激引起的该反射活动称为中耳肌肉的声反射（acoustic reflex）。后者习惯上在人体常仅指镫骨肌反射（stapedius reflex）。

1. 引起耳内肌反射性收缩的刺激种类　刺激种类包括声刺激和非声刺激两类。临床检查用的声刺激常为纯音和白噪声。非声刺激包括电、触碰、及气流刺激外耳道等（Fee et al 1975）。由于鼓膜张肌对机械性刺激较敏感，而对声刺激的反应阈高于镫骨肌反射阈，故在由声刺激引起的人类耳内肌反射中，镫骨肌的收缩起主要作用。

2. 耳内肌反射的反射弧　耳内肌反射弧之反射中枢位于低位脑干，一般由3~4级神经元通路组成。

（1）镫骨肌反射的反射弧：分为同侧声反射弧和对侧声反射弧两条径路。

1）同侧声反射弧：声刺激经中耳达耳蜗，耳蜗毛细胞兴奋性信号经由螺旋神经节双极细胞（1级神经元）的中枢突传至耳蜗腹核（2级神经元），耳蜗腹核神经元轴突部分经斜方体至同侧面神经运动核的内侧部、部分经斜方体至同侧内上橄榄核再传至同侧面神经运动核内侧部，面神经运动核神经元的轴突形成面神经分支出镫骨肌支支配同侧镫骨肌。

2）对侧声反射弧：第1、2级神经元传导径路与同侧反射弧相同，同侧耳蜗腹核神经元轴突，经同侧内上橄榄核至对侧面神经运动核，再经对侧面神经及镫骨肌支支配对侧的镫骨肌。因此，声刺激一侧耳可引起双侧耳的声反射。

（2）鼓膜张肌反射的反射弧：第1、2级神经元传导径路同上，传出纤维由三叉神经运动核神经元发出，经三叉神经下颌支达中耳，支配鼓膜张肌。但尚未发现耳蜗核与三叉神经运动核的直接联系径路。

3. 耳内肌反射的反射阈　在人类和哺乳动物的听觉范围内，大部分频率皆可引起声反射。而较有效的声刺激频率为2kHz~3kHz。引起反射的刺激声强度随频率不同而有异。Lorente和Harris（1933）报道，在3kHz以下时，家兔的镫骨肌反射阈低于鼓膜张肌；当声刺激频率高于4kHz时，两者反射阈值相等。Holst等（1955）报道，鼓膜张肌的声反射阈一般比镫骨肌反射阈高15~20dB。

在言语频率范围，正常人健康耳的镫骨肌反射阈值（图7-2-24）为70~80dBSL（感觉级），而且同侧耳镫骨肌反射阈值平均比对侧耳低5dB（Müller 1961）。此外，双耳给声比单耳给声刺激诱发声反射的反射阈值低。在有重振（recruitment）的耳蜗性聋患者中，声反射阈提高的幅度比听阈上升的幅度要小，即诱发声反射所需的声强感觉级比正常人要小，故根据听阈与反射阈值之间的差值可以判断有无重振及其程度。Metz及Jespen等认为两者阈值差小于60dB者，表示有重振现象（Metz重振试验）。此外，耳蜗以上部位病变者如听神经瘤患者，其声反射阈值上升，有时声反射丧失。

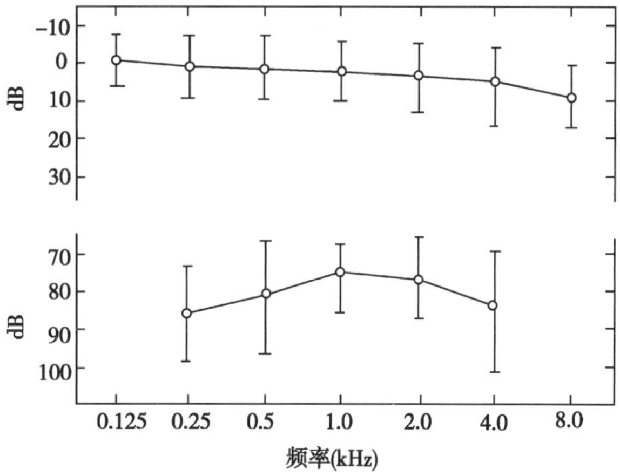

图7-2-24　正常人耳镫骨肌反射阈
上曲线：纯音听阈　下曲线：镫骨肌反射阈

4. 耳内肌反射的强度及持续时间　有关耳内肌反射性收缩的强度报道不一，Teig（1972）用电刺激猫耳，发现鼓膜张肌和镫骨肌的收缩力分别为54.3g和13.9g。而Wever等（1955）报道，该收缩力分别为4.4g和1.6g。

镫骨肌反射性收缩的持续时间与刺激时程和刺激强度有关。短暂的声刺激可诱发强度相当恒定的收缩。当给于持续声刺激时，在最初3~4秒钟内镫骨肌收缩强度减弱，随后方呈更恒定的收缩反应。当改变刺激声强度或频率时，镫骨肌反射很快回到其最初收缩强度。这说明镫骨肌反射呈生理性适应现象，而且具有相当的抗疲劳能力。

在正常人健康耳内，500Hz~1kHz持续强音所引起的镫骨肌反射，在刺激开始后的10s内收缩强度无明显衰减。而蜗后病变的耳聋患者因有病理性适应现象，镫骨肌收缩的强度衰减很快，衰减到开始收缩时的幅值的一半所需的时间称半衰期。Anderson报道，蜗后病变者的镫骨肌反射半衰期在6s以内。故镫骨肌反射的强度与持续时间对听神经病变的早期诊断有一定价值。

5. 耳内肌反射的潜伏期　测量肌动作电位比其他方法精确。根据肌电反应测得（猫）镫骨肌反射的潜伏期为14ms，而鼓膜张肌反射的潜伏期为18ms。用声阻抗法测得人的声反射潜伏期因刺激声强度而异，强刺激潜伏期短而弱刺激潜伏期长。Metz（1951）和Müller（1958）分别报道，在阈值附近的声反射潜伏期为150ms，而强声刺激的潜伏期可短至25~35ms。

6. 耳内肌反射的收缩效应　镫骨肌收缩与鼓膜张肌

收缩产生镫骨足板及鼓膜的位移如前所述，由于二肌肉的协同作用，使鼓膜紧张度增加，听骨链劲度增大。导致中耳传声机械系统劲度增加，活动度减小，故共振峰向高频侧位移，减低中耳对低频声音的传递性能。Nuttall（1974）报道，电刺激豚鼠镫骨肌和鼓膜张肌可分别使中耳在 1.5kHz 以下的传声增益效能衰减 10dB 和 30dB，以 300Hz 以下衰减最明显。而在 1.5k～3kHz 可有 5dB 以内的增益（图 7-2-25）。

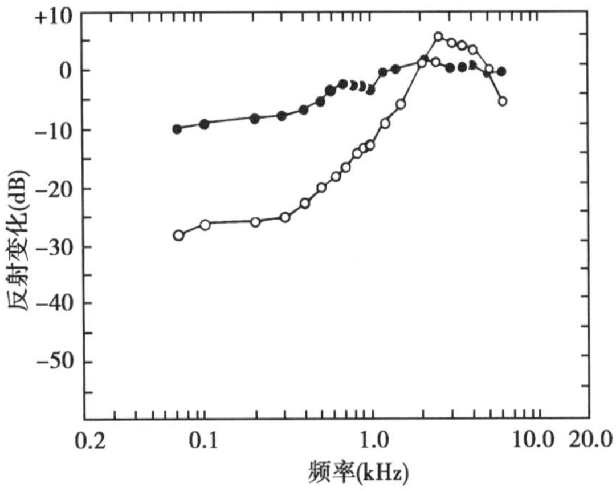

图 7-2-25 电刺激中耳肌对中耳增益作用的影响

●：电刺激镫骨肌 ○：电刺激鼓膜张肌

7. 耳内肌反射性收缩的意义 耳内肌在听觉方面的意义尚未完全了解。耳内肌反射被认为可通过对声强的衰减作用而保护内耳结构免受强声损伤。然而，由于声反射有相当长的潜伏期，其对内耳的保护作用尚有争议，因为具有破坏内耳结构的强声多为间歇期极短的脉冲声波或爆炸声。但耳内肌声反射在持续性低频强声环境尚有一定的保护内耳的功能。

8. 耳内肌声反射障碍对听力的影响 面神经麻痹的患者由于镫骨肌麻痹，可出现听觉过敏的现象。而面神经与面肌痉挛的患者，可因镫骨肌阵挛性收缩而出现听力减退。

【咽鼓管的生理】

咽鼓管作为在正常情况下连接鼓室和咽部的惟一通道，它的主要功能有四类：

1. 保持中耳内外压力的平衡 当鼓室内气压与外界大气压保持平衡时，有利于鼓膜及中耳听骨链的振动，而维持正常听力。调节鼓膜两侧气压平衡的机构就是咽鼓管。咽鼓管由骨部和软骨部构成。骨部管腔为开放性的；而软骨部具有弹性，在一般情况下处于闭合状态。当吞咽、打哈欠以及偶尔在咀嚼与打喷嚏时，通过腭帆张肌、腭帆提肌及咽鼓管咽肌的收缩才作瞬间开放。其中腭帆张肌起主要的作用，该肌附着于软骨部管壁的外下侧，收缩时将管壁向外下牵拉而开放管腔。腭帆提肌位于软骨段管壁的下部，收缩时其隆起的肌肉可将咽鼓管底部抬起，管腔由裂隙状变为类圆形而开放（图 7-2-26）。咽鼓管咽肌起于咽鼓管咽口后唇，该肌收缩时有助于咽口开放。鼓室与外界气压差达一定值时，可引起咽鼓管开放。如平时说话和呼吸时在鼻咽部所产生的轻微压力变化不能使咽鼓管开放，而在用力擤鼻时，所产生的较大压力改变方能迫使咽鼓管开放。当鼓室内气压大于外界气压时，气体通过咽鼓管向外排出比较容易；而外界气压大于鼓室内压时，气体的进入则比较困难。不同条件下咽鼓管开放所需的压力有异。气压舱试验中耳内外气压差达 11.4mmHg（相当于每上升 132m）时，中耳空气可冲开咽鼓管而外逸一次。越到高空，空气密度越小，则冲开咽鼓管所需的中耳内外压力差也越小。吞咽动作所产生的压力约为 0.5～4mmHg 可使咽鼓管开放。而当外界气压超过鼓室压力 30～50mmHg 时，即使作吞咽动作亦难以使咽鼓管开放。

咽鼓管的调节功能正常时，中耳内外压力没有明显的差别，这可以从下面观察中得以证实：在正常人，咽鼓管对捏鼻闭口呼气法（valsalva 法）的最小抗力，在站立时为 20mmHg 左右；若在行捏鼻闭口吞咽法（toyn-

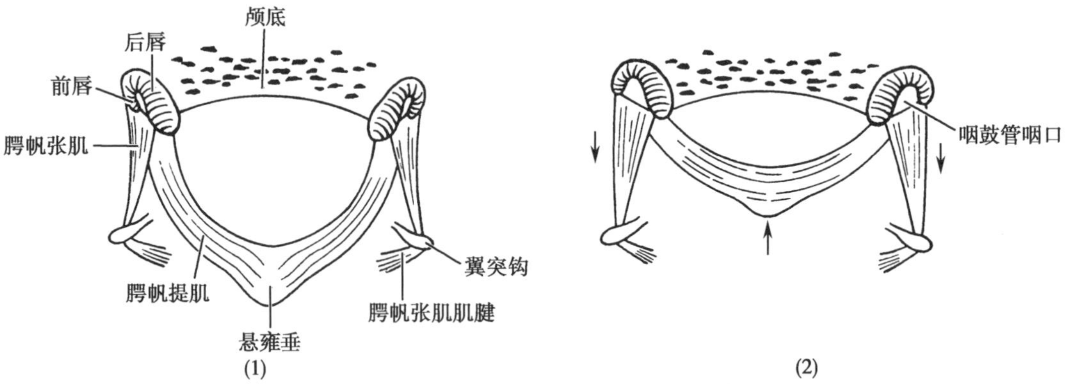

图 7-2-26 咽鼓管闭合和开放示意图

（1）咽口闭合 （2）咽口张开

bee 法）时观察鼓膜，可见鼓膜先向内陷入，继而迅速凸回原位；如果将 Valsalva 法和 Toynbee 法二者先后相继应用，则在 Valsalva 法呼气末，中耳内压力可上升至 20mmHg，继而在 Toynbee 法吞咽时，中耳内压力可恢复到正常。

2. 引流中耳分泌物的作用　鼓室黏膜及咽鼓管黏膜之杯状细胞与黏液腺所产生的黏液，可借咽鼓管黏膜上皮的纤毛运动，而被不断地向鼻咽部排出。

3. 防止逆行性感染的作用　因正常人咽鼓管平时处于闭合状态，仅在吞咽的瞬间才开放，来自鼻腔的温暖、洁净、潮湿的空气在鼻咽与口咽隔离的瞬间经过一个无菌区——咽鼓管再进入中耳；且咽鼓管软骨部黏膜较厚，黏膜下层中有疏松结缔组织，使黏膜表面产生皱襞，后者具有活瓣作用，加上黏膜上皮的纤毛运动，对防止鼻咽部的液体、异物等进入鼓室，避免或减少来自鼻咽的感染源的污染机会，有重要的意义。

4. 阻声和消声作用　在正常情况下，咽鼓管的闭合状态可阻隔嗓音、呼吸、心搏等自体声响的声波经鼻咽腔、咽鼓管而直接传入鼓室。在咽鼓管异常开放的患者，咽鼓管在说话时不能处于关闭状态，这种阻隔作用消失，声波经开放的咽鼓管直接传入中耳腔，引起鼓膜振动过强而产生自听过响（autophonia）症状。此时，呼吸时引起的空气流动尚可通过开放的咽鼓管自由进入中耳腔而产生一种呼吸声，这种呼吸声还可掩蔽经外耳道传导的外界声响。

此外，正常的咽鼓管还可能有消声作用。由于咽鼓管外 1/3 段（咽鼓管骨部）通常处于开放状态，呈逐渐向内（向软骨部）变窄的漏斗形，且表面被覆部分呈皱襞状的黏膜，这些解剖结构特征在某种程度上类似于吸音结构。在正常情况下，随镫骨足板的运动而圆窗膜作被动振动，继而可使鼓室内声压出现变化，外耳道声波引起鼓膜振动，其衰减后的声压亦可经振动的鼓膜传送至鼓室。咽鼓管鼓室段的上述结构特征有利于吸收鼓室内的这部分声波。急性分泌性中耳炎患者伴有耳内沉闷感的自听过响症状，可能与咽鼓管黏膜肿胀、消声作用减弱有关。

五、耳蜗（内耳）的听觉生理

【耳蜗的功能结构特点】

耳蜗的结构在本书的耳蜗解剖章节中已有详细叙述，在此仅从耳蜗的听觉功能角度来简述耳蜗的功能结构特点：

1. 耳蜗　形如蜗壳，人体耳蜗由一条骨性的蜗管围绕一锥形的蜗轴盘绕 2½～2¾周所构成。自蜗轴伸出的骨螺旋板及其外侧的基底膜所构成的横行隔以及位于该横行隔上方的前庭膜构成的斜行膈将骨性蜗管分隔成三个腔，即前庭阶、中阶（膜性蜗管）和鼓阶（见图 7-1-42）。若将骨性蜗管以非螺旋模式绘出，则可较容易地了解这三个管腔的关系（图 7-2-27）。膜性蜗管是一条充满内淋巴的盲管；而前庭阶和鼓阶内充满外淋巴，后两个管腔可以在蜗顶处通过蜗孔相互交通。

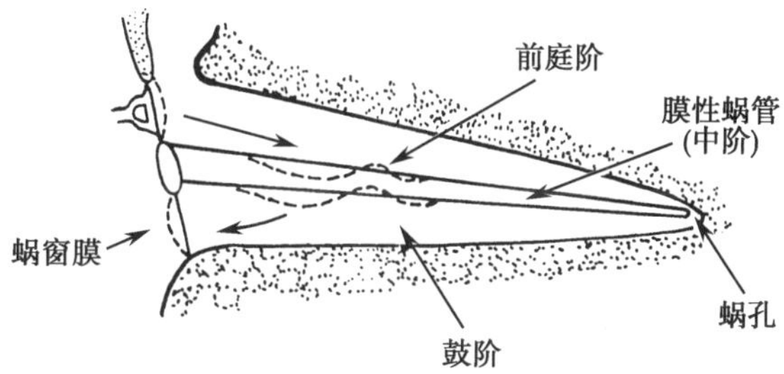

图 7-2-27　耳蜗模式图

2. 声波的感受器官螺旋器（organ of corti）　位于基底膜上。螺旋器外毛细胞的纤毛顶端嵌入盖膜之中，而内毛细胞的纤毛与盖膜没有直接的接触。

3. 基底膜的内侧端附着于骨螺旋板的鼓唇，而盖膜之内侧端附着于骨螺旋板的前庭唇，故二者振动时的运动轴不同（图 7-2-28）。

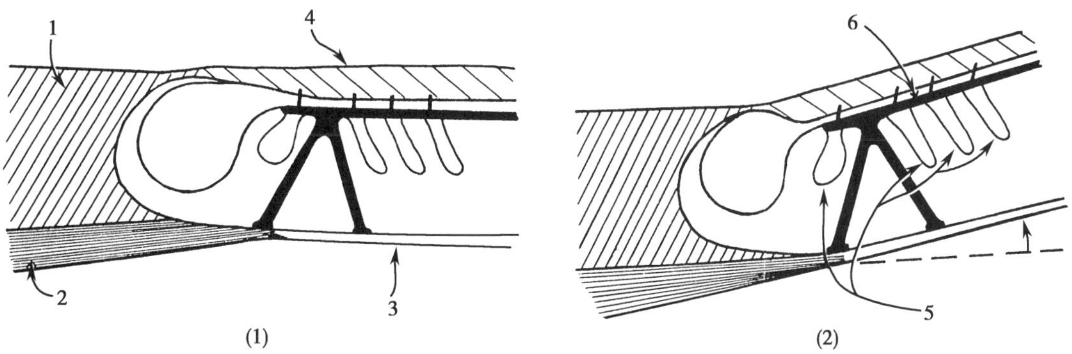

图 7-2-28　盖膜与基底膜附着点及其剪切式运动示意图

（1）静止状态　（2）剪刀式运动　1. 螺旋板缘　2. 骨　3. 基底膜　4. 盖膜　5. 毛细胞　6. 网状层

4. 人的基底膜长度 约为31.5mm，但其宽度则自耳蜗底周至耳蜗顶周逐渐增宽。在近镫骨处基底膜的宽度约0.04mm，至蜗孔处宽度约达0.5mm（图7-2-29）。

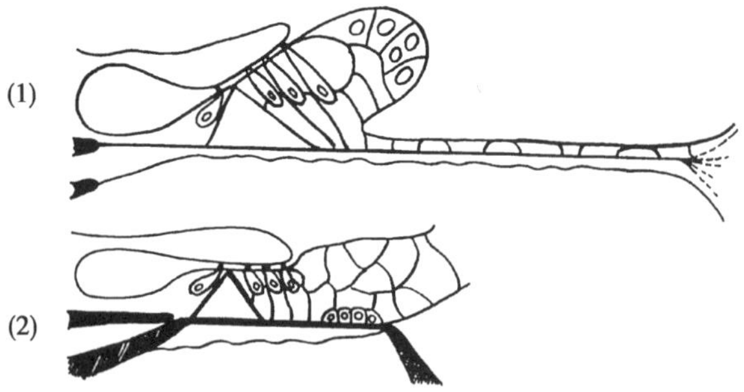

图7-2-29 基底膜顶周
（1）与底周 （2）解剖差异图

5. 毛细胞的长度 自耳蜗底周至耳蜗顶周逐渐变长。因此，螺旋器的质量可随毛细胞长度的增加而增加。螺旋器截面模式图见（图7-2-30）。

【耳蜗力学】

当声音作用于鼓膜上时，声波的机械振动通过听小骨传递到前庭窗，这种振动随即引起耳蜗液体及耳蜗隔膜的振动。耳蜗隔膜（cochlear partition）是指耳蜗中将前庭阶与鼓阶分开的结构，由前庭膜和基底膜构成。

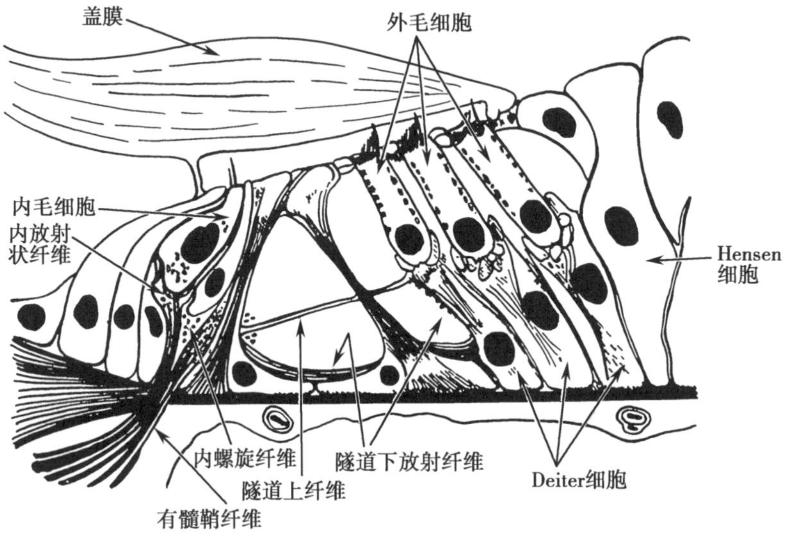

图7-2-30 螺旋器横切面模式图

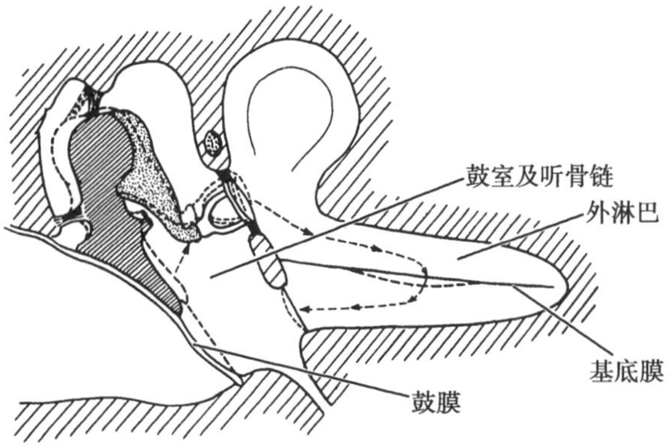

图7-2-31 声波传入内耳致耳蜗隔膜振动示意图

上述由前庭窗传入内耳的声波所引起的耳蜗液体及耳蜗隔膜的振动使耳蜗液体向蜗窗位移（图7-2-31），它导致在基底膜产生一个位移波，基底膜的位移波由耳蜗底部向顶部运行。这种位移波在听觉系统对声音的分析中非常重要，因为基底膜位移的类型取决于刺激声音的频率。耳蜗对声音频率的初步分析依赖于基底膜和淋巴液的力学特性以及其与毛细胞反应的相互作用。

上述知识主要来源于Von Bekesy的系列实验结果，以及近年来在该领域的研究进展，下面将分别进行介绍：

1. 行波（travelling wave） Von Bekesy（1942，1943，1960）在人和豚鼠尸体上进行了一系列的实验，他通过立体显微镜和频闪观测器，直接观察耳蜗隔膜的运动形式，即观察分布在前庭膜上的银粒的运动。Von Bekesy认为前庭膜的运动与基底膜的运动形式非常类似。他根据实验绘出耳蜗隔膜行波形式的振动图（图7-2-32）。当某种频率的声波刺激耳蜗时，耳蜗隔膜随声波的刺激以行波的形式振动。行波起始于镫骨并向着耳蜗顶部的方向传导，行波的振幅在行波向耳蜗顶部移行的过程中逐渐增大，振幅达最大后，随之迅速衰减。行波的速度在行波向耳蜗顶部移行的过程中逐渐减慢，故行波的相位随着传导距离的增加而改变，其波长亦逐渐减小，但在蜗管上任何点的振动频率都与刺激声波的频率相同。

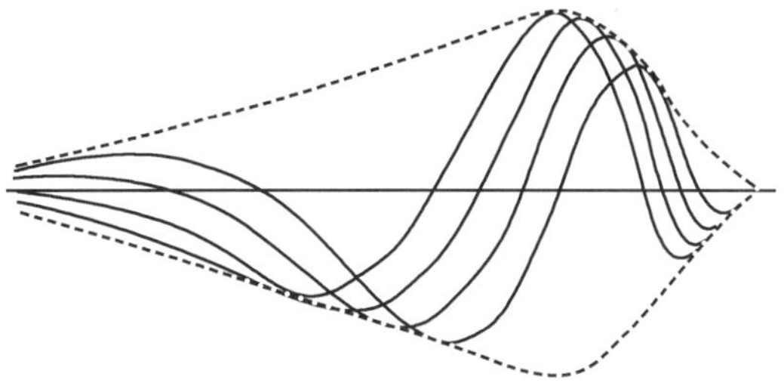

图 7-2-32　耳蜗隔膜行波图

Von Bekesy 的实验结果可从下面来进一步说明，将耳蜗骨壁沿其顶部长轴磨开一定的长度，可观察在不同频率声波刺激时，该段耳蜗隔膜相应的振动波型和行波的包络（envelope）。从（图 7-2-33）可发现，随着声波刺激频率的增加，耳蜗隔膜的最大振幅部位向耳蜗底部移动。此即声音在耳蜗内传播的一个重要特点，高频声音刺激引起耳蜗隔膜振动的最大峰值位于耳蜗的底部，而低频声音刺激引起耳蜗隔膜振动的最大峰值位于耳蜗的顶部。当然，从耳蜗隔膜振动包络之较长的上升相可理解，低频声音在耳蜗底部尚可引起某种程度的反应。

若沿耳蜗长轴间隔不同部位磨开耳蜗骨壳，则可观测不同声音频率引起该处耳蜗隔膜的振动。（图 7-2-34）是在距镫骨 13～31mm 长度范围内，耳蜗隔膜上六个观测点由不同频率声音刺激引起的振动波幅包络图。此图进一步显示，每一种频率的声波在耳蜗隔膜上不同部位有一个相应的最大振幅部位。高频声波引起的最大振幅部位靠近耳蜗底部，而低频声波引起的最大振幅部位接近耳蜗顶部。Von Bekesy 所测得基底膜振幅曲线较宽阔，在其最大振幅峰的低频一侧之斜率为 6dB/倍频程，而高频一侧的斜率为 20dB/倍频程。

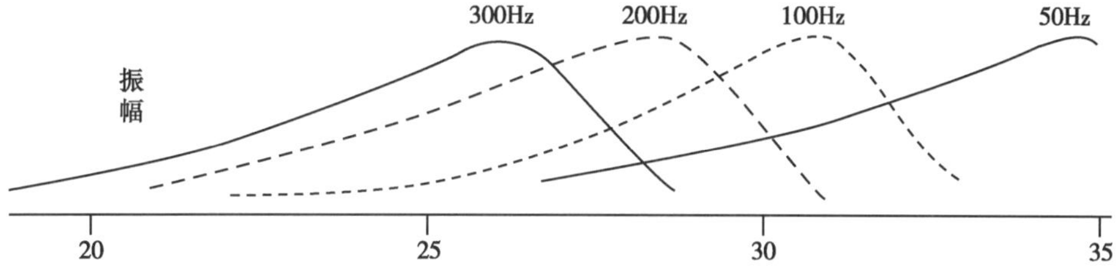

图 7-2-33　不同刺激频率与耳蜗隔膜最大振动部位的关系

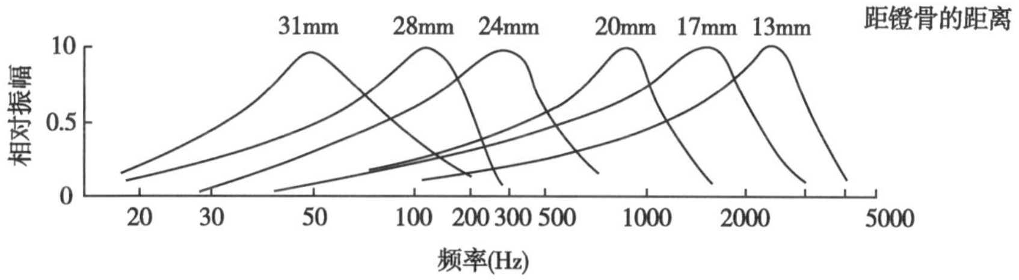

图 7-2-34　耳蜗隔膜上 6 个不同部位对刺激频率的反应

声波的振动在耳蜗隔膜以行波形式传播的解剖基础可能与耳蜗隔膜的物理特性有关，主要与基底膜等结构的机械特性有关。自耳蜗底部至耳蜗顶部，基底膜的劲度逐渐减小，Corti 器的质量亦逐渐增加。如前所述，一个机械振动系统的共振频率（$f_0 = 1/2\pi \cdot S/M$）取决于它的劲度（S）与质量（M）的比值。劲度减小或质量增大皆可使共振频率降低。需注意的是，耳蜗从底端至顶端存在基底膜的劲度递减以及螺旋器的质量递增，虽然可赋予基底膜不同部位的不同共振频率特性，但耳蜗隔膜并非一个简单的共振系统。用简单的共振系统理论不能圆满解释行波的形成以及在高频声波刺激时所观察到的较大的相位滞后现象。行波的形成可能是耳蜗隔膜与耳蜗液体相互作用的结果。

从 Von Bekesy 的实验结果可得出如下结论：

（1）声音刺激镫骨引起基底膜位移产生行波。

（2）行波自耳蜗底端向耳蜗顶端传播。

（3）声波振动随行波自耳蜗底部向耳蜗顶部传播时，基底膜振动的幅度逐渐增大，当到达最大振幅点后，振幅随即迅速衰减。

（4）高频声在耳蜗内传播的距离较短，仅引起耳蜗底部基底膜的振动；而低频声沿基底膜向耳蜗顶部传播，其最大振幅峰值接近耳蜗顶端。

2. 基底膜振动形式的研究进展　Von Bekesy 作为基底膜行波学说的创立者，为阐明耳蜗听觉机制做出了巨大的贡献，他本人也因此而荣获 1961 年度诺贝尔生理学奖。由于 Von Bekesy 是在人和动物尸体上用强刺激

(130dBSPL) 进行实验的，他所得到的基底膜各个位点振动的频率选择性较差，即基底膜的共振曲线比较宽阔，犹如一个低通滤波器 (low-pass filter)。故声波的振动在耳蜗内被认为是被动传播的 (passive cochlear mechanics)。在基底膜共振峰值频率的耳蜗顶侧，迅速衰减的行波是由于耳蜗隔膜的劲度控制区作用和质量控制区作用在该点相互抵消，导致行波相位相反之故。

Von Bekesy 的行波学说被 Johnstone 和 Boyle(1967)、Johnstone 和 Taylor(1970)、Johnstone(1970)以及 Wilson 和 Johnstone(1975)等学者所证实。然而这些作者采用 Mssbauer 技术和电容性波导探测技术观测到的基底膜行波振动的波峰较陡和窄,其调谐曲线(tuning curve)较陡窄和尖锐。调谐曲线是指根据某单神经元或神经纤维或感觉单元(sensory unit)对不同频率纯音刺激反应阈所绘制的曲线,反应阈值最低处的频率是该神经元或神经纤维或感觉单元的特征频率(characteristic frequency,CF)。低频斜率为 6dB/倍频程;在接近特征频率附近的低频斜率为 24dB/倍频程;而在特征频率的高频一侧之曲线的斜率为 100dB/倍频程。Rhode(1971,1978)的实验结果表明,基底膜调谐曲线的锐度(sharpness)与动物耳蜗的生理状态有关,在生理状态下,基底膜表现出某种程度的带通滤波(bandpass filter)的特性,基底膜振动呈非线性,对声音刺激更敏感。Sellick 等(1982)采用 Mssbauer 技术观测豚鼠耳蜗底周基底膜振动,其实验结果如(图 7-2-35)所示。在基底膜 18kHz 共振点,20dB SPL 刺激声可使基底膜振动,而 18kHz 频率声波刺激产生的基底膜振动幅度最大,由此可获一个峰形高而尖锐的基底膜振幅曲线。此时,基底膜表现为一个带通滤波器的作用,具有很高的频率选择性。随着刺激声强度的增加,基底膜振幅曲线峰形逐渐变低变钝,当刺激声为 80dB SPL 时,高而锐的峰形消失,基底膜振幅曲线变成较宽、峰较低且圆钝的曲线。上述实验可以用调谐曲线的形式表达。从(图 7-2-36)可以发现,当实验动物耳蜗处于非生理状态时,生理状态下观测到的调谐曲线的尖锐高峰消失。在动物死亡后,基底膜调谐曲线反应阈进一步提高,曲线变得更宽阔,此时,基底膜振动形式与 Von Bekesy 的发现相似,表现为低通滤波的功能。该实验结果已被 Khanna 和 Leonard(1982)、Robles 等(1986)、Le Page(1987)以及 Nuttall 等(1995)等实验所证实。这些实验结果提示,耳蜗基底膜行波中存在着两种成分:其一为由被动力学过程产生的、振幅较小,调谐曲线较宽阔的被动成分;另一种是调谐曲线中振幅较大、调谐曲线较锐窄的成分,后者可能为耳蜗主动力学过程(active mechanical process)产生的主动成分。Evans 等(1972,1975)研究发现除基底膜的被动作用毛细胞的频率调谐作用更为精致且更为重要,其中基底膜的被动调谐作用为一级滤过器(first filter),毛细胞的主动调谐作用为二级滤波器(second filter)。近年的研究亦认为耳蜗的听觉感受功能不止是一个被动的机械-电转换过程,耳蜗更是一个主动的听觉感受器。De Boer(1983)以及 Neely 和 Kim(1983,1986)等许多学者推测,生理状态下耳蜗基底膜振动波的锐峰成分可能是由毛细胞等结构产生的生物源性机械能量注入基底膜行波中所致。

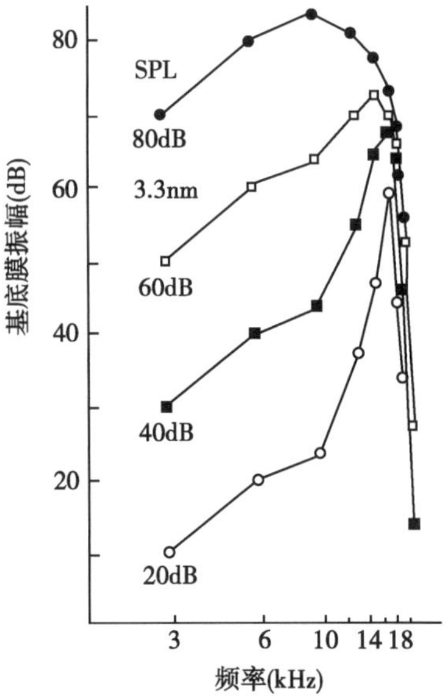

图 7-2-35 耳蜗基底膜振幅曲线

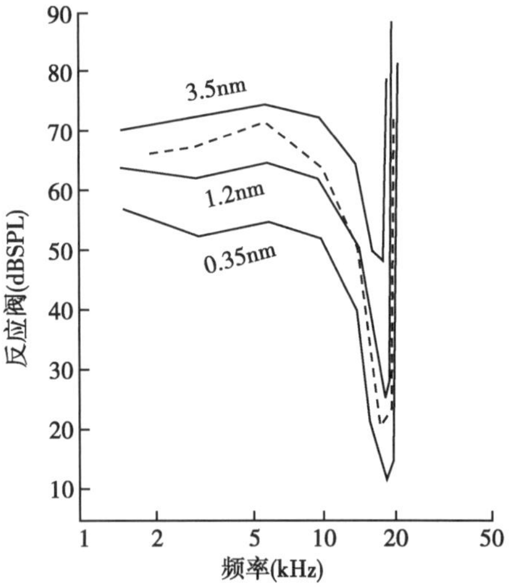

图 7-2-36 耳蜗基底膜振动调谐曲线

【耳蜗的精细运动型式】

从前面已知，声波的机械振动能量通过基底膜的行波而在耳蜗内传播，然而，基底膜的振动是怎样转换为听神经电信号的呢? 早期有许多学说来解释这个过程，但大多数学说由于缺乏实验依据而被 Von Bekesy (1966) 推翻。目前被广泛接受的理论是：毛细胞是一种机械-电能转换器。毛细胞通过其静纤毛感受基底膜振动的刺激，导致静纤毛机械变形，而诱发一系列的换能过程，最后产生引起听神经兴奋性电活动信号。

1. 剪切运动（shearing motion） Ter Kuile（1900）提出 Corti 器网状层与盖膜相对运动的概念（图 7-2-37）。盖膜位于网状层之上，其内侧缘附着于骨螺旋板的前庭唇。网状层主要由 Deiter 细胞指突顶板和柱细胞头板构成，毛细胞的顶部嵌入网状层的网眼之中。故网状层借内柱与外柱细胞作为支架与基底膜相连。基底膜的内侧缘附着于骨螺旋板的鼓唇。因此，盖膜和基底膜

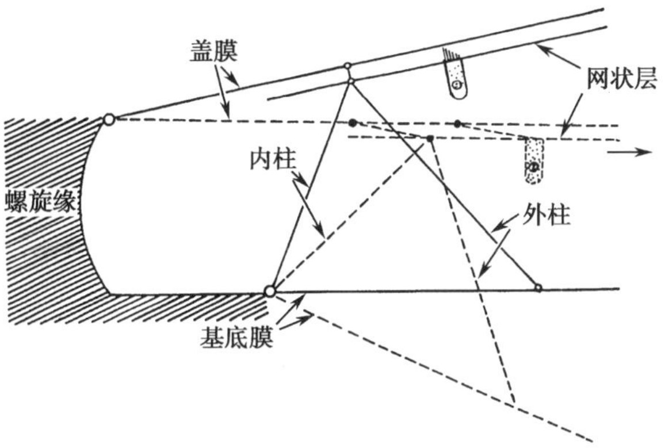

图 7-2-37 盖膜与网状层相对运动示意图

（也即与基底膜相连的网状层）与附近结构（骨螺旋板）的连接点不在同一平面上，换言之，二者的活动轴不相同。因此，当由声音刺激而产生耳蜗隔膜上下振动时，盖膜和基底膜分别以骨螺旋板前庭唇和鼓唇为轴上下位移。这样，盖膜和网状层之间产生一种相对的辐射状位移，亦即产生剪切运动。

电镜观察结果表明，外毛细胞最高的静纤毛排与盖膜底部有直接的接触（Kimura 1966，Spoendlin 1966，Lim 1972），而内毛细胞静纤毛与盖膜无直接接触的征象。因此，盖膜与网状层之间的剪切运动可引起外毛细胞静纤毛弯曲。而内毛细胞的静纤毛则可随着盖膜与网状层之间的淋巴液的液流而弯曲。毛细胞纤毛的弯曲可引起毛细胞兴奋，从而诱发机械-电的换能过程。

2. 剪切运动的类型 上面介绍的产生于盖膜和网状层之间的侧向（基底膜横轴方向）的相对位移称辐射（横向）剪切（radial shear）。此外，还有一种沿基底膜纵轴方向的位移产生纵向剪切（longitudinal shear）。Tonndorf（1960）的图示（图 7-2-38）可很好地显示这两种剪切运动的类型。图 7-2-38（1）是假设一条丝带的横轴两侧未固定时的情况，此时产生的剪切类型为纵向的。图 7-2-38（2）是模拟基底膜横轴两侧被固定时的状态，位于长波区域的剪切是横向的；而位于短波区域的剪切是纵向的。事实上，毛细胞纤毛运动的方向可能比这更复杂。

(1) (2)

图 7-2-38 行波模式图

（1）行波在一丝带上传播表现为沿纵轴的位移 （2）行波在基底膜上传播表现为交替的峰与谷的形式，每一位移处均呈现基底膜的横轴和纵轴方向的弯曲

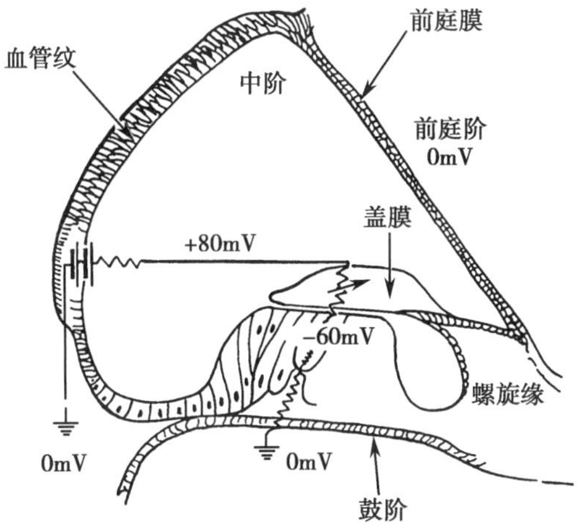

图 7-2-39 David 耳蜗毛细胞电阻调制及电池理论

【毛细胞转导】

1. 毛细胞转导模型 Davis（1965）提出解释耳蜗毛细胞功能的电阻调制及电池理论（resistance modulation and battery theory）。该理论将耳蜗中阶的蜗内电位（EP）作为直流电源，即电池，毛细胞顶部胞膜相当于可变电阻（图 7-2-39）。当基底膜振动时，产生于盖膜与网状层之间的剪切运动使毛细胞静纤毛弯曲或偏转，改变毛细胞顶端的膜电阻而调制进入毛细胞的电流，后者产生感受器电位。

许多研究结果已为该理论提供了进一步的实验证据。已知蜗内电位约为 +80mV（Bekesy 1952）。Russell

和 Sellick（1978）报道，哺乳动物耳蜗内毛细胞胞内静息电位为 -40mV。Dallos 等（1982）以及 Cody 和 Russel（1987）报道，外毛细胞胞内静息电位为 -70mV。因此，在毛细胞顶端的跨膜电位差约 120～150mV。这个电位差可被视为电源或电池。

由于耳蜗单离毛细胞在某些实验技术上所面临的困难，有关毛细胞纤毛运动方向与毛细胞转导机制最早的直接研究报道来源于前庭毛细胞实验结果。Hudspeth 和 Corey（1977）记录牛蛙（bull frog）球囊毛细胞胞内电位，同时用一根小玻璃棒拨动毛细胞的静纤毛。实验发现，当毛细胞静纤毛向动纤毛或离静纤毛方向弯曲时，引起该毛细胞去极化，伴随神经兴奋；当毛细胞静纤毛向相反方向弯曲时，引起该毛细胞超极化（图 7-2-40）。该实验证实了 Lowenstein 和 Wersll（1959）间接推测的结论：毛细胞静纤毛向动纤毛方向弯曲时导致兴奋，而向相反方向弯曲时引起抑制。近年 Russell 等（1986）在小鼠耳蜗毛细胞实验中得出了相同的结论。

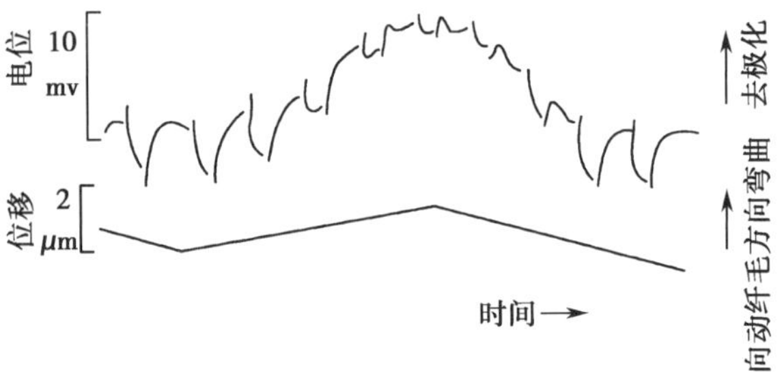

图 7-2-40 毛细胞静纤毛弯曲方向与毛细胞膜电位变化

2. 毛细胞转导过程 Dallos（1973）总结了螺旋器毛细胞转导过程（图 7-2-41）。该图由三部分组成：左侧部分表示毛细胞、盖膜以及与毛细胞形成突触联系的传入神经末梢和神经纤维；中间部分表示不同的结构区域；右侧部分表示不同结构区域的功能分类。Corti 器兴奋传导过程可简示如下：

声刺激传入耳蜗基底膜 —机械振动→ 感觉输入结构 —毛细胞纤毛弯曲→ 感觉接受结构 —感受器电位→ 毛细胞突触前区 —释放神经递质（化学传递）→ 听神经树突区 —发生器电位→ 听神经有髓鞘纤维——→产生峰电位沿上行径路传导

毛细胞免疫细胞化学及超微结构研究（Flock 和 Cheung，1977，Tilney 等 1980；Slepecky 1992）发现，毛细胞静纤毛和表皮板内存在肌动蛋白（actin），表皮板内尚有肌球蛋白（myosin）等结构，提示具有收缩功能的结构蛋白可能参与毛细胞转导过程。

Spoendlin（1968）和 Pickles 等（1984）报道，毛细胞静纤毛之间存在有横向的交联结构（cross link）。Pickles（1984）根据静纤毛之间的这种结构特征以及其他研究进展提出毛细胞转导机制的假说（图 7-2-42）。该假说认为，位于短静纤毛顶端与长静纤毛之间的横向连接可检测剪切运动，当静纤毛向长静纤毛方向弯曲时，位于短静纤毛顶部的横向交联结构被牵引向长静纤毛方向伸展，膜离子通道开启；而当长静纤毛向短静纤毛方向弯曲时，静纤毛之间的横向交联结构松弛而关闭膜离子通道。

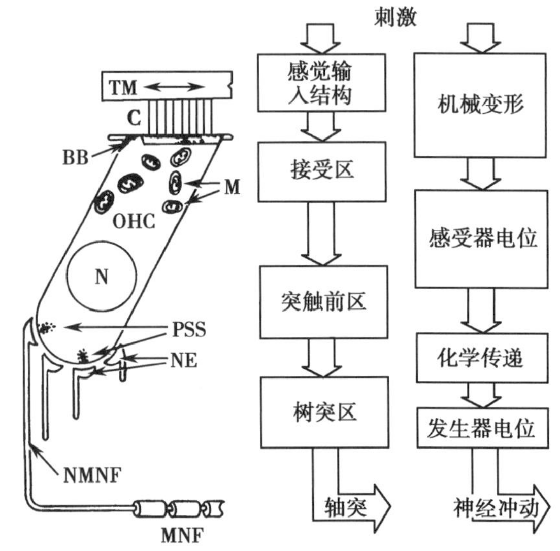

图 7-2-41 Dallos 耳蜗毛细胞转导过程示意图

TM：盖膜 C：静纤毛 OHC：外毛细胞 BB：基体 M：线粒体 N：胞核 PSS：突触前结构 NE：神经末梢 NMNF：无髓鞘神经纤维

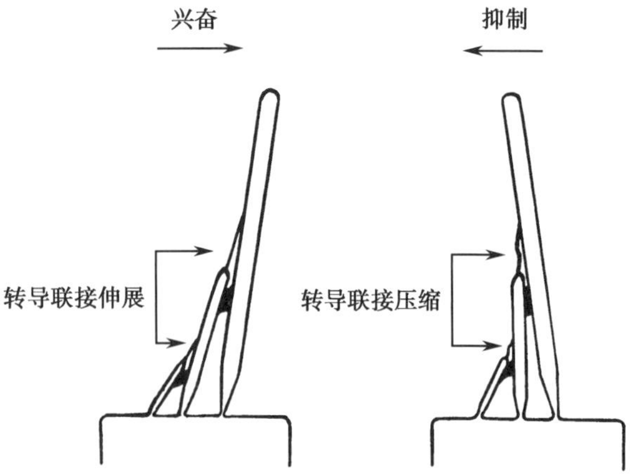

图 7-2-42 Pickles 毛细胞转导机制的假说

从上述内容可归纳毛细胞转导过程如下：正的蜗内电位和负的毛细胞胞内静息电位共同构成跨过毛细胞顶部膜的电压梯度，耳蜗隔膜的运动引起毛细胞静纤毛弯曲，后者通过牵引静纤毛之间的横向连接而使静纤毛离子通道开放，离子（主要是 K^+ 离子）顺着电压梯度进入毛细胞，引起毛细胞去极化，后者引起毛细胞释放化学递质而兴奋听神经纤维。这个过程的基本理论也就是Davis的电阻调制和电池学说。近年来单离毛细胞膜离子通道的研究进展已揭示，钙离子参与毛细胞部分K^+离子通道的调控，以及毛细胞神经递质的释放过程。

【听神经的生理功能】

哺乳动物和人听神经的神经元胞体位于耳蜗骨螺旋板与蜗轴相接处的Rosenthal隧道内，形成螺旋神经节（Spiral ganglion）。螺旋神经节细胞的90%～95%为双极神经元，称为螺旋神经节Ⅰ型细胞，它们的周围突主要与内毛细胞形成突触，而Ⅱ型节细胞为假单极神经元，它们可能与外毛细胞形成突触。螺旋神经节细胞的中枢突组成听神经。最早关于听神经电活动记录的实验报道是40余年前（Tasaki 1954），近20余年来大量关于听神经电活动记录的实验报道使我们对听神经的生理特性有了一个较深入的了解。许多神经纤维表现出随机性的自发性活动，它们的自发性排放率呈双相模式（bimodal）。Evans（1972）以及Liberman和Kiang（1978）报道，大约1/4的纤维自发性排放率低于20次/s，其中大多数的排放率约0.5次/s或更少；其他纤维自发性排放率平均达60～80次/s，其中部分纤维自发排放率可高达120次/s。听神经的主要功能是将耳蜗毛细胞机电转换的信息向听觉系统各级中枢传递。

1. 单根听神经纤维对纯音的反应　在没有其他刺激时，听神经纤维对一个纯音的刺激总是表现为兴奋性的反应，从不出现抑制反应。重复单个纯音刺激引起的单根听神经纤维动作电位冲动频率与时程反应，可以采用围刺激时程-冲动频率分布图〔post-or peri-stimulus time histogram，PSTH〕来表达。从图7-2-43可以发现，短纯音刺激首先引起一个给声反应，神经纤维的冲动频率突然迅速增加，随之神经纤维的冲动频率在10～20ms内迅速下降，继而冲动频率缓降至一个恒定的冲动频率范围。在停止声刺激后，首先出现短暂的对自发性排放率呈抑制效应的撤声反应，随后恢复听神经纤维固有的自发性排放率。单根纤维对纯音刺激的反应也可以用频率-反应阈曲线（frequency threshold curve，FTC）来表达。频率-反应阈曲线又称调谐曲线（tuning curve）。Rhode（1971）所测得的基底膜振幅曲线的Kiang（1978）报道猫听神经调谐曲线的实验结果见图7-2-44。当听神经纤维的特性频率（characteristic frequency）或最佳频率（best frequency）为高频时，典型的调谐曲线由一个频率非常敏感的锐而窄的尖锋（tip）和一个频带较宽的尾部（tail）组成。故单根听神经纤维具有带通滤波的特性。而且不同的听神经纤维具有不同的频率选择性。

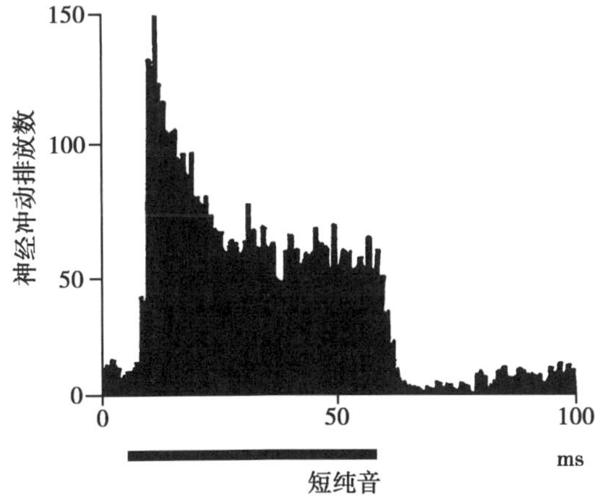

图7-2-43　听神经PSTH图

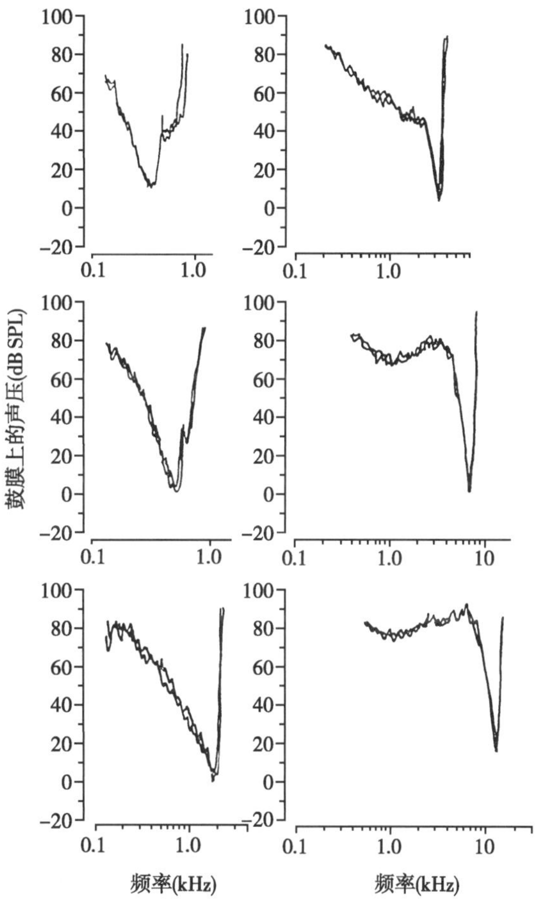

图7-2-44　不同区域听神经调谐曲线图

2. 单根听神经纤维对短声的反应　短声（click）持续时间短，频谱能量较宽。Kiang等（1965）用短声刺激不同特性频率的单根听神经纤维反应如（图7-2-45）。该实验显示对低频敏感的听神经纤维的刺激反应是由几组不同时相的动作电位构成；随着听神经特性频率的增加，反应峰之间的时间间隔逐渐减小，最后可表现为仅有一组峰电位。听神经纤维对短声的这种反应特

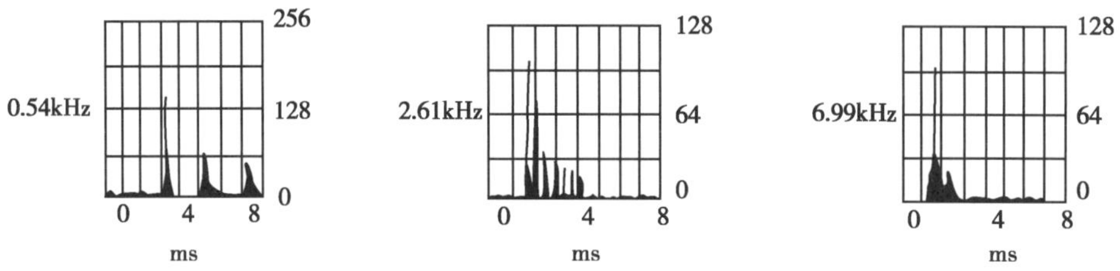

图 7-2-45 短声刺激不同的听神经 PST 图

性进一步显示其频率选择性。

3. 单根听神经纤维对复杂声的反应

（1）双音压制（two-tone suppresion）：如前所述，听神经纤维对单个纯音的刺激仅表现为兴奋性反应，没有抑制性反应。然而，一个纯音的存在可影响听神经纤维对另一个纯音刺激的反应。如果恰当安排某两种纯音的频率和强度，则第二种纯音能抑制或压制听神经纤维对第一种纯音的刺激反应，该现象被称为双音压制。Kiang 等（1965）的实验显示了听神经纤维的双音压制现象的某些特性（图 7-2-46）。该实验在持续的兴奋性刺激声的基础上增加一个压制音。听神经纤维对压制音的反应型式犹如对兴奋性纯音反应的颠倒型式。

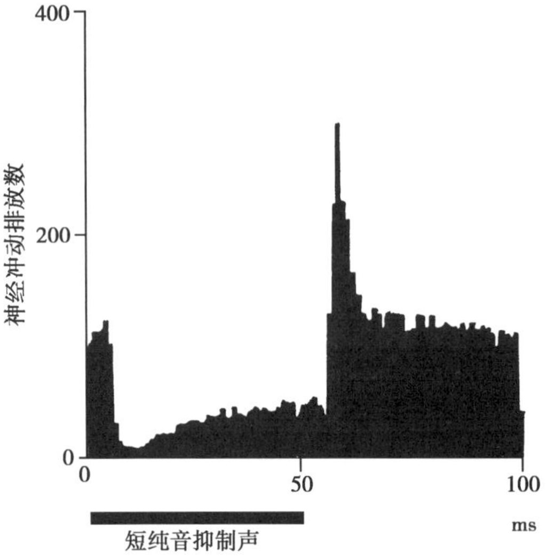

图 7-2-46 听神经纤维的双音压制现象

（2）掩蔽（masking）：掩蔽指一种刺激可模糊或降低受刺激对象对另一种刺激的反应的现象。当环境中存在其他声音刺激时，人体就对某一特定的听力降低，这就是声学上的掩蔽现象。

掩蔽的产生机制尚未完全阐明，前面所述及的双音压制可能是掩蔽的产生机制之一，而形成掩蔽的另一个重要机制是“线路繁忙”（line busy）效应。“线路繁忙”指假如一个刺激已预先占有某神经纤维的兴奋排放，则另一个附加的刺激将不能激发该神经纤维排放率的增加。Smith（1979）认为，若一种刺激使某一神经纤维排放率达饱和状态，则另一种附加的刺激将不能进一步增加该神经纤维的排放率。（图 7-2-47）显示了掩蔽现象中的“线路繁忙”效应和双音压制效应。

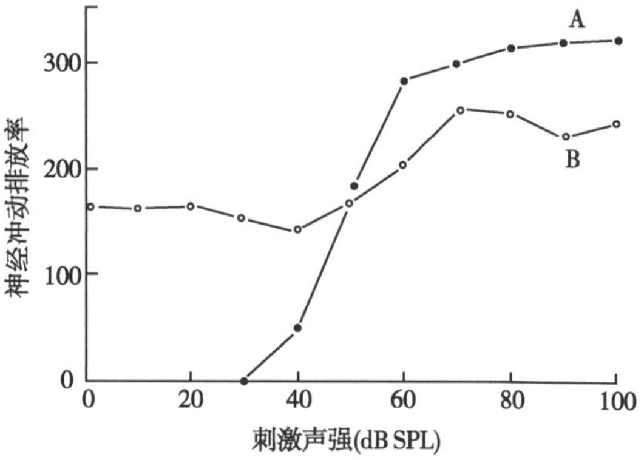

图 7-2-47 听神经纤维的掩蔽现象
A. 无掩蔽噪音 B. 有掩蔽噪音

【耳蜗传出神经系统功能】

耳蜗接受传出神经支配的概念在 19 世纪末就有人提出（Hedd 1893）。Rassmussen（1946）最早对橄榄耳蜗束（olivocochlear bundle）作了描述。现已基本了解耳蜗传出神经系统的解剖特征。耳蜗传出神经系统之神经元胞体位于脑干双侧上橄榄复合体，其轴突组成橄榄耳蜗束。橄榄耳蜗束可分为内侧橄榄耳蜗束（medial olivocochlear bundle，MOCB）和外侧橄榄耳蜗束（lateral olivocochlear bundle，LOCB）两个亚系统。内侧橄榄耳蜗束在耳蜗内直接支配外毛细胞，而外侧橄榄耳蜗束支配内毛细胞区域（Warr 1986）。在哺乳动物，乙酰胆碱（acetylcholine，Ach）和 γ-氨基丁酸（γ-aminobutyric acid，GABA）被认为是橄榄耳蜗束的神经递质（Altschuler 等 1985，Fex 等 1986，Eybalin 等 1987，1988）。近期研究揭示，Ach 和 GABA 也是人体耳蜗传出神经的神经递质（Kong 等 1994，Schrotl-Fischer 等，1994）。

耳蜗传出神经系统的功能尚未完全阐明，Wiederhold 和 Kiang（1970）报道，电刺激橄榄耳蜗束可抑制由低-中强度声刺激诱发的听神经动作电位，提示传出神经可影响耳蜗听觉功能。Warrev 和 Liberman（1989）研究表明，对侧声刺激可通过传出神经系统抑制同侧耳听神经对声刺激的反应。Mott 等（1989）和 Collet 等（1990）报道，对侧耳声刺激尚可抑制同侧耳的自发性和诱发性耳声发射。

目前一般认为，橄榄耳蜗束在减轻噪音对内耳的损伤，以及提高耳蜗在噪音环境中对声音的分辨能力等方面有一定的作用。

【耳声发射】

耳科学领域近 20 年来重大的研究进展之一是对耳声发射现象的探讨。耳声发射现象的发现，是继纯音测听、言语测听、声导抗测听及电反应测听之后具有里程碑意义的重要发现，使人们对听觉生理特别是耳蜗生理有了一个全新的认识。Gold（1948）曾提出耳蜗可能具有产生声能的假设。而 Kemp（1978）则首次从外耳道检测到由耳蜗产生的声信号。凡起源于耳蜗并可在外耳道记录到的声能称耳声发射（otoacoustic emissions，OAEs）。

1. 耳声发射分类　根据刺激声的有无可将耳声发射分为自发性耳声发射（spontaneous OAEs，SOAEs）和诱发性耳声发射（evoked OAEs，EOAEs）。诱发性耳声发射按刺激声的种类可进一步分为瞬态诱发性耳声发射（transiently evoked OAE，TEOAE）、刺激频率性耳声发射（stimulus frequency OAE，SFOAE）以及畸变产物耳声发射（distortion production OAEs，DPOAEs）。SOAEs 指在不给声刺激的情况下，外耳道内记录到的单频或多频、窄带频谱、极似纯音的稳态声信号（stationary signals）。在听力正常人群约 50% ~70% 的受试者中可测得 SOAEs（Bright 和 Glattke，1986；Strickland 等 1985）。TEOAE 指由短声或短纯音刺激诱发的 OAE。由于 TEOAE 具有 5 ~10ms 的潜伏期，Zwicker（1983）称之为延迟性诱发性耳声发射（delayed evoked otoacoustic emissions，DEOAEs）。又因 TEOAE 早先被 Kemp 报道，且被 Kemp 称为“回声”（echoes），故有人称 TEOAE 为“Kemp 回声”（kemp echoes）。SFOAE 是指由单个低强度的持续性纯音刺激所诱发，在外耳道记录到频率与刺激频率相同的耳声发射信号。而 DPOAEs 是由两个持续性纯音刺激所引起的、频率与刺激频率不同的耳声发射信号，其频率与这两个刺激音的频率呈数学表达关系。比如，DPOAE $2f_1-f_2$（f_1、f_2 分别指两个刺激音的频率，其中 $f_2>f_1$）是目前研究得比较多的 DPOAE，它已被较广泛地应用于动物实验来了解动物耳蜗功能状态，并已被应用于临床检查。

2. 耳声发射与耳蜗毛细胞的主动运动　耳声发射的产生机制尚未阐明。许多实验结果表明，OAEs 起源于耳蜗，与耳蜗的功能状态密切相关。OAEs 的产生可能是一个主动的耗能过程，是耳蜗主动机械过程的一个现象。一般认为耳蜗的主动机械过程是由于外毛细胞（OHC）的主动运动产生，亦有研究者提出在一些脊椎动物如蛙、蜥蜴，其没有外毛细胞，可能是由内毛细胞（IHC）发挥作用（Manley，2000）。OHC 主动运动的结构基础为胞浆内含有肌动蛋白微丝、微管构成的细胞骨架，以及在沿细胞膜分布有与 OHC 运动相关的结构如肌动蛋白微丝等（Slepecky，1997）。

OHC 的运动有快运动和慢运动两种形式：①快运动为电压依从式，对基底膜运动产生正反馈，加强 BM 的原始位移，对抗粘滞阻尼，提高 IHC 的听觉感受敏感度；同时，快运动对耳蜗力学活动的影响呈非线性，从而实现尖锐调谐（sharp tuning）（Aranyosi 和 Freeman，2004）。最近的研究认为快运动的机制是：外毛细胞间的氯离子随声音刺激频率通过 OHC 侧壁上的非选择性、张力敏感的电导发生振荡，然后引起 Prestin 蛋白（OHC 胞膜上的分子马达）的构型改变，进而改变 OHC 侧壁的劲度（stiffness），最后引起 OHC 长度的变化（Liberman 等，2002；He 等，2003；Rybalchenko 和 Santos-Sacchi，2002）；②慢运动是由化学刺激引起的，可被钾离子、渗透压、机械刺激、传出神经递质导致的去极化和胞内第二信使（包括钙离子）的增多而触发。慢运动可加强由快运动引起的耳蜗精细调频。慢运动时细胞的收缩是靠胞浆性肌动蛋白微丝实现，而伸长是靠肌动蛋白微丝呈环形收缩而挤长细胞（Slepecky，1997）。

OHC 的能动性主要表现在对声音信号进行放大和滤过，即构成耳蜗放大器（cochlear amplifier），此概念最早由 Gold 在 1948 年提出，由 Davis（1983）将其正式定义。耳蜗放大器的细胞基础是毛细胞体的电运动性（somatic electromotility）（Brownell 等，1985），不同高度的 OHC 对特定频率的机械振动产生反应，该特定频率即为特征频率（character frequency）（Rhode，1971）。研究发现除基底膜的被动作用外 OHC 的频率调谐作用非常重要，其中基底膜的被动调谐作用为一级滤过器（first filter），OHC 的主动调谐作用为二级滤波器（second filter）（Evans，1972；Evans 等，1975）。耳蜗放大器的频率调谐作用的非线性特征在蜗底较蜗顶更明显，靠近蜗底的 OHC 接受微弱的机械刺激后通过能动性调节自身的长度，来改变基底膜和盖膜的机械特性，从而敏化内毛细胞对听阈附近刺激的反应。

3. 耳声发射产生机制　近年来，对耳声发射的机制研究取得了重大进步，1999 年 Shera 和 Guinan 提出耳声发射是由耳蜗内两种不同的基本机制引起的—非线性畸变（nonlinear distortion）和线性反射（linear reflection）引起。非线性畸变的产生源于声波刺激后，耳蜗放大器的主动活动使基底膜产生相应振动，其与耳蜗放大器固有的非线性特征有关。非线性畸变与行波有关，过去被称为“行波”（“wave-fixed”）现象（Kemp，1986；Kemp 和 Brown，1983）。与此对应，线性反射机制过去常被称为“固位”（“place-fixed”）现象，其包含了从耳蜗中随机分布但位置固定的“不均一构造”（inhomogeneities）中反射回的声能。这种“不均一构造”的本质目前还不清楚，但有研究者认为这种“不均一构造”可能源于阻抗的不规则（impedance irregularities）或解剖上位置的起伏（spatial corrugations）。外毛细胞的位置及数量差异可能导致这种“不均一”；此外，外毛细胞的主动反馈过程差异也可能导致这种“不均一”。这种从不同部位反射回的声能常常互相抵消，从外耳道记录到的声能常为各种声能叠加的结果。非线性和线性存在于所有耳声发射中，究竟哪一个为主导机制取决于刺激强度以及位置起源：低强度刺激的 SFOAE 和 TEOAE 主要是由于线性反射所产生的；高强度刺激的 SFOAE 和 TEOAE 主要是由于非线性畸变和线性反射共同作用的结果；DPOAE 同样也是两种机制所共同产生。

有研究者基于 OAEs 的产生机制提出了新的 OAEs 分类法（图 7-2-48），将其分为由非线性畸变引出的 OAEs 和线性反射引出的 OAEs，非线性畸变引出的 OAEs 又为畸变产物耳声发射，线性反射引出的 OAEs 分为自发性耳声发射和反射性耳声发射，反射性耳声发射和畸变产物耳声发射统称为诱发性耳声发射。这种分类方法使 OAEs 将来在许多方面发挥重要的临床作用，它可以扩展 OAEs 测试的病因学特异性，还可以提高耳声发射测试时反应引出的能量等。耳声发射的新分类法将使通过 OAEs 从外耳道获得的信息比预想的要多。未来的 OAEs 测试将至少从两个方面来探索这些额外的信息：第一，将来的耳声发射测试将通过减少变异来增加 OAEs 的能量；第二，现在的 OAEs 测试主要依靠耳蜗的振幅来诊断，而未来的耳声发射测试将能利用更多的信息来延伸其诊断能力。

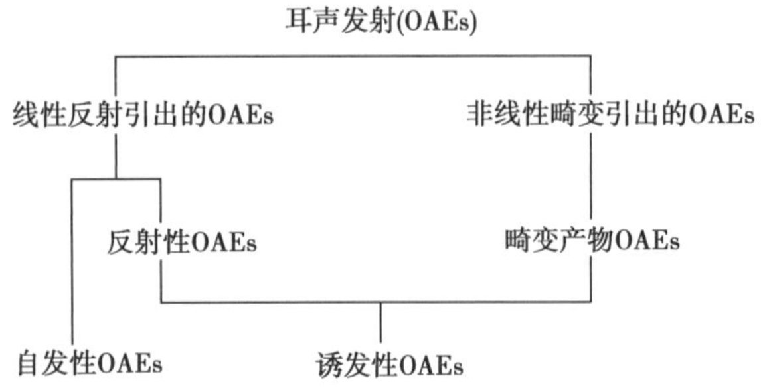

图 7-2-48 OAEs 分类法

4. 毛细胞主动运动及耳声发射与内侧橄榄耳蜗传出神经系统 内侧橄榄耳蜗传出神经系统可以通过对 OHC 主动机制的调节改变耳蜗结构的活动状态，从而对传入听觉信号产生影响，参与双耳听觉的空间定位过程，并且在高噪声环境中对耳蜗具有积极的保护作用。内侧橄榄耳蜗传出神经系统通过传出神经递质（Ach，GABA 等）作用于 OHC 表面的受体，抑制 OHC 的兴奋性，此过程是 Ca^{2+} 依赖性的，对耳蜗起到反馈性保护作用（Guinan 和 Stankovic，1996），并调控耳蜗放大器而提高听觉分辨力，使耳蜗机械特性维持最佳状态。Ach 通过诱发钙依赖性钾通道的激活，钾外流，OHC 复极化，胞外钙浓度降低而引起 OHC 的缩短（Kakehata 等，1993）。而 GABA 激活 OHC 传出突触后膜的 GABA 受体相关氯离子通道，引起 OHC 的超极化和可逆性伸长（Plinkert 等，1993）。这两种神经递质对耳蜗放大器的调控效应相互中和平衡。研究发现其他神经递质如多巴胺、脑啡肽、钙基因相关肽（CGRP）及 5-羟色胺等可能也有调节作用，但机制尚不清楚。研究发现 OAEs 对侧抑制效应是由内侧橄榄耳蜗传出神经系统介导的，内侧橄榄耳蜗传出神经系统能被低强度对侧声刺激兴奋，并对产生耳声发射的细胞主动机制（对侧）起抑制作用。耳声发射的对侧声刺激抑制效应可以为了解听觉内侧橄榄耳蜗传出神经系统功能及鉴别蜗性和蜗后病变提供有力手段。

耳蜗的生理作用主要为两方面：一是频率识别（调谐），二是放大器作用。外毛细胞的胞浆网样结构和收缩蛋白的存在，使其具备产生机械活动，亦即电-机械调谐特性。耳蜗的主动机制作用于基底膜，同时基底膜也存在主动反馈机制，故除了放大作用之外，还加强了调谐的敏锐度。OA E 正是代表了耳蜗内的主动机械活动，因此，对于 OA E 的研究，即为对耳蜗功能的研究。这种研究有助于对耳蜗生理、病理的进一步了解，为听觉障碍的诊断与治疗提供重要的依据。内侧橄榄耳蜗传出神经系统通过神经递质对外毛细胞的主动运动进行调控，随着对耳蜗→蜗神经核→上橄榄复合体→耳蜗的神经反馈通路研究的不断深入，将有助于推动听力学和耳神经科学的发展。

【耳蜗生物电现象】

除细胞内电位以外，在耳蜗尚可以引导出如下四种电位：①蜗内电位；②耳蜗微音电位；③和电位；④听神经动作电位。此四种耳蜗生物电位除蜗内电位以外，后三种皆由声波刺激所引起。其中耳蜗微音电位以及和电位又称感受器电位（receptor potential）。耳蜗生物电的研究有助于对耳蜗机械运动特性以及耳蜗感音和转导换能过程和机制的理解。随着诱发电位检测技术的发展，耳蜗生物电在基础研究和临床检查等方面皆有重要的意义。

1. 蜗内电位（endocochlear potential，EP）　Bekesy（1952）首先从蜗管内淋巴记录到 +50 ~ +80mV 的静息电位（以前庭阶的外淋巴为参考作零电位）。该电位既称蜗内电位，又称蜗内直流电位（endocdchlear dc potential）。Tasaki 和 Spiropulos（1959）提出，蜗内电位起源于血管纹，Davis 等（1958）的系列实验表明，蜗内电位起源于血管纹而与耳蜗毛细胞无关。

实验证明，蜗内电位是由血管纹细胞的主动分泌过程所形成，哺乳类动物蜗内电位对缺氧敏感（图 7-2-49），它有赖于血管纹细胞的钠-钾泵的作用。蜗内电位的生理意义在“毛细胞转导”，部分已有叙及。它是毛细胞跨膜电位差的组成成分，在毛细胞转导过程中有重要的意义。

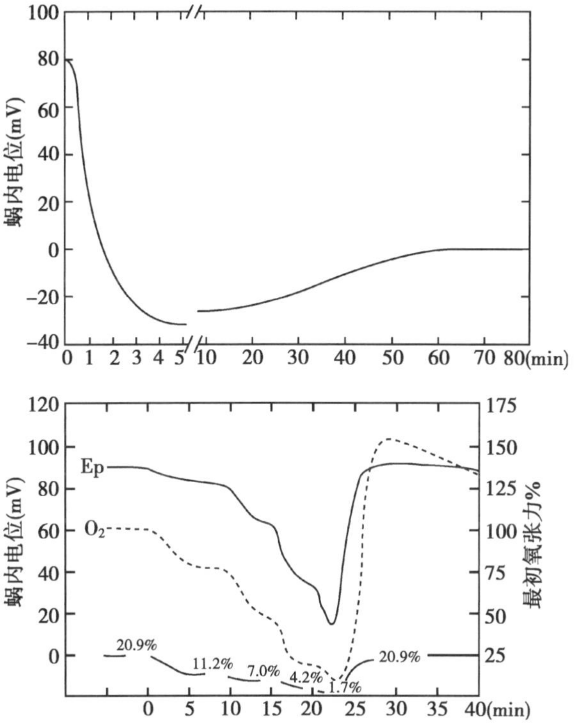

图 7-2-49　缺氧对蜗内电位的影响

上图：缺氧及死亡后蜗内电位变化时程　下图：吸入不同浓度氧含量的混合气体对蜗内电位（Ep）和蜗内氧含量的影响

2. 耳蜗微音电位（cochlear microphonic potential，或 cochlear microphonics，CM）　Wever 和 Bray（1930）最早发现，对着猫耳读词语时，可从猫的听神经记录到一种交流性质的电位变化，若将该电位放大后通过扬声器输出，则能听到可识别的词语音。Wever 和 Bray 考虑这可能是听神经的电反应，而 Adrian（1931）认为这可能由耳蜗所产生的某种微音电位活动，故称之为耳蜗微音电位（cochlear microphonic potertial）。Saul 和 Davis（1932）等学者的研究证实，耳蜗微音电位的确起源于耳蜗内。

Davis（1965）提出的电阻调制和电池学说可解释耳蜗微音电位的产生。当基底膜振动经 Corti 器盖膜和表皮板之间的剪切运动导致毛细胞纤毛交替性弯曲与复位时，调制毛细胞顶部膜电阻交替性下降和增加，产生交流性质的毛细胞感受器电位，这就是远场记录中的耳蜗微音电位。

耳蜗微音电位响应速度极快，潜伏期小于 0.1ms，无不应期，在人和动物语言频率范围内可复重刺激声的频率。一般认为耳蜗微音电位包括两种成分，即 CM_1 和 CM_2。CM_1 为主要成分，对缺氧敏感。CM_2 电压幅值小，但动物死亡后其 CM_2 成分尚可持续较长时间不消失。至今 CM_2 的产生部位尚不清楚（Nuttall 1989）。

3. 和电位（summating potential，SP）　1950 年 Von Bekesy 和 Davis 等分别报道在耳蜗记录到由声刺激引起的一种直流电位变化。现认为与耳蜗微音电位一样，和电位也是感受器电位。它是在中等或较强声波刺激时，由毛细胞产生的一种直流性质的电位变化（Davis 1965）。

和电位包括正 SP（positive summating potential，SP^+）以及负 SP（negative summsting potential，SP^-）两种成分。声刺激强度较低时 SP^+ 较明显，随着刺激强度增加，SP^- 渐占优势。Davis 等（1958）认为外毛细胞受声音刺激后产生 SP^+，而 SP^- 由内毛细胞产生。

SP 的反应阈值较高，无不应期，无潜伏期，不易疲劳和适应。在缺氧时，SP 极性发生变化伴随 SP 电压幅值变化；但恢复氧供后，SP 恢复正常（Goldstein 1954，Konishi 1961）。实验和临床研究表明，膜迷路积水的情况下，SP^- 的幅值相对增加。（图 7-2-50）示耳蜗微音电位及和电位。

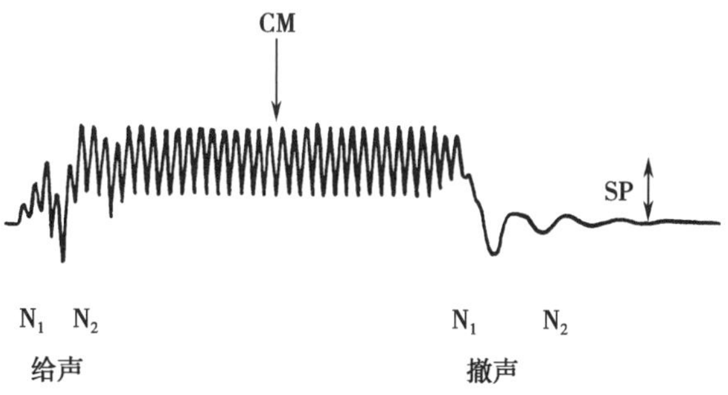

图 7-2-50　耳蜗微音电位（CM）及和电位（SP）图

4. 听神经动作电位（action potential，AP）听神经动作电位是耳蜗对声音刺激所发生的一系列反应中的最后一个反应。它是耳蜗换能后所产生的电信号，它的作用是向中枢传递声音信息。从听神经干，或从耳蜗附近（如蜗窗电极）引导出的电位是许多听神经纤维同步排放的电能，通过容积导体传导到电极部位的电位变化，称听神经复合动作电位（compound whole nerve action potential，CAP）。它是一个先负后正的双相脉冲波（图 7-2-51）。由短声刺激时，可获得听神经纤维同步排放较好的 CAP。典型的 CAP 由两个或两个以上的负相波峰组成，它们分别被称为 N_1、N_2、N_3……。CAP 的波形因电极放置的部位不同而有所差异，其潜伏期因刺激声的强度及短声的极性不同而变化，而 CAP 的振幅则与刺激声的强度及纯音的频率有关。

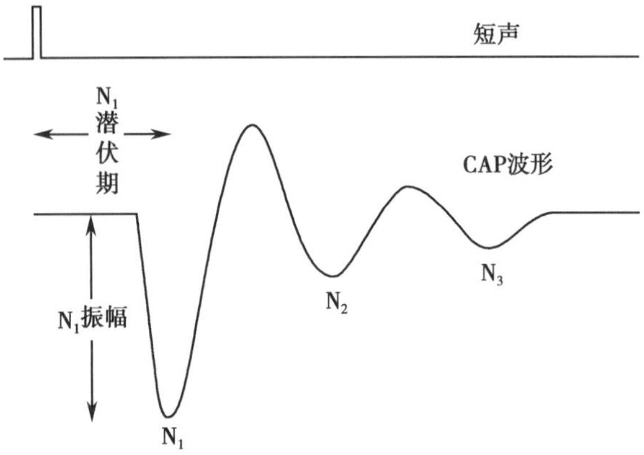

图 7-2-51 听神经复合动作电位图

CAP 对缺氧、代谢抑制剂等药物比较敏感。由于 CAP 容易引导记录，它早已被广泛地应用于动物实验并被列为临床听力学检查内容之一。

六、听觉中枢生理

与听觉中枢有关的结构除螺旋神经节及听神经外，尚包括蜗神经核、上橄榄核、斜方体核、外侧丘系核、下丘、内侧膝状体和听觉皮层等。

【蜗神经核生理】

Pfeiffer（1966）根据神经元对短纯音刺激的反应类型，将蜗神经核的神经元分为四型：

1. 初始样细胞（primary like cell） 位于前腹核，它们对声音刺激的反应与听神经纤维相似。

2. “给声”反应细胞（onset response cell） 整个蜗神经核区都有该种反应的神经元，对声音的刺激反应是首先出现一个给声反应，随之为没有反应或反应极微。

3. “斩波”细胞（“chopper” cell） 位于后腹核前部，它们对短纯音刺激的反应是出现一系列的半周期排放峰，但与刺激本身的周期无关。

4. 暂停和建立反应细胞（pause and buildup responses cell） 暂停细胞位于蜗神经背侧核，它们对短纯音的反应表现为首先出现一个给声反应，随之出现一个沉默期，接着出现反应活性持续期。

蜗神经核神经元的调谐曲线在频率选择性方面与听神经类似，仅后腹核的给声反应细胞之调谐曲线较宽。蜗神经核神经元对单音刺激可表现为兴奋和抑制两种不同的效应，故调谐曲线既可为兴奋反应的阈值，亦可为抑制反应的阈值。

【上橄榄核复合体生理】

上橄榄核复合体（superior olivary complex，SOC）由四个亚核组成。上橄榄外侧核（LSO）、上橄榄内侧核（MSO）以及斜方体内侧核（MNTB）都接受双侧耳蜗神经腹核的输入，因此，上橄榄核复合体是在上行听觉通路中接受双侧耳信号的最低神经核团。

实验表明，上橄榄内侧核以及外侧核细胞可识别双耳传来的声信号中的强度差和时间差。提示上橄榄核复合体可对声音信息进行处理，在声源定位方面起着重要的作用。

【外侧丘系核】

外侧丘系核（nucleus of the lateral lemniscus）接受对侧蜗神经核的传入，并接受上橄榄复合体的投射纤维。Aitkin 等（1970）和 Guinan 等（1972）报道，外侧丘系核区域的细胞反应类型与其冲动传入区域细胞的反应特性类似。

【下丘】

下丘（inferior colliculus）神经元的排列有明显的频率分布特征，其调谐曲线宽窄不一，有些表现为宽带频谱，而有些神经元的调谐曲线很窄，后者的 Q_{10} 值可达 25～40，比听神经的调谐曲线还要锐窄。下丘神经元也可分辨声信号的耳间时间差（Rose 等 1966）和强度差（Benevento 和 Coleman，1970；Rose 1966）。因此，下丘在处理声音信息以进行声源定位方面也起着非常重要的作用。

【内侧膝状体】

在听觉传导通路中，内侧膝状体（medial geniculate body）是大脑听觉皮层以下的最高一个神经核团，它的神经元投射到听觉皮层。内侧膝状体多数神经元为双耳敏感性，对双耳间声信息的时间差和强度差敏感。内侧膝状体神经元调谐曲线的宽窄变化较大，某些神经元对单个纯音成分不反应，但对复杂声较敏感（Keidel 等 1983）。

【大脑听觉皮层】

人的听觉皮层（auditory cortex）位于大脑颞叶上回，是最高级听觉中枢。Woolsey（1960）报道，猫耳蜗底周和顶周在其听觉皮层有相应的频率定位区。许多研究表明，对各频率特异性反应的神经元在听觉皮层有一定的排列规律，并呈柱状或排列组合形成功能柱。每侧听觉皮层都接受双耳的传入冲动信息，但对双耳传入冲动的敏感度不同。与听觉传导通路中其他神经核团的神经元一样，听觉皮层神经元对双耳传入冲动的反应可表现为双耳兴奋性；或一耳兴奋性，而另一耳呈抑制性。这些神经元在处理传入信息、进行声源定位方面可能起重要的作用。

【听觉中枢生物电现象】

生物体是一个容积导体，当神经细胞发放峰电位时，任何一处的电位变化都可沿这个容积导体向四周传播，而在体表被记录到，这种记录称远场记录。由人工刺激感受器官或传入神经所引起神经系统与刺激相关的生物电活动，称为诱发电位（evoked potentials，EP）。声刺激引起听觉末梢和中枢神经系统的诱发电位称听诱发电位或听诱发反应（auditory evoked potentials，AEPs；或 auditory evoked responses，AERs）。

听诱发反应的分类方法有数种，如根据电反应的性质，可分为瞬态反应（transient response）、持续反应（sustained response）；根据电反应的潜伏期和时程，可分为初反应（一级反应）、快反应（fast response）、中反应（middle latenoy response）、慢反应（slow vetex response）以及迟反应（late response）。各类诱发电位波根据其反应时期，可分别用罗马数字或 N（negative，负波）和 P（positive，正波）来表示。比如，属于初反应的耳蜗电图之 AP 各波，可用 N_1、N_2 顺序来表示；属于快反应的听性脑干诱发电位各波，可用罗马数字Ⅰ～Ⅶ顺序标示；中潜伏期反应的各个波用 N_0、P_0、N_a、P_a、N_b 顺序标示；慢皮层反应的各波波用 P_1、N_1、P_2、N_2 来顺序标示。

由于听诱发电位可客观反映听觉末梢或听觉中枢神经系统的功能状态，数种听诱发电位已被列为临床听力检查内容。关于各种听觉诱发电位的波形、起源、波的各种参数等，请参阅本书临床听力检查有关章节，在此不再赘述。

第二节　平衡的生理

一、概　　述

（一）前庭生理的重要性

前庭系统生理学是研究前庭系统功能及其正常活动规律的科学。

人体在空间常处于相对静止或运动这两种不同的状态。在日常生活中，人体可受到两种不同外力的影响：一种是重力影响，另一种是加速运动。前者指地心引力，无论身体处于相对静止状态还是运动状态时，重力随时随地都作用于人体；而加速运动则仅在人体运动时或运动突然中止时方产生作用。若重力或/和加速运动的作用破坏了人体原有的平衡状态，机体靠体内的平衡器官感受这种变化，通过反射或主动地调节体位，使身体维持平衡。前庭系统的生理功能对维持身体平衡非常重要。在头部运动时保持清晰的视觉也需要正常的前庭功能。而一些特殊职业人员如宇航员、飞行员、海员以及体操、花样滑冰、跳水、跳伞等运动员，需具备高度的平衡功能。

前庭系统可分为前庭末梢和前庭中枢两部分，哺乳类和人体前庭末梢包括前庭感受器（3 个半规管壶腹、椭圆囊、球囊）和前庭神经；前庭中枢指前庭神经核及其上行投射纤维、大脑皮层前庭中枢。前庭神经核还与小脑、眼运动神经核团、脊髓前角运动神经元以及脑干网状结构迷走神经核等有广泛联系。当前庭系统发生病变、或前庭系统受到非生理性刺激时，机体将发生各种异常反应，出现各种前庭功能障碍，如体位调节障碍（平衡失调）、视线调节障碍（眼球震颤）、主观空间定位障碍（眩晕）等，以及自主神经系统功能异常而可出现恶心、呕吐、面色苍白、心悸、唾液增加、出汗等症状。

（二）维持身体平衡的 3 个系统

在日常生活中，人体主要依靠前庭、视觉和本体感觉这 3 个系统的共同协调作用来维持身体的平衡。这些系统的外周感受器感受身体位置、运动以及外界的刺激，向中枢发送神经冲动，经中枢信息处理后，传出指令达相应的运动神经核，通过各种反射性运动，来维持身体在空间保持适宜的位置。亦即维持平衡（图 7-2-52）。

前庭感受器感受头的运动及头位相对于重力方向的信号。半规管感受头的旋转运动，即感受头角加速度运动刺激；而耳石器感受头的直线加速度运动刺激。重力也属于一种直线加速度运动，当头倾斜时，耳石器可感受头相对于重力方向的改变。因此，可将所有作用于人体、并可引起前庭平衡反应的外力，分为角加速度运动和直线加速度运动两大类。

视觉感受器主要提供头部相对于环境物体位置的变化以及头部相对于环境物体运动的信息。这些信息有助于中枢神经系统确定从耳石器传入的信号是由头部相对于重力方向的倾斜刺激而引发，还是因头部线性运动刺

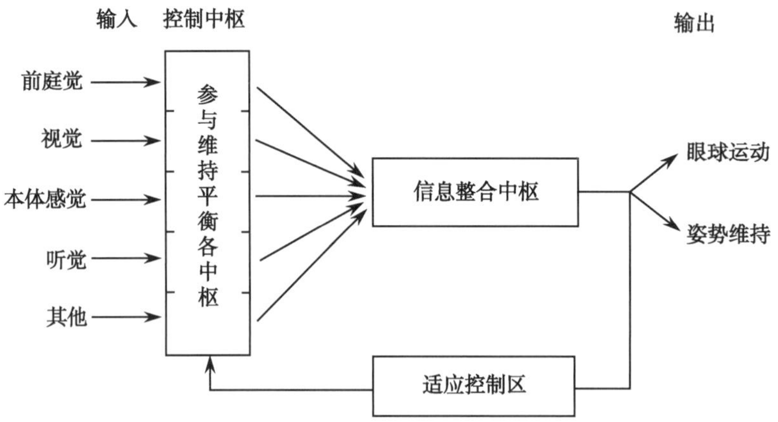

图 7-2-52 机体参与维持平衡各系统示意图

激所产生的。

而体感系统通过位于肌腱、关节和内脏的本体感受器，感觉身体的位置和运动，以及身体各部位的相对位置和运动。比如，体感信息可帮助中枢神经系统区别头部旋转的信号是头部相对于颈部的运动所刺激而产生，还是由躯体在腰部的弯曲所引起。

因此，身体平衡的维持是由前庭系统、视觉系统以及本体感觉系统三者相互协调来完成的。如果这 3 个系统中有一个系统发生功能障碍，在代偿功能出现后，依靠另外 2 个系统的正常功能尚可使人在一般的日常生活中维持身体平衡。倘若这 3 个系统中有 2 个系统发生功能障碍，则在日常生活中难以维持身体平衡。例如，前庭功能障碍的患者在黑暗环境中或闭目时行走常感不稳，此乃前庭系统和视觉系统皆不能提供信息于中枢神经系统之故。

就维持平衡功能而言，上述 3 个系统中以前庭系统最为重要。前庭系统通过与其他系统的联系而产生各种反射，如前庭眼反射、前庭脊髓反射等。前庭眼反射已成为临床上耳神经学检查的重要内容之一。此外，许多中枢神经系统病变以及某些躯体疾病尚可出现前庭系统反应的症状和体征。因此，前庭生理学的研究在前庭功能检查、内耳疾病的诊断和治疗以及中枢神经系统病变的诊断等诸方面都有非常重要的意义。

二、前庭感受器的生理

前庭感受器包括 3 个半规管、椭圆囊和球囊。半规管的壶腹嵴（crictae ampullaris）以及椭圆囊斑（macula utriculus）和球囊斑（macula sacculus）的神经感觉上皮由毛细胞和支持细胞构成。前庭感受器的毛细胞可分为两型：即Ⅰ型毛细胞和Ⅱ型毛细胞。Ⅰ型毛细胞呈杯状（或称烧瓶状），毛细胞胞体被神经盏（nerve chalice）样传入神经末梢所包绕；而Ⅱ型毛细胞呈柱状，许多呈纽扣状（bouton）传入及传出神经末梢直接与Ⅱ型毛细胞形成突触（图 7-2-53）。

（一）前庭毛细胞生理

每个前庭毛细胞一般有 60～105 根静纤毛（Spoendlin，1965）和一根动纤毛。在同一个毛细胞顶部表面，长短不一的静纤毛以动纤毛为排头，按长短梯度排列；距离动纤毛越远则静纤毛越短。同一前庭末梢器官内，毛细胞的排列亦呈一定的极性。毛细胞的这种极性排列对毛细胞检测外力作用的方向敏感性有重要意义。

1. 外力作用方向与毛细胞兴奋性与毛细胞顶部表面平行的外力作用可有效地刺激毛细胞，引起毛细胞纤毛束弯曲；而垂直于毛细胞表面的外力难以对毛细胞构成有效刺激（Hudspeth，1983）。Flock 等（1973）实验观察到，当外力作用使静纤毛束向动纤毛方向弯曲时，毛细胞去极化而兴奋。而当静纤毛束在外力作用下向相反方向（离开动纤毛的方向）弯曲时，导致毛细胞超极化。前庭毛细胞这种方向敏感性的解剖基础尚不清楚，近年来认为与动纤毛并无密切的关系。Hudspeth（1983）报道，牛蛙毛细胞动纤毛被去除后，毛细胞的方向敏感性并未因之而改变。

2. 毛细胞兴奋的机制毛细胞胞膜对不同离子的通透具有选择性。胞膜这种离子通透选择性是通过膜离子通道的开放与关闭来实现的。实验观察到，在生理性刺激时，毛细胞顶部表皮板电阻的变化与静纤毛的弯曲角度有关。兴奋性刺激引起毛细胞膜电位的电压变化称发生器电位，后者引起毛细胞释放神经递质，神经递质作用于传入神经末梢，调节传入神经的排放率。因此，毛细胞参与机械转导过程。前庭毛细胞的静纤毛尚可随钙离子浓度的改变而改变其劲度，这可能与静纤毛结构中含有肌动蛋白有关（Orman 和 Flock，1983）。

（二）半规管的生理功能

膜半规管的内径约 0.4mm，管腔内充满内淋巴。膜

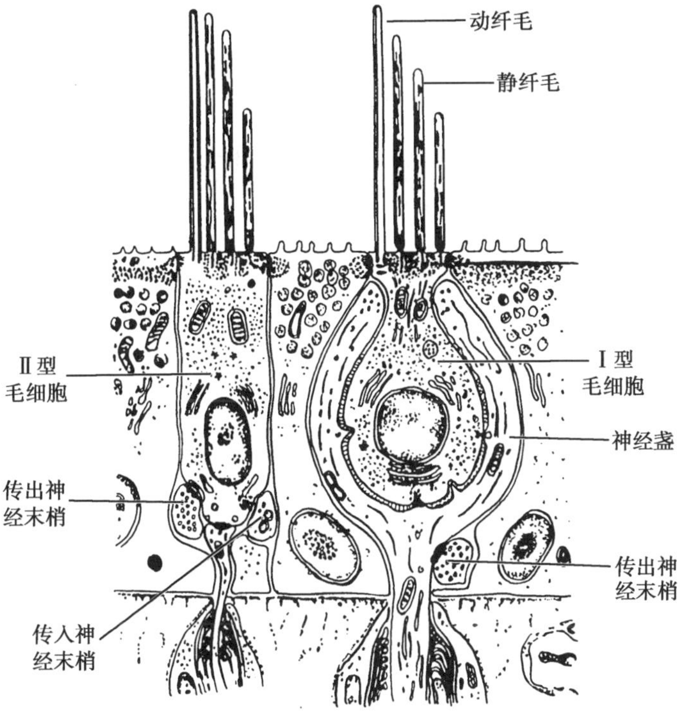

图 7-2-53　前庭Ⅰ型及前庭Ⅱ型毛细胞模式图

半规管管腔内的内淋巴在膜壶腹处被壶腹嵴帽所阻断。前庭毛细胞之纤毛埋于嵴帽内。半规管主要感受正负角加速度的刺激。当头位处于静止状态时，嵴帽两侧的液压相等，壶腹嵴帽处于中间位置。在正或负加速度的作用下，膜性半规管内的内淋巴因惰性或者惯性作用产生逆旋转方向或者顺旋转方向的流动。壶腹嵴帽为一弹性结构膜，它从壶腹嵴表面延伸至壶腹的顶壁而将内淋巴阻断（图 7-2-54），故壶腹嵴帽可随内淋巴的流动而倾斜位移，继之使埋于嵴帽内的毛细胞纤毛倾斜位移而刺激毛细胞，受刺激的前庭毛细胞再将这种机械能通过机械-电转换功能，释放化学神经递质作用于突触后传入神经末梢，前庭传入神经纤维形成神经电活动传入各级前庭中枢。由头部旋转产生的角加速度刺激半规管壶腹嵴毛细胞，可引起旋转感觉、眼肌及肢体肌肉反射性运动，此时，眼球运动方向（眼球震颤的慢相）向着头部

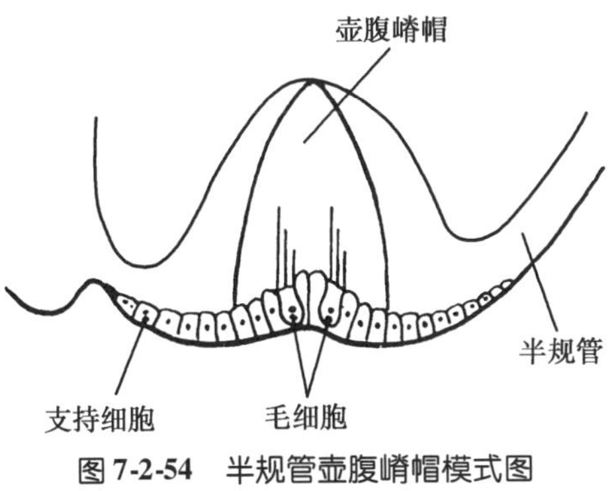

图 7-2-54　半规管壶腹嵴帽模式图

旋转的方向，头部向眼球运动方向偏斜。

1. 半规管的功能解剖　人体每个半规管皆形成直径为 6. 5mm 的 2/3 周弧形管。这 6 个半规管环的排列有如下三特性：①每侧的 3 个半规管所围成的平面基本上互相垂直；②两侧外半规管在同一平面上，一侧前上规管与对侧后半规管互相平行（图 7-2-55）；③半规管平面与眼外肌平面相近。故从半规管总效应来看，可感受空间任何方向（平面）的角加（减）速度。而且当头部在空间任何一个平面上作旋转运动时，都将引起两侧与运动平面平行的半规管的综合反应。若角加速度平面与各半规管平面都不平行，则所引起的反应将随作用于各半规管的分力而定。

2. 半规管力学及其反应机制　当半规管随角加速度运动而旋转时，管中的内淋巴在运动初起时由于惰性作用，其运动落后于旋转的管壁，即在角加速度刚刚开始的一段时间内，内淋巴相对于半规管来说，是处于逆旋转方向的流动状态；以后由于管壁的摩擦力的带动，内淋巴才逐渐顺旋转方向流动；当半规管从角加速或角恒速运动变为角减速运动时，内淋巴又因惯性作用，在一段时间内仍以较大速度顺原旋转方向流动。在上述情况下，因壶腹嵴始终都是随着角加（减）速度的方向运动着的，故内淋巴必将从一侧或另一侧冲击随半规管旋转的壶腹嵴，使壶腹嵴帽发生偏斜、在壶腹嵴上作切线式位移。壶腹嵴帽偏斜和位移的程度与角加（减）速度的大小成正比。壶腹嵴帽相对于毛细胞表皮板平面的偏斜

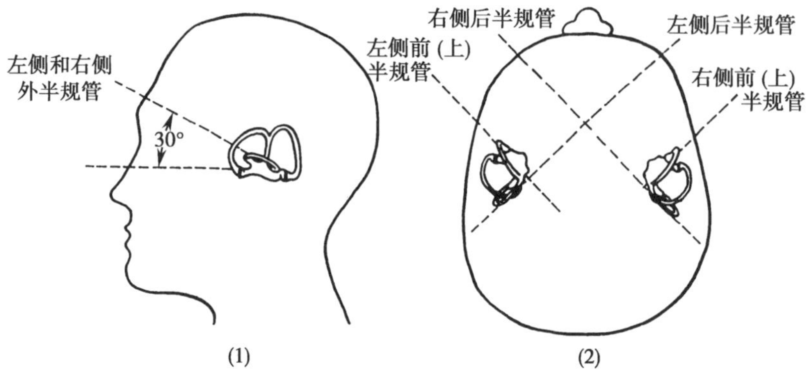

图 7-2-55 人体半规管排列图

和位移所产生的剪切力作用于顶端埋于嵴帽的毛细胞纤毛，使毛细胞纤毛偏斜弯曲，启动毛细胞转导过程。毛细胞释放神经递质而刺激突触后传入神经末梢。当内淋巴流动停止或变为恒速运动时，壶腹顶可依靠其自身的弹性而逐渐回复到正常位置。壶腹嵴帽完全回复到正常位置后，刺激亦告终止，此时身体即使仍处于恒速运动状态中，壶腹嵴顶并不发生偏斜或位移，换言之，壶腹嵴帽不能感受恒速运动。

Flourens（1842）报道，给鸽的半规管造孔并刺激膜迷路时，可诱发出特征性的头部运动，头部运动的平面与受刺激的半规管平面相同。Ewald（1892）明确阐述了半规管平面和内淋巴流动方向与诱发性眼震和头部运动方向之间的关系，这些发现被后人称之为 Ewald 定律（ewald laws）：

（1）诱发性眼震和头部运动所在的平面，总是发生在受刺激半规管的平面和内淋巴流动的方向上。

（2）在外半规管：内淋巴向壶腹流动时引起较强的反应（眼震或头部运动），而内淋巴离壶腹流动时引起较弱的反应，反应的强弱之比为 2∶1。

（3）在垂直半规管：内淋巴离壶腹流动时引起较强的反应，而内淋巴向壶腹流动时引起较弱的反应。因此，内淋巴的流动方向与垂直半规管的反应强弱关系，恰与其在外半规管的情况相反。

前庭终器的超微结构研究发现，前庭毛细胞的纤毛分布以及毛细胞排列都有一定规律，即前庭毛细胞呈极性的排列方式。每个毛细胞的顶端都有一根动纤毛和 60～105 根静纤毛，动纤毛位于毛细胞顶膜的一侧。外半规管壶腹嵴毛细胞动纤毛都位于靠近椭圆囊的一侧，而垂直半规管壶腹嵴的毛细胞动纤毛都位于远离椭圆囊的一侧（图 7-2-56）。从本节前庭毛细胞生理部分我们已了解到，前庭毛细胞检测外力作用力时有方向敏感性：当外力作用使静纤毛束向动纤毛方向弯曲时，毛细胞去极化而兴奋；当静纤毛束在外力作用下呈离开动纤毛方向弯曲时，毛细胞超极化。因此，壶腹嵴毛细胞的极性排列类型以及毛细胞检测外力的方向敏感性，可能是 Ewald 定律的功能解剖基础。在日常生活中，人类多在平面上活动（如转身、回头等动作），其所形成的角加速度主要刺激外半规管，因此，人类半规管反应平时主要来自外半规管。半规管反应的刺激阈值为 2°～3°/s 角加（减）速度运动。

半规管在静止时是否对肌张力的维持起作用，至今尚无定论。Huizinga(1955)曾在破坏鸽的半规管后，测定其

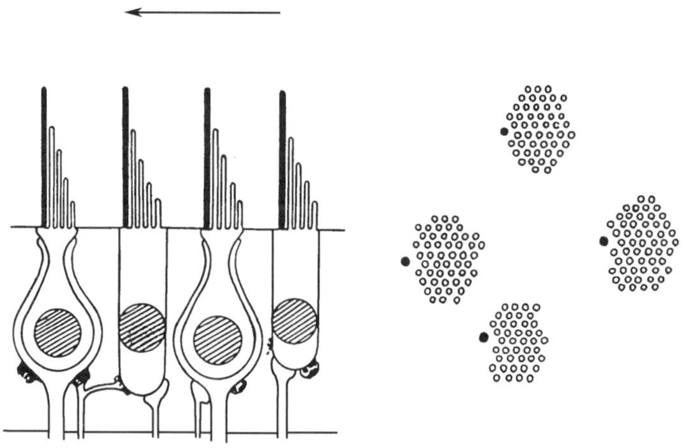
图 7-2-56 前庭毛细胞纤毛排列极性图

肌张力的改变，其实验结果如（图7-2-57）所示。半规管受损后，肌张力将减退，张力减退的肌组之运动平面与受损半规管所在平面一致。但在不同种属的动物，所影响的部位亦不相同。在哺乳动物，半规管受损后首先影响眼肌及颈部肌群，以低等动物反应较强。在人类，则在较短时间后即可发生功能代偿，使失去的肌张力得到恢复。

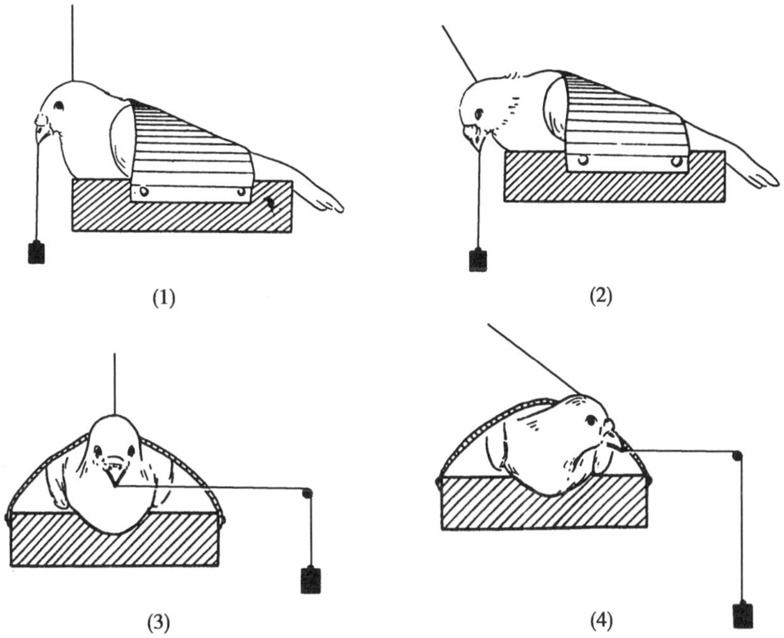

图7-2-57　鸽半规管破坏前后的肌张力变化

(1)(3) 正常鸽　(2) 右侧垂直半规管破坏后　(4) 右侧外半规管破坏后

半规管是否能接受直线加速度运动的刺激，目前仍有争议。但多数学者均持否定意见，因壶腹嵴终顶与内淋巴的比重基本相同，故不能像耳石器之比重不同的耳石和内淋巴那样，可接受直线加速度刺激。Jongkees（1946）发现，角加（减）速度运动刺激壶腹嵴时的"反应显示时间"（即出现最大反应前需要以恒定的角加速度进行运动的时间，或运动停止至反应完全消失的时间）为30～40s，直线加速度运动刺激耳石的反应显示时间仅需1/10s，两者相差300倍以上，故同一器官（指半规管）不能感受两种不同形式的加速度运动。然而，良性阵发性位置性眩晕的发病机制可能是后半规管壶腹嵴顶的比重增加。Schuknecht（1969）报道2例良性阵发性位置性眩晕的病理发现：其椭圆囊、球囊和壶腹嵴感觉上皮无异常，仅后半规管壶腹嵴顶有耳石物质沉着。而旨在使沉积物从壶腹嵴顶脱落的头部运动练习可加速这种患者自愈。因此，良性阵发性位置性眩晕可被视为半规管对线性加速度敏感的一个例证。

（三）耳石器的生理功能

耳石器指椭圆囊和球囊。两者含有神经感觉上皮的区域与支持细胞、血管和神经纤维组成囊斑，分别称为椭圆囊斑和球囊斑，它们都有耳石膜覆盖，故合称耳石器官（otolith organs）。耳石器的主要功能是感受直线加速度运动的刺激，由此引起位置感觉、反射性地产生眼球运动以及体位调节运动等。

1. 耳石器的功能解剖　人的椭圆囊斑呈长圆形，位于椭圆囊前壁，面积为3.5～4.5mm^2。当头部处于直立位时，椭圆囊斑前部弧形上翘，而该囊斑大部分呈近似水平位，约向后下倾斜25°～30°，向外上倾斜约10°（图7-2-58），与外半规管的平面基本平行。球囊斑呈卵圆形，位于球囊的内侧壁，面积约2.2mm^2。当头部直立时，球囊斑几乎与矢状面平行而呈垂直位，它的下部向外下弯曲约18°。两个囊斑之间形成70°～110°的夹角。在囊斑顶部覆盖着一层胶状膜，称耳石膜（otolithic membrane），毛细胞的纤毛伸入耳石膜中。耳石膜的平均厚度为50μm，内有耳石（otoconia），其比重为2.71～2.94（Money et al，1971），而耳石膜周围之内淋巴的比重为1.003，耳石膜的比重远重于内淋巴的比重。因此，在重力或其他直线加速度运动作用下，耳石膜可在相对静止的内淋巴中发生位移。

椭圆囊斑和球囊斑的毛细胞也呈极性排列，且囊斑毛细胞极性排列方式远较壶腹嵴复杂。在每一囊斑表面有一条弧形带状区，称微纹（striola），微纹两侧的毛细胞排列极性相反（图7-2-59）。在椭圆囊斑，毛细胞动纤毛都沿着靠近微纹侧排列；而在球囊斑，毛细胞排列极性方向与椭圆囊相反，毛细胞动纤毛都沿着离开微纹侧排列。由于微纹本身呈弧形，故囊斑毛细胞这种沿着

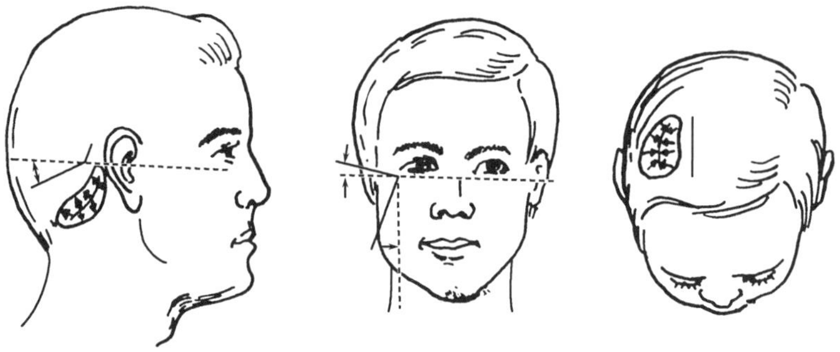

(1) (2) (3)

图 7-2-58 人体囊斑位置关系图

(1)、(2) 示偏斜角 (1) 和 (3) 箭头所示为毛细胞极化矢量

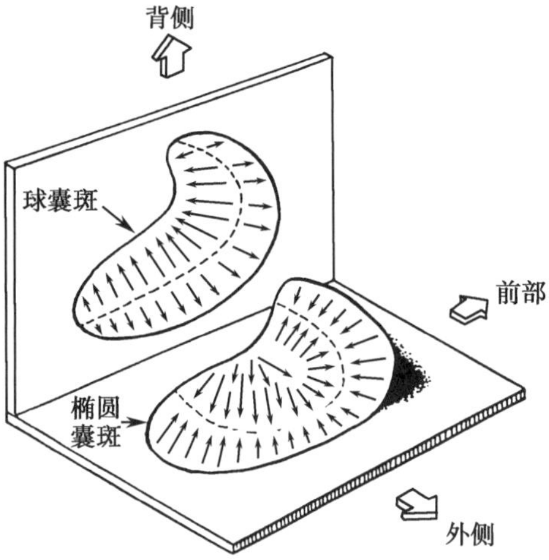

图 7-2-59 囊斑毛细胞排列极性图

弧形微纹排列的极性呈多向性。

2. 耳石器刺激和反应机制及其意义 耳石器感受的适宜刺激是直线加速度运动，重力也是直线加速度运动的一种形式。椭圆囊斑和球囊斑的空间排列形式以及耳石器毛细胞沿着弧形微纹极性排列的特性，使耳石器可感受各个方向的直线加速度运动的刺激。当人体直立时，椭圆囊斑感受耳间侧向直线加速度运动的刺激，以及前后方向直线加速度运动的刺激。球囊在这种体位时则感受头足轴向直线加速度运动的刺激，以及前后方向直线加速度运动的刺激。当人的颏部向下倾斜 25°时，椭圆囊斑水平部处于最敏感的位置；而在仰卧或俯卧时，椭圆囊斑前部敏感性最大。当一耳向下侧卧时，球囊斑水平部敏感性最大。

在直线加速度运动（包括重力的）作用下，由于耳石膜中耳石的比重远重于其周围的内淋巴的比重，其惰性引起耳石膜发生逆作用力方向的位移，通过在耳石膜与囊斑毛细胞表皮板之间产生的剪切力牵引毛细胞纤毛，引起毛细胞纤毛弯曲，从而启动毛细胞转导过程。耳石器毛细胞机械-电换能转导过程与半规管大致相同，最后通过调节传入神经纤维的电活动而向各级前庭中枢

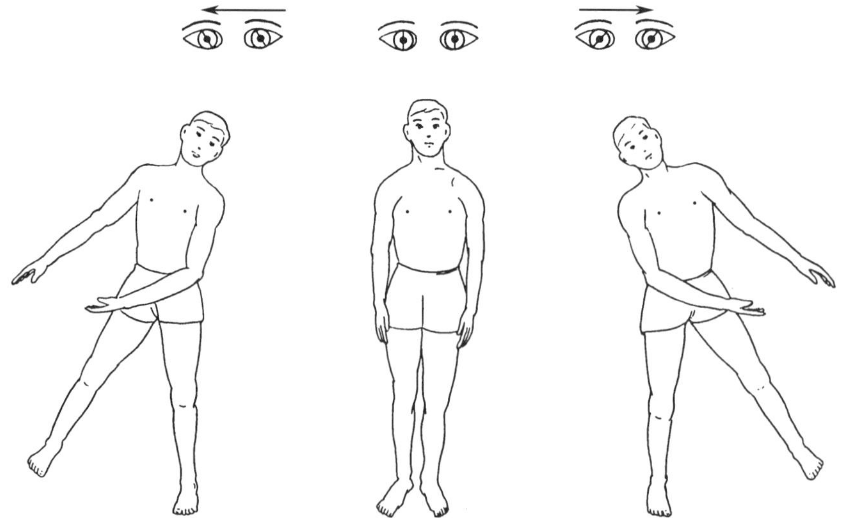

图 7-2-60 直线加速运动引起体位调节及眼球的反射性运动

箭头示直线加速运动的方向，通过瞳孔的直径线示眼球运动方向

传导。

直线加速度运动刺激耳石器反射性地产生眼球运动和体位调节运动的情况（图 7-2-60 和图 7-2-61）。耳石器受刺激引起的眼球运动可使头部运动时眼球向相反方向移动，这在保持视觉清晰方面有重要意义。而耳石器受刺激时的体位调节是通过改变四肢肌张力，从而调整身体的姿势和体位，这在维持身体平衡方面有重要作用。另外，一些研究结果表明：球囊可感受次声波的刺激。

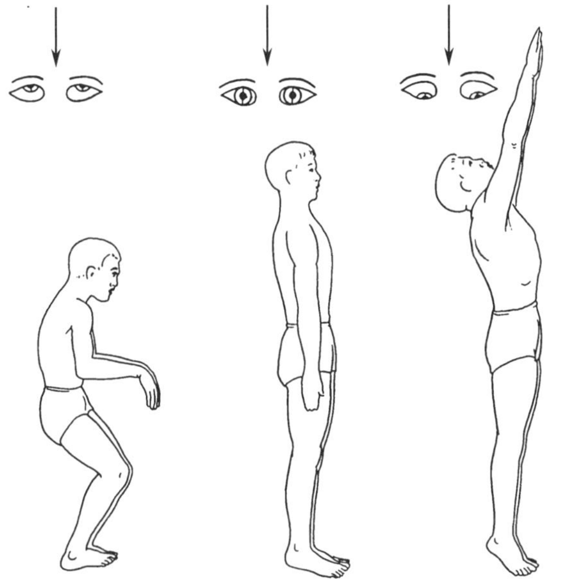

图 7-2-61　重力作用的变化引起体位调节及眼球的反射性运动箭头长短示重力作用的大小变化

（1）重力作用增强（例如，电梯突然上升时）引起的反射性运动　（2）静止时的重力作用（等于地心吸力赋于人体的影响）（3）重力作用减弱（例如，电梯突然下降）时引起的反射性运动

三、前庭中枢联系及其生理

来自前庭外周器官（半规管和耳石器）的前庭神经电活动信号传至前庭神经核，前庭神经核将前庭外周器官的信号向上传至大脑皮层平衡中枢，引起位置及平衡感觉。前庭神经核还与其他结构有广泛的联系，通过发挥初级信息整合中心的作用，参与反射性眼球运动和肢体运动的调节，并引起自主神经系统反应。少数前庭神经纤维尚可不经前庭神经核而直接投射至小脑和脑干网状结构。此外，前庭传出神经系统发出下行纤维支配前庭外周器官，调节前庭毛细胞和传入神经的兴奋性。

（一）前庭神经核及其传导束的生理

前庭神经核仅有部分神经元直接接受前庭神经的投射，而前庭神经核的大部分神经元接受来自颈部、脊髓、小脑、网状结构以及对侧前庭神经核的传入投射。前庭神经核对来自上述各处传入的信息进行分析和处理。通过传出通路将传出信号送达各处有功能联系的神经核团和神经元（如眼运动神经核，脊髓前角运动神经元），引起各种前庭反射。因此，前庭神经核不仅是一个传入平衡冲动信号的中继站，也是一个将身体各处不断传来的平衡冲动信息进行综合分析和处理的场所。前庭神经核的重要传出径路在前庭神经及其中枢联系一节已有详细描述，在此仅将其机能作用列举如下：

1. 前庭与眼外肌运动核的联系　前庭神经核通过交叉性和非交叉性纤维，经对侧和同侧的内侧纵束投射到外展神经核、滑车神经核和动眼神经核。刺激半规管和耳石器都可引起眼球运动，称前庭眼反射（vestibuloocular reflexes）。

因 3 对半规管所在平面与 3 对眼外肌所在平面基本一致，即外半规管与外直肌、内直肌，前半规管与同侧上直肌、下直肌，后半规管与同侧上斜肌、下斜肌，各在所在平面上互相平行。每一条眼外肌均接受与其相平行的半规管刺激传来的冲动，引起反射性运动，使眼球在角加速度运动所在的平面上，作逆旋转方向的转动（指眼震的慢相。即当一侧半规管受到刺激时，或与在同一平面上的对侧的一个半规管比较，所受到的刺激较为强烈时，眼球将向对侧慢慢地转动）。因而在头部作角加速度运动中，外界物体的影像能准确地投射在视网膜上。

长期以来，一般认为耳石器在前庭眼反射中的作用不大。实验结果表明，选择性刺激椭圆囊斑和球囊斑的不同部位，可引起垂直性和水平旋转性眼球运动（Fluur 和 Mellstrm，1971；Suzuki 等，1969）。

前庭眼反射的功能意义是在头部运动时，使眼球向与头部运动相反的方向移动，以便保持清晰视力。这样，在一定限度的运动速度范围内能使人们看清眼前的物景。前庭眼反射现象已被应用于临床检查前庭功能，如旋转试验、冷热试验等，通过诱发性眼震电图来检查前庭功能状态。

2. 前庭与脊髓前角运动神经元的联系　前庭神经核通过四条主要通路与脊髓前角细胞相联系：

（1）前庭脊髓外侧束。

（2）前庭脊髓内侧束。

（3）前庭脊髓尾束。

（4）网状脊髓束。网状脊髓束的神经元接受前庭神经核的纤维投射。

前庭脊髓束的主要功能是控制颈肌、躯干和四肢肌肉运动。刺激前庭可引起前庭脊髓反射（vestibulospinal reflexes），前庭脊髓反射的功能意义是通过调节颈部、躯干及四肢抗重力肌肉的肌张力和运动来稳定头部和身体。前庭脊髓反射受小脑和高级神经中枢的控制。如在前庭神经核以上、中脑上丘以下的区段横切脑干，前庭脊髓反射作用则因失去高级中枢的控制而增强，伸肌肌张力大为提高，引起“去大脑僵直”状态。若再破坏前庭神经核或切断前庭脊髓束，则僵直状态即行消失。

刺激前庭脊髓外侧束可反射性地引起同侧颈部、躯体及上下肢伸肌发生收缩。前庭脊髓内侧束主要支配颈髓，可反射性地支配头位。由于前庭脊髓反射的肌肉反应的复杂性，而且影响前庭脊髓反射的因素很多，故在利用前庭脊髓反射作为观察项目（如倾倒、颈部侧转等）来检查前庭功能时，其准确性往往不及眼震电图。

3. 前庭与小脑间的关系

（1）前庭小脑束：可将体位变动刺激前庭外周器官所产生的冲动传至小脑。

（2）小脑前庭束：小脑除以小脑脊髓束影响同侧脊髓前角运动神经元外，尚发出下行纤维与前庭神经核联系。当体位变动时，小脑可对眼外肌、颈部、躯干和四肢肌肉的反射性运动和肌张力状态进行反射性调节，以纠正偏差，维持平衡；并配合大脑皮层的冲动，使得在运动中仍能如常地随意动作。

（3）小脑的顶核：对前庭性眼震可能有抑制作用。

（4）小脑皮层束：由小脑的齿状核发出上行纤维，经结合臂投射至丘脑，由此至大脑皮层。可能与前庭性眩晕发生机理有关。

4. 前庭与脑干网状结构的联系　除前面提及的前庭网状脊髓束外，前庭神经核发出纤维与网状结构的迷走神经运动核和分泌核相联系。该通路与前庭刺激引起的自主神经系统反应有密切关系。

5. 前庭与大脑皮层的联系　早期实验表明，前庭神经核与大脑皮层有功能联系，前庭系统在大脑皮层有一定的投射区（Watzl 和 Mountcastle，1949）。近年来研究发现，前庭皮层通路至少有三级突触：①前庭神经核；②丘脑；③大脑皮层（Buttner-Ennever，1981；Mergner 等，1981）。猴的丘脑至皮层投射区有二，一个位于中央沟运动皮质附近，另一个位于中央后回顶内沟下端的面区旁（Bttner 和 Lang，1979；Fredrickson 等，1974）。电刺激人体上 sylvian 回以及下顶内沟（intraparietal）可引起旋转感或者身体不平稳感（Penfield 1957）。

（二）刺激前庭的反应

前庭神经核与眼运动核、脊髓前角运动神经元、小脑、脑干网状结构以及大脑皮层等有着广泛而复杂的联系。前庭感受器受刺激后，通过各级中枢及其投射的联系，可引起眩晕、眼震、平衡失调、倾倒、及自主神经反应。故当前庭系统发生疾病时也可以出现上述症状。病变发生在前庭神经核以下者，因病理性刺激均先上传到前庭神经核，继影响到所有上述各传导束，故可产生全部前庭异常反应，如眩晕、眼震、平衡失调、错指物位、呕吐等；或者产生近于全部的前庭异常反应，此乃各种前庭反应的阈值有所不同之故。这种情况，称前庭反应协调（vestibular harmony）。病变发生在前庭神经核以上者，则因很难使所有的传导束都受到影响，故可只出现一部分前庭异常反应，而另一部分前庭反应仍保持正常，称前庭反应分离（vestibular dissociation，或 vestibular disharmony）。上述两种情况对于前庭系统病变的定位诊断很有帮助。因此，这些内容成为临床诊断前庭系统疾病的重要根据和观察项目。

四、前庭传出神经系统生理

前庭外周器官（半规管、耳石器）的感觉神经上皮接受起源于脑干的前庭传出神经系统支配。前庭传出神经末梢直接与Ⅱ型毛细胞形成轴-体突触，而与包绕Ⅰ型毛细胞的传入神经盏形成轴-树突触，并与传入神经纤维有突触联系。长期以来，乙酰胆碱被认为是前庭传出神经系统的神经递质，近期免疫电镜发现，乙酰胆碱的合成酶—胆碱乙酰化酶定位于大鼠（Kong 等，1994）及人（Kong 等，1994，1998）的前庭外周器官传出神经末梢。γ-氨基丁酸亦被定位于大鼠和人（Kong 等，1994）的前庭传出神经末梢，提示乙酰胆碱和γ-氨基丁酸是前庭传出神经递质。此外，降钙素基因相关肽是一种神经调制物，它也被发现位于大鼠前庭传出神经末梢（Tanaka 等，1988；Wsami 等，1991；Wackym 等，1991）。

电生理实验表明，前庭传出神经系统对前庭传入神经系统有兴奋和抑制两种不同的影响。Goldberg 等（1980）报导，电刺激鼠猴前庭传出神经系统可引起多数前庭传入神经的自发性电活动排放率增加，仅对不到1%的前庭传入神经自发性电活动呈抑制性效应。然而，当传入神经因受刺激而表现兴奋性或抑制性反应时，刺激传出神经可减少传入神经受刺激反应的增益。神经药理学研究发现，乙酰胆碱对蛙前庭传入神经自发性电活动也表现为兴奋性和抑制性两种不同的效应（Bernard 等，1985；Guth 等，1986）。早期研究报道提出，γ-氨基丁酸可能是前庭传入神经系统的神经递质

（Flock 和 Lam，1974）。而部分研究结果，对 γ-氨基丁酸的传入神经递质作用提出质疑（Guth 和 Norris，1984）。如前所述，近期应用免疫电镜技术研究发现 γ-氨基丁酸是前庭传出神经递质（Kong 等，1994，1998；孔维佳等，1996）。因此，前庭传出神经系统至少含有两种神经递质。前庭传出神经系统的机能意义尚有待阐明。

五、前庭系统几种特殊生理现象

由于前庭神经核在中枢神经系统内有较广泛的联系，前庭神经系统的生理功能及其在病理状态下的表现都比较复杂，许多现象及其机制至今尚未完全阐明。本节就疲劳、适应、习服、代偿以及冲动复制等现象简略介绍如下。

（一）疲劳现象

对于持续存在或反复给予的刺激，前庭系统出现反应性降低或消失的现象，称疲劳（fatigue）。疲劳现象的特点是：如将刺激强度增大，疲劳程度也随之加重，将刺激停止后，疲劳现象消失缓慢。但在短暂休息后即有一定的恢复，经数分钟至数小时休息后，疲劳现象可完全消失。疲劳现象产生的部位可能在前庭神经突触处。

（二）习服现象

前庭习服（vestibular habituation）指前庭系统由于受到一系列相同的刺激所表现为反应性逐渐降低或衰减的现象。在日常生活中一些特殊职业人员，如芭蕾舞演员、飞行员、溜冰运动员等，由于经常接受到强烈的综合性的前庭刺激而产生前庭习服现象，即在进行快速运动时不再感觉眩晕，也不出现剧烈的前庭反应。前庭习服产生的具体部位和机制尚不清楚，一般认为它产生于前庭中枢。

前庭习服现象有如下几个特点：

1. 它易为相同的反复刺激所引起。

2. 产生的时间　以小时或日计。

3. 前庭习服具有方向性　例如顺时针旋转所产生的习服性眼震反应降低并不影响相反方向的旋转后眼震。

4. 一侧前庭习服可传递到对侧，使对侧前庭反应也有相应改变，即前庭习服常表现为双侧前庭反应性降低或反应衰减。

5. 前庭习服产生后可存在数周至数月，如以后继续刺激则可使之延续很久。

眼震电图是临床上前庭功能检查的重要内容，眼震慢相的速度、频率和持续时间常作为前庭眼反射的定量指标。频繁地重复刺激将使上述参数衰减，故前庭眼震的习服在诊断方面非常重要。它可对诸如冷热试验、旋转后眼震反应等检查结果产生较大影响。此外，由于前庭习服的作用可增强前庭功能的稳定性，根据前庭习服原理而进行前庭锻炼既可通过降低前庭系统的相应反应性，以适合特殊职业（如飞行员、海员、运动员及杂技演员等）的需要，还可用于治疗运动病、自主神经功能不稳定等。

（三）适应现象

临床上常将适应与习服相混淆。前庭适应（vestibular adaptation）指前庭眼反射系统对任何改变了的刺激，进行相应的调整，以获得最佳的前庭眼反射反应。适应的发生除了前庭冲动传入，尚需视觉信号参与。适应的产生部位及神经通路尚不清楚，然而，一般认为小脑对适应的产生有重要作用，因为小脑损伤后不能出现前庭适应。

（四）前庭功能代偿现象

单侧迷路切除或半侧前庭神经切断引起眩晕和一些运动症状，如头和身体向手术侧倾斜、自发性眼震指向健侧等。旋转试验引起的前庭眼反射增益减小。数日后，自发性眼震减轻。在人类，单侧迷路功能急性丧失所引起的症状可在数日至数周内消失，大多数人在一个月以内可正常工作，这就是迷路功能丧失后的代偿（compensation）现象。

早期认为患侧前庭神经核在失神经支配后的敏感性增高是产生代偿的主要机理。但近年来研究发现，两侧前庭神经核之间的联合纤维在代偿中起重要作用。在单侧迷路破坏后，两侧前庭神经核之间的兴奋性和抑制性联合纤维的突触连接性增强，使突触后电位反应阈值降低，上升时间缩短、振幅增加。电镜观察发现，在失前庭神经支配的前庭神经核有新的突触形成（Schwarz 等，1977）。在两侧前庭神经核之间切断联合纤维可阻止代偿的出现。小脑也在代偿机制中有重要作用，小脑损伤时可影响代偿的产生。此外，其他感觉传入信号如健侧迷路刺激、甚至患侧迷路残存前庭神经的神经兴奋性都对代偿的产生过程有影响。大脑的兴奋状态也影响代偿的形成。一些药物可延缓或加速代偿过程的发生。

（五）前庭冲动的复制

当机体受到复杂而有节律的综合刺激时，中枢神经系统即可将这种传入的前庭冲动作为母型加以复制（“pattern-copy”），以便加以对抗和控制。在刺激消失后，这种前庭冲动的复制品尚可保留数小时至数日，以致外来刺激虽已消失，机体还存在着与受刺激时相似的前庭反应。例如，海员刚在航行中遭受暴风雨的袭击，登岸后可在相当长的时间内，仍觉两脚如站在剧烈晃动的海船上。

（六）运动病

运动病（motion sickness）指因运动而引起的一种综合征，包括眩晕、出汗、恶心、呕吐、流涎增加、打呵欠以及全身不适等一组症状。运动病常常因前庭系统受刺激而引起，但也可由视觉刺激（如持续的视动刺激）所产生。太空病（space sickness）是运动病的一种，乃在太空中由头部主动运动所引起。现代观点认为，太空病的产生是由于耳石器与半规管信号的误配以及耳石器与视觉信号间的误配所至（Lackner 和 Graybiel，1986）。因为在太空中缺乏地心引力，故在太空中头部运动刺激耳石器传入神经的信号与在地球上运动时的信号不同。大约有 50% 的宇航员和太空飞行员在进入太空后出现太空病，但大多数人在 2～3 天内可适应。

（孔维佳）

第三章

耳的检查法——耳的一般检查法与咽鼓管功能检查法

第一节 病史询问

（一）耳聋

耳聋（deafness）或听力下降（hearing loss）是耳科疾病中最重要而又最常见的症状。详细的病史询问对耳聋的诊断甚为重要。在病史中，除应了解病耳的侧别，发病时间外，如耳聋为双侧，则应以每侧耳为一疾病单位，详细了解其发病情况。若患者诉耳聋为突发性，则需进一步了解患者能否回忆发病的具体时间，包括年、月、日、时和当时所从事的活动等，患特发性突聋的患者，一般均能对此做出明确的回答，个别的急性分泌性中耳炎患者虽然也能说出发病的具体时间，但突聋起病后一般均在数小时内听力下降至最低点，最长不超过3天。有些患者确实不知道自己的听力从何时开始下降，提示这种耳聋可能为缓慢开始。此外，耳聋出现后的听力变化情况对诊断亦有重要的参考价值，耳聋呈进行性加重者，提示有耳硬化症、自身免疫性内耳病、听神经瘤、遗传性进行性感音神经性聋以及鼓室硬化、粘连性中耳炎、氨基糖苷类抗生素中毒、老年性聋等可能。耳聋时轻时重者，可能与慢性分泌性中耳炎，慢性化脓性中耳炎，梅尼埃病（早期）等有关。耳聋的伴发症状如眩晕、耳鸣、耳流脓等，对疾病的诊断亦很重要。药物中毒史、头部或耳部外伤史、噪声接触史以及全身其他器官或系统疾病等病史亦应询问之。如为小儿，尚应了解母亲妊娠中所患疾病及用药史，以及患儿是否顺产，早产，难产，产钳助产，出生后有无窒息，胆红素脑病（核黄疸）等。询问家族史时，应注意向患者及其家属解释优生优育的重要意义，打消其顾虑，以便获得真实可靠的病史。在病史询问过程中，可根据患者反映的情况，初步估计其耳聋的程度。

（二）耳鸣

耳鸣（tinnitus）是耳科疾病（包括外耳、中耳、内耳、各级听觉中枢传导径路和听皮层的病损）的常见症状，某些全身性疾病（如精神、神经、血管、血液、内分泌系统等）亦可引起耳鸣，耳鸣还可能是某些疾病的首发症状，如梅尼埃病，听神经瘤等，个别鼻咽癌患者也以耳鸣为惟一主诉症状。因此，对以耳鸣为主诉的患者，医师仔细地询问病史非常重要。耳鸣的病史包括耳鸣开始的时间、侧别、耳鸣发生的时间规律等，轻度的耳鸣往往在寂静的环境中方能察觉，耳鸣重者，终日持续不停。询问病史时，要请患者描述耳鸣的拟声或近似的拟声，如蝉鸣音，蟋蟀鼓翼音，蜜蜂发出的嗡嗡声，哨音，汽笛声，电机声，马达声，风吹电线声等等，以便初步判断耳鸣为高音调或低音调。咽鼓管异常开放症患者的耳鸣声为“呼呼”声，与呼吸节律一致，深呼吸时加重。如为搏动性耳鸣，则应询问其节律与脉搏或心跳的节律是否一致？颈静脉球体瘤的患者，早期常有与脉搏节律一致的搏动性耳鸣。有些耳鸣仅为一种单一的鸣声，也有多种鸣声混杂在一起的，耳鸣加重时，单一的鸣声可发展为多种鸣声。注意了解耳鸣是否影响患者的学习、工作和睡眠，以便初步判断耳鸣的严重程度。绝大多数耳鸣为自觉性，或称“主观性耳鸣”；少数患者的耳鸣声不仅患者可听到，也可为他人在其耳边有所闻，称为“他觉性”，或“客观性耳鸣”，询问病史时，勿忘分辨之。由于不少患者常常不能将耳鸣与其病因性疾病的其他症状相连系，在叙述病史时，只顾陈诉令其苦恼的耳鸣症状，而只字不提其他有关症状，如眩晕，听力下降等，可给初学者在诊断时带来困难。一个有经验的耳科医师通过对其他有关症状的仔细询问，往往可以从中得到启迪，从而为其正确的诊断打下基础，这是初学者需要牢记的。

（三）眩晕

通过病史询问，首先应区分患者所说的“眩晕”（vertigo，dizziness）是旋转性眩晕，或是升降、摇摆、颠簸、倾倒感，或是头昏、头沉重感等。然后再了解眩晕发作的次数，每次发作的持续时间和伴发症状（如耳鸣、听力下降、恶心、呕吐、头痛等），以及伴发症状和眩晕发作之间的关系，如发生顺序等。并询问有无耳流脓史，脓量的变化与眩晕发作间有无关系，以及颈椎病史，询问头位变动与眩晕发作有无关系，眩晕发作的其他诱发因素，过去的头部外伤史，心血管疾病史等。

（四）耳溢液

耳溢液（otorrhea）系指外耳道内有来自中耳或外耳道的液体聚集，并可由此流出耳外，极少数的液体来自外淋巴腔或脑脊液。对于有耳溢液主诉的患者应询问流脓耳的侧别、发病时间。如为慢性流脓，则应了解流脓为间歇性或持续性，首次发病时间，本次发作时间，脓量多少等，经过正规治疗而久治不愈的长期持续性流脓，多为伴有中耳（或）乳突的骨质病变或伴胆脂瘤。慢性单纯型化脓性中耳炎多为间歇性流脓，而且每次发作常与感冒、游泳、沐浴等有关。注意了解脓液的性状，有无臭气，胆脂瘤合并感染时的脓液有奇臭。还应了解有无耳内出血史，出血前有无挖耳等外伤史等。慢性化脓性中耳炎或中耳炎伴胆脂瘤，当外耳道或鼓室内有肉芽或息肉时，挖耳后耳内可出血。少数健康人用利器挖耳损伤外耳道，耳内可流鲜血。中耳癌等中耳或外耳道的恶性肿瘤，耳内分泌物中可长期带血。中耳胆固醇肉芽肿时，分泌物呈酱油状。如溢液为清亮或淡红色水样液体，且有头部或耳部外伤、手术史者，应考虑为脑脊液漏或外淋巴漏。而外耳湿疹、慢性鼓膜炎等也会出现耳溢液。

（五）耳痛

耳痛（otalgia）是耳科较常见的症状。对以耳痛为主诉者，应询问疼痛的部位、时间、是持续性或阵发性、疼痛持续的时间以及相关症状，如听力下降、耳鸣、耳溢液等。此外，还应了解邻近部位（如牙、口腔、咽、喉、头颈部等）的有关疾病。外耳和中耳的炎性疾病是引起耳痛最常见的原因，除化脓性耳廓软骨膜炎外，急性中耳炎、急性外耳道炎（含疖）、大疱性鼓膜炎，Hunt综合征等引起的耳痛往往剧烈，患者常在1～2天内就诊。外耳道恶性肿瘤、中耳癌所致之耳痛多为钝痛。耵聍栓塞一般并无耳痛，仅在遇水膨胀或合并外耳道炎时方出现疼痛。外耳道胆脂瘤合并感染时耳痛可甚为剧烈，患者寝食难安。而当耳痛患者在耳部检查无异常发现时，应考虑是否由邻近组织、器官病变引起的耳痛，其中颞颌关节紊乱综合征是最常见的原因。腮腺区的炎症、肿瘤等，也可经三叉神经耳颞支反射引起耳内疼痛。扁桃体切除术后、急性咽炎、咽部溃疡等可通过舌咽神经鼓支经鼓丛出现耳痛，笔者曾遇以耳痛为唯一症状的急性扁桃体炎、扁桃体周围脓肿的患者，但其在外却未能查出原因，值得注意。牙错位咬合、磨牙阻生等牙病亦可经三叉神经耳颞支引起耳痛。过长的茎突刺激附近的舌咽神经或迷走神经、颈上深淋巴结及喉入口的炎症、肿瘤等，亦可经迷走神经反射引起耳深部疼痛。笔者还遇到2例无颈部淋巴结转移的鼻咽癌患者以耳痛为主诉而来首诊，虽然这种病例很少见，仍值得警惕，究其耳痛产生的原因，可能与颅底骨质破坏，岩浅小神经受累而经舌咽神经反射至鼓丛有关。此外，三叉神经痛、舌咽神经痛也有累及耳痛的，一般情况下，根据其伴发的特有的神经支配区疼痛以及扳机点的存在，诊断不甚困难；但是偶有不伴神经支配区疼痛而仅诉耳痛者。鼓丛神经痛多为阵发性耳深部疼痛，每次发作时疼痛仅持续数秒至数分钟，疼痛往往剧烈难忍，遇此种病例，应注意鉴别其神经痛为原发性或继发性。

第二节 听诊、视诊、触诊及嗅诊

（一）听诊

留心患者的言语是否清晰，发音是否准确，语声的高低等。感音神经性听力损失者多高声喧嚷；传导性听力损失者常轻声细语。

（二）视诊

1. 耳廓　观察耳廓的大小、形状和位置，注意两侧是否对称，有无畸形、缺损，耳廓上有无局限性隆起、增厚、瘘管及皮肤红、肿、糜烂、触痛等。

2. 耳廓周围组织　注意耳后和耳前及颧突根部有无红、肿、瘢痕、瘘管，肿胀处有无压痛、波动感等。耳后脓肿时，耳廓被推向前外方。此外，留心有无副耳，腮腺是否增大等。

3. 外耳道口　外耳道口有无闭锁、狭窄、新生物、瘘口，皮肤有无红、肿，水疱、糜烂，有无分泌物。如有分泌物则注意观察其性状。分泌性中耳炎而鼓膜穿破时，流出的液体为淡黄色水样分泌物，持续时间甚短；大疱性鼓膜炎穿破时亦可流出少量淡黄色液体；慢性肉芽性鼓膜炎流脓量一般不多；化脓性中耳炎则有黏液脓性或脓性分泌物；外耳道疖肿穿破后，流出物为纯脓；

急性化脓性中耳炎、伴有肉芽或息肉的化脓性中耳炎、中耳癌等有脓血性或血性分泌物；胆固醇肉芽肿可流出咖啡色或酱油样分泌物；结核性中耳炎的脓液稀薄；如为水样分泌物则当警惕脑脊液耳漏。

（三）触诊

两手拇指以相同的压力同时触诊两侧乳突，了解患侧乳突尖、鼓窦区有无压痛。轻轻牵引耳廓，外耳道炎时耳痛明显加重，此时如轻压耳屏，耳痛亦加重。对耳廓或耳周的瘘管，可用钝头细探针探查瘘道的深浅及其走向。

（四）嗅诊

伴感染的胆脂瘤的脓液有特殊的腐臭，有经验者，嗅到此臭气即可疑及该病。慢性化脓性中耳炎的脓液长期未清洗时，虽可能有臭气，但清洁后即消失。中耳癌等恶性肿瘤，中耳结核伴死骨形成者，分泌物有恶臭。

第三节　外耳道及鼓膜的徒手检查法

（一）体位及对光

受检者侧坐，受检耳朝检查者。检查者坐定后调整额镜及光源，使额镜的反光焦点投照于受检耳之外耳道口处。在小儿，则请其家属正坐于检查椅上，并将小儿抱坐于家属之一侧大腿上，使其受检耳朝向检查者，家属以两侧大腿挟持住小儿之两腿，一手固定其头，另一手绕过小儿双臂紧抱其上身，如此固定后，即可进行检查。

（二）徒手检查方法（manoeuvre method）

徒手检查法即检查者只通过两手操作，而不通过器械暴露外耳道及鼓膜，进行检查。

1. 双手检查法　检查者一手将耳廓向后、向上，并略向外方轻轻牵拉，使外耳道变直；另一手之示指将耳屏向前略略推压，使外耳道口扩大，通过额镜将光束射入外耳道及鼓膜，即可进行检查（图 7-3-1）。检查右耳时，以左手牵拉耳廓，检查左耳时则反之。由于婴幼儿之外耳道呈裂隙状，检查时须将耳廓向下牵拉，并将耳屏向前推移，方能使外耳道变直，外耳道口扩大。

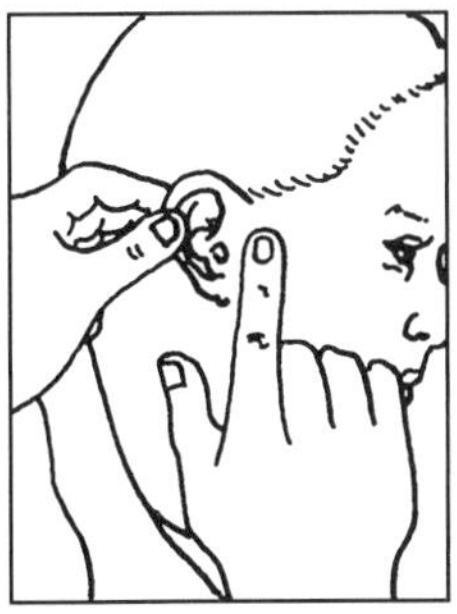

图 7-3-1　徒手（双手）检耳法

2. 单手检查法　如检查者需将右手空出，以便进行诸如拭洗脓液，钳取耵聍，钩出异物等操作，则可用单手检查法。单手检查法即用左手牵拉耳廓进行检查。检查左耳时，左手从受检耳廓下方，以拇指和中指挟持并牵拉耳廓，食指向前推移耳屏。检查右耳时，左手从受检耳廓上方以同法牵拉耳廓，推移耳屏。这样均可使外耳道变直，外耳道口扩大，顺利进行检查（图 7-3-2）。

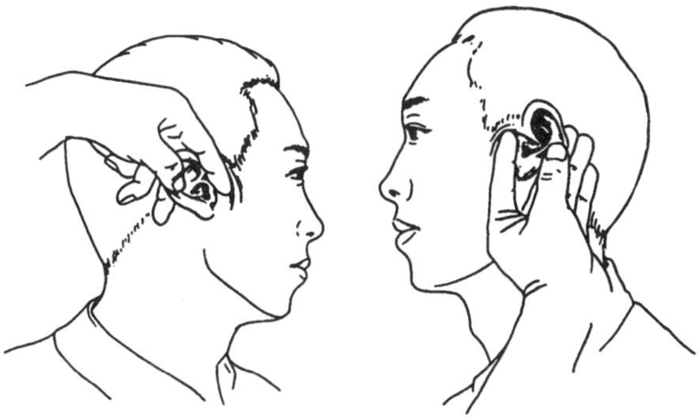

图 7-3-2　徒手（单手）检耳法

注意：①无论用何种方法进行检查，无论受检者为小儿或成人，欲能窥清外耳道和鼓膜，受检者定要取完全的侧坐位。若受检者正坐，头向对侧偏转，即使能使受检耳勉强朝向检查者，检查时光线亦不能投照于外耳道深部及鼓膜；②欲能看清外耳道和鼓膜各部，首先要将外耳道内的耵聍、分泌物等全部加以清除；③徒手检查法是耳科检查中最基本的方法，不能被其他检查方法所取代，初学者务必多加练习，熟练掌握。

第四节　耳镜检查法

（一）窥耳器（ear speculum）**检查法**

窥耳器形如漏斗，由金属或硬塑料制成，口径大小不一。检查室内一般需配备口径不同的窥耳器一套（约 4～5 只），检查时，可根据受检耳外耳道的宽窄，选用口径适当者。

当外耳道弯曲度较大，较窄，或耳毛过多，而在徒手检查法不能窥清外耳道及鼓膜时，窥耳器可压倒耳毛，并使外耳道变直，因而有助于观察外耳道深部和鼓膜。但对外耳道炎，特别是患外耳道疖的患者，窥耳器的插入可引起剧烈疼痛，不宜采用。

1. 双手检查法　检查者左手先按徒手检查法牵拉耳廓，使外耳道变直，然后，右手执窥耳器，顺外耳道长轴之方向，将其轻轻置入外耳道内，至窥耳器前端抵达软骨部即可，不得超过软骨与骨部交界处（图 7-3-3）。这样，窥耳器既可在耳道内稍稍向各个方向移动，便于观察鼓膜全貌和外耳道深部各壁；而且还可避免因窥耳器插入过深，压迫骨段而引起疼痛和反射性咳嗽。

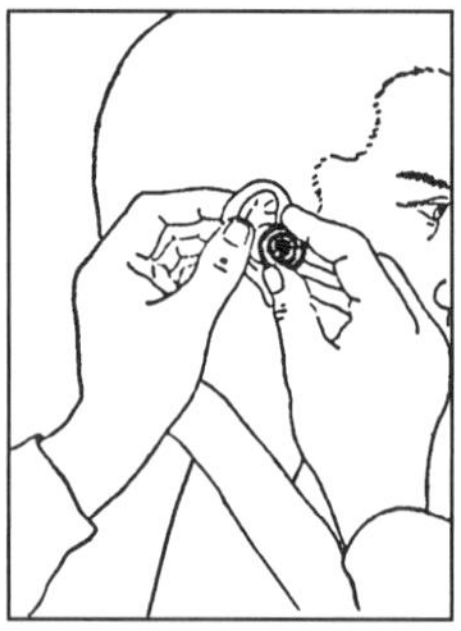

图 7-3-3　双手耳镜检查法

2. 单手检查法　检查左耳时，检查者左手拇指及食指持窥耳器，先以中指从耳甲艇处将耳廓向后、上方推移，随后即将窥耳器置于外耳道内（图 7-3-4（1））。检查右耳时，仍以左手拇指及食指持窥耳器，但以中指和无名指牵拉耳廓，使其向后向上，外耳道变直后，随即将窥耳器置入（图 7-3-4（2））。单手检查法可空出右手，便于操作，但要求检查者有娴熟的技巧。

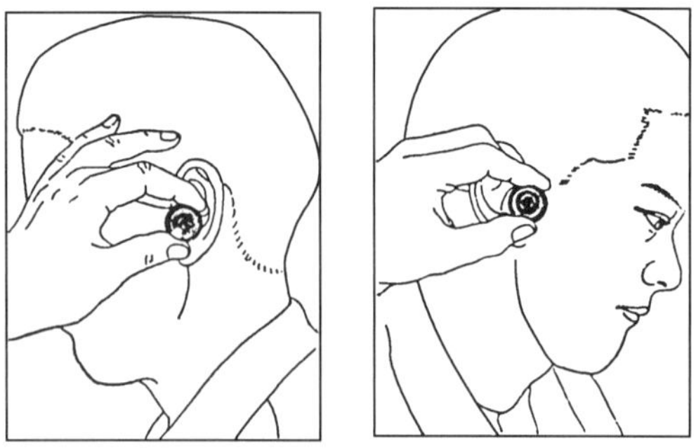

(1)　(2)

图 7-3-4　单手耳镜检查法

（1）左耳　（2）右耳

（二）电耳镜检查法（electro-otoscopy）

电耳镜是自带光源和放大镜的耳镜，借此可仔细地观察鼓膜，发现肉眼不能察觉的、较细微的病变。有些电耳镜所带放大镜的焦距尚可在一定的限度内随意加以调节，以便视力不同的检查者调节使用。由于电耳镜便于携带，无需其他光源，尤其适用于卧床患者及婴幼儿。但是，用电耳镜检查前，一般仍须作徒手检查法，清除外耳道内的耵聍，拭净分泌物，否则，电耳镜检查时，将不能看清鼓膜。

（三）鼓气耳镜检查法（Siegle otoscopy）

鼓气耳镜是在耳镜的一侧开一小孔，经一细橡皮管使其与一吹气橡皮球连接；耳镜底部装有一放大镜，借此又可将镜底密封（图 7-3-5）。有些鼓气耳镜可自带光源（电池），与电耳镜相似；不自带光源者，则利用额镜反射光线进行检查。检查时，将大小适当的鼓气耳镜置于外耳道内，务使耳镜与外耳道皮肤贴紧，如耳镜较小，又无适当口径可替换时，可用胶布将耳镜缠绕数圈，使其与外耳道完全弥合。然后，通过反复挤压、放松橡皮球，使外耳道内交替产生正、负压，同时观察鼓膜的活动。正常情况下，当挤压橡皮球时，外耳道内产生正压，鼓膜向内凹陷，放松橡皮球时，外耳道内为负压，鼓膜向外稍膨出。鼓室积液或鼓膜穿孔时，鼓膜活动度降低或消失；咽鼓管异常开放时，鼓膜活动异常增强。鼓气耳镜检查还可发现细小的、一般耳镜下不能发现的穿孔；通过鼓气耳镜的负压吸引作用，还可使潜藏于鼓室内的脓液从极小的穿孔中向外流出。此外，应用鼓气耳镜还可进行瘘管试验，Hennebert 试验及鼓膜按摩等。

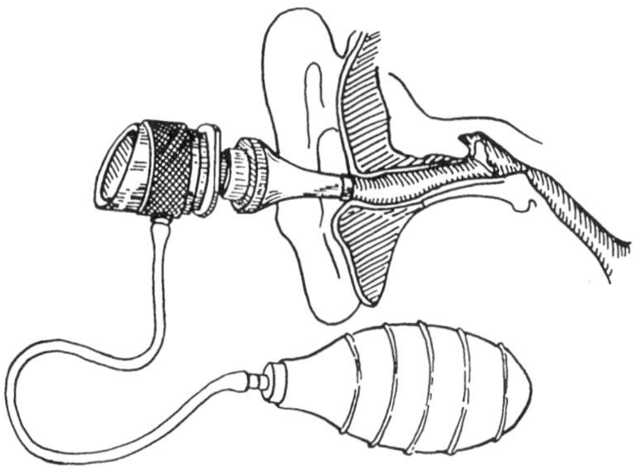

图 7-3-5　鼓气耳镜检查法

（四）耳内镜检查法

耳内镜（oto-endoscope）为耳科用硬管内镜。由冷光源提供 150W 或 300W 照明。镜身长 6cm 或 11cm。分 0°、30°、45° 和 70° 等各种角度。直径为 1.9mm、2.7mm 或 4.0mm，直径 1.9mm 者可通过鼓膜穿孔（或鼓膜切口），观察鼓室内各种结构，2.7mm 或 4.0mm 者则可用于中耳乳突手术中。镜身可配备电视监视系统和照相设备。通过各种角度的耳内镜，可以观察到耳镜或显微镜不能到达的深部隐窝和细微病变。当外耳道狭窄或因其他原因而阻挡视线时，用 2.7mm 或 4.0mm 直径的耳镜可以越过狭窄区观察到耳道深部和鼓膜全貌。当鼓膜上存在内陷袋时，通过耳内镜可观察内陷袋内的病变，有无角化物质或胆脂瘤碎屑等。在中耳乳突手术，外淋巴瘘探查术，闭合式乳突术后的 second-look 术，以及咽鼓管探查术等手术中，耳内镜亦可发挥独特的辅助作用（请参阅各相关手术），为中耳和颞骨的微创外科提供了重要的条件。此外，耳内镜还可用于桥小脑角手术中。其缺点为单眼视（无立体感），单手操作（镜身无支架），术野出血时止血困难，以及放大倍数不能调控等，对这些缺点目前正在着手改进中。

耳显微镜和附设于耳鼻咽喉科多功能检查台的单目或双目显微镜，均能更加精细地观察鼓膜的各种细微变化。

可屈性纤维耳内镜直径为3.2mm和2.7mm，它和纤维喉镜、纤维支气管镜一样，具有柔软、可适当弯曲、照明好等优点，可观察一般电耳镜不能窥清的外耳道深部、鼓膜及鼓室的病变。耳显微镜和软管耳内镜均附有照相机及摄像机接口，可以拍照或录像存档。

近年来尚有耳蜗微内镜问世，凭借此可洞察耳蜗内的微小病变。

（五）鼓膜的病理改变

1. 充血　急性炎症时，鼓膜弥漫性充血，肿胀，早期以松弛部最为明显，以后发展至全鼓膜，此时，鼓膜的各个标志可消失。检查时，如对鼓膜进行过多的刺激，或婴幼儿哭闹、用力挣扎时，鼓膜亦可发红，宜注意识别。

2. 色泽的其他改变　鼓室内有积液时，鼓膜为淡黄、橙黄、或琥珀色，少数呈灰蓝色或灰白色。蓝鼓膜提示鼓室内可能有出血或淤血等改变（参见第923页）。

3. 混浊、增厚　鼓膜混浊时，其透明度减低，呈云雾状。鼓膜增厚时，透明度消失，如磨砂玻璃，紧张部呈灰白色。

4. 钙质沉着　为鼓室硬化的表现。鼓膜上有斑片状白斑，其界线分明，年久可变黄色，又称“骨化”鼓膜。

5. 萎缩性瘢痕　鼓膜仅剩外侧之表皮层和内侧之黏膜层，中间之纤维层消失。这种萎缩性瘢痕大多发生于鼓膜紧张部的某一局部，可大可小。见于鼓室硬化或愈合的穿孔。

6. 鼓膜内陷　表现为光锥变形，分段，缩短，移位或消失，锤骨短突和前、后皱襞特别突出。鼓膜内陷严重者，鼓膜向内移位，几与鼓岬相贴。评估鼓膜轻度内陷的临床意义时，宜结合鼓室导抗图综合分析。

7. 外凸　前后皱襞变得不明显，锤骨短突无显著隆起，光锥可消失，紧张部有膨隆外貌。此时鼓膜的振动度受限或消失。在急性化脓性中耳炎和鼓室积液甚多的分泌性中耳炎，鼓膜可向外膨出。

8. 鼓膜穿孔　鼓膜穿孔可由外伤引起，或因各种化脓性中耳炎所致。

（1）外伤性穿孔：急性期之穿孔多呈裂隙状、三角形或不规则形，数日后则可逐渐变为圆形或椭圆形，个别严重的外伤性穿孔，鼓膜紧张部可完全撕裂。

（2）化脓性中耳炎的鼓膜穿孔：急性化脓性中耳炎时，鼓膜穿孔一般较小，最小者仅有针尖大，大多伴有液体搏动，如星星样闪烁反光。慢性化脓性中耳炎时，穿孔可在松弛部或紧张部。松弛部及紧张部后上边缘性穿孔常为中耳胆脂瘤。紧张部中央性穿孔可为肾形，圆形或椭圆形，多见于单纯型化脓性中耳炎，穿孔在前下象限，病灶常在咽鼓管；紧张部大穿孔，鼓室内有肉芽或息肉者，提示中耳炎可能伴有骨质破坏或伴胆脂瘤的中耳。结核性中耳炎早期，鼓膜可出现多发性穿孔。化脓性中耳炎愈合过程中，如有部分残余鼓膜边缘与鼓室内壁发生粘连，有时可形成多发性穿孔，宜注意鉴别。

9. 内陷袋形成　鼓膜的某一局部向鼓室内极度陷入，形成一囊袋状，称为内陷袋。内陷袋多位于鼓膜松弛部，或锤骨短突与前皱襞交界处之上方，或紧张部之后上方，为鼓室膨胀不全或胆脂瘤的早期征象。袋状内陷或鼓膜穿孔的鉴别方法是：以一钝头细探针轻轻探查，如为穿孔，探针可探入较深，有落空感；袋状内陷者，探针探入后即有受阻感。耳内镜检查可鉴别之。

10. 其他　鼓室内有小肿瘤而鼓膜完整时，鼓膜出现局限性隆起，透过该处鼓膜，可见肿物影，颈静脉球体瘤时，肿物可出现搏动。

（六）注意事项

1. 检查外耳道和鼓膜时，首先应注意外耳道内有无耵聍、异物，外耳道皮肤是否红肿，有无疖肿、新生物、瘘口、狭窄，骨段后上壁有无塌陷等。如耵聍遮挡视线，须加以清除。外耳道有脓液时，应注意观察其性状和气味，并用3%过氧化氢溶液或生理盐水将脓液彻底洗净，用吸引器吸尽或拭干，以便细察鼓膜。

2. 无论采用上述何种方法，从一个方向均只能窥及外耳道或鼓膜的一个部分。欲窥察其全貌，必须按需要稍稍变换受检者的头位，或将耳镜的方向朝上、下、左、右轻轻移动，方能看清鼓膜的各个部分。

3. 在鼓膜各标志中，以光锥最易辨认，初学者欲观察鼓膜，可先找到光锥，然后相继察看锤骨柄、脐部、短突及前、后皱襞，区分鼓膜的松弛部和紧张部。

第五节　咽鼓管功能检查法

咽鼓管具有调节鼓室内的气压，使之与外界气压保持平衡的功能、引流功能、防声功能和防止逆行性感染等功能。咽鼓管功能的检查方法，目前主要集中于其调节鼓室内气压的功能，以及引流功能。

咽鼓管功能的测定方法很多，繁简不一，其中有定性检查法，也有定量检查法。临床常用的瓦尔萨尔法，波利策法，导管吹张法等，均属定性检查法，这种方法简单易行，无需特殊设备条件，惟精确度较差。定量检查法虽能较准确地检测咽鼓管的通畅度，但需一定的仪器设备，其中有些技术操作比较复杂。此外，咽鼓管检查法还因鼓膜是否完整而有所不同，如鼓室滴药法和咽鼓管造影术一般只适用于鼓膜穿孔者。

（一）吞咽试验法

1. 听诊管法　取一听诊管，将其两端的橄榄头分别塞于受试者和检查者的外耳道口内，然后请受试者做吞咽动作，检查者从听诊管中注意倾听有无空气进入中耳的"嘘嘘"声。若无此声，表示咽鼓管可能阻塞。

2. 鼓膜观察法　检查者以电耳镜观察受试者之鼓膜时，请受试者做吞咽动作，此时若鼓膜可随吞咽动作而向外鼓动，示其通畅。

（二）咽鼓管吹张法

咽鼓管吹张法（eustachian tube inflation）是受试者或其家属在医务人员的指导下，通过规定的动作，或医务人员用简单的器械，将空气从鼻咽部的咽口经咽鼓管吹入中耳的方法，可粗略评估咽鼓管的通畅情况。主要适用于鼓膜完整者，鼓膜穿孔者亦非禁忌。咽鼓管吹张还是一种常用的治疗操作。

常用的咽鼓管吹张法有以下3种：

1. 瓦尔萨尔法（Valsalva method）亦称捏鼻闭口鼓气法　受试者以拇指和食指将自己的两鼻翼向内压紧，同时紧闭双唇，用力摒气。咽鼓管通畅者，此时呼出的气体经鼻咽部循咽鼓管冲入鼓室，检查者用听诊管可从受试者的耳道口听到鼓膜的振动声；也可从电耳镜中观察到鼓膜向外的鼓动。受试者自己亦可感到鼓膜向外膨出。若咽鼓管不通畅，则无上述现象。

2. 波利策法（Politzer method）亦称饮水通气法　主要适用于小儿。嘱受试者含水一口，检查者将波氏球（Politzer bag）（图7-3-6）前端的橄榄头塞于受试者一侧的前鼻孔（图7-3-7（1）），并以手指压紧另一侧前鼻孔。告受试者将口中所含之水吞下，于受试者吞水之际，迅速捏紧橡皮球，向鼻腔内吹气。咽鼓管功能正常者，在此软腭上举、鼻咽腔关闭，同时咽鼓管开放的瞬间，从波氏球内压入鼻腔中的空气即可从咽鼓管逸入鼓室（图7-3-7（2）），检查者从听诊管内可听到鼓膜的振动声。此法不致引起咽鼓管咽口的外伤，患者亦无痛苦。

3. 导管吹张法（catheterization）　导管吹张法是通过一插入咽鼓管咽口的咽鼓管导管（earcatheter），直接向咽鼓管吹气，并通过一连接于受试耳和检查耳之间的听诊管，听空气通过咽鼓管时的吹风声，由此来判断咽鼓管通畅度的方法。咽鼓管导管由金属制成，前端略弯曲，末端开口稍膨大，呈喇叭状。末端开口外侧有一小环，其位置恰与导管前端的弯曲方向相反，可指示前端开口的方向。

（1）操作方法：常用的操作法有两种

1）咽鼓管圆枕法：此法最常用。操作前先清除受试者鼻腔内和鼻咽部的分泌物，鼻腔以1%麻黄碱和1%丁卡因收缩、麻醉15分钟。操作时，先将听诊管一端之橄榄头塞于受试耳之外耳道口，另一端橄榄头塞于检查者之外耳道口。检查者右手持导管末端，前端开口朝下，插入前鼻孔后，沿鼻腔底部缓缓伸达鼻咽部。当导管前端抵达鼻咽后壁时（图7-3-8），将导

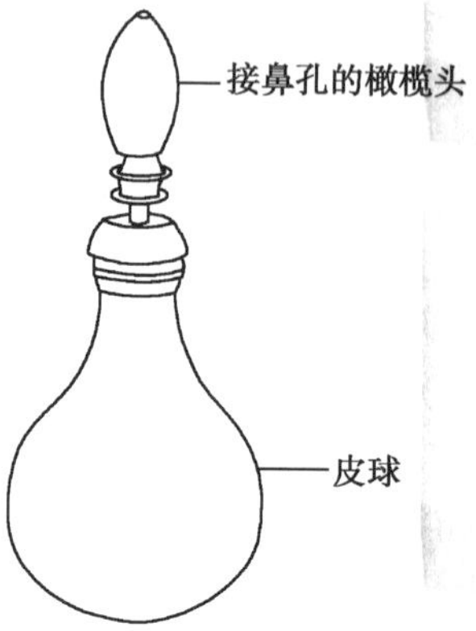

图7-3-6　波氏球

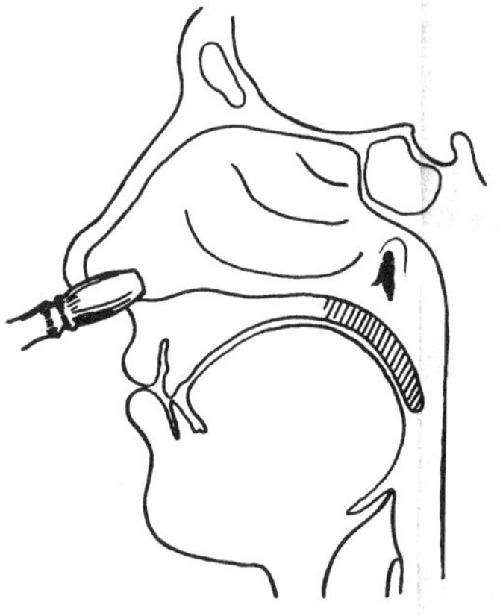

(1)

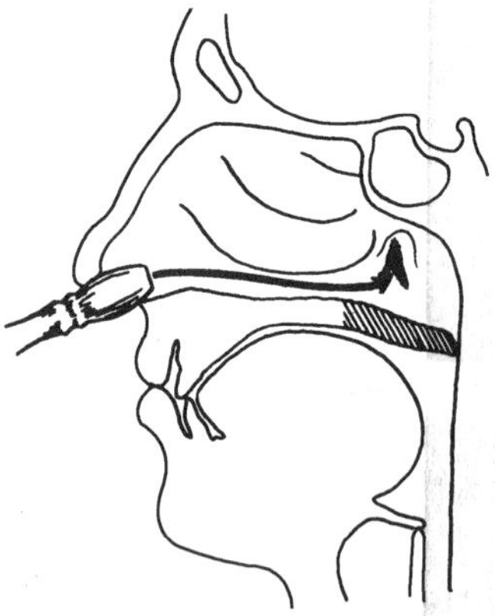

(2)

图7-3-7　波利策法

（1）准备动作　（2）吞咽时用橡皮球向鼻内注气，箭头示空气被驱入咽鼓管

管向受试侧旋转 90°（图 7-3-9），并向后略退出少许，此时导管前端离开咽隐窝，越过咽鼓管圆枕，落入咽鼓管咽口处（图 7-3-10）。然后再将导管向外上方旋转约 45°，使导管插入咽口内。检查者即换用左手固定导管，右手拿橡皮球，对准导管末端开口吹气数次，同时注意通过听诊管仔细倾听气流通过咽鼓管的声音。吹张完毕，将导管前端向下方旋转，并顺势缓缓退出鼻腔。

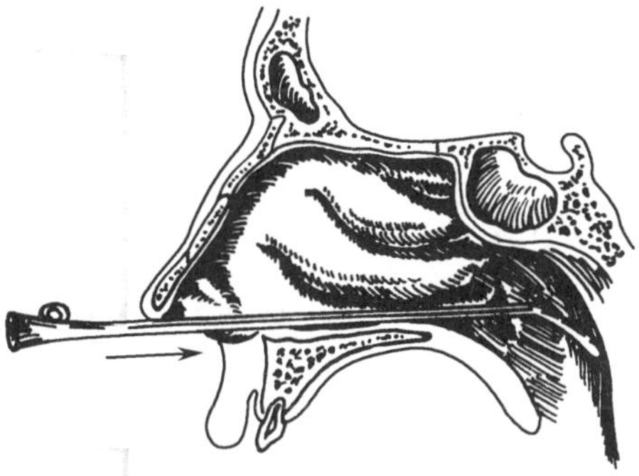

图 7-3-8　咽鼓管导管吹张法之一

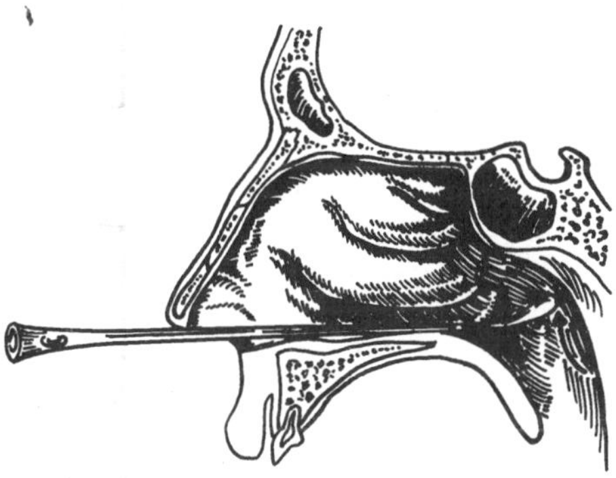

图 7-3-9　咽鼓管导管吹张法之二

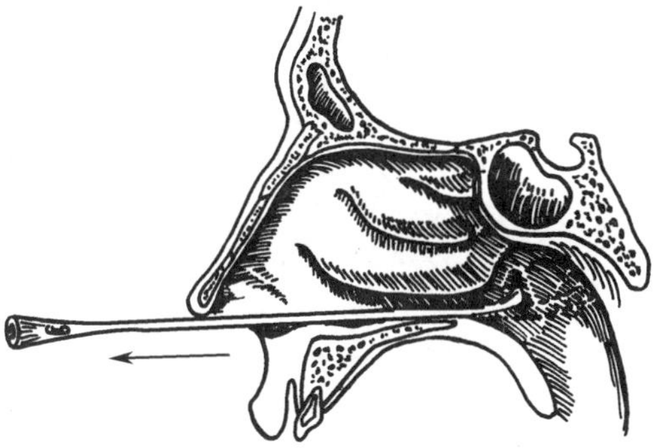

图 7-3-10　咽鼓管导管吹张法之三

2）鼻中隔法：鼻腔麻醉同咽鼓管圆枕法。

a. 同侧法：按上法将导管插入同侧鼻腔，导管前端抵达鼻咽后壁后，将导管向对侧耳之方向旋转 90°，并稍稍退出少许，至有阻力感时，示已抵达鼻中隔后缘。然后再将导管按向下、然后再向受检侧之顺序旋转 180°，其前端即进入咽鼓管咽口（图 7-3-11）。即可按上法固定导管、打气吹张。

b. 对侧法：当受试侧之鼻腔因各种原因而狭窄（如鼻甲肥大，鼻中隔偏曲，鼻中隔嵴等），咽鼓管导管不能或不易由此通过时，可用对侧法试之。将导管从对侧鼻腔插入，抵达鼻咽后壁后，向受试侧旋转 90°，然后慢慢向后退出，不久即感有阻力，示已达鼻中隔后缘，此时继续向上旋转 45°，并使导管前端尽量指向并伸抵受试侧，进入咽口（图 7-3-12）。

（2）注意事项

1）导管插入和退出时，动作要轻柔，顺势送进或退出，切忌施用暴力，以免损伤鼻腔和咽鼓管口的黏膜。

2）吹气时用力要适当，用力过猛可致鼓膜穿孔，特别在鼓膜有萎缩性疤痕时，更要小心。

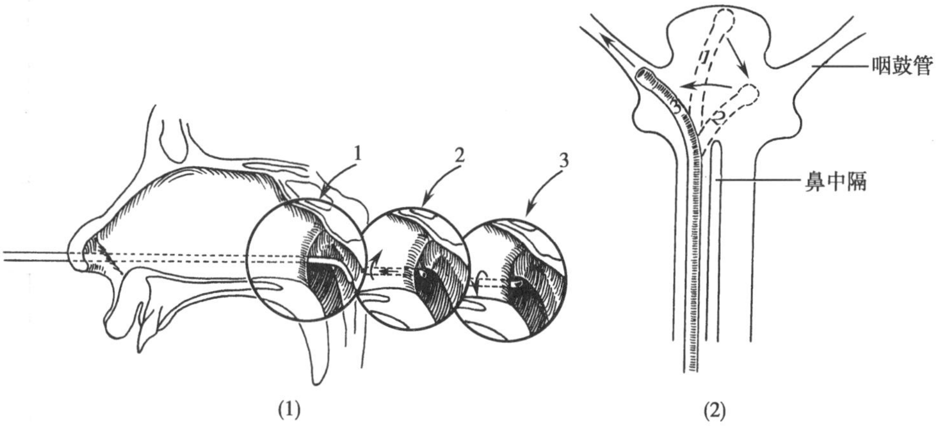

图 7-3-11　鼻中隔法之一

（1）矢状面示意图　（2）横剖面示意图

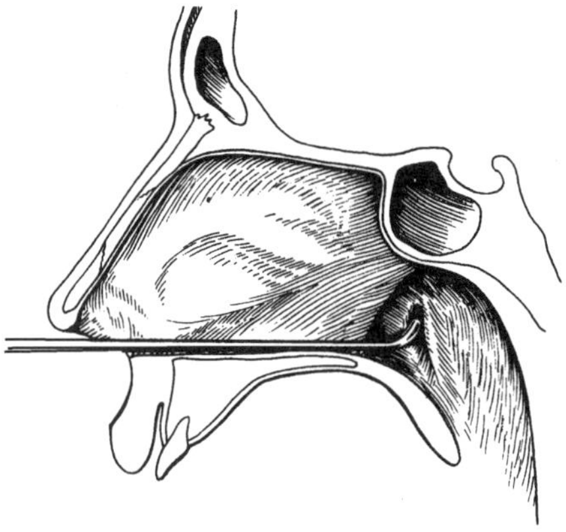
(1)

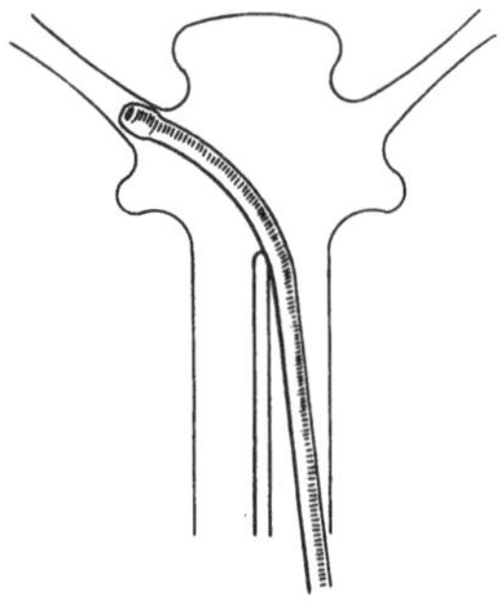
(2)

图 7-3-12 鼻中隔法之二
(1) 矢状剖面示意图 (2) 横剖面示意图

3）鼻腔或鼻咽部有分泌物时，吹张前定要清除之。

(3) 导管吹张法的诊断标准

1）通畅：检查者可听到气流通过咽鼓管时的轻柔的“嘘嘘”声，以及鼓膜的鼓动声；受试者有气体吹入自己耳内的感觉。

2）轻度狭窄：检查者可听到较尖锐的吹风声，鼓膜鼓动声轻微；受试者感到仅有微量的气体进入自己的耳内。

3）狭窄：受试者无气体进入耳内的明显感觉；检查者可听到气体流经狭窄管道的“吱吱”声，无鼓膜鼓动声。

4）阻塞或闭锁：检查者听不到任何气流通过声，亦无鼓膜鼓动声；受试者毫无空气进入耳内之感。

5）鼓膜穿孔，咽鼓管通畅：检查者感到有气体吹入自己耳内之感；受试者有气体经过耳内吹出之感。

6）鼓室积液：检查者可听到水泡声或捻发音；受试者有时亦可听到耳内有水泡声。

4. 咽鼓管吹张法的禁忌证 无论采用瓦尔萨尔法，波利策法，或导管吹张法，均有以下禁忌证。

(1) 急性上呼吸道感染。

(2) 鼻腔或鼻咽部有肿瘤、溃疡等病变。

(3) 鼻出血。

(4) 鼻腔或鼻咽部有脓液、脓痂而未清除者。

（三）鼓室滴药法

鼓室滴药法是通过向鼓室内注（滴）入有味或有色药液等标识物，以观察咽鼓管是否通畅，并可了解其排液、自洁功能。此法仅用于鼓膜已有穿孔者。检查时，请受试者仰卧，测试耳朝上。向外耳道内滴入 0.25% 氯霉素溶液或 0.06% 红霉素溶液，并按压耳屏数次，使药液进入鼓室。然后请受试者做吞咽动作，并告诉检查者，自己是否尝到苦味及开始尝到的时间。

此外还可向外耳道内滴入有色的无菌药液，如亚甲蓝等，同时以纤维鼻咽镜观察咽鼓管咽口，记录药液滴入后至咽口开始显露药液时所需的时间。

（四）荧光素试验法

与鼓室滴药法基本相同，亦用于鼓膜穿孔者。用新鲜配制的 0.05% 无菌荧光素生理盐水 1～3ml，滴入外耳道内。请受试者做吞咽动作 10 次，然后坐起，每分钟用加滤光器的紫外线灯照射咽部 1 次，观察有无黄绿色荧光在咽部出现，共 5～10 次。记录荧光在咽部出现的时间。10 分钟以内出现者，示咽鼓管基本通畅；大于 10 分钟者，示狭窄或梗阻；阴性者，可用一带耳塞之吹气橡皮球向外耳道内加压，加压后出现阳性结果，示严重狭窄；加压后仍为阴性者，表明咽鼓管已完全阻塞。

（五）咽鼓管造影法

将 35% 有机碘水注入外耳道内，使其经鼓膜穿孔流入鼓室，然后用带耳塞的橡皮球在外耳道口打气加压，或不打气加压，而任其自然流动，通过咽鼓管进入鼻咽部。此时拍 X 线片，可了解咽鼓管的解剖形态，有无狭窄或梗阻，狭窄或梗阻的位置，以及自然排液功能等。注入造影剂后，打气加压者，因能克服咽鼓管的阻力，有益于了解其形态，狭窄及梗阻；不打气加压者，有利于评估其自然引流功能。对鼓膜完整者，如有必要，可于鼓膜前下象限作穿刺，注入造影剂。

X 线片的位置有 2 种：

1. 侧卧颏顶颅底位 当受试者感到咽部有造影剂时立即拍片。其优点为患者无需改变体位，咽鼓管仍能在保持充盈的状况下拍片，可得到良好的显影。

2. 斯氏位 注入造影剂后立即拍第 1 片，10 分钟后拍第 2 片。如咽鼓管功能正常，造影剂被迅速排至鼻咽部，第 1 片即可见咽鼓管显影。咽鼓管引流障碍者，在第 2 片中咽鼓管内仍可见到造影剂。

（六）气压舱法

请受试者坐于密闭的气压舱中，逐渐降低舱内的气压后，再逐渐恢复其气压，询问受试者在气压改变过程中有无耳痛，耳鸣，听力下降及耳内闭塞等不适感；出舱后立即观察鼓膜，了解鼓膜有无充血，瘀血，内陷，积液或穿孔等。从而评价受试者咽鼓管调节气压改变的能力。本法主要用于选拔航空人员的体格检查中。

（七）正、负压平衡试验法

本方法用声导抗仪的气泵压力系统检查咽鼓管平衡正、负压的功能，适用于鼓膜穿孔、鼓室干燥者。检查时，将探头置于外耳道内，密封、固定之。

1. 正压试验　向外耳道内持续加压，当正压上升至某一数值而不再上升，反而开始下降时，此时压力计所指示之压力值称为开放压（以 kPa 为单位），表示鼓室内的气体压力达到此值时，可突然冲开咽鼓管软骨段，向鼻咽部逸出。以后压力逐渐下降，当压力降至某一数值而不再继续下降时，此压力值称为关闭压，表示此时咽鼓管软骨段由其自身的弹性作用而自行关闭。然后请受试者做吞咽动作数次，当压力可降至“0”时，提示咽鼓管调节鼓室内外气压的功能良好。

开放压过高或咽鼓管不能开放时，示咽鼓管内有阻塞性病变，如黏稠的分泌物潴留，息肉、肉芽或胆脂瘤堵塞鼓口或管腔，以及疤痕狭窄或闭锁等。武汉协和医院对 46 耳测试结果的分析显示：开放压 < 3.33kPa（250mmH_2O）示咽鼓管通畅，3.33 ~ 4.80kPa（250 ~ 360mmH_2O）示有轻度狭窄，> 4.8kPa（360mmH_2O）以上者，提示咽鼓管完全阻塞或闭锁。

2. 负压试验　通过气压系统向外耳道内减压，达一定的负压值时（一般在 -1.96kPa），请受试者做吞咽动作。咽鼓管功能正常者，于每次吞咽时软骨段开放，空气从鼻咽部进入鼓室，负压逐渐变小。

（八）咽鼓管内镜检查法

用 30°角的前方斜视型细径硬管耳内镜，从穿孔的鼓膜进入鼓室（如鼓膜完整，则先作鼓膜切开），可观察咽鼓管鼓口及其附近的管腔。咽鼓管软骨段的观察比较困难。Olympus 公司曾生产直径为 0.8mm 的咽鼓管纤维镜，可从鼻咽部伸入咽口，然后通过向咽鼓管内吹气，使咽鼓管软骨段扩张，纤维镜可进入管腔观察黏膜的病变情况。可惜因镜身过于纤细，成像尚不够清晰。

此外，尚有咽鼓管声测法（sonotubometry）和光测法等。

（九）JK-04 A 型咽鼓管功能综合检查仪（RION）检查法

本仪器可通过咽鼓管-鼓室气流动态图测定法（tubo-tympanoaerodynamic graphy，TTAG）和吞咽状态下咽鼓管音响测定法（sonotubometry）监测鼻咽腔压力、外耳道压力和肌肉活动时鼻咽腔杂音的变化，以检测咽鼓管功能。测量结果可自动量化记录结果，以便前后比较。测试 TTAG 时，嘱患者捏鼻，观察外耳道压力和鼻咽腔压力的变化。吞咽时，咽鼓管音响法可观察外耳道声压的强度和时程。TTAG 法了解咽鼓管被动开放功能，音响法则可了解咽鼓管主动开放功能。根据检查结果，可将咽鼓管功能分为正常型、阻塞型、闭锁不全型和开放型。

值得注意的是：①检查咽鼓管功能时，不应忽视对鼻腔、鼻咽部进行细致的检查，特别是咽鼓管咽口及其周围的解剖结构变化，如圆枕，咽隐窝，腺样体，下鼻甲后端，后鼻孔，软腭等；②目前所采用的各种咽鼓管检查法中，还没有一种方法能全面而精确地反映咽鼓管的全部功能状况。因此，只有对多种检查结果进行综合分析，方能做出全面而客观的评价。

（汪吉宝）

第四章

耳的检查法——听力检查法

听力检查法是耳检查法中重要的检查方法之一。听力检查的目的是测定受试者听觉系统的功能是否正常，听力障碍程度，耳聋的类型，以及病变的位置等。

听力检查方法很多，可分为主观测听法和客观测听法两大类。

主观测听法又称行为测听，它要依靠受试者对刺激声信号进行主观判断，并作出行为反应，因此可受到受试者主观意识及行为配合的影响，故在某些情况下（如弱智，婴幼儿，精神障碍者，伪聋等），其结果可能不完全反映受试者的实际听功能水平。主观测听法包括语音检查法，音叉试验，纯音听阈检查法，阈上功能检查法，自动描记测听（Békésy 自描测听）法，言语测听等。

客观测听法无需受试者的行为配合，不受其主观意识的影响，故结果客观，可靠，但也可受到测试方法及技术条件的影响。临床上常用的客观测听法有声导抗测量法，耳蜗电图测试，听脑干反应测试，耳声发射测试以及多频稳态测听等，必要时尚可作负慢反应及频率跟随反应，中潜伏期反应及 40Hz 听相关电位，听性慢反应及听性迟反应等测试。

婴幼儿听功能测试法请见专章节。

第一节 音叉试验

音叉试验（tuning fork test）是门诊最常用的听力检查法之一。由于所用器械简单，检查方法易行，而且音叉可产生与纯音相近似的声波，故在听力检查方法日益进步的今天，仍不失为一简单而又实用的初步检查方法。

一套检查用音叉由 5 个频率不同的音叉组成。即 C128、C256、C512、C1024、C2048。用 C256 和 C512 检查骨导最为适宜，因为低于此频率的音叉测骨导时可引起振动感；高于此频率者，如 C1024、C2048，其振动不易通过叉柄传至颅骨，且其气导强度较骨导高 30～45dB，检查时受试者所接受的声刺激实际上多通过气导而来。由于音叉的最高强度受音叉的质量和频率的影响很大，而且每次敲击音叉的强弱也不可能完全一致，故音叉试验不能用作定量试验。

对不同频率的音叉最好用不同的敲击法：低频音叉用手掌鱼际部敲击其叉臂前 1/3 处；中频音叉则敲于膑骨处；高频音叉最好用金属锤敲击。

检查时，检查者手持叉柄，敲击叉臂，使其振动后，立即将振动的叉臂置于距受试者外耳道口 1cm 处，两叉臂末端应与外耳道口在一平面（图 7-4-1），检查气导（air conduction，AC）。注意敲击音叉时，不应用力过猛，或将其撞击于坚硬之物体上，以免产生许多不和谐的泛音。检查骨导（bone conduction，BC）时，应将叉柄末端的底部压置于鼓窦区或颅面上。采用以下试验可初步鉴别耳聋为传导性或感音神经性，但不能准确判断听力损失的程度，无法进行前后比较。

林纳试验（Rinne test，RT） 此试验旨在比较受试耳气导和骨导的长短。方法：先测试骨导听力，当受试耳不再听到音叉声时，立即测同侧气导听力，受试耳此时若又能听及，说明气导 > 骨导（AC > BC），为阳性（+）。若气导不能听及，应再敲击音叉，先测气导听力，待不再听及时，立即测同耳骨导听力，若此时骨导又能听及，可证实为骨导 > 气导（BC > AC），为阴性（-）。若气导与骨导相等（AC = BC），以“（±）”示之。结果评价：（+）为正常或感音神经性聋。听力正常者，C512 音叉测试时，气导较骨导长 2 倍左右。

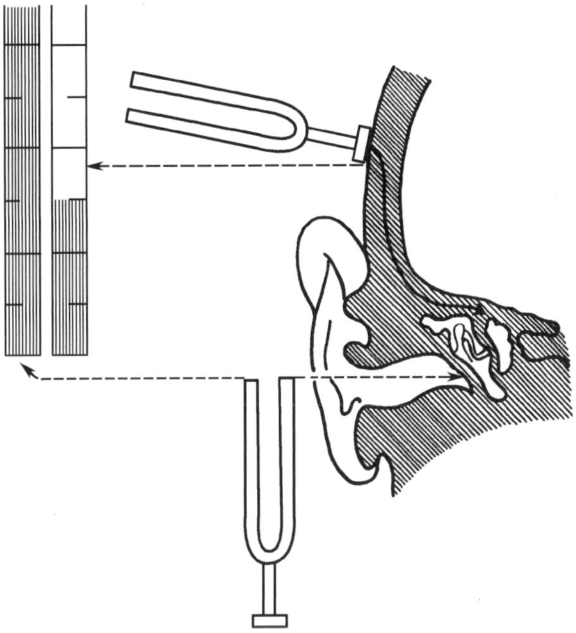

图 7-4-1 音叉气导检查法（林纳试验阳性）

（－）为传导性聋。（±）为中度传导性聋或混合性聋。

韦伯试验（Weber test，WT） 比较受试者两耳的骨导听力是本试验的内容。方法：取 C256 或 C512 音叉，敲击后将叉柄底部紧压于颅面中线上任何一点（多为前额或颏部），亦可置于两第一上切牙之间，同时请受试者仔细辨别音叉声偏向何侧，并以手指示之。记录时以"→"示所偏向的侧别，"＝"示两侧相等。结果评价："＝"示听力正常或两耳听力损失相等；偏向患侧（或耳聋较重之一侧），示该患耳为传导性聋；偏向健侧（或耳聋较轻之一侧），示该患耳为感音神经性聋。

施瓦巴赫试验（Schwabach test，ST） 本试验意在比较受试耳与正常人的骨导听力。方法：先试正常人骨导听力，俟其不再听及音叉声时，迅速将音叉移至受试耳鼓窦区测试之。然后按同法先测受试耳，后移至正常人。如受试耳骨导延长，以"（＋）"示之，缩短则以"（－）"表示，"（±）"示两者相似。结果评价：（＋）为传导性聋，（－）为感音神经性聋，（±）为正常。传导性聋和感音神经性聋的音叉试验结果比较见表 7-4-1。

表 7-4-1 音叉试验结果比较

试验方法	传导性聋	感音神经性聋
林纳试验（RT）	（－）（±）	（＋）
韦伯试验（WT）	→ 患耳	→ 健耳
施瓦巴赫试验（ST）	（＋）	（－）

盖来试验（Gelle test，GT） 鼓膜完整者，可用此法检查其镫骨是否活动。方法：将鼓气耳镜置于外耳道内，密闭之。用橡皮球向外耳道内交替加、减压力，同时将敲击后的音叉（C256 或 C512）叉柄底部置于鼓窦区或鼓气耳镜上。若镫骨活动正常，则当向外耳道内加压时，通过鼓膜和听骨链向内移动，镫骨足板被推向前庭窗，此时感觉声音降低；而减压时，外耳道内压力恢复，声音增强。因此产生音叉声忽高忽低的变化，即患者所听之音叉声在由强变弱的过程中尚有强弱的不断波动，为阳性（＋），或记录为"§"；无强弱波动感者为阴性（－），以"↘"示之。耳硬化症或听骨链固定时，本试验为阴性。

（汪吉宝）

第二节 纯音听阈检查法

听力检查，即听功能检查，其目的有三：一是确定有无听力障碍，二是确定听力损失的程度，三是确定听力障碍的性质或部位，为治疗及康复提供依据。

纯音听阈测定是目前惟一能准确反映听敏度（听力损失程度）的行为测听法，它是目前评价听功能最基本、最重要的方法。

纯音是指一种仅具有单一频率成分的声音。应用于纯音听力测试的纯音信号，其升、降时间为 15～25 毫秒，全时程为 1～2 秒。纯音听阈测试是主观测听法之一。听阈是指在规定条件下，给予特定的声信号，在测试中能察觉一半以上次数声音的最小声压级或振动力级。其意义是：①测定听力损失的类型（传导性，感音神经性或混合性）；②确定听阈提高的程度；③观察治疗效果及病程中的听阈变化。从而作为疾病诊断、劳动鉴定法的鉴定的依据。

一、纯音听阈测定法

【纯音听力计的种类及基本结构】

纯音听力计应符合 GB7342-87 规定的要求。根据操作方法可分为：手控听力计、自动描记听力计、计算机控制听力计三类。手控听力计是由测试人员手控信号，选择频率和听级的听力计。根据临床及科研工作的需要分为：①筛选型听力计，其纯音频率为 0.5kHz、1kHz、2kHz、4kHz，最大输出为 70dB HL，也可达 90dB HL，无骨导测试功能；②诊断听力计，有单通道及双通道两种，气导频率范围为 125Hz～8kHz 的倍频及半倍频频率。根据不同频率，最大输出强度为 90～110dB HL，骨导频率仅至 4kHz，最大输出为 50～60dB。配有气、骨导听阈测试及言语测听系统。同时可作 ABLB、SISI 等阈上功能检查；③临床科研用听力计，除有临床听力计的性能外，有互相独立的双通道线路，频率可达 10kHz，气导最大输出可达 125dB HL，骨导达 70dB。阈上功能测试除 SISI、ABLB 及 TDT 外，尚包括音强辨差阈测试，Stenger 试验等。强度分档可达 1～5dB 一档，频率分档达 50Hz 一档，从而为心理声学的调谐曲线测试提供了条件。而且可有刺激声相位转换装置，可作掩蔽侧差试验。

上述听力计皆由几种主要部件构成：耳上型或耳周型气导耳机，耳塞型耳机，扬声器，骨导耳机，纯音发生器，噪声发生器，功率放大器，衰减器，阻断器，阈上功能及特殊功能控制系统、打印及显示系统。

【听力计的校准】

纯音听力计为国家强制检定的计量仪器，检测人员必须受过专业培训，掌握相关理论，有一定操作经验的积累，仪器应按 GB7342-87 规定进行校准，校准的项目是：

1. 耳听检验　每天开始测试前进行。在日常操作位置，由听力正常的固定测试者在低听级（10～15dB HL）及高听级（气导 60dB HL，骨导 40dB HL）处仔细辨别两个耳机在各测试频率是否正常。

2. 主观校准检验　每周至少一次。即对一名听力正常的受试者测一基准听力图，将结果与基准听力图对比。如任一频率的听级相差超过 10dB，即进行客观校准或基础校准。

3. 客观校准检验　至少每 3 个月一次。将听力计的衰减器调至 70dB HL 处，测量所有频率是否都在规定范围内。如符合要求，则在 70dB HL 处再分别测量两个耳机中所有频率测试音的声压级，并与 GB4854-84 中所规定数值进行比较。校准纯音骨导的标准零级按 GB11669-89 的数值进行比较。并应校准掩蔽噪声级等。

4. 声音失真的检查及衰减器和声开关的瞬态声检查　将听力计的各个衰减器调到最小值，在所有的测试频率上倾听有无来自听力计的任何不应有的声音。

5. 基础校准　每两年进行一次，校准程序按 GB4854-84 及 IEC645 要求进行。

【测试环境】

测听室的环境噪声可使测试的纯音受到掩蔽，而致听阈提高。故测听室的室内环境噪声应按 GB7583-87 要求。测试过程中，测听室内不应出现无关的事件或他人干扰。室内温度尽可能在 18～35℃范围内，相对湿度应在 40%～60% 之间，且应定时换气。测试者应能清楚地看到被测试者的行为，而被测试者不应看到测试者的动作、测试结果及仪器显示部分。

但是由于各种原因测试有时不可能在测听室内进行，其环境噪声不能达到应有的标准，代替的办法是采用耳周型耳机或插入式耳机，以衰减环境噪声，但其测试结果的 dB 值与使用标准耳机时不同。加之测试骨导时，环境噪声的影响可致骨导阈提高。所以，解释测试结果时，应加注意。

【测试步骤】

手控纯音听力计的测试步骤如下：

1. 测试前的准备　首先将仪器电源接通，预热 10 分钟。测试前应对受试者作耳镜检查，清除耳道内耵聍或其他堵塞物，使耳道保持通畅。并登记姓名、性别、年龄、测试时间等一般项目。去除受试者的眼镜、头饰、耳环、助听器。然后向受试者说明试验目的及配合检查的方法，受试者通常以举手或按压电钮表示听到极其轻微的检查音，然后给受试者戴好耳机，红色者戴于右耳，蓝色在左耳，耳机的中央部分要对准外耳道。

2. 熟悉试验　以 1kHz 40dB HL 强度的测试音给被试耳，如能听到则 20dB 一档降低强度，如听不到则以 10dB 一档的强度增加，直到被试者听到声音。然后将测试音降至最低，再渐增加声强，直至被试者作出反应，间断 1～2 秒，再给 1～2 秒声音，如反应一致，则可进行正式测试，否则，重新给予指导。

3. 气导听阈测定　气导听阈测定涉及整个听觉系统，是听力学评定的最基本部分。

（1）测试频率的顺序是：1kHz、2kHz、3kHz、4kHz、6k（8k）Hz、125Hz、250Hz、500Hz、1kHz，一般先测较佳耳或健耳。两次 1kHz 阈值差别大于 10dB，则应重新测试。如两个倍频频率的阈值相差≥20dB，则应作半倍频频率阈值测定，实际工作中皆应测 3kHz 及 6kHz。给声时间持续 1～2 秒，间隔时间不得短于给声时间，此乃因适应后完全恢复时间通常为 1～2 秒之故。且给声时间及间隔时间应不规则。应给予连续纯音测试，如给脉冲声应加说明，因目前此种声音尚无适当的正常阈值参考数据。

（2）国家标准：GB 7583-87 规定测试方法为上升法及升降法两种，由于升降法测试时间较长，且方法较复杂，而测试结果与上升法无差异，故临床上以上升法为宜。

（3）步骤：

第一步：熟悉后，以低于熟悉过程中反应的听级下 10dB 开始给声，如无反应，则以 5dB 一档增加声强，直至出现反应。

第二步：上升法，受试者反应后，降低声强 10dB 一档，至不再作出反应为止，然后再以 5dB 一档增加强度，至作出反应，以此法反复给声 5 次，如 3 次反应出现在同一听级，即为听阈。实际工作中，可 3 次给声，至同一听级出现 2 次相同之值，则为该频率听阈。继之以同法测完该耳应测试的所有频率。

升降法：受试者在熟悉过程中作出反应后，增加 5dB 声强，然后以 5dB 一档降低声强，每次观察有无反应，至无反应时，再降低 5dB 声强，然后又以 5dB 一档递增，如此反复上升及下降各 3 次，可简化为听不到声音时，不再降 5dB。或可仅升、降 2 次。4 次最小的反应声强相差不大于 5dB。将上升 2 次及下降 2 次的最小声级分别平均，再计算此两平均数之平均值，平均值修改为整分贝数，即为听阈。

如受试者听力极差，应测试至听力计最大输出强度处。

整个测试时间不得超过 20 分钟，否则可使受试者疲劳而难以获得可靠之结果。如复查的 1kHz 结果与开始测得之结果相差 < 5dB，则可进行第三步，否则重测。

第三步：同法测另一耳。

（4）骨导听阈测定：骨导听阈测试之目的，在于企图直接了解耳蜗的听敏度，使刺激声绕过外耳及中耳直接作用于耳蜗，从而与气导阈值比较，确定听力损失之类型。但实际上，骨导是一种极为复杂的听觉现象，当骨导耳机放于颅骨上时，引起颅骨振动，使耳蜗感知了信号。骨导发生至少有下列三种机制互相作用：①变形性骨导（distortional bone conduction）；②惯性骨导（inertial bone conduction）；③骨鼓骨导（osseotympanic bone conduction）。这三种机制互相作用之结果，使外耳、中耳及内耳互相结合形成了一个单独的系统。因此，骨导测试是纯音听阈测试的一个重要部分，通过与气导听阈比较，了解气导骨导差值来了解耳聋的性质。

骨导听阈测试的步骤：

通常仅作 250 ~ 4kHz 倍频，因骨导耳机谐波失真较大之故，测试时先作气导阈较佳耳。

第一步：骨导耳机置于乳突上部相当于鼓窦区处，耳机下不应有头发，且应尽量接近耳廓而不应接触耳廓，以免使耳廓振动而将声音传至外耳道。非测试耳戴气导耳机，被试耳侧之气导耳机放于额颞部，以免产生堵耳效应（occlusion effect）。堵耳效应是指耳廓被遮盖或外耳道被堵塞时，正常耳或感音神经性听力损失耳的低频骨导听阈将得到改善，是为堵耳效应。此乃因正常情况下当骨导耳机振动时，通过骨鼓式骨导，外耳道的活动如同一种高通滤波器，部分声能从耳道口逸出；外耳道堵塞时，声能不能逸出，高通滤波器效应减小，鼓膜接受的声压加大，到达耳蜗的声能增加之故，而非耳蜗的听敏度改善。堵耳效应之值，各频率的结果不尽相同（表 7-4-2）。

表 7-4-2　堵耳效应的 dB 值

频率（Hz）	250	500	1000	2000
范围	13 ~ 28	3 ~ 20	5 ~ 10	1.0
建议值	15	15	10	0

第二步：与气导听阈相同之测试手法及步骤，不加掩蔽噪声测出各频率之骨导听阈。

第三步：根据掩蔽法加掩蔽噪声测试骨导阈值。应注意掩蔽噪声可产生过度掩蔽，影响测试耳，而在中度听力损失时，则不能达到掩蔽，出现掩蔽不足。

第四步：测试另一耳。

骨导耳机最好放于前额正中，其优点是重复性较好，个体间差异小，可减少中耳因素及惯性骨导的影响。但测出的阈值高于乳突处测试之阈值，骨导测试的方法虽不复杂，但并非所有测试皆能得到准确的结果，甚至得不到结果。应注意：①振动触觉及声放射的出现；②由于两种耳机的误差，故气导阈 ≤ 15dB HL 时，不需作骨导听阈测试；③骨导信号不能完全绕过外耳及中耳而直接刺激耳蜗，故外耳及中耳的病变可影响骨导听阈，尤其是在高频刺激声时，由于骨鼓及惯性成分的影响，而使骨导听阈也反映了部分传导功能状态，从而使骨导听阈受到影响；④如气导阈在 2kHz 附近出现切迹，此乃惯性骨导的影响，如其他频率的听阈曲线正常，可不需作骨导听阈。如听骨链中断，由于骨鼓骨导及惯性骨导受到影响，也可在 2kHz 附近处出现切迹；⑤不管骨导耳机放于何处，骨导信号均同时刺激双侧耳蜗，骨导阈值在无掩蔽下是双耳累积效应，或为较好耳的反应。

影响骨导听阈的传导性病变，可为外耳道病变，鼓室负载增加，压力的变化及听骨链活动的变化等。因此，当双耳皆为感音性听力损失，耳间气导差大于 40dB 时，差耳骨导无法测试。在中度聋时，常常出现掩蔽不足及过度掩蔽，致骨导听阈无法测试。此外，中枢掩蔽的存在，也常常使骨导听阈测试结果不准确。因此，骨导听阈测试应仔细进行，如不能得到正确结果，则不得勉强进行。

二、几种其他的纯音气导听阈测试法

【自动描记听力计测试法】

有扫频及固频两种，可用脉冲音或连续音测试，但多用脉冲音，开始测试前启动衰减系统，暂不开动记录装置，让被试者熟悉声音及按钮操作方法，观察 20 ~ 30s，如能正确配合，开始正式测听。

开动记录装置，顺序测试各频率，直到两耳测试完毕，不移动耳机，休息1分钟后，再重复测试1耳的前两个频率，如与前次测试结果相同，测试结束。如大于5dB变化，则全部复测。复测时，以复测结果计算，将每个频率的三个峰及三个谷分别平均，然后将两个平均值再平均，得出之值修正为整数dB值，即为该频率听阈级。有下列任一情况时应复测：①除去该频率的第一个峰谷及任何≤3dB的峰谷后，如该频率少于6个峰谷者；②峰值间及谷值间相差10dB者。本测试法与手控听力计测试之听阈应加3dB后再比较。本法确定听阈较为烦琐，临床较少用。且同样可出现交叉听力现象。

【声场纯音测试法】

声场测试是指在听力测试室，应用扬声器代替耳机作为传音器以测试气导听阈；当测听场所的四壁、房顶、地面对声波所起作用可忽略不计时，称自由声场。声级分布均匀称扩散声场。主要用于测试儿童及智力障碍的不合作被试者。声场测听常用纯音、调频音或窄带噪声作为测试声，一般以调频音（啭音）最好。但声场纯音听阈测试有一些局限性：①测试的隔声室不宜太小，且隔声室的环境噪声需更低，同时室内不宜出现混响；②测试声不宜采用纯音，因纯音可因来自扬声器的入射波与来自隔声室墙壁的反射波相互作用而产生驻波，使被试者头部周围的声音强度出现变化。但调频声或窄带噪声则无此影响；③啭音之调制率及频率偏差，以及窄带噪声的频谱构成，扬声器的方位等皆可影响测试结果，致使不同部门的测试结果的参考等效阈声压级不同；④为使纯音阈值与啭音阈值无明显差异，故要求啭音的频率偏差不能大于10%，调制率不能超过32Hz。另外，窄带噪声的带宽较啭音为宽，故所测试的阈值是带宽内频率的阈值，而非中心频率的阈值；⑤声场纯音听阈测试结果为听力较好耳的听敏度，故如测试单侧耳，另一耳应加掩蔽噪声，或用耳塞堵耳。在声场测得的18～50岁的正常人的阈声压级平均值为基准听阈。

声场测试时，应先定一参考点，此参考点相当于测试耳外耳道口联线中点，在扩散声场中，扬声器距受试者至少1m，参考点周围15cm内，信号的声压级相差应＜±2.5dB。

【耳塞型耳机测试法】

当传统的纯音气导听阈测试出现掩蔽窘境，外耳道塌陷或在噪声环境中测试时，可采用耳塞型耳机代替传统的气导耳机，由于耳塞型耳机的耳间衰减值比普通耳机的衰减值大，故可部分解决掩蔽困难，即减少超掩蔽情况的出现。常用的耳塞型耳机为ER-3A型，其听力零级与TDA39或TDA49耳机相比，差别较大。

【扩展高频纯音听阈测试法】

一般纯音听力计的气导测试频率在高频区仅达8kHz或10kHz，听力计的测试频率如为8k～16kHz则为扩展高频纯音听力计。由于一般普通纯音气导听阈测试时，4kHz以上称为高频频率，故本测试法应称为扩展高频纯音听阈测试法。

临床上，扩展高频纯音听阈测试可作为早期发现噪声性听力损失、老年性听力损失、耳毒性药物性听力损失及动态监测之手段，尤其是对一些突发性耳聋患者可早期发现。但是扩展高频纯音听力计的校准存在着一定的困难，当入射波的1/4波长接近于外耳道的长度时，在鼓膜处发生了共振及抗共振现象，从而使此处的声压级出现较大的个体间差异。此情况可用探头使传声器放于接近鼓膜处来解决，但仍不能解决高于15kHz的横向波及半波的共鸣，因此校准问题正在进一步探索中。

三、纯音听阈测试的结果与分析

【听力图绘制】

听阈测试结束之后，通常将每一纯音听阈的dB HL值记录于听力图上，记录符号如（图7-4-2），频率间之气导阈用线连接，无反应的频率可不连接，骨导可用虚线连接。听力图上应包括姓名、性别、年龄、职业、通讯处、检查日期、检查者、听力计类型、掩蔽噪声类型、听力零级等内容。如左右耳的听阈画于同一听力图上，则右耳用红色左耳用蓝色。左耳的符号画在右耳符

	右耳	左耳
气导		
未掩蔽	○	×
掩蔽	△	□
骨导		
乳突		
未掩蔽	<	>
掩蔽	[	]
前额		
掩蔽	┐	┌
最大输出无反应	↙○	×↘
	↙△	□↘
	↙<	×↘
	↙[	]↘
气导声扬	S	

图7-4-2　纯音听力图符号

号之内。

【听力损失的分级】

目前以纯音听阈测试结果来评定听力障碍或听力残疾的分类尚无统一的标准，常用的分级法是 Clark 对 Goodman 修正的分级法，其法是根据 0.5kHz、1kHz、2kHz 听阈之平均值进行分级（表 7-4-3）。WHO 障碍、残疾和残废的国际分类（1980）一书中列出的听力障碍与 Clark 的分级法稍有不同（表 7-4-4）。

表 7-4-3 听力损失分级

0.5kHz、1kHz、2kHz 平均阈级 dB	分 级	会话情况
-10～15	正常	
16～25	微小听力损失	
26～40	轻度听力损失	小声困难
41～55	中度听力损失	一般谈话困难
56～70	中重度听力损失	大声困难
71～90	重度听力损失	需大声喊叫
91～	极度听力损失	完全听不到

表 7-4-4 WHO 听力损失分级

0.5、1、2kHz 平均阈级 dB	分 级
	全聋
91～	极度听力损失
71～90	重度听力损失
56～70	中重度听力损失
41～55	中度听力损失
26～40	轻度听力损失

【听力图的分类】

纯音听力图可分为：

1. 传导性听力损失 气导阈提高，骨导阈正常，气骨导差值（A-B Gap）（图 7-4-3）>10dB。

2. 感音神经性听力损失 气导、骨导阈皆提高，无气骨导差值（图 7-4-4）（由于气导及骨导输出强度在听力计校准时容许有 3～5dB 之误差，故气骨导阈之差值>10dB 才认为存在着气骨导差值）。

3. 混合性听力损失 气导阈及骨导阈皆提高，但存在着气骨导差值（图 7-4-5）。

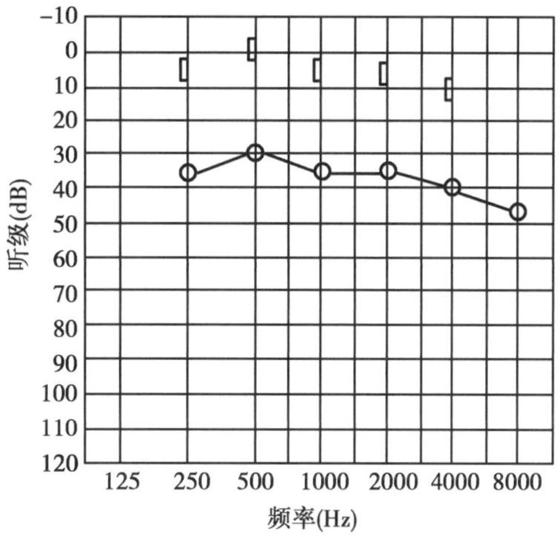

图 7-4-3 传导性听力损失

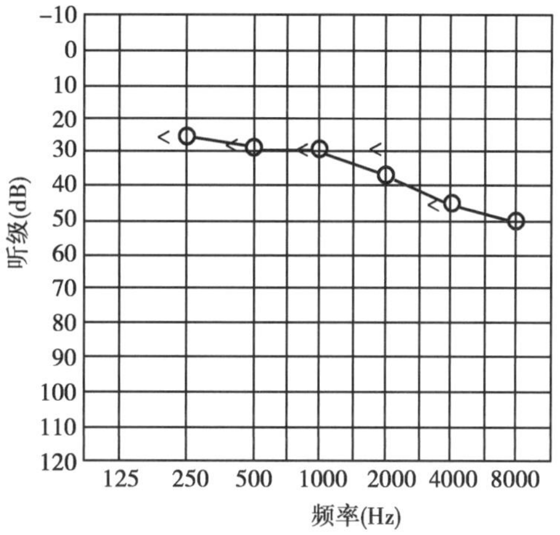

图 7-4-4 感音神经性听力损失

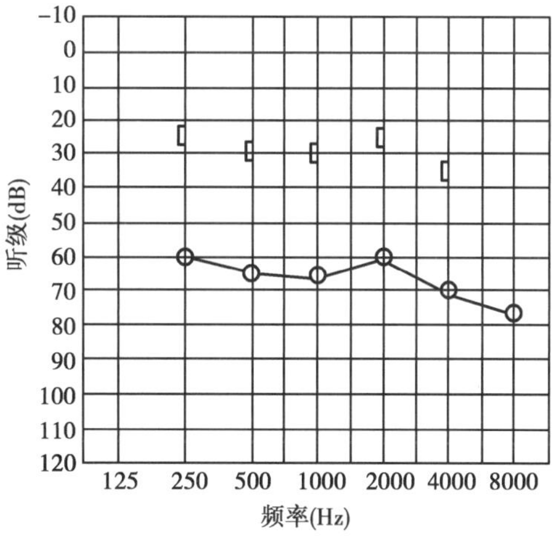

图 7-4-5 混合性听力损失

【听力损失图形的分类】

根据各频率纯音听阈损失情况，听力图可分为平坦型（图 7-4-6），缓降型（图 7-4-7），显降型（图 7-4-8），陡降型（图 7-4-9），上升型（图 7-4-10），槽型或称谷型（图 7-4-11），切迹型（图 7-4-12）及山型（图 7-4-13）（表 7-4-5）。

对缓降及陡降分型的标准是：1kHz 与 4kHz 如<40dB则为缓降型，>40dB 为陡降型。

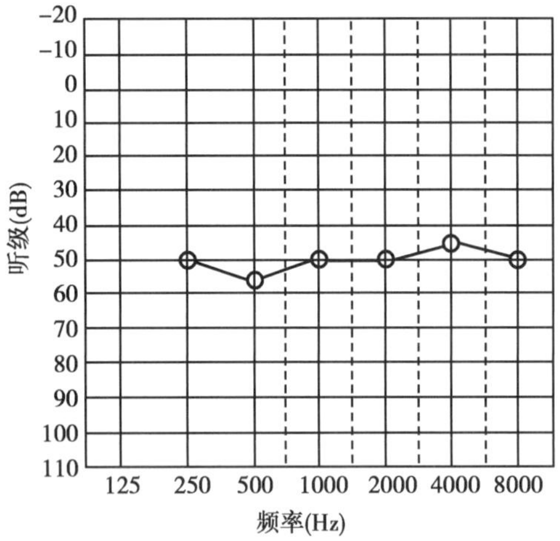

图 7-4-6 平坦型听力图

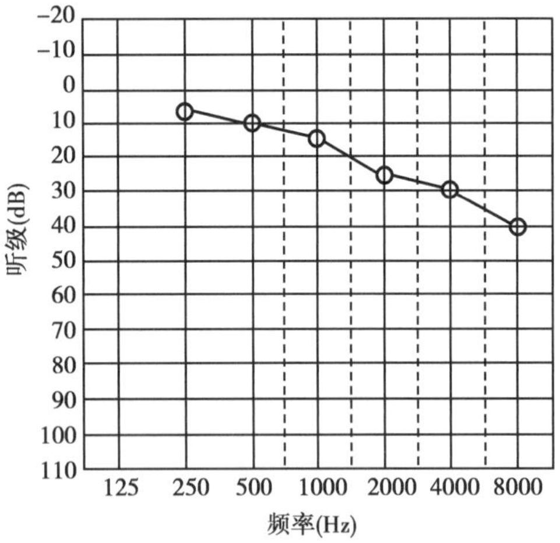

图 7-4-7 缓降型听力图

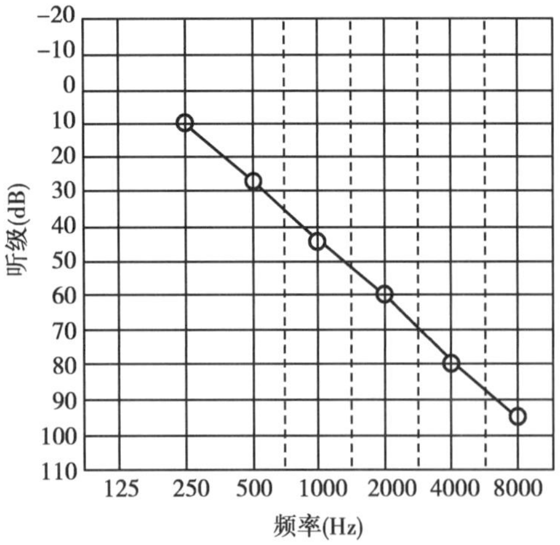

图 7-4-8 显降型听力图

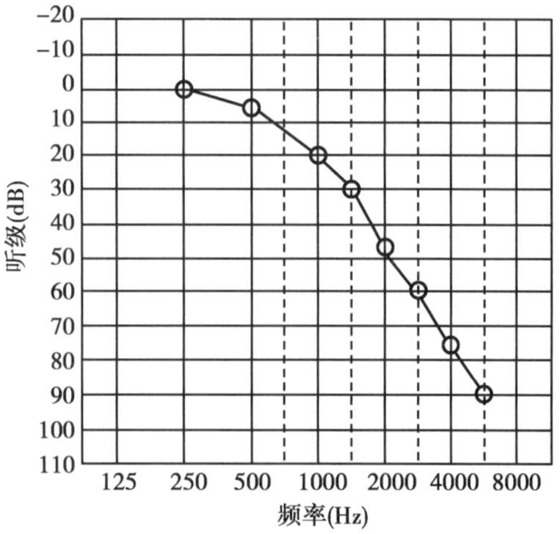

图 7-4-9 陡降型听力图

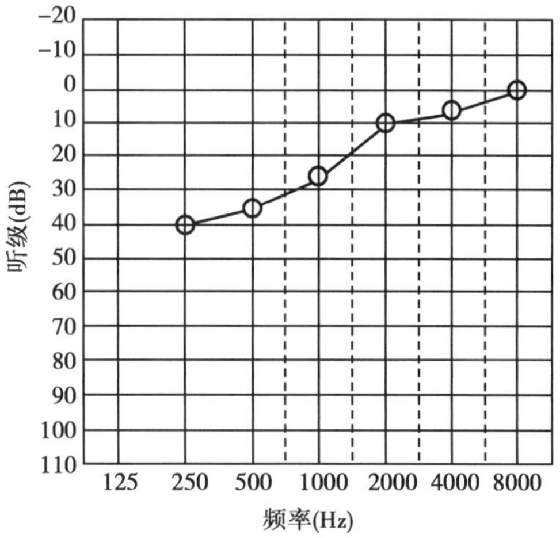

图 7-4-10 上升型听力图

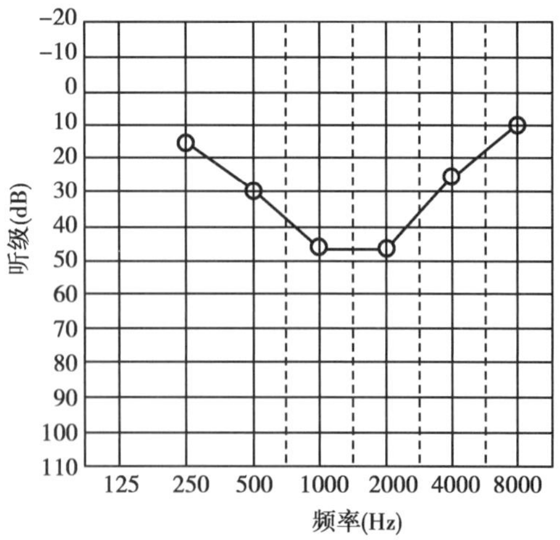

图 7-4-11 谷型听力图

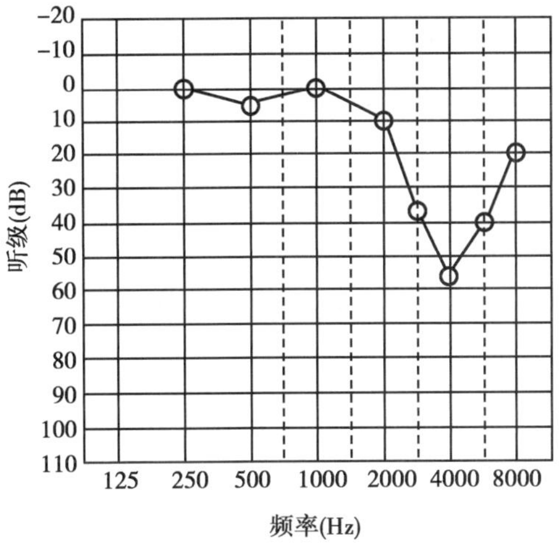

图 7-4-12　切迹型听力图

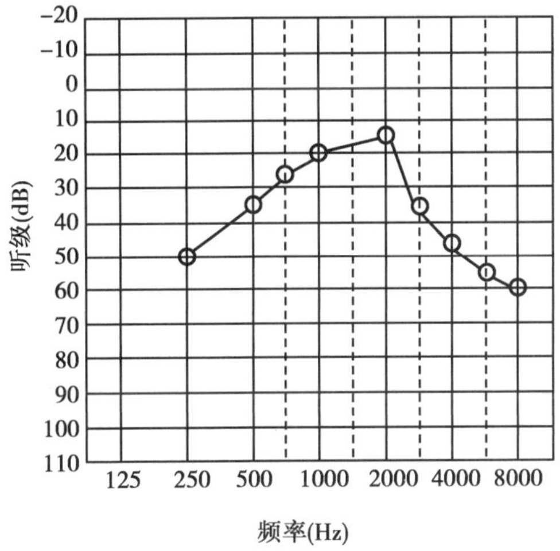

图 7-4-13　山型听力图

表 7-4-5　听力图分型

名称	说明
平坦	每倍频波动≤5dB
缓降	每倍频阈值升降 6～10dB
显降	每倍频阈值升降 11～15dB
陡降	低中频处为平坦或缓降，其后每倍频阈值突然升降≥16dB
上升	低频区每倍频减少 5dB
谷型	中频区比两端频率阈值≥20dB
切迹	单一频率处阈值明显增加，其相邻频率迅速恢复正常或近于正常
山	中频区比两端频率阈值小 20dB 或更小

四、影响测试结果的因素

纯音听阈测定属于主观测试法，它的测试结果准确与否受许多因素的影响。

【测试环境及被测试者的因素】

外环境的变化，如测听室的室温过高或过低，相对湿度过高，通风不良，灯光过分强烈，皆可致受试者感身体不适而影响测试结果。被试者的理解力差或注意力不集中，不认真，或因健康状态不良致测试时不能合作。或因某种动机而有意识夸大听力损失程度，对测试不愿意合作，致使测试结果不准确。而外耳道塌陷亦可使高频阈值突然增加，此时采取测试张口及闭口时 4kHz 气骨导阈值是否一致的方法加以鉴别，如两者不一致则可采用粗塑料管放入外耳道内使外耳道扩张的方法加以纠正。

【听力计及声学因素】

听力计是否校准，耳机是否校准，测试手法是否正规化，耳机放置的部位与压力等，皆可影响测试结果。此外，下述声学因素亦有影响：

1. 声放射（acoustic radiation）　测试声从骨导耳机漏出，而为该耳所听到，多出现于 4kHz 刺激声，可引起假性气骨导，故测试 2kHz 以上骨导时，可用耳塞堵塞骨导耳机所在耳的外耳道来防止。

2. 触觉骨导　亦称振动觉，重度或极度听力损失耳，进行骨导阈测试时，250Hz 可出现约 40dB；500Hz 可出现约 60dB；1kHz 约 70dB 之“听阈”。有时气导阈测试也可出现。鉴别之方法，可通过声反射阈测试来区别。

3. 驻波（standing waves）　外耳道平均长度约 2.5～3.5cm，放置耳机后，部分测试耳鼓膜与耳机膜片距离约 4cm，当测定 8kHz 气导阈时，8kHz 的波长约 4cm，当声波抵达鼓膜时，反射波与入射波异相，致声能相抵消，入射声能降低。当测试儿童时，则多发生于 6kHz 时。当 4kHz 与 8kHz 阈值不一致时，应警惕驻波的存在，可通过移动耳机来发现。

4. 除上半规管裂外，一般情况下骨导阈不可能大于气导阈，但在老年人因乳突骨化明显，振动差，可致低频区骨导阈明显低于气导阈。其他还应考虑仪器未经校准，测试方法不准确，耳机位置不当，压力不足等因素。

【中耳病变对骨导阈的影响】

1. 听骨链固定常于 2kHz 附近处出现骨导阈提高，称为 Carhart 切迹。因人耳听骨链的共振频率为 2kHz 左右，当听骨链固定时，惯性骨导成分消失，导致骨导阈提高。典型的 Carhart 切迹为阈值提高 15dB 左右。气导阈曲线与骨导阈曲线不相平行，此并非真正的感音神经性听力损失，而为中耳病变所致（图 7-4-14）。如果骨导阈在 2kHz 处明显损失，达 40dB 左右，且气导阈曲线与骨导阈曲线平行，各个频率皆存在气骨差，则为耳硬化灶侵犯耳蜗，为存在感音神经性听力损失成分而呈混合性听力损失曲线（图 7-4-15）。乳突根治术后的听阈图，也可出现类似之改变。

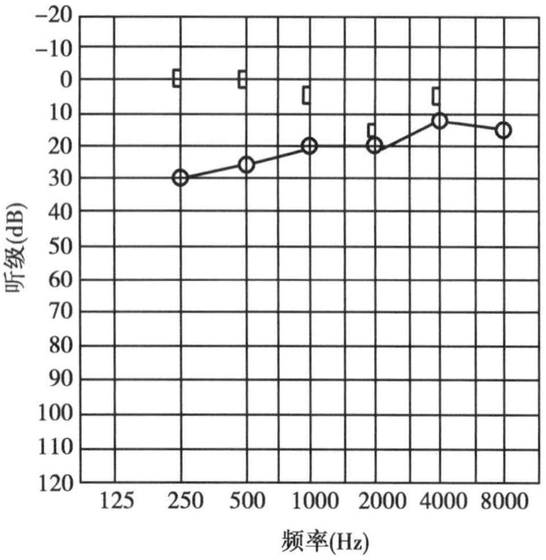

图 7-4-14 分泌性中耳炎，假性高频骨导听力损失

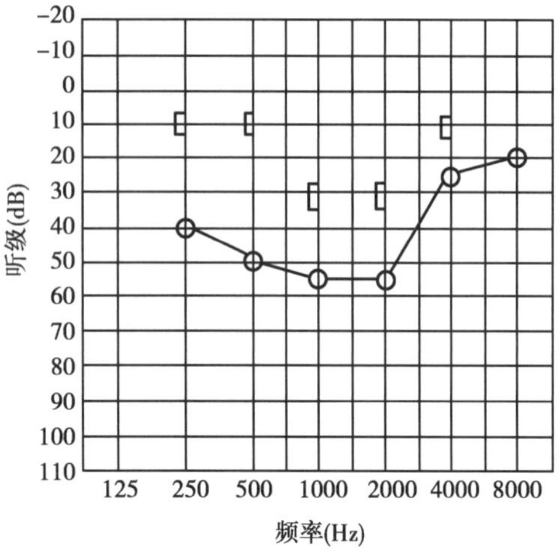

图 7-4-15 耳硬化灶侵犯耳蜗之混合性听力损失

2. 中耳炎 低频骨导阈降低，高频骨导阈提高，出现类似于混合性听力损失曲线，此乃因中耳系统质量负荷增加，共振频率改变之故。但亦应注意，如发生于化脓性中耳炎，可因炎症侵入内耳，而致高频阈移。

第三节 确定耳蜗及蜗后病变部位的测听法

为区别蜗内及蜗后病变，发展了交替双耳响度平衡试验，短增量敏感指数试验，音衰变试验，言语识别阈级，自动描记测听，声反射阈及声反射衰减，以及听脑干反应等。因前三种试验皆在纯音听阈上某一强度进行测试，故曾称为阈上功能检查，但目前已很少用此名称。自从开展了 CT 及 MRI 等影像学诊断方法后，此类测试法（如阈上功能测试法）的临床应用有减少趋势，但在一些临床医院，此类测试法仍有其实用价值。

本节仅讨论 ABLB，SISI，TDT 及 Békésy 自描测听法。

一、交替双耳响度平衡试验

响度是声音的物理属性——强度的主观感觉。正常情况下，人耳随着刺激声强度增加，响度感也有规律地增加。响度重振（loudness recruitment）是指随着刺激声强度增加，人耳对阈上强度声的响度感出现异常迅速的增长。此种现象见于耳蜗疾患，可作为耳蜗病变诊断依据之一。

交替双耳响度平衡试验（alternate binaural loudness balance，ABLB）法由 Fowler 于 1939 年首创，曾为常用的响度重振试验法。

【测试要点】

ABLB 测试方法颇多，根据不同的纯音听力计，测试者可有不同测试法的选择，但基本要点为：

1. 先测试两耳纯音听阈，两耳测试频率为同一频率，常为 1kHz 或 2kHz。

2. 被检者一侧耳听阈正常（听阈≤25dB HL）或听力较佳，另一耳为听力损失耳，两耳听阈差应＞25dB。

3. 一耳为声强增加固定耳（多采用健耳或较好耳），声强增加每档 20dB 感觉级（sensation level，SL），称为参照耳（reference ear）。另一耳为声强增加变化耳，调节声强变化使所感知响度与参照耳相等。声强变化采用每档 10dB 为一级，需要时可 1dB 变化。测试时，先调节参照耳声强。

4. 双耳交替给声 如为手控听力计，给声时间为 500ms，同侧耳给声间隔时间为半秒，以免产生适应。某些听力计强度调节后，按压测试键，双耳即交替自动给声两次。

5. 被检者判别测试耳的响度情况 响度大于参照耳则手向上指，低于参照耳则手向下指。如双耳响度相等则举双手。

6. 响度平衡后，继续测试，至听力计最大输出处。以了解是否存在过度重振或反重振。

7. 要求被检者仅注意与参照耳比较测试耳的响度变化情况，对出现复听或声音音调变化不予注意。

【记录法及结果分析】

1. ABLB 的记录法有两种

（1）梯形图法：可记录于纯音听力图或特制图上，图之上端为测试频率，下端左侧为参照耳，右侧为变化耳，两耳听阈用线连接。双耳响度相等之声强 dB 值用实线连接，线的两侧为声强 dB HL。

（2）坐标图记录法：亦称 Steinberg-Gardner 坐标图，健耳作为纵坐标，患耳作为横坐标。45°对角线代表了两正常耳响度平衡的理想结果，称等响线。将双耳响度平衡点的 dB HL 测试结果连接起来的曲线与等响线比较，可看出重振状态。在坐标图上响度重振曲线与横坐标之间的夹角称为重振角。重振角大小与听力损失的大小直接有关。重振角小，听力损失也轻。

2. ABLB 结果分析

（1）完全重振：参照耳强度增加，变化耳强度增加后响度以异常迅速的速度增长，至高强度时，双耳响度完全相等，即双耳的听阈差不复存在。响度重振曲线与等响曲线相交，重振角大于45°（图7-4-16）。双耳响度同在相等的 HL ± 10dB 处，属于完全重振，见于耳蜗病变耳。继续测试在更高强级时重振曲线与等响曲线相重合。

（2）无重振：参照耳与变化耳响度相等始终维持于两耳差的 dB 值上，重振曲线与等响曲线相平行，重振角45°（图7-4-17），属于无重振。见于正常耳，传导性病变及蜗后性病变。

（3）部分重振：两耳强度增加，变化耳响度增长比参照耳快，响度平衡时，患耳的 SL 值比健耳少。高强度时，两耳无完全相等的 HL 值或 SL 值（ ± 10dB），仍有一定的强度差。属耳蜗病变耳之表现，但个别学者认为诊断意义不大（图7-4-18）。

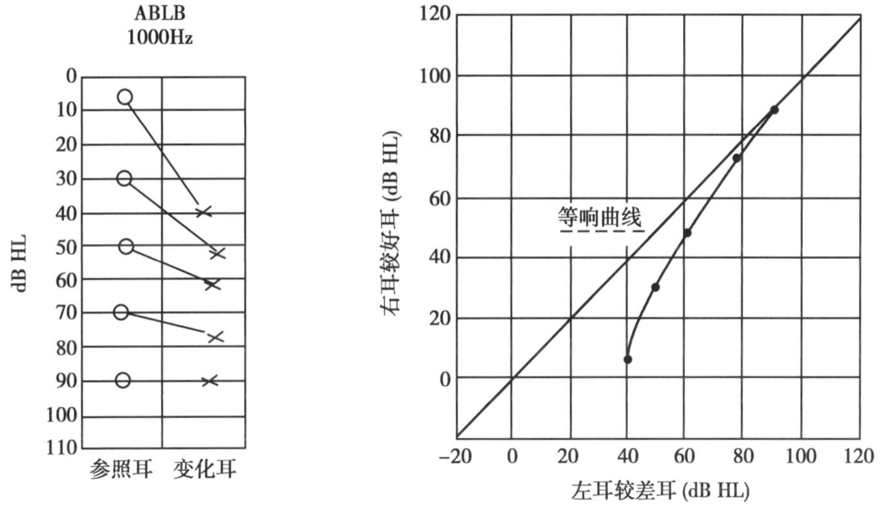

图 7-4-16　完全重振

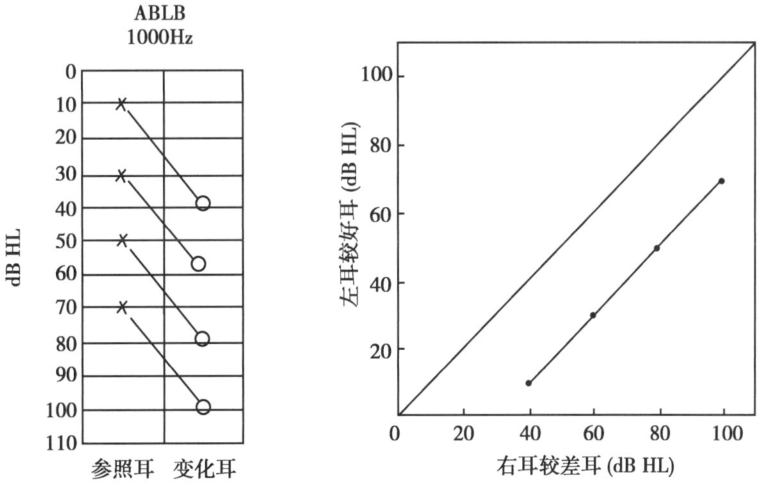

图 7-4-17　无重振

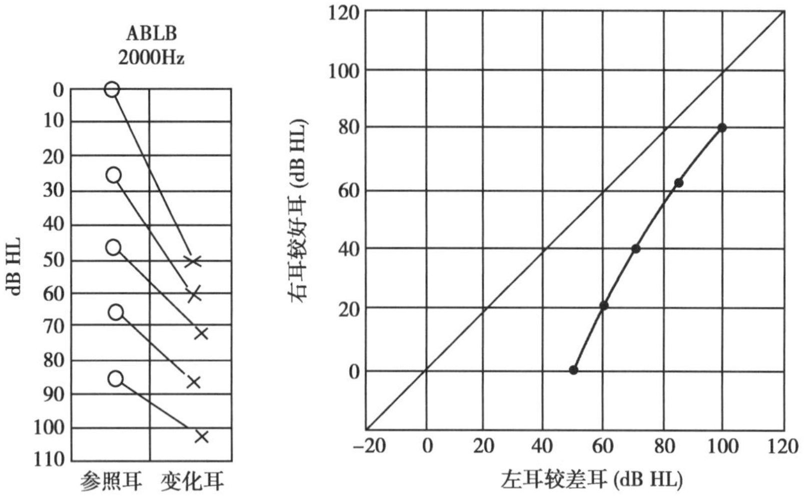

图 7-4-18 部分重振

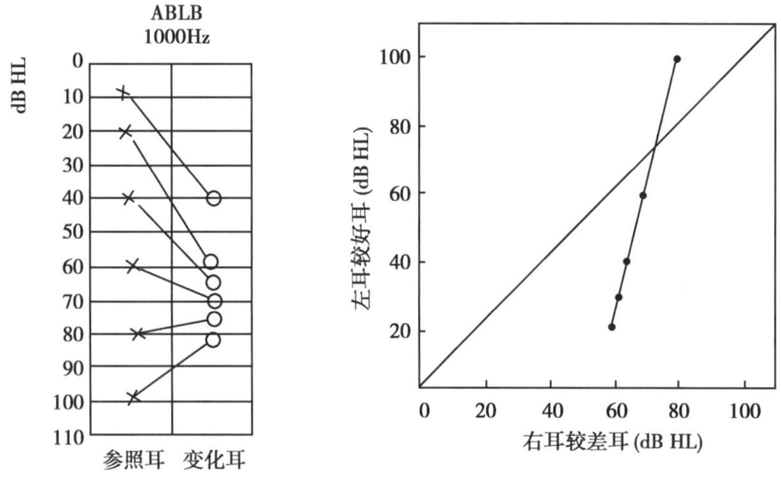

图 7-4-19 过度重振

(4) 过度重振或称超重振：变化耳响度增长更快，双耳响度相同时，参照耳强度大于变化耳，也即在同等声强时患耳响度大于健耳（图 7-4-19）。其意义不明。可能为某些蜗内病变之表现。

(5) 反重振或称减振：较少见。变化耳响度增加比正常慢，与参照耳响度相等之量，需要增加更多的强度的 SL 量，致使两耳阈差更大，重振角 <45°（图 7-4-20），多见于听神经病变。

本法临床使用有一定的局限性，如双耳同是耳蜗性损害，测试结果则有可能将一耳的完全性重振显示为部分重振。如患耳听力损失严重，则有可能在听力计之最大输出处仅显示部分重振。此外，高声强给声时，声音经颅传导而为健耳所感知，则可能出现假阳性结果。

总之，单独 ABLB 试验不能作为确定病变部位的惟一依据。

二、短增量敏感指数试验

短增量敏感指数试验（short increment sensitivity index，SISI）是测定被试者对某一纯音阈上 20dB 处声音强度细小变化（1dB）的鉴别能力的方法。具有 1dB 增量检出能力的仅见于耳蜗病变者，正常听力，传导性及蜗后性听力损失无此能力。

【测试方法】

仪器应具备可在原纯音信号每 5 秒时出现一次增强的信号，增强的量为 1、2、3、4、5dB。测试步骤：①先测被试者纯音气导听阈；②告知被试者，如在原有声音响度的基础上听到一短暂的更响的信号声出现，则按压手中的按键；③选用 4kHz 及 1kHz 作为测试频率；④给一耳气导耳机传送 20dB SL 之纯音，并给予 5dB 增

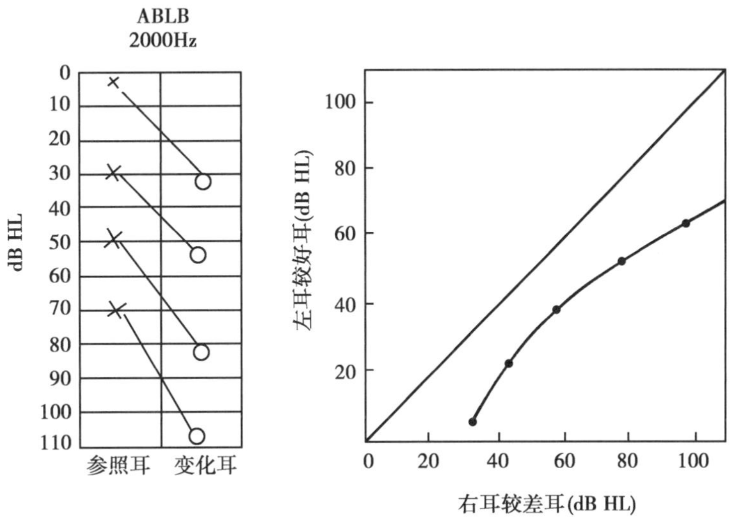

图 7-4-20　减振

量，注意增量信号的出现与被试者按键时指示灯闪亮是否一致，2~3 次之后如反应正确，则逐渐减少增量至 1dB、如反应不准确，则重新给予指导；⑤反应正确后，增量调至 1dB 处，增量信号共出现 20 次，观察每次增量时受检者反应是否正确；⑥计算得分，正确反应次数乘 5 则为百分比之得分值。

如 SISI 测试耳听级减耳间衰减≥对侧耳骨导阈时，则需掩蔽。

【结果分析】

得分值的标准各家意见不同，变化较大：Jerger（1961）的标准：60% ~100% 耳蜗病变，20% ~55% 可疑，0 ~15% 传导性或蜗后病变。Pennington 和 Martin（1972）的分析标准：80% ~100% 示耳蜗病变，0 ~20% 示传导性或蜗后病变，25% ~75% 无诊断意义。

得分值与测试频率有关，随着频率增加，得分值升高。

三、音衰变试验法

音衰变（tone decay）是指人耳被一种连续声持续刺激后所引起的听敏度降低的现象，亦称刺激期疲劳。异常的音衰变为蜗后病变的征象，其发生的机制未明。

音衰变试验法（tone decay test，TDT）为区别蜗内与蜗后病变之诊断法。且由于其不需特殊仪器，仅需一台纯音听力计，即可进行此种测试法，故易为临床实际工作所接受。当纯音听阈仅有轻度或中度提高时，如出现异常的音衰变现象，可能为蜗后病变。音衰变试验法可在听阈强度处或于阈上强度处进行测试，现仅介绍常用的几种方法。

【测试方法】

1. Carhart 试验法　①测试脉冲声纯音听阈；②向被试者说明：听见声音时，即举起其手至声音消失时放下；③在不同测试频率阈上 10 ~15dB 处开始给声，声音不间断地以 5dB 一档增量，至被试者作出反应。此为开始强度级；④被试者作出反应时即用秒表计时，如听满 1 分钟，测试结束。否则，不间断声音并以 5dB 一档增量增加声强，直至听满 1 分钟。每一强度级，重新计时；⑤听满 1 分钟时之 dB 值减去开始强度级，是为音衰值；⑥双耳分别测试 500Hz 或 1kHz、2kHz 及 4kHz 之频率。

Carhart 提出：为节约时间，测试可终止于 30dB SL 处。

2. Rosenberg 试验法　本法与 Carhart 法不同处在于：测试从阈值处开始。声音以 5dB 一档，无间断地增加声强，增加声强时，无需停止记时，至能听满 1 分钟时，测试结束，此时的给声强度减去开始测试时强度，即为音衰值。

3. Olsen 和 Noffsinger 试验法　Olsen 和 Noffsinger 法不同于 Carhart 法为给声 20dB SL 处，时间更短，通常音衰值为 10dB。此法对识别蜗后病变与标准 Carhart 法同样敏感。

4. 阈上适应试验（suprathreshold adaptation test，STAT）　①测试声为 500Hz 及 2kHz，强度为 100dB HL，1kHz 强度为 105dB HL。非测试耳以宽带噪声 90dB SPL 掩蔽；②听到声音时举手，听不到声音时将手放下；③能听满 1 分钟为阴性，未能听满 1 分钟为阳性（蜗后病变）。记录时间；④用脉冲声复试，如结果与连续声测试相同，说明测试结果可靠。

【掩蔽问题】

音衰变试验时，应加掩蔽。掩蔽强度为测试耳骨导阈+耳间衰减值后减去5dB的安全系数值。但是，非测试耳的掩蔽有时又可致音衰变值增加而致错误判断。此种现象的发生，并非由于超掩蔽所致而是由于中枢掩蔽所致，故掩蔽的方法及临床应用值得进一步探索。

【测试结果的解释】

音衰变试验仅是听力试验组中的一种诊断蜗后病变的方法，确诊应结合其他检查结果分析判断。

音衰变试验时，有三种现象值得注意：①音衰值超过15dB，则有蜗后病变的可能性；②异常衰减出现的测试频率越多，尤其是低频频率时，蜗后病变可能性越大；③增加刺激声强度，音衰时间不增加，也为蜗后病变的征象。

Rosenberg提出，能听满1分钟的音衰dB值的异常标准为：①0～5dB：正常；②10～15dB：轻度异常（蜗内病变）；③20～25dB：中度异常（蜗内病变）；④30dB及其以上：显著异常，（蜗后病变）。

国外学者同意Carhart法及其改良法的30dB衰减级，可作为区别蜗内及蜗后病变的标准。但不应作为惟一的依据。

四、Békésy自描听力测试法

Békésy自描听力测试法是诊断听力学中最早作为病变部位定位诊断的方法之一。1947年Geroge Von Békésy首次发展了此种听力计。

【测试仪器及测试方法】

Békésy听力计由强度为120dB HL、频率为100～10kHz的连续可变的振荡器，白噪声或窄带噪声发生器，供被试者控制信号衰减的驱动器（手持开关）所构成。有扫频测试法及固频测试法。应作连续音（continuous，C）和断续音（interrupted，I）测试，扫频测试时强度变化速度为2.5dB/s或5dB/s，频率变化速度为每分钟1倍频，频率变化的方向可以是向前，从100～10kHz，或向后即高频至低频。固定频率测试尚无一定标准，临床上一般选择250Hz或500Hz、1kHz、2kHz及4kHz等。每一频率I声扫迹时间为30秒至1分钟，C声为2～3分钟。

【测试前对被试者的指导】

被试者应注意听连续音或断续音，测试时音调越来越高，但注意力应集中于声强大小的变化上，当按压控制键时，声音强度渐渐变小，一旦听不到声音时则放松按键，再次听到声音时又再按压控制键（不放松），反复进行，开始时给声的强度应够大，使被试者易于听到，在正式测试前应有30秒时间作练习。

【测试结果】

Jerger（1960）将测试结果分为4型：

Ⅰ型：I曲线和C曲线相重叠，曲线宽度为10dB（图7-4-21（1）），但宽度变化可从3dB至20dB。固定频率也出现同样图形，为正常及传导性病变。但约有20%为耳蜗性病变图形。

Ⅱ型：在500～1kHz处，C曲线与I曲线分离而低于I曲线，但呈平行关系，两者差距不超过20dB（图7-4-21（2）），曲线宽度约3～5dB，此种振幅明显变窄，为响度重振的典型表现。固定频率测试时，可见C曲线于第1分钟内下降5～20dB（图7-4-22（1）），其后两者差距呈稳定状态。主要见于耳蜗性病变耳，老年性聋耳。

Ⅲ型：在100Hz至500Hz处，C曲线突然与I曲线分离，其差距为40～50dB，或达听力计最大输出处（图7-4-21（3）），同样结果见于固定频率测试时，C曲线与I曲线宽度正常且相同，多见于蜗后病变（图7-4-22（2））。

Ⅳ型：类似于Ⅱ型曲线，但于500Hz以下频率处，C曲线即与I曲线分离，扫频及固频方式皆如此，C、I曲线差距比Ⅱ型为大，宽度变化不定，或异常为小（图7-4-21（4），图7-4-22（3））。有时分离后C曲线又复与I曲线重叠交杂，多见于蜗后病变。

关于在何频率处C曲线与I曲线分离，以及两者差距的量尚无一致的意见，目前倾向于对何频率处分离可以不予重视，而分离的量却较重要，Ⅱ型的分离量修改为20～25dB，Ⅳ型的分离量大于25dB。

【Békésy自描听力图测试结果与病变部位之关系】

虽然Békésy自描听力图的分型是作为区别蜗内与蜗后病变之依据，但在临床实际工作中，不能过分依赖于曲线分型。因为约20%的耳蜗性病变耳可为Ⅰ型图，而听神经瘤患者，扫频曲线仅47%或51%呈现Ⅲ型及Ⅳ型，其余为Ⅰ型与Ⅱ型图。这些结果见于较少例数组，但似乎与肿瘤体积有关，体积大者则Ⅲ型或Ⅳ型曲线增多。总之，随着临床听力学的进展，判断蜗内及蜗后病变之测试法已越来越多，目前已较少采用Békésy自描听力测试法，而代以镫骨肌声反射阈测试或听脑干反应测试，但在无此种设备之临床医院，如有Békésy听力计，当可作为定位诊断之测试法之一。

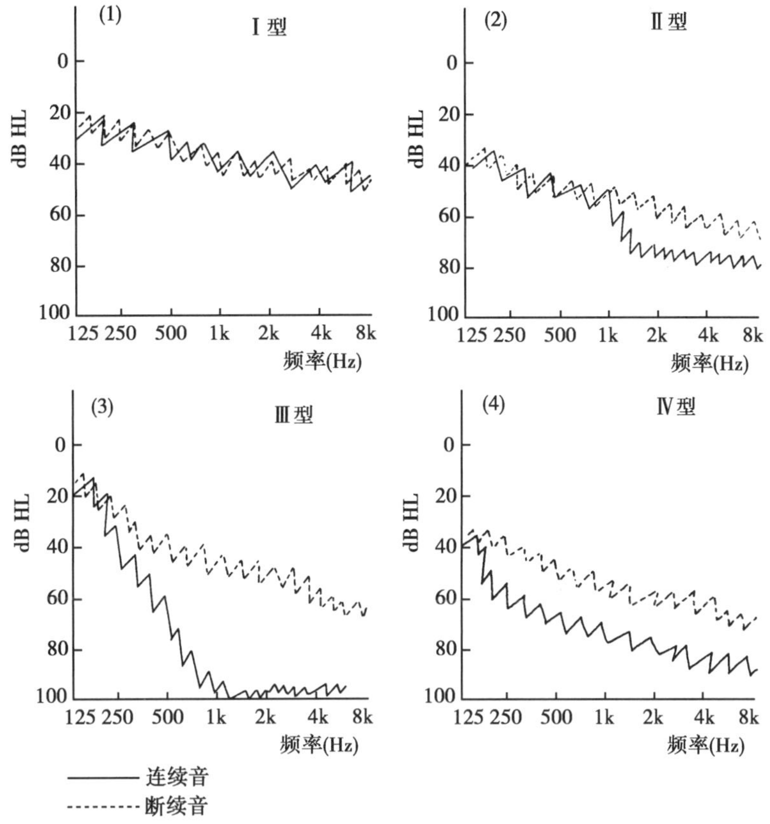

图 7-4-21 Békésy 扫频扫迹图

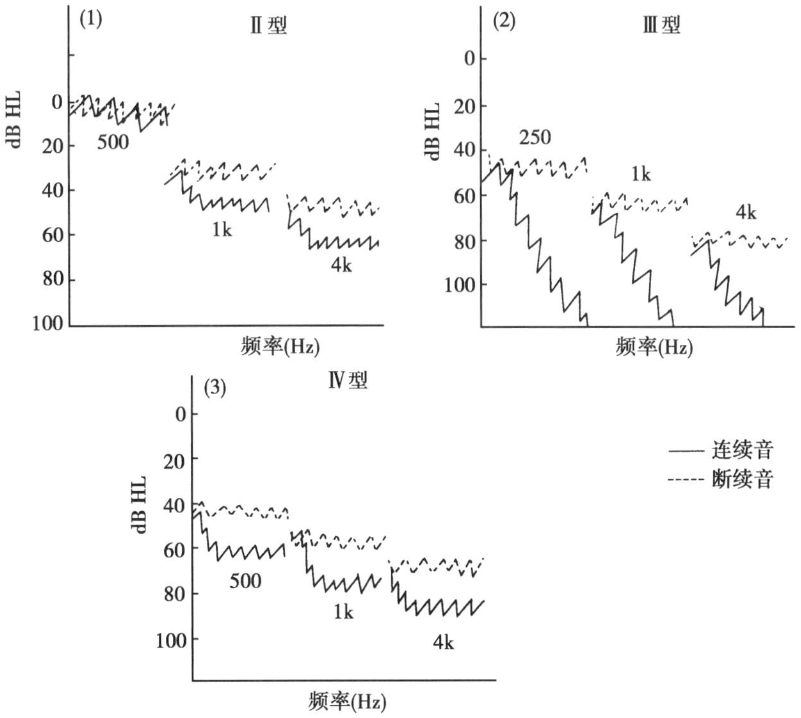

图 7-4-22 Békésy 固频扫迹图

第四节 言语测听法

言语测听法（speech audiometry）是指应用言语作为测听的信号、通过言语听力计测定言语听阈及其他听功能的测听法。言语与语言不同，言语（speech）是指语言的发声形式，而语言（language）是指沟通信息用的符号系统，除言语外，还有如有声文字词汇、聋人手语等，不一定是以言语表达的。言语是一种非常有意义的信号，在人类的日常生活、工作及生存活动中，言语是重要的工具，人耳的主要功能在于听懂言语，从而交流信息，故具有正常的听敏度之外，更重要的是言语的识别能力，此种能力的检查，更符合人类活动的实际情况，也是对人类听功能评价的最重要的检查内容。

【言语测听的设备】

1. 应具备的条件：

（1）听力计：一台可用作言语测听的听力计，目前大部分纯音听力计具有接受来自录音机或其他言语发生装置的言语信号输入线路，以及信号电平指示器，以监测、调节、校准输入信号的强弱。且已有计算机程序的言语听力测试仪器，不需言语发生装置等设备，其强度也已自动校准。

（2）言语材料：根据测试目的不同，应用不同的言语材料，如连续言语、扬扬格词表、单音节词、无语及语声、音素平衡字表等。目前国内汉语测听言语材料词表有双字词表、单字词表、自然句表、合成句表、短文言语材料、交错双字词表、交错数字词表等。汉语扬扬格词是指具有强度及作用相等的两个单字所组成的词语。言语材料大部分为普通话，也有上海话、广州话等方言。

（3）符合国家标准的隔音室。

（4）录制测听检查材料的设备：包括校准听力计的标准信号、检查及录放设备的信号、竞争声校准信号、频响信号、检查谐波失真的信号等。

2. 声级的设定　包括言语检查材料的声级、校准信号及检查信号的声级等。

【言语测听前的准备】

在言语测听前，应校准言语信号输出强度，向被试者说明测试目的及如何配合与反应。其他的准备工作同纯音测听。

【言语听阈的测试】

1. 言语听阈测试　包括言语察觉阈（speech detection threshold）及言语识别阈（speech recognition threshold）

（1）言语察觉阈（speech detection threshold，SDT；曾用 speech awareness threshold，SAT）为能听见 50% 言语信号所需的最低的言语检查材料的言语级，以 dB HL 或 dB SPL 表示。多用于对儿童的测试。其值与 250～4kHz 之间的最好频率的纯音听阈相一致。

测试法：首先让被试者了解测试内容及方法，听见后立即举手或按压指示键，先测试听力较好耳，用连续言语做检查材料，开始时用较高强度，在被检者 500、1000、2000Hz 的平均听阈上 30dB，使被试者能清楚听到，然后以 20dB 一档降低强度，至无反应，然后 5dB 一档强度增加，至出现反应，有反应后降低 10dB，无反应上升 5dB。于某一听级，对发放的 5 节言语材料，能听到 3 节者则为阈值。

（2）言语识别阈（speech recognition threshold，SRT）；曾称为言语接受阈（speech reception threshold，SRT）通常采用扬扬格词作为检查材料，能听懂并复诵 50% 的言语材料的听级强度，通常高于 SDT 8～9dB。

测试法：先让被试者熟悉被测试的词表，告知被试者于任何一耳听见词句时即进行复诵，给予词句的声强逐渐降低至极微弱，只要听见了就应复诵。复诵应通过对讲机进行。测试法如下：

1）于语言频段纯音听阈上 20～25dB 强度处给予 1 个扬扬格词。

2）5dB 一档，降低强度，每级至少一个检查项，无反应或反应不正确，增加声强 20dB 至反应正确。

3）复诵正确，衰减 10dB，给予另一项，至不能正确复诵时。

4）在此强度给予另 1 个扬扬格词，继续 10dB 一档降低强度，至给予 2 个扬扬格词复诵不正确时为止。

5）在此强度级处，声强增加 10dB 作正式阈值测定，此即为开始级，给予 2 个相继的扬扬格词。

6）每次复诵正确，减少 2dB（或 5dB）强度，直至最后 6 个词语中，能有 5 个复诵正确。

7）阈值计算：SRT = 开始级 - 正确反应（复诵）数 + 修正值（修正值通常为 1dB，如将 2dB 一档改为 5dB 一档则修正值应为 2.5dB）。

反应的方式，除复诵外，还可采取书写词语，指出代表词语之图画、显示器的画面及玩具等，但测试结果的计分以复诵为标准。

（3）纯音听阈与 SRT 的关系：纯音听阈平均值是指 500Hz、1kHz、2kHz 纯音阈值的平均值（pure tone average，PTA）。目前认为除了高频陡降听力图外，PTA 是推算 SRT 的最佳方法。Fletcher（1950）提出，如为高频陡降听力图者，在 3 个频率中，选出阈值较好的 2 个频率进行平均，其值与 SRT 值最为接近。如 PTA 3 个频率之间，阈值差不大于5dB，则SRT与PTA可作比较，但如其中2个频率阈差≥10dB，则应与两个较佳阈值之频率平均值比较，如PTA与SRT之差<12dB，则可认为两阈值是一致的。如为陡峭的高频听力损失，则两者差应>25dB。SRT与PTA不一致的原因可有：假性听力减退，听力仪器未经校准，患者反应不准确，中枢性听觉病变，各频率的阈听敏度变化极不规则等。

2. 掩蔽 原则上与纯音听阈测试相同。由于言语是一种宽谱信号，言语测听掩蔽的噪声也必须采用宽频带噪声。言语噪声（speech noise）为当前言语测听之首选掩蔽噪声。

3. 最舒适响度级（most comfortable loudness level，MCL） 听力正常者为阈上40～55dB，测试时最好用连续出现的言语信号，强度稍高于SRT开始，至患者感到声音最舒适悦耳时即为MCL。可用于助听器选配。

4. 不舒适响度级（uncomfortable loudness level，UCL） 人对该强度的言语信号感到不适，用于助听器选配。

舒适响度范围（range of comfortable loudness，RCL）为SRT与UCL之间的动态范围，正常者为100dB左右，为选配助听器之参考。

5. 言语识别试验（speech recognition test） 言语识别试验是言语能力的最重要的听力测试项目，但关于言语识别与纯音听阈的关系了解不多。英语也称言语辨别试验（speech discrimination test）。测试结果为言语识别率（speech recogintion score）。

（1）测试材料有多种

1）语言平衡词表：为50个语音平衡的单词，计算识别正确的词数，每词2分，再乘以2%，即为言语识别率。

2）辅音-元音-辅音词表：为50个词之音素平衡表，每一个单音词由一个辅音，一元音（或复合辅音-辅音）构成。

3）加强高频表：用于测试高频损失耳。

其他尚有韵语、句子等言语材料。

（2）测试法：先让患者熟悉测试的过程，然后①给声强高于SRT 30dB发送音素平衡词表；②以5dB一档增加强度，至得到最大识别率，记录不同强度的识别率（得分值）；③掩蔽与SRT相同。

（3）测试结果：除记录言语识别率外，尚可画出语言平衡词成绩-强度曲线（performance intensity curve for PB words PI-PB），PI-PB为不同感觉级上的最大PB得分（100%），正常耳为SRT阈上40～50dB处，而感音神经性听力损失耳则必须增加强度，其最大PB得分低于100%，如为更高的听中枢损害则更低。

（4）临床应用

1）确定病变部位有一定的局限性，受听力损失程度，听力图形，被试者的言语识别能力等的影响。传导性听力损失的言语识别率高于感音性听力损失者，然而其识别率范围互相覆盖，故诊断价值不高。而对区别蜗内及蜗后病变有一定价值，>30%可能为蜗后病变之征象，Silman及Silverman（1991）提出PTA<30dB HL，言语识别率<80%要警惕蜗后病变之可能。PI-PB函数曲线更有助于区别诊断。得分比（最大得分值-最小得分值/最大得分值），如得分比为0.45或更大，则为蜗后病变之指征。

2）言语沟通能力的评估：可作为听力残疾分级的参考及助听器选配效果的依据。理想的助听效果是戴助听器后言语识别率=无助听言语识别率÷2+50。

言语测听法尚有很多，如竞争噪声言语测听及其他一些诊断中枢性听觉损害的特殊言语测听法。由于声导抗测试及听诱发电位测试的广泛开展，且因言语测听存在着言语测试材料的统一，方言的影响，测试方法较繁琐等，目前临床尚有待进一步完善。

第五节 临床掩蔽

掩蔽（maskimg）是一种极为复杂且多变的现象，只有对掩蔽的心理声学概念和掩蔽的方法有较深入的了解与掌握，才能正确而准确的进行掩蔽。

【掩蔽的定义】

因另一种声音的存在而使其测试耳的听阈提高的现象称掩蔽。掩蔽主要为对侧掩蔽。目的是使非测试耳的听阈提高，而不影响测试耳的测试结果。

为何需要掩蔽：当出现在测试耳的声音强度过大时，此声信号可经颅骨传至非测试耳的耳蜗，此种现象称声音交叉，但声音交叉并不等于出现交叉听力（cross hearing），交叉听力或称经颅听力，影子听力（shadow hearing）。交叉听力是否产生，主要取决于非测试耳的骨导阈值，如测试声强度减去耳间衰减值后，大于骨导阈，则产生交叉听力。此时，被试者对声信号的反应为非测试耳的反应，得出的听力曲线即称为影子听力曲线，其值即为非测试耳的骨导听阈加耳间衰减值，并非测试耳的真正听阈曲线。为防止发生此种现象，故应对非测试耳进行掩蔽，使该耳蜗的灵敏度降低，对声信号不起反应，从而得出测试耳的正确听阈。

【耳间衰减】

当气导或骨导耳机传送一种声信号时，在某种情况下信号可从测试耳传至非测试耳的耳蜗而被感知。在此传递过程中，声能损失、声强降低，称为耳间衰减（interaural attenuation，IA），其值称为耳间衰减值。

交叉听力的发生乃因高强度的声波振动颅骨，从而使对侧耳蜗感知声音。故测试耳所感知声音的强度取决于非测试耳的骨导阈值和耳间衰减值。耳间衰减值的大小与耳机的类型及其衬垫、测试的频率及外耳道的状态有关。耳间最小衰减值通常采用40dB，但必需根据不同测试频率采用不同的耳间衰减值（表7-4-6）。

表7-4-6 气导耳间衰减的推荐值（dB）

	频率（Hz）						
	125	250	500	1k	2k	4k	8k
耳间衰减	35	40	40	40	45	50	50

测试骨导时，骨导耳机的声信号引起颅骨振动，声波经颅骨到达对侧耳蜗。低频及中频声强无损失，即无耳间衰减，高频4kHz耳间衰减值为15dB。但实际上，进行中低频骨导阈值测试时不管骨导耳机放于某侧耳，对声信号的感知仅为较好的耳蜗，而与测试耳无关。故在测试骨导时，测试声虽可交叉至非测试耳蜗，但是否出现交叉听力，主要取决于非测试耳耳蜗的骨导阈值。故当双侧耳骨导阈完全相等时，被试者可能感到无法说明某侧耳听见声音。

【何时需要掩蔽】

在纯音听阈测试时，最好的方法是先做未掩蔽的阈值测试，而当出现需要掩蔽的情况时，才进行掩蔽下阈值测试。概言之，当发生了交叉听力时则需进行掩蔽。但是，骨导听阈测试时，所有测试频率的耳间衰减值最小为0dB，故骨导阈测试时，应进行掩蔽。

根据上述原则，在下列情况时应进行掩蔽。

1. 纯音气导阈测试及Békésy测试

（1）测试耳的气导阈，减去非测试耳的气导阈大于耳间衰减值。

（2）测试耳的气导阈减去非测试耳的骨导阈大于耳间衰减值。

2. 纯音骨导阈测试 测试耳气骨导差大于10dB时。如双耳在1kHz以下皆出现气骨导差，则应在掩蔽下重新测试骨导阈。由于1kHz以下骨导阈是反映较好耳之耳蜗敏度，且无耳间衰减，故如掩蔽后该耳骨导阈变化，则未掩蔽之阈值为掩蔽耳的真正骨导阈，此耳无需再进行测试。如无阈值变动，则应在掩蔽下作另一耳骨导阈测试。

【有效掩蔽级】

有效掩蔽级（effecting masking level，EML）为某种噪声对非测试耳产生阈移的量（dB值），并非掩蔽（噪声）的强度级。故有效掩蔽级的单位是HL。最小的有效掩蔽级，是对非测试耳刚能起到掩蔽效果的强度，即掩蔽耳的气导阈加0dB的EML。即最小有效掩蔽级=（测试耳气导阈－IA）+（非测试耳气导阈－非测试耳骨导阈）。最大有效掩蔽级为对测试耳不产生掩蔽的最大掩蔽声的有效掩蔽级，即耳间衰减值加测试耳骨导阈。

【噪声的种类】

1. 宽带噪声 来源于白噪声。目前听力计采用的宽带噪声的频率范围为0.25k～6kHz。

2. 言语噪声 用于言语测听时掩蔽用。频率范围为0.25k～4kHz。

3. 窄带噪声 为纯音测听的首选掩蔽噪声。目前临床上用的窄带噪声最小不低于1/3倍频程，最大不超过1/2倍频程。

【如何进行掩蔽】

1. 气导阈测试法

（1）确定需要进行掩蔽的测试耳。

（2）非测试耳给予掩蔽声的初始掩蔽级为30dB SL的（EML）。

（3）非测试耳掩蔽后，若测试耳阈值无变化，该阈值即为测试耳的阈值，无需进一步掩蔽。

（4）掩蔽后，测试耳如需以5dB一档增加测试者的强度，此阈值增加20dB或更多时，则应继续增加掩蔽声强度。

（5）在原掩蔽声强度上，再加20dB EML，如测试耳阈值无变化，则为该耳纯音气导阈值，无需继续掩蔽。

（6）如纯音听阈提高≥15dB，则需继续增加掩蔽声强度。

（7）如无纯音听阈阈移，或已达听力计的最大输出，测试即结束。

2. 骨导阈测试法

（1）确定测试耳的气骨差为≥10dB。

（2）骨导的初始掩蔽级为非测试耳气导阈上20dB EML，并加该掩蔽频率的堵耳效应（见749页）。

（3）如为传导性听力损失，即使未有明显的气骨差，仍应加堵耳效应之值。

（4）掩蔽后未出现阈移，则该阈即为骨导阈。

（5）如阈移≥15dB，则需进行20dB EML掩蔽，如仅为10dB的阈移，可考虑为低频测试率的堵耳效应，可不再次掩蔽。

（6）再次掩蔽后，如无阈移，则该阈即为骨导阈，如阈移≥15dB或更高，则应再次掩蔽。

（7）再次掩蔽后无阈移，测试即结束。

【掩蔽是否恰当】

应用掩蔽法行阈值测试时，同时应该考虑掩蔽量是否恰当，以免出现过度掩蔽或掩蔽不足等现象。

1. 过度掩蔽　如同纯音信号一样，掩蔽噪声强度大于耳间衰减值时，也可经颅传导至测试耳耳蜗。如有效掩蔽级减去耳间衰减值后大于测试耳的骨导阈，则可使测试耳耳蜗被掩蔽而产生测试耳的假性阈移。此种过度掩蔽的发生常见于双侧耳气骨差值在 40～60dB 时。过度掩蔽可用公式表示，即非测试耳的 EML≥IA + 测试耳 BC +5（即在非测试耳耳蜗骨导阈上，5dB 或更高声强）。

2. 掩蔽不足　当两耳皆为传导性听力损失、且其气骨导差值为 40～60dB 时，有可能出现非测试耳尚未达到适当掩蔽（掩蔽不足），却已出现对测试耳的过度掩蔽。在测试气导阈时，得到的阈值可能为非测试耳的影子曲线，而在掩蔽的情况下，则可能因出现过度掩蔽而使听阈曲线比实际的听力损失大。如（图 7-4-23）在 1kHz 时，左耳气导阈为 55dB HL，骨导阈为 15dB HL，右耳气导阈为 65dB HL，骨导阈为 10dB HL。当测试右耳气导阈时，左耳需加 70dB EML，当左耳加掩蔽声至 60dB EML 时，掩蔽声已经颅骨传导至右耳，引起右耳耳蜗被掩蔽，出现了过度掩蔽，但左耳的有效掩蔽仍未达到，为掩蔽不足。在此种情况下正确的气导阈及骨导阈皆难于获得。

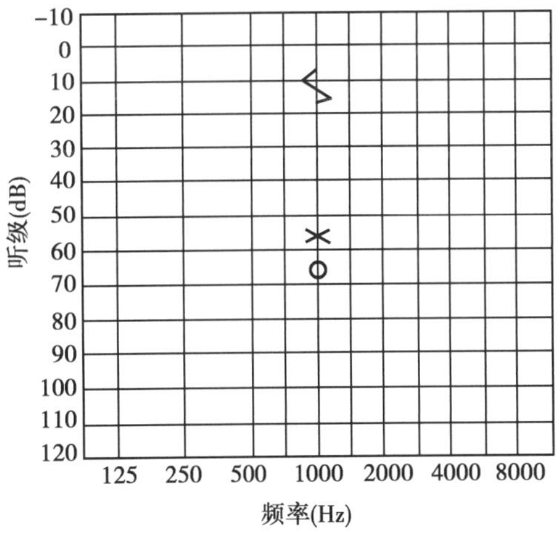

图 7-4-23　掩蔽不足的典型听力图

3. 中枢掩蔽　中枢掩蔽是指：在非测试耳引入强度不足以引起过度掩蔽的掩蔽声，但测试耳出现阈移，且随掩蔽强度的增加而阈移增加。其机制是：每侧上橄榄核的传出纤维互相联系，并与对侧耳蜗相联系。当出现噪声信号时，可刺激上橄榄核区而使对侧耳蜗的传入脉冲减弱，故需增加信号强度才能补偿此种减弱的神经活动以获得反应。纯音脉冲声刺激的中枢掩蔽，气导听阈上升 1～3dB，乳突区骨导阈上升 4～5dB，额部骨导阈增加 7～8dB。

【过度掩蔽难题的解决】

1. 耳塞型耳机掩蔽法　由于耳塞型耳机是放于外耳道口，减少了头颅与噪声信号接触的面积，且其体积小，产生的有效掩蔽大，故耳间衰减值明显大于标准耳机，过度掩蔽的现象不易出现。不同的耳塞型耳机的不同频率的耳间衰减值不同，如 ER3A、TDH39 及 TDH49 耳机的耳间衰减值（表 7-4-7），且插入外耳道越深，耳间衰减值越大。故应选择大小合适的耳机使能深深插进外耳道内。

表 7-4-7　耳塞型耳机及标准耳机的耳间衰减值（dB）

	频率（kHz）					
	耳机	0.25	0.50	1.0	2.0	4.0
ER-3A						
平均			94 +	81	71	77
最小		75 +	85	75	55	60
最大		100 +	105	90	90	85
TDH39						
平均		50	60	60	60	62
最小		45	52	52	50	52
最大		65	65	65	68	74
TDH49						
平均		54	59	62	58	65
最小		45	45	60	45	60
最大		60	75	65	70	75

2. 音影法　骨导耳机放于测试耳乳突部或前额部，应用耳塞型耳机在非测试耳发出掩蔽声，强度从非测试耳的气导阈开始，然后测试骨导阈，噪声强度每次增加 5 或 10dBEML，观察骨导阈是否提高，如骨导阈不再提高，此强度则为实际的骨导阈。其缺点为有效掩蔽级的最大输出可能不够。

3. 骨导噪声干扰作用比较法（改良 Rainville 法）骨导耳机放于前额正中，气导耳机放于测试耳，先测试未掩蔽的纯音气导阈，然后骨导耳机发放噪声，记录纯音听不到时的噪声级。测试一定量的正常年轻人的平均值为正常值。同法测试被试者的气导听阈及被掩蔽的骨导噪声级。以被试者的骨导噪声级减去正常值即为该频率骨导阈。此法之缺点是堵耳效应的影响。

4. 感觉神经敏度级（sensorineural acuity level，SAL）测试　为解决双耳传导性听力损失的过度掩蔽问题，可进行 SAL 测试。

测试法：骨导耳机放于前额，气导耳机戴于双耳，分别测试双耳气导听阈。然后经骨导耳机发放固定强度之宽带噪声。同法测试一组正常青年人之标准值。计算被试者掩蔽前后气导阈差值；再减去正常青年人之标准值，即为被试者之骨导阈。此法优点是可不采用掩蔽法而能避免产生交叉听力。但方法烦琐，且需作正常标准值。另外，对传导性听力损失患者行低频测试时，由于堵耳效应之关系，其测试的气导阈移较少，致骨导阈略高。而感音神经性聋者阈移则较多，骨导阈略低。且因堵耳效应个体间存在差异，故用SAL测试骨导阈需慎重，目前尚未广泛应用于临床。

5. 声导抗测试　根据鼓室导抗图及声反射是否出现，可判断是否为传导性听力损失。但无法了解骨导阈。

第六节　声导抗测量法

声导抗测试是一种评估中耳功能及第Ⅶ、Ⅷ对脑神经功能状态的测试法。除能测量声能在中耳的传递状态，从而判断中耳病变之外，还可通过声反射测试对听功能疾患做出定性、定位诊断。

【基本概念】

1. 声导抗（acoustic immittance）　是声阻抗（acoustic impedance）及声导纳（acoustic admittance）结合于一起之名称。

2. 声阻抗　声能在一个系统的传递过程中，作用于一个平面上的平均有效声压与通过此平面的有效容积速度之复合比。单位为声欧姆（ohms）。声阻抗分为声阻（实成分）及声抗（虚成分）。声抗为顺抗或称劲抗及质抗之代数和。

3. 声导纳　为通过一个平面的有效容积速度与平均作用于此平面的有效声压之复合比，为声阻抗之倒数。单位为声毫欧姆（mmhos）。声导纳分为声导（实成分）及声纳（虚成分）。声纳为顺纳及质纳之代数和。

中耳的声阻抗，是把声阻抗这一概念与探测音产生的正弦力及被其驱动而发生的中耳机械结构的运动联系起来，当中耳结构运动时发生的能流变化。阻抗受三种因素的影响：质量、劲度（弹性）及摩擦力。

1. 质量　质抗随频率的变化而变化，高频声时，质量对声音传递的影响最大。质量增加，声能传递减小。机械成分为听骨、鼓膜、外淋巴液的重量，声学成分为乳突气房及鼓窦处的空气量。

2. 劲度　顺抗的变化与频率成反比，低频声时，劲度对声音传递的影响作用最大。即是频率越高，顺抗越小。故在研究中耳劲度特征时，以采用226Hz探测音为宜。鼓膜、听骨连接的运动及淋巴液的阻力产生了机械劲度，外耳道及中耳的空气产生声学劲度。

3. 摩擦力　摩擦力与声阻及声导有关，与频率变化无关。机械摩擦力为韧带、肌腱所产生，声学成分为软组织的黏滞性。

声顺：单一低频探测音时，质量因素极小，正常中耳系统为劲度控制，声导纳值相当于声纳值，即为声顺。可用声等效容积表示。即是以封闭的硬壁腔中空气的声顺值来表示中耳的声导纳测试结果，单位为ml。

【测试仪器及测试前的准备】

1. 测试仪器　声导抗仪的种类很多，可有手控、自动及筛选三大类。测试内容从单一低频探测音到多频率探测音及扫频探测音的鼓室导抗测试。声反射测量，其刺激声可有不同频率纯音及宽带、低通、高通噪声及短声，既可确定阈值，也可了解是否出现声反射衰减，以及潜伏期情况等。测试结果一般可通过打印机打印。

不管是什么类型的仪器，皆具有下列五种基本部件：

（1）探头：可密闭或连接于外耳道内，包括：①扬声器，发出探测音；②传声器，监测密封的外耳道内声压的变化；③气泵的出气口。

（2）气压系统：用于改变鼓膜与探头尖端之间外耳道内的气压。

（3）声导抗测量系统：转换探头内扬声器和传声器之间的电压值为导抗值。

（4）声反射激活系统：传递纯音、噪声信号至同侧及对侧耳。

（5）记录装置：X-Y绘图器，示波器，打印机等。

声导抗仪为一种计量仪器，故需严格按GB/T15953—1995标准校准。声导抗值的变化与湿度、气压及空气密度有关，故应根据不同季节及海拔高度在特定的校准腔内进行校准，根据仪器说明书的要求，校准使用之仪器。探测音及刺激声也需分别在2ml耦合腔或仿真耳中校准。气压系统的压力校准，应使准确度在±10daPa内。目前临床应用的仪器多为测试声导纳而非声阻抗而设计。

2. 测试前的准备

（1）仪器接通电源后，应了解液晶屏幕上是否显示操作说明书规定的文字或图形，以及预定的参数。气泵是否处于零位等。

（2）被试者的准备：去除头饰及耳环、眼镜等，除去耵聍，告知被检者在测试过程中避免说话、吞咽及擤鼻等动作，保持安静。将耳塞连接于探头系统上。

【鼓室导纳测量法】

鼓室导纳测量法（tympanometry）是声导抗测量法

中的重要组成部分，是测量外耳道压力变化过程中的声导纳值。其图形为鼓室导纳图（tympanogram）。通过对鼓膜外侧声能传递过程变化的测量，了解中耳功能状态，是临床听力学测试中，不能用其他方法代替之测试法。

虽然鼓室导纳测量法可提供中耳传音系统的有价值信息，但却存在两个局限：①独特的鼓室导纳图，不能提供每种中耳疾患的单独存在，它仅能反映各种影响中耳系统的总体状态。而不能反映个别的影响因素；②鼓膜的声导纳，是确定声导纳图形的最主要的因素。故本测试法，应结合耳镜、纯音听力图、声反射测试结果综合分析，才能得到更多更正确的资料。按探测音的不同可分为单一成分声导纳测试法和多频率探测音声导纳测试法，以下仅介绍单一成分声导纳测试法：

单一成分声导纳测试法　应用单一的探测音频率，220Hz 或 226Hz 测试记录声导纳，是测量声导纳的最简单且最常用的方法。选择低频探测音是为了避免扩音器的非线性，且能反映中耳传音系统的劲度特征，因中耳病变如分泌性中耳炎，主要出现劲度的改变，正常鼓室导纳图呈现为单峰，且主要反映了声纳的改变。目前大多主张对婴幼儿采用 1000Hz 做探测音记录声导纳。

测试方法：测试时，根据外耳道大小及形状，选择适当大小的耳塞，放入外耳道内并肯定处于密闭状态，按压测试键钮，测试开始。不同的仪器，其具体操作方法不同，应严格按照操作说明书的步骤进行。

（1）鼓室导纳图形：早期的图形，是根据声阻抗测试结果所致，按 Liden/Jerger 分类法，如图 7-4-24。

1）A 型：正常型。峰压点在 ±50daPa 范围内，声导抗值在正常范围，曲线平滑。说明中耳有正常含气腔，见于正常耳。鼓室内有小肿物，听骨链轻度固定也可出现此型。

2）Ad 型：声导纳增高型。振幅高于正常，峰压点正常。见于鼓膜松弛或鼓膜萎缩性瘢痕而中耳正常者、听骨链中断或听骨链固定并鼓膜松弛之耳。

3）As 型：声导纳减低型。声导纳低于正常，振幅低，有明显的峰，峰压点正常。见于听骨链固定，鼓室硬化症，鼓室腔少量液体。

4）B 型：平坦型。改变耳道内气压时，声导抗无明显变化，曲线平坦，无峰。见于鼓室积液及鼓膜粘连，鼓室巨大肿物，也见于鼓膜穿孔，耵聍栓塞，探头口接触外耳道壁时。

5）C 型：负压型。峰压点位于 100daPa 及更大的负压处，可能为咽鼓管功能不良或鼓室积液，鼓膜松弛凹陷，粘连性中耳炎等，此时负压低于 -200daPa。如同时合并声导纳增加，则振幅增高，称 Cd 型；如合并声导纳降低，振幅减小，称 Cs 型。

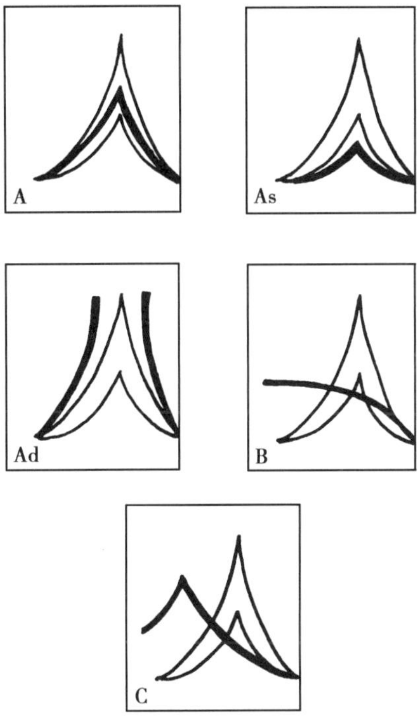

图 7-4-24　鼓室导抗图分型

A 型：正常型　As 型：声导纳减低型　Ad 型：声导纳增高型　B 型：平坦型　C：负压型

6）正压型：峰压点位于 +100daPa 以上，见于刚擤鼻后，升降机快速上升时，或啼哭时，急性中耳炎早期或消散期。但也有认为无临床诊断意义。

除了 Jerger 提出的 A、As、A_d、B、C 型图外，尚有 D 型，峰处可见一个小而陡峭的 V 字形切迹，见于瘢痕鼓膜及鼓膜过度活动，亦称 W 型鼓室导纳图。E 型，峰处可见宽而平滑的 V 字形切迹，见于听骨链中断。D 型及 E 型图，低频探测音少见。

上述图形与中耳疾病无一对一之关系，另外尚有不典型图形，如 A 型图负压侧曲线较平坦，为 A 型与 B 型鼓室导抗图之过渡图形。可能为鼓室内轻微粘连所致。而陡峭且狭窄的 A 型峰，则为小部分鼓膜松弛所致。双峰型于鼓膜松弛部与紧张部不一致时出现。图形的分型变化（图 7-4-25）。其他尚有 Pqradlse 根据峰压点及声顺的关系及坡度分为 NL、HN、TR、EFF、HP 五型，Fedmah 根据峰压点、峰值振幅、形状分类。对于声导纳图，宜结合峰补偿静态声导纳、外耳道容积、鼓室导纳图梯度、峰压点进行综合分析。

【声反射】

声导抗测试的另一项重要内容，为声反射测试，当前已成为诊断听力学的一项必不可少的常规检查法。当中耳受到足够强度及足够刺激时间的声音时，即可引起镫骨肌收缩，称之为声反射。镫骨肌收缩可改变中耳的

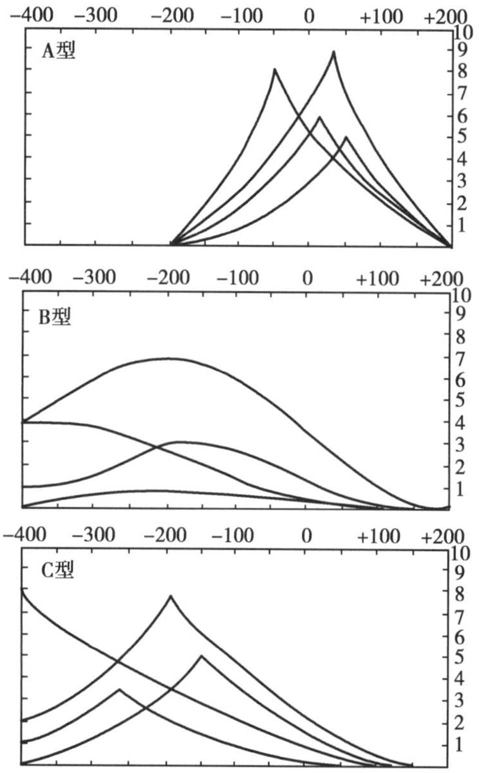

图 7-4-25　A、B、C 三型鼓室导抗图的变化

声导抗值。

1. 声反射的解剖及生理　镫骨肌为人体的最小肌肉，它附着于镫骨颈的后侧面。当镫骨肌收缩时，使镫骨足板向外、向后下移动，这种活动方式限制了听骨的运动及镫骨足板的振动，减少了内耳液体的运动，增加了中耳传导系统的功能，从而减少了鼓膜平面测得的声导纳。

声反射的神经网络位于脑干的低部位。当声刺激时，经中耳传递的声音到达耳蜗，耳蜗感觉细胞的兴奋性信号经由听神经传至耳蜗腹核，大部分轴突经斜方体至面神经运动核的内侧部分，一部分神经纤维经斜方体至同侧内上橄榄核，再传至同侧面神经的内侧部分，然后经面神经及其镫骨肌支到达同侧镫骨肌。这是同侧反射弧（图 7-4-26）。

在神经冲动到达耳蜗腹核后，经由内上橄榄核至对侧面神经核，再经由对侧面神经及镫骨肌支使对侧镫骨肌收缩，此为对侧反射弧（见图 7-4-26）。任何一耳接受强声刺激后，皆可引起同侧及对侧声反射。但是，在低位脑干内有许多运动及感觉神经核的相互复杂联系，声反射实际是涉及更为精细的多突触径路。

2. 声反射的测试法及影响因素

声反射的测试法

（1）测试方法：在隔声室内将仪器的探头密封于外耳道内，作鼓室导抗图，于峰压点处给予不同的刺激声，应用上升法或下降法确定其阈值。刺激声纯音为 5dB 一档，宽带噪声为 1～2dB 一档，刺激声时程 1～2 秒。

镫骨肌反射阈值：正常耳的声强为 70～100dB HL，其平均值纯音为 85dB HL，宽带噪声为 65dB HL。不同频率的刺激声的反射阈有所不同，一般可有 12～20dB 的差别。故每个检查室应有自己的正常值。通常测试 500Hz、1kHz、2kHz、宽带噪声的声反射阈。4kHz 刺激

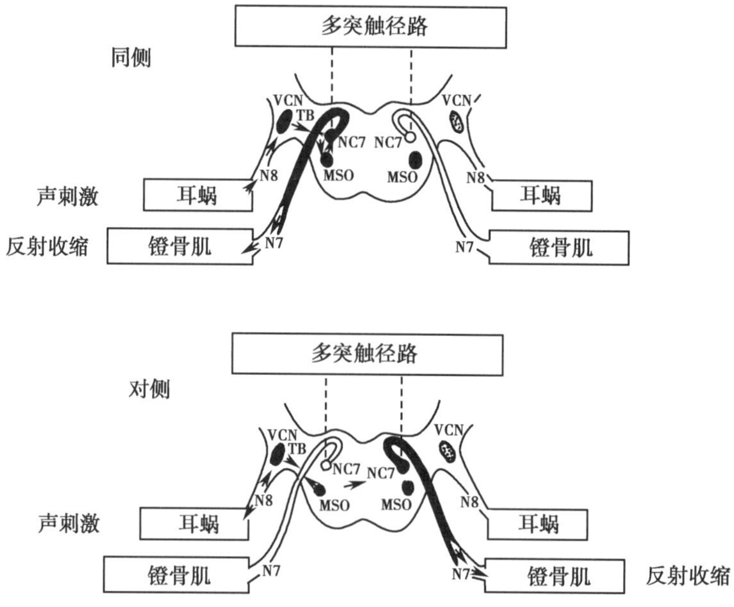

图 7-4-26　同侧及对侧多突触声反射径路

VCN：耳蜗腹核　MSO：内上橄榄核　TB：斜方体

N7：面神经　N8：听神经　NC7：面神经核

声不采用，因该频率的正常反射阈可以提高而不准确。

（2）声反射判断：用肉眼观察，根据曲线明显偏离基线，可认为有声反射出现。但为了更具有客观性及正确性，应确定声导抗变化的标准。一般以 60μl 的声顺变化作为声反射存在的标准。但不同的测试仪器其标准有所不同。

（3）测试赝像：赝像的特点是：刺激信号开始但无反应潜伏期，反应衰减时间较短；激活信号开始时，在偏离基线的曲线上出现与刺激声一致的正弦波（图 7-4-27）。当 500 或 1kHz 刺激声强度高于 105dB HL 时，下列现象应考虑为交叉声反射赝像：①声反射曲线持续时间短于预期的时间或出现正弦波；②白噪声未引出反射纯音可引出反射或纯音反射阈明显低于白噪声反射阈；③声反射出现于接近探测音频率的刺激声。用脉冲声做声反射的刺激声，则可避免此种赝像的发生。

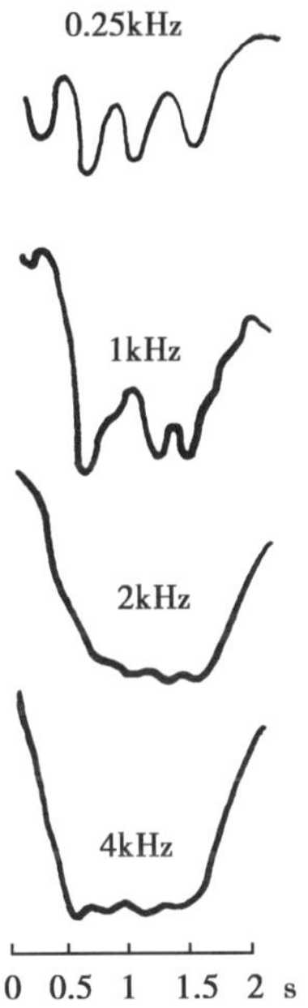

图 7-4-27　声反射膺象：示时间特征改变及激活信号的正弦波形

3. 声反射测试内容及正常值　声反射测试内容包括 4 个方面：声反射阈，声反射振幅，声反射衰减，声反射潜伏期。

（1）声反射阈：可引出能重复的声导抗变化的最小声信号强度为声反射阈。可分为同侧声反射和对侧声反射；交叉声反射和非交叉声反射。交叉声反射和非交叉声反射的给声耳相同，监测耳不同；而同侧声反射和对侧声反射则监测耳相同，给声耳不同（图 7-4-28）。

声反射阈对于识别蜗后或耳蜗性病变有一定帮助，故了解其正常值极为重要。如以纯音听阈 <20dB HL 为正常耳，则 226Hz 探测音的声反射阈的正常范围为 70～100dB HL。宽带噪声比纯音反射阈约低 20dB。各检查室应该有自己的正常值。如反射阈提高，大于正常值 15dB，而鼓室导抗图正常，则应排除蜗后病变。当然轻微的声导抗异常也可致反射阈提高。纯音听阈小于 65dB 而声反射未引出者也应考虑蜗后病变。但耳蜗病变也可出现反射消失。故不能以一种结果作为判断依据。

（2）声反射振幅：测量声反射振幅，对于检出中枢性听功能障碍似乎比声反射阈更为敏感。但是，在临床应用方面有其局限性。原因是：①个体间声反射振幅变异很大；②声反射振幅随年龄增大而减小；③感音神经性听力损失耳声反射振幅减小，但也有报告振幅加大；④声导抗的特性对声反射振幅有明显的影响。

（3）声反射衰减：亦称声反射适应。较长时间的持续刺激声可使声反射的振幅明显减小，这种过程称之为适应。

临床上测试方法为刺激时程 10ms，刺激声强度为反射阈上 10dB。于 5ms 内声反射振幅减少 50% 者为阳性（图 7-4-29）。临床多采用 500Hz、1kHz 纯音的连续声进行测试，可采用白噪声及脉冲声进行测试。

（4）声反射潜伏期：刺激声开始至声反射出现的间隔时间称为反射潜伏期。潜伏期随刺激强度增加而缩短，随刺激声信号的上升时间增加而增加，但与刺激声频率的关系尚无一致结果。

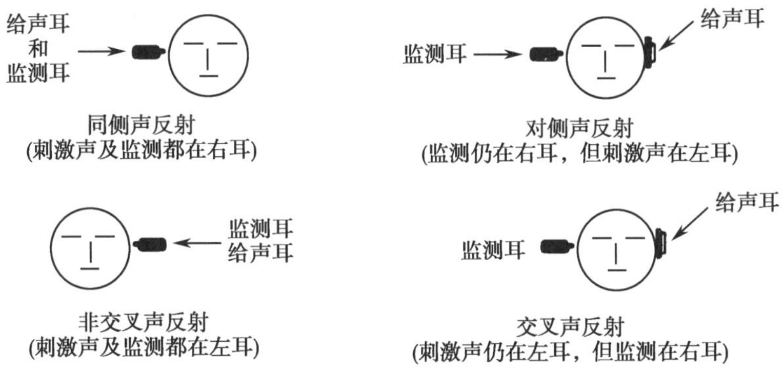

图 7-4-28　声反射测试

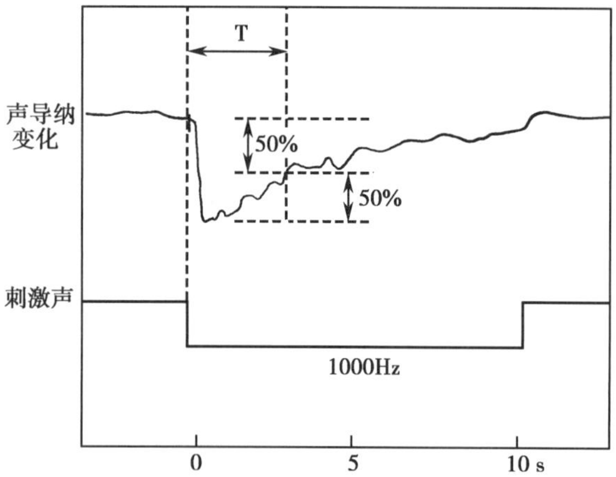

图 7-4-29 声反射衰减

4. 声反射的临床意义 声反射测试结果应与其他声导抗测试及其他听力检查结果一起综合分析才有意义。

(1) 传导性病变：对于发现中耳病变，声反射比传统的纯音听阈检查更为敏感。中耳存在病变时，不一定出现传导性纯音听阈损失，但声反射测试则有助于鉴别。中耳病变做声反射测试时需考虑：指示耳（监测耳）传导机构有病变，可导致声导抗变化不能显示。且气骨差有5dB时则50%之耳可出现反射不能引出。刺激耳因有传导性聋，声信号强度不足以引出声反射。

传导性病变的声反射特征为：①声反射阈提高；②双侧声反射缺失；③患耳给声健耳监测声反射可能存在，健耳给声，患耳监测声反射可能缺失；④声反射衰减阴性。

(2) 耳蜗性病变：由于耳蜗性听力损失有异常的响度增长，声反射阈不一定升高。比较声反射阈与纯音听阈之差值可判断有无重振。一般认为两者阈差 <60dB 应疑有耳蜗性病变，称为 Metz 试验。

耳蜗性病变声反射的特征是：①引出声反射的声强 <60dB SL；②当听力损失为 85dB HL 时，声反射消失率约为 50%。纯音听阈损失大于 100dB HL 时，多引不出反射；③声反射衰减阴性；④Metz 试验阳性。

(3) 蜗后病变：声反射对诊断蜗后病变如听神经瘤可提供较多、较可靠的资料。蜗后病变听阈正常者中，声反射缺失者即可达30%。听阈提高程度增加，声反射缺失率迅速增多。听阈为 30dB HL 时，70% 以上患耳声反射缺失。此种声反射缺失率的迅速增多与传导性病变及耳蜗性病变完全不同。同时也意味着，如出现声反射，其阈值也明显提高。

蜗后病变声反射特征为：①纯音听阈虽正常或仅轻度损失时，声反射阈即提高或声反射缺失；②声反射衰减阳性。声反射测试对听神经疾患的检出率可达 86% ~ 98%。但应注意假阳性及假阴性。

(4) 脑干病变：应用声反射诊断脑干病变，主要为分析交叉与非交叉声反射的关系，可分为四类。

1) 一项反射异常：为交叉反射异常，属中枢性病变。病变在给声耳同侧上橄榄复合体，称单座式声反射（图 7-4-30）。

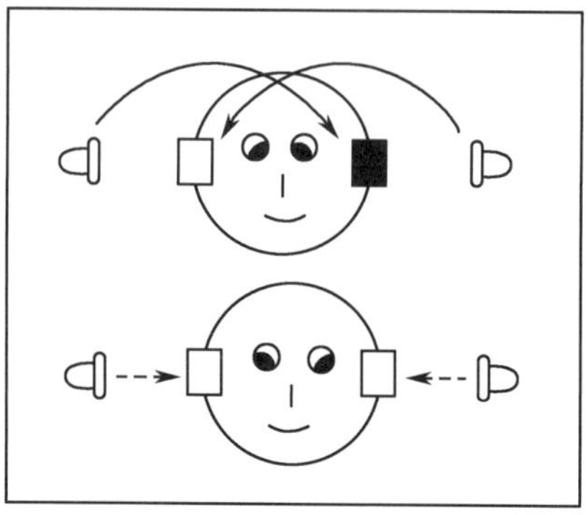
图 7-4-30 单座式声反射
■ 声反射异常 □ 声反射正常

2) 两项声反射异常：

a. 传入病变：一项交叉及一项非交叉反射异常。病变在给声耳同侧的听神经、蜗核或严重的耳蜗损害，称对角式声反射（图 7-4-31）。

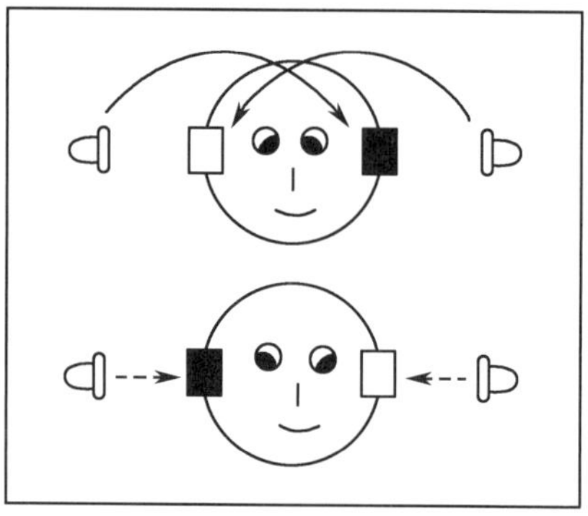
图 7-4-31 对角式声反射

b. 中枢性病变：双交叉反射异常，为斜方体平面的脑干中线病变，称水平式声反射（图 7-4-32）。

c. 传出病变：一项交叉，一项非交叉反射异常，病变在监测耳同侧中耳或面神经，称垂直式声反射（图 7-4-33）。

3) 三项反射异常：两项交叉反射及一项非交叉反射异常，称倒 L 式声反射（图 7-4-34）。

a. 传入病变：面神经及听神经合并病变。

b. 中枢性病变：斜方体及蜗核平面的脑干中线病变；或为听神经及蜗核病变；或为上橄榄复合体病变。

c. 传出病变：严重的中耳病变。

4) 所有的交叉、非交叉反射均消失。

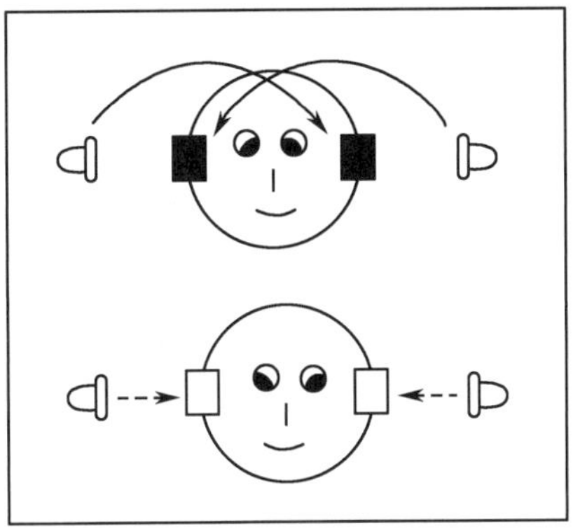

图 7-4-32　水平式声反射

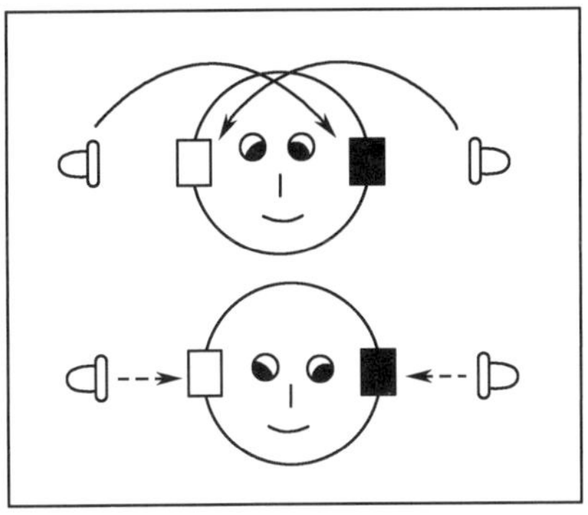

图 7-4-33　垂直式声反射

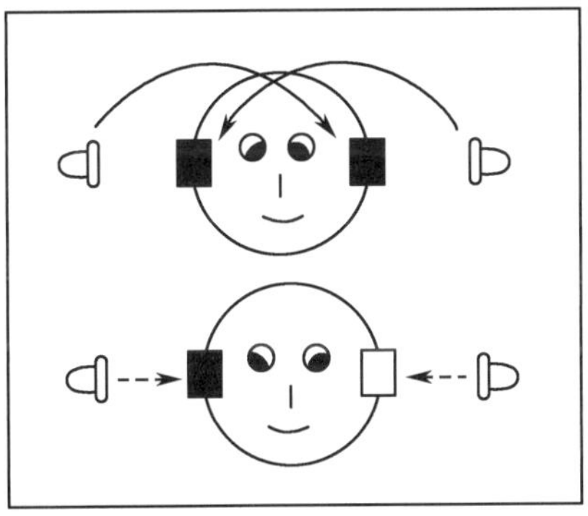

图 7-4-34　倒 L 型声反射

a. 传入病变：严重的双侧感音性听力损失。

b. 中枢性病变：广泛的脑干尾部病变。

c. 传出病变：双侧中耳疾患。

所谓反射异常包括反射阈提高及反射缺失。

（5）面神经疾患：声反射可判断面神经病变部位是在镫骨肌支的近端或远端。声反射正常，病变位于远端，否则病变在近端，但应排除中耳病变的影响。由于声反射的恢复出现及反射阈提高可比面瘫恢复出现得早，对于预后监测有帮助。

（6）非器质性听力损失：对于假性听力减退者，声反射测定有鉴别作用。声反射阈如在纯音听阈上 15dB，或反射阈低于纯音听阈，可高度怀疑为假性听力损失。

（7）声反射预估听敏度：声反射预估听敏度的方法较多，正确率仅为 60% 左右，且预估听力损失程度受年龄、中耳异常、听力图形等因素的影响。但声反射对听敏度的预估，对 0～10 岁儿童尚正确，因而在临床听力学中有一定的价值。

（8）声反射对助听器的选择及佩戴的作用：对助听器的选择及佩戴声反射可提供帮助。对 0.5kHz、1kHz、2kHz、4kHz 助听器的输出应在声反射阈处或稍高于反射阈。最理想的助听器输出应调至声反射阈上 5～8dB。由于纯音比语声产生较高的反射阈，为避免响度不适，助听器输出可限制在稍低于引出声反射之强度。最大的言语识别率值常为声反射刚引出时的强度。

5. 声反射测试的新进展

（1）声反射平均技术已成功地应用于声反射测试。主要用于对声反射形态学及其变异的评价，以及声反射的量化测量，声反射的时间分辨、阈值测定等。

（2）多频率探测音的声反射测试：Bennett 和 Weatherby（1979）发展了一种多频率探测音的声反射测试仪。频率范围为 220～2kHz。测试结果发现，600Hz 以上的探测音，测得的声反射图形方向逆转，1.8kHz 的探测音，声反射图形的方向又返回低频率探测音时的方向。随着探测音频率的改变，声阻抗、相位角、声阻、声抗的值也有改变，有时且可出现双相图形。通常，700Hz 以下的探测音增加了中耳的阻抗，随着探测音频率的增加，可能因镫骨脱耦合而减少了耳蜗内液体的声阻，致中耳阻抗减小。用 500～900Hz 的探测音时，50% 的正常耳出现双相的声反射图形。

（3）正常耳的白噪声与纯音声反射阈存在一定差值。可存在于噪声暴露者的纯音听阈提高之前，这说明，纯音听力检查尚未能发现异常时，反射阈差值的缩小，可望作为早期发现噪声性声损伤的一种方法。

（钟乃川）

第七节　听诱发电位

一、听诱发电位检查法概述

听诱发电位（auditory evoked potential，AEP）是声刺激后从耳蜗至听皮层的听觉系统中的不同平面所诱发的一系列电活动。采用测试系统，通过电极记录，从而了解听功能状态及其病变的技术，称为电反应测听（electric response audiometry，ERA）。由于技术的发展、研究的深入，以及临床经验的积累，AEP 测试已越来越显得重要。AEP 的临床应用价值有三方面：①作为听力筛选法之一，并可对难于测试的对象进行听阈评估；②对损害部位（耳聋性质）的判断；③术中监测。未来，尚有可能诊断听信息处理的疾患及认知疾患。

中枢神经系存在着自发的、无规律的生物电活动，用头皮电极记录这些电活动称为脑电图，而用一些刺激引出的与刺激有关的生物电活动，则称为诱发电位。听诱发电位种类较多，有各种分类方法。

【听诱发电位的分类】

目前尚无标准的分类法，根据不同要求，有以下几种分类方法：

生理来源：来自耳蜗毛细胞感受器者，称感受器电位。来自各级神经元突触内化学递质释放而兴奋并产生的电位，为突触后电位及动作电位，突触后电位即发生器电位。在体表记录的诱发电位，主要为各级神经元的突触后电位。

解剖部位：通常电位发生的解剖部位，有着较明确的依据，但实际上听觉径路的复杂性使某一 AEP 有多处解剖学上的发生器部位。

与刺激的关系：外源性：与刺激的物理属性（如强度与频率）有关，所有用于听力学的诱发电位皆属于此范畴。内源性：与心理活动（如刺激的意义及注意力集中与否）有关，如感知认识电位，P300，识别负变异（CNV）等。

反应的性质：分为持续及瞬态两种。持续的 AEP，持续出现于刺激声存在时；瞬态 AEP 则出现于刺激声的起始（onset）和终末（offset）时，而以起始反应最为常见，给声时间越短，神经同步兴奋性越大。瞬态的刺激声呈现为分离的系列，间隔时间长，能使 AEP 波形完整出现。而当刺激率过高，刺激声迅速出现，间隔时间短于 AEP 时程，第一个诱发的反应与第二个反应互相覆盖，峰与谷的波形成分为节律性正弦波所取代，则形成一种拟连续声反应，称为稳态 AEP。

记录电极部位：根据记录电极离发生器的远近，分为近场及远场电位，如鼓岬电极记录的耳蜗电图（ECochG）为近场电位，其他的 AEP 皆为远场电位。

反应潜伏期：为刺激开始时间与出现电位的峰或谷间的时间间隔。可分为初(first)0～2ms；快(fast)2～10ms；中(middle)10～50ms；慢(slow)50～300ms；晚(late)300ms 以上五种。

结合上述各种分类，综合为表 7-4-8，各种图形见图 7-4-35。

表 7-4-8 AEP 分类

刺激反应	AEP 名称		解剖部位	生理来源	潜伏期（ms）
持续	耳蜗微音电位	CM	毛细胞	感受器	AC 初～0.13
	总和电位	SP	毛细胞	感受器	DC 初～0.13
	频率跟随反应	FFR	耳蜗、听神经、脑干	神经 AP（?）	AC 快 7.0～10
	持续皮层电位	SCP	听皮层	神经 PSP	DC 慢 刺激声时程
瞬态	复合动作电位	CAP	听神经	神经 AP	快 1.5～4.5
	听性脑干反应	ABR	听神经、脑干	神经 AP	快 1.3～8.1
	负慢反应	SN10	脑干	神经 AP	6.0～17
	中潜伏期反应	AMLR	丘脑、听皮层	神经 PSP	中 8.0～80
	40Hz 稳态电位 40Hz	AERP	脑干-丘脑听皮层	神经 PSP	中 12～50
	慢皮层反应	SCR	听皮层	神经 PSP	慢 50～250
感知	迟正成分	P300	听皮层	神经 PSP	迟 250～350
	伴发负变异	CNV	听皮层	神经 PSP	DC ＞300

注：AP：动作电位，PSP：突触后电位

【测试仪器的基本技术】

测试需在电、声屏蔽室内进行。电屏蔽室应远离大功率的电气装置，且室内除前级放大器外，不应有其他的电源进入，以减少静电、磁及射频干扰。测试系统包括声刺激部分、放大器及滤波器部分，计算机平均叠加部分等。

1. 电极及差动放大器 AEP 电极大部分采用盘状或杯状的银-氯化银表面电极。电极安放部位的皮肤必须用酒精或丙酮清洁，必要时可用摩擦剂或小块纤维片擦去皮肤的表皮。皮肤与电极间之电阻应小于 5kΩ，而电极间的电阻应＜2kΩ。通常，大部分 AEP 之配对电极，一位于颅顶或前额发际，另一放于刺激声同侧耳垂或乳突，目前临床上多采用前额发际及同侧耳垂，接地电极则放于对侧耳垂或鼻根。电极应经常检查，导线与电极接头处，如有碎裂致芯线外露，可致电位波动不

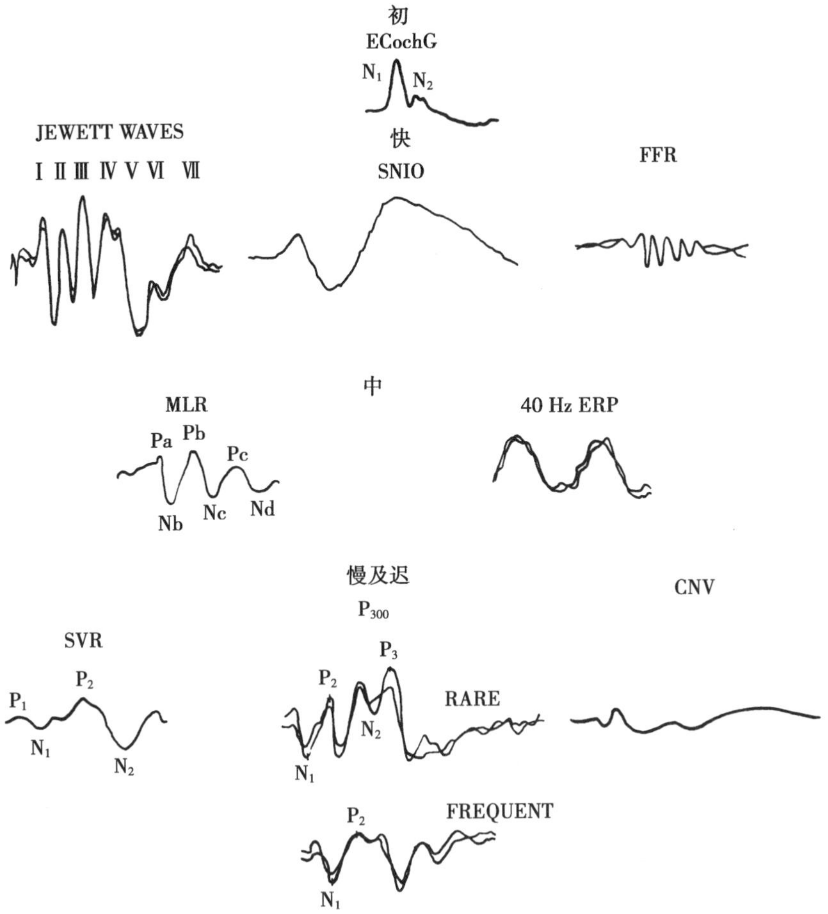

图 7-4-35　听诱发电位波形

定，电极用完后，应除去电极膏，但应注意不损伤表层的氯化银，然后浸泡于5%氯化钠溶液中，一定时间后，避光放于有盖瓷盘内备用。表面氯化银涂层如有破坏也可致电噪声出现。记录时如出现基线漂移或出现较多的排斥，则可能为电极损坏之故。

AEP 记录时，电极不仅能检出信号的电活动，还能检出称为“噪声”的不需要的电活动。“噪声”可来自被检者身体；如自发脑电、肌电、心电及眼电，同时，也可来自外界的刺激声传感器，电源线，其他仪器，通讯系统，电台及电视台的电磁发射，所有这些“噪声”，皆可使 AEP 被淹没，故必须采用信号处理技术使 AEP 易于检出。

差动前级放大器是信号处理的第一个步骤，差动放大器可使微伏级的 AEP 成为毫伏级。前级放大器共接受三个输入电极，一为同相（noninverting）电极（过去称动作电极），波形为正波，信号极性不改变；另一为反相（inverting）电极（过去称参考电极），波形为负波，经前级放大器后波形倒转，第三个电极为公共电极（common），也称接地电极，此电极仅作为其他两个电极的内参考点（图 7-4-36）。由于两电极皆可对 AEP 进行拾波，故动作电极及参考电极之称是不恰当的。当同相及反相输入与公共输入相比较后，两者相加，差动放大器即放大此两电极间的电活动差值，如两个电极之电活动结果相同，则其电活动差值相加后因极性不同而互相抵消为零，无放大作用。存留的仅为不同的电活动。因噪声在两电极处是相同的，故前级放大器输出时，噪声被排除。由于此故，记录时两个电极应放于极性相反的部位，因 AEP 在同相电极处电活动比反相电极处大，两者相加后，仅部分被排除，故差动放大器输出时得到放大。共模抑制比（common-mode rejection ratio，CMRR），即为表示这种排除作用的程度。差动前级放大器的 CMRR，为信号在单导输入时电活动量与同一信号同

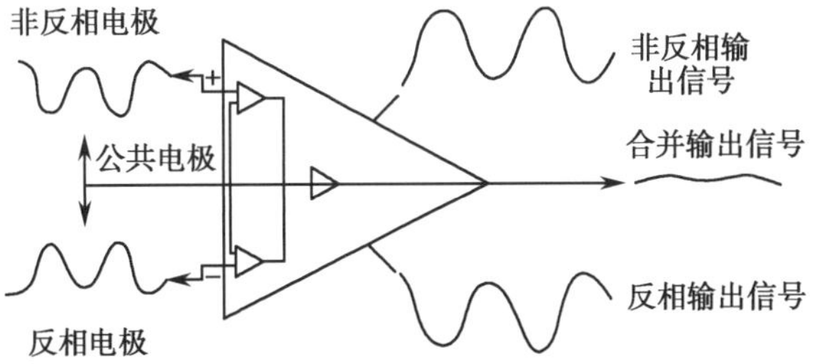

图 7-4-36　差动前级放大器电极及输出信号之关系

时在同相及反相双导输入时的量值增益比。商用的诱发电位系统，CMRR 多为 80dB（10000∶1）或更多。每 20dB 相当于一个 10 的因数值，80dB 即为 10^{40}。CMRR 大，AEP 的增强越大，当电极阻抗高或不对称时，CMRR 则小，CMRR 只要减少数 dB，即可降低 AEP 的记录效果，故差分电活动的微小差异的影响极大。

2. 滤波器　放大信号衰减噪声的第二个步骤为滤波器的使用。滤波器的作用：在某一特定频率范围内，能排除较多的噪声而又较完整的保留信号，故对不同成分 AEP 测试时由于信号功率谱不同，选用的滤波范围也就不同。滤波器可分高通（high-pass）、低通（low-pass）、带通（band-pass）带止或频带排斥（band-stop 或 band reject）等（图 7-4-37）。高通滤波器可通过高于某一临界或截止（cut-off）频率的信号能；而阻止低于截止频率的信号能。低通滤波器的作用则相反。带通滤波器容许在两截止频率间的信号能通过，而带止滤波器的作用则相反，仅能让此频率带外之信号能通过。一种最常见的带止（窄带）滤波器为陷波滤波器（notch filter）。目的在于抑制市电 50Hz 或 60Hz 干扰，但可产生 AEP 的相位畸变。实际上，在滤波器的通过及截止的频率点，并不是对某频率范围截然通过或停止，而是以缓慢进行的方式实施截止功能，表现为输入信号频率的反应函数曲线，在任一频率处，输入信号通过滤波器的大小，称为该频率的滤波器的系数（modulus）。随着频率改变的滤波系数称为截止或滚降（roll off）率，也即排斥斜率，通常以每倍频衰减 dB 数来表示，根据不同滤波器，其滚降率有不同的变化，常为每倍频 6dB 的倍数。

3. 叠加与平均　经过差分放大与滤波后，由于信噪比仍较小，AEP 仍难以辨认。信号与噪声大小的关系为信噪比（S/N，SNR），为信号与噪声的均方根值之比。叠加平均技术可改善信噪比。

4. 赝象（artifact）的排除　在 AEP 记录时，肌源性活动，或因电极/皮肤表面的电赝象产生了高振幅电位的瞬态值，使真正的 AEP 失真，此种情况可通过赝象自动排斥系统将超值电位予以排除。

此外，测试时应重复记录两次，以比较两次测试结果的重复性是否良好，尤其是接近反应阈的低刺激强度重复记录，对比两种测试结果，可确定是否为诱发电位。

【刺激声】

1. 刺激声种类

（1）短声（click）：也称宽带短声或未滤波短声，通常为 0.1～0.2ms 方波电脉冲传至耳机产生的声音，此种声信号时程短，频谱宽而平坦，可使耳蜗较宽范围受刺激而兴奋，但频率特性差，声能主要分布于 2kHz 的高频区。常用于 ABR 测试。

（2）滤波短声（filter click）：是频谱比短声窄的刺激声，具有一定的频率特性。为方波电脉冲经窄带滤波后所保留的成分，其频率为窄带滤波器的中心频率。

（3）短音（tone pip）：为短的短纯音。短音及短纯音二者的界限是人为定出的，一般以短于 10ms 作为短音的界限，许多文献中，短纯音一词包含短音在内。也有将滤波短声与短音等同者，但两者的产生及声学特性不同。

（4）短纯音（tone burst）：短纯音的频率特性比较好，具有一定的升、降及平台时间。目前各家在 AEP 实验中所用升、降及平台时间不尽相同。

（5）logon：属于短纯音范畴。

对于连续的 AEP，不仅是刺激声的起始刺激起作用，且是刺激声的整个时程皆诱发反应，短音及短纯音为常用的刺激声，但不同部位的 AEP 须用不同时程的刺激声，如 CM 则采用短音；而皮层反应则需用较长时程的短纯音。

短纯音的升、降及平台时间，有时以 2～1～2 周期表示。

2. 刺激声强度

（1）声压级（dB SPL）：是指一段时间内声压的均方根声压值与 20μPa 的比值取以 10 为低对数再扩大 20 倍的值。0dB SPL 为 20μPa，因刺激声频率、时程及测量的模式而变化。

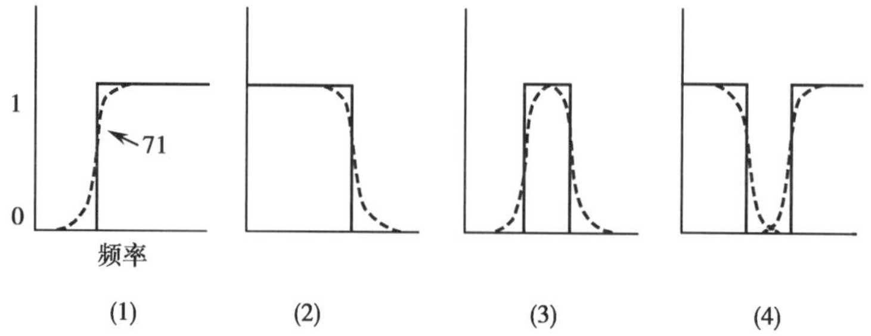

图 7-4-37　滤波器

（1）高通　（2）低通　（3）带通　（4）带止

（2）峰声压级（dB pSPL）：为声音在压力变化峰处之强度。

（3）峰等效声压级（dB peSPL）：为短时程声音与长纯音峰至峰相等时长纯音的声压级，用以描述短时程声音的声强值。

dB peSPL 比 dB pSPL 一般低 3dB，不同类型及频率的长时程的刺激声的 dB SPL 与其 dB peSPL 相差多少并不完全相同。正常短声听阈为 36.4dB pSPL、29.9dB peSPL 或 25.6dB SPL。

（4）听力级（dB HL）：现有的国际、国家标准都只规定了长纯音的听力级，不同频率时 dB HL 相当于不同的 dB SPL。

（5）感觉级（dB SL）：是以受试耳对某一刺激声的听阈为基础的阈上 dB 数，故不同的受试耳，接受不同的刺激声，其 dB SL 不同。相同的 dB SL 刺激正常耳与听力损失耳，响度并不相同。对传导性听力损失耳，相同的 dB SL，内耳可接受相同刺激量；但对感音性听力损失耳，由于响度重振的存在，相同的 dB SL，并不意味着有相同的响度，相同的 dB SL，其实际刺激量不同，从而易致对测试结果作出错误解释。

（6）正常人听级（dB nHL）：为 AEP 常用的声音强度单位，以一组正常听力者（10～20 名年轻人）对某一刺激声的平均行为听阈作为 0dB nHL（短声的 0dB nHL 约为 30～35dB peSPL）。由于测试条件、受检对象不同，各实验室的 0dB nHL 也有差异。不同频率的短音和滤波短声以及短纯音的频谱、上升（下降）和平台时间的不同，听敏度也不相同。故每个实验室应有自己的不同刺激声的 0dB nHL，而不应该套用其他实验室的标准。

3. 刺激声相位（phase）或极性（pola-rity） 相位是刺激声极性的同义词。刺激声到达鼓膜时如为正压，即引起鼓膜向内运动，称为密波（condensation）；如为负压，则为疏波（rarefaction）。在一次平均叠加过程中，可用单一极性刺激或交替极性刺激，交替极性的刺激可排除来自电极与传感器之间电场产生的刺激声赝象。但是，一般认为基底膜仅有一种运动方向可兴奋原始的神经元，故疏波与密波刺激，对于瞬态的 AEP 来说，两者的潜伏期稍有不同，且也引起不同的兴奋模式。当采用交替极性刺激时虽可排除赝象，但同时又引起一些耳蜗兴奋模式改变的副作用。在蜗性疾患的情况下，由于听力损失与力学兴奋模式之间的交互作用，此种副作用更为明显，产生了对瞬态 AEP 波形的影响。

4. 刺激声频率 刺激声频率对于不同部位的 AEP 的作用，不全相同。较为周边的 AEP，如 ABR，刺激声频率增高，潜伏期缩短，而近中枢的 AMLR 则振幅减小；潜伏期延长。但后者此种现象的产生，可能与刺激声的升、降和平台时间较长，有适当频响特性有关。而 ABR 则由短刺激声诱发，其刺激声频率特性并不明确所致。因此，刺激声频率对 AEP 的作用，尚有待于深入探索。

5. 刺激声重复率 刺激声重复率亦称刺激率。对瞬态 AEP，刺激率增加则致振幅减小，潜伏期延长。此乃可能是限制了刺激之间神经元恢复之故。不同部位的 AEP，对刺激率的耐受力不同，实际工作中，刺激率的确定十分重要，刺激率太快影响了波形，太慢则延长测试时间，主要决定于测试的 AEP 种类，愈是近中枢的 AEP，其神经元恢复时间长，故刺激率要慢，相反，周边性的 AEP 测试时，刺激率可增快。另外，也取决于测试的目的，如仅为检出反应波，则刺激率可增加。判别刺激率的适宜度的概念是：反应振幅与平均后残余噪声标准差之比，此种比值称为“效率”（efficiency）。残余噪声随刺激次数的平方根减小。刺激率的选择应使效率达到最大。

6. 刺激声的包络参数 刺激声包络的外形，在很大程度上影响了反应时间内 AEP 的电活动，刺激声上升时间越短，AEP 的反应越好；上升时间越长，频率特性越好。故选择足够长的上升时间，使其有适当的频率特性，但又需使其足够短，以便引出的 AEP 具有最好波形。然而，此上升时间不能超过电反应的时程。

7. 掩蔽的影响 ECochG 测试时，可单独记录一侧的电位变化，但是其他的 AEP 测试，同样存在着声音越边的问题，致任何部位的电极皆可检拾到双耳的电位变化，故在非测试耳应给予适当的掩蔽，但是，不能常规应用掩蔽或采用某一固定强度，以免产生过度掩蔽及掩蔽不足，对短声可用宽带噪声；而短音或滤波短声则用窄带噪声进行掩蔽。应该了解，对不同中心频率的窄带噪声，不一定能掩蔽相应的刺激声边瓣，且其有效掩蔽级应有自己的数值。Burkard 和 Hecox（1983）发现：40dB SPL 的噪声即可影响波潜伏期及振幅，致波形变化。因掩蔽声也同样可产生声音越边的问题，故常规掩蔽实属不妥。

二、耳 蜗 电 图

耳蜗电图（Electrocochleogram ECochG）是记录声刺激后来自耳蜗及听神经的复合动作电位，因耳蜗电图的反应为严格的单侧性，故为诊断内耳疾病的重要方法之一，在听诱发电位中，是诊断耳部疾患的首选方法。

【耳蜗电位的基本理论】

耳蜗电图可记录到 3 种电位。

1. 动作电位（action potentials，AP） 为基底膜上

所有单神经元动作电位的总和。由短声引起的，来自全基底膜的神经动作电位，称为全神经动作电位（whole nerve AP，WNAP），而由具有频率特性刺激声引出的电位，称为复合动作电位（compound AP，CAP）。AP 可记录 N_1、N_2、N_3 三个负波。N_1 为较多的神经元同步放电，相当于 ABR 的波Ⅰ；短声诱发的 N_1 成分，刺激强度不同，发生部位也不同，高强度时主要来自耳蜗基底部，低强度时则来自耳蜗顶部。但是，鼓室外电极记录，此种部位差别相对减少。N_2、N_3 与听性脑干反应波Ⅱ、波Ⅲ具有同源性。

2. 耳蜗微音电位（cochlear microphonics，CM） 来自螺旋器毛细胞的表层。当声音传至耳蜗后，基底膜产生活动，外毛细胞纤毛受到剪切力而弯曲，毛细胞将此活动转变为电能，由毛细胞底部传入突触而产生轴突电位。故 CM 为感受器电位，也是交流电位，极似刺激声的波形。不同部位的 CM，可有不同的相位。记录的 CM 为矢量和，可作为纤毛功能完整与否的指标。

3. 和电位（summating potentials，SP） 产自耳蜗毛细胞，为蜗内非线性的多成分电位的总和，由基底膜的不对称活动而产生，故其振幅与基底膜移位成正比。记录的 SP 为 SP 的代数和，有频率特性，与 CM 同时发生，并持续存在于基底膜摆动的整个过程中。SP 的极性受到一些因素的影响，如基底膜向前庭阶移位时为 -SP，向鼓阶移位时为 +SP；靠近基底膜最大振动部位引出的为 -SP，远离该处为 +SP；刺激声强度大时为 -SP，弱时则为 +SP，外毛细胞损伤而内毛细胞正常时记录到的为 -SP。

另外，国外学者在动物去神经控制的耳蜗中，记录到一种病理性耳蜗电位，波形类似 SP，潜伏期为 0.7～1ms，称之为慢成分或慢电位，与 SP 之区别在于该电位以 4kHz 或 8kHz 短纯音引出的波形最为显著，且不受刺激率的影响。最近，Margolis（1992）认为此种电位即为 SP。

SP 在听功能中的作用，仍不清楚。

【测试记录方法】

测试记录必须在电声屏蔽室内进行，测试仪器为诱发电位系统。

1. 刺激

（1）刺激声传感器：最好采用耳机，用扬声器时，由于测试室墙壁有回声，可致声波反射，而诱发继发的电位，使记录结果受到影响。但测试 CM 时，不能将耳机直接接触于耳廓上，以免产生赝象。

（2）刺激声种类：与其他诱发电位的刺激声相同，可用短声、滤波短声、短音及短纯音等刺激声。刺激声参数不同，诱发的波形可有不同。记录的成分不同，需用的刺激声及参数不同。①短声：可引出良好的 WNAP，通常用交替极性，强度为 110dB peSPL；②滤波短声：为对短声滤去不需要的频率成分所产生；③短音：低于 2kHz 频率者，因上升时间过短致声能扩散，频率特性较差；④短纯音：能记录到更为清晰的 SP，且有频率特性，测试 SP 及 CM 时，多采用短纯音作为刺激声。其升降时间及平台时间的选择极为重要。Davis 认为：短纯音的最理想的升、降时间及平台时间为 2～1～2 周期，但在实际工作中，国内外学者报道极不一致，升、降时间的范围在 0.1～5ms，平台时间为 3～10ms，目前认为升、降时间为 1ms 或 2ms，平台时间为 10ms 时引出的 SP 及 CM 有更清晰的波形。

（3）刺激声极性：采用短声作刺激声时，为去除 CM，通常采用交替极性。但为了获取更多的资料，必须采用疏波与密波分别刺激测试。疏波与密波短声，皆为有效的刺激声，疏波刺激时，第Ⅷ对脑神经纤维兴奋；密波刺激时，兴奋发生于基底膜向鼓阶移位时。故两种极性的刺激声产生轻度的异相，从而使疏波的潜伏期稍短于密波，正常情况小于 0.3ms。在而 N_1 振幅，疏波比密波大 1 倍。

（4）刺激声的重复率：通常采用 9 或 11 次/s，可获得良好的 AP 波形。如重复率增加，则 AP 振幅减小，且潜伏期产生变化，记录 CM 及 SP，重复率可增至 30 次/s。因该两个电位不受重复率的影响。

2. 记录

（1）电极部位：分为鼓室内及鼓室外电极两大类。鼓室外电极又分为鼓膜、外耳道内电极和外耳道外、耳垂、乳突电极。

1）鼓室内电极：在全麻或局麻下，外耳道及鼓膜经 75% 酒精消毒后，将针型电极刺入鼓膜后下象限近边缘处直达鼓岬。为近场电位记录。由于有可能造成鼓膜穿孔或中耳炎，且操作较复杂，临床上较少使用。

2）鼓室外电极：属于远场电位记录，电位的振幅比鼓室内电极者为小。①鼓膜电极：以直径 0.5mm、长 1.5cm 之细银丝，一端加热烧成直径约 1mm 之小球，另一端焊接于细软导线，电极经氯化钠溶液作去极化处理；银丝部分套以细硅胶管使之绝缘。以乙醚酒精混合液或丙酮溶液清洁外耳道及鼓膜，银球电极裹以电极膏，也可用脱脂棉包裹成直径约 3mm 之圆球，浸以生理盐水后涂以电极膏，然后用膝状镊送入外耳道内，达鼓膜后下部分表面。极间电阻应 <10kΩ。②外耳道内电极：外耳道内电极有多种，放于外耳道内的不同部位。目前多采用银球电极放于外耳道后下壁深部，距鼓环约 4mm 处，或用 Coats 设计的塑料夹子，将银球固定于夹子一端，放入外耳道深处。近来，某些商用诱发电位系统，配备耳塞型的外耳道电极，更便于婴幼儿测

试，刺激声经声管由耳塞中央进入外耳道，其声强标准需与耳机给声法进行适当比较统一。③外耳道皮下电极及耳垂、乳突、硬腭电极等：前者有创伤性，后两者振幅极小，反应阈也高，已不采用。

鼓室内外电极记录的波形极为一致，外耳道及鼓膜电极更适合于临床应用（表7-4-9）。

表7-4-9　鼓室内、外电极优缺点比较

项目或条件	鼓室内	鼓膜或外耳道
记录电位	近场	远场
电位来源	耳蜗基底回	全耳蜗
麻醉	全麻或局麻	无麻或局麻
振幅（μV）	10～30	1～4
反应阈（dB SL）	5～10	10～20
与ABR比较	不可以	可以
可重复性	小	大
创伤性	有	无
临床实用	较难	易

另一记录电极放于同侧耳垂或乳突，也可放于对侧耳垂或乳突，鼻根部接地或位于前额发际或对侧耳垂。此种电极配对部位的优点是：①耳垂电极的肌源性赝像比乳突电极少；②如同一通道同时记录听性脑干反应，前额发际可作为配对电极之部位。（ABR记录时，由于刺激声强度不够，波Ⅰ不能显示，则可采用ECochG与ABR同时记录，颅顶或前额发际作为阳性电极部位，鼓膜作为阴极部位，则可显示N_1及V_5图形）。

（2）滤波带宽：为获得良好的波形记录，滤波带宽的选择极为重要。刺激声不同，测试目的不同，其滤波带通的选择也有所不同。国外学者采用滤波带通也变化很大，低频截止频率为1～320Hz，高频截止频率为1.2k～10kHz。通常，常规测试时，高频截止频率为1.5k或3kHz，低频截止频率为30Hz或100Hz，则可获得良好波形。带通滤波也有采用5Hz～3kHz，测试有频率特性的CM及SP时，带通范围应尽量扩大，低频截止频率过高，如250Hz，则SP及CM的记录受到影响。

（3）叠加次数：500～1000次。

（4）反应阈测试：从声强110dB peSPL开始，每10dB一档下降，进行记录，AP（N_1）消失时之强度上5dB为反应阈。

（5）扫描时间：10ms或20ms。

【电位识别】

为获取ECochG各成分的良好记录，不同成分所需的刺激声及刺激参数不同。目前，多采用鼓室外电极法的测试。

1. AP

（1）波形：用交替极性的短声刺激，可排除CM的干扰而获得良好的AP波形（图7-4-38）。亦可用疏波及密波短声分别刺激，以记录AP，且可将分别刺激的结果储存，经测试系统的相加功能，将两结果相加，排除CM，而得到更清晰的AP。短声诱发的AP由数个负波构成，高刺激声强时，可见振幅依次减小的N_1、N_2、N_3波（图7-4-39），偶可见N_4、N_5波。但也有仅见N_1者；在刺激声强度50～60dB nHL时，有时N_1与N_2振幅相等，而呈M型（图7-4-40）。正常耳的N_1波形，无论采用鼓室内或鼓室外电极法均无不同。高刺激强度时，为单相尖峰负波，降低声强时可为双相波，且为双峰，至阈值处则为N_2负波（图7-4-40）。

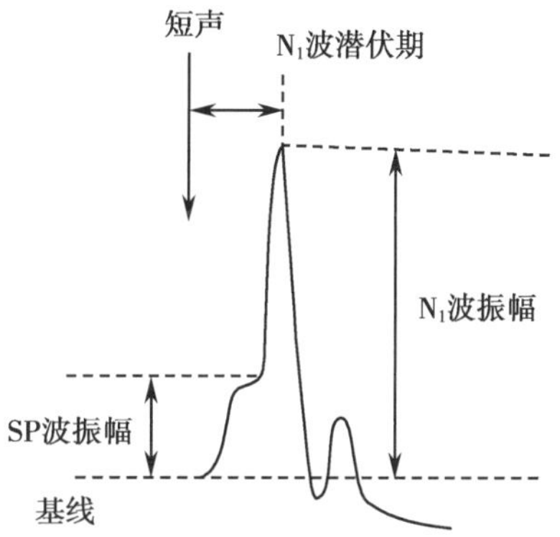

图7-4-38　AP及SP波形

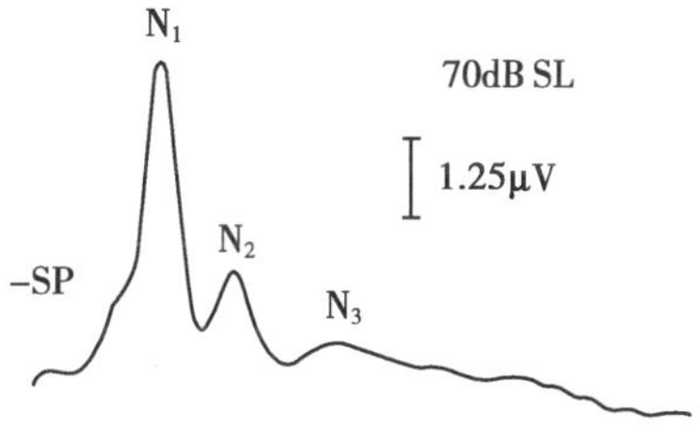

图7-4-39　AP之N_1、N_2、N_3波

（2）潜伏期：从刺激声开始直至N_1峰处，短声110dB peSPL诱发的潜伏期：N_1为（1.54±0.10）ms；N_2为（2.46±0.17）ms；N_3为（3.81±0.18）ms。随着刺激声强度降低，潜伏期延长至阈值时，N_1潜伏期约为4～5ms。不同相位的短声，潜伏期稍不同。N_2与N_1、N_3与N_2之间峰间期约为1ms。

（3）AP反应阈：约为10～20dB SL，与2～8kHz纯音听阈有较好的相关性，85%的听力损失耳两阈值差别在10dB之内。但1kHz及0.5kHz的差别分别为40及60dB。AP为给声反应，短刺激声的频率特性较差故影响了阈值。

（4）振幅：AP（N_1）及SP振幅的测量（图7-4-38）所示，短声刺激的结果，有两种方法，一是峰至

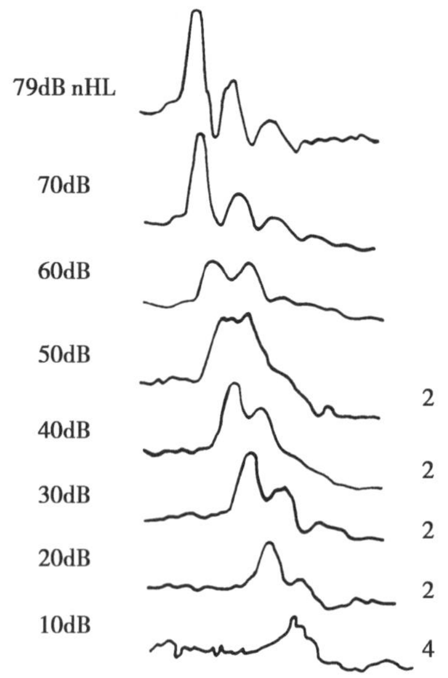

图 7-4-40 不同强度的 ECochG

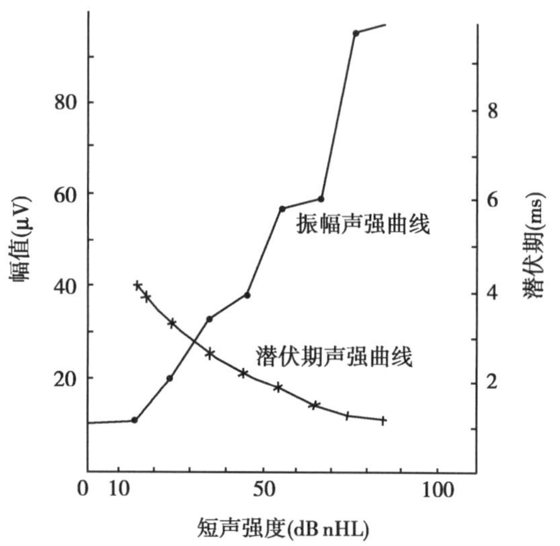

图 7-4-41 输入/输出函数曲线

谷，即 N_1 峰至 SP 与 N_1 交界处，为 N_1 振幅，SP 振幅为 SP 峰处至其起始点。另一法是 N_1 峰至测试前基线为 N_1 振幅，SP 峰至基线为 SP 振幅。采用何种测试法，目前仍有争议，有些学者认为峰至谷法更为准确可靠，而峰至基线的 N_1 振幅，实际上包括了 SP 的振幅在内，且基线常易被低频噪声的干扰而出现变动或偏移而致幅测量结果不准确。目前较多采用峰至基线的测量法。但 Ferraro 和 Durrant 则建议用峰至谷法，以短声测得 SP 振幅为 0.4μV，CAP 振幅为 2.0μV。短声的相位对振幅有影响，通常密波大于疏波 1 倍。本研究室的振幅值 110dB peSPL 时，N_1 为 0.85μV ± 0.57μV；N_2 为 0.23μV ±0.18μV；N_3 为 0.24μV ±0.32μV。

（5）输入/输出函数曲线 刺激声强度改变时，AP 之潜伏期及振幅随之变化，刺激声强度降低，振幅减小而潜伏期延长。前者称为振幅-声强函数曲线，后者称为潜伏期-声强函数曲线（图 7-4-41）。

振幅-声强函数曲线：振幅随声强增加而分为低部分（L 部分）及高部分（H 部分）两区，此乃与毛细胞的活动有关，内毛细胞位于基底膜边缘，距离最大振动处较远，强刺激时才能使其兴奋，故高部分为短声声强 50dB nHL 及其以上声强的振幅变化，反映了内毛细胞电位活动振幅增加极为迅速，主要为 N_1 之变化。由于外毛细胞有综合冲动的作用，对低声强刺激敏感，故低部分为外毛细胞电位活动之反映，振幅增长较慢。而在 50～60dB nHL 时，振幅呈现稳定，曲线出线平台（图 7-4-41）。上述的解释可能过于简单，此种函数曲线的出现还可能与神经的调谐曲线有关。

潜伏期-声强函数曲线：AP 潜伏期随声强增加而缩短，反之则延长（图 7-4-41）。

（6）阈值测定：短纯音可诱发具有频率特性的 AP。虽然，高刺激强度时，被激活的基底膜较宽，但低强度时（如 60dB nHL）则有较好的频率特性，故可用作阈值测定。但也仅适合于 2kHz 以上的刺激声频率。500Hz 以下的低频刺激声，其频率特异性差，不宜作阈值测试，故须采用高通掩蔽法或陷波噪声（notch noise）掩蔽法，但方法繁琐，临床应用受限。

2. CM 采用单一相位刺激声，然后两种相位相减，可得到 CM。振幅约为 0.15～0.80μV，用短纯音作刺激声，记录的 CM 振幅，随刺激声强度增加而增加，其相位随刺激声相位变化而改变（图 7-4-42）。为了避免赝象，测试耳机不直接接触耳廓，电极与耳机或扬声器的距离最好为 50cm。外耳道电极记录，需在较高强度刺激时才能检出，此时可能仅反映底回之外毛细胞功能。CM 波形与刺激声波形相似，赝象多于刺激后 0.3ms 内出现，真正 CM 则有延迟。

3. SP 用 11 次/s 短声诱发的 ECochG，在 AP

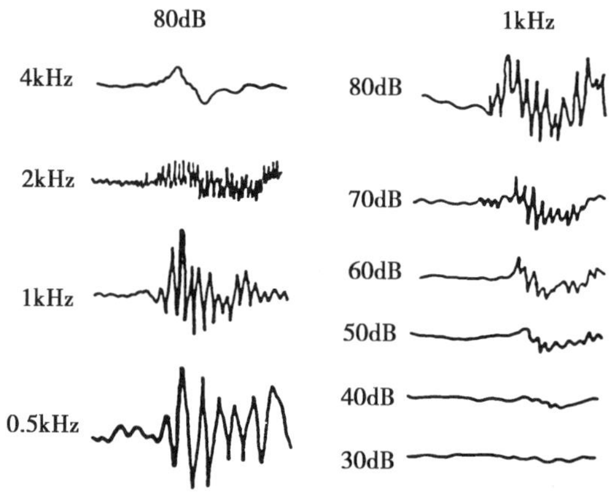

图 7-4-42 不同频率、不同强度刺激声之 CM

(N_1)波上升部分可见一个轻微偏曲的小波，即为SP，(图7-4-38)；刺激声强60dB时才出现，不受刺激率的影响。为了能单独记录SP，可再用高刺激率如80次/s再测试一次，这样，因适应现象致AP振幅明显减小。而SP为突触前电位，无适应现象存在，振幅无变化，即可获取SP波形。SP振幅为0.2～0.6μV，个体间差异极大，最小与最大之间差距可达10倍左右。本室短声引出的SP振幅为0.25μV±0.09μV，故通常采用SP-AP比值，作为临床诊断之参数，正常值为SP/AP＜0.4。本室为0.24μV±0.08μV，另外SP-AP时程也为一重要参数。测量的方法是N_1（包括SP）峰前负波的起点至峰后负波的终点。交替极性短声刺激的正常值为1.5～2ms，或认为3ms之内。SP面积及SP/AP面积的测量，也有计算价值。

采用短纯音刺激时，SP波形与短声刺激者不同，且刺激声频率不同也有所变化(图7-4-43)。SP的潜伏期为0.88～1.0ms。本研究室短声110dB peSPL引出SP的潜伏期为0.91ms±0.07ms。也有计算刺激至基线开始偏移的SP起始(onset time)时间为0.39ms±0.08ms，起始点至峰处之SP上升时间，为0.46ms±0.12ms。

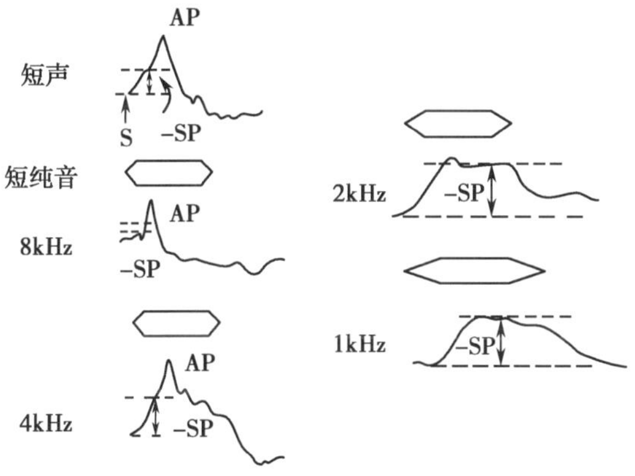

图7-4-43　不同刺激声及不同频率之短纯音之ECochG

【异常耳蜗电图】

ECochG的变化与蜗内病变有直接关系，对于听力障碍患者的定位诊断，能提供较多的信息。但如测试耳同时存在两种病变，则对测试结果的解释困难。

1. 传导性听力损失　ECochG结果与正常耳相似。另外，由于传导性听力损失，刺激声强度需相应增加，才能引出良好波形，与正常耳相同的刺激声强度引出的AP潜伏期延长，CM及SP振幅减小。潜伏期-强度曲线向右移动（图7-4-44）。

2. 耳蜗性听力损失　ECochG图形可出现：①分离型，AP呈现晚双峰型，阈值时峰潜伏期延长，此种图

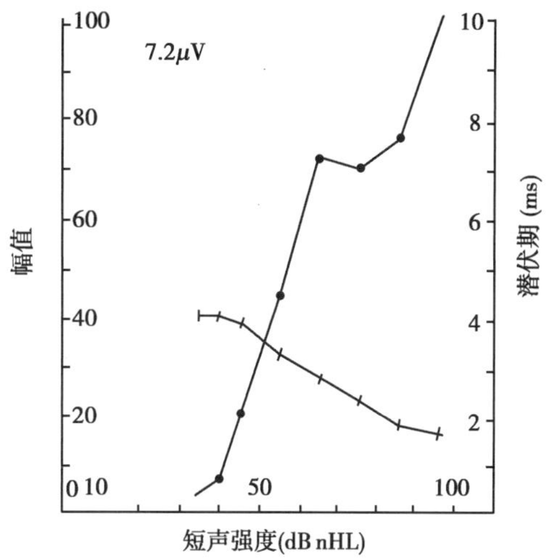

图7-4-44　传导性听力损失之输入/输出函数曲线

形多见于高频听力损失，外毛细胞损害仅限于耳蜗基底部时，N_1振幅减小，而N_2振幅正常，致波形呈双峰。②双相型，N_1负峰之后，出现一小的正峰，见于重振阳性耳，阈值处潜伏期与正常耳相同，多见于噪声性听觉损害耳（图7-4-45)。

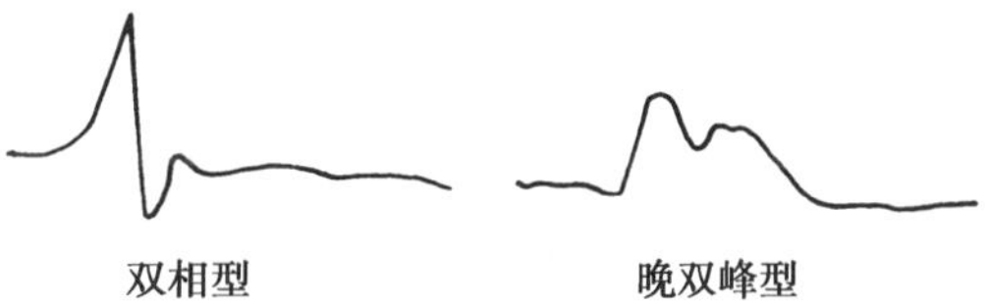

图7-4-45　耳蜗性听力损失之ECochG图形

振幅-声强函数曲线：平台段消失，曲线极为陡峭，潜伏期-声强曲线平坦（图7-4-46)；如为重振耳，刺激声强增加时，潜伏期迅速接近于正常值。通常SP/AP不超过0.29，由于N_1振幅比正常耳小，SP振幅在毛细胞损害时，也比正常耳小，故SP/AP值可＞0.4。

梅尼埃病对本病的诊断有较大的意义，尤其是纯音听阈为高频听力损失者。其特征性表现为：①SP振幅增大，SP/AP值＞0.4。最近，Ridenour等对正常耳测试结果是：男性正常值＜0.39，女性正常耳＜0.25。作脱水试验时，SP/AP值减小，为诊断本病的重要依据。SP/AP值升高，在低频纯音听阈损失时，更易出现。应用1kHz及2kHz短纯音作刺激声，增大的SP更易见到，这些表现见于早期和（或）发作期，毛细胞及神经节细胞尚未产生损害时。但是，SP振幅增高，也见于突发性聋、外淋巴瘘、噪声性听觉损伤及其他耳蜗病变，故不能以SP/AP值增加作为诊断本病的惟一依据。结合临床症状及其他检查，则SP/AP值增加为内淋巴积水之敏感参数。②SP-AP时程：本病的SP-AP时程增加，长于3ms。此可能因膜迷路积水时，不同极性的短声刺激，

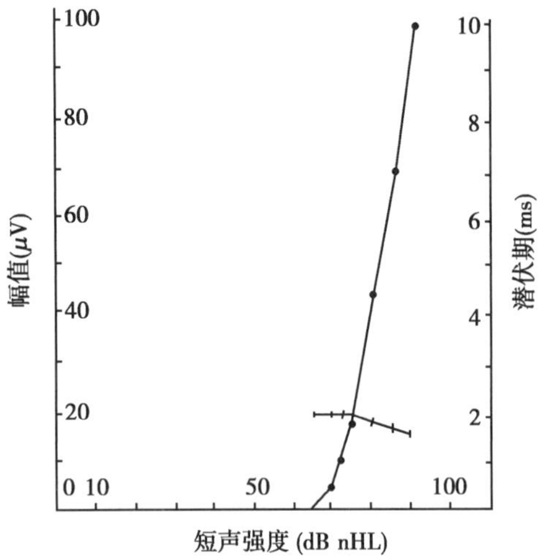

图 7-4-46　耳蜗性听力损失之输入—输出函数曲线

引起 CM 的振幅不相等，两种极性的 CM 相加时，CM 不能完全排除，从而影响了 SP 及 N_1 的图形所致。同时，也可因不同极性的短声致 AP（N_1）潜伏期不同所致。③图形：图形可出现许多异常，Portmann 和 Aran（1971）及 Brackman 作了详细介绍（图 7-4-47）。这些图形的出现，为 CM 及 SP 异常干扰所致。④CM：CM 振幅可小于正常，但也可大于正常，且疏波及密波短声诱发的 CM 振幅不相等，甚至可出现波形异常。⑤AP（N_1）早期梅尼埃病无变化。如 N_1 振幅减小，潜伏期延长则为毛细胞及神经节细胞损害所致。密波短声引出的 N_1 潜伏期比疏波明显延长。上述情况表明：识别本病的 ECochG 变化，不能仅作短声刺激，且最好是疏波与密波分别进行刺激，并且以短纯音作刺激声记录 ECochG，当可发现更多的异常结果。

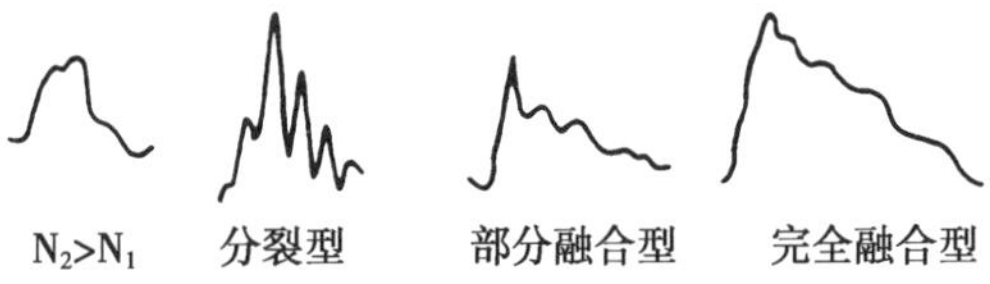

图 7-4-47　梅尼埃病的 ECochG

3. 蜗后性听力损失　蜗后性听力损失以听神经瘤为多见，其 ECochG 的 AP 异常波形多为宽波，比梅尼埃病之宽波更宽（图 7-4-48），振幅也小，可能为 ECochG 的慢成分所致。偶见振幅增加者。CM 振幅比正常耳为大，Gibson 及 Beagey（1982）发现：约 1/3 患者其 ECochG 反应阈比同一频率的纯音主观听阈低 20dB。颅内肿瘤的 ECochG 通常为正常，也可有类似于听神经瘤之图形。

综上所述 ECochG 是临床听力测试法中惟一能了解单耳功能状态之方法，它不需要对非测试耳进行掩蔽以防止交叉听力的发生，可对耳聋进行定性及定位诊断。

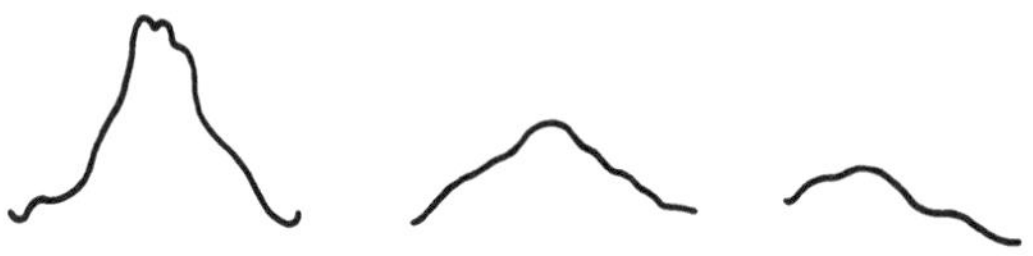

图 7-4-48　蜗后性听力损失的 ECochG

但是，外耳道及鼓膜电极安放有一定难度，而电极安放良好与否对记录的结果有明显的影响。另外，应用短声诱发 ECochG 时，应注意到它仅能反映耳蜗 2kHz 以上频率区的功能状态，而不能反映低频区的功能状态，因此 ECochG 的临床应用仍不如 ABR 那样广泛。

三、听脑干反应

听脑干反应（auditory brainstem response，ABR），属于 AEP 快反应的范畴，是记录声刺激后潜伏期在 10ms 之内的一系列神经源性电活动。在临床听力学中，没有任何其他的测试方法如 ABR 一样受到广泛的临床应用。它的名称甚多，目前，耳科称之为 ABR；而神经内科则多称为脑干听诱发电位（brainstem auditoryevoked potential，BAEP）。由于 ABR 测试时，其记录电极位于神经发生源的远处，故称为远场电位。关于 ABR 的神经发生部位，过去认为：波Ⅰ来自听神经，波Ⅱ源自蜗核，波Ⅲ源自上橄榄复合体，波Ⅳ源自外侧丘系，波Ⅴ源自下丘。此种看法主要根据动物实验的结果。实际上，人的 ABR 各波起源与动物不同，根据直接记录的结果，波Ⅰ及波Ⅱ皆发生于听神经，波Ⅰ源自听神经近末梢处，波Ⅱ源自听神经的近中枢处，波Ⅲ主要来自同侧蜗核，并有小部分第Ⅷ对脑神经纤维参加，波Ⅳ源自上橄榄复合体，且有蜗核及外侧丘系核参加作用，波Ⅴ的正成分源自外侧丘系；其负成分则源自下丘。波Ⅵ及波Ⅶ源自下丘。由于波Ⅲ、Ⅳ、Ⅴ的发生器有大小两种，故这些波的潜伏期及振幅如有明显变化，则有可能为大的发生器病变，如潜伏期及振幅变化较轻，则很难定位。

【ABR 测试的方法】

1. 测试前的准备　先应了解患者的一般资料、病史，尤其是神经系统病史及药物史。并应先作纯音听阈测试，然后以酒精作皮肤脱脂，测量电极阻抗。

2. 测试参数的选择　测试方法与其他的 AEP 相同，但测试参数的选择极为重要。

（1）滤波调节：滤波的作用是为了减少噪声，提高信噪比，故滤波范围的选择取决于引出的 ABR 的频谱成分，而频谱成分与刺激声强度及频率有关，故滤波范围的选择是重要的，放大器高频截止频率如从 300Hz 增加至3kHz，可致波潜伏期缩短，并改善波Ⅳ与波Ⅴ的识别。但如超过3kHz，则波形可出现噪声干扰。如低于1.5kHz，波形形态即被破坏（图7-4-49）。低频截止频率一般不能少于30Hz，因脑电多<30Hz，故>30Hz可减少脑电之干扰。但低频截止频率如从100Hz增加至300Hz，各波潜伏期缩短，波Ⅴ振幅小于波Ⅳ（图7-4-50）。故ABR测试时，如做耳神经学诊断，通常采用100~3kHz，也可采用150~2kHz。阈值确定则采用30~3kHz。

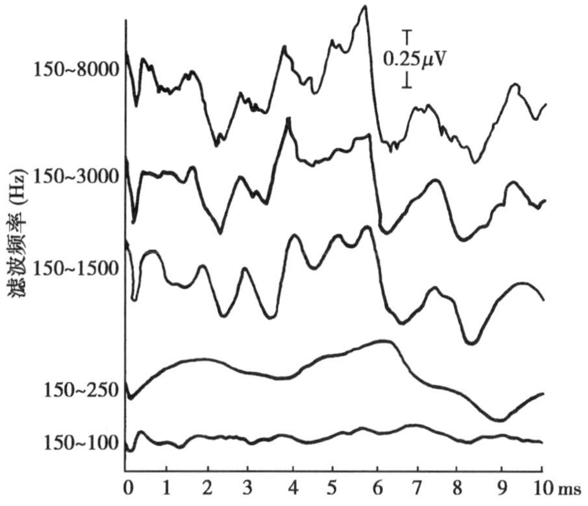

图7-4-49　低通滤波频率改变对波形影响

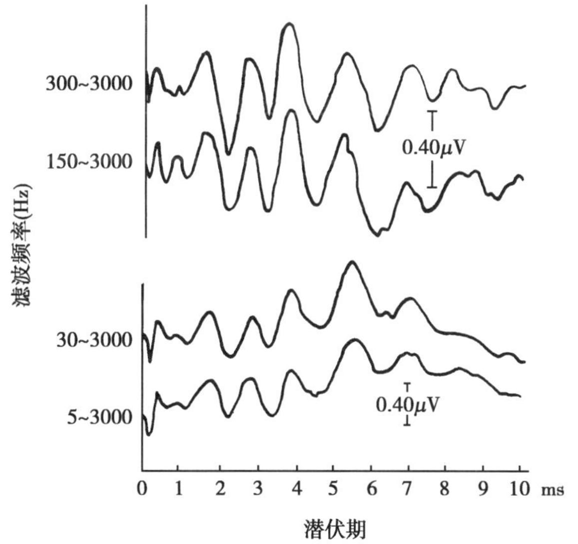

图7-4-50　高通滤波频率改变对波形的影响

（2）叠加平均次数：为了最大程度的改善信噪比，一般叠加平均1000次即可，必要时可达2000次。对于儿童阈值的引出，扫描次数需达到4000~6000次。

（3）分析时间：或称扫描时间，短声刺激成人为10ms，新生儿为15~20ms。短纯音刺激成人为15~20ms，婴儿为20~25ms。

（4）电极部位：不同的电极部位可影响波形形态。通常，同相电极放于颅顶正中（CZ）处，但离距此部位任何方向的6~10cm处，皆不影响电位的记录和波潜伏期，故目前多放于前额发际，以减少安放电极于CZ处的麻烦、被试者的不适及接触不良等缺点。但是，前额发际电极记录的波Ⅴ振幅平均值，小于CZ的平均值1.42μV（Beattie等1986）。故测试时，如被试者因病变之关系致波Ⅴ电位振幅过小，则可致波Ⅴ不能出现或重复性不良。同电极可放于耳垂内侧面或乳突，或放于第7颈椎棘突上。前额发际及第7颈椎棘突的导联可使反应阈值灵敏度提高。为了使波Ⅰ能够更清楚的显示，可将同相电极放于对侧耳垂，反相电极放于同侧耳垂，则波Ⅰ振幅可加大。公共电极的部位，可放于鼻根，或对侧耳垂及乳突。目前临床上，建议使用前额发际与耳垂的电极配对，鼻根接地。

（5）记录：习惯上仅作同侧单侧二次记录。其他尚有：

1）双通道同时记录：前额发际作为同相电极部位，同侧及对侧耳垂为反相电极部位。鼻根接地。对侧记录的结果示：波Ⅰ、波Ⅲ振幅降低，Ⅱ~Ⅲ波间期缩短；Ⅰ~Ⅴ间期、Ⅳ~Ⅴ间期及波Ⅴ潜伏期延长（Stockard等1983），Ⅳ~Ⅴ波间期的延长，有助于对波Ⅴ的识别。同时，由于波Ⅰ、波Ⅲ振幅降低，有助于对同侧记录的波Ⅰ、波Ⅱ、波Ⅲ的识别（图7-4-51）。

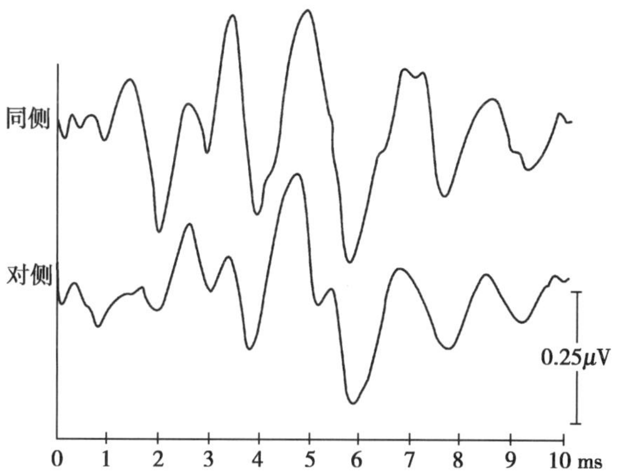

图7-4-51　同侧及对侧同时记录

2）多通道同时记录：同时记录颅顶~同侧耳垂，颅顶~对侧耳垂，颅顶~锁骨，对侧耳垂~同侧耳垂的ABR，有助于对波Ⅳ、波Ⅴ的识别，而易于判断功能障碍属于周围性还是中枢性，但不同的电极配对的记录曲线，波形及波Ⅴ振幅有所不同（Hall等，1984）（图7-4-52）。

3）单通道合并记录：采用单通道合并记录，可有

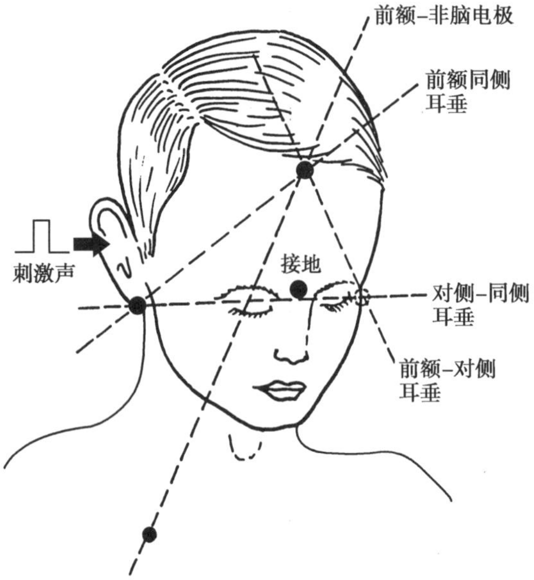

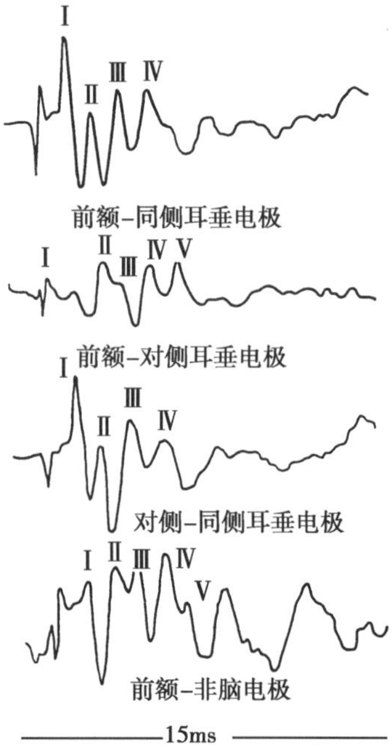

图 7-4-52 （1）多通道同时记录之电极部位（2）与多通道同时记录之波形

ECochG 及 ABR 的合并记录；ABR 与听性中潜伏期的合并记录，也可为 ECochG、ABR 及听性中潜伏期反应合并记录。钟乃川等（1992）对后两者的测试采用短声 110dB peSPL 声强刺激，滤波带通 30～1.5kHz，扫描时间 60ms，记录后作分段线性时间展开，再于 9.36ms 处，将曲线分为两部分，分别作不同带通的零相位数字滤波，滤波带通前部分为 100～1.5kHz；后部分为 30～100Hz，所得图形（图 7-4-53）。与单独记录测试结果比较，单独记录与合并记录之波潜伏期无差异，可作为测试方法之一。且有助于清楚显示波Ⅰ。

（6）电极阻抗：极间阻抗最好 $<3000\Omega$，电极皮肤电阻最好 $<1000\Omega$。

（7）绘图：习惯上，同相电极（前额发际）是正输入；反相电极（耳垂）是负输入，由于到达信号平均的正输入的振幅比负输入大，则曲线向上，颅顶电位为正性。如果输入调换，则曲线向下为正性。

（8）刺激声：通常采用短声作为刺激声，也可应用短音及短纯音作为刺激声。

（9）刺激率：也称重复率。根据测试目的不同，选用刺激率也不同，一般为 10 或 20 次/s，当根据波Ⅴ潜伏期来确定病变部位时，应选择 20 次/s 之刺激率；如为确定阈值，则可采用 30～50 次/s 之刺激率。

由于高刺激率，对突触效能的反应更为敏感，故可用来诊断脑缺血（钟乃川等，1991、1994）和听神经瘤等疾患，应作为常规测试方法之一。

（10）刺激声强度：目前，刺激声强度一般采用 110dB peSPL 为宜，强度过大，肌电增加，脑电活跃，波形受到干扰。为确定病变部位，而被试者为正常听力，刺激声强度可用 90dB peSPL。但如被试者听阈损失

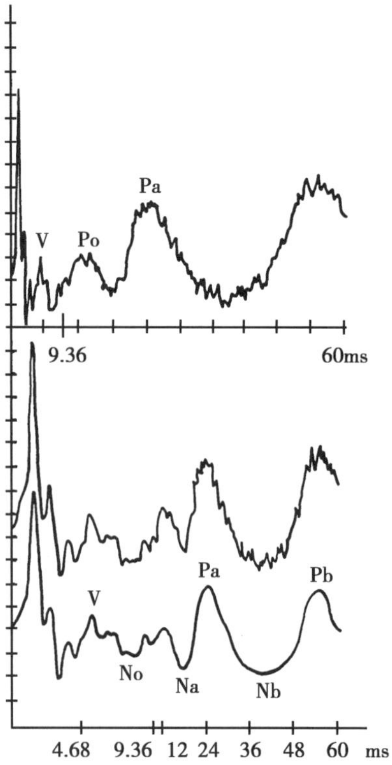

图 7-4-53 ECochG、ABR、AMLR 合并记录
上：原始记录 中：线性展开滤波前
下：线性展开滤波后

严重，可适当增加刺激声强度。另外，如双耳听阈相差过大，可在测试双耳同等的刺激声强度之后，再用双耳相等之感觉级进行测试，将两次结果进行综合分析判断。如一耳存在着响度重振，相同的感觉级在双耳响度感不一定相同，以致对双耳潜伏期的比较可出现判断错误。

（11）刺激声相位：目前在临床测试中，短声刺激以采用疏波极性为佳，也可采用密波，但最好不用极性交替的短声。

（12）刺激声特征：具有高频声能及短的上升时间的刺激声，可记录到振幅最大及清晰的波形，低于1kHz的刺激声，耳蜗顶回的基底膜螺旋器兴奋范围较宽；同步反应差，致测试结果不可靠，故不宜用低频刺激声作阈值测试。

（13）掩蔽问题：为减少或避免因刺激声越边至非测试耳而引出ABR，应进行掩蔽。短声刺激时用宽带噪声掩蔽，短音、短纯音刺激则用窄带噪声掩蔽。在短声强度为20～60dB nHL时，高于20dB有效掩蔽级的宽带噪声，可致波Ⅴ潜伏期延长、振幅降低，故需注意检查室的环境噪声及非测试耳所加噪声的经颅传递问题。如刺激率增加，则同侧掩蔽所致的波Ⅴ潜伏期延长不明显。至于对侧掩蔽问题，目前尚无一致的认识。一般如双耳短声行为阈差值大于耳间衰减值50dB时，可考虑进行掩蔽，但应注意过度掩蔽现象的发生。

3. 受试者的变量

（1）性别：成年男性的波间潜伏期大于女性，可能与头颅大小，外耳道长度及听神经直径有关。女性的波潜伏期比男性约短0.15～0.2ms（钟乃川等，1988），女性的振幅则比男性大25%左右，但也有认为波Ⅰ、波Ⅲ振幅性别间无差异。

（2）年龄：ABR的波潜伏期在新生儿比较长，12个月后则与成人相等。婴儿的振幅较大。成人年龄对波潜伏期及振幅有无影响，看法不尽一，一般认为年龄超过50岁者，其波潜伏期延长0.1～0.2ms，振幅减少0.05μV。

（3）药物：镇静药，抗惊厥药，麻醉药等对ABR皆无影响。

（4）患者安静状态：一般不需镇静剂，如不安静，自动排斥记数超过10%则应给予镇静剂重新进行测试。

【反应波形的辨认与解释】

对于ABR的测试结果，目前仍处在对时域的认识上，对频域虽作了一些研究，但尚未得到广泛的认可与应用。由于测试仪器、环境、正常被试对象的选择等不尽相同，时域的正常值也有差异，故各实验室应有自己的正常值。

1. 基本波形的认识　典型ABR的波形共有7个波（图7-4-54）。在听阈测定时，波Ⅴ的识别极为重要，但在病变的定位诊断上，波Ⅰ、波Ⅲ、波Ⅴ的辨认也很重要。正常耳各波之间，时间间隔约为1ms左右。波形中，以波Ⅴ为最稳定，且振幅最高，即使在低至5～10dB SL时，正常人也可出现波Ⅴ。波Ⅳ、波Ⅴ之波形正常的变异可有8种图形（图7-4-55）：①波Ⅳ及波Ⅴ完全融合成一单峰，称为Ⅳ～Ⅴ复合波；②波Ⅳ、波Ⅴ分开；波Ⅳ峰与波Ⅴ振幅相等，波Ⅳ、波Ⅴ分开之距离可不相同；③波Ⅳ、波Ⅴ分开，波Ⅳ振幅低于波Ⅴ；④波Ⅳ、波Ⅴ分开，波Ⅳ振幅高于波Ⅴ；⑤波Ⅳ与波Ⅴ重叠，波Ⅴ在波Ⅳ下降段上呈现一小峰；⑥波Ⅳ与波Ⅴ重叠，波Ⅳ在波Ⅴ上升段上呈一小峰；⑦波Ⅳ、波Ⅴ呈现三峰形；⑧波Ⅴ与波Ⅳ分开，但振幅极低。有时，波Ⅰ、波Ⅲ可分叉成双峰（图7-4-54），或波Ⅰ、波Ⅱ振幅明显大于波Ⅳ、波Ⅴ者（图7-4-55）。某些图形的变

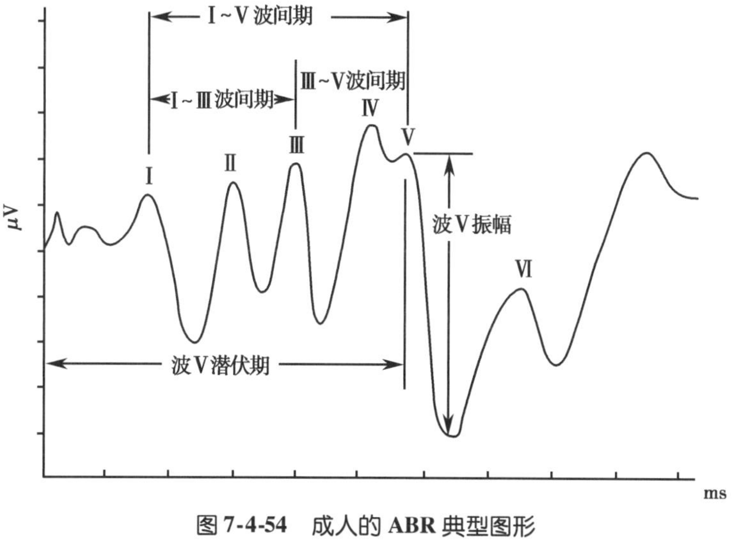

图7-4-54　成人的ABR典型图形

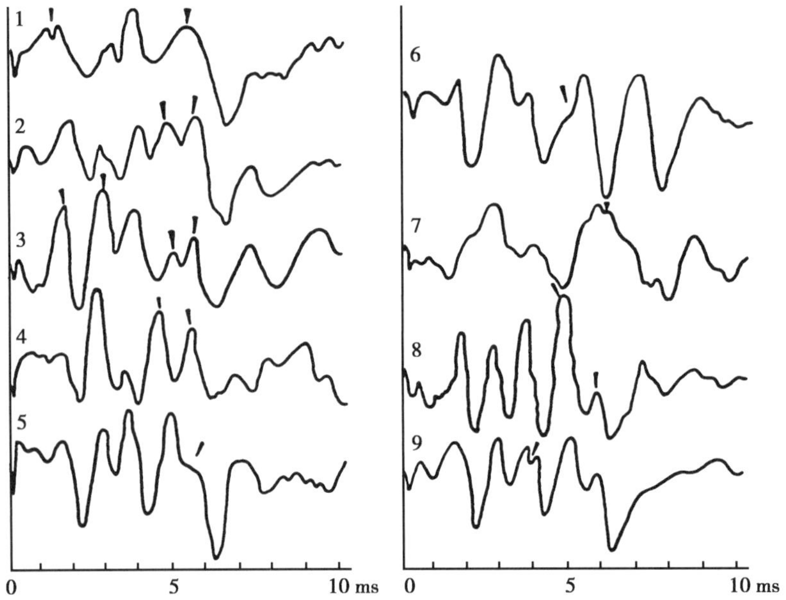

图 7-4-55 ABR 波形正常变异

异，可能与刺激声极性有关，亦可能与噪声干扰有关。为辨认波Ⅰ，可通过前额发际、鼓膜电极配对记录法，使波Ⅰ振幅加大而识别。

2. 波出现率与强度之关系 当刺激率≤30 次/s、110dB peSPL 刺激强度时，波Ⅰ、波Ⅲ、波Ⅴ的检出率超过 90%，随着刺激强度降低，波Ⅰ、波Ⅲ的出现率也减少（图 7-4-56）。

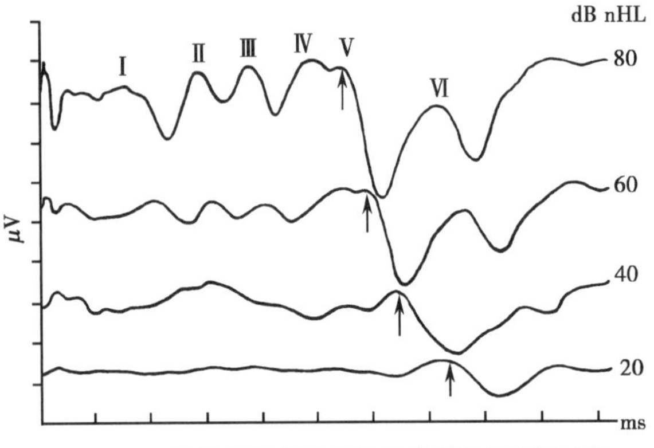

图 7-4-56 刺激声强度改变波潜伏期及振幅的变化

3. 波潜伏期及波间期 刺激声开始至波出现时间称为波潜伏期，各波之间之时间间隔为波间期（图 7-4-54）。当刺激声强度降低时，波潜伏期延长，但早期电位受刺激声强度的影响比晚期电位为明显。波Ⅴ潜伏期-强度函数的斜率在 30～60μs/dB 为正常，但由于斜率为非线性，故不能作为鉴别诊断之依据。判断波Ⅴ潜伏期延长的标准，争论较大。波Ⅴ潜伏期的耳间差比较，如耳间差＞0.2ms，可作为听神经肿瘤＞1.0cm 的有效诊断法，但波潜伏期测量对小肿瘤的发现没有价值。

波Ⅰ～Ⅴ间期亦称脑干传导时间或中枢传递时间。由于刺激声强度降低时波Ⅰ潜伏期延长明显，故波Ⅰ～Ⅲ间期及波Ⅰ～Ⅴ间期缩短，而波Ⅲ～Ⅴ间期虽有缩短，但不甚明显。此种变化，亦是非线性的。另外，低频刺激声引出的波间期比高频刺激声者短。

波潜伏期及波间期，尤其是波间期是目前判断 ABR 正常与否之重要参数。波Ⅰ～Ⅴ延长，目前以≥4.0ms 作为标准。上述现象说明了必需建立不同刺激强度的正常值，才能得出更为准确的判断。钟乃川等（1995）对 100 耳正常者测试结果（表 7-4-10 及表 7-4-11）。

表 7-4-10 ABR 潜伏期（ms）刺激声强 110dB peSPL

刺激率（次/s）		波			波间期		
		Ⅰ	Ⅲ	Ⅴ	Ⅰ～Ⅲ	Ⅲ～Ⅴ	Ⅰ～Ⅴ
11	$\bar{x}$	1.58	3.74	5.58	2.28	1.81	4.10
	s	0.10	0.11	0.18	0.17	0.20	0.21
51	$\bar{x}$	1.69	3.95	5.81	2.41	1.88	4.31
	s	0.12	0.13	0.15	0.17	0.18	0.19

表 7-4-11 ECochG，ABR 与 AMLR 合并记录的 ABR 波潜伏期（ms）

刺激率（次/s）		波		
		Ⅰ	Ⅲ	Ⅴ
20	$\bar{x}$	1.60	3.87	5.69
	s	0.14	0.19	0.20

4. 振幅　波Ⅰ振幅在较高声强时迅速增加，而波Ⅴ振幅随刺激声强的增加呈线性增长。振幅个体间变异较大，波振幅的正常参考值（表7-4-12）。故绝对振幅不能作为诊断之依据，可采用波Ⅳ～Ⅴ：波Ⅰ之振幅比，当刺激声强度≤110dB peSPL时，其振幅比如<0.5则为异常。另外，如波Ⅲ为波Ⅰ振幅之1/2，波Ⅴ为波Ⅰ、波Ⅲ之1/2时也为异常，振幅受到刺激声强度、听阈损失程度及病变的影响。

表7-4-12　ABR振幅（μV）刺激声强110dB peSPL

刺激率（次/s）		波		
		Ⅰ	Ⅲ	Ⅴ
11	$\bar{x}$	0.35	0.23	0.44
	s	0.13	0.13	0.16
51	$\bar{x}$	0.36	0.22	0.49
	s	0.11	0.09	0.19

5. 耳间差　双耳波潜伏期、波间期、振幅之比较，是判别正常与否的另一重要参数。波潜伏期、波间期的耳间差如超过0.4ms则为异常。

【测试结果不良之原因】

1. 电极电阻过大　电极皮肤电阻或极间电阻太高，可致波形形态不良。电极皮肤电阻如高于5000Ω，应重新准备皮肤。另一可能的原因为电极连接不良或出现去极化，应更换电极。

2. 大的非锁时噪声　可能为仪器接地不良，或地线出现故障。也可能为邻近其他仪器的电源流通，可关闭其他仪器电源及改善接地。

3. 刺激声强度不够　未能引起足够的神经元同步兴奋。

4. 存在病变　听系统神经通路存在病变。

通常ABR记录应重复进行两次，以了解其重复性是否良好。判断波形重复性不良的标准是：两次记录的波潜伏期差>0.1～0.2ms；波振幅变化>1/3。

【ABR的临床应用】

ABR的临床应用主要为：①了解听阈情况；②了解听神经至外侧丘系处的神经功能是否完整，即确定病变部位。

1. 阈值确定　以前认为ABR为ERA范畴中确定阈值的较简单而可靠的方法，但实际上并非如此，ABR阈值的确定，受记录的参数、刺激声的因素、被检者个人的因素所影响，致ABR阈值并不等于纯音听阈值，测试时有几个特性应加考虑。

（1）可靠性：通常认为能记录到ABR就意味着听觉器官有感知，实际上，ABR的阈值取决于刺激声强度所引起的神经同步活动，与纯音听阈的声感知不同，如多发性硬化，ABR引不出，但纯音听阈却正常。故ABR与纯音听阈之关系，需要在大量的正常值的基础上，全面研究这两种阈值的相关性，以及大量不同病变、不同阈值结果与纯音听阈之差距，才能建立起ABR阈值的可靠性，如果ABR阈值与纯音听阈之间的关系不符合已建立之规律，则应进一步探索测试参数，结果解释是否正确，以及是否存在病变等原因。

（2）客观性：ABR阈值的判断取决于测试者的主观判断，因此，测试者操作的正确性，有无判断经验等皆很重要，有时尚需进行多次反复测试才能确定。

（3）阈值的频率特性：理想的ABR阈值确定为复制纯音听阈图，要达到此目的，首要的条件是刺激声应有频率特性，但当前ABR阈值测试常用短声，而短声声能主要分布于2k～4kHz处，故测试结果为高频听力状态。更何况两种阈值之推算还受到多种因素的影响，说明应用ABR阈值来全面预估纯音听阈是不太可靠的。

2. 自动听性脑干反应（AABR）的应用　将听性脑干反应的阈值作为评估听力损失程度的方法，尽管仍存在不少不足之处，但仍为婴幼儿听力筛查的方法之一。自动筛查型的ABR仪器采用交替性的短声刺激，刺激强度为35dB nHL，通过耳机或外耳道内耳塞型耳机给声，电极安放于前额发际，第7颈椎后部及乳突或耳垂，采用两项式算法进行分析处理，评定被检者听功能，得出“通过”与“不通过”的结果。AABR虽可作为筛查方法之一种，但与耳声发射比较，在检测时间、测试的操作方面仍较耳声发射为繁琐，尚不能作为取代耳声发射之方法。

3. 听觉病变的诊断

（1）传导性疾患：波Ⅴ潜伏期-强度函数曲线右移，函数的斜率与听力正常耳相同，右移的量与听力损失的气骨差大致相同（20dB范围内）（图7-4-57）。但如为听

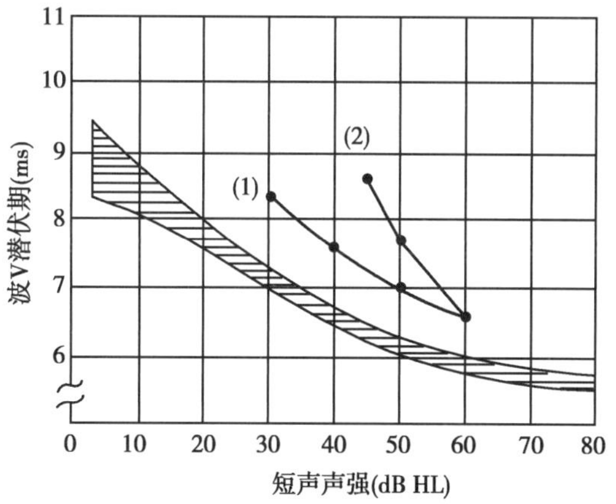

图7-4-57　ABR波Ⅴ的潜伏期函数曲线

（1）传导性听力损失　（2）感音神经性听力损失

骨链疾患，则可能低估。Ⅰ～Ⅴ波间期基本正常。

（2）蜗性疾患：波Ⅴ反应阈提高，波Ⅴ潜伏期强度函数曲线陡峭，即低声强时潜伏期延长；高声强时，潜伏期接近正常（图7-4-57），多见于平坦型或缓降型纯音听力图。各种不同听力图形之潜伏期强度函数曲线（图7-4-58）。潜伏期-强度函数的斜率大于60μs/dB（斜率计算法为低强度潜伏期减去高强度潜伏期，然后除声强差值）。波Ⅰ、波Ⅴ潜伏期及波Ⅰ～Ⅴ间期与纯音听力图形有关：①高频损失耳，波Ⅰ潜伏期延长，波Ⅴ潜伏期于低声强时延长，高声强时正常或接近正常，Ⅰ～Ⅴ波间期正常或缩短；②低频听力损失耳，波Ⅰ潜伏期正常，低声强时波Ⅴ潜伏期正常或稍短，Ⅰ～Ⅴ波间期正常或缩短；③平坦型听力损失耳，波Ⅰ、波Ⅴ潜伏期和Ⅰ～Ⅴ波间期正常。切迹型听力损失耳，波Ⅰ潜伏期正常或稍短，波Ⅴ潜伏期延长，Ⅰ～Ⅴ波间期延长。

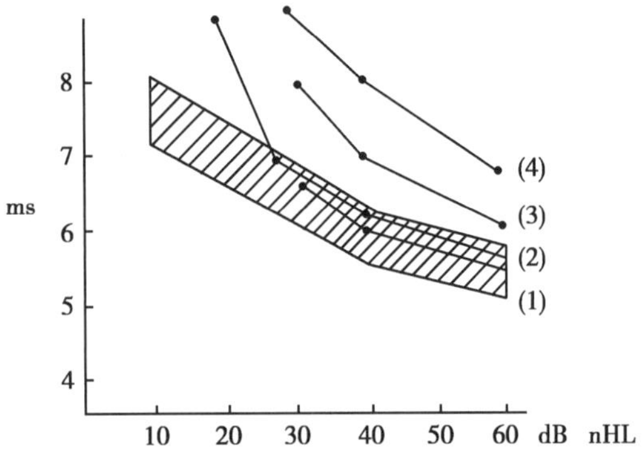

图7-4-58 短声ABR波Ⅴ潜伏期强度函数曲线

（1）低频听力损失 （2）平坦型听力损失

（3）高频听力损失 （4）陡峭的高频听力损失

（3）蜗后疾患：ABR测试的临床意义，过去是发现听神经瘤，但应注意瘤体小于1.0cm则不能发现。诊断蜗后病变的ABR指征有：①波Ⅴ潜伏期延长，比听力损失相同的蜗性疾患长，单侧或双侧，Banch等（1983）提出，如双侧＞6.1ms则为阳性。但波Ⅴ潜伏期延长与听力损失有关，尤其是高频听力下降＞50dB HL时更为明显。而周围性听力损失较重时，波Ⅴ潜伏期也可延长，故在诊断蜗后疾患时应慎重。听神经瘤患者，波Ⅱ及波Ⅲ潜伏期可延长，故有认为波Ⅴ潜伏期延长为波Ⅱ、波Ⅲ潜伏期延长之故。②波Ⅴ潜伏期耳间差加大，为一较重要的诊断参数，由于蜗性疾患尽管存在着一侧听力损失，但部分波Ⅴ却未出现耳间差。蜗后疾患耳间差的异常标准为0.4ms，＞0.3ms则应高度怀疑。但必须减去校正值，校正值的方法为纯音听阈400Hz阈值＞50dB时，每增加10dB，波Ⅴ潜伏期减去0.1ms。出现波Ⅴ耳间差加大的蜗后疾患可达90%～100%，而蜗性疾患仅6%～12%。但如为双侧疾患或双侧听阈不对称时，则不能以耳间差增大作为判断蜗后疾患的依据。蜗后疾患波Ⅲ潜伏期延长也可作为诊断依据。③Ⅰ～Ⅴ波间期延长，超过95%正常范围为异常，此参数对诊断蜗后疾患命中率最高。也可出现Ⅰ～Ⅲ波间期延长，如为高位脑干损害，则Ⅲ～Ⅴ波间期延长。④肿瘤晚期波缺失或所有波缺失或波形异常。⑤波Ⅳ（Ⅴ）：Ⅰ振幅比异常，正常值＞1.00，但应注意刺激声强度增加，此比值可减小，故刺激声强度不应超过80dB nHL。⑥再试验的重复性不良。⑦刺激率增加，波Ⅴ潜伏期明显延长。⑧当肿瘤较大时，对侧耳波Ⅴ潜伏期、Ⅲ～Ⅴ及Ⅰ～Ⅴ波间期延长，波Ⅴ振幅降低。对于蜗后疾患的诊断，如将上述各异常指征合并判断，其诊断率可达90%。对听神经瘤的诊断率甚至可达97%。

（4）听觉中枢疾患：①多发性硬化症，可出现波Ⅴ异常，波Ⅰ～Ⅴ间期延长。波Ⅱ～Ⅵ明显偏小或消失，波Ⅴ图形变宽等变化。②脑白质病，仅见波Ⅰ，其他各波消失。③脑外伤，可出现波Ⅰ～Ⅴ间期与波Ⅳ、波Ⅴ振幅异常。总之，ABR可对一些中枢性病变提供参考资料，值得重视。

【骨导的ABR测试】

骨导ABR测试与气导测试不同，其特征是：①骨导耳机输出的短声能量谱与气导者不同，骨导的能量谱为低频，故潜伏期-强度曲线与气导不同，刺激声强降低时，潜伏期延长明显小于气导的潜伏期。②骨导耳机输出的最大输出强度比气导耳机输出者明显小。且当刺激强度超过50dB nHL时，产生了明显的非线性，以致测试结果受影响。③骨导短声仅能引出波Ⅲ及波Ⅴ，正常耳的波Ⅰ仅有1/3能引出。④骨导ABR波形变化大，且易受干扰，波的振幅明显小于气导的波振幅；95dB的骨导短声信号仅相当于35dB的气导短声信号。⑤骨导ABR阈值高于气导。临床上可应用于外耳道闭锁者，根据气导ABR阈值提高或消失而骨导测试结果正常，可区别是否存在耳蜗病变。

四、负慢反应

负慢反应（slow negative response）为声刺激后潜伏期10ms的一种瞬态听性快反应；为一颅顶负电位，故称为SN10。可能是神经元对低频（500Hz及1kHz）短纯音的非同步点火的反应。波形呈一双相波，包括两个部分：第一部分是颅顶正波，为ABR波重叠在其慢成分之上，第二部分实际上是第一部分下降段之谷，即称为SN10之负慢反应。Stapells和Picton（1982）称第一部分为波Ⅴ，第二部分为波Ⅴ′，记录时必须将低频截止频率降至20～30Hz，才能得到清晰的SN10波形。高频截止频率为 1.5k～4kHz。在记录 SN10 时，低频截止频率及滚降率对记录波形有影响。

周绪红及钟乃川（1994）对 SN10 的记录进行了研究，电极位置与 ABR 相同。

应用具有频率特性的刺激声作 SN10 阈值测试是否可靠，曾有争论。Conizn 等（1990）及其他学者发现：不用掩蔽法与用掩蔽法之 SN10 阈并无差异，此种结果是因低声强刺激时，不存在着声能扩散现象，故可代表相应频率部位之耳蜗功能。且 SN10 之反应，并不需要更多之神经同步点火活动之故。SN10 作为客观听阈测定法之一，其优点是：①不受睡眠影响；②测试方法较简单易行；③可用于婴幼儿；④具有频率特性，可用 500Hz 及 1kHz 刺激声测试。

五、中潜伏期反应

中潜伏期反应（middle latency response，MLR）亦称中潜伏期听性诱发电位（MLAEP），是声刺激后 8～80ms 时记录到的一组听性诱发电位，为瞬态电位。由 No、Po、Na、Pa、Nb、Pb、Nc、Pc 等一组反应波构成（Geisler 1958）。Zonneveldt 等（1983）认为：Po、Na、Pa 等同于 SN10。

【测试方法】

1. 刺激参数　刺激声为短声。也可用滤波短声、短音、短纯音。短音或短纯音的升、降及平台时间分别为 3ms 及 2ms。刺激率为 11 次/s，刺激声极性为疏波或交替波。

2. 记录参数　滤波带通一般为 30～100Hz，扫描时间 100ms，电极部位同 ABR，叠加 1000 次。亦可应用 ABR 与 MLR 同时记录。

【波形识别及正常值】

MLR 反应可记录到 No、Po、Na、Pa、Nb、Pb 等峰，(图 7-4-59)，个体间的波形变化较大。而波幅最大、波形最稳定的 Na、Pa、Nb、Pb 为主要成分，其中以 Pa 为最主要的波，其潜伏期约为 30～45ms，振幅约为 0.3μV，Na 潜伏期约为 16～30ms，Nb 为 40～60ms，Pb 为 55～80ms。睡眠时成人的 MLR 波形可分为 3 种类型：①各种成分皆存在，占 76%；②无 Nb 及 Pb 成分，Pa 呈宽波，占 20%；③无 Na 及 Po，占 4%（图 7-4-60）。

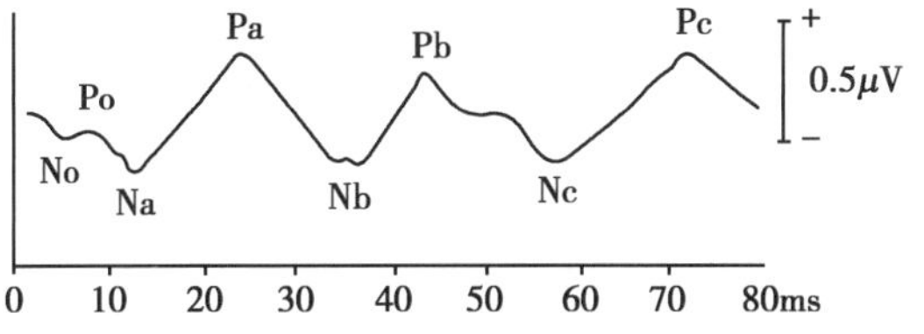

图 7-4-59　成人的 MLR 波形模式图

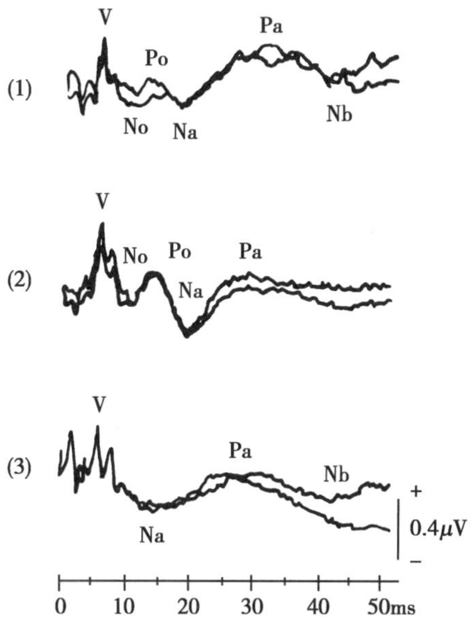

图 7-4-60　MLR 的三种图形

（1）各成分皆存在　（2）无 Nb 及 Pb，Pa 呈宽而平坦的波形　（3）无 No 及 Po

短声及短纯音的 MLR 反应阈级约为 10dB nHL（表 7-4-13）。婴幼儿阈值，在低频刺激声与成人相同，中高频刺激声阈值则比成人为高。但是，婴儿及儿童的波形与成人是否相同，意见不一，有认为与成人相似，但也有认为婴儿的 MLR 波形与成人不同，是在潜伏期 40ms 处出现一个振幅较低的正波。随着刺激声强度增加，潜伏期缩短，Na、Pa 振幅增大，在刺激声达中等强度 50～60dB nHL 后，振幅不继续增大。

【影响测试结果的因素】

1. 性别与年龄　关于性别对 MLR 的影响目前意见不一。Pa 的振幅随年龄增长而增加，10 岁以下者，Na、Pa 检出率变化较大，可能与发生器神经核团成熟程度有关。

2. 镇静剂与睡眠状态　国外报道互相矛盾，较多的作者认为：自然或药物诱导睡眠对 MLR 无影响。但亦有认为对 Pa 无影响，但对 Pb 有影响。

3. 滤波　适当的带通滤波可减少测试结果的个体差异，30Hz 以上的低频截止频率可致电位降低。

4. 刺激声频率　潜伏期随刺激声频率增加而缩短，但波形不受影响。

5. 刺激声升、降时间　升、降时间增加，MLR 波形变宽，振幅降低，潜伏期延长。Beattie 等认为以 4ms 为最佳。但是 Hyde 却认为：上升时间及平台时间，分别长至 10ms 及 20ms 波形仍不受影响。

表 7-4-13　正常成年人 MLR 反应阈值（$\bar{x} \pm s$ dB nHL）

	短声（Hz）	短音（Hz）			
		500	1k	2k	6k
Na	7.5 ±4.85	9.0 ±5.67	11.5 ±3.37	8.5 ±5.29	7.5 ±5.40
Pa	7.5 ±5.40	8.5 ±4.74	10.5 ±2.83	7.5 ±4.25	7.5 ±5.40

【MLR 电位的发生部位】

MLR 虽有一系列的波形，但不同成分有不同的神经起源，各波的确切发生源尚不明确。听皮层和丘脑放射是 Pa 的可能发生源，而 Po、Na 的发生部位可能为听皮层以下的听径路结构，可能为中脑。Pb 发生部位可能为海马处或中脑。

【临床应用】

1. 阈值测试　应用低频短纯音作阈值测试，可了解 1kHz 及 1kHz 以下的反应阈，从而可较准确评估低频率区的纯音听阈。

2. 病变确定　可有助于检出听神经瘤，对脑干以上平面的听径路病变可提供诊断信息，如多发性硬化，ABR 正常者中有 12% 的 MLR 出现异常。异常率可达 65% ~73%。颞叶损害表现多为波消失、波振幅下降及潜伏期延长。Pb 异常可见于老年痴呆症、孤独症以及认知障碍。

3. 人工耳蜗植入后的评价　可用电脉冲观察耳蜗植入耳 MLR 波形和反应阈，了解植入后的效果。

4. 皮层功能障碍疾病　精神分裂症及儿童多动症患者，MLR 也可出现异常。

六、40Hz 听相关电位

40Hz 听相关电位（40Hz auditory event related potential，40HzAERP），亦称 40Hz 稳态诱发电位（40Hz SREP），是指以刺激率 40 次/s 的刺激声所引出的类似 40Hz 的正弦波电位，由 Galambos 等于 1981 年所首次描述，属中潜伏期反应的一种衍生诱发电位测试法，为听稳态诱发电位（auditory steady state evoked potential）（Stapells 等，1984）。此种 40HzAERP 的产生，是由于高刺激率刺激声诱发的反应互相覆盖之故，每秒 40 次的短音，每 25ms 出现 1 次，而中潜伏期反应的 Pa、Pb、Pc 3 个主峰，互相之间的间隔也约为 25ms，这些波互相重叠致使波幅增大（图 7-4-61）。

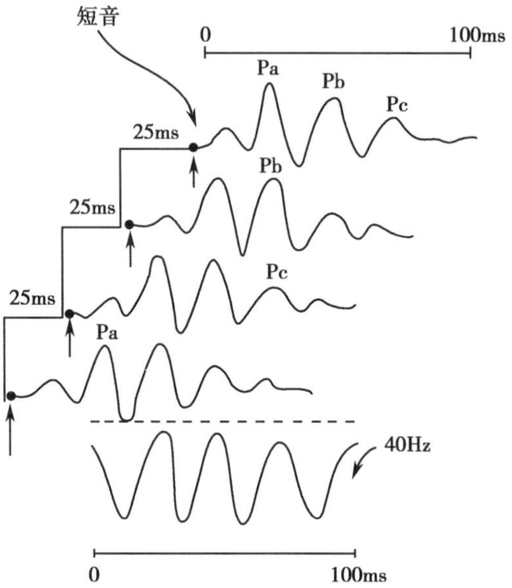

图 7-4-61　40Hz ERP 的标准图形

【测试方法】

电极安放同于 ABR，高频截止频率 100 ~ 300Hz，低频截止频率 10 ~ 30Hz，通常采用的滤波带通为 30 ~ 100Hz，扫描时间 100ms 或 50ms（图 7-4-62），叠加平均次数 250 ~ 500 次。刺激声为短音及短纯音，500Hz、1000Hz 刺激声的升/降平台时间以 2-1-2 周期为佳，也可采用无平台时间刺激，2000Hz 及 4000Hz 刺激声的升/降时间，可采用 2 ~ 4ms。刺激声极性可用交替波。

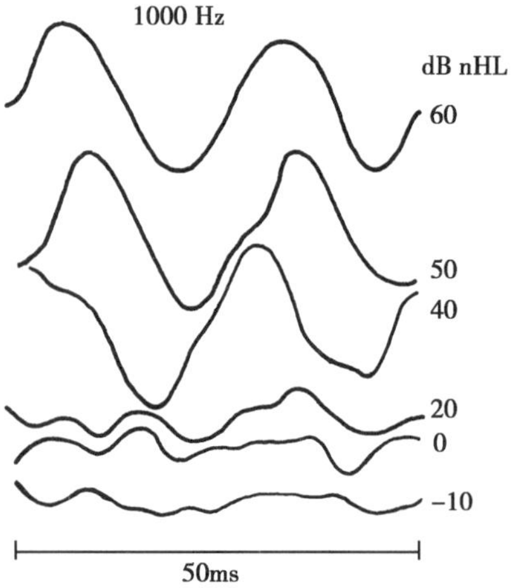

图 7-4-62　50ms 记录时的图形

【影响波形显示的因素】

1. 年龄因素　儿童的 MLR 主波的潜伏期长于成人，故在 40 次/s 刺激率时，波形不全类似于 40Hz 正弦波，而是刺激率在 20～30 次/s 时可出现较好的波形。

2. 刺激声强度　当刺激声强度超过阈值时，振幅快速增大，在 40～50dB SL 时，呈线性上升，强度过低，振幅减少。

3. 刺激声频率　500～2kHz 的刺激声，波形清晰，反应阈也较低。频率对潜伏期影响明显，第 1 波的潜伏期，随刺激声频率升高潜伏期缩短。

【临床应用与反应阈】

40HzAERP 主要用于对听阈阈值的客观评定，尤其是对 1kHz 以下的频率的阈值确定更有价值，平均反应阈 500Hz、1kHz、2kHz 为 10dB nHL 左右。如与 ABR 或 SN10 阈值测试相结合，可作为客观听阈评估的较佳方法。但是深度睡眠及镇静药的应用，可使其振幅降低。

另外，脑干上部病变、中脑及丘脑、中枢病变可出现 40Hz AERP 的阈值升高，潜伏期延长，波形消失等异常改变

七、皮层事件相关电位

“慢”及“晚”皮层事件相关电位（Cortical event related potential ERP）是记录听性刺激的反应。它可被各种类型的听觉刺激所引出，也与识别的感知过程有密切关系。可分为两类：一是听觉诱发电位，一是认知处理电位。包括慢皮层反应，负失配，听觉事件相关电位 P300，晚语言相关波（N400，P600）及伴随负变化等：

（一）慢皮层反应

慢皮层反应（slow cortical response，SCR）又称慢颅顶反应（slow vertex response，SVR），亦称 P_1-N_1-P_2 复合波。由于它完整地反映了整个听觉系统之功能，如能得到良好记录，则为一种最好的听性诱发电位之测试法。

Davis（1976）将慢皮层反应分为清醒的 P50-N90-P180-N250 及睡眠的 P200-N300-P600 两种。清醒的慢皮层反应为二级或三级的皮层反应，但主要为初级听投射区及其邻近区域的反应。30 次平均叠加后波形即很稳定，属于给声反应。潜伏期在刺激声强 30dB SL 以上时不随声强改变而变化，低于 30dB SL 时则延长。振幅在反应阈至 20dB SL 时迅速增大，此后，至 80dB SL 时振幅增大较慢。

睡眠时的慢皮层反应与清醒时的慢皮层反应不同，其发生部位为广泛的皮层。潜伏期与睡眠深度有明显关系，深度睡眠时波形最清晰，阈值最低。阈值与睡眠深度有关，波动于 20～50dB SL 处。常常出现假阳性，敏感性及可靠性较差，故睡眠时慢皮层反应不适合于临床应用。

1. 测试方法　测试仪器为电反应测听系统。

电极安放部位：配对电极为颅顶或前额发际与同侧耳垂，鼻根部或对侧耳垂接地。极间电阻：应 < 5kΩ。如为神经学诊断，则应增加电极部位，如双侧颞叶（T_3、T_4）及颅顶中央的 C_3、C_4。

刺激声：短纯音，升/降和平台时间皆为 20ms，升/降时间不能长于 25～30ms，否则可致振幅减小。

刺激声频率：250Hz～4kHz 之短纯音皆可应用，但以 250Hz 及 1kHz 引出的 N_1 波形最为清晰，

刺激重复率：清醒状态下，以每秒 1 次或每 2 秒 1 次为佳，刺激率增加可致振幅明显减小或引不出波形。睡眠状态时刺激间期应适当延长。

刺激声强度：随着刺激声强度增加潜伏期缩短，振幅增加。当刺激声强度高于 100～110dB peSPL 时，振幅不再增加而趋饱和。如为神经学诊断而进行测试者，刺激声强度通常为 70～80dB nHL 为宜。

扫描时间：500ms 至 1000ms。

滤波带通：因 SCR 频谱主要集中于 4～6Hz，故采用 1～30Hz 之滤波带通。

叠加次数：50～100 次。

双耳刺激：双耳给声可使 N90-P180 增大 20%。

整个测试过程中，被检者可用心算以保持清醒状态使波形清晰。双耳刺激的电位比单耳刺激的电位为大。

2. 测试结果　慢皮层反应随着刺激参数的变化、被检者的清醒状态、注意力集中的程度而产生较大的变异。正常情况下，成人慢皮层反应可记录到 P_1、N_1、P_2、N_2 等波，偶可见 P_3 及 N_3，主要为识别 N_1-P_2。P_1 为一小波，变化较大，潜伏期为 50～75ms，N_1 潜伏期为 80～150ms，N_1 是对刺激声内部变化的皮层活动的反应，反映皮层对信息的读出及记忆活动。P_2 为最大的正波，潜伏期为 170～200ms，N_2 潜伏期为 200～250ms，P_3 潜伏期约 300ms（图 7-4-63）。儿童的潜伏期约比成人长，在阈强度刺激时，N_1 潜伏期可长达 180～200ms。峰至谷振幅约为 3～20μV。

3. 影响测试结果的因素　①清醒时可见良好的波形，睡眠可影响波形、潜伏期及振幅，随着睡眠加深，N_2 处可见在 300ms 处，P_2 潜伏期可延长至 200ms，振幅也加大，N_1 峰变小或消失；②被试者保持清醒且注意力集中时，N_1 振幅可增大 30%～50%，波形重复性较好；③镇静剂所致睡眠时，电位变化较大，类似于生理睡眠情况。饮酒可减少 N_1 及 P_2 振幅；④出生至 10 岁以内，随着年龄增长，潜伏期缩短，其后则逐渐延

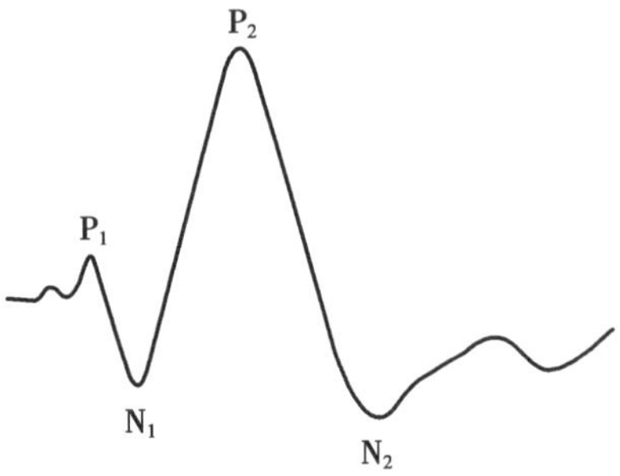

图7-4-63 听性慢反应图形

长。儿童期振幅随年龄增长而增大，但非简单的变化，甚至波形也出现改变。成年期潜伏期及振幅变化不明显；⑤当刺激声强度低于40dB nHL时潜伏期增加，振幅减小。40～60dB nHL强度时反应较稳定。

4. 正常结果的评定　在听性慢皮层反应的评定中，潜伏期是最重要的依据，通常以超过正常值95%的正常范围作为潜伏期延长之标准，两耳潜伏期差大于5～10ms延长侧则作为有病变之依据。振幅在个体间差异较大，故作为异常与否之判断标准可靠性较差，耳间振幅差的临床意义也较小，但两侧耳振幅差大于60%时有临床意义。

5. 临床应用

（1）听力学方面：N_1可出现于行为阈内5～10dB，清醒的SCR对于较大儿童及成人，可作为评价客观听阈方法（比ABR法更有价值）。在判断假性听力减退中有较好的可靠性与敏感性。通常应用于6岁以上儿童，较小之儿童因阈值变异太大，且需用镇静剂，影响记录结果。

（2）神经学方面：有助于发现颞顶区损害。在缺血缺氧时，SCR电位消失或出现电位极性变化，但ABR却基本正常，为诊断颅内缺氧之良好指征。此两类病变时电位之潜伏期及振幅可呈现双侧不对称。此外，还有助于诊断智力缺陷及皮质性听力损失。

（二）负失配

负失配（Mismatch Negativlty MMN）为在一连串相同的标准刺激声中加入一种变异刺激声后在N_1后出现一个更为偏向负侧的小波，它通常出现于刺激后100～300ms处，是中枢对微小声音变化的处理活动。其振幅及潜伏期取决于标准声与变异刺激声之间的差异，如变异刺激声的强度、时程、频率等方面的变化。早期将其分类于慢皮层反应中，晚近认为MMN为晚ERP电位。MMN的发生源为颞叶及额叶。它反映了刺激声变化的注意前的中枢编码，反映了不同的刺激声特性的独立处理及行为的识别，不是有意识的对奇异变化的感知，但需激活注意的触发。

1. 测试方法　被检者应处于清醒状态，睁眼，可阅读书刊，以分散对刺激声的注意力。睡眠状态下也可记录，但振幅较小。

（1）刺激声：标准刺激通常采用1kHz短纯音，升/降及平台时程为20ms，变异刺激声可用频率、强度、时程、升/降时间变化的短纯音，也可采用言语刺激声。标准声通常采用强度为60～80dB SPL，变异刺激声可比标准声小10～15dB，升/降及平台时程为20ms，频率变化可小至0.5%～2%，强度变化可小至2～3dB，一般的时程变化，标准声可用升/降5ms，平台为65ms，变异声升/降时间5ms，平台为15ms。

（2）波形记录：了解潜伏期振幅，记录电极类似于ABR，分析时间500ms，

2. 临床应用　临床应用尚在研究中，有关刺激-记录及测量参数意见尚不一致。目前正在研究其对电子耳蜗、中枢的听觉处理疾病、语言疾病、学习无能症等方面MMN的变化。

（三）听觉事件相关电位P300

听觉事件相关电位P300又称晚注意相关波（Late attention-related wave N_2b-P_3b），此波通常称为P300或P_3，为ERP的第1组电位。刺激信号可由声、光电所引起。当被检者对一系列标准声中插入的变异声进行计算即可出现P300的波形。P300一般是指P_3b，实际上它可分为P_3a和P_3b两个成分，P_3a与注意状态无关，而P_3b则与被试者的注意状态密切相关。在P_3a后还可见到N_2b，它代表了刺激变化的感知，故常将P_3b及N_2b称为P300及N200。

P300事件相关电位（P300 event related potential, P300 ERP）是由外源性成分及与被试者对刺激信号的信息意义进行认知、加工及处理过程有关的P300、N200等内源性成分构成。故又称为认知电位（cognitive potential），因其可反映感觉、认知、记忆、理解、判断思维、推理等心理学的反应的皮层功能，故也称皮层电位。

1. 发生部位　P300及N200的发生部位仍不十分清楚，可能并非来自一个部位，一般认为是多部位起源的联合电活动。这些部位有海马、杏仁核、额叶、顶叶、颞叶、丘脑及网状系统等处。

2. 测试方法

（1）测试时的要求：坐位或卧位，全身放松，向被试者说明测试的要求，让被试者熟悉两种不同频率的声音并辨别非靶刺激声及靶刺激声，听到靶刺激声时按压信号键。被检者应为6岁以上儿童。测试时注意力集中。

（2）测试参数：①电极部位：配对电极为颅顶正中（Cz）及同侧耳垂，鼻根接地；②滤波：低频截止频率最好为0.1Hz，大于0.5Hz，则波形产生畸变，振幅明

显减小，P300 后成分不出现，高频截止频率最好为 30Hz；③迭加平均次数：30～100 次；④扫描时间：600～700ms；⑤刺激声及刺激方式：刺激声为 logon，刺激方式 oddball 模式，靶刺激声 2kHz，概率 20%，非靶刺激声 1kHz。也可用不同刺激声强度作为靶与非靶刺激 6k～2kHz，刺激率 1 次/s 或 1 次/2s。刺激声强度参照 MMN。有时，在刺激序列中除靶与非靶刺激外，还可随机插入一种与前两种刺激声截然不同，使被试者感到意外的刺激信号称为新奇刺激（novel stimulation），有助于 P300 的引出。双耳给声或单耳给声。

3. 波形识别及结果分析　波形与靶刺激声的频率有关，靶刺激声的概率增加，则 P300 波幅减小，潜伏期延长（Picton，1992）。

（1）波形主要成分：记录的靶曲线可见 P_1、N_1、P_2、N_2、P_3a、P_3b，伴发负变异（CNV）等成分，非靶曲线可见 P_1、N_1、P_2 等波（图 7-4-64）。

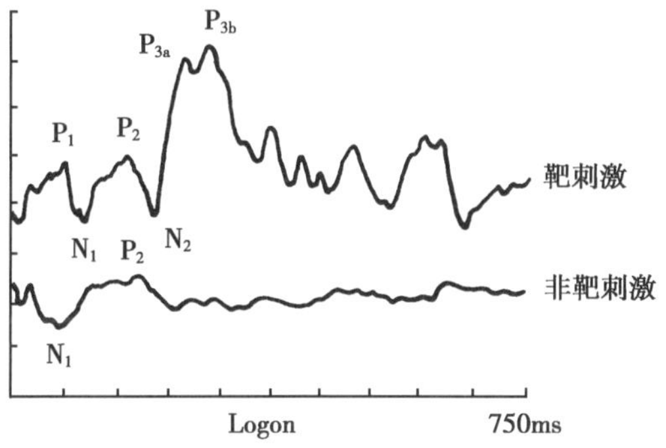

图 7-4-64　P300 图形

（2）潜伏期与振幅：潜伏期 N_1 为 50～100ms，P_2 为 100～200ms，N_2 为 150～250ms，P_3 为 200～800ms。

（3）反应时间（reaction time，RT）：反映了从刺激→认知加工→决策→反应选择→反应执行的过程。RT 与 P300 潜伏期一样有相同的心理学过程，但无反应执行所需的时间，故 RT 通常早于潜伏期 50ms。正常人的反应时间平均值约为 258ms。

4. 影响因素　事件相关电位波形出现与许多影响因素有关。

（1）6～15 岁人的潜伏期随年龄增加而缩短，波幅增加，成年人则随年龄增加而潜伏期延长，年龄每增加 1 岁，潜伏期约增加 1～2ms，波幅则随年龄增加而减小。

（2）女性波幅比男性稍高，波形较清晰。但统计学上无明显差异。

（3）注意力不集中时波形不清晰，振幅小。

（4）任务复杂性大，潜伏期延长，振幅降低。

（5）某些精神科药物，对 P300 的潜伏期及振幅有影响。饮酒时可致振幅降低，潜伏期延长。

5. 临床应用　近年来事件相关电位的记录，为研究心理学疾患中高级中枢功能提供了一种探索的方法，可作为测定认知功能的客观指标。而用于精神科和神经科某些疾病的诊断，此外尚可应用言语信号作为刺激声评价人工耳蜗术后功能，了解人工耳蜗的手术效果。

（四）晚语言相关波（N400，P600）

晚语言相关波（Late language-related Wave）（N400 P600）为晚 ERP 波，为对言语理解的特定的波。N400 由语义不适当的言语词句引出，是潜伏期约 400ms 处出现的大振幅波，发生部位不明，见于言语障碍的儿童。P600 是大约 500ms 近出现的正波，是由于言语句子内语法异常的词语所引出。

有关 N400 及 P600 的 ERP 资料，已越来越多的受到有关专业的临床医师及听力学家注意，尚在继续发展中。

（五）伴随负变化

伴随负变化（contingent negative variation，CNV），属于迟反应范畴，是一种 DC 电位。当被检查者听见声警告信号后，期待着对另一命令信号的感知，并需对第 2 种信号做出行为反应时的脑电图基线偏移的电位。

测试时由声、光刺激器发出触发信号，使电反应测试系统运转。被试者平卧，眼注视灯光发生处，由耳机听取信号，在规定时间之后光发生器发出红、绿灯光，光闪完后被试者尽快按手控开关关灯。反复练习数次后，即可正式测试。电极部位同其他 AEP，测试条件同 P300，叠加 10～30 次，扫描时间为 2000ms，声信号可用持续时间 250ms 的不同频率纯音，声刺激后约 650ms 随机出现红绿灯光，则可出现明显波形，反应阈与行为阈差值约 10dB，振幅约 20μV，潜伏期为 450～900ms。

（钟乃川）

第八节　听觉多频稳态诱发电位

听觉多频稳态诱发电位（auditory multiple-frequency steady state evoked esponses，ASSR）技术是近年来才发展起来的一种新的客观听力检测技术。ASSR 是由调制信号引起的、反应信号与刺激声信号具有相位锁定关系的听觉诱发电位。ASSR 又称振幅调制跟随反应（amplitude modulation following response，AMFR）、包络跟随反应（envelop following response）和正弦振幅调制稳态电位等。ASSR 是在 40Hz 相关电位（40Hz auditory event related potential，40HzAERP）基础上发展而来。Galambos 等于 1981 年采用 30～50Hz 的刺激频率记录到一种稳态诱发电位，即 40HzAERP。随后，澳大利亚墨尔本大学耳鼻咽喉科 Rickards 等于 1984 年首次记录到这种稳态反应在较高频率 75～110Hz 的范围内都存在，即 ASSR。

【发生原理与产生部位】

ASSR 的刺激信号为调制声，即由调制信号（正弦波）使声信号中某一参量按一定的时间特性发生调变，其他参量则相对恒定。被调制的声信号波称为载波，它的频率称为载波频率（carrier frequency，CF），调制的声信号波称为调制波，它的频率称为调制频率（modulation frequency，MF）。对振幅进行调变称为振幅调制（amplitude modulation，AM）。调幅深度 = $\lambda_{max} - \lambda_{min}/\lambda_{max} + \lambda_{min}$（$\lambda_{max}$：AM 声信号最大振幅，$\lambda_{min}$：AM 声信号最小振幅）。AM 声信号频率为 CF-MF～CF + MF。对频率进行调变称为频率调制（frequency modulation，FM），频率调制声信号其振幅不变，频率发生改变。调频深度 = $f_{max} - f_{min}/f_C$（f_{max}：FM 声信号最大频率，f_{min}：FM 声信号最小频率，f_C：载波频率）。既对频率又对振幅进行调变称为混合调制（mixed modulation，MM）（图 7-4-65）。

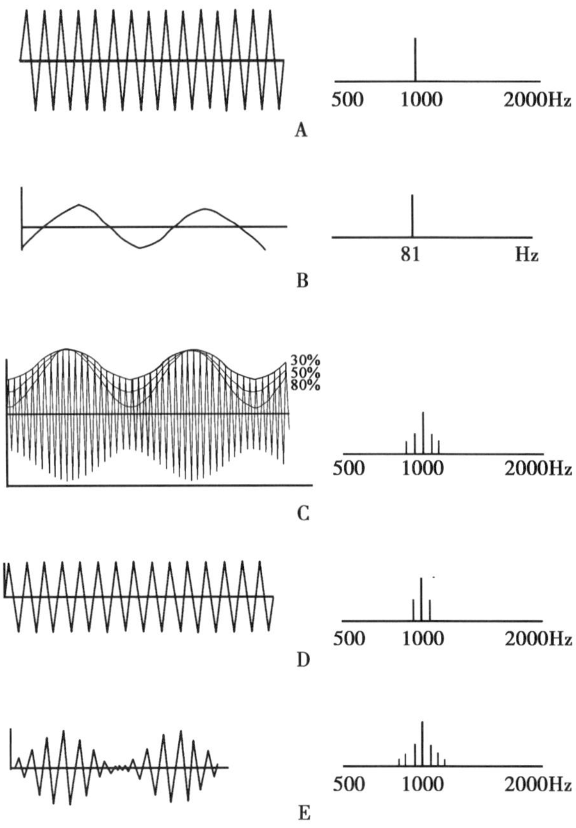

图 7-4-65 ASSR 刺激声信号的时域分析和频谱分析
A：CF = 1000Hz B：MF = 81Hz C：AM = 30%、50%、80%，CF = 1000Hz，MF = 81Hz。则 AM 声信号的频率范围是：1000 − 81～1000 + 81Hz D：FM = 10%，CF = 1000Hz。则 FM 声信号振幅不变，频率范围是 1000 * 95%～1000 * 105% Hz E：MM（100% AM 和 10% FM），CF = 1000Hz，MF = 81Hz。则 MM 声信号的振幅在 1 秒钟内发生了 81 次从 0～100% 的周期性变化。MM 声信号的频率范围是：（1000 − 81）* 95%～（1000 + 81）* 105% Hz

当刺激声强度等于或者高于听阈时，耳蜗基底膜相对于 CF 区域的毛细胞及由于 MF 造成的上下相当窄带频率区域的毛细胞被激活，其听神经发出神经冲动，沿听觉通路传至听觉中枢。于是脑电图（electroencephalogram，EEG）在原来基础上出现与 MF 同步或者跟随的诱发反应波。这种 EEG 的神经电活动同步或者跟随 MF 的变化被命名为相位锁定（phase lock），它构成了 ASSR 的基础（图 7-4-66）（图 7-4-67）。

大多数学者认为这四种反应波不会相互干扰。因此，采用多频同时刺激比采用单频刺激的方法要高效的多。目前，常采用双耳同时测试，即每侧耳 4 个不同的测试频率，共 8 个特征性测试频率同时测试。这大大的缩短了测试时间。但是部分学者对于非平坦型听力损失者，是否采用多频同时刺激持谨慎态度。Lins 等认为较高的刺激强度可以导致声能的扩散从而降低调制音的频率特异性。

ASSR 的发生部位尚未完全确定。Kuvada 和 Aoyagi 将产生 ASSR 的神经元分为两类，一是调制频率低于 60Hz 的神经元，其反应幅度在清醒时较高，睡眠时较低，其潜伏期与皮层神经元相似，故推断可能来源于皮层；二是调制频率高于 80Hz 的神经元，其反应幅度在睡眠时较高，在清醒时较低。引起 ASSR 反应的潜伏期为 7～9ms，与下丘神经元相似，故其神经元可能位于中脑，包括下丘和耳蜗核。John 通过研究不同调制频率对潜伏期的影响，发现 80～100Hz 引起反应的潜伏期较长，提示神经元位于听觉通路的远端或较低水平，由多突触环路激活；150～190Hz 引起反应的潜伏期约为 80～100Hz 反应的一半，其神经元可能与听觉脑干诱发反应波 V 的神经元一样来自脑干。ASSR 的产生部位及其对听觉通路的病变作定位诊断的价值，尚待于进一步的研究。

【检查方法和参数设置】

ASSR 测试时，患者平躺在床上。电极为纽扣式电极，记录电极位于前额发际皮肤处，接地电极位于眉间，参考电极置于两侧的乳突。不同的 ASSR 测试仪具有不用的调制声信号、不同的系统参数、不同的计量单位和不同的单位换算法（表 7-4-14）。

ASSR 阈值计量单位有 dB SPL、dB HL、dB SL 三种，前两种应用最多，而大多数结果以 dB HL 作为计量单位，便于与纯音听阈进行比较。目前 dB SPL 与 dB HL 转换有两种办法：一是通过对插入式或压耳式耳机基准零级的校准，有 Australian standard 1591.2、ANSIS3.6-1996

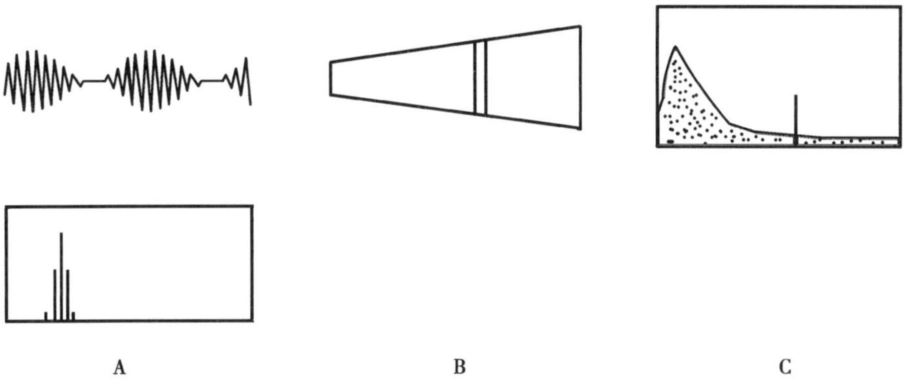

图 7-4-66　单频刺激时，测试声信号、作用于耳蜗基底膜的部位及所记录到的反应

A：刺激声的 CF = 1000Hz，MF = 81Hz，AM100%，FM10%　B：耳蜗基底膜对应频率为 (1000 − 81) * 95% ~ (1000 + 81) * 105% Hz 区域内的毛细胞兴奋　C：大脑皮层记录到的 ASSR 反应，频率为 81Hz

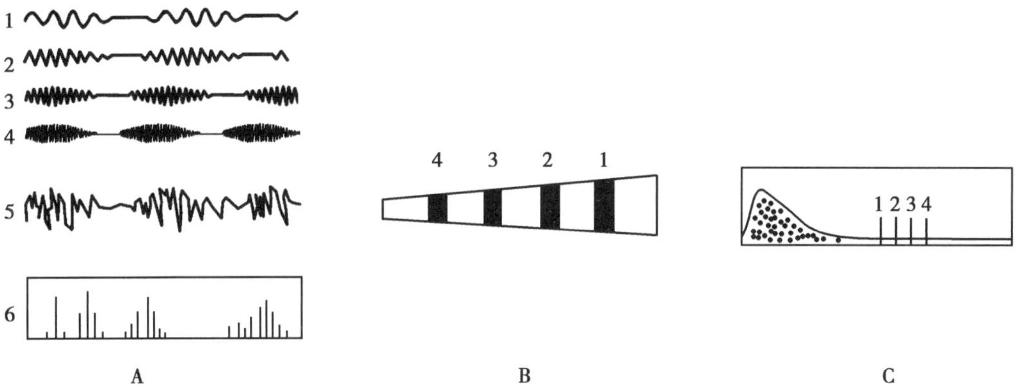

图 7-4-67　一侧耳 4 个频率同时刺激时，测试声信号、作用于耳蜗基底膜的部位及所记录到的反应

A：刺激声 1、2、3、4 为调制声，5 为合成波形，6 为合成波的频谱　B：合成声波在耳蜗基底膜上兴奋的相应部位，近似 CF 对应的区域　C：大脑皮层记录到的 ASSR 反应，与 MR 一致

表 7-4-14　几种常用的 ASSR 测试仪的系统参数

ASSR 测试仪	Intelligent Hearl 公司 smart	Neuronic 公司 aduix	GSI-audera
调制信号	100% AM	AM100%、FM10%	AM100%、FM10%
CF	500Hz、1kHz、2kHz、4kHz	500Hz、1kHz、2kHz、4kHz	500Hz、1kHz、2kHz、4kHz
MF	左耳：77Hz、85Hz、93Hz、101Hz；右耳：79Hz，87Hz、95Hz、103Hz	左耳：77Hz、85Hz、93Hz、101Hz；右耳：81Hz、89Hz、97Hz、105Hz	74Hz、81Hz、88Hz、89Hz
单频/多频刺激	均可以	均可以	仅能采用单频刺激
伪迹剔除	31μV	±50μV	
极间电阻	<3kΩ	<5kΩ	<5kΩ
耳机	ER-3A 插入式耳机	TDH-49P	TIP50 插入式耳机
放大器增益	100000	100000	100000

以及 Wilber 等学者建议的标准。Aduix 和 Audera 测试仪采用的是此种方法。但是这三种标准都是针对刺激声为纯音。二是仪器生产商通过研究及统计学处理提供 dB SPL 与 dB HL 转换修正值，Smart 就是此种情况。即仪器生产商先将测得数值 dB SPL 根据相应耳机基准零级转换为 dB HL，再与实际测得纯音听阈进行比较得到两者间差值规律及两者间回归方程，进一步根据回归方程通过统计学处理直接给出了两种计量单位间转换的修正值。

【反应的判断】

信号的分析是自动进行的。ASSR 根据“显著潜伏期”(apparent latency）方法，对记录信号进行快速傅里叶变换（fast fourier transform，FFT），将其转换为坐标图中的向量。根据 FFT 定律：任何振动（包括声波）都是由许多不同频率与振幅的正弦波所组成，因此任何复杂的声音都可以分解成为许多独立的正弦波。在连续记录的稳态波中，输出信号被转换成数字形式的样本，提取样本的频率是依据刺激信号的 MF 而定的，每次扫描得到的数据点进行 FFT 处理后，将记录的时间-波幅曲线中的点转换为坐标图中的向量，每个数据点转化为一个由 A×θ 表示的向量。向量的长度（A）代表样本的波幅。向量的方向（θ）表示相位，即调制信号与诱发反应波之间的时间延迟。如果转换为向量进行叠加，在坐标图中“成族出现”，说明 ASSR 反应波与刺激频率存在“相位锁定”(phase locked)。也就是说刺激声的强度高于或者等于 ASSR 的阈值。如果无测试信号或者测试信号低于听阈时，则不能引出稳态反应，在坐标图中呈随机分布（random)(图 7-4-68)。

依刺激方式不同即单频刺激和多频同时刺激，其反应的判断方法不同。单频刺激时反应的判断主要依据相位相关性平方（phase cohence square，PC^2)。PC^2 值的计算公式如下：$PC^2 = (1/n \times \sum \cos\theta_i)^2 + (1/n \times \sum \sin\theta_i)^{1/2}$（n = 已经检测的样本数，i = 分析样本的序列，θ = 第 1 个样本的角度。)。PC^2 值的范围为 0～1。PC^2 值接近 1 表示样本与测试信号 MF 之间的相位性高。PC^2 值接近 0 表示采样点间的相位随机分布，它们之间的相关性很低，为噪声。多频同时刺激时反应的判断主要依据信噪比，即将 MF 及其左右各 5Hz 处的波幅与 EEG 背景噪声相比较，行 F 检验，最终判断是否为有效反应。

【ASSR 的优点】

1. 频率特异性高。
2. 记录及分析过程均由计算机自动处理，客观性强。
3. 双耳多个频率同时给声，快速简便。
4. 因其 MF 为 75～110Hz，不受睡眠和麻醉药物的影响。
5. ASSR 最大输出大，这对于重度听力损失患者残余听力的检测有重要的价值。

【临床应用】

1. 预测行为听阈和听力图　ASSR 与行为听阈相关性好，两者之差在 10～20dB 以内。感音神经性聋的患者，随着听力损失程度加重，两者的相关性逐渐增强，两者的差值逐渐减小。在不能做行为测听或行为测听不能得到满意结果的人群（如小儿、智力障碍者和伪聋者)，ASSR 的听力检测则具有很重要的作用。

2. 新生儿听力筛查　ASSR 结果客观，并克服了其

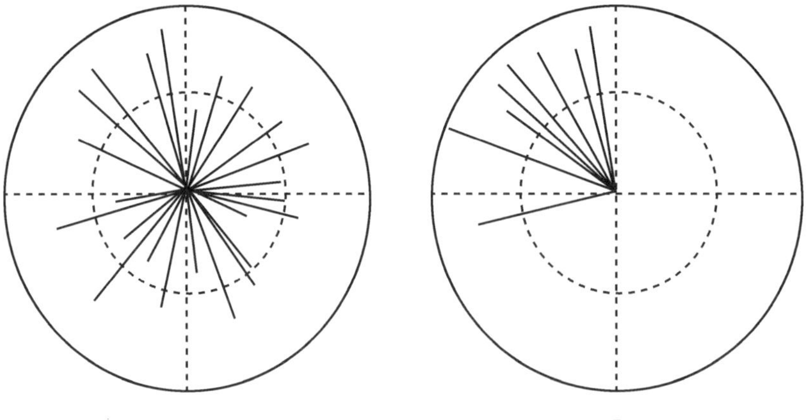

图 7-4-68　ASSR 矢量线段图

A：无调制信号或者调制信号低于听阈时得到的矢量线段。矢量线段长短不等，相位随机分布　B：调制信号等于或者高于听阈时得到的矢量线段。矢量线段“成簇出现”，存在着“锁相现象”

他客观检查方法如 OAE 和 ABR 的局限性，Cone-Wesson 等认为可将其作为新生儿听力筛查的项目之一。

3. 评估助听器的听阈　调制信号在自由声场和经麦克风后畸变小，可以用来评估助听器的听阈。

4. 骨导 ASSR 测试　有助于耳聋性质的判断。

5. 人工耳蜗植入　对人工耳蜗植入候选者的选择和术后植入效果的判断有重要意义。

6. 麻醉深度的监测　通过比较波幅的变化，ASSR 可以用于麻醉深度的监测。

将来，ASSR 测试也许可以在阈上功能测试和蜗后病变诊断方面发挥作用。

【影响因素】

1. ASSR 测试时应做声、电屏蔽。在实际工作中，对测试影响最大的是系统接地问题和三相电源问题。ASSR 要求接在标准市政电路上。

2. ASSR 受耳蜗及听神经完整性的影响。那些影响 ABR、中潜伏期反应、皮层反应的神经病理因素也可以影响 ASSR。对听神经病者，ASSR 无法判断听阈。

【ASSR 存在的问题】

由于 ASSR 的产生部位尚未完全探明，影响了对 ASSR 反应本质的理解，在应用中有些现象难以解释。例如：①在重度或者极重度聋的患者，其反应阈与行为阈的差值减小，有些学者用“重振现象”来解释，但是不全面；②低频 ASSR 阈值与行为听阈的相关性差，尤其是 500Hz 的听阈较难确定，学者的看法也不一，目前已有的解释有：环境噪声多为低频；多频同时给声，高频刺激声对低频的掩盖作用；低频声的顺态同步性差；“随机共振不平衡”等。

总之，ASSR 是一种快速、简便、客观的听力检查方法。但是由于其在临床应用时间不长，有许多问题尚需要进一步研究。然而这些问题并不影响 ASSR 目前的临床应用，随着临床应用的推广，对 ASSR 研究的逐渐深入，这些问题应会逐步给出令人满意的解释。

（孔维佳）

第九节　耳声发射测试

耳声发射（Otoacoustic emissions OAE）是听力学近二十多年出现的重要内容之一，对于听觉生理及病理机制的研究，以及临床听力学的应用，起了极为重要的作用。耳声发射的声能发源于耳蜗，经听骨及鼓室的传播而进入外耳道，可经敏感的传声器检出。1978～1980 年 Kemp 对此首次进行了描述。OAE 的发现，为耳蜗内主动机制的存在提供了明确的客观证据，从根本上改变了耳蜗仅是感知声音的感觉器官的观点，从此对耳蜗的认识出现了重要的突破。

目前，对耳声发射的研究不仅限于临床应用，而且进入观察耳蜗后结构及听中枢活动的研究。

一、耳声发射的基本概念

目前认为，OAE 是耳蜗放大器神经前机制的副产物，虽然耳蜗放大器对基底膜所起的作用仍不清楚，但多数学者认为其发生与外毛细胞的正常功能有关，外毛细胞可产生振动的能量，从而使基底膜发生各种形式的振动，再通过内耳淋巴液压力的变化，经由卵圆窗推动听骨及鼓膜活动，使外耳道空气振动，从而可被测量。

【OAE 的测量】

OAE 的测量，必须通过一个精细的微音器，此微音器应有一个由塑料或橡胶构成而可密封于外耳道内的探头，此探头内含有微音器及声刺激器，经由放大器及滤波、模拟转换信号平均后由计算机显示并打印。

在 OAE 记录时，记录环境的噪声控制极为重要，环境噪声应在 30dB（A）以下。受试者应尽量安静，避免身体的活动及吞咽动作，平静呼吸。同时，严格按照测试仪器规定的探头检查，使出现的探头耦合的图形符合规定的图形。

【OAE 的分类】

OAE 可分为两类：一为自发性耳声发射（spontaneous OAE，SOAE），为无任何刺激声出现而能记录到的 OAE；一为诱发性耳声发射（evoked OAE，EOAE），为对测试耳施加某种刺激声而出现的反应，目前有瞬态声诱发耳声发射（transient evoked OAE TEOAE），由短声或短纯音刺激所引出；畸变产物耳声发射（distortion product OAE，DPOAE），由两种连续的正弦波的声音引出；刺激频率耳声发射（stimulas frequence OAE，SFOAE）。

二、自发性耳声发射

SOAE 是正常耳蜗在无任何外来刺激的情况下，可于外耳道内记录到的、单频或多种频率的、类似纯音信号的、有谱峰的声能。

【记录方法】

插入一个含有高灵敏度微音器的探头于外耳道内，微音器连接到高增益的放大器，且经滤波器排除生理噪音，经采样及快速傅立叶转换成为频域信号而显示。

SOAE 可记录于 40%～72% 的正常儿童及成人，平均为50%的被试者可显示，女性多于男性，右耳多于左耳，4周至12个月的婴儿发生率比儿童及成人为高，所见图形为多个的窄带谱峰，谱峰的数目因人而异。频率及强度比较稳定，成人的SOAE频率多分布于1kHz与2kHz之间，且可能与敏感的行为阈一致，幅度约为2.6dB SPL。婴儿的频率为2k～5kHz，也有学者报告儿童的SOAE为800～1kHz。老年人的发生率明显减少，70岁以上者较少出现。

听力损失大于25～30dB时，SOAE多不能出现。耳受强声暴露时，可使SOAE的频率及振幅降低。阿司匹林等药物可影响SOAE的发生。

【SOAE与耳鸣】

Kemp（1979）曾怀疑某些耳鸣与SOAE有关，但是目前的研究结果极不一致，故仍需要进行更多的研究。SOAE的临床应用价值不大，可作为判断耳蜗功能是否正常的方法，但是由于其发生率仅为50%，故若不能引出也不能肯定耳蜗功能异常。

三、瞬态声诱发耳声发射

瞬态声诱发耳声发射（TEOAE）是短暂声刺激诱发的耳声发射，为Kemp（1987）对耳声发射报告的最早的一种。也曾称为Kemp回声（Kemp's echo）。

【TEOAE的记录】

检测设备：首先，必须有一个可密切耦合于外耳道的探头，此探头内必须含有可检拾外耳道内细微声能变化的微音器，以及一个可给予刺激声的微型耳机。探头中微音器获取的信号经功率放大、滤波、平均叠加，提高信噪比后，再经信号处理，通过计算机将测试结果打印显示。通常进行两次测试，其曲线图重叠在一起显示。

【测试方法与步骤】

1. 测试室最好为隔音室，或者是无干扰声的安静房间。

2. 被试者安静坐于检查椅上，避免活动、吞咽及动作，且应平静呼吸。

3. 了解病史，外耳道内不应存有耵聍。根据外耳道大小，选择合适的探头耳塞，以求得到适当密封。

4. 根据病理需要，先进行纯音听阈、声导抗、ABR等听力学检查。

5. 放置探头，进行探头耦合情况检查（图7-4-69）。

6. 刺激声 最常用为短声，非线性（3个相等的和一个反相的短声组合），通常强度为82dB SPL左右。刺激声稳定性越好则引出的几率越大，通常稳定性应在

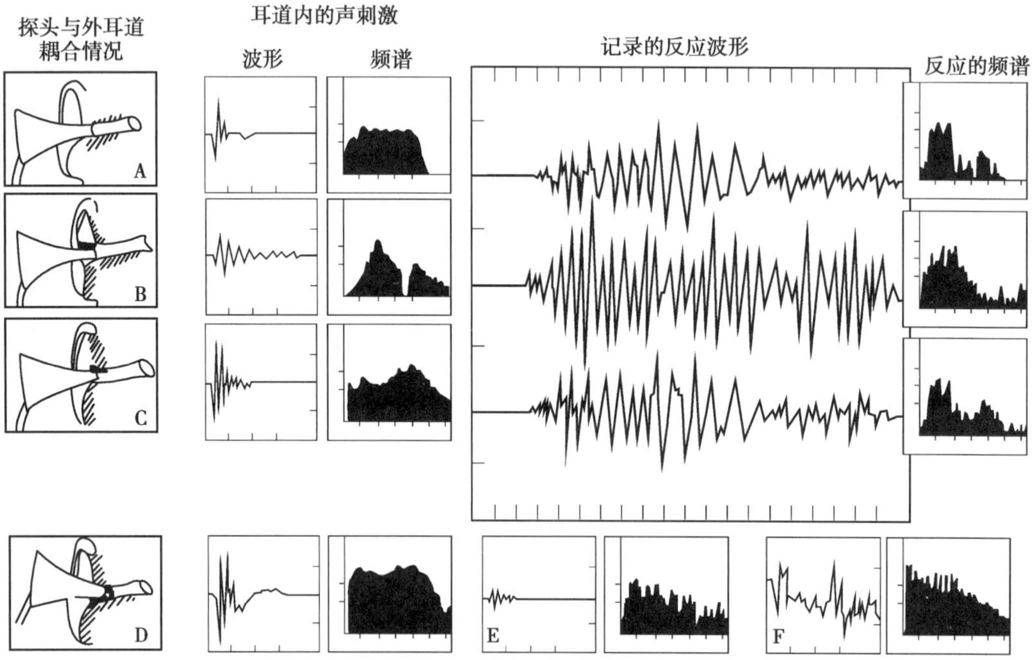

图7-4-69 探头耦合情况

A. 良好 B. 探头与外耳道未密合，耳道中振鸣，主频为2kHz C. 橡皮头不配，耳道振鸣，主频为4kHz D. 探头堵塞或抵住外耳道，异常大的振幅和低频尾部的波形 E. 探头脱出 F. 受试者咳嗽或活动

70%以上，(稳定性太低，则引出的波形不良)。90%以上正常耳的稳定性占95%。

7. 反应的频谱（response FFT）　对外耳道内的声信号的快速傅里叶转换，有1～5个单独的幅值升高的峰，峰之间可单独分开，也可为基底相连，此为耳声发射的频谱，其下为噪声的频谱。谱率与频带信噪比基本相同。

8. 噪声情况的分析　了解测试过程中本底噪声（环境噪声及生理噪声）的实际情况。安静期的信号接受次数应明显多于排斥次数，一般不应少于60次，为了可靠至少应占70%以上。两次记录的曲线的平均值（A&B）也应明显高于两次曲线的差值（A-B）。至少应>3dB,如是，才说明测试结果有良好的反应。正常耳A&B平均值为（1.58±1.45)dB，75%<2dB。

9. 反应曲线的波形　观察两条曲线的重叠是否良好（图7-4-70）。

10. 反应的幅值　以dB值表示，个体变化较大。有学者报告为0.1～223dB pSPL，也有报告10～80dB pSPL者。有学者认为幅值至少应为60dB以上。

11. 波形的复制性（Wave repro）　反应越好，噪声越低，则复制性高。两次记录曲线的相关性，或称交叉相关系数，一般为6～16ms处的记录的计算结果。通常应>50%，但最好为>70%。正常耳为52%～100%，75%耳≥80%。

12. 带复制率（Band lepro）　为各中心频率带的复制率，以%表示，说明不同的中心频率带的复制率，至少有两个中心频带的复制率>65%，主要的能量在1k～3kHz。

13. 带信噪比（SNB）　反应幅值的dB数减去两条曲线差值的dB值，至少应>3dB，正常耳为（10.27±4.11)dB，83%的耳在6.0～16.0dB。

【测试记录的临床意义的评价】

测试记录的内容较多，有些是与测试的刺激参数是否认真仔细操作有关。如探头的安放、刺激声的强度及稳定性、本底噪声的情况等，皆可影响到测试结果的准确性。波形的重复性、带重复性及带信噪比，三者作为测定结果的评定参数，是较为可靠的。

【临床应用】

1. 新生儿听力筛选　过去多采用ABR作为新生儿听力筛选的方法，甚至有AABR方法的出现，但是在实际应用中，AABR的应用不如本法简便、快速、无创。一般两耳测试仅需10分钟左右。为了避免外耳道内积存羊水对测试结果的影响，测试时间要安排在出生后第3天，且在午睡时间进行，如有可能，设法将外耳道内残余的羊水擦去，以增加测试结果的准确性，刺激声多采用60dB SPL的短声，根据波反应的振幅、波复制率、带复制率及SNR的数值，评定TEOAE是否出现，如有怀疑，则争取在出院前复查。

2. 听力损失与否的发现　如以80dB SPL的短声作为刺激声，通常纯音听阈为25～40dB HL时（一般认为>30dB HL)即不能引出。TEOAE结合病史，耳镜检查及其他听力学检查，对一些耳蜗疾患，如梅尼埃病、噪声性耳蜗损害、老年性聋、耳毒性聋等，可作为早期发现的客观指标，且作为长期监测耳蜗功能变化的测试手段。

3. 纯音听阈的预估　国外学者进行了一些研究，但结果不全一致，有待进一步研究。

4. TEOAE的主频　TEOAE的频率范围，主要为1k～3kHz，但主要为1kHz与2kHz。短声诱发的TEOAE，可表现为宽底连续波形，及不同数目的单个或5～6个的单峰波形，这种谱峰称为主频，这种谱峰的变化

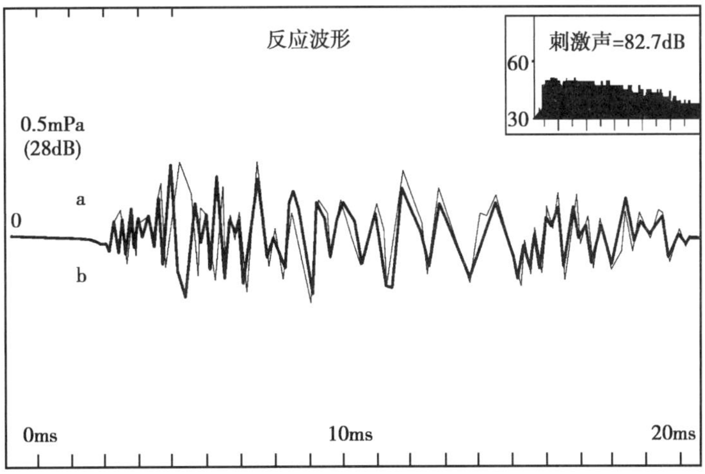

图7-4-70　短声的TEOAE波形

与刺激声的不同滤波的调节及记录时间窗有关，也与SOAE的相应频率一致。主频一般不发生变化，可能系因耳蜗内存在着位置固定的发生器。

5. 对侧声刺激对TEOAE的影响　对侧应用某种掩蔽声时，可使幅值下降，也可使波形及潜伏期出现变化，其机制正在研究中。

6. 梅尼埃病时TEOAE的表现　梅尼埃病的听力损失增加时，TEOAE的幅值可受影响而降低，当听阈升达40dB HL时TEOAE即不能出现。另外，患耳的主频率可从正常耳的1.0～1.6kHz移向0.8k～1.1kHz的低频区，使用利尿剂后，或进行甘油实验时，这种向低频峰移动的主频可以逆转，而向高频区移动。甘油试验时TEOAE反应从阴性变为阳性，作者等对尚未出现听阈变化而怀疑为病耳者作甘油试验，观察到TEOAE的反dB值、频带复制率及频带SNR皆出现增加，说明TEOAE有望作为早期发现病耳的方法。

四、畸变产物耳声发射

畸变产物耳声发射（DPOAE）是指正常耳蜗这一非线性系统受到两种频率的刺激声时可使刺激信号产生畸变，从而出现新的频率成分的畸变产物，或称为差分互调畸变产物（difference intermodulation distorion prodnction）的新的频率的刺激声。这两种原始的刺激声，称为原始音（primaries）。频率较低的称为f_1，频率较高的称为f_2，在人耳DPOAE是在$2f_1 \sim f_2$处，其相应强度为L_1及L_2。这两种原始音有固定的频率关系，如$f_2 \sim f_1$、$2f_1 \sim f_2$、$3f_1 \sim 2f_2$、$2f_2 \sim f_1$，当前，对于这种具有一定频比关系的DPOAE的发现，以$2f_1 \sim f_2$的频比关系的频率区处，能记录到有较高强度的DPOAE，因而较为常用。

【DPOAE的记录】

DPOAE测试时，需要一个探头，内藏两个有一定频比关系的原始音的发生器（耳机）及一个记录外耳道的DPOAE的微音器，然后经过放大器放大采样、平均及FFT、信号处理后，进行显示及打印。

【DPOAE的刺激声特性】

为了得到良好的DPOAE的结果，通常选用$2f_1 \sim f_2$的频比关系，其f_2/f_1的关系为1.20～1.30，目前经研究采用1.22，而刺激声强度则为低于60dB SPL，$L_1 > L_2$ 5～10dB，则可获得最大幅度的DPOAE。

【测试前的准备】

1. 探头的校准　根据被试者外耳道的状态，选择大小合适的探头插入后，观察校准用的频谱图形，如探头放置良好，则可见其外耳道反应的图形与探头校准图形相吻合，否则，则应移动探头位置，以求两者图形吻合。

2. 测试参数的选择　f_2/f_1采用1.22、f_2为固定频率，测试强度应选用中等强度，可考虑L_1/L_2为65/55dB SPL。本底噪声为≥3dB。

【DPOAE作测试项目及观察指标】

1. DP图　DPOAE产生在基底膜受到刺激频率区处，$2f_1 \sim f_2$是产生振幅最大的频比关系的原始音，其f_2/f_1为1.22，反应的DPOAE幅值为f_2频率附近的部位，故以此为横坐标，幅值为纵坐标，将幅值连接成一曲线，则为DP图，可根据需要，选择测试频率的间隔，从而了解各频率的幅值的大小，反映了耳蜗主动机制的功能状态，也即是毛细胞功能障碍的程度，正常耳表现为两峰一谷的曲线（图7-4-71）。健耳的DPOAE幅值一般为10dB SPL或更大，但个体间变异较大，婴儿及儿童可能超过20dB SPL。振幅随着纯音听阈升高而减少。DPOAE的反应阈一般接近主观听阈。

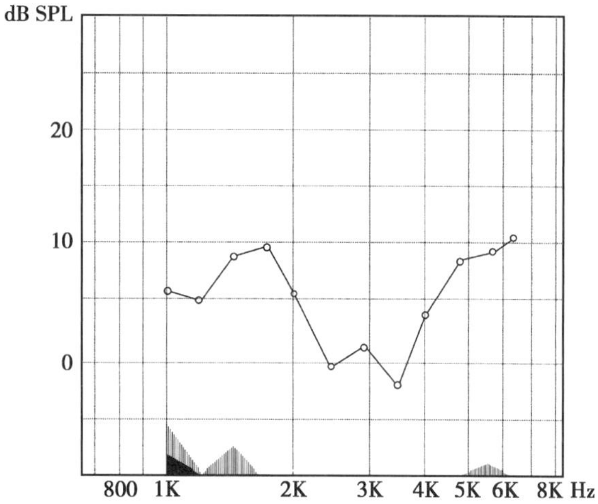

图7-4-71　正常DP图

2. 反应增长函数（responsegrowth fumction）　亦称输入/输出函数曲线（input/output function F/O），以f_2为横坐标，$2f_2 \sim f_1$畸变产物强度为纵坐标，刺激频率选择1kHz、2kHz、4kHz、6kHz，I/O函数，1kHz、2kHz为0.8；3k～8kHz为0.8～0.98。在个体间、个体内及频率间变异较大，主要反映了DPOAE的非线性表现。

3. 潜伏期　可有三种测试方法，即时间、波数及相位，三种方法虽有不同，但有一定的联系，且可用数学公式计算出来。目前规定用相位测试法，ILO耳声发射系统配有测试软件，可以测出潜伏期，以提供DPOAE更多的信息。

4. 测试项目的选择　判断听力损失时，如果判断频率为 5kHz 及 1kHz，则以 TEOAE 为佳，判断 4kHz 处及更高的频率（8kHz），则以 DPOAE 更为敏感，而 2kHz 处则两者同等正确。

5. 对侧声刺激对 DPOAE 的影响 一般产生抑制，改变声刺激的频率，可测出掩蔽调谐曲线。而对侧声刺激可使同侧 DPOAE 幅值下降，说明听觉传出系统参与了耳蜗主动机制的调控。

6. 耳蜗性听觉损害 可影响 DPOAE 的引出，如噪声性损伤、遗传性聋、突发性聋、老年性聋、梅尼埃病，皆可出现 DPOAE 的幅值降低，甚至如噪声暴露者，虽然纯音听阈并无明显提高，但 DPOAE 幅度却已下降，但是也见于听神经瘤者，听阈提高，但 DPOAE 却正常。因此，DPOAE 也可作为耳蜗功能变化的敏感监测手段。

五、刺激频率耳声发射

刺激频率耳声发射（SFOAE），是指采用连续变化频率的纯音作为刺激声，同时记录耳道内微音器检测的诱发声发射信息，此种由内耳返回的 SFOAE 与刺激声为同一频率特性，但由于频率变化，潜伏期发生变化，故 SFOAE 与刺激声之间相位关系也不断变化，幅度也随之出现高低变化。

SFOAE 的测试方法与 TEOAE 相同，但需要采用特殊信号技术才能将 OAE 从刺激声中分离出来。SFOAE 的图形，随着刺激声强度的改变及被试者的个人特征而出现不同的变化，故测试结果的图形个体间变异较大，此乃由于刺激声与 SFOAE 互相干扰所致，目前临床意义尚在继续探索中。

六、耳声发射的临床意义及应用前景

耳声发射的应用，在临床上虽已较为广泛，但实际上还不能完全肯定其价值。因为一方面对其发生的机制尚未完全明了，而且由于听力损失至一定程度时（TEOAE 为 30～40dB Hz，DPOAE 为 40～50dB Hz）即不能引出，因而不能作为常规检查的必备内容；二是目前检查内容还只是 TEOAE 及 DPOAE 较有价值，故一般应与其他听力学检查方法互相配合，才能对听觉疾病的诊断提供更多信息。

当然，应用 OAE 研究耳蜗的生理机制，如对毛细胞功能的研究，以及了解听觉传出系统的规律提供了直接的观察作用。未来的研究，仍在测试参数的选择，为耳蜗的早期诊断及鉴别诊断提供更多的信息。

（钟乃川）

第十节 声诱发脑磁反应

大脑神经元活动时可产生离子电流，而在头皮表面产生磁场，应用声刺激可诱发这种磁场的脑磁反应，利用磁强测量仪可以测量这种磁场的变化，这种描记技术称为脑磁描记术（magnetoencephalography，MEG）所记录的图形称为脑磁图（magnetoencephalogram，MEG）。脑磁图是脑功能测试仪器，具有很高的时间和空间分辨率，分别可达毫米级和毫秒级。本技术完全无创、无侵袭、无接触，测试过程中不会发出任何射线、能量和机器噪声，特别适合于孕妇、皮肤病患者。

脑磁分为自发性脑磁和诱发性脑磁。自发性脑磁波形振幅在 ±100fT（1f T = 10^{-15}T）之间，为同步化的小波，有点类似于正常人脑电图的 a 波，反映的是脑皮层垂直于超导探测线圈的交变磁的场强，正向为磁力线出颅，负向为磁力线入颅。

声诱发的脑磁反应属诱发性脑磁图。短纯音诱发的正常人听皮层磁反应可分为 M50、M100、M200、M300 等波（M 代表磁反应），潜伏期分别为 50ms、100ms、200ms，振幅在 ±15f T 左右，各波潜伏期个体差异很小，主波为 M100，是初级听皮层的反应。初级听皮层位于颞横回即大脑外侧裂的 Heschl 回。不同频率纯音诱发的 M100 在大脑颞横回有其各自的定位和分布，呈现一定的音频排列（tonotopic organization）：频率越低，其位置越靠近颞横回的外侧；频率越高，位置越深，陷入大脑外侧裂内部。而初级听觉皮层在两侧大脑半球的位置相对而言左侧靠后，右侧靠前，两侧明显不对称。M100 潜伏期在左侧和右侧大脑半球对侧声刺激均较同侧声刺激为短，但 M100 的位置与刺激声的侧别无关。

Vasama（1994）等发现传导性耳聋术后同侧潜伏期缩短 7ms，反应强度增加 5%。对侧 M100 潜伏期缩短 2ms，反应强度增加 11%。手术前后双侧大脑半球 M100 在听皮层的功能定位没有改变。感音神经性耳聋可引起磁反应出现率低，反应波畸形呈双峰或平峰，波极性偏转，潜伏期延长，功能定位变得分散和偏离。Hoke（1998、1990、1991）报道，耳鸣患者 M200 分化极差，甚至完全消失，M100 波幅明显增大，耳鸣患者 M200/M100 小于 0.5，且与年龄无关；而无耳鸣年轻人 M200/M100 大于 0.5，随年龄增长呈线性减少。50 岁以上无耳鸣者与正常者的比值开始重叠，50 岁以下 M200/M100 具有明显特征，该比值可作为鉴别耳鸣的客观标准，但后来未得到 Jacobson（1991），Colding-Jorgensen（1992）等进一步证实。

脑磁图与磁共振图像叠加，称为磁源性影像（magnetic source imaging，MSI），有助于磁源在大脑皮层的精确定位，还可为癫痫灶和脑功能区手术的进行精确定位，并用于脑异常胎儿的鉴别、脑缺血缺氧、脑中风、精神和脑功能检测方面的研究等等。脑磁图有潜在的临床应用价值，但费用较高，限制了其目前的临床应用。

（钟乃川 王洪田）

第十一节 婴幼儿听力检查法

婴幼儿是听力形成和语言学习的最重要时期，此阶段的听功能障碍将会严重地影响语言功能和智力的发育，导致将来社会交流的缺陷，因而婴幼儿听力检查有着不可低估的意义。婴幼儿听力检查对于婴幼儿听功能障碍的早期发现、早期诊断、早期干预起到了关键的作用，且日益受到重视，方法也在不断完善和更新。为了达到这些目的，近些年来提出了新生儿听力筛查的概念，并得到了广泛的开展和推广。

一、检 查 方 法

严格地说，婴幼儿的听力检查应是一个包括听力学、儿科学、神经科学、心理学、言语和语言学、康复医学、声学、心理声学、影像医学和医学工程学等在内的广泛范畴，只有很好地将这些知识结合起来才能做出及时、准确的结果，为听力障碍患儿的诊断、治疗和康复提供可靠的依据。

【病史调查】

1. 家族史

（1）家族成员中有无耳聋患者、药物中毒性耳聋者，有无伴随耳聋的其他遗传性疾病。

（2）妊娠分娩史：母亲在妊娠期间是否患过风疹、带状疱疹或其他病毒感染性疾病，有无避孕药物服用史、耳毒药物使用史、放射线或放射性物质接触史、汞、砷、铅、苯、有机磷等有毒物质接触史，有无妊娠高血压、胎位异常、先兆流产和产前出血史，分娩时有无早产、难产、产钳、剖宫产、产程过长、缺氧、新生儿溶血和黄疸等病史。

2. 疾病史 是否患过细菌性或病毒性脑炎，有无其他病毒性疾病、外伤（尤其是脑外伤）史，有无有害、有毒物质中毒史，患病期间是否接受过耳毒性药物治疗以及用药的时间、剂量、用药前后的听力变化，有无耳病史等。在此要特别注意患儿是否属听力障碍的高危儿（参见第 807 页）。

3. 发育史 包括对生理、心理、智力、行为和情感等方面的发育情况的了解，应注意与其他同龄儿或患者自身前后的比较。观察和检查患儿躯干、四肢、头颅、五官、内脏器官是否发育正常，功能如何，心理和情感是否有孤僻、冷漠、怪异等现象，智力是否正常，行为是否好动或反应迟钝，对声响及其他感官的刺激是否敏感等。

对于病史的调查可以根据具体情况制定出调查表和病历记录表，以避免遗漏病史。调查资料和病历记录应妥善保存，以便动态观察和比较患儿的听力变化情况。

【听觉行为观察】

新生儿出生后听力正常者都可对一定强度的声音做出一些先天固有的、非条件反射的反应，随着听觉器官和听觉功能的发育，不同时期的婴幼儿对声音的反应也在不断发展和变化，并表现出一定的特点。

出生后 1～3 个月的婴儿，对突发的声响常有眨眼、瞳孔扩大、停止吸吮、转头、身体颤动、呼吸及脉搏频率改变等反射动作。3～6 个月的婴儿对言语和特定的声响已开始逐渐熟悉，闻声后可出现头部转向声源的定向反射。6～9 个月时常开始模仿他人的发音。12 个月以后言语功能开始发育。根据以上特点可以初步观察到婴幼儿是否有听力障碍的可能，但要注意儿童在发育时存在的个体差异。对于可能有听力障碍的小儿则应作进一步的病史调查和听力学检查。

【常规耳科检查】

这些检查包括对耳廓的观察，借助耳镜对外耳道和鼓膜的检查，必要时行外耳、中耳、内耳和颞骨的 X 线、CT 及 MRI 等影像学检查。具体内容参见有关章节。

【听力学检查】

听力学检查是对婴幼儿听觉功能评价最重要、最有意义，也是最难的检查方法。目前婴幼儿听力学检查已有了长足的发展，随着科技的进步、边缘学科的渗透和对听觉本质的深入了解，婴幼儿的听力学检查方法将会不断地发展、创新和完善。虽然婴幼儿的听力学检查方法很多，但基本上是以下四个方面为基础的：以非条件反射为基础的检查法、以条件反射为基础的检查法、以主观听觉为基础的检查法和以客观听觉为基础的检查法。在婴幼儿的听力检查中有不少方法属于行为学测听（behavioral audiometry）的范畴，所谓行为学测听就是在给予声刺激时观察受试者的听觉行为反应，以此了解其听力状况，广义的行为学测听等同于所有的主观反应测听。总之，在进行婴幼儿听力检查前和检查中应根据受试儿的具体情况、检查者掌握的知识和技术、现有的设备条件和所采用的测听方法，制定和随时调整出切实可行的检查方案，避免检查的盲目性，提高检查的可行性和准确性。

1. 非条件反射听力检查法　非条件反射听力检查法是以人出生后先天固有的、对声响能做出一定反应的特性为基础的，又称为行为观察测听法（behavioral observation audiometry，BOA）。这种方法一般用在不易建立听觉条件反射的4个月以下的婴儿，是一种被动的听觉行为学观察方法。测试时应在安静的环境或隔声室内进行，尽量选择容易被婴幼儿接受的声源如玩具声响等，还应注意测试时如有视觉和触觉与声刺激同时介入可产生的假阳性结果。对于4个月以上至学龄前的婴幼儿及儿童，也可以利用这一原理在普通门诊作一些简单的听力检查。

（1）声响反应测试：清醒状态下听力正常的婴幼儿对声响的反应可有两种表现方式：一是出现眨眼、皱眉、笑、哭、觉醒、头或肢体运动等正反应，另一种是停止笑、哭、吸吮、头或肢体运动等负反应。3～6个月后的新生儿可出现转头反应，这是非条件反射听力检查法中最常用、最简单的方法，也称为听觉定向反射（auditory orientation reflex，AOR）。

凡3～6个月建立了转头反射的婴幼儿都可采用听觉定向反射法检查。最简单的方法是在婴幼儿的背后两侧无节律、不规则地发出一些声响，如击掌、摇铃等，然后观察受试儿的反应。如听力正常，婴幼儿会将头转向声源侧；如一侧听力障碍，则患儿对该侧的声响不会做出转头反应，而正常耳则会对同侧的声响作出转头反应；如对两侧的声响都不能做出反应，则表明双耳都有听力障碍。根据所给声响的强弱还可初步判断患儿耳聋的程度。这种方法最好在比较安静的室内或隔音室内进行，但在普通诊室内，也可先用这种方法对婴幼儿和年龄较大的学龄前儿童的听力作一个初步的判断。

为了比较准确地了解婴幼儿的听力情况，可以采用声场测试法进行定向反射检查。在隔声室内，让受试儿躺在或坐在两侧扬声器的中间，由两侧扬声器分别放出事先录制好的声音，如铃声、口哨声、鼓声等或用听力计送出高强度的纯音或窄带噪声，声音放出10秒钟左右后关闭，注意观察受试儿的行为反应。值得注意的是受试儿的行为反应常常出现在声音关闭时，而不是在声音开启时。如果受试儿听力正常，会表现出一些如寻找声源、停止正在做的动作、从浅睡眠中醒来、改变面部表情等行为反应。然后降低给声强度后再测，据此即可判断出患儿的听力障碍是单侧还是双侧以及听力损失的程度。

（2）其他非条件反射听力检查法：对于尚未建立听觉定向反射的4个月以下的婴幼儿，可以通过婴幼儿对声响作出的眨眼、身体颤动、唤醒、呼吸和脉搏频率改变、末梢血管张力变化等反射活动加以观察。因而也就相继建立了惊吓反射测试、耳眼睑反射测试、睡眠唤醒反应测试、心搏听力测试、末梢血管听力测试和呼吸反应听力测试等方法，但这些方法都是比较粗糙的定性方法，尚缺乏有效的量化和标准化，有的反应如耳眼睑反射有时无法区别是对声响作出的反应还是随机反应，因而未能在临床上普遍采用。有文献认为新生儿引发听觉反应至少在60dB SPL，一般约在70～110dB SPL。为了更为准确地了解婴幼儿的听力状况，国外有人采用了摇篮动感图（cribogram）和新生儿听觉反应摇篮（neonatal auditory response cradle）的方法。

Simmons和Russ（1975）研制的摇篮动感图装置由一个附着在儿童床上的运动传感器、记录器、自动定时器和扬声器组成。记录时首先记录下约10秒钟的摇篮运动基线，然后给予一个1秒的、频谱集中在3kHz、92dB SPL的窄带噪声，紧接着记录6秒钟的童床运动情况。一般24小时内要进行20次试验，最后将资料收集计分。如果摇篮的运动与测试音相吻合即为阳性反应。如果摇篮无变化即为无反应。每个测试周期包括4次全天测试，且应在每2周内无规律地重复进行。最后将全部资料归总计分，如果被测儿的反应率大于10%及在测试音2秒钟内出现了明确的惊吓或唤醒反应，则认为有听觉存在。如果被测儿未能通过这一标准，并不都意味着有听力障碍，应重复测试，必要时给予其他客观听觉测试法检查。此外，记录曲线上有可能记录到被测儿自身躯体运动、呼吸、打嗝等波形，应注意与听觉反应波形加以区别。这种方法既可同时进行婴儿群体普查，也可在PICU（儿科重症监护室）和NICU（新生儿重症监护室）内作为监护装置。

新生儿听觉反应摇篮是由Bennett（1974）研制的，它由一个带有压力传感器的头垫和床垫组成，并与电脑相连接，可以通过头、躯干、肢体的运动来记录受试儿在刺激前、刺激中和刺激后对声音产生的如摇头、转头、躯体运动等反应。测试信号可以选择纯音，也可选择250Hz～4kHz的宽带噪声，测试声强度可根据受试儿的听力状况调整。测试信号由耳机分别向左右耳送出，以便监测两耳不同的声反应。该作者通过较大量的临床测试结果分析认为这种方法简便快速，有较高的可靠性和准确性。

2. 条件反射听力检查法　条件反射听力检查法是将给予受试儿的声刺激与另一种特定的无关刺激在时间和空间上适当结合，经多次训练、强化后形成听觉条件反射，从而以此来判断受试儿听力的检查法。由于这种方法需要对受试儿进行训练，因此检查者应根据受试儿的年龄和智力情况，选择适当的条件反射测试法。检查者对受试儿作出的正确反应应及时予以鼓励，并多次依循声音反应鼓励的方式重复训练，强化建立的条件反射。所给予的无关刺激应能引起受试儿的兴趣。这些无关刺激应是能让受试儿感受到的，通常采用视觉刺激，如测试时配以有趣的图片、卡通片、玩具或食品等，这样才能将无关刺激与测试声很好地结合，故又有人称之为条件反射听力检查法（visual reinforcement audiometry，VRA）。比较简单的条件反射法可用于1周岁左右的婴幼儿听力检查，而带有一定操作性的条件反射法则适合于1～2岁以上的儿童。

（1）条件定向反射听力测试（conditioned orientation reflex audiometry）：这是一种建立在利用受试儿所形成的转向声源或光源的定向-探寻性的条件定向反射（conditioned orientation reflex，COR）基础上进行测试的方法，是一种比较简单的条件反射听力测试法，适合于年龄较小的婴幼儿。由Suzuki和Ogiba于1961年提出，通过将由听觉刺激引起的行为反应与强化条件相结合，从而增加对声刺激的兴趣。

受试儿坐于桌前，前方两侧各放一扬声器，扬声器附近各有一个小玩具台，台内均放有可被分别照亮的玩具。扬声器每次给声5s，开始给声后2s钟同侧玩具被照亮，受试儿即会将头转向发声发光一侧的玩具上，给声停止后照明也随之熄灭，此时另一侧的扬声器和玩具又开始给声和被照亮。如此多次反复，受试儿便形成条件反射，待给声一开始就会将头转向给声和照明侧的玩具上。然后再改变声频率和强度进行重复测试，了解受试儿不同频率的听力水平。在测试开始时应将给声的强度高于估计听阈30～40dB，然后再逐渐降低刺激声的强度，最后可获得受试儿的“听阈”。此外，两侧交替给声时要避免有节律地进行。

（2）配景听力测试（peep show audiometry）：1947年Dix和Hallpike将纯音听力计和儿童观景箱配合制成了配景测听仪，此后虽经作者和其他作者历经改进和更新，但在设计原理和测试程序上是基本一致的。配景听力测试是在箱内放有各种各样有趣的画片、卡通片或玩具，箱内照明灯开亮时可通过箱前的视窗看到里面的物品，而且这些画片、卡通片或玩具在每次照明后可以自动更换，以保持受试儿的兴趣。测试时，由扬声器或耳机给予一定频率和强度的测试音或言语声，告知受试儿自己控制配景箱内照明的开关，待听到测试音时立即按下开关，箱内的灯便会开启，其他时间按下开关则不能开启，也就不能看到箱内的景物。如此反复训练便可很快建立条件反射。当条件反射形成后，即开始递减测试音强度，当强度减弱到受试儿按开关犹豫不决时，即测得该频率的听阈。然后再进行其他频率的测试。

（3）游戏听力测试（play audiometry）：游戏测试法的方法很多，也很灵活，尤其是电子计算机及其软件和硬件技术的高速发展，为此类听觉测试方法提供了更为科学化、人性化、多样化的条件。检查者可以借助他人的检查方法，也可以根据受试儿的年龄、智力、兴趣及具备的条件自行设计检查方法，只要能将某种特定的游戏动作与测试声很好地结合后产生条件反射即可。玩具的选择可以是普通的儿童玩具，也可以是电动玩具、遥控玩具、电子玩具、屏幕电子游戏机、甚至网络游戏等。年龄小的儿童选择简单的玩具，年龄大的可选择复杂些的玩具。玩具的选择以能引起受试儿的兴趣为原则，因此一般应备有几套玩具，而且在检查时应不时更换玩具，让受试儿始终保持新鲜感。

现就游戏听力测试法举例加以介绍：将玩具启动开关与听力计相连，当听力计发出测试音时触动玩具上的开关，玩具就会做出一些有趣的动作，如舞蹈、蹦跳、跑动等，或自动送出一些小奖品如糖果、小贴画等，在其他时候触摸开关则不会出现这些效果。告知受试儿游戏方法后，由扬声器或耳机发出数秒钟的阈上30dB一定频率的纯音或言语声，反复几次后便可形成条件反射。随后降低测试音的强度，直至受试儿无法进行游戏时，即相当于所测出的听阈。更换频率后再进行其他频率的测试。

3. 主观听力检查法　主观听力检查法是一种需要受试者配合对测试声做出主观反应的检查方法，包括音叉检查、纯音听阈测试、言语测试及阈上功能测试等。这类检查法在婴幼儿的听力检查操作上有一定的难度，尤其是年龄幼小、智力不够健全者更是如此。过去认为5岁以下的儿童都不适宜作主观听力检查，但现在由于设备、技术和方法的不断更新和完善，以及对儿童生理和心理特点的深入了解，在很多国家对2～3岁以下的儿童进行纯音测听已是很常见的了。然而，婴幼儿的主观听力检查与成人相比，除了测试原理以外，其他很多方面是不相同的。对于学龄前的儿童常常要借助条件反射测听的方法来完成，这在前面已作过介绍。测试的可行性和准确性也取决于受试儿的年龄、智力及检查者的技术水平。因此要求检查者根据受试儿的具体情况选择适当的测试方法，年龄小的选择简单的方法，并需配合一些游戏的方法进行测试；年龄大的可选择复杂一些的，如言语测试及阈上功能检查项目，在操作上也可以采用接近成人测试的方法。

（1）音叉检查：一般认为，婴幼儿常难以对音叉测试做出可靠和有效的反应，即使将这种方法与游戏等条件反射结合起来测试，得到的结果也只能提供很有限的定性价值，因此，很少作为婴幼儿的常规听力检查方法，一般也只有在门诊对年龄较大儿童的听力作初步的了解时采用。

（2）纯音听力测试：婴幼儿的纯音听力测试主要项目是听阈的测试，在可能的情况下也可继续完成阈上功能测听的项目。其操作原理与成人的方法是基本一致的，但操作程序可有很大的不同，有时常需运用游戏测试的技术进行检查。下面介绍一些婴幼儿纯音听力测试操作上的特点。

测试开始时应告知受试儿如何对测试做出正确的反应，并重复作几次演示和训练，至受试儿了解测试方法后开始测试。

如果受试儿配合测试的时间很短，那么测试的过程应在尽量准确的情况下尽快完成。测试应从 1kHz 和设想的好耳开始，测试完好耳的听阈后立即测差耳的 1kHz 听阈。这样即使受试儿不能再继续配合测试，也可得到双耳最基本的听力情况。如果受试儿还能保持合作，可再进一步测 4kHz 的听阈，以便获得高频听力的情况。即使此时受试儿不能再配合测试，我们也可以得到一段 1k ~ 4kHz 的听力信息。假如测出的结果也是正常的，且能继续合作，则可完成全部气导听阈测试。如果以上测试频率结果表明有听力损失存在，则应在完成其他气导频率测试之前先作骨导测试。骨导的测试也应循先好耳后差耳、先 1kHz 再 4kHz 的原则。骨导测试完后就可基本上判断出受试儿耳聋的程度、频率范围和性质。如果此时受试儿仍能配合测试，则应尽快将其他频率的听阈测试完。

根据纯音测听的原理，当两耳的气导差值大于 40dB，骨导差值大于 10dB 时，应对好耳施以掩蔽。婴幼儿的掩蔽常是比较困难的，但只要方式得当也并非不可能，譬如用言语声就可能比用纯音或噪音作掩蔽信号更易为受试儿所接受。

（3）言语测试：从某种程度上说，言语测试可能比纯音听阈测试更易进行，因为测试声都是些日常生活中熟悉的言语，易于唤起受试儿的兴趣。测试的项目主要有言语接受阈（speech reception threshold，SRT）和言语辨别阈（speech discrimination threshold，SDT）等。在测试原理和方法上与成人无太大差别，但在选用词汇时应选用易被受试儿理解的词汇，如称谓、日用品名等。遇年龄较小的受试儿时，可与条件反射法结合起来测试，有助于测试的进行。给声方式可采用耳机、也可采用扬声器。目前由于计算机的普及和应用软件的开发，已使得儿童言语测试的方法更为简便化、直观化和游戏化。

（4）阈上功能测试：包括双耳响度平衡试验、短增量敏感指数试验等方法都可用于学龄儿童的听力测试。虽然这些方法在临床上并非常用，但对于了解患儿耳聋的性质和部位有一定的价值。

4. 客观听力检查法　客观听力检查法是一种通过记录听觉引起的一些生理现象而对听功能做出评价的方法。由于这种方法不需要受试者的主观配合，也不需要建立相应的条件反射，因此可以用于各个年龄的婴幼儿听力检查。是在各种听力检查法中能够提供最有价值和相对准确可靠的客观指标的测试方法，而且可以复核其他听力检查法的结果。同时，由于这类检查的仪器都已实现了计算机化，使操作简便快捷、结果数据化和图表化，并可储存、打印和分析，很适合于婴幼儿的听力检查。各种客观听力检查只要受试儿处于比较安静的状态下就可进行，学龄儿童一般都可自觉配合检查，新生儿和婴儿可在入睡时检查，不能配合而又不能入睡的婴幼儿则可先给予镇静药，待其入睡后即可进行检查。

（1）声导抗测试：声导抗测试不需要严格的隔声环境，在一般比较安静的新生儿室、儿科病房、诊室及其他室内都可进行。测试的仪器一般有两种：①便携型（又称筛选型）。造型轻巧，可以携带到病房、诊室、幼儿园、学校进行婴幼儿和儿童的听力筛选或普查。而且操作简单省时，熟练者 1 ~ 2 分钟内便可测完一耳。②诊断分析型。一般用于正规的听力检查室，通过检查，不仅能分析婴幼儿听力损失的程度、病变部位和耳聋类型，还可了解咽鼓管功能。声导抗测试要求受试儿处于比较安静的状态下是非常重要的，受试儿哭喊、躁动、吞咽等都可影响测试的进行。因此，除了一般的筛选和普查外，对于诊断性的听力检查，如果受试儿不能合作，则应给予镇静剂后再检查。由于解剖和生理特点的缘故，近来有作者提出在进行婴幼儿和新生儿的声导抗测试时，应进行 336Hz 和 1kHz 探测音鼓室导抗图的比较，特别是中耳积液时应选用对质量变化敏感的高频（1kHz）探测音才能得到较好的测试结果。此外，由于新生儿听觉器官尚未完全发育成熟，外耳道狭小，当未测出满意结果时，不可轻易下结论，而应参考其他检查结果综合分析。

（2）听诱发电位测试法：听觉在从耳蜗毛细胞到听皮层整个感觉和神经传导过程中会产生一系列的神经电活动，将这些神经电活动记录下来，并用以分析听觉功能，这就是听诱发电位测试法。虽然婴幼儿的听觉系统尚处于逐渐成熟的阶段，神经电活动的反应也不够稳定，但基本的神经电活动是存在的，足以用来分析婴幼儿的听功能基本状况。听诱发电位的原理、方法和分析在有关章节已有详细介绍，本节仅介绍婴幼儿的电反应测听特点。

从神经电生理上讲，听觉系统的电反应是一个多层次、多成分的神经电活动，因此，电反应测听包罗的项目和内容也有多种，各种测试内容对婴幼儿的听功能分析均有一定的意义，而且具有互补性。但是并非每种测试都是受试儿所必需的，检查者应根据年龄、可能的病变性质和部位加以选择。例如，可以先将听觉脑干反应作为常规项目，疑有耳蜗病变者可加试耳声发射，必要时作耳蜗电图；而有言语障碍或疑有中枢病变时可加测中潜伏期反应、皮层诱发电位等。

听诱发电位测听的检查时间一般都比较长，在检查前应作好必要的准备工作。首先应向家长就检查的必要性和安全性作好解释，以求得家长的理解和配合。患有感冒、腹泻时暂不宜检查。服用了影响神经系统药物的婴幼儿应在停药且药物作用消失后方可检查。对于不能自觉配合检查的受试儿应先服用镇静剂，待入睡后再检查。检查时应注意受试儿的保暖。检查的全过程应有家长陪同。为了缩短检测时间，目前自动听性脑干反应（automatic auditory brainstem response，AABR）测听技术已应用于临床，只要在测试前将所需要测试的耳别、频率和强度设置好，便能在较短的时间内完成测试。

1）耳蜗电图（electrocochleogram，ECochG）：由于本测试法对新生儿和婴儿有一定的侵袭性和困难，加之提供的信息较局限，因此，在临床上不作为测试常规。对于年龄较大、疑有耳蜗病变的受试儿，结合听性脑干反应测试时进行，可得到有诊断价值的结果。测试时最好采用球形电极。

2）听性脑干反应（auditory brainstem response，ABR）：ABR是婴幼儿听力检查中最常用的电反应测听法，临床上已常规地用作婴幼儿的听力筛查，评价听力损失的程度、性质和部位。分析的指标主要有反应阈、各波潜伏期、波间潜伏期、各波和波间潜伏期的耳间差、各波振幅和频谱等。

婴幼儿的ABR测试方法虽与成人基本相同，但由于婴幼儿的可配合时间短，因此检查时应做到准中求快，对使用了镇静剂的受试儿应在药物有效作用时间内完成测试。

在测试参数方面，与成人有如下不同：

a. 刺激声：一般可选用短声，这种刺激声的声能效应较强，可引起神经较好的同步性放电反应。短音或短纯音等有频率特性的刺激声可有助于了解患儿听力损失的频率信息。

b. 刺激声强度：测试阈值时，应先选用70～75dB nHL的强度，然后再10dB一档递减至阈值以下。如果是听力筛查，可给予30～40dB nHL的强度，ABR正常则表示筛选可以通过；ABR异常时则应加大刺激声强度至60～70dB nHL，此时如ABR正常，则应考虑是否有轻度或中度的听力障碍；如ABR异常，则应考虑是否有明显的听力障碍。出现后两种情况时，应对患儿作进一步的详细检查。

c. 刺激率：ABR测试一般选用10～30次/s的刺激率，在这个范围内的刺激率对潜伏期和振幅影响不大。婴幼儿的测试选用20～30次/s的刺激率，可以缩短测试时间。必要时还可采用更高的刺激率，如50～70次/s，因为有些蜗后病变在一般的刺激率下ABR各指标可表现为正常，而在高刺激率下一些指标（尤其是潜伏期）就会出现异常变化。但是，如果刺激率过高会导致潜伏期延长、振幅降低，刺激率过低则测试时间延长。

d. 叠加次数：一般采用1000～2000次。婴幼儿的叠加次数取决于ABR的分化程度及反应的稳定性，可以在反应稳定的基础上尽可能采用低的叠加次数，以减少测试时间。但如果叠加次数太少，将使ABR伪迹增加，重复性不良。

e. 滤波带通：尚处在发育和成熟过程中的婴幼儿，ABR的频率范围和频率特性都不稳定，还有可能受到其他脑电成分的干扰，因此，如何确定婴幼儿的滤波范围一直为临床听力工作者所关注。宽的滤波范围可以将绝大部分的ABR反应记录下来，但也会将脑电波和其他背景噪声记录下来，从而增加了ABR的伪迹。窄的滤波范围虽可减少ABR的干扰因素，但有可能截去一部分有价值的听觉信息。在如何确定滤波范围的切点上，低切（高通）又显得更为重要，因为一些常用的刺激声如click的能量主要集中在2kHz以上的高频区，低切点稍高就会使本身就有限的听觉信息更为减少。另一方面，大多数的背景噪声能量又集中在低频区，低切点稍低则有可能录到大量的伪迹。目前较为普遍采用的滤波范围是500.05或0.1k～3kHz。

ABR的分析主要根据各项指标测试的结果，可以参看有关章节的介绍。必须强调的是，这些指标的量值在婴幼儿和成人之间存在着一定的差距，是分析ABR结果时需要考虑的因素。新生儿的ABR与成人的ABR相差较明显，波Ⅰ的振幅较成人大，而波Ⅴ则与成人相近；波Ⅱ的引出率较低；各波的潜伏期均比成人要长，Ⅰ～Ⅴ波间潜伏期比成人长约1ms，反映了新生儿周围听器官和听中枢未成熟的特点。刺激率的变化对新生儿ABR各波和波间潜伏期的影响比成人要大，如55dB nHL、刺激率由10次/s增至40次/s时，成人的Ⅴ波潜伏期延长0.31ms，而新生儿延长0.54ms；Ⅰ～Ⅴ波间潜伏期成人延长0.24ms，而新生儿延长0.43ms，这些也与中枢通路未成熟有关。刺激声强度的变化对新生儿ABR的影响也比成人要大，在波形变化上对波Ⅰ的影响比波Ⅱ以后的各波要明显，这也与听器官末梢未成熟有关。

婴儿的ABR各波开始逐渐分化成熟，易于辨认，一般到1岁半后各波的形态基本接近成人，而且ABR表现出一个逐渐变化的过程。如各波的潜伏期和波间潜伏期，从出生至1岁后均逐渐缩短，其中又以波Ⅰ的变化较为明显，1个月时波Ⅰ潜伏期较新生儿缩短0.09ms，而1岁时缩短0.07ms，反映了听器官末梢的逐渐发育。刺激强度对各波潜伏期和波间潜伏期的影响随着月龄的增加而逐渐缩小，而且这种影响也是在1个月时较明显，3个月后逐渐减弱。

早产儿的 ABR 与足月新生儿有明显区别。一般说来，胎龄越大，各波形态分化越好，越易辨认。早产儿的各波潜伏期和波间潜伏期也比足月新生儿要长，且胎龄越小，潜伏期越长。约在胎龄 36～37 周后，ABR 的特征接近于足月新生儿。

在分析婴幼儿的 ABR 时还要考虑其他生理和病理因素的影响，如新生儿是否有窒息、缺氧、产伤、神经系统感染、先天性畸形等，以及婴幼儿是否有言语障碍、中枢性疾病等。

3）自动听性脑干反应（automatic auditory brainstem response，AABR）：AABR 是通过专门的测试探头和操作记录软件技术而实现的具有操作简单、快速、无创和结果可靠等特点的 ABR 检测技术，为新生儿听力筛查提供了一种新的、更为实用和快速的检测方法，是目前单独或与 OAE 联合用于新生儿听力筛查的一项先进和公认的新技术。测试时，测试系统按照事先设置好的记录程序，自动变换刺激声的频率、强度和所要记录的耳别，在很短的时间内完成双耳不同频率和强度刺激声时的 ABR 反应，然后将记录到的信号经软件处理后自动给出测试的结果。

4）听觉稳态反应（auditory steady-state response，ASSR）：ASSR 是近年来客观测听方法中发展的一种新技术，它弥补了常规听觉诱发电位的不足。ASSR 是由连续的或稳态的声音刺激信号所诱发的听觉神经系统反应，由于它可以同时采用多个频率进行测试，又称为听觉多频稳态反应（auditory multi-frequency steady-state response，AMFSSR）。目前有关 ASSR 的神经来源尚不十分明确，多数研究者趋向于认为来源于脑干，但来于哪些核团以及除脑干外是否还有哪些听觉核团参与尚不明确。虽然 ASSR 与 ABR 一样，都是用放大的频谱分析方法记录，但 ASSR 的测试和分析还是有着许多与 ABR 不同之处。ASSR 的基本原理是基于听神经纤维受到低频正弦信号刺激时，纤维的兴奋释放相位与刺激的相位相同（相位锁定），用调幅音对不同的载频音设定不同的调幅率，根据反应中有无与调幅率相位一致的信号判断是否有反应。由于用于诱发 ASSR 的连续声音信号按照频率特性进行了优化，因而比用于 ABR 的短声或短纯音更具有与纯音可比性的频率特性。由此可见，ASSR 所使用的频谱分析技术是对整个频率范围进行分析，用自动和客观的统计方法确定听觉神经系统是否对声刺激有反应存在，从而对 ASSR 进行定量评估。此外，ASSR 对记录信号的分析和阈值的判别是由计算机自动完成的，因而客观性强。ASSR 在客观听力学检测上有如下特点：①频率特性好。由于刺激声是调幅声，多用呈倍频程关系的纯音，如 0.5kHz、1kHz、2kHz 和 4kHz，每一个音的振幅用一正弦波对其进行调制，每一调制率是不同的，声能主要集中于载频和其谐频上，因此对基底膜的刺激部位相对较窄，所以其反应被看做是基底膜相应部位受到特定频率声刺激后兴奋所致。②不受睡眠或镇静作用的影响。ASSR 刺激声的调幅率在 80～110Hz 时反应稳定，与受试者的年龄、性别及受试状态无关。③可以多个频率同时进行检查，如 0.5kHz、1kHz、2kHz、4kHz 4 个频率可在双耳同时记录。④测试简单，由计算机自动判断结果，克服了瞬态听诱发电位在判断中的主观性。因此，ASSR在临床上可对婴幼儿进行较为详细的频率听力评估，也可作为新生儿听力筛查的后续测试方法，还可从ASSR测试得到的听力图中确定早期干预的时机和措施，如建议配戴助听器或考虑行人工耳蜗植入等。

5）中潜伏期反应（middle latency response，MLR）：MLR 是一种潜伏期约 10～100ms 的听觉电反应，主要成分有 Po、Na、Pa、Nb 和 Pb，其中以 Na-Pa-Nb 复合波引出率最高、反应最明显。与成人相比，新生儿和婴幼儿的 MLR 各波波形相近，但 Pa 和 Nb 的潜伏期明显长于成人，振幅也没有成人的大，Pb 的引出率低于成人。MLR 对于中、高段的听通路病变有较大的诊断意义，目前国内外均已有人将 MLR 列为婴幼儿的常用听力检查法，在 NICU 和 PICU 还被用作婴幼儿的中枢神经系统监护措施。在 MLR 中还有一种特殊的 MLR，即 40Hz 听觉相关电位（40Hz auditory event related potential，40Hz-AERP），它是采用 40Hz 次/秒的刺激率所引出的稳态的、具有正弦波形的 MLR。有研究表明，新生儿的 40Hz-AERP 与成人相似，但各波的潜伏期却与胎龄有着高度的相关性，胎龄越短，潜伏期越长，约 37 周后达正常新生儿水平。从潜伏期发育成熟的速度上看，Pa 波有可能早于其他波。40HzAERP 是一种很有前景的评价婴幼儿听力的检测方法。

6）听觉皮层反应（auditory cortical response，ACR）：ACR 是在临床上较常用的一种皮层诱发电位，由于它是从颅顶记录到的、潜伏期长的缓慢反应，故又称为慢顶反应（slow vertex response，SVR）。主要成分包括 P_1、N_1、P_2 和 N_2，四个波的潜伏期从 50～400ms 不等。婴幼儿的潜伏期与年龄成反比，各波的潜伏期约比成人长近一倍。婴幼儿的波形变化也比成人大得多，反应不够稳定，约在 4 岁后 ACR 的反应才开始逐渐稳定，这与大脑皮层的发育成熟程度有关。除了年龄因素外，ACR 还易受睡眠、镇静、麻醉和心理因素等的影响，因而限制了其在婴幼儿听力检测中的应用。一般认为，3 个月以上的婴幼儿采用该法较为合适。ACR 的临床意义主要在于对听皮层功能的评价，对于有言语障碍和中枢病变者有一定的诊断价值。

7）听觉事件相关电位（auditory event-related potential，AERP）：是受试者在对具有特定意义的刺激信号进行感觉、认知、记忆和判断等意识过程中由皮层所产生的一种脑电反应，属于听觉认知电位（auditory cognitive potential，ACP）。AERP的主要成分是潜伏期约300ms的正波，故简称P300，又因该波是第3个正波，故也称P3，其他成份还有P_1、N_1、P_2和N_2等。P300是目前最常用的一种AERP。AERP的起源可能较广，如颞叶、额叶、顶叶、丘脑、海马、网状系统等，有人认为AERP在两侧皮层的发源可能是不对称的。AERP的测试需要同时给予两种不同的刺激声，一个为靶刺激（要求受试者予以辨别的刺激声），另一个为非靶刺激。影响AERP的因素很多，如受试者的年龄、性别、听觉敏度、智力、心理状态、意识活动、测试任务的难易度、刺激声的频率和强度、给声次数、电极放置部位、药物、甚至自然环境、生物节律等。AERP测试是将受试者的主观和（或）客观反应以客观的方法加以检测和评价，这一特性决定了AERP在反映听觉认知能力的发育和成熟、不同发源部位的听功能障碍和言语障碍的鉴别、听觉和言语功能康复的评价等方面的意义，也是儿童中枢听觉病变的重要检查方法。AERP在临床听力学的应用具体主要有以下四个方面：①对听皮层发育、成熟和功能的评价：AERP的形成和成熟比其他皮层诱发电位都要早，是测试10岁以前中枢功能很有价值的方法；②对言语感知和言语测听的评价：用言语声诱发的AERP潜伏期和幅值在成人及学龄儿童无明显差异；③对助听器和耳蜗植入效果和性能的评价：90年代起将AERP用于助听器和耳蜗植入后疗效的评价，尤其是对语前聋和先天性聋的儿童更具有其他行为听力学测听和听觉诱发电位所不具备的优点，并且有检测对刺激声信号的认知和辨别能力的意义。已有研究表明，无论是采用纯音还是言语声作刺激，助听器配戴和（或）耳蜗植入后使用良好者AERP的潜伏期和幅值均与听力正常者相似，使用不良者则潜伏期长、幅值低、甚至消失。还有人提出可以将AERP用来评价助听器和耳蜗植入装置设计、制作和信号处理的合理性；④对听力和言语的学习、训练及康复的评价：学习和训练是听力和言语康复过程中最重要的内容。听皮层认知能力变化的神经生理基础是听皮层具有先天性的对声刺激感知的可塑性，已有研究证明，经学习和训练而使听力和言语功能改善者，AERP的结果亦接近于正常听力者。值得注意的是，由于AERP的测试需要受试者的配合，因此对于年龄太小、智力障碍者是不适宜的。

在电反应测听中还有一些项目，如SN10、频率跟随反应（frequency-following response，FFR）、伴发负变异反应（contingent negative variation，CNV）等，对婴幼儿的听力都有一定的诊断意义。

（3）耳声发射（otoacoustic emission，OAE）：OAE可以反映耳蜗毛细胞主动运动的功能，被认为是一种具有快速、简便、无创、灵敏、有频率特性，不易受睡眠、麻醉影响等优点的客观听力检查法，因而也是一种很适合婴幼儿听力检查的方法。目前临床上比较常用的项目有自发性OAE（spontaneous OAE，SOAE）、瞬态诱发性OAE（transient evoked OAE，TEOAE）和畸变产物OAE（distortion product OAE，DPOAE），各种OAE均可用于婴幼儿的听力检查。

大量研究表明，婴幼儿OAE和成人OAE的特性基本相同，但也有各自的特点，如SOAE的出现率在婴幼儿、儿童和青年人中无显著性的差别，10岁以下儿童的出现率可达50%～60%。SOAE的反应频率随年龄略有不同，但较稳定，儿童的频率范围约为0.8k～7kHz，成人约为1k～3kHz。诱发性OAE（evoked OAE，EOAE）的出现率在儿童和成人均为100%，老年人则较低。正常人的SOAE和EOAE的幅值约在－5～20dB SPL之间，有人认为儿童的OAE幅值要略大于成人。EOAE的反应阈值约在－5dB SPL左右。婴幼儿的EOAE最大振幅频率区比成人要高。

临床上发现听力损失达30～40dB HL以上时，EOAE则无法测出。也有作者发现，当ABR阈值超过40dB nHL时，EOAE也难以测出。可见OAE测试对于轻度和中度耳聋的早期发现是很有价值的检测方法。此外，OAE是毛细胞机械活动的结果，与神经系统的活动无关，因此当神经系统有病变时并不影响OAE测试。基于OAE的特点，目前已成为婴幼儿听力检查最常用和最有意义的方法，也是新生儿听力筛查首选的方法。新生儿出生第2～3天后就可进行OAE检查。

婴幼儿在行OAE测试时，应在安静的室内或隔声室内进行，可在受试儿入睡或给予镇静剂后再测试。测试的参数也与成人基本相同。但测试时要注意防止受试儿躁动不安，测试前要清除外耳道内的皮脂，保证探头处于良好的位置是必要的。如遇有测试结果不稳定或可疑时，应重复测试。

二、婴幼儿听力检查时应注意的问题

【测试对象的选择】

随着测试设备和技术的不断改进和完善，对需行听力检查的婴幼儿在年龄等方面已无明确的限制，但在测试的项目和方法上应加以选择，以便相互补充、相互验证。对一些患有急性病的患儿应暂缓检查，如确需检查应有相关科室的医师进行协助。对服用了有可能影响测试结果药物的患儿，或检查时须服用镇静剂而有可能加剧原发病情者也不应立即做检查。

耳科医师、儿科医师及家长应尽早将那些有可能存在着听力障碍的高危儿列为检查对象。无论是新生儿还是婴幼儿，凡有符合听障高危儿标准中一项或一项以上情况者均可视为高危儿。

【检查方法的选择】

选择正确的听力检查方法关系到能否顺利地进行检查和获得准确、有价值的检查结果，是检查过程中最关键的第一步。

1. 在选择检查方法之前，应尽量了解受试儿的病史、全身体检结果等资料，以便为选择检查方法提供必要的参考。

2. 根据检查的目的选择合适的检查方法。如只是想大致了解婴幼儿的听力状况，一般情况下可选用非条件反射法；若行新生儿听力筛查，则可采用 OAE 和 ABR；若欲更进一步了解婴幼儿的听力，可在测试了 OAE 和 ABR 的基础上补测声导抗和一些条件反射测听法，如年龄较大者，还可选用纯音测听法。如要了解听力损失的程度，可选用客观听力检查法，如受试儿能够配合也可采用主观听力检查法。如要了解听力损失的性质和病变部位，应选用客观听力检查法，年龄较大的受试儿可加纯音测听、言语测听和阈上功能检查。如要了解听力损失的频率范围，应行纯音测听或用带有频率特性的刺激声做客观听力检查法。如有言语障碍或要了解中枢病变者，应作言语测听、MLR、ACR。如要了解耳蜗病变，可行 ABR，OAE，ECochG，能够配合者可加作阈上功能检查。

近年来，对婴幼儿听神经病的诊断引起了临床上的关注。听神经病是一种外毛细胞功能正常，而内毛细胞和（或）听神经功能障碍的听觉系统疾病。该病的发病主要集中在 3 岁以前的婴幼儿和 10～20 岁的青少年。听神经病的临床常表现为听力下降，可听到声音，但常常听不清语意。听力学检查的特点是：纯音测听为以低频为主的轻到中度的感音神经性听力下降，鼓室导抗图正常，镫骨肌发射消失，OAE 多数正常，ABR 消失或异常，言语测试与纯音听阈常不符，CT 或 MRI 显示正常，助听效果各人差异较大。由此可见，当需进行听神经病的诊断时需借助能够区别耳蜗毛细胞和听神经病变的检查方法，最常用的方法即为 OAE 和 ABR。

3. 根据受试儿的具体情况选择检查方法　年龄是应当首先考虑的因素，新生儿应采用非条件反射法或客观听力检查法，婴幼儿以上者一般各种方法均可采用。有精神或智力障碍者则应以客观听力检查法为主。无论是传导性聋、感音神经性聋还是混合性聋，各种检查法均有一定的意义，但有些性质的耳聋，如外耳道畸形者做声导抗测试或 OAE 的意义则不大，中枢性聋者单独做 ABR 或 ECochG 有可能得不到阳性的结果。

在此值得一提的是对特殊群体如盲童、脑瘫、孤独症、智障等婴幼儿的听力检查。对于此类婴幼儿一般都可先采用听觉行为观察测试的方法做出初步的判断，当结果不明确时可配合采用强化条件测听，客观测听法也是非常重要、甚至是必不可少的检测方法。对于不同类型特殊群体的婴幼儿还应注意可采用不同的辅助方法帮助检测，如盲童可以训练他听到声音后触摸声源来完成测听，脑瘫者应选择适合其认知和神经肌肉能力的反应进行训练以便能完成测听，孤独症者则应注意寻找他们往往对某些极为敏感的声音作为测试的刺激声，智力障碍者常常需借助客观测听法进行测试。

4. 在选择检查方法时，还应考虑现有的设备条件和检查者具备的技术水平。此外，还要注意掌握从简单检查到复杂检查，从常规检查到特殊检查，从有普遍意义的检查到有特殊意义的检查的原则。

【测试环境】

除了在门诊进行的一些简单的听力检查外，各种听力检查都应在安静的室内进行，大部分诊断分析性的听力检查应在声、电屏蔽室内进行。但由于目前绝大多数的新生儿室并无良好的隔声条件，因此新生儿的听力检查只能在比较安静的时间（如晚上）进行，如需作电反应测听应尽量选择具有自身电磁屏蔽作用的仪器。在进行婴幼儿听力检查，尤其是条件反射法时，检查室的布置应具有一定的儿童气氛，以便引起受试儿的兴趣，但又不可过于繁杂，否则将影响受试儿的注意力。

【测试条件和参数】

用不同的测试条件和参数往往得到不同的、有时是有很大差异的结果，应当根据受试儿的情况、检查目的和项目加以选择。这些已在上述各种检查法中作了介绍。

【根据儿童的生理和心理特点进行测试】

掌握婴幼儿的生理和心理特点是对婴幼儿进行听力检查的重要前提。婴幼儿的听力检查有“难测者”，但无“不可测者”，这就要求检查者根据受试儿的具体情况进行测试。大多数儿童都有好奇、好动的特点，检查者在测试时除做到关心、细心、耐心外，还应根据儿童的不同性格特点选择适合的检查方法、玩具等辅助用品。对受试儿作出的正确反应要及时给予鼓励，还可通过更换玩具和改变测试手法来维持受试儿的兴趣。如果受试儿表现出烦躁等不配合行为时，可适当休息后再测，切不可勉强测试。确实不能合作时，应改用其他测试方法，如客观听力测试法。

【测试结果的分析】

听力学的测试结果包括主观性测试结果和客观性测试结果，尽管在测试的方法中已有不少是借助客观的检查方法所获得的，然而在对这些结果做出分析和评价时却可能带有主观色彩。因此在分析检查结果时，要求检查者具有坚实的专业基础知识和丰富的临床经验，通过综合分析、全面评价，尽可能客观地做出可靠的、准确的评估。

一项或一组听力检查结果，除了其中包含的听力信息外，还可包含其他非听觉行为的因素。如受试儿视觉和触觉对信号的反应能力，行为、心理和智力状况，注意力能够集中的时间，听觉行为的准确性，对检查作出的反应是否受到鼓励或训斥，语言的接受及表达能力，以及检测设备和环境等。因此在分析结果时，不应只关注结果的数字，而应将这些非听觉因素考虑进去，在检查操作中还要避免非听觉因素的干扰，这样才能得出比较正确的结论。

对于听力检查结果的分析不应局限于一项或一次的结果，不同的检查方法所得的结果大多都可相互补充、相互验证。如 ECochG 和 OAE 可以了解耳蜗功能的状况，而 ABR、MLR 则可了解蜗后听觉通路的情况；客观听力检查的结果可以验证主观听力检查的结果。因此在对婴幼儿进行听力检查时应事先拟定一组必要的检查方法，然后对这组结果进行综合分析，这样得出的结论将更为可靠。必要时还应重复测试，当获得较好的可重复性结果时，方可对结果进行分析，这在婴幼儿的非客观听力检查中显得尤为重要。

在分析检查结果时还应避免一种倾向，那就是重视客观检测结果、轻视非客观检测结果，重高新技术检测结果、轻常规技术检测结果。虽然各种检查法可以相互补充，但它们各自的特定的临床意义是不可相互取代的。只要具备良好的技术，常规的和非客观的检查法仍可提供有意义的和准确的结果。

建立动态的检查和分析婴幼儿听功能的观念是十分必要的。有些听功能损害表现出进行性加重或可逆性变化的特点，因此定期对婴幼儿的听力进行复查，比较不同时期的检查结果，对于我们全面地、动态地了解患儿的听力变化，尽早为患儿进行治疗、干预、康复和预防有重要意义。

【检查资料的管理】

婴幼儿的所有听力学检查资料连同其他病历资料都应妥善保存和管理，以便为将来的听力复查和全面了解受试儿的听力变化提供完整的依据。目前已有不少听力学的检测和管理软件，应加以充分利用。

三、新生儿听力筛查

新生儿听力筛查作为儿童听力学检查的一个重要内容，在 10 余年的发展中，由于其独特的应用领域和巨大的社会效益，已越来越受到耳鼻咽喉科、围产医学科、新生儿科、妇幼保健、残疾康复医学等学科的广泛和高度关注，并得到了全社会多部门、多行业的支持和参与。

【新生儿听力筛查概述】

听力筛查（hearing screening，HS）是指对某一特定人群进行简单快捷的听力学检测，从中查出存在或可能存在听力损失的个体、亚群体或群体，并根据筛查的目的和结果作进一步的检查诊断，提出下一步处理的建议或追踪观察。听力筛查的主要目的是早发现听力障碍，早期做出诊断和早期进行干预。新生儿听力筛查（neonatal hearing screening，NHS）是指对新生儿在出生后的指定时间内（通常为 2 ~ 5 天）进行的听力学检测，根据检查结果，将受试儿分为通过筛查和未通过筛查两个群体，未通过筛查者为可疑听力障碍群体，必须在出生 42 天内接受复筛，如仍未通过则应转至专门的听力诊断机构，在 3 个月内完成诊断性听力学检测和确诊，最终确定是否真正有听力障碍及其程度和性质，并在 6 个月内提出和实施干预的建议。普遍新生儿听力筛查（universal neonatal hearing screening，UNHS）则是对全部或绝大部分新生儿进行的听力筛查。

根据国外调查资料显示，新生儿听力障碍的发生率约为 1‰ ~ 3‰，而重症监护病房的新生儿听力障碍的发生率则可达 2% ~ 4%。1999 年中国残联、卫生部等 10 个部、局、委在《关于确定“爱耳日”的通知》中发布的调查资料表明，我国有听力言语残疾的人口约为 2057 万，其中 7 岁以下的儿童约有 80 万，按新生儿平均年出生 2000 万计算，由于药物、遗传、感染、疾病、环境噪声污染及意外事故等原因所导致的新增聋儿每年约 3 万余名。如果不进行新生儿的听力筛查，约 50% 以上有听力障碍的新生儿不能被早期发现。大量的临床观察表明，4 ~ 6 个月的婴幼儿是言语启蒙的重要阶段，如果此时发生听力障碍，则可因缺乏有效的声音刺激而导致言语、智力甚至精神和情感等方面的发育异常，给患儿、家庭和社会带来沉重的负担。在我国，因耳聋所致的残疾已居各类残疾之首。另有研究表明，对有听力障碍的婴幼儿，在出生 6 个月内和 6 个月后进行干预的效果是不同的，前者明显优于后者；而且一旦在此期间内接受干预，婴幼儿的智力发育也明显优于晚接受或未接受干预者。以上数据和事实表明了新生儿听力筛查的重要性和必要性，也说明了尽早发现婴幼儿的听力障碍并给予及时的干预是减少听力和言语障碍发生率的重要措施。美国国家卫生研究院（National Institute of Health，NIH）在1993年关于《婴幼儿和小儿听力损害的早期确认（early identification of hearing impairment in infants and young children）》中明确提出，应对所有新生儿在3个月内完成听力筛查、6个月内开始对听力损害的婴幼儿进行干预，其依据也在于此。由此可见，新生儿听力筛查的意义在于“早期发现，早期诊断、早期干预”。

新生儿听力筛查从20世纪90年代中期在美国、日本及欧洲一些国家陆续开展和推广，也逐渐为世界所公认。世界卫生组织（World Health Organization，WHO）也在2000年强烈推荐“将普遍新生儿听力筛查的策略用于所有已建立起康复服务的国家和地区”。从此，普遍新生儿听力筛查在全球得到了广泛的认同和实施。而且新生儿听力筛查的开展还促进了相关临床和基础研究的发展。在临床方面的研究有耳声发射和听性脑干反应筛查方案的特异性和敏感性、假阳性和假阴性、漏诊率和误诊率的评价，行为学测听在新生儿听力筛查中的价值，新生儿听力筛查的循证医学研究等；在基础研究方面有听觉中枢和周围系统的发育、听觉生理功能、听觉神经系统的可塑性、听觉疾病的遗传学和基因特性等，并均取得了一定的进展和突破。

我国于2004年12月15日卫生部发布了《新生儿疾病筛查技术规范》，其中附件3的内容是《新生儿听力筛查技术规范》，并出版了《新生儿听力筛查培训教材》。至此，新生儿听力筛查已被我国政府列入新生儿疾病筛查范围，并纳入了妇幼保健的常规检查项目，要求有条件的地区和单位逐步开展此项工作。该项工作的开展是贯彻和落实《中华人民共和国母婴保健法实施办法》，进一步提高我国出生人口素质的重要措施。

【新生儿听力筛查的方法】

新生儿听力筛查是一项社会化的医学系统工程，包括筛查、确认、干预、跟踪和质量评估5个环节。全过程贯穿着多学科、多专业和多部门的合作，耳鼻咽喉科医生担负了基本的和主要的任务。有关新生儿听力筛查的技术、方法、质控等问题，在2004年12月15日“卫生部印发《新生儿疾病筛查技术规范》通知”（卫妇社发［2004］439号）的附件3《新生儿听力筛查技术规范》中作了较为具体的要求和规定。

1. 筛查和检测设备　筛查机构应拥有筛查型耳声发射仪和（或）自动听性脑干诱发电位仪，用于快速筛查新生儿听力情况。检测机构应拥有诊断型听性脑干诱发电位仪、诊断型耳声发射仪、声导抗仪、便携式听觉评估仪、具备声场测试和视觉强化测听（visual reinforcement audiometry，VRA）功能的纯音听力计，用于综合评估听力损失的性质、程度并进行鉴别诊断；还应拥有计算机用于资料登记、数据储存和分析。

2. 筛查对象　有条件的地方应进行普遍性筛查，即对所有出生后的新生儿进行听力筛查。不具备条件的地方应根据当地情况，至少进行听力障碍高危新生儿的筛查。

新生儿听力障碍的高危因素各国家、各组织、各作者列举的范围不一，但主要的危险因素都已列入其中。如我国在2004年12月发布的《新生儿听力筛查技术规范》中列举的听力高危因素包括：①新生儿重症监护室中住院超过24小时；②儿童期永久性听力障碍家族史；③巨细胞病毒、风疹病毒、疱疹病毒、梅毒或弓形体等引起的宫内感染；④颅面形态畸形，包括耳廓和耳道畸形等；⑤出生体重低于1500克；⑥高胆红素血症达到换血要求；⑦母亲孕期曾使用过耳毒性药物；⑧细菌性脑膜炎；⑨Apgar评分1分钟0～4分或5分钟0～6分；⑩机械通气时间5天以上；⑪临床上存在或怀疑有与听力障碍有关的综合征或遗传病。

【筛查时间】

一般采取二阶段筛查法（two-stage procedure）：由筛查机构在出院前进行初筛，未通过者于42天内进行复筛，仍未通过者应在3个月内转听力检测机构进行诊断性听力检查，确诊为有听力障碍的患儿应及时到专科进行相应的医学干预。此外，对于曾在新生儿急重症病房（NICU）住院的患儿，应在出院后6个月内开始接受听力学和医学评价，因为此时的患儿病情已好转或稳定，有利于检查的进行和减少测试时间，还可降低假阳性率。

初步筛查（初筛）时间：在新生儿出生后2～5天的住院期间内进行。

重复筛查（复筛）时间：出生42天内的新生儿可在健康访视时进行。复筛者常为初筛“未通过”，或初筛“可疑”，或初筛时已“通过”但属于“高危儿”者。筛查的时间也可根据具体情况而定，如新生儿在42天内因其他原因暂时不宜进行听力检测者也可另择时间复筛。

复筛未通过者，可在出生后3个月进行ABR或AABR测试。

【筛查技术】

新生儿听力筛查是应用耳声发射（otoacoustic emission，OAE）测试和（或）听性脑干诱发电位（auditory brainstem response，ABR）测试技术，在新生儿出生后自然睡眠或安静的状态下进行客观、快速和无创的听力学检测。

OAE和ABR是目前国际上推荐的最佳测试方法,其测试结果与听敏度有较好的相关性,而且均具有操作快速、简单和无创,结果灵敏、易于分析的优点。其中OAE常选用畸变产物耳声发射(distortion product otoacoustic emission,DPOAE)和瞬态诱发耳声发射(transient evoked otoacoustic emissions,TEOAE)作为新生儿听力筛查的测试指标,ABR则被推崇采用自动听性脑干反应(automatic auditory brainstem response,AABR)。

在进行新生儿听力筛查时应在受检儿应处于安静状态,必要时可使用镇静剂,清洁外耳道后轻轻放入探头或耳机,仪器自行显示结果,如未通过,需重复2~3次。两耳分别测试。一般5~10分钟即可完成测试。

1. 耳声发射测试　用于筛查的耳声发射主要是DPOAE和TEOAE。DPOAE可观察外毛细胞工作时的功能状态,TEOAE可观察外毛细胞松弛时的功能状态。如两者联合使用,则可得到外毛细胞活动的全貌。作为筛查,取其一种即可。OAE用于新生儿听力筛查的最大特点是操作快速、简单、无创,结果灵敏和易于分析。由于OAE仅反映外毛细胞的功能状况,因此单独使用时无法检出毛细胞以外的病变(如听神经病、听中枢病变等)所引起的听力障碍。如疑有此类情况,应注意与其他听力学检测方法相结合,如ABR。

测试时,让新生儿静卧或由家人抱坐于安静室内,将仪器探头以适宜的角度插于外耳道内,启动测试程序,计算机开始对接收到的信号进行处理,并显示在屏幕上,如测试顺利,约10分钟内即可完成双耳的检查。正常新生儿DPOAE的测出率可达90%以上,TEOAE的测出率可达100%。

在DP图的横坐标上有两条曲线,一条为本底噪声曲线,另一条为DPOAE反应曲线。如果测试频率的DPOAE反应强度高于本底噪声3dB以上,即可认为该频率DPOAE反应正常;如果5个测试频率的DPOAE反应强度均高于本底噪声3dB以上,即可认为受试者DPAOAE的反应基本正常,也即DPOAE筛查通过。

TEOAE用于新生儿听力筛查时,如果60dB SPL的短声或1kHz的短纯音可引出反应,则表示听力筛查通过。通过的标准为:波形重复率大于50%,总反应能量大于5dB,在0.8k~4.0kHz 5或6个分析频率中有3个以上的信噪比大于3dB。

采用OAE进行新生儿听力筛查时应注意以下几点:①由于新生儿外耳道中的胎脂和羊水、中耳腔的胎性残留物或积液等可造成刺激声和传出反应信号的减弱,也就是说中耳或外耳道有阻塞时可导致假阳性结果的出现。因此,新儿听力筛查最好在生后1~2天、必要时在3~5天、待外耳和中耳内胎性残留物排出后再实施。一般情况下,自然分娩的新生儿可1~2天内进行筛查,剖宫产的新生儿可在3天后进行筛查;②OAE测试可能会受到环境噪声和受试者状态的影响,因此测试应在较为安静的环境下进行,最大环境噪声应低于40~50dB(A),且最好在小儿入睡后进行,并注意避免检测时出现身体运动;③测试时探头应紧密放置在外耳道的外1/3处,尖端对准鼓膜;④耳声发射虽然产生于耳蜗,主要反映感音性听力障碍,但外耳、中耳和听神经的病变也会影响OAE测试的结果,因此未能通过筛查的新生儿不能简单地确诊为听力障碍,已通过者还应先排除是否有听神经病的可能,如外耳或中耳内有胎性残留物时可产生假阳性,而有听神经病时则可导致假阴性的结果。因此在分析OAE测试结果时,需结合其他听力学的检测结果如ABR、声阻抗测听等,在进行了综合分析后才能下结论。对高危儿在通过OAE筛查后仍必须跟踪随访。

2. 听性脑干反应(ABR)和自动听性脑干反应(AABR)　ABR测试时需在环境噪声<30dB(A)的测听室内进行,受试儿在睡眠状况下,仰卧于诊查床上,双侧乳突及前额部用乙醇脱脂,并黏附引导电极,双耳置插入式或头戴式耳机,刺激声为短声,重复率为11次/s,滤波带通为100~3kHz,叠加次数1024次,扫描时间10ms。ABR的分析指标主要有各波的引出率、潜伏期、波间潜伏期、幅值等。

AABR是目前单独或与OAE联合用于新生儿听力筛查的一项先进和公认的新技术。测试时,测试系统按照事先设置好的测试程序,自动变换刺激声的频率、强度和所要记录的耳别,在很短的时间内完成双耳不同频率和强度刺激声时的ABR反应,然后将记录到的信号经软件处理后自动给出测试的结果。

【检测和诊断】

对于复筛仍未通过者,筛查机构应填写《新生儿听力筛查转诊单》,将其转到具有新生儿听力检测资格医疗保健机构进行耳鼻咽喉科检查及声导抗、耳声发射、听性脑干诱发电位检测、行为测听及其他相关检查,并进行医学和影像学评估,一般在6月龄应做出诊断。有高危因素的新生儿在随访过程中发现听力障碍应进一步检查和诊断。新生儿听力筛查在完成了筛查程序后,对于需要进一步检查和诊断者,则应当继续完成听力学检测的程序。听力学检测和诊断的内容主要包括以下几方面:

1. 听觉诱发电位测试　主要的方法有ABR、ASSR和40Hz AERP(见第786页)。

2. 行为测听　主要是根据受试儿的特点采用声场测试的方法诊断受试儿的听功能状况。视觉强化测听(visual reinforcement audiometry,VRA)是最常用的方法，它通过视觉刺激来强化刺激声的反应和建立条件反射，测得受试儿的对刺激声的反应阈值，可适用于6个月~3岁的婴幼儿（见第800页）。

3. 声阻抗测试：是了解中耳功能的重要方法，同时也可以帮助了解听觉神经系统的功能，测试时也应当注意外耳道内是否有胎脂、羊水的异物阻塞。

4. 耳声发射测试：耳声发射除了是新生儿听力筛查的主要检查方法外，也是检测和诊断耳蜗功能的重要方法，具体内容见相关章节的介绍。

在进行听力学检测的过程中，应注意根据受检儿筛查的结果、检测的目的、可能的听力障碍原因和特点等来选择检测方法，以便能以最简单、快速和最有意义的方法做出诊断。在进行新生儿听力筛查的诊断时，除了筛查所选用的方法、设施和设备外，筛查者和检测者的技术及经验都将直接影响着筛查结果的敏感性和特异性，也影响着诊断的准确性。

【干预】

干预是新生儿听力筛查系统工程中最后一个环节，在什么时候和采用什么方法进行干预是患儿听力、言语-语言能否康复至关重要的一环。据1999年中国残疾人联合会、卫生部等10个部、局、委发布的《关于确定“爱耳日”的通知》称，我国政府为了有效开展聋儿康复和预防工作，1988年把聋儿康复工作作为一项抢救性工程列入国家计划，并系统实施。目前，全国已初步形成了以中国聋儿康复研究中心为技术资源中心，以省聋儿康复中心为龙头，以市级语训部为骨干，以基层聋儿语训班（点）为基础，以社区家庭为依托的聋儿康复工作体系，并取得了可喜的成绩。近年来，我国决定将在“十一五”期间拟将听力语言残疾康复服务对象由聋儿扩展到聋人群体，这标志着中国听力语言康复事业的重要转变和发展，也是到2015年实现“人人享有康复服务”目标的重要内容之一。这些发展将随着新生儿听力筛查工作的更为广泛的开展，以及医疗、保健、特殊教育等行业参与到听力障碍的干预工作中，必定会为干预工作奠定更好的基础，提供更多的技术保障和服务。

在进行干预的过程中应作到：①首先应针对病因对可纠正性听觉障碍患儿进行相应的药物、手术治疗，如外耳道被羊水、胎脂、耵聍栓塞者应予及时清除，分泌性中耳炎应予以药物、穿刺、鼓膜切开或置通气管治疗，先天性外耳或中耳畸形应选择手术治疗等；②应进行听力补偿或重建，如助听器选配和人工耳蜗植入。对永久性感音神经性听觉障碍患儿，应首选配带助听器，一般可在6月龄开始验配并定期进行调试及评估，以达到助听器效果的优化。对于双侧重度或极重度感音神经性听力障碍患儿，应用助听器效果甚微或无明显效果时，要进行人工耳蜗植入术前的评估，考虑进行人工耳蜗植入，术后3~4周开机，随后根据需要进行调机使之达到最为优化的效果；③进行听觉-言语训练，这是一个需要耳鼻咽喉科医师、听力学家、言语-语言治疗师、心理医师、特教老师等参与的，并需要患儿和家长配合的长期性工作。在这一过程中，听功能的训练和恢复是首要的，并尽可能做到听觉的察觉、注意、定位、识别、记忆、选择和反馈等功能得到康复。言语-语言的康复是在听功能康复的基础上进行的，在这一过程中，要进行系统的训练，激发患儿的语言兴趣，训练应循序渐进、有浅入深，从音素、音节、单词到短句进行训练；④作好社区-家庭康复指导工作，应当充分重视社区-家庭在听力-言语康复工作中的重要地位和作用，以便给患儿的听力和言语康复提供一个良好的社会和家庭氛围、机会和条件。

【注意事项】

1. 新生儿听力筛查是技术性很强、需要多学科和多部门协作、并带有一定政策性的工作，因此筛查和检测机构和人员必须具备相应的资质，在整个操作过程中必须严格按照现有的规范和程序进行，并应当在今后的工作中不断总结经验，完善和改进操作的规范和程序。

2. 所有用于新生儿听力筛查的环境、设施、设备、用品必须符合国家标准的要求。

3. 筛查前应当向家长作好解释和告知工作，让家长了解筛查的意义并配合筛查工作的进行，并签署《新生儿听力筛查知情同意书》。知情同意书的内容应包括国家和政府部门的有关法律法规和政策、听力筛查的意义和必要性、无故拒绝听力筛查的可能后果及责任、监护人的签名及日期等。筛查后应向家长就筛查的结果做出适当的解释和说明，对于需要进行复筛或诊断的新生儿亦当向家长予以告知。

4. 测试要注意对新生儿的健康保护和卫生防护。防止在测试过程中引发疾病或创伤；预防因使用各种设施、仪器、器械等各种用品而引起的交叉感染；检查室内和各种用品要定期进行消毒；测试前检查者要洗手；最好使用一次性耳塞，如不具备条件时可将探头头部用酒精进行擦拭后再使用，或使用一人一个耳塞后集中消毒。

5. 在筛查模式的选择上，目前已有一些作者推荐以下几种模式：①初筛用OAE复筛用ABR；②初筛和复筛均用OAE；③初筛和复筛均用ABR。这些模式各有利弊，一般情况下采用初筛用OAE复筛用ABR的模式。但由于OAE在反映病变范围上有局限性，在临床应用时要予以注意。如新生儿无高危因素，则可先选用OAE

作为普通筛查；如新生儿有高危因素，则应选用 OAE 和 ABR 作为重点筛查。

6. 筛查和检测时应注意不同筛查和检测方法之间互相弥补和印证的作用。如 OAE 筛查未通过时，应补充 ABR 测试；又如对于听神经病者，单纯用 OAE 可能会导致漏诊。必要时还应补充其他听力学检测方法，如 ASSR、40Hz AERP、声阻抗、行为测听及骨导 ABR 等。同时注意不断完善和改进现有的筛查技术。

7. 虽然高危儿听力障碍的发生率为 5%，高于正常新生儿，但有些患儿甚至正常新生儿出生时并无听力障碍，而表现出迟发性的听力障碍，因此住院时听力筛查的结果有可能是正常的，而听力障碍却发生在 1 ~ 3 岁后，甚至更晚。对于这部分新生儿很容易导致漏诊，一定要作好复筛和跟踪随访。

8. 新生儿听力筛查在流程上是一项涵盖"初筛—复筛—转诊—检测—诊断—干预—随访"全过程的系统工程，必须做好每一环节的工作，不能够"只筛查不检测"、"只检测不诊断"或"只诊断不干预"。

9. 筛查机构遇有新生儿复查未通过时，应在其出生 2 ~ 3 个月内作好到检测和诊断机构作进一步的检查和确诊。

10. 应注意做好资料的收集、储存、保管、统计、分析、上报和反馈工作。资料应以记账的形式进行登记，内容包括住院号、家长姓名、新生儿姓名、户口及居住地址、联系方式、妊娠期及分娩时情况、出生后状况、筛查次数及结果、诊断结论等。

11. 在进行新生儿听力筛查的初筛时并非是一种确诊手段，未通过筛查程序者，不一定就有听力障碍，在做出诊断时应谨慎，以免对幼儿和家长带来不必要的心理压力，而应接受诊断性检测。

12. 由于存在着听力筛查可能的假阴性以及后天性致聋因素，即使通过了新生儿听力筛查者仍有可能存在着迟发性和进行性听力损害，因此新生儿听力筛查不能取代以后的婴幼儿听力检测和监测。

（梁 勇）

第五章

耳的检查法——前庭功能检查法

前庭功能检查是指通过一些特殊的测试方法以了解前庭功能是否正常的检查方法。通过系列的检查确定前庭功能障碍的部位、性质及程度，从而使眩晕患者得到及时的诊断与治疗。

前庭功能检查基本上包括两个主要方面，一是评价前庭眼反射的眼球运动；另一是评价前庭脊髓反射、本体感觉及小脑平衡和协调功能。

前庭功能检查时，为能得到准确而可靠的测试结果，应注意下列各点：

1. 任何作用于中枢神经系统的、改善血氧供应的、扩张血管的及眩晕治疗的药物，皆可影响前庭功能状态，故被检者在检查前2~3天应停止使用。

2. 检查室应避免光、声影响。闭眼检查的目的在于去掉视觉系统的信息干扰，但闭眼时眼球可向外上偏斜而影响眼震结果，故最好在暗室中睁眼以代替在光线良好的检查室中闭眼检查。

3. 被检者应避免在疲劳、饥饿、过度紧张和不安状态下进行检查。

4. 检查前向被检者详细说明检查要求，以减少被检者的恐惧、紧张心态。检查前排尽大小便，并休息半小时后才进行检查。

5. 眩晕急性发作期不作诱发性试验，有癫痫史、血压异常、颅内压增高、心脑血管意外、严重中枢神经系病变、精神病、高热及急性传染病患者，皆不应进行检查。

6. 高龄及身体衰弱者慎做检查。

第一节　自发性眼球震颤

自发性眼震是指在自然状态下未加任何诱发条件时眼球出现的有节律往返振动。严格上讲应为眼球处于中间位时出现的眼震才称为自发性眼震。但目前将凝视时及不同眼位中出现的眼震都归于自发性眼震。在临床上，自发性眼震的观察，是易行而较可靠的检查内容，没有一种方法可将其取代，通常分为前庭性与非前庭性眼震两类。

检查前，视敏度检查极为重要，以免因视敏度下降而影响检查结果的准确性。

【眼震的基本特点】

根据对眼震基本特点的观察及分析，对病因及病变部位的判断有很大的帮助，其特点如下：

1. 眼震形式　①摆动性眼震，无快慢相，每个方向偏移的速度及振幅相等，是对称性波动，为眼性眼震；②急跳性眼震，具有向一个方向快速运动的快相及向相反方向慢慢移动的慢相，有节律，绝大部分为前庭性眼震（图7-5-1）。

2. 眼震方向　一般以快相方向而定，分左、右、上、下、右上、右下、左上、左下，顺时针及逆时针旋

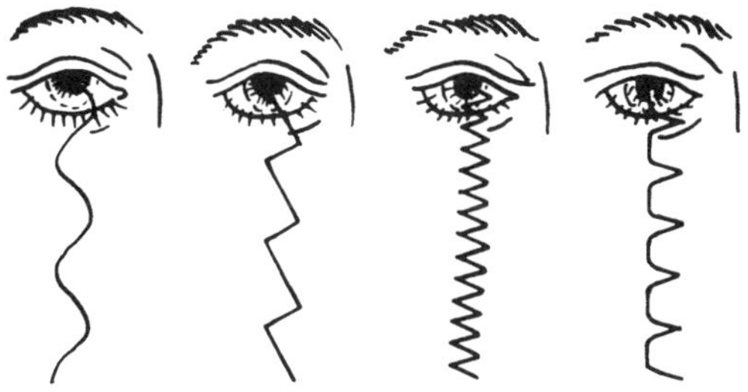

图7-5-1　眼震图

（1）摆动性眼震（波动性眼震）（2）急跳性眼震
（3）类摆动式的眼急动　（4）跳跃式眼震

转性。如随着凝视方向改变或头位改变而改变方向的眼震，称方向改变型。如无方向改变则为方向固定型。前者为周围性病变，后者为中枢性损害。

3. 眼震振幅　分为大（>3mm，即>15°）、中（1～3mm，即5°～15°）、小（<1mm。即<5°）。

4. 眼震强度　分为3度：Ⅰ度为向快相侧侧视时出现，Ⅱ度为向前直视时及向快相侧侧视时出现，Ⅲ度为向慢相侧侧视时及向所有方向注视时出现。

5. 眼震频率　分为慢（<40次/min）、中（40～100次/min）、快（>100次/min）。

6. 眼震的时间变化，逐渐增强或减弱，持续性或一过性。

【自发性眼震的检查方法】

一般用裸眼观察，患者与检查者对面而坐，检查时，患者头部保持端正，头不要转动。检查者伸出示指，为了避免出现辐辏，与患者眼的距离应为30cm，然后，要求患者的被检眼随检查者食指向不同方向移动，先为正中，后为向左、右、上、下方向。检查时，示指尖偏离中线的角度不能超过45°，以免出现极位性眼震，通常两眼分别进行检查。

为了发现轻微或可疑的眼震。可佩戴+20D的Frenzel眼镜观察。

【自发性眼震的观察内容】

根据眼震的特点进行观察、除了裸眼及戴Frenzel眼镜观察外，尚可用眼震图记录。各种观察内容的记录为六角形图案（图7-5-2）。自发性眼震是区别前庭周围性及前庭中枢性病变的重要指征（表7-5-1）。由于前庭周围性损害很少为单个半规管病变，而多累及一侧迷路或前庭神经，致双侧到达中枢前庭系的神经活动不平衡，因此，引起的眼球运动反映了一侧所有半规管功能障碍的总和。

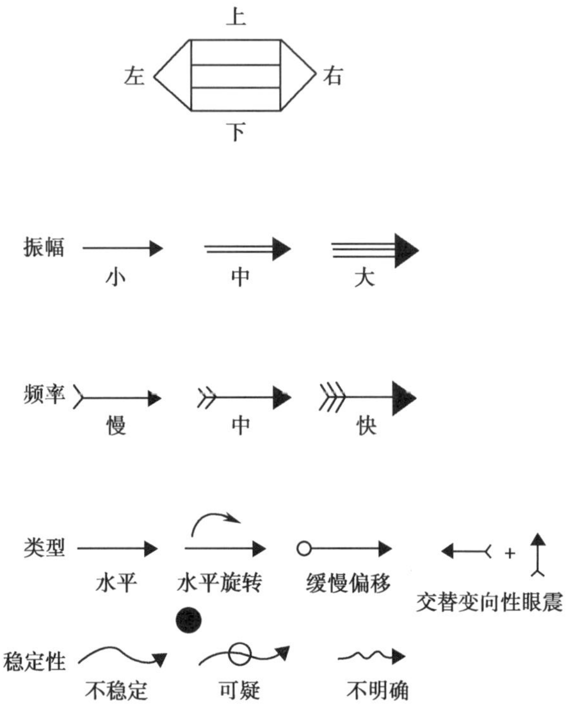

图7-5-2　眼震六角形图案记录法

表7-5-1　自发性眼震的鉴别诊断

眼　震	周　围　性	中　枢　性
眼数	双眼　强度相等	可为单眼，强度较大
方向	常为水平旋转或水平	任何方向，多为垂直，或扭转，常为扭转水平垂直的混合性眼震
方向变化	方向固定与眼位无关	方向改变，随眼位改变而改变
强度变化	向快相方向凝视时强度加强 向慢相方向凝视时强度减弱	凝视方向改变，强度无明显变化
频率	慢	快
固视	抑制	无抑制，可能加强
时间变化	开始时较明显，以后逐渐减弱	持续，随时间延长而加强

【异常的自发性眼震】

异常的自发性眼震除了前庭性眼震外，为了增强对眼震的认识，下面简述一些非前庭性眼震：

1. 先天性眼震　随着凝视方向改变而改变，通常少量垂直性眼震出现于垂直凝视时，但先天性眼震者凝视时却出现水平性眼震。同时，可有会聚抑制，固视时眼震加强。原因未明。

2. 药物性眼震　有许多药物如巴比妥类、酒精可致药物性眼震，为方向改变性眼震。易干扰眼震测试结果之评价。

3. 单眼眼震　见于脑干及内侧纵束疾患致核内眼肌麻痹，以及血管性损害、重症肌无力患者，外侧注视时明显。单眼摆动的假性眼震如上斜肌阵挛可与此种眼震相混淆。

4. 失共轭性眼震　双眼运动方向不同，为中枢性疾病所致。可表现为：①汇聚性眼震；②分离性眼震，见于动眼神经及其核内连接病变，脑干疾患如椎基底动脉供血不足及脱髓鞘疾病，肿瘤，感染；③跷跷板样眼震（seesaw nystagmus），病变同侧眼向上移动并向内扭转，对侧眼向下移动并向外扭转，常发生于中脑病变。单眼眼震为失共轭眼震的一个类型。

5. 周期交替性眼震　眼动方向及振幅呈现节律性变化，从一个方向变至另一个方向，周期为4分钟，可为先天性眼震的一种类型，也见于脑炎、脑干缺血和脱髓鞘疾病的患者。

6. 反跳性眼震　为凝视性眼震的一种类型，随着向一侧凝视时，眼震方向改变或眼震消失。见于小脑疾患。

7. 下跳性眼震　为中枢性眼震，病变在小脑、脑干的多发性硬化，颈段脊髓与延髓交界处的Arnold Chiari畸形、颅底凹入症及颅底脑膜瘤等，服用抗惊厥药也可发生。下跳性眼震可在向下及向外凝视时加强。

8. 上跳性眼震　病变在桥脑延髓交界处的梗死、肿瘤、多发性硬化。向上凝视时加强。

9. 退缩性眼震　为眼球向内进入眼眶的不规则跳动，因眼外肌同时点火障碍所致，多见于向上凝视时。

10. 双眼假性眼震　包括下列疾病。

（1）斜视肌阵挛：眼球呈现不自主的、急速的跳动，此种眼急动为多方向的、水平的、直的、斜向的、环形的眼球移动。可伴视辨距不良及眼扑动，故可能与动眼系统功能障碍有关。

（2）眼扑动：临床上表现为水平性3～4次急速的眼球钟摆样摆动，其时间不长于数秒钟，此时出现视觉模糊。

（3）眼肌阵挛：为连续性钟摆样摆动，同时有其他中线组织如软腭、舌、面肌、咽、喉等处的同步节律性运动，眼动方向常垂直，频率为1.5～5Hz，为下橄榄核病变。

（4）眼飘动（ocular bobbing）：为眼球自发性突然的飘动性的向下急跳，然后缓慢回至中间位，可有双眼飘动及单眼飘动，见于Wernicke脑病。

11. 凝视异常性眼震

（1）凝视麻痹性眼震：发生于单一眼外肌不全麻痹时，此时，眼外肌活动的紧张度不足以保持眼在特定的偏移位置，眼球缓慢地返回至初始部位，但矫正的眼急动又使眼球移至所需位置，故出现了眼震。见于脑干及小脑损害，镇静剂、酒精及抗惊厥药也可致此种眼震发生。

（2）凝视诱发性眼震：有对称性及不对称性两种。对称性的见于向右或左侧凝视时出现振幅相等的眼震，由酒精及抗惊厥药所致，也见于全身麻醉后苏醒时，但应警惕多发性硬化，小脑、脑干损害，特别是较大的桥小脑角肿瘤也可出现。又称Brun眼震，此种眼震表现为：向病变同侧凝视时，出现低频率、大振幅的眼震，而向病变对侧方向凝视时，可出现较高频率、小振幅眼震，中线位凝视正常，说明脑干及小脑功能正常。

第二节　平衡及协调功能的检查

平衡及协调功能的检查，主要是了解前庭脊髓反射，本体感觉及小脑功能状态，躯干及肢体的倾斜与眼震的慢相侧一致，包括下列各种：

一、平衡试验

【肢体试验】

1. 端坐试验　被检者端坐于无扶手的椅子上，如椅子有靠背，则被检者的背及臀部应保持不与椅背接触，双腿稍分开，置于身体前方，双手向前平举，握拳，食指伸直，先睁眼，后闭眼。观察身体有无摇摆或偏倒，上肢有否左、右、上、下偏斜。

2. 躺卧试验　适合于卧床不起者，被检者仰卧平躺于床上，两腿伸直稍分开，双臂上举与身体垂直，手握拳，食指伸展，观察上臂有否上、下、左、右移动。

3. 偏指试验（past-pointing）　检查者与被检者对坐，各伸一臂，手握拳，食指伸直，然后被检者上臂垂直上举，继之迅速向下以食指尖接触于检查者手指尖，反复进行，先睁眼，后闭眼，两臂分别依次检查，如一侧前庭末梢病变，则一侧臂偏向眼震慢相侧（患侧），且双臂偏向一致，但病变早期则偏向健侧。小脑病变者，仅有一侧上肢偏向移位。

4. 书写试验　被检者端坐桌前，左手扶膝，右臂向前伸直，悬腕，身体与臂、腕各处不能与书桌相接触，右手执笔，自上而下垂直书写4～5字，每字大小约为3cm×3cm或5cm×5cm。先睁眼后闭眼，闭眼需书写两次。结果分析：从第1个字中心点引一垂直线，再从第1字中心至末1字中心引出一连线，测量其偏斜角度。蒙眼时偏斜>10°为一侧迷路损害，如为小脑疾患，则字迹错乱不能辨认，而非字行偏斜。

【直立试验】

1. Quix试验　被检者站立，两脚平行分开，宽度与肩相等，上臂平举，手握拳，食指伸直。观察1分钟，了解：①上臂是否向上、下、左、右移动；②有否全身移动，呈掷铁饼姿势；③双手指是否出现震颤；④检查者双手交叉，轻压被检者上臂，了解肌力情况。

结果显示：①周围性前庭损害，双手同时水平向患侧移动，中枢性前庭损害，移动方向向健侧；②中枢性前庭损害，双手移动幅度不一致，同侧大于对侧；③急性单侧性小脑损害，闭眼时，同侧上肢向健侧移动，并慢慢停止移动，或患侧上肢向下向外移动；④患侧之手呈现轻微颤动，也为轻度小脑损害之表现。

本测试法，可与偏指试验合并测试。如上臂无偏斜出现，可要求被检者将一侧上臂向下移至身体侧面，然后再回至原来位置，了解有否移位。测试时，检查者可面向被检者站立，并与被检者一样，平伸两臂，伸出食指与被检者相对（不相接触），这样，可更客观了解被检者上臂有否偏移。更好的方法是双手平持软尺，则能更客观、准确地了解偏移的数值。

2. 自立倾倒（Romberg）试验　被检者直立，双脚并拢，两手手指互握于胸前，并向两侧轻拉。先睁眼，后闭眼，睁眼时，正常者可出现轻微摇晃，为生理性姿势摇摆。闭眼时，如出现向某一方向大幅度摆动者，为可疑阳性，出现偏倒则为阳性。迷路疾患，偏倒方向向眼震慢相侧，小脑疾患，则向患侧或向后偏倒。

3. Mann 试验　亦称 Romberg 试验加强法，被检者一脚在前，一脚在后，脚趾与脚跟相接，其他同 Romberg 试验。如阴性，说明未存在平衡功能障碍，但正常人有时亦难以站立，一般不进行此试验。

【步态试验】

1. 步行试验　被检者先睁眼前走后退各 5 步，然后遮眼，向前，向后行走 5 步，观察步态是否摇摆或偏斜。周围性前庭损害，前进时偏向患侧，后退时偏向健侧。观察最后一次行走方向与开始行走时方向之间偏差角度，若大于 90°，说明两侧前庭功能差别很大（图 7-5-3）。

2. 跟趾行走试验　亦称闭眼地板行走（walk on floor eyes cloze，WOFEC）试验，被检者先睁眼后闭眼，一脚的脚尖接触于另一脚脚跟进行行走，尽可能直线向前行走 10 步，比较睁、闭眼之间的差别及行走停止后与第 1、2 步之间的偏差角度。也可作跟趾后退行走试验。

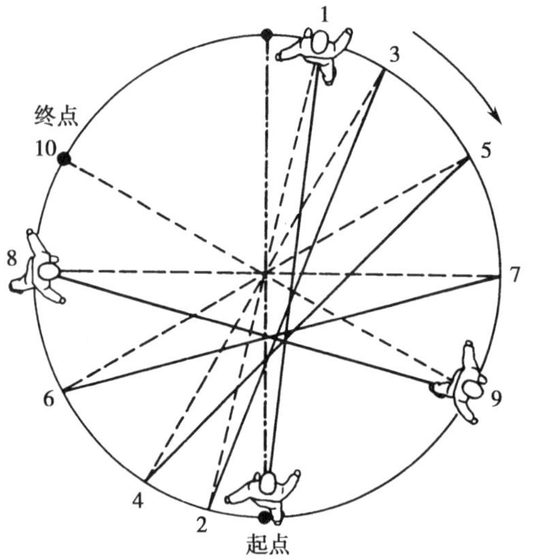

图 7-5-3　进退行走检查法

示右侧速路功能较弱

3. 原地踏步试验　在检查室地面画 3 个半径分别为 0.5、1.0 和 1.5m 的同心圆，将圆周分为 12 等份，画 6 根直线，则每相邻的两线交角为 30°。检查时，被检者蒙眼，立于圆之中心，两臂向前平举，两腿抬高，大腿与地面平行，作原地踏步，速度为 100 步/min，踏步 50 次，检查时应避免声音的影响，踏步结束后原地不动。根据身体偏离原始位置之距离及绕垂直轴旋转的角度判断结果，如移位 50cm 以上，角度旋转 30°以上为异常。迷路性损害时，身体旋转方向与眼震慢相相同。

二、协 调 试 验

是测试小脑功能的试验，小脑功能障碍主要表现为协调障碍及辨距不良。

1. 指鼻试验　被检者坐位，上臂侧平举，握拳，食指伸直，迅速用食指触自己鼻尖，先睁眼，后闭眼，两上臂分别进行。

2. 指-鼻-指试验　检查者坐于被检者对面并伸出食指之指尖，被检者食指触自己鼻尖后，随之触于检查者之食指尖，反复进行。双上臂分别测试。测试时，检查者手指可向不同方向移动。但移动后，被检者必须睁眼进行 1～2 次测试后再闭眼进行测试。

上述 2 法如有偏移，说明该侧小脑病变。

3. 跟-膝-胫试验　被检者坐位或平卧，用一脚之脚跟触另一侧之膝部之后，触于胫骨并从上向下移动，再至膝部，反复进行，双下肢分别进行测试。

4. 轮替运动　被检者双手手背及手心快速交换轻击自己的大腿。如动作不协调、迟钝，说明小脑病变。

5. 对指运动　一手之各手指轮流与该手之拇指作指尖接触。

上述试验，便于临床进行，但应避免意外干扰、不认真操作，或被检者有意控制而影响检查结果之准确性。偏向侧与迷路病变侧之关系与疾病的发病时期，进展的快慢、代偿的程度也有关系。故判断时应该慎重。

第三节　姿势描记法

维持人体平衡及姿势的保持，主要是通过前庭系、视觉及本体感觉三方面的信息传入，通过中枢感知，并对信息进行整合后，经由前庭脊髓反射调节躯体姿势及张力，从而保持平衡。对于人体平衡的测试，如 Romberg 试验等方法，不能客观评定。80 年代姿势图的商用产品进入了临床，从而可采集较多的平衡功能的信息。

姿势描记法有静态及动态两种。

一、静态姿势描记法

【测试仪器】

由测试平台、传感器、放大转换系统、信号处理计算机及记录仪等组成。工作原理是人体站立时的重心力点与平台平面的交点，此交点因人体重心的移动，通过传感器收集变动的信号，经计算机处理后，可取得重心移动的轨迹参数。

【测试方法】

被检者裸脚直立于平台中央，双脚并拢，或脚掌分开60°，两手下垂于身旁，或两手指互扣轻拉于胸前。先睁眼、后闭眼，各1分钟。

【观察结果】

1. 图形分析　根据人体晃动的方向，范围的大小，分为中心、前后、左右、多中心、弥散五型。

2. 数据分析　根据图形及晃动的参数，各单位观察分析内容尚未一致，可有轨迹长度外周面积、速度、Romberg指数（睁眼闭眼时轨迹长度比）等，而以轨迹长度及速度两者较为稳定，有可比性。

【临床意义】

一些学者对姿势图观察结果，提出了对中枢型与周围型眩晕的区别，可判断单侧性与双侧性的区别。但实际上，根据图形的不同及人体重心移动轨迹长度及速度数值进行判断，是不可靠的，因为姿势图的描记结果，受到了年龄、职业、病变的程度、病程的长短、代偿功能的状态等因素的影响，故本检查法不能鉴别及诊断各种眩晕疾患。仅能定量监侧眩晕病的变化及发展情况。

二、动态姿势描记法

静态姿势描记不能精确区分三种感觉系统的各自损害程度及对姿势稳定控制作用的大小。动态姿势描记仪包括：可平面移动和绕踝关节的轴心而转动的平台；可前后转动的改变视野角度的视罩；固定于臀部重心高处的电位器；以及平台的压力传感器等。可以测试被检者在摇摆时，与视野距离和角度所发生成比例的变化，以及踝关节角度与脚的支持的平面发生的改变。因此，可定量确定平衡三系统对姿势稳定的各自作用，但目前国内尚未应用。

第四节　诱发性眼震

诱发性眼震是指眼震出现于检查条件改变时，如头位、体位的改变，颈部的扭曲、旋转及冷热刺激等所激发的眼震。

一、位置性眼震

位置性眼震（positional nystagmus）亦曾称为头位性眼震。目前认为此种眼震是前庭功能紊乱的一种重要的表现，应作为前庭功能检查的重要内容之一。

【检查方法】

1. 告知患者颈及全身放松，检查过程中，眼直视前方，如出现眩晕、恶心，不要闭目。

2. 检查室应为暗室，被检者端坐、头直位坐于检查台上，戴Frenzel眼镜，也可作ENG记录，被检者始终保持睁眼并直视前方。

3. 检查者双手扶于被检者头部、缓慢、轻柔地将被检者推扶为不同体位。

4. 头位与躯体应一致缓慢变化，位置变化顺序为坐-仰卧-直坐-左转头左侧卧-直坐（头位不变）-右侧转头右侧卧-直坐。共6个位置，左、右转头的位置应为45°，每个位置观察20秒，如有眼震应观察30秒（图7-5-4）。

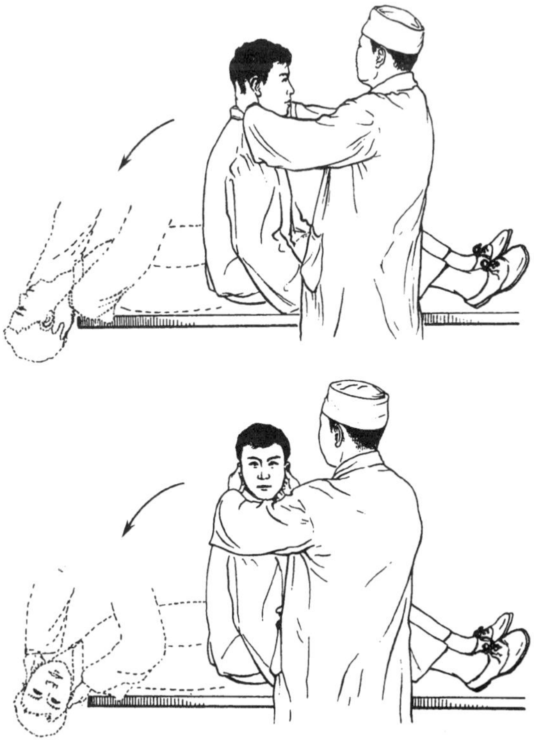

图7-5-4　变位性眼震检查法

【观察内容】

观察眼震性质,方向是定向型还是变向型(坐卧方向相反者不属变向型)频率,强度,幅度,持续时间,潜伏期时间(可用秒表计时),出现于何头位,有无疲劳性。

【结果分析】

一般有3个特征:①潜伏期1~2秒;②持续时间为数秒,(一般为10秒);③常伴有眩晕。正常人群中,可出现位置性眼震,故应结合其他检查综合分析。如有下列情况,可认为为病理性:①单一头位眼震方向改变;②眼震出现于3个或更多头位时;③慢相速度超过6°/s时。周围性与中枢性区别(表7-5-2)。严重高血压及高龄患者不宜进行此检查。有些患者如已发现身体处于某个位置时有眩晕,则可作自选位置检查。

表7-5-2 中枢性与周围性、位置性眼震的鉴别

位置性眼震	中枢性	周围性
出现时的头位	不只在一种头位上出现	常仅在一种头位上出现,多在向患耳下时
持续时间	30秒以上	30秒以下
潜伏期	无	5秒(2~10秒之间)
疲劳否	不疲劳型	疲劳型或渐疲劳型
与头位的关系	不规则型或随位变向型	定向型
眼震的性质	如出现垂直性或斜动性眼震多属中枢性	多为水平略带旋转性
头位性眩晕	不明显或阴性	与眼震强度常相呼应
其他颅内症状及体征	可能有	无

二、变位性眼震

变位性眼震(positioning nystagmus)是指迅速改变头位及体位时激发的短暂眼震。

【检查方法(即Hallpike法)】

检查步骤:①被检者预备体位及注意点,同位置性眼震;②检查者位于被检者后方,双手持被检者头部,被检者戴Frenzel眼镜进行检查,如用ENG记录应注意避免电极活动引起之赝象;③头位及体位的变化过程中,速度要快,不能长于1秒,位置变化顺序为坐位-仰卧悬头位-坐位-右转头及迅速悬头位-坐位-左转头及迅速悬头位-坐位,左右侧悬头位时,被检者头位应保持与矢状面成45°(图7-5-5);④每种位置观察20秒,如出现眼震应观察持续时间。

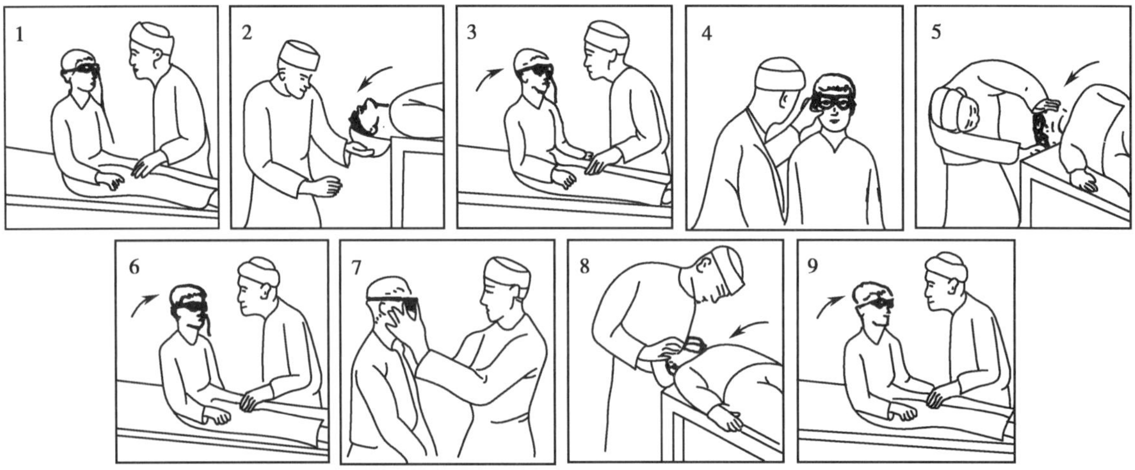

图7-5-5 变位性检查

1. 坐位,头平直 2. 快速仰卧悬头位 3. 迅速坐起 4. 坐位,头向右侧旋转 5. 迅速右侧悬垂位 6. 快速坐起 7. 坐位,头向左侧旋转 8. 快速左侧悬垂位 9. 迅速坐起

【观察内容】

（同“位置性眼震”）的观察内容。

【结果分析】

（参见“位置性眼震”）。

第五节　冷 热 试 验

冷热试验（caloric test）为半规管功能检查法之一种，是测试前庭功能的重要试验之一。其测试原理有多种学说，而以比重改变学说被较多学者所接受。

冷热实验的测试方法繁多，有冷、热水及冷、热气两类，由于方法各式各样，刺激时间及刺激用的水量及气量也不一致，从而影响到对刺激结果的评估，目前尚未订立统一的标准方法。

【双耳变温冷热试验】

亦称 Hallpike 法。

1. 检查方法　被检者睁眼，平卧于暗室中的矮塌上，头端斜垫木板，使上身与水平面呈 30°角（图 7-5-6），此时外半规管即与地面垂直。检查所用水的温度低于或高于正常体温 7℃。即冷水为 30℃，热水为 44℃。储水瓶距患者头部上方 60～70cm。瓶底接以橡皮管，管梢接一橄榄头（图 7-5-7）。橄榄头内径为 4mm，在其外壳四周刻有回水槽，以便水入外耳道后可经此槽复回耳外排出。将橄榄头塞入外耳道内深约 1cm，然后开始注水检查，同时开始计时。注水 40 秒钟、注水量为 400ml 后，立即停止。以开始注水至眼震完全消失的时间定为反应时间。注水顺序为右热水，左热水，右冷水，左冷水，每次间隔 5 分钟。检查前先作定标，并作自发性眼震记录 10 秒，检查过程中被检者应作心算。

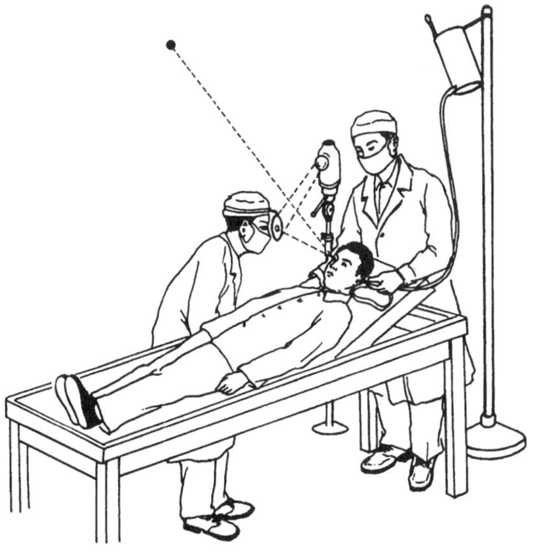

图 7-5-6　冷热试验

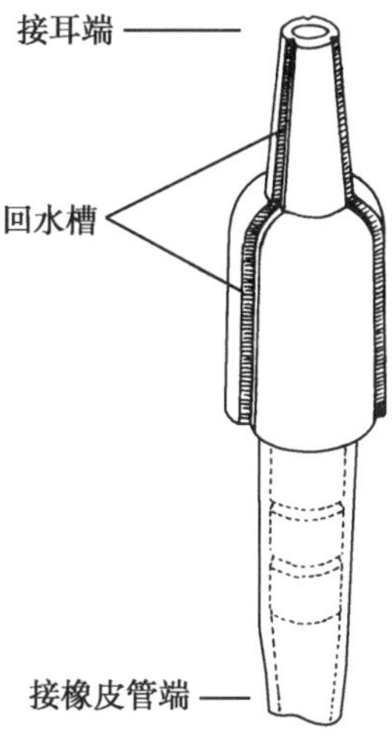

图 7-5-7　橄榄头

2. 结果分析　灌热水时，眼震快相向同侧，灌冷水即相反。虽然，所灌水的温度是与 37℃相差 7℃，绝对值差是等值，但实际上，内淋巴液两对应点温度差值，当 30℃水在灌注 10s 时，为 0.06℃，而 44℃之温度差值为 0.01℃。说明了 30℃水的刺激强度比 44℃时为强。故临床上，有时 44℃水试验时无眼震出现，而 30℃水试验可有眼震可以此解释。

3. 具体的分析指标

（1）眼震持续时间：（图 7-5-8），左图为冷水试验的结果，右图为热水试验的结果，按左上、右下、左上、右下顺序，定为 1、2、3、4。

各图的中间分段横线为时间坐标，每 10 秒划为一小格，共计 3 分钟。带黑三角虚线的长度表示时间。各箭头表示各该次诱发性眼震的方向（左右以患者为准），由图可看出，在左耳冷水试法及右耳热水试法的结果中，眼震的方向均向右；右耳冷水试法及左耳热水试法的结果中，眼震的方向均向左。

1）绝对值：在正常人，单侧冷试法反应时间约为 2 分钟，单侧热试法反应时间约为 1 分钟 40 秒。但是，由于绝对值在个体内及个体间差异较大，对区别正常与异常的意义不大，而同一被检者 4 项检查结果的分析却有意义，其异常反应主要有以下 3 种情况：①半规管轻瘫（canal paresis CP）：在正常人，左耳对冷热水反应的总时值（即 1＋3）应与右耳对冷、热水反应的总时值（即 2＋4）基本相等。如差别大于 40s，示总时值较小的一侧有半规管轻瘫现象，亦即该侧外半规管的敏感度低于对侧。如图 7-5-8（2），为左侧半规管轻瘫。单独出现半规管轻瘫者，病变可能在半规管；②优势偏向（directional preponderance，DP）：在正常人，向右眼震

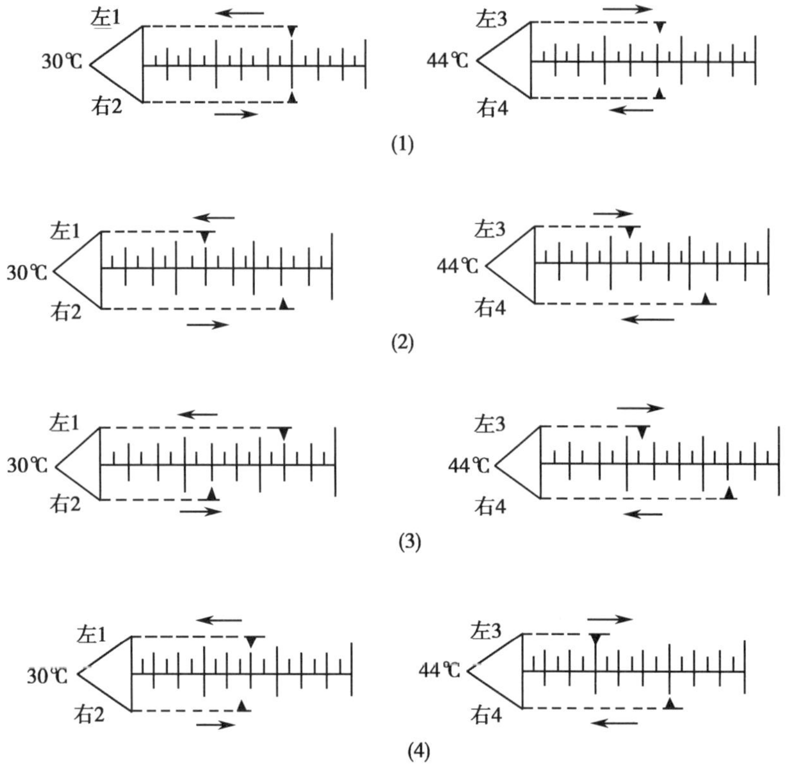

图 7-5-8 冷热试验结果分析

(1) 正常结果。分别以冷水、热水试验两侧外半规管，其每侧的眼震持续时间（即左侧值为1+3，右侧值为2+4）相等。方向相同的眼震（例如右耳热水试验及左耳冷水试验所引起的均为向右的眼震），其持续时间相等 (2) 左侧半规管轻瘫。左耳冷热水试验所产生的眼震较之右侧冷热水试验所产生的眼震持续时间为短 (3) 优势偏向向右。左耳冷水试验及右耳热水试验所产生之眼震均向右，此时眼震持续时间较之左耳热水试验及右耳冷水试验所产生之向左之眼震持续时间为长 (4) 表示左侧半规管轻瘫，优势偏向向右。可能为左侧半规管+左侧椭圆囊之病变

的总时值（即1+4）应与向左眼震的总时值（即2+3）基本相等。如差别大于40秒，表示眼震有向总时值较大一侧发生的优势偏向，简称为优势偏向向该侧。如图7-5-8（3），为优势偏向向右。这种现象表示对侧耳石器或同侧颞叶（尤其是颞叶后段）可能有病变；③综合性病变：半规管轻瘫与优势偏向同时出现。如图7-5-8（4），为左侧半规管轻瘫，伴有优势偏向向右。可能为半规管与椭圆囊同时有病。

2）相对值：半规管轻瘫的公式为：

$$CP\% = \frac{(\text{左}30℃ + \text{左}44℃) - (\text{右}30℃ + \text{右}44℃)}{\text{左}30℃ + \text{左}44℃ + \text{右}30℃ + \text{右}44℃} \times 100$$

正值为左侧半规管轻瘫，管性轻瘫的差如超过±14%为病理性。

优势偏向的公式为：

$$DP\% = \frac{(\text{左}30℃ + \text{右}44℃) - (\text{右}30℃ + \text{左}44℃)}{\text{左}30℃ + \text{右}44℃ + \text{右}30℃ + \text{左}44℃} \times 100$$

正值示右侧优势偏向，优势偏向差如超过±30%为病理性。

（2）最大慢相速度：右眼震的极盛期（刺激开始后55～65秒内）中10秒的眼震慢相速度平均值。正常人眼固视时，热试验为16°～35°/s；冷试验为15°～29°/s。相对值的临床价值比绝对值为高，可用上述公式，以度/s为单位放于公式中以代替时间（s），闭眼时管性轻瘫的最大慢相速度差为±14%～±25%；优势偏向为±18%～±30%，此正常值范围太大，故最好有自己的正常值范围。

（3）眼震频率：计算极盛期5秒或10秒内的眼震次数，以Hz表示。

（4）眼固视指数（OFI）：冷热试验测试过程中，应有在暗室中，睁、闭眼并注视光点之程序（光点视角为2°～3°，视距1m），于眼震极盛时注视10秒。计算固视指数可用3种公式：

1）$OFI\% = \frac{\text{睁眼时眼震强度}}{\text{闭眼时眼震强度}} \times 100$

眼震强度为振幅×频率

正常值为<50%，中枢性前庭损害多超过50%。

2）$OFI\% = \frac{\text{暗室中睁眼时最大慢相速度}-\text{固视时最大慢相速度}}{\text{暗室中睁眼最大慢相速度}} \times 100$

正常值为53%±7%，中枢性损害<正常值。

3）$OFI\% = \frac{\text{暗室中无固视最大慢相速度}}{\text{固视时最大慢相速度}}$

正常值为8，中枢性损害多<正常值。

（5）前庭过度兴奋：冷热试验时，眼震出现异常大的振幅及异常高的频率，慢相速度超过60°～80°/s，持续时间长达3分钟或更多，见于颅后窝中线部位病变，头外伤，小脑及脑肿瘤等疾患时。

（6）节律障碍：冷热试验时，振幅及频率时高时低，极不规则，或出现眼震间歇性缺失，为中枢性前庭损害所致。

（7）快相成分功能不全或丧失：冷热试验时，仅出现慢相，为桥脑网状结构病变所致，也可见于周围性前庭损害，伴有同侧固视瘫痪。

（8）失共轭：冷热试验时，双眼的振幅及速度互不相同，为脑干损害所致。

（9）倒错及反向眼震：冷热试验，灌热水时，眼震快相向对侧耳，为眼震反向，为第4脑室底部前庭区病变，也可见于小脑病变。

（10）冷热试验分离：冷刺激时，眼震未能引出，但热刺激时可引出，见于耳毒性损害，迷路功能开始恢复正常之表现。

由于上法测试时间长，且方法繁琐，一般用眼震图记录，可提供较多的诊断资料。且测试时结果较为准确，被检者也较为舒适，故仍被采用为临床检查法。

其他尚有改良的冷热水交替试验、双耳等温冷热试验、不同刺激强度的冷热试验等，临床上还较少使用。

【冷热空气试验法】

目前已有冷热气发生器，用0.01kg/cm^{2}的压力，以30℃和40℃两种温度的气体，吹入外耳道，最好能对准鼓膜，以免影响温度的变化，检查时体位相同于冷热水实验，每种温度的气体吹入时间为120s，相隔10min。眼震出现的潜伏期约为30s，出现高峰时为120s，持续时间为175～210s。两种气体眼震的结果大致相同。

【冰水试验法】

1. 冰水试验法　冷热试验中，可单独采用冷水或热水试验，有学者认为热水试验弊病较多，用途受限，故多学者采用冰水试验，检查时，被检者正坐，前倾30°，顺序用冰水5ml、10ml、20ml、30ml（或从5ml开始，每次递加5ml）注入外耳道内。其间相隔1分钟作为观察时间，如在注入某一水量时出现眼震，即停止下次灌注。

正常人，在注入5ml冰水后15～30s即出现眼震，持续60～90s。注入10ml以上始出现眼震者，示前庭反应减退。注入30ml冰水尚无眼震者，表示前庭功能消失。

2. 微量冰水检查法　被检者坐扶手椅上，一手平置椅臂，头枕其上使受检耳向上方。向该侧外耳道内滴入冰水0.2ml，20s后，头偏向对侧使水流出，再后仰60°，向前上方直视，检查者注视被检者球结膜上的任意一条小血管，以观察有无水平性眼震出现（如有眼震，方向应向受检耳的对侧）。嘱被检者头前俯30°，如法检查有无旋转性眼震（如有眼震，可以眼球上部为观察部位，见其快相朝向受检耳的对侧）。通常其旋转性眼震弱于水平性眼震。如均无眼震出现，则将冰水逐次增加至0.4ml、0.8ml、2ml同法分次试之，如用冰水2ml后仍无反应，表示前庭反应消失。

【药物冰水试验法】

当鼓膜穿孔时，可用药物冰水注入外耳道。用氯霉素滴眼液放于冰箱中过夜，然后采用微量冰水试验法进行试验。

第六节　旋转试验

旋转试验（rotation test），亦为半规管功能检查法之一种，一般需以电动转椅来进行，由于电动转椅昂贵，不易被一般医院所采纳，且不能分别测试单侧功能，加之，虽仅测试水平半规管，其他半规管也可受到一些影响。致测试结果不一定准确，另外，冷热试验的结果可代替本试验，故临床上不一定能广泛应用。

【测试机制】

旋转时，内淋巴液流动，致使壶腹嵴偏移，毛细胞产生兴奋或抑制。如为顺时针方向旋转，内淋巴液出现逆时针方向移动，使毛细胞动纤毛兴奋，出现右向水平眼震。旋转突然停止时，因为淋巴已继续流动，故出现相反的眼震方向。

【测试方法】

测试方法较多，分别介绍如下：

1. 脉冲式旋转试验

（1）Bárány 法：角速度为 180°/s，即 10 秒中转 10 圈，后立即停止转动。观察眼震，由于不够精确，个体间变异大，且突然停止，对高血压患者有一定危险性，目前已基本不应用。

（2）嵴帽敏度测量法（cupulometry）：以 1°/s^2 的角速度开始刺激，然后分别上升至 60°/s，并绘出嵴帽图，但太费时，且有一定局限性，而很少应用。

（3）固定脉冲式角加速试验：被检者坐于旋转椅上，头前倾 30°，检查时最好在暗室中睁眼进行，也可明室闭眼或戴 Frenzel 眼镜睁眼。旋转椅前方正中连接有一光视标，作固视抑制检查之用。ENG 记录，记录时间应包括旋转前及旋转后时期。不同强度刺激时，皆应作顺时针及逆时针方向分别刺激，固定角速度为 30°、60°、90°或 120°，恒速 2min 后，在 1s 内突停。观察眼震各参数。

（4）阈值旋转试验：引起及保持旋转性眼震的最小角加速度，即为前庭反射的阈值，或称为前庭兴奋性。正常值为 0.05°/s^2 ~1.2°/s^2。另一种测试法为固定加速度 2°/s^2，测量刺激开始至眼震出现时间（潜伏期），然后比较顺时针及逆时针方向的值。阈加速度值如为 6°~7°/s^2，则为前庭病变之指标。本法对动态监测耳毒性药物损害、变性及代谢性前庭疾病有较精确而准确的结果。

（5）加速-减速旋转试验：1°/s^2、2°/s^2 及 4°/s^2 加速，30s 后，以固定速度 30°、60°、120°进行 2~3min 测试，然后在 1s 内突然后减速并停止。

（6）高频旋转椅试验：也称假随机正弦加速试验（pseudorandom sinusoidal acceleration test），一般旋转椅功率的频率 <1Hz，但本试验的旋转椅功率为 5Hz。试验时可作频率范围 0.01~3Hz 的不同频率系列测试。测试频率也有高达 5Hz 者。但由于速度太高，被检者头部滑动太大，而使测试结果的增益值不可靠。目前认为此法有较大临床意义。

2. 正弦摆动旋转试验　正弦加速试验，频率为 0.05Hz（20 秒时程），振幅可调，度数为 5°~360°。

上述两类旋转试验结果分析：

（1）优势偏向：可采用持续时间，平均慢相速度，频率（每单位时间的眼震次数）3 种参数计算，其公式为：

$$DP\% = \frac{\text{顺时针} - \text{逆时针}}{\text{顺时针} + \text{逆时针}} \times 100$$

负值为优势偏向向左，正值为优势偏向向右。正常值为接近于零或 <5%，超过 10% 为病变之指征。

（2）眼固视指数：于眼震极盛期注视光点 10s，然后计算眼固视指数。>50% 为中枢病变。

$$\text{眼固视指数} = \frac{\text{固视时慢相速度}}{\text{暗室中慢相速度}} \times 100$$

（3）节律障碍：眼震振幅、慢相及快相的时程、速度，出现节律不规则，为小脑损害。

（4）眼震快相错乱：眼震快相错乱或缺失为小脑病变或内侧纵束病变所致。

（5）反向眼震：与正常应该出现的眼震方向相反的眼震，为后颅凹病变所致。

3. 正弦谐波加速试验（sinusoidal harmonic acceleration test，SHAT）　是 Wolfe 等于 1978 年在前人工作的基础上提出的新概念，是目前最广泛应用的旋转试验，有较佳的临床诊断意义。也称低频谐波加速试验（low frequency harmonic acceleration test）、慢谐波加速试验（low harmonic acceleration test）或多频正弦谐波加速试验（multiple frequeney sinusoidal acceleration test）。

（1）检查方法：目前采用的仪器设备为 RVT-50 系统，该系统可产生 0.01~0.64Hz 的倍频正弦谐波加速刺激，每一频率的峰角速度为 50°/s。

被检者坐于声、光屏蔽室中，睁眼，并进行心算。以 ENG、双颞电极采集水平眼震信息，经计算机分析，信息输送至打印机打印结果。测试结果的参数为每一频率的前庭眼反射反应的增益，相位、非对称性（优势偏向）及谱密度。

（2）结果分析：本试验可记录出椅动速度及慢相眼动曲线。转椅速度即为头动速度。试验目的是通过前庭眼反射，使眼动补偿头动，通常补偿不可能完全。故低频刺激时，眼动曲线与旋转曲线并非 180°相交，而是稍为滞后，即增益降低，随着旋转速度频率增加，约相当于 0.16Hz 时，眼动曲线与旋转曲线正好以 180°相交，当旋转频率再增加时，则稍为超前。因此，在整个试验过程中，正常者随着刺激频率减小，相位呈进行性增大；增益则进行性降低。

异常表现：主要为相位、增益及不对称 3 种参数及其相互关系的异常上。①低频刺激时，相位超前，增益减小。高频刺激时的非对称，见于急性单侧周围性前庭损害。也可见于单侧中枢性疾患；②较低频率刺激时，仅有明显的相位超前，见于缓慢发生的前庭功能损害之患者，为最常见的一种异常表现，也可见于双侧前庭功能障碍；③较低频率刺激时，增益减小，较高频率刺激时，增益正常。见于耳毒性药物损害。

第七节　摇头性眼震

摇头性眼震（head shaking nysta gmus）是由被检者的头部迅速向左右两侧摇摆所激发，可发生于前庭病变，颈椎病变，可看为狭义的自发性眼震。周围性前庭损害时，眼震向对侧。也可见于中枢性前庭系损害。如眼震方向向患侧，则可能为病变恢复期之表现。有时，在摇头性眼震终末时，可出现短暂的较弱的，方向相反的眼震，可能为前庭系重振所致。

【检查方法】

坐位，被检者头前倾30°，检查者立于被检者背后，双手扶住其头部向左右摆动，速度为2Hz，共20次，时间为为20s，最好在暗室中戴Frenzel眼镜睁眼观察，ENG记录则更为敏感。

【观察结果】

眼震方向的观察　根据眼震的方向分类，并观察其潜伏期及时程。

（1）单相眼震：潜伏期约为1.5～4s，持续时间约为15～50s，慢相速度表现为快-慢-消失的过程。

（2）双相眼震：第1相无潜伏期，持续时间为8～15s，慢相速度与单相眼震相同。第2相潜伏期为6～15s，持续时间为50～75s，慢相速度表现为慢-快-慢-消失的过程。

（3）摇头性眼震，可分三型：①摇头后立即出现且逐渐减弱，为减退型，多为急性期前庭损害；②摇头后约20s出现，且有小幅度逐渐增强，称为恢复型，为病变恢复期的表现；③摇头后出现减退型，摇头后数秒出现恢复型，则称为双相型，为前庭病变处于急性期与代偿期之间出现，可能为后颅凹病变。

【发生机制】

通常认为因前庭的外周传入不对称与中枢速度储存机制障碍所引起。

本检查法可作为前庭功能的筛选实验，老年患者与颈椎病变应避免进行。

第八节　颈性眼震

颈性眼震的检查也称被动性颈扭曲试验（passive neck torsion test）包括两种检查法：

【动态检查法】

被检者坐位，头直位，检查者站于被检者前方，左手扶被检者头顶，右手拇、食指执被检者颏部，轻柔而尽量缓慢的旋转被检者头部，使其向左、右、颈前弯、颈后弯、左后及右后弯曲，左肩及右肩偏曲等部位。被检者闭眼，每一头位用ENG记录30s。眼震被激活时，被检者可诉眩晕。发生的原因是颈本体感受器兴奋，经颈眼反射弧途径而激发眼震。但不能完全排除因头位改变致半规管及耳石被刺激；以及迷路血供减少等因素的作用。

【静态检查法】

被检者在暗室中坐于旋转椅上，用ENG记录或用Frenzel眼镜观察，被检者头部固定于头架上，或另一检查者站于旋转椅后，以双手扶持、固定被检者头部，检查者以缓慢而均匀的速度向左及向右分别转动旋转椅达60°，记录30s，观察眼震是否发生。然后向左及向右快速转动3次，观察有无眼震。出现眼震时，其方向与转动方向相反，多为水平型，亦有旋转型。快速转动出现眼震为Ⅰ°，缓慢转动为Ⅱ°，转动后仍有持续眼震者为Ⅲ°。

第九节　过度换气性眼震

过度换气性眼震可由过度换气试验所激发，见于过度换气综合征的患者，也见于一侧迷路功能障碍患者的无症状期。被检者闭眼时ENG记录，可出现Ⅱ°眼震。

第十节　眼震图学

在前庭功能检查中，采用电子仪器描记或用红外线投影，记录眼球运动的情况，总称之为眼震图。由于任何眼球运动所产生的生物电流的电位活动，既包括了有一定特性的眼震，亦包括了无一定规律性的各种眼球运动，故有眼动电图（electroculography EOG）之称。实际上，在临床应用中，主要是观察具有快、慢相的眼震，称之为眼震电图（electronystamography ENG）。近年来，由于视频眼震图（videonystagmography VNG）的出现，因其是应用红外线摄影技术直接记录眼球运动的图像，故已不能将ENG将其包括在内，而把眼震电图及视频眼震图合并一起，统称为眼震图。

一、眼震电图

1955年，Heriksson设计了商用的眼震电图仪，作为眩晕疾患中，诊断及科研的重要方法而在临床实际工作中广泛应用，但尚未广泛普及，且该仪器多为一机兼有两种测试手段。故对眼震电图仍应详细介绍。

【ENG的基本原理】

眼球的视网膜与角膜存在着电位，角膜对于视网膜为正电位，网膜对于角膜为负电位，两者形成电位差，其电轴与视轴一致，并形成一电场，眼球运动时电场发生变化，这便是眼球周围的生物电流。如在眼周皮肤处

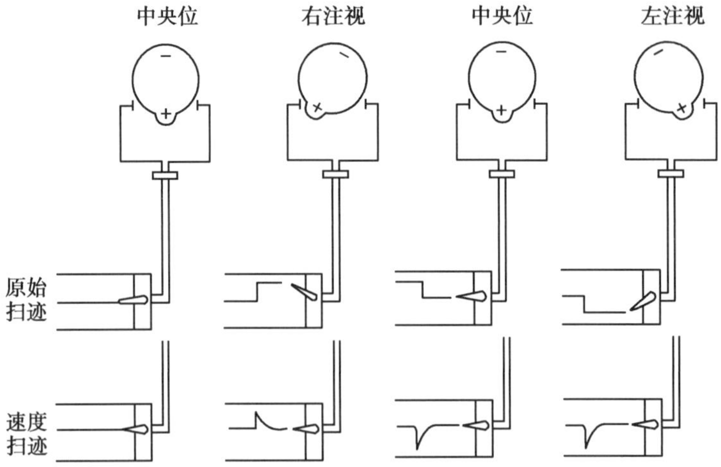

图 7-5-9 眼震电图描记原理

放置电极，则两电极间出现电压差值，此种电信号经过信号调节、功率放大后，信号转换，计算机处理，然后经打印机即可描记出眼动的图形（图 7-5-9）。

【ENG 检查程序】

1. 检查前准备 向被检者说明检查意义，目的及要求，检查前两天停服作用于神经中枢的药物，检查当天禁止食用早餐及多量饮水。被检者在检查过程中作连续减数的心算，使大脑皮层保持在一定觉醒水平，心算结果最好为口述出声。检查室应在暗室中进行，并避免噪声影响。

导联的决定 ENG 记录通常采用双眼水平导联和单眼垂直导联。必要时作单眼水平导联及垂直导联。

2. 电极安放 用乙醇、乙醚、丙酮各 1/3 混合液擦拭皮肤，电极的皮肤间电阻在 5kΩ 以下。选用银-氯化银盘状电极，检查电极表面的氯化层是否脱落，电极导线是否完整，接头是否脱落，以避免由于上述原因致描记曲线出现干扰波而影响记录效果。在盘状电极涂上电极膏后，水平导联在两眼外眦外 1cm 处各安放 1 个电极，如为单眼水平导联，则在鼻梁侧面或鼻梁中间安放 1 个电极。垂直导联的电极，1 个安放于眉弓上方；1 个安放于眶下缘下方。接地电极放于前额正中。然后将电极线按要求分别插入前级放大器规定的插孔内（图 7-5-10）。被检者静卧半小时后，才开始检查。

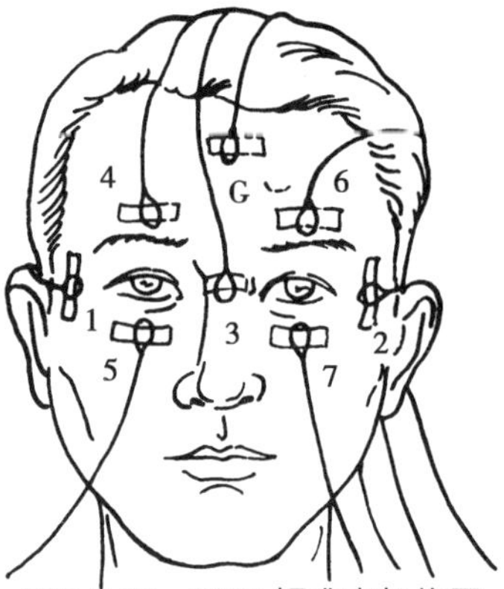

图 7-5-10 ENG 标准电极位置

1-2：双颞导联 1-3：右眼水平导联 2-3：左眼水平导联 4-5：右眼垂直导联 6-7：左眼垂直导联 G：接地电极

3. 描记参数的选择

（1）眼动及眼震波方向的确定：水平眼震快相的波形，由基线向上移动为右向眼震，向下移动为左向眼震。垂直眼震快相向上为上向眼震，向下为下向眼震。

（2）记录纸速：10mm/s。但不同测试法的纸速要求不同，冷热试验为 5mm/s，视动性眼震为 1mm/s。

（3）时间常数：30s 最好。

（4）幅度定标：被检者注视前方 2m 处之光标，使水平眼动 10°，曲线偏移 10mm。垂直眼动则为 20°，相当于 10mm。环境明亮程度对幅度影响很大，故明亮度应相对稳定。

4. 眼震电图参数

（1）潜伏期：开始刺激至眼震出现时间，以秒为计算单位，眼震出现的标准是连续 3 个以上的眼震波才为出现时间。

（2）持续时间：为眼震出现时至消失时的时间，消失的标准是：持续 10 秒无眼震出现则为消失时间。

（3）频率（平均次数）：眼震反应最强的 10 秒时间内的每秒次数。

（4）振幅：快相振幅及慢相振幅（图 7-5-11）。

以眼震波快或慢相起点画一水平线，然后在慢相转为快相，或快相转为慢相处再画一水平线，两者距离则为振幅，一般取 5 个眼震波的平均值。

（5）慢相速度：如定标值为 1° = 1mm，测得的幅度即为慢相速度（图 7-5-12）。

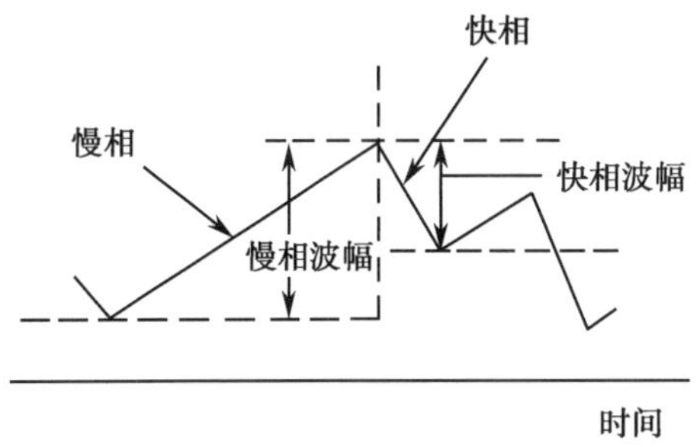

图 7-5-11 眼震波幅测量

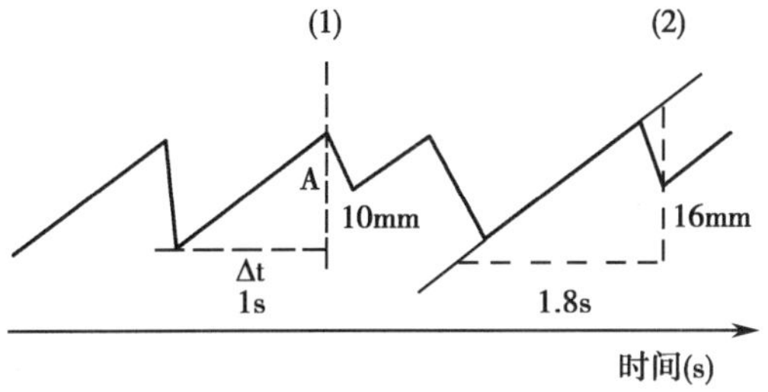

图 7-5-12 眼震慢相速度测量

（6）两侧比值：公式是$\frac{L-R}{L+R}\times 100\%$（L 为左侧参数，R 为右侧参数），可算出两侧不对称比（CP）或优势偏向比（DP）。

（7）视动后眼震：视动后眼震减弱是迷路损伤的指征，但与脑干有更重要关系，如视动后眼震消失而前庭功能正常，应怀疑脑干病变。

二、视频眼震图

20 世纪末，视频眼震图（videonystagmography VNG），开始了临床应用，在观察眼震上，是 ENG 之后的重要发展，它与 ENG 的记录方法不同，通过红外线摄像，简便、直观地记录了眼震。

【VNG 的基本原理】

应用安装有红外线发射装置的摄像头，制成眼镜式或眼罩式，一般在暗室条件下进行检查，也可以在床旁进行检查，将红外线光束发射至眼球，并将反射回来的红外线经影像采集卡将影像信号转换成数字信号，传送至计算机，经计算机处理分析眼震有关的参数，而显示在显示器上及录像机上。

【VNG 的记录】

1. 被检者在暗室中将视频眼罩戴于头上，端坐或躺卧于检查床上，根据检查内容取下或不取下眼罩上的挡板，睁眼直视刺激屏。

2. 眼动振幅定标　方法同于 ENG，计算机根据眼动刺激屏上预定的光点，自动计算出幅度标值。

3. 眼动影像观察　试验时，眼动图像显示在计算机屏幕或显示器上，可永久保留于光盘上。眼球影像可在一种试验结束后立即作参数计算结果。

4. VNG 记录的优缺点　眼动图像的记录，操作方便，不需电极，故无电磁波及患者活动的干扰，灵敏度的信号稳定，可靠性大，准确性高。缺点是不能闭眼观察。

【VNG 的参数】

VNG 的参数与 ENG 相同，其慢相速度最好采用 20°/s，这样，其对光点的跟踪速度与刺激速度一致，其比值应为 1/1，实际上测试正常值为 0.6～1.1，超过此值为异常。

VNG 可记录旋转性眼震，测定其旋转角度及角速度，但此种软件尚未能应用于临床。

三、眼震图的系列检查项目

检查前的准备

ENG 及 VEG 进行检查前，应向被检者说明检查的注意点：①检查前一天停用影响中枢神经系统功能药物，不能喝酒；②检查当天不进早餐及水；③面部用肥皂洗除油脂，不用化妆品；④除去头饰；⑤检查时进行心算；⑥检查外耳道，如有耵聍应去除，如有鼓膜穿孔，则进行温度实验时，需用氯霉素眼药水代替；⑦暗室中适应 30min 后才进行检查。

【自发性眼震试验】

自发性眼震试验（spontaneous nystagmus）　被检者端坐，平视及注视左、右 30°处前方的光标，睁眼及闭眼各 30s（如为 VNG 检查则不作闭眼检查），正常情况下，慢相速度不应超过 6°/s。

【凝视试验】

凝视试验（gaze test）　被检者端坐，正视前方及凝视左、右、上、下方向偏移 30°之光标，睁闭眼各 30s（VNG 不作闭眼检查）。桥小脑角肿瘤可出现眼震。

【扫视试验】

眼急动性眼动（saccade eye movement）也称扫视试验（saccade test），为扫视系统产生的眼动。定标试验实际上即为本试验，为视辨距障碍试验。本试验是一种随意的眼运动，正常情况下，当眼从一个注视点快速移至另一注视点时，为了使注视点物像能在尽可能短的时间内准确地落于黄斑处，眼球需急速准确的跳动，从而提供了眼的稳定功能。

1. 检查方法　被检者坐位，头保持直位，视距为60cm，双眼同时注视并随视跟踪仪灯光光点移动，水平扫视及垂直扫视先后分开测试，至少连续记录5个扫视波。扫视频率为0.5Hz，视标夹角为20°，也可用30°，视标移动顺序为中央→右→中央→左→中央，一般不作垂直扫视。

2. 结果评定包括准确性，速度及反应时间。

（1）准确性：①正常的扫视试验结果：为快速上升及下降的方波。有时方波不是完全水平状，出现一种斜波形改变；或有1～2个眼球的矫正性跳动（图7-5-13）；②异常的扫视眼动：小脑病变时，则出现视辨距障碍，眼注视某一目标时，不能准确地注视物体，眼球运动超过或落后于注视点，此种眼球运动的过速或不足，称为过冲（over shoot）或欠冲（under shoot）（图7-5-14）。周围性前庭损害不出现此种情况。脑干损害，如椎-基底动脉缺血性损害，多发性硬化、肿瘤及变性疾患，多出现“欠冲”的视辨距障碍，其他如基底神经节疾病，Parkinson病晚期、Huntington舞蹈病、Wilson病，以及额顶叶损害等也可出现“欠冲”的视辨距障碍。双侧病变时则多出现“过冲”，单侧病变时，扫视障碍出现于向患侧方向扫视时。

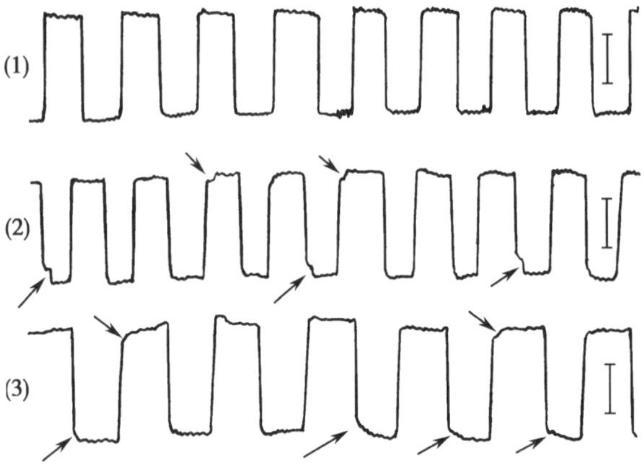

图7-5-13　扫视试验
（1）正常图形　（2）、（3）正常图形有斜波形改变（箭头所示）或1～2个眼球矫正性跳动

（2）速度：扫视峰速取决于眼球运动的快慢，周围性前庭损害峰速无改变，如速度变慢，可为桥脑病变之表现。

（3）反应时间：即潜伏期，为给被检者开始扫视眼动的指令至出现扫视开始时间，正常为250ms，上限为350ms。周围性前庭损害，脑干及小脑损害为正常。多发性硬化，中枢神经系、广泛的变性疾病，反应时间延长，基底神经节疾患也延长。

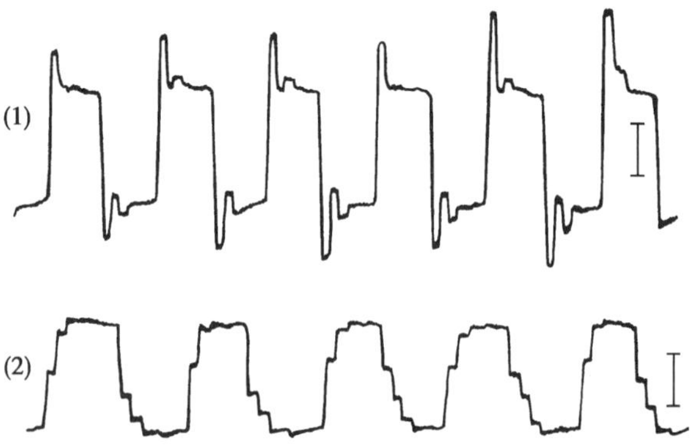

图7-5-14　扫视试验
（1）过冲　（2）欠冲

【平稳跟踪试验】

平稳跟踪试验（smooth pursuit test）也称为平稳跟踪眼动（smooth pursuit eye movement），或称眼跟踪试验或正弦跟踪试验。

当一种视标缓慢平稳经过视野时，眼能跟踪此视标，其速度一般为40°/s，频率为1～1.5Hz，超过上述速度及频率，则出现眼急动的眼球运动，致使平稳跟随眼动消失。

1. 检查方法　视跟随仪频率可变，通常采用0.5Hz，视标光点可为水平及垂直。

被检者坐位，头直位，双眼向前平视，并跟随视跟随仪的移动光点，通常视距为60cm，视角20°，根据需要此速度可变。

2. 结果评定临床上可分为四型（图7-5-15）。

Ⅰ型：为正常型，为平滑正弦曲线。

Ⅱ型：也为正常型，为平滑正常曲线上附加少量眼急动。

Ⅲ型：曲线不平滑，呈阶梯状，为较多眼急动波叠加于其上所致。为小脑、脑干病变，急性一侧性周围性前庭损害所出现的图形。

Ⅳ型：曲线波形完全紊乱，为中枢性病变。

如服用巴比妥类药，抗惊厥药，焦虑也可致平稳跟踪试验异常。

【视动性眼震试验】

视动性眼震试验（optokinetic nystagmus test），为物体在视野中连续运动所引起的眼的反射性摆动。当眼注视视野中连续移动的物体时，移动的物体受到两眼的注视及跟随，但当出现的物体像落于视网膜周边部位时，为了使物体像能落在黄斑部，眼球出现反射性反跳，这种快慢交替的眼动，形成视动性眼震。

1. 检查方法　检查时必须有一台视动眼震刺激仪，

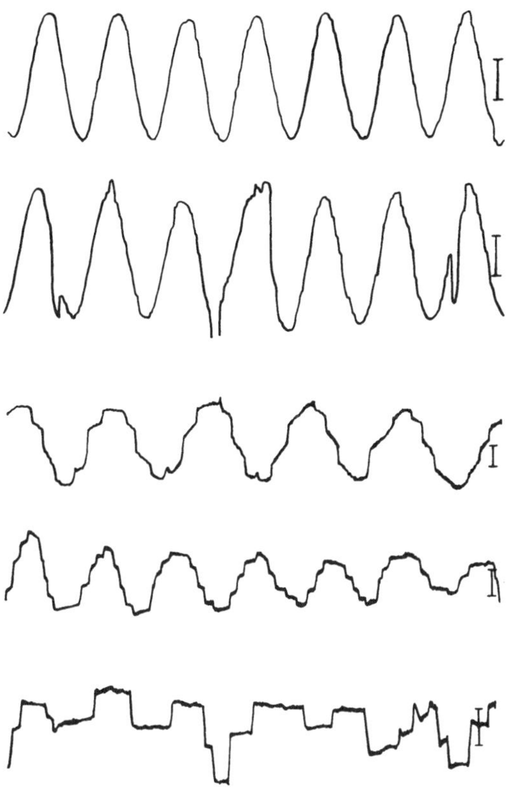

图 7-5-15　平稳跟踪试验
（1）Ⅰ型曲线　（2）Ⅱ型曲线　（3）Ⅲ型曲线　（4）Ⅳ型曲线

此种设备可为转鼓，光条屏幕，转筒，转笼（其内壁有投影光条）等。过去，一般用小的条纹状转鼓进行检查，但此种小转鼓实际上为测试平稳跟随试验之用，而不能测试视动眼震（Barser，Stock 和 Well，1980），故以大视野之视屏为佳。光条的角加速度为 60°/s，角加速度为 0°～100°/s 可变。

2. 结果分析

（1）单侧或双侧视动性眼震增益降低。

（2）单侧或双侧视动性眼震缺失。

（3）节律及振幅不规则，双侧不对称。

（4）眼震方向逆转。

异常的视动性眼震，主要为中枢性病变，见于皮层、间脑、脑干、小脑病变时，周围性前庭损害急性期也可出现双侧不对称（表 7-5-3）。

【视动后眼震试验】

视动后眼震试验（optokinetic afternystagmus）发生于视动性眼震测试刺激结束后，在暗室中记录。其快相与视动性眼震相同；但振幅及频率逐渐减弱的一种眼震。

1. 检查方法　检查法同视动性眼震，但刺激速度一定要达到 40°/s 或更大。刺激时间以 60 秒为最佳。

2. 结果分析　应了解：①快衰减成分及慢衰减成分的时间常数，前者为 1.15 秒；后者为 48.8 秒。②初始速度，计算第 2 秒的慢相速度，正常为 10.9°/s ± 2.9°/s。③对称性。

表 7-5-3　视动眼系统功能异常的特征

损害部位	扫视试验	平稳跟踪试验	视动性眼震
单侧周围性前庭损害	正常	短暂对侧障碍	短暂对侧慢相速度减低
桥小脑脚	同侧障碍	进行性同侧或双侧障碍	进行性同侧或双侧慢相速度降低
小脑及脑干	最大速度降低，延迟时间增加	同侧或双侧障碍	同侧或双侧慢相速度降低
基底神经节	“欠冲”，双侧延迟时间增加	双侧障碍	双侧慢相速度降低
额顶叶	对侧障碍	正常	正常
顶枕皮层	正常	同侧障碍	同侧慢相速度降低

迷路至脑干的通路及前庭神经核病变，皆可致视动后眼震出现异常。

（七）位置性试验（见 815 页）。

（八）变位性试验（见 816 页）。

（九）冷热试验（见 817 页）。

（十）旋转试验（见 819 页）。

四、眼震图测试的临床意义

眼震图是眼震图像的记录，在临床应用上，必须结合病史，其他的有关检查，才能做出诊断，是一项辅助诊断的测试内容。它可以评定前庭神经系统的功能状态：是正常还是异常，但无法精确定位，一般仅能判断是前庭性，还是非前庭性，是中枢性的，还是周围性，但难以作病因诊断，故其临床应用有一定的局限性。目前，裸眼观察法仍是临床上常用的观察法，但由于固视作用的影响，以致小而弱的眼震不易发现，且不能进行定量分析。Frenzel 眼镜观察法虽可消除固视抑制，提高观察的准确性，但仍不能作定量分析，由于在变位性及位置性试验时，无牵拉电极导线致干扰 ENG 记录波形，所以常应用此法进行观察。而眼震图可客观、动态、定量地记录眼动及眼震，但需具有价格昂贵的专门仪器，专门检查人员，故不能广泛应用。而且记录时，赝象的出现，亦应注意。赝象出现于眼睑活动，眨眼，舌在口腔中活动，用力鼻呼吸，面肌活动等致皮肤电位改变时，有时难与眼震区别，故应嘱被检者尽量放松，减少上述活动。总之，眼震图是一种重要的客观记录手段，不仅可用于临床诊断，且对航天医学研究也极为重要。

第十一节 前庭功能检查的实际应用

前庭功能检查的各种试验是为了确定病变或功能障碍的部位，了解中枢代偿情况，以及病变或功能障碍动态的变化，从而了解功能恢复情况。但是，前庭功能检查方法繁多，费时费力，被检者难以舒适地接受这样繁多的检查，因此，应确定一些既对诊断有较重要意义，而又能为被检者所接受的检查系列方法。

【必要的检查方法】

1. 门诊检查 病史是诊断眩晕的重要组成部分，甚至是诊断的主要部分，而检查法仅为辅助诊断的手段。因此，详细的病史询问、分析极为重要。病史询问之后，在耳鼻咽喉科检查之后，则可进行下列检查。

（1）明室中裸眼自发性眼震检查：了解有无出现自发性眼震，凝视性眼震，眼球运动有无障碍（部分脑神经的功能状态也可由此而了解）。

（2）鼻过指试验及指-鼻-指试验：了解平衡功能及小脑功能。

（3）Romberg 试验及 Quix 试验：了解平衡功能状态。

（4）对指运动试验：了解小脑功能。

（5）角膜反射测试及面部触觉检查：可了解面神经及三叉神经功能。

上述检查时间短，患者能舒适地配合，从而可初步了解患者的平衡及协同功能状况。

2. 眼震图的系列检查。

【检查结果的综合评定】

前庭功能检查结果的评定，必须是在规范的检查方法，记录准确可靠的基础上进行分析。如检查结果可疑，应进行复查。

通常，对检查结果进行单项评定，仅是作为综合评定的资料收集，将单项评定是否为异常综合分析，判断前庭功能是否正常。然后进一步做出定位诊断（表 7-5-4）。

表 7-5-4 前庭功能检查结果综合分析

病变部位	自发性和（或）凝视眼震	扫视试验	平稳跟踪	视动性眼震	变位性及位置性眼震	旋转试验	冷热试验
周围性							
外半规管	对侧眼震固视抑制	正常	正常，急性损害时对侧异常	正常，可有对侧慢相异常及对侧优势偏向	对侧摇头性眼震	对侧优势偏向	同侧半规管轻瘫，对侧优势偏向
后半规管	未明	正常	正常	正常	患耳在下时出现	正常	正常
前庭神经和前庭神经节	对侧眼震	正常	正常	正常	未明	对侧优势偏向	同侧半规管轻瘫，对侧优势偏向
中枢性							
前庭神经核	对侧眼震旋转性眼震	正常	正常	正常	未明	对侧优势偏向	同侧半规管轻瘫，对侧优势偏向
小脑	凝视眼震反跳性眼震，周期交替性眼震	正常速度辨距不良	同侧异常，同侧优势偏向	同侧异常同侧优势偏向	中枢型	同侧优势偏向节律障碍	同侧优势偏向，可有节律障碍
低位脑干	对侧眼震旋转性眼震，周期交替性眼震	正常	同侧异常	同侧异常及同侧优势偏向	中枢型	对侧优势偏向	对侧优势偏向
桥脑	凝视眼震	同侧凝视瘫痪外展麻痹	同侧异常	同侧异常及同侧优势偏向	中枢型	对侧优势偏向	对侧优势偏向
大脑半球	跷跷板性眼震	正常	异常	异常	未明		
大脑皮层	对侧凝视眼震	对侧凝视瘫痪	同侧异常	同侧优势偏向	无	未明	同侧优势偏向

（钟乃川）

第十二节　声刺激前庭诱发肌源性电位

20世纪50、60年代，Geisler、Bickford、Cody等发现强声刺激可以在人体头颈部肌肉诱发出具有重复性的肌源性电位。以后的研究证实，这种由强声刺激在同侧胸锁乳突肌诱发出的中潜伏期肌源性电位可能起源于前庭器官，而称之为前庭诱发肌源性电位（vestibular evoked myogenic potential，VEMP）。临床上可用于评价球囊功能，成为一项新的前庭功能检查项目，具有无创、方便易行的特点。

【检测方法】

受试者取坐位，使用诱发电位系统分别在两侧胸锁乳突肌记录。一侧记录时，为使记录侧胸锁乳突肌达到强直收缩状态，头应尽量偏向对侧达到肉眼可以观察到受检者胸锁乳突肌侧缘的程度。采用银/氯化银圆盘电极，表面电极置于兴奋的胸锁乳突肌中部肌肉最紧张处，左右侧部位对称，参考电极置于胸骨上部，前额接地。单耳给声，同侧胸锁乳突肌电极记录，不给声时肌肉兴奋和给声时肌肉放松作为对照。通过耳塞式耳机给予脉宽0.1ms的短声作为刺激声，刺激重复率为5Hz，一般叠加100次，必要时增加至150或200次以引出理想的波形；带通滤波5Hz～3kHz，分析窗宽为给声后0～100ms。检测时，刺激声强度从102dB nHL开始，然后以2dB～5dB强度间隔逐渐降低，直至诱发的阳性肌电位幅值由大减小至消失。若在给予102dB nHL刺激声强时尚未引出有意义的波形，则认为该耳VEMP为阴性。

【波形分析】

绝大部分正常人可引出VEMP，给声后10～30ms可出现具有重复性的p1n2波（图7-5-16）。该波为具有重复性的中潜伏期双向曲线，以给声后10～30ms时段的波形最具重复性。当受试者颈肌完全放松时，此双向曲线消失，提示其为肌源性。单耳给声刺激可在同侧引出VEMPs；不给刺激声而胸锁乳突肌处于强直收缩时，有不稳定的肌源性波形，随着叠加次数的增加波幅趋于减小；不同时间检测，波形无重复性及稳定性；胸锁乳突肌放松时，给或不给刺激声检测相同，波形平直，仅出现少数微小的棘波（图7-5-17）。

VEMP波形主要为典型p1和n2波（图7-5-16），平均潜伏期p1～n2为15.97～24.41ms，各家文献报道的潜伏期略有差异，可能与仪器、检测方法和个体差异有关，但连续性p1和n2波均出现在给声后10～30ms之间，属于中潜伏期反应。据报道VEMP引出阳性率为75%～100%。差异的原因可能来源于以下几个方面：①受试者方面：受检者转颈不力，不能使胸锁乳突肌达到有效的紧张度，如颈椎病患者；受试者肌肉薄弱或萎缩，如瘦小女性、幼儿、老年人；配合不好，如在测试过程中不能始终坚持使肌肉达到兴奋；另外，不同受试者中，球囊的声敏感神经元对刺激声的敏感度可能存在较大的差异；②仪器方面：刺激声声强、单位不一，如声强从95dB到105dB，单位有nHL或SPL等；确定阳性的幅值标准不尽相同；使用不同刺激声如短声和短纯音亦可导致一些差别。

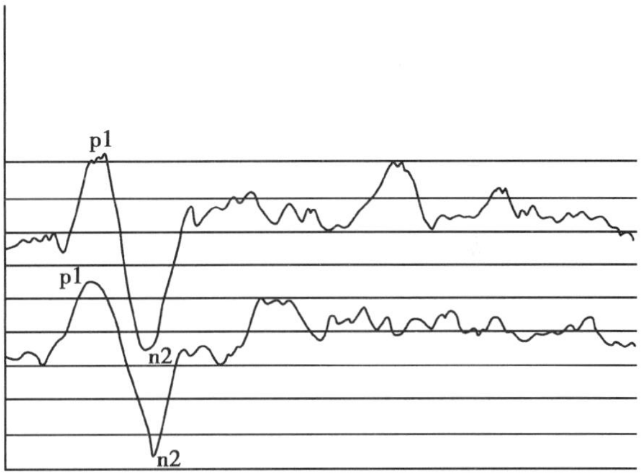

图7-5-16　同侧耳给声同侧胸锁乳突肌记录到的典型前庭诱发肌源性电位正负波

第1个正波表示为p1，位于给声后13ms，第2个负波表示为n2，位于给声后23ms

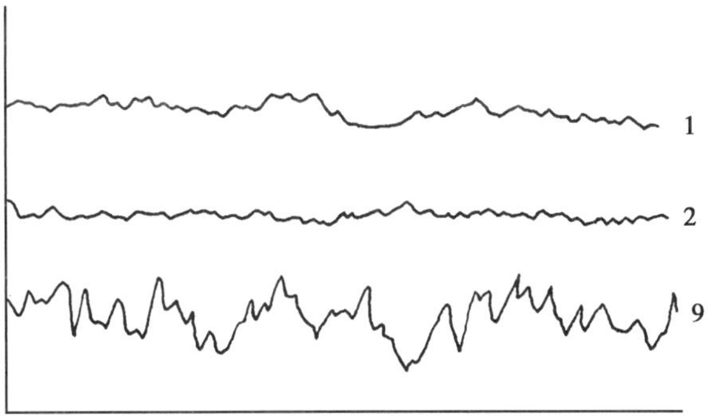

图7-5-17　肌肉松弛及肌肉紧张时记录前庭诱发肌源性电位

记录1、2分别为肌肉松弛时，给声和不给声的结果，可以看出肌肉松弛时为阴性波，波形平直；记录9为肌肉紧张但不给刺激声得结果，亦为阴性波，但背景肌电活动明显

【VEMP的反应侧别】

单耳声刺激，同侧胸锁乳突肌引出VEMP，双耳给声后波形与同侧相似；对侧给声后波形不明显。提示反

应的主要传入纤维在脑干中枢不交叉。前庭脊髓反射通路主要有外侧前庭脊髓束（lateral vestibular tract，LVST）和内侧前庭脊髓束（medial vestibulospinal tract MVST），LVST的快慢纤维通过同侧前索到脊髓灰质运动神经元，而MVST在两侧通过内侧纵束交叉后下行，因此，可以认为VEMP的产生是经过LVST途径。临床进行VEMP检测时，常用声刺激一侧耳、同侧胸锁乳突肌记录、每侧耳分别进行的方法，结果分别反应各刺激耳的功能状况。

【VEMP产生机制】

研究发现某些梅尼埃病患者在前庭神经切除前VEMP存在，切除后VEMP消失，推测VEMP产生可能依赖前庭神经的完整性（Colebatch和Halmagyi，1992）。另有报道称，在一例内耳道狭窄患者可引出正常清晰的VEMP波，而该侧耳蜗及蜗神经功能几乎丧失，提示VEMP的非耳蜗源性（Ito等，2001）。在重度以上感音神经性聋患耳可引出正常的VEMP，孔维佳等研究表明VEMP是否引出与感音神经性听力损失程度无关，大于90dB HL的极度感音神经性聋耳可以引出与对侧正常耳相同的VEMP波。此外，耳声发射与ABR异常的患者均可正常引出VEMP，说明VEMP与耳蜗功能状态和听觉通路无直接联系。以上这些证据支持VEMP的前庭源性及非耳蜗起源性。动物实验表明VEMP起源于球囊，并认为球囊可能具有声敏感的神经元（Didier和Cazals，1989；Murofushi等，1995）。球囊由前庭下神经纤维分布，故VEMP的可能产生途径为：球囊→前庭下神经→脑干前庭神经核→前庭脊髓通路→肌运动神经元。该反射又称为前庭肌反射，VEMP的引出依赖于前庭肌反射途径的完整性，而VEMP异常可反应前庭肌反射途径的异常。

【VEMP的临床应用】

Shojaku等联合甘油试验，将口服甘油前后的VEMP进行比较，应用于内耳膜迷路积水的辅助诊断。Murofushi等联合冷热试验和VEMP判断急性前庭神经元炎时受累的前庭神经分支，其原理为冷热试验中眼震的产生是经过前庭上神经，而VEMP则通过前庭下神经；冷热试验异常提示前庭上神经受累，VEMP引不出提示前庭下神经受损。Takeichi等将VEMP用于累及前庭下神经的听神经瘤的诊断，此时冷热试验结果可能正常，而VEMP反应阴性；当听神经瘤未累及前庭下神经时可能冷热试验异常，而VEMP却能正常引出。

冷热试验刺激半规管产生眼震的途径为：半规管受冷热刺激→前庭上神经→脑干前庭神经核→前庭眼束→眼肌，称为前庭眼反射。而如上所述，VEMP产生的途径为：球囊接受声刺激→前庭下神经→脑干前庭神经核→前庭脊髓通路→颈肌运动神经元，称为前庭肌反射。由于冷热试验和VEMP的反射途径不同，因而具有不同的意义。VEMP可以通过阈值升高、幅值降低的表现来反映球囊功能及前庭肌反射途径的异常。与冷热试验一样，VEMP可以分别检查每一侧耳的情况。而且VEMP不引起患者眩晕症状，痛苦小，在急性眩晕时亦不为禁忌，检查设备同ABR，方便易行，可用于眩晕患者的辅助诊断。

总之，目前认为，前庭诱发肌源性电位广义上属于听性诱发电位的一种，表现为声刺激后10～30ms之间出现的具有重复性的一个正负波。绝大部分正常人可引出VEMP波形。VEMP的引出反应该侧球囊→前庭下神经→脑干前庭神经核→前庭脊髓通路→颈肌运动神经元反射途径的完整性。此通路上的各种病变可使VEMP出现阈值升高、潜伏期延长、波幅降低、两耳幅值比增大，乃至波形消失等改变。这些病变包括内耳损害（如积水、退行性变、各种理化损伤等），前庭神经元炎、听神经瘤及低位脑干病变等。因此，可将前庭肌反射作为临床诊断的辅助检查项目，而其机制和应用仍有待进一步研究。

（孔维佳）

第六章

耳的先天性畸形

由于遗传、染色体畸变、内外环境等各种因素的影响，如孕期（特别是孕早期）母体病毒感染、用药、胚胎在宫内受到挤压、放射性损伤以及父母吸烟、饮酒等危险因素，外耳、中耳和内耳均可发生畸形。其中耳廓和外耳道及中耳的畸形常同时存在。是头颈部先天性畸形中最常见者。据统计，新生儿发病率约为1/10000～1/20000。而中耳和内耳畸形共存者比较少见，这可能与膜迷路发源于听囊，鼓室则源于第1咽囊有关。耳畸形还可合并颌面和其他器官、组织的畸形，而称为各种先天性畸形综合征，有关内容将在第十七章中一并叙述。

第一节　先天性耳前瘘管

先天性耳前瘘管（congenital preauricular fistula）是一种临床上常见的先天性外耳疾病，为第1、2鳃弓的耳廓原基在发育过程中融合不全所致。家系调查证实其遗传学特征为常染色体显性遗传。根据国内抽样调查发现，该病发病率为1.2%，男女比例为1∶1.7，单侧与双侧发病之比为4∶1，较少合并其他耳部畸形。瘘管的开口很小，多位于耳轮角前；少数可在耳廓的三角窝或者耳甲腔（图7-6-1），平时可无症状，甚至一生无感染或自觉症状，不以为疾。如出现感染，方引起注意和接受治疗。

【病理】

先天性耳前瘘管为一狭窄的盲管（窦道），深浅长短不一，可呈分支状，长度从1mm到3mm以上，可穿过耳轮脚或耳廓部软骨，深至外耳道软骨与骨部交界处或者乳突表面。管壁被囊复层鳞状上皮，具有毛囊、汗腺、皮脂腺等组织，管腔内常有脱落上皮、细菌等混合而成的鳞屑或豆渣样物，有臭味。管腔可膨大成囊状，如发生化脓性感染，可形成局部脓肿。

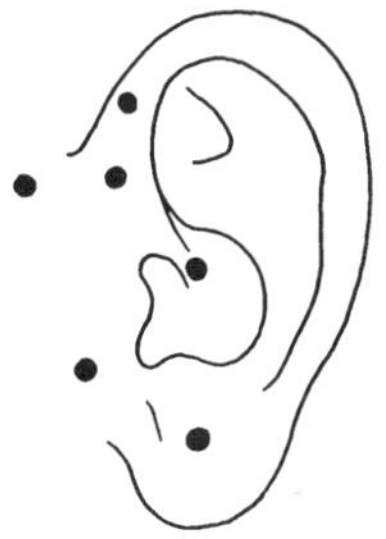

图7-6-1　先天性耳前瘘管开口部位

【症状与检查】

一般无症状。按压时可有少许稀薄黏液或乳白色皮脂样物自瘘口溢出，微臭，局部微感瘙痒不适。如发生感染，则局部及其周围组织发生红肿、疼痛，而形成脓肿，脓肿穿破后溢浓，可如此反复发作形成瘢痕。感染时间长时，瘘管口附近皮肤可发生溃烂，肉芽，或形成数个溢脓小孔。瘘管较长、伸展较远者，如深部发生感染，可在远离瘘口处发生脓肿。我科在1959年遇到一例左耳前先天性瘘管，无明显炎症表现，但其瘘管长约3cm，通向耳后颈上部近乳突尖处，在此形成脓肿，在外院穿刺排脓10余次，8年未愈。后经将瘘管寻得并全部摘除得以根治。国内有人（1963）也报告2例，在耳后乳突部形成脓肿，但耳轮角前瘘口同样无明显炎症表现，这类病例容易被误诊为乳突炎。

【诊断】

根据病史与局部检查，一般无困难。按其瘘口位置与瘘管走向，可与第一鳃沟瘘管相鉴别。急性感染与溃疡不愈时需要与皮肤疖肿或颈部淋巴结炎和淋巴结结核性溃疡等相鉴别。

【治疗】

1. 无感染或无任何症状者，通常不需要治疗。

2. 耳前瘘管切除术　如出现局部瘙痒，有分泌物溢出者，宜行手术切除。对反复发生感染的瘘管，或因感染引起皮肤溃烂者，应手术切除，但需先控制急性炎症。局部有脓肿者应切开引流，待炎症控制后再手术。手术方法如下：

（1）先以钝头弯针插入瘘口，注入2%美蓝溶液少许，注射后稍加揉压，将多余的染料擦干净，以免污染手术视野，也有利于亚甲蓝向深部或分支浸润。

（2）瘘管周围以1%普鲁卡因做皮下浸润麻醉。小儿可在基础麻醉加局部麻醉下进行。

（3）在瘘管口周围做一梭形切口，切开皮肤。沿蓝染的瘘管向深处分离，注意勿将瘘管分破，分断，以免瘘管内容物溢出污染手术视野，或切除不彻底。分离中可用组织钳提起已分离出的瘘管，再循此继续分离，直达盲端。如有分支，也需全部予以分离，切除。

（4）如果术中发现瘘管的另一端通向鼓室或者外耳道深部，则需循窦道延长切口，将耳廓向下翻转，方能使手术视野得以良好暴露。

（5）如皮肤溃烂，但溃烂面积不大，可在急性炎症控制后，将瘘管及皮肤溃烂面一并切除，然后缝合皮肤，可达治愈目的。

（肖红俊　刘世英）

第二节　第1鳃沟瘘管

第1鳃沟瘘管（first branchial cleft fistula）也称先天性耳颈瘘管，是第1鳃沟发育异常所致。胚胎发育第4周时，第一鳃沟逐渐深陷，其背部成为原始外耳道，中部形成耳甲腔，腹侧端消失。若胚胎第2～4个月期间，第1鳃沟腹侧消失不全，即可形成与外耳道关系密切的外胚层组织残留。可同时伴发耳廓及外耳道畸形。Alwyn等（2002）查阅了1923年至2000年间，包括英语、法语、德语在内的有关第1鳃沟瘘管的病例报道共计172例，经统计发现，男女比例为1∶2.3，左侧发病略多于右侧，平均发病年龄为19岁。

【病理】

病理特征与先天性耳前瘘管基本相同，但瘘口位置与瘘管走向不同。外瘘口多位于患侧下颌角附近、耳廓后下或乳突尖下方；内口或者盲端多位于或指向同侧外耳道的后壁和下壁。可表现为囊肿、瘘管或窦道等形式。

【临床表现】

瘘管开口一般于出生时即已存在，多位于患侧下颌角附近、耳廓后下方或乳突尖前下方，有约针眼大的皮肤凹陷或小口，常易忽略。位于外耳道壁的瘘口尤其难察觉，多数在出生后数月或数年，甚至出现症状后始被发现。按表现形式不同，可分为下列几种类型：

1. 瘘管型　有内外两个开口。外口在患侧耳垂下方或胸锁乳突肌前与下颌角后方连线的某一部位，内口可因发育障碍出现的胎龄不同而有所区别。因开口位置不同可分为：①单纯瘘管型，由第1鳃沟发育异常形成，其内口在外耳道骨部与软骨部交界处；②复合瘘管型，发育障碍出现在闭锁膜形成之前，第1咽囊与第1鳃沟之间沟通，瘘管之内口可追溯至由咽囊发育而成的鼓室腔或咽鼓管。

2. 囊肿型　表现为耳垂后下方进行性增大之囊性包块，与表面皮肤无粘连，常在腮腺浅叶深面，部分包在腮腺内，与面神经颞骨外主干段相邻。并发感染时，出现局部红、肿、热、痛等。炎症消退后包块可以缩小，但不消失。如形成脓肿，在耳下区皮肤溃破排脓后形成久治不愈的瘘管。

3. 窦道型　也表现为耳后或耳垂下方包块，但有窦道与外耳道相连，即在患侧外耳道软骨部与骨部有瘘口残存，形成由外耳道狭部伸向耳廓后方或下方之窦道。因窦道狭小，窦道腔内排除物长期蓄积在窦道远端，可致盲端膨大形成囊袋状，如感染严重，局部皮肤破溃，可在耳后或耳下区形成瘘管。

【诊断】

根据病史和局部检查，一般可做出诊断。依瘘口位置、走向及是否存在内口等情况，与先天性耳前瘘管相鉴别。表现为耳后包块，或者因继发感染破溃成瘘时，应注意与化脓性中耳炎之耳后脓肿、腮腺囊肿、、皮脂腺囊肿、耳后淋巴结炎、淋巴结结核等相鉴别。

【治疗】

手术彻底切除瘘管或者窦道是治愈该病的惟一方法。若有感染，需先行抗感染治疗；有脓肿形成者先切开引流，经换药抗炎治疗，控制炎症后行切除术。

手术一般在全身麻醉或局部麻醉下进行。可先经瘘口注入少许亚甲蓝溶液，表浅而较短的瘘管可沿其行程作纵形切口，并于瘘口周围作小的梭形切口。而对于大部经过腮腺或位于腮腺内的瘘管或囊肿，为了避免面部的损伤，可采用与腮腺切除术相似的切口，即上自耳屏前或耳垂后，下达下颌角稍微向下的水平，沿胸锁乳突肌前缘纵形切口。

Olsen 等（1980）提出了第 1 鳃沟瘘管手术治疗时应遵循的主要原则，主要包括：①反复出现感染的病例，应在下次感染出现之前或瘢痕形成之前尽快予以切除，否则手术时将会遇到困难与危险；②选择手术切口应考虑到既有利于全部切除病变，又便于暴露和辨认面神经主干或其主要分支；③儿童的鳃沟囊肿常伴有瘘管或窦道，应一并切除；④瘘管或窦道伸展到外耳道时，邻近的外耳道皮肤与软骨也需要相应切除等。

手术中应特别注意观察瘘管与面神经的解剖关系。Alwyn 等（2002）指出，瘘管可位于面神经或其分支的浅面，也可位于面神经或其分支的深面，少数穿行于面神经分支之间。

手术可能出现的并发症主要有外耳道瘢痕狭窄、面神经损伤和腮腺漏，应尽量避免发生。外耳道皮肤和软骨切除不宜过多，如缺损较大，需同期植皮，碘仿纱条填压。正确地选择切口，采用亚甲蓝示踪瘘管行程，熟悉面神经和腮腺的解剖及细致分离是防止面神经损伤和腮腺漏发生的技术保障。尤其对复发病例，更应提高警惕，精细操作。

（肖红俊）

第三节　先天性耳廓畸形

耳廓在胚胎第 3 周开始由第 1 鳃弓和第 2 鳃弓发生，第 6 周初具雏形。由于耳廓的各个部分如耳屏，耳垂，对耳轮，对耳屏等是从两个鳃弓上六个分离的小丘状结节为中心衍生发育而成，所以其外形可以有很大的变异。

耳廓的先天畸形（congenital malformation of auricle）又称耳廓发育不全（dysplasia of auricle），可表现在耳廓的大小、位置和形状三方面的异常。单侧畸形较多见，为双侧的 3～6 倍，男性比女性多发。

【分类】

1. 隐耳（masked ear）　耳廓部分或全部隐藏于颞侧皮下，触诊时于局部皮肤的下面可能触及隐藏耳廓的软骨支架。

2. 移位耳（displaced ear）　耳廓向下或向前等各个方向移位，形态基本正常或有轻微畸形。

3. 招风耳（protruding ear）　耳廓向前倾斜，颅耳角增大达 150°或 150°以上，对耳轮和三角窝消失，舟状窝失去正常形态，耳廓上部扁平，而耳垂和耳屏的位置正常。

4. 杯状耳（cup ear）　对耳轮和三角窝明显内陷，耳轮向前过度弯曲，耳廓形如杯状。

5. 猿耳（macacus ear）　耳廓上缘与后缘交界处出现一向后的三角形突起，如猿耳之耳尖，故得此名。

6. 大耳（macrotia）　耳廓的某一部分过度发育。全耳廓肥大少见。

7. 副耳（accessory auricle）　耳屏前方或颊部或颈

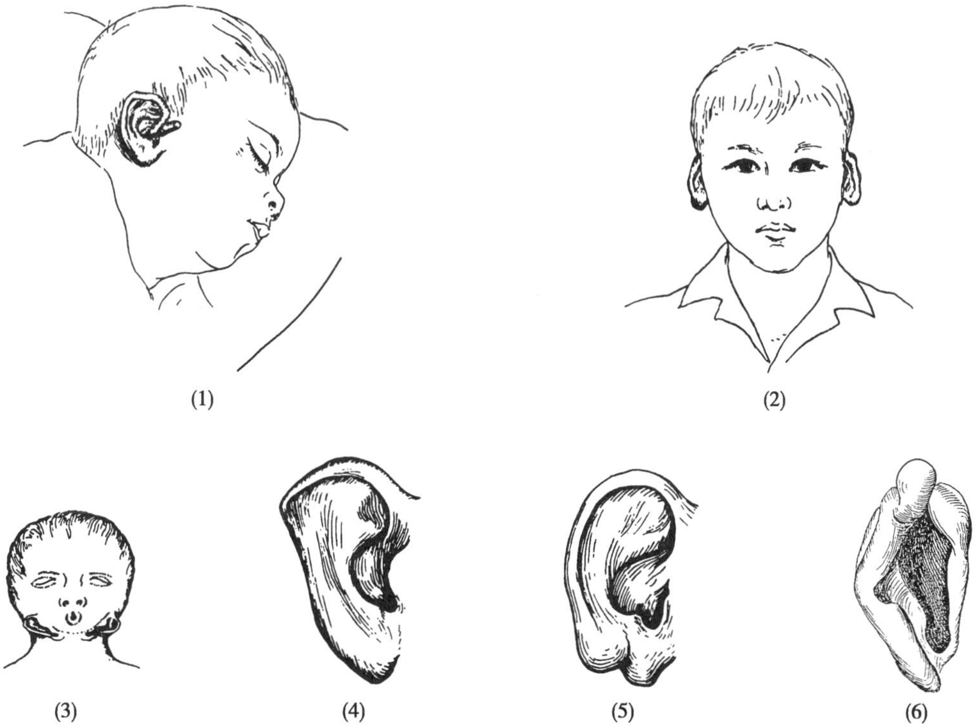

图 7-6-2　先天性耳廓畸形

（1）副耳廓　（2）猫耳　（3）颊耳合并颌小畸形　（4）猿耳　（5）耳垂分叉　（6）耳廓裂开

部有一个或数个大小不一、形态各异的肉赘样突起，突起内可能有软骨（图7-6-2）。

8. 小耳（microtia）　按Marx分类法，可将小耳分为3度：

Ⅰ度：耳廓各部均已发育，但耳廓较小，上半部可向前下卷曲。

Ⅱ度：耳廓仅为一由皮肤包裹软骨构成的不规则条形突起，有正常耳廓的1/2或1/3大，附着于颞颌关节后方或后下方，耳屏可正常。

Ⅲ度：耳廓处仅有零星而不规则的软组织突起，部分软组织突起内有软骨，位置可前移或下移。

此外尚有Ⅳ度：无耳，无任何耳廓结构，颞侧平滑。罕见，笔者仅见1例。

【治疗】

对招风耳、杯状耳、大耳等畸形，宜在5～6岁时作整形术（图7-6-3），因为此时耳廓的大小近似成人，手术干扰对耳廓未来的发育影响不大。由于小耳畸形一般均伴外耳道闭锁，所以Ⅱ度以上小耳的耳廓成形术大多与外耳道及中耳成形术同期或分期进行。如果外耳道及中耳成形术无手术适应征，则耳廓成形术可单独实施。耳廓成形术的方法有两种：

1. 以患者自体游离的肋软骨作为支架，经过雕刻和塑形后植入皮下，一期或分期再造新耳廓，但成形后新耳廓形状与正常耳廓往往相距甚远，美容效果不理想。手术时机的选择应注意：①患者自身有足够的肋软骨供

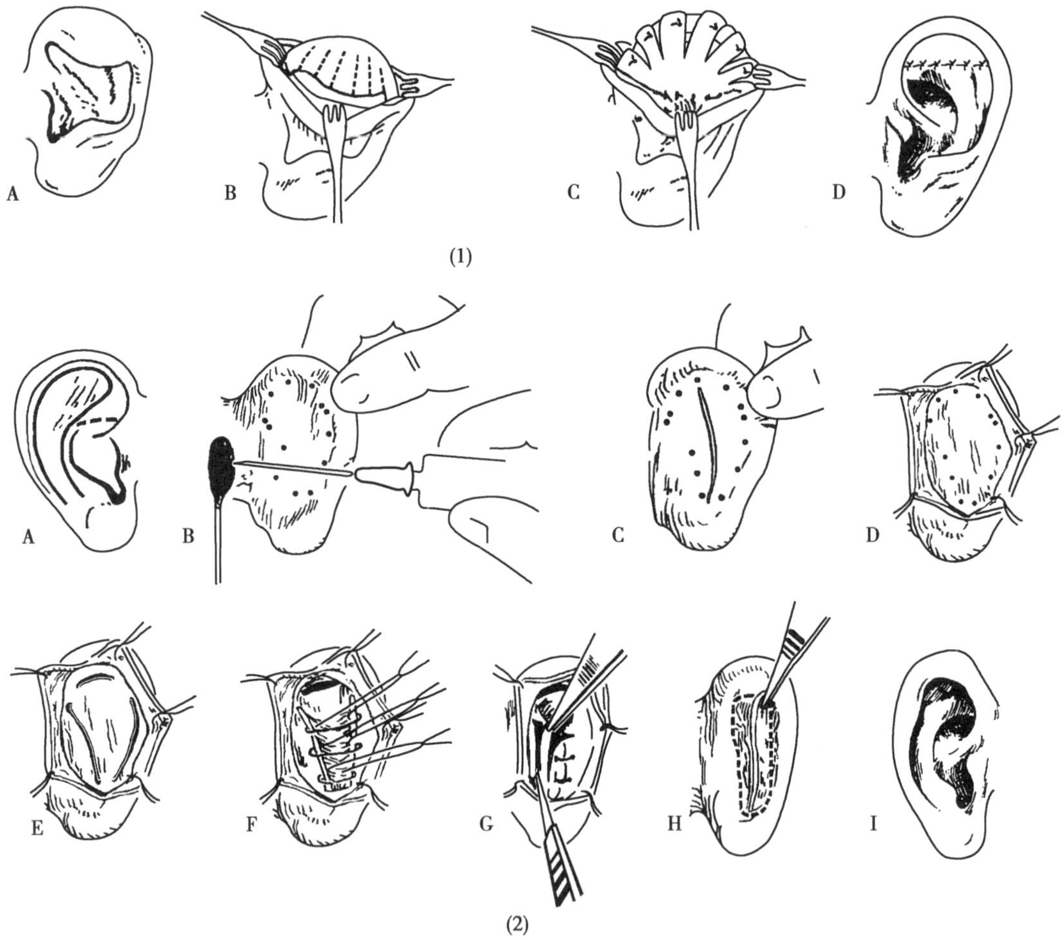

图7-6-3　耳整形术

(1)杯状耳矫正术(仿Musgrave)：A. 杯状耳　B. 提起耳廓上部，在其背面的软骨折叠处作横切口，暴露卷曲的耳轮及舟状窝软骨，并在该软骨上作数条放射状切口，使其直立，呈扇形展开　C. 切除一条耳甲腔软骨，将其缝合于展开的扇形耳轮边缘　D. 缝合切口。(2)招风耳矫正术(仿Converse改良法)：A. 用亚甲蓝描绘出对耳轮的位置　B. 在此轮廓上逐次用注射针头穿透耳廓全层后，在针头上涂抹少量亚甲蓝，再退出，形成点状的对耳轮轮廓　C. 在对耳轮轮廓背面的中央作纵行切口　D. 暴露软骨膜上的亚甲蓝标记点　E. 沿标记点纵行切开软骨，但保留对侧软骨膜　F. 将切开的条状软骨两侧用丝线缝合成管状，此即未来的对耳轮及对耳轮脚的软骨支架　G. 切除一条耳甲腔边缘的软骨，使耳廓与颅侧壁的距离缩短至2cm左右，切缘与F. 所作之管缝合2～3针　H. 切除多余的皮肤，缝合切口　I. 矫正后的耳廓

耳廓成形之用；②新耳廓的大小应近似于成年人。一般认为，6岁儿童耳廓的体积约为成人的80%～90%，此时成形的耳廓可与对侧耳廓同时生长。

2. 佩戴耳廓假体　由于高质量人工材料和相应染料的成功研制，耳廓假体近年来有了快速发展。安装时首先通过手术在外耳道口附近植入金属框架，用于固定佩戴的假体。假体可以根据患者另一正常耳的大小和肤色进行制作，佩戴后其外观可酷似正常耳廓。如假体日久老化，还可更换新的假体。

第四节　先天性外耳道狭窄与闭锁

外耳道的先天畸形（congenital malformation of external acoustic meatus）又称外耳道发育不全（dysplasia of external auditory cannal），系因胚胎期第1和第2鳃弓之间的第1鳃沟发育障碍所致。外耳道的先天畸形可分为外耳道狭窄和外耳道闭锁。外耳道闭锁常合并小耳畸形，仅在少数情况下，耳廓发育正常；而小耳畸形不合并外耳道闭锁者，却很罕见。此外，外耳道发育不全还常常合并中耳畸形。本病单侧较多见。

【分型】

外耳道的先天性畸形可分为轻度狭窄，高度狭窄和闭锁三型：

1. 轻度狭窄　可为整个外耳道全部狭窄，或软骨段和（或）峡部狭窄，而骨性外耳道正常。本型较常见。

2. 高度狭窄　软骨段仅为一瘘道；鼓骨发育不良，以致骨段外耳道仅由一裂隙状孔道所代替。鼓室外侧壁由骨质形成完全性或不完全性闭锁板。

3. 外耳道闭锁　外耳道软骨段由软组织填充。骨性外耳道由致密骨或松质骨或充满气房的气化骨代替。闭锁外耳道的骨质来源于不同的邻近部位：多数为颞骨鳞部的尾侧突起，或由乳突向前伸展达颞颌关节，少数由增生畸形的鼓骨形成闭锁的外耳道。在乳突前伸的病例，几乎大都合并鼓骨缺失，乳突前壁和畸形的下颌骨髁状突形成不典型的颞颌关节，此时由于髁状突向鼓室内突出，以致鼓室狭窄，此为鼓室狭小的原因之一（CT图片）。

由于外耳道发育不全常常合并中耳畸形，而且两者的畸形程度有一定的相关性，故目前有数种关于耳畸形的分型法，如Altmann（1955）分型法：

Ⅰ型：（轻度）外耳道狭窄，鼓骨发育不全，小鼓膜，鼓室正常或发育不良。

Ⅱ型：（中度）外耳道闭锁，鼓室狭小，有闭锁板，听骨链畸形。

Ⅲ型：（重度）外耳道闭锁，鼓室狭小或严重发育不全，听骨缺如或严重畸形。

De La Cruz（1985）在上述分型的基础上进行改良，分为2型：

1. 轻型　乳突气化正常，前庭窗正常，前庭窗与面神经的位置关系正常，内耳正常。

2. 重型　乳突气化不良，前庭窗畸形或缺如，面神经行程异常，内耳畸形。

【并发症】

本病可合并先天性和后天性原发性胆脂瘤。

【诊断】

见先天性中耳畸形

【治疗】

见先天性中耳畸形

第五节　先天性中耳畸形

鼓室和咽鼓管由第1咽囊发育而来，鼓室起源于第1鳃沟，一般认为锤骨和砧骨来自第1鳃弓，镫骨来自第2鳃弓。Strickland等报告，锤骨头、颈和砧骨体来自第1鳃弓，锤骨柄、砧骨长突来自第2鳃弓，而镫骨足板和环状韧带来自原始的迷路软骨。

先天性中耳畸形（congenital malformation of middle ear）常常合并外耳的畸形，但是也可能单独存在，即单纯中耳畸形；也可合并内耳畸形。先天性中耳畸形包括鼓室、听小骨、咽鼓管、面神经和耳内肌等畸形。这些畸形可以单独发生，也可能有某些畸形同时出现；其中以鼓室畸形和在颞骨行程中的面神经畸形较为多见（图7-6-4）。

一、鼓室畸形

外耳道闭锁者，大都合并鼓膜缺失，或仅有少量遗迹性结缔组织；外耳道狭窄常合并小鼓膜；鼓膜先天性囊肿则罕见。除鼓膜外，鼓室其他各壁较常见的畸形为先天性骨质缺裂，如天盖或鼓室底部的先天性缺失，可合并硬脑膜下垂或颈静脉球向鼓室内突出；鼓室内壁的前庭窗或（和）蜗窗狭窄、闭锁、无窗等，而窗裂则少见。颞骨发育不全时，鼓室的长度和宽度也会出现不同的改变，鼓室变小，鼓室不再分为上、中、下三部，鼓室完全缺失却很少见；此外还可出现Korne隔：鼓室被纵行或横行的骨-膜性隔板分为内、外或上、下两室，纵行分隔者，畸形的听骨可居外室，两窗位于内室。

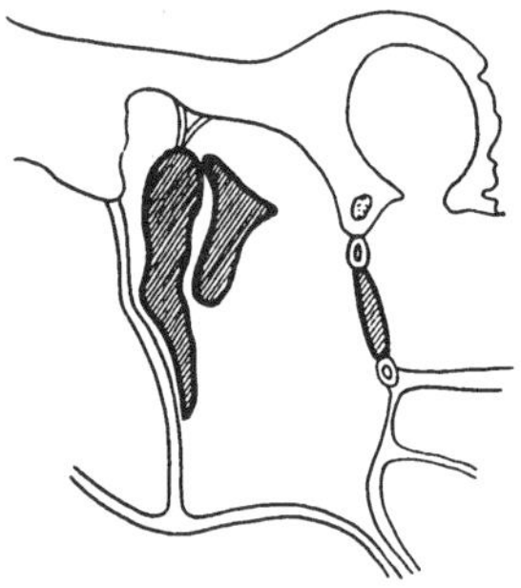
(1)

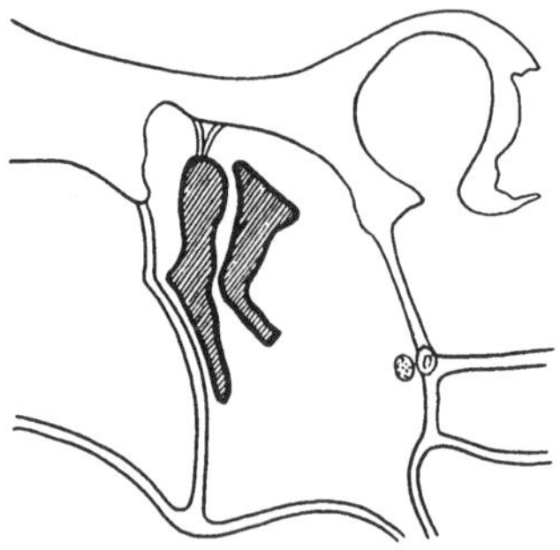
(2)

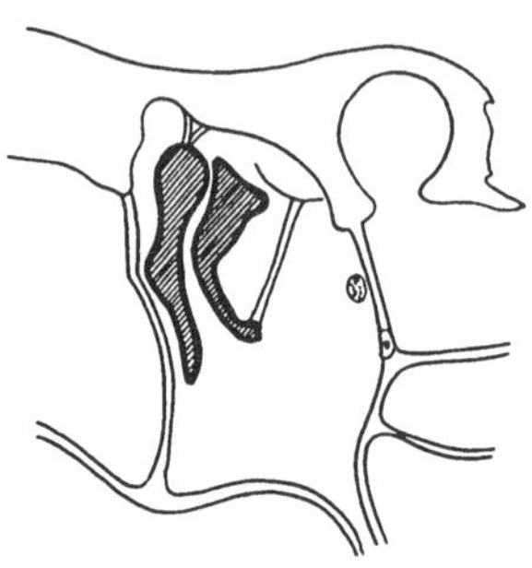
(3)

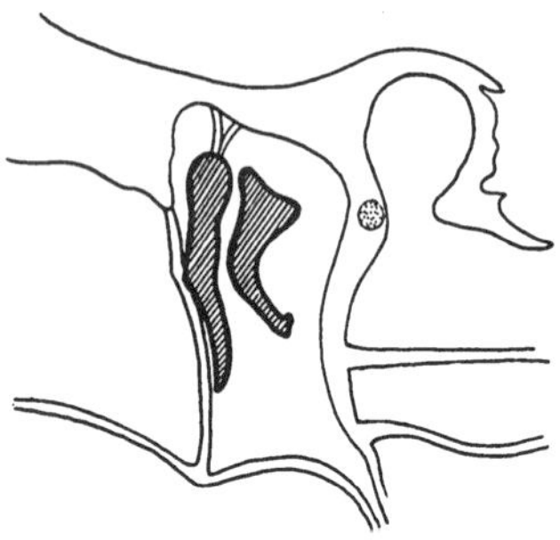
(4)

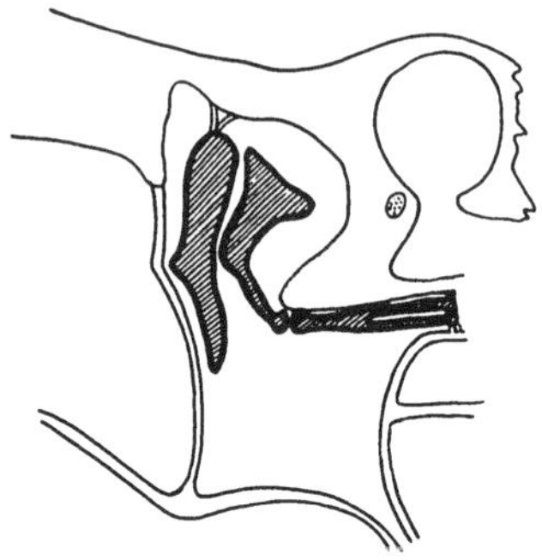
(5)

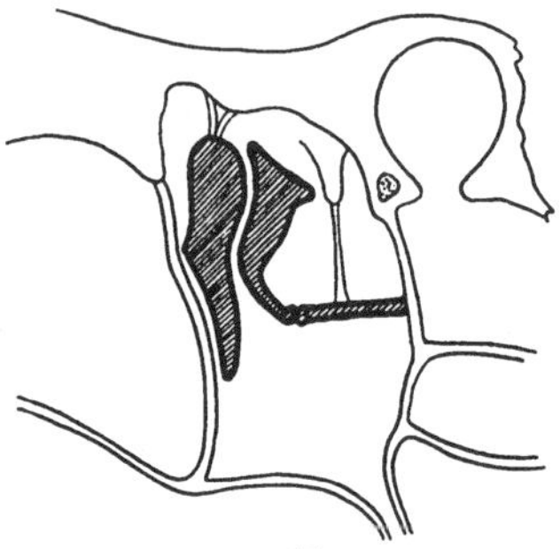
(6)

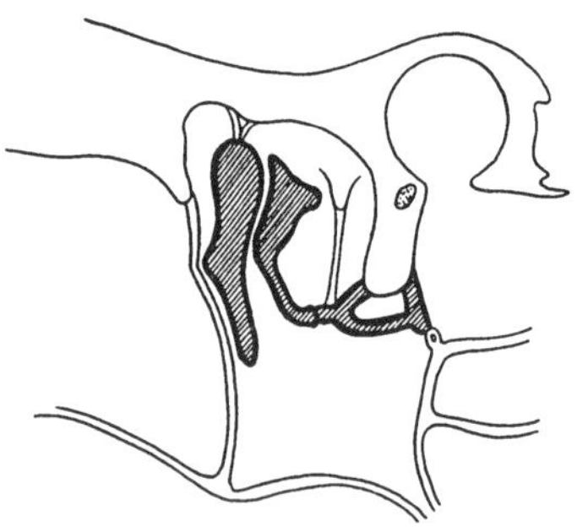
(7)

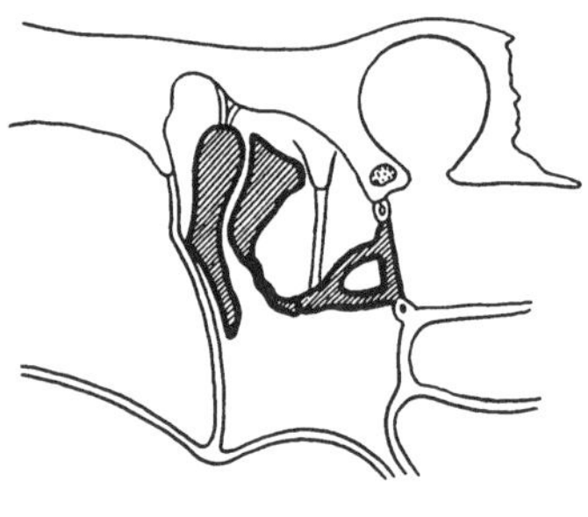
(8)

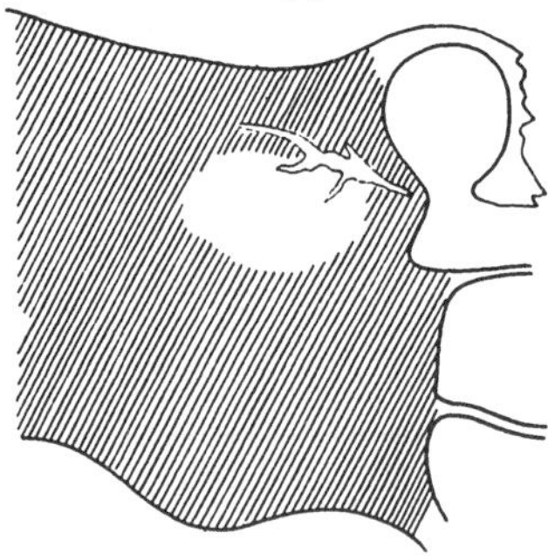
(9)

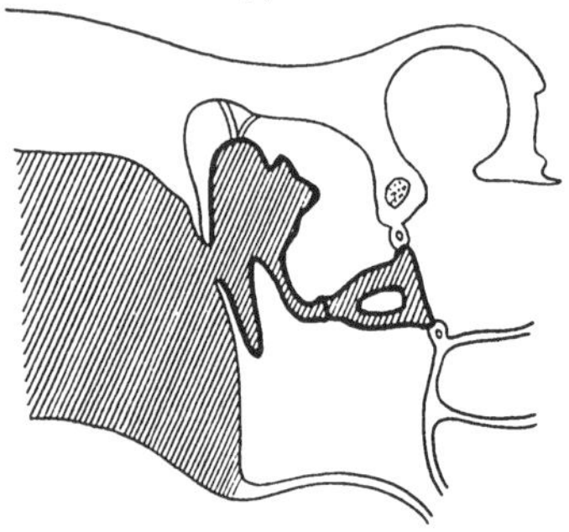
(10)

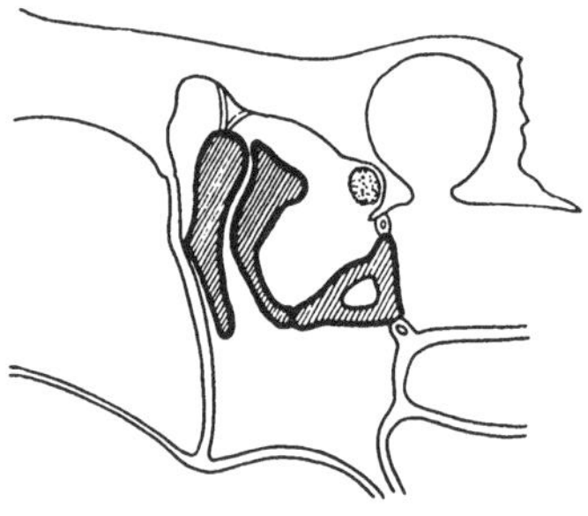
(11)

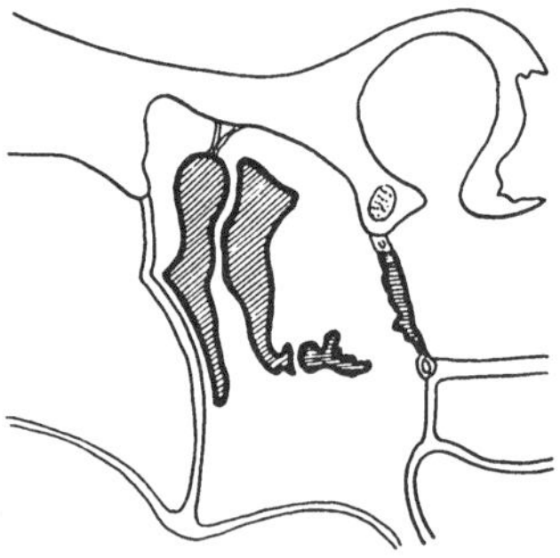
(12)

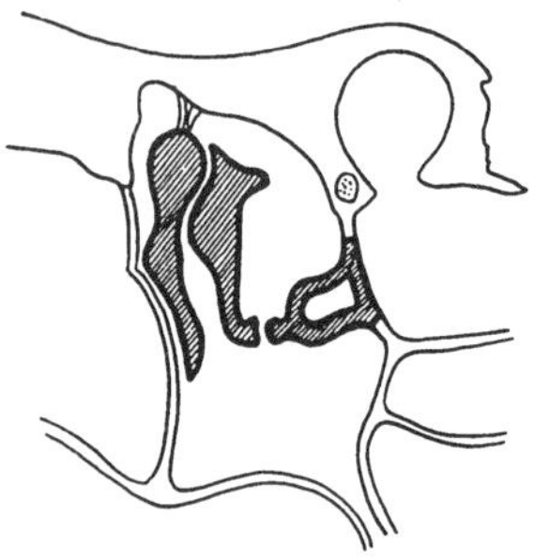
(13)

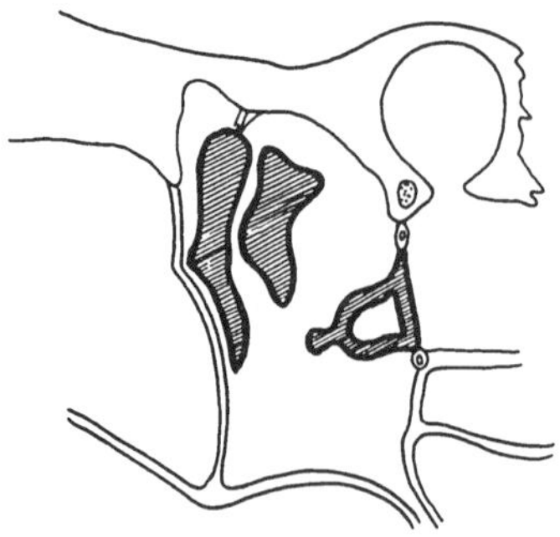
(14)

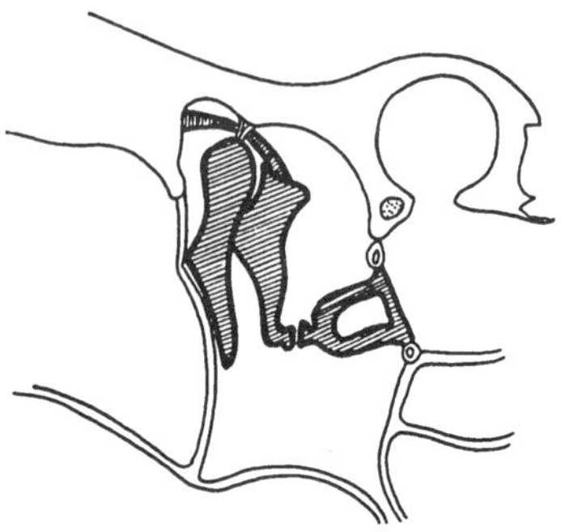
(15)

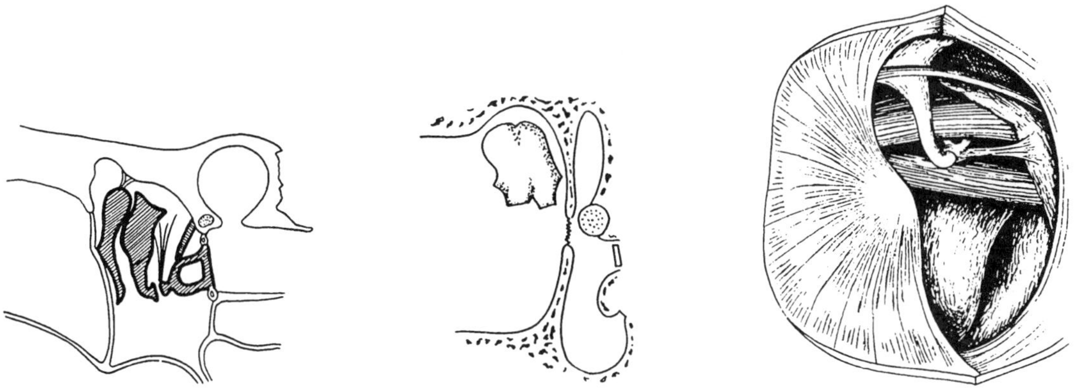

(16)　(17)　(18)

图 7-6-4　先天性鼓室畸形举例

(1) 砧骨长突、镫骨肌、锥隆起缺如，镫骨只有底板，可活动，两窗正常　(2) 砧骨长突发育不全，镫骨缺如，前庭窗及窗龛缺如，面神经鼓室部向下移位至前庭窗与蜗窗之间　(3) 镫骨、镫骨肌、锥隆起、前庭窗缺如，砧骨长突末端与鼓室后上壁之间有索状物相连，面神经鼓室部向下移位　(4) 镫骨、镫骨肌、锥隆起、前庭窗、蜗窗缺如，鼓岬膨隆呈半球状（骨迷路发育异常）　(5) 镫骨肌、锥隆起、蜗窗缺如，镫骨细小瘦长，位于裂隙状前庭窗龛内，能活动，上鼓室内壁骨质隆起，鼓岬呈半球形膨隆　(6) 前庭窗及窗龛缺如，镫骨为一小柱，固定于平坦的前庭部骨壁上　(7) 面神经管鼓室部前1/3呈半球形，压迫镫骨前脚及底板　(8) 砧骨长突远端由软纤维组织构成　(9) 无鼓室　(10) 锤骨、砧骨融合成块，合并外耳道骨段闭锁　(11) 面神经管缺损　(12) 砧镫关节分离，镫骨脚缺如　(13) 环韧带缺如，砧镫关节分离，镫骨底板固定　(14) 砧镫关节分离　(15) 砧骨与上鼓室外侧壁有骨桥连接，砧镫关节分离　(16) 砧镫关节分离，镫骨后脚与面神经管有棒状骨连接　(17) 纵行膜-骨隔将鼓室隔成内、外两腔，畸形的听骨在外腔，两窗在内腔　(18) 左耳面神经鼓室部无骨管，面神经极粗，分成两束，压在镫骨底板上

二、听小骨畸形

在听小骨畸形中，三个听骨均未发育的很罕见，而单个听骨或两个听骨畸形的较多见。合并外耳道闭锁者，以锤砧骨骨性融合并与闭锁板固定最为常见，其次是砧骨长脚、豆状突畸形，砧镫关节中断或被一个纤维带所代替，锤骨柄缺失或弯曲，锤砧关节中断，锤骨头有骨索固定于上鼓室，锤骨柄和鼓沟间骨桥形成，砧骨体和相邻的骨壁或砧骨窝固定等。镫骨的畸形有头部断裂或缺失，足弓增粗，两弓融合，足板固定，足板裂孔，环状韧带缺失，镫骨上结构完全缺失等。在单纯的中耳畸形中，镫骨和前庭窗的畸形较常见（图 7-6-4）。

三、面神经畸形

颞骨发育不全时，常合并面神经畸形，中耳畸形较重时，合并面神经畸形的机会亦较多，但中耳畸形的严重程度并不和面神经畸形的严重程度相关。常见的面神经畸形有骨管全部或部分缺裂，多发生于鼓室段，面神经可从裂孔中疝出，甚者，裸露的面神经可覆盖于前庭窗上，表面仅有薄层黏膜覆盖；面神经骨管狭窄时可合并先天性不全面瘫。面神经行程亦可发生异常，如鼓室段向下移位，或呈球形，压迫于镫骨前脚；锥曲段向后上延长、移位，在鼓室段和乳突之间形成锐角；锥曲向前下移位时，可遮盖前庭窗；垂直段可向前移位。此外，面神经还可形成异常的分支，如鼓室段可分为两支，一支位置正常，另一穿行于鼓岬上；垂直段也可分为两支或数支；也有面神经骨管行程正常，而面神经深藏于鼓岬上的另一骨管中；鼓索小管亦可出现高位或低位异常。面神经入中耳前之主干亦可有发育不全等畸形，但不多见。

四、咽鼓管畸形

严重的外耳道畸形常合并咽鼓管畸形，如全程闭锁，狭窄或软骨段畸形，圆枕低平，咽口闭锁或鼓口骨质异常增生，以及先天性憩室、小息肉，水平移位等。

五、其　　他

鼓室内肌可出现畸形，其中镫骨肌合并锥隆起发育不全有不少记载，还可出现双镫骨肌，镫骨肌腱缺失，镫骨肌行走方向异常、过长或过短、骨化以及附着点异位、锥隆起粗大、延长等。单独的鼓膜张肌缺失罕见。此外，面神经管内尚可出现多余的肌肉，凭借骨板与面神经分隔。

鼓窦的位置、大小可出现异常，或完全缺如，乙状窦前置或外置，颅中窝下垂。乳突的气化和中耳畸形的严重程度一般呈平行的关系。但是在个别病例，这种关系并不存在，例如，在颅面骨发育不全中，乳突严重发育不全，但却常常合并发育正常或仅有轻度畸形的中耳。

【检查】

1. 全面的体格检查　由于外、中耳畸形常合并其他部位、特别是颌面部畸形，因此不应忽略全面的体格检查，如上、下颌骨，毛发及发际，眼，脊柱，手（足）指（趾），心血管等，若有畸形，应详细记载，必要时进一步作有关的专科检查。

2. 听力学检查　婴幼儿作电反应测听，能够配合检查的儿童可作纯音听力检测。由于三个听小骨和两窗不同的畸形可引起不同程度和不同类型的听力障碍，目前有不少关于中耳畸形的分类，分析它们与听力损失的关系，以达到在术前对畸形的种类做出预测的目的。但意见尚未统一。

3. 颞骨高分辨率薄层 CT，必要时 MRI 扫描取轴位和冠状位，必要时结合三维重建，了解外耳道是否完全闭锁，若为后者，则观察外耳道区为致密骨或气化骨，鼓室的位置及大小，听骨链发育状况，面神经有无畸形，乳突气化及鼓室充气情况。如鼓室由均匀一致的阴影所充满，乳突为无任何气房的松质骨，说明咽鼓管可能有严重畸形。还应注意内耳和内耳道、听神经有无畸形等。

【治疗】

外耳道及中耳畸形应以手术治疗为主，通过外耳道中耳重建术，达到提高听力的目的。若因内耳或（和）内耳道、听神经畸形或鼓室及乳突完全未气化，无望提高听力，手术即失去意义。有残余听力而不能手术或不愿手术者，可佩戴植入式助听器，也可在外耳道成形术后佩戴耳内式助听器。但凡合并胆脂瘤者，无论畸形如何，均应即时手术治疗。

至于手术时机的选择，目前趋于一致认为，双耳畸形时，可以在学龄前（6 岁左右）先择一耳手术。基于小儿分泌性中耳炎发病率较高，咽鼓管功能障碍等，容易导致手术失败，所以单耳畸形以在成年后手术为宜。

外耳道中耳重建术可分为手术径路和传音功能重建两个重要的部分：

1. 手术径路　由于畸形的鼓室腔常常狭小，位置异常，鼓窦及鼓窦入口的位置和大小亦有变异，加之外耳道闭锁，因此，如何能较快而安全地进入鼓室，即成为耳外科医师在选择手术径路时应该考虑的。进入鼓室的径路有两种：

（1）鼓窦径路：即经典的径路。按乳突开放术的步骤，先找到鼓窦，逐次开放上鼓室，暴露听骨，然后磨去鼓室外侧的闭锁板，开放乳突气房。术后可遗留一宽大的空腔。

（2）直入式径路：又称前上径路（supero-anterior surgical approach）。从闭锁的外耳道外侧开始，由外而内磨去外耳道区内的骨质，直达鼓室。由于该径路不开放乳突气房，故形成的新外耳道比较接近正常的解剖生理关系，并可减少术后乳突腔的感染机会，只要病例选择适当，手术并不如想象中的那么危险。

2. 传音功能重建术　按听骨链重建术和镫骨手术的基本原则施行。

附：直入式径路外耳道-中耳重建术

【适应证】

1. 影像学检查　示内耳及内耳道、听神经发育正常。

2. 听力学检查　示耳蜗功能正常。

3. CT　示外耳道区内（轴位 CT 扫描中主要位于鼓岬层面和前庭窗层面）为均匀一致的硬化型骨质，与周围骨质有明确的界限。

4. 影像学检查　示面神经乳突段无前移。

【手术步骤】

1. 麻醉　全麻或局麻

2. 切口　切口应根据耳廓畸形的具体情况设计，尽可能利用已有的皮肤和软骨来成形耳屏和耳垂，如耳廓于次期成形，先作外耳道成形时，可作 X 形切口。分离皮下组织及骨膜，直达骨质。

3. 若畸形的鼓骨存在，可以以此为进入外耳道的标志；若鼓骨全缺失，则应在颞颌关节、颞线和筛区前缘三者之间的三角区内开始钻磨骨质，参照 CT 片中所示外耳道和鼓室的位置及其周围骨质结构的情况，始终保持向内而略向前的方向，紧靠天盖和颞下颌关节，向内逐次磨去致密的骨质，在距骨面约 1.5cm 深度的部位，即可到达鼓室。

4. 以探针轻轻探查鼓室的大小及各方位残余骨缘的多少，（注意：一般情况下，鼓室内有听小骨，而乳突气房内无听小骨，此为鼓室与气房的鉴别要点），然后根据探测到的情况，小心磨去鼓室外侧剩余的闭锁骨板，在向下和向后扩大时，要特别谨慎，以防损伤畸形的面神经；扩大外耳道，尽量充分暴露鼓室及其中的听小骨。

5. 新形成的外耳道直径应达 1.0cm，外耳道口应达 1.5cm 以上。在鼓室周边的外耳道磨出一圈容纳新鼓膜外缘的骨龛。

6. 重建中耳传音结构　对中耳传音结构的重建，宜根据畸形存在的具体情况，按听骨链重建术和镫骨手术的基本原则实施。对固定于闭锁骨板的听骨可小心加以松解。锤砧骨融合并与镫骨连接者，先以探针轻轻触动，如活动良好，则可予以保留。砧骨长突或豆状突缺失，砧镫骨连接中断，而镫骨上结构存在或缺失，但足板活动时，则小心分离锤砧连接，取出砧骨，用人工听骨赝复物；或将砧骨塑形后，将锤骨与镫骨（或足板）连接之。镫骨固定而上结构形态大致正常者，可作镫骨撼动术或足板开窗术。镫骨畸形伴前庭窗狭窄或闭锁时，可作前庭窗开窗术，此时若前庭窗被面神经遮盖，有条件者作外半规管开窗术。

7. 取颞肌筋膜成型鼓膜，注意将此筋膜与新成形的听骨链连接起来，筋膜周边贴附于新形成的外耳道骨龛上，并以明胶海绵固定。

8. 外耳道用 Thiersh 皮片或中厚皮片植入，碘仿纱条填塞固定，2 周后撤除。必要时用记忆合金或其他材料做成的扩张管扩张 3 ~6 个月，以防术后狭窄。

对外耳道重度狭窄或骨性外耳道部分闭锁，亦应采用直入式径路。

【手术并发症】

1. 面瘫　面瘫是本手术的严重并发症。术前的详细检查，特别是影像学检查，每一病例及手术径路的选择，术中面神经监护仪的应用，以及术者精湛的技术，有助于避免这一并发症的发生。

2. 外耳道再狭窄或闭锁　术中新成形的外耳道直径太小，术腔感染，术后扩张不够等均是导致新外耳道狭窄或闭锁的原因。

3. 感音神经性聋　多因前庭窗开窗或半规管开窗，或听小骨重建时意外扰动、损伤内耳所致。

4. 术腔感染　常发生于循鼓窦径路者，与术腔过大，残留气房感染等有关。

（汪吉宝）

第六节　伴外耳和（或）内耳畸形的综合征

（见 977 页）

第七节　先天性内耳畸形

正常人在出生前，耳蜗形态已发育成熟。如内耳胚胎的正常发育受阻，发生畸形，即出现先天性感音神经性聋。应用高分辨率 CT 成像技术发现，约有 20% 先天性感音神经性聋患者骨迷路存在细微或严重的畸形。

内耳骨迷路的畸形可见于 1 侧，也可双耳同时受累，且以双侧畸形较多，约占 65%。内耳的先天畸形可为遗传性，或母孕早期患感染性疾病，或受 X 射线、微波、电磁辐射、药物中毒等伤害，致使内耳发育障碍。

【分类】

目前对内耳先天畸形的认识主要是从放射学检查和少量颞骨尸检报告中获得的，虽然通过高分辨率 CT 扫描和内耳膜迷路 MR 水成像技术，可以观察到内耳骨迷路或膜迷路轮廓的变异，但是对其细胞水平、分子水平的异常目前还是无知或知之甚微的。因此，内耳畸形的分类法目前并不全面，有待进一步完善。

1. 传统分类法

（1）米歇尔畸形（Michel dysplasia）：是内耳发育畸形中最严重的一种，内耳可完全未发育。在某些病例，颞骨岩部亦未发育。属常染色体显性遗传。常伴有其他器官的畸形和智力发育障碍。颞骨 CT 图像上应与脑膜炎所致之骨化性迷路炎（labyrinthitis ossificans）鉴别。

（2）蒙底尼畸形（Mondini dysplasia）：耳蜗底周已发育，但第 2 周及顶周发育不全；耳蜗水管及内淋巴管、前庭池可合并畸形；半规管亦可缺如或大小不一；以及两窗畸形等。在此基础上，有些病例可出现继发性迷路窗膜破裂。CT 图像上耳蜗扁平，除底周外，其余仅表现为一骨瘘样结构。为常染色体显性遗传。单耳或双耳受累。可伴发短颈畸形综合征，甲状腺耳聋综合征，额部白化、鼻根增宽、耳聋综合征，以及颌面部发育不全等。有残余听力者，可早期佩戴助听器。

（3）宾-亚历山大畸形（Bing-Alexander dysplasia，又称 Bing-Siebenmann dysplasia）：骨迷路发育正常，蜗管分化不全，主要病变在底周螺旋器及螺旋神经节。属常染色体显性遗传。患者高频听力损失严重，而低频残余听力尚可利用。

（4）赛贝畸形（Scheibe dysplasia）：为常染色体隐性遗传。是最轻的内耳畸形。本型骨性迷路及膜性迷路的上部结构，包括椭圆囊及半规管均发育正常，畸形仅限于蜗管和球囊，故又称耳蜗球囊畸形（cochleosaccular aplasia）。耳蜗螺旋器常有分化不全，如盖膜蜷缩，前庭膜塌陷，基底膜上仅由一堆未分化的细胞构成小丘状隆起，血管纹出现发育不全和细胞增生的交替区。球囊壁扁平，感觉上皮发育不全。可伴有其他器官的畸形。

2. Jackler 分类法（1987）

（1）耳蜗未发育或发育不全

1）内耳未发育（complete labyrinthine aplasia）：内耳（包括耳蜗和前庭终器）完全缺如。（相当于 Michel 畸形）。

2）耳蜗未发育（cochlear aplasia）：耳蜗缺如，前庭和半规管正常或发育不全。

3）耳蜗发育不全（cochlear hypoplasia）：小耳蜗，前庭和半规管正常或发育不全。

4）耳蜗分隔不全（incomplete partition）：耳蜗小，耳蜗内的分隔部分或完全缺如；前庭和半规管正常或发育不全。

5）共同腔（common cavity）：又称囊状耳蜗，耳蜗和前庭形成一个共同的大腔，内部结构不全；半规管正常或发育不全。

（2）耳蜗正常

1）前庭-外半规管发育不全（vestibular-lateral semicular canal dysplasia）：前庭扩大，外半规管短而宽，其余半规管正常。

2）大前庭水管（enlarged vestibular aqueduct）：前庭水管扩大，合并正常的半规管，前庭正常或扩大。

3. Sennaroglu 分类法（2002）

（1）耳蜗畸形

1）米歇尔畸形（Michel deformity）：耳蜗和前庭结构完全缺如。

2）耳蜗未发育(cochlear aplasia)：耳蜗完全未发育。

3）共同腔畸形（common cavity deformity）：耳蜗和前庭区仅出现一囊腔，前庭和耳蜗完全未分化。

4）耳蜗发育不全（cochlear hypoplasia）：前庭和耳蜗已分开，但其体积较正常者小，发育不全的耳蜗犹如从内耳道萌出的小芽。

5）Ⅰ型分隔不全（incomplete partition type Ⅰ，IPⅠ）：耳蜗内缺少完整的蜗轴和筛区，以致外形呈囊状。合并一大的囊状前庭。

6）Ⅱ型分隔不全（incomplete partition type Ⅱ，IPⅡ）（蒙底尼畸形，Mondini deformity）：耳蜗仅1周半，其中周和顶周融合为一囊状的顶端。合并一扩大的前庭和大前庭水管。

（2）前庭畸形：前庭畸形分为米歇尔畸形，共同腔畸形，前庭未发育，前庭发育不全和前庭扩大。

（3）半规管畸形：半规管畸形分为半规管缺如，发育不全和扩大。

（4）内耳道畸形：内耳道畸形分为缺如,狭窄和扩大。

（5）前庭水管和蜗水管畸形：分为扩大和正常（注：该作者在其资料中未发现蜗水管畸形）。

Jackler 和 Sennaroglu 认为，Michel 畸形为妊娠第3周出现的胚胎发育障碍所致，第3周末的胚胎发育停滞，可出现耳蜗未发育。因听囊发育停止的共同腔畸形出现在第4周，发生于第5周的是Ⅰ型耳蜗分隔不全，到胚胎第7周时，耳蜗已发育了1周半，此时的发育停滞可以导致经典的 Mondini 畸形—小耳蜗并蜗内间隔不全。但该作者本人认为，该理论可能尚待完善。

Jackle 分类中，还注意到内耳道的畸形。因为内耳道和耳蜗的胚胎发育是互相独立的，耳蜗畸形并不意味着内耳道亦有畸形；而耳蜗正常者，蜗神经也可能缺失。Mc Clay 等（2002）基于对23例内耳畸形的放射学分析，提出内耳道狭窄常常、但并不一定都合并蜗神经缺失。内耳道直径≥8mm 为扩大，≤2mm 为狭窄。

【临床表现】

1. 听力障碍　先天性内耳畸形大都患有较严重的耳聋，多数出生时即为极重度聋或重度聋，内耳或耳蜗未发育的 Michel 畸形，出生后听不到任何声响。共同腔和耳蜗发育不全者多为极重度聋。Mondini 畸形因耳蜗底周已发育，可能保留部分高频听力。单纯性前庭水管扩大者出生时听力即差，亦可正常，正常者直至幼年或青年时期出现突聋或波动性耳聋。

2. 耳鸣　少见。

3. 眩晕　前庭器畸形时，可有眩晕和（或）平衡失调，但不多见。大前庭水管综合征患者受到强声刺激时，可出现眩晕和眼震（Tullio 现象）。

4. 脑脊液耳漏或脑脊液耳、鼻漏　某些内耳先天畸形如 Mondini 畸形、共同腔、前庭水管扩大等，在内耳和蛛网膜下腔之间、内耳和中耳之间有先天性瘘管存在，可发生脑脊液耳漏或耳、鼻瘘，在人工耳蜗植入术中可出现井喷。

【检查】

1. 听力检测　（见本篇第四章）

2. 颞骨高分辨率 CT　颞骨薄层 CT 扫描及三维重建可显示内耳骨迷路的多种畸形。耳蜗或包括耳蜗和前庭终器在内的整个内耳甚至岩骨均未发育者很少见。若耳蜗和前庭缺如，在该处出现一椭圆形空腔时，即为共同腔，共同腔内可能存在少量感觉上皮。Mondini 畸形在 CT 扫描中的特点是耳蜗较小，呈扁平状，仅可见及底周或一周半。耳蜗畸形严重者耳蜗仅如一单曲小管或小囊。CT 扫描中还可观察前庭水管是否扩大。

3. 膜迷路 MR 三维重建及水成像　可显示内耳膜迷路的全貌及其立体形态，鼓阶与前庭阶、中阶影像是否均匀、完整，以及蜗轴的发育、耳蜗内的液体体积，纤维化及骨化等。

4. 家系调查　家系调查应做到全面、真实并应对存活者进行必要而尽可能详细的检查，特别是听力学检查。调查后画出家系图。并尽可能作致聋基因的筛查。

【治疗】

根据患者的听力水平、CT 和（或）MRI 所见，选配助听器或人工耳蜗植入术。

（汪吉宝）

第七章
外耳疾病

第一节　外耳湿疹

湿疹（eczema）是一种常见的皮肤病，主要特征为瘙痒、多形性皮疹，易反复发作。皮肤上可出现弥漫性潮红、红斑、丘疹、水疱、糜烂、渗液、结痂及鳞屑等损害，消退后一般无永久性痕迹，少数可有色素沉着。湿疹性反应与化脓性炎症反应不同，组织学上表现为淋巴细胞而非多形核白细胞浸润，有浆液性渗出、水疱形成等。

外耳湿疹（eczema of external ear）是指发生在耳廓、外耳道及其周围皮肤的多形性皮疹。小儿多见，一般可分为急性、亚急性和慢性三类。

【病因】

湿疹的病因和发病机制目前尚不十分清楚，可能与变态反应、精神因素、神经功能障碍、内分泌失调、代谢障碍、消化不良等有关。毛织品、鱼虾、牛奶、肠寄生虫及病灶感染等是可能的变应原，潮湿、高温可为诱因。慢性中耳炎的脓液、患者的泪液或汗液刺激耳部皮肤可引起本病。外耳湿疹也可为面部和头皮湿疹的一部分。高温和化学药物刺激等职业因素也可致病。

【临床表现】

1. 急性湿疹　局部剧痒，常伴有烧灼感，婴幼儿因不能诉说，可表现有各种止痒动作，烦躁不安，不能熟睡。如出现继发感染，则感疼痛、体温升高。病损如累及外耳道深部皮肤及鼓膜表面，则可有耳鸣和轻度传导性聋。检查可见外耳皮肤红肿，散在红斑、粟粒状小丘疹及半透明的小水疱。水疱抓破后，即出现红色糜烂面，并流出淡黄色水样分泌物，分泌物干燥凝固后形成痂皮，粘附于糜烂面上。急性湿疹一般经 2～3 周左右可治愈，但愈后容易复发。

2. 亚急性湿疹　常因急性湿疹久治未愈迁延所致。局部瘙痒，但症状比急性湿疹轻，红肿和渗液不剧，可出现鳞屑和结痂。

3. 慢性湿疹　常因急性、亚急性湿疹反复发作或久治不愈发展而来。表现为外耳道皮肤增厚、粗糙、表皮皲裂、苔藓样变、脱屑及色素沉着等。自觉剧痒，常有反复的急性发作。

【治疗】

1. 一般治疗

（1）让家属及患者正确了解湿疹的知识，积极主动配合治疗，细心寻找病因，予以排除。

（2）对病因不明者，注意调整饮食，吃清淡食物，保持胃肠道功能正常，忌饮酒，避免进食具有较强变应原性的食物，如鱼虾、蟹等，改变或停用奶制品。

（3）避免搔抓，忌用热水、肥皂等清洗，禁用刺激性药物。

（4）急性、亚急性期间暂缓预防注射和接种牛痘。

2. 局部治疗　依“湿以湿治、干以干治”的原则，分以下 3 种情况进行处理：

（1）比较干燥、无渗出液者：可涂用 1%～2% 甲紫糊剂、10% 氧化锌软膏、抗生素可的松软膏等，保护创面，以便结痂脱落愈合。干痂较多时，先用 3% 过氧化氢溶液清洗。皮肤增厚者可试涂敷 3% 水杨酸软膏，以期皮肤变薄，或用局部浅层 X 线照射，可收到满意效果。

（2）渗出液较少者：先涂擦 2% 甲紫液，干燥后涂布甲紫糊剂或氧化锌糊剂。

(3) 渗出液较多者：用3%过氧化氢溶液或炉甘石洗剂清洗渗出液及痂皮，再用3%硼酸溶液或5%醋酸铝溶液湿敷，待渗出液减少后，再用上述药物治疗。

3. 全身治疗

(1) 继发感染时，全身和局部应用抗生素。

(2) 服用抗过敏药物，如仙特明或氯雷他定（开瑞坦）片或糖浆、严重者可用地塞米松等糖皮质激素。

(3) 渗液特别多时，可静脉注射10%葡萄糖酸钙，补充维生素C。

第二节 耳廓化脓性软骨膜炎

耳廓化脓性软骨膜炎（suppurative perichondritis of auricle）是指耳廓软骨膜的急性化脓性炎症，软骨因血供障碍而逐渐坏死。病情发展比较迅速，可致耳廓畸形，应积极诊治。

【病因】

常见的病因有：

1. 耳廓外伤后继发感染 如裂伤、切割伤、钝挫伤、昆虫叮咬伤、冻伤及烧伤等继发感染，耳廓血肿的继发感染亦可导致本病。

2. 外耳及邻近组织感染的扩散 如外耳道疖、外耳道炎及外耳湿疹、皮炎的继发感染扩散等。

3. 手术 中耳乳突手术作耳内或耳后切口，修补鼓膜取耳屏软骨膜时经创口感染；或耳廓假性囊肿、血肿穿刺抽液时消毒不严；耳廓整形术后继发感染等。

绿脓杆菌及金黄色葡萄球菌为主要致病菌。脓肿形成后，脓液聚积于软骨膜和软骨之间，继之软骨缺血坏死，耳廓支架破坏而致耳廓畸形。

【临床表现】

常有明确的病因。起病初觉耳廓胀痛及灼热感。检查时可见耳廓红肿、增厚、坚实，弹性消失，触痛明显。继之红肿加重，持续性剧烈疼痛不断加剧，患者烦躁，坐卧不安，喜用手护耳部惟恐被触及，可伴有体温升高、食欲减退等全身中毒症状。耳廓表面呈暗红色，有脓肿形成者可见局限性隆起，触之有波动感，皮肤溃破后，溃破处有脓液溢出。

【诊断】

根据病史和临床表现，诊断不难。

【鉴别诊断】

1. 复发性多软骨炎 该病无感染病灶，可反复发作，但从不形成脓肿，可有全身其他部位的软骨炎。

2. 耳廓假性囊肿 耳廓局限性隆起，但不充血，疼痛不明显。

【治疗】

1. 早期脓肿尚未形成时，全身应用大剂量适当的抗生素，以控制感染，局部可用鱼石脂软膏外敷或漂白粉硼酸溶液湿敷，促进局部炎症消退。

2. 脓肿已形成者，应立即在全身麻醉下行手术治疗。方法是：沿耳轮内侧的舟状窝作弧形切口，切口应超出红肿的皮肤，充分暴露脓腔，剥离耳廓皮瓣，直至见到正常软骨，清除脓液，作细菌培养及药物敏感试验，刮除肉芽组织，切除坏死软骨。如能保存耳轮部位的软骨，可避免日后耳廓畸形，保存部分软骨，则可保留部分耳廓形态。但不能因此而姑息，以致炎症不能控制而需再次手术。术中可用抗生素溶液冲洗术腔，置有多个细孔的小管于术腔内，将皮肤贴回创面，对位缝合，管口自切口最上和最下端伸出，适当加压包扎。术后第2天自管上端用抗生素溶液每天冲洗2~3次，至局部和全身症状消退后，可拔出小管，加压包扎，此时多可愈合。如局部仍有红肿，疼痛较剧，多因术中清除病灶不充分，需再次手术。经上述治疗后，临床上仍有部分患者最后遗留耳廓畸形，应引起注意。

【预防】

1. 耳部手术和局部治疗时应严格消毒，遵循无菌操作原则。

2. 对耳廓的各种外伤，均要彻底清创，严防继发感染。

3. 积极治疗外耳感染性疾病。

第三节 耳廓假性囊肿

耳廓假性囊肿（pseudocyst of auricle）又名耳廓非化脓性软骨膜炎（non-suppurative perichondritis of auricle）、耳廓浆液性软骨膜炎（serous perichondritis of auricle）、耳廓软骨间积液（intracartilage effusion of auricle）等，系指耳廓外侧面的囊肿样隆起，内含浆液性渗出物。发病年龄以30~50岁者居多，男性多于女性，多发生于一侧耳廓。

【病因】

耳廓假性囊肿是一种软骨内的无菌性浆液性渗出性

炎症。病因尚不明了，可能与局部受到某些机械性刺激，如无意碰撞、挤压等，而引起局部微循环障碍、组织间出现反应性渗出液积聚有关。

【病理】

积液在软骨内，而非软骨膜与软骨之间。囊肿的组织层依次为皮肤、皮下组织、软骨膜及与其紧密相连的软骨层。软骨层的厚薄依囊肿大小而定，囊小壁厚者可见连续完整的软骨，囊大壁薄者软骨不完整，裂处为纤维组织所替代，此种情况为囊肿增大时软骨被吸收所致。囊腔内侧壁的软骨层较厚，故隆起多见于耳廓外侧面。软骨层的内侧面被覆一层浆液纤维素，其表面无上皮细胞结构，故不是真性囊肿。

【临床表现】

耳廓前面出现局限性隆起，常在无意中发现，由小渐大，无痛感或仅感微痛，囊肿较大时可有胀感、灼热、发痒等不适。囊肿多位于舟状窝、三角窝。初期仅为局部增厚，积液较多时隆起明显，可波及耳甲腔。囊肿边界清楚，有弹性及波动感，但无压痛，表面皮肤色泽正常。穿刺抽吸时可吸出淡黄色清亮液体，其中蛋白质丰富，无红细胞和炎性细胞，细菌培养：无细菌生长。

【诊断】

根据病史和临床表现，诊断不难，但应注意与耳廓其他囊肿和血肿相鉴别。

【治疗】

治疗的目的是刺激囊壁，促其纤维化，防止液体再生，使囊壁粘连愈合。

1. 早期仅表现为增厚，无明显积液者，可用超短波、氦氖激光或冷冻等物理疗法，以控制渗出，促进吸收。

2. 穿刺抽液加压包扎法　有积液者，用空针抽尽局部积液，注入2%碘酊少许，加压包扎。由于耳廓外侧面不平，一般包扎不易奏效，故可先用棉球或细纱条依耳廓形状压迫局部后，再用纱布、绷带包扎；或用石膏模压迫之。穿刺应在严格无菌操作下进行，术后预防感染。

3. 高渗液囊腔注入法　抽尽积液后注入15%高渗盐水或50%高渗葡萄糖液0.5～1ml，不加压包扎，24小时抽出注入液体，至抽出液呈红色，即不再注药，否则可重复注射。前述治疗无效时，可于抽液后注入5-氟脲嘧啶。然后用石膏模加压包扎，多可治愈。

4. 手术疗法　经上述治疗无效者，可在局麻或全身麻醉下，在隆起最突出处切开积液腔，吸尽积液，然后充分搔刮囊腔，可放置或不放置引流条，加压包扎。

第四节　外耳道异物

【种类及病因】

外耳道异物（foreign bodies in external acoustic meatus）种类繁多，归纳之，可分为动物性（如昆虫、水蛭等）、植物性（如豆类、谷、麦粒等）及非生物性（如小玩具、铁屑、石子、纱条等）3类。儿童多见，因小儿喜将小物塞于耳内。成人亦可发生，多系挖耳时将火柴头或木棒断入耳内；也可于外伤或作业时异物侵入。治疗外耳道或中耳疾病时若不注意，可将纱条、棉花等遗留于外耳道内。夏季露宿或野外作业务农时昆虫可飞入或爬入外耳道内。

【临床表现】

依异物的大小、形状、位置、种类不同而异。

1. 小而无刺激性的异物　可长期存留而无任何症状；较大的异物则可引起耳痛、耳鸣、听力下降、反射性咳嗽等。

2. 活昆虫等动物性异物　可在外耳道内爬行骚动，引起剧烈耳痛和耳鸣；植物性异物遇水膨胀后，可引起植物性炎症和刺激或压迫外耳道，引起胀痛。

3. 异物位置愈深，症状一般愈明显，靠近鼓膜的异物可压迫鼓膜，发生耳鸣、眩晕，甚至引起鼓膜及中耳损伤。

【诊断】

外耳道异物的诊断并不困难，但位于外耳道底部深处的小异物容易被忽略；或因异物留存时间过长，并发中耳、外耳道炎症；或局部分泌物较多，或被耵聍包裹，易与上述疾病混淆，应予注意。

【治疗】

取出异物的方法应根据异物的大小、形状、性质、位置、是否并发感染以及患者的年龄而定。

1. 圆形光滑的异物，可用异物钩或小刮匙等器械顺空隙越过异物而将其钩出（图7-7-1），操作中特别是小儿术中不配合时，切勿用镊子夹取，以防将异物推入深处，嵌在峡部或损伤鼓膜。

2. 异物细小时可用冲洗法洗出。冲洗法禁忌证：①合并中耳炎，鼓膜有穿孔者；②鼓膜被异物损伤穿孔或合并中耳异物者；③植物性异物（如豆类）遇水易膨胀者；④尖锐多角的异物；⑤石灰等遇水起化学反应者。

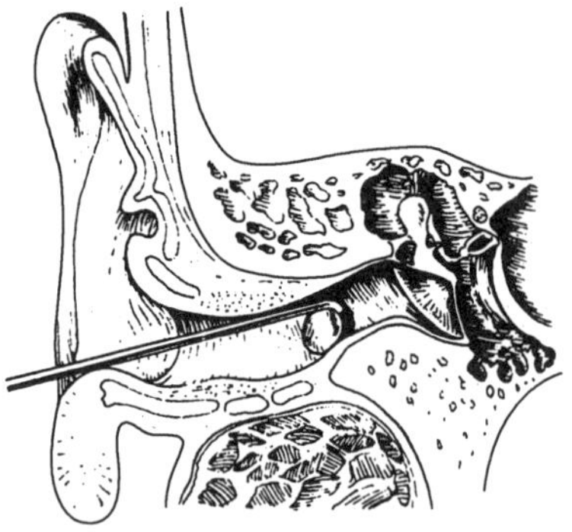

图 7-7-1 外耳道异物钩出法

3. 活昆虫等动物性异物，可先滴入甘油或食物油将其淹毙，或用2%丁卡因、70%乙醇、或对皮肤无毒性的杀虫剂等滴入，使其麻醉瘫痪后用镊子取出或冲洗排出。对飞虫也可试行用亮光诱出。

4. 已经泡胀的植物性异物，应先用95%乙醇滴入，使其脱水，缩小后再行取出。易碎的异物也可分次取出。

5. 不合作的幼儿，可在全身麻醉下取出异物。异物过大或嵌入较深，难以从外耳道取出时，或同时合并中耳异物时，可作耳内或耳后切口，取出异物。

6. 外耳道有继发感染者，应先行抗感染治疗，待炎症消退后再取异物，或取出后积极治疗外耳道炎。

7. 异物取出过程中，如外耳道损伤出血，可用碘仿纱条压迫止血，次日取出，涂以抗生素软膏，预防感染。

（余青松）

第五节 耵 聍 栓 塞

外耳道软骨部皮肤具有耵聍腺，其淡黄色黏稠的分泌物称耵聍（cerumen），俗称耳屎。耵聍在空气中干燥后呈薄片状；有的耵聍状如黏稠的油脂，俗称“油耳”。耵聍具有保护外耳道皮肤和黏附外物（如尘埃、小虫等）的作用，平时借助咀嚼、张口等运动，耵聍多自行排出。若耵聍逐渐凝聚成团，阻塞于外耳道内，即称耵聍栓塞（impacted cerumen）。

【病因】

造成耵聍栓塞的原因有：

1. 耵聍分泌过多　因外耳道炎、湿疹、在灰尘较多的空气中工作、挖耳等使局部受到刺激，致耵聍分泌过多。

2. 耵聍排出受阻　外耳道狭窄、瘢痕、肿瘤、异物存留等均可阻碍耵聍排出。经常挖耳，可将耵聍推向外耳道深部，下颌关节运动障碍或耵聍被水浸渍等均影响耵聍的正常排出。

【症状和检查】

依耵聍栓塞的程度及所在位置而有不同的症状。外耳道未完全阻塞者，多无症状。完全阻塞者可使听力减退。若耵聍压迫鼓膜可引起眩晕、耳鸣及听力减退。若耵聍压迫外耳道后壁皮肤，可因刺激迷走神经耳支而引起反射性咳嗽；若遇水膨胀时可致听力骤降，应与特发性突聋鉴别。此外，耵聍尚可诱发外耳道皮肤糜烂、肿胀、肉芽形成等。检查可见外耳道为黄色、棕褐色或黑色块状物所堵塞、或质软如泥，或质硬如石，多与外耳道紧密相贴，不易活动。

【诊断和鉴别诊断】

外耳道耵聍栓塞通过耳镜检查一般不难诊断，但需与外耳道胆脂瘤和外耳道表皮栓相鉴别。外耳道胆脂瘤是外耳道损伤后，或皮肤的炎症使生发层的基底细胞生长旺盛，角化上皮细胞加速脱落，且排除受影响，在外耳道内堆积过多形成胆脂瘤。外耳道表皮栓是外耳道内阻塞性角化物的聚集。

【治疗】

1. 较小或成片状者，可用镊子取出。

2. 耵聍钩取出法　将耵聍钩沿外耳道后、上壁与耵聍栓之间轻轻伸至外耳道深部，注意不要过深，以防损伤鼓膜，然后轻轻转动耵聍钩钩住耵聍栓，将其钩出。

3. 外耳道冲洗法　采用上述方法取出困难者可用此法。冲洗前需先将耵聍膨化，用5%～10%碳酸氢钠溶液滴耳，每0.5～1小时1次，3～4日后待其全部或部分膨化，再冲洗。如合并外耳道感染、或急、慢性化脓性中耳炎、或有外耳道狭窄者，忌用冲洗法。

4. 抽吸法　对于水渍、感染或应用药物软化后的耵聍均可采用此法。特别是对于外耳道狭窄者更为适宜，吸引器压力不宜太大，抽吸应在明视下进行。

5. 合并感染者应先控制感染，待感染控制后再取出耵聍。

第六节 外 耳 道 疖

外耳道疖（otitis externa furunculosa）发生于外耳道软骨部，是外耳道皮肤急性局限性化脓性病变，又称局限性外耳道炎（circumscribed otitis external）。多为单发，亦可多发，是耳科常见的疾病之一。夏秋季多见。

【病因】

为外耳道软骨部皮肤毛囊或皮脂腺被葡萄球菌等细

菌感染所致。骨部的外耳道皮肤无毛囊及腺体，故不会发生疖肿。疖肿的发生与下列因素有关：

1. 挖耳时引起外耳道皮肤损伤、糜烂、导致感染。

2. 游泳或外耳道冲洗时，外耳道进水使表皮软化，易致细菌侵入。

3. 中耳长期流脓及外耳道湿疹等也可诱发本病。

4. 全身因素，如糖尿病、慢性肾炎、内分泌紊乱、慢性便秘、营养不良等疾病使全身及局部抵抗力下降，诱发本病。

【症状及检查】

1. 以剧烈耳痛为主，可放射至同侧头部。张口、咀嚼、打呵欠时疼痛加剧，乃因下颌关节运动时，外耳道软骨部皮肤张力增加所致。如疖肿堵塞外耳道则可影响听力。婴幼儿外耳道疖肿表现为不明原因的哭闹不安、伴体温升高，患儿不愿卧于患侧，触碰患耳时哭闹不止。

2. 检查可见外耳道软骨部皮肤呈局限性红肿，触痛明显，按压耳屏或牵拉耳廓时疼痛明显加重，此点可与急性中耳炎的耳痛鉴别。疖肿成熟后，局部变软，尖端显露黄白色脓点，自行溃破后流出带血的黏稠脓液，脓之特点为量少、稠厚、无黏液，故与中耳炎不同。此外，患者耳前、耳后或耳下淋巴结可肿大并有压痛。

【诊断和鉴别诊断】

根据症状和检查所见，外耳道疖肿不难诊断。但当疖肿位于外耳道前下壁者，耳屏前下方可出现肿胀，易误诊为腮腺炎。疖肿位于外耳道后壁者，耳后软组织可出现红肿，此时，耳廓外突，耳后沟消失，易误诊为急性乳突炎（见第858页），应注意鉴别。

【治疗】

1. 局部治疗　外耳道疖的局部治疗很重要，在病程的不同阶段，采取不同的治疗方法。

疖肿未成熟时，用细棉条沾10%鱼石脂甘油置于疖肿处，每日更换1～2次，可促使炎症吸收，并可加用局部热敷，红外线照射，氦氖激光照射等可促使炎症局限或疖肿成熟。

疖肿已成熟而未破时可用细棉签蘸30%～50%硝酸银或纯石炭酸烧灼脓头，使其溃破；或顺外耳道长轴方向切开排脓，切开后置橡皮条引流。注意切勿在外耳道内做横行切口，以免日后形成外耳道狭窄。疖肿未成熟而作切开，可使炎症扩散，应避免之。疖肿自行溃破，则将脓液拭净，周围皮肤用75%酒精清洁后，置抗生素棉条。

2. 全身治疗　疼痛较剧时给予镇痛剂；症状较重者，口服或注射抗生素药物。因外耳道疖大多数是金黄色葡萄球菌感染，青霉素类或大环内酯类抗生素应为首选。如已做细菌培养和药物敏感性试验，则根据实验结果首选敏感的抗生素。

【预防】

纠正挖耳习惯，耳痒者可用4%硼酸酒精或1%水杨酸酒精擦耳。游泳、洗头或淋浴后应及时将外耳道拭干。医师在检查外耳道时应避免意外损伤，对反复发作的顽固病例，应排除糖尿病等疾患。

第七节　弥漫性外耳道炎

弥漫性外耳道炎（diffuse otitis externa）乃外耳道皮肤及皮下组织的广泛性感染性炎症，是耳科较为常见的疾病，此病的发病与气温和湿度有密切关系，在热带与亚热带更为常见，因而又被称为“热带耳”，临床上分为急性和慢性两类。

【病因】

为细菌或病毒感染所致，其诱因与下列因素有关：

1. 水液浸渍　游泳或冲洗外耳道后，若耳内未拭干净，皮肤受浸渍，破损，易招致感染。

2. 温度和湿度变化　温度上升和湿度增加常可导致耵聍的化学性质变化和耵聍腺管堵塞，从而降低了它的防御能力。

3. 外伤　挖耳时不慎损伤外耳道皮肤，或异物擦伤皮肤，可造成细菌进入表皮层甚至真皮层，引起感染。

4. 耵聍缺乏　因正常人外耳道的耵聍呈微酸性，具有抗感染作用，耵聍缺乏时，外耳道即失去其抗菌的“酸性外衣”（“acid cloak”），故易致病。

5. 急、慢性化脓性中耳炎之脓性分泌物的刺激，常致外耳道皮肤抵抗力降低。

6. 变态反应　外耳道在变态反应基础上，继发感染。如外耳湿疹患者易并发外耳道炎。

7. 分泌物的氢离子指数　正常外耳道皮脂腺分泌物呈弱酸性，pH值在5.0～7.8之间，若外耳道进水或使用不恰当的滴耳剂时，则变为碱性，抗感染能力减弱，易导致炎症。

8. 解剖构造　外耳道深浅和宽窄与炎症的发生也有关系，例如因外生骨疣而使外耳道变窄者，其深部碎屑难以排除或清除，易遭受感染。

9. 全身性疾病　如糖尿病、内分泌紊乱、慢性便秘和贫血等也易诱发本病。

常见的致病菌为金黄色葡萄球菌，其他有溶血性链球菌、绿脓杆菌、变形杆菌等，真菌感染亦可发生。

【症状及检查】

1. 急性弥漫性外耳道炎 为外耳道皮肤的弥漫性急性感染。其症状与疖肿相似，发病初期耳内有灼热感，轻微疼痛，随着病情发展，疼痛逐渐加剧，甚至坐卧不宁，咀嚼或说话时加重。根据病情轻重不同，局部体征亦不一致。轻者仅见外耳道皮肤轻度充血，肿胀，表面覆以具有臭味而黏稠的分泌物或碎屑。重者外耳道肿胀明显，可致外耳道狭窄及闭塞，皮肤溃烂，分泌物呈浆液性，耳廓周围也可发生水肿。有时耳周围淋巴结肿大，有压痛，鼓膜可充血。

2. 慢性弥漫性外耳道炎 耳内有痒感及不适感，外耳道皮肤增厚，管腔变狭。外耳道深处常积聚脱落上皮碎屑，并具有臭味的灰褐色分泌物。病期较长者，因软组织增厚可发生外耳道狭窄而致听力减退，鼓膜光泽消失、增厚、标志不清、甚或有小肉芽肿形成。

【诊断和鉴别诊断】

一般情况下，根据症状和体征，急、慢性外耳道炎的诊断并不难，但有时需与下列疾病相鉴别。

1. 化脓性中耳炎 急性化脓性中耳炎听力减退明显，可有全身症状；早期有剧烈耳痛，流脓后耳痛缓解；检查可见鼓膜红肿或穿孔，脓液为粘脓性。当急、慢性化脓性中耳炎的脓液刺激引起急、慢性外耳道炎，中耳炎所致的鼓膜松弛部被干痂覆盖时，需将脓液或干痂清除干净，再根据上述特征仔细鉴别，必要时可暂给予局部用药，嘱患者要随诊。

2. 急、慢性外耳道湿疹 大量水样分泌物和外耳道奇痒是急性湿疹的主要特征，一般无耳痛，检查时见外耳道肿胀，有丘疹或水疱。慢性外耳道湿疹时局部奇痒，并有脱屑，可有外耳道潮湿，清理后见鼓膜完整。

3. 外耳道疖肿 症状与急性外耳道炎相似，但外耳道红肿或脓肿局限。

【治疗】

1. 急性弥漫性外耳道炎 可全身应用抗生素控制感染，服用止痛剂，禁止在局部作过多过重的机械性摩擦，以免损伤外耳道皮肤。外耳道红肿时，局部可敷用浸有10%鱼石脂甘油的棉条。外耳道肿胀渗液较甚者，可用浸有5% ~8%醋酸铝棉条敷于外耳道。

2. 慢性弥漫性外耳道炎 可用醋酸尿素曲安西龙软膏涂布，用药前先清除分泌物或痂皮，全身辅以维生素A治疗；积极治疗感染病灶如化脓性中耳炎；加强全身某些有关疾病的诊治如贫血、维生素缺乏症、内分泌紊乱及糖尿病等。因本病而导致外耳道狭窄及闭锁，影响耵聍排出及听力者，可在炎症痊愈后行外耳道成形术。

（张 松）

第八节 坏死性外耳道炎

坏死性外耳道炎（Necrotizing otitis externa）是指外耳道皮肤和骨质的进行性坏死性炎性疾病，并有向周围组织扩散的趋势，又称恶性外耳道炎（Malignant otitis externa），但并非恶性肿瘤。本病由Meltzer和Kelemen于1959年首次报道，引起耳鼻咽喉科医师的注意。临床上并不多见，通常发生在老年糖尿病或机体免疫力低下的患者，偶见于患有营养不良和贫血的儿童。男女发病率相近，多为单侧。

【病因】

尚未明确，可能的病因有：

1. 机体的免疫力低下，老年人、HIV携带者，某些恶性肿瘤、器官移植后长期应用免疫抑制剂类药物的患者，机体的免疫力低下，易导致外耳道非常住细菌感染，且感染不易控制而向外耳道周围蔓延，从而引起坏死性外耳道炎。

2. 糖尿病 糖尿病患者代谢异常，合成的免疫球蛋白减少，机体对致病菌的抵抗力减低，易致严重感染的发生。另有报道糖尿患者中耵聍物理性状发生改变，表现为低酸和溶酶菌素积聚减少，这种环境有利于细菌的生长。糖尿病引起的血管管腔狭窄、阻塞，微循环障碍在发病过程中也起重要作用。

3. 外耳道外伤 外耳道外伤后合并感染可引发本病。也有医源性外伤引发本病的报道。

4. 营养不良和贫血 营养不良和贫血引起患者体内免疫球蛋白的合成减少，机体免疫系统对致病菌反应和杀伤力受到抑制，易致严重的感染。

致病菌主要为假单胞菌属，以绿脓杆菌最多见，约占90%。其他致病菌有葡萄球菌，肺炎链球菌等。曲霉菌感染也可致病。

【临床表现】

起病较急，耳痛剧烈，较一般外耳道炎严重，夜间明显，可放射至颞部，有脓性或血性分泌物耳溢。检查时可发现外耳道皮肤红、肿、触痛，外耳道峡部底壁皮肤糜烂，肉芽增生，循此处用探针可探及坏死腔。耳廓、耳屏可肿胀，有明显触痛和牵拉痛。乳突区亦有肿胀和叩痛。鼓膜穿孔或坏死。经一般抗炎治疗常无明显效果。病变继续发展可侵犯乳突和颅底，或通过外耳道的骨、软骨裂隙或神经管累及软骨、骨组织、腮腺以及邻近的大血管，导致颞骨、颅底骨髓炎，多发性神经麻痹，其中以面神经最多见。如病变不能控制，可因颅内感染和大出血死亡。

坏死性外耳道炎临床分期（Kraus）：

Ⅰ期：炎症局限于外耳道及乳突气房。

Ⅱ期：Ⅰ期加颅底骨质骨髓炎及脑神经麻痹。

Ⅲ期：Ⅱ期加炎症扩散至颅内。

【诊断】

由于坏死性外耳道炎临床表现不具特异性，早期常易误诊为外耳道的普通炎症和疖肿，因此，对老年糖尿病患者的进行性加重的外耳道炎，经积极抗感染治疗无效者应怀疑此病。诊断时应注意详询病史，送脓液培养，作血糖、尿糖及有关血液检查。对外耳道峡部底壁的肉芽组织送病理检查，以便与恶性肿瘤相鉴别。颞骨、颅底X线断层拍片、CT、MRI等影像学检查有助于了解骨质及周围组织破坏情况，估计病变范围。

【治疗】

1. 积极治疗和控制糖尿病，请内分泌科医师早期介入并协助治疗。

2. 清除局部病灶，早期施行根治性清创术十分重要，如发现面神经或颅底受侵犯，应行乳突根治术和颅底部分切除术。术中一般均不见明显脓腔，仅为蜂窝织炎和坏死性肉芽组织。手术应达到彻底清除病灶，防止炎症扩散的目的。病灶清除后用过氧化氢溶液充分冲洗术腔，放置引流条，术后用抗生素溶液等冲洗。

3. 全身抗炎治疗　抗生素的应用应做到早期、大剂量、有足够的疗程，静脉给药，联合运用对致病菌敏感的药物。一般需持续给药6周以上，直至病灶完全吸收。但应注意抗生素的耳毒性和肾毒性。局部疼痛减轻和血糖得到控制是治疗有效的最早、最主要的表现。

4. 全身支持疗法　加强营养，治疗贫血和营养不良，增强机体的抵抗力。另可进行高压氧治疗，解决组织缺氧，增强机体对病原菌的杀伤力。

【预后】

坏死性外耳道炎是一种少见的致死性的感染性疾病。根据Kraus分期，Ⅰ期治疗效果好，Ⅱ、Ⅲ期预后差，患者最终大多死于严重的颅内感染。如果在疾病的早期能控制其发展，将能有效地避免严重的并发症的发生，因而早期诊断和治疗极为重要。

（余青松）

第九节　原发性外耳道胆脂瘤

原发于外耳道的胆脂瘤称外耳道胆脂瘤（cholesteatoma of external auditory canal），又称外耳道栓塞性角化病（keratosis obturans）；有人认为外耳道胆脂瘤和外耳道栓塞性角化病是两种不同的疾病，但未得到公认。亦有称之为表皮病（epidermosis）或角化不良（dyskeratos）者。本病由Tonbye于1860年首先描述，以后得到Mayer（1938）的证实，认为胆脂瘤确有原发于外耳道者。有人应用“原发性外耳道胆脂瘤”这一名称，以与继发于中耳的胆脂瘤相区别。继发性胆脂瘤常继发于因各种原因引起的外耳道狭窄或闭锁。

【病因】

不明。有关学说有：

1. 外耳道皮肤受到各种病变的长期刺激（如耵聍栓塞、炎症、异物、真菌感染等）而产生慢性充血，致使局部皮肤生发层中的基底细胞生长活跃，角化上皮细胞脱落异常增多，若其自洁功能障碍，便堆积于外耳道内，形成团块。久之其中心腐败、分解、变性，产生胆固醇结晶（mayer等，1938）。

2. 因有人发现20岁以下的青年患者中，约有50%伴发支气管扩张症，25%伴发慢性鼻窦炎，或这两种伴发病同时存在，故有呼吸道黏膜及外耳道皮肤先天性缺陷学说（Harpman，1953）和耵聍腺分泌过多之说（Morrison，1956）。后者认为支气管扩张症患者，因其位于支气管内之迷走神经传出末梢经常受到脓液刺激，以致耵聍腺反射性分泌增加。但笔者所见众多病例中，未见一例合并支气管扩张症。

此外尚有外耳道局限性骨膜炎（circumscribed periostitis）及猩红热病因说等，但支持者甚少。结扎蒙古沙鼠外耳道可引发外耳道胆脂瘤。

3. 原发于外耳道之先天性原发性胆脂瘤。

【临床表现】

本病并不罕见。多发生于成年人，男女发病率相等。可侵犯双耳，但单侧者多见。

症状与胆脂瘤大小及是否合并感染有关。无继发感染的小胆脂瘤可无明显症状；胆脂瘤较大，可出现耳内闭塞感，耳鸣，听力下降（堵塞外耳道管径2/3以上时）。一旦发生继发感染则有耳痛，可放射至头部，剧烈者夜不成眠；耳内流脓或脓血，具臭味。

检查见外耳道深部为白色或黄色胆脂瘤堵塞，其表面被无数层鳞片状物质包裹。外耳道皮肤红肿，可有肉芽。胆脂瘤清除后可见外耳道骨质遭破坏、吸收、骨段明显扩大，软骨段一般无明显改变。鼓膜完整，可充血、内陷。少数病例胆脂瘤经外耳道后壁侵犯乳突，不同程度地破坏乳突骨质，严重者并发中耳胆脂瘤；面神经乳突段，鼓索神经亦可因骨质破坏而直接裸露于病灶下方，并发面瘫病情严重者可并发颈侧脓肿和瘘管。

Holt 将本病分为 3 期：①外耳道无或轻度扩大，局限性小凹形成。②耳道明显扩大，局部囊袋形成。③侵及乳突或（和）上鼓室。

【诊断】

根据病史及局部检查，诊断一般不难，取胆脂瘤送病检可确诊。注意和原发于中耳的胆脂瘤、外耳道癌及坏死性外耳道炎鉴别，必要时作颞骨 CT 扫描，根据作者观察，本病的乳突一般为气化型，病变侵犯乳突时，外耳道后壁的破坏部位大多在近软骨段的一端，上、中鼓室内无明显病变，除非外耳道胆脂瘤侵及中耳。

【治疗】

不合并感染的胆脂瘤较易取出。合并感染时，由于外耳道肿胀，触痛明显，胆脂瘤嵌顿于扩大的外耳道深部，取出较为困难。此时应注意控制感染。但单纯的控制感染很难迅速奏效，只有将胆脂瘤全部或部分清除后，方能促使炎症完全吸收。

取出时宜用扁头探针将胆脂瘤与外耳道骨壁轻轻分离，先将较易取除的部分取出。当外耳道壁与胆脂瘤间出现较大空隙时，可用耵聍钩或杯状钳将其取出。并存的耵聍栓塞大而硬者，可用3%硼酸甘油或3%～5%碳酸氢钠溶液（合并感染时忌用）滴耳，使其软化后再取。感染严重、取出十分困难者可在全麻及手术显微镜下清除胆脂瘤和肉芽。同时全身应用抗生素控制感染。

术后应随诊观察，清除残余或再生的胆脂瘤。

第十节 鼓 膜 炎

鼓膜炎（myringitis）是指发生于鼓膜的急、慢性炎症，既可从外耳道和中耳的急性炎症蔓延而来，也可原发于鼓膜本身，波及到其邻近的外耳道深部皮肤。在鼓膜的急性炎症中，较常见者有急性鼓膜炎和大疱性鼓膜炎；慢性肉芽性鼓膜炎为较多见的鼓膜慢性炎症。

由于急性鼓膜炎大多伴发于急性外耳道炎和急性中耳炎中，故在此不另作介绍。

一、大疱性鼓膜炎

大疱性鼓膜炎（bullous myringitis，myringitis bullosa）又称出血性大疱性鼓膜炎（myringitis bullosa hemorrhagica），是一种可能由病毒感染引起的鼓膜原发性炎症。病理上，以鼓膜表皮层下方的局限性积液而形成的大疱为特征，鼓膜邻近的外耳道深部皮肤常受到波及。

【病因】

由于本病常发生于病毒性上呼吸道急性感染的流行期，故一般认为，本病可能系由病毒感染所致，如流感病毒，脊髓前角灰质炎病毒等，但此说至今尚未得到证实。晚近，Robert（1980）曾从本病中培养出肺炎支原体（mycoplasmas pneumonioe），值得注意。

【症状】

本病冬季多发。常累及一耳，也可两耳相继发病。

1. 耳痛　为本病之主要症状。耳痛往往突然发生，并迅速加重，这种耳深部疼痛为胀痛或刺痛感，持续性，一般均甚剧烈，可伴同侧头痛及颊部疼痛。大疱破裂后，耳痛可渐减轻。

2. 耳溢液　大疱破裂后，耳内可流出淡黄色或略带血性的浆液性分泌物，量一般不多，持续时间短暂。

3. 听力下降　一般不重，为传导性。

4. 耳鸣及耳内闷胀感，耳痛发生前、后，可出现低调性耳鸣，或有耳内闷胀感，堵塞感等。

5. 眩晕　不多见。

6. 可有低烧，乏力，全身不适感等。

【检查】

1. 外耳道深部皮肤充血，重者可延及整个外耳道皮肤。

2. 鼓膜松弛部充血，重者松弛部膨出。疱疹多位于鼓膜后上方，呈圆形或椭圆形，大小不一，数目不等，数个小疱疹可互相融合，最后变为单个大疱疹；疱疹呈淡黄色，或灰白色，若有新鲜出血，则显红色，积血陈旧时变为暗红或蓝色；疱疹壁薄而软，容易溃破。溃破后，局部呈暗红色，可有少量渗血，但鼓膜不会出现穿孔，1～2 天后创面有薄痂覆盖，可迅速愈合，不留瘢痕。疱疹以外的鼓膜正常。

3. 疾病早期，乳突可有轻压痛。

【诊断】

根据耳深部剧痛及鼓膜表面典型的疱疹，即可作出诊断。应注意和急性化脓性中耳炎，特发性血鼓室，以及由各种病因引起的蓝鼓膜鉴别。

【并发症】

1. 单发性或多发性脑神经损害　很少见，其中多为位听神经和（或）面神经损害；发生于疾病早期，或继发于病后 3 周内。若听神经受累，则可出现轻度到中度的感音神经性聋，眩晕等，耳聋大多为可逆性。

2. 脑膜脑炎　很少见。可与脑神经损害伴发，亦可单独出现。

3. 急性中耳炎，分泌性或化脓性中耳炎。但不常见。

【治疗】

1. 大疱未破者，可用尖针刺破之（注意消毒和无菌操作）。

2. 大疱已破，耳内尚有分泌物者，可用0.3%氧氟沙星（泰利必妥）滴耳。

3. 耳痛剧烈者，可用利多卡因（1%～2%）或苯唑卡因滴耳。

4. 为预防继发感染，可用抗生素口服。若为支原体感染，可用红霉素。

二、慢性肉芽性鼓膜炎

慢性肉芽性鼓膜炎（chronic granulomatous myringitis）又称特发性慢性鼓膜炎（idiopathic chronic myringitis），是以鼓膜表面的肉芽性损害为特点的鼓膜慢性炎性疾病。病变一般局限于鼓膜的表皮层，纤维层可受到波及，但未达内面的黏膜层。外耳道皮肤可出现病损，但骨膜正常。

【病因】

本病的确切病因未明，可能与以下因素有关：

1. 感染　因肉芽组织表面曾培养出数种致病菌，如葡萄球菌、假单胞菌、念珠菌等，故有认为，本病可能是在特发性鼓膜炎的基础上，继发了细菌或真菌感染。

2. 外伤　慢性炎症刺激如挖耳、慢性外耳道炎等。

3. 表皮抵抗力降低　当外耳道深部的湿度和温度升高时，外耳道深部的皮肤和鼓膜表面的表皮剥脱，在此基础上出现继发感染，以致肉芽组织增生。

【临床表现】

1. 耳内不适或痒感，一般不痛。

2. 耳内流脓，量不多，脓无臭气。

3. 听力常无明显改变，反复发作而久治不愈者，可出现轻度的传导性聋。

4. 鼓膜轻度充血、鼓膜表面和外耳道深部皮肤有微小颗粒状肉芽或表浅溃疡，成簇分布于一处或数处，或遍及全鼓膜，病损表面有少许脓液。肉芽可随鼓膜活动。

5. 颞骨高分辨率CT示鼓室及乳突正常。

【诊断】

根据病史及鼓膜像，诊断一般不难。如对本病缺乏认识，观察鼓膜不仔细，可误诊为慢性化脓性中耳炎。颞骨CT可资鉴别。

【治疗】

1. 局部以生理盐水清洗后，可用以下滴耳剂滴耳：0.3%氧氟沙星滴耳剂或利福平滴耳剂，或3%硼酸酒精等。

2. 肉芽面用10%～20%硝酸银或三氯醋酸烧灼。

3. 肉芽增生较剧者，于2%丁卡因表面麻醉下刮除肉芽，然后以上述腐蚀剂烧灼之。

4. 个别顽固病例可给泼尼松5～10mg，3次/d，或地塞米松0.75mg，3次/d，共3～5天并用口服抗生素治疗。

第十一节　后天性外耳道狭窄与闭锁

后天性外耳道狭窄（acquired stenosis of external auditory canal）与后天性外耳道闭锁（acquired atresia of external auditory canal）亦称继发性外耳道狭窄与闭锁。多由手术、外伤、骨折移位或炎症后瘢痕组织增生、挛缩所致。继发于各种肿瘤者不在本文讨论之列。本病常发生于一侧，双耳受累者少见。

【临床表现】

1. 耳闭塞感，听力下降　见于重度狭窄或闭锁耳。

2. 耳鸣　少见。

3. 耳痛，耳内流脓　合并感染或合并化脓性中耳炎时出现。

4. 耳部检查所见　外耳道狭窄或闭锁可发生于某一节段，也可侵及全外耳道。狭窄可轻可重。外耳道口狭窄或膜性闭锁大多起因于乳突手术或烧伤；继发于久治不愈之慢性外耳道炎通常侵及外耳道全程，狭窄严重者鼓膜全貌可被掩盖；异物或医源性外伤所致之膜性闭锁或狭窄大多位于峡部或峡部之内侧；错位骨折之病变局限于骨段，软骨段大都完好。

5. 听力检查　纯音听力图示传导性听力损失或正常。

6. 颞骨CT扫描　可显示狭窄或闭锁的位置、范围、外耳道骨壁有无断裂或移位或骨质增生，是否合并中耳炎等。

【治疗】

轻度狭窄可不予处理。对重度狭窄或闭锁应行外耳道重建术，手术取耳内或耳后切口。暴露骨性外耳道口。磨去外耳道后壁或上壁部分骨质，扩大骨性外耳道管腔。对错位骨折尽可能复位，不能复位时可将堵塞管腔之骨质磨去。彻底切除瘢痕和增厚的皮下组织。创面以自体薄皮片覆盖。外耳道内填塞明胶海绵和碘仿纱条。

（汪吉宝）

第八章

中耳普通炎性疾病及其后遗疾病

第一节　分泌性中耳炎

分泌性中耳炎（secretory otitis media）是以中耳积液（包括浆液，黏液，浆-黏液，而非血液或脑脊液）及听力下降为主要特征的中耳非化脓性炎性疾病。本病的其他名称很多，均系根据其病理过程中的某一特点，其中主要是根据积液产生的机制和液体的性质而命名的，如渗液性中耳炎（otitis media with effusion，OME），渗出性中耳炎（exudative otitis media），浆液性中耳炎（serous otitis media，otitis media serose），黏液性中耳炎（mucoid otitis media），卡他性中耳炎（catarrhal otitis media），咽鼓管鼓室卡他（tubotympanal catarrhal），浆液-黏液性中耳炎（sero-mucous otitis media），咽鼓管鼓室炎（tubotympanitis），鼓室积水（hydrotympanum），非化脓性中耳炎（non-suppurative otitis media）以及黏液耳（mucous ear），分泌物极为黏稠者称胶耳（glue ear）等。按我国自然科学名词审定委员会意见（1991）本病称为分泌性中耳炎。

分泌性中耳炎可分为急性和慢性两种。慢性分泌性中耳炎是由急性分泌性中耳炎未得到及时而恰当的治疗，或由急性分泌性中耳炎反复发作、迁延、转化而来。急性分泌性中耳炎迁延多久方转化为慢性？尚无明确的时间限定，或谓8周以上，或称3~6个月。目前将本病分为急性（3周以内）、亚急性（3周~3个月）和慢性（3个月以上）三种。由于急、慢性分泌性中耳炎两者的临床表现相似，治疗有连续性，故在此一并叙述。

本病在小儿的发病率较高，是引起小儿听力下降的常见原因之一。美国每年因本病而手术者逾一百万人次（Paradise，1977），美国南部有84%的小儿曾患过1次中耳炎，50%达3次或3次以上，而25%可多达6次或6次以上。2004年的资料显示，美国1~5岁儿童的发病率为15%~40%，25%的学龄儿童在某一时间段曾患过中耳炎。Tos等（1979，1982）对大量儿童的声导抗图所进行的研究表明，1岁小儿中有24%出现B型或C型图，2~4岁的儿童中B型图占优势，至6~7岁以后，B型、C型图逐渐减少。Suarez Nieto等（1983）统计，2岁小儿的发病率为3.8%，而11岁者则为1.1%。Pukander等（1984）根据临床症状及耳镜检查结果发现，儿童的高发年龄为5岁。亦有统计显示，在2~6岁之间的儿童，其年龄与发病率之间无明显关系（Casselbrant等，1985），而7岁以后的发病率则随儿童年龄的增长逐渐降低。婴儿分泌性中耳炎的发病情况正逐渐受到重视。据国外统计，约50%以上的婴儿患有本病，其中大多在3个月以内自愈。

据统计，黑种人儿童患分泌性中耳炎者较少见，土生的美国儿童较白种儿童的发病率高。我国儿童的发病率及高发病年龄尚缺乏大样本的、有代表性的、精确的统计资料。不过，随着近20余年来诊断方法的进步和对本病认识水平的提高，过去认为我国儿童发病率很低的观点已得到修正。

【病因】

本病病因复杂，与多种因素有关：

1. 咽鼓管功能不良　咽鼓管是中耳与外界环境沟通的惟一管道。前已述及，咽鼓管具有调节鼓室内气压、保持其与外界气压平衡，清洁（引流）和防御，防声等功能。传统观念认为，咽鼓管口的机械性阻塞是分泌性中耳炎的基本病因。随着该病病因学研究的不断深入，目前发现，除防声功能外，咽鼓管的其他几种功能不良都可能是酿成本病的重要原因之一。

（1）咽鼓管阻塞：正常情况下，中耳内、外的气压基本相等，约相当于大气的压力。在生理状态下，中耳内的空气虽不断地被中耳黏膜交换和吸收，但通过咽鼓管的间断开放，新鲜的空气又不断地向中耳内输入而加以补充，从而使中耳内、外的气体压力保持平衡。如果由于各种原因使咽鼓管的通气功能发生障碍，中耳内的空气被吸收以后得不到相应的补充，即逐渐形成负压。由于负压的影响，中耳黏膜中的静脉出现扩张，管壁通透性增加，血清漏出并聚积于中耳，便开始形成积液。

引起咽鼓管阻塞的原因很多，大致可分为机械性阻塞和非机械性阻塞两种。

1）机械性阻塞：在猕猴、猫和豚鼠的动物实验中，用各种方法堵塞咽鼓管，均可成功地造成中耳积液的动物模型。而以 Salle 为代表的学者们则认为，咽鼓管的机械性阻塞作为分泌性中耳炎主要病因的可能性很小。临床上，鼻咽部的各种良性或恶性占位病变（如腺样体肥大、鼻咽癌、鼻咽纤维瘤等），鼻腔和鼻窦疾病（如慢性鼻窦炎、巨大鼻息肉、肥厚性鼻炎、鼻中隔偏曲等），长期的鼻咽腔填塞，咽鼓管咽口粘连，代谢障碍性疾病（如甲状腺功能减退等），以及很少见的鼻咽白喉、结核、梅毒和艾滋病等特殊性感染，均可因直接压迫、堵塞咽口，或影响局部及淋巴回流，咽鼓管管腔黏膜肿胀等而导致本病。其中，与本病关系密切的腺样体肥大、慢性鼻窦炎和鼻咽癌等除了机械性阻塞外，还涉及其他的致病因素：

a. 腺样体肥大：腺样体肥大与本病的关系密切。一方面，极度增生肥大的腺样体可压迫、堵塞咽鼓管咽口；另一方面，已遭感染的腺样体可以作为致病微生物的潜藏池，它们可经咽鼓管感染中耳，而导致本病的反复发作。还有认为，腺样体可释放某些炎性介质，如前列腺素、组胺、白细胞三烯、血小板激活因子等而增加血管的通透性，引起黏膜水肿。

b. 慢性鼻窦炎：研究发现，分泌性中耳炎患者中，慢性鼻窦炎的患病率较非分泌性中耳炎患者高。鼻窦的化脓性炎症，既可因脓性鼻涕经后鼻孔流至鼻咽部，阻塞咽鼓管咽口；也可因脓液的长期刺激使咽鼓管周围的鼻咽黏膜及淋巴组织增生肥厚，导致管口狭窄。此外，还有研究发现，鼻窦炎患者鼻咽部的 SIgA 活性较低，细菌容易在此繁殖。

c. 鼻咽癌：鼻咽癌患者在放疗前、后常常伴发本病。鼻咽癌伴发分泌性中耳炎的原因，除肿瘤的机械性压迫外，还与腭帆张肌、腭帆提肌、咽鼓管软骨及管腔上皮遭肿瘤破坏或放射性损伤，以及咽口的瘢痕性狭窄等因素有关。放疗后鼻咽部痂皮堵塞咽口也是原因之一。

除上述咽鼓管咽口或管腔内的机械性阻塞外，咽鼓管周围病变的压迫也可能造成管腔狭窄或堵塞，如咽旁间隙的肿瘤向上发展至咽鼓管周围、岩尖的实质性或囊性病变等。

2）非机械性阻塞：小儿的腭帆张肌、腭帆提肌和咽鼓管咽肌等肌肉薄弱，收缩无力，加之咽鼓管软骨发育不够成熟，弹性较差，当咽鼓管处于负压状态时，软骨段的管壁甚易发生塌陷，导致中耳负压，而中耳处于负压状态时，管壁软骨塌陷更为加剧，甚至可致管腔闭塞。裂腭患者因两侧腭帆张肌和腭帆提肌的连续性中断，附着处前移，肌肉由正常的横向行走变为纵向行走，加之肌纤维数量减少等，以致收缩乏力，而引起中耳负压。牙的错位咬合亦为因素之一。

最近研究发现，咽鼓管上皮内具有表面活性物质样的板层体结构，能产生表面活性物质（surfactant），这种表面活性物质与肺的表面活性物质结构相似（Tsuruhara 等，1989），主要由磷脂多糖和蛋白质组成，具有降低气-液界面表面张力的性能。因为咽鼓管管腔内气-液界面的表面张力是咽鼓管开放时必须克服的阻力之一（管壁的弹性阻力则为需要克服的另一阻力），因此，表面张力的降低有利于咽鼓管的开放。目前认为，细菌感染引起的蛋白水解酶的活性增高等因素可致表面活性物质减少，表面张力因而提升，不利于咽鼓管的开放。

（2）清洁功能不良：咽鼓管的黏膜具有呼吸道黏膜的特征，上皮层由纤毛细胞、无纤毛细胞、分泌细胞（杯状细胞）和基底细胞组成。正常情况下，通过纤毛向咽口的连续单向运动，向鼻咽部排除中耳内的异物及分泌物，故又称为"黏液纤毛输送系统"。在咽鼓管管腔顶部，无纤毛细胞较多，主要为通气道（Sando，1993）。而在咽鼓管底部，腺体和杯状细胞比较多，而且由于该处存在着许多黏膜皱襞，故黏膜的表面面积比管腔顶部者较大，此区域主要司理清洁功能，保护中耳的无菌状态。细菌外毒素引起的纤毛运动暂时性瘫痪，管腔内分泌物的潴留，放射性损伤，以及婴幼儿咽鼓管发育不成熟，或先天性呼吸道黏膜纤毛运动不良（immotile cillia 综合征），原发性纤毛运动障碍（primary ciliary disknesia）等等，均可不同程度地损害黏液纤毛输送系统的功能，使中耳及管腔内的分泌物、致病微生物、以及毒素等不能有效排出。

（3）防御功能障碍：咽鼓管一方面凭借黏液纤毛输送系统方向指向咽口的单向运动，清除并阻抑鼻咽部有害物的侵入；而咽鼓管底部的黏膜皱襞还具有单向活瓣作用，当咽鼓管开放时，能防止鼻咽部的细菌等微生物逆行流入鼓室，从而发挥咽鼓管的防御功能。由各种原因引起的咽鼓管关闭不全，如老年人结缔组织退行性变，咽鼓管黏膜下方弹力纤维的弹性降低，咽鼓管咽口的疤痕牵引，肿瘤的侵袭破坏，或放射性损伤等等，皆可导致咽鼓管的防御功能丧失，给致病微生物侵入中耳以可乘之机。

2. 感染　过去，由于在中耳液体中未检出多形核白细胞或细菌，曾一度认为本病是一种无菌性炎症。自Senturia等（1958）在40%的中耳分泌物标本中检出了致病菌以来，各家对中耳积液所作的细菌培养阳性结果为22%～52%，其中，常见的致病菌为流感嗜血杆菌和肺炎链球菌，其次有β溶血性链球菌，金黄色葡萄球菌和卡他布兰汉球菌（Branhamella Catarrhals）等。表7-8-1列出美国（1980～1985）、芬兰（1978～1984）和日本（1984）儿童慢性分泌性中耳炎患者中耳分泌物的细菌学检查结果。可见，它们和鼻咽部检出的致病菌种类相似。更值得注意的是，这些致病菌种和急性化脓性中耳炎的致病菌种是基本相同的。有学者根据细菌学和组织学检查结果，并结合临床表现认为，本病可能是一种轻型的，或低毒性的细菌感染的结果。细菌（如流感嗜血杆菌）的毒性产物—内毒素在发病机制中，特别是病变迁延为慢性的过程中，可能具有一定的作用。对急性化脓性中耳炎的治疗不当，如治疗不彻底，药物有耐药性等，也是原因之一。最近应用PCR等现代技术检测发现，慢性分泌性中耳炎的中耳积液中可检出如流感病毒（influenzavirus），腺病毒（adenovirus），呼吸道合孢病毒（respiratory synecytial virus）等，因此病毒也可能是本病的主要致病微生物。此外尚有关于检出沙眼衣原体（chalmdiae trachomatis，CT）的个别报告。

表7-8-1　美国、芬兰、日本儿童慢性分泌性中耳炎中耳分泌物中检出的各种细菌及其所占百分率

	美国（4483耳）	芬兰（510耳）	日本（441耳）
流感嗜血杆菌	14.7	8.0	20.2
肺炎链球菌	7.0	4.3	10.6
卡他布兰汉球菌	8.5	3.5	2.3
草绿色链球菌	0.8	0.2	0.9
表皮葡萄球菌	—	7.5	—
其他	35.3	5.3	4.8
细菌未生长	34.0	66.3	56.0

3. 免疫反应

（1）Ⅰ型变态反应：Jordan（1949）对123例分泌性中耳炎患者通过鼻分泌物涂片查嗜酸性粒细胞，皮肤试验，并观察患者对抗过敏治疗的反应等调查发现，其中74%合并Ⅰ型变态反应。Draper（1967）报告，在有变应性疾病的患者中，分泌性中耳炎的发病率较对照组高。Borge（1983）发现，分泌性中耳炎患者中，特异反应性疾病（atopic disease）的发病率较高。临床上亦发现，本病患者中合并呼吸道变应性疾病的较多，如变应性鼻炎，鼻息肉，支气管哮喘等。故Ⅰ型变态反应是中耳炎发病的危险的因素之一。但是，Ⅰ型变态反应作为本病的确切病因至今尚未得到证实，虽然Jang（2003）、Hurst（1999，2000）等发现，本病中耳黏膜中肥大细胞、嗜酸性粒细胞增多，过度活化，IgE和炎性介质增加等，也提示本病与Ⅰ型变态反应关系密切。而中耳黏膜虽然可以对抗原刺激产生免疫应答，但在通常情况下，吸入性抗原并不能通过咽鼓管进入鼓室。目前多数学者认为，呼吸道变应性疾病患者合并本病的原因，可能是由于患者对感染性疾病的敏感性增强，或由肥大细胞释放的炎性介质不仅使鼻黏膜，而且也使咽鼓管咽口、甚至咽鼓管黏膜水肿，分泌物增多，导致咽鼓管阻塞和中耳负压，影响咽鼓管功能之故。

（2）细菌感染引起的Ⅲ型变态反应：最近认为，中耳是一个独立的免疫防御系统。Palva等（1974）在对中耳积液中的蛋白质和酶进行分析后认为，本病的中耳积液是一种分泌物，而非渗出物。而患者中耳黏膜的组织学检查结果也支持这一观点，因为黏膜中杯状细胞和黏液腺体增加。在此基础上Palva等（1983）设想，某些分泌性中耳炎可能属免疫复合物型变应性疾病，其抗原——细菌，可能存在于腺样体或口咽部的淋巴组织内。这些病例往往在儿童时期有过中耳炎病史，而本次起病隐袭，临床上缺乏明确的急性感染史（Ryan等，1985）。

除以上三大学说外，还有神经性炎性机制学说，胃食管反流学说（gastroesophageal reflux）等。被动吸烟，居住环境不良，哺乳方式不当，家族中有中耳炎患者等属本病的危险因素。

【病理】

中耳分泌物来自咽鼓管、鼓室以及乳突气房黏膜。无论分泌物为浆液性或黏液性，其中，病理性渗出、分泌和吸收等亦均参与了病理过程。中耳黏膜的病理组织学研究发现，中耳黏膜水肿，毛细血管增多、通透性增加。病变进一步发展，黏膜上皮增厚，上皮化生，鼓室前部低矮的假复层柱状纤毛上皮可变为增厚的分泌性上皮，鼓室后部的单层扁平上皮变为假复层柱状上皮，杯状细胞增多，纤毛细胞甚至具有分泌性特征，如胞浆内出现分泌性的暗颗粒，并可见顶浆分泌现象；上皮下层有病理性腺体样组织形成，固有层出现圆形细胞浸润。液体以浆液性为主者，以淋巴细胞浸润为主，还可见单核细胞，浆细胞等；液体以黏液性为主者，则主要为浆细胞和淋巴细胞浸润。至疾病的恢复期，腺体逐渐退化，分泌物减少，黏膜可逐渐恢复正常。如病变未得到控制，可出现积液机化，或形成包裹性积液，伴有肉芽组织生成，内陷袋形成等等，可发展为粘连性中耳炎、胆固醇肉芽肿、鼓室硬化、胆脂瘤、隐性中耳乳突炎等后遗症。Paparelle 等（1990）认为，各种型别的分泌性中耳炎，其病变均可由早期向晚期或后遗阶段发展，炎症的性质处于动态变化中。

中耳积液为漏出液、渗出液和黏液的混合液体，早期主要为浆液，然后逐渐转变为浆-黏液，黏液。浆液性液体稀薄，如水样，呈深浅不同的黄色。黏液性液体黏稠，大多呈灰白色。胶耳液体如胶冻状。上述各种液体中细胞成分不多，除脱落上皮细胞外，尚有淋巴细胞，吞噬细胞，多形核白细胞，个别可见嗜酸性粒细胞。此外，尚可检出免疫球蛋白（SIgA，IgG，IgA 等）、前列腺素等炎性介质、氧化酶、水解酶以及 IL-4、IL-1、IL-6、TNF-α、INF-γ 等。

【症状】

本病冬季多发。

1. 听力下降　急性分泌性中耳炎病前大多有感冒史。以后出现耳痛，听力下降，可伴有自听增强感。少数患者主诉听力在数小时内急剧下降，往往被误诊为“突聋”。慢性分泌性中耳炎起病隐袭，患者往往不能明确指出具体的发病时间。患者的耳聋严重程度常有波动，例如，当头部前倾或偏向患侧时，由于鼓室内的液体离开蜗窗，听力可暂时得到改善，中耳液体很黏稠时，听力则不因头位的变动而改变。有些慢性患者自觉阴天耳聋加重，晴天耳聋减轻。小儿大多无听力下降的主诉，幼儿可表现为言语发育延迟，学龄前儿童常表现为对父母的呼唤不理睬，家长误认为其注意力不集中；学龄儿童则以学习成绩下降，看电视时要求过大的音量等为主要表现。如果小儿仅有一耳患病，另侧耳听力正常，可长期不被察觉而于常规的体检时方被发现。

2. 耳痛　急性分泌性中耳炎起病时可有耳痛，疼痛可轻可重，有患儿因耳痛而夜间来急诊的。慢性者无耳痛。

3. 耳内闭塞感　耳内闭塞感或闷胀感是成年人常见的主诉，按捺耳屏后这种闭塞感可暂时得以减轻。

4. 耳鸣　耳鸣一般不重，可为间歇性，如“噼啪”声或低音调“轰轰”声，个别患者有高调耳鸣。成年人当头部运动或打呵欠、擤鼻时，耳内可出现气过水声。但若液体很黏稠，或液体已完全充满鼓室，此症状缺如。

【检查】

1. 鼓膜象　急性期，鼓膜松弛部充血，紧张部周边有放射状扩张的血管纹，或全鼓膜轻度充血。紧张部或全鼓膜内陷，表现为光锥缩短、变形或消失；锤骨柄向后、上方移位；锤骨短突明显外凸。鼓室积液时，鼓膜失去正常光泽，呈淡黄、橙红或琥珀色，慢性者可呈乳白色或灰蓝色，不透明，如毛玻璃状；鼓膜紧张部有扩张的微血管。若液体为浆液性，且未充满鼓室时，透过鼓膜可见到液平面（图 7-8-1），此液面状如弧形发丝，凹面向上，该患者头前俯、后仰时，此平面与地面平行的关系不变。有时尚可在鼓膜上见到气泡影，作咽鼓管吹张后，气泡可增多，移位。但这两种典型的体征出现的机会并不多，在作者等统计的 230 耳中仅占 3.5%（汪吉宝等，1994）。积液多时，鼓膜向外隆凸。用 Siegle 耳镜观察，可见鼓膜的活动度受限。

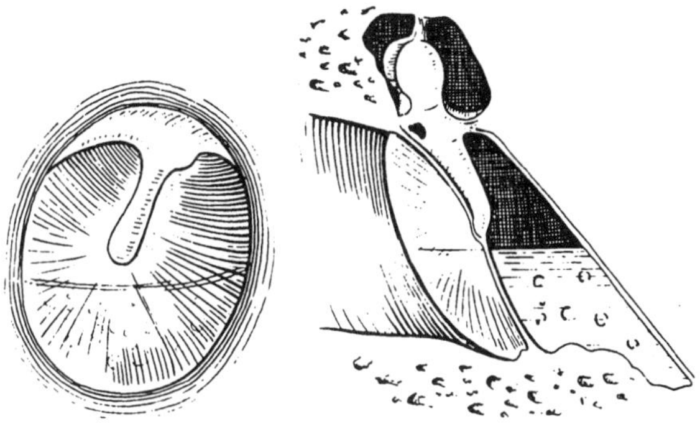
(1)　(2)

图 7-8-1　分泌性中耳炎
（1）透过鼓膜可见液平面与液中气泡
（2）鼓室剖面观示鼓室积液情况

2. 音叉试验　Rinne 试验阴性。Weber 试验偏向患侧。

3. 纯音听阈测试　纯音听力图一般表现为轻度的传导性聋。儿童的气导平均听阈约为 27.5dB（Fria，1985），Fiellau Nikolajsen（1983）统计的平均听阈为 23dB，听敏度与年龄、病史长短无关。部分患者的听阈可无明显下降，重者听力损失可达 40dB 左右。在病程中，听阈可以有一定的波动，这可能与中耳内积液量的变化有关。听力损失以低频为主，但因中耳传音结构及两窗阻抗的改变，高频气导及骨导听力亦可下降。有人认为，积液愈黏稠，摩擦力愈大，高频听力损失愈明显。由于细菌及其毒素等可能经圆窗引起耳蜗毛细胞受损，故亦可发生感音神经性聋，若这种感音神经性聋和前述传导性聋同时存在，则表现为混合性聋。

4. 声导抗测试　声导抗图对本病的诊断具有重要价值。平坦型（B 型）（见图 7-4-24）为分泌性中耳炎的典型曲线，其诊断符合率为 88%，高负压型（C 型）示咽鼓管功能不良，鼓室负压 > 200daPa，大多示鼓室内有积液。声反射均消失。由于 6 个月以内婴儿的外、中耳结构尚处于发育阶段，其机械-声学传导机制与大龄儿童有所不同，故对6～7个月以下婴儿做声导抗测试时，以226Hz为探测音所测得的鼓室导抗图形常不能准确反映中耳的实际情况，“正常”的鼓室导抗图往往无诊断价值，应注意判别。目前有人采用高频探测音660Hz，678Hz或1kHz。

5. 颞骨 CT扫描可见鼓室内有密度均匀一致的阴影，乳突气房中可见液气面。此项检查不属常规检查项目。

【诊断】

根据病史及对鼓膜的仔细观察，结合Siegle镜下鼓膜活动受限，以及声导抗测试结果，诊断一般并不困难。必要时可于无菌条件下作诊断性鼓膜穿刺术而确诊。但若鼓室内液体甚黏稠，亦可抽吸不到液体，但此时请患者捏鼻鼓气时，常可见鼓膜穿刺所留针孔中出现黏液，或针孔外有少许黏液丝牵挂。

关于婴幼儿中耳炎（主要为分泌性中耳炎）的诊断，由于婴幼儿不会陈述相应症状，鼓气耳镜对鼓膜的观察常因耳道狭小，鼓膜厚且倾斜度大而比较困难，鼓气耳镜观察鼓膜活动度的结果在实践中常遭质疑，其准确性较大龄儿童或成人要低。加之上述鼓室导抗测试尚有探测音等问题有待探索，鼓膜穿刺术因其创伤性而不能作为常规诊断方法等原因，因此婴幼儿分泌性中耳炎的诊断目前尚存在一定困难，值得注意。

【鉴别诊断】

1. 鼻咽癌 对一侧分泌性中耳炎的成年患者（个别为双侧分泌性中耳炎），应毫无例外地作仔细的鼻腔及鼻咽部检查，包括纤维或电子鼻咽镜检，颈部触诊，血清中EBV-VCA-IgA测定。鼻咽部CT扫描，MR成像对位于黏膜下的鼻咽癌灶有较高的诊断价值，必要时可行之。

2. 脑脊液耳漏 颞骨骨折并脑脊液耳漏而鼓膜完整者，脑脊液聚集于鼓室内，可产生类似分泌性中耳炎的临床表现。先天性颅骨或内耳畸形（如Mondini型）患者，可伴发脑脊液耳漏。根据头部外伤史或先天性感音神经性聋病史，鼓室液体的实验室检查结果，以及颞骨X线片，颞骨CT扫描等可资鉴别。

3. 外淋巴瘘 不多见。多继发于镫骨手术后，或有气压损伤史。瘘管好发于蜗窗及前庭窗，耳聋为感音神经性，可表现为突发性聋。常合并眩晕，强声刺激可引起眩晕（Tullio现象）。

4. 胆固醇肉芽肿 可为分泌性中耳炎的后遗症。鼓室内有棕褐色液体聚集，液体内有时可见细微的、闪烁反光的鳞片状胆固醇结晶，鼓室及乳突气房内有暗红色或棕褐色肉芽，内含铁血黄素与胆固醇结晶溶解后形成的裂隙，伴有异物巨细胞反应。本病病史较长，鼓膜呈深蓝色，颞骨CT扫描可见鼓室及乳突内有软组织影，少数有骨质破坏。

5. 粘连性中耳炎 有时粘连性中耳炎可与慢性分泌性中耳炎并存。粘连性中耳炎的病程一般较长，听力损失较重，鼓膜可高低不平。

【预后】

1. 不少分泌性中耳炎有自限性，积液可经咽鼓管排出或自行吸收。

2. 病程较长而未作治疗的小儿患者，有可能影响言语发育、学习以及与他人交流的能力。

3. 顽固的慢性分泌性中耳炎，鼓膜紧张部可出现萎缩性瘢痕，钙化斑，鼓膜松弛，鼓室内出现硬化病灶。

4. 黏稠的分泌物容易发生机化，形成粘连。

5. 咽鼓管功能不良，或上鼓室长期处于负压状态者，可逐渐出现鼓膜松弛部内陷袋，部分发生胆脂瘤。

6. 并发胆固醇肉芽肿。

【治疗】

清除中耳积液，改善咽鼓管通气引流功能，以及病因治疗等综合治疗为本病的治疗原则。

1. 非手术治疗

（1）抗生素或其他抗菌药物治疗：急性分泌性中耳炎可用抗菌药物进行适当的治疗，但疗程不宜过长。可供选用的药物有各类广谱青霉素，头孢菌素，大环内酯类抗生素等。择药时应注意该药对本病常见致病菌——流感嗜血杆菌，肺炎链球菌等的敏感性。

（2）糖皮质激素：可用地塞米松（dexamethason）或泼尼松（Prednison）等口服，作短期治疗。

（3）伴有鼻塞症状时：可用盐酸羟甲唑啉等减充血剂喷（滴）鼻。

（4）咽鼓管吹张：可采用捏鼻鼓气法、波氏球法或导管法作咽鼓管吹张。成人尚可经导管向咽鼓管咽口吹入泼尼松龙，隔日1次，每次每侧1ml，共3～6次。

2. 手术治疗 由于不少分泌性中耳炎有自限性，所以对无症状、听力正常、病史不长的轻型患儿，可在专科医师的指导下密切观察，而不急于手术治疗。

（1）鼓膜穿刺术：仅用于成年人（见后）。

（2）鼓膜切开术：鼓膜切开术（myringotomy）适用于中耳积液比较黏稠，经鼓膜穿刺术不能抽吸出积液；或反复作鼓膜穿刺，积液抽吸后迅速集聚时（手术方法见第857页）。

（3）置管术：（见后）。

3. 病因治疗 对反复发作的分泌性中耳炎，除积极进行疾病本身的治疗外，更重要的是仔细寻找病因，并积极进行病因治疗。

（1）腺样体切除术：分泌性中耳炎具有以下情况

者，应作腺样体切除术：

1）腺样体肥大，引起鼻塞、打鼾者；

2）过去曾作过置管术的复发性中耳炎，伴腺样体炎，腺样体肥大者。

（2）扁桃体切除术：儿童急性扁桃体炎反复发作；经常发生上呼吸道感染，并由此而诱发分泌性中耳炎的反复发作；或扁桃体明显肥大者，可作扁桃体切除术。

（3）鼓室探查术和单纯乳突开放术：慢性分泌性中耳炎，特别在成年人，经上述各种治疗无效，又未查出明显相关疾病时，宜作颞骨CT扫描，如发现鼓室或乳突内有肉芽，或骨质病变时，应作鼓室探查术（explorative tympanotomy）或单纯乳突开放术（simple mastoidectomy），彻底清除病变组织，根据不同情况作相应类型的鼓室成形术。

（4）其他：积极治疗鼻腔、鼻窦或鼻咽部疾病，包括手术治疗，如鼻息肉摘除术，下鼻甲部分切除术，功能性鼻内镜手术，鼻中隔黏膜下矫正术等。

附：分泌性中耳炎的常用手术

（一）鼓膜穿刺术

鼓膜穿刺术（auripuncture，tympanotomy）既可作为分泌性中耳炎的诊断方法之一，又可取得治疗效果，特别是在分泌性中耳炎的急性期。本术简单易行，必要时可重复进行。

【操作步骤】

1. 患者侧坐，患耳朝向术者。

2. 耳廓及耳周用活力碘消毒；外耳道用75%酒精消毒。

3. 清除外耳道内的耵聍。

4. 鼓膜表面以2%丁卡因或Bonain液（Bonain's sol，中文译名为“布楠液”，含等量可卡因、石炭酸和薄荷脑）麻醉。

5. 在明视下（额镜，头灯），以针尖斜面较小的7号针头，从鼓膜前下方或正下方刺入鼓室（图7-8-2）。固定针头。用2ml或5ml注射器抽吸液体，吸尽为止。

6. 如液体黏稠，注射器不易吸出时，可以试用电动负压吸引器从穿刺针眼吸引，但负压不可太大。

7. 以消毒棉球塞于外耳道口。术毕。

【注意事项】

1. 记录抽出液体的总量，并注意观察其性状，必要时送实验室检查。

2. 术中须遵循无菌操作原则。

3. 穿刺时，针头的方向应与鼓膜垂直，不得向后上方倾斜，以免损伤听骨，或刺入蜗窗、前庭窗。

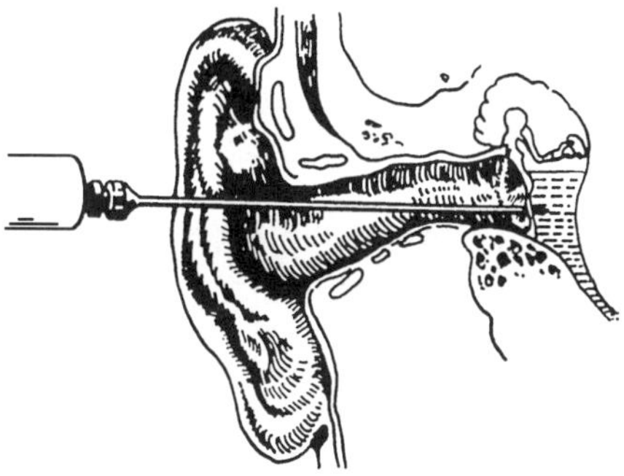

图7-8-2　鼓膜穿刺位置示意图

4. 穿刺针刺入鼓室后，一定要固定好针头位置。否则，于抽吸液体时，针头可能顺势脱出鼓室，而误判为鼓室无积液。

（二）置管术

置管术（tube insertion）是经鼓膜或外耳道骨膜下放置一个通气管于鼓室内，使中耳和外耳道直接相通，从而改善中耳通气引流的手术。

鼓膜切开置管术　鼓膜切开置管术（myringotomy with grommet insertion）是于鼓膜切开后，将扣眼状（图7-8-3）或T形的通气管嵌放于鼓膜切口上。通气管留置时间可视具体情况而定，伴发慢性鼻窦炎等疾病者可适当延长，以同时治疗伴发疾病；一般可达1年。

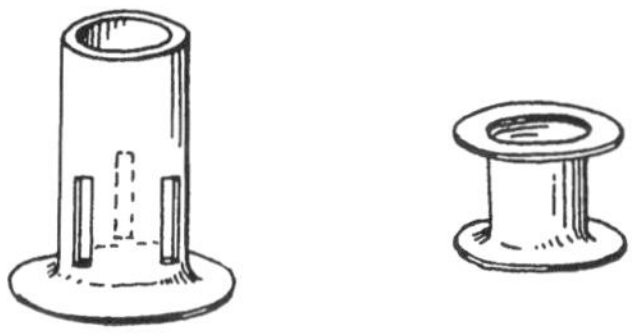

图7-8-3　鼓室通气管的两种形式

通气管可由硅橡胶，聚乙烯塑料，荧光塑料，Teflon（特氟龙）以及钛、不锈钢、人工陶瓷等材料制成。所用材料应具有无毒，对组织无刺激性，不变形，可屈曲，有弹性，易于辨识，容易安放等特点。

【适应证】

1. 慢性分泌性中耳炎，经鼓膜切开术等其他治疗无效者。

2. 中耳积液黏稠或为胶耳。

3. 听力正常的3岁以内小儿，积液持续3个月，可继续观察3～6个月，直至痊愈。除非双耳听力损失达40dB，言语发育延迟，或鼓膜结构异常，则应植管。

【手术方法】

1. 术前准备　同鼓室成形术。

2. 麻醉　小儿用全身麻醉（如氯胺酮），成人用局部麻醉（同鼓室成形术）。

3. 消毒　同鼓膜穿刺术。

4. 体位　同鼓室成形术。

5. 操作步骤

（1）在手术显微镜下，用锋利的鼓膜切开刀在鼓膜前下方作放射状或弧形切口，切口比通气管外径略长约0.2～0.4mm。

（2）用吸引器吸尽鼓室内液体。

（3）以中耳钳夹持管之尾端，先将通气管前端的一侧插入鼓膜切口内，然后顺势将前端全部插入，或以尖针将前端推入切口内；尾端留置于鼓膜外，使通气管嵌于鼓膜切口上（图7-8-4）。

（4）检查通气管的位置是否正确，必要时可用尖针作适当的调整。

（5）外耳道内置短碘仿纱条1根，24小时后取出。

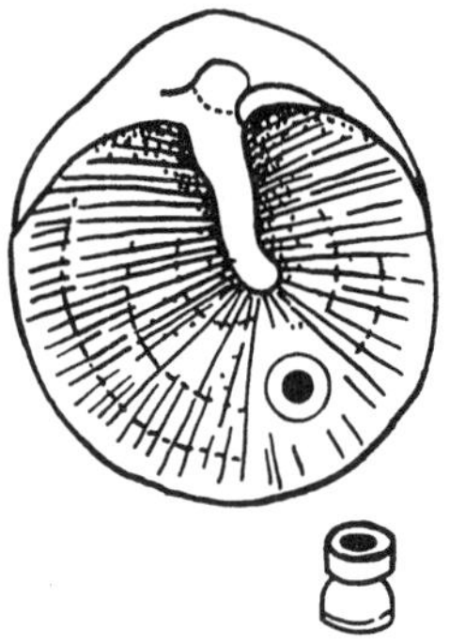

图7-8-4　鼓膜切开，鼓室置管

【注意事项】

1. 鼓膜切口大小宜适中，过小则通气管不能插入；切口过大，通气管易滑落于鼓室内，或易向外耳道内脱出。

2. 为防止通气管脱落于鼓室后难以探寻，可于管之尾端系一黑丝线，以助辨识。

3. 鼓膜切口不宜接近脐部或鼓环，否则会造成通气管安放困难或易于脱落。

4. 如分泌物甚为粘稠，必要时可作鼓膜第二切口。

5. 如术后通气管被分泌物结痂所堵，可试用尖针轻轻疏通之，或滴用0.3%氧氟沙星滴耳剂使其软化而清除。

6. 带管期内患者禁止游泳，以免污水进入鼓室。

【并发症】

1. 鼓室硬化（详见“鼓室硬化”）。

2. 永久性鼓膜穿孔。

3. 慢性化脓性中耳炎。

4. 继发性胆脂瘤。罕见。乃鼓膜表面的鳞状上皮沿切口边缘向鼓室内生长而成。

5. 感音神经性聋。

鉴于鼓室置管术可出现上述并发症，特别是鼓室硬化的发生率较高，有作者建议（Lildholt，1979；Tos等，1984），对双耳患病者，特别是幼儿，仅对一耳施行置管术，另一耳则作鼓膜切开术；据报告，采用此方法并行腺样体切除术者，取管后1个月复查，两侧的中耳压力和听力水平均相等。

经外耳道鼓室置管术　经外耳道鼓室置管术（transmeatal insertion of plastic tube into tympanum）是经外耳道皮肤及骨膜下将通气管放置于鼓室内。经此术安放的通气管不易脱出是其优点，而手术操作比较复杂，管腔容易堵塞，不利于向中耳滴药等为其缺点。故一般仅用于鼓室内、外径变窄，经鼓膜切开置管后反复脱出者。

【手术方法】

1. 术前准备、麻醉、消毒、体位同鼓膜切开置管术。

2. 操作步骤

（1）在距鼓环约10mm处的外耳道后下壁作弧形切口，切口与鼓环平行（图7-8-5）。

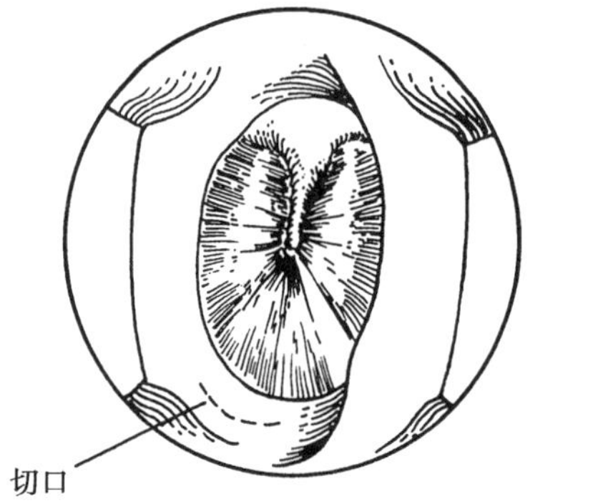

图7-8-5　经外耳道鼓室置管术之切口位置

（2）用显微剥离器从切口处紧贴骨膜，向鼓沟方向分离皮肤骨膜瓣，直达鼓沟。注意保持其完整性。

（3）从鼓沟中将该处的鼓膜纤维环轻轻分出，暴露该处鼓室。

（4）用电钻将该处鼓沟及相邻的外耳道磨一小浅沟槽，方向与外耳道长轴一致。

（5）将尖端膨大的通气管安放于沟槽内，尖端置于鼓室内，尾端留置于外耳道切口的外方（图7-8-6）。

（6）将皮肤骨膜瓣复位。

（7）外耳道填塞明胶海绵和碘仿纱条。

【并发症】

1. 颈静脉球损伤　多发生于高位颈静脉球患者。遇

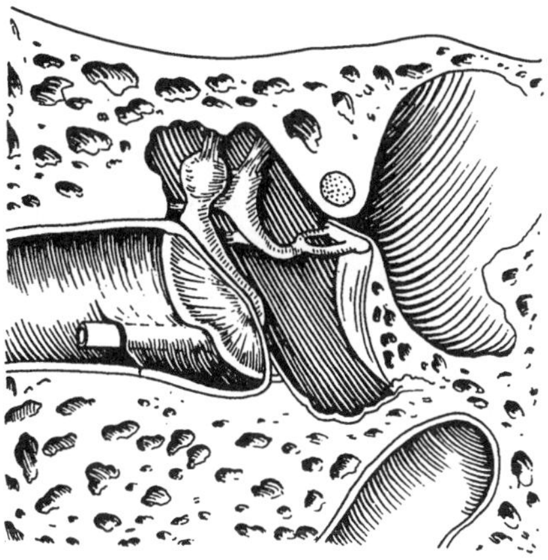

图 7-8-6　经外耳道鼓室置管，示管之尾端

此情况须立即停止手术，填塞压迫止血。

2. 外耳道炎性反应　外耳道红、肿，可堵塞通气管外口。轻者经抗炎消肿后可恢复；对通气管过敏者需拔管。

3. 余同鼓膜切开置管术并发症 1，3，5。

第二节　急性化脓性中耳炎

急性化脓性中耳炎（acute suppurative otitis media）是中耳黏膜的急性化脓性炎症。主要致病菌为肺炎链球菌、流感嗜血杆菌、乙型溶血性链球菌及葡萄球菌、绿脓杆菌等，前两者在小儿多见。

【病因及感染途径】

由各种原因引起的身体抵抗力下降，全身慢性疾病以及邻近部位的病灶疾病（如慢性扁桃体炎、慢性化脓性鼻窦炎等），小儿腺样体肥大等是本病的诱因。致病菌进入中耳的途径如下：

1. 咽鼓管途径最常见

（1）急性上呼吸道感染时：如急性鼻炎、急性鼻咽炎、急性扁桃体炎等，炎症向咽鼓管蔓延，咽鼓管黏膜发生充血、肿胀、纤毛运动障碍，局部免疫力下降，此时致病菌乘虚侵入中耳。

（2）急性传染病期间：如猩红热、麻疹、百日咳、流行性感冒、肺炎、伤寒等，致病微生物可经咽鼓管侵入中耳；亦可经咽鼓管发生其他致病菌的继发感染。

（3）在不洁的水中游泳或跳水，不适当的擤鼻、咽鼓管吹张、鼻腔冲洗以及鼻咽部填塞等，致病菌可循咽鼓管侵犯中耳。

（4）婴儿哺乳位置不当，如平卧吮奶，乳汁可经短而宽的咽鼓管流入中耳。

2. 外耳道鼓膜途径　因鼓膜外伤，不正规的鼓膜穿刺或鼓室置管时的污染，致病菌可从外耳道侵入中耳。

3. 血行感染　极少见。

【病理】

病变常累及包括鼓室、鼓窦及乳突气房的整个中耳黏骨膜，但以鼓室为主。早期的病理变化为黏膜充血，从咽鼓管、鼓室开始，逐渐波及鼓窦及乳突气房。由于毛细血管扩张，通透性增加，纤维素、红细胞、多形核白细胞及血清渗出，黏膜及黏膜下出现水肿；上皮纤毛脱落，正常的扁平立方形上皮细胞变为分泌性柱状细胞，黏液腺分泌增加。以后出现新生的血管，淋巴细胞、浆细胞和吞噬细胞浸润，黏膜增厚。鼓室内开始有少量的浆液性渗出物聚集，以后变为黏液脓性或脓性；由于黏骨膜中血管受损，红细胞大量渗出，分泌物亦可呈血性。鼓膜的早期病变亦为充血，上皮下结缔组织层水肿、增宽，有炎性细胞浸润。以后表皮层之鳞状上皮增生、脱屑，鼓膜中之小静脉出现血栓性静脉炎，纤维层发生坏死、断裂，加之鼓室内积脓，压力增高，鼓膜出现穿孔，脓液外泄。如鼓室内的水肿黏膜从穿孔处脱出，可堵塞穿孔。若治疗得当，炎症可逐渐吸收，黏膜恢复正常。重症者病变深达骨质，可迁延为慢性化脓性中耳炎或合并急性乳突炎。

【症状】

本病之症状在鼓膜穿孔前后迥然不同。常见症状为：

1. 全身症状　鼓膜穿孔前，全身症状较明显，可有畏寒、发热、怠倦及食欲减退，小儿全身症状通常较成人严重，可有高热、惊厥，常伴呕吐、腹泻等消化道症状。鼓膜穿孔后，体温逐渐下降，全身症状亦明显减轻。

2. 耳痛　为本病的早期症状。患者感耳深部钝痛或搏动性跳痛，疼痛可经三叉神经放射至同侧额、颞、顶部、牙或整个半侧头部，吞咽、咳嗽、喷嚏时耳痛加重，耳痛剧烈者夜不成眠，烦躁不安。婴幼儿则哭闹不休。一旦鼓膜出现自发性穿孔或行鼓膜切开术后，脓液向外宣泄，疼痛顿减。

3. 耳鸣及听力减退　患耳可有搏动性耳鸣，听力逐渐下降。耳痛剧烈者，轻度的耳聋可不被患者察觉。鼓膜穿孔后听力反而提高。如病变侵入内耳，可出现眩晕和感音性聋。

4. 耳漏　鼓膜穿孔后耳内有液体流出，初为浆液血性，以后变为黏液脓性乃至脓性。如分泌物量甚多，提示分泌物不仅来自鼓室，亦源于鼓窦、乳突。

【检查】

1. 耳镜检查　早期鼓膜松弛部充血，锤骨柄及紧张部周边可见呈放射状的扩张血管。以后鼓膜迅速出现弥漫性充血，标志不易辨认，鼓膜可全部向外膨出，或部分外突而如乳头状。穿孔前，在隆起最明显的部位出现黄点，然后从此处发生穿孔。穿孔一般位于紧张部，开始时甚小，如针尖大，不易看清，彻底清除外耳道内分泌物后，方可见穿孔处有闪烁搏动的亮点，分泌物从该处涌出。有时须以 Siegle 耳镜加压后，才能窥见鼓膜上的小穿孔。

2. 触诊　因乳突部骨膜的炎性反应，乳突尖及鼓窦区可能有压痛。鼓膜穿孔后渐消失。

3. 听力检查　呈传导性听力损失，听阈可达 40 ~ 50dB。如内耳受细菌毒素损害，则可出现混合性听力损失。

4. 血液分析　白细胞总数增多，多形核白细胞增加，穿孔后血象渐恢复正常。

【诊断】

根据病史和检查，不难对本病做出诊断。但应注意和外耳道疖鉴别。因外耳道无黏液腺，故当分泌物为黏液脓性时，提示病变在中耳而不在外耳道，或不仅位于外耳道。本病全身症状较重，鼓膜穿孔前可高烧不退，耳痛持续，鼓膜弥漫性充血，一旦穿孔便溢液不止，此点可与分泌性中耳炎鉴别。

【预后】

若治疗及时、适当，分泌物引流通畅，炎症消退后鼓膜穿孔多可自行愈合，听力大多能恢复正常。治疗不当或病情严重者，可遗留鼓膜穿孔、中耳粘连症、鼓室硬化或转变为慢性化脓性中耳炎，甚至引起各种并发症。

【治疗】

本病的治疗原则为抗感染，畅引流，去病因。

1. 全身治疗

（1）尽早应用足量的抗菌药物控制感染，务求彻底治愈，以防发生并发症或转为慢性。一般可将青霉素 G 与氨苄西林合用，在头孢菌素中可用第一代头孢菌素头孢拉啶，头孢唑啉，或第二代中的头孢呋辛钠。鼓膜穿孔后应取脓液作细菌培养及药敏试验，参照其结果选用适宜的抗菌药，直至症状完全消失，并在症状消失后仍继续治疗数日，方可停药。

（2）鼻腔减充血剂滴鼻或喷雾于鼻咽部，可减轻鼻咽黏膜肿胀，有利于恢复咽鼓管功能。

（3）注意休息，调节饮食，疏通大便。重症者应注意支持疗法，如静脉输液、输血或血浆，应用少量糖皮质激素等。必要时请儿科医师协同观察处理。

2. 局部治疗

（1）鼓膜穿孔前

1）2% 石炭酸甘油滴耳，可消炎、止痛。因该药遇脓液即释放石炭酸，可腐蚀鼓膜及鼓室黏膜，当鼓膜穿孔后应立即停药。慢性化脓性中耳炎忌用此药。

2）鼓膜切开术：适时的鼓膜切开术可通畅引流，有利于炎症的迅速消散，使全身和局部症状迅速减轻。炎症消退后，穿孔可迅速封闭，平整愈合，减少瘢痕形成和粘连。鼓膜切开术的适应证为：①全身及局部症状较重，鼓膜明显膨出，虽经治疗亦无明显好转者；②鼓膜虽已穿孔，但穿孔太小，引流不畅者；③有并发症可疑，但无需立即行乳突手术者。

操作步骤：①成人取坐位，小儿卧位，患耳朝上；②外耳道口及外耳道内以 75% 酒精消毒；③成人用 1% 利多卡因或普鲁卡因作外耳道阻滞麻醉，加 2% 丁卡因表面麻醉，亦可用 4% 可卡因作表面麻醉；小儿可用氯胺酮全麻；④在手术显微镜或窥耳器下看清鼓膜，用鼓膜切开刀从鼓膜后下象限向前下象限作弧形切口，或在前下象限作放射状切口。注意刀尖不可刺入太深，切透鼓膜即可，以免伤及鼓室内壁结构及听小骨；⑤吸尽脓液后，用小块消毒棉球置于外耳道口（图 7-8-7）。

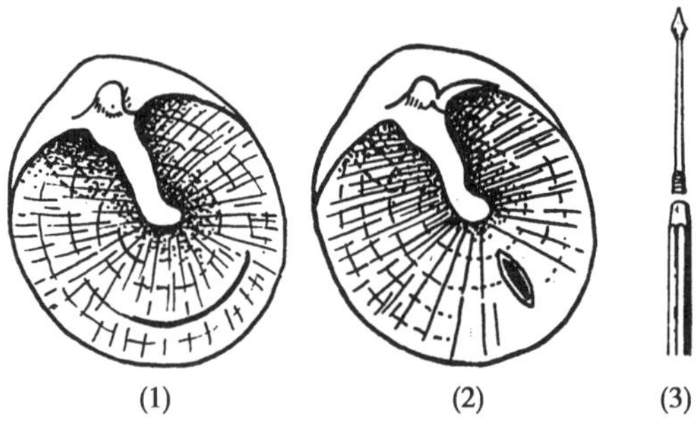

图 7-8-7　鼓膜切开术

（1）弧形切口　（2）放射状切口　（3）鼓膜切开刀

（2）鼓膜穿孔后：在 0.3% 氧氟沙星（泰利必妥）滴耳液、0.25% ~1% 氯霉素液、复方利福平液、0.5% 金霉素液等滴耳液中择一滴耳（详见第 863 页）。炎症完全消退后，穿孔多可自行愈合。穿孔长期不愈者，可作鼓膜成形术（见第 888 页）。

3. 病因治疗　积极治疗鼻部及咽部慢性疾病。

【预防】

1. 锻炼身体，提高身体素质，积极预防和治疗上呼吸道感染。

2. 广泛开展各种传染病的预防接种工作。

3. 宣传正确的哺乳姿势　哺乳时应将婴儿抱起，使头部竖直；乳汁过多时应适当控制其流出速度。

4. 鼓膜穿孔及鼓室置管者　禁止游泳，洗浴时防止污水流入耳内。

第三节　急性坏死型中耳炎

急性坏死型中耳炎（acute necrotizing otitis media）是急性化脓性中耳炎的特殊类型。多发生于猩红热、麻疹、白喉、伤寒、百日咳和流感等急性传染病中，而以猩红热最多见。本病以中耳及其周围组织的广泛坏死、损毁为特点，可演变为慢性化脓性中耳炎。随着急性传染病发病率的下降，本病已不多见。

急性坏死型中耳炎好发于5岁以下的婴幼儿。由于致病微生物毒力甚强（如乙型溶血性链球菌），严重的全身感染而导致机体的抵抗力下降，且婴幼儿中耳免疫防御功能不成熟，以致致病菌及其毒素可迅速破坏局部组织，鼓膜发生溃烂、穿孔，鼓室、鼓窦及乳突气房的黏骨膜坏死，听小骨溶溃，甚至累及中耳局部及周围骨的骨髓，发生骨髓炎，个别可有死骨形成。病变尚可侵犯内耳，合并迷路炎，而于病后数月出现明显的感音性聋。如感染得到控制，炎性坏死过程终止，残存的黏膜上皮向病变区生长，鼓膜穿孔可自行修复，听力恢复正常。有些穿孔虽已愈合，但遗留硬化灶和（或）听骨链中断而引起明显的传导性聋。鼓膜肾形穿孔可长期不愈；外耳道鳞状上皮经穿孔边缘向中耳生长致鼓室黏膜上皮化生者可继发胆脂瘤；亦可遗留局限性骨炎、骨髓炎、肉芽组织增生等。

急性坏死型中耳炎可发生于急性传染病的早期（出疹期）或晚期（恢复期）。其临床表现与一般急性化脓性中耳炎相同。但因鼓膜早期发生穿孔，并在数日内融合而迅速扩大，形成较大的肾形穿孔（此乃因松弛部、锤骨柄及紧张部周边血供较好，抵抗力较强，而紧张部其他部位血供相对较差之故），重症者穿孔可达鼓环。因此，耳部的首发症状多为耳内流脓，脓液腥臭。外耳道有肉芽组织增生时，可遮蔽穿孔的鼓膜和裸露的骨壁，以探针探之，可触及粗糙的骨壁或坏死的听小骨。

治疗同一般急性化脓性中耳炎，特别注意加强支持疗法及原发传染病的治疗，提高机体的抵抗力。

第四节　急性乳突炎

急性乳突炎（acute mastoiditis）是乳突气房黏骨膜、特别是乳突骨质的化脓性炎症。好发于儿童，但因2~3岁以下婴幼儿乳突方开始发育，故仅出现鼓窦炎，而不存在乳突炎。由于抗生素的普遍应用，目前急性乳突炎的发病率已有所下降。

急性化脓性中耳炎时，不仅鼓室，而且咽鼓管、鼓窦和乳突气房的黏骨膜均出现不同程度的炎性改变。就乳突而言，此时也存在着病理学上的急性炎症，亦有人称之为炎性反应。但是，耳科学家们并未将其称为“急性乳突炎”或急性中耳炎的并发症，亦未将其作为一单独的疾病实体进行诊治。因为此时乳突的这种急性炎症是作为整个中耳炎的一部分而存在的，随着中耳炎症的吸收，乳突局部的黏骨膜亦渐恢复正常，而无需特殊处理。而临床上这些所称的急性乳突炎是由某些重症急性化脓性中耳炎发展扩散而来，是急性化脓性中耳炎的并发症。

【病因】

本病多为急性化脓性中耳炎的并发症；继发于外伤或通过血行性感染者很少见。

1. 致病菌毒力强、耐药、对常用抗生素不敏感是本病的重要原因之一。主要致病菌有肺炎球菌Ⅲ型，乙型溶血性链球菌，流感嗜血杆菌等。但目前国内外尚缺乏大样本的细菌学检查资料。

2. 患者体质虚弱，抵抗力差，如猩红热、麻疹等急性传染病或糖尿病、慢性肾炎、贫血等慢性疾病的患者，患急性化脓性中耳炎时易并发本病。

3. 引流不畅

（1）中耳脓液向外引流不畅：急性化脓性中耳炎时，咽鼓管黏膜充血，肿胀，纤毛运动障碍，中耳分泌物不能循此向鼻咽部引流。如鼓膜穿孔甚小或穿孔被堵塞，分泌物经穿孔向外耳道排放受阻。或为婴儿，其鼓膜较厚、不易发生穿孔等，均可致中耳脓液蓄积，炎症进一步加重。

（2）乳突气房解剖结构的影响：急性乳突炎多发生于气化型乳突。若乳突气房伸展范围较广，而气房大小不一，分布不匀，边远的大气房却与邻近鼓窦的细小气房相通。当气房内蓄积分泌物时，周边大气房的分泌物常不能顺利地向鼓室引流，容易引起乳突炎，因此将这种乳突称为“危险型乳突”。

【病理】

1. 本病多发生于气化型乳突　如急性化脓性中耳炎病情加重或处理不当，中耳黏骨膜充血水肿严重，鼓窦和乳突气房引流障碍，乳突气房内蓄积脓液，压力增加，静脉发生淤血，动脉内有炎性血栓形成，局部产生酸中毒。黏骨膜发生坏死、脱落、骨质脱钙、房间隔破溃及气房融合，形成一大的脓腔，腔内充满脓液及坏死组织，周围由肉芽组织覆盖残存的骨壁，称之为融合性乳突炎或乳突蓄脓。由溶血性链球菌或流感嗜血杆菌引起的急性乳突炎，乳突内充满血性渗出物，称出血性乳突炎。乳突炎症如继续发展，穿破乳突骨壁，可引起其他颅内、外并发症。在病程发展中，如患者自身免疫防御功能逐渐增强，在骨质溶溃过程停止发展的部位，亦可出现小范围的新骨形成，由于新骨的不断硬化，乳突腔便出现大小不等的继发性硬化区。晚近有人将急性乳突炎分为急性乳突炎、急性乳突炎伴骨膜炎和急性乳突骨炎（osteitis）三期。认为“融合性乳突炎”实际上是乳突骨炎。乳突骨膜炎可出现耳后皮肤充血、轻肿、有触痛，此时应与骨膜下脓肿鉴别。

2. 在松质型或混合型乳突　因骨质内具有骨髓，抵抗力较强，发生感染时，或仅仅出现少量的细胞浸润，或发生骨髓炎。但由于此种类型的乳突不仅其鼓窦入口比较狭窄，脓液不易经鼓室向外引流，而且其外层骨板一般较厚，不易穿破，而天盖骨板容易受到侵袭，引起颅内并发症。

3. 硬化型乳突　虽不易发生骨髓炎，但多呈慢性炎症。

【症状】

急性化脓性中耳炎的病程一般约为2～4周，如在恢复期中，大约在第3～4周时，患者各种症状不继续减轻，反而加重，应考虑有本病之可能，如：

1. 鼓膜穿孔后耳痛不减轻或一度减轻后又加重；重新出现头痛，或更加严重。

2. 耳流脓不逐渐减少，反而增多；引流受阻时流脓可突然减少。

3. 鼓膜穿孔后听力不提高，或耳聋加重。

4. 全身症状加重，特别在急性化脓性中耳炎第3周左右，体温再度升高，重者可达40℃以上，有些亦可为低热，尤其在使用抗生素期间如此。

【检查】

1. 外耳道脓液甚多，拭净后又迅速出现。骨性外耳道后上壁可出现红肿、下塌，此乃鼓窦或乳突骨膜发生肿胀所致。鼓膜充血，松弛部膨出。鼓膜穿孔一般较小，穿孔处有脓液搏动。

2. 乳突部皮肤　可出现轻度肿胀、潮红。鼓窦外侧壁、乳突导血管处及乳突尖有明显压痛。

3. 影像学检查　X线片上，早期表现为乳突气房模糊，脓腔形成后房隔不清，融合为一透亮区。颞骨CT扫描可见乳突气房内含气量明显减少，房隔破坏，可见液平面。

4. 血液分析　示白细胞增多，多形核白细胞比例增加。

【鉴别诊断】

应注意和外耳道疖鉴别（表7-8-2）。

表7-8-2　急性乳突炎与外耳道疖的鉴别要点

	急性乳突炎	外耳道疖
病史	有急性化脓性中耳炎病史	可有挖耳等外伤史
体温	可有体温升高，可高达40℃（婴幼儿明显）	一般正常
耳痛	耳深部痛，可伴同侧头痛	耳痛于咀嚼、张口时加重
压痛	乳突尖及（或）鼓窦区有叩、压痛	耳廓有牵拉痛，耳屏可有压痛，乳突尖和（或）鼓窦区无压痛
听力	传导性听力损失	正常或轻微传导性听力损失
耳分泌物	黏液脓性，量较多	纯脓，量少
鼓膜	充血，可有穿孔	完整
耳廓后沟	可消失	存在
颞骨CT	鼓室及气房模糊、积液	正常

【并发症】

（详见908章）。

【治疗】

早期，在融合性脓腔尚未形成前，全身及局部治疗同急性化脓性中耳炎，尤需参照细菌培养及药敏试验结果，及早应用大剂量敏感的抗菌药物，静脉给药；并注意改善局部引流，炎症可得到控制而逐渐痊愈。如虽经治疗而不能控制感染，或出现可疑并发症时，应立即行乳突开放术。

第五节　隐性中耳炎

隐性中耳炎（silent otitis media，masked otitis media）又称潜伏性中耳炎（latent otitis media），亚临床中耳炎（subclinical otitis media）或非典型中耳炎（atypical otitis media），系指鼓膜完整而中耳隐藏着明显的感染性炎性病变的中耳乳突炎。由于病变隐匿，临床常发生漏诊，甚至，待引起颅内外并发症时或死后方始发现。近年来，本病有增多的趋势，尤以小儿多见，值得关注。

【病因】

1. 急性化脓性中耳炎或乳突炎治疗不当，如剂量不足，疗程过短或菌种耐药。

2. 婴幼儿急性中耳炎因主诉少、鼓膜厚，易误诊而未获合理治疗，致病变迁延。

3. 中耳炎症后期，鼓室峡或鼓窦入口因黏膜肿胀、增厚或肉芽、息肉生成而阻塞，此时虽咽鼓管功能恢复，鼓室逐渐再充气，然乳突病变尚残存，且继续发展。

【症状及体征】

1. 本病无典型症状　患者可诉耳部不适，轻微的耳痛或耳后疼痛，听力下降，或有低热，头痛等。

2. 部分患者近期（可在数月前）有过急性中耳炎、乳突炎病史。

3. 鼓膜完整，外观似正常。仔细观察时可发现松弛部充血，或鼓膜周边血管纹增多，或外耳道后上壁红肿，塌陷。

4. 乳突区皮肤无红肿，但可有轻压痛。

【听力学检查】

1. 纯音听力测试　传导性或混合性听力损失。

2. 鼓室导抗图　C 或 B 型鼓室导抗图。

【影像学检查】

颞骨 CT 扫描对诊断有重要价值。可见乳突内有软组织影，可有房隔破坏，有时可见液、气面，鼓室内亦可有软组织影。

【诊断】

1. 婴幼儿不明原因发热时，宜仔细检查耳部，必要时作颞骨高分辨率 CT 扫描。

2. 成年人耳部不适，或轻微耳痛，或不明原因的传导性听力损失，鼓膜外观虽无特殊改变，也应警惕本病而作相关检查。

【治疗】

由于本病可引起感音神经性聋、迷路炎、脑膜炎等严重的颅内外并发症，即使在药物的控制下，病变仍可向周围发展，故一旦确诊，即应行乳突开放术，彻底根除病灶。

第六节　儿童急性化脓性中耳炎及乳突炎

儿童的急性中耳炎，无论是化脓性或非化脓性，绝大多数（约 80% 以上）均与细菌的急性感染有关，而其致病菌种也大致相同；在疾病的早期，两者的临床表现相似；由于抗生素的早期和广泛应用，不少以化脓性开始的中耳炎，以后可转变为分泌性中耳炎。所以目前不少学者将两者不加区分地统称为急性中耳炎。

【病因】

急性化脓性中耳炎及乳突炎多见于儿童，其原因在于：

1. 小儿咽鼓管较短、峡部较宽，管腔相对较大，咽口位置较低，管之走向似一直线，与水平面交角仅为 10°，近似水平位，故鼻部和咽部的分泌物及细菌等微生物容易经此侵入中耳。

2. 机体抵抗力低，容易感染各种上呼吸道传染病，如麻疹、猩红热、百日咳等。

3. 咽部淋巴组织丰富，常增生肥大，腺样体沟裂或扁桃体隐窝可隐藏细菌和病毒，中耳与其毗邻，易遭感染。

4. 中耳局部的免疫功能发育不完全，防御能力较差。

5. 哺乳位置不当，或乳汁流出过急而婴儿来不及吞咽，乳汁可经咽鼓管进入中耳。

【临床表现】

与成人基本相同，但有如下特点：

1. 全身症状较重，如急性病容，发热、体温可达 40℃以上，脉速，可出现惊厥。常伴恶心、呕吐、腹泻等消化道症状。由于 2 岁以内小儿的岩鳞缝尚未闭合，且中耳黏膜与硬脑膜之间有丰富的血管及淋巴管连接，故中耳的急性化脓性炎症可使邻近的硬脑膜受到炎症刺激，出现脑膜刺激征，但此时脑脊液并无典型的化脓性改变，故称假性脑膜炎。

2. 儿童，尤其是婴幼儿不会诉说耳痛、耳鸣等局部症状，常表现为搔耳，摇头，哭闹不安。

3. 婴幼儿鼓膜较厚，富于弹性，中耳炎时不易穿孔，甚至中耳已蓄脓，但鼓膜仍无显著红肿，应警惕之。

4. 因小儿 2 岁时乳突气房方始发育，6 岁左右气房才有较广泛的延伸，故 2～3 岁以内的小儿一般不会发生急性化脓性乳突炎，而出现急性鼓窦炎。新生儿鼓窦外侧骨壁甚薄，急性化脓性中耳炎时，该处骨膜容易出现水肿。

【诊断】

综上所述，由于小儿急性化脓性中耳炎的全身症状重，局部症状常被掩盖，加之小儿（特别是婴幼儿）缺少主诉，且有鼓膜厚，不易发生穿孔等特点，因此，本病常易漏诊。许多颞骨尸检发现，病死于化脓性脑膜炎的小儿颞骨中，不少中耳有明显的感染性炎性病变，故其脑膜炎实为耳源性。更值得注意的是，这些病儿在生前大多未能明确中耳炎的诊断，而且鼓膜是完整的。故医者定须警惕，对不明原因发热伴消化道症状者，应注意仔细检查耳部，必要时作颞骨高分辨率 CT 扫描，务求避免漏诊。

【治疗】

1. 早期应用足量抗生素　静脉滴注，直至感染完全控制，炎症彻底消退后仍继续给药数日。同时给予支持疗法，如输血浆或少量新鲜血等。因小儿多有呕吐，腹泻，应注意适当补液及维持电解质平衡。

2. 鼓膜切开术　小儿鼓膜不易穿孔，故适时进行鼓膜切开术对缩短病程和防止并发症甚为重要。

3. 乳突开放术　自抗生素问世以来，急性乳突炎需行乳突开放者已大为减少。但经一般治疗后症状无好转，乳突气房已融合、蓄脓时，应及时手术。

第七节　慢性化脓性中耳炎

慢性化脓性中耳炎（chronic suppurative otitis media）是中耳黏膜、骨膜或深达骨质的化脓性炎症，重者炎症深达乳突骨质。本病很常见。临床上以耳内长期间歇或持续流脓、鼓膜穿孔及听力下降为特点。

【病因】

慢性化脓性中耳炎的主要病因可概括为：

1. 急性化脓性中耳炎未获恰当而彻底的治疗，或治疗受到延误，以致迁延为慢性。此为较常见的原因。

2. 急性坏死型中耳炎病变深达骨膜及骨质，组织破坏严重者，可延续为慢性。

3. 全身或局部抵抗力下降，如猩红热、麻疹、肺结核等传染病，营养不良，全身慢性疾病等患者。特别是婴幼儿，中耳免疫力差，急性中耳炎易演变为慢性。

4. 鼻部和咽部的慢性病变如腺样体肥大、慢性扁桃体炎、慢性鼻窦炎等，亦为引起中耳炎长期不愈的原因之一。

5. 鼓室置管是否可并发本病尚无定论。据统计，经鼓室置管的小儿中有 15% ~74% 并发慢性化脓性中耳炎（Gates 等，1988），并认为造成继发感染的原因可能系中耳内原有的病原体繁殖，或由通气管污染所致。鼓膜置管后遗留鼓膜穿孔长期不愈，亦可经外耳道反复感染而引起本病。

6. 乳突气化不良与本病可能有一定关系，因为在慢性化脓性中耳炎患儿中，乳突气化不良者居多。不过其确切关系尚不清楚。

【致病菌】

常见致病菌以金黄色葡萄球菌最多，绿脓杆菌次之（王直中，1995），其他较常见的致病菌有奇异变形杆菌、表皮葡萄球菌、普通变形杆菌、克雷伯杆菌、阴沟杆菌、肺炎球菌、溶血性链球菌以及大肠杆菌、产碱杆菌等。值得注意的是：①病期较久者常出现两种以上细菌的混合感染；②常见致病菌可因地区不同而异；③经过一段时间后致病菌种可发生改变；④无芽胞厌氧菌的感染或其与需氧菌的混合感染正受到关注。

【分类】

中耳炎的分类方法很多，至今尚无统一意见。过去曾分为危险型和非危险型两大类。所谓“危险”系指：具有发生危及生命的颅内、外并发症的危险，主要是指伴有胆脂瘤的这一类慢性化脓性中耳炎。近半个多世纪以来，国内一直沿用“单纯型、骨疡型和胆脂瘤型”3型的分类法。但是随着大量颞骨病理学研究的新发现，高分辨率 CT 和 MRI 的广泛应用，耳显微外科较普遍的开展，以及对胆脂瘤发病机制研究的深入，目前趋向于一致认为，中耳胆脂瘤应列为独立的疾病。又由于在胆脂瘤的发病或发展过程中可以合并化脓菌的感染，而具有慢性化脓性中耳炎的重要特征，因此又有“伴胆脂瘤的慢性化脓性中耳炎”和“不伴胆脂瘤的慢性化脓性中耳炎”之分。本节讨论的内容仅为不伴胆脂瘤的普通慢性化脓性中耳炎。

【病理】

本病的病理变化轻重不一。轻者，病变主要位于中鼓室的黏膜层，称单纯型，曾有咽鼓管鼓室型之称。此型于炎症急性发作时，鼓室黏膜充血、水肿，有炎性细胞浸润，并有以中性粒细胞为主的渗出物。如果感染得到控制，炎症吸收，病变可进入静止期，此时鼓室黏膜干燥，鼓膜穿孔仍存，少数小的穿孔也可自行愈合。病变重者，除了中、上鼓室、甚至下鼓室黏膜充血、水肿，有炎性细胞浸润外，黏膜尚可出现增生、肥厚，若黏骨膜破坏，病变深达骨质，听小骨、鼓窦周围、乳突甚至岩尖骨质都可以发生骨疡（bone erosion），形成慢性骨炎（osteitis），则局部可生长肉芽或息肉，病变迁延不愈，曾称骨疡型。中耳黏膜破坏后，病变长期不愈合者，有些局部可发生鳞状上皮化生或同时有纤维组织增生，形成粘连或产生硬化病变等。

【症状】

1. 耳溢液　耳内流脓可为间歇性或持续性，脓量多少不等。上呼吸道感染或经外耳道再感染时，流脓发作或脓液增多，可伴有耳痛，病变由静止期或相对稳定期进入急性发作期。脓液或为黏液性、黏液脓性或为纯脓。如脓液长期不予清洗，可有臭气。炎症急性发作期或肉芽、息肉受到外伤时分泌物内可带血，甚至貌似全血。

2. 听力下降　患耳可有不同程度的传导性或混合性听力损失。听力下降的程度与鼓膜穿孔的大小、位置、听骨链是否受损，以及迷路正常与否等有关。就鼓膜穿孔而言，紧张部前下方的小穿孔一般不致引起明显的听力下降；后上方的大穿孔则可导致较重的听力损失。有些患者在耳内滴药后或耳内有少许分泌物时，听力反可暂时提高，此乃因少量的液体遮盖了蜗窗膜，使相位相同的声波不致同时到达两窗，前庭阶内外淋巴液的振动不会受到干扰之故。

3. 耳鸣　部分患者有耳鸣，多与内耳受损有关。由鼓膜穿孔引起的耳鸣，在将穿孔贴补后耳鸣可消失。

【检查】

1. 鼓膜穿孔　鼓膜穿孔可分为中央性和边缘性两种。若穿孔的四周均有残余鼓膜环绕，不论穿孔位于鼓膜的中央或周边，皆称为中央性穿孔。所谓边缘性穿孔，是穿孔的边缘有部分或全部已达鼓沟，该处无残余鼓膜（图 7-8-8）。慢性化脓性中耳炎的鼓膜穿孔一般均位于紧张部，个别大的穿孔也可延及松弛部。穿孔可大可小，呈圆形或肾形，大多为中央性。穿孔较大时，部分锤骨柄，甚至部分砧骨长突或砧镫关节可暴露于外（彩图）。通过穿孔可见鼓室内壁或充血、水肿，而黏膜光滑；或黏膜增厚、高低不平；有时可见硬化病灶；病变严重时，紧张部鼓膜可以完全毁损，鼓室内壁出现鳞状上皮化生。鼓室内或穿孔附近可见肉芽或息肉，具有长蒂的息肉可越过穿孔坠落于外耳道内，掩盖穿孔，妨碍引流；肉芽周围可有脓液。有些肉芽或息肉的根部可能位于前庭窗附近，盲目的撕拉可致镫骨足板脱位而并发迷路炎。

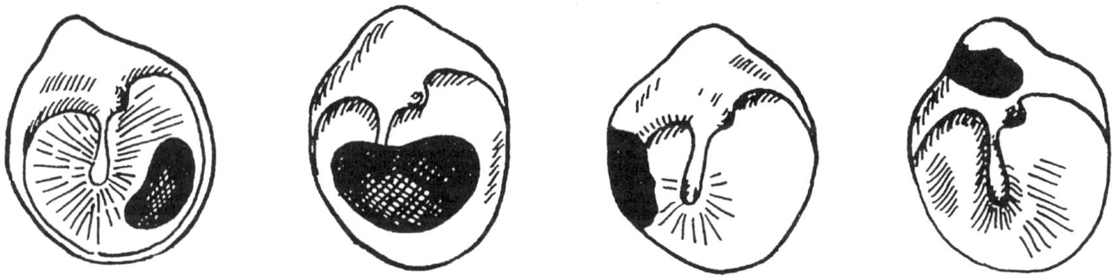

(1)　(2)　(3)　(4)

图 7-8-8　各种鼓膜穿孔

（1）（2）紧张部中央性穿孔　（3）边缘性穿孔　（4）松弛部穿孔

2. 听力学检查　呈轻到中度的传导性听力损失，或听力损失为混合性，或感音神经性。

3. 颞骨 CT　病变主要限于中鼓室者听小骨完整，乳突表现正常；乳突多为气化型，充气良好。中耳出现骨疡者，中、上鼓室及乳突内有软组织影，房室隔不清晰，小听骨可有破坏或正常。但鼓窦入口若因炎性瘢痕而闭锁以致鼓窦及乳突气房充气不良，或乳突内黏膜增厚等，乳突腔内亦可呈现均匀一致的密度增高影，应善加鉴别。

【诊断】

诊断应根据病史、鼓膜穿孔及鼓室情况、结合颞骨 CT 图像综合分析，判断病变性质及范围，而不可仅凭鼓膜穿孔的位置是中央性或边缘性、穿孔的大小以及流脓是间断性或持续性等匆忙做出结论。更何况中耳的病变也是发展的，可转化的。

【鉴别诊断】

1. 伴胆脂瘤的慢性化脓性中耳炎（表 7-8-3）。

2. 慢性鼓膜炎　耳内流脓、鼓膜上有颗粒状肉芽，但无穿孔，颞骨 CT 示鼓室及乳突正常。

3. 中耳癌　好发于中年以上的成年人。大多有患耳长期流脓史，近期有耳内出血、伴耳痛，可有张口困难。鼓室内新生物可向外耳道浸润，接触后易出血。病变早期即出现面瘫，晚期有Ⅵ、Ⅸ、Ⅹ、Ⅺ对脑神经受损。颞骨 CT 示骨质破坏。新生物活检可确诊。

4. 结核性中耳炎　起病隐匿，耳内脓液稀薄，听力损失明显，早期发生面瘫。鼓膜大穿孔，肉芽苍白。颞骨 CT 示鼓室及乳突有骨质破坏区及死骨。肺部或其他部位可有结核病灶。肉芽病检可确诊。

【治疗】

治疗原则为控制感染，通畅引流，清除病灶，恢复听力，消除病因。

1. 病因治疗　积极治疗上呼吸道的病灶性疾病，如慢性鼻窦炎，慢性扁桃体炎等。

2. 局部治疗　包括药物治疗和手术治疗。

（1）药物治疗：①引流通畅者，应首先使用局部用药；炎症急性发作时，要全身应用抗生素；②有条件者，用药前先取脓液作细菌培养及药敏试验，以指导用药。

1）局部用药种类：①抗生素溶液或抗生素与糖皮质激素混合液，如0.3%氧氟沙星（泰利必妥）滴耳液（Ofloxacin otic solution），利福平滴耳液（rifampicin otic solution）（注意：利福平滴耳液瓶口开启3天后药液即失效），2%氯霉素甘油滴耳液（2% chloramphenicol otic glycerin）等。用于鼓室黏膜充血、水肿，分泌物较多时；②酒精或甘油制剂，如3%～4%硼酸甘油（Boric glycerin），3%～4%硼酸酒精（Boric alcohol）等。适用于脓液少，鼓室潮湿时；③粉剂，如硼酸粉，磺胺噻唑与氯霉素粉（等量混合）等，仅用于穿孔大，分泌物很少，或乳突术后换药。

2）局部用药注意事项：①用药前，应彻底清洗外耳道及鼓室内的脓液。可用3%过氧化氢溶液或硼酸水清洗，然后用棉签拭净或以吸引器吸尽脓液，方可滴药；②含氨基苷类抗生素的滴耳剂或各种溶液（如复方新霉素滴耳剂，庆大霉素等）用于中耳局部可引起内耳中毒，忌用；③水溶液易经小穿孔进入中耳为其优点，但亦易流出；甘油制剂比较黏稠，接触时间较长，却不易通过小穿孔；④粉剂宜少用，用粉剂时应择颗粒细、易溶解者，一次用量不宜过多，鼓室内撒入薄薄一层即可。穿孔小、脓液多者忌用粉剂，因可堵塞穿孔，妨碍引流，甚至引起危及生命的并发症；⑤避免用有色药液，以免妨碍对局部的观察；⑥需用抗生素滴耳剂时，宜参照中耳脓液的细菌培养及药物敏感试验结果，选择适当的、无耳毒性的药物；⑦忌用腐蚀剂（如酚甘油）。

滴耳法：患者取坐位或卧位，患耳朝上。将耳廓向后上方轻轻牵拉，向外耳道内滴入药液3～5滴。然后用手指轻轻按捺耳屏数次，促使药液通过鼓膜穿孔处流入中耳。5～10分钟后方可变换体位。注意：滴耳药应尽可能与体温接近，以免引起眩晕。

（2）手术治疗：

1）中耳有肉芽或息肉，或电耳镜下虽未见明显肉芽或息肉，而经正规药物治疗无效，CT示乳突、上鼓室等有病变者，应作乳突径路鼓室成形术或改良乳突根治术，乳突根治术（见872页）。

2）中耳炎症已完全吸收，遗留鼓膜紧张部中央性穿孔者，可行单纯鼓室成形术（见888页）。

第八节　中耳胆脂瘤

由Crureilhier于1829年描述为早期肿瘤的胆脂瘤（cholesteatoma）并非真性肿瘤，而是一种囊性结构，囊的内壁为复层鳞状上皮，囊外以一层厚薄不一的纤维组织与邻近的骨壁或组织紧密相连。囊内除充满脱落上皮及角化物质外，尚可含胆固醇结晶，故称之为胆脂瘤。后来由于在胆脂瘤内并未经常找到胆固醇结晶，所以又有表皮病（epidermosis；Tumarkin，1961）或角化病（keratosis；Mc Guskin，1963）之称。由于胆脂瘤具有破坏周围骨质的特点，中耳胆脂瘤可以引起严重的颅内外并发症，值得重视。中耳胆脂瘤可以伴有或不伴有化脓性炎症，过去曾将其列为慢性化脓性中耳炎的一个特殊类型。当前，则将伴有中耳化脓性炎症者称为“伴胆脂瘤的慢性化脓性中耳炎（chronic otitis media with cholesteatoma）”，前述慢性化脓性中耳炎又称“不伴胆脂瘤的慢性中耳炎（chronic otitis media without cholesteatoma）”。

【分类】

颞骨内的胆脂瘤可分为先天性和后天性两大类。

1. 先天性胆脂瘤（congenital cholesteatoma）　为胚胎期的外胚层组织遗留于颅骨中发展而成。发生于颞骨岩部者，可侵入迷路周围、迷路、中耳或颅内。由于此种外胚层组织的无菌性，故可在颞骨内长期发展而不被察觉。其首发症状多为面瘫，听功能及前庭功能检查中可发现耳蜗及前庭功能受损。位于鼓室的先天性胆脂瘤罕见，其主要表现为：鼓膜后方出现白色团块影，但鼓膜完整，无内陷袋及可疑的穿孔痕迹，过去无中耳炎病史。中耳的先天性胆脂瘤须与后天性胆脂瘤仔细鉴别，因为上皮团块亦可在过去的穿孔中移入鼓室，或通过内陷袋进入鼓室，日后穿孔或袋口封闭，而误诊为先天性。但是Michaels（1986）发现，在胚胎发育期前鼓室内常有小的角化上皮区。

2. 后天性胆脂瘤（acquired cholesteatoma）　一般将其分为后天原发性胆脂瘤和后天继发性胆脂瘤两种。

1）后天原发性胆脂瘤（primary acquired cholesteatoma）：此型患者无化脓性中耳炎病史，过去可能有分泌性中耳炎病史。起病隐匿，穿孔位于鼓膜松弛部或紧张部后上方。其病因可能与咽鼓管阻塞，鼓膜内陷袋形成有关（见袋状内陷学说）。以后可因继发感染而出现化脓性炎症。

2）后天继发性胆脂瘤（secondary acquired cholesteatoma)：继发于慢性化脓性中耳炎，鼓膜大穿孔或边缘性穿孔，复层鳞状上皮从穿孔边缘向后鼓室或上鼓室、鼓窦生长，形成胆脂瘤（见上皮移行学说）。鼓膜外伤或鼓膜相关手术中（如鼓膜切开、置管等）造成鳞状上皮种植，也可继发中耳胆脂瘤。外耳道胆脂瘤侵入中耳后，亦为后天性继发性胆脂瘤。

【发病机制】

胆脂瘤形成的确切机制尚不完全清楚，主要学说有：

1. 袋状内陷学说或袋状内陷并细胞增殖学说（retraction invagination theory，combination of retraction theory and proliferation theory）　该学说认为，由于咽鼓管功能不良和中耳炎遗留的黏膜水肿、肉芽、粘连等病变，中耳长期处于负压状态，导致中耳膨胀不全（atelectasis of middle ear），而中、上鼓室之间被锤骨、砧骨及其周围的韧带、肌腱、黏膜皱襞等所组成的鼓室隔所分割，其间仅有鼓前峡和鼓后峡两个小孔相通。当该处的黏膜皱襞、韧带等出现肿胀、增厚、甚至肉芽或粘连等病变时，鼓前、后峡可部分或完全闭锁。如乳突气房发育良好，此时乳突和上鼓室尚可经鼓室后壁的气房交换气体；否则上鼓室、鼓窦及乳突腔与中、下鼓室、咽鼓管之间就形成两个互不相通或不完全相通的空腔系统。受上鼓室长期高负压的影响，鼓膜松弛部或紧张部后上方向内凹陷，局部逐渐形成内陷囊袋（pocket retraction），由于松弛部纤维成分少，更易向内移位、陷入。Tos 于 1981 年提出了内陷袋并细胞增殖学说，认为大多数内陷袋并不一定发展为胆脂瘤。如果内陷袋后方的上鼓室内有炎性组织或粘连，内陷囊袋会不断加深，同时受囊袋底部或上皮下结缔组织炎症的刺激，囊内的角化上皮增生，上皮屑（主要为角蛋白，keratin）出现堆积，加之外耳道上皮受慢性炎症或耵聍阻塞的影响，丧失了自洁能力，囊内的上皮屑排出受阻；如果局部环境潮湿或合并感染，上皮屑的排出进一步受阻，囊袋不断膨胀扩大，周围骨质遭到破坏，终于形成胆脂瘤。Tos 和 Sudhoff（2000）总结胆脂瘤形成有 4 个期：①内陷袋形成；②角质上皮增生；③内陷袋膨胀；④骨质破坏（图 7-8-9）。

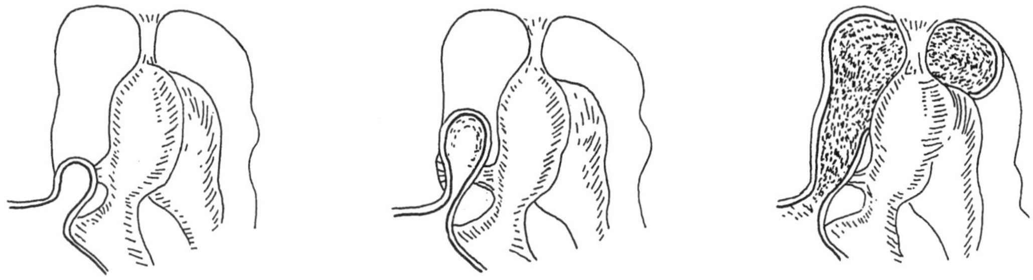

(1)　　(2)　　(3)

图 7-8-9　袋状内陷学说

（1）内陷袋形成　（2）囊袋内上皮脱落　（3）囊袋扩大，周围骨质破坏

2. 上皮移行学说（epithelial invasion theroy）　急性坏死型中耳炎形成鼓膜大穿孔或后方边缘性穿孔，鼓沟骨质裸露，外耳道皮肤越过骨面向鼓室内生长，深达上鼓室或鼓窦区，其脱落的上皮及角化物质堆积于该处而不能自洁，逐渐堆积，聚集成团，形成胆脂瘤。

3. 鳞状上皮化生学说（squamous metaplasia theroy）　所谓鳞状上皮化生是指正常的黏膜上皮被角化性鳞状上皮所取代，但脱落的角化物质一般不堆积。1873 年 Wendt 首先提出中耳的扁平和立方上皮能化生为角化性鳞状上皮这一学说，以后得到了 Sadé（1971，1979）的支持，并指出，上皮细胞是多功能的，感染和炎症是刺激黏膜发生上皮化生的原因。Sadé 在中耳炎患儿的中耳活组织标本中找到了岛状的角化上皮区。该学说得到了部分实验的证实。如化生的角化性鳞状上皮伸入鼓窦或鼓室，脱落的角化物质发生堆积，可形成胆脂瘤。

4. 基底细胞增殖学说（basal cell hyperplasia theory）　Lange（1925）提出，鼓膜松弛部的上皮细胞能通过增殖形成上皮小柱，破坏基底膜，而伸入上皮下组织，在此基础上产生胆脂瘤。Lim（1977）和 Chole（1984）证实了人和动物的胆脂瘤中基底膜确已破坏、中断，因此，上皮小柱可经此伸入上皮下结缔组织中，形成微小胆脂瘤。

此外，在鼓膜成形术中，如位于移植物下方的鼓膜表皮层（外植法）或锤骨柄后面的上皮层（内植法）未完全撕脱，刮净，日后移植物下方可形成胆脂瘤，此种胆脂瘤属医源性（iatrogenic）。

【病理】

无论原发性或继发性胆脂瘤，均可破坏周围的骨质，并向周围不断膨胀、扩大，这种破坏骨质的确切机制尚未阐明。早期有机械压迫学说。以后认为基质及基质下方的炎性肉芽组织所产生的多种酶（如溶酶体酶、胶原酶、酸性磷酸酶等）、前列腺素和某些细胞因子（肿瘤坏死因子、某些淋巴因子）的作用，致使周围的骨质锐钙，破骨细胞增生活跃，骨壁破坏，胆脂瘤不断向周围扩大。此外，胆脂瘤还可能合并骨炎（osteitis），伴有肉芽生长或胆固醇肉芽肿等。但至今关于本病产生骨质破坏的原因尚在研究中。

胆脂瘤的发展一方面可在某种程度上在一定的时间内受到鼓室间隔和黏膜皱襞等自然屏障的局限，另一方面，其发展还与周围骨质的气化程度有关。在硬化型乳突，胆脂瘤可逐层向窄缝里延续发展；而在气化型乳突，尤其是在儿童，胆脂瘤可无规律地向周围气房伸展，甚至有些小气房中的胆脂瘤与主要的胆脂瘤团块间无直接连续（Pfaltz，1987），如不注意，手术中容易发生残留。无论从松弛部或鼓膜紧张部后上方内陷袋发展而来的胆脂瘤，均可侵犯中耳的各个腔隙。例如，由松弛部内陷袋发展而来的胆脂瘤起初可局限在位于锤骨颈和鼓膜松弛部之间的鼓膜上隐窝（Prussak space），在未破坏听小骨前，可在听骨、黏膜皱襞和韧带间穿行发展，经砧骨上或砧骨下隐窝向前至上鼓室前隐窝，向后达鼓窦或鼓室窦，并逐渐破坏听小骨。从鼓膜紧张部内陷袋发展而来的胆脂瘤可首先破坏砧骨长脚及镫骨上结构，足板一般不受破坏，而入侵鼓室后部；亦可经锤骨颈下方进入上鼓室或沿砧骨体下方向鼓窦区发展。胆脂瘤从上鼓室可向前伸入咽鼓管上隐窝，颧根，膝神经节和咽鼓管开口，个别甚至进入咽鼓管内；向后发展则进入鼓窦入口，鼓窦及乳突腔，并可破坏其中的骨壁。有时胆脂瘤侵占鼓窦入口的前段后即与周围骨壁粘连，或因肉芽组织堵塞，转而向下向前侵蚀外半规管及面神经管，特别是在硬化型骨质时如此。由于鼓沟外缘的遮掩，胆脂瘤包囊可隐藏于后鼓室内，侵袭面隐窝，进入鼓室窦。个别情况下，胆脂瘤包囊可藏匿于鼓膜紧张部的后方，但是它一般不侵犯鼓膜的纤维层。作者曾见3例这种病变中有1例纤维层遭破坏。从中鼓室内壁鳞状上皮化生向上延伸发展而来的胆脂瘤，听骨链一般均遭破坏而荡然无存。

由于胆脂瘤包囊内充满了脱落上皮屑，容易反复发生感染，特别是厌氧菌的感染。致病菌中最常见的是绿脓杆菌和类杆菌属。如囊壁的上皮组织因感染而发生破溃，其下方的骨质出现坏死，其骨面有肉芽组织生长。但它是在胆脂瘤的基础上发生的，属继发性，与前述慢性化脓性中耳炎不同。

【症状】

1. 不伴感染的胆脂瘤　早期可无任何症状。

2. 听力下降　听力下降可能是不伴感染的胆脂瘤患者惟一的主诉。早期多为传导性聋，程度轻重不等。上鼓室内小的胆脂瘤，听力可基本正常。即使听骨部分遭到破坏，但因胆脂瘤可作为听骨间的传声桥梁，听力损失也可不甚严重。病变波及耳蜗时，耳聋呈混合性。严重者可为全聋。

3. 耳溢液　不伴感染的中耳胆脂瘤可无耳溢液。伴慢性化脓性中耳炎者可有耳流脓，且持续不停，脓量多少不等。脓液常有特殊的恶臭。伴有肉芽者，脓内可带血。

4. 耳鸣　多因耳蜗受累之故。

【检查】

1. 耳镜检查　早期出现内陷袋时，其外貌可似穿孔，此时，耳内镜检查可辨真伪。耳镜下典型的胆脂瘤为鼓膜松弛部或紧张部后上方边缘性穿孔，从穿孔处可见鼓室内有灰白色鳞片状或豆渣样无定形物质，多不易取尽，恶臭。有时尚可见上鼓室外壁骨质破坏，或在穿孔周围有红色肉芽或息肉组织（鼓膜像）。松弛部穿孔的大小一般与胆脂瘤的侵犯面积无关。若为紧张部大穿孔，鼓室内壁黏膜可化生为表面光滑而反光甚强的鳞状上皮，此时如锤骨柄及短突粘连于上皮下，可误认为紧张部尚残留大片鼓膜。松弛部存在小穿孔时，鼓膜紧张部可完全正常，特别当穿孔被痂皮覆盖时，初学者不识，不除痂深究，可认为鼓膜完全正常而将胆脂瘤漏诊。因此，检查鼓膜时必须做到：①使患者的头部尽量偏向对侧并向各方向转动，务必看到鼓膜的每个象限；②凡有痂皮覆盖鼓膜，特别是松弛部和紧张部后上方的痂皮，一定要清除后再仔细观察；③对可疑的穿孔用探针轻轻探查；或用耳内镜可助确诊。晚期外耳道后上骨壁破坏，软组织塌陷。

2. 听力检查　听力可基本正常，或为传导性听力损失，也可为混合性听力损失，甚至感音神经性聋。

儿童胆脂瘤多为气化型乳突，咽鼓管功能不良，胆脂瘤包囊周围常伴有明显的炎症，酶的活性较高，加之儿童免疫功能不稳定，因此较成人具有更强的侵袭性，其发展一般较快。但儿童胆脂瘤症状多不明显，因此，仔细的耳镜检查，特别是耳显微镜检查对早期诊断甚为重要。

3. 影像学检查　乳突X线片上，较大的胆脂瘤可表现为典型的骨质破坏空腔，其边缘大多浓密、整齐。但对小胆脂瘤的诊断常受到限制。近年来随着颞骨高分辨率CT扫描的临床应用，各类慢性化脓性中耳炎的诊断符合率有了明显的提高。但其对某些仅局限于面隐窝或鼓室窦的小胆脂瘤亦可漏诊。因此，医者必须将临床检查及影像学检查两个结果综合分析，不可偏废（CT图）。

【鉴别诊断】

应与不伴胆脂瘤的慢性化脓性中耳炎鉴别(表7-8-3)。

表 7-8-3　慢性化脓性中耳炎与中耳胆脂瘤鉴别诊断表

	单纯型慢性化脓性中耳炎	伴骨疡的慢性化脓性中耳炎	中耳胆脂瘤
耳溢液	多为间歇性	持续性	不伴感染者不流脓，伴感染者持续流脓
分泌物性质	黏液脓，无臭	脓性或黏液脓性，间混血丝或出血，味臭	脓性或黏液脓性，可含“豆渣样物”，奇臭
听力	一般为轻度传导性听力损失	听力损失较重，为传导性，或为混合性	听力损失可轻可重，为传导性或混合性
鼓膜及鼓室	紧张部中央性穿孔	紧张部大穿孔或边缘性穿孔，鼓室内有肉芽	松弛部穿孔或紧张部后上边缘性穿孔，少数为大穿孔，鼓室内有灰白色鳞片状或无定形物质，亦可伴有肉芽
颞骨 CT	正常	鼓室、鼓窦或乳突内有软组织影或骨质破坏	骨质破坏，边缘浓密，整齐
并发症	一般无	可有	常有

【治疗】

治疗原则为根除病变组织，预防并发症，重建中耳传音结构。

1. 手术治疗　手术目的：①彻底清除病变组织，包括鼓室、鼓窦及乳突腔内所有的胆脂瘤、肉芽、息肉及病变的骨质和黏膜等；②保存原有的听力或增进听力。因此，术中要尽可能保留健康的组织，特别是与传音功能有密切关系的中耳结构，如听小骨、残余鼓膜、咽鼓管及鼓室黏膜，乃至完整的外耳道及鼓沟等，并在此基础上重建传音结构；③尽可能求得一干耳。具体的术式有：

（1）上鼓室开放术（atticotomy）。

（2）关闭式手术（closed technique，canal up）。

（3）开放式手术（opened technique，canal down），或称改良乳突根治术（modified mastoidectomy）。

（4）乳突根治术（radical mastoidectomy）。

术式的选择应根据病变范围、咽鼓管功能状况、听力受损类型及程度、有无并发症、乳突发育情况、以及术者的手术技能等条件综合考虑决定（详见本篇第九章）。

2. 病灶冲洗　遇有以下情况时，可采用冲洗法（irrigation）清除胆脂瘤：①由于全身健康状况而禁忌手术；②患者拒绝手术；③对侧耳全聋，患耳是惟一的功能耳，术者不具备术中保存或提高听力的条件；而且④胆脂瘤与外耳道间有足够的通道，以供冲洗；⑤患者可随诊观察。

【预防】

1. 同急性化脓性中耳炎的预防（见第 857 页）。

2. 彻底治疗急性化脓性中耳炎，降低慢性化脓性中耳炎的发病率。

3. 积极治疗上呼吸道的慢性疾病。

第九节　粘连性中耳炎

粘连性中耳炎（adhesive otitis media）是各种急、慢性中耳炎愈合不良引起的后遗症。其主要特征为中耳乳突内纤维组织增生或瘢痕形成，中耳传声结构的功能遭到破坏，导致传导性听力损失。本病多从儿童期开始起病，两耳同时受累者居多。可与分泌性中耳炎、慢性化脓性中耳炎、鼓室硬化等并存。

本病名称繁多，如慢性粘连性中耳炎（chronic adhesive otitis media）、中耳粘连（middle ear adhesion）、纤维性中耳炎（fibrotic otitis media）、增生性中耳炎（hypertrophic otitis media）、愈合性中耳炎（healed otitis media）、萎缩性中耳炎（atrophic otitis media）等。由于对本病缺乏统一的认识和诊断标准，有关发病率的报告也相差悬殊。国外报告，由本病引起的耳聋约占耳聋的 1.42% ~30%。随着耳硬化症诊断率的提高，本病在耳聋中所占比率亦有下降，估计不超过 0.5%。此外，由于急性坏死型中耳炎发病率的降低，其后遗的粘连性中耳炎亦相应减少。

【病因】

1. 分泌性中耳炎　粘连性中耳炎病例过去大多患过分泌性中耳炎。在分泌性中耳炎，当中耳液体长期得不到引流，局部溶纤活性不足，鼓室及乳突气房内积存过久的液体可发生机化，或中耳内肉芽生成；中耳黏膜破坏后、纤维组织增生，形成粘连，其中胶耳更有形成粘连的倾向。有作者在为分泌性中耳炎患者作鼓膜切开术时发现，锤骨与鼓岬间已形成了粘连带，而其病史仅 6 周。

2. 化脓性中耳炎　无论急性或慢性化脓性中耳炎，若愈合不良，均可引起本病。据统计，约半数粘连性中耳炎病例曾有过耳痛和（或）耳流脓的化脓性中耳炎病史。一般情况下，急性化脓性中耳炎如获及时而恰当的治疗，局部引流通畅，随着炎症的消退，中耳黏膜可以恢复正常。但若炎性未得到治疗或因抗生素疗程过短，或机体抵抗力过低，或咽鼓管功能不良等因素，炎症未能彻底控制，特别是反复发作的急性化脓性中耳炎，黏膜破坏后不能完全修复，在破损的黏膜面则形成新的纤维组织。炎性渗出物中的纤维素沉积，可以加速粘连的形成过程。中耳的慢性化脓性感染过程中增生的肉芽组织更容易发生纤维化。

3. 咽鼓管功能不良，中耳膨胀不全　因中耳炎后遗病损和咽鼓管功能障碍引起的中耳膨胀不全（atelectasis of middle ear）可为弥漫性或局限性。若为弥漫性，则整个中耳腔缩窄；若为局限性，这种缩窄可发生于一个或数个解剖部位，如鼓膜的松弛部或（和）紧张部的某一个或数个象限。中耳膨胀不全可轻可重，重者发展为中耳粘连，也是中耳胆脂瘤产生的因素之一。Sadé 等将中耳膨胀不全分为如下 4 期：①鼓膜内陷，但未与砧骨接触；②鼓膜内陷，已与砧骨接触；③内陷的鼓膜贴附于鼓岬上，但未粘连；④鼓膜与鼓岬粘连。

【病理】

本病的病理学特征为：中耳乳突内黏膜破坏，有纤维组织及瘢痕增生；部分黏膜肥厚；有些含气空腔内充满致密的纤维组织条索；在鼓膜和听骨链之间、鼓膜和鼓室各壁之间、或听骨链和鼓室壁之间有粘连带形成，鼓膜和听骨链的活动受到限制；重者，听骨链被纤维瘢痕组织包埋而固定，中耳腔被纤维组织充填，两窗可被封闭，中耳膨胀不全，鼓膜极度内陷。此外，在增生的纤维组织和肥厚的黏膜之间可以出现小的囊肿。这种囊肿的囊壁由无分泌性的扁平上皮细胞或立方上皮细胞所覆盖，囊液可为粘稠的嗜酸性液体，内含脱落上皮细胞和胆固醇结晶，称纤维囊性硬化（fibrocystic sclerosis）。虽然本病有时亦可发生透明变性及钙质沉着，但是和鼓室硬化相反，此种病理变化不属主要病变。

【症状】

1. 听力下降　为本病的主要症状，一般为传导性聋。若因原发的中耳炎侵犯耳蜗，耳聋则为混合性。病变早期，听力可呈进行性下降，待形成永久性粘连后，耳聋稳定不变。韦氏误听少见。

2. 耳闭塞感或闷胀感　常常是困扰患者的主要症状。

3. 耳鸣一般不重。

此外尚可有头晕，头痛，记忆力减退，精神抑郁等。

【检查】

1. 鼓膜象　鼓膜明显内陷，严重者可见鼓膜紧张部几乎全部与鼓室内壁粘连或部分与内壁粘连，如为后者，则鼓膜紧张部变得凸凹不平。此外，鼓膜可混浊、增厚，出现萎缩性瘢痕或钙化斑，松弛部常有内陷袋。以 Siegle 耳镜检查，示鼓膜活动度减弱或完全消失。有些鼓膜遗留陈旧性穿孔，穿孔边缘可与鼓室内壁粘连。

2. 听力检测

（1）音叉试验：大多示传导性聋。

（2）纯音听力图：气导听力曲线多为轻度上升型或平坦型，气导听力损失程度不一，一般不超过 50dB。骨导听阈基本正常，也可出现 Carhart 切迹，示听骨链固定。两窗因粘连而封闭或内耳受侵时，呈混合性聋。

（3）声导抗图为 B 型（平坦型）曲线，少数可出现 C 型或 As 型；声反射消失。

3. 咽鼓管功能测试　结果大多提示管腔有不同程度的狭窄，甚至完全阻塞；少数患者的通气功能尚佳。但解放军 301 医院 102 例中咽鼓管通畅者占 81.3%（黄德亮等，1996）。

4. 颞骨 CT 扫描　鼓室内可见网织状或细条索状阴影；听骨链可被软组织影包绕；乳突气化大多不良。

【诊断】

根据症状与检查，结合中耳炎病史，诊断多无困难。少数病例须行鼓室探查术方能明确诊断。本病应注意和耳硬化症相鉴别（表 7-8-4）。

表 7-8-4　粘连性中耳炎与耳硬化症鉴别要点

		粘连性中耳炎	耳硬化症
耳聋	性质	传导性聋	传导性聋
	开始时间	多从儿童期开始	15 岁以前出现者少见
	家族史	无	常有
	中耳炎病史	常有	无
	韦氏误听	罕见	常见
	鼓膜	内陷、增厚、混浊，活动度减弱或消失	正常，可有 Schwartz 征
	鼓室导抗图	B 型（平坦型）	As 型（低峰型）
	盖莱试验	多为阳性	多为阴性
颞骨 CT 扫描		鼓室内有网织状或条索状软组织影，乳突气化不良	鼓室正常，乳突气化良好，内耳轮廓模糊，边缘增厚

【治疗】

1. 保守治疗 在粘连早期（即活动期），病变属可逆性时，可试行保守治疗，以减少粘连，尽可能恢复中耳传音结构的功能。

（1）鼓室注药法：经鼓膜穿刺，向鼓室内注入如1%糜蛋白酶（0.5～1ml），或胰蛋白酶（5mg），或地塞米松（5mg）等药物，以抑制炎症，消除水肿，分解纤维蛋白，溶解粘稠的分泌物。药液可每1～2天注射1次，7次为1疗程。

（2）置管法：对于由分泌性中耳炎引起的早期粘连，可作鼓膜切开术充分吸出中耳分泌物之后，通过鼓膜切口留置通气管，以利引流和中耳通气。

（3）鼓膜按摩术。

（4）改善咽鼓管功能：可行导管法咽鼓管吹张术。用泼尼松龙1ml经导管吹入咽鼓管咽口及其附近，早期常可取得较好的效果。对影响咽鼓管功能的疾病进行矫治，如腺样体切除术、鼻中隔矫正术及下鼻甲部分切除术等。

2. 手术疗法 国内外对粘连性中耳炎的手术治疗方法虽作了许多探索，但远期疗效尚不理想。手术目的是分离并切除粘连组织，清除分泌物，恢复中耳传音结构的功能，防止再度粘连，重建一个含气的中耳腔。如果鼓室黏膜已全遭破坏，整个鼓室内皆为坚实的纤维组织或瘢痕组织，或虽经处理，咽鼓管功能仍不能恢复者，手术效果不佳。

手术方法：

（1）手术 准备、体位、消毒等同鼓室成形术。

（2）麻醉：一般用局部麻醉。

（3）切口：外耳道内切口或Shambaugh耳内切口。

（4）手术步骤：上述切口完成后，分离外耳道皮瓣，直至鼓环处。将后半部鼓膜的纤维鼓环轻轻从鼓沟中挑出，连同皮瓣和后半部鼓膜一起，将其向外耳道前下方翻转，暴露鼓室，开放上鼓室。探查鼓室及听骨链。用微型剥离子对粘连组织逐步进行分离，切除。剪断锤骨头，扩大鼓室峡，开放中、上鼓室之间的通道。注意切除鼓膜与鼓室各壁之间、听骨链与鼓膜、听骨之间的粘连带，并尽可能避免撕裂鼓膜。对已萎缩变薄或明显松弛的鼓膜应加以切除，待以后修补。Dornhoffer等（2004）认为，用软骨、软骨膜作为鼓膜修补的移植材料有利于防止再粘连。彻底吸除鼓室内的黏稠液体。两窗处的粘连组织尽可能用尖针轻轻剔除之。

术中应特别注意探查咽鼓管，清除鼓口的病变组织，咽鼓管明显狭窄时，可向咽鼓管内插入扩张管以扩张之，待次期手术时抽出。

最后，在鼓室内壁和鼓膜间放置隔离物（如硅橡胶片、明胶片、软骨片和Teflon等）以防再度粘连。6～12个月后或数年后取出。根据目前的观察，术后仍可形成再粘连。即使目前使用最多的硅橡胶薄膜片在术后亦可形成再粘连。因此，术后近期虽然患者听力可获提高，但不少患者远期疗效并不理想。注意，术后1周须开始定期作咽鼓管吹张术。

当咽鼓管闭塞和（或）鼓室内壁上皮化时，手术可分期进行：第一期作咽鼓管成形术，分离并清除鼓室内壁之鳞状上皮，分离粘连，植入隔离物，6～12个月以后作次期手术。次期手术中取出隔离物，并重建听骨链，修补鼓膜。

并发症：

（1）再度粘连，听力无提高或下降。由于目前作为防止粘连和纤维组织增生的隔离物的某些材料还不理想，如硅橡胶，Teflon，明胶海绵等，它们不能达到能在原位长期固定，从而使黏膜有充分的时间修复，中耳不再出现纤维化并获得正常通气功能的目的。例如硅橡胶和Teflon置入中耳后，不仅不能被吸收，有些还可能被纤维组织包裹，导致中耳通气不良或从中耳脱出；明胶海绵可激发炎性反应而导致再粘连等。

（2）鼓膜穿孔。

（3）中耳感染，再度流脓。

（4）感音神经性聋。

（5）眩晕。

（6）面瘫。

（7）胆脂瘤形成。

3. 佩戴助听器 老年患者、双耳同时受累者、手术失败者、不宜手术者等可佩戴助听器。

【预防】

由于本病目前尚缺乏有效的治疗方法，故预防更为重要。

1. 对急性化脓性中耳炎宜早期应用足量、适当的抗生素治疗，务求彻底治愈。

2. 对儿童进行定期的听力学监测，以便及早发现分泌性中耳炎并进行适当治疗。

3. 积极治疗各种影响咽鼓管功能的疾病。

4. 加强卫生宣教，积极治疗各种化脓性及非化脓性中耳炎。

第十节 鼓室硬化

鼓室硬化（tympanosclerosis）是指中耳经历了长期的慢性炎症后，在愈合过程中所遗留的中耳结缔组织退行性变。本病是引起传导性聋的重要原因之一。其主要的病理变化为中耳黏膜下层及鼓膜固有层（lamina propia）中出现透明变性（hyalinization）和钙质沉着。

本病由 Von Triltsch 1877 年首先描述，1955 年 Zoellner 提议，将这种病变列为一种单独的疾病，并详细描写了其临床症状，命名为 tympanosclerosis。我国过去的各种专业书刊中均称此病为“鼓室硬化症”，按全国自然科学名词审定委员会公布的医学名词统称为“鼓室硬化”（1991）。

随着鼓室成形术的广泛开展和手术显微镜的普遍应用，本病逐渐被耳科医师所认识，并受到重视。关于鼓室硬化的发病率各家报告不一，国外报告为 9% ~38%（Richard，1993），国内为 3.7% ~11.7%。儿童及成人均可发病，但 10 ~30 岁发病率较高。女性较男性患病者稍多。

【病因与病理】

一般认为，鼓室硬化是中耳长期慢性炎症（包括化脓性和非化脓性炎症）或急性感染反复发作的结果。Kinney（1978）在为 1495 例慢性中耳炎及其后遗症所作的手术中发现，其中的 20% 具有鼓室硬化病变。反复发作的急性中耳炎容易发生本病。据统计，慢性分泌性中耳炎患者作置管术后 6 ~8 年，鼓室硬化的发病率为 19.7%（Hussel 和 Moller，1980）。而 Tos 和 Stangerup（1989）报告，置管术后，本病的发病率竟高达 59%，鼓膜切开术后者仅 13%。Magat 等（1993）报告 1274 名接受鼓室置管术后有 23.6% 病例发生本病。而 Skinner 等（1988）对双侧分泌性中耳炎所作的对照观察却发现，虽然 5 年后置管耳并发鼓室硬化者明显大于对侧耳，但 15 年后，非置管耳亦发生了鼓室硬化。Stenstrom 等（1995）发现，原有鼓室硬化、鼓膜瘢痕的 12 例儿童在 6 年后的随访中，有 1/3 鼓膜变为正常。作者的观察也有类似印象。其他引致本病的原因尚有自身免疫和外伤学说。

鼓室硬化在组织学上表现为中耳黏膜上皮下结缔组织内和鼓膜固有层（包括黏膜下结缔组织层，上皮下结缔组织层，外放射状胶原纤维层和内环状胶原纤维层）中结缔组织的透明变性，或称玻璃样变性；多数伴有钙沉着，少数可发生新骨形成。本病的发病机制不明。结缔组织退行性变可能因炎症或细菌感染所致，单纯的咽鼓管阻塞很少会引起硬化病变。包括医源性在内的外伤所引起的自身免疫性损害可能亦有一定关系。中耳结缔组织因上述原因受破坏后，胶原纤维发生退行性变，增厚的胶原纤维融合，细胞成分和毛细血管消失，形成均匀一致的如葱头皮样结构的白色斑块—硬化病灶。同时，散布于细胞之间和细胞内的钙质和磷酸盐结晶沉着于组织内。中耳黏膜下方的骨质一般正常，但亦可因血供不良而发生坏死，仅保存其外面的构架。如感染复发，硬化的斑块可从黏膜下脱出，游离于鼓室内。

病变不仅侵犯中耳黏膜及鼓膜，位于鼓室内的韧带、肌腱亦可硬化、骨化，如前庭窗的环状韧带，附着于听骨的韧带，镫骨肌肌腱等。听骨链可被硬化病灶包绕，甚至包埋。病变一般多见于上鼓室，前庭窗区和听骨周围。较少侵及下鼓室、蜗窗及咽鼓管鼓口，该处仅当病变甚为广泛时方始受累。由于硬化组织多围绕听骨链，堵塞前庭窗或致听骨肌肌腱硬化，少数尚可因血运障碍而致听骨链中断，故可严重影响中耳传音结构，而鼓膜上的小硬化斑对听力的影响一般不甚明显。

Harris（1961）将本病病变分为两种类型：

1. 病变只在黏膜或黏骨膜内进行，黏膜的上皮层、骨膜和骨组织未遭破坏，称硬化性黏膜炎（sclerosing mucositis）或硬化性黏骨膜炎。这种硬化组织容易被剥除，而遗留完整的骨膜或骨面。此型较多见。

2. 病变不仅侵犯黏骨膜，而且骨质表层亦受侵，称为破骨性黏骨膜炎（osteoclastic mucoperiostitis）。此种硬化组织较难剥除，易损伤周围组织，故须特别细致。此型少见。

Gibb（1974）按鼓膜是否完整，将本病分为开放型和闭合型两种。白秦生将本病分为锤砧固定型，单纯镫骨固定型和混合固定型 3 种。方跃云等（1990）则分为上鼓室型，前庭窗型和全鼓室型 3 种类型。

【症状】

1. 进行性听力减退　双侧发病者较多。病史大多较长，达数年、十余年或数十年不等，但个别亦仅有半年或 1 年余者。

2. 耳鸣　一般不重。

3. 有些患者可无明显症状，仅在手术中发现。

【检查】

1. 鼓膜象　鼓膜大多有中央性穿孔，大小不等；鼓室内一般均干燥。少数有边缘性穿孔，有脓、肉芽或胆脂瘤。有些鼓膜则完整无缺。在完整的或残留的鼓膜上，可见程度不等的混浊，增厚，或有萎缩性瘢痕，并有大小不等、形状不一的钙斑。

2. 听力检查　纯音听力曲线呈传导性或混合性耳聋，语频区气导损失约为 35 ~65dB，气、骨导差距较大，多在 35 ~55dB 之间。影响听力的鼓膜钙斑可使鼓膜或听骨链同时也变得僵硬，故低频听力首先下降，另一方面，硬化组织又可使中耳质量增加，致使高频听力亦受损，故气导听力曲线多呈平坦型。鼓膜上的萎缩性瘢痕虽可降低质量，减少鼓膜的有效振动面积，但其影响范围极小，不损害对蜗窗的保护功能。鼓膜穿孔贴补试验示听力无提高。

声导抗测试：鼓膜完整者可做声导抗测试，声导抗图为B型或As型；声反射消失。

3. 咽鼓管功能试验　咽鼓管通气功能大多良好。

4. 颞骨CT扫描　乳突多为板障型或硬化型。鼓室及听骨周围可见斑块状阴影，硬化组织可延及鼓窦入口和鼓窦，骨质无破坏。

【诊断及鉴别诊断】

遇有下列情况者，应疑及本病：

1. 缓慢进行性传导性或混合性耳聋。

2. 过去有耳内慢性流脓史，或反复发作的急性中耳炎病史；或有慢性分泌性中耳炎病史，曾接受或未曾接受过置管术。

3. 鼓膜完整或有干性穿孔；鼓膜混浊，增厚，有钙斑或萎缩性瘢痕。

4. 气导听力损失程度与穿孔大小不一致。

5. 穿孔贴补试验阴性。

颞骨CT扫描可协助诊断。而本病的确诊则有待于手术探查及病检结果。

本病须与耳硬化症，粘连性中耳炎鉴别。

【治疗】

1. 手术治疗　是目前主要的治疗措施。凡疑及本病者，可作鼓室探查术。手术的目的是清除影响听力的硬化组织，恢复或重建传音结构，以增进听力。

手术方法：一般采用局部麻醉。取Shambaugh切口，暴露中、下鼓室，必要时磨（凿）去上鼓室外侧骨壁，暴露上鼓室。在手术显微镜下探查全部鼓室、两窗和听骨链。

（1）对硬化组织的处理：手术显微镜下，硬化灶为隆起的致密斑块，灰白色，表面光滑，有光泽，触之如软骨。斑块有如葱头，用直角针或微型剥离器可一层一层地将其剥离，不易出血。硬化组织剥去后，大多可露出光滑的骨面；有时深层可见骨化组织或钙化斑。在剥离硬化组织时注意：①剥离时动作宜轻巧，忌施暴力。特别是在清理听骨链周围的病变时，须避免由于手术操作而引起的内耳损伤；②对传音结构无明显影响的硬化组织可加以保留，以免创面过大，导致粘连。

（2）听骨链重建：硬化组织清除后，可根据听骨链的存留情况及其活动度，按鼓室成形术的基本原则进行处理（参考第894页）。听骨链完整，且活动度基本正常者，仅作Ⅰ型鼓室成形术。锤砧关节固定，而镫骨活动正常者，可在关节松动后，于锤、砧骨间放置硅橡胶薄膜或Teflon薄片隔离之。关节虽已松动，然锤骨前韧带硬化或骨化，锤骨头仍固定者，可在游离并取出砧骨后，剪断锤骨颈，取出锤骨头，用自体或异体砧骨或人工陶瓷赝复物桥接镫骨头和锤骨柄。砧镫关节断离，而锤骨正常者，亦可作锤镫骨桥接。听骨链重建中的关键步骤应属对镫骨的处理。对引起镫骨固定的、足板周围的硬化组织，须特别小心谨慎地加以剔除。硬化组织清除后，镫骨活动恢复正常者，作Ⅰ型鼓室成形术。镫骨仍固定者，如鼓膜同时存在穿孔，须先作鼓膜成形术，待次期作镫骨手术。次期手术一般于6个月以后施行，对固定的镫骨作足板切除或开窗术；足板太厚者，作足板钻孔术。并根据砧骨和锤骨的情况，以自体或异体材料重建听骨链。如镫骨周围存在广泛的硬化组织，清理十分困难；或足板过厚，勉强钻孔可能损伤内耳；或全鼓室受硬化组织广泛侵犯，暴露听骨链困难时，宜作半规管开窗术。

（3）对鼓膜中硬化灶的处理：无论鼓膜完整与否，对鼓膜中的硬化斑一般可不予处理。位于鼓环或锤骨柄周围而影响鼓膜活动的硬化斑，可切除相应部位的鼓膜表皮层，然后取出之。

2. 因各种原因而不能手术者，可佩戴助听器。

第十一节　中耳胆固醇肉芽肿

胆固醇肉芽肿（cholesteral granuloma）是一种含有胆固醇结晶和多核巨细胞的肉芽肿，发生于鼓窦、乳突或鼓室内者，称中耳胆固醇肉芽肿。

【病因】

胆固醇肉芽肿属非特异性病变，是组织对胆固醇结晶产生的异物反应。如因各种原因引起中耳出血、血浆渗出、组织水肿及组织坏死等，以致红细胞破裂、分解，脂肪发生退行性变，均可释放出胆固醇。随着胆固醇的不断增加而逐渐饱和，形成胆固醇结晶，沉积于组织内。由于胆固醇结晶的长期刺激，其周围组织遂产生肉芽组织，并逐渐增大，形成胆固醇肉芽肿。在动物实验中，如将消毒的胆固醇结晶或草酸注入动物的鼓室内，可在局部诱发实验性胆固醇肉芽肿。

以下中耳疾病与胆固醇肉芽肿形成有关：

1. 分泌性中耳炎　反复发作或长期不愈的慢性分泌性中耳炎，在疾病的晚期可后遗胆固醇肉芽肿。临床所遇胆固醇肉芽肿患者中，如医者注意详细询问病史，间可发现有些患耳过去有分泌性中耳炎反复发作或鼓膜穿刺吸液史。慢性分泌性中耳炎后遗胆固醇肉芽肿的机制可能为：因咽鼓管通气引流功能障碍，中耳长期处于高负压状态，导致中耳黏膜内的小血管破裂出血、中耳渗液，形成胆固醇结晶，肉芽肿生成。此外，反复的鼓膜穿刺所造成的出血，亦可能为病因之一。

2. 慢性中耳炎　胆固醇肉芽肿可发生于任何类型的

慢性中耳炎，如慢性化脓性中耳炎，特发性血鼓室，中耳乳突的病毒性感染，甚至粘连性中耳炎，单纯鼓膜穿孔等。胆固醇肉芽肿还可与胆脂瘤并存，两者间的关系尚不清楚。一般认为，胆固醇肉芽肿是继胆脂瘤而发生的，并非胆脂瘤的病因。

【病理】

胆固醇肉芽肿是一种含有丰富血管的肉芽组织，其中有许多由胆固醇结晶溶解后形成的裂隙，该裂隙为长菱形，常呈同心性排列。其周围有多核巨细胞或巨噬细胞浸润，偶有出血或含铁血黄素沉积。此外，肉芽肿内尚可见大量的淋巴细胞和浆细胞，以及纤维蛋白等。与胆脂瘤不同，本病在肉芽肿与周围骨质间无基质，黏膜一般不出现鳞状上皮化生。

肉眼下，这种肉芽肿大多呈暗红色，形状不一，质较软，但较水肿性肉芽坚韧些。除肉芽组织外，鼓室和（或）乳突气房内尚有多少不等的咖啡色液体蓄积，液体中可见细微的、闪烁发亮的点状胆固醇结晶。

【临床表现】

本病多见于中、青年人，男女发病率无明显差异。一般仅单耳发病。

概括之，临床表现有以下 3 种类型：

1. 耳内闷胀或闭塞感，早期，听力下降不明显，可有耳鸣。以后听力逐渐下降，呈传导性或混合性聋，伴耳鸣。鼓膜呈蓝黑色，明显内陷或向外膨出。

2. 不明原因的耳内出血，每次量不多，鼓膜紧张部可正常或轻度内陷，不呈蓝色，往往看不到穿孔。随着出血的增多，部分鼓膜逐渐变蓝，松弛部出现针尖大穿孔，以后穿孔渐扩大，可见肉芽。

3. 以慢性化脓性中耳炎为主要临床表现，但耳内可有间断流“酱油色”分泌物病史，鼓膜大穿孔，部分病例可见暗红色肉芽。

除发生于慢性化脓性中耳炎中的胆固醇肉芽肿外，本病一般为非破坏性病变，但有过并发周围性面瘫、听骨链破坏、硬脑膜外囊肿、乙状窦板破坏及脑脊液耳漏的案例报告。笔者曾遇 1 例合并周围性面瘫，面神经骨管广泛破坏，面神经被肉芽组织紧密包绕。

【诊断及鉴别诊断】

根据上述临床表现，可初步疑及本病，颞骨 CT 图片上可见乳突或（和）鼓室内有软组织阴影，一般无骨质破坏，乳突呈板障型或气化型。本病的确诊有待组织病理学检查结果。以慢性化脓性中耳炎为主要临床表现者，临床上多拟诊为骨疡型中耳炎，而在病理检查中方明确诊断。

表现为蓝鼓膜者，在排除了有明确病因的蓝鼓膜疾病后，还需与不伴胆固醇肉芽肿的特发性血鼓室鉴别（见表 7-13-1）。

以不明原因的耳内出血为主要症状者，须注意和中耳恶性肿瘤鉴别。后者早期出现面瘫，颞骨 CT 图像中可见骨质破坏，病理学检查可鉴别。

【治疗】

本病应择期手术。根据不同的病变情况选择不同的术式：

1. 肉芽肿位于鼓窦、乳突中，听骨链完整，乳突为气化型者，作乳突径路鼓室成形术（参见本篇第十章第三节）；乳突为硬化型者，作单纯乳突切开术 + 鼓室置管术。

2. 发生于慢性化脓性中耳炎中，如肉芽肿范围广泛，或合并胆脂瘤及听骨链缺损者，可作改良乳突根治术。

（汪吉宝）

第九章

化脓性中耳炎和中耳胆脂瘤的手术治疗概述

第一节 历史回顾

100余年前，Schwartze 和 Eysell（1873）在前人对颞骨解剖和颞骨病理所进行的大量研究的基础上，创建了乳突开放手术。虽然，当时该手术仅限于用圆凿凿开乳突，以锐利刮匙清除胆脂瘤和腐骨，术后乳突腔需要很长时间方能愈合，但是此举却给人们以启迪，即对致命的化脓性中耳炎并发症可以通过手术治疗来挽救生命，并激励着耳科医师们在完善其手术适应证的同时，不断改进了手术方法。在此基础上，Zaufel（1890）和Stacke（1891）创建了乳突根治术。乳突根治术的基本原则是在彻底清除病灶的基础上，打开并削低外耳道后上壁，使乳突腔、鼓窦和中、上鼓室形成一个永久向外耳道开放的大腔，以利引流，预防胆脂瘤复发。但是，由于术中要对包括残余鼓膜、听小骨（镫骨除外）及中耳的黏膜等鼓室传音结构均加以清除，故患耳的听力受到了明显的破坏。虽然1910年Bandy曾报告了对鼓膜松弛部穿孔而紧张部完整的病例在乳突术中保留残余鼓膜的改良乳突根治术，但当时并未被耳科学家们所广泛接受。因此，直至20世纪初期，耳科医师们仍在继续致力于预防化脓性中耳炎引起的并发症，对听功能的保存及修复工作仍未予以足够的重视。也就是说，为了达到长期通畅引流的目的，患者必须以牺牲患耳的听力作为代价，患者往往只能在“带着聋耳生存”或“保留现有听力准备死亡”之间进行选择。第二次世界大战后，随着抗生素的广泛应用及听功能测试方法的进步，特别是1948年Wullstein和Zöllner将10倍双目放大镜应用于耳科手术4年后，出现了世界上第1台手术显微镜，加之由此应运而生的耳科显微手术器械，耳鼻咽喉科医师率先在耳科开展了系统的显微手术，由此奠定了整个显微外科的基础。基于对中耳，特别是对蜗窗膜在传声中的生理作用的认识，以及许多耳科医师在外半规管开窗术和听力重建术中积累的经验，1953年Wullstein和Zöllner在荷兰阿姆斯特丹召开的第五届耳鼻咽喉科医师国际会议上作了关于鼓室成形术（tympanoplasty）系统分类的报告，从而宣告了中耳炎手术治疗中的划时代进步，并推动了鼓室成形术在世界各地的广泛开展。Wullstein等对鼓室成形术的命名与Berthold（1878）所称的鼓膜成形术（myringoplasty）不同，后者被Wullstein列为鼓室成形术分类中的第1型。因为Wullstein认为，鼓膜成形术在多数听力重建术中只作为鼓室成形术的重要步骤之一。以后，由于许多学者对鼓室成形术的术式作了不同的改进，出现了多种新的分类标准，因此，目前无论在手术适应证的选择或手术疗效的分析统计中，Wullstein的分型方法已不再作为统一的分类标准，尽管如今仍有不少医师尚在沿用这一分类标准，或将其作为新的分类的基础。除分类标准外，在修复材料方面也有了新的进步。最早用来修补鼓膜的耳后或前臂皮片由于其中残留的毛囊或腺管可引起新鼓膜穿孔，或因鳞状上皮侵入鼓室而继发胆脂瘤等，1958年Hermann创用了颞肌筋膜修补鼓膜，至今，包括颞肌筋膜在内的中胚层组织仍作为鼓膜移植物的主要材料。作为听骨赝复物，在经过了塑料、不锈钢、钽丝以及多孔高分子聚乙烯材料的演变后，上世纪70年代末引入了人工陶瓷作为听骨赝复物，使脱出率有了明显的降低。

1958年Jansen报告了“外耳道壁完整式鼓室乳突开放术（intact canal tympanomastoidectomy）用以治疗胆脂瘤并重建听力，该术式又称为关闭术式（closed technique，canal up）。从理论上看，具备完整的外耳道及含气的鼓室乳突系统，术后听力的恢复应该是很理想的，可惜胆脂瘤残留和复发率较高，Pfaltz（1987）总结文献中胆脂瘤残留率达30%，因此，继之又出现了不同的改良术式，如术中先切除部分外耳道后壁，彻底清除病灶后再予重建；或不保留外耳道后壁，断“桥”或不断“桥”，通过乳突腔填塞以消灭乳突腔，并重建中耳传音结构等。这样，关闭术式又可理解为：无论采用何种方法，只要保留外耳道后壁及上鼓室外侧壁的完整性，均称为关闭式。近年来由于耳内镜在手术中的应用，有利于隐匿部位胆脂瘤的清除，为本术式的开展提供了更为有利的条件。而经典的关闭术式则是经乳突腔行后鼓室切开，保留外耳道后壁，在此基础上做鼓室成形术。与关闭术式相对应的开放术式（opened technique，canal down）是指以Bondy（1910）的改良乳突根治术为基础的术式，术中切除乳突全部气房，削低面神经嵴，彻底清除病灶，同时重建中耳传音结构。由于这种术式使术腔永远经外耳道向外开放，故而曰之。显然，由于术中胆脂瘤可以彻底清除，且可经常检查并清理术腔，所以开放术式是一种安全的术式，惟听力的恢复不如关闭术式理想。总的来说，由于20世纪，尤其是后50年以后，化脓性中耳炎的手术疗法取得了令人瞩目的重大进步，因此，如今对于绝大多数的化脓性中耳炎患者来说，再也不必以牺牲听力为代价来换取一个安全、干燥的中耳了。然而，这并不意味着该领域中的全部问题均已得到了完满的解决，诸如如何既能保存或恢复中耳正常解剖结构，同时又能彻底清除病灶，完全杜绝复发？如何有效地重建咽鼓管功能？如何更有效地治疗中耳广泛粘连，如何处理由严重的鼓室硬化所引起的两窗完全闭锁，提高远期疗效？以及鼓室成形术后由于中耳解剖结构的变化所引起的声学-力学变化的深入研究等，都是我们面对并需要回答的问题。

第二节 术前检查

慢性化脓性中耳炎及中耳胆脂瘤患者在决定手术治疗前，首先应进行各种相应的检查，了解病变的性质和范围、听功能情况以及与手术有关的各种资料，以便确定手术适应证，采取恰当的手术方法。

【一般检查】

除了采集详细的病史外，仔细的耳部检查是其他任何检查均不能取代的，具有非常重要的意义。鼓膜是耳部检查中的重点项目，有条件者应在显微镜下观察。耳科医师必须将自己对鼓膜及鼓室的检查结果详细记录在案，并画图表示，作为制定手术计划的重要依据之一。其中包括鼓膜穿孔的位置、大小，通过穿孔可见到的鼓室黏膜、咽鼓管鼓口以及听小骨的病变情况，有无胆脂瘤、肉芽或脓性分泌物等。此外，外耳道的曲直，宽窄及病变等也是不可忽略的检查内容，可供选择手术切口及估计病变范围时参考。全身情况的检查，特别是鼻，鼻窦及鼻咽部的检查不可省略，因为过敏性鼻炎、化脓性鼻窦炎等是影响慢性化脓性中耳炎预后的因素之一，而通过解除鼻塞的机械性原因（如鼻中隔矫正术）而使长期不愈的鼓膜穿孔自行愈合的经验并不是极为个别的。对结核病、糖尿病、活动性肝炎、心肾疾病及艾滋病等全身疾病亦应进行相应的检查，作为了解有无手术禁忌证及术前准备时的参考。

【咽鼓管功能检查】

咽鼓管功能检查是术前检查的重要内容之一。因为，一方面由于化脓性中耳炎时，咽鼓管黏膜可能受到炎症侵袭而影响其功能；另一方面，咽鼓管功能与鼓室成形术的手术效果，特别是远期疗效有密切关系，是选择术式时需要考虑的重要内容。检查咽鼓管功能的方法很多（参见第741页），在鼓膜穿孔耳，最简单易行的是Valsalva或Politzer检查法，检查时如见分泌物从咽鼓管鼓口流入鼓室，提示存在着咽鼓管或鼻咽部的炎症。在手术显微镜或耳内镜下观察，有时尚可发现鼓口处有由菲薄瘢痕形成的微小薄膜随Valsalva动作而鼓动，或鼓口附近存在硬化灶、增生的结缔组织、瘢痕狭窄等。导管检查法最好由耳科医师亲自进行。纤维咽鼓管镜检查法目前尚不能普及。用声导抗仪的气泵压力系统进行的正负压平衡试验法可获得咽鼓管开放及关闭时的压力值。但是，由于目前所用各种咽鼓管功能检查法均有一定的局限性，故若检查结果提示咽鼓管功能不良，亦不能就此断定为鼓室成形术的禁忌证，而应在手术中进一步探查，并进行积极的处理，如通过摘除、吸除鼓口或骨管内的息肉，吸净潴留于咽鼓管内的黏稠分泌物，彻底清除管口及管内的胆脂瘤等，均可能使咽鼓管重新开放。用探针或扩张子探查或扩张咽鼓管时，要防止造成新的创伤。临床经验表明，在清除鼓室及乳突病变，并将鼓膜修复后，具有可逆性病变的咽鼓管黏膜亦有自行修复而重新恢复功能的可能。少数咽鼓管功能不能恢复或改善者，鼓室成形术可能失败，或近期虽获成功，但远期效果不佳。

【听力学检查】

听力学检查是术前必须进行的重要检查，通常包括纯音听阈测试，鼓膜穿孔贴补试验，必要时行蜗窗阻塞试验；如对侧耳正常，尚可将病耳作为刺激耳，对侧耳为指示耳，行镫骨肌反射测试，获得客观的检查结果（易星，1996）；有条件时还应作言语测听。对儿童及不合作的患者可行听诱发电位检测（听性脑干诱发电位，40Hz 听相关电位等）。

1. 纯音听阈测试　通过纯音听力图首先可以了解听力损失的性质是传导性？混合性？还是感音神经性？以便决定是否有手术适应证并选择术式。就感音神经性聋来说，鼓室成形术已无实际治疗意义，除非患者及其家属在充分了解到手术无望提高听力的前提下，仅仅要求封闭鼓膜穿孔时，方可作鼓膜成形术。其次，可以了解听力损失的程度，并与术后的听力图进行比较。第三，尚可根据听力图估计听骨链是否存在病变。魏能润总结我院 1956～1976 年手术经验后认为：传导性聋中气导听力损失为 20～25dB 者，可断定听骨链未断，且活动；如已超过 20～25dB，但未超过 40～45dB 者，仍可判断为听骨链未断，但活动受限；如超过 50～60dB，可能为听骨链已断或全固定。不过，正如作者所指出的，上述估计尚宜结合鼓膜穿孔的大小，位置，残余鼓膜有无内陷，粘连，以及鼓室黏膜情况综合考虑。有人在猫耳研究中发现，穿孔占鼓膜全面积 10% 者，3kHz 以下各频率的听力损失约在 10～15dB 之间；全穿孔者，听力损失约为 40～45dB。单纯听骨链中断而鼓膜完整时，听力损失可达 60dB，虽然此时听力损失的程度因频率不同而异，但气导听力曲线几乎呈平坦型。位于鼓膜前上或后上象限、面积≤1mm^2 的小穿孔对听力的影响比位于脐部下方者大；而且要考虑到大的穿孔不仅改变了鼓膜和镫骨足板间有效振动面积的比率，听骨链的振幅也同时受到影响。如果一个鼓膜前下象限极小的穿孔却合并了 40dB 的听力损失，除考虑有其他因素外，亦须排除听骨链的病变。不过要特别强调，上述估计不适用于中耳胆脂瘤。中耳胆脂瘤位于鼓膜松弛部或紧张部后上方的小穿孔，听力损失虽在 25dB 以内，但术中大多能发现，听骨链其实已经中断，而且病变位置常在砧骨长突，甚者镫骨上结构亦完全遭到破坏。但由于在中断了的听骨之间有胆脂瘤或其包囊、结缔组织带等形成的桥接，故形成了暂时的假性听力，值得注意。

2. 鼓膜穿孔贴补试验　对鼓膜紧张部的中央性穿孔，术前作穿孔贴补试验既可估计听骨链是否中断或固定，亦可让患者切身体会到术后听力可能提高的大约程度。此试验方法简单易行，无创，无痛。贴补试验的材料可用消毒薄棉片，硅胶片等。若用棉片，应以 2% 氯霉素甘油浸渍之，或涂布抗生素油膏。贴补时应注意无菌操作，最好在显微镜下进行，将棉片完全弥合地贴在穿孔周围的鼓膜表面，不留缝隙，并避免贴补物脱入鼓室内。贴片前后各作一次纯音听阈检查。如听骨链未中断、活动，蜗窗功能正常，则贴补后听力可提高至接近正常水平。有认为如骨导曲线正常或接近正常，贴补后气导曲线达到 10～20dB，说明听骨链正常。如贴补后仍有较明显的传导性聋，语率范围气骨导差大于 10dB，说明听骨链可能粘连、固定，或蜗窗固定（Plester 和 Zollner，1979），也可能因穿孔未完全被贴补所致。贴补后听力无变化或下降者，提示听骨链已中断。

3. 蜗窗阻塞试验　鼓膜大穿孔或完全穿孔，无论蜗窗龛暴露与否，皆可行蜗窗阻塞试验。该试验用一约 0.2～0.4cm 的消毒凡士林棉球或浸有 2% 氯霉素甘油的棉球塞入蜗窗龛内，为避免棉球落于鼓室后取出困难，可在棉球上系一黑色细丝线。棉球塞入前后作纯音听阈测试，比较两次结果。如蜗窗阻塞后听力提高，示前庭窗和蜗窗未固定；阻塞后听力下降，示前庭窗固定；两次听力曲线基本相同，表明蜗窗固定或两窗皆固定。但因蜗窗位置隐蔽，临床上，两窗同时受肉芽或息肉堵塞的机会不多。

【颞骨高分辨率 CT 扫描或乳突 X 线拍片】

慢性化脓性中耳炎及中耳胆脂瘤者，手术前均宜作颞骨高分辨率 CT 扫描，有助于胆脂瘤中耳炎、骨疡或单纯性中耳炎等的鉴别诊断，对鼓室硬化，粘连性中耳炎的诊断亦有帮助，通过对锤骨和砧骨影像的观察，可粗略估计听骨链及其周围的病变。因此，术前的颞骨 CT 扫描是一项重要的检查，无条件检查时，可作乳突 X 线拍片。

【细菌学检查】

术前应作分泌物的细菌培养及药敏试验。

第三节　手术分类及分期

【手术分类】

治疗化脓性中耳炎的手术按其目的可分为 2 类：

1. 以清理中耳病灶为目的的手术，如单纯乳突开放术，乳突根治术。

2. 重建中耳传音结构以提高听力的手术，即鼓室成形术。

鼓室成形术的分型法：

（1）Wullstein 分型法（图 7-9-1）：

Ⅰ型：鼓膜修补术，即鼓膜成形术。适用于化脓性炎症已得到控制，鼓膜紧张部中央性穿孔，听骨链完整，两窗功能正常，乳突无明显病变者。

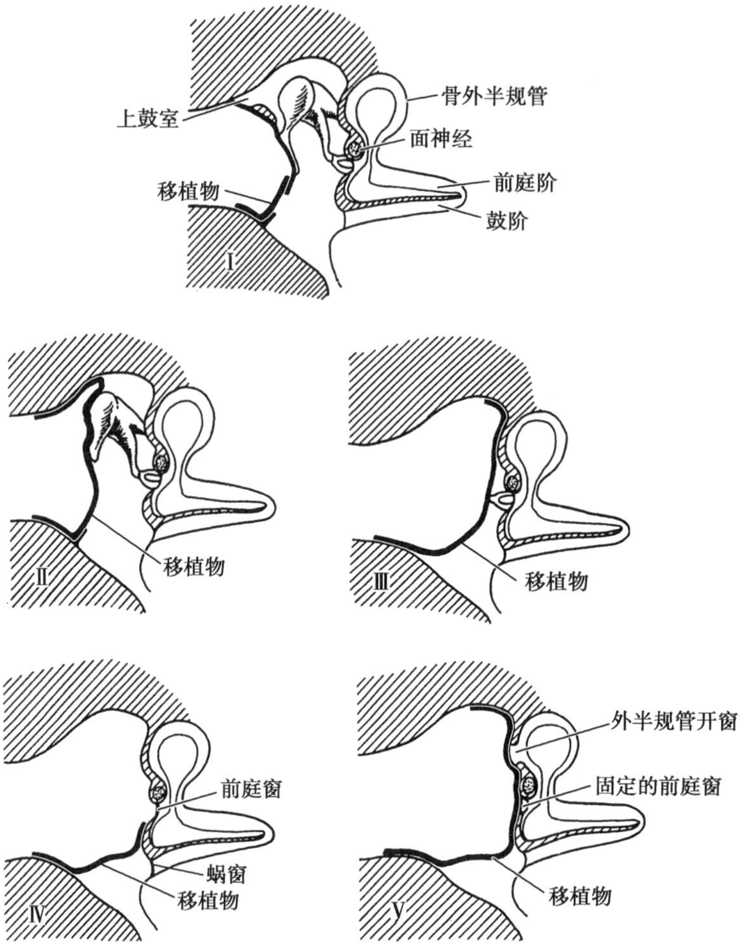

图 7-9-1 Wullstein 分型法

Ⅱ型：鼓膜紧张部穿孔，锤骨柄坏死，但两窗功能正常者。修补鼓膜时，将部分移植物贴附于活动的砧骨或锤骨头上。

Ⅲ型：即鸟式听骨（columella type）。适用于锤骨、砧骨已破坏，但镫骨完整且能正常活动者，除修补鼓膜外，还将移植物贴附于镫骨头上，形成一浅鼓室。

Ⅳ型：当锤骨、砧骨及镫骨上结构均已破坏，而镫骨足板活动，蜗窗功能正常时，将鼓膜移植物上方贴于鼓室内壁鼓岬上部，形成一包括蜗窗和咽鼓管在内的小鼓室。

Ⅴ型：镫骨足板已固定，余病变同Ⅳ型。行半规管开窗术。

随着鼓室成形术的发展，针对上述分型方法中Ⅱ型和Ⅲ型手术效果无明显区别，Ⅳ型仅在于修复蜗窗在传音中的保护作用，术后听力效果不理想，因此，目前除少数人仍沿用这一分型方法外，已出现了许多新的分型方法。但就听骨链重建而言，目前尚缺乏统一的分型标准。

（2）美国耳鼻咽喉科学会（AAOO）于 1965 年提出的慢性化脓性中耳炎（含中耳胆脂瘤）的手术分类标准：

1）鼓膜成形术（myringoplasty）：相当于 Wullstein 的Ⅰ型鼓室成形术，手术仅限于修补鼓膜穿孔。

2）不伴乳突开放术的鼓室成形术（tympanoplasty without mastoidectomy）：手术包括清理鼓室的病灶，重建中耳传音结构，但不施行乳突开放术，伴或不伴鼓膜成形术。

3）伴乳突开放术的鼓室成形术（tympanoplasty with mastoidectomy）：手术根除中耳和乳突的病灶，修复中耳传音结构，伴或不伴鼓膜成形术。

（3）Portmann 将鼓室成形术分为 2 类：

1）单纯鼓室成形术：为单纯恢复中耳传音功能的手术。主要包括修补鼓膜和重建听骨链。适用于病变已停止发展，炎症已吸收的病例。手术可经外耳道进行，必要时开放上鼓室，探查听骨链。

2）混合性鼓室成形术：是清除中耳和乳突病灶并修复中耳传音装置的手术。手术可分期或一期完成，包括：①乳突径路鼓室成形术，即关闭式手术；②乳突根治并鼓室成形术，即开放式手术；③耳道径路上鼓室开放及其外侧壁重建术；④乳突根治术后外耳道后壁重建并鼓室成形术。

a. 关闭式手术（closed technique，canal up）：经典的关闭式手术是经乳突取后鼓室径路或联合径路（通过乳突和中鼓室两条径路联合进入后鼓室），在清除病变的同时，保留外耳道后壁及鼓沟的完整性，并在此基础上施行鼓室成形术。本术式又称联合径路鼓室成形术（combined approach tympanoplasty）。

b. 开放式手术（opened technique，canal down）：开放式手术是在原乳突根治术的基础上进行的改良术式，术中不保留外耳道后壁的完整性，要求开放上鼓室外侧骨壁、鼓窦及乳突，彻底清除病变组织后行鼓室成形术。

【手术分期】

对于感染已完全得到控制，炎症消退，病变静止的中耳炎；乳突无明显病变，一般均可一次完成手术。而在胆脂瘤或伴骨炎的中耳炎，为了提高手术效果，减少并发症，增加手术的安全性，有些人主张分期手术（Zollner 1968，Sheehy 1973，Schuring 1990）。分期手术是指在第1次手术中清除病灶，需要时放置鼓室模或硅胶膜，修补鼓膜，以求建立一个无感染的、由正常黏膜覆盖的、含气的中耳腔。待一定的时间后（一般为6～12个月）行次期手术，探查术腔，清除残余病变，取出鼓室模，重建听骨链或作镫骨或足板切除术。分期手术不同于关闭式手术后的次期复查术（second look），后者仅探查并清除术腔中残留或复发的胆脂瘤，不包括有计划的听骨链重建手术。在下述情况下应分期手术：

1. 鼓室黏膜存在广泛的病变，如息肉，肉芽或上皮化等。第1期手术切除病变组织，鼓室内置入硅胶膜后修补鼓膜。次期手术重建听骨链。

2. 鼓室内具有严重的粘连或硬化病灶，镫骨固定，同时伴有鼓膜穿孔，或中耳炎症未完全吸收。为了避免迷路损伤、感染而合并感音性聋，应先于第1期手术时尽可能清除粘连组织或硬化灶等病灶，修补鼓膜；第2期手术作镫骨或足板开窗术。

3. 乳突根治术后的鼓室成形术。可于第1期手术中分离切除鼓室鳞状上皮，置硅胶膜或鼓室模，修补鼓膜。6个月后取出鼓室模，重建听骨链。

4. 中耳胆脂瘤，特别是在儿童，如胆脂瘤侵犯范围广，术中不能保证能彻底清除病灶时，作分期手术可提高手术的安全性。

第四节　移 植 材 料

【鼓膜的移植材料】

1. 自体组织（autoplastic material）　在自体组织中，某些中胚层组织，如颞肌筋膜、乳突骨膜、耳屏软骨膜等是目前最常用的鼓膜修补材料。由于中胚层组织具有特殊的坚固性和稳定性，抗感染力强，能抵抗大多数溶蛋白酶的分解作用，移植后鼓膜愈合率高；此外，还有就近取材，操作简便，对供区不致造成明显的功能障碍等优点。颞肌筋膜和乳突骨膜可按移植范围的需要取材，其大小一般不受限制；耳屏软骨膜用于修补鼓膜穿孔亦佳。

现今，国内外有不少运用游离的软骨、软骨膜作为鼓膜修补材料的报告。动物实验和临床观察发现，中耳对自体软骨有很好的耐受性，软骨在中耳可以在较长的时间内保持完好。由于软骨比较坚硬，不易折屈变形，不易吸收和移位等优点，可用于修补再次穿孔、大而极少残边的穿孔，伴有中耳膨胀不全和粘连性中耳炎等“危险”穿孔。而且据报告称术后的听功能效果亦佳。软骨的厚度略小于1mm。但有认为鼓膜赝复物的最适宜厚度为0.5mm，而且软骨的振动功能与鼓膜有无区别，还值得注意。软骨赝复物对18岁以下年轻人的应用尚存争议。软骨可取自耳屏及舟状窝。

2. 同种异体组织（homoioplastic material）　同种异体颞肌筋膜、骨膜、软骨膜、硬脑膜、静脉瓣，以及角膜、巩膜、鼓膜等经处理并保存于组织库内，亦可作为修补鼓膜的材料。

【听骨链的修复材料】

1. 自体骨和软骨　自体听小骨，特别是砧骨，由于其特殊的形状，经简单加工处理后，可用来桥接已中断的听骨链，如将砧骨或锤骨磨制成蕈状，蕈柄置于镫骨足板上，蕈叶与鼓膜连接或经过适当的雕磨后桥接于锤骨柄与镫骨头之间。自体听小骨移植后，其表面由一层很薄的黏膜覆盖，多能长期保持存活，而且置入后能长期保持其外形、大小及生理特性，是使用得最多的听小骨修复材料。由于胆脂瘤患者的听小骨常合并骨炎，作为听骨赝复物时，还有鳞状上皮随同植入术腔而引致胆脂瘤复发的危险，因此，不能作为移植材料。健康的乳突骨皮质是较好的听骨移植材料，术时取适当大小的骨片，并以电钻雕磨后重建听骨链，动物实验和临床经验均证明其效果良好。自体骨的缺点是因磨制赝复骨而延长了手术时间；破坏骨质的血液供应，使其硬度下降；还可能因新骨形成而影响了传声功能。自体软骨（如耳屏软骨、耳甲腔软骨、鼻中隔软骨等）作为听骨赝复物有取材方便，短期内不易吸收等优点，但远期亦可出现变性和吸收。

2. 同种异体骨或软骨　同种异体组织（如骨、软骨或颞肌筋膜、硬脑膜等）用不同的保存液（如70%酒精、硫柳汞、Cialit等）处理后，其抗原活性变得很低，移植后一般不致引起明显的排斥反应。无论是动物实验或临床观察结果均显示，同种异体听小骨作为听骨赝复物具有良好的效果。而同种异体软骨移植后则可被结缔组织包裹。可惜近10余年来随着艾滋病在世界的蔓延，通过库藏组织传播疾病的可能性亦受到了重视。因此同种异体骨或软骨的应用已逐渐被放弃。

3. 异质材料　异质材料（alloplastic material）多为无机材料，这种材料作为听骨赝复物应具备如下条件：①无毒性；②生物相容性好；③具有与天然骨相当的硬度、重量和弹性；④能与骨组织牢固结合；⑤传音性能好；⑥耐磨损、抗疲劳；⑦易加工、塑形；⑧易消毒；⑨易保存。异质材料赝复物可分为：

（1）金属丝：钽（tantalum）丝、不锈钢丝（stainless steel）、铂金（platinum）丝等。应用时可将金属丝与软骨小柱或Teflon小柱连接，或将金属丝与软组织（如脂肪栓）连接，固定于砧骨长脚或锤骨柄上，作为镫骨的替代物（图7-9-2）。金属丝容易成形，固定；但可能穿入迷路，引起感音性聋。

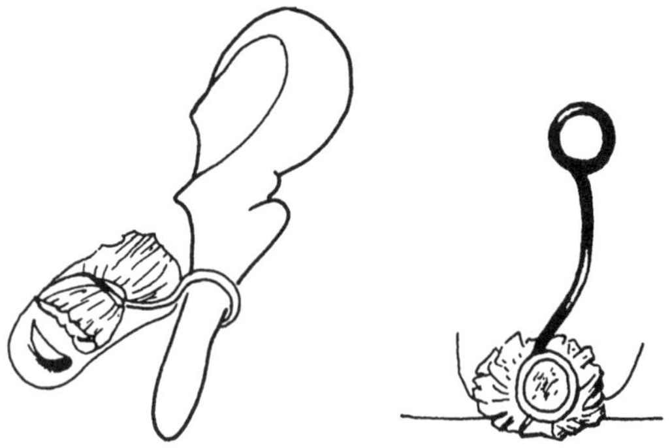

图7-9-2　金属丝听骨赝复物

（2）塑料制品：早期多用聚乙烯、Teflon、硅胶。聚乙烯移植于体内后常刺激肉芽生长，然后脱出体外，导致鼓膜穿孔。随着高分子聚合物的发展，出现了聚四氟乙烯聚合体和多孔高分子聚乙烯（high density polyethylene sponge，HDPS），后者按材料中心小孔的形状不同，有plastipore和polycel两种商品。由于材料中布满了直径为200～500μm的小孔，移植于体内后，结缔组织长入孔内，可使移植物与周围组织牢固结合。HDPS植入后1～4年，组织学检查发现，孔内有大量的纤维细胞，小圆形细胞和异物巨细胞浸润，移植物外面通常由纤维组织和黏膜上皮包绕。但由于这类物质无生物活性，在体内仍可被消化、吸收或脱出，根据5～10年大宗病例的追踪观察，平均脱出率为3%～5%（Brackmann 1986，Sheehy 1984）或20%（Murakami，1991）。赝复物脱出大多发生于术后1年，亦有术后5年发生脱出者。

（3）生物陶瓷（bioceramic）：70年代末开始将生物陶瓷赝复物用于重建听骨链，由于它含有类似正常骨的无机盐成分，生物相容性好，无毒，易保存，消毒方便，脱出率低等，得到了耳外科医师的广泛采纳。

生物陶瓷可分为：①生物惰性陶瓷（bioinert ceramics）。在体内不引起局部组织和全身明显的生物和化学反应，如氧化铝陶瓷等。②生物活性陶瓷（bioactive ceramics）。植入体内后可引起周围组织反应而与组织连接，如玻璃陶瓷等。③生物降解陶瓷（biodegradable ceramics）。在体内可逐渐溶解，同时生成新骨组织，最后完全被新骨所取代，如羟基磷酸钙陶瓷等。

（4）金属材料：如钛质听骨赝复物。

塑料制品或生物陶瓷听骨赝复物等有全听骨赝复物（total ossicular replacement prosthesis，TORP）和部分听骨赝复物（partial ossicular replacement prosthesis，PORP）两种（图7-9-3）。TORP用于除镫骨足板完整且活动以外的听骨全部缺失者；PORP则用于部分听骨缺损，但镫骨完好者。

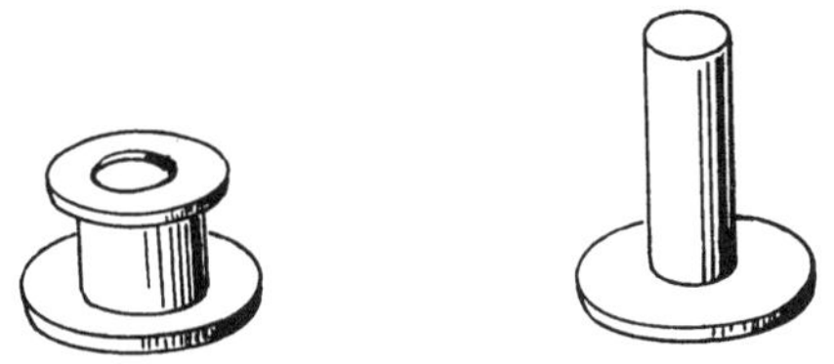

(1)　(2)

图7-9-3　生物陶瓷听骨赝复物

（1）PORP　（2）TORP

【外耳道后壁重建和乳突腔充填材料】

自体软骨、骨以及带蒂骨-骨膜瓣、生物陶瓷等，可用于修复外耳道后壁。乳突腔充填材料有带蒂颞肌瓣、肌-骨膜瓣、乳突骨皮质碎块、生物陶瓷颗粒等。

第五节　麻醉和手术切口

【麻醉】

1. 全身麻醉　适用于小儿及不能合作的成年患者。

2. 局部麻醉　外耳道、鼓膜及鼓室的局部麻醉包括：

（1）神经阻滞麻醉：用1%～2%利多卡因或1%普鲁卡因，内加肾上腺素（浓度一般为200 000∶1，不超过80 000∶1），作如下部位注射（图7-9-4）：①在外耳道前壁骨与软骨交界处注射1～2ml，深达骨膜，阻滞耳颞神经（三叉神经分支）的外耳道支；②于外耳道的后、上、下壁骨与软骨交界处各注射 1～2ml，深达骨膜，阻滞迷走神经耳支；③在耳轮脚前、外耳道口上方约 3cm 处向皮下及骨膜下注射 2～3ml，或向颞颌关节附近注射 2～3ml，阻滞耳颞神经耳前支。从外耳道前壁向颞颌关节注射 0.5～1ml，特别对下鼓室及咽鼓管骨段有良好的麻醉效果（Plester，1979）；④在耳廓附着处后方约 1～1.5cm 处进针，向上、中、下方之皮下及骨膜下作扇形注射，阻滞耳大及枕小神经。注意：在向下方注射时不宜向乳突尖前下方过深或注射过多麻醉药，以免造成一过性面瘫。神经阻滞麻醉一般可维持 1.5～2 小时。

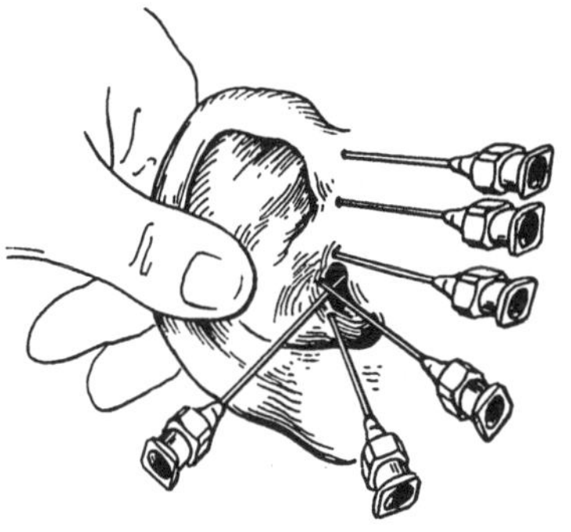

(1)

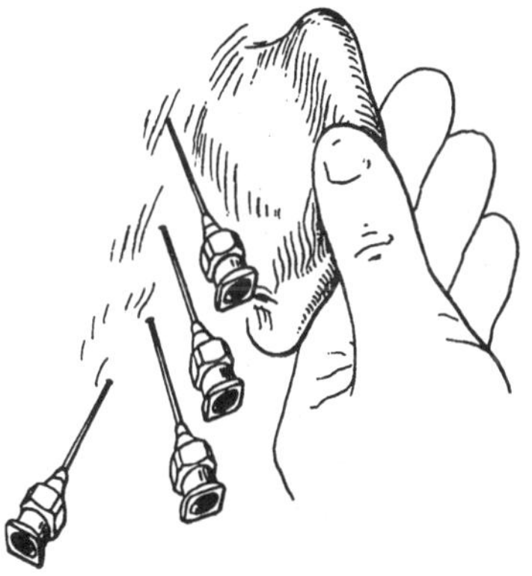

(2)

图 7-9-4　局麻注射法

（1）阻滞耳颞神经及迷走神经耳支的注射部位
（2）阻滞耳大神经及枕小神经的注射部位

（2）切口浸润麻醉：除上述神经阻滞麻醉外，可在切口及其附近皮下注射上述局部麻醉药 0.5～1ml，作切口浸润麻醉。全身麻醉时加切口浸润麻醉，可减少出血及全身麻醉药的用量。

（3）鼓室黏膜表面麻醉：可用浸有 2% 丁卡因 + 0.1% 肾上腺素少许的棉片或纱条置于鼓室内，做局部表面麻醉。但麻醉药通过蜗窗膜渗透入内耳，可引起耳蜗及前庭功能暂时性障碍，故用量不宜太多。

3. 手术切口　手术切口有 3 种。可根据手术种类，病变情况及术者的经验加以选择。

（1）耳道内切口（endomeatal incision）：耳道内切口适用于鼓膜及鼓室内的手术，如鼓膜成形术、鼓室探查术、镫骨手术、窗膜探查术、面神经鼓室段探查减压术等。

方法：在手术显微镜下用直角半圆形刀（图 7-9-5）在外耳道后壁距鼓沟约 6～8mm 处作平行于鼓沟的弧形切口，上起 12 点，下至 6 点，切开皮肤及骨膜。再用扁平半圆形小刀于上述切口两端向内作纵行切口，直达鼓沟附近。切开皮肤，切透骨膜（图 7-9-6）。由于 12 点附近外耳道皮肤及骨膜较厚，切口交角处不易切透，可于此处采用交叉切口。切口完成后，先用直角半圆形刀从切口处向内轻轻推移，特别注意分离弧形切口两端之切口交角处。再用显微剥离子向内推移，轻轻分离，直达鼓沟。此时将该处鼓膜周边的白色纤维鼓环从鼓沟中分出，即进入鼓室。将此皮瓣连同该处鼓膜一并向前掀起，形成蒂在前方的皮肤-鼓膜瓣，并将其贴于外耳道前壁，即可暴露鼓室。为避免进入鼓室时剥离子误伤砧镫关节致其脱臼，应先从鼓沟下部进入鼓室，然后顺此向上、下扩展。

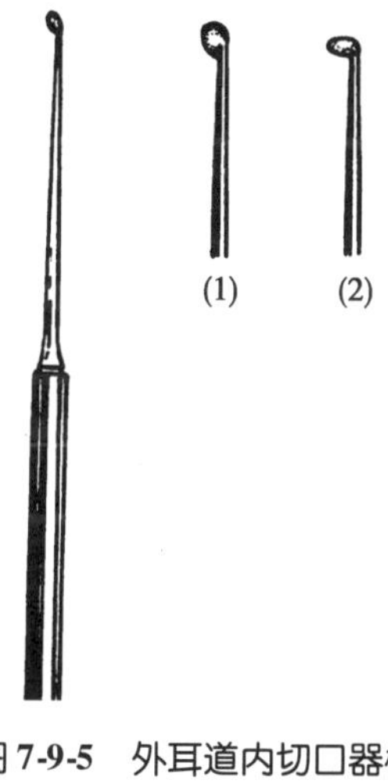

图 7-9-5　外耳道内切口器械

（1）扁平半圆形刀　（2）直角半圆形刀

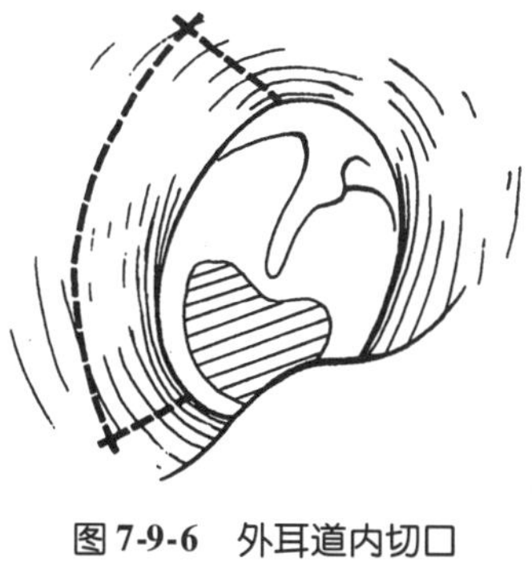

图 7-9-6　外耳道内切口

作耳道内切口时，保持皮肤-鼓膜瓣的完整性是手术的关键，术时应注意如下几点：①剥离时始终将剥离子紧贴骨质移动；②边分离，边吸净血液，务使术野清晰可见；③切勿将吸引头直接对准皮瓣吸引，而应将其置于剥离子后方，跟随剥离子移动而移动；④从外向内逐步分离，切忌“单刀直入”，而应“齐头并进”。

若外耳道软骨段狭窄，鼓膜暴露不佳，可于脚屏间切迹(位于耳轮脚与耳屏之间)处补作一小纵行切口，直至外耳道骨段与软骨段交界处，撑开此切口，即得较佳视野。

（2）耳内切口（endaural incision）：耳内切口由两个切口组成：第一切口在外耳道口耳前切迹处，开始从12点向后向下至6点在耳道软骨部外缘与耳甲腔软骨交界处作弧形切口，深达骨膜下（注意：凡第2次乳突手术或术前疑有侧窦前置或侧窦骨板破坏者，作此切口时，不宜从皮肤直达骨膜下，而应逐层切开，以免损伤侧窦或脑膜）。第二切口从第一切口上端开始，经耳前切迹，沿耳轮脚前缘向上延长约2cm，切口直达颞肌筋膜，但不切开之（图7-9-7）。避免切断颞浅动脉和静脉的耳前支。然后分别向后、向前分离切口软组织，暴露乳突骨皮质，辨认外耳道上棘，筛区，颧突根部，以及鼓乳缝，鼓鳞裂。若将颧突根部上方与外耳道上壁皮肤之间的皮下组织、骨膜及筋膜切除部分，可充分暴露鼓鳞裂，使创口前端能抵达外耳道前壁（图7-9-8）。

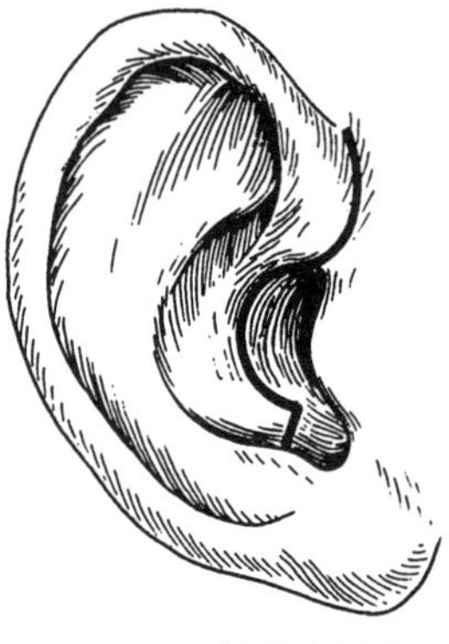

图7-9-7 外耳内切口

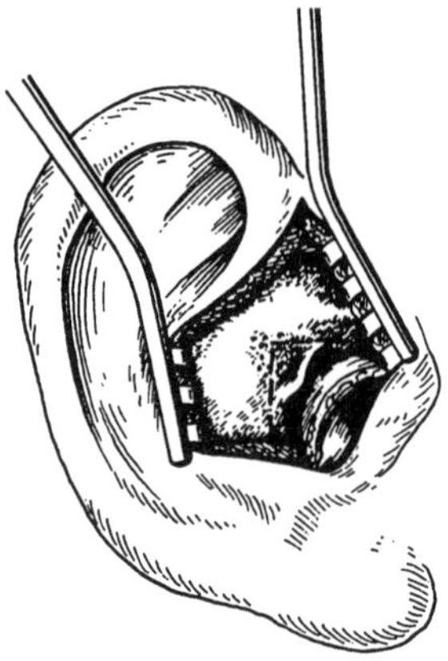

图7-9-8 暴露术野，显露外耳道上棘

山葆（Shambaugh）耳内切口与上述耳内切口基本相同，仅第一切口位于外耳道骨部与软骨部交界处，该弧形切口达6点前，沿下壁稍向外延长。

耳内切口至今仍被广泛应用，通过该切口能直接暴露骨性外耳道，鼓室及乳突，便于行单纯乳突开放术，乳突根治术及开放式手术；但对乳突后组、下组的气房群、面隐窝、颈静脉球、乙状窦及小脑膜，内淋巴囊和乳突段面神经的充分暴露会受到一定限制。必要时，耳内切口可从第二切口上端向上乃至向上后方延长，扩大暴露颞骨鳞部及乳突后部。

（3）耳后切口（postauricular incision）：耳后切口有2种：

1）耳廓后沟外切口：上自耳廓附着处上缘高度，下至乳突尖，作弧形切口。此切口和耳廓后沟间的距离在上端约为0.5cm，中段1.5～2.0cm，下端1.2cm。切透皮肤，皮下组织和骨膜（图7-9-9）。婴幼儿乳突尖尚未发育或未完全发育，面神经较浅，切口不宜太低，否则有伤及面神经之虞（图7-9-10）。本切口能充分暴露乳突。适用于单纯乳突开放术，耳源性颅内并发症时所作的乳突探查术，内淋巴囊手术等。耳源性颅内并发症，颅后窝有较广泛的炎性病变者，必要时在弧形切口的中点向后作一补充性水平切口（图7-9-11），可暴露

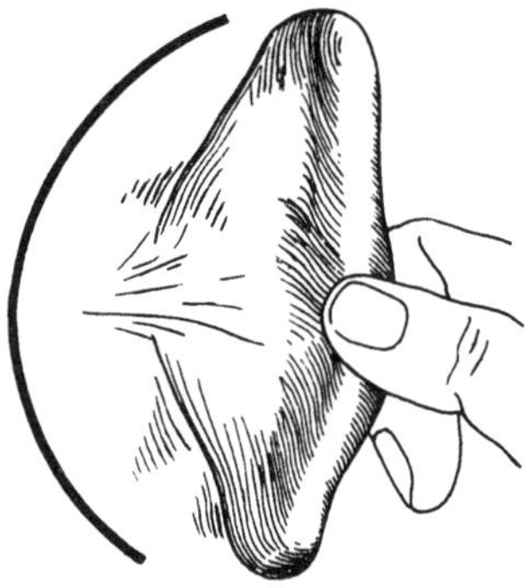

图7-9-9 耳廓后沟外切口

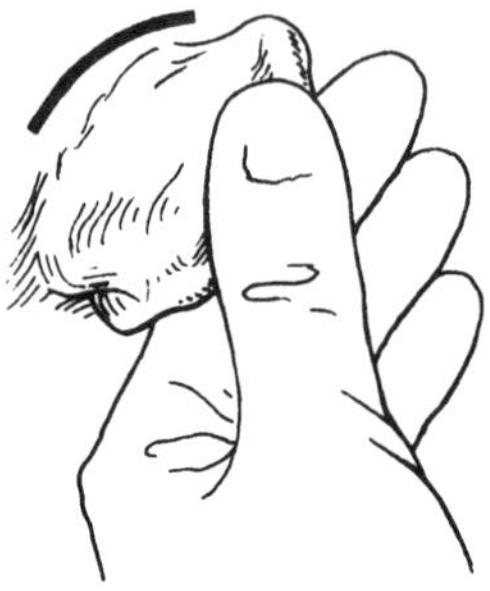

图7-9-10 婴幼儿耳廓后沟外切口

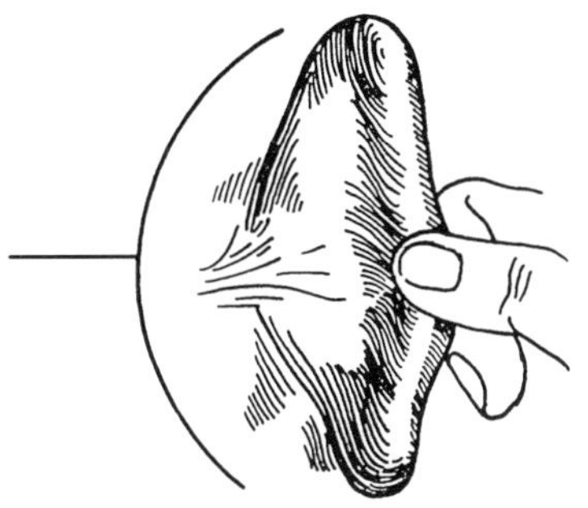

图 7-9-11　扩大的耳廓后沟外切口

枕乳缝及其相邻的枕骨。本切口的缺点在于对鼓室的暴露不佳，术后遗留较明显的瘢痕。

2）耳廓后沟切口：切口上起颞线，沿耳廓后沟下行，达耳廓后沟下部，然后向后下行，达乳突尖部（图 7-9-12）。切透皮肤后，向前锐性分离耳廓后皮下组织，达骨性外耳道口。然后可①沿骨性外耳道口 12 点向后至 6 点作半环形切口，切开骨膜，并从该切口上、下两端分别向后上和后下方作斜行切口，分离该处肌肉及骨膜，形成蒂在后方的肌-骨膜瓣（图 7-9-13），暴露乳突手术区各标志，放置牵开器；②在骨性外耳道口后缘上方相当于颞线处开始，向后取垂直于皮肤切口的方向，将骨膜作一个直达皮肤切口边缘的切口，此为第 1 切口。第 2 切口从骨性外耳道口后缘相当于外耳道底下方约 0.5cm 处开始，向后与第 1 切口相平行，达皮肤切口边缘。将此两切口后端以弧形切口相连，是为第三切口。骨膜切口完成后，以扁平剥离子从切口后缘开始，紧贴骨壁将骨膜向前分离，达骨性外耳道口后缘，作成蒂在前方的骨膜瓣。

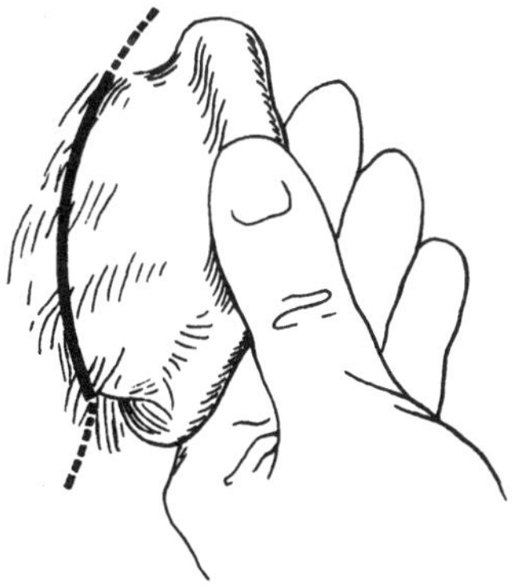

图 7-9-12　耳廓后沟切口之一

由于该切口可充分暴露全部乳突，并能较好地暴露鼓室前部，尚可同时切取乳突骨膜或颞肌筋膜以修补鼓膜，制作游离或带蒂的筋膜或肌-筋膜瓣等，60 年代以来，已广泛用于治疗慢性化脓性中耳炎的各类手术，如后鼓室径路（或联合径路）关闭式手术、鼓室段加乳突段面神经手术、内淋巴囊手术、内耳道手术等；亦可经此作单纯性鼓室成形术及开放式手术等。

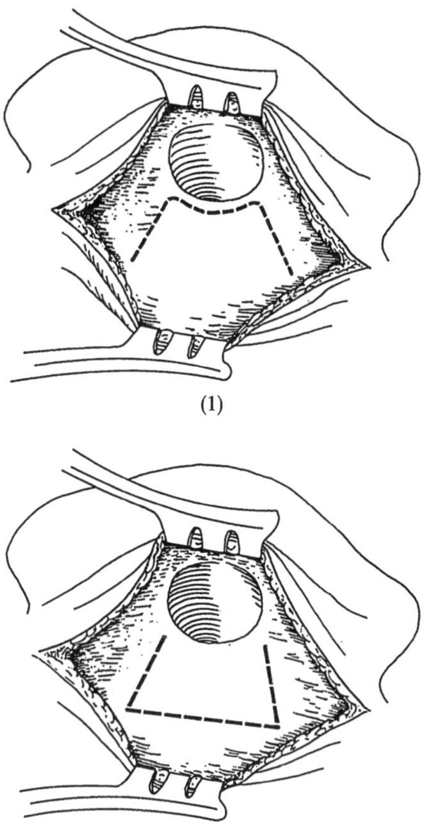

(1)

(2)

图 7-9-13　耳廓后沟切口之二

（1）蒂在后方的肌-骨膜瓣　（2）蒂在前方的肌-骨膜瓣

第六节　耳科手术显微镜和电钻的使用方法

【手术显微镜】

手术显微镜是耳科手术重要的基本设备之一。手术显微镜应具备以下基本条件：①焦距≥20cm；②物像可放大 6～40 倍；③术者和助手的视线与照明光轴重合良好；④无论放大倍数和投射方向如何，物像均清晰光亮；⑤机械构件性能良好，操作方便。目前所用手术显微镜一般均具有双人双目或 3 人双目镜头，脚踏式焦距调节板，可自动调节焦距，有物镜转换装置，以便转换物镜而毋需大幅度调节焦距。耳科用手术显微镜焦距为 22.5～25cm，经常使用的放大倍数为 6、10、16 倍，必要时大于 16 倍。

每次手术开始前，首先要检查手术显微镜各部件的功能是否正常。患者摆好体位后，术者在洗手前需先试镜，以手术耳鼓膜为目标，对光校距。初学者先按自己两眼的视力情况（戴镜操作者按戴镜的矫正视力）调整目镜的屈光度圈。然后调整两目镜间距，使其与术者的瞳孔间距相等。初学者不了解自己的瞳孔间距，可先将两眼对准接目镜，注视目标，旋转相应的旋钮，俟注视物不成复像时即成。然后调整焦距，先粗调，后微调，至术者认为目标的细微结构最清晰为度。试镜结束后，将手术显微镜暂时移出术野，以备术中使用。

手术显微镜应由专人细心保养，注意防潮、防震、防尘。闲置时以布罩覆盖，置于室内僻静、不易遭到碰撞处。目镜用后需取出置于干燥器内，以防产生霉点。目镜取出后，须立即将显微镜之镜孔盖盖上，以防积尘。任何透镜均不得以手指或其他物品接触、擦拭，仅可用擦镜纸轻轻拭之，或用小橡皮吹气球吹去灰尘。

【电钻】

耳科电钻的种类很多，基本上可分为气动钻（pneumatic drills，air drills）和电动钻（electric drills）两种。气动钻的转速快，可超过20000rpm。电动钻的马达或安装于手柄内，或与手柄分离。手柄有直式的，也有具有角度的。选购电钻时可根据经济条件选择振动小，噪声低，可调控性强，手柄不易发热的电钻。电钻钻头有钢质切削钻头，按其大小、形状、沟纹粗细不同而有许多型别；金刚石钻头基本均为圆形，但大小型号不一。

使用电钻时，术者以握笔方式紧紧握执手柄，将钻头侧面，而非尖部接触骨面，磨骨时稍稍用力使钻头轻压于骨面，继续磨削之，同时用流水不断地冲洗所磨骨面，一方面避免局部温度过高，灼伤骨质，或在近面神经管处，不致损伤面神经。另一方面可完全冲去磨下的骨屑，以免其堆积在局部，以致日后有新骨形成。磨大块骨质时，一般选用粗纹圆形或圆锥形切削钻头；欲磨光骨面则用细纹切削钻头；在精细结构或接近精细结构时（如面神经）须改用金刚石钻头。小号钻头虽适宜于磨去细小骨质，但亦容易在局部过度深入，损伤组织，所以一般须尽可能选用相对较大的钻头操作。当然，耳科电钻一般均用于磨去乳突骨皮质和坚硬的气房间隔，但如气房隔因炎症而脱钙，变得疏松时，则可应用刮匙刮除病变骨质。每一钻头使用后，助手应将其沟纹内的骨质洗刷尽净，待下一次使用。手术结束后，护理人员必须用专用清洁剂彻底清洗手柄，妥加保存。

第七节　术前准备及术后注意事项

【术前准备】

1. 术前1天（急诊手术于手术当日术前）剃发，范围达术侧耳廓周围5～7cm内；用洗涤剂及肥皂彻底清洗头部、耳部及其周围。

2. 术前1天剪去术耳外耳道耳毛，清除耵聍，并以酒精消毒外耳道皮肤。

3. 长发女患者术前结发辫，短发者扣好发夹，戴手术帽，务使手术区及其周围无任何发丝遮盖。

4. 局麻者术前半小时口服苯巴比妥或肌注安定10mg。

5. 全麻者术前4～6小时禁食，术前半小时注射阿托品0.5mg（成人），儿童酌情减量。

【术后处理】

1. 术后静卧休息，重建听骨链者术后7～10日内侧卧，术耳朝上。此外，全麻者按全麻术后常规处理。

2. 术后第1～2天撤去耳外敷料，更换外耳道口棉球。创口或暴露，或仍以消毒纱布覆盖。以后每日更换外耳道口棉球。注意观察局部渗血、渗液情况，耳廓有无红肿等。

3. 观察体温，注意有无面瘫、眩晕、自发性眼震、耳鸣以及头痛等。

4. 全身应用抗菌药物。根据术前细菌学检查结果选用合宜药物，静脉滴注，持续1周。

5. 进半流质饮食3～5天，以后可进软食。

6. 术后一般2周（单纯乳突开放术可于术后第5天）撤出乳突腔内的碘仿纱条，第7天拆线。疑有颅内并发症者术后第2天开始更换术腔碘仿纱条，观察术腔情况。

7. 鼓室成形术后无须主动替患者作咽鼓管吹张或嘱患者作Valsalva吹张法，但可鼓励患者多作吞咽动作，以增加咽鼓管开放机会。如患者觉得术后听力改善不明显时，方需作吹张术，但吹张时不可用力过猛，一般在术后4周方始进行。

（汪吉宝）

第十章

化脓性中耳炎和中耳胆脂瘤的手术方法

第一节　单纯乳突开放术

单纯乳突开放术（simple mastoidectomy）是通过磨（凿）开鼓窦及乳突，清除鼓窦、鼓窦入口及乳突气房内的全部病变组织及气房，使中耳病变得以充分引流。由于本术式不触动鼓室及外耳道的正常解剖结构，故能保存提高术耳的听力。

【适应证】

1. 急性乳突炎，乳突蓄脓，已出现颅内、外并发症或有可疑颅内、外并发症者，应急诊手术。对耳源性颅内并发症，可作扩大的乳突开放术。

2. 急性化脓性中耳炎经内科治疗4～6周无明显好转者。

3. 隐性中耳乳突炎。

4. 急性化脓性中耳炎反复发作，乳突X线示骨质破坏而未查出其他原因者，可行单纯乳突开放术探查之。

5. 慢性分泌性中耳炎经鼓室置管治疗无效，颞骨CT扫描或乳突X线片示鼓室或乳突有软组织影或骨质病变者，可行本手术。

6. 成年人特发性血鼓室，病史较长，颞骨CT扫描示鼓室及乳突气房内有软组织影或液气面者。

【手术方法】

1. 术前准备，麻醉见第九章第876页（以后各节相同）。

2. 体位　患者仰卧，头偏向非手术耳侧，术耳朝外上方。术者坐于术耳一侧，助手位于患者头侧（以后各节相同）。

3. 消毒　耳周、耳廓的两面及外耳道用2%碘酊及75%酒精或活力碘消毒。

4. 操作步骤

（1）切口：取耳廓后沟外切口或耳廓后沟切口（详见第877页）。耳后脓肿而无乙状窦和小脑并发症者亦可不取耳廓后沟切口而取耳内切口。暴露乳突骨皮质，前达骨性外耳道前壁之切线，上至颞线，下达骨性外耳道底部切线；认清外耳道上棘及筛区。

（2）开放鼓窦：成人鼓窦距乳突表面的距离约1～1.5cm，婴幼儿仅0.2～0.4cm。作为寻找和磨（凿）开鼓窦的标志：

1）筛区：在骨性外耳道口后上方的乳突表面，有一呈筛状细孔的区域，分离此处骨膜时，常有少许血液从该区渗出，即为筛区，容易识别。鼓窦即位于其深方。

2）外耳道上棘：是确定鼓窦位置最常用的标志。此棘为一菱形或三角形的骨唇，自骨性外耳道口之后上缘向外伸出。术时可紧贴此棘的后上方进入鼓窦。

3）外耳道后上三角区（Mac Ewen triangle）：当筛区不明显时，可以此为据，磨（凿）入鼓窦。该三角区的上边为骨性外耳道口上缘的水平切线，后边是骨性外耳道口后缘的切线，前下边则为骨性外耳道口后上缘（或以外耳道上棘为准）的切线（图7-10-1）。确定此三角区的另一方法是：①上边为颧突后根上缘水平向后隆起的骨线（乳突上嵴），是鼓窦盖、颅中窝底及硬脑膜底面三者的参考标志；②前边为骨性外耳道后缘的切线；③后下边是自乳突上嵴后端到外耳道上棘下端的连线。但无论采用何种划线方法，鼓窦的后部实向外投影于外耳道后上三角区的前部。

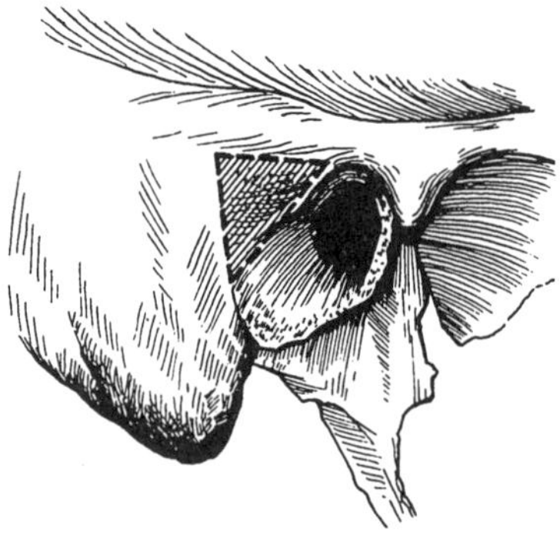

图 7-10-1 外耳道后上三角区

术时先用大号圆形切削钻头磨去乳突表面的骨皮质，上起颞线下方，下至乳突尖，前达骨性外耳道后壁，暴露乳突浅层气房（图 7-10-2）。然后磨去外耳道上棘后上方、相当于外耳道上三角区的气房，寻找并开放鼓窦。若乳突为硬化型或板障型，则应直接寻找并开放鼓窦。注意：①寻找鼓窦时，须始终保持与骨性外耳道后壁平行的方向，由浅而深，逐步磨去骨质，使形成的骨腔外大内小，呈尖在前下方的锥形，而不在某一狭窄区内盲目深入；②磨骨须在钝头探针的指引下进行，术时常以探针伸入所开放的骨腔轻轻探测，了解其深度，周围有无潜腔，周壁是否为骨质等；③到达鼓窦时，探针向前可无阻力地伸入鼓窦入口及上鼓室（图 7-10-3）。如探针不能伸入鼓窦入口，示鼓窦尚未开放，并须警惕 Korner 隔的存在（参考第 833 页）；④如磨骨的位置太高，或颅中窝下垂时，可误伤天盖，甚至硬脑膜；⑤若乙状窦前置或磨骨方向太偏后，可损伤乙状窦板；乙状窦壁撕裂可立即发生大出血；⑥耳后皮肤有瘘管时，乳突皮质多已穿破，破损处可位于皮肤瘘口的正下方，或距之较远。可用咬骨钳伸入骨破溃口咬去周围骨质，找到鼓窦；⑦婴幼儿须在上述鼓窦标志稍高处寻找鼓窦，以免损伤面神经。

（3）开放乳突气房，清除病变组织：鼓窦完全开放后，在探针指引下，可由此逐步向下开放乳突气房，清除病变组织，包括肉芽、坏死组织，胆脂瘤及病变黏膜，直达乳突尖部。确认二腹肌嵴，对其附近的小气房可用小刮匙刮除，注意勿损伤位于二腹肌嵴前端茎乳孔处的面神经，以及嵴后端附近的乙状窦、颈静脉球骨板。乳突尖部气房及病变组织清除后，再向后磨除乙状窦板周围气房、向上磨（刮）除天盖下方及迷路周围的气房，清理其中的病变组织，使天盖及乙状窦板与其外

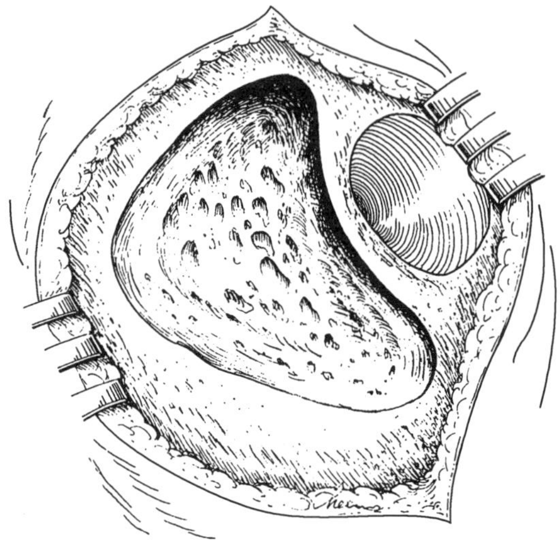

图 7-10-2 暴露乳突浅层气房

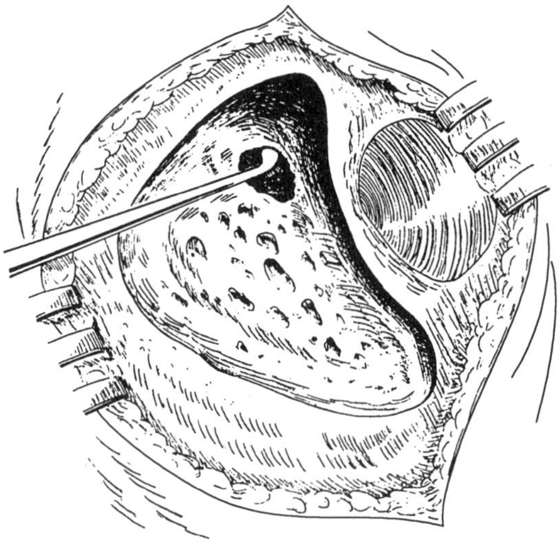

图 7-10-3 进入鼓窦

方的骨皮质平齐。在此，须注意仔细刮除陶特曼三角区（Trautman triangle）的气房。陶特曼三角区（图 7-10-4）是指由乙状窦，岩上窦，骨迷路三者为界组成的三角区。此三角区的上界为岩部上缘，前界为骨迷路（后半规管），后下方为乙状窦板内缘。三角区骨板的深面为小脑的硬脑膜。

（4）清除鼓窦入口的病变组织：磨去鼓窦入口部分骨质，扩大鼓窦入口，清除其中的病变组织，保证鼓室的引流。用小号金刚石钻头开放鼓窦及鼓窦入口内侧的气房，包括外半规管周围的气房，注意勿触动砧骨短脚；对外耳道后壁及面神经管周围的残留气房亦须小心清除。但注意保留外耳道后壁及上鼓室外侧骨壁的完整性。

至此，单纯乳突开放术的主要操作步骤已经完成。此乳突腔的边缘圆钝，术腔呈碗形（切勿呈坛状或紧口

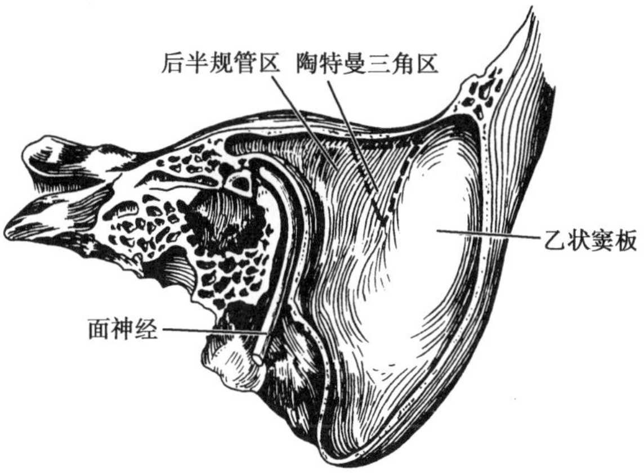

图 7-10-4　陶特曼三角区

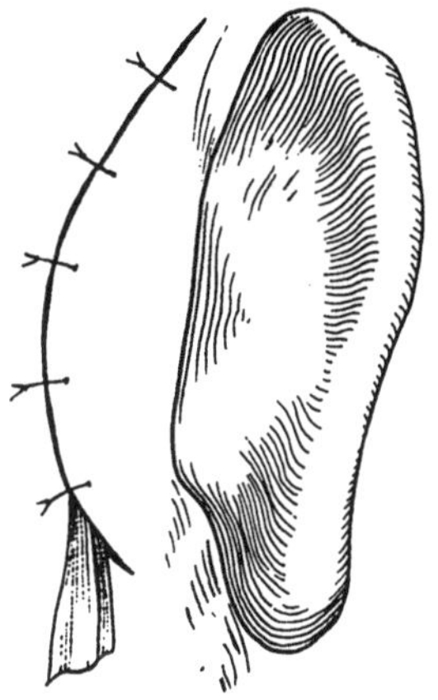

图 7-10-6　缝合切口

瓶状），单纯乳突开放术的标准术腔应达到“轮廓化”或“骨骼化”（skeletonization）的要求：术腔内的气房及病灶均已彻底清除，天盖及乙状窦骨板薄而平整，透过该骨板有时隐约可见其深部的硬脑膜或乙状窦；陶特曼三角区，二腹肌嵴及外半规管隆凸等轮廓分明，清晰可见（图 7-10-5）。

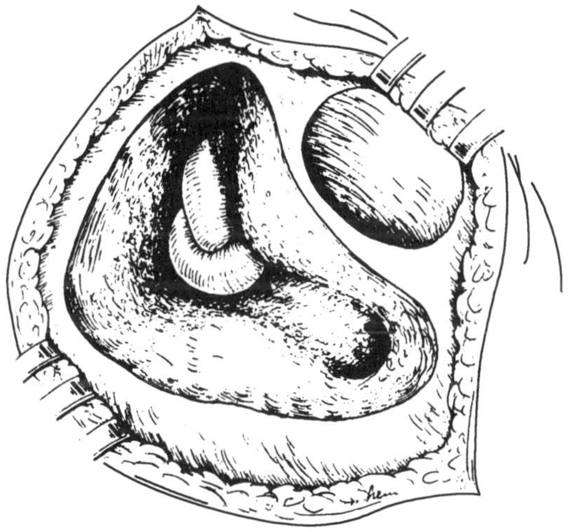

图 7-10-5　单纯乳突凿开术完成后的标准术腔

（5）缝合切口：将乳突腔用生理盐水或 3% 过氧化氢溶液或抗生素溶液冲洗后，以碘仿纱条填塞鼓窦及乳突腔，注意不可填塞过紧，以利引流。无颅内并发症可疑时，可缝合切口，下端留一小口，露出纱条的尾端（图 7-10-6）。外耳道内填塞碘仿纱条，以防狭窄。然后以消毒敷料包扎。

【并发症】

1. 出血　术中损伤乙状窦，可发生严重的静脉性出血。遇此情况时，术者应保持镇定，立即以手指压迫出血处，然后用凡士林纱条或碘仿纱条压迫止血。乳突导血管出血时，可用骨蜡封闭或凡士林纱布压迫之。

2. 面瘫　耳廓后沟作耳大神经阻滞麻醉时，面神经可受麻醉药浸润而发生一过性面瘫，1～2 小时后自行恢复。

3. 脑脊液漏　如因手术不慎而致天盖破损，只要范围不大，一般无须特殊处理。若硬脑膜撕裂，可发生脑脊液漏。此时可用颞肌筋膜加乳突皮质骨片或羟基磷酸钙人工陶瓷骨板等修补之。术后注意加强抗生素的应用预防颅内感染，必要时合并应用脱水剂。

第二节　乳突根治术

乳突根治术（radical mastoidectomy）是一种彻底清除中耳乳突内病变组织，并通过切除外耳道后上骨壁，使鼓室、鼓窦、乳突腔和外耳道形成一永久向外开放的空腔的手术。经典的乳突根治术要求搔刮并清除全部中耳传音结构，包括鼓室黏膜，残存的听骨和鼓膜，以及咽鼓管黏膜等，使术腔全部上皮化，以获得一干耳，因此，术耳的听力不仅会受到明显的损害，纯音听力一般可下降 50～60dB，而且今后将失去重建听力的机会。目前，除对内耳功能已完全丧失者外，术中一般均将残余鼓膜及听骨予以保留，鼓室及咽鼓管黏膜不予搔刮，并称之为“保守性乳突根治术”以资区别。由于本术式遗留一开放的术腔，有人亦将其归于“开放式手术”中（但不属鼓室成形术），同时行外耳道成形术或耳甲腔成形术，使术腔得以充分通风引流。

【适应证】

1. 中耳胆脂瘤或经保守治疗无效的慢性中耳炎，合并全聋或接近全聋者。

2. 上述两种疾病病变广泛。术中不能确保将其完全清除者；或鼓室内壁已全部上皮化；咽鼓管完全闭锁者。

3. 慢性化脓性中耳炎引起颅内并发症（一般先作扩大的乳突开放术，待颅内病变痊愈后，再行乳突根治术）；或合并面瘫；或合并鼓岬瘘管者。

4. 结核性中耳炎伴骨质破坏，死骨形成者。

5. 某些中耳良性肿瘤，如面神经鞘膜瘤、小的颈静脉（鼓室）球瘤等。

【手术方法】

1. 术前准备，体位，消毒及麻醉同单纯乳突开放术（见第881页）。

2. 操作步骤

（1）切口：多采用耳内切口。暴露乳突，颧突后根，认清外耳道上嵴、筛区、鼓乳缝及鼓鳞裂。

（2）开放鼓窦及乳突腔，磨（凿）去鼓窦入口及上鼓室外侧骨壁，使鼓窦、乳突腔、鼓室和外耳道形成一共同向外开放的空腔。可取两种径路：

1）鼓窦径路：多用于乳突气化好，乳突骨质有广泛破坏或乳突骨皮质已穿破者。开放鼓窦及乳突气房之详细操作步骤同“单纯乳突开放术”，要求达到“轮廓化”。鼓窦及乳突气房开放后可见，在鼓室与鼓窦、乳突腔之间由外耳道后壁上部及上鼓室外侧壁所分隔（图7-10-7）。用小号切削钻头或小圆凿在探针指引下由后向

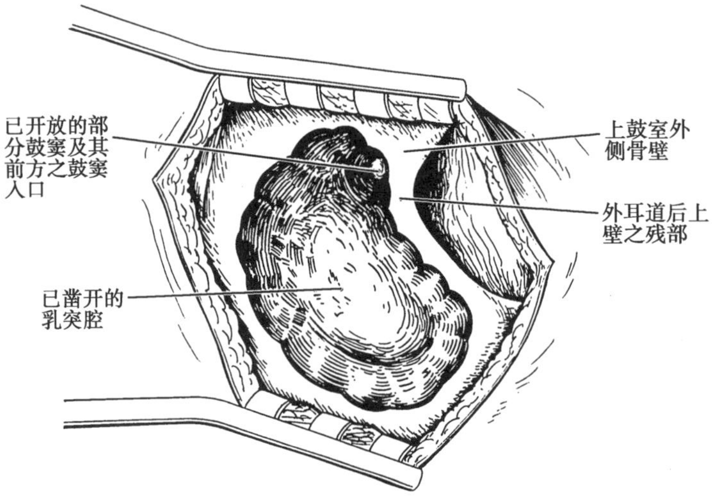

图7-10-7 磨（凿）开乳突与鼓窦

前逐步磨（凿）去鼓窦入口及上鼓室外侧壁，直至接近或抵达上鼓室前壁为止，注意使磨（凿）骨的上界与鼓窦盖的平面一致，使鼓室盖与鼓窦盖形成一连续而平整的骨板，又不暴露硬脑膜为度。在磨（凿）去上鼓室外侧壁的同时，用金刚石钻头或平凿由外向内逐步磨（凿）去外耳道后壁和上壁，最后形成一条细而窄的、横跨于鼓切迹上方的“骨桥”（图7-10-8）。然后磨断“骨桥”，或用细头咬骨钳咬断“骨桥”（图7-10-9）。注意断“桥”时忌用力过猛，以防骨折，或骨凿滑落而伤及面神经。如用平凿凿断“骨桥”，为预防骨凿不慎滑落于面神经鼓室段或锥曲骨管之上，可用一小棉条或纱条置于鼓切迹处，可对面神经起一定的保护作用。如砧骨及锤骨完好且位置正常，亦可保护面神经，因面神经乳突段骨管较砧骨短突的位置稍深，锤骨头及砧骨体位于鼓室段面神经外方之故。“骨桥”切断后，其前上方近上鼓室前壁的断端称“前拱柱”，后下方连外耳道后壁之断端称“后拱柱”或“鹰嘴”。

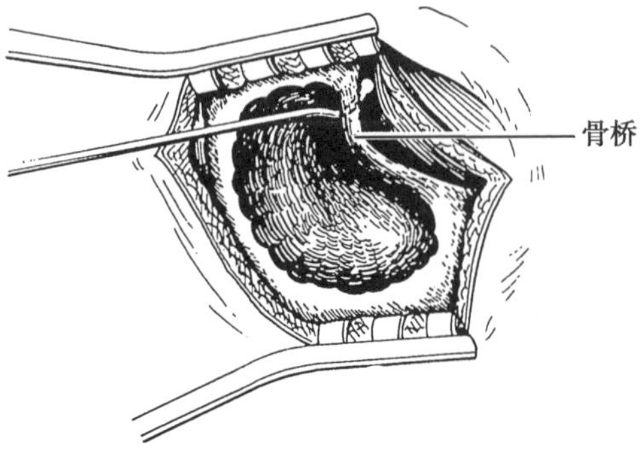

图7-10-8 骨桥

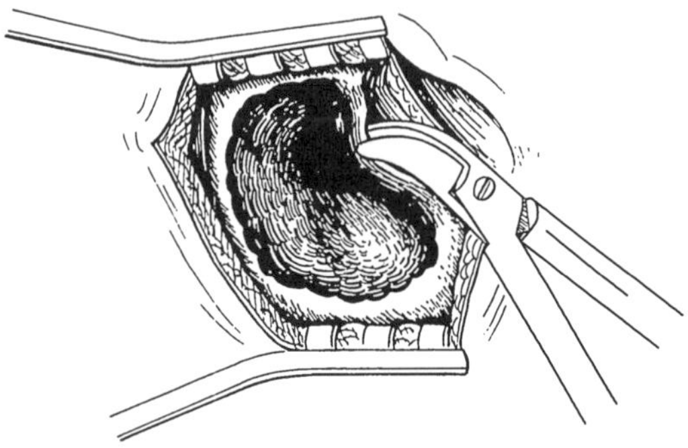

图7-10-9 咬断“骨桥”

2）上鼓室径路：此径路的操作步骤与鼓窦径路者正相反，乃一种经上鼓室向鼓窦入口、鼓窦及乳突逐步推进的方法。可经此经路作上鼓室、鼓窦探查术。经此作乳突根治术者特别适用于乳突气房发育不良（硬化型乳突）、小鼓窦、乙状窦前置或外置及颅中窝下垂等病耳。

耳内切口完成后，用小剥离子由外向内分离外耳道后壁、上壁及部分前壁的皮肤及骨膜，直达鼓沟及鼓切迹，并将鼓膜后半部的纤维鼓环从鼓沟中分出，将皮瓣连同后半部鼓膜一并推向外耳道前下方（图 7-10-10）。

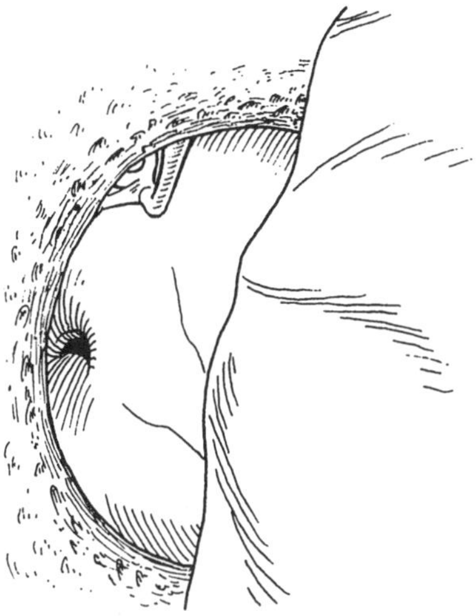

图 7-10-10　将皮瓣连同后半部鼓膜推向外耳道前方

用钝头弯钩形细探针沿上鼓室外侧壁的外缘轻轻向内滑行，经鼓膜松弛部穿孔处（或紧靠鼓切迹）探入上鼓室，探测其高度及宽度，以便估计可能磨（凿）去的范围。然后可用小金刚石钻头或 2～3mm 小圆凿由松弛部穿孔的上缘或鼓切迹的前上部开始，由上鼓室外侧壁下缘逐步向上，一小片一小片地磨去骨质，尽量使上鼓室向外全部敞开，不留悬垂骨壁或潜在的空腔。凿骨时注意：①随时用探针探查，了解残存骨缘的范围；②持钻要稳，动作宜轻；③使用探针探查时须紧贴骨壁，轻轻滑入，定勿扰动上鼓室内的结构，以免听骨脱臼、移位，或损伤已暴露的面神经。上鼓室外侧壁磨除后（图 7-10-11），继续在探针指引下，由前向后逐步磨开鼓窦入口、鼓窦（图 7-10-12）及乳突腔外侧骨壁。至此，鼓室和鼓窦、乳突腔已连成一腔（图 7-10-13）。并可见位于上鼓室的砧骨体，锤骨头及锤砧关节（如其尚未溶溃），鼓窦入口内侧壁的外半规管凸及其前下方之面神经管，砧骨短脚位于鼓窦入口底部的砧骨窝。

亦可先以外耳道上嵴为中心，磨去外耳道后上部骨质，扩大外耳道，磨薄上鼓室及鼓窦的外侧骨壁，至仅

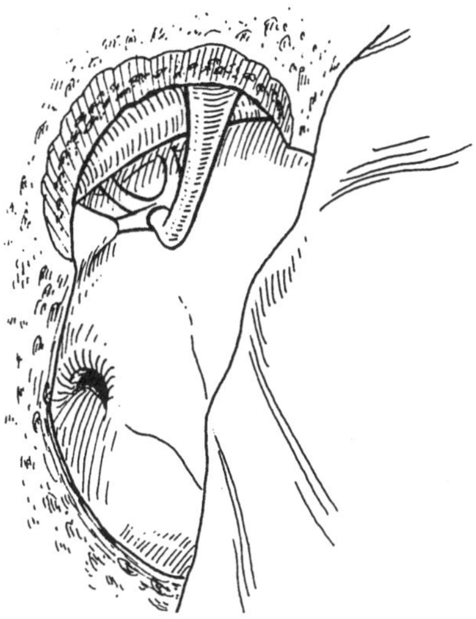

图 7-10-11　上鼓室外侧骨壁已磨（凿）除

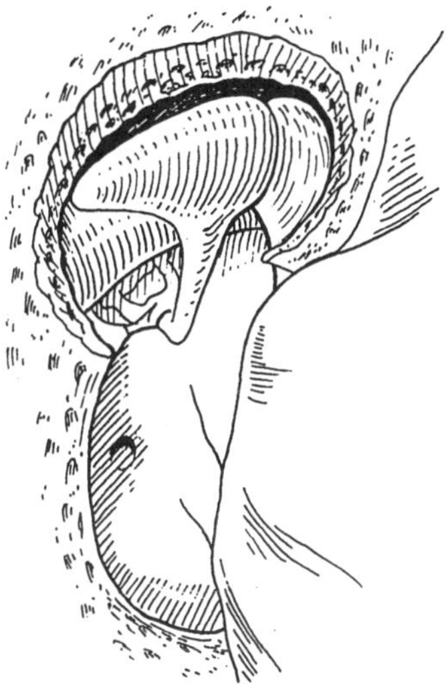

图 7-10-12　鼓窦入口和鼓窦已磨（凿）开

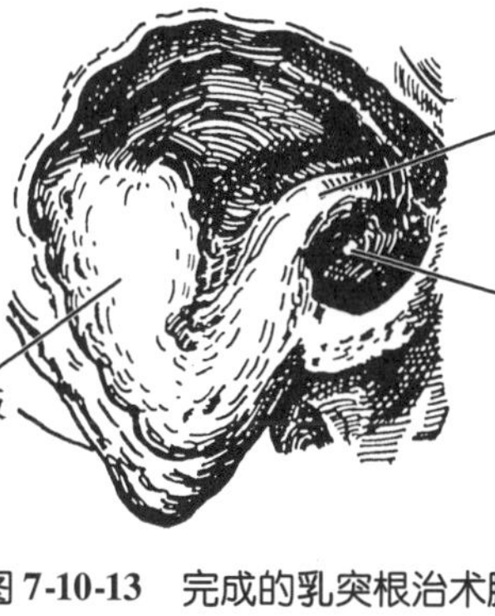

图 7-10-13　完成的乳突根治术腔

存留一菲薄骨片为止（图 7-10-14）。继之，从此菲薄的上鼓室外侧壁下缘开始，依次开放上鼓室、鼓窦入口、鼓窦和乳突。

由于上鼓室径路是由上鼓室向后、沿鼓窦入口向鼓

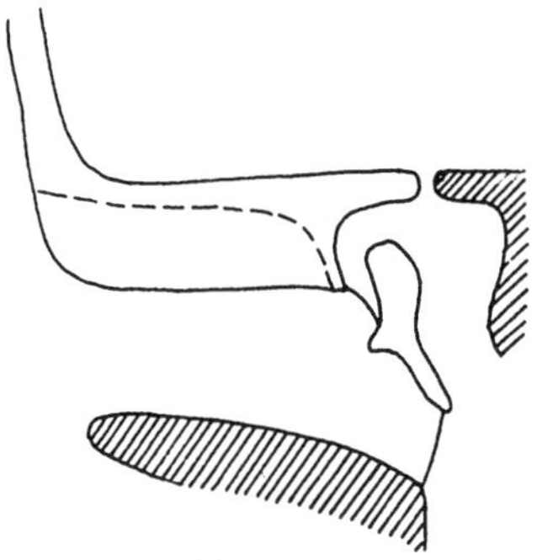

(1)

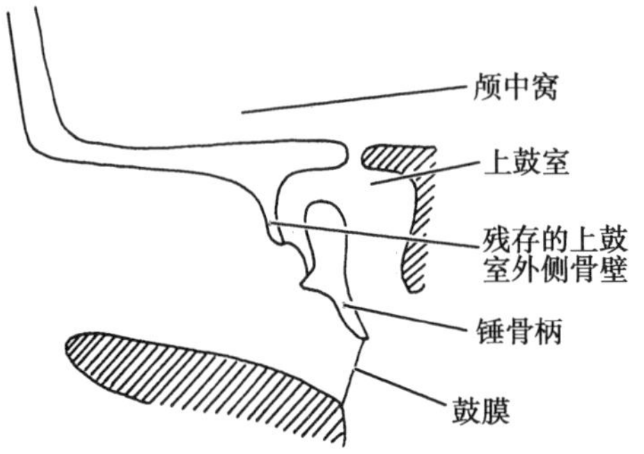

(2)

图 7-10-14 磨薄上鼓室外侧骨壁（冠状面观）
(1) 虚线示磨去的范围 (2) 上鼓室外侧骨壁仅存一薄骨片

窦逐步开放的，鼓切迹处骨质较薄，距鼓窦入口较近，而且，如果上鼓室外侧骨壁被胆脂瘤破坏而已有部分缺损，则可较容易地由此经鼓窦入口而找到鼓窦；此外，磨（凿）开了上鼓室外侧骨壁也就是断了“骨桥”，可省时；如遇乙状窦前置或外置，亦不易损伤乙状窦。因此，对于一位熟谙解剖且技术熟练的耳外科医师来说，取此径路不仅可缩短手术时间，而且也比较安全。但因手术开始磨（凿）骨的位置较深，解剖标志不如习用的鼓窦径路者清楚，加之上鼓室及其周围均有重要的解剖结构，所以，要求术者已具备鼓窦径路的手术操作经验。

除以上两径路外，尚有极少采用的外耳道径路：于外耳道上嵴内侧处，在距外耳道上嵴约 5mm 的外耳道后壁和上壁交角处，向内向后磨入约 3～4mm，一般即可进入鼓窦。后续步骤同鼓窦径路。

(3) 磨（削）低面神经嵴，扩大鼓窦入口：“骨桥”磨（凿）断后，保留的骨性外耳道后壁亦称“面神经嵴”，此乃因面神经管乳突段在其中走行之故。用金刚石钻头或平凿循面神经行走的方向一层层地磨（削）低面神经嵴，至其内侧端略高于外半规管凸或砧骨短突平面以上水平面，外端近外耳道底平面为度；后拱柱一般亦在此过程中被磨去。若发现磨（削）得较低之骨质变得较易出血，表示此处已接近面神经管，宜就此停止磨削。在从面神经嵴上方将其磨低的同时，还须从其后方磨（凿）去其乳突面之残余气房，从前方磨（凿）去其外耳道面的部分骨质，尽可能充分暴露鼓室窦及面隐窝，以便彻底清理病灶。

磨（削）低面神经嵴是乳突根治术的重要步骤之一，手术区也为较危险的区域，如操作不慎，易使外半规管受到损伤，故须：①熟悉该区诸解剖结构，磨（削）骨前先找到外半规管凸及砧骨窝作为标志，磨（削）面神经嵴内段时，不低于此两标志；②磨（削）骨的方向，始终和面神经乳突段行走的方向一致，由外而内，层层磨（削）去骨质。切忌在与面神经呈垂直的方向进行操作，忌施暴力，以免骨折，损伤面神经；③牢固握执钻柄，磨骨时方向不能偏移；用骨凿者左手亦须紧紧把握骨凿，不使滑落，此为整个手术操作的基本要领之一；④术时在面神经管锥曲和鼓室段上方置一棉条，以防万一骨凿滑落时损伤面神经；⑤在不损伤面神经的前提下，面神经嵴磨（凿）得愈低愈好，以有利于术后引流、换药及观察。

为扩大鼓窦入口，还需磨（凿）去残存的上鼓室外侧骨壁（前拱柱），特别注意充分暴露上鼓室前隐窝，定须将其外侧壁完全磨除，方能彻底清除隐藏于该处的病变。所谓上鼓室前隐窝是指位于锤骨头前方及前上方的上鼓室。

(4) 清除病变组织：鼓室、鼓窦及乳突腔的病变组织是否被彻底清除，是关系到手术成败的重要步骤之一，宜认真、仔细地进行。清理胆脂瘤时，除下述情况外，均应同时将其包囊彻底清除：①包囊和已暴露的硬脑膜或乙状窦壁粘连，强行刮除有损伤硬脑膜或乙状窦的危险时；②迷路瘘管上覆盖的包囊一般均予以保留，以免术后发生浆液性、甚至化脓性迷路炎。如在清除瘘管周围病变时已将其一并剥除，可立即以棉片覆盖瘘管，避免直接吸引，待手术结束时以颞肌筋膜等修补之；③覆盖于面神经鞘膜上之胆脂瘤包囊一般粘连甚紧，如不易剥离，勉强行之则有伤及面神经之虞；④胆脂瘤侵犯前庭窗，镫骨，或镫骨足板被胆脂瘤包囊覆盖，术中一般不给予触动，以免引致迷路炎。在整个中耳乳突腔，胆脂瘤包囊和周围的骨壁间可仅有一层疏松的结缔组织，此时容易剥离而清除之。但大部分包囊均紧贴于其下方的骨壁上，并有指状突起伸入乳突、鼓窦及半规管周围的小气房内，须在显微镜下追踪至其终端而加以彻底地清除。有乳突根治术适应证者，鼓室内的传音结构多已破坏殆尽或所剩无几，鼓室内充满胆脂瘤或肉芽，须在显微镜下仔细辨认鼓室内各重要解剖结构及隐窝，清除除镫骨以外的残存听骨。若残存听骨已被肉芽包埋，可用细针探查，将肉芽分离后取出。剥离鼓室内胆脂瘤包囊时，可将显微剥离子轻巧地伸至包囊下方，以吸引器轻轻吸引，看清结构后再剥离。清理前庭窗和镫骨处的肉芽时，可从锥隆起处开始，顺镫骨肌肌腱的方向向前刮除，同时另一手执钝头器械将镫骨固定之。肉芽刮起后，用咬钳将其分块轻轻咬除，切不可撕拉。在未认清镫骨以前，前庭窗区的肉芽不宜盲目刮除，如技术条件不成熟，宁可让其自然愈合。清理隐匿于面隐窝和鼓室窦的病灶常有一定困难，术时须最大限度地磨去面神经嵴前方的潜行骨缘（即面隐窝的外界），并移动患者的头位，调整显微镜的方向，选择最佳的视角，用显微器械轻轻刮除之；初学者如用适当的鼓室镜或耳内镜辅助观察，操作当会更加安全。上鼓室前隐窝常有胆脂瘤侵犯，将此窝磨开并暴露后，清除胆脂瘤及其包囊并不困难。如气房发育良好，颧弓根气房亦可受累，须注意。伸入咽鼓管内的胆脂瘤一般可被完整剥离，如囊袋将管腔完全阻塞，可在耳内镜的辅助观察下彻底清除之。搔刮咽鼓管口的病变时，应注意其与颈内动脉管之解剖关系，刮匙施力的方向应朝向前外方，而勿向后（内）下方用力，以免损伤颈内动脉引起严重出血。咽鼓管区的出血尚可来自颈动脉周围的静脉丛。刮除匙突，取出鼓膜张肌时，注意勿向后用力，以免损伤紧靠匙突后方的面神经管。清除面神经管处的肉芽时，须警惕该骨管可被损毁或有先天性裂缺而致面神经暴露，故应特别小心，全身麻醉者可在面神经监护仪下操作，确认为肉芽时，方可分块咬除，切勿强行撕拉。刮除下鼓室肉芽时，注意下壁与颈静脉球之间仅隔一薄骨板，如有颈静脉球异常高位或先天缺失或骨质腐损，颈静脉球甚易受损而致大出血。

（5）做外耳道皮瓣：将外耳道皮瓣从前上方剪断（图7-10-15），作成蒂在下方的皮瓣，修剪去其皮下组织，切除外耳道软骨，然后向后下方翻转，铺盖于乳突腔内。耳后切口者，须在作外耳道口半环形切口，并从12点处向耳轮脚与耳屏间延长（参考第978页），达骨与软骨交界处即可。然后如上法作外耳道皮瓣。

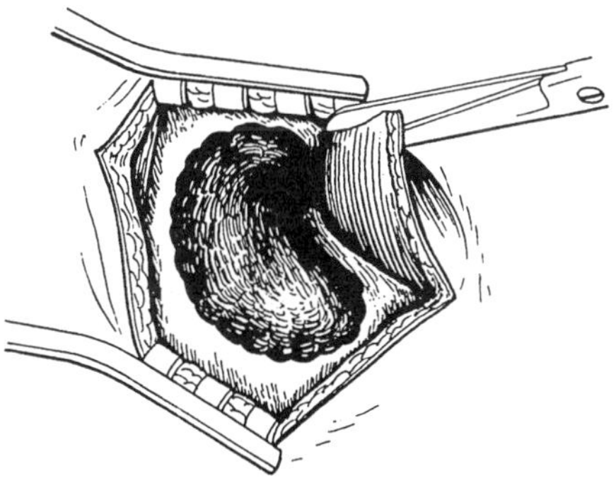

图7-10-15　作外耳道皮瓣

（6）耳甲腔成形术：为了使乳突腔得到充分的通气引流，除乳突为硬化型，鼓窦甚小者外，需行耳甲腔成形术：从耳内切口的外耳道弧形切口处，用小剪刀将耳甲腔软骨与其两面的软骨膜进行分离，切除一块半月形软骨（图7-10-16），半月形软骨的后端约至术腔后部的中心，上方常超越耳轮脚后缘。然后将耳甲腔皮肤游离缘作1～2条横行切口，形成2～3个小皮瓣，向内贴于乳突腔内。

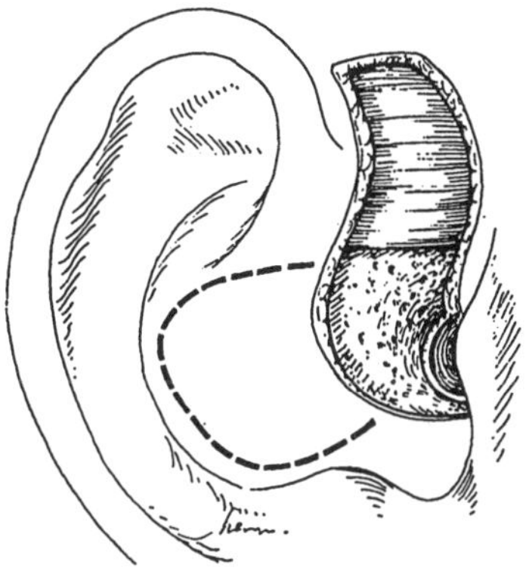

(1)

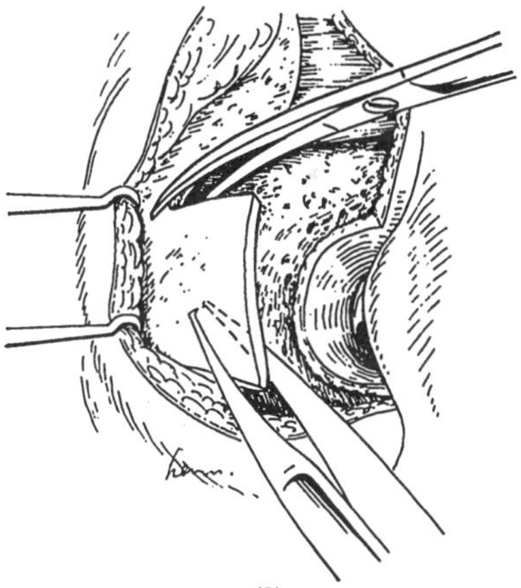

(2)

图7-10-16　耳甲腔成形术

（1）虚线示应切除的耳甲腔软骨范围　（2）剪去软骨

（7）填塞碘仿纱条，缝合切口：用生理盐水冲洗术腔后，以2～3cm长之碘仿纱条将术腔完全填塞压迫，固定皮瓣，直达外耳道口。缝合切口。

（8）次期植皮：术后2周将术腔碘仿纱条全部抽出，待1～2天后搔扒术腔肉芽，取患者自身大腿内侧替尔皮片，以凡士林纱块衬托后植于术腔创面，以促进上皮生长。注意须将术腔全部贴满皮片，不留裸露创面；皮片上方以剪短的碘仿纱条填塞固定，并紧密压迫之。术后2周抽出碘仿纱条及凡士林纱布时，术腔多已全部上皮化，创面愈合。

【并发症】

1. 出血 除损伤乙状窦或乳突导血管引起出血外（见“单纯乳突开放术”），因颈内动脉或颈静脉球受损而引起出血者罕见，一旦发生此种意外将是致命的，术中须极力避免之。

2. 面瘫，脑脊液漏（见“单纯乳突开放术”）。

3. 化脓性耳廓软骨膜炎 多因软骨膜受耳内绿脓杆菌感染所致。

4. 迷路炎 磨（凿）骨时误伤半规管，清除病灶时不慎撕脱镫骨足板，或扰动迷路瘘管等，可引起浆液性或化脓性迷路炎。一旦并发化脓性迷路炎，则可致严重的耳蜗性聋。

5. 术后耳内长期流脓 多因术中未将乳突腔轮廓化，残留气房内的病灶未彻底清除，或鼓室窦、面隐窝未充分暴露，病灶残留所致。如上鼓室前隐窝未充分暴露，面神经嵴内侧端过高，术后上鼓室及鼓窦入口处发生粘连而封闭等，以致上鼓室及鼓窦引流不畅，亦可流脓不止。

第三节 鼓膜成形术

鼓膜成形术（myringoplasty）是通过组织移植技术修复穿孔，恢复鼓膜的完整性，并提高听力的手术。鼓膜成形术又称鼓膜修补术，最早由 Berthold（1878）提出。至上世纪 50 年代，随着手术显微镜的应用，移植技术的提高和各种新型抗生素的问世，鼓膜成形术的技术方逐渐成熟，鼓膜穿孔的愈合率得到提高，达 93% 以上，成为鼓室成形术的重要基础性手术。

鼓膜穿孔大多为慢性化脓性中耳炎的一种临床表现，当炎症处于静止期，耳流脓停止，穿孔未愈合，又由于鼓膜穿孔的存在，中耳更易经咽鼓管再度感染，也增加了经外耳道感染的机会。急性化脓性中耳炎，其中特别是急性坏死型中耳炎所遗留的肾形穿孔可长期不愈。因刺伤、气压伤、颞骨骨折等外伤引起的鼓膜穿孔，如得到恰当治疗，多可自愈；3 个月以上不愈合者，方考虑手术干预。在极个别的情况下，因医师在探取外耳道异物时不慎而致的医源性穿孔，常因合并感染而影响愈合。鼓膜切开鼓膜置管后形成的穿孔，只要咽鼓管功能得到恢复，穿孔一般均能自愈。

鼓膜穿孔长期不愈合的原因较多，如穿孔太大，血供不良；咽鼓管功能障碍；以及局部感染未得到控制等等。从组织学上看，永久性穿孔是由于穿孔后，鼓膜各层组织生长速度不一致所致。鼓膜穿破后，如果鼓膜外面鳞状上皮层生长较快，超过了中间纤维层中纤维组织的生长速度，而使鳞状上皮越过了穿孔边缘，并与内面黏膜层上皮相连续，故穿孔不能愈合。鼓膜成形术的意义即在于切除穿孔内缘的鳞状上皮层，应用适当的移植材料作为支架，帮助鼓膜自我修复，使黏膜层和上皮层各自通过支架而连接，修复穿孔处鼓膜的正常组织结构，从而恢复鼓膜的功能。

【手术适应证】

1. 鼓膜紧张部中央性穿孔，干耳 1 个月以上；鼓室黏膜潮湿不是手术禁忌证，但鼓室内不得有任何脓性分泌物。

2. 鼓室黏膜色泽正常，无广泛的鳞状上皮化生。

3. 听力测试结果提示听骨链完整，活动好。

4. 咽鼓管功能正常。

5. 颞骨 CT 扫描示鼓室及乳突正常。

【手术禁忌证】

1. 绝对禁忌证

（1）急性上呼吸道感染期或痊愈不足 2 周。

（2）真菌性或细菌性外耳道炎。

（3）颞骨 CT 示上鼓室、乳突有胆脂瘤或肉芽，或鼓膜边缘性穿孔，病灶未彻底清除者。

（4）严重的全身性疾病，如糖尿病，活动性肝炎，重症心、脑、肾、血管及血液疾病而未得到控制者。

（5）已经证实的咽鼓管完全闭锁。

2. 相对禁忌证

（1）咽鼓管功能不良，术中须进一步探查，如咽鼓管病变经处理后其功能不恢复者，方属禁忌。

（2）变应性鼻炎、鼻窦炎，疑合并变应性中耳炎，未经系统治疗者。

（3）年龄非手术禁忌证，但 5 岁以下小儿为中耳炎的高发年龄，且术后护理困难，建议手术一般在 7 岁以后进行。身体健康的中、老年人手术是相对安全的。

（4）严重的耳蜗性聋，神经性聋，术后听功能不可能恢复至应用水平者。

（5）病耳过去曾多次手术，中耳广泛粘连，咽鼓管功能障碍，手术效果一般不佳。

【移植物的准备】

自体移植物如颞肌筋膜，软骨膜，软骨-软骨膜或乳突骨膜宜在手术开始时切取，以便有足够的时间待其干燥，易于铺放。

1. 颞肌筋膜切取法 术侧耳廓上方以 2.5% 碘酒加 75% 酒精或活力碘消毒。切口浸润麻醉（1% ~2% 利多卡因）。于耳廓上方发际上 1.5 ~2.0cm 处做横行切口，长约 3 ~5cm，切开皮肤及皮下组织，暴露颞肌外面的筋膜。在筋膜之一侧先作一切口，切透筋膜即可，勿切开下面的颞肌，然后将扁平剥离子伸入筋膜下方，将筋膜与其下面的颞肌分离，再以无齿镊夹持筋膜，用小剪刀剪下筋膜，注意切取的筋膜面积必须足够供修补使用。创口充分止血后缝合，注意勿留空腔，以免术后形成血肿。加压包扎。筋膜取下后，先将其铺放于术者或助手的拇指与示指间的手背上，或铺于药杯杯底外面，充分展平，如表面留有肌肉纤维，宜用小剪刀修剪去。然后待筋膜自然干燥。有些耳科医师喜将取出的筋膜先用玻片挤压，或用酒精先作固定，然后再晾干之。对于这些不同的处理方法，术者可根据自己的体会加以选用。作者认为，置于手背上的筋膜受体温的影响，干燥较快，而且温度适中，是其优点。

2. 乳突骨膜切取法　除鼓膜成形术本身需取耳后切口，而可在切口开始时切取乳突骨膜外，其余均需单独作耳后切口切取之。骨膜较筋膜及软骨膜厚，需修薄后再晾干，方法同上。

3. 软骨-软骨膜和软骨膜切取法　软骨膜一般取自耳屏，软骨-软骨膜既可取自耳屏，也可取自舟状窝。若手术采用耳内或耳道内切口，宜就近切取耳屏处者，作耳后切口时，则可采用舟状窝者。

切取耳屏软骨-软骨膜时，首先将一干棉球塞于外耳道口内，局部消毒，麻醉后，在耳屏内侧距边缘约2mm内切开皮肤，用小扁平剥离子或眼科剪将软骨和软骨膜两侧与周围的皮肤及皮下组织分离，尽可能地分离至软骨的下端，可以切到至少约15mm×10mm大小的移植物，然后继续从其后方的外耳道软骨的内侧面分离并切取软骨膜，形成一个软骨-软骨膜游离瓣，然后缝合切口。将切取下之软骨-软骨膜修剪成环状或栅栏状并剪成适宜的大小和形状待用。

仅仅切取软骨膜时，充分暴露软骨膜后，将软骨膜切开，用小扁平剥离子分离软骨膜，至光滑洁白的耳屏软骨暴露后，用眼科剪剪下所需软骨膜，自然干燥后备用。切口间断缝合。

4. 同种异体中胚层组织或听骨赝复物　组织取出后，先用生理盐水冲洗干净，剪除遗留于上面的肌肉纤维及黏骨膜后，然后浸泡于保存液中（见第875页），置4℃冰箱中1～2周，或置于低温冰箱（－50℃）中4日，待抗原性破坏后方可使用。使用前宜用生理盐水反复充分清洗。库藏同种异体鼓膜也是一种去活组织，但由于其中的胶原纤维保存完好，故能长期保持鼓膜的外形，移植后作为支架，促进鼓膜穿孔愈合（汪吉宝等，1985）。但由于这种同种异体鼓膜在移植后穿孔率高，加之同种异体组织具有传播疾病的潜在危险，目前已被其他移植物所取代。

【手术方法】

鼓膜成形术的方法主要有内置法、夹层法和外置法3种，术者可根据鼓膜穿孔的大小、位置和外耳道的宽窄、曲直，结合术者的经验，选用不同的方法。烧灼法一般不列入鼓膜成形术内，但由于其方法简便，所需设备简单，可在基层卫生单位应用，本节仍作简单介绍。

（一）内置法

内置法（underlay technique）是将移植组织贴补于鼓膜内侧面的移植床上作为支架而使鼓膜穿孔修复的方法。适用于鼓膜小穿孔及中等大的穿孔，也适用于亚全穿孔。在伴有乳突开放术的鼓室成形术中，亦可采用内置法修补鼓膜。

1. 术前准备　体位，消毒和麻醉见本章第二节。但消毒时注意先将一消毒棉球塞于外耳道口内，以防消毒液流入鼓室内。待耳廓及耳周消毒完成后，再以浸有75%的酒精小棉球仔细消毒外耳道皮肤。

2. 操作步骤

（1）切取移植组织。

（2）手术显微镜对光校距（见第879页）。

（3）准备移植床：

1）用尖针切开并分离距穿孔内缘约1～1.5mm宽的上皮层（图7-10-17），尽量使切除的上皮保持完整的环形；再以杯状钳咬除之，使穿孔边缘形成新鲜的创面。

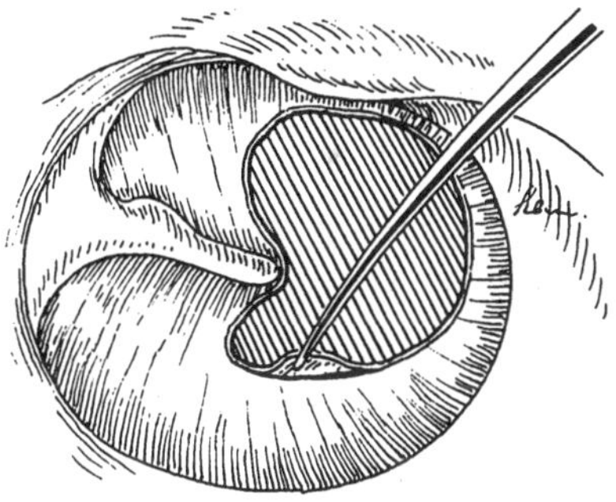

图7-10-17　分离穿孔内缘的上皮层

2）用小刮匙从穿孔处轻轻伸入鼓室，搔刮穿孔周围残余鼓膜的黏膜层上皮（图7-10-18），造成新鲜创面。由于鳞状上皮可能沿穿孔边缘长入鼓膜的内侧面，

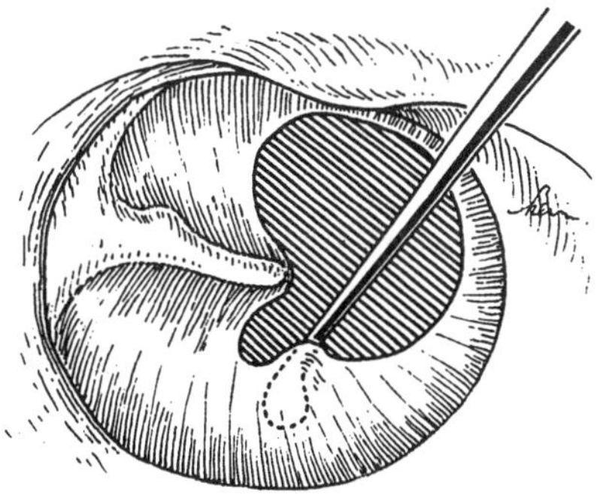

图7-10-18　搔刮残余鼓膜的黏膜上皮层

故最好再以鼓室镜观察之，发现鳞状上皮时，须彻底刮除。如穿孔较大，裸露的锤骨柄上常有鳞状上皮生长，呈指套状，此时须同时将该处的鳞状上皮全部分离，刮除鼓膜的黏膜上皮层。

（4）切口：①小穿孔或位于鼓膜中央的中等大穿孔，外耳道无明显狭窄，手术显微镜下通过调整投射角度能完全看清穿孔各处边缘者，一般无须另作切口；②位于后上象限或后下象限的鼓膜紧张部中央性穿孔，后方残余鼓膜甚少；或鼓膜次全穿孔者，可作外耳道内切口（见第877页）；③位于前方中等大的穿孔，外耳道前壁骨质突出，手术显微镜下不易看清穿孔前缘者，则作耳廓后沟切口（见第879页）。待耳廓后沟切口完成，作好蒂在后方的骨膜瓣后，用显微剥离子紧贴外耳道骨壁分离外耳道后壁及下壁皮肤，直达鼓沟，将该处纤维鼓环从鼓沟中分出，连同鼓膜后部一起，形成外耳道皮肤-鼓膜瓣，并将此瓣向前方翻转，则可暴露鼓室。

鼓室暴露后，可对听骨链作简单的探查：用细薄的显微剥离子伸入鼓室，轻轻触动锤骨柄，观察蜗窗龛处的液体是否随锤骨柄的活动而出现轻微的波动，同时询问患者是否听到触动锤骨柄引起的响声。注意触动锤骨柄时动作一定要非常轻巧。听骨链完整且活动正常者，蜗窗龛处的液体可出现波动，病耳可听到响声。如探查结果示听骨链正常者，则进入下一步骤，否则须开放后鼓室和（或）上鼓室，进一步探查听骨链并作相应处理。

（5）铺放移植物：移植物铺放前，先将明胶海绵碎块浸入抗生素溶液中（注意选用无耳毒性的抗生素或抗菌药物！术前1天作药物过敏试验！），然后将此明胶海绵碎块充填于鼓室内，使其达到、但不超过鼓膜穿孔平面为度。然后用小剪刀修剪已干燥的移植组织，使其比鼓膜穿孔的面积大1/3左右。如移植组织过于干燥而硬如硬纸片时，可用生理盐水稍稍加湿（不能浸泡！），然后立即铺放于移植床上。铺放时注意将颞肌筋膜近肌肉层的一面朝上，置于残余鼓膜和明胶海绵之间（图7-10-19）。然后将移植物展平，并使其完全封闭穿孔，注意移植物边缘须超过穿孔内缘2mm以上，以免日后因移植物收缩而形成裂隙，使手术失败。锤骨柄裸露在外者，可将移植组织剪一小口，而使其骑跨于锤骨柄上，并将锤骨柄覆盖之，以有利于保持鼓膜的锥形。

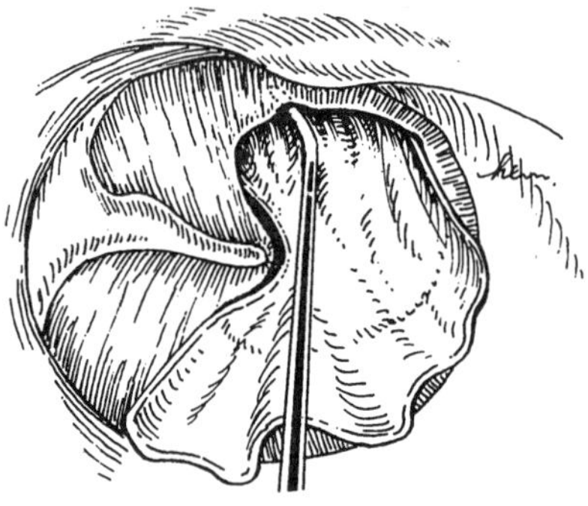

图7-10-19 放置移植物

作耳道内切口者，可先将外耳道皮肤-鼓膜瓣向前下方翻转，从切口处铺放移植组织，然后将皮肤-鼓膜瓣复位。亦可先从鼓膜穿孔处从前向后铺放移植物，然后翻转皮肤-鼓膜瓣，将移植物后段展平，再将皮肤-鼓膜瓣复位。在鼓膜后部穿孔，穿孔后方残余鼓膜甚少者，须将移植物后段（约2～3mm长）置于外耳道骨壁上，再将皮肤及鼓膜瓣覆盖于其上方（图7-10-20）。无论采用何种方法铺放移植物，移植组织铺放妥当后，均须仔细检查穿孔是否已完全封闭，其标准是：①穿孔周边无任何裂隙；②移植物有足够的宽度与残余鼓膜重叠；③可看清穿孔周边的残余鼓膜。

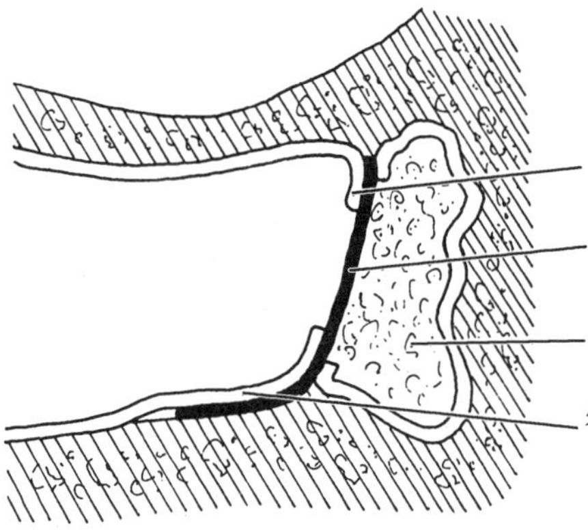

图7-10-20 鼓室及外耳道剖面观示：移植物后段置于外耳道骨壁和皮肤-鼓膜瓣之间

（6）外耳道填塞：用浸有抗生素溶液的明胶海绵碎块填放于残余鼓膜和移植物的外面，前下方穿孔者，须先填塞、压迫该处。外耳道内再以碘仿纱条填塞之。外耳道内切口者，切口不需缝合。

在鼓膜亚全穿孔，紧张部残余鼓膜所剩无几，修复穿孔比较困难，但如作到以下几点，在有经验者，穿孔愈合率亦可达90%以上：①在几乎仅有纤维鼓环残存处，充分搔刮该处鼓环内缘，将移植物边缘插入该处鼓沟内；②移植组织后端置于外耳道皮肤-鼓膜瓣下方的外耳道骨壁上；③移植组织铺放完毕后，在移植物和残存鼓膜的外面放置一块颞肌筋膜，覆盖面超过穿孔，可作为“夹板”，以固定移植物，穿孔愈合后这块筋膜可自行脱落。Helms和Jahnke报告，采用Heermann创用的方法，将削薄的软骨片作为次全穿孔的鼓膜修复物可取得良好的效果（Plester，1985）。而对边缘甚少的亚全穿孔，边缘达前方鼓沟的穿孔，再次修补的穿孔，或鼓室潮湿的穿孔等“高危穿孔”，Dornhoffer（2004）等建议用软骨-软骨膜作为移植物。

3. 内置法的优点

（1）可保持残余鼓膜上皮层的完整性，保存了在鼓膜外面行走的血管，使穿孔边缘的供血良好。

（2）鳞状上皮不致遗留于鼓室内或鼓膜与移植物之间，以免形成胆脂瘤。

（3）可确保鼓膜的锥形和正常位置，特别是前下方的锐角。

（4）方法简单易行。

缺点在于：①如处置不当，移植物可能与鼓室内壁粘连；②对前下方的暴露欠佳。

（二）夹层法

夹层法（inlay technique）是通过分离残余鼓膜的上皮层和其下方的纤维层，将移植组织置于这两层之间而修复鼓膜穿孔的方法。适用于中等大的穿孔。

1. 术前准备，体位，消毒和麻醉：同内置法。

2. 操作步骤

（1）切口：作改良的山葆耳内切口，如鼓膜穿孔靠近前方，则外耳道后壁的切口可较深（在距鼓环 3～4mm 处），切口下端可向前延长至 4 点（右耳）或 8 点（左耳）（图 7-10-21）。

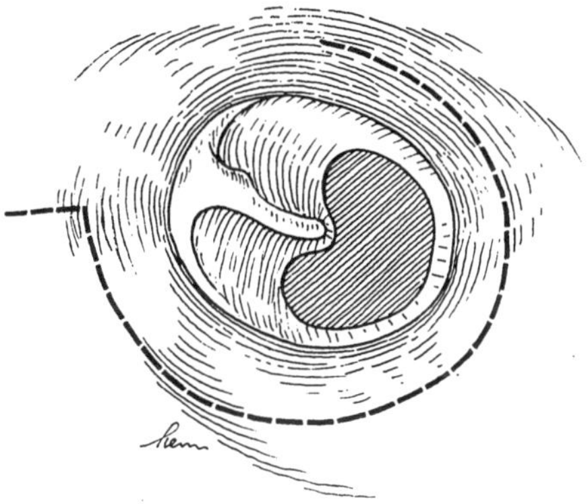

图 7-10-21　改良山葆切口

（2）分离残余鼓膜上皮层，准备移植床：用剥离子将外耳道皮肤向深部分离达鼓环后，用弯针沿鼓环划开鼓膜上皮层，以剥离子将上皮层与其下方的纤维层慢慢分开，注意不使纤维鼓环从鼓沟中脱出，并保持上皮层的完整性。待周边残余鼓膜的上皮层分离后，再向穿孔处分离达穿孔内缘，切除穿孔边缘的上皮。至此，鼓膜上皮层已与纤维层完全分离，可将外耳道皮肤连同鼓膜上皮层向前方翻转，暴露纤维层。如穿孔外侧残余鼓膜很少，为扩大移植床，可将与该处鼓膜连接的外耳道皮肤从骨壁上分离少许。如锤骨柄裸露，须将其外面的上皮轻轻分离刮除。

（3）铺放移植物：用浸有抗生素溶液的明胶海绵碎块填放于鼓室内，然后将适当大小的移植物覆盖于穿孔及残余鼓膜的纤维层上（图 7-10-22），必要时移植组织边缘可铺展至相邻的外耳道骨壁上，以保证组织收缩后不致滑落于穿孔内而造成裂隙。仔细检查并校正移植物，使其完全展平，在各处均与穿孔完全弥合后，将鼓膜上皮层及外耳道皮瓣复位，此时移植组织正好夹在残余鼓膜的纤维层与上皮层之间。

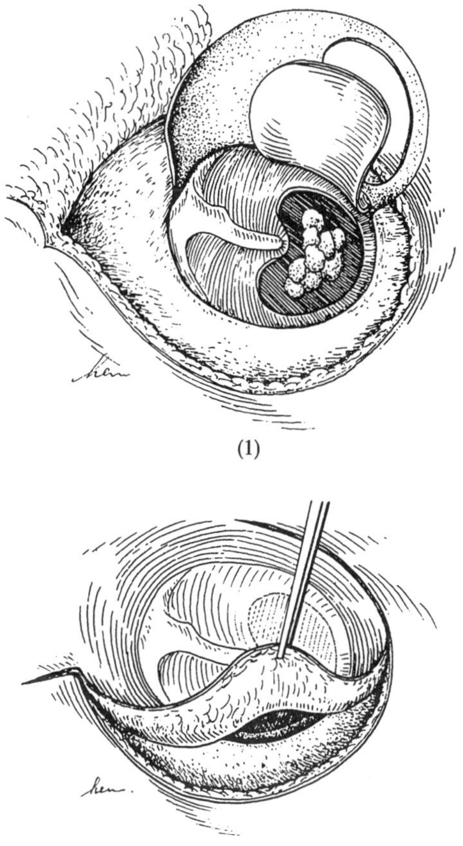

图 7-10-22　夹层法鼓膜修补术

（1）将移植物覆盖于穿孔处及残余鼓膜的纤维层上　（2）回纳皮瓣

（4）外耳道填塞，缝合：外耳道填塞同内置法。脚屏间切迹上方切口予以缝合。

3. 夹层法的优点

（1）可保持鼓膜的正常位置和形态。

（2）移植组织居于夹层中，位置固定，不易滑动；血供条件较好，有利于穿孔修复。但技术操作比较复杂，费时多，如上皮层撕破或分离不够完全，鳞状上皮遗留于移植物下方，有继发胆脂瘤的危险。

（三）外置法

外置法（overlay technique）是在切除穿孔内缘的上皮后，分离残余鼓膜外面的上皮层，和部分外耳道上皮，然后将移植物铺放于残余鼓膜外面纤维层的方法。本方法与国内过去 20 世纪 60～70 年代沿用的外置法不全相同。

1. 术前准备　体位，消毒和麻醉：同内置法。

2. 操作步骤

（1）切口：作耳道内切口和耳后切口。

1）耳道内切口：由4处切口组成：①在9点（右耳）或3点（左耳）作一与外耳道长轴平行的切口（约相当于鼓乳缝处），长约2mm；②在1点～2点（右耳）或10点～11点（左耳）处作占切口①相对应的切口（约相当于鼓鳞裂处）；③在距鼓环和残余鼓膜1～2mm处作蒂在后上方的弧形切口，切口两端与切口①、②的内端相连接（图7-10-23）；由内而外小心分离该处的残余鼓膜及外耳道皮肤，形成一个蒂在外耳道上方和后上方的含血管的皮带。该切口保留了外耳道上方和后上方含血管的皮带，上述切口完成后，由内而外小心分离该皮带；④然后在外耳道外1/3处作弧形切口，两端分别与切口①、②的外端相连（图7-10-23）。

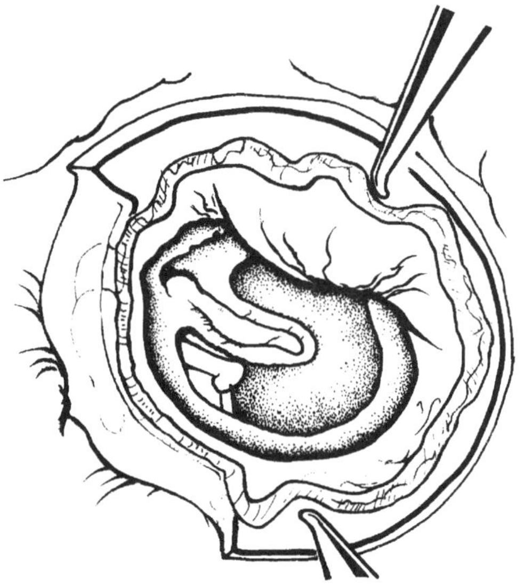

图7-10-24　分离切口

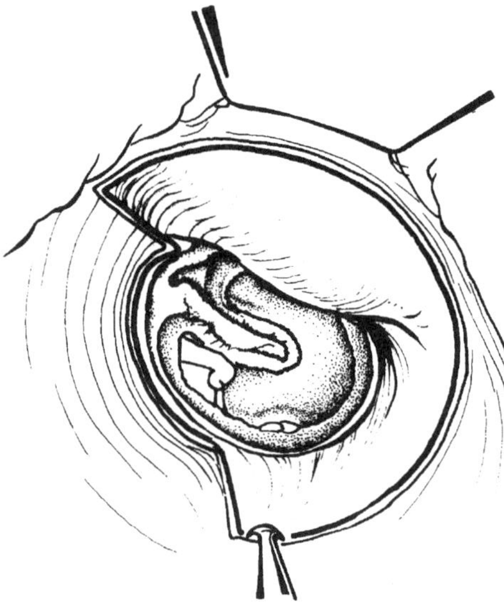

图7-10-23　外置法耳道内切口

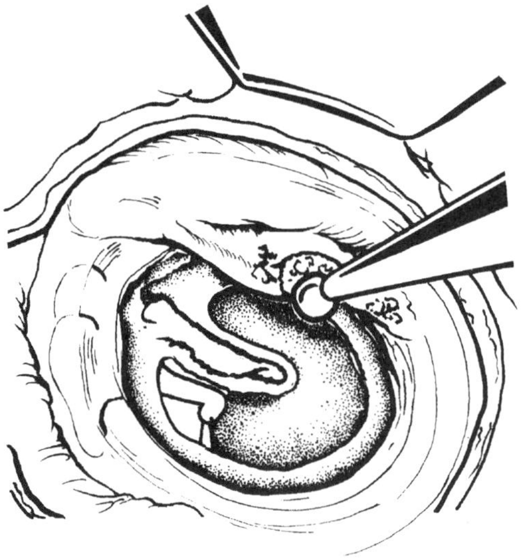

图7-10-25　磨去外耳道前壁骨质

2）耳廓后沟切口（见879页）：切口完成后，放置撑开器，暴露乳突骨皮质及外耳道。

（2）分离切口④处之外耳道皮肤及鼓膜表皮层：沿外耳道内切口，由外而内分离骨性外耳道皮肤，达纤维鼓环后，继续分离残余鼓膜的表皮层，直至穿孔边缘（图7-10-24）。完整取出此外耳道皮瓣，保存备用。注意：①分离耳道前壁骨性隆起处皮瓣时，动作宜轻柔，避免将其撕裂；②残余鼓膜上的表皮层应完全分离，不留任何残余。

（3）磨宽骨性外耳道：用电钻磨去外耳道表层骨质，扩大外耳道，以便满意地容纳鼓膜移植物。磨骨从外方和后方开始，可将外耳道上嵴（Henle嵴）磨去，然后逐渐磨去前壁的骨质（图7-10-25）；特别注意：①应完全磨去前壁的骨性隆起，充分暴露鼓沟的前部，此为保持术后鼓膜前下方锐角的关键步骤；②勿损伤前面的颞颌关节；③避免暴露乳突气房。

（4）探查鼓室，清除病变组织。

（5）铺放移植物：铺放移植物以前，鼓室内先填塞明胶海绵碎块，以不超过锤骨柄平面为度。然后将移植物修剪成1.3cm×1.6cm的卵圆形，其上端剪开一小口。将移植物铺放于残余鼓膜纤维层外面，上端小口两侧游离缘置于锤骨柄之后方，并互相重叠，包绕锤骨柄。注意移植物前缘不得超过鼓沟而贴附于外耳道前壁，以免术后新鼓膜形成前下钝角。

（6）外耳道皮瓣复位：取出保存的外耳道皮瓣，将其复位于外耳道壁，并略向内侧移位，使其内缘覆盖于鼓膜移植物之外缘上，两者重叠1～2mm（图7-10-26）。注意皮瓣不可向内卷曲，以免日后形成上皮小囊。

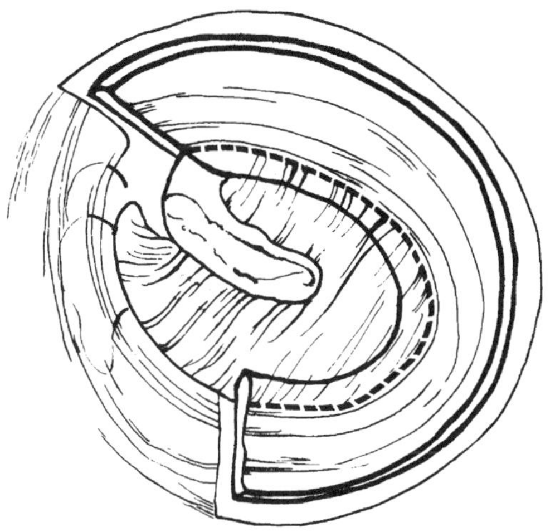

图 7-10-26　外耳道皮瓣复位

（7）填塞明胶海绵，缝合切口：首先将明胶海绵卷成小烟卷状，紧紧压迫于前下方之鼓沟处，然后填塞海绵碎块，上后方之血管皮蒂处暂不填塞。缝合耳后切口，将血管皮蒂复位，填塞海绵。其外侧填塞短碘仿纱条。

3. 外置法的优缺点　外置法的优点是：①如技术熟练，手术成功率高；②术野宽阔，视线清晰，特别对前下方穿孔更具优越性；③与内置法比较，本法可保留正常的鼓室腔，鼓室腔不致缩小。缺点为：①术者经验不足时，可出现移植物外侧愈合，前下钝角形成；②残余鼓膜表皮层鳞状上皮遗留时，可出现鳞状上皮包裹性囊肿；③愈合期较长，可达 4～6 周。

（四）烧灼法

烧灼法是用化学腐蚀剂破坏穿孔边缘的上皮层，以贴附于鼓膜外面的湿棉片（或硅胶片等）作为支架而使穿孔愈合的方法。适用于鼓膜的小穿孔。目前仅用于不愿接受手术治疗的患者。基层卫生单位无手术条件的耳科医师可在严格的无菌操作下实施。

方法：局部消毒后，用 2% 丁卡因棉片贴敷于穿孔周围 5～10 分钟后拭干。用极细的卷棉子浸蘸 30% 硝酸银或 50% 三氯醋酸，先在消毒纸上吸去过多的药液后，再涂擦穿孔边缘，至出现一个 0.5～1mm 宽的白色圈为度。烧灼后用浸有抗生素溶液的湿棉片贴补于鼓膜外。以后用含抗生素的滴耳液滴耳，每日 2 次，每次 2～3 滴。1 周后复查，如贴补棉片仍在原位，无继发感染，可继续观察；棉片脱落者，如穿孔边缘出现红色肉芽圈，可再贴补棉片。如出现继发感染，应停止烧灼，并用抗感染治疗。

【术中注意事项】

鼓膜成形术的目的是让患者重新获得一个完整的、形态和位置正常的鼓膜，以恢复听功能。欲达到这一目的，手术中须注意：

1. 前已述及，中耳炎症吸收后，鼓膜穿孔长期不愈合的原因，是鼓膜外面上皮层中的鳞状上皮越过穿孔边缘向内面的黏膜层生长而与其连接，阻碍了鼓膜各层组织继续生长以修复穿孔之故。因此，彻底切除穿孔内缘的上皮层是手术成功的重要关键之一。初学者往往顾虑将边缘上皮切除后会使穿孔扩大，尤其是在残余鼓膜不多时，惧怕切除 1～1.5mm 宽的残缘后，会影响穿孔愈合。因而术中往往切除不彻底，造成上皮层残留，导致手术失败。

2. 鼓膜上的萎缩性瘢痕仅由上皮层和黏膜层组成，中间缺乏纤维层，术中极易撕破。因此术前估计穿孔面积时，宜将其计入穿孔内。

3. 鼓膜上的钙斑一般并不影响穿孔愈合，因此凡不影响锤骨活动的钙斑，术中均无须切除。

4. 准备移植床的目的在于使移植组织获得良好的血供，有利于穿孔愈合，因此，作好移植床是手术取得成功的重要保证。温习外耳的血液供给可知：外耳道和鼓膜外面的血液是由耳深动脉、颞浅动脉和耳后动脉的分支供给的，这些动脉平行走行于外耳道皮肤之内。因此，外耳道皮肤-鼓膜瓣的宽度应和穿孔的大小相宜，如无必要，勿将外耳道皮肤做过多的分离。

5. 穿孔较大，残余鼓膜较少时，将移植物后端铺放于外耳道后壁骨质和皮肤-鼓膜瓣之间，不仅可防止移植物滑落，而且更为重要的是可增加移植物的血供，促进穿孔愈合。

6. 内置法时，无论穿孔大小，鼓室内均须填满明胶海绵碎块，可使移植物紧紧贴附于鼓膜内侧面，否则移植物将发生移位，影响穿孔愈合，或与鼓室内壁发生粘连。但若明胶海绵填充过多，又可能过分挤压移植物，使之从穿孔边缘脱出于外耳道内，影响穿孔愈合，导致手术失败。如穿孔较小，初学者误认为仅需将明胶海绵填塞于与穿孔相对应的鼓室处即可，殊不知这些明胶海绵可以发生移位而坠落于下鼓室内，使填充失去意义。再者，明胶海绵碎块如遗留于移植物与移植床之间，亦会影响愈合。

7. 术中如发现砧骨长脚和镫骨已暴露，为避免它们和移植组织粘连，须在砧骨和镫骨外放置明胶海绵。

8. 鼓膜前方的锐角一定要注意保持，因此，作内置法时，邻近鼓膜前方的外耳道皮肤不宜轻易剥离、翻转，以免锐角被结缔组织充填，影响传声功能。

9. 组织粘合剂仅能将移植物暂时黏附于鼓膜上，不能代替移植床的准备，而且，如粘合剂封闭残余鼓膜上的毛细血管，形成粘连或瘢痕，反不利于功能恢复，因此术中一般均不宜使用之。

鼓膜成形术后，血管纹可从鼓膜松弛部或鼓环四周向移植物生长，血供良好者，术后10日~2周移植物变为红色，示手术已获成功。以后移植物逐渐变薄，该处出现半透明的正常鼓膜。如术后2~3周移植物上仍无任何血管纹生长，多预示手术失败，移植物将坏死脱落。如移植物上虽有血管长入，但它与局部残余鼓膜间出现裂隙，此时可轻轻搔刮裂隙的边缘，外面以浸有抗生素溶液的小薄棉片贴敷数日，此裂隙有可能闭合。

【并发症】

1. 中耳感染　术后短期内发生耳流脓，移植组织脱落，常导致手术失败。此种术后中耳感染多因中耳内有潜在的感染源未彻底清除，或真菌性外耳道炎未彻底治愈，或术后合并上呼吸感染等所致，个别可因术中未注意无菌操作引起。因此，术前若做到严格掌握手术适应证和禁忌证，术中注意无菌操作，此种并发症多可避免。

2. 鼓膜位置异常　如外侧愈合，前方钝角形成，鼓膜内陷，甚至发生中耳粘连等，均可导致术后听力不提高，或传导性听力损失加重。因移植组织内侧未予足够固定而发生的鼓膜内陷，而咽鼓管功能正常者，术后数月内一般可恢复正常。如与咽鼓管功能不良有关，经咽鼓管吹张和病因治疗后亦可得到改善。中耳粘连多因手术操作粗暴，广泛损伤鼓岬黏膜，或因鼓室黏膜局部病变而行切除，但未用适当方法隔离移植物和鼓室内壁（如用硅胶薄膜及明胶海绵覆盖、固定）而引起。需要提醒的是，鼓室黏膜肥厚多为可逆性病变，无须刮除；如有肉芽或息肉，亦仅切除局部病变即可，鼓岬黏膜宜妥为保存。前角变钝多因局部瘢痕组织形成所致，轻者可试用浸有可的松和糜蛋白酶的棉片放置局部，以减少其厚度。重者及外侧愈合者须再次手术。

3. 耳鸣，感音神经性听力损失　极少见。术中须注意尽可能不触动或少触动听骨，必须触动听骨时，动作一定要轻巧。术中及术后禁止在局部或全身应用耳毒性药物。

4. 继发性胆脂瘤　用外置法或夹层法者，术中如残余鼓膜上皮未彻底分离，遗留于鼓膜与移植物之间或鼓室内，日后可形成胆脂瘤。

5. 继发性穿孔　继发性穿孔是指鼓膜穿孔已愈合，新鼓膜出现的穿孔。原因：①中耳再度发生急性炎症；②变态反应性中耳炎未得到控制；③慢性鼻窦炎等上呼吸道慢性疾病未得到适当治疗。

第四节　听骨链重建术

听骨链重建术是使鼓膜和外淋巴液之间恢复稳定的传声连接，以达到恢复或改善中耳传声系统功能的手术。

虽然听骨链通过其杠杆作用在声能从锤骨柄到达前庭窗时仅可产生约2.5dB的增益（Wullstein 1959），但是，如果听骨链中断而鼓膜完整时，却可引起60dB的听力损失，这是因为只有当鼓膜和听骨链连成一个整体时，或者说只有当鼓膜和镫骨足板之间由听骨链连接起来的时候，鼓膜的有效振动面积和足板的面积比差（55:3.2mm^2）方能发挥作用，而从中获得近30dB的增益，由蜗窗膜在传声中的缓冲作用而产生的15dB增益也方能体现（余下的15dB丢失于鼓膜对声压的衰减作用）。所以，听骨链重建术在治疗因化脓性中耳炎、中耳胆脂瘤、外伤性听骨链中断等疾病引起的传导性聋中具有重要的作用。

在受到弱的声刺激时，除了由于砧镫关节的作用而镫骨呈分离运动之外，锤砧关节并无运动，此时可以把锤骨和砧骨大致看成一个整体。因此，从这个意义上看，可以通过用一块听骨赝复物代替原来的锤、砧骨而恢复其功能。不过，如果要恢复听骨链的精细功能，还有待于重建整个传声系统，因为在强声刺激时，各听骨之间均会出现不同的运动。

听骨赝复物的首选材料是自体骨，如砧骨和锤骨。其中自体砧骨在听骨链重建术中已应用多年，术中将砧骨磨制后，可置于锤骨柄和镫骨头之间，也可作为全听骨链赝复物。自体骨在置入体内后，能长期保持其形状、大小及生理特性不变。软骨由于其稳定性不良，在体内留置时间长后容易吸收，可因供血不良而继发软骨炎，使其劲度下降，终致远期效果差。自体骨材料的缺点是：①病耳可能因骨质破坏而缺少可用的自体骨；②由于术中的磨制工作耗时而延长手术时间；③赝复骨也可能通过电钻的研磨而受损，并可能出现新骨形成等而影响其传音功能。除自体听骨外，目前应用得较多的是人工陶瓷等异质材料。同种异体骨由于具有传播疾病的潜在危险，采集和应用时应慎重。

【手术适应证】

1. 急性或慢性化脓性中耳炎静止期，鼓膜遗留穿孔，或穿孔已愈合；或外伤性听骨链中断。

2. 听力测试结果示传导性聋或混合性聋。

3. 贴片试验示听骨链中断或固定。

4. 蜗窗功能正常。

5. 咽鼓管功能正常。

6. 颞骨CT扫描示听小骨破坏，听骨链中断，或听骨周围有软组织阴影，疑为鼓室硬化或粘连。

7. 先天性听小骨畸形。

【手术禁忌证】

同“鼓膜成形术”。

【手术方法】

1. 术前准备、体位、消毒及麻醉，鼓膜移植物的准备（必要时）等同“鼓膜成形术”。

2. 手术步骤

（1）切口：作山葆耳内切口，如有鼓膜穿孔，又位于鼓膜前部，则外耳道后壁的弧形切口可靠近鼓环些，距鼓环约3~4mm。

（2）分离外耳道皮肤鼓膜瓣：先用较大的剥离子分离皮肤切口、皮下组织及骨膜，然后可用直角半圆形刀作为剥离子，或用微型扁平剥离子紧贴外耳道骨壁分离外耳道皮瓣，注意保持皮瓣的完整性，达鼓沟及鼓切迹处分出鼓膜后部的纤维鼓环，进入鼓室。将皮肤鼓膜瓣向前方翻转，暴露鼓室及上鼓室外侧骨壁。

（3）暴露鼓室及听骨链，清除病变组织：如果砧镫关节及镫骨暴露不良，须先凿（磨）去外耳道后上部分骨壁，充分暴露砧镫关节、镫骨、锥隆起、蜗窗龛及锤骨柄，如锤骨柄附近的鼓膜完整，不必将锤骨柄从鼓膜内分离。需要暴露砧骨体及锤骨头时，凿（磨）去部分上鼓室外侧骨壁（参照“耳道径路上鼓室开放及其外侧壁重建术”），开放上鼓室。待3个听小骨及上、中、后鼓室均已暴露后，即仔细检查鼓室中的病变，细致、细心而认真地清除病变组织，包括听小骨上的鳞状上皮、胆脂瘤包囊、肉芽以及可能清除的粘连组织和硬化灶等。清理镫骨及其周围病变时要注意用左手执器械固定好镫骨，以免引起镫骨足板脱位，甚至骨片脱落于前庭池内。此外，还要避免损伤面神经及正常的鼓室黏膜。

（4）探查并准备重建听骨链：听骨链常见的病变可分为5种类型：

1）锤骨及镫骨完整，砧骨病损。

2）镫骨上结构和砧骨缺损，锤骨存在或缺损。

3）镫骨完整、活动，锤骨和砧骨缺损。

4）听骨全部损毁，足板固定。

5）镫骨完整、活动，锤骨头和（或）砧骨体固定。

术中须根据不同的病变类型进行重建：

a. 锤骨及镫骨完整，砧骨缺损：砧骨的病损以长脚缺损、砧、镫骨连接中断最常见。外伤引起的砧镫关节脱位可加以复位，或将一自体骨片置于砧骨长脚和镫骨头之间，并用组织黏合剂黏合，外用明胶海绵固定之。由胆脂瘤引起的破坏，须无条件地将残余砧骨全部取出弃之；在镫骨头和锤骨柄之间用库藏同种异体材料赝复物（参考第875页）或自体乳突骨皮质连接之。在同种异体听小骨中，用得比较多的是砧骨。用这些作为修复材料时，对其形状的雕刻和连接方式因锤骨柄与镫骨头之间的距离不等和术者的经验不同而异。但无论采用何种连接方式，在和镫骨头连接的一端，均须用电钻磨出一比镫骨头略大的小窝，将其戴在镫骨头上，与锤骨柄连接的部位则可磨出一小沟槽，以便与锤骨柄形成稳固的连接（图7-10-27）。用陶瓷听骨赝复物时，应选用部分听骨赝复物（PORP），该赝复物一端有一圆形而扁平的头部，头部之一侧的上面有一沟槽，可容纳锤骨柄，其余部分与鼓膜相连接（图7-10-28），赝复物的另一端有一凹，可容纳镫骨头。安放赝复物时，可将锤骨柄轻轻向前转动，此时即可用一小钩将头部沟槽置于锤骨柄之下方。锤骨与镫骨头之间的距离为：前后约3~4mm，内外约2mm。如因锤骨柄明显内移，复位无效，锤骨柄与镫骨头之间无法连接，则可将部分听骨赝复物直接置于鼓膜和镫骨头之间。用同种异体骨或自体骨时，与镫骨头连接处须磨出一小窝，与鼓膜接触面要磨平整（图7-10-29）。因陶瓷材料上已具备小窝及平滑而有沟槽的鼓膜接触面，无须加工。

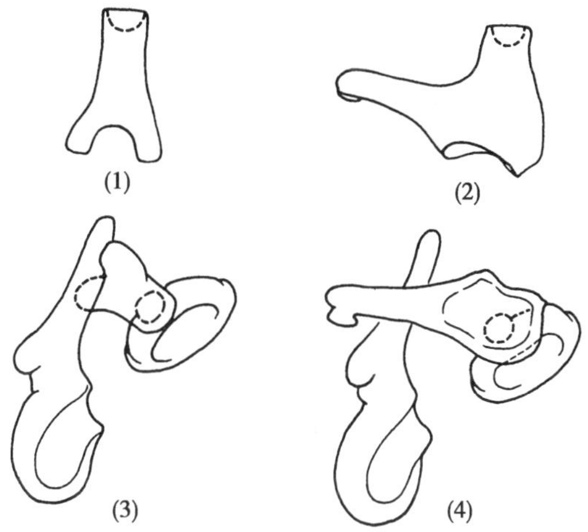

图7-10-27　锤骨及镫骨完整时，用同种异体砧骨重建听骨链

（1）雕刻磨制的砧骨短脚　（2）雕刻磨制砧骨短脚　（3）砧骨短脚连接锤骨柄和镫骨头　（4）同种异体砧骨连接砧骨连接锤骨柄和镫骨头

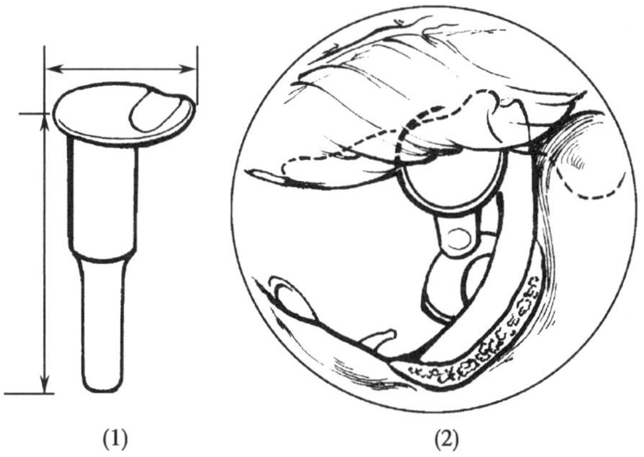

图7-10-28　赝复物置入

（1）赝复物头部一侧上面的沟槽，可容纳锤骨柄　（2）赝复物一端与镫骨头相连，另一端头部容纳锤骨柄，并与鼓膜相连接

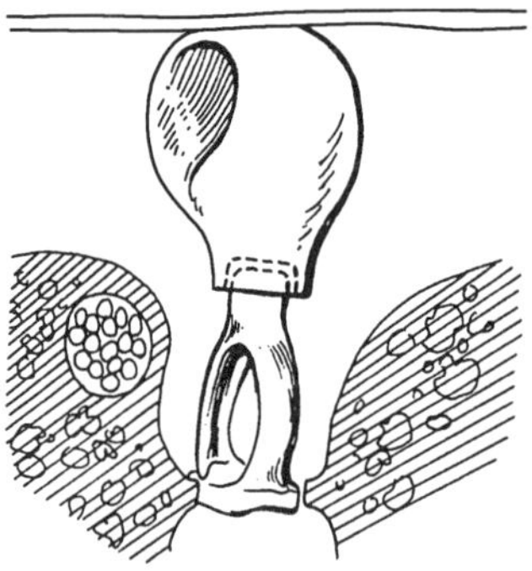

图 7-10-29 听骨赝复物置于镫骨头与鼓膜之间

b. 镫骨上结构和砧骨缺损，锤骨存在或缺损，足板活动：此时须在锤骨和镫骨足板之间建立声压传输装置。所选用的移植物种类及对其雕刻形状与锤骨柄存在与否、锤骨柄至镫骨足板间的距离等有关。如前庭窗较宽，鼓室较浅，锤骨柄存在，可将库藏砧骨短脚磨平后固定于足板上，砧骨体上的关节凹面正好置于靠近锤骨头附近的锤骨柄上，砧骨长脚则加以切除。如鼓室较深，则将砧骨长脚末端磨平而固定于足板中央，在砧骨体与短脚间磨一沟槽，镶嵌于锤骨柄后方（图 7-10-30）。锤骨已损毁，则在鼓膜与足板间放置 T 形或¬ 形移植物，或陶瓷全听骨赝复物（TORP）(图 7-10-31)。Jahnke（1985）主张足板上先铺放一层软骨膜，然后再安放骨移植物，以防足板穿孔。

c. 镫骨完整、活动，锤、砧骨缺损：遇此情况，可

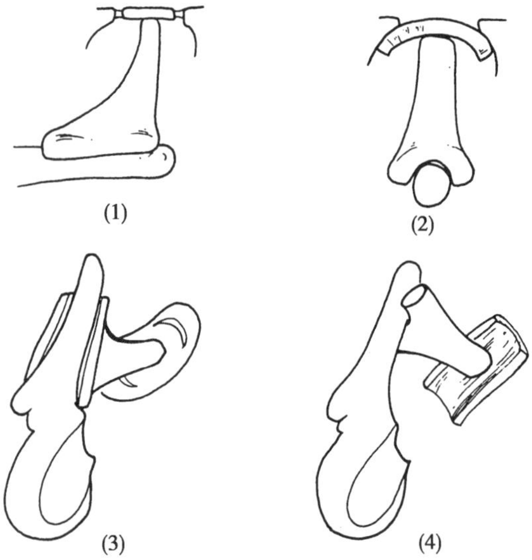

(1) (2) (3) (4)

图 7-10-30 在锤骨和镫骨足板（活动）之间建立声压传输装置

（1）用砧骨短脚连接锤骨柄和镫骨足板（侧面观） （2）用砧骨短脚连接锤骨柄和镫骨足板（正面观） （3）用砧骨长脚连接锤骨柄和镫骨足板（上面观） （4）用砧骨长脚连接锤骨柄和镫骨足板（侧面观）

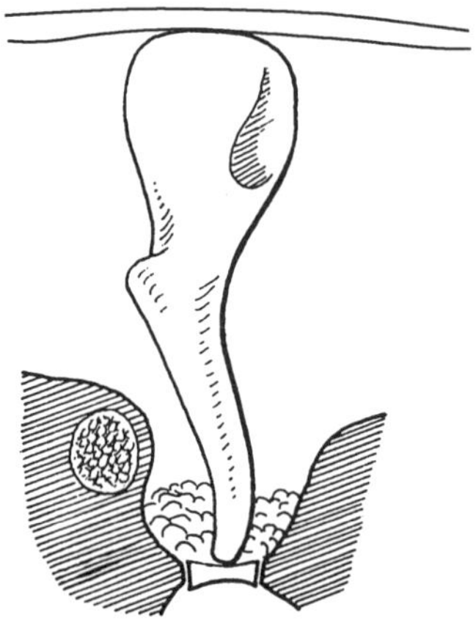

图 7-10-31 鼓膜与镫骨足板间放置同种异体锤骨（或其他赝复物）

在镫骨头上放置陶瓷部分听骨赝复物，或将库藏听小骨、自体乳突骨皮质小柱等磨小窝，戴于镫骨头上使镫骨加高，另一端与鼓膜连接。使镫骨头直接与鼓膜连接的 Wullstein 鼓室成形术第Ⅲ型，由于其新鼓室太浅，鼓膜与鼓岬或面神经管之间容易发生粘连，目前已被其他方法取代。

d. 听骨全毁，足板固定：此时鼓室黏膜大多有明显病变，如广泛的上皮化生，肉芽形成，粘连等。如有条件，可于病灶清除后作鼓膜成形术，待次期切除足板或足板开窗（见“耳硬化症”），前庭窗上覆盖颞肌筋膜或软骨膜，然后在前庭窗和鼓膜间放置全听骨赝复物。

e. 镫骨完整、活动，锤骨头和（或）砧骨体固定：多见于先天畸形，鼓室硬化，外伤后粘连，粘连性中耳炎，因慢性化脓性中耳炎后锤骨和（或）砧骨与上鼓室前壁或上、后壁之间有新骨形成而致固定者亦不罕见。遇此类病变时，可在清除听骨周围病灶后，将锤砧关节、砧镫关节脱位，取出砧骨（图 7-10-32）。在鼓膜张

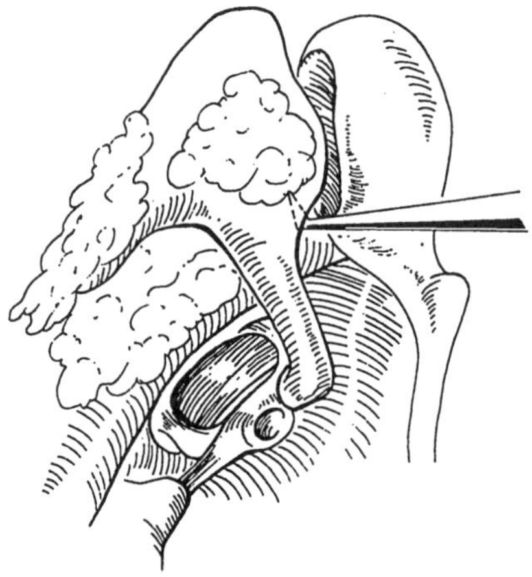

图 7-10-32 将砧镫、锤砧关节脱位后，取出砧骨

肌肌腱附着处上方剪断锤骨颈，取出锤骨头（图 7-10-33）。然后将自体砧骨或生物陶瓷部分听骨赝复物连接于镫骨头和锤骨柄之间。

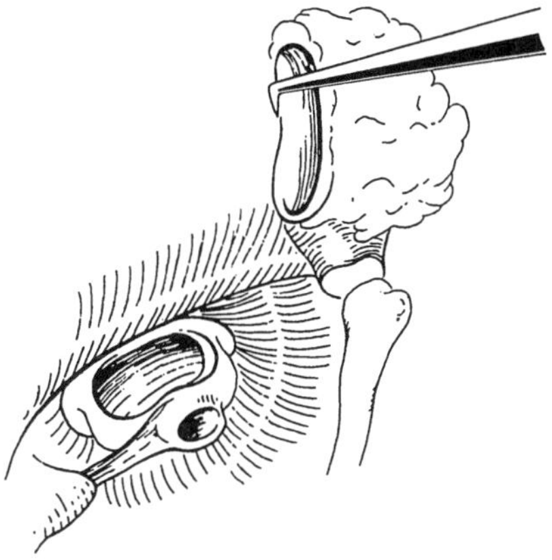

图 7-10-33　剪断锤骨颈，取出锤骨头

f. 听骨赝复物的放置方法：听骨赝复物宜于手术结束时放置，因为任何听骨重建材料均甚细小，极易粘附于组织上而随之移动，使位置不易固定。故术时宜先作好放置移植材料的一切准备工作，包括设计、修剪、钻磨材料，试放于移植位置，认为满意后再取出放置一旁备用。然后向鼓室内填放浸有抗生素溶液的明胶海绵碎块。如同期作鼓膜成形术，则铺放好鼓膜移植材料，固定鼓膜前半部及下部后，再将后上部鼓膜移植物和（或）鼓膜向前翻转，暴露镫骨或足板以及锤骨柄（存在时），再放置听骨赝复物，重建听骨链，周围用明胶海绵碎块固定后，将翻转的鼓膜移植物和（或）鼓膜轻轻复位，此时注意勿使听骨赝复物移位。

【术中注意事项】

1. 在鼓膜和镫骨足板之间重建稳固的传声装置是手术成功的关键之一，移植材料上的小窝需略大于镫骨头，方能稳固地戴于镫骨头上，不致移位、滑脱及日后与鼓室壁粘连等（图 7-10-34）。镫骨上结构破坏时，高柱需安放于足板中央，不与周围骨壁接触，因此，周围用明胶海绵碎块妥为固定（图 7-10-35）。术后患者宜取

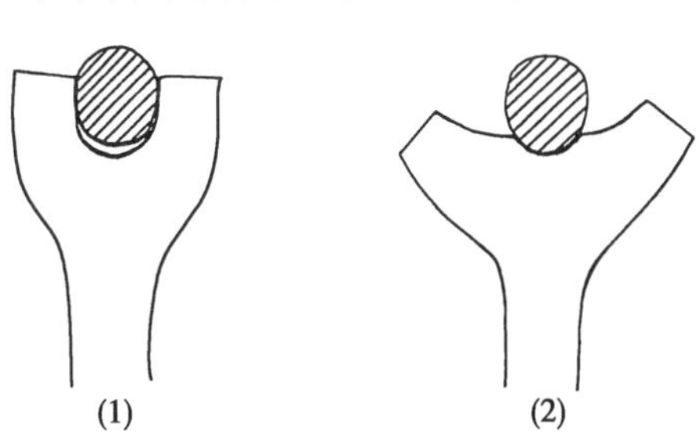

图 7-10-34　赝复物上的小窝应略大于镫骨头
（1）正确　（2）错误

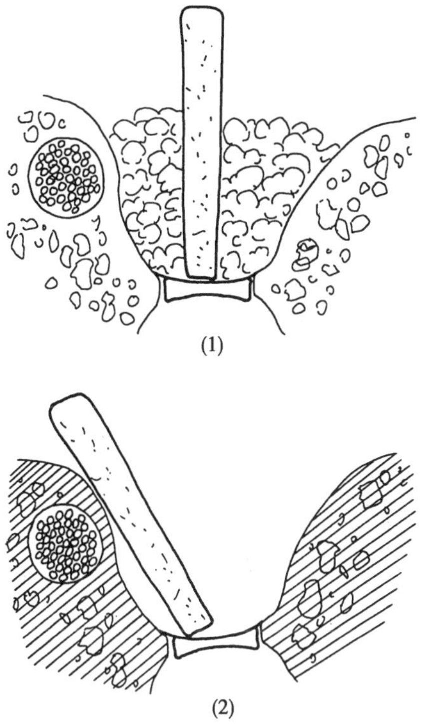

图 7-10-35　高柱安放于足板中央
（1）正确　（2）错误

术耳朝上的卧位，静卧 10 天左右。

2. 为了保证鼓膜有足够的振动面积，新的听骨最好与鼓膜脐部连接。因此，如果锤骨柄存在，宜尽量利用之，将听骨移植物的一端与其连接。

3. 移植物与鼓膜连接时，为防止鼓膜局部穿破，移植物脱出，宜于两者之间放置一软骨片。我们将软骨片改为 2 小片颞肌筋膜，效果亦好。

4. 彻底清除病灶是鼓室成形术的先决条件，耳科医师在重建听骨链时宜牢记并严格遵循这一原则。

5. 术中可因赝复物太长或用力过猛，而致镫骨上结构骨折，底版或镫骨脱位，环状韧带撕裂而并发外淋巴瘘，感音神经性聋等。为避免这些并发症的发生，术中应选择大小、形状合适的赝复物，将其固定好，动作应轻柔，勿施暴力。

【并发症】

1. 鼓膜穿孔，流脓　多因中耳病灶未彻底清除所致。发生此并发症时，移植听骨亦会脱出。

2. 浆液性迷路炎　与分离病灶时过度扰动镫骨，或听骨移植物压迫镫骨过紧有关。如经保守治疗后眩晕无减轻，应手术探查。

3. 周围性面瘫　可于磨（凿）外耳道后上骨壁暴露镫骨时损伤面神经，或过度牵拉鼓索神经所致。

4. 鼓室粘连。

5. 耳鸣、感音神经性聋　同鼓膜成形术。

第五节　乳突径路鼓室成形术

乳突径路鼓室成形术（transmastoid approach tympanoplasty）是经乳突及后鼓室切开（posterior tympanoplasty）、清除中耳及乳突腔的肉芽或胆脂瘤等病变组织，保留外耳道的完整性，并通过同期进行听骨链重建及鼓膜成形术而关闭鼓室，故又称外耳道壁完整式乳突切开鼓室成形术（intact canal wall mastoidectomy with tympanoplasty），或关闭式手术（closed technique，canal up）。又因本术式可经乳突和外耳道两条径路清除病灶，并作鼓室成形术，故又有联合径路鼓室成形术（combined approach tympanoplasty，CAT）之称。乳突径路鼓室成形术的优点在于它保留了鼓沟和外耳道的完整性，维持了中耳正常的通风引流系统，使其在解剖结构和生理功能上更接近于一个正常的中耳，因此，患耳术后的听力通常能满足生活、工作和社会交往的需要。又由于术后患耳不遗留一个开放的空腔，则无须定期清理痂皮及进行其他特殊的护理。本术式的主要缺点：①胆脂瘤残留。胆脂瘤残留的部位多在上鼓室前部，咽鼓管上隐窝以及面隐窝等处，因为这些部位在术中通常处于术者的视线之外，其中的胆脂瘤包囊及鳞状上皮不易完全剥离之故。一旦胆脂瘤残存，便可在大的上鼓室、鼓窦、乳突腔内及新鼓膜的后方发展，并长期隐藏而不被察觉，直至出现颅内、外并发症。为避免出现这种危险，在术后必须常规对患者进行严格的次期复查（second look）。所谓次期复查是指在术后6个月至2年内对术腔进行的手术探查，以便发现可能残存的胆脂瘤。复查中如发现个别小的胆脂瘤珠，多能彻底清除之而仍保留关闭术腔；如术中虽已将残留胆脂瘤清除，但又不能确保毫无残留时，虽可关闭术腔，但需定期作第2次复查；若残留的胆脂瘤为弥散性，则须变关闭术腔为开放术腔而作乳突根治术。近年来，由于耳内镜在术中的应用，已能对鼓室窦、面隐窝或上鼓室前隐窝等隐匿部位的胆脂瘤加以清除，术中胆脂瘤的残留应有可能逐渐减少。而用耳内镜经外耳道行 second look，也可简化手术负担；②胆脂瘤复发。虽然本术式要求保留中耳的正常解剖结构，但是由于胆脂瘤等病变的破坏，骨部鼓沟和上鼓室外侧壁常有或多或少的缺损，由后鼓室切开所形成的窗口也邻近鼓沟，加之原有的咽鼓管功能障碍通过本手术并未能得到改善等，以致术后胆脂瘤的复发率比较高。胆脂瘤复发首先表现为鼓膜松弛部或紧张部后上方内陷袋形成。基于以上两点，对此手术的效果一般需要在5年的随访以后方能做出结论；③手术操作技术比较复杂，初学者不易掌握。

【手术适应证】

保守治疗无效的化脓性中耳炎以及胆固醇肉芽肿、中耳胆脂瘤，符合以下条件者：

1. 乳突气化良好　或乳突为板障型，而气房开放后可形成一较大的空腔者。

2. 具备鼓室成形术的基本条件　尤其是鼓膜松弛部穿孔，胆脂瘤局限于鼓窦入口和鼓窦者。

3. 咽鼓管功能良好。

4. 术中能将病灶全部根除。

5. 患者理解术后次期复查的重要性，并有条件长期随诊复查。

【手术禁忌证】

1. 严重的感音神经性聋。

2. 已证实的咽鼓管完全闭锁。咽鼓管功能不良者，术后有形成内陷袋的倾向。

3. 急性上呼吸道感染期，以及严重的全身性疾病。

4. 颅中窝低垂，乙状窦前置、外置，采用本术式时技术难度大。

5. 硬化型乳突，鼓窦甚小，无须作关闭术式。

6. 对侧耳听力甚差，术耳为或几乎为惟一的功能耳，应该慎重。

7. 外耳道狭窄者，不宜选择本术式。

8. 合并迷路瘘管，术中未能彻底清除瘘口包囊者，选择开放术式更为安全。

9. 儿童胆脂瘤多为气化型乳突，就此而论，采用本术式较适宜；但由于这种胆脂瘤侵犯的范围一般均较广泛，加之术后中耳感染机会较多，咽鼓管功能不良，故亦有不少作者主张采用开放式手术。

【手术方法】

1. 术前准备、体位、消毒及麻醉等同本章第一节。

2. 手术步骤

（1）切口：耳廓后沟切口，作蒂在后方的肌骨膜瓣。暴露乳突骨皮质，辨认外耳道上棘，筛区，颧突根部。

（2）分离外耳道皮肤鼓膜瓣，暴露鼓室：用扁平微型剥离子仔细分离外耳道后、上壁及下壁皮肤，暴露鼓乳缝及鼓鳞裂，向内达鼓沟及鼓切迹附近。从鼓沟中分出鼓膜后部的纤维鼓环，进入鼓室；亦可从鼓切迹处先分离鼓膜松弛部，从该处进入上鼓室。将外耳道皮肤连同后部鼓膜一道向前翻转，充分暴露上、中鼓室。

（3）开放鼓窦，开放全部乳突气房，彻底清除病变组织，达到“轮廓化”（详见“单纯乳突开放术”）。

(4) 开放鼓窦入口及上鼓室：沿鼓窦天盖的高度（不磨去天盖!）向前逐步磨去鼓窦入口外侧骨质，开放鼓窦入口，此时可见位于其内侧壁的外半规管凸。然后继续向前开放上鼓室，达到外耳道前壁的切线，磨薄外耳道上壁，暴露砧骨短脚，砧骨体及锤骨头。

(5) 磨薄外耳道后壁骨质，磨开后鼓室：用切削钻头，磨薄砧骨短脚平面以上的外耳道后壁骨质，待骨质较薄时，改用金刚石钻头。磨骨时注意：①磨骨的方向须与面神经乳突段行走的方向一致，并从后向前一层一层地、均匀地磨去骨质；②保留除进入面隐窝处以外的外耳道骨壁的完整性。待外耳道后壁甚薄（厚度约0.3mm）时，磨开后鼓室，进入面隐窝。所谓后鼓室切开，就是在鼓沟和面神经之间磨开一小的骨窗，此窗位于鼓沟的内侧和后方，面神经的外侧和前方（图7-10-36）。开窗时用小的金刚石钻头紧靠砧骨短脚平面的上方，磨开砧骨短脚后外方的骨质，注意切勿超过砧骨窝的深度而损伤面神经。此时为避免钻头接触砧骨，造成声损伤，可先在砧骨短脚外侧保留一小骨柱，进入面隐窝以后，再用微型咬骨钳咬断小骨柱，逐步开放砧骨窝（图7-10-37）；或先从外耳道分离砧镫关节，使之脱位，这样，即使钻头接触砧骨亦不致损伤耳蜗。后鼓室磨开后，根据需要，尚可将窗口向外耳道下方稍稍扩大。此时从窗口可见其下方的砧镫关节，砧骨长脚，镫骨前弓和镫骨肌肌腱，以及锤骨柄，面神经锥曲和鼓室段的骨管，前庭龛乃至下鼓室等。为扩大暴露面隐窝，可用金刚石钻头从外耳道内将面神经外侧的外耳道后壁磨薄。

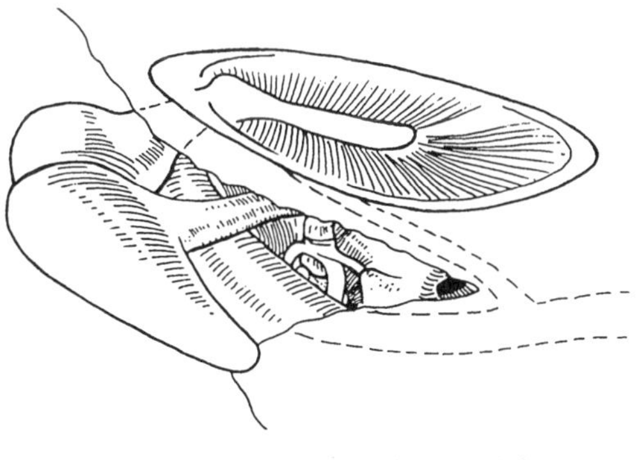

图7-10-36 后鼓室切开：示磨开后鼓室，进入面隐窝的位置

(6) 彻底清除鼓室及鼓窦入口的肉芽或胆脂瘤等病变组织：在鼓窦及乳突病灶已得到彻底根除的基础上，进一步清理鼓窦入口及上鼓室。可用小刮匙或剥离子、直角针等刮（剔）除外半规管凸周围的胆脂瘤包囊，气房深者，须将房隔磨除，刮除骨炎性病变，务求彻底清除病灶。清理上鼓室胆脂瘤，特别是在清理侵及锤、砧骨与鼓室内壁间的胆脂瘤时，应在鼓膜张肌肌腱附着处上方剪断锤骨颈，取出锤骨头和砧骨，方能暴露该处病变并清除之。在此处可采取自上而下的方法，即从鼓室天盖开始，紧贴骨壁逐渐向下分离并取出胆脂瘤及其包囊。清理至面神经鼓室段及锥曲上的病变时宜小心谨慎，注意该处骨质有无缺损。如面神经已暴露，宜沿面神经之走向轻轻分离鞘膜上的包囊，注意不可强取。对上、中鼓室交界处的残余黏膜皱襞，肉芽及结缔组织粘连带等，宜分离后用杯状钳咬除；鼓索神经不能保留时宜在根部剪断之。对后鼓室的病变，可从外耳道和后鼓室切开窗口两方面进行清理，术中如发现鼓室窦，上鼓室前隐窝或咽鼓管病变广泛而深藏，无法彻底根除时，可改为开放术式；或暂时将外耳道后壁切断，彻底清除病变后再将其复位。

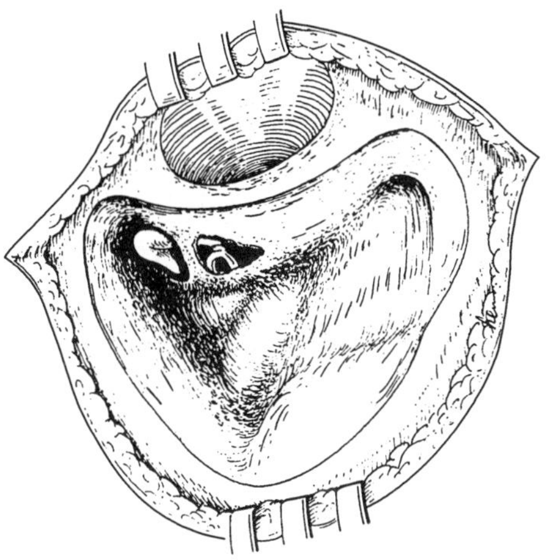

图7-10-37 后鼓室切开：在砧骨短脚外侧保留一小骨柱

(7) 重建听骨链，鼓膜成形术：参照本章第四节的方法重建听骨链并修补鼓膜。无论是鼓膜松弛部穿孔、还是紧张部已有部分缺损，均可作鼓膜成形术。

(8) 修补骨缺损：为了预防术后内陷袋形成，胆脂瘤复发，故须封闭后鼓室切开的窗口和上鼓室外侧骨壁及外耳道后上壁骨质缺损。后鼓室窗口可用骨片封闭，并用生物胶粘合固定。后述缺损骨壁则可取耳屏软骨-软骨膜修复（图7-10-38），然后将修复鼓膜的颞肌筋膜上部覆盖于软骨上，再将外耳道皮肤-鼓膜瓣复位。

(9) 外耳道填塞，切口缝合：外耳道填塞同鼓膜成形术。乳突腔置橡皮片或塑料管引流，缝合切口。

3. 本手术技术难度较大，术者须注意如下几点：①术者必须具备足够的局部解剖知识和一定的耳科手术技巧，术前曾在颞骨上作过手术练习；②开放后鼓室时要正确辨认各解剖标志，特别是砧骨短脚，如砧骨已损毁，则以外半规管凸作标志，磨骨时切不可超过砧骨窝或外半规管凸的深度；③听骨链完整时，钻头不可接触听骨，以免损伤内耳；④有条件者术中应用面神经监护仪，避免面神经受损；⑤清理鼓室病变时动作要轻巧，

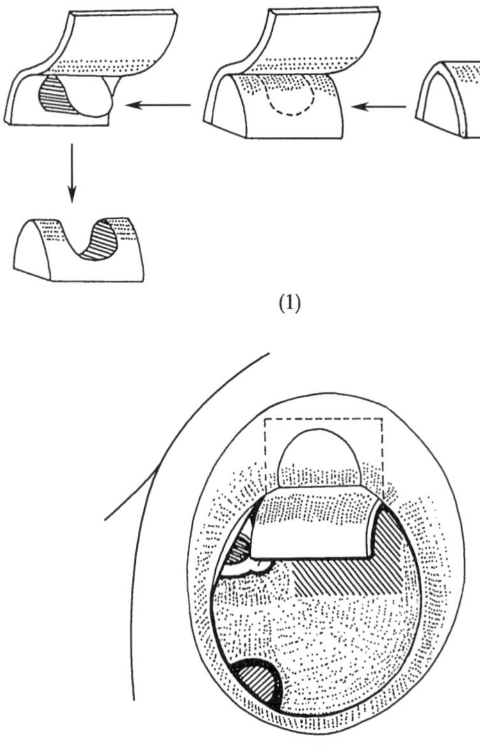

(1)

(2)

图 7-10-38 修复外耳道上壁

（1）修剪耳屏软骨及软骨膜 （2）将修剪好的软骨及软骨膜安放于骨壁缺损处

彻底根除病灶。

【主要并发症】

1. 胆脂瘤残留及复发。

2. 周围性面瘫 磨开后鼓室时位置不当，清理鼓室胆脂瘤或肉芽时不慎等，均可损伤面神经，而在术中立即出现面瘫（见第 946 页）。

3. 迷路瘘管 磨骨时不慎损伤半规管，术中会立即出现眩晕、恶心、呕吐，自发性眼震等。遇此情况须取颞肌筋膜修补之。术后注意加强抗感染，并用地塞米松 10mg/d 静脉滴注，共 3～5 天。

4. 耳鸣，感音性聋 磨骨时过多接触完整的听骨链，可引起术后耳鸣，甚至感音性耳聋。

5. 脑脊液漏 不多见。因术中硬脑膜暴露并撕裂所致（见“单纯乳突开放术”并发症）。

6. 术后中耳感染 耳内流脓，移植物脱出，听力不提高或下降。

第六节 乳突根治并鼓室成形术

乳突根治并鼓室成形术（mastoidectomy with tympanoplasty）是一种改良的乳突根治术，又称改良乳突根治术（modified radical mastoidectomy），既要求彻底清除病灶，开放全部气房，切除外耳道后上骨壁，使鼓窦、乳突腔向外开放；同时又保留中耳残存的传声结构，进行鼓室成形术。由于本术式不保留外耳道后壁的完整性，故又称开放式手术（opened technique，canal down）。本术式的优点为：①可彻底根除病灶；②即使在个别情况下胆脂瘤复发，亦可早期发现；③通过重建听骨链和鼓膜修补术，可保存或提高听力；④和乳突根治术相比较，中耳再感染的机会减少，提高了干耳率。纵观以上各点可以看出，这种手术比关闭式手术安全，适用于侵犯范围比较广泛的胆脂瘤。本术式也有比较明显的缺点：①在关闭的鼓室内也存在胆脂瘤残留的危险，但发生率不高，而且容易早期发现；②遗留一个大小不等的根治术腔，腔内由皮肤所覆盖，需要定期清理腔内的痂皮，并有再度感染、流脓的可能；而且患者将终身禁忌游泳、淋浴等，以免污水进入根治腔后增加感染的机会。为了克服这一缺点，一方面须作耳甲腔成形术，以扩大术腔开口，另一方面，对较大的根治术腔须采用乳突腔填塞术以缩小之；③由于外耳道上壁和后上壁骨质缺损，该处的新鼓膜仅能附着于面神经鼓室段骨管上，因而新鼓膜的有效振动面积缩小，鼓室亦较正常者浅，故其功能效果较关闭术式差。为克服该缺点，可采用将骨或软骨片填塞于上鼓室的方法，以提高新鼓膜的位置，增加鼓室的面积，提高听力。

【手术适应证】

中耳胆脂瘤、伴胆脂瘤的慢性化脓性中耳炎、经保守治疗无效的化脓性中耳炎、胆固醇肉芽肿并具备鼓室成形术的基本条件者。

【手术禁忌证】

1. 重度感音神经性聋，无须作鼓室成形术。

2. 不可逆的咽鼓管功能障碍。

3. 两窗闭锁，全鼓室内壁上皮化，鼓膜无任何残边。

4. 严重的糖尿病，心、肝、肾、血液等全身性疾病。而病变广泛的胆脂瘤合并高血压、心脏病者，可在疾病得到基本控制，并取得麻醉科医师的同意后，在全麻、心电监护下手术。

5. 急性上呼吸道感染期。

【手术方法】

1. 术前准备、体位、消毒及麻醉同本章第一节。

2. 操作步骤

（1）切口：多采用耳内切口。分离外耳道皮瓣时注意保留其完整性。

(2) 开放鼓窦及乳突腔，磨（凿）去鼓窦入口及上鼓室外侧骨壁，磨低面神经嵴，扩大鼓窦入口（见“乳突根治术”）。

(3) 开放全部气房，清除鼓窦、乳突及鼓窦入口的病变组织，务求彻底（见“乳突根治术”）。

(4) 彻底清理鼓室的胆脂瘤等病变组织（参考“乳突径路鼓室成形术”）：上从鼓室天盖开始，后从鼓窦入口开始（该处病变已先行处理），自上而下，从后向前仔细清除胆脂瘤及其包囊。如砧骨短脚或（和）砧骨体尚存在，可先分离砧骨上的胆脂瘤包囊，并顺长脚向下分离该处病灶。在大多数病例，砧骨长脚已遭不同程度的破坏，砧、镫骨之间的骨性连接中断，其间被胆脂瘤包囊或肉芽组织连接。遇此情况，可轻轻游离长脚之断端，然后分离锤、砧关节，取出砧骨。分离锤骨头周围的病变组织，剪断锤骨上韧带；如上鼓室充满胆脂瘤，为彻底清除病灶，须剪断锤骨颈，取出锤骨头。这样，可以在明视下彻底清理上鼓室，包括上鼓室前隐窝以及咽鼓管等鼓室前部的胆脂瘤。如胆脂瘤侵及颧突后根处的颧突气房，亦可彻底刮除之。清理面隐窝处的病变时动作宜十分轻巧，如前庭窗及其周围有肉芽等病变组织而镫骨不可见，表示镫骨可能全被肉芽包裹，或镫骨上结构已损毁，此时可在鼓岬的后上方，外半规管凸和面神经锥曲的前下方轻轻探查前庭窗，若能触及镫骨上结构，则用左手执器械将其固定，右手执细针轻轻分离其周围的肉芽或胆脂瘤，暴露镫骨，并由此逐步分离前庭窗周围的病灶。如镫骨上结构已破坏，足板上的胆脂瘤及其包囊可在清理其周围病变时一并将其剥离而完整取出；如包囊粘连甚紧，则不可强取，而留在次期鼓室成形术中清理。在鼓膜松弛部穿孔的病例，构成上、中鼓室之间鼓室隔的黏膜皱襞大多变得明显肥厚，周围有胆脂瘤包囊充塞，上、中鼓室之间完全封闭。此时宜在根除病灶后将黏膜皱襞咬除，使上、中鼓室完全贯通。中、下鼓室黏膜正常者，不可破坏其完整性。

(5) 制作外耳道皮瓣（同“乳突根治术”）。

(6) 按“听骨链重建术”所述方法重建听骨链，修补鼓膜。鼓膜移植物铺放前，可在上鼓室内填塞健康自体乳突骨皮质片或耳甲腔软骨片，并用生物胶粘合固定，将鼓膜移植物的上端铺放于骨或软骨片上方。外耳道皮瓣末端置于鼓膜移植物上。

(7) 乳突腔填塞，缩小乳突腔（见本章第八节）。

(8) 耳甲腔成形术（见“乳突根治术”）。

(9) 鼓膜及颞肌筋膜移植物的外面用浸有抗生素溶液的明胶海绵碎块填塞、压迫，外耳道及整个术腔用碘仿纱条填塞，缝合切口。

(10) 术后 14～20 天作术腔次期植皮术。

【并发症】

同“乳突根治术”。

第七节 外耳道径路上鼓室开放及其外侧壁重建术

外耳道径路上鼓室开放及其外侧壁重建术（transmeatal atticotomy with reconstruction of lateral attic-uswall）仅适用于上鼓室极小的胆脂瘤而乳突正常的病例或鼓室硬化症、粘连性中耳炎等需行全听骨链探查的病例。术中开放上鼓室外侧骨壁，必要时切开部分鼓窦外侧壁，清除病灶，重建听骨链；然后用软骨或骨重建上鼓室外侧壁，以防术后内陷袋形成。由于术中不开放乳突腔，用于治疗胆脂瘤时必须慎重，如病变清除不彻底，将有胆脂瘤残留之虞。如术中发现胆脂瘤侵犯范围较广泛，宜扩大开放鼓窦及乳突腔，行开放式手术。近年来由于耳内镜的应用，可以经耳道或耳后耳道径路，通过耳内镜将局限于上鼓室、鼓窦的胆脂瘤连同其包膜全部清除。

【手术适应证】

1. 鼓膜松弛部或紧张部后上方穿孔，疑为上鼓室胆脂瘤或上鼓室炎，颞骨 CT 扫描示乳突正常者。
2. 粘连性中耳炎。
3. 鼓室硬化。
4. 耳外伤，听骨链中断。
5. 不明原因的传导性聋，需作鼓室及上鼓室探查者。
6. 外伤性面神经麻痹，各项检查示损伤部位在面神经鼓室段者。

【手术禁忌证】

1. 胆脂瘤侵犯范围较广泛，乳突腔有可疑胆脂瘤。
2. 其余同“乳突根治并鼓室成形术”。

【手术方法】

1. 术前准备，体位，消毒，麻醉见本章第二节。
2. 操作步骤

(1) 切口：耳内切口或山葆耳内切口。分离外耳道皮瓣，将其连同后半部鼓膜一并向外耳道前下方翻转，暴露颧突后根，外耳道上棘，鼓乳缝及鼓鳞裂。

(2) 磨（凿）开上鼓室外侧骨壁：详细操作步骤见本章第二节“上鼓室径路”。待上鼓室外侧骨壁及鼓窦入口，鼓窦前部磨（凿）开后，可见到砧骨短脚、锤骨头、砧骨体以及锤砧关节。用小号金刚石钻头从砧骨窝下方自上而下逐渐磨开面隐窝，可见砧骨长脚、砧镫关节及镫骨足板，向下可见蜗窗。若病变仅局限于上鼓室，磨（凿）骨到此为止。此时可用较小的切削钻头在鼓窦外侧壁开放一5～8mm直径的小孔（图7-10-39），以直角探针经此小孔轻轻伸入鼓窦及后方的乳突腔探查，确无病变时，可终止本步骤。

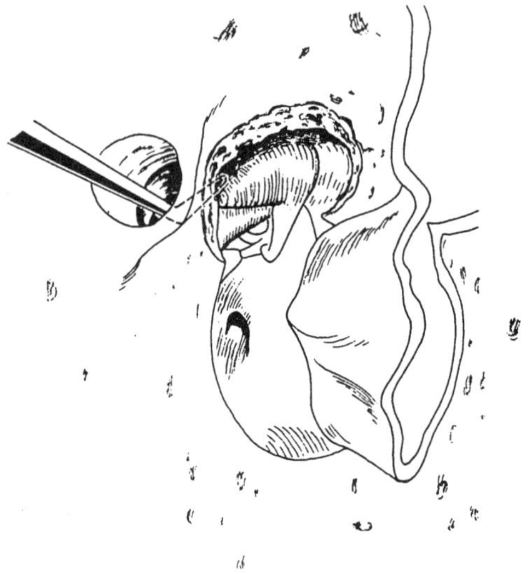

图7-10-39 磨开上鼓室外侧骨壁后，在鼓窦外侧壁开放一小孔，以直角探针探查之

（3）清除病变组织：如胆脂瘤已侵犯上鼓室内壁，需分离受胆脂瘤侵蚀之砧镫关节和锤砧关节，取出砧骨，剪断锤骨头并取出，然后用微型剥离子分离胆脂瘤及其包囊并清除之，肉芽则以杯状钳咬除，胆脂瘤尚局限于鼓室隐窝者，则将胆脂瘤连同包囊一并清除之。后鼓室中胆脂瘤等病变组织亦应彻底根除（参照“乳突径路鼓室成形术”）。

（4）重建上鼓室外侧壁：因手术造成的上鼓室外侧壁缺损可用自体软骨或软骨、软骨膜进行重建。如骨壁缺损较小，可参照“乳突径路鼓室成形术”的方法修复。缺损较大者，可用软骨重建，方法如下：①在上鼓室外侧骨壁缺损处的前、后方各磨（凿）出一上下斜行行走的小骨槽，呈八字形（图7-10-40）；②切取耳屏或舟状窝软骨，修剪成适当大的梯形移植物；③将移植软骨两端插入预制成的骨槽内（图7-10-41），覆盖除前庭窗以外的听小骨。

（5）听骨链重建，修补鼓膜：以内置法修补鼓膜：先在鼓膜残缘作好移植床，术腔内填放浸有抗生素溶液的明胶海绵碎块后，将颞肌筋膜或软骨膜的下端置于残留鼓膜的下方，然后安放听骨赝复物，再将鼓膜移植物的上端覆盖于上鼓室新外侧壁的外方，最后回纳外耳道皮肤鼓膜瓣（图7-10-42）。

（6）外耳道填塞，切口缝合：同本章第二节。

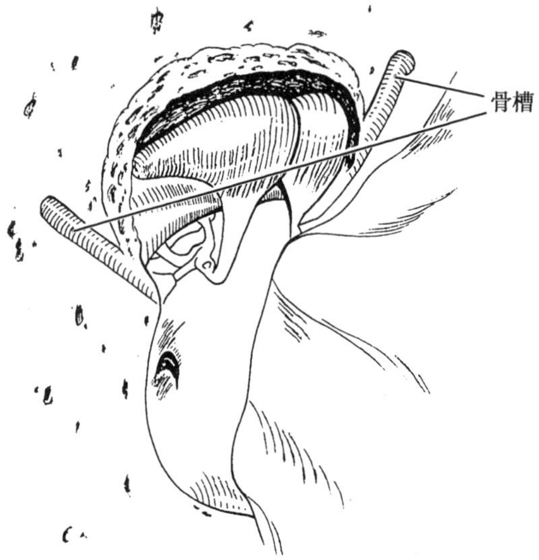

图7-10-40 示八字形小骨槽

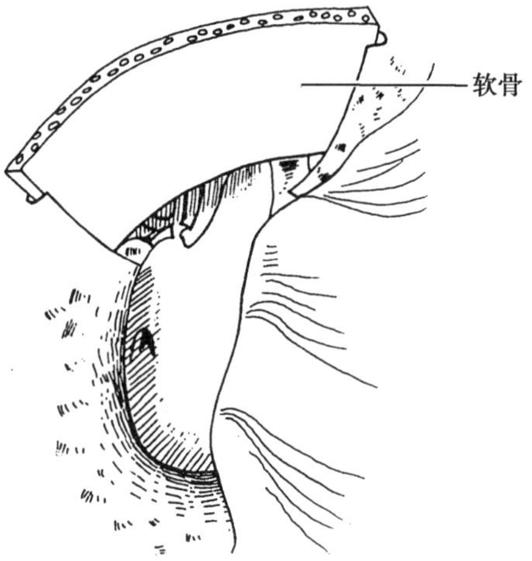

图7-10-41 将软骨嵌顿于骨槽内，修复缺损之骨壁

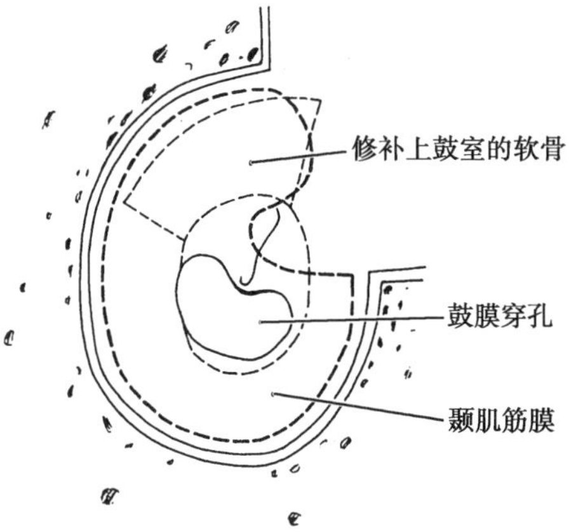

(1)

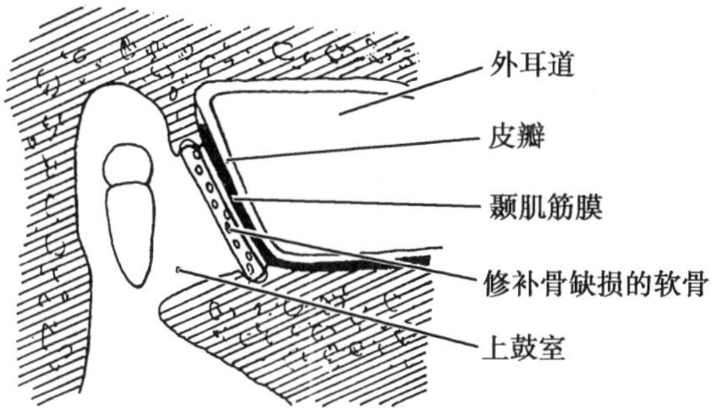

(2)

图 7-10-42　修补鼓膜，回纳皮瓣

（1）正面观　（2）剖面观

【并发症】

1. 耳内长期流脓　术中未将病灶彻底根除是造成术后不干耳的最常见原因，遇此情况往往需再次手术（乳突根治并鼓室成形术）。

2. 鼓膜穿孔　因不明原因的传导性聋而经此手术探查听骨链者，如分离外耳道皮肤、鼓膜瓣或清理病灶时不慎，可撕裂鼓膜，造成穿孔。遇此情况，术中宜同时进行修补术，一般均不致遗留穿孔。

其余同"不伴乳突凿开的鼓室成形术"。

第八节　乳突腔填塞术

乳突根治术后，由于留有一个较大的根治术腔，不少患者虽在术后暂时获得干耳，但在数年之后，术腔内的上皮又可发生大量脱屑，产生痂皮，并进一步发生炎症而糜烂流脓，甚至继发胆脂瘤。过去认为这是由于术腔皮片血运不佳，以致所含毛囊及腺体容易发生感染之故。不同意此说者认为，如系供血不足引起糜烂流脓，则应发生于早期而不应在术后数年以后，认为产生上述情况的原因主要是由于复层鳞状上皮的过度角化和外耳道形状发生改变之故。由于含有耵聍腺和皮脂腺的外耳道皮瓣翻入乳突腔后，不能通过下颌关节的运动使上皮屑排出，加速了上皮角化的倾向，角化物妨碍了腺体的排泄，成为滋生细菌的良好培养基，故易发生感染。晚近则认为，作为生长于体表的皮肤，即使覆盖于根治术腔内，亦要求良好的通气引流，方能维持其正常的生理功能，而且术腔愈大，所需要的空气流通量也愈大，两者成正相关；否则将出现病理变化，如脱屑，浸渍，基底层细胞增生，甚至可能产生胆脂瘤基质等。在此基础上，术腔可产生大量痂皮，痂皮下极易继发细菌或真菌感染而再度流脓。

为克服上述缺点，对较大的根治术腔除行耳甲腔成形术以扩大开口，增加通气引流外，还可于术中或术后行乳突腔填塞术，缩小或消除宽大的术腔，使外耳道接近正常大小。用于术腔填塞的材料过去有腹壁或臀部脂肪，目前可用异体或自体乳突皮质骨屑、髂骨骨嵴的骨屑，自体或异体耳甲腔软骨，鼻中隔软骨，以及颞肌肌瓣，羟基磷酸钙生物陶瓷微粒等等。

【手术适应证】

1. 各种类型的开放式乳突腔，如乳突根治术，乳突根治并鼓室成形术等。

2. 陈旧性乳突根治腔，伴或不伴外耳道后壁重建及鼓室成形术者。

3. 乳突根治术后脑脊液漏，于瘘口完全修补后，且腔内无任何感染时，方可作填塞术。

【手术禁忌证】

1. 各种耳源性颅内、外并发症，不宜在扩大的乳突开放术同期行术腔填塞术。

2. 中耳乳突恶性肿瘤。

3. 中耳乳突急性炎症，感染气房未能完全清除者。

4. 胆脂瘤侵犯范围广泛，未能彻底清除者。

【手术方法】

1. 术前准备，体位，消毒及麻醉见本章第二节。

2. 手术步骤

（1）切口：术腔较小者取耳内切口，术腔较大则作耳廓后沟后切口，同期行外耳道后壁重建术者，则取耳廓后沟切口。乳突手术同期填塞者无须另作切口。

（2）术腔准备：在陈旧性术腔，当切口完成后，暴露术腔周边骨缘，从周围骨缘开始，向术腔中心分离腔内上皮，达面神经鼓室段及外耳道后壁为止，注意腔壁不得遗留上皮。作肌瓣填塞者，尽可能将术腔周围的骨缘磨削圆钝，因锐利的骨缘不利于肌瓣的翻转，并影响肌瓣的血液供应。术腔骨壁完全暴露后，或在同期完成的术腔，用消毒生理盐水充分冲洗干净，必要时可将0.3%氧氟沙星溶液倒入术腔，留置5～10分钟后吸尽。

（3）切取肌瓣，或用其他填塞物，填塞术腔：①采用颞肌肌瓣者，可向上方延长切口，暴露颞肌，用剥离子分离筋膜，然后沿肌纤维走向切取肌瓣，注意肌瓣的蒂部宜宽，以保证血液供应。肌瓣切成后常收缩变短，因此可将肌瓣下端切开以延长之。将肌瓣填入术腔时，注意勿过分扭转瓣蒂，以免影响血运。如颞肌肌瓣不够用，可向下延长耳后切口（采用耳内切口者，则于耳后加一补充切口），于乳突下部取胸锁乳突肌瓣向上翻转；②应用自体或库藏骨屑或软骨屑填塞者，填塞前宜将骨屑用生理盐水反复冲洗干净。用羟基磷酸钙生物陶瓷微粒者，使用前以高压蒸汽消毒。然后将填充材料置于乳突腔内。

将外耳道后壁皮肤复位，皮肤如有破损或皮肤不足覆盖填塞材料时，可植入颞肌筋膜，并注意将部分颞肌筋膜置于皮肤下方，以改善筋膜血供。用生物陶瓷微粒完全填塞乳突腔时（在乳突手术同期），须保持外耳道皮肤的完整性，不制作外耳道皮瓣，填塞后将外耳道皮肤复位，否则此种材料可穿破其上方的颞肌筋膜或皮肤破口而脱出体外。

（4）在切取颞肌处置一个引流条，缝合切口：耳外加压包扎，但肌瓣蒂处不可压迫过紧。

【并发症】

1. 颞部血肿　用颞肌肌瓣填塞时，切取颞肌处未彻底止血，可发生皮下血肿。故术中须妥善止血，皮下置引流条，并适当加压包扎。

2. 肌瓣坏死　多因血运不良或感染所致。故肌瓣宜采用血液供应丰富的颞肌，肌瓣蒂宜宽而短，避免扭转角度过大；术后应用抗生素。

3. 外耳道狭窄　多因肌瓣填塞过多，突入外耳道内所致。故肌瓣取材时大小要合适，注意保持外耳道后壁皮瓣的完整性，术腔用碘仿纱条压迫。

4. 填塞物脱出　用自体骨或软骨屑填塞，上面以皮肤或筋膜完全覆盖，一般不致脱出。异体骨或软骨屑若脱出体外，除因填塞物未完全用皮瓣或筋膜覆盖外，尚须考虑因移植物抗原性引起的排斥反应。生物陶瓷颗粒表面未用皮肤覆盖亦可脱出体外。

5. 术腔感染　多因术腔内病灶未完全清除，气房内病变黏膜未完全刮净所致。

6. 胆脂瘤复发　若术中未将胆脂瘤除净，胆脂瘤可能复发而埋伏于肌瓣或其他填塞物之下，胆脂瘤复发一经确诊，须取出填塞物，再次手术。

第九节　乳突根治术后外耳道重建和鼓室成形术

乳突根治术后外耳道重建和鼓室成形术（reconstruction of the external canal and tympanoplasty after mastoidectomy）是通过重建外耳道壁以消除陈旧性或同期手术形成的乳突根治腔，并作鼓室成形术，以提高听力。

【手术适应证】

1. 陈旧性乳突根治腔。
2. 同期手术中形成的乳突根治腔。
3. 因胆脂瘤或化脓性中耳炎病损形成的外耳道骨壁缺损。
4. 鼓室黏膜完整。
5. 咽鼓管功能正常。

【手术禁忌证】

同“乳突径路鼓室成形术”中禁忌证1，2，3，5。

【手术方法】

1. 术前准备、体位、消毒及麻醉见本章第二节。

2. 手术步骤

（1）切口：陈旧性乳突根治腔者作耳廓后沟切口。

（2）暴露术腔周围的骨缘。

（3）从周围的骨缘开始，由后向前分离覆盖于乳突腔内的上皮，下方向前经面神经嵴达外耳道内壁，上方向前经鼓窦入口达颧根附近，将上皮向前翻转。分离时注意保持上皮的完整性，腔内不遗留任何上皮屑，以免日后形成胆脂瘤。

（4）重建外耳道：①分别在乳突尖前方的面神经嵴和鼓室天盖前方骨板上各磨（凿）出一小骨槽（图7-10-43）；②用消毒硬纸片按骨质缺损的大小和形状修剪样片，直至嵌顿于骨槽内感到满意为止；③取乳突骨皮质或耳屏软骨，亦可用肋骨、髂骨等，按纸样片大小和形状雕磨成适宜的骨或软骨移植物，此移植物一般呈瓦片状；④将骨或软骨移植物两端嵌顿于预先磨好的两个骨槽内，底部位于面神经嵴上，周围以生物黏合剂黏合固定（图7-10-44）；⑤重建听骨链，修补鼓膜，并将多余的颞肌筋膜覆盖于外耳道内的骨或软骨移植物上，原乳突腔上皮则覆盖于裸露的骨或软骨移植物上。

（5）乳突腔充填：用颞肌肌瓣或碎骨屑，生物陶瓷颗粒等充填于乳突腔内，以固定外耳道移植物。

（6）外耳道填塞，切口缝合。

手术成功者，乳突术腔被消灭，外耳道正常，听力

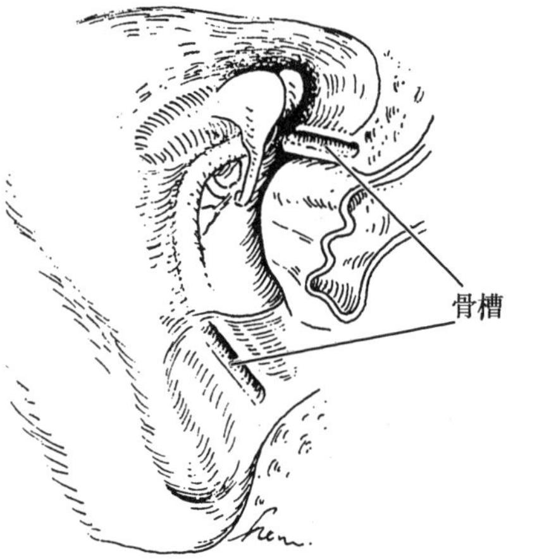

图7-10-43　在乳突尖前方和鼓室天盖前方各磨出一小骨槽

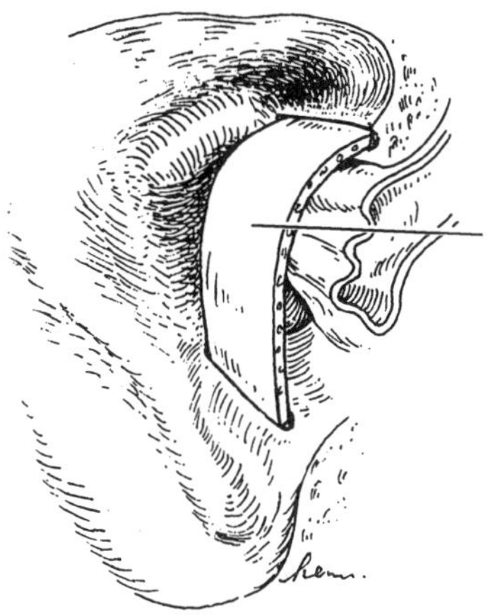

图 7-10-44　将软骨嵌顿于骨槽内

提高。若出现术腔流脓，移植物脱出，则手术失败；手术不成功的另一表现是后期外耳道后壁再塌陷。

第十节　耳后瘘管修补术

耳后骨膜下脓肿或脓肿穿破后形成的瘘管，在手术清除病灶后，由于耳后软组织溃烂而形成大片缺损，不能完全缝合或缝合失败，可形成永久性瘘管；在处理耳源性颅内并发症时，如因病情需要而在耳后切口后方作辅助切口时，由于延期缝合未能成功，也可有耳后瘘管发生。外耳道或中耳恶性肿瘤，手术加放疗后亦可能形成较大的耳后瘘管。耳后瘘管一旦形成，乳突腔直接暴露于外，不仅有增加感染的机会，而且有碍美观，故须加以修补。较小的耳后瘘管一般较易修补。巨大瘘管的修补比较困难，现将常用修补方法介绍如下。但耳后骨膜下脓肿穿破后形成的瘘管，在中耳乳突腔的病灶未彻底根除以前，瘘口不应修补，即使进行修补，亦不可能取得成功。

【手术方法】

1. 术前准备，体位，消毒及麻醉（局部浸润麻醉，小儿采用全麻）见第八章第二节。巨大瘘口者剃发范围须向上向后扩大。

2. 手术步骤有减张缝合法，皮骨膜瓣修补法和双层皮瓣修补法 3 种。

（1）减张缝合法：适用于较小的耳后瘘管。

1）切口：于瘘管外口周围皮肤作梭形切口，切口的上、下端须高于瘘口的上、下缘（图 7-10-45（1）），切开皮肤及皮下组织。

2）分离：沿切口向四周分离皮下组织，注意不使创缘皮肤受损。切除梭形切口内的瘘口周围皮肤。

3）作减张切口：在距瘘管后方 2cm 处作一个与瘘口后缘相平行的弧形切口（图 7-10-45（2）），向前分离皮下组织直至与瘘口后缘的切口贯通。

4）缝合：缝合前先将瘘管口前后的皮瓣试行拉合在一起，如感觉毫无张力，即可用丝线作间断缝合；如感觉张力较大，则表示皮下组织分离不够，宜再松解后缝合之。减张切口处的创面可用凡士林纱条覆盖，待其自行愈合，或将该处切口后方的皮下组织进行广泛分离后，行移位缝合（图 7-10-45（3））。

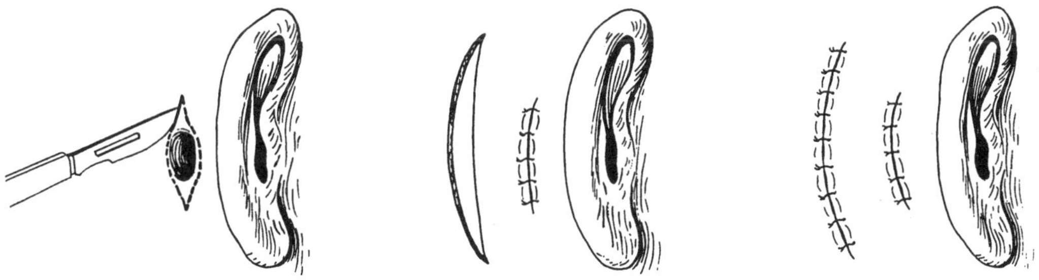

图 7-10-45　耳后瘘管修补术（一）
（1）绕瘘口作梭形切口　（2）切除瘘口并缝合之，后方系减张切口　（3）减张缝合完毕

5）填塞：清洁乳突腔，填入碘仿纱条，耳后一般不置引流条。

（2）皮骨膜瓣修补法：适用于较小的耳后瘘管。操作步骤如下：

1）切口：于距瘘管口边缘 0.4～0.5cm 处作环形切口，切开皮肤，皮下组织及骨膜（图 7-10-46（1））。

2）分离：沿切口向瘘管口方向分离皮骨膜瓣，直至瘘管口边缘，但不使与瘘管口相遇。然后沿切口向四周广泛分离皮下组织，但不分离骨膜。

3）缝合：将已分离的皮骨膜瓣翻转向内，使皮面向内，骨膜向外，用 3-0 号肠线将两侧游离缘缝在一起，覆盖瘘管口（图 7-10-46（2））。再将环形切口向上、下方适当延长，将周围已松解的皮肤从两侧向中间拉拢，用丝线间断缝合，覆盖于第 1 层皮骨膜瓣上面（图 7-10-46（3））。

4）加压包扎：清洁乳突腔后，从外耳道填塞入碘

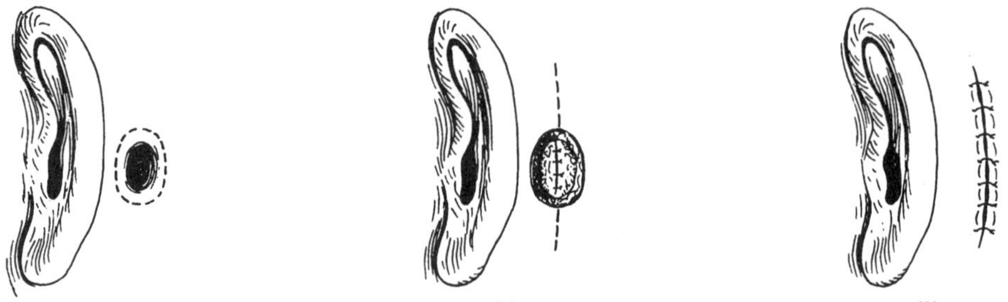

(1) (2) (3)

图 7-10-46 耳后瘘管修补术（二）

（1）皮骨膜瓣的制备 （2）皮骨膜瓣的缝合将瘘管封闭 （3）缝合完毕

仿纱条，以支持皮骨膜瓣，外加包扎。

（3）双层皮瓣修补法：适用于巨大瘘管的修补。

1）作带蒂翻转皮瓣（第1层）：先测量瘘管口的上下径与前后径，然后用甲紫于瘘口的上下方各标出两个所需皮瓣面积的切口范围，使上、下两个皮瓣面积的总和稍大于瘘口的面积。如瘘管位置较高，为避免上方皮瓣中含有毛囊，设计皮瓣大小时，瘘管下方的皮瓣可稍大于上方的皮瓣。按甲紫所画范围切开皮肤，从皮下分离皮瓣，必要时包括骨膜，使皮瓣的蒂与瘘口相连（图7-10-47（1））。当上、下两个皮瓣分别分离至瘘口的边缘时，即将其翻转，使皮肤面向乳突腔，覆盖瘘管，用3-0号肠线将两皮瓣的游离缘汇合处的皮下组织缝合在一起（图7-10-47（2））。

2）作双蒂桥形皮瓣（第2层）：先用甲紫于瘘管口的上、后、下方标出两条略相平行的弧形切口线，两线之间即为将来形成的双蒂皮瓣，其上蒂位于原作翻转皮瓣创面的上后方，下蒂位于其下后方，前方的切口线与原翻转皮瓣的后缘相重合，但较之略长。皮瓣中部的宽度宜比瘘口前后径大1～1.5cm，皮瓣两端的宽度可略小于中部的宽度（图7-10-47（3））。然后按所标切口线切开皮肤（不切开帽状腱膜），从中部开始向上、下端分离皮瓣，直至皮瓣可以前移而盖住瘘管口为止。由于头皮血管丰富，分离时极易出血，须注意妥善止血。将双蒂桥形皮瓣前移覆盖于瘘管口第1层皮瓣上面，并

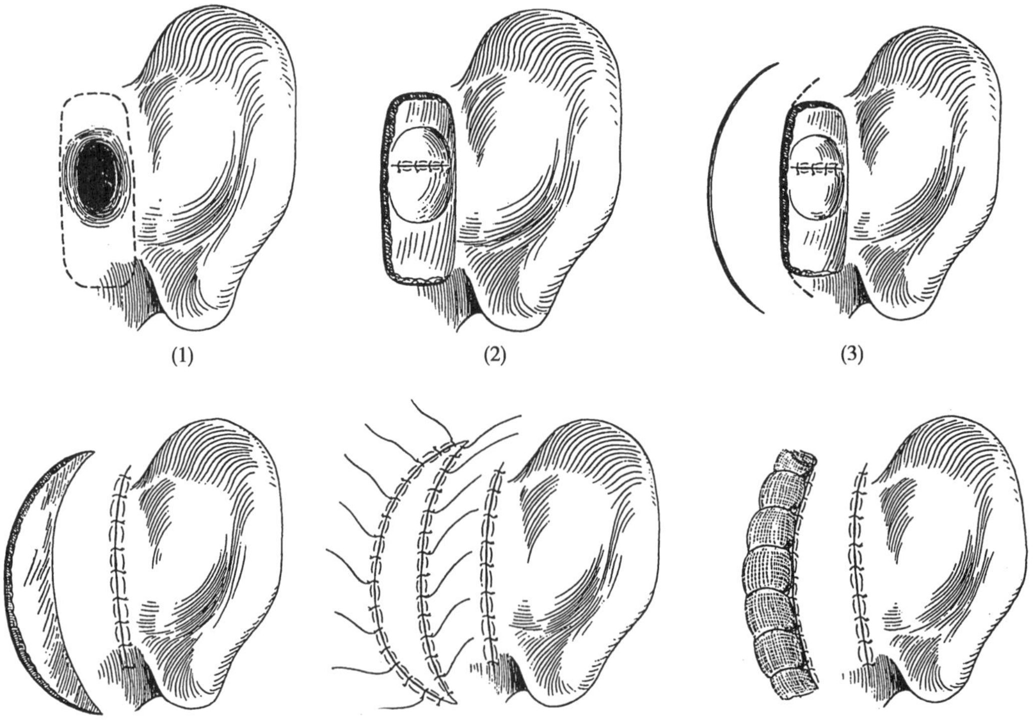

(1) (2) (3)

(4) (5) (6)

图 7-10-47 耳后瘘管修补术（三）

（1）切口范围 （2）上下皮瓣翻转缝合 （3）桥形皮瓣的切口

（4）桥形皮瓣前移缝合 （5）植皮并缝合 （6）加压固定

用丝线将其前缘缝合固定于瘘管口前方耳廓后沟处的皮肤创缘上（图 7-10-47（4））。

3）移植中厚皮瓣：桥形皮瓣前移固定后，皮瓣后方将遗留一个难以缝合的较大创面。为使创面早日愈合，可按创面的面积大小，从患者腹壁取一相应大小的中厚皮瓣（不包括皮下脂肪），移植于头皮创面上，用丝线间断固定于创缘上，前缘固定于桥形皮瓣的后缘，在前后缘缝线中每隔 1～2 针于相对部位留一根较长的丝线（图 7-10-47（5）），以作为固定压迫皮片的纱布团之用，预防发生血肿而影响皮瓣成活。

4）压迫包扎：用纱布团压迫于移植的皮瓣上，并固定之（图 7-10-47（6））。清洁乳突腔后，经外耳道向乳突腔填塞碘仿纱条以支持翻转的皮瓣，使其紧贴桥形皮瓣，不留空腔。耳后用纱布、绷带压迫包扎。

【术后处理】

术后应用抗生素预防感染。第 2 天更换外部敷料。4 天后开始间断拆线，5～7 天拆完。分泌物不多者，碘仿纱条宜保留 5～7 天。如乳突腔血性分泌物较多，可中途撤换，但也不宜过早，以免双层皮瓣中间脱离，形成空腔。

（汪吉宝）

第十一章
化脓性中耳乳突炎和胆脂瘤的并发症

第一节 概 论

化脓性中耳炎和胆脂瘤可产生多种颅内、外并发症，简称耳源性并发症(otogenic complications)，过去耳源性颅内并发症与呼吸道异物、急性喉阻塞并称为耳鼻咽喉科三大常见急重症，病死率较高，值得高度重视。近年来，由于对化脓性中耳炎，特别是中耳胆脂瘤的重视和治疗，耳源性并发症已明显减少，其中耳源性颅内并发症已不多见。

耳源性并发症也可由耳部其他疾病引起，如结核、肿瘤等，但很少见。

由于在各种耳源性并发症中，有些内容是大致相同的，如病因、传播途径、诊断和治疗原则等，为了尽量减少内容重复，避免篇幅臃肿，作者从1990年开始，在本专题的编写中均将可能重复的内容在本概论中综合介绍。除有特殊内容需补充外，如乙状窦血栓性静脉炎和脑脓肿的传播途径、脑脓肿的治疗等，其余各节中对相同的内容均不再重复。读者如有需要，可参阅本节中有关项目。

【病因】

耳源性并发症的发生与下列因素有关：

1. 中耳炎的类型　无论急性化脓性中耳炎、急性乳突炎或慢性化脓性中耳炎（特别是伴胆脂瘤的慢性化脓性中耳炎）均可引起颅内、外并发症，其中以伴胆脂瘤的慢性化脓性中耳炎最多见，不伴胆脂瘤的化脓性中耳炎次之，急性中耳炎引起者较少见。结核性中耳炎及中耳癌引起者罕见。在慢性化脓性中耳炎，当炎症处于急性发作期时最易发病。

2. 致病菌毒力　致病菌毒力强、对常用抗生素不敏感或已产生抗药性，是化脓性中耳炎发生各种并发症的原因之一。致病菌主要为绿脓杆菌，金黄色葡萄球菌，其他有变形杆菌，大肠杆菌，副大肠杆菌，以及产气杆菌，溶血性链球菌，肺炎球菌等。

3. 患者抵抗力　年幼体弱，营养不良，机体抵抗力下降等，均易使中耳炎症扩散。据统计，耳源性颅内并发症年龄在11～20岁之间者占半数以上，10岁以下者次之。在经济和卫生事业不发达的地区，发病率亦较高。

4. 引流不畅　如鼓膜穿孔被肉芽、息肉、胆脂瘤或异物（包括不易溶解的中药粉末）等堵塞，鼓膜穿孔太小等，均可导致中耳脓液引流不畅，炎症向邻近的组织、器官扩展。

【传播途径】

1. 循破坏缺损的骨壁是最常见的传播途径(图7-11-1)当鼓室盖、鼓窦盖或乳突天盖、乙状窦板或陶特曼三角区等处被胆脂瘤、骨炎或外伤所破坏，中耳乳突腔便与颅中窝或颅后窝相通，如炎症急性发作，中耳脓液引流不畅，感染便可向颅中窝或颅后窝扩散。岩锥炎时，如病变穿破岩部前面或后面的骨壁，亦可引起颅中窝或颅后窝的硬脑膜外脓肿。乳突外侧骨壁或乳突内侧壁穿破时，脓液可顺此流入耳后骨膜下，或沿胸锁乳突肌、二腹肌向颈深部、咽侧隙蔓延，在局部形成脓肿。骨半规管或鼓岬遭破坏产生瘘管，或因在感染的术腔作足板切除术，半规管开窗术，感染或细菌毒素可经此处侵犯内耳，引起迷路炎。外伤(如颞骨骨折)形成的骨缝亦为传播途径之一。

2. 血行途径　中耳黏膜内的小血管、乳突导血管及

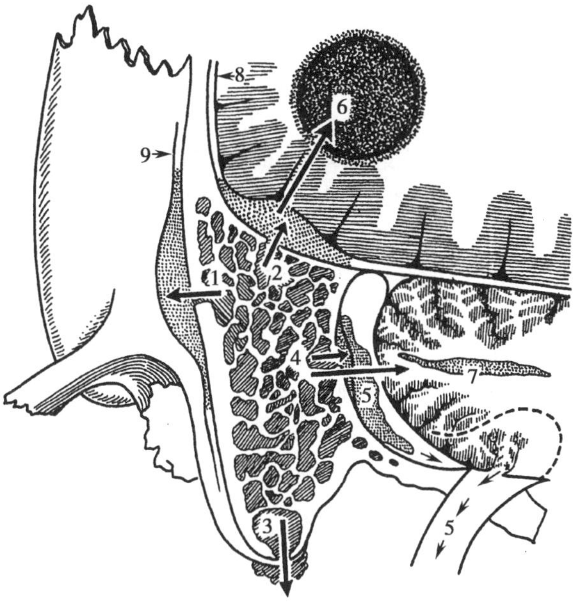

图 7-11-1 耳源性并发症常见传播途径

1. 耳后骨膜下脓肿 2. 硬脑膜外脓肿 3. 颈深部脓肿 4. 横窦周围脓肿 5. 横窦血栓性静脉炎 6. 脑脓肿 7. 小脑脓肿 8. 硬脑膜 9. 骨膜

骨小管中的小静脉与脑膜、脑组织表面的血管相交通，感染可由此蔓延至颅内。感染传入的方式各有不同，或通过血流直接运载感染物；或先形成静脉炎、静脉周围炎，产生血栓；或先产生败血症、脓毒血症，以后再感染颅内。由这种方式引起的感染，中耳的骨壁可能完整无缺或甚为坚实，而颅内感染却已广泛发展。

3. 经正常的解剖途径、尚未闭合的骨缝或先天性骨质缺裂、经前庭窗和蜗窗，中耳炎症和毒素可侵犯内耳产生迷路炎。化脓性迷路炎可由此再经蜗水管、前庭水管及内淋巴管、内淋巴囊或第Ⅷ对脑神经鞘，将感染传播于颅内。流行性脑膜炎则可循相反方向向迷路播散，并发化脓性迷路炎。感染也可经尚未闭合的骨缝（多在小儿），如岩鳞裂或弓下裂孔，以及先天性鼓室上、下壁缺裂等扩展。

弓下裂孔（hiatus subarcuatus）是一个位于颞骨岩部后面，弓状隆起下方的宽约 3～4mm 的漏斗形裂孔，孔内含有弓下动脉，弓下静脉等组织，向后与颅后窝的硬脑膜紧密连接，向前穿过前半规管下方与鼓窦相通。此裂孔仅见于新生儿，成年后只有少许残迹。颞骨的感染可经此传至颅后窝。

【分类】

耳源性并发症一般分为颅外并发症和颅内并发症两大类。

1. 颅外并发症（extracranial complications） 如耳后骨膜下脓肿及瘘管、颈部贝佐尔德（Bezold）脓肿、迷路炎、周围性面神经麻痹（详见第 945 页）、岩锥炎、颞部脓肿、耳前骨膜下脓肿以及远隔脏器的脓肿等。中耳脓液向外溢流，刺激外耳道皮肤所引起的急、慢性外耳道炎或外耳湿疹，已于本篇第七章述及。

2. 颅内并发症（intracranial complications） 如硬脑膜外脓肿、耳源性脑膜炎、乙状窦血栓性静脉炎、耳源性脑脓肿、硬脑膜下脓肿、耳源性囊性蛛网膜炎、耳源性脑积水和脑疝等。武汉同济医科大学协和医院于 1953～1971 年共收治耳源性颅内并发症 419 例，按主要诊断的发生频率顺序排列，以乙状窦病变（包括乙状窦周围脓肿和乙状窦血栓性静脉炎）居第 1 位。经手术探查或尸检证实的脑脓肿居第 2 位，耳源性脑膜炎居第 3 位。以下依次为硬脑膜外脓肿（不包括乙状窦周围脓肿）、脑炎、脑积水、蛛网膜炎等。如按发生例次将各病的发生频率顺序排列，仍以乙状窦病变居第 1 位，脑膜炎居第 2 位，脑脓肿居第 3 位。以下依次为硬脑膜外脓肿（不包括乙状窦周围脓肿）、脑积水、蛛网膜炎、硬脑膜下脓肿、脑炎、硬脑膜内脓肿、脑脊液耳漏、脑室炎及颅内低压症等。近 10 余年来，所见耳源性颅内并发症已明显减少。而合并迷路瘘管者却不少见。

有人主张将耳源性并发症分为 3 类：除上述颅内、颅外并发症外，将迷路炎、周围性面神经麻痹和岩锥炎另列一类，称颞骨并发症。

慢性乳突炎是否列入并发症内，目前意见尚不一致。有人主张将其看做慢性化脓性中耳炎的一部分或一个阶段；有人则将它列入并发症内。由于慢性化脓性中耳炎和慢性乳突炎在病理类型和临床表现上颇为一致，在治疗中亦常将两者视为一个整体而进行处理，在此，为叙述方便起见，故将两者并称为慢性化脓性中耳炎，而不将其另列专节讨论。

【诊断】

在耳源性并发症的诊断中，一方面需要通过详细的病史询问，仔细的耳部检查，并配合影像学诊断技术，做出耳部疾病的诊断，其中主要是化脓性中耳炎及其类型，是否伴发胆脂瘤，引流状况，慢性化脓性中耳炎最近有无急性发作等。另一方面，应根据患者的临床表现，配合必要的常规及特殊检查，对并发症种类做出初步诊断。

1. 颞骨和颅脑的影像学检查 颞骨 CT 扫描可发现中耳骨质破坏性病变，如上鼓室外侧骨壁、鼓窦、乳突腔以及乙状窦骨板，外半规管骨壁等。如骨质虽无明显破坏，但中耳乳突腔内可见密度不均匀的软组织影时，亦表明可能存在肉芽组织或小胆脂瘤，不可忽视。

颅脑 CT 扫描或 MRI 对颅内病变具有重要的诊断价

值，如脑脓肿、硬脑膜外脓肿、硬脑膜下脓肿和脑积水等。

2. 眼底检查有助于了解颅内高压及其严重程度。

3. 其他如耳内脓液培养及药敏试验、血液分析、脑脊液实验室检查及细菌学检查等等。

在耳源性并发症的诊断中须注意：

1. 化脓性中耳炎既可引起各种颅内、外并发症，也可以和其他非耳源性疾病（包括颅内疾病）同时存在，如流行性脑膜炎，其他原因引起的脑脓肿或颅内占位性病变等。因此，当一些非耳源性疾病的症状和耳源性颅内、外并发症的部分症状相同或相似时，正确鉴别哪些属耳源性？哪些属非耳源性疾病？是至关重要的。遇此情况时，以下几点可供参考：①凡发病前化脓性中耳炎有急性发作症状，如耳内疼痛、流脓增多、耳后肿胀等，均应引起特别注意；尤其是耳流脓突然减少或停止者，说明引流不畅，引起并发症的可能性更大；②耳科局部检查中发现耳内有恶臭；残余鼓膜和（或）鼓室黏膜充血；鼓室或外耳道内有肉芽，息肉或胆脂瘤；鼓膜松弛部或紧张部后上方边缘性穿孔，骨性外耳道后上壁塌陷；或鼓膜虽完整，但松弛部明显充血、膨出；乳突有明显压痛等。如存在以上情况之一、二者，应考虑与耳病有关。相反，若鼓膜紧张部中央性穿孔，无引流障碍，残余鼓膜和鼓室内壁黏膜色泽正常，干燥，近期无急性发作症状，颞骨 CT 扫描示鼓室及乳突正常等，一般情况下，则可提示与耳疾无明显关系；③颅内和颅外并发症同时或先后出现，如在化脓性脑膜炎发生前或与之同时出现耳后脓肿、迷路炎或同侧周围性面瘫等，应考虑为耳源性。

2. 临床上常见多种耳源性颅内并发症同时或先后发生于同一病例，以致症状互相掩盖，容易发生误诊和漏诊。虽然随着高分辨率 CT 扫描和 MRI 的临床应用，使颅内病变的诊断有了明显的进步，但仍须警惕。根据我科对 419 例耳源性颅内并发症的分析统计结果，其中仅患 1 种并发症者 204 例，占总数 48.7%；同一患者患 2 种或 2 种以上并发症者 215 例，占 51.3%，其中 1 例多达 6 种（小脑脓肿、颞叶脓肿、脑膜炎、乙状窦周围脓肿、乙状窦血栓性静脉炎和硬脑膜外脓肿）并发症。

3. 由于抗生素及抗菌药物的广泛应用，可使许多疾病的症状变得很不典型，致使诊断发生一定的困难。如乙状窦血栓性静脉炎可缺乏典型的畏寒、寒战、高热症状，而仅表现为低烧。在隐性中耳乳突炎（参考本篇第八章）鼓膜虽然可无穿孔或仅存在紧张部中央性小穿孔，却可引起严重的颅内并发症。医者遇此情况若仅根据鼓膜表现来判断是否为耳源性并发症，则可发生漏诊。因此，在诊断中须综合病史及各项检查结果分析判断，而不仅仅凭借某一项检查结果肯定或否定诊断。

【治疗原则】

1. 扩大乳突开放术　一经臆断为耳源性并发症，特别是颅内并发症，除患者一般状况极差，或已处于脑疝前期，须先暂予支持疗法，或疑为脑脓肿、颅内压高者，需立即行脱水疗法以降低颅压并行脑脓肿穿刺抽脓术外，均应尽早施行扩大乳突开放术。术中不论天盖及乙状窦板有无破坏，均宜开放一部分检查。如见硬脑膜或乙状窦有病变，必须暴露至正常范围。

对严重的颅内并发症（包括脑脓肿），如只施行了乳突开放手术而未处理颅内病变，或对未明诊断的脑脓肿患者，仅将天盖、乙状窦板磨去一部分后，症状有时亦可暂时得到缓解，但不久颅内症状又将重现，而且更加严重，因此，不可放松警惕。我们对这类患者行手术时，术毕常不将耳后切口完全缝合，以便观察，一旦病情变化，需要做脑脓肿穿刺时，即可迅速经乳突术腔穿刺排脓。

2. 根据不同的并发症进行不同的特殊手术　如面神经减压术或吻合术，颈深部脓肿切开引流术，脑脓肿穿刺术等等。

3. 抗感染治疗　注意参考细菌学检查结果选用适当的抗生素，细菌学结果明确以前，可根据常见致病菌菌种择用 1～2 种广谱抗生素。对重症颅内感染，宜采用两种抗生素联合用药，以静脉给药为主，并注意药物对血脑屏障的通透性。

4. 对症治疗　如颅内高压者予以脱水疗法，并注意水和电解质平衡等。

5. 支持疗法　如适当补液，输新鲜血、血浆等。

第二节　耳部及其邻近部位的脓肿

一、耳后骨膜下脓肿和瘘管

慢性化脓性中耳乳突炎急性发作、胆脂瘤或急性乳突炎时，乳突腔内蓄积的脓液经乳突外侧骨板溃破区流入并聚积于耳后乳突骨膜的下方，形成耳后骨膜下脓肿（postauricular subperiosteal abscess）。脓肿穿破骨膜和耳后皮肤，则形成耳后瘘管，可经久不愈或反复发作。

耳后骨膜下脓肿和耳后瘘管是中耳乳突炎较常见的并发症，可因自行穿破或被切开而得到引流，减少其他颅内并发症的机会。

【临床表现】

1. 症状　耳内及耳后疼痛，可伴同侧头痛及发热等全身症状。过去有耳流脓史，发病前耳流脓增多或减少；或有急性化脓性中耳炎史。耳后瘘管者有耳后脓肿穿破流脓史。

2. 体征　耳后肿胀，压痛明显。骨膜未穿破者，触诊时波动感不明显，耳廓后沟存在，耳廓被推向前、外方（图7-11-2）。骨膜已穿破者触诊时可有波动感。脓肿已穿破可遗留瘘管，反复发作者瘘管周围还可见瘢痕。

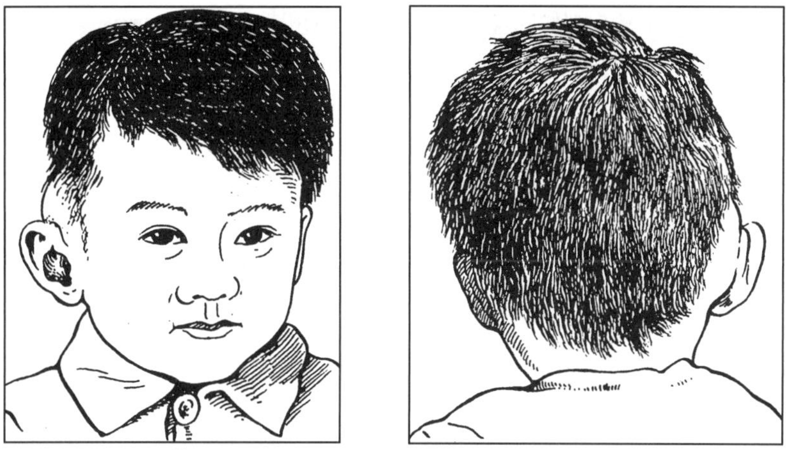

(1)　　(2)

图 7-11-2　耳后骨膜下脓肿（右耳）

（1）正面观　（2）后面观

3. 耳镜检查　外耳道有脓，鼓膜松弛部穿孔或紧张部后上方穿孔，或大穿孔。可见息肉、肉芽或胆脂瘤。残余鼓膜充血，脓液有搏动。或鼓膜呈急性化脓性中耳炎表现（参考第856页）。隐性中耳乳突炎之鼓膜表现（参考第859页）。

4. 脓肿诊断性穿刺　可抽出脓液。

【鉴别诊断】

1. 外耳道疖。

2. 第1鳃沟瘘管　本病不多见。位于耳垂后方的第1鳃沟瘘管或囊肿，尤其是合并感染者，可误诊为耳后瘘管。根据耳流脓史及鼓膜变化等可以鉴别。鉴别诊断困难时可作颞骨CT扫描及瘘管造影。

【治疗】

并发于急性乳突炎者，行单纯乳突开放术；并发于慢性化脓性中耳炎者，可根据其他并发症的有无以及鼓室传声结构破坏的情况行乳突根治术或改良乳突根治术。手术时，如确定可排除颅内并发症者，取耳内切口可克服因耳后组织溃烂而给创口缝合带来的困难，耳后瘘管亦可于术后即得到愈合。

二、颞部脓肿

乳突气化良好者，颞骨颧突根部有气房群，如中耳乳突炎症波及该处气房，以致气房蓄脓。颧突根部骨质穿破后，则可在颞肌下方的骨膜下形成脓肿。因该脓肿位于耳前，故称耳前骨膜下脓肿（preauricular subperiosteal abscess），又称颞骨颧突根部脓肿或颞部脓肿。若此脓肿扩展至眼眶，可误诊为眶蜂窝织炎。脓肿还可向颞下窝等处发展。婴幼儿鼓窦蓄脓时，若穿破外侧壁，也可形成颞部脓肿，此乃因婴幼儿鼓窦位置较高之故。耳后或耳前骨膜下脓肿若穿破骨膜，进入帽状腱膜下疏松的结缔组织间隙，则形成帽状腱膜下脓肿，此时脓肿迅速扩大，向前可达眉弓和颧突，两侧至颞线和乳突，向后可伸达枕线和枕结节。由于帽状腱膜下结缔组织层中有小动脉和导血管与颅内的静脉窦相交通，故帽状腱膜下脓肿可经此向静脉窦蔓延；而上矢状窦血栓性静脉炎亦可向帽状腱膜下播散，在该处并发脓肿。

对以上脓肿应及早行切开引流及乳突手术，并加强抗感染治疗。脓肿甚大（如帽状腱膜下脓肿），患者一般情况不佳时，亦可先对脓肿作切开引流，控制感染，并给予支持疗法，待全身情况改善后再行中耳及乳突手术（参考本篇第九、十章）。

三、颈部贝佐尔德脓肿

乳突尖部气房发育较好者，其乳突尖内侧的骨壁一般菲薄，当乳突内蓄脓时，该处骨壁常有溃破，脓液经此处外溢，在胸锁乳突肌和颈深筋膜中层之间形成脓肿，称贝佐尔德脓肿（Bezold abscess）。临床表现为发热，可有寒战；患耳同侧颈部疼痛，颈部运动受限，患者不敢转动头部，检查时可见患侧颈部上方，相当于胸锁乳突肌上1/3的部位，即乳突尖至下颌角处肿胀，压痛明显，但因脓肿位置较深，故常无明显波动感。本病一经确诊，须尽早于胸锁乳突肌前缘切开，探查脓肿，加以引流；并施行乳突手术（参考本篇第九、十章）。

如乳突尖的骨质溃破区位于二腹肌沟处，脓液则沿二腹肌后腹下流，并顺颈部大血管鞘向咽侧隙发展，形成颈深部脓肿，又称 Mouret 脓肿。如咽鼓管周围气房受破坏，中耳脓液亦可由此处流入咽侧隙而形成咽侧隙脓肿。岩部气房受炎症或胆脂瘤侵蚀破坏，脓液从此处下流亦可形成咽后隙或咽侧隙脓肿，但均甚少见。颈深部脓肿尚可沿颈动脉鞘向下发展，引起严重的纵隔脓肿。

第三节　迷　路　炎

迷路炎（labyrinthitis）即内耳炎。按感染来源的不同，可分为：

1. 耳源性迷路炎（otogenic labyrinthitis，tympanogenic labyrinthitis）　中耳的炎症或（和）其产生的毒素经蜗窗、前庭窗、鼓岬或迷路瘘管侵犯内耳；亦可经血液进入迷路，但少见。其中以急性或慢性化脓性中耳炎引起者居多数，少数为手术、外伤后继发感染，而结核性中耳炎、中耳癌等中耳肿瘤引起者很少见。

2. 脑膜源性迷路炎（meningogenic labyrinthitis）　无论是细菌性，病毒性或很少见的真菌性脑膜炎，均可引起迷路炎，这些病原体往往经蛛网膜下腔逆行感染迷路。传播途径有：①经内耳道中听神经周围隙或血管周围隙到达内耳；②经蜗水管（cochlear aqueduct）侵入耳蜗底周的鼓阶。脑膜炎时，迷路炎的症状常被严重的脑膜炎症状所掩盖，及至发现耳聋时，迷路已遭损毁。如在小儿，以后多合并言语障碍。

综观国内外各家对迷路炎的分类方法可以发现，目前有关耳源性迷路炎的分类方法是不尽一致的，这可能与迷路深藏于岩骨内，不能对其炎性病变进行直接的或经影像学作清晰的观察，更无法行活组织检查等因素有关；而仅能根据临床表现，功能试验结果，并参考零星的与具体患者多无直接联系的颞骨病理学研究报告等作出的分析判断。

Schucknecht（1974）曾根据颞骨病理及临床表现，建议将迷路炎分为4类：①急性中毒性（浆液性）迷路炎（acute toxic serous labyrinthitis）；②急性化脓性迷路炎（acute suppurative labyrinthitis）；③慢性迷路炎（chronic labyrinthitis）；④迷路硬化（labyrinthic sclerosis）。其中，慢性迷路炎包括从迷路瘘管引起的炎性反应及弥漫性破坏性迷路炎在内的各种病理类型。Kressner（1979）又将隐匿性迷路炎划入慢性迷路炎的范围内。

本书参照各作者不同的分类方法，将迷路炎分为下述4种。

一、局限性迷路炎

局限性迷路炎（circumscribed labyrinthitis）亦称迷路瘘管（fistula of labyrinthi）或迷路周围炎（perilabyrinthitis，paralabyrinthitis）。病变可局限于骨迷路或侵及外淋巴隙，或两者并存。中耳胆脂瘤侵蚀破坏骨质为本病的主要原因，其次为慢性化脓性中耳炎，偶见于乳突手术或外伤后。迷路周围气房丰富者，气房感染后易罹本病，近年来，本病在耳源性并发症中的比率有增高的趋势。

【病理】

瘘管大多位于外半规管（75%以上，McCabe，1978），亦可发生于上、后半规管，前庭，耳蜗或整个迷路，但少见。瘘管一般均为单个，个别患者可发生2个以上瘘管。当迷路瘘管仅局限于迷路骨质，而骨内膜保持完整时，瘘管不与外淋巴隙相通。骨内膜穿破后，瘘管即通达外淋巴隙。组织学上可见局部骨内膜增厚，但膜迷路通常无炎性改变。瘘管若被肉芽组织、胆脂瘤包囊、结缔组织等封闭，则可阻止细菌侵入外淋巴隙，而使炎症局限于局部的骨迷路内。瘘管位于鼓岬者，因耳蜗处的外淋巴隙较宽大，炎症易扩散而发展为弥漫性迷路炎。少数情况下，瘘管可因新骨形成而封闭，因而自愈。

【症状】

发作性或激发性眩晕，偶伴恶心、呕吐，症状多次反复发作。眩晕多在快速转身、屈体、行车、受到震动、耳内操作（如挖耳等）或压迫耳屏时发作，眩晕可持续数分钟至数小时不等。炎症急性发作期间症状加重。以上症状与瘘管大小、所在部位、是否被肉芽组织堵塞等因素有关。约有10%以上的瘘管可无任何症状。

【检查】

1. 眩晕发作时可见自发性眼震　眼震快相大多指向患侧，患者则向健侧倾倒。亦有人认为，自发性眼震方向与瘘管所在半规管的具体位置（壶腹侧或管侧）有关，既可向患侧，亦可向健侧，也可不出现眼震。

2. 听力检测　听力损失程度一般与中耳炎病变程度一致，基本属于传导性听力损失。瘘管如位于鼓岬，则听力损失较重，可呈混合性听力损失。

3. 瘘管试验　瘘管试验阳性。重者可引起向眼震慢相侧的倾倒。瘘管试验阴性者，不能排除瘘管存在；但假阳性者甚少。

4. 前庭功能试验　前庭功能一般正常或亢进。前庭功能检查宜在发作间歇期进行，不宜行冷热水试验，以免感染扩散，而应改为冷热空气试验。旋转试验比较适宜。

【诊断】

慢性化脓性中耳炎，尤其是伴有中耳胆脂瘤，若出现阵发性或激发性眩晕，首先应考虑本病。有乳突或镫骨手术外伤史者应该提高警惕。

【治疗】

在抗生素控制下行乳突手术，彻底清除病灶，探查瘘管。如瘘管较大，往往在清除附近病灶时，患者即诉眩晕，视物旋转，甚至恶心、呕吐。此时须注意尽量避免以吸引器直接吸引瘘管，而可将棉片覆盖之，继续手术。瘘管大多位于外半规管，特别在气化不良的乳突如此，少数瘘管位于前庭窗，甚至鼓岬；在气化型乳突，胆脂瘤侵犯范围甚广者，瘘管可位于后或上半规管，宜警惕之。清除瘘口及其周围病灶时，不宜用刮匙搔刮瘘管口。如在剥离瘘口周围病灶时，瘘管口的胆脂瘤包囊已一并脱离而去，此时可立即以清洁棉片将瘘口覆盖。病灶完全清除后，用颞肌筋膜覆盖瘘口，并以浸有抗生素的明胶海绵固定。对较大的瘘管，需取适当大小的乳突骨皮质片修补之，骨片不够大时也可使瘘管口缩小，然后再以筋膜覆盖。只要瘘管口病灶已彻底清除，本病不是鼓室成形术的禁忌证。术后注意应用足量抗生素预防迷路感染。迷路反应较重者，用地塞米松 10mg/d，静脉滴注，共 3 天。

二、浆液性迷路炎

浆液性迷路炎（serous labyrinthitis）是以浆液或浆液纤维素渗出为主的内耳弥漫性非化脓性炎症，在急性或慢性化脓性中耳炎（含胆脂瘤）或岩锥炎时，毒素经蜗窗、前庭窗或迷路瘘管进入内耳所致。内耳开窗术或镫骨足板切除术后可出现反应性浆液性迷路炎。本病也可为化脓性迷路炎的前驱期。

对蜗窗膜的超微结构研究发现，蜗窗膜的内侧面可自由通过体积达 500nm 的分子。向脑脊液中注入示踪剂观察，该示踪剂不仅可在数分钟后到达外淋巴液中，而且可以迅速通过蜗窗膜上疏松的纤维细胞网而到达中耳黏膜中的淋巴管。由此可见，蜗窗膜具有明显的通透性，是中耳内的细菌及感染毒素进入外淋巴隙的重要途径。

【病理】

在本病，耳蜗的损害一般较前庭系为重。内耳病变的严重程度和毒素侵入内耳的数量有关。其病理变化为：首先，在蜗窗膜上出现炎性细胞浸润，邻近蜗窗膜的鼓阶外淋巴隙中有浆液或浆液纤维素性分泌物沉积。病变进一步发展，炎症则从底周向顶周蔓延，然后向前庭阶及全外淋巴系扩散。严重者，毒素和炎性细胞通过基底膜向内淋巴隙渗透，而进入内淋巴系统；在内淋巴隙中，炎症也从底周逐渐向顶周扩展。内耳感觉上皮遂逐渐发生退行性变，底周的外毛细胞首先受损，而血管纹的损伤则较轻微。除上述形态学改变外，外淋巴液中的某些酶（如乳酸脱氢酶）的含量亦增高。急性浆液性迷路炎可以以膜迷路积水，合并感觉上皮部分退行性变以及少量纤维组织增生而告终。Paparella 和 Sagiura（1973）研究了 334 块颞骨病理后提出，浆液性迷路炎是中耳炎并发症中最常见的一种并发症，因为作者发现，有急、慢性化脓性中耳炎病史者，但无明显眩晕症状，其中有些颞骨的鼓阶外淋巴隙中可见浆液纤维素及圆形细胞浸润，外毛细胞退变，甚至消失，并认为这与慢性化脓性中耳炎患者高频听力下降有关，作者在猫的研究中亦证实了该论点。这种浆液性迷路炎可能是一种慢性经过。

【临床表现】

1. 眩晕，视物旋转伴恶心、呕吐，平衡失调为本病的主要症状。如浆液性迷路炎由迷路瘘管发展而来，则多表现为原有的症状突然加重，眩晕持续时间延长，患者因眩晕、平衡失调而卧床不起，喜卧于患侧（眼震快相侧），起立时向健侧倾倒。

2. 检查时可见自发性眼震，为水平旋转性。轻症者因患侧迷路处于兴奋、激惹状态，眼震快相向患侧。病变加重后，迷路由兴奋转为抑制状态，功能减退，眼震快相则转向健侧。前庭功能有不同程度的减退。瘘管试验阳性，亦可为阴性。

3. 听力明显减退，为感音性聋或混合性聋，重振试验阳性，Békésy 自描听力曲线多为Ⅱ型，言语识别率正常或略下降，但非全聋。

4. 发生于急性中耳炎者，可有耳深部疼痛。

5. 部分患者仅表现为隐袭性进行性高频下降型感音性聋（Neely，1993）。这类患者骨导听力亦下降。因患耳往往合并由中耳炎所致之传导性聋，故耳聋常呈混合性。

【鉴别诊断】

重症或晚期浆液性迷路炎在临床上很难与化脓性迷路炎鉴别，有时仅能根据前庭和耳蜗功能状况进行回顾性分析，若功能尚未全部丧失者则诊断为浆液性迷路炎。

【治疗】

1. 并发于慢性化脓性中耳炎时，须在足量抗生素控制下行乳突开放术，彻底清除病灶，并注意探查迷路瘘管（同第913页）。如病情较轻且条件许可时，则行次期或同期鼓室成形术。

2. 仅表现为隐袭性进行性高频下降型感音性聋，而无前庭症状者，可根据中耳病变情况择期手术。

3. 急性化脓性中耳炎所致之浆液性迷路炎，应以抗感染治疗为主，必要时作单纯乳突开放术。

4. 对症治疗，如镇静、止吐，呕吐频繁时注意补液，维持电解质平衡，并用适当糖皮质激素药物，如地塞米松10mg/d加入液体中静脉滴注。

三、急性化脓性迷路炎

化脓菌侵入内耳，引起迷路广泛的化脓性病变，称化脓性迷路炎（suppurative labyrinthitis）。化脓性迷路炎可使包括神经感觉上皮在内的内耳膜迷路全部遭到破坏，以致耳蜗和前庭功能丧失殆尽；严重者感染可经内淋巴管、蜗水管或内耳道等处向颅内扩散，威胁生命。化脓性脑膜炎逆行感染引起的脑膜源性迷路炎不在本文讨论之列。

耳源性化脓性迷路炎是因中耳感染扩散，细菌大多经迷路瘘管进入内耳所致。在感染的中耳腔内作内耳开窗、镫骨手术以及波及迷路的颅底骨折等，亦为传播途径之一。由肺炎球菌Ⅲ型或溶血性链球菌引起的急性化脓性中耳炎向内耳蔓延可引起出血性迷路炎，这种迷路炎可迅速转变为化脓性。原发性血源性化脓性迷路炎罕见。

【病理】

迷路开始化脓前，一般均经历一段短暂的浆液性渗出过程，然后外淋巴隙内出现多形核细胞浸润，含有大量白细胞及纤维素性渗出物的外淋巴可迅速穿过膜迷路，进入内淋巴系统，使整个迷路蓄脓，并伴有组织坏死，肉芽生成。若治疗及时，引流通畅，患者抵抗力强，本病将以迷路硬化（labyrinthic sclerosis）而告终：此时内淋巴隙内由纤维结缔组织和新生的骨组织充填，其间有时可见含有嗜酸性液体的囊腔，骨螺旋板、蜗轴、骨迷路的内膜可能有部分被吸收，代之以新生的纤维组织或骨组织。这些新生的纤维组织或骨组织可能来源于血管周围的间质细胞。间质细胞先分化为成纤维细胞，成骨细胞可直接从间质细胞或从成纤维细胞分化而来。如在硬化的迷路内还潜藏着部分化脓性病灶及肉芽组织，在一定的条件下感染活动并可向颅内蔓延，导致颅内感染，这种迷路的慢性炎性病变称为潜伏性迷路炎或隐匿性迷路炎。有些迷路炎并无明显前庭症状而以耳蜗或前庭功能丧失为首先发现的症状，有作者亦将这种迷路炎称为隐匿性迷路炎。对这两种隐匿性迷路炎目前尚无可靠方法进行鉴别。

【临床表现】

1. 急性化脓期

（1）重度眩晕，自觉外物或自身旋转，恶心、呕吐，患者卧床不起，喜侧卧于眼震快相侧，不敢睁眼，不能稍事活动。

（2）有自发性眼震，快相向健侧，强度较大。躯干向眼震慢相侧倾倒。当眼震方向又从健侧转向患侧时，须警惕有颅内并发症的可能。

（3）患耳耳鸣，听力急剧下降。

（4）体温一般不高，若有发烧、头痛、脑脊液压力升高及脑脊液中白细胞增多等，示感染已向颅内蔓延。

2. 代偿期　在急性化脓期症状消失后约2～6周，逐渐进入代偿期。

（1）眩晕及自发性眼震消失，患者逐渐恢复平衡，可自由行动。

（2）患耳全聋。

（3）患耳对冷热试验刺激无反应。

（4）在代偿过程中作旋转试验时，如代偿尚不完全，可因旋转方向不同而旋转后眼震的持续时间也不相同。6个月或更久以后，由于代偿已完全，则旋转后眼震两侧也趋一致。据此可知代偿进展情况。

【治疗】

1. 首先应用大量抗生素抗感染，待炎症控制后行乳突手术。

2. 疑有颅内并发症时，必须急诊做扩大的乳突开放术，并切开迷路，以通畅引流。

3. 补液，注意维持水和电解质平衡，根据血清中电解质水平对钾、钠等电解质进行补充。

4. 进入代偿期后则无需治疗。

5. 乳突术前的听力和前庭功能测试示内耳功能已完全丧失者，术中须切除镫骨足板，以利内耳引流，避免潜伏性迷路炎引发颅内感染。

四、迷路腐骨

迷路腐骨（sequesterum of labyrinth）较少见。可发生于急性或慢性化脓性中耳乳突炎，如猩红热期间的急性坏死型中耳炎、胆脂瘤或化脓性中耳炎、结核性中耳炎及糖尿病患者，亦可见于梅毒。迷路腐骨为迷路骨质坏死的结果，故也称为坏死性迷路炎，或将其列为化脓性迷路炎的后遗症，亦有称之为慢性化脓性迷路炎者。

迷路化脓时，当迷路的骨皮质、骨松质及骨髓等结构均受到炎症侵犯时，则会出现坏死性骨髓炎，当迷路骨的缺血区和供血区之间的界线形成后，即出现死骨或称腐骨（sequestrum）。迷路腐骨可以和迷路骨髓炎，甚至尚健存的骨迷路同时存在。在多数情况下，迷路腐骨的体积较小，数目可为一片或多片，有些死骨可以自动排出。严重者整个迷路或部分迷路均坏死，形成整块腐骨。早在1933年Shambaugh等即报告1例小儿患猩红热并发的坏死性迷路炎，其外半规管有大片死骨形成，前庭功能全部丧失，而听力尚存。武汉同济医科大学协和医院曾遇2例：1例26岁男性，发生于慢性化脓性中耳炎的急性发作期，腐骨标本上可见整个迷路以及完整的内耳道；另1例发生于一位57岁男性中耳癌患者。李新吾（1987）报告1例大胆脂瘤破坏迷路，半规管游离松动，但耳蜗尚保存部分，这可能系因耳蜗与前庭间的外淋巴隙内有界膜，能隔绝滤过外淋巴液之故。

【临床表现】

1. 一般有化脓性中耳炎病史，脓液或多或少，常具恶臭。

2. 耳鸣　听力减退或消失。可伴有恶心、呕吐、眩晕等症状。在迷路腐骨形成过程中，发热、头痛、流脓加剧等急性发作症状或有或无。腐骨形成后，耳蜗及前庭功能丧失或部分保存。

3. 可有患侧周围性面神经麻痹征。

4. 有些患者在乳突手术后症状减轻，但鼓室或（和）鼓窦区肉芽增生，流脓不止。

5. 乳突X线片或颞骨CT扫描　可发现内耳骨质破坏或死骨。

6. 乳突术中或术后换药过程中发现内耳部分或整片骨质游离或松动。

【诊断】

术前诊断比较困难。常在乳突术中或术后换药期间发现，方得确诊。凡遇下列情况之一者，应考虑迷路腐骨的可能：①反复发作的慢性耳流脓、耳痛伴肉芽组织增生，内耳功能部分或全部丧失；②乳突根治术后流脓不止，中耳乳突腔有较多肉芽，刮除后易复发。

【预后】

在抗生素及磺胺类药物未问世前，本病常可引起脑膜炎及脑脓肿等严重的颅内并发症，死亡率较高。自各种抗生素类药物广泛应用于临床后，此类并发症已大为减少，腐骨一经取出，预后大多良好。

【治疗】

松动、游离的迷路腐骨应予取出。操作时避免损伤硬脑膜、面神经或颈内动脉。如腐骨与周围粘连较紧，可待其自行断离后再取出。前文所述例1在第1次施行乳突根治术中搔刮咽鼓管时发生大出血，经用碘仿纱条填塞18日后出血停止。血止后12天再次手术，方发现内耳有一大块可活动的腐骨，终得取出。腐骨取出后，所遗留的腔洞迅速为肉芽组织填满，继而创面上皮生长而愈合。

【附】

三种迷路炎鉴别诊断表（表7-11-1）。

表7-11-1　三种迷路炎鉴别诊断表

	局限性迷路炎（迷路瘘管）	浆液性迷路炎	化脓性迷路炎
病理	瘘管大多位于外半规管；上、后半规管或耳蜗者少见	以浆液或浆液纤维素渗出为主的内耳非化脓性炎症。外淋巴隙首先受侵，逐渐向内淋巴隙扩散	迷路广泛化脓，包括感觉上皮在内的内耳全被破坏
眩晕	发作性或激发性	持续性	严重，持续性
自发性眼震	一般无，发作时可见。快相大多向患侧	有，快相向患侧	有，快相向健侧
听力	大多为传导性听力损失	下降，感音性或混合性听力损失	全聋
前庭功能	正常，少数亢进	减退	丧失
瘘管试验	（+）	（-）或（+）	（-）
治疗	抗生素控制下乳突手术，修补瘘管。同期或次期鼓室成形术	在足量抗生素控制下手术	大量抗生素治疗，炎症控制后手术

第四节 岩 锥 炎

岩锥炎（petrositis）是颞骨岩部气房和骨质因中耳炎扩展而引起的化脓性炎症，又称岩部炎或岩尖炎。颞骨气化良好者，岩部也可布满气房，外界的空气可通过中耳到达岩尖。通向岩尖部的气房可分为两组：一为后上组，即起自上鼓室和鼓窦，并环绕半规管周围通向岩尖部；一为前下组，即起自下鼓室与咽鼓管区，并环绕耳蜗周围通向岩尖部（图7-11-3）。

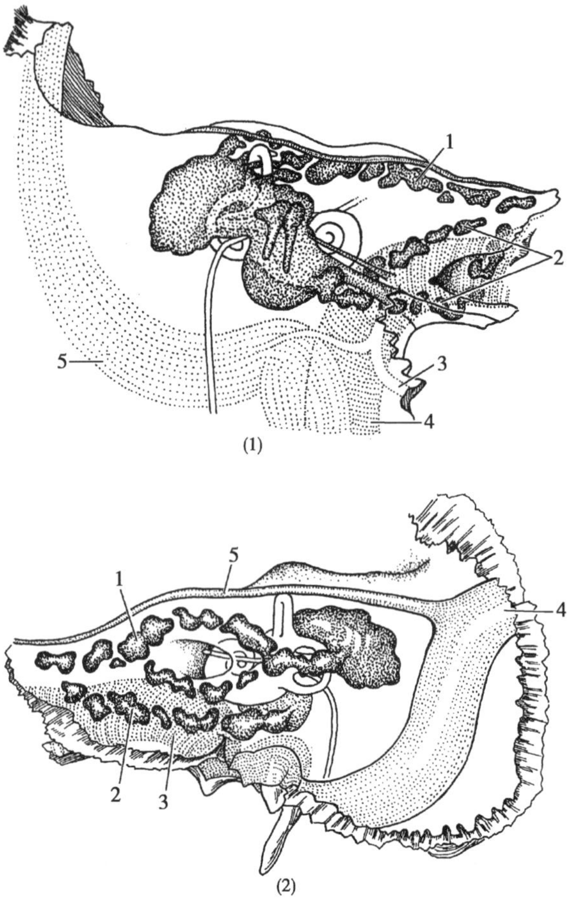

图7-11-3 岩尖气房群（右）

（1）正面观 1. 上气房群 2. 前气房群 3. 岩下窦 4. 颈内动脉 5. 乙状窦 （2）后面观 1. 后气房群 2. 下气房群 3. 颈内动脉 4. 乙状窦 5. 岩上窦

本病多发生于中年人，可分为急性与慢性两种。急性者常为急性化脓性中耳炎的并发症；慢性者常伴发于慢性化脓性中耳炎或乳突术后。

【病理】

发生于气化良好的岩锥者，主要病理变化与融合性乳突炎相似；岩部气化较差者，病理变化与骨髓炎相似。主要病理变化为岩锥部骨壁腐损，气房间隔消失，可聚积脓液；以后，外层骨壁因受到脓液压迫而逐渐腐蚀穿孔，感染可侵及下列部位：

1. 岩部前方或后部受侵，颅中窝或颅后窝发生硬脑膜外脓肿。

2. 侵及脑膜下发生软脑膜炎。

3. 多数患者可发生瘘管，或经半规管后方与鼓窦相通，或经耳蜗下方与下鼓室相通，亦可经耳蜗前方与咽鼓管鼓口附近相通，使脓液得到引流。

4. 脓肿穿破岩锥下方，可引起咽侧脓肿或咽后脓肿。

乳突手术刮除部分气房后，因岩部气房系统遭到破坏，残留的气房引流受阻，以致术后易引发本病。

【临床表现】

轻者其症状常常被中耳炎的症状所掩蔽，且可于乳突术后自愈，故常被忽略。一般在急、慢性中耳炎期间，岩部炎性病变即已开始，但其症状则在急性中耳炎后或乳突术后一个时期方始暴露，其间可间隔数日到数周。

1. 头痛　大多为患侧头前部痛，即在患侧眼内或眼部周围，尤其是眼眶后有锥刺样疼痛，可放射至邻近部位，如牙，颊部，颞、额部等；头痛以夜间为重，起始为阵发性，以后逐渐变为持续性。因三叉神经的半月神经节正位于岩锥尖端的前面，且眼神经最靠近骨面，疼痛即由于此神经受炎症刺激所致。

2. 耳流脓　急性中耳炎经药物治疗好转后，又有较多脓液外溢；或乳突手术后流脓停止，但不久流脓又复发，且量多，持续不断者，均应考虑岩锥炎的存在。

3. 发热　有脓毒性低热，晨起大多正常，午后上升，脉搏加快。白细胞计数可正常或稍增多。

4. 岩尖综合征（Gradenigo's syndrome）　三叉神经的半月神经节及外展神经与岩骨尖部仅隔一层硬脑膜（图7-11-4），岩尖部化脓性感染侵及该处硬脑膜时，即可引起此两对脑神经受累的症状，而出现上述三叉神经分布区域的疼痛，外展神经麻痹所引起的斜视及复视，再加中耳流脓（或局限性脑膜炎引起的脑膜刺激症状），即称为岩尖综合征。亦即同侧深部头痛（特别是眼眶后）、复视与中耳流脓，为岩尖综合征的三叠征。岩尖综合征为诊断岩锥炎的重要指征，但非每一岩锥炎均出现此三叠征的典型症状，除耳流脓外，外展神经麻痹一般是最常见的定位体征，三叉神经痛有时不出现。

5. 迷路周围炎症状　可出现眩晕、眼震及恶心、呕吐，前庭功能大多正常。

6. 周围性面神经麻痹　面神经经内耳门入岩部而达中耳，有时可因受到岩锥炎症侵袭而出现面神经麻痹，

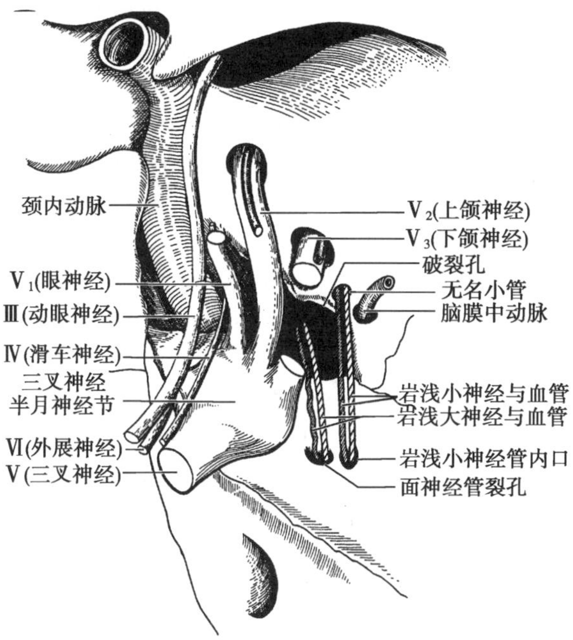

图 7-11-4　岩尖与邻近神经、血管的关系（右）

但多为暂时性轻度面瘫。

7. 鼓室或鼓窦内壁可发现瘘口，瘘口通向岩锥，瘘口内可有脓外溢，有时可见胆脂瘤或肉芽。

如伴有软脑膜炎者，可出现脑膜刺激症状，脑脊液也有变化。

8. 岩部影像学检查　早期可见气房模糊、密度增加，晚期可显示岩部有骨质破坏区。

【诊断和鉴别诊断】

1. 急性或慢性化脓性中耳炎出现岩尖综合征者，须疑及此病，并进行相应的检查。

2. 凡乳突根治术后干耳一段时期后，又出现耳内持续大量流脓，鼓窦或鼓室内壁有肉芽生长，并出现瘘道而可排除迷路瘘管者，应考虑为本病。

3. 应与迷路炎、颞骨肿瘤、蝶窦炎、海绵窦血栓性静脉炎等相鉴别。

【治疗】

1. 多数病例经乳突根治术并给予足量抗生素或化学抗菌药物后可告痊愈。

2. 少数病例虽经抗感染及乳突手术治疗，仍不痊愈者，须施行岩尖部手术才能使岩锥病灶得到引流。岩尖部手术种类甚多，但均系经迷路周围的不同方向，作一通道进入岩尖，扩大引流。如岩尖部蓄脓，尤其是有多个脓腔形成，虽经引流仍不治愈者，应该行岩尖切除术（apicoectomy），以彻底清除病变组织，方能治愈。

第五节　硬脑膜外脓肿

硬脑膜外脓肿（extradural abscess）是指位于颅骨骨板与其相对应的硬脑膜之间的脓肿；是化脓性中耳炎常见的颅内并发症之一。位于颅中窝，即位于鼓室盖、鼓窦盖或乳突盖与硬脑膜之间者，为颞叶硬脑膜外脓肿。位于颅后窝，为小脑硬脑膜外脓肿和乙状窦周围脓肿。除脓肿外，本病可表现为硬脑膜上或乙状窦壁上肉芽形成，硬脑膜或窦壁增厚，色暗红或淡黄，故亦可称为局限性硬脑膜外层炎（circumscribed external pachymeningitis）。本病大多伴有天盖或乙状窦骨板破坏，但也不乏骨板完整者。

硬脑膜外脓肿是化脓性中耳炎中最常见的颅内并发症之一，也是较轻的一种颅内并发症，如能早期发现，及时处理，则预后良好。如诊断延误，处理不当，可因此而引起许多其他严重的颅内并发症，如脑膜炎、脑脓肿等。

【病理】

局部硬脑膜感染后，出现充血、肿胀、增厚、有纤维蛋白渗出及炎性细胞浸润。化脓性炎性渗出物聚集于硬脑膜与颅骨骨板之间则形成脓肿。脓肿周围可因肉芽组织包裹而局限化。如机体抵抗力较强，脓肿可潜伏较久而无明显症状。若脓肿扩散，可引起硬脑膜下脓肿、脑膜炎、脑脓肿等其他颅内并发症。

【症状】

本病缺少典型症状。若脓肿较小，一般无明显症状，或仅有轻微的患侧头痛，而未引起重视，常于一般的乳突手术中意外地被发现。较大的脓肿可出现患侧较明显的头痛，于低头或卧倒时头痛加重，常伴有不规则的低烧。个别体积大的脓肿，可引起颅内压升高，并出现颞叶或小脑的局灶性症状，易误诊为脑脓肿，但很少见。

【诊断】

凡化脓性中耳炎患者，如出现下述情况者，应疑及本病：

1. 患侧长期头痛和（或）不规则低烧，经检查可排除其他原因者；

2. 前述症状在耳内流脓突然增多后可自行缓解者；

3. 耳内流脓甚多，拭之不尽，提示在中耳乳突腔之外，尚有另一个较大的脓腔与中耳相通；

4. 局部检查时，可见脓液有明显的搏动（可能系由硬脑膜的搏动传来所致）。

颅脑 CT（增强）或 MRI 可发现硬脑膜外有占位病变。

【治疗】

本病的治疗应以手术为主，辅以抗生素治疗。

手术治疗：临床诊断为本病或疑及本病时，均应及时作扩大的乳突开放术，在彻底清除病灶后，仔细检查鼓室盖、鼓窦盖及乙状窦骨板，若骨板已破坏，则从此处磨（咬）去周围的骨质直至显现正常的硬脑膜为度。如骨质虽无破坏，但骨质疏松或骨壁上有肉芽，或即使骨质无明显肉眼可察见的病变，也应磨去天盖及乙状窦部分骨壁，暴露其下方的硬脑膜和乙状窦进行观察。如发现硬脑膜增厚、颜色由淡红色变为白色或紫黑色或表面有肉芽，此时若将该处硬脑膜轻轻向上推移，聚集于硬脑膜外的脓液可向外溢出。待硬脑膜暴露至正常边界，脓液排尽后，如见硬脑膜上有瘘管，即用钝头探针跟踪探查，了解有无伴发的硬脑膜下脓肿或脑脓肿。对硬脑膜及乙状窦表面的肉芽，一般不宜搔刮，以免感染扩散或引起脑脊液漏；若肉芽较多且甚疏松者，可将表面的肉芽轻轻清除，注意定勿伤及硬脑膜和乙状窦。

第六节 乙状窦血栓性静脉炎

乙状窦血栓性静脉炎（thrombophlebitis of sigmoid sinus）是伴有血栓形成的乙状窦静脉炎。包括乙状窦周围炎（periphlebitis of sigmoid sinus）和乙状窦血栓性静脉炎在内的乙状窦感染是最常见的耳源性颅内并发症。据武汉同济医科大学协和医院对 419 名耳源性颅内并发症患者的统计分析，其中完全无乙状窦病变者 136 例，仅占全部病例的 32.5%。说明乙状窦感染与其他颅内并发症的关系甚为密切，并提示对耳源性颅内并发症患者施行乳突探查时，常规磨开乙状窦板，暴露和检查乙状窦，甚为重要。

乙状窦又称为侧窦，它是横窦的一部分（侧部），而横窦的另一段则为水平部。但也有人将横窦的水平部称横窦，这横窦和乙状窦一起也称为侧窦。为叙述方便起见，本文采用前一概念。横窦左右各一，右侧一般较左侧粗大。其水平部位于枕骨的横沟内，向后直接或间接与窦汇相通；向前则在顶骨乳突角处开始呈乙字形弯曲向下，行走于乙状沟内，故称乙状窦。乙状窦下端在颈静脉孔处与颈内静脉延续。此外，在横窦水平部与乙状窦过渡处（乙状窦上膝）有岩上窦汇入，在颈静脉孔处有岩下窦汇入颈静脉球或颈内静脉，岩上窦和岩下窦向前和海绵窦相交通。横窦还和颅内、外的血管相通，如大脑下静脉，小脑下静脉，下吻合静脉的部分血流在颅内流入横窦的水平部、乳突导血管和枕骨髁导血管，又从颅外汇入乙状窦（图 7-11-5）。由于乙状窦和鼓窦、乳突气房紧密为邻，颈静脉球与鼓室底部之间仅有一层很薄的骨板相隔，如中耳炎或胆脂瘤破坏乙状窦骨板，则中耳乳突的感染可直接向乙状窦及其周围扩散，导致乙状窦血栓性静脉炎；即使乙状窦骨壁未遭破坏，中耳的感染也可经骨部血栓性静脉炎间接地引起乙状窦感染，但比较少见。

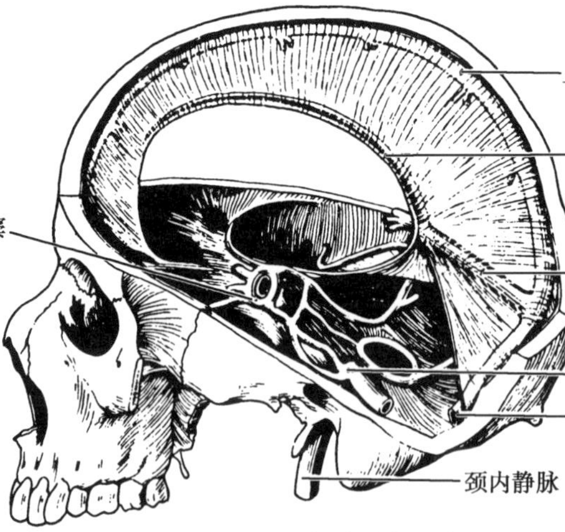

图 7-11-5 颅内诸静脉窦

【感染途径】

1. 中耳乳突炎破坏乙状窦骨板所致之感染直接向乙状窦扩散 其中以伴胆脂瘤的中耳炎最为多见。

2. 通过小静脉血栓性静脉炎的蔓延 如乳突导血管或位于中耳黏膜上的小静脉，因中耳乳突炎而并发血栓性静脉炎，感染循此向乙状窦蔓延，可间接地引起乙状窦感染。因岩锥炎通过岩上窦侵入乙状窦，或因中耳乳突炎破坏鼓室下壁使颈内静脉受累，感染由此逆行而上向乙状窦扩散者，均少见。

【病理】

乙状窦感染后，其内皮细胞受损，剥脱，血小板黏附于受损的内膜上，并发生变形和释放反应，释放二磷酸腺苷（ADP），合成血栓素 A2（TXA2），使随着血流继续流入局部的血小板进一步凝集于该处，并由于内源性和外源性凝血途径的启动，纤维蛋白原形成纤维素，使凝集的血小板牢固地黏附于受损的血管内膜表面，形成壁栓。壁栓逐渐增大，当其完全堵塞窦腔时，称闭塞性血栓。血栓尚可向两端扩展，向下可延伸至颈静脉球、岩下窦、颈内静脉；向上可达岩上窦以及横窦的水平部，个别可向海绵窦等蔓延。病情严重者，窦壁可发生坏死，血栓化脓，中央液化，形成乙状窦脓肿。带菌的栓子脱落，可随血流向全身播散，引起远隔脏器的化脓性疾病。

【症状】

1. 脓毒血症　为本病的主要症状。典型者有畏寒、寒战，继之高烧，体温可达40℃以上，患者有头痛，脉搏频数，全身不适等症状。数小时后大汗淋漓，体温降至正常或正常以下。上述症状可每日发作 1～2 次，不识者可误认为疟疾。患者虽经常高烧，但神志始终清楚。在病程早期，烧退后全身情况尚佳；但病期稍长者，则可出现全身软弱、苍白、贫血、精神萎靡以及皮肤干燥、脱屑等脓毒血症表现。在小儿，热型可为稽留热，且可发生呕吐，腹泻，抽搐，惊厥等。如患者曾使用大量抗生素或抗菌药物，上述症状变得不甚典型，如发烧不高，甚至个别患者体温正常，给诊断带来不少困难。

2. 局部症状　感染累及乳突导血管、颈内静脉及其周围淋巴结时，出现患侧耳后、枕后或颈部疼痛，乳突后方有轻度水肿；检查时，在同侧颈部可触及条索状肿块，局部压痛明显。如颈交感干受累，可发生颈交感神经麻痹综合征（Horner syndrome）。

3. 远离器官症状　如栓子从窦壁脱落，循血行播散至心、肺、肝、脾、肾脏及关节等处，可引起远离器官的化脓性炎症或产生脓肿，如肺脓肿，肝脓肿等，而出现相应症状。如咳嗽、咯脓痰、胸痛及呼吸急促；或肝区疼痛、肝脏增大、出现黄疸、食欲不振、呕吐及腹泻；或心律不齐，体温脉搏分离等。个别患者可因此种远离器官的转移性化脓性炎症或脓肿而首先就诊于内科，终因久治不愈，方发现耳部的原发病灶。

【检查】

凡中耳炎，特别是伴胆脂瘤的中耳炎，近期内有耳流脓增多或减少，耳内疼痛，而又出现周期性发作的畏寒、寒战及高烧者，均应疑及本病而进一步检查：

1. 颞骨高分辨率 CT　示乙状窦骨板破坏；乙状窦骨板完整者，不能排除本病。

2. 眼底检查　患侧视乳头可出现水肿，视网膜静脉扩张。若压迫颈内静脉，眼底静脉无变化，表明颈内静脉有闭塞性血栓，此法称为 Growe 试验。

3. Tobey-Ayer 试验　通过本试验有助于了解乙状窦是否存在栓塞。试验时，先作腰椎穿刺，测脑脊液压力并记录之；然后压迫健侧颈内静脉，此时脑脊液压力迅速上升，可超出原压力之 1～2 倍；再压迫患侧颈内静脉，若乙状窦内有闭塞性血栓，此时脑脊液压力不升或仅升高 0.1～0.2kPa（10～20mmH_2O），称 Tobey-Ayer 试验阳性。阴性者不能排除本病，因乙状窦发生血栓时，窦内血流方向可发生如下改道：①乙状窦→岩上窦→海绵窦→岩下窦→颈静脉球→颈内静脉；②乙状窦→枕窦→海绵窦→岩下窦→颈静脉球→颈内静脉。因此，只有当血栓已扩展到颈静脉球，使上述两路不通时，此试验较可靠。

4. 实验室检查　白细胞明显增多，多形核白细胞增加；血红蛋白及红细胞减少。寒战及高烧时抽血作细菌培养可得阳性结果。脑脊液常规检查多在正常范围。

【鉴别诊断】

本病应与疟疾、伤寒等鉴别，除血液涂片查疟原虫，作肥达反应外，必要时可请感染科医师会诊。

【治疗】

以手术治疗为主，辅以足量适宜的抗生素及支持疗法。

1. 尽早施行扩大的乳突开放术，清除中耳乳突病变后，探查乙状窦，若窦板未破坏，宜磨开窦板，将窦壁暴露至正常范围。窦壁的肉芽一般不宜搔刮；通常不必切开窦壁，取出血栓。若有乙状窦脓肿时，应该将窦内病变组织全部清除，以利引流。

2. 如在乳突术中确定已将全部病灶彻底清除，而术后症状不见减轻；血中红细胞及血红蛋白继续下降；或患侧颈部压痛明显；或出现转移性脓肿时，须施行患侧颈内静脉结扎术：胸锁乳突肌前缘切口，暴露颈内静脉，如发现颈内静脉尚正常，则在面总静脉分支处以上结扎颈内静脉；如颈内静脉已有血栓形成，则在血栓所在部位以下结扎，同时将结扎处以上的颈内静脉各分支分别结扎之。

3. 给予大量抗生素控制感染；并给予大量维生素 C，大量饮水，酌情给予输血、血浆，复方氨基酸等。

4. 注意转移性感染及其他颅内并发症并发的可能，并予相应治疗。

第七节 耳源性脑膜炎

耳源性脑膜炎（otitis meningitis，otogenic meningitis）是急性或慢性化脓性中耳炎所并发的软脑膜和蛛网膜的急性化脓性炎症。按病变范围，本病可分为局限性和弥漫性脑膜炎两类。前者又称硬脑膜下脓肿，将于以后介绍。本节主要介绍耳源性化脓性弥漫性软脑膜炎（otogenic diffuse purnlent leptomeningitis），简称为耳源性脑膜炎。本病是常见的耳源性颅内并发症之一，且不易与流行性脑膜炎鉴别，应予注意。

【感染途径】

中耳的感染既可通过各种途径直接侵犯软脑膜和蛛网膜，亦可通过所引起的其他并发症，如化脓性迷路炎、岩锥炎、硬脑膜外脓肿、乙状窦血栓性静脉炎、脑脓肿等，而间接引起软脑膜炎。

【临床表现】

1. 以高烧、头痛、呕吐为主要症状 起病时可有寒战，继之发烧，体温可达39℃~40℃；晚期体温调节中枢受累，体温可高达41℃。脉搏频数，与体温一致。早期头痛位于患侧，随着感染扩散和颅内压增高，头痛变得剧烈，部位不定，可为弥漫性全头痛，且以后枕部为重。呕吐大多呈喷射状，与饮食无关。小儿除高烧、呕吐外，尚可有腹泻，惊厥等。

2. 精神与神经症状 如易激动，全身感觉过敏，尤以腹部及头皮明显，患者烦躁不安，四肢抽搐；重者嗜睡、谵妄，晚期出现昏迷。炎症若累及局部脑血管和脑实质时，可出现肢体瘫痪、失语症以及瞳孔散大、对光反应迟钝，中枢性面瘫等。

3. 脑膜刺激征 轻者颈有抵抗，随着病情加重，出现颈项强直，甚至角弓反张。Kernig 征及 Brudzinskin 征阳性。

4. 如锥体束受累可出现锥体束征 如浅反射（腹壁反射、提睾反射等）减弱，深反射（膝反射、跟腱反射等）亢进，并出现病理性反射。

5. 腰椎穿刺 可测得脑脊液压力增高，脑脊液的实验室检查结果示化脓性脑膜炎，如脑脊液混浊，细胞数增多〔$(1\ 000 \sim 10\ 000) \times 10^6/L$〕，以多形核粒细胞为主，蛋白含量增高，糖含量降低或消失，氯化物减少。脑脊液细菌培养阳性，菌种与中耳分泌物培养结果相同。

6. 血液学分析 示白细胞增多，多形核粒细胞增加。

晚期出现呼吸节律紊乱，陈-施（Cheyne-Stokes）呼吸，大小便失禁，常因脑疝而致呼吸停止及循环衰竭而死亡。

【诊断】

综合以下数点，可诊断为本病。

1. 根据临床症状，脑膜刺激征及神经系统和脑脊液检查包括细菌培养结果等，可提示为化脓性脑膜炎。

2. 根据过去有耳流脓史、耳部检查和颞骨影像学等检查结果符合急性化脓性中耳炎或慢性化脓性中耳炎（特别是中耳胆脂瘤或骨疡型中耳炎）的临床表现，尤其是中耳脓液引流不畅，近期有急性发作史者则可诊断为耳源性（参考第910页）。

【鉴别诊断】

1. 流行性脑膜炎 根据在流行季节群体发病，皮肤、黏膜上有瘀斑、瘀点，且未发现可疑的化脓性中耳炎等耳部疾病时，可初步加以鉴别。脑脊液涂片及细菌培养结果为脑膜炎双球菌，与耳源性脑膜炎的细菌学检查结果不同。如鉴别诊断确有困难，可先按流行性脑膜炎治疗、处理，并进行严密的观察，1周后如无明显好转，应该施行乳突探查术（表7-11-2）。

2. 结核性脑膜炎 起病缓慢，早期可有发烧、盗汗、消瘦及食欲减退等中毒症状。可伴有身体其他组织器官的结核病灶（如肺、泌尿系统、骨骼等）或结核性中耳炎。脑脊液检查和细菌培养有助于鉴别。

3. 假性脑膜炎 小儿急性化脓性中耳炎而鼓膜未穿孔者，因感染或毒素经未闭合的骨缝侵入颅内，但并未出现软脑膜的化脓性炎症时，亦可出现轻度的脑膜刺激症状。腰椎穿刺脑脊液实验室检查时，可见白细胞、蛋白、氯化物及糖含量正常或有轻微改变，细菌学检查阴性，可资鉴别。此种假性脑膜炎经过恰当的治疗后，可迅速得到缓解。

【治疗】

1. 在足量抗生素或其他抗菌药物的控制下，先施行扩大的乳突开放术，清除中耳病灶，如天盖及乙状窦骨板已腐损，则扩大破损处，直至可见到正常脑膜为止；骨板完整者，须凿（磨）开之，并检查脑膜，达正常范围。待颅内并发症痊愈后再行乳突根治术。

2. 注意支持疗法和电解质平衡。

3. 在应用足量抗生素的同时，可酌情合并应用糖皮质激素，如地塞米松10mg/d 静脉点滴，3~5天。

表 7-11-2　耳源性脑膜炎、流行性脑膜炎与结核性脑膜炎的鉴别要点

		耳源性脑膜炎	流行性脑膜炎	结核性脑膜炎	脑脊液正常值
脑脊液检查	压力	明显升高	同耳源性脑膜炎	正常或升高	卧位:0.69～1.76kPa(40～50 滴/min)儿童稍低。坐位约为卧位的 1 倍左右
	外观	轻度混浊或脓性		透明或呈毛玻璃状	透明
	凝聚力	轻度凝聚或凝成细柱状		放置 6～24 小时后，可凝聚成极柔细的蛛网状薄膜，以之涂片检查	不凝聚
	细胞	(1 000)×10^6/L 以上，中性多形核白细胞为主		(200～1000)×10^6/L，淋巴细胞为主	(0～8)×10^6/L，为淋巴细胞
	蛋白	+～+++++		++++	阴性
	葡萄糖	减少或消失		明显减少	2.5～4.4mmol/L
	氯化物	轻度减少		明显减少	成人：119～129mmol/L 儿童：117～127mmol/L
	细菌		脑膜炎双球菌	结核杆菌（多只能由培养或接种法查出）	无
症状	发病	与化脓性中耳炎有关	多在流脑的流行季节和流行地区	可伴有结核性中耳炎或身体他处（如肺、骨骼或泌尿系统）的结核病灶	
	体温与脉搏	高热，脉搏与之相呼应	高热，脉搏与之相呼应	低热或高热，脉搏细微不规则	
	头痛	部位不定，有时偏于患侧，发展快	弥漫性，发展快	弥漫性，前驱期头痛不剧，但强度渐增	
	衰竭、恶心、呕吐	早期不显著,晚期以谵妄为主	严重	严重	
	脑膜刺激征	阳性	强阳性	阳性	
	其他	可伴有其他耳源性颅外或颅内并发症	皮肤、黏膜上可能出现瘀斑、瘀点，自瘀斑处穿刺或作刮片检菌(+)	多为儿童及青年，进展较慢。早期可有发热、盗汗、食欲减退、消瘦等结核病的一般中毒症状，眼底可能发现结核性脉络膜炎。X 线胸片可能发现肺结核	

第八节　硬脑膜下脓肿

硬脑膜与蛛网膜之间或蛛网膜与软脑膜之间有化脓性病变时，脓液不局限者，称硬脑膜下积脓（subdural empyema）；局限者，称硬脑膜下脓肿（subdural sbscess）。前者有时可遍布于一侧大脑半球的表面或脑底部，而后者则好发于大脑镰旁、小脑幕上和弓下裂孔处。

本病罕见，多发生于全身衰弱、抵抗力极低的患者，且病情险恶，化脓性炎性可向脑深部蔓延，不易彻底清除，故可反复发作，最终引起死亡。但在各种广谱抗生素应用的今天，其预后已有了改善。

【临床表现】

1. 全身症状　畏寒、高烧、脉搏频数、全身不适及重病容，一般情况甚差。晚期可出现嗜睡、谵妄等。

2. 脑膜刺激症状　剧烈的弥漫性全头痛，频繁的呕吐，全身感觉过敏，颈项强直，Kernig 征阳性及 Brudzinskin 征阳性。

3. 大脑或小脑局灶性症状　巨大的局限性脓肿方出现局灶性症状。如脓肿位于小脑幕上，枕叶视中枢受到影响时，可发生偏盲。大脑优势半球受罹，累及言语中枢时，则出现失语症。大脑镰旁的脓肿，影响其附近的皮质运动区和感觉区时，出现对侧下肢无力、瘫痪或感觉减退。发生小脑症状时，示病变在颅后窝。

4. 颅内高压症状 脓肿较大时，可出现相对缓脉，精神障碍，行为与性格改变，视乳头水肿以及昏睡，昏迷等。

【诊断】

本病须与脑脓肿及脑膜炎鉴别。过去对本病的诊断较为困难，自从 CT 和 MRI 应用于颅脑疾病的诊断以来，对局限性硬脑膜下脓肿的诊断已有了明显的进步。

【治疗】

对颅内并发症患者作扩大的乳突开放术时，应注意仔细地观察硬脑膜，发现其色泽不正常，或表面有肉芽生长，或张力增大时，结合患者的可疑症状和影像学检查结果，宜切开硬脑膜探查，排脓；发现硬脑膜有瘘管，则可从该处切开，如硬脑膜下有脓液，应彻底排脓；术中要特别注意窦脑膜角处的骨质破坏情况，如骨质有破坏，定将此处骨质磨去（即岩部上缘的外侧部分），以充分暴露该处硬脑膜及小脑幕附着处。

其他治疗参考耳源性脑脓肿。

第九节 耳源性脑脓肿

耳源性脑脓肿（otogenic brain abscess）是化脓性中耳炎和胆脂瘤的严重并发症，可危及生命。耳源性脑脓肿多发生于大脑颞叶，其次为小脑，大脑其他诸叶，以及多叶性或转移性脑脓肿极少见。从神经外科视角来看，大脑脓肿有耳源性和非耳源性之分，而绝大多数（约 80%）是耳源性；小脑脓肿则几乎都是耳源性的。脑脓肿一般为单发，多发性脓肿少见。

耳源性脑脓肿以杆菌为主要的致病菌，如绿脓杆菌、变形杆菌等；球菌则以金黄色葡萄球菌、溶血性链球菌较常见；而两种以上细菌混合感染者亦不少见。此外，尚有厌氧菌感染者。

【传播途径】

耳源性并发症可通过前述 3 种途径由中耳炎播散而来（参考本章第一节），其中以通过被破坏、缺损的骨壁最多见。感染扩散至颅内后，大多先形成硬脑膜外脓肿、硬脑膜下脓肿或乙状窦周围脓肿、乙状窦脓肿等，以后进一步侵入脑组织。此外，由化脓性迷路炎经内淋巴管、内淋巴囊或内耳道向颅内发展者，大多引起小脑脓肿。过去曾有学者认为，经乙状窦感染引起的脑脓肿大多位于颅后窝，但实际上，乙状窦感染合并颞叶脑脓肿者也不少见，医者当警惕之，切不可因发现了乙状窦病变就轻易地排除颞叶脑脓肿存在的可能性。

【病理】

感染侵入脑组织后，可形成两种脓肿：皮层脓肿和皮层下脓肿。皮层脓肿较少见，这种脑组织浅层的脓肿通常通过乙状窦壁上的瘘管感染而来；由于皮层血运丰富，抵抗力较强，故脓肿一般较小。感染沿血管进入脑组织深部，在白质中发展而形成的脓肿，属皮层下脓肿；由于这种脓肿距硬脑膜较远，除非脓肿很大并向外穿破，一般不伴有硬脑膜瘘管。

脑脓肿的形成可分为 3 个阶段：

1. 急性局限性脑炎期 脑组织弥漫性充血、水肿、炎性细胞浸润，并有斑点状出血，小静脉出现血栓性静脉炎，以后部分脑组织发生软化、坏死，出现许多小液化区。

2. 化脓期 液化区融合，形成一大的液化腔，脓液及软化的脑组织聚集于其中，形成脓肿，脓肿与周围的脑组织之间无明确的界限。

3. 包膜形成期 脓腔周围由肉芽组织、成纤维细胞和神经胶质细胞形成脓肿包膜，脓肿周围的水肿则渐渐减轻。该过程一般需历时 3～4 周。因此，一个成熟的脑脓肿是由以下几部分组成的：中央为脓液，外周为脓肿包膜，包膜外为一层水肿的脑组织。

因细菌毒力和机体抵抗力的不同，脑脓肿的发展过程也不完全相同。细菌毒力很强，形成的许多急性脓肿可不具包膜；小的脓肿或厌氧菌引起的脓肿也可以无包膜形成。慢性脓肿一般均有包膜，个别脓肿的包膜可厚达 1cm 以上。有时，整个脓肿可转化为一个肉芽肿。有些脓肿不具完整的包膜，而即使完整的包膜在各处的厚薄也不完全一致，近皮层的一面大多较厚，靠近脑室的一面，包膜则比较薄。

脑脓肿可引起以下颅内继发性病变：

1. 脑脓肿体积逐渐增大后，向邻近脑室或蛛网膜下腔溃破，引起脑室炎和严重的脑膜炎。

2. 靠近脑表面或脑室的脓肿，可伴发脑膜炎。

3. 脓肿周围发生脑水肿，但其程度并不都与脓肿的大小一致，有些巨大的脑脓肿仅伴有轻微的脑水肿，而有些小脓肿有时却可引起严重的脑水肿。

4. 脑脓肿如压迫正中孔或外侧孔或大脑导水管，脑脊液循环障碍，可发生脑积水。

5. 脑疝。

【症状及检查】

脑脓肿的典型临床表现可分 4 期：

1. 起病期（约数天） 有畏寒、发烧、头痛、呕吐等早期局限性脑炎或脑膜炎的症状。检查时可能发现轻度颈项强直，脑脊液中细胞数略增、蛋白稍高。血中白细胞增多、多形核白细胞增加。

2. 潜伏期（持续 10 天至数周不等）　多无明显症状。或有胃纳不佳、便秘、体重减轻、不规则头痛以及精神抑郁、缄默少语或烦躁易怒等精神症状。但无明显神经系统症状。脑脊液正常。

3. 显症期（时间长短不一）　此期脑脓肿已形成，并逐渐增大，可出现以下各类症状：

（1）感染症状：可表现为午后低热、高烧或体温正常，或体温在正常以下。如高热有相对缓脉者，诊断意义较大。此外可有舌苔增厚、食欲不振、晚期食欲可亢进、便秘并可有消瘦、面色苍白、全身无力和周身不适等，对颅内感染的诊断有重要参考价值。

（2）颅内压增高症状：

1）头痛为脑脓肿的主要症状，始于患侧，后可遍及全头而以前额或后枕部最为显著。头痛多为持续性，但常因伴有嗜睡或轻度神志不清，故患者虽头痛剧烈，但不频繁陈诉，只在询问时，才答诉头痛，这是脑脓肿头痛的重要特点之一；头痛常于夜间加剧，而患者惨叫不止，此为脑脓肿头痛的重要特点之二。小脑脓肿有时表现为枕部头痛，可放射至颈部。

2）呕吐为常见症状，与进食无关的喷射性呕吐具有重要的诊断价值。

3）意识障碍，最初表现为表情淡漠，进而嗜睡、昏睡、神志不清，最终发展为昏迷，这是脑脓肿的常见症状之一，在大脑脓肿出现较早，小脑脓肿出现较晚。个别可表现为精神错乱。

4）脉搏迟缓、有力，与体温不一致，乃迷走神经中枢受累之故，但并非必有之症状。有时须长期严密观察方能发现。

5）视乳头水肿，因视神经鞘内的脑脊液回流及眼静脉血流受阻之故。小脑脓肿较常见。一般多于晚期出现。

6）其他：如常打呵欠，常作无意识动作（如挖鼻，触弄睾丸等），性格与行为改变，惊厥等。一般说来，小脑脓肿引起的颅内压增高较颞叶脓肿者严重。两侧瞳孔缩小亦示颅压增高。

（3）局灶性症状：局灶性症状出现可早、可晚，或不出现局灶性症状。一般小脑脓肿出现局灶性症状较早。

1）颞叶脓肿：颞叶脓肿可出现对侧偏瘫、对侧锥体束征、失语症及同侧偏盲等等。对侧中枢性面瘫和上肢瘫痪示脓肿侵及内囊；而出现对侧上、下肢瘫痪则说明病变累及皮层运动区；脓肿若位于主侧大脑半球，影响同侧额下回和中央前回下部时，患者出现口语运用不能，称“运动性失语”；惯用右手者，左侧颞叶后部或颞叶底面存在病变时，患者不能说出日常用品的名称，但确知其用途，称为“命名性失语”；脓肿累及颞上回后部，则出现“感觉性失语”，这种失语表现为不能听懂自己和别人的言语，与别人交谈时，其言语混乱、割裂，答非所问，文不对题，喋喋不休。如脓肿累及视辐射，则出现同侧偏盲，但难以发现，此乃因病情重笃，不可能细查视野之故。如发生对侧肢体强直或痉挛，同侧瞳孔散大，示已有小脑幕切迹疝形成。值得注意的是，习惯用右手者，当右侧颞叶损害时，可在长时间内无明显症状出现。

2）小脑脓肿：小脑脓肿可出现中枢性眼球震颤；共济失调，表现为站立不稳、摇晃，步态不稳，指鼻不准，跟膝胫试验（+）；同侧肢体肌张力减弱；辨距不良等；如病变累及小脑两半球和蚓部，可出现言语障碍，小脑性言语障碍的特点为“暴发性言语”，表现为言语缓慢、冲撞、单调。

4. 终末期　脑脓肿晚期，多因脓肿向脑室溃破所致之脑室炎，暴发性弥漫性脑膜炎或脑疝形成等而死亡。脓肿穿入脑室时，可突然发生剧烈的头痛，呕吐频繁，高烧不退，阵挛性抽搐，以及呼吸紊乱，颈项强直，神志不清，最后昏迷，呼吸、心跳停止；此时脑脊液呈脓性，细胞数可高达 8000×10^6/L 以上，蛋白含量明显增高。发生脑疝时，呼吸先停，如做人工呼吸，心跳有时可维持数小时至数日，最后循环衰竭而死亡。

【检查】

1. 颅脑 CT（含增强）和 MRI　自从颅脑 CT 和 MRI 等影像学诊断技术应用于耳源性颅内并发症的诊断，特别是脑脓肿的临床诊断以来，由于通过该技术能清晰显示颅内占位病变的各种详细情况，包括脑脓肿的位置、大小、数目、包膜形成以及脑室的形状和位移、有无脑水肿等等，而且尚具有安全、无创、快速、可靠等优点，使得脑脓肿的诊断有了划时代的根本性变化。随着诊断技术的进步，脑脓肿的治愈率也相应有了明显的提高。但是，由于脑脓肿的病理发展多变，症状复杂，吾等在临床工作中仍应做到仔细检查，严密观察，审慎分析，恰当治疗，并警惕个别假阴性结果。

2. 眼底检查　视乳头水肿示颅内压增高，水肿的程度一般可反映颅压增高的严重程度。相反，无视乳头水肿并不能排除颅内高压的存在。

3. 腰椎穿刺　不属必要的检查；而且因腰椎穿刺后，脑脊液大量流出，可引起颅内压力骤然下降，可导致脑疝形成、脑脓肿破裂或脑干出血，造成患者迅速死亡。所以，疑为颅后窝有占位病变或已有颅内压增高者，一般不宜作腰椎穿刺。如颅压增高的症状尚不明显，又确有必要作腰椎穿刺检查脑脊液时，则一次放出的脑脊液量不能过多，或抽取脑脊液以后，应补充适量的消毒生理盐水入椎管内，以避免颅内压力的突然下降。

【诊断】

诊断中应注意以下几点：

1. 并非所有的脑脓肿都具有分期明确的、完备的典型症状。因为：①脑脓肿常同时或先后合并其他的颅内并发症，各种症状可互相掩盖、重叠；②伴发于脑脓肿的颅内高压，脑水肿，脑积水，脑移位和血液循环障碍等，增加了症状的复杂性；③脑脓肿这一疾病本身的症状复杂多变。

2. 局灶性症状虽然是诊断的重要依据，但也不能过分强调局灶性症状。因为：①局灶性症状往往出现于脑脓肿的晚期；②有些脑脓肿可长期不出现局灶性症状；③其他的颅内并发症有时也可能引起某些“假局灶性症状”，例如化脓性脑膜炎及脑水肿皆可出现外展神经或动眼神经麻痹，病变累及皮层运动中枢时也可出现偏瘫；颞叶脓肿也可出现眩晕、眼球震颤（颞上回中、后部有前庭的皮层区，电刺激该区时可引起眩晕），或同侧偏瘫；小脑脓肿有时也可以引起患侧瞳孔散大等。

3. 剧烈的、与日俱增的头痛是脑脓肿比较特殊的症状。脑脓肿引起的头痛非常剧烈，而且每例脑脓肿均有这种剧烈的头痛，头痛往往于夜间加重，而患者惨叫不已，镇痛药物一般无效，以致常惊扰全病区患者。

4. 精神与行为的改变具有重要的诊断价值。如患者在度过起病期的畏寒、发烧等全身症状后，体温已渐趋正常，但反而出现精神萎靡、表情淡漠、频频重复一些前已述及的无意识动作、嗜睡等，须警惕脑脓肿的存在。

【鉴别诊断】

注意和脑积水（见第927页）、脑肿瘤鉴别，后者病情发展缓慢，无感染症状，无化脓性中耳炎病史，颞骨CT见中耳乳突无骨质破坏或炎性改变。

低血钠症亦可引起嗜睡，乏力，表情淡漠，恶心，呕吐以及腱反射减弱或消失等症状，血清钠测定可资鉴别。

【预后】

耳源性脑脓肿如未得到及时的诊断和恰当的治疗，几无存活之可能。过去虽有脑脓肿自行钙化的报告，或出现慢性脑脓肿迁延多年不显症状，直至因其他疾病死亡而在尸检中发现脑脓肿者，但均极其罕见。

脑脓肿通过穿刺抽吸法治疗后，出现癫痫、精神障碍等后遗症者较少见。如中耳病灶已在此次治疗中进行了根治，则中耳炎的复发率较其他原因引起者较低。

【治疗】

本病应以手术治疗为主，单纯依靠抗感染、脱水及支持疗法均不能使已形成的脑脓肿获得治愈。

1. 手术治疗　在耳鼻咽喉科范畴内可施行的手术包括清除中耳乳突腔内的病灶和脑脓肿穿刺排脓两种手术。

如患者情况极重，已出现脑疝前期症状时，应该转神经外科，先作颅骨钻孔、脑脓肿穿刺排脓术或作侧脑室引流术，待脓肿治愈、一般情况好转后，再入我科作乳突根治术，彻底清除病灶。如诊断已明，并未出现明显的脑疝前期症状，则可由耳鼻咽喉科医师先经耳后切口或扩大的耳后切口，作扩大的乳突开放术，彻底清除乳突、鼓窦和上鼓室的病灶，查明天盖和乙状窦等处的骨质破坏情况后，在严格无菌操作的条件下，经乳突腔行脑脓肿穿刺术。

术前诊断为颞叶脑脓肿者，如天盖骨壁完整或仅有小片缺损，应磨开天盖骨板，暴露硬脑膜；如骨质破坏范围较大，则无需再除去骨壁，进行脑脓肿穿刺术，脓液排出后，最好还将乙状窦骨板磨开少许进行检查。术前诊断为小脑脓肿者，则先磨开乙状窦骨板及其邻近颅骨，暴露乙状窦和小脑膜，作小脑脓肿穿刺术，以后最好再将天盖骨质也磨除少许，检查该处情况。采用这种措施的主要目的是为了防止漏诊伴发于脑脓肿的其他颅内并发症。

2. 应用足量的、致病菌敏感的抗生素或抗菌药物。开始时可以选用广谱抗生素，待细菌学检查结果报告后，参照致病菌种和药敏试验结果，择用适宜的抗菌药物。

3. 颅内压增高时，须合理应用脱水疗法，降低颅内压力。对比较严重的脑水肿，可用20%甘露醇（或25%山梨醇）1～2g/kg，快速静脉滴注（每分钟80滴以上），每6小时1次，连续使用不宜超过3天；3天后可改为20%甘露醇（或25%山梨醇），1～2g/kg静脉快速滴注和50%葡萄糖60～100ml（成人）静脉快速推注，每6小时交替使用。对轻型的脑水肿，一般在清除病灶后颅内高压即可解除，无需使用脱水剂，或可单独应用50%葡萄糖60ml静脉注射，每6小时1次，或改为口服脱水剂。若用于抢救，可用20%甘露醇1～2g/kg，快速静脉推注，必要时3～4小时后重复1次。尿素是最强的脱水剂之一，但因有“反跳作用”（在用药后数小时颅内压力重新升高，甚至超过原有的水平），并可加重肾脏负担等副作用，故目前较少应用。使用脱水剂时须注意以下各点：

（1）脑脓肿的治疗：应以脓肿穿刺排脓和减轻炎性水肿为主，脱水疗法仅是一种对症治疗的方法。应用脱水剂后，患者的头痛虽可暂时减轻，但这并不意味着颅内高压已得到根本的缓解，否则将贻误脑脓肿的治疗。

（2）使用脱水药物时：须同时严格控制入水量，并适当限制钠盐输入，否则脱水无效。但如脱水疗法治疗时期较长，又须注意水及电解质平衡，并密切注意有无因脱水而引起的血容量不足，导致低血压和少尿。

（3）严重休克时：忌用脱水药物，否则可因尿量减少而加重脑水肿。肾功能严重受损者，低颅压者，已有严重失水或电解质紊乱者，均不宜使用脱水药物。

（4）注意支持疗法和水与电解质平衡：并应用适量的肾上腺皮质激素，减轻炎性反应。脑脓肿患者常有频繁的呕吐、高烧、烦躁，长期静脉输入葡萄糖，加之应用脱水疗法，并限制入水量等，往往会出现水与电解质紊乱而加重病情。故治疗过程中宜经常检测血中电解质及肾功能，根据结果结合患者症状、体征，决定每日的液体输入量，适当补充电解质，纠正酸中毒等。并输入新鲜血、血浆或血浆代用品等。必要时可请内科或儿科医师协助处理。

附：脑脓肿穿刺术

脑脓肿穿刺术的方法有以下3种：

（一）经乳突术腔穿刺法

在完成扩大的乳突开放术，清除全部病灶以后，术腔相继用3%过氧化氢溶液和消毒生理盐水彻底清洗，重新消毒切口周围皮肤，术腔和硬脑膜用活力碘消毒，更换无菌巾，术者更换无菌手套。用尖刀在硬脑膜上作十字形切口，颞叶脑脓肿者，切口应作在颞叶硬脑膜的底部；小脑脓肿者，在乙状窦后方或乙状窦内侧的小脑膜上作切口，但多取前者。切口完成后，对硬脑膜切口的出血可用0.1%肾上腺素棉片压迫或用电灼法止血。待出血停止后，取脑穿刺针（图7-11-6），按脓肿所在位置设计进针方向，通过切口作脓肿穿刺（图7-11-7）。

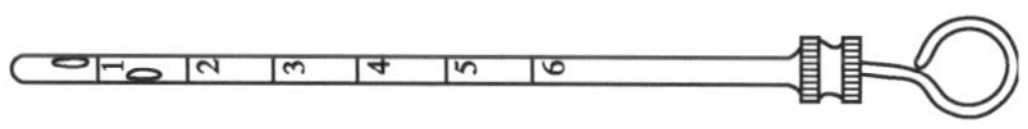

图7-11-6　脑穿刺针

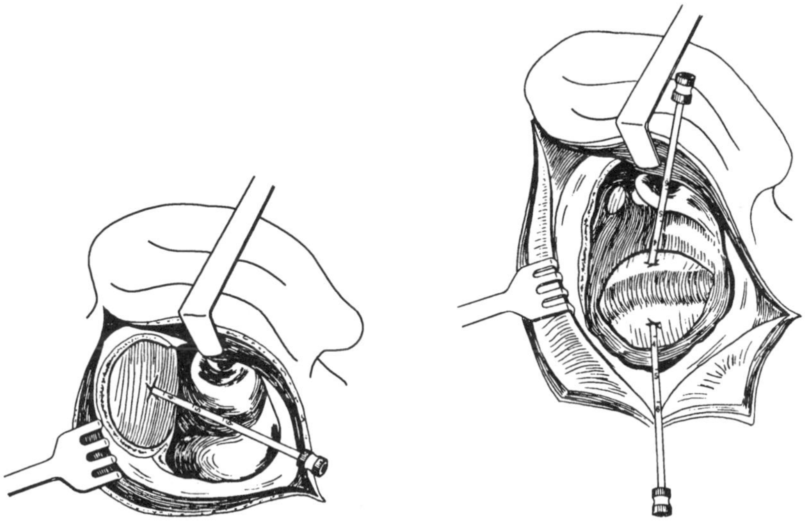

(1)　　(2)

图7-11-7　脑脓肿穿刺

（1）颞叶穿刺　（2）小脑穿刺

当针尖抵达脓肿包膜时，即出现阻力感或弹性感，此时稍加用力，如阻力顿失，表示已进入脓腔。如包膜坚韧，可改换较尖锐的脑穿刺针试之。刺入脓腔后，拔出针芯，如脓液不很黏稠，此时可见脓液从针孔自行涌出；若无脓液流出，可能因脓液黏稠，或脓腔内压力不高之故，可用一注射器接入穿刺针孔，缓缓抽吸脓液。如脓液似已抽净，仍须稍等片刻，或将脑穿刺针稍加旋转后，此时可能又有脓液吸出。待吸出的脓液稍带血性时，示脓液将净。如用注射器抽吸时，无任何脓液可吸出，示穿刺针未进入脓腔，应将穿刺针完全退出硬脑膜外后，再改变穿刺方向，重新穿刺。脓液抽尽后，对有明显包膜感的脓肿，可用消毒生理盐水缓缓注入腔内，然后再将其吸出，如此反复数次，进行冲洗。

对较大的颞叶脓肿，可在抽得脓液后，将一根粗细适当的导尿管插入脓腔内，以便以后继续抽脓、冲洗。注意插管不可过深，以免脓腔缩小后，导管头部穿破对侧包膜，或妨碍脓腔收缩闭合。为了避免插管时找不到脓腔，最好在脓液尚未完全抽净前进行插管，导尿管的出头皮处外端可用丝线缝合固定于头皮上。

如出现下列情况，表示穿刺抽脓法无效，需要请神经外科医师协助处理，或行开颅术：①穿刺抽脓后，症状不改善，反复穿刺抽吸时，脓量不多或脓量时多时少，迁延不愈；②脓肿包膜很厚，多次抽脓后，脓腔不闭合而需作脓肿切除者；③多叶性或多发性脓肿；④突发其他严重并发症，如脑疝形成或脓肿破入脑室。

注意事项：

1. 脑穿刺针系由外面的套管针和里面的针芯组成，套管针的外面标有刻度，从该处可读出进针的深度。每次穿刺时，定先将针芯插入套管针内，退出针前亦须再将针芯插入。

2. 针尖通过脑膜后，必须沿直线缓缓旋转前进，切忌在脑组织内变更穿刺方向。

3. 脓肿包膜甚厚，穿刺针不能穿透时，不得用力过猛，强行穿刺，以免脓肿破裂，脓腔内出血，或伤及重要的脑区。

4. 用空针吸脓时，当缓缓进行，切不可用力快速抽吸，以免导致脓腔出血，包膜被吸破或造成颅内压力骤然下降而发生危险。

5. 穿刺深度，在成年人，颞叶不宜超过5cm，小脑不超过4cm。一般穿刺次数在大脑和小脑部位各不超过4针。

6. 如第1次脓量很多，可待1～2天后再作穿刺抽吸；如脓液不多，可观察数日，视病情决定是否再次穿刺。如数次穿刺后，脓量渐少，且变为茶黄色，无臭味，示治疗有效。据观察，在穿刺示脓腔已闭合，患者症状完全消失后1～2个月，CT中方见病灶区才完全吸收。

7. 第1次抽出的脓液必须送细菌培养，最好同时送需氧菌和厌氧菌培养，以及药物敏感试验。

（二）颅骨钻孔穿刺法

本方法的优点是：手术通过无感染区，穿刺方向和穿刺范围不受限制，常可发现经乳突腔穿刺不能成功的脑脓肿。具体方法详见神经外科手术学。

（三）颅锥穿刺法

当患者生命垂危，需要紧急抢救时，可在床边试用三刃颅锥穿刺脑脓肿，吸出脓液。如未发现脓肿，亦可穿入侧脑室，置入塑料管作脑室引流，以暂时缓解症状。

【术前准备】

只需剃除或剪去穿刺部位的头发即可。

【麻醉】

局部麻醉。昏迷患者可免去麻醉。

【穿刺方法】

局部常规消毒。不做皮肤切口。用三刃颅锥（图7-11-8）直接刺入头皮全层，取与颅骨垂直的方向，反复旋转颅锥，穿刺颅骨。当钻入深度约1.5cm、颅锥钻入颅骨后不能在骨孔中摇晃时，多表明已穿透颅骨。此时改用腰穿针沿钻孔管道向硬脑膜下穿刺。如前方尚有骨阻力，需用颅锥再继续钻孔，直至颅骨完全钻通为度。如腰穿针已能刺入脓腔，可改用细号脑穿刺针，或带金属芯的塑料管插入脓腔，按前法抽吸脓液。

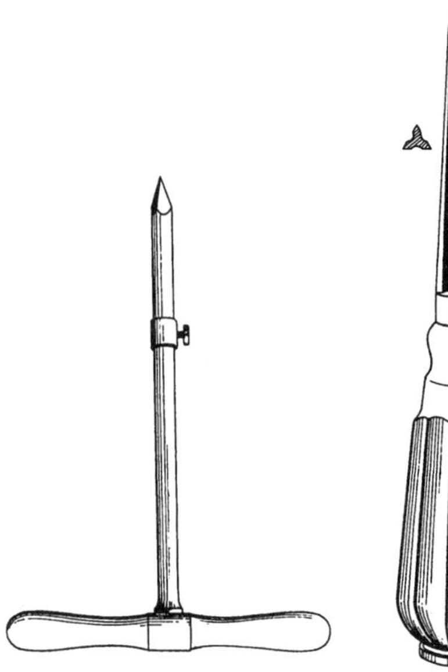

图7-11-8 三刃颅锥

第十节 耳源性囊性蛛网膜炎

耳源性囊性蛛网膜炎（otogenic cystic arachnitis）是化脓性中耳炎的少见并发症。化脓性中耳炎或迷路炎时，可能因毒素侵入颅内，使蛛网膜和软脑膜局部增厚，互相之间发生粘连，致使该处蛛网膜下池与脑脊液循环不相交通，形成包裹性囊肿，称为囊性蛛网膜炎。本病又称“蛛网膜囊肿”、“局限性浆液性脑膜炎”、“蛛网膜浆液性囊肿”、“脑外积水”、“假性脑瘤”及“硬脑膜下水瘤”等。

在蛛网膜和软脑膜之间充满脑脊液，称为蛛网膜下腔，该处的脑脊液通过正中孔和外侧孔和第4脑室相通。在脑沟、脑裂和脑底部的蛛网膜下腔扩大，形成相当大的蛛网膜下池。

囊性蛛网膜炎可由多种疾病引起，如鼻窦炎、咽峡炎、外伤及颅内出血等等。耳源性囊性蛛网膜炎大多位于桥小脑角内，即位于外侧基底池（又称桥脑池），该池位于橄榄体、桥脑前缘和岩部之间，即陶特曼三角区之骨板附近。

【症状】

与其他颅内占位病变相同，容易误诊。

1. 颅内压增高症状　如头痛、呕吐、强迫头位。头痛多位于枕部；个别病例可出现中枢性高热，癫痫发作；检查时可发现缓脉，视乳头水肿等。

2. 局灶性症状　因病变位置不同，可出现不同的局灶性症状。发生于桥小脑角处者，主要表现为小脑及第Ⅷ对脑神经症状，如眩晕、眼球震颤（可为中枢性），恶心、呕吐，同侧肢体肌张力降低，共济运动失调，协同运动障碍，向患侧倾倒以及听力下降，耳鸣等。如囊肿继续扩大，可发生三叉神经刺激症状，同侧面瘫等。

【诊断】

本病应与脑脓肿鉴别，但术前一般很难确诊。CT扫描及 MRI 可显示病变位置，造影剂无增强。

【治疗】

以手术治疗为主，并用足量抗生素治疗。

手术同脑脓肿手术，在完成扩大的乳突开放术后，经乳突腔穿刺排液（为清亮的液体）。穿刺方法同脑脓肿，如病变在桥小脑角，则同小脑脓肿穿刺，只是穿刺的方向应偏向内下方。多数患者经一次穿刺即可痊愈，仅少数病例需多次穿刺排液。亦可经颅骨钻孔作穿刺术。

第十一节　耳源性脑积水

耳源性脑积水（otogenic hydrocephalus）又称“浆液性脑膜炎”，“脑膜积水”，“耳源性良性颅内压增高症”等等。耳源性脑积水大多属交通性脑积水，主要病理变化为脑室-蛛网膜下腔通路内脑脊液增多，临床上以颅内压增高综合征为主要表现，预后一般良好。

脑脊液大都产生于脑室内的血管脉络丛（脑室脉络丛），从侧脑室经室间孔流入第 3 脑室，再经中脑水管（大脑导水管）入第 4 脑室，从第 4 脑室出口（正中孔和外侧孔）流入脑底和脑干周围的脑池、大脑和脊髓表面的蛛网膜下腔，入蛛网膜下腔后，被上矢状窦两旁的蛛网膜粒及皮层表面的小静脉所吸收，并注入硬脑膜窦。脑脊液的生成和吸收经常保持动态平衡。

如脑脊液分泌过多，或蛛网膜粒吸收功能障碍，使脑脊液吸收过少，或因脑池、蛛网膜下腔发生粘连，使脑脊液的正常吸收受到影响，颅内脑脊液量增多，形成交通性脑积水。如因蛛网膜粘连，脑脓肿压迫等原因而使正中孔、外侧孔或其以上的部位发生闭塞，则脑室内的脑脊液不能外流而发生潴留，脑室逐渐扩大，出现梗阻性脑积水。如因脑萎缩或脑缺损而引起脑室或蛛网膜下腔扩大，脑脊液量相对增多，但颅内压力不增高者，不称为脑积水。

耳源性脑积水病因未明，可能与乙状窦血栓性静脉炎、脑膜炎、脑脓肿等有关。乙状窦血栓性静脉炎时，可引起颅内静脉回流受阻，蛛网膜粒吸收功能障碍，产生交通性脑积水。化脓性脑膜炎或脑脓肿穿破等，可引起室间孔、正中孔、外侧孔或中脑导水管狭窄或阻塞，使脑脊液循环受阻。

【症状】

耳源性脑积水以交通性脑积水较多，也可发生梗阻性脑积水。

本病主要表现为颅内压增高的症状，如头痛、呕吐和视乳头水肿；少数可出现头昏或眩晕，眼震、畏光、视力下降、复视、眼外展麻痹、轻度的脑膜刺激征和其他脑神经麻痹等。但患者的一般情况大都尚好。如无其他颅内并发症，通常不出现感染症状和局灶性症状。

【诊断】

根据患者的一般情况较好和单纯的颅内压增高症状，在排除了其他颅内并发症和颅内疾病以后，应疑及本病。

1. 腰椎穿刺　腰椎穿刺测脑脊液压力，如为交通性脑积水，卧位时的脑脊液压力可达 2.9kPa 以上，脑脊液的实验室检查可无明显变化。阻塞性脑积水于腰穿测压时，脑脊液压力可无明显增高。

2. 颅脑 CT 或 MRI　交通性脑积水可无明显变化。阻塞性脑积水可见脑室系统扩大及脑脊液循环受阻征象。脑实质内无占位病变。

【治疗】

耳源性交通性脑积水在彻底清除中耳乳突病变组织，抗生素控制感染后，多有自愈倾向。如颅内压力甚高，应予脱水治疗或排液治疗。

由脑脓肿，尤其是小脑多发性脓肿引起的中脑导水管扭曲或第 4 脑室出口阻塞，仍以治疗脑脓肿，解除梗阻原因为主，并请神经外科协助治疗。如病情危急，可急行侧脑室引流术，以缓解症状。

第十二节　脑　　疝

当颅内占位性病变（如脑脓肿）不断发展，病变体积逐渐增大到一定程度，致使颅内组织已再无退让余地时，一部分脑组织即向阻力最小的方向移位。如果移位的脑组织填塞了脑池或超过该脑池的范围，即称脑疝（brain herniation）形成。因此，脑疝是颅内压增高的最终病理表现之一，也是颅内并发症最为危急的阶段，是引起患者死亡的主要原因。脑疝中以小脑幕切迹疝和枕骨大孔疝常见。

小脑幕切迹疝多由幕上病变或弥漫性脑水肿引起，为海马回及海马钩、舌回、齿间回疝入小脑幕切迹，使中脑受损。枕骨大孔疝则多由颅后窝病变或严重的颅内压增高所引起，为小脑扁桃体疝入小脑延髓池、枕骨大孔或椎管内，使延髓受损。由于脑疝直接损害了脑干的重要生命中枢，故可迅速导致死亡。

【症状】

发展迅速的脑疝，患者可在短时间内发生呼吸停止。而有些在颅内压缓慢升高的情况下逐渐形成的轻度脑疝，则可以在一段时间内不出现明显的脑疝症状，如一旦发生使颅内压骤然升高的诱因，如用力咳嗽，剧烈挣扎，用力大便，颈部静脉受压，行腰椎穿刺时放出大量脑脊液等，则可突然出现延髓危象，引起死亡。

本病的典型症状有：

1. 前期　突然发生的剧烈头痛或原有的头痛突然明显加剧，患者烦躁不安，频频呕吐，血压升高，呼吸轻度加深加快，体温轻度升高，神志不清等。

2. 代偿期　患者的呼吸明显加深或变慢，血压继续升高，脉搏减慢，出现中枢性高热，深度昏迷等。小脑幕切迹疝常出现患侧瞳孔放大，对侧偏瘫。

3. 衰竭期　脉搏变细变快且不规则，体温降低，四肢肌张力消失，两侧瞳孔散大、固定；出现潮式呼吸，呼吸逐渐停止。呼吸停止后，心跳常可维持一段较长时期。

【诊断】

在原有颅内压增高征象的基础上，如突然发生上述症状时，则应立即考虑到脑疝发生的可能性，并及时抢救。

【鉴别诊断】

参考表7-11-3。

以下各点可供鉴别诊断时参考：

1. 一侧瞳孔散大表示同侧幕上病变，并可能有小脑幕切迹疝形成。两侧瞳孔散大，对光反应消失，提示脑干有严重损伤，病情危重。两侧瞳孔缩小则是颅内压增高的表现之一。

2. 呼吸变慢　为颅内压升高的一种表现，如呼吸变慢发展为呼吸深浅和节律紊乱，提示延髓已受损，进入了脑疝晚期。但酸中毒时，呼吸亦变深变慢，并伴嗜睡、头痛、恶心、呕吐甚至昏迷，视乳头水肿等，颇似颅内压增高的症状。血气分析和血中二氧化碳结合力测定结果可资鉴别。

表7-11-3　小脑幕切迹疝与枕骨大孔疝的鉴别要点

	小脑幕切迹疝	枕骨大孔疝
早期症状	睑下垂	有时出现一侧肩、臂、下肢麻木或枕项区疼痛、颈强直
意识障碍	出现较早	出现较晚
瞳孔变化	早期患侧瞳孔缩小，短时间后放大。晚期双侧瞳孔放大，对光反应消失	双侧瞳孔对称性缩小，继之放大
轻度偏瘫	有，常为对侧，晚期可为双侧	大多者无
病理反射	常为对侧	无定位意义，深反射多消失
肌张力改变	可出现肌张力增强或去大脑强直	肌张力多消失

3. 脑疝期　可出现中枢性高热，应注意和颅内感染或全身感染所致高热鉴别。

【治疗】

一旦诊断为脑疝，当立即快速静脉推注20%甘露醇（或25%山梨醇）等脱水剂，以降低颅内压，必要时作气管切开术或气管插管、给氧以及人工呼吸等；并急诊请神经外科协同抢救，紧急做脑脓肿穿刺排脓等。

第十三节　脑脊液耳漏

当由于各种原因使脑脊液循环系统，特别是蛛网膜下腔与中耳相通，以致脑脊液流入中耳者，称脑脊液耳漏（cerebrospinal fluid otorrhea）。脑脊液耳漏大多经外耳道流出，少数经咽鼓管流至鼻咽部，并经前鼻孔流出，称为脑脊液耳、鼻漏。脑脊液耳漏多为颅底骨折、尤其是颞骨骨折的后果，也见于手术外伤、先天畸形、中耳或颞骨的破坏性病变等。

【病因】

1. 颅底骨折　颅底骨折，特别是颞骨纵形骨折，合并硬脑膜撕裂者。少数颅前窝或颅后窝骨折而骨折线向岩部延伸，并撕裂硬脑膜时，亦可发生本病。

2. 手术外伤　乳突手术，内淋巴囊手术，听神经瘤切除术以及面神经全程减压术，前庭神经切断术，神经微血管减压术等，如手术不慎，误伤硬脑膜，均可并发本病。乳突手术损伤所引起的脑脊液耳漏少见，可发生于以下两种情况：①术者对解剖不熟悉，操作不熟练，或存在解剖异常（如颅中窝极度下垂，乙状窦前置或外置）；②处理耳源性颅内并发症时，不必要地刮除硬脑膜裂孔处的肉芽时，开放了蛛网膜下腔；③经乳突腔作脑脓肿穿刺术时，脓腔内置入的引流管过粗过深，刺破脑室，有时亦可引致脑脊液耳漏。

3. 化脓性中耳炎　慢性化脓性中耳炎，特别是胆脂瘤，破坏、侵蚀中耳骨壁，硬脑膜软化、坏死或缺损，以致蛛网膜下腔与中耳相沟通。中耳骨壁破坏的部位可在鼓室盖、鼓窦盖或乳突天盖，也可位于颅后窝骨板，发生于鼓室内壁者极少。陶特曼三角区的骨质破坏、缺损，并破坏乙状窦后面的硬脑膜时，可使中耳与其附近的脑池相通。如在骨板或硬脑膜破坏区有肉芽覆盖，可无脑脊液或很少有脑脊液流出而不被察觉，当肉芽被清除后，方始发现脑脊液漏。由本病引起的脑脊液耳漏多与其他耳源性颅内并发症同时或先后发生，有时伴有脑膜脑膨出，后者与骨壁的大片缺损及颅内高压有关。

4. 肿瘤晚期　中耳癌或中耳及外耳道的其他恶性肿瘤，如破坏颞骨岩部和硬脑膜；颅后窝、小脑幕附近的肿瘤等颅内肿瘤向中耳发展，均可引起本病。

5. 先天性畸形　内耳的先天畸形，如先天性前庭水管扩大，Mondini 畸形等均可合并脑脊液漏，即内耳与蛛网膜下腔间存在先天瘘管，该瘘管可位于内耳道的基底部，前庭水管内或蜗小管等处。此外如天盖先天性缺裂，先天性脑膨出等。这种先天性畸形引起的脑脊液漏可由手术而引发，如人工耳蜗植入术，乳突手术等；也可出现“自发性脑脊液漏”（spontaneous cerebrospinal fluid leak）。

【症状】

1. 耳内流水　从外耳道流出的液体，典型者为无色、清亮、无任何黏性的液体，无臭味。外伤所致者，液体内开始可伴有血液，且多在伤侧，发生于对侧者少见。化脓性中耳炎并发本病者，在耳内长期流脓的情况下，忽然感到耳内有大量的清水样液体流出，其中混有少量血液和脓液。本病耳内溢液的量多少不等，大多为持续性，间断性加重。如漏口被血块或膨出的脑组织所堵塞，耳溢液可减少或停止，而当咳嗽、低头、喷嚏、大便时耳内流水增多，或又复现。

如鼓膜完整，则耳内不出现溢液症状，但却有耳内积液（参见本篇第八章第一节）并诉鼻内流清水样液体，脑脊液从鼻咽部流至口咽部时，口内可有咸味感。

鼓膜和两窗均完整的内耳先天性畸形患者亦可无耳内或耳、鼻内流水症状，仅于人工耳蜗植入术中开放鼓阶时方有大量脑脊液涌出。

发生于乳突术中者，常在硬脑膜被撕裂时，或在清除硬脑膜表面的肉芽时，立即有清水样液体大量涌出或缓缓流出。如发生于伴有颅内感染者，液体中常混有絮状物，此时须与浅表的脑脓肿或硬脑膜下脓肿相鉴别。因为后者病期较长时，脓块沉淀后也可出现类似现象。

2. 耳鸣、听力下降、耳内闭塞感　如鼓膜完整，脑脊液不能立即从咽鼓管排出而聚集于鼓室时，可产生耳鸣、耳内闭塞感、听力下降及自听增强等症状，少数可出现眩晕，平衡失调，易误诊为分泌性中耳炎。

3. 头痛、头昏　脑脊液流失过多时，可出现颅内低压综合征。此时头痛多为钝痛性质，可为全头痛，平卧时减轻。少数可伴有恶心、呕吐，但无脑膜刺激征。

4. 颅内感染　颅内继发感染时，可出现或反复出现化脓性脑膜炎。

【诊断】

1. 耳部检查　颅底骨折引起者，如合并鼓膜穿孔，可见有水样液体从穿孔处流出；鼓膜完整而疑为脑脊液耳鼻漏者，可在无菌条件下作鼓膜穿刺抽液，并送实验室检查。并发于慢性化脓性中耳炎者，如有“肉芽”，应与脑膜脑膨出鉴别。手术中发生者，可见硬脑膜裂缝，并有脑脊液从此处流出。乳突手术以后出现者，注意详查术腔中漏口的位置，如当时未见脑脊液，可请患者用力咳嗽，或检查者压迫同侧颈静脉处，此时多可看到漏口的位置。先天性自发性脑脊液耳漏者，因鼓膜大多完整，而表现为脑脊液耳鼻漏，极易误诊；如脑膜脑膨出位于鼓室，则透过鼓膜可见其后方的肿块影。耳内镜检查对瘘口定位亦有帮助。

2. 鼻咽部检查　疑为脑脊液耳鼻漏者，可用纤维鼻咽镜或鼻窦内镜检查鼻咽部，如见咽鼓管咽口有清澈的液体流出，可收集标本送实验室检查。

3. 脑脊液定性检查　如实验室检查所收集的标本中含糖，则为脑脊液。但应注意所送标本应新鲜，不含泪液等含糖液体。β_2 转铁蛋白或 β_2 示踪蛋白的检测可克服此缺点。

4. 颅脑 CT 颅骨高分辨率 CT（含轴位和冠状位）可显示颅骨缺损的位置、大小。CT 脑池造影可显示漏口位置。头部 X 线检查中尚可见空气。

5. 其他漏口试验如无条件作 X 线检查时，可行之。如靛胭脂、荧光素、酚红等试验法，^{131}I 试验法或 ^{24}Na 试验法等。这些方法均通过将显色剂或示踪剂注入椎管或枕骨大孔内，然后观察漏口或外耳道内是否显色，或行追踪扫描或闪烁扫描，确定漏口位置。

【治疗】

1. 非手术治疗

（1）静卧休息，如患者情况允许，可取半卧位或头高位（15°~30°），以利颅内静脉回流，降低颅内压力。

（2）足量抗生素预防或控制感染。

（3）禁擤鼻、喷嚏，咳嗽者给镇咳剂，便秘者给缓泻剂。

（4）外耳道口周围用酒精消毒后，放置消毒棉球。禁止滴药或冲洗外耳道。

（5）合并颅内高压者，限制入水量，必要时可用脱水剂治疗（见本章第九节），但须注意维持水和电解质平衡，防止酸中毒或碱中毒。

2. 手术治疗修补脑脊液漏孔

凡术中发生的脑脊液耳漏，应于术中立即修补。

外伤性脑脊液耳漏出现后，首先作非手术治疗，其中不少可自行愈合。经非手术治疗2~3周无效者，应作手术治疗。

合并颅内感染者，待感染得到控制后再行修补术。

由肿瘤引起者，或合并脑膜脑膨出者，在治疗原发病同时或其后修补。

常用的修补方法为：如颅骨缺损不大，可取颞肌筋膜或骨膜2块，每块面积均应大于颅骨缺损面积。先将其中1块铺放于漏孔处，周围均应铺放于颅骨与硬脑膜之间，以便固定；然后将另块修补材料放置于第1块修补材料及其周围颅骨之外方，外面以明胶海绵固定后填塞碘仿纱条，加压包扎。

如缺损的颅骨较大，可用自体骨片或库藏骨片或人工陶瓷骨片修补缺损的颅骨，其余方法同上。漏孔较大者，乳突腔加用颞肌瓣填塞。

术中如脑脊液漏出甚多，妨碍修补材料的放置，可给20%甘露醇脱水，降低颅内压力。

术后注意预防感染，并给予脱水剂治疗5~7天。

（汪吉宝）

第十二章
面神经疾病

第一节　面神经的解剖

一、面神经的组成

面神经由运动神经、副交感神经、味觉纤维及少数感觉神经纤维组成（图 7-12-1）。

（一）运动神经

支配除提上睑肌以外的所有面部表情肌以及颊肌、茎突舌骨肌、二腹肌和镫骨肌等。面神经的运动神经核位于桥脑下部，接受来自大脑皮层面神经运动中枢的神经纤维。面神经运动中枢位于额叶中央前回下端。从中枢到运动神经核，有三条神经传导通路：

1. 交叉锥体束　起于对侧皮层运动中枢，止于面神经运动核，司本侧全部面肌运动。故一侧中枢性病变引起的面神经麻痹，应表现为对侧面瘫。

2. 不交叉锥体束　部分面神经运动核接受来自同侧皮层中枢的纤维，由此发出的纤维司同侧颜面上部的肌肉运动（额肌、眼轮匝肌、皱眉肌）(图 7-12-2)。所以，颜面上部的肌肉通过交叉及不交叉锥体束，同时接受两侧皮层中枢的支配，而颜面下部的肌肉仅接受对侧皮层中枢的控制。故临床上一侧面神经运动核以上的病变仅引起对侧颜面下部肌肉瘫痪，而蹙额、皱眉，闭眼功能不受影响。

3. 锥体外束　经此径路将感情中枢（可能存在于丘脑、纹状体及黑质等处）的神经冲动传至面部表情

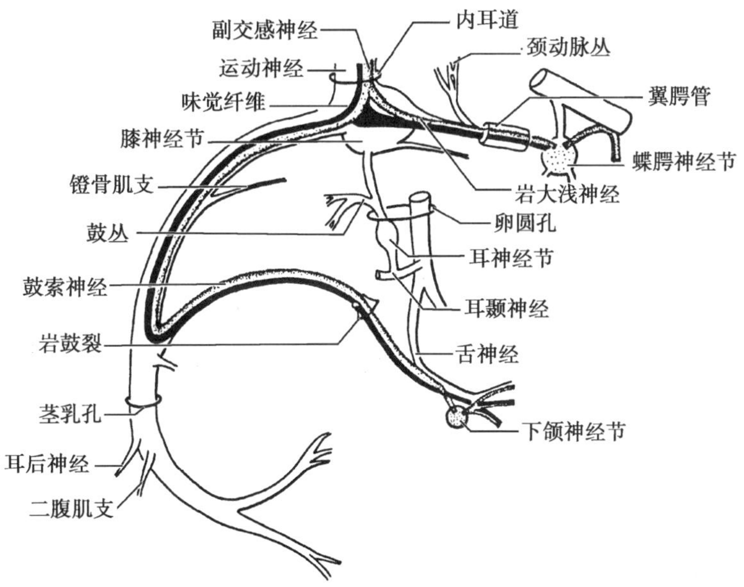

图 7-12-1　面神经的组成

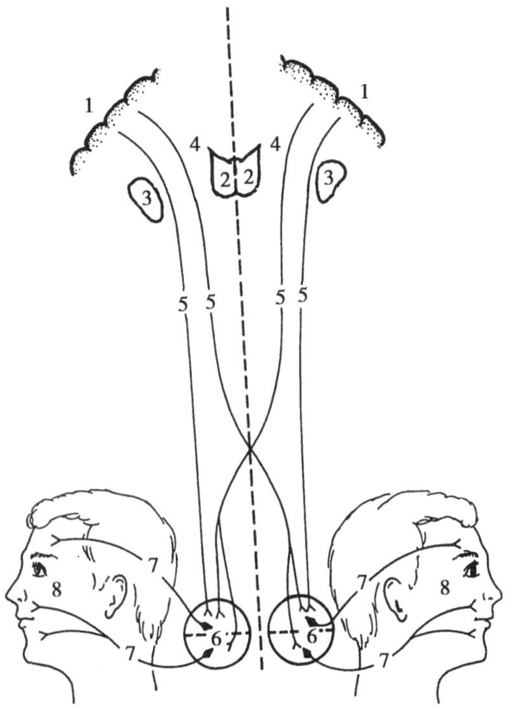

图 7-12-2 面神经的中枢支配

1. 额叶前中央回下端的大脑皮层 2. 丘脑 3. 豆状核 4. 内囊 5. 皮层延髓束（上运动神经元） 6. 面神经核（分上下二部） 7. 面神经（下运动神经元） 8. 面部表情肌

肌。面神经运动核又与三叉神经、视神经及听神经核有联系，由此，能使某些肌肉完成一定的反射性收缩。其中以两种反射弧较为重要：一为眨眼反射。当机体受到触觉性、视觉性或听觉性刺激时发生该反射。二为镫骨肌反射。因面神经运动核与同侧及对侧上橄榄核，并通过此核与两侧的蜗神经核相接连，故一定强度的声刺激可引起两侧镫骨肌的反射性收缩。

从面神经运动核发出的纤维，首先呈弓形绕过外展神经核（拐弯处称面神经内膝，internal geni），于桥脑下缘出脑干，向外并略向前越过桥小脑角，与前庭耳蜗神经及中间神经伴行，然后在蛛网膜下腔及硬脑膜延伸部分的包围中经内耳门入内耳道。蛛网膜下腔及硬脑膜的延伸部分可沿面神经伸达膝神经节附近。在内耳道内，面神经通常与中间神经融合，在内耳道底部（fundus）通过横嵴（Bill 嵴）上方前内侧的面神经管入口，进入面神经管。在面神经管内，面神经先向外并微向前，约在耳蜗与半规管之间行进，达上鼓室内壁时，向后向外作锐角拐弯，称膝部（或称外膝，external geni）。膝部面神经轻微膨大，形成膝神经节（ganglion geniculi，geniculate ganglion，图 7-12-3）。从鼓室内观察，膝神经节位于上鼓室前隐窝（或称锤骨头前隐窝）内，从其前沿到匙突的距离约 2mm。从膝部开始，面神经在鼓室内壁中向后并稍向下行走，在前庭窗上方、外半规管下方抵达鼓窦入口内侧及底部，在锥隆起后方转而垂直向下并微向外，穿行于外耳道后壁的骨管中，最后在二腹肌嵴前方出茎乳孔。至此面神经完成了它在颞骨内总长约 30mm 的面神经管中的全部行程（图 7-12-4）。

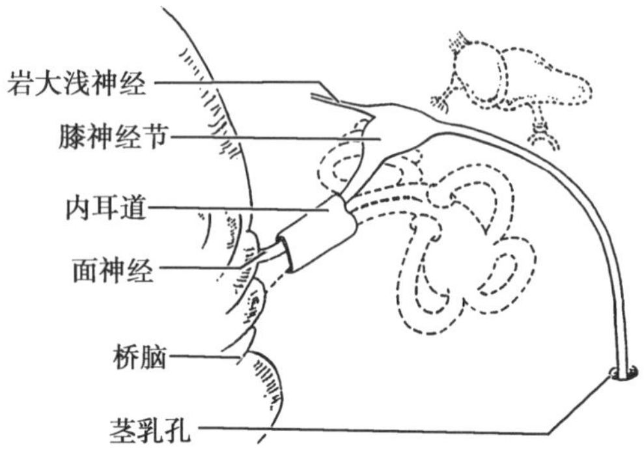

图 7-12-3 面神经的行程

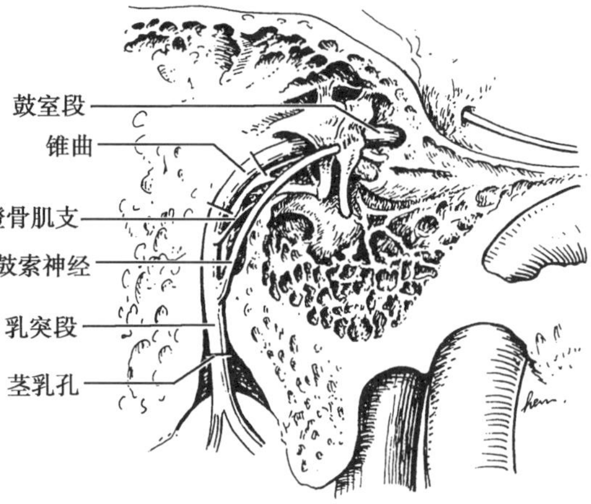

图 7-12-4 面神经鼓室段、乳突段及其分支

面神经主干出茎乳孔后，面神经先分出耳后神经和二腹肌支，然后向前上转折 105°角，进入腮腺。在腮腺内先分为 2 支，以后又进一步分为 5 支（颞支、颧支、颊支、下颌缘支和颈支）从腮腺前沿伸出，呈扇形分布于同侧面部表情肌（图 7-12-5）。支配面部各表情肌的神经纤维束，在鼓室段面神经干中是按一定的空间分布关系排列的，如支配口角肌群的神经纤维距鼓室内最近，而支配额肌者位置最深，中间为支配眼和颊部的分支。故中耳病变合并面瘫时，口角运动出现瘫痪较早，甚至可能仅出现口角运动瘫痪，而额肌运动障碍发生较晚（Miehlke，1957），或不出现。

按面神经的行程，可将其分为 8 段：

1. 运动神经核上段（supranuclear segment） 上起大脑皮层的面神经中枢，下达面神经运动核。

2. 运动神经核段（nuclear segment） 面神经在桥脑中的行程。

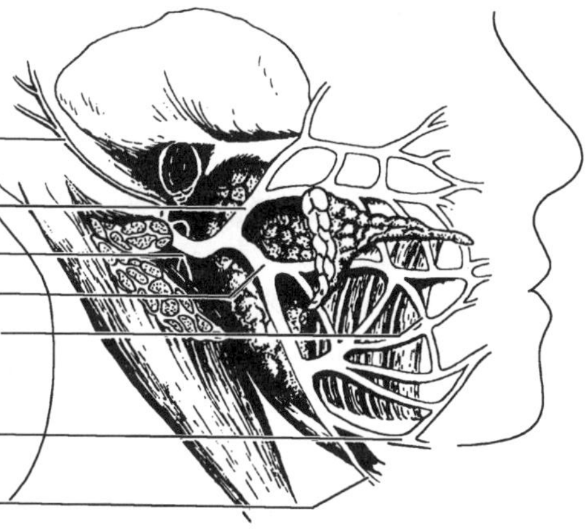

图 7-12-5　面神经出茎乳孔后的分支

3. 桥小脑角段（cerebellopontine segment）　为桥脑下缘与内耳门之间的节段。据对中国人 30 具脑标本测量结果，此段约 13～14mm 长（韩杰、樊忠，1990）。此段面神经行走于前庭耳蜗神经的上方，小脑下前动脉多位于其前方或后方，亦可穿行于面神经与前庭神经之间。在面神经周围，小脑下前动脉、小脑下后动脉或它们的分支可形成血管袢。

4. 内耳道段（internal audiotory canal segment）　从内耳门到内耳道底部的一段，长约 10mm。此段面神经居于前庭耳蜗神经的前上方。

5. 迷路段（labyrinthine segment）　起自内耳道底部的面神经管，止于膝神经节（含膝神经节）。迷路段面神经较短，约 2.5～6.0mm。面神经的第 1 分支—岩大浅神经从膝部前方分出。膝神经节及其附近的顶部骨壁可能有先天性缺损，膝神经节则裸露于硬脑膜下方，此种解剖异常的发生率为 5%～15%。

6. 鼓室段（tympanic segment）　面神经在鼓室内壁的行程称鼓室段。因该段面神经基本呈水平方向行走，故又称水平段。它始于匙突前上方的膝神经节，止于鼓窦入口底部锥隆起平面，长约 11mm。亦可将外半规管下方至锥隆起平面的一段称为锥曲（锥体段）。此段面神经骨管菲薄，亦可缺失，使面神经直接暴露于鼓室黏膜下；此外，在外半规管正下方之面神经可疝出骨管，形成小丘状隆起，中耳乳突手术中易误伤而致面瘫。

7. 乳突段（mastoid segment）　从鼓窦入口底部锥隆起平面到茎乳孔之间的节段称乳突段，又名垂直段，乃因其垂直下行之故。本段为面神经所有节段中行程最长者，成人约 16mm。若将鼓室段与乳突段两段长度相加，总长为 27mm，但若在膝神经节和茎乳孔之间作一假想直线，则其距离仅为 22mm，较两段之和缩短 5mm。故当面神经在颞骨内的缺损小于 3mm 时，可行鼓室内面神经改道吻合术。缺损达 3mm 以上者，改道吻合术因张力过大而难以成功，需要行自体神经移植术。成人乳突段面神经的位置一般较深，与乳突表面的距离不少于 2cm，但愈接近茎乳孔，位置愈趋表浅，个别解剖异常者，乳突段面神经向后向外侧移位，常规乳突开放时即可受损。从乳突段面神经发出 2 条分支：镫骨肌支和鼓索神经。前者在锥隆起基底部平面分出；后者分支位置变异较大，一般在茎乳孔上方约 6mm 处的面神经前侧、后侧或外侧分出。

8. 颞骨外段（extratemporal segment）　出茎乳孔以后的面神经划归颞骨外段或颅外段。由于新生儿及婴幼儿乳突尖尚未发育，茎乳孔几乎直接位于皮下，此处面神经极易遭到损伤。进入腮腺前，面神经主干位于乳突前方皮下深约 1.5cm 处。在紧靠茎乳孔处，面神经干分出耳后神经及二腹肌支，支配耳外肌，二腹肌后腹及茎突舌骨肌。二腹肌收缩时，可使下颌偏向同侧。茎突舌骨肌收缩时，同侧舌骨抬高，口底上升。当病变存在于茎乳孔附近时，可引起此段面神经麻痹。此时嘱患者张大其口，下颌将偏向健侧。如同时伸舌，则舌与患侧口角相距较近，而舌本身并不偏斜。此种假性舌偏斜应和发生于一侧舌下神经麻痹时的典型伸舌偏斜鉴别。如病变位于该分支以下的面神经，则无上述瘫痪症状。

据对 100 具中国人颅骨测量之结果：迷路段长 4.43mm，鼓室段和乳突段的长度分别为 9.30mm 和 16.70mm。

（二）副交感神经

主要司理泪腺、鼻腔黏液腺、颌下腺及舌下腺之分泌。

副交感神经起于上涎核的头侧，在桥脑下缘偕同运动神经并略在其后方出桥脑。以后行走于运动神经和前庭耳蜗神经之间，故名中间神经（nervus intermedius），又称舌腭神经（nervus glossopalatin）或 Wrisberg 神经。入内耳道后，中间神经与运动神经合并成一神经干，其纤维随同面神经穿过膝神经节，一部分纤维在此经岩大浅神经入蝶腭神经节，在此交换神经元，节后纤维分布于泪腺、鼻腔黏液腺及鼻腔血管壁，其余纤维则随面神经主干行进于鼓室段和乳突段内，最后通过鼓索神经抵达下颌神经节，节后纤维终于下颌下腺及舌下腺，可能尚有少量纤维分布于口腔副唾液腺（图 7-12-1）。

舌下腺和下颌下腺可能还接受其他副交感神经的支配，因为切断鼓索神经后，其分泌功能并未受到严重影响。

（三）味觉纤维

连接舌前 2/3 味觉感受器的神经纤维首先沿舌神经、后经鼓索神经入面神经主干，沿面神经向中枢行走，达膝神经节。来自腭部的味觉纤维则依次经腭神经，蝶腭神经节，翼管神经，岩大浅神经进入膝神经节。其神经节细胞位于膝神经节内，为假单极神经细胞，中枢轴索组成的神经纤维出膝神经节后沿中间神经向上入脑干，止于桥脑中的弧束核（图 7-12-1）。此外，可能还有部分味觉纤维经膝神经节，岩大浅神经，蝶腭神经节，加入三叉神经，然后随三叉神经入桥脑。故膝神经节以上面神经干受损时，味觉尚可存在。

（四）感觉纤维

司耳廓及外耳道小范围皮肤感觉。详细神经通路及中枢连接未明。有人认为感觉纤维可能与膝神经节内另一种假单极神经细胞有关，其中枢轴突沿中间神经到桥脑，入三叉神经脊束核，Hunt 综合征时外耳皮肤疱疹合并面瘫可能与此纤维有关。还有人认为，皮肤感觉纤维可能通过鼓丛或耳后神经与迷走神经的分支相交通。

二、面神经的分支

面神经出茎乳孔以后的分支已如前述，下面简要说明面神经在颞骨内的分支。

（一）岩大浅神经

是面神经的第 1 分支，含副交感神经纤维和味觉神经纤维。岩大浅神经从迷路段面神经膝部分出，向前穿过骨管上的小孔入颅中窝，然后在硬脑膜外岩骨前面的岩大浅神经沟中朝岩尖方向行进，穿过破裂孔（foramen lacerum），并在此和颈内动脉周围的交感神经丛发出的岩深神经汇合，构成翼管神经（nervus of pterygoid canal），经翼管抵达蝶腭神经节。节后纤维再依次经三叉神经第 2 支（上颌神经）的颧支和颧颞支到泪腺神经，分布于泪腺。分布于上颚司味觉。故仅当面神经病变存在于运动神经核以下，膝神经节以上部位时，始有泪液分泌减少。

（二）镫骨肌支

司镫骨肌的收缩运动。当耳部受到强声刺激时，通过镫骨肌的反射性收缩，使镫骨足板自前庭窗向外移位，以减轻内耳所受压力。如镫骨肌反射消失，强声刺激将产生听觉过敏（hyperacousis）及痛觉（曾称畏强音症，phonophobia）。但听觉过敏者并非皆因镫骨肌反射消失之故。临床上可通过对镫骨肌反射阈的测试来综合判断耳聋的性质及病变部位。

（三）鼓索神经

鼓索神经中含味觉纤维及副交感神经纤维。该分支从面神经主干分出后即折向上向前穿过鼓索小管，在鼓环后上入鼓室。在鼓室内，由砧骨长突外侧到锤骨柄内侧，从后向前横跨鼓室。然后穿过鼓室前壁的骨小管并经岩鼓裂出鼓室，入颞下窝。味觉纤维和舌神经相连，副交感神经纤维则进入下颌神经节（详见前述）。鼓索神经入颞下窝后，可能有细小分支经耳神经节（otic ganglion）与舌咽神经相接连，舌下腺及颌下腺可能通过此径路亦受舌咽神经的支配。

此外，面神经在其骨管中尚分出细小分支，在鼓室内壁组成鼓丛神经的一部分。

三、面神经的血液供应

面神经的血液供给来自椎动脉和颈外动脉的分支。发自基底动脉或直接发自椎动脉的小脑下前动脉供给面神经的近（中枢）侧段，内耳道段及远侧段则由迷路动脉供给。鼓室段和乳突段由颈外动脉的分支茎乳动脉（耳后动脉分支）和脑膜中动脉（上颌动脉分支）的岩浅支供给。前者经茎乳孔入面神经管；后者通过岩大神经裂孔在膝神经节附近进入面神经管，在锥隆起处和茎乳动脉分支吻合。面神经鞘膜表面丰富的静脉丛在面神经管周围汇合后与同名动脉伴行，注入翼静脉丛及岩上窦。

第二节 面神经麻痹的病因、病理、临床表现及诊断

【病因】

颅内、颞骨内及颈、面部的各种疾病（如肿瘤、外伤、感染、中毒等），若引起面神经出血、贫血、水肿、受压、牵张、断裂及碎裂等，均可出现面神经麻痹。

1. 中枢性（即核上性）面神经麻痹　病变部位在面神经运动核以上，如大脑脚、内囊、基底节、大脑皮层下及大脑皮层等处的病变，例如肿瘤、脑血管栓塞或出血、脑外伤、多发性硬化、脑脓肿、脑炎、脑动脉瘤及脊髓灰质炎等。

2. 周围性（包括核性与核下性）面神经麻痹

（1）颅内疾患：自桥脑下部的面神经运动核至内耳道间的各种病变，均可导致此段面神经受损，如桥小脑角肿瘤（含听神经膜瘤）、胆脂瘤、颅底脑膜炎、脑干脑炎、颅底骨折或出血等。

（2）颞骨内疾病：颞骨内病变引起的面神经麻痹最多见，与耳鼻咽喉科关系最为密切，常见的有急、慢性化脓性中耳炎，胆脂瘤、结核性中耳炎、手术外伤、颞骨骨折、贝尔面瘫、耳带状疱疹以及中耳癌肿、颈静脉球瘤、面神经肿瘤、听神经瘤及转移性肿瘤、外耳道和面神经先天性畸形等。以复发性周围性面瘫、上唇及面部肿胀和舌裂为特征的 Melkerson-Rosenthal 综合征，其面神经病变亦可能在颞骨段。

3. 颈、面部疾病　颈上深部和腮腺的良性或恶性肿瘤，产伤，手术或面部暴力伤，耳源性颈深部脓肿等。新生儿面神经麻痹除先天性畸形外，可因妊娠后期胎位

不正而面部受压所致，或产程中由于产道狭窄、不当的产钳助产等造成颞骨外的面神经损伤，这种面瘫多为不完全性，预后一般较好。

4. 各种传染性或中毒性面神经炎　如白喉、铅中毒、梅毒等，可侵犯各段面神经。结节病、白血病、传染性单核细胞增多症亦可引起面瘫，但病变部位尚不清楚，可双侧受累。

【病理】

面神经约含10000根神经纤维，其中约7000根是有髓运动纤维，支配面部肌肉。面神经的外面有神经外膜（epineurium）包裹。神经干中含有许多粗细不等、彼此互相平行行走的神经束。神经束的外面有结缔组织包绕，称神经束膜（perineuriun）。神经束内有数量不等的神经轴索（axon）。轴索间有神经内膜（endoneurium）相隔，由结缔组织组成（图7-12-6）。

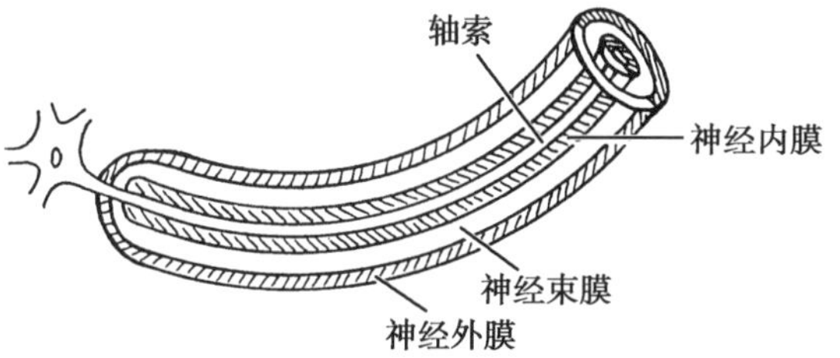

图7-12-6　面神经组织结构模式图

Seddon（1943）将周围神经损伤分为神经生理性阻断（neurapraxia）、轴索断伤（axonotmesis）和神经断伤（neurotmesis）3级。Sutherland（1978）则详细地分为压迫（compression）、轴浆和髓鞘阻断（interruption of axonplasm and myelin）、内膜和束膜崩解（disruption of endoneurium and perineurium）以及神经横断（transection）5度。House和Brackmann（1985）在此基础上进行改良，将面神经损伤分为5级，第1级：神经生理阻断（neurapraxia），第2级：轴索断伤（axonotmesis），第3级：神经断伤，第4级：部分横断及第5级：完全横断。因各种原因神经受到压迫时，开始仅出现功能紊乱，发生传导阻滞，为生理性阻断，此时神经的肉眼观及组织结构正常。病因消除后，功能可在1～4周内开始恢复，不遗留任何再生缺陷。如病因不能消除，压迫持续存在，则轴浆流动受阻，静脉回流障碍，又反过来使压迫进一步加重。此时出现轴索及神经内膜管（endoneurial tube）崩解，神经对电刺激的兴奋性可逐渐下降到零，达到House分级标准的第3级。4级损伤时，神经束膜受损，大多数或全部神经内膜管崩解。如神经外膜亦受侵犯，说明损伤达到了5级。

周围神经横断后，神经远侧端发生华勒变性（Wallerian degeneration）。开始轴索出现不规则肿胀，以致崩解、碎裂。以后碎片被吞噬，施万细胞增生，在神经内膜管内成群排列，形成Büngner细胞索。此时如果近侧端再生的轴索不能长入，Büngner细胞索逐渐萎缩变薄。神经近侧端的神经纤维亦发生变性、崩解，但仅达最近的一个郎飞结即终止。只要神经元的功能正常，近侧端神经轴索就有较强的再生能力。再生时，近侧端轴索扩张成杵状，轴浆向远端延伸，分支，发芽，每一轴索可长出20个芽，外面被复基膜。施万细胞亦增生，围绕轴索，重新形成髓鞘。如果Büngner细胞索存在，再生的轴索即可进入Büngner细胞索内，向远端生长，直至终板。如果两断端间神经缺损甚少，再生的神经纤维可沿血管穿过其间的肉芽或疤痕组织，而与远端神经相连接。神经缺损较多，再生的神经纤维不能与远端相连时，则逐渐萎缩或形成“神经瘤”。面神经的生长速度约为10mm/d。神经再生后，轴索的直径逐渐变粗，髓鞘亦逐渐变厚，郎飞结重新形成。

【临床表现】

面神经麻痹表现为面部肌肉的随意运动障碍，不能表情。上部面肌随意运动障碍时，额纹消失，不能蹙额、抬眉、眼不能闭拢，用力闭眼时眼球转向上外方，日久之后出现下睑外翻、流泪、结膜及角膜干燥，发生结膜炎及角膜炎。面下部麻痹时，鼻唇沟平浅或消失，口角下垂并向对侧歪斜，笑或露齿时更为明显。吹口哨或鼓腮不能，闭唇鼓颊吹气时，患侧面颊鼓出较明显。说话欠清晰，食物易存留于同侧齿颊间，饮水易沿口角外流。不能发“波”、“坡”等爆破音。此外，视病变位置不同，可有味觉减退、泪腺及涎腺分泌减少等。一侧中枢性面神经麻痹时（图7-12-7），两侧上部面肌运动存在，即蹙额，闭眼，抬眉功能良好，而对侧下部面肌随意运动消失，呈痉挛性麻痹。但在感情激动时全部面肌仍有情感的轻微自然流露。此乃因面肌的随意运动与情感表露（不随意运动）不完全相同，情感表露的核上纤维可能来自丘脑等处，通过锥体外束将冲动传至面部表情肌之故。同时可有舌运动障碍，而味觉，泪液和唾液分泌功能正常。

周围性麻痹时，患侧面部上、下表情肌（不包括由动眼神经支配的提上睑肌）均瘫痪，属弛缓性麻痹。典型的周围运动性面神经麻痹常为一侧性，并与病变所在部位同侧。

若司泪腺、涎腺分泌的上涎核及司味觉的弧束核正常，面神经运动核核性麻痹将不伴有泪腺分泌及味觉功能障碍。

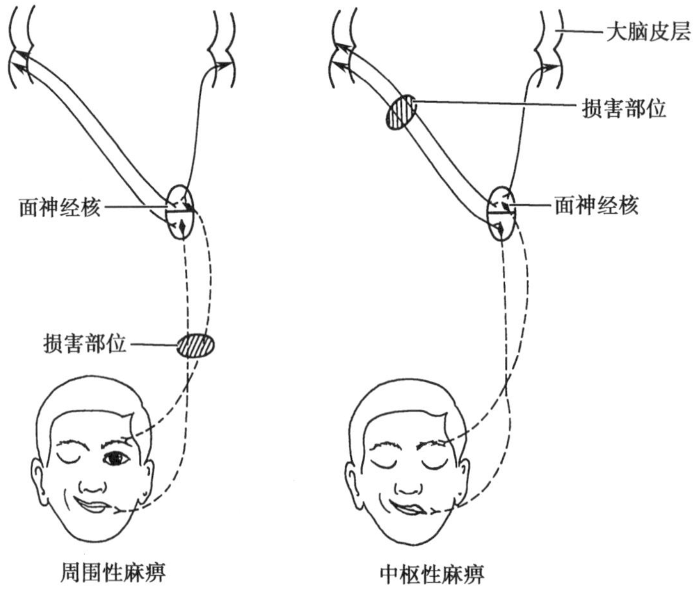

图 7-12-7 面神经麻痹

【诊断】

根据临床表现，诊断“面神经麻痹”这一病症一般并无困难，耳科医师的责任在于通过各种检查，尽可能明确面神经病损的部位和程度，并做出病因学诊断，尽早对预后做出评估，以便采取有效的治疗方法。为此，应进行定位试验、电诊断试验及其他有关内耳功能检测、影像学等检查。

1. 定位试验

（1）泪液分泌试验（Schirmer test）(图 7-12-8)：取 0.1mm 厚之滤纸两条，宽 5mm，长 50mm。将其一端在距 5mm 处折线后置于受试者两侧下睑穹隆中，5 分钟后取出，测量滤纸被泪液浸湿的长度。正常人两侧差别不超过 30%，运动神经核以下（不包括核）至膝神经节以上的面神经受损时，同侧泪液分泌障碍，泪液少于两眼总和的 30%。少数情况下一侧膝神经节病变可影响两侧泪腺分泌，此时两侧长度总和小于 25mm。

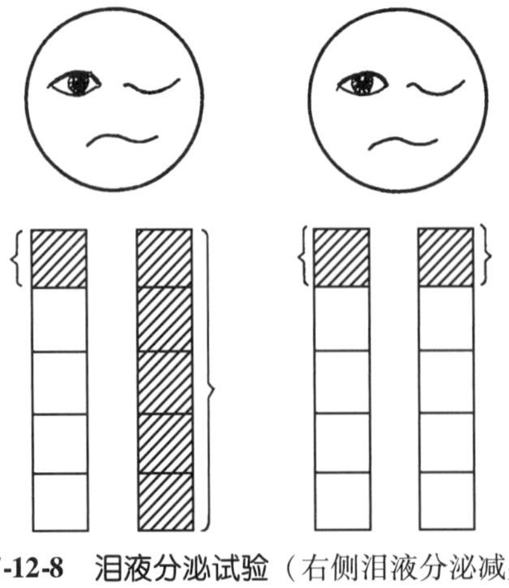

图 7-12-8 泪液分泌试验（右侧泪液分泌减少）

（2）镫骨肌反射：镫骨肌支及其以上面神经病变时，此反射消失。但应结合中耳传声功能及听功能情况综合分析（参阅本篇第四章第六节）。

（3）味觉试验：以卷棉子分别沾糖水、盐水、奎宁（或硫酸镁）及醋，试一侧舌前 2/3 甜、咸、苦、酸的味觉。舌后 1/3 味觉由舌咽神经司理。此法简单，结果不可靠。直流电试验是以直流电进行刺激，当受试者舌部感到金属味时记其电流量（μA），两侧对比之。电味觉计（electrogustometry）可检测味觉阈值，正常为 50～100μA，较健侧高于 50% 者为异常。此法结果精确，可重复测试，动态观察。膝神经节至鼓索神经间（含鼓索神经）面神经病变时，舌前 2/3 味觉障碍。但切断鼓索神经后，舌咽神经功能放大，可部分代偿鼓索神经司味觉的功能，应注意鉴别。

（4）下颌下腺流量试验（或称唾液分泌试验）(图 7-12-9)：局麻后将粗细适当之塑料管插入下颌下腺管，深约 3mm，取醋酸少许滴入口内，刺激唾液分泌，1 分钟后开始计算每分钟内唾液滴数，比较两侧结果，一侧少于对侧 1/4 以上时有诊断价值。鼓索神经分支及其以上周围性面神经麻痹时（不含运动核性麻痹），唾液分泌减少。

对以上定位试验结果应注意结合神经变性程度（见电诊断法）综合判断，因为仅当神经完全麻痹时，定位试验方有意义。

2. 电诊断法

（1）感应电及直流电试验（faradic galvanic test）：以感应电和直流电分别刺激面神经干和面部表情肌，观

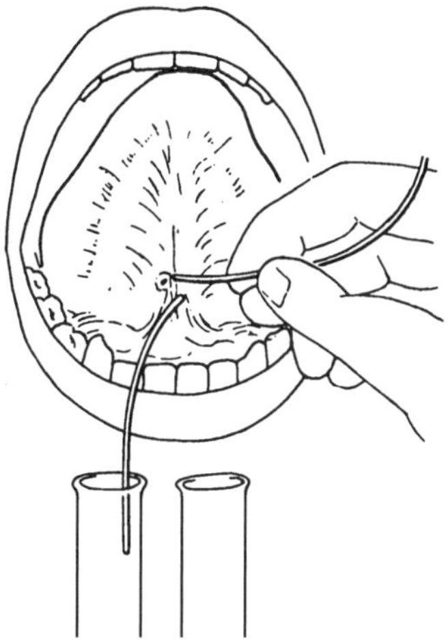

图 7-12-9　下颌下腺流量试验

察其反应。正常情况下,神经干及肌肉对两种电刺激均有反应。若面神经已断,其远侧端在 2～3 天内对两种电刺激仍有反应,直至 10～14 天反应方完全消失。因此,病变 2 周后面神经干对感应电仍有反应者,提示神经尚未完全变性。如感应电反应消失,直流电反应存在或亢进,示神经已变性。如神经干对两种电刺激皆无反应,且面部肌肉对直流电亦无反应,表明此时除神经完全变性外,面部表情肌已出现萎缩、纤维化,各种面神经手术已不能奏效。本试验比较粗糙,病后 2 周内无实用价值。

(2) 神经兴奋性试验(nerve excitability test, NET):用方波电脉冲刺激面神经主干,测量面神经兴奋阈,比较两侧结果,差值小于 2～3.5mA 为正常。测试时,将面神经刺激器的刺激电极置于茎乳孔附近相当于面神经主干的皮肤表面,后颈部皮肤接地,逐渐增加电流量,以提高刺激强度,直至面部肌肉出现可见的轻微收缩时停止,此时的刺激电流量,即代表面神经的兴奋阈,正常值为 3～10mA。刺激强度达 20mA 仍无反应时,示神经已变性。但临床上并不依据一侧面神经兴奋阈的绝对值,而是根据病侧及对侧兴奋阈差值来判断神经病变性质,估计预后。

本试验仪器设备简单,操作方便,不增加患者痛苦,可重复测试,跟踪观察,以监测病情发展,是目前常用的检查方法之一。但由于面神经切断后 2～4 天内其远侧端分支仍保存应激性,故在发病 4 天后本试验方有诊断价值。缺乏判断面肌轻度收缩的客观标准是其主要缺点。此外皮肤电阻受皮肤温、湿度的影响,皮肤厚度各人不一,亦可影响结果。

(3) 最大刺激试验(maximal stimulation test, MST):用超强电流在皮外刺激面神经主干,以期使所有残留的功能正常的面神经纤维均得以兴奋,以便较精确地比较病侧和健侧面神经的反应性,正确估计预后。检测时,将面神经刺激器之刺激电极置于茎乳孔外相当于面神经主干之皮肤表面,逐渐增加刺激强度,直至患者可以耐受的限度(此时刺激电流量一般均在 5mA 以上,患者有轻度的不适感),检查者用肉眼观察、比较两侧面肌收缩情况,可判为“相等”、“稍差”、“显差”及“无收缩”4 级,后两级示预后不良。

(4) 神经电图(electroneuronography, ENOG):面神经电图是目前常用的一种评定面神经退变纤维数量的检查方法,由 Esslen 及 Fisch 创用。面神经电图实际上是经体表记录的面肌肌群的诱发性复合动作电位(compound action potential, CAPs)。通过比较病侧与健侧 CAPs 振幅大小的比率来估计面神经中退变纤维的百分数。因为,当健康的运动轴索的传导时间及运动终板正常,且肌肉纤维亦无缺失时,面部肌肉的失神经程度和运动神经纤维变性的程度一致,也就是说,通过检测失神经支配的面肌的百分数,即可了解面神经纤维变性的百分数。又因所记录的电位为肌肉的动作电位,故又称诱发性肌电图(evoked electromyography, EEMG)。

试验用双极板状表面电极,两电极中心间距约 20mm。刺激电极一般置茎乳孔外面神经主干之皮肤表面,记录电极一般置鼻翼旁及鼻唇沟处(口角周围肌群)(图 7-12-10),前额正中或颈部接地。检测时,用时限为 0.2ms 之矩形电脉冲刺激面神经主干,逐渐增加电流量,以提高刺激强度,此时 CAPs 振幅亦随之逐渐增大,直至振幅不再随刺激强度增加而增大时,将此时的电流量再增加 10%,检测以此强度(即最大刺激强度)刺激面神经时面肌肌群的 CAPs。然后依法记录对侧者。计算两侧 CAPs 振幅的绝对值(峰-峰值)(μV)及百分数,比较其差值,此即为面神经变性的百分数(图 7-12-11)。如:健侧振幅为 50μV,患侧为 25μV,则患侧

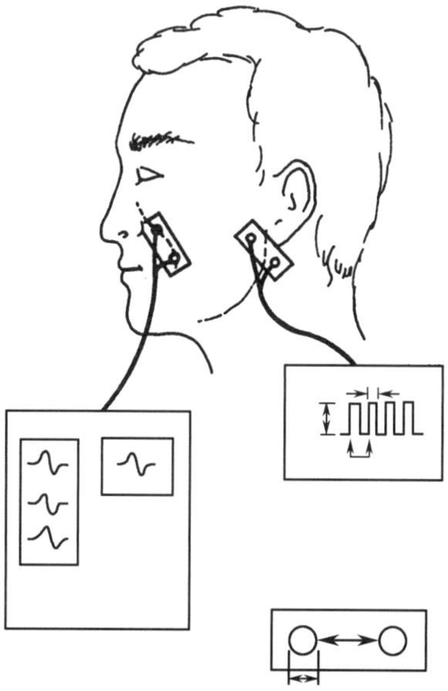

图 7-12-10　双极板状电极安置法

较健侧低 50%，表明面神经变性纤维为 50%。和面神经的其他电检查法一样，ENOG 检测的前提是，神经的退行性变已由病变部位向位于茎乳孔外方的远侧端发展，而其中正常神经纤维的传导时间及运动终板仍维持正常，肌纤维尚未出现萎缩等病变，此时，面部肌肉的失神经支配的程度方和神经纤维的变性程度一致。因此，ENOG 检测用于急性面瘫，即面瘫出现后 2 ~3 周内，但不早于起病后 3 ~4 天方有诊断价值。ENOG 检测结果仅能提示面神经病变的数量，而不表明其病变性质。个别情况下，ENOG 所示结果与面瘫的临床表现可不完全一致，这可能与病变早期较粗大的髓鞘纤维选择性受损，或仅为神经外周纤维病损，但内部健康纤维因为不能接受刺激等因素，而造成面神经各运动单位兴奋性不完全同步化有关。此外，皮肤电阻、电极压力以及电极安放的位置不同亦可导致结果误差，值得注意。一个技术熟练人员的重复操作所造成的误差一般不超过

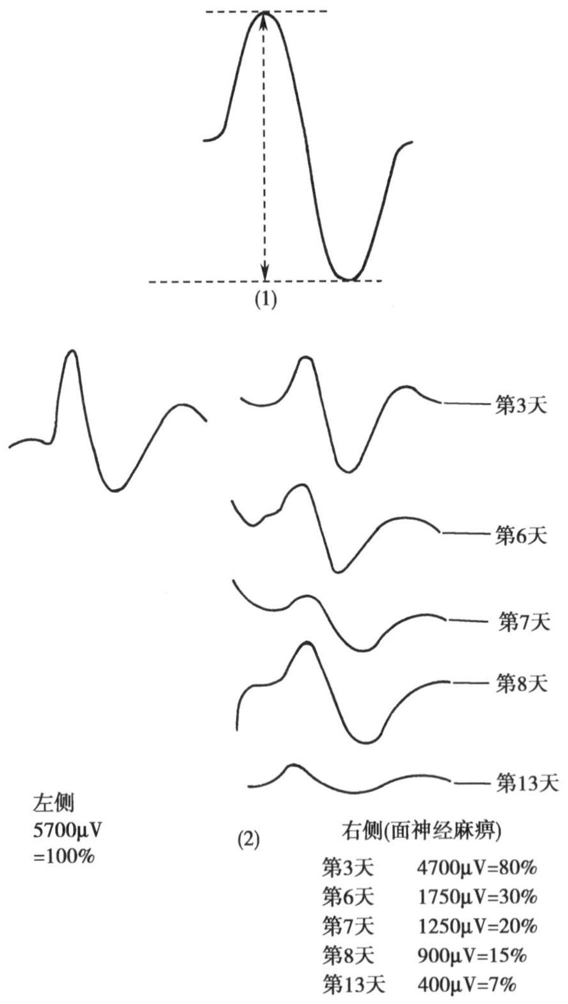

图 7-12-11　面神经电图

（1）峰-峰值　（2）右侧面神经麻痹之面神经电图变化

5%。我国正常人左右侧振幅比值为 1.2 ±0.5。

（5）面神经潜伏期试验（facial nerve latenz test，FNLT）：本试验可与 ENOG 同步进行。以电极刺激茎乳孔附近的面神经主干，记录从刺激开始至口轮匝肌出现收缩所历时间。一般以 4ms 以下为正常，潜速率正常为 25 ~40ms，潜伏期延长示预后不良。但因正常值变化范围较大，故临床多未采用。

（6）肌电图(electromyography,EMG)：肌电图系通过引导电极、放大系统、示波器或记录装置来显示、记录肌肉的生物电活动——肌肉动作电位。面部肌电图的检测采用同轴针形电极，经皮肤插入肌肉中，可检出单个运动单位的电活动（运动单位由运动神经元及其轴突所支配的肌肉纤维组成）。通过多个部位的检查，可全面了解面肌的电位变化。正常肌肉完全放松时呈静息电位线（图 7-12-12），肌肉轻微随意收缩时出现单个运动单位电位，强度收缩时出现干扰相。神经损伤后，在神经未发生变性前，无论肌肉放松或随意动作时均无电活动出现，示神经完全性麻痹。2 ~3 周后，当神经发生变性时，则出现纤颤电位、正相尖波等失神经电位。面瘫长期不恢复，肌肉发生萎缩、纤维化，纤颤电位消失。当神经再生，肌肉逐渐重新获得神经支配时，纤颤电位逐渐减少，出现多相运动单位电位，即“新生”运动单位电位，然后多相波逐渐减少，正常电位增多乃至完全恢复正常。由于这种“新生”运动单位电位在临床可察觉的神经功能恢复迹象之前数周即已出现，故可用于判断预后。而在面瘫发生后 2 ~3 周内，肌电图则无评估预后的价值。用于面神经探查术中，肌电图有助于病变的客观定位。

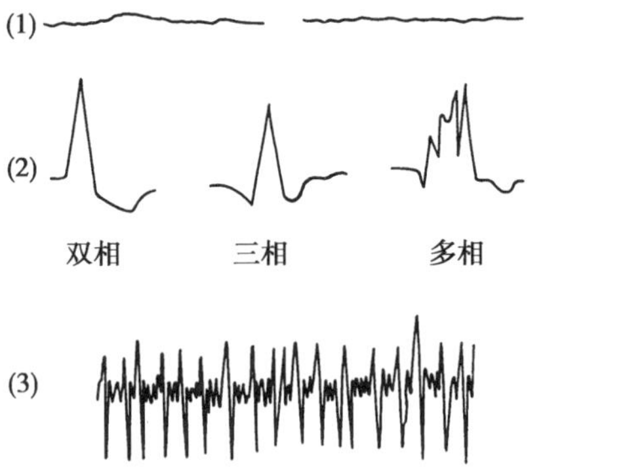

图 7-12-12　肌电图

（1）肌肉休息时之电静息　（2）运动单位动作电位　（3）纤颤电位

（7）强度-时间曲线（strength duration curves）：以不同时限的方波电流刺激面神经，检测各时限方波刺激下能引起面肌收缩所需电流（电压）强度。记录时以时限（ms）为横坐标，电流强度（mA 或 mV）为纵坐标，将所测结果画成曲线。曲线类型可提示神经病变的性质，如传导阻滞，部分变性或完全变性以及神经再生等

（图 7-12-13）。方法繁琐，耗时太多，为本试验缺点。

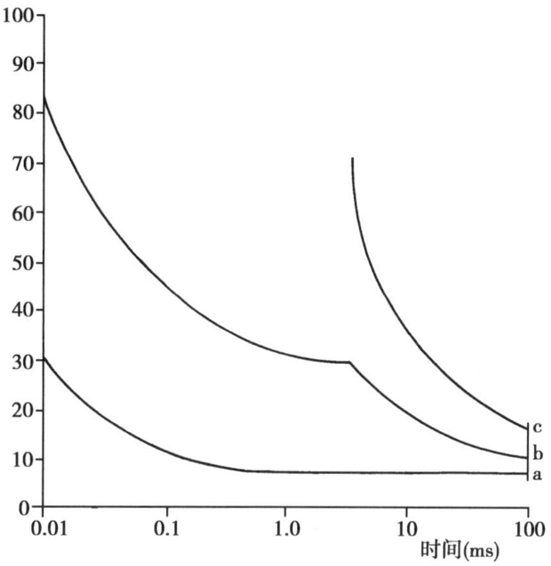

图 7-12-13　强度-时间曲线

a. 生理性阻断　b. 混合病变　c. 纤维变性

上述各种电诊断法皆系了解颞骨外面神经末梢部位的病理生理情况，对颞骨内的面神经近侧端功能不能做出早期诊断。面神经逆行诱发电位的记录法，目前尚在探索中。

为了尽早正确评估面瘫的预后，不失时机地进行适当的治疗，在应用电诊断法时应注意：①目前尚无一种检查方法能单独对预后做出绝对精确的估计，因此，应尽可能同时采用多项适当的试验，并对结果进行全面综合分析，方能得出正确的结论；②为了监测急性面瘫的病情发展状况，正确把握手术时机，在面瘫出现后应尽快进行系统的电诊断试验，必要时一日检查数次，如对外伤性面瘫；③各种电诊断法均有其适宜的检查时机，临床医师应根据不同的疾病及病程，选用适当的检查方法。

3. 影像学检查　颞骨高分辨率 CT 能在不同位置（轴位、冠状位）的扫描图中显示面神经管颞骨段的情况，冠状位、矢状位和斜矢状位以及多平面重建（multi-planer reconstruction，MPR）可以克服单个位置所出现的面神经管图像不全、容易遗漏等缺陷，采用多平面（轴位、冠状位和矢状位）曲面成像（curved planer reformation，CPR）技术可在一幅图片上显示颞骨内面神经管的全程图像，对面神经管变异、破坏或缺裂的诊断具有更高的参考价值。钆强化磁共振成像（gadolinium-enhanced magnetic resanance image）对某些面神经疾病亦具参考价值。脑部的 MRI 对颅内相关疾病的诊断甚有帮助。

4. 其他　除详细的病史询问，全面的体格检查，特别是耳部检查外，尚应进行神经系统检查和有关的听力学及前庭功能试验。

【后遗症】

面神经再生过程中，由于轴索生长方向错误（图 7-12-14），或某些轴索的髓鞘再生障碍，相邻轴突“短路”等，末梢器官的神经再支配出现紊乱或不完全，称为再生缺陷，有以下几种：

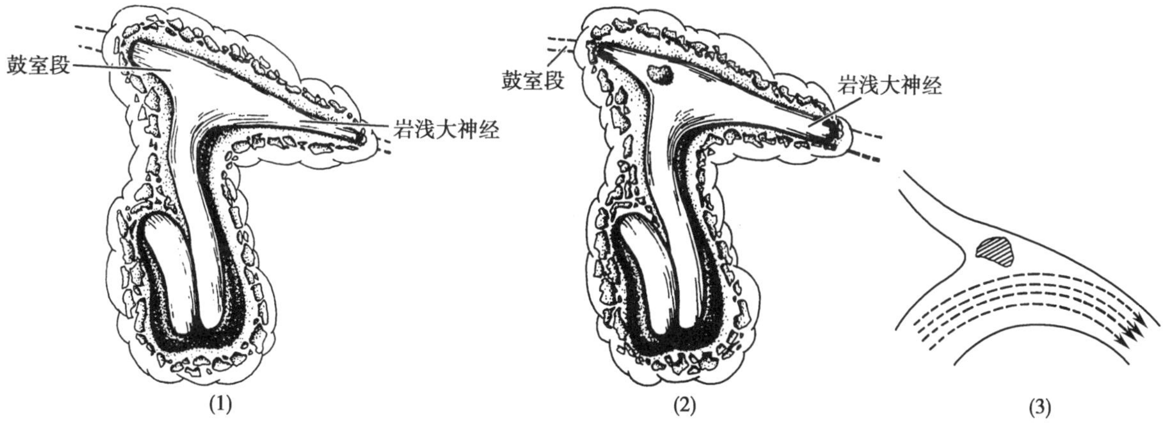

图 7-12-14　神经纤维再生方向错误

（1）正常　（2）膝神经节病损　（3）膝神经节处神经纤维变性，再生的副交感神经纤维行走方向错误示意图

1. 联带运动（synkinesis）　联带运动是一种异常的同步运动。表现在一组面肌随意运动或反射性收缩时，另一组肌群亦发生不自主收缩。如闭眼时出现口角向上抽动，眨眼时颏部肌肉轻微抽搐等。

2. 鳄鱼泪综合征（crocodile tears syndrome）　膝神经节或膝神经节以上面神经的严重病变，在功能恢复后，可出现进食时患侧溢泪的现象，这可能是由于副交感神经纤维再生时行走方向错误，支配唾液腺的纤维误入泪腺支配区所致。

3. 镫骨肌收缩（stapedius tendon contraction）　面肌

运动时耳内有胀满感或出现轰鸣声，可伴有面肌痉挛。镫骨肌腱切断术可解除症状。

4. 半面痉挛（hemifacial spasm）和面肌挛缩　面肌重新获得神经支配后，有时可出现痉挛或挛缩，表现为部分肌肉（如睑）颤动，鼻唇沟过深等，严重者半侧面肌出现抽搐。但少见。

第三节　面神经麻痹的手术治疗

由于面神经主干行走于狭窄的骨管中，而且神经纤细，行程曲折、复杂，因此，面瘫的手术治疗曾受到较多的限制。近期，随着显微手术的进步，神经电诊断学和影像诊断学的发展，面神经疾病的手术治疗也有了重大进步。特别是70年代初开始施行的颅中窝径路或经迷路径路内耳道段及迷路段面神经减压术或移植术，开创了面神经手术史中的新篇章。

【手术径路】

主要的手术径路有：

1. 乳突径路　全麻或局麻。耳廓后沟切口（见图7-9-12）。完成单纯乳突开放术（图7-10-5），暴露鼓室半规管隆凸、砧骨短突和二腹肌嵴（后者前端与外耳道后壁交界处下方，即为茎乳孔和面神经骨管下端的位置），确认乳突天盖和乙状窦骨板。以相当于鼓室半规管后端和二腹肌嵴前端之间的连线作为面神经乳突段的标志，在磨薄外耳道后壁的同时，在砧骨窝以下平面，用金刚石钻头磨薄面神经乳突段骨管的后半侧骨壁，此时注意将钻头的移动方向与面神经主干行走的方向保持一致（图7-12-15）。当面神经骨管周围气房已全部开放，而且局部血管丰富，较易出血时，表示此处已接近

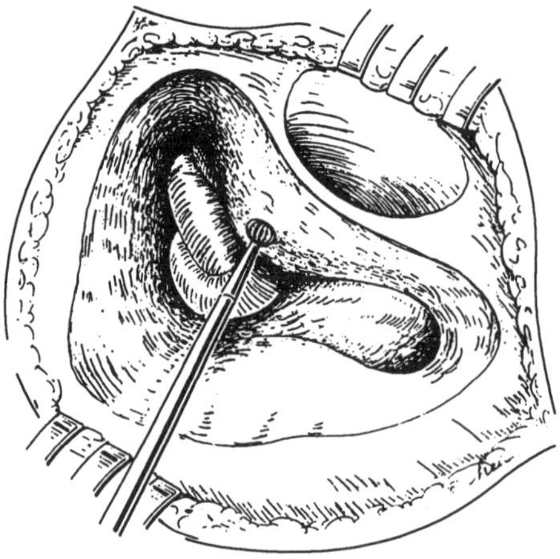

图7-12-15　面神经手术（乳突径路）
在砧骨窝以下平面磨薄面神经乳突段骨管

面神经。待神经外面仅剩一层极薄似纸的骨壁，透过骨壁隐约可见其下方行走的粉红色面神经时，改用耳显微剥离器，从微有破损的骨壁下缘伸至面神经干与骨壁之间，轻轻挑去骨壁（图7-12-16）。此时，注意切勿以面神经作为支点进行操作，更不应将剥离器插入神经内。

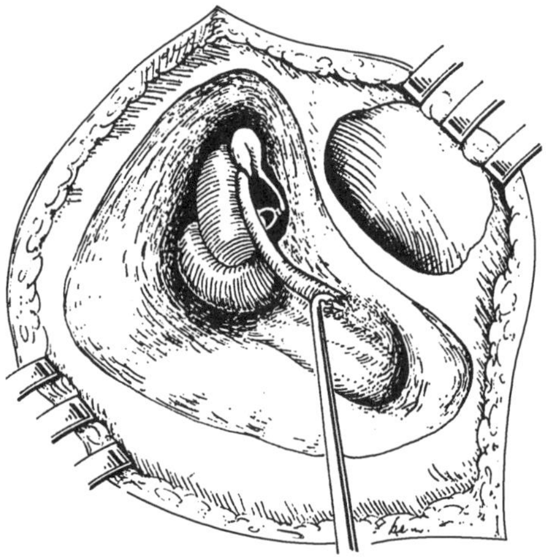

图7-12-16　面神经手术（乳突径路）
用显微剥离器轻轻挑去乳突段面神经管之薄层骨壁

如此暴露面神经乳突段主干，向下达到二腹肌嵴下面的茎乳孔（在贝尔面瘫更应注意充分开放这一“瓶口”状的狭窄区）。向上暴露锥曲，同时进入后鼓室。或者，也可在完成单纯乳突开放术之后，先磨开后鼓室（见乳突径路鼓室成形术），进入面隐窝，在砧骨窝以下平面磨薄面神经乳突段骨管，在此处磨开面神经管，并逐渐向下延伸，暴露乳突段主干，直至茎乳孔。手术操作时注意，钻头不得接触砧骨，否则可能损伤内耳，造成感音性聋，为此，我们在砧骨窝与进入后鼓室的“窗口”之间常规先保留一个狭窄骨柱。若需暴露鼓室段面神经，可在分离砧镫关节和锤砧关节，并剪断砧骨上、后韧带之后，取出砧骨，置于生理盐水中备用，并将锤骨头向外侧牵引，用钝剥离器从锥曲开始，轻轻挑开鼓室段面神经外侧骨壁，直到膝状神经节（图7-12-17）。因该段骨壁一般均很薄，所以面神经很容易暴露。术毕将砧骨复位。缝合耳后切口。

乳突径路术野宽阔，能充分暴露乳突段及鼓室段面神经，乃至膝神经节。而且由于保留了外耳道后壁的完整性和传声结构，对听力一般无明显不良影响。本径路多用于因慢性化脓性中耳炎，中耳、乳突手术中发生外伤而引起的面瘫，以及颞骨纵行骨折合并的面瘫；贝尔面瘫及Hunt综合征定位试验示病变在膝状神经节以下者。本径路还可与颅中窝径路联合。硬化型乳突，特别是乙状窦前置或颅中窝下垂明显者，不宜取此径路。

2. 外耳道径路　适用于颞骨纵行骨折所致的面神经

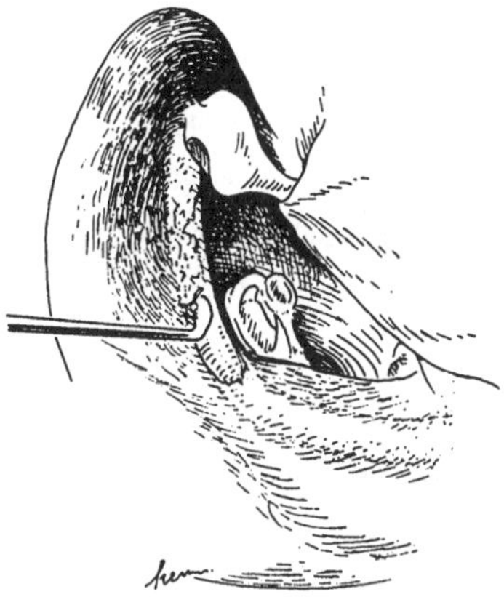

图 7-12-17　面神经手术（乳突径路）

取出砧骨，挑去鼓室段面神经管外侧骨壁

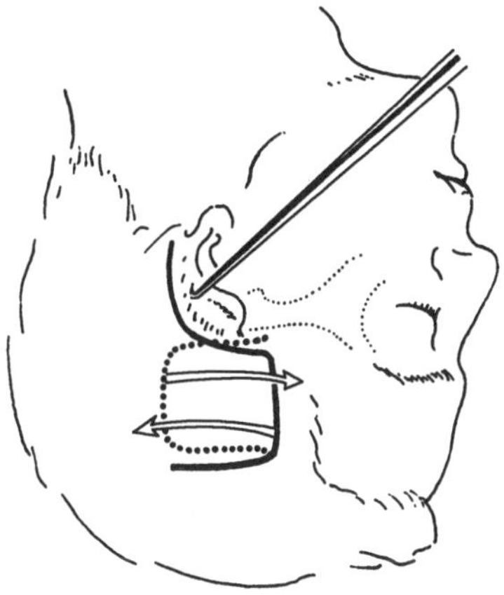

图 7-12-19　面神经手术（颅中窝径路之一）：**S 形切口**

鼓室段损伤，并合并听骨链中断的患者。手术可于局部麻醉下进行。在外耳道后壁作外耳道皮肤-鼓膜瓣，切口距鼓环约 8mm（同镫骨手术）。磨（凿）去近鼓沟处外耳道后上骨壁及上鼓室外侧壁，暴露锥隆起，清除鼓室内的血块和淤血，探查鼓室。根据听骨链受损情况进行适当处理。如砧镫关节未脱位或虽已脱位，但砧骨妨碍观察和处理面神经时，可将砧骨移位，清除碎骨片，进行减压（图 7-12-18），然后根据具体情况作鼓室成形术。

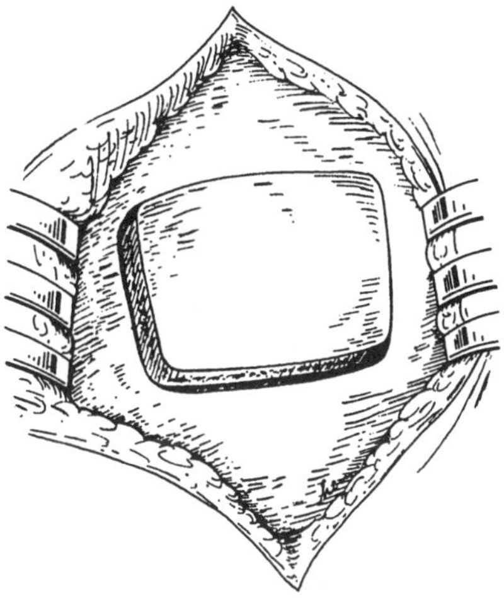

图 7-12-20　面神经手术（颅中窝径路之二）：**作骨窗**

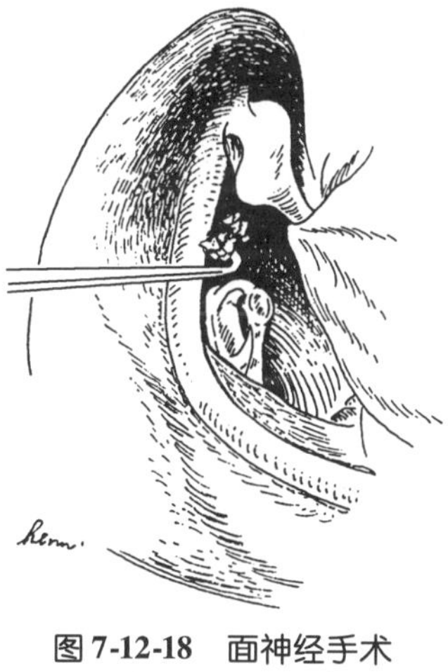

图 7-12-18　面神经手术

清除鼓室段面神经上之碎骨片（砧骨已去）

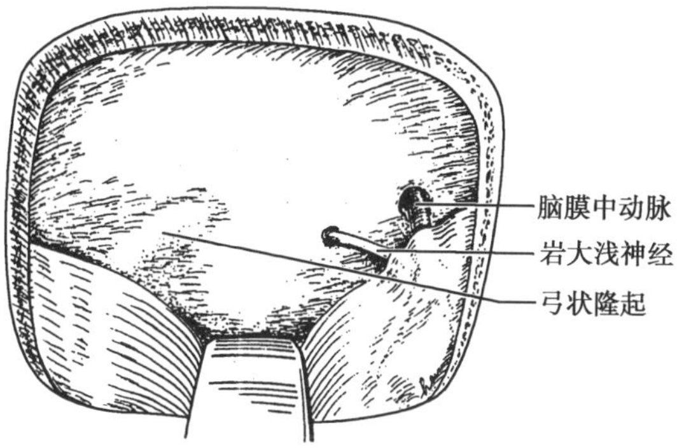

图 7-12-21　面神经手术（颅中窝径路之三）：**暴露弓状隆起和岩大浅神经**

3. 颅中窝径路　全麻，术者位于患者头侧。常用垂直切口，即在距耳屏前 1～2cm 处作与颧弓垂直的切口，上达颞骨鳞部，相当于发际上约 8cm 处。与乳突径路联合时，则将切口下端向后向下延长，与耳后切口连接，故切口呈 S 形（图 7-12-19）。十字形切开颞肌，剥离、翻转肌肉瓣，暴露颧弓根及颞骨鳞部骨面。颅骨钻孔，作直径为 3～4cm 之骨窗（图 7-12-20），骨窗中心相当于耳前区，切下的骨板置生理盐水中保存，以备回纳之用。仔细分离硬脑膜，注意勿损伤可能自然暴露之膝神经节。置入 Urban House 牵开器，暴露弓状隆起和岩大浅神经（图 7-12-21）。面神经主干的定位方法有二，其一：在显微镜下，以金刚石钻头沿岩大浅神经向后并略向外侧磨去骨质，追索至膝状神经节。然后转向内侧，到达内耳道（图 7-12-22）。应注意从膝状神经节到内耳道的行程中，面神经主干的位置较深，行走于前（上）

半规管和耳蜗之间，操作时如有不慎，极易造成损伤。其二：先在弓状隆起处磨出前（上）半规管“蓝线”，于此“蓝线”外侧端作一与之成60°角的假想线，该假想线即相当于内耳道的位置（图7-12-23），磨去此60°角内的骨质，即可暴露面神经主干。

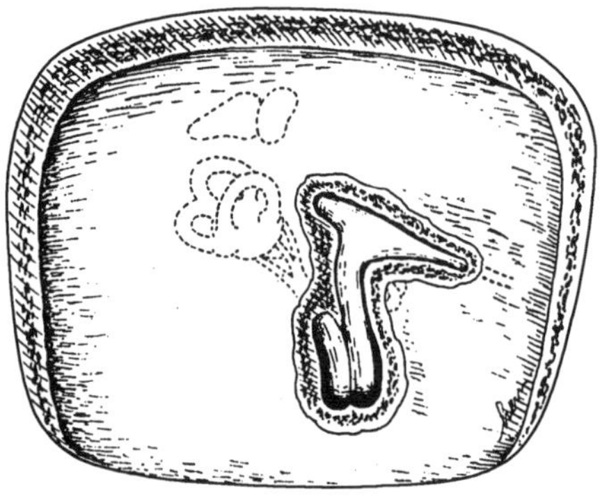

图7-12-22 面神经手术（颅中窝径路之四）：沿岩大浅神经追索至膝神经节，然后转向内侧，到达内耳道

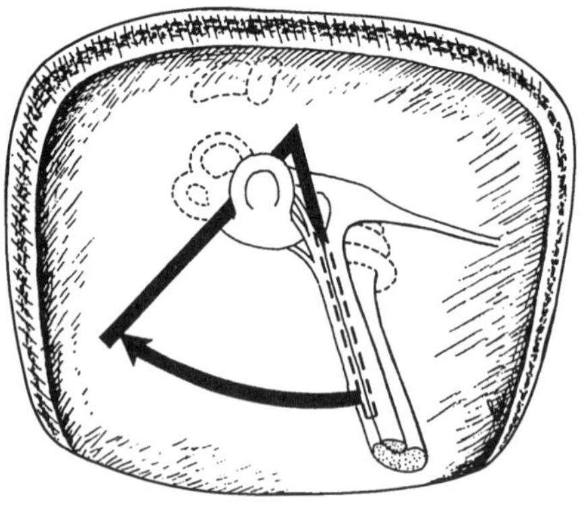

图7-12-23 面神经手术（颅中窝径路之五）：磨出前半规管蓝线，在蓝线外侧作一与之成60°角的假想线，示内耳道的位置

颅中窝径路可暴露迷路段和内耳道段面神经，同时保存耳蜗及前庭功能。多用于贝尔面瘫，Hunt综合征，以及由颞骨骨折引起的面神经损伤。常见的并发症有脑脊液漏，传导性或感音神经性聋以及前庭功能障碍等。

4. 经迷路径路 全麻。耳后切口，开放乳突，磨去乙状窦骨板，但保留一薄层骨壳，向下暴露颈静脉球。磨薄面神经乳突段外面的骨质，开放鼓窦入口，切去三个半规管，进入前庭，开放内耳道。面神经居前庭上神经和耳蜗神经上方。本径路可暴露面神经在颞骨内的全部行程，但因破坏了前庭和耳蜗功能，所以仅用于内耳功能在术前已完全丧失的病例。

【手术方法】

1. 面神经减压术（facial nerve decompression） 本手术要点包括：①开放病变部位的面神经管，磨去管壁周径的1/2，暴露面神经；②清除面神经周围的碎骨片，胆脂瘤或肉芽组织；③以锋利的钩针或小镰刀纵行切开神经鞘膜（图7-12-24）。在贝尔面瘫和Hunt综合征，常规切开水肿神经的鞘膜后，常可见神经纤维从切口向外膨出。颞骨骨折者，如神经内存在微小血肿（Fisch，1979），切开鞘膜后应将血块或积血清除。在慢性化脓性中耳炎，应根据具体情况决定鞘膜是否切开。神经减压后，表面可用浸有地塞米松溶液的明胶海绵覆盖，或先用小片颞筋膜覆盖神经表面加以保护，再用浸有地塞米松溶液的明胶海绵碎块固定之。

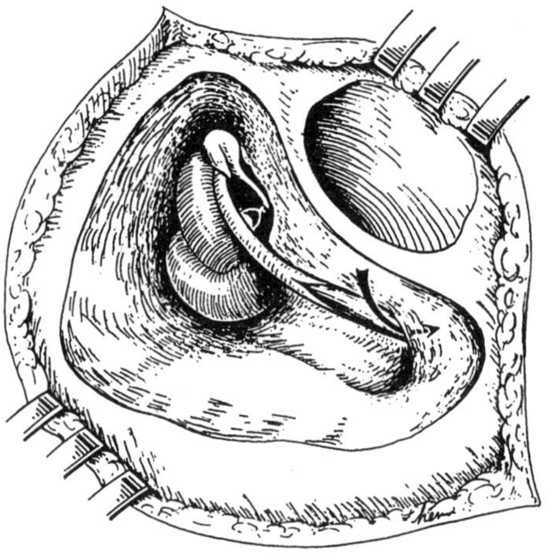

图7-12-24 面神经减压术：纵行切开神经鞘膜

面神经术中应用面神经刺激器及监测仪（facial nerve stimulator/monitor）对面神经进行监测，有助于术者确定面神经位置，识别面神经，并判断局部面神经的功能状况，预测和警报面神经损伤，避免术中发生意外损伤。在先天性面神经畸形、面神经外伤、再次乳突手术或肿瘤病例，由于局部解剖关系异常或正常的解剖标志遭到破坏，已经暴露或断裂的面神经包埋于增生的肉芽、肿瘤或瘢痕组织中，而致术中不易辨识者，该仪器将有很大帮助。

2. 面神经吻合术及改道吻合术（end-to-end anastomosis，rerouting end-to-end anastomosis） 面神经完全断离而无神经缺损时，可作端端吻合术。吻合前先游离两断端神经干，长度不少于4mm。用锋利剃须刀片垂直切除断端所有瘢痕组织，形成新鲜的斜行创面（约为45°角），然后端对端地缝合1～2针（图7-12-25）。若神经两断端位于鼓室段或乳突段的面神经管内，亦可不做缝合，而将两断端对位吻合即可。神经吻合完毕，可用组织胶数滴粘合吻合口，周围用明胶海绵固定。采用半圆形胶原板固定，效果将更可靠（图7-12-26）。桥小脑角区术野小，面神经的缝合非常困难，加之脑脊液的不断冲刷，增加了手术的难度，此时可用胶原管及组织胶粘合固定（图7-12-27）。神经的端端吻合术中，应注意将两神经断端准确而紧密地对位吻合，防止神经扭曲。无张力吻合是手术成功的重要条件。有人主张剥离两断端的神经外膜，以防止结缔组织长入吻合口，并可由此估计可利用的神经断面面积。

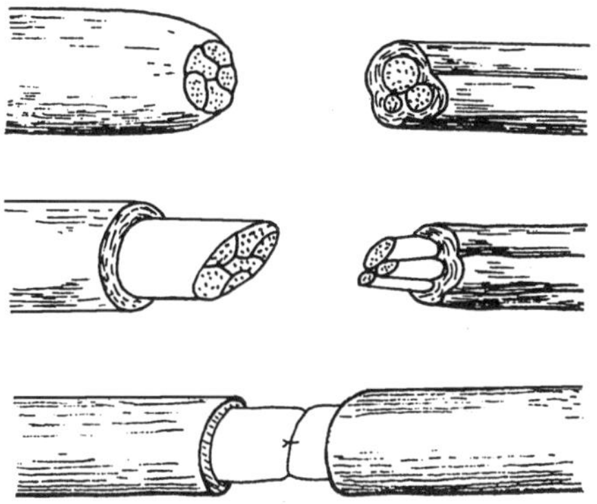
(1)
(2)
(3)

图7-12-25　面神经端——端缝合
（1）断端瘢痕　（2）断端瘢痕及神经外膜已切除
（3）端端缝合

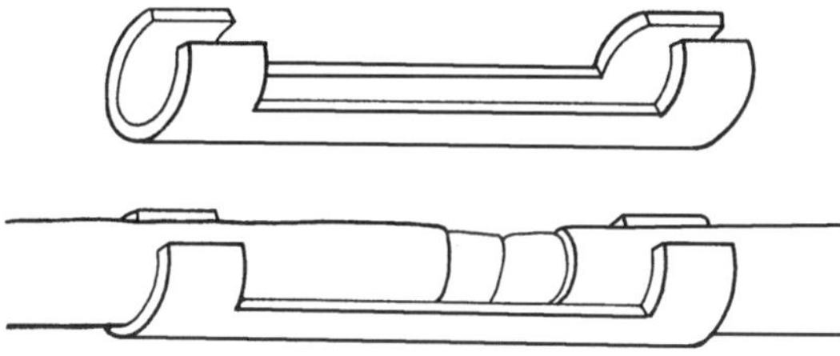
(1)
(2)

图7-12-26　面神经对位吻合
（1）胶原板　（2）胶原板固定，端端对位吻合

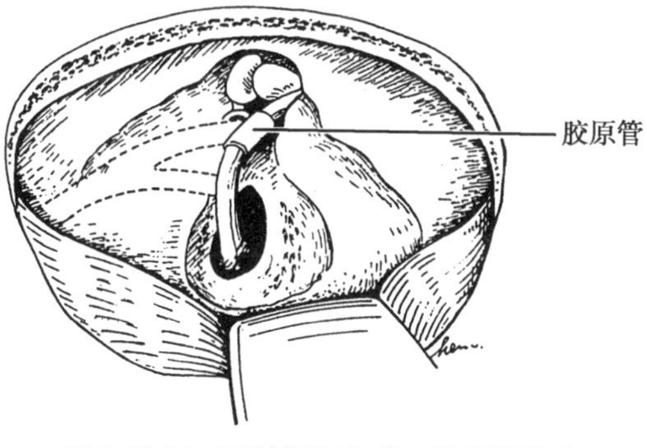

图7-12-27　面神经吻合术：组织胶黏合及胶原管固定

面神经完全断离合并神经缺损，不能直接吻合或吻合时张力过大，应作神经改道端端吻合术或自体神经移植术。面神经改道吻合术是变面神经正常的、弯曲的行程为新的、直线行程，从而缩短两断端间的距离，在此基础上行上述无张力端端吻合术。面神经乳突段或锥曲缺损长度不超过3mm，听骨链已断离者，可行中鼓室面神经改道吻合术（图7-12-28）。颞骨横行骨折引起的颞骨内面神经广泛损伤，可作内耳道乳突段面神经改道吻合术（meatomastoidaler rerouting）(图7-12-29)。改道吻合术时，再生的神经只需要通过一个吻合处，而不像在神经移植术要通过两个吻合处，因而有利于再生神经的生长，是其优点。但是，由于在改道吻合术中，面神经要从神经管中完全被游离出来，神经的血液供应会遭到破坏，也会影响神经的再生。

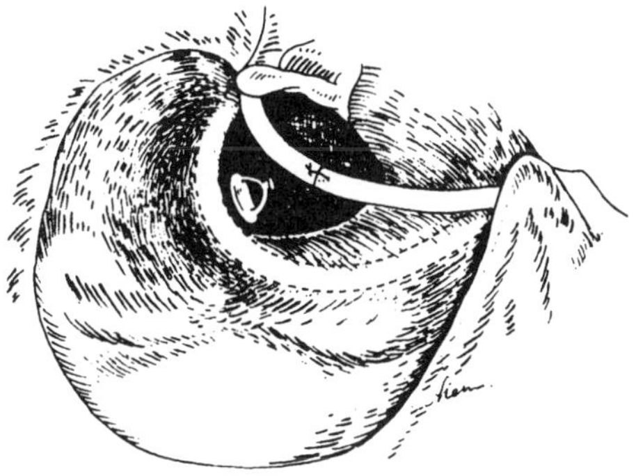

图7-12-28　中鼓室面神经改道吻合术

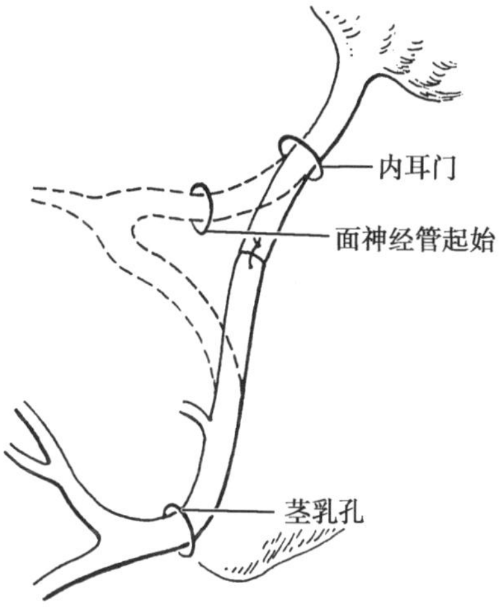

图7-12-29　内耳道-乳突段面神经改道吻合术示意图

3. 面神经移植术　无论是面神经损伤直接造成的神经缺损，或是因纤维变性、肿瘤侵犯而行面神经切除所形成的缺损，均可作神经移植术。神经移植前，应将面神经暴露至完全正常的范围。神经植入前，切除两断端瘢痕组织或神经瘤，除去神经外膜3～4mm（图7-12-30）。用于移植的神经取自患者自身的周围感觉神经，要求其粗细与面神经断端一致或接近一致，而且在该神经切除后，对局部功能无重要影响。临床上一般取耳大神经、腓肠神经及股外侧皮神经。

耳大神经距耳部很近，取材方便，容易定位，而且其直径与面神经很接近，是首选的移植材料。切取耳大神经时，沿颈部最上方皮肤皱纹作切口，切口中点正在耳屏间切迹的延长线上。暴露胸锁乳突肌，在此肌肉表

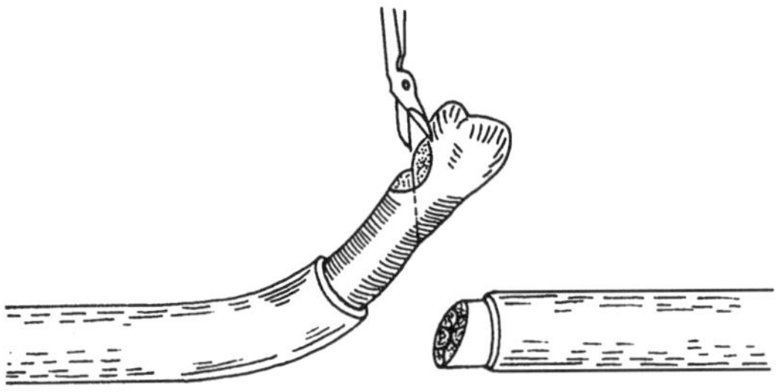

图 7-12-30 切除神经瘤

面即可见耳大神经（图 7-12-31）（另一定位方法是，耳大神经位于乳突尖与下颌角连线中点的垂直线上）。该神经可用长度在 8～10cm 以内。如所需神经的长度超过 8～10cm，可取腓肠神经。此时术者或助手在下肢外踝后方作一长约 3cm 的横切口，分离皮下组织，在小隐静脉（saphena）分支的附近即可找到该神经。纵行分离神经，切取之。若所需神经较长，可在第 1 切口上方，相当于神经行走的方向，补作第 2，甚至第 3 切口（图 7-12-32）。

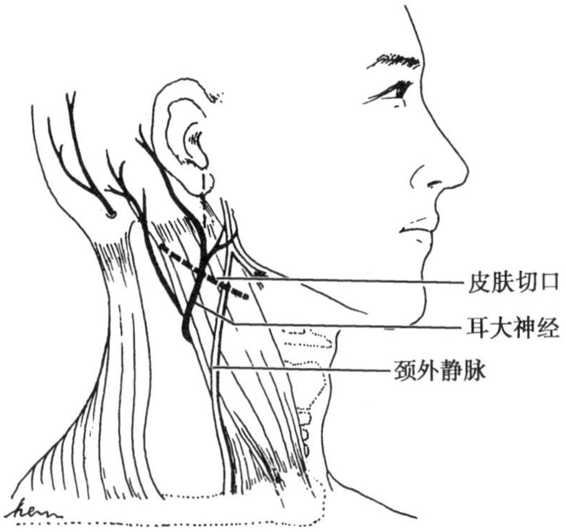

图 7-12-31 切取耳大神经

神经切取后，应进行必要的修整，如剪去神经周围的结缔组织。两端以锋利刀片切割整齐，切除两端神经外膜，长度约 3～4mm，移植神经的长度应比神经两断端间的距离长 2～3mm。将神经置于两断端间的面神经管内，或新磨成的骨管内，务使两神经连接处紧密对合。再滴数滴组织胶粘合之，一般不作缝合。周围以明胶海绵或半圆形胶原板固定。

面神经手术是一种非常精细的手术，如手术操作不当，可造成面神经新的损伤，影响功能恢复。所以术者应熟谙面神经的解剖并在手术显微镜下操作。术中注意避免用吸引器直接对着神经吸引，更不能以钳、镊钳夹，手术时细心操作，是面神经手术成功的重要条件之一。

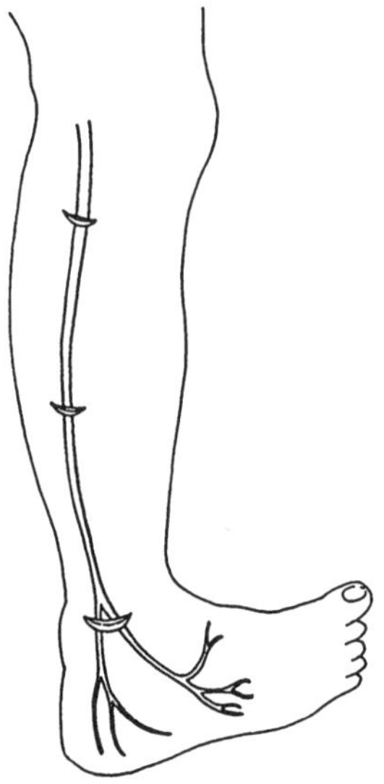

图 7-12-32 切取腓肠神经

70 年代末期开始，神经外科医师采用生物材料制备了细管状的神经再生室。室中除待生长的神经断端外，间隙还注入了促神经纤维生长的细胞成分，细胞外基质和神经营养物质，以诱导神经再生，促进神经生长。

4. 神经吻合术 面神经广泛严重受损时，经前述手术治疗失败，或因面神经修复术可能损伤其他重要器官（如内耳、脑干）而不能施行上述手术时，可以通过神经吻合术使面部肌肉获得神经的再支配。神经吻合术包括面神经与同侧邻近其他脑神经的吻合术（又称跨接成形术，erossover plasty）和两侧面神经交叉吻合术（faciofacial anastomosis，又称对侧面神经移植术 cross face nerve graft）两种，前者是将患侧面神经远侧端，其中主要是颞骨外段的面神经干，与同侧舌下神经或副神经吻合，即舌下-面神经吻合术（hypoglossus-facialis anastomosis），副-面神经吻合术（accessorius-facialis anastomosis）。该手术自 1901 年开始运用于临床以来，虽然获得了某些效果，如患者安静时，其面部两侧肌肉的张力表现相等，但患侧面肌的表情运动仅能通过舌体或肩部的主动运动方能实现，而舌体或肩部的其他运动，如进食、说话时，面部肌肉亦会出现不自主运动。更有甚者，原本正常的舌功能亦会因此而发生严重障碍。因此，这种手术未得到多数人的采纳。两侧面神经交叉吻合术是将健侧面神经颊支通过移植的腓肠神经及其分支越过面部中线与患侧面神经主干或主支进行吻合，由于目前此术所作病例有限，其效果有待进一步观察。

5. 面部整容术

（1）面肌悬吊术：当一侧面神经功能已完全丧失且不能恢复时，可用阔肌筋膜将口角向患侧牵拉，以改善面容。

（2）眼睑整形术：面神经功能丧失，眼睑长期不能闭合，引起角膜并发症时，可将上、下睑缝合部分，缩小睑裂。或切开上睑，睑板处放置特制的金属片，利用其重力使眼闭合。

附：面神经功能恢复的评定标准

面神经损伤后，经过合理的治疗，其功能大多可得到不同程度的恢复，甚至有25%的患者可自行恢复（Martin和Helsper，1957），吾等当然不能坐等此机会。对面神经功能恢复程度的评定，需要有统一的标准，国内目前尚无这种标准。国外各家的评定标准亦不一致。Fisch（1981）根据患者和评估人分别对功能恢复状况的评估，面部对称性评分，并发症的有无等进行综合评价。面部对称性评分总分定为100分，其中"面部安静时"占20分，"皱额"占10分，"闭眼"30分，"微笑"30分，"吹哨"10分。评分时，根据患者在上述5种动作中的表现打分，面部两侧完全不对称者：0分，明显不对称：30%分，轻度不对称：70%分，完全对称：100%分；将5项分数相加，即得出评分。House和Brackmann（1985）建议的标准（表7-12-1）得到了国际上多数人的认同。该表还将Sutherland的损伤分级进行综合对照。从临床角度看来，该标准中的Ⅰ、Ⅱ级均可称恢复满意，Ⅲ、Ⅳ级恢复不满意，Ⅵ级仍为完全性麻痹。

表7-12-1 面神经功能恢复评定标准（House和Brackmann，1985）

损伤程度	级别	定义
正常	Ⅰ	两侧对称，各区功能正常
轻度功能障碍（刚能察觉）（1°~2°）	Ⅱ	仔细观察时，可以察觉到面肌轻度无力。轻轻用力时，眼能完全闭拢，用力微笑时，面部轻度不对称。刚能察觉的联带运动，无挛缩或痉挛
中度功能障碍（两侧有明显差别）（2°~3°）	Ⅲ	面肌明显无力，但无损面容。可有抬眉不能，用力时眼能完全闭拢，用力时口部运动有力，但不对称。有明显的联带运动或痉挛，容貌无损
中重度功能障碍（3°）	Ⅳ	面肌明显无力，有损面容。不能抬眉，用力时眼不能完全闭拢，口部运动不对称。严重的联带运动或痉挛
功能严重障碍（3°~4°）	Ⅴ	闭眼不全，口角仅有轻微运动。通常无联带运动、挛缩和痉挛
完全麻痹	Ⅵ	面肌不能运动，张力消失，无联带运动、挛缩和痉挛

第四节 引起面瘫的几种颞骨内疾病

颞骨内病变引起的面瘫最常见。其特点为：①周围性完全或不完全面瘫；②与耳部病变同在一侧；③部分疾病伴有听力下降、耳鸣、眩晕或耳内流脓等耳部症状。

一、化脓性中耳炎和中耳胆脂瘤

急性化脓性中耳炎及乳突炎合并的面瘫一般为不完全性面瘫，起病比较缓慢。急性中耳炎早期出现的面瘫，多因鼓室段面神经骨管先天性缺裂，面神经直接受炎症侵犯，产生中毒性神经炎所致；或面神经骨管虽完整，但由于神经的供应血管受到炎症刺激后发生痉挛，以致面神经缺血水肿，出现面瘫。急性中耳炎晚期并发急性化脓性乳突炎时，因面神经骨管周围有骨疡形成或气房蓄脓，亦可发生面瘫。

慢性化脓性中耳炎和胆脂瘤并发面瘫者约占5%，较急性中耳炎多3~4倍。多因胆脂瘤破坏面神经管，神经受压所致，亦可因面神经管受骨类侵蚀，肉芽组织包裹，压迫面神经而引起。这类面瘫起病急缓不一，可因中耳炎急性发作而激发。

【治疗】

1. 急性中耳炎早期合并的面瘫，应积极控制感染，治疗中耳炎，并加用适量糖皮质激素，面瘫均可在感染控制后迅速缓解。

2. 发生于急性化脓性中耳炎晚期者，应行单纯乳突开放术，面神经无需减压。

3. 胆脂瘤、慢性化脓性中耳炎合并面瘫时，应尽早行乳突手术，彻底清除病灶，探查面神经，根据神经病变情况进行处理。

由于面神经鼓室段骨管管壁菲薄，常有先天性缺裂，加之该处为胆脂瘤好发部位，故此段面神经最易受罹。外耳道后上骨壁遭胆脂瘤广泛破坏时，面神经乳突段或锥曲骨管常同时受损，面神经暴露于胆脂瘤下方。术时应在手术显微镜下小心清除面神经行程处的胆脂瘤、肉芽等病变组织，同时仔细辨认暴露的面神经，并将神经上方及其周围残存的腐骨以小刮匙或钝剥离器轻轻刮除或剔除，注意切勿损伤面神经；对神经鞘膜充血，水肿者，应将其上、下段骨管磨开，直至鞘膜正常处暴露为止；鞘膜切开与否应根据不同情况进行处理。

早期不完全性面瘫，鞘膜无需切开。完全性面瘫，电试验示神经变性严重，则应切开鞘膜，充分减压。但倘若中耳感染严重，鞘膜切开后可因神经遭受感染而出现纤维变性，妨碍功能恢复，故应慎重对待。神经断离或部分缺损者，应作神经改道端端吻合术或神经移植术。神经减压术后数日肌电图检查示神经功能毫无恢复迹象者，应再次探查面神经，切除病变神经后行自体神经移植术。

二、外伤性面瘫

外伤性面瘫可由颞骨内手术引起，亦可出现于侧颅底骨折或侧面部的暴力伤中。因侧面部外力伤不多见，故在此仅对前两种疾病加以介绍。

（一）颞骨内手术外伤引起的面瘫

颞骨内手术引起的面瘫，其发病率各家报告不一，与术者的解剖知识和技术水平有密切关系，因面神经解剖异常引起的面瘫不占重要位置。

【原因】

颞骨内手术所引起的面瘫多发生于：

1. 探查鼓窦时磨（凿）骨过深，尤其是在小（无）鼓窦伴颅中窝下垂和（或）乙状窦前置时，术者惧怕损伤硬脑膜或乙状窦，而将钻头过分向下向前倾斜，以致损伤鼓索神经分支附近的乳突段面神经。

2. 鼓室成形术或乳突根治术中，在分离上、中鼓室病变时（如肉芽，胆脂瘤，硬化灶等），可能伤及鼓室段面神经，甚至膝神经节。为避免这类损伤，应将该手术置于手术显微镜及面神经监测系统下进行。术时用显微剥离器从上鼓室顶部开始自上而下，由后向前，紧贴骨壁，轻轻剥离病变组织，边剥离边用吸引器轻轻吸引，务使术野清晰可见。若发现鼓室段面神经骨管内及其附近有软组织，切勿轻易加以清除，而应首先辨明其是否为暴露的面神经。对已剥离的、尚有牵挂的肉芽组织，在判明其确非神经组织后，可用咬钳分次轻轻咬除，严禁整块撕拉。对已经暴露的面神经，可用颞筋膜覆盖于神经上，并以浸有地塞米松的明胶海绵碎块固定，最后术腔填塞碘仿纱条，注意不可压迫过紧。经过上述处理，术后一般均不致出现面瘫。术前已有面瘫者亦可较快恢复。

3. 从乳突腔开放后鼓室时，如操作不当，可能误伤面神经锥曲或乳突段，但只要术者熟谙局部解剖，磨开后鼓室时，使电钻始终保持与面神经长轴一致的方向钻磨，其深度不低于砧骨短突的平面，手术仍是安全的。

4. 乳突根治术中，在凿断"骨桥"或刮除面神经管周围气房时发生骨折，面神经管断裂，神经受到骨折断端或血肿的压迫而致面瘫。这种损伤多见于乳突段，与初学者动作粗暴有关。

5. 外耳及中耳畸形可合并面神经解剖变异，手术时易发生误伤。国内李哲生（1988）报告 78 耳先天性外耳道闭锁中面神经有变异和畸形者占 45%，其中包括鼓室段和（或）锥曲骨管裂缺，鼓室段下移，乳突段向前移位，鼓室段标志不清等。术前 CT 扫描有助于发现面神经畸形；手术应在手术显微镜下进行；在颞颌关节、颞线及筛区前部之间的三角区内磨开骨质，然后逐步在颞颌关节与天盖之间找到上鼓室及中鼓室。重建鼓室时，动作应轻而准，避开暴露的面神经，这样面神经损伤亦非不可避免。作者等在为 30 余例先天性外耳道闭锁及中耳畸形所作的外耳道及鼓室再造术中，仅 1 例发生暂时性面瘫。

6. 婴幼儿面神经出茎乳孔处位置较浅，易受损伤。故耳后切口不宜太低。

7. 镫骨手术，外半规管开窗术等术中不慎，亦可伤及面神经。

【处理】

颞骨手术中突然出现或术后立即发生的面瘫，多因神经断裂，鞘膜损伤或碎骨片压迫神经所致。局部麻醉时因利多卡因等麻醉剂浸润引起的面瘫一般可在 1～2 小时内逐渐自行消失，应注意和面神经损伤鉴别。术后数小时或数天方出现的面瘫一般均为不完全性，与神经水肿或血肿、过紧的填塞压迫有关，神经的完整性大多并未遭到破坏。判断术后立即或延期出现的面瘫一般并无困难，但在全身麻醉者有时不易准确识别，术者除注意密切观察外，还应了解：由于麻醉或睡眠的影响，动眼神经可出现短时间抑制，以致提上睑肌松弛，此时，即使是完全性面瘫的患者，在术后 1～2 天内眼裂亦可较术前变小，甚至出现眼能完全闭拢的假象。所以，全麻后 1～2 天内不能仅凭睑裂的大小来判断面神经功能恢复与否。

术中出现并非由麻醉药引起的面瘫时，应立即探查面神经，找出损伤部位，根据神经受损情况采取相应的治疗措施，如清除碎骨片，神经减压，改道缝合，或神经移植等。术后立即出现的面瘫应尽早（2 周内）行面神经探查术。术后数日出现的不完全性面瘫经撤出填塞物，全身应用糖皮质激素和神经营养药等药物治疗处理后，多数面瘫均能自行恢复，少数发展为完全性面瘫。对后者应参照电检查结果，必要时行面神经探查术。

（二）颞骨骨折引起的面瘫

随着耳神经外科和影像诊断学的发展，对颞骨骨折引起的面瘫在诊断和治疗方面有了较大的进步。横行骨折中发生面瘫的机会较多，约占 50%，而纵行骨折中面瘫的发生率则为15%～25%。

【原因】

无论何种类型的骨折，神经受损的原因不外：

1. 面神经管骨折，骨折断端移位，或碎骨片嵌顿，以及听小骨脱位等，面神经被撕裂、切割、压迫、扭曲、牵张，甚至部分或完全断裂、水肿。

2. 面神经骨管虽完整，但管内出血、鞘膜挫伤及神经水肿。

3. 颞骨骨折合并脑外伤、脑干外伤时，面神经中枢受损，出现中枢性面瘫，但此种情况极为少见。

颞骨骨折时，颞骨内面神经的任何部位均可受到损伤。过去认为损伤部位多在锥曲附近，即鼓室段与乳突段的移行区。但随着神经减压范围向迷路段和内耳道段的扩展，发现膝神经节和迷路段受损的百分率较高。据统计，纵行骨折中，伤及膝神经节及其以下水平段起始部的机会较多；外耳道后壁粉碎性骨折中，乳突段和锥曲易受损伤；横行骨折中，约有60%病例伤及迷路段（Fisch，1974，1976），其中部分病例为迷路段和鼓室段的联合损伤，在这种情况下，若术中仅探查鼓室段面神经，并以在鼓室段内找到神经病变为满足，而忽略了对迷路段的探查和处理，术后疗效是不会理想的。

【诊断】

根据外伤病史，局部检查，CT扫描，诊断一般不难（见耳外伤）。除根据病情进行必要的定位试验和电检查外，还应注意区分：①“完全性面瘫”和“不完全性面瘫”，不完全性面瘫预后一般较好。②外伤后立即发生的“早发性面瘫”和伤后1～2周后逐渐出现的“迟发性面瘫”。后者面神经的完整性一般未遭破坏，多因神经管内出血、血肿压迫或面神经水肿所致，预后一般比早发性面瘫好，但亦可能发生部分或全部神经变性。由于外伤后患者昏迷，面部肿胀，加之病人家属及外科医师往往集中注意力于颅脑外伤的急救处理，忽略了对面瘫的观察，故区分面瘫属“早发”或“迟发”时，也会遇到一定困难。

【治疗】

据估计，约70%～90%的外伤性面瘫可以恢复，所以，曾经有人认为，对这种面瘫的手术治疗并不重要。不言而喻，这种观点是不全面的，因为还有10%～25%患者需要积极的手术治疗。但是，作为耳科医师如何决定哪些病例需要手术？哪些病例可以观察等待？则须全面分析病史及各项检查结果，尤其重要的是，外伤后一旦患者的一般状况允许，就应进行系统、反复的电检查，了解神经变性的百分数及病情的发展，以便采取恰当的治疗措施。对不完全性面瘫，病情稳定，不继续加重者，仅作保守治疗，如糖皮质激素，维生素B_1、B_{12}，ATP以及物理治疗和针灸治疗等；为预防出血，早期忌用血管扩张剂。

早发性完全性面瘫，6天内神经变性达90%者，最好于伤后3～4周手术，因为此时血肿已全部吸收，而施万细胞增生亦最为活跃，神经一般较粗，手术效果较好。迟发性完全性面瘫，6天内有90%神经纤维发生变性者，应尽早手术。外伤后6～8周，面肌多已出现萎缩和纤维化，手术效果一般不理想，但仍应手术，争取面神经功能得到比较好的恢复。

手术径路应参照骨折类型（纵行，横行），定位试验结果考虑，一般可先取乳突径路，探查鼓室段，乳突段及膝神经节。如发现膝神经节以上之迷路段亦有损伤，可联合颅中窝径路。

三、贝尔面瘫

贝尔面瘫（Bell palsy）是一种原因不明的急性周围性面瘫，又称特发性面瘫（idiopathic palsy）。本病较常见，发病率约为15～40/100000居民，任何年龄均可发病，但20～40岁者最多见。

【病因】

寒冷和凉风的刺激以及精神创伤等可诱发本病。但确切病因至今未明，有关学说如下：

1. 病毒感染性免疫反应 由于从患者面神经活检标本中可分离出单纯疱疹病毒，从鼓索神经中可检测出免疫复合物，且血清中某些免疫球蛋白水平升高，以及本病之钆增强MRI（gadolinium enhanced magnetic resonancc image）示与其他病毒性疾病相同等，故有病毒感染引起的自身免疫性疾病之说。

此外，少数患者有家族史，可能与遗传因素有关。

2. 血管痉挛，局部缺血学说 由于自主神经功能紊乱，茎乳动脉及其细小分支痉挛，引起面神经原发性缺血。毛细血管管壁亦因缺血缺氧而致通透性增加，血清漏出。处于狭窄骨管中的面神经出现水肿，水肿又进一步导致局部静脉及淋巴回流障碍，引起面神经继发性缺血、水肿。如此反复，形成恶性循环，神经内部压力增加，终至神经兴奋性传导阻滞，并出现变性。故本病亦有缺血性面瘫（ischemic palsy）之称。

【病理】

贝尔面瘫是一种混合性神经麻痹，神经纤维的生理性传导阻滞与变性同时存在，而且，不同节段的病变严重程度也不一致。

有关本病组织学变化的记载甚少。术中所见面神经的病变主要为充血、水肿，切开鞘膜后神经纤维即膨出，可较正常直径大2~3倍，同时可有少量液体外溢，重者液体为血性。神经内可见细小纵行的出血纹及出血性梗死。严重病例，邻近的乳突气房内可见无菌性渗出液及骨质破坏。神经变性反应一般在起病后14天达到顶峰，肿胀充血则一般持续1~2个月，然后逐渐消退。个别病例在1年以后仍可见神经纤维变性。

过去发现，病变位置主要在茎乳孔至鼓索神经或镫骨肌支之间的面神经主干，近期随着耳神经外科的发展，面神经探查术中证明，膝神经节以上的近侧端，即内耳道段和迷路段面神经亦有明显水肿、充血，Fisch及Esslen（1972）报告，94%贝尔面瘫的病变位于面神经管入口附近。House小组（1974）统计了100例面神经减压术中的观察结果：病变位于乳突段及鼓室段者各占40%，膝神经节5%，迷路段及内耳道段15%。虽然各家报告差异很大，但有一共同点，即神经受累部位全在面神经管内。

【临床表现】

本病常突然发生，迅速加重，为一侧周围性完全或不完全性面瘫。可有受冷风吹袭史，部分患者有病毒感染的前驱症状。不少患者于清晨对镜梳洗时突然发现自己的面颊动作不灵或口角歪斜，也有被他人首先发现者。起病初期，部分患者感患侧耳内、耳后或耳下疼痛，轻重不等，少数患者有面部、舌部麻木感，面部触觉异常感等。乳突部或乳突尖可有压痛，鼓膜后部可有轻微充血，但数日后即消失。

面瘫累及双侧者罕见，约占1.5%~2.0%。极少数患者有反复发作史，其中同侧居多。妇女在妊娠后期及产褥期发病率较高。糖尿患者多发。

【诊断】

在排除了引起周围性面瘫的其他疾病之后（如中耳炎，外伤，耳带状疱疹，听神经瘤，腮腺疾病等），本病诊断方可确立。故详细的病史询问，周密的耳部检查极为重要，必要时应进行全面的神经系统及头部影像学检查。对长期缓慢进行的，或反复发作的，或久治不愈的（6个月以上）面瘫应注意排除肿瘤。

【预后】

本病可自行缓解。约70%~80%患者的面神经功能可完全恢复。根据面瘫的程度及神经电图测试结果可对预后做出评估，不完全性面瘫的预后较完全性者好，起病后2周内神经退变率小于90%者多可得到较满意的恢复。约15%~20%患者不能完全恢复功能，其中部分患者遗留联带运动，“鳄鱼泪”，面肌抽搐等后遗症。

【治疗】

1. 非手术疗法

（1）药物治疗：

1）糖皮质激素：用于消肿、消炎，抑制免疫反应。可用泼尼松60mg/d，共4天，以后逐渐减至40mg/d、20mg/d和10mg/d，10天为一疗程；或地塞米松10mg/d加入5%葡萄糖内，静脉滴注。

2）抗病毒药：如无环鸟苷、病毒唑等静脉滴注。

3）血管扩张剂：如烟酸50~100mg，3次/d；西比林5mg，1次/d或尼莫地平30~60mg，3次/d；低分子右旋糖酐250~500ml/d，静滴；复方丹参液6~15ml/d加入5%葡萄糖内静脉滴注等。

4）维生素：如维生素B_1 10~20mg，3次/d或100mg/d，肌注；维生素B_{12} 500~1000μg/d肌注。

5）其他：如ATP 20mg，3次/d；辅酶A 50~100U/d，加入5%葡萄糖内静滴。

（2）物理治疗：如红外线、按摩和肌肉运动锻炼等。

（3）针灸。

（4）保护角膜，可用硼酸水洗眼、涂抹眼膏、配戴眼罩等。

2. 手术疗法　目前对面神经减压术的适应证，手术时机及减压范围仍有争论。看来任意扩大手术适应证或一概排斥手术治疗的观点均不可取，而应根据面瘫的程度，系统的电检查及定位试验结果以及患者的具体情况决定。

（1）不完全性面瘫：早期应采取非手术疗法，同时密切观察病情变化，包括电检查监测，如发现不完全性面瘫迅速变为完全性面瘫，则按完全性面瘫处理。

（2）完全性面瘫：起病后2周内ENOG示神经变性达90%或90%以上者，为减压术的适应证。神经变性达100%者应立即手术。

（3）患者的年龄、职业、全身状况及要求手术的迫切性等，亦应作为是否选择手术的参考条件之一。如一位青年演员和一位年迈体弱的老者对手术的要求一般是不会相同的。

（4）手术前应行详细的定位检查。病变位于膝神经节以下者，经乳突径路行乳突段和鼓室段面神经减压术，同时可保存听力；病变侵及膝神经节时，减压范围应扩大至膝神经节。如定位试验示膝神经节以上部位病损，应取联合径路作包括内耳道段、迷路段、鼓室段和乳突段在内的颞骨内面神经全程减压术。Fisch及Esslen（1972）主张本病主要是取颅中窝径路对内耳道段及迷路段面神经减压。

四、耳带状疱疹

耳带状疱疹（herpes zoster oticus），是由水痘带状疱疹病毒（varicella-zoster viruses）引起的、以侵犯面神经为主的疾病，因 Ramsey Hunt（1907）首先描述了本病的症状，故又称 Ramsey Hunt 综合征或 Hunt 综合征（Hunt syndrome）。近期血清学检测发现，除水痘带状疱疹病毒外，患者往往还合并单纯疱疹病毒的感染。Hunt 曾认为，膝神经节是病变的首发部位，但以后在尸检中发现，膝神经节的病变并不重，甚至完全正常。颞骨段面神经常有大量淋巴细胞浸润及退行性变。神经的肉眼观与贝尔面瘫相同。

本病不少见。青年及老年患者居多。

病变常累及一侧。受凉、疲劳、机体抵抗力下降为重要诱因。

【症状及检查】

起病初期有全身不适、低热、头痛和食欲不振等前驱症状。继之耳廓，耳内和（或）耳周疼痛，可非常剧烈，耳甲腔和（或）外耳道和（或）耳周出现疱疹。面瘫开始多为不完全性，数日或 2～3 周内可迅速发展为完全性面瘫，一般 10～14 天为高峰期。此外，患者常伴耳鸣，感音神经性聋，眩晕及平衡失调等。个别患者有第Ⅴ、Ⅵ、Ⅸ、Ⅹ、Ⅺ、Ⅻ对脑神经症状。

疱疹和面瘫出现的时间可先后不一，多数患者疱疹出现在前，也有少数患者面瘫先于疱疹出现，个别情况下，两者相隔 1 周或 1 周以上。疱疹的位置与受罹感觉神经传入纤维的分布有关。因耳廓和外耳道的感觉神经除面神经分支外，还有第Ⅴ、Ⅸ、Ⅹ对脑神经及第 2、3 颈神经分支，它们和面神经的分支有吻合支，故疱疹有时可出现于这些神经的分布区，如口腔、颊黏膜、软腭、扁桃体、喉部及颈部等，若不注意检查常易漏诊。疱疹出现前，局部皮肤有淡红色丘疹，以后逐渐变成许多小疱，小疱可互相融合，如自行溃破则有血清渗出，最后干燥结痂。有时疱疹持续时间甚短，数日即愈，遗留少许痂皮，此时方出现面瘫。此外，患者血液中淋巴细胞增多，血沉可增快。

【诊断】

根据病史及局部检查，如能发现疱疹或疱疹遗留的痂皮，诊断一般不难。应注意和贝尔面瘫鉴别。后者无疱疹，耳痛不甚剧烈，无发热等全身不适，不伴前庭及耳蜗症状，血清学检查多示单纯疱疹病毒感染。钆强化磁共振成像（gadolinium enhanced magnetic resonance image）两者在面神经不同节段均可出现增强信号。

【预后】

预后较贝尔面瘫差，据统计，约 60% 患者面神经功能可完全恢复（Mark May，1987）。功能恢复情况与变性纤维的多少有关。

一般数日或数周后面瘫逐渐减轻，个别 1 年以上始恢复。伴有其他脑神经受损者，面神经功能恢复较差。

【治疗】

同贝尔面瘫。目前对减压手术有颇多争论。Fisch 等（1979）主张发病后 3 周内，神经变性虽小于 90%，但若耳蜗及前庭症状严重，亦应行减压手术，减压部位以迷路段为主。但有不少人对此持反对意见。

可用糖皮质激素和抗病毒药物，如无环鸟苷 200mg/4h，5 次/d，共 5～7 天；或 400mg 和地塞米松 10～15mg 溶于 5% 葡萄糖内静脉滴注，1 次/d，重症可用无环鸟苷 5mg/kg 和地塞米松溶于 5% 葡萄糖内静脉滴注，1 小时滴完，1 次/8h，共 7 天；或用病毒唑，干扰素及中药板蓝根等。尚可用丙种球蛋白 3ml 肌肉注射，隔日 1 次，共 3～5 次。局部皮肤可用抗生素糖皮质激素乳剂或油膏涂布。疱疹渗液多，或有继发性感染时，可用庆大霉素 8 万 U 溶于 200ml 生理盐水中湿敷。

五、面神经鞘瘤和纤维瘤

原发于面神经的肿瘤主要为面神经鞘（膜）瘤（facial nerve neurinoma，facial neurilemmoma）和面神经纤维瘤（facial neurofibroma），其他尚有血管瘤、纤维瘤、血管纤维瘤和神经肉瘤等。面神经鞘瘤较纤维瘤多见（约为 10∶1）。面神经鞘瘤属上皮源性良性肿瘤，从神经鞘膜的施万细胞发生，有完整包膜，生长缓慢，很少恶变。面神经纤维瘤来源于神经内膜、神经束膜或神经外膜，无包膜，可为多发性，可恶变。肿瘤可发生于从桥小脑角至腮腺区的面神经任何节段和分支，以乳突段、迷路段多见。

【症状】

本病常见于中年人，女性略多。临床表现与肿瘤所在部位、肿瘤大小及侵犯范围有关。

起病一般隐袭，早期可无症状。常见症状有：

1. 面瘫　进行性面瘫是本病的主要症状，个别可突然发生或反复发作。面瘫前可出现面肌痉挛。

2. 听力减退　肿瘤侵犯中耳时，耳聋可为传导性，侵犯内耳道时则为神经性，因肿瘤所在部位不同而异。常伴耳鸣。

3. 眩晕，平衡失调。

4. 其他 如面部、耳部疼痛，肿瘤位于鼓室段或乳突段并侵及中耳、乳突且合并感染时，耳内出现流脓。

5. 岩浅大神经被侵犯时可出现溢泪异常，听觉过敏者提示镫骨肌支受累，而鼓索神经受肿瘤侵犯时，还可能出现一侧舌部味觉异常。

6. 腮腺内面神经瘤可仅表现为耳下肿块和面瘫。

【检查】

1. 面瘫 应观察面瘫属周围性或中枢性，并按情况作电反应试验和定位试验。

2. 耳部检查 注意耳下和耳周有无包块。肿瘤发生于面神经乳突段并侵及外耳道时，外耳道后壁可见新生物。肿瘤位于鼓室而鼓膜完整时，透过鼓膜可见鼓室内有肿块影，肿块较大，鼓膜可膨出，若穿破鼓膜，则在外耳道可见新生物。

3. 耳下或颈部上段的包块，质中等，边界清楚，合并同侧面瘫时，宜作细针穿刺细胞学检查。

4. 听力学检查和前庭功能试验。

5. 影像学检查 颞骨 CT 可显示面神经管的骨质破坏及其范围，以及中耳乳突内的软组织影。钆增强 MRI 可显示肿瘤及其侵犯范围。颅脑 MRI 有助显示位于颅内段的肿瘤。

【诊断】

根据临床表现，全面的神经系统检查以及听力学（必要时前庭功能）检查、影像学检查，本病诊断不难。进行性面瘫，或原因不明的完全性面瘫持续半年以上，或“Bell 面瘫”经治疗 6 个月仍无恢复迹象者，均应进行有关检查，排除本病。最后确诊及肿瘤类型的鉴别应根据病理检查结果。

本病应注意和胆脂瘤，中耳的其他肿瘤以及桥小脑角其他肿瘤鉴别。

【治疗】

在完全切除肿瘤的基础上，尽可能保存或恢复面神经功能是本病的治疗原则。手术径路应按肿瘤所在部位及侵犯范围做出选择，如乳突径路、颅中窝径路或乳突径路联合颅中窝径路等。面神经切除后，缺损的部分可进行端端吻合或面神经移植术。术中应尽可能保留听力。对已确诊的神经鞘膜瘤，如肿瘤生长慢，面神经功能仅有轻度障碍而患者又不愿立即手术的患者，在严密的观察下可暂缓手术。

第五节 半面痉挛

半面痉挛（hemifacial spasm）是不明原因引起的一侧面神经运动功能紊乱，临床上以一侧面部肌肉阵发性不自主抽搐为特点。本病又有“特发性半面痉挛”（idiopathic hemifacial spasm）之称，借以和症状性半面痉挛区别。

【病因】

至今不明。主要学说有：

1. 微血管压迫（microvascular compression）学说 Gardner 于 1962 年曾提出，半面痉挛和三叉神经痛可能均由血管的机械性压迫所致。1967 年 Jannetta 报告了他经颅后窝行微血管减压术治疗半面痉挛的成功经验，认为，微血管压迫神经是本病的原因，受到不少人的支持。该学说认为，当面神经在其行程中和微血管形成相互垂直性骑跨式交叉时，面神经即可能受到此血管的机械性压迫，发生损害。

由于面神经出脑干区，是中央性胶质节段和周围性髓鞘节段的过渡区，对微血管的压迫非常敏感。而在此区内，压迫面神经的血管以小脑下前动脉及其分支最常见。面神经受压，髓鞘受损后，神经纤维暴露，互相接触，神经冲动发生“短路”（parabiose），引起面肌痉挛。

2. 面神经核功能紊乱学说 位于桥脑中的面神经运动核，由于面神经在出桥脑后的行程中受到各种慢性刺激，如慢性炎症，压迫（面神经髓鞘缺损处的血管、肿瘤、增厚、粘连的蛛网膜等），逆向性引起神经节细胞兴奋性亢进，使核内“异常的突触连接”开放，神经冲动在核内扩散，引起局灶性癫痫现象。

【临床表现】

本病以中年以上女性多见。多发生于一侧，两侧受累者少见。

1. 阵发性一侧面部肌肉不自主地抽搐，大多从眼轮匝肌开始，以后逐渐波及至一侧包括颈阔肌在内的面部表情肌。额肌一般不受累。

2. 病情进展缓慢。开始时抽搐较轻，短时即缓解，间歇期较长；以后发作逐渐频繁，甚至可出现病侧面肌强直性痉挛、睑裂闭合不全及嘴角向上提的“怪相”。晚期可发生同侧面肌无力。

3. 患者自己不能控制，亦不能模仿抽搐发作。疲倦、精神紧张、情绪激动、言笑等因素可诱发或加重发作。

4. 抽搐发作时面部一般无痛感，不伴颈部及肢体的抽搐。

5. 个别可有头痛及同侧耳鸣、听觉过敏、患侧面部血管舒缩功能紊乱等，但无听力下降。

【检查】

1. 神经系统检查 面部感觉正常。无其他神经系统受侵表现。

2. 肌电图　可出现肌纤维震颤及肌束震颤波。

3. 脑电图正常　无癫痫波。

【诊断及鉴别诊断】

1. 根据病史，临床表现及神经系统检查结果，本病诊断不难。

2. 须注意和听神经瘤、面神经瘤、岩部胆脂瘤等病变引起的症状性半面痉挛鉴别，必要时可作颞骨高分辨率 CT、颅脑 MRI、听性脑干反应等检查，以资鉴别。

3. 注意和局灶性癫痫，特发性眼睑痉挛，面部肌肉颤搐，儿童面肌习惯性跳动等鉴别。

【治疗】

1. 药物治疗　可用镇静药、安定药及抗癫痫药物，如安定（valium）2.5～5mg，3 次/d；硝基安定（nitrazepam）5～30mg/d，分 3 次服；去甲羟基安定（oxazepam）15～30mg，3 次/d；苯巴比妥（luminal）0.015～0.03g，3 次/d；非脑乐 200mg，1～3 次/d；苯妥英钠（sodium phenytoin）50～100mg，2～3 次/d，卡马西平 100mg，2～3 次/d；丙戊酸（sodium valproate）200～400mg，2～3 次/d，一般从低剂量开始，以后根据临床反应确定最佳用量。

2. 面神经阻滞术　于茎乳孔面神经干处注射80%～90%酒精 0.5～1.0ml，以阻滞神经冲动的传导，可解除痉挛。但伴有暂时性面瘫，易复发。复发后虽可重复注射，但多次注射后，因瘢痕形成，疗效渐差，且可产生联带运动，面肌痉挛加重。

A 型肉毒毒素（BTXA）注射面神经主干或其分支或口轮匝肌及眼轮匝肌外缘 4～5 点，每点 5U，1 次总量为 25～32.5U，不超过 55U，2 周后复查时若仍抽搐，可补充注射，一个月内总计量不超过 200U，注射间隔时间 3～6 个月。药效持续时间为（19.9±4.5）周及（20.7±4.2）周；复发者可重复注射（王锦玲等，2006）。其机制为肉毒素可作用于突触前的神经末梢，引起暂时性神经麻痹。

3. 面神经绞扎术　本手术是在暴露茎乳孔外面神经主干后，用不锈钢丝绞扎神经，至出现轻度面瘫为度。绞扎后，面神经可因机械压迫而缺血、水肿并产生轻度变性，在此基础上，达到减少传递神经冲动的目的。本法安全，不切断面神经。但可复发，远期疗效差。

4. 面神经梳理术　所谓面神经梳理术，是将面神经之一段暴露后，以细针穿透神经全层，顺神经纤维行走方向，轻轻移动之，每次约 3～6 个平面。梳理的位置可在面神经鼓室段或乳突段。也有在颅内段或颞骨段外行梳理术的，本方法比较简单易行，术后可发生轻度面瘫，远期疗效欠佳。

5. 面神经部分切断术　本术意在通过切断部分神经分支，减少神经纤维数量，以减少神经冲动的传递，达到减轻症状的目的。但术后可发生严重的面瘫，同时，控制面肌痉挛的疗效也并不理想。常用的术式有腮腺内面神经选择性切断术，茎乳孔处面神经主干 2/3 切断术等。为防止术后神经再生，术中可对神经断端行电凝术。

6. 面神经舌下神经吻合术　术中切断面神经主干，将神经远侧端与舌下神经吻合，使面部表情肌不再接受面神经运动中枢的支配。术后面肌痉挛可完全停止，但可出现一过性面瘫。经训练后，面肌运动虽可恢复，而面部表情却不自然。此外，尚有舌下神经原功能丧失之缺点。面神经除与舌下神经吻合外，亦可与副神经吻合。

7. 微血管减压术（microvascular decompression）　由 Jannetta 首创。经乙状窦后入路，推开小脑，暴露桥小脑角及内耳门，探查面神经。找到压迫血管后，以游离肌瓣（或明胶海绵，teflon 等）置于神经和血管之间，以改变两者的关系，松解血管对神经的压迫，关闭核内“异常的突触”通道。与其他术式比较，本术式疗效较好，复发率较低。缺点为：手术危险性较大，可并发感音神经性聋、眩晕及面瘫等症状。

（汪吉宝）

第十三章
中耳的其他疾病

第一节　咽鼓管异常开放症

正常情况下咽鼓管软骨段凭借着软骨的弹性作用,周围组织的压力和咽部的牵拉作用,而经常保持着关闭状态,说话及呼吸时,在鼻咽部产生的轻微压力改变并不能使关闭的管腔得以开放,仅在作吞咽、打呵欠、咀嚼及用力擤鼻等动作时,方能开放瞬间。当咽鼓管由于各种原因而经常处于开放状态或过度开放并引起症状者,称为咽鼓管异常开放症(abnormal patency of eustachian tube)。

【病因】

本病的确切病因尚不完全清楚，有关学说很多，概括之可分为以下两类：

1. 机械性　长时间用力呼吸，吞咽动作过多，咀嚼过度以及精神过度紧张、自主神经紊乱等，可使腭帆张肌等司理咽鼓管开放的肌肉长期处于高张力状态，以致咽鼓管闭合功能不良。

2. 器质性　由局部、邻近器官及全身疾病（如萎缩性鼻炎，萎缩性咽炎，上呼吸道急、慢性炎症，鼻咽部手术，或大剂量放疗后，以及内分泌失调等）引起的咽鼓管黏膜、黏膜下层中的弹力纤维及脂肪垫萎缩、瘢痕牵引以及神经麻痹等，使咽鼓管管腔扩大，咽鼓管失去维持其闭合状态所需的组织压力，引起咽鼓管闭合不良或闭合不能，而使中耳和鼻咽部经常维持一开放的通道，呼吸时的气流声、说话声可直接进入鼓室。

【症状】

1. 耳闷、耳胀满感或压迫感，耳痛　此乃因呼吸时气流直接进入鼓室所致。用力擤鼻时，较强的气流骤然冲入鼓室，使压力突然增加，可引起耳痛。

2. 耳鸣　低调性耳鸣，如吹风样之“呼呼”声，与呼吸节律一致；深呼吸、吞咽、打呵欠、张口、说话时耳鸣加重，可干扰患者的听力。平卧或低头、弯腰时，可能是由于此时咽鼓管周围组织中的静脉淤血、淋巴充盈之故，耳鸣可暂时减轻。

3. 自听增强（autophony）　咽鼓管处于关闭状态时，自己的说话声和呼吸时的气流声被阻隔于鼻咽部，不会经咽鼓管进入中耳，因此，不至于听到耳内有自己很强的话语声，此即咽鼓管的防声功能。咽鼓管异常开放时，此防声功能随之丧失，说话时自己的语声径直经鼻咽部经咽鼓管传入中耳，患者会感到患耳内有自己过强的说话声，有时，此话语声尚有颤动感。

此外，如冷空气经咽鼓管进入中耳，患者尚可发生眩晕。

【检查】

1. 鼓膜检查　鼓膜正常或稍菲薄。深呼吸时可见鼓膜随呼吸运动而搧动，吸气时向内凹陷，呼气时向外隆凸。请患者捏鼻、闭口鼓气时，鼓膜搧动更为明显。

2. 听诊管检查　取一听诊管，将管之一端置于患耳之外耳道内，检查者将管之另一端置于自己的外耳道内，从听诊管内可听到患者呼吸时耳内的气流声。

3. 听力学测试　纯音听力图正常。声导抗图曲线呈锯齿状。

4. 咽鼓管功能检查　JK-04A 型咽鼓管功能综合检查仪检测（见本篇第三章第五节）。

5. 后鼻孔镜或纤维鼻咽镜检查　如咽鼓管粘连、咽鼓管圆枕变厚、咽口明显扩大，则可作为本病的诊断参考。但检查时一般均无特殊发现。

【诊断】

根据典型的症状与体征，诊断一般并不困难。但临床误诊为“咽鼓管卡他”者屡见不鲜。究其原因，乃本病亦可引起耳闷、耳内胀满感，自听增强等与分泌性中耳炎相似的症状。但与呼吸节律一致的低音调耳鸣却是本病的特征性症状，若询问病史时仔细分析了有关症状，并注意观察鼓膜的异常搧动，两者不难鉴别。声导抗检查可为本病的诊断提供佐证。Zollner 认为（1981），只有在鼓膜出现随呼吸运动而搧动的现象时，方能诊断为本病。而在作捏鼻闭口鼓气动作时鼓膜方随之搧动者，大都无任何咽鼓管异常开放的症状。

【治疗】

1. 一般治疗　向患者说明本病无生命危险，解除其精神顾虑，消除紧张状态。告其勿作过度的咀嚼及吞咽动作等。

2. 药物治疗　安定(valium)2.5mg,3 次/d;或异丙嗪(phenergan)25mg,3 次/d,卡马西平 0.1g,3 次/d。

3. 软腭封闭　1% ~2% 普鲁卡因（procaine）3 ~ 4ml，于相当于翼突钩处注射，隔日 1 次。

4. 吹粉法　将硼酸粉与水杨酸粉按 4∶1 比例混合，经咽鼓管导管吹至咽鼓管内及其开口周围，2 次/周。该药可致局部黏膜肿胀，以暂时减轻症状。注意：①吹粉时用力不可过猛，以免粉剂进入鼓室，引起中耳炎症；②避免将粉剂吸入喉部和气管内，引起喉及气管黏膜水肿；③一旦症状减轻，即应立即停止治疗，否则可引起鼓室积液。

5. 局部涂药法　经上述治疗无效者，将 10% ~ 20% 硝酸银、5% ~10% 三氯醋酸、5% 石炭酸等化学腐蚀剂或碘甘油（含 2% 碘及 5% 碘化钾的甘油制剂）涂抹于咽鼓管口及管腔，使该处产生微小瘢痕，以缩小其开口。涂抹方法：取细钢丝卷棉子一根，顶端卷棉花少许，但须牢固，棉花上蘸少量药液；将咽鼓管导管经鼻腔插入咽鼓管咽口，然后将沾有药液的卷棉子经导管送达咽口，在该处留置约半分钟后退出，再以棉花上沾有生理盐水的钢丝卷棉子经导管清洗涂药部位。一般每 2 ~3 周涂药 1 次，同时观察病情变化。注意勿烧灼过度，以免日后狭窄。

6. 腭帆张肌松解术　对确由器质性病变引起，且经上述治疗无效者，可作腭帆张肌松解术。

方法：局麻或全身麻醉，先用手指触摸到钩突，然后在相当于钩突表面的黏膜作一纵形切口，长约 1 ~ 2cm。暴露钩突后，在其前面的根部找到腭帆张肌肌腱，仔细分离、松解之，然后将肌腱轻轻上提，将其从钩突的前方移至钩突的背侧，以缩短肌腱跨越的距离，使该肌的张力得以松解，咽鼓管恢复其经常闭合的状态。

此外，尚有咽口直接缝扎、自体脂肪填塞法等。

第二节　蓝　鼓　膜

蓝鼓膜（blue ear drum）系指由鼓室、鼓膜或鼓室周围乃至全身的病变而致鼓膜由正常的珠白色变为蓝色的临床征象，非独立疾病。引起蓝鼓膜的疾病较多。原因未明的蓝鼓膜称特发性蓝鼓膜（idiopathic blue ear drum）、特发性血鼓室（idiopathic hemotympanum）或自发性血鼓室（spontaneous hemotympanum），以区别于有明确病因的蓝鼓膜。

【病因】

引起蓝鼓膜的病因可概括为两类：

1. 有明确病因的蓝鼓膜

（1）外伤性鼓室积血：此种病因最常见。如气压创伤性中耳炎或颞骨骨折时，中耳出血，但鼓膜完整，血液积聚于鼓室内，鼓膜变为蓝色。

（2）鼓室肿瘤：引起蓝鼓膜的鼓室肿瘤主要为颈静脉球体瘤，无论是起源于颈静脉球顶部外膜而向鼓室生长、发展者，或局限于鼓室内者，皆可使鼓膜下部或后下部呈蓝色。其他如早期中耳癌，鼓膜未穿孔或仅有微小破损时，因肿瘤出血，血液蓄积于鼓室内，亦可出现蓝鼓膜。鼓室内的小血管瘤也是蓝鼓膜的原因之一，但极少见。

（3）鼓室畸形：因先天性发育不全或骨炎等病变，致使鼓室底完全或部分缺损，颈静脉球突入鼓室，并可与黏膜直接接触，此时，颈静脉之蓝色映于鼓膜下部，可使鼓膜全部或部分呈蓝色。蓝鼓膜尚可由先天性高位颈静脉球、侵及耳蜗的颈动脉畸形等引起。

（4）鼓膜病变：鼓膜本身的病损，如大疱性鼓膜炎、鼓膜静脉先天性畸形、静脉怒张、鼓膜色素沉着、外伤性鼓膜血肿等，均可使鼓膜变为蓝色。

（5）全身或邻近器官的疾病：如白血病、血友病、慢性肾炎等，可因鼓室内出血而出现蓝鼓膜。鼻腔后段或鼻咽部出血，鼻咽癌或鼻咽血管纤维瘤出血时，血液经咽鼓管流入鼓室，可出现蓝鼓膜。有个案报告先天性心脏病患者除发绀外，鼓膜亦有显蓝色者。

2. 病因不明的蓝鼓膜　1888 年 Gruber，1901 年 Rohrer 相继描述了不明原因的蓝鼓膜，O’Donnell 于 1941 年将其命名为“特发性血鼓室”，以区别于有明确病因的蓝鼓膜。特发性血鼓室系指由不明原因引起的中耳反复出血而蓄积咖啡色分泌物，鼓膜变成蓝色的临床现象。对其病因，各家所持观点虽各不相同，但就中耳内有陈旧性积血及中耳内存在炎性病变这两点而言，看法已渐趋一致。

（1）分泌性中耳炎：不少学者认为，本病和分泌性中耳炎的病因基本相同，或至少在发病初期，两病都存在咽鼓管阻塞，因此，两者是同一疾病的不同阶段，分泌性中耳炎是本病的前驱期，或本病是分泌性中耳炎的另一种类型——出血性类型，所以，本病又有“出血性浆液性中耳炎”之称（Tiedemann 1979，汪吉宝 1980）。目前对中耳出血的具体位置尚不明了。出血的原因可能与某种能引起出血的病毒或细菌感染有关，如流感病毒等（但缺乏微生物学的依据），或与中耳的长期高负压状态，导致中耳黏膜中血管破裂而出血有关。支持这一论点的依据有：①对患者中耳黏膜的组织学研究发现，其病理变化与一般分泌性中耳炎极为相似，如上皮内有杯状细胞增生，固有层内具有密集的腺体样结构等（Paparella，Lim，1967）；②近 20～30 年来，随着分泌性中耳炎发病率的增加，本病发病率亦呈平行上升趋势；③两病可在同一耳交替发作。作者也遇一病程约 20 天的特发性血鼓室病例，经鼓膜切开、置管后痊愈，8 个月后又出现同侧分泌性中耳炎，且分泌性中耳炎发病前 1 月有急性化脓性中耳炎而于 1 周内治愈、吸收之病史；④临床上可见个别病例不治自愈，与轻症分泌性中耳炎之临床经过相似。笔者亦见一儿童患者半年后自愈者；⑤中耳乳突手术探查发现确有部分病例仅有鼓室及乳突气房黏膜水肿，病检报告为慢性炎症者（汪吉宝等，1996）。

（2）胆固醇肉芽肿：关于特发性血鼓室与胆固醇肉芽肿的关系，目前尚未完全阐明。国内外常有关于蓝鼓膜患者经乳突手术并经病理检查发现胆固醇肉芽肿的报告，因而过去常推测，胆固醇肉芽肿是引起中耳出血并形成特发性血鼓室的原因，或将两者等同看待。但是，就胆固醇肉芽肿而言，它也可以是中耳出血引起的结果，因为胆固醇肉芽肿是组织对因出血或坏死而沉积于组织间的胆固醇结晶所产生的异物反应，或慢性炎性反应。也就是说，先有中耳反复出血，继而出现胆固醇结晶沉积，最终方形成胆固醇肉芽肿。虽然胆固醇肉芽肿亦可发生出血，但这种出血是发生在肉芽肿形成后而非在发生于以前。笔者等于 1991～1994 年间共诊治特发性血鼓室 18 耳，经颞骨 CT 扫描、鼓室乳突探查及组织学检查，其中有 6 耳（33.3%）诊断为胆固醇肉芽肿。

【临床表现】

有明确病因的蓝鼓膜，其临床表现参见各相关疾病。

特发性血鼓室可见于儿童和成年人。多数为单耳发病，少数可侵及双耳。其临床表现为：

1. 病史长短不一，一般约数月至数年不等，个别可长达 10 余年。

2. 起病隐袭，听力逐渐下降，伴低音调耳鸣。

3. 耳内闷胀感或闭塞感，少数可出现耳内轻微胀痛感。

4. 鼓膜检查见鼓膜完整，呈灰蓝色或蓝黑色。灰蓝色者，可有蓝色与灰白色交替出现之现象。经鼓膜穿刺，抽吸出咖啡色液体后，鼓膜可暂时恢复正常色泽，数日后又变为蓝色。少数透过鼓膜可见液平面。

5. 听力检查中纯音听力图大多呈传导性聋，低中频气导听阈可提高约 30～45dB，少数为混合性聋。鼓室导抗图呈 B 型，声反射（－）。

6. 颞骨 CT 示　多数乳突气化良好或呈板障型，鼓室、鼓窦及乳突内有致密影，部分可见液气面。一般无骨质破坏。有胆固醇肉芽肿时，鼓室、鼓窦或乳突内有软组织影。

【诊断】

根据详细的病史，对鼓膜的仔细观察和全身体格检查，颞骨 CT 图像，必要时作血管数字减影，磁共振等，在排除了有明确病因的蓝鼓膜疾病后，方可诊断为特发性血鼓室。

在特发性血鼓室中，可将其分为伴或不伴胆固醇肉芽肿两种，鉴别诊断见表 7-13-1。

表 7-13-1　伴或不伴胆固醇肉芽肿的特发性血鼓室鉴别表

	伴胆固醇肉芽肿	不伴胆固醇肉芽肿
年龄	多见于成年人	小儿及成年人
病史	较长	较短，多在 1 年以内
鼓膜	蓝黑色，如不处理蓝色不变	灰蓝色，灰蓝色和灰白色可交替出现
颞骨 CT 图像	中耳内有软组织影	中耳内密度增高，均匀一致

【治疗】

有明确病因的蓝鼓膜按各疾病进行治疗。

对特发性血鼓室，需根据不同情况，进行处理：

1. 对病史短，鼓膜呈灰蓝色，特别是儿童患者，可作鼓膜切开术，充分吸出咖啡色分泌物后，行置管术。同时注意改善咽鼓管通气功能及病因治疗（见分泌性中耳炎章节）。

2. 经上述治疗后，症状反复发作，颞骨 CT 虽未见肉芽组织，亦需行鼓室乳突探查术。如术中未发现肉芽肿，则在开放全部乳突气房，清除病变黏膜后，切开鼓膜，留置一通气管。术后注意改善咽鼓管通气功能。

3. 对病程较长，鼓膜呈蓝黑色，颞骨 CT 示有肉芽组织者，则根据病变情况行闭合式乳突手术（经乳突径路鼓室成形术），或开放式乳突手术。

第三节　耳的砒霜腐蚀性损害

砒霜为剧毒药,对局部组织具有强烈的腐蚀性,并可被组织吸收,引起全身中毒;误用于耳内时,可破坏中耳、内耳及面神经,重者造成终身残疾。国内报告之耳部腐蚀性损害病案皆由不法游医假“偏方”名义投入所致。

砒霜又称砒石，信石，其化学成分为三氧化二砷（As_2O_3），白色者较纯，红色和灰色者除氧化砷外，尚含少量硫化砷或砷元素。

【临床表现】

耳的砒霜腐蚀性损害是因耳内滴用了砒霜液或吹入砒霜散所引起。受害者多系化脓性中耳炎患者，少数为头痛、牙痛患者。

本病的临床表现因所用砒霜浓度和剂量的不同、来就诊时间的早晚不同而异。

1. 耳痛　滴药后耳内有痛感，一般为烧灼痛，重者剧痛难忍。

2. 耳溢液　用药不久，耳内流黄水及血性渗出物；如出现继发感染，分泌物变为脓性。用药前已有耳流脓者，用药后脓量明显增多，伴血性分泌物。

3. 听力下降,耳鸣　病情较轻,仅鼓膜、听骨链受损时,出现传导性聋;耳蜗遭到腐蚀、破坏时,表现为感音神经性聋;亦可为混合性聋。重者,听力完全丧失,为全聋。开始时耳鸣较轻,间歇,以后加重,终日持续。

4. 眩晕，平衡失调　用药数日内可发生眩晕、恶心、呕吐、平衡失调，检查时可发现自发性眼震。病情严重者，前庭功能完全丧失。

5. 周围性面瘫　患侧周围性面瘫多于用药后 2 ~ 3 天出现。面神经未坏死、断离者，日后可逐渐恢复，否则，面瘫为永久性。

6. 末梢神经炎　如四肢麻木、无力、肌张力减退、腱反射减弱等。末梢神经炎乃因毒物吸收所致。

7. 耳部检查　早期外耳道皮肤糜烂、渗液；鼓膜充血、肿胀，出现水疱。继之，外耳道皮肤坏死，骨质裸露；鼓膜穿孔，重者鼓膜全部坏死，外耳道及中耳有血性渗出物。病情进一步发展，中耳骨质破坏、肉芽增生、中耳溢脓。

8. 颞骨 CT 扫描　轻者中耳、乳突大致正常。重者鼓室及乳突内有软组织影，并可出现不规则的骨质破坏，甚者可见死骨。

【诊断】

根据用药史，结合本病的临床表现，即可确诊。

【治疗和预防】

1. 用药后随即就医者,用大量 3% 过氧化氢液或蒸馏水反复清洗外耳道及中耳,以清除药物,减轻其毒性。

2. 砒霜投入过多,吸收量较大者,可用硫代硫酸钠解毒。因硫代硫酸钠能与体内的砷剂结合,形成无毒硫化物,然后经尿液排出体外。硫代硫酸钠一般用生理盐水稀释为 5% ~10% 的溶液,作肌肉或静脉注射用,成人每天用量为 0.5 ~1.0g,儿童 10 ~20mg/(kg·d),共 3 ~5 天。

3. 合并感染者，按化脓性中耳炎治疗。

4. 有肉芽增生及骨质破坏者，可行乳突根治术或改良乳突根治术，彻底清除病变组织。有面瘫者，宜尽早探查面神经，根据其病变情况采取相应的修复手术（参见第 940）。

5. 本病重在预防，要广泛宣传砒霜对耳部的毒性作用及化脓性中耳炎的正确治疗方法。特别在农村缺医少药的地方，更要加强卫生宣教工作。

第四节　经耳感染的破伤风

破伤风（tetanus）是由破伤风杆菌引起的严重的急性特异性感染性疾病。致病菌一般经皮肤创口侵入体内。经耳感染者少见，约占破伤风病例的 2.2%，我科于 60 年代曾遇 2 例（武汉医学院第一附属医院耳鼻咽喉科教研组，1978），应予警惕。

【病因】

1. 外耳道异物或外伤　破伤风杆菌为革兰阳性厌氧芽孢杆菌，广泛存在于泥土和人畜粪便中，缺氧环境对其生长、繁殖有利。由于外耳道为一深而弯曲的管道，通风不良，如遇污浊异物堵塞，或用不洁的铁丝，竹签等挖耳而损伤外耳道皮肤，破伤风杆菌由此处侵入，并生长、繁殖，产生毒素，引起破伤风。

2. 化脓性中耳炎　化脓性中耳炎患者如用带致病菌的棉花、废纸拭擦外耳道，用未经消毒的滴耳药、吹耳散（如冰片等）滴耳、吹耳，或将未经处理的虎耳草、葱管等塞于耳内，均可将病原菌或其芽孢带入中耳，而化脓性中耳炎又为破伤风杆菌的感染创造了有利的条件。因为此时咽鼓管因炎性病变，其通气引流功能大多不良，空气不易进入；加之原有的需氧菌感染等，均形成了中耳缺氧的微环境。

3. 耳廓外伤　耳廓刺伤，烧伤，钝挫伤等，致病菌经创口感染。

【临床表现】

经耳感染的破伤风的临床表现与由其他原因引起者

基本相同，但有以下特点：

1. 潜伏期稍长 破伤风的潜伏期平均为 6～10 日，经耳感染者多为 5～15 天，长者可达 20～30 天。

2. 症状一般较轻 因为①中耳血供较丰富，局部组织的抵抗力较强；②软组织相对较少，感染一般比较表浅；③与全身其他大而深的创口相比，中耳内尚未完全与空气隔绝，感染一般不重。

3. 可出现同侧周围性面瘫 由于面神经接近病灶，可出现充血，水肿等炎性反应，故可发生周围性面瘫。而一般外伤引起的破伤风则很少出现此症状。

【诊断】

根据破伤风的临床表现，可做出破伤风的诊断，经耳感染的诊断，则有赖于以下几点：

1. 全身其他部位未发现可疑的创口，最近无胃肠手术史或体内异物取出史。

2. 耳部脓液涂片，可找到破伤风杆菌；脓液培养有破伤风杆菌生长。

【治疗】

1. 全身治疗同破伤风的治疗。

2. 局部处理

（1）清除外耳道异物、脓痂、坏死组织等，充分通风引流。

（2）3% 过氧化氢溶液反复清洗外耳道或（和）中耳腔，以便供氧，抑制破伤风杆菌的繁殖。

（3）一般无需作清创手术。外耳道已形成脓肿者，应予切开引流。

（4）慢性化脓性中耳炎患者，除出现耳源性并发症外，病期内不宜行乳突手术，以减少刺激，避免诱发痉挛。

【预防】

1. 耳部外伤后，勿忘及时用破伤风抗毒素（TAT）1500IU（1ml），肌肉注射，儿童及成人剂量相同。创口污染严重者，必要时 2～3 天后重复注射 1 次。

2. 耳部外伤后，以 3% 过氧化氢溶液彻底清洗创口。

3. 加强卫生宣教，宣传化脓性中耳炎的正确处理方法。告诫人们勿用不洁的器具挖耳，勿用未消毒的药液滴耳等。

第五节 朗格汉斯细胞组织细胞增生症（组织细胞增生症-X）

朗格汉斯细胞组织细胞增生症（Langerhans cell histocytosis）包括嗜酸细胞性肉芽肿（eosinophilic granuloma），韩-薛-柯病（Hand-Schüller-Christian disease）和勒-雪病（Letterer-Siwe disease）。由于它们在病理学中均以组织细胞增生为主要特点，同属网状内皮或单核-吞噬细胞系统浸润增生性病变，过去称为“网状内皮细胞增多症（reticuloendoteliosis）”，1953 年 Lichtenstein 将此三种疾病统称为“组织细胞增生症-X（histocytosis-X）”，1985 年国际组织细胞协会建议，接受美国明尼苏达研究小组提出的命名，称为“朗格汉斯细胞组织细胞增生症”。目前这一命名已为许多学者所接受，并认为，本病之所以具有三种不同的临床类型，乃因其组织细胞增生程度、病变范围以及机体免疫功能不同所致，而且，此三种疾病之间还可能相互转化、重叠，其间可出现中间型或过渡型。持反对意见者认为，嗜酸细胞性肉芽肿、韩-薛-柯病和勒-雪病的临床经过，预后和治疗方法均有所不同，如勒-雪病是一种发生于婴幼儿的、有时可迅速致死的疾病，而嗜酸细胞性肉芽肿则显然属于一种良性疾病，韩-薛-柯病居于两者之间，将此三种疾病列入同一疾病范畴似不恰当。因而提出将组织细胞增生症分为Ⅰ，Ⅱ两型，Ⅰ型为勒-雪病，Ⅱ型为嗜酸细胞性肉芽肿和韩-薛-柯病。由此可见，目前对这一组疾病的命名和分类尚存在不同意见。

【病因】

本病病因未明，过去有细胞脂质代谢紊乱，酶代谢障碍，遗传，病毒感染，以及肿瘤，免疫等学说。晚近提出的免疫学说的根据有：①本病的病变组织中，除组织细胞增生外，尚存在淋巴细胞和嗜酸性细胞、浆细胞的浸润；②本病的部分临床特征和病理改变与其他免疫性疾病（如原发性免疫缺陷病，骨髓移植后等）有相似之处；③不少患者同时出现胸腺形态异常、增生不良、退行性变或萎缩等改变；④患者血清中的免疫球蛋白、淋巴细胞亚群的数量、功能等出现异常。有认为，本病是一种以抑制性 T 淋巴细胞缺乏为特征的自身免疫病。晚近尚有学者提出，本病可能和淋巴因子或其他细胞因子分泌异常有关。

【病理】

病损组织内有以嗜酸性粒细胞为主的炎性反应，伴有大量增生的朗格汉斯细胞（Langerhans cell），并有浆细胞，淋巴细胞，中性粒细胞浸润，以及肉芽肿性病变。朗格汉斯细胞体积甚大，直径可达 40～50μm，胞浆丰富，有 10 余个或数 10 个核，呈马蹄形或花环状排列于细胞浆之周边，胞浆嗜酸性，透射电镜下可见网球拍（birbeck）状颗粒。免疫组化研究发现，朗格汉斯细胞中 I_2，HTA-1，OKT6 抗体染色阳性，S-100 蛋白、波形蛋白（vimentin）亦为阳性。朗格汉斯细胞又称多核巨细胞，一般认为，它多由上皮样细胞融合而成。而上皮样细胞（epitheloid cell）是在吞噬细胞（phagocyte）行吞噬功能后，胞浆变得丰富，细胞体积增大而形成。透射电镜下，上皮样细胞呈多边形，核大，核仁明显，胞浆内充满溶酶体，胞饮和吞噬现象活跃，胞浆边缘有很多伪足样突起和皱褶。

本病全身各器官均可受累，但以骨组织、肝、脾、淋巴结等网状内皮系统最常见，其他如肺、皮肤、垂体、肾脏、胃肠道、眼、脑神经以及女性生殖器等亦可出现病损。

此外，本病可合并淋巴瘤，在同一淋巴结，或同一患者的不同部位可同时存在朗格汉斯细胞组织增生和淋巴瘤病变。因此，不少学者认为，本病至少有一部分属于恶性病变或有恶性倾向。

一、嗜酸细胞性肉芽肿

嗜酸细胞性肉芽肿又称局限性朗格汉斯细胞组织细胞增生症，是单发或多发的局限性肉芽肿，多侵犯骨质，基本上是一种良性病变。本病由 Jaffé、Lichtenstein、Otani 和 Ehrlioh 于 1904 年分别首次报告，以后 Jaffé 和 Lichtenstein 提议命名为嗜酸细胞性肉芽肿。

【病理】

肉芽肿多呈暗红色，质软而脆。病变始于骨髓腔或骨皮质下，肉芽肿内有增生的朗格汉斯细胞，尚有较多的嗜酸性粒细胞，偶见出血坏死灶。晚期朗格汉斯细胞可逐渐减少，嗜酸性粒细胞逐渐吸收，最后肉芽肿甚至完全纤维化，故本病部分有自愈倾向。

【临床表现】

嗜酸细胞性肉芽肿可发生于全身任何骨骼，但多见于颅骨、肋骨、盆骨及长骨。颅骨中以颞骨和额骨最常见。少数可发生于软组织，如面部皮肤、淋巴结、胃肠及膀胱等。

本病男性多发。可发生于任何年龄，而以儿童及青年人多见。颞骨病损常限于一侧，两侧受累者偶见。颞骨的病变常始于鳞部或岩鳞部，以后延及乳突、颅中窝及颅后窝的硬脑膜，乙状窦和迷路亦可受累，如继发感染向颅内蔓延，则发生颅内并发症。

临床上起病隐袭，开始可无任何不适，或仅有低烧等轻微“感冒”症状，以后多因病区的疼痛与肿胀就医。颞骨病变的常见症状为耳内流脓，听力下降，但起病时无耳痛等急性中耳炎表现，患侧耳后方、后上方或耳前肿胀。外耳道内有时可见息肉状或肉芽状新生物，易误诊为慢性化脓性中耳炎。耳聋多为传导性，因内耳受累而出现眩晕及全聋者罕见。

【诊断】

1. 乳突 X 线片或颞骨 CT 可协助诊断。本病的典型表现为颞骨鳞部或乳突出现一个或数个圆形或椭圆形骨质破坏区，边缘锐利、不规则，周围无骨膜反应。应注意和胆脂瘤、颞骨巨细胞瘤、多发性骨髓瘤等鉴别。

2. 肉芽肿的组织病理学检查可确诊。

3. 注意和韩-薛-柯病鉴别，特别在软组织受累的病例。

【治疗】

1. 手术治疗　乳突根治术或改良乳突根治术，彻底清除全部病变组织。

2. 放射治疗　术后用小剂量放射治疗。对范围甚小的早期病损亦可仅作放射治疗。

术后应注意随访，观察病变有无复发，警惕新的病灶出现。一般年龄大者预后较好，年龄小者较差。

二、韩-薛-柯病

韩-薛-柯病又称慢性播散性朗格汉斯细胞组织细胞增生症或慢性广泛性朗格汉斯细胞组织细胞增多症。最早由 Hand（1893）报告，以后 Schüller（1915），Christian（1921）又相继报道了 3 个病例，并对本病作了较详细的描述，故称为 Hand-Schüller-Christian 病，并提出，突眼、尿崩及颅骨缺损三联征是其典型症状。过去曾称为黄脂瘤，现今认为本病并非脂质代谢性疾病，故宜善加区别。

【病理】

本病常侵犯颅骨，而肝、脾、淋巴结、皮肤、呼吸道及胃肠道等亦可受累。病变部位出现大小、形状不一的肉芽肿，呈灰色、淡黄色或红褐色。显微镜下，肉芽肿内可见大量朗格汉斯细胞，同时可见嗜酸性粒细胞、淋巴细胞、浆细胞浸润，病灶中央可出现坏死灶。肉芽组织侵蚀破坏骨壁，则引起骨质缺损，其中以额、顶、颞骨最常见。少数可侵及蝶骨、筛骨以及长骨、其他扁平骨等。如颞骨受损，病变常首发于鳞部，而后向乳突、中耳、内耳及邻近部位蔓延。如外耳道后壁遭到破坏，肉芽肿则循此处向外耳道延伸。鼓室黏膜出现病损或继发感染，可致鼓膜穿孔。如垂体、下丘脑受累，则出现多尿及发育迟缓，眼眶、颅前窝发生病损可致眼球突出。

【临床表现】

本病多发生于儿童及青年人，中、老年人很少见。

颞骨病损时，可出现患侧耳痛，耳内闭塞感，以及耳内流脓，听力减退和耳鸣等症状。耳周可出现肿块，伴疼痛，肿块下方有时可触及破坏的骨质边缘，外耳道内有肉芽状新生物，鼓膜完整或穿孔，外耳道后上壁塌陷。如内耳受损，除耳聋、耳鸣等耳蜗症状外，还可出现眩晕、平衡失调等。面神经管破坏，侵及面神经者，则出现同侧周围性面瘫，但不多见。如外耳道和耳廓皮肤受损，则出现斑丘疹、脂溢样皮疹，可误诊为外耳湿疹。此外，患者尚可有肝、脾、淋巴结肿大，全身皮肤斑丘疹，牙龈肿胀、口腔及咽部溃疡以及肺部浸润、纤维化等，多尿者并不常见。

【诊断】

根据病史、局部和全身检查结果，结合 X 线拍片，可初步做出诊断。颅骨 X 线片上，可见明显的骨质缺损区，数目和大小不等，边缘锐利而不规则，周边无硬化现象，呈鼠咬状或地图状。临床上具有前述突眼、尿崩及颅骨破坏的典型的三联征者并不多见。本病之确诊须依据病理学检查结果。

【预后】

患者的年龄，病变部位等和预后有关。一般年幼者预后较差，年长者预后好。病变累及重要的内脏器官（如肝、脾、肺等）以及持续高烧者，预后大多不良。

【治疗】

1. 对单个孤立病变，宜尽早手术。颞骨病变者，宜作乳突根治术或改良乳突根治术，彻底清除病变后，辅以放射治疗。

2. 多发性病损者，用糖皮质激素（泼尼松）和化学药物治疗，可缓解病情，如长春新碱、甲氨蝶呤、环磷酰胺等。

3. 注意应用抗生素控制和预防继发感染。

三、勒-雪病

勒-雪病又称急性播散型朗格汉斯细胞组织细胞增生症或急性广泛性朗格汉斯细胞组织细胞增生症。多发生于 2 岁以下的婴幼儿。病变可累及软组织及骨骼，除耳部症状外，临床表现为不明原因的发热、进行性贫血、肝脾肿大及皮疹。这种皮疹开始为棕黄色或暗红色的斑丘疹，以后变为出血性或脂溢样皮疹，并可脱屑、结痂。皮肤病损加剧，通常是病情恶化的征兆。

【诊断】

任何小儿的耳内流脓，特别是缺乏明显的中耳炎病史者，均应警惕本病。检查包括全血分析、肝功能、血清蛋白、凝血酶原时间，凝血激酶时间等检测，以及颞骨 CT，胸片、尿液比重测定等。

【治疗】

1. 糖皮质激素　一般开始时可用泼尼松 2mg/(kg · d)，口服。

2. 化疗　单纯使用糖皮质激素治疗无效时，可加用化疗，一般每次用长春新碱 0. 15mg/kg，每周 1 次，静脉注射，同时用泼尼松；或长春新碱、泼尼松和环磷酰胺合用；或泼尼松和甲氨蝶呤联合应用。最近报告，足叶乙甙（etopside，vp-16）对本病有较好的疗效。

3. 免疫治疗　根据本病与免疫功能异常有关的学说，可用抑素治疗，因抑素能特异性诱导 T 抑制细胞的成熟与分化。

4. 外耳道或中耳出现病损者，局部可用糖皮质激素制剂滴耳，合并感染者，治疗方法同化脓性中耳炎。

5. 注意全身支持疗法。

（汪吉宝）

第十四章

梅尼埃病

1861年法国医师Prosper Ménière首次提出，临床表现为发作性眩晕、恶心、呕吐伴听力下降和耳鸣的疾病是一种内耳病，而非过去所认为的脑卒中。虽然后来的颞骨病理学检查发现，Ménière当时报告的一个病例实为内耳出血，而非现今所称的梅尼埃病（Ménière disease）。梅尼埃病是一原因不明的、以膜迷路积水（endolymphatic hydrops）为主要病理特征的内耳病。临床表现为反复发作性眩晕，波动性、进行性感音神经性聋，耳鸣，可有耳内胀满感；一般单耳发病，随着病程的延长，双耳均可受累。因为本病是一独立的疾病实体，故不主张称为“梅尼埃综合征”。我国曾将“Ménière”译为“美尼尔”，故过去曾称该病为“美尼尔病”。1989年我国自然科学名词审定委员会则统一称为“梅尼埃病”。

由于各家对本病所持诊断标准不同，故所报告的发病率亦有较大差异。按每10万居民中的发患者数计算，瑞典为46人，英格兰为157人，法国为7.5人。据我国北京市耳鼻咽喉科研究所统计，本病占耳源性眩晕的61%～64%（刘铤等，1987）。

【病理】

1938年Hallpike和Cairns首先报告，本病的组织病理学变化为膜迷路积水，以后这一发现得到了许多学者的证实。由于在梅毒、病毒性迷路炎、头部外伤后、脑膜炎、自身免疫性内耳病、慢性化脓性中耳炎、迷路震荡以及Cogan综合征等已知的疾病亦可出现膜迷路积水，为了将其和梅尼埃病这一不明原因的膜迷路积水相区别，故将这些已知疾病引起的膜迷路积水称为“继发性膜迷路积水”（secondary endolymphatic hydrops）。发生于严重耳聋（不论引起耳聋的原因为何）以后的膜迷路积水称迟发性膜迷路积水（delayed endolymphatic hydrops），而梅尼埃病则有“特发性”或“原发性膜迷路积水”（idiopathic endolymphatic hydrops）之称。

膜迷路积水的基本病理变化可概括为内淋巴腔膨胀、扩大、内淋巴液增多，以及一系列的继发性改变。膜迷路积水主要出现于蜗管和球囊（即迷路的下半部），而在椭圆囊和3个半规管（即迷路上半部）以及内淋巴囊，其积水却不明显。在沿耳蜗中轴所作的内耳组织切片上可见，耳蜗中的前庭膜（Reisnner membrane）过度伸展，呈球形膨隆，突出于前庭阶中，重者，可紧贴于前庭阶之骨壁上，致使该处的前庭阶腔隙闭塞（图7-14-1）。膨隆的前庭膜的最上段可从耳蜗顶周的蜗孔疝入鼓阶，甚者可达第2周，有时，也可通过扩张的前庭盲端疝入前庭。球囊膨大，可占据前庭的大部分；如扩

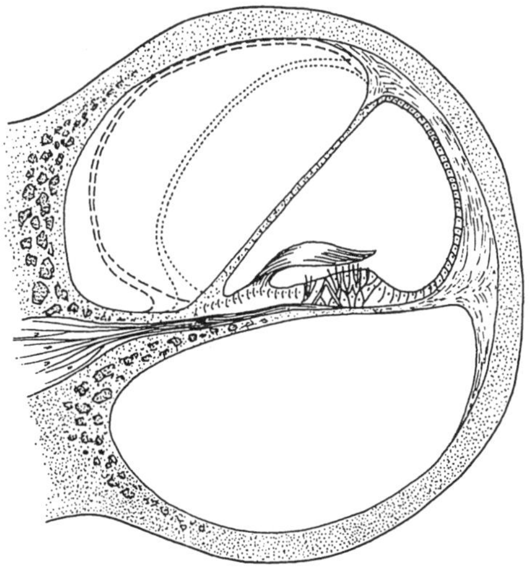

图7-14-1　膜迷路积水示意图

::::::轻度积水　------重度积水

张的球囊壁与镫骨足板的内侧面接触，或与之粘连，则当足板因中耳的压力改变而发生偏移时，内耳淋巴液即随之发生流动，壶腹终顶因此而受到刺激，遂引起眩晕，此即Hennebert征。如球囊向后上方扩张，可挤压椭圆囊，使之扭曲，扩张的球囊壁和椭圆囊壁可疝入1个或1个以上的半规管外淋巴隙内，椭圆囊尚可被推挤于总脚内，甚者椭圆囊斑向壶腹脚移位。膜半规管中，除壶腹轻度膨大外，通常无明显扩大。内淋巴囊无扩张。

当膜迷路水肿加重，内淋巴压力明显升高时，则可引起前庭膜、球囊膜或基底膜破裂，形成一个或数个穿孔，此时，生化特性各不相同的内、外淋巴液互相混合，含有高浓度钾离子的内淋巴液流至外淋巴液中，致使原浸浴于外淋巴液中的听神经纤维和毛细胞的外环境发生重要变化。另一方面，膜迷路穿孔后，内淋巴压力得以降低，穿破的膜迷路逐渐闭合，内、外淋巴液可恢复其正常的生物学特性。上述膜迷路穿孔如多次反复发作，内耳功能将会受到慢性损害。严重者穿孔经久不愈，膜迷路终致萎陷。

根据零星的颞骨病理学研究发现，位于螺旋器、囊斑和壶腹嵴的毛细胞并无明显缺失，耳蜗螺旋神经节细胞和Scarpa神经节细胞数目正常。但也有作者发现，耳蜗顶周毛细胞和螺旋神经节细胞有缺失。听毛细胞的形态大多正常，严重者，外毛细胞纤毛融合，表皮板塌陷，毛细胞发生退行性变，支持细胞萎缩。内淋巴囊周围大多出现纤维化，毛细血管减少，内淋巴管和内淋巴囊上皮变性，皱褶变浅，数目减少；甚者囊腔闭塞。

【病因】

本病的确切病因未明，主要学说有：

1. 内淋巴吸收障碍　内淋巴腔是一个密闭的腔隙。内淋巴液基本上是外淋巴的滤过液，而内淋巴腔上皮中（主要为血管纹和前庭上皮中的暗细胞）的泵系统，对维持内淋巴液中各种电解质的浓度具有重要作用。因此，亦可认为，内淋巴由血管纹和暗细胞产生。最近发现，血管纹、壶腹、椭圆囊上皮细胞内还存在心钠素，可调节内淋巴的压力。

内淋巴循环和吸收的学说有2种：

（1）辐流（radial flow）学说：认为内淋巴生成后，被齿间沟、内沟和血管纹进行选择性的吸收。

（2）纵流（longitudial flow）学说：认为内淋巴生成后向内淋巴管、内淋巴囊方向流动，并被内淋巴囊所吸收。由于不少耳科学家发现，梅尼埃病患者的内淋巴囊囊腔内有细胞碎片堆积，内淋巴管、内淋巴囊上皮变性，纤维化，萎缩，以及囊腔消失等，结合纵流学说，故认为，本病与内淋巴吸收障碍有关。同时，有些患者的颞骨CT扫描还显示，其前庭水管比正常人狭窄，故推测，这种先天性发育异常（小前庭水管）是内淋巴吸收障碍的可能原因，但组织学检查结果并不支持小前庭水管之说。此外，在动物实验中，通过用各种方法（机械性、化学性等）破坏内淋巴囊，阻塞内淋巴管，可以成功地建立膜迷路水肿的动物模型，也支持本学说。但是，应该提醒的是，前述动物模型仅仅是膜迷路水肿的病理等同物，并不能完全代表梅尼埃病这一临床疾病实体。

2. 免疫反应　大量基础研究表明，内耳具有免疫应答能力，内淋巴囊是接受抗原刺激，并产生免疫应答的部位。由于用同种或异种动物的粗制内耳膜迷路提出液，Ⅱ型胶原，钥孔蠛血蓝蛋白等作为抗原，在动物中可诱发膜迷路水肿，其发生率约为30%；而在动物模型及某些梅尼埃病患者中，又发现其Ig，CIC，C3，C4，C5等水平升高，尚有报告发现患者Scarpa神经节内存在免疫球蛋白者，因而认为，梅尼埃病的基本病理改变——膜迷路积水可能与自身免疫反应引起的内淋巴囊吸收功能障碍有关。

由于有人发现，部分梅尼埃病患者有花粉症表现，其症状发作与季节有关，有些则与可疑的致敏食物或已知的变应原有关，故推测Ⅰ型免疫反应在某些特殊的梅尼埃病患者中起重要作用。但是，也有人在皮肤试验中发现，其阳性率和对照组并无明显区别。

3. 自主神经功能紊乱，内耳微循环障碍　据临床观察，不少患者在发病前有情绪波动、精神紧张、过度疲劳史。本学说认为，由于自主神经功能紊乱，交感神经应激性增高、副交感神经处于抑制状态、内耳小动脉痉挛、微循环障碍，导致膜迷路积水。

4. 内淋巴生成过多　有认为，由于前庭膜的代谢率较高，容易受到供血不足的影响，而降低其代谢机能。一旦内耳缺O_2，即可引起内、外淋巴液中离子浓度的变化，内淋巴钠离子潴留时，可使内淋巴的渗透压增高，导致水从外淋巴向内淋巴腔渗入，造成内淋巴总量增加，形成膜迷路积水。

5. 病灶及病毒感染　临床上有因切除扁桃体而终止本病发作者，亦有与扁桃体炎同时发病者，尚有报告阑尾炎、胆囊炎“病灶”与本病有关。这些是偶然发生的巧合，还是两者有内在的联系？值得考虑。有认为，病毒感染可引起内淋巴管和内淋巴囊损害，内耳的亚临床型病毒感染可在10余年以后引起膜迷路积水。

6. 内分泌障碍　甲状腺功能减退症所致之黏液性水肿可发生于内淋巴腔，并有报告，用甲状腺素治疗后，内耳症状得到了缓解。肾上腺皮质功能减退可致自主神经功能紊乱，位觉过敏。

此外，尚有维生素C缺乏等学说。

【症状】

本病多见于50岁以下的中、青年人，儿童亦可发病。两性发病率无明显差异。多数仅累及一耳，两耳相继发病者约占10%~20%。

1. 眩晕　典型者为突然发作的旋转性眩晕。患者睁眼时感周围物体绕自身水平旋转，或向前、向后滚翻；闭眼时感自身旋转。睁眼时眩晕加重，闭目则减轻；因向患侧卧时眩晕加重，故喜闭目向健侧静卧。常伴恶心、呕吐、出冷汗。头部的任何运动均可使眩晕加重。但意识始终清楚。眩晕可于任何时间发作，于睡梦中发作者则突然惊醒。眩晕的持续时间为数10分钟至数小时不等，最长者不超过24小时。同一患者，每次发作的持续时间和严重程度不等，各患者之间亦不相同。眩晕发作的次数愈多，则每次发作持续的时间愈长，间歇期愈短。眩晕发作后可立即恢复正常，或仍有头晕、不稳感，数日后方进入间歇期。眩晕发作较轻者，患者仅有不稳感，如上、下颠簸感，或往返运动感等。个别患者猝倒而无任何预感，但神智清楚，偶伴眩晕者，称Tumarkin危象（Tumarkin crises）或椭圆囊危象（utricular crises）。

眩晕发作的机制不明。有人认为，前庭膜、基底膜、球囊壁一处或数处破裂后，内淋巴压力骤然下降，膜迷路塌陷，前庭感受器突然受到刺激，因此而引起发作（Lawrence）。但不少人认为，眩晕发作乃因膜迷路破裂后，内、外淋巴混合，毛细胞和神经纤维浸泡于含高浓度钾离子的淋巴液中，而发生急性麻痹所致。动物实验也证明，向外淋巴隙注入人工内淋巴液后，可引起前庭麻痹，听力下降。而持免疫病因学说者推测，眩晕发作系因前庭神经节细胞退变而发生的非生理性放电所引起。

2. 听力下降　早期为低频下降型感音神经性聋，听力波动，发作期听力下降，间歇期中听力可部分或完全恢复。随着病情的发展，听力损失逐渐加重，间歇期亦无缓解；同时，高频听力出现下降，但单纯高频听力受损者很少见。个别病例可在一次发作后，听力近乎完全丧失。由于患耳具有重振现象，以致患耳与健耳对同一纯音可听成两个不同音色和音调的声音（复听，diplacusis）。

3. 耳鸣　耳鸣可能是本病出现的最早症状。早期，耳鸣出现于眩晕发作前，并伴随眩晕发作的缓解而逐渐减轻或消失。反复发作后，耳鸣可持续存在，间歇期亦不缓解。耳鸣的性质不一，早期多为低音调，晚期可出现多种音调的嘈杂声，如铃声、蝉鸣声、电机声、风吹电线声等等，少数患者可出现两侧耳鸣，或由一侧延及对侧，此为两耳受累之征象。

4. 耳胀满感　患耳胀满感或压迫感，常被列为本病的第4症状。

典型者，上述症状具备，间断反复发作。不典型者，开始时症状不完备，给诊断造成一定困难。那种发作前患者先感耳鸣、耳胀满感、听力下降，而在一次眩晕发作后耳蜗症状消失的Lermoyez综合征并不多见。梅尼埃病的发作次数与间歇期的久暂因人而异，轻者，间歇期可长达数月或数年，个别甚至达10年。重者，1周内可发作数次。有些患者可能在经历了较长的间歇期后，又在一段时间内频繁发作。间歇期内，早期者全部症状可消失，患者无任何不适；但在多次发作后，耳鸣持续存在，耳聋亦变为永久性。个别晚期患者可出现Dandy征，即在头部运动时，出现短暂的平衡失调，头部运动停止后，平衡失调亦消失。本病尚有发展为晕动病的倾向。

【检查】

由于大多数患者就诊时发作期已过，或虽在发作期而症状已减轻，故一般不易观察到发作高潮期的体征。偶遇急性发作者，则可见患者卧床不起，面色苍白，精神紧张，表情恐惧。检查可见：

1. 眼震　发作高潮期，可见自发性眼震。呈水平型或水平旋转型，其方向因时程不同而异，早期向患侧（刺激性眼震），以后转向健侧（麻痹性眼震），最后又朝向患侧（恢复期眼震）。自发性眼震的存在，可作为“真性眩晕”的依据。由于患者就诊时眩晕发作的时程不同，故不能根据自发性眼震的方向来判断病耳为何侧。

2. 听力学检查

（1）纯音听阈测试：早期为低频下降型感音神经性聋，听力曲线呈轻度上升型，无气、骨导差。多次发作后，由于高频区听力亦下降，故曲线呈马鞍型或平坦型，下降型听力曲线不多见。中华医学会耳鼻咽喉科学会和中华耳鼻咽喉科杂志制定的“梅尼埃病诊断依据和疗效分级”（1996，上海）中规定，凡具备下述3项即可判定为听力损失：①0.25、0.5、1.0kHz听阈均值较1.0、2.0、3.0kHz听阈均值高15dB或15dB以上；②0.25、0.5、1.0、2.0、3.0kHz患耳听阈均值较健耳高20dB或20dB以上；③0.25、0.5、1.0、2.0、3.0kHz平均听阈值大于25dBHL。多次发作后，患者的平均听阈可提高50%。

（2）阈上功能测试：双耳交替响度平衡试验，短增量敏感指数试验示有重振现象。自描听力曲线多呈Ⅱ型。言语识别率降低。

（3）声导抗测试：以226Hz声作为探测音所引出的鼓室导抗图正常；Metz试验示重振（+）；音衰减试验

(－)。

(4) 耳蜗电图测试：SP-AP 复合波增宽，-SP/AP 比值异常增加（>0.4），AP 振幅-声强函数曲线异常陡峭。

(5) 耳声发射测试：本病早期纯音听阈未发现变化前，TEOAE 减弱或引不出。

3. 甘油试验 试验原理：由于甘油渗透压高，且分子直径较小（0.62nm），可穿过血管纹边缘细胞膜上的小孔（直径为 0.80nm），进入胞内，从而增加了细胞内的渗透压，胞内渗透压的升高可吸收内淋巴液中的水分，然后转运至细胞间隙，并由血管纹输出，内淋巴液由此而减少，膜迷路水肿减轻，听力因而得到暂时性恢复。

试验方法：患者空腹，先测试纯音听阈，1 小时后口服甘油（1.2～1.5ml/kg），服药后 1、2、3 小时再分别复查纯音气导听阈。比较 4 次所测气导听力曲线。甘油试验的阳性标准可为：患耳 0.25、0.5、1.0kHz 平均听阈在服用甘油后下降 15dB；或：①任何单一频率的听阈下降≥15dB；②相邻的两个频率的听阈下降≥10dB；③有 3 个或 3 个以上频率的阈值下降≥10dB（Thomsen 等，1979；王青等，1989）。此外，若上述频率的阈值不是下降，而是提高相应的数值，即“回跳”现象，亦可认为是梅尼埃病的特有现象（Horner，1993）。最近，有报告采用 678Hz 探测音作声导纳测试，观察服用甘油等脱水剂前后峰静态声导纳（Ya）值和峰静态声导值（Ga）的变化的报告（钟乃川，1997）。除纯音气导听力和声导抗外，亦有用耳蜗电图（－SP 幅值下降）或耳声发射（从无到有）作甘油试验的报告，还有报告认为耳声发射的甘油试验结果更敏感，可供参考，由于甘油口感不佳，服用时可用果汁配成 50% 液体服用。少数患者用甘油脱水后可引起颅内压下降，产生头痛、恶心、呕吐等，应予注意。除甘油外，尿素亦有用于试验者。有报告称以 TEOAE 作甘油试验较纯音听阈测试者更为敏感。

本病甘油试验的阳性率约为 50%～60%。甘油试验阳性者可诊断为膜迷路积水，阴性者不能否定诊断。本试验不仅用于诊断，且可参照试验结果选择手术术式。

4. 前庭功能试验

(1) 冷热试验：早期患侧前庭功能正常或轻度减退，后者常出现于发作期刚过不久。多次发作后，可出现向健侧的优势偏向；晚期出现半规管轻瘫或功能丧失。

(2) 前庭诱发的肌源性电位（Vestibular evoked myogenic potentials，VEMP）：可出现振幅、阈值等异常。动物试验表明，该电位可能源于球囊。

(3) Hennebert 征：可出现阳性。

5. 颞骨 CT 扫描 注意乳突气化情况，前庭水管宽窄等。内耳膜迷路的 MRI，有部分患者的内淋巴管变细。

【诊断】

反复发作的旋转性眩晕至少 2 次以上，每次发作持续数 10 分钟至数小时，伴有耳鸣和感音神经性听力下降，发作间歇期眩晕消失，而可排除其他疾病引起的眩晕者，临床上可诊断为本病。甘油试验阳性可支持本病的诊断。

临床上有 3 个典型症状具备者（即发作性眩晕，耳鸣，听力下降三联征），其诊断不致出现困难。仅有眩晕而无听力下降和耳鸣，或有耳鸣、听力下降而无眩晕者，则须继续观察；同时，反复精确的听力学检查有可能发现患者尚未觉察到的听力下降；诊断时应进一步仔细排除其他疾病，而不宜轻率地诊断为“前庭型梅尼埃病”或“耳蜗型梅尼埃病”。目前，大多数学者均不同意将本病分为“耳蜗型”和“前庭型”两个亚型，因为这种区分缺乏病理学的支持，而且，据统计约 80% 的“耳蜗型梅尼埃病”最后可发展为典型的梅尼埃病，“前庭型梅尼埃病”中发展为典型的梅尼埃病者仅 10%～20%。

【鉴别诊断】

本病应注意和良性阵发性位置性眩晕、迷路瘘管、前庭神经炎、伴有眩晕的突聋、椎-基底动脉供血不全、药物中毒、病毒性迷路炎、外淋巴瘘、颅底凹陷症，Cogan 综合征、听神经瘤、多发性硬化、偏头痛伴眩晕以及耳梅毒等引起的继发性膜迷路积水鉴别。

迟发性膜迷路积水由 Nadol 等和 Wolfson 首先于 1975 年报告。该病的特点为：在患有单侧或双耳严重耳聋 1 年或数年（最长可达 74 年）后出现发作性眩晕。虽然耳聋和眩晕出现的时间间隔不恒定，但两症状间的不连贯性是恒定的。可以引起本病的原发性耳聋的病因有：外伤（声损伤或物理损伤），由腮腺炎病毒或流感病毒引起的病毒性迷路炎，由慢性化脓性中耳炎，脑膜炎，白喉，麻疹，以及儿童早期不明原因的感音神经性聋。本病用脱水剂 lasix 可减轻症状，颞骨病理检查中证实为膜迷路积水。若病耳已无实用听力，可作前庭损毁术或前庭神经切断术。

【治疗】

本病目前尚无特效疗法和预防方法。现将一般疗法，非手术疗法和手术疗法分别介绍如下：

1. 一般疗法

(1) 心理治疗：向患者解释本病为内耳疾病，不威胁生命，并介绍本病的预后情况，以解除其疑惧心理。

（2）低盐饮食：可建议每日食盐摄入量不超过1.0g。

（3）发作期静卧于暗室内。

（4）鼓励患者于发作间歇期加强锻炼，增强体质和耐力，劳逸适当。

（5）禁烟、酒及浓茶。

2. 药物疗法

（1）安定、镇静药：可选用如下一种，用于急性发作期：

1）地西泮（diazepamy，valium），2.5mg，3 次/d；或 10mg，肌肉注射。

2）艾司唑仑（舒乐安定，surazefan），1～2mg，3 次/d；或 2～4mg 睡前。

3）氯羟安定（lorazepam），1.5～3mg/d。

4）安氧安定（medazepam），5mg，2～3 次/d。

5）盐酸异丙嗪（phenergan），25mg，3 次/d。

（2）抗眩晕药：发作时，按病情需要选用如下 1～2 种。

1）西比灵（sibelium），5～10mg/d，睡前服用。

2）眩晕停(二苯哌丁醇,difemidol),25mg,3 次/d。

3）舟车宁（travelgum）成分为苯海拉明（dimenhydrinate），20mg 咀嚼。最大剂量 240mg/d。

（3）脱水剂：增强血管壁的通透性，减轻膜迷路水肿。可选用以下一种：

1）双氢克尿塞(hydrochlorothiazide),25mg,3 次/d。

2）氯噻酮（chlorthalidone），100mg 晨起服用。

（4）镇吐剂：

1）舒必利（sulpiride），10mg 口服。

2）甲氧氯普胺（metoclopramidum，灭吐灵），10～20mg/次，肌肉注射，2 次/周，或口服 5～10mg/次。

3）维生素 B_6，50～100mg 加入葡萄糖中静脉滴注，1 次/d。

（5）血管扩张剂：

1）7%（或 5%）碳酸氢钠（bicarbonate），40～50ml，缓慢静脉滴入，1 次/d，5 次为 1 疗程。

2）50% 葡萄糖 40～60ml，静脉注射，2 次/d。

3）东莨菪碱，300μg，皮下注射。

4）混合氧（5% CO_2 + 95% O_2）吸入，10～15min/次。

5）敏使朗（merislon），6～12mg，3 次/d；或

6）倍它啶（β-histin），8mg，3 次/d。

（6）糖皮质激素：基于免疫反应学说，可用：

1）地塞米松（dexamethason），1.5mg，2～3 次/d；

2）泼尼松（prednison），5mg，3～4 次/d。

（7）维生素类：如系代谢障碍、维生素缺乏，此治疗有一定意义。

1）维生素 C，200～500mg，3 次/d。

2）维生素 B 族，如 B_1、B_2、B_6、B_{12}等。

3. 鼓室内注入庆大霉素或链霉素　基于在动物实验中的发现，小剂量链霉素或庆大霉素可破坏半规管、椭圆囊、球囊中的暗细胞。因为暗细胞参与内淋巴的生成和离子转运，所以可将其用于减少内淋巴的生成，减轻膜迷路水肿。为避免全身用药的诸多缺点，可用各种方法将药物经蜗窗膜向内耳投入。蜗窗投药的途径可经鼓膜穿刺先注入鼓室，然后从蜗窗渗入内耳；或经鼓室内给予置载药体通过蜗窗向内耳释药；亦可经半植入式微型虹吸管给药；或经植入式微泵给药等。要求所用药物的剂量既能控制眩晕的频繁发作，又不致损害耳蜗的感觉细胞。目前临床多应用庆大霉素。各家所用庆大霉素剂量、时间间隔及停药时间不同。经鼓膜穿刺给药则药量较大（因药物可较快经咽鼓管流失），有人用 15～30mg/d，隔日一次，共 3～5 次。经鼓室置管给药可为 0.1ml（4mg）/5hr，共 6～10 天。目前倾向于小剂量投入，以尽可能减少听力受损的发生率。而且总剂量宜因人而异，故用药时注意监测听功能和前庭功能的变化，以便酌情增减用药。

4. 手术治疗　药物治疗无效者，作手术治疗。手术种类较多，包括内淋巴囊手术（内淋巴囊减压术、内淋巴囊分流术等）；星状神经节封闭术；因眩晕而丧失工作和生活能力，病耳听力丧失者，可作迷路切除术（迷路切除术，物理性、化学性迷路损毁术），前庭神经切断术等。

由于本病即使不经任何治疗，症状亦可自行缓解，有些在发作数次后即自行终止，从此不再发作，有些则在间歇数年或数十年后又反复发作，以致在评估疗效时出现困难，为了使今后的临床研究及各项治疗效果的评价具有可比性，中华医学会耳鼻咽喉科学会和中华耳鼻咽喉科杂志编辑委员会制定《梅尼埃病诊断依据和疗效分级》（1996，上海），供临床参照执行。

此外，近期有用鼓室正压治疗本病的报告，其疗效尚待观察。

（汪吉宝）

第十五章

耳硬化症

耳硬化症（otosclerosis）是一种原因不明的原发于骨迷路的局灶性病变，在骨迷路包囊内形成一个或数个局限性的、富于血管的海绵状新骨而代替原有的正常骨质，故又称“耳海绵化症”（otospongiosis），以后此新骨再骨化变硬，故一般称之为“耳硬化症”。如病灶仅局限于骨迷路的骨壁内而未侵及传音和感音结构，可无任何症状，只是在尸检作颞骨组织切片时方被发现，这种不引起临床症状的纯骨迷路组织学的病变，称为“组织学耳硬化症”（histological otosclerosis）；若病变向骨壁范围之外扩展，侵及环韧带，使镫骨活动受限或固定，出现进行性传导功能障碍者，称为“临床耳硬化症”（clinical otosclerosis），也称“镫骨性耳硬化症”（stapedial otosclersis）；若病变发生在耳蜗区或甚至侵袭内耳道，引起耳蜗损害或听神经变性，临床表现为感音神经性聋，则称“耳蜗性耳硬化症”（cochlear otosclerosis）。“镫骨性耳硬化症”和“耳蜗性耳硬化症”可以并存而呈现混合性聋，这两种并存的病灶可以是同时发生的，也可以是一种病灶向另一处扩展的结果，故耳聋可由传导性聋或感音性聋逐渐演变为混合性聋，或早期即呈现混合性聋。

【发病率】

临床耳硬化症的发病率随不同种族和地区而不同，据欧美文献报道，组织学耳硬化在白种人的发病率高达8%～10%，而临床耳硬化仅占其中的12%左右。黄种人和黑种人发病率则很低。

关于患病年龄，20～40岁为高发病年龄。据姜泗长（1959）等报道400例手术患者的发病年龄，最小者3岁，最大者49岁，11～40岁占94%，曹钰霖（1966）报道就诊年龄在21～40岁者占71%。

就患者的性别分布情况而言，各学者统计结果不一致。据国外报道白种人男女发病率比例为1∶2，而在我国，曹钰霖（1966）等报道1023例镫骨手术，其中男女之比约为2∶1。日本人、印度人及黑种人的男女发病率差异均不明显。

【病因】

迄今不明，众说不一，择要介绍如下。

1. 内分泌学说　有学者基于本病女性多发、妊娠与绝经能激发并加重病情，而认为与内分泌代谢障碍有关。Shambaugh（1960）的2000例病例资料中，女性占68.7%，其中475个妇女中，有8%患者的听力减退似由妊娠诱发，42%则在妊娠期听力进一步变坏，且听力减退可出现在妊娠期、产后或哺乳期，但50%并未发现妊娠对听力减退发生影响。Gristwood等回顾了479例妇女的资料，也证实了妊娠能加重临床耳硬化症的听力减退，妊娠引起听力下降的比例从1次妊娠后的33%上升到6次妊娠后的63%。发病年龄小于或等于20岁者，妊娠次数与镫骨足板的病理改变有着重要联系，但在21～40岁，尤其41岁以上发病的患者中却没有这种联系。

2. 遗传学说　由于耳硬化症在不同种族及家系中发病存在差异，因此许多学者都认为其发病与遗传有关。Morrison（1970）报告70%的患者有家族史，甚至可追溯到几代人患此病。近年许多学者认为耳硬化症是常染色体显性遗传，也有学者认为不排除常染色体隐性遗传的方式。Gregoriadis认为主要组织相容性复合体（HLA）抗原和耳硬化症的发生和发展有关，但Pederson等报告未发现HLA与耳硬化症有明显关联。故遗传规律有待探讨。临床流行病学调查提示，此病的发生与否并非取决于单纯显性遗传和低表达基因，而主要同一个少见的具有多个基因成分的显性大基因有关，基因表达受年龄、性别、激素等因素的影响有所不同。目前已知一个耳硬化症基因，定位在常染色体15q25-q26区段，用多点连锁分析，连锁值为3.4。进一步连锁分析将其具体定位于远中心粒点（FES）和近中心粒点（D15S657）之间，即15号染色体长臂的一个14.5cm（centimorgan）片断可能包含耳硬化基因。

3. 骨迷路成骨不全　耳硬化症病灶好发部位是骨迷路包囊，尤其是前庭窗区的前庭裂（fissula ante fenestram），它是前庭窗前方骨迷路包囊中的裂隙，内含组织纤维束，其周围有胚胎期的软骨残体，是骨迷路包囊发育、骨化过程中所遗留的缺陷，作为一种正常的结构，它可终身存在，而在某种因素的作用下，静止的软骨残体或纤维束中可发生新的软骨或新骨形成，而成为耳硬化症的源头。研究表明，除窗前裂外，骨迷路包囊的其他部位如窗后窝、耳蜗内、蜗窗、半规管等部位也常出现软骨残体或不健全骨质，这些部位同样可成为耳硬化症的起源处。

4. 其他

（1）病毒感染：Arnold（1988）等用免疫组织化学方法研究耳硬化症患者的镫骨足板，发现足板中骨细胞、软骨细胞、破骨细胞和结缔组织中有抗流行性腮腺炎、麻疹、风疹病毒的抗原，因此认为耳硬化症的病因可能为上述病毒感染所启动的骨迷路包囊的炎性血管反应或慢性炎症。

（2）结缔组织疾病：有人提出Ⅱ型胶原的自身免疫反应是耳硬化症的主要病因。

（3）酶学说：有学者对耳硬化症患者的病灶骨、中耳黏膜和外淋巴等进行酶研究，发现一些酶的活性、含量等与正常者有明显不同，因此提出酶学说。

【病理】

骨迷路的骨壁由骨外膜层、内生软骨层和骨内膜层3层组成。硬化病灶常自中层—内生软骨层开始，可波及内、外层。内生软骨层的特点在于终身保留胚胎期的软骨残体。有许多表面不整齐、钙化的软骨基质及偶然留下来的软骨细胞。在耳硬化症时则为新生的骨质所代替。显微镜下病变过程可分为3个主要阶段：①充血阶段：内生软骨层原有的正常骨质，可能由于多种酶的作用，发生局灶性分解和吸收，血管形成增多、充血；②海绵化阶段：为疾病的活动期，正常骨质被分解、吸收，代之以疏松的海绵骨，其特点为病灶内充满大量的血管腔隙，形成不成熟的网状骨。血管腔隙内含有大量破骨细胞、成骨细胞和一些纤维组织；不成熟的网状骨为一种疏松的骨质，胶原纤维无规则地纵横交错穿行于其间，嗜碱性，在HE染色中呈深蓝色；③硬化阶段：血管减少、管腔变窄，代以含有多量胶原纤维的成熟的网状骨，以后再变成排列不规则的板状新骨，此种新骨变硬，HE染色中呈红色，成为不再活动的硬化灶，故又称静止期。

耳硬化症病灶各个时期的变化并非按一定顺序进行，在一个病灶内往往反复交替出现骨质破坏吸收和新骨形成，关于任何阶段自行停止或再恢复活动，此种错综的病理变化可使病灶出现镶嵌图案的形象。

临床耳硬化症可根据病变范围及病变活动情况而分为若干型。但各家对镫骨足板组织病理学变化的分型标准不一。Ludman（1962）将其分为如下3种类型：

1. 早期局灶型（5%）　病变局限于足板的1～2个小区，病变区血管隙扩大，周围有HE蓝染区。

2. 弥漫活动型（38%）　血管分布不正常，腔隙增多、扩大。绝大多数腔隙周边排列着成骨细胞，其内常见破骨细胞，骨细胞大量增加，其大小、染色程度和排列方向等均不一致。

3. 静止型（52%）　血管腔可能有增多及扩大，但无近期骨质形成或破坏现象，偶可见到成骨细胞及破骨细胞。

姜泗长等将病变范围和病变活动情况两者联系起来分为4型：

1. 活动型　占19.2%。骨迷路内生软骨层有骨质吸收破坏，形成空隙，其内有活跃的纤维组织、成骨细胞、破骨细胞和扩张的血管等。

2. 中间型　占16.4%。骨间隙逐渐因新骨生成而缩小或完全闭塞，血管逐渐稀少，破骨细胞罕见，成骨现象较活跃。

3. 静止型　占56.2%。大多数或全部骨间隙已被新骨所取代，静止型病变骨经过再吸收、再改造后可变成板层状骨，此时可表现为足板被增厚固定，环韧带及足板周边不同程度的骨化和钙化。

4. 混合型　占8.2%。上述3种不同类型的病灶同时存在。

在手术显微镜下对镫骨足板和前庭窗区的病变分类，对选择手术方法、预估手术难易及判断预后都有意义。Ludman（1962）将足板病变分为4种类型：

1. 轻固定型　足板在窗龛中固定较轻，可整块摘除。

2. 薄型　足板较薄，呈乳白色，需用细针穿孔后零碎取出。

3. 增厚型　足板呈白垩色，不透明，可用穿孔器械零碎取出。

4. 重固定型　足板甚厚，固定严重，必须钻孔后再试行摘除。

姜泗长等将镫骨足板病变分为3类，临床上较为实用：

1. 薄足板型　足板已固定，但薄而呈蓝色，或部分为病灶所侵害，呈乳白色，环韧带大部分尚清晰。

2. 厚足板型　足板全部增厚呈乳白色，环韧带仍可辨认。

3. 封闭型　足板全部为病灶占据，不仅增厚呈乳白色，且表面高低不平，周围病灶骨质增生明显，与前庭窗龛壁融合，几呈漏斗状，环韧带标志消失，病灶多累及两足弓。

此外，曹钰霖等还提出一种埋藏型病变，即足板本身病变不严重，甚至没有病变，但前庭窗前缘骨质增生，压迫足板外侧面，使其活动受到不同程度的限制乃至固定。

【临床表现】

耳聋最常见，耳鸣次之，眩晕少见。

1. 耳聋　缓慢进行性传导性或混合性耳聋。由于起病隐袭，一般是不知不觉地渐渐出现听觉障碍，因而常不能说明确切的起病时间，常诉起于应用某些药物，或误认为因某种疾病或妊娠分娩等其他事件引起。听力减退多始于20岁，也有极少数始于儿童时期及45岁以后。本病多为双侧性，可先后或同时起病，耳聋程度相同或不对称。单侧耳硬化症患者较少，约占10%～15%。耳聋呈缓慢进行性加重，发展到严重影响生活和工作者，常历经数年乃至10余年，在缓慢进展过程中，有时可表现阶段性稳定期，可因妊娠、分娩、外伤、全身性疾病、过劳及烟酒过度等诱因而加速恶化。少数早年发病的年轻患者因病灶活动合并感音神经性聋时，听力可迅速下降，以致全聋，称为恶性耳硬化症（malignant otosclerosis）。

临床耳硬化症患者的听力下降一般呈典型的传导性聋，当其发展至镫骨完全固定时，听力则趋向稳定，不再继续下降，如病变侵及耳蜗影响感音功能，则听力继续下降成为混合性聋。耳蜗性耳硬化症则表现为感音性聋。

2. 耳鸣　耳鸣常与耳聋同时存在，发生率约25%～80%，姜泗长报道为97%。两者同时发生者占多数，也有少数患者耳鸣出现于耳聋之前或继发于耳聋之后，耳鸣一般以“轰轰”或“嗡嗡”低音调为主，高音调耳鸣常提示耳蜗受侵。耳鸣多为持续性或为间歇性，轻者仅在安静环境下感到，重者可使人烦躁不安，比耳聋更为苦恼。

3. 威利斯听觉倒错（paracusis willisi，亦称闹境返聪）　临床耳硬化症主要是传导性聋，在一般环境中听辨言语困难，在嘈杂环境中，患者的听觉反较在安静环境中为佳，此现象称为威利斯听觉倒错，这是由于正常人在噪声环境中说话需提高声音并超过噪声，而患者由于听力减退，噪声对其干扰不明显，在所听到的语音远高于安静环境中的语音时，可有听力提高的感觉。耳硬化症者威利斯听觉倒错出现率为20%～80%。一旦耳蜗受累威利斯听觉倒错即行消失。

4. 眩晕　若病灶侵犯前庭神经或因病灶释放的蛋白水解酶等损伤前庭的神经上皮而发生眩晕。本病的眩晕可类似良性阵发性位置性眩晕，即在头部活动时出现短暂眩晕，发生率约为5%～25%，前庭功能可正常，多数患者手术后眩晕可消失。

【检查】

1. 耳部检查　可见外耳道宽大、皮肤菲薄、耵聍甚少，鼓膜完整、标志清楚，可稍显菲薄，可能是外耳道及鼓膜营养障碍的表现，但也有人对正常人和耳硬化症患者的外耳道及鼓膜进行过比较，并未发现有何差异。约1/5的患者在鼓膜后部分隐现淡红色，这是鼓岬黏膜血管增多、扩张、充血的表现，称为Schwartz征，多见于年轻人及伴有蜗神经变性而引起听力迅速进行性下降的所谓“恶性耳硬化症”患者。

2. 听力检查

（1）音叉检查：呈Bezold三征：即低频听阈提高；Rinne试验强阴性（骨导可比气导长约4～5倍）；骨导延长。盖来试验常被用于检测镫骨是否固定：镫骨活动时呈阳性，用符号“§”表示，若镫骨固定则呈阴性，用符号（-）或“↘”表示，但鼓膜活动不良、听骨链中断及砧镫关节固定亦可出现盖来试验阴性。音叉检查应选用频率为256Hz及512Hz音叉为佳。

（2）纯音听力计检查：不同的病变程度和病变部位可表现为不同的听力曲线，若镫骨固定属早期，则气导曲线呈上升型，以低频气导下降为主，是镫骨环韧带劲度增加所致；若镫骨完全固定但未合并耳蜗病变者，则所有频率的气导听力降至60dB，呈平坦型曲线；约半数患者的骨导曲线可出现Carhart切迹（见本篇第四章第二节），即骨导曲线在0.5～4kHz间常呈V型下降，以2kHz处下降最多，可达15dB。如病变累及耳蜗，则表现为混合性聋，气导听力下降可超过60dB，骨导听力损失以高频为主，曲线由正常的平坦型变为下降型。耳蜗病变严重者，高频听力不能测出，甚至各频率骨导均消失。一般可利用气、骨导差来了解镫骨活动的情况，如差距小于40dB，可作为镫骨部分固定的指征；差距在60dB左右，则可作为镫骨全固定的指征。

（3）声导抗测试：鼓室导抗图早期为A型，随着镫骨固定程度加重，鼓膜活动受到一定的限制，可出现低峰曲线（As型），镫骨肌声反射消失。

（4）耳声发射检查：DPOAE 幅值降低或引不出放射。

（5）听性脑干反应测听：Ⅰ波、Ⅴ波潜伏期延长或阈值提高。

3. 影像学检查　颞骨 X 线断层拍片无中耳乳突病变，CT 扫描及 MRI 可较清晰地显示骨迷路包囊、两窗区或内耳道骨壁上出现界限分明的局灶性硬化改变。特别有助于耳蜗性耳硬化症的诊断。

【诊断与鉴别诊断】

根据病史、家族史、症状及检查，对典型患者的诊断不难。凡双侧非对称性进行性传导性聋、鼓膜正常或 Schwartz 征阳性、咽鼓管功能良好、Gellé 试验阴性、鼓室导抗图 As 型、镫骨肌反射消失者，临床耳硬化症即可初步做出诊断。但值得注意的是伴有中耳病变的耳硬化症（如慢性化脓性中耳炎、粘连性中耳炎、鼓室硬化、听骨链固定或中断等），常被其原有的传导性聋所掩盖，诊断比较困难，此时可根据缓慢进行性传导性耳聋史，做出疑有耳硬化症的诊断，手术探查后方能明确诊断。

耳蜗性耳硬化症的诊断比较困难，近年来 CT 的临床应用，使耳蜗性耳硬化症的诊断有了可能。对无明显原因的中、青年的感音性聋患者，如有耳硬化症家族史、鼓膜上有 Schwartz 征、鼓室导抗图 As 型、言语识别率低者应行颞骨 CT 检查，如 CT 片显示迷路或内耳道骨壁上有硬化灶者，可确诊为迷路性耳硬化症。

本病需与先天性前庭窗未育症、先天性听骨畸形或固定、粘连性中耳炎、分泌性中耳炎、鼓室硬化、Paget 病和 Van der Hoeve（以耳聋、蓝巩膜、骨质易碎为特征）综合征相区别。

【治疗】

1. 保守治疗

（1）药物治疗：流行病学调查表明，饮水内含氟很低的地区，本病的发病率较正常地区高 4 倍。实验研究表明，适当剂量的氟化钠可抑制骨质吸收，促进新骨形成。Shambaugh 等（1974）应用氟化钠治疗 4000 例耳蜗性耳硬化症，有效率达 80% 左右。氟化钠的剂量为20～60mg/d，饭后服用，疗程以年计，可长达 2～3 年直至 12 年。由于目前此方面的研究进展不大，氟化钠对耳硬化症病灶起抑制作用的确切效果尚需继续观察。如无慢性肾炎及孕妇等禁忌证，下列情况可考虑用氟化钠治疗：①耳蜗型耳硬化症；②患者拒绝作或不宜作镫骨手术的临床型耳硬化症；③骨导听力甚差的混合性聋（耳硬化症），病变广泛，发展迅速，且有 Schwartz 征的恶性耳硬化症。

（2）佩用助听器：凡不宜手术或不愿意接受手术的患者，不论其为传导性聋、混合性聋或感音神经性聋，均可试佩助听器。

此外，对精神忧郁或烦躁者可给予安慰及镇静药物。

2. 手术治疗　耳硬化症目前尚无针对病因的疗法，通过手术矫治因镫骨固定而造成的传音障碍，以恢复或改善听力是惟一行之有效的方法，手术方法有镫骨手术及外半规管开窗术，在治疗时要慎重选择手术方法。

（龚树生）

第十六章

镫骨手术及外半规管开窗术

早在 1876 年，Kessel 作了经鼓膜切开摘除镫骨以改善听力的报告，随后有不少类似的报道，但这些病例的听力虽然有暂时的提高，但都因为术后发生化脓性迷路炎、脑膜炎等严重的并发症而被摒弃。到 20 世纪 50 年代，由于耳显微手术技术的不断提高和手术器械的改进以及抗生素的问世，手术方得以广泛开展，方法也不断有了改进，1952 年 Rosen 提倡镫骨撼动术；1956 年 Shea 发展了镫骨切除和听骨链重建术，收到良好的效果，而作为现今的经典手术；House（1959）提出镫骨部分切除术及活塞技术，Robinson（1989）介绍了一种杯状人造镫骨塞并使其与砧骨豆状突相连接，术后气、骨导差小于 10dB 者达 96.1%。国内姜泗长早在 1950 年首先开展了内耳开窗术，以后又相继报告了镫骨活动术（1956），以及不同类型的镫骨切除术（1962），有效率达95%。曹钰霖（1966，1978）自行设计了钢丝扭结式人工镫骨制作法，积累了大量的手术经验。魏能润（1958）对外半规管开窗术加以改良，完成了“二层楼式”外半规管开窗术。

第一节　镫 骨 手 术

镫骨手术（stapes surgery）的原则在于使固定的镫骨重行活动或使封闭的前庭窗重行开放，以恢复前庭窗的功能，使声波能通过外淋巴液传到基底膜上。

常用的镫骨手术有镫骨撼动术和镫骨切除术。

一、镫骨撼动术

镫骨撼动术（stapes mobillization）适用于病程早期，病灶局限于足板前缘，撼动时使前足在病灶上折断，足板在病灶之后断裂，使后足与折断的足板连在一起，形成新的生理性传声机构（图 7-16-1）。此术既不作足板开窗，也不用移植物，是一种理想的生理性镫骨手术，但因实际上很少有单纯足板前缘固定者，撼动也很难在理想部位折断，故远期疗效差，多在术后 3 个月足板重行固定，现已很少采用。

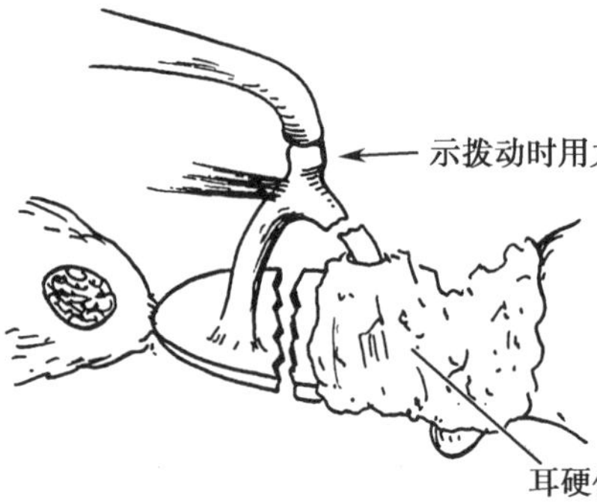

图 7-16-1　绕足板短轴镫骨拨动术所造成的传音方式

二、镫骨切除术

镫骨切除术（stapedectomy）镫骨切除术，亦谓方式镫骨手术，可根据处理镫骨的方式分为以下 3 类：镫骨全切除术、镫骨部分切除术和镫骨足板钻孔活塞术。本节将就镫骨切除术作较详细的介绍。

【适应证】

1. 耳硬化症，气导听力损失 30dB HL 以上，气、骨导差在 15dB 以上，言语识别率大于 60% 者。双侧耳硬化症，两耳骨导相等时，选气导较差一侧先行手术；两侧气导损失相等，选骨导较好的耳先行手术；两耳气、骨导损失相等，选择耳鸣较重、半规管功能低下侧先行手术；如一耳手术成功，另一耳应在半年以后手术。

2. 先天性镫骨畸形，或鼓室硬化，粘连性中耳炎等伴镫骨固定，而蜗窗及咽鼓管功能正常者。

【禁忌证】

1. 外耳、中耳、鼻腔、鼻窦的化脓性炎症，咽鼓管功能不良者，暂不宜手术。

2. 全身性疾病如心血管疾病、结核、肝炎、糖尿病等，应待病情好转或治愈后再行手术。

3. 妇女月经期及妊娠期。

4. 病情发展迅速，已显示重度感音神经性聋，气、骨导差在 15～20dB 以内者。

5. 职业要求头位急速转动（如运动员、舞蹈演员、飞行员）或高空作业者，如术后不能变更工作性质，不宜手术。

【术前准备】

1. 术前 1 天剃除术耳周围毛发。

2. 全麻术前 6 小时禁食，禁水。

3. 术前 30 分钟肌注安定 10mg，全麻者皮下注射阿托品 0.5mg。

【麻醉】

一般采用局麻。1%利多卡因加适量 1‰肾上腺素液，用 25 号针头在外耳道骨与软骨交界处，先于后壁缓慢注入 0.3～0.4ml，再于前壁、上壁及下壁各注射 0.2～0.3ml；或在耳廓附着处周围注入，并作耳围皮下浸润。

【手术方法】

1. 镫骨全切除术（total stapedectomy）

（1）切口：一般采用耳道内切口（图 7-16-2），如外耳道过于狭窄，可行耳内切口，深达骨膜。

（2）分离皮瓣、掀起鼓膜：纯性分离外耳道皮瓣（图 7-16-3），当分离至鼓环后，将鼓膜的纤维环自鼓沟中分出，暴露鼓室。

（3）凿除部分鼓环及外耳道后上壁骨质：暴露镫骨全貌，一般要暴露面神经鼓室段骨管、砧骨长脚、镫骨头、锥隆起、镫骨全貌及蜗窗龛（图 7-16-4）。术中处理阻碍视线的鼓索神经颇为重要，一般将其钩出、拉长、向前下方推开，置于视线之外，若推不开，影响前庭窗及蜗窗的暴露或操作时，可剪断鼓索神经。

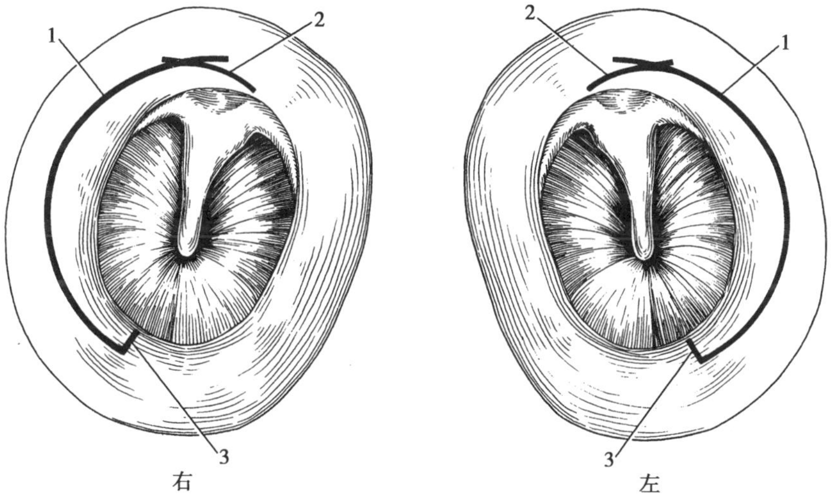

图 7-16-2　形成外耳道皮瓣的切口

1. 第一切口　2. 第二切口　3. 第三切口

（4）探查镫骨：可用直针或弯针按压砧骨长突，观察镫骨是否固定，如镫骨脚已在撼动时折断，此时可出现镫骨活动的假象。因此需直接轻触镫骨足板，探测其是否确实固定及固定程度如何。

（5）足板钻孔：在镫骨上结构切除之前，先作足板钻孔，既可避免因足板浮动而造成钻孔失败，又可避免在切除镫骨上结构时误将足板一并钩出，引起内耳负压吸引伤。术时可用细直针在足板最薄处将其裂开或钻一细小的安全孔。如前庭窗较窄，不易钻孔，可免除此步骤。

（6）切断镫骨肌腱：用镰状刀或微型剪刀，在近锥隆起处将其切断，注意勿损伤面神经（图 7-16-5）。

（7）分离砧镫关节：用细弯针分离砧镫关节，为避免造成安装人工镫骨的困难，应使关节盘附于镫骨头上（图 7-16-6）。

（8）切除镫骨前后脚：用微型小锯在锤砧骨之间伸

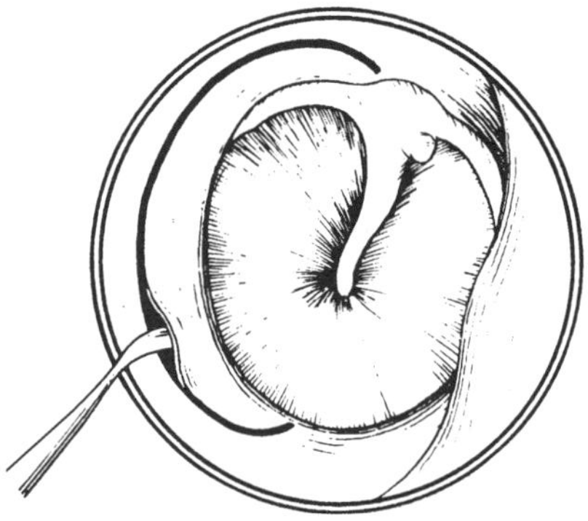

图 7-16-3 分离外耳道皮瓣

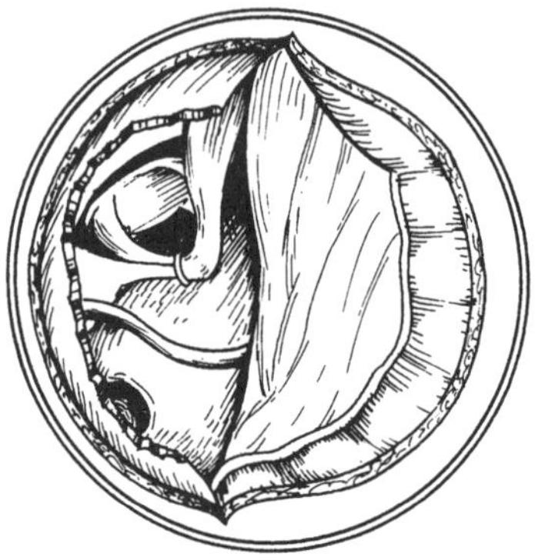

图 7-16-4 凿除外耳道后上骨壁后见及镫骨情况

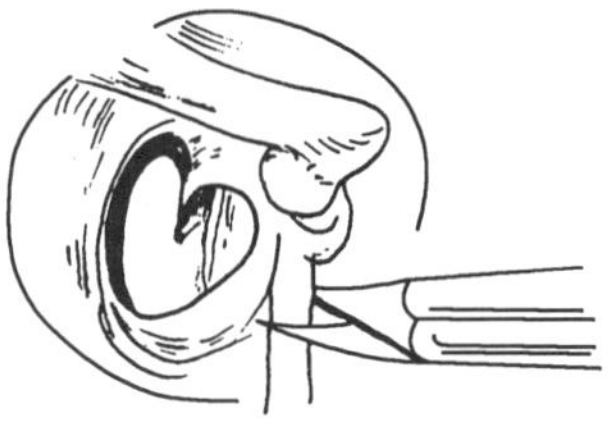

图 7-16-5 剪断镫骨肌腱

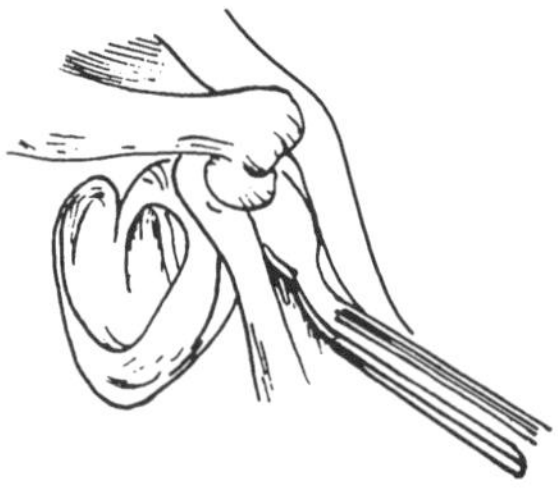

图 7-16-6 分离砧镫关节

入，在前脚上、中1/3之间锯断；然后用断脚器或锄状小刀在镫骨后脚连接足板处的后面折断后脚，并钩出之(图 7-16-7)。

(9) 测量砧骨与足板间的距离：用特制的测量器，使其针芯露出并调节至适当长度，将针芯端抵于足板上，测量足板与砧骨长脚的距离。如镫骨除足板外已完

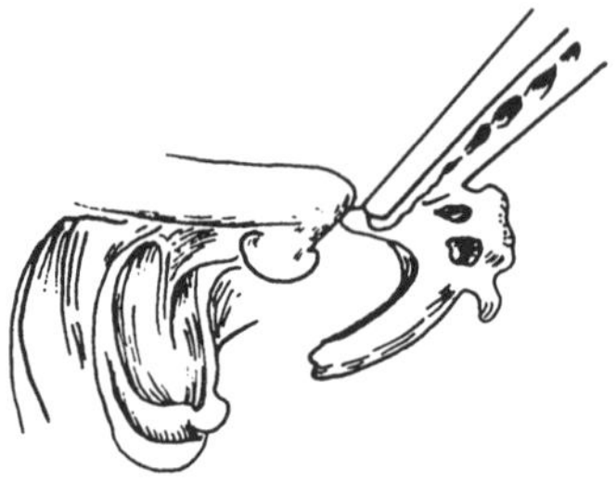

图 7-16-7 摘除镫骨上结构

整摘出，则可以镫骨高度加豆状突长度（0.3～0.5mm）来计算（图 7-16-8）。

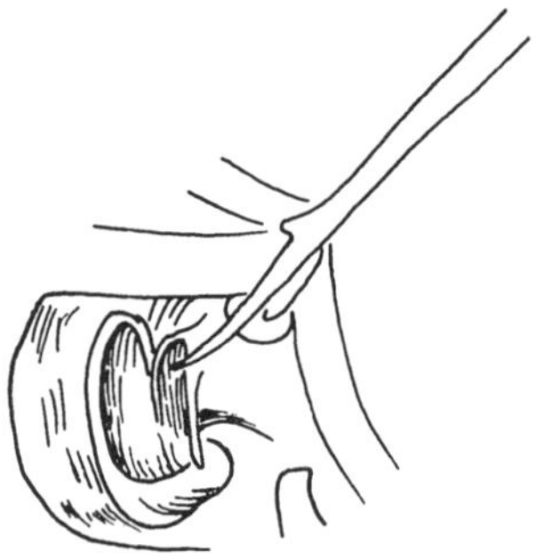

图 7-16-8 测量砧骨长突与镫骨足板间的距离

(10) 切除足板：用足板钩插入钻孔，上下两次挑开足板使呈横行裂断，用板钩将足板分前后两块分别取出（图 7-16-9）。若足板较厚，不易挑成横行裂断，可用刮匙或电钻磨薄后再钻孔，并取出足板。

(11) 覆盖前庭窗及安装人工镫骨：可用软骨膜、脂肪或静脉片作前庭窗之覆盖物，用软骨膜时将其软骨面向外，用静脉片则将内膜面向外，脂肪面积不少于3mm×2.5mm，铺放时应将前庭窗完全遮盖，并使覆盖物与窗缘密切接合，否则可致外淋巴瘘。然后选择不同的人工镫骨赝复物（如自体镫骨脚、骨柱、同种异体听骨或钢丝脂肪栓、Teflon 钢丝钩等），并将其安装在砧骨与前庭窗间。

(12) 检查、矫正人工镫骨赝复物的位置：人工镫骨赝复物安装完毕后，应检查其下端是否正对前庭窗中央，并用细针轻按砧骨长脚观察人工镫骨能否上下随之活动，或观察蜗窗龛内液体有无光反射波动。

(13) 皮瓣复位：用明胶海绵和碘纱条填塞外耳道，缝合切口。

2. 镫骨部分切除术（partial stapedectomy） 包括足板完全切除术、足板前部及前脚切除。镫骨足板全切除术除不分离砧镫关节外，余同镫骨全切除术。足板前半切除术适用于硬化灶局限在足板前缘者，术时用直针在足板中央钻数个小孔，使足板横裂成前后两半，再用脚切开锯从前上向后下锯断前脚，避免从下向上锯，以免损伤面神经，再用尖针分离足板前缘硬化灶，使足板游

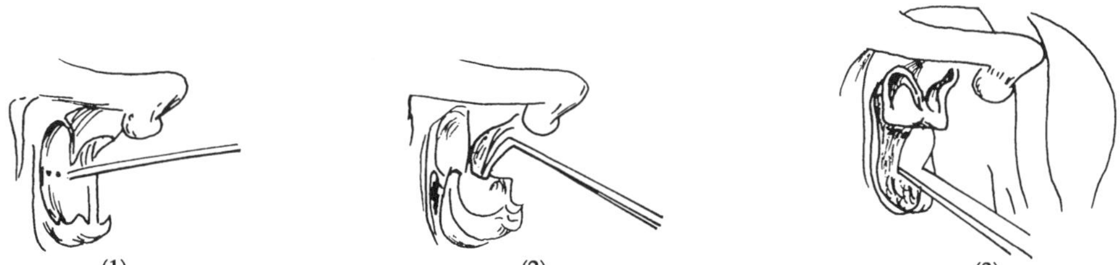

图 7-16-9　切除镫骨足板

（1）镫骨足板钻孔　（2）取出镫骨足板后半部分　（3）取出镫骨足板前半部分

离，以板钩从足板中央横裂处伸入前庭窗，将足板前部连同部分前脚一并取出，用后脚衔接于前庭窗覆盖物与砧骨之间。

3. 镫骨足板钻孔活塞术（piston technique of stapes surgery）　此术式由 Shea 首创，曹钰霖（1965，1966）、董民声（1978）等设计的人工镫骨或安装器械有所创新。此手术是目前最常用的方法，效果好，术后反应轻。凡镫骨足板病变较重，面神经骨管下垂，或前庭窗龛深而窄小者，行此术较安全而方便。钻孔可用微型电钻或手捻矛头钻。足板孔径以较活塞直径稍大为宜（约 0.4～0.6mm）（图 7-16-10）。活塞安装完毕后，应予以测试调整，可用小针轻压砧骨长脚，如见活塞在孔内活动自如，示其位置合适。活塞与足板窗洞边缘常有孔隙，应以小条脂肪包绕封闭，以免并发外淋巴瘘（图 7-16-11）。

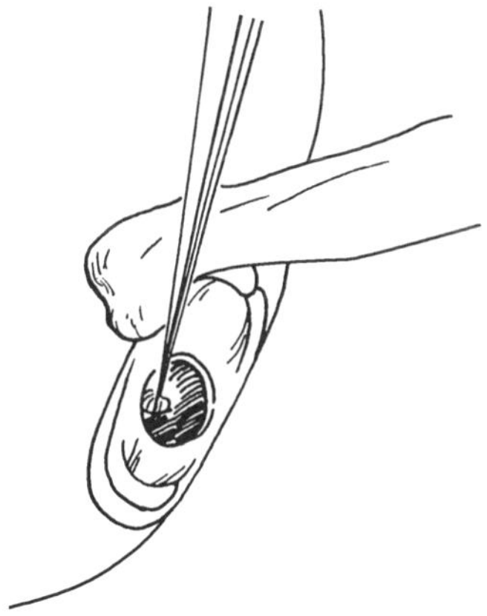

图 7-16-10　镫骨足板钻孔

近年来用激光打孔开窗加人工镫骨安装术，取得较满意的效果。

【人工镫骨的制备与安装】

1. 钢丝挂钩式人工镫骨　可用钢丝系脂肪块、聚四氟乙烯、钢丝小柱或不锈钢活塞等作为人工镫骨。以钢丝系脂肪块为例，方法如下：①取耳垂脂肪一块；②用直径 0.04mm 不锈钢丝或钽丝一段，中部打结，缚紧米

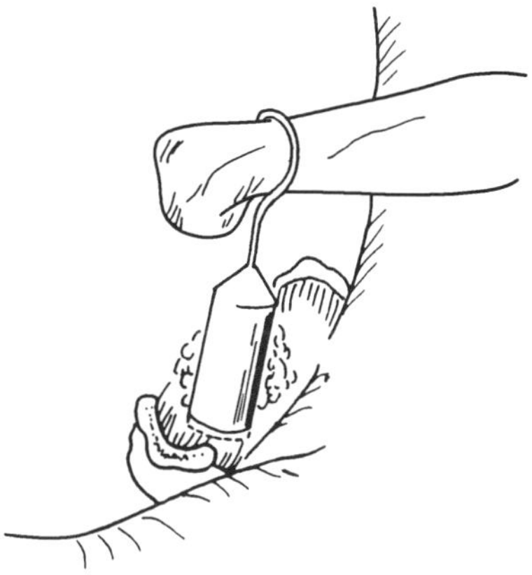

图 7-16-11　安装活塞

粒大小的脂肪块，使结埋于组织内；③使余钢丝成直线，置于 Schuknecnt 模板上（图 7-16-12），制成人工镫骨；④将此人工镫骨上端的小钩套在砧骨长突上，再调整脂肪块的位置，使其位于前庭窗之中心。

2. 聚四氟乙烯活塞人工镫骨　用 Shea（1962）式聚四氟乙烯活塞，将其环口自砧骨长脚后方套入长脚上，夹紧环部即可固定（图 7-16-13）。

3. 钢丝绞结式人工镫骨　是用钢丝系 Teflon 小柱，用曹钰霖设计的特殊安装器安装：①用 0.5mm 注射针头，磨平，在厚 5mm 的 Teflon 板上刺取长约 5mm、直径 0.5mm 的小柱；②在距小柱顶端 0.3mm 处用细针横刺一直径 0.09mm 小孔；③将 42cm 长钢丝穿入小孔内，在柱顶打三道平结扎紧；④将钢丝两端分别穿入安装器针端两孔中，并在钢丝结上形成小圈，以容纳砧骨长脚；⑤先将活塞纳入足板孔，再将小圈套入砧骨长脚豆状突上方；⑥拉线旋转安装器套管，使钢丝绞断；⑦调整人工镫骨位置到活动自如为止（图 7-16-14）。

【术中可能出现的特殊情况及其处理】

1. 面神经下垂　如面神经锥曲（锥体段）骨管缺裂，面神经自该处膨出，遮盖镫骨脚部，造成镫骨手术困难。遇此情况，术者可一手持小剥离子将其拨开，另手用钩针摘除足板。在选择赝复物时，以钢丝系脂肪的

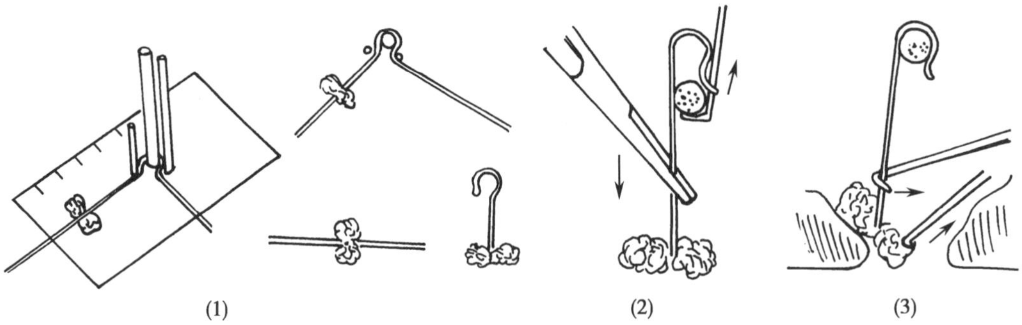

图 7-16-12 钢丝挂钩式人工镫骨制作及安装法
（1）钢丝挂钩制作台 （2）夹持脂肪块 （3）安装于前庭窗上

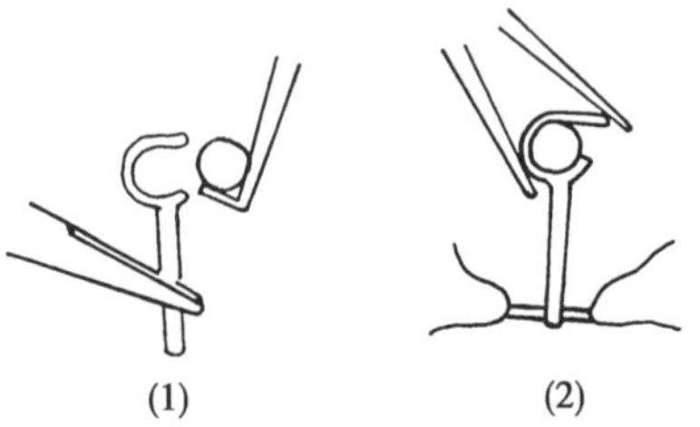

图 7-16-13 套入式全 Teflon 活塞
（1）套入砧骨长突 （2）闭合开口

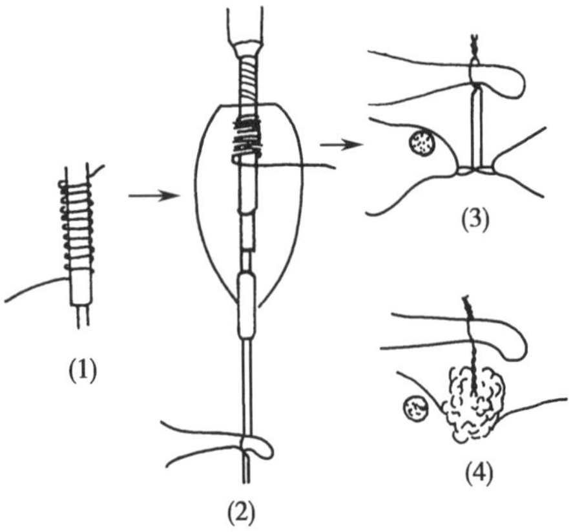

图 7-16-14 曹式人工镫骨安装器及安装方法
（1）绕线方向（左耳） （2）示安装时调压弹簧的作用。左箭头示指捏加压，右箭头示拉线 （3）安装活塞 （4）安装钢丝系软组织

人工镫骨为宜，如面神经膨出很多，操作实有困难，只能放弃镫骨手术，而改行内耳开窗术。

2. 浮动足板 为镫骨足板以上结构断离后，整个足板松动而足板取出困难的现象。遇此情况可设法用小钩将其固定，同时用另一弯针钩出足板。如取出确实困难，则不可勉强为之，以免损伤内耳造成眩晕和感音性聋，此时可将其留置于前庭窗内并安装钢丝脂肪人工镫骨。

3. 镫井喷 是足板开窗或足板切除术后，立即有大量外淋巴液如泉水般涌入鼓室的现象，与先天性蜗水管异常，外淋巴与脑脊液直接相通有关。遇此情况，可用脂肪块堵塞漏孔，中止手术，以免造成感音性聋。

4. 鼓膜撕裂 如裂孔较大，可用颞肌筋膜、耳屏软骨膜、骨膜等内置于裂孔处修补之，以免遗留鼓膜穿孔。

【术后处理】

1. 术后头部固定，卧床 3 天，如眩晕较重可延长卧床时间。

2. 术后 7 ~ 10 天取出耳道内填塞物。

3. 用抗生素预防感染。

4. 手术 2 周后可进行咽鼓管吹张术，防止鼓室粘连。

【主要并发症】

如手术适应证掌握不当，操作不熟练或遇意外，则可产生下列并发症：

1. 耳聋 发生于手术中者甚少，多于术后出现。常为操作不当引起迷路损伤所致。由于前庭窗较接近耳蜗底周，多为 2kHz 以上的高频听力下降，恢复较慢。迟发性耳聋可出现术后数周、数月甚至数年，呈隐袭性或波动性，亦可呈突发性。迟发性耳蜗功能下降的原因可能为：人工镫骨过长或松脱进入前庭、前庭窗覆盖组织向前庭生长肉芽肿、前庭纤维化、外淋巴瘘及迷路感染等。Goodhill（1979）认为突发的严重耳蜗性聋应予急诊手术探查，以便及时处理人工镫骨不当、肉芽肿或瘘管等问题，以期恢复听力。如为传导性聋者，可能是人工镫骨位置不正、松脱、砧骨长脚坏死、前庭骨性封闭、鼓室粘连等，均可行手术探查，针对问题进行矫治。

2. 眩晕 术后一般有轻度眩晕，约 1 周内自愈，可对症治疗。若眩晕持续且伴听力下降、耳鸣加重，需行鼓室探查术。

3. 面瘫 手术时直接损伤面神经，或分离鼓索神经时，强行牵拉而间接损伤面神经。出现面瘫时，应根据具体情况进行处理（见本篇第十二章）。

4. 外淋巴瘘　赝复物过小或旋转时错位，人工镫骨赝复物过长，或因年老体弱，创口愈合力差等可引起早期或晚期外淋巴瘘。

5. 味觉改变　因术中牵拉鼓索神经引起，多在数月内恢复。

第二节　外半规管开窗术

外半规管开窗术（fenestration of external semicircular canal），又称内耳开窗术（fenestration of inner ear），是最早应用于治疗耳硬化症的手术方法，通过在骨性半规管造一小窗口，使声波改道传入内耳，以提高听力。从1956年Shea创始了人工镫骨手术以后，半规管开窗术已逐渐被取代，但在镫骨手术有困难的条件下，此手术仍有其实用价值。

【适应证】

1. 面神经畸形或镫骨动脉残留，影响镫骨手术者。
2. 前庭窗有广泛而坚实的硬化灶，足板全为病灶封闭。
3. 先天性镫骨畸形，如镫骨固定、镫骨未发育或前庭窗缺如者。
4. 人工镫骨术后前庭窗再度骨封。

【禁忌证】

同镫骨手术。

【术前准备】

同镫骨手术。

【麻醉】

同镫骨手术。

【手术步骤】

1. 切口　常规耳内切口（见本篇第九章第五节）。
2. 暴露乳突骨皮质，外耳道后上嵴及筛区。
3. 开放鼓窦，行乳突根治术（见本篇第十章第二节）。
4. 清除迷路周围气房，使外、后半规管隆凸充分轮廓化。
5. 去除砧骨及锤骨头分离砧镫、锤砧关节，取出砧骨，用锤骨头剪剪断锤骨颈，取出锤骨头。
6. 准备皮瓣　首先检查外耳道皮瓣是否有裂隙，与鼓膜衔接是否完整，用盐水冲去骨粉、残屑，修剪皮下组织。以右耳为例，在骨与软骨交界处作一弧形切口自12点至5点方位，将外耳道后壁皮瓣分为内外两部，外部铺盖乳突腔，内部5、12点方位作两条与外耳道长轴平行之切口，深达鼓环外缘1mm，此皮瓣为保留外耳道血管纹区供盖窗之用，用盐水棉片保护折藏于外耳道内。
7. 半规管开窗　用2～2.5mm磨光钻头在外半规管隆凸向四周逐渐磨平，直至壶腹膜部及其稍后的管部呈淡黄色，说明骨外膜层已被磨除，内生软骨层已暴露，即将达骨内膜层（图7-16-15）此时宜更细心地钻磨，直至呈现深蓝色线，提示管腔已在此处开放，局麻患者顿觉听力增进，伴恶心、呕吐、眩晕。用掀开器由前下向后上掀起顶盖约4mm×4mm大小（图7-16-16）。掀开器不可伸入半规管腔内，以免损伤膜迷路。窗缘不齐时可用掀开器修平。如有血液流入腔内，可用温生理盐水冲洗，吸引器切勿对准窗口，以防损伤膜迷路。

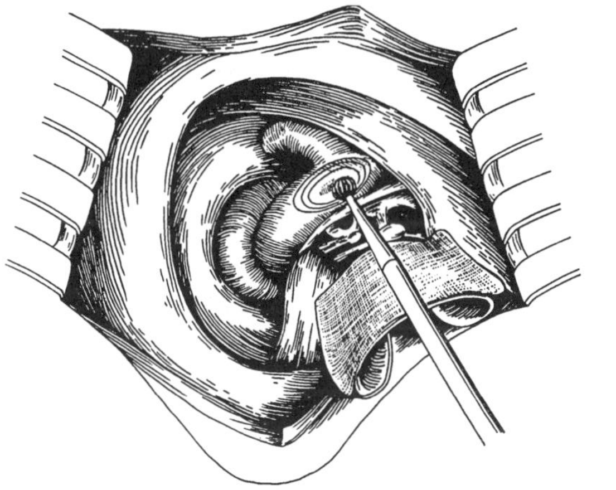

图7-16-15　磨窗

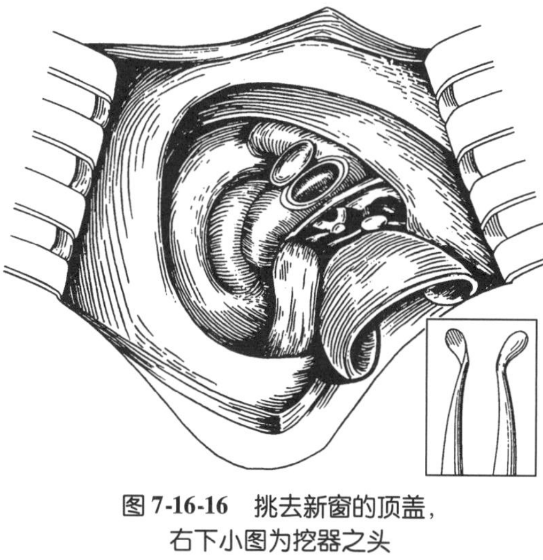

图7-16-16　挑去新窗的顶盖，右下小图为挖器之头

8. 覆盖皮瓣 开窗后迅速除去覆于外耳道皮瓣上的棉片，拭净，覆盖于窗口上，以事先备好的 2.0cm × 0.5cm 凡士林油纱条盖于皮瓣表面轻轻压紧窗口，再用碘仿纱条压紧乳突腔及外耳道皮瓣，直至用小指压迫外耳道口纱条时出现眼球向外侧位移为度，说明皮瓣已与膜迷路紧密接触（图 7-16-17）。

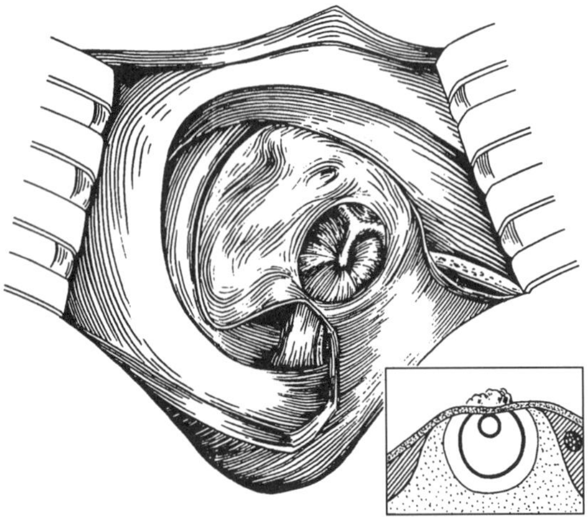

图 7-16-17 以皮瓣盖窗
（右下图系剖示窗与皮瓣的关系）

9. 缝合切口，消毒敷料包扎 改良内耳开窗术：主要有两种方法，其一是将外耳道后壁皮瓣分为上、下两份，上份覆盖鼓窦与部分鼓窦顶，下份覆盖面神经嵴，取大腿内侧 Thiersch 皮片覆盖窗口及乳突腔。有人认为用有骨膜的外耳道皮瓣盖窗，易产生窗口骨性愈合，Thiersch 皮片则无此弊端。但二者远期疗效无差异。其二为“二层楼式”内耳开窗术（魏能润，1958），其特点是不作常规的外耳道鼓膜皮瓣，使已分离的外耳道皮瓣保持原有形状，用 Thiersch 皮片及外耳道皮瓣覆盖窗口及乳突腔，此时外耳道和乳突腔之间隔有外耳道上壁及后壁的内端皮瓣，乳突腔和中耳腔之间隔有 Thiersch 皮片，新窗居于乳突腔的“楼上”，蜗窗居于“楼下”（图 7-16-18），鼓室两窗间的压力差愈大愈好，能使基底膜达到尽可能大的移位，在“楼下”鼓膜外塞上棉花，可使新窗与蜗窗之间的声波压力差增大，在术后听力已提高的基础上可望再提高 5～10dB。

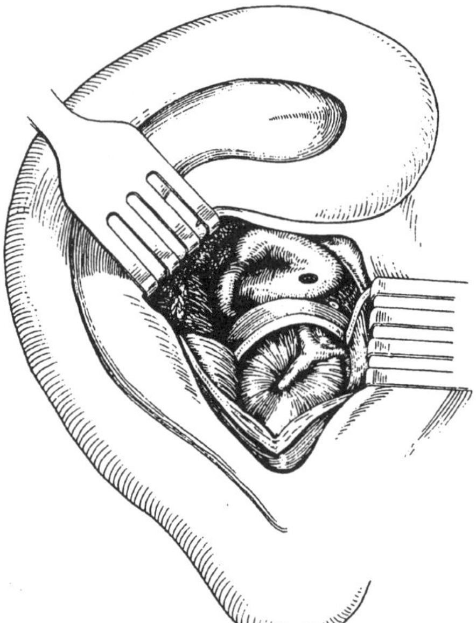

图 7-16-18 “二层楼式”外半规管开窗术

【术后处理】

卧床休息 1 周，注意观察眼震，术后 3 天为前庭反应高潮期。应用抗生素 7～10 天预防感染。术后 5～7 天拆线，10～14 天抽纱条，压在窗上的油纱条最好待其自动松脱。术后定期清理术腔。

（龚树生）

第十七章

遗传性聋

遗传性聋（hereditary deafness）的病理基础是：由来自亲代的致聋基因，或新发生的突变致聋基因所导致的耳部发育异常，或代谢障碍，以致出现听功能不良。遗传性聋既有因外耳、中耳发育畸形引起的传导性聋，亦有因内耳发育不全等所致之感音神经性聋，其中，感音神经性聋在遗传性耳聋中占有重要的位置。Resender等（2001）估计，在先天性聋中大约50%是由遗传因素引起的。在欧美国家，儿童的遗传性感音神经性聋的发病率约为1∶2000～1∶6000。在成人，遗传性感音神经性聋至少占这种耳聋总数的20%。近数十年来，随着分子生物学，遗传学和医学遗传学的迅速发展，遗传性聋的基因研究已经有了长足的进步，取得了不少成果。目前发现，人类基因组中有200个基因与耳聋的关系密切。在综合征性耳聋中，已经定位的与耳聋相关的基因约为100个，其中60多个已被克隆；在非综合征性耳聋中，已定位的基因也约有100个。

【分类】

1. 按遗传方式的分类　遗传性聋大多通过核基因遗传，少数与线粒体基因有关。遗传基因位于常染色体上者称常染色体遗传；位于性染色体上则称性连锁遗传。无论是常染色体遗传或性连锁遗传，均可分为显性遗传和隐性遗传2种。

（1）常染色体显性遗传（autosomal dominant inheritance）（DFNA）：凡遗传基因位于常染色体上，并由显性基因控制的遗传，其传递方式称常染色体显性遗传。如双亲之一是杂合子（heterozygot），子女中约有1/2是发病个体，另1/2则完全正常，且不遗传。在有些杂合子，可能由于受到修饰基因等因素的影响，其有关疾病的症状可以不表现出来或表现程度有差异，从而出现不完全的外显率，尽管如此，但其后代的发病机会仍为1/2。目前认为在遗传性聋中，由这种遗传方式传递的非综合征性约占10%～20%，耳聋大多表现为出生后才发生的进行性听力下降，且以高频下降型为主，少数伴有眩晕。其中已有不少已经定位和（或）克隆。

（2）常染色体隐性遗传（autosomal recessive inheritance）（DFNB）：遗传基因位于常染色体上、由隐性基因控制的遗传，其传递方式称常染色体隐性遗传。在杂合子，这种遗传不会表现相应的症状，只有在纯合子时，方出现症状。隐性遗传性聋患者，往往双亲的听力正常，患病个体在其全部子女中占1/4，男女发病的机会相等。近亲婚配者，后代发病的风险增加。由这种遗传方式传递的非综合征性遗传性耳聋约占75%～80%，大多为重度或极重度性聋，且出生时即聋，故为语前聋。

（3）性连锁遗传（sex chromosome linked inheritance）（DFN）：由于Y染色体不携带完全的等位基因，故耳聋的遗传基因主要位于X染色体上，随X染色体传递。目前发现，非综合征性感音神经性聋中，X-联锁遗传约占1%，Y-连锁遗传甚少。性连锁遗传既可为显性遗传，亦可为隐性遗传。隐性遗传者，子女中男性发病率为1/2，女性若为纯合子则受累，否则女性仅为疾病遗传基因的携带者。所以在几代人中男性患者的疾病基因常由女性携带并交叉遗传而来。显性遗传者，若母亲患病，子女中约有1/2人发病；如父亲为患者，则全部女儿均患病。Y-连锁遗传（DFNY基因座位为DNFM）。

2. 按病变位置分类

（1）病变位于外耳和（或）中耳，引起传导性聋，如外耳道狭窄或闭锁、听小骨畸形、耳硬化症等。

（2）病变位于内耳，引起感音性聋。

病变累及外耳和（或）中耳和内耳者，则引起混合性聋。此型比较少见。

3. 按发病时间分类

（1）先天性遗传性聋（congenital genetic deafness）：耳聋于出生时即已发生的遗传性聋，属先天性遗传性聋。

（2）遗传性进行性聋（genetic progressive deafness）：出生时听力正常，而于出生后某一年龄阶段方始出现进行性听力下降，最后发展为严重的耳聋。

4. 按伴发疾病的有无分类

（1）非综合征性聋（nonsyndromic hearing impairment，NSHI）：耳聋为发病个体惟一的遗传性疾病，其他器官无遗传性损害，约占遗传性聋的70%。

（2）综合征性聋（syndromic hearing impairment，SHI）：患者除遗传性聋外，尚伴有身体其他器官的遗传性疾病，如眼、骨骼系统、神经系统、肾脏、皮肤、内分泌系统、代谢性疾病等。临床上，根据受累器官和病变部位的不同而称为各种综合征。据统计，这种综合征约有400余种，约占遗传性感音神经性聋的30%。

【遗传性非综合征性感音神经性聋】

遗传性非综合征性感音神经性聋大多为先天性，出生时即有耳聋，且多为重度或极重度聋。少数出生时听力正常，于生后某一年龄阶段方始出现进行性听力下降，称为迟发性感音神经性聋。这种迟发性的进行性感音神经性聋可分为高频下降型、低频下降型、中频下降型和早发型4型，以高频下降型较多见。但无论为哪一型，随着耳聋的进行性加重，各型其他频率的听力也将逐渐受损，最终发展为重度聋。

非综合征性感音神经性聋大多通过常染色体隐性遗传的方式传递，也有少数显性遗传或性连锁遗传。常染色体隐性遗传在非综合征性感音神经性聋中约占75%～80%。目前的研究证明，在常染色体隐性遗传性聋中，约有40%～50%与编码缝隙连接蛋白Connexin-26（Cx-26）基因，即GJB_2（gap junction beta 2）基因突变有关。该基因定位于13q11-12，已于1993年被克隆。在GJB_2突变中，235delC是最多见的突变。由于它是第1个被发现的与常染色体隐性遗传（DFNB）性聋有关的基因，故又名为$DFNB_1$基因。目前研究认为，它是东亚人种中（包括中国人）最常见的致聋突变基因。戴朴等（2006）对我国18个省市聋校学生中非综合征性聋流行病学的研究报告中称，在1680例GJB_2基因235delC突变筛查中发现突变率为18.10%。并认为各地区间检出率差异较大。该基因还与少数常染色体显性遗传性聋有关。

编码缝隙连接蛋白30（Connexin-30，Cx-30）基因，即GJB_6基因突变也与非综合征性感音神经性聋有关，但是它在不同人种和地区的出现频数不尽相同。在我国这种突变较少见，而GJB_6 D13S18突变在欧美人群却比较多见。

我国夏家辉教授等（1998）报告了中国两个常染色显性遗传性非综合征聋家系存在GJB_3（connex-31，Cx-31）基因突变。

缝隙连接是相邻两个细胞间的通道，由6个连接蛋白（Cx）组成，电离子、信使分子和代谢物质通过该通道可直接在相邻的两个细胞间转运。Cx在胚胎发育，形态构建及功能调节中具有重要意义。缝隙连接可能在耳蜗K^+循环中起重要作用。Cx基因突变可能使内耳K^+循环遭破坏，而影响声-电转导过程。但是Cx基因突变导致耳聋的确切机制尚待深入研究。

此外，与非综合征性耳聋相关的基因及其位点还有不少，如myo7，myo15a，myo6，WFS，COCH，SLC26A4，tecta以及线粒体DNA（mtDNA）突变等。其中SLC26A4和mt DNA 12SrRNA A1555G也是目前我国发现的较常见的突变基因之一。

目前的研究表明，一种致聋基因可以和不同的遗传性聋有联系，一种遗传基因不仅对应一种遗传方式，还可对应一种以上的遗传方式；不同致聋基因的功能也各不相同。因此，对遗传性聋奥秘的揭示，目前还处于初级阶段。随着医学遗传学研究的不断深入，未来还可能有更多新的致聋基因被发现。

【遗传性综合征性聋】

1. 颅面骨发育不全（craniofacial dysostosis）综合征　又称Crouzon病。常染色体显性遗传。可能由于颅骨骨缝过早融合之故，患者之脑颅及面颅骨发育不全。表现为颅面骨形态异常，颅小、头短，上、下颌骨发育不良，眼距过宽、突眼，鹦鹉鼻等。并常伴有智力障碍。本病约1/3伴发传导性聋，多由中耳畸形引起，如锤骨头与上鼓室外侧壁融合，镫骨与鼓岬融合、固定，前庭窗全部或部分骨封，蜗窗龛狭小。此外尚可合并外耳道狭窄或闭锁，鼓膜缺如。由于颅底骨质发育不全，岩骨的发育受其影响，以致中耳和内耳的位置可能倾斜，面神经管亦可异位。

2. 颌面骨发育不全（mandibulofacial dysostosis）综合征　又称Treacher-Collins综合征或Frances Chetti-Klein综合征。1900年Treacher-Collins首先描述了2例有关综

合征，1940 年 Tronces Chetti-Zwahten-Klein 详细描述了本病。为常染色体显性遗传。最常见的表现为颧骨、上颌骨和下颌骨发育不全，眼睑畸形，睑裂斜位等（不伴眼畸形者，称为耳-下颌发育不全（oto-mandibular dysostosis）。可伴有耳廓畸形（如小耳）、外耳道狭窄或闭锁，或外耳道深部有骨板闭锁、鼓室狭小或未育，或上鼓室骨封、听小骨畸形、鼓膜张肌、镫骨肌缺如、鼓窦甚小或消失和乳突多呈坚质型。如合并内耳畸形，常为前庭受犯，但内耳及面神经极少受累，有时咽鼓管口可有畸形。偶伴后鼻孔闭锁、隐睾、先天性心脏病及智力低下。本畸形与 TCOF 基因突变有关（郝瑾等，2006）。

3. 颈-眼-耳发育不全（cervical oculoacoustic dysplasia）综合征　又称 Duane 综合征。属常染色体显性遗传。表现为颈椎畸形（椎体融合）、颈短、外展麻痹及眼球陷没。耳部畸形主要在外耳和中耳，如小耳、外耳道闭锁、听小骨融合、镫骨与前庭窗脱离，前庭窗膜性闭锁。也可出现内耳畸形。

4. 成骨不全（osteogenesis imperfecta）综合征　以蓝巩膜，脆骨症和耳聋（传导性，混合性，感音神经性）为特征，可分为 2 型：

（1）先天性成骨不全：为常染色体显性遗传，但外显率不高。有些胎儿可于宫内发生骨折，颅骨骨折是造成宫内死亡的常见原因。

（2）延迟性成骨不全：为常染色体隐性遗传。进行性听力下降一般开始于青春发育期以后。高发病年龄为 30～40 岁。耳聋开始为传导性，以后可发展为混合性及感音神经性。Schuknecht 发现患者耳部病变位于前庭窗区，该区有新生的含有丰富血管的海绵状骨质，如耳硬化症。

小儿时期即开始出现进行性听力下降的成骨不全称为 Van der Hoeve 综合征。

5. 眼-耳廓发育不全综合征　眼-耳廓发育不全（Goldenhar syndrome，Dysostosis oculo-aculo auricularis）以眼部畸形或皮样囊肿、副耳廓及先天性耳前瘘管为主要表现。耳前瘘管开口于口角与耳屏之间，即上颌突与下颌突融合线上。眼部畸形可表现为睑裂、虹膜裂、白内障等。尚可伴有颈椎畸形、耳部畸形、巨口畸形及下颌骨发育不全等。也可发生中耳畸形。先天性聋为半规管变形及前庭扩大。亦可有外耳道闭锁，鼓室骨封、鼓骨未发育及小听骨畸形。

6. Marfan 综合征　为常染色体显性遗传。患者身材高，脊柱侧凸，长指（趾），肌张力下降，有晶体脱位倾向，可合并心脏病，特别是主动脉瘤。耳聋呈传导性、混合性或感音神经性。

7. 腭裂、颌小及舌下垂综合征（syndrome of cleft palate，micrognathia and glossoptosis）　又称 Pierre Robin 综合征。可为常染色体显性遗传，亦可因妊娠早期（第 3、4 个月）母亲感染疾病所致。表现为腭裂、颌小畸形、舌下垂，马蹄内翻足、髋部脱位，并有头小畸形、脑积水、智力低下等。耳部畸形则表现为耳廓低位、杯状耳、鼓室未育、镫骨足板及足弓增厚；尚可合并内耳发育不全，如耳蜗中、顶周交通，蜗轴发育不全，内耳道狭窄等，故耳聋可为传导性或混合性。

8. 软骨发育不全（achondroplasia）综合征　又称侏儒症（dwarfism）。本病虽属常染色体显性遗传，但约有 3/4 病例系由基因发生新的突变所致。发病率随父母妊娠时的年龄增高而增加。主要表现为头大，躯干小；听小骨可与鼓室骨缘融合，尚可伴有耳蜗畸形。耳聋多为传导性。有易患分泌性中耳炎的倾向。

9. 尖头并指（趾）畸形（aerocephalosyndactyly）综合征　又称 Apert 综合征。可为常染色体显性遗传，亦可为基因发生新的突变的结果。患儿头颅高耸、前额扁平、上颌骨发育不全、硬腭高拱、鞍鼻、并指（趾）。伴有程度不等的传导性聋，术中可见镫骨足板固定。

10. 耳-腭-指综合征（otopalatodigital syndrome）　为性连锁遗传。额骨及枕骨隆凸、下颌及腭骨发育不全、短指、棒状指伴智力发育不全。耳屏过低、小耳、听骨链畸形。

11. 21-三体（trisomy 21）综合征　染色体的先天性异常表现为染色体的增多或染色体的减少、缺损。染色体增多者，即在某一对染色体中增加了一个额外的染色体，由原来的两个染色体一组变为三个一组，故称为“三体综合征”。三体综合征可分为 3 类：即 13-三体综合征（Patan 综合征），18-三染色体综合征（Edwards 综合征）和 21-三体综合征（Down 综合征，先天性愚型）。Down 综合征有一额外的第 21 号染色体。该病在新生儿的发病率为 1∶600，母亲妊娠时的年龄愈大，发病率愈高。临床上本专科的主要表现为：反复发作的上呼吸道感染，如鼻窦炎、中耳炎等；外耳道比较狭窄，听骨链有异常；亦可伴有耳蜗发育异常。

12. 先天性短颈畸形（brevicollis）综合征　又称 Klippel-Feil 综合征，先天性颈胸椎骨性连接（congenital synostosis of cervicothoracic vertebrae）及先天性斜颈等。由 Klippel 和 Feil 于 1912 年首先描述。为常染色体显性遗传，但外显率不高；有些为常染色体隐性遗传。女性较为多见。患者有 2 个或 2 个以上的颈椎互相融合，甚者全部颈椎融合成一整块，胸椎亦可受累，环椎可与枕骨融合。颈短，可给人以头部似乎直接位于胸部之上的错觉，头部运动受限，但为无痛性，可伴有脊柱裂，低发际。耳蜗发育不全，如 Mondini 畸形等，内耳道可能畸形。耳聋呈感音神经性聋，如合并外、中耳畸形，耳聋为混合性。

13. 耳聋、视网膜色素变性综合征　又称 Usher 综合征。为常染色体显性或隐性遗传，亦可为性连锁遗传。本病的主要特点为感音神经性聋，合并进行性视网膜色素变性，亦可伴有眩晕和癫痫。耳蜗底周螺旋器萎缩，血管纹有不规则变性；由于网膜色素沉着，视野逐渐变小。根据耳聋的严重程度和前庭受累情况，本病可分为 2 个临床亚型：① Ⅰ 型：耳聋严重，前庭功能低下；② Ⅱ 型：中度耳聋，前庭功能正常。有报告称，与本综合征相关的基因分别定位于 1q32 区，11q（Kimberling，1990）以及 11p，14q（Somith，1992；Kaplan，1992）。眼科检查是诊断本病的重要方法之一。

14. 额部白化、鼻根增宽、耳聋综合征　本病又称 Waardenburg 综合征。是最常见的综合征之一。属常染色体显性遗传，亦可为隐性遗传或性连锁遗传。基本症状为：患者前额有一束白发或头发全白，眼眦异位、鼻根部扁平、鼻梁增宽、鼻翼发育不良、球状鼻、虹膜异色、睑裂细小、浓眉、连字眉，耳聋出现于单耳或双耳，为中度或重度感音神经性聋；前庭功能减退。本综合征可分为 4 个亚型：Ⅰ 型：除上述基本症状外合并内眦外移，耳聋发生率约为 25% ~58% 。Ⅱ 型：基本特征中内眦无外移，可出现单侧上睑下垂，耳聋发生率较高，约 50% ~87% 。Ⅲ 型：合并上肢畸形，余同 Ⅰ 型。Ⅳ 型：伴巨结肠、胃肠闭锁、先天性心脏病。临床亚型不同，其分子遗传学的特点亦不相同。目前发现了 5 个与本病相关的致病基因：PAX3、MITF、EDNRB、EDN3 及 SOX10。

15. 甲状腺肿耳聋综合征　又称 Pendred 综合征。患者有严重的先天性感音神经性聋，合并碘代谢障碍，5 ~10 岁以后逐渐出现甲状腺肿大，20 ~30 岁时最重，56% 甲状腺功能低下。患者多在出生后数周或数月听力急剧下降，1 ~2 岁时听力损失明显，患者可伴 Mondini 畸形。为常染色体隐性遗传。致病基因为 PDS（SLC26A4）基因。前庭水管扩大综合征患者亦可检出与此相同的致病基因。

16. Franconi 综合征　常染色体隐性遗传。表现为先天性贫血、皮肤色素沉着、骨骼畸形和智力低下。感音神经性聋为缓慢进行性，高频首先受损。

17. 生殖腺畸形（gonadal dysgenesis）综合征　又称 Turner 综合征。为性染色体畸变。表现为生殖腺畸形，合并两侧对称性感音神经性聋，亦可出现外耳及中耳畸形。

18. 耳聋、心电图异常综合征　又称 Jervell and Lange Nielsen 综合征。两侧重度感音神经性聋，合并先天性心电图异常，特别是 Q-T 延长，患者多在 20 岁以前死亡。约半数为常染色体隐性遗传。

19. Alport 综合征　患儿在 10 岁以前出现血尿、蛋白尿、高血压，约 50% 患者在 10 岁左右开始出现两耳高频下降型感音神经性聋，缓慢进行性加重，但在中年以后听力基本稳定。两耳常听力不完全对称，也可出现平坦型听力曲线。并有眼部前锥形晶体、黄斑周围视网膜斑、黄斑周围融合斑、白内障等。眼部症状多在肾功能不全以后出现，故在儿童期极少见。男性多在 40 岁以前死亡，女性预后稍好。有关病因尚有争论。肾脏病变为遗传性，Ⅱ、Ⅲ、Ⅳ 型 Alport 综合征为性连锁显性遗传，Ⅴ 型和 Ⅵ 型属常染色体显性遗传。颞骨病理检查发现，主要病变为耳蜗毛细胞及血管纹退行性变。个别作者报告螺旋神经节细胞有缺失。

20. Refsum 病　为常染色体隐性遗传。视网膜色素变性，合并周围神经病变及小脑性共济失调。进行性感音神经性聋通常开始于 10 ~20 岁。

21. Norrie 综合征　为性连锁隐性遗传。表现为进行性视力下降、智力低下，约 1/3 患者有进行性感音神经性聋。

【遗传性耳聋的诊断】

遗传性耳聋的诊断要点为：

1. 排除引起耳聋的其他原因　遗传性聋的诊断步骤之一，是排除可能引起耳聋的其他原因，如先天性非遗传性聋、药物中毒性聋、病毒性或细菌性迷路炎，以及自身免疫性聋等。

2. 全面的体格检查　进行仔细的全身体格检查，了解有无有关各种综合征的其他器官畸形，并进行颞骨 CT 扫描，膜迷路 MR 三维重建及水成像，观察内耳有无畸形（参阅“内耳畸形”）。

3. 家族病史的询问和调查　仔细询问家族中至少 3 代人的耳聋病史，包括耳聋的发病时间、严重程度、伴发症状，以及是否近亲结婚等，根据病史画出系谱图，通过对系谱图的分析，有助于判断遗传方式；必要时须对家族中的现存成员进行检查，包括听力学检查等，以助诊断。

4. 染色体组型分析（analysis of karyotyping）　分析染色体的大小、数目、形态，注意染色体有无重组、缺失、倒位、转位等异常。

5. 基因诊断　基因诊断又称 DNA 诊断或 DNA 探针

技术。其基本原理是应用现代分子生物学和分子遗传学的方法，检查基因的结构及其表达功能。

【遗传性耳聋的治疗和预防】

1. 对遗传性传导性耳聋，大多可通过手术进行治疗，提高听力（见本篇第十七章）。

2. 目前对遗传性感音神经性聋尚无有效的治疗方法。有残余听力者，可根据具体情况，佩戴适当的助听器，有适应证者作人工耳蜗植入术。

3. 广泛开展遗传学咨询活动，大力宣传优生优育，使人们认识到提高人口素质的重要性。

4. 在完善基因诊断的基础上，开展遗传性聋的产前诊断，有可能降低其发病率。

（汪吉宝）

第十八章

感音神经性聋

第一节 先天性非遗传性聋

非遗传性先天性聋（non-genetic congenital deafness）是指患儿在胚胎发育期、围产期或分娩时受到母体的感染、中毒或外伤等病理因素的影响，而引起的耳聋。这种耳聋或耳部病变在出生时或出生后短期内（如核黄疸）即已存在。按发病时间可将其分为产前期和产后期两大类：

【产前期】

1. 感染 妊娠期母亲患某些感染性疾病，病原体可通过胎盘传给胎儿，或在产程中经产道传给新生儿，如风疹、巨细胞病毒感染和梅毒等。对产前曾感染了风疹、麻疹、巨细胞病毒的颞骨尸检发现，其病变往往局限于蜗管、球囊、椭圆囊等膜迷路内，估计这种感染是通过血行播散，经血管纹侵入内耳而发生的迷路炎。

（1）风疹（rubella）：风疹是引起小儿先天性感音神经性聋最常见的原因。过去认为，母亲在妊娠头3个月内受到风疹病毒的感染，方影响胎儿听系的发育。晚近发现，母亲妊娠期间的任何时期发生的风疹病毒感染均可致聋，但头3个月内发生感染者，耳聋的发病率较高。患儿除耳聋外，尚可合并头小畸形、智力低下、眼部畸形（如先天性白内障，视网膜炎）以及心血管畸形等。耳部畸形包括镫骨固定、耳蜗畸形等。耳聋通常很重，两耳受累，但不对称；听力曲线多为平坦型，各频率听力均受损，而以中频损失最重。某些耳聋可能为中枢性。对胎儿的先天性病毒感染很难做出早期诊断，但随着诊断技术的进步，包括胚胎超声，脐带血的检测，聚合酶链反应（polymerase chain reaction，PCR）技术等，这种胎儿的早期诊断也有了新的希望。目前，仅能根据临床表现而疑及本病；出生后6个月以内病毒特异性抗体阳性具有诊断价值。母亲及妇女的疫苗接种可预防本病。国内尚未见本病的公开报道。

（2）巨细胞病毒（cytomefalovirus）：近期认为，过去对先天性巨细胞病毒感染所致之耳聋的重要性认识不足，并指出，它是引起非遗传性先天性感音神经性聋最常见的原因之一。胎儿在宫内遭受巨细胞病毒感染的来源有二：其一，母亲对病毒未获得免疫者，可通过母体妊娠时期发生的原发性感染而染病。其二，母亲已获得免疫者，则可由潜伏于母亲体内的病毒活化而感染胎儿。巨细胞病毒的宫内感染约占新生儿的1%（死婴不计在内）。此外，在少数情况下，新生儿尚可在分娩时经产道感染，或在产后通过母乳而感染。在先天性巨细胞病毒感染的婴儿中，约10%～15%出现症状，如中枢神经系统、网状内皮系统受损，肝脾肿大、瘀斑、黄疸等，此外尚可有小头、智力和感觉障碍，包括重度的感音神经性聋，脉络膜视网膜炎、眼球萎缩等。在无症状的婴儿中，有少数可出现两侧中度至重度的感音神经性聋，而于1岁时加重。本病的确诊主要依据病毒分离。围产期感染病毒的婴儿于出生后3～12周内开始排泄病毒，可在此时期内进行病毒分离。

（3）梅毒（syphilis）：先天性梅毒一般均于25～35岁开始发病，但亦可开始于儿童期。患者锤骨增厚，锤骨头与砧骨融合，并出现颞骨骨炎，闭塞性动脉内膜炎以及膜迷路水肿，耳蜗及前庭终器退行性变等。临床表现为耳聋、耳鸣和眩晕（见第十篇第五章第六节）。

其他如弓形体病（toxoplasmosis）、单纯疱疹（herpes simplex）病毒感染等，亦可能引起先天性感音神经性聋。

2. 中毒　母亲在妊娠期应用耳毒性药物，如氨基糖苷类抗生素、奎宁、水杨酸盐等，均可引起胎儿耳中毒（见本篇第十七章）。反应停（thalidomid）是一种有毒的安定药，如母亲在妊娠期服用该药，可致胎儿中毒，产生各种畸形，如内脏和肢体畸形、脑神经麻痹、面部血管瘤等，其中半数以上合并耳部畸形，包括外耳、中耳和内耳畸形。

3. 其他　母亲妊娠期患糖尿病，或遭受放射线损伤时，是否会引起胎儿听系损伤？目前尚有争论。实验研究发现，12.5kHz 的超声波可损伤豚鼠耳蜗毛细胞，而目前产科临床所用 3.5GHz 或 5.0GHz 的超声波对胎儿耳蜗无明显影响。

【产后期】

1. 新生儿核黄疸　新生儿核黄疸（kernicterus）又称新生儿胆红素脑病（bilirubin-encephalopathy）。多发生于未成熟儿、Rh 因子或 ABO 血型不合、感染、出血、窒息、缺氧、酸中毒和某些遗传性或先天性疾病等新生儿。由于血清中胆红素（主要是未结合胆红素）过高（血清胆红素≥307.8～342μmol/L 以上），导致胆红素浸润至中枢神经系统，引起其中神经细胞中毒。临床上出现患儿黄疸突然明显加深，以及发热、嗜睡、痉挛、呼吸衰竭等急性中枢神经系统症状。若疾病得以恢复，可出现锥体外系神经系统后遗症，约 50% 病例遗留耳聋。这种耳聋以双侧高频听力受损为主。该病的内耳形态学、听功能和实验室研究发现，耳蜗大多正常，病变位于脑干听系；也有报告称耳蜗也存在病损。

2. 分娩期间或分娩前后短时期内，胎儿或新生儿如发生窒息、头颅外伤，或早产、体重过轻者，容易导致感音神经性聋。早产儿体重过轻者，由于缺 O_2、酸中毒、代谢功能发育不成熟等，发生耳聋者多。

第二节　中毒性聋

无论临床观察或实验研究均证明，许多药物或化学试剂具有耳毒性（ototoxicity），可引起耳蜗和（或）前庭中毒性病损（disorders of intoxication），造成耳聋和（或）前庭功能障碍。具有耳毒性的物质至少有 90 余种，其中比较常见的有：

1. 氨基糖苷类抗生素。

2. 某些抗肿瘤药　如顺铂、卡铂、氮芥、争光霉素等。

3. 袢利尿剂。

4. 水杨酸制剂。

5. 奎宁。

6. 局部麻醉药　如丁卡因、利多卡因、可卡因、普鲁卡因等。

7. 重金属　如铅、镉、汞、砷等。

8. 吸入性有害气体　如一氧化碳、硫化氢、苯胺（靛青）、氨基苯、硝基苯、三氯乙烷、四氯化碳、甲醇等。

9. 其他　如某些心血管药、降糖药、镇定药等。非氨基糖苷类抗生素如万古霉素、多粘菌素 B 亦有耳毒性。

10. 中成药　用以治疗小儿发热、惊风效果良好的某些中成药，如牛黄清心丸、琥珀抱龙丸、七珍丹等，其中含有雄黄（砷剂），是否会影响听力，值得注意。

一、氨基糖苷类抗生素

氨基糖苷类抗生素（aminoglycoside antibiotics，AmAn）是一类化学结构中均含有氨基糖分子的抗生素，主要用于治疗由革兰阴性细菌引起的感染性疾病，它们具有以下共同特点：

1. 化学结构中均具有多个氨基或胍基性基团，在体内有类似的代谢过程，如：这些药物都不被或很少被胃肠道吸收；在体内主要分布于细胞外液内；不易通过血脑屏障；主要由肾脏排出体外等。

2. 具有相同的抗菌原理——影响细菌的蛋白质合成。

3. 具有类似的抗菌谱　主要抑制需氧性革兰阴性细菌的生长，对部分革兰阳性球菌亦有较好的抑菌效果。

4. 具有相同的毒副作用　如耳毒性、肾毒性等。

【分类】

氨基糖苷类抗生素可分 3 类：

1. 链霉素（streptomycin）、卡那霉素（kanamycin）、妥布霉素（tobramycin）、新霉素（neomycin）。

2. 庆大霉素（gentamycin）、西索米星（sisomicin）、小诺米星（micronomicin）。

3. 阿卡米星（amikacin）、奈替米星（netimicin）、巴龙霉素（paramomycin）。

氨基糖苷类抗生素的耳毒作用最早是从由链霉素引起的耳聋患者中发现的。数年以后，无论是临床观察或动物实验均证实，链霉素可引起耳聋和眩晕，并对内耳中毒的病理组织学改变有了认识。目前，氨基糖苷类抗生素的耳毒作用已广为人知，由其引起的严重耳聋的临床报告屡见不鲜，并已构成我国聋症的重要病因之一。据中华耳鼻咽喉科学会常委会 1981 年公布的资料，在聋哑学校中，50 年代因药物中毒致聋者不足 3%，70 年代这一比数增至 28%～35%。据门诊分析，50 年代中毒性聋占全部感音神经性聋的 5% 左右，60 年代约占 15%。福建庄金梅等（1989）调查 240 例聋哑学生，其中102例（42.5%）的致聋原因与应用氨基糖苷类抗生素有关。延边医学院（1979）与内蒙古医学院（1981）统计分析，由链霉素中毒引起的耳聋分别占后天性聋的29%、53.9%。随着各种新型抗生素的开发和应用，临床医师对抗生素的选择范围已明显的拓宽，加之对氨基糖苷类抗生素耳毒作用的认识有了提高，滥用诸如庆大霉素、卡那霉素、链霉素的情况虽然已日渐减少，但是，在广大农村，特别是偏远山区，对这种药物中毒性聋的危害性仍不能低估，防治工作不可有丝毫的松懈。

氨基糖苷类抗生素的耳毒作用机制至今不明，有关学说甚多，主要的有变态反应说；受体学说；抑制毛细胞蛋白质合成说；前列腺素介导说；自由基损伤说（氨基糖苷类抗生素和铁离子螯合后，形成一种具有氧化活性的复合物，能催化自由基的产生，导致毛细胞损伤），干扰毛细胞的糖代谢说；药物与毛细胞胞膜上的二磷酸磷脂酰肌醇结合，形成药物脂复合物，破坏了细胞膜结构的完整性及其功能；以及氨基糖苷类抗生素中间代谢产物 NH_2 基团引致中毒等等。

药物代谢动力学的研究表明，这类药物进入血液后，可通过血迷路屏障进入内、外淋巴液，并在其中停留，损伤内耳结构。肌肉注射后，药物在血清中的浓度一般于30～90分钟到达峰值。其半衰期比较短，约为1.5～3小时。在小儿，半衰期延长，可达6小时；而早产婴可长达18小时。因此，早产婴和婴幼儿容易发生中毒而致聋。药物在皮下注射后约2～5小时，外淋巴液中药物的浓度达到峰值；给药后5小时，内、外淋巴液中的药物浓度几乎相等。但药物从外淋巴液中排出的速度却非常缓慢，其在外淋巴液中的半衰期约为3.5～30小时，其中卡那霉素和新霉素的半衰期比庆大霉素者长，而且在肾功能不良时，半衰期还会延长。因此，药物在内耳中的浓度高，蓄积时间长。与血清中相比，内耳内的药物浓度可高达数倍，时间也延长数小时（图7-18-1）。

特别值得注意的是，由母系遗传的线粒体DNA

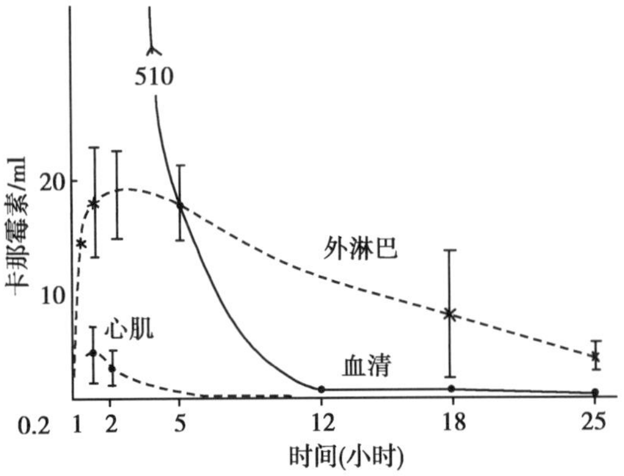

图7-18-1 卡那霉素（250mg/kg）一次性注射后，在外淋巴、血清和心肌中的浓度（仿stupp）

（mtDNA）12SrRNA基因中A1555G突变与氨基糖苷类抗生素易感性有关，这类患者即使应用少量或微量药物也可引起耳中毒。mt DNA12SrRNA的A点是该类药物的主要作用位点之一，我国中西部、西北地区217例药物中毒性聋中，该基因突变率为21.66%（徐自成，王秋菊等，2007），Fishel-Ghodsian等（1997）报告为17%。说明该基因突变并非药物中毒性聋惟一的分子基础，有关研究尚有待于深入。

【病理】

氨基糖苷类抗生素对内耳的主要损害部位可以在耳蜗（如卡那霉素、新霉素、双氢链霉素、丁胺卡那霉素），或在前庭（如庆大霉素、硫酸链霉素）。耳蜗病损最早出现于外毛细胞，从底周开始，逐渐向顶周发展。在3排外毛细胞中，第1排受损最重，第2排，第3排依次较轻。随着药物剂量的增加，内毛细胞亦出现病变，但多从顶周开始，逐渐向底周扩展。病变严重者，耳蜗的其他结构，如支持细胞，血管纹，传出神经纤维，螺旋神经节细胞等亦受损。多数研究资料表明，听觉的中枢传导径路一般不受累。毛细胞的病理变化包括静纤毛倒伏、散乱、纤毛融合、表皮板软化、变形、塌陷、核上区腺粒体肿胀、空泡变性，粗面内质网扩张、囊性变，次级溶酶体增多，胞浆水肿，核固缩、下沉，细胞膜破裂，乃至细胞崩溃等。

与形态学相呼应，动物作静脉注射或向内、外淋巴隙灌流氨基糖苷类抗生素后，CM、CAP急剧下降，首先是高频区，以后波及低频区；EP亦受抑制，但较CM及CAP轻。前庭的主要病损位于壶腹嵴和椭圆囊斑；球囊病损一般较轻。前庭感觉毛细胞出现纤毛融合、脱落，细胞水肿。其中Ⅰ型毛细胞的损害比Ⅱ型毛细胞重。

【发生中毒的有关因素】

1. 用药剂量 氨基糖苷类抗生素的耳毒作用一般与用药剂量有密切关系，其中包括用药总量和日剂量。日剂量愈大，用药时间愈长，中毒的机会愈多。值得注意的是，全日剂量一次性投入较分次投入更容易发生中毒。

2. 给药途径 给药途径、局部用药部位是否健康，对药物的毒性作用亦有影响。肌肉注射时，血液中药物浓度较低，中毒的危险性相对较小；静脉注射可使血液中的药物浓度迅速升高，引起中毒的机会增多，特别是耳毒作用很强的卡那霉素等。正常情况下，氨基糖苷类抗生素不易被胃肠道吸收，而当肠道黏膜发生炎性病变时，药物的吸收量却会增加。向大面积烧伤创面、腹腔、胸腔、支气管等局部投药并不安全，药物可从局部组织吸收而发生中毒。椎管内注射更能增加药物的耳毒作用，可能与脑脊液和外淋巴液之间的密切关系有关。

3. 鼓室给药　无论是用含这类抗生素的滴耳液滴耳，或以溶液或粉剂行乳突换药，药物均可透过蜗窗膜及经中耳血管进入内耳，发生中毒性耳聋或（和）前庭功能障碍。而且，中耳存在炎症时更能增加药物的耳毒性。置入或滴入鼓室内药物的浓度与中毒的严重程度相关，浓度越高，中毒越重。其他抗生素如氯霉素、红霉素、多粘菌素 B 等鼓室内给药时，亦可引起内耳的毒性损害，但一般不重。此外，动物实验中发现，某些抗真菌药，如克霉唑（clotrimazole）、癣退、甲基-3-甲苯基硫代甲氨酸-2-萘脂等滴入鼓室后，亦有某些耳毒性。

4. 肾功能状况　氨基糖苷类抗生素均经肾小球滤过后排出体外，而且药物对肾脏亦有明显的毒副作用。如患者原患肾功能不良，或在用药过程中肾功能受到损害，药物排泄发生障碍，血清及内耳淋巴液中药物浓度增高，蓄积时间延长，可增加药物的耳毒作用。

5. 氨基糖苷类抗生素可经胎盘进入胎儿血液循环，虽然胎儿血清中的药物浓度仅为母体血清中浓度的 15% ~50%，但因为胎儿体内的药物排泄速度甚慢，故可损伤胎儿听器，特别在妊娠的前 2 个月更为明显。

6. 噪声、振动、饥饿状态、糖尿病等，可促进或加重耳中毒。

7. 某些个体或家族对氨基糖苷类抗生素具有高敏感性，少量的药物即可引起耳中毒。这种高敏感性具有随母系遗传的特点，而且在不同的氨基糖苷类抗生素之间存在交叉易感性，如家系成员中有链霉素耳中毒史，其他成员改用庆大霉素或卡那霉素，亦易发生耳中毒。

8. 年龄因素　婴幼儿和老年人对氨基糖苷类抗生素具有易感性。

【临床表现】

1. 耳聋　耳聋可发生于连续用药期间，亦可于停药后方始发现，而且在停药后 1 年或 1 年以后仍可继续恶化。由于听力损失开始于高频区，故患者往往不易早期察觉耳聋的存在。待病情已逐渐加重，并波及语频区而就医时，常常已发展为中度或中重度耳聋了。耳聋大多为双侧性，两耳对称，少数病例亦可不对称。临床听力学检查一般均示耳蜗性聋。因有重振和听觉疲劳现象，患者常有“低声听不到，大声受不了”的现象。言语接受阈和识别率较差。个别病例亦可能以听力骤降的形式出现，以致须要与特发性突聋相鉴别，而这种病例多为肾功能不良的患者。

2. 耳鸣　耳聋出现前，患者常常先有双侧耳鸣，耳内压迫感。耳鸣多属高音调，早期为间歇性，仅于安静环境中出现，以后逐渐发展为持续性，耳鸣声嘈杂，经久不息。约半数患者伴有头鸣。

3. 眩晕、平衡失调　常见于硫酸链霉素和庆大霉素耳中毒。

4. 其他　中毒早期可出现食欲减退、口渴、面部及手足麻木感等。

5. 听力学检查　纯音听力图中早期为高频下降型听力曲线，气、骨导听阈一致提高，两侧大多对称；以后可逐渐发展为中、重度感音神经性听力损失，曲线呈平坦型或缓降型。声导抗图 A 型，重振（+），病理性衰减（-）；DPOAE 常引不出；ABR 波 I 潜伏期延长。

氨基糖苷类抗生素种类不同，临床表现也有差异，如：

链霉素：链霉素中毒颇为常见，由其引起的耳聋及眩晕早有报告。硫酸链霉素中毒主要表现为眩晕、平衡失调。双氢链霉素中毒症状以耳鸣、耳聋为主。在严重中毒者，两种链霉素均可引起前庭及耳蜗中毒症状。中毒症状出现后立即停药，听力或可有某些改善，但一般均难以恢复正常；约有 60% 的耳鸣为不可逆性；眩晕可因代偿而逐渐消失。

卡那霉素：卡那霉素主要损害耳蜗系。其毒性作用比链霉素强。在较长的疗程中，约有 55% 出现耳聋。动物实验显示，除耳蜗受损外，卡那霉素同时还影响传入神经末梢，长期使用者，可阻滞对侧耳蜗橄榄束的兴奋性，故临床听力学测试不仅表现为耳蜗性聋，亦可为蜗后性聋。

庆大霉素：据统计，庆大霉素耳中毒的发生率约为 2% ~2.5%，其中，前庭中毒症状约为耳蜗中毒症状的 2 倍；但庆大霉素引起的全聋并不罕见。耳聋一般均不可逆。庆大霉素耳中毒的出现与其在血清中的浓度有密切关系，用药时，血清中的浓度不应超过 10~16μg/ml。成人剂量为每 12 小时 1.2mg/kg，小儿为 0.4~0.8mg/kg。

新霉素：新霉素具有剧烈的耳毒性，无论肌肉注射、口服或局部应用均可引起中毒。新霉素对内耳的毒性损害部位主要在耳蜗，对前庭的损害较轻，或无明显损伤。据报道，新霉素引起耳中毒的总剂量最少为 8g，最多为 45g，个别病例总量不足 2g，即可引起两耳全聋。一旦出现中毒，则耳聋发展迅速，可致全聋。目前该药仅做局部用药。然而新霉素滴耳液用于治疗中耳炎时亦可引起严重的耳中毒，应当忌用。

【预防】

1. 严格掌握氨基糖苷类抗生素的用药适应证，非绝对必要时，不应轻率使用这类抗生素，更不宜作为预防性用药。

2. 由于抗感染需要而必须应用氨基糖苷类抗生素

时，宜采用最小的有效治疗剂量，并将日剂量分为数次投入，而不一次大药量用药。一旦达到用药目的，应及时停药。

3. 不与其他耳毒性药物合并应用。

4. 已有肾功能不良、糖尿病、感音神经性聋、噪声性声损伤者，宜慎用本药。

5. 家系中有氨基糖苷类抗生素耳中毒者，或 mtDNA12SrRNAA1555G 突变者，应用本药时，宜慎之又慎，或禁止使用。

6. 用药前须对患者说明本药的耳毒作用及中毒症状，以便当出现早期中毒症状时能及时报告医师。疑有肾功能不良者，用药前须检查肾功能。用药期间医师应密切观察，注意询问有无早期中毒症状发生，如耳鸣、耳内压迫感、食欲减退、恶心、口渴和手足麻木感等；并尽可能作听力学及前庭功能监测。一旦出现中毒症状或可疑的中毒症状时，应立即停药。

7. 有条件者,用药时可反复测量血清中的药物水平,以控制用药剂量,延长用药的间隔时间,减少中毒的危险。

8. 一种氨基糖苷类抗生素出现耳中毒时，不可用另一种耳毒性抗生素予以替换，亦不应轮流交替使用两种以上耳毒性抗生素。

9. 耳局部用药时,特别是当鼓膜穿孔时,忌用氨基糖苷类抗生素制剂,如新霉素滴耳药,庆大霉素等制药。

10. 动物实验中发现，吲哚美辛、催产素、甲状腺素等可拮抗氨基糖苷类抗生素的耳毒作用（汪吉宝等，1991；董维嘉等，1988，1990；王家瑜等，1984；石秋英等，1992）。自由基清除剂理论上可预防中毒，但在临床实践中尚无可靠的报告。此外，有报告认为，水杨酸盐是一种铁螯合剂，可阻止或减少铁—庆大霉素复合物的产生，可预防庆大霉素的耳毒作用，但尚待临床实践证明。

【诊断】

根据用药史，双侧感音神经性听力损失、重振试验（+）、DPOAE 引不出，可资诊断。但应注意排除其他原因引起的耳蜗性听力损失，如遗传性聋、自身免疫性内耳病等以及耳后性聋的听神经病。如条件可能，建议作 mtDNA 12SRNA 检查，有利于预防本病。

【治疗】

对氨基糖苷类抗生素引起的中毒性耳聋目前尚无有效的治疗方法。在应用这类抗生素期间，如能及早发现中毒病例，除立即停药外，给予以下治疗，或可使病情停止发展，防止继续恶化。

1. 维生素 B_1 100mg，1 次/d，30 日为 1 疗程。

2. 内耳血管扩张剂如尼莫地平（nimodipin），30～60mg,3 次/d;或西比林(sibelium)5mg,1 次/d;倍他啶(β-hisitine)8mg,3 次/d;复方丹参 3 片,3 次/d;亦可用针剂 12～15ml 加入 5% 葡萄糖中,静脉滴注,1 次/d;或川芎嗪 40～80mg/d,加入 5% 葡萄糖或生理盐水中静脉滴注。

3. 能量制剂如 ATP 20mg，3 次/d 或 10mg，肌肉注射，1 次/d；辅酶 A 50～100U 加入 5% 葡萄糖中，静脉滴注，1 次/d。

4. 其他　如增加对神经细胞供氧，保护神经细胞的药物，如都可喜、达纳康等。

二、抗肿瘤药物

（一）顺铂

顺铂（顺氯氨铂，cisplatine，platinex，platinol，DDP，PDD）是一种抗癌的化学药物。用于治疗头颈部鳞状细胞癌和卵巢癌、睾丸癌等恶性肿瘤。该药除了具有与剂量有关的肾毒性外，亦可发生耳中毒，引起两侧不可逆的对称性、进行性感音神经性聋。和氨基糖苷类抗生素相似，顺铂亦可在内耳淋巴中维持高浓度，首先损伤外毛细胞，在 3 排外毛细胞中，第 1 排受损最重，而且病变从底周开始，向蜗尖逐渐发展；剂量增大时，内毛细胞、血管纹、耳蜗神经节细胞及蜗神经均可出现损害。在临床上，听力损害从高频开始，逐渐波及中、低频区；一般均伴有耳鸣，亦可出现眩晕和平衡失调。顺铂耳中毒的严重程度与药物进入体内的速度有关，与药物在体内的浓度和累积量亦有关，一次大剂量给药 1～2次后，100% 受试患者的高频听力（9kHz 或 9kHz 以上）全部消失。顺铂与庆大霉素联合用药时可增加其耳毒性。有研究报告称，用药时合并应用磷霉素（fosfomycin）可减轻中毒。

卡铂（carboplatine，paraplatin）是第 2 代抗肿瘤的铂类化合物。它可选择性破坏灰鼠的内毛细胞和相关的传入神经元，并对其前庭 I 型毛细胞亦有毒性作用。但对大鼠、小鼠和沙土鼠却无毒性作用。在常规剂量下，对豚鼠的内耳也无明显的毒性作用，仅在超大剂量时，豚鼠的外毛细胞方出现类似顺铂的破坏模式。其作用机制尚在研究中。目前，卡铂被用来研究听神经病的病理变化，因为卡铂中毒所致之听力学变化的特点与听神经病相似。

（二）氮芥

氮芥（nitrogen mustard，mechlorethamine，HN2）是一种烷化剂，用于治疗恶性淋巴瘤，头颈部等肿瘤。大剂量氮芥（0.6～1.5mg/kg）可引起耳蜗中毒。在猫的动物实验中发现，氮芥可致耳蜗螺旋器中内、外毛细胞缺失。氮芥耳中毒的临床表现为：双耳出现中度至重度感音神经性聋，这种耳聋为永久性。

三、袢利尿剂

袢利尿剂（loop diuretics）是作用于肾脏髓袢升支中髓质和皮质的利尿药物，如速尿（furosemide）、依他尼酸（利尿酸 ethacrinic acid）、丁苯氧酸（bumetanide）等。袢利尿剂的耳毒性可能与耳蜗血管纹中 Na^+、K^+、ATP 酶、腺苷酸环化酶等的活性受到抑制有关。动物实验中发现，局部或腹腔注射依他尼酸钠时，耳蜗血管纹出现水肿、增厚、囊性变，外毛细胞的超微结构亦可发生改变，如线粒体肿胀、内质网扩张等。静脉注射依他尼酸钠时，内、外淋巴间的钠、钾、氯离子浓度的正常梯度消失，CM、EP 受到抑制。这些变化一般可于 6～8 小时后消失。重者，螺旋器底周外毛细胞胞膜发生破裂，细胞缺失；而蜗尖的外毛细胞和内毛细胞在早期均未受到波及。一旦毛细胞的形态发生改变时，病变即成为不可逆性。依他尼酸静脉给药时，其毒性作用仅限于耳蜗，前庭一般不受累。而局部用药对两者均有损害。其他袢利尿剂所引起的内耳中毒性改变与依他尼酸者类似。

临床上，袢利尿剂可引起两耳对称性暂时性或永久性感音神经性聋，常伴有耳鸣，在给药 30 分钟至 24 小时内，耳聋一般可以恢复。如患者肾功能不良、或给药速度过快、或长期用药、体内蓄积量过多或同时合并应用耳毒性抗生素时，耳聋则可变为永久性。因此，通过减缓静脉给药速度（＜15mg/min）可预防中毒的发生（Matz，1990）；对肾功能不良者，须减少药物用量；并避免合并应用氨基糖苷类抗生素等耳毒性药物。一旦发现早期中毒症状时，应该立即停药。

四、水杨酸盐

水杨酸盐（salicylate）的耳毒作用已早为人知。水杨酸类药物中最常用的是以乙酰水杨酸（acetylsalicylic acid）的形式出现的药物，即阿司匹林（aspirin）。它广泛应用于治疗风湿性、类风湿性关节炎，并预防冠状动脉及脑血栓形成。动物实验中，水杨酸盐急性耳中毒可引起一过性听力下降，但内耳的组织学和超微结构（包括毛细胞、耳蜗神经元、血管纹等）并未发生明显变化，内、外淋巴液中的电离子浓度及总蛋白含量亦无改变。但内耳液体中的葡萄糖含量下降，生物电位受到抑制。慢性耳中毒者，耳蜗血管纹、外毛细胞及耳蜗神经元中酶的活性降低。

临床上，大剂量的水杨酸盐（2～6g/d）可引起耳鸣、听力下降、纯音听力曲线呈平坦型，为感音神经性聋，可出现眩晕、眼球震颤、平衡失调，以致需要和梅尼埃病鉴别。水杨酸盐引起的耳中毒症状于停药后一般可迅速消失，耳鸣往往较重，持续时间较长，不易消失。在个别病例，耳聋可变为永久性，这种患者常合并无尿，而且儿童比较敏感，应予注意。

五、奎　宁

奎宁（quinin）曾广泛用于治疗疟疾，并对子宫有轻度的兴奋作用。

奎宁可引起新生儿耳聋由 Taylor 于 1934 年首先报告。动物实验表明，大剂量的奎宁可致螺旋器、耳蜗神经元、血管纹出现退变。在大多数动物，耳蜗的损伤以底周最重，轻者仅为外毛细胞损伤，重者全部螺旋器损毁。相应节段的耳蜗神经元缺失，血管纹萎缩。临床上，奎宁所引起的耳聋、耳鸣多为一过性，及时停药后听力一般可恢复，耳鸣消失。但在易感者则可造成永久性耳聋。此外，奎宁尚可通过胎盘引起胎儿耳中毒。

氯奎（chloroquine）的分子结构与奎宁者有些类似，用于治疗疟疾和类风湿性关节炎、红斑性狼疮、肾病综合征等自身免疫性疾病。氯奎也可引起耳中毒，并出现视力障碍。长期服用氯奎的孕妇在自身尚未发生中毒症状时，其胎儿却可能发生中毒。

六、局部麻醉药

中耳内应用局部麻醉药，如丁卡因、利多卡因等，有时可引起轻度的耳蜗性聋。动物实验中发现，除蜗窗膜上皮受损外，耳蜗血管纹可发生水肿，听毛细胞纤毛紊乱、脱落。静脉注射利多卡因时，内耳不出现明显病损。与氨基糖苷类抗生素耳中毒不同，局部麻醉剂引起的听力下降波及各个频率，且可恢复。

七、重　金　属

长期接触某些重金属，可使听系及前庭系发生损害，如铅、镉、汞、砷等。

铅除可使机体其他器官产生中毒外，尚可引起听力下降和平衡障碍。铅中毒主要发生于铅矿开采和冶炼工人，以及印刷、铸字、焊接、电池、电缆、油漆等行业的工人，此外，长期吸入汽车废气，食用含铅容器贮存的食物和饮料等，亦可引起意外的中毒。动物实验发现，在铅的长期作用下，耳蜗螺旋神经节，第Ⅷ对脑神经以及平衡中枢均可发生退行性变，而螺旋器却无明显损害。临床观察发现，长期接触铅的工人中，感音神经性聋和有平衡障碍者较多，耳聋多为不可逆的蜗后性聋，其病损程度与其他器官铅中毒的程度无关。

砷中毒多发生于应用含砷的药物中，如今已不多见。动物实验中发现，砷中毒时，在前庭阶和鼓阶内出现血性浆液纤维素性沉积物，毛细胞和血管纹发生退行性变，内淋巴液中钾离子浓度下降，外淋巴液中钾离子浓度升高；临床上出现高频听力损害。

镉和汞亦可引起听力下降，其病损部位可能在中枢。

八、吸入性有害化学气体

除了铅、镉、汞等气体外，某些有害的化学气体亦有可能损害内耳或中枢听觉系统，如氨基苯、硝基苯、甲醇、二硫化碳、二氧化硫、三氧化硫、四氯化碳、一氧化碳等。其中，硫化物可损害周围听器，而一氧化碳的毒性作用主要在中枢听觉传导径路。这些有毒的化学气体所引起的耳部临床症状相似，如听力减退早期可恢复，慢性中毒者耳聋为永久性；此外，通常还伴有耳鸣和平衡功能障碍。

第三节 感染性聋

许多致病微生物的感染，如病毒、细菌、真菌、螺旋体，衣原体、支原体等，可直接或间接地引起内耳病损，导致双耳或单耳的、程度不同的感音神经性聋和（或）前庭功能障碍，称为感染性聋。其中以病毒和细菌感染较常见。据统计，在先天性聋中，至少有10%是由先天性病毒感染引起的。近年来，在特发性突聋的病因学研究中，关于病毒性迷路炎的学说也受到了重视。而继发于细菌性脑膜炎的感染性聋，至今仍为感音神经性聋的重要原因之一。在我国，由各种急性感染性疾病，尤其是流行性脑脊膜炎、流行性乙型脑炎等，曾经是引起儿童后天性耳聋的重要原因之一，也是听-语障碍的主要病因之一。根据我科1966年调查432例聋哑学生的资料分析，由急性感染性疾病而致聋者约占62%。随着社会的进步，经济、卫生条件的改善，特别是有组织的卫生防疫工作的普遍开展，许多急性感染性疾病已被消灭，或基本得到了控制，由此而引起的感染性聋已大为减少，而药物中毒性聋，遗传性聋等非感染性聋在耳聋中所占的比率相对地有所增加。但是，目前感染性聋在我国仍占有相当重要的地位，我们仍需将其作为防聋治聋中的一项重要课题加以对待。

许多病毒都是先天性或后天性感染性聋的病原体。除巨细胞病毒已经从患者的内淋巴液中分离出来以外，通过血清转化（seroconversion）技术的研究，以及对尿液和鼻咽部分泌物中病毒的分离，目前已能证实，风疹、腮腺炎、麻疹、流感、副流感、水痘、带状疱疹、脊髓灰质炎、传染性肝炎，以及Epstein-Barr病毒、柯萨奇病毒、腺病毒、疱疹病毒、腮腺炎病毒等均可引起病毒性迷路炎。病毒侵入内耳的途径除循血流播散以外，尚可在引起病毒性脑炎、脑膜炎或脑膜脑炎的基础上，通过内耳道，沿听神经、蜗轴到达外淋巴间隙，或经蜗水管入鼓阶，如麻疹、腮腺炎等。此外，当中耳遭到病毒感染而出现中耳炎时，病原体亦可经两窗侵入迷路。动物实验还发现，内耳组织对不同的病毒具有选择性的亲和力。如在新生仓鼠，腮腺炎病毒主要损害内淋巴系统的组织结构，流感病毒主要破坏外淋巴系统的间质细胞，而单纯疱疹病毒则以感觉细胞受损为主。此外，由病毒感染引起的感音神经性聋，虽然主要是由上述病毒性迷路炎所致，但病毒性位听神经炎，乃至听觉中枢的病损，有时也是其原因之一。

由细菌、真菌感染引起的感染性聋主要是通过细菌性脑膜炎或化脓性中耳炎、颞骨骨髓炎等引起的化脓性迷路炎所致；而感染所致之听神经炎，细菌或真菌毒素引起的浆液性迷路炎，以及在疾病的治疗中可能发生的抗生素耳中毒等也是周围听或前庭系统遭到损伤的重要原因之一。

一、腮腺炎

腮腺炎（mumps）是引起儿童单侧感音神经性聋的重要原因之一，极少数发生于双耳。

腮腺炎是由腮腺炎病毒通过飞沫传染而引起的传染性疾病。典型的症状为高热等全身症状和腮腺肿大，并可发生神经系统、生殖系统、胰腺等处的炎症。但腮腺炎的临床症状比较复杂，特别是存在着无明显临床症状的“亚临床型”，这型患者亦可发生耳聋，值得注意。

致聋患者的颞骨组织学检查发现，耳蜗螺旋器和血管纹严重萎缩、前庭膜塌陷、盖膜萎缩、底周和中周的盖膜与螺旋缘脱离，变为一个团块，底周的螺旋神经节细胞缺失；如并发毒性脑炎或脑膜炎，病毒可沿脑膜侵入内耳道，损伤听神经。

腮腺炎病毒侵入内耳可经血液循环、脑脊液或鼓室等3条途经。引起的耳聋常突然发生，既可与腮腺炎的其他症状同时出现，亦可发生于腮腺炎全身症状出现之前或症状减轻、腮腺肿胀消退以后1周左右的时期内。在无明显症状的“亚临床型”，仅表现为貌似健康的人突然出现的感音神经性聋。本病耳聋以单侧居多，少数累及双耳，听力损失的程度多为重度、极重度，高频区听力下降明显，亦可为全聋。耳聋大多为不可逆性。前庭亦可受损而伴有眩晕，亦可无明显症状。本病可发生于任何年龄，但以儿童多见，是儿童后天性单耳感音神经性聋的常见原因。

如症状典型，本病的临床诊断并不困难。由“亚临床型”腮腺炎引起的耳聋仅能在急性期通过血清学检查和病毒分离进行确诊。如为小儿患者，由于耳聋多在一侧，起病时，常不被察觉，而在以后的偶然机会中发现。在这种病例，仅能依靠对过去病史的仔细追询而疑及本病。

本病重在疫苗接种，预防流行性腮腺炎的发生和传播。

二、麻　疹

麻疹（measles，morbilli）可引起严重的感音神经性聋。虽然麻疹合并急性化脓性中耳炎者较多，但中耳炎并不是引起感音神经性聋的主要原因。据国外统计，在广泛开展麻疹疫苗接种前，继发于麻疹的耳聋约占小儿后天性耳聋的 3% ~10%，目前，其发病率已低于 1‰（Booth，1987）。国内 1978 年以前统计，因患麻疹致聋而成为听语障碍者，约占听语障患者的 10%，占后天性聋哑的 20% 左右（武汉医学院第一附属医院，1978）。

麻疹引起的迷路炎局限在膜迷路、螺旋器，耳蜗螺旋神经节和前庭也可出现炎性退行性变。螺旋器可发生如听毛细胞缺损，盖膜分离，血管纹萎缩，螺旋器仅被一层扁平细胞覆盖。耳蜗螺旋神经节细胞严重缺失。壶腹嵴和囊斑的感觉上皮亦可出现萎缩。

麻疹引起的耳聋常为双侧性，但亦可单耳受累。耳聋可在出疹期突然发生，程度轻重不等，可合并耳鸣。本病的典型听力曲线为双侧不对称性感音神经性聋，以高频听力下降为主，属永久性。少数患者伴有眩晕等前庭症状，冷热试验示单耳或双耳前庭功能减退或完全丧失。

据报告，处于妊娠期的母亲患麻疹时，其胎儿出生后可发生先天性聋，其机制可能与免疫反应有关。

三、带状疱疹

耳带状疱疹由水痘带状疱疹病毒（varicella zoster virus）引起。本病可合并同侧不同程度的耳聋，伴耳鸣，亦可出现眩晕、恶心、呕吐等前庭症状。耳聋可为神经性或为感音性，但大多为感音性和神经性并存。听力一般可恢复正常，病情严重者仅有部分恢复。零星的颞骨病理检查发现，在听神经、蜗轴和乳突尖内，神经和血管周围有明显的圆形细胞浸润。

四、水　痘

水痘（varicella，ckickenpox）和带状疱疹由同一 DNA 病毒引起。水痘可合并神经系统的并发症，如小脑性共济失调、无菌性脑膜炎、面神经麻痹、偏瘫、失语等。个别可合并不可逆的感音神经性聋。

五、传染性单核细胞增多症

传染性单核细胞增多症（infectious mononucleosis）可侵犯神经系统，如多发性神经炎、脑脊膜炎等。个别病例出现耳聋、耳鸣及眩晕、不稳感等前庭症状。有报告，耳聋可为突发性，听力可逐渐得到恢复，但也有永久性重度耳聋者。

六、细菌性脑膜炎

细菌性脑膜炎（bacterial meningitis）的致病菌多为脑膜炎双球菌，流感嗜血杆菌和肺炎链球菌。据国外统计，它们占小儿细菌性脑膜炎病原菌的 85% 左右，其中以流感嗜血杆菌最常见。我国过去以脑膜炎双球菌引起者为多。自抗生素问世以来，细菌性脑膜炎的死亡率已明显下降，但其后遗症并未减少。脑膜炎后遗症包括感音神经性聋、前庭功能障碍、智力下降、脑积水、癫痫发作、言语障碍、视力下降及学习能力低下等等。对小儿中枢神经系统的 CT 研究发现，脑膜炎伴严重后遗症者，多存在脑梗死，动脉闭塞，脑、脊髓坏死等病变。

细菌性脑膜炎可通过以下机制引起感音神经性聋：①感染和毒素沿蜗水管或内耳道向迷路蔓延，导致化脓性迷路炎，听神经束膜炎（perineuritis）或听神经炎；②浆液性或中毒性迷路炎等迷路的无菌性反应；③脓毒性血栓性静脉炎或迷路内的小血管栓塞；④听神经或中枢听觉通路的缺氧损害。后遗感音神经性聋病例死后的颞骨病理检查发现，螺旋器及螺旋神经节变性、萎缩；重者，迷路骨壁增厚、蜗管、半规管完全闭塞，失去其原有的组织学结构。听神经亦遭破坏或被瘢痕组织所包绕、压迫而失去功能。

关于本病继发感音神经性聋的发生率各家报告不一，大多为 10% ~20%（Cummings 等，1993）。国内报告，流行性脑膜炎后遗感音神经性聋的发病率为 0.7% ~2%（武汉医学院第一附属医院，1978）。病原菌不同，并发耳聋的百分率也不同，据统计，肺炎链球菌为 31%，脑膜炎双球菌 10.5%，流感嗜血杆菌则较低，为 6%。

脑膜炎引起的耳聋多在疾病的早期开始，晚发者不多。多为双耳受累，单侧者少见。耳聋程度一般较重，甚至全聋，轻度、中度的不多，可波及所有的频率。常伴耳鸣。不少病例可出现眩晕，平衡失调等前庭症状。耳聋发生后，某些患者的听力尚可出现波动，好转或恶化，在脑膜炎后1年左右，听力方能稳定。听力出现恢复者，大多原为轻、中度的耳聋，可能与同时存在的中耳积液被吸收，或与浆液性迷路炎的过程有关。结核性脑膜炎引起的感音神经性聋较多，多与第Ⅷ对脑神经受到严重的炎性浸润，以及脑血管闭塞性病变有关。前庭症状可逐渐减轻、消失，而耳聋则难以恢复，且可在一段时期内继续发展。

七、伤　寒

伤寒（typhoid fever）可引起感音神经性聋。女性较多见。耳聋常发生于疾病的第2周或第3周，缓起或突发，有些为可逆性。如合并前庭功能减退，则多侵及一侧。伤寒可能侵犯耳蜗，或并发神经炎、局限性脑膜炎等，而成为耳聋的可能原因。须注意本病尚有并发中耳积液者。

八、疟　疾

疟疾（malaria）可引起感音神经性聋，但为数不多。颞骨的病理检查发现，内耳中的毛细血管可因疟原虫堵塞而发生耳蜗和前庭的退行性变，迷路动脉及其分支亦可能有血栓形成。对本病的诊断应注意排除因使用奎宁或氯奎所引起的药物中毒性耳聋。

九、梅　毒

先天性早期和晚期梅毒（syphilis）以及后天性第2期和第3期梅毒均可引起感音神经性聋。据国外文献报告，近来，后天性和先天性梅毒的病例有迅速增加的趋势（Brookhouser，1993）。特别是感染了艾滋病毒的患者，合并后天性梅毒时有可能促进神经梅毒的发展，并使青霉素的疗效受到影响。

先天性早期梅毒是4个月以上的胎儿在子宫内通过胎盘而感染致病微生物—梅毒螺旋体（treponema pallidum）的，此类患者中有3%～38%出现耳聋。在某些病例，耳聋可以是先天性梅毒的惟一症状。先天性梅毒可于出生时或于出生后至50岁左右显现症状，故可将其分为先天性早期梅毒或先天性晚期梅毒两种类型。先天性早期梅毒可侵犯内耳及听神经，听力损害严重，出生后常有听力言语障碍。先天性晚期梅毒所致之耳聋可发生于任何年龄，以青少年多见。耳部症状的严重程度和发病年龄的迟早有关。发病早者，常表现为两侧突发性听力下降，通常伴有眩晕等前庭症状，听力损失程度一般均很严重。较晚发病者，耳聋可突发，或呈波动性，或进行性加重，不少病例尚有发作性耳鸣和眩晕、恶心、呕吐等症状，早期听力损失主要在低频区，晚期呈平坦型听力曲线，言语识别力下降，冷热试验示前庭功能下降或丧失。此类患者应和梅尼埃病鉴别。于50岁左右方始发病者，耳聋一般较轻。先天性梅毒的颞骨病理变化包括闭塞性动脉内膜炎，单核细胞浸润，迷路骨髓炎，以及不同程度的组织坏死。早期病变主要为脑膜-迷路炎，晚期膜迷路受累，可出现膜迷路积水，螺旋器、血管纹、螺旋神经节和听神经萎缩。

后天性梅毒第2期和第3期多见于中年人。第2期梅毒可发生急性迷路炎，脑膜炎和神经梅毒，引起耳聋，一般仅侵犯一侧耳。第3期梅毒病变可侵犯耳廓、中耳、乳突和岩骨，引起传导性和感音神经性聋（混合性耳聋），程度轻重不等。

梅毒的诊断主要依靠明确的梅毒病史和家族史。典型的先天性梅毒包括耳聋、间质性角膜炎、槽口切牙（Hutchinson牙）、鼻中隔穿孔等。先天性晚期梅毒的瘘管试验（Hennebert征）常为阳性，Tullio征阳性。在梅毒的血清学检测方面，过去常用的有华氏补体结合试验和康氏沉淀反应。目前所用的血清学检查包括非特异性抗体反应和特异性抗体反应，后者有荧光螺旋体抗体吸附试验（flworescent treponema antibody absorption，FTA-ABS），梅毒螺旋体抗体微量血凝试验（microhemagglutination assay for treponema pollidum，MHA-TP）以及梅毒螺旋体IgM测定等。

十、支原体和衣原体

呼吸道疾病的病原体之一肺炎支原体（mycoplasma pneumoniae）亦可侵犯神经系统。有人通过流行病学调查认为，它可引起听力下降、耳鸣和眩晕，耳聋属感音神经性或混合性。有认为大疱性鼓膜炎合并之感音神经性聋与支原体感染有关。衣原体（chlamydia）包括沙眼衣原体和鹦鹉热衣原体。有认为，后者亦可引起眼部感染，合并心血管疾病和感音神经性聋，平衡失调等。

第四节　特发性突聋

突然发生的听力损失称为突聋（sudden hearing loss，sudden deafness），这种耳聋大多为感音神经性。许多疾病都可以引起突聋。特发性突聋（idiopathic sudden hearing loss，idiopathic sudden deafness）则是指突然

发生的、原因不明的感音神经性听力损失，患者的听力一般在数分钟或数小时内下降至最低点，少数患者可在3天以内；可同时或先后伴有耳鸣及眩晕；除第Ⅷ对脑神经外，无其他脑神经症状。目前，临床上多将这种特发性突聋称为“突发性聋”。由迷路（内耳）窗膜破裂引起的突聋已作为一个单独的疾病，不再包括在“突发性聋”之内。

【病因】

病因未明。主要的学说有如下2种：

1. 病毒感染学说 据临床观察，不少患者在发病前曾有感冒史；不少有关病毒的血清学检查报告和病毒分离结果也支持这一学说。据认为，许多病毒都可能与本病有关，如腮腺炎病毒、巨细胞病毒、疱疹病毒、水痘带状疱疹病毒、流感病毒、副流感病毒、鼻病毒、腺病毒Ⅲ型、EB病毒、柯萨奇病毒等。Cummis等（1990）报告了对西非突聋患者血清学的调查结果，仍认为病毒感染是这种突聋的病因。从患者外淋巴液中分离出腮腺炎病毒，从脑脊液中发现疱疹病毒，以及不少患者血清中巨细胞病毒抗体滴度升高，疱疹病毒合并其他病毒的抗体滴度升高（Wilson，1986）等，都提示了病毒感染与本病的病因学关系。支持这一学说的另一资料是颞骨的病理组织学研究结果：Schuknecht等（1986）研究了12例特发性突聋患者的死后颞骨组织病理，发现其病理变化与过去所见的病毒性迷路炎相似。Yoon等（1990）观察了8例11耳死后的颞骨病理变化，发现内耳最普遍的病变为螺旋器萎缩和耳蜗神经元缺失。提示特发性突聋的病因可能为病毒所引起的急性耳蜗炎（acute cochleitis）或急性耳蜗前庭迷路炎（acute cochleovestibular labyrinthitis）。Schknecht（1985）认为，除Ramsay-Hunt综合征外，病毒性耳蜗神经炎是很少见的。

2. 内耳供血障碍学说 内耳的血液供应来自迷路动脉。迷路动脉从椎-基底动脉的分支—小脑下后动脉或小脑下前动脉或直接从基底动脉分出。迷路动脉虽然可以通过鼓岬和骨半规管上的裂隙与颈内、颈外动脉的分支相交通，但是这些吻合支均甚纤细，所以迷路动脉基本上是供应内耳血液的惟一动脉。加之椎-基底动脉-迷路动脉系统常常出现解剖变异，这就更增加了内耳供血系统的脆弱性。内耳微循环的调控机制目前尚未完全阐明，现已知，它除受自主神经系统及局部调控机制的影响外，也受血压，血流动力学的影响。不少学者证实，来自颈神经节和胸神经节的交感神经节后纤维沿血管（颈内动脉，颈外动脉和椎-基底动脉）周围神经丛，并沿鼓丛神经、第Ⅶ、Ⅷ、Ⅹ对脑神经耳支的周围行走，进入耳蜗后，循螺旋蜗轴动脉及其分支伸抵放射状动脉的起始段。而螺旋韧带、血管纹、螺旋缘及基底膜处的小血管则无肾上腺素能神经支配。内耳供血障碍学说认为，特发性突聋可因血栓或栓塞形成、出血、血管痉挛等引起。

不少学者认为，中、老年人，特别是合并动脉硬化、高血压者，可因迷路动脉的某一终末支出现血栓或栓塞形成而导致突聋。年轻人于头颅外伤后，亦可因脂肪栓塞而引起突聋。文献中曾报告1例29岁男性病例，于头颅外伤后尿中出现脂肪滴及眼底病变，3天后发生突聋。此外尚有关于潜水工人因内耳空气栓塞而引起突聋的报告。动物实验也证明，心内注射微球后，在蜗轴、血管纹和螺旋韧带等处可见栓塞形成（汪吉宝等，1989；1993）。Sheehy于1960年曾提出血管痉挛学说，认为由于各种原因（如受寒、受热、焦虑等）可引起自主神经功能紊乱，以致血管痉挛、组织缺O_2、水肿、血管内膜肿胀、进一步导致局部血流减慢、淤滞，内耳终器终因缺血、缺O_2而遭到损害。尚有报告特发性突聋患者血液中血小板的黏滞性及凝集性增高者（Maass等，1975）。由于内耳小动脉有迂曲盘绕行走的特点，在正常情况下，此处的血流速度比较缓慢，若血液的黏滞度增高，则在此发生血小板沉积、粘附、聚集，甚至血栓形成的可能性就会增大（汪吉宝等，1996）。动物实验发现，内耳缺血持续6秒钟，耳蜗电位即消失，而缺血达30分钟后，即使血供恢复，电位已发生不可逆的变化。

临床上不少患者用血管扩张剂或抗凝剂或溶栓剂治疗后，病情得到缓解，也可作为这一学说的旁证。再者，病毒感染也可通过影响局部的微循环而损害内耳：如病毒与红细胞接触引起血球黏集；内耳的血管内膜因感染而发生水肿，造成管腔狭窄或闭塞；病毒感染使血液处于高凝血状态，容易形成血栓等。此外，血压过低也是导致内耳供血不足的原因之一，Plath（1977）发现，不少突聋患者的血压较低。动物实验也证明，主动脉的血压和耳蜗的O_2分压之间有密切关系。

【症状】

本病多见于中年人，男女两性的发病率无明显差异。病前大多无明显的全身不适感，但多数患者有过度劳累、精神抑郁、焦虑状态、情绪激动、受凉或感冒史。患者一般均能回忆发病的准确时间（某月某日某时），地点，及当时从事的活动，约1/3患者在清晨起床后发病。

1. 听力下降 可为首发症状。听力一般在数分钟或数小时内下降至最低点，少数患者听力下降较为缓慢，在3天以内方达到最低点。听力损失为感音神经性。轻者在相邻的3个频率内听力下降达30dB以上；而多数则为中度或重度耳聋。如眩晕为首发症状，患者由于严重的眩晕和耳鸣，耳聋可被忽视，待眩晕减轻后，方始发现患耳已聋。

2. 耳鸣 可为始发症状。患者突然发生一侧耳鸣，音调很高，同时或相继出现听力迅速下降。经治疗后，多数患者听力虽可提高，但耳鸣可长期不消失。

3. 眩晕 约半数患者在听力下降前或听力下降发生后出现眩晕。这种眩晕多为旋转性眩晕，少数为颠簸、不稳感，大多伴有恶心、呕吐、出冷汗、卧床不起。以眩晕为首发症状者，常于夜间睡眠之中突然发生。与梅尼埃病不同，本病无眩晕反复发作史。

4. 其他 部分患者有患耳耳内堵塞、压迫感，以及耳周麻木或沉重感。

多数患者单耳发病，极少数可同时或先后相继侵犯两耳。

【检查】

1. 一般检查 外耳道，鼓膜无明显病变。

2. 听力测试 纯音听阈测试：纯音听力曲线示感音神经性聋，大多为中度或重度聋。可为以高频下降为主的下降性（陡降型或缓降型），或以低频下降为主的上升型，也可呈平坦型曲线。听力损失严重者可出现岛状曲线。

重振试验阳性，自描听力曲线多为Ⅱ型或Ⅲ型。

声导抗测试：鼓室导抗图正常。镫骨肌反射阈降低，无病理性衰减。

耳蜗电图及听性脑干诱发电位示耳蜗损害。

3. 前庭功能试验 本检查一般在眩晕缓解后进行。前庭功能正常或明显降低。

4. 瘘管试验（Hennebert 征，Tullio 试验）阴性。

5. 实验室检查 包括血、尿常规，血液流变学等。

6. 影像学检查 内耳道脑池造影、CT、MRI（必要时增强）示内耳道及颅脑无病变。

【诊断及鉴别诊断】

只有在排除了由其他疾病引起的突聋后，本病的诊断方可成立，如听神经瘤、梅尼埃病、窗膜破裂、耳毒性药物中毒、脑血管意外、化脓性迷路炎、大前庭水管综合征、梅毒、多发性硬化、血液或血管疾病、自身免疫性内耳病等等。

听神经瘤可能由于肿瘤出血、周围组织水肿等而压迫耳蜗神经，引起神经传导阻滞；或因肿瘤压迫动脉，导致耳蜗急性缺血，故可引起突发性感音神经性聋。据文献报告，其发生率为10% ~26%不等。应注意鉴别。

艾滋病患者发生突聋者已有报告，突聋也可为艾滋病的首发症状，两者之间的关系尚不明了。由于艾滋病可以合并中枢神经系统的感染、肿瘤以及血管病变等，如这些病变发生于听系、脑干等处，则可发生突聋。此外，艾滋病患者在治疗中如使用耳毒性药物，也可引起突聋。

少数分泌性中耳炎患者也可主诉突聋，鼓膜像和听力检查结果可资鉴别。反之，临床上也有将特发性突聋误诊为分泌性中耳炎者，这种错误并不罕见。

由于本病容易发生误诊，为慎重起见，建议对特发性突聋患者进行6 ~12个月的随诊观察，以了解听力的变化情况，病情的转归，进一步排除其他疾病。

【预后】

本病有自愈的倾向。国外报告，约有50% ~60%的病例在发病的15天以内，其听力可自行得到程度不等的恢复。据我们观察，虽然确有一些病例可以自愈，但其百分率远无如此之高，许多患者将成为永久性聋。伴有眩晕者，特别是初诊时出现自发性眼震者，其听力恢复的百分率较不伴眩晕者低。耳鸣的有无与听力是否恢复无明显关系。听力损失严重者，预后较差；听力曲线呈陡降型者较上升型者预后差。治疗开始的时间对预后也有一定的影响。一般在7 ~10天以内开始治疗者，效果较好。老年人的治疗效果较青、中年人差。

据报告，有个别病例于突聋后数年出现发作性眩晕，其中有些病例在突聋发生时甚至无任何前庭症状（迟发性膜迷路积水）。目前尚不了解两者间的关系。这些病例最终大多需要作前庭神经切除术。

【治疗】

本病虽有自愈倾向，但切不可因此等待观望或放弃治疗。前已述及，治疗开始的早晚和预后有一定的关系，因此，应当尽一切可能争取早期治疗。治疗一般可在初步筛查后（一般在24小时内完成）立即开始。然后在治疗过程中再同时进行其他的（如影像学）检查。

1. 10%低分子右旋糖酐（dextran）500ml，静脉滴注，3 ~5天。可增加血容量，降低血液黏稠度，改善内耳的微循环。合并心功能衰竭及出血性疾病者禁用。

2. 血管扩张药 血管扩张剂种类较多，可选择以下一种，至多不超过2种。

（1）钙通道拮抗剂：如尼莫地平（nimodipin）或尼莫通（nimotop）30 ~60mg，2 ~3次/d；或西比灵（sibelium，盐酸氟桂利嗪）5mg，1次/d。钙通道拮抗剂具有扩张血管、降低血黏度、抗血小板聚集、改善内耳微循环的作用。注意仅能选其中1种应用之。

（2）组胺衍生物：如倍他啶（β-histin）4 ~8mg，3次/d;或敏使朗6 ~12mg，3次/d。

（3）活血化瘀中药：如复方丹参8 ~16ml，加入10%葡萄糖液中静脉滴注，1次/d，或3片，3次/d；

或川芎嗪200ml，以5%葡萄糖液或生理盐水稀释后静脉滴注，1次/d。

亦可用银杏叶制剂（舒血宁）20ml溶于5%葡萄糖250ml中静脉滴注，1次/d。

许多实验证明，烟酸（nicotinic acid）对内耳血管无扩张作用。

3. 糖皮质激素　可用地塞米松10mg，静脉滴注，1次/d，3天，以后逐渐减量（同1）。Hughes推荐的治疗方案为：1mg/kg·d，5天后逐渐减量，疗程至少10天。对包括糖皮质激素在内的全身药物治疗无效者，或全身应用糖皮质激素禁忌者，有报告采用经鼓室蜗窗给地塞米松治疗而在部分病例取得较好疗效者。因为蜗窗投药可避开位于血管纹和螺旋韧带处的血迷路屏障（Blood-labyrinth barrier），使内、外淋巴液中的药物有较高的浓度，药物的靶定位性好，而且不存在全身用药的副作用。糖皮质激素应用于本病是由于它的免疫抑制作用，大剂量可扩张血管，改善微循环，并可抗炎、抗病毒感染。但在疾病早期用药效果较好。

4. 溶栓、抗凝药　当血液流变学检查表明血液黏滞度增高时，可选用以下一种：

（1）东菱迪芙（巴曲酶）5U溶于200ml生理盐水中，静脉滴注，隔日1次，共5～9次，首剂巴曲酶用量加倍。

（2）腹蛇抗栓酶0.5～1U，静脉滴注，1次/d。

（3）尿激酶（urokinase）0.5～2万U，静脉滴注，1次/d。

其他尚有链激酶。用药期间应密切观察有无出血情况，如有出血倾向，应立即停药。如有任何出血性疾病或容易引起出血的疾病，严重高血压和肝、肾功能不全，妇女经期，手术后患者等忌用。

5. 维生素　可用维生素B_1 100mg，肌注，1次/d，或口服20mg，3次/d。维生素E 50mg，3次/d。维生素B_6 10mg，3次/d。或施尔康（threragran）1片，1次/d。

6. 改善内耳代谢的药物　如都可喜（duxil）1片，2次/d。脑复康0.8～1.6g，3次/d。ATP 20mg，3次/d。辅酶A50～100U，加入液体中静脉滴注。或腺苷辅酶B_{12}口服。

7. 气罩吸入5% CO_2及95% O_2，每次30分钟，8次/d。或高压O_2。

8. 星状神经节封闭　方法：患者仰卧，肩下垫枕，头后伸。首先对第7颈椎横突进行定位：第7颈椎横突的位置相当于颈前体表面中线外2横指和胸骨上切迹上方2横指之交界处。在此交界处之上方，即为进针点，从此可触及第6颈椎横突。注射时用左手中指和食指从同侧胸锁乳突肌前缘将胸锁乳突肌和颈动脉向外牵移，即将注射针头刺入进针点之皮肤（图7-18-2），向皮内注射少许2%利多卡因后，再进针约0.3cm，回抽之，若无空气，则可继续进针，直达颈椎横突，然后略向后退少许，注入2%利多卡因2ml，观察15～30秒，若无特殊不适，则可将剩余之4～6ml利多卡因注入。如注射部位准确，则患侧迅速出现霍纳征（瞳孔缩小，上睑下垂，结膜充血）。除治疗突聋外，本方法亦有用于治疗梅尼埃病者。由于本术可引起气胸、迷走神经或喉返神经麻痹、食管损伤、脑部空气栓塞等并发症，故应谨慎行之。以上治疗无效者，可选佩戴助听器。

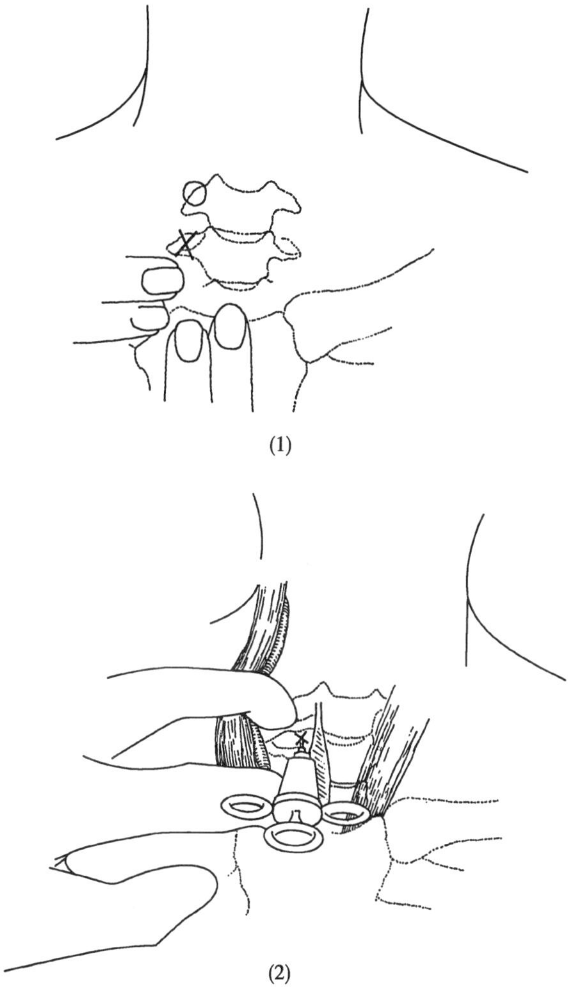

(1)

(2)

图7-18-2　星状神经节封闭

（1）定位　（2）进针

【附】

中华医学会耳鼻咽喉科学会和中华耳鼻咽喉科杂志编委会（1996）疗效分级标准：

1. 痊愈　0.25～4kHz各频率听阈恢复至正常，或达健耳水平，或达此次患病前水平。

2. 显效　上述频率平均听力提高30dB以上。

3. 有效　上述频率平均听力提高15～30dB。

4. 无效 上述频率平均听力改善不足15dB。

第五节 外淋巴瘘（漏）

由于各种原因引起外淋巴和中耳腔之间的骨质破损，或膜性组织和（或）韧带破裂，致使外淋巴和中耳腔交通，称为外淋巴瘘（perilymph fistula）。其中蜗窗膜和（或）环状韧带撕裂者，又称迷路（内耳）窗膜破裂（breaks of window membrane）。在迷路窗膜破裂中，前庭窗膜（环状韧带）破裂者较蜗窗膜者多。

外淋巴瘘和迷路瘘管不同，前者有外淋巴液漏至中耳腔，而后者却无。外淋巴瘘也和脑脊液耳漏不同，后者为外伤或内耳先天性发育不全引起的脑脊液向中耳腔渗漏。

【病因及发病机理】

外淋巴瘘的病因有以下几种：

1. 头部外伤 如颞骨骨折、耳部创伤、气压伤等。

2. 手术外伤 镫骨手术或鼓室成形术中直接损伤或通过听骨链间接损伤镫骨，引起镫骨脱位或足板骨折而未发现；或虽发现，且已作前庭窗修补，但修补不完全。

3. “自发性”外淋巴瘘（漏）（特发性迷路窗膜破裂） 不少病例既无头部、耳部外伤史或明显的气压创伤史，亦无耳部手术史，但却出现了外淋巴瘘，曾有人将这种无明确原因的外淋巴瘘称为“自发性”外淋巴瘘或特发性迷路窗膜破裂。1968年Simmons提出，迷路窗膜破裂可引起突发性耳聋。Pullen（1972），Goodhill（1971）进一步认为，这种“自发性外淋巴瘘”是由于中耳或蛛网膜下腔（脑脊液）压力的急剧变化，引起的迷路窗膜破裂，如用力擤鼻、大便、剧咳、从事需用力摒气的重体力劳动，如抬举重物等。

外淋巴腔是一开放的腔，经蜗水管和内耳道的血管、神经周围隙，外淋巴液与蛛网膜下腔的脑脊液相交通。但是，外淋巴液的生化特性与脑脊液或血液并不相同。因为人类蜗水管的耳蜗端由一层薄膜所封闭，管腔内还被网状绒毛组织充填，尽管如此，许多实验结果都证明，人的蜗水管仍具有可通透性。Goodhill（1971，1981）将特发性迷路窗膜破裂的机制分为“向内爆破”（implosive）和向外爆破（explosive）两种。当用波氏球法或瓦尔萨尔法作咽鼓管吹张时，如用力过猛，或因外界环境压力迅速升高（如潜水、气压舱，不规范的高压氧舱等），中耳内陡升的气压可冲破蜗窗膜或环状韧带，形成外淋巴瘘，此即“向内爆破”学说（图7-18-3）。而由于中耳或蛛网膜下腔（脑脊液）压力的急剧变化，如用力大便、托举重物、剧烈咳嗽、擤鼻用力等，脑脊

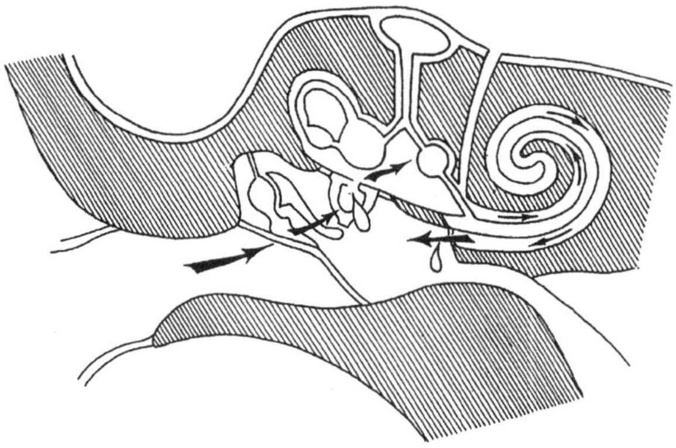

图7-18-3 向内爆破

液压力骤然升高，在一定的条件下，这种高压可经蜗水管扩散至鼓阶，使鼓阶的流体静压力突然升高，导致窗膜破裂，此即“向外爆破”（图7-18-4）。人的蜗水管的通畅度因年龄不同而异，新生儿者短而宽，成年后变长变窄。若成人的蜗水管尚处于婴儿型，脑脊液突然压力升高时，压力较易传递至鼓阶。所以，蜗水管过宽这一解剖变异是引起“自发性”迷路窗膜破裂的另一原因。猫的动物实验也证明，蛛网膜下腔出血时，如蜗水管过宽，脑脊液和血液成分可进入外淋巴；反之，如蜗水管较窄，脑压虽高，外淋巴液中亦不能检出红细胞。外淋巴瘘引起感音神经性聋的机制，过去曾有不少研究。动物实验中发现，用细针穿刺蜗窗膜后，并不出现外淋巴液外流及基底膜运动受干扰的现象。切开蜗窗膜后，开始有外淋巴液外流，切口位于中央者，尚可见气泡进入鼓阶，30～90分钟以后，仅有部分动物的耳蜗复合动作电位（CAP）反应阈升高，电镜下可见膜迷路水肿，3～8天后窗膜自愈。切开蜗窗膜后再将外淋巴吸出，此时的电反应测听显示，动物听力明显下降，而内淋巴电位（EP）大多不变。如同时穿刺蜗窗膜和前庭膜，CAP不再能引出，基于这种实验现象，又提出了“双膜破裂”即蜗窗膜或（和）环状韧带与前庭膜同时

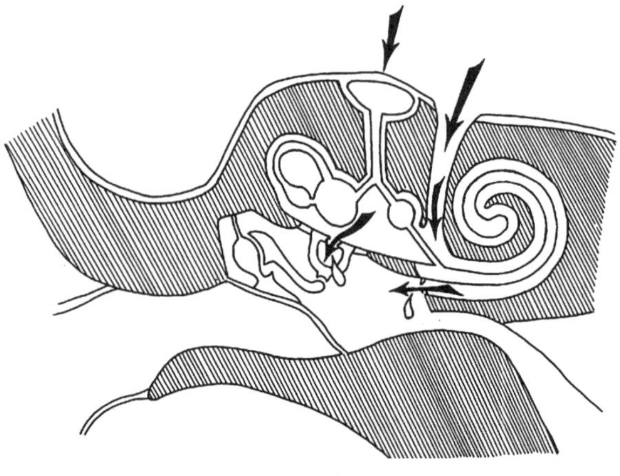

图7-18-4 向外爆破

破裂的学说。纵观各家动物实验结果，本病引起感音神经性聋和眩晕的机制可为：①外淋巴液流失，空气逸入外淋巴系，使内淋巴液的流动受到干扰，对声波的传导受到破坏，并对耳石器和壶腹终顶产生异常刺激；②继发性膜迷路水肿，螺旋器退变；③“双膜破裂”后，内、外淋巴液混合；④浆液性或浆液纤维素性迷路炎。

【临床表现】

1. 多数病例有头部、耳部外伤史，中耳手术史，或托举重物、剧咳、用力擤鼻、用力大便等使中耳或颅内压力突然升高的病史。

2. 耳蜗症状　突发性感音神经性耳聋，耳鸣，听力下降的程度不等，重者可为全聋。病变大多累及一侧耳。并发于手术者，多为术后出现波动性耳聋，听力损失一般不重，如瘘管不能修复，耳聋则逐渐加重。言语接受阈升高，言语识别率下降。

3. 前庭症状　前庭症状因病情轻、重、缓、急不同而异。特发性迷路窗膜破裂引起者，多有严重的旋转性眩晕，伴恶心、呕吐、冷汗等自主神经症状，卧床不起。数日后眩晕逐渐减轻，但有平衡失调，不稳感，位置性或变位性眩晕，在瘘管修复前，此症状经久不愈。典型患者尚诉畏强声，听到强声时即有头晕、恶心感。检查时可发现自发性水平性或水平旋转性眼震，位置性眼震或变位性眼震；前庭功能减退。

4. 鼓膜像正常　由于漏出的外淋巴液通常很少，故鼓膜上不出现液气面影。头部外伤引起者，鼓膜可能有穿孔。

5. Tullio 试验　可为阳性（即用高强度的低频声刺激患耳时，可引起眩晕、恶心、呕吐，以及头位移动和眼球振动等），Hennebert 征可阳性（见第 961 页）。少数病例当自己用手指挖耳或接触外耳道口时，即可发生明显的旋转性眩晕。

6. Romberg 试验阳性。

7. 纯音听阈测试后，请患者取患耳朝上的侧卧位，30 分钟后保持该体位再测纯音听阈，有外淋巴瘘者，听阈可降低。

8. 甘油试验可呈阳性。

9. －SP/AP 比值可升高。

【诊断】

本病的确诊有待手术探查的结果。临床上遇有下列情况者，应疑及本病：

1. 不明原因的突发性耳聋，伴眩晕，经治疗后眩晕不减轻，或虽有减轻，但仍有平衡失调，位置性或变位性眩晕。如发病前又有鼓室压或颅内压骤升史者，更应高度疑及本病。

2. 颅脑外伤后眩晕长期不愈，感音神经性耳聋逐渐加重者。

3. 鼓室成形术或镫骨手术后出现的眩晕，波动性感音神经性耳聋。

【鉴别诊断】

本病应与特发性突聋、梅尼埃病、听神经瘤及桥小脑角其他占位性病变等鉴别。

【治疗】

1. 保守治疗

（1）卧位休息，头部抬高 30°～40°，5 天以后如症状减轻，则继续卧床 10 天，头位抬高。

（2）忌作增加颅内压及鼓室压的活动，如重体力活动、用力擤鼻等，对便秘者给予缓泻剂，咳嗽者镇咳等。

（3）对症治疗：如镇定、补液、并给眩晕停和维生素 B 族等。

2. 手术探查　经保守治疗无效，症状迁延 1 个月以上者，可作两窗膜探查术：手术取耳道内切口，暴露鼓室（见本篇第十章），探查两窗。如两窗暴露不良，可磨（凿）去少许外耳道后壁骨质，直至两窗清晰可见为度。检查淋巴瘘时，可压迫同侧颈内静脉，或请患者作 valsalva 动作，观察窗膜处有无清亮液体外溢。瘘口修补材料可用耳屏软骨膜或乳突骨膜，修补前先用微小刮匙搔刮瘘口周围黏骨膜，作好移植床。移植物贴补后，外面用明胶海绵充分固定之。镫骨足板骨折者，可先作足板切除术，然后再修补前庭窗，并重建听骨链。

术中注意事项：

（1）探查蜗窗膜前，应先磨去蜗窗龛，高倍放大镜下，方能窥及蜗窗膜。蜗窗膜的位置与颅底基本平行（图 7-18-5）。注意勿将窗龛黏膜皱褶误认为窗膜。

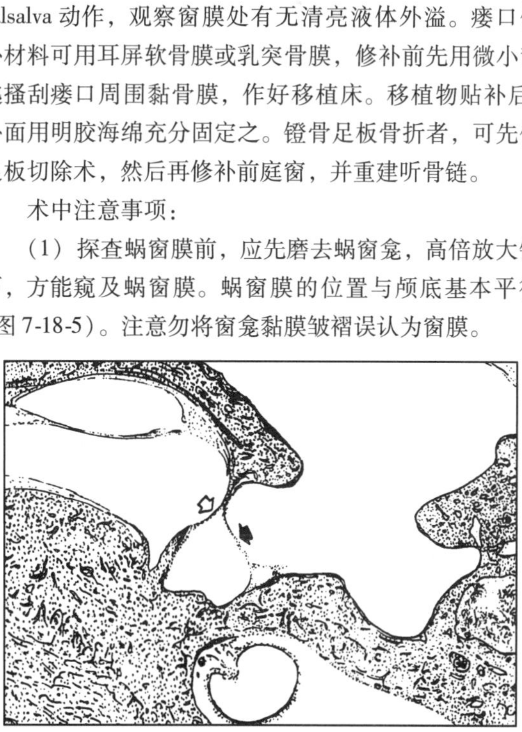

图 7-18-5　蜗窗龛黏膜皱褶和蜗窗膜的关系
黑色箭头示蜗窗龛黏膜皱褶，透空箭头示蜗窗膜（仿 Schuknecht 颞骨切片图）

（2）术中，特别是检查窗膜前避免损伤鼓室黏膜。因为手术创面渗漏出的血清可被误认为外淋巴液。

（3）手术动作宜轻巧、准确，以免造成新的外淋巴瘘。

（4）术中如对蜗窗膜的辨识有误，则可造成误诊。

Poe（2004）认为，显微镜下探查两窗时常因麻醉药物和组织渗液不易与外淋巴液鉴别而造成误诊。该作者认为，用酚作麻醉剂，鼓膜后部作放射状切口，用1.9mm、30°角耳内镜探查两窗，可使鼓室不致受到很大的干扰，诊断可更准确。

手术后患者需卧床休息，6个月内禁止作重体力活动。

瘘管修补术后，眩晕可迅速减轻乃至消失；除少数病例外，听力大多不能恢复，但可防止进一步恶化。

第六节 老年性聋

老年性聋（presbycusis）是指因听觉系统老化而引起的耳聋；或者是指在老年人中出现的、而非由其他原因引起的耳聋。

人体随着年龄的老化而会出现神经细胞减少，神经递质和神经活性物质异常，神经纤维传导速度减慢，自由基代谢障碍，酶的活性下降，结缔组织变性等，临床上表现为记忆力衰退、毛发变白、牙齿脱落以及肌肉萎缩，血管硬化等衰老（aging）现象。因听觉系统衰老而引起的功能障碍即为老年性聋。但是，临床上所见老年性聋的发病机制不仅包括听觉系统衰老的生理和病理过程，还与每一个体在其过去的生命历程中所经受的各种环境和社会因素的综合影响有关。在实践中不可能将其与听系的纯衰老过程决然分开，故又将在老年人中出现的、并可排除其他致聋原因的耳聋称为老年性聋。

随着人类寿命的延长，老龄人口的增多，老年性聋的发病率也有了增加。近100余年以来，西欧65岁以上的人口增加了近6倍。我国人口亦出现了老龄化趋势，仅以北京为例，据我国第4次全国人口普查资料显示，北京市老年人口占总人口的10.40%（刘长松，1992）。2000年统计资料显示，全国60岁以上人口系数为10.46%，标志着我国的人口年龄结构已进入“老年型”。根据美国于1935～1936年、1954年和1959～1962年3次分别对不同年龄段的居民共约19 000人所进行的听力学调查发现，随着居民年龄的增加，其听力亦逐渐下降，其中，高频听力的下降较低频听力的下降显著，男性较女性严重（Nixon等，1962）。Hincheliffe（1959）对英国不同年龄组的农民进行的调查亦发现，随着年岁的增高，波及2～8kHz的感音性聋亦增多。据统计，在老年人群中，听力障碍的发病率为30%～60%（周光婉，1985；Moscicki，1985；Gastes，1991），北京市1996年抽样调查发现，北京市区老年人的耳聋患病率为41.84%左右，性别间无显著差异（王树峰等，1997）。

【病因】

1. 听觉系统的衰老和机体的衰老一样，它是组织、细胞衰老的结果。细胞的衰老可能与细胞中沉积的代谢废物（如脂褐素等）影响了细胞的正常活动有关；亦可能与蛋白质合成过程中的差错积累有关。

2. 遗传因素在听觉器官的衰老过程中具有重要作用，据估计，约40%～50%的老年性聋与遗传有关。老年性聋的发病年龄及其发展速度，在很大的程度上与遗传因素有关。有人认为，身体的衰老是由于存在着衰老基因的缘故，它在生命的早期并未表达，直至生命后期方开始活化。近年来的研究发现，人类mtDNA4977缺失，鼠mtDNA4834缺失与部分老年性聋有关；在鼠的研究中还发现了ahl、ahl_2、ahl_3等数个核基因与老年性聋相关。

3. 外在环境因素的影响。除上述组织、细胞的自然衰老过程外，老年性聋还与个体在过去所遭受的各种外在环境因素的综合影响有关，但它们并未构成某种或某些种耳聋疾病。如：

（1）微弱噪声的损伤：所谓微弱噪声的损伤（micronoistrauma）是人体在其生命过程中，间断受到的交通噪声、打击音乐、摇滚音乐、火器发射等各种噪声损伤长期积累的结果，这种损伤对老年性聋的发生具有不同程度的影响。

（2）血管病变：动脉硬化等血管病变也是人体衰老的基本表现之一。由于全身、也包括听觉系统在内的血管病变，以及其伴随的O_2交换减少及代谢障碍等，亦属老年性聋的致病因素之一。

（3）感染：如儿童或成年时期的急性中耳炎等感染疾病，亦可能对老年性聋具有一定的影响。虽然有些老年人已遗忘了过去的有关病史，鼓膜上亦未遗留任何病变的痕迹。

（4）由耳毒性药物或化学试剂、酒精等引起的轻微损害。

Rosen等（1962）检测了苏丹东南部一个孤立的生活区—Mabaans居民的听力，发现该地区老龄人的高频平均听力较西方工业化国家同年龄组居民的听力好。多数人认为，这是由于Mabaans居民所接触的噪声少，动脉硬化的发病率较低的缘故。Drettner（1975）对1 000名瑞典居民的调查结果却显示，无论是患有高血压、高血脂的老年患者或正常老年人，其高频听力并无任何区别。

此外，某些神经递质和神经活性物质的改变，如谷氨酸盐、GABA等，也与听觉器官的老化有关。

【病理】

老年性聋的病理变化发生于包括外耳、中耳、内耳、蜗神经及其中枢传导径路和皮层的整个听觉系统中。

外耳：耳廓和外耳道皮肤、软骨等均可出现老年性改变，如皮肤粗糙、脱屑、软骨弹性降低等，但这对听力并无明显影响。

中耳：由于结缔组织的退行性变，如弹性纤维减少，透明变性，钙质沉着，以及肌肉萎缩等，可使鼓膜、鼓室内的韧带和听骨链中的关节等物理特性发生改变，镫骨周围环状韧带的弹性减退，可影响足板的活动，甚至发生固定，而出现传导性听力障碍。

内耳：基底膜可出现增厚，钙化，透明变性；螺旋韧带萎缩；内、外毛细胞萎缩，伴支持细胞减少；血管纹萎缩；螺旋神经节细胞退变，耳蜗神经纤维变性，数量减少。内耳血管亦随年龄的逐渐增高而出现退化、萎缩，如耳蜗内的放射状细动脉，毛细血管等。迷路动脉的硬化，管腔狭窄亦与内耳的退变有关。

听觉中枢神经系统：在老年性聋中，其听觉传导通路和皮层中的神经核团亦可发现神经节细胞萎缩凋亡，数量减少，核固缩等改变，如蜗腹侧核、上橄榄核、外侧丘系、下丘及内侧膝状体等。

综上所述，可见老年性聋的病理变化比较复杂，范围广泛，但每一位个体的主要病变部位，一般仅限于1～2处，且个体差异较大。在此基础上，Schuknecht（1974）将老年性聋的病理变化分为4种不同的类型：

1. 感音性老年性聋（sensory presbycusis）　此型以内、外毛细胞和与其相联系的神经纤维萎缩、消失为主要特点。病变从底周末端开始，逐渐向顶周缓慢发展。外毛细胞一般首先受损，然后累及内毛细胞。纯音听力图以高频陡降型为特点，早期低频听力正常。Covel（1957）等曾认为毛细胞的这种病变属于耳蜗螺旋神经节细胞萎缩的继发性改变，但随后Johnsson等（1972）通过大量的病理解剖发现，从儿童时期开始，毛细胞已出现萎缩，随着年龄的增长，它以非常缓慢的速度逐渐发展，加重。亦有人认为，支持细胞可能是最早发生退变的细胞。

2. 神经性老年性聋（neural presbycusis）　耳蜗螺旋神经节和神经纤维的退行性变是本型的主要特征。表现为神经节细胞大小不一、核固缩、偏移，细胞数量减少，伴神经纤维变性，数量减少。但施万细胞正常。病变以底周和顶周较重。Schuknecht（1955）观察到，虽然猫的耳蜗底周螺旋神经节细胞消失多达80%，但仍可维持正常的听阈；而在人体，如耳蜗某一部位的螺旋神经节细胞有75%以上发生退变，则其相应频率的听阈可出现变化。临床上表现为，在纯音听阈的所有频率均出现提高的基础上，高频听力通常受损较重，言语识别能力明显下降，与纯音听阈变化程度不一致。

3. 血管性老年性聋（stria presbycusis）　又称代谢性老年性聋。因为在生理状态下血管纹产生能量，以调控内淋巴的电离子浓度，维持正常的蜗内电位，从而保证耳蜗的正常生理功能，故本型又有“代谢性老年性聋”之称。本型以耳蜗血管纹萎缩为病变特点。病损常波及到包括从顶周到底周的全部血管纹，所以患者的听力曲线多呈平坦型，言语识别率可正常。

4. 耳蜗传导性老年性聋（cochlear conductive presbycusis）　或称机械性老年性聋。在本型，耳蜗及听神经均无明显病变，但基底膜因增厚、透明变性、弹性纤维减少等而变得僵硬，特别是在底周末端基底膜最狭窄处，尤为明显。Schuknecht认为，这是一种以基底膜弹性减退为特征的机械性或耳蜗传导性聋。纯音听力图表现为以高频听力下降为主的缓降型听力图。

【症状】

1. 听力下降　不明原因的双侧感音神经性聋，起病隐匿，进行性加重，但进展速度通常甚为缓慢。一般双耳同时受累，亦可两耳先后起病，或一侧较重。听力损失大多以高频听力下降为主，言语识别能力明显降低。在部分患者，言语识别率可较纯音听力下降更为严重，并且往往是引起患者或家属注意的第1个症状。开始时该症状仅出现于特殊的环境中，如当许多人同时谈话，或参加大型的会议时，老年人常感听话困难。以高频听力下降为主者，患者常常对如鸟鸣、电话铃声、门铃声等高频声响极不敏感。病情逐渐发展后，患者对一般的交谈亦感困难。言语识别能力的降低与纯音听力下降的程度不相称的原因可能为：

（1）听觉通路中神经元的退变。

（2）高频听力下降明显，而中、低频听力尚可。

2. 耳鸣　多数病例均有一定程度的耳鸣，开始为间歇性，仅于夜深人静时出现，以后逐渐加重，可持续多日。耳鸣多为高调性如蝉鸣、哨声、汽笛声等，有些为数种声音的混合；有些患者诉搏动性耳鸣，可能与合并的高血压、动脉硬化有关。

3. 眩晕　不是老年性聋的症状，但老年性聋病例可有眩晕，可能与前庭系老化或椎-基底动脉的老年性病变有关。

4. 其他　疾病晚期，由于听力下降，社交能力差，精神状态受到不同程度的影响，甚至出现孤独、压抑、反应迟钝等精神变化。

【检查】

1. 鼓膜无特征性改变。一般老年人鼓膜混浊者较多，有时在靠近鼓环处可见白色半环形条带，其他如钙斑、萎缩性瘢痕、鼓膜内陷等亦可见。

2. 纯音听力曲线有不同类型，如陡降型、缓降型、平坦型、盆型、马鞍型及轻度上升型等，其中以前3种类型最为常见。一般男性缓降型较多，女性平坦型较多。

除感音神经性聋以外，由于鼓膜、听骨链随年龄老化而发生僵硬，故老年性聋中亦可合并传导性听力下降而呈现混合性聋，但仍以感音神经性聋为主。

3. 阈上功能试验

（1）重振试验：耳蜗病变时重振试验阳性，如耳蜗病变和蜗后病变并存，阳性的机会也较多；或仅有轻度的重振或部分重振现象。

（2）短增量敏感指数试验（SISI）：正常或轻度增高。

4. 言语试验 言语识别率降低者多，与纯音听力下降的程度常不一致，有些病例的纯音听力图仅示轻、中度损害，而其言语识别率却明显下降；相反，有些言语识别率轻度降低，纯音听力却明显下降。

噪声干扰下的言语、滤波言语、竞争语句、交错扬扬格词、凑合语句等敏化言语（或称畸变言语）试验可出现识别力降低。

【诊断】

60岁以上老年人出现的双耳渐进性感音神经性聋，在排除其他病因以后，即可诊断为老年性聋。然而，老年性聋的发病年龄并不固定，有70岁以上的老年人两耳听力仍相当敏锐，亦有少数人年仅40余岁，即出现听系统老化现象。诊断中可结合全身其他器官衰老情况综合分析，并仔细排除药物中毒性聋、噪声性声损伤、梅尼埃病、耳硬化症、鼓室硬化、中耳粘连、听神经瘤、高脂血症、糖尿病以及自身免疫性感音神经性聋、遗传性进行性感音性聋等，方可做出诊断。

【预防】

预防衰老始终是人类的理想，但至今并无良方。以下方法或可延缓听系统的衰老过程，如：

1. 注意饮食卫生，减少脂类食物，戒除烟酒嗜好，降血脂，防治心血管疾病。
2. 避免接触噪声。
3. 避免应用耳毒性药物。
4. 注意劳逸适度，保持心情舒畅。
5. 进行适当的体育活动。
6. 改善脑部及内耳血循环。

【治疗】

由于衰老是一种自然规律。目前，尚无方法加以逆转，故性激素，维生素（A、B、E等）和微量元素以及血管扩张剂等对本病均无确切的治疗效果。

建议早期佩戴适当的助听器。目前认为，老年人的言语识别能力差可能与中枢听系功能障碍以及患者的认知能力下降有关，故早期佩戴助听器可尽早保护患者中枢神经系统的言语识别功能。此外，应告知患者家属，与患者交谈时避免向患者大声喊叫，言语应尽量缓慢而清晰，必要时可借助于面部表情或手势，以帮助患者了解语意。

第七节 全身及其他系统与器官的慢性疾病相关的耳聋

某些全身及其他系统与器官的慢性疾病可以引起感音神经性聋，如甲状腺功能减退症、糖尿病、慢性肾小球肾炎、肾病综合征等引起的肾功能衰竭、高血压、高脂血症、贫血、白血病、某些颈部疾病、病灶性疾病（如慢性扁桃体炎、牙病等）、变形性骨炎、Cogan综合征等。这些疾病引起的耳部症状除听力下降、耳鸣外，尚可合并眩晕、平衡障碍等前庭症状。在临床上，有些疾病引起的症状以耳蜗症状为主，有些则主要表现为前庭受累症状，或前庭和耳蜗症状同时存在。耳科医师在诊疗疾病时，除了注意耳部病变外，尚需考虑它们和全身性或其他系统、器官的疾病是否存在着内在的联系。下面重点介绍几种与听力障碍有关的疾病。

一、甲状腺功能减退症

甲状腺功能减退症（hypothyroidism）是一种内分泌疾病。按起病年龄的不同，可分为：①起始于胎儿或新生儿的呆小病（又称克汀病）；②始于青春发育期前的幼年型甲状腺功能减退症；③起始于成年人的成年型甲状腺功能减退症。各型患者病情严重时，均可出现黏液性水肿（myxoedema）。我国王世勋等（1987）认为，绝大部分地方性呆小病患者均合并有听力障碍，在调查的材料中，26.6%患者的听力完全丧失，68.8%有程度不同的听力减退，仅5%的患者听力正常。Van't Hoff等（1979）报告，在48例黏液性水肿的患者中，伴有耳聋者占85%，且病情愈重，耳聋也愈重；应用甲状腺素治疗后，有73%患者的听力得到提高。但Paring（1986）报告，对平均年龄为48岁的15例黏液性水肿患者用左旋甲状腺素治疗后，其听力与治疗前无明显改变；其中1例85岁女性患者死后的颞骨病理检查发现，除了存在与年龄相关的病变外，无其他特异性的形态学改变。Crifo等（1980）回顾性分析346例先天性甲状腺功能减退患者的听力，其中5例有严重的耳聋，1/3患者有轻、中度耳聋。Vandershuren-Lodeweyckx等（1983）

对45例甲状腺功能减退儿童采用相应的治疗后，80%患者的听力变为正常。而Post（1964）调查了42例患者，其中35例为因甲状腺癌而作了甲状腺全切除的术后患者，42例中无1例在应用甲状腺素治疗后听力完全恢复正常。王世勋等认为，地方性呆小病常有听力障碍，而在散发性呆小病中，听力障碍少见。

甲状腺功能减退症引起的耳聋多为两侧对称性或近似对称性，可为传导性，感音神经性或混合性聋。由于鼻咽部、咽鼓管和鼓室黏膜的黏液性水肿病变，容易引发分泌性中耳炎。鼓岬、听小骨的骨性增生等对中耳的传音功能亦产生不良影响。目前对引起感音神经性聋的病变部位尚有争论。Bentovin等（1985）用0.1%丙基硫氧嘧啶（pripylthiouracil）饲养成年白化大鼠，制作甲状腺功能减退症的动物模型，发现动物的ABR仅出现振幅下降，认为本病的病变在脑干的听觉传导径路中，且主要在上橄榄复合体。Himerfarb等（1981）对甲状腺功能减退症和甲状腺功能亢进患者各6名进行了ABR测试，发现功能减退者波幅小，出现平顶波，潜伏期长，而功能亢进者潜伏期缩短，并出现高振幅波，尖波。王燕湇等（1993）用地方性甲状腺肿流行区的玉米、黑豆及饮水饲养大鼠，造成鼠仔的地方性呆小病大鼠模型（低碘组），并以加碘组及正常对照组作对照，发现低碘鼠组动物的ABR反应阈为48.33dB nHL，加碘鼠组及正常对照组分别为33.81dB nHL和32.43dB nHL，而波形及潜伏期均无改变；耳蜗的形态学观察发现，低碘组鼠的耳蜗外毛细胞静纤毛顶端融合，大泡形成，盖膜变宽，增厚，故认为本病的病变区在耳蜗。王德辉等（1996）用含有甲硫咪唑的饮水喂养动物，动物模型制成后测试ABR，发现其反应阈阈值明显升高，潜伏期及波间期无明显延长，认为损伤部位可能在耳蜗；动物模型的畸变产物耳声发射测试结果也提示外毛细胞功能减退。关于本病患者的前庭功能状况，王燕湇等（1992）曾对我国河北、贵州、新疆、青海等地的111名地方性呆小病患者作过神经耳科学调查，发现冰水试验异常者占65.7%，视动性眼震异常者36.5%，视测距障碍试验异常者占14.3%。可见，中枢的损害也是存在的。

二、肾 脏 疾 病

由于肾脏和内耳中的某些组织（如血管纹、肾小管上皮等）在形态学和生理功能上存在着明显的相似性，而且有些药物的耳毒性和肾毒性亦有相关性（如氨基糖苷类抗生素等）。长期以来，肾脏疾病与耳聋的关系一直受到人们的重视。除Alport综合征（见第979页）外，某些肾脏疾病，如慢性肾小球肾炎，肾病综合征等引起的肾功能衰竭与内耳的关系也是耳科医师们关注的问题。特别是肾移植和透析疗法广泛开展以来，其中出现的听力下降问题值得进一步探讨。

肾功能衰竭，无论是急性或慢性肾功衰，均可引起两侧对称性感音神经性听力障碍，可以伴有耳鸣及眩晕。究其原因，各家看法不一。有认为血中尿素肌酐水平过高与耳聋有关，也有研究认为，患者听力下降的程度与低血钠的水平有关，而和尿素、肌酐等水平无关，认为尿素对耳蜗无毒性作用。这类患者在肾功衰得到纠正后，听力可得到不同程度的恢复，而由急性肾功衰引起者恢复得更好。此外，这种患者的听力损害尚可能与治疗肾脏疾病时所应用的耳毒性药物（如庆大霉素、卡那霉素）的蓄积或利尿剂等的毒性作用有关。肾性高血压是否亦为引起内耳病变的原因之一，值得注意。肾小管性酸中毒有时亦可合并感音神经性聋。

不少作者报告，在透析治疗中，患者常出现听力下降，个别患者甚至发生突聋，这种听力损害在高频区居多。听力受损的情况似与透析治疗的疗程无关，因为即使是在一次治疗中，听力亦可出现变化。有认为，血液透析时，血浆处于低渗压状态（因肌酐和尿素水平急速下降），而内耳和大脑则为相对的高渗压，可导致内耳的细胞水肿，毛细胞受损，故听功能下降。关于肾移植对听力的影响，有报告认为肾移植后听力可得到提高，但也有关于肾移植期内发生听力下降者。在观察这两种治疗对患者听功能的影响时，均需注意同时应用的药物（如耳毒性抗生素、利尿剂等）对内耳可能造成的损害。

三、糖 尿 病

糖尿病是一种代谢疾病。糖尿病常常引起周围及中枢神经系统的病变，遍及大动脉、小动脉、静脉及毛细血管的血管病变（如动脉粥样硬化、闭塞性脉管炎、血管的退行性变等）以及视网膜病变。1857年Jordao报告了糖尿病患者合并感音神经性聋的问题，引起了广泛的关注。以后，关于在糖尿病患者中感音神经性聋的发病率的报告逐渐增多，但各家调查的结果却很不一致。据分析，这可能与调查对象的选择、采用的统计学方法和标准不同有关。而且，过去的调查大多以胰岛素依赖型糖尿病为主。我国孙莹等（1993）对63例糖尿病患者调查报告称，听力下降的发生率为33.3%。

糖尿病引起耳聋的发病机制有2种学说：其一为内耳的血管病变学说，其二为位听神经的神经炎学说。根据各家尸检报告，内耳毛细血管管壁增厚，PAS染色阳性，特别是血管纹处的血管尤为显著，而且，在伴有视网膜病变和肾病患者，这种病变较为严重。供应第Ⅶ、Ⅷ对脑神经的血管壁亦出现增厚，管腔狭窄，神经退行性变等。脑干中的各级听神经元和大脑听区也可发生退变。此外，尚有螺旋神经节细胞缺失，内耳道、蜗轴及血管纹血管出现玻璃样变，管腔狭窄，以及血管纹、螺旋韧带萎缩，前庭中的血管亦出现狭窄，血栓形成等。动物实验发现，大鼠的内耳小血管管壁有PAS阳性沉积物，野鼠的血管纹亦发生了类似的病变，且有scarpa神经节细胞退变，前庭神经纤维变性等。

糖尿病患者的耳聋多为两侧对称性，属感音神经性聋，可为耳蜗性聋，亦可为蜗后性聋，或两者兼而有之。耳聋往往以高频听力下降为主，但也有报告称，低频听力受损较重。听力下降可以是缓慢进行性的，也可以以突聋的形式出现。患者可以伴有眩晕，前庭功能减退等。有报告，DPOAE和TEOAE可发现糖尿病早期的听力损害，主要表现为高频的幅值下降。据调查，糖尿病患者的听功能障碍大多出现于老年人，其听力随年龄增高而下降者较正常人为多，即所谓的听力早老（early presbycusis，premature aging of hearing）现象。在伴有周围或中枢其他神经病变者，听力障碍的发生率较高。在对伴有或不伴有视网膜病变的患者中所进行的敏化言语试验调查发现，两组患者的听敏度明显不同。

四、高血压和高脂血症

高血压（hypertension）和感音神经性聋之间的关系各家所持看法不一，各家报告的高血压引起的听觉障碍的发病率也有很大差异。高血压引起的听力下降可能与内耳供血障碍、螺旋器、螺旋神经节、听神经的退行性变有关。而Drettner等（1975）通过对1 000名50岁男子的调查发现，在心血管危险因素（如血压、心率等）和感音神经性聋之间无明显关系。本病的临床表现为严重程度不等的高调性耳鸣和高频下降型感音神经性聋，两耳同时受累。

高脂血症（hyperlipidaemie）分为原发性和继发性两种，后者可由许多疾病引起，如糖尿病，酒精中毒，慢性肾功能衰竭和痛风等。无论原发性或继发性高脂血症，无论是纯高胆固醇血症，原发性高甘油三酯血症，或原发性高胆固醇血症，都可引起感音神经性聋，其治疗主要是饮食疗法。

五、其　他

有些血液疾病可以引起感音神经性耳聋，高黏血综合征（high-viscosity syndromes）中的Waldenstrm巨球蛋白血症、红细胞增多症（polycythemia）、血小板增多症等可因红细胞或血小板数目增多、血液黏滞度增高而发生小血管栓塞，引起突发性耳聋。因白血病或其他出血性疾病导致的内耳出血而突发耳聋者文献中不乏报告。

其他如维生素缺乏（维生素B族、维生素A等），贫血等亦可引起感音神经性聋。如第二次世界大战中，由于营养极度缺乏，不少人罹患双侧感音神经性聋。

（汪吉宝）

第八节　内耳免疫与自身免疫性内耳病

大量研究表明，内耳并非免疫“豁免”器官，它具有免疫应答、免疫防御和免疫调节能力，在某些病理情况下，内耳组织可成为自身抗原，激发内耳免疫反应，导致内耳损害，引起自身免疫性内耳病，对内耳免疫学的基础和临床所进行的深入探讨已为进一步研究某些不明原因的内耳病开辟了新的途径。

由于自身免疫性内耳病是少数几种经恰当治疗可获得较好疗效的内耳病之一，近30年来对内耳免疫和自身免疫性内耳病的研究引起了耳科工作者的广泛兴趣。1958年，Lehnhardt首先对双耳突聋提出了免疫反应病因学说，但当时没有提出有关的证据。1979年，MeCabe基于对18例进行性感音神经性聋（SNHL）患者的临床观察和实验室检查，首次提出了“自身免疫性感音神经性聋”（autoimmune sensorineural hearing loss，AISNHL）这一新的病种。由于自身免疫性损害不仅可累及耳蜗，亦可波及前庭，故MeCabe认为将其称之为“自身免疫性内耳病”（autoimmune inner ear disease，AIED）更确切。此外，有学者认为，这种损害还可波及第Ⅷ对脑神经。AIED表现为快速进行性（数周到数月）双侧感音神经性听力损害，对糖皮质激素治疗有效。此外，系统性自身免疫病（如血管炎、系统性红斑狼疮、Wegener肉芽肿病等）也可波及内耳。虽然目前已经提出许多AIED的诊断监测方法，但是确诊AIED仍依赖于对糖皮质激素的阳性治疗反应。对糖皮质激素有依赖或者没有反应的患者，免疫抑制剂治疗已经证明很难有疗效。甲氨蝶呤初期表明有效，但是最近发现它不能阻止听力损害的进展。故阐明AIED的病理生理学机制，寻找可靠的诊断方法和提出更加有效、更易耐受的治疗方法仍是下一步工作的重点。

一、内耳与免疫

晚近大量内耳免疫方面的基础研究展示出以下研究成果。

1. 在正常无刺激的情况下，内耳存在免疫反应所必要的成分。

内耳外淋巴液中含有以IgG为主的免疫球蛋白及其他血液蛋白，淋巴囊内含有大量的单核细胞及相互作用的淋巴细胞、巨噬细胞及其他免疫活性细胞，内淋巴囊周围有淋巴管结构及肥大细胞，故认为内淋巴囊是内耳处理抗原、产生局部免疫反应的潜在部位。

2. 内淋巴囊是接受抗原刺激并产生免疫应答的有效部位，在内耳免疫中起重要作用。

Mogi 等用卵蛋白全身免疫动物，结果发现外淋巴液中抗体水平是脑脊液的 2～5 倍，提示内耳存在独立功能的免疫系统，或是内耳有较脑脊液更有效的浓缩蛋白质的能力。随后，Harris 等用钥孔戚血蓝蛋白（KLH）免疫内耳，发现在未致敏的动物内耳接种 KLH 4 周后，血清抗 KLH 抗体水平显著升高，内耳抗 KLH 抗体水平的升高，较人们想象的血清免疫球蛋白通过血-迷路屏障被动转移至内耳要高得多；在继发性免疫反应的动物（即全身致敏和内耳局部接种抗原激发），其外淋巴中抗体水平升高较原发性反应高得多，且比脑脊液中相应抗体的水平亦高得多，结果表明：内耳有对抗原刺激起反应的能力，故其不是免疫“豁免地”（immunoprivileged site）；内耳可作为免疫反应传入支的有效场所；外淋巴抗体的升高不是脑脊液免疫的结果，而是内耳本身局部免疫反应所致。随着对内耳免疫研究的不断深入，逐渐认识到内淋巴囊在内耳免疫防御和 AIED 的发病中起重要作用。当 KLH 刺激内淋巴囊后，外淋巴中抗体水平明显升高，白细胞介素-2 等细胞因子水平一过性升高，内淋巴囊周围聚集许多浆细胞和淋巴细胞，如手术切除内淋巴囊后，再用 KLH 刺激内耳，内耳炎症反应减轻，血清及外淋巴液中抗体水平明显低于内淋巴囊未切除组，说明内淋巴囊是内耳处理抗原和产生全身及内耳局部免疫反应的主要部位，这一观点已得到公认。

二、自身免疫性内耳病

由于目前人的内耳疾病不能通过活检来验证，故自身免疫性内耳病的发病机制尚不清楚，其病理学变化有待阐明。从 60 年代至今，国内外学者相继用Ⅱ型胶原、同种或异种动物的粗制内耳膜迷路提取液作为抗原进行全身免疫，在部分动物初步建立了 AIED 的动物模型。不同学者所建立的动物模型与 AIED 的临床表现都有一定的相似性，如部分动物出现单耳或双耳听力下降，并有随时间延长而加重的趋势，部分动物血清 IgG、C3、循环免疫复合物（CIC）水平升高，血清或外淋巴中可测出抗内耳组织自身抗体等。主要病理变化可归纳为：不同程度的膜迷路积水，螺旋神经节细胞变性、数目减少，血管纹及蜗轴中小血管出现血管炎改变，鼓阶或内淋巴囊有炎性渗出和细胞浸润、毛细胞变性和血管纹萎缩，最终导致耳蜗纤维化和新生骨形成。然而，国内外各实验室所建立的动物模型尚存在以下问题：①有的动物模型（用牛内耳抗原免疫豚鼠）很难被复制；②实验动物中仅 30% 左右出现听力下降，且听力下降出现的时间和程度均有差异；③听力下降程度均不重，多在 10～25dB 左右，与临床所见听力损失达 40～70dB 甚至重度或极重度聋有明显差别；④前庭损害的评价问题尚需进一步探讨。因此，严格说来，目前尚不能获得和人体条件完全类似的动物模型。

实验性 AIED 的发病机制可能与Ⅲ型超敏反应有关。即动物机体受抗原刺激后，产生了相应抗体，形成抗原-抗体复合物，随血液循环沉积在内耳血管壁上，产生以下生物学效应：①激活补体。补体激活后所产生的生物学效应是释放 C3b 促进吞噬作用，提供化学趋化因子（C5a、C567）诱导中性白细胞及单核细胞游走，释放过敏毒素（C3a、C5a），增加血管通透性和使平滑肌收缩；②引起血小板聚集Ⅻ因子激活，促进炎症过程和微血栓形成，引起血管炎；③释放炎性介质如前列腺素、扩张血管的肽类物质、趋化物质以及溶酶体酶，最终引起耳蜗血管炎，导致耳蜗缺血性损害，影响内耳功能。

总之，以上实验研究阐明了免疫介导的自身免疫性病理变化能够影响内耳的结构和功能。但是，这些动物模型中所表现的病理学机制并不能很好地与临床上的 AIED 联系在一起。

【临床表现】

一般认为具有以下几项临床特点者，应怀疑是 AIED：①20～40 岁中年患者（多为女性）；②双侧不对称性或单侧快速（数周到数月）进行性、波动性感音神经性聋；③约 50% 的患者可伴有耳鸣、眩晕及耳内压迫感；④伴有其他自身免疫性疾病，如类风湿性关节炎、系统性红斑狼疮、Cogan 综合征、Wegener 肉芽肿病等。

【实验室检查】

1. 一般检查项目　包括血沉、Ig、补体、C 反应蛋白、CIC 及类风湿因子等。

2. 组织非特异性自身抗体的检测　主要是指抗细胞多种成分和骨架的抗体，包括抗核抗体（ANA）、抗线粒体抗体（AMA）、抗内膜抗体（ASA）、抗内质网抗体（AERA）和抗平滑肌抗体（ASMA）等。这些抗体对 AIED 的诊断价值有限，对预后的判断可能有一定的意义，ANA 阳性患者病情一般较 ANA 阴性者严重，SNHL 及突聋患者非特异性自身抗体的检出率高，梅尼埃病则低。

3. 抗内耳组织特异性自身抗体的检测　用动物内耳组织作底物片，对可疑患者的血清用免疫组织化学技术进行检测，目前应用的主要为免疫荧光技术和免疫酶标测定技术。作为内耳组织的底物片应既能充分保存组织的抗原活性，又能完好地保存内耳的正常组织结构。但目前各家所用方法均未完全达到该要求。抗体结合内耳组织的部位以血管纹最多见，其次是Corti器，螺旋韧带和前庭膜等。这些特异性自身抗体与内耳疾病无特殊相关性，与非特异性自身抗体亦无明显相关性。

制作内耳底物片的过程中很难达到既保存内耳正常组织结构，又保存内耳组织抗原活性这一要求，故难以完全排除假阳性和假阴性结果。目前较为推崇的是用免疫印迹技术（Western Blot）对可疑患者血清中抗膜迷路蛋白抗体进行检测。该技术是将分辨力高的凝胶电泳和固相免疫检测法高特异性结合起来的新的抗原抗体检测方法，可从复杂的抗原（或抗体）中发现目标抗体（或抗原），有利于抗原的分离纯化和免疫识别。

近来有学者发现，当把一种与耳蜗螺旋器上的支持细胞特异性结合的抗体KHRI-3灌注到活的豚鼠耳蜗后，能够诱发豚鼠的听力下降。同时有充分的证据表明，KHRI-抗体和来源于AIED患者的抗体结合是同样的内耳抗原。学者们指出尽管应用Western blot的方法表明该抗原大约为68～72kDa大小，但是它并不是HSP70。同时更重要的一点是，尽管KHRI-3抗体结合的是耳蜗的支持细胞，但是它并不能引起炎症反应。因此说明KHRI-3抗体可以诱发耳蜗产生一种抗体介导的、非炎症性的病理改变。

4. 细胞免疫　虽然自身反应性T细胞对疾病的发生、发展起着非常关键的作用，但是目情尚无好方法将其准确地检测出来。可开展白细胞移动抑制试验（LMIT）、淋巴细胞亚群分析和淋巴细胞转化试验（LTT）等细胞免疫试验。细胞免疫检查需新鲜血液及细胞培养条件，故仅限于基于临床表现和体液免疫检测结果的选择性病例，并不是常规检查。

总之，迄今尚缺乏敏感的、有效的、特异性的、可靠的实验室检查方法。AIED的早期诊断是基于临床表现特别是对糖皮质激素的治疗反应。免疫印迹杂交反应阳性可能支持AIED的诊断，但它本身既不能排除也不能诊断AIED。

【AIED的临床诊断】

由于AIED不能通过活检所佐证，目前AIED的临床诊断只能依据临床表现、实验室检查和治疗反应进行综合判断。

在1994年全国自身免疫性内耳病专题学术研讨会上，国内学者们在充分讨论的基础上，参考MeCabe和其他学者提出的诊治标准，结合我国的研究成果及实际情况，提出了如下的诊断参考标准：

1. 进行性、波动性、双耳或单耳SNHL，听力检查结果可为耳蜗性、蜗后性或混合性。

2. 可伴有耳鸣、眩晕。

3. 病程为数周、数日，也可能为数年，但不包括突发性聋。

4. 排除噪声性聋、药物中毒性聋、外伤性聋、遗传性聋、早老的老年聋、桥小脑角疾病和多发性硬化等。

5. 免疫学参数的改变　包括组织非特异性抗体、抗内耳组织特异性抗体、淋巴细胞亚群、白细胞移动抑制试验、淋巴细胞转化试验等检测。必须指出：这些检测结果如为阳性，对诊断有重要参考价值，如为阴性，并不能排除本病。血清免疫球蛋白、血沉、类风湿因子、CIC的检测等也有一定参考价值，但必须综合判断。

6. 伴有其他免疫性疾病　如类风湿性关节炎、血管炎、桥本甲状腺炎、肾小球炎等。

7. 进行试验治疗　对高剂量类固醇药物和环磷酰胺等免疫抑制剂有一定效果。

有人认为由于AIED缺乏敏感可靠的实验诊断方法，不能提出对其进行免疫抑制剂治疗的绝对适应证，致使许多患者没有得到及时治疗而遗留永久性聋。AIED是目前少数几种经恰当治疗可获较好疗效的内耳病之一，故诊断宁可“超诊”（overdiagnosis）而不可“欠诊”（underdiagnosis）。总之，迄今国内外学者对内耳免疫的基础理论和临床虽已进行了大量研究，取得了不少成果，但AIED的发病机制仍不清楚，缺乏敏感可靠的实验诊断方法。因此，今后的研究重点应进一步分离和纯化内耳特异性抗原，建立具有与临床更为相似的免疫病损的动物模型，以及进一步完善抗内耳组织特异性自身抗体的检测方法，使其更为敏感而可靠。

【治疗】

AIED是少数几种经恰当治疗后有较好疗效的内耳病之一，但是由于病因不清，发病机制不明，且无统一的诊断性实验检查方法，治疗原则还存在争议，各治疗方案结果间无法进行比较，故临床治疗方案有待进一步规范，效果有待进一步提高。

AIED治疗的基本药物是糖皮质激素。对高度怀疑为AIDE者可进行糖皮质激素试验治疗，若试验治疗有效，可支持AIED的临床诊断。治疗有效的标准是：①用药后症状改善，停药后症状恶化，再用药症状又改善；②减量症状恶化，增量症状改善。但有人认为，AIED处于早期则治疗效果较好，若至晚期，内耳病变已不可逆，疗效亦差，故不能因此排除AIED的可能。

糖皮质激素试验治疗前应仔细了解患者有无应用糖皮质激素或其他免疫抑制剂的禁忌证，切不可轻率地进行试验治疗。AIED的糖皮质激素疗法在临床经验的基础上已进行了15年左右。为了验证这种经验性的治疗方法，进行了一项前瞻性的、随机的临床实验：成人用泼尼松60mg/天，儿童用泼尼松1mg/kg/d，连续4周。治疗有效果的患者应该在1个月后缓慢地减量；治疗无效的患者应该在1周后到10天内快速地减量；反复发作的患者可以反复地使用类固醇；对于那些抗泼尼松药物的或过分依赖泼尼松的患者，环磷酰胺可以作为一种替代剂。但其毒性大，使用时应慎重。氨甲喋呤初期表明有效，但是最近多中心研究结果表明它并不能阻止听力损害的进展。依那西普、鼓室内类固醇治疗、血浆置换疗法都被提倡用作AIED的替代和补充治疗，但这些都是经验治疗，有待进行系统性评价。

总之，治疗AIED唯一被证明有效的药物是糖皮质激素，免疫抑制剂的临床效果有待评价且有很高的中毒风险。有些患者由于并发症而不能持续使用糖皮质激素，如果听力损害较重，应建议停用糖皮质激素，推荐植入人工耳蜗。

（龚树生）

第九节　爆震性聋及噪声性声损伤

见第八篇第一章第四节。

第十节　听神经病

听神经病（auditory neuropathy，AN）是近年来随着诊断听力学的发展而逐渐认识、并正在深入探讨的一种耳聋。其临床表现为不明原因的、以低频听力下降为主的感音神经性聋，听性脑干反应（auditory brainstem response，ABR）引不出或明显异常，而诱发性耳声发射（evoked otoacoustic emission，EOAE）和CM正常。目前国内外在疾病命名、病变部位和病因学方面的认识还存在争议。

1980年Worthington等报告了4个病例，在听力学检查中他们可测到纯音听阈，但ABR却不能引出，这种特殊现象立即引起了听力学家和耳科学家们的广泛关注。1987年Soliman报告了11例患者，他们的ABR异常，双耳低频感音神经性听力损失，认为可能系因头部外伤，颞叶癫痫或感染所致。1993年Berlin等又在这类病例中发现，其EOAE的对侧抑制现象消失，提出了“Ⅰ型传入神经元病”的概念。1996年Starr等报告了10例不明原因的低频下降型感音神经性听力损失患者，其ABR消失，而耳蜗微音器电位（CM）和耳声发射（otoacoustic emission，OAE）正常，将其命名为听神经病（audiotory neruopathy）；由于10例患者中在听力损失后数年有8例出现了周围神经病，其中3例为遗传性，因此认为，听神经病可以单独存在，或为全身性神经病的一部分。Skeykholeslami等（2000）则认为，只有第Ⅷ对脑神经的前庭支未受病变波及者，方能称为听神经病。而近期又发现本病虽大多缺乏前庭症状，但前庭功能下降或消失者却不在少数。自1999年以来，这种病例已有数百例报告。所用名词曾有：异常的聋病（paradoxical hearing impairment），脑干病变综合征（brainstem auditory processing syndrome），中枢性听功能障碍（central auditory dysfunction），神经放电同步不全，神经非同步化放电（neural dyssynchrony，neural synchrone disorder），听同步障碍（auditory dys-synohrone，AD）等。国内有学者建议将合并有全身其他神经受损者称为“x x综合征”，而病因不明的，病损限于听神经的方称为“听神经病”，目前国外文献多采用“听神经病/听同步障碍”AN/AD一词。并将AN分为综合征性和非综合征性，病因不明者称为特发性。

【病因及病变部位】

病因未明。目前推测的病因可能有：①内耳自身免疫性疾病；②新生儿期的高胆红血症，该病选择性破坏脑干听系，螺旋神经节等；③感染；④缺氧；⑤听神经脱髓鞘病变，导致听神经纤维兴奋传导不同步，即听神经非同步化放电所致（而脱髓鞘病病因未明，有认为与自身免疫疾病有关）；⑥遗传性疾病，如Charcot-Marie-Tooth综合征（包括遗传性运动感觉神经病Ⅰ型和Ⅱ型），Friedreich共济失调，皆可合并本病之症状；⑦特发性；⑧1999年以来，国外发现非综合征性听神经病家系致病基因otoF（otoferlin）。我国未发现该基因突变者。

听神经病的确切病变部位尚不清楚，推测可能位于螺旋神经节细胞、内毛细胞与听神经纤维之间的突触、耳蜗神经、脑干听觉径路、直至大脑听觉皮层在内的听觉系统等，内毛细胞是否受侵？尚有不同观点。

关于听神经病的病理目前知之甚微。由于以灰鼠为代表的动物注射卡铂后，其听功能变化的特点与听神经病相似，如CM和DPOAE正常，CAP阈值提高，幅值减小等，因此，目前有将卡铂制作听神经病动物模型进行研究的报告。少量的颞骨尸检报告中，关于耳蜗螺旋神经节，内、外毛细胞的病变，则有不同的发现。Starr（2003）报告一侧遗传性感觉-运动神经病伴耳聋的颞骨病检结果，发现蜗核与中枢听觉通路结合处的轴索缺失，某些神经纤维退变，髓鞘再生，而除蜗尖以外的耳蜗均正常。该作者认为，听神经纤维从远端开始的病损与本病有关，听觉神经纤维的脱髓鞘病变引起了神经冲动传导速度的减缓，而各神经纤维间病变范围的不同则导致这些神经纤维彼此间传导速度的不一致。因此声讯号传导的不同步是当前听神经病电生理变化的主要理论。

【临床表现】

本病并不罕见。青少年多发，亦可婴幼儿期起病。

1. 病史

（1）听力减退：起病隐匿；特别听不清对方的言语内容，即只闻其声，不辨其意，该现象在嘈杂的环境中尤为突出。可以伴有耳鸣，少数患者以耳鸣为主诉。

（2）多为双耳受累：两侧听力下降的程度和听力曲线不一定相同。也有单耳发病者，但较少见。

（3）病因不明：无耳毒性药物史、高热病史、头部外伤史、噪声接触史等。少数病例伴周围神经病、视神经病。

（4）可以有家族史，如一个家庭中兄妹或姐弟数人同时患病。

2. 听力学检查

（1）纯音听力图：大多为轻度、中度的听力下降，气导和骨导听阈一致性提高；两耳的听力损失程度大多基本相同。听力曲线以低频下降的上升型居多；其次为鞍型，即除0.25、0.5kHz外，4.0、8.0kHz的听力也下降；此外尚可见平坦型曲线；个别可为高频下降型。两侧的曲线型别可以相同，亦可相异。

（2）言语侧听：言语识别率低，与患者的纯音听力下降程度不成比例地更为严重。

（3）声导抗测试：在中耳功能正常的情况下（鼓室导抗图呈A型）引不出声（镫骨肌）反射，或仅有部分频率出现反射，但反射阈明显提高，超过正常值。

（4）ABR：在强声刺激下ABR引不出或仅能引出部分反应波，或波幅较低，这是本病的重要特征之一。

（5）诱发性耳声发射和对侧抑制试验：无论是瞬态诱发性耳声发射（transient evoked otoacoustic emission，TEOAE）或畸变产物耳声发射（distortion product otoacoustic emission，DPOAE）均正常。这是本病的另一个重要特征。此外，正常情况下，在测试EOAE时，给对侧耳加一定强度的白噪声，EOAE会受到抑制，主要表现为振幅下降，这种现象称为对侧抑制现象。听神经病患者的对侧抑制现象消失。

（6）耳蜗电图：耳蜗微音器电位（CM）正常；-SP/AP大多>1。

（7）影像学检查：脑部CT和MRI无异常发现。

【诊断及鉴别诊断】

1. 凡双耳听力下降、特别是言语分辨能力差的患者，在常规的纯音听阈和声导抗测试中，如显示为感音神经性听力损失，引不出声反射，或仅有部分频率可引出镫骨肌反射而反射阈明显升高时，则应进一步作ABR、EOAE和对侧抑制试验，结果提示为蜗后性听力损失而又能排除包括脑部的各种其他疾病者，方可诊断为本病。若同时存在其他周围神经病，应视为全身性神经病的一部分。

2. 本病应与听神经瘤、多发性硬化及脑外伤后遗症等颅脑疾病鉴别。听神经瘤多为单耳受累，且以高频听力损失为主，影像学检查可见占位病变。多发性硬化除听力下降外，尚可有眩晕、其他脑神经及精神、皮层功能受损表现，且症状可有缓解期，脑部MRI可见病损。

3. 本病尚应注意和药物中毒性、噪声性、感染性以及梅尼埃病、遗传性低频下降型等耳蜗性聋鉴别。

4. 由于本病的病因，病变部位及病理改变等诸多问题尚待探索，故即便在诊断成立后，亦应对病例进行长期的随诊观察。

【治疗】

本病尚无特效治疗方法。可试用维生素B_1 100mg和B_1 2500μg肌肉注射；都可喜（阿米三嗪罗巴新）1片/日、泼力松等。助听器的效果存在争议。由于患者言语分辨能力较纯音听力受损严重，成人患者大都感助听器无助，甚至有学者认为助听器有害。有认为幼儿患者可选用。近年来有人工耳蜗植入术取得较好疗效的初步报告。

（汪吉宝）

第十一节　大前庭水管综合征

前庭水管（vestibular aqueduct，VA）扩大，且伴有感音神经性听力损失等症状者，称为大前庭水管综合征（large vestibular aqueduct syndrome，LVAS）。本病属内耳的一种先天性畸形。随着影像学的进步和人工耳蜗植入术的开展，本病的检出率有了增加。

【前庭水管的解剖】

vestibular aqueduct曾被译为前庭导水管，前庭小管，现统称为前庭水管。前庭水管是一微小骨管，长约10mm。位于颞骨岩部中，呈逆转的J形。可分为近侧段和远侧段两部，两段之间的交汇处称峡部，该处最为狭窄，呈90°～130°的交角。近侧段较短，长约1.5mm，开口于前庭的内侧壁；远侧段较长，末端开口于岩锥后面的内淋巴囊裂之底部，称外口。内淋巴管从椭圆囊开始分出后即行走于前庭水管内，末端逐渐扩大成囊状，称内淋巴囊，囊的皱褶（rugosa）部仍位于骨管内，其余大部分则伸出外口达内淋巴囊裂内。前庭水管的发生、发育和内淋巴管有关。内淋巴管和耳蜗、前庭于胚胎第4周从听（耳）囊发生，在胚胎第5周达到最大径，约在胚胎第20周时，除内淋巴管外的内耳膜迷路已发育成熟，而前庭水管在胚胎的中、晚期直至生后3～4岁时发育方始成熟。

前庭水管扩大可能因胚胎早期的发育受阻，此时，多伴有内耳的其他畸形；也可能于胚胎晚期至出生后3～4岁前发育障碍，这可能与单纯性大前庭水管的发生有关。

【命名和分类】

Valvassori和Climis（1978）在颞骨断层摄影中，首次发现前庭水管存在异常扩大的现象，将其命名为大前庭水管（large vestibular aqueduct，LVA），以后，由于在颞骨的放射学检查中发现，前庭水管扩大常合并耳蜗和（或）半规管畸形，如Mondini畸形、前庭池扩大、半规管壶腹扩大等，因此曾认为，大前庭水管只是Mondini畸形的一种变异，并未将其列为一种独立的疾病。直至1989年Jackler和De La Cruz根据放射学检查，其中特别是颞骨高分辨率CT检查，并结合临床和听力学测试结果进行分析后方提出，若前庭水管扩大且合并耳蜗的其他畸形，应统一列为耳蜗的先天畸形，当大前庭水管不合并内耳其他畸形而单独存在并有听力障碍时，应称为LVAS。同年，Levenson等提出了单纯型大前庭水管的概念，称为isolated large vestibular aqueduct syndrome。1995年，Okumura等将LVAS分为两个亚型，即合并耳蜗畸形的LVAS和不合并耳蜗畸形的LVAS。又由于MR观察到，大前庭水管常合并内淋巴囊扩大，建议将本病称之为“大内淋巴管内淋巴囊综合征”（Large endolymphatic duct and sac syndrome），但很少有人采用。

【临床表现】

1. 耳聋　本病的主要症状为感音神经性聋。女性发病率较高，男女之比约为1∶2。双耳受赘较多见，单侧发病者约占6%～40%。耳聋可从出生后至青春期这一年龄段内任何时期开始起病，发病突然或隐匿，听力下降呈进行性或波动性。听力受损以高频为主，亦可为混合型。听力曲线大多为下降型，少数为平坦型。听力下降的程度与大前庭水管的大小无关。首诊时可为重度、极重度聋，轻、中度听力损失者较少见。

2. 突聋　突聋是本病的临床表现之一，既可作为感音神经性聋的开始，也可在原有的感音神经性听力损失的基础上，突然出现听力的明显下降。诱发突聋的原因可以是头部轻微的外伤、感冒或周围环境压力的急剧变化，如乘坐飞行器、潜水、用力吹奏乐器、摒气（如举重、大便）、用力擤鼻等等。

3. 发作性眩晕或平衡障碍及共济失调较少见。还可出现Tullio现象（强声刺激引起眩晕、眼震、眼球运动和头位倾斜）。

此外，本病可有家族史，有一个家庭内出现姐妹或兄弟数人同患本病的报告。

1997年Usami将本病的致病基因定位于7q31，与Pendred综合征的致病基因同为PDS（SLC26A4）基因。国内戴朴等报告（2005），经CT证实的LVA畸形中，PDS基因突变阳性率为95.1%（59/62），认为SLC26A4 IVS7-2A＞G突变是中国人LVAS患者中的绝对高发突变（朱庆文，戴朴等，2007）。目前大多认为，本病属常染色体隐性遗传。

LVA引起感音神经性聋的原因不明，有关的假说为：①LVA内之内淋巴管和内淋巴囊扩大，管壁变薄，囊壁上的皱褶消失，囊周疏松的血管组织减少，意味着内淋巴囊的功能紊乱。由此可引起内淋巴液的大量聚积和稀释，血管纹的生物泵功能因此而遭到破坏，毛细胞因微环境的变化而受损，从而导致耳聋；②轻微的脑外伤或外界压力骤然变化时，脑脊液压力出现大幅度的波动，此时被硬脑膜包绕的内淋巴囊受压，囊内高渗透压的内淋巴液（含大量蛋白质）经内淋巴管、连合管逆向流入蜗管，耳蜗内的毛细胞，特别是耳蜗底周的毛细胞受到损伤。或③基底膜或（和）前庭膜因突然增高的脑压而致破裂，内、外淋巴液混合，毛细胞受损。

【放射学检查】

放射学检查包括颞骨高分辨率或螺旋CT扫描，内耳MRI；内耳影像三维重建在诊断中有重要作用。

颞骨CT应取轴位，层厚及层距为1～1.5mm。在外半规管层面或其相邻的上、下层面中，可见前庭水管和外口，正常情况下，它位于岩骨后缘，仅为一浅而微小的骨性切迹。前庭水管扩大的放射学诊断标准为：在半规管总脚至前庭水管外口总长度的1/2处，其内径≥1.5mm；大前庭水管的CT特点为：岩骨后缘的外口扩大，如一深大的三角形缺损区，其边缘清晰、锐利，内端多与前庭或总脚“直接相通”，前庭水管之最大径＞1.5mm。MRI内耳水成像可清晰显示扩大的内淋巴管和内淋巴囊。

【诊断】

有以下症状者，在排除了药物中毒性聋、感染性聋、外伤及其他内耳畸形后，应考虑有LVAS的可能，并行放射学检查：

1. 儿童时期开始发生的、不明原因的、进行性听力下降，听力学测试结果为感音神经性听力损失，其中特别是以高频听力下降为主者。

2. 儿童或青少年的突聋患者，无论是否已患感音神经性听力损失。尤其是已佩戴助听器的小儿，突然诉说一耳或双耳的助听器不适用，用原来的助听器已不再能听到声响者。

如放射学检查发现前庭水管扩大或内淋巴管、内淋巴囊扩大，诊断即可成立。

【处理】

目前对 LVAS 尚无有效的治疗方法。

1. 本病的诊断一旦确立，即应明确告知患者及其家长，须尽一切可能预防患耳的听力突然下降，如避免头部外伤，包括对头部的轻微碰撞或拍打；不宜参加竞技性体育运动，或用力吹奏乐器、举重、潜水、用力擤鼻等，并应防止情绪的过分激动。

2. 发生突聋时，治疗方法与特发性突聋相同。有些患者亦可自愈。亦有虽经治疗而听力不能恢复者。

3. 关于手术治疗的问题，目前的看法尚不完全一致。曾有内淋巴囊-蛛网膜下腔和内淋巴囊-乳突腔分流术的报告，但疗效不一，理想的不多。

4. 大前庭水管不是人工耳蜗植入术的禁忌证，但应警惕术中可能出现井喷。

（汪吉宝）

第十九章
耳聋及其防治

第一节 耳聋的一般概念

当听觉系统中的传音或（和）感音部分或（和）听神经或（和）其各级中枢发生病变，听功能出现障碍时，即发生不同程度的听力下降，习惯称为耳聋（deafness）。我国《沈氏尊生书》（1874）中曾将听力减退（hearing loss）按其轻重程度不等而分为重听和耳聋两种。书中云："耳聋者，声音闭隔，竟一无所闻也；也有不至无闻，但闻之不真者，名为重听"。意即："一无所闻"为聋，"闻之不真"为重听。闻之不真者，往往需重复倾听之方明其意，故有重听之称。由于在耳科临床实践中并未对"耳聋"和"重听"两个概念做出严格的限定，故未被临床采用。根据全国自然科学名词审定委员会公布的医学名词统称为"聋"（1991），而不论听力损失的程度如何。世界卫生组织（WHO）1986 年提出，仅将不能听到任何言语的极重度听力减退（profound hearing impairment）方称为"聋"（deafness），而听力损失未达到此严重程度者，则称为"听力减退"（heraing impairment）。WHO 还建议，取消医学名词"聋哑"（deaf and dumb，deaf mute）。本书对各种听功能减退的疾病名称仍沿用"聋"（如药物中毒性聋，感染性聋等），将程度不同的听功能障碍这一症状，也称为"聋"或"听力减退"。但建议在残疾标准的评估中，或劳动力鉴定中，严格区别两者的不同。

【流行病学】

据世界卫生组织 1996 年估计，全球有 1.2 亿听力残疾人，其中发达国家约有 80 万人，2001 年增加至 2.5 亿人。全球有轻度听力损失以上者近 6 亿人。据我国 2006 年进行的全国第 2 次残疾人抽样调查结果，当时的听力残疾人约为 2004 万人，言语残疾 127 万人，共占各类残疾人总数的 27%。根据不完全的调查结果显示，白种人的耳聋患病率高于黑种人，男性多于女性，农村儿童高于城市儿童。

【耳聋的分级】

人类可听到的声音频率范围在 20～20kHz，而听力正常的幼儿尚可听到 24kHz 频率的声音。声波频率超过 20kHz 称之为超声（ultrasound）。Gavreau（1948）曾有报告，正常人通过骨导尚可听到 120kHz 的超声。一般言语的频率范围以 0.5～3kHz 为主，其中 0.5～2kHz 最为重要。临床上常以 0.5～2kHz 的平均听阈（fletcher 指数）为准进行分级。WHO，ISO（1980）的分级法为：

1. 轻微听力损失 纯音平均听阈为 16～25dB HL。
2. 轻度听力损失 在一般的距离内听不清小声讲话，上述平均听阈为 26～40dB HL。
3. 中度听力损失 听一般的谈话声感到困难，平均听阈为 41～55dB HL。
4. 中重度听力损失 听大声亦感困难，平均听阈为 56～70dB HL。
5. 重度听力损失 仅能听到耳边的大声喊叫，平均听阈为 71～90dB HL。
6. 极度听力损失 几乎听不到任何声音，连耳边的大声呼喊亦不能听清，平均听阈在 90dB HL 以上。

（表 7-19-1，表 7-19-2，表 7-19-3）列出了我国的听力"残疾标准"及其与 WHO（1997），ISO 标准（1980）的对照。

表7-19-1 我国听力"残疾标准"（1986）与国际标准（ISO，WHO 1980）对照表

0.5,1,2kHz 平均听阈（dB HL）	国际标准		我国标准		耳聋程度
	听力损失程度	等级	类别	等级	
≤25		A			
26～40	轻度听力损失	B			轻度聋
41～55	中度听力损失	C	重听	2级重听	中度聋
56～70	中重度听力损失	D		1级重听	中重度聋
71～90	重度听力损失	E	聋	2级聋	重度聋
>90	极度听力损失	F		1级聋	极重度聋

表7-19-2 WHO（1997，日内瓦）推荐的听力损失分级表

分级	0.5、1、2和4kHz听阈均值(dB HL)	表现
0	25dB或更小	没有或仅有很轻的听力问题，可听到耳语声
1(轻度)	26～40	可听到和重复1m处的正常语声
2(中度)	41～60	可听到和重复1m处提高了的语声
3(重度)	61～80	可听到叫喊声中的某些词
4(极重度)	81或大于81	不能听到和听懂叫喊声

表7-19-3 我国第一次（1987年）和第二次（2006年）残疾人抽样调查听力残疾分级标准比较表

类别	第一次（1987）		类别	第二次（2006）	
	级别	听力损失程度（dB HL）		级别	听力损失程度（dB HL）
聋	一级聋	≥91	听力残疾	一级	≥91
	二级聋	71～90		二级	81～90
重听	一级重听	56～70		三级	61～80
	二级重听	41～55		四级	41～60

WHO 1997年（日内瓦）推荐的听力损失分级较1980年WHO，ISO制定的标准略有变动：①平均听阈以0.5、1、2和4kHz四个频率的平均值为依据，而不再以0.5、1、2kHz的均值为依据；②听力减退分为4级而非5级，即轻、中、重和极重度，听阈为80dB HL时即为极重度（表7-19-2）。

听力残疾的定义为：成人较好耳0.5、1、2和4kHz频率永久性非助听听阈级的均值≥41dB HL；儿童（15岁以下）较好耳0.5、1、2和4kHz频率永久性非助听听阈级的均值≥31dB HL。我国第2次标准中的听阈级亦以0.5、1、2、4kHz的均值计算。

注：评估时同时注意两耳的听力损失程度：两耳听力损失程度不同时，以听力较好的一耳为准。

【耳聋的分类】

按耳聋出现的时间可分为先天性聋（congenital deafness）和后天性聋（acquired deafness）两大类。按病变的性质可分为器质性聋（organic deafness）和功能性聋（functional deafness）。在器质性聋中，按病变的发生部位又可分为传导性聋（conductive deafness）、感音神经性聋（sensorineural deafness）和混合性聋（mixed deafness）3类。在感音神经性聋中，由耳蜗听觉感受器病变引起的聋称感音性聋（sensory deafness）或耳蜗性聋（cochlear deafness），病变位于听神经者，则称神经性聋（nervous deafness），由蜗核平面以上各级听觉传导径路的病变引起的聋称中枢性聋（central deafness）或中枢神经性聋。也可将听神经和（或）其中枢通路病变所致之耳聋统称为蜗后性聋（retrocochlear deafness），而将听觉皮层中枢的病变引起的耳聋称为皮层聋。有认为，内耳中的内、外淋巴液和基底膜均属传音结构，故将该处病变引起的聋称为耳蜗传导性聋（cochlear conductive deafness）。功能性聋又称精神性聋（psychogenic deafness），包括癔症性聋。此外，尚有诈聋（simulater deafness），又称夸大性聋，伪聋。按耳聋和言语功能发育的时间关系可分为语前聋（prelingual deafness）和语后聋（postlingual deafness），在言语功能发育之前即发生的重度或极重度聋称为语前聋，在言语功能发育完成后开始的耳聋称为语后聋。

1. 传导性聋 外耳和中耳的病损，特别是中耳的病损，均可不同程度地影响其传音及增益功能，引起传导性听力损失（conductive hearing impairment），如外耳道先天性或后天性闭锁，中耳畸形，各种原因引起的外耳

道堵塞（炎症、异物、肿瘤等），鼓膜穿孔，各种急、慢性中耳炎及其后遗症，耳硬化症，听骨链脱位，中耳肿瘤等。传导性听力损失的听力学特点为：

（1）音叉试验：Rinne test BC > AC（-）；Weber test→患侧；Schwabach test BC 延长（+）。

（2）纯音听阈测试：气导听阈不同程度地提高，最高达60dB；骨导阈值正常；气、骨导差>10dB。

（3）声导抗测试：因病变不同，鼓室导抗图变为B、C、D、Ad、As和E等型。气-骨差>5dB时，有50%耳引不出声反射。

（4）ABR可出现波Ⅰ潜伏期延长；波Ⅴ潜伏期-强度曲线右移，右移的程度与气-骨导间的差值大致一致。反应阈升高。

（5）OAE 在外耳道内引不出 OAE。

在分析上述测试结果时宜注意：

（1）如音叉试验和纯音听阈测试结果出现矛盾时，以纯音听阈测试结果为准。

（2）虽然在传导性听力损失时，骨导阈值正常，但是当听骨链固定或中断时，常可在2kHz附近的骨导听阈出现提高（典型者约15dB），即Carhart切迹。

（3）对纯音听力图应全面综合分析，切忌顾此失彼。例如，气导听阈已提高至70~110dB，而测听仪之骨导已达最大输出值（45~75dB）时患耳仍未听到测试音，这种感音神经性聋的听力图，却因气导和“骨导曲线”之间有差距，仍有不少医师将其误判为传导性聋（图7-19-1）。

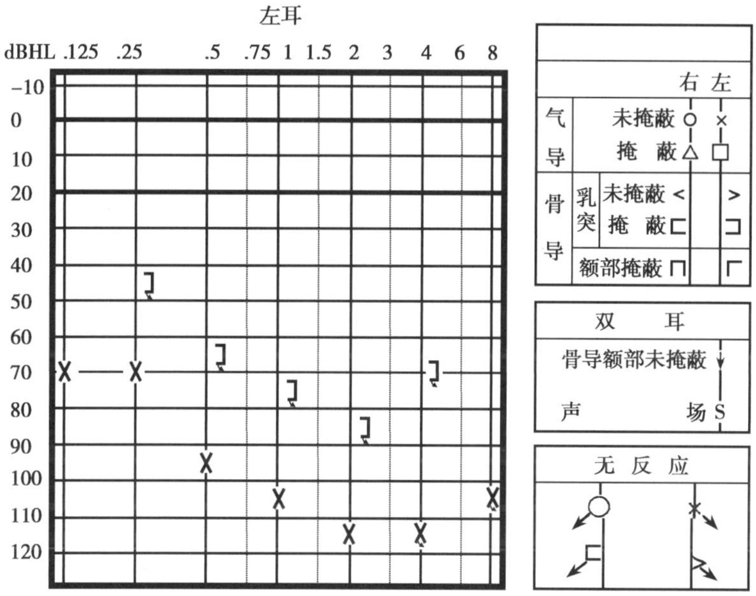

图7-19-1 感音神经性聋纯音听力图

（4）虽然，传导性聋多以低频听力下降为主，听力下降可呈缓升型或平坦型。但是，传导性聋时，高频区听力亦可下降，如分泌性中耳炎因积液而使中耳传声系统的质量增加，致使高频区听阈提高；而且，以低频听力下降为主的曲线不都是传导性聋，也可以是感音神经性聋，如听神经病等。

2. 感音神经性聋 感音神经性聋系由耳蜗和听神经病变所致之聋。亦有学者将蜗核以上各级传导径路病变引起的听功能障碍也包含在内。基于听力学和影像学的迅速进步，目前已经能够在临床实践中区别耳蜗病变所致之感音性聋（或称耳蜗性聋）和听神经及听觉传导通路病变所致之蜗后性聋。

（1）感音性聋

在感音神经性聋中以感音性聋居多，如遗传性聋、药物中毒性聋、感染性聋、特发性突聋、梅尼埃病、自身免疫性内耳病、噪声性声损伤等。

感音性聋的听力学特点：

1）音叉试验：Rinne试验 AC > BC（+）；Weber试验→健侧；Schwabach试验BC缩短（-）。

2）纯音听阈测试：气导听阈和骨导听阈一致性提高；无气-骨导差（<10dB）。

3）声导抗测试：A型鼓室导抗图；镫骨肌反射存在，反射阈和纯音气导听阈差值<60dB（Metz试验阳性）；声反射衰减（-）。

4）响度重振试验：双耳交替响度平衡试验（ABLB）有重振。Metz试验（见上）。短增量敏感指数试验

(SISI 试验):高得分值(80% ~100%)。

5)音衰变试验:轻、中度异常。

6)Békésy 试验:Ⅱ型曲线。

7)ABR 因纯音听力图不同而有差异,可出现波Ⅰ或(和)波Ⅴ潜伏期延长;波Ⅴ潜伏期强度函数曲线陡峭;Ⅰ-Ⅴ波间期正常、缩短或延长。

8)OAE 中度以下听力损失的耳蜗性聋可记录到 DPOAE,但幅值降低。听力损失 >40dB HL 时,TEOAE 消失。

(2)蜗后性聋:蜗后性聋系由听神经和(或)其中枢通路的病变所致之耳聋。蜗后性聋的病因有:

1)颅内肿瘤:听神经瘤,桥小脑角其他原发性肿瘤(如脑膜瘤、胶质瘤),先天性胆脂瘤,或转移癌(如乳腺癌、前列腺癌、支气管恶性肿瘤等)。耳聋多为单侧,晚期两耳受累,常合并眩晕、平衡失调等前庭症状,可引起面瘫及其他脑神经症状。

2)多发性硬化等脑干脱髓鞘病损:可引起耳聋和眩晕,耳聋可发生于单耳或双耳,言语识别率往往比纯音听力下降更为严重。耳部症状与多发性硬化的病程有关。伴有其他脑神经症状。

3)炎症:结核性脑膜炎、梅毒等可引起神经性聋;通常由肺炎球菌引起的软脑膜炎(leptomeningitis)偶可引起两耳突聋,且耳聋大多严重。

4)听神经病。

5)其他:如脑血管意外,脑血管疾患,脑干挫伤等。

耳神经学检查:

1)纯音听力曲线:示感音神经性聋。音衰试验(+)。Békésy 自描听力曲线多呈Ⅲ、Ⅳ型。言语识别率明显下降。

2)声导抗测试:示鼓室导抗图正常,纯音听阈正常或阈值轻度升高时,声反射即引不出,声衰减试验(+)。交叉与非交叉声反射呈“对角式”分布,或“水平式”分布。

3)耳蜗电图(ECoch G)描记:示 AP 波形增宽,CM 正常或振幅增大,反应阈可较纯音听阈降低。

4)听性脑干诱发电位(ABR):结果为患侧波Ⅴ潜伏期延长;波Ⅰ~Ⅴ间期延长;波Ⅴ潜伏期耳间差增大(>0.4ms;>0.3ms 应高度怀疑);波Ⅰ~Ⅴ间期耳间差增大(>0.4ms);此外,尚可有波Ⅲ、波Ⅴ缺失等。如脑干中线病变,上述耳间差大多正常。

5)40Hz 听性相关电位(40Hz AERP):对脑干上部病变,中脑、丘脑乃至颞叶病变的诊断有参考价值。

6)耳声发射(OAE):诱发性耳声发射存在,而 ABR 未能引出,示蜗后病变。

7)前庭功能检查:可记录到自发性眼震,眼震有中枢性特征,有向患侧或同侧的优势偏向及前庭减振现象。扫视试验,注视试验等出现异常结果。

其他检查:

神经系统检查:常发现其他脑神经病变征象。

颅脑影像学检查:颅脑 CT、MRI,内耳道脑池造影等对诊断有重要意义。

3. 混合性聋 当耳的传声系统和感音神经系统两部分均有病损,而不论两者是受同一疾病所累,或由不同疾病所致,即出现混合性聋。如慢性化脓性中耳炎合并迷路炎,晚期耳硬化症,感音神经性聋合并分泌性中耳炎等。混合性聋的纯音听力图为:气导听阈和骨导听阈皆提高,但气、骨导间出现差值,而不论这气、骨导差仅限于某几个频率或全部频率。

第二节 听力言语障碍

言语(language)是人类进行思想交流、传递信息的手段。言语产生的过程十分复杂。只有在听觉功能、构音器官功能正常,言语中枢及其传导径路发育健全的条件下,言语的发育方能完善。

人的母语是在出生后至 6 岁期间,从周围环境中模仿学习而获得的(语言习得,language acquisition);是在接受声讯号刺激的同时结合对外界事物认知的过程中完成的。如在出生时或出生后不久便发生重度或极重度的耳聋,对外界的声讯号不能接受,则丧失了言语(speech)学习的能力(语前聋);有些患者耳聋虽发生于言语习得以后,但因为耳聋严重,长期不能听到并监控自己的发声,言语清晰度逐渐下降,音调紊乱,言语功能逐渐退化,丧失了言语能力(语后聋)。上述两种情况均会发生听力言语障碍(hearing speech disorders),过去称为聋哑(deaf-mutism)。一般情况下,这种患者的智力和构语器官功能均正常,故其原因是耳聋。如果听力正常但言语发育迟缓(language retardation),则大多因智力障碍所致,少数与孤独症有关,特发性言语障碍较少见。

正常的婴儿,在 3 个月后,听到声响时便会寻找声源。半岁已有对声源的定向能力。9 个月开始可模仿大人的语声,并说出单字。2 岁以上的幼儿能说出有意义的词汇或短语。

【病因】

导致听力言语障碍的病因包括先天性遗传性聋和非遗传性聋,严重的、累及两耳的感染性聋(如脑膜炎后遗症)和中毒性聋,以及由其他各种原因引起的两侧严重耳聋。

【检查和诊断】

听力言语障碍幼儿的主要症状是耳聋,但许多聋儿由于尚具有一定的残余听力，能对外界大的声响作出反应，故耳聋可被家长忽略，待到患儿应该说话的年龄时仍不会说话，方被家长发现或重视，遂因不会说话而来就医。在询问病史中可以发现，这些有一定残余听力的聋儿，对较大的声响虽可做出一定的反应，但是，在寻找声源时常常不能找到正确的方向，不能辨别不同的声音，并且在日常生活中，也有某些异常现象，如睡眠时不易唤醒，不被身后的鸡鸣、犬吠声所惊吓等。

对这种儿童的检查应能达到以下 3 点要求：①通过检查，了解其智力发育状况，身体营养及发育状况，以及对周围事物的反应能力，是否合并其他器官的发育畸形等，并初步区别是聋还是言语发育迟缓；②通过听力检查，了解两耳听力是否正常，如为耳聋，则两耳有无残余听力，包括低频、中频和高频区的残余听力，以便根据具体情况，尽早实施适当的治疗或干预，使听力和言语得到康复；③尽可能调查致聋的原因，做出病因学诊断，以便在此基础上提出预防性措施的建议，供家长参考。

听力检查包括以下内容：

1. 详细询问病史　除病程长短，患儿的行为表现外，还应询问过去病史，药物史，母亲妊娠史（疾病，药物摄入等），出生史（是否顺产，足月或早产，有无缺氧或产伤及高胆红素血症等）及家族史等等。

2. 全身检查　特别注意其一般反应能力，营养状况，智力发育，有无其他器官的畸形等。

3. 耳部检查　包括耳周、外耳和中耳的仔细检查。如有耵聍栓塞，宜清理之，直至能清晰观察鼓膜为止。对鼓膜的检查不能只满足于能回答鼓膜是否完整的问题，还要观察其色泽，活动度等，注意有无鼓室积液征。在对耳部进行检查后，尚可对学龄前患儿进行最简单而粗略的听力检查：医者立于患儿身后，呼唤其名，或击掌，或吹哨，同时尽量避免给患儿任何视觉或触觉的暗示，以免导致错误的结论。

4. 听力检查　参考“婴幼儿听力检查法”。

【影像学检查】

颞骨 CT 扫描和水成像膜迷路 MRI，观察内耳有无畸形及畸形的种类（参阅第九篇第三、四章）。

【处理】

对听力言语障碍儿童的处理原则是早期发现，早期干预，使其尽可能得到康复。

1. 早期发现　普遍开展对新生儿的听力筛查工作：出生后 3 天作 DPOAE 初步筛查；未通过者 42 天后 DPOAE 复查，听力异常时做 ABR，做出诊断；6 个月时作 ABR 及 ASSR 第 2 次检查，并做出诊断，对确有听力损害者立即干预。对听力障碍的高危儿童更应进行缜密的观察，参阅“新生儿听力筛查法”。

2. 病因治疗　因传导性聋而影响言语发育者，应针对各种病因，积极治疗，使听力得到恢复或提高，言语功能也会随之迅速得到发育（如分泌性中耳炎、先天性外耳道闭锁及中耳畸形、慢性化脓性中耳炎等等）。由各种感音神经性聋引起的听力言语障碍，宜采用各种方法积极予以治疗，力求使听力得到恢复，或保存已有的残余听力。

3. 助听器选配（详见本篇第二十一章）。

4. 耳蜗植入（详见本篇第二十二章）凡双耳听阈达 90dB HL 或 85dB HL 者，如无禁忌证，应尽早做人工耳蜗植入术。

5. 听觉言语训练　听觉言语训练是在早期诊断，适时佩戴助听器或人工耳蜗植入的基础上，通过训练，使聋儿重新获得言语能力、或提高其言语能力的重要手段。言语训练是一个比较长期的过程，需要听力学家和语言学家、儿童心理学家的共同参与，而且，除专业语训人员外，还需取得聋儿家长的密切配合，方能取得实效。

第三节　耳聋的防治

耳聋的预防和治疗是耳科医师和耳科学研究工作者肩负的神圣使命，是历代耳科学家们为之奋斗、为之追求的最终目的。随着耳显微外科技术、电生理学、听力学和分子生物学的迅猛发展，耳科学也取得了很大的进步。目前，对大多数传导性聋已能通过手术增进听力。在感音神经性聋的病因学研究、诊断和防治等方面，也取得了一些可喜的进步，展现了一丝希望，分述如后：

【传导性聋的防治】

1. 积极治疗导致传导性聋的各种外耳和中耳疾病。约 70% ~80% 的传导性聋和部分混合性聋通过熟练的耳科手术，如各种鼓室成形术、外耳道成形术、镫骨手术等，听力可达实用水平。

2. 双侧传导性聋，因各种原因不能手术，或手术无望提高听力者，可佩戴适当的助听器。

3. 积极预防和治疗小儿分泌性中耳炎。

4. 认真治疗鼻及鼻窦和鼻咽部疾病。

【感音性聋的防治】

感音神经性聋的防治，主要是感音性聋的治疗，仍是当前困扰耳科学界的最大难题之一。在所有的感音神经性聋中，除特发性突聋等极少数病种有可能自愈或通过及时适当的治疗，有可能使听力得到部分或全部的恢复外，其余几乎均无有效的药物和手术治疗方法，只能致力于积极的预防工作，如中毒性聋、感染性聋、老年性聋，噪声性声损伤及爆震性聋等等。尽管助听器的功能日渐完善，但并不能对所有耳蜗性聋的病耳都有足够的增益，而且由于经济或习惯势力的影响，目前也不能为广大的患者所接受和使用。人工耳蜗植入术或脑干植入术的适应证正在扩大，有望将极重度耳聋者带入有声世界，却不适用于所有的患者。虽然新近在动物实验研究中，正努力探求毛细胞再生的秘密，以求有朝一日能用于治疗耳蜗性聋，但是距离这理想的实现还远非指日可待之事。不过可喜的是，近年来在防聋治聋的科研和临床方面也取得了如下明显的进步：

1. 开展基因咨询，基因诊断，预防遗传性聋 遗传学家们的研究发现，人类基因组中有200余个基因与耳聋有关，与非综合征性遗传性聋相关的基因约100个，对较常见的综合征性遗传性聋的相关基因也进行了定位，如Waadenburg综合征，Alport综合征，Pendred综合征，Usher综合征，Treacher collin综合征等等。这些相关的遗传学研究成果为遗传性聋的防治工作奠定了基础。

（1）基因诊断：基因诊断可以筛选基因突变的个体携带者。在缺少有关耳聋家族史的情况下，能对耳聋个体及其亲属做出相关致聋基因的诊断，从而指导生育，尽可能避免同类聋病的继续传播，预防耳聋的发生。例如，目前已公认Cx-26（GJB_2）基因是非综合征感音神经性聋中较多见的致病基因，而且其中75%～80%为常染色体隐性遗传，在此基础上，可以运用适当的基因筛查方法和序列分析，进行产前基因诊断，如胎儿确为此致病基因的携带者，可以规劝中止妊娠。目前常用的产前取材方法有绒毛吸取法、羊膜穿刺法、脐静脉穿刺胎血检查法和孕妇外周血分离胎儿细胞法等，供胎儿基因诊断之用。

（2）转基因治疗和干细胞移植治疗：耳聋的基因治疗目前还处于起步性的、动物实验的探索阶段，如采取基因敲除技术，制作各种耳聋的动物模型；应用基因转染技术，将外源性治疗基因引入内耳等。而干细胞移植以替代损伤或损毁的毛细胞也是目前正在探索的治疗方法之一。

随着遗传性聋基因研究的不断发展，遗传性聋的防治工作，将会取得更多丰硕的成果。

2. 开展氨基糖苷类抗生素敏感家族的基因筛查 在药物中毒性聋的预防中，首要的是严格掌握用药适应证，尽可能不用或少用耳毒性药物，并在用药时注意监测听力变化等。在这种原则思想的指导下，目前氨基糖苷类抗生素中毒性聋的发生率已逐渐减少。另一方面，遗传学研究证实，由母系携带的mtDNA12SrRNA基因A1555G突变，与人类对氨基糖苷类抗生素的易感性有关。临床开展mtDNA基因的筛查工作，如发现易感性家族，可立即在家族成员内禁用此类药物，对预防药物中毒性聋具有重要作用。

3. 内耳微显微外科开始起步 内耳微显微外科是选择适当的径路，将内耳微内镜插入内耳，从内部观察其形态和病损，并对所发现的病变采用微激光、扩张等方法进行治疗的全新学科领域。目前市场上提供的内耳微内镜有①0°半软内镜：长160mm，直径1.0mm，可弯曲度为35°。②0°软内镜：长800mm，直径0.5mm，可弯曲度360°。王正敏教授发现，升温（60℃）微内镜可使内镜变得柔顺而提高其弯曲度。内镜均配有光源和平面监视系统，所摄取的图像经光学放大和电子放大后，显示于监视器上，供术者观察。

内耳微内镜技术最早始于上世纪90年代，在极重度耳聋患者的人工耳蜗植入术中作为辅助之用。以后的动物实验表明（王正敏，2002），正常豚鼠耳蜗经微内镜检查后，其形态和听功能无明显变化或仅有很小的变化。在此基础上，进而在临床扩大了在内耳的应用范围，开展了治疗内耳疾病的手术，如内耳先天性畸形、外伤、肿瘤、鼓阶阻塞性病变等。与此同时，还发现了从未报导的内耳病变，如鼓阶内的微小血管瘤等。内耳微显微外科的开展，预示着目前内耳疾病仅仅只能依赖功能检测、影像学检查结果及颞骨病理报告进行分析推理而诊断的方法，却不能直接观察真实病变、不能手术治疗的一个时代将有可能逐渐结束，它的发展和应用，必将推动内耳疾病诊疗工作的全面进步，而具有里程碑的意义。

4. 助听器的开发和应用（见本篇第二十一章）。

5. 人工耳蜗的推广应用（见本篇第二十二章）。

【蜗后性聋的防治】

蜗后性聋重在病因治疗，如各种桥小脑角肿瘤的手术，在耳内镜辅助和三维重建影像导航下开展的微创外科，以及术中听力监护器的帮助下，使得听力保存或提高的可能性已大为提高。听神经病的治疗仍在探索中。与神经性聋有关的其他脑病的防治工作仍需神经内科、外科和儿科、耳科医师们的密切配合，共同努力探索，方能取得成效。

（汪吉宝）

第二十章

伪聋和精神性聋

第一节 伪　　聋

伪聋(simulated deafness)又称诈聋。顾名思义,诈聋不是一种疾病,而是伪聋者为了达到某种目的(包括诉讼、经济、政治等目的),在听功能完全正常的情况下伪装耳聋;或虽有轻微的听力障碍,而有意夸大其听力受损的程度,故这种伪聋又称为夸大性聋(exaggerated hearing loss)。

【表现形式】

1. 单侧伪聋　比较多见。因为单侧伪聋伪装起来比较容易,伪聋者认为,在这种装聋的情况下,可以照常生活、工作而不容易被察觉,可能达到目的。

2. 双侧伪聋　伪聋者佯装双侧耳聋。这种伪聋较单侧伪聋困难。

3. 部分性伪聋　少见。此类伪装者大多对听力测试内容和技术有所了解。

4. 伪装聋哑　伪聋者不仅伪装两耳全聋,而且装哑。短暂的"装聋作哑"不难,但若时间较长,终会被识破。

【检查方法】

检查时,医师宜戴口罩,亲自询问受试者的病史,如耳部或头部受伤史,受伤部位,打击方式;耳聋的程度;有无耳鸣、眩晕、平衡失调等伴发症状;以及过去的听力状况等。并同时观察受试者的举止行为、神态等,注意耳聋的程度是否与其行为反应的情况一致。然后检查受伤部位,外耳及鼓膜。遇有以下情况时,应疑及伪聋的可能,并进一步做以下相关检查:①耳语试验或言语测听时,受试者的反应迟疑不决,且可排除因智力障碍,方言不懂或严重的耳鸣而带来的影响;②受试者所述受伤情况与耳部初步检查结果不一致,如诉耳部受拳击后发生全聋,但却无耳鸣,眩晕等内耳受损症状,外耳道及鼓膜完全正常;③正常情况下,手指塞非"聋"耳时,在1.5~4.5m处受试者应可听到语声,如受试者听不到,则有伪聋之可能;④音叉试验时骨导完全消失;⑤各种测试方法的结果不一致,同一测试方法,其前后各次检查结果亦有很大差异。

1. 单耳伪聋测试法

(1)音叉中线骨导试验:堵塞非"聋"耳,将振动的音叉置于头部中线上任何一点时,若受试者否认非"聋"耳能听到音叉声,示有伪聋可能。

(2)听诊器试验:测试前先用石蜡封闭听诊器一侧之耳塞孔,但表面不露任何痕迹,定不让受试者了解情况。测试时先将该耳塞置于非"聋"耳,另一侧耳塞置于"聋"耳,检查者口对漏斗形听诊器头讲若干语句,并请受试者复诵之。此时受试者均能复诵。继之,不用听诊器,而请受试者用手指堵塞非"聋"耳,再如法试之。若此时受试者不能复诵,则可能为伪聋。

(3)双语声管试验:通过听管或耳机,对受试者双耳分别播送内容和速度不同的语句。伪聋者,由于双耳所听到的语句互相干扰,仅能复诵少量单侧或双侧所播送的语句。而真为单侧耳聋者,仅健耳可听到语声,故能准确复诵健耳所听到的语句。

(4)朗诵试验:此试验的原理为:当环境有嘈杂声时,正常人必将不自觉地提高自己说话的声强,企图超过环境声的响度。测试时,先嘱受试者按平常一般声调朗读若干语句,不得中断,然后以噪声器向"聋"耳播放噪声,并逐渐提高其强度。如受试者随噪声强度的增加而提高其朗读声,提示可能为伪聋。而真聋者不会受到噪声的干扰。

(5)纯音听力计测试法:正常情况下,当测试条件

（如仪器，操作人员，测听室等）不变时，数次复测的纯音听阈阈值的变动一般不超过10dB；如相邻两个以上频率的听阈变化大于10dB，示听力有变化。伪聋者，不仅数次测试结果明显不同，而且听力曲线多为平坦形或碟形，甚至可能出现数个起伏很大的波形，而且骨导听阈较气导听阈反可高出20dB或20dB以上（此时应排除上半规管裂）等。此外，若用强度级很高的纯音反复测试“聋”耳而健耳不加掩蔽时，不出现音影曲线，或数次出现的“音影曲线”差别很大，示有伪聋之可能。真正的耳聋患者，在相同的条件下，尽管反复测试，其“音影曲线”亦无明显区别。

（6）声导抗听力测试法：声反射阈正常或低于纯音“听阈”，表明受试者有伪聋或精神性聋的可能。

（7）电反应测听法：电反应测听法是一种不受受试者主观意识和行为配合影响的客观测听法，其结果客观，可靠，在伪聋的诊断中具有重要价值。凡ABR波V反应阈正常或低于主观“听阈”，可提示为伪聋或精神性聋。疑为夸大性聋者可从ABR反应阈和（或）中潜伏期测试中进行鉴别。

2. 双耳伪聋测试法

（1）耳蜗眼睑反射试验：当受试者不注意时，乘其不备，以强声刺激之，受试者此时若出现眨眼运动，示有听力存在。

（2）睡眠惊醒试验：当受试者熟睡时，突然予以强声刺激，此时受试者若能被强声惊醒，证明其听力存在。而精神性聋患者在熟睡中“耳聋”仍然存在。故此法可用于鉴别伪聋和精神性聋。

（3）瞳孔反射试验：给一个强声刺激时，瞳孔的大小通常会出现变化，如系真聋，瞳孔的大小不变。

（4）纯音听力测试法、声导抗测试法和电反应测听法同单耳伪聋检查法。对伪聋的诊断必须本着实事求是的态度，认真、细致地进行检查，客观、科学、慎重地做出结论，在未获得确实可靠的检查结果以前，定不能轻率地做出结论。在诊断中，耳科医师仅应该从专业的角度对受试者作出听力是否正常，以及听力损失程度的可靠判断。

第二节 精神性聋

功能性聋可分为听觉分析功能减退及精神性聋（psychogenic hearing loss）两种。听觉分析功能减退多见于老年人及神经衰弱患者，为双耳聋。对本病的诊断只有在排除其他原因后方能成立。

精神性聋又称癔症性聋（hysterical hearing loss），发生于癔症患者或原有癔症倾向的人。耳聋常于突然受到重大的精神刺激，或听到巨大爆炸声响或遇到异常的灾祸后突然发生。精神性聋和伪聋不同，这种患者主观上并无诈骗的企图，也不希望达到任何目的。

【临床表现】

1. 起病突然，常为双耳“全聋”。
2. 无耳鸣及眩晕等症状。
3. 可有外耳道麻木感，皮肤感觉消失。
4. 有癔症的其他症状，如手足麻木，四肢震颤，缄默不语，感觉缺失，精神忧郁或过分激动，以及癔症性失明，癔症性失语等。
5. 唇读能力进步很快。
6. 发声之音调如常人。
7. 镫骨肌反射和听性脑干诱发电位正常。
8. 前庭功能正常。
9. 可突然自愈。暗示疗法可取得良好效果。

【精神性聋与伪聋的鉴别】

（表7-20-1）

表7-20-1 精神性聋与伪聋的鉴别表

	伪聋	精神性聋
个人目的	有经济、诉讼及政治目的	无
诱因	外伤等	精神创伤，巨大爆炸声，突然灾祸
单侧或双侧	多为单侧	多为双侧
表情	多机警，敏感	凝视，淡漠，精神紊乱
癔症的其他表现	无	有
不语症	极少	常有
熟睡惊醒试验	可惊醒	不可惊醒
暗示疗法	无效	有效，可自愈

（汪吉宝）

第二十一章

助听器选配

听力残疾是个全球性的医学问题，此类患者占全球人口的7%～10%。听力下降随着年龄的老化而增多，青年人为1%，45～64岁的人数为14%，65～75岁的人为30%，75岁以上的人为50%。我国老年性耳聋患者已超过5000万人，并随着人口老龄化而日益增多。我国听力言语残疾者约有2700万人，估计每年将新增加3万多人。新生儿中听力障碍的发病率达1/1000。听力残疾给患者带来生理上和心理上的痛苦、给其家庭带来不幸，而且可能给家庭和社会添加经济负担。因此，良好的听力康复服务具有相当重要的学术和现实意义。

助听器（hearing aid）是聋人教育和提高聋人听觉不可缺少的重要工具之一，随着人们生活水平的提高，社会交往的日益频繁，耳聋患者对助听器的需求量逐年提高。目前，在聋儿听力康复领域已对早期验配助听器的必要性形成共识，然而，对于日益增多的老年性耳聋者以及耳科临床上遇到的其他各类未能治愈的耳聋患者，耳科医师或许对及早选配助听器的必要性认识不足，致使听力损失降至影响正常言语交往水平的患者，失去了用助听器改善言语可懂度的时机。故开发研制优质助听器、正确选配合适的助听器及指导语言训练是医务工作者、聋人教育工作者及工程技术人员的共同课题。

一、助听器历史

助听器是一种提高声音强度的装置，可帮助某些耳聋患者充分利用残余听力，进而补偿聋耳的听力损失，是帮助聋人改善听力的有效工具。

追溯助听器的历史，助听器技术经历了非电性、电放大、真空管和晶体管四个时代。扩大声音强度可借助增加声音的集合、减少声能的消散和将声能放大等方法来获得。有人认为，对人类听觉有帮助的最早、最原始的“助听器”是重听者自己置于耳后的、弯成喇叭形的手掌。通过这种最简单的集声方法，可帮助重听者倾听对方的谈话。借助具有声音收集作用的空气传导式助听装置（如动物角、贝壳、喇叭等）、骨传导式助听器（如声扇、声管）等均为非电性助听器（即机械助听器），它只不过是集中声音或减少声能消散的简单工具，并不能使声能放大，最多只能增加10～15dB的音响水平。从聋人教育史来看，非电性助听装置对聋人教学并无帮助。

现代概念的助听器是一种将声能放大的设备，其历史已超过一个世纪。自亚历山大·贝尔发明电话机以后，1900年奥地利人利用电话机原理设计了一种助听器，这是一种携带式小型单程电话机，由碳质传声器话筒、电池和耳机组成，尽管其放大声能的效能小，且具有杂音大、性能差、体积大、质量重、不便携带等缺点，但它却是一个突破，是现代助听器的先驱。电放大助听器主要缺点为增益有限、频率响应范围窄，故需要有提高言语信号能量的装置，真空管放大器即有此功能。1906年出现了真空电子三极管，又叫电子管，1921年第1只真空管助听器问世，原始电助听器即被淘汰。1948年晶体管问世，1953年就出现了像香烟盒大小的晶体管助听器，随着技术的改进，逐步使其具有实用、小型化、易普及和高性能等优点，其放大性能、清晰度和保真度均日趋完善，应用也日益广泛。现在已研制出电脑遥控音频变焦数码助听器，可使聋人在噪声环境中听到清晰的言语。耳内助听器的问世归功于放大器集成电路化，集成电路是将放大器中常用的晶体管、电阻、电容等元件精制在一块硅平面上，这种技术使得助听器进入微型化。当今助听器发展方向是数字技术在助听器中的应用。数字处理技术的研发始于20世纪60年代，1986年数字调节的模拟线路助听器问世，但真正有用的数字式助听器直到1996年才见于市场。几乎所有的助听器选配师和制造商都相信，将来有一天数字式助听器将全部替代模拟线路助听器，数字式助听器时代已经到来。

二、助听器类型及结构原理

【助听器的类型】

助听器种类较多，大致可分为集体式、台式和携带式3类。携带式按其放置部位不同又可分为盒式、眼镜式、耳背式、耳内或耳道式。根据声波传导途径又可分为骨导助听器和气导助听器。耳背式、耳内式、耳道式3种助听器都是通过空气传导声音给聋耳；盒式和眼镜式助听器既有骨传导式又有空气传导式两种。根据使用距离分为近距离作用助听器和远距离作用助听器。一般个体助听器皆为近距离助听器，其传声器、接收器都位于身体周围；而远距离助听器可将传声器和接收器分开几十米使用，使交流的双方可以在远距离进行交谈，并能增强对周围环境噪声的抵抗能力。常见的远距离使用助听器有以下几种：调频助听器（frequency modulation aids，FM）；红外线助听器（infrared hearing aids）；还有一种可以将高频声移向低频的全数字动态重新编码助听器，即移频助听器（frequency transposing hearing aids）。

1. 盒式助听器（又称体佩式助听器） 盒式助听器的放大器、传声器、电池及各种控制装置均装在一个盒子里，构成助听器机身，经过一条导线把耳机和机身连接起来。其优点：①操作方便，易于调节开关及音量调节旋钮等；②造价及维修费用低；③因耳机与传声器之间距离较远，造成声反馈的机会较少，可以做成较大功率输出的助听器；④电池使用时间长，更换方便。缺点为：①助听器与衣袋间摩擦噪声会影响言语的辨别率；②因其有一根导线暴露在外，很容易让别人看出自己是聋人，会使部分佩戴者产生心理压力和心理障碍，尤其是年轻的失聪者自尊心更强，多不愿佩戴盒式助听器；③由于人体障板作用，使外界声波中的低频成分反射到传声器，从而增加助听器放大的低频成分，可掩盖高频成分，降低了助听器的清晰度。

2. 眼镜式助听器 国内、外目前皆已很少流行。优点：①助听器隐蔽在眼镜脚架里，不暴露在外，能满足聋人自尊的特殊心理；②传声器与耳机相距较远，可减少声反馈，提高助听器的声学效果；③排除了盒式助听器低频反射的干扰。缺点为：①不易大量生产，造价高、销售不便；②因增加了眼镜的重量，使耳部和鼻梁的负担加重；③佩戴不方便，引线易损坏。

3. 耳背式助听器（亦称耳后式助听器） 其机身在耳廓背后，与安放在耳甲腔的传声管相连。其优点在于：①体积小，放置在耳廓背后，既能帮助聋人改善听力又能满足聋人的心理需求；②它不像耳内式助听器需要专门定做，比眼镜式的重量轻，左右耳通用，便于大量生产和销售。缺点是：需专门配制一个与外耳道及耳甲腔形状一致的耳模。可因此而改变外耳道固有的共振频率峰值，会使佩戴者听觉不适应。

4. 耳内式助听器 它是按人耳的外耳道及耳甲腔的几何形状来制作一个空心外壳，而根据聋耳的听力曲线设计放大器，然后将有关部件放在小小的空心外壳里，具有较好的应用前景。优点为：①比较隐蔽；②人耳固有的一些功能能够得到发挥，有益于提高听力；③有明显的提高高频听力的作用，可增加言语的清晰度。对一些高频听力损失较重的患者也能成功选配；④不易摔掉损坏。

5. 耳道式助听器 它是目前最小的助听器，是在耳内式助听器的基础上发展起来、仅按外耳道口的形状大小来制作的，具有发展前途。还有可植入的耳道式助听器，它的优点在于隐蔽，并且由于助听器植入位置接近鼓膜，充分利用外耳的共振特性，声学效果较传统助听器更完美。具有的优点为：①保留了外耳道的共振特性，聋耳容易适应；②隐蔽性更好；③耳廓集音，头部绕射及对声源的定位作用较耳内式还要明显。缺点是：①体积太小，调节不方便；②电池容量小，需经常更换；③需专门定做，不能批量生产。

【工作原理和主要技术指标】

现代助听器是一个放大器，它的功能是增加声能强度并尽可能不失真地传入耳内。由于声音的声能不能直接放大，故有必要将其转换为电信号，放大后再转换为声能。

1. 基本部件 任何助听器都包括5个部分：话筒、放大器、接收器、电源和音量开关（图7-21-1）。

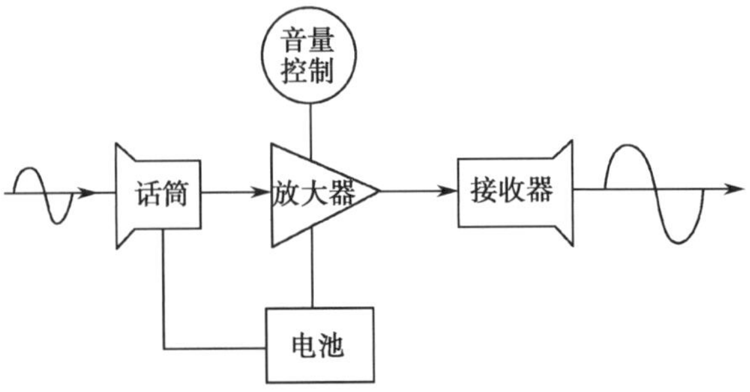

图7-21-1 助听器工作原理图

（1）话筒：话筒是将机械声能转换为模拟弱电流的转换器。

（2）放大器：放大器使话筒产生的弱信号幅度增大。

（3）接收器：原理上与话筒相反，接收器（耳机）将放大的电信号转换为声能。

（4）（电源（电池）：提供放大过程中所需的电力。

（5）音量控制开关：调节耳机音量大小。

2. 附件　除上述部件外，大多数型号的助听器还有3个附加电路（音调控制、感应线圈和输出限制控制），它们都会以某种形式影响输出信号。

此外，为了提高助听器的使用效果，盒式和耳背式助听器需要按耳甲腔及外耳道口形状配制耳模，使导声管与外耳道严密吻合，从而减少声漏造成的声反馈啸叫，以提高助听器的效果。

3. 主要技术指标　主要技术指标包括最大声输出，最大声增益，频率响应，谐波失真动态范围，等效输入噪声，感音线圈灵敏度等。这些指标均可通过助听器分析仪测出。

（1）最大声输出：当外界信号由60dB逐渐增大至90dB输入时，输出信号也相应逐渐增大，但当输入信号≥90dB时，助听器输出信号不再相应增大，此时的输出即为最大声输出。

（2）最大声增益：即助听器耳机输出声压级与传声器输入声压级的差值。

（3）频响曲线：即助听器输出增益的变化随输入信号频率变化的关系曲线。频响曲线对助听器的选配十分重要。

（4）失真：理想的放大系统除其他特性外，应能不失真地再现输入信号。但实际上话筒、放大器和接收器都不能完全不失真地再现输入的信号。当输入信号的声学特性不能精确地再现时，输出与输入信号之间就存在差异，这就是失真。失真中以谐波失真最常见，此外还有互调失真、交叠失真和瞬态失真等，盒式助听器的失真应≤10%，耳背式助听器≤5%。

（5）等效输入噪声：当输入信号为0时，本机固有的噪声输出称为等效噪声，等效噪声应小于30dB，而且越小越好。

4. 耳模　各种大功率和特大功率（最大声输出可达140dB以上）助听器的问世，为更多重度和极度耳聋患者提供了康复机会，但助听器的功能越大，对耳模制作的技术要求也越高，对耳模的声学特性也应进行更深入的研究。

耳模的主要作用是提供从助听器接收器到鼓膜的通道，使助听器佩戴稳固，改善声学效果，消除声反馈，进而提高助听器的效果，特别是对耳聋严重的聋耳尤为重要。耳聋程度不同，所用耳模也有所不同，耳模形态的变化可以改变助听器的声学特性，使之更适合聋耳的需要。耳模的常见类型有：扣式、开放式、框架式或格栅式、壳形和半壳形耳模。

耳模可通过改变其通气管大小、加滤波器和改变声孔直径等修形而改进从接收器传来信号的声学特性，减少失真。

三、助听器的应用

助听器几乎可使绝大多数听力损失者得益，有残余听力的耳聋患者，在药物或手术治疗无效，病情稳定后均可选配助听器。但选择助听器时要考虑助听器的结构形式、功率、声增益大小及电声特性，科学选配，不可随意购买。选配时除考虑听力因素外，还必须顾及患者的心理和社会因素。每一位听力损害者都不愿意暴露自己的缺陷，他们选择助听器时首先考虑的是外形，越小越好，最能满足他们的自尊心，其次是佩戴舒适，再者是音质要好。这一现象确应引起我们的注意。故成功的选配必然是建立在良好沟通的基础上的，整个过程贯穿着科学和艺术的结合。

【选配对象】

助听器已经经历了90年的发展历程，与之密切相关的耳科学、听力学也有了突飞猛进的发展与提高，目前几乎所有传导性聋患者均可通过手术得以提高听力，使用助听器的主要是感音神经性聋及一部分传导性聋患者。现代技术在助听器工业的应用也为不同程度、不同类型的耳聋患者选配到合适的助听器创造了条件，使过去认为不宜佩戴助听器的耳聋患者也可能选配到性能合适的助听器，例如，先天性内耳未发育或无残余听力者。外耳道闭锁或耳流脓者不适合用常规的助听器，但可有特殊的、经骨传导放大的助听器。因此，助听器的入选对象及有关的观念亦需要加以改变，而且随着全社会经济的发展，人们对生活质量要求更高，人与人之间交往日益增加，轻度、中度耳聋患者使用助听器的比例越来越大。可以说，凡期望改善言语交流能力的任何性质的耳聋患者都可以成为助听器的选配对象。

世界卫生组织（WHO）2001年7月，在日内瓦召开了发展中国家助听器专题会议，发布《WHO发展中国家助听器及其服务指南》，推荐助听器的适用范围是：

儿童：相对健耳0.5kHz、1kHz、2kHz、4kHz 4个频率平均听阈31～80dB HL。

成人：相对健耳0.5kHz、1kHz、2kHz、4kHz 4个频率平均听阈41～80dB HL。

理想的选配对象是感音神经性聋患者，选配的一般原则是根据纯音听力（0.5～4.0kHz）平均损失程度而定，听力损失愈重时，所需的增益亦愈大。一般说来，中度听力损失者使用助听器后获益最大，而轻度和极重度耳聋者获益较少（图 7-21-2）。

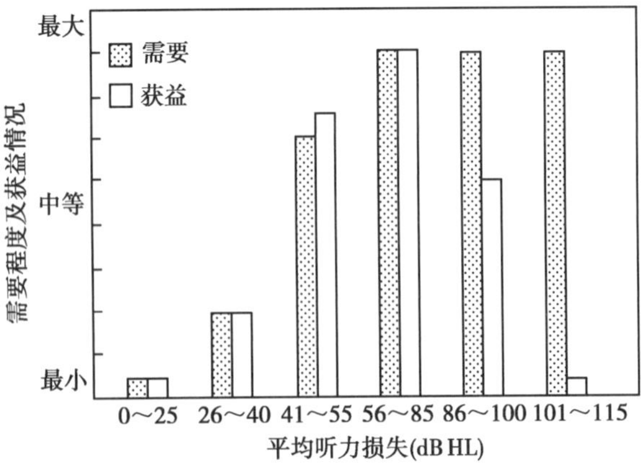

图 7-21-2 不同程度听力损失者对助听器的需要程度及获益情况

在选配助听器时，对以下选配对象应予以注意：

1. 感音神经性聋　现在仍有不少人，包括一些耳科专家，依然相信感音神经性聋者不宜选用助听器的观点。根据助听器的临床实践，这种观点是错误的，它会误导感音神经性聋者拒用助听器。

2. 单侧耳聋　所谓失助听耳，是指对侧耳听力正常或近于正常时，不能从助听器获益的聋耳。对失助听耳，通常不给患者配置助听器。现在采用单侧信号对传交联式助听器（contralateral routing of signal，CROS）技术，使多数单侧听力损失患者可采用此类助听器。一侧耳全聋，另一侧耳中度或重度听力损失者，可采用双耳信号对传交联式助听器（bilateral contralateral routing of signal，BICROS）型助听器。

3. 双侧重度听力损失　双侧重度耳聋者，只要任何一耳有残余听力，就应该是潜在的人选对象。

4. 高频听力损失　过去认为 1.5kHz 以上频率的听力损失就不适合佩戴助听器，现在由于耳模的开发与研究，通气管的应用和能降低反馈的各种助听器电路的研制，对那些高频区听力陡降的大多数患者，也能相当成功地选配好助听器。

5. 耐受性问题　因重振现象使部分感音性聋患者不能耐受，这些人是使用助听器效果较差的对象，可因不舒适而常拒绝使用助听器。

6. 对于 12 岁以下儿童，他们的言语、语言和感知能力发育主要是依靠他们听到的听觉信号，听力损失会使这些儿童获得与听力正常儿童相同的教育程度需多花 1～2 年时间，因此，一旦发现小儿有听力障碍，即使是轻度的，仍应提倡用助听器，并加强教育。总之，对儿童的听力损害早发现、早治疗、强有力的康复计划是很有必要的。

【助听器选配原则】

科学选配助听器，就是要结合具体情况，就单耳或双耳助听、助听器种类、性能、价格等获取信息，为患者选择操作方便、佩戴舒适、增益合宜的放大器，在为成年人选配助听器时不应轻易否定或放弃一个助听器的潜在使用对象。绝大多数听力损失者宜用耳背式或耳内式助听器；老年人举手不便者，极度耳聋或经济条件差者，宜用盒式助听器；轻、中度听力损失，为求得助听器更隐蔽，可用耳道式。

1. 单耳和双耳助听器选配原则　双耳听力损失程度和听阈曲线形态基本相似，应尽可能双耳佩戴助听器，这有助于提高言语可懂性，感受立体声和抑制环境噪声。对于儿童，只要双耳平均听力损失之差小于 30dB，应尽量鼓励双耳佩戴。双耳听力损失相差无几的成年人，只要经济条件允许，也应双耳佩戴。

近代听力学研究证明双耳助听器有如下优点：①可使每耳助听器的增益降低 3～5dB，减轻啸叫和失真；②能降低背景噪音 2～4dB，提高信噪比，使言语清晰度相对提高；③能发挥双耳立体定向作用，避免交通事故的发生；④避免了头部的阴影效应；⑤有更大的听音距离，单耳可听 1m 远的声音，而双耳能听 4m 远的声音；⑥能使双耳保持听觉活力，避免“弱听”。⑦避免单耳助听器产生的疲劳和紧张感；⑧双耳听觉有助于鉴别和理解每个人的声音；⑨双耳对突然的响声不会觉得很刺耳，而单耳听起来却很刺耳；⑩双耳听觉给人一种享受更自然的社会生活的乐趣。因此近些年来听力学家们鼓励在有条件的情况下尽可能佩戴双耳助听器。双耳助听可用 2 个耳背式、耳内式或耳道式助听器，也可用眼镜式助听器。经济条件较差者可用 Y 型线路助听器，此助听器由一个盒式助听器引出 2 根导线和 2 个耳机，置于双耳，由于传声器仍是 1 个，所以虽是双耳助听，但不会有立体声效果。

但如有以下情况，则常视为双耳选配的禁忌证：①退化作用，双耳言语辨别得分差别很大，应防止差耳一侧的放大使得好耳一侧的听力变差。这是由于对病变严重的耳蜗进行声放大可能使得来自好耳的信号在听觉通路传输过程中失真；②融合或整合作用，中枢听觉功能减退的患者双耳听觉可能不如一侧单独听声，有些可能由于长期不用双耳听声而导致功能退化。后者可能需要较长的适应期才能决定是否适合双耳选配助听器；③动态范围，一侧动态范围很窄时，可能只能选配动态范围较宽的一侧；④复听（diplacusis），双耳复听意味着双耳交替听取同一纯音时感觉为不同的音高。此时，双耳选配应慎重；⑤不适阈，一侧不适阈很低时不宜双耳选配，该侧的动态范围也常常很低。最好选配不适阈高和动态范围宽的一侧。

双耳听力损失不等，又要求单耳佩戴的患者，应参考听力损失的程度，听力曲线的类型，气、骨导差来选择佩戴耳。如两耳听力损失差距较大，应戴在听力好的一侧；如听力损失相差不多，应戴在言语分辨能力好的一侧；如两耳听力损失均小于 60dB，宜戴在听力较差的一侧；如听力曲线不一致，双耳听力损失又差不多，应戴在曲线较平坦的一侧。一耳听力正常的病例，患耳也应戴用助听器，可以保护健耳的听力。

2. 气导助听器与骨导助听器的选配原则　有些传导性聋患者，其耳蜗及听神经系统功能正常，在这种情况下，可用骨导助听器。方法是把骨导助听器放在乳突部，声波将通过乳突骨传导给内耳。有人错误地认为，气导助听器适用于传导性聋，骨导助听器适用于神经性聋。在下列情况下应选用骨导助听器：①外耳道闭锁、狭窄、长期流脓，不适宜用耳塞者；②1kHz和 2kHz 气导和骨导听力级的平均值差距大于 40dB 者。

【助听器选配步骤】

1. 病史采集和听力测试　从病史及听力测试所得的资料中，可了解患者的听力实际情况及选配效果，听力测试不仅是为了精确选择助听器的类型或增益，还可用来比较使用助听器前后的听力改变情况，因此要仔细测试。若测试不准确，使用后出现问题时，就难以确定是患者听力下降还是助听器或其连接部件出现故障。除听力学评估外，还需要一份详实的病史，其中应包括失聪的原因、发病情况、药物及手术治疗病史、身体一般状况、患者在工作或社会活动中的角色和生活条件、听力损失的自我评价、对助听器的了解程度、佩戴助听器的历史和言语训练史等。

听力学和耳鼻喉科医师互相合作才能为患者选到最好的助听器，由后者确定耳聋的性质并证实听力障碍无法通过手术或药物得到改善。而听力学家和销售商的作用是估计患者的交往需求并为他们选择最佳助听器，同时向他们宣教使用助听器的正确态度、如何适应新的听觉环境、怎样保养助听器等知识，还应经常随访，保证患者用得满意。

2. 初选助听器　虽然没有一种方法能够精确给出助听器所需的增益、输出或频响，但还是能够提供所需助听器的大致性能范围。一种助听器是否合乎要求，还要考虑用户的需求程度如价格、外观及其操作等，专业人员应能在基本性能合适的 2～3 种型号中做出选择。

也可通过电脑选配助听器，即通过连有 Hi-Pro 硬件和 Noah 软件的电脑操作，输入患者听力资料，可得出推荐之助听器及各种调节参数，可满足大多数患者的需要。

助听器增益的选择可根据专用测试仪器测试及有关公式法计算确定。选用助听器要根据聋耳的听力损失情况来决定；曾有错误观点认为听力损失 50dB，助听器增益也一定要 50dB，临床实践证明，如果听力损失 50dB，助听器的增益达 20～30dB 即可。

（1）传音性听力损失：用全增益公式，即所选助听器的增益量应等于或稍大于 0.5、1、2、4kHz 气导损失分贝的平均值。如患者平均听力损失 50dB，应选增益为 50dB 以上的助听器。

（2）感音神经性听力损失：可首用半增益公式初选，即所选助听器的增益量应等于或稍有大于平均气导损失分贝数的一半。如患者听力损失 60dB，应选增益为 30dB 以上的助听器。可用如下公式：

$$\text{助听器平均增益量} = \frac{0.5、1、2、4\text{kHz 气导损失}}{2} + (5\sim10)\ \text{dB}$$

如患耳有明显的重振现象，则尽可能使用数字助听器。

（3）混合性听力损失：一般可用 2/3 增益公式初选。如气导听力损失为 60dB，应选用增益为 40dB 以上的助听器。

目前世界上确定助听器增益的计算公式大体上可归为 4 类：

1）Pogo 公式：即助听器增益是听阈值的 1/2，750Hz 以下低频时比 1/2 还要小。

2）Berger 公式：即高频和低频增益是听阈值的 1/2，中频比 1/2 多一些。

3）1/2 法则，1/3 法则，2/3 法则（表 7-21-1）。

表 7-21-1　1/2、1/3、2/3 增益公式

频率	需增 dB2/3 法则	所需增 dB1/3 法则	所需增 dB1/2 法则
50Hz	2/3HTL-5dB	1/3HTL-5dB	1/2HTL-5dB
500Hz	2/3HTL-3dB	1/3HTL-3dB	1/2HTL-5dB
750Hz	2/3HTL	1/3HTL	1/2HTL
1kHz	2/3HTL	1/3HTL	1/2HTL
1.5kHz	2/3HTL	1/3HTL	1/2HTL
2kHz	2/3HTL	1/3HTL	1/2HTL
3kHz	2/3HTL	1/3HTL	1/2HTL
4kHz	2/3HTL	1/3HTL	1/2HTL
6kHz	2/3HTL-5dB	1/3HTL-5dB	1/2HTL-5dB
8kHz	2/3HTL-5dB	1/3HTL-5dB	1/2HTL-5dB

4）NAL（national acoustics laboratory）法，由澳大利亚国家实验室推荐。

NAL 法具体使用步骤如下：

a. 根据患者在各个频区的听阈值，按照助听器的类型，在相应的耦合器测得的增益期望值（RCG）表中查知其值（表 7-21-2，表 7-21-3，表 7-21-4）。

b. 以患者在 0.5kHz、1kHz、2kHz 的听阈值总和，在校正系数表中求得相应的校正系数 X（表 7-21-5）。

c. RCG 和 X 值之和即为适合患者听力的助听器在各个频区的增益值。

d. 根据助听器说明书，找出恰当的助听器型号。

表 7-21-2　耳内式助听器增益期望值（RCG）表（dB）

听阈（dB）	0	5	10	15	20	25	30	35	40	45	50	55	60	65	70	75	80	85	90	95	100	105
频率 250	-1	1	2	4	5	7	8	10	11	13	15	16	18	19	21	22	24	25	27	29	31	32
（Hz） 500	9	11	12	14	15	17	18	20	21	23	25	26	28	29	31	32	34	35	37	39	40	42
750	13	15	16	18	19	21	22	24	25	27	29	30	32	33	35	36	38	39	41	43	44	46
1k	16	18	19	21	22	24	25	27	28	30	32	33	35	36	38	39	41	42	44	46	47	49
1.5k	14	16	17	19	20	22	23	25	26	28	30	31	33	34	36	37	39	40	42	44	45	47
2k	14	16	17	19	20	22	23	25	26	28	30	31	33	34	36	37	39	40	42	44	45	47
3k	15	17	18	20	21	23	24	26	27	29	31	32	34	35	37	38	40	41	43	45	46	48
4k	13	15	16	18	19	21	22	24	25	27	29	30	32	33	35	36	38	39	41	43	44	46
6k	4	6	7	9	10	12	13	15	16	18	20	21	23	24	26	27	29	30	32	34	35	37

表 7-21-3　体佩式（盒式）助听器增益期望值（RCG）表（dB）

听阈（dB）	0	5	10	15	20	25	30	35	40	45	50	55	60	65	70	75	80	85	90	95	100	105
频率 250	-4	-2	-1	1	2	4	5	7	8	10	12	13	15	16	18	19	21	22	24	26	27	29
（Hz） 500	2	4	5	7	8	9	11	13	14	16	18	19	21	22	24	25	27	28	30	32	33	35
750	8	10	11	13	14	16	17	19	20	22	24	25	27	28	30	31	33	34	36	38	39	41
1k	16	18	19	21	22	24	25	27	28	30	32	33	35	36	38	39	41	42	44	46	47	49
1.5k	22	24	25	27	28	30	31	33	34	36	38	39	41	42	44	45	47	48	50	52	53	55
2k	25	27	28	30	31	33	34	36	37	39	41	42	44	45	47	48	50	51	53	55	56	58
3k	26	28	29	31	32	34	35	37	38	40	42	43	45	46	48	49	51	52	54	56	57	59
4k	17	19	20	22	23	25	26	28	29	31	33	34	36	37	39	40	42	43	45	47	48	50
6k	0	2	3	5	6	8	9	11	12	14	16	17	19	20	22	23	25	26	28	30	31	33

表 7-21-4　耳后式助听器增益期望值（RCG）表（dB）

听阈（dB）	0	5	10	15	20	25	30	35	40	45	50	55	60	65	70	75	80	85	90	95	100	105
频率 250	1	3	4	6	7	9	10	12	13	15	17	18	20	21	23	24	26	27	29	31	32	34
（Hz） 500	9	11	12	14	15	17	18	20	42	21	23	25	26	28	29	31	32	34	35	37	39	40
750	12	14	15	17	18	20	21	23	24	26	28	29	31	32	34	35	37	38	40	42	43	45
1k	16	18	19	21	22	24	25	27	28	30	32	33	35	36	38	39	41	42	44	46	47	49
1.5k	13	15	16	18	19	21	22	24	25	27	29	30	32	33	35	36	38	39	41	43	44	46
2k	15	17	18	20	21	23	34	26	27	29	31	32	34	35	37	38	40	41	43	45	46	48
3k	22	24	25	27	28	30	31	33	34	36	38	39	41	42	44	45	47	48	50	52	53	55
4k	18	20	21	23	24	26	27	29	30	32	34	35	37	38	40	41	43	44	44	48	49	51
6k	12	14	15	17	18	20	21	23	24	26	28	29	31	32	34	35	37	38	40	41	43	45

表 7-21-5　校正系数值 X

听阈值总和（dB）	X 值	听阈值总和（dB）	X 值	听阈值总和（dB）	X 值
20	1	110	6	200	10
25	1	115	6	205	10
30	2	120	6	210	11
35	2	125	6	215	11
40	2	130	7	220	11
45	2	135	7	225	11
50	3	140	7	230	12
55	3	145	7	235	12
60	3	150	8	240	12
65	3	155	8	245	12
70	4	160	8	250	13
75	4	165	8	255	13
80	4	170	9	260	13
85	4	175	9	265	13
90	5	180	9	270	14
95	5	185	9	275	14
100	5	190	10	280	14
105	5	195	10	285	14

表 7-21-6　NAL 法计算方法举例

频率（Hz）	250	500	750	1k	1.5k	2k	3k	4k	6k
听阈（Hz）	25	35	45	55	65	75	75	80	80
RCG（dB）	9	20	26	33	36	38	45	43	37
校正系数 X	+8	8	8	8	8	8	8	8	
增益值（dB）	17	28	34	41	44	46	53	51	45

X 值求法：① 0.5、1、2kHz 的听阈值之和 = 35 + 55 + 75 = 165；② 校正系数表中，相对应于 165dB 的 X 值为 8。

例如：某患者的听阈为 250Hz，25dB；500Hz，35dB；750Hz，45dB；1kHz，55dB……（表 7-21-6），患者准备选配耳背式助听器，因此在表 6-16-6 中百分数查出各频区的 RCG 值为 9、20、26、33、36……。其 500、1k、2kHz 的听阈值之和为 35 + 55 + 75 = 165，在校正系数表中查知对应于 165dB 的 X 值为 8，增益期望值加上校正系数值，所以该患者在各频区应从助听器获得的增益值为 17、28、34、41、44dB。按此要求，可从耳背式助听器说明书中查找出相应型号的助听器。

X 值求法：

a. 0.5kHz、1kHz、2kHz 的听阈值之和 = 35 + 55 + 75 = 165；

b. 校正系数表中，相对应于 165dB 的 X 值为 8。

3. 选择最大声压输出　所选助听器的最大声压输出不宜超过患耳不适响度级 10dB。在有 PC 或 AGC 装置的助听器上，可按需调节。

4. 选择频率范围　听阈曲线较平坦，宜选用频率范围较宽的助听器。如上升型、下降型或陡降型，应选择有频响调节的助听器或数字助听器。通常以 L、N、H1、H2 等表示，也有用听阈曲线示意图标出者就更方便。

5. 调节助听器各种开关　选择助听器的测量方法缺少精度及可靠性，初选后经过一段时间的使用，就应根据需要经常调节助听器至最佳使用状态。

6. 助听器的修形　助听器的修形是成功选配助听器的重要因素，一个小小的甚至几乎难以觉察的助听器耳模和有关附件（耳钩、传声管）物理上的修形，却能明显改善助听器频响和用户的使用效果。

有如下因素会影响到达鼓膜的放大语音，包括：①话筒位置；②助听器的电声特性；③耳钩和传声管特性；④耳模形状和大小；⑤耳模的封闭和紧密程度；⑥耳模尖端和鼓膜间的距离；⑦中耳的阻抗；⑧接受器与中耳的相互作用。可通过修形改变耳模的通气程度、传声管大小和形状、通气管大小和形状、声漏大小等，以改进使用效果。

7. 调试

（1）声场内言语“香蕉图”测试：使助听听阈基本在“香蕉图”内。

（2）真耳测量（real ear measurements）：选配助听器 真耳测量是将计算机化探管传声器（computerized probe microphone，CPM）的探管置于被测试者外耳道深部近鼓膜处，测量外界声刺激在个体耳的真实频率响应及相关声学特性的新技术。它在外耳共振效应、身体阻挡、头部绕射、耳模阻塞等方面提供了重要的客观信息，使选配真正“个体化”。

所有助听器的性能都是在2ml耦合器中测量的，但外耳道容积并不正好是2ml，并且成人与儿童、各个体之间还存在差异，耳模与鼓膜之间残留容积、中耳的阻抗和外耳共振之间差别，耳模修形对声压级的影响，所有这些差别都可通过真耳测试得以了解，即得出到达鼓膜表面的实际声压。

真耳测试可通过置于耳道的探头精确地观察到助听器在工作时的增益和输出。真耳测试除了验证选配外，还可用于检测助听器的故障。真耳测试与患者主观感觉结合是选配助听器非常有价值的工具。与行为增益相比至少有两个优点，首先，它不需要患者做出反应，可应用在儿童和无法对纯音做出反应的患者；其次能测出行为测试中难以观察到的2～10dB的小差别。一旦熟悉测试过程，真耳测试能很快完成且很精确。

【使用助听器注意事项】

人们对助听器最常见的误解之一是认为它能重建正常听力，任何相信这一观点的聋人一旦戴上助听器，往往会意识到情况并非如此。这是买了助听器却不用的首要原因，因此要向患者说明，让他理解为何助听器不能重建正常的听觉功能的道理，并解释如何对待助听器的效能。

佩戴助听器要有一个适应与习惯的过程。因为患者长期耳聋，突然戴上助听器，耳内会觉得吵闹，也有人刚戴助听器非常高兴，感觉效果很好，几天后感到疲劳，认为助听器出了毛病。

如何正确使用助听器，应注意如下几点：

1. 看懂说明书，掌握各种开关旋钮的使用方法。

2. 正确运用功能开关 助听器功能开关通常有三档，以“O”,“M”,“T”表示,“O”-off,代表“关”;“M”microphone,表示“传声器和话筒”;“T”telephone,代表“电话”。还有些助听器用“O”、“MT”,“T”来表示功能,其中MT表示听讲话的同时还可以听电话。

3. 正确使用音量控制 音量控制往往是手轮旋转式，手轮上刻有1、2、3、4、5等字码。数码越大相对地表示增益越高，音量越大。切记音量不能调得过大，以能听清对方讲话为宜，太大了会使听力下降。

4. 当感觉言语清晰度不好时，可调节音调控制装置“TONE”，音调的调节实质是改变助听器的输出频率响应曲线，音调通常用“L”、“N”、“H”3个英文字母表示。

5. 助听器及其附件 应经常保持清洁、干燥、防高温，避免潮湿，防止磕碰。

6. 初次戴助听器不能到喧哗嘈杂的环境中去，应先在安静环境中进行自我训练，自己发音自己听，可以对照镜子看口形，一直到不看镜子能听懂自己的发音为止。

7. 在自我训练的基础上可以练习听播音员讲话，然后开始练习对话。对话人先少后多，对话速度先慢后快。

8. 助听器使用2～3个月后要重新调整音调、AGC、PC、MPO装置。经过一段时间训练，大多数聋人将会逐渐习惯用助听器。

四、特殊类型助听器

广义的讲，凡能有效地帮助听力损失者听清楚声音的各种装置都可称为助听器。现在所说的助听器是指可根据患者不同听力损失进行补偿的高级电声放大装置。按照所应用技术的不同，助听器可分为3类：模拟助听器，即传统助听器；混合助听器；数字助听器。数字助听器的优点是可不受限制地调节数字信号，这一特点有利于加强信号、降低噪声和改进背景噪声，数字技术广泛应用的障碍是需克服消耗功率过大、费用过高等问题。尽管传统助听器在技术上有所进步，但仍只有15%～20%听力损失者使用后能够受益。同时，传统助听器除影响其形象和美观外，还常有患者抱怨耳道内不舒适感，尤其那些在耳道内使用较小助听器的患者。耳道内戴着这样的助听器可引起闭塞效应，这样会丢失低频信息。由于耳道被助听器封闭，耵聍和耵聍栓塞问题也大大增加。外耳道变得潮湿。

故除以上应用较多的传统助听器外，逐渐出现了另外两种特殊类型的助听器：

【植入式助听器】

人工耳蜗也可算是植入式助听器之一。最典型的植入式助听器是人工中耳，它是用压电陶瓷双压电晶片制成的听骨振动器直接驱动镫骨。它的植入部分包括听骨驱动器和驱动线圈。非植入部分包括外联线圈、传声器、放大器和电池，外形类似耳背式助听器。外联线圈以电磁感应激发驱动线圈使振动器振动，声能可高效地传入外淋巴，言语识别力高，适合于中、重度传导性聋患者。

植入式助听器能够绕过外耳道在中耳提供振动的声能。通过正常听骨链振动产生声能的输入。植入式助听器利用听小骨振动驱动听骨链，因发送线圈系统和接收器有不同而分为完全植入式助听器和部分植入式助听器。

目前各种植入式助听器的根本区别在于所用传感器类型以及与听骨链的连接方式的不同。依传感器不同分为电磁型与压电型。前者包括：Vibrant Soundbridge（美国，Symphonix Devices 公司，半植入式）、DDHS（美国，Oklahoma 公司，半植入式）、MET（美国，Otologics LLC 公司，半植入式）；后者包括：TICA（德国，Implex 公司，全植入式）、Envoy（全植入式）、RION（日本，Ehime 大学、Teikyo 大学及 Rion 公司，半植入式）。

植入式助听器有宽的频率响应，较低的线性和非线性失真。其优点还表现为高频放大时没有传统助听器产生的声反馈。在有背景噪声的情况下能够提供较好的听力。此外，完全植入式助听器消除了传统助听器所带来的社交上的麻烦。另外，植入式助听器还消除了堵耳效应以及其他失真。当然，也有植入时手术和全麻风险、故障发生、价高以及电池更换等不足之处。当然，其优缺点只有等到进一步发展应用后才能得以确定。

理想的植入式助听器应该容易植入。应该对正常听觉系统无损害。尤其重要的是假如助听器发生故障时听觉系统仍可保持其完整性。植入式助听器固定到听骨后导致听骨链僵硬度增加，降低了对低频声音的反应，而助听器本身增加了听骨链的质量而降低了对高频音的反应。

【骨锚式骨导助听器】

骨锚式骨导助听器（BAHA，bone anchored hearing aids）也是一种可植入的骨导助听器，应先将钛螺钉拧入颅骨中，患者将助听器固定于钛螺钉上，外形像耳背式助听器。它与骨的直接接触方式克服了传统骨导助听器受皮肤和肌肉的影响，音质得以改善。

许多患者需要借助声音放大装置。适用于先天性外耳发育不全（外耳道闭锁、耳廓畸形等）、中耳炎后遗症、耳硬化症、外伤引起的外耳道狭窄，中耳重建手术后未干耳或听力改善不明显者，以及其他不适合使用气导助听器的患者。其中大多数为混合性耳聋，内耳功能越好，获得较好听力的机会就越大。如在双侧外耳道闭锁的患者，通常有正常或接近正常的耳蜗功能，是 BAHA 的理想候选人。对外耳道闭锁患者术前评估得分较低而重建手术困难时，更有必要推荐用 BAHA 代替重建手术。此外，BAHA 并不妨碍以后进行重建手术。缺点是其最大输出功率没有气导助听器大，且佩戴不甚方便。

（龚树生）

第二十二章 人工耳蜗植入术

如何帮助深度耳聋（profound deafness）患者或全聋（total deafness）患者恢复听觉，一直是耳科学领域的重大难题。虽然随着助听器的不断改进，可帮助部分极度耳聋患者借助助听器恢复听觉，但据 House（1991）估计，仅美国就有 30 余万耳聋患者不能通过助听器恢复听觉。根据我国 1987 年人口调查统计，我国有 150 万全聋患者，这些全聋患者更无法借助助听器来恢复听觉。自从本世纪 50 年代末～60 年代初以来，国际上开始在临床上探索用电刺激听神经或耳蜗的方法，来帮助深度耳聋及全聋患者恢复听觉。至今，人工耳蜗植入（cochlear implantation）已成为帮助深度耳聋和全聋患者恢复听觉的一个有价值的方法。欧美等国已将人工耳蜗作为重度耳聋的常规治疗方法，据 2004 年 Zeng 统计目前全球已有超过 60，000 多名人工耳蜗使用者。我国从 1995 年引进国外多通道人工耳蜗以来，已经有近 3000 名耳聋成人和聋哑儿童安装了人工耳蜗。

第一节 人工耳蜗植入发展简史

早在 1790 年，Volt 用两根金属小棒插入自己双侧外耳道，在两根金属棒间接通约 50V 电压的电流。当接通电流的一瞬间有头部受打击感，随之听到一种类似煮沸的声音。1957 年 Djourno 和 Eyries 首次报道了第 1 例用电刺激听神经全聋患者后可帮助其增加对言语节律的识别而有助于唇读，经训练后还可听懂一些词汇。

60 年代初，House 为一语后聋患者做了耳蜗电极植入术。以频率为 100Hz 的方波电刺激，波幅经声的模拟电信号调制，该患者可感受到声音而无不适感。House 于 1969 年与工程师 Urban 一起组织了一个耳蜗植入小组。并于 1973 年在美国耳科学会议上报道了 3 例接受耳蜗电极置入的病例。同期，一些学者从临床及动物实验方面观察了耳蜗电极植入的物理学特性、心理声学特性及安全性。

1984 年 11 月 26 日，美国食品与药物管理局正式认可 House 耳研所设计的 3M/House 感应式单导人工耳蜗为安全有效的医用产品，并批准生产。随后，在 1985 年 10 月，美国食品与药物管理局正式批准澳大利亚墨尔本大学 Clark 教授领导研制的、由 Nucleus/Cochlear 公司生产的 Nucleus22 感应式人工耳蜗在美国应用于成人。1990 年 6 月 27 日，美国食品与药物管理局又批准 Nucleus/Cochlear 公司生产的微型 22 导人工耳蜗（nucleus mini system22 cochlear implant）应用于儿童。使人工耳蜗植入工作得以广泛开展。与此同期，尤其在 80 年代以来，世界各地包括中国其他人工耳蜗研究小组研制的人工耳蜗也在一定范围内应用于临床。目前在临床广泛运用的人工耳蜗产品有澳大利亚 Cochlear 公司 Nucleus 系列产品、美国 Advanced Bionics 公司的 Clarion 产品和奥地利 Innsbruck MED-EL 公司的 COMBI 40 产品。

第二节 人工耳蜗装置

一、人工耳蜗装置基本部件构成及工作原理

人工耳蜗（cochlear implant）又称人工耳蜗赝复物（cochlear prostheses），它实质上是一种特殊的声-电转换电子装置，其工作原理是：将环境中的机械声信号转换为电信号，并将该电信号传入患者耳蜗，刺激患耳残存的听神经而使患者产生某种程度的听觉。目前世界上人

工耳蜗的种类很多，但其基本组成部分相同，部件由以下四部分组成：

1. 拾音器（microphone）；
2. 言语信号处理器（speech processor）；
3. 传递-接收/刺激器（transmitter receiver/stimulator）；
4. 电极（electrodes）。

拾音器感受环境声波，并将声波转换为电信号后输送给言语处理器。言语处理器将经拾音器送来的电信号进行处理，变成可刺激耳蜗残存听神经、引起听觉的特殊电信号。传递-接受/刺激器将由言语处理器送来的信号经颞部头皮传输至耳内电极。电极传导电信号刺激耳蜗残存听神经。

二、人工耳蜗装置的分类

目前临床上应用的人工耳蜗装置有数10种，可按下列特点对人工耳蜗装置进行分类：

1. 按电极排列方式　可分为单极式人工耳蜗和双极式人工耳蜗。

2. 按刺激电极通道的数目　可分为单通道人工耳蜗和多通道人工耳蜗。

3. 按刺激电极埋置的部位　可分为蜗内电极人工耳蜗和蜗外电极人工耳蜗。

4. 按刺激信号的种类　可分为模拟式人工耳蜗和脉冲式人工耳蜗。

5. 按信号处理方式　可分为宽频带信号人工耳蜗和提取言语特征信息人工耳蜗两种。

6. 按刺激信号的传递时间特征　可分为同时刺激式人工耳蜗和序列刺激式人工耳蜗。

7. 按刺激信号传入体内的方式　可分为经皮感应式人工耳蜗和穿皮插座式人工耳蜗，后者目前已未在临床应用。

第三节　人工耳蜗植入者的选择

一、手术者选择标准

世界各人工耳蜗植入小组都有本单位选择的标准，其选择的基本原则是相同的。80年代后期、尤其是90年代以来，随着人工耳蜗装置的不断改进，以及临床应用的不断探索，对人工耳蜗植入患者的选择标准有了改变。这些改变主要表现在如下几个方面：

1. 患者年龄　早期人工耳蜗植入患者年龄标准是≥18岁。现在≥1岁的儿童都可作为人工耳蜗植入的候选人。文献报道，特殊病例最小达7～8个月的婴儿可行人工耳蜗植入。研究表明，在言语形成期的早期阶段接受人工耳蜗植入有利于帮助深度聋或全聋儿童恢复言语能力。

2. 术耳的选择　过去倾向于选择听力较差耳，目前认为极重度聋患儿宜选择听力较好和耳蜗结构正常耳。对双耳前庭功能相差较大者，一般宜选择前庭功能较差耳，以保存另一耳前庭功能。但考虑到术后听觉康复效果，是考虑保存前庭功能还是提高术后听觉效果，应做个性化分析。

3. 听力损失程度　早期提出的耳蜗植入患者双耳听力损失程度为：全聋且完全不能借助助听器改善听力。现在我国将患者听力损失≥80dB HL，借助助听器能获得可测的、但有限的听力改善的患者也列为人工耳蜗植入的候选人。在美国FDA人工耳蜗植入工作指南，人工耳蜗语后聋成人的初筛入选对象的纯音平均听阈≥70dB HL，言语识别率≤20%～30%。当然，对具有某些残余听力并能借助助听器有限地改善听力的患者做人工耳蜗植入，部分患者的听力有可能比佩戴助听器时的听力更差，但这类患者多数能获得优于助听器的听力改善效果。

4. 耳蜗的骨化情况　早期标准将骨化耳蜗列为人工耳蜗植入的禁忌证，现在将骨化耳蜗患者也列为人工耳蜗植入的候选人。术中可钻开骨化耳蜗底周的鼓阶后，将电极埋植于新钻出的鼓阶内；也可将电极埋植于蜗外。

5. 患者耳聋的性质　在早期，仅语后聋患者被作为人工耳蜗植入的对象，现将语前聋以及部分先天性聋也列为人工耳蜗植入的适应证。

6. 双侧人工耳蜗植入　随着术者手术技术及人工耳蜗科技的发展，对于合适的双侧重度感音神经性聋或全聋患者可以行双侧人工耳蜗植入。目前已有双侧人工耳蜗植入成功的报道，可以进一步提高患者的听力水平，并使患者对声源产生定位能力。

7. 听神经病　过去认为听神经病为手术禁忌证，但目前认为部分听神经病患者可以从人工耳蜗植入手术获益。

此外，患者全身健康状态必须可耐受手术、精神正常、有要求和耐心能完成术后的康复训练，也是选择患者的基本要求之一。

我国中华医学会耳鼻咽喉科学分会2003年在长沙制定的《人工耳蜗植入工作指南》提出了人工耳蜗植入的选择标准。具体如下：

1. 语前聋患者的选择标准：①双耳重度或极重度感音神经性聋；②最佳年龄应为12个月～5岁；③佩戴合适的助听器，经过听力康复训练3～6个月后听觉言语能力无明显改善；④无手术禁忌证；⑤家庭和（或）植入者本人对人工耳蜗有正确认识和适当的期望值；⑥有听力语言康复教育的条件。

语前聋患者手术植入时的年龄越小效果越佳，这可最大限度地在脑可塑临界期前避免听感觉剥夺和扩大言语和言语技能的潜力。大于6岁的儿童或青少年需要有一定的听力语言基础，自幼有助听器佩戴史和听力或语言训练史。助听器无效或效果很差，是指在最好助听聆听环境下开放短句识别率≤30%或双字词识别率≤70%。

2. 语后聋患者的选择标准：①各年龄段的语后聋患者；②双耳重度或极重度感音神经性聋；③助听器无效或效果很差，开放短句识别率≤30%；④无手术禁忌证；⑤有良好的心理素质和主观能动性，对人工耳蜗有正确认识和适当的期望值；⑥有家庭的支持。

语后聋患者的发病年龄和耳聋时间与手术后的效果密切相关。一般来说，发病年龄早，耳聋病程较长者手术后效果较差。此外，手术后生活和工作中的聆听环境也可影响到人工耳蜗植入的效果。

3. 手术禁忌证 ①绝对禁忌证，包括内耳严重畸形病例，例如Michel畸形、无耳蜗畸形等；听神经缺如；严重智力障碍；无法配合语言训练者；严重的精神疾病；中耳乳突有急、慢性炎症尚未清除者；②相对禁忌证，包括全身一般情况差；不能控制的癫痫；没有可靠的康复训练条件。

分泌性中耳炎和胶耳并非手术禁忌证。慢性中耳炎伴有鼓膜穿孔者，如果炎症得到控制，可选择一期或分期手术。一期手术是指根治中耳乳突病灶，鼓膜修补（或乳突腔颞肌填塞和封闭外耳道）的同时行人工耳蜗植入术。分期手术指先行病灶清除，修复鼓膜穿孔或封闭外耳道，3~6个月后行人工耳蜗植入术。

二、人工耳蜗植入者术前检查和评价

人工耳蜗植入候选患者在术前需接受全面而系统的检查，以保证人工耳蜗植入术及听觉言语康复后能获得良好的效果，主要包括医疗常规检查、听力学检查、精神学检查等。

1. 成人 成人语后聋患者应行以下检查

（1）医疗常规检查：

1）耳科病史：包括详细的耳聋病史、病因学分析。

2）耳科常规检查：对中耳情况进行评估，鼓膜必须完整，咽鼓管功能正常，无急、慢性感染或分泌性中耳炎。若存在上述疾病需先常规治疗这些疾病。若患者曾接受乳突手术，需作外耳道后壁重建，或者行乳突术腔填塞及外耳道封闭术。

3）影像学检查：除了解中耳乳突气房发育情况外，重点了解耳蜗存在与否、有无骨化及骨化的程度，以及排除内耳道占位性病变。故常规做高分辨率CT扫描。CT扫描可较满意地显示耳蜗骨化情况，并可排除先天性耳蜗发育缺陷。MRI可帮助了解耳蜗淋巴间隙纤维化阻塞的程度。内、外淋巴信号的消失可被T_2加权MRI显示。虽然耳蜗骨化或纤维化已不再是人工耳蜗植入的手术禁忌证，但术前了解有无耳蜗骨化或纤维化以及其病变的程度有助于选择相应的人工耳蜗装置及其电极的类型。CT和MRI对了解听神经的完整性可提供有用的信息。

4）全身状况检查：包括患者心、肺、肝、肾功能检查和术前常规化验检查。患者的健康状况应能耐受4小时的手术。

（2）听力学检查：旨在对患者双耳听功能状况做出全面评价。

1）纯音测听：人工耳蜗植入候选人为深度聋或全聋患者。

2）言语测听：在佩戴和不佩戴大功率助听器两种情况下，检查患者言语察觉阈（speech detection threshold）。环境声识别（environment sound recognition）以及言语接受（speech perception）能力需作开放项列检查（open set test）和封闭项列（多选项列）检查（close set test）。若患者在佩戴大功率助听器的情况下，其言语接受阈>70dB SPL（相当于53dB HL）、言语识别率极差，可考虑人工耳蜗植入。

言语测听结果亦可用于术后听觉康复疗效评价。目前全世界尚无统一的言语测听系统。美国加利福尼亚大学耳鼻咽喉科Owers（1981）设计了最低听觉功能测试系统（minimal auditory capabilities battery，MAC）。MAC测试系统共有14项检查内容，包括13项言语听觉试验和1项唇读试验。该言语测听系统检查较耗时，仅言语材料磁带就需67分钟，检查一个患者最顺利也需2小时。

3）鼓岬或蜗窗电刺激试验：用于评估残存听神经的情况，可将刺激电极经鼓膜插至鼓岬，或通过手术将刺激电极置于蜗窗附近。鼓岬或蜗窗电刺激检查患者两个方面的反应：

a. 主观反应：电刺激残存的听神经可引起患者听觉。应询问患者对电刺激的感觉，包括声音的特征。

b. 客观反应：即电诱发听觉脑干电位（electrical evoked auditory brainstem response，EABR）。

鼓岬或蜗窗电刺激试验反应阳性的患者，在接受人工耳蜗植入后都可改善病耳听功能。但鼓岬电刺激试验阴性反应病例中，不少患者在接受人工耳蜗植入后也改善了其手术耳听功能。

(3) 精神学检查：对人工耳蜗植入候选人进行精神和心理状况评价非常重要。患者应精神心理健康，有强烈的接受人工耳蜗植入的要求，能坚持完成术后听力康复训练，而且能正确认识人工耳蜗植入在听力康复中的作用及效果。

2. 儿童　1991 年 Hellman 等曾提出《儿童人工耳蜗植入标准》(Children's Implant Profile，ChIP) 以系统地评估和选择人工耳蜗植入候选者，此标准及其修改版本在国际上已被广泛运用。最初的 ChIP 认为年龄、耳聋时间、医学及影像学评估、多种残疾、听觉功能、言语能力、家庭情况、期望值、教育环境、可获得的各种服务支持和认知学习方式 11 个方面的因素将影响人工耳蜗植入的效果。总的来说，人工耳蜗植入手术儿童候选人的检查和评价项目与成人候选人基本相同，由于儿童的年龄、生理和心理发育特点对下列问题尤其应给予重视。

(1) 聋儿听力状况的确定：尤其对于年龄在 2～3 岁之间的全聋患儿，需确定助听器是否无助于改善该患儿的听力。因此，试戴助听器，密切观察病儿佩戴助听器的反应并给予适当的语言听觉康复训练非常重要。

(2) 聋儿中耳化脓性炎症及分泌性中耳炎的排除：儿童化脓性中耳炎及分泌性中耳炎的患病率远高于成人。中耳感染不仅可导致取出被植入的部件，而且可引起严重的耳源性颅内并发症，诸如脑膜炎以及中枢听觉系统的进一步退变等。故术前需保证中耳无急、慢性炎症存在，分泌性中耳炎亦需治愈后方可做人工耳蜗植入手术。

此外，儿童家长的积极配合、适当的教育和完善的语言交流及听力训练环境，对听力康复过程有极重要的意义。

国际上已有人工耳蜗植入后听觉言语康复失败，而术后证实为听神经缺如的报道（Gray，1998；Maxwell，1999）。因此，在人工耳蜗植入术前对于先天性聋及全聋患儿，应强调排除听神经缺如的可能性。2003 年孔维佳等提出运用听神经-听觉通路完整性综合评估法，其主要内容包括①临床听力学；②放射影像学；③外耳道电刺激测听法；④日常环境声反应评估法；以及⑤言语发育反馈听力评估法等 5 个方面内容，诊断 1 例听神经缺如病例，有效地避免了无意义的人工耳蜗植入。

第四节　人工耳蜗植入术

人工耳蜗植入术一般在全麻下进行，按手术进路可分为面隐窝进路、外耳道后壁进路及耳道上进路等术式。目前多数人工耳蜗植入研究小组都使用面隐窝进路达蜗窗区。

一、面隐窝进路

面隐窝进路指经耳后皮肤切口、通过乳突腔和面隐窝进入鼓室蜗窗区，又称后鼓室进路。House (1982)、Clark (1987) 等都采用此进路做人工耳蜗植入。

1. 皮肤切口　耳后头皮切口，一般形成蒂在前部及下部的皮瓣。根据切口的类型可分为：

(1) 弧形切口（图 7-22-1）。

(2) 倒 U 形（∩形）切口。

(3) C 型切口。

(4) 倒 L 型切口。

(5) 改良切口（图 7-22-2）。

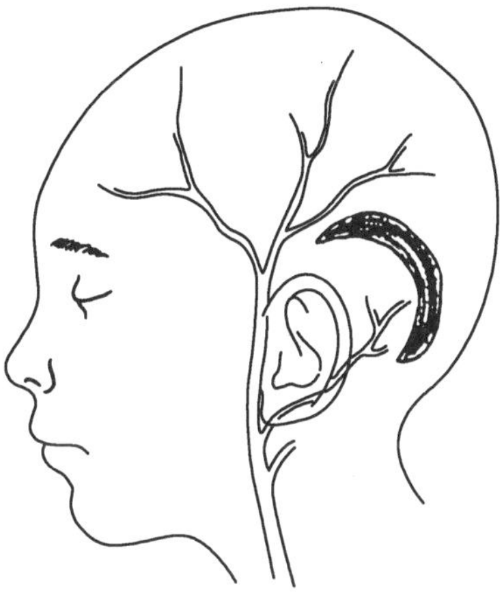

图 7-22-1　耳后 C 形切口

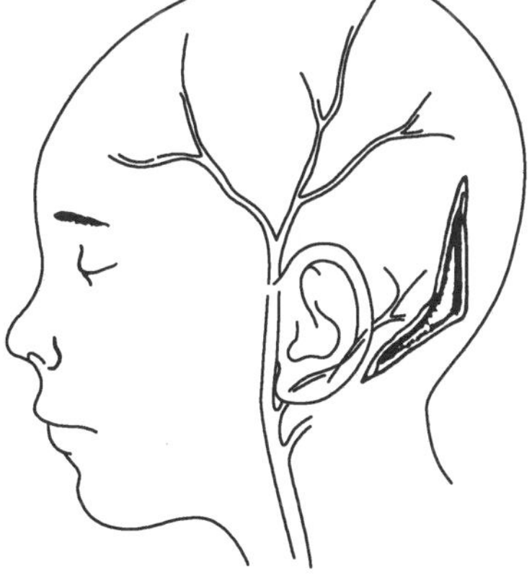

图 7-22-2　改良切口

无论何种类型的切口，切口边缘应距拟埋植的接受/刺激器边缘至少 2cm 以上（House 提出至少 1cm 以上）。而在设计接收/刺激器的埋植部位时，其前缘距耳后沟应至少 1cm。在成人，皮肤与颞肌筋膜分层切开，将皮瓣向前掀起，切开骨膜，掀起骨膜瓣，置入牵开器。

2. 单纯乳突切开 按乳突根治术方法做限制性乳突切除，显露外半规管轮廓以及砧骨短突，保持骨性外耳道后壁的完整性。

3. 暴露面隐窝 用钻石钻头磨削暴露面隐窝时，注意可将面神经锥段及乳突部上段面神经管轮廓化，但勿暴露面神经鞘膜，以避免损伤面神经。

4. 准备埋植床 在重新确认接收/刺激器的埋植部位后，在颞骨鳞部和乳突部的相应部位磨出与接受/刺激器大小相当并可容纳接收/刺激器的骨坑（接收/刺激器埋植床）。沿此埋植床向前磨出一骨槽达乳突腔，以备容纳电极导线通过。在埋植床上下两侧钻孔供固定接收/刺激器的丝线穿过。

5. 鼓阶钻孔 经面隐窝用钻石钻头磨除蜗窗龛前缘部分骨质，显露蜗窗膜。在蜗窗膜前缘磨削出直径约1mm的骨孔直至显露鼓阶“蓝线”，钩除骨屑，挑开鼓阶内骨膜。在蜗窗前下壁，常有一道嵴状突起，称窗嵴（crista fenestrae）。常需磨除此窗嵴以免造成电极插入困难，甚或损伤电极（图 7-22-3）。

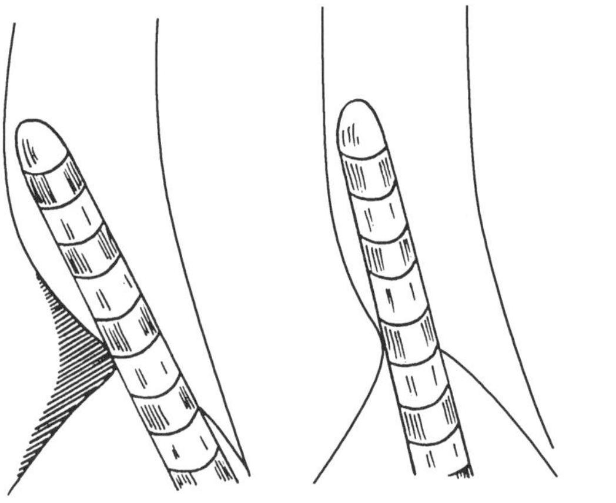

图 7-22-3 磨除窗嵴

6. 插入电极 将接收/刺激器置于埋植床内，用4-0丝线或特制生物胶固定。用特制的无损伤显微钳和显微叉将电极经面隐窝由蜗窗前小孔慢慢地插入鼓阶内，注意插入的方向和长度，尽量将电极按要求插至规定的长度。Nucleus 人工耳蜗电极一般可插入20mm。在蜗窗区鼓阶小孔之电极周围用筋膜等软组织填塞，以避免术后外淋巴瘘。若有参考电极，则可将参考电极置于咽鼓管口（House 1982）或颞肌深面。

在耳蜗底周纤维化或骨化的情况下，可用电钻沿耳蜗底周向前钻磨骨蜗管，若能钻通鼓阶，则可按常规行蜗内电极植入；若沿耳蜗底周已向前钻磨8～10mm尚未找到鼓阶，则宜选用蜗外电极植入。

7. 封闭术腔 缝合骨膜固定电极。逐层缝合切口，不置引流。印地安那州大学医疗中心将骨膜与皮瓣内层缝合以便将接收/刺激器与皮肤切口隔开（图 7-22-4）。

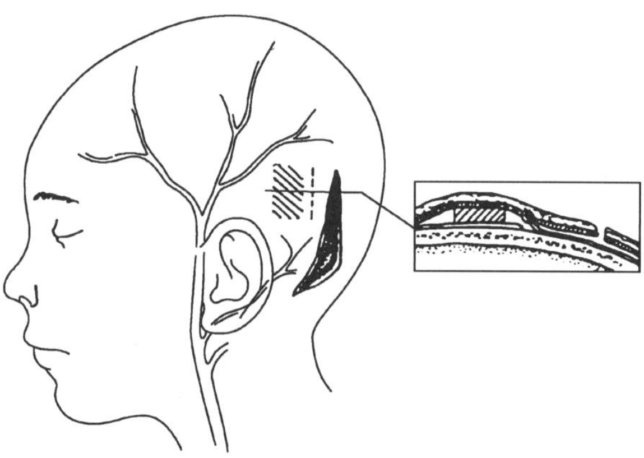

图 7-22-4 封闭术腔

二、外耳道后壁进路

外耳道后壁进路为 Schindler（1985）所倡用。此进路用于埋植美国加利福尼亚大学研制的8导电极。其基本步骤如下：

1. 皮肤切口 耳后切口同上，掀起皮瓣，外耳道后壁皮肤及鼓膜亦一同掀起。

2. 埋植床准备 方法同上。

3. 磨外耳道骨沟 在外耳道后壁自蜗窗区向外达乳突皮质外缘，磨出一条与外耳道平行的骨沟。该骨沟有两个作用：①为蜗窗区手术提供更大的手术视野；②容纳电极导线。面神经乳突段位于骨沟内侧端、鼓环内侧2mm处，该处面神经鞘膜常被暴露，应注意切勿热灼或撕裂面神经鞘膜。

4. 鼓阶钻孔 用2mm钻石钻头在蜗窗龛前缘钻孔，方法同前，直至开放鼓阶。

5. 插入电极 用特制显微钳和显微叉在直视下将电极插入鼓阶（图 7-22-5）。将准备埋植床时获得的乳突皮质骨片修整后，嵌入骨沟内覆盖骨沟（图 7-22-6），用颞肌筋膜覆盖骨沟及骨片，防止皮肤坠入骨沟。

6. 关闭术腔。

三、外耳道上进路

外耳道上进路是一种新的耳蜗植入手术进路，由 Kronenberg 等 2001 年首次报道。该手术方法时间短，避免了乳突切除及后鼓室探查，亦不会发生面神经及鼓索神经损伤。据 Kronenberg 等 2004 年报道应用外耳道上进路行近200例人工耳蜗植入术，无面瘫、组织瓣坏

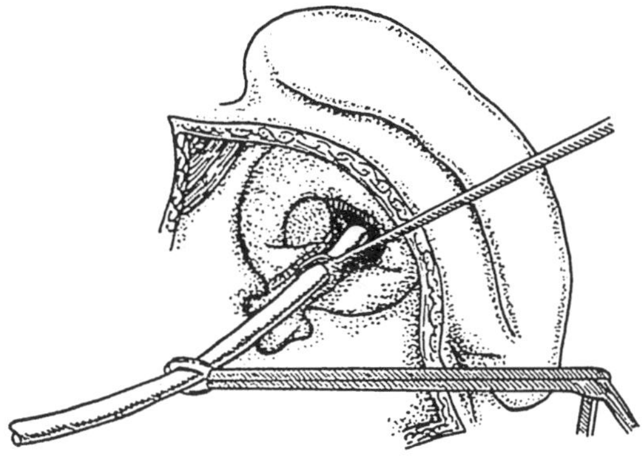

图 7-22-5　外耳道后壁进路容纳电极之骨沟

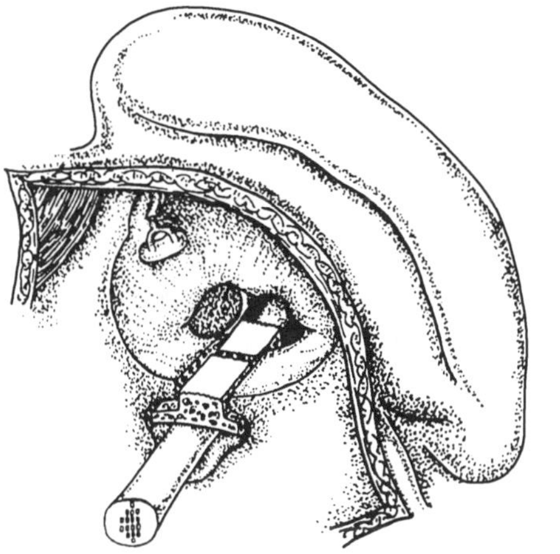

图 7-22-6　用骨片覆盖骨沟

死、乳突炎等并发症发生。但此进路的远期疗效尚有待观察，如可能存在外耳道内电极暴露问题等。其基本步骤如下：

1. 做耳后 J 形皮肤切口，将横行切口（J 短臂）向后延长，掀开皮瓣，在切口前方做一个大的骨膜瓣，切口后方做一个骨槽以放置接收/刺激器。

2. 在外耳道后壁距鼓沟约 5～7mm 处作平行鼓沟的弧形切口，并在 6 点钟位置垂直鼓沟切开外耳道皮肤，掀起鼓膜-外耳道皮瓣可进入中耳腔。

3. 在外耳道后壁磨一个骨沟，并在外耳道上区做一斜行隧道，与外耳道骨沟外端相连。做外耳道上隧道应仔细操作，注意勿损伤颅中窝硬脑膜。

4. 在镫骨前下方的鼓岬上钻孔。至此，外耳道上隧道、外耳道后壁骨沟、锤骨柄与砧骨长突之间的鼓索下间隙及鼓岬上造口形成一条假想的直线，沿此线路可植入电极（图 7-22-7）。

5. 用小块颞肌封闭鼓岬上造口并固定外耳道骨沟及外耳道上隧道内的电极，将接收/刺激器置于埋植床内，对照电极置于颞肌下。将鼓膜-外耳道皮瓣复位，缝合切口。

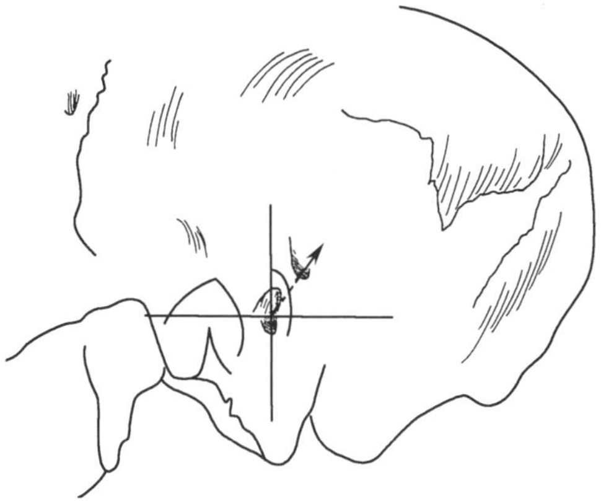

图 7-22-7　外耳道上进路

四、人工耳蜗植入术的手术并发症

人工耳蜗植入术的手术并发症并不多见且不严重。可能出现的并发症有：

1. 术后感染　极少见。但若感染累及埋植部件时，后者可导致机体产生异物排斥反应，需取出埋植部件方可治愈感染。另外，因 Ineraid 人工耳蜗采用穿皮插座式传导，有报道此类产品可引起插座周围皮肤感染及皮肤回缩。

2. 外淋巴瘘及脑脊液漏　极少见。

3. 面瘫　一般都能完全恢复。

4. 皮瓣坏死　多因皮瓣供血不良引起，故在设计皮瓣时应考虑保留皮瓣主要营养动脉。

5. 耳鸣　术后耳鸣加剧者很少。不少报道可减轻耳鸣。

6. 眩晕　常在术后早期出现，一般在数日后逐渐恢复。若术耳为患者惟一残存前庭功能耳，且该耳前庭外周感觉器官在人工耳蜗植入术中进一步受损时，其平衡功能常难获满意恢复。

7. 埋植部件故障　如接收/刺激器电路故障；电极破损而短路；电极脱出等。埋植部件的故障常需再次手术置换损坏的部件。但这种情况极罕见。

第五节　人工耳蜗言语处理器的调试编程

人工耳蜗植入手术后，人工耳蜗装置的言语处理器需进行调试编程（fitting programming），以保证人工耳蜗言语处理系统达到与患者患耳相适应的最佳工作状态。

1. 调试编程的时间　传递接收/刺激器体外部件的安装连接及言语处理器的调试编程需在头皮伤口完全愈

合后方可进行。一般在术后10天~6周进行言语处理器的调试编程。头皮伤口愈合的时间与传递接收/刺激器的类型有关。经皮感应式人工耳蜗植入术后头皮愈合较快，故人工耳蜗植入术后10天~3周就可开始调试编程；而穿皮插座式人工耳蜗植入术后，插座周围皮肤愈合较慢，需在术后4~6周方可进行言语处理器的调试编程。

患耳最初接受人工耳蜗电刺激信号时，其电听觉动态范围很窄，使用人工耳蜗装置数周甚至数月后，患耳的电听觉动态范围将有所增加，故在这个期间应不断调整人工耳蜗输出信号的强度范围。

2. 调试编程的内容 根据人工耳蜗装置不同的言语处理方案及电极构成设计，言语处理器调试编程的内容有较大的差异，但人工耳蜗言语处理器调试编程的基本项目包括：检测各通道电流强度、测定反应阈、测定舒适水平、确定电听觉动态范围、测定音调感觉、选择刺激通道以及调整输出信号范围等。

第六节 人工耳蜗植入术后的听觉言语康复

由于深度耳聋或全聋患者耳蜗毛细胞以及螺旋神经节细胞的大量损失，目前在全世界临床上应用的人工耳蜗装置都不能完全模拟正常耳蜗的功能。此外，不同人工耳蜗装置在言语处理方案和电极构造方面存在差异，人工耳蜗植入患者仅能借助人工耳蜗装置获得有限的声信息，他们所“听”到的多为失真或畸变的声音。对于语后聋人工耳蜗植入的患者，需要将这种失真或畸变的声信号与他们大脑中原有的知识相联系以便适应这种改变了的听觉环境。对于语前聋或先天性聋的人工耳蜗植入患者则是一个重新学习言语的过程。值得重视的是，深度耳聋或全聋的患者常因其言语交流障碍而产生精神压力。因此，人工耳蜗植入术后的听觉言语康复训练非常重要，人工耳蜗植入患者的听觉言语康复训练有两方面的意义：①帮助人工耳蜗植入患者听觉言语康复；②消除或减轻人工耳蜗植入患者对自己听觉言语缺陷的心理障碍，帮助他们以积极的态度进行有效的社会日常言语交流。

听觉言语康复训练有两个目的：一是改善人工耳蜗植入患者的听觉能力；二是增进患者的言语能力。临床研究结果表明，人工耳蜗植入患者听觉言语感知能力的明显增进一般发生在人工耳蜗植入手术后1个月~12个月（Tye-Murray和Tyler，1990），值得注意的是Miyamoto等（1991）报道，语前聋或先天性聋儿童接受多通道人工耳蜗植入后，封闭项目多选择试验结果提示，这些儿童的单词识别率在2年半内一直呈增加的趋势。换句话说，接受人工耳蜗植入的患者需要相当一段时间方能获得最大程度的听力言语康复。若不经适当的听力言语康复训练，人工耳蜗植入患者借助人工耳蜗而获得的最佳听觉言语康复疗效将受到影响，至少将延缓最佳听觉言语康复疗效的出现。

第七节 人工耳蜗植入的疗效

目前世界上有数10种人工耳蜗装置应用于临床，其言语处理器采用的言语信号处理方案各异。另一方面，接受人工耳蜗植入的患者又存在着耳聋发生的时期（先天性聋、语前聋、语后聋）、耳蜗残存听神经的数量、接受人工耳蜗植入手术的年龄及病程以及患者文化和智力等诸方面存在着很大的差异。此外，由于尚无统一的听觉言语康复方案、测试材料及测试标准，目前世界上大多数人工耳蜗研究小组都使用各自的听觉言语康复方案以及各自的测试材料和测试方法。因此，不仅人工耳蜗植入患者听觉言语康复程度差异较大，而且各人工耳蜗研究小组报道康复患者的测试结果亦难以直接进行比较。然而，从各研究小组报道的情况来看，各种类型的人工耳蜗都在帮助深度聋和全聋患者听觉言语康复方面取得了不同程度的疗效。比较肯定的疗效有：①提高了患者对环境声及言语声感知的能力，尤其是提高了唇读的能力；②帮助患者言语康复；③部分患者耳鸣得到一定程度的缓解。

（一）言语识别

1. 成人

（1）单导人工耳蜗：Thielemeir等（1982）报道了86例接受3M/House单通道人工耳蜗植入的测试结果：患者对单音节词—扬扬格—扬抑格词（MTS）的平均识别率为34.5%，对环境声（ES）的平均识别率达55.1%。Hochmair-Desoyer等（1985）报道，接受单通道人工耳蜗植入的患者对单音节单词的平均识别率可达30%，对句子中单词的平均识别率达45%。Tyler（1988）报道了对9例听觉言语康复较佳的人工耳蜗植入患者的测试结果：对单音节单词的平均识别率为37%，对句子中单词的平均识别率达54%。然而Gantz等（1986）报道，接受单通道人工耳蜗植入的患者之开放项列言语识别率并无改善。北京协和医院采用PUMC单导人工耳蜗，检查7例术后封闭项列多选择测试结果都在机会水平以上，并能改善唇读，但对开放项列言语识别无明显帮助。上海医科大学眼耳鼻喉医院采用单通道人工耳蜗植入34例，术后单音词、双音词和短句的识别率分别达30%、10.6%和16.7%，对环境声的平均识别率为34.3%。陕西省人民医院采用单导人工耳蜗植入50例，其中49例均可听到环境声。

（2）多通道人工耳蜗：多导人工耳蜗对提高深度聋和全聋患者开放项列言语识别率有较明显的帮助。Clark等（1986）报道40例接受Nucleus多导人工耳蜗植入的手术前后检测结果：采用F0/F2言语处理方案者23例，他们对开放项列言语识别率平均由术前的0.1%，达到术后3个月时为16.2%、术后1年时为39.7%；7例用于比较F0/F2和F0/F1/F2两种言语处理方案，前者平均言语识别率为30.4%，后者为62.9%。据粗略估计，接受多导人工耳蜗植入的语后聋成人约有一半可获某种程度的开放性言语识别（单音节词和句子）。Gantz等（1988）以及Tye-Murray和Tyler（1989）报道，接受Nucleus人工耳蜗植入的患者与接受Ineraid人工耳蜗植入者在单词和音素识别方面无明显差异。值得注意的是，近年来观察表明，语前聋成年患者接受人工耳蜗植入治疗后，虽然其言语识别率明显低于语后聋的成年患者，但语前聋的成年患者也能借助多通道人工耳蜗而获一定程度的听觉言语康复。

2. 儿童　在开展人工耳蜗植入工作的早期，儿童被列为人工耳蜗植入术的禁忌证。随着人工耳蜗装置的应用和不断完善，现接受人工耳蜗植入手术儿童的年龄最小多为1岁。Miyamoto等（1991）比较了接受3M/House单通道人工耳蜗植入的儿童与接受Nucleus 22通道人工耳蜗植入的儿童术后言语识别率（图7-22-8）。在这些儿童使用人工耳蜗1.5～2.5年的时间内，选用单音节词—扬抑格—扬扬格试验材料，采用封闭项列多选择的方法进行检测。这种检测方法的机会识别率（猜测正确率）为8%。检测结果表明，使用Nucleus 22通道人工耳蜗的儿童对MTS单词平均识别率最高可达50%，而使用3M/House单通道人工耳蜗的儿童对MTS单词的平均识别率略高于机会水平。一个重要的现象是，接受Mucleus 22通道人工耳蜗植入的儿童，在术后6个月内，其言语识别率无明显提高，术后1年言语识别率方大幅度增加，至术后2.5年还呈增长的趋势。这个现象表明：①儿童接受人工耳蜗植入手术后，其听觉言语康复期比较长；②儿童接受多导人工耳蜗植入术后2.5年时，其听觉言语康复尚可未达最佳峰值。

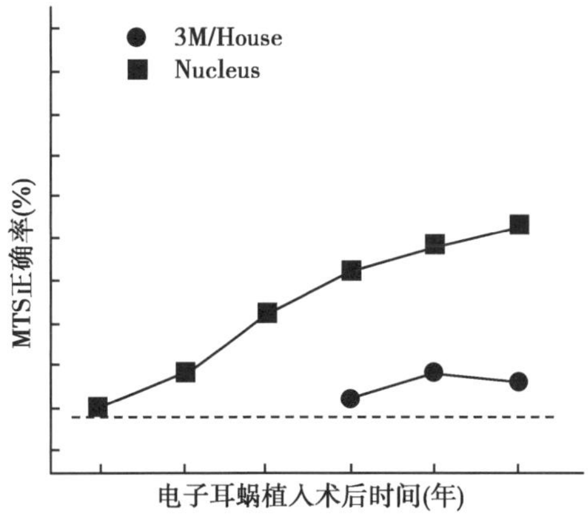

图7-22-8　植入不同人工耳蜗装置后听力康复比较图（仿Miyamoto等，1991）

（二）言语康复

不仅先天性聋和语前聋的患者没有言语交流的能力，深度聋及全聋的语后聋成年患者也常因其言语能力的退化而难以进行正常言语交流。研究结果显示，接受人工耳蜗植入的患者可经过听觉言语康复训练而改善其语音的质量、发音的类型、音量的控制以及悟性。Tobey等（1991）报道，接受人工耳蜗植入的儿童的言语形成能力可获较大的改善。Osberger等（1991）报道，人工耳蜗有助于深度聋或全聋儿童获取辅音和元音特征信息而帮助其言语形成，尤其是在儿童期接受手术者。然而，深度聋或全聋儿童待到青年时期再接受人工耳蜗植入时，其言语康复的疗效常常有限（Osberger等，1992）。

第八节　听性脑干植入

耳蜗性深度聋或全聋的患者可通过人工耳蜗植入及术后听觉言语康复训练的方法来治疗。然而，临床上还有一类患者，他们出现双耳全聋的病理机制是在耳蜗螺旋神经节与脑干蜗神经核之间的神经通路完全中断或缺如。这类双耳全聋患者完全不能感知外界声刺激，只能依靠振动触听器（vibrotactile aid）、唇读（lip reading）以及手语（sign language）来与外界进行交流。由于无残存听神经，故人工耳蜗不能帮助这类全聋患者恢复听觉。可以庆幸的是，随着科学技术的进步以及神经耳科学的发展，一种新的神经赝复物——电子听性脑干，或称听性脑干植入（auditory brainstem implant，ABI）为这类神经性全聋患者的听觉康复治疗带来了曙光。

一、听性脑干植入发展简史

1979年House和Hitselberge在给一位患双侧听神经鞘膜瘤的Ⅱ型神经纤维瘤患者做第2侧的听神经鞘膜瘤肿瘤切除时，同期在该患者脑干表面植入单通道球形电极。术后测试结果证实，电刺激蜗神经核区可产生听觉（Hitselberger等，1984）。1994年美国食品医药管理局正式通过了ABI的临床试验。2000年，美国食品医药管理局正式批准8个电极多导听觉脑干植入物在患有Ⅱ型神经纤维瘤病的青少年和成人中应用。多导ABI产品主要为澳大利亚Cochlear公司的Nucleus24装置，目前多导ABI产品逐步在全世界各地实际应用。至今，已有超过350例患者接受了听性脑干植入手术。2004年1月16

日在美国洛杉矶 House 耳研所，两位患者成功地接受了穿透式听觉脑干植入（Penetrating Electrode Auditory Brainstem Implant PABI）手术。PABI 是传统 ABI 装置的改进产品，它设计有一个针状微电极阵，能直接刺入脑干听觉区域（耳蜗核），并将声信号传至大脑听觉中枢。但目前此产品尚未在全球广泛运用，本文仅介绍传统 ABI 装置的植入。

二、听性脑干植入装置

听性脑干植入装置体内装置包括接受/刺激器、电极导线及电极极阵；体外装置包括耳背式麦克风、跨皮肤转换线圈及声音处理器。最初的 ABI 植入装置为单导声音处理器或 2～3 个电极的极阵，1992 年后植入的通常为 8 个电极的极阵。目前澳大利亚 Cochlear 公司的 Nucleus24 ABI 装置包含 21 个电极，电极极阵由有孔硅胶和直径 0.7mm 的铂质电极组成。

三、听性脑干植入者的选择

ABI 适用于肿瘤、外伤或手术导致的听神经损伤患者，对于这些患者使用助听器及人工耳蜗植入无效。一般来说，ABI 主要适用对象为双侧听神经瘤患者，但接受过伽马刀治疗的患者应慎重考虑其成为适用对象，因为他们的耳蜗核可能已经受损。关于 ABI 入选目前尚无统一标准。1998 年 Otto 等提出 ABI 遴选标准为：①确诊为神经纤维瘤病Ⅱ型（NF2）；②需立即切除一侧听神经瘤；③患者年龄 15 岁或以上；④具有语言潜能；⑤对手术效果有较实际的期望值；⑥能配合随访。关于手术年龄，2001 年 Otto 等及 2004 年 Kanowitz 等提出把手术年龄放宽到 12 岁，2005 年 Colletti 等还报道有 9 位儿童（最小 14 个月）接受 ABI 后取得较好疗效，因此接受 ABI 的年龄限制可以适当放宽。目前美国食品药品管理局（FDA）推荐的 ABI 植入标准为年龄大于 12 岁的需要手术治疗的双侧听神经瘤患者。而 2004 年 Colletti 等提出 ABI 的适应证除双侧听神经瘤患者外应包括听神经萎缩、听神经变性等听神经疾病患者以及共同腔畸形、严重耳蜗骨化、耳蜗缺失等耳蜗畸形疾病患者，这些患者均不适宜行人工耳蜗植入手术。

四、听性脑干植入术的应用解剖学

蜗神经核接受蜗神经初级听觉纤维，并发出同侧和（或）对侧投射纤维，经过或不经过中继核向高级听中枢投射。ABI 植入装置的刺激目标是蜗神经核，因此其电极应贴近蜗神经核表面或插入到蜗神经核深面。目前常用的 ABI 植入电极一般置于蜗神经核表面，通常选择第 4 脑室（fourth ventricle）外侧隐窝处（图 7-22-9），只要位置正确就能引起听觉刺激且不良反应相对最少；除此之外，外侧隐窝处的有限空间也有利于电极载体的固定。蜗神经核由蜗背侧核和蜗腹侧核组成，分别位于小脑下脚的背外侧和腹外侧，蜗神经核为小脑脚所遮盖而深埋于表面标志下，在术中不可见。ABI 手术的最主要标志是第 4 脑室外侧隐窝的开口处（Luschka 孔）。第 4 脑室借脉络组织上的 3 个孔与蛛网膜下隙相通：正中孔和两个外侧孔（即 Luschka 孔）。Luschka 孔位于第 4 脑室外侧隐窝尖端，第 4 脑室脉络丛主要位于中线，向两侧延伸至外侧隐窝，并向腹侧经 Luschka 孔突入蛛网膜下隙，因此 Luschka 孔处有脉络丛可作为标志，在术中解剖此区域会有脑脊液由 Luschka 孔流出可得到进一步证实（图 7-22-10）。Luschka 孔还居于面神经和舌咽神经根部之间，下方为舌咽神经根部，上方为面神经和听神经进出的区域。然而，由于肿瘤压迫及肿瘤切除常使得解剖标志变得不清楚。在此情况下，可借助听神经瘤切除术后所遗留的听神经残根作为解剖标志追寻到 Luschka 孔，此外，舌咽神经也可作为解剖标志。

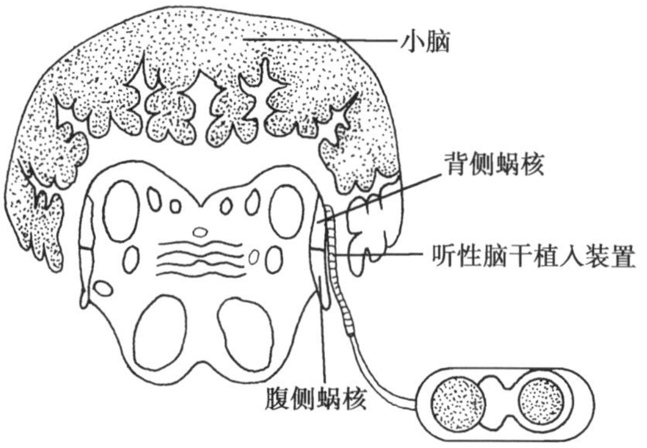

图 7-22-9 ABI 植入电极部位

五、听性脑干植入方法

一般多在听神经瘤切除（手术方法参考第十六章：听神经瘤）后行 ABI 手术，肿瘤切除之后，于颅骨外侧磨出一个骨槽及一个骨沟以分别容纳接受器和电极导线。将电极置入到第 4 脑室外侧隐窝内，直接刺激脑干耳蜗复合体中的听觉神经元，手术的关键是找到第 4 脑室外侧隐窝的开口处的 Luschka 孔。为便于电极插入，需分开外侧隐窝处脉络丛的带状结构，此时可见脑脊液从 Luschka 孔流出。术中行面神经和舌咽神经监测，如引起非听觉反应，应调整电极的位置。电极置入完成后，可当即启动极阵中部分电极作为刺激源，记录是否

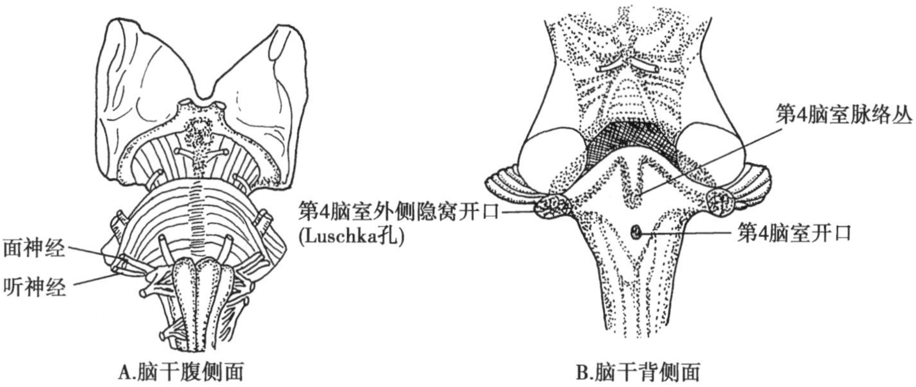

图 7-22-10　第 4 脑室外侧隐窝开口处

有电诱发听觉脑干反应（EABRs），是否有其他脑神经如面神经和舌咽神经的刺激反应，根据记录到的波形调整电极的位置，使记录到的 EABRs 最大化，而其他刺激反应最小。将电极完全置于外侧隐窝内有助于电极的稳定，电极插入后用一小块脂肪组织或一小片硅胶固定电极，以防止术后置入电极发生移位。将接地电极插入颞肌之下，电极导线置于乳突腔内，乳突缺损可由脂肪组织填充，最后分层缝合伤口。

听神经瘤切除主要有经迷路入路（translabyrinthine approach，TL）、颅中窝入路（middle cranial fossa approach，MCF）及乙状窦后入路（retrosigmoid approach，RS）三种方式。TL 入路由于完全破坏迷路，因此患者术后无残存听力；MCF 及 RS 入路可能对患者残存听力有一定保存作用。Brackmann 等提倡对于较小的听神经瘤宜采用能保存残余听力的术式，据其 2001 年报道采用颅中窝入路行 40 例听神经瘤切除术，70% 的患者有残存听力，46% 的患者术后较术前听力损失在 15dB 以内。而目前 ABI 手术报道较多的为 TL 及 RS 入路，两种手术入路各有优缺点，目前尚无明确的证据表明何种手术方式优势更明显，在 ABI 手术中具体选择哪一种主要取决于手术医师的经验、肿瘤的大小、听力水平及是否能充分显露 Luschka 孔等因素。

1. 经迷路入路　TL 由 Hitselberger 和 House 在 1984 年首先倡导使用，是目前在临床运用最广泛的入路，也是目前美国食品与药品管理局惟一批准用于临床的 ABI 手术入路。我国吴皓（2000）曾报道 7 例经 TL 行 ABI 手术。通常认为经迷路入路是到达第 4 脑室外侧隐窝的 Luschka 孔的最直接入路，肿瘤切除后较易显露脑干、第Ⅴ对脑神经和小脑幕裂孔区；磨除岩骨后可直接暴露内耳道和桥小脑角的肿瘤及颈静脉孔内的脑神经；可以避免小脑和脑神经的牵拉和长时间暴露。但迷路入路也有一些不足之处，如常需推移乙状窦而获得听神经的最佳暴露；当颈静脉球高位时不易暴露第 4 脑室外侧隐窝；手术时间相对较长；术后较易发生脑脊液漏；需开放乳突气房增加了颅内感染的危险；中耳内耳结构受到破坏，无法保存患侧残留听力，同时也破坏了患侧前庭功能等（2002 年，Colletti 等）。

2. 乙状窦后入路和乙状窦后-内耳道入路（retrosigmoid-transmeatal approach，RS-TM）　RS 入路即传统的乙状窦后入路，而 RS-TM 入路是在 RS 入路基础上部分磨开内耳道后壁。前者主要适用于肿瘤尚未侵犯内耳道的患者；后者多适用于肿瘤已侵犯内耳道，需磨开内耳道后壁才能完全切除的患者。运用此入路行 ABI 手术主要为意大利 Verona 大学 Colletti 等所倡导。Colletti 等 2002 年总结认为此入路有一些优点如手术时间较短；可以避免 TL 入路的某些缺点如乳突切除、迷路切除及潜在的来自中耳的感染危险性等；可以为某些患者切除肿瘤，而通过部分保存患侧残留听力避免 ABI 手术；使用 30°内镜时能提供第 4 脑室外侧隐窝的开口处的最佳视角；可以为在岩骨后壁钻磨骨槽以容纳并固定电极导线提供足够广阔的视野等。然而 RS 入路术中需要牵拉小脑，有出现术后脑水肿的危险。

六、术后处理

ABI 术后处理与常规听神经瘤术后处理相仿。经迷路入路术后乳突敷料包扎至少保留 4 天，仔细观察敷料被渗出液浸润情况，注意脑脊液漏的发生。术后静脉运用广谱抗生素 5～7 天。

由于术后覆盖在接收器上的皮瓣肿胀会影响信号传输，因此一般选择术后 4～8 周首次开机调试。

七、手术并发症

1. 神经损伤　术中操作不仔细可能会导致脑神经的损伤。提高手术技术、明确解剖结构和术中仔细操作可以避免。

2. 脑脊液漏　ABI 植入的早期最严重的并发症是脑

脊液漏。为预防脑脊液漏需要术中仔细地缝合硬脑膜，并将咽鼓管和乳突腔妥善地加以封闭。术后较轻微的脑脊液漏多可通过卧床休息和乳突敷料包扎得以控制。对于保守治疗无效的患者，应行手术探查和脑脊液漏修补术。

3. 脑膜炎 可以在术后发生，也可能与术后脑脊液漏并发。一经确认，应立即用抗生素治疗，如有脑脊液漏应早期封闭漏口。

4. 电极移位 ABI 植入后，可因电极位置不稳定或肿瘤切除后脑干的位置、形态变化而发生电极移位。CT 高分辨率扫描则有助于确定其电极是否有移位。

5. 无听觉反应或（及）非听觉性感觉反应 植入术后无听觉反应多由于电极植入的位置不正确或术后电极移位。Otto 等 2001 年报道约有 7% 的患者在开机后没有接收到任何听感觉，而仅有非听觉性感觉反应（non-acoustic sensory responses，NASR）。我国吴皓等（2005 年）报道在 7 例 ABI 植入患者中有 1 例既往有多次手术史，术中 Luschka 孔处局部解剖关系不清，植入后此例患者未能产生有意义的听觉。NASRs 是 ABI 的常见并发症，Otto 等 1998 年报道 NASRs 的发生率为 42%，其可能与电极位置有关。2005 年 Colletti 等报道在 NASRs 中，主述眩晕感最常见，占 62.5%；而主述腿、手臂和咽喉麻木感分别占 25%、16.6% 和 8.3%。NASRs 一般可通过变换参考电极、调整（通常是增加）脉冲刺激的持续时间或关闭相关电极来消除或减少 NASR，有时也可将先前已关闭的电极再次启动。此外，NASRs 的程度可随时间的推移而自行消退或减弱。NASRs 程度多较轻，经治疗后多可恢复。

英国国家临床质量管理研究所（National Institute for Clinical Excellence，NICE）2005 年发布总结报告在 61 例 ABI 植入患者中有 2 例出现脑脊液漏，1 例出现脑膜炎，另在 54 例 ABI 植入患者中有 1 例出现肺部血栓，还有多例有术后身体麻木感。但只要术中仔细操作，术后护理及治疗得当，ABI 并发症多可预防或治愈。

八、听性脑干植入的疗效

ABI 的主要益处在于增加患者对环境声的感知和言语的理解及提高患者唇读的能力。Ebinger 等 2000 年报道 1994～2000 年间共 92 例双侧听神经瘤患者接受 ABI 植入，其中 88 例随访 3～6 个月，75 例有听觉反应，83% 患者的言语理解能力增强。Otto 等 2001 年报道了 1992～2000 年间 71 例双侧听神经瘤患者接受 8 电极多导 ABI 植入，在唇读基础上语句识别能力较单纯使用唇读平均增加 39%，且许多患者对环境声的感知和言语的理解能力明显增强。Sollmann 等 2000 年报道 1992～2000 年间 58 例接受 Nucleus22 ABI 装置植入者，术后随访达 7 年，89% 的患者每天使用，听力有提高者达 94%，其中有 3 例能够使用电话交流。欧洲一项多导 ABI 临床研究显示，1992～1997 年 5 年间共 27 例因双侧听神经瘤而完全失去听功能的患者接受了 Nucleus20/21 多导 ABI 植入，其中 26 位（96.2%）患者首次开机调试有听觉反应，2 位（7.4%）患者可不借助唇读与他人交谈。

接受 ABI 患者的听觉改善过程较应用人工耳蜗植入的患者相对缓慢，改善幅度亦较人工耳蜗植入者小。而且，ABI 对于不同的患者效果不同。来自 ABI 的声音与唇读结合能更好地被理解，患者的视力会影响 ABI 的效果。其次，患者的身心健康状况、药物的使用、年龄及社会交流机会等均会影响 ABI 的效果。

（孔维佳）

第二十三章

耳鸣

公元前4～5世纪，Hippocrates已对耳鸣有所记录。而最早的文字记载，见于公元前16世纪埃及的沙草纸的古写本中。由于患者对耳鸣所致的烦恼常是主观的，而客观评定的方法不多，致使临床医师对其不甚了解，且定位诊断困难，治疗方法不足，而成为临床难题。

一、定　义

耳鸣为无相应的外界声源或电刺激，而主观上在耳内或颅内有声音感觉。耳鸣是一类症状而非一种疾病。耳鸣的发生率平均为3%至30%。随着年龄的增长，耳鸣发病率升高，高发年龄在50～60岁。两性患病率各家统计不一。

耳鸣不应包括声音幻觉及错觉，有认为也不包括来自身体其他部位的声音，如血管搏动声、腭咽喉肌阵挛的咔哒声、咽鼓管异常开放的呼吸声，这些可称为体声（somato-sounds），过去称为“客观性耳鸣”。颅内的鸣声，称为颅鸣，实为来自双耳立体声的听觉作用的表现形式。

耳鸣常为许多疾病的伴发症状，也是一些严重疾病（如听神经瘤）的首发症状，且常与听觉疾病同时存在，如耳聋及眩晕，且表现为首发症状，故临床上应加以重视。

二、耳鸣的分类

耳鸣是累及听觉系统的许多疾病的不同病理变化的结果，病因复杂，机制不清，故分类困难。传统的耳鸣分类法很多，如根据耳鸣的发源部位分为耳源性耳鸣和非耳源性耳鸣；根据耳鸣的病变部位分为传导性耳鸣、感音神经性耳鸣、中枢性耳鸣；根据耳鸣的病理生理特点分为生理性耳鸣、病理生理性耳鸣、病理性耳鸣、心理性耳鸣、假性耳鸣等；根据患者的感受情况分为主观性耳鸣和客观性耳鸣；根据耳鸣的发生情况分为自发性耳鸣和诱发性耳鸣；根据耳鸣的病因分为噪声性耳鸣、药物性耳鸣、中毒性耳鸣、外伤性耳鸣等；根据耳鸣声的来源分为神经源性耳鸣、血管源性耳鸣、肌源性耳鸣、呼吸性耳鸣等；根据耳鸣的音调分为低调性耳鸣、高调性耳鸣、复合音耳鸣；根据耳鸣的持续时间分为持续性耳鸣、间歇性耳鸣、发作性耳鸣；根据听力情况分为伴有听力损失的耳鸣、不伴有听力损失的耳鸣等。这些分类法都有它的局限性，临床上应用时要加以选择。为了便于诊断与治疗，最为实用的分类法是根据病因及功能障碍部位的分类。

1. 听功能障碍部位的分类　耳鸣部位的诊断及病因诊断常常交杂在一起，通常根据功能障碍的部位而做出耳鸣的定位诊断。但是，相同部位的病变可能有着多种病因，如耳蜗的病变，可由噪声、药物、衰老等损害所致。且耳鸣的发生，往往是某一部位的病变达到某种程度所致。故从临床上，对耳鸣的了解与处理常常取决于听功能障碍的部位。但是由于对耳鸣的发病机制尚无深入的了解，因而引起耳鸣的确切解剖部位尚难确定。

（1）传导性耳鸣：多为低频、宽频带、持续性或搏动性耳鸣。能用相当于听阈的音量掩蔽。

（2）感音神经性耳鸣：常见于感音神经性听力损失耳，耳鸣为窄频带声，其频率常位于高频下降型听力损失区之外侧。

（3）中枢性耳鸣：见于脑干或中枢听觉通路的病变。可能为一种反射性表现，对掩蔽反应差。

2. 按病因的分类

（1）生理性耳鸣：主要为出现于颅内的体声。听力正常者在极安静的环境中可听到下列声音：①血液循环的嗡嗡声或肌肉的颤音；②空气在鼓膜上或耳蜗内液体的布朗尼运动产生的声音；③剧烈运动或情绪激动时的搏动性耳鸣；④头侧放于枕头上，颞区或耳区的动脉被压而致部分阻塞时，可出现搏动性耳鸣。上述情况乃由于"塞耳效应"，即堵耳效应及环境噪声降低所致；⑤吞咽时的咔哒声是因咽鼓管开放时，其黏膜的表面张力被打破之故。

（2）病理生理性耳鸣：可能为耳蜗或脑干功能的微小障碍所致；也可能是未被发现的疾患，而该疾患本身的病变程度尚不足以引起耳鸣，但加上发生耳鸣的"触发因素"。常表现为短暂耳鸣。

1）自发性耳鸣：许多人曾偶然出现过数秒钟的哨声样耳鸣。约15%的人曾有过5分钟以上的耳鸣。

2）噪声性耳鸣：耳鸣的发生与内耳神经元自发活动紊乱有关。

3）药物性耳鸣：可分两类。

a. 不伴听力损失的药物：此类药物多达55种，如抗癌药（氨甲蝶呤）、抗惊厥药（卡马西平）、抗菌药及抗虫药（磺胺类药、氨苯砜、四环素、多西环素（强力霉素）、甲硝唑等）、利尿剂（环戊丙甲胺）、精神病用药（莫灵顿、多虑平、阿米替林、优降宁等）、抗组胺药（苯海拉明、异丙嗪等）、影响β-肾上腺素能受体药（普茶洛尔）、麻醉镇痛药（丁哌卡因、利多卡因、吗啡等）、中枢神经系兴奋药（氨茶碱、咖啡因）、血管扩张药（硝酸异山梨酯）、糖皮质激素类药（氢化泼尼松等）、非甾体类镇痛药（布洛芬）、有机溶剂（甲醇、乙醇、苯）、免疫抑制剂（青霉胺）、降糖药（降糖灵）等。此类药物引起耳鸣的发生率尚不清楚。

b. 伴听力损失之药物：此类药物有，抗癌药（顺铂、氮芥等）、氨基苷类、环肽类、复烯类、大环内脂类抗生素、4-基喹啉（氯喹等）、8-基喹啉（伯氨喹）、奎宁类药、利尿剂（利尿酸、速尿等）、解热镇痛药、水杨酸盐类（水杨酸盐制剂）、布洛芬及氯灭酸、甲灭酸等非甾体类抗炎镇痛药、口服避孕药、抗甲状腺素药等。发生的机制与耳蜗神经纤维自发放电率出现异常有关。

4）毒血症性耳鸣：毒血症可致短暂的或持久的耳蜗损害，或作为已存在缺陷的耳蜗的耳鸣触发因素。

（3）与某些疾病相关的耳鸣。

1）体声；听系统外的耳鸣：

a. 肌性：最常见的为腭肌阵挛，耳鸣为与肌阵挛同步的咔哒声。常自发消失。此种耳鸣可被身旁之人听见。中耳肌阵挛所致之耳鸣可出现于眨眼时，或为自发、或自主性，也见于声刺激及耳廓皮肤刺激致镫骨肌收缩而出现。可用小量卡马西平治疗。咽鼓管开放或关闭也可出现咔哒声耳鸣，颞颌关节异常时，张、闭口也可出现咔哒声，另外，咬紧牙关时也可出现一种颤动型声音，适当的口腔科治疗可全部或部分缓解。

b. 呼吸性：咽鼓管异常开放，耳内常出现与呼吸同步的吹风样声，且可有自声过强。本病常发生于过度消瘦者；也可见于潜水、吹奏乐器等职业者。

c. 血管性：为搏动性耳鸣，难以确定是生理性还是病理性。常间歇性出现，它可以是惟一的耳鸣声或为一种附加的耳鸣声；或为一种高调感音神经性耳鸣叠加的搏动性变化。此种耳鸣有时是属于一些疾患的症状，故应注意：①确定耳鸣是否与心脏搏动同步；②测量血压；③对双耳、颈的双侧及头部进行听诊，可听见低调、搏动性声音；④压迫每侧颈静脉及乳突区，观察耳鸣是否消失或减轻。最常见的病因是同时存在高血压的动脉粥样硬化或血管扭曲引起动脉性涡流现象所致。不常见的病因为动脉性动脉瘤、动静脉瘘、颈静脉球体瘤，其中以乳突导静脉的畸形与高位颈静脉球常见。当头转向耳鸣的对侧、压迫患侧颈静脉时耳鸣减轻，可诊断为动静脉瘘。血管性耳鸣可由宽带噪声所掩蔽，但纯音不能掩蔽。

2）传导性耳鸣：引起外耳道阻塞的疾病可致耳鸣，耵聍触及鼓膜时可引起耳鸣，鼓膜穿孔、急性或慢性中耳炎，听骨链病变，鼓室积液，鼓室肿瘤也可伴有耳鸣。当出现传导性听力损失时，由于堵耳效应以及环境噪声减低使正常掩蔽效应减小，致耳鸣被发现或加剧。

3）感音神经性耳鸣：大部分来自蜗内疾患。感音神经性耳鸣可分为感音性、周围神经性及中枢神经性耳鸣。但较难明确分开，且常互相混合。

a. 感音性耳鸣：为耳鸣中最常发生的部位，常见的为老年性聋、耳毒性药物性听力损失、噪声性听力损失、梅尼埃病、迟发性膜迷路积水、外淋巴瘘、内耳感染、耳硬化症、Paget病及耳蜗血管性缺陷等。耳蜗性耳鸣的特征千变万化，通常耳鸣的音调易匹配，且位于听力障碍的频率范围内或其附近。临床听力学检查有助于诊断。耳鸣的严重程度及发生率与听力损失有明显关系。感音性听力损失越重，越易产生耳鸣。耳鸣的响度也随听力损失加重而增加。但是，耳鸣亦可发生于听力正常者。约有1/3之中度及重度听力损失者不伴有耳鸣；这一点至今尚无法解释。

耳蜗性耳鸣发病的机制仍不甚清楚，从神经电生理和耳蜗微机制方面学说有：神经元自发放电节律异常，耳蜗的机械功能障碍，耳蜗的微力学活动异常，耳蜗内的机械反馈作用和外毛细胞摆动失调等。

b. 周围神经性耳鸣：听神经瘤的耳鸣为首发症状者

约占10%，单侧性耳鸣而听力正常者，一定要排除听神经瘤。听神经疾患致耳鸣者比耳蜗疾病者少见，且多为较大的嗡嗡声。其机制未明，可能与神经纤维的变性引起纤维间交互传递或神经纤维传递变慢有关。听神经纤维排放时静止状态的失真，神经纤维的传递变慢，可引起到达大脑的神经纤维异常点火模式，即可出现耳鸣。

c. 中枢神经性耳鸣：常发生于原有的或潜在的周围性听功能障碍之耳，如迷路或听神经手术后出现耳鸣。也可由紧张状态作为促发或加剧因素而致。肿瘤、血管性异常、局部炎症、多发性硬化等侵及听传导径路者皆可发生耳鸣。耳鸣常呈现为白噪声样。如耳鸣与脑血管疾病发作同时出现而无听力障碍时，多为中枢神经性耳鸣。另外，患者诉述耳鸣是在头内部时，有可能为中枢性，但也可能是无法描述耳鸣部位的双侧耳蜗性耳鸣。

4）反射性（非听觉疾病性）耳鸣：①颞颌关节疾患或咬合不良；②颈椎关节病、颈损伤（甩辫子损伤或插管麻醉时），椎动脉功能障碍可能为部分原因。这些疾患常有嚼肌及颞肌、枕、额肌以及颈肌等肌肉痉挛。可致张力性头痛而使耳鸣加剧，耳鸣又可致肌张力增加转而加重耳鸣。

5）全身疾病性耳鸣：某些疾患可导致耳鸣，如甲状腺功能异常，糖尿病，多发性硬化，碘、锌缺乏，贫血，偏头痛，高血压，高血脂，肾病，自身免疫性疾病等。

（4）假性耳鸣：为耳鸣样声，但不遵循耳鸣的定义。

1）自然环境声：偶然，外来声音类似于耳鸣声，或附加于耳鸣之上，如钟声，风吹电线声、变压器、家用电器的嗡嗡声，环境声仅在家中某一房间才听见，或在特定的地理位置，且可为其他人所听见。但患者的听力在正常范围内。

2）伪病：有些人为了某种目的，夸大了耳鸣的程度及影响，部分是属于法医学范畴。

（5）耳鸣发生机制的新假说—中枢高敏学说

过去一直认为，大部分耳鸣是耳蜗病变的结果。但越来越多的证据表明，中枢神经系统也参与了耳鸣的产生和维持。听系和非听系中枢、自主神经系统、边缘系统等均与耳鸣有关。

在迷路切除和第Ⅷ对脑神经切断后耳鸣患者仍感到耳鸣持续存在。耳鸣可以在人工耳蜗植入后通过电刺激第Ⅷ对脑神经而受到抑制。一侧耳的耳鸣可以被同侧和对侧噪声所掩蔽。电刺激耳鸣患者的中间神经时，可引起耳鸣响度的变化等等。而正电子发射断层成像、功能性MRI（PET、fMRI）等研究发现耳鸣患者的左侧听皮层代谢活动显著升高，给动物注射水杨酸后单纤维记录显示部分听神经纤维、下丘神经元、初级听皮层内单个神经元的自发放电活动增加等。此外，心理学研究也提示，耳鸣与中枢神经系统功能（意识、注意力、情绪、学习和记忆）有关，连续耳鸣会对人造成长期心理负荷而影响身心健康，而不良情绪又可以加重耳鸣。

中枢高敏学说认为，耳鸣是一种由外周或中枢病变引起的、中枢神经系统参与的心身疾病的症状。外周或中枢病变后，听觉神经系统及其相关脑区的自发电活动是耳鸣发生的神经生理学基础。不管外周或中枢病变，中枢神经系统都参与长期耳鸣的维持，中枢敏感性的异常增高是耳鸣产生与维持的主要原因。心理因素与耳鸣密切相关，耳鸣是典型的心身疾病。

三、影响或触发耳鸣的因素

1. 噪声　噪声的接触可致原有的耳鸣加重，但也可使耳鸣减轻或缓解（故可采用掩蔽声以治疗耳鸣），或促发出另一种耳鸣声而与原有的耳鸣声混合。急、慢性声创伤（慢性声创伤如响度很高的音乐）也可引起耳鸣。

2. 心理学等其他因素　因家庭、婚姻、职业、意外事件等方面的精神压力可触发耳鸣发生。而耳鸣又可使患者出现压抑、忧郁、烦躁、情绪波动、过分忧虑等心理障碍，心理障碍又加重耳鸣，从而互相影响，出现恶性循环。疲劳时可使耳鸣加重，心情愉快可使耳鸣减轻，大部分患者卧位时耳鸣加重，但有少部分患者感到减轻，女性月经期可致耳鸣加重，减肥食品既可使耳鸣患者症状加重，但也可使耳鸣缓解，某些食品可使体内产生变态反应而致耳鸣，奶酪类食品、巧克力、含咖啡因的饮料、酒精、烟草可加重耳鸣。

【儿童的耳鸣】

何以感音神经性听力损失的儿童耳鸣的主诉不若成人那样多。实际上，儿童与成人一样，耳鸣常发生于听力障碍者，其发病率约为56%～66%。先天性耳聋很少出现耳鸣的主诉。儿童耳鸣的高发生率与缺乏主诉之间的明显不一致，可能是由于患者认为耳鸣是正常情况，缺少心理上的负担。

1. 听力正常儿童的耳鸣　Nodar（1972）报告，在2000名学生中通过听力测试的儿童中有13.3%有过“噪音”，未通过听力测试的儿童58.6%耳内曾经有过“噪音”。耳鸣最常见于13～15岁的孩子，93例5～16岁的英国儿童中有29%的人曾经感受到耳鸣（Mills，1986），7～10岁的加拿大儿童耳鸣发生率为36%，美国为32%，英国17%（Stouffer，1992）。

2. 听力异常儿童的耳鸣　Mills（1984）报告，66例5～15岁的分泌性中耳炎儿童中3%有耳鸣，与没有听力损失儿童的耳鸣发生率相似，复发性中耳炎也不增加耳鸣的发生。

与听力正常或全聋者比较，耳鸣更容易发生在听力下降的儿童。多数情况下，耳鸣常发生于听力损失耳。但有学者报告，89%单侧感音神经聋患者的耳鸣出现在听力较好耳；因重度感音神经聋而佩戴助听器的患者，70%报告耳鸣常发生于戴助听器的一侧。深度聋的患儿很少有耳鸣，但研究发现，平均听阈在70～110dB的患儿35%有耳鸣。

3. 儿童与成年人耳鸣的差异　与成年人不同的是，儿童很少单独主诉耳鸣，一般是先主诉耳聋。儿童可能认为耳鸣是与生俱来的，每个人都有耳鸣。

有听力损失的儿童常为间断耳鸣，有听力损失的成年人常为持续耳鸣，听力正常的儿童则常有持续耳鸣。先天性聋哑儿童一般无持续的耳鸣，这是因为异常的传入神经活动尚不能达到听觉阈值，在成年人这种异常传入神经活动已超过其听觉阈值因而成为耳鸣。儿童间断性耳鸣的另一个解释是，间断性耳鸣比持续耳鸣更容易分散注意力。

四、耳鸣的临床意义

1. 耳鸣的后果　耳鸣对患者影响程度的大小，按其顺序为失眠、听功能障碍、头昏、注意力不集中、情绪激动、焦虑、忧郁、孤独。

2. 耳鸣的严重程度　必须对耳鸣严重性的程度做出评定，以确定是否需进行治疗，以及对治疗的结果进行评价。耳鸣严重程度的分级为：

轻度耳鸣：耳鸣为间歇性发作，或仅在夜间或很安静的环境下才感到有轻微耳鸣。

中度耳鸣：耳鸣为持续性，即使在嘈杂的环境中也感到耳鸣的存在。

重度耳鸣：耳鸣为持续性，严重地影响患者的听力、情绪、睡眠、生活、工作和社交活动等。

极重度耳鸣：耳鸣为长期持续性，且响声极大，患者难以忍受，极度痛苦，甚至无法正常生活。

3. 耳鸣的心理学问题　大量事实表明，耳鸣与心理因素密切相关。心理因素可以是耳鸣的原因，也可以是耳鸣的结果。心理因素引起的耳鸣，是典型的心身疾病。耳鸣成为第一主诉，可能是由于这部分人对耳鸣的耐受阈较低，或中枢神经系统的敏感性较高之故。在遇到这类耳鸣患者时，应仔细追问病史，并首先取得患者及其家属的信任，争取弄清心理和社会方面的原因。耳鸣也可以引起严重的心理反应，甚至心理障碍，其耳鸣严重到不能忍受、不能进行正常的工作和生活、并有自杀行为或倾向。治疗这类患者，在积极治疗原发疾病的同时，耳鸣习服疗法有较好的效果。即帮助患者树立正确的“耳鸣观”，纠正对耳鸣的错误认识，增加对耳鸣及其原发病的心理认同和心理适应，消除“耳鸣情绪”，配合全身松弛训练、转移注意力和自我心理调适等方法，争取忽略和习惯耳鸣，提高生存质量，成为新的“耳鸣感受”。因为观点不同，情绪不同，耳鸣感受也不同。

五、耳鸣的诊断

1. 病史的采集　病史采集极为重要，是耳鸣诊断的关键，病史应包括：

（1）耳鸣是否合并听力损失及眩晕：三者之间出现时间先后的关系。

（2）耳鸣出现的时间：持续时间，变化的过程，诊断及治疗过程，目前现状。

（3）耳鸣的特征：包括部位及耳别，持续性或间断性，间断的时间以及有无规律性变化。

（4）耳鸣音调的性质：是高调，还是中调、低调，耳鸣声的具体描述，如蝉鸣、哨音、汽笛声、隆隆声、风吹电线声、风声、拍击声及咔哒声等。是搏动性还是非搏动性，搏动性是否与心跳或脉搏同步，是否与呼吸有关，音调性质有否变化。

（5）耳鸣响度：可与环境声或生活声比较。

（6）耳鸣的严重性：对情绪及生活、工作的影响，使患者感到烦恼的程度，焦虑及抑郁是原因还是后果，是否可逐渐适应。

（7）耳鸣的可能原因：耳鼻咽喉科尤其是耳科的过去病史、头外伤、声创伤、耳毒性药物史、心脑血管疾病史、变态反应疾病史等。女性患者应了解与月经期的关系。

（8）耳鸣的触发或加剧等影响因素。

（9）耳病及与耳病有关的全身性疾病情况：特别是神经系统疾病的病史询问，以便确定耳鸣是否与神经系统疾病有关。

（10）患者自身控制耳鸣的方法：如听音乐、散步、旅游等。

（11）家族史：特别是与耳鸣有关的疾病史。

2. 临床一般检查

（1）系统检查：应与内科及神经科医师合作，根据需要，进行有关病变及功能状态的检查。

（2）耳鼻咽喉科检查：尤其是耳科的详细检查。并应做颈部、颞颌关节功能检查。如为搏动性耳鸣，应做头及颈侧及耳的听诊，以了解有无血管搏动声，转动颈部，了解压迫颈静脉后对耳鸣的影响。

（3）心理学评价：由于耳鸣与焦虑互为因果，故应与心理学家合作，对耳鸣患者做出心理学的评价。

（4）影像学检查，实验室检查（含免疫学检查）：应根据患者的病史，怀疑局部或全身疾患与耳鸣有关时才进行相关检查，结果如有异常也应小心分析。

3. 听力学测试　听力学测试对于耳鸣的诊断极为重要，尤其是病因及病变部位的确定及治疗效果评定。但应注意少数患者听力可能完全正常（参见本篇第四章）。对于未发现听阈损失的被检者，扩展高频纯音听阈测试，有时可有异常发现而有助于诊断。

4. 前庭功能检查　前庭功能检查应包括自发性及诱发性前庭功能检查，进行眼震图记录，姿势图检查等（详见本篇第五章）。

5. 耳鸣测试　由于耳鸣本身是一种主观症状，故目前尚缺乏客观测试指标以判断有无耳鸣存在及耳鸣的严重程度。下列的行为反应测试，其可靠性及精确性还存在一定问题：

（1）耳鸣音调的频率匹配：通过音调的匹配来确定其音调的频率或是最令患者心烦的主调，临床上仅需以纯音听力计来进行匹配。

（2）耳鸣的响度匹配：为了解对耳鸣完全掩蔽所需的强度，应做响度匹配。但是，在实际进行时，由于重振现象及掩蔽效应的存在而有一定的困难。

（3）最小掩蔽级：也称耳鸣掩蔽曲线测试，为测定刚可掩蔽耳鸣的测试音的最小强度级。掩蔽曲线可分五型（图 7-23-1）：①Ⅰ型，聚合（convergent）型，听阈曲线与掩蔽曲线从低频至高频逐渐接近，多见于噪声性听力损失；②Ⅱ型，分离（divergent）型，两曲线从低频至高频逐渐分开，约占 3%，病变不明；③Ⅲ型，重叠（congruent）型，两曲线近乎重合，耳鸣为宽带噪声样，约占 32%，见于梅尼埃病，特发性突聋及耳硬化症；④Ⅳ型，远离（distant）型，耳鸣为宽带噪声样，见于中耳及内耳病变；⑤Ⅴ型，抗拒（persistent）型，任何强度的掩蔽声皆不能将耳鸣掩蔽。

（4）为准备掩蔽治疗尚应测试掩蔽的时间衰减，后效抑制，响度不适阈等。

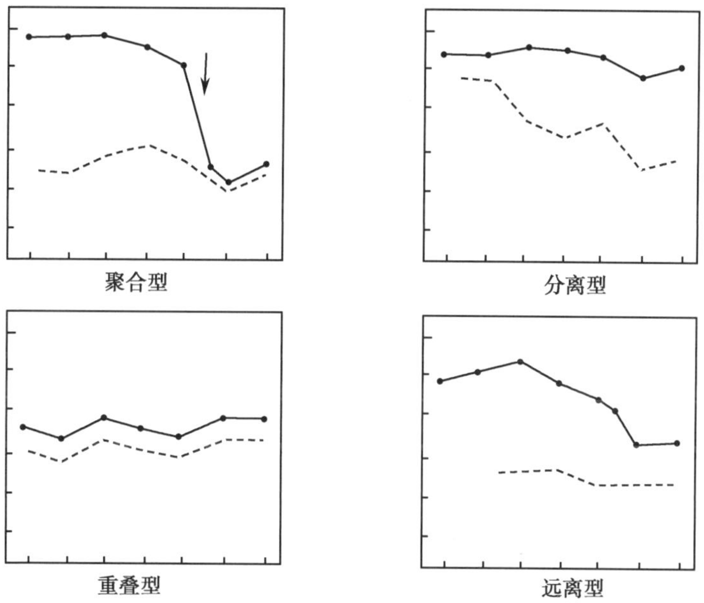

图 7-23-1　耳鸣掩蔽图型

六、耳鸣的治疗

目前耳鸣的治疗还存在着较大的困难，因为引起耳鸣的疾病与因素极多，有时难以做出正确的病因、病变部位的诊断，而即使能做出病因及病变部位的诊断，病因治疗有时也存在困难，或者，即使引起耳鸣的疾病得到治疗，而耳鸣仍然存在，故有学者认为应用治疗一词，不如代以处理一词更为恰当。因此，尽管耳鸣的治疗方法很多，但迄今尚无特殊有效的方法。但是，在临床实际中，耳科医师不能断然告诉患者耳鸣无治疗方法，以免引起患者新的心理障碍。耳鸣治疗效果的评价是：耳鸣的减轻及焦虑的解除，并非如其他疾病一样称为治愈。此外，对耳鸣的治疗并不是一位临床医师能够解决的，必须有耳鼻咽喉科医师、听力学家、神经学家、精神科医师、心理学医师等共同研究制定治疗方案。

1. 病因治疗　病因治疗是医学上首要而且是最理想的治疗方法。但如病因无法确定，或是病因虽能确定但却无法治疗，故病因治疗并不如想象中那样容易收效。病因治疗可分内科药物治疗及外科手术治疗两种。外科治疗是对引起耳鸣的部分疾病进行手术治疗，如动静脉瘘、动脉瘤等。而耳蜗神经切断术、前庭神经切断术、听神经瘤的手术治疗、鼓丛神经切断术等对于耳鸣的疗效很难确定，这些手术除非是针对疾病本身的需要，否则，不应以外科手术作为治疗耳鸣的方法。

2. 药物治疗 用于治疗耳鸣的药物基本上分为两大类，一是伴发有耳鸣的基本疾病的治疗，二是对症治疗。

（1）基本疾病的治疗：如对中耳炎、梅尼埃病、甲状腺功能异常等的药物治疗。此外，维生素 B（尤其是维生素 B_{12}）、锌制剂、银杏叶制剂，可能有助于对无选择性耳鸣的治疗，但疗效尚待临床证实。低血糖可为耳鸣的病因，如耳鸣在睡眠后或清晨加剧，而饮用葡萄糖水，10～20 分钟后耳鸣减轻即可证实。

（2）对症治疗：可分两类，一为减轻耳鸣对患者的影响，一为耳鸣的抑制药。

1）减轻耳鸣影响的药物：此类药物主要包括抗焦虑、抗抑郁药，但这些药物均有不同程度的副作用，甚至有些药物可加重耳鸣，故用药时应该慎重，且不能过量。

a. 抗抑郁药：副作用较小的有：①多虑平（doxepinum，sinequan），口服 25mg，3 次/d，多在 1 周内见效；②马普替林（maprotiline，ludiomil），口服 25mg，3 次/d。

b. 抗焦虑药：通常应用：①艾司唑仑（舒乐安定，surazepam），口服 1mg，3 次/d；②阿普唑仑、佳静安定、佳乐定（alprazolamum），口服 0.4mg，2 次/d，最大限量 4mg/d。

2）耳鸣的抑制药：

a. 利多卡因：利多卡因对耳鸣的抑制，有认为作用于中枢，也有认为作用于末梢。已知利多卡因是一种膜稳定剂，阻滞钠通道，故可阻滞由于病变所致之中枢听径路的异常兴奋活动，从而减轻耳鸣。最近认为：利多卡因的四价氨衍生物 QX572 不能通过血脑屏障，故其抑制耳鸣作用在螺旋器，但仍无一致的结论。该药对绝大部分病例，耳鸣的减轻或抑制是肯定的。虽然有时作用时间较短（仅几小时），但是对于一些严重耳鸣者已感到极大的满足。利多卡因治疗的常规剂量为 1～2mg/kg，以 1% 溶液缓慢注入静脉，5 分钟注完（不能太快！），每日 1 次，7 天为 1 疗程，休息 1 周后可做第 2 疗程。

b. 氯硝西泮（氯硝安定，clonazepam）：为首选药，为抗惊厥药。剂量为 0.5mg，每晚 1 次，共 1 周，如无效可用 0.5mg，2 次/d，共 1 周，然后 0.5mg，3 次/d，共 2 周，如无效即停药，有效则减至 0.5mg，1 次/d 或 2 次/d。

c. 哌氟酰胺（flecailnide）：100mg，2 次/d，1 周，然后 150mg，2 次/d，2 周，维持量 100mg，2 次/d。

d. 卡马西平或称酰胺咪嗪（carbamazepine，tegretlo）：①剂量增加法，100mg，睡前 1 次，以后每天增加 100mg，共 1 周，直至达到 200mg，3 次/d；②全量法，200mg，3 次/d。

e. 扑痫酮，或称麦苏林（primidone，mysoline）：为抗癫痫药，当卡马西平无效时可用此药，首次 0.15mg，以后每周增加 0.25mg/d 直至 700mg/d。

f. 麦奥那（eperijone hydrochloride，亦称 myonol）：一种肌肉松弛剂，150mg/d，口服 2 周对耳鸣有明显疗效。

g. 舒必利亦称硫苯酰胺，舒宁（sulpiridum，dogmatil，equilid）：为抗精神病用药，对抑郁症有效，口服 600～1200mg/d。

从以上情况说明，耳鸣抑制药治疗存在着疗效不甚肯定，而副作用较多的问题，故临床医师应全面斟酌，慎重使用。

3. 掩蔽疗法 掩蔽疗法（masking therapy）为目前耳鸣治疗中较为有效的方法。实际上，许多耳鸣患者早已发现在嘈杂环境中耳鸣有减轻或消失的现象。掩蔽疗法的机制是基于耳鸣的外毛细胞补偿学说，即耳蜗某部位的外毛细胞受损时，其邻近的正常毛细胞将加强其电机械作用以试图补偿之，如补偿活动的能量超过了正常阈值就会产生耳鸣。故产生了临床上用掩蔽声置于患耳而使外毛细胞的“补偿”活动受到抑制，来减轻耳鸣的方法。从心理学角度看，耳鸣患者对掩蔽声听起来比自身的耳鸣声愉快，掩蔽器发出的掩蔽声可由患者自己调节音量并选择是否使用，可取得较好的效果。

掩蔽疗法的作用基本上可出现 4 种作用：

（1）连续性完全掩蔽：掩蔽器的掩蔽噪声连续出现，从而掩盖了耳鸣。应用持续性完全掩蔽取决于几个因素，最重要的是，掩蔽噪声的最小掩蔽级不能过分大于耳鸣响度，即最小掩蔽级的值减去耳鸣的响度匹配值，不能 >10dB，最大不超过 15dB。其次，所应用的噪声应比耳鸣有更易于接受的性质。再者是掩蔽效应不随时间而衰减。

（2）连续性部分掩蔽：如果对耳鸣起到完全掩蔽的声音过大而不能接受时，此种患者在安静环境中多出现耳鸣加剧。对于此类患者可采取部分掩蔽，即掩蔽器仅提供与耳鸣响度相等的低强度掩蔽声。另外，掩蔽试验如出现 10dB 以上的掩蔽衰减，则也应采用部分掩蔽。

（3）抑制性掩蔽：耳鸣的全部或部分抑制，可作为连续掩蔽的一种替代方法或附加作用，如后效抑制试验结果为全抑制，则治疗性掩蔽的后效抑制的效果更好，如无后效抑制，或后效抑制试验时响度加强，则应做较长时间的掩蔽，可出现一定程度的后效抑制。故掩蔽器的使用应给予高强度级的声音，且掩蔽时间应在1小时以上，以便确定是否出现后效抑制。

采用特异性频率的掩蔽声其抑制掩蔽的作用有可能更大，为了选择更理想的后效抑制效应，应做各种宽频谱的一定范围的掩蔽声进行掩蔽。使用程序化掩蔽是否能产生更有效的抑制掩蔽，仍有待于进一步研究。有些研究指出：产生最大后效抑制的频率，常比耳鸣频率低，少数可低1~2倍频（Terry等，1983）。

另外，也可采用间歇掩蔽声，可更有效的出现更大的后效抑制效应，但起止时间应为10分钟。也需进一步研究。

（4）掩蔽的脱敏化作用：许多耳鸣患者的不适响度级降低，常需佩戴耳塞或避开噪声环境，但耳塞常导致耳鸣加剧。耳鸣掩蔽器可减少此一难题，即规则地短时间佩戴掩蔽器，掩蔽时间每天累积达6小时，掩蔽强度应调节为清楚听见但无不适感（不需要全掩蔽）。此法可进行数天至6个月，许多患者可重新获得对强声的耐受。

作为掩蔽疗法的掩蔽器种类很多，如：①环境声：有些患者晚上入睡困难时，可用钟声、流水声等掩蔽耳鸣或分散对耳鸣的注意力，而促使患者入睡；②一种具有调频装置的小收音机或单放机，可先将适合于患者的窄带掩蔽噪声录成磁带，放入单放机中播放，作耳鸣掩蔽用，且可播放音乐声、雨声或流水声等；③用助听器减轻耳鸣，主要应用于低调耳鸣的患者。助听器多引入频率为4kHz以下的环境噪声，同时，此类噪声得到了放大，从而使耳鸣受到部分或完全掩蔽，偶尔还可出现后效抑制效应；④专用的耳鸣掩蔽器，其外形极似助听器，有耳后型、耳内型和程序式3种；⑤合并型掩蔽器。耳鸣掩蔽器连接或藏于助听器内，其助听器与掩蔽器音量控制各自独立，使用时，先调节助听器音量，然后再调节掩蔽器音量，则掩蔽效果更佳。

4. 心理学治疗　耳鸣的心理学治疗是指通过语言的和非语言的交流方式等方法，来影响及改变被治疗者的心理状态及心理障碍，从而达到打断恶性循环、治疗耳鸣的目的。

（1）认知疗法：向患者介绍耳鸣的可能病因或病因，耳鸣的特点。使患者认识到耳鸣并非是一种严重的、致命的进行性疾病，以消除顾虑。说明耳鸣是可以治疗的，但需要较长的时间，必须有信心。介绍有关耳鸣的治疗方法，并且说明耳鸣的治疗效果与情绪有关。通过这些认识，使患者了解耳鸣对生活及工作的影响并不是那样大，从而认识到过分强调耳鸣对身心的影响是不必要的。

（2）生物反馈疗法：采用电子仪器，将人体内的生理功能信息加以采集，然后在监视器上显示，而反馈给人体，使患者根据这种反馈信号来训练自己，以对体内不随意的功能活动（如肌肉放松，改变心率，镇静情绪等）进行调节，以期控制某种病理过程，促进功能恢复，从而达到治病的目的。

目前认为：本疗法对耳鸣所起的作用在于患者紧张状态的减轻或消失，而使耳鸣易于耐受。而客观的耳鸣响度匹配与音调匹配并无改变。

5. 电刺激疗法　电刺激疗法（electrical stimulation therapy）是指利用电流直接刺激听觉系统达到抑制耳鸣的目的。根据电刺激电极部位分为外刺激（颅或外耳）及内刺激（中耳及内耳）两类。治疗对象主要为耳蜗性耳鸣患者，这种方法目前极少应用于临床。

6. 耳鸣习服疗法　耳鸣习服疗法又称再训练法。目的是使患者尽快达到对耳鸣的适应和习惯，主要方法则是由专科医师定期给予习服训练的详细指导，包括耳鸣不全掩蔽、松弛训练、转移注意力和心理咨询等。患者应长期坚持训练，并且必须使用如耳鸣掩蔽器、音乐光盘、磁带等以协助达到对耳鸣适应和习惯的目的。

7. 耳鸣的联合治疗　耳鸣的治疗方法虽然很多，但很难确定何种治疗方法更为有效，基于此，除进行病因治疗外，联合治疗——包括药物、生物反馈、声掩蔽、电刺激，以达到缩短治疗时间，减少具有副作用药物用量，增加协同疗效，可取得更为有效的结果。

（钟乃川　王洪田）

七、搏动性耳鸣

搏动性耳鸣（pulsetile tinnitus）是一种有节律的耳鸣。是由患者头颈部的血管或肌肉产生，并通过骨骼、血管和血流传导至耳蜗而感知的。搏动性耳鸣可分为血管性和非血管性两大类：血管性搏动性耳鸣较多见，其耳鸣节律与患者自身的心跳节律一致，主要由血管的解剖变异或血管的其他病变引起的管径狭窄、血流加速和血流紊乱所致。非血管性搏动性耳鸣与头颈部的肌阵挛有关，如腭肌阵挛，镫骨肌或鼓膜张肌肌阵挛，这种耳鸣的节律与心跳节律不一致，而与肌阵挛发作时的阵挛节律相关。搏动性耳鸣大多为主观性，有些为他觉性。大多单侧发病，双侧较少见。女性较男性多发。

【病因】

1. 颈静脉球或颅底血管病变

（1）颈静脉球体瘤或鼓室球瘤：一侧搏动性耳鸣，节律与心律一致；指压同侧颈内静脉时耳鸣消失，压迫停止，耳鸣复现。Sigele耳镜检查时鼓膜呈蓝色，可见搏动点。如未见搏动点，通过耳镜加压后可见搏动点，进一步加压，鼓膜蓝色消退，搏动停止。可合并第Ⅶ~

Ⅺ对脑神经症状。

（2）高位颈静脉球：当颈静脉球位置高达外耳道平面，且外耳道底骨板缺裂时，可合并蓝鼓膜，但在因其它疾病所进行的颞骨 CT 检查中发现有颈静脉球高位者，大多并无搏动性耳鸣。

（3）颅底和颞骨血管瘤。

2. 颅内外血管畸形

（1）先天性血管畸形：如胚胎期颈内动脉发育不良，其邻近颅底的垂直段和水平段交叉处移位，血管狭窄，可因该处血流紊乱，或咽升动脉血流量增加，引起搏动性耳鸣。

（2）后天性血管畸形：后天性血管畸形大多由外伤、手术、感染、肿瘤、妊娠等引起的脑膜或静脉窦血栓性静脉炎所致，常见于横窦、乙状窦、海绵窦、颅前底和小脑幕等部位。

3. 硬脑膜动静脉瘘　硬脑膜的动静脉瘘可能继发于硬脑膜静脉窦的血栓形成或窦腔闭合，瘘道由窦壁上丰富的小动脉网与静脉窦或小静脉之间的许多微小交通支形成。由于病变的静脉窦直接接受动脉的血流，容易形成逆行血流，而引起搏动性耳鸣。不仅位于硬脑膜的动静脉瘘可引起搏动性耳鸣，颞骨内的动-静脉瘘也是搏动性耳鸣的原因之一，例如侵犯颅骨的 Paget 病，可能因颞骨内有新生血管和动静脉瘘，而出现搏动性耳鸣，并伴有听力下降和眩晕。

动静脉瘘和颅内、外血管畸形除搏动性耳鸣外，还可因病变位置和范围不同而出现头痛、面部疼痛、视力下降、复视，重者伴有恶心、呕吐等，并可发生严重的颅内并发症（如颅内出血，血肿，静脉梗死，颅内高压等）。头部外伤或经鼻径路垂体肿瘤切除术后继发的颈内动脉-海绵窦-动静脉瘘，可于术后数日或数周出现眼球突出，球结膜水肿，第Ⅲ、Ⅳ、Ⅵ对脑神经麻痹等。

4. 动脉粥样硬化　动脉粥样硬化引起的搏动性耳鸣，是因动脉狭窄引起血流紊乱所产生的响声经岩骨传导至耳蜗所致。这种患者患有高血压、高血脂、糖尿病，可有脑血管意外或短暂的脑局部缺血史。

5. 良性颅内高压综合征　良性颅内高压综合征（benign intracranial hypertation syndrome）以颅内压升高，而无局灶性神经症状为特征；有时可出现眼外展麻痹。而搏动性耳鸣和其他的耳部症状（如听力下降、耳内胀感、眩晕等）可能是本病的主要或惟一症状，其中 1/3 患者的 ABR 出现异常，包括波Ⅰ-Ⅲ间期或（和）Ⅲ-Ⅴ间期延长，或波Ⅴ潜伏期延长。

6. 自发性颈动脉内膜剥脱　不常见。是引起中、青年人脑缺血的原因之一。有认为，颈动脉纤维肌性发育不良（fibromuscular displasia of the carotid artery）、高血压、动脉硬化、外伤是本病的诱因。除突发性搏动性耳鸣外，本病还伴有患侧偏头痛、颈面部疼痛、晕厥、Horner 征及脑神经症状。

7. 肌阵挛　如鼓膜张肌肌阵挛，镫骨肌阵挛，腭肌阵挛等。这种搏动性耳鸣常为阵发性，可因声刺激或眨眼、耳廓皮肤受刺激时发作，亦可为自发性。耳鸣发作与肌阵挛发作同步，节律一致。该耳鸣常为他觉性。

【检查】

1. 耳镜检查　Siegle 耳镜检查时如发现鼓膜后方有搏动性包块，或鼓膜呈蓝色，应疑及颈静脉球病变或异位颈动脉。鼓膜有与脉搏不一致的节律的运动为鼓膜张肌阵挛的表现。

2. 耳周及颈部触诊　指压同侧颈内静脉时，嘱患者注意其耳鸣，如耳鸣减轻或消失，提示为静脉源性耳鸣。动脉源性耳鸣不会因指压而改变。将患者头部转向患侧，耳鸣变弱或消失，也提示为静脉源性。触诊耳周部位，发现震颤时，应疑及颈部动、静脉畸形。

3. 听诊　在患者耳边倾听，了解耳鸣是否为他觉性，并注意其节律是否与患者的脉搏一致，如不一致，可能为非血管性搏动性耳鸣，并寻找肌阵挛的部位。腭肌阵挛者，可见软腭有阵挛性收缩，但若患者张口过大，可致阵挛消失而不可见。

4. 听力学检查　纯音听阈测试应作为常规检查。听力损失超过 20dB 时，指压同侧颈静脉重新测试听力，若此时听力改善或恢复正常，提示耳鸣为静脉源性或良性颅内高压综合征，若为后者，宜再做 ABR。

5. 颈动脉超声检查　有助于诊断颈动脉粥样硬化。

6. 放射学检查　鼓膜正常者，做颅脑 MRI，结合高清晰度磁共振血管造影，如出现扩张的皮质静脉，提示为硬脑膜动静脉畸形。良性颅内高压综合征者常可发现小室或空鞍。蓝鼓膜或耳后有包块者，应做颞骨 CT 以排除颈静脉球体瘤。

【治疗】

1. 颈静脉球体瘤、颅底和颞骨血管瘤引起的搏动性耳鸣，在查明病因后，采用相应的治疗。

2. 头颈部血管畸形，动静脉瘘等可根据情况做血管改道、结扎、成形等，或选择性动脉栓塞，血管内支架等。

3. 不明原因的特发性静脉源性耳鸣，在排除了其他原因后，可考虑做颈内静脉结扎术。

4. 与肌阵挛相关的搏动性耳鸣，可给卡马西平 0.1g，3 次/d，在药物治疗无效时，可切断相关肌肉予以治疗。

（汪吉宝　杨　军）

第二十四章

眩晕

平衡功能的基础知识已在前庭神经及其中枢联系（参见本篇第一章第五节）；及平衡生理学（参见本篇第二章第二节）中详细叙述，此处略加描述。

人体的平衡、空间定向及本体感觉为人体重要的生物功能之一。平衡是由视觉系统、本体感觉系统（包括皮肤浅感受器和颈、躯体的深部感受器）和前庭系统的互相作用，以及周围及中枢神经系之间的复杂互相联系与作用而维持的。对角及线加速度及静态移位信息起反应的前庭末梢器、视觉、本体感觉等的平衡信息传至中枢神经系统。在脑干的前庭核处，对来自平衡三系统的信息，与大脑皮层、小脑、网状结构及锥体外束系统等处传来的离心冲动，进行整合及调制，从而维持了人体的平衡。如果平衡系统中任何一处出现病变，感受的信息发生矛盾及冲突，此种整合及调制失当，则可使平衡系统之间的信息匹配不当，而出现平衡障碍的症状—眩晕。简言之，眩晕是主观症状，平衡失调为客观表现。

眩晕为临床常见的症状之一。在门诊患者中，被列为常见症状的第 3 位（Smith，1993）。最近 Hullars（2005）报告它为门诊初诊患者的第 10 位。在临床工作中，由于眩晕的病因常难以明确，诊断及处理极为紊乱。而且，除耳鼻咽喉科疾病可致眩晕外，它与内科、神经内科、脑外科、骨科、儿科、妇产科及精神病科的关系也极为密切，而门诊患者中，仅有部分为前庭系疾病所致。为了使眩晕患者能够得到有效的治疗，对眩晕的全面了解为当前耳鼻咽喉科的重要课题之一。

第一节　眩晕的定义及概念

眩晕是平衡系统（视觉、本体感觉、前庭系统）功能障碍的一类复杂症状。国外常用 dizziness 一词，但国内对此词译为头晕或头昏，而将 vertigo 译为眩晕，实质上，两者并非同义词，Vertigo 仅是 dizziness 的一种类型。dizziness 是平衡感觉改变或平衡障碍的广义词，患者常难以明确描述其临床症状。目前常用的有关眩晕的名词有以下几种：

1. 眩晕（Vertigo）　是一种突然发生的、无外界刺激所致的自身或外物运动的错觉，主要为旋转性；但也可为上升、下降感；前后、左右晃动感。多发生于周围前庭系统的急性损害，也可见于中枢前庭系统的病变。

2. 平衡失调（dysequilibrium，imbalance）　是一种不稳感或反复倾倒感，为运动传出障碍，也是一种姿势调节障碍，属于空间定位障碍的范畴。一般不出现眼震，为周围及中枢前庭系急性病变的补偿期，或为缓慢进行性损害的表现。共济失调是其中的一种类型。

3. 头晕、头昏（lightheadness）　是头内出现不适感而又无法明确表达的症状，可为一种飘浮感、轻微不稳感、失去自我感、轻微的运动感及恶心，也属于空间定位障碍的表现。可由前庭系功能障碍所致，也可因心、脑血管病（低血压、脑缺血）或全身性疾病（低血糖）或精神疾患（如焦急）所致。亦可由过度换气产生。

4. 精神状态不稳（confusion）　表现为思维能力、注意力下降、或有短期记忆改变。

5. 晕厥前期（pre-syncope）　一种晕厥的感觉，或是即将出现意识丧失的感觉，也可为伴有眼前发黑的感觉。从心理物理学角度上看，这些症状是感觉神经系从感受（reception）到知觉（perception）过程中不同功能状态的表现。

Vertigo 是一种特异性的平衡功能障碍的症状，而头昏、晕厥等是一种总体的、较少特异性的感觉变化。从疾病过程上说，旋转性眩晕、平衡障碍、头昏等症状的出现，取决于疾病发作的快慢，损伤程度的轻重，疾病的不同时期、前庭补偿的程度及快慢。在临床上，梅尼埃病在旋转性眩晕急性发作后有较长时间的头昏或头晕存在，椎-基底动脉短暂缺血性眩晕有时表现为头昏、头晕，有时则出现短暂旋转性眩晕，即为明证。当前，眩晕分类以前3种为主，而后2种可作为眩晕的附带症状。

眩晕的定义是：平衡障碍的一种主观感觉，空间定位障碍的运动错觉及体位障碍之错觉，一般不应称为运动的幻觉，所谓幻觉，实际上为精神病的症状，故采用幻觉一词不妥。

第二节 眩晕的分类

眩晕的分类至今尚无统一看法。其分类乃为了临床诊断及治疗之需要，如根据解剖部位，分为前庭及非前庭性。也曾有系统性眩晕（有旋转运动感）与非系统性眩晕（无运动感）、耳源性与非耳源性、真性（旋转性）与假性（非旋转性）眩晕、全身性疾患、血管性、颈性神经学疾患、耳科疾患及杂类等等之分。

【按病变部位、发病原因的分类】

此种分类法，既有病变解剖部位，又有病因疾病性质分类，有实际应用价值。

1. 前庭性眩晕

前庭周围性眩晕

1）耳蜗前庭疾患，同时存在前庭及耳蜗症状：①迷路内：梅尼埃病、迟发性膜迷路积水、迷路炎、特发性突聋、耳硬化症、外伤性眩晕、药物中毒、自身免疫性内耳病及内耳供应不足；②迷路外：外耳道耵聍栓塞、外耳道异物、中耳负压、Ramsay Hunt综合征、桥小脑角肿瘤及颞骨骨折。

2）前庭疾患：①迷路内：良性阵发性位置性眩晕、运动病；②迷路外：前庭神经炎。

2. 前庭中枢性眩晕

（1）血管性：锁骨下动脉盗血综合征、椎-基底动脉短暂缺血性眩晕、Wallenberg综合征、基底偏头痛及过度换气综合征。

（2）肿瘤、外伤、变性疾患：桥小脑角处肿瘤、小脑损害（变性或肿瘤）、颞叶肿瘤、颅后窝肿瘤、感染、前庭性癫痫、脑外伤、多发性硬化、遗传性共济失调、颅底凹入症及中枢性位置性眩晕。

3. 非前庭性眩晕

（1）眼性。

（2）颈性。

（3）全身疾病，心脑血管。

（4）血液病，内分泌及代谢性疾病，精神性眩晕。

根据解剖部位分类，目前最简单的分类为中枢性及周围性两大类，有利于临床医师实际工作。

【按眩晕性质分类】

根据眩晕的性质，结合是否有耳蜗症状、神经系症状进行分类，对于临床医师易得出迅速初步诊断，便于进一步确定特殊检查，分类情况详见（表7-24-1）。

表7-24-1 眩晕分类表

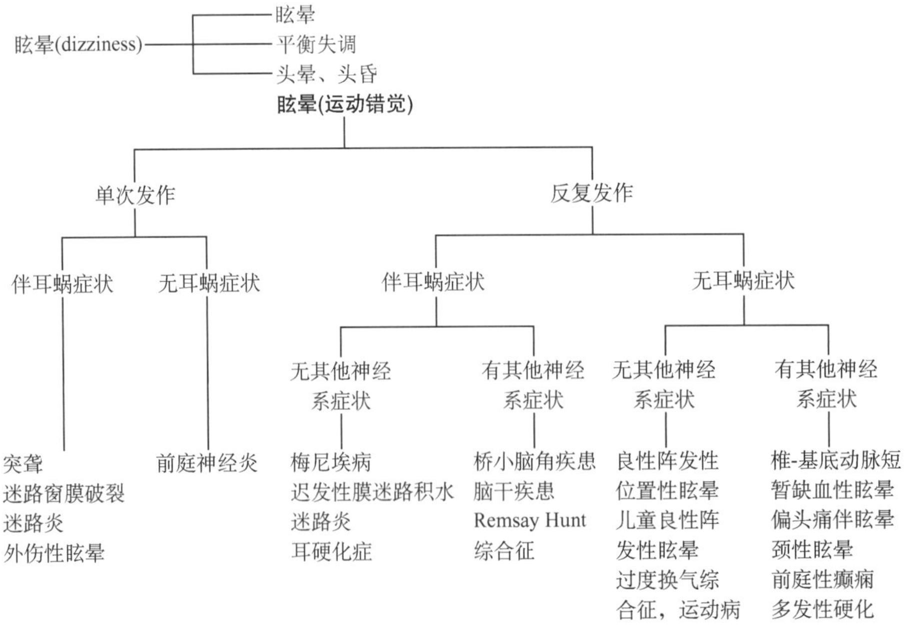

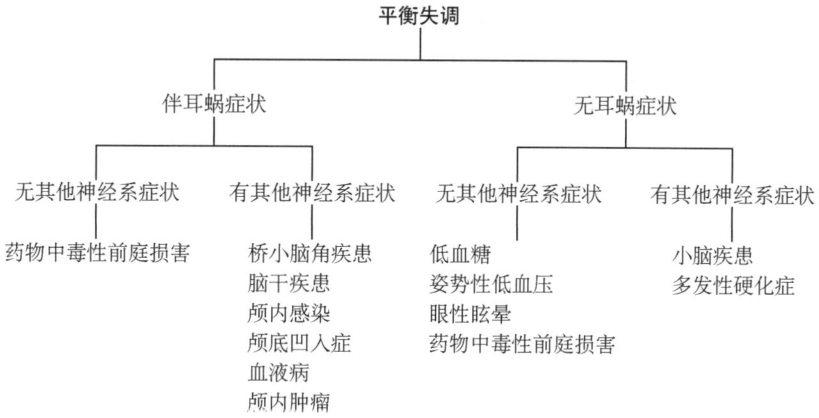

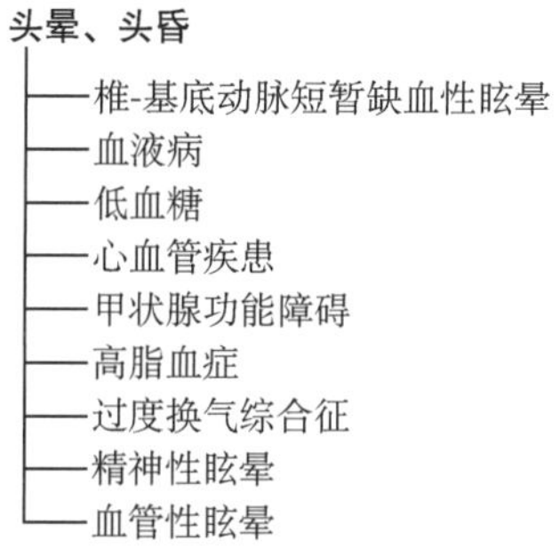

第三节 眩晕的诊断

由于眩晕的表现多种多样，引起眩晕症状的疾病涉及许多临床学科，且眩晕的病理资料极少，动物模型建立困难，客观诊断方法尚不够完善或特异性较小。加之，同一种病可同时发生于前庭系统的不同部位，引起不同形式的眩晕；而同一部位的病变可由不同的疾病所引起；且疾病的不同阶段可出现不同形式的眩晕及伴随症状。致使眩晕的定位、定性诊断极为困难，而出现“患者眩晕、医师头晕”之说法。但是眩晕诊断必须做出定位、定性，才能使治疗有的放矢。

【病史的采集】

眩晕的诊断通常基于病史，病史也是眩晕诊断的最重要的依据。可采用眩晕病史调查表（表 7-24-2），让患者有时间考虑自己的症状，准确地表达其不适，以便能得到详细而准确的病史。并通过检查及分析进行诊断。

表 7-24-2 眩晕调查表

（请写出答案或在相关问题上打“√”）

姓名	性别	年龄	日期	通讯处

（一）眩晕的特征。选择您最准确的不适感觉
1. 外界物体旋转或自身旋转
2. 飘浮感 晃动感 上下活动感 左右移动感
3. 行走时失平衡 向右倾斜 向左倾斜
4. 倾倒 向右 向左 向前 向后

续表

姓名	性别	年龄	日期	通讯处

5. 头重脚轻 头晕 头沉重感 头压迫感 头不适感 头空虚感 似要昏过去或眼前发黑 意识丧失
6. 头痛 部位
7. 伴恶心、呕吐
8. 其他症状（具体描述）

（二）眩晕发作的一般资料
1. 突然开始 缓慢开始
2. 持续性 发作性
3. 第一次发病时间
4. 最近一次发病时间
5. 眩晕是一直存在还是时轻时重，或时发时好？
6. 多长时间发作一次？
7. 每次发作时，多长时间停止？秒 分 小时 天
8. 能否预感将要发病？什么样的感觉？
9. 发病时在做什么事（具体）是否在起床时发病或躺卧过程中发病？
10. 头及身体转动时，眩晕加重否？与某种体位及头位有关系否？
11. 何种情况可使眩晕加重或减轻？
12. 黑暗中行走是否有困难？
13. 两次发作之间是否还有不舒服？什么感觉？
14. 您是否认为有什么可能的原因使您发病，如发病前有无感冒或其他疾病，是否过度劳累，强烈的体力活动，或情绪激动，或长期心情不愉快，有无头外伤史？是否为饥饿时？
15. 发病与月经期有无关系？
16. 是否口服避孕药？
17. 最近服什么药？

续表

姓名	性别	年龄	日期	通讯处
18. 有无晕车、晕船史?				
19. 有无高血压、高血脂、糖尿病史?				
20. 有无刺激物（如气体）接触史？有无烟/酒史，量多少？				
21. 家族中是否有其他人也患眩晕?				
（三）耳病史				
1. 有无听力减退、耳鸣、耳满胀感、堵塞感？何侧？				
2. 眩晕发作时，听力减退、耳鸣、耳胀满感的程度有无加重、减轻或停止？				
3. 有无耳痛、耳流脓、耳手术史？何侧？何时？				
（四）眼部症状				
1. 有无把一件物体看成两个（复视）?				
2. 有无视力模糊?				
3. 最近是否更换了眼镜?				
（五）神经系统症状				
1. 有无面部、上肢或下肢麻木?				
2. 有无神智不清?				
3. 有无上下肢活动笨拙，手中物体不自主掉下？				
4. 有无说话困难或词不达意?				
5. 有无吞咽困难?				
6. 有无口周麻木感或手震颤?				

在病史采集中，应特别注意以下几方面内容：

1. 眩晕的特性—发作的形式　眩晕发作的特性可有：

（1）运动错觉性眩晕（vertigo）

1）旋转性眩晕（rotatory vertigo）：为常见的一种眩晕形式，可分为自动感旋转性眩晕及他动感旋转性眩晕。前者为患者感到自身在旋转；后者为患者感到客观物体围绕自己身体在旋转。旋转感可出现于水平或垂直平面，朝一定的方向进行，也可同时存在自身及客观物体旋转。为前庭末梢急性疾患所致。且多为半规管疾患。

2）直线性眩晕或称移位性眩晕（translational vertigo）：感到自身或客观物体线性移动、在不同平面上摇摆、晃动、升降、侧推及飘浮，以及行走于塑料橡皮上之感觉。多为耳石器疾患所致，也可因前庭一侧亚急性损害或双侧损害所致。

（2）平衡失调或平衡障碍：表现为姿势及步态平衡障碍、患者站立或行走时向一侧倾斜或偏倒感，不稳感，行走时蹒跚或酩酊感。多由于急性单侧性前庭周围性疾病所致，也可因平衡维持器官病变所致。如疾病为缓慢进行性，则较少出现平衡障碍。双侧性前庭周围性疾患，为长时间的失平衡感，但应排除听神经瘤所致。如伴有神经系症状，则多为前庭中枢性疾患。小脑疾患之失平衡感，并不因遮眼或于黑暗中行走而加剧，此为与前庭周围性疾患之重要区别。此外，应注意由于周围神经及脊髓疾患致本体感觉传入障碍所致之失平衡，此类患者无眩晕症状，而有其他周围神经及脊髓疾患症状。

（3）头晕、头昏：多为中枢性前庭疾患如脑血管缺血性脑病所致，或为过度换气综合征，全身性疾患累及前庭系等所致。但也不能排除前庭系病变，有可能为前庭病变处于前庭代偿阶段的表现。患者的不适感有头昏、头重脚轻、头内麻木感、空虚感、头紧箍感或沉重感等。

2. 眩晕发作的时间过程　应了解起病的速度、持续时间。如突然发病，多为周围性前庭系疾患，逐渐加重则多为中枢性眩晕。间歇性多为周围性疾病，持续性则为中枢性疾病。

（1）旋转性眩晕

1）发作性：①发作持续时间仅为数秒钟，可为一侧迷路或其中枢联系受到短暂的刺激或功能下降所致，如良性阵发性位置性眩晕、迷路瘘管、温度效应、压力变化性眩晕、脑震荡后综合征及过度换气综合征，持续时间为数分钟则可为椎-基底动脉功能障碍及颈性眩晕等，可一天数次反复发作；②发作持续时间为数分钟至24小时之内，可因迷路病变所致，如梅尼埃病，迟发性膜迷路积水，梅毒性迷路炎早期、前庭性癫痫等。

2）迁延性：发作时间持续24小时以上，但通常少于3～4周，为迷路或前庭径路的破坏性病变。呈现强烈的旋转性眩晕，伴恶心、呕吐。此类疾患可有前庭神经炎、细菌性及病毒性迷路炎、内听动脉综合征、头部外伤、迷路震荡、窗膜破裂、颅底骨折及多发性硬化。桥小脑角的转移性肿瘤很少见。通常，此种破坏性损害如为非完全性，也可反复发作。

（2）平衡失调

1）发作性：

a. 持续数秒钟者可因前庭或中枢信息处理系统生理性超载所致。可发生于3种情况：①正常人快速运动时，过量的信息传入；②视觉器官异常的信息传入，如登高性眩晕或视动性眩晕；③平衡三系的轻微功能障碍，使中枢信息处理不能与传入的信号同步。年轻患者中，可见于脑震荡恢复期及良性阵发性位置性眩晕，也可见于老年人从蹲位迅速站起或快速转身时。

b. 不稳感持续数小时至数天者，可能因前庭的中枢联系功能暂时性障碍，或前庭系的代偿失调所致。如药物服用过量及饮酒，常规治疗剂量的安定药或抗惊厥药。外淋巴瘘在急性发作之后，可有数周至数月的不稳感。正常人在过度紧张之后，过度换气综合征也包括在本类之内。

2）迁延性：发作时间持续数周至数月，常因前庭功能不全所致，最常见于老年人，也见于长期使用抗惊厥药或前庭毒性药，许多中枢神经系统损害产生慢性前庭功能障碍也可出现不稳感，但常伴有定位体征。精神性眩晕可为长时间不稳感，多为女性，男性也可发生。

3. 发作的次数 如为单次发作，可见于病毒性迷路炎、前庭神经炎、突聋、耳外伤、窗膜破裂等。如为反复发作，则多见于梅尼埃病、良性阵发性位置性眩晕，血管性眩晕等。

4. 眩晕发作时情况 在何种情况下或体位下发病极为重要，如为坐起或躺卧过程中，仰头位时发病，多为椎-基底动脉短暂缺血性眩晕及颈性眩晕，于某种头位或体位时发病则应考虑为良性阵发性位置性眩晕。站立时发病可能为直立位低血压。

5. 眩晕的伴发症状 在眩晕发作前、后或同时出现耳蜗症状（听力损失，耳鸣及耳闭塞感）大多为前庭周围性疾患，如伴发有神经系统的症状，则应考虑为中枢性神经系疾病。自主神经症状的出现，如恶心、呕吐、出汗及面色苍白、心动过速等，多为前庭系疾患的一种表现，且明显见于前庭周围性疾患。颈项疼痛，肩痛，上下肢麻木、无力，应考虑为颈性眩晕或椎-基底动脉短暂缺血性眩晕。

6. 发病前的诱因 应了解眩晕发作前一天或数天内有无上感史，情绪激动史及重体力活动史。

7. 过去史 着重了解：①耳流脓史及外伤、手术史；②眼病史；③传染病史；④心血管及脑血管病史；⑤消化系病史；⑥药物史；⑦头颈部外伤史；⑧头痛、月经史及与眩晕发作之关系；⑨变态反应病史，及与眩晕发作之关系；⑩焦虑病史及精神类型，性格类型；⑪烟酒习惯及摄入量；⑫家族眩晕史。

【病史分析】

根据眩晕的表现形式，单次发作还是多次发作，是否伴发耳蜗症状及神经系症状等，即可初步判断眩晕是前庭性还是非前庭性；是前庭中枢性还是前庭周围性，但不能过分主观。因为：①眩晕症状涉及临床各科，耳科医师如对各种知识不够丰富深入，则易产生片面臆断；②同一发病原因的疾病，由于病变程度不等，发生于前庭系部位不同、而出现不同方式、不同发作次数和不同发作形式的眩晕。如椎-基底动脉系缺血性眩晕，既可为头晕，也可为旋转性眩晕，既可数天一次，也可一天数次，既可表现为内听动脉综合征，也可出现脑干病变的征象；③同一部位的病变可由不同病因所致，如前庭迷路的眩晕，可因血管性病变、病毒或细菌感染、膜迷路积水而出现不同形式，不同频次之眩晕；④同一疾病，不同的发展阶段，可出现不同形式的眩晕，如听神经瘤早期因压迫前庭神经而出现非典型的眩晕，晚期压迫迷路动脉致内耳血流障碍，可出现旋转性眩晕；⑤同一患者可同时存在数种病因导致眩晕发作，如高血压、高血脂、糖尿病，也可能为器质性疾患同时并有心理学因素而致发病。故应严密、仔细分析才能做出正确的判断。总之，病史分析要弄清以下问题：①是前庭疾患，还是全身性疾病；②是前庭周围性疾患，还是中枢性疾患；③是半规管疾患还是耳石器疾患；④是否合并有心理学因素。

【检查】

病史采集之后，根据需要进行有关检查，以便明确病因及部位。

1. 全身检查 按体格检查常规进行，检查双侧血压，直立位和卧位时脉搏和血压的变化（体位改变后即时测试或3分钟后测试）。

2. 耳鼻咽喉科检查 应注意耳、鼻窦及鼻咽部有无病变。检查外耳道及鼓膜时应注意外耳道有无感觉减退，做瘘管试验。了解有无咽反射消失，软腭运动异常，声带麻痹、伸舌偏斜等异常征象。

3. 精神及神经系检查 应包括：

（1）精神状态及心理应激状态的评估：如易兴奋、易疲劳的脑功能失调，焦虑，情绪易激动，抑郁等现象的观察。

（2）过度换气试验：被检者坐于椅上，全身放松，张口用力快速深呼吸1.0～1.5分钟，了解是否出现眩晕及类似发病时的症状。

（3）Ⅻ对脑神经及感觉、运动系检查等（参阅神经科学）。

4. 听力学检查 协助对眩晕进行定位诊断（详见本篇第四章）。

5. 前庭功能检查 包括平衡功能检查、眼球震颤、ENG检查等（详见本篇第五章）。

6. 眼科检查 有助于判断是否为眼性眩晕。

7. 颈部检查 对疑为颈性眩晕者，应进行颈部检查，颈动脉窦刺激试验及扭颈试验，同时做颈椎X线检查。颈部多普勒检查了解颈血管血流情况。

8. 影像学检查 可视具体情况做颞骨X线检查、CT或MRI检查，了解中耳、内耳道及颅内情况，必要时做鼻窦X线拍片。对疑为缺血性脑病所致眩晕者应做经颅多普勒（transcranial doppler，TCD）及单光子发射计算机断层显像（single photon emission computed tomography，SPCET）检查，对脑血流疾患的诊断有很大帮助。

（1）TCD检查：可了解颅内血管有无痉挛、狭窄或阻塞。当血管痉挛时，血管口径减小，远处小动脉扩张，侧支循环的扩张可致血流速度增加，而在吸入CO_2

或过度换气致血中 CO_2 升高之后，应用 TCD 测试脑血管反应，可作为评定脑血流动力学的手段之一。更有意义的是：TCD 检查有时不能发现脑血流的异常变化，但有时正常的脑血流速度可伴有异常的 TCD 血管反应，故 TCD 血管反应测试更有临床价值。TCD 的测试应该包括三项内容：①基本状态测试（TCD-B）了解脑血管收缩及舒张期的血流速度；②血管反应试验（TCD-R），通过减少肺换气量（闭气不呼吸 1 分钟）或吸入 CO_2 后，测试脑血管血流流速，作为评价血流动力学的指标，如血流速度不增加或双侧不对称≥20% 为阳性；③过度换气试验（TCD-HV）要求患者快而深的呼吸 1 分钟（每分钟呼吸次数不能少于 30 次），过度换气可使脑血管收缩，血量减少而致发生眩晕，故可以 TCD 测试来检出，如果脑血流速度减少 50%，则为阳性。此外，应进行颈部的颈总动脉及颈内动脉的多普勒检查，以排除颅外血管病变。测试结果分析，偏头痛代替征：TCD-B 阳性，TCD-R 正常或异常。自动调节障碍：TCD-B 阴性，TCD-R 阳性。过度换气综合征：TCD-B 及 TCD-R 正常。脑血管疾病 TCD-B 及 TCD-R 阳性。

（2）SPECT 检查：为直接诊断脑血管血流灌注缺陷的方法。应用放射性核素做示踪检查，根据示踪物的吸收情况，显示不同的颜色，从而了解病变区血流动力学的变化。每种颜色的级数为 10% 的血流差异，>20% 之变化视为异常。在识别伴有眩晕的脑血流疾患时，三种 TCD 检查中一项阳性者为 72%；结合 SPECT 的发现，阳性率可达 88%。

（3）脑电图检查：必要时进行，以排除前庭性癫痫。

9. 实验室检查　但应做到有的放矢，按病情需要而行。

10. 眩晕激发试验　本组试验是眩晕诊断中的重要部分，通过一些手法激发患者眩晕发作而使医师对患者的眩晕有更多感性认识：①颈动脉窦刺激 10 秒；②直立及坐位时转头，睁眼及闭眼；③行走时突然转身或转头；④过度换气试验；⑤头位性眼震检查；⑥摇头试验；⑦站立位时，旋转 5 次。

第四节　眩 晕 疾 病

一、良性阵发性位置性眩晕

良性阵发性位置性眩晕（Benign paroxysmal positioal vertigo BPPS）是指头部迅速运动至某一特定头位时，出现短暂阵发性发作的眩晕及眼震，由于征象是在头部运动过程中出现，故有变位性眩晕之称。本病为眩晕疾患中最为常见者。

1921 年 Barany 首次做了描述，1952 年 Dix 及 Hallplke 详细介绍了特定手法激发了典型的症状及眼震特征的发作及其过程。

【流行病学】

眩晕患者中，BPPV 的占 17% ~22%，有学者认为占周围性前庭疾病的 20% ~40%，且认为比梅尼埃病发病率多一倍。女性多于男性，可有家族性。多发生于后半规管，其次为外半规管，发生于前半规管最少。

【发病原因】

大部分病因不明（约占 68%），一般可分为两类。一类为特发性，称为耳石病，占 34% ~68%，另一类为继发性（Baloh 等），继发于前庭神经炎（有作者认为，可有 15% 的前庭神经炎可以发作 BPPV）、梅尼埃病、突聋、病毒性迷路炎、内听动脉缺血、偏头痛、头外伤、中耳和内耳术后、人工耳蜗术后、耳毒性药物损害、耳硬化症、内耳畸形、慢性中耳乳突炎及颈性眩晕等。

【发病机制】

1. 原发性发病机制

（1）半规管结石症：由 Hall 等提出，并由 Spley（1993）进一步说明，支持此学说是根据颞骨组织学的观察、半规管阻塞术的效果及手术中的发现、耳石复位的效果等。学者们认为耳石脱落后聚积于后半规管壶腹处，头位移动至悬头位时，半规管居垂直方向，管石受重力作用而牵引内淋巴，为了克服嵴顶弹性及半规管的惯性，数秒钟后（即潜伏期）嵴顶及内淋巴移位，此时才发生眩晕及眼震。当管石移至半规管较水平位置时，弹性使嵴顶通至中间位，眩晕停止。头位回复至直立位置时，眼震方向与悬头位相反，当激发头位反复进行时，管石反复移动。

Bdloh（1993）提出，在 Eplet 手法治疗后，出现静态的方向改变的另一种位置性眼震，可能为耳石从后半规管进入外半规管，而附着于嵴顶处，使该处成为重力感受器官。被检者低卧时嵴顶位于垂直位顶部。头转向患侧时，内淋巴向椭圆囊方向移动，头转向健侧时，内淋巴向离开椭圆囊方向移动，这实际是发作外半规管眼震的解释。

（2）嵴顶耳石症：Schuknecht（1960）提出，椭圆囊耳石变性沉积于嵴顶，引起内淋巴与嵴顶密度不同，致比重发生差异，导致对重力作用异常感知，从而产生数秒钟的眼震及眩晕。实际上，重力作用于嵴顶的说法是不可能的。但是，Casanl 等（1997）提出外半规管的重力嵴顶学说，实际上也是不可能的。

2. 继发性发病机制　继发性 BPPV 致耳石脱落的机制是：①梅尼埃病、膜迷路积水致半规管扩张、囊斑扭曲、缺血而致损伤，使耳石脱落；②因头外伤，耳手术时内耳被振动致耳石脱落；③病毒性神经迷路炎，过去称为病毒性迷路炎、病毒性神经炎、耳蜗炎、前庭神经炎。因病毒侵犯迷路引起炎症，使耳石脱落；④内听动脉缺血：各种缺血性脑病、偏头痛及颈性眩晕可致迷路缺血致囊斑损伤、耳石脱落。可单独发生，也可并发椎-基底动脉系统缺血性病变，于是，可同时出现脑干缺血症状；⑤偏头痛；BPPV 患者中，26% 为偏头痛所致。其发病机制可能为迷路血管痉挛致使耳石脱落。此种偏头痛的 BPPV 更常见于儿童；⑥颈性眩晕：颈椎病不能等同于颈性眩晕。颈部肌肉及肌腱，颈椎骨赘致椎关节僵硬而致变性病变，皆可压迫椎动脉。如原来存在血管狭窄或畸形，可使椎动脉血流障碍；如对侧椎动脉也存在血流障碍，则可导致脑干、迷路缺血，致耳石脱落。

【临床征象】

多发生于中年人，女性稍多于男性。突然发病，眼震发生于激发头位后 3～10 秒（潜伏期），如卧位坐起时，或坐位突然躺卧时，俯身、低头、仰头、左或右转头时，则突然发作强烈旋转性眩晕，一般在 30 秒内，伴眼震、恶心及呕吐。眼震持续过程中，先逐渐增强后渐减弱，当卧位回至坐位时，可出现一种方向相反短暂低速眼震。眩晕有时发作轻微，但患者主观上常自认为眩晕持续不止数秒钟，此乃因眩晕发作强烈之故。眩晕停止后可有头重脚轻、漂浮感、不稳感、头活动时不适，整个病程可达数小时、数天。极少数可达数月、数年，个别患者表现为慢性平衡失调。眩晕可周期性加重或缓解。间歇期长短不一，有时可 1 年至数年不发病，且患者常避免出现激发头位。

【临床分型及征象】

根据侵犯的半规管不同而分为 PC-BPPV、AC-BPPV、HC-BPPV 三型。其临床征象见（表 7-24-3）。

表 7-24-3 BPPV 三型的征象

眼震特征	PC-BPPC	AC-BPPV	HC-BPPV
激发头位△	起、卧床	起、卧床	床上仰卧
潜伏期/s	5～15	5～15	0～5
持续时间/s	5～30	5～30	30～60
疲劳性	有	有	无
Dix-Hallpike 实验时			
眼震方向患侧受刺激	垂直，逆时针旋转	垂直，离地性、顺时针旋转	水平，离地性方向旋转
坐位	方向逆转	方向逆转	方向逆转

△少数病例头位不变为持续性

另一种外半规管 BPPV，旋转性眩晕极为强烈，眩晕时间长于 90 秒，头位不变时，眩晕强度可减弱。但由于眩晕强度强烈，患者常由侧卧位快速回转至仰卧位，故无法确定眩晕发作的持续时间。

【检查】

1. Hallpike 变位性实验　为后半规管检查法，被检者坐于检查床上，检查者位于患者后方，双手持头，头先转向 45°悬头位，这样，被检者的后半规管才真正位于垂直位，而非检查的另一侧后半规管的耳石不会移动而出现眼震，观察 20 秒，或眼震停止后，头恢复至直立位，然后，才是对侧悬头位（图 7-24-1）。眼震方向为朝向下方之耳之方向，左耳向下时的悬头位，眼震为顺时针方向，右耳在下时则出现逆时针方向的眼震。

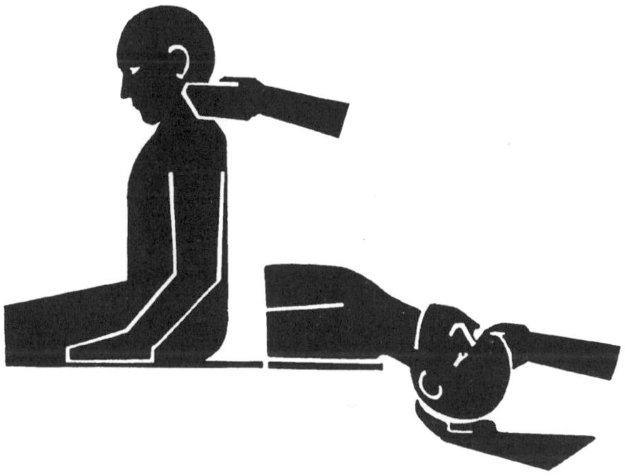

图 7-24-1 Hallpike 变位性眼震试验法

眼震电图应采用水平及垂直双导联记录，可记录何种头位时出现眼震，并能准确了解潜伏期及持续时间渐强渐弱情况，以及反复激发后的衰减情况，但是，必须注意排除眨眼及面肌活动产生的肌电赝像，故可采用 Frenzel 眼镜直接观察。眼震方向与眼球位置有关，如眼球位置位于旋转轴之下，则快相朝向上面耳之方向，如眼球位置位于旋转轴之上，则方向相反。（图 7-24-2）。

2. 外半规管 BPPV 检查　被检者仰卧位，迅速转动至侧卧位，如出现与转动方向相同之水平性眼震，即向地性眼震为阳性，以头位转向患侧时，眩晕可更强烈，在任一头位时可见水平性眼震，持续时间为 60s。将头从一侧转向一侧，产生与转动方向相同之眼震，而以头位转向患侧时，眼震最为强大。则可诊断，与后半规管 BPPV 比较，时程短消失更快，且有表现为非疲劳性。

Baloh 等（1979）描述本病的一种复杂的眼震，双眼有向上的眼震，但水平眼震双眼的方向不同，同侧的眼震为离开在下方的耳的方向，对侧眼震为朝下方的耳的方向。

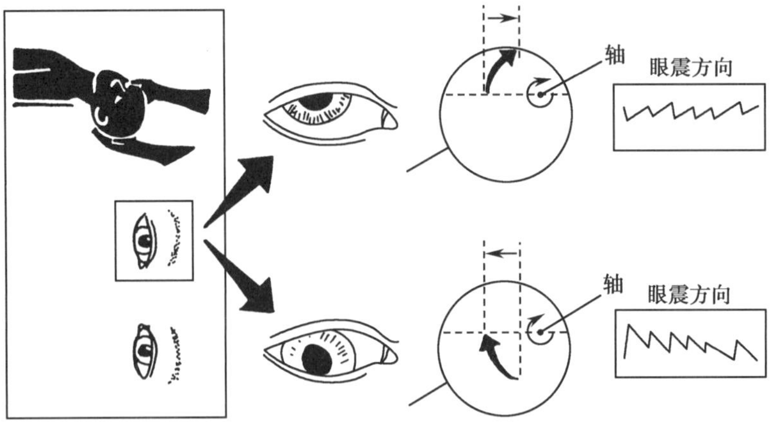

图 7-24-2 左侧后半规管之 BPPV 眼震，由左耳朝下之位置激发

3. 听力学检查　一般无听力学异常改变，但管结石症如发生于某种耳病，则可出现患耳听力异常。

4. 姿势图检查　无特征性。

5. 神经系统检查　无异常。

6. CT 及 MRI 检查　无异常。

【诊断】

病史的特征性极为重要，间歇期无异常发现，结合病史，Hallpike 变位性眼震实验，听力学检查可确诊，但变位性眼震检查最好在发作期进行。应与中枢性位置眼震、前庭神经炎、梅尼埃病、脑血流疾患致眩晕相区别，部分患者在发病前已存在椎-基底动脉缺血性疾病，致迷路也存在缺血性改变，从而使诊断更为复杂。鉴别诊断在于本病发作持续时间不长于 1min，而椎-基底动脉缺血性发作则长于 1min。

特殊检查法：①Dix-Hallpike 法，如能引出典型眼震，诊断当可成立，部分患者检查结果阴性，不能排除本病；②仰卧-左右翻身应用于疑为 HC-BPPV 的病例；③行走→旋转→行走实验用于 HC-BPPV 检查，应用于仰卧翻身未引出眼震者。该法为让被检者垂直向前行走数步，然后以一脚为中心，旋转 180°，然后向后行走数步，Frenzel 镜观察或 ENG 记录可见向地性眼震。双侧进行，反复 3 次。不少患者虽有 HC-BPPV 症状，但变位实验隐伏的眼震因振幅太小，不能被 Frenzel 镜观察或 ENG 记录发现到而诊断者，本法可有阳性结果。

特发性 BPPV 与症状性 BPPV 的区别，通过上述诊断步骤可确诊，且可判断为何半规管受累。

【治疗】

BPPV 是一种“定期自愈”病，但其定期自愈的时间有时可达数月或数年，严重的可致工作能力丧失，因此，积极进行治疗极为重要。

1. 前庭抑制剂的应用　桂利嗪（脑益嗪）或氟桂利嗪、异丙嗪（非那根）等，对控制症状有一定效果。

2. 继发者的病因治疗极为重要。

3. 体位疗法　患者闭眼，从坐位到侧卧位，枕部接触检查床，保持该体位，当眩晕消失后坐起，30s 后再向另一侧侧卧（图 7-24-3），两侧交替进行直至症状消失为止（Brandt 和 Daroff，1980），每 3h 进行一次，通常 7～10 天症状消失。

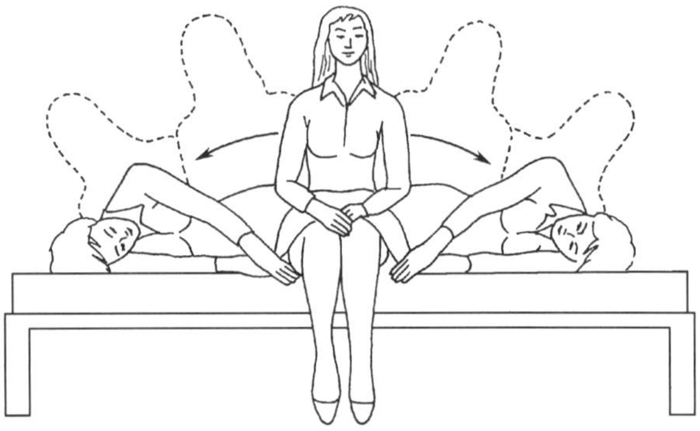

图 7-24-3 体位疗法示意图

4. Semont 管石解脱法（liberatory maneuver）（1985）亦为后半规管位置性眩晕治疗法。患者坐于床边，检查者紧握被检者头部，数分钟后，头转向健侧 45°，迅速侧卧，保持体位诱发眼震出现，然后快速坐正，头位向另一侧迅速转动 180°，保持体位，然后头恢复正位并缓慢地坐起（图 7-24-4），保持头直位，治疗有效率为 86%～93%。

5. 管石复位法　又称微粒复位法（Particle repositioning Peocedure）（Epley，1993）：此种疗法的理论依据为半规管结石症的理论，方法的设计是通过定时的头位活动及摆动，耳石经由总脚到达椭圆囊。使耳石不再影响半规管的动力学作用。具体方法如下：患者于治疗前 1h 口服地西泮（安定）5mg，坐于治疗床上，可戴弗氏镜观察或用眼震电图记录眼震的变化情况。通过

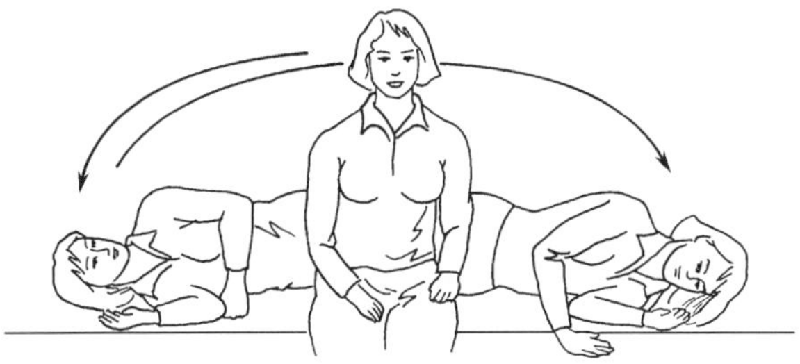

图 7-24-4　Semont 管石解脱法

Hallpike 法确定后半规管之靶侧半规管。坐位数分钟后，检查者于患者后方，双手扶持患者头部，进行下列手法（以左侧后半规管为靶半规管为例）：①患者躺卧垂头，患耳左转向下 45°；②将头转向右侧 45°；③头及身体继续向右转动直至脸朝下与矢状面呈 45°；④保持头及身体为右转位置，坐起；⑤头向前，低头 20°。此五种头位，每种头位需时 6 ~ 20s（图 7-24-5）。重复此五种头位直至不再引起眼震为止，一般需做 3 ~ 6 次手法。手法治疗后尽可能保持头直位 48h，睡眠时患耳朝下高枕。1 周后，如 Hallpike 手法不再激发眩晕及眼震，则可认为治愈，如仍出现眩晕及眼震，则应每星期进行 1 次治疗，至少 1 个月内无眩晕发生，治愈率为 57% ~ 90% 不等。

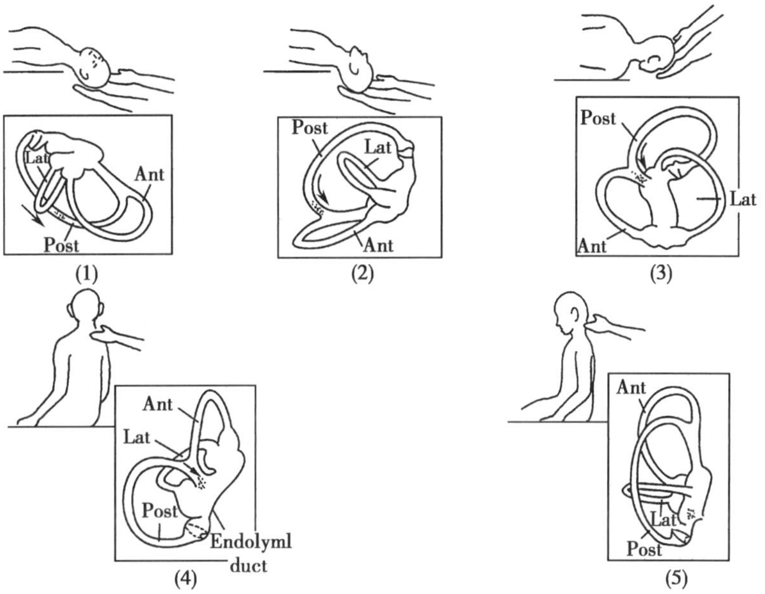

图 7-24-5　Epley 复位法

(1)帮助患者平躺并使头后仰,脸朝上左转 45°(耳石借重力作用移于后半规管的中部)　(2)脸仍朝上,头向右转与矢状面呈 45°(耳石到达半规管的总脚处)　(3)使患者头部及身体继续向右转动,直至脸朝下,头位与中线呈 45°(与原仰卧位呈 135°)　(4)患者保持头右转坐起(避免耳石再进入半规管)　(5)使患者收颌,头位向前倾 20°(耳石掉入椭圆囊)

如为外半规管所致之，BPPV 从步骤 3 至步骤 5，头需转动 180°。

6. Epley 改良法　此复位法亦可如（图 7-24-6）简化（Smouha，1997）。适用于后半规管位置性眩晕患者之治疗，进行时，患者头向患侧转 45°，然后从坐位变成悬头位，4min 后缓慢地头转动 100°向对侧（时间需 1min），保持体位 4min 后，缓慢坐起。本法只需进行一次。Herdman 等（1993）认为本法比 Epley 方法简单，效果亦佳。

7. CH-BPPV 耳石复位法　①Lempert 法：有称 Barbecue 翻滚法者，从仰卧位向健侧翻滚至患耳朝下位每次做头及躯干转动 90°；②Epley360°翻滚法；③简易治疗法：如直立位快速摇头。

以上各种治疗有效率从 44% ~100% 不等。经多次治疗有效者占 1/3,复发率为 0% ~30%。长期追踪观察,治疗 26 个月复发率为 26.8%,40 个月复发率 50%,即每年复发约 15%。治疗有效率不能排除自发缓解的病例在内。判断疗效为耳石复位法后,行 Dix-Hallpike 检查法以确定。总之,耳石复位法是否有确定的疗效,争论较大。经观察,未经治疗而自愈者为 50%。Blakley 报告未行治疗者,1 个月后自发痊愈达 89%。

【手术疗法】

如上述疗法无效，且影响生活工作质量者，可行后

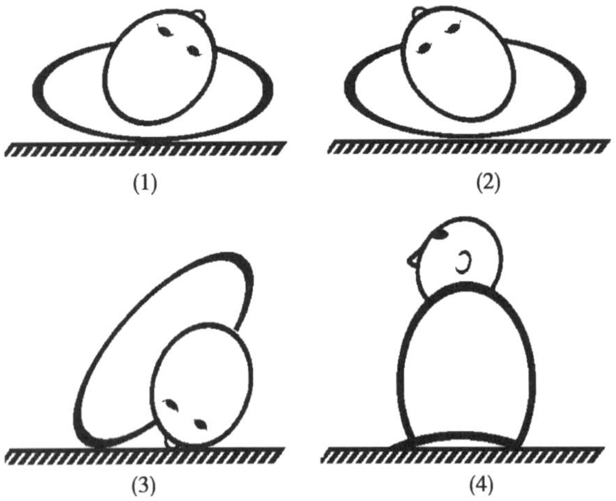

图 7-24-6 Epley 改良法
(1)患者头向患侧转45° (2)变成悬头位
(3)头转向对侧 (4)缓慢坐起

壶腹神经切断术、半规管阻塞术等。

二、中枢性位置性眩晕

【病因】

脑干病变、颅后窝肿瘤、小脑、脑干及第4脑室肿瘤，血管襻压迫第Ⅷ对脑神经，脑血流障碍性疾病，多发性硬化，药物中毒，Borrelia 感染。

【症状及体征】

为一种无潜伏期、激发头位不变时眼震持续存在、无疲劳性的位置性眼震，典型病例仅有眼震而无眩晕，眼震方向随头位方向变化或不变。或头位不变时，眼震方向变化，多为水平性，也可出现垂直性或斜性眼震。

【诊断】

根据眼震的特征可做出诊断，但需详细进行病史询问及有关听力学及神经系统检查，明确病因。

【治疗】

主要为明确病因后，进行病因治疗。

三、梅 尼 埃 病

（见本篇第十四章）

四、迟发性膜迷路积水

迟发性膜迷路积水（Delayed endolympnatic hydrops），是单侧或双侧耳蜗损伤后发生的一种复发性眩晕。膜迷路积水，可有特发性（梅尼埃病）、迟发性及梅毒性三种，发病率占膜迷路积水21%。根据发病的侧别，分为同侧型、对侧型及双侧型三种。

【病因及发病机制】

常见的病因是炎症、创伤及病毒感染。耳创伤可因耳蜗外伤，如迷路震荡、内耳手术、迷路瘘管、内淋巴引流系统损伤、声创伤和迷路病毒感染。

发生机制不明，有可能因内耳的抗原物质使内耳致敏所致，对侧型及双侧型发病机制有似于交感性眼炎。

【临床表现】

由耳病变或损伤后数月、数年，甚至数十年出现与梅尼埃病相同的四联征。临床上可分为同侧型、对侧型和双侧型。同侧型与对侧型的临床表现稍有不同，对侧型者眩晕发作轻或缺失。

纯音听阈的感音神经性听力损失的程度可有不同，SP/AP 值增加，ABR 及耳声发射呈耳蜗性病变。甘油实验可阳性，前庭双温试验、ENG 示前庭功能减退，前庭诱发肌源性电位示振幅降低或消失或潜伏期延长。

【治疗】

治疗与梅尼埃病相同。

五、前庭神经炎

前庭神经炎（vestibular neuritis）也称前庭神经元炎（vestibular neuronitis）。由于前庭感受器及前庭神经同时受到损害，故以前庭神经炎之称更恰当。或称流行性眩晕（epidemic vertigo）（Bojrab，Bhansali 和 Batlista1993），也有称为急性前庭性眩晕，急性单侧性前庭瘫痪，前庭神经迷路炎者，现已不用。

【病因】

少数的组织病理学呈现前庭神经的全部或部分分支及 Scarpa 神经节萎缩、变性、也有仅为迷路本身病变者。耳蜗神经元也可见变性，但极少见。由于许多患者在眩晕发作前数天或数周有上感病史，但血清中病毒抗体滴度不一定升高。故认为由于病毒感染所致证据不足。但是，由于可侵及前庭核及小脑绒球，故也有学者认为本病为异源性疾病，或是多神经炎的局灶性表现（Adour，Hilsinger，Byl，1980），故可认为本病为不同病理的前庭疾患，也有认为与前庭小动脉缺血障碍有关。

【临床表现】

常发生于春天及初夏、且有上感病史的流行趋势时，多发生于30～40岁年龄组。临床表现可分两型：①单次发作型：突然强烈的旋转性眩晕发作及共济失调或失平衡，伴明显的恶心呕吐，水平旋转性眼震，快相向健侧，视动性眼震呈现优势偏向健侧，无听觉及中枢神经系病变征象。眩晕持续数天或数周（不超过1～3周），通常数天后逐渐减轻，征象完全消失于6个月后；②多次发作型：本病可有慢性型，临床表现为反复发作旋转性眩晕或为平衡障碍及不稳感，无听觉及中枢神经系征象。眩晕不如单次发作者那样强烈。慢性型者平衡障碍程度较轻。此种慢性型的出现的解释是前庭神经仅部分萎缩；或是神经功能的生理性障碍所致。本病也可表现为位置性眩晕。冷热试验示一侧前庭功能严重减退。在发作期眼震呈现麻痹型，自发性水平或水平旋转性眼震，快相向健侧。听功能检查无异常发现，亦曾发现个别双侧型者。

【诊断】

1. 突然发作强烈旋转性眩晕。
2. 自发性眼震快相向健侧。
3. 冷热试验前庭功能明显减退或丧失。
4. 无耳蜗功能障碍。
5. 无其他神经系异常征象。
6. 脑脊液中蛋白含量增高。

应与梅尼埃病、听神经瘤和多发性硬化等病鉴别。

【治疗】

1. 早期绝对卧床休息，避免声、光刺激。
2. 抗眩晕药　但用药时间不宜过长，也可适当应用短期类固醇药。

六、椎-基底动脉短暂缺血性眩晕

短暂缺血性发作（transient ischemic attacks TIA）为缺血性脑血管病中短暂发作的局灶性脑功能障碍疾患。1955年，基底动脉系功能不全（insufficiency of the basilar arterial system）由Millikan和Siekert首次介绍，其后，椎-基底动脉功能不全（vertebrobasilar insufficiency，VBI）一词逐渐被应用，对于此一病名有人将其作为从短暂的脑血管缺血到脑血管梗死（血栓形成栓塞）的缺血性脑功能障碍的总称（Ausman等，1985）。1955年Millikam和Siekert的VBI的定义已清楚的将VBI定为“无梗死的短暂的脑血流减少所导致的、短暂的、不能满足脑代谢需要的结果”从此含义来说，已明确VBI仅为短暂缺血性发作。1990年Toole将椎-基底动脉短暂缺血性眩晕（vertebrobasilar transient ischemic vertigo，VBTIV）与其他脑血管疾病明确分开而成为单独病种。而本科从80年代末至90年代末，在临床实践中发现有些眩晕为TIA所致，已称之为VBTIV。

【病因及发病机制】

VBTIV的发病原因可能为多种。

1. 微栓子致动脉栓塞　本病的主要发病原因可能是由动脉粥样硬化斑脱落后成为微小栓子；或因某些疾病致血液黏滞度增加，血液处于高凝状态，血循环中形成微栓子。这些栓子流向远端细小动脉而阻塞管腔，导致TIA发作。因栓子小且易碎裂，故栓子可移至口径更小的动脉或自发碎裂。而使脑组织的血流及功能重新恢复，症状消失。由于层流的作用，致栓子反复地进入同一脑血管而出现同样的发作。

2. 血流动力学改变　某一支脑动脉原已存在狭窄，侧支循环健全时可维持局部脑组织的血液供应，当心律紊乱、心功能异常、体位性低血压或颈动脉窦过敏时，出现一过性血压下降，致心排出量减少，侧支循环血供减少而出现缺血症状，故常反复出现同一临床征象。当体位由卧位改变为坐位或直立位时，流体静力学下降，脑灌注不足，致脑供血不良，可减少脑供血量30%。当仰卧位时，如躯体上抬65°位置，脑血流可减少21%，故可说明患者症状常出现在起床过程时。另外，在早晨或入睡时，循环缓慢、少数患者血压下降可达4.0kPa（30mmHg），体位改变为坐位时，血供突然减少，如已有血管狭窄存在则可出现症状。

3. 脑血管自动调节障碍　正常情况下，当血压下降时，脑循环能够得到自动调节，脑血流不减少，但是在一些老年患者，轻微的血压下降，如姿势性低血压，当从卧位至直立位时，收缩压下降大于2.67kPa（20mmHg），舒张压下降大于1.33kPa（10mmHg），则可出现眩晕、头晕、晕厥、黑朦等症状，此类患者血压下降时，心率并不加快，TCD检查可发现脑血流速度变化，直立位时，脑血流速度比卧位时减少20%，此乃由于自主神经功能障碍所致。

4. 血管痉挛　可为节段性或弥漫性血管痉挛。年轻女性脑神经系统功能不稳定、动脉舒缩功能过分活跃，易出现Raynaud现象，故常因情绪激动致颈及脑血管痉挛。痉挛也可因栓子占位于动脉管腔，严重的高血压，血压突然升高，血流速度变化，血液成分改变所导致。

5. 颈外椎动脉受压　椎动脉细而长，直径0.5～5.5mm；长度却为15～35mm，进入第6颈椎横突孔内，向上至寰椎处，行程中先为垂直，继之偏向后外侧上升，在C_2处急剧转向内向前，位于椎体的后上表面，继续向上走行于寰椎与枕骨间之 C_1 后弓的椎动脉沟中，此段血管明显的扭曲，容许头向各个方向及不同形式的运动，头部向一侧旋转时，对侧椎动脉可受压，同侧椎动脉受到牵拉，当患者存在着高位的颈椎关节炎、骨赘、椎间盘突出，以及纤维肌性发育不良时，特别是一侧椎动脉已存在发育不良或狭窄，则血管受压更易促使缺血性改变的出现，而致椎动脉血流障碍，出现 VBTIV。

另外，颅底凹入可致椎-基底动脉受压而出现本病发作。头部的过度转动可见于熟睡、昏迷、麻醉、疾病及术后长期卧床时而发病。

6. 血液成分的改变 血小板增多、血小板凝集性增加、巨球蛋白血症、真性及继发性红细胞增多症。避孕药、妊娠期、产褥期、术后皆可使血液黏稠度增加，或处于高凝状态，血流缓慢，当血管受压或一时性心排出量不足时，即出现 TIA。

7. 盗血综合征 锁骨下动脉、颈动脉近心端狭窄或闭塞时，可使同侧椎动脉逆流，对侧椎动脉血液经由患侧椎动脉流向上肢，引起脑干等处供血不足。后者则使椎-基底动脉血流经同侧后交通动脉分流入颈内动脉，致椎-基底动脉系供血不足。

8. 其他的血管病 如血管炎、结节性多动脉炎、系统性红斑狼疮；如病变侵犯至椎-基底动脉系统的分支，皆可致缺血性改变，而导致 VBTIV 出现。

引起 VBTIV 的主要机制是：神经元代谢活性的需要与血液中氧和其他养料的供给发生暂时性矛盾。在分析病因时，对 50 岁以上患者多考虑动脉硬化，年轻女性应排除风湿性心脏病，胶原性血管病及血管痉挛等。另外，女性患者要考虑口服避孕药致血黏稠度增加、偏头痛及血管的肌纤维结构不良。

【临床表现】

临床表现极为复杂，与椎-基底动脉不同部位受累，不同侧支循环的建立有关。

1. 眩晕及平衡障碍 为常见症状，且可在较长时间内为惟一的症状，作为孤立症状的出现率为 10% ~62%（钟乃川 1996，Baloh1995），作为首发症状可达 48%。病变发生于末梢部分，症状多为前庭及耳蜗症状，如发生于耳蜗上方以上，则以神经症状多见，眩晕可为旋转性眩晕（约 1/4），也可为头晕、头重脚轻、头沉重感、猝倒、共济失调等，且常发生于头转动及后仰时，而被称为“理发椅现象”（barberchair phenomenon），眩晕发作常于 2 ~5 分钟内达最高峰，持续时间为 2 ~15 分钟，约 70% 患者持续时间 <10 分钟。

2. 视觉症状 可有视力模糊、水平或垂直复视、单眼或双眼的同侧视野缺失。视力模糊为全脑缺血的一种表现。也可出现眼前“闪光样发作”，或闪动的暗点（为大脑后动脉受累所致），黑朦。

3. 运动功能障碍 前庭脊髓束受损可出现上肢及下肢、两侧下肢、三肢体及四肢体的肢体无力，为两侧交叉的肢体无力、瘫痪、手脚不灵活。小脑功能障碍可出现共济失调。

一侧的偏瘫及对侧脑神经症状（交叉性瘫痪）及一侧肢体和对侧面部的痛温觉障碍（交叉感觉障碍）为脑干病变特征。

4. 感觉障碍 肢体或肢体的一部分、面部出现感觉缺失、麻木、感觉异常等。

5. 咽下困难，构语困难（呐吃）。

6. 猝倒 发病时，两腿突然无力而坠地、为脑干网状结构缺血致肢体肌张力下降所致。

7. 黑朦。

8. 意识模糊或丧失，由于脑干网状结构缺血所致。

9. 枕部疼痛。

【检查】

耳科的常规检查。听力学及前庭功能检查。

1. 心血管功能检查 包括血压、双上肢血压比较、24 小时血压监测、常规心电图及长程心电图，心脏 B 超检查等。

2. 神经学检查 脑神经、感觉及运动系统检查。前庭功能检查中，张素珍发现自发性眼震为 13.6%，位置性眼震为 58%，温度实验反应低下，扫视眼速减退，视跟踪实验Ⅲ型。

3. 影像学检查 颈及颅的 CT 及 MRI 检查。CT 及 MRI 检查可无异常发现，极少数可有腔隙性梗死。Kikuchi 等（1993）指出，采用质子密度图像法 MRI 检查，可发现椎-基底动脉系存在慢血流状态。

4. 脑血流检查 包括：①经颅多普勒（TCD）检查：了解某一支动脉血流情况；②单光子发射扫描（ECT）：测定脑局部血流量，敏感度为 88%；③正电子发射扫描（PET）：测定脑局部血流量或局限性缺氧、葡萄糖代谢情况。

5. 实验室检查 包括尿液及血液分析，血小板功能试验、血糖、尿糖、红细胞沉降率、血脂以及血液流变学测定，以明确有无糖尿病、动脉硬化、高血脂等疾病存在。

6. 高刺激率 ABR 测试 用高刺激率（51 次/s）与低刺激率（11 次/s）测试 ABR，并计算两者差值，发现本病的刺激率差值明显大于同年龄组之正常耳。说明即发作期的 VBTIV 患者 51 次/s 刺激率 ABR 波Ⅴ潜伏期与波Ⅰ ~ Ⅴ间期较刺激率为 11 次/s 者明显延长，波Ⅰ ~Ⅲ间期也延长，（钟乃川，1995）。

【诊断】

1. 临床诊断依据　具备临床表现第 1 项，并同时伴有 2～5 项中任意 1 项或 1 项以上者，同时经听力学、前庭功能，经颅多普勒脑血管检查（必要时可做颅 CT 检查），排除其他眩晕疾患后，可以做出诊断。

2. 临床诊断应具备的症状特征　①发作时个体本身或个体间的症状常不相同，即无定型。常见症状出现的顺序为：眩晕，感觉异常或障碍，共济失调，肢体力量变弱，轻瘫，视觉模糊，复视，头痛；②症状出现极为突然、发展极快，从无症状至症状高峰的时间多在 2 分钟内；③症状持续时间极短，约 1/2 患者症状持续时间不超过 5 分钟，1/4 患者症状消失于 1 小时内，另 1/4 患者症状消失于 24 小时内；④发作次数、个体间变化很大，1 天发作 1～5 次者占 80% 左右，或 1 周发作 1～2 次，可多至 12～20 次，也可数月或 1～2 年发作 1 次。次数多者为梗死之前兆；⑤临床征象必需局限于某一血管供应之神经部位；⑥两次发作之间无神经学异常体征出现，CT 多无异常发现；⑦可由情绪激动，突然体位或头位改变、突然过分用力等促发。

临床表现持续时间超过 20 小时，而在 2～3 天内消失，症状不超过两周者，称为可逆性缺血性神经功能缺陷（reversible ischemic neurological deficit，RIND），如症状长于 3 周者，则可能为脑干或小脑腔隙性梗死，三种疾患的病因及临床表现并无不同，仅是病程上的区别，此种分类对于治疗上并无帮助，目前认为应属于连续的临床整体。

3. 病因诊断极为重要，通过必要的检查，明确原发病，并进行治疗，才能防止本病的复发或发展。

需与梅尼埃病、良性阵发性位置性眩晕、基底偏头痛、前庭性癫痫相鉴别。

【治疗】

1. 病因治疗　对动脉硬化、心血管疾患、高血脂症、血液高凝状态、糖尿病等原发病进行治疗。

2. 抗血小板聚集，阿司匹林 25～50mg/d。

3. 氟桂利嗪 5mg，每晚 1 次。

4. 都可喜 1 片，2 次/d。

5. 抗眩晕药，用于急性发作的症状控制。

七、颈 性 眩 晕

颈性眩晕（cervical vertigo）是指颈椎及有关软组织（关节囊、韧带、神经、血管、肌肉等）发生器质性或功能性变化所引起的以眩晕为主的综合征，亦称 Barre-Lieon 综合征。

本病名称繁多，根据病因及发病部位，而有不同名称。当前，在临床上常以颈椎疾患所致的临床表现，命名为颈椎性眩晕，实属不当，且以放射线摄片，出现颈椎异常即下诊断，致使在诊断及治疗上产生紊乱，导致患者精神负担加重。

【病因及发病机制】

发病原因是多方面的，过去曾认为颈性眩晕是颈椎椎体病变或椎间关节障碍致椎动脉受压、血流障碍致前庭系缺血而出现症状，故称为颈椎病性眩晕或颈椎综合征。但该两名称不当，因颈椎病变的存在不一定引起眩晕，临床上经影像学诊断有颈椎肥大性改变，生理曲线变直者，不一定出现眩晕症状，如考虑到由于颈椎病变压迫椎动脉致血流障碍者，由于椎动脉的解剖特点，必须有一侧椎动脉已存在狭窄性改变，而另一侧椎动脉受压后才可致椎动脉血流障碍，故椎动脉受压而致眩晕者少见，而颈部转动虽轻度影响椎动脉血流，但对脑干的供血状态影响不明显，已为钟乃川（1995）的研究所证实。

引起颈性眩晕的病变有：

1. 颈椎骨质损害　如颈椎退行性改变、骨质增生、炎症、外伤等。

2. 颈部软组织病变　如颈肌损伤、风湿性颈肌炎、关节囊肿胀、外伤、椎间盘突出、韧带损害、神经根炎、神经根损害等。

3. 颈椎凝滞　为颈椎节段性功能障碍，该处运动受限后经伤害感受反射引起的症状，因颈椎负荷过重或不当所致。

颈性眩晕发生机制的学说：

1. 神经刺激学说　颈交感神经干或椎动脉丛受到颈部病变的刺激时，可使椎动脉产生痉挛，椎-基底动脉系缺血，致前庭系缺血而发生眩晕（Barre，1926）。另外，颈部病变时，颈神经根受到了“袖套式”纤维所围绕的刺激，使颈感受器感知紊乱。

2. 椎动脉压迫学说　颈椎骨质病变时，颈部活动时可压迫椎动脉，使血流不畅，致前庭系缺血而引起眩晕（Sheehan，Bauer 和 Meyer，1960）。故有椎动脉型颈性眩晕之称。但先决条件必须是椎动脉一侧狭窄，另一侧椎动脉受压后，对侧椎动脉系无法出现代偿功能才能引起供血障碍而出现症状。

3. 颈部运动感受器（kinaesthetic receptor）的本体感觉传入错乱（Wyke，1979）　颈的寰枕关节及上 3 个颈椎关节囊及项肌肌腱的颈椎附着处，存在着本体感受器及伤害感受器，正常状态下，本体感受器传入生理性平衡信息，颈部病变时，此种信息传入出现障碍，而由伤害感受器传入异常信息，并与前庭神经核相联系，由于 Purkinje 细胞兴奋性下降致两侧前庭兴奋不平衡而诱发前庭系症状。

【临床表现】

1. 眩晕　为主要征象，约占 60% ~90%，形式多样。可为运动错觉性眩晕，也可为头昏、晃动、浮沉感，多在颈部运动时发生。时间短暂数秒至数分钟。一般无耳蜗症状。有时呈现坐起或躺卧时的变位性眩晕。少数可出现耳蜗症状。

2. 颈和（或）枕痛　多在晨起时发生。

3. 颈神经根压迫症状　手及臂发麻、感觉异常、无力，致持物不自主的坠落。

4. 可有咽异物感，视觉症状。

【检查】

1. 颈部检查　颈部检查时，可发现棘突、棘突间、横突、棘旁项肌、枕外粗隆外下方，肩胛上区有压痛、紧张、僵硬或硬结。甚至个别患者在按压某一部位时可出现眩晕及眼震（王璁，1989）或扪诊颈部时眩晕明显减轻、头及颈部运动受限情况。

2. 颈扭曲试验及颈性眼震检查　可呈阳性。

3. 其他的激发性眼震图检查　可无异常，或出现头位性眼震，少数可有冷热试验增强。

4. 影像学检查　如 X 线、CT、MRI 及椎动脉造影。

5. 颈、颅多普勒检查。

【诊断】

诊断必须结合：

1. 病史与症状，尤其是眩晕的特征，时程、伴发症状、诱因等。

2. 检查极为重要。

3. 需对血管性颈性眩晕与颈椎功能障碍进行区别，并与椎-基底动脉缺血性眩晕相区别，老年人因颈部疾患致椎动脉受压而出现颈性眩晕，虽较少见，但也有可能引起症状。

【治疗】

1. 病因治疗。

2. 药物治疗　应用抑制眩晕症状的药物。

八、内听动脉综合征

内听动脉综合征，为 Goodhill（1979）所提出，可能为血管性病之突聋，有称为迷路卒中（Kveton，1993）。

【病因】

动脉粥样硬化、结节性多动脉炎及巨细胞动脉炎致血管阻塞，或因心脑血管疾患，血液黏滞，高、低血压引起内耳血管栓塞或痉挛，导致缺血性改变（Luxon，1987）。可有情绪激动诱因。

【临床表现】

突然发作严重的眩晕，伴恶心、呕吐，同时或单独出现严重听力减退，耳鸣，耳内胀感。根据血管损害发生于内耳动脉全支、耳蜗支或前庭支的不同而定，可为单次发作与突聋表现相似，也可短暂反复发作。通常 10 ~20 天后临床表现减轻，也可遗留位置性眩晕。纯音听阈检查有不同程度听力损失，前庭功能检查呈现前庭功能减退。

【治疗】

1. 病因治疗。

2. 改善内耳循环的血管扩张剂。

3. 抗眩晕治疗。

九、颅底凹入症

颅底凹入症（basilar impression）为颅后窝底的骨性畸形，因其压迫脑干的下部及脊髓的上部，可出现眩晕，不稳感，进行性听力损失，耳鸣及其他神经系症状，其发病率可达 18%。本病与扁平颅底症（platybasia）为不同疾病，不能混淆。

【病因】

可分为两型：

1. 原发型　为先天性异常，包括：①骨融合，如（a）：寰枕融合，较常见，因颅与第 1 颈椎发育时未能分裂所致，常伴有第 1 ~3 颈椎融合，由于齿状突渐向后脱位，引起脊髓压迫症状；（b）：Klippel Feil 综合征，多为 1 ~2 个颈椎融合，为半脊椎畸形或寰枕融合，也可颈、胸、腰椎广泛融合；②寰枢椎脱位，如寰枕脱位、寰椎发育不全或软骨发育不全，Down 综合征、小脑扁桃体下疝（Chiari）畸形、Moriquio 综合征、黏多糖Ⅰ型（Hurler）综合征；③齿状突异常，包括齿状突发育异常及骨性齿状突畸形，呈现粗短的齿状突向上突出于 C_1 ~ C_2 关节平面之上。

2. 继发型　由外伤、鼻咽及颈部感染、成骨不全、骨软化、佝偻病、甲状旁腺功能亢进、Hurler 综合征、骨髓炎、骨质疏松症、神经纤维瘤病、类风湿性关节炎、Paget 病、强直性脊柱炎等致颅底骨质软化所致。

【临床表现】

可终生不出现症状，也可出现部分症状，症状为缓慢进行性：

1. 脊髓症状 肢体或半身麻痹，无力，痛觉减退，排尿障碍。

2. 脑干及小脑功能障碍 眼震、呼吸暂停、共济失调、行走障碍、辨距不良、核内眼肌麻痹、两侧面瘫。

3. 脑神经功能障碍 感音神经性听力损失、耳鸣、咽下困难、软腭麻痹、斜方肌无力、舌萎缩。

4. 缺血性损害 晕厥、眩晕、不稳感、精神错乱、瞬时视野缺失、间歇性麻痹。

5. 其他 后发际低、短颈、颈运动受限、后枕及枕下痛等。

【诊断】

如有眩晕或不稳感、听力损失及耳鸣的主诉，伴有其他临床表现则应进行以下检查：

1. 听力学检查 可发现感音神经性听力损失。

2. 眼震图 可记录到向下的垂直性眼震，外侧固视及矢状面的快速位置变化，可使自发性眼震增强、平稳跟踪障碍、热刺激出现眼震倒错和固视抑制障碍。

3. 影像学检查 CT 及 MRI 可显示畸形图像。X 线片及断层摄影也可做出诊断。当患者出现快相向下的垂直性眼震时，则应做影像学检查。

在诊断时应记住“你如想不到它，就不可能诊断它”这句格言。

【治疗】

根据畸形情况、采用不同治疗方案。

1. 复位术 包括固定术及后融合术。

2. 减压术 根据受累部位决定手术进路。

十、偏头痛与眩晕

近年来，偏头痛与眩晕的关系越来越受到耳科学及神经学家们的注意，其原因是偏头痛疾患越来越多见，且越来越严重。虽然，19 世纪以来，就已经认为眩晕及平衡障碍是偏头痛的常见临床表现，但由于头晕、眩晕及平衡障碍皆为许多疾病的临床主观症状，因而未能在客观上明确其间的因果关系，但是，从统计学上分析，偏头痛患者的前庭症状，常常高于正常人群。

本病有家族史占 60～80%，女性多于男性，约为 4:1。多发生于青春期，少数发生于童年或中年以后。

【临床表现】

偏头痛的临床类型很多，出现眩晕的有：

1. 经典型偏头痛 即偏头痛伴有先兆：暗点、眼前闪光、彩色闪光、眼冒金花、黑朦、面部及肢体、手指麻木、精神不振、畏声、怕光等。可发生旋转性眩晕或非旋转性眩晕。眩晕可作为先兆出现，也可见于头痛发作期、或间歇期。

2. 发作性头晕 眩晕发作于偏头痛之前，也有与偏头痛同时发作者。少数伴耳鸣及听力损失。眩晕可为旋转性，也可为头晕、眩晕与头昏，发作时间比较明确，但持续时间不等。

3. 基底偏头痛伴眩晕 基底偏头痛（basilar migraine）属于有先兆的偏头痛范畴中，是耳科医生需予以重视的眩晕病。多发生于青年女性，且发作时间多与月经周期有关系。但也可发生于儿童。眩晕及感觉障碍可作为先兆出现，也可发生于头痛发作期或间歇期。部分患者眩晕发作严重，而头痛轻微或未出现、或眩晕发作于偏头痛间歇期，有些可表现为位置性眩晕。称为偏头痛替代征（migraine equivalent）或偏头痛伴随征（migraine accompaniment）。亦有前庭性偏头痛之称。眩晕可为非旋转性的非特异性眩晕（dizziness），平衡障碍，或为运动错觉的旋转性眩晕（vertigo），多发生于偏头痛间歇期，持续数分钟至 1～2 小时，体位或头位改变可加剧，发作的原因是由于脑皮层扩散抑制和（或）短暂血管痉挛所致。如眩晕持续时间很长，则是由于神经活性肽进入周围或中枢前庭结构中引起传入的初级神经元点火率增加，以及对动作的反应的敏感性增加之故。

偏头痛伴前庭症状的机制仍不清楚，有学者认为，偏头痛患者因中枢对疼痛控制失调，故对外界刺激的传入极为敏感，此类患者疼痛阈降低，且对光也很敏感。Cutrer 和 Baloh 认为：中枢介导的、对前庭感受器传出的门控受抑制，从而产生眩晕。

【诊断】

本病应与神经内科医师协同进行诊断和治疗。病史了解极为重要，如偏头痛发作前后，同时出现前庭征象，则易诊断，如无偏头痛发作史，则难以诊断。如发作期中出现偏头痛，其诊断依据是：①至少应有两种以上的先兆，且至少持续存在 4 分钟以上，可持续 60min 并可完全逆转；②如有头痛，头痛应于先兆消失后出现，持续 4～72h；③强声恐怖是一重要的区别诊断征象。国际头痛学会 1985 年公布及以后修订的偏头痛的诊断标准为：头痛持续 4～72h，并符合下述特点中之 2 项：①单侧；②跳动性；③日常生活、活动受限；④身体活动可加重头痛。此外，头痛必须具有畏声和（或）畏光和（或）恶心和（或）呕吐等先兆。

偏头痛眩晕的诊断标准为：中度眩晕的病史，并符合前述偏头痛的诊断标准，在两次眩晕发作期间至少有 1 项偏头痛的特殊症状（头痛，畏光，畏声或视觉或其他不适）。

疑似的诊断标准则为：中度眩晕的病史并有至少后述1项情况：①符合偏头痛诊断标准；②眩晕发作时伴偏头痛；③激发眩晕的偏头痛特异性因素（食物，嗅觉或视觉刺激和（或）睡眠紊乱）；④抗偏头痛治疗有效（Neuhauser等，2001）。

【治疗】

对前庭症状行对症治疗 如同时出现偏头痛，则应请神经内科医师治疗偏头痛。

十一、前庭性癫痫

前庭性癫痫（vestibular seizures 或 vestibular epilepsy）亦称眩晕性癫痫（vertiginosa epilepsy）。

【病因】

发病部位多见于额颞叶交界，颞顶枕交界、岛叶处。癫痫发作为脑皮层神经元过度放电所致，眩晕可为颞叶癫痫的一种先兆或表现，约占颞叶癫痫病例的20%。发作时，可不伴有癫痫的临床表现。颞上回或颞顶回交界处为眩晕中枢，任何炎症、外伤、血管、肿物病变侵及此处皆可致病。也可能为前庭中枢对前庭末梢器官的异常输入的反应或错误解释所致。可发生于儿童，发病开始年龄为3～18岁，占儿童中枢性眩晕中近一半之病例。

【临床表现】

1. 发作性阵发性旋转性眩晕，多无先兆或时间极短，轻重不一，亦可表现为平衡失调。自身漂浮感、旋转感、可有恶心、呕吐。

2. 可伴意识丧失，持续数秒钟或1～2min，或出现朦胧状态。发作时可出现时间感受障碍，如认为时间停滞不动或过快。

3. 可出现癫痫征象，如抽搐、面肌、肢体抽动、两眼向前直视，也可出现身体、头的旋转性活动。

4. 可伴有听、视、嗅幻觉，偶可出现似曾看见体征和人格解体。

5. 可有眼震，其方向与身体、头转动方向相同。

【诊断】

如有癫痫征象易于诊断，脑电图可发现癫痫的脑电图。临床上表现应与脑外伤后眩晕、椎-基底动脉短暂缺血性眩晕、基底偏头痛、良性阵发性位置性眩晕相鉴别。儿童的前庭性癫痫多有家族史。另一需要加以鉴别诊断的是前庭源性癫痫（vestibulogenic seizures），为一种少见疾患，Berhman 和 Wyke（1958）提出此种癫痫发作是由于迷路受刺激所致，是感觉性癫痫的一种类型。基于临床及实验资料，本病的发生是由于迷路受到冷热、旋转刺激后，脑干的网状结构被异常激活所致。外耳道施以冰水刺激后脑电图颞顶区可记录到阵发性放电。眩晕发生于强直性阵挛性抽搐及意识丧失之后。

【治疗】

抗癫痫药及如苯妥英钠100mg/次，2～3次/d；卡马西平 100mg/次，2～3次/d；扑痫酮（primidone）0.15g/次，可增加至0.25g/次，2～3次/d。

十二、外伤性前庭衰竭

外伤性前庭衰竭是指颞骨横行骨折所致内耳破坏性损害。

【病因】

多因交通意外，高处跌落及颅脑外伤，致颞骨横行骨折，因骨折线通过内耳道，导致内耳道内的前庭及耳蜗及面神经出血、血肿，毛细胞及神经末稍结构离断。同时由于迷路外侧壁受到影响，可致前庭窗及蜗窝破裂、镫骨脱位及骨折，可出现脑脊液耳漏。

【临床表现】

主要表现为严重颅脑外伤征象。强烈旋转性眩晕伴恶心呕吐、严重的感音神经性听力损失，无重振现象；向患侧倾倒，眼震方向向健侧，当患耳朝下时，症状及体征加剧。3～4天后逐渐减轻，6～12周完全消失。

【诊断】

颅脑外伤后出现颅脑外伤征象。耳蜗前庭症状有时在伤后短时间内被忽视，如合并纵行骨折，则外耳道检查可有鼓膜破裂，可见脑脊液漏，如鼓膜无损伤，可见鼓室积血征。影像学检查可见颞骨骨折。

【治疗】

同迷路震荡。

十三、脑震荡后综合征

脑震荡后综合征（Post-concussion syndrome，PCS）乃因头颅创伤所致。

【临床表现】

可有头昏、头晕、颅内晃动感及摆动感、平衡失调感、记忆障碍、注意力不集中、易激动、疲劳、失眠、焦虑和抑郁，有上述4种以上症状者才可诊断为本病。

可出现位置性或诱发性眼震，ABR、AMLR可显示潜伏期延长。

通常症状1～1.5个月消失，个别延续数月甚至2年。

【治疗】

主要为脑损伤治疗，同时注意心理治疗，眩晕明显者可用抗眩晕治疗。

十四、老年性眩晕

老年性眩晕，是指老年人群中发生眩晕及平衡功能障碍的综合名称，它并非为一个单独病种。既是老年性前庭系统退行性变的结果，又是许多眩晕疾患之临床表现，可表现为眩晕、头晕、头昏，Goodhill（1979）称之为老年性眩晕（presbyvertigo）和老年性共济失调（presbyataxia）。Belal和Glorig（1993）则创用老年性平衡失调（presbyastasis）之称。由于老年人患眩晕或平衡失调疾患的发生率很高，65岁以上者，男性的发病率为39%；女性为57%（Lalwani 1993）。而且，老年性眩晕患者当疾病发作时，平衡功能障碍更为明显，且易跌倒，从而引起颅脑外伤，骨关节创伤，而成为死亡的促发因素。对于65岁及其以上人群的调查表明：因眩晕而跌倒者占20%～40%。

【老年前庭系统的病理生理】

前庭系统的结构与功能，随着年龄老化而改变。随着年龄的增加，血管硬化的程度加重，供应前庭系的血液减少，前庭系组织缺血而致功能障碍。前庭系的退行性变及萎缩开始于50岁时，表现为耳石器的钙沉着、耳石断裂及移行，前庭上皮包涵体处空泡出现、脂褐质蓄积、毛细胞丧失及萎缩，前庭神经纤维减少，Scarpa神经节细胞减少，突触变质。前庭核脂褐质蓄积、轴索变性、神经细胞膜内陷。小脑Purkinje细胞丧失、轴索旁支的突触减少。小脑蚓部体积变小、脂褐质蓄积、包涵体出现。

上述组织病理学的表现，反映在前庭功能上为闭眼时站立不稳，尤其是单腿站立时，热试验功能减低，旋转试验反应减弱，姿势图检查异常。

本体感觉也随年龄增长而变化，周围神经的传导速度减慢，下肢关节的被动运动的本体感觉减弱、姿势摇摆时，脚底摆动感减弱、跟腱及足底脊髓反射反应时间增加。老年人视觉的灵敏度也下降，老年人视觉对姿势的控制反应也减慢，当突然出现意外干扰时，牵拉感受器因老年性改变而功能降低，故姿势稳定性不够而易跌倒。

中枢神经系中的神经元之间的突触及神经元数量减少，导致小脑脊髓反射及动眼反射变慢，由于神经纤维减少，影响了前庭器输入信息和肌肉反应的聚合能力，增加了身体的摆动，减慢了姿势控制系统的反应时间。

老年人的感觉中枢对信息的处理能力也降低，对感觉信息输入与维持正确姿势的肌肉反应协调不良，故不能保持正确的定向、定位感而丧失平衡。

老年人通常是前后摇摆的幅度增加，尤其是在光线不良，或支撑平面不可靠时，向前倾斜体位时，前后摇摆更为明显。另外，老年人对于意外的体位影响或自主的姿势调节其反应的潜伏期延长，更易导致平衡失调。

综上所述，老年性眩晕导致容易跌倒，固然是平衡疾患的存在所致；但与老年性前庭功能减退、视力减退、本体感觉功能减退、体力下降、肌力降低、感觉运动系统缺陷、姿势反射减弱等因素有关。而老年性关节炎，一些老年病药物的影响，精神状态的不佳等也参与作用；故非前庭疾患所致的平衡失调，有多感觉缺陷性眩晕（multisensory dizziness）之称，或称为老年性平衡失调（presbyastasis）或老年性共济失调（presbyataxia）。

【临床表现】

1. 老年性眩晕的常见疾病有　良性阵发性位置性眩晕、迷路炎、梅尼埃病、外淋巴瘘、耳硬化症、前庭神经炎、耳毒性药物中毒、桥小脑角肿瘤、血管性眩晕、多发性硬化、Parkinson病、过度换气综合征和血糖异常等。

2. 前庭退行性改变　Schuknecht（1965）曾将前庭系眩晕的老年现象分为四型：①顶石病性老年性眩晕（cupololithiasis presbyvertigo），嵴帽顶耳石沉积于后半规管，产生重力反应，出现突然、短暂发作性倾倒；②壶腹性老年性眩晕（ampullar presbyvertigo），因头部处于角加速运动时所引起，症状可持续数小时。难与颈性眩晕区别；③囊斑性老年性眩晕（macular presbyvertigo），发生于起床时，因椭圆囊斑萎缩所致，但难以排除因颈部循环因素所致之眩晕；④老年性共济失调，行走时出现平衡失调。

3. 老年人易患的眩晕病　老年人易患的疾病，多见于血压异常、多发性硬化、椎-基底动脉短暂缺血性眩晕和帕金森氏病等。

【诊断】

对于老年性眩晕或老年性平衡失调，诊断之首要任务是：弄清失平衡的发生，是由于年龄所致的前庭系统变性改变的“正常”影响；还是由于眩晕疾患发生于老年人所致。

诊断之内容同于前面所述及之眩晕诊断步骤及内容。

身体状态的评定，也是诊断的重要内容。在病因诊断明确后进行，包括：①肌肉骨骼系功能的了解；②神经学检查，确定关节活动情况，肌肉强度及紧张度、耐力等；③视觉检查；④姿势控制状态；⑤平衡状态；⑥步态等评定，以便对治疗提供可靠之依据。

【治疗】

1. 如为眩晕疾患所致，则应治疗原发病，但在用药时应慎重，注意副作用的产生，并且不宜过量。

2. 平衡康复治疗　其目的在于减少跌倒之危险性。①教育患者在日常生活中学会适应及处理自身平衡失调之状态，加大自身之安全性；②身体训练，如身体灵活性训练，增强体力训练等；③平衡训练，采用 Cawthorne-Cooksey 改良训练法；④全身状态的改善，适当进行有氧运动，每天 15 分钟，每周 3～4 次。

十五、儿童期眩晕

成人较为常见的眩晕疾患很少见于儿童，加之，由于病史不易准确获得，检查不能很好配合，故诊断更为困难。为了对儿童期眩晕疾患能得到正确诊断及及时有效治疗，耳科医师除具备神经耳科学、听力学知识外，尚应与神经科、儿科、眼科医师密切合作共同诊治。

本部分对于一些儿童期眩晕疾患与成人期眩晕疾患相同者，仅列名介绍，以助临床医师的认识。对于儿童期特有疾病，则加以叙述。

【阵发性眩晕不伴听力损失】

1. 良性阵发性眩晕　儿童期的良性阵发性眩晕（benign paroxysmal vertigo，BPV）发生于婴儿或儿童（年龄自 16 个月～12 岁，多发生于 6 岁左右），本病与成年人良性阵发性位置性眩晕是不同的两种疾病，50% 患者在成年时可发展为基底偏头痛。其病因未明，可能为前庭神经上部供血不足所致。

【临床表现】

（1）数秒钟至 1 分钟的短时间旋转性眩晕及不稳感，可伴或不伴有恶心、呕吐。发作时有自发性眼震。为了害怕跌倒，常紧紧抓住其身旁的可支撑物，发病时无意识障碍。

（2）无听力损失。

（3）ENG 检查无异常发现，少数可有单侧或双侧前庭功能低下。

（4）脑电图正常，少数表现为癫痫图形，影像学无异常发现。

（5）少数病例可发生周期性呕吐、腹痛、眼前暗点、畏光等偏头痛伴发症状。

（6）有婴儿阵发性斜颈史（偏头痛的一种早期表现）。

（7）常有晕动病史。

【诊断】

（1）临床病史；

（2）有偏头痛家族史（家族发病率为 43%）；

（3）头痛激发试验：给予硝酸甘油、组胺、fenflu-ramine 可激发头痛和（或）眩晕发生；

本病可自发消失于 13～19 岁时。可以应用抗眩晕药。

2. 基底偏头痛及偏头痛替代征　儿童患者,如无听力障碍而仅有发作性眩晕者,应首先考虑本病。需与前庭性癫痫相区别,本病脑电图无异常(见本章第四节十)。

3. 前庭性癫痫　眩晕可为前庭性癫痫孤立的症状或为始发症状。耳科检查、ENG 及影像学检查无异常发现。诊断主要依据为脑电图及意识状态之变化（见本章第四节十一）。

【阵发性眩晕伴听力损失】

1. 分泌性中耳炎　可出现不明确的平衡障碍，如走路发育延迟、笨拙、常碰撞物体等（见本篇第八章第一节）。

2. 迷路炎　临床表现与成年人相同（见本章第十一章第三节）。有时，急性中耳炎的鼓室炎症较轻，但可出现浆液性迷路炎，应多加注意。

3. 外伤后眩晕　临床表现与成人相同。

4. 先天性及遗传性异常　一些先天性遗传性听力损失疾患，常伴有前庭缺陷。

（1）Usher 综合征Ⅰ型：临床表现为感音神经性听力损失、眩晕、视力减退。

（2）Waardenburg 综合征：可见内眦向外移位、鼻平而宽、眉毛融合、虹膜异色、白色额发、且有感音性听力损失、眩晕。

（3）内耳畸形如 Mondini 型畸形：可有感音神经性听力损失及前庭缺陷。

（4）前庭水管扩大：临床表现为眩晕、共济失调、失平衡及波动性听力障碍；主要因内淋巴液稀释，内耳电解质失衡，干扰血管纹离子泵功能，影响内耳免疫功能所致，颞骨CT可诊断。

【持续性眩晕不伴神经学异常征象】

1. 代谢性全身性疾病　内分泌异常、严重贫血、血液病、先天性心脏病、心律失常、低血糖皆可出现非旋转性眩晕。

2. 耳毒性药物　为儿童期眩晕之多见疾患，与成人期眩晕相同（见本篇第十八章第二节）。

【持续性眩晕伴神经学异常征象】

1. 颅内占位性病变　如持续性眩晕伴脑神经异常征象、锥体束征、小脑功能异常，则应怀疑为颅内占位性病变、颅后窝肿瘤占儿童颅内肿瘤之2/3，如成神经管细胞瘤、星形细胞瘤、神经胶质瘤、基底动脉瘤、脑膜瘤等。如有神经系征象，影像学检查极为重要。

2. 家族性共济失调　为显性、隐性或伴性遗传。显性遗传病例，曾推测为丙酮酸盐代谢缺陷致小脑萎缩，从而出现临床征象。在隐性遗传的共济失调中，Friedreich共济失调最为常见，可呈现脊髓、小脑变性、第Ⅷ对脑神经蜗核变性、视神经萎缩。

临床表现为发作性平衡失调及旋转性眩晕，发作时可出现眼震及共济失调。Friedreich共济失调可出现许多神经系症状：如步态共济失调及脊柱侧凸、构音障碍、下肢的位置感及摆动感丧失、肌肉萎缩、反射消失，且可出现听力障碍、前庭功能低下、视力下降、大部分患者死于肥大性心肌病。

十六、眼性眩晕

眼性眩晕是指由于眼部疾病或视觉功能障碍所引起的一种不稳感或定向障碍。

【病因及发病机制】

来自视觉系统与来自前庭和（或）本体感觉系统的信息互相矛盾或错误匹配所致。当视觉传入有缺陷时，实际的视觉传入信息与预期的传入信息之间产生了矛盾，故出现了病理性视觉眩晕。视觉在保持姿势稳定及减少身体移动的作用上，占维持平衡作用的50%～100%。

生理性视觉眩晕，可由人眼视野前方缺乏稳定的视觉标志（视动性刺激）以及缺乏近距离的视觉目的物（如登高性眩晕）所引起。

病理性视觉眩晕可发生于屈光不正、振动幻视、急性眼外肌麻痹、双眼视力不一致引起双眼异像。不自主的眼球运动疾患如上斜肌纤维性肌阵挛（钟乃川等，1987），第1次佩戴矫正视力的高度放大眼镜者，眼内疾患致视力模糊等疾病，皆可引起眼性眩晕。

【症状】

非运动错觉性眩晕，主要为不稳感，用眼过度时加重，闭眼休息后减轻。

【治疗】

病因治疗。

十七、运　动　病

运动病（motion sickes）是一种由于暴露于主、客观运动状态及环境下，受不适宜的运动环境或运动环境中的不习惯因素刺激所致的综合征。因感觉感受器接受了过度的刺激信号，或数个感受器同时接受了刺激信号引起了感觉矛盾（冲突）所致。因不同的刺激因素，如车船、飞机因快速运动而发生眩晕，由于诱发的环境及刺激因素不同，故命名也不同，但表现特征，在个体间却一致，称之为运动病。

【病因及发病机制】

病因及发病机制学说较多。最近，感觉矛盾冲突学说得到了承认。此学说认为：各种视觉信息，有些是畸变的空间定位信息，与前庭系统中前庭末梢、桥脑、小脑、皮层等神经核团区的原有模式相矛盾而产生冲突的结果。这些信息的矛盾冲突，通常发生于视觉与前庭系之间，但也可发生于前庭末梢中的半规管与耳石器，前庭系与本体感觉之间的矛盾冲突，当然，也与平衡三系统传入信息，与不同平面的前庭中枢的相互作用不相协调或抑制作用减弱有关。

感觉系统所感知的定向信息之间，以及与中枢之间是否出现矛盾与冲突，与中枢原来存贮的信息编码的预定的定向信息是否一致有关。也就是预定的定向信息与实际的定向信息之间矛盾的结果，当矛盾仅为一时性的，可由校正反射进行适应，如持续发生，即发生运动病。个体对加速度感受性及耐受力速度与强度有关。

运动病的发生，与个体的易感性有密切关系，个体对感觉系统末梢的刺激生理值不同，当神经冲动超过生理阈值，皮层下中枢过度兴奋时，即可发病。女性的个体敏感性高于男性，约为2∶1，精神情绪不稳定、性格内向、忧郁、恐惧、信心不足、自主神经功能不稳定、疲劳等皆可使敏感性增加。有些患者由于过去曾患运动病，当再次遇到引起运动病的类似刺激时，即可发病。大脑皮层中枢对运动病的发生起了重要的作用，当大脑皮层受到另一强烈刺激时，即可抑制皮层下中枢及自主神经前庭反射，而不出现运动病之症状。

近30年来研究者认为运动病的发生是由于前庭-小脑相作用减弱所致，由于小脑的抑制能力减弱，客观物体运动时，视觉得到的是畸变的空间定位信息，由于小脑对传入的不正常信息的抑制能力减弱故运动病发生。

【临床表现】

由于发病的运动环境不同，可有晕机病、晕海病、晕车病、晕动图片病、模拟器病（模拟飞行状态的训练器）、航天病（失重状态下的运动病）等，但其临床表现基本相同。

通常，临床症状进行性加重，先出现疲倦、淡漠、嗜睡、无力，随之出现咽喉部不适、唾液增多、恶心、头晕、面色苍白、出冷汗，症状进一步加重而出现呕吐、头痛、心慌胸闷等。

【治疗及预防】

可采用运动训练，给予一定量的定向信息冲突的刺激（如旋转、晃荡运动），增强适应能力，降低敏感性。也可在暴露于运动环境前半小时服用东莨菪碱0.3～0.6mg。发病后脱离致病环境，症状一般即可消失。使视觉固定于稳定不动的环境或某一目标上，也可预防疾病发生。

十八、精神性眩晕

精神性眩晕（psychogenic dizziness）是指由于焦虑及其他精神障碍疾病引起的眩晕，但常难排除潜在的器质性病因。

临床表现及诊断如有下列特点，应考虑本病的诊断。

1. 症状含糊不清，患者常难以表达其眩晕的特征。
2. 多为头昏、失平衡感，长期持续性，病程可达数月，多有头昏，无恶心、呕吐。
3. 不能耐受嘈杂环境及密闭场所，且常憎恶超级市场，故有幽闭恐怖症及旷野恐怖症之表现。常感呼吸不通畅、叹气、胸部不适。
4. 过度换气可激发症状，且常有心悸等症状。
5. 缺少器质性疾病症状，各种检查均正常。
6. 有心理障碍及精神性疾病。

（钟乃川）

第五节 前（上）半规管裂隙综合征

前（上）半规管裂隙综合征（superior semicircular canal dehiscence syndrome，SCD）是不明原因的上半规管骨质解剖性缺裂所引起的耳蜗及前庭功能紊乱症候群，由Minor LB在1998年首先报道。此后国内、外学者们相继就SCD的症状、体征及治疗效果进行报道，同时对其发病的病理生理机制进行了初步的探讨。

【病因】

病因不明。Minor等认为可能与轻微的头外伤或气压伤有关，但未发现直接的证据。也有人认为可能与出生后颅骨发育不全有关。当一侧上半规管出现裂隙时，对侧也可变薄或出现裂隙，并有呈家族性发病的报道。迄今为止所报道的病例中，无一例是从童年或青少年开始发病的，这提示SCD的发展是缓慢的，但促使病变发展的真正原因尚不清楚。

【发病机制】

Hirvonen等观察南美粟鼠上半规管钻孔前后以及手术修复后外耳道压力改变所致的前庭传入神经放电率的改变。结果发现，上半规管钻孔前，外耳道压力改变不引起上半规管传入神经放电率的改变。钻孔后，所有上半规管传入神经均被正压所兴奋，被负压所抑制。而有半数的耳石器及大部分的外半规管对压力改变无反应，将小孔封闭后，压力反应很快消失。因而认为，上半规管传入神经较外半规管传入神经有更高的压力增益。但为什么上半规管存在裂隙时，上半规管传入神经会对压力改变敏感，该研究未能做出进一步的解释。

SCD患者可表现为低频传导性聋，其机制可能为骨导听觉过敏和"迷路内传导性听力损失"两种因素所致。部分患者可听见置于踝部的音叉声，但骨导听觉过敏的原因尚不清楚。"迷路内传导性听力损失"的原因理论上推测为上半规管裂隙在内耳形成了"第三窗"，导致内耳阻抗降低以及声音能量分流。

基于上述设想，Rosowski等通过激光多普勒示震器测量已被证实为SCD患者声刺激导致鼓脐部的运动速度、监测SCD的南美粟鼠模型声刺激时前庭淋巴移动的方向及速度，研究SCD粟鼠上半规管裂隙对骨导耳蜗听敏度的影响以及人类SCD患者耳蜗声音分流的解剖学基础。结果表明：在低频区鼓脐运动速度正常或比正常快，这种超活动性提示耳蜗阻抗降低。对外淋巴移动方向及速度的测试证实了声音的分流。据此，他们分析SCD患者上半规管裂隙在内耳形成了除蜗窗和前庭窗之外的"第三窗"，因而降低了内耳的输入阻抗、将气导声能量分流而导致传导性听力损失、通过增加前庭窗与蜗窗之间的阻抗差而提高骨导听力，从而出现骨导听觉超敏。

Sheykholeslami等分析大前庭水管综合征患者与SCD患者VEMP的高振幅、低阈值特征时认为：在正常人，镫骨的运动在前庭器官内只引起较小的体积变化。而薄壁的前庭水管作为内耳中最易扩张的部分而在内耳形成了“第三窗”。“第三窗”的出现，使内耳体积和压力异常传导，在前庭末梢形成巨大的感觉偏差是VEMP高振幅、低阈值的原因。

从卧位到坐位的位置性眩晕，可能的机制为：卧位时，颅内压逐渐增高，坐起时颅压突然降低，理论上导致上半规管内外淋巴液移向裂隙的兴奋性体积变换，故无论其从仰卧位或俯卧位坐起，可见同样性质的眼震。

【临床表现】

SCD患者多为单侧发病，表现形式不一。急性或慢性前庭症状为其主要表现形式。单侧发病者最常见的临床表现为：强声刺激引起眩晕、眼震、眼球运动、头位倾斜，即Tuillo现象；外耳道或中耳或颅内压力改变时出现上述症状，常于头部晃动时发生，上呼吸道感染、咳嗽、打喷嚏、擤鼻涕或使劲时可使症状加重；头部运动时凝视不稳，尤其是被动运动（如在颠簸的路上行车时）。另一部分患者表现为慢性平衡失调和振动幻视。少数患者可出现与心跳一致的旋转性眼震。骨导听觉过敏，表现为患者常可听到自己的脉搏和眼球运动的声音，或表现为与脉搏同步的耳鸣，听自己咀嚼声过响，甚至可听见关节运动的声音。患侧有轻、中度耳聋，如合并中耳炎则可使症状变得不典型。

SCD患者也可仅表现为明显的传导性聋而无前庭症状。Mikulec等报道8例10耳经高分辨率CT诊断的SCD，其症状特点仅为明显的传导性聋，250Hz、500Hz、1kHz气骨导差值平均分别为49dB、37dB、35dB，2kHz以下骨导听阈为－5dB～15dB，而CT和声导抗测试均未发现中耳病变。

【听力学检查】

纯音测听通常表现为患耳2kHz以下骨导听阈下降（即听力提高），骨导听阈常低于0dB，气导听阈正常或提高（即听力下降），因而无论气导听阈是否正常，在低频部分均可出现明显的气骨导差，韦伯试验偏向患侧。但声导抗测试表现为正常的鼓室导抗图、正常的镫骨肌声反射。因而部分患者因“不明原因”的传导性聋而行中耳探查术或疑为“耳硬化症”而行镫骨底板切除术。如合并严重的其他畸形则可伴有感音神经性聋。

【前庭功能检查】

Brantberg等对8例患者进行前庭功能检查，结果发现：前庭诱发肌源性反应（Vestibular evoked myogenic potential，VEMP）表现为：①反应阈值比正常人低15～30dB nHL；②同一刺激强度的振幅为正常人的2.5倍以上。声诱发前庭-视觉反射（vestibulo-ocular refiex，VOR）阈值较正常人低，而振幅为正常人的10～30倍。

SCD患者安静时无自发性眼震。但Brantberg等发现，当头部水平摇动10s钟后，3/8例出现自发性眼震。通过Politzer球给患侧外耳道加压的方法，或给强声刺激，在6/8例患者中诱发垂直或旋转性眼震。其中一例患者出现长达10年的位置性眩晕和眼震。从坐位到仰卧或俯卧位时不出现眩晕和眼震，而从卧位坐起时，可出现眩晕及垂直性和（或）旋转性眼震，眼震的方向等同于自患侧给声、或改变患侧外耳道压力所诱发的眼震。7/8例患者前庭热反应两侧对称，1/8例患者反应稍低。

【颞骨影像学检查】

颞骨高分辨率CT与MRI可见上半规管裂隙。Brantberg等对8例患者的影像学资料进行分析发现：8例症状耳均可见上半规管裂隙，其中3例可同时在无症状耳见到上半规管裂隙。裂隙常位于中颅窝底、上半规管的最高点，而且可见鼓室天盖及鼓窦天盖缺失，这一区域的颅骨变薄。这些异常可在1～4个层面上见到。Watson等则认为难以将半规管裂隙和极薄的半规管骨管区分开来。

Krombach等比较高分辨率CT与MRI在SCD诊断中的敏感性和特异性，发现二者在SCD诊断中敏感性和特异性接近。

【诊断及鉴别诊断】

SCD的临床诊断依据可归纳为：①病史：强声刺激或外耳、中耳、颅压改变等引起眩晕；或有明显的传导性聋而无前庭症状，且中耳功能正常；②特征性的前庭功能表现：高振幅、低阈值的VEMP以及VOR，伴或不伴其他前庭功能异常；③影像学资料：MRI或高分辨率CT扫描发现上半规管裂隙及相应区域骨质变薄。手术中发现裂隙，则可确诊。

鉴别诊断：以急、慢性前庭症状为主要表现者，应与迷路膜破裂综合征、梅尼埃病及后半规管性位置性眩晕和外半规管性位置性眩晕鉴别。

迷路膜破裂综合征，是指蜗窗膜、前庭窗膜、蜗管膜、膜性迷路等任一部位破裂，引起内外淋巴液交通，外淋巴液流入中耳腔，导致出现听觉及前庭症状之疾患。外淋巴漏（perilymph fistula）其定义是骨性迷路缺损或蜗窗、前庭窗膜破裂，造成中耳与内耳异常沟通，外淋巴液流入中耳腔引起听觉及前庭功能障碍，故有窗膜破裂之称，由于外淋巴漏多同时伴有膜迷路破裂，故仍以膜迷路破裂综合征称之。鉴别要点：前庭症状伴或不伴传导性听力障碍但中耳功能正常为SCD与迷路膜破裂综合征以及梅尼埃病的主要鉴别要点。迷路膜破裂综合征眩晕的前庭症状当患耳朝下时，可使症状加重。波动性听力损失为听力损失的主要表现，主要为感音性，也可为传导性或混合性听力损失。梅尼埃病初次发作时可无明显听力障碍，多次反复发作后，出现渐进行的感音性听力损失。

SCD与后半规管性位置性眩晕及外半规管性位置性眩晕的鉴别要点为：引起位置性眩晕的体位不同。SCD的诱发体位为，从卧位坐起时，而从坐位到卧位时不出现眩晕；后半规管位置性眩晕的诱发体位为：从坐位躺下和从躺卧位到坐位时；外半规管位置性眩晕诱发体位：仰卧位转向侧卧位时，以及在坐位或站立、行走时，头向两侧转动即被激发，通常以转向患侧较剧烈。

以传导性聋为主要表现的SCD主要应与耳硬化征鉴别。鉴别要点为特征性的听力表现以及骨导听觉过敏而表现出的与脉搏一致的耳鸣、听自声过响等。SCD表现为2kHz以下频率骨导听阈降低，常低于0dB，气导正常或听阈提高，有明显的气骨导差而中耳功能正常。

此外，特征性的VEMP、VOR以及影像学资料亦为SCD与上述疾病鉴别的重要依据。

【治疗】

SCD症状不明显者可行临床观察，症状典型者可考虑手术治疗。对SCD的手术治疗通常采取两种术式，即：颅中窝进路裂隙堵塞（plugging）及裂隙贴补（resurfacing）。手术适应征为症状严重影响正常的学习或生活（disabling symptoms）。Minor对5例SCD患者进行手术治疗，其中3例行裂隙堵塞术、2例行裂隙贴补术，术后症状缓解或完全消失。两种术式中各有一例术后前庭功能低下而无听力损失。Younge等对2例患者进行上半规管裂隙填塞，术后症状完全消失。Brantberg等对两例裂隙堵塞术后的患者分别随访3个月、6个月。2例术后均出现不稳感，但均在几周后逐渐消失。1例听力与术前相似，另一例在中频段出现感音神经性聋，前庭热反应1例明显减退，1例轻微减退。术后与脉搏一致的耳鸣、强声及压力导致的眩晕、眼震均消失，VEMP正常。

【结语】

对SCD的认识，为临床上系列用已知疾病难以解释的现象如中耳功能正常时的传导性聋、与心跳和脉搏一致的耳鸣及旋转性眼震、与已知的位置性眩晕特征不符合的位置性眩晕等找到了一个新的疾病实体，并从病理学上（手术所见以及影像学所见）得到证实。但迄今为止，对SCD的病因以及上半规管裂隙导致上述症状及体征的病理生理机制尚不完全清楚，有待进一步认识。对未合并其他畸形的SCD的治疗，手术疗效理想。故对具备上述特征性症状的患者，应首先进行VEMP或VOR等前庭功能检查，并进一步做MRI或高分辨率CT扫描明确诊断，而应避免盲目进行中耳探查术或其他无益的治疗。

（龚树生）

第六节　眩晕的治疗

引起眩晕症状的疾病很多，即使为同一疾病，其临床表现也不尽相同，且其病程，伴发症状，疾病的严重程度也不同，因此治疗上应依人而异，根据不同情况而变化，采用程序化、规范化的治疗方法是不合适而且是错误的。

眩晕患者的治疗应包括：①一般治疗；②心理治疗；③病因治疗；④症状治疗；⑤前庭补偿训练；⑥手术治疗（见本篇第二十五章）。

【一般治疗】

急性发作时，应绝对卧床，房间应安静及昏暗，避免头部活动，通常数天之后，眩晕将进行性减轻。此时，应逐渐增加头及身体的活动，以利于恢复。为了让神经系重新调整对视觉、本体感觉及前庭信号之间的关系，更需要更多的头、眼及身体的运动，使患者脱离一种慢性虚弱状态。

【心理治疗】

眩晕是一种使人感到恐惧的症状，医师必须给患者提供支持，并使其宽心，如果患者的忧虑能够得到减轻，那么患者所感受的苦痛就会少一些。通过病史及检查之后，如可以排除严重之疾病，则可告知患者，其眩晕疾患并非为影响生命之疾患所致，其眩晕是可以治愈的。

【病因治疗】

当引起眩晕的疾病得到明确诊断之后，病因的特殊治疗极为重要，但是，一部分眩晕疾患，如感染性眩晕、血管性眩晕，可以针对疾病进行治疗，但是，有部分眩晕疾患，即使病因明确，但去除病因治疗有一定困难。

【症状治疗】

抗眩晕药有多种，其效果多为经验的结论，难以确定何药有效或何种合并用药有效，因同类患者个体间对疗效反应不一致，通常可用：

1. 抗胆碱能药及单胺能药　可减少前庭核的神经元

的兴奋性，抗胆碱能药物同时抑制了前庭神经的刺激及自发点火率。胆碱能神经元位于网状结构之旁，并投射至前庭核。因胆碱能神经有兴奋二级前庭神经元的作用，故此网状前庭径路加强了前庭眼反射及其他前庭反射的活动。而单胺能药物，可抑制前庭核的兴奋。

（1）抗胆碱能药：①东莨菪碱（scopolamine）：能阻断M胆碱受体，口服0.2～0.6mg/次，0.6～1mg/d；皮下注射0.2～0.5mg/次，3次/d；②阿托品（atropine），与M胆碱受体结合，可对抗乙酰胆碱，0.4mg/次，口服，0.3～0.5mg/次，皮下注射。

（2）单胺类药：①苯丙胺（amphetamine）：亦称安非他明（beazedrine），拟肾上腺素药。5～10mg/次，3次/d，口服，高血压，动脉硬化，冠心病禁用；②麻黄碱（ephedrine）25mg，3次/d。

2. 抗组胺药　已长期应用于抗眩晕，但作用不甚清楚，有一些抗胆碱能作用，且可阻止在神经突触末端处对单胺的再吸收，而加强了交感神经的活动。可能有减低前庭核传入活动的兴奋性的作用。①氯苯甲嗪（敏可静）（antiverb，medizine）25mg，3～4次/d；②苯塞克利嗪（赛克静）（cyclizine，marezine）50mg，3次/d；③茶苯海拉明（乘晕宁、晕海宁）（dimenhydrinate dramanine）50mg，3～4次/d；④异丙嗪（非那根）（promethazine，phenergan）25mg，2～3次/d；⑤美克利嗪（Medozoie）。

3. 抗多巴胺药　包括了吩噻嗪药，主要作用于化学感受器触发带及呕吐中枢，有多巴胺阻滞作用，且有抗组胺及抗胆碱能作用。①丙氯拉嗪（prachlorperazine，compazine）5mg，3次/d；②氯丙嗪（chlorpromazine，thorazine）25mg，2次/d。

4. 安定药　减少前庭核的静息活动，同时还可影响前庭的交叉活动，及抑制小脑前庭的传递作用。①地西泮（diezepam，valium）2.5～5mg，3次/d；②艾司唑仑（舒乐安定）（surazepam）1～2mg，2～3次/d；③佳静安定（alprazolam）0.25～0.5mg，3次/d。

5. 丁酰苯类药　为强安定药，可阻断多巴胺。①氟哌啶醇（haloperidol）1～2mg，3次/d；②氟哌利多（droperidol）1～2mg，3次/d。

6. 钙通道阻滞剂　亦称钙离子拮抗剂。①氟桂利嗪（flunarzine）可高选择性作用于脑血管，防止脑血管收缩，对脑细胞有保护作用，并可减少中枢神经系兴奋活动，减少眩晕的冲动，而且，对迷路有直接抑制作用，故可用于血管性眩晕及末梢性眩晕。通常5mg，必要时10mg，每晚1次。连续服药5～6周达到稳态血药浓度，以后可改用每周用药5天，用药1个月。一般疗程3个月；②脑益嗪（cinnarizine）25mg，3次/d；③尼莫地平既作用于脑血管也作用于心血管系统，对脑血管及脑神经元的作用与氟桂利嗪近似。

7. 敏使朗（merislon）即甲胺乙吡啶（betahistine mesylate）　可抑制外前庭核的多突触神经元的活动，使脑血管扩张、改善脑、小脑脑干及内耳微循环，且可减少膜迷路内淋巴量。6～12mg，3次/d。

8. 都可喜（duxil）　为抗缺氧药。能增加动脉血氧分压及血氧饱和度，且可改善微循环。1片，1～2次/d。

9. 抗晕止吐药　对呕吐中枢及催吐化学感受器有抑制作用，有血管扩张作用，可阻断来自前庭末梢的异常冲动。眩晕停，又名载芬尼多（diphenidol）25mg，3次/d。

10. 银杏叶制剂　为自由基清除剂，血小板活化因子抑制剂，故可抑制血管壁通透性，抑制血小板聚集，从而防止对脑组织细胞的破坏，且可增加缺血组织血流量、降低血黏稠度，血管张力的调整。

【用药原则】

药物的选择与药物的合并，应根据每种药物对某一疾病的作用大小、副作用的大小以及是否是同类药、合并应用可致作用超量（如氟桂利嗪与尼莫地平同用），症状的严重程度及时间过程等因素而定。

1. 急性发作且症状严重时，安定类药的应用极为需要且最有效。但这类药物皆有副作用，使用时应慎重。

2. 慢性复发性眩晕，则可选用抗组胺药、单胺药及抗胆碱能药。异丙嗪与麻黄碱合并应用，可减少异丙嗪的副作用，并更明显减少自主神经症状。而氯苯甲嗪、苯甲嗪、茶苯海拉明、东莨菪碱对轻度发作性眩晕有效。

总之，眩晕用药应根据病情而准确选择，避免多种药物的同时应用，且应注意许多抗眩晕药本身的副作用即可引起眩晕及头昏，避免对同一类药的不同药物同时应用，且对老年患者应注意其对药物的敏感性及副作用增加等情况。亦称前庭康复训练。

【前庭补偿训练】

为前庭功能障碍得到恢复的重要治疗方法，有时，其效果比药物更好。

【手术治疗】

见于各疾病的有关章节。

（钟乃川）

第二十五章 眩晕的外科治疗

第一节 眩晕的外科治疗概述

眩晕外科治疗的成败不仅取决于手术者精湛和娴熟的手术技巧，也取决于对眩晕患者手术适应证的掌握和手术类型的选择。而对眩晕患者手术适应证的掌握则需要术者对外周和中枢神经系统的解剖、生理、病理的熟悉，以及对机体平衡生理和平衡障碍病理生理的掌握。

一、眩晕患者手术适应证的选择

机体平衡的维持由前庭、视觉和本体感觉三个系统传入有关身体位置、运动以及外界环境变化的刺激信号，经平衡中枢的整合作用，通过各种反射性运动来完成。上述三个系统功能障碍都可能引起程度不等的平衡障碍和眩晕。本章所述的眩晕手术主要指由于前庭外周病变所引起的眩晕症的外科治疗。前庭外周性病变（peripheral vestibular disorders）指内耳前庭感觉器官、前庭神经节及前庭神经疾患所引起的眩晕。能引起前庭外周系病变的病因很多，诸如细菌性及病毒性感染、良性及恶性肿瘤、先天性及遗传性疾病、血管因素及内耳供血障碍、外伤、自身免疫性内耳疾病、耳毒性药物以及退行性和特发性（病因尚不清楚）病变等都可引起眩晕。由上述各种病因引起的前庭外周性眩晕疾病中，适合于外科治疗的疾病主要包括梅尼埃病及迟发性膜迷路积水、良性阵发性位置性眩晕、迷路瘘管、桥小脑角血管袢压迫神经、听神经瘤等。

上述这些适合外科治疗的前庭外周性疾病可被分成二类：一类疾病包括迷路瘘管、桥小脑角血管袢压迫神经以及听神经瘤等。这些疾病一旦确诊，即可考虑手术治疗。另一类疾病包括梅尼埃病、良性阵发性位置性眩晕等。良性阵发性位置性眩晕的大部分患者有自愈性倾向，仅少数患者症状长期存在，影响日常工作和生活时，方可考虑手术治疗。梅尼埃病早期一般采取保守治疗，仅在药物及其他保守治疗无效、症状频繁发作影响患者生活和工作时，方可根据患者受累耳的听力损失情况以及单耳或双耳受累程度，来选择不同的手术治疗方案。

二、眩晕外科治疗的手术类型

眩晕外科治疗的目的是通过消除病变、阻断致病因素，使呈病理状态的前庭外周器官恢复正常生理功能；或者通过阻断病理过程中的某一环节，减轻或消除眩晕症状；或是通过彻底去除前庭外周病变组织、破坏残存的前庭感觉上皮功能，或切断前庭神经，以便消除或阻断从病变侧迷路到脑干的神经传入信号。

眩晕外科治疗的手术种类很多，根据不同的手术进路，可将眩晕手术术式分为：①颅中窝进路手术；②乙状窦前进路手术；③乙状窦后进路手术；④经外耳道鼓室进路手术；以及⑤联合进路手术等。习惯上，根据听觉功能的保存与否，将眩晕外科治疗手术类型分为保守性（听觉功能保存性）手术和破坏性（听觉功能破坏性）手术两大类。听觉功能保存性手术可按前庭功能保存与否，进一步分为前庭功能保存性（局部保守性）手术和前庭功能破坏性（半保守性）手术两亚类。

破坏性手术是破坏外周前庭系统的感觉细胞和（或）神经结构的各种术式，包括：第Ⅷ对脑神经切断术（Frazier，1912；Dandy，1924；Mekenzie，1931）、迷路切除术（Mollison，1931）、膜迷路钩除术（Cawthorne，1935，1943；Schucknecht，1956）、鼓室内注射（Schucknecht，1957）或外半规管内灌注（Shea，1989）链霉素、迷路内注射乙醇（Morrison，1935；Wright，1938）、迷路电凝术（Day，1943）等。前庭功能破坏性手术包括：颅中窝进路前庭神经切断术（House，1961；Fisch 1974）、迷路后-乙状窦后进路前庭神经切断术（Silverstein 等，1989）以及听神经瘤切除术等。前庭功能保存性手术包括：内淋巴囊切开减压术（Portmann，1927）、内淋巴囊蛛网膜下腔分流术（House，1961）、内淋巴囊乳突腔分流术（Paparella，1976；Arenberg，1977）、球囊减压术（Plester，1958；Fick，1964；Cody，1967）、耳蜗球囊分流术（Schucknecht 1982）、后壶腹神经切断术（Gacek，1974）、镫骨足板开窗术、颈交感神经切断术（Passe，1948）、鼓索神经切断术（Rosen，1951）以及桥小脑角微血管减压术（Jannetta 等，1984）等。此外，尚有半规管或蜗窗超声波治疗（Krejci，1952；Arslan，1953；Barnett 和 Kossoff，1977；Tabb，1978 以及 Pennington 等，1980）、半规管冷冻治疗术（House，1966；Wolfson，1968，1984）以及蜗窗膜渗透压疗法（Arslan，1971）等。

由此可见，眩晕外科治疗的手术种类较多，各自有其不同的适应证。需提出注意的是，有些手术不能绝对地归入保守性手术或破坏性手术。例如，我们虽然将耳蜗球囊分流术归入听觉功能保存性手术之列，但据文献报道，至术后 2 年仅有 50% 患者的听力得到保存。

第二节　内淋巴囊的外科治疗

一、概　　述

内淋巴囊外科治疗（endolymphatic sac surgery）是眩晕外科治疗中保守性手术的代表性手术。它的理论基础是基于内淋巴囊含有膜迷路之吸收上皮的主要结构，而内淋巴囊减压或引流可为内淋巴提供更好的引流。从理论上而言，内淋巴系统的减压或引流将可减少内淋巴的增量。动物实验表明，破坏内淋巴管或内淋巴囊可导致膜迷路积水。

内淋巴囊手术的优点是：①手术操作容易；②可在局麻或短效全麻下进行手术；③对听觉功能无影响。但是，内淋巴囊手术亦有下列缺点：①内淋巴囊囊腔的判断常常比较困难；②内淋巴系统受阻的部位常不同。可在接近内淋巴囊的内淋巴管腔阻塞，亦可由扩张的膜结构阻塞内淋巴管腔；③用于内淋巴囊与乳突腔或内淋巴囊与蛛网膜下腔分流而置入的引流管，可被纤维组织所包绕，从而，阻碍手术形成的引流系统作用；④由阻塞内淋巴管引起的膜迷路积水的实验动物并不产生前庭症状，这使人怀疑膜迷路积水是否总是能引起眩晕。

内淋巴囊手术的基本类型有两种：

1. 内淋巴囊减压术（decompression of endolymphatic sac）　这靠切除乳突部的颅后窝骨板来实现。

2. 内淋巴囊引流术（endolymphatic sac drainage）　使内淋巴囊腔与乳突气房或与颅后窝脑脊液系统相通。

【应用解剖】

内淋巴囊位于颞骨岩部后面的内淋巴囊裂隙内。内淋巴囊裂隙底部有一小孔，为前庭小管外口。前庭小管外口向内通一条沿前上而略偏内方行走的骨性前庭小管，该骨性小管通至骨迷路的前庭部，骨性小管内有内淋巴管。内淋巴管系沟通内淋巴囊与球囊和椭圆囊的通道。内淋巴囊位于颅后窝下半部两层硬脑膜之间。从侧面观察，内淋巴囊前方为面神经垂直段、后方为乙状窦、前上方为后半规管、下方为颈静脉球（图 7-25-1）。根据颞骨乳突部及岩部气房发育情况，正常人内淋巴囊位置的变异较大。

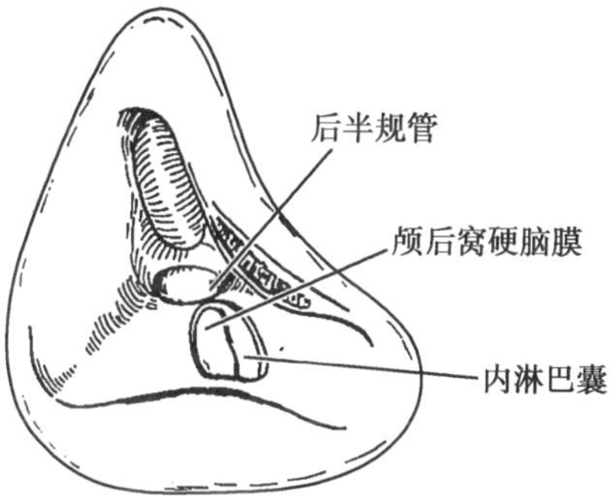

图 7-25-1　内淋巴囊解剖

【适应证】

内科治疗 1 年以上，眩晕仍频繁发作，患耳有实用听力。近年来认为内淋巴囊手术尤其适用于甘油试验阳性者。

【禁忌证】

1. 膜迷路积水侧是惟一的有听力耳。

2. 患耳无实用听力。

3. 外科手术一般禁忌证　如急性传染病期间、妇女月经期、心肺功能障碍而不能承受手术者，以及血糖过高或电解质紊乱尚未纠正者。

【手术疗效】

Glasscock 等（1984）报道，以内淋巴囊手术治疗梅尼埃病，发作性眩晕症状的缓解率为50%～70%，多数患者的听力得到保存，听力下降者不到25%。而复发眩晕或眩晕无改善者可能与手术技术有关。Thomsen 等（1981）观察了一组仅做单纯乳突切除并暴露内淋巴囊的患者，与做内淋巴囊减压或分流的病组做对照，结果发现两组患者在减轻眩晕和保存听力方面的疗效相近。此外，部分学者对内淋巴囊蛛网膜下腔分流术提出异议。因为桥小脑角蛛网膜下腔的压力变化较大，在坐位时为－0.49kPa，而平卧低头位时压力可达34.3kPa，这种压力变化的环境难以维持内淋巴压力稳定。

【麻醉与体位】

局麻或气管内插管全麻；患者取平卧位，头偏向对侧。

二、内淋巴囊减压术

1. 耳后皮肤切口　按单纯乳突切除术式步骤，用电钻磨除乳突气房，保持外耳道后壁完整，显示面神经管乳突段骨管的轮廓、外半规管及后半规管轮廓以及乙状窦轮廓、实现乳突轮廓化。注意彻底磨除面神经管乳突段后部气房，内淋巴囊常位于面神经乳突段骨管后部气房的深面。遇乙状窦前置的情况时，可在尽量磨薄乙状窦前面和外侧面部分骨质后，用直角小钩小心掀去该磨薄的骨壁，暴露乙状窦。再用骨蜡填压乙状窦表面，然后将乙状窦向后内压下（图7-25-2）。

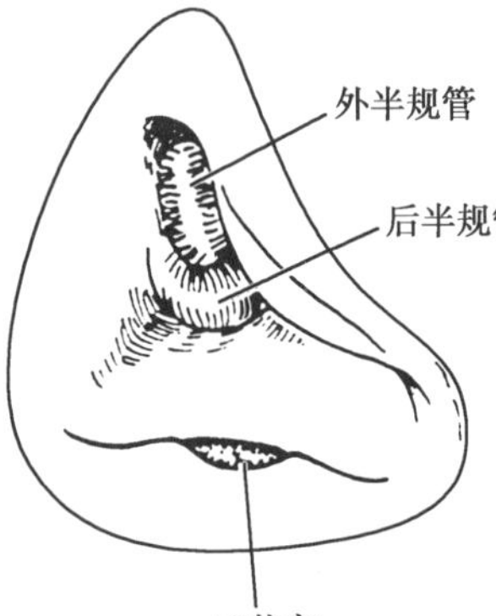

图7-25-2　切除乳突气房

2. 切除内淋巴囊　以表面的颅后窝骨板来确认内淋巴囊，用金钢石钻头磨除位于乙状窦和后半规管之间的骨板，暴露颅后窝硬脑膜。沿外半规管轴线向后延长做一假想线，内淋巴囊的上极常正位于该假想线之下方。在后半规管之后下方、乙状窦与面神经垂直段骨管之间，可辨认出有一硬脑膜增厚的区域，该区域即内淋巴囊所在处，其边界不甚清楚。由于内淋巴管在穿出骨质入硬脑膜处与后半规管内侧骨壁紧密粘附不易分离，可借一把扁薄的小剥离子伸入后半规管内侧面，将内淋巴管两侧之脑膜轻轻压下，由此来确认前庭导水管开口处的内淋巴管。再向后半规管的后下侧追寻确认内淋巴囊（图7-25-3）。若用钝针轻压该区域，可使内淋巴囊稍隆起。部分学者认为，由于切除内淋巴囊外侧的骨板，可使内淋巴囊在淋巴系统压力增加时易于扩张，减轻了内淋巴系统的压力。故手术至此已达内淋巴囊减压的目的（图7-25-4）。

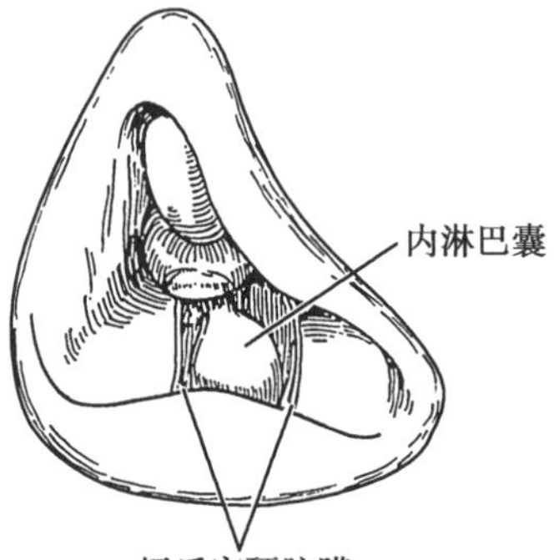

图7-25-3　确认内淋巴囊

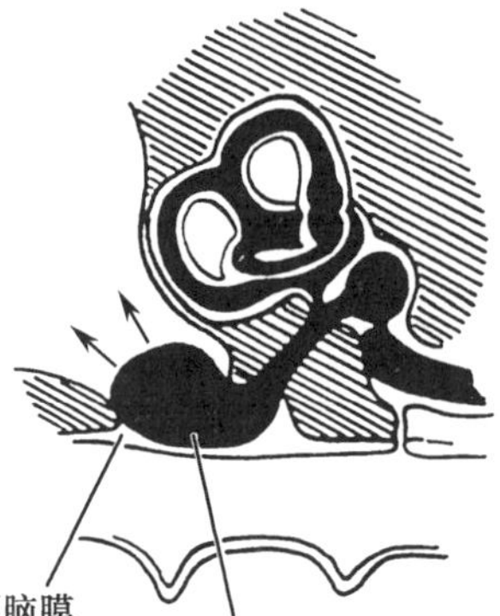

图7-25-4　内淋巴囊减压模式图

3. 冲洗术腔后关闭术腔　术腔放置引流橡胶片，分层缝合耳后切口，包扎。

三、内淋巴囊乳突腔分流术

内淋巴囊引流术包括内淋巴囊乳突腔分流术（endolymphatic mastoid shunt）和内淋巴囊蛛网膜下腔分流术（endolymphatic subarachnoid shunt）两种术式。

内淋巴囊乳突腔分流术的手术步骤如下：

1. 手术切口　乳突轮廓化及暴露内淋巴囊的手术步骤同“内淋巴囊减压术”。

2. 内淋巴囊外侧壁切开　确定内淋巴囊的部位后，沿与外半规管的长轴平行的方向，用小镰状刀片由后向前切开内淋巴囊的外侧壁（图 7-25-5）。亦可用微小直角钩刺入内淋巴囊的外侧壁，轻轻将内淋巴囊外侧壁提起后，用显微剪将其剪开，暴露内淋巴囊的囊腔，保持内淋巴囊内侧壁完整。正常内淋巴囊的内壁平滑且有光泽。

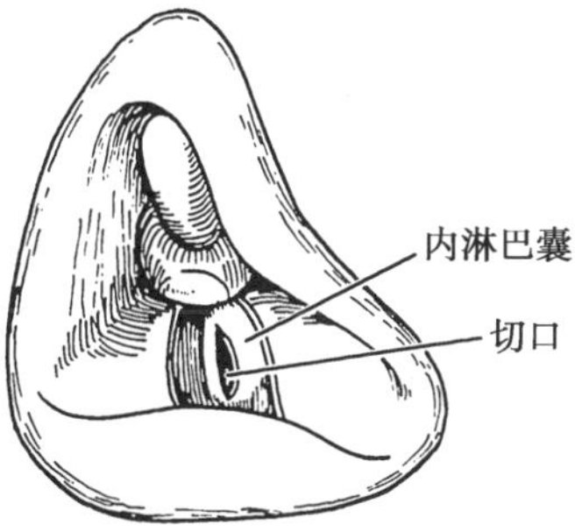

图 7-25-5　切开内淋巴囊外侧壁

3. 置入 T 型硅胶管　经内淋巴囊外侧壁切开处插入 T 型硅胶管，T 型硅胶管的管帽留置于内淋巴囊腔，管柄伸出至乳突腔（图 7-25-6）。通过此 T 型硅胶管形成永久性小瘘管，让过多的内淋巴液流入乳突腔，以达内淋巴引流和减压之目的（图 7-25-7）。

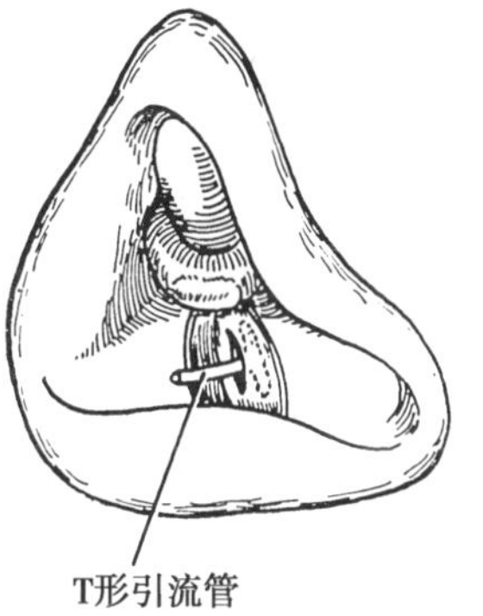

图 7-25-6　植入 T 形引流管

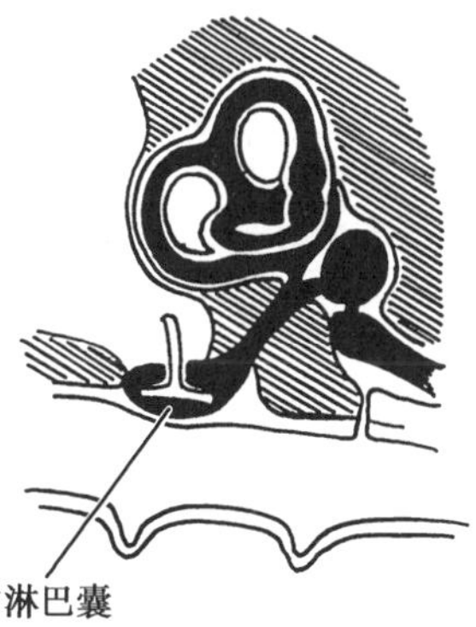

图 7-25-7　内淋巴囊乳突腔分流模式图

4. 关闭术腔　用抗生素液清洗术腔后，术腔深部放一片明胶海绵，术腔放置引流橡胶片分层缝合耳后切口，包扎。

本术式为内淋巴囊乳突腔分流的基本造瘘术式，此外，尚有切除部分内淋巴囊外侧壁、内淋巴囊外侧壁翻转以及单向活瓣引流管等不同的造瘘术式。

四、内淋巴囊蛛网膜下腔分流术

由于外淋巴隙借蜗水管（蜗小管）与蛛网膜下腔相通，外淋巴液可借该管与脑脊液引流，故外淋巴和脑脊液两者的压力相近。而在内淋巴的压力与外淋巴压力相等的情况下，方可维持耳蜗隔膜的正常位置，而保证基底膜的正常振动特性。在膜迷路积水时，通过将内淋巴引流到蛛网膜下腔来维持内、外淋巴压力平衡，这就是内淋巴囊蛛网膜下腔分流术的理论基础。

1. 手术切口、乳突轮廓化、暴露内淋巴囊以及内淋巴囊外侧壁切开的手术步骤同“内淋巴囊乳突腔分流术”。

2. 内淋巴囊内侧壁切开　在内淋巴囊外侧壁切开后，尽量将外壁翻起，暴露内壁。在内淋巴囊内壁做一约与后半规管轴线相平行的小切口，切开内淋巴囊内侧壁。此时有脑脊液流出。

3. 置入引流管　将呈 T 型或帽状的硅胶引流管管柄，经内淋巴囊内侧壁切口向内侧偏上方向插入蛛网膜下腔，引流管管帽留置于内淋巴囊内（图 7-25-8）。引流管管帽的直径应大于内淋巴囊内侧壁的切口，以免引流管自囊腔脱落入蛛网膜下腔。必要时，可用 9-0 或 10-0 无损伤缝线将引流管缝合在内淋巴囊囊壁上，使之固定。引流管的柄段直径为 1mm，柄长约 15mm，管柄的内端不要触及小脑，尤其应避免损伤小脑表面的血管。

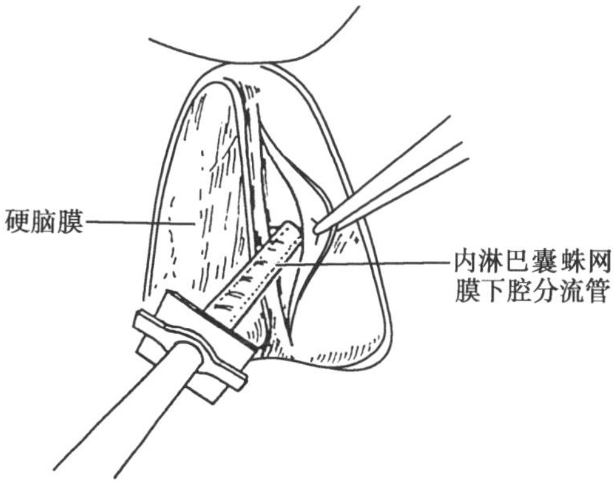

图 7-25-8　插入内淋巴囊蛛网膜下腔引流管

4. 内淋巴囊外侧壁复位　插入并固定硅胶引流管后，回复内淋巴囊外侧壁，取一片颞肌筋膜覆盖内淋巴囊外侧壁的切口，用明胶海绵或腹壁脂肪组织填塞乳突腔（图7-25-9）。

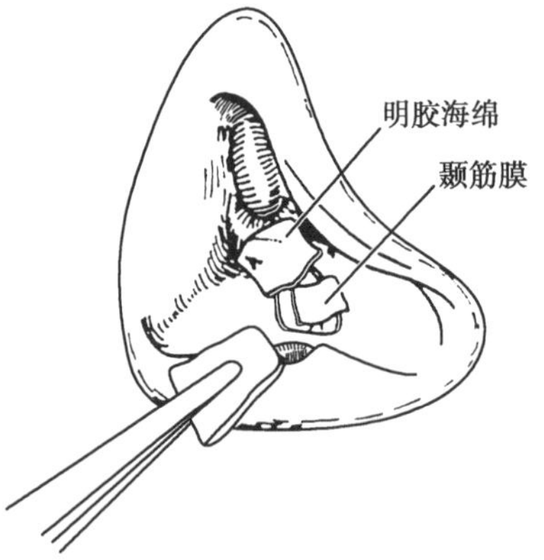

图7-25-9　回复并覆盖内淋巴囊外侧壁

5. 关闭术腔　仔细止血后，术腔放置引流橡胶片，分层缝合切口，包扎。

五、内淋巴囊手术并发症及其预防和处理

1. 面神经损伤（面瘫）　在乳突气化不良、乙状窦前置的情况下，向前扩大术野时易损伤面神经乳突段。除术中采用面神经监测仪监测面神经功能可及早识别和避免面神经损伤外，在接近面神经骨管时，用钻石钻头磨削可减少或避免面神经损伤。一般在显微镜下操作时，面神经的损伤多可避免，一旦出现面神经损伤，应根据损伤的性质和程度进行相应处理，如面神经减压等。

2. 乙状窦损伤（出血）　在乳突气化不良、乙状窦前置时易发生。遇到乳突腔过窄者，可去除乙状窦前面及部分外侧面骨板，用骨蜡填压使隆起的乙状窦下陷，以扩大视野。一旦损伤乙状窦壁，应立即用明胶海绵、凡士林纱条及碘仿纱条压迫止血。

3. 颈静脉球损伤（出血）　在颈静脉球高位或低位内淋巴囊时易发生颈静脉球损伤。在磨除乳突气房、显露内淋巴囊时，除熟悉解剖外，应注意识别蓝色的颈静脉球。一旦出现损伤，处理方法与乙状窦损伤的处理相同。

4. 后半规管损伤（迷路瘘管形成）　一般在后半规管轮廓化时，不必磨出后半规管蓝线。对乳突气化不良的患者，在磨削后半规管和乙状窦之间区域的骨质时，应严密观察有无后半规管蓝线出现。一旦出现后半规管磨损（外淋巴瘘），应立即保护后半规管破损区，取筋膜覆盖瘘口，避免用吸引器对准瘘管吸引，以免造成感音神经性耳聋。

5. 硬脑膜损伤（脑脊液漏）　引起硬脑膜损伤的常见原因有钻头损伤、电凝损伤以及误切硬脑膜等，在用切割钻头磨除颅后窝骨板时易损伤脑膜，造成脑膜撕裂。采用钻石钻头磨削颅后窝骨板可避免硬脑膜损伤。用单极电凝止血时，可使硬脑膜破裂，故硬脑膜表面出血时，宜用双极电凝止血。在切开内淋巴囊外侧壁时，应识别内淋巴囊的边界。一旦发生硬脑膜撕裂或误切开硬脑膜时，可用丝线缝合裂口。若硬脑膜撕裂伴组织缺损，可用颞肌筋膜修补缺损。

6. 脑膜炎及伤口感染　多因消毒不严格，或手术创伤所引起。避免术中硬脑膜损伤、或在损伤后及时正确处理，术后静脉滴注大剂量广谱抗生素，可防止术后脑膜炎的发生。

7. 颅内血肿　磨除颅后窝骨板后，止血不彻底时可形成颅内血肿，术中彻底止血，尤其是关闭切口前仔细止血，可防止颅内血肿形成。

第三节　迷路切除术

一、概　　述

迷路切除术（labyrinthectomy）是眩晕的外科治疗中，破坏性手术的代表性手术。其手术原则是完全清除病变侧所有五个前庭外周感觉器官的感觉上皮以及支配这五个前庭外周感觉器官的外周神经纤维，从而消除从病变侧的前庭外周向脑干传入的神经冲动信号。通过中枢的代偿作用而获最大程度的定位，达到消除眩晕症状的目的。目前普遍采用的迷路切除术式有经鼓室和经乳突两种进路。

【适应证】

迷路切除术的手术适应证为单侧外周性迷路病变伴听力严重或全部丧失。引起难治性眩晕的疾病有梅尼埃病、术后迷路损伤、细菌性或病毒性迷路感染后以及颞骨骨折等。梅尼埃病患者在内淋巴囊术后眩晕症状未缓解或复发，且听力严重减退已无实用听力时，可做迷路切除术。

【禁忌证】

1. 患耳听阈提高＜50dB HL，言语识别率＞50%，即患耳尚有实用听力者。

2. 迷路病变　患侧为惟一的有听功能耳者，无论该耳听力损伤程度多大，都宜采用保护听力的治疗方法。

【手术疗效】

迷路切除术治疗难治性眩晕的眩晕缓解率几为100%（Gacek 1978；Hammerschlag 和 Schucknecht，

1981）。一般患者在术后 2～6 天可获前庭代偿，其前庭代偿出现的时间和程度取决于：①患者术前前庭功能；②患者的年龄；③患者其他平衡感觉传入系统再定位的能力。仅在伴有其他平衡感觉传入系统障碍的患者，可有前庭代偿不全的症状，表现为术后平衡障碍。

【麻醉与体位】

一般采用气管内插管全麻。因为在术中操作和破坏前庭感觉器官时，可引起严重的眩晕和迷走神经症状。若术前检查（如冷热试验）示前庭功能已极度减退，也可考虑局部麻醉。

患者的体位与内淋巴囊手术的体位相同。

二、经外耳道(鼓室)迷路切除术

经外耳道或鼓室进路迷路切除术（transcanal or transtympanic labyrinthectomy）的手术步骤如下：

1. 按镫骨手术做耳道内切口，分离、掀起鼓膜耳道皮瓣，显露鼓室（图 7-25-10），需完全暴露前庭窗和蜗窗。

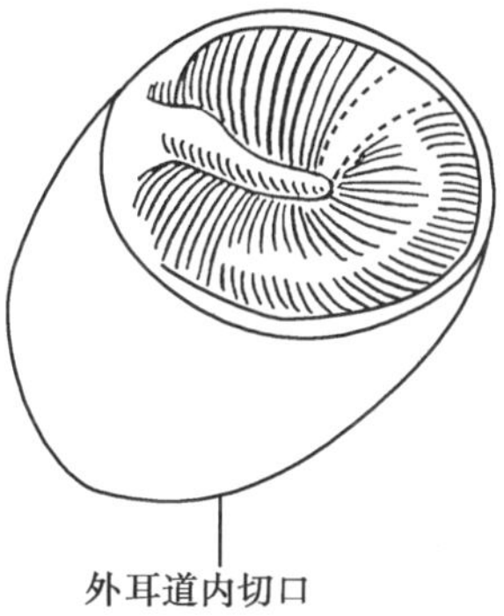

图 7-25-10　镫骨手术外耳道内切口

2. 取除镫骨分离砧镫关节，剪断镫骨肌腱，用钩针将镫骨自前庭窗取出。若砧骨长突妨碍操作，可先行砧骨切除，再处理镫骨（图 7-25-11）。

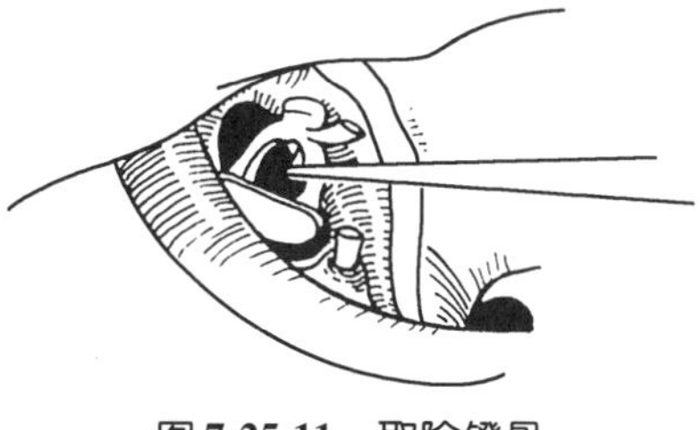
图 7-25-11　取除镫骨

3. 清除前庭感觉上皮　将细吸引器头伸入前庭窗达前庭深处吸引前庭感觉上皮。为了彻底清除前庭外周神经感觉上皮，可将一长约 4～5mm 的直角钩针伸入前庭窗，向前下至耳蜗底回、向上经椭圆囊至外半规管壶腹、向后下至后半规管壶腹处进行剔刮，旨在破坏并移除所有的前庭神经感觉上皮（图 7-25-12）。须注意的是，球囊隐窝骨壁很薄，用钩针剔刮前庭迷路时，切勿穿破前壁内壁的球囊隐窝，否则将发生脑脊液漏（图 7-25-13）。

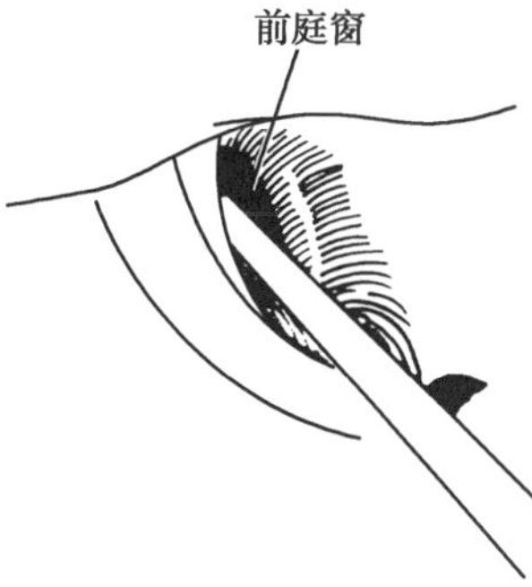

图 7-25-12　吸除前庭感觉上皮

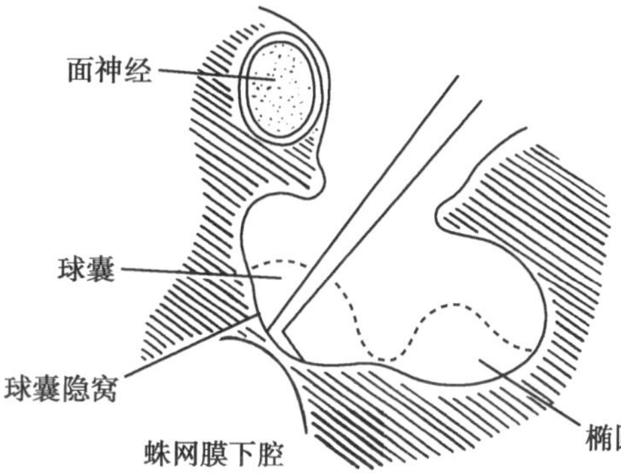

图 7-25-13　钩针剔刮前庭感觉上皮

为了确保彻底清除前庭神经感觉上皮，可用微形钻头磨开前庭窗和蜗窗之间的鼓岬，即用 1mm 切削钻头在两窗的前、后部各磨沟，去除鼓岬（图 7-25-14）。Gacek 的术式是在第 2 步切除镫骨前，先磨除鼓岬，再取除镫骨，广泛暴露前庭。用一直角钩针从上部伸入前庭，剔刮前庭外侧壁和上壁 、清除前庭上神经支配的前庭感觉器官（图 7-25-15），再以 24 号吸引器头伸入前庭吸取剔除的神经感觉上皮。用小直角钩针将球囊斑自球囊隐窝剥离，再与耳蜗底周骨螺旋板相平行处暴露支配后壶腹的后壶腹神经，并予以钩除。亦可在切除鼓岬之前先行选择性的后壶腹神经切断。

4. 化学药物补充破坏迷路神经感觉上皮　无水酒精滴入内耳，以便完全破坏迷路神经感觉上皮。将浸有硫酸链霉素或庆大霉素的明胶海绵填入迷路，其目的与滴入酒精相同。

5. 关闭术腔　将鼓膜外耳道皮瓣复位，外耳道内置入抗生素明胶海绵，填塞碘仿纱条，包扎。

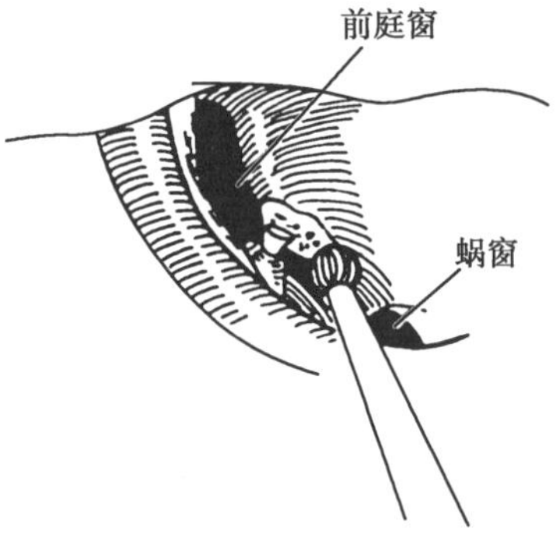

图 7-25-14 磨除鼓岬

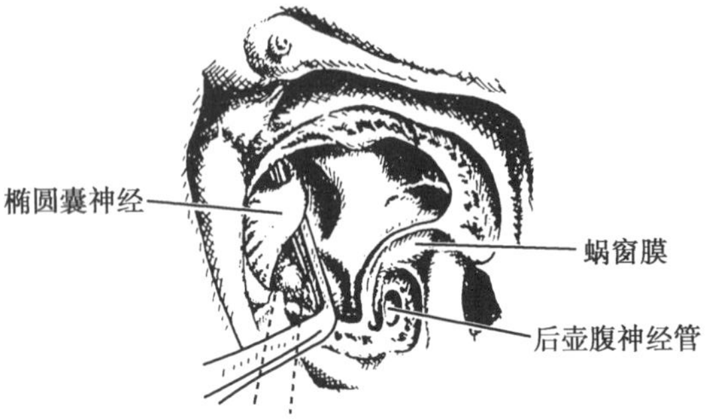

图 7-25-15 剔刮前庭感觉器官和神经

三、经乳突及迷路进路迷路切除术

经乳突及迷路进路迷路切除术（transmastoid translabyrinthine labyrinthectomy）与经耳道进路迷路切除术的主要不同点是两者的手术进路不同，前者更间接。它常作耳后切口，并需先作乳突单纯切除术。此进路较适用于同时清除颞骨原发病变，如慢性化脓性中耳炎、颞骨骨折等，也适合于以前作过乳突手术者。

1. 耳后切口 按常规乳突根治手术步骤磨除乳突气房，达乳突轮廓化，即：使面神经骨管、骨性半规管、乙状窦、二腹肌嵴等结构外形以及颅中窝和颅后窝骨板轮廓化（或称骨骼化，skeletonization）。尤其是面神经骨管乳突段要充分暴露，保持外耳道后壁的完整性（图 7-25-16）。

2. 切除砧骨 使砧镫及锤砧关节脱位，取除砧骨。

3. 切除半规管用小切削钻头磨除三个半规管，按外半规管、后半规管和上半规管的顺序先后磨除半规管骨质后，清除半规管壶腹嵴（图 7-25-17）。

4. 彻底清除前庭外周神经感觉上皮 经面神经管深面进入前庭，清除椭圆囊斑及球囊斑感觉上皮（图 7-25-18）。经乳突及迷路进路迷路切除术难以直接观察到球囊隐窝，术中切除球囊斑时应予以注意。

5. 肌瓣填塞迷路乳突术腔 完全清除前庭神经感觉上皮后，取游离或带蒂颞肌瓣填塞前庭及乳突术腔。

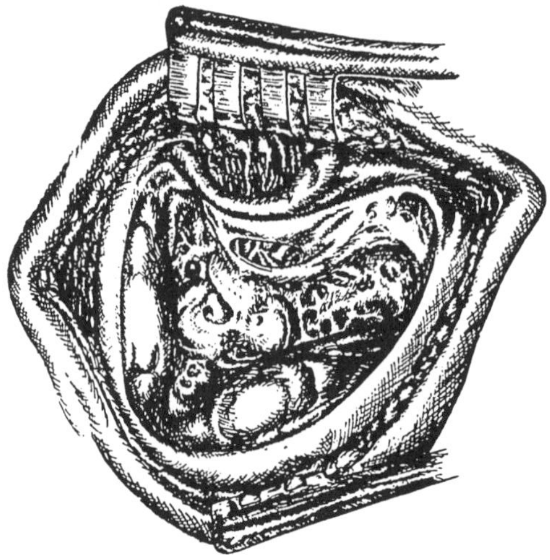
图 7-25-16 乳突轮廓化

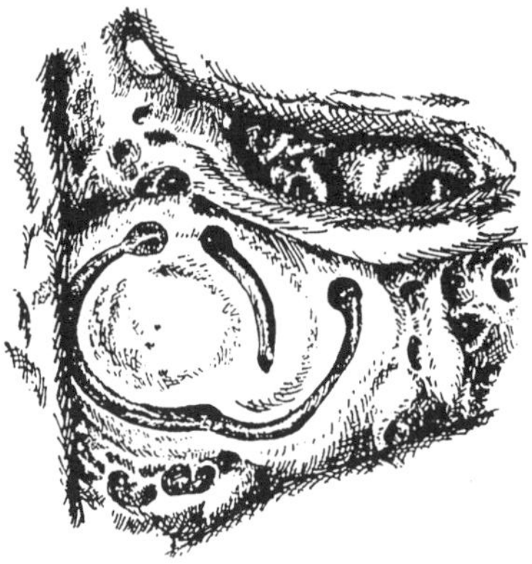
图 7-25-17 暴露半规管壶腹嵴

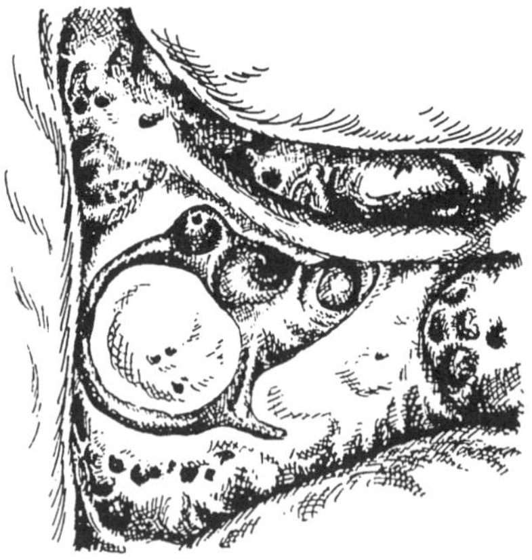
图 7-25-18 清除囊斑感觉上皮

6. 关闭术腔 仔细止血后，逐层缝合切口，包扎。

Gacek（1976）报道了一种完全填塞术腔的方法：在完全清除中耳、乳突及外耳道病变和正常的上皮组织以及前庭神经感觉上皮后，用肌瓣或游离脂肪组织完全填塞中耳乳突腔，缝合外耳道软骨段皮肤瓣以便将术腔完全封闭不留空隙。这种对无听力耳中耳乳突术腔的完全封闭可达术后迅速愈合之目的，无术后乳突术腔护理之虑。

四、迷路切除术主要并发症及其预防和处理

1. 眩晕迷路切除术后，前庭神经末梢感受器破坏不彻底、或形成外伤性神经瘤等，皆可引起眩晕，而术后早期因前庭末梢放电所致的严重眩晕常可在数日后逐渐恢复，应在眩晕减轻后尽早逐步增加行走，促进前庭代偿机制的建立。

2. 面神经损伤　经耳道进路做迷路切除时，鼓室段面神经易受损伤，而经乳突及迷路进路做迷路切除时，面神经鼓室段后部、锥曲段及乳突段上部均易受损伤。手术者除需熟悉面神经解剖外，术中在显微镜下操作，在接近面神经骨管时改用钻石钻头磨削等，可避免和减轻面神经的损伤。面神经损伤后处理原则同前所述。

3. 脑脊液漏　在球囊隐窝处刮除球囊斑时，应防止穿破该处的前庭内壁。经乳突及迷路进路作迷路切除时，应防止开放内耳道。一旦出现脑脊液漏，应采用结缔组织或肌肉组织等封闭瘘管。

4. 感染　术腔及伤口感染的预防及处理同内淋巴囊手术中所述。而脑膜炎一般在有脑脊液漏存在的情况下发生，严格消毒，清洁术腔（尤其在慢性化脓性中耳炎引起迷路感染的病例）以及术后足量广谱抗生素静脉滴注非常重要。

第四节　前庭神经切断术

一、概　　述

前庭神经切断术（vestibular nerve transection）的理论基础是：病变的前庭外周感觉器官或病变的前庭神经节所产生的异常信号经前庭神经传入前庭中枢。切断前庭神经则可中断或消除异常动作电位向前庭中枢的传递。而切除前庭神经节则可防止神经再生。因此，前庭神经切断术属于对症性治疗的手术。在理论上，前庭神经切断术的优点是既可消除眩晕症状，又可在很大程度上保存听力（仅经迷路前庭神经切除术除外）。

前庭神经切断术按切除的神经分为全前庭神经切断术和部分前庭神经切断术两种，术式按手术进路可分为：

1. 颅中窝进路前庭神经切断术。
2. 经乳突及迷路进路前庭神经切断术。
3. 经耳蜗进路前庭神经切断术。
4. 迷路后进路前庭神经切断术。
5. 乙状窦后进路前庭神经切断术。

二、经乳突及迷路进路前庭神经切断术

经乳突及迷路进路前庭神经切断术（transmastoid, translabyrinthine vestibular nerve transection）属于听功能破坏性手术。

【适应证】

由前庭外周疾病引起的难治性或复发性眩晕，伴严重的感音神经性耳聋。如颞骨骨折或曾接受过不彻底的迷路切除术的患者。后者迷路内的纤维骨化组织常可残存局限的感觉上皮，而再次迷路切除术常不能确保破坏残存的前庭感觉上皮。此外，此术式可达内耳道，用以排除由对比性放射检查难以发现的前庭神经膜瘤以及蛛网膜囊肿。

【禁忌证】

1. 患耳存在有用的听力。
2. 虽患耳听力差，但宜首选迷路切除术者。

【麻醉与体位】

气管插管全麻。患者体位与乳突根治术体位相同。

【手术步骤】

1. 切口　耳后切口，距耳后沟1.5～2cm弧形切开皮肤，皮下组织，作肌骨膜瓣。

2. 乳突切除　按单纯乳突切除术开放鼓窦及乳突，切除乳突气房，完成乙状窦、面神经锥曲段及乳突段、颅中窝及颅后窝骨板轮廓化。

3. 开放迷路　依次磨除外、后及上半规管，到达前庭。

4. 开放内耳道　沿前半规管壶腹追踪前庭上神经达筛状区，以筛状区为标志，用钻石钻头向内向前磨削，沿内耳道全长将内耳道上、后及下骨壁约内耳道一半周径的骨质逐渐磨薄。在前庭上方、内耳道基部前上为面神经迷路段，小心地磨开面神经迷路段骨管，沿面神经迷路段追寻至内耳道垂直嵴。用直角钩针挑除已磨成薄壳的内耳道骨壁，暴露内耳道脑膜，切开硬脑膜，即可看到垂直嵴（bill bar）。嵴的前方为面神经，嵴的外侧为前庭上神经。

5. 分离、切断前庭神经　仔细循面神经向内暴露至内耳门，尽量避免一切可能损伤面神经的操作（如直接吸引、电凝、误钩、误挑等）。用直钩针小心将面神经与前庭上神经分开，显微剪剪断前庭神经面神经吻合支，以防止牵拉损伤面神经。向下暴露横嵴和前庭下神

经（图 7-25-19）。Scarpa 神经节一般位于内耳道远侧端。用小直角钩针分别将前庭上、下神经钩起，用显微神经剪剪除包括前庭神经节在内的一段前庭上、下神经（图 7-25-20）。剪除前庭神经时，注意保护面神经。蜗神经位于面神经下方，耳鸣严重者可同时切断蜗神经，但效果不太理想。此时可检查桥小脑角有无占位性病变。

6. 封闭硬脑膜缺损 用颞肌筋膜覆盖内耳道硬脑膜缺损后，用游离颞肌瓣或腹部脂肪组织填塞封闭乳突腔。

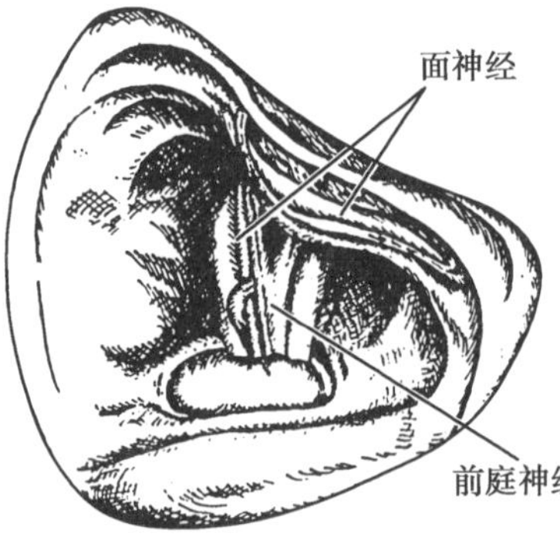

图 7-25-19 暴露前庭神经

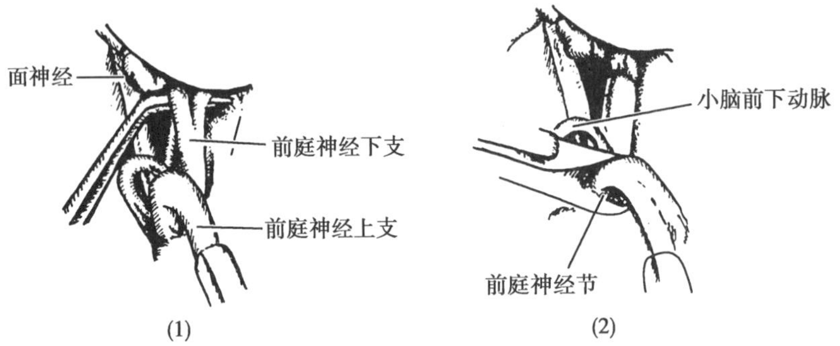

图 7-25-20 剪断前庭神经
（1）将面神经与前庭神经分开
（2）剪断前庭上、下神经

7. 关闭术腔 术腔一般不引流，或闭式负压引流。逐层缝合切口，包扎。

三、耳蜗进路前庭神经切断术

耳蜗进路前庭神经切断术（transcochlear vestibular nerve transection）实质上是扩大的外耳道进路迷路切除术。它在后者的基础上再进一步切除前庭内侧壁和耳蜗骨螺旋板，暴露内耳道远侧端，故可完全切除前庭神经和耳蜗神经的末梢分支。但正由于该术式的术野暴露限于内耳道的远侧端，故不能切除前庭神经节。与经乳突及迷路进路前庭神经切断术相比，该术式比较省时，术野小，脑脊液漏的预防措施比较简单。

【适应证】

1. 同迷路切除术，即伴有深度耳聋的难治性眩晕。

2. 在迷路切除术术中发现迷路内有施万神经鞘瘤时，可探查内耳道以排除内耳道的肿瘤。

【禁忌证】

与经乳突及迷路进路前庭神经切断术相同。

【麻醉与体位】

气管插管全麻。患者体位与迷路切除术相同。

【手术步骤】

1. 切口 耳后切口，亦可采用耳道内切口，作肌骨膜瓣及鼓膜外耳道皮瓣。用电钻磨削扩大外耳道。

2. 确认面神经鼓室段 显露面神经鼓室段，摘除砧骨，检查面神经鼓室段骨管有无裂隙或缺失，以防术中损伤面神经。

3. 开放前庭 用 1mm 切削钻头在前庭窗和蜗窗之间磨断、并去除鼓岬，使前庭窗与蜗窗相通并暴露前庭和耳蜗基底周（图 7-25-21）。按经耳道迷路切除术的方法用直角钩针在面神经深部剔除椭圆囊及外半规管壶腹嵴。

4. 显露内耳道底 在蜗窗下方磨削暴露后壶腹神

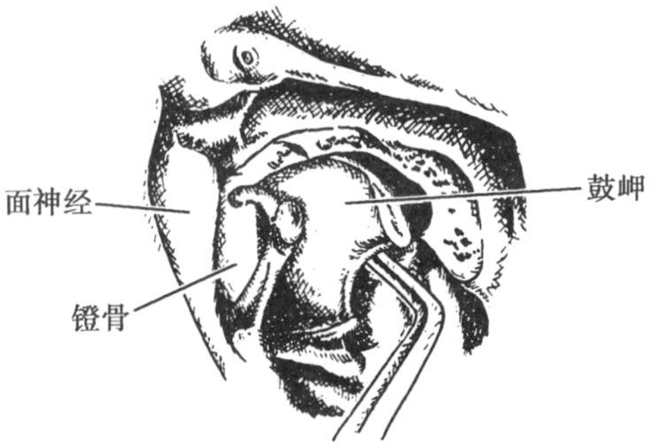

图 7-25-21 移除鼓岬、暴露前庭和耳蜗底周

经，追踪后壶腹神经至内耳道底部。自球囊隐窝开始，用钻石钻头磨除前庭内侧壁，直达耳蜗筛板，显露蜗神经和前庭神经的远侧端。注意在内耳道远侧端轮廓磨出时，可见面神经迷路段自前上向后下进入内耳道，确认面神经后，有助于识别前庭神经和耳蜗神经。

5. 切断前庭神经和耳蜗神经　在内耳道远端分别切断球囊神经、后壶腹神经、前庭上神经及耳蜗神经。探查内耳道远侧端（图 7-25-22）。

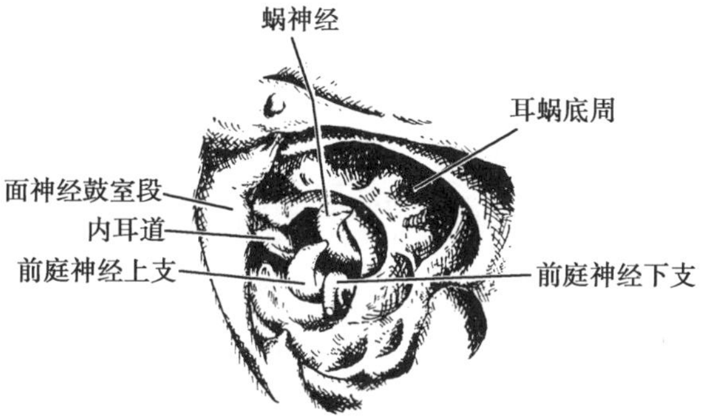

图 7-25-22　移除前庭内侧壁，暴露内耳道，切断前庭神经及蜗神经

6. 封闭内耳道、关闭术腔　暴露的内耳道蛛网膜下腔用筋膜或脂肪组织填塞，以封闭内耳道底骨质缺损。鼓室腔用颞肌填塞不留腔隙。将鼓膜外耳道皮瓣覆盖在填塞的颞肌上面，用浸有抗生素溶液的明胶海绵填压鼓膜外耳道皮瓣表面，再填以碘仿纱条，缝合耳后切口，包扎。

四、颅中窝进路前庭神经切断术

颅中窝进路前庭神经切断术（vestibular nerve transection via middle cranial fossa approach）乃经颅中窝底之岩骨前面暴露内耳道，选择性地切断前庭神经而保存面神经和蜗神经的功能。House（1961）最先创用颅中窝进路选择性地切断前庭神经。到 70 年代以后，颅中窝进路前庭神经切断术得到推广（Fisch 1974；Glasscock 等，1984）。

【应用解剖】

颅中窝前界为蝶骨小翼和视神经沟前缘，后界为颞骨岩部骨嵴，中央部为蝶骨体（蝶鞍）。颅中窝进路前庭神经切断术的手术区域主要为颞骨岩部，岩部的重要手术标志有：

1. 弓状隆起　位于岩骨前面的后、外 1/3 处，该隆起为前半规管的重要标志。前半规管最高点实际上位于该隆起稍偏前内侧之斜坡处的岩骨中。

2. 岩浅大神经沟及面神经管裂孔　岩浅大神经沟位于弓状隆起的前内侧，与岩骨纵轴平行行走。其外端即为面神经管裂孔。岩大浅神经在同名之神经沟内行走，经面神经管裂孔达膝状神经节。

3. 岩浅小神经沟及鼓室小孔　岩浅小神经沟位于岩浅大神经沟之外前侧并与之平行，向外延伸达鼓室小孔。岩浅小神经沟在同名之神经沟内行走，经鼓室小孔进入鼓室，参与鼓室神经丛的组成。

4. 鼓室盖　位于弓状隆起之前外侧，呈一较平坦的骨面。

5. 棘孔　位于岩浅大神经之前约 0.5～1cm，向外侧距颞骨鳞部颅面约 3cm 处。脑膜中动脉由颅底穿过棘孔进入颅内。

6. 内耳道的定位方法　熟悉内耳道的解剖和定位，是掌握前庭神经切断术的关键。有关内耳道解剖的知识请参阅有关章节，在此仅介绍作颅中窝进路手术中，内耳道的定位方法。内耳道顶壁内侧段骨质较厚，其外侧段顶壁逐渐变薄。在颅中窝手术中可通过下述 3 种方法来定位内耳道：

（1）Fisch 内耳道定位法：磨出前半规管蓝线，自前半规管蓝线之前端向内划一条与蓝线长轴相交 60°角的假想线，该线即为内耳道的纵轴线（图 7-25-23）。

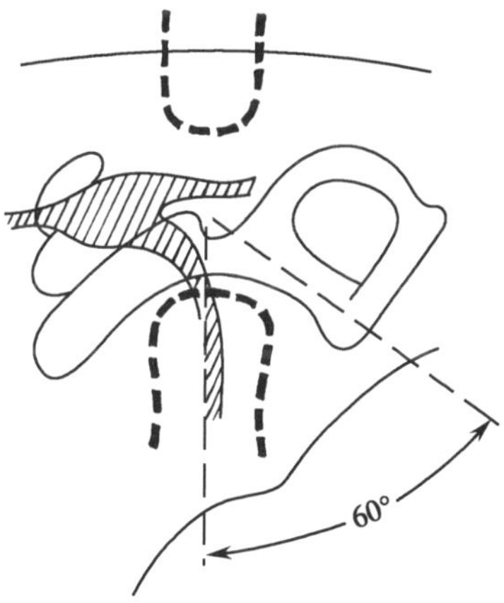

图 7-25-23　颅中窝进路内耳道定位法之一：Fisch 法

（2）Cohadon Caster 内耳道定位法：磨出前半规管蓝线，在该蓝线的最高处划一条与岩上窦相平行的假想线，内耳道位于该假想线上距与蓝线相交点 8～12mm 的范围之内（图 7-25-24）。

（3）Pialoux Freyes Narch 内耳道定位法：先作两外耳道口的假想联线 x-x′，在该线上距颞骨鳞部内面 28mm 处再作一条假想矢状线 b-b′，内耳道位于假想矢状线 b-b′之内侧的 x-x′假想线上。手术中不可达 b-b′线之外侧，以免损伤迷路（图 7-25-25）。

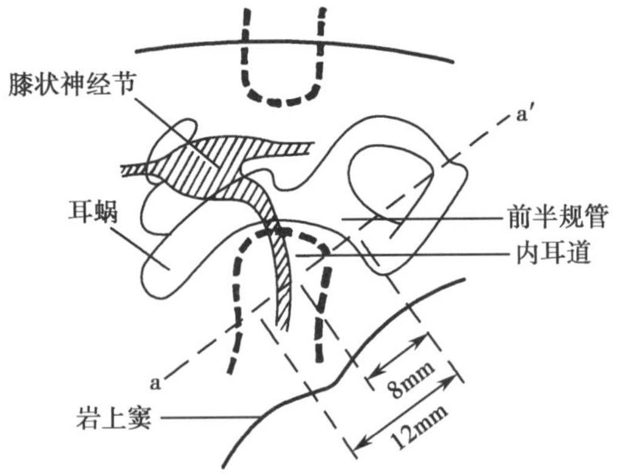

图 7-25-24 颅中窝进路内耳道定位法之二：Cohadom Caster 法

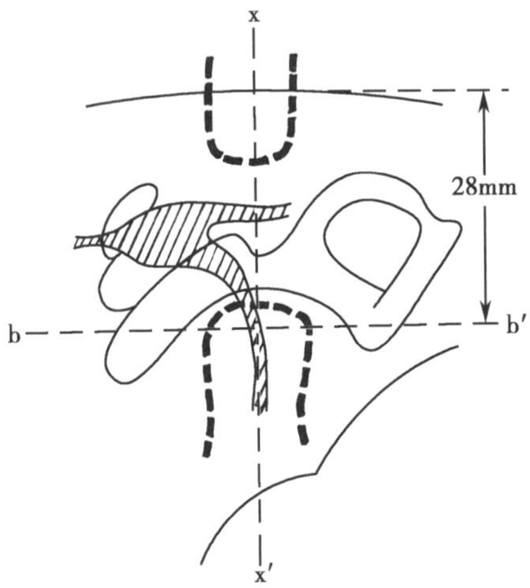

图 7-25-25 颅中窝进路内耳道定位法之三：Pialoux Freyes Narch 法

【适应证】

难治性眩晕但听力损伤不严重者。如反复发作的梅尼埃病和前庭神经炎患者，患耳纯音听阈提高不大于 20～30dB，言语识别率不低于 80%。对于纯音听阈提高 30～50dB，言语识别率为 50%～80% 者，应根据具体情况而定。因为此手术并不能阻断膜迷路水肿的病变进展，患者在术后可因膜迷路水肿病变进展而听力进一步下降。当患者希望能保存现有的听力，且了解术后有听力进一步下降的可能性时，也可作颅中窝进路前庭神经切断术。

【禁忌证】

因本手术需开颅，有一定的危险性，故 60 岁以上的患者一般属手术禁忌。

【麻醉与体位】

气管插管全麻。患者仰卧位头向健侧转 90°，使颞骨鳞部平面与地面平行。术者位于患者头端。

【手术步骤】

1. 切口　在耳屏前 1～2cm、自颧弓根平面开始作切口，垂直向上延伸约 7～8cm 切开皮肤（图 7-25-26）。置自动牵开器，结扎颞浅动脉，电凝其他小动脉出血点。切开颞肌及颞骨鳞部骨膜（图 7-25-27）。亦可作蒂在下部的带蒂颞肌筋膜-颞肌-骨膜瓣，从骨面将颞肌筋膜-颞肌-骨膜瓣一同掀起，置切口外用粗丝线牵引固定。重置自动牵开器暴露颞骨鳞部骨板并暴露颧弓根。彻底止血。

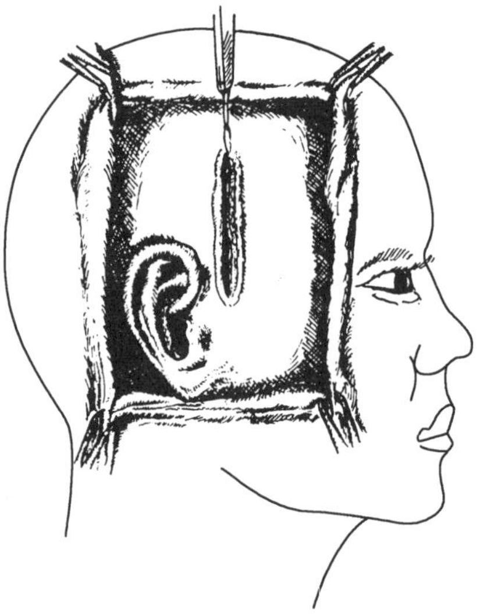

图 7-25-26 颅中窝进路耳前切口

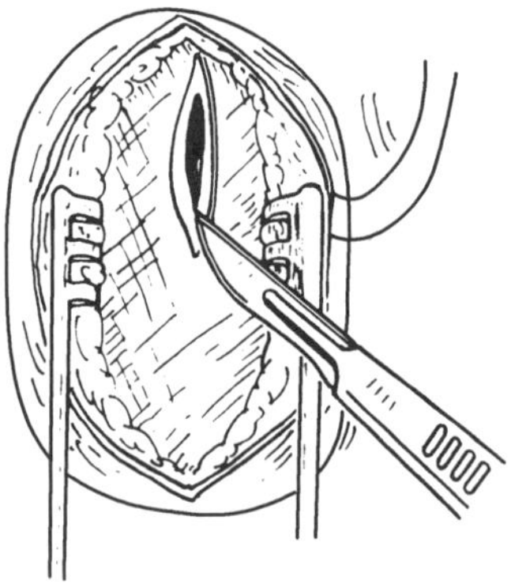

图 7-25-27 切开颞肌及颞骨鳞部骨膜

2. 作颅中窝骨窗　用切削电钻以颧弓根为前后轴向的中心、在颞骨鳞部作 4cm×4cm 的方形骨窗，骨窗2/3 位于双侧外耳道假想线之前，1/3 位于该连线之后。骨窗下缘尽量靠近颧弓根及其延长线，以便与岩骨前面接近同一水平面（图 7-25-28）。保存骨窗之游离骨板于生理盐水中。亦可在用骨钻钻孔后，再用咬骨钳扩大骨孔形成骨窗。若颧弓根气房已开放，则用骨蜡填塞封闭之。注意将骨窗边缘不整齐的棱角或骨棘修去。在作骨窗时开始静脉快速滴注 20% 甘露醇 250ml 以降低颅内压，利于牵开颞叶及颅内操作。

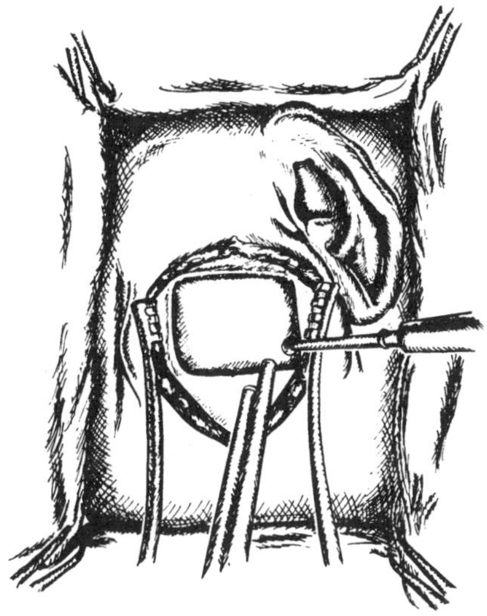

图 7-25-28 颅中窝骨窗

3. 掀起颞叶硬脑膜 用骨膜剥离子仔细将颅中窝底部硬脑膜由岩骨前面自外向内分开。除岩鳞缝处硬脑膜与岩骨连接较紧外,其余部分硬脑膜均易分离。作经典的颅中窝进路前庭神经切断术,在颅中窝底部应寻找识别三个重要标志:①棘孔;②岩大浅神经;以及③弓状隆起。棘孔内有脑膜中动脉穿过,自岩骨前部内侧约 3cm 处即可找到。若解剖不熟悉,亦可沿骨窗内硬脑膜上的脑膜中动脉支向内追踪直到颅底棘孔。但若无出血之虑,则暴露棘孔和脑膜中动脉常无必要。岩大浅神经呈淡红色,由面神经管裂孔穿出、向前向内在岩骨前面浅沟内行走,位于棘孔后方约 0.5 ~ 1cm(图 7-25-29)。由于面神经裂一般偏前,掀起这部分硬脑膜易引起静脉性出血,故从内耳道手术的角度,岩大浅神经亦不是理想的定位标志。从骨窗向内,岩骨前面有 2 个较明显的隆起处,第 1 个较平坦的隆起为鼓室盖,第 2 个隆起为弓状隆起。随着岩骨气房发育的程度不同,弓状隆起的隆起程度亦有异。为了更好地暴露岩骨前面,亦可在无血管处切开硬脑膜约 1mm,放出少量脑脊液。双极电凝脑膜血管止血,或根据不同情况选用可吸收性明胶海绵或骨蜡止血。置放 House Urban 自动脑膜牵开器,调整脑板插入的深度及上抬脑膜的前后位置和角度(图 7-25-30),注意颞叶硬脑膜上抬的角度应尽可能的小,上抬颞叶硬脑膜与骨窗岩骨前面的距离不能大于 1.5cm(Fisch 1988)。

4. 磨开内耳道上壁 首先需作内耳道定位，House 的方法是沿岩大浅神经至面神经裂追溯面神经，通过面神经迷路段到内耳道。Fisch 的方法是先用钻石钻头磨薄前半规管骨管至显出透蓝的管腔—蓝线。作一条与前半规管成 60°的假想线，内耳道即位于该假想线上。也

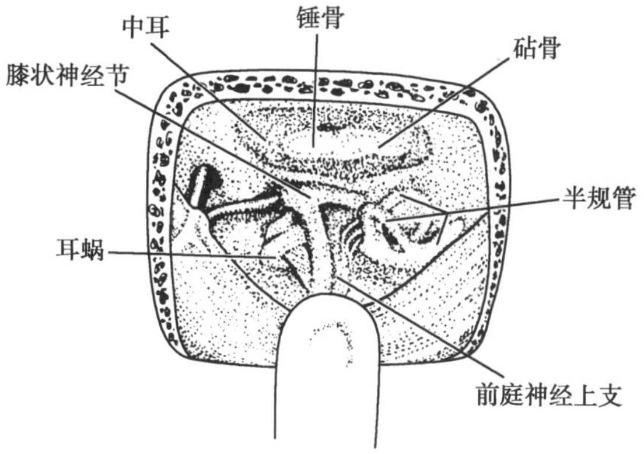

图 7-25-29 颅中窝进路 中耳、内耳、内耳道解剖示意图

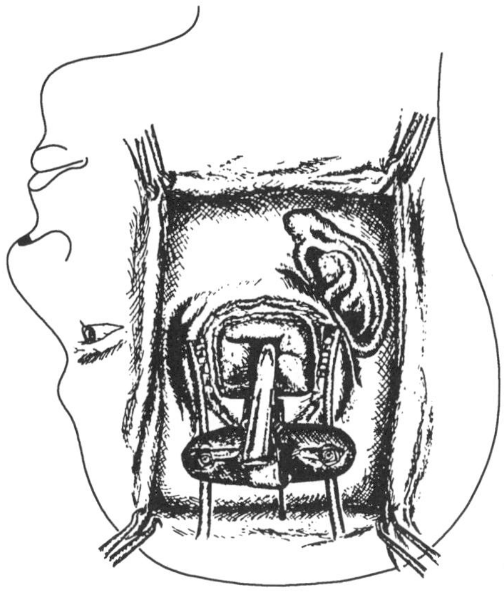

图 7-25-30 置放自动脑膜牵开器

可采用前面介绍的其他方法来定位内耳道。用钻石钻头磨除内耳道上壁全长的骨质，约呈 1cm × 1cm 的骨窗(图 7-25-31)。在内耳道上壁宜保留一层薄骨片，待拟进入内耳道时再除去。向外应磨至内耳道底部，显露 Bill 隔（垂直嵴）。将前壶腹与耳蜗底周和面神经迷路段之间（内耳道底部外侧）的骨质小心磨除，显露面神经迷路段、耳蜗底周及半规管的骨性标志。

5. 切开内耳道硬脑膜 用小钩针除去内耳道上壁残存的薄骨片，靠后部切开内耳道硬脑膜，即可有大量脑脊液流出，掀起硬脑膜辨认内耳道的神经和血管。内耳道外侧端的 Bill 隔将前上部的面神经与后上部的前庭上神经分隔，但两者之间有吻合支相连。内方粗大而富有血管的是前庭神经节。内耳道底部横嵴将前庭神经分为上下两支。蜗神经位于面神经深面、前庭神经前下方。注意伸入内耳道的血管袢及迷路动脉（图 7-25-32）。

6. 切断前庭神经 用直角钩针绕入前庭上神经之下，分离、切断前庭上神经与面神经之间的吻合支，用

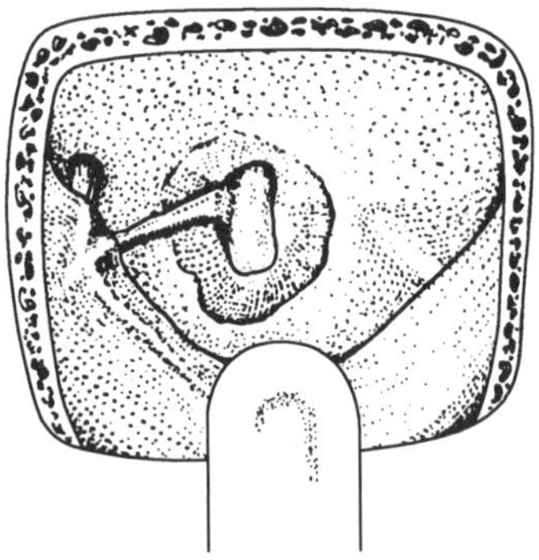

图 7-25-31 沿岩大浅神经——面神经寻找内耳道

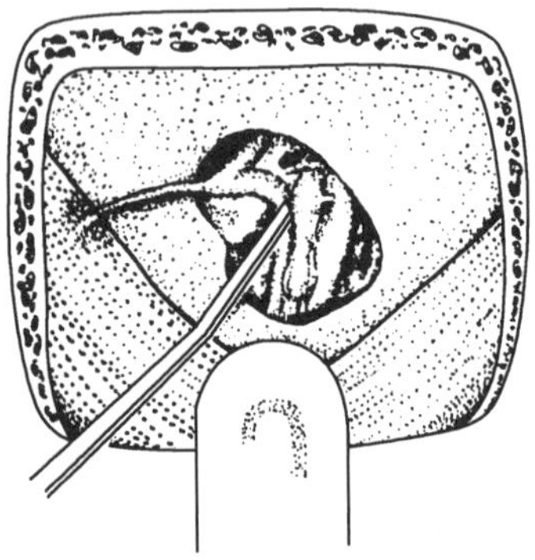

图 7-25-32 暴露内耳道内的前庭神经

显微神经剪靠外侧剪断前庭上神经。再以同法先后剪断前庭下神经及支配后壶腹神经的单孔神经。用小镊子提起前庭神经近侧端，仔细与前下方的蜗神经进行分离后，在粗大的前庭神经节内侧（前庭上、下神经在该处已经合并）用双极电凝后剪断前庭神经干（图 7-25-33）。注意勿损伤迷路动脉及蜗神经。

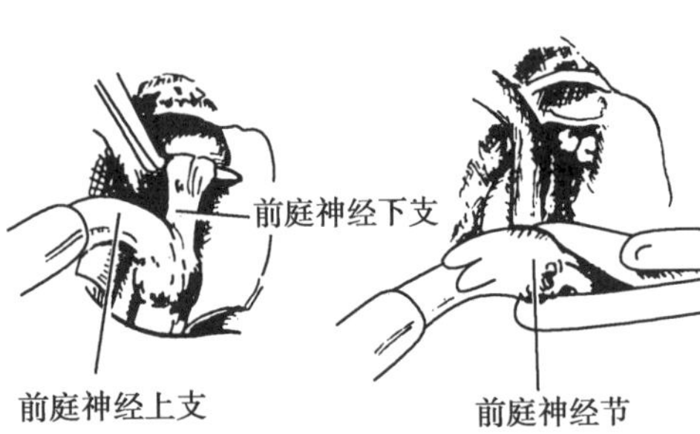

图 7-25-33 分离、剪断前庭神经干及前庭神经节

7. 封闭内耳道顶壁缺损 用双极电凝仔细止血后，以颞肌筋膜填塞内耳道的硬脑膜缺损区，亦可用游离或带蒂颞肌瓣填塞内耳道顶壁缺损区，撤除硬脑膜牵开器，回复颞叶。

8. 关闭伤口 在近骨窗下缘用无损伤 9-0 或 10-0 尼龙缝线将颞叶硬脑膜与邻近颞肌缝合，辅助防止术后硬膜外血肿形成。若术中曾切开颞叶硬脑膜，此时可经硬脑膜切口注入温生理盐水，缝合颞叶硬脑膜切口。彻底止血后，将开颅时取下的骨板复位，缝合颞肌。皮下置负压引流管，缝合皮下组织及皮肤。引流管接一捏扁的橡皮冲洗球作负压吸引，包扎伤口。

【术后处理】

1. 术后 24 小时内应在加强监护室（ICU）内观察，重点监护患者生命体征，若术后发生或疑有脑水肿，应及时防治脑水肿。注意控制液体入量及静滴速度，使用脱水药一般不超过 3 天。

2. 负压引流之负压不宜过大，容积为 60ml 的橡皮冲洗球即可。术后 24～36h，如无出血或脑脊液外流的情况，可撤除引流装置。

3. 术前 1 天开始应用抗生素，一般用至术后 7 天。

【主要并发症及其预防和治疗】

1. 听神经及面神经损伤 术后感音神经性听力减退的发生率不超过 10%，但其恢复较难。可在伤口愈合后试用各种改善微循环及营养神经类药物。术后暂时性面瘫的发生率约为 25%，可用糖皮质激素等治疗。

2. 脑水肿 脑水肿可在术后 48h 之内发生。意识障碍和自主神经功能紊乱是发生脑水肿的征象。颅脑 CT 有助确诊。术中抬起颞叶脑膜勿过高，手术时间勿太长，术后适当脱水及糖皮质激素治疗可避免或减少脑水肿的发生。一旦出现脑水肿，应及时进行复苏及大剂量糖皮质激素和脱水治疗。

3. 颅内血肿 术中及术毕关闭伤口前彻底止血。将硬脑膜缝合固定于骨窗边或颞肌上，可避免硬膜外血肿的发生。一旦患者术后出现意识改变伴对侧肢体运动障碍，以及同侧瞳孔扩大时，应考虑到发生硬膜外血肿的可能性，颅脑 CT 可助诊断。确诊为硬膜外血肿则应立即手术清除血肿，彻底止血。

4. 脑脊液漏 由于内耳道开放而致蛛网膜下腔与硬膜外相通，但术毕用颞肌筋膜或颞肌封闭内耳道顶，故脑脊液漏发生率并不高。一旦出现脑脊液漏，采用半卧位、脱水、促进伤口愈合等方法，多可逐渐自然停止而愈。因严重脑脊液漏需再次手术封闭瘘口的情况极少发生。

5. 感染 脑膜炎多发生在有脑脊液漏时。在严格消毒和术后应用大剂量广谱抗生素的情况下，感染的发生已明显减少。彻底止血，负压引流以减少皮下血肿的发生，对减少伤口感染有重要的作用。

五、迷路后进路前庭神经切断术

迷路后进路前庭神经切断术（vestibular nerve transection via retrolabyrinthine approach）经乳突腔之迷路与乙状窦之间暴露颅后窝硬脑膜，切开硬脑膜暴露桥小脑角，在桥小脑角切断前庭神经。Silverstein（1982）和House（1984）最早应用这一进路切断前庭神经。经迷路后进路作前庭神经切断术的优点是：①比颅中窝进路容易暴露前庭神经；②由于不必借助面神经来作定位标志，故面瘫发生率低。

但是，迷路后进路前庭神经切断术有如下缺点：①耳蜗神经与前庭神经之间的界面裂隙并不能精确地将耳蜗神经与前庭神经分开。故手术时易产生误差，在切断前庭神经时或是切断部分耳蜗神经纤维、或是遗留一些前庭神经纤维；②仅能切断前庭神经的近端轴索，保留了前庭神经节。故理论上可出现神经再生而连接被切断的前庭神经；③切断前庭神经时的牵拉等操作增加了机械损伤蜗神经的可能性；④在桥小脑角操作易损伤供应迷路的迷路动脉。与内耳道手术相比，供应耳蜗的末梢血管不在后者之内耳道的术野内；⑤颅后窝脑膜被切开翻起的硬脑膜瓣内含有内淋巴囊，在暴露桥小脑角的手术过程中增加了损伤内淋巴囊和内淋巴管的可能性。

【适应证】

同颅中窝进路前庭神经切断术。

【禁忌证】

1. 患耳听力极好，且为惟一的有听力耳。
2. 患耳听力极度损失亦无必要作此进路手术。

【麻醉与体位】

气管内插管全麻。体位与乳突根治术同。

【手术步骤】

1. 切口　耳后切口，按内淋巴囊引流术步骤完成乳突术腔轮廓化，显露面神经骨管、外半规管和后半规管、乙状窦、颅中窝及颅后窝骨板等重要结构。保留完整外耳道后壁，乙状窦轮廓化需达乙状窦后1～2cm。

2. 暴露颅后窝硬脑膜　切除乙状窦骨板及颅后窝骨板，但在乙状窦前壁保留一薄层骨板（Bill岛）以保护乙状窦。

3. 切开硬脑膜　在乙状窦前缘切开硬脑膜，上达窦脑膜角，下至颈静脉球之上，在切口的上、下端向前作短的水平切口，形 ⊔ 形硬脑膜瓣（图7-25-34）。将硬脑膜瓣向前掀起翻至后半规管之上。在切开硬脑膜前30min，快速静脉滴注20%甘露醇250ml，以减少脑组织体积。

4. 暴露桥小脑角　将小脑表面用明胶海绵或脑棉片

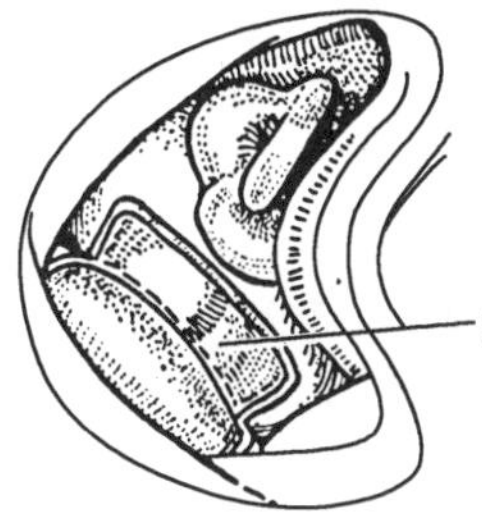

图7-25-34　迷路后进路硬脑膜瓣

保护后，用颅后窝自动牵开器或脑压板逐渐压迫小脑，暴露桥小脑角区。

5. 剪断前庭神经　在桥小脑角区，自后半规管向内前上方向约3cm即可发现听神经和面神经由桥脑根处并行进入内耳道口，在其前上方约1.5cm可见较粗大的三叉神经，在听神经和面神经的后下部1～1.5cm处可见较细的舌咽神经和多根神经束的迷走神经和副神经（图7-25-35），在高倍显微镜下区别前庭神经与蜗神经，两者之间有一裂隙状界面。前庭神经居外上，蜗神经居内下。在前庭神经与蜗神经的界面用刀或钩将两者分开。通过术中面神经监测及听神经（ABR）监测来进一步确认前庭神经和蜗神经。刺激前庭神经时，其冲动可经前庭面吻合支传至面肌，引起面肌轻微运动。确认前庭神经后，用显微神经剪剪断前庭神经，为避免前庭神经再生，可剪除5～10mm的一段前庭神经。防止损伤小脑前下动脉。

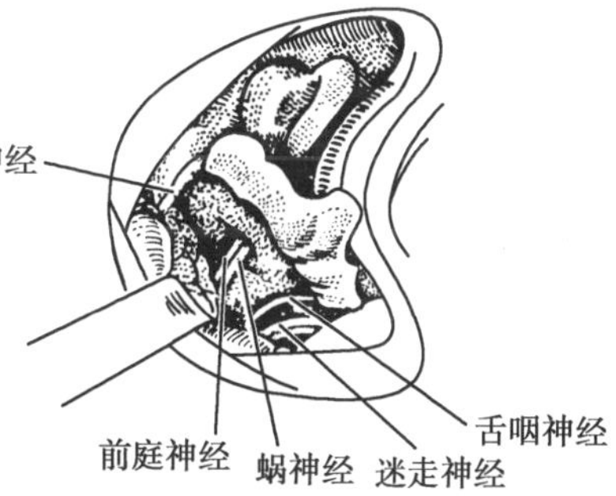

图7-25-35　迷路后进路暴露桥小脑角区

6. 缝合硬脑膜　仔细检查颅内无活动性出血后，用眼科角膜缝合针缝或7号无创伤尼龙线间断缝合硬脑膜（图7-25-36）。用乳突骨片或骨蜡封闭鼓窦入口，颞筋膜或骨膜覆盖硬脑膜切口，用颞肌或腹部脂肪填塞乳突腔。亦可用凿下的乳突骨片填压在覆盖硬脑膜的筋膜上，再填入明胶海绵。

7. 关闭切口　分层缝合耳后切口，包扎。

六、乙状窦后进路前庭神经切断术

乙状窦后进路前庭神经切断术（vestibular nerve

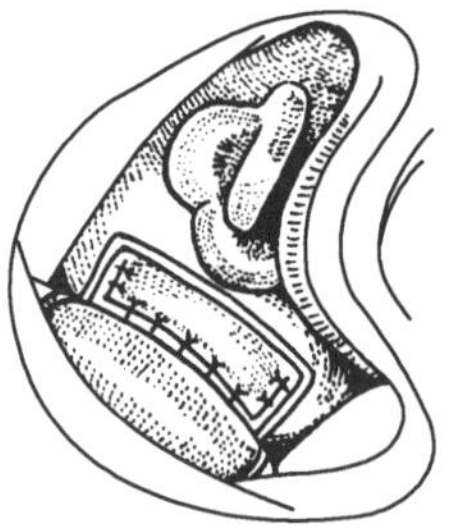

图 7-25-36 缝合颅后窝硬脑膜

transection via retrosigmoid sinus approach）与迷路后进路前庭神经切断术相同，在桥小脑角区切断前庭神经的近端轴索，故不能切除前庭神经节。

【适应证】

同迷路后进路前庭神经切断术，但特别适合于乳突气化不良、乙状窦前置而不易作迷路后进路前庭神经切断术者。

【禁忌证】

同迷路后进路前庭神经切断术。

【麻醉与体位】

气管插管全麻。患者取健侧卧位，或仰卧位头转向对侧并头前屈至少 10°，使颏部接近胸骨。仰卧位转头角度不足时，调整手术台的角度。

【手术步骤】

1. 切口 作旁正中弧形切口，上起自耳廓上缘平面，下止于乳突尖平面之发际之内，切口长约 6cm。分层切开皮肤及颞肌达颅骨（图 7-25-37）。分离骨膜暴露乳突区及上项线颞嵴至下项线之间的骨面。结扎并切断枕动脉，骨蜡填塞乳突导血管。置入牵开器。

2. 作骨窗 于乙状窦之后，上项线之下用电钻钻开

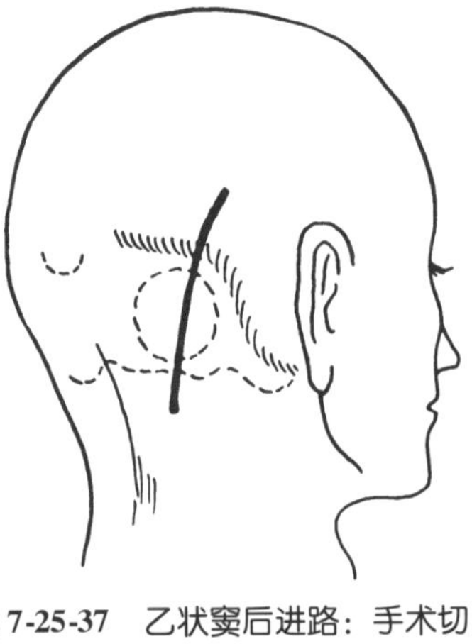

图 7-25-37 乙状窦后进路：手术切口

一约 3cm×3cm 骨窗，骨片或骨屑保存于生理盐水中备用。骨窗上缘近横窦、前缘达乙状窦。同时静脉快速滴注 20% 甘露醇。

3. 切开硬脑膜 十字形或 H 形切开硬脑膜，用脑棉片保护小脑，一边吸引脑脊液，一边用脑压板逐渐轻压小脑，显露桥小脑角区。

4. 切断前庭神经 确认、切断前庭神经的方法与迷路后前庭神经切断术的方法相同（图 7-25-38）。

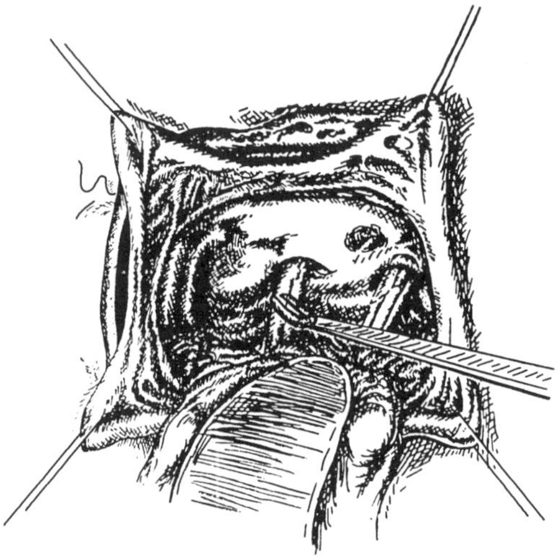

图 7-25-38 剪断前庭神经

5. 关闭术腔 确认颅内无活动性出血后，用无创伤尼龙线缝合硬脑膜，在完全闭合硬脑膜切口之前，向蛛网膜下腔注入温生理盐水以补充损失的脑脊液。在骨窗处填入钻颅时收集的骨屑，回复取下的骨瓣。仔细止血后，分层缝合肌肉及皮肤，包扎伤口，一般不作引流。

第五节 眩晕的其他外科治疗

根据引起眩晕症的不同疾病，可采取不同的外科治疗方法。如骨迷路瘘管的修补术、窗膜破裂的探查和修补术、慢性化脓性中耳炎继发浆液性迷路炎的处理等，读者可参阅本书有关章节。本节仅对膜迷路积水的其他手术治疗以及位置性眩晕的手术治疗作介绍。

一、球囊造瘘术

球囊造瘘术（sacculotomy）指通过手术的方法刺破球囊，使内、外淋巴腔相通而消除膜迷路积水。

Fick（1964）提出，在膜迷路积水时，让扩张的球囊破裂可使内、外淋巴压力平衡，因此，Fick 推荐用一根锐利的细针经镫骨足板刺破球囊。Cody（1969）在 Fick 的方法上进一步改良，设计出一不锈钢平头钉

(Cody tack)。将平头钉穿过镫骨足板后留置（图 7-25-39），故每当球囊扩张时，便被 Cody 平头钉自动刺破而达内淋巴减压的目的。手术方法为经镫骨手术进路作耳道内切口，掀开鼓膜耳道皮瓣，在足板之前部钻一小孔，刺入 Cody 平头钉，用明胶海绵覆盖 Cody 平头钉以防止外淋巴瘘（图 7-25-40）。术后远期疗效观察，感音神经性聋的发生率较高。

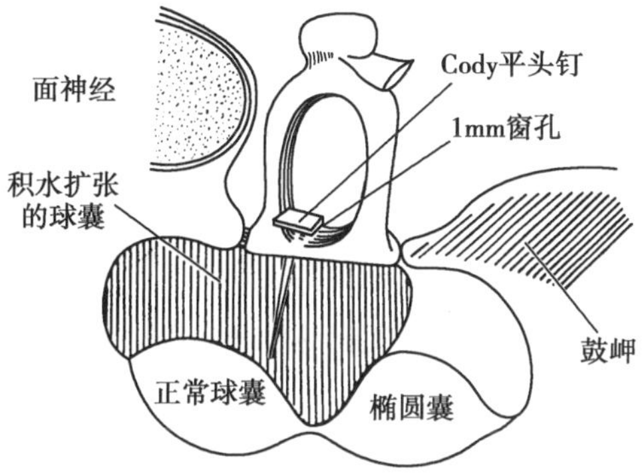

图 7-25-39 Cody 平头钉球囊造瘘术

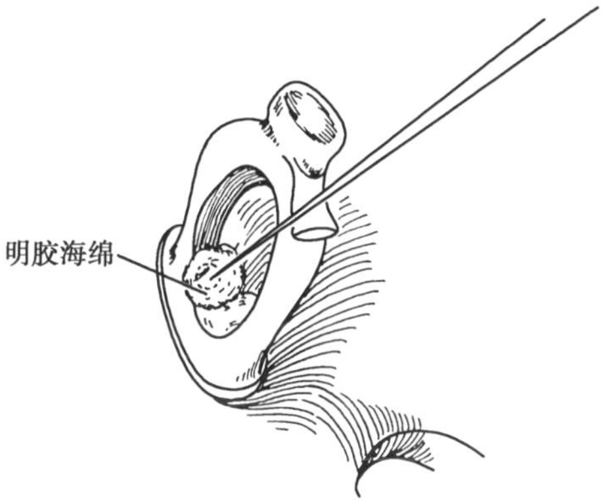

图 7-25-40 用明胶海绵覆盖 Cody 平头钉帽

二、耳蜗球囊造瘘术

耳蜗球囊造瘘术（cochleosacculotomy）的手术原理与球囊造瘘术相同，即在内、外淋巴腔隙之间形成一通道。

House（1975）提出通过蜗窗作内、外淋巴造瘘来使内淋巴与外淋巴压力平衡。Schuknecht（1982）推行耳蜗球囊造瘘术。手术方法为经镫骨手术进路作耳道内切口，掀起鼓膜耳道皮瓣，用电钻磨去部分外耳道后上壁骨质，暴露蜗窗龛。用微型钻磨除蜗窗龛上缘骨质，暴露蜗窗膜。用一长 4mm 的直角钩针自上部穿过蜗窗膜及耳蜗底周钩部的骨螺旋板（图 7-25-41）。术者可用钩针尖触动镫骨足板而得知是否穿破骨螺旋板。用明胶海绵封闭蜗窗膜缺损，耳道鼓膜瓣复位。

耳蜗球囊造瘘手术简单，在局麻下操作，几乎没有

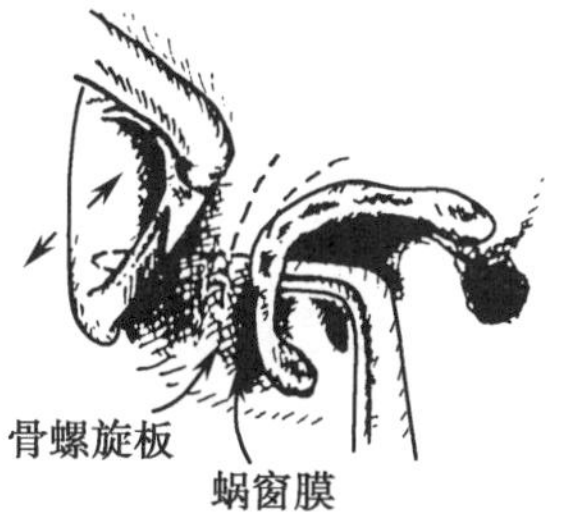

图 7-25-41 耳蜗球囊造瘘术

面神经、蛛网膜下腔或大脑的并发症。故尤其适合于 60 岁以上的老年患者，以及不能承受全麻手术者。患耳是唯一有功能耳的梅尼埃病患者或者单侧梅尼埃病但听功能极差者为耳蜗球囊造瘘术的禁忌证。

手术并发症为损伤耳蜗引起听力减退。术后感音神经性聋的发病率较高。且可因内、外淋巴之间的瘘管形成不完全而眩晕复发。据报道，术后 2 年之内，眩晕的缓解率为 60% ~75%，仅约 50% 患者术后保存听力。

三、迷路超声破坏术

迷路超声破坏术（ultrasound alteration of labyrinth）的原理是通过超声探头产生热能或其他形式的能量来破坏前庭迷路（Barnett 和 Kossoff，1977；Pennington 等，1980）。因此，不需手术进入骨迷路，仅将超声探头直接对着前庭感觉器官便可使之失去功能。Arslan（1954）最先应用迷路超声技术治疗梅尼埃病，但有少量耳蜗损害并发症。迷路超声技术可分为经蜗窗和经外半规管两种技术途径。

（一）外半规管技术

外半规管技术（lateral canal technique）由 Arslan 最先提出。其适应证为膜迷路积水引起的难治性眩晕，伴有实用听力者。禁忌证为病侧为唯一有听力耳，或病耳已无实用听力者。

【手术步骤】

1. 在局麻下按单纯乳突切除术步骤暴露外半规管。

2. 用电钻在外半规管上磨出一平台及蓝线，注意勿触动砧骨以免损伤听力（图 7-25-42）。

3. 将超声探头放在磨薄的外半规管上对准壶腹部（图 7-25-43），切勿将探头对着面神经以免损伤面神经（图 7-25-44），注意在探头顶端沾一滴水，以确保探头与磨平的外半规管骨面之间无空气，也不能有血液或其它液体积聚，以免传导超声能损伤面神经。

4. 患者戴上 Frenzl 眼镜以观察患者眼震。在导入超声能期间，眼震呈 3 个阶段的变化：最初为刺激性眼震，眼震快相指向术侧；约 10 ~20 分钟后，刺激性眼

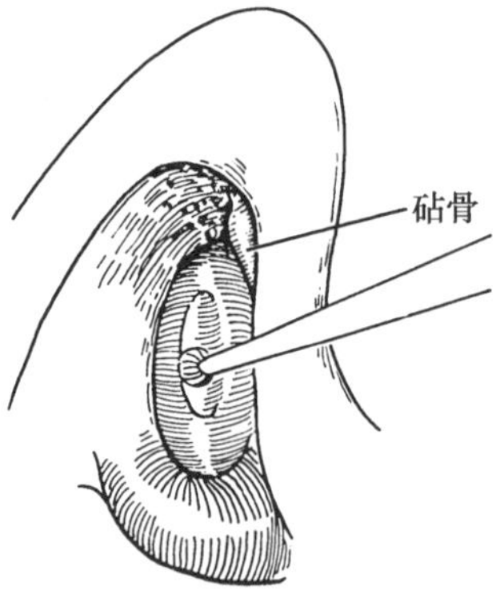

图 7-25-42　在外半规管处磨出平台

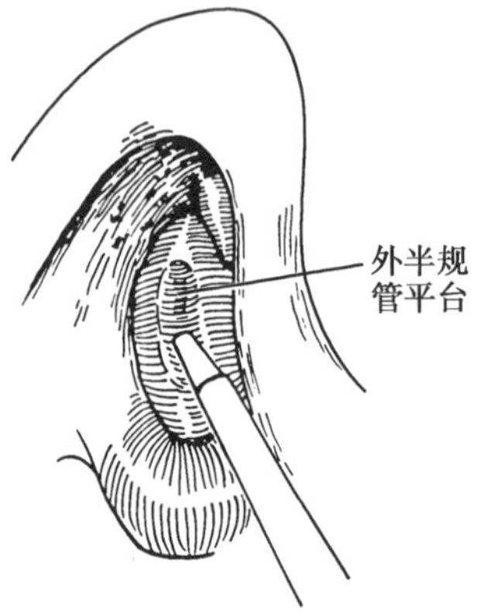

图 7-25-43　超声探头对准壶腹方向

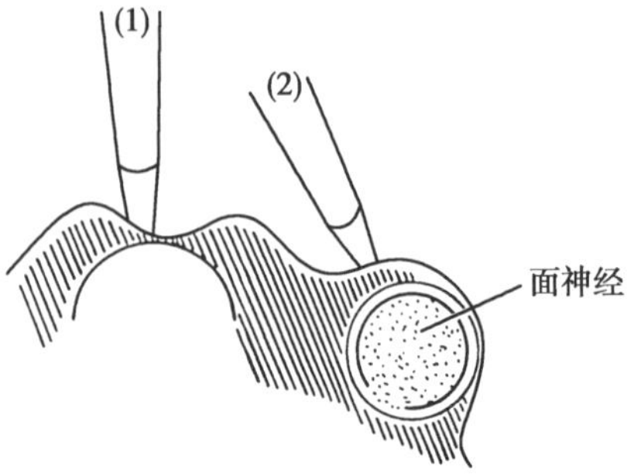

图 7-25-44　正确（1）与错误（2）的超声探头位置

震消失，出现不规则的中间相眼震，呈波浪样眼球运动；最后，出现麻痹性眼震，眼震快相指向对侧，提示术侧前庭已被破坏，此时停止导入超声能。可通过冷刺激试验来确认前庭感觉器官是否已被破坏：用浸泡氯仿的棉球直接放在已磨薄的外半规管骨壁上，若前庭眼反射消失，则证实前庭上支感觉器官已被破坏。

5. 分层缝合切口，包扎。

【主要并发症】

外半规管技术的主要并发症是感音神经性听力下降，据保守估计，感音神经性聋的发生率低于25%。若术中不造成迷路瘘管，感音神经性聋的发生率可降低。

另一个主要并发症是面神经麻痹。面瘫常为暂时性，多可满意地恢复。术中患者感面部疼痛或耳痛常提示面神经受损，此时应减小超声能量以避免面神经麻痹的发生。

半规管技术治疗眩晕的短期疗效（1～1.5 年）为 80%～85%，但远期疗效仅 50%～60%。

（二）蜗窗技术

Tabb 等（1978）采用蜗窗途径行迷路超声破坏术。蜗窗技术（round window technique）把超声能经耳蜗底周钩区导入前庭，破坏前庭感觉器官。这种技术虽可破坏耳蜗底周最远端的功能，但对耳蜗上部各周无明显破坏，故在言语频率范围不引起明显听力下降。

蜗窗技术采用镫骨手术进路暴露鼓室，磨除蜗窗龛上缘暴露蜗窗膜。用一特制的超声探头接触蜗窗膜导入超声能。观察前庭感觉器官破坏疗效的方法同外半规管技术，但不能用冷刺激试验来判断前庭功能是否已完全破坏。

四、迷路冷冻外科

与用超声破坏前庭的方法相同。迷路冷冻外科（cryosurgical alteration of labyrinth）破坏前庭的方法也可分为外半规管技术和蜗窗技术两种方法。

House（1966）报道经鼓室作蜗窗冷冻破坏前庭功能。Wolfson 等（1968，1984）采用冷冻外半规管的方法来破坏前庭功能，其手术方法与外半规管技术超声破坏前庭功能的手术相同。据报道，眩晕控制率为 50%～60%（Wolfson，1984），且可减少面神经及颅内结构的损伤。

五、药物破坏前庭外周

药物破坏前庭外周（medical ablation of vestibular periphery）是选择性破坏前庭末梢器官最可靠的方法。鼓室内应用氨基糖苷类药物是治疗梅尼埃病的有效手段（Blakley 2000；Minor 2004）。1948 年 Fowler 曾采用链霉素肌注治疗双侧梅尼埃病，因对内耳的前庭和耳蜗功能都具有破坏作用，目前临床上仅适用于患双侧梅尼埃病，因发作性眩晕而丧失工作能力，而且有良好的前庭适应能力的患者。1956 年 Schuknecht 首先将氨基糖苷类药物用于去除前庭功能。1978 年 Beck 和 Schmidt 应用庆大霉素鼓室内注射治疗单侧梅尼埃病取得了较好的临床效果。研究表明一定剂量的庆大霉素不仅能够选择性地破坏前庭终器的感觉毛细胞，还可损伤暗细胞，减少内淋巴液的产生。由于氨基糖苷类药物经鼓室内注射对前庭终器的毒性较强，而对耳蜗的损害相对较低，20 世纪 90 年代以来氨基糖苷类药物鼓室内注射治疗被广泛用于梅尼埃病治疗。这种方法一般适用于其他保守治疗无效，无实用听力的梅尼埃病患者。2003 年 Diamond 总结其对眩晕的控制率平均为 89%，而听力损失的几率平均为 26%。目前多使用庆大霉素鼓室内给药，但给药的时机、最佳剂量及方式尚没有统一的结论，有待进一步研究。具体的方法有鼓膜注射、置管和内耳灌注。

六、星状神经节阻滞术

虽然尚无交感神经支配内耳的直接证据，但部分学者认为阻断交感神经节可缓解血管痉挛，而星状神经节（颈胸神经节）为颈部交感神经必经之处。故星状神经节阻滞术（stellate ganglion block）得到应用，有关星状神经节阻滞术的具体方法可参见本书特发性突聋一节。

七、星状神经节切除术

星状神经节切除术（stellate ganglioectomy）的治疗原理与星状神经节阻滞术相同，旨在缓解因交感神经兴奋性增高而引起的血管痉挛。

【麻醉与体位】

气管内插管全麻。患者平卧，肩下抬高使头略向后仰并偏向对侧。

【手术步骤】

1. 切口　以胸锁乳突肌后缘为中点，在锁骨上一横指（约 2cm）处作与锁骨相平行的切口，长约 6～7cm，切开皮肤、皮下组织及颈阔肌（图 7-25-45）。

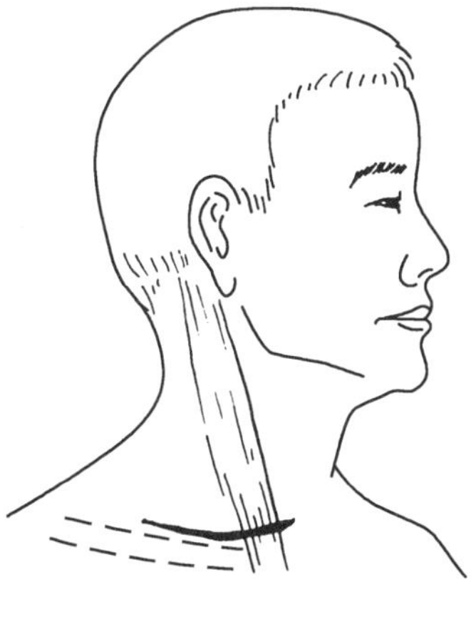

图 7-25-45　星状神经节切除术：手术切口

2. 暴露前斜角肌及膈神经　结扎、切断颈外静脉。分离、牵开胸锁乳突肌，切断胸锁乳突肌锁骨头（图 7-25-46）。分离并切断肩胛舌骨肌下腹，结扎颈横动脉及静脉。暴露前斜角肌及膈神经（图 7-25-47）。

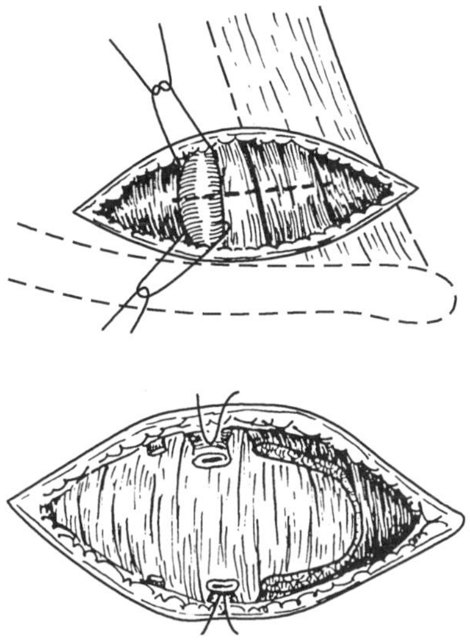

图 7-25-46　切断胸锁乳突肌锁骨头

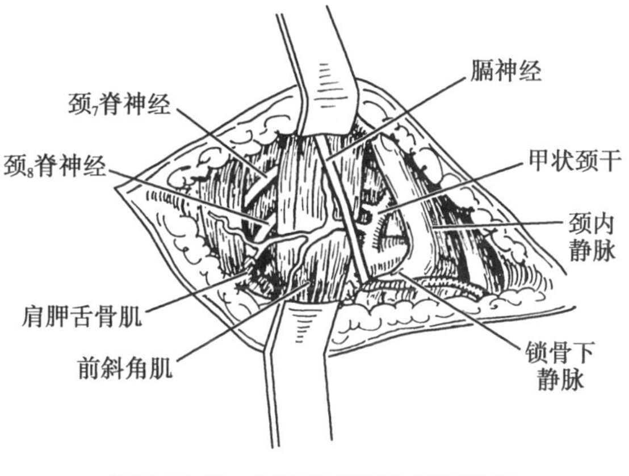

图 7-25-47　暴露前斜角肌及膈神经

3. 分离、切断前斜角肌　将前斜角肌在其外缘及深面与臂丛分离，在前斜角肌下部深面及内缘与锁骨下动脉分离，在其浅面及其内缘与锁骨下静脉和颈内静脉分离。在第 1 肋骨上方将前斜角肌切断并翻回上方。为避免损伤胸导管（左侧）或淋巴管（右侧），可先保留其内侧部分肌纤维，随后将之逐步切断。

4. 暴露星状神经节　将锁骨下动脉分离并向下牵引（必要时可切断甲状颈干），在锁骨下动脉背侧可见椎动脉分出。剪断肋胸膜韧带，将胸膜顶部自第 1 肋骨及肋骨脊柱角稍加分离。在椎动脉内侧、锁骨下动脉的上内、第 7 颈椎横突或第 1 肋骨颈的前面、第 7 颈椎体旁，可摸到星状神经节（图 7-25-48）。

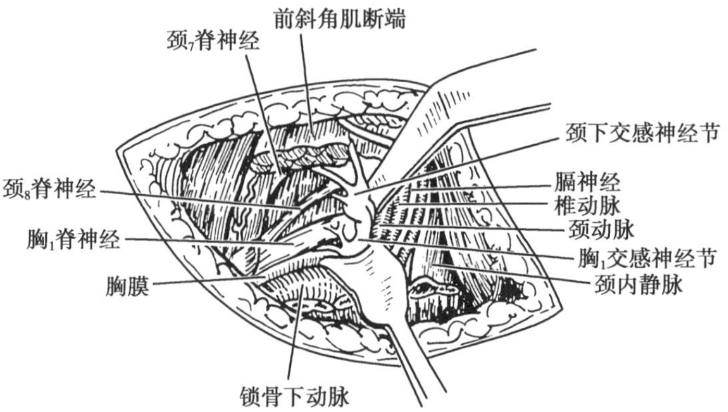

图 7-25-48 暴露星状神经节

5. 切断星状神经节 用神经钩将星状神经节上下方的神经干及交通支钩起并剪断，取除星状神经节，断端可用银夹夹住。注意保护胸膜顶和胸导管（左侧）。

6. 缝合伤口 仔细止血，检查无活动出血及乳糜漏后，缝合胸锁乳突肌断端，前斜角肌不必缝合。逐层缝合切口（图 7-25-49）。包扎。

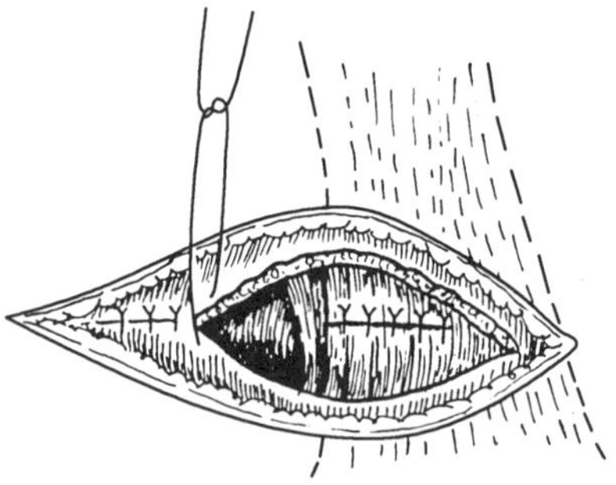
图 7-25-49 缝合胸锁乳突肌断端，逐层缝合切口

【主要并发症】

1. 气胸、皮下气肿、纵隔气肿、颈部血肿等一旦出现应及时处理。

2. 自发性眼震及眩晕 术后 1～2 天自发性眼震可消失。不同程度的眩晕多 1～2 周内缓解消失。

3. 同侧 Horner 综合征 数月后可逐渐恢复。

4. 手臂神经痛、膈神经痛等，可对症处理。

八、后壶腹神经切断术

后壶腹神经切断术（transection of posterior ampullar nerve）用于治疗良性阵发性位置性眩晕（benign paroxysmal positional vertigo，BPPV）。BPPV 最早由 Barany（1921）描述，Dix 和 Hallpike（1952）总结该病的临床特征并提出 BPPV 的命名。Schknecht（1969）发现 BPPV 的病变为耳石微粒沉积于后半规管壶腹嵴。Gacek（1974）提倡用后壶腹神经切断术来治疗 BPPV。

【适应证】

良性阵发性位置性眩晕患者，经保守治疗（包括药物治疗和前庭锻炼）达 1 年以上症状不缓解者。注意排除中枢性位置性眩晕，以及因颈椎病引起的位置性眩晕。

【麻醉与体位】

局部麻醉。患者取仰卧位，头转向对侧。

【手术步骤】

1. 切口 改良的镫骨手术切口，将切口向外耳道底壁延长，距鼓环 7mm 处与鼓环相平行切开外耳道底壁皮肤，形成在外耳道底壁也较宽大的鼓膜耳道皮瓣（图 7-25-50）。将鼓膜耳道皮瓣掀起，在锤骨柄处向前翻，暴露鼓室及蜗窗龛上部。

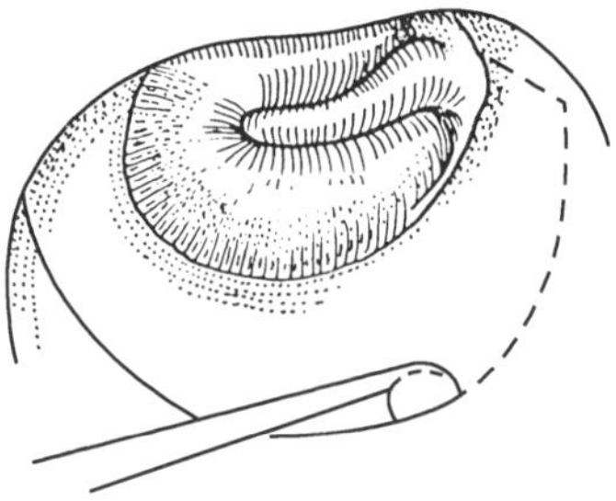
图 7-25-50 后壶腹神经切断术：外耳道内切口

2. 暴露蜗窗膜 用刮匙刮除或用切削钻头磨除外耳道后下壁骨质，充分显露整个蜗窗窝（图 7-25-51）。在磨除外耳道后下壁骨质时，有暴露面神经乳突段鞘膜的可能，应注意避免损伤面神经。用 0.5mm 切削钻头或钻石钻头磨除蜗窗龛上缘悬垂骨质，暴露蜗窗膜（图 7-

25-52)，尤其注意暴露蜗窗膜上缘附着处，该附着缘与后壶腹神经平行，是一个重要的标志。磨除蜗窗龛上缘悬垂骨质时，切勿损伤蜗窗膜。

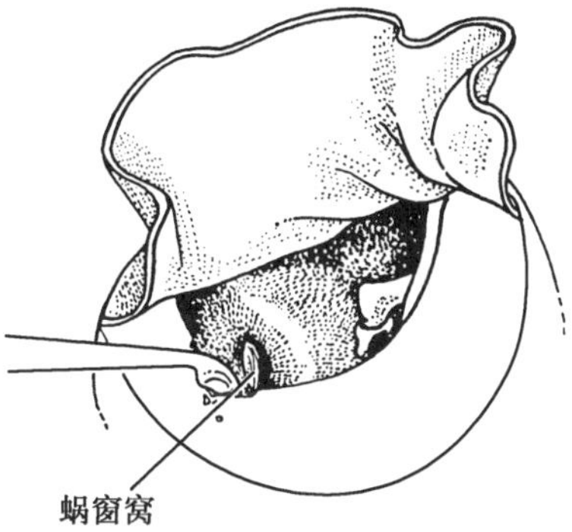

图 7-25-51　暴露整个蜗窗窝

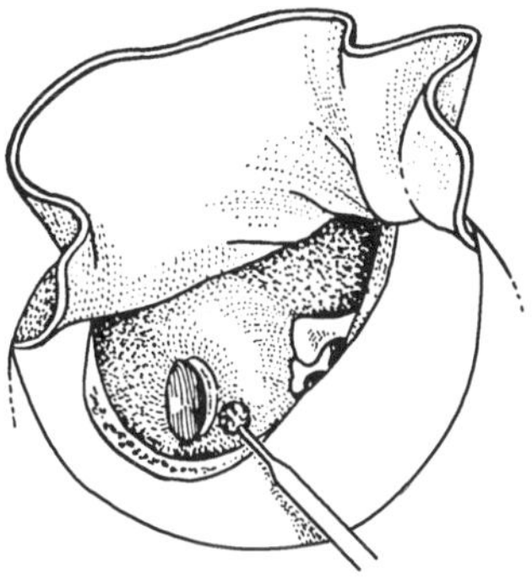
图 7-25-52　暴露蜗窗膜

3. 磨后壶腹神经骨槽、暴露后壶腹神经　用 0.5mm 切削钻头或钻石钻头在蜗窗龛底部、圆窗膜附着处之下方磨出一骨槽，注意在该骨槽与蜗窗膜之间保留一骨嵴以防止钻入耳蜗底周（图 7-25-53）。在骨槽深达 1.5～2mm 时，即可开放后壶腹神经骨管并暴露呈灰白色的后壶腹神经（图 7-25-54）。有时，由于解剖变异太大，通过这种途径不能暴露后壶腹神经。在这种情况下应放弃手术，不宜继续磨削寻找后壶腹神经，以免开放耳蜗底周造成感音神经性聋。

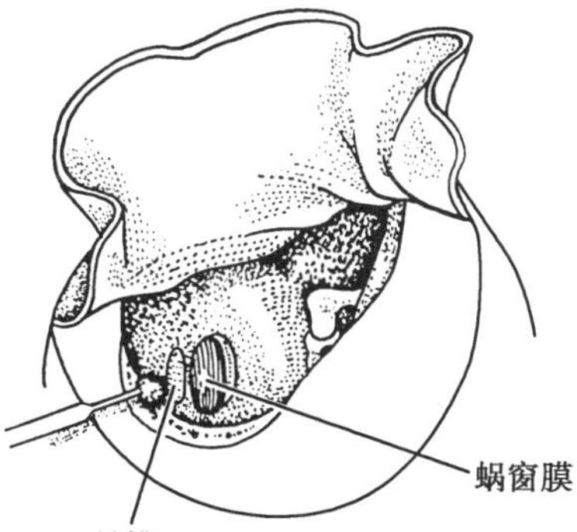

图 7-25-53　磨削后壶腹神经骨槽

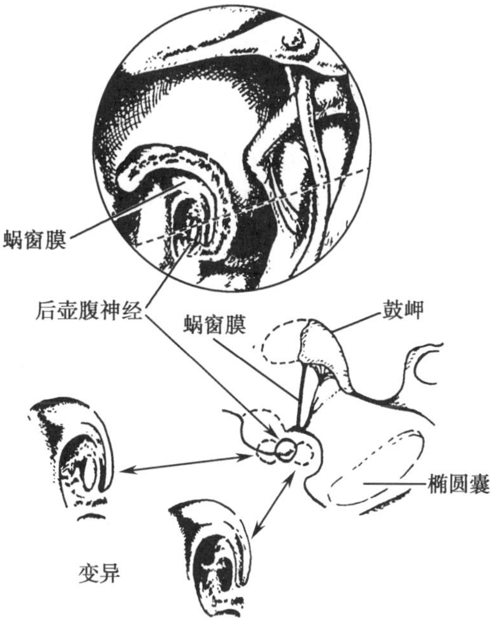

图 7-25-54　暴露后壶腹神经

4. 切断后壶腹神经　用直角钩针挑起后壶腹神经（图 7-25-55），切断之。此时，患者常出现眩晕及自发性旋转性或水平性眼震。用钩针在后壶腹神经管内搔刮，促使其纤维化及骨性增生，以防止神经纤维再生（图 7-25-56）。

5. 关闭术腔　用明胶海绵填塞骨槽，注意勿阻挡

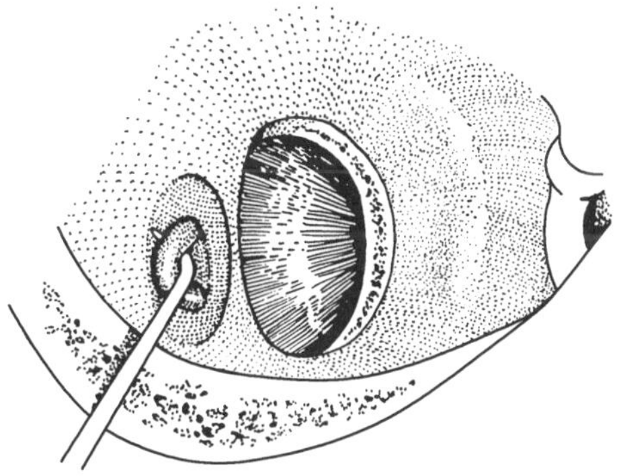
图 7-25-55　挑起、切断后壶腹神经

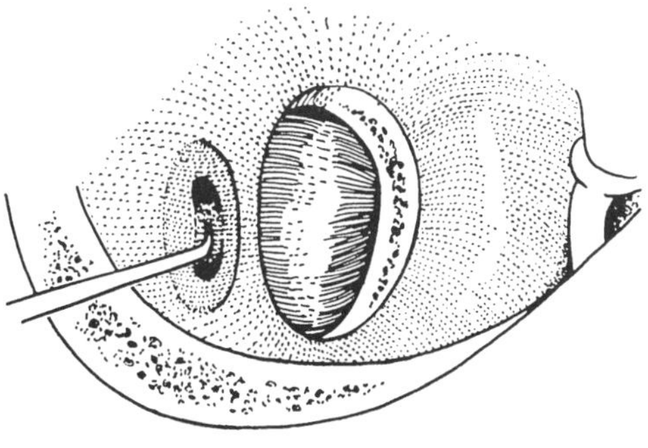
图 7-25-56　搔刮后壶腹神经管腔

蜗窗膜，以免影响蜗窗膜活动而使听力下降（图 7-25-57）。若有脑脊液渗出可用磨下的骨屑填充骨槽，滴以纤维蛋白粘合剂。或用骨膜、耳垂脂肪组织等填入骨槽后，再加骨蜡封闭填塞。回复鼓膜耳道皮瓣，用浸透抗生素溶液的明胶海绵填塞骨槽，干明胶海绵填塞骨性外耳道内段，近外耳道软骨段用碘仿纱条填塞。亦可采用耳后切口进路作后壶腹神经切断术，其手术要点与改良的镫骨手术进路基本相同，关键是防止损伤蜗窗膜。

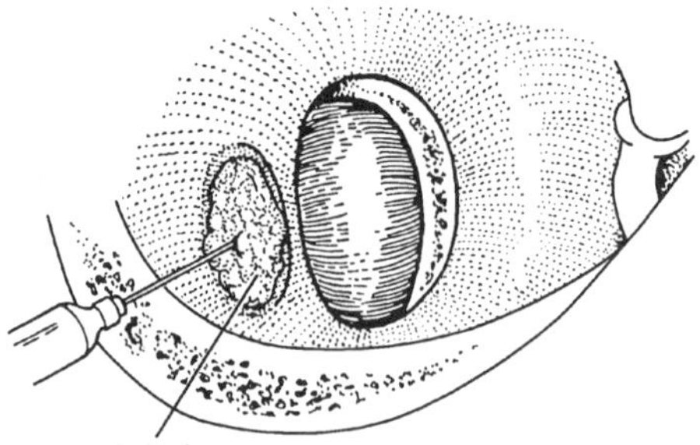

图 7-25-57 明胶海绵填塞骨槽

（孔维佳）

第二十六章

耳部肿瘤

耳部肿瘤按肿瘤所在部位，可分为外耳肿瘤、中耳肿瘤和内耳肿瘤。绝大多数耳部肿瘤发生于外耳和中耳，耳周围邻近区域的某些肿瘤，如颞骨肿瘤、面神经瘤、颈静脉球体瘤和听神经瘤等，因便于临床诊断和治疗，也列入耳部肿瘤范围之内。按病理类型，可将耳部肿瘤分为瘤样病变、良性肿瘤和恶性肿瘤。所谓瘤样病变，是指具有肿瘤样的肿块，在形态上和临床上与肿瘤相似，易与肿瘤相混淆，瘤样组织增生的细胞分化正常，除去增生原因后，细胞停止增生。

耳部肿瘤具有如下特点：发病率较低，约为耳鼻咽喉肿瘤的8.7%。良性肿瘤比恶性肿瘤常见，两者之比约为1.83∶1，良性肿瘤以乳头状瘤最常见，恶性肿瘤以鳞状细胞癌最常见。原发性多于继发性。原发于外耳者多属良性，原发于中耳者多属恶性。由于耳部结构包绕于密质骨内，因此耳部肿瘤的诊断具有较多的困难，尽管现代影像学技术对诊断耳部肿瘤提供了很大帮助，但活体组织检查在某些部位（如内耳道）仍是不现实的。

第一节　外耳肿瘤

一、血管瘤

血管瘤（hemangioma）是耳部较常见的良性肿瘤，多为先天性血管发育畸形、血管异常增生引起。多见于耳廓，常延及耳周皮肤或外耳道。按其组织病理类型，有毛细血管瘤（capillary hemangioma）、海绵状血管瘤（cavernous hemangioma）、致密血管瘤（compacted hemangioma）和蔓状血管瘤（arterial racemosum angioma）等，其中以前两者较多见。毛细血管瘤由毛细血管网组成，可小似针尖或蜘蛛痣，范围广泛者可累及整个耳廓，皮肤呈紫红色，无明显隆起或微突起，局部温度较高。海绵状血管瘤由密集的血管小叶组成，毛细血管排列紊乱，管腔扩张，腔内充满血液。可累及较深层组织，表面常隆起，呈结节状，甚至明显隆起，微红或紫红色，呈分叶状，压之可消失，间有搏动。临床症状依据肿瘤的位置、大小而定，肿瘤位于耳廓者，除肿瘤增大造成耳廓畸形影响美观外，患者多无自觉症状和不适，少数患者有自发性局部出血；肿瘤位于外耳道者，可引起阻塞感、耳鸣、听力减退、耳痛等症状。治疗方法很多，有手术切除、注射硬化剂、冷冻和放射治疗等。较大的血管瘤可于肿瘤切除术后加植皮及整形手术；对于较小血管瘤可采用手术切除，或用5%鱼肝油酸钠溶液等硬化剂注射至血管瘤底部，每周或隔周1次，每次0.1～0.5ml。近年来，超声高能电生化场效应技术在治疗耳部各型血管瘤方面已取得较好的效果，已引起人们的关注。

二、囊　肿

耳部囊肿可发生于耳廓及耳周，以位于耳廓者多见，发展较缓慢，可分为两类：①真性囊肿，如表皮样囊肿、皮脂腺囊肿等，其囊壁有内衬上皮；②假性囊肿，如外伤性囊性血肿、囊肿性软骨炎等，为组织间隙内积液，无内衬上皮。临床上以真性囊肿较为多见。真性囊肿的治疗以手术切除为主；假性囊肿则应在无菌条件下行穿刺抽吸和局部加压，对经久不愈者可考虑手术切除。

三、纤维瘤及瘢痕疙瘩

纤维瘤（fibroma）多见于耳廓，根据瘤组织内胶原纤维及细胞成分的多少可分为软、硬两种，前者瘤细胞丰富，胶原纤维较少，与脂肪瘤相似。后者则大部分由胶原纤维组成，细胞成分少，呈硬性无痛结节。治疗为手术切除。

瘢痕疙瘩（keliod）是皮肤损伤愈合过程中，胶原合成代谢功能失去正常的约束控制，持续处于亢进状态，以致胶原纤维过度增生的结果，又称为结缔组织增生症，中医则称为蟹足肿或巨痕症。造成这种结缔组织异常增生的原因有内因和外因。内因主要是瘢痕体质，这种体质多属家族遗传；外因主要是各类原因引起的皮肤损伤，如蚊虫叮咬、预防接种、打耳孔、纹眉、针刺伤等。瘢痕疙瘩多见于耳后皮肤和耳垂。临床上可见病损处表面隆起不平、质坚硬、色淡红、边缘不规则，可呈蟹足状；局部可有刺痒感，尤以夏季为甚。目前治疗此病多采用激光、冷冻、手术切除（植皮）、放疗或用激素局部封闭等方法。瘢痕疙瘩治疗后易复发，是个较难治愈的疾病，预防及早期发现是关键。本病癌变的发生率很低。

四、外耳道乳头状瘤

外耳道乳头状瘤（papilloma of external canal）是发生于外耳道软骨部皮肤的良性肿瘤，是外耳道最常见的良性肿瘤之一。我国南方比北方多见，多好发于20～25岁的男性。

【病因】

不明，一般认为本病的发生与乳头状瘤病毒感染有关。当外耳道皮肤受到炎症、经常挖耳等外伤刺激后，局部皮肤抵抗力降低，病毒感染而致病。

【临床表现】

肿瘤较小者可无症状，当瘤体充满外耳道时可有耳内发痒、阻塞感或听力下降。常有挖耳出血或挖出“肉块”样物，如继发感染则有耳痛和流脓。

【检查】

外耳道内有乳头状新生物堵塞，基底一般较广，表面高低不平，棕褐色，质较硬，多有蒂。有感染者局部充血、肿胀，个别可变黑而自行脱落。向内生长可侵及中耳。偶向外生长，波及耳廓及周围皮肤。

【诊断】

诊断不难。对有耳痛、易出血者应警惕有恶变可能，需尽早活检。

【治疗】

应彻底切除肿瘤。切除后，可用硝酸银、干扰素涂布创面，或电灼、激光烧灼肿瘤根部。切除不彻底者易复发。据报道外耳道乳头状瘤恶变的发生率为2%左右。

五、外耳道外生骨瘤

外耳道外生骨瘤（exostosis）是外耳道常见的良性肿瘤之一，为外耳道骨壁的骨质局限性过度增生而形成的结节状隆起，属良性肿瘤；多发生于男性青壮年。双侧多见，且常为多个；包括多发性致密骨瘤（外生性骨瘤）和单发松质型骨瘤，后者极少见。

【病因】

不明，有多种学说如创伤、物理、化学及慢性炎症刺激等。

【临床表现】

骨瘤体积不大者可无任何症状，常在耳科检查时偶然发现。体积增大到一定程度，可使外耳道变窄，合并耵聍和脱落上皮堆积时可堵塞外耳道，引起耳闷、听力下降、耳鸣等症状。压迫外耳道皮肤可引起疼痛，继发感染时流脓。

【检查】

耳镜检查时可见外耳道骨部有结节状或半圆形硬结节，基底较广，上覆正常上皮。X线颅底位拍片或颞骨CT片上可见骨性外耳道狭窄，有与骨质密度完全一致或相近似的半圆形影。

【诊断】

根据病史和局部所见，诊断并不困难。如发现外耳道深部的结节状或半圆形隆起物，触之坚硬者，应首先考虑外生骨瘤。CT检查可了解骨瘤的位置、大小及鼓室、乳突是否受累等。

【治疗】

骨瘤小而无症状者可不必处理。如因瘤体增大引起听力下降、疼痛或外耳、中耳感染者，可行手术切除，重建外耳道。手术可经耳内切口，分离并掀起骨瘤表面的皮肤和骨膜，用高频电钻小心将骨瘤磨去或用骨凿凿除骨瘤，必要时可磨去部分外耳道骨壁，以减少骨瘤复发，避免外耳道狭窄。

六、色　素　痣

色素痣（pigmented mole）简称痣（naevus），是含有黑色素细胞的良性新生物，并非真性肿瘤，可为先天性或后天性。在耳部皮肤多发生于外耳道口（80%），少数位于耳甲腔等处。痣多为圆形或卵圆形，外观如丘疹或结节状，可稍突出皮肤表面，少数可形成乳头状或疣状突起，表面有毛或无毛，呈灰色、棕色或黑色。色素痣较小时一般无主观不适，可不必治疗；当色素痣增大堵塞外耳道口，影响听力时，方引起患者注意而就诊；当痣迅速增大，局部发痒、灼热或疼痛，色素加深，局部溃烂、渗血、变硬及局部淋巴结肿大者，应考虑有恶变可能，及早彻底切除并送病理检查。

七、恶 性 黑 瘤

恶性黑瘤（malignant melanema）是在长期慢性刺激、冻疮、强烈日光或放射线照射等可能的致病因素的作用下，在色素痣的基础上恶变所致，发生于外耳者不多见。男性预后较差。外耳色素性病变，以色素痣和色素性基底细胞乳头状瘤最常见，但任何色素性病变，都应排除恶性黑瘤可能。因恶性黑瘤对放射线不敏感，如诊断明确或疑为恶性者，必须及早做局部广泛彻底切除，恶性黑瘤不宜作活检，以免加速肿瘤的生长与转移。本病预后较差，如耳部病变广泛或有颈淋巴结转移者，可根据病变情况行外耳切除术合并腮腺切除术、颞骨次全切除术及颈淋巴结廓清术。

八、耵聍腺肿瘤

耵聍腺位于外耳道软骨部。耵聍腺瘤（ceruminoma）在组织结构上与汗腺瘤（hidradenoma）相似，是由耵聍腺增生所致。其发生可能与腺体发育异常有关。良性肿瘤有耵聍腺瘤和混合瘤，恶性肿瘤有耵聍腺癌和腺样囊性癌。

肿瘤多位于外耳道后、下壁，患者一般无耳流脓史或其他不适。若肿瘤增大阻塞外耳道时，可引起耳阻感、听力下降或耳鸣，腺样囊性癌常有耳痛。检查见外耳道软骨部有局限性肿块，表面皮肤正常，无压痛，质较硬。

耵聍腺良性肿瘤易复发，有恶变倾向，如有可疑或诊断明确后，须及早进行彻底切除并长期随访。耵聍腺恶性肿瘤单纯的局部切除极易复发，一般应早期做局部扩大切除或根治手术，对手术切除不彻底的患者，术后应配合放射治疗。

九、外耳鳞状细胞癌

外耳鳞状细胞癌是耳部最常见的恶性肿瘤之一，主要发生于耳廓，其次发生于外耳道。强烈的日光曝晒、冻伤、慢性疾病如结核性狼疮和慢性化脓性中耳炎均可能成为本病的诱因。

本病初起多无自觉不适，可有瘙痒和疼痛，侵及软骨膜时疼痛较明显。耳廓病变多发生于耳轮处，初起呈屑状斑丘疹，易出血、糜烂，进一步发展为浸润性结节或菜花状肿块，常有溃烂，晚期可向耳前或颈淋巴结转移。外耳道病变应注意可能由于症状轻微而延误诊断，疼痛、听力丧失、流血或流脓是其主要特征，外耳道可见肿块，有时呈疣状，堵塞耳道并浸润周围组织，有时可有破坏鼓膜伴中耳浸润。

根据病史、检查，诊断不难。对于肉芽状新生物去除后短期内复发者，应切除组织进行病理检查，注意和外耳道乳头状瘤鉴别，肿瘤活检作病理检查可明确诊断。

外耳鳞状细胞癌安全边缘不易确定，治疗一般以手术切除为主，结合放疗。术前放疗可缩小肿瘤体积，有利于手术切除。术后放疗可消除手术切缘周围残留的肿瘤病灶，减少术后复发。晚期不能手术切除的肿瘤，可采用放疗与化疗增敏的联合治疗。

第二节　中耳肿瘤

一、中耳良性肿瘤

中耳良性肿瘤较少见。中耳息肉及炎性肉芽肿临床多见，但并非真性肿瘤。

二、乳突部骨瘤

乳突部骨瘤的病因及组织病理学类型与外耳道骨瘤相似，属良性肿瘤。乳突部的骨瘤可向外、向前和向内发展，引起不同的临床症状。向外发展者早期可以无症状，缓慢生长后，可在耳后出现坚硬的肿块，如体积增大压迫神经，可出现疼痛；向内或向前发展可侵及外耳道，此时须与外耳道外生性骨瘤相区别；如侵犯颅后窝或压迫内耳时，可引起头痛、眩晕、耳鸣等症状。临床诊断并不困难。中耳乳突 X 线片或颞骨 CT 可进一步明确诊断和病变范围。病理切片可见骨瘤由骨样细胞或非典型的骨小梁组成，骨小梁间或有成骨细胞、成纤维细胞和巨细胞，无骨髓组织。此病应与骨纤维异常增殖症和骨化纤维瘤鉴别。如肿块小且无症状者无需特殊处理。如肿块增大引起明显症状者，须手术彻底切除。

三、中 耳 癌

中耳癌（cancer of middle ear）在临床上不常见，约占耳部癌肿的1.5%，占全身癌肿的0.06%。可原发于中耳，或由原发于外耳道、鼻咽、颅底或腮腺等处的癌肿侵犯中耳而来。亦可因乳腺、胃肠道等处肿瘤远处转移所致。到肿瘤晚期，很难确定肿瘤的原发部位。

【病因】

约80%的中耳癌患者有慢性化脓性中耳炎病史，故认为其发生可能与炎症有关。中耳炎症反复刺激引起鼓室黏膜上皮血液循环及营养发生障碍，使鼓室黏膜上皮转变成复层鳞状上皮，此外，Kenyon等（1985）报道，部分中耳鳞癌组织切片中有胆脂瘤结构，提示该癌肿可能有60%～90%起源于胆脂瘤上皮。中耳乳头状瘤亦可发生癌变。

中耳癌以鳞状上皮细胞癌最多见，40～60岁为好发年龄。性别与发病率无显著关系。

【临床表现】

中耳癌很容易向周围蔓延，破坏侵蚀邻近组织，因病程早晚、病变部位及发展方向的不同，其临床表现也有变异。

1. 出血 耳内出血或有血性分泌物为最早和最常见的症状，对早期诊断有帮助。到晚期肿瘤侵蚀骨质，破坏血管，可发生致命性大出血。

2. 局部疼痛 耳痛早期为耳内发胀感，到晚期则有明显的疼痛。其特点是持续性耳深部胀痛，刺痛或跳痛，并向颞骨和枕部放射。

3. 耳聋 多数患者因原有中耳炎所致耳聋，故往往不引起重视。早期为传导性耳聋，晚期为混合性耳聋，常伴有耳鸣。

4. 张口困难 早期因炎症，疼痛而反射性地引起下颌关节僵直，晚期多因癌肿侵犯颞肌、三叉神经或直接侵犯颞颌关节所致。

5. 面瘫 出现的早晚与肿瘤侵犯的部位有关。如肿瘤起源于面隐窝或鼓岬则早期可出现面瘫。

6. 眩晕 中耳癌的早期一般不侵犯迷路，晚期可因迷路受侵犯而出现眩晕。

7. 其他 脑神经受累症状晚期第Ⅴ、Ⅵ、Ⅸ、Ⅹ、Ⅺ、Ⅻ对脑神经可受到侵犯，出现复视、咽下困难、声嘶、软腭麻痹、抬肩无力、伸舌偏斜等症状。

8. 颈淋巴结肿大 局部淋巴结转移时出现颈部包块。对侧颈部淋巴结亦可发生转移。

9. 远处转移 晚期出现血行转移时，则有相应内脏或骨骼器官受赘之症状。

【诊断】

中耳癌早期症状与慢性中耳炎相似，当仅诊断为中耳炎时，活检并不是作为常规进行，因此，中耳癌可能长期被漏诊，不易早期发现，待至症状明显时，癌肿常已累及岩骨、颅内及颞颌关节等处，增加治疗难度。故应提高警惕，争取早期诊断，才能彻底根治。

凡遇下列情况者应详细检查，严密观察随访：

1. 中耳炎患者出现血性分泌物者，突然出现面瘫者。

2. 中耳或外耳道内有肉芽、息肉样组织及乳头状新生物，切除后迅速复发或触之极易出血者。

3. 耳深部持续性疼痛者。

颅底及颞骨X线片、CT及MRI等影像学检查有助于病变的诊断及了解肿瘤向四周侵蚀的范围。病理检查为确诊中耳癌的可靠方法，且可明确病理组织类型，为选择治疗方法提供参考。

【中耳癌临床分期】

目前国际癌症防治联合会（UICC）尚未作出中耳癌TNM分期标准。Stell等（1985）根据UICC采用的基本原则，提出了中耳癌临床分期的初步方案，并得到不少耳科学家们的采用，介绍如下：

T_1 肿瘤局限于原发部位，即无面神经麻痹，放射学检查无骨质破坏。

T_2 肿瘤扩散到原发部位以外，其指征是面神经麻痹，或放射学检查发现有骨质破坏的证据，但未超出原发病灶所在器官的范围。

T_3 临床或放射学检查均发现有向周围结构扩散的证据，如硬脑膜、颅底、腮腺、颞颌关节等。

T_X 没有足够的资料进行分期，包括患者已在他处就诊并接受过治疗。

【治疗】

早期宜采用手术切除加术后放疗，对晚期患者则应进行综合治疗。

1. 手术治疗 对局限于中耳乳突腔内的较小的肿瘤（T_1期），可行乳突根治术或扩大的乳突根治术；肿瘤已侵犯内耳、岩尖者，行颞骨次全切除术或颞骨全切除术。有颈淋巴结转移者，应采用颈部淋巴结廓清术。

2. 放射治疗 随着放射设备的改进，在^{60}钴和直线加速器代替了镭锭和常规X线治疗后，中耳癌的放疗效果有了显著的提高。5年生存率可达65%。采用耳前、耳后两野交叉照射，每日照射剂量为1.75～2Gy，每周照射5次。开始照射时，每日剂量宜小，逐日增加，以免引起恶心、呕吐、眩晕等内耳刺激症状。单纯放疗的剂量为60～70Gy/6～7周。术前放疗的剂量为50～60Gy/5～6周。放疗中应保持耳道清洁，预防和控制感染，促使肿瘤消退，减轻放射损伤。

3. 化学治疗　化疗仅作为手术或放射治疗的辅助方法，对于无手术指征的晚期病例具有缓解症状的作用。

【预后】

影响预后的关键因素是能否早期诊断和早期治疗，因中耳癌患者多数不能获得早期治疗，故预后较差。影响疗效的主要因素有：患者年龄、肿瘤范围、类型及分化程度、治疗方式、放疗的剂量等。

附：颞骨次全切除术

颞骨次全切除术（subtotal removal of temporal bone）的切除术范围包括外耳道、部分颞颌关节、乳突、颞骨鳞部及岩骨外2/3，仅保留部分内耳道，部分颈内动脉骨管及其以内的岩骨。主要适用于位于颞骨内而内耳道以外的肿瘤，且未侵及颅内及其周围组织者。

【适应证】

1. 原发于中耳和颞骨的晚期肿瘤，但仍局限于中耳乳突及颞骨，尚无颅内或其他远处转移者。

2. 除面瘫外，无其他脑神经受累表现者。

3. 颈部无（或有）局限性转移淋巴结，但未发生广泛粘连固定者。

4. 全身情况可耐受此手术者。

【术前准备】

1. 详细了解病情，作CT和MRI检查，必要时应作数字减影血管造影（DSA），可正确估计肿瘤侵犯范围和瘤体供血血管情况，以期尽可能减少痛苦和提高临床效果。

2. 作心、肝、肾功能检查，了解全身情况，对体弱者应该输血，并准备好术中输血。

3. 剃光头发，患耳周围皮肤消毒包扎。

4. 术前最好给以足量的放射治疗。

【麻醉】

气管插管全身麻醉。

【手术步骤】

1. 切口　一般采用颞颈联合Y形切口，即于耳前、耳后及胸锁乳突肌前缘分别作皮肤切口。耳后切口稍偏后，离耳廓附着缘5mm左右，然后将3个切口连接成Y形；（图7-26-1）。此切口可保留耳廓，便于作面神经吻合术或颈部淋巴结廓清术。切开皮肤、肌肉、筋膜、深及骨膜。剥离骨膜，在外耳道软骨段和骨段交界处断离外耳道，沿切口分离皮瓣后，耳廓随皮瓣向上翻转。

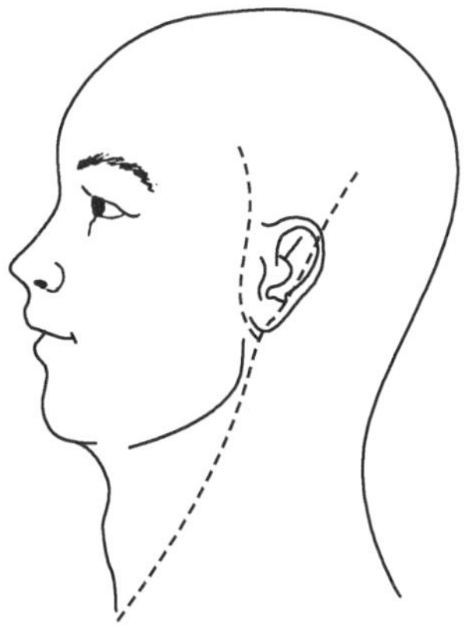

图7-26-1　切口

2. 切断面神经　自腮腺后缘小心地分离软组织，找到面神经主干。沿面神经向上小心分离，在接近茎乳孔处切断面神经，用丝线在远侧端作好标记，以备行面神经吻合术。

3. 暴露颞骨　沿颞线切开颞肌，并将其向上分离，暴露颞骨鳞部，向后达胸锁乳突肌附丽处，向前暴露颧突后根（图7-26-2）。如颞颌关节未受癌组织侵犯应予以保留，避免术后产生张口和咀嚼困难。

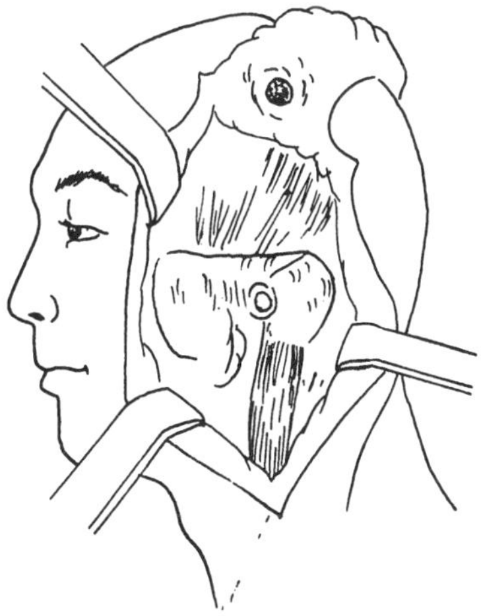

图7-26-2　暴露颞骨

4. 暴露颅中、后窝　用颅骨钻或骨凿在外耳道处之颞线上方先开一孔，用咬骨钳咬除部分鳞部，向前内侧达颞颌关节凹，向后咬除乳突后缘和乳突尖部，然后向前下达枕下部，充分暴露颅中窝的硬脑膜，颅后窝的乙状窦、小脑、颈静脉球和颈内动脉（图 7-26-3）。

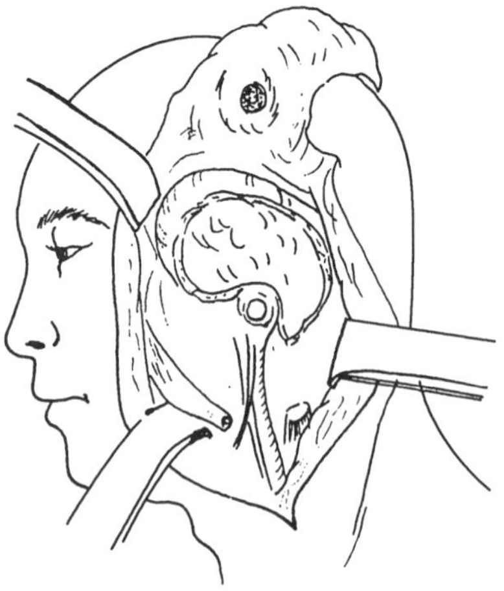

图 7-26-3 切除颞骨鳞部，暴露硬脑膜

5. 暴露颈内动脉管岩内段 用电钻磨去外耳道前上壁的颧突后根及颞骨鳞部下缘部分骨质，磨薄颈内动脉管骨质，切断咽鼓管，然后用小刮匙自颈内动脉的外口沿岩尖的前上壁向内向前达岩尖颈内动脉管的内口，将颈内动脉骨管完全打开，显露颈内动脉。

6. 截断岩锥 切除部分岩骨，用钝剥离器将硬脑膜自岩部分开，暴露内耳道口。于内耳道口处用电钻横行磨除、截断岩锥体亦可（图 7-26-4）。根据肿瘤向岩部侵犯的深度确定离断的位置。切除岩部附丽的肌肉，将截断的岩部向下压并取出。在操作过程中应绝对保护好颈内动脉、乙状窦和颈静脉球。

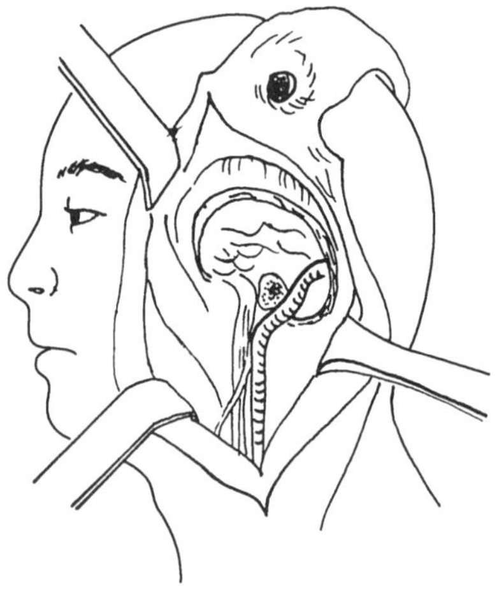

图 7-26-4 切除颞骨的部分岩骨

7. 面神经移植 在胸锁乳突肌深面寻获副神经或在二腹肌下松解舌下神经，离断后取其近侧端与面神经吻合。

8. 填充术腔后缝合 仔细检查术腔，彻底清除血块及组织残渣，细致地检查并确认无渗血和脑脊液漏现象后，碘仿纱条填充术腔，依次缝合骨膜，皮下组织与皮肤，消毒包扎。

【术中注意要点】

1. 在处理岩尖部时，避免造成骨折，损及颈内动脉管。手术中注意保护乙状窦、颈静脉球、颈内静脉等大血管和第Ⅸ、Ⅹ、Ⅺ对脑神经。

2. 手术中操作要精确细致，不要损伤脑膜，如有损伤应立即修补。拉钩（或脑压板）也应尽量减少压迫大脑颞叶，以免术后发生脑水肿等严重并发症。

【术后处理】

1. 彻底吸出口腔及气管插管内的分泌物。

2. 大剂量抗生素预防感染。

3. 每日或隔日于无菌操作下更换伤口敷料，注意有无感染和脑脊液漏。

4. 1 周拆线。

5. 全身支持疗法

【主要并发症】

1. 周围性面瘫，面神经移植术可使面神经功能部分恢复。

2. 后眩晕，一般一段时间以后可以代偿恢复。

3. 脑脊液漏、脑膜炎、脑炎。

4. Ⅸ、Ⅹ、Ⅺ对脑神经损伤。

5. 有时可发生致命的严重并发症，如颈内动脉破损大出血，大脑损伤引起偏瘫和失语症，脑干生命中枢的损伤可致死亡。

第三节 颞骨巨细胞瘤、面神经鞘瘤和面神经纤维瘤

一、颞骨巨细胞瘤

骨巨细胞（giant cell tumor），又称破骨细胞瘤（osteoclastoma）。发病率较高，是较常见的骨肿瘤，有人统计约占骨肿瘤的 5% ~15%，仅次于骨软骨瘤。好发年龄为 20 ~40 岁。好发于胫骨上端、股骨下端等长骨骨端的松质骨内，少数发生于椎体扁平骨或短骨。发病原因可能与外伤及炎症有关。

颞骨巨细胞瘤早期可无任何症状，随着肿块增大，侵及颞骨鳞部及乳突部，可出现疼痛、肿胀。如波及外耳、鼓室、内耳甚至颅内时，则出现耳鸣、听力减退、耳流脓、面瘫，甚至引起颅内并发症。X 线片或 CT 检查表现为蜂窝状、泡沫状阴影或均匀一致的透明区。病理学检查可确诊。

由于骨巨细胞瘤是一种潜在的恶性肿瘤，治疗应以彻底手术为主，被侵犯的软组织也应彻底清除。手术切除后，局部复发率高，可有远处转移。故不能与一般良性肿瘤等同看待。

二、面神经鞘瘤和面神经纤维瘤

见本篇第十二章第四节“五、”。

第四节　颈静脉球体瘤

颈静脉球体瘤（glomus jugulare tumor）是一种起源于化学感受器的血管瘤样肿瘤，也称为非嗜铬性副神经节瘤（nonchromaffin paraganglioma）或化学感受体瘤（receptoma）鼓室体瘤（tympanic body tumor）等。

Gnild（1941）首先发现人的颈静脉球顶部外膜有一种类似颈动脉体组织的化学感受器，称为颈静脉球体（glomus jugularis）。它是与颈动脉体或主动脉体相同的微小组织结构，约为 0.5mm×0.5mm×0.25mm 大小，呈扁平卵圆形，常为一个，也可多达 10 余个。其也可沿迷走神经和舌咽神经耳支到达鼓室底或鼓岬部。球体的生理功能尚不明了，似能接受血中氧和二氧化碳浓度改变的刺激，与颈动脉体相似，是一种化学感受器，也可能与某种内分泌有关。

【病理】

颈静脉球体瘤外观与血管性肉芽组织相似，一般有包膜，色深红，略呈结节状或分叶状，血管丰富，血管壁无收缩能力，质脆，易出血。肿瘤由上皮样细胞组成，瘤细胞呈束状或蜂窝状排列，间质血管网丰富，血管壁为棱型内皮细胞所衬。瘤细胞呈多角形、柱形、立方形或不规则型，胞浆丰富，无核分裂象，常误诊为血管瘤或血管内皮瘤。

大部分颈静脉球体瘤起源于颈静脉球顶部，少数发生于鼓室。临床上又按肿瘤的原发部位将其分为颈静脉球体瘤和鼓室球体瘤两类。虽然随着肿瘤的发生发展，两者的原发部位已不易区分，但是，两类肿瘤早期的临床表现不同，对手术方法的选择和预后的评估亦有一定影响。

肿瘤生长一般较缓慢，但亦有迅速发展者。瘤体主要经解剖通道向邻近组织扩展，如颈静脉孔、外耳道、咽鼓管等，亦可侵入哈弗（Harers）管，侵蚀破坏骨质向颅中窝，颅后窝蔓延，压迫邻近组织和神经，引起相应的临床症状。在病理学上此病虽属良性，但在临床上，因其易侵犯颅内结构且有少数病例可发生远处转移，故有人将其视为恶性。

目前，对所谓“远处转移”的认识尚不一致，有人认为可能是由不同部位的颈静脉体样组织演变而成，即多源性（multicentric origins）发生，而非真正的肿瘤转移。

【临床表现】

本病多见于中年女性患者，男女之比为 1∶5。根据肿瘤原发部位及发展情况不同，出现的症状和体征也有异。鼓室球体瘤症状出现一般较早，而起源于颈静脉球顶部的颈静脉球体瘤可于疾病晚期方出现明显症状。

1. 早期症状　为单侧搏动性耳鸣、轻度传导性耳聋和耳部闷胀感，耳鸣与脉搏一致，如压迫患侧颈动脉，耳鸣立即消失，停止压迫，耳鸣迅即重现。上述症状可持续多年，如肿瘤长到外耳道，可有出血，继发感染后则有血脓性耳漏，肿瘤压迫或继发感染也可引起耳痛。

2. 疾病晚期　迷路及邻近组织、脑神经等受累，可出现眩晕，面瘫，Ⅷ、Ⅸ、Ⅹ、Ⅺ、Ⅻ对脑神经瘫痪和 Horner 综合征。

3. 耳镜检查　疾病的早期，鼓膜完整，透过鼓膜可见鼓室后下部有深红色或蓝色肿物阴影，当肿瘤体积较小时，用鼓气耳镜加压使鼓膜和瘤体接触，可看到搏动性跳动，若肿物膨出较显著已经触及鼓膜或穿破鼓膜突入外耳道时，则在耳镜下不需加压也可见到搏动，搏动节律与脉搏一致。突入外耳道内的肿物常呈息肉状或肉芽状，触之较硬，易出血。

【诊断】

凡具有与脉搏一致的搏动性耳鸣、传导性耳聋和耳部闷胀感的长期病史，鼓膜呈深红色或蓝色，或伴有耳内出血，尤其是外耳道内有触之极易出血的息肉样或肉芽样组织者，均应考虑本病。诊断除临床表现外，需行颈内静脉孔断层摄片、CT、MRI 及数字减影血管造影（DSA），确定肿瘤部位、大小、供血等情况。

【临床分期】

为了便于决定治疗方案，Fisch（1979）把发生在颞骨内的颈静脉球体瘤分为 4 期：

A 期：肿瘤局限于中耳腔。

B 期：局限于鼓室乳突区，迷路下区，无骨质破坏。

C 期：肿瘤向迷路下区和岩锥伸展，并破坏该处骨质。

C1 肿瘤破坏颈静脉孔骨质和颈静脉球，颈内动脉管垂直段轻度受侵；

C2 迷路下区遭破坏并侵及颈动脉管垂直段；

C3 迷路下区、岩锥和颈动脉管水平段均有破坏。

D 期：肿瘤侵犯颅内。

D1 肿瘤侵入颅内，直径 <2cm，经颞下窝径路，可一期切除肿瘤；

D2 肿瘤侵入颅内，直径 >2cm，需耳科和神经外科医师分二期切除；

D3 肿瘤入颅内，已不能手术。

【治疗】

根据病变范围，采用手术切除或放射治疗，或手术加放疗。

1. 手术治疗 手术应以切除肿瘤全部为原则，根据肿瘤部位，侵犯范围，参照上述临床分期（Fisch），采取不同手术方法。

（1）鼓室切开术（tympanotomy）：方法与鼓室探查术相同（见本篇第十章）。适用于局限于鼓室的小肿瘤（A 期）。

（2）下鼓室切开术（hypotympanotomy）：手术径路同上，磨（凿）除下方鼓沟骨质，暴露下鼓室，切除肿瘤。适用于局限于下鼓室或中鼓室的肿瘤（A 期）。

（3）乳突根治术：手术方法与乳突根治术基本相同，充分暴露鼓室和乳突内的肿瘤后，将肿瘤从其根部全部剥离、切除之（B 期）。

（4）颞下窝径路肿瘤切除术：取头颈联合 S 形切口或颞颈联合切口；显露颈部大血管及神经后，完成扩大的乳突切除术；开放面神经垂直段和水平段骨管，暴露该段面神经并将其向前移位；磨去乙状窦骨板，暴露并结扎乙状窦，结扎颈内静脉；磨去颈内动脉管，小心保护颈内动脉，充分分离肿瘤后，将肿瘤连同颈静脉球一并切除。适用于已超出鼓室乳突范围的 C 期和 D 期肿瘤。因肿瘤血管甚为丰富，术中出血多。术前应作好充分准备。如术前 2d 在数字减影血管造影中行血管栓塞术，将可减少术中出血，为肿瘤快速而完整的切除创造了良好的条件。

2. 放射疗法 凡病变范围广泛，难以手术切除或手术切除不满意者，或全身情况不良不能手术者，均可采用放射治疗。该肿瘤血管丰富，放射治疗可引起动脉内膜炎和纤维化，阻止或延缓肿瘤生长，缓解症状，甚至可使肿瘤缩小。部分病例待肿瘤缩小后再行手术切除。

【预后】

据文献报道，一般术后 5 年治愈率为 60%，复发率为 25%，虽然局限于鼓室内小肿瘤的近期手术疗效满意，但有数年后复发的可能。较大肿瘤虽经广泛切除，复发的可能性依然存在，复发多在术后 2 年内。

第五节 听神经瘤

听神经瘤（acoustic tumor）系原发于第Ⅷ对脑神经鞘膜上的肿瘤，为神经膜瘤（neuroma），或称施万细胞瘤（Schwann cell tumor）。听神经瘤这一习用名词并未反映该肿瘤的特性，准确的名称应为“听神经膜瘤”（acoustic neuroma）。听神经膜瘤大多来自前庭神经。70% ~75% 原发在内耳道内。该肿瘤约占颅内肿瘤的 8% ~10%，占桥小脑角肿瘤的 80% ~90%，多见于 30 ~60 多的成人，女性较多，男女之比为 2∶3。多为单侧发病，双侧发病者多见于神经纤维瘤病。

【病理】

听神经膜瘤为良性肿瘤，可起源于位听神经分支的任何神经干上，但主要来自 Scarpa 神经节附近的前庭神经分支，包括前庭上神经或前庭下神经。故又有“前庭神经肿瘤”（Vestibular schwannoma）之称。肿瘤通常发生于听神经在内耳门附近的神经胶质细胞与施万细胞交接处的神经膜上。早期，肿瘤位于内耳道底部，逐渐长大后，一方面，可充满内耳道，并侵蚀内耳道各壁，致使内耳道口扩大，呈喇叭状；另一方面，则向桥小脑角方向扩展，随着瘤体的增大，脑桥、延脑可受到压迫，而向对侧或上、下移位，第 4 脑室、大脑导水管因受压移位、阻塞，出现脑积水，加之肿瘤在颅内的占位，以及基底池程度不等的粘连等，导致颅内高压，最终患者可不治而死亡。

肿瘤外观呈灰红色，大小不一，包膜完整。小的肿瘤呈圆形或卵圆形，肿瘤增大后呈分叶状。邻近的神经根、神经干可在肿瘤的表面行走，亦可包裹于肿瘤内。Autoni 于 1920 年在组织学上将肿瘤分为 2 型，至今仍被沿用：①Autoni A 型（致密纤维状），显微镜下，可见密集的，成束的梭型或卵圆形细胞交织在一起，在某些区域排列成旋涡状，在另一些区域又平行排列、呈栅栏状。该型又称束状型；②Antoni B 型（稀疏网眼型）；为退变型，从组织结构稀疏和瘤细胞呈多形性为特点。本型又可分为 2 个亚型：其一，为脂肪变性型。由于瘤细胞内有脂肪小滴堆积，致使细胞肿胀增大，呈蜂窝状，胞核位于细胞中央，或偏于一侧。其二，为透明变性型。瘤细胞发生透明变性，以致出现大片无定形的透明变性基质，仅有少量的星形肿瘤细胞位于其中。B 型又称网状型。位于内耳道内的位听神经由于受到肿瘤的压迫，或继发于供血障碍（动脉受肿瘤压迫，或受肿瘤侵犯），神经纤维数目减少，耳蜗螺旋神经节细胞可出现缺失，螺旋器萎缩，以基底周最为明显。椭圆囊斑，球囊斑和壶腹嵴受损程度一般较耳蜗轻。

肿瘤生长一般比较缓慢，平均每年约增大0.25～0.4cm，个别肿瘤可在1年内增大2cm。若瘤体内出血、水肿或发生囊性变，瘤体的表面积可较快或迅速增大。也有作者观察到部分肿瘤的生长可具有一定的自限性，肿瘤的退行性变程度或纤维化或许与此有关。

【临床表现】

本病的临床表现与肿瘤的大小、所在位置及侵犯范围等有关。

1. 早期症状　体积较小的肿瘤可无明显症状。耳鸣、感音神经性聋、眩晕可为本病最常见的早期症状。

（1）耳鸣：一侧渐进性加剧之耳鸣，音调高、低不等，多以喧杂声为主，常伴随听力减退。耳鸣也可能是早期的惟一症状。

（2）听力减退：多数患者诉一侧渐进性耳聋，初始时尚表现为与别人交谈时只闻其声而不解其意，以后逐渐发展为全聋。个别病例可因肿瘤压迫迷路动脉，内耳血供突然阻断而致突发性聋。据统计，约有20%的患者有过突发性聋，并可完全恢复（Satalaff等，1985），但也有约5%患者的听力正常。

（3）眩晕：大多数患者表现为轻度的不稳感或瞬间的头晕，往往不引起患者的重视，由于肿瘤发展缓慢，患者可逐渐发生前庭代偿而眩晕消失。但也有少数患者出现短暂的旋转性眩晕，伴耳内压迫感、恶心、呕吐，类似梅尼埃病。

（4）其他：耳深部刺痛或痒感，或外耳道后壁麻木感。

2. 中、晚期症状　随着肿瘤增长扩大，早期症状加重，且可因颅内压增高和肿瘤侵入颅后窝，出现以下症状。

（1）三叉神经损害：随着肿瘤增大可出现三叉神经损害症状，以同侧面部感觉迟钝和角膜反射减退最常见。

（2）面瘫：晚期可出现同侧周围性面瘫。

（3）小脑功能障碍：肿瘤压迫小脑，可出现小脑功能障碍症状。早期表现为患侧手足运动不灵，精细动作不能，步履蹒跚，向患侧倾倒等。至晚期则卧床不起，发声不清。

（4）颅内高压症状：颅内压升高时，出现持续性头痛，多位于前额部或后枕部，晚期发展为全头痛，可伴恶心、呕吐，视乳头水肿，尚可出现视力障碍。

（5）其他脑神经损害症状：肿瘤增大向后、下方发展，侵及颈静脉孔区时，压迫Ⅸ、Ⅹ、Ⅺ对脑神经，可引起相应的脑神经症状；肿瘤发展至颅中窝、压迫外展神经以及动眼神经，则引起眼球运动障碍，复视等；而舌下神经很少受累。

【检查及诊断】

听神经瘤诊断的早晚直接关系到手术的疗效，故早期诊断非常重要。对可疑患者应作如下检查。

1. 听力学检查

（1）纯音听阈测试：纯音听力图呈单耳感音神经性聋，曲线多为高频陡降型，少数为平坦型或上升型。

（2）自描听力曲线：多为Ⅲ、Ⅳ型，偶见Ⅱ型。

（3）音衰试验：大多为阳性。双耳交替响度平衡试验和短增量敏感指数试验示无响度重振现象。

（4）言语测试：言语识别率明显下降，多在30%左右。

（5）声导抗测试：镫骨肌反射阈升高或消失，潜伏期延长，常有病理性衰减。

（6）听性脑干诱发电位：患侧Ⅴ波潜伏期及Ⅰ～Ⅴ波间期较健侧明显延长，两耳Ⅴ波潜伏期差（ILD5）超过0.4ms以上，如Ⅰ波存在而Ⅴ波消失，提示存在包括听神经膜瘤在内的桥小脑角占位病变。

（7）耳声发射：耳声发射正常。

2. 前庭功能检查　自发性眼震是听神经瘤较常见的体征，早期水平型自发性眼震，快相向健侧，继而向患侧，最后发展成向两侧。且可出现垂直或斜型眼震。80%有位置性眼震和自发性倾倒现象。各种诱发试验反应普遍偏低，常有向患侧的优势偏向。

3. 神经系统检查　除第Ⅷ对脑神经外，还需检查Ⅴ、Ⅶ及Ⅵ、Ⅸ、Ⅹ、Ⅺ对脑神经。眼底检查可出现视乳头水肿。

4. 影像学检查　X线拍片采用Stenver位、Granger位及Towne位岩锥片，可显示患侧内耳道扩大、变形及骨质破坏等情况，排除岩骨的其他疾病。内耳道X线多轨迹断层片，或内耳道脑池碘油（Duroliopaque）造影X线拍片能满意地显示内耳道的小肿瘤及其在桥小脑角的病变。由于MRI及CT检查设备已普及，因此，MRI及CT检查是临床听神经瘤诊断的主要依据。CT内耳道扫描可见内耳道扩大，如椎管内注入空气进行内耳道脑池扫描，可诊断局限在内耳道内5mm以下的肿瘤。钆增强的MRI扫描可早期发现内耳道内直径1mm左右的小肿瘤，又可了解肿瘤在桥小脑角区的范围，有助于鉴别颅后窝的肿瘤，因此，MRI是目前诊断听神经瘤最敏感、最有效的方法，为目前诊断听神经瘤的金标准。

5. 脑脊液蛋白分析　70%的病例出现脑脊液蛋白增加，但假阴性和假阳性比较多。

【临床分型】

根据肿瘤直径大小将听神经瘤分为小、中、大三种临床类型：直径＜2.5cm者为小听神经瘤，直径为

2.5～4.0cm 者属中等大听神经瘤，直径 >4.0cm 或肿瘤超过中线者为大听神经瘤。

【鉴别诊断】

小脑脑桥三角区的肿瘤虽以听神经瘤多见，但上皮样囊肿（先天性胆脂瘤）、脑膜瘤、胶质瘤等也可见于此部位，应注意鉴别。上皮样囊肿首发症状多为三叉神经根刺激症状，听力下降多不明显，内耳道不扩大，肿瘤周边常有骨质破坏，有时可见骨质增生或肿瘤钙化；脑干或小脑半球胶质瘤患者，较早出现脑干或小脑受压表现和锥体束征。影像学检查对上述疾病的鉴别诊断有重要参考价值。

发生于内耳道的面神经鞘瘤在影像学上酷似听神经瘤，两者很难区分，惟前者可能较早出现周围性面瘫。因此，在对拟诊为内耳道的听神经瘤患者施行手术前，应告知患者存在面神经鞘瘤的可能性。

【治疗】

治疗原则：确诊后尽早施行手术治疗，在保证彻底切除肿瘤的前提下，尽可能减少肿瘤周围组织的损伤。对于小的听神经瘤，不愿或不能耐受手术者，可选用 γ-刀或 X-刀治疗，但不适用于脑干受压或颅内压高的患者。

1. 手术治疗　听神经瘤的治疗主要为手术治疗。自 1894 年神经外科学家 Sirn Charles Ballance 首次分二期成功地切除了听神经瘤以来，到 1961 年耳神经外科学家 Willam House 经迷路径路切除听神经瘤，使手术死亡率由 85% 下降到 10% 以下。1966 年至 1991 年，J. M Sterkers 共施行听神经瘤切除术 1260 例，由于早期诊断技术的提高及术中应用面神经监测及听功能监测，以及耳科医师应用耳显微外科方法进行手术，使得死亡率降低到 1% 以下，并且还很好地保护了面神经功能（70% 以上）。Sterkers 认为手术成功的原因，是应用耳科学手术方法，可使患者处于仰卧位，头部放平，避免了气栓形成等危险因素，且避免了牵拉器对小脑的致死性损伤。

手术径路的选择对听神经瘤切除术很是重要，手术径路有经迷路径路、经颅中窝径路、枕下或乙状窦后径路，以及经迷路枕下联合径路。目前，神经外科医师大多常规采用枕下径路，而耳神经外科医师则根据肿瘤的大小、位置、患耳和对侧耳的听力情况，并参照面神经功能状况选择径路。①局限在内耳道内的小肿瘤（直径 <1.5cm），有实用听力者，可取颅中窝径路，既可彻底切除肿瘤，又能保存听功能以及面神经功能，而且对脑干和小脑无严重损伤，术后反应轻。缺点是不能清楚窥视内耳道口以外的颅后窝区域，且不易止血；②肿瘤侵犯至桥小脑角，直径为 2.5～4cm 的肿瘤，但无脑神经症状，可取经迷路径路，此为到达桥小脑角最短的径路，易于保护和修复面神经，对小脑的牵拉、损伤小，术后恢复快，但术后患耳听力完全丧失；③肿瘤位于桥小脑角，直径大于 4cm，伴有其他脑神经和小脑症状，或有颅内压增高，则可取枕下和迷路联合径路。Sterkers 认为，经迷路径路是切除大听神经瘤最好的手术径路，其次为经乙状窦后乳突径路或岩骨上（即颅中窝）径路。

（1）经颅中窝径路听神经瘤切除术：于耳屏前 1cm，颧弓上作纵形切口，暴露颞骨鳞部，用骨钻或骨凿将颞骨鳞部凿开一个 4cm×4cm 的骨窗，骨窗 1/3 位于两外耳道连线之后，2/3 位于两外耳道连线之前。由颅底分离硬脑膜，置入带脑压板的牵开器，暴露脑膜中动脉、弓状隆起、岩浅大神经、面神经裂孔，岩浅大神经之外侧用电钻磨去骨层，暴露膝神经节，再向后沿面神经磨开内耳道顶部，纵行切开内耳道硬脑膜，吸出脑脊液，即可看到肿瘤，在显微镜下仔细分离肿瘤，切断前庭上、下神经，保留面神经和耳蜗神经，以杯状钳分块将肿瘤彻底切除（图 7-26-5）。术毕取颞肌筋膜覆盖

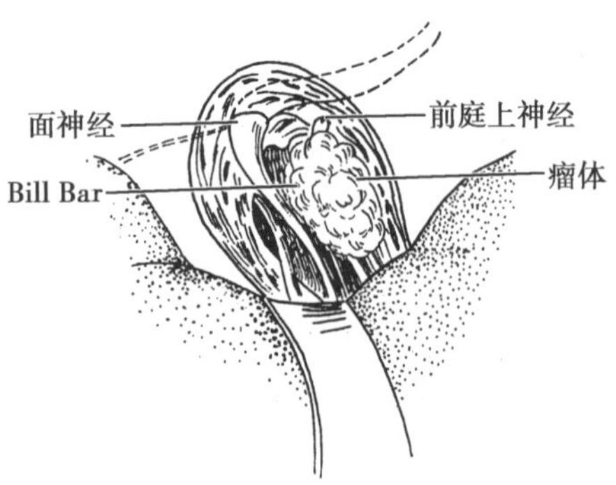

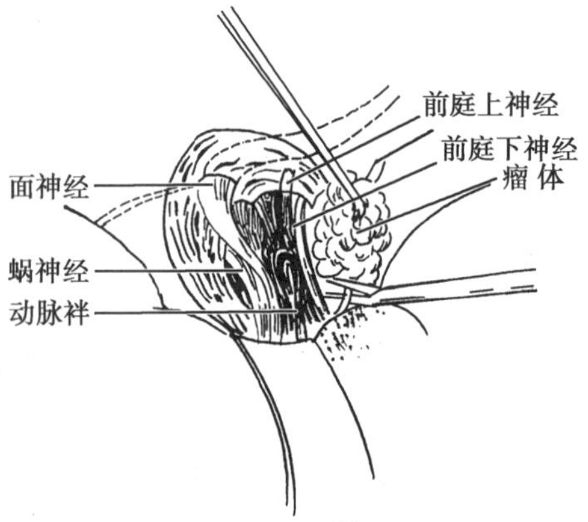

图 7-26-5　经颅中窝径路听神经瘤切除术

（1）切开内耳道硬脑膜，暴露肿瘤　（2）切断前庭上、下神经，切除肿瘤

内耳道顶部硬脑膜切开处，颞叶复位放回颅骨板，分层缝合软组织，关闭术腔。

（2）经迷路听神经瘤切除术：耳后切口，磨开乳突，显露上鼓室、砧骨体、三个半规管、颅中窝脑板、岩上窦骨壁和乙状窦骨壁，磨低外耳道后壁及上鼓室外侧壁，直至能清楚显示面神经水平段和膝部骨管，并磨薄颈静脉球顶部骨壁、切除 3 个半规管，充分开放前庭。于前庭底部的后上磨除骨质达内耳道底硬脑膜，使内耳道后部和桥小脑角完全暴露。从开放的内耳道底部首先识别前庭上神经，前庭上神经上方偏前为垂直嵴，由此，可确定面神经位置。充分切除乙状窦前的颅后窝骨板，显露出该处小脑硬脑膜。在前庭上神经到乙状窦之间的脑膜上作十字形切开，硬脑膜下即为肿瘤（图 7-26-6），先将前庭上、下神经于内耳道底处切断，随同肿瘤一起翻向后方，此时，前上的面神经已清楚暴露，顺其走行方向进行分离，直到脑干。仔细分离肿瘤与脑干和小脑的粘连。若有血管联系，应用双极电凝器处理后切断。较大的肿瘤应作囊内分次切除，最后取出包膜。或用超声切割器使其容积缩小，然后再分离周界，将肿瘤完全切除。注意勿损伤迷路动脉。切除肿瘤后，冲洗止血，缝合脑膜，取颞肌筋膜覆盖其上。乳突腔用腹壁脂肪填塞，乳突皮质骨片可复位其上，然后将皮片复位，对位缝合，不置引流。

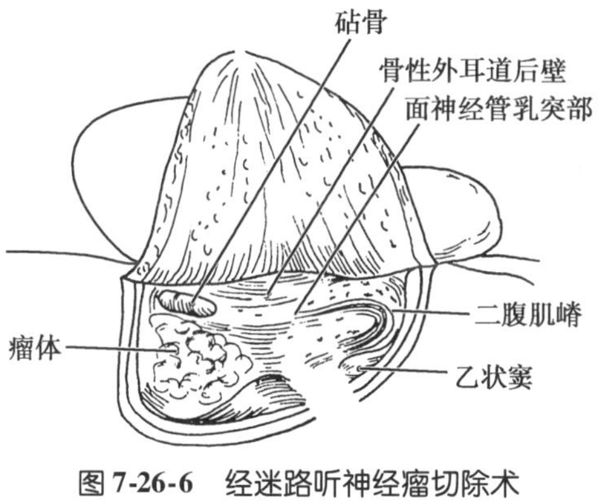

图 7-26-6　经迷路听神经瘤切除术

（3）经乙状窦后径路听神经瘤切除术：距耳后沟 4cm 处作一个长约 8cm 的弧形切口，深至骨面，将皮肤与软组织同时分离，翻向前方。暴露乙状窦后区，于上、下颞线间在顶、枕、颞交接处作一骨窗，约 3cm × 4cm 大小，暴露颅后窝侧方的硬脑膜，至可见上方的横窦及前方的乙状窦后缘。切开硬脑膜，注意勿损伤横窦和乙状窦。在脑棉的保护下，用脑压板将小脑半球向后内方轻轻推移，显露桥小脑角池。此时可见其前方为颞骨岩部的后面。上方有小脑幕，下方则为颅后窝底部，肿瘤位于其中，且在岩部后面的骨面处。仔细分离面神经和耳蜗神经，如肿瘤很大尚需游离出三叉神经和（或）舌咽神经，切勿损伤小脑前下动脉。切开肿瘤被膜，将肿瘤囊作囊内切除。待桥小脑角区肿瘤切除干净后，用金刚石钻头磨开内耳道后壁，注意保护后、上半规管，待内耳道显露良好即切开内耳道硬脑膜，分离面神经和耳蜗神经后，将残留其中的肿瘤摘除。缝合皮肤，关闭术腔。

（4）经枕下径路听神经瘤切除术：1925 年由 Dandy 创用，为传统的神经外科径路，与乙状窦后径路相似，但稍靠后。主要适用于瘤体较大，伴有颅内压增高的听神经瘤，或肿瘤已延伸至颈静脉球以下的部位。为更好地查找面神经，可采用经迷路枕下联合径路手术，将乙状窦由中 2/3 处切断结扎，使脑膜切口由内耳道直到枕骨大孔，手术野很大，便于寻找面神经帮助切除更大的肿瘤（图 7-26-7）。

2. 主要并发症及其处理　术中并发症主要为出血、脑神经损伤和空气栓塞，熟悉解剖和仔细操作是避免发生严重并发症的关键。一旦出现并发症，应给予恰当处理，可不致引起严重的后果。术后并发症主要是脑神经（面神经、三叉神经、后组脑神经）损伤、听力损失和脑脊液漏，其他少见并发症有脑膜炎、颅内出血、头痛和癫痫发作等。①周围性面瘫：多为术中直接损伤面神经所致。术中如能及时发现，最好及时行端端吻合、神经移植或改道吻合术，如有困难可Ⅱ期行舌下-面神经吻合术；②听力损失：即使仔细操作，术中应用监护设备，术后仍有可能完全丧失听力，常难以补救；如有双侧听神经瘤术后出现此并发症，可考虑听性脑干植入术；③脑脊液漏：术后自手术切口、外耳道或前鼻孔流出清亮液体提示可能发生脑脊液漏。处理可按以下步骤进行：首先抬高患者头部，切口周围加压包扎或重新缝合切口后加压包扎（如果液体自切口外渗）；如果效果不明显，可行腰穿排放脑脊液，腰穿导管保留 5 ~ 7 日。仍无效者，应重新打开切口，进行漏口修补。此过程中，应该加强抗生素的使用；④三叉神经损伤：单纯三叉神经损伤无需特殊处理。如果合并面神经损伤，应特别注意眼睛的防护，轻者使用防护眼罩和眼部用药，重者需行眼睑缝合术；⑤后组脑神经损伤：大的听神经瘤切除后易损伤第Ⅸ、Ⅹ、Ⅺ对脑神经，出现吞咽困难、声音嘶哑和误吸，严重者可给予鼻饲和气管切开。随着时间的推移，症状可逐渐减轻。长期误吸或对嗓音不满意者，日后可行声带注射或甲状软骨成形术。

3. 伽玛刀治疗　听神经瘤生长缓慢，普通放射治疗效果不明显，多以手术切除为主。由于所处的特定解剖位置，即使在显微外科技术及术中、术后有关监护条件日臻完善的今天，手术并发症仍较高。伽玛刀（gamma knife）是立体定向放射外科最常用的治疗方法，具有危险性小、安全可靠、省时、简便、患者痛苦小等优点，已早在1968年应用于听神经瘤的治疗。经过20多年的观察，及长时间的随访，表明伽玛刀对于小的听神经瘤确有良好的治疗作用。近年来不少学者认为，对中、小型的听神经瘤，若无明显的脑干及小脑受压症状，无颅内压增高表现，伽玛刀可作为首选的治疗方法，且有逐渐替代开颅手术的趋势。对双侧听神经瘤、仅存听力侧的听神经瘤以及外科手术后复发、拒绝开颅手术或不能耐受手术者尤为适应，但费用昂贵。

【疗效】

听神经瘤为良性肿瘤，如能彻底切除，预后良好，手术死亡率<1%。部分患者遗留有不同程度的永久性神经功能障碍。

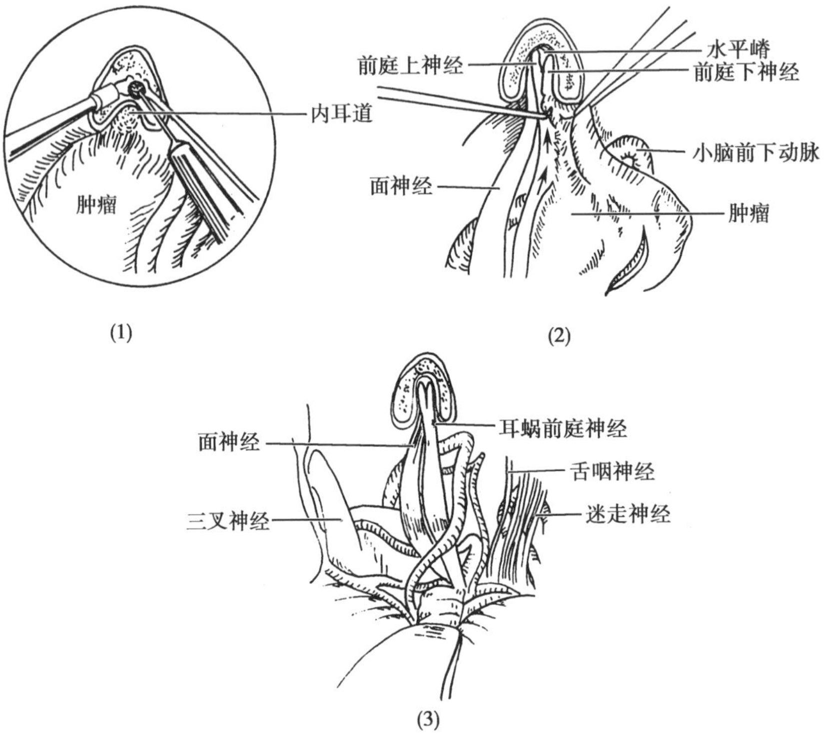

图7-26-7 经枕部进路听神经瘤摘除术

(1) 磨开内耳道 (2) 沿第Ⅷ对脑神经由内向外分离肿瘤 (3) 肿瘤摘除之后

（龚树生）

第二十七章
侧颅底手术概论

由于过去极高的手术死亡率和致残性手术并发症，侧颅底曾被视为“手术禁区”。但随着侧颅底手术方法的不断改进，其并发症不断减少，而手术成功率和患者术后成活率均显著提高。现代侧颅底手术的创立和发展是耳外科、耳神经外科、神经外科、头颈肿瘤外科以及影像学科等诸多学科在临床医学的道路上不懈探索的成就，其中也包括现代科学与技术发展的成果。随着手术方法和手术设备的日臻完善，以及肿瘤综合治疗方法的逐步改进，侧颅底肿瘤的治愈率及患者生存质量将进一步提高。

第一节　侧颅底应用解剖学

侧颅底（lateral cranial base，or lateral skull base）是指以鼻咽顶壁中心向前外经翼腭窝达眶下裂前端，向后外经颈静脉窝到乳突后缘两条假想线之间的三角区。该区包括颈内动脉孔、颈静脉孔、圆孔、卵圆孔、棘孔、破裂孔、茎乳孔和经各孔穿行的脑神经和血管；以及鞍旁区、颞骨岩区、斜坡区、颞下窝、翼腭窝等颅底内外在该区域的重要结构。

一、侧颅底的分区

侧颅底的分区有数种方式：

（一）Van Huijzer 分区

Van Huijzer（1984）在颅底下面沿眶下裂和岩枕裂各作一延长线，向内交角于鼻咽顶，向外分别指向颧骨和乳突后缘，两线之间的三角形区域称为侧颅底。可以再分为 6 个小区（图 7-27-1）。

1. 鼻咽区　以咽壁在颅底附着线为界，双侧的鼻咽区联合构成鼻咽顶。

2. 咽鼓管区　位于鼻咽区外侧，为咽鼓管骨段和腭帆提肌附着点，前为翼突基部构成的舟状窝。

3. 神经血管区　位于咽鼓管区后方，由颈内动脉管外口、颈静脉孔、舌下神经孔和茎乳孔共 4 个孔构成。颈动脉交感纤维，Ⅸ、Ⅹ、Ⅺ对脑神经，Ⅶ对脑神经分别通过各孔道。

4. 听区　即颞骨鼓部。前界为鳞鼓裂，后界为茎突。

5. 关节区　以颞颌关节囊附着线为界。

6. 颞下区　为咽鼓管区和关节区之间，区上为颅中窝。此区内有下颌神经和脑膜中动脉分别穿过卵圆孔和棘孔。

（二）Kumar 分区

Kumar（1986）从两翼突内侧板分别作一直线与枕大孔相切，并将该二线向前延伸与眼眶内侧壁相延续，可将前、中、后颅底分别划分为一个中线区和两个外侧区。外侧区又以翼突内板根部至下颌窝的连线被分为前部的颞下窝区和后部的颞骨岩区。

（三）Grime 分区

Grime（1991）以颈内动脉管外口内缘与翼突根部之间的连线将颅底分为两线间的中央区和其外的两侧区。中央区包括蝶骨体、斜坡和上颈椎，侧区包括蝶骨大翼的一部分，颞骨下面和后颅窝。侧区可进一步被分为前、中、后三部。前部为颅中窝的前界至岩骨前缘，其内有圆孔、卵圆孔、棘孔及破裂孔，上颌神经、下颌神经、脑膜中动脉及颈内动脉分别穿行出入颅内；中部为岩骨本身，其内有内耳道以及颈内动脉管；后部为岩骨后缘以后区域，其内有颈静脉孔以及枕骨大孔等。

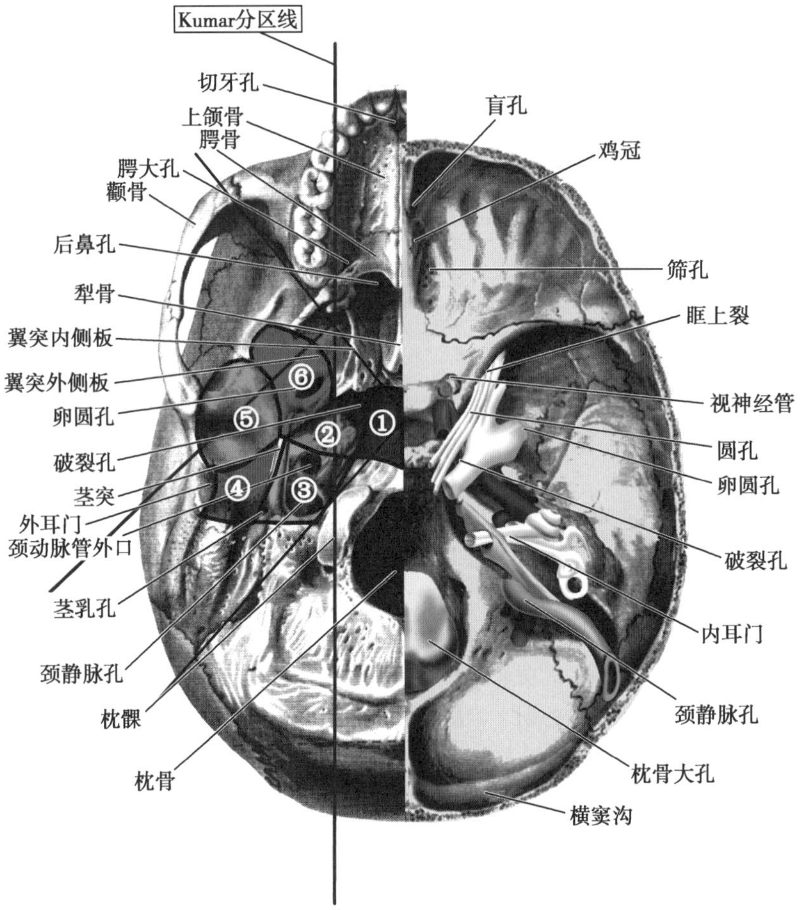

图 7-27-1 侧颅底的分区

①鼻咽区 ②咽鼓管区 ③神经血管区 ④听区 ⑤关节区 ⑥颞下区

二、颅 底

颞骨位于颅骨底侧下 1/3 部，与额骨(frontal bone)、顶骨(parietal bone)、蝶骨(sphenoid bond)、枕骨(occipital bond)以及颧骨(zygomatic bone)共同构成颅底(skull base)。

(一) 颅底内面

蝶骨小翼后缘和颞骨岩部骨嵴将颅底内面分为颅前窝、颅中窝和颅后窝。三者呈阶梯状，颅前窝最高，颅后窝最低。每个窝都有许多骨孔和裂隙，神经和血管从中通过。

1. 颅前窝 由额骨眶板、筛骨筛板、蝶骨小翼和蝶骨体前部构成，承托大脑额叶。颅前窝的中部凹陷，前部中线处有一骨嵴叫鸡冠，为大脑镰前部附着处。其两侧为筛板，有数个筛板小孔，供嗅神经丝穿过。颅前窝的骨板厚薄不一，其中以额骨眶板及筛骨筛板最薄弱，是骨折的好发部位。由于嗅神经的很多小支通过筛板，硬脑膜与筛板粘连较紧，故颅前窝骨折时，易损伤嗅神经，并撕裂该处硬脑膜而发生脑脊液鼻漏。

2. 颅中窝 其前界为蝶骨小翼后缘和视神经沟前缘，后借颞骨岩部上缘和蝶骨体后缘的鞍背与颅后窝分界，容纳颞叶。窝的中央部为蝶骨体，形如马鞍故称蝶鞍。鞍的中部凹陷称垂体窝，容纳脑垂体。垂体窝与其下面的蝶窦只隔一层薄骨板。蝶鞍两侧有海绵窦，海绵窦系一阔而短的静脉窦，从眶上裂之下内侧端，循蝶骨体旁延至颞骨岩部尖端。左右侧之海绵窦相连。海绵窦经眼静脉与内眦静脉相通，经破裂孔导血管和卵圆孔网与翼丛相接。海绵窦内有颈内动脉和外展神经通过，窦的外侧壁有动眼神经、滑车神经和眼神经穿行。

颅中窝的主要孔、管、裂和压迹有 7 对，由前向后分别为：①视神经孔：位于蝶鞍前交叉沟的两侧，有视神经及眼动脉通过；②眶上裂：位于蝶骨大翼和小翼之间，向前通眼眶，有动眼神经、滑车神经、外展神经、眼神经及眼上静脉通过。眶上裂骨折时，若伤及上述神经，则发生损伤侧眼球完全固定、上睑下垂、瞳孔散大、额部皮肤感觉和角膜反射消失，此即眶上裂综合征；③圆孔：位于眶上裂内端之后方，上颌神经经此向前达翼腭窝；④卵圆孔：位于圆孔的后外方，有下颌神经及导血管经此向下达颞下窝；⑤棘孔：位于卵圆孔的后外方，有脑膜中动脉经此孔入颅腔，向外前走行。眶上裂、圆孔、卵圆孔和棘孔，排列在一条弧形线上，颅颌面联合根治术中，颅中窝切除凿骨线即循上述弧形线进行；⑥破裂孔：位于颞骨岩部尖端和蝶骨体之间，颈内动脉经此入颅；⑦三叉神经压迹：位于颞骨岩部前面近尖端处，承托三叉神经半月节。

3. 颅后窝　前面中央部有鞍背和枕骨斜坡，承托脑桥和延髓；前外侧部为颞骨岩部后面；后为枕骨，容纳小脑。颅后窝中央为枕骨大孔，该孔两旁主要有3对骨孔：①舌下神经管内口：位于枕骨大孔的前外侧缘上方，有舌下神经通过；②颈静脉孔：位于舌下神经管内口的外上方，孔内有颈内静脉、Ⅸ～Ⅺ对脑神经通过；③内耳门：位于颞骨岩部的后面，颈静脉孔的上方，孔内有面神经、位听神经及内耳血管通过。颅底骨折波及颈静脉孔伤及Ⅸ～Ⅺ对脑神经时，患者出现饮水反呛、吞咽困难、声音嘶哑、胸锁乳突肌及斜方肌麻痹，此即颈静脉孔综合征。

（二）颅底外面（下面）

颅底外面高低不平，结构复杂，沿眶下裂和岩枕裂各作一延长线，向内交角于鼻咽顶部，向外分别止于颧骨和乳突后缘，此两线之间的三角形区域即为侧颅底区（lateral skull base）（图7-27-2）。在这个区域有很多重要的神经血管进出颅腔，其主要结构和骨性标志如下：

1. 蝶骨翼突　分为内侧板和外侧板，两板间夹有翼突窝。翼内板下端尖锐，弯向外侧即翼突钩。

2. 颞下窝　颞下窝（infratemporal fossa）之上界为蝶骨大翼及颞窝，外界为下颌骨升支和髁突，前以上颌窦后外壁为界，内侧为翼外板；其下方借筋膜及韧带与咽旁隙相邻，后方乃蝶下颌韧带。颞下窝向上通颞窝，经眶下裂通眼眶，经翼颌裂通翼腭窝。颞下窝内有翼外肌、翼内肌、颌内动脉、翼静脉丛、三叉神经之上颌支与下颌支、面神经之鼓索神经、茎突及其韧带和肌肉。

3. 翼腭窝　翼腭窝（pterygopalatine fossa）为居于上颌骨与翼突之间的狭窄骨性腔隙，其前界为上颌骨，后界为翼突及蝶骨大翼的前面，顶为蝶骨体之下面，内侧壁为腭骨的垂直部。其深度在男性左侧为0.95cm，右侧为1.05cm。此窝上部较宽，下部逐渐狭窄，移行于翼腭管。翼腭窝内含有上颌神经、蝶腭神经节及颌内动脉之末段（图7-27-2）。

翼腭窝经下列开口与其他部分交通：①后上方经圆孔与颅腔交通；②前上方经眶下裂与眼眶交通；③内上经蝶腭孔与鼻腔交通；④外侧经翼突上颌裂与颞下窝相交通；⑤下方经翼腭管、腭大孔和腭小孔，与口腔相通。翼腭管为翼腭窝向下延伸的骨管，其中有腭神经（腭降神经）等通

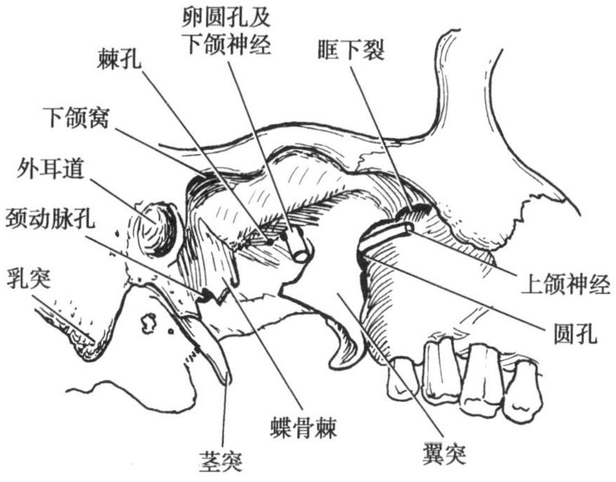

图7-27-2　翼腭窝解剖

过，翼腭管下端有两个开口，即腭大孔和腭小孔。

三、侧颅底的肌肉、神经和血管

胸锁乳突肌及二腹肌后腹附着于乳突尖，颈内静脉在胸锁乳突肌深面走行（图7-27-3，图7-27-4）。

1. 颈静脉孔区的神经和血管　颈内静脉在颈静脉孔处向上与乙状窦相延续，颈内静脉在颈静脉窝处膨大形成向上隆起的球状结构，称颈静脉球，岩下窦在颈静脉窝处汇入颈静脉球。舌咽神经、迷走神经和副神经伴行于颈内静脉前内侧出颈静脉孔。此外，尚有枕动脉脑膜支、咽升动脉脑膜支等血管经颈静脉孔入颅。

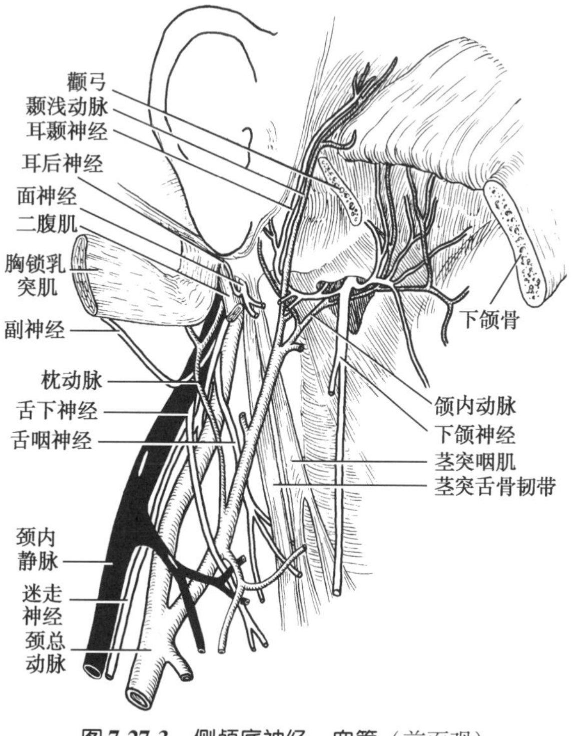

图7-27-3　侧颅底神经、血管（前面观）

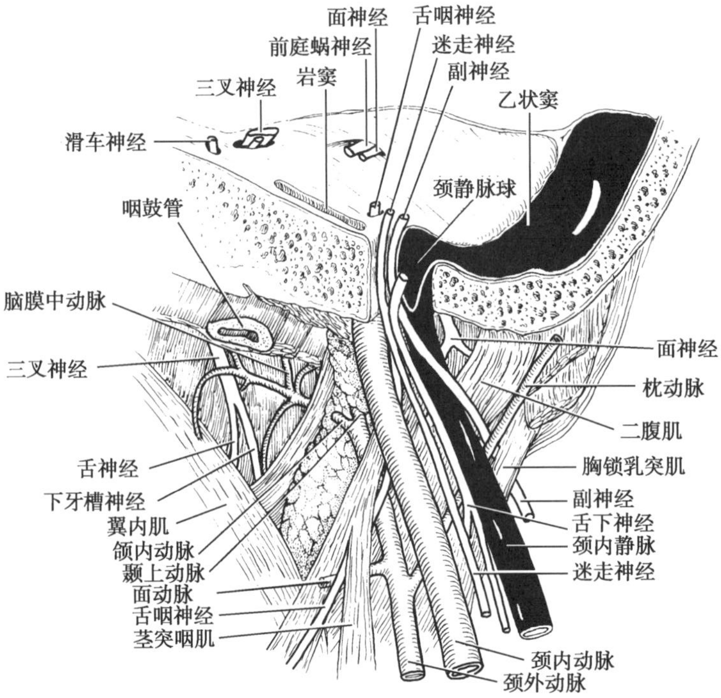

图 7-27-4 侧颅底神经、血管（后面观）

颈静脉球的毗邻关系：①上方与外耳道内端、中耳、后半规管下部、前庭以及内耳道外端相毗邻；②前方与颈内动脉、蜗水管、岩下窦、咽升动脉脑膜支相毗邻；③内侧与第Ⅸ、Ⅹ、Ⅺ对脑神经及枕骨基板相毗邻；④外侧与面神经乳突段下部相毗邻；⑤向后上移行为乙状窦；⑥颈静脉球向下移行为颈内静脉。

2. 颈内动脉岩骨部 颈内动脉通过有骨膜被覆的颈内动脉管入颅，该管位于颞骨岩部内，其外口位于颈静脉孔的前方及茎突内侧，内口位于岩尖。颈内动脉除其入口处有致密纤维带使之与岩骨固定而不易分离外，很容易自颈动脉管内的结缔组织分离。颈内动脉岩骨部分为两段，垂直段（或升段）和水平段。

（1）垂直段的毗邻关系为:①后方与颈静脉窝相毗邻;②前与咽鼓管相毗邻;③前外侧与鼓骨相毗邻;④后外侧与茎突之间有舌下神经(Ⅻ)经舌下神经管出颅。

（2）水平段:起自膝部,向前行于耳蜗的前方,达岩尖处穿出岩骨。水平段与耳蜗仅隔以薄骨板,顶壁的内侧部由硬脑膜或一薄骨板将颈内动脉与三叉神经节相隔。

第二节 侧颅底肿瘤及症状学

侧颅底有颈静脉孔、内耳道、颞下窝、翼腭窝等重要结构，面神经、听神经、前庭神经及 4 对后组脑神经通过此区域。侧颅底颅内病变主要有听神经瘤、脑膜瘤、胶质瘤、胆脂瘤等，颅外病变主要有颈静脉球瘤，神经鞘膜瘤，以及原发于颞下窝、咽旁间隙、鼻咽部、颞骨等处的肿瘤侵入侧颅底。侧颅底肿瘤多为良性，早期无明显症状，肿瘤增大后可出现局部压迫症状。累及鼻咽区可见鼻塞和鼻涕带血；累及咽鼓管区可有耳闭塞感及传导性聋；累及下颌关节可出现张口困难、颞窝部丰满膨隆、翼状肌瘫痪；累及耳部和桥小脑角时可出现耳流脓和血性分泌物、听力下降、耳鸣、眩晕及面瘫等；累及小脑还可出现共济失调。病变压迫颈内动脉致供血不足可出现一过性昏迷及偏瘫，压迫颈内静脉孔致颅内高压，累及后组脑神经（Ⅸ、Ⅹ、Ⅺ）可出现颈静脉孔综合征（Vernet's yndrome)，表现为病侧软腭及咽喉感觉消失，声带及软腭肌麻痹，斜方肌和胸锁乳突肌瘫痪。

第三节 侧颅底手术入路

一、颞下窝手术入路

颞下窝手术适用于原发于颞下窝肿瘤，或累及颞下窝区域的原发于颞下窝周边如上呼吸、消化道、腮腺、颞骨、蝶骨大翼及颅内结构等部位的肿瘤。

（一）侧方颞下窝入路（lateral infratemporal fossa approaches）

由 Ugo Fisch（1982）创立，该术式可全程暴露岩内的颈内动脉，亦便于控制静脉窦出血，适合于听区、颞颌关节区、颞下区以及鼻咽区等处肿瘤的切除。颞下窝入路有三种类型（图 7-27-5）：

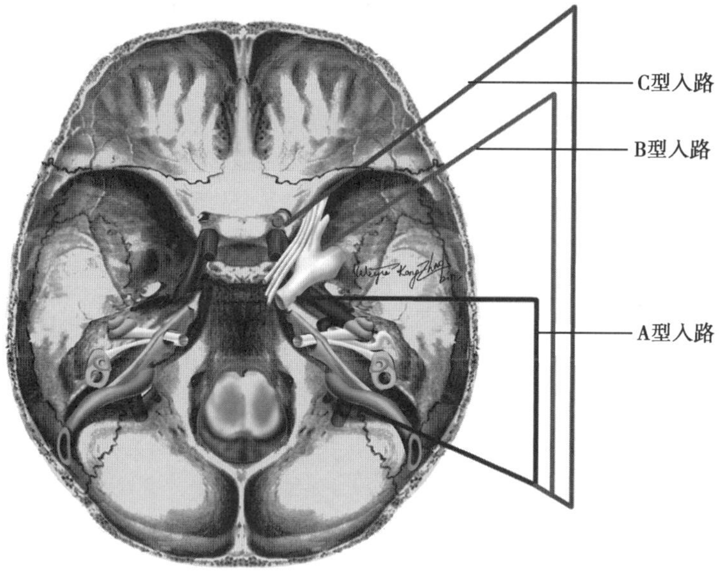

图 7-27-5　颞下窝入路手术类型

1. A 型入路（type A approach）　可进入迷路下区、岩锥和颞骨底部。手术步骤包括乳突根治、面神经前转位、颈静脉球区手术、岩部颈内动脉处理以及后部颞下窝手术等。主要适用于大型颈静脉球体瘤。其次适用于放疗不敏感的、外中耳恶性肿瘤，先天性胆脂瘤，颈静脉孔区的各种肿瘤等。

2. B 型入路（type B approach）　除 A 型范围外，可深达岩尖、枕骨斜坡以及颞下窝上部。与 A 型入路的主要区别是手术范围向前向内扩展，且不必行面神经转位。适应证有斜坡脊索瘤、岩锥囊肿、先天性胆脂瘤、颅咽管瘤、颅咽瘘管、浆细胞瘤，来自鼻咽或外、中耳的鳞状细胞癌等。

3. C 型入路（type C approach）　扩大的 B 型入路，与 B 型入路的主要区别是手术范围进一步向前、向内扩展，须切除翼板，必要时还须切断上颌神经。可到达颞下窝前部、鼻咽、翼腭窝、咽鼓管、鞍旁以及蝶窦。主要适应证有放疗失败的咽鼓管及其周围的鳞癌、囊性腺瘤及自鼻咽进入颞下窝的鼻咽血管纤维瘤等。

颞下窝入路的有耳后（Fisch，1982）和耳前（Holiday 等 1986；Sekhar 等 1987）两种切口。

（二）其他颞下窝手术入路

1. 耳前颞下入路　一般行耳前长 S 切口（图 7-27-6），截断颧弓并广泛切除中颅底外侧骨质，可充分显露颞下窝甚至鼻咽、咽后和咽旁间隙区的结构，也可到达筛窦、蝶窦和上颌窦及岩骨段颈内动脉。此入路适用于原发于颞下窝的肿瘤及原发于颞骨或蝶骨大翼并扩展至颞下窝的肿瘤。但对于扩展至颅底前部和中部的肿瘤，常须联合其他入路如额下入路等，以更好地暴露并切除肿瘤。

2. 耳后经颞入路：行耳后 C 形切口（图 7-27-6），如果将中耳作为手术入路或肿瘤累及中耳，则永久性封闭外耳道，以防术后脑脊液漏；如保留中耳则行耳甲腔切口（图 7-23-6）以保留外耳道。之后在外耳道前方分离，确认面神经主干及其分支，特殊情况下如面神经受累可切除面神经。分离颈部组织，暴露颈总、颈内及颈外动脉和颈内静脉，分离并保留Ⅹ～Ⅻ对脑神经。行乳突根治术解剖面神经垂直段以利面神经改道。颧眶骨切除同“耳前颞下入路”，可暴露颞下窝的前、上及后界。

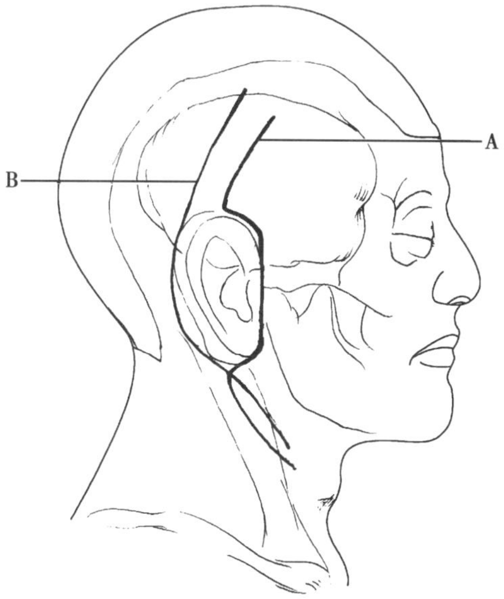

图 7-27-6　耳前颞下入路及耳后经颞入路皮肤切口
A. 耳前颞下入路　B. 耳后经颞入路

此入路适用于累及颞骨并侵犯颞下窝的病变。

此外还有经面前部入路及经眶入路可作为颞下窝手术的选择。

二、桥小脑角及岩骨-斜坡区手术入路

由于脑小桥角（cerebello-ponitine angle，CPA）及岩骨-斜坡区与许多重要的组织结构如小脑、脑干、脑神经、血管及颞骨等相关联，任何对于此区病变的处理无论对于耳神经外科或神经外科医师皆为重要的挑战。临床上有多种入路（图 7-27-7）到达此区域，但如何选择须结合术者个人的技术及患者的情况等。

1. 颅中窝入路　颅中窝入路（middle fossa approach）在侧颅底手术中的应用归功于 William House（1961，1963，1968）。适用于较小的听神经瘤切除及前庭神经截除术（详见本篇第二十六章）。主要优点是保存听力。

2. 乙状窦后入路　乙状窦后入路（retrosigmoid approach）是处理桥小脑角及附近区域病变的常用入路（详见本篇第二十六章），该入路适合桥小脑角各种手术操作，如切除听神经瘤，三叉神经感觉纤维切断术，舌咽神经切断术，面神经显微神经血管减压术等，亦可经此进路切除颅中窝胆脂瘤及桥小脑角胆脂瘤。乙状窦后入路的优点是保存听力，以及桥小脑角下部的良好暴露。

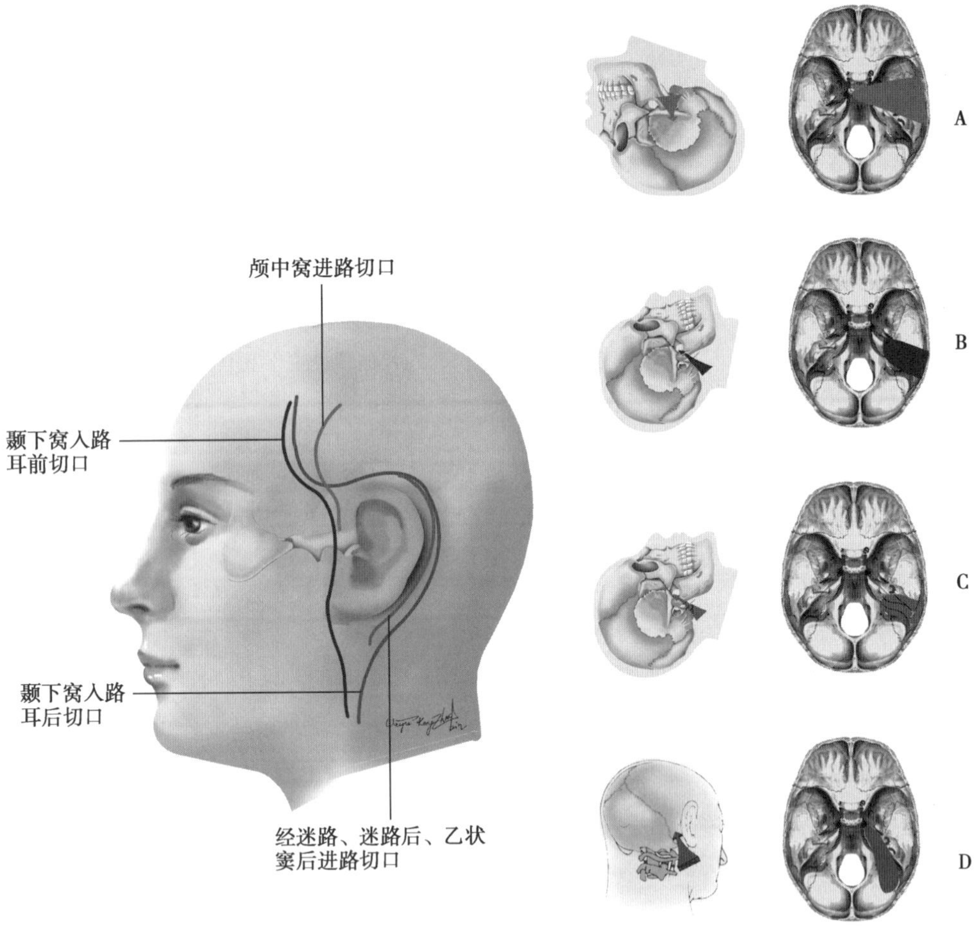

图 7-27-7　桥小脑角及岩骨斜坡区手术入路

A. 颅中窝进路　B. 经迷路进路　C. 迷路后进路　D. 乙状窦后进路

3. 经颞骨岩部入路　通过磨除颞骨岩部可以较好地暴露脑干前方和斜坡区，且不需牵拉脑和脑干，有三种基本入路解剖颞骨岩部：①经迷路后切除岩骨，可以保存听力；②经迷路可以切除更多的岩骨，但要牺牲听力；③经耳蜗可以最大限度切除岩骨，但会伴有听力丧失和面神经的移位。依次采用这几种方法可以逐步扩大切除岩骨的范围，获得对脑干和斜坡的最大暴露。

（1）迷路后入路：在迷路后至乙状窦前的区域切除乳突，充分暴露陶德曼三角，在保证内淋巴囊、前庭小管和骨半规管完整的前提下，充分磨出耳囊上下方骨

质，暴露尽可能多的硬脑膜，下方暴露颈静脉球。优点是保留听力。经迷路后入路可以显露桥小脑角，但向内前方的显露欠佳。手术野显露的范围决定于乙状窦前缘至后半规管的距离，并受颈静脉球位置高低的影响。

（2）部分迷路切除入路：在迷路后入路的基础上，在上半规管和后半规管的壶腹端和它们的总脚端分别开窗，磨去部分骨迷路而保持膜迷路的完整，将骨蜡从骨窗中塞入，以阻塞半规管内腔，达到压塞膜迷路防止内淋巴液流失的目的；然后磨去被孤立的上、后半规管，并顺着岩骨方向磨去更广泛的骨质，暴露更宽阔的硬脑膜。在临床应用中证实该入路仍然能保留患者的听力。据估计与迷路后入路比较，后方增加了6～10mm的显露，前上方增加10～15mm的显露，而对脑干腹侧增加了30°的显露角度。

（3）经迷路入路：经迷路入路（translabyrinthine approach）在迷路后入路所显示的部分向前方扩大，磨去三个骨半规管及大部分岩骨表面，暴露内耳道底，切除鼓室上部的骨质，去除听小骨，磨出面神经管，暴露更广阔的颅底硬脑膜。完全磨除乙状窦和颈静脉上方的骨质。尽可能磨外耳道以及面神经乳突段的骨质，可获得对斜坡下方的显露。该入路由于膜迷路的破坏，在扩大显露范围的同时要牺牲听力。多适用于无可用听力的患者。William House（1960）首次应用经迷路入路切除听神经瘤，现该入路已成为内耳道和脑小桥角区手术的常用术式。

（4）经耳蜗入路：经耳蜗入路（transcochlear approach）由House和Hitselberger所创立（1976），可获得对斜坡的最大暴露。横断外耳道，完成经迷路的显露后，将岩浅大神经牵向后方，并利用内耳道的硬膜保护部分神经。完整去除颞骨鼓室部，暴露颞下颌关节的骨膜，然后去除耳蜗。磨除颈内动脉（ICA）周围的颅底骨质，可以暴露颈静脉球。继续磨除部分中颅底骨质，直至ICA水平段。经耳蜗入路提供了一个平整的视角到达斜坡，并能较好地显露脑干前方及前外侧面。然而，这种良好的显露以丧失听力为代价，同时增加了发生面神经损伤和脑脊液漏的几率。

（5）经耳入路：经耳入路（transotic approach）由Jenkins和Fisch创用于切除听神经瘤（1980），亦可获得对斜坡的最大暴露。经耳入路在手术的暴露范围、面神经的处理方式以及术腔的填塞方法等方面有异于经迷路入路和经耳蜗入路（图7-27-8）。经耳入路主要适用于肿瘤直径小于或等于2.5cm的无实用听力的听神经瘤患者。通常采用自乳突尖至颞区的沿耳后发际线处切口，封闭外耳道口，暴露颈静脉球及岩骨段颈内动脉，封闭咽鼓管。行岩骨次全切除术，术后术腔被面神经管分为前后两部分（图7-27-8）。首先行迷路入路切除半规管，开放前庭，并开放内耳道后壁及下壁；再磨除耳蜗暴露扩大的内耳道。但经耳入路并非经迷路入路及经耳蜗入路的简单组合，其充分利用颞骨迷路下的空间，前自颈内动脉后至乙状窦，下自颈静脉球上至岩上窦，可以提供经颞骨到达CPA的最大暴露范围（Fish和Chen，2001）。此入路有三点优势：①可以接近完全暴露内耳道及内耳门；②可直接进入并观察CPA前方；③外耳道及咽鼓管永久封闭，术后完全消灭术腔，减少了脑脊液漏的发生。

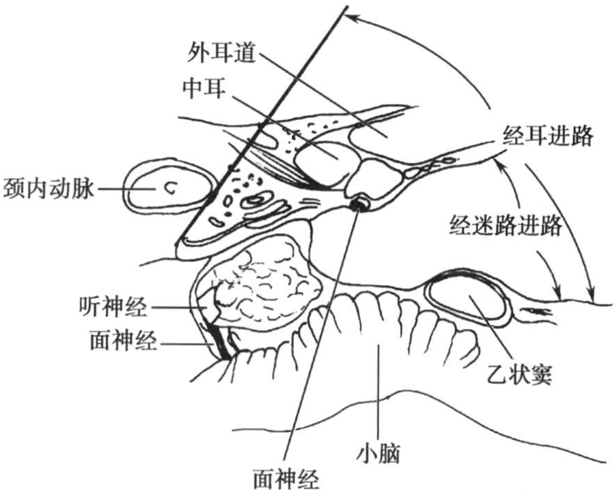

图7-27-8　经耳进路与经迷路进路

（6）颅中窝经岩部入路：即扩大的颅中窝入路。之前介绍的数种经颞骨岩部入路对于位于内耳道前方的病变切除有一定局限，而颅中窝经岩部入路较这些入路更靠前，因此能更好地显露内耳道前方的岩部斜坡区域。颅中窝入路应用于听神经瘤的治疗已有较长历史，且已较好地为颅底外科医师所熟悉。而颅中窝经岩部入路为改良的颅中窝入路，通过切除位于内耳道前方和颈内动脉内侧的岩尖骨质，避免了耳蜗切除和面神经改道，其最大优点即为保存听力及面神经功能。此入路的缺点在于磨除岩尖骨质时，可能需要切断三叉神经第3支而出现下颌麻木感等症状；而且此入路需要牵拉颞叶，可能造成暂时的表达性失语症。

4. 耳蜗下入路　切除外耳道，扩大外耳道骨部，去除颈静脉球与颈动脉之间的气房，从此入路可到达岩尖部位。岩尖部位的胆脂瘤可以通过此入路切除。但对较坚实的肿瘤需要更大的视野，为了完全切除肿瘤需要联合其他颅底手术入路（Muckle RP，1998）。

5. 耳前颞下入路　为经岩骨前部从前外侧方向到达斜坡的进路。此入路可较好的暴露耳囊以下结构，若需获得斜坡区的良好暴露，须切除耳囊和（或）移开颈内动脉，并常须使面神经改道并作中耳填塞。

6. 翼点入路　为神经外科经典手术入路，适于在上岩斜区的肿瘤向鞍区、鞍旁和中颅底发展者。由于受岩骨的阻挡，不能达内耳门区域。此入路的暴露范围有限，对较大型的肿瘤难以应用。

7. 枕下入路 为神经外科医生到达岩部斜坡区的常用手术入路。在手术过程中，对岩尖和斜坡的观察常被脑干、小脑前下动脉的分支及Ⅴ～Ⅸ对脑神经所遮挡，即使轻微拉开小脑亦不便对岩部斜坡区的病变进行操作。

8. 联合入路 颅底某些部位的病变如岩斜坡区的脑膜瘤可同时向海绵窦、三叉神经窝、中上斜坡及枕骨大孔区浸润，由于病变巨大及该区域解剖复杂，涉及脑干、Ⅲ至Ⅻ对脑神经、颈内动脉、基底动脉及其主要分支、位听器官及小脑幕切迹区结构，因此单一的手术入路常难以获得充足的显露。随颅底外科的发展，各种联合入路的应用为这些多部位的复杂病变提供了更广阔的术野显露，极大地降低了手术死亡率和致残率；但其手术操作复杂，耗时是其缺点。

（1）乙状窦前幕上、下联合入路：主要优点在于径路短且可从多方向操作，可达同侧的第Ⅲ～Ⅻ对脑神经和大脑后循环的主要血管，适用于切除中岩斜区累及范围较大的肿瘤。经乙状窦前入路时，下方被颈静脉球阻挡而致下岩斜区暴露困难，这点不足可由结扎、切断乙状窦或是经乙状窦后方进入来克服。

（2）乙状窦前-乙状窦后联合入路：即迷路后-乙状窦后联合入路，此入路在1987年后得以在临床应用。据Silverstein报道（2001），乙状窦前-乙状窦后联合入路综合了迷路后入路及乙状窦后入路的优点，此术式便于术者在后颅窝内辨认耳蜗-前庭神经界面裂隙并决定在哪里切断前庭神经。据其报道，在218例梅尼埃病手术中，有126例行乙状窦前-乙状窦后联合入路前庭神经切断术，眩晕治愈率为85%，改善率为7%，并且没有面瘫、脑膜炎及死亡病例。据报道钻磨内耳道后头痛的发生率大约有50%，此入路可以尽量避免内耳道钻磨，因此术后头痛的发生率不足5%。

三、颞骨切除手术类型

颞骨切除手术包括以下类型（图7-27-9）：

1. 袖套状切除 袖套状切除（sleeve resection）用于肿瘤局限在外耳道软骨段，未向其他地方侵袭时，可以仅将外耳道软骨连同外耳道皮肤和鼓膜上皮切除，有如袖套状。

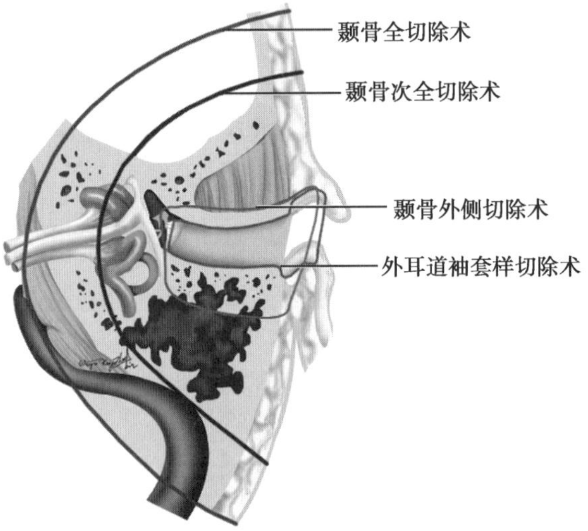

图7-27-9 颞骨切除手术类型

2. 颞骨外侧切除 颞骨外侧切除（lateral temporal bone resection）适用于肿瘤局限在外耳道骨段和软骨段，未侵入鼓室内，鼓环完整者。乳突切除，保留面神经、腮腺次全切除，外耳道连同鼓膜整体切下，如有淋巴结转移性颈淋巴结廓清或颈大块切除术。

3. 颞骨次全切除 颞骨次全切除（subtotal temporal bone resection）适用于肿瘤累及中耳和乳突诸壁。切除岩部颈内动脉外侧的颞骨部分。

4. 颞骨全切除 颞骨全切除（total temporal bone resection）为颞骨次全切加上颈内动脉切除。由于可能带来卒中等严重后果，并且此时肿瘤已侵犯颈动脉、海绵窦、颞下窝等，已经难以完全切除，此术式现在很少采用，多采取姑息性治疗。

四、微创外科技术在侧颅底手术中的应用

随着医学科学的进步，外科手术已由单纯的治疗疾病向治疗疾病同时保全功能的目标发展。微创外科（minimally invasive surgery）的观念已逐步被接受。微创外科提倡的手术目标是最大可能准确而有效地切除病变，最大限度减少对正常组织及其功能的破坏。手术显微镜、内镜（endoscope）技术和三维重建影像导航（3-D reconstruction and image navigation）技术的联合应用为微创外科技术在侧颅底手术中的应用展示了广阔的前景。

（孔维佳）

第二十八章

耳鼻咽喉头颈与颅底外科的术中实时脑神经监护

手术过程中对于神经系统的电生理学监护是一门古老而又年轻的学科。早在 1898 年 Krause 为一耳鸣患者施行蜗神经切断时发现，用单极感应电刺激面神经干可引起面肌收缩。Frazier（1912）也注意到这一现象，认为可用这种方法观察面神经的功能状态。随着生物电子学的发展，计算机的广泛应用等，近 10 余年来，术中神经学监护技术迅速发展。如听诱发电位对颅后窝手术中听神经的监护；体感诱发电位对脊神经感觉根的监护；蝶鞍区与视交叉部位手术中的视觉诱发电位以监护视神经功能；以及诱发肌电图对面神经、喉返神经的监护等。随着术中神经学监护技术的日臻完善，其应用价值已倍受临床医师的高度重视。

第一节　耳神经外科手术中的听觉诱发电位监测

耳神经外科术中的听觉监护是通过记录术中听神经的电位变化，了解听神经功能的状态，并即时反馈术者，以便采取措施避免或减轻听神经的损伤，最大限度地保存听力。对听神经功能的术中监护是伴随听觉诱发电位检测技术的出现而发展起来的。鉴于颅后窝肿瘤（主要是听神经瘤）患者术后听力保存率甚低，Levine（1978）首先将此技术用于临床，观察了听神经瘤切除术中听觉诱发电位的变化，旨在减少肉眼操作下对听神经的直接损伤，最大限度地保存患者的原有听力，并为术后听觉状态的预测提供信息。临床应用显示在内耳道及桥小脑角区域的手术中，实施听诱发电位监护包括耳蜗电图（electrocochleograph，EcochG）和脑干听觉诱发电位（auditroy brainstem response，ABR）。对于防止或减轻术中听神经损伤，预估术后听功能具有重要意义。

【基本概念】

1. 技术与内容　耳神经外科手术中听觉电生理监护技术包括：ABR 技术；直接蜗神经电位（DCAP）技术；以及 ECochG 技术三种。它们与常规电生理技术的不同点在于：常规技术是将结果与正常标准比较，而监护技术却是将术中记录的结果与患者本人术前的测试基线（baseline）进行比较，以观察其变化。其中，最早和应用最广的术中听觉监护为 ABR 技术。但由于其叠加时间长，难以及时通过电位变化预报神经组织正在发生的损伤，故监护效果不十分理想。ECochG 记录的电位大、叠加次数少、对听觉损伤的反馈快，但仅对耳蜗损伤敏感。而且，电极的安放需要特殊的技巧，其应用也受到一定的限制。DCAP 技术直接将电极放在听神经入脑干处，记录耳蜗神经复合动作电位，由于其电位波幅大、叠加次数少，反馈甚为迅速，除能反映耳蜗到电极之间的神经损伤外，还能监视脑干电位。其缺点为电极位置不易固定，常出现假阳性和假阴性的结果。因此，目前的术中听觉电生理监护技术尚不十分完善，理想的监护技术仍有待于进一步探索和完善。在实际工作中，可以根据具体情况选择一种或多种技术联合应用。

2. 人员与分工　耳神经外科手术中听觉电生理监护工作有赖于耳鼻咽喉科、麻醉科、神经外科医师、监护技师以及手术室工作人员的合理分工与密切协作。耳鼻咽喉科医师尤应具备良好的神经电生理及生物电子学等相关知识的背景。

【记录方法】

1. 记录仪器 多数听觉诱发电位系统均可用于术中监护。但要注意手术室与电声屏蔽室的差别。手术室内，存在较大的工频干扰及其他电设备（如电凝器，激光仪，超声吸引器及电钻等）产生的干扰。故应采用抗干扰性能好，自动化程度高的携带式机型。最好使用专用的听觉诱发电位监护设备。

2. 电极位置 记录电极可使用表面电极（盘状或球形），针形电极和耳道电极，但表面电极安装费时，不易固定，常产生伪迹。针形电极使用方便，固定牢。近年来使用的新形网状泡沫耳塞或耳道电极可改善信噪比，减少叠加次数，术中能有效固定并满足近场记录的要求。不同的听觉诱发电位监护技术，电极安放位置不尽相同。常见三种监护技术的电极安放位置见表 7-28-1。其他电极组合还有鼓岬-颅顶中线或鼓岬-听神经干，电极导线不宜过长，以免缠绕或折压。

表 7-28-1 电极组合与放置部位

诱发电位	记录电极	参考电极	接地
ECochG	鼓岬（或外耳道）	同侧耳垂（或乳突）	颊部
ABR	颅顶（或前额）	同上（或颈后）	同上
DCAP	听神经干	切口附近肌肉（或同侧耳垂）	前肢

不同的听觉诱发电位监护技术，电极安放的易难程度不一，ABR 最简单，ECochG 的电极则需要特殊的放置技巧，DCAP 的电极放置耗时，位置不易固定，并影响手术操作。

3. 刺激条件 刺激条件的选取必须考虑到术中监护的特点。由于术中监护主要是尽可能实时监视听觉诱发电位波形在手术过程中的变化，因此，就必须选用能引出较好听觉诱发电位波形，并能及时反应听神经系统损伤的刺激条件。比如刺激声可用短声（click），刺激频率为 10～20 次/s 等。就术中监护而言，理想的声刺激系统应能达到诱发电位听觉通路而出现完整和同步反应的目的。应选用体积小、隔声好、频响范围较宽、信噪比良好的给声耳机。为获得最佳信噪比，刺激强度宜以 60～80dB nHL 为佳，低于此强度时，电位波形分化不良。亦可用最大输出。为防止交叉传导所引起的听觉反应（声影），应向健耳（对侧耳）施加掩蔽，临床上通常用 40dB nHL 白噪声（或宽带噪声）进行。为了最大限度记录到术中听觉反应而不失真，应认真选择合适的滤波参数。在记录 ECochG 时，带通滤波的低截点一般为 30～100Hz，高截点为 3kHz。测试 ABR 时，选用 1kHz 为带通高截点常可提供分化良好的波形，并消除高频噪声的干扰。

在实际应用中，应根据术前患者的听力情况进行选择。某些听神经瘤患者术前高频音的听力减退甚至消失，而低频音的听力尚保留，此时选用合适的刺激参数，对术中正确评估患者的听觉反应尤为重要。

【技术指标及其意义】

1. 术中听觉监护的技术指标 术中听觉电生理监护的技术指标与实验室常用的听觉电生理技术指标相同。如波潜伏期，波间期，波幅及波形。详细内容请参阅有关章节。

2. 术中听觉监护指标的变化与意义

（1）ABR 的改变：较小的听神经瘤（直径≤1.0cm）在麻醉诱导后波Ⅰ、Ⅲ、Ⅴ仍可引出，与术前检查基本相同。Ⅰ～Ⅲ或Ⅰ～Ⅴ波间期较健侧延长，其程度依术前听力及肿瘤范围而异。肿瘤较大时，麻醉后起始 ABR 各波可见各种异常，如波Ⅲ消失，波Ⅴ潜伏期延长，Ⅰ～Ⅴ间期延长，及振幅降低。术中及手术结束时波Ⅰ，Ⅴ仍存在（潜伏期可延长），一般预示耳蜗、听神经及脑干低位传导通路完整，术后可保存有听力（Kemink 1990，Nadol 1992），如Ⅰ、Ⅴ波消失或仅存波Ⅰ，则术后很少有实用听力。多数情况下，切除肿瘤后波Ⅴ仍存在，或波Ⅴ振幅渐进性下降而又能逐渐恢复者，术后听觉可望有一定程度的保存。少数病例可发生延迟性听力下降或波动性改变，机制尚不清楚。可能与术后蜗动脉供血不足以及神经组织水肿所致的局部微循环障碍有关。

术中波Ⅴ变化同时多伴有 AP_{N1} 改变，如牵拉或自脑干附近分离肿瘤过程中波Ⅴ振幅突然降低或消失，此时 AP_{N1} 亦出现一过性改变，但通常可恢复。术中波Ⅰ突然消失多因急性耳蜗供血不足引起。波Ⅴ消失而波Ⅰ稳定可排除内听动脉损伤。肿瘤粘连致使分离损伤或手术时间过长，可出现渐进性波Ⅰ振幅下降，提示听神经电活动不同步，部分患者术后听力仍可恢复（Yingling，1992）。

（2）ECochG 的改变：AP_{N1} 较 ABR 能更快地提示听神经本身的信息，更符合术中实时记录（real-time recording）的要求。术中处理肿瘤或听神经干时，AP_{N1} 常出现明显的振幅变化。在此监护下，通过调整操作（如改变分离角度，轻柔操作）可减轻术中的神经损伤。AP_{N1} 单独发生突然改变多见于伤及耳蜗供应血管或电凝刺激听神经干。渐进性变化常见于自内耳道行肿瘤分离或囊内减压过程中。一过性 AP_{N1} 消失可在自听神经复合体切除肿瘤时出现（此时 ABR 首先消失），通常可以恢复。

CM变化直接反映耳蜗功能，其改变通常伴有AP_{N1}变化。一般认为CM波幅及波形变化主要与耳蜗供血状态有关。故CM对缺血或缺氧的影响较AP_{N1}敏感，且最先出现，但其恢复程度不如AP_{N1}充分（Levine，1984；1988）。

【影响监测结果的因素】

术中听觉诱发电位的变化并不都提示患者听功能发生了改变，以下因素可影响监测结果，分析过程中应予以考虑。

1. 电极的接触状况　电极受压或脱落可引起电位突然降低或消失。记录电极间电阻升高可提示电极接触不良。

2. 噪声与电磁干扰　背景及环境噪声以及室内电设备均可干扰或使诱发电位信号衰减。如电钻噪声有时可完全掩蔽测试耳ABR，表现为一过性电位下降（与驱动电钻时程一致）。其他干扰源还包括电凝器，超声吸引器以及低频交流电干扰。

3. 手术过程的影响　颅腔或内耳道开放后，可立即出现某些电位变化，此时CM变化与AP_{N1}同步发生。脑干与听神经长时间暴露于空气，或脑脊液容积的减少均可以影响监视结果。此外，手术中脑脊液溢入中耳腔或外耳道以及内耳道，可导致输出信号衰减或变形。

4. 全身麻醉剂和麻醉深度的影响　一般认为全身麻醉剂对中枢神经系统的影响大，而对外周神经系统影响较小。有人认为全身麻醉对ABR的Ⅰ~Ⅲ间期影响极小，仅对Ⅲ~Ⅴ间期有影响，其表现形式为Ⅲ~Ⅴ波间期延长。

就整个手术监护而言，它实际上包括麻醉过程监护和手术过程监护两种。前者指依据监护指标来了解麻醉的深浅并判断是否达到必要的麻醉深度；后者是在麻醉过程中，监视手术过程对监护指标的影响（或变化），并根据这些变化来指导或改进手术过程。因此，耳神经外科手术中听觉诱发电位（当前的三种监控技术）可以不必考虑麻醉的影响。

5. 体温的影响　体温的变化尤其是术野区域内脑组织局部温度对监视结果有较大影响。体温低于31℃~32℃时，ABR波间期可明显延长。一般认为温度下降1℃，波间期延长0.17~0.2ms。低于27℃，反应波可消失。故术中应注意局部保温，用接近体温的热盐水冲洗。此外，观察对侧耳的反应指标以资比较并从时间上进行判断，不难排除温度因素的影响。

【预后评估】

1. 影响术后听力的因素　首先是肿瘤的大小及所在的部位，其中肿瘤大小与术后听力呈负相关。直径≥2~4cm的听神经瘤术后听力保存率极低。术前听力是另一重要的影响因素，如术前纯音听阈在60dB HL以内，言语识别率≥65%，术后听力保存几率在30%左右，其中波Ⅰ、Ⅴ存在者，预后良好。另一个与术后听力有关的因素是手术过程中对听神经及其供应血管的损伤程度，术中听觉监护的意义之一就在于减少这类损伤。

2. ABR与AP_{N1}的预估价值　有资料显示，术中监护有助于预估患者的术后听力水平，尤其是对于较小的听神经瘤手术中的应用价值较大。Slavit（1991）报告，直径≤2cm的听神经瘤（术前纯音听力≤65dB HL），施行术中监护组的听力保存率为36%，非监护组仅为9%，组间差异十分显著。在60例监护患者中，术终时ABR波Ⅰ、Ⅴ保留者，术后听力保存率最高。Watanable（1989）根据80例颅后窝肿瘤（主要是听神经瘤）术中ABR监测结果分析，发现波Ⅰ、Ⅴ指标的预估价值是比较肯定的。基于波Ⅴ变化对术后听力所作的预估符合率为95%（76例），不符合率为5%（4例）。根据波Ⅰ变化的符合率为89.4%，不符合率为10.6%。

AP_{N1}在听觉监护中的预测作用较ABR波Ⅰ、Ⅴ可靠（Kveton，1990），手术结束时AP_{N1}完全消失则术后听力无保存可能（Nadol，1987；1992）。AP_{N1}始终存在时，90%患者将保留相当的术后听力（Levine，1988）。

3. 术后听功能的评估项目　对此尚无一致的看法。目前仍以纯音听阈（PTA）、言语识别阈（SDT）和言语接受率（SRT）作为主要评估指示。一般认为PTA≤50~60dB HL，SDT≥50%为有用听力。Silverstein（1986）提出以下评分标准，可供参考：①良好：SRT≤30dB HL，SDT≥70%；②可用：SRT≥50dB HL，SDT≥50%；③可测：尚存任何仅可测得的残留听力。

4. 术后延迟性听力减退　对此进行预估的报告甚少，Strauss（1991）报告75例听神经手术中11例出现术后（4天）延迟性ABR异常。术中波Ⅰ稳定者4例，不稳定或一过性消失4例，不可逆消失3例。波Ⅴ一过性消失3例。治疗后4例听力恢复。作者认为术中及手术结束时波Ⅰ、Ⅴ改变可提供某些信息，以便及时治疗，预防不可逆性听力损害的发生。

对于减小的听神经瘤或其他颅后窝肿瘤，以及施行桥小脑角区域内的血管神经（Ⅴ、Ⅶ、Ⅷ）减压手术中，应用听觉诱发电位技术进行监护，有助于避免和减轻不必要的操作性损伤，提高患者术后听力的保存几率。术中听觉监护是一个有待进一步开拓的领域，这项技术仍需不断积累和完善，如听觉系统对手术操作的耐受程度、预测术后听力的最佳指标的提取以及记录程序的简化等问题，还有待进一步解决。

第二节 术中面神经的实时监测

【发展概况】

1966年Parsons首先在腮腺手术中用电刺激技术识别并定位面神经的走行方向，取得了成功。初期监护面神经时，检查者需要将手放在患者面部以察觉面神经受刺激时的面肌收缩。尽管如此，Parsons的工作开创了术中面神经监测的先河，受到外科学界的重视。此后，Delgado（1979）首次成功地将肌电图描记技术（EMG）用于桥小脑角手术中对面神经的监测，明确地显示出其优点。上世纪80年代后，随着神经电生理学的进步和计算机的广泛应用，以及神经监测软硬件系统的不断更新，术中神经监护技术得到迅速发展。临床应用的范围不断扩大，使许多耳鼻咽喉头颈手术、颌面手术、颅底及颅内手术的安全性明显提高，大大降低了医源性面神经损伤的发生率。目前，术中实时监护面神经在国外已列为常规，国内亦在多家医院开展。

【监测仪器】

从面肌记录肌电图（electromyography，EMG）是最常用、最灵敏的面肌运动功能的检测方法之一。EMG可觉察出小于100μV电压的亚临床肌电反应，通过电刺激神经，诱发肌电活动并收集、记录复合肌肉动作电位（cMAP）。目前国内外常用的神经监护系统的工作原理均属于诱发肌电反应记录。主要机型有NIM-Pulse（2导）、NIM-Response（4导）系统（美国Xomed）；Neurosign 100（2导）、Neurosign 400（4导）和Neurosign 800（8导）系统（英国Magstim）；以及Vikin Ⅰ～Ⅳ型多导监测系统（美国Nicolet）。

神经功能监护仪（nerve integrity monitor，NIM）由放大器、示波器、刺激器、声反应系统等组成。NIM可以实时地将诱发性肌电活动放大，并记录下来。这种肌电活动被转换成可视波形和声音信号，并通过监视器和扬声器同步显示。当术者的手和眼用于操作时，可通过听觉来了解神经的功能状态。

【电极位置】

电极用来监测肌电活动，有正负极之分，电极分别连接在不同的放大器正负极上。EMG记录方法：双极型皮下配对针形电极和皮下针形电极，电极安放位置应尽量远离其他相邻脑神经支配的肌肉。记录电极（2导或4导）分别要以30°角插入术侧眼轮匝肌和口轮匝肌中，地极或参考电极和刺激器正极分别插在胸骨柄处或对侧口轮匝肌咬肌和术侧肩部，插好后不要随意移动电极，要确保电极插入稳定。神经监护仪一般都带有电阻自检功能，使插入电极和接地电极电阻＜10kΩ，正负极电阻差值＜2kΩ，从而确保机器在最佳工作状态。

【电极与监测方法】

神经监护仪将同侧眼轮匝肌和口轮匝肌复合肌肉动作电位（cMAP）放大并记录下来，转换成肌电波形和声音信号，通过监视器和扬声器同步显示，以进行实时监控。由于肌肉收缩时产生的电压非常小，从百万分之一伏到几千分之一伏的亚临床收缩肌电反应，会受到体内外许多因素的影响。前置放大器除信号增盈作用外，还能有效屏蔽噪音、金属间接触产生的伪信号，判断输入的是否为真正的信号放大还是应排除的伪迹，性能先进的仪器还能抑止来自刺激伪迹的噪声干扰。面神经受到单个机械或电刺激时，显示的神经-肌电反馈是确定面神经走向的依据，能快速限定解剖范围，从而缩短手术时间。此外，还可评估面神经的完整性并有助于确定损伤所在的平面。

刺激探针有单极和双极两种，后者的两支探头要同时接触被探测组织，以形成电流回路。单极探针则通过一个皮下参考电极连接患者，单极探针虽然无法控制电流传导方向，但它只在尖端导电，因此可以进行精细的探查。探头接触组织，直到找到神经的位置。

【刺激电流】

选用合适的刺激强度非常重要，多数神经监护仪提供的电流强度为0～5mA，术中应根据情况调整电流强度，以探明神经所在部位及其走行。常用的电流强度为0.2～1.0mA，刺激脉冲为100ms。用过强的刺激来寻找非面神经走行区域，可出现似是而非的电位。过强的刺激还会降低双极刺激电极的空间选择性。高强度电流多用于通过骨或肿瘤组织探查神经，若面神经在骨管里，诱发电反应的强度可能高达3.0mA。刺激电流强度与覆盖面神经的骨质存在良好的对应关系，1mA电流强度相当于1mm的骨质厚度，即当面神经外骨质削薄1mm后，刺激面神经引起相同反应的电流强度可减少1mA。当1mA电流刺激骨管能引起同步的诱发面肌肌电图时，应警惕骨壁距离面神经不足1mm。应尽可能使用最小电流及电压，以使神经受到尽量小的刺激。此外，短暂、间断性刺激比长时间、持续刺激好。

【图形识别与结果判读】

正常面肌肌电图的波形分为单相、双相、3相、4相或多相，双相及3相电位占80%。在手术野中，如果肉眼无法辨认面神经的存在，就应使用手持刺激电极进行面神经定位，如直接接触到面神经，将发出与刺激同步的嘟嘟警示音，同时示波器显示出同步的恒定面肌肌电图。如为牵拉、挤压等机械刺激或受热等物理刺激，以及高速转动的电钻头靠近面神经骨管时，则诱发非同步反应波，发出非同步的喀哒声。术者通过单极探头刺激面神经，使扬声器发出同步警示音或面神经自发面肌电活动发出非同步的警示音来辨认和定位面神经走行。同时，通过监护仪屏幕检查传出波形的振幅和形状，可判断是否为电刺激反应所致。

用手持电极和已预设好的刺激强度来探查肿瘤时，记录到的肌电幅度取决于刺激电极与面神经之间的距离。当移动刺激电极而肌电幅度减小时，是电极移开面神经的信号。相反，当移动刺激电极而肌电位幅度增加时，是电极向面神经靠近的信号。如在术中已能鉴别出面神经所在位置，可沿面神经走行的全长，借助不同位点引出的肌电潜伏期的长短，估算面神经的传导功能。

【麻醉的影响】

面神经是躯体自主运动神经，局麻手术中患者的面部活动对监护的准确性影响很大，所以建议选用全身麻醉，以静脉麻醉为主的静吸复合麻醉为佳。虽然普通麻醉剂对 BAEP 或其他短潜伏期的听觉诱发电位影响不大，但在监护运动神经时，使用肌松剂将不能记录到肌肉的收缩。肌松剂的使用可影响神经肌肉接头信号的传递，影响面神经肌电反应强度和速度，使 EMG 波形产生变化，从而影响神经监护预警的灵敏度和准确性。如在插管时使用短效肌肉终板阻断剂，当记录肌肉反应时，必须确认短效肌肉阻断剂的作用已经完全消失。

目前常用的肌松剂是维可松（仙林）(vecuronium)、哌可松（阿端）(pipecuronium）等。临床上常用的吸入麻醉药如异氟烷、七氟烷、地氟烷、笑气对运动诱发电位有较强的抑制作用，而静脉麻醉药如氯胺酮、异丙酚、依托咪酯等对运动诱发电位的影响相对较小。在接近神经的手术步骤前，用刺激咳嗽方法确认肌松剂作用已经消失，以免影响监测的准确性。合理使用少量的肌松剂仍能满足记录肌肉反应的要求，同时又能防止术中患者移动。为达此目的，肌松剂可由控制灌注系统加以管理。部分肌松剂导致肌肉的快速疲劳，虽然肌肉对第一次刺激表现出正常的反应振幅，可是，对随后的刺激却出现非常小的反应振幅。如果肌肉仍然受着肌肉终板阻断剂的影响，那么，当运动神经受到操作扰动时，有可能检测不到连续的肌肉活动。

【总结】

术中实施面神经监护，有助于术者辨认并识别面神经，确定其位置并判断面神经的功能状况，不仅可减少医源性面神经损伤风险，而且可以缩短手术时间，增加术者的安全感。

第三节　术中喉返神经的实时监护

【基本概况】

医源性喉返神经损伤多发生在甲状腺、纵隔与心脏手术中。甲状腺术中损伤喉返神经的概率国外报道为 0.4% ~3.9%，国内则在 1% ~15% 不等。20 世纪 90 年代以来，随着神经电生理学的发展和计算机的广泛应用，术中神经监护技术得到迅速发展，神经监护的硬件系统和技术方法不断更新和改进，临床应用日益广泛。

喉返神经术中实时监护起步较晚，伴随着信号求均技术（Pursue average）和计算机的应用以及专用仪器的问世而逐渐完善。20 世纪 80 年代后期，喉返神经术中监护开始逐步应用于临床，在欧美等国家已经列为手术常规。国内在喉返神经术中实时监护方面还未见有文献报道。国内甲状腺手术大部分是在局部麻醉 + 基础麻醉下完成的，目的是术中便于根据患者发声的方法辨认喉返神经是否损伤。但这种方法并不可靠，如术中发现患者声音嘶哑后常为时已晚，喉返神经多已发生轻微或者永久性损伤。

术中神经功能监护技术的问世为患者带来福音，也是甲状腺外科中革命性的进步。随着医学科学的发展和人民生活水平的提高，越来越多的患者愿意接受全身麻醉手术，既可以减轻痛苦，又可以避免局麻手术带来的心理创伤。采用术中喉返神经实时监护，可以大大减少喉返神经损伤的概率，对于较大的结节性甲状腺肿、甲状腺腺瘤和再次手术病例，尤其在恶性甲状腺病手术，喉返神经监护有着极其重要的意义和应用价值。

国内方面，潘凯等（2003）报道了在 20 例局部麻醉甲状腺手术中用针形电极，使用 Neurosign 100 型神经探测仪探查喉返神经。此前，海军总医院全军耳鼻咽喉头颈外科中心在 2002 年率先在国内首先开展了全身麻醉下甲状腺手术中喉返神经术中实时监控的系列研究，并将该技术应用于临床，取得满意效果。

【仪器设备】

EMG 监测是最灵敏的技术之一，可觉察出小于 100μV 电压的亚临床收缩肌电反应，目前国内外常用的神经监护系统的工作原理均属于诱发肌电反应记录。主要机型有 NIM-Pulse（2 导）、NIM-Response（4 导）系统和 Xomed-Treace 气管插管内电极系统（美国 Xomed 公司），Neurosign 100（2 导）、Neurosign 400（4 导）和

Neurosign 800（8导）系统（英国Magstim公司），以及Vikin Ⅰ～Ⅳ型多导术中监测系统（美国Nicolet公司）。

【电极位置】

声带肌EMG记录方法有很多种，最常用的是双极皮下配对针形电极、皮下同圆心针形电极和气管插管式电极3种，各有利弊。针形电极（双极或单极）要插入甲状软骨与环状软骨之间的环甲膜同侧的声带肌肉上，可以在局部麻醉下操作，但电极安放较为不便，给患者带来恐惧和痛苦，监测中易受人为因素的影响，同时电极正好在术区，明显影响手术操作。气管插管式电极伴随全身麻醉时的气管插管，电极接触到声带表面黏膜，方法简便易行，痛苦小，缺点为价格较昂贵。电极安放要求其位置应尽量远离其他相邻脑神经支配的肌肉。以喉返神经为例，神经受到单个机械或电刺激时，显示的神经肌电活动反馈是确定神经解剖走向的依据，能快速限定解剖范围，从而缩短了手术时间。除此以外，还可评估神经的完整性和并可确定损伤的平面。

【临床意义】

甲状腺手术中损伤喉返神经的概率国外报道0.4%～3.9%，国内为1%～15%不等，再次手术和甲状腺癌的喉返神经损伤率有的高达15%～33.9%。由于国内甲状腺手术大部分是在局部麻醉＋基础麻醉下完成的，目的是术中采用患者发声的方法辨认喉返神经是否损伤，这种方法非常不可靠，等术中发现患者声音嘶哑后已为时晚矣。术中神经功能监护技术的发展为患者带来福音，为促进头颈外科甲状腺手术革命性的变革带来契机。随着医学的发展和人民生活水平的提高，人们的生活观念发生根本性转变，广大患者愿意接受全身麻醉手术，既可以减轻痛苦，又可以避免局麻手术带来的心灵创伤，同时采用术中喉返神经实时监护，可以大大减少喉返神经损伤的概率，手术中没有必要解剖暴露喉返神经，可以明显缩短手术时间。对于较大的结节性甲状腺肿、甲状腺腺瘤和再次手术病例，尤其在甲状腺恶性疾病手术，喉返神经监护有着极其重要的意义。

【监护方法】

喉返神经的术中监测根据不同电极的安放，有两种不同的监测方法。一是在局部麻醉＋基础麻醉下用针形电极（双极或单极）插入甲状软骨与环状软骨之间的环甲膜同侧的声带肌肉上；二是在全麻手术中应用气管插管式电极，电极安放伴随全身麻醉时的气管插管，电极接触到声带表面黏膜。将刺激电极负极和参考电极分别插入左右肩部皮下并固定，连接神经完整性监护仪，检测电极是否在位，检测电极电阻是否符合要求，即要求左右声带正负极电阻分别＜10kΩ，正负极电阻差＜2kΩ，接地电极＜10kΩ，检测完毕即可开始手术。

局麻手术中当接近甲状腺背侧喉返神经所走行区域的时候，用神经监护仪探针电极局部进行探测，从而确定喉返神经的位置加以保护。

我们在全麻甲状腺手术中发现，全身麻醉深度适中或保留患者的自主呼吸，随着患者的自主呼吸运动，可记录到声带肌自发的锯齿状肌电波形或自发的复合肌肉动作电位（cMAP）从而实施对喉返神经功能的术中实时监控。当手术操作到甲状腺部位，由于机械的挤压或牵拉作用的刺激，诱发的复合肌肉动作电位（cMAP）实时通过神经完整性监护仪的扬声器反复发出同步的喀哒声警示音来提示手术者喉返神经的功能状态。当手术接近甲状腺背侧喉返神经所走行区域的时候，由手术医师操作刺激探头，应用单极的刺激器进行喉返神经探查定位，如直接接触喉返神经表面，将发出和刺激同步的嘟嘟声（4次/秒），从而确认喉返神经进行标记并加以保护。当解剖标志不清，在无法确认有无喉返神经的危险区域操作的时候，加大刺激电流强度，用探针对操作区域进行探查，如果扬声器发出和刺激同步的嘟嘟声（4次/秒），警示手术者操作区域有喉返神经通过，操作应当心；如果刺激时没有和刺激同步的嘟嘟声（4次/秒）发出，提示操作区域没有喉返神经通过，可以放心操作。甲状腺切除术后，用探针探测喉返神经最小刺激电流强度阈值，用以判断术后喉返神经的功能。

【术中监控的适应证】

虽然全麻无痛手术是未来甲状腺手术的发展方向，也并不是所有甲状腺手术都需要喉返神经术中实时监控，例如较为简单的腺瘤和结节切除术，喉返神经损伤的可能性很小。在临床应用中，应严格监护适应证。我们认为，以下甲状腺手术有损伤喉返神经的风险，应该常规应用术中实时监控的手术依次为：

1. 甲状腺腺叶切除术（TGL）。
2. 甲状腺次全（或大部分）切除术（STD）。
3. 甲状旁腺切除术（PTGR）。
4. 二次或多次手术的甲状腺手术。
5. 甲状腺巨大良恶性肿瘤。
6. 颈部粗短、肥胖、脊柱畸形不能长时间仰卧的患者。
7. 老年人、高血压、心肺疾患的患者。
8. 其他不能耐受局麻手术需要全身麻醉的患者。

【刺激电流的选择】

术中探测喉返神经适宜刺激电流范围为0.2～1.0mA。为避免刺激电流强度过大，术中最大刺激电流强度阈值建议不要超过2.0mA,是在处理甲状腺下极和背面探测喉返神经的时候,在喉返神经解剖区用2.0mA刺激电流探测神经,由于组织有对电流的传导性,在接近神经2~3mm距离时,机器将发出弱小与刺激电流的同步的嘟嘟声,警示术者注意,减小刺激电流到0.2~1.0mA,在附近很快探测到并确认喉返神经,加以保护。

【麻醉的影响】

由于神经监护仪实质上是属于诱发肌电反应记录装置，麻醉的配合对喉返神经术中实时监控至关重要。既要全身麻醉，深度不能太深，尽可能保留患者的自主呼吸，又不能使用肌松剂，这对麻醉师的要求很苛刻。虽然国外学者通过动物实验认为即使75%的肌肉受体受到阻滞，肌电图仍可引出，但考虑术中使用肌松药能导致神经肌肉接头电生理信息传递阻滞，影响神经肌电反应强度和速度，从而影响神经监控预警的灵敏度和准确性，故我们认为在麻醉插管时首次使用肌松剂后术中全程不再使用，这点很重要。全麻宜选用以静脉麻醉为主的静吸复合麻醉，常用的静脉药是异丙酚+芬太尼，吸入麻醉药是安氟烷和异氟烷，由于吸入麻醉药对神经肌肉接头有抑制作用，我们在麻醉过程中监测气体浓度，使呼出浓度不要超过1.0MAC（最低肺泡气有效浓度minimum alveolar concentration，MAC)。研究中我们还发现，个体对麻醉药的敏感性是有差异的，可能与体重、体表面积和体质有关系，不同的个体要达到神经监控的要求，静脉和吸入麻药的浓度是不同的。另外，我们对比了安氟烷和异氟烷对神经监控的影响，发现安氟烷（≤0.8MAC）对神经传导的阻滞作用大于异氟烷（≤1.0MAC)。

【优点与局限性】

喉返神经术中实时监控技术的优点是显而易见的：①全程对神经功能进行实时监控，预警可能的神经损伤；②术中可以辨认识别喉返神经，缩短解剖神经的时间；③对术后喉返神经功能的预后判断提供客观指标；④如果发生术中神经损伤，术者可以立即知情，迅速查明原因，采取有效的补救措施。特别强调：作为一项技术而言，术中实时喉返神经监控不能代替术者的神经解剖知识，以及熟练的技巧和经验。对临床经验不足的外科医师来说，在危险区域手术过程中要严格遵守先探测再操作的原则。国内的研究工作仍处于起步阶段，进一步改进和完善监控设备，建立统一、规范的监控指标与行业标准仍需努力。

（孙建军）

主要参考文献

1. 卜行宽,刘鋌.世界卫生组织预防聋和听力减退工作情况介绍.中华耳鼻咽喉科杂志,2000,35:237-239
2. 戴朴,朱秀辉,袁永一,等.Pendred综合征基因热点突变筛查赤峰市聋哑学校大前庭水管综合征患者.中华耳鼻咽喉头颈外科杂志,2006,41:497-500
3. 顾瑞,郑杰夫,于黎明.中枢性低频听力减退的听力学分析.中华耳鼻咽喉科杂志,2000,35:441-445
4. 兰宝森,冷同嘉,等.外耳道畸形的面神经管异常.CT诊断及手术评价.中华放射学杂志,1993,27:599-602
5. 冷同嘉.先天性重度外中耳畸形的内耳开窗术.中华耳鼻咽喉科杂志,1993,28:334-335
6. 李哲生,李国佳.外耳道闭锁手术的面神经变异和畸形.临床耳鼻咽喉科杂志,1988,2:143-145
7. 刘丞,卜行宽.听力减退的流行病学研究.中华耳鼻咽喉头颈外科杂志,2005,40:795-797
8. 严信华,沈平江.先天性耳前瘘管的遗传学探讨.中华耳鼻咽喉科杂志,1993,28:213-214
9. 郭玉芬,徐百成,韩东一,等.中国西北地区线粒体.DNA 12 S RNA A1555G和GJB_2基因突变.中国耳鼻咽喉头颈外科杂志,2006,13:666-669
10. 龚树生,汪吉宝.自身免疫性内耳病的实验研究.中华耳鼻咽喉科杂志,1995,30:9-12
11. 韩杰,樊忠.面神经与小脑前下动脉的显微解剖关系.中华耳鼻咽喉科杂志,1990,25:133-134
12. 黄德亮,杨伟炎,姜泗长,等.粘连性中耳炎临床观察.中华耳鼻咽喉科杂志,1996,31:82-84
13. 孔维佳,Schrott-Fischer A.大鼠前庭终器胆碱乙酰化酶免疫活性阳性神经分布.中国耳鼻咽喉颅底外科杂志,1996,2:129-132
14. 孔维佳,Schrott-Fischer A.γ-氨基丁酸在大鼠前庭终器的超微定位.临床耳鼻咽喉科杂志,1996,10:195-198
15. 孔维佳,Egg G,Schrott-Fischer A.γ-氨基丁酸在人体耳蜗的定位.临床耳鼻咽喉科杂志,1996,10:323-325
16. 孔维佳,Schrott-Fischer A.大鼠前庭传出神经降钙素基因相关肽染色分类.听力学及言语疾病杂志,1996,4:130-133
17. 孔维佳,Egg G,Schrott-Fischer A.胆碱乙酰化酶在人体耳蜗的定位.听力学及言语疾病杂志,1996,4:175-178
18. 孔维佳,Hussl B,Schrott-Fischer A.人体前庭感觉上皮胆碱能神经免疫细胞化学研究.中华耳鼻咽喉科杂志,1998,33:7-9
19. 孔维佳,马辉,韩萍,等.人工耳蜗植入术后植入电极的影像学检查,中华耳鼻咽喉科杂志,2004,39:81-84
20. 孔维佳,许由,乐建新,等.人工耳蜗植入术前听神经完整性的评估,中华耳科学杂志,2003,1:26-30
21. 孔维佳,余力生,许由,等.先天性语前聋中国儿童双耳人工耳蜗植入疗效观察,临床耳鼻咽喉科杂志,2003,17:577-579
22. 孔维佳,乐建新,熊新高,等.听神经-听觉通路完整性综合评估法,临床耳鼻咽喉科杂志,2003,17:705-708
23. 梁勇,钟乃川.中潜伏期反应的优选测试条件及其正常值.中华耳鼻咽喉科杂志,1992,27:268-271
24. 苏丹柯,谢东,李强.前庭导水管扩大畸形的CT诊断.临床放射学杂志,2001,20:344-346
25. 汪吉宝.大前庭水管综合征.中华耳鼻咽喉科杂志,2002,37:398-400
26. 汪吉宝.伴有大前庭水管综合征的突发性聋.临床耳鼻咽喉科杂志,2002,16:515-517
27. 汪吉宝,段家德,李擎天,等.听神经病听力学分析.中华耳鼻咽喉科杂志,2002,37:252-255
28. 汪吉宝,刘世英.分泌性中耳炎误诊漏诊分析.中华耳鼻咽喉科杂志,1994,29:201-205
29. 汪吉宝,刘邦华,易星,等.特发性血鼓室.耳鼻咽喉-头颈外科,1996,3:74-76
30. 汪吉宝,余青松,孔维佳,等.直入式径路外耳道鼓室成形术治疗先天性外耳道闭锁.中华耳鼻咽喉科杂志,1999,34:81-83
31. 汪吉宝,李桂榕,龚树生.豚鼠内耳微血管解剖结构特点.中华耳鼻咽喉科杂志,1996,31:219-222
32. 王锦玲,张旭.重复局部注射A型肉毒素治疗眼睑及面肌痉挛的疗效观察.临床耳鼻咽喉科杂志,

2006，20：292-294

33. 王秋菊，韩东一，郭玉芬，等．遗传性耳聋资源收集保存及基因定位克隆．中国耳鼻咽喉头颈外科杂志，2006，13：661-665

34. 王燕犹，马春蕾，陈祖培，等．地方性克汀病大鼠模型的耳蜗形态与功能改变．听力学及言语疾病杂志，1993，1：41-43

35. 王正敏，马兆鑫，迟放鲁，等．耳蜗微窥镜应用的初步报告．中华耳鼻咽喉科杂志，2002，37：140-141

36. 王正敏．耳显微外科学．南京：江苏科学技术出版社，2005

37. 周永，唐安洲，李恩杰，等．鼻咽癌放疗后咽鼓管功能障碍的几种类型．临床耳鼻咽喉科杂志，2003，17：464-465

38. 中华医学会耳鼻咽喉科学会，中华耳鼻咽喉科杂志编辑委员会．梅尼埃病诊断依据和疗效分级．中华耳鼻咽喉科杂志，1997，32：71

39. 中华医学会耳鼻咽喉科学会，中华耳鼻咽喉科杂志编辑委员会．突发性聋诊断依据和疗效分级．中华耳鼻咽喉科杂志，1997，32：72-74

40. 中华医学会耳鼻咽喉科学分会，中华医学会耳鼻咽喉科杂志编辑委员会，人工耳蜗植入工作指南（2003 年，长沙）．中华耳鼻咽喉科杂志，2004，39：66-69

41. 钟乃川，金晶，段家德．高刺激率听性脑干反应诊断椎．基底动脉短暂缺血性眩晕．临床耳鼻咽喉科杂志，1992，6：66-71

42. 钟乃川．听性脑干反应测试参数及其应用．中华耳鼻咽喉科杂志，1993，28：244

43. 钟乃川，王洪田．梅尼埃病的声导抗检查．中华耳鼻咽喉科杂志，1997，32：73-76

44. Alberti PW，Ruben RT. Otologic Medicine and Surgery. Vol I. New York：Churchill Livingstone，1988

45. American Speech-Language-Hearing Association. Guidelines for determining threshold level for speech. ASHA，1988，30：85

46. Anthony FJ，Joseph SS. Physiology of the Ear. NY：Thomson Delmar Learning，2001

47. Attias J，Buller N，Rubel Y. et al. Miltirle auditory steady-state response in children and adults with normal Hearing，sensorineural hearing loss，or auditory Neuropathy. Ann Otol Rhinol Laryngol，2006，115：268-276

48. Belden CJ，Weg N，Minor LB，et al CT evaluation of bone dehiscence of the superior semicircular canal as a cause of sound and/or pressure-induced vertigo. Rediology，2003，226：337-343

49. Berendes J，Link R，Zollner F. Hals-Nasen-Ohren Heilkunde in praxis und Klinik. Ohr I. Georg Thieme Verlag stuttgart，New Yoek. 1980

50. Blueston CD. Frequency of bacteria isolated middle ear effusion of children from the United States，Finland，Japan and Denmark. Ann Otol Rhinol Laryngol，1990，99（suppl）：43-50

51. Blustone CD，Gates GA，Kllein JO. et al. Rencent advance in otitis media. Report of seventh research conference. Definitions，Terminology，and classification of otitis media. Ann Otol Rhinol Laryngol.（Supp）2002，188：8-18

52. Boyer KP. Meniere's disease or migraine？Arch Otolaryngol Head Neck Surg. 2005，131：457-459

53. Brantberg K，Greitg D，Pansell T. Subarcuate venous malformation causing audio-vestubular symptoms similar to those in superior canal dehiscence syndrome. Otol Neurotol，2004，25：993-999

54. Campbell KCM，Harker LA，Abbas PJ. Interpretation of electrocochleography in Meniere's disease and normal subjects. Otol Rhinol Laryngol，1992，101：496

55. Casselbrant ML，Brostoff LM，Catekin EI. Otitis media with effusion in pre-school children. Laryngoscope，1985，95：428-435

56. Cummings CW，Flint PW，Haughey BH，et al. Otolaryngology-Head & Neck Surgery. 4th ed. St Louis：Mosby，2005

57. Clsami S，Abe S，Weston MD，et al. Nonsyndromic hearing loss associated with enlarged vestibular aqueduct in caused by PDS mutations. Hum Genet. 1999，104：188-192

58. Dauman R，Aran JM，Portmann M. Summating potential and water balance in Meniere's disease. Ann Otol Rhinol Laryngol，1986，95：389-395

59. De La Cruz A，Linthicum F H Jr. Luxford W M. Congenital atresia of the external auditory caral. J Laryngoscope，1985，95：421-427

60. Dornhoffer J，Gardner E. Cartilage tympanoplasty. in Haberman R S Ⅱ. Middle earas and mastoid surgery. Thieme New York，Sfuttgart. 2004. 37-48

61. Durland WF Jr，Pyle GM，Connor NP. Endolymphatic sac decompression as a treatment for Meniere's disease. Laryngoscope，2005，115：1454-1457

62. Farrior B，Kampsen E，Farrior JB. The positive pressure of cholesterol granuloma idiopathic blue eardrum：differential diagnosis. Laryngoscope，1981，91：1286-1291

63. Ferlito A, Paperelle MM, Rinaldo A, et al. The Entitiy Known as chronie silent (subclinical) otitis media: a commen lesion and forgotten diagnosis. Acta otol rhinol laryngol, 2003, 123: 749-751
64. Fettiplace R. Active hair bundle movements in auditory hair cells. J Physiol, 2006, 576: 29-36
65. Fisch U. Prognostic value of electrical tests in acute facial paralysis. Amer Otol, 1984, 5: 494-498
66. Fraser GR. The cause of profound deafness in childhood: A study of 3535 individuals with severe hearing loss present at birth or of childhood onset. Baltimore and London: The John Hopkins University Press, 1976
67. Fria TJ. Hearing acuity of children with otitis media with effusion. Arch Otolaryngol, 1985, 110: 10
68. Fridberger A, de Monvel JB, Zheng J, et al. Organ of Corti potentials and the motion of the basilar membrane. J Neurosci, 2004, 24: 10057-10063
69. Gardner E, Dornhoffer J. Ossicularplasty Ⅱ. in Haberman RS Ⅱ. Middle eas and masdoid surgery. Thieme New York, Stuttgart. 2004. 22-28
70. Geisler CD. From Sound to Synapse: Physiology of the Mammalian Ear. New York: Oxford University Press, 1998
71. Glasscock ME, Jackson CG, Josey AF. The ABR Handbook: Auditory Brainstem Response. 2nd ed New York: Thieme, 1987. 37-76
72. Hall JW. Quantification of the relationship between crossed and uncrossed acoustic reflex amplitudes. Ear and Hear, 1982, 3: 296-298
73. Hayes D, Jerger J. Signal averaging of the acoustic reflex: diagnosis applications of amplitude characteristics. Scand Audiol, 1982, 17 (suppl): 31
74. Henry BC, Jack MK. Testing facial nerve function. Otolaryngol Clin North Amer, 1991, 24: 555-260
75. Horner KC. Functional change associated with experimentally induced endolymphatic hydrops. Hear Res, 1993, 68: 1-9
76. Holley MC, Ashmore JF. A cytoskeletal spring in cochlear outer hair cells. Nature, 1988, 335: 635-637
77. Hudspeth AJ. How the ear' s works work. Nature, 1989, 341: 397-404
78. Hyde ML. Auditory evoked potentials. In: Alberti PW, Ruben RJ. Otologic Medicine and Surgery. Vol I. New York: Churchill Livingstone, 1988. 443-485
79. Jackler RK, Luxford WM, House WF. Congenital marformations of the inner eas: A classification Lased on embryogenesis. J Laryngoscope, 1987, 97: 2-14
80. John H. Mills, Warren Y. Adkins, Jr, et al. Anatomy and physiology of hearing. In: Byron J. Bailey. Head and Neck Surgery-Otolaryngology. 2nd ed. Philadelphia: Lippincott-Raven Publishers, 1998. 1869-1888
81. Keskil S, Gozil R, Calguner E. Common surgical pitfalls in the skull. Surg Neurol, 2003, 59: 228-231
82. Khanna SM, Leonard DG. Basilar membrane tuning in the cat cochlea. Science, 1982, 215: 305-306
83. Kong WJ, Egg G, Hussl B, et al. Localization of chat like immunoreactivity in the vestibular endorgans of the rat. Hear Res, 1994, 75: 191
84. Kong WJ, Egg G, Hussl B, et al. A study of neurotransmitters in human inner ear. Acta Otolaryngol (Stockh) 1994, 114: 245
85. Krombach GA, Schmitz-Rode T, Huage P. Semicircular canal dehiscence: camparison of T2-weighted turbo spin-echo MRI and CT. Neuroradiology, 2004, 46: 326-331
86. Kros CJ, Evans MG. Tuning in to cochlear hair cells. J Physiol, 2006, 576: 7-9
87. Lalwani AK, Jackler RK. Spontaneous hemotympanum associated with chronic middle effusion. Am J Otol, 1991, 12: 455
88. LeMasurier M, Gillespie PG. Hair-cell mechanotransduction and cochlear amplification. Neuron, 2005, 48: 403-415
89. Liberman MC, Gao J, He DZ, et al. Prestin is required for electromotility of the outer hair cell and for the cochlear amplifier. Nature, 2002, 419: 300-304
90. Marsh RR, Tom LWC. Ototoxicity of antimycotics. Otolaryngol Head Neck Surg, 1989, 100: 134
91. Martin FN. Introduction to Audiology. 4th ed. New Jersey: Englewood Clifts, 1991. 79-82
92. Mason JC, Michele AD. Steven C. et al. Cochleas implantation in patients with auditory neuropathy of varied etiologies. Lryngoeope 2003, 113: 45-49
93. Matz GJ. Clinical perspectives on ototoxic drugs. Ann Otol Rhinol Laryngol, 1990, 148 (suppl): 39
94. Mc Clay JE, Tandy R, Grundfast K. et al. Major and minor temporal bone abnormalities in children with and without congenital sensorineural hearing loss. Arch Otol Head Neck Surg. 2002, 128: 664-671
95. Merchant SN, Mckenna MJ, Nadol JB, et al. Temporal bone histopathologic and genetic stadies on Mohr-

Tranebjaerg syndrome (DFN-1). Otol Neuro, 2001, 22: 506-511

96. Minor LB. Solomom D, Zinresch JS, et al. Sound-and/or pressure-induced vertigo due to dehiscence of the superior semicircular canal. Arch otolaryngol Head Neck Surg. 1998, 124: 249-258
97. Mikulec AA, Mckenna MJ, Ramsey MJ, et al. Superior semicircular canal dehiscence presenting as conductive hearing loss without vertigo. Otol Neurotol, 2004, 25: 121-129
98. Narayan SS, Temchin AN, Recio A, et al. Frequency tuning of basilar membrane and auditory nerve fibers in the same cochleae. Science, 1998, 282: 1882-1884
99. Neff MJ, AAP, AAFP, et al. AAP, AAFP, AAO-HNS release guideline on diagnosis and management of otitis media with effusion. Am Fam Physician. 2004, 69: 2929-2931
100. Nowak KG. Messner AH. Isolated large vestibular aqueduct syndrome in a family. Ann Otol Rhinol Laryngol, 2000, 109: 40-44
101. Oliver D, He DZ, Klocker N, et al. Intracellular anions as the voltage sensor of prestin, the outer hair cell motor protein. Science, 2001, 292: 2340-2343
102. Paparelle MM, Schachern PA, Youn TH. Otopathologie correlates of the continum of ohitis media. Ann Otol Rhinol Laryngal. 1990, 148 (Suppl): 17-23
103. Ralkany T. Endoscopy of the cochlea auring cochlea implantation. Ann Otol Rhinot Layngol, 1999, 99: 909-922
104. Pyle GM. Embryologiead development and large vestibular aqueduct syndrome. Laryngoscope, 2000, 110: 1837-1842
105. Raphael Y, Altschuler RA. Structure and innervation of the cochlea. Brain Res Bull, 2003, 60: 397-422
106. Robles L, Ruggero MA. Mechanics of the mammalian cochlea. Physiol Rev, 2001, 81: 1305-1352
107. Rosomski JJ, Songer E, Nakafima HH, et al. Clinical, experimental, and theoretical investigations of effect of superior semicircular canal dehiscence on hearing mechanisms. Otol Neurotol, 2004, 25: 323-332
108. Rosenders BL, Williamson RE, Morton CC. At the speed of sound: gene discovery in the audifory system. Am Hum Genet, 2001, 69: 923-935
109. SadéJ. Treatment of cholesteatoma and retraction pokct. Eur Arch otolaryngol. 1993, 250: 139-193
110. Sando I, Takahushi H, Aoki H. Mucosal folds in the human eustachian tube. Ann Otol Rhinol Laryngol, 1993, 102: 47-51
111. Sennaroglue L, Saatei I. A new classification for cochleovestibular malformations. Laryngoscope. 2002, 112: 2230-2241
112. Sheykholeslami K, Schmerber S, Kermany MH, et al. Vestibular-evoked mgogenic potentials in three patients with large vestibular aqueduct. Head Res, 2004, 190: 161-168
113. Silman S, Silverman CA. Auditory Diagnosis. San Diego: Academic Press, 1991, 138-159
114. Silverstein H, McDaniel A, Norrell H, et al. Hearing preservation after acoustic neuroma surgery with intraoperative direct eight nerve monitoring. Otolaryngol Head Neck Surg, 1986, 95: 285-290
115. Silverstein H, Rosenberg S. Intraoperative facial nerve monitoring. Otolaryngol Clin North Amer, 1991, 24: 709-715
116. Slavit DH, Harner SG, Harper CM, et al. Auditory monitoring during acoustis neuroma removal. Arch Otolaryngol Head Neck Surg, 1991, 117: 1153-1159
117. Starr A, Picton TW, Hood L J, et al. Anditory neuropathy. Brain, 1996, 119: 741-753
118. Starr A, Sininger YS, Pratt H. The varieties of auditory neuropathy. J Basic Clin Physiol Pharmacol 2000, 11: 215-230
119. Stephen JW, Surgical landmarks for the facial nerve. Otolaryngol Clin North Amer, 1991, 24: 505
120. Sudhoff H, Tos M. Pathogenesis of office cholesteatomna clinical and immunohistochemical support for combination of retraction theory and proliferation theory. Am J Otol, 2002, 21: 786-792
121. Suzuki T, Kobayashi K. An evaluation of 40Hz event-related potentials in young children. Audiology, 1994, 23: 599
122. Terasaka S, Day JD, Fukushima T. Extended transbasal approach: anatomy, technique, and indications. Skull Base Surg, 1999, 9: 177-184
123. Valvassori GE, Clemis JD. Large vestibular aqueduct syndome. Laryngvscope, 1978, 88: 723-728
124. Zheng J, Shen W, He DZ, et al. Prestin is the motor protein of cochlear outer hair cells. Nature, 2000, 405: 149-155

第八篇

8

耳鼻咽喉头颈部职业病、外伤及特殊传染病

第一章

物理因素对耳鼻咽喉的影响

第一节　气压创伤性鼻窦炎及中耳炎

气压创伤性鼻窦炎（barotraumatic sinusitis）及气压创伤性中耳炎（barotitis media）是人体所处环境的大气压力发生急剧变化时，鼻窦或中耳内的气压与外界气压相差悬殊而引起的鼻窦和中耳的病理损害。多发生于飞行员、潜水员和隧道作业工人。潜水员潜水时，可变的体腔（肺、胃、肠等）内的气体在外界高压下（在水中每次下沉10m，就增加一个大气压的水压，即相当于人体体表外加17～18吨）改变（压缩）体积以维持压力平衡。不可变体腔（鼻窦、中耳）内的空气的平衡则有赖于空气从邻近体腔经鼻窦窦口和咽鼓管进入，故潜水员在下沉时必须呼吸压缩空气，以调节鼻窦和中耳内外压力的平衡。

由于科技的发展，现代飞机机舱和潜涵设备的密闭和加压装置的改进，本病的发病率已显著降低。

一、气压创伤性鼻窦炎

【病因】

正常人的鼻窦窦口经常保持通畅，当飞机上升，外界气压低于体腔内气压时，窦内空气可经窦口外逸；飞机下降，外界气压高于体腔内气压时，外界空气可通过窦口进入窦内，这样窦内外气压可迅速取得平衡。若窦口受到某些疾病的影响，如鼻中隔偏曲、鼻窦炎、鼻息肉及变应性鼻炎等，窦口内外的气体交换受到阻碍，当飞机上升时，因窦口气压高于外界气压，空气尚可勉强逸出；一旦当飞机急剧下降，窦口附近的病变组织受到外界气压的压迫，如活塞样堵住窦口，空气不能迅速进入窦内，则内外气压不能获得平衡。窦内变成相对的负压，可引起一系列组织病理变化（图8-1-1）。

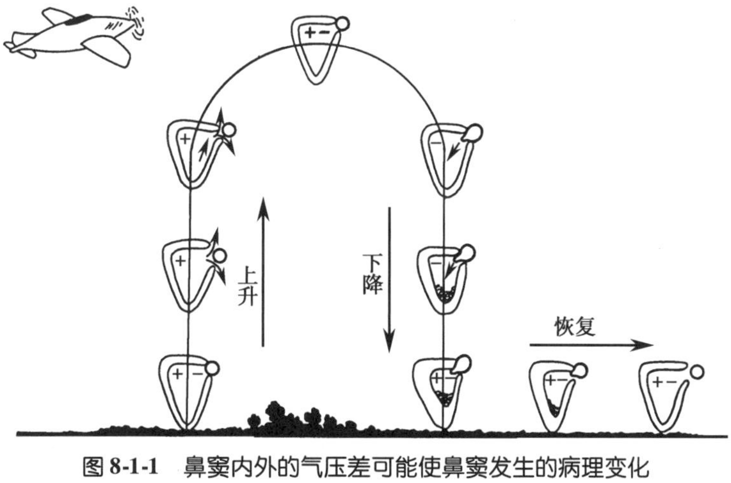

图 8-1-1　鼻窦内外的气压差可能使鼻窦发生的病理变化

【病理】

本病多发于额窦，其次为上颌窦。额窦通过漏斗状的鼻额管与中鼻道相通，而鼻额管较为细长，气体交换易受影响，因此多发。在轻度或中等创伤的病例，窦腔黏膜发生血管扩张、血清漏出、间质内有浆液聚集及黏膜弥漫性水肿、重症病例，可发生黏膜剥离及黏膜下血肿。鼻窦分泌物以血性漏出液为主，可伴有黏液。

【临床表现】

发病时额部疼痛，或者面颊部麻木感。可伴鼻堵，鼻出血，严重者可出现休克症状。病情轻者，1～2天后症状可逐渐缓解。病情较重时，可出现血性分泌物。继发感染时，则为脓性鼻涕。

检查眼眶内上方（额窦）或尖牙窝处（上颌窦）有压痛。鼻腔黏膜充血水肿，可见血性或脓性分泌物。X线拍片可见窦腔缩小、模糊，常有液平面。鼻窦CT可更清楚地显示上述病变，多为双侧。

【诊断】

乘飞机或潜水后出现额部或尖牙窝区域的疼痛，以及面颊部麻木、鼻塞、鼻出血等症状，结合专科检查以及鼻窦X线拍片或CT，即可确定诊断。

【治疗】

1. 应用鼻腔减充血剂或糖皮质激素类喷鼻剂，以减轻黏膜水肿。

2. 应用鼻窦负压置换法，每天一次，可减轻疼痛症状，但负压不宜过大。

3. 在表面麻醉下将中鼻甲向鼻中隔方向作不完全骨折，可使多数患者减轻痛苦。

4. 行上颌窦穿刺，使窦腔内、外压力平衡。

5. 局部热敷或应用理疗。必要时给予抗生素预防或控制感染。

6. 有严重的窦内黏膜下血肿者，可行额窦开放或鼻腔内镜下上颌窦探查术。

【预防】

1. 选拔飞行员、潜水员时要特别注意检查有无鼻腔、鼻窦慢性炎性疾患或结构性鼻炎。

2. 有急性上呼吸道炎症者，不宜参加飞行或潜水。

3. 慢性鼻炎患者在飞行或潜水前喷雾鼻腔减充血剂或者糖皮质激素类鼻喷雾剂，以保持窦口通畅。

二、气压创伤性中耳炎

【病因】

在一般情况下，咽鼓管口处于关闭状态，仅在吞咽、打哈欠、咀嚼，作下颌运动及用力擤鼻时才作瞬间开放。当大气压发生急剧变化时，咽鼓管如不能及时开放以调节鼓室内外气压差，中耳将处于相对正压（少见）或相对负压（多见）的状态，结果就产生气压创伤性中耳炎。故气压创伤性中耳炎的发生，一方面是由于外界气压的变化（外因），更重要是由于咽鼓管功能的障碍（内因）。咽鼓管功能发生障碍的原因可分为病理性和非病理性两类。

1. 病理性　由于鼻咽部的急、慢性炎症影响咽鼓管功能，开放调节作用减弱。在气压创伤性中耳炎中，75%的病例有鼻咽的慢性炎症。义齿装置不当、下颌位置不正以致牙咬合不良、腭裂等也可妨碍咽鼓管的通气。其他如鼻咽部肿瘤、咽肌麻痹或咽鼓管肌张力不良也为致病原因。

2. 非病理性　飞行员、乘客或空运的昏迷伤员，当飞机下降时，未作适当的咽鼓管开放动作，以调节鼓室内外压力的平衡。或飞机下降过快，气压改变迅速，当外界气压超过中耳内气压10.7～12.0kPa（80～90mmHg）以上时，咽鼓管口即不能随意开放。

【病理】

在1000m以下处大气压力的变化最大。当飞机迅速上升时，大气压力逐渐降低，鼓室处于相对的高压状态，鼓膜将向外膨隆。当鼓室内外的气压差达到2.0kPa（15mmHg）时，相当于飞机在152m高度，鼓室内的气体即可冲开咽鼓管口外逸，使鼓室内外的气压重新达到平衡，此时鼓膜恢复正常位置。以后每当鼓室内外的压力差达到1.49kPa（11.4mmHg）时，咽鼓管口就开放一次。因此，当飞机上升时，一般不易发生中耳的气压创伤。

当飞机骤降时，外界气压迅速升高。如因外界气压变化过于急剧，咽鼓管口突然受到压迫不能自动开放；或咽鼓管本身原有狭窄者，此时外界空气皆不能通过咽鼓管进入中耳，以调节鼓室内压力使之与外界气压相当，当鼓室内外气压差仅2.0～4.0kPa（15～30mmHg）时，即可发生中耳黏膜充血、鼓膜内陷、锤骨柄前后充血及光锥变形。飞机继续下降，鼓室内外压力差更为悬殊，此时，鼓膜高度充血，黏膜层与纤维层剥离，其间贮有血清漏出液。鼓室及咽鼓管黏膜水肿，鼓室内也有漏出液潴留，严重时可发生黏膜下出血或鼓室内积血（图8-1-2）。若飞机下降非常迅速，鼓室内外压力差达

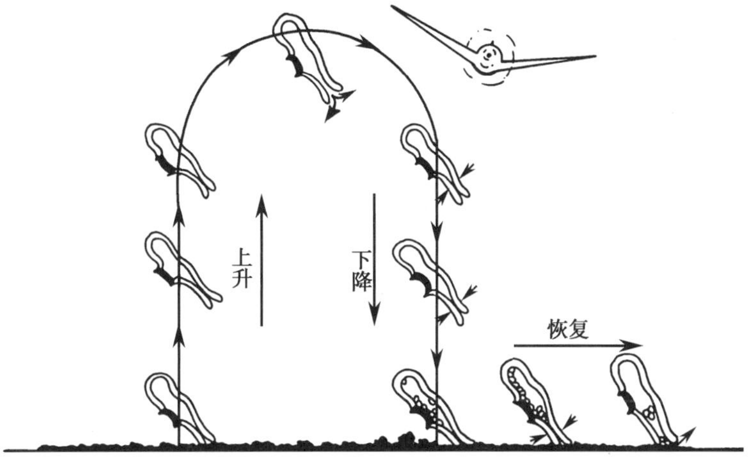

图 8-1-2　中耳内外的气压差可能使鼓室中发生的病理变化

到 13.3～20.0kPa（100～150mmHg）时，鼓膜可发生破裂。

【临床表现】

1. 耳闷　当飞机上升时，外界压力小，中耳压力大，可感耳闷、耳胀，如咽鼓管及时开放调节，耳闷会消失。

2. 耳痛　飞机下降时，外界压力骤升，可引起耳痛，中耳内外压力差达 8kPa 时可伴耳鸣、听力下降，如压力差再迅速增加，可造成鼓膜破裂，疼痛加剧。

3. 眩晕及恶心　中耳内外压力差较大时，可引起眩晕、恶心、耳鸣及听力下降。

4. 耳镜检查　可见鼓膜充血、内陷，鼓室内积液或积血，积血时鼓膜呈蓝色，有时可见表面淤血、血疱形成，甚至穿孔、出血。

5. 听力检查　纯音测听多为传导性聋，有时可呈混合性聋，声导抗测试鼓室导抗图为 C 或 B 型曲线。

【诊断】

近期乘飞机、潜水作业等过程中有耳闷、耳痛与听力下降等典型病史，结合耳镜检查和听力检查结果，诊断不难确立。但有时需与急性中耳炎及疱疹性鼓膜炎等相鉴别。

【治疗】

1. 治疗原则　设法使鼓室内外压力获得平衡，预防继发感染，并积极治疗或消除影响咽鼓管功能的各种疾病或因素。

2. 治疗方法

（1）飞机着陆后立即送入气压舱治疗或吸入含氦的氧气。氦的分子量较轻，弥散力较氮约高出 2.5 倍，含氦的氧气易进入咽鼓管，以提高鼓室内压力。此法对已出现鼓室积液或积血者无效。

（2）使用鼻黏膜减充血剂喷雾，咽鼓管吹张、捏鼻鼓气等。

（3）对鼓室积液或积血者，可行鼓膜穿刺术或切开术。

（4）鼓膜穿孔者，需预防感染，保持干燥。

（5）急性期过后，应作病因治疗，消除影响咽鼓管功能的疾病或因素。

【预防】

1. 急性上呼吸道感染者，不宜飞行。

2. 航空及潜水作业者应行体检，如咽鼓管功能不良，应及时治疗，暂停飞行或作业。

3. 咽鼓管功能正常者飞行或作业时应主动作吞咽、咀嚼等动作，或行捏鼻鼓气法，促使咽鼓管开放，调节鼓室内外气压。

（肖红俊）

第二节　减压病对内耳的影响

减压病（decompression disease）是由于高气压作业后减压不当，体内原已溶解的气体超过了过饱和界限，在血管内外及组织中形成气泡所致的全身性疾病。在减压后短时间内或减压过程中发病者为急性减压病。主要发生于长骨，由于急性减压病未得到适当的加压治疗或加压治疗未彻底治愈者为慢性减压病。

【病因】

引起减压病的原因是高气压作业，如潜水、沉箱、隧道、高压氧舱、加压舱等环境下的作业，作业后如果减压不当便可导致减压病。深潜水时为了克服氮麻醉作用而采用压缩混合气体（如氦-氧）呼吸装置也有可能导致减压病。长期在平原生活的人突然进入高原地区有可能患减压病。

【发病机制】

减压病和气压伤的发病机制是不同的。人体内的主要气体有氧气、二氧化碳，以及一些化学活性低、不参与机体新陈代谢的"惰性气体"，如氮、氦、氖、氩、氪、氙等都可参与减压病的形成。其中以氮气的作用最为重要，因为氮气在空气中的含量较大，而机体又不能利用氮气，也缺乏氮气的调节机制。水下作业时，每下潜10m大致相当于增加一个大气压的压力，所增加的压力称为附加压，附加压和地面大气压的总和则称为总气压或绝对气压。机体在高气压环境下，肺泡内各种气体分压随之增高，并立即与吸入压缩空气中各种气体的分压相平衡。因肺泡内气体分压高于血液中气体压力，使得气体在血液中的溶解量增加，再经血循环运送至各组织。其中大部分氧及二氧化碳迅速被血红蛋白及血浆内成分所吸收，仅少量以物理状态游离于体液中。而氮在体液内的溶解量与气压高低和停留时间长短成正比。由于氮在各组织中溶解度不同，因而在组织中的分布也不相等，大部分氮集中于脂肪和神经组织中，因为氮在脂肪中溶解度约为血液中的5倍。

当人体逐步由高气压环境转入正常气压时，体内多余的氮便由组织中释放进入血液，并经肺泡逐渐缓慢排出体外，常无不良后果。但当减压过程过速，超过外界总气压过多时，就无法继续维持氮的溶解状态，于是在几秒至几分钟内游离为气相，以气泡形式聚积于组织和血液中。减压愈快，产生气泡愈速，聚积量也愈多。氮可长期以气泡状态存在，在脂肪较多而血循环较少的组织中，如脂肪组织、外周神经髓鞘、中枢神经白质、肌腱和关节囊的结缔组织等，脱氮较为困难。除了血管内的气泡外，氮气泡往往聚积于血管壁外，挤压周围组织和血管，并刺激神经末梢，甚至压迫、撕裂组织，造成局部出血。在脂肪少而血流通畅的组织中，氮气泡多在血管内形成栓塞，阻碍血液循环。气泡还可引起血管痉挛，导致远端组织缺血、水肿及出血。根据栓塞部位及其所引起的组织营养障碍程度和时间久暂，可产生一系列症状。此外，由于血管内外气泡继续形成，造成组织缺氧及损伤，细胞释放出钾离子、肽、组胺类物质及蛋白水解酶等，后者又可刺激产生组胺及5-羟色胺。这类物质主要作用于微循环系统，致使血管平滑肌麻痹，微循环血管阻塞等，进而减低组织与体液内氮的脱饱和速度。所以在减压病的发病机制中，气泡形成是原发因素，而液气界面的作用则可继发引起一系列病理生理反应，使减压病的临床表现显得更为复杂。

内耳是减压病较易损伤的器官之一，减压病时释放的氮气等气泡进入到耳蜗血管、内淋巴和外淋巴，引起内耳的机械损伤和组织缺氧，这种减压病引起的内耳损伤称为内耳减压病。由于内耳动脉吻合支少、无侧支循环、口径小、又处于狭窄的骨管内，一旦气栓形成很易引起内耳组织的缺血、缺氧、水肿甚至变性、坏死，且不易恢复而致永久性损伤。此外，由于淋巴液的黏滞性小，有利于过饱和状态下的气泡形成，而淋巴液灌流速度慢，又不利于气泡的排出。耳石表面的粗糙也有利于气泡的形成。内耳不仅可从自身血供获得气体，还可从蜗窗和前庭窗获得气体，以及经蜗窗和前庭窗的气体逆行扩散，使外淋巴形成饱和状态并迅速达到稳态以及内耳毛细胞对缺氧的特别敏感等都是造成内耳减压病的因素。

关于减压病对内耳的损害作用，Edmonds等（1983）认为有以下几方面的机制：①减压过程中形成的气泡可直接损害内耳的结构；②血管内的气性、液性或血栓性栓塞形成；③由减压病的血液学效应所引起的内耳损伤性灌注，在使用氦-氧混合气体潜水时更为常见；④内、外淋巴液间惰性气体浓度的不平衡产生的渗透作用，可使内、外淋巴之间的液体交换发生混乱；⑤气泡形成后骨管内的液态压力增加可引起内耳膜破裂。Farmer（1977）指出潜水时的内耳损伤在以下几种情况下均有可能发生：①浅潜水的出水或入水过程中；②在一定深度时；③在出水过程中或出水后短时间内，或在进行有可能导致减压病的潜水的减压过程中；④与潜水有关的噪声性听力损失。

【临床表现】

急性减压病对机体的影响常是多系统、多器官的，绝大多数患者症状发生在减压后1～2小时内。

内耳减压病的临床表现为听觉器官和前庭器官损害两个方面，如耳鸣、耳闭塞感、听力减退，重者全聋；眩晕、恶心、呕吐、眼震、平衡与协调运动障碍等。

急性减压病的全身症状具体表现为：皮肤瘙痒及灼热，肢体疼痛、截瘫、四肢感觉及运动机能障碍，复视、视野缩小、视力减退，心血管功能障碍如脉搏增快、黏膜发绀等，腹痛、恶心、呕吐或腹泻等。

【检查与诊断】

我国曾在1988年制定过《GB8782-1988职业性减压病诊断标准》，2002年修改后确定为《GBZ24-2002职业性减压病诊断标准（Diagnostic criteria of occupational decompression sickness）》，该标准提出减压病的诊断主要根据高气压作业史及作业后出现上述症状。具体内容是：有潜水作业、沉箱作业、特殊的高空飞行史，且未遵守减压规定，并出现氮气泡压迫或血管栓塞症状和体征者，均应考虑为减压病。

内耳减压病者应进行听力检查如纯音测听、重振试验、声导抗测听、耳蜗电图、耳声发射及听觉诱发电位测听。前庭功能检查如自发性眼震观察、冷热试验、眼震图以及协调运动和平衡功能试验等。应注意与潜水时的噪声性听力损失、气压伤所致的蜗窗破裂等相鉴别。

【治疗】

减压病治疗的主要方法是在加压舱内进行的加压治疗，治疗时应尽量做到及早进行。加压治疗分为加压—停留—减压三个阶段，每个阶段的压力程度和时间应根据致病的环境气压、病情的轻重和治疗的反应而定，疑有蜗窗膜破裂者采用加压疗法时应慎之。其他治疗还有：乙醇疗法（口服40%～50%的白酒100～150ml），吸氧，输液，口服阿司匹林类药物，利尿等。

内耳减压病的处理应在全身性治疗的同时尽早进行，主要是改善内耳的微循环、增加供氧量、加快内耳内气泡的溶解和排出，促进内耳器官结构和功能的恢复。可在加压治疗的基础上，给予扩血管药、神经营养药、细胞活性药、维生素等。对前庭症状严重者应作对症处理。

【预防】

减压病的预防包括以下几个方面：

1. 对于从事高气压作业或进入低气压环境（如高原地区）的人员应进行全面体格检查，并作好定期的体格检查。对原有内耳疾病如感音神经性聋、梅尼埃病者应避免从事高气压作业。

2. 从事高气压作业的人员应加强体育锻炼，以适用于高气压环境下的作业。对于体胖、年纪大、减压病易感者，及在劳动强度大、气温低时，应注意缩短工作时间和适当延长减压时间。

3. 改进工作环境，如采用管柱钻孔法及沉井代替沉箱，使工人在常压下工作，从根本上消灭减压病。

4. 作好高气压作业后的安全减压，要严格遵守减压规程，在每一次高气压作业后都应严格按照安全规定进行减压。

（梁　勇）

第三节　高原环境因素所致的耳鼻咽喉疾病

高原，是指海拔2000m以上的地区，而海拔高度2000m以上的山区，称为高山。由于海拔2000m以上已形成对人体产生应激性的低气压。在这样的环境中，低氧是影响人体健康的主要因素，而低温、低湿度、增强的紫外线辐射也是对人体健康不利的环境因素。

在高原环境中，由于低氧所引起的疾病称为高原病。另外，由于高原其他环境因素，也可致一些疾病的发生。高原病的临床表现甚多，在耳鼻咽喉器官中的临床疾病可有下列数种。

一、鼻　出　血

【病因】

可分为两方面。

1. 气候因素　高原地区的气候特点是气温低、湿度低、风速大，随着海拔高度的增加，上述气候因素的改变越明显。由于气候干燥，风速大，鼻腔的生理功能受到影响，鼻腔黏膜干燥，甚至出现糜烂、溃疡而出血。

2. 高原病致鼻出血　高原红细胞增多症、高原高血压病，可出现血液黏滞度升高，血管脆性增加，鼻腔血管扩张，纡曲，血管弹性降低，血液的凝血活酶时间延长，纤维蛋白原量下降，血小板功能改变而导致出血。

【临床表现】

出血部位和临床表现与一般鼻出血相同。如为高原病致鼻出血，其出血量较多。

【治疗】

1. 治疗原发病或原发致病因素。
2. 增加室内湿度。
3. 服用维生素。
4. 止血方法同一般鼻出血，但应注意保护鼻黏膜。
5. 补充有效循环血量。

二、干燥性上呼吸道炎

【病因】

空气寒冷、干燥、某些季节风速大，易致纤毛上皮退行性变，纤毛运动功能障碍，黏液毯的运动受到影响，黏液黏稠，空气中的有害物质未能得到及时排除，从而导致继发感染。

【临床表现】

干燥性上呼吸道炎为一种不同程度、不同阶段、不同部位的病变，轻者可仅发生于上呼吸道的某一部位，仅有干燥性改变；重者可侵及整个上呼吸道，甚至累及气管、支气管，呈现阻塞性喉气管炎征象。

1. 干燥性鼻炎　常有鼻干燥感、鼻痒、鼻塞、鼻出血等症状。鼻腔检查可见黏膜稍苍白、干燥，有黏稠分泌物或薄痂附于鼻腔前部，且鼻中隔前部黏膜出现糜烂、浅表溃疡。

2. 干燥性鼻咽炎、咽炎 常有咽部不适感、异物感、痒感、干燥感及烧灼感。鼻咽炎患者清晨起床后常需向后用力吸鼻，并吸出黏稠分泌物及痂块。咽炎患者则于清晨易咳嗽而咳出黏稠分泌物及痂块。检查可见黏膜干燥变薄，色苍白、发亮，上面附有灰色或褐色痂块。

3. 干燥性喉炎 主要症状为喉干燥感、咳嗽、声嘶，咳嗽时常有黏稠分泌物及痂块咳出。喉部检查可见于声带、杓间区、声门下有糜烂、出血点以及痂块、分泌物附着。

【治疗】

1. 保持室内有较高湿度。
2. 避免长期在冷空气中活动。
3. 摄入富含维生素食物或服多种维生素。
4. 5%葡萄糖盐水滴鼻，生理盐水冲洗鼻腔。
5. 2%碘甘油涂布咽部。
6. 雾化吸入。

三、高原心脏病致左侧喉返神经麻痹

【病因】

高原心脏病时，肺动脉干扩张后向上压迫左侧喉返神经。另外，全心扩大并转位也可引起对喉返神经的牵拉。

【临床表现】

声嘶，同时伴心慌、气喘、胸闷等症状。间接喉镜检查：左侧声带固定于旁中线位，少数患者其声带固定于中线位或外展位，但疾病发展过程中，可移至旁中线位。X线检查：右心扩大，肺动脉干扩张或全心扩大。

【治疗】

治疗高原心脏病，心脏恢复正常后，声带活动可正常。

四、听功能障碍

【病因】

1. 缺氧致内耳离子泵功能障碍，导致内耳电位出现异常。

2. 缺氧致听觉传导通路不同部位神经传递功能障碍。

3. 缺氧致听觉中枢信息处理功能降低。

4. 缺氧致听觉系统缺血。红细胞增多症、高血压、脑水肿、肺水肿的发生又进一步加重听觉系统缺氧、缺血。血液黏滞度升高，血管痉挛，血流缓慢的突然加重，可致突聋。

【临床表现】

听觉功能障碍的表现不甚一致。

1. 听敏度下降，当血氧饱和度<85%，听敏度可降低，ABR波Ⅴ潜伏期延长。

2. 纯音低频骨导听阈提高。

3. P300的潜伏期及反应时间延长，说明皮层的认知能力降低。

4. 耳鸣及幻听。

上述听功能障碍的总体规律是：①刚进入高原时改变明显，第2天开始症状有所缓解。个体间差异较大；②与海拔高度有关，4000～5000m以上时，听敏度改变明显；③呈可逆性变化。

5. 高原红细胞增多症患者，3kHz以上频率的纯音听阈开始提高，且随血色素升高而听阈提高更为明显，纯音听力图可出现缓降型、陡降型、沟槽型等，且有波动性听力损失及突聋之表现。

【治疗】

病因治疗，服用改善内耳及脑血循环药物。

五、眩 晕

【病因】

发生于急性高原反应、高原肺水肿、脑水肿、红细胞增多症、血压异常等高原病。

1. 前庭中枢及前庭末梢器官缺氧、缺血。
2. 前庭末梢器官水肿。
3. 颅内压升高。
4. 血压异常致前庭系统缺血。

【临床表现】

可为旋转性眩晕，也可为头昏、头晕、平衡障碍。发作持续时间长短不等，可为数分钟或数天。

眼震图、冷热试验及倾斜板检查呈现前庭敏感度增高，也可见良性阵发性位置性眼震，上述改变为可逆性变化。

【治疗】

原发病治疗，改善前庭系统血循环。

（钟乃川）

第四节　声　创　伤

声创伤（acoustic trauma）是指由于不当的声音刺激所造成的人体不同部位、不同系统的各种损害。根据造成损害的声音性质可分为两大类：①爆震性声创伤（explosive acoustic trauma），又称为急性声创伤（acute acoustic trauma）；②噪声性声创伤（noise-induced trauma），又称为慢性声创伤（chronic acoustic trauma）。声创伤在现代社会中已极为常见，尤其是噪声性声创伤已被认为是世界性七大公害之首。此外，由于高科技的发展，人们还发现在生产和生活环境中越来越普遍存在的超声（频率在20kHz以上的声音）和次声（频率在20Hz以下的声音）也可能对人体产生危害。

一、急性声创伤

急性声创伤（acute acoustic trauma）为一种暴露于一次突然发生的强烈爆震或声音后所引起的损害，常见于战争和各种爆破作业时，患者可伴有头面部、躯体等部位的损伤，但最易受伤的部位之一为听觉系统。由爆震引起的耳聋称为爆震性聋（explosive deafness），听力损失常在很短的时间内即达高峰。伴随着火药的发明到现代各种大威力军用及民用爆炸物的出现，急性声创伤日益常见和严重。

【病因】

战争或军事演习期间主要是各种枪、炮等火药武器的爆炸所引起的爆震，尤其是大口径火炮、重磅炸弹、地雷等。现代战争中高科技武器如导弹、核武器等引起的爆震更为强烈，范围更大。

和平时期则主要是各种民用爆炸物如爆竹、烟花等，以及从事诸如开矿、采石、建筑和筑路等施工时的爆破性作业。

现代社会中的一些非炸药可爆物的出现，也造成了引起意外爆震的原因之一，如锅炉、煤气罐、氧舱、高压锅等高压容器，以及家用电器中的电视机、电冰箱等皆为可爆物。

偶尔也见于自然的爆炸事件，如剧烈的雷鸣等。

【发病机制】

单纯的强声刺激一般只损伤听觉器官。而当爆炸伴有噪声和冲击波时，还可引起除听觉器官以外其他部位的损伤。听觉器官对爆震比其他部位更为敏感，当身体其他部位有爆震伤时，几乎均伴有听觉器官的损伤，有时还因其他部位的严重损伤而掩盖了听觉器官的损伤症状。

爆震伤是由于在爆震的瞬间因高温、高压气体的迅速膨胀，并使周围空气向四周播散，形成冲击波和产生强噪声后直接作用人体而造成的损伤。冲击波还可通过固体传导、抛掷物等间接作用引起机械性创伤，虽然也属冲击伤，但习惯上不称为爆震伤。

爆震对听觉器官损伤的机制主要是机械性破坏和代谢紊乱。机械性破坏的冲击伤为首当其冲的主要因素，其中又以超压波起主要作用。爆炸后空气迅速膨胀，气压瞬间升高便形成超压，随后压力很快下降为零，并进入负压期。冲击波对听器的损伤，一般 0.14～0.35kg/cm^2 就可造成鼓膜破裂，4～7kg/cm^2 可引起内耳损伤。这些损伤还包括听小骨骨折和脱位、鼓室内出血。冲击力还可借助听骨链、前庭窗作用于内、外淋巴液，可使内淋巴产生剧烈波动，造成蜗窗膜破裂、螺旋器、毛细胞、听神经损伤。冲击波造成听觉器官损伤的主要途径是通过外耳道，也可通过咽鼓管，有时还可通过颅骨传导引起迷路震荡等冲击伤。受到机械性破坏的听觉器官随后将会发生代谢异常，表现为耳蜗的能量代谢紊乱、有关酶的代谢障碍和代谢产物如自由基的增加，导致毛细胞、支持细胞、螺旋器、螺旋神经的变性、退化、溶解和消失。

【影响因素】

1. 冲击波的物理因素　压力峰（冲击波压力在超压期的最大值）愈高，致伤作用愈大。正压作用时间（即冲击波压缩区通过某一作用点的时间）愈长，创伤愈重。压力上升时间（即某作用点从开始受冲击波作用至达到压力峰所经历的时间）愈短，创伤愈重。压力波的能量频谱愈集中，创伤愈重。

2. 暴露次数　次数愈多，中耳的损伤愈重；内耳的损伤则取决于第 1 次爆震后的后果，如鼓膜穿孔后可能对作用于内耳的冲击波有缓冲作用，但暴露的次数增加对内耳的损害加重。

3. 伤者所处的位置　距爆震处愈近、爆震周围空间愈小、又无掩蔽和障碍物，损伤愈重。

4. 个人防护情况　采取了防护措施的如戴耳塞、耳罩或防声帽者，伤情比未采取防护措施的要轻。

5. 个体差异　如年龄、毛细胞对爆震的敏感性、外耳道有无耵聍、鼓膜有无穿孔等都对爆震后的损伤情况有影响。

【病理变化】

1. 中耳病变 中耳是爆震后损伤的主要部位。轻者引起鼓膜充血或深、浅层之间出血；重者引起鼓膜穿孔破裂，多数向外翻转，边缘不规则，常伴有少量出血或血痂。小的无感染的穿孔常在伤后2周自然愈合；若伤后6周穿孔边缘仍无新生血管形成，则自然愈合的可能性很小。鼓室内的病变有出血、积血、听小骨脱位或骨折，重者鼓室黏膜撕裂、蜗窗膜破裂等。

2. 内耳病变 内耳病变是引起严重听力损失的主要原因，其病理变化为：

（1）血管通透性增加：爆震后首先出现内耳血循环障碍，2~6小时内耳蜗的血管通透性即可增加，体液渗出，严重者可有絮状物渗出。

（2）出血：内耳可有多处出血，甚至内耳道底、听神经等周围出血。

（3）螺旋器结构紊乱：大量的动物实验表明，爆震可以引起螺旋器的部分甚至整个结构损坏。外毛细胞常最先受累，呈弥散性或节段性破坏消失。其次是外支持细胞，严重者内毛细胞也受累，内、外毛细胞全部破坏，基底膜塌陷，甚至整个螺旋器溃变、消失。毛细胞的损伤主要在距耳蜗底周9mm区开始，第2周损伤最重。毛细胞的病变包括纤毛倒覆、排列不整或消失，胞核溶解，胞体变性、萎缩或消失。

（4）其他病变：严重的爆震随着螺旋器萎缩，螺旋神经节细胞亦可发生变性和萎缩。爆震还可引起前庭器官的损伤，病变可波及前庭和三个半规管的壶腹嵴，前庭毛细胞有与耳蜗毛细胞类似的变化，耳石膜可剥离。

【症状】

1. 听力下降 一般在爆震后即刻出现听力下降，有的在短时内听力完全丧失，随后逐渐恢复。听力下降的程度和性质与爆震引起的损伤部位有关。中耳损伤常为传导性聋，内耳及听神经损伤为感音神经性聋，两者兼有者为混合性聋。一次严重的爆震可致永久性聋。

2. 耳鸣 耳鸣可随听力下降而同时出现，多呈高调，持续时间较长。耳鸣的程度和时间可与耳聋一致，或不一致。耳鸣一般发生在耳聋侧。

3. 耳痛 见于鼓膜穿孔、鼓室黏膜撕裂等中耳损伤，一般数日内可消失。

4. 头痛 强烈爆震后，可引起额部、枕部、颞部头痛，少数为全头痛，头痛侧与爆震方向有关。严重的中耳损伤也可引起一侧头痛。

5. 眩晕 多为旋转性眩晕，轻者见于中耳损伤，持续时间不长。重者见于内耳损伤后引起的前庭震荡，且伴恶心、呕吐及平衡失调。

6. 其他症状 严重的爆震可引起颅脑及其他部位的损伤，出现昏迷、休克等症状。

【检查】

1. 耳镜检查 轻者可见鼓膜充血或散在出血点。鼓膜穿孔发生于爆震源侧，多为紧张部穿孔，大小不一，边缘不规则。残余鼓膜充血或血痂附着，出血较多者外耳道和鼓室内有积血或血痂。穿孔较大、损伤较重者，可见脱位的听小骨或鼓室黏膜损伤。

2. 听功能检查 纯音听阈检查：听力损失的程度依损伤的程度不同而异，范围主要在4~6kHz。耳蜗电图和听性脑干反应可客观评价听力损失的程度及受损部位。

3. 前庭功能检查 包括眼震图和其他平衡功能检查。

4. 其他检查 严重爆震伤者必要时可行高分辨率CT或MRI，以了解鼓室、内耳道、颞骨病变等情况。有颅脑外伤者应在神经外科的配合下行必要的神经系统检查。

【诊断】

急性声创伤的诊断并不困难，根据明确的爆震史，爆震后引起相应的临床症状，以及必要的检查即可作出诊断。诊断时还应对患者受伤前的听力情况有所了解，以便判断是否有伪聋，并注意与慢性声创伤、迷路震荡和精神性聋加以区别。

【治疗】

1. 中耳损伤的治疗原则与一般的耳外伤一致。早期应保持外耳道清洁和干燥，忌用滴耳液。可在无菌操作下，将穿孔周围的鼓膜复位，以期自行愈合。对2周后仍未愈合的小穿孔，可采用烧灼法、挑刺法促进愈合。2个月后仍未愈合者，应行鼓膜修补术或鼓室成形术。中耳有感染者，应局部给予清洗、滴用抗生素滴耳液，全身亦应给予抗生素控制感染。

2. 内耳损伤的治疗主要以恢复听力和控制症状为主。听力的恢复应在毛细胞和听神经尚未变性、萎缩前尽早进行，可给予神经营养药如B族维生素，或多种维生素制剂如施尔康，神经因子生物制剂如神经生长因子，细胞活性药如三磷酸腺苷、辅酶A等，改善微循环药如银杏叶制剂，丹参，氟桂利嗪等，还可辅以高压氧等治疗。

3. 伴有恶心、呕吐、平衡障碍等前庭功能异常者，应卧床休息，适当给予止吐和镇静药物。

【预防】

对于意外发生的爆震事件常不易预防，但对于长期从事与爆震有关的职业者预防是必不可少的。

1. 佩戴防护用品如耳塞、耳罩、防声帽等；在紧急情况下，可用棉花等软物或小手指塞于外耳道内。

2. 爆震发生时应立即进入防护设施内或其他掩蔽处，来不及时应就地背向爆震源卧倒，采用张口呼吸可减轻受伤的程度。

3. 加强爆炸物、高压容器和易燃易爆物的管理，放置处应有良好的防护、消防、疏散等设施，应尽量远离居住区，做到定期检查和维修，并及时淘汰不合格的物品，杜绝各类爆炸事故的隐患。

二、慢性声创伤

慢性声创伤（chronic acoustic trauma）是一种因长期接触噪声刺激所引起的以听力损失为主的缓慢进行性的多系统、多部位的损伤，又称噪声性创伤（noise-induced trauma）。慢性声创伤可引起神经、心血管、消化、内分泌等系统及精神、心理的功能紊乱，属于噪声的非特异性损害。噪声对听力的损害是特异性的损害，也是最为突出的损害。由噪声引起的耳聋称为噪声性聋（noise-induced deafness）。由于长期从事接触噪声的职业而引起的耳聋则称为职业性聋（occupational deafness）。

现代工业的发展使得由机械、空气动力和电磁性噪声组成的环境噪声、交通噪声、生产噪声以及某些地区的军事噪声日益普遍地存在于人类的生存环境中，并严重地危害着人类的身心健康，已成为不容忽视和急待治理的世界性公害之一。现代生活中，人类接触噪声的机会和种类越来越多。除了作业噪声和生活噪声是最主要的环境噪声外，娱乐噪声也越来越成为常见的噪声源，如游乐场、歌舞厅、酒廊、携带式音响装置和通讯工具等，都已成为现代社会中重要的噪声。临床观察和实验研究证明，医源性噪声如耳钻所产生的噪声也可导致听觉的损伤。

【噪声的基本特性】

噪声有两个层面的含义，从物理学角度上看，它是一种在频率和强度上毫无规律的、随机组合的声音。另一方面，从心理和心理声学的角度上看，它是一种人们不喜欢的、不和谐的、不需要的或有害于身心健康的声音，它可以是无规律随机组合的声音，也可以是有规律组合的声音。如音乐是一种有规律组合的声音，但当人们休息、学习而不愿欣赏时，或由于音乐声过大使得人们无法忍受、难以欣赏时，音乐便成了噪声。

噪声的产生大体有三种形式：①机械性噪声：由物体机械的撞击、摩擦和转动而产生，如机床、冲床、电锯等发出的噪声；②空气动力性噪声：由气体压力发生突然改变引起的气流扰动而产生，如空气压缩机、离心风机、鼓风机、锅炉排气等所发出的噪声；③电磁性噪声：由电源频率振荡、磁场振荡而产生的噪声，如变压器、发电机、整流器等所发出的噪声。从表现形式上看，有连续性噪声和间断性噪声，稳态噪声和脉冲噪声（非稳态噪声、冲击噪声）。

噪声具有声音的一切特性。

噪声对人体产生危害的最重要的物理参量是声压或声压级和频率成分（即频谱）。除了噪声的物理特性外，更有意义的是对噪声进行卫生学评价。噪声的卫生学评价是通过一定的方法测定噪声的性质、强度和暴露的剂量，由此判定其可能对人体产生的危害及程度，明确剂量-反应关系。常用的指标和分析方法有如下几种：

1. 频率加权声压级（frequency weighted sound pressure level） 根据人耳的生理特性，利用声级计以等响曲线为基础设计出数种对声音不同响应的频率计权网络，如A、B、C、D等，由此测出的声压级称为A声级、B声级、C声级和D声级，以dB（A）、dB（C）等表示。A声级相当于人耳对40方纯音响度的倒向等响曲线，对低频有较大的衰减。C声级相当于人耳对100方纯音响应的倒向等响曲线，对各种频率衰减很少。B声级介于二者之间，相当于70方倒向等响曲线。D声级则突出响应高频（3~6kHz）部分。由于A声级更接近人耳对声音的等响特性，已为国际上普遍用作噪声评价的主要指标。

2. 噪声性质 根据噪声的持续时间分为：①连续声：持续发声或两声间隔小于1秒；②间断声：两声间隔大于1秒。按声压级变化分为：①稳态声：声压变化小于5dB；②波动声：声压变化大于5dB。噪声的频谱特性可以根据倍频或1/3倍频的分频法，分别测试各频带以其中心频率为代表的声压级，并绘出频谱曲线图，由此将噪声分为高频、中高频、中低频、低频或宽带、窄带等类型的噪声。

3. 等效连续A声级（equivalent continuous A-weighted sound pressure level） 是在声场某一点，将一段时间内间歇暴露的几个不同的A声级按能量平均，以一个A声级表示整个暴露时间内噪声的大小，主要用于人可能在一天时间内分别接受不同强度噪声的分析，其单位是dBA，以 L_{Aeq} 表示。

4. A计权噪声暴露级（A-weighted noise exposure level） 是为了表示接受噪声的剂量，将噪声的能量在限定的时间（如8小时工作日）内给以积分，用A计权声压级表示的方法。主要指标是A计权声暴露（A-weighted sound exposure），即在限定时间内累积暴露的A计权声压值 $Pa_2 \cdot s$，以及噪声暴露级（noise exposure level），即在限定的时间内的A计权声暴露级（dB）。

5. 统计声级 L_{10}、L_{50}、L_{90}（statistical sound level L_{10}、L_{50}、L_{90}） 有的噪声如交通噪声，短时间内可有数十分贝的波动，因此A声级就不能很好地反映出这些噪声的特性。而统计声级是以声级出现的概率或累计概率来表示的，L_n 表示在规定的测量时间内超过某声级所占时间的百分数。如超过某声级的时间的概率是10%，则定义该声级为 L_{10}，表示有10%的时间噪声的强度低于或大于该声级。其余类推。L_{10} 相当于噪声的平均峰值，L_{50} 相当于平均中值，而 L_{90} 相当于平均本底值。

6. 语言干扰级（speech interference level，SIL） 是指在不同距离下能听清正常谈话的环境噪声的最高声级，是根据0.5、1、2和4kHz四个频带的中心频率声压级的算术平均值来确定的。语言清晰度常以语言可懂度（%）为指标。也有采用A计权声压级为指标，在一般情况下语言干扰级比A计权声压级约低10dB。

【噪声对机体作用的影响因素】

1. 噪声的声学特性

（1）噪声强度：噪声强度是造成听力损失的主要因素。强度越大，听力损伤出现越早、越严重，受累人数越多，伴随症状也越多。也就是说，听力损伤的程度基本上与噪声的强度呈线性关系。但是，任何噪声强度下的听力损失并非呈无限的线性关系，而会表现出一种“听力损失上限”的特点，即某一种噪声强度下的某一频率的听力损失达到这个上限后，无论接触噪声时间多长，该频率的听力损失都不会再进一步下降。一般情况下，听力损失的上限随噪声强度的增加而加大，呈线性关系；曲线的斜率与听觉的频率有关，4kHz的斜率最大，其次为6kHz和3kHz，再次为8kHz和2kHz。强度对听力损失的影响还有一个特点就是，不同频率的噪声对听力损伤的起始强度是不同的，中频稳态噪声在100dB（A）以上，中频噪声约为85～90dB（A），高频噪声约为75dB（A）。近来一些调查和实验研究发现，低频噪声暴露可以提高实验动物抵抗高强度噪声对听觉的损害作用，这可能与低强度噪声作为一种条件刺激使耳“坚韧化”有关，表现为耳蜗毛细胞对噪声的耐受性提高和对噪声损害的敏感性降低，其机制可能是低强度噪声刺激使得毛细胞内肌动蛋白受到“锻炼”而“健壮”以及条件噪声下可增加神经生长因子和应急保护蛋白（如热休克蛋白）的数量。

（2）噪声频谱：噪声频谱对听力损伤的一般规律是，同等强度下的高频噪声较低频噪声对听力的损害大，窄带噪声比宽带噪声对听力的损害大。实验表明，不同频带的噪声对各频率的听阈影响也各不相同，如0.3～0.6kHz的噪声主要影响1kHz及其周围的听力，0.6～1.2kHz主要影响1.5kHz左右的听力，1.2～2.4kHz主要影响3kHz左右的听力，2.4～4.8kHz的噪声主要影响4kHz左右的听力。其中又以4kHz左右的听阈受损最早、最明显。有人认为纯音听力图上4kHz切迹的形成与噪声引起耳蜗的第1周上部分及第2周下部分病变较明显有关。

（3）脉冲噪声：同等强度下的脉冲噪声比稳态噪声对听力的损伤要大。脉冲噪声的峰值声压级越大、宽度（持续时间）越长、次数越多、重复率越快、上升时间越短，对听阈的损伤越大。有观察结果表明，这种脉冲噪声对3～6kHz范围内听力的损伤严重程度可比稳态噪声强30～40dB。

（4）噪声的其他特征：突然出现的噪声比逐渐出现的噪声对听力的损害大，持续性噪声中的非稳态噪声比稳态噪声的损伤性大，伴有震动的噪声比单纯噪声的危害大。

2. 噪声的环境 噪声源场所如有防声、隔声、吸声、消声及防震、减震等设施，可以减轻噪声的影响。同一空间内噪声源（如机器）越密集、与人距离越近，则损害越大。噪声场所如伴有通风不良、振动、有害气体和液体（如汞、铅）等因素同时存在，可增加损害的程度。

3. 个体情况 在同一噪声环境下和相同接触年限的人群中，10%最敏感的人和25%最不敏感的人之间4～8kHz的听力损失差异可达25～45dB，说明个体间对噪声的敏感性是有差异的，有的甚至有很大的差异。造成这种差异的原因是多方面的，个体间的差异在更多的情况下与以下因素有关。

（1）暴露时间：暴露于噪声中的单位时间及总时间愈长，损伤也就愈大，但个体差异很大。噪声引起的暂时性阈移一般是以年计算的，多数在十年之内进展较快，以后则进展缓慢，甚至达到上限而停滞。各频率听觉的损伤和发展亦有所不同，如4kHz左右的听力损失出现早、发展快。职业性聋的流行病调查表明，80dB（A）以下的噪声即使终身职业性接触一般很少引起明显的听力损失；听力损失的临界暴露年限（产生听力损失的人数超过5%的暴露年限）与噪声强度有关，噪声强度85dB（A）时的临界暴露年限约为20年，90dB（A）约为10年，95dB（A）约为5年，100dB（A）以上约为5年以下；95dB（A）以下的噪声在暴露35年左右时听力损失已基本达到停滞年限，超过这一年限听力损失的人数的比例不再继续上升。

（2）工种：从事工种的工作环境噪声越大、防护越差、伴有振动、接触时间越长，危害也就越大。

（3）年龄、性别与耳别：同种噪声环境下，年龄愈大损害愈严重，但也有人认为老年人听力常已有减退，因而由噪声引起的听力损失进展较慢，反而儿童和青年人由于对声刺激更为敏感，听力损伤常常会更大、更快。男性比女性的损害程度可能要轻，但也有人认为男性比女性的损害程度要重。有调查发现，噪声对左耳听力的损害比右耳大。

（4）个人防护：长期坚持采取防护措施者可大大减轻噪声的损伤。

（5）耳病情况：原有感音神经性聋者比其他人易受噪声的损伤，且较原正常者难以恢复。而对有中耳疾病者的噪声损害观点不一，有的认为中耳病变可以加重噪声的损害，有的认为可以减轻噪声的损害作用，有的认为与噪声损害无关。

（6）个人体质：在同样条件下接触噪声刺激，其损害程度和速度在个体间存在着很大差异，即使同一个体前后反应也未必一致。这种差异的真正原因尚不清楚，可能与遗传、机体的生理、生化、代谢、耳部结构及社会或心理因素等有关。

【噪声对机体的作用与机制】

噪声性创伤通过噪声对人体的生物效应而产生，表现在两个方面：一是直接作用于听觉系统而产生特异性听觉效应，二是通过听觉神经系统的分支到达不同的神经中枢而产生非特异性的听觉外效应。噪声在 50dB（A）以上时可影响睡眠和休息，特别是老年人和对噪声敏感者；70dB（A）以上可干扰听觉和交谈，造成心烦意乱、注意力不集中，影响工作效率，甚至发生意外事故；长期接触 90dB（A）以上的噪声可引起听力损失和职业性耳聋，甚至影响其他系统的正常生理功能。

1. 噪声对听觉系统的作用

（1）噪声对听功能的影响：噪声对听功能的影响主要表现在听敏度下降、听阈升高。表现形式有暂时性和永久性两种。

1）暂时性阈移：暂时性阈移（temporary threshold shift，TTS）是指人短时间暴露于强噪声后引起的听力下降，可很快恢复到原水平。一般认为脱离噪声后数秒到 1 分钟听阈恢复到原水平者称为听觉适应（auditory adaption）。如阈移达 15～30dB，经数分钟、数小时至数天或更长时间听阈才恢复者称为听觉疲劳（auditory fatigue），或称为 TTS。也有人将 16 小时内听阈恢复者称短 TTS 或生理性听觉疲劳，超过 16 小时听阈仍未恢复者称为长 TTS 或病理性听觉疲劳。影响 TTS 的因素有噪声的强度、频率、暴露时间和个体的敏感性等。

2）永久性阈移：永久性阈移（permanent threshold shift，PTS）是在噪声作用下引起的不可恢复的听力损失。无论是急性的还是慢性的声创伤均可引起 PTS，其结果就是爆震性聋或噪声性聋。两者在听力损失的表现形式上可以相似，但进展过程则不一样。

慢性声创伤的 PTS 是一个长期受噪声刺激（以稳态噪声为多见）而由 TTS 缓慢形成且不可恢复的结果。听力损失常在听力图上的 3～6kHz 处形成∪形或∨形的听阈提高，即所谓的 4kHz“听谷”（dip）。这种 PTS 的缓慢发展过程和 4kHz 听谷是职业性噪声性聋的特征，也是噪声性聋的早期信号。PTS 一般是双耳对称性发生和发展的，常伴有耳鸣。由于早期仅为高频区听力损失，因而对语言交流的影响不明显，故易被忽视。当听力损失不断发展，累及其他频率时，即可出现明显的自觉听力和语言障碍。

PTS 的好发部位在 4～6kHz 范围内，即便是 250Hz 以下的强噪声暴露，听力损失也常出现在高频区。这种特点无疑与基底膜上听毛细胞损伤最早和最重的部位有关，这就是噪声早期损害 4kHz 听力的原因和病理生理基础。关于 4kHz 听谷的理论认为：①耳蜗基底近前庭窗处，该段蜗管狭窄，血运亦较其他部位差，遭受噪声侵袭时易出现损伤；②由于有鼓膜张肌和镫骨肌的保护作用，可以减轻较强低频音的损伤；③不同频率声音使内淋巴流向不同方向，即低频音将基底膜推向蜗孔，而高频音则将基底膜推向蜗窗，两者交界恰位于 4kHz 的基底膜处，此处的基底膜是在耳蜗的基底部位，是传至耳蜗内的液体脉冲波的集中作用点，因而承受着较大而频繁的声负荷，导致该段基底膜接受最大的张力和出现的最大位移，故常首先遭受损伤；④外耳道共振频率在 3～4kHz，因此声最强，破坏力亦最大，噪音达 80dB 以上即可损伤耳蜗的功能。以上原因使得耳蜗基底部（感高频区）比顶部（感低频区）更易受到噪声损伤。

（2）噪声对听觉器官的形态学影响：噪声引起的内耳损害主要是急性破坏和慢性退行性变，噪声可以通过机械、生理、生化和代谢等机制的作用对听觉器官造成损害，是引起听力下降，尤其是 PTS 形成的基础。

人体资料和大量的动物实验表明，螺旋器无论受宽带或窄带噪声，还是高频或低频为主的噪声或纯音刺激，毛细胞损伤部位大都发生在耳蜗基底圈和第 2 圈。从毛细胞损伤的过程来看，首先是外毛细胞的损伤，其次才是内毛细胞，这与声的损伤特性有关。在三排外毛细胞中，第 3 排最易受到损伤，因为第 3 排毛细胞位于基底膜中心部位，振动时的位移最大，因而易受损伤。其后是第 2 排毛细胞、Deiter 细胞、Hensen 细胞和外柱等支持细胞受累。内毛细胞由于处于接近骨螺旋板，振动时位移幅度小，受声创伤的机会少，其损伤阈值比外毛细胞约高 20dB。一般情况下，当外毛细胞及其支持细胞受累后，才会出现内毛细胞的受损。而当内毛细胞受累时，则常伴有螺旋神经节纤维及其细胞的减少，甚至整个螺旋器的变形、破坏和消失。

1）毛细胞听毛的变化：听毛的变化常先于细胞器

的改变。主要表现为听毛的松散、倒覆、融合、折断、空泡甚至消失。听毛的变化与噪声引起的毛束中的肌动蛋白丝解聚，纤毛间相互连接的横桥和（或）其位于小皮板的纤维根部肌动蛋白丝断裂后，听毛失去刚性结构有关，也可能与听毛膜的通透性和表面电荷改变有关。

2）毛细胞体的变化：早期可出现胞膜弯曲、膨出，细胞器移位。继而网状结构增多，囊泡和空泡形成，线粒体肿胀，嵴数目减少，溶酶体增多，护膜板软化与消失，核移位、肿胀或固缩，胞体肿胀，胞浆逸出，细胞变性而死亡。

3）支持细胞的变化：Deiter 细胞、Hensen 细胞、外柱细胞相继出现变形、肿胀、核移位、空泡形成等退行性变，乃至完全消失。Deiter 细胞也有可能与外毛细胞同时开始出现病变。内柱细胞抵抗力较强，变化较晚。当内、外毛细胞和支持细胞全部损伤时，螺旋器则逐渐破坏、变形乃至崩溃。

4）螺旋神经纤维和螺旋神经节的变化：属继发性损伤。早期，毛细胞的传入神经末梢出现水肿及退行性变；毛细胞损伤后，隧道内无髓鞘神经纤维变形、消失；当内毛细胞全部消失或螺旋器崩溃时，螺旋神经纤维及螺旋神经节细胞数目明显减少。

5）血管纹及螺旋血管的变化：血管纹的损害主要集中在边缘细胞、中间细胞和纹血管。血管内皮细胞肿胀，管腔变窄和阻塞，红细胞淤滞、自溶或管腔内红细胞缺如，血流减慢、停滞或重新分配，从而导致螺旋器的内环境改变和代谢障碍，成为听觉器官损伤的原因之一。

（3）噪声性听觉损伤的机制：噪声对听觉的损伤是一个复杂的多因素机制。Kisiel 和 Bobbin（1981）将噪声对听觉的损伤归纳为机械性、血管性和代谢性三个方面，且三者相互联系、相互影响。

1）机械学说：高强度的噪声经听骨链或蜗窗传导后，可引起强烈的内、外淋巴液流动，形成涡流，使基底膜和盖膜产生剪切和挤压运动，并冲击耳蜗螺旋器，造成不同程度的机械性损伤，如毛细胞听毛的损伤、前庭窗破裂、网状层穿孔、毛细血管出血、甚至螺旋器从基底膜上剥离等。这些机械性的损伤又可加重或继发引起血管性和代谢性的病变。

2）血管学说：强噪声可损害耳蜗内的微循环，导致耳蜗缺血、缺氧，造成毛细胞和螺旋器的退行性变。

3）代谢学说：强噪声可以引起毛细胞、支持细胞酶系统严重紊乱，导致氧和能量代谢障碍，细胞变性、死亡。实验发现，噪声可使耳蜗内尤其是毛细胞的琥珀酸脱氢酶、苹果酸脱氢酶、三磷酸腺苷酶活性降低，乳酸脱氢酶活性和乳酸含量升高，蛋白质、糖原和核酸的合成减少，导致毛细胞内缺氧、代谢趋向无氧酵解过程、甚至有氧代谢和无氧代谢均降低，使能量生成不足，螺旋器无法完成声电换能。此外，由于噪声引起的耳蜗淋巴液氧分压降低，供氧减少，又加剧影响了这些酶的活性。噪声还可通过直接损伤血管致局部微循环障碍，组织水肿，血氧降低，血管纹 K^+-Na^+-ATPase 活性降低，使得内淋巴中的阳离子浓度梯度及蜗内电位不能维持，从而导致螺旋器和毛细胞的功能障碍。

近来研究还发现，在噪声的刺激下，细胞内出现“钙超载”现象。使得 Ca^{2+} 进入线粒体，影响线粒体的氧化磷酸化，导致 ATP 合成不足，还会由于依赖于 Ca^{2+} 的 ATP 酶在高 Ca^{2+} 情况下的超常活动使耗能增加，因此，细胞内 Ca^{2+} 的超载是各种原因引起的细胞死亡的最终通路。

研究表明，强噪声还可引起耳蜗内乙酰胆碱活性降低，脑啡肽减少。

一氧化氮合成酶Ⅱ（NOS Ⅱ）在噪声损伤的耳蜗中表达呈阳性，尤以血管纹和螺旋神经节细胞为甚。还有研究发现，声创伤时耳蜗组织中自由基代谢产物（如丙二醛）的增加可直接造成毛细胞内各种细胞成份损害，引起细胞的代谢和功能障碍。

受到噪声刺激后耳蜗内的细胞发生凋亡目前也被认为是噪声性听力损害的机制之一。近年来的研究表明，声损伤的部位不仅在听觉系统的外周部分，听觉中枢也可有损伤发生。

2. 噪声对非听觉系统的作用　长期的噪声对中枢神经系统及精神、心理、行为、心血管系统、消化系统、视觉、内分泌甚至妇女的月经、妊娠等都有不同程度的影响。

【症状】

慢性声创伤引起的临床症状常因噪声的强度、暴露时间和个人体质的不同，每个患者的表现亦不同，甚至有很大差异。基本症状是耳鸣、听力下降、头痛、头昏，时间较长者可出现神经、心血管、内分泌和消化等系统的症状。

1. 耳鸣　早期即可出现耳鸣，常出现在听力下降之前，多为双耳持续性高调耳鸣，少数为其他性质的耳鸣。耳鸣的频率常与听力损失最严重的频率相近。

2. 听力下降　为缓慢进行性听力下降，有的在接触噪声几年后才发觉。早期的听力下降多为噪声引起的暂时性阈移，表现为听觉的适应和疲劳，多发生在高频区，对语言交流影响不大，经一段时间休息后可以恢复，因此早期的听力下降不易察觉。随着听力下降的加重，语言频率受累致语言交谈障碍，患者开始察觉听力下降。晚期的听力下降表现为永久性阈移，难以恢复。

3. 前庭功能障碍　长期的噪声、尤其是噪声加震动的刺激，可以引起前庭功能障碍，表现为眩晕、视物摇动、平衡和协调运动障碍、眼球震颤等。

4. 其他系统症状　长期接触噪声者可引起头痛、头晕、易疲劳、情绪不稳定、反应迟钝、记忆力减退、注意力不集中和失眠等神经系统症状；血压升高、心悸等心血管系统症状；食欲减退、恶心、消瘦等消化系统症状；视力减退、视物模糊、视野改变和辨色能力减退等视觉系统症状；有的还可出现内分泌功能失调如月经失调等，以及代谢性疾病如骨与关节脱钙、骨质疏松等。

【检查】

1. 纯音听阈测试　听力曲线的下降常为气导和骨导平行的、双耳对称性的。早期典型的曲线为 4kHz 处呈 V 型下降。随着周围频率的受累，在 3～6kHz 或 2～8kHz 之间的听力亦下降，听力曲线呈 U 型。晚期则所有频率均下降，但高频区仍甚于低频区，曲线呈下降型；部分患者一些频率的阈值无法测出，呈岛状曲线（图 8-1-3）。近来发现，扩展高频纯音听阈测试有助于早期发现噪声性聋。

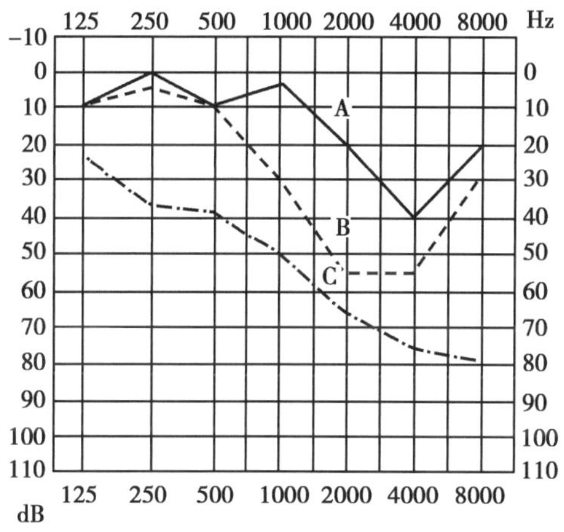

图 8-1-3　噪声性聋听力图（示意图）

A. 早期听力曲线呈Ⅴ型（楔形曲线）　B. 中期听力曲线呈U型（乙形曲线）　C. 晚期听力曲线呈下降型

2. 言语测听　主要项目有言语接受阈和言语识别阈，可以帮助了解患者的噪声性聋对语言交流的影响。鉴于噪声性聋的特点，有人推荐采用竞争噪声言语测听法作为噪声性聋的言语测听方法。如一些长期在噪声环境工作的人，纯音听力测试有高频听力损失，自诉却无听力障碍，言语识别阈得分也正常，但用竞争噪声言语识别得分测试时，高频听阈升高组的言语识别得分随着噪声的增加而变小，与正常组存在着显著性差异。

3. 声导抗测试　主要采用声反射测试，可客观了解听力损失的程度和性质，并可用于预估听敏度。此外，正常耳的白噪声与纯音声反射阈值的差值约为 15～20dB，当人耳受到噪声刺激后，无论是原已有听力下降还是听力正常者，这种差值都会缩小，因而可以作为早期发现噪声性聋和动态观察的方法。采用声反射敏化法测试声反射也可能有助于早期发现噪声性聋。

4. 电反应测听　噪声性聋时由于耳蜗及听神经受累，可引起耳蜗电图和听性脑干反应波形异常或缺失，各波阈值、潜伏期、波间潜伏期和耳间潜伏期改变，输入/输出函数曲线异常等。对于分析噪声性聋的部位和程度有意义，也可作为听力改变的客观的动态观察。

5. 耳声发射　噪声性聋引起听觉系统最主要的病变亦就在耳蜗，因而耳声发射是一种很有前景的早期发现和监测噪声性聋的检查方法，其中畸变产物耳声发射是最常用的检测指标。有研究发现，高频区 DPOAE 的反应幅值比低频区 DPOAE 的反应幅值更能反映患者的听阈损害程度，并建议采用 $L_1=L_2=60$dB SPL 作为噪声性聋 DPOAE 最初始的测试刺激参数。与其他听力检测方法相比，常规频率的 DPOAE 对于发现噪声性聋可能比常规频率的纯音测听更为敏感。甚至有作者认为，DPOAE 的变化常出现在组织结构变化之前，早于听神经动作电位和微音器电位的变化。

【噪声性聋的诊断与鉴定】

对噪声性聋的诊断和鉴定，是职业劳动卫生保护的重要内容。我国卫生部在 1996 年颁布和实施了《职业性听力损伤诊断标准》（GBl6152-1996），到 2002 年修订（GBZ49-2002），该标准适用于接触职业噪声所致的各种程度听力下降的诊断及处理，是进行诊断和鉴定时的重要参考标准和依据。该标准确定的诊断原则是：根据明确的职业噪声接触史，有自觉的听力损失或耳鸣的症状，纯音测听为感音性聋，结合动态观察资料，现场卫生学调查，并排除其他原因所致的听力损失，即可诊断。

我国的《职业性听力损伤诊断标准》制定的噪声性聋的评定步骤是：①确定噪声导致感音性聋（病史、体检、听力检查）；②对纯音听力检查结果（气导）根据 GB7582-87 进行年龄修正；③进行职业性噪声听力损失分级，如果任一侧耳听力损失达到Ⅴ级，则应评定听力损伤程度及噪声聋；④如不具备条件，高频（3、4、6kHz）任一个频率≥30dB，可直接计算双耳平均听阈，评定听力损伤程度及噪声聋；⑤评定听力损伤程度及噪声聋，先计算单耳平均听阈，然后计算双耳平均听阈；⑥根据结果提出处理原则。

在进行噪声性聋的诊断和鉴定时要注意以下几点事项：

1. 职业性噪声聋的听力评定以纯音测听的气导结果

为依据，纯音测听结果为感音性听力损失。

2. 鉴于职业性噪声听力损失有暂时性阈移，故应将受试者脱离噪声环境后12～48h作为测定听力的筛选时间。若筛选测听所得的结果已达听力损伤及噪声聋水平者，应进行复查，复查时间定为脱离噪声环境后1周。

3. 纯音气导阈的年龄修正值　确定职业性噪声聋时，应考虑年龄因素，按《声学—耳科正常人的气导阈与年龄和性别的关系》（GB7582-87）中耳科正常人（18～70岁）听阈级偏差的中值（50%）进行修正。

4. 如某一个频率纯音气导听阈提高至100dB或听力计最大声输出受检者仍无反应时，以100dB计算。

5. 诊断时要排除其他致聋原因，主要包括：伪聋、外伤性聋、药物中毒性聋、传染中毒性聋、家族性聋、老年性聋、梅尼埃病、突发性聋、迷路炎、听神经瘤以及各种中耳疾患等。

6. 若出现语频听力损失大于高频听力损失或双耳听力损失分级相差为3级或3级以上者，均应请耳科医生复查，以排除其他致聋原因。若听力较差耳的致聋原因与职业性噪声无关，则不予计入，只可以较好耳听阈值进行听力损失分级。

7. 当一侧耳为混合性聋，若骨导听阈提高符合职业性噪声聋的特点，并且与传导性聋不为同一病因，可按骨导听阈进行评定；若骨导听阈提高可能与传导性聋是同一病因，则按对侧耳分级。同时，应结合以前定期体检的结果综合分析。

8. 所有有关用于噪声性聋诊断和鉴定的仪器标准、测试环境、测试方法、数值计算和修正、分等分级标准均须采用国家标准或国家推荐的国际标准组织（ISO）、世界卫生组织（WHO）制定的标准。

【治疗】

我国在《职业性听力损伤诊断标准》提出的处理原则是：对观察对象和轻度听力损伤者，应加强防护措施，一般不需要调离噪声作业环境。对中度听力损伤者，可考虑安排对听力要求不高的工作，对重度听力损伤及噪声聋者应调离噪声环境；对噪声敏感者（在噪声环境下作业一年内，听力损失达Ⅲ级及Ⅲ级以上者）应该考虑调离噪声作业环境；听力损伤者听力下降56dB以上应佩戴助听器；有其他症状者可进行对症治疗。

噪声性聋的早期治疗原则与其他感音神经性聋基本相同，治疗期间应脱离噪声环境。晚期的治疗主要是佩戴助听器和听力康复。

近来一些基础研究发现不少生长因子等生物制剂和药物对噪声性听力损伤具有防治作用。如神经生长因子（nerve growth factor，NGF），胶质细胞源性神经营养因子（glial cell line-derived neuotophic factor，GDNF），神经营养素-3（neurotrophin-3，NF-3），表皮生长因子（epidermal gworth factor，EGF），成纤维细胞生长因子（fibroblast growth factor，FGF）家族中的酸性成纤维细胞生长因子（acidic fibroblast growth factor，aFGF）和碱性成纤维细胞生长因子（basic fibroblast growth factor，bFGF）。此外尚有褪黑素（melatonin，MLT），东菱精纯克栓酶（batroxobin，DF-521巴曲酶），地塞米松（dexamethasone），强化铁营养（fortified iron nutrition）治疗以及水杨酸钠（sodium salicylate）等。

【预防】

慢性声创伤的关键问题，从环保意识上讲是治理污染源，从临床上讲则是预防。

1. 制定噪声卫生标准　这是一项防治噪声危害的重要措施，制定的依据主要是根据噪声对人听力损伤的具体情况。如我国发布的《GBZ1-2002工业企业设计卫生标准（Hygienic standards for the design of industrial enterprises）》规定：工作场所操作人员每天连续接触噪声8小时，噪声声级卫生限值为85dB（A）。其他还有多项法律、法规，条例等。

2. 作好噪声场所的调查和监测　环保部门和噪声源所在部门应根据我国及国际的有关标准定期或不定期地对噪声场所进行实地调查和监测，为预防和治理噪声污染和危害提供资料。

3. 控制噪声、改善环境　这是防治噪声危害最积极、最根本的方法。如改进机械设计和工艺操作方法，尽量选用发声小的材料和撞击、摩擦较小的机械动力方式；在有噪声的车间内安装防声、消声、隔声、吸声和防震、减震设施；在车间建造上应与其他无噪声车间分隔开，并应远离居住区，可用隔声墙或植树等方式减少噪声对周围环境的影响。对于城区内的交通、施工、商业、娱乐等噪声也应按照国家标准加以限制和治理。

4. 作好个人防护　一般在90dB（A）以上噪声环境工作时必须使用防护用具，而且必须作为操作常规坚持使用。常用的防护用具有耳塞、耳罩和防声帽等。对于已有感音神经性聋、心血管疾病、内分泌疾病、自主神经功能紊乱等疾病者，应避免在强噪声环境下工作。应定期作好听力检查。在噪声环境工作的人员应建立健康体查档案，档案的内容包括接触噪声的总时间（总工龄）、接触现有噪声的时间（现工龄）、每日（或月、年）接触噪声的时间、工作场地和个人的防护情况、听力检查记录、既往病史和现有疾病等。

5. 加强噪声防控的宣传和教育　积极开展噪声危害、控制、预防和治疗等科学知识和法律法规的宣传、普及、教育工作，同时注意加强劳动卫生和职业病防治人员的专业技能培训，增强对噪声的防控意识。

第五节　震动对耳鼻咽喉的影响

震动是物质运动的一种形式，表示一个质点或物体沿直线或弧线相对于基准位置（或平衡位置）作来回往返运动。生物体的蛋白质分子、细胞器、组织乃至整个机体都存在着一定形式和程度的震动，因此适当的震动是生物体生命存在所必需的，但当震动过强、过频、过久时，则可对机体造成损伤，这种损伤称为震动病（vibration disease），或职业性雷诺白指，白腊病，震动综合征等，现代工业出现的工具机械化、行驶高速化等，使人类的生产和生活环境中的震动越来越普遍，也越来越严重，诸如司机、砂轮工、磨刀工、伐木工、铆工、气锤工、风钻工和矿工等工种均有可能患此类疾病。

【震动的生物效应】

机械震动包括周期性震动和非周期性震动，前者又包括简谐震动和非简谐震动，后者包括随机震动和冲击震动。震动传导至人体有三种形式：①震动瞬时传到全身表面或其大部分；②震动通过支撑面传到全身；③震动只施加于人体的特定部位。震动传至人体是否会产生效应取决于震动的频率、振幅、速度、加速度、接触时间、人的体位和姿势、震动部位的共振性和所受的冲击力，此外，性别、个人健康状况、环境温度、是否有噪声和有害气体的存在等也都有一定的影响。

震动的生物效应机制在于震动时细胞、组织和器官因质量和弹性的不同而发生相对位移、压缩和摩擦生热，长时间的震动将导致这些生物结构的变形和破坏。如果震动部位与外来震动形成共振则损害更大。震动还可通过引起震动部位的血管痉挛、缺血、营养障碍，而导致组织、神经的病变。

震动病常见于长期从事接触震动操作的人员，是一种常见的职业病。震动对人体的损害有两个方面，即全身震动（whole-body vibration）和局部震动（segmental vibration）。全身震动可以引起神经系统功能障碍，血压升高或降低、脉搏加快或减慢、心悸，骨和关节变形、肿胀、肥大，肌肉萎缩，运动功能障碍以及内分泌功能失调、视觉障碍、皮肤感觉器官等。局部震动主要是手传震动（hand-transmitted vibration），突出的表现是震动性白指（vibration-induced white finger）。

【震动对耳鼻咽喉的影响】

由于震动很少直接作用于耳鼻咽喉，因此，震动对耳鼻咽喉的影响常作为全身震动的一部分而表现出来。此外，鼻腔和咽腔由于组织结构疏松，缓冲空间大，因此震动对这些部位的影响常不明显。长期受一定频率震动的作用可对耳和喉部产生不良影响。

震动可引起中耳听骨链的囊样变，骨内膜、骨质增生，肌腱、滑囊和韧带附着部的退行性变、钙化或骨化，骨质疏松、骨刺形成，骨与关节缺血坏死，导致听小骨及镫骨底板骨折或固定，引起传导性听力下降。

内耳是一个在骨性与膜性腔内充满液体的器官，很容易受到震动的影响，尤其是在一定频率和能量下形成共振和驻波时，这种影响就更大。如果震动伴有噪声则可加大对内耳的损伤。长时间的震动作用可引起耳蜗、前庭、半规管毛细胞的变性和坏死，严重的累及蜗神经和前庭神经，导致感音神经性聋和前庭功能障碍，表现出耳鸣、听力下降、恶心、呕吐、眩晕、平衡失调、眼球震颤等。

震动对喉部的影响也是通过对喉的软骨、关节、肌肉和韧带等的作用引起的。当这些组织出现病变时，可引起喉不适感、音调改变、发音易倦、声嘶、严重者失声等症状。

【检查与诊断】

我国早在1957年就将震动病列为法定职业病之一。对震动病的诊断，必须详细询问职业史，进行现场调查，询问病史和体格检查。2002年我国颁布了《GBZ7-2002职业性手臂震动病诊断标准（Diagnostic criteria of occupational hand-arm vibration disease）》，该标准提出了本病的诊断原则，即具有长期从事手传震动作业的职业史，出现手臂震动病的主要症状和体征，结合末梢循环功能、周围神经功能检查，参考作业环境的劳动卫生学调查资料，进行综合分析，并排除其他病因所致类似疾病，方可诊断。因此，在诊断震动病时，发作性手指变白是目前临床诊断的主要依据。

耳鼻咽喉的震动病一般缺乏特殊的检查方法，主要根据震动接触史，听功能检查如纯音测听、声导抗测听、电反应测听、耳声发射等，以及喉功能检查如各种喉镜、喉动态仪、喉神经-肌电图等，辅以必要的影像学检查如高分辨率CT、MRI等。根据以上资料一般可以做出诊断。

【治疗与预防】

《GBZ 7-2002职业性手臂震动病诊断标准》中提出的治疗原则是根据病情进行综合性治疗。应用扩张血管及营养神经的药物治疗，并可结合采用物理疗法、运动疗法、中医疗法等；必要时进行外科治疗；加强个人防护。对于晚期的病例常没有满意的治疗方法，故应以预防为主。

本病的治疗可以给予改善微循环的药物，如神经营养药；可辅以热敷、红外线、紫外线、超短波、蒸气吸入、局部封闭、推拿、按摩等理疗。有严重的中耳和喉部病变者，可在病情稳定后行中耳探查或成型术、喉关节拨动或松解术。

震动病关键的问题在于预防。其次在机械设计和工艺上尽量减少和消除震动源，革新和限制震动工具的使用，缩短使用震动工具的时间，佩戴防震用具，注意环境、身体和工具保温，加强营养和体格锻炼。第三，改善作业环境，减少共振、噪声等。第四，要做好定期体检，早期发现震动病患者，早期脱离震动环境，早期治疗，早期康复。

（梁 勇）

第二章

化学物质及生产性粉尘对耳鼻咽喉的影响

第一节　化学物质对耳鼻咽喉的影响

许多化学物质能与人体的细胞或组织发生化学反应，从而引起细胞功能障碍或组织破坏，引发疾病，这些物质常被称为毒物。

在化工生产过程中，由于工艺落后，防护措施不健全，或者在生产、运输、储存过程中发生意外，化学物质以气体、蒸汽、雾、烟等形式逸散至空气中，污染环境，危害人体，引起疾病。

化学物质进入机体的方式是：或借助于载体分子经主动运输过程进入细胞，或被动地被机体吸收，这一过程与化学物质的亲水性高低呈正相关，而与其分子大小则呈负相关。

【化学物质的致病机制】

毒性化学物质危害人体的作用机制多种多样，最多见的方式是通过影响机体的酶系统而发挥其毒物作用，主要是以各种方式抑制酶的活性，也可破坏蛋白合成，或破坏遗传物质，或影响免疫系统，引起变态反应。还有许多化学物质在其接触部位（如皮肤、黏膜、肺等）直接造成组织损伤。

【影响发病的因素】

毒性化学物质致病的前提条件是其可吸收性，损害程度则决定于化学物质的浓度和作用持续时间。以气体、蒸汽、雾、烟等形式存在的化学物质，主要由呼吸道侵入人体，鼻、咽、喉是上呼吸道的重要组成部分，首当其冲会受到影响。

1. 化学物质的性质　化学物质本身的性质，如腐蚀性、酸碱度、水溶性等，与损害形式和程度直接相关。氯气、氨气等水溶性较大的化学物质，与湿润的鼻、咽、喉黏膜接触后，迅速溶解，立即产生强烈的刺激作用，出现喷嚏、呛咳等症状，而对下呼吸道影响较小。水溶性较小的化学物质，如氮氧化合物、光气等接触水分后溶解度小，对上呼吸道黏膜刺激较小，但深入到下呼吸道后，可对肺泡产生刺激和损害。

2. 化学物质的浓度和与人体接触的时间　化学物质的浓度愈高，吸收愈快，即使接触时间短，也可造成严重损伤。另一方面，如果长期接触浓度较低的化学物质，也可因蓄积作用而发病。

另外，个体因素，如全身健康状况，卫生习惯等，也可影响化学物质对人体的危害程度。

【临床表现】

1. 鼻部病变　鼻是呼吸道的门户，是最先遭受毒性化学物质损害的器官。有害气体，如氯气、氨气等，可在湿润的鼻腔黏膜表面溶解，形成酸性或碱性类物质，直接对黏膜造成损害，引起鼻部急性病变。主要症状有鼻塞、鼻痒、喷嚏、灼热、刺痛感、水样鼻涕或偶有血性分泌物，检查可见鼻黏膜充血、肿胀、水样分泌物增多等。严重者可有糜烂、溃疡、假膜形成甚至黏膜坏死。

铬对人体的危害主要由六价铬化合物所致。在铬电度、生产和使用重铬酸盐的过程中，此类化学物质以酸雾或粉尘等形式吸入呼吸道。长期接触后，可出现鼻塞、涕多、嗅觉减退、干燥等不适，检查可见鼻黏膜红肿、鼻中隔前下方黏膜苍白、糜烂、溃疡甚至穿孔等表现。慢性磷中毒时，鼻黏膜常有发干、充血及肿胀等表现。锰的长期刺激可产生黏膜肥厚或萎缩性病变。烟草工人常有鼻黏膜干燥或萎缩。苯有抑制造血系统的毒性，接触后可出现鼻出血。长期接触氟化物的工人，由于氟化氢及其盐类对黏膜的刺激，可出现鼻部疼痛、鼻出血、鼻塞以及嗅觉减退和分泌物增多等症状。铬酸、硫酸、硝酸等酸雾或砷、汞等金属气的吸入，或以污染毒物的手指挖鼻，接触鼻中隔黏膜，可发生灼伤、糜烂及溃疡，并可有鼻中隔穿孔。

2. 咽部病变 正常情况下，鼻腔对吸入的空气有清洁滤过功能。咽部受鼻腔的保护，化学物质对咽部的刺激常轻于鼻部，但在鼻功能减弱、鼻塞、张口呼吸或吸入高浓度刺激性气体时，仍可作用于咽部。急性损害的表现与一般急性咽炎相同，可表现为黏膜充血、肿胀、分泌物增多，自觉咽部疼痛、烧灼感、吞咽困难等。长期接触低浓度的有毒化学物质，可形成慢性咽炎，出现咽干、异物感等不适。

3. 喉部病变 水溶性大的有毒气体，对黏膜产生刺激作用，可导致喉黏膜的急性炎症发生，表现为黏膜充血、肿胀、分泌物增多，甚至出现急性喉水肿而致吸气性呼吸困难。偶可诱发喉痉挛而致呼吸困难。

氨气接触湿润的喉黏膜后，形成氢氧化铵，呈强碱性。氯气遇水产生氯化氢和次氯酸，这些物质对黏膜均产生强烈的刺激作用，患者可出现喉部烧灼感、干咳、声嘶、胸闷、气急和烦躁等症状，重者有喉水肿和喉痉挛。各种酸雾或二氧化硫、三氧化硫等吸入后产生亚硫酸或硫酸，可出现刺激症状。吸入光气可引起喉水肿而致呼吸困难。硫化氢除对呼吸道黏膜有刺激作用外，还可抑制呼吸中枢，高浓度吸入数分钟后，可导致中毒窒息。长期吸入二氧化硫、三氧化硫等低浓度刺激性气体，可引起喉部慢性炎症，出现咽喉干燥、痒、咳嗽、多痰及声嘶等症状。

另外，高分子化合物如合成纤维、合成橡胶以及塑料等生产、加工、合成等过程中，也可产生有毒的化学物质，吸入后对呼吸道黏膜有刺激作用，可出现鼻痒、流涕、喉痒、干咳及胸闷等症状。

【治疗】

发现化学物质急性中毒时，应立即撤离现场，以便吸入新鲜空气。出现急性喉水肿致呼吸困难时，需及时给氧，应用糖皮质激素以缓解症状。病情严重者应及早行气管插管或气管切开术。对于鼻中隔黏膜糜烂、溃疡等病变，可用一些软膏局部涂布、促进创面愈合，防止穿孔发生。对于化学物质引起的慢性鼻炎、慢性咽炎、慢性喉炎等，可对症处理，以缓解症状。

【预防措施】

改进生产设备，改革工艺过程，完善防护措施，减少有害化学物质的外漏；加强个人防护，讲究个人卫生，定期体检；定期环境监测，严格执行国家规定的卫生标准等。

第二节 生产性粉尘对耳鼻咽喉的影响

粉尘是指浮于空气中直径大于0.1μm的颗粒，可来源于日常生活，但更多的产生于生产劳动中，常把这类粉尘称为生产性粉尘。生产劳动过程中，如固体物质的粉碎，粉状物质的混合、包装，矿石开采时的爆破、运输等，均可使生产性粉尘弥散在生产环境的空气中，如防尘措施不健全，长期吸入，可导致耳鼻咽喉疾病的发生。

【生产性粉尘的分类】

1. 无机性粉尘 如矿物、金属等最为常见，对上呼吸道危害较大。矿物性粉尘有石英、石棉、石墨等；金属性粉尘有铁、锌、锰、铝等；人造无机性粉尘有水泥、金钢砂等。机械制造、采矿、开山筑坝及地质勘探等作业是产生无机性粉尘的主要来源。

2. 有机性粉尘 包括植物性、动物性和人造有机性粉尘。常见的有棉、烟草、面粉、木屑、羽毛、皮毛、沥青、染料、塑料及人造纤维等。

3. 混合性粉尘 是上述两种粉尘混合存在，如煤矽尘、棉尘和二氧化矽混合存在等。

【影响发病的因素】

主要与粉尘的物理特性和化学成分有关。

1. 粉尘的大小及比重 凡颗粒较大而比重高者易沉降，反之，颗粒较小而比重低者，由于沉降缓慢而弥散在空气中，吸入呼吸道的机会增加。实验发现，尘粒直径大于25μm者，常受鼻毛阻挡，不易进入鼻腔；直径为10～15μm的粉尘，多滞留于鼻咽、气管、支气管内；直径小于5μm的尘粒可进入肺泡，对机体危害最大。

2. 粉尘的形状及硬度 球形尘粒的沉降速度较快，但生产环境中的尘粒多为不规则形，其表面积大于同质量的球形粉尘，其沉降速度减慢，较易吸入呼吸道。此外，圆形、质软的尘粒，对呼吸道黏膜的刺激小，而形状不规则、质硬者，对呼吸道黏膜的刺激较大。柔软的粉尘，如木尘、棉尘等，容易沉落在气管或支气管内壁，引发慢性炎症。

3. 粉尘的浓度、溶解度及电荷性　粉尘浓度以每立方米空气中所含粉尘的毫克数表示。粉尘浓度愈大，对人体的危害愈大。随着溶解度的增加，尘粒的有害作用增大，可溶性尘粒与组织接触后可引起局部刺激或损伤，因毒性粉尘大量溶解吸收进入血液循环，可引起急性中毒。相同电荷的尘粒，因互相排斥，常弥散在空气中；反之，带异性电荷的尘粒，互相吸引、聚集而容易沉降。

4. 粉尘的化学成分　直接影响机体受损的程度。粉尘中有毒物质含量愈高，对人体危害愈大。如空气中游离二氧化硅含量超过10%时，可致肺组织进行性纤维性病变，引起呼吸功能障碍。有机性粉尘除直接损害呼吸道黏膜外，还可引起变态反应。

其次，粉尘对鼻、咽、喉等上呼吸道的损害程度，还与鼻腔功能状态和解剖结构有关，如患有慢性鼻炎及鼻中隔偏曲等鼻病时，更易致病。

另外，与粉尘接触时间的长短，全身健康状况、卫生习惯，也可影响粉尘对人体的危害程度。

【发病机制】

主要包括下列四个方面：

1. 直接刺激作用　是最常见的致病方式。除可引起鼻前庭的慢性炎症外，通过粉尘的长期直接刺激，鼻腔黏膜可发生肿胀、毛细血管扩张、干燥、萎缩及溃疡等病变。某些特殊的粉尘尚可起一些特有的病变，如青霉素菌丝粉尘可能引起鼻部的皮炎和湿疹；非溶解性粉尘可在鼻内形成鼻石等。

2. 化学腐蚀作用　水泥、石灰等粉尘，与呼吸道黏膜接触后可产生严重的刺激，不仅引起充血肿胀，而且有腐蚀作用，可引起鼻中隔溃疡及穿孔。

3. 变态反应　多因吸入有机性粉尘所引起，如面粉、亚麻、羽毛、皮毛、木屑及棉花等的粉尘，可引起各型变态反应，临床可表现为变应性鼻炎、喉水肿、支气管哮喘等。

4. 毒性作用　长期在铁矿、石棉矿开采的工人，由于粉尘吸入下呼吸道，可患矽肺和石棉肺；如吸收到人体内，还可引起全身性中毒，如矽尘可引起嗅觉、味觉及视觉的兴奋性降低、眩晕及高频区听力下降；颜料及铅等可引起感音性聋。

【临床表现】

常为鼻、咽、喉、气管甚至肺部等共同受累，因而症状较多，如鼻、咽、喉干燥，灼热感，鼻塞、流涕，咳嗽、声嘶等均可合并出现。而常见的病种有：

1. 慢性鼻前庭炎　由于粉尘的长期刺激，可致鼻前庭炎，表现为鼻前庭皮肤干燥、皲裂或红肿、糜烂和脓痂覆盖，鼻毛稀少等。

2. 慢性鼻炎　最为多见。粉尘引起的鼻黏膜慢性炎症可表现为：

（1）慢性单纯性鼻炎：检查可见鼻黏膜充血、肿胀。出现鼻塞、鼻涕多等。

（2）干燥性鼻炎：表现为鼻黏膜干燥，上覆痂皮，但鼻甲大小正常，无黏膜萎缩。其发生机制可能为粉尘长期刺激，引起鼻腔纤毛柱状上皮发生变化为复层鳞状上皮，以及黏液腺分泌减少。

（3）萎缩性鼻炎：主要症状为鼻干、鼻塞、鼻涕带血、鼻出血、头昏、头痛及咽干等。检查可见鼻腔宽敞，鼻甲萎缩，可有痂或无痂，常无臭味。

（4）变态性鼻炎：多见于吸入有机性粉尘者其表现与常年性变应性鼻炎相似。

3. 慢性咽炎、喉炎　多因粉尘刺激致鼻塞，或劳动时长期张口呼吸，粉尘直接侵犯咽、喉部黏膜，常有咽喉部干燥、不适、灼热感、痒、咳嗽、声嘶等。检查可见咽部黏膜充血、血管扩张、咽后壁淋巴滤泡增生。喉部检查可有声带充血、肥厚、闭合不全等表现。

【预防及治疗】

应加强个人防护措施。改革工艺，改进生产设备，可采用密闭和排风相结合的办法，防止粉尘播散；采用湿式作业减少粉尘飞扬。对于粉尘引起的上述疾病，可给予对症治疗，以减轻症状。对病变严重或发展迅速者建议其调离粉尘工作环境，积极对症治疗。

（肖红俊）

第三章 职业性喉病

第一节 概　　述

职业性喉病（occupational diseases of larynx）是指从事与发声有密切关系职业的人员和在工作环境中需大声用嗓的人员喉部常常发生的各种病变。主要表现为声音嘶哑。是喉科常见的嗓音疾病之一。这类喉病与过度地用嗓，或与发声方法不科学有关，常称之为歌喉职业病或职业性喉炎，现通称为职业性喉病。本病多发生在歌唱家、演员、教师、幼教保育人员、讲解员和巨大噪声环境中的工作人员等，儿童和家庭妇女亦常有发生，故不能列为真正意义上的职业病。

我科曾于 1987 年参与湖北省属文艺团体演员 192 人的嗓音普查，其嗓音疾病的总发病率为 50.0%，其中慢性声带炎和声带小结，共占 15.7%。与国内 1959 年调查的声带小结占 28.5% 相比有明显降低。重庆李嘉莉 1984 年对 824 名教师的嗓音调查，发现嗓音疾患的总发病率为 55.6%，说明加强教师嗓音保健的迫切性。

【病因】

职业性喉病多因用嗓过度（量的问题）或发声方法不当（质的问题）所引起。近年来，许多学者对于全身状况与精神因素引起的发声障碍问题日趋重视，故主张应重视引起职业人员声嘶的全身因素。

1. 用嗓过度　演唱时间过长，或已感发声疲劳仍持续用嗓，均易使发声各器官不堪重负，并使失去各器官间的协调控制作用，致喉部过度紧张而发病。如过度使用高音或唱力所不能及的高音，易发生声带小结或息肉。

2. 发声方法不当　歌唱时，喉内、外肌过分紧张，胸、腹壁肌肉的配合不好以及呼吸运用不当等，均易造成声带损伤。勉强唱过高的音调和运用不适合本人生理特点的音域，常用力将某一高音从喉内逼出，使喉肌受损，甚者发生声带黏膜下出血。演唱时呼气过重或经常使用硬起声，声门下压急剧增加，都可使声带易发生充血或出血。边演唱边翻滚打斗时，声带和室带需同时紧闭以便用力屏气和挡气，常使发声和呼吸之间的矛盾解决不好，更易造成声带损伤。

3. 环境的影响和不良的生活习惯　如天气冷暖的骤然变化，空调或暖气环境的突然改变，空气的过分干燥或太多粉尘，居住地改换后的水土不服，演唱前后即刻的冷饮、饮酒，平时饮食无节制和生活无规律，过度的烟酒，临演出期的过分练声和仓促用嗓等，都可造成咽喉部的炎症、声带损伤和发声无力等情况。

4. 全身健康状况和心理因素　在发声过程中，喉部和整体有着密切的关系。它受到中枢神经系统的调控和周身健康情况的影响，包括听觉分析器对校正发声所起的作用等。能长期保持丰满圆润、刚柔相济和清脆洪亮的声音的人，一定是发育正常和体格健壮的人。体弱多病者，必没有强劲的声音。如呼吸道的慢性炎症、甲状腺功能减退、心肺慢性疾患等都可引起发声障碍。

演唱与发声的生理和病理密切相关，然而在一定程度上也受心理意识的支配。过分的紧张、忧愁、愤懑等都可能引起声音的变化。Moses（1959）曾指出，失音乐症（amusia）的患者，单纯由于精神因素的影响可失去其音乐感受、音乐记忆和音乐表演能力（也可单独失去音乐表演能力），致演唱时音调、音阶、音域都受影响，而说话的语调正常，喉部检查无异常发现。有的演员喉部原有轻微器质性病变，但发声和演唱尚好，一旦被告知喉部有病后，声音立即明显变坏，此乃受精神因素影响的例证。

【病变分类】

职业性喉病的分类尚无统一的标准，现将国内有关分类的建议介绍如下，以供参考。徐荫祥（1960）按自轻而重的序列分为六类：①因神经紧张、体质衰弱或发声过度，声带肌肉容易疲劳而引起的发声不能持久、或不能唱高音，此时声带的外观及运动均正常；②声带肌肉疲劳，进一步发展引起张力不够而致声门裂闭合不全；③声带肥厚发硬而致振动不良，可属生理性，也可属病理性，后者乃发声过度或炎症的后果；④慢性单纯性喉炎，表现为充血、分泌物增多，个别的比较干燥，此种现象可属用嗓过度或发声不当所致，也可属急性感染。两者仅从临床表现难以区别；⑤声带水肿；⑥声带游离缘有局限性增厚，呈结节状，如声带小结或有息肉形成。

王振亚等（1965）根据对600例职业性喉病的分析，提出临床分类如下：①急性喉炎（非感染性），多属因演唱较多而引起的声带充血；②慢性单纯性喉炎，声音“不干净”或嘶哑，病程超过2~3个月，声带呈暗红色，但无明显肥厚；③慢性肥厚性喉炎，除有慢性单纯性喉炎表现外，还伴声带肥厚；④声带小结；⑤声带息肉性疾患；⑥喉肌弱症，病程较长，发声易疲劳，唱后嘶哑伴有声门裂闭合不全；⑦假声带疾患，常表现为病理性代偿性肥厚；⑧声带血管性疾患，如声带黏膜下出血或点状血管扩张；⑨声带水肿；⑩心理性发声障碍。

冯葆富等（1987）根据对1052例歌唱职业性喉病的分析分类如下：①急性运动过度性喉炎，内有急性声带炎、单侧声带炎、边缘性声带炎等3型；②慢性运动过度性喉炎，内有慢性声带炎型和肥厚性声带炎型；③发声运动过度性声带水肿，分局限性和弥漫性；④声带小结，分急性水肿型和慢性纤维型；⑤声带息肉，分为广基型、条状型、全息肉样变型和有蒂型；⑥声带血管疾患，有黏膜下出血型、血管扩张型、类小血管瘤型；⑦声门运动障碍，分运动过度型和运动不足型；⑧室带疾患，有运动代偿型和室带肥厚型；⑨心理性发声运动障碍，分为原发型和继发型。

【症状】

职业性喉病症状的轻重常与病变的性质、部位和程度有关，但有时不一定完全相符。因为各人的发声技巧和代偿能力不尽相同。声嘶为其主要症状，轻者仅有音色改变，重者可近似失声。此外，可有喉干燥感、异物感和微痛感。

1. 话声异常　国内王鹏万按嘶哑轻重将其分为毛、沙、哑、沉、闷和暗六种。“毛”为个别字音有异常，尤其是发高音轻声时明显；“沙”为全部字音的音色变暗和粗糙；“哑”为沙声加漏气声；“沉”为声音沉在胸部的感觉，声音嘶哑且力度差；“闷”为声音好像闷挤在喉内发不出来；“暗”为完全失声，仅有耳语似的嘶哑声。

2. 歌声异常　一般从音调、音色、音强和声时四个方面判断。病情轻者多由歌者本人判断出，表现为轻声失润或声音渐强又渐弱时有困难。大多表现为高音困难、破音出现、音准不正确或高低声区衔接不良等。

【检查】

喉镜检查必须在呼吸和发声时，发高音和发低音时分别检查，仔细观察室带、声带、前联合和声门软骨间部的形状、色泽和运动情况。尚需注意观察颈前喉头的活动情况。

除常规的喉部检查外，必要时可做喉动态镜检查，呼吸曲线的描记和肺活量测定，喉肌电图的描记和声谱仪、声图仪的分析等。

常见的病变有声带充血、黏膜下出血、肥厚或边缘不整齐、张力差、小结或息肉、闭合不全、室带肥厚挤压等。据我科观察，职业性喉病的病变位于声带前部较后部者多见，声带息肉多见于教师而少见于演员。

【诊断和鉴别诊断】

根据职业特点、声嘶表现和临床检查三个方面不难确定本病的诊断，但需与以下几种情况鉴别：①感染性喉炎，多发生在受凉或咳嗽之后，有的并有鼻、咽和气管的炎症。亦有职业性喉炎合并感染者；②生理性声带充血和嗓音变化，如青少年变声期、妇女月经期或妊娠期；③功能性发音困难，由于精神心理的因素或喉肌运动失调的原因，是喉部非器质性病变所引起的发音异常状态；④癔病性声嘶，突然发生，大多与情绪波动有关，或是睡觉起床时一下发不出声，然而咳嗽和哭笑时声音正常，有的伴有咽喉感觉减退；⑤其他：如喉关节炎、甲状腺功能减退、原发室带性发音困难等。

在诊断中应重视病史，建立嗓音档案资料，此乃诊断职业性喉病的重要依据；检查极为重要，包括喉部和全身的检查，此乃主要的诊断依据之一；了解生活、心理和练嗓、用嗓情况，始能制定出治疗方案。

【治疗】

职业性喉病除针对病情进行耳鼻咽喉科治疗外，应注意发声休息和发声治疗。对歌唱者的发声治疗尤为重要，最好由有教学经验的声乐教师作指导。我科对早期声带小结和声门闭合不良者，在声乐教师指导下进行

“咽音”的发声训练取得较好成效。

自我调节者，发声时要逐渐达到“三松三紧”的境界，即下紧上松、后紧前松、内紧外松。平时要训练发声的部位和换声点，真假声的结合，肺活量和蓄气、呼气功能，胸腹联合呼吸和气沉丹田等问题。

发声休息对急性炎症和早期的声带小结与息肉的患者应视为绝对必要。长期声休不易做到，亦不利于歌喉用嗓者，应做到边治疗边声休和适当用嗓。

应注意患者的全身健康情况和生活习惯，积极治疗耳鼻咽喉的局部病灶。

超声雾化吸入，理疗透热，作为辅助治疗，常有裨益。

【预防】

正确用嗓、避免用声过度疲劳和定期检查喉部是预防职业性喉病的基本原则。喉科医师和声乐教师的结合可使职业性喉病的预防取得更好的效果。

首先要注意整体的健康和保持身心向上的乐观主义精神。加强体格锻炼和定期健康体检是必不可少的。应有合理的饮食和作息时间。

其次要做到科学练嗓和用嗓。嗓要练，练为了用。歌唱者应了解自己的声部和音域范围，正确地运用呼吸方法，找到最佳的共鸣位置，使嗓音达到洪亮而耐久不衰。要控制每天用嗓的时间和一次连续应用的时间，避免声带和有关肌肉的过度疲劳。国内有人调查声乐系学生，1 天用嗓 3 小时以上者易引起发声障碍，故不提倡长期连续用嗓。

童声和青少年变声期，应加强嗓音的保护，避免滥用乱喊。妇女月经期、妊娠期亦应加强保护。

第二节 声带小结

声带小结（vocal nodules）为慢性喉炎的特殊类型，又名结节性喉炎（laryngilitis nodosa）。因其组织病理学上属于炎性病变反应，也称为结节性声带炎（chorditis nodosa）。小结是从声带游离缘长出的类似粟米大小的突起，大多是左右对称。因好发于歌唱者，故又称歌者小结（singer nodules）。儿童常常因为喊叫而发病，又名喊叫性小结（screamer nodules）。

【病因】

可能与下列因素有关：

1. 机械性损伤 因声带局部运动过度（造成）机械性损伤所引起的组织反应，如充血、水肿、结缔组织增生。声带的膜间部占声带全长的 2/3，膜间部的中点正好是声带全长的前、中 1/3 相交处。据弦乐振动的基本原理，弦的振动以中点最剧烈，故声带小结正好发生在声带膜间部的中点，即声带前、中 1/3 相交处，因该处在发声时受到的机械性损伤最大（图 8-3-1）。

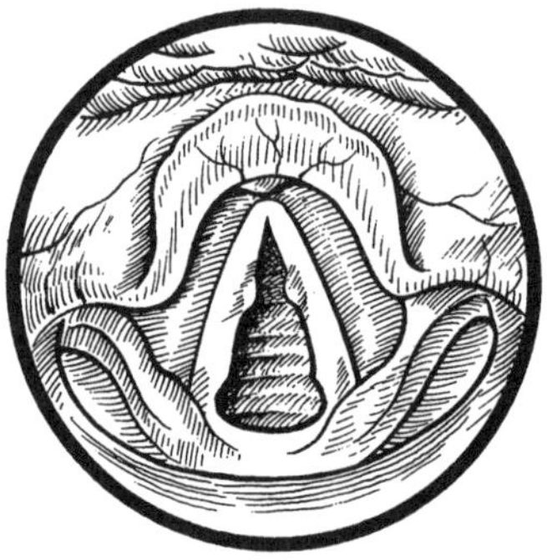

图 8-3-1 声带小结

（1）滥用嗓音：超负荷的讲课和演唱，力所不及的高音应用，炎症期间继续用嗓，妇女经期大量用嗓和儿童喊叫过多，都可使声带运动过度，最终导致声带小结发生。

（2）唱法不当：声嘶力竭地从喉头挤出高音，运用硬起声的方法不科学，喉部肌肉不能放松，胸腹式呼吸配合不好等，增加声带的相互摩擦而易发生小结。

2. 内分泌因素 本病男童较女童多见，至青春期后，均有自行消失的趋向。成人病例中，女性发病率较高，男性则少见，50 岁以上者更为少见。故考虑某些病例的发病可能与内分泌的改变有关。

【病理】

声带小结呈灰白色微透明或淡红色外观，主要病变在黏膜上皮。显微镜下见小结外覆增厚的复层鳞状上皮，其基层为纤维结缔组织和机化的炎性组织以及白细胞浸润，周围组织有轻微炎症表现，有的内含丰富血管，可被误认为血管瘤。小结初期色白而软，中期有纤维化和透明样变，小结较坚实，成熟期的小结苍白或灰白，上皮增厚与角化。电镜下黏膜上皮增生，基底层亮细胞多见，表层角化过度；棘细胞层有增厚与不全角化，张力纤维丰富并连接紧密，桥粒增多；黏膜下纤维母细胞活跃，胶原束丰富，弹力纤维可见。声带息肉则见黏膜下组织循环障碍，胶原纤维和弹力纤维排列紊乱，类淀粉蛋白纤维沉着和慢性炎症细胞浸润。

【症状及检查】

轻者发声易疲劳，个别声音发“毛”发“沙”，自控声音不自如，声的强弱转换感费力。检查见声带一般不充血，在前中 1/3 交界处的边缘见针尖样凸起，声门可有黏液丝附着。重者音色不亮，持续声音嘶哑，开始仅在高音时出现，以后发展至中、低音亦嘶哑。检查见小结呈半粒米大小或更大，可伴轻微肿胀，明显妨碍声门闭合而有漏气现象。

声带小结大多是两侧对称而等大的，间或也有一侧较大或仅见于一侧者，还有对侧为反应性增厚者，或一侧小结、另侧息肉者。临床上常将小结伴明显水肿者，称为小结息肉样变。

【诊断】

根据病史及局部检查所见，较易做出诊断。对职业用嗓者，可根据条件做喉功能的检测和嗓音声学分析，以判断有无初期病变。在诊断中要注意声带表皮样囊肿和肥厚性喉炎与小结的鉴别。表皮样囊肿需手术摘除后做病理检验才能确诊。

【治疗】

包括发声休息，纠正发声方法，药物保守治疗和手术摘除等。

早期小结经过声音休息并配合药物治疗（如金嗓散结丸等）常可变小或消失。声音休息治疗 2～3 周无效者，不宜继续完全声音休息，可在部分声音休息情况下，加强药物治疗或配合理疗。发声训练合适者，通过改变错误的发声习惯，常可取得较好的疗效。

小结难愈并明显影响发声者，应做手术摘除。操作要仔细、轻巧，详见“声带息肉”节。在表面麻醉下，经纤维喉镜在电视屏幕上摘除声带小结有较好的效果。

儿童声带小结，多不做手术切除，应以保守治疗为主。

第三节　喉接触性溃疡

喉接触性溃疡（contact ulcer of larynx）系局限于一侧或两侧声带突黏膜的一种慢性浅表性溃疡，两侧发病者多见。发声时两侧溃疡互相接触，故名为喉接触性溃疡。本病多见于成年男性。

【病因】

滥用“嗓子”是本病最常见的原因。与发声有关的职业用嗓者和在噪声环境中大声用嗓者可发生本病，因大声用嗓致两侧声带突不断摩擦碰撞，致使声带突处较薄的表面黏膜易受损伤。长期的非特异性炎症刺激和烟酒的慢性刺激，亦可发生本病。

【病理】

病变部位为表浅性溃疡的慢性炎性组织，溃疡小而浅，常覆有肉芽，内含新生血管，无上皮增生，周围有圆细胞浸润。肉芽系来自声带突的软骨膜。病变可侵及小部分杓状软骨发生坏死，整个杓状软骨不会受累。

【症状及检查】

以声嘶和发声时喉痛为主要症状，伴有发声易倦、喉痒及干咳，喉痛可放射至耳部，说话过多时症状明显。

检查见双侧声带突内侧面有灰白色浅表小溃疡，周边充血。其中一侧溃疡上常有隆起的肉芽组织，声带闭合时刚好嵌入到对侧略凹的溃疡中（图 8-3-2）。一侧的浅表溃疡有时未被发现，需仔细检查。

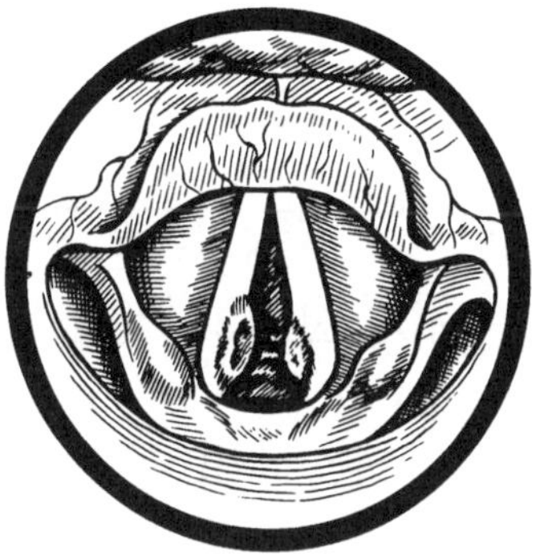

图 8-3-2　喉接触性溃疡

【诊断】

根据病变的部位和溃疡特点，结合病理切片检验，可以确诊。须与肿瘤和结核相鉴别。活检时勿损伤正常组织，若有肉芽，可钳取肉芽送检。

【预防及治疗】

少讲话，勿高声交谈和喊话，保证声带充分休息。纠正发声方法。加强劳动保护，降低工作环境的噪声强度，避免在噪声环境中大声用力讲话。

全身应用抗生素和维生素当属必要，亦可口服中成药制剂。如金嗓开音丸、金嗓利咽丸等，佐以口含中西药片剂；超声雾化吸入和喉部理疗、氦氖激光照射等皆有助于溃疡的愈合。可在喉镜下，用青黛散或钖类散直接喷于患处。肖轼之曾用硫酸锌口服，取得较好疗效：硫酸锌粉剂胶囊 220mg，饭后服用，每天 3 次；或配制成 4% 水剂，处方如下：硫酸锌 4g，枸橼酸 0.2g，糖浆 10ml，复方尼泊金醇 1ml，加水至 100ml，每次口服 5ml，每日 3 次，连续服用 1 个半月。肉芽组织明显者可在喉镜下予以切除。

（毕胜斌）

第四章

耳鼻咽喉外伤

第一节　鼻、鼻窦及其邻近组织的外伤

一、外鼻软组织外伤

【外伤种类】

外鼻突出于面部中央，容易遭受各种外伤，如重物碰撞、打击所引起的挫伤或裂伤；由锐器（如刀、玻璃碎片等）引起的切割伤；尖细利器（如刀尖、剪刀、竹签等）刺入软组织造成的刺伤；高速飞驰或飞溅的金属异物（如子弹、弹片、金属碎屑等）进入组织而未贯通的盲管伤；贯通伤少见。

【临床表现】

挫伤皮肤一般完整，表现为鼻部软组织肿胀，皮下淤血；切割伤者皮肤及皮下组织伤口的创缘大多整齐；而裂伤的创缘则不规则；刺伤的创口不大，但却较深；顾名思义盲管伤仅有入口，异物常存留于组织内；贯通伤则存在对穿的两个创口。值得注意的是，一次外伤中既可能仅存在一种外伤，但是也可以同时出现数种损伤，如挫伤和裂伤常同时存在等。检查时应注意伤口的大小、伤道的深度和方向，以及是否有异物或碎骨片存留，必要时可用探针协助检查。此外还应注意伤口是否与鼻腔、鼻窦、眼眶或硬腭相通。注意伤口出血情况，如合并鼻黏膜损伤而出血，须注意出血量的多少，对昏迷患者须注意并防止血液经后鼻孔流入咽喉。

【影像学检查】

根据情况作鼻骨、颅面部 X 线拍片，高分辨率 CT 扫描以排除鼻骨、鼻窦及颅面骨骨折。

【治疗】

对于较轻的单纯挫伤可不作特殊处理。重者早期可用冷敷，以控制血肿与水肿的发展；伤后 24 小时以后改用热敷，以促使肿胀消退，淤血吸收。对开放性伤口应立即止血，消毒创口，清除异物，清创缝合伤口。全身用抗生素预防感染，常规注射破伤风抗毒素。失血过多时注意补液，必要时输血。

二、鼻骨骨折

鼻骨骨折（fracture of nasal bone）为鼻外伤中最常见者。鼻骨骨折多发生于鼻骨下段，此乃因此段骨质薄而宽，且缺乏周围骨质的支撑，比较脆弱，而鼻骨上段厚而窄，较坚固之故。鼻骨骨折可单独发生，严重者可合并鼻中隔骨折，软骨脱位，眶骨骨折等头部的其他外伤（图 8-4-1）。

【病因】

鼻骨骨折多由直接暴力引起，如运动时有意或无意的外伤，斗殴、交通或工伤事故等。小儿扑跌时鼻部或额部着地等也可引起鼻骨骨折。

【症状】

本病可发生于各个年龄段；男性多见，男女发病率之比约为 2∶1。

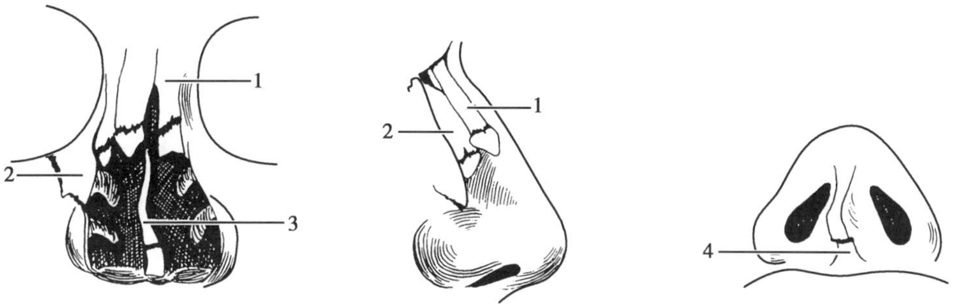

图 8-4-1　鼻骨骨折可累及周围骨结构

1. 鼻骨骨折　2. 上颌窦额突骨折　3. 鼻中隔骨折　4. 前鼻棘骨折

1. 鼻梁歪斜、塌陷　鼻骨骨折发生后，立即出现鼻梁歪斜、塌陷。数小时后外鼻肿胀，鼻部畸形被掩盖而不显。待局部肿胀消退后，鼻畸形又复显。

2. 外鼻及其周围肿胀　外伤数小时后，因皮下软组织受伤、出血，外鼻及其周围组织可出现肿胀、淤斑。

3. 鼻出血　合并鼻黏膜外伤时可有鼻出血，量多少不等。

4. 鼻塞　合并鼻中隔骨折、软骨脱位、鼻中隔血肿时可出现鼻塞。

【检查】

1. 视诊　观察外鼻有无畸形、肿胀、淤血以及眼眶有无水肿，眼球有无移位，活动是否正常等。

2. 鼻部触诊　骨折处轻触之有压痛，并可出现骨摩擦感。如患者曾反复用力擤鼻，空气逸入外鼻及周围皮下时，还可出现皮下气肿，触诊时有捻发感。

3. 前鼻镜检查　注意鼻黏膜有无破损、出血，鼻中隔如有偏曲，则应轻轻触动之，如中隔能活动，示有中隔软骨脱位（图 8-4-2）。

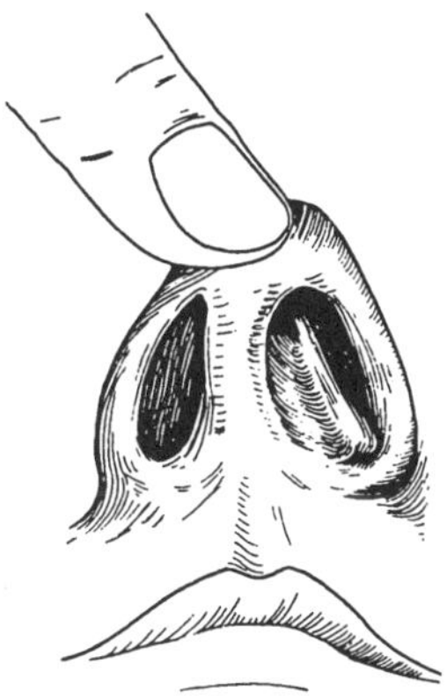

图 8-4-2　鼻中隔脱位

4. 鼻骨 X 线拍片　可显示骨折部位、性质以及骨片有无移位及移位方向等。高分辨率 CT 及三维重建可进一步显示鼻骨及其相邻部位的损伤情况。

【诊断】

根据外伤史及检查结果，诊断并不困难。

【治疗】

1. 对于无移位的单纯性鼻骨骨折不需特殊处理。

2. 有外鼻畸形的鼻骨骨折，应待局部肿胀消退后手术复位。复位的时机最好在伤后 10 天以内进行，超过 2 周时因骨痂形成可给复位带来困难。

复位方法分闭合式和开放式两种：

（1）闭合式复位法：①2% 丁卡因加 1% ~2% 麻黄碱或 1∶1000 肾上腺素作鼻黏膜表面麻醉。儿童全麻。术时注意维持呼吸道通畅；②单侧骨折时，用鼻骨复位钳之一叶伸入患侧鼻腔达骨折位的下后方，另叶置鼻外，然后一手持钳将钳之两叶夹持骨折片及其周围软组织，轻轻向上抬起并略加拧动，另一手之手指在鼻外辅助，骨片即可复位，有时尚可听到轻微的骨片复位声（图 8-4-3）；③双侧鼻骨骨折时，复位钳的两叶各伸至两侧鼻腔骨折部位的后下方，注意切勿超过两侧内眦连线的高度，然后向上向前轻轻用力抬起鼻骨即成；④合并鼻中隔骨折、脱位时，可用复位钳夹住两侧中隔面，从偏曲的下方垂直向上慢慢移动，中隔可复位；⑤鼻腔

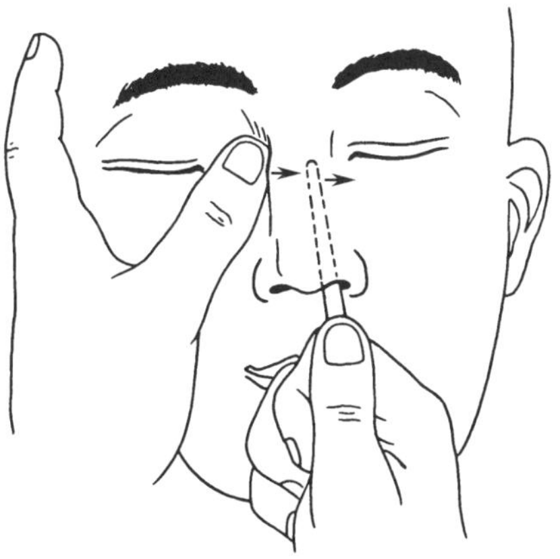

图 8-4-3　就便器械代替鼻骨复位钳

填塞凡士林纱条，24 小时后撤除。

（程　庆）

（2）开放式蝶形切口复位法：闭合式复位不成功，或陈旧性鼻骨骨折需采用蝶形切口，开放式复位，方法如下：

1）麻醉：1% 丁卡因加 1% 麻黄碱纱条鼻腔表面麻醉，1% 利多卡因加 1‰肾上腺素沿切口及鼻背、鼻唇沟浸润麻醉。

2）切口：在鼻小柱下段作倒 V 形切口，然后分别向两侧前鼻孔内缘延伸作弧形切口至相当于大翼软骨外侧角处，形成蝶形切口（如图 8-4-4）。

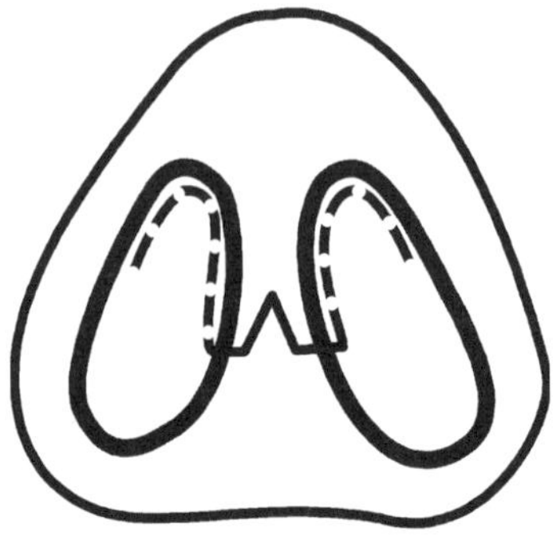

图 8-4-4　蝶形切口

3）分离皮肤、皮下组织达鼻骨下缘，切开鼻骨骨膜，分离鼻骨上、下面的骨膜，充分显露鼻骨，观察鼻骨下塌、歪斜及畸形愈合情况。凿断、抬起下陷的鼻骨，并将对侧隆起的鼻骨向下按压，对明显突起或向内挤压鼻骨的上颌骨额突可用骨凿凿除。

4）伴有鼻中隔明显偏曲及下鼻甲肥大者同时行鼻中隔矫正术及下鼻甲部分切除术。

5）整复外鼻，使鼻梁居中，双侧鼻背对称，如鼻背较低，可用矫正鼻中隔时切除的筛骨垂直板或犁骨、上颌骨鼻嵴等骨片经修整后垫于鼻骨下面，使鼻背上抬、两侧对称。

6）调整缝合双侧大翼软骨内侧脚及鼻中隔软骨的前部，矫正鼻尖偏斜，调节鼻尖高度。

7）间断缝合切口。

8）凡士林纱条填塞鼻腔，以止血和固定鼻骨，外鼻加压包扎。

9）术后抗生素、止血、消肿等治疗。

应用本术式应注意以下几点：

（1）预防鼻小柱切口瘢痕形成：缝合切口时应仔细将倒 V 形切口两侧及中央的 3 点准确对位缝合；对严重的瘢痕体质患者应慎用此径路。

（2）蝶形切口及手术操作均在面部危险三角区内进行，术中须严格无菌操作，术后常规应用抗生素，注意防止感染及颅内并发症。

（3）鼻中隔偏曲，双下甲肥大者，应同时矫正鼻中隔偏曲及切除部分下鼻甲，以达到同期矫正歪鼻畸形，改善鼻腔通气功能的目的。

（4）上颌骨鼻嵴偏曲明显，本切口径路矫正此处偏曲困难时，可用常规鼻内径路行鼻中隔黏膜下矫正术。

（5）鼻背部良性肿瘤如纤维瘤、血管瘤或驼峰鼻等亦可用此手术治疗。

（刘邦华）

三、鼻 窦 骨 折

鼻窦骨折多发生于上颌窦或额窦，筛窦次之，蝶窦最少，亦可两个以上的鼻窦同时发生骨折。鼻窦骨折常合并颅脑外伤，也可与面中段其他骨折并发。根据病史、临床表现及 X 线拍片，尤其是高分辨率 CT 扫描，诊断一般不难。

（一）上颌窦骨折

上颌窦骨折多由直接外力的撞击或枪弹、爆炸伤等引起。以前壁（包括上颌骨额突、眶下孔）塌陷性骨折最常见，其次为顶壁（眶底）及上牙槽突等处。若创伤累及上颌窦下壁，亦可并发颅底骨折。根据骨折部位不同，临床上可引起眼球内陷、视觉功能障碍（复视）、呼吸道阻塞、咬合错位、颜面畸形等症状。

上颌窦裂缝性骨折而无功能障碍时，可不予手术处理。如有颜面部畸形和功能障碍者，宜在伤后 24 小时内早期整复，可按柯-陆手术（Galdwell-Luc operation）径路进行整复（图 8-4-5），同时清除碎骨片，并彻底止血。外伤已超过 24 小时者，因常有软组织肿胀，可在伤后 2 周内，待肿胀消退后再予复位。

上颌窦骨折伴上牙槽突骨折者，应请口腔科医师协

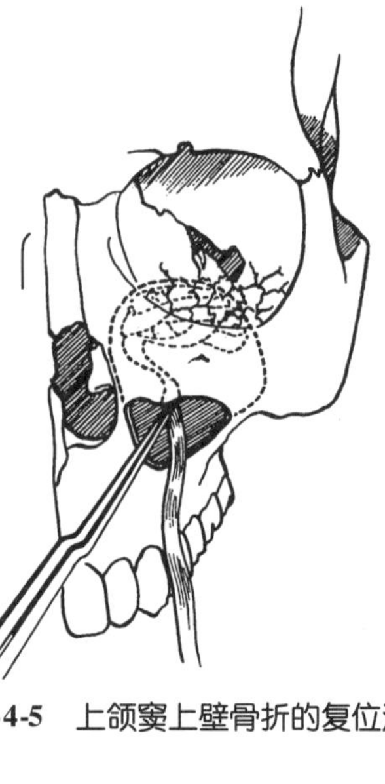

图 8-4-5　上颌窦上壁骨折的复位法

助处理，复位后牙间用钢丝固定。

（二）额窦骨折

额窦骨折多发生在前壁，后壁较少见。因前壁骨质有骨髓，易并发骨髓炎，应慎重处理。额窦骨折可分为三类：①前壁单纯性线性骨折；②前壁塌陷性骨折；③前、后壁混合性骨折。前壁骨折可发生额部内陷，如软组织出现水肿，则骨折不易扪及，但此时眼睑常有皮下淤血。后壁骨折，易引起颅内并发症，后果较前壁骨折更严重，如伴有硬脑膜撕裂，则会发生脑脊液鼻漏。X线拍片如见颅内有积气，可确诊为后壁骨折。高分辨率CT扫描更易确诊。

单纯性骨折无移位者，无需手术，仅以鼻腔减充血剂如羟甲唑啉喷鼻，保持鼻额管通畅，并全身应用抗生素治疗即可。额部有明显塌陷而皮肤无裂伤或未发生感染的前壁骨折，可在眉弓处做切口，切开骨膜后，用分离器从骨折缝伸入窦内，抬起塌陷部分以复位。此法若未奏效，可将切口向内眦扩大后暴露窦底，凿开窦底，用鼻中隔分离器伸入窦内复位。术后应用抗生素预防骨髓炎。并消毒鼻前孔，禁止擤鼻。

额窦前壁的复杂性骨折，皮肤有伤口或已感染者，应先行清创，局部消毒后清除异物及完全断离的碎骨片，扩大鼻额管以利引流，并仔细检查后壁。后壁有凹陷性或粉碎性骨折时，则应详查硬脑膜有无撕裂、是否有脑脊液漏出，如果确认存在脑脊液漏，应及时用筋膜或肌肉修补。鼻腔以碘仿纱条填塞，骨断面涂撒抗生素粉，术后用足量抗生素预防和控制感染。

（三）筛窦骨折

筛窦单纯骨折很少见，常与面部中段骨折、颅底骨折伴发。如外伤损及筛板时，嗅觉大多会丧失，若合并硬脑膜撕裂，则可发生脑脊液漏。X线拍片或CT可见颅前窝积气。纸板骨折时可引起眶内出血、气肿或并发视神经管骨折，泪器损伤等。

筛窦单独骨折一般不需手术处理。无功能障碍者可暂不行骨折复位。有严重鼻出血、鼻腔填塞无效者，可经眶内缘切口结扎筛前动脉。伤后立即出现视力严重减退者应尽早实施视神经管减压术。如有眶内血肿可采取鼻外筛窦或经鼻内镜开放筛窦，清除血肿。如有脑脊液鼻漏，经保守治疗无效，以在鼻内镜下修补为宜。如合并颅底骨折，应联合神经外科共同处理。

（四）蝶窦骨折

蝶窦骨折为鼻顶后份的骨折，单独的蝶窦骨折罕见，常伴发于颅底骨折，引起严重的出血、昏迷和休克。血液常常从鼻咽部流入胃中又复呕出。患者处在休克或昏迷状态下，血液或呕出物呛入呼吸道可发生窒息。也可发生脑脊液鼻漏；骨折累及蝶鞍时，可出现尿崩症。如颈内动脉被碎骨片刺破，则可突然发生喷射状鼻出血，此种迟发性出血一般发生于外伤后2～4周。此时如病情允许可行血管数字减影造影（DSA），找出受损血管作栓塞治疗（介入治疗）。如单独蝶窦骨折，一般不须手术处理。

（程　庆）

四、面部中段骨折

面部中段骨折（middle facial fracture）是指以一侧或两侧上颌骨骨折为主，并常波及部分或全部眶壁、眶缘、翼突以及鼻的骨部支架和颅底的骨折。它是面颅骨骨折中较常见者。

面部中段骨折多系暴力的直接作用所致，常发生于工伤和交通事故中。可合并严重的颅脑外伤。我国随着交通事业的发展，这种骨折的发病率也日益增多，值得重视。

面部中段骨折具有以下特点：

1. 约半数为开放性骨折。

2. 除常发生上颌窦骨折外，伴发其他鼻窦（如额窦、筛窦）骨折者亦不少见。

3. 可合并颅底骨折，脑外伤，大出血和休克。

4. 由于骨折范围常涉及耳鼻咽喉科、眼科、口腔科和神经外科，如遇这种骨折，只有前述相关各科协同处理，方可挽救患者生命，避免发生颜面畸形和功能障碍等后遗症。

【分类】

面部中段骨折大多以上颌骨骨折为主进行分类。分类的方法很多，例如，按骨折线行走的方向可分为横行骨折和纵行骨折；按骨折的程度可分为完全性骨折和不完全性骨折；但有时伤情十分复杂，难以归入某一类。以下介绍常用的分类法：

1. 纵行骨折　骨折线位于两侧上颌骨连接的正中线上或旁正中线上，经硬腭中线或在其外侧与其平行行走，常累及鼻腔底部，偶可波及一侧或两侧上颌骨，但上颌窦极少受累。

2. 横行骨折　按传统的Le Fort分类法将上颌骨横行骨折分为3型。3型中，骨折线均延及两侧上颌骨。此外，在面中段骨折中，约有10%合并眶骨骨折，眶内侧壁的骨折可视为眶鼻骨折，眶外侧缘的骨折往往合并颧骨骨折，并延及上颌骨，称颧眶骨折。故在面部横行骨折中，除前述3型外，又可将颧、眶骨折的2型列入其中，共计为5型，以下分别介绍之：

（1）低位横行骨折：骨折线位于上列牙根之上方，向后可抵达两侧蝶骨翼突的下1/3处，其间经过梨状孔下缘，并累及近鼻腔底部的鼻中隔和上颌窦内侧壁（图8-4-6（1））。

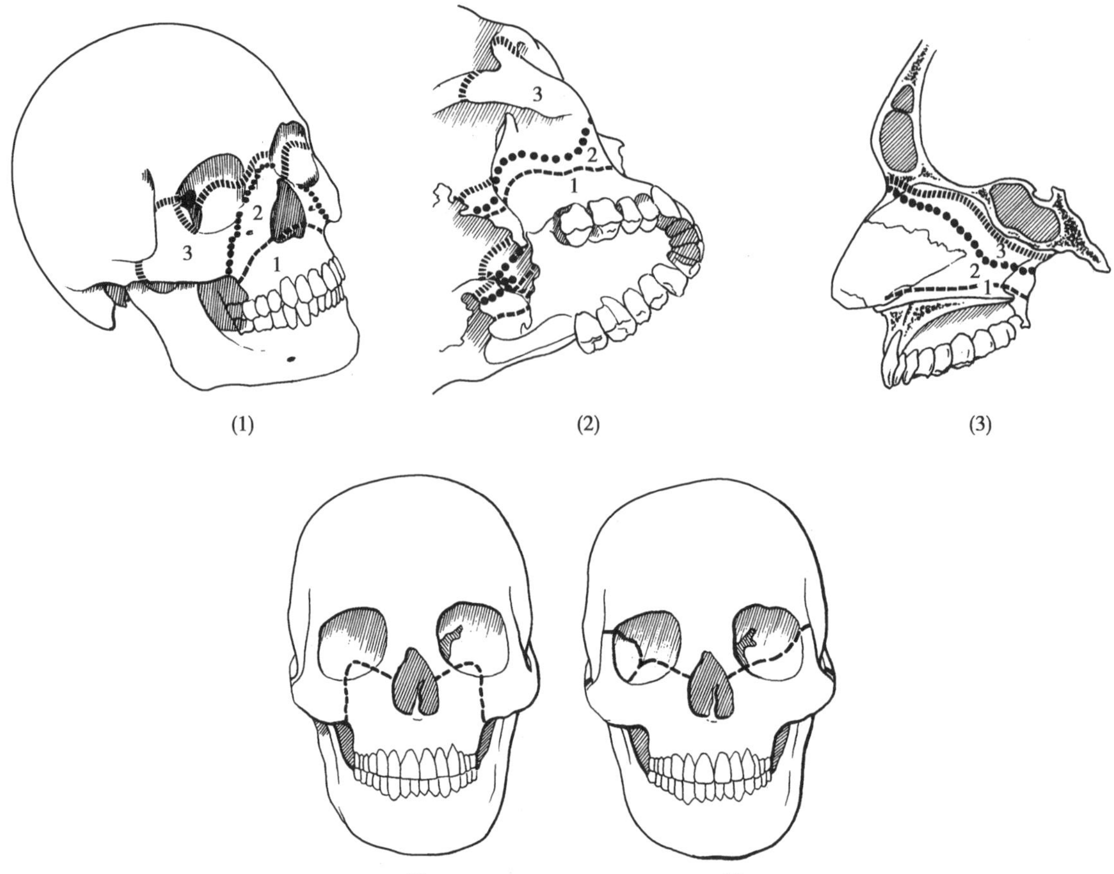

图 8-4-6　面部中段横行骨折

(1) 侧面观　(2) 下面观　(3) 矢状面观　(4) 低位颧-眶骨折　(5) 高位颧-眶骨折
1. 示低位横行骨折　2. 示未累及眼眶的高位横行骨折　3. 示未累及眼眶的高位横行骨折

(2) 中位横行骨折：骨折线位置较高，在鼻根中段平面通过面骨，向两侧经上颌骨额突、泪骨行走，然后向外下方通过上颌窦前壁，向后达蝶骨翼突的中 1/3 处。鼻中隔和上颌窦内侧壁可受累，但不波及颧骨和眼眶（图 8-4-6（2））。

(3) 高位骨折：骨折线甚高，位于鼻根部，从鼻根向上颌骨额突的最上方行走，在眶顶的下方，紧靠颅底，通过筛骨的上部，在视神经孔下方通过眶下裂，颧骨额突，向后经蝶骨翼突根部、蝶骨大翼、达颞下窝。在上颌骨高位横行骨折中，几乎所有病例均合并眶顶和筛板骨折，常发生硬脑膜撕裂，并可延及鼻中隔的上部和蝶窦前壁。由于面颅和脑颅的联系常发生中断，以致面部中段因其自身重量的影响而下坠，或发生异常活动（图 8-4-6（3））。

(4) 低位颧眶骨折：骨折线由颧骨根经眶底伸达梨状孔（图 8-4-6（4））。

(5) 高位颧眶骨折：骨折线位于颧弓和眶外侧缘，延及眶底，上颌骨额突，达梨状孔（图 8-4-6（5））。

【症状和检查】

本病多见于男性，16～40 岁为好发年龄。

1. 出血　面中段骨折时，大多伴有鼻出血，可从前鼻孔流出，或向后流入鼻咽部，出血可来自鼻腔、鼻窦或颅底。如为开放性骨折，创口大多均有出血，量多少不等。蝶窦后壁骨折，位于其附近的翼丛或颌内动脉受损时，可发生严重的大出血。如损伤的大血管被包裹而形成假性动脉瘤，当瘤体破裂时，可发生迟发性大出血。

2. 面部变形　伤后 1 小时，伤处即可出现明显的肿胀。以后由于皮下气肿和血肿形成，软组织反应性肿胀加剧，以及陷入性、错位性骨折等的影响，以致面容出现程度不等、形式不一的变形，如面部两侧不对称、轮廓不清，面部扁平，外鼻畸形等。

3. 眼部症状　面部中段的骨折合并眶壁或眶缘骨折时，可出现结膜下出血，眼睑水肿或血肿，如空气逸入眼眶，或眶内出现血肿，均可导致眼球突出、眼球运动障碍。眶底骨折，眶内容物如脂肪、肌肉等组织向上颌窦腔内脱垂，可致眼球陷没，视力下降（图 8-4-7）。筛骨骨折，损伤眶内侧壁时，骨折片和眶内容物可突出于筛窦内，损伤滑车时，可出现复视。在蝶窦顶的骨折，由于视交叉受到血肿的压迫或碎骨片的损伤，亦可导致视力的严重障碍，并出现视野缺损。如血肿压迫视神经或视网膜中心动脉，则有致盲的危险。鼻泪管受损时，可出现溢泪等症状。眶下管受累，眶下神经受损，可致眶下神经分布区感觉迟钝或感觉过敏。

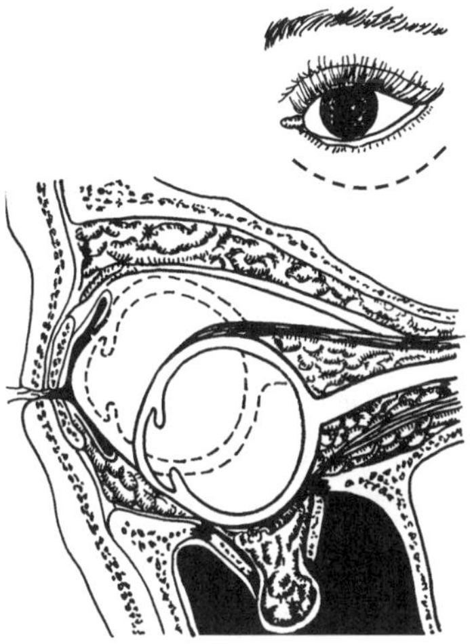

图 8-4-7　眶底骨折、眶内容物向上颌窦内脱垂

4. 张、闭口困难　颧弓骨折，骨折断端向下颌骨髁状突处移位时，可引起张口困难或闭口困难，张口时下颌偏斜等。

5. 脑脊液鼻漏　为合并颅底骨折并硬脑膜撕裂的表现。

6. 休克，脑震荡　多见于上颌骨高位横行骨折中。由于大量的失血和剧烈的疼痛可引起休克，此时患者的血压降低，脉搏细弱，呼吸表浅，出冷汗，面色苍白。

7. 面部触诊　仔细触诊各面骨，注意有无皮下气肿，有无压痛，骨面是否平整，有无变形、错位、骨摩擦感或阶梯样感等。如为开放性骨折，则在清创缝合前，应注意创口的位置、出血及骨质暴露等情况。

8. 检查并记录牙的位置，注意咬合关系是否正常。

9. X 线拍片或 CT 扫描　可了解骨折的部位，有无移位以及骨折的性质（如粉碎性，陷入性等）。由于骨折后，上颌窦、筛窦的黏膜可发生肿胀，窦腔积血，故窦腔内可见模糊影。

【处理】

面部中段骨折的处理应包括早期急救，恢复功能和整复面容 3 个方面。

1. 急救处理　包括抗休克，止血，维持呼吸道通畅和骨折的简易固定等。

（1）抗休克：按抗休克原则处理，如给氧、输血、补液、升压药的应用及保暖等。

（2）止血：剧烈的出血可威胁患者的生命，必须紧急救治：

1）压迫止血法：急救处理时，对面部创口的出血，可用纱布外加绷带加压包扎，如现场备有止血粉剂（如云南白药等），可在包扎前撒布于出血处。面动脉出血时，用手指压迫咬肌前缘的下颌骨下缘面动脉通过处，即可止血。在患者转送途中，可改用小纱布卷和绷带压迫该处。

2）填塞止血法：外伤性鼻出血既可来自鼻腔，亦可来自鼻窦。对来自鼻腔内的出血，可用鼻腔填塞法或合并后鼻孔填塞法止血（见第二篇第七章）。从中鼻道流出的血液可来自上颌窦，对这种出血可初步采用鼻腔填塞法加面部冷敷观察之。如血液能在窦腔内凝结，且不合并继发感染，以后血块多可自行吸收。合并继发感染时，应做上颌窦穿刺冲洗术。

3）血管结扎止血法：对经上述处理无效的严重出血，应该当机立断地采取血管结扎止血法，根据不同的出血部位，结扎不同的动脉。位于中鼻甲下缘平面以上的鼻出血，行筛动脉结扎术。出血来自鼻腔下部、上颌窦、下颌骨、口腔及咽部者，可行颈外动脉结扎术。颈外动脉结扎前，如不能断定出血来自何侧，可先暴露可疑一侧的颈外动脉，并将其阻断，观察出血情况，如此时出血停止或明显减少，则加以结扎；否则应结扎对侧。上颌窦后壁粉碎性骨折时，一般均应结扎该侧的颌内动脉。

4）数字减影血管造影及栓塞术：随着介入放射医学的发展，数字减影血管造影（digital subtraction angiography，DSA）及栓塞术可用于治疗头颈部外伤性大出血、经填塞等止血法无效者。与血管结扎止血法、特别是与颈外动脉结扎法相比较，用本法栓塞的动脉可为更接近出血部位的小动脉，特别是对出血部位不明的大出血，通过血管造影术可清晰显示出血的部位，并加以栓塞，具有止血快，效果好的优点。

（3）维持呼吸道通畅：由于大的血凝块、异物或碎骨片堵塞于咽喉部，或伴发颅脑外伤而昏迷，或因下颌骨骨折而舌根后倒，或因骨折后的上颌骨下坠于舌背上等等，均可导致上呼吸道阻塞而出现呼吸困难，重者可发生窒息。因此，在面部中段骨折的急救中，维持呼吸道通畅极为重要，具体的方法包括：清除咽喉部的血块、异物和碎骨片；松解衣领和胸扣；置入通气管或开口器；舌根后倒者，可用舌钳将舌拉出，或以弯针粗线从舌背穿至舌下，然后将舌拉出，将丝线固定于上衣上。如吸入性呼吸困难明显，经一般处理无效时，应做气管插管或气管切开术。若情况紧急或现场无条件做气管切开术时，可先以粗针头（12号针头）做环甲膜穿刺术，或做环甲膜切开术，插入套管或其代用品，以暂时维持呼吸。待条件具备时，再做气管切开术。

（4）上颌骨骨折的简易固定：在伴有移位的上颌骨骨折，如伤者不能迅速转送至专科医院，则需要立即作简易固定，方法为：取一小木棍或压舌板，置于上列牙的外方，棍或板之两端以绷带固定于头部（图8-4-8）。

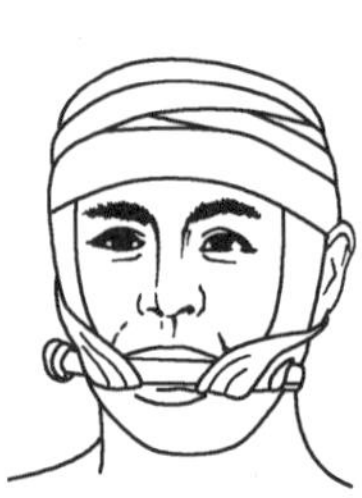

图8-4-8 早期急救木棍绷带固定法

2. 面部开放性创口的处理　具有面部开放性创口的面部中段骨折，其创口的正确处理至关重要。处理不当，可遗留面部畸形，并给日后的整形术造成困难。创口处理的原则为：

（1）争取早期清创缝合。

（2）保留一切可以保留的组织。

（3）尽可能恢复正常的解剖位置，以整复正常面容。

（4）保持良好的视力和有效的咀嚼功能。

伤后24小时以内，可用生理盐水冲洗创口；污染较重者，则用1%过氧化氢溶液（双氧水）冲洗，创口周围的油污可用乙醚等脂溶剂拭除。然后清除创口内的血块和异物，剪除坏死组织，电凝或结扎止血。对游离的骨片宜尽可能保留，仔细复位，如软组织缺损过多，保留的骨片无所依托而易于脱落，并妨碍创口愈合时，方可加以清除。对鼻腔、窦腔的黏膜应当十分珍惜，轻微损伤的黏膜一般均能修复，日后可恢复功能。切除的黏膜愈多，以后发生萎缩、结痂等后遗症的可能性愈大。创口缝合前，宜将创缘稍加修整，然后将唇红、口角、鼻唇沟、前鼻孔、眼睑及内眦处作定位缝合，最后将创口逐层一一缝合之。如面颊软组织缺损较大，并和鼻窦、口腔相通，此时宜将皮肤创口的边缘与鼻窦或口腔黏膜创口的边缘进行缝合。这样，既可保护骨组织，又有利于引流。注意切不可强行拉拢缝合，以免以后发生畸形，张口困难，影响进食和言语。伤后24小时以上，创口可出现感染，如逐层加以缝合，则可妨碍引流，导致感染扩散，毁坏面容。此时可将黏膜和肌肉对位缝合，而对皮肤则仅作定位缝合，待2~3天后，如感染得到控制，水肿消退，再作延期缝合。亦可于简单清创后，做Caldwell-Luc切口或Denker切口，通过该切口处理上颌窦、筛窦乃至鼻腔的软组织损伤，必要时可进入翼腭窝。这种切口有利于术后引流。

外伤后视力明显下降，CT示有视神经管骨折，Mareus Gunn瞳孔者，应考虑行视神经减压术。

3. 异物的处理　清创时，对创口内可见的或可触知的异物应尽量取出。隐藏于蝶窦、筛窦内的异物，可于半月后，待感染得到控制、全身情况得到恢复时，采取适当的径路取出，必要时，可在X线监视下行异物探取术。翼腭窝内的异物则可采取上颌窦清理术径路，开放上颌窦后外壁后，将异物取出。深部的弹片或子弹如已固定，且未引起明显症状时，则暂不处理。

4. 上颌骨骨折的处理　对上颌骨骨折，耳鼻咽喉科医师一般应与口腔科医师共同处理，处理原则为：

（1）恢复正常的解剖关系，避免遗留面部畸形。

（2）保持正常的咬合关系。

（3）恢复正常的关节运动功能。

经过眶下管的骨折，应行眶下神经减压术。眶底或眶内侧壁骨折合并眶内容物向上颌窦或筛窦内嵌顿时，应尽早经上颌窦或鼻外筛窦行眶内容物回纳术。

5. 预防和控制感染　面部中段骨折后，可继发上颌骨骨髓炎或创口感染，因此，应注意早期应用抗生素或其他抗菌药物预防或控制感染。此外，对开放性骨折，勿忘注射破伤风抗毒素，成人和儿童剂量相同，均为1500IU。

（汪吉宝）

五、眼眶击出性骨折和击入性骨折

眼眶由额骨眶部、筛骨纸板、泪骨、腭骨眶突、上颌骨眶面、颧骨眶面及蝶骨大翼7块骨所组成，故眼眶骨折只发生于上述诸骨发生骨折时，尤以伴发于面部中段骨折及颅前窝底骨折者为多见。眼眶骨折可分为眼眶击出性骨折和击入性骨折。

（一）眼眶击出性骨折

因眼球直接受到暴力（如拳击、球击等）后，眶内压力突然升高，眶壁的薄弱部分（如眶底、纸板、额窦底等处）因之发生骨折，骨折以眶底者为多见（图8-4-9）。检查时可见眼球陷没，运动受限，复视，眶下神经分布区感觉减退，部分病例可出现视力障碍。眶内发生血肿时，眼球将由陷没变为突出。

【诊断】

检查可发现患侧眼球不能向上转动，眶下神经分布

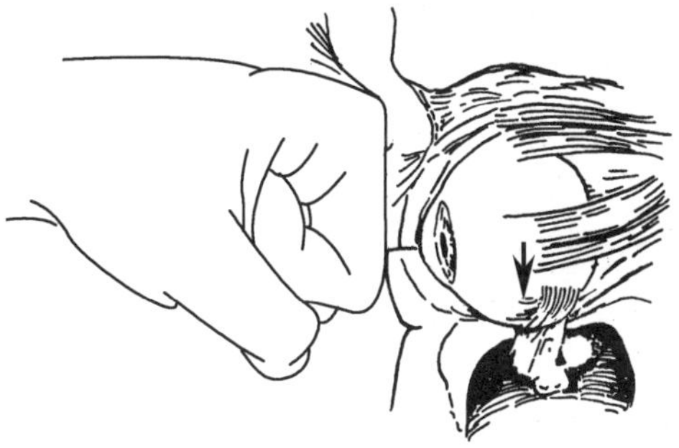

图 8-4-9　眼眶击出性骨折的机制

区感觉减退，触摸眶缘有阶梯状变形和移位。CT 检查可确诊。

【治疗】

出现眼球陷没、复视和下直肌嵌顿以及 CT 显示眶下壁骨质连续性中断甚或缺损，应暂观察 1 周，待眶部肿胀消退后即行手术。手术进路有四种：①睫毛下切口进路；②下穹隆切口进路；③上颌窦进路；④眶上颌窦联合进路。上颌窦进路骨折复位法同上颌窦上壁骨折，此处仅介绍睫毛下切口进路。

睫毛下切口进路：在局麻下，沿下睑睫毛下皮肤自然皱纹作横切口，分离眼轮匝肌至眼缘，横行切开眶下缘骨膜，在眶底骨膜外进行广泛分离，探查眶底骨板找到骨折处，取自体髂骨进行修复，手术操作须严格保持无菌状态（图 8-4-10）。

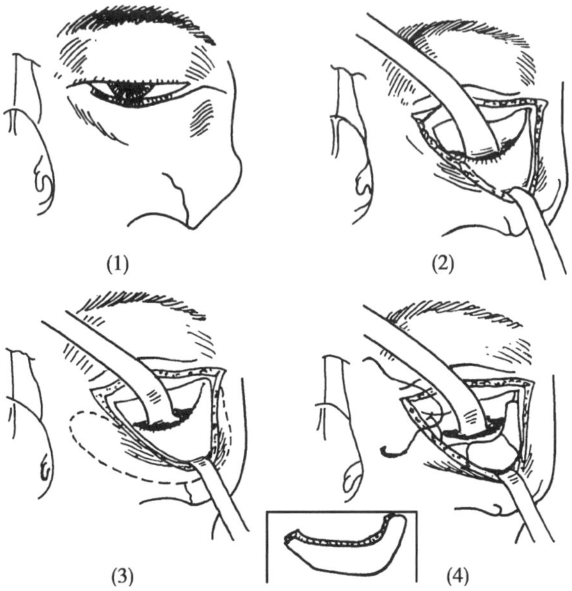

图 8-4-10　眼眶击出性骨折的治疗

(1) 睫毛下切口进路　(2) 剥离眶底、上颌骨前壁和颧骨前壁的骨膜　(3) 虚线示骨膜下囊袋的范围　(4) 在囊袋内置入髂骨嵴骨片，骨片外层用电钻头磨成沟状

（二）眼眶击入性骨折

暴力来自眼眶外侧，常伴有上颌骨骨折及颧骨骨折，眶壁眶缘皆被累及（图 8-4-11）

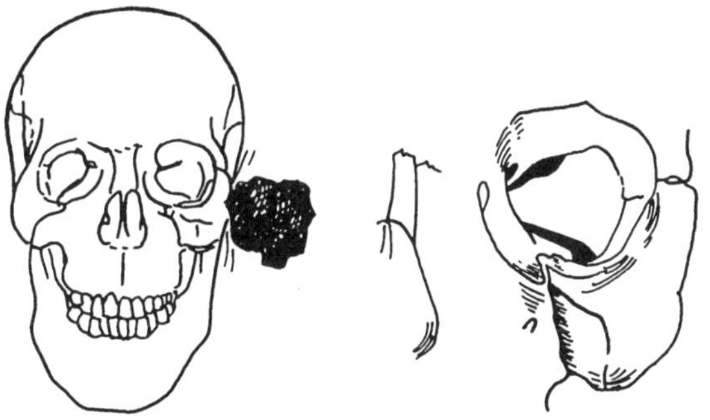

(1)　(2)

图 8-4-11　眼眶出入性骨折的机制

(1) 暴力由外侧击中颧部
(2) 额颧缝骨折延至眶底

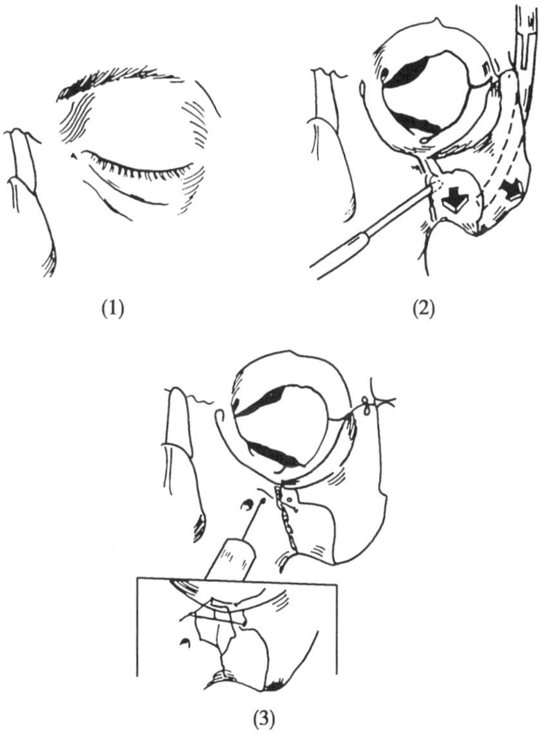

图 8-4-12　眼眶击入性骨折的治疗

(1) 眉外侧切口和下睑切口　(2) 颧骨体复位法　(3) 用微型电钻在额颧缝和眼下缘钻孔，钢丝固定

【临床表现】

眼睑及颧部肿胀，有压痛，眶周围皮下淤血，眼球突出，外眦向外下方移位。局部触诊时眶下壁有阶梯样感，但视力、瞳孔对光反射、眼球运动以及张口和咀嚼功能均基本正常。

【诊断】

根据外伤史和临床表现参照CT三维重建可以确诊。

【治疗】

全麻下，做眉外侧切口和下睑缘切口，分离肌层，用剥离器伸入颧骨弓下方，用力将下陷的上颌骨向前外方抬起，达到满意位置。必要时可用细钢丝、电钻在适当部位穿孔，将眶下缘的骨折片与上颌骨和颧骨之间进行固定，或者去除碎骨片后用钛网封闭骨缺损，局部皮肤清创后分层缝合（图8-4-12）。

（张晓彦　陈　敏）

六、外伤性脑脊液鼻漏

额窦后壁、筛窦之筛板、筛顶、蝶窦顶及外侧壁以及颞骨等分别参与颅前、中、后窝底的组成，因此颅底骨折时常伴有上述部位的骨折。由于这些部位硬脑膜与骨质连接紧密，骨折时，硬脑膜和蛛网膜一起随之撕裂，脑脊液通过裂孔流入鼻窦、鼻腔或中耳、咽鼓管、鼻咽部，称之为脑脊液鼻漏（Cerebrospinal Rhinorrhea）或脑脊液耳鼻漏（Cerebrospinal Oto-rhinorrhea）（图8-4-13）。

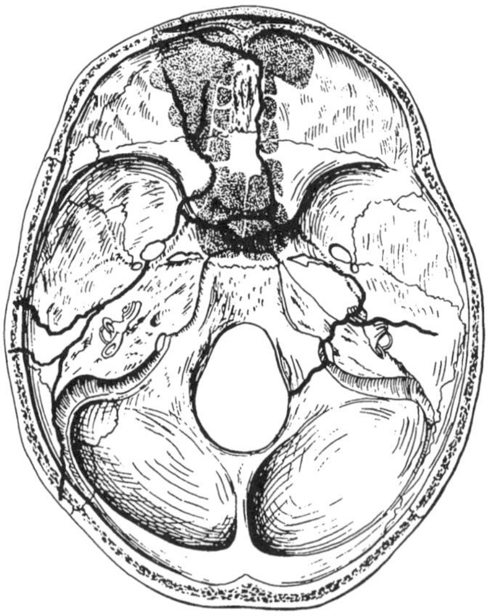

图8-4-13　颅底骨折的几种可能发生的部位

脑脊液鼻漏多为外伤引起，外伤原因包括颅底冲击伤、火器伤及医源性损伤。近年来颅底外科和鼻内镜技术的迅猛发展，使得医源性损伤成为脑脊液鼻漏的重要原因之一。根据鼻漏出现的时间可分为急性外伤性脑脊液鼻漏和迟发性外伤性脑脊液鼻漏。前者表现为伤后即漏，临床多见；后者少见，表现为伤后无漏，一段时间后出现，病程中常有反复发生的脑膜炎。迟发性脑脊液鼻漏的原因可能是颅底骨折时并不伴有明显的硬脑膜破裂，以后颅压受呼吸、脉搏波动影响，硬脑膜疝入骨折裂缝，久之破裂引起，或者外伤早期破裂的硬脑膜和骨折缝为血块封闭，以后血块分解引起。

【临床表现】

主要表现为鼻腔间断或持续性流出清亮、水样液体，早期因脑脊液与血液混合，液体可为淡红色。单侧多见。在低头、用力、咳嗽或压迫双侧颈内静脉时鼻漏量增加，多在伤后即出现，迟发者伤后数天至数周发生，极少数在伤后数年发生，伴发的颅底骨折症状有嗅觉丧失、眼球运动障碍或视力障碍等，也有少数患者是因为反复发生细菌性脑膜炎而就诊。漏量的多少与损伤的部位和程度有关。蝶窦区硬脑膜撕裂者，交叉池或垂体池与鼻内相通，漏量常多；而额部蛛网膜下腔较窄，额窦外伤所致者，漏量一般较少。

【诊断】

根据外伤或颅底、鼻腔、鼻窦手术史、临床表现，结合实验室检查—鼻漏之葡萄糖定量实验（Glu > 1.7mmol/L），而β2转铁蛋白或β2示踪蛋白的检测具有更高的特异性，可排除血液或泪液混入引起的假阳性结果，对脑脊液鼻漏做出定性诊断并不困难。困难在于脑脊液鼻漏瘘口的定位诊断，而定位诊断的准确与否直接关系到手术是否成功。

综合文献报道，脑脊液鼻漏瘘口的好发部位依次为筛顶、筛板、蝶窦、额窦。定位诊断有如下方法：①鼻内镜检查法：是瘘口定位最简单、最可靠的检查方法。先行鼻黏膜表面麻醉，分别用不同角度的鼻内镜，对顶前部、后部、蝶筛隐窝、中鼻道、咽鼓管咽口5个部位仔细检查，可同时压迫颈内静脉，若脑脊液流出增多，有助于发现漏口；②高分辨率CT（HRCT）和MRI脑池造影术（MRC）：均为无创性检查，两者结合可列为脑脊液鼻漏的术前常规检查。前者可显示颅底骨缺损和重要的骨性结构，后者可直接对脑脊液漏和脑膨出行非侵袭成像检查，脑实质和脑脊液显影清晰，可提高瘘口检出的灵敏性、特异性；③椎管内注药法：为有创性检查，必要时使用。如注射染色剂、放射性示踪剂、荧光素钠等，然后分别结合鼻道棉片、核素脑池动态扫描、鼻内镜观察。但该法临床使用时有诱发核素性脑膜炎、癫痫发作的报道；④对于脑脊液鼻漏均应常规行耳部相关检查，以免漏诊脑脊液耳漏。总之，对于脑脊液鼻漏的定位诊断需要综合以上各方面的检查结果，尽可能为手术提供最准确的信息。

【治疗】

分为保守治疗和手术治疗两种。

创伤比较轻微，生命体征稳定的患者可采取保守治疗，保守治疗的原则包括：降低颅压、预防感染、促进伤口愈合。具体如下：取半坐位（30～40°），限制食盐和水的摄入量；勿用力擤鼻；保持大便通畅；全身预防性应用抗生素；鼻腔勿作填塞、勿滴药。一般治疗2～4周可治愈。多数外伤性脑脊液鼻漏可通过保守治疗治愈。

若保守治疗无效，可考虑行手术修补。修补的适应证有：①由颅底骨折引起，保守治疗4周无效者；②外伤性迟发性脑脊液鼻漏；③手术过程中引起的脑脊液鼻漏；④颅脑损伤严重，伴有颅内出血、进行性颅底积气、颅内异物者；⑤有化脓性脑膜炎病史者。脑脊液鼻漏手术治疗分颅内法和颅外法两大类。颅内法由神经外科医师完成，适用于颅脑损伤严重者，此处不赘述。颅外法经历了鼻外法、鼻内法以及鼻内镜修补法等不同阶段。自1994年许庚教授国内首次报道5例经鼻内镜修补脑脊液鼻漏术成功后，这种鼻颅底微创手术方法在国内得到了广泛推广，成为脑脊液鼻漏外科治疗的首选手段（详见第二篇第二十一章第六节）。用于脑脊液鼻漏修补的材料有自体材料和生物材料两大类，自体材料有肌肉浆、阔筋膜、鼻黏膜、脂肪和骨片等；生物材料有明胶海绵、生物胶等。不同的修补材料对手术效果的影响之差别没有统计学意义。

（陈　敏）

七、经鼻内镜视神经管减压术

额部及眉弓部的闭合性颅面部外伤常造成视神经管骨折，特别是额部和眉弓部的钝挫伤以后眼球并未受损伤，但伤侧发生严重的视力减退甚至失明。视神经管减压手术，可收到戏剧性的疗效。国内许庚（1992）首先进行这项手术。按统计资料分析，伤后还残存视力或视力渐进性减退者手术效果好；伤后10天内手术，有效率为72%；10天以上者手术有效率降至为15%。故应尽早手术。术前行CT检查，50%可发现视神经管骨折。

【适应证】

1. 眼球无损伤，但有同侧视力渐进性严重减退或失明。

2. 伤后尚有残余视力者。

3. CT发现视神经管骨折，MRI发现视神经鞘膜内或视神经周围血肿。

4. 外伤后双侧视力逐渐下降者。

【麻醉】

应用全身麻醉，同时行鼻腔黏膜表面麻醉。具体方法参阅功能性鼻内镜鼻窦手术章。

【步骤】

1. 仰卧位　术者位于伤眼的对侧。

2. 切除全部筛窦，暴露视神经管隆突　按全筛窦切除术清除全部中、后组筛房。此过程中注意清除陈旧凝血块和碎骨片，仔细观察筛顶、纸样板、蝶窦前壁及最后筛房外侧的视神经隆突，注意有无骨折及脑脊液鼻漏。

3. 暴露视神经管隆突处的视神经　充分暴露蝶窦前壁，严格止血，在筛蝶窦交角处用刮匙或小镰状钩剔除视神经管隆突的骨质。开放视神经隆突后即可见灰白色视神经，如受压时间较长，视神经可充血、水肿。为充分暴露视神经，应继续向内侧扩大蝶鞍前壁至1.0cm直径。

4. 暴露并开放视神经管　蝶窦前壁充分扩大后，便可见视神经管在蝶窦内的压迹，用鼻内镜电钻将视神经管内壁磨薄，然后用小镰状钩剔除薄骨片。如无鼻内镜电钻，最好不作此径路的手术。

5. 切开视神经鞘膜　用小镰状刀切开视神经的鞘膜和前端的总腱环。Uemura（1978）提出视神经管减压术成功的三要素：①去除视神经管周围骨质需达周径的二分之一；②应行全程减压，骨管全程开放；③切开视神经鞘膜和前端的总腱环。

6. 填塞术腔　仔细止血后，用含有抗生素的盐水彻底冲洗蝶窦和筛窦，用浸有抗生素的明胶海绵轻填蝶窦和后组筛房，然后用碘仿纱条或凡士林纱条轻轻填塞中筛区和鼻腔。手术结束。

【术后处理及注意事项】

1. 半坐位3天，限制饮水量。

2. 全身应用抗生素，并用地塞米松1mg/kg/d，3天后逐渐递减用量。并辅以神经营养药物、能量合剂、维生素类药物。

3. 术后第3天抽出鼻内填塞的纱条。

4. 麻醉清醒后即开始观察瞳孔，对光反射及视力。一般视力完全恢复需半年左右。

5. 手术后3周，彻底清除筛蝶窦内残留的明胶海绵，冲洗术腔。

【并发症】

1. 脑脊液鼻漏和脑膜炎。

2. 大出血　损伤筛前动脉或颈内动脉破裂可以引起

严重的、甚至是危及生命的大出血。

（孔维佳）

第二节 咽喉外伤

咽喉位于颈前，上有上颌骨、下有胸骨，两侧有胸锁乳突肌前缘遮盖，后部受颈椎保护，喉头可向左右上下移动，因而受创伤机会较少。但在意外事故、自杀、战伤时可被累及。据第二次世界大战中的统计，咽喉外伤占战伤总数的1%，男性多于女性。咽喉具有呼吸、吞咽、发声等功能，邻近又有重要的大血管、神经，遭受创伤时，轻则影响进食、发声，重则引起呼吸困难、窒息、大出血、休克，常危及生命。

咽喉外伤包括闭合性咽喉外伤和开放性咽喉外伤。闭合性咽喉外伤是指由钝器所致，颈前皮肤软组织无伤口，包括喉软组织挫伤、软骨骨折、脱位。常见病因有交通事故、工伤、拳击伤、球类击伤、自缢或扼伤等。开放性咽喉外伤指咽喉部皮肤和软组织破裂，伤口与外界相通的创伤，可伤及喉软骨、软骨间筋膜等，包括切割伤、刺伤、咽喉穿通伤。常见病因有战时火器伤、工矿爆破事故、交通事故、殴打中的锐器伤、自杀刎颈伤等。另有医源性咽喉损伤（麻醉插管、鼻饲胃管、取异物）、烫伤、腐蚀伤等另有专章介绍。

一、闭合性咽喉外伤

多由钝性外力所致，如坚硬物体挤压、撞击、扼勒颈部等。喉部损伤程度与外力作用方向、大小有关。来自侧方的外力，因喉体可向对侧移动，故伤情大多较轻，常无骨折，仅有黏膜损伤、环杓关节脱位等。来自前方的外力大多损伤较重，因此时头或颈部处于相对固定状态，外力由前向后将喉部推挤到颈椎上，常造成甲状软骨中部及上角骨折（图8-4-14），环状软骨骨折较少见，但可引起环甲关节或环杓关节脱位。

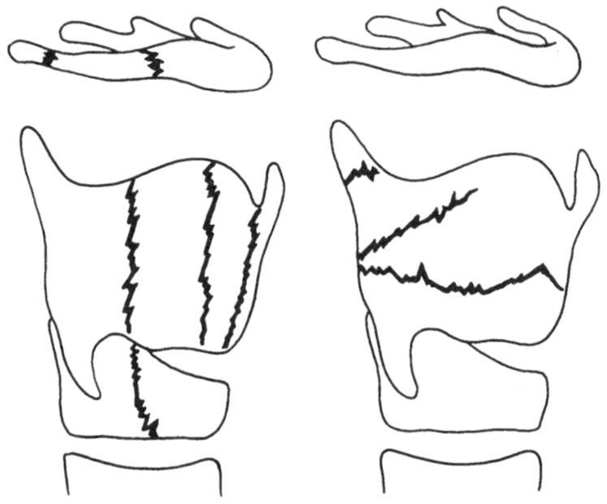

图 8-4-14 喉软骨骨折

（1）纵行骨折，累及舌骨 （2）横行骨折

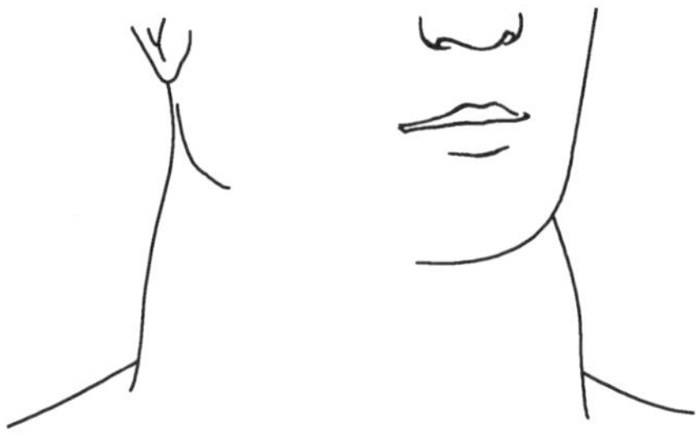

图 8-4-15 喉挫伤致颈部粗肿

【症状及检查】

症状以局部疼痛为主，说话、吞咽或咳嗽时疼痛加重，有时放射至耳部；常伴有声嘶或失声；喉黏膜如有破裂则发生咳嗽及咯血；可有进行性呼吸困难，甚至发生窒息；伤势严重者，一般情况不佳，可失去知觉（喉休克）。

喉挫伤时常见颈部肿胀或出现淤斑，如伴有颈部软组织内出血及气肿，则颈部明显变粗（图8-4-15）。甲状软骨上切迹或环状软骨弓消失者，多有软骨骨折或移位，触诊除可查知喉有触痛外，有时可感到不明显的软骨摩擦声。喉部可能出现不正常的运动。也可发生皮下气肿、气胸或纵隔气肿。

间接喉镜或纤维、电子喉镜检查：轻者仅见黏膜下出血、肿胀，重者可见喉黏膜破损，喉内软组织变形或变位，喉腔狭窄，正常结构消失或声带活动障碍。喉部CT检查可了解舌骨、甲状软骨、环状软骨骨折、移位及喉结构的改变情况。MRI对喉、颈部软组织、血管等的损伤显示更佳。

【治疗】

对此类患者，应首先评价呼吸状况，若有明显的呼吸困难或呼吸困难进行性加重，宜先行气管切开术，然后再进行喉部损伤的具体评价、治疗。

单纯喉挫伤者，治疗包括喉部休息（少言语，鼻饲流质或禁食），全身应用抗生素和糖皮质激素以预防感染、减轻水肿。

喉软骨骨折无移位者，治疗同喉挫伤；如发生多发性骨折，软骨已成碎块并发生移位者，宜先行低位气管切开术，然后通过喉裂开术进行复位、固定，对喉内破损的黏膜也应仔细缝合后放置硅胶模（图8-4-16），喉模放置时间根据损伤程度由数周至数月甚至1～2年不等。对儿童患者，因喉部发育尚未完成，行喉裂开术应慎之又慎！

环甲关节脱位者，可用手指在喉外将甲状软骨向后

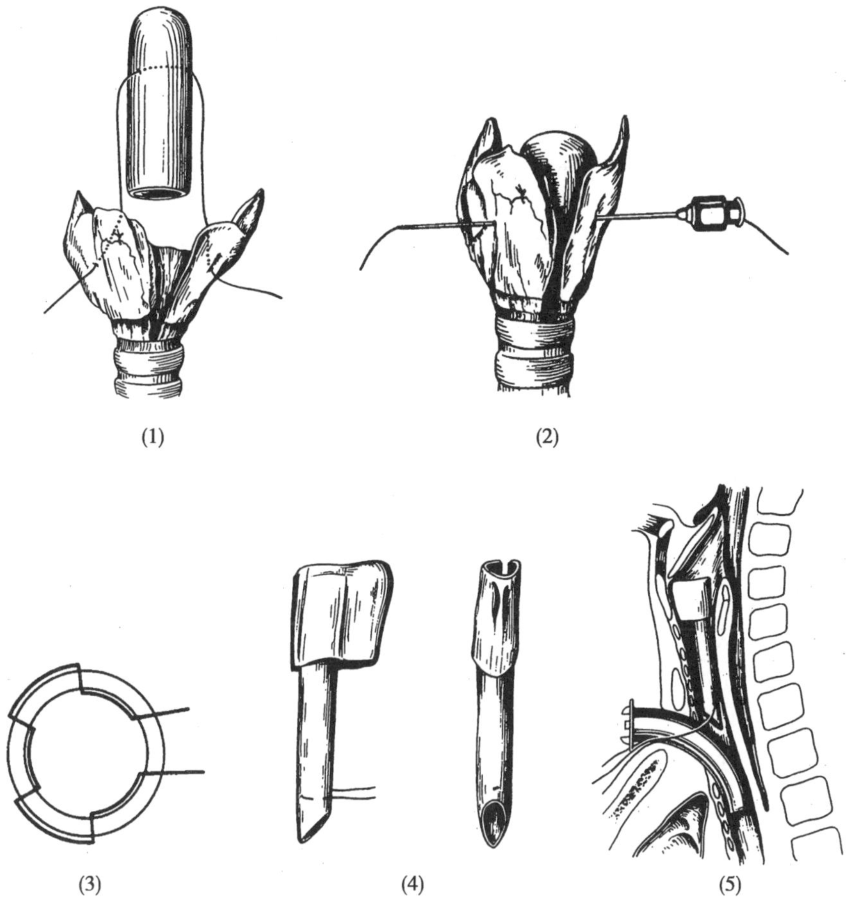

图 8-4-16　喉整复固定器的喉内置入法

(1) 示钢丝贯穿缝合法　(2) 以长穿刺针为钢丝引导器，贯穿甲状软骨板与塑料模　(3) 示塑料管及缝线结　(4) 塑料管侧面观及前面观　(5) 示低位气管切开术后塑料管置入喉内情况

推移，另一手将环状软骨向前牵拉，使其复位；环杓关节脱位者，可在间接或支撑喉镜下，拨动杓状软骨使之复位；复位效果不佳，仍残留声嘶者可考虑行声带注射术。

二、开放性咽喉外伤

多由锐器伤（如刎颈）或巨大破坏力（如枪伤、炸伤等）引起。因咽喉邻近颈部大血管，患者常以大出血、休克、呼吸困难等危重状况就诊。

【检查】

首先要注意患者的生命体征，如呼吸、脉搏、血压等。严重的咽喉开放性外伤，可见唾液从伤口流出。通过伤口，常可见咽壁及喉内组织，颈部大血管及神经束暴露于伤口之中。对此类患者的抢救和检查必须迅速而慎重，检查前应准备好良好的照明设备及止血、抢救措施，如无充分准备，不能贸然取出伤口内的凝血块或异物，也不宜用探针探查伤口，以免引起大出血。颈部大动脉外伤，多在现场死亡，能来院者出血多已自行停止，处于渗血状态，此时可由渗血部位、失血性休克及搏动性血肿做出初步诊断；大静脉外伤，常在颈部及胸部早期出现淤斑。

【治疗】

对开放性咽喉外伤患者，应立即迅速进行抢救。按一般外科原则处理休克、出血和窒息。并随时准备施行气管切开术。

1. 出血的处理　颈部外伤时的大出血有原发性和继发性两种，其危险性如下：①出血急而量多，引起失血性休克；②有引起脑缺血或气栓形成的危险；③伤口与咽喉相通，易继发感染，引起败血症。继发性大出血，多因伤口感染、异物穿破血管或一时性血压升高所致，常可造成死亡。无论原发性还是继发性大出血，如处理不当，除可发生生命危险外，还可引起动脉性血肿、假性动脉瘤或动静脉瘘等并发症。颈部大出血的处理方法如下：

（1）直接压迫出血区是临时控制出血的最佳方法。可将纱布直接压迫或填塞伤口。颈部不能施行环行绷带包扎，以免影响脑部血液供应。为防止因填塞物压迫或血液流入气道而引起窒息，可先行气管切开术，并使用带气囊的气管套管。

（2）在补充血容量的基础上，行颈部血管探查术。对小的动静脉可钳夹、结扎止血。对颈静脉破裂者，应及时压迫封闭静脉裂口，防止形成气栓，然后向下扩大皮肤切口，血管结扎。颈总动脉、颈内或颈外动脉受伤时，患者就医的机会不大。如果有机会，立即用手指压迫大血管处止血，同时大量输血、输液，赢得时间进行血管的修补（人工血管）、结扎。

2. 呼吸困难的处理 喉外伤时，因喉软骨骨折、黏膜水肿、血肿、双侧声带麻痹甚至喉气管离断；组织移位，血块或分泌物或异物进入喉、气管；颈部皮下气肿、血肿压迫等均可导致吸入性呼吸困难，甚至窒息。建立安全、有效的呼吸通道（包括气管切开、环甲膜切开、气管插管等）是抢救成功的关键。

（1）患者取侧卧位，吸除咽喉、气管内分泌物、血块、异物等，给氧。

（2）在正规气管切开术施行前，若因抢救需要，可行环甲膜穿刺、气管插管。

（3）若合并气胸、纵隔气肿，请胸外科协助处理。

3. 休克的处理 多为失血性休克。应采取及时、有效的扩容治疗，并注意保暖、平卧、头低位等。

4. 营养供给 咽部开放性外伤能否顺利愈合，与能否保证充分营养和防止伤口感染密切相关。一般应放置鼻胃管，给予高热量、高蛋白流食。

5. 伤口初期处理

（1）对咽喉浅表外伤，颈部软组织损伤较小而又无感染者，用生理盐水或双氧水反复冲洗伤口后，清创并行初期缝合。必要时放置负压引流，48 小时后拔除。

（2）对有感染可疑的病例，则须切除全部失去活力的组织，使深部组织充分暴露，5～7 天后再行延期缝合。

（3）对咽喉本身外伤的处理，不宜随意进行清创术。咽瘘应严密缝合（参见 510 页）；喉部应尽可能恢复原有解剖结构，缝合后须放置喉模。

6. 异物的处理 应充分考虑异物与大血管、重要神经、器官的关系后，制定手术方案。

【并发症】

有局部感染、皮下气肿、纵隔气肿、吸入性肺炎、气管瘘、气管食管瘘、喉麻痹与喉狭窄等。

【术后处理】

1. 患者取平卧位，头部制动，减少头颈部活动。

2. 对有咽部贯通伤者，应禁食。

3. 应用大量抗生素控制感染。注射破伤风抗毒素。

4. 对喉外伤患者已行气管切开者，拔管时间不能太早；应观察有无喉狭窄发生。

（陈 敏 张晓彦）

三、瘢痕性喉狭窄

瘢痕性喉狭窄（cicatricial stenosis of the larynx）系指各种原因引起喉部瘢痕组织形成，使喉腔逐渐变窄甚或闭锁，影响喉的呼吸和发声功能的一种疾患。

【病因】

1. 外伤：①喉部直接损伤 如喉切伤（刎颈）、刺伤、枪弹伤、拳击伤等损伤喉软骨；②手术：高位气管切开，喉部分切除术后，喉软骨坏死缺损，喉腔瘢痕形成；③长期喉气管插管，长期佩戴气管套管后，致喉腔内肉芽生长；④误吞、误吸强酸、强碱液体或气体等化学性损伤；⑤喉部放射性损伤。

2. 喉部特异性感染的后遗症 如结核、狼疮、梅毒、麻风等，常后遗喉狭窄。

3. 喉部非特殊性感染性炎症 各种原因引起的喉软骨膜炎、软骨炎，可致软骨坏死。常侵犯环状软骨，杓状软骨次之，甲状软骨受累最少。

4. 原因不明 少见。多为声门下区喉狭窄。病程发展缓慢，故呼吸困难不明显，仅在运动时有气急症状。

【症状】

1. 呼吸困难与窒息 为本病的主要症状。呼吸困难的轻重视喉狭窄的程度及发展快慢而定。如喉狭窄严重，则呼吸困难明显，甚至可以窒息。喉狭窄进展缓慢者，虽然喉部狭小显著，但其呼吸困难症状可能并不很重。有的在喉狭窄形成之前，已行气管切开术，仅表现为堵管困难，不能拔管。

2. 声嘶或失声 若有声音嘶哑，表明病变位于声门及其附近。狭窄在声门下区者，则有发音无力或失声。

3. 喉鸣、阵咳 由于喉腔狭窄或有分泌物积留，可出现喉鸣和阵咳。已行气管切开术者，虽无喉鸣，但仍有阵发性刺激性咳嗽。

4. 全身症状 由于呼吸不畅、缺氧，血氧含量降低，血 CO_2 含量升高，可致酸中毒；为改善缺氧状态，患者必然要用力呼吸，胸内正负压剧烈改变，使右心积血，左心回血较少，致肺瘀血，甚至心力衰竭。故有烦躁不安，不能安睡，脉搏、呼吸加快，唇、指发绀等症状。

【检查】

1. 间接或直接喉镜检查　可见喉部有瘢痕组织，呈带状、膜状、环形或皱襞，遮蔽声门或闭锁声门，或使声带固定不动，或在声门下区粘连成斑块，仅有小孔隙通过或完全不通。喉狭窄较严重者，为安全起见宜先行气管切开术，再做直接喉镜检查。为观察声门下狭窄情况，我科试用鼻内镜从气管切口处向上逆行观察，效果非常满意，使手术者、助手、学生可同时从电视屏幕上观察。并可录像、照相。

2. 喉部CT扫描　喉部CT扫描可以清楚地显示喉狭窄的部位、范围及狭窄程度。

3. 活检　必要时可行活检，以排除特殊性感染和其他病变。

【诊断】

根据病史、症状、喉镜检查所见及喉部CT扫描，一般可以做出诊断。

【喉狭窄的分度】

将喉狭窄程度按失去管腔内径的百分比分为四度。Ⅰ°<70%；Ⅱ°70%~90%；Ⅲ°>90%；Ⅳ°100%。

【预防】

喉狭窄的治疗是临床上很棘手的问题之一，所以预防喉狭窄的发生就非常重要。

1. 防止喉部外伤及积极治疗喉部疾病，尤其要防止气管插管损伤及高位气管切开时伤及环状软骨。气管插管时应注意：①插管不能超过48小时，否则应行气管切开术，经气管切口直接插管；②气管插管气囊内充气不可过多，一般以不漏气为度，每小时应放气5分钟后再充气。气管插管拔除后，应详细检查喉部，如发现溃疡或肉芽等，须继续随访治疗；③插管麻醉时，气囊应置于环状软骨以下，但亦不能太低，以免插管尖端损伤气管隆凸。

2. 对喉外伤病例，应仔细修复喉腔黏膜、将碎裂的软骨尽量保留、复位。必要时放置喉腔模2~3个月。

【治疗】

1. 气管切开术　一般需做气管切开术，以改善呼吸困难和缺氧。极轻度的病例其呼吸能维持日常工作和生活者，可不做气管切开术。

2. 扩张术　为治疗喉狭窄最常用的方法，有探条扩张法和喉裂开放置喉扩张模两种方法。

（1）探条扩张法：仅适用于早期轻度狭窄之患者，有软骨缺损者无效。可反复使用。

经口腔在直接喉镜下，或经气管切开口逆行向上，用不同型号的硬质橡胶探条或支气管镜反复扩张。樊忠（1979）报告2例，方跃云（1982）报告4例，应用此法均取得良好效果。

（2）喉裂开放置扩张模：此法是经喉裂开，切除部分瘢痕组织，置入喉扩张模，6~10个月后取除扩张模，一般可获得良好效果。根据我科的观察、手术的成败与手术时机的选择及喉扩张膜的放置时间有很大关系。瘢痕组织的形成有增殖（生）期和萎缩期。增殖期一般是在外伤后的半年至1年。喉扩张管模的放置时间应相应延长，总之应在瘢痕的萎缩期内拔除喉扩张膜。

目前，应用较广泛的喉扩张模为T形硅胶管。硅胶之物理、化学性能稳定，对组织刺激性小，有弹性，不易老化，对X线显影。T形管由主管、支管和管栓三部分组成。可根据患者年龄、性别制成各种规格，以备选用（表8-4-1）。

表8-4-1　T形硅胶管的规格（迟汝澄等，1979）

管号	主管外径（mm）	主管内径（mm）	支管内径（mm）	适用年龄、性别
1	8	6	6	幼儿
2	10	8	8	儿童
3	11	9	9	
4	12	10	10	青少年、妇女
5	13	11	11	成年男女
6	14	12	12	

我科治疗喉狭窄的扩张模用麻醉插管制成（图8-4-17）。制作方法：①根据患者的年龄、性别取一段大小适宜的硅胶麻醉插管；②在硅胶管管壁上剪一小孔，该孔的大小与患者所用的气管套管大小一致；③将硅胶管

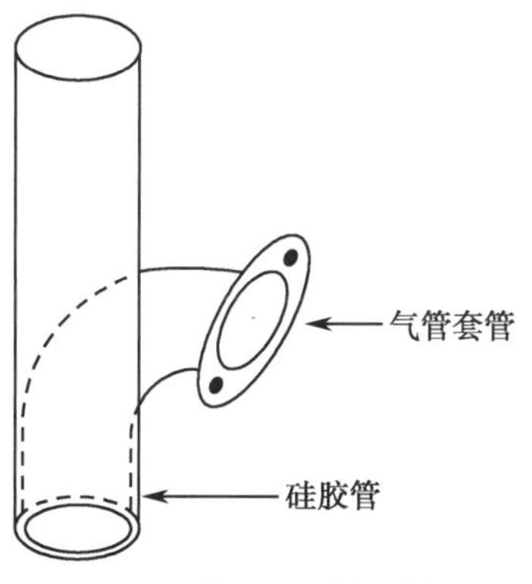

图8-4-17　我科自制的喉扩张模
硅胶管的上端不超过假声带。气管套管下端略超出硅胶管1~2mm，以免痂皮堵塞

置入60～70℃的温水中3～5分钟后，将气管套管插入硅胶管内，冷却后气管套管能牢固地嵌在硅胶管内。硅胶管的下端与气管套管的末端基本相齐，上端根据喉狭窄的部位，范围而定。经我科临床应用20年，认为此种扩张模具有制作方便，价格低廉，扩张效果确实，对人体组织刺激性小等优点。

3. 镍钛记忆合金支架治疗喉气管狭窄 镍钛记忆合金（Ni-Ti shape memory alloys）为镍含量在54%～56%之间的金属化合物，它在不同温度下表现为不同的金属结构相，具有形状记忆效应及优越的超弹性性能。彭解人等（1999）报道用镍钛记忆合金支架植入治疗14例喉气管狭窄患者，随访2～12个月，近期有效率为100%。远期疗效尚有待进一步观察。但亦有报道记忆合金支架有易移位，肉芽组织增生，管腔内结痂阻塞等缺点，故临床上应严格掌握其适应证，防止滥用。

安放镍钛记忆合金支架的适应证：①各种原因所致的喉气管狭窄；②气管、支气管软化症；③晚期无手术切除适应证的甲状腺、食管、气管、支气管、纵隔肿瘤引起的气管狭窄。

4. 气管甲状软骨吻合术 用于环状软骨全部缺损、声门下腔狭窄或闭锁。取颈前正中切口，全部切除原环状软骨处的声门下腔狭窄或闭锁段，将气管后壁从食管前壁上游离，再将气管上端与甲状软骨下端的创缘进行端-端吻合，术后喉腔内可暂不置扩张模。在进行端端缝合前，为了将喉体下拉，减少缝合张力，须将两侧的甲状舌骨肌，甲状舌骨膜及甲状软骨上角横行切断（图8-4-18）。

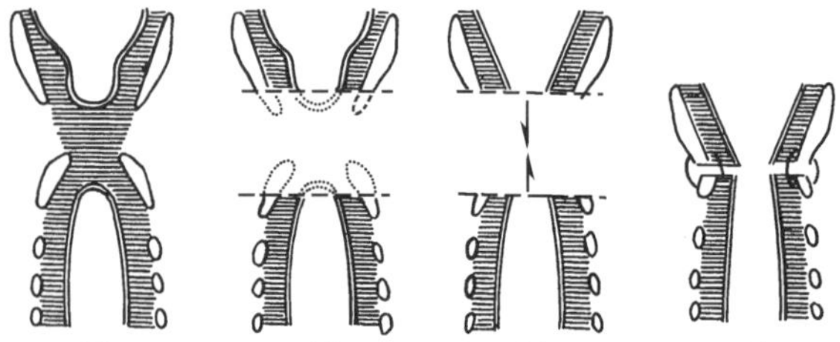

图8-4-18 气管甲状软骨吻合术

（1）声门下闭锁 （2）切除闭锁病灶
（3）端对端靠拢 （4）端对端缝合

5. 喉腔重建术 用于喉的软骨支架全部或大部缺损，喉腔塌陷，黏膜下有大量瘢痕形成者。重建喉腔支架的修复材料可选用自体的舌骨瓣、游离肋软骨瓣、胸锁乳突肌骨膜瓣等。

近年来人工生物材料的质量不断提高，还可选用人工生物材料如羟基磷灰石重建喉腔动物实验表明：其效果良好，但其远期疗效尚需进一步观察。通过喉裂开术式，自黏膜下切除喉内全部瘢痕，用上述修复材料重建喉腔。置喉扩张模1～3个月。

（刘邦华 沈艮祥）

四、气管内插管麻醉后的喉、气管并发症

气管内插管麻醉术（endotracheal anesthesia）因为具有有利于术中维持呼吸道通畅和控制麻醉深度，从而大大减少全麻手术死亡率等诸多优点，目前已被广泛应用于临床各科。但是，气管内插管麻醉术中及术后的并发症，尤其是喉、气管、支气管的并发症也屡见不鲜。例如喉水肿，喉黏膜的擦伤、出血，溃疡或血肿形成，声带撕裂伤，喉软骨膜炎，喉部肉芽肿或息肉形成，环杓关节脱位或固定，环杓关节炎，神经麻痹，杓状软骨间切迹瘢痕形成，气管瘢痕性狭窄，气管炎，膜性喉气管支气管炎，支气管肺炎等，甚至可发生气管破裂。国内有人报道，在1357次接受气管内麻醉术的病例中，有83例出现并发症，占6.1%，其中大多为喉及下呼吸道并发症。虽然随着气管内插管操作技巧的熟练和气管内插管麻醉术经验的积累，并发症的发生率可减少至最低，但该类并发症仍不容忽视。以下重点介绍气管内插管麻醉术后，喉、气管、支气管的几种并发症。其他诸如涉及循环系统等气管插管术中和拔管时的并发症及意外，可参阅本书中其他有关章节。

（一）插管后喉炎

气管内插管麻醉术后喉炎（laryngitis）的发生常与下列因素有关：①喉镜或气管插管对喉部的机械性损伤；②某些化合物的刺激。损伤部位可局限于声带，亦可累及整个喉前庭及室带。术后声嘶、喉部发紧和不适为其主要症状。检查时常可发现喉部黏膜充血、淤血、水肿或黏膜下出血。女性较男性多见，乃因女性声门后的黏膜较男性的薄。该病常可自行恢复，勿需特殊治疗。亦可行雾化吸入、理疗及其他对症处理。

（二）喉水肿

喉水肿（edema of the larynx）一般在拔管后24小时内出现，但多在拔管后2～3小时逐渐发生，也可在拔管后立即发生。常发生于儿童，以婴幼儿为多见，偶可见于成人。因为婴幼儿喉部黏膜下组织疏松，血管及淋巴管较丰富，故插管时容易受损伤而致水肿。

【病因】

1. 导管过粗或操作粗暴，或因插管困难而多次反复试插，致喉黏膜机械性损伤。

2. 病儿原有上呼吸道感染，或不久前曾患上呼吸道感染。

3. 导管消毒不严而带菌。

4. 导管灭菌消毒剂（如新洁尔灭，戊二醛等）未冲干净，致喉腔黏膜产生化学损伤性炎症而水肿。

5. 插管后，麻醉深度不够，患儿多次出现剧烈呛咳，呕吐；或颈部手术时牵引气管太频繁，使导管与气管和喉部黏膜不断摩擦，也可导致水肿。

6. 长时间插管，少数可因过敏或输生理盐水过量引起。

【病理】

水肿主要发生于声门裂及声门下腔。在新生儿，喉黏膜水肿厚达 1mm 时，喉的横断面积可缩小 65%，即会出现严重呼吸困难，而成人此时仅有轻度声嘶，故临床上对婴幼儿喉水肿尤须重视。此外，喉水肿或声门下水肿引起喉阻塞，通气阻力明显增大，导致缺氧及 CO_2 蓄积，加上通气气流剧增，更促使声带水肿。

【临床表现】

主要表现为吸气性呼吸困难、声嘶和喉鸣。肺部听诊呼吸音减弱或消失。当喉阻塞严重时出现严重呼吸困难、发绀、甚至窒息，吸气时出现三凹征，脉搏增快，血压上升等（参见第四篇第八章）。

【治疗】

关键在于及时判断病情，早期给予及时的治疗。治疗措施包括镇静、给氧、消除喉水肿和预防感染等。肌注安定 0.2mg/kg 或异丙嗪 1mg/kg，可使患儿镇静，减少耗氧量以降低通气流速。局部可用雾化吸入，亦可用地塞米松 5mg 或麻黄碱 30mg，加注射用水 5～10ml 之溶液做咽喉喷雾，每次 0.5ml，每小时喷一次。或用上液做超声雾化吸入。静脉滴注地塞米松 0.2～0.4mg/kg，再适当选用抗生素预防感染。严重喉阻塞需考虑做气管切开，不宜犹豫而延误病情。

（三）插管后喉溃疡及肉芽肿

一般而言，喉溃疡（ulcers of the larynx）及肉芽肿（granuloma）相对较少见，而因插管后发生的声带溃疡及肉芽肿则更不常见。据文献报道，53 例喉部肉芽肿患者中，仅 9 例患者曾有气管内插管麻醉手术史。该病大多发生于女性成人，乃因女性喉部较小，声带较短而张力较大，黏膜较薄，易受导管的摩擦而受损，形成溃疡。后期因肉芽组织增生而形成肉芽肿，简称为插管后肉芽肿（postintubational granuloma）。

【病因】

1. 导管太粗，声门裂被导管撑大。因声门裂呈三角形，而导管为单弧形且具有弹性，当导管被插入喉、腔内时，有三个受压点：咽后壁、喉腔后部、气管前壁内表面。而声带突更是首当其冲（图 8-4-19），该处黏膜最薄；其次的受压点为气管前壁，故声带后份区域及气管前壁为两处溃疡好发部位。

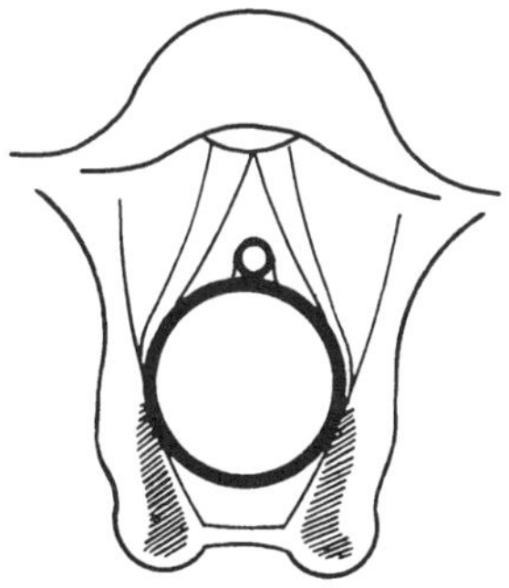

图 8-4-19　气管插管太粗压迫声带突

2. 插管时外伤。易发生于插管困难的病例，如患者体胖而颈部粗短者。插管技术不熟练，操作动作粗暴，或在发生喉痉挛时强行插管，也易引起外伤。

3. 插管消毒不严或患者有上呼吸道感染者，术后易因继发感染而形成肉芽肿。

4. 长时间插管，平均插管时间超过 6～7 天者，几乎都会发生喉溃疡。

5. 插管时患者头部过度后伸，术中频繁改变患者头位，在颈部进行手术操作，以及麻醉过浅，患者咽喉反射抑制不完全，致麻醉中患者常做咳嗽、呕吐、呕逆或吞咽等动作，均将增加导管与喉壁发生摩擦，引起喉黏膜损伤的机会。

【病理】

病变通常位于声带中、后 1/3 交界处，即声带突处，少数病例可发生于声带之前 1/3 或中 1/3 处，一侧或双侧。声带突黏膜损伤后，开始形成浅表溃疡，再因继发感染而引起软骨膜炎（perichondritis）及肉芽肿，可称为接触性溃疡（contact ulcers）。肉芽肿初为广基，以后（约 2～4 周）其基底部因纤维组织增生而形成蒂状。在形成肉芽肿过程中，因血管内皮细胞及成纤维细胞增生，也可转变为血管纤维瘤。

【临床表现】

多在手术后出现喉痛不适，或因小肉芽肿而表现为间歇性声嘶。肉芽肿甚小时可无症状。较大者，因阻塞声门裂，可逐渐出现持续性声嘶、失声、咳嗽及喉阻塞感。偶因咳嗽，使肉芽肿表面血管破裂而有少量咯血。双侧肉芽肿且较大者，可引起吸气性呼吸困难及喉喘鸣，但罕见。间接喉镜或纤维喉镜下可见声带及杓状软骨黏膜发红，在声带后、中 1/3 的杓状软骨声带突处，可见色苍白、淡红或深红，大小不一，直径可达 5～

9mm 的肉芽肿（图 8-4-20）。

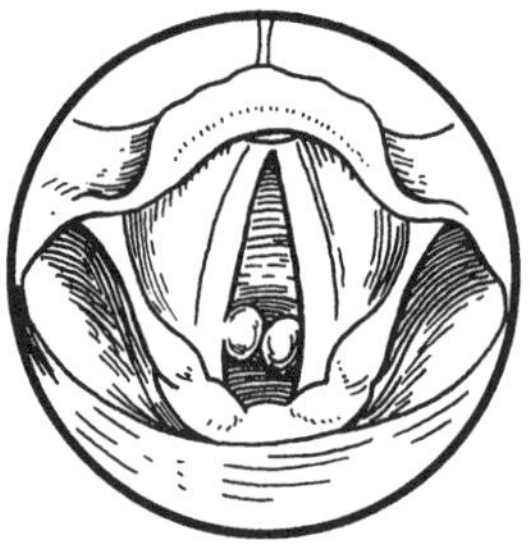

图 8-4-20 插管后喉部肉芽肿

【治疗】

喉溃疡者，经严格遵守发声休息，给予止咳剂，辅以含有抗生素和肾上腺皮质激素的超声雾化吸入治疗，常不致发展为肉芽肿而痊愈。对于早期而较小的肉芽肿，经上述治疗，亦有逐渐消退之望。对于较大的肉芽肿，需在喉镜下施行手术切除，惟须待其根部已呈细带状后再行之，术中慎勿伤及声韧带，术后需注意发声休息，可辅以局部超声雾化吸入，以促进创面愈合。

（四）环杓关节脱位

环杓关节脱位（dislocation of cricoarytenoid joint）为罕见并发症。

【病因】

多为麻醉喉镜插入过深、并做上提手法时所致，很少因气管导管本身所引起。偶可因导管压迫环杓关节而发生。

【临床表现】

患者于麻醉清醒后，即有声嘶或失声，多感说话费力、气短、胸闷。个别患者伴有患侧喉痛及吞咽痛。如未治疗，则环杓关节日久后发生固定，此时发声虽可好转，但患侧声带不能运动。喉镜检查：见脱位一侧的杓状软骨向前外方移位、固定不动或活动受限，伴有轻重不等的黏膜肿胀。脱位侧的声带固定或半固定于旁正中位或中线位，或声带呈弧形，松弛无力。发声时，声门裂呈梭形，或后部有三角形裂隙。

杓状软骨拨动试验：杓状软骨未固定时，尚可经拨动而活动继而复位，但在陈旧病例则杓状软骨已固定而不能拨动。

【治疗】

手术复位，应用杓状软骨拨动法。手术以尽早施行为佳。若杓状软骨处肿胀较剧，可待肿胀大部分消退后再行拨动，较易成功，一般不迟于 1 ~ 2 个月之后。

杓状软骨拨动法：王鹏万等使用弯形的喉卷棉子，先用表面麻醉剂将棉花渗湿，以免损伤黏膜。手术在间接喉镜、表面麻醉下进行。术中患者自行拉舌出口外，置入大号间接喉镜，将拨动器徐徐放入病侧梨状窝，并稍向前移至杓状软骨前外方，在患者发声时，向后向内轻轻拨动杓状软骨，拨动 4 ~ 5 下后进行观察，如已复位，则杓状软骨及声带的活动度显著增加，发声好转。如未成功，可重复拨动一次。以隔日施行为宜。根据我科的经验，用裹以棉片的弯头喉钳在间接喉钳下行杓状软骨拨动法复位，或用裹以棉片的直接喉钳在直接喉镜下行拨动法复位术皆可，尤其是后者可适用于在间接喉镜下复位未成功的病例，常可奏效。

（五）神经麻痹

喉返神经麻痹（paralysis of recurrent laryngeal nerve）因颈、胸、腹部手术引起者较多，单纯因气管内插管麻醉术引起者罕见，偶尔引起单侧喉返神经麻痹，发生机制不明，可能与下列因素有关：①麻醉中头位及颈部的过度后伸、屈曲、旋转，尤其是头部过度后仰和向一侧弯曲，使喉返神经受到过分牵拉以致发生麻痹。插管前多先用肌肉松弛剂，虽有利于插管操作，若麻醉师不按正规方法施术，更易造成这类并发症；②插管上的气囊充气过多，内压过高时，在气管后外方通过的喉返神经，也可因受压而发生麻痹；③套囊充气不规则，压迫喉返神经末梢分支于甲状软骨上。主要症状为声嘶及谈话困难，检查见单侧声带固定，左侧发生率比右侧多 2 倍。治疗可给予维生素 B_1、三磷酸腺苷等神经营养药，糖皮质激素类药物，以及理疗等，部分患者可望恢复，或为对侧声带所代偿而症状获改善。在插管麻醉时，尚可引起舌下神经或（及）舌神经麻痹。国外有人认为，此乃因插管中置入麻醉用喉镜时，对舌后外侧部分过分压迫所致，多数病例可望恢复。

（六）膜性喉气管支气管炎

本病是气管内插管麻醉术的罕见而最凶险的并发症之一。其特点与急性纤维蛋白性喉气管支气管炎（见第四篇第六章第四节二，439 页）相同。主要病理为在喉以下的呼吸道中有假膜形成，以发生于声门下及气管中者为多见，但也可发生于支气管，甚至整个气管支气管树内。

此种并发症的发生，常与气管支气管的黏膜损伤有关。可因气管导管过于粗大所致，有人认为与导管留置气管中过久或导管过长也有关系。因留置时间过久，则导管与气管黏膜发生摩擦的机会亦增多；导管越长，管端距隆突和横膈越近，当每次呼吸时，导管末端的运动幅度越大。Jatho（1970）曾报告因发生此种并发症而死亡者有 2 例，均为留管时间过长，尸检中发现溃疡深入黏膜下层，气管的软骨环暴露、软化。死亡原因为气管完全塌陷，患者窒息。本病症状也如急性纤维蛋白性喉气管支气管炎，常于麻醉清醒之后立即出现声嘶，迅速出现进行性呼吸困难，给氧无效。必须立即施行气管切开术及支气管镜检查，以解除其喉阻塞及钳出气管内假膜始能缓解，其他疗法与治疗急性纤维蛋白性喉气管支气管炎相同。

（七）气管破裂、气管软化或狭窄

气管破裂（rupture of the trachea）非常罕见。当气管导管留置时间过长、充气套囊压力过大，同时伴有导管频繁移动、细菌感染或持续性低血压超过48小时等诱因时，不仅引起气管黏膜缺血坏死（不论套囊充气与否，气管插管2小时后纤毛均倒伏和破坏，6小时后坏死脱落，24～48小时后或更长则气管黏膜呈片状脱落），更可发展到气管软骨环被破坏而气管软化（tracheomalacia），可致气管破裂或气管黏膜在修复过程中被鳞状上皮取代，日久后可致环形瘢痕性收缩，严重者可致气管狭窄。

气管破裂的另一个发生部位是气管膜性后壁。气管膜性后壁在套囊的压力下可扩张，严重者可达气管周径的一半，此时气管膜性后壁向侧方疝出达上腔静脉附近，易在气管内插管麻醉术中发生膜性部穿孔破裂，引起纵隔气肿及肺水肿。此种并发症应与胸外科联合处理。因气管软化，尤其是颈部肿瘤或胸骨后甲状腺肿（或癌），当肿瘤被切除后，气管失去周围组织的支持，拔管后吸气时即可产生气管塌陷，出现窒息。应紧急重新插管，并做气管造口术，以保持气道通畅。

气管狭窄多在拔管后数月出现，成人气管狭窄致内径不足5mm时，可出现呼吸困难症状。一般可先采取气管扩张术治疗，严重者需行气管成形术。

高容量低压充气套囊压力低于黏膜毛细血管灌注压，但因其受压迫范围更广，拔管后引起咽喉痛的并发症亦相应增加。临床上为避免上述气管破裂或狭窄等并发症的发生，采用低压充气套囊，并定时放松套囊（每4小时放松一次），以恢复局部气管黏膜血运。

（八）气管内插管麻醉术后并发症的预防

气管内插管麻醉术后各种并发症的预防，在各种并发症的介绍中已分别述及，下面就一般的预防措施作一简介。

1. 根据患者性别、年龄、体型选用粗细长短适宜的导管，导管需表面光滑、细腻而富有弹性，管壁不宜太厚。在使用前须严格消毒，使用时涂以油膏。

2. 插管过程中及导管已置入气管后，颈部不宜过度伸屈，或过多变动头位。

3. 插管时动作轻柔，准确、迅速。尽量避免盲目插管或当发生喉痉挛时强行插管，故插管时麻醉须达一定深度，最好辅以肌肉松弛剂。导管不宜置入过深，但也不可过浅。套囊充气以恰好使麻醉气体不致外泄为度。

4. 有上、下呼吸道急性感染或屡发喉炎者，以不用或暂缓施行气管内插管麻醉术为宜。对婴幼儿或儿童必须行这种麻醉方法或对成人气管内导管留置时间过久者，术后均须严密观察，一旦出现声嘶或呼吸困难，必须及时检查和处理。

（孔维佳）

第三节　耳　外　伤

耳廓为头部的显露部分，易单独遭受各种直接外伤。耳深部的外伤则常伴发于颜面他处或颅脑外伤。除直接暴力（如利器外伤，拳击等）外，间接暴力（如爆炸气浪、震荡、巨响等）也可引起耳的外伤，导致鼓膜、中耳或内耳损伤。外伤可发生于耳的某一部分，也可几部分同时发生，为便于记述，分别介绍如下。

一、外耳外伤

（一）耳廓外伤

耳廓外伤有挫伤（皮下瘀血或血肿形成，软组织肿胀）、割伤（伤缘收缩，软骨暴露）、扯伤及咬伤（伤口不规则，软骨破碎）、断离伤（耳廓完全切断）及火器伤，常伴有邻近组织外伤。未发生感染者应及时清创缝合，修整伤缘，尽量保留软组织。准确对位，用小针细线对位缝合，缝合时不应贯穿软骨，缝线采用无创伤性缝线更佳。软骨部分缺失而未发生软骨膜炎者，可将软骨略作修整后再行对位缝合；局部已感染者，伤口处可用生理盐水稀释后的青霉素液或庆大霉素液、1%双氧水等清洗后再作对位缝合。耳廓已完全断离者，可将断耳以无菌生理盐水洗净后，用抗生素溶液浸泡15分钟，立即进行对位缝合，严格控制感染。若断离的耳廓已经没有缝合成活的可能，可以直接缝合断端以待次期成形或在条件允许的情况下直接缝合成形。

（二）耳廓血肿

常见于挫伤之后，因暴力使耳部血管破裂，血液瘀积于软骨与软骨膜之间。患者除感局部疼痛外，无其他明显症状。血肿多发生于耳廓上部的前外面，呈半圆形紫红色皮下肿块，质软。因耳廓皮下组织较少，血液循环较差，血肿不易自行吸收。如未得适当处理，可发生下面两种后果：①血肿机化收缩而致耳廓畸形；②继续感染形成化脓性软骨膜炎。治疗：可在无菌操作下，用粗针抽出积血后进行加压包扎。如反复行之无效，可于血肿上做一与耳轮平行的切口，排出积血或取出血块，再作加压包扎，严防感染。

（三）外耳道外伤

受伤后外耳道发生肿胀，上皮糜烂，如有感染，则肉芽组织丛生。痊愈后常后遗外耳道瘢痕性狭窄。治疗首要为预防感染，局部严格进行消毒，严禁做外耳道冲洗。用抽吸的方法或用小刮匙及细棉签清除外耳道泥土、耵聍及脱落破碎组织。尽量保持外耳道干燥，不宜涂擦甲紫液，以免妨碍观察，必要时可用消毒卷棉子轻拭后，以消毒的抗生素软膏纱条、或碘仿纱条填塞外耳道，防止感染及形成狭窄。如肉芽生长过多，不易控制，且有狭窄的趋势者，可在感染控制后，彻底刮除肉芽组织，并将外耳道骨部凿去一部分，加以植皮，以扩大外耳道。

（刘世英 王 璁）

二、中耳外伤

（一）鼓膜外伤

鼓膜虽位于外耳道深部，但因甚薄，故易遭受外伤。

【病因】

1. 直接外伤：如外耳道异物或取异物时的外伤、挖耳、冲洗外耳道耵聍时用力过猛，使用抽吸法吸取外耳道脏物时负压过低，或矿渣溅入外耳道或误滴腐蚀剂等。颞骨骨折累及鼓膜者，也可引起鼓膜外伤。

2. 间接外伤：多发生于空气压力急剧改变之时，如炮震、爆炸、掌击耳部均可使鼓膜破裂。咽鼓管吹张或擤鼻时用力过猛、分娩时用力摒气、跳水时耳部先着水面也能使鼓膜受伤。

【症状及检查】

如受伤时精神紧张，可感觉不到任何症状。一般在鼓膜破裂刹那间，突然发生耳痛、耳聋、耳鸣，偶伴短暂眩晕。

检查可见外耳道有少许鲜血流出，片刻即止。如有颅底骨折，则血量较多（其内可含有脑脊液）。血液可经咽鼓管流入鼻咽部而从口中吐出。耳镜检查发现外耳道或鼓膜上有血痂或瘀斑，鼓膜穿孔多呈不规则裂孔形，数日后可变为圆形。直接外伤引起的穿孔一般位于鼓膜的后下方，间接外伤引起者多位于前下方。

直接外伤引起的单纯鼓膜破裂，听力损失较轻；爆震伤常招致内耳受损而呈混合性聋，多因爆炸时的巨响使听觉分析器产生超限抑制所致；如迷路同时受震荡，则可发生严重耳聋。

【治疗】

采用干燥疗法。以酒精消毒外耳道后，取出外耳道内的耵聍及异物。附于鼓膜上的未感染的血块，可不予取出。以酒精再次消毒外耳道后，用消毒棉球轻塞外耳道口。外耳道内禁止冲洗及滴药，以免引起中耳继发性感染。嘱患者暂勿擤鼻涕，必要时可将鼻涕吸入咽部吐出。全身应用抗生素预防感染，如受伤环境不清洁，须使用破伤风抗毒素。

中耳已发生化脓性感染者，须加强全身抗炎治疗及局部清洁（吸脓或拭脓）。观察确知未伴有内耳外伤或颞骨骨折者，方可应用洗耳药及滴耳药。

如无继发感染，鼓膜多能自行愈合；如后遗长期不愈合的穿孔，日后可行鼓膜修补术。

如有耳鸣、感音性耳聋发生，则可试用改善内耳微循环的药物及促进神经营养药物，对早期耳鸣及感音性聋的减轻及恢复可能有一定的帮助。

【预防】

加强卫生宣传工作，戒除不良挖耳习惯。取外耳道耵聍及异物时应谨慎从事，切勿伤及鼓膜。对于能预知的爆炸（如开山辟路），可用棉团塞耳保护，战时的空袭或地震，常迅不及防，临时以指塞耳，或有裨益。

（二）乳突外伤

乳突外伤，轻者只限于乳突（如骨折），重者可波及外耳道、鼓室及内耳。也可伴发面神经麻痹及颅脑外伤。治疗根据外伤的范围和轻重程度而定。单纯乳突外伤者，只需除尽污物、碎屑、已坏死或化脓的乳突气房即可，不必施行乳突根治术，以期保持听力。如出现上述并发症，则宜行乳突根治术。术中可同时探查面神经，或日后再行面神经减压或修补术。

（刘世英 王 璁）

三、颞骨骨折

颞骨岩部为颅底的一部分，颞骨骨折的发生往往合并有严重的颅脑外伤。Uerich 最早提出颞骨骨折分为纵行骨折和横行骨折。除上述2型外，Mchagh（1959）尚提出第3型：混合型。按骨折线与岩骨长轴的关系，目前仍将其分为3型，即纵行骨折、横行骨折及混合型骨折。纵行骨折：骨折线与岩骨长轴平行，骨折多起自颞骨鳞部，沿外耳道后上壁，经中耳顶部，颈内动脉管，至棘孔附近。该型最常见，约占颞骨骨折的70%左右。横行骨折线与岩骨长轴垂直，常起自颅后窝的枕骨大孔、颈静脉孔，经内耳道到破裂孔、棘孔附近；也可穿过骨迷路，前庭窗和蜗窗（图8-4-21）。混合型为上述两型的混合。由于混合型骨折较少见，此型多见于严重的颅骨多发性骨折，这类患者往往首诊于脑外科。现仅就纵行骨折及横行骨折叙述如下。

【临床表现】

1. 全身症状 在发生颞骨骨折时，往往伴有不同程

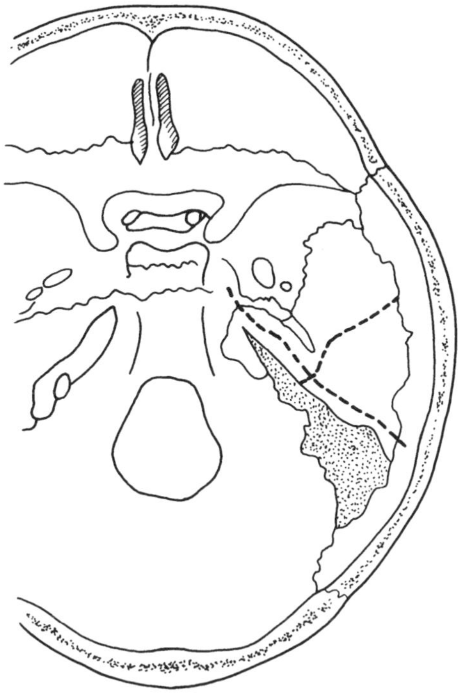

图 8-4-21　颞骨骨折

度的颅脑外伤（如脑挫伤、脑水肿及颅内出血）等神经系统症状，严重者可出现昏迷、休克等。有时上述症状延迟发生，应予注意。

2. 出血　纵行骨折常引起外耳道及鼓膜破裂，常有血液自外耳道流出，亦可经咽鼓管自鼻腔及咽部流出。横行骨折若未合并鼓膜及外耳道软组织撕裂，一般无耳流血。

3. 听力下降及耳鸣　因纵行骨折可从鼓室延至咽鼓管顶壁，主要损伤中耳，极少伤及迷路，故听力下降较轻，多为传导性听力损失。一般无耳鸣，若有耳鸣，多为低调。若合并有内耳损伤可呈混合性听力下降。横行骨折多伤及内耳的前庭部及内耳道，耳蜗及半规管也可骨折，但较少伤及中耳，听力损失较重而呈感音性听力下降。耳鸣重，多为持续高调耳鸣。

4. 脑脊液耳漏、耳鼻漏　纵行骨折同时伴有硬脑膜撕裂伤时，脑脊液可经鼓室、鼓膜损伤处流于外耳道，开始脑脊液因与血液混合而呈淡红色，随着出血逐渐停止，其液体逐渐转为清亮液体。横行骨折脑脊液耳漏多为桥脑侧池和颅后窝蛛网膜下腔的脑脊液经骨折缝流入鼓室，或经撕破的鼓膜流入外耳道。以上两种骨折的脑脊液亦可经咽鼓管流入鼻腔，或同时经外耳道及鼻腔流出。

5. 眩晕　纵行骨折很少出现，若有眩晕往往为迷路外原因，如脑损伤或前庭中枢损伤。横行骨折因伤及迷路及前庭神经，故常发生眩晕且伴有自发性眼震，其眩晕持续时间因损伤程度而不一致，短者 1 周内可恢复。

6. 面瘫　纵行骨折面瘫发生率低，仅为 15% ~ 20%，一般损伤较轻，预后好。多为乳突段或锥曲面神经受压（水肿、血肿、碎骨片压迫）所致。横行骨折引起的面瘫在横行骨折中其发生率为 50%，多为面神经鼓室段至内耳道段直接损伤所致，常为永久性面瘫。

【检查】

外耳道可有出血、皮肤撕裂、骨壁塌陷、错位及下颌关节嵌入。仔细擦拭后多可发现外耳道后壁有纵行皮肤损伤及出血，并可与鼓膜撕裂处相连续，且有血液经鼓膜损伤处流出，若合并有硬脑膜损伤则有淡红色或清亮液体流出。此时多为纵行骨折所致。若有血鼓室发生，多为横行骨折或中耳黏膜损伤所致。前庭功能检查在纵行骨折往往表现为正常或减退；而横行骨折则前庭功能丧失。X 线检查阴性者不能排除颞骨骨折，高分辨率 CT 扫描则可反映出颞骨骨折的走向，听骨链及面神经管有无损伤及损伤的部位，也可反映出颞骨内积血、积气等。

【治疗】

1. 颞骨骨折常伴有颅脑损伤，故常以神经外科治疗为主。

2. 耳科方面则需全身应用抗生素，严格消毒后清除外耳道积血及脏物，禁止局部滴药及外耳道填塞，以防感染进入中耳及颅内。若出血严重可用无菌凡士林纱条或碘仿纱条填塞。

3. 若听力损失为传导性，则在全身情况允许的条件下行鼓室探查术，以求恢复听力。

4. 面瘫经 2 ~ 6 周保守治疗无效者，可行面神经探查、减压术或修复术。

（郭长凯　王　璁）

四、外伤性脑脊液耳漏或耳鼻漏

外伤性脑脊液耳漏或耳鼻漏最常见于颞骨岩部骨折伴有硬脑膜撕裂时，发生于颞骨纵行骨折者，常因中耳顶壁（鼓室盖、鼓窦盖）处硬脑膜撕裂，致颅中窝蛛网膜下腔与中耳相通；发生于颞骨横行骨折者，常因陶特曼三角区、内耳道、迷路等硬脑膜撕裂，致使颅后窝蛛网膜下腔及脑桥侧池中的脑脊液经内耳或鼓窦的骨折缝流入鼓室。在罕见的情况下，也可因镫骨脚足发生外伤性移位或骨折致使前庭窗及蜗窗受损，脑脊液经两窗受伤处流入中耳。

【临床表现】

1. 耳外伤后伴有耳内流出清水样液体或淡红色液

体，若为淡红色液体则随时间推移而逐渐为清澈液体，量一般较多，可从耳内或鼻腔流出。

2. 若脑脊液流出过多，则可因颅内压减低而出现头痛及电解质紊乱。

3. 细菌若循瘘道感染入颅内时，可出现化脓性脑膜炎等。

【诊断】

通过收集新鲜漏出液做实验检查，证明是否为脑脊液。

试纸法：将漏出液沾于过氧化酶试纸上，如试纸变为蓝色则为阳性。

葡萄糖定量法：收集新鲜的漏出液，测其葡萄糖含量和蛋白定量。此法最为可靠。

β2 转铁蛋白免疫试验法：此法敏感、省时、有特异性。

漏口定位诊断法：用5%荧光素0.5～0.75ml或0.8%靛胭脂2～5ml或核素钠锝，用脑脊液稀释后，仍注入椎管内，然后定时观察外耳道或鼻咽部是否着色。若有条件，可用高分辨率CT扫描或MRI脑池造影术检查。

【治疗】

1. 立即全身使用抗生素，以预防继发感染，尤其是颅内感染时。

2. 如有可能，患者宜取坐位或半坐位，以降低脑脊液的压力，适当限制入水量。

3. 外耳道消毒后，可用大量敷料包扎耳部，浸湿后更换，不作外耳道填塞。

4. 观察1周左右，如脑脊液耳漏不能自行停止，则需行修补术。

（刘世英　郭长凯）

五、耳部外伤性大出血

外耳损伤引起大出血者少见，耳深部（颞骨）外伤则可引起严重大出血。

如出血来自浅表的颞浅动脉或耳后动脉，可用纱布压迫耳轮脚前方或乳突下方并作压迫包扎，或予结扎止血。

耳深部出血，一般填塞不易收效，如伴有脑脊液耳漏，填塞更属禁忌。如见伤口有动脉大出血时，在万不得已的情况下可行颈总动脉结扎术，而不可结扎颈内动脉。如伤口为静脉性大出血，多系乙状窦受伤破裂，则有发生气栓之危。可立即凿开乳突，打开乙状窦骨板，以碘仿纱条或肌瓣填塞压迫止血。如出血仍不能止，或因血液流入颅内引起脑受压症状，则可在乙状窦裂口的上下两端用细丝线将其缝合结扎，或将纱条填入硬脑膜与颅骨内板之间，压迫裂口的上下两端以止血。硬脑膜下（或硬脑膜外）血肿甚大者，须请神经外科处理。

（刘世英　王　璁）

第五章

耳鼻咽喉及颈部特殊传染病

第一节 真菌病

一、一般概念

真菌(mycete,fungus)又称霉菌,广泛存在于自然界,与人类有密切关系。真菌具有比较完整的酶系统,无叶绿素,主要通过腐物寄生,或通过活体寄生而摄取有机养料,借以生存、繁殖。过去认为,真菌是一种单细胞或多细胞的低级植物,将其列入叶状植物门或菌藻类。近年来已不再将它划入植物界,而将真菌列为独立的一类生物,和植物、动物、原生物以及原虫等并列。

真菌是通过各种类型的孢子进行繁殖的。在适宜的环境中，真菌孢子在基质上萌芽，产生幼芽管，由此向远端延伸并发出分支，成为“菌丝”。菌丝继续生长，不断分支，彼此间相互交织在一起，形成“菌丝体”和“菌落”。其中，一部分菌丝体伸入基质中吸取养分，称为“营养菌丝体”；突出于基质表面的菌丝体，称“气中菌丝体”；能产生生殖孢子的气中菌丝体，称为“生殖菌丝体”。生殖菌丝体产生的孢子散落在基质上，又可继续发芽，生长，繁殖，形成新的菌落。肉眼下，气中菌丝体呈棉花纤维或羊毛纤维状；孢子堆集时，呈粉末状或颗粒状。

真菌在一定的温度，湿度，氧浓度和有机物的环境中容易生长，对干燥环境和化学药品具有较强的抵抗力，在干燥的室温下可存活数月，3% 碘酊，10% 甲醛 8～20 分钟可杀灭孢子，在 70℃ 高温中，一般需 30 分钟方能杀灭真菌。

真菌的种类繁多，其中一部分可以致病。与真菌有关的疾病有真菌病，真菌作为变应原引起变应性疾病和真菌中毒等 3 种：

（一）真菌病（mycosis）

由真菌感染所引起的疾病称为真菌病。

1. 真菌病的分类

（1）真菌病按其病变部位的不同，可分为：

1）浅部真菌病：主要侵犯表皮的角质层、毛发和指（趾）甲。

2）深部真菌病：病变累及皮肤的深部组织和内脏器官。几乎全身所有的内脏系统和器官，包括耳鼻咽喉均可受到真菌的感染而致病，如呼吸系统（气管、支气管、肺脏），中枢神经系统（脑脊膜、脑实质），泌尿生殖系统（肾脏、生殖器），消化系统（肝、胃、小肠、食管），心血管系统（心内膜、心肌、心包）等等。

（2）真菌病还有一种更为详细的分类方法，该分类法将其分为以下 4 种：

1）表浅真菌病：仅侵犯表皮的角质层。

2）皮肤真菌病：可侵及所有的角化组织，如皮肤、毛发、指（趾）甲。

3）皮下组织真菌病：皮肤和皮下组织均受累。

4）系统性真菌病：累及内脏器官。

真菌的致病力一般比较弱，有些真菌仅在一定的条件下方能致病，称为“条件致病菌”。导致条件致病菌侵入组织大量繁殖而致病的“条件”为：机体免疫功能减退；局部组织的抵抗力下降；全身消耗性疾病或代谢性疾病（糖尿病、甲状腺功能减退、严重贫血、白血病、恶性肿瘤、γ-球蛋白缺乏、酒精中毒等）；长期应用糖皮质激素或免疫抑制剂；长期应用大量广谱抗生素或细胞抑制剂；放射治疗等。近数十年来，真菌病、特别是深部真菌病的发病率有了明显的增加，究其原因，应与大量抗生素的广泛应用，使得与真菌相拮抗的细菌簇受到抑制，而真菌得以大量繁殖有关。

2. 真菌病的病理　真菌病的病理变化为非特异性炎性反应，常表现为局限性化脓或肉芽肿形成，有时可形成结核样结节或干酪样坏死。在病理切片中，在小脓肿或肉芽肿内，可以发现真菌孢子或菌丝，组织切片可采用HE染色法，银染法（常用Gomori六胺银染法）；PAS法，Fontana-Masson法和免疫荧光法等。

3. 真菌的检查方法有：

（1）直接镜检：将组织置于玻片上，加10%氢氧化钾溶液或用革兰染色法等，可见孢子或菌丝。

（2）真菌培养：培养出的标本，根据菌落的形状和镜检所见，可确定菌种。

（3）动物接种：将培养液注入大鼠或小白鼠的腹腔、静脉或睾丸，可产生肉芽肿性损害。

（4）免疫学和血清学试验：如乳胶凝集试验，补体结合试验，被动凝血试验，全菌凝集反应等。

（5）病理学检查：如在组织切片中发现真菌菌丝或孢子，即可做出诊断。

（二）真菌作为变应原引起的变应性疾病

多数真菌的孢子和其他成分具有变应原性，侵入机体后，可引起Ⅰ型变态反应，如变应性真菌性鼻窦炎、变应性鼻炎、变应性皮炎、哮喘等等。

真菌的致敏作用与下列因素有关：

1. 真菌的种类　常见的致敏真菌有曲菌、链格孢、着色芽生菌、青霉菌、芽霉菌、茎点霉菌、木霉菌、镰刀菌和红酵母菌等。

2. 真菌的成分　孢子的抗原性较菌丝者强。

3. 个体的体质因素。

（三）真菌中毒

在真菌中，有部分菌株可产生有毒的代谢产物，这种有毒的代谢产物称为真菌毒素（mycotic toxins，mycotoxin）。在被真菌污染的粮食、食品和饲料中可含有这种毒素，人和动物摄入后，可引起真菌中毒。在动物实验中，真菌毒素除可引起急性呕吐、肝硬化、肾脏病变、多发性神经炎、雌激素亢进症、脱毛及脊髓抑制等病变外，还可致癌或促发某些肿瘤，如肝癌以及食管、胃肠、肾、肺等脏器的肿瘤。

至今所发现的真菌毒素已达百余种，主要有黄曲霉毒素、杂色曲霉毒素、棕曲霉毒素、黄米霉素、展青霉素、镰刀菌毒素、念珠菌毒素等。

耳鼻咽喉部位可发生各种真菌（条件致病菌和非条件致病菌）的感染，以下就其较多见者一一予以介绍。

二、真菌性鼻及鼻窦炎

真菌性鼻及鼻窦炎（fungal rhino-sinusitis）是由真菌感染引起的鼻腔和（或）鼻窦的炎性疾病。本病不少见，值得重视。

【致病微生物】

许多条件致病菌可引起本病，其中以曲菌（aspergillus，A）最常见，其他有毛霉菌（mucor）、念珠菌（candidia）等等。鼻孢子菌引起的病损较特殊，另文讨论。以下仅简单介绍曲菌和毛霉菌；念珠菌（见1167页）。

1. 曲菌　又称筛状菌，广泛存在于泥土、食物、果实、谷物、种子、空气和实验室中，可传染鸟类、昆虫及家畜，繁殖力甚强。曲菌约有132个菌种，其中的致病菌种主要有10种：①熏烟色曲菌（A. fumigatus）；②黑曲菌（A. niger）；③黄曲菌（A. flavus）；④构巢曲菌（A. nidulans）；⑤灰绿曲菌（A. glaucus）；⑥土曲菌（A. terreus）；⑦杂色曲菌（A. versicolor）；⑧萨氏曲菌（A. sydowii）；⑨米曲菌（A. oryzae）；⑩棒曲菌（A. clavatus）。在这10种致病菌中，以熏烟色曲菌毒力最强，最为多见。

曲菌除侵犯鼻部和耳部外，气管、支气管、肺、角膜和皮肤常受感染，严重者可经血行播散，而累及心、肾、肝等内脏器官。此外，致病曲菌还具有内毒素和复杂的抗原性。

曲菌是一种条件致病菌，可随呼吸进入上呼吸道，并作为腐生物而长期存在于鼻腔和鼻咽、口咽黏膜上，不引起任何症状。当机体抵抗力下降和（或）出现下述局部诱因时，曲菌的生长繁殖有了良好条件，此时方出现致病能力。局部诱因为：①鼻腔和鼻窦的慢性炎症；②外伤；③窦腔内有病理性分泌物潴留；④鼻通气引流受阻；⑤上颌窦内壁及自然开口处存在黏膜皱褶和屈曲的隐窝。

2. 毛霉菌病（mucormycosis）　又称藻菌病（phycomycosis），丝状菌病（hyphomycosis），接合菌病（zygomycosis）等。为常见的污染真菌之一。喜寄生于土壤、水果及肥料中。孢子可经呼吸进入鼻腔和肺部，亦可吞入胃肠道，而致消化道感染。人和动物均可染此病，但人与人、人与动物之间无传染。毛霉菌属条件致病菌，常发生于严重的糖尿病、恶性淋巴瘤、严重贫血、酒精中毒、肝脏疾病、免疫缺陷，以及长期应用大量广谱抗生素或糖皮质固醇激素的患者。严重的烧伤患者亦可感染此种真菌。毛霉菌好侵犯血管，尤其是动脉，并沿血管蔓延，引起动脉炎、血栓形成，产生梗死和组织坏死。

【临床表现】

本病的临床表现因型别的不同而异。根据真菌的侵犯范围、组织受损的严重程度以及机体的免疫反应等。可将本病分为侵袭型和非侵袭型两大类。但是值得注意的是，各型之间可以互相转化，或出现过渡型，如非侵袭型长期未得到适当治疗，或机体抵抗力下降，则可转化为侵袭型。

1. 非侵袭型（noninvasive fungal rhinosinusitis） 最常见。好发于成年女性。

真菌局限在黏膜表面生长繁殖，不侵入黏膜内。临床经过比较缓慢。病灶或位于鼻腔，或位于鼻窦。位于鼻窦者，通常仅局限于一个窦，其中以上颌窦最常见，筛窦次之，原发于蝶窦或额窦者少见。

本型又分为：

（1）真菌球（fungus ball）：病原体为曲菌者，称为曲菌球或曲菌肿（Aspergilloma）。主要症状有鼻塞，流涕，涕中偶可带血，头痛，面部压迫感等。此外，鼻涕中尚可含有污秽的碎屑或干酪状物，偶可出现绿色胶胨状分泌物，患者自觉鼻内有霉臭气。前鼻镜检查时可见鼻黏膜充血，肿胀，中鼻道可有脓液，中鼻甲正常或有息肉样变。上颌窦穿刺冲洗时，洗出液内可混有褐色或黑色豆渣状小碎团块。

鼻窦X线拍片或高分辨率CT：可见病变窦腔模糊，并可见不规则的软组织影，但无骨质破坏征象。有时可见窦腔内存在散在的、主要由病灶内的金属元素形成的不透X线致密影，此致密影大小不一，可如大头针之针头大，或如豌豆大。由于曲菌团块中含有较高浓度的钙、铁、锰、铜、银、镉及汞等磁性元素，可降低MRI信号，故在MRI检查中T_1信号减低，T_2信号明显减低，认为这是本病的影像学特征，借此可与细菌性炎性组织（高信号）及肿瘤组织（多为中等信号）鉴别。

鼻窦内镜检查时可见：窦腔内有形状不规则的团块，质软如泥，少数硬如坚石，颜色各异，如灰色、绿色、黄色、红褐色或黑褐色等等，窦黏膜水肿或增厚，但无真菌侵犯。

（2）变应性真菌性鼻及鼻窦炎（allergic fungal rhinosinusitis）：是由鼻及鼻窦内感染的真菌引起的、IgE（或嗜酸粒细胞）介导的鼻和鼻窦的Ⅰ型变态反应性疾病，病变多位于单侧鼻窦，属非侵袭型；但也可转变为侵袭型。

本病常见于青年和成年人。临床表现与慢性鼻窦炎、鼻息肉相似，但长期反复发作，常规治疗无效。病变多见于一侧额窦、筛窦和上颌窦。可合并支气管哮喘。病变进展一般比较缓慢，重症者鼻窦可呈膨胀性发展，并向周围扩散，出现面颊部肿胀、膨隆、眼球突出、运动受限、视力减退、失明等眼眶甚至脑神经麻痹等颅内并发症。

鼻内镜下可见窦腔黏膜水肿、息肉样变或伴息肉生长，窦腔内有变应性黏蛋白存留。此种免疫性粘蛋白标本于HE染色后，其基质为淡染的嗜酸或嗜碱性物质，其中有大量散在的退变或破裂的嗜酸性粒细胞，以及大小不一、呈淡橙色的夏科-雷登结晶（charcot-Leyden crystal）；标本用Comori银染后可见其中的真菌菌丝。

CT扫描示鼻窦内有均匀不一致的密度增高影，骨壁可吸收变薄，甚至破坏。MRI示窦腔中央为低信号，周边则为高信号。

2. 侵袭型（invasive fungal rhinosinusitis）此型较少见。真菌侵入黏膜及骨组织内，侵犯、破坏血管，形成血栓，严重者黏膜坏死、骨质破坏，向邻近鼻窦或周围组织器官（如眼眶、颅底等）扩散。致病真菌多为曲菌或（和）毛霉菌，此外尚可为链格子菌等。

本型可有多个窦腔受累，X线拍片或CT扫描可见鼻窦有骨质破坏；病情严重者，可出现面颊部肿胀，眼结膜充血、眼肌麻痹、眼球突出和视力减退等；如病变循血管或直接侵犯颅底，可并发基底脑膜炎等鼻脑真菌病而导致死亡。侵袭型又可分为急性和慢性两个亚型。

（1）慢性侵袭型真菌性鼻及鼻窦炎（chronic invasive fungal rhinosinusitis）：本病起病隐匿，进展缓慢，病程一般在4周以上。初始症状与非侵袭型相似，但涕中带血者较多见，头痛较重，常侵及多个鼻窦。病情发展后，骨质出现破坏，窦腔蓄积黏稠脓液，伴硬、软不一，颜色各异的团块；黏膜明显肿胀、增厚，色暗红，表面不平，呈颗粒状，质脆，重者黏膜坏死、变黑。晚期侵犯临近组织或器官，如急性侵袭型。患者中有伴糖尿病、白血病或长期应用糖皮质激素者。本型若得以早期诊断，积极治疗，多可治愈。晚期病例常有复发，预后较差。

（2）急性侵袭型真菌性鼻及鼻窦炎（acute invasive rhinosintsitis）：本型病情极为严重，发展极其迅猛，又称暴发型。该型发生于全身极度衰竭或有免疫缺陷的病例，如白血病化疗后的小儿，晚期恶性肿瘤（恶病质）等。临床上可见下鼻甲和鼻中隔前端结痂，痂皮下有坏疽，而患者可无任何症状，或仅诉鼻塞，鼻出血。数日内病损扩展至鼻腔外侧壁及多个鼻窦，眼眶，硬、软腭和颅内出现面部肿胀，球结膜水肿、眼球突出、球后疼痛，高烧，颅内高压，偏瘫，脑神经麻痹，颈强直等，并迅速昏迷，死亡。本型常合并肺、肝、脾的真菌性损害。

【诊断】

临床上凡遇后述情况，应疑及本病，并进行相应的检查：①经抗生素和一般治疗无任何好转的慢性鼻窦炎；②不明原因的鼻涕中带血；③涕中混杂有污秽的痂皮碎屑或干酪状物，或鼻涕有霉臭者；④鼻腔和窦腔内有灰白色、褐色、黑色等形状不规则的干酪状团块或“结石”时。如组织学检查中找到典型的菌丝，并结合真菌培养结果，可做出诊断。

1. 影像学检查　鼻窦 CT 扫描中，非侵袭型者仅见单个（真菌球）或单侧鼻窦内出现密度不均匀一致的阴影，其中尚有散在的、大小不一的致密影。侵袭型者除上述表现外，尚可见骨质破坏。疑有颅内或眶内侵犯时，宜作 MRI。

2. 组织学检查　侵袭型者，在黏膜组织切片中，可见组织化脓、坏死、肉芽肿和血栓形成，并可见真菌菌丝，偶见孢子。非侵袭型者，黏膜大致正常。在 Gomori 银染色的真菌团块切片中，真菌的形态更为清晰。

3. 真菌培养　由于曲菌、毛霉菌是实验室内常见的污染菌，因此，仅根据一次阳性培养结果，尚不足肯定诊断，如数次培养均为该菌，方可确诊。此外，如标本采集时间不当，真菌已失散或死亡，虽为真菌感染，亦可出现阴性结果。

【鉴别诊断】

本病应注意和慢性鼻窦炎，萎缩性鼻炎，NK/T 细胞淋巴瘤，恶性肿瘤等鉴别。

【并发症】

主要为鼻脑真菌病：鼻和鼻窦真菌病并发颅内真菌感染所致之鼻脑真菌病，大多因感染直接向颅内蔓延而来，而不像肺或肠道真菌病那样，主要通过血行播散所致。鼻脑真菌病包括真菌性基底脑膜炎、脑梗死、脑坏死、脑脓肿及真菌性肉芽肿等。颅脑 MRI（轴位及冠状位）有助于诊断。

其他有眼眶、内脏等真菌并发症。

【预防】

1. 注意防尘，尤其是打谷场的农民、皮毛工作者、园艺工作者等。

2. 积极治疗原发病，提高机体抵抗力，如糖尿病、严重贫血、肝病、鼻窦炎等。

3. 广泛开展卫生宣教，防止滥用抗生素和糖皮质激素等。

【治疗】

1. 手术治疗　对非侵袭型和侵袭型真菌病，宜采用手术治疗。非侵袭型者，可经鼻窦内镜彻底清除病灶，保留正常黏膜。侵袭型者应彻底清除病灶及病变黏膜和骨壁。在此基础上，可辅以伊曲康唑（irraconazole，斯皮仁诺）等悬液冲洗术腔。

2. 全身治疗　对病情重笃的急性侵袭型，患者极度衰竭而不能耐受手术时，应首先全身治疗。

（1）抗真菌药物：真菌球术后可免用全身抗真菌药，侵袭型手术后需用抗真菌药物治疗，如伊曲康唑 0.1～0.2g/次，2 次/d，或二性霉素 B（amphotericin B）0.1～0.25mg/kg·d，可逐渐增至 1mg/kg·d 静脉滴注，严重的侵袭型首选二性霉素 B。

（2）变应性真菌性鼻及鼻窦炎：除用局部糖皮质激素喷雾剂喷雾外，还应口服泼尼松等糖皮质激素药物控制。

（3）增强抵抗力：重症病例可输血，输血浆、白蛋白等。

三、鼻孢子菌病

鼻孢子菌病（rhinosporidiosis）是由希伯鼻孢子菌（rhinosporidium seeberi）引起的慢性感染性疾病，以质脆而表面有白点的息肉样损害为特征。病变主要侵犯鼻腔，咽部，特别是悬雍垂，眼结膜，泪囊等处的黏膜，皮肤及外阴较少见，偶有气管，支气管受累的报告。在罕见病例，亦可播散至肝、脾、肺、肾、肌肉和脑部。

本病由 Seeberi 于 1900 年在阿根廷首先报告，在印度和斯里兰卡流行。第二次世界大战后，蔓延至世界各地，美国和南美均有报告。我国南方曾报告个别案例。

【病因】

希伯孢子菌易在组织中发现。传播方式不明。由于未发现家庭成员间的传播，故推测，飞沫传染和直接接触传染的可能性不大。

本病常见于儿童和青年人，男性多发。潜水工作者和河底泥沙接触者易患本病，也有在公共沐浴场所受感染者。鱼和昆虫类可为自然带菌者。外伤可能为其诱因。

【临床表现】

息肉状新生物通常首先发生于鼻腔前段，可位于鼻中隔、下鼻甲或鼻前庭。发生于黏膜者，开始无蒂，以后基底部收缩，逐渐出现根蒂。新生物长大后，可充满鼻腔，并向前从前鼻孔脱出，悬垂于上唇外，向后从后鼻孔坠落于鼻咽部，甚至达口咽部。新生物富有血管，故呈粉红或紫红色，质脆，表面呈结节状。仔细观察，肉眼下可见表面有多数细小的白色斑点，为孢子囊，是其特点。新生物长大，堵塞于咽喉部，可引起呼吸和吞咽困难。

患者早期有鼻塞、鼻痒、流大量黏液性鼻涕，如无外伤，一般不易出血。重者，鼻中隔、鼻腔外侧壁和鼻腔底部可出现溃疡、坏死。鼻窦，特别是上颌窦可同时受侵犯。

【诊断】

组织学检查可见血管丰富的肉芽组织，不同成熟阶段的孢子囊密布于组织内。孢子囊呈圆形或卵圆形，囊壁境界分明，内有空泡状胞浆和小泡状的核。孢子囊早期直径约 6～10μm，成熟后可达 200～350μm，内含大量孢子，囊壁破裂后，孢子散落于淋巴间隙，或进入黏膜下层和上皮层，病变进一步扩散。

本病应与息肉，肿瘤，硬结肿等鉴别。

【治疗】

完整而彻底地切除病变组织，术中严防肿块破碎，术后对根部进行电烙，以防孢子播散。

本病易复发，常需反复手术。

四、口腔及咽部念珠菌病

本病是由白色念珠菌（candidia albicans）在口腔大量繁殖而引起的黏膜损害。病变位于口腔和咽部黏膜者，因病损部位被一层白色假膜所覆盖，一般称为鹅口疮（thrush）。病变位于口角，舌及唇部者，分别称为念珠菌性口角炎（candidal perleche），念珠菌性舌炎（candidal glossitis）和念珠菌性唇炎（candidal cheilitis）。

【病因】

念珠菌属酵母菌，其孢子如串珠样相互连接，故而得名。白色念珠菌是念珠菌中最常见者，又称白色假丝酵母，属条件致病菌。该菌广泛存在于自然界，如水果，食品中，也可从正常人的口腔黏膜、皮肤、指甲、胃肠道、阴道、肛门及粪便中分离出来。

在人体抵抗力降低时，如长期应用广谱抗生素，糖皮质激素或免疫抑制剂等，导致机体免疫功能下降，内环境平衡失调，菌群失衡；身体虚弱的老年人，严重的糖尿病患者或各种晚期恶性肿瘤，以及维生素 A、核黄素缺乏者，不适宜的牙托，口腔卫生不良，皮肤外伤、浸渍等均有利于念珠菌的繁殖。新生儿口腔 pH 低，对白色念珠菌的繁殖有利。新生儿鹅口疮常与母亲的阴道白色念珠菌感染同时存在，可能系产道感染所致。

除口腔和咽部黏膜外，几乎全身所有的器官也可受到白色念珠菌的感染，如皮肤损害，甲沟炎、甲床炎、阴道炎、肛周炎、龟头炎，以及胃肠道、鼻、鼻窦、喉、气管、支气管、泌尿系统、心内膜的念珠菌病，严重者可致脑膜炎，或经损伤的黏膜、皮肤进入血液循环，引起败血症而死亡，此时，在血液中可找到念珠菌的孢子。

【临床表现】

1. 鹅口疮　多见于新生儿、婴幼儿。

患者颊部、上腭、牙龈以及舌、咽部黏膜可见乳白色或灰白色假膜，呈点状散在分布，或融合成片状，易拭去，拭除后其基底鲜红，湿润。口腔及咽部黏膜不充血。患处不痛，不流涎，一般不影响吮奶或进食，亦无全身症状。少数重症病例可出现黏膜肿胀、坏死、溃疡，妨碍吞咽，如病变向下发展，累及喉和气管黏膜，则出现声嘶、咳嗽甚至呼吸困难。如黏膜充血，在鲜红色黏膜的背景上，有散在的白色点状物覆盖其中，这种表现多为对白色念珠菌的过敏性损害。少数鹅口疮可无白膜形成，而表现为点状口炎（stomatitis punctata）。

2. 念珠菌性口角炎　大多伴有核黄素或维生素 A 缺乏症。一侧或两侧口角糜烂，有浸渍或有裂痕，表面灰白色，基底微红，湿润，表面可覆盖一层薄痂。局部可有痛感。

3. 念珠菌性舌炎　舌肿胀，表面光滑，乳头萎缩，两舌侧及下面可见斑片状白膜，局部轻度隆起，不易剥离。亦可出现黑毛舌。

4. 念珠菌性唇炎　唇红部出现较厚的白色假膜，不易拭去。

【诊断】

1. 涂片镜检　口腔黏膜刮片，加 10% 氢氧化钾（KOH），或革兰染色，镜下可见特异的酵母菌与菌丝阶段的混合物。

2. 真菌培养　培养时应取新鲜标本，依据培养结果，可鉴别菌种。

3. 血清试验　如乳胶凝集试验，琼脂免疫扩散试验等。

4. 组织学检查　除圆形和卵圆形发芽酵母菌外，如能发现菌丝，提示局部有念珠菌繁殖。

本病应注意和黏膜白斑，扁平苔藓，白喉等鉴别。

【预防】

1. 积极治疗孕妇的念珠菌性阴道炎，如产前 6 日口服克霉唑 30～60mg/kg，3 次/d，新生儿口腔念珠菌病则可大为减少。

2. 注意口腔卫生，修整不适合的牙托。

3. 注意饮食卫生，摄入足量的核黄素和维生素 A。

4. 加强卫生宣教，严禁滥用抗生素和糖皮质激素。

【治疗】

1. 局部治疗

（1）用 1% 过氧化氢溶液或朵贝儿液或 10% 碘化钾

溶液含漱，后者疗效较佳。

（2）局部用1%甲紫或5%硼砂甘油涂抹，2次/d。病情较顽固者，可用2%～3%两性霉素B水剂涂抹。

2. 全身治疗

（1）增强机体抵抗力，可给予大量维生素等营养丰富的食品。

（2）新生儿待体内各种菌群平衡生长后，一般可自愈。

（3）病损较顽固者，可服用酮康唑0.2g，2次/d；或氟霉唑首日0.2g/d，以后0.1g/d，持续2～3周。病情严重者，用两性霉素B（剂量及用法见“鼻及鼻窦真菌病”）。

五、扁桃体隐球菌病和其他真菌病

隐球菌病（cryptococcosis）是由新型隐球菌（cryptococcus neoformans）引起的亚急性或慢性真菌病，主要侵犯中枢神经系统和肺部，引起脑膜炎，脑膜脑炎，脑脓肿，肺隐球菌病等，偶可累及扁桃体、咽喉和鼻黏膜，此外，尚可侵犯皮肤、骨、关节、淋巴结及其他内脏器官。

【病因】

新型隐球菌属芽生菌属，是一种球形发芽的酵母菌样真菌，孢子呈球形，无菌丝体，有厚壁。芽生菌有不同的类型，主要有北美芽生菌（blastomyces dermatitidi，又称皮炎芽生菌），南美芽生菌（B. brasiliensis）和欧洲芽生菌（B. european，即新型隐球菌）。新型隐球菌存在于土壤、水果、牛奶和鸽粪中，亦可从正常人的咽喉部分离出。属条件致病菌或半条件致病菌，常继发于淋巴瘤、白血病、结核病等疾病。一般认为人与人和人与动物之间不直接传染。本病过去主要在欧洲传播，故有“欧洲芽生菌”之称。但目前世界各地均有病例报告，且有逐渐增多的趋势。

除隐球菌外，其他致病真菌亦可引起扁桃体真菌病，如前述之念珠菌，放线菌类（放线菌、奴卡菌）等。

【临床表现】

1. 隐球菌病　扁桃体、软腭，悬雍垂处有无痛性溃疡，边缘呈穿凿状，表面覆盖一层灰白色假膜，易拭去。可无明显全身症状。溃疡亦可发生于口腔黏膜。

2. 其他真菌病　由念珠菌等真菌引起者，扁桃体表面可见白色或灰白色假膜，隐窝中有淡灰色或白色赘生物生长，如疣状，突出于扁桃体表面，不易撕脱。放线菌感染时，局部可形成多发性小脓肿，脓肿穿破后，除有黄色脓液流出外，尚可见特征性的硫黄色颗粒。患者可有咽痛、吞咽困难、唾液增多及口臭等症状。如为急性感染，则有畏寒、发热等全身症状。

【诊断】

对不明原因的扁桃体及咽部假膜形成、溃疡等，除白喉、结核、狼疮、淋巴瘤或其他肿瘤外，应该疑及真菌病，进行刮片直接镜检，真菌培养，活组织检查，必要时做动物接种。如能找到出芽孢子和外面的荚膜，则可确诊为隐球菌病。放线菌病的诊断方法详见“颈面部放线菌病”。

【治疗】

1. 1%双氧水或10%碘化钾溶液含漱。

2. 赘生物可切除。

3. 酮康唑0.2g，2次/d，或氟霉唑0.1～0.2g/d，或两性霉素B（剂量及用法见真菌性鼻及鼻窦炎）。

4. 放线菌病者，按抗放线菌治疗。

六、颈面部放线菌病

放线菌（actinomyces）并非真菌，而是所谓高级“细菌”，但具有真菌和深部真菌病的某些特点，如在组织中有分支菌丝，在组织和培养基中可形成广泛的菌丝网等，故至今仍按传统习惯，将其列入真菌中。

放线菌病（actinomycosis）是由放线菌类中的放线菌引起的慢性化脓性肉芽肿性疾病，临床上以多发性脓肿和瘘道形成、脓液中可见硫黄色颗粒为主要特点。根据发病部位，本病可分为颈面部放线菌病，胸部放线菌病和腹部放线菌病等3种类型。其中颈面部放线菌病与耳鼻咽喉关系密切，以下仅就该型作简单介绍。

【病因】

放线菌又称纤毛菌，其中以以色列放线菌（actinomyces israellii）最多见，为口腔黏膜的正常寄生菌，厌氧，存在于龋齿周围的牙龈和扁桃体窝中，在一定的条件下，放线菌侵入破损的黏膜或经呼吸、吞咽而引起相关组织器官的感染。

【临床表现】

颈面部放线菌病（cervicofacial actinomycosis）常侵犯颌部和面下部，又有“颌肿病”（lumps jaw）之称，病原菌从龋齿、拔牙创口，或由扁桃体窝侵入黏膜下层，向周围组织扩散，引起下颌角上方或后方皮肤肿胀，并延及面下部，形成形状不规则的肿块，局部皮肤呈深红或紫红色，质硬。继之，生成多发性脓肿和瘘道，内有黄色脓液，并夹杂米粒大小之硫黄色颗粒。如无细菌混合感染，一般无剧烈疼痛及全身症状。重者，病损向上扩散，累及鼻窦、鼻咽、眼眶，可引起致命性颅内并发症。偶可侵犯喉部。

【诊断】

硫黄色颗粒为本病之特征。无此颗粒者，亦不能排除本病。

实验室检查包括：

1. 直接镜检　可见中心不透明、外围有很多密集的、呈放射状排列的分支菌丝，菌丝末端较粗，呈杵状。

2. 培养　在厌氧环境中培养。按培养结果可区分不同的菌种。

3. 组织学检查　HE 染色的切片可找到特殊的颗粒。

【治疗】

1. 手术治疗　脓肿和瘘道切开引流，清除病变组织。

2. 抗生素　本病对青霉素和磺胺敏感。同时注意联合应用抗厌氧菌药物，如甲硝唑等。

3. 碘化钾或碘化钠内服，开始为 1.5～2.0g/d，以后逐渐增加剂量至 8.0g/d，可促进肿块吸收。

七、喉部真菌病

喉部真菌病较少见，大多由口腔、咽部和鼻部的真菌感染发展而来，如曲菌、念珠菌、毛霉菌、放线菌等；原发于喉部的真菌病较少见，但近年来有增加的趋势。原发于喉部的曲菌或念珠菌感染多表现为声嘶、咳嗽等症状，喉镜下可见声带等处有白色或灰白色或灰黄色斑片状损害，较厚，表面不光滑，周围黏膜肿胀、充血；或呈新生物状，而表面缺少毛细血管。涂片镜检或病理检查可确诊。需与喉白斑等鉴别。国外有少数关于喉部芽生菌病（blastomycosis），组织胞浆菌病（histoplasmosis）和球孢子菌病（cocoidiodomycosis）的报告。

（一）组织胞浆菌病

本病分为荚膜组织胞浆菌病（H. capsulatum）和杜波组织胞浆菌病（H. duboisii）2 种。前者分布于全世界，而以美洲为主，我国有少数病例报告。后者仅流行于非洲。

荚膜组织胞浆菌病以侵犯肺部为主，原发性皮肤黏膜型罕见。喉部病损为肉芽肿样病变，多侵犯会厌和喉的前部，可引起声嘶、咳嗽，重者出现呼吸困难，易误诊为喉结核。血清学试验，组织病理学检查和真菌培养可确诊。两性霉素 B 是首选的治疗药物。

（二）球孢子菌病

这是一种良性自限性呼吸道真菌病。主要发生于美洲，我国尚无确诊的病例报告。

病原菌为双相性球孢子菌。因吸入含病原菌的灰尘而发病，引起轻重不等的肺部病变，亦可侵犯喉部和淋巴结。喉部病变时局部出现肉芽肿，表面可有溃疡，应与结核鉴别。根据痰液培养和病理学检查结果可明确诊断。药物治疗以两性霉素 B 最佳。

（三）芽生菌病

除隐球菌（欧洲芽生菌）外，皮炎芽生菌（北美芽生菌）偶可侵犯喉部。本病见于北美，非洲和以色列亦有发现，我国尚无报告。

本病主要侵犯肺部和皮肤。喉部黏膜可出现针头大小的丘疹，呈灰色，偶见黄色结节，以后出现多发性小脓肿，具有匍行边缘的溃疡，表面覆盖灰白色假膜。声带及杓间区可出现过度角化，偶见双侧声带固定；晚期可发生喉狭窄，引起呼吸困难。血清学试验对快速诊断具有重要价值。组织学检查可确定诊断。二性霉素 B 有较好的治疗效果，可辅以碘化钾内服。

八、外耳道真菌病

外耳道真菌病（mycotic otitis externa）又称耳真菌病（otomycosis），是外耳道皮肤的亚急性或慢性炎性疾病，多数认为系由真菌感染所致，常合并细菌感染。本病好发于热带或亚热带地区，高温而潮湿的季节多见。我国长江及珠江流域常见此病。

【病因】

多数认为，真菌感染是直接致病因素。亦有认为真菌仅属继发感染或寄生，甚至对从病变组织中分离出的各种真菌，也认为难以估计其临床意义。从病变外耳道内分离出的真菌种类繁多，主要有曲菌（黑曲菌、黄曲菌、熏烟色曲菌、土曲菌等），占 80%～90%；其他较多的为青霉菌、帚霉菌、毛霉菌、根霉菌及念珠菌等，致病性皮肤癣菌（如紫色毛霉菌等）少见。合并感染的细菌中，最常见的为金黄色葡萄球菌，溶血性链球菌，绿脓杆菌，变形杆菌，大肠杆菌等。本病的诱发因素为：①环境温度和湿度的增加，对真菌的生长繁殖有利；②耵聍有抑制真菌生长的作用，耵聍缺乏，有利于真菌的繁殖；③慢性化脓性中耳炎易合并真菌感染，其中部分可能与耳内长期滴用广谱抗生素溶液有关；④挖耳造成的耳外伤。

【症状】

疾病早期或轻症病例，患者可无任何症状，而于体检中偶然发现。真菌侵入上皮后，可出现耳内作痒、不适、闷胀感等。如外耳道的脱落上皮和菌丝体等组成的痂皮阻塞外耳道，或与鼓膜接触时，则引起耳鸣和听力减退。合并的细菌感染侵入上皮下层，感染加重时，除耳溢液和耳痒外，还出现明显的耳痛，耳内有臭气等，少数患者可诉耳内出现黑色粉末状物。

【检查】

早期，外耳道深部皮肤和鳞屑片上可见密集的粉末状或颗粒状物堆积，或绒毛状物附着，呈白色、淡黄、黄褐或绿色，易拭去，但不久又出现。外耳道或乳突根治腔内如有脓痂或痂皮，痂上亦可见菌丝体。重者，外耳道内可见少量分泌物，深部有黄褐色、黑色的筒状或膜片状的坏死状物，或有灰白色或灰黑色糊状物堆积。清除后可见皮肤充血，肿胀，糜烂。在慢性感染，则表现为湿疹样变和苔藓化，重者，可引起外耳道狭窄。病变尚可侵及耳廓和颈部。

【诊断】

根据外耳道所见，诊断多无困难。真菌学检查中发现菌丝体及孢子，即可确诊，并鉴定菌种。同时做细菌培养，可了解合并感染的情况。

【治疗】

1. 首先用消毒生理盐水或3%过氧化氢溶液（双氧水）清洗真菌团块及痂皮，用干棉签拭干后，局部涂搽达克宁霜或霉克软膏等抗真菌药物，或1%水杨酸酯，1%两性霉素B软膏等。如鼓膜有穿孔，注意勿将药物误涂至鼓室黏膜上。

2. 外耳道皮肤肿胀、渗液时，于清除耵聍残屑及痂皮后，可向外耳道内置入浸有5%醋酸铅溶液的小棉条1根，每日更换1~2次。

3. 耳内干燥者，保持外耳道干燥。

4. 戒除挖耳习惯。

5. 重症者全身应用抗真菌药物。

九、真菌性鼓膜炎和中耳炎

外耳道真菌病延及鼓膜或真菌直接感染鼓膜，可引起鼓膜真菌病（myringomycosis）。其主要症状为耳溢液、耳鸣和听力减退等。外耳道皮肤可正常，或有真菌改变，深部有浆液性或浆液脓性分泌物；鼓膜充血，表面粗糙，上有广基肉芽或息肉状新生物，但无穿孔。从颞骨CT片上，可见鼓室、鼓窦及乳突正常。

真菌性中耳炎（mycotic otitis media）不多见。症状与鼓膜真菌病相同，但听力损失较重。耳部检查时，可见鼓膜穿孔，穿孔边缘或鼓室内有肉芽生长，对抗细菌感染治疗无效，易误认为骨疡型中耳炎。个别可广泛破坏骨壁，引起颅内并发症。

本病之诊断应依据真菌培养和病检结果。

真菌性鼓膜炎的治疗基本同真菌性外耳道炎。中耳的真菌感染除局部治疗外，尚需全身应用抗真菌药物，如酮康唑0.2g，2次/d或斯皮仁诺0.2g，2次/d，或两性霉素B等治疗。

（汪吉宝）

第二节 白 喉

白喉（diphtheria）为白喉杆菌引起的一种急性呼吸道传染病。主要临床特征为耳、鼻、咽、喉、气管、食管等部位黏膜充血肿胀，形成灰白色假膜，以及由白喉杆菌产生的外毒素引起的全身中毒症状。严重者并发心肌炎及周围神经炎。

【病原学】

白喉杆菌为革兰阳性菌，呈多形性，不活动，无鞭毛和包膜，细长略弯，两端稍膨大，形如棒槌状，常呈L、Y、V或栅栏样排列。培养时为需氧或兼性厌氧，在一般营养琼脂培养基上可以生长。亚碲酸钾血液琼脂培养基可抑制其他细菌生长而促进白喉杆菌生长，菌落呈黑色。按菌落不同、生化特性和致病力强弱可分为轻型、中间型及重型。白喉杆菌至今已检出57个亚型（重型13、中间型4和轻型40），系因细胞壁表面对热易变的K抗原不同所致。

白喉杆菌侵袭力不强，常停留于局部，但在体内和体外产生外毒素，毒性强烈，且有高度免疫原性，但易为热（75℃，10分钟）、光所破坏。

【流行病学】

1. 传染源 人是仅有的自然宿主，患者在潜伏期末即有传染性。传染期一般为1~2周，偶见恢复期后带菌6个月以上者。健康带菌者一般占人口的1%，流行时达10%~20%。带菌者为最重要的传染源。

2. 传播途径 主要通过呼吸道空气传播，包括飞沫、尘埃的传播。其次为通过使用染菌的衣物、用具、食具、玩具及书本等发生的间接传染。

3. 人群易感性 未被白喉杆菌感染过或未进行过白喉免疫接种的人群均为易感者。病后可获终身免疫。锡克试验（Schick test）是判断体内白喉免疫力或易感性的常用方法。

4. 流行特征 世界各地都曾有流行，多见于温带和亚热带，热带较少。常在秋冬和春季发病，多发生于学龄前儿童，以2～5岁儿童发病率最高。由于生活条件的改善和广泛地进行免疫接种，该病发病率显著下降，且发病年龄后移。

【发病机制】

白喉杆菌自上呼吸道黏膜或皮肤入侵，在局部上皮细胞内生长繁殖，产生的外毒素阻碍易感细胞的蛋白质合成，引起局部的组织坏死和炎症反应。外毒素经淋巴和血循环播散全身，引起全身性毒血症。

【病理】

白喉杆菌感染后所发生的病理变化，可分为局部与全身两种。

1. 局部病变　表现为典型的纤维素性炎症。白喉杆菌产生的外毒素除导致局部组织发生坏死外，还导致白细胞浸润和纤维素渗出。纤维素、白细胞和坏死的黏膜上皮常混在一起，形成灰白色的膜状物，称为假膜。白喉杆菌在假膜下繁殖滋长，产生更多外毒素，使病损扩大，假膜向四周蔓延。由于局部组织结构的特点不同，有的假膜牢固附着于黏膜不易脱落（如咽白喉），有的假膜却与黏膜损伤部松散连接，容易脱落（如气管白喉，喉白喉），有时可咳出或者堵塞支气管而引起窒息。

2. 全身病变　白喉外毒素在局部吸收后随血流到达全身各脏器，与组织细胞结合，引起中毒性或退行性病变。表现为中毒性心肌炎、肾炎、周围神经炎或脑神经损害。

【临床表现】

潜伏期1～7天，大多为2～4天。白喉按病变部位分为各种类型，其发生率的高低，依次为咽白喉、喉白喉、气管支气管白喉、鼻白喉、耳白喉和食管白喉。病变大小及病情程度轻重取决于患者的免疫力、细菌毒性、外毒素量及治疗的早晚。

1. 咽白喉　最常见，流行时约占患者数的80%。按其中毒症状的轻重，可分为3种类型。

（1）局限型：起病慢，局部症状较轻，有轻度咽痛。一侧或双侧扁桃体上有点状或小片状灰白色假膜，不易拭去，强行分离，则创面出血。全身症状轻微，不发热或低热。在白喉流行时，轻症较多，易漏诊、误诊。

（2）散布型：假膜呈片状，常超越扁桃体范围，累及悬雍垂、软腭、咽后壁、鼻咽部或喉部。全身症状明显，轻、中度发热，伴不适、乏力、胃纳差、恶心、呕吐、头痛、颈淋巴结肿大等。

（3）中毒型：起病较急，假膜迅速扩展，质厚，呈灰黑色，周围组织重度肿胀，颈部淋巴结肿大，甚至出现淋巴结周围炎，致颈部增粗如“牛颈”。全身中毒症状严重，出现高热、烦躁、呼吸急促、面色苍白、四肢厥冷、脉细速，可并发心肌炎，心力衰竭、心源性休克等。

2. 喉白喉　常由咽白喉扩展而来，偶可原发于喉部。起病缓，干咳声呈犬吠样，声嘶。当喉黏膜肿胀或有假膜阻塞声门时，可引起吸气性呼吸困难和喉喘鸣，严重时出现三凹征及发绀。如不及时解除阻塞，可因缺氧、窒息而死亡。喉部病变向下延至气管、支气管，造成气管、支气管白喉。更严重者细支气管及肺泡囊内亦有假膜形成，而阻断气体交换。喉、气管白喉形成的假膜，易脱落阻塞气道而发生突然窒息、死亡，若假膜被咳出或被吸出后，症状得到迅速缓解。

3. 鼻白喉　鼻白喉包括鼻前庭皮肤白喉，占白喉病例的2%～5%，原发性者为白喉杆菌直接传染于鼻腔而发生，全身中毒症状较轻，易被忽略。咽白喉或鼻白喉扩散至鼻咽部时，全身中毒症状较重。按病理变化及临床表现可分为3型：①卡他型，哺乳儿的鼻白喉开始时有鼻阻塞，流水样或黏液脓性鼻涕，与普通鼻炎相同，但鼻涕中常带血，有臭味；②卡他溃疡型，有黏稠脓性分泌物与痂皮，除去痂皮，可见溃疡面，易出血；③假膜型，鼻腔黏膜表面覆有灰白色假膜，尤常见于鼻中隔上，假膜与黏膜紧贴，不易分离。后鼻镜检查也可发现假膜。鼻塞严重，常伴有颈淋巴结肿大。

4. 耳白喉　中耳白喉极少见，系上呼吸道白喉经咽鼓管进入鼓室，或经鼓膜穿孔处进入鼓室，以继发者为多。多发生于1～6岁小儿，症状与一般化脓性中耳炎相似，耳痛剧烈，鼓膜穿孔后，流出带有血性脓液及污秽假膜样分泌物，有臭味。鼓室的感染可向鼓窦及乳突扩展。

【并发症】

1. 中毒性心肌炎　最常见，常为致死原因。多见于重症白喉，但也可以发生在轻型白喉，可发生于发病后1～7周，而大多在第2周。心电图可有st段升高，P-R间期延长以及传导阻滞。患者可因心功能不全和严重心律失常而死亡。

2. 神经麻痹　可发生于10%～20%的患者。以软腭瘫痪最多，语声含糊不清或呈开放性鼻音，咽反射消失，饮水及进流质时呛咳，其次为眼肌、面肌瘫痪，四肢肌、肋间肌、颈肌也可累及，出现相应的临床表现。

3. 继发感染　主要继发肺炎、中耳炎、化脓性淋巴结炎、败血症等，大多由链球菌、金黄色葡萄球菌引起。

4. 其他　偶有中毒性肾病、脑病，常与猩红热、麻疹并存。

【诊断】

临床诊断依据：①流行病学资料，当地白喉流行，有白喉接触史，未接种白喉类毒素；②局部假膜形成及相应症状，全身中毒表现。如喉白喉咳嗽有犬吠声、声嘶、喉阻塞症状等；③病原学诊断依靠分泌物涂片镜检，免疫荧光检查及培养结果。

【鉴别诊断】

1. 咽白喉应与下列疾病鉴别 ①传染性单核细胞增多症，假膜局限于扁桃体上，且为白色，血液有异常淋巴细胞，血清嗜异凝集试验阳性；②溃疡膜性咽炎（樊尚咽峡炎），有咽部坏死性溃疡和假膜，常侵及齿龈、口腔，可由局部渗出物的涂片，用革兰染色加以鉴别；③急性扁桃体炎，起病急、咽痛、高热，扁桃体上黄色脓性分泌物易擦去，不易出血；④鹅口疮，在口腔黏膜附着白色凝块，易擦去。

2. 喉白喉应与急性喉炎、血管神经性喉水肿、气管异物、手足抽搐症引起的喉痉挛鉴别，这些疾病均无假膜。

3. 鼻白喉需与鼻腔异物、先天性梅毒、干酪样鼻炎等相鉴别。

【治疗】

1. 一般治疗 严格隔离。卧床休息 2～4 周，重症 4～6 周。进易消化富有营养的饮食，注意口腔清洁。有呼吸困难和喉阻塞症状者，应及早施行气管切开术。

2. 病原治疗 ①抗毒素：尽早给予足量抗毒素治疗。剂量按中毒症状轻重、假膜范围大小及治疗早晚而定，与年龄无关。轻症用 1 万～2 万 U。中等症用 2 万～4 万 U。重症用 4 万～6 万 U。用抗毒素前必须做皮肤过敏试验，阳性者按脱敏法注射，且不用静脉注射；②抗生素：为消灭白喉杆菌，控制继发感染，应及早足量使用抗生素。青霉素为首选药物，青霉素过敏者用红霉素。

3. 并发症治疗 并发心肌炎者应绝对卧床休息，并请内科、儿科医师协助诊治。软腭瘫痪和吞咽困难者，用鼻饲法，避免并发吸入性肺炎。

第三节 鼻 硬 结 病

鼻硬结病（rhinoscleroma）是一种慢性、感染性、进行性肉芽肿病变，常先发生于鼻部，可蔓延至鼻咽、口咽、喉、气管、支气管、鼻窦、鼻泪管、上唇及硬腭等处，故又称呼吸道硬结病。另外，除直接蔓延外，本病尚可在呼吸道各处，以不相连接的方式数处并发或续发。原发于咽、喉或气管而不累及鼻部者少见。

【流行病学】

鼻硬结杆菌为形短、有荚膜的革兰阴性杆菌。与肺炎杆菌、臭鼻杆菌同属克雷白菌，即荚膜杆菌属，但其生化特性各异。本病有轻度的传染性，但其传染途径不明，可能与长期接触、气候因素、环境卫生、营养状况及个体的免疫力等有关。发病年龄以 21～50 岁多见，两性发病率无明显差异。过去一直认为该病仅流行于东欧、中欧、中美洲及亚洲的苏门答腊等地，但近年来世界各地均有报道。1949～1979 年国内共报道 1796 例，其中以山东省最多见，约占病例总数 46%，而莱阳、即墨两地又为山东省的高发地区。

【病因】

目前，一般认为鼻硬结杆菌为本病的病原菌。但是也有认为该病是病毒与鼻硬结杆菌共同作用的结果。

【病理】

鼻硬结病的病程一般较长，其病理改变可分为 3 个阶段，即卡他期、硬结期、瘢痕期。各期出现不同的病理改变，但也可同时存在，或以过渡的形式出现。

1. 卡他期 在黏膜各层及黏膜下组织内可见淋巴细胞及大量的浆细胞浸润，组织间隙内可见到鼻硬结杆菌。

2. 硬结期 也称肉芽肿期。镜下可见 Mikulicz 细胞，圆形，含有网状空泡，胞体含有鼻硬结杆菌存在；另可见 Russel 小体，圆形，散在分布。目前认为上述两种细胞系浆细胞退行性改变，即水肿变性和玻璃样变所致。在组织间隙中也可能出现鼻硬结杆菌、Mikulicz 细胞和 Russel 小体以及鼻硬结杆菌，是鼻硬结病的主要病理特征，且为鼻硬结病的病理诊断依据。

3. 瘢痕期 此期病理改变主要为纤维组织增生，而 Mikulicz 细胞及 Russel 小体减少或消失。由于纤维组织的挛缩，局部可形成瘢痕，导致狭窄畸形和功能障碍。

【临床表现】

视病程及侵犯部位而定。

1. 卡他期 主要表现为黏膜干燥、萎缩、结痂及出血等，通常以鼻塞为初发症状。体检可见鼻黏膜轻度肿胀，但不充血，无臭味，如果病变侵及鼻咽、咽鼓管、口咽、喉咽、喉、气管及支气管等处，则出现相应的症状或体征，如耳鸣、听力下降、咳嗽、声嘶及呼吸困难等，此期病程可持续数月甚或数年。

2. 硬结期 病变多位于鼻前庭、鼻中隔前端、下鼻甲前端及上唇等处，表现为结节状肿块样物，质硬如软骨，表面血管扩张，可覆脓痂，极少见溃疡面。患者多在此期就诊，主要表现为鼻塞和外鼻畸形。此期病程较长，可持续数年或更长。

3. 瘢痕期　因纤维组织增生、挛缩及瘢痕形成，在相应部位出现畸形或狭窄，并产生相应体征，如前鼻孔狭窄、闭锁、鼻翼下塌、悬雍垂消失、鼻咽狭窄或闭锁及喉狭窄等。可出现闭塞性鼻音、声嘶或呼吸困难等症状。

【诊断】

1. 依靠临床表现及地方性特点，诊断常不困难，鼻硬结病的临床特点可归纳为：①病程长，呈慢性进行性经过；②硬结病变极大多数位于鼻腔前部，质硬，一般无溃疡与坏死；③局部无痛；④各期病变可同时出现。

2. 活检　为诊断的主要依据。Mikulicz 细胞和 Russel 小体为其特征性病理改变。对可疑病例可反复取材检查，以免漏诊或误诊。

3. 实验室检查　细菌培养可能检出鼻硬结杆菌。血清补体结合试验可协助诊断。

【鉴别诊断】

本病卡他期应与萎缩性鼻炎相鉴别。另外，还需注意与结核、梅毒、恶性肉芽肿、肿瘤、麻风及瘢痕疙瘩等区别。

【治疗】

1. 抗生素治疗　常用的抗生素为链霉素、卡那霉素等。链霉素每日 1g/d，肌肉注射，总量为 60～120g。有资料表明在注射链霉素 30～50g 后，鼻硬结杆菌转为阴性。近来有报道，用头孢羟苄四唑肌肉注射，也得到良好效果。

2. 放射治疗　用放射治疗可使病变纤维化，阻止病变发展。放射总量在 40～70Gy，但对喉硬结肿患者应慎用，在放射前宜先做气管切开术为妥。

3. 手术治疗结合放射治疗和抗生素治疗　对瘢痕畸形可按病情进行手术切除或修复，以利其功能恢复。硬结组织不宜手术切除，否则可引起更为严重的瘢痕收缩。对呼吸困难者须行气管切开术。如鼻硬结杆菌培养转为阴性，特征病理改变消失，可认为治愈。

第四节　结　　核

结核病（tuberculosis）是由结核杆菌感染所致，以受感染组织肉芽肿形成和细胞介导的过敏反应为特征的慢性细菌感染性疾病。肺结核最为多见，但全身各器官均可发生。耳鼻咽喉结核常继发于肺结核或胃肠结核，原发性者少见。

【病原学】

结核病的病原菌是结核杆菌，属于分枝杆菌。对人有致病性者主要是人型菌，牛型菌感染较少见。涂片染色具有抗酸性，也称抗酸杆菌。镜检为细长弯曲，两端钝圆的杆菌。生存能力较强，在室温和暗处的干燥痰中可存活 6～8 个月，但对湿热的抵抗力很差，煮沸 5 分钟或在烈日曝晒下 2 小时即可被杀灭。将痰吐在纸上直接烧掉是最简易的灭菌方法。

【流行病学】

1. 传染源　主要来源于排菌的肺结核患者，特别是长期排菌的慢性纤维空洞型肺结核患者为最主要的传染源。

2. 传播途径　主要通过呼吸道传播。健康人吸入患者咳嗽、打喷嚏时喷出的带菌飞沫，或带菌的尘埃是常见的传播途径。其次可经消化道或者皮肤、泌尿生殖道感染。

3. 易感人群　人群普遍易感，但人体感染结核杆菌后是否发病，一方面取决于感染结核杆菌的数量及其毒力，另一方面也取决于人体对结核杆菌的特异性和非特异性免疫力。

4. 流行特征　全世界各地均有发病，各年龄组男女均可被感染。女性患病率一般低于男性，特别是中年以后，但在青少年女性患病率高于男性，且患病年龄比男性早 1～2 年。在结核病流行较重地区，婴幼儿（1～4 岁），青少年（15～25 岁）及中老年（>40 岁）人群的患病率及死亡人数较高。目前，全世界结核流行的数字令人吃惊。据报道，全球每年有 800 万～1000 万结核感染新病例，其中 95% 分布于发展中国家，5% 分布于发达国家，每年近 290 万死于结核病（1995 年北京国际结核病学术会议资料）。我国第 3 次结核病流行病学调查资料表明（1990），全国约有活动性肺结核 593 万人，其中痰菌呈阳性的传染源为 151 万人，可见，在相当一段时间内，结核病的防治任务依然十分艰巨。

【发病机制】

结核杆菌侵入机体后能否发病，不仅取决于结核杆菌的数量及其毒力的大小，而且取决于人体免疫力的强弱和变态反应的高低。人体抵抗力低下，结核病容易发生、发展；反之，感染后不易发病，即使发病也比较轻，且易于痊愈。人体非特异性免疫力较弱，而感染结核杆菌或接种卡介苗后产生的特异性免疫力较强，其免疫反应为细胞免疫，其产生与结核菌体的多肽、多糖复合物有关。具体表现为淋巴细胞致敏和吞噬作用增强，当再次与结核杆菌相遇时，致敏的淋巴细胞很快分裂、增殖，并释放出各种淋巴因子，这些因子激活巨噬细胞移向结核杆菌，将其吞噬消灭。与此同时，人体对结核杆菌菌体蛋白及代谢产物可产生变态反应，属Ⅳ型（迟发型）变态反应，常伴有组织破坏。

【病理】

结核杆菌在机体内引起的病变属于特殊性炎症。由于机体的反应性（免疫反应和变态反应）、菌量及毒力和组织特性的不同，可出现不同的病变类型：

1. 以渗出为主的病变　出现在结核性炎症的早期或机体免疫力低下、菌量多、毒力强或变态反应较强时，表现为浆液性或浆液纤维素性炎症。早期病灶内有中性粒细胞浸润，但很快被巨噬细胞取代。病灶内可查见结核杆菌。渗出性变化可完全吸收消散，或转变为以增生为主或坏死为主的病变。

2. 以增生为主的变化　当菌量较少，毒力较低或人体免疫反应较强时，则发生以增生为主的变化，形成有一定诊断特征的结核结节（结核性肉芽肿），由上皮细胞、Langhans 巨细胞加上外围局部集聚的淋巴细胞和少量反应性增生的纤维母细胞构成。

3. 以坏死为主的变化　在结核杆菌数量多、毒力强、机体抵抗力低或变态反应强烈时，上述渗出性和增生性病变均可继发干酪样坏死。镜下为红染无结构的颗粒状物。

渗出、增生和坏死三种病理改变可同时存在，而以某一种改变为主，且可互相转化。

【临床表现】

耳鼻咽喉结核常继发于肺结核或胃肠结核，原发性者甚少。在耳鼻咽喉结核中以喉结核最为多见，咽结核次之，耳结核更次之，而鼻结核相对最少见。

1. 鼻结核　很少见，多为继发性。由空气或结核患者用手挖鼻而感染，少数经血液循环或淋巴途径发生。好发于鼻中隔前段，亦可侵及鼻前庭皮肤、鼻底及下鼻甲前段。自觉症状为鼻痛、鼻阻塞、鼻臭等，局部可见浅表糜烂和边缘不整齐的溃疡，上覆薄痂，溃疡底部为苍白肉芽，触之易出血。如病变向深层发展，破坏软骨，可致鼻中隔穿孔、鼻翼塌陷。病变累及鼻泪管，可出现流泪和其他眼部症状。有时可发生头痛和轻微的鼻梁红肿、疼痛。

2. 咽结核　多为继发性，常因肺结核患者痰中结核杆菌接触损伤的咽部黏膜而发病。或者由喉结核上行蔓延所致，也可发生于结核杆菌的血行传播。

鼻咽结核较少见，常表现为黏膜溃疡或肉芽肿形成，其外观极似鼻咽癌病变，患者可出现鼻塞、流涕、听力减退等症状。扁桃体及腺样体结核常无明显症状，称隐性结核，多于病理检查中发现。扁桃体结核常伴颈部结核性淋巴结炎。

口咽及喉咽结核可分为急性粟粒型和慢性溃疡型两种类型。

（1）急性粟粒型咽结核：常继发于活动性肺结核或粟粒性肺结核。为机体免疫力低下的表现。患者出现严重的全身中毒症状，咽痛剧烈，吞咽时尤甚，常放射至耳部。患者因不愿咽下唾液而常流涎。言语含糊不清，口臭。检查发现：咽部黏膜苍白，软腭、腭弓或咽后壁等处大量散在的粟粒状结节，以后迅速发展成边缘不规则的浅表溃疡，表面被覆污秽的渗出物。

（2）慢性溃疡型咽结核：发展较慢，除吞咽疼痛外，其他症状不常见。好发于腭弓或咽后壁，表现为苍白水肿的黏膜上有局限性浸润病变，继而溃破形成溃疡，一处或数处不等，边缘不整齐，其上覆有黄白色假膜。如溃疡向深部发展，可致软腭穿孔，腭弓或悬雍垂缺损，愈合后遗留瘢痕性狭窄或畸形。

3. 喉结核　为耳鼻咽喉结核中最多见者。原发性较少见，多继发于较严重的活动性肺结核或其他器官的结核。近年来，肺结核合并喉结核病例并不少见，且青壮年占有较大比例，其中男性较女性多见。喉结核可通过接触、血行或淋巴途径传播而发生。喉部的接触性传染是带菌痰液直接接触喉部黏膜或黏膜皱褶处而引起的，喉黏膜有损伤时更易感染。

喉结核按病理变化可分为三种类型：①浸润型：黏膜局限性充血及水肿，黏膜下有淋巴细胞浸润，形成结节；②溃疡型：结核结节中央发生干酪样坏死，形成结核性溃疡。溃疡向深部发生可累及软骨膜及软骨，以会厌软骨及杓状软骨为多见。且常伴有其他致病菌的继发感染；③增生型：晚期浸润病灶纤维组织增生，病情好转时，可呈瘢痕愈合，部分病灶形成结核瘤。

喉结核病变的发生部位与局部解剖有一定关系，多发生于喉部覆有复层鳞状上皮的黏膜处，如喉的后部（如杓间区、杓状软骨处），以及声带、室带、会厌等处。其病理改变也与局部解剖特点有关，杓状会厌襞和室带的黏膜下组织较松弛，结核病变浸润较剧，易发生肿胀，而溃疡形成出现较晚。声带及会厌处黏膜附着较紧，黏膜下组织较少，更易发生溃疡。

喉结核发生早期，患者喉部有刺激、灼热、干燥等感觉。声嘶为主要症状，开始轻，逐渐加重，晚期可完全失声。常有喉痛，吞咽时加重，当喉软骨膜受累时喉痛尤剧。喉部病损广泛者，可因肉芽增生及软组织水肿而出现呼吸困难。局部检查可见喉部黏膜苍白，杓间区或一侧声带局限性充血，溃疡呈虫蚀状，边缘不整齐，底部有肉芽增生，会厌及杓会厌襞可水肿，增厚。环杓关节受累时，可出现声带运动受限或固定，病变广泛的病例，晚期喉部可呈瘢痕狭窄改变。

4. 耳结核　外耳结核极为罕见，多由面部皮肤结核蔓延而来。结核性中耳乳突炎多继发于其他结核病变，主要是肺结核，但也可由腺样体结核或骨、关节结核及颈淋巴结核等播散所致。病原菌可循咽鼓管侵入中耳，或经血液循环或淋巴系统传入中耳及乳突。本病较多见于婴幼儿。

初起时大多数患者常无自觉症状。以后，可突发耳内阻塞感或耳鸣，流脓、脓液稀薄、呈水样或乳白稍带黄色，并有臭味，无疼痛感。如为混合感染，可有红、肿、热、痛表现。耳聋出现较早，迅速加重，初为传导性聋，听阈常为50～60dB HL，如病变侵及内耳则表现为混合性或感音神经性聋。鼓膜的典型病损为多发性穿孔，常迅速融合成为单个大穿孔，边缘可达鼓沟。鼓室黏膜苍白水肿，鼓室内可有大量粉红色或苍白色肉芽组织形成。如面神经管及迷路骨质有破坏，则出现面瘫及眩晕。乳突外侧骨壁破坏并向耳后穿破可形成多发性耳后瘘管。耳周淋巴结常肿大，无痛。乳突X线拍片或颞骨CT显示乳突气房模糊，并有死骨形成。

【诊断】

根据病史以及耳鼻咽喉局部检查所见，结合胸部X线拍片以及活体组织检查，一般均可确诊。必要时可做结核杆菌培养及动物接种试验。

【鉴别诊断】

1. 鼻结核需与鼻部其他特殊性传染病相鉴别，如麻风，梅毒，鼻孢子菌病相鉴别，还应与鼻肿瘤区别。活检是最可靠的鉴别方法。

2. 咽结核应与咽梅毒，咽麻风，咽放线病以及其他真菌感染相鉴别。鼻咽结核还需与鼻咽癌区别，活检为主要诊断依据。

3. 喉结核主要应与喉麻风、喉梅毒、喉癌相鉴别（表8-5-1）。通过查痰找抗酸杆菌，胸部X线拍片及活体组织检查，一般可区别。

表8-5-1　喉结核、喉麻风、喉梅毒及喉癌的鉴别诊断

	喉结核	喉麻风	喉梅毒	喉癌
好发年龄	20～40岁	青壮年	中年人	50～70岁
性别	男性稍多	男性见多	男性见多	男性见多
进展速度	发病、发展较慢	发病慢，在麻风反应时恶化	起病速	起病缓
声嘶	出现早，发展快，晚期可失声，发声无力	声粗而嘶哑，无音调	声嘶、粗而有力	进行性声嘶
喉痛	出现早，吞咽时加剧	无痛	无痛	晚期可出现
咳嗽	出现早，痰多	干咳，有金属声	较轻	可咳血痰
好发部位	喉后部多见，可发生于喉的任何部位	好发于会厌根部、杓会厌襞等处	好发于喉前部，如会厌等处	声带最多见
局部检查	喉黏膜苍白水肿，有边缘部整齐的浅表溃疡	黏膜苍白，有明显结节，可不溃破	喉黏膜暗红色，肿胀较重，有大而深、边缘锐利的溃疡	菜花样或结节状肿物，表面可有溃疡形成，易出血
活检	结核病变	麻风结节	树胶肿及血管炎病变	癌肿病理变化
其他	多有肺部结核病变，痰中可查出结核杆菌	咽喉部感觉迟钝，可在黏膜下找到麻风杆菌	梅毒螺旋体血清试验呈阳性，驱梅治疗效果显著	晚期可转移至全身其他部位

4. 耳结核应与化脓性中耳炎、耳部肿瘤，颞骨组织细胞增多症等鉴别。

【治疗】

1. 一般治疗　注意休息，加强营养，对症处理。

2. 抗结核化学药物治疗（简称化疗）　合理的化疗可使病灶全部灭菌，痊愈，对结核病的控制起着决定性的作用。应坚持早期、联合、适量、规律和全程用药的原则。1995年北京国际结核病学术会议推荐采用固定剂量复合药物制剂的短程化疗方案。即每天服用Rifater（卫肺特），为期2个月，然后每天服用Rifinah，共4个月，即2Rifater/4Rifinah。Rifater每片含有3种药，即异烟肼（INH）80mg，利福平（REP）120mg和吡嗪酰胺（PZA）250mg。Rifinah有两种剂型，Rifinah 150每片含INH 100mg和RFP 150mg，Rifinah 300每片含INH 150mg和RFP 300mg。Rifater的每日剂量按每10kg体重一片计算，即患者体重30、40、50kg者分别每日服用3、4、5片。Rifinah用量是患者体重为30、40kg者每日服用Rifinah 150 3片，体重为50kg者服用Rifinah 300 2片。

3. 局部治疗　鼻结核局部可用3%链霉素液滴鼻，30%三氯醋酸烧灼溃疡或肉芽组织。另外，理疗、紫外线、X线放射治疗均有一定疗效。咽结核患者咽痛剧烈影响进食时，可服用镇痛剂或用1%丁卡因少量喷雾咽部，以暂时缓解疼痛。溃疡面可用20%硝酸银或30%三氯醋酸涂布。已形成咽瘢痕狭窄者，在控制病变后，可行扩张数次或咽成形术。喉结核患者应注意发声休息，禁食辛、辣等刺激性食物。可用INH 0.19g + SM 0.25g溶于生理盐水中雾化吸入。喉痛剧烈者可用1%普鲁卡因做喉上神经封闭，进食时用1%丁卡因喷雾喉部。出现严重呼吸困难时应及时做气管切开术。中耳乳突结核、如有死骨形成、耳后瘘管或局部引流不畅，在患者一般情况较好时，应施行乳突手术以清除病灶；并发面瘫者需行面神经减压术。

（肖红俊）

第五节　麻　　风

麻风（leprosy，lepra）是由麻风分枝杆菌引起的慢性传染病。主要损害皮肤、黏膜和周围神经，其次是淋巴结、眼、肝、脾及睾丸等器官。主要流行于亚、非、拉三大洲的热带及亚热带地区。在我国，广东、福建、山东及江苏一带发病率较其他省略高。男多于女。此病不遗传，亦不胎传，但可通过直接接触传染。

【临床表现】

除全身表现外，在耳鼻咽喉的表现为：

1. 鼻麻风　据统计约占耳鼻咽喉麻风的73.7%～82.3%，几乎都为瘤型麻风。鼻黏膜苍白、干燥、萎缩（达47.94%），或涕多、结痂、脓血涕。分泌物带有大量麻风杆菌。鼻黏膜亦可充血肿胀而鼻塞，或发生结节或弥漫性浸润，结节溃破可致难愈的溃疡或瘢痕性粘连，严重时，鼻中隔软骨穿孔、鼻尖下塌，此与萎缩性鼻炎鼻背下塌所致"鞍鼻"类似而具特征性。

2. 咽麻风　多由鼻麻风向下蔓延所致。咽黏膜除在麻风反应期可呈急性水肿外，一般表现为干燥、结痂、结节性浸润、溃疡，纤维化后可形成苍白色放射状瘢痕，如有坏死则致软腭穿孔，悬雍垂及扁桃体缺损或咽腭弓与咽后壁粘连。有的患者咽反射消失或腭肌瘫痪而有开放性鼻音和进食反流的症状。

3. 喉麻风　多继发于鼻及咽麻风。好发于会厌根部及前联合，其次为杓会厌襞及室带。表现为结节浸润及溃疡，最后瘢痕形成。检查见会厌充血或苍白、增厚、卷曲，甚或缺损。患者可有声嘶、喘鸣和轻度呼吸困难。

4. 耳麻风　多见于耳廓，尤其是耳垂，结节呈瘤状而较正常耳垂大2～3倍。出现结节浸润、溃疡和瘢痕、皮肤皱缩及缺损等。

周围神经粗大和有压痛，是麻风的一个重要而有诊断价值的体征。耳大神经可粗大如索状并有压痛。面神经支配的某些面肌可逐渐变性、萎缩、瘫痪。

【诊断】

根据接触史及皮肤、黏膜、神经的全身和局部典型表现可初步诊断。特殊检查有：

1. 细菌学检查　鼻、咽、喉分泌物或黏膜组织液涂片，抗酸染色后找麻风杆菌。

2. 病理学检查　取材切片，常规染色及姜-尼染色，在瘤型麻风组织切片中可找到大量麻风杆菌，而在结核样型一般为阴性。

3. 麻风菌素试验　瘤型麻风患者对麻风杆菌抵抗力低，该试验呈阴性；结核样型患者对麻风杆菌的抵抗力强，此试验呈强阳性反应。

该病需与上呼吸道结核、硬结症、狼疮、晚期梅毒及萎缩性鼻炎等相鉴别。

【治疗】

以全身治疗为主，辅以局部及对症治疗。

1. 全身治疗　对麻风杆菌有治疗作用的药物包括：氨苯砜、利福平、丙硫异烟胺、氯法齐明等。现多主张从中选择三种联合用药。

2. 对症治疗　主要是处理麻风反应，防止产生畸形或避免畸形进一步加重。主要用药有糖皮质激素、沙利度胺（反应停）等。如有较重的神经痛，可用普鲁卡因局部封闭。

3. 局部治疗　清理鼻腔痂皮，防止继发感染。可用1%～3%链霉素溶液滴鼻。2.5%鞣酸甘油涂擦咽部等。

（项济生　陈建军）

第六节　梅　　毒

梅毒是由梅毒螺旋体引起的慢性传染病，属于性病的一种。本病的特点是病程的长期性和潜伏性，临床可表现为各种不同的症状，也可隐匿多年而无症状。早期主要侵犯皮肤与黏膜，晚期易侵犯骨骼、心脏与中枢神经系统，肝脾等内脏器官亦可发生病变。

【病原学】

梅毒螺旋体为密螺旋体，形如细密的弹簧，1905年由Schaudinn及Hoffman所发现。因其透明不易着色，故又称苍白螺旋体。菌体长6～20μm，宽约0.25～0.3μm，两端尖直，有6～14个排列的螺旋，两端形状呈细丝状或膨胀成球形。梅毒螺旋体致病株的自然宿主有人类、猿猴及家兔。梅毒螺旋体在体外不易生存，对理化因素抵抗力极弱，干燥环境中和阳光直射下可迅速死亡。普通的消毒剂如升汞（1∶1000）、稀释肥皂水、双氧水、稀酒精均可于短时间内迅速将其杀死。但梅毒螺旋体对寒冷的抵抗力甚强，在零下78℃时，虽经数年而不丧失其传染性。

【流行病学】

1. 传染源　患者是惟一的传染源。

2. 传播途径　胎传梅毒系患梅毒的孕妇体内螺旋体经胎盘进入胎儿血循环，引起的全身性感染（先天性梅毒）。后天性梅毒绝大多数是由性交直接传染，病原体可通过完整的皮肤或黏膜进入体内。早期梅毒皮肤黏膜损害处的分泌物中含有大量的病原体，有很强的传染性。此外，患者的尿、乳汁、唾液和精液中亦可含有梅毒螺旋体，极少数人可通过直接或间接接触而感染。

3. 人群易感性　成年男女均易感。胎儿可经胎盘或产道感染。

4. 流行特征　本病分布于全世界。1964年我国基本消灭了性病，但近年来随着国内外人口流动的剧增，不洁性行为增多，性病死灰复燃，并表现出从沿海向内地、由城市向农村扩展的趋势，发病数逐年上升，其中17%为梅毒患者，值得高度重视。

【发病机制】

梅毒螺旋体无内、外毒素，其致病机制仍不甚明确。患者感染后可产生细胞免疫和体液免疫。免疫力的强弱决定感染后是痊愈或潜伏，抑或发展为晚期梅毒。在本病的较晚阶段（晚期第2期梅毒以后），机体对该病原菌的抗原发生细胞介导的迟发性变态反应，病原体所在部位形成肉芽肿（树胶肿）。在感染后第6周，机体也产生体液免疫，血清中出现特异性抗体，有重要的血清诊断学价值。就机体重要脏器的破坏作用而言，树胶肿病变更为重要。

【病理】

梅毒的基本病变有2种：①灶性闭塞性动脉内膜炎及血管周围炎，后者表现为围管性单核细胞、淋巴细胞和浆细胞浸润；②类似结核的肉芽肿，质地如树胶，故称树胶肿，灰白色，大小悬殊，大者数厘米，小者仅能见于显微镜下。镜下结构可见中央干酪样坏死，类上皮细胞和Langhans巨细胞减少，且绝少出现钙化，此与结核结节有别。血管炎病变可见于各期梅毒，而树胶肿则见于第3期梅毒。

【病理分期】

病原体由皮肤或黏膜侵入，其病程发展经过三个阶段。

1. 第1期梅毒　梅毒螺旋体侵入人体后，通常经3周左右的潜伏期，在入侵局部出现充血、水疱，水疱不久破溃，形成质硬、基底洁净、边缘耸起的溃疡，称为硬下疳，多发生于阴茎头、阴唇和子宫颈，约10%的病例发生于生殖器以外。镜下改变为溃疡底部闭塞性动脉内膜炎和血管周围炎。Levaditi染色和免疫荧光染色可检出螺旋体。

2. 第2期梅毒　第1期梅毒如不治疗，即使下疳愈合，侵入体内的病原体仍能继续繁殖，在感染后第8～10周左右大量进入血液循环，引起全身广泛性皮肤黏膜病变，即梅毒疹。其病理改变为淋巴细胞和浆细胞浸润构成的非特异性炎症及闭塞性血管内膜炎和血管周围炎。同时并发全身淋巴结肿大。如予治疗，可阻止其向第3期梅毒发展。若不治疗，多年后30%的患者将发生第3期或晚期梅毒。

3. 第3期梅毒　几乎任何器官皆可受累，但最常见于心血管系统，其次为中枢神经系统。此期主要病理表现为树胶样浸润和瘢痕形成，最终导致脏器功能衰竭。

【临床表现】

梅毒螺旋体可侵犯任何器官，临床表现复杂多样，耳鼻咽喉梅毒的临床表现如下。

1. 鼻梅毒　后天各期梅毒均可侵犯鼻部，其中以3期较多见。各期表现如下：

（1）1期鼻梅毒：极少见，发生部位多为鼻前庭皮肤及鼻中隔软骨部，形如丘疹，表面溃烂，覆有干痂或浆液性渗出物，基底较硬，无触痛，不化脓。病变附近淋巴结明显肿大，光滑，质硬，活动。患者可出现发热及患侧眼部和头部疼痛等症状。

（2）2期鼻梅毒：常为全身发病的一部分，鼻中隔及下鼻甲前部的黏膜红肿、糜烂，可形成灰白色黏膜斑，持续性鼻塞，称"梅毒性鼻炎"。因病变处螺旋体极多，此时感染性很强。

早期先天性鼻梅毒的特点与该期类似。出生后1～3个月即可发病。分泌物堵塞鼻腔，患儿啼哭不安，呼吸和吸奶均感困难。

（3）3期鼻梅毒：基本病变有3类：①树胶肿，多侵犯鼻翼、鼻前庭、鼻中隔骨部、鼻甲及鼻腔底部等处。鼻腔骨质和软骨破坏，形成鼻中隔、硬腭穿孔及塌鼻等；②树胶肿浸润，鼻腔黏膜发生浸润斑块，鼻外形肿大，鼻塞，鼻音重。浸润消退后鼻黏膜萎缩；③梅毒性骨炎，可引起鼻骨炎、鼻中隔骨炎及上颌窦骨炎，局部肿胀疼痛，并有臭脓流出。

晚期先天性鼻梅毒的表现和后天梅毒3期相似。出生3岁至青春期发病，除有塌鼻外，还可伴有Hutchinson三联征（迷路炎、间质性角膜炎和锯齿形牙）及感音性聋。

2. 咽梅毒　咽淋巴组织丰富，各期梅毒均可在咽部发生。

（1）1期咽梅毒：较少见，常为一侧扁桃体下疳，继发感染后，出现咽痛、吞咽困难、耳痛、头痛、低热等。局部充血肿胀，触之硬似软骨，下疳表面常有灰白色假膜覆盖。同侧颈淋巴结常肿大、坚硬、活动。

（2）2期咽梅毒：局部呈顽固性咽炎表现，间有点状红斑，极似猩红热皮疹，分布于整个咽峡。口腔及咽部常出现圆形或椭圆形黏膜斑，其大小不等，表面呈浸渍状，色灰白。该期咽梅毒常伴全身淋巴结肿大及弥漫性皮疹。早期先天性咽梅毒症状与此类似。

（3）3期咽梅毒：多在首次感染后数年内发生。主要病变为树胶肿改变，可出现于鼻咽或口咽各处，病变发展可分为四个阶段：浸润期、软化期、溃疡期及瘢痕收缩期。浸润期进行缓慢，易被忽略。软化期可见咽部红肿，影响进食。溃疡期破坏性大，可致软腭、硬腭穿孔。瘢痕收缩期可见咽部组织粘连、狭窄或闭锁畸形。晚期先天性咽梅毒表现与其相似。

3. 喉梅毒　较少见。先天性喉梅毒多发生于出生数月至青春期，后天性喉梅毒则多见于中年人。

（1）1期喉梅毒：极少见，可在会厌出现下疳。

（2）2期喉梅毒：类似卡他性喉炎，表现为喉黏膜的弥漫性充血。另外，声带、杓间区可出现黏膜斑，此时常伴发全身性皮疹及咽部黏膜斑。

（3）3期喉梅毒：较1、2期梅毒稍多见，其症状依损害部位、范围和程度而各异。常见声音改变，轻者嘶哑，重者失声，咳嗽较轻而无喉痛，此点有别于喉结核。如会厌、舌根和咽侧壁受累，出现吞咽困难。其病变可分为四种类型：①树胶肿，多位于会厌、杓会厌襞、杓状软骨、声带或室带等处，呈暗红色或紫红色；②溃疡形成，树胶肿溃烂后形成溃疡，创面覆有黄色腐烂组织，周边组织充血；③软骨膜炎及坏死，溃疡向纵深发展，致喉软骨坏死残缺。如甲状软骨或环状软骨发生坏死，则出现喉狭窄；④瘢痕及粘连，多因溃疡和软骨膜炎愈合后，纤维组织增生发展而来，可在会厌与舌根之间，或两侧声带之间发生粘连，也可发生杓状软骨及室带畸形变位。晚期先天性喉梅毒表现同此。

4. 耳梅毒（第八篇第五章第六节；1176页）

【诊断】

须根据病史，体格检查及实验室检查三方面进行综合分析，才能做出诊断。

1. 病史　对可疑患者要了解有无不洁性交史。产妇要询问以往生产情况，有无流产或死产史。对可疑胎传梅毒的患儿，要询问其父母是否有梅毒病史。

2. 体格检查　除耳鼻咽喉专科检查外，还应了解全身情况，如近处淋巴结是否肿胀，全身皮肤或黏膜有无皮疹，以及骨骼、心血管和神经系统有无病变等。

3. 实验室检查　确诊梅毒主要依靠以下实验室检查。

（1）梅毒螺旋体暗视野检查：取硬下疳、扁平湿疣、黏膜疹的分泌物，在暗视野显微镜下直接观察梅毒螺旋体。

（2）非梅毒螺旋体血清试验：包括性病研究实验室（VDRL）试验及改良VDRL试验。

（3）梅毒螺旋体血清试验：所用抗原为螺旋体表面特异性抗原，直接测定血清中的抗螺旋体抗体，可用以肯定诊断。包括荧光螺旋体抗体吸收（FTA-ABS）试验、梅毒螺旋体微量血凝试验（MHA-TP）、梅毒螺旋体IgM型抗体的测定。

（4）活体组织检查：是确诊的主要依据。

【鉴别诊断】

1. 鼻梅毒　1期鼻梅毒须和鼻疖、恶性肿瘤相鉴别；2期鼻梅毒须与急性鼻炎相鉴别；3期鼻梅毒应与鼻结核、鼻麻风、鼻硬结病、癌、肉瘤等相鉴别。

2. 咽梅毒　1期咽梅毒应注意与扁桃体周脓肿、咽白喉、樊尚咽峡炎、硬结病及恶性肿瘤等相鉴别。3期咽梅毒需与咽结核、咽麻风等相鉴别。

3. 喉梅毒　1、2期喉梅毒应注意与急性喉炎、喉白喉等相鉴别，3期喉梅毒应与喉麻风、硬结病、喉结核、喉癌等相鉴别。

【治疗】

一经确诊，应及早治疗。

1. 驱梅治疗　青霉素为目前首选药物。青霉素过敏者可改用红霉素、氯霉素或头孢霉素治疗。各期治疗的具体方案详见有关专业书籍。

2. 对症治疗　注意鼻腔、口腔清洁，避免烟酒及其他刺激性食物。扁桃体下疳和黏膜斑可用10%～20%硝酸银涂擦。对鼻、咽、喉等各处的缺损或瘢痕狭窄，可行修补成形术，对喉狭窄而发生呼吸困难者，应及时行气管切开术。

（肖红俊）

第七节 艾 滋 病

一、概 述

艾滋病（AIDS），即获得性免疫缺陷综合征（acquired immune deficiency syndrome）的简称，是由人类免疫缺陷病毒（human immunodeficiency virus，HIV）引起，主要经性接触或血液、血制品传播，侵犯免疫系统，寄生于CD_4^+ T淋巴细胞（辅助性T淋巴细胞）中复制、繁殖，造成人体免疫功能严重障碍的一种致死性传染病。

根据联合国艾滋病规划署（UNAIDS）和世界卫生组织（WHO）的报告，截至2006年12月1日，本年度全球有430万人感染了艾滋病病毒（HIV），使HIV感染者总人数达到3950万人，全球几乎每8秒钟就有1人感染HIV，每天有1.1万人感染HIV。同时，2006年有约290万人死于与艾滋病有关的疾病，即每天有8000感染者丧命。自1981年美国洛杉矶首次报告5例艾滋病以来，已有2500多万人死于艾滋病。该病已成为历史上最具破坏性的疾病之一。在全球新感染病例中，15岁至24岁的年轻人占40%。

撒哈拉以南非洲地区仍是艾滋病重灾区，全球63%的HIV感染者集中在这里；2006年该地区新增HIV感染者280万，总感染人数达2470万。全球有1770多万名女性携带HIV，与两年前相比，增加了100多万人。在撒哈拉以南非洲国家HIV感染者中，女性占59%。根据联合国艾滋病规划署执行主任彼德·皮奥特（Peter Piot）报告，西欧一些国家和美国也出现HIV感染抬头的迹象。除撒哈拉以南非洲国家外，亚洲是第二大感染地区。东亚和中亚艾滋病在迅速传播，南亚和东南亚国家有800多万HIV感染者或艾滋病患者。印度感染HIV的人数估计为570万人，已经超过南非的550万人，成为全球艾滋病感染者人数最多的国家。但印度艾滋病感染率并不高，在其11亿总人口中，感染率只有0.9%，而南非4700万人口中，艾滋病感染率高达19%。尽管泰国新增感染人数在下降，但感染人群却出现新情况，即三分之一的新增感染者为已婚妇女，而许多被认为感染风险小的人也占到新增感染者的多数。印度尼西亚和越南的艾滋病流行程度有所上升。

根据我国卫生部2006年11月24日通报的情况表明：截至2006年10月31日，中国全国历年累计报告艾滋病183733例。其中艾滋病患者40667例；死亡12464例。三种传播途径并存，吸毒和性传播是主要途径，经性途径感染呈上升趋势。

二、病因及发病机制

致病原为人类免疫缺陷病毒（HIV），又称艾滋病病毒，属逆转录病毒科（retroviridae）、慢病毒属（Lentiviridae）。迄今发现有两种艾滋病病毒，即HIV-1和HIV-2。HIV-1是全球艾滋病流行的病原，有关实验室与临床的研究主要是针对此型进行的。HIV-2主要局限于非洲西部，其毒力较弱，引起艾滋病的病程较长，症状较轻。现已在欧洲、美国、南非和印度等国家和地区发现有HIV-2感染者。

HIV呈球形，直径为90～130nm，其浮密度为1.16g/ml；最外层为两层脂质组成的包膜蛋白包裹，由糖蛋白（glycoprotein，gp）拴住；每个糖蛋白有覆盖的gp41和伸向外的刺突（gp120）两种组分，被包膜蛋白包裹着一个呈20面体对称的病毒衣壳，衣壳由许多壳微粒组成，含有蛋白质p18和p24，可保护核酸免遭核酸酶的破坏。最内层为核心，位于病毒体的中心或偏心，由单股RNA及逆转录酶（RT）、核糖核酸酶H、整合酶及蛋白质组成。核糖核酸（RNA）决定着病毒的复制、感染及遗传。

艾滋病的确切发病机制尚未完全阐明。现已知道，侵入人体的HIV首先选择性地攻击机体的T4细胞（T辅助细胞，TH）；因为T4细胞的细胞膜上有CD4受体，HIV的包膜蛋白上有p120，而p120对CD4有特殊亲和力。HIV吸附在T4细胞的表面，脱去外壳，暴露出病毒的单链RNA，借病毒的逆转录酶（RT）将RNA逆转为DNA，整合到宿主细胞的染色体中，成为该细胞的一种组分，使该细胞成为带HIV遗传信息的感染细胞。此后病毒或呈“休眠状态”，对靶细胞互不干扰，甚至可持续许多年；或进入“活跃状态”，利用宿主细胞的条件复制、繁殖出大量的新病毒。这些新病毒以出芽的方式排出细胞外，在排出过程中有大量HIV和gp120释放，新病毒释放入血后，寻找并感染其他的T4细胞，导致T4细胞不断被破坏死亡。由于TH不断减少，T抑制细胞（TS）便相对增多，TH/TS（T4/T8）比值降低至<1.0（正常值为1.6～2.1），免疫功能呈现抑制状态，导致免疫缺陷，使人体对多种病原体失去防御能力，引起各种机会性感染，而感染又使免疫缺陷进一步加重，造成免疫缺陷和感染的恶性循环，免疫功能更为低下，乃至丧失。

另外，HIV还可侵及只带少量CD4蛋白或无此受体蛋白的细胞，如B细胞、巨噬细胞、朗格罕细胞、肠上皮细胞、脑内的星形细胞和少突神经胶质细胞，以及毛细血管内皮细胞等。HIV侵及巨噬细胞并随其游走到体内许多组织细胞，造成多脏器损害。HIV可侵及脑内和肠细胞，从而可解释艾滋病患者的中枢神经系统病变和腹泻等症状的出现。

三、传播途径

HIV存在于艾滋病患者及艾滋病病毒感染者的血液、精液、唾液、泪液、乳汁和其他体液中，其传播途径主要有3种：

（一）性接触传播

病毒可在男性同性恋和异性恋者之间互相传播，是3种主要传播途径中最为常见的，在成年和青少年艾滋病患者中约占大多数。疱疹、梅毒或软性下疳及其他性病所致的生殖器溃疡，都增加了对HIV感染的机会。非溃疡性性病如淋病或衣原体感染引起的子宫颈炎，也可导致HIV感染。

（二）血液途径传播

输入带有HIV的血液或血液制品，使用或共用被HIV污染的注射用具，检查或手术器械直接污染皮肤或黏膜创口，移植HIV感染者的组织或器官，均系经血液途径的传播。医务人员或实验室工作人员接触HIV阳性血液或HIV培养液，该接触部位的皮肤或黏膜若有破损，亦可受到感染。

血液中的HIV在室温条件下可存活15天，故使用被HIV污染而未经消毒的注射器和针头，是静脉注射药瘾者的重要传播途径。在我国HIV感染者中，共用注射器注射毒品而感染者较多。另外，拔牙、洁牙等口腔治疗及文眉、文胸、穿耳等能引起皮肤损害的美容操作等，若非使用的一次性器械或使用的器械消毒不彻底，都有造成HIV血液传播的可能性。

（三）母婴传播

母体血液中的HIV经胎盘传给胎儿或经乳汁传给婴幼儿；一般认为新生儿艾滋病是在怀孕后期或分娩过程中由母体传给的。HIV阳性的母亲对婴儿的传播率约为15%～40%；传播率的大小是由母亲感染的发展阶段和免疫功能状况来决定的，如T4淋巴细胞数、有无p24抗原存在及HIV的复制能力等。

与艾滋病患者日常生活和社交活动中的一般接触，如同乘一辆汽车，同住一间卧室等，是不会被传染的。Gershon曾对90名艾滋病患者的家庭调查表明，虽与患者共用卧具、厕所、浴室、毛巾、梳子、餐具等，没有发现HIV感染者。因此，不应限制艾滋病患者使用公共设施，如电话、办公用品、厕所、淋浴、食堂以及饮水喷泉等。迄今为止，尚无证据显示HIV可借空气、昆虫、食物而传播。

HIV对热、阳光、干燥极为敏感，对环境中理化因素的抵抗力较差。例如在60℃经过3小时，或80℃经过30分钟即不能检出感染性病毒。常用的消毒剂如50%～70%乙醇，5%石炭酸，11%来苏尔，0.1%家用漂白粉，2%甲醛，0.1%次氯酸钠等均可灭活病毒。HIV不耐酸但耐碱，pH为6时病毒滴度大幅度下降，pH为9时病毒滴度下降甚微。在室温液体环境中HIV可存活15天以上。在-20℃冰箱保存，HIV逆转录酶活性至少可维持2个月以上；冻融1次，酶活性丧失20%，反复冻融，酶活性可进一步丧失。了解HIV对环境理化因素的抵抗力，有助于设法消除其活性，减少或防止其传播机会。

四、病程分期

从感染HIV到发展为艾滋病，临床表现上首先可分为急性期与慢性期。现通常将其分为4期，即Ⅰ、Ⅱ、Ⅲ、Ⅳ期，Ⅰ期即为急性期，Ⅱ、Ⅲ、Ⅳ期均属慢性期。

（一）Ⅰ期　即HIV急性感染期

多发生于HIV感染后2～6周，主要表现为：①单核细胞增多症样综合征或流感样症状：发热、咽痛、皮疹和全身淋巴结肿大，或为头痛、全身肌肉和关节痛以及腹泻等；一般持续3～14天，部分患者进入无症状期，另一部分患者可持续低热、消瘦、淋巴结肿大，并可伴有HIV抗原或（和）抗体阳性。有此种病史者约占30%；②急性HIV脑膜炎：发热、头痛、呕吐和脑膜刺激征，脑脊液中单核细胞升高、蛋白中度增加，持续2～3周后症状自行消失，有的呈慢性反复发作。发生率约为10%。

（二）Ⅱ期　即潜伏期，又称无症状感染期

自数月到数年或十多年。感染者的血清中HIV抗体阳性，但无自觉症状和临床体征。约有30%的感染者在2～5年发病。感染时HIV的数量、类型、传染途径、免疫系统的个体差异和营养状况以及生活习惯等影响着潜伏期的长短。但T4淋巴细胞计数是最为重要的预后因素。

（三）Ⅲ期　艾滋病相关综合征（ARC）期，即艾滋病前期

可持续1年至多年。早期有发热、盗汗、消瘦、乏力及腹泻等类似结核病的前驱症状。随后表现为全身多个部位的多个淋巴结肿大，在腹股沟以外至少有两处淋巴结肿大，淋巴结直径大于1cm，持续3个月以上，无其他原因。反复出现多形性伴瘙痒的皮疹、疱疹或软疣，原因不明的骨髓衰竭伴贫血，白细胞及血小板减少；口腔和阴道可有感染性炎症；由于免疫机能低下，亦可引起各种传染病。T4淋巴细胞少于400个/mm^3，T4/T8<1，HIV抗体阳性。

（四）Ⅳ期 艾滋病期，又称艾滋病完全型（full blown AIDS）期

除艾滋病前期的某些表现外，主要表现为①严重的机会性感染：即在正常情况下不致病的病原体包括病毒、真菌、分枝杆菌和原虫，由于患者的免疫缺陷而致病。如卡氏肺囊虫肺炎（PCP），约有50%～60%艾滋病患者并发此病；其他如巨细胞病毒（CMV）感染、白色念珠菌病及疱疹病毒感染等；②恶性病变：一些少见的肿瘤如卡波济肉瘤（Kaposi sarcoma，KS）和非霍奇金淋巴瘤在艾滋病患者则较为多见；其次为慢性淋巴细胞性白血病、口咽部肿瘤、肺癌及肝癌等；③多器官多系统损害：其发生的原因，一为HIV的直接损伤，如HIV脑膜炎、HIV心肌炎及HIV相关肾病等；二为机会性感染损伤并波及各器官各系统；三为多种恶性病变累及多器官多系统；四为细胞免疫和体液免疫异常导致的免疫病理损害。约有25% HIV阳性者发展成为艾滋病相关综合征，10%左右发展成为艾滋病。

根据初诊时第1次发现的症状统计，其百分比是：广泛性淋巴结病占77%，Kaposi肉瘤为40%，茸毛状黏膜白斑病占39%，念珠菌病占31%，颈部肿块为8%，单纯疱疹为7%。出现Kaposi肉瘤的患者平均生存期约为18个月。

五、艾滋病在耳鼻咽喉头颈部的表现

艾滋病患者约为40%～70%出现耳鼻咽喉头颈部病变。

（一）耳部病变

Kaposi肉瘤为多发性出血性肉瘤，可发生于耳廓和外耳道，表现为紫红色斑块或结节，略高于皮肤表面，大小不一，可从数毫米至数厘米不等，损伤后可有出血；耳廓Kaposi肉瘤可误诊为皮肤挫伤、痣或扁平苔癣；在外耳道常表现为无痛性结节或肿块，较坚实，直径多在1cm左右。外耳的卡氏肺囊虫感染为多房性囊肿，病检可发现原虫。耵聍中尚未发现HIV，但可从鼓室积液中分离出HIV。肺囊虫浆液性中耳炎常见于成年患者；儿童患者急性中耳炎时，中耳脓液培养可见到真菌、原虫、病毒或分枝杆菌。艾滋病患者反复发作的中耳炎和中耳积液，都应怀疑鼻咽部肿块的存在，应予以详细检查。免疫抑制的患者对各种病原体包括真菌、结核杆菌、细菌和病毒等引起的脑膜炎，容易继发听力损害。HIV对神经有亲和力，可直接侵犯听神经，导致听力丧失。治疗艾滋病感染的某些抗生素的耳毒性作用，也可引起听力损害。因而艾滋病患者常可早期出现感音神经性听力减退。

（二）鼻及鼻窦病变

鼻腔和鼻窦黏膜可因阿米巴原虫等感染而引起黏膜肿胀，产生鼻塞、流脓涕或鼻出血等症状。巨细胞病毒感染可出现化脓性鼻炎，鼻黏膜有颗粒与红斑；鼻黏膜活检可见血管内皮细胞内有巨细胞病毒包含体和黏膜鳞状上皮化生，伴有急、慢性炎症斑。隐球菌感染可引起全鼻窦炎，并可出现持续恶心、呕吐、周期性发热；往往伴有真菌性口炎、颈淋巴结肿大，以及同时存在中枢神经系统感染。

鼻部的疱疹病毒感染可产生巨大疱疹性鼻溃疡，自鼻前庭开始可延伸至鼻中隔，并向外扩展至邻近的鼻翼或面部等处。鼻部的淋巴瘤可引起鼻塞，持续流鼻涕，并有恶臭；检查可见鼻腔内有大块坏死组织，上颌窦受累时可损伤磨牙区。鼻腔、鼻窦亦可发生Kaposi肉瘤，表现为鼻塞，多涕，鼻出血等；检查可见病变部位有结节状紫红色肿瘤。

（三）口腔及咽部病变

口腔和咽部的念珠菌感染是最常见的上呼吸道病变，多见于舌的腹面，亦可发生于咽部和食管，引起咽痛和吞咽困难。病变表面有假膜形成，除去假膜可见粗糙红斑样创面。取假膜或分泌物进行氢氧化钾涂片与培养，见到芽胞酵母便可确认。念珠菌能产生内毒素及酶，可穿透黏膜波及深层。茸毛状黏膜白斑常见于舌的腹面或侧缘，为粗厚的白色突起，多固着于上皮表面。据报道，在茸毛状黏膜白斑病确诊后，有18%的患者在16个月之内发展为艾滋病，83%的患者在31个月之内发展为艾滋病。艾滋病患者的单纯性疱疹较一般人的预后严重，常表现为疼痛性溃疡，直径为1～3cm，可发生于整个口腔或上唇的任何部位，对于严重或持久存在的病例可口服无环鸟苷。有时咽部可见白色乳酪样的真菌感染，形成部分阻塞，黏膜可因真菌的经常刺激而角化，呈现白斑样的粗糙表现。经真菌镜检或培养可确诊。艾滋病患者的扁桃体炎可由常见致病菌、肺炎支原体和沙眼衣原体等所引起。Kaposi肉瘤常发生在腭部、颊黏膜、牙龈黏膜和咽后壁等处，亦为高起的紫红色的结节，口腔及咽部黏膜上皮细胞内可见到EB病毒。

（四）喉部病变

Kaposi肉瘤和念珠菌等感染亦可发生于喉部，导致声嘶、喉喘鸣和喉阻塞，严重时需行气管切开术。艾滋病患者可发生会厌炎，有发热却无白细胞升高，会厌部苍白、松软，伴声带水肿，有的可见红斑。免疫缺陷致会厌炎迅速加重，确诊后应尽早施行气管插管并适当静脉滴注抗生素，是为有效疗法。亦有报告艾滋病患者因多发性复发性颈部脓肿累及喉部软骨和黏膜，引起纤维化、喉狭窄及肉芽肿形成；喉内镜检查可见声门及声门下有广泛肉芽肿样病变。

（五）支气管、肺部病变

卡氏肺囊虫肺炎（PCP）仍为65%以上的艾滋病患者的早期表现。起始症状有干性咳嗽、呼吸困难、低度发热。未予治疗者则发展很快，数日内胸部X线拍片可显示弥漫性浸润。PCP是卡氏肺囊虫引起的间质性浆细胞性肺炎，可通过纤维支气管镜检查和支气管肺泡灌洗作出诊断。组织活检可发现特征性多核囊肿，环六亚甲基四胺银染色呈阳性。未治者常死于呼吸衰竭。细胞肥大性病毒、分枝杆菌及各种机会性的真菌都可能侵犯支气管和肺的系统，引起感染。Kaposi肉瘤和非霍奇金淋巴瘤亦可发生于支气管和肺部。

（六）颈部病变

颈淋巴结病变是艾滋病的早期症状之一，由于HIV感染导致滤泡增生，常有颈淋巴结肿大，多见于颈后三角区。Kaposi肉瘤可发生于头颈部的皮肤，当其侵犯淋巴结时，颈淋巴结可迅速增大。颈部肿块还应考虑非霍奇金淋巴瘤及分枝杆菌感染等。细针穿刺抽吸活检（FNAB）对诊断和鉴别诊断很有帮助。头颈部鳞状细胞癌在艾滋病患者亦较多见。病毒等感染可引起腮腺肿大。有人报道双侧腮腺炎可作为儿童HIV感染的征兆之一。经详细检查后发现双侧慢性腮腺肿胀者中多数血清HIV为阳性，少数为阴性。Tunkel等亦认为腮腺肿胀是艾滋病的先兆，实验室早期检查腮腺肿胀者可作为追踪HIV感染的有意义的依据。

（七）儿童患者应注意的问题

大多数小儿艾滋病患者都是通过母体传播的，出生时或出生后一定时间内一般不出现症状或体征，但随后可逐渐发生鹅口疮、肝脾肿大及全身淋巴结病。亦可发生反复发作的耳或鼻及鼻窦的感染以及咽、喉病变，因而往往请耳鼻喉科医师会诊并要求做出评价。耳或鼻及鼻窦感染的致病菌常与一般的患者相同，如葡萄球菌、肺炎链球菌等，但因患儿的免疫功能低下，抵抗能力减弱，因而临床表现则较一般患儿为重。儿童患者也较易引起由假单胞菌所致的革兰阴性细菌脓毒血症。为了防止潜在的致命性的并发症，早期积极抓紧治疗是至关重要的。

六、诊　　断

要根据病史、临床表现和实验室检查三方面的资料方能做出诊断。根据1996年我国制定的HIV感染和艾滋病诊断标准，分为急性HIV感染、无症状HIV感染及艾滋病（AIDS）等诊断标准，可分期进行诊断。

（一）急性HIV感染

1. 流行病学史　①同性恋或异性恋者有多个性伴侣史，或配偶或性伴侣HIV抗体阳性；②静脉吸毒史；③用过进口第Ⅷ因子等血液制品；④与HIV/AIDS患者有密切接触史；⑤有梅毒、淋病、非淋菌性尿道炎等性病史；⑥出国史；⑦抗HIV抗体阳性者所生子女；⑧输入未经抗HIV检测的血液。

2. 临床表现　①有发热、乏力、咽痛、全身不适等上呼吸道感染症状；②个别有头痛、皮疹、脑膜脑炎或急性多发性神经炎；③颈、腋及枕部有肿大淋巴结，类似传染性单核细胞增生症；④肝脾肿大。

3. 实验室检查　①周围血WBC及淋巴细胞总数起病后下降，以后淋巴细胞上升可见异型淋巴细胞；②CD4/CD8比值>1；③抗HIV抗体由阴性转阳性者，一般经2~3个月才转阳性，最长可达6个月，在感染窗口期抗体阴性；④少数患者初期血液p24抗原阳性。

（二）无症状HIV感染

1. 流行病学史　同急性HIV感染。

2. 临床表现　常无任何症状及体征。

3. 实验室检查　①抗HIV抗体阳性，经确认试验证实者。②CD4淋巴细胞总数正常，CD4/CD8>1。③血液p24抗原阴性。

（三）AIDS

1. 流行病学史　同急性HIV感染。

2. 临床表现　①原因不明的免疫功能低下；②持续不规则低热>1个月；③持续原因不明的全身淋巴结肿大（淋巴结直径>1cm）；④慢性腹泻>4~5次/d，3个月内体重下降>10%；⑤合并有口腔念珠菌感染，卡氏肺囊虫肺炎，巨细胞病毒（CMV）感染，弓形虫病，隐球菌脑膜脑炎，进展迅速的活动性肺结核，皮肤黏膜的Kaposi肉瘤，淋巴瘤等；⑥中、青年患者出现痴呆症。

3. 实验室检查　①抗HIV抗体阳性，经确认试验证实者；②p24抗原阳性（有条件单位可查）；③$CD4^+$淋巴细胞总数$0.2\times10^9/L$或$(0.2\sim0.5)\times10^9/L$；④CD4/CD8<1；⑤WBC、Hb下降；⑥β2微球蛋白水平增高；⑦可找到上述各种合并感染的病原学或肿瘤的病理依据。

七、预　　防

开展卫生宣教，增强公众自我保护能力，防止传染源入侵，切断传播途径，控制危险人群是防止艾滋病蔓延的3个主要环节。即加强检疫工作，对血液及其制品施行严格检测和管理；HIV阳性者应禁止供血、供器官或其他组织，女患者应避免怀孕；防止与HIV感染者的血液、精液、尿、粪便、唾液、泪液、痰液或阴道分泌物接触，不要共用牙刷、剃须刀等用具；医疗注射用品等尽可能采取一次性使用，需回收者应严格消毒；医务人员如有皮肤损伤，应避免与艾滋病患者接触；严厉打击吸毒、卖淫嫖娼等活动，对高危人群进行长期监测等。近年来艾滋病传播正呈现从高危人群向一般人群蔓延的趋势，而其中重要的传播途径就是不安全的性行为，这是预防艾滋病要认真加强的工作面。我国已于2006年2月制定并公布了《艾滋病防治条例》，明确六项规定以加强艾滋病的防治工作。

耳鼻咽喉头颈外科医务人员有较多的可能接触艾滋病患者的脓液、唾液、痰液、血液和体液，在诊疗室和手术室应采取严密的预防措施；进行检查或诊治操作时如间接喉镜、鼻咽镜、硬管或纤维内镜检查、鼻腔填塞与抽纱条、各种穿刺或活检等，均应穿隔离衣、戴防护眼镜、口罩或面罩以及新手套或双层手套。艾滋病患者有喉、气管支气管及肺部感染等病变时，有时需行内镜检查或气管切开术，血液和分泌物飞溅的可能性较多，尤应加强上述的防护措施。为艾滋病患者施行耳显微手术时，助手与护士亦应戴防护眼镜，传递尖锐器械和处理细金属丝等需细心谨慎，并戴双层手套。

八、治　　疗

目前主要针对发病过程中的HIV侵袭、细胞免疫功能遭到破坏、机会性感染和肿瘤形成4个方面积极采取治疗措施。其他如对症治疗等亦甚需要。

（一）抗HIV病毒药物

主要有核苷类逆转录酶抑制剂，非核苷类逆转录酶抑制剂和蛋白酶抑制剂三类。进入市场的药物已有20余种。现在采用高效抗逆转录病毒联合疗法（highly active antiretroviral therapy，HAART），已明显提高了抗HIV的疗效，改善了本病患者的生活质量与预后。

1. 核苷类逆转录酶抑制剂（nucleoside reverse transcriptase inhibitors，NRTI）　HIV-RNA进入靶细胞后，需要先在逆转录酶作用下转化为DNA，逆转录酶抑制剂能够抑制逆转录酶的活性，即通过阻断HIV生命周期的早期阶段，达到降低病毒复制的目的。这类药物有：①齐多夫定（azidothymidine，zidovudine，AZT，ZDV）：HIV阳性者不论有无症状，当血中T4淋巴细胞≤500/mm^3时，便可使用AZT治疗。一般主张对早期病例用小剂量300～600mg/d，分次口服，以减少毒性。常用剂量200mg，3次/d，或300mg，2次/d。口服剂量较大，每日超过1g以上时，易出现骨髓抑制、全血细胞减少，而致继发感染加重等副作用。长期使用还会出现耐药菌株；②扎西他宾（zalcitabine，dideoxycytidine，ddC）：常用剂量为0.75mg，2～3次/d。长期大剂量应用时可出现皮疹、胃炎、肌痛、关节炎、迟发性周围神经炎（表现为疼痛）等副作用，亦可产生耐药性；③去羟肌苷（dideoxyinosine，ddI）：常用剂量为150～300mg/d，分2次口服。具有较长的半衰期（>12小时），对骨髓的抑制作用较AZT为小，与AZT无交叉耐药性，故可用于对AZT耐药患者的治疗。其副作用主要有头痛、失眠等，大剂量用药后部分患者可引起胰腺炎、肝炎和可逆性周围神经炎；④司他夫定（stavudine，d4T）：在体外试验时，比AZT的效果好且毒性小。根据不同体重给予125～200mg/d；⑤拉米夫定（lamivudine，3TC）：150mg，2次/d；⑥阿巴卡韦（abacavir）：300mg，2次/d。另外，尚有emtricitabine（ETC）等。

2. 非核苷类逆转录酶抑制剂（nonucleoside reverse transcriptase inhibitors，NNRTI）　这是一类强力抗HIV的药物，能选择性地作用于HIV逆转录酶的某个位点，导致其失去或降低活性，以抑制HIV复制。主要制剂有：①地拉韦啶（delavirdine，DLV）：400mg，3次/d；②依非韦伦（efavirenz，EFV）：600mg，1次/d；③奈韦拉平（nevirapine，NVP）：200mg，1次/d，连用2周；然后改为200mg，3次/d；④罗韦拉德（loviride）：300mg，1次/d。

3. 蛋白酶抑制剂（proteinase inhibitors，PI）　cDNA在整合酶作用下与宿主细胞的染色体整合，制造出病毒前体蛋白，再经蛋白酶作用，进一步完善病毒结构，使其形成有功能的完整病毒。蛋白酶抑制剂通过抑制蛋白酶，从而抑制病毒的复制。主要制剂有：①安普那韦（amprenavir）：1.2g，2次/d，或1.7mg/kg，3次/d，（最大剂量为每日2.8g）；②茚地那韦（indinavir，IDV，IND）：800mg，3次/d；③洛匹那韦（lopinavir）：400mg，2次/d；④奈非那韦（nefinavir，NEL）：750mg，3次/d；⑤利托那韦（ritonavir，RIT，RTV）：起始剂量是300mg，2次/d，渐增至600mg，2次/d；⑥沙奎那韦（saquinavir，SQV，SAQ）：600mg，3次/d。

以上三类药物单独应用很难抑制HIV的复制，且多数都有不良反应，并易产生耐药性。故均采用联合用药，以同时抑制HIV复制过程中的多个环节，增强抑制HIV复制，有效地降低耐药性，提高艾滋病患者的存活率和生活质量，明显减少母婴垂直传播的危险性。

目前采用的高效抗HIV疗法的三联药物治疗方案，可分为三类：①基于蛋白酶抑制剂（2个核苷类抑制剂加1个蛋白酶抑制剂，不含非核苷类抑制剂）；②基于非核苷类抑制剂（2个核苷类抑制剂加1个非核苷类抑制剂，不含蛋白酶抑制剂）；③三种核苷类抑制剂（不含非核苷类和蛋白酶抑制剂）。

两种核苷类药物不能单独应用，因其不能有效而充分地抑制HIV的复制，并有可能产生耐药性。目前只有齐多夫定（AZT，ZDV）可以单独应用作为预防用药和阻断母婴传播。

（二）免疫调节药物

1. α-干扰素　有抗病毒复制和免疫调节作用，用以早期治疗 HIV 感染，以及减少机会性感染的发生。300 万 U，每日皮下注射 1 次，2～4 周后改为每周 3 次；2～3 个月为一疗程，有发热、疲乏、白细胞和血小板减少及肠胃道反应等副作用。

2. 白细胞介素-2（interleukin-2，IL-2）　可增加艾滋病患者周围血中的淋巴细胞数目，增强 T 淋巴细胞及 NK 细胞的活性，抑制病毒 DNA 整合酶的活性，从而兴奋细胞免疫及抗病毒作用。一般用重组 IL-2，250 万 U，每天持续静脉滴注 24 小时，每周 5 天，4～8 周为一疗程。有发冷、发热、头痛、恶心和全身不适等毒性反应。

3. 粒细胞巨噬细胞集落刺激因子（GM-CSF）和粒细胞集落刺激因子（G-CSF）　前者可便周围血中粒细胞和单核细胞增加，后者只增加粒细胞。两者的作用可以使患者周围血中白细胞数目增加，从而改善机体防御机能，减少机会性感染的发生。对 AZT 等应用后出现骨髓抑制的患者尤为适用。

4. 其他如自体和异体的骨髓移植、胸腺移植、输注淋巴细胞、胸腺素、香菇多糖（lentinan），转移因子、丙种球蛋白等，借用替代疗法改善机体的免疫功能，但有的由于排斥反应、过敏反应导致其效果短暂或难以肯定。

（三）机会性感染疾病的治疗

根据不同的病原体感染选用相应的药物治疗。从尸体解剖资料看，艾滋病患者 90% 以上是由于机会性感染而致死的，若能及时抓紧治疗机会性感染，则可延长患者生命，改善生活质量。

1. 抗原虫感染的治疗　卡氏肺囊虫肺炎可选用复方新诺明（TMP/SMZ）或戊烷脒（pentamidine），亦可两药合用。弓形体病（toxoplasmosis）一般使用乙胺嘧啶（pyrimethamine）和磺胺嘧啶联合治疗，亦可使用乙胺嘧啶加复方新诺明或加氯林可霉素治疗。隐孢子肠炎可用螺旋霉素治疗，以减轻症状，亦可应用灭滴灵和氯林可霉素治疗。

2. 抗病毒感染的治疗　巨细胞病毒（CMV）、单纯疱疹病毒（HSV）、带状疱疹病毒（HZV）和 EB 病毒等疱疹病毒感染除引起皮肤、黏膜及生殖器等疱疹外，还可发生严重的全身播散性感染，可选用无环鸟苷（acyclovir）治疗。CMV 感染可用丙氧鸟苷（gancyclovir）和磷甲酸盐治疗。乙型肝炎病毒（HBV）或丙型肝炎病毒（HCV）感染，可使用干扰素治疗，尤以 HCV 感染的早期治疗效果较好，但疗效仍然有限。

3. 抗真菌感染的治疗　隐球菌感染可用二性霉素 B 和 5-氟胞嘧啶（5-FC）治疗。近年来有新的脒唑类药物如脒康唑（miconazole）和氟康唑（fluconazole），因其能较好地透过血脑屏障，故用以治疗隐球菌脑膜炎；因氟康唑不引起心律失常等副作用，临床应用较多。念珠菌感染可口服酮康唑，或用制霉菌素和甘油或蜂蜜的混悬液局部涂擦以治疗念珠菌性口腔炎或咽炎。组织胞浆菌病（histoplasmosis）的治疗与隐球菌感染相同，可用二性霉素 B 和 5-氟胞嘧啶等。

4. 抗细菌感染的治疗　单纯革兰阴性杆菌感染可选用氧哌嗪青霉素或头孢唑啉、头孢氨噻肟；绿脓杆菌感染可用复达酸或环丙氟哌酸。革兰阳性和革兰阴性复数菌感染，可联合使用两种抗生素或选用头孢第二代、先锋美他醇或西力欣。耐药葡萄菌感染可选用万古霉素。胞内鸟型分枝杆菌（mycobacterium avium intercellulare，MAI）易引起播散性感染，可选用环丙氟哌酸、利福平、乙胺丁醇、异烟肼等治疗；若肝功能正常亦可加用吡嗪酰胺。铜绿假单胞菌感染亦可使用多黏菌素 B 和庆大霉素治疗。

（四）抗肿瘤治疗

对 Kaposi 肉瘤和淋巴瘤可采用化疗和放疗。常用的化疗药物有鬼臼毒素（podophyllatoxin）、长春花碱（vinblastin）、长春新碱（vincristine）和博莱霉素（bleomycin）等。亦可加用 α-干扰素或用环磷酰胺等化疗药物。阿霉素（adriamycin）能抑制 DNA 合成，对多种癌肿及恶性淋巴瘤有抑制作用，可予选用。

（五）中医药治疗

由黄芩、黄柏、甘草等 16 种中药合成的“复方三黄散胶囊”，在全面完成临床前研究的基础上，经国家食品药品监督管理局批准，2005 年 7 月已全面进入临床实验阶段。此药在人体外能有效抑制 HIV 整合酶，从而达到阻碍病毒在受感染细胞内复制的目的。整合酶是 HIV 复制所必须的第三种酶，一般认为没有整合酶功能的 HIV 是不具有感染性的。整合酶抑制药物的研究与发现，也被视作治疗艾滋病的希望之星。如德国《世界报》（2006. 1. 12）报道，向日葵内有一种为人熟知的物质“DCQA”，它能阻挡 HIV 的整合酶，使病毒不能扩散。

经临床实践证实：中药中的补气药如人参、黄芪、灵芝等，补血药如当归、阿胶、鸡血藤等，补阳药如菟丝子、肉苁蓉、紫河车等，补阴药如麦冬、银耳、沙参等，都具有升高 T 细胞数量、增加淋巴细胞转化率、提高免疫球蛋白水平和增强吞噬细胞活性的作用，能促进免疫功能的改善，可用于艾滋病的治疗。

（六）手术治疗

由于抗感染治疗的效果有时很差，故当鼻炎和鼻窦炎症状较重时，应早期进行鼻窦穿刺冲洗或手术治疗。

鼻窦穿刺冲洗具有诊断和治疗作用，在确定感染的病原体后，可选择敏感的药物灌注治疗；并可用手术切除病灶组织。艾滋病患者的化脓性中耳炎在应用广谱抗生素治疗的同时，往往还需配合早期手术引流才能奏效。对鼻咽淋巴样增生组织亦应予以手术切除，以免影响鼻腔通气引流和引起咽鼓管功能障碍。颈部肿块在细针穿刺抽吸活检（FNAB）不能确诊时尚需手术切开活检。颈部等处脓肿亦需切开排脓。喉部的 Kaposi 肉瘤或念珠菌等感染引起严重的喉阻塞时，常需施行气管切开术。下呼吸道及食管病变必要时需行支气管镜及食管镜检查，或同时进行活检及吸引、注药等治疗。

（七）对症治疗

进食困难者可用鼻胃管或静脉注入高营养，贫血或白细胞、血小板减少者可输血，血浆蛋白较低者可输入白蛋白或血浆。还应注意给氧、补液和纠正电解质平衡。有绝望情绪者和精神症状者，应进行心理和精神方面的安抚治疗。有口腔溃疡或皮肤损害者需加强洗洁等护理工作。

（八）疫苗疗法

对预防艾滋病的疫苗疗法包括减毒活疫苗和灭活疫苗、重组病毒载体活疫苗、基因工程亚单位疫苗、合成肽寡疫苗、病毒颗粒样抗原疫苗及抗独特型疫苗等都在研制实验中。由于 HIV 具有高度的变异性，适宜的动物模型也缺乏，以致对疫苗的研制造成一定的困难；但因对疫苗的需要十分紧迫，国际上对此项研制工作一直在抓紧进行。目前虽然尚未见及确切有效、可供推广应用的防治艾滋病疫苗的荐介，但较为有效的疫苗问世将是预期中的事。

（黄选兆）

主要参考文献

1. 梁慧芬，主编. 中国药品手册. 香港：美迪医讯亚太有限公司，2005. 187
2. 陈灏珠，主编. 实用内科学. 第12版. 北京：人民卫生出版社，2005. 416-417
3. 刘邦华，孔维佳，汪吉宝，等. 自制喉扩张管治疗外伤性喉气管狭窄，中华创伤杂志，2005，21：372-374
4. 刘邦华，吴蕾，孔维佳，等. 外伤性歪鼻136例的矫治，中华创伤杂志，2006，22：606-608
5. 吕维柏，主编. 艾滋病中西医防治学. 北京：人民卫生出版社，1994
6. 彭解人，宋新汉，郑亿庆，等. 镍钛记忆合金支架治疗喉气管狭窄，中华耳鼻咽喉科杂志，1999，34：368-370
7. 汪吉宝，毕胜斌，黄选兆，等. 鼻腔及鼻窦真菌病. 中华耳鼻咽喉科杂志，1987，22：133
8. 李宝实，主编. 中国医学百科全书. 耳鼻咽喉科学. 第2版. 上海：上海科学技术出版社，1984，20-21
9. Bains B M, Mineck C W. Treatment of allergic fungal sinusitis with high-dose itaconagole. Am J Rhinol. 2003, 17: 1-8
10. Burningham AR, Wax MK, Andersen PE, et al. Metallic tracheal stents: complications associated with long-term use in the upper airway. Ann Otol Rhinol Laryngol. 2002, 111: 285-290
11. Diseases of the Nose, Throat, Ear, Head & Neck. 14th ed. Philadelphia: Lea & Febiger, 1991, 124-135
12. Davidson T. Stabile Acquired immunodeficiency syndrome precautions for Otolaryngology Head and Neck Surgery. Arch Otolaryngol Head Neck Surg, 1991, 117: 1343-1344
13. Guyuron B, Behmand RA. Caudal nasal deviation. Plast Reconstr Surg. 2003, 111: 2449-2457
14. Isa AY, Macandie C, Irvine BW. Nitinol stents in the treatment of benign proximal tracheal stenosis or tracheomalacia. J Laryngol Otol. 2006, 120: 32-37
15. Jakse R, Stammberger H. Aspergillus-Myko-sen. Im HNO Bereich. HNO, 1982, 30: 45
16. Lyos AT, Malpica A, Estrada R, et al. Invasive aspergillosis of acquired immunodeficiency syndrome. American Journal of Otolaryngology, 1993, 14: 444-448
17. Marple B F, Mabry R L. Allergic fungal sinulear-ming from aur failures. Am J Rhinol. 2000, 14: 223-226
18. McCaffrey TV. Classification of laryngotracheal stenosis. Laryngoscope, 1992, 102: 1335
19. Menderatta DK, Narang R. Diagnosis of opportunistic infections in HIV/AIDS. Indian J Med Res, 2005, 122: 355
20. Rohrich RJ, Gunter JP, Denber MA, et al. Management of the deviated nose. In: Gunter JP, Rohrich RJ, Adams WP, et al. (Eds), Dauas Rhinoplasty. St. Louis: Missouri, 2002, 790-815
21. Schubert MS. Allergic fungal sinusitis: Pathogenesis and man agement strategies. Drugs, 2004, 64: 363-374
22. Schubert MS. Fungal rhinosinusitis: diagnosis and therapy. Curr Allergy Asthma. Rep. 2001, 1: 268-276
23. Ferguson BJ. Definitions of fungal rhinosinusitis. Otolaryngal Chin North Am, 2000, 33: 227-235

第九篇

9

耳鼻咽喉头颈部的影像诊断与介入治疗

第 一 章

耳鼻咽喉头颈部的影像检查方法与原则

第一节　耳鼻咽喉头颈部 X 线检查的原则与特点

耳鼻咽喉部的结构复查，重叠较多。采用 X 线检查有一定的限度。可以较粗略地对一些疾病作一定的评价。如耳部胆脂瘤性中耳炎、外耳道闭锁可以较清楚显示其全貌。气管、食管异物的诊断和鉴别诊断，气管和食管的肿瘤诊断，食管的各种疾病诊断目前均是不可缺少的方法之一。当然，一些重叠明显组织层次不分明的位置，用 X 线检查有较大的限度。在选用检查方法上，应分清不同的部位和疾病的种类，合理采用 X 线技术、CT、MRI 检查。以诊断目的及花费的经费综合考虑检查方法。所以临床医师一定要把握好适应证。

一、耳部的 X 线技术

摄影体位及观察要点：

（一）劳氏位

劳氏位（Law position）患者俯卧，头侧置。患者外耳门置于台面长轴正中线。矢状面与台面成 15°角，侧面观，听鼻线垂直台面。中心射线向足倾斜 15°，对准患侧外耳门射达软片中心。观察乳突气房、天盖、乙状窦板及硬脑膜横窦角（图 9-1-1）。

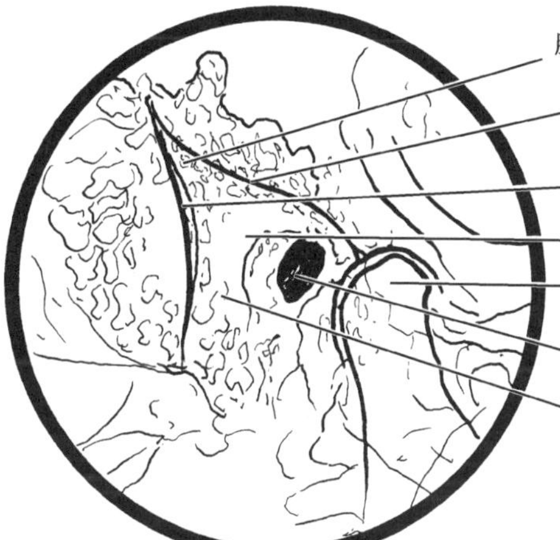

图 9-1-1　劳氏位

（二）麦氏位

麦氏位（Mayer position）患者仰卧，头先置于前后位，然后偏向患侧。矢状面与台面呈 45°角，将患侧耳轮后缘置于台面正中线上，颏部内收与颈部紧贴。侧面观，听眶线与台面垂直。中心射线向足侧倾斜 45°，对准患者外耳门射达软片中心。此位置显示鼓窦、鼓窦入口和外耳道。还可以观察乙状窦板、部分乳突气房和岩骨的外侧部（图 9-1-2）。

（三）许氏位

许氏位（Schueller position）患者俯卧，头侧置，患侧贴台面。矢状面与台面平行。患侧外耳门置于台面正中线。中心射线向足侧倾斜 25°，经患侧外耳门射达软片中心。此位置观察上鼓室及鼓窦的大部分，锤骨头的部分和鼓窦入口。此位置外耳道与鼓室重叠（图 9-1-3）。

（四）反斯氏位

反斯氏位（反 Stenven position）患者仰卧，头偏向健侧。矢状面与台面成 45°角。患侧听眦线的中点置于台面长轴中心线。中心射线向足侧倾斜 15°，侧面观沿听眦线射达软片中心。此位置可以观察内耳道、半规管、耳蜗、岩尖、鼓室及乳突气房（图 9-1-4）。

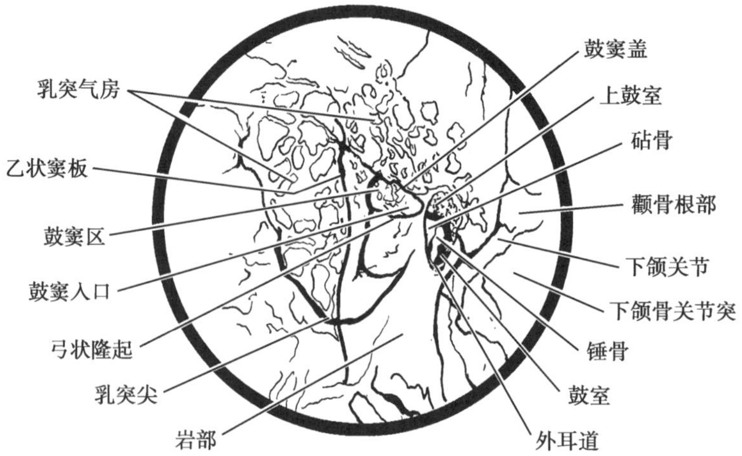

图 9-1-2 麦氏位

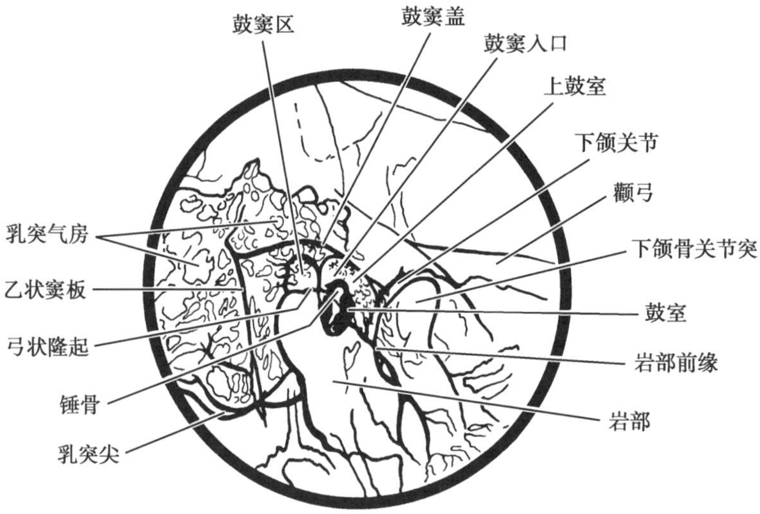

图 9-1-3 许氏位

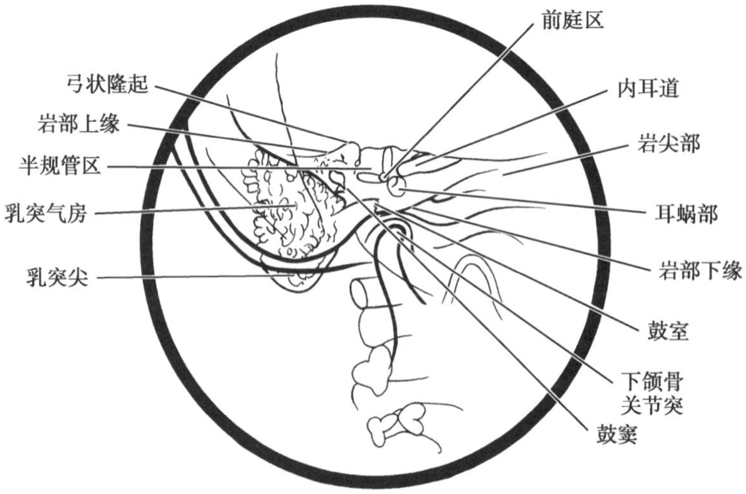

图 9-1-4 反斯氏位

二、鼻窦的 X 线技术

摄影体位及观察要点：

（一）华氏位平片

华氏位（Water position）即鼻颏位：患者俯卧，头后仰，颏部紧贴台面，鼻尖置于 X 线片中心，距台面 1～1.5cm。头部矢状面与台面垂直，并与其长轴正中线重合。侧面观，听眦线与台面成 37°～40°角。X 线中心射线垂直通过鼻尖投射至胶片中心。此位置观察上颌窦和前组筛窦（图 9-1-5）。

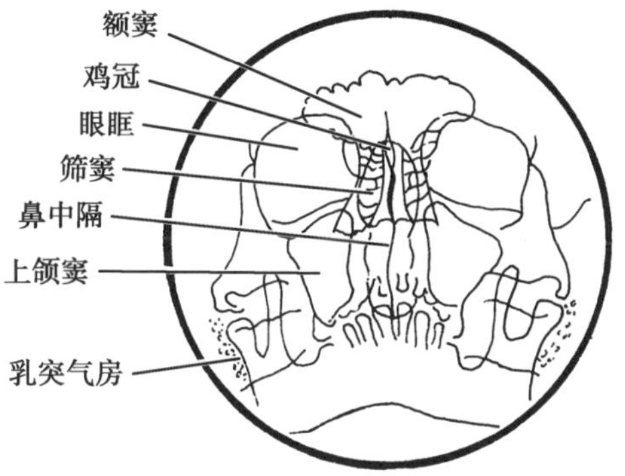

图 9-1-5 华氏位

（二）柯氏位

柯氏位（Caldwell position）即鼻额位：患者俯卧，头颅置于后前位，额部与鼻尖贴台面。矢状面与台面垂直。侧面观，听眦线与台面垂直。X 线中心射线向足侧倾斜 23°，通过鼻根部射达软片中心。此位置观察额窦和筛窦前组、部分后组（图 9-1-6）。

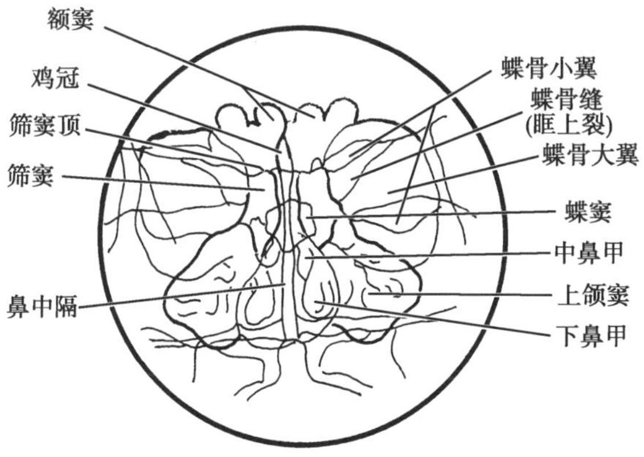

图 9-1-6 柯氏位

（三）上颌窦斜位

患者俯卧，头略偏向健侧，患侧颧骨置于台面长轴正中线。矢状面与台面约成 53°（患侧颧骨，鼻翼及下颌三点紧贴台面）。中心射线向头侧倾斜 15°，通过健侧下颌角与乳突尖之间，侧面观指向鼻尖，射达软片中心。此位置观察上颌窦的上、底、前、后壁和牙槽突（图 9-1-7）。

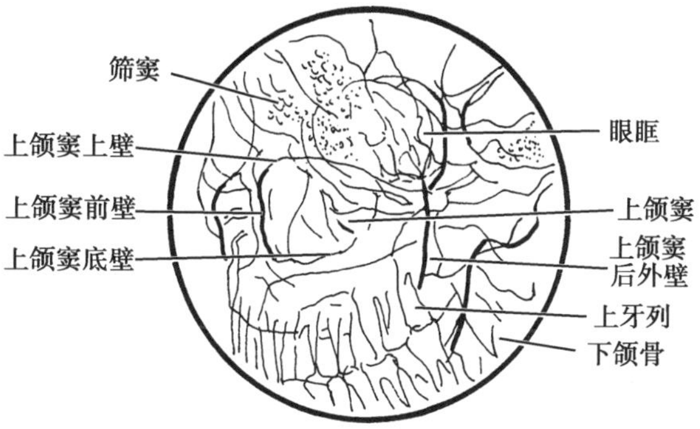

图 9-1-7 上颌窦斜位

（四）鼻窦侧位

患者伏卧，头侧置，患侧贴台面。矢状面与台面平行，颧骨置于台面长轴中心线。中心射线垂直投射至中心。此位置观察额窦、筛窦、上颌窦、眼眶及蝶窦（图 9-1-8）。

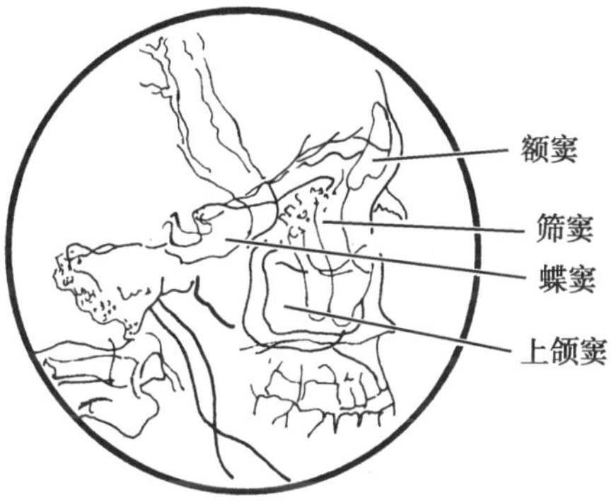

图 9-1-8 鼻窦侧位

（五）视神经孔位

患者俯卧，头偏向健侧，患侧眼眶外 1/3 置于台面长轴正中线（患侧颧骨，鼻尖及眉弓外端三点紧贴台面）。矢状面与台面成 53°角。侧面观，健侧听鼻线与台面垂直。中心射线通过患侧内眦直射软片中心。此位置观察后组筛窦、蝶窦和视神经孔（图 9-1-9）。

（六）颅底位

患者仰卧，垫高背部及臀部，头后仰，颅顶紧贴台面，使头部的水平面尽量与台面平行。矢状面垂直于台面并与其长轴正中线重合。中心射线向头侧倾斜 15°～20°。从甲状软骨上切迹射入。侧面观，通过距外耳门前方 1.0cm 处射达软片中心。此位置观察上颌窦、筛窦、蝶窦、鼻咽部、翼板、颅中窝骨性结构、鼓室及部

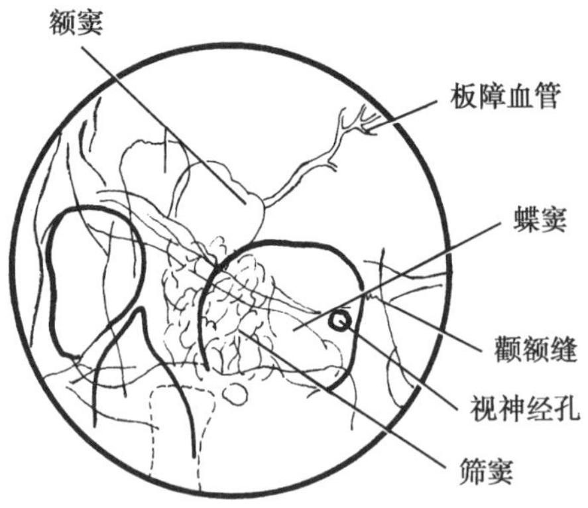

图 9-1-9　视神经孔位

分小听骨、咽鼓管。用以显示鼻窦、鼻咽部、中耳部位肿瘤侵犯骨质时征象（图 9-1-10）。

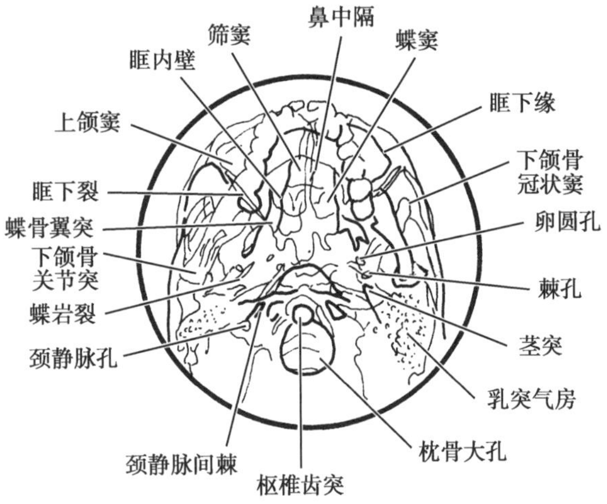

图 9-1-10　颅底位

（七）鼻窦体层摄影

鼻窦体层摄影（tomography radiology）用以补充鼻窦华氏位、侧位、柯氏位。分别以冠状位及矢状位体层摄影。可以根据病变的部位选取最适应的层面进行摄影。

三、咽部的 X 线技术

摄影体位及观察要点：

（一）颅底位

（见图 9-1-10）

（二）鼻咽侧位

患者俯卧、头侧置。患侧紧贴台面。矢状面与台面平行，中心射线经颧骨中点垂直达胶片中心。此位置观察鼻咽与口咽相接的反 Y 形透明管道。鼻咽后壁的软组织阴影呈光滑的带状影。自顶向下的宽度，由宽变窄，其厚度的顶壁 4. 6mm，向下为 3. 5mm（图 9-1-11）。

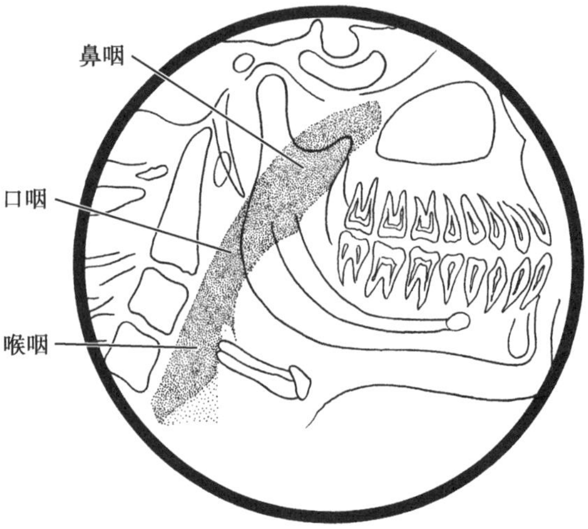

图 9-1-11　鼻咽侧位

（三）口咽、喉咽侧位

患者体位同鼻咽侧位，中心射线经下颌骨后缘垂直投照至胶片中心。观察咽后壁软组织厚度。

（四）茎突的 X 线检查

茎突正位：常用双侧茎突一次摄影法。采用张口位摄影，患者仰卧，口尽量张开，使第 1、2 颈椎处于正位，环枢关节双侧对称的情况下曝光。

（五）舌骨斜位

患者采用颈椎侧位，将 X 线球管向头侧倾斜 10°～15°，使舌骨的两侧大角分开，此位置观察舌骨大角与甲状软骨上角的关系。

四、喉部的 X 线技术

摄影体位及观察要点：

（一）喉部侧位

患者体位同咽部侧位，中心射线通过下颌角下方，相当于喉结最突出点垂直投射。摄影时深吸气闭气。此位置观察喉部气道和喉室（图 9-1-12）。

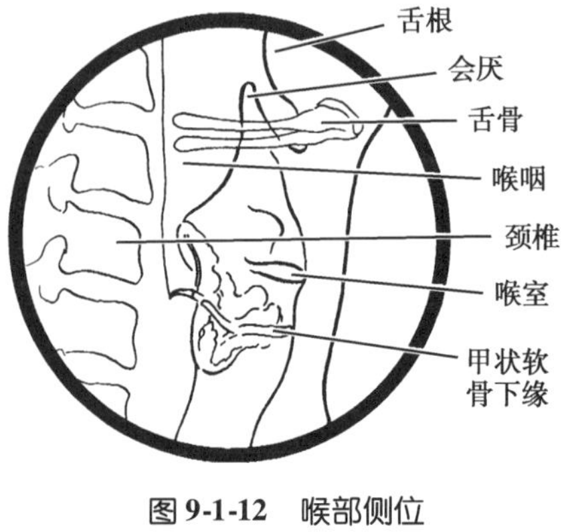

图 9-1-12　喉部侧位

（二）喉部体层摄影

1. 正位　患者仰卧，从喉结最突出点皮肤表面向后1.0～2.5cm范围内，每隔0.5cm摄取一层。

2. 侧位　患者侧卧，喉结高度为体层矢状面中心层面，向上下0.5～1.0cm各摄一层，共3片。

喉部体层可以更清楚观察喉部气道周边软组织病变。

（王孝英）

第二节　耳鼻咽喉头颈部计算机体层摄影检查的原则与特点

一、耳部计算机体层摄影（CT）检查方法

（一）序列扫描

常用体位是轴位和冠状位。轴位扫描：患者取仰卧位，正中矢状面与台面中线一致，听眶线垂直于台面，自外耳孔中心向上扫描。冠状位扫描：患者取俯卧位，头尽量前伸呈顶颏位，扫描基线与听眶线成105°角，自外耳孔前缘向后扫描。颞骨岩锥结构复杂精细，观察中、内耳结构时，扫描层厚和间距采用1mm，骨算法重建；若重点观察软组织结构，则需用软组织算法重建，扫描层厚和间距可为3～5mm，同时观察软组织窗和骨窗，必要时增强扫描。

（二）螺旋扫描

患者取仰卧位，先定位扫描，根据病情确定扫描范围。欲行后处理重建者，扫描范围要适当扩大。层厚同序列扫描甚至更薄，螺距为1。扫描后可直接获得轴位图像，并可利用相应软件进行后处理重建：如二维重建，包括多平面重建（MPR）、曲面重建（CPR）可以获得颞骨冠状面、矢状面图像，曲面重建出面神经管、听骨链的全貌；三维重建，包括表面重建（SSD）立体显示中耳腔和听骨链，容积再现（VRT）显示内耳迷路全貌、仿真内镜（VE）动态观察外、中耳的腔内情况。螺旋CT和多层螺旋CT具有扫描速度快、后处理功能强大的特点，在不变换体位的情况下，快速完成扫描并得到多个方位的图像，满足临床诊断需要，精确、全面、立体的显示病变。

二、鼻部CT检查方法

（一）序列扫描

常用体位是轴位和冠状位。轴位扫描：患者仰卧，头部固定，听眶线与台面垂直，扫描范围从齿槽、硬腭至额窦；冠状位扫描：取仰卧位头尽量后仰或俯卧位头尽量前伸，摆成颏顶位或顶颏位，扫描范围从额窦至蝶窦。常规行CT平扫，层厚3～5mm，为显示细小结构，也可在感兴趣区行更薄层扫描（1～2mm）。欲了解扫描范围内软组织血供情况时可行增强扫描。

（二）螺旋扫描

患者取仰卧位，先定位扫描。扫描范围和体位同序列扫描。扫描层厚1～3mm，螺距1～1.5，根据病变大小和诊断要求而定，软组织算法重建，若单纯显示骨质结构应行骨算法重建。在原始图像基础上可进行二维、三维图像重建，如多平面重建（MPR）、表面重建（SSD）、仿真内镜（VE）重建，对显示颅面部外伤、鼻部外伤、脑脊液鼻漏漏口、肿瘤与颅面骨、颅底骨的立体关系、鼻腔和鼻窦腔内病变等有重要价值。

三、咽部CT检查方法

（一）序列扫描

常用体位是轴位扫描和冠状位扫描。轴位扫描患者仰卧，扫描平面与下眶耳线一致。鼻咽扫描范围从颅底至软腭水平，口咽扫描范围从软腭至舌骨、会厌软骨平面，若病变超出鼻咽部或口咽部，或需观察颈部淋巴结时，扫描范围应扩大至胸廓入口处。冠状位扫描，患者取俯卧顶颏位或仰卧颏顶位，扫描范围从硬腭至鼻咽后壁。扫描层厚和间距为2～5mm，根据病情需要选择。为显示肿块与大血管关系或鉴别有无肿大淋巴结时需行CT增强扫描。

（二）螺旋扫描

扫描方式同鼻腔、鼻窦。多平面重建（MPR）可以冠状面、矢状面显示口底部结构、鼻咽及颅底的骨质结构，清晰显示鼻咽部肿瘤侵犯颅底情况。

四、喉及颈部CT检查方法

（一）序列扫描

常用扫描体位是轴位，患者仰卧，颈部正中矢状面与台面中心一致。喉部扫描范围从会厌游离缘及舌骨水平至气管水平，扫描层厚和间距3～5mm。扫描时嘱患者不要发声或做吞咽动作，保持喉部静止不动，如欲了解声带的活动情况，可加作发“依”声时声门区的扫描。疑喉部或颈部肿瘤性病变、观察颈部有无肿大淋巴结时，可行增强CT扫描。

（二）螺旋扫描

患者取仰卧位，先定位扫描。检查要求、检查体位和扫描范围同序列扫描。扫描层厚1～3mm，螺距1～1.5，软组织算法重建。CT扫描后可进行矢状面、冠状面图像重建，能直观显示病变范围及其毗邻关系。此外，CT仿真内镜成像（VE）可获得类似纤维喉镜的喉

腔内影像，既可从头端入路显示喉内结构和病变，也可以从足端入路显示纤维喉镜达不到的声带下表面及气道阻塞远端的情况。

五、颅底CT检查方法

（一）序列扫描

常规行CT轴位扫描，颅中窝还可行冠状位扫描观察。轴位扫描采用仰卧位，头部正中矢状面与扫描床中线一致，扫描基线为听眦线或听眉线。冠状位扫描采用颏顶位或顶颏位。扫描范围根据观察重点而定。如要显示颅底骨质细微情况（如骨折线、轻微骨质破坏）采用薄层（1～2mm）扫描，骨算法重建；如要同时观察软组织情况，采用软组织算法重建，层厚3～5mm，根据病灶大小而定。同时观察软组织窗和骨窗，必要时加CT增强扫描。

（二）螺旋扫描

扫描体位和扫描基线同序列扫描。扫描层厚1～3mm，螺距为1～1.5，根据需要观察的结构采用骨算法重建和（或）软组织算法重建。颅底结构复杂，应用螺旋CT的后处理功能有助于病变的诊断。如多平面重建（MPR）、表面重建（SSD）、容积再现（VRT）重建可多方位显示颅底结构和表面轮廓、最大密度投影（MIP）能显示颅底血管，对显示颅底外伤、肿瘤与颅底骨的关系、肿瘤与颅内血管的解剖关系提供更多信息。

六、气管、食管CT检查方法

（一）螺旋扫描

气管、食管扫描体位为轴位扫描。扫描前需移去扫描范围内患者身上的金属异物，以减少伪影。患者仰卧位，双肘屈曲抱头，头部稍后仰，使体部正中矢状面与台面中线一致。嘱患者不作吞咽动作，在屏气状态下作CT轴位平扫，必要时加作CT增强扫描。对气管病变应扫描整个气管范围或根据需要适当扩大扫描范围。扫描层厚和间距通常采用1～3mm，螺距采用1～1.5。

食管CT扫描，禁食6小时以上，检查前口服1.5%泛影葡胺300～500ml，定位扫描后，患者再含一口造影剂，轴位扫描前咽下。必要时给予肌肉注射654-2使食管处于低张状态。扫描体位和扫描参数同气管检查，扫描范围自第6颈椎至肝脏下缘，必要时加作CT增强扫描。

螺旋CT可作多平面重建（MPR）、最小密度投影（min-IP）气道重建、容积再现（VRT）、表面重建（SSD）和仿真内镜重建等多种后处理，全面、立体的显示气管、食管病变形态及与周围组织结构的解剖关系。

（二）序列扫描

扫描准备和扫描方法同螺旋扫描，扫描层厚和间距常采用5～10mm，如果病变较小，可在病变区加薄层扫描（3～5mm层厚）。

（韩萍　刘芳）

第三节　耳鼻咽喉头颈部磁共振成像检查的原则与特点

耳鼻咽喉头颈部结构以软组织居多，而磁共振检查（MRI）与其他影像学检查方法比较，具有良好的软组织对比度、多体位、多参数成像、血管显示清晰、成像范围大等特点，因此MRI在耳鼻咽喉头颈部疾病诊断中得到了广泛的应用。

一、耳鼻咽喉头颈部MRI检查特点

因耳鼻咽喉头颈部组织器官多为对称性，所以常规扫描采用横轴位和冠状位，以利于对比。而矢状位对显示中线器官如鼻咽、口咽、喉等有重要意义。一般以横轴位为基础，完成自旋回波序列（SE）或快速自旋回波序列（TSE或FSE）序列的T_1加权像（T_1WI）和T_2加权像（T_2WI），辅以冠状位T_2WI或T_1WI，肿瘤病例常需加Gd—DTPA静脉内注射增强T_1WI两个方向层面检查。为了消除颈部脂肪干扰，增强T_1WI多应结合脂肪抑制扫描，以使病变显示更清楚。常用扫描为4～5mm层厚和1～2mm间隔。对细小病变可在局部以2～3mm薄层和无间隔扫描检查。

必须注意的是，由于磁场对电子器件及铁磁性物质的作用，铁磁性植入物患者，如带有心脏起搏器、人工金属瓣膜、颅脑手术后动脉夹存留的患者等不适宜于做此项检查。由于磁场对妊娠影响的不确定性，妊娠3个月以内的早孕患者也不适宜于做此项检查。

二、耳鼻咽喉头颈部组织MRI信号特点

磁共振图像上组织之间的对比度依赖于组织的特定参数（内在的）和操作者选择的参数（外在的）。对于常规序列，主要的内在参数包括质子密度N（H）、T_1和T_2的参数，外在参数是脉冲时序参数，主要是重复时间（TR）、回波时间（TE）和翻转角。TR定义为两个连续脉冲序列之间的时间，而TE则为激发射频脉冲到回波探测之间的一段时间。

生物组织的 T_1 和 T_2 差别是磁共振图像的基础。T_1 和 T_2 二者同时存在，只是所占比重不同，以 T_1 差别为主的叫 T_1 加权像，以 T_2 差别为主的叫 T_2 加权像。扫描时变换 TR、TE 和翻转角即可以得到 T_1WI 和 T_2WI。在自旋回波序列中，长 TR、长 TE 为 T_2WI，长 TR、短 TE 为质子加权像，短 TR、短 TE 为 T_1WI。

（孔祥泉）

第四节 耳鼻咽喉头颈部介入放射学检查的原则与特点

介入放射学是在 Seldinger 技术的基础上发展起来的，1967 年美国学者 Margolis 把 X 线监视下引导治疗器械至病变处进行非外科手术治疗称为“介入放射学”(interventional radiology)。1976 年 Wallace 首先使用这一术语，以后便为临床医学界所接受。它是以影像诊断技术为手段，以治疗为目的的一门新兴学科。它包括两个基本内容：①以影像诊断学为基础，利用导管技术等，在影像监视下对一些疾病进行非手术治疗；②在影像监视下，利用经皮穿刺、导管技术等，取得组织学、细菌学、生理和生化资料，以明确病变的性质。它可分为血管性和非血管性两大技术。

血管性介入技术是通过血管插管进行的，即应用选择性或超选择性血管造影，先明确病变部位、性质范围和程度之后，根据适应证，经插入血管内的导管进行栓塞、血管成形术和药物灌注等治疗。

非血管性介入技术是指在血管以外的管道或器官内进行的诊断和治疗性操作。如经皮穿刺胆道引流术、经口食管、胃肠道狭窄扩张术、经 T 型管残余结石取出术、经皮肾穿引流术及输尿管成形术等。

介入放射学的基本技术介绍如下：

（一）Seldinger 穿刺技术

1953 年瑞典人 Seldinger 发明经皮穿刺动脉插管技术，从此结束了直接穿刺靶动脉和动脉切开插管技术，大大减少了介入操作的并发症、复杂性和危险性。Seldinger 技术的特点为：无需切开和结扎血管，操作技术简单，容易掌握，对血管不会造成永久性创伤，能多次使用同一穿刺部位，为介入放射学的基本技术。最常用的穿刺途径为股动脉和股静脉，特殊情况下可经锁骨下动静脉、肱动静脉、腋动静脉和颈静脉。最初 Seldinger 技术只用于血管性介入，而今此法已广泛用于各种器官和腔道的穿刺置管介入治疗。

（二）选择性插管技术

采用 Seldinger 技术插管只能作一般的主动脉概貌性造影，如胸主动脉造影、腹主动脉造影等。若要作主动脉分支造影或导管治疗，则需用不同形状的导管作选择性插管。在 Seldinger 技术的基础上，将导管插入主动脉一级或二、三级血管分支，称之为选择性或超选择性动脉插管，亦为介入放射学的基本技术。

（三）造影剂和栓塞剂

1. 造影剂 在介入放射学中使用最频繁的药物就是造影剂。目前用于血管造影的水溶性碘造影剂有离子型、低离子型和非离子型 3 大类。一种理想的血管造影剂应具备以下条件：高成像浓度、低粘稠度、无毒、无生物活性和能从体内迅速排出。

2. 栓塞剂 经导管栓塞术是介入治疗中的一项重要技术，是将一些栓塞剂经导管有控制地注入到病变或器官的供应血管内，使之发生闭塞，中断血供，以期达到控制出血、治疗肿瘤和血管性病变以及消除病变器官功能的目的。为了适应不同部位、不同性质病变的栓塞治疗需要，已研究出了种类繁多的栓塞剂。按材料性质可分为对机体无活性作用的物质、自体物质和放射性微粒。按使血管闭塞时间的长短分短期、中期和长期 3 种。按能否被机体吸收又可分为可吸收性和不可吸收性两类。一种理想的栓塞剂应符合以下要求：无毒，无抗原性，局部组织反应小，容易经导管注入血管，能局限在所需的栓塞部位并迅速闭塞不同口径、不同流量的血管，栓塞牢靠、彻底，维持时间长，且不透 X 线，便于操作和随访等。常用的栓塞剂有：

（1）自体血块（autologous blood clot）：是最早应用的短期栓塞剂。它的优点是取材方便、制备容易、无菌、无抗原性。缺点是：①血块短期内可被吸收，有效期 1 ~ 2 天，阻塞血管出现再通；②注射时，血块易碎裂，不易保持完整块形；③凝血机能障碍者不适用。为了延长栓塞时间，可在血块中加入亮氨酸，但效果不很理想。多用于控制较小动脉出血，如胃肠道溃疡性出血，不适用于肿瘤和动静脉畸形的栓塞治疗。

（2）明胶海绵（gelfoam）：是临床最常用的中期栓塞剂，有效期 1 ~ 4 周。它的优点是无抗原性，易得价廉，能消毒，可按需要制成不同大小和形状，如颗粒状（2mm × 2mm）和小条状（10mm × 3mm），用一般的造影导管即可注射，闭塞血管安全有效。广泛应用于栓塞中、小血管，如栓塞肿瘤、血管性疾病和控制出血等。

（3）聚乙烯醇（Ivalon）：是合成材料，无毒性，闭塞时间长，不被吸收，遇水后膨胀。有小块状和粉末状两种，前者适用于栓塞中、大血管。后者适用于末梢血管栓塞。过去聚乙烯醇可用于肿瘤，出血，动、静脉畸形及男性精索静脉曲张的栓塞治疗，但由于它的摩擦系数大，不易经导管注射，易填塞针筒和导管，现在已被改进。

（4）螺圈（coil）：也称不锈钢圈、弹簧圈。为机械性栓子，用导丝推送，永久闭塞血管，一般不发生位置移动，不透X线，对机体无活性作用。根据具体情况，可选择不同大小的螺圈来栓塞大、中、小动脉。不足点是：①属于近端栓塞，易建立侧支循环；②要将螺圈放置到某些动脉分支内，技术难度较高。目前，它主要用于止血、肿瘤治疗，对动、静脉瘘栓塞效果好。

（5）异丁基-2-氰丙烯酸盐（IBCA）系组织粘合剂：液体，遇离子性物质，如血液、生理盐水和离子型造影剂后很快聚合固化，永久闭塞血管。但在5%葡萄糖溶液中不聚合，加入碘苯酯可延长聚合时间。使用时将注射器、导管先灌注5%葡萄糖溶液，再抽吸IBCA，操作要迅速，为防止导管尖端和血管壁粘连，需用同轴导管注入法或在IBCA内加入适量碘苯酯，延缓其聚合时间。IBCA常用于颅内血管畸形、胃食管静脉曲张、动脉瘤或肿瘤治疗等。

（6）可脱球囊（detachable balloon）：它装在特殊的导管前端，当导管前端送到靶血管部位后，经导管往球囊内注入造影剂或硅酮等物质使其膨胀，这时球囊阀门关闭，脱离导管，栓塞血管。这种栓塞的特点是：①定位准确；②栓塞时间较长；③可随血流导向。目前主要用于颅内、肺部及肢体动静脉畸形的治疗。它的主要缺点是球囊导管价格昂贵，只能一次性使用，且操作技术有一定难度。

（7）无水乙醇（absolute ethanol）：是液态长期栓塞剂，主要破坏血液中红细胞、蛋白质和血管内皮细胞而形成血栓，栓塞物不易吸收，不易建立侧支循环，主要栓塞末梢小动脉。注射速度既不能太快，又不能太慢，一般为1～5ml/min，剂量为0.4～0.5ml/kg，总量一般控制在20ml以内，分次注射。该制剂适用于栓塞治疗晚期肿瘤、食管静脉曲张、精索静脉曲张、内科性肾切除和大咳血的支气管动脉栓塞治疗等。

（四）介入放射治疗的适应证和禁忌证

1. 适应证

（1）出血：外伤性出血、胃食管静脉曲张出血、肿瘤出血、溃疡出血等。

（2）血管性疾病：动静脉畸形、动静脉瘘和动脉瘤等。

（3）实体良、恶性肿瘤。

（4）脾功能亢进所致的脾肿大、肾性高血压、晚期肾衰和不明原因的大量血尿等。

（5）血管和非血管腔道的狭窄或闭塞性病变。

（6）心脏瓣膜狭窄、房间隔缺损和心律失常等。

（7）血栓栓塞。

（8）囊肿、脓肿、血肿和积液等。

（9）结石、胆石和上尿路结石等。

（10）椎间盘脱出、门脉高压症等。

2. 禁忌证

（1）穿刺部位感染化脓。

（2）严重心、肺、肝、肾功能不全和凝血功能不良。

（3）败血症、脓毒血症和全身状况极差的患者。

（4）对造影剂过敏的患者。

（5）各种具体的介入治疗技术的禁忌证。

（郑传胜）

第五节　耳鼻咽喉头颈部放射性核素影像检查的原则与特点

放射性核素影像检查是核医学（nuclear medicine）的重要内容之一。核医学为应用放射性核素或核射线诊断、治疗疾病和进行医学研究的学科，是医学与核技术等工科技术相互融合而形成的一门综合性医学学科。以其应用和研究的范围侧重点不同，可大致分为实验核医学和临床核医学两部分，其中临床核医学是核医学的重要组成部分。根据应用目的不同，临床核医学又分为诊断核医学和治疗核医学两大部分，其中诊断核医学包括放射性核素影像学检查、脏器功能测定和体外微量物质分析等。可见放射性核素影像检查是临床核医学中的重要内容。

要完成放射性核素影像检查需要两个必不可少的内容：一是放射性核素影像检查仪，二是放射性核素显像剂。放射性核素影像检查仪器从早期的直线扫描机、照相机发展到目前广泛使用的单光子发射计算机断层（SPECT）和正电子发射断层（PET），仪器的功能和质量都发生了根本改变。ECT（包括SPECT和PET）区别于传统的影像学检查（如CT、MRI、超声）的最大特点是能显示脏器或组织血流、代谢和功能，其影像是建立在脏器组织血流、代谢和功能的基础上。但ECT解剖分辨率相对较差，而CT和MRI具有较好的解剖分辨率，因此，新型的集PET与CT于一体（PET-CT）或SPECT与CT于一体（SEPCT-CT）的多功能成像仪器问世，一次影像学检查不仅能清楚显示病变部位的解剖学结构的细微改变，同时还能观察该部位的代谢或血流变化，从而帮助判断病变性质，最大限度地发挥不同显像方法的优势，克服各自的劣势，从而使得反映解剖学结构的影像与反映代谢与血流为主的功能影像成功地实现了同机图像融合（image fusion）。PET-CT的应用使医学影像技术进入了一个新的阶段，不仅使不同的医学影像实现了融合，也使医学影像学科中不同专业相互融合，是新世纪医学影像技术新的里程碑。

与CT、MRI、超声影像检查所不同的是，放射性核素影像检查必须借助放射性核素显像剂才能完成。因为放射性核素影像检查仪本身不能放射出射线，因此不能像CT、MRI、超声那样直接用于诊断组织器官的改变，而只能通过引入到体内的放射性显像剂在靶组织的聚集，并释放出γ射线，在体外通过放射性核素影像仪探测从体内释放出的γ射线来成像，从而达到诊断疾病的目的。

放射性核素显像剂是能直接用于人体进行临床诊断的放射性核素标记化合物。某些放射性核素本身，如锝-99m（^{99m}Tc）、氧化亚铊（^{201}Tl）、^{131}碘（^{131}I）等可直接用于临床诊断和治疗。大部分临床用放射性核素显像剂是利用特定的核素及其标记物同时发挥作用，它既具有普通药物的生物学行为，又具有标记核素的性质和作用。

理想的放射性核素显像剂特性要求有合适的物理半衰期、合适的放射线类型和能量，进入人体内的放射性核素及其衰变产物毒性效应尽可能小。临床上，ECT显像常用的放射性核素是^{99m}Tc，PET显像常用的放射性核素是氟-18（^{18}F）。显像剂的生理、生化特性取决于被标记物的固有特性，显像剂在标记前后的生物学特性基本一致。根据显像剂的射线特性，借助放射性探测仪器在体表探测并显示出其在体内的分布定位，获得疾病的诊断信息，利用射线在定位病变处的电离辐射生物效应，可达到治疗疾病的作用。

总之，放射性核素显像（或称ECT显像）区别于传统形态学影像最大的特点是能够反映待查脏器组织的血流、代谢和功能的变化，其影像是建立在脏器组织血流、代谢和功能的基础上。在检查的过程中针对不同组织、不同疾病，需要选用不同的放射性核素显像剂。

（高再荣）

第 二 章

耳鼻咽喉头颈部 X 线诊断

第一节 耳部 X 线诊断

一、耳部正常的 X 线表现

在 X 线平片中要用特殊的体位投照来显示中、内、外耳道的大致结构，整体轮廓。在 X 线诊断中，存在较明显的限度。下面分别对 X 线乳突平片所能观察的结构分别以线图及 X 线片加以标示及叙述。

（一）中耳及外耳

采用 45°和 25°侧斜位观（麦氏位、伦氏位）

1. 鼓室及听骨链 X 线片因组织结构重叠较多、对鼓室及其内听骨链仅隐约可见（图 9-2-1）

2. 鼓膜 鼓室内及外耳道含有气体，在气体衬托下，鼓膜亦可见呈线状高密度影。

3. 外耳道 外耳道为一骨性管道，呈 S 形弯曲，内含气体，在 X 线中显示为不规则低密度类圆阴影。

4. 乳突窦（鼓室）及乳突小房（气房） 乳突窦（鼓室）为上鼓室上后方的一个含气大腔结构，与其周边多个乳突小房（气房）相通。在 X 线上呈透亮的蜂房样外观。部分人仅有鼓窦，无明显乳突小房。故又将有明显小房结构者称气化型乳突，无明显小房结构者称板障型乳突，完全无小房结构者称硬化型乳突。

5. 中耳周边界限 上方以微向上突横形致密线岩锥鼓室盖为顶；后上下方微向前突的致密线为乙状窦前缘；上述两线于乳突后上方锐角相交，称为窦脑膜三角或窦脑膜角（图 9-2-1）。

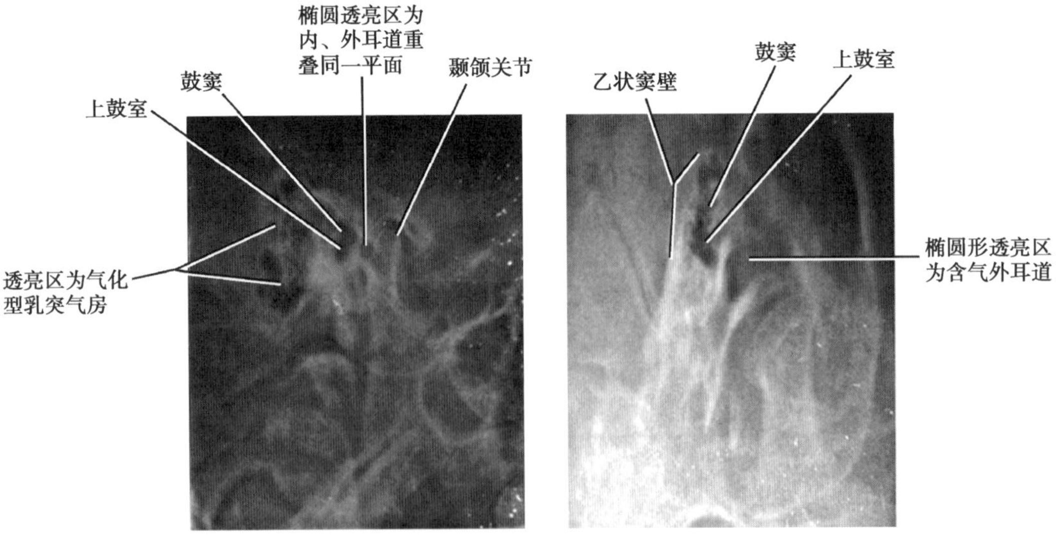

(1) 伦氏位（左耳） (2) 麦氏位（左耳）

图 9-2-1 乳突伦氏位及麦氏位

（二）内耳

内耳在气化型乳突中可以观察到骨性耳蜗所在位置，其形态可以显示清晰（图 9-2-1）。

（三）咽鼓管

在颅底片中可见外段骨性管道部分，长约 3.0cm，宽约 0.3cm，而纤维性管道不能显示（图 9-2-2）。

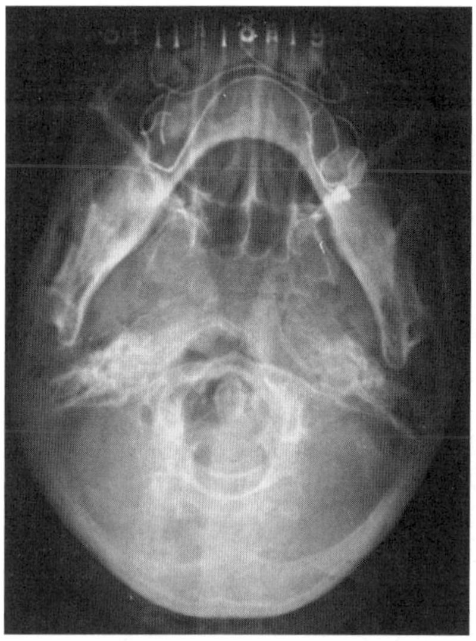

图 9-2-2　颅底位正常咽鼓管骨部

二、耳部疾病的 X 线表现

耳部疾病在 X 线诊断中有一定限度，尤其是早期疾病的诊断。尽管如此，仍有一些疾病如中耳炎的较大胆脂瘤，中耳癌症，骨性外耳道闭锁等疾病，可在 X 线片中有一定的特征。另对置入的人工耳蜗可进行示踪复查。

（一）中耳乳突炎

在气化型乳突患者中，可见患侧乳突小房含气量减少，透亮度减低，密度增高。合并胆脂瘤时可见鼓室、鼓窦正常腔扩大，骨质膨胀型破坏（图 9-2-3）。

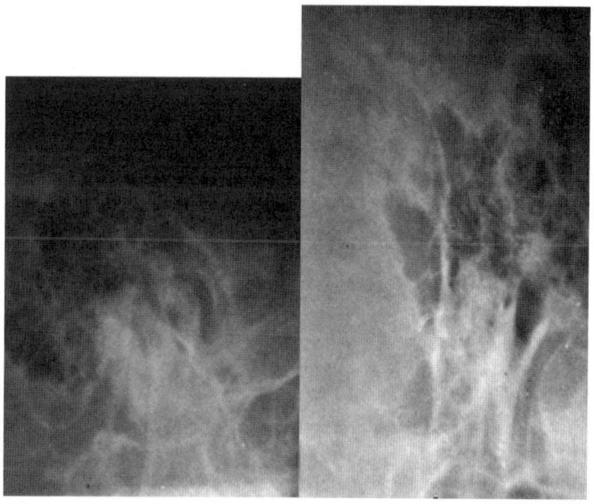

(1)　　(2)

图 9-2-3　中耳乳突炎

（1）乳突蜂房模糊　（2）正常乳突蜂房

（二）中耳癌

鼓室、鼓窦呈不规则侵蚀性破坏，范围可随病变程度不同而可大可小（图 9-2-4）。

（三）先天性畸形

骨性外耳道闭锁是常见先天性疾病之一，主要表现为骨性外耳道中心区不含气，呈致密骨结构。

（四）人工耳蜗

可观察植入的人工耳蜗是否移位脱落。

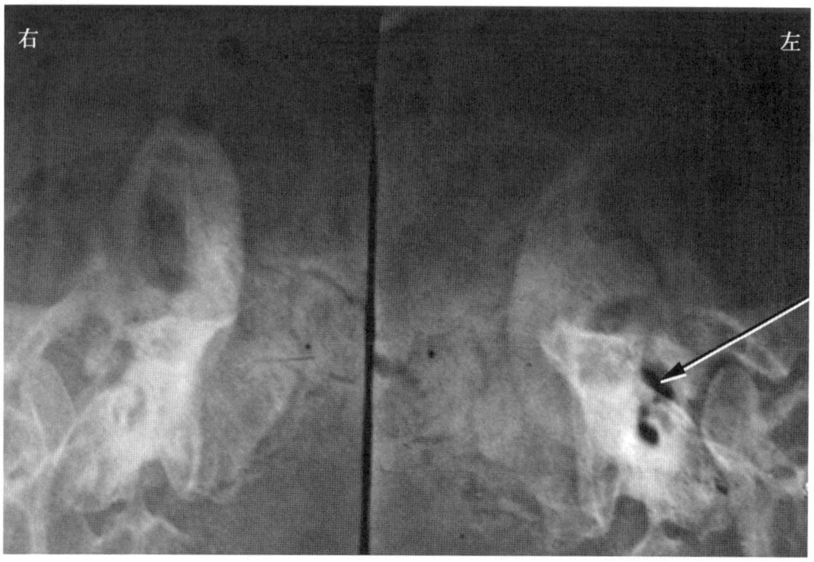

图 9-2-4　左中耳癌

图中可见双侧乳突蜂房消失，致密箭头所指为左鼓窦区透光，示骨质破坏

第二节 鼻部X线诊断

一、鼻部正常的X线表现

各组鼻窦可因各种肿瘤或鼻窦周边的肿瘤侵及而形成鼻窦骨质破坏。另外鼻骨，鼻窦骨折均能在X线片中显示，较耳部疾病易显示。上述不同部位的病变可采用各种特殊X线摄影角度来显示。常用位置如面部柯、华氏位，头颅侧位，颅底位。

二、鼻部疾病的X线表现

（一）鼻甲肥大

在柯、华氏位片中，可见总鼻道及中、上、下鼻甲之间的含气间隙变窄，甚至闭塞（图9-2-5）。

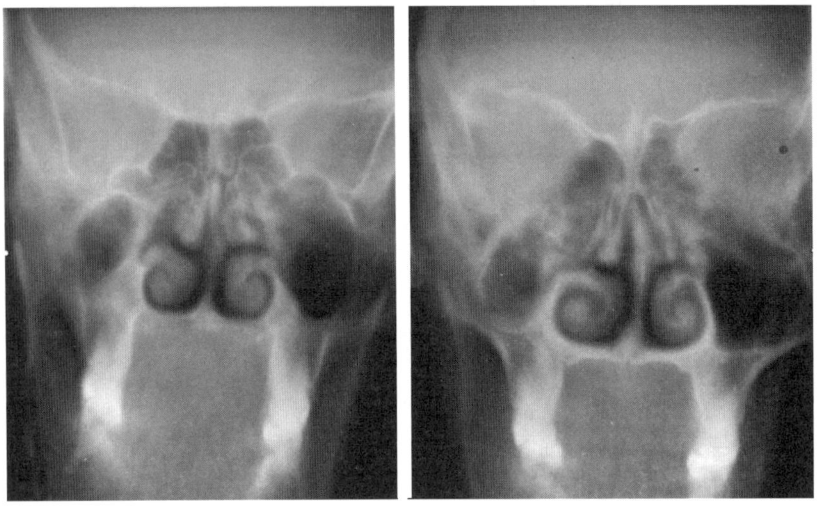

图9-2-5 双侧中、下鼻甲肥大

（二）鼻息肉

在柯、华氏位X线片中可见附着于鼻甲的突起的软组织肿物，导致气道部分或全部阻塞。

（三）鼻中隔偏曲

在柯、华氏摄影时，显示骨性鼻中隔弯曲的方向及程度（图9-2-6）。

（四）鼻骨骨折

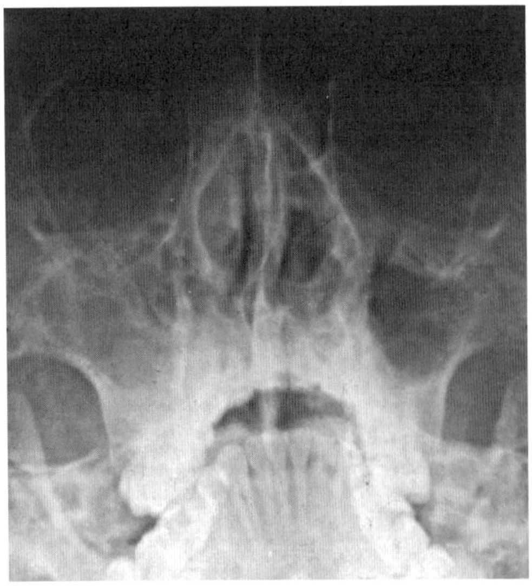

图9-2-6 鼻中隔偏曲

在头颅侧位片中，显示骨折全貌，可较全面观察骨折部位及断裂的状况（图9-2-7）。

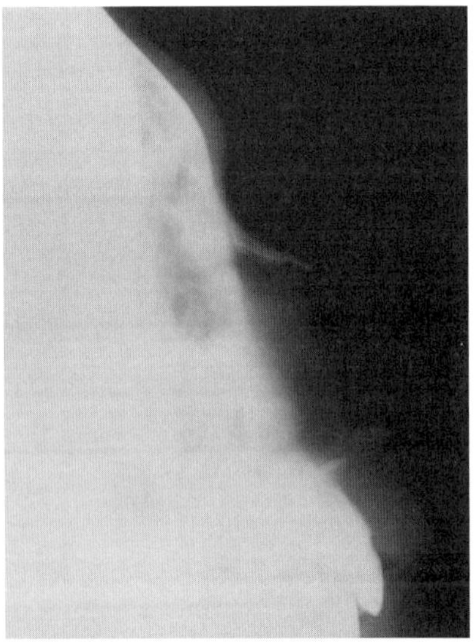

图9-2-7 鼻骨下1/3骨折

（五）鼻窦炎

在柯、华氏位X线片中，分别显示额窦、筛窦及上颌窦，在头颅侧位片中显示蝶窦。炎症表现其共同特点为窦腔含气腔变模糊，界限不清，骨壁保持完整；站立位拍片，若窦腔有脓液时能显示液气平面（图9-2-8）。

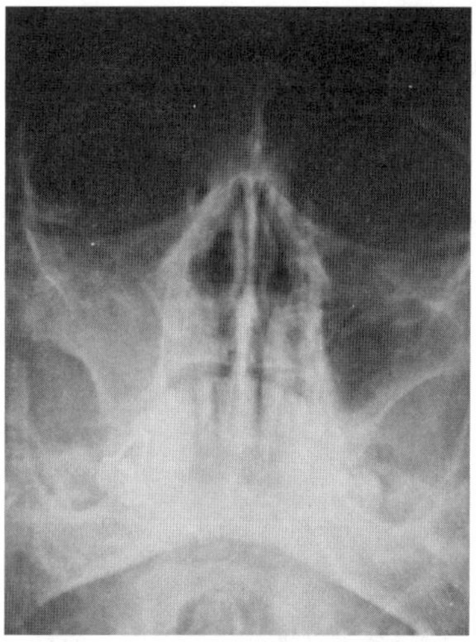

图9-2-8　左上颌窦炎示鼻窦腔密度增高

（六）鼻窦囊肿

显示窦腔内光滑的软组织肿物。囊肿如果是黏膜下的，尚能清楚显示肿物附着点，如果是较大的黏液囊肿，可充盈整个窦腔，使窦腔呈膨胀性改变（图9-2-9）。

（七）鼻窦实质性肿瘤

肿瘤分为良性与恶性，良性实质性肿瘤常光滑附着于窦壁上，无明显骨质破坏，密度较囊肿为高，巨大肿物亦可使窦壁膨胀变薄。位于筛窦、额窦肿瘤可突入眼眶内，使眼球前突。位于蝶窦的肿物可使蝶鞍受压侵及。恶性骨肿瘤，骨性结构侵犯较明显，很小的肿瘤即可侵及骨质，使骨质破坏、不连续（图9-2-10）。

（八）鼻窦骨折

可较明确显示骨折的类型，部位。

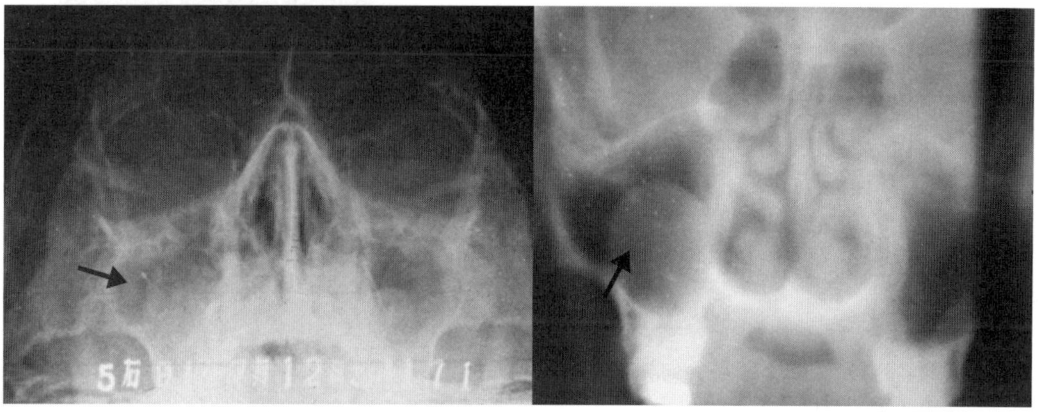

(1) 平片　　(2) 断层扫描

图9-2-9　上颌窦平片及断层显示右侧上颌窦光滑的肿瘤

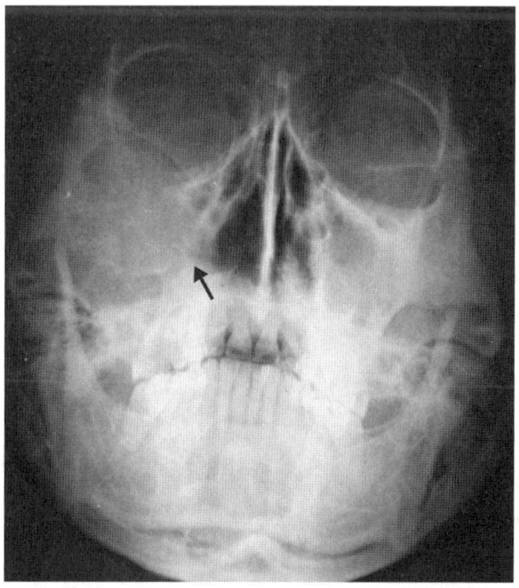

图9-2-10　右侧上颌窦癌示骨质破坏，窦腔扩大密度增高

第三节　咽部X线诊断

一、咽部正常的X线表现

咽部为鼻腔后部至喉部的一部分解剖，是一个有5个壁的结构，即前、上、后及两侧壁。鼻咽前部为鼻中隔后缘和后鼻孔，上壁（顶壁）为颅底及其被覆黏膜组织，后壁为第1、2颈椎前软组织，两个侧壁为咽侧壁。鼻咽侧壁内表面附有咽鼓管咽口，咽鼓管圆枕和咽隐窝。上述的结构在X线正侧位、颅底位片中可得以显示其含气的腔道，软组织的层次难以显示。X线片中，鼻咽腔顶后壁呈连续窄带状、带状致密软组织，儿童厚度（因腺样体肥大）≤8mm，成人厚度2～4mm，咽腔为光滑的含气腔道。咽侧位片可见：颅底下方、鼻咽、口咽、喉咽、会厌及会厌谷等（图9-2-11）。

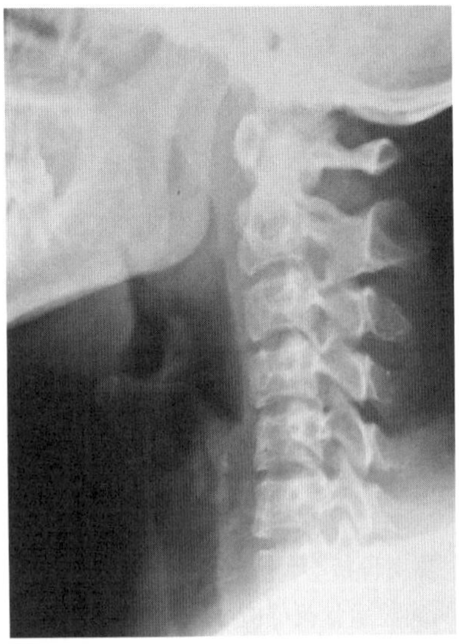

图 9-2-11 咽部正常解剖

侧位片示颅底下方、鼻咽、口咽、会厌、会厌谷

二、咽部疾病的 X 线表现

发生于咽壁的肿物，脓肿，茎突过长症，腺样体肥大等疾病 X 线可以大致粗略显示，但层次不分明，难以判断组织来源。

（一）咽壁肿瘤

1. 鼻咽癌 顶壁增厚，软组织肿块突向鼻咽含气腔道；可有颅底骨质破坏（图 9-2-12）。

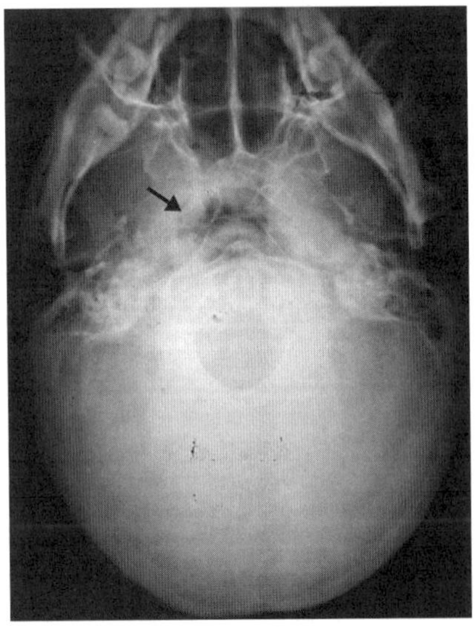

图 9-2-12 鼻咽癌颅底转移

右侧卵圆孔棘孔骨质破坏，边缘不光整，颅中窝底骨质破坏

2. 纤维血管瘤 软组织肿物突向鼻咽腔，无明显颅底骨质破坏。

3. 鼻咽部息肉 软组织肿物光滑，来源于后鼻孔，可有窄蒂相连。

（二）咽壁脓肿

1. 外伤性脓肿（内可能有异物） 可表现咽后壁软组织脓肿，甚至可见高密度异物影，脓肿内可含气液平面（图 9-2-13）。

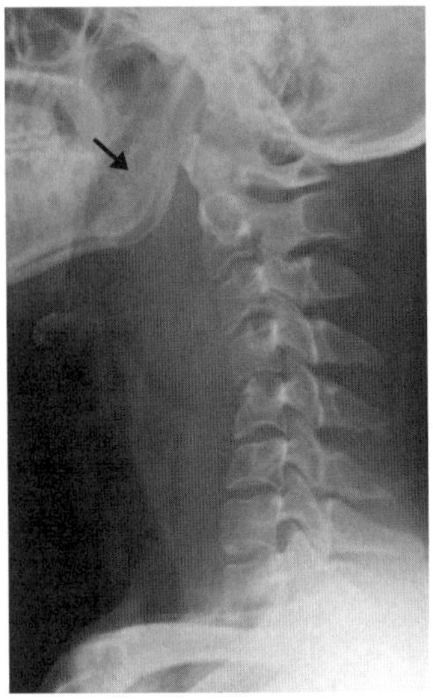

图 9-2-13 咽后壁脓肿（无外伤史）

咽后壁明显肿胀，软组织厚度达 3.5cm，增厚的软组织影呈中心低密度，病变平面颈椎向后呈反弓，但未见骨质病变

2. 结核性脓肿 咽后壁或颈椎结核，可见咽后壁软组织脓肿，脓肿内可见钙化点，伴有相应平面的椎体破坏、椎间隙变窄甚至寰枢关节脱位。

（三）茎突综合征

茎突长度达第 2 颈椎齿状突平面并见内收，引起咽部异物感（图 9-2-14）。

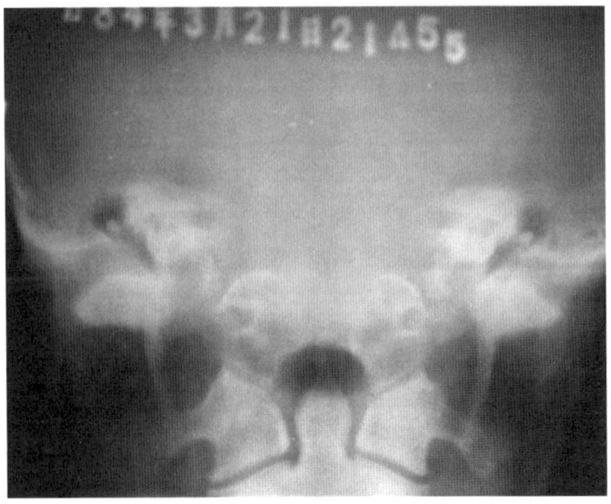

图 9-2-14 茎突过长

双侧的茎突远端内收，平环枢关节

第四节　喉及颈部 X 线诊断

一、喉及颈部正常的 X 线表现

喉是有软骨支架和软组织构成的含气腔道。兼有通气和发声功能。以声带为界，分为声门上、下及声门区。主要采用喉镜观察这些结构。X 线片中仅能观察到喉腔的含气腔道，包括喉室。喉腔呈柱状含气腔道，中部横行透亮结构为喉室，类似“十字架”外观。透视下可见含气腔道及喉室有大小改变。喉软骨可随年龄增长而发生钙化，最易见的为环状软骨及甲状软骨的钙化。侧位片中可见环状软骨下方与气管软骨相延续。

喉平面的前部两侧为甲状腺、喉结等组织。甲状腺深埋于软组织中，正常不能显示，喉结因其前突于皮下，可在 X 线侧位片中显示。

喉的两旁为喉咽部的梨状窝，形成两个袋状阴影，下端尖突，吞钡时可见梨状窝收缩排空表现。喉在两侧梨状窝中心形成压迹。梨状窝紧位于食管入口处之上方。

二、喉及颈部疾病的 X 线表现

（一）喉部疾病

1. 喉癌　当肿块突向喉腔气道中，可见软组织肿物，喉腔及喉室变窄，透视下喉腔收缩与扩张受障碍，尤其是作发声动作时，病变的喉腔的大小保持不变，可破坏相应平面软骨。吞咽钡剂或碘剂时，会厌谷、梨状窝的造影剂可以流入气道。形成所谓会厌谷征。梨状窝受压、两侧不对称（图 9-2-15（1），（2））

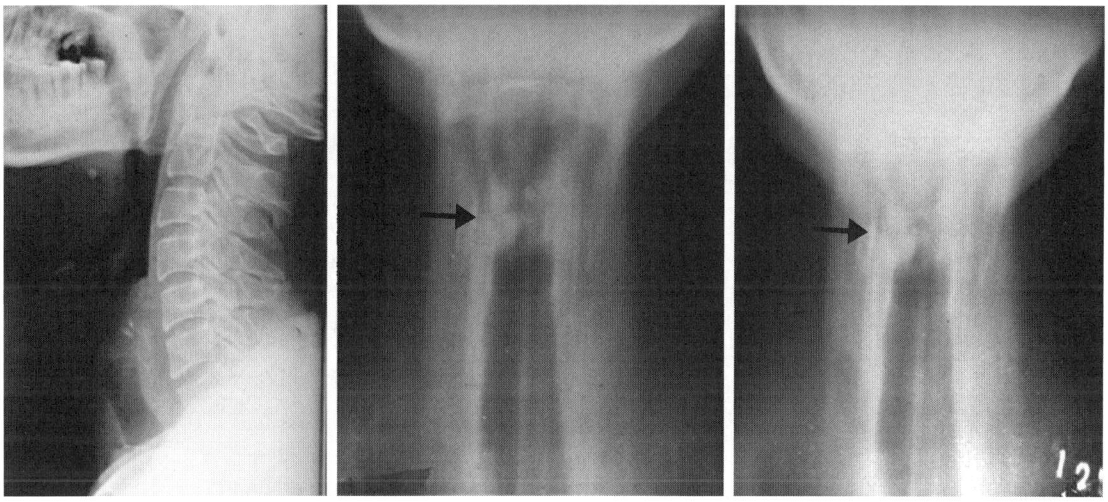

(1)　　(2)

图 9-2-15　喉癌

（1）侧位示甲状及环状软骨破坏　（2）断层正位示喉腔变窄，喉室平面软组织肿块

2. 声带小结　X 线片难以发现。

3. 喉室囊肿　可以观察喉室含气囊肿，在喉室周边形成异常透亮影，与喉室相连。

（二）颈部疾病

1. 甲状腺疾病　甲状腺位于喉周边软组织内，当发生较大肿物时，可显示喉腔受压，喉软骨破坏。有时甚至造成气管软骨环发生破坏，导致气管软化。

2. 甲状舌管囊肿　X 线造影检查可显示舌骨周边软组织内造影剂形成的液气平面。

3. 舌骨综合征　X 线平片可显示舌骨大角过长，增厚。

4. 梨状窝先天性瘘管　部分患者发生颈部瘘管，经久不愈，或手术切除瘘管后达不到根治目的；此时可用吞入高密度造影剂进行检查，见梨状窝的造影剂进入颈部瘘管内，即可确诊。

第五节　颅底 X 线诊断

一、颅底正常 X 线表现

颅底为骨性及含气腔道、神经、血管的通道等结构共同组成。颅前窝底为眼眶、鼻腔上部、额窦等。颅中窝底为蝶鞍、蝶窦、重要神经和血管通过的孔（破裂孔、圆孔、卵圆孔、棘孔、眶上裂等）。颅后窝有桥小脑角、内耳道、枕骨大孔、颈静脉孔、舌下神经管等。X 线片采用不同的投照角度可显示上述解剖结构。

二、颅底疾病的X线表现

（一）颅中底疾病常见为鼻咽部肿物侵及，已如前述。

（二）颅前底以眼科范畴为主，鼻腔顶部病变也可侵犯前颅底，但此处略。

（三）颅后底的疾病

如听神经瘤，可显示内耳道呈喇叭口状扩大。如为恶性，可显示内耳道扩大并骨壁破坏。

（四）颅后底的先天性变异

颅底凹陷症：为寰枢椎发育过小或发育不良，不对称，使枢椎齿状突附着点失去支撑。常采用侧位拍片，枢椎齿状突超过枕骨大孔3mm即有诊断意义。

第六节　气管、食管X线诊断

一、气管、食管正常X线表现

气管正常X线表现　气管上与喉连接，下为支气管，与耳鼻喉相关的疾病止于肺段支气管。X线片中可以较清楚显示肺段级支气管以上的气道。气管软骨主要位于气管环的前中部，后部缺如，与食管仅有薄层疏松结缔组织相隔。在气管支气管造影片中显示更清楚（近几年由于CT、MRI无损伤性检查技术的发展，此法已不采用）。

气管壁光滑，故气管腔道直而且宽度较均匀，吸气与呼气时相有粗细变化。气管软骨环呈均匀分布的锯齿状软组织密度影。于气管隆嵴处分成左右主支气管，分别又分叶、段支气管。

二、气管、食管疾病的X线表现

（一）气管支气管肿瘤

气管肿瘤多为良性肿瘤，如腺瘤，亦可发生恶性肿瘤。支气管发生的肿瘤多为支气管肺癌，X线平片表现为气管、支气管内占位性病变，软组织肿物突向气管腔内，大小形态可有多种多样。

（二）气管支气管异物（金属及非金属异物）

1. 金属异物　可显示异物的形态，位置。位于气管的圆扁形异物，正位为异物的冠状面，侧位为异物的矢状面。

2. 非金属异物　常表现异物引起的并发症及间接征象，如肺炎表现、肺气肿表现、肺不张表现。尤其是活塞样呼气性阻塞性肺气肿为其特征：吸气时两肺透亮度一致，纵隔居中，膈肌下降，呼气时患侧肺透亮度高，横膈不上升，纵隔向健侧移位（或称摆动）。

（三）气管食管先天性闭锁

气管闭锁常与食管先天性闭锁并存。一般为部分闭锁，有分支与食管腔相通。

（四）气管食管瘘

分先天性或后天性。先天性已如上述，后天性主要为外伤或肿瘤引起。

1. 外伤性气管食管瘘　有明显的外伤史、手术史等。X线表现食管吞入造影剂后进入气管，其次有纵隔积气、纵隔血肿等。

2. 外伤性气管断裂、支气管断裂　分别表现为纵隔积气、肺不张。支气管气管中断不显示其断裂以远的部分。

3. 外伤性食管断裂　平片可见纵隔积气，造影时可见造影剂进入纵隔。

4. 肿瘤　气管肿瘤本身破坏气管壁，或纵隔肿瘤、食管肿瘤破坏气管壁。可在X线片中显示气道内软组织肿物。如为食管肿瘤侵及气管，在食管造影时，造影剂流入气管。

（五）气管食管憩室

气管、食管憩室可以分别单独存在，亦可合并存在。

1. 气管憩室　气管的某一段向外突出的含气囊状影。

2. 食管憩室　颈部食管憩室可以与腮裂瘘管相通。食管憩室与气管相通。分别见食管造影时，造影剂进入瘘管及气管内。

（王孝英）

第三章

耳鼻咽喉头颈部 CT 诊断

第一节　耳部 CT 诊断

一、耳部正常 CT 表现

CT 轴位图像可显示外耳道的前、后壁，鼓膜，鼓室的前、后、内、外壁，听小骨组成的听骨链和锤砧关节，锥隆起，鼓岬，蜗窗，前庭窗，耳蜗，半规管和前庭，前庭水管，内耳道，面神经管的迷路段和鼓室段及咽鼓管骨性段。分辨率高的图像尚可显示锤前韧带、砧后韧带及鼓膜张肌（图 9-3-1）。

二、耳部常见疾病的 CT 诊断

（一）耳部先天性疾病

1. 外耳畸形　表现为外耳道闭锁或狭窄，闭锁又可分为膜性或骨性闭锁。外耳道骨性闭锁较常见，多为单侧发病，双侧发病者多不对称。CT 图像上无外耳道影像，代之以骨性闭锁板，锤骨柄可与闭锁的骨板融合。可因颞骨发育不良致颞下颌关节后移和面神经管乳突段前移。外耳道膜性闭锁较少见，此时骨性外耳道存在，其中充以软组织影。

2. 中耳畸形　常伴发外耳道闭锁或狭窄，也可单独存在。表现为鼓室狭小或不发育，听小骨形态异常、畸形融合，听小骨部分或完全缺如，前庭窗封闭，蜗窗封闭，面神经管异位等（图 9-3-2）。

3. 内耳畸形　分为耳蜗、前庭、半规管、内耳道畸形。耳蜗畸形可表现为耳蜗不发育或发育不全。CT 上可见内耳结构完全缺如、耳蜗缺如，耳蜗与前庭合为一囊状结构、耳蜗缺乏完整的蜗轴，耳蜗短小，仅有 1.5 圈等。前庭畸形和半规管畸形常合并存在，CT 表现为前庭扩大，半规管短小、融合或扩大，耳蜗形态可正常（图 9-3-3）。前庭水管扩大（DVA）为内耳畸形中最常见的一种，CT 表现为前庭水管开口呈喇叭口状扩大，峡部宽度大于 1.5mm。内耳道畸形表现为内耳道缺如、狭窄或扩大。

（二）耳部外伤

常见耳部外伤包括软组织损伤、颞骨骨折、听小骨脱位等。岩锥骨折多与颅底骨折合并存在。

CT 轴位扫描，尤其是颞骨高分辨 CT（HRCT）扫描，对多数颞骨骨折均能诊断。极少数患者，当其骨折线与扫描平面平行时，CT 往往不能显示骨折线。此时，如临床表现强烈提示颞骨骨折，可进行 HRCT 冠状位扫描。

颞骨骨折常累及多个部位，其中以外耳道骨折最常见，CT 显示外耳道骨壁连续性中断，有时可因骨壁塌陷而成角，软组织肿胀致外耳道狭窄。其次为颞骨鳞部骨折，多呈线状，可合并硬膜外血肿存在。中耳乳突骨折在常规颅脑 CT 扫描中，因扫描层厚较厚，易漏诊。HRCT 可见穿过乳突气房、中耳或内耳的锐利骨折线（图 9-3-4），鼓室、鼓窦和蜂房内因积血而呈现液气平面，颅内多合并有积气。听骨链可脱位或错位，以锤砧关节脱位常见（图 9-3-4），表现为构成锤砧关节的锤骨头、砧骨体间位置和间距的异常。耳部骨折也可与颅底其他部位骨折、颧弓骨折及颞颌关节脱位等合并存在。

（三）耳部炎性疾病

慢性中耳乳突炎是耳科最常见的疾病，依病变的程度和性质可分为单纯型、肉芽型和胆脂瘤型（图 9-3-5，图 9-3-6）。

CT 表现：

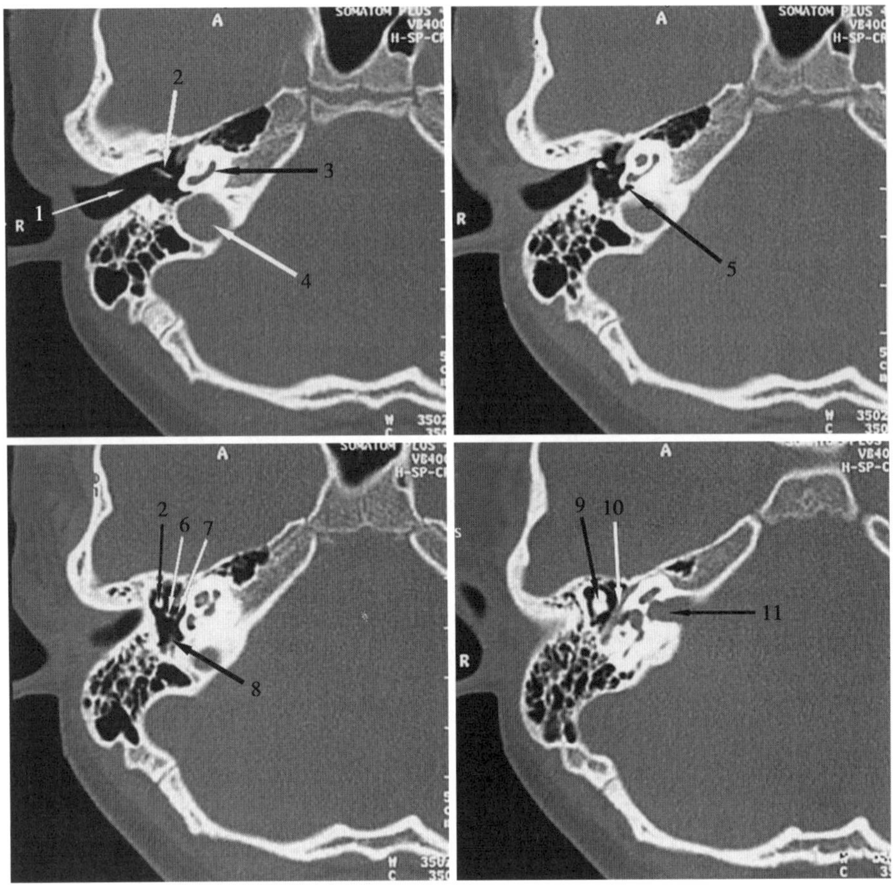

图 9-3-1 正常颞骨图像（轴位）

1. 外耳道 2. 锤骨 3. 耳蜗 4. 颈静脉孔 5. 蜗窗（圆窗） 6. 砧骨 7. 镫骨 8. 锥隆起 9. 锤砧关节 10. 面神经管鼓室段 11. 内耳道

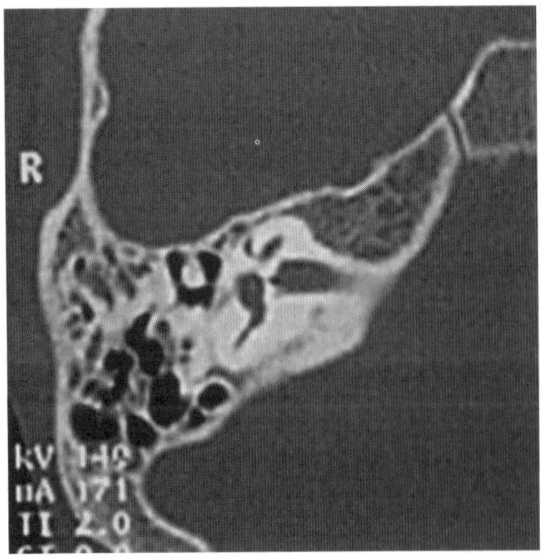

图 9-3-2 外、中耳先天性发育畸形

显示右侧外耳道骨性闭锁，中耳腔发育较小，听小骨畸形、融合成不规则团状

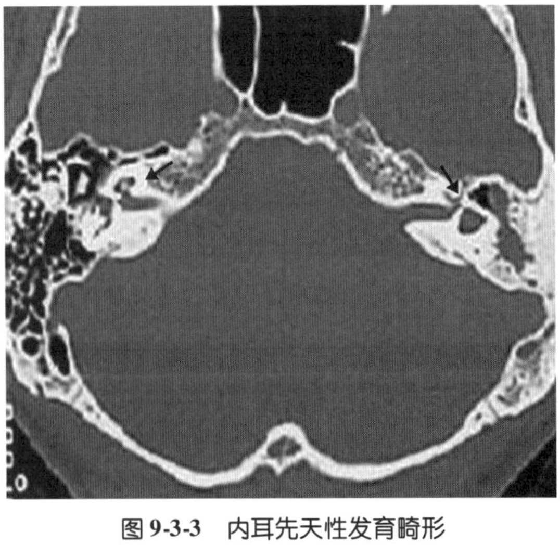

图 9-3-3 内耳先天性发育畸形

显示双侧外半规管与前庭融合，左侧中耳呈炎性改变

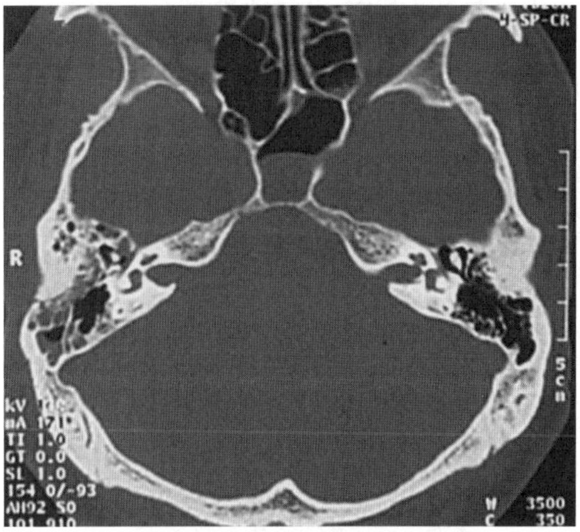

图 9-3-4　颞骨骨折伴锤砧关节脱位

显示右侧颞骨见一纵型骨折线，骨折线穿过鼓室，锤骨与砧骨对位不良，锤砧关节间隙增宽，鼓室及乳突蜂房内积液（积血）

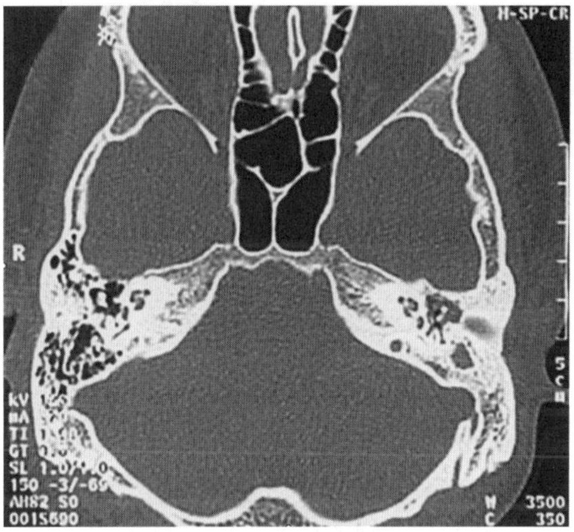

图 9-3-5　中耳乳突炎

显示鼓室内、听小骨周围见软组织密度影，听小骨及鼓室壁未见骨质破坏

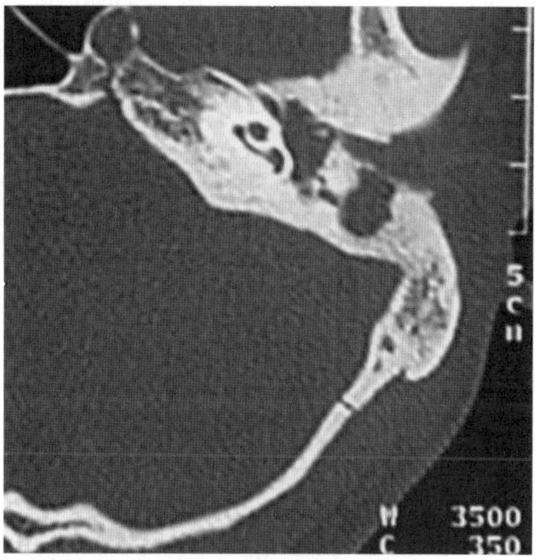

图 9-3-6　胆脂瘤型中耳乳突炎

显示鼓室、鼓窦内充满软组织密度影，鼓室、鼓窦腔扩大，其边缘骨质硬化。听小骨见骨质破坏

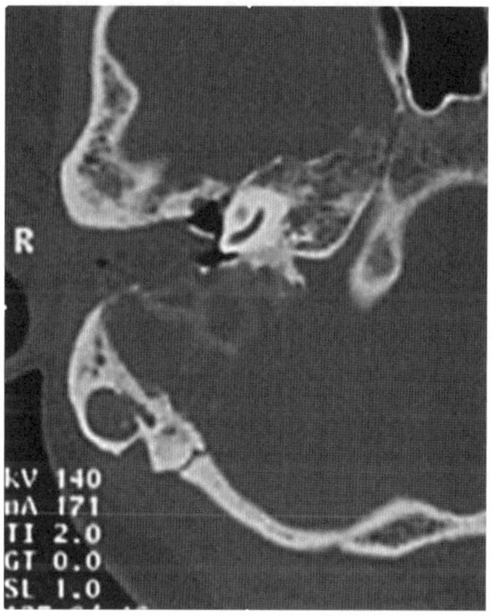

图 9-3-7　颞骨恶性肿瘤

（CT 轴位扫描骨算法重建）

显示右侧外耳道充填软组织影，颞骨大范围侵蚀性骨质破坏

慢性化脓性中耳乳突炎一般分为三型：

1. 单纯型慢性化脓性中耳乳突炎。
2. 骨疡型慢性化脓性中耳乳突炎。
3. 胆脂瘤型中耳乳突炎。

（四）耳部肿瘤

1. 外耳道癌　CT 平扫见外耳道内软组织块影，边缘不清，密度不均，增强扫描呈明显不均匀强化。外耳道壁有不规则的破坏。肿瘤大者，可侵犯鼓室，破坏听小骨、乳突和颞颌关节。外耳道癌晚期广泛累及中耳时，不易与中耳癌鉴别（图 9-3-7）。

2. 中耳癌　中耳癌患者常有慢性化脓性中耳乳突炎。CT 平扫表现为中耳腔扩大，腔内充满软组织密度影，多不均匀，增强扫描呈不均匀强化。听小骨破坏，扩大的中耳腔壁不规则，呈虫蚀状。肿瘤向外可侵犯外耳道，向内可破坏咽鼓管、内耳，向后累及鼓窦和乳突，向前、向上破坏颅底骨板甚至侵犯颅内，向下侵犯颈静脉孔和颈动脉管。

第二节　鼻部 CT 诊断

一、鼻部正常 CT 表现

鼻分外鼻、鼻腔和鼻窦三部分。外鼻一般用轴位显示，可以显示两侧鼻骨、鼻中隔及鼻翼软骨。鼻腔以冠状位显示为好。鼻中隔为鼻腔的内侧壁，外侧壁可见3个鼻甲、鼻道及鼻道窦口复合体，顶壁（嗅区）可见筛板、嗅窝，底壁为硬腭，前界可见鼻泪管。鼻窦左右成对，包括上颌窦、筛窦、额窦、蝶窦（图9-3-8）。

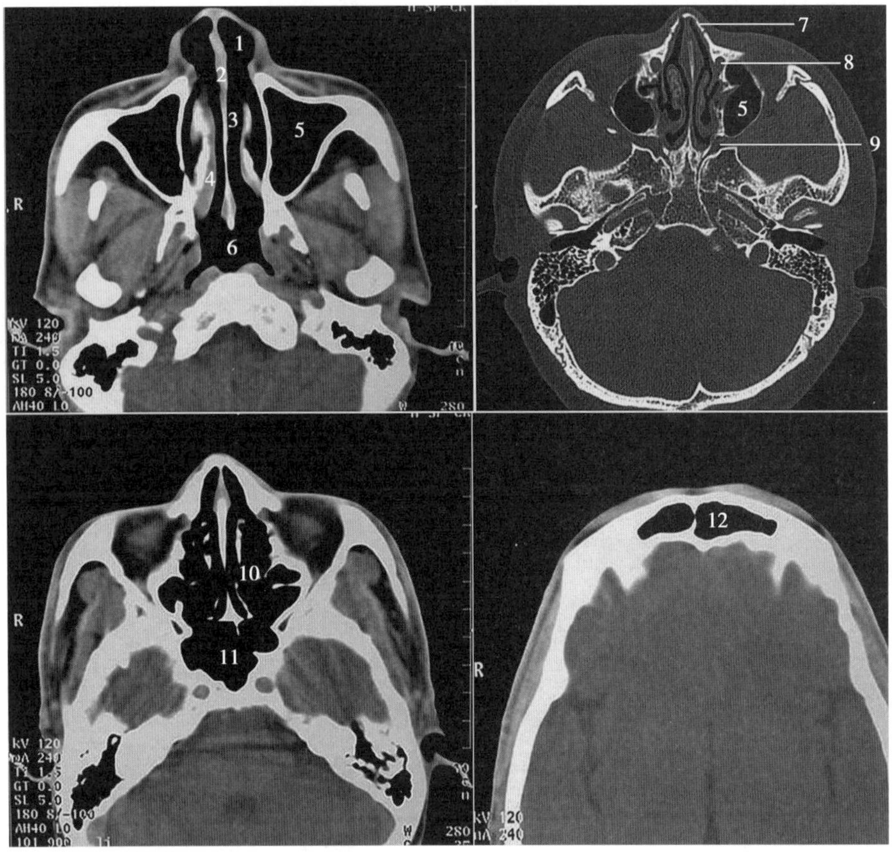

图9-3-8 正常鼻腔、鼻窦CT

1. 鼻腔 2. 鼻中隔 3. 总鼻道 4. 下鼻甲 5. 上颌窦 6. 鼻咽腔 7. 鼻骨 8. 鼻泪管 9. 翼腭窝 10. 筛窦 11. 蝶窦 12. 额窦

二、鼻部常见疾病的CT诊断

（一）鼻及颅面和颅前、中底外伤

根据外力作用的部位、方向、轻重程度不同，骨折类型和损伤程度各异。CT可以清晰显示骨折线、骨碎片、鼻窦积液（积血）和周围软组织改变（图9-3-9）。CT还可以发现骨折并发症如颅脑损伤、脑脊液鼻漏、外伤性假性动脉瘤、颈内动脉海绵窦瘘等，当然有些病变还需增强扫描或配合CT血管造影进一步确诊。

（二）鼻窦炎

多为上呼吸道致病菌引起，少数由牙源性炎症蔓延至上颌窦或外伤后合并感染。

CT表现：①窦壁黏膜增厚，环绕鼻窦，增强后呈线状强化影；②窦腔内浑浊，密度增高，可见液气平面，或者窦腔内充满高密度影，无明显强化；③窦壁骨质多因慢性炎症刺激而增厚、增浓，亦可无明显变化，少见窦壁骨质吸收（图9-3-10）。

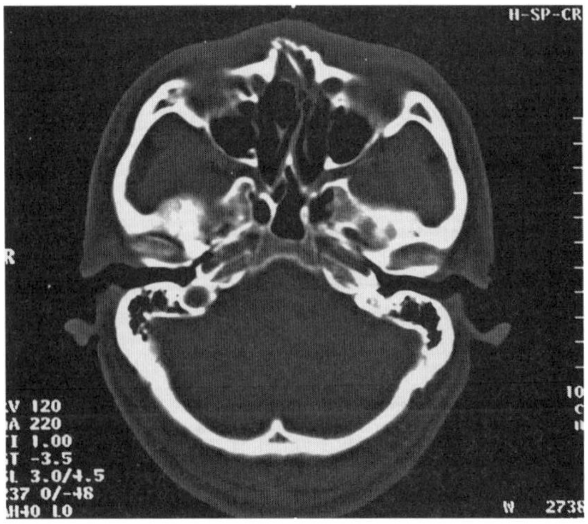

图9-3-9 鼻骨、鼻中隔骨折

鼻骨、鼻中隔骨折、成角、塌陷

（三）鼻窦黏液囊肿

多为慢性鼻窦炎的合并症，黏液潴留于窦腔内形成。

CT表现：①平扫：类圆形稍高密度影，密度均匀，略高

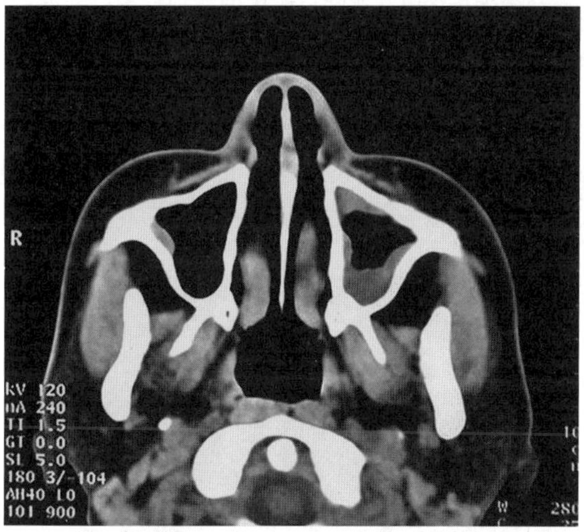

图 9-3-10　上颌窦炎

左侧上颌窦内见沿窦壁分布的软组织密度影，窦壁骨质增厚。右侧上颌窦内也见少许黏膜增厚

于水，边缘光滑，宽基底附于窦壁，无骨质破坏。增强：边缘环形强化，囊内无强化；②合并感染病灶密度可增高；③大的囊肿可使窦壁向外膨隆、变薄（图 9-3-11）。

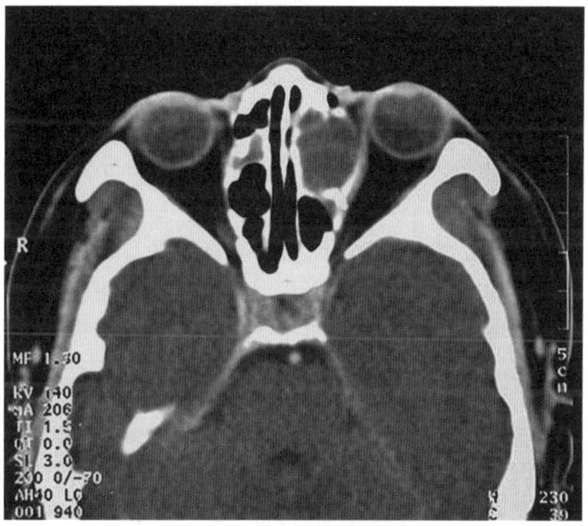

图 9-3-11　筛窦囊肿

显示筛窦小房内见一个无强化囊性病灶，骨质膨胀变薄，病变突向左眼眶，压迫左侧内直肌

（四）骨瘤

多发生于额窦，额、筛窦交界处，分密质骨型、松质骨型和混合型。

CT 表现：类圆形高密度肿块，密质骨型者致密，分不出骨皮质和骨小梁；松质骨型者可见均匀细薄骨皮质，瘤内见规则骨小梁结构；混合型者由密质骨与松质骨混合（图 9-3-12）。

（五）恶性肿瘤

大多数为原发，少数可由口腔、鼻咽、眼部、颅内肿瘤侵犯，由远处器官如肺癌、乳癌、胃肠道癌转移者

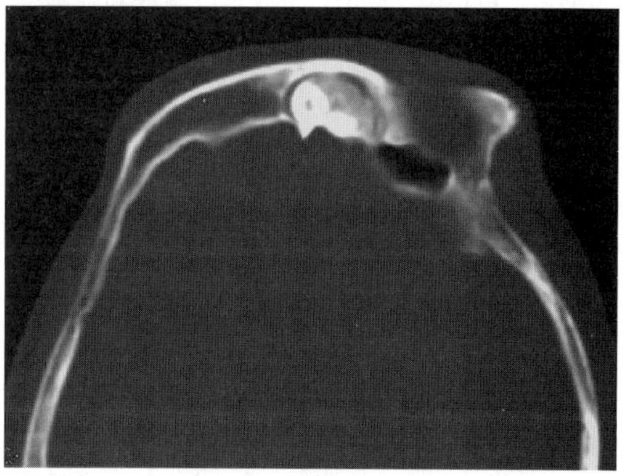

图 9-3-12　额窦骨瘤

显示左侧额窦内高密度影，密度不均，由密质骨与松质骨混合构成，窦壁未见破坏征象

罕见，一部分恶性肿瘤为良性肿瘤恶变而来。

CT 表现：鼻腔或鼻窦内浸润性软组织肿块，形态不规则，60% ~80% 伴有骨质侵蚀破坏，向邻近组织扩散，其扩散途径主要有 3 种：①直接穿骨蔓延：如可侵犯眼眶、颞下窝、翼腭窝、面颊、鼻咽、咽旁间隙、口腔、软硬腭及颅内等；②经神经孔裂蔓延：如经眶上裂、眶下裂、视神经孔、圆孔及棘孔等蔓延，此征象高度提示恶性肿瘤；③经淋巴结转移，如转移至下颌下、咽后及颈深淋巴结群（图 9-3-13）。

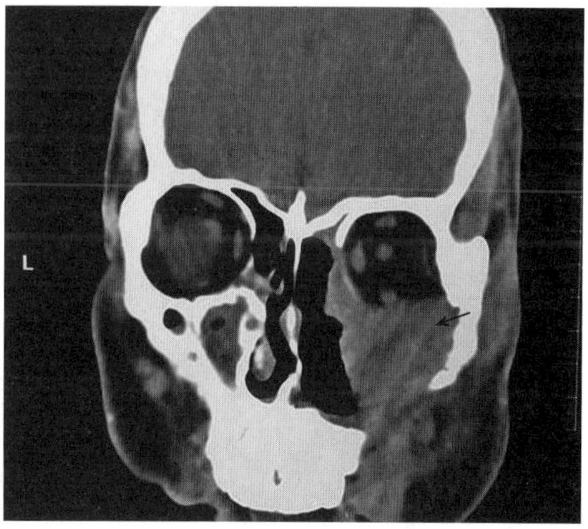

图 9-3-13　上颌窦恶性肿瘤

显示右侧上颌窦壁广泛骨质破坏，其内充填软组织影，肿块侵及同侧颞下窝、面部和眼眶下部

第三节　咽部 CT 诊断

一、咽部正常 CT 表现

咽部解剖可分鼻咽、口咽和喉咽（喉咽见下一节）。鼻咽常用轴位图像观察，鼻咽腔前界为鼻腔，可见

鼻中隔和鼻甲后端，侧壁可见咽鼓管圆枕和咽鼓管咽口、咽隐窝，再向外可见咽旁间隙和翼内肌、翼外肌，后壁为椎前肌，其两旁可见颈内动脉、静脉的圆点状断面（图9-3-14）。

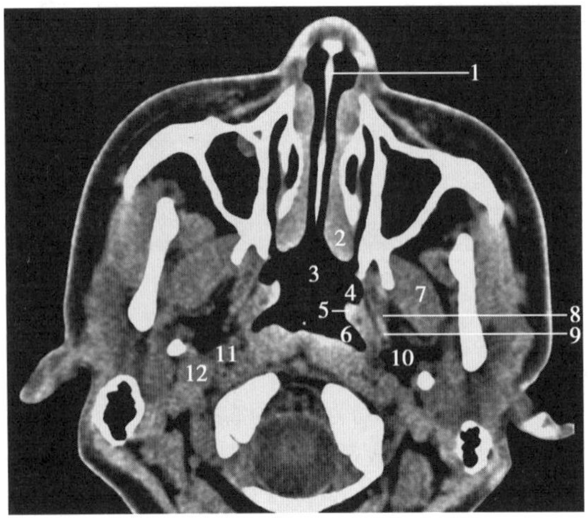

图9-3-14　正常鼻咽部CT

显示鼻咽腔呈双梯形，前界为鼻腔，可见鼻中隔和鼻甲后端，侧壁可见咽鼓管圆枕和咽鼓管咽口、咽隐窝，再向外可见咽旁间隙和翼内肌、翼外肌，后壁为椎前肌，其两旁可见颈内动脉、颈内静脉的断面

1. 鼻中隔　2. 下鼻甲　3. 鼻咽腔　4. 咽鼓管咽口　5. 咽鼓管圆枕　6. 咽隐窝　7. 翼外肌　8. 腭帆张肌　9. 腭帆提肌　10. 咽旁脂肪间隙　11. 颈内动脉　12. 颈内静脉

二、咽部常见疾病的CT诊断

（一）鼻咽腺样体肥大

是慢性炎症引起的咽扁桃体的病理性增生。可压迫气道、阻塞后鼻孔和咽鼓管咽口而引发相应症状。

CT表现：鼻咽顶后壁弥漫性软组织增厚，表面不平，形态大致对称。密度均匀，增强扫描有均匀强化。邻近骨质无异常改变，邻近结构除受压外无浸润表现。矢状位重建可以显示气道受压情况（图9-3-15）。

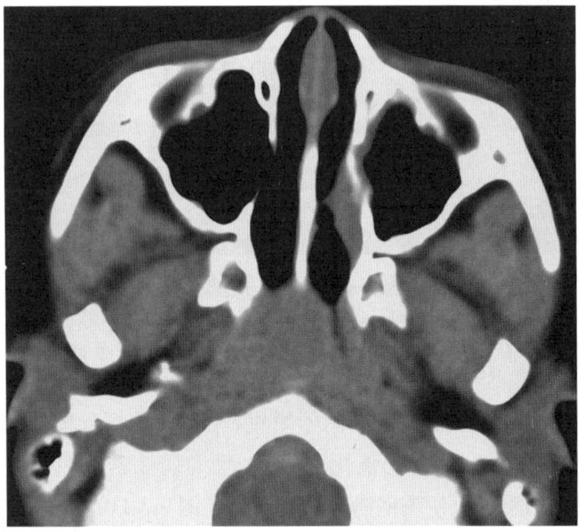

图9-3-15　鼻咽腺样体肥大CT

显示鼻咽后壁软组织增厚，与肌肉成等密度，密度均匀，形态大致对称

（二）鼻咽癌

鼻咽癌是头颈部肿瘤中最为常见的恶性肿瘤，较多见于中年人。

CT表现：①早期表现为咽隐窝闭塞，咽侧壁小的软组织隆起，鼻咽腔不对称；②肿瘤可侵犯翼内肌，使之粗大、模糊，与周围脂肪间隙消失；③进一步发展可侵犯翼内板、翼外板、眶壁、上颌窦后壁及颅底等邻近结

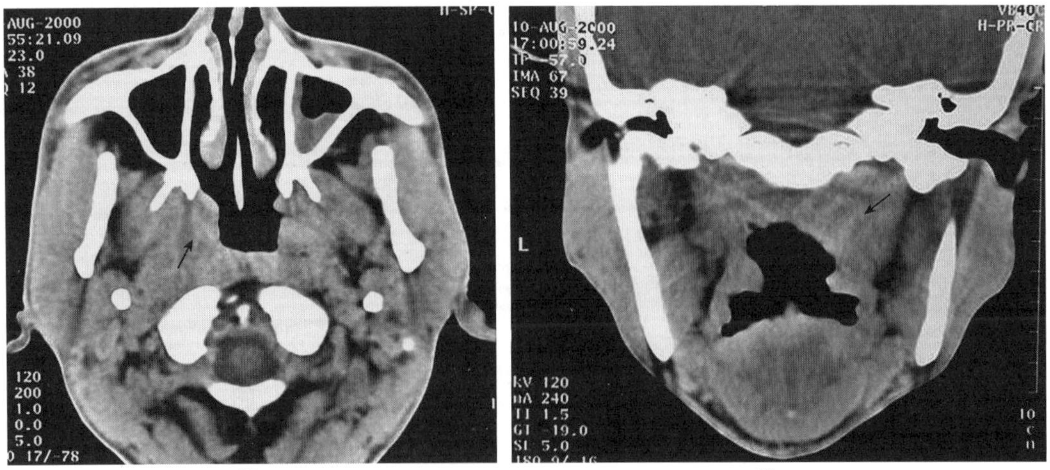

(1)　　(2)

图9-3-16　鼻咽癌图

（1）轴位　（2）冠状位平扫

显示鼻咽右侧壁软组织呈团块状，肌间隙及咽旁间隙消失，肿块与鼻咽旁软组织混合在一起

构，表现为骨质破坏侵蚀；④增强扫描肿块有不同程度强化；⑤常伴颈部淋巴结转移及远处转移（图 9-3-16）。

第四节　喉及颈部 CT 诊断

一、喉及颈部正常 CT 表现

CT 轴位图像自上而下显示会厌、会厌谷、会厌前间隙、梨状窝、杓会厌襞、室带、喉室、声带及喉软骨（图 9-3-17）。发长声“依”时见两侧声带向中线靠拢。颈部显示颈内动静脉、胸锁乳突肌、甲状腺、气管及食管。

二、喉及颈部常见疾病的 CT 诊断

（一）声门上癌

包括发生于会厌、杓会厌襞、室带和喉室的肿瘤，早期表现为病变处局部增厚或小肿块，中晚期则显示为不规则形大肿块，向周围结构浸润，侵犯会厌前间隙、梨状窝等，并可破坏会厌软骨、甲状软骨，发生颈部淋巴结转移。增强扫描肿瘤多为不均匀强化（图 9-3-18）。

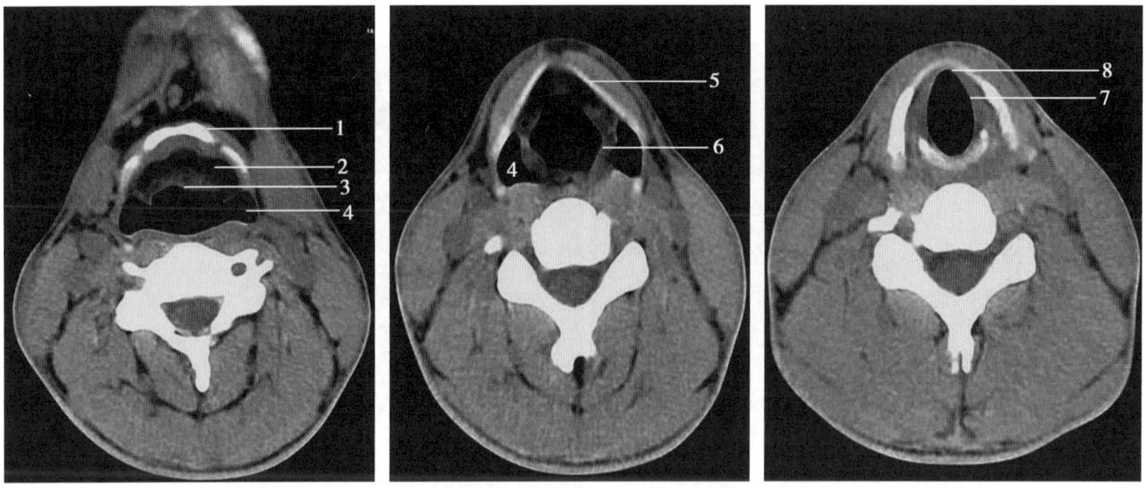

图 9-3-17　正常喉部 CT 轴位图像

1. 舌骨　2. 会厌前间隙　3. 会厌　4. 梨状窝　5. 甲状软骨　6. 杓会厌襞　7. 声带　8. 声带前连合

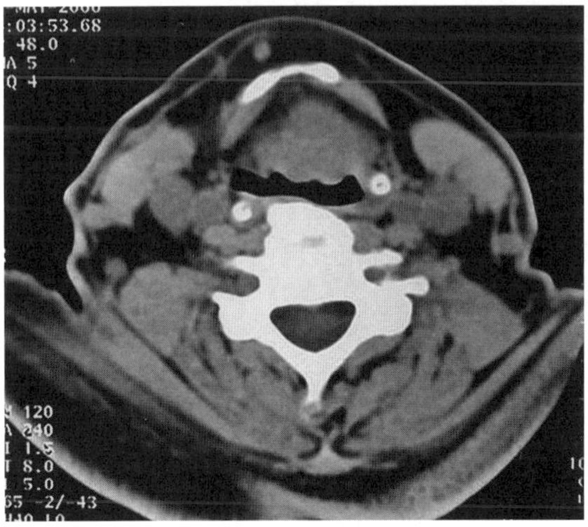

图 9-3-18　会厌癌

显示会厌舌面软组织肿块，向前突入会厌前间隙，向后压迫会厌软骨

（二）声门癌

是喉癌中最多见的类型。多见于声带前部、前连合处，早期表现为局部增厚，或呈小结节，局部声带不规则，在发“依”声时扫描，可提高其检出率。增强扫描有强化。肿瘤进一步发展则肿块增大，侵犯对侧声带、甲状软骨、环状软骨，并可向外累及喉旁间隙，发生颈部淋巴结转移。晚期，肿瘤常跨越声门区，向上侵犯声

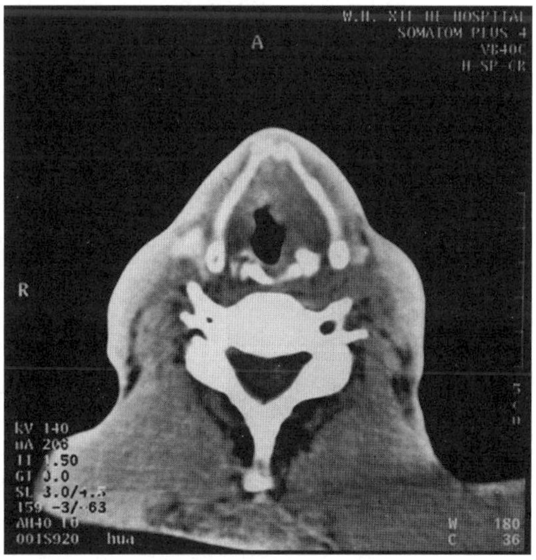

图 9-3-19　喉癌

显示左侧声带及声带前连合可见软组织肿块，边缘不规则，累及右侧声带前部

门上区，如喉室、室带和会厌；向下达声门下区累及气管壁（图 9-3-19）。

（三）声门下癌

即位于声带平面以下，环状软骨下缘以上部位的癌肿，较少见。

第五节　颅底 CT 诊断

一、颅底正常 CT 表现

轴位图像上颅中窝底前界为眶上裂、蝶骨大翼、蝶骨嵴，后界为颞骨岩部、枕骨大孔前缘，中央由蝶骨体和枕骨斜坡构成，蝶骨体含蝶窦，颅面有蝶鞍、垂体和海绵窦。侧颅窝骨质主要由颞骨组成。颅底有 3 对孔，分别为圆孔、卵圆孔、棘孔。岩骨内可见颈动脉穿过（图 9-3-20）。颅中窝底 CT 冠状位图像可显示眶上裂、圆孔、翼腭窝、后鼻孔、鼻咽顶壁和蝶鞍。鞍内的垂体和鞍旁的海绵窦、颈内动脉及分支需增强后才能清楚显示。

二、颅底常见疾病的 CT 诊断

（一）骨纤维异样增生症

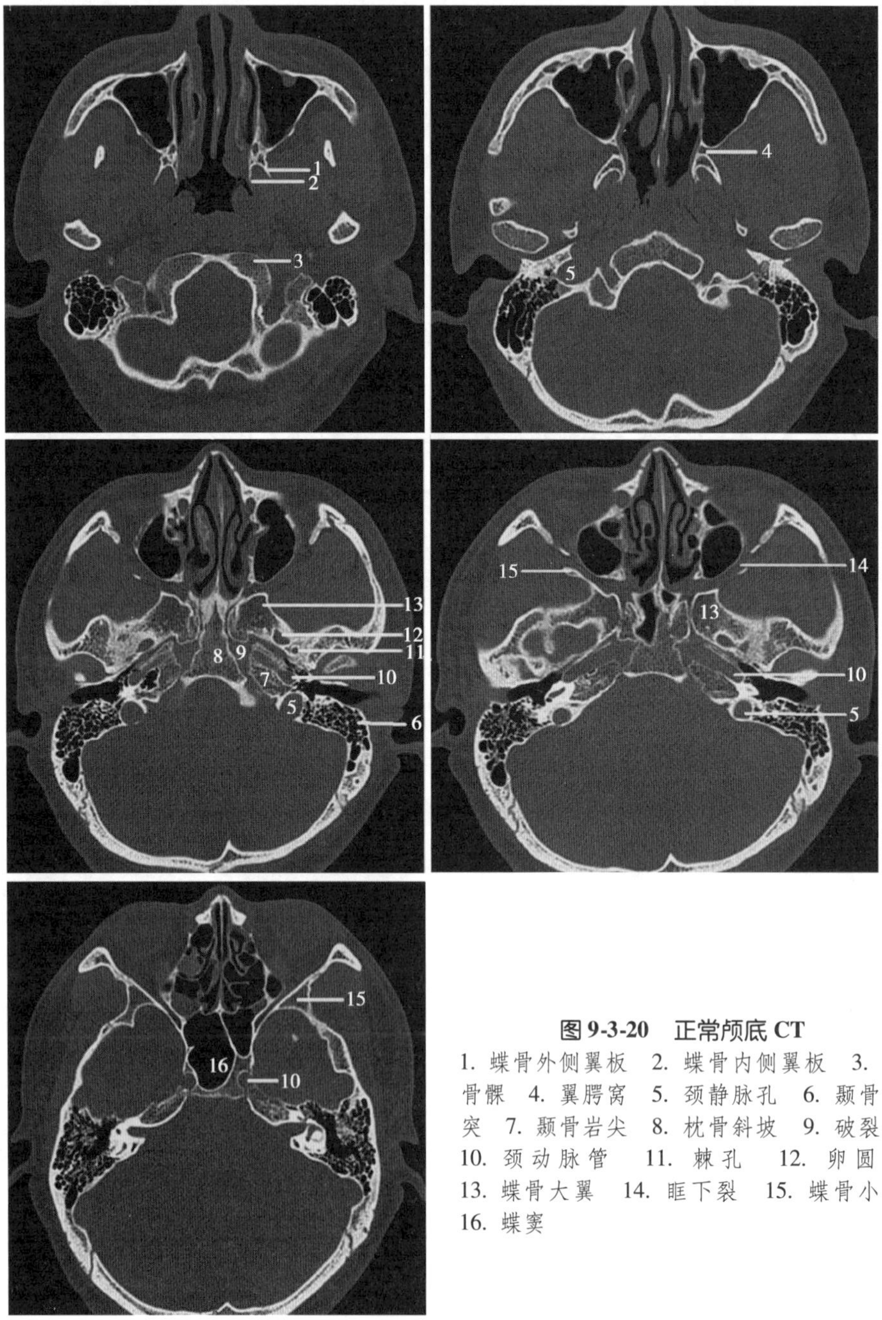

图 9-3-20　正常颅底 CT

1. 蝶骨外侧翼板　2. 蝶骨内侧翼板　3. 枕骨髁　4. 翼腭窝　5. 颈静脉孔　6. 颞骨乳突　7. 颞骨岩尖　8. 枕骨斜坡　9. 破裂孔　10. 颈动脉管　11. 棘孔　12. 卵圆孔　13. 蝶骨大翼　14. 眶下裂　15. 蝶骨小翼　16. 蝶窦

好发于上、下颌骨，也可见于颧骨、额骨、蝶窦及筛窦迷路。

CT 表现：①骨质膨胀变形，骨密度呈磨玻璃样改变，无骨质破坏，邻近组织为推移改变（图 9-3-21）；②可为单骨或多骨型，多骨型常伴同侧肢体病变。多骨型骨纤维异样增生症与皮肤色素沉着、性早熟并存，又称 Albright 综合征。

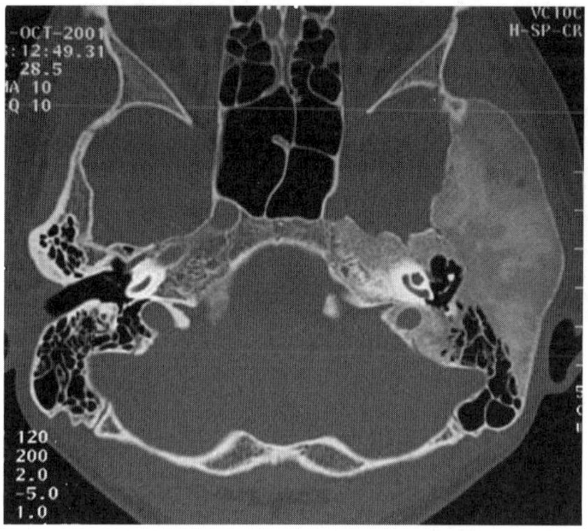

图 9-3-21　颅底骨纤维异常增殖症
显示左侧颞骨鳞部、乳突及岩部膨大、密度增高呈毛玻璃样改变

（二）颅底肿瘤

可参见本章相关内容。

第六节　气管、食管 CT 诊断

一、气管、食管正常 CT 表现

气管正常影像标志：气管起自第 6 颈椎，于第 5、6 胸椎处分成左、右主支气管。气管横断面呈圆形、椭圆形。其前外方为头颈部血管、上腔静脉、升主动脉、肺动脉等，后方为食管、椎体（图 9-3-22）。

食管的全长大部被脂肪所包绕，易与邻近结构区别。咽下造影剂后的食管扫描，造影剂可以投布于食管黏膜上，能衬托出食管腔的轮廓。正常影像标志：食管起于第 6 颈椎，位于气管后方稍偏左，气管分叉以下位于左心房后方。在左心房下方，食管移向左侧，在降主动脉前，与胃贲门相接。

二、气管、食管常见疾病的 CT 诊断

（一）气管常见疾病

1. 气管外伤　常发生于胸部穿透伤或前壁的闭合伤，多发生在气管下端。临床表现为胸痛、呼吸困难、咯血、纵隔及皮下气肿。轻者 CT 无明显表现。在 CT 平扫图像上纵隔气肿及皮下气肿表现为沿纵隔及皮下区域条带状的低密度影，气胸和血气胸表现为胸膜腔内低密度气体影、略高于水的血性液体影，并见液平面，肺组织不同程度受压。严重者可见气管支气管中断、闭塞、移位、成角畸形等。裂伤愈合后可产生气管狭窄、阻塞和肺不张。成人常伴胸骨及肋骨骨折。

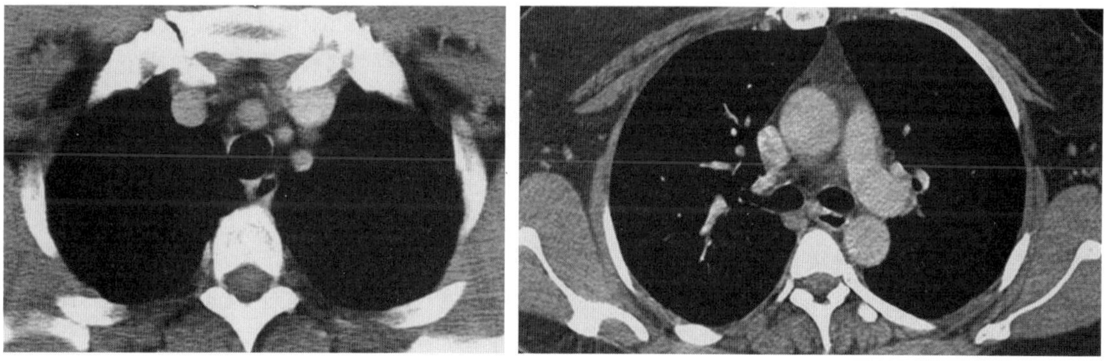

(1)　(2)

图 9-3-22　气管食管正常解剖（轴位）
（1）主动面弓顶平面，气管断面呈圆形，前方见主动脉弓的分支，后方扁管状影为食管
（2）气管分叉平面，显示左右主支气管，左主支气管后方为食管

2. 气管异物　多发生在 5 岁以下儿童，高密度异物普通 X 线即可确诊；等、低密度异物常规 X 线难以发现，CT 尤其是螺旋 CT 密度分辨率高，以及 MPR、容积再现和仿真内镜技术，不仅能直接显示异物大小、形状及所处位置，而且对肺组织因气道阻塞所致的密度差敏感，可清晰显示阻塞性肺气肿、肺不张、感染等继发改变（图 9-3-23）。

3. 气管肿瘤

（1）良性气管肿瘤：气管肿瘤较少见，良性肿瘤更

少见。可有乳头状瘤、错构瘤、血管瘤、纤维瘤等，多位于气管黏膜表面，向管腔内生长。CT 平扫呈结节状或息肉状，边缘光整，大小约 1～3cm，与气管壁成锐角或有蒂相连。依组织成分不同，密度有所差异。血管瘤可有明显强化，其他良性肿瘤增强扫描无明显强化，确诊依赖于组织活检。

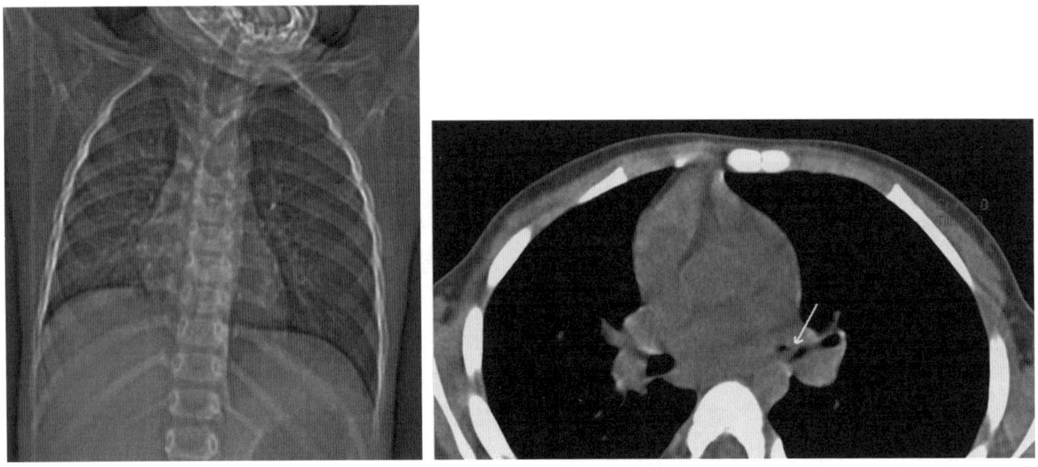

(1) (2)

图 9-3-23 左主支气管内异物（橡皮头）

(1)(CT 定位像）显示左侧肺气肿，纵隔轻度右移。异物为橡皮头，密度低，未能显示

(2)(轴位 CT 平扫）显示左主支气管腔狭窄，其内见等密度影（箭头所示）

（2）恶性气管肿瘤：原发恶性肿瘤多位于气管下 1/3 处，常累及气管隆嵴或主支气管。以鳞癌多见，此外还有腺癌，小细胞未分化癌，肉瘤，淋巴瘤，腺样囊腺癌，类癌，黏液表皮癌，支气管肿瘤等。CT 表现：①气管腔内菜花状或息肉状广基底的软组织肿块；②肿瘤沿管壁浸润生长，管壁不规则增厚，管腔呈环形或偏心状狭窄；③累及主支气管者，常见阻塞性肺不张或肺炎；④纵隔淋巴结肿大。

气管转移性病变：来自甲状腺、食管、喉及肺部癌肿的直接浸润，极少数见于其他脏器肿瘤的远处转移。CT 表现为管壁增厚或管腔内肿块。

（二）食管常见疾病

1. 食管异物　CT 一般用来观察异物引起食管损伤或穿孔情况。食管壁损伤时，可见局部肿胀增厚，管腔可变窄。食管穿孔时，CT 显示纵隔局部或弥漫性增宽，边缘模糊，食管脂肪层消失；形成纵隔炎或脓肿时，肿块内可出现气泡或空气影，增强扫描可有强化。如在纵隔内出现密度较高的均匀血肿影，往往提示食管穿孔、出血。

2. 食管肿瘤

（1）食管平滑肌瘤：常单发，肿瘤起源于肌层，生长较慢，呈膨胀性生长。CT 表现：①突入食管腔内、外的圆形或椭圆形软组织肿块，密度均匀，边缘清晰、锐利，可有钙化。②对侧食管壁柔软，食管周围脂肪间隙清晰；③增强扫描病灶有轻度均匀强化。

（2）食管癌：以鳞状细胞癌最多见，其次为腺癌。好发于食管中段，中、下段次之，颈段、上胸段少见。

早期食管癌 CT 难以发现，须依赖于食管造影和食管内镜检查。

中、晚期食管癌的 CT 表现：①管壁增厚，管腔狭窄或闭塞。厚度一般超过 5mm，梗阻以上食管扩张；②邻近纵隔脂肪层消失或代之以软组织影；③气管支气管受压推移或受侵犯；④推移或包绕、侵犯胸主动脉；⑤其他邻近结构受侵，如心包、肺静脉、纵隔、胸膜等，与肿瘤组织直接相连；⑥淋巴结转移，表现为食管旁淋巴结肿大，膈下淋巴结肿大；⑦增强扫描，肿瘤轻度强化，肿瘤与正常食管分界显示更清楚。

（韩萍　刘芳）

第四章

耳鼻咽喉头颈部 MRI 诊断

第一节　耳部 MRI 诊断

颞骨为骨性结构，主要由 CT 显示，因此本章节对中耳和乳突仅作简要介绍，着重叙述内耳、面神经、听神经和颈静脉孔结构的 MRI 表现。

一、耳部正常 MRI 表现

（一）中耳和乳突正常 MRI 表现

正常外耳道、中耳和乳突气房内充盈气体，与致密的骨质均缺乏氢质子，在 MRI 上均不显信号，故正常鼓室、听小骨、鼓窦和乳突气房多不能显示。乳突气化发育程度因人而异，双侧发育可不对称（图 9-4-1）。未气化的岩骨、乳突内含黄骨髓，可似脂肪一样在 T_1WI 上呈高信号，T_2WI 上信号稍减低，信号可不均匀。需与炎症、出血或新生物鉴别。亚急性出血及高蛋白渗出液在 T_1WI、T_2WI 均为高信号。但骨髓脂肪信号在脂肪抑制序列图像上信号明显降低，同时增强扫描未见强化，可作为鉴别诊断要点。

（二）内耳正常 MRI 表现

内耳由外包骨迷路和内含膜迷路组成，MRI 显示的是膜迷路部分。内耳膜迷路病变 MRI 检查包括：横断面或冠状面薄层常规 T_1WI、T_2WI，三维重 T_2WI 膜迷路成像，必要时进行增强 T_1WI 扫描。

正常内耳膜迷路因含大量液体成分，故在 T_1WI 为低信号，T_2WI 上为高信号，如膜迷路在 T_1WI 上显示高信号，可为亚急性出血或高蛋白液体，后者见于神经鞘瘤引起外淋巴蛋白升高。正常情况下，脑神经和迷路不

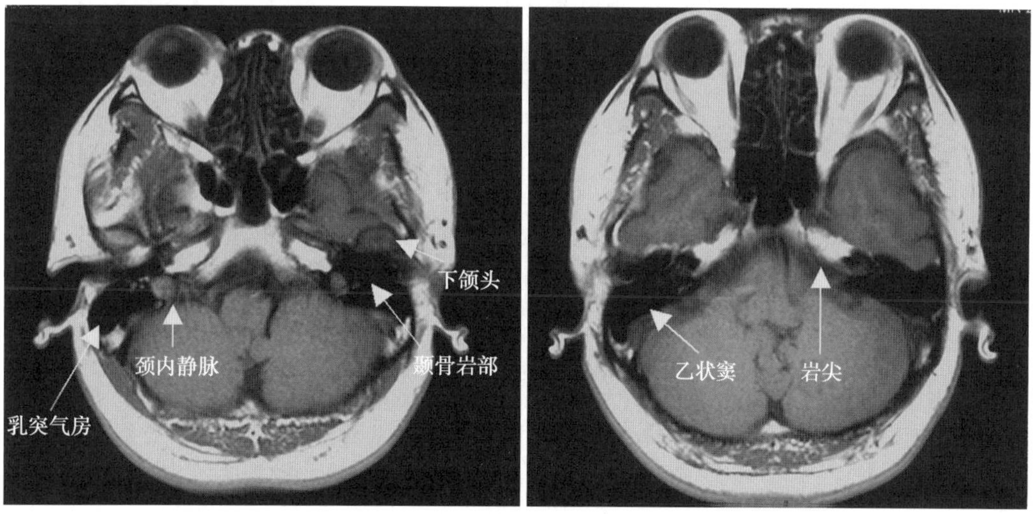

图 9-4-1　正常中耳乳突 MRI 表现

横断面 T_1WI 显示双侧中耳乳突

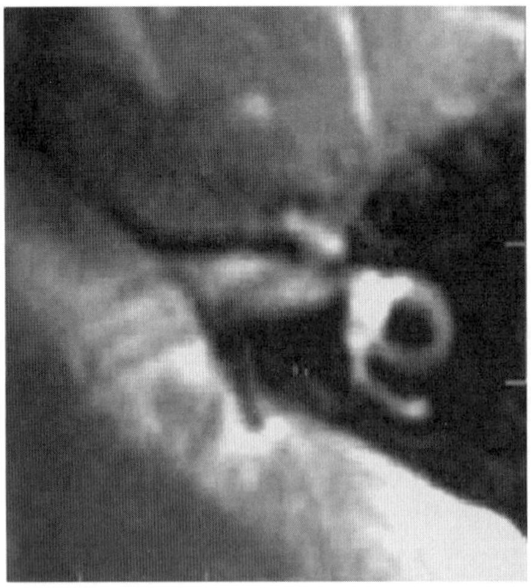

(1)

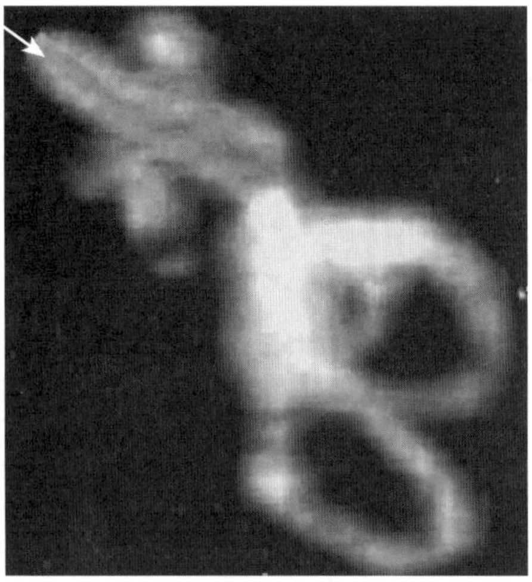

(2)

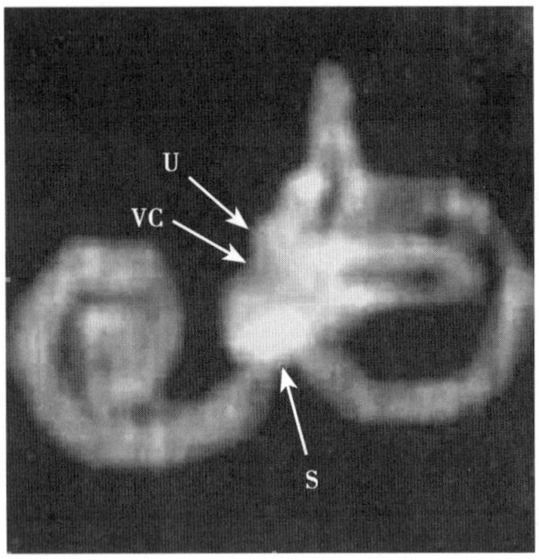

(3)

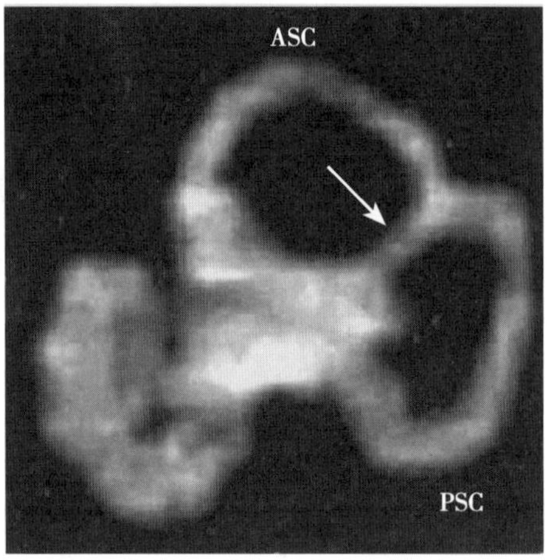

(4)

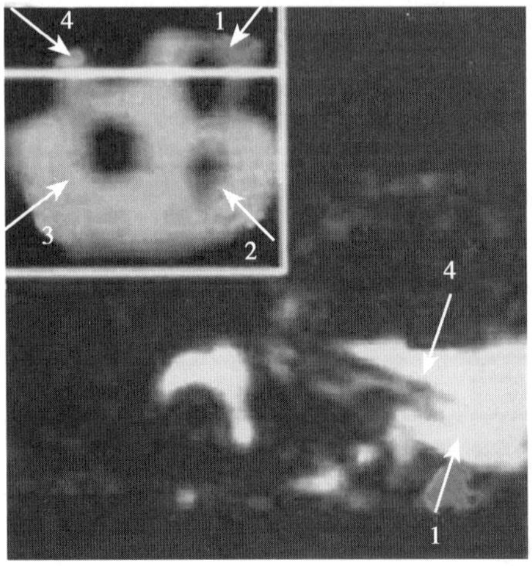

(5a)

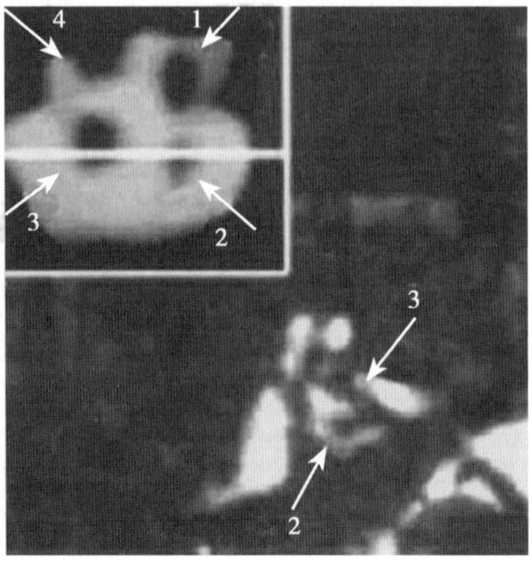

(5b)

图 9-4-2 内耳正常 MRI

(1) 常规 TSE T_2WI (TR 4000ms, TE 100ms): 外半规管全部显示, 上半规管部分显示, 后半规管几乎不显示 (2) 3D-重 T_2WI 左右轴 -165° MIP 图: 3 个半规管均较好显示, 箭头处为螺旋板 (3) 上下轴 -45° MIP 图示 U 椭圆囊, S 球囊, VC 前庭嵴 (4) 前后轴 -135° MIP 图, 箭头处为总骨脚, ASC 上半规管, PSC 后半规管 (5) 正常内耳道 4 根神经分支的显示上下轴 -45°左耳内耳道横截面 MIP 图, 1～4 分别为四根神经分支横截面, 白横线为薄平面重建位置示意 (5a 左右轴 0°面神经薄层面 MIP 图 5b 左右轴 0°蜗神经薄平面 MIP 图) 1 前庭上神经 2 前庭下神经 3 蜗神经 4 面神经强化，偶尔近端面神经可呈轻度强化。膜迷路强化多见于炎症、肿瘤和某些系统性疾病。常规扫描可因磁化敏感伪影而使内耳膜迷路某些结构的信号丢失，通过 MRI 水成像（采用长 TR 和特长 TE 的重 T_2 加权和薄层扫描及三维处理）可明显提高内耳膜迷路各种结构的显示率。但目前的 MRI 水成像技术尚不能区分内淋巴液与外淋巴液，也无法区分球囊和椭圆囊。

内耳道膜迷路 MRI 图像包括原始图像（或 MPR 重建图像）及 MIP 重建 3D 图像。观察时应该重视原始图像的作用，它可以成为 3D 显示的重要补充（图 9-4-2）。

二、耳部疾病的 MRI 诊断

（一）原发性中耳癌

原发性中耳癌于术前准确判定肿瘤的累及范围，特别对一些重要解剖结构如面神经骨管、颈动脉骨管、颈静脉球、乙状窦侵犯与否的正确判定，对于手术进程具有重要的指导意义。

高分辨率 CT 可以清楚显示肿瘤组织对颞骨、颈动脉骨管、颈静脉孔及乙状窦的侵犯及其程度。MRI 对肿瘤局限破坏显示不如 CT，其信号特点并没有确定诊断的价值，但 MRI 增强扫描可以在肿瘤组织与炎性病变之间形成明显对比，从而把两者准确区分开来，对于确定肿瘤组织的实际侵犯范围较 CT 更有优势。同时 MRI 具有优良的软组织分辨率，并可以任意角度成像，显示肿瘤对硬脑膜、颅外软组织（包括腮腺）、脑组织的侵犯优于 CT（图 9-4-3）。

（二）内耳迷路病变

1. 先天性内耳畸形　MRI 水成像技术可以清晰地显示内耳膜迷路的耳蜗、前庭以及与之相连的上、外、后

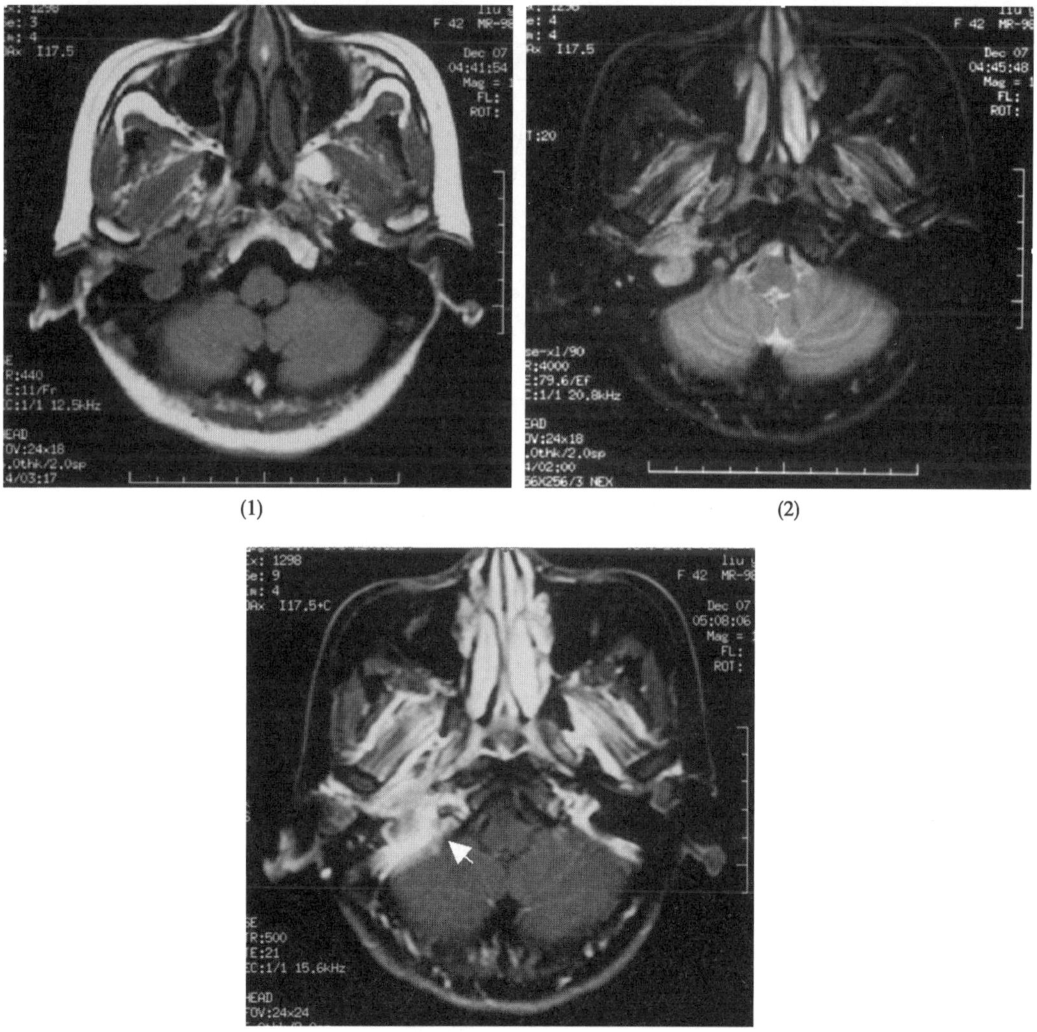

(1)　(2)　(3)

图 9-4-3　右侧中耳癌

（1）（2）为横断位 T_1WI、T_2WI，示右侧颞骨低信号区域内见不规则形状稍长 T_1、稍长 T_2 软组织信号影　（3）为增强 T_1WI 示病灶中度强化，范围波及邻近血管（↑）

3个半规管。内耳不发育或发育不良在MRI图像中表现为影像缺失，这就为发现及诊断先天性内耳畸形提供了最有力的证据。MRI能满意显示内耳先天异常，了解内耳发育及发育不良的程度和部位，如Michel畸形、Mondini畸形、耳蜗发育不全性聋和蜗管球囊发育不全性聋等（图9-4-4）。

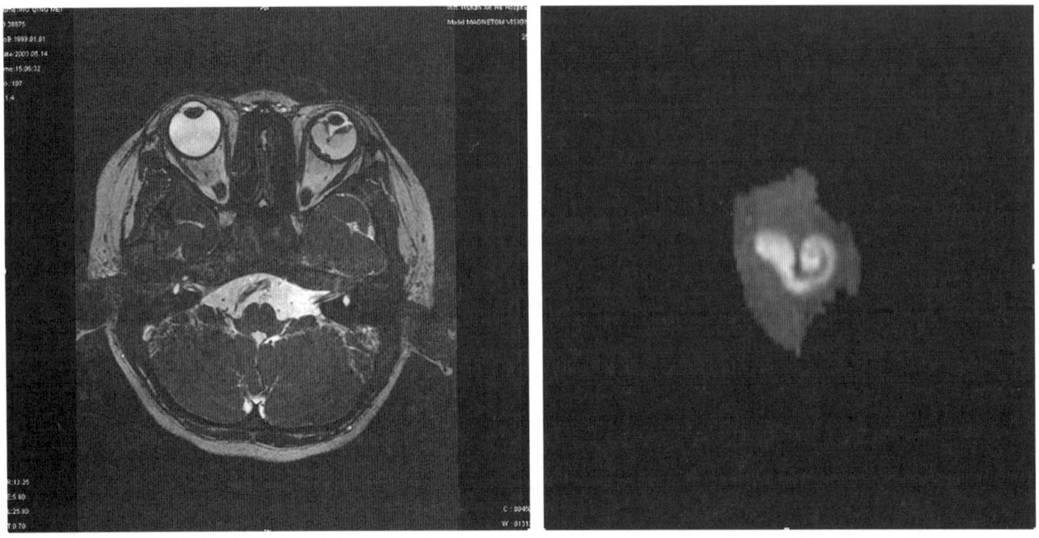

(1)　　(2)

图9-4-4　半规管融合畸形

（1）薄层重 T_2WI原始横断位图像　（2）MIP图像

2. 大前庭水管综合征　表现为内淋巴管和内淋巴囊的扩大。在MRI的 T_2WI上内淋巴管位于颅后窝的乙状窦前方，内淋巴囊为位于内耳道后方硬脑膜外的高信号结构。约25%的正常内耳MRI上无法观察或测量正常内淋巴管和内淋巴囊，推测是因为内淋巴管和囊内液体腔隙太小以及磁化敏感伪影的影响。在可测量的内耳中，内淋巴管中点的宽度在0.1～1.4mm范围内。MRI诊断内淋巴囊扩大的标准为内淋巴囊骨内部分中点的最大宽度大于1.5mm。

（三）听神经瘤

听神经瘤是桥小脑角区最常见的肿瘤，占CPA区肿瘤的85%。MRI是发现和鉴别听神经瘤敏感而特异的方法。近年来有学者认为磁共振成像对听神经瘤诊断正确率为100%，可作为诊断听神经瘤的金标准。MRI表现为肿块以内耳道为中心生长，常囊变、坏死、出血、钙化及伴内耳道开口扩大。肿瘤于 T_1WI上呈等或稍低信号，T_2WI上呈高信号。囊变、坏死区域 T_1 信号更低，T_2 信号更高；陈旧出血、钙化 T_1、T_2 均为低信号。增强扫描呈明显强化，延迟仍然强化，如有囊变、坏死、出血则强化不均。

内耳道内微小听神经瘤表现为 T_1WI上在低信号脑脊液的衬托下出现管内软组织影（图9-4-5（1）），T_2WI上肿瘤信号有所增高，但仍可在管内高信号脑脊液对比下显示充盈缺损（图9-4-5（2）），增强扫描呈球状、小结节状、线段状或不规则强化（图9-4-5（3））。若肿瘤直径在4mm以内，第Ⅶ、Ⅷ对脑神经束无论在 T_1WI还是在 T_2WI均无明显增粗和信号异常，只有在增强后显示点状强化，才能确定诊断。因此建议将增强MRI的检查列为微小听神经瘤的常规MRI检查方法。

（四）MRI在人工耳蜗植入术中的应用

人工耳蜗植入是目前公认的治疗感音神经性聋的有效方法。人工耳蜗植入术前必须对患者的内耳结构有精确的了解。影像学有助于术前患者的筛选，可以避免手术适应证的错误选择。同时，可帮助医师预测手术可能遇到的困难及并发症，还可以发现内耳道狭窄、耳蜗发

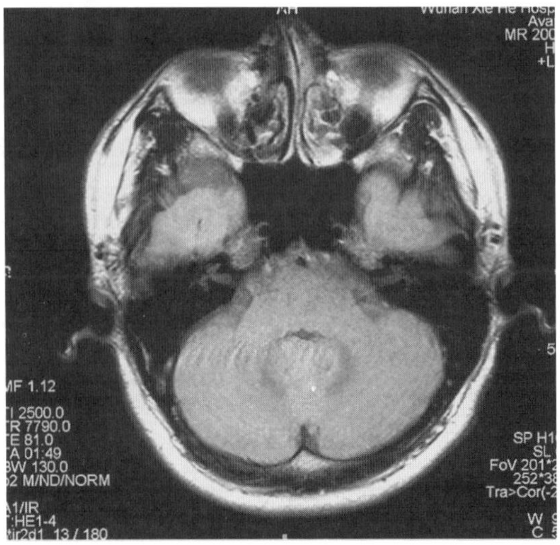

(1)

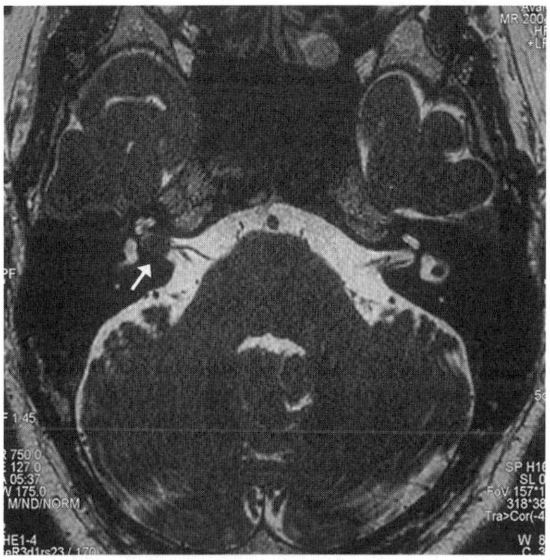

(2)

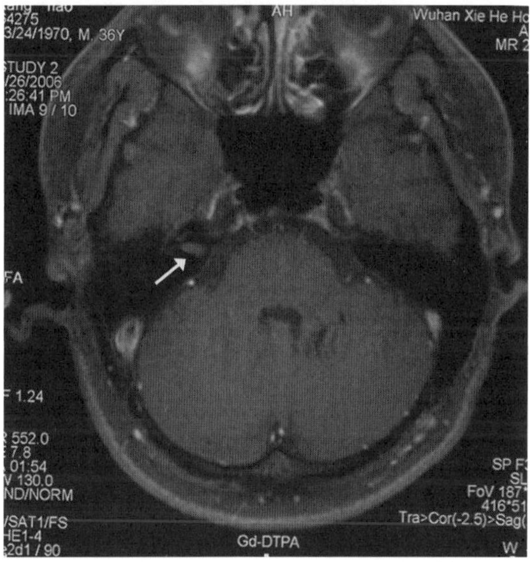

(3)

图 9-4-5　微小听神经瘤

（1）水抑制 T_2WI：脑脊液低信号背景下，示右侧内耳道管内结构轻度增粗，呈稍高信号　（2）T_2WI：右侧内耳道脑脊液高信号内见充盈缺损（↑）（3）增强 T_1WI：示肿瘤呈均匀强化，边界清

育严重畸形等人工耳蜗植入的禁忌证。

（五）颈静脉球瘤

颈静脉球瘤是发生在颅底颈静脉孔内及其附近的肿瘤，亦可见于中耳的鼓室处。其多发生于颈静脉球外膜的球样小体，故亦被称为颈静脉体瘤。

颈静脉球瘤的 MRI 表现：T_1WI 和 T_2WI 均表现等信号影，其内信号不均，由于血供丰富，增强后病灶呈现明显强化。其内部血管由于血流的改变在 T_1WI 和 T_2WI 上呈点、线状低信号影，即“椒盐征”，该征象被认为是颈静脉球瘤的特征性表现。MRA 动脉成像更可直接显示病灶与相邻动脉关系，以及侧支循环情况，并通过颅底血管环及瘤内丰富血管网的显示，可协助判断外科手术的可行性。MRA 静脉成像通过流动相关技术帮助判断病灶与乙状窦、岩下窦的关系以及静脉窦的血流状况，可显示颈静脉阻塞等征象。凭借较高的软组织分辨力，MRI 检查可发现脑神经等精细结构的损害。因此，与 CT 相比 MRI 在软组织、血管等结构的显示方面，具有较大的优势（图 9-4-6）。

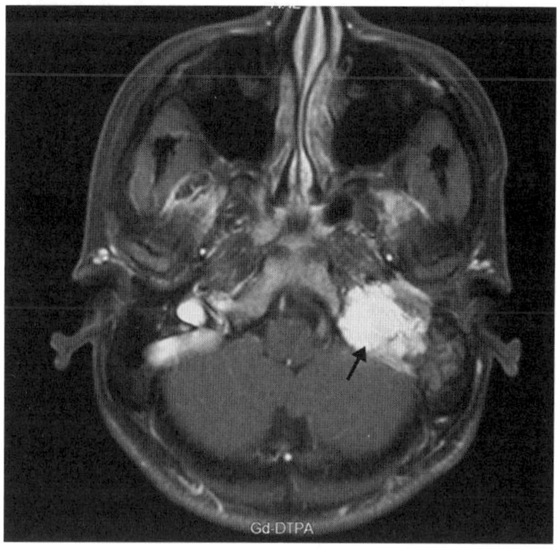

图 9-4-6　颈静脉球瘤（↑）

第二节　鼻与鼻窦疾病 MRI 诊断

一、鼻腔与鼻窦正常 MRI 表现

鼻腔由鼻中隔分为两半，鼻中隔大部分为骨板，前下部为软骨，表面覆以黏膜。鼻中隔上段为筛骨垂直板，其内含髓质，呈类似脂肪的高信号，其余鼻中隔的骨板及软骨均呈低信号，借助表面的黏膜信号以衬托显示。鼻腔外侧壁附着有鼻甲，其内层软骨呈中等较低信号，表面附着黏膜层较厚。黏膜在 T_1WI 上呈中等信号，T_2WI 上呈高信号。

鼻腔上部于筛骨垂直板两侧裂隙通称为嗅裂，嗅神经末梢分布于上鼻甲上面至筛骨顶板，嗅神经纤维束通过筛板进入嗅球。嗅球位于额叶直回脑底下的嗅沟内，有时可为 MRI 显示，在冠状位呈扁平状，宽为 3 ~ 7mm，厚为 2mm，矢状位呈带状软组织，与脑信号相仿。

鼻腔底为硬腭，其骨内髓质呈高信号，外层有低信号皮质骨，表面附着中等信号的黏膜。

鼻窦分为上颌窦、额窦、筛窦和蝶窦。各组鼻窦的形态、大小因个体发育不同，表现也不一样。正常时鼻窦内充满气体，缺乏活动的氢质子，故在 T_1WI 和 T_2WI 上表现为极低信号区，窦腔壁被覆的黏膜很薄，在各种序列中，包括 T_1WI 和 T_2WI，鼻腔和鼻窦黏膜一般呈中等信号，有时在 T_2WI 上也可呈纤细环状高信号影（图 9-4-7）。

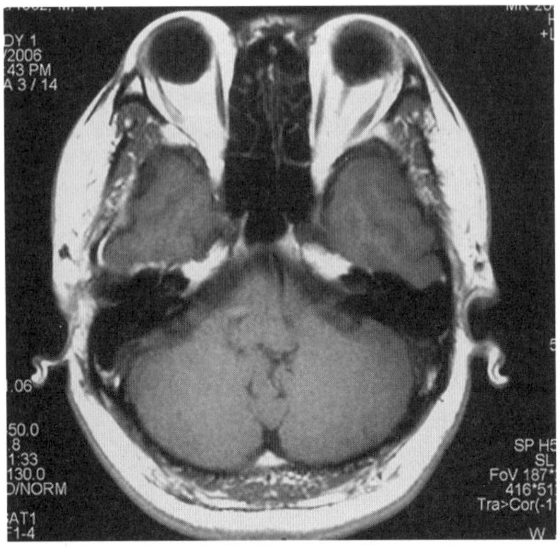

图 9-4-7　正常鼻腔及鼻窦

二、鼻与鼻窦疾病 MRI 诊断

鼻与鼻窦位置表浅，该部位疾病易于通过临床检查而确诊，同时 CT 检查对发现疾病的侵犯程度、有无骨质破坏等有帮助，故临床上较少使用 MRI 检查。但 MRI 虽然不能显示钙化和骨质细微改变，却能较清楚区分炎症与肿瘤的边界和范围，能较好鉴别肿瘤复发与治疗后纤维化等改变，故 MRI 常作为鼻腔、鼻窦检查的重要辅助方法。

（一）鼻窦炎

MRI 上鼻窦炎一般表现为：

1. 黏膜增厚　一般认为黏膜厚度应达到 2mm 以上，这是鼻窦炎的基本病理表现。单侧鼻甲肿胀，筛窦黏膜增厚 1～2mm，应视为正常鼻周期的一过性充血肿胀，而非炎症。3 岁以下幼儿鼻窦黏膜丰富，除非有临床表现，否则不应认为是炎症。同时急、慢性鼻窦炎都有黏膜增厚，CT 和平片上窦壁骨质增厚才是慢性鼻窦炎的可靠征象。故 MRI 一般不用于慢性鼻窦炎检查（图 9-4-8）。

2. 分泌物潴留　表现为窦腔气体被渗出液所替代。大多为浆液性分泌物，95% 为水分，在 T_1WI 上呈低信号，T_2WI 上呈高信号。当蛋白成分增多时，T_1WI 上信号可增高（图 9-4-9）。

3. 黏膜囊肿　有时可为鼻窦炎仅有的影像征象。可分为分泌性囊肿（黏液潴留囊肿）和非分泌性囊肿（黏膜下囊肿）。黏液潴留囊肿一般较小，呈结节状，不充满窦腔，在 T_1WI 和 T_2WI 上均显示中度至明显的高信号病灶；黏膜下囊肿多含浆液，位于窦底，呈半球形，大者可充满窦腔，在 T_1WI 为低信号，在 T_2WI 为高信号。鼻窦黏液囊肿常有骨质吸收性破坏，易与恶性肿瘤混淆，经 MRI 增强扫描后，囊肿周边的黏膜明显强化而中央无强化，环形强化带外还有一圈明显低信号为窦壁骨质，借此可以与恶性肿瘤相鉴别。

4. 息肉形成　见于慢性鼻窦炎。一般息肉在 T_1WI

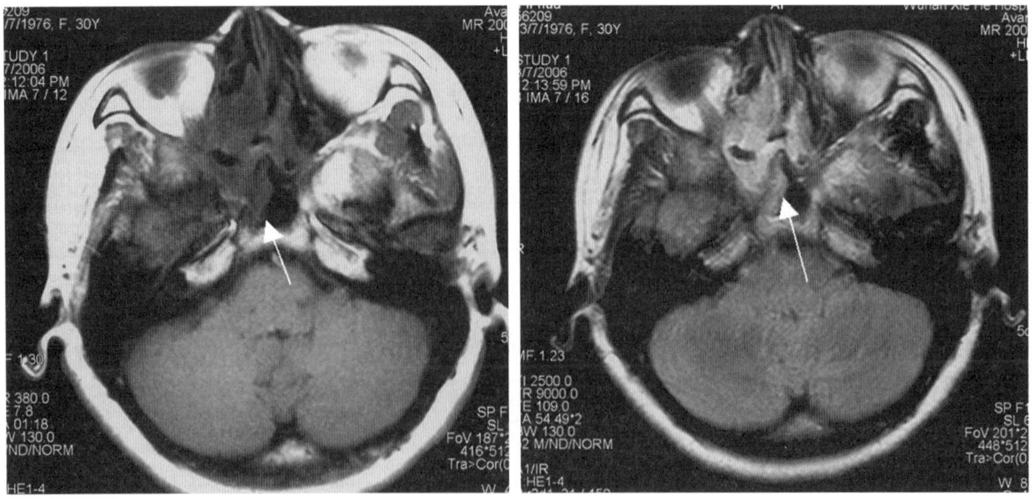

(1)　　(2)

图 9-4-8　蝶窦黏膜增厚

（1）（2）为横断位 T_1WI、T_2WI 示蝶窦黏膜增厚（箭头所示），T_1WI 上呈低信号，T_2WI 上呈高信号

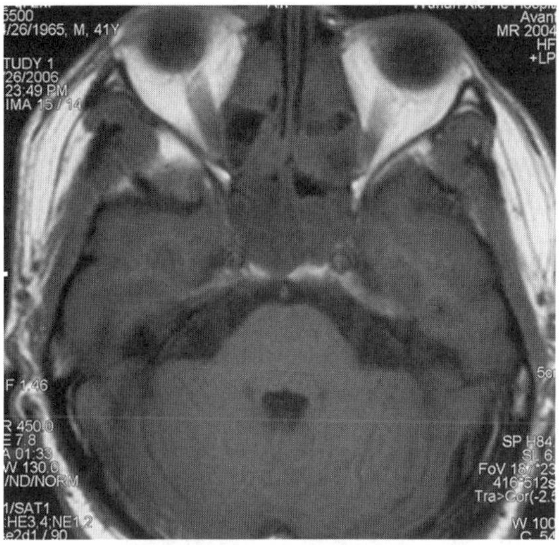

图 9-4-9　筛窦、蝶窦分泌物潴留

上呈中等信号，T_2WI 上呈高信号。有时与囊肿不易区分。因临床处理类同，影像学区分无重要意义。

5. 真菌感染引起非侵袭性病变　常表现为单个或单侧鼻窦慢性炎症，以上颌窦多见，少数可单独发生于蝶窦或伴后组筛窦炎症。真菌球或真菌结节表现为窦腔内有局限性软组织不规则增生，多无积液。真菌性肉芽肿多呈现外形不规则软组织团块，大多不充满窦腔，少数可缓慢充满窦腔。一般都伴有窦腔骨壁硬化增厚，少数可有窦口附近骨质破坏。病变在 T_1WI 上为等或低信号，T_2WI 上信号明显较低或呈不均质状。造影剂增强检查病变仅轻度强化。

6. 侵袭性真菌病　都有鼻窦病变，骨质破坏或病变超出骨外，常向颞下窝、翼腭窝、眼眶内广泛扩展，可致眶裂增大，常侵犯海绵窦，甚至可沿神经血管侵入颅脑。病变软组织增生边缘不清，T_1WI 信号中等，T_2WI 信号低，可为造影剂不同程度增强。真菌性炎症病变因含有富磁性物质，T_2WI 信号较低，是与恶性病变鉴别要点（图 9-4-10）。

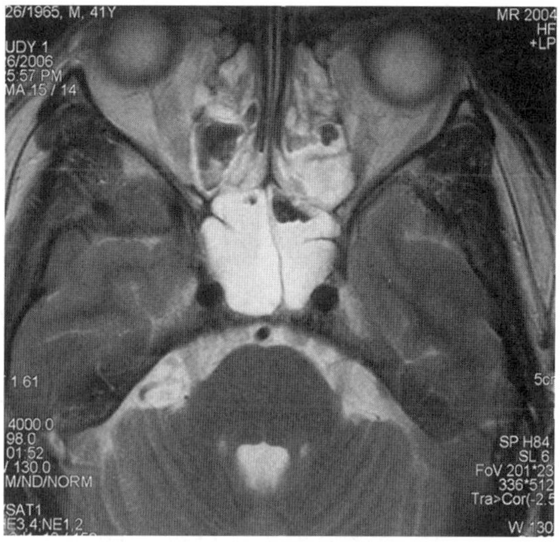

图 9-4-10　鼻窦囊肿，息肉

（二）鼻腔、鼻窦恶性肿瘤

鼻腔、鼻窦恶性肿瘤包括鳞癌、腺癌和嗅神经上皮瘤（嗅神经母细胞瘤）、黑色素瘤及淋巴瘤等。临床作定位和定性检查较易。MRI 检查对发现肿瘤的大小范围，及对周围组织的侵犯破坏有决定作用。但 MRI 对显示癌肿的骨质破坏情况不如 CT 清楚。同时，许多非肿

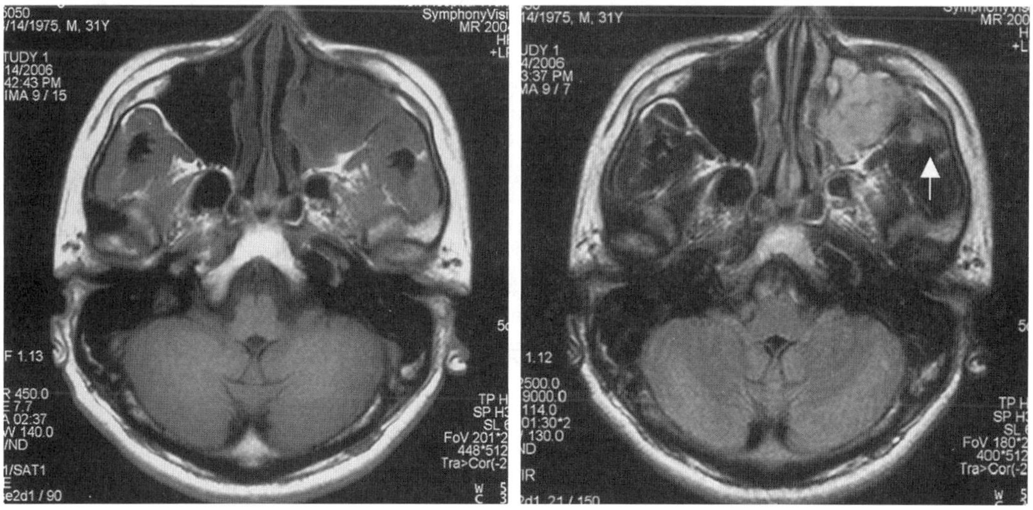

(1)　(2)

图 9-4-11　左侧上颌窦癌

（1）（2）为横断位 T_1WI、T_2WI，示左侧上颌窦内填满菜花样软组织团块影，T_1WI 上呈等、稍低混杂信号，T_2WI 上呈等、稍高混杂信号，窦壁欠完整，邻近嚼肌内见斑片状稍高信号影（箭头所示），提示肿瘤侵犯

瘤性实体性病变表现与肿瘤类似，这些病变包括毛霉菌病、Wegner 肉芽肿、多形性网状细胞增多症、侵袭性真菌性鼻窦炎和嗜血杆菌肉芽肿等，应结合临床、化验和病理，才能区别。

一般鼻腔及鼻窦肿瘤与炎症并存，两者的鉴别要点如下：①肿瘤组织在 T_1WI 上与炎症信号相等或稍高，差别不大，但在 T_2WI 上两者信号差别多较明显，肿瘤为中等信号，炎症组织或分泌物信号较高，两者比较肿瘤信号常较低，可较清楚显示肿瘤的边缘和确定肿瘤侵犯程度；②肿瘤成分不一，可有出血、坏死、囊性变、钙化或骨残留等，以致肿瘤内信号多不均匀。坏死或囊变区在 T_1WI 上信号可低可高，与病灶内含液体的蛋白质浓度有关，但在 T_2WI 上都为高信号。出血可因时间长短不一而有信号改变，一般在亚急性出血期 T_1WI 和 T_2WI 上都为高信号。钙化和骨残留在 T_1WI 和 T_2WI 上都为低信号；③应用增强扫描。少数肿瘤如囊性腺癌、黏液上皮癌等含水分较高，在 T_2WI 上也可为高信号，易与炎症混淆。但肿瘤组织都有不同程度的强化(图 9-4-11，图 9-4-12)。

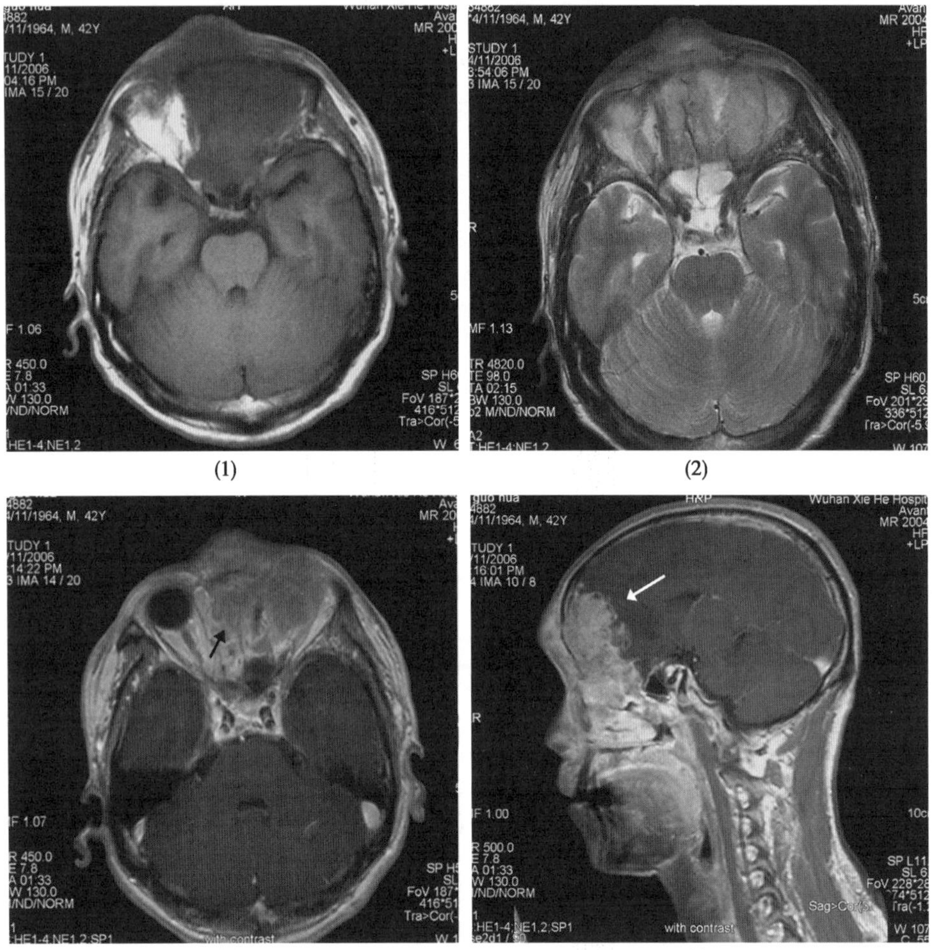

图 9-4-12　嗅神经母细胞瘤

(1)(2)横断位 T_1WI、T_2WI，示前颅窝底见广泛性异常信号影，以嗅区为中心，边界不清，侵及左侧眼眶，鼻、额部皮肤及皮下软组织。同时合并蝶窦炎症　(3)(4)横断位及矢状位增强 T_1WI，示病灶不均匀较明显强化，累及额叶(↑)

第三节　咽部 MRI 诊断

一、鼻咽部 MRI 诊断

(一) 鼻咽部正常 MRI 表现

鼻咽表层除被覆的黏膜外，还有腺样体、咽上缩肌、咽鼓管圆枕及咽鼓管咽肌等构成了咽部的表层结构。而深层鼻咽结构由颈筋膜分成下述间隙：咽周间隙、颈动脉间隙、嚼肌间隙、咽后间隙及椎前间隙。

1. 矢状位　矢状位 T_1WI 细致地显示了鼻咽部顶壁、后壁以及外侧壁的形态与厚度，是 MRI 检查鼻咽部的重要扫描方位之一(图 9-4-13)。鼻咽顶壁介于斜坡骨皮质线状低信号与由空气充填的无信号鼻咽腔之间，所以，顶壁黏膜被清晰显示，厚约 2 ~ 3mm，较正常的中脑水管稍宽，比肌肉信号稍高，在顶壁之下，由于咽缩肌的缘故，咽后壁厚度稍稍增加，约 3 ~ 4mm。不论顶壁还是咽后壁，弧度自然，线条连续柔和。成人腺样体已退化，顶壁呈平直状态或向斜坡方向微凹，若向鼻咽腔突出属异常。后外侧壁由黏膜与淋巴组织组成，附着在头长肌上。

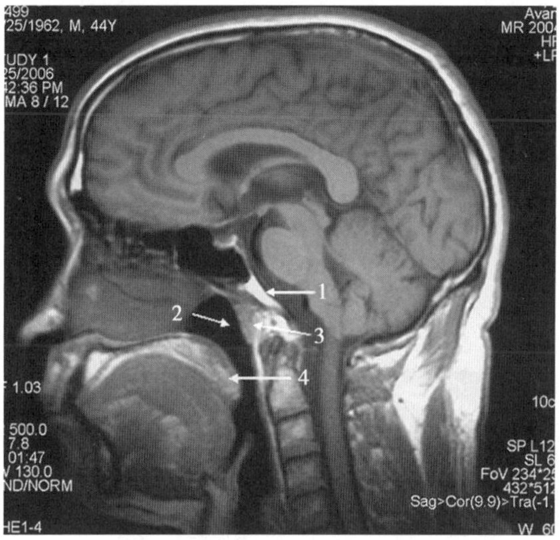

图 9-4-13　正常鼻咽矢状位 T_1WI

1 斜坡　2 鼻咽腔　3 鼻咽顶壁　4 软腭

2. 横轴位　横轴位 T_2WI 对于鼻咽部的黏膜、肌肉与脂肪的显示要比 T_1WI 好，其原因在于前者较后者提供了更理想的自然对比，所以横轴位 T_2WI 常与矢状位 T_1WI 一起成为鼻咽部常规检查的方法。如果扫描层厚定为 5mm，那么自上而下，可逐一显示鼻咽部上部、中部与下部（图 9-4-14）。

上部鼻咽腔左右对称，侧后壁向腔内突出的小隆起为咽鼓管圆枕，它是咽鼓管的软骨端，信号强度较高，覆盖其上的黏膜信号强度稍低。咽鼓管咽口在咽鼓管圆枕的前方，稍向侧后壁凹入，咽隐窝在咽鼓管圆枕的后方，稍向后壁内凹入。有时，充气不佳或有黏液附着使咽鼓管咽口或咽隐窝填平，勿误为病变所致。咽鼓管圆枕的后外侧为腭帆提肌，前外侧为腭帆张肌。在它们的侧方，由后内向前外，有翼外肌、额肌与咬肌，上述肌肉均呈低信号，其间有肌肉之间线条状脂肪相隔，后者信号强度较高，使肌肉勾画清楚。

中部鼻咽腔的前方为软腭，它具有较丰富的脂肪组织，呈较高信号，其周围为呈低信号的上颌骨牙槽突。中部鼻咽腔的外方为翼内肌，后方为头长肌，均呈较低信号。咽旁间隙位于腭帆张肌的外侧，其周围有脂肪组织相围（呈较高信号），边界明确。

下部鼻咽腔在中部层面之下 5mm 左右。软腭、腭帆张肌与腭帆提肌已汇合成单一的肌性结构，称为帕萨万特嵴（Passavant's ridge，注：此嵴系吞咽时咽上缩肌收缩引起的咽后壁隆起，故亦称 Passavant bar）。此嵴信号强度较低，与其前方的呈较高信号强度的软腭淋巴管、舌上部淋巴管以及其外侧的咽血管、咽旁间隙内侧壁内的脂肪形成鲜明对比。牙槽的外方为信号较低的颊肌。颈内动脉、静脉也被显示。

（二）鼻咽部疾病的 MRI 诊断

1. 炎症　鼻咽部表层和深层组织可因炎症，如扁桃体炎、齿龈炎、椎体和颅骨骨髓炎等引起蜂窝织炎或脓肿。因受累的部位和程度不同，可致咽周间隙、嚼肌间

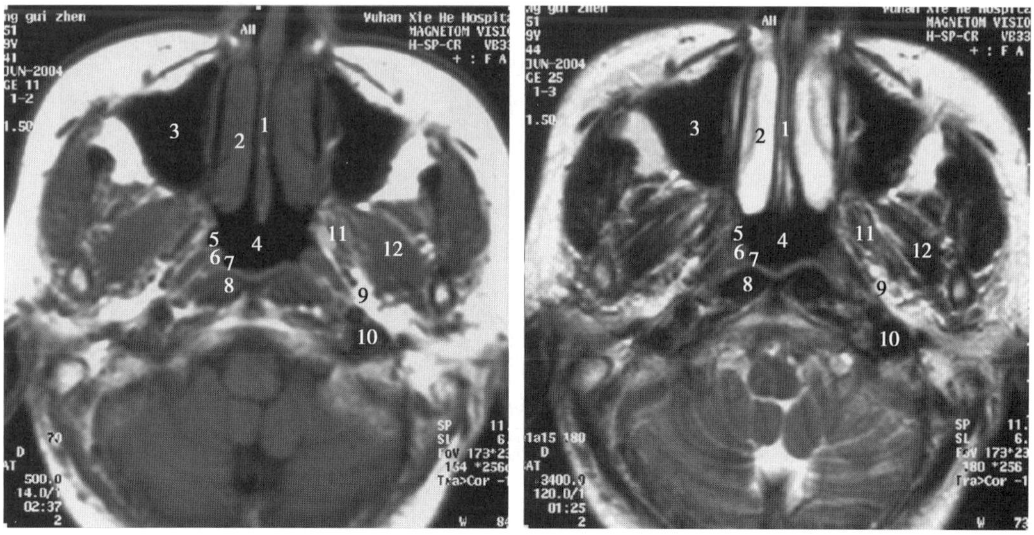

图 9-4-14　正常鼻咽横断位 T_1WI 和 T_2WI

1 鼻中隔　2 鼻甲　3 上颌窦　4 鼻咽腔　5 咽鼓管　6 咽鼓管圆枕　7 咽隐窝　8 头长肌　9 咽旁间隙　10 颈静脉　11 翼板　12 翼外肌

隙、咽后间隙和椎前间隙充血、水肿、炎症渗出等改变，引起 T_1 和 T_2 弛豫时间加长，故在 T_1WI 上增厚肿胀组织信号强度低，而在 T_2WI 上信号强度增高。病变区境界不规则，影像信号强度不甚均匀。

2. 腺样体肥大　腺样体位于鼻咽顶部及侧隐窝，在小儿属正常的生理改变，一般在 12 岁以后逐渐退化。MRI 表现为鼻咽顶后壁软组织弥漫性增厚，表面不平，往往伴有颈部淋巴结肿大，此属反应性增生。腺样体在 T_1WI 与肌肉信号相等，但 T_2WI 较肌肉组织高，有时在 T_2WI 中，腺样体内部具有更高的信号，系以前有过炎症、后来囊变的结果。正常腺样体只局限于鼻咽表层，一般对称性，不侵犯咽周间隙，可为造影剂显著增强。此点可与恶性肿瘤鉴别（图 9-4-15）。

3. 鼻咽血管纤维瘤　该肿瘤为鼻咽表层组织的良性、多血管结构、非浸润生长的肿瘤。多发生于鼻咽顶部，多见于青年男性。

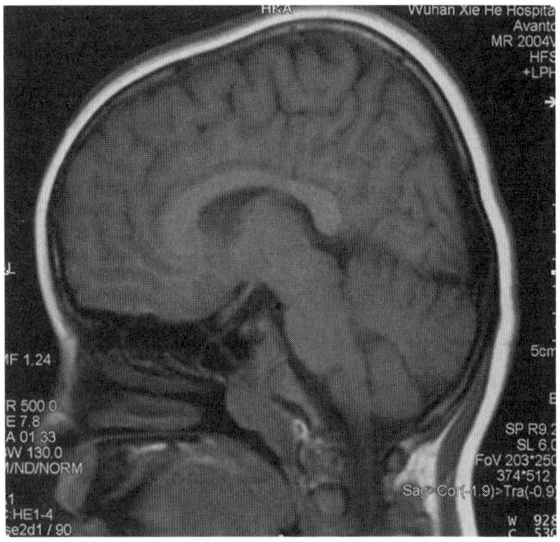

图 9-4-15　腺样体肥大

图为矢状位 T_1WI 示鼻咽顶壁软组织明显增厚，表面较光整

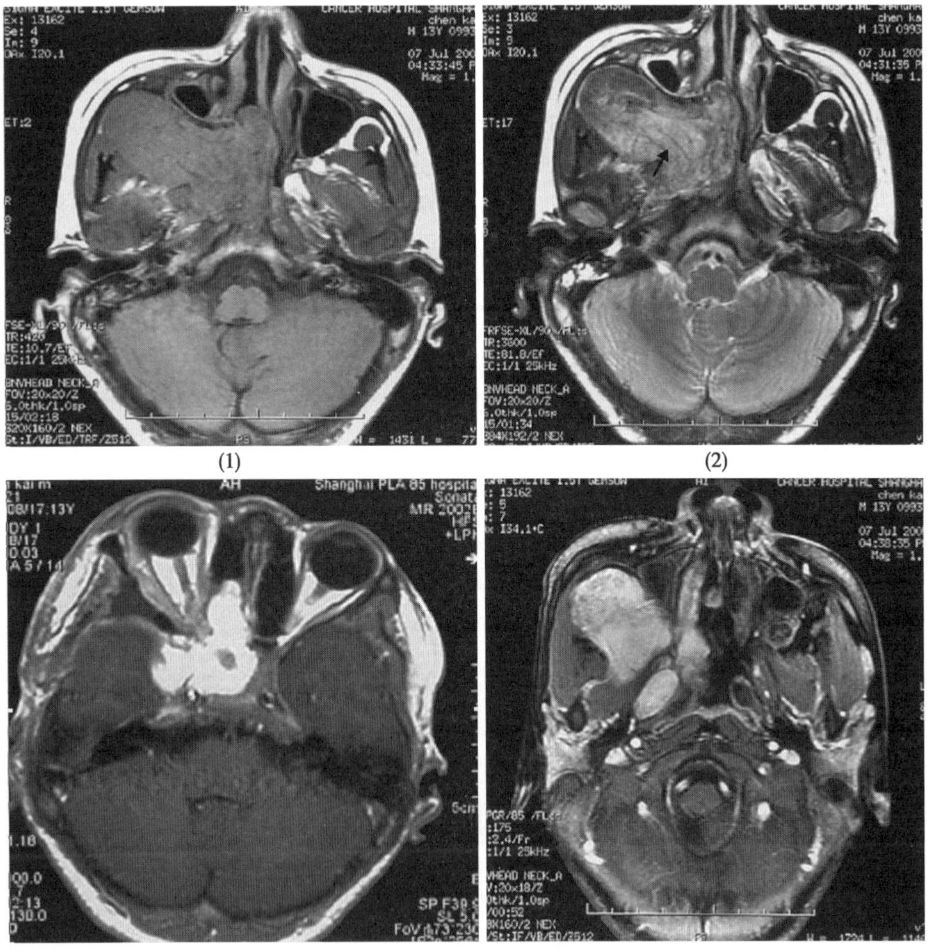

(1)　(2)　(3)　(4)

图 9-4-16　鼻咽血管纤维瘤

(1)(2) 横断位 T_1WI 和 T_2WI，示右侧鼻咽部见一巨大软组织团块影，T_1WI 以等信号为主，T_2WI 以稍高信号为主，均夹杂条状低信号影。病灶边界较清楚，向前进入鼻腔，并压迫上颌窦，向外进入翼腭窝　(3)(4) 增强 T_1WI，示病灶明显强化

MRI 检查见鼻咽顶部局限性、境界清晰肿块。肿瘤较大时可侵入鼻腔、眼眶、上颌窦、筛窦和蝶窦等，及通过翼腭窝与翼腭裂入下颌下窝、颊部、口腔等，可引起上述部位的骨质破坏。肿瘤在 T_1WI 上信号强度稍高于肌肉组织，而在 T_2WI 上其信号强度明显增高，因富有血管，肿瘤内可见管状或小环状血管流空征。Gd—DTPA 注射后肿瘤明显强化。肿瘤较大或供血动脉栓塞后可发生局部坏死囊变，可见影像增强不均匀，有未见增强的信号区域存在（图 9-4-16）。

4. 鼻咽癌　鼻咽癌占鼻咽部恶性肿瘤的 98% 以上，其中鳞癌占 80%，腺癌占 18%，余为唾液腺癌。上述各组织学类型的癌肿 MRI 信号相似，MRI 无法区分之。但是，MRI 与 CT 相比较，在以下几方面有其优势：①能较早地显示鼻咽癌；②能充分显示中、晚期鼻咽癌的范围，包括大小与浸润深度，对于淋巴结转移如咽后淋巴结肿大也容易显示；由于鼻咽癌原则上不作手术治疗而作放疗，因此，确定鼻咽癌的部位、大小、范围、浸润深度及有无淋巴结肿大对于肿瘤分期、放疗计划的拟订关系较大；③能较好地评判鼻咽癌放疗后情况；④假阳性少（图 9-4-17，图 9-4-18）。

二、口咽部疾病 MRI 诊断

（一）口咽部正常 MRI 表现

口咽部上接鼻咽、下连喉咽部。上界为软腭，两侧壁的前方为腭扁桃体和前、后腭弓，下达舌骨平面或会厌顶部，其中包括咽缩肌、扁桃体、舌与口底结构。在 MRI 上于横断面鼻咽至口咽交界处呈方形腔，前缘为软腭和悬雍垂，软腭内有疏松结缔组织，信号较高。口咽侧壁厚度多在 1cm 内，但可因扁桃体大小有差异，大多

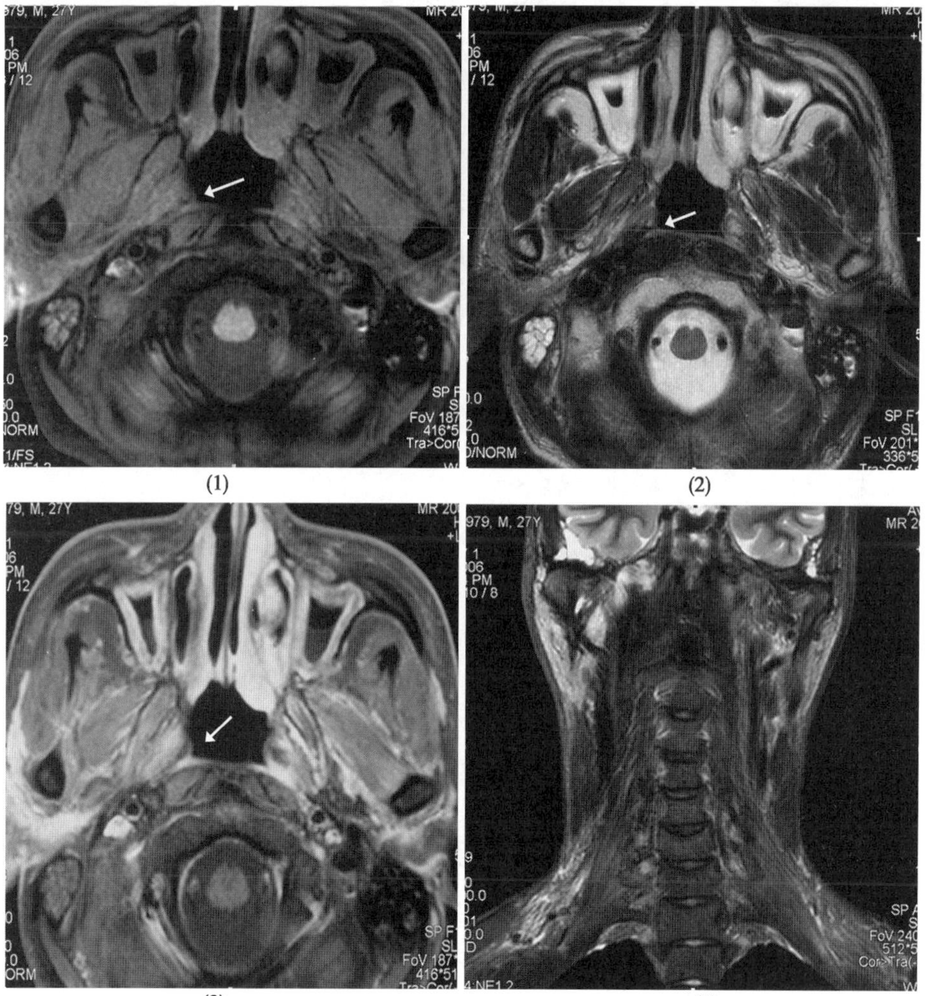

(1)　(2)　(3)　(4)

图 9-4-17　鼻咽癌（早期）

（1）横断位 T_1WI　（2）横断位 T_2WI 示右侧咽隐窝变浅，咽鼓管圆枕形态稍失常，信号不均匀　（3）横断位增强 T_1WI，示右侧咽鼓管圆枕与左侧比较，呈中度强化　（4）冠状位 T_2WI，示双侧颈部未见明显肿大淋巴结影

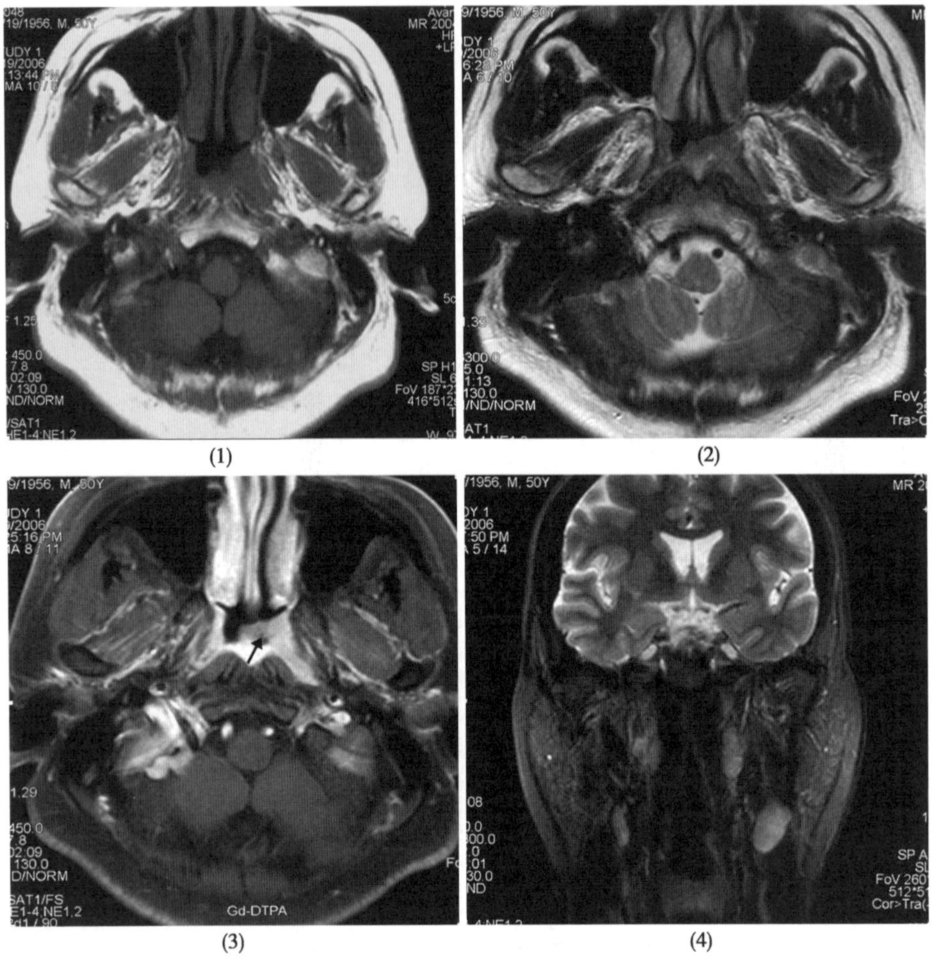

图 9-4-18 鼻咽癌

(1) 横断位 T_1WI (2) 横断位 T_2WI，示左侧鼻咽侧壁见软组织信号影，呈等 T_1、T_2 信号，左侧隐窝消失 (3) 横断位增强 T_1WI 示病灶轻中度强化，较黏膜强化程度低 (4) 冠状位 T_2WI 示左侧颈部淋巴结肿大

基本对称，腭扁桃体增大可向腔内隆起。正中矢状位上咽后壁厚度成人不超过4mm，儿童常较厚。咽后间隙一般不显示，双侧咽旁间隙对称，咽侧壁与舌根间有舌腭沟，其与下颌下腺相邻。

T_1WI 能清楚地显示口咽部的正常结构。轴位像对口咽扁桃体及咽侧壁的显示较好，并可发现病变向黏膜下扩散侵犯周围结构的征象；冠状位成像可显示咽侧壁、腭扁桃体窝、下颌下淋巴结及颈淋巴结状况。矢状位成像可较好地显示软腭、舌及舌根部状况。

（二）口咽部疾病 MRI 表现

1. 炎症　咽喉为上呼吸道炎症的好发部位，大多可由临床检查直接查见。影像学检查常用以了解炎症范围、程度和并发症。CT 和 MRI 可用以显示颈深部脓肿，以 CT 常用，但 MRI 显示慢性炎症较为清楚（图 9-4-19）。

2. 良性肿瘤　口咽部良性肿瘤较鼻咽部少见。较常见的良性肿瘤为乳头状瘤，其他如纤维瘤、脂肪瘤、血管瘤也有发现。少见肿瘤可为软骨瘤、囊腺瘤、骨瘤、神经纤维瘤、滑膜瘤、舌下囊肿等。

3. 恶性肿瘤　因口咽部具有丰富的淋巴组织，故淋巴瘤亦为好发。一般表现为大小不定的结节状或团块状病灶，T_1WI 上呈等信号，T_2WI 呈高信号，边缘较清，多发生在咽部淋巴环分布区域（由扁桃体、鼻咽、舌底、咽侧壁、软腭的淋巴结构成）。增强后可见轻度边缘强化，有人认为这是由淋巴结周边皮质的肿瘤组织或肉芽组织所致，中央则因肿瘤坏死而呈较低信号，具有一定特征。

三、喉咽部疾病的 MRI 诊断

（一）喉咽部正常 MRI 表现

喉咽为自会厌上缘（或舌骨）至环状软骨一段的咽

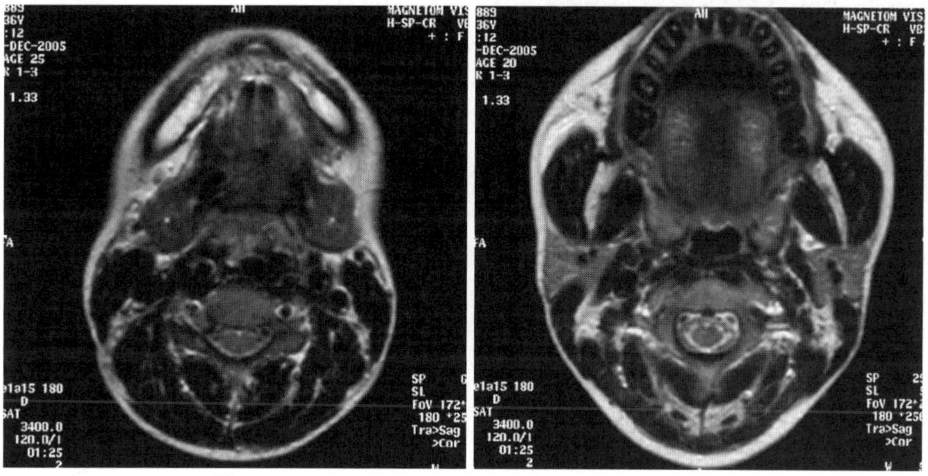

(1)　　(2)

图 9-4-19　双侧下颌下腺、腭扁桃体增大（横断位 T_2WI）

（1）双侧下颌下腺对称性增大　（2）双侧腭扁桃体对称性增大

腔，又称为下咽，其前开放为喉入口，其下在环状软骨后下方与食管相通。解剖上分为两侧梨状窝、环后区和咽后壁。梨状窝可由 MRI 横轴位和冠状位观察，居于喉的两侧，呈尖向下的窦状腔隙，可不对称。环后区与咽后壁以矢状位观察为好，环后区平时为闭合裂隙，仅在吞咽时开放管腔。

（二）喉咽部疾病 MRI 诊断

1. 良性肿瘤　良性肿瘤包括乳头状瘤、纤维瘤、肌瘤、血管瘤、淋巴管瘤、脂肪瘤、神经源性肿瘤、副神经节瘤及甲状舌管囊肿等。肿瘤通常生长比较大时出现症状。磁共振检查表现为界限分明的肿块，肿块在 T_1WI 上除脂肪瘤及血管瘤外，大都为与肌肉组织相近的信号强度，在 T_2WI 上病变信号强度增高。MRI 对这一系列肿瘤的定位、大小、数目及与邻近组织关系起重要作用。

2. 恶性肿瘤　喉咽部的恶性肿瘤少见，主要为鳞状细胞癌，腺癌和囊腺癌少见，有时见淋巴瘤、肉瘤等。下面按发生部位分述。

（1）梨状窝肿瘤：梨状窝肿瘤的性质和侵犯方式与生长部位有关。生长在窝顶部肿瘤多呈浸润性，而生长于壁处者多呈外生结节状。生长在窝顶部可侵犯假声带、会厌皱襞、喉室、会厌下间隙等。生长于壁处者向内侵犯杓会厌襞、杓状软骨、甲状软骨等，并易于引起淋巴结转移。

MRI 检查见梨状窝内肿瘤，其压迫或侵犯喉室、声带、会厌及杓会厌襞等。肿瘤在 T_1WI 上表现为信号强度稍高于周围肌肉组织，边缘境界不易确定；在 T_2WI 上肿瘤组织的信号强度增高明显，且边缘境界易于确定，则易于观察周围组织受累程度。生长在前壁和内壁的肿瘤易侵犯咽周间隙和喉室，使声带固定。

（2）喉咽侧后壁肿瘤：此区肿瘤可以呈现为外生、浸润和溃疡性生长，易于通过黏膜层或黏膜下层向周围扩展，外科切除或放射治疗后常复发，并易于转移到淋巴结和肺等。

MRI 检查见喉咽部侧后壁组织肿块，其向前可压迫甲状软骨等。在 T_1WI 像上肿瘤与咽侧后壁正常组织信号强度相近，边缘境界较难确定；在 T_2WI 上肿瘤信号强度增高，界限易于确定。

（3）环状软骨后区肿瘤：该区原发肿瘤多于环后区前后壁间隙发生，较少见，易于早期转移，多侵犯咽后组织及淋巴结。大多数肿瘤为起源于梨状窝、会厌皱襞、颈段食管的肿瘤继发侵犯所致。

MRI 检查见环后区肿瘤，多压迫环状软骨。在 T_1WI 上，肿瘤组织信号强度不高，与正常环后组织信号强度区别不大；在 T_2WI 上，肿瘤的信号强度增高（图 9-4-20）。

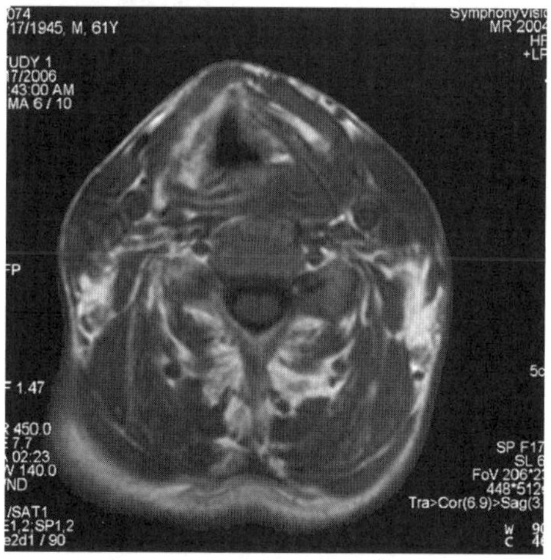

(1)

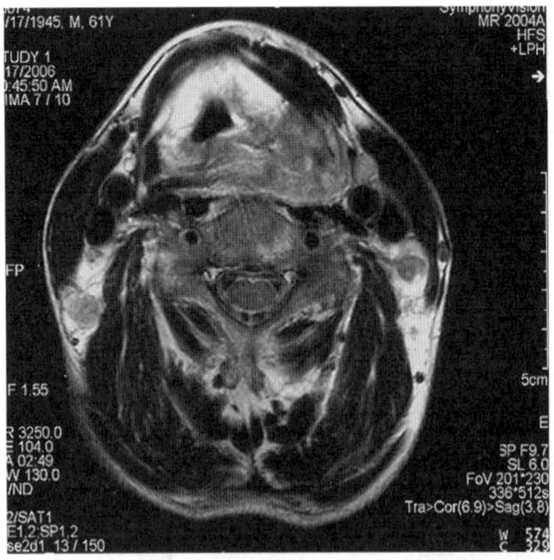

(2)

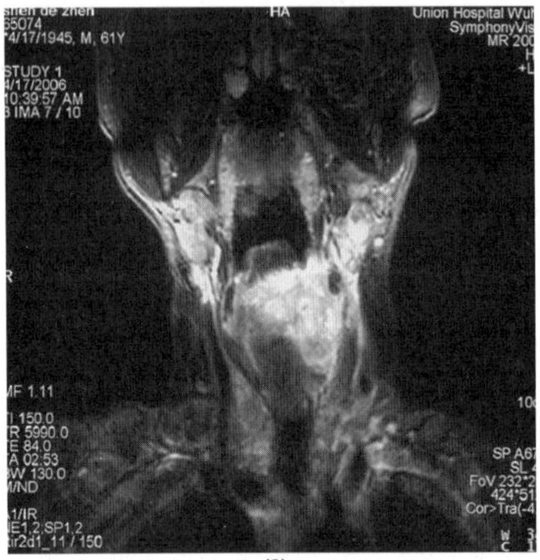

(3)

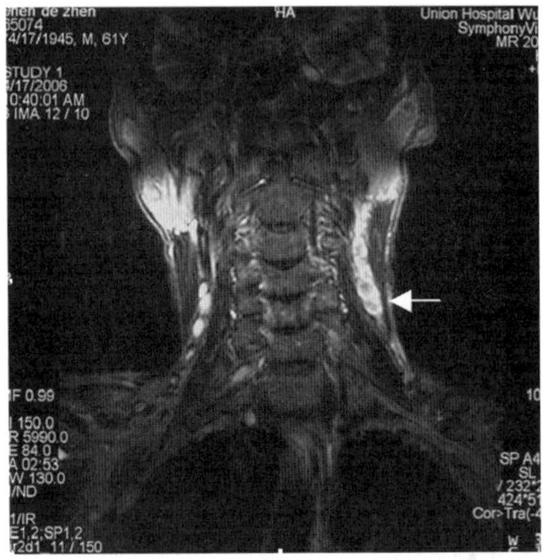

(4)

图 9-4-20 左侧喉咽癌

(1)(2)横断位 T_1WI、T_2WI 示左侧喉咽侧壁见软组织信号影，边界不清，T_1WI 上呈等信号，T_2WI 呈稍高信号 (3)冠状位增强 T_1WI，示病灶明显强化 (4)冠状位 T_2WI，示双侧颈部淋巴结肿大呈串珠样排列，部分可见低信号坏死灶（箭头所示），提示淋巴结转移

第四节 喉及颈部疾病 MRI 诊断

喉及颈部主要结构包括：喉、甲状腺、颈段气管及食管、颈部血管及淋巴组织等。MRI 对软组织显示较 CT 好，无需造影剂增强即可区分血管和淋巴组织，在冠状位上可清晰地显示主动脉弓附近的血管及毗邻关系，利用其多轴位扫描对喉及颈部病变显示更佳。基于各章安排，颈段气管、食管病变将于相应章节讲述。

一、喉及颈部正常的 MRI 表现

（一）喉部

喉位于舌骨下颈前部，上与咽相邻，下与气管相连，为呼吸道的重要门户和发声器官。喉的位置可随吞咽、发声和颈部运动而变动。一般成人喉体与第 5～6 颈椎等高，高约（4 ± 0.5）cm。青春期后男性和女性发育有明显差别，男性甲状软骨前角突出形成喉结。

喉腔黏膜表面光滑，T_1WI 为低至中等信号，T_2WI 为中等信号，可为造影剂增强。在 MRI 上未钙化的喉软骨呈中等或较低信号，钙化部分软骨的外表骨皮质不显信号，其中髓质含脂肪，T_1WI 为高信号，T_2WI 为中等信号。声带为中等肌肉信号。室带（假声带）因含丰富疏松结缔组织，其信号较声带为高。室带和声带间的喉室及喉室小囊横断位不易显示，而以冠状位显示最清楚。在横断位上喉室小囊因容积效应可致室带前段呈现光滑凹陷状，勿误为异常。声门下区以环状软骨为标志，其内面黏膜层厚仅 1mm。喉腔深面的会厌前间隙和声门旁间隙内填充脂肪组织，在 T_1WI 上呈高信号，T_2WI 呈中等信号。正常喉部淋巴结多不显示，其直径仅在 5mm 左右。有时喉体或喉内结构不对称，以致厚度不等，勿误为病理改变。

（二）颈部

颈部的上界为下颌骨的下缘及枕骨的上项线，下缘为胸骨上切迹及第 1 胸椎顶。颈部筋膜将颈部分隔为 3 个解剖学单元，在轴位像上分别为脏器部、颈后部与外侧部。

脏器部位于颈部最前方，含有气道与食管的有关结构，包括喉部、气管与食管，甲状腺与甲状旁腺也位于脏器部内。胸锁乳突肌组成脏器部的外侧缘，咽缩肌形成脏器部的后缘。颈后部包括颈椎、颈后伸肌与颈前伸肌，这些肌肉与舌肌、喉旁结构一样均呈肌肉的中等信号强度。椎体在 MRI 上均为长 T_1 与短 T_2 信号。项韧带的纤维组织呈低信号，与椎体、附件及肋骨的皮质骨等信号。松质骨内的造血及脂性骨髓在 T_1WI 与 T_2WI 上均

呈高信号。颈外侧部含有颈动脉鞘，其内颈动脉、颈静脉因流空效应而呈黑色低信号，很容易与邻近的脂肪、肌肉与淋巴结区别。但有时颈静脉内血液流动缓慢，可呈稍高信号，勿认为是病变。淋巴结与甲状腺、胸腺一样，呈长 T_1 稍长 T_2 信号改变，在 T_1WI 上呈低信号，可与短 T_1 高信号的脂肪区别；在 T_2WI 上呈高信号，可与中等信号的肌肉区别，于冠状面 T_2WI 淋巴结显影最清晰，显示范围更广泛。

（三）甲状腺

甲状腺位于颈部肌三角即相当于脏层间隙区域中的表浅位置，覆盖在喉和气管起始部两侧，在 T_1WI 上为较周围肌肉稍高信号，在 T_2WI 上为高信号，MRI 无法显示正常甲状腺被膜。

MRI 应用于甲状腺疾病的主要指征：①显示胸内甲状腺肿的范围；②发现放射性核素扫描所显示的单个冷结节之外的其他结节；③评价甲状腺癌对肌肉、气管和食管等的侵犯程度；④鉴别甲状腺癌手术或放射治疗后的复发与术后瘢痕；如果以肌肉组织作标准，T_2WI 上甲状腺手术部位的高信号视为复发，低信号视为瘢痕。但对局限于甲状腺内结节的良、恶性鉴别，MRI 尚缺乏特异性。

甲状旁腺紧附于甲状腺左、右两叶的背面内侧，通常为 4 个。两上甲状旁腺与甲状腺侧叶上份紧密相连，位置较固定；两下甲状旁腺位置相对较不固定，通常位于甲状腺下极附近。由于正常的甲状旁腺太小，目前的 MRI 技术难以显示。

（四）唾液腺

三组唾液腺以腮腺最大。腮腺可分为两部，即表层和深层，两者之间筋膜内有面神经分支。两部均由颈筋膜包绕，位于深层的筋膜较薄，故生长于深层的肿瘤可压迫口咽部而呈现为口咽部肿瘤。下颌下腺位于下颌下三角区，出颈深筋膜的表层包绕，通过下颌下腺导管开口于口底。正常腮腺及下颌下腺的磁共振影像表现为圆形、信号强度均匀的腺体。在 T_1WI 上腺体的信号强度与肌肉大致相同，且两侧对称，如脂肪成分较多，腺体实质可呈高信号。在 T_2WI 上，信号强度无明显增高。在 T_1WI 上面神经主干在腮腺内呈线状略低信号。

正常喉颈部 MRI 表现（图 9-4-21，图 9-4-22，图 9-4-23）。

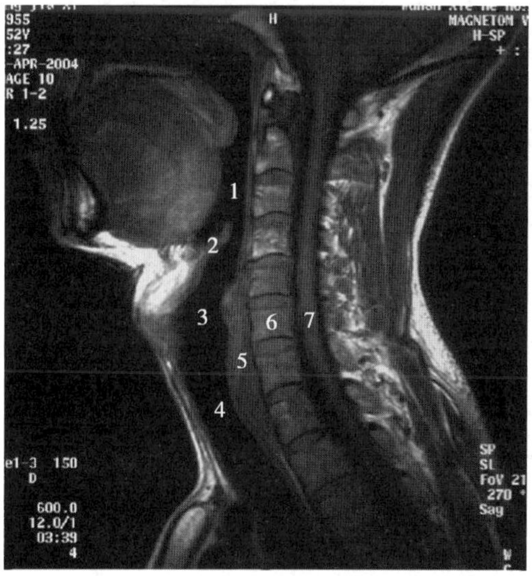

图 9-4-21　正常喉颈部矢状位 T_1WI

1 咽腔　2 会厌　3 喉腔　4 气管　5 食管　6 颈椎　7 脊髓

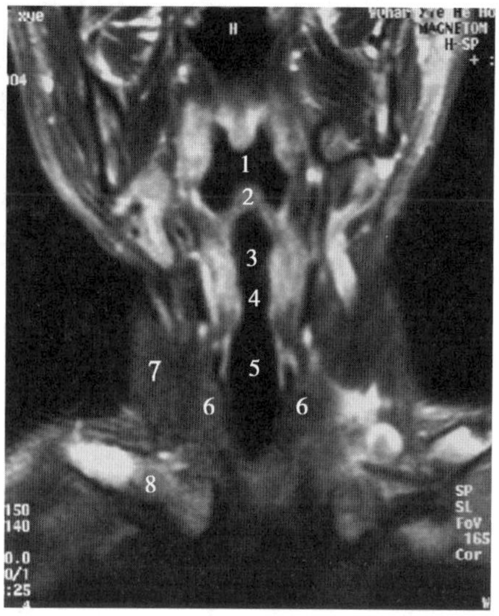

图 9-4-22　正常喉颈部冠状位 T_2WI

1 咽腔　2 会厌　3 喉咽　4 喉腔　5 气管　6 甲状腺　7 胸锁乳突肌　8 锁骨

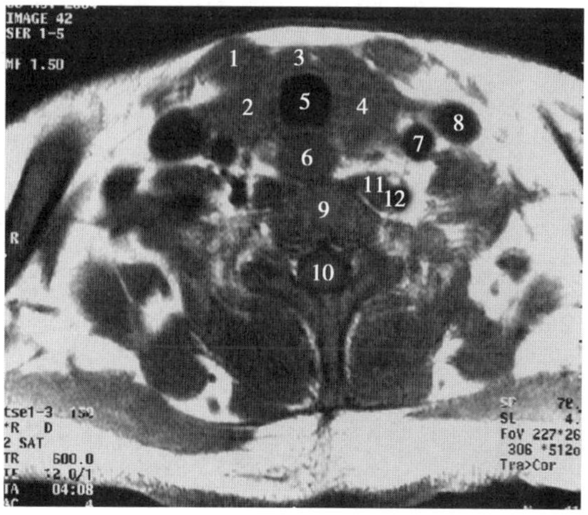

图 9-4-23　正常颈部横断位 T_1WI

1 锁骨　2 甲状腺右侧叶　3 甲状腺峡部　4 甲状腺左侧叶　5 气管　6 食管　7 颈总动脉　8 颈内静脉　9 椎体　10 脊髓

二、喉及颈部常见疾病 MRI 诊断

喉及颈部解剖结构较为复杂，软组织结构众多，是炎症和肿瘤的好发部位。临床上喉及颈部疾病可由内镜检查和穿刺活检发现、诊断，但病变向深层结构和周围组织侵犯，则需要影像学来确定病变范围，指导临床治疗或评价疗效。

（一）甲状舌管囊肿和瘘

甲状舌管囊肿大多位于颈前中线舌骨下，少数在舌骨前或舌骨上，MRI 有助于确定病变的范围，采取适当的手术加以切除并防止其复发。舌甲囊肿呈圆形，呈长 T_1 长 T_2 异常信号，于正中矢状位显示最佳。单纯囊肿病变周围脂肪间隙依然存在，若合并感染时，病变周围可见斑片样稍长 T_2 信号，与邻近软组织分界不清。瘘管形成于 MRI 很难显示，但必要时可向其内注入水或 Gd-DTPA 用以显示瘘管行径和范围（图 9-4-24）。

（二）鳃裂囊肿

鳃裂囊肿为内衬上皮，含有胆固醇液体的类球形肿块。其生长位置深浅不一，浅者于胸锁乳突肌向外膨隆；

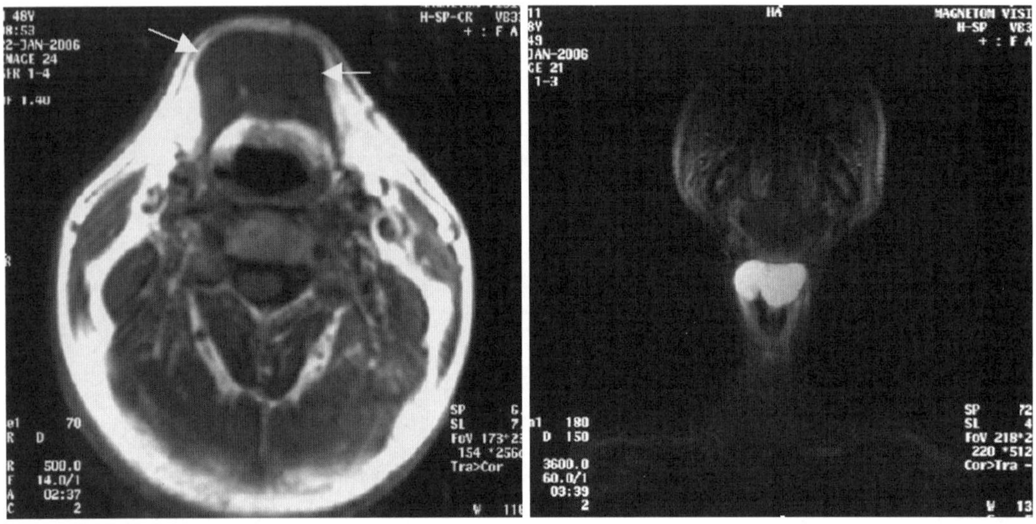

(1) (2)

图 9-4-24 舌甲管囊肿

（1）横断位 T_1WI，示颈前中线舌骨前一囊状稍低信号影（箭头所示处）

（2）冠状位 T_2WI，示病灶呈明显高信号，边缘清楚。瘘管显示不清

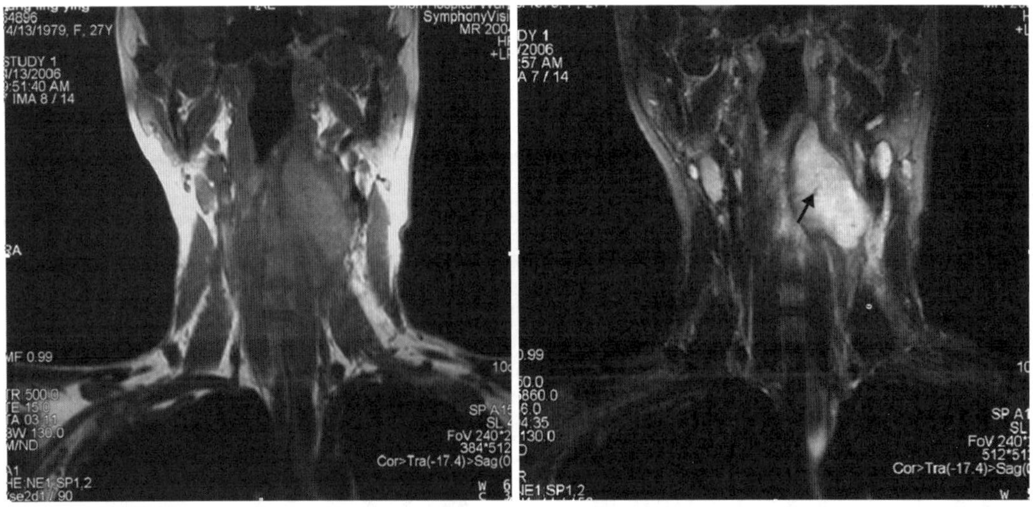

(1) (2)

图 9-4-25 鳃裂囊肿合并感染

（1）（2）为冠状位 T_1WI、T_2WI，示左侧颈部见一类椭圆形异常信号影，T_2WI 上病灶信号较高，提示为囊性病变（↑）；T_1WI 信号稍高，提示囊液内蛋白成分较高，同时 T_2WI 上可见病灶周围软组织内见片状、边缘模糊的稍高信号影，及双侧淋巴结增大，表明合并感染

较常见者位于颈筋膜下，在大血管外侧或位于颈内、颈外动脉间，向内侧扩展至咽侧壁。一般认为鳃裂囊肿绝大多数来自第 2 鳃裂，以右侧为多，位置较高，多在颈部上 1/3 段。

在 MRI 上此类囊肿位于颈侧部，呈类圆形肿块，边缘光滑，囊内液体呈长 T_1 长 T_2 信号，在 T_1WI 上略高于脑脊液信号，在 T_2WI 上呈略低于脑脊液信号。病灶可向咽腔内膨隆，推挤压迫气管、食管入口处。注入 Gd-DTPA 病灶无明显强化。若合并感染，则可见颈侧软组织增厚，软组织间脂肪间隙消失，T_2WI 表现为斑片样稍高信号（水肿所致，图 9-4-25）。

第五节　颅底常见疾病 MRI 诊断

颅底由于部位深，邻近结构复杂，多年来其影像诊断与外科手术治疗一直是个难题。近年来随着新的影像技术的开展，尤其是 MRI 的广泛应用和新的手术入路、手术方式探索的成功，颅底疾病的诊断与手术治疗取得了巨大进步。

MRI 的多序列多方位的成像特点使得病变范围、内部结构以及与周围结构的关系得以清晰显示。MRI 对判断组织的成分特别是坏死、囊变，出血较敏感，但对小钙化、骨化灶不敏感。MRI 可清晰显示肿瘤与脑干、垂体、视束、海绵窦及窦内血管神经的关系，对于确定手术方式及手术入路有重要意义，同时对于确定术前或术后放疗的范围也有积极的意义。

（一）垂体瘤

垂体瘤一般表现为 T_1WI 低信号、T_2WI 稍高信号改变。侵袭性垂体瘤常较巨大，因信号缺乏特征性，病变的部位和侵犯方式是诊断的要点。该肿瘤组织学上偏向恶性，多以蝶鞍为中心侵犯周围结构。其中以向上方侵犯为著，部分肿瘤的生长可受限于鞍隔；侵犯斜坡时，常由邻近蝶鞍处的骨质向枕骨大孔方向破坏（图 9-4-26）。

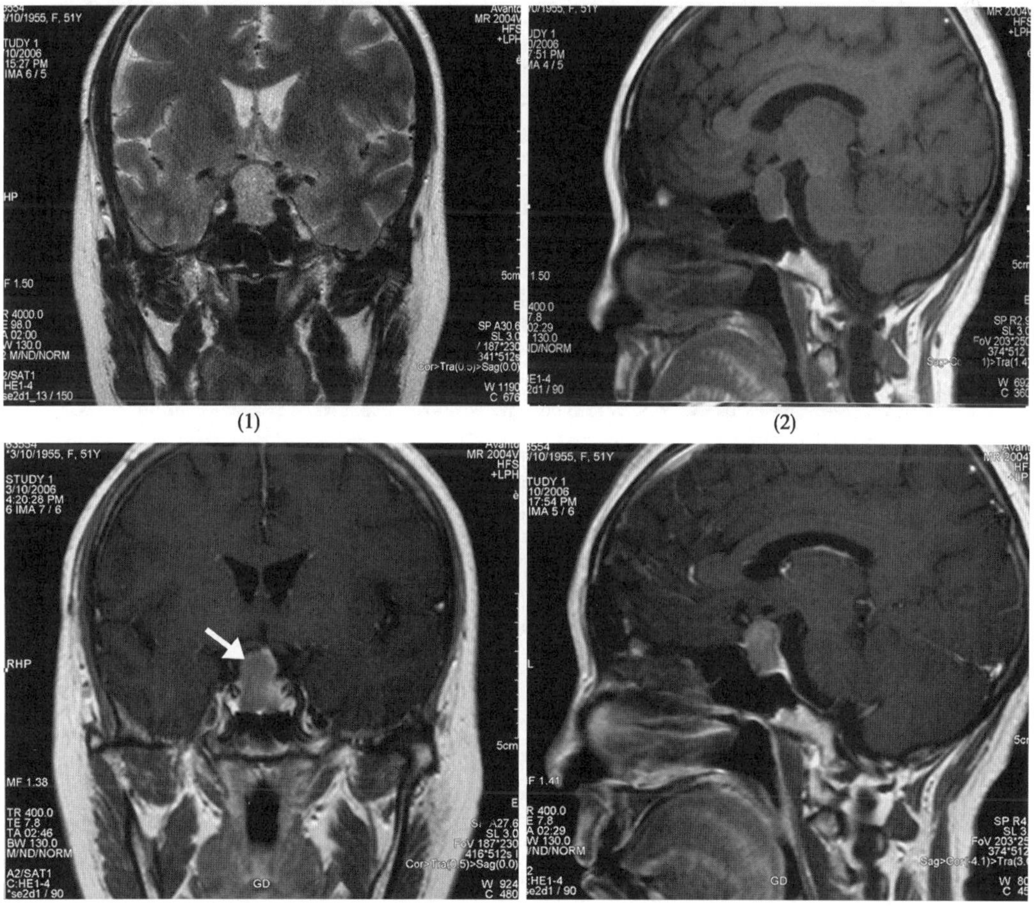

(1)　(2)　(3)　(4)

图 9-4-26　垂体腺瘤

(1) 冠状位 T_2WI　(2) 矢状位 T_1WI 示蝶鞍内见一较大软组织团块影，与脑灰质相比，呈等 T_1、T_2 信号。视交叉受推移上抬，鞍底骨质压迫吸收变薄，无明显塌陷　(3)(4) 冠状位、矢状位增强 T_1WI，示病灶轻度强化（↑），垂体柄部分显示少数肿瘤不向鞍上发展，只向下生长，以破坏蝶鞍、斜坡为主，使鞍底缺失，但鞍内结构可保持相对完整，需与鼻咽癌、脊索瘤、蝶窦癌等进行区别。侵袭性垂体瘤一般不会累及鼻咽部黏膜，很少出现钙化。

（二）颅咽管瘤

颅咽管瘤起源于颅咽管残存的鳞状细胞，属良性肿瘤，小儿及青年人多见，男略多于女，占颅内肿瘤的5%～6%。肿瘤好发于鞍上，鞍内少见。肿瘤的信号特点与病灶囊实性比例及囊液的成分有关。

平扫检查见鞍上圆形或椭圆形肿块影，边缘光滑，易发生囊变。囊内密度均匀。囊壁可见斑块样或蛋壳样钙化影。肿瘤实性部分平扫在 T_1WI 及 T_2WI 上分别为低等或高低混杂信号，边缘光整；囊性成分 T_1WI 表现为变化多样的高低信号，T_2WI 表现为高信号。注入造影剂后可见囊壁或实性部分增强。肿瘤较大时突入第 3 脑室可造成脑积水。颅咽管瘤可呈多中心发生，MRI 表现为鞍区或鞍上区以实性为主的囊实性病灶，同时在双颞叶、颅前窝底、第 3 脑室前部、桥前池内或尾状核可见多个大小不一的囊性病灶（图 9-4-27）。

（三）脊索瘤

脊索瘤（chordoma）是一少见的先天性、低度恶性肿瘤，来源于胚胎脊索残余，缓慢浸润性生长，较长时间限于局部。颅底脊索瘤多见于颅底中线，最好发于蝶鞍、斜坡，其次为鼻咽。发生中线结构以外的则比较少见。

此类肿瘤一般应以 CT 和 MRI 同时检查。CT 可较清楚显示颅底中线蝶枕区骨质破坏，瘤内有少量钙化，钙化发生率为33%～50%。MRI 显示肿瘤侵犯边缘和内部结构较清楚。MRI 表现为类圆形、分叶状、边界清晰的软组织肿块影，大小不一，一般无瘤旁水肿。T_1WI 低

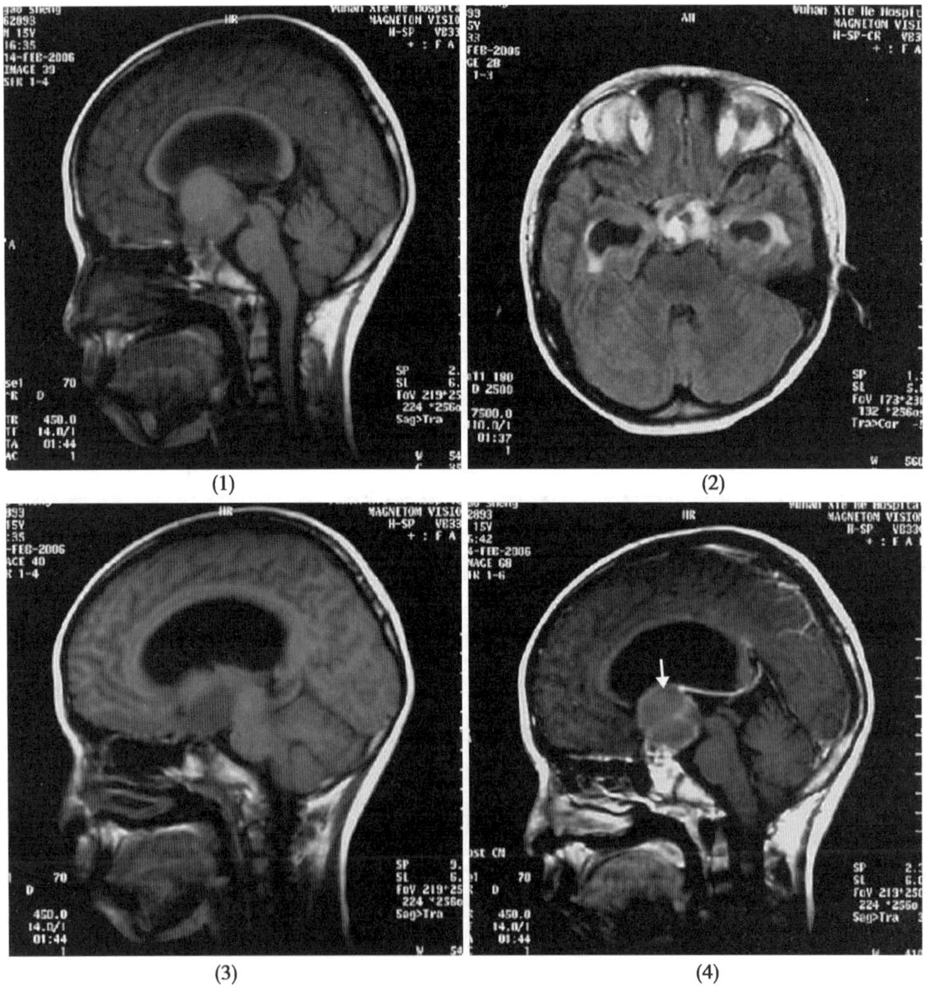

图 9-4-27 鞍区颅咽管瘤

（1）（3）矢状位 T_1WI （2）横断位 Flair，示鞍上及鞍区见一囊状团块影，T_1WI 上呈低、等混杂信号，Flair 上以高信号为主，提示病灶主要成分为囊性 （4）矢状位增强 T_1WI，示病灶呈环行强化

信号、T_2WI 稍高信号，信号多不均匀，其内可见短 T_1 信号，提示出血；更长 T_1、长 T_2 信号，提示为坏死、囊变；长 T_1、短 T_2 信号，提示为钙化。增强后中等至明显强化，信号常不均质。肿瘤常破坏斜坡，向鼻咽和颅内扩展，侵犯海绵窦上区和脑干，以矢状位显示较好（图 9-4-28）。

（四）转移性肿瘤

以鼻咽癌的颅底浸润为多见，鼻窦肿瘤亦可直接浸润颅底，其他脏器的恶性肿瘤如前列腺癌等也可经血行转移至颅底、鞍区、海绵窦外。鼻咽癌直接经破裂孔浸润至颅底最多见，亦可经卵圆孔至颅中窝，颈静脉孔至颅后窝浸润。所以，鼻咽癌患者的 MRI 检查除横断位外要行冠状位扫描。冠状位扫描显示颅底致密骨的无信号区和脂肪的高信号消失，则提示颅底骨的浸润；MRI 上肿瘤对颈内动脉和三叉神经的压迫和浸润也比 CT 易于显示（图 9-4-29）。

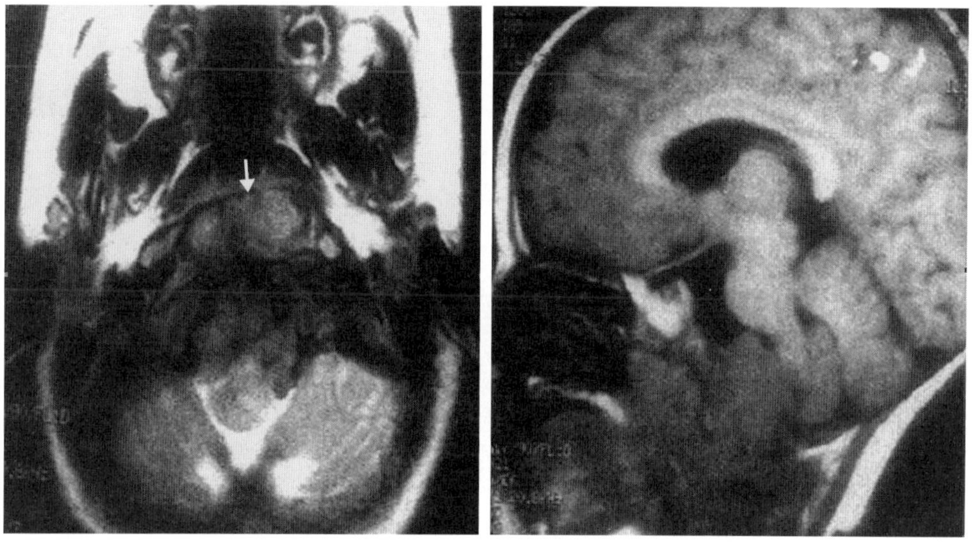

(1) (2)

图 9-4-28 斜坡脊索瘤

（1）横断位 T_2WI （2）矢状位 T_1WI，示斜坡区域见一巨大软组织团块影，T_1WI 上呈稍低信号，T_2WI 上呈稍高、低不等混杂信号（↑），向前侵犯鼻咽部，向后推移脑干

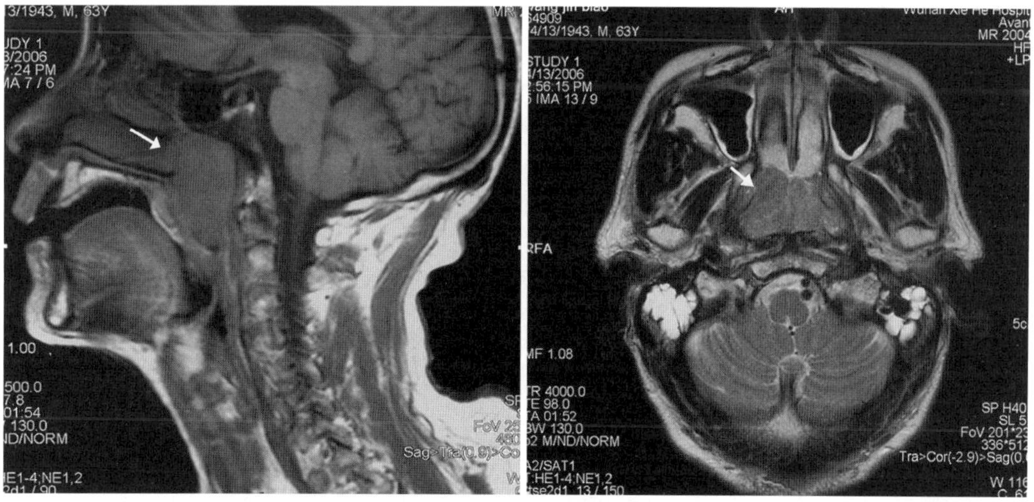

(1) (2)

图 9-4-29 鼻咽癌侵犯斜坡

（1）矢状位 T_1WI 示鼻咽顶壁软组织明显增厚，呈团块状（↑），其后方斜坡正常骨髓高信号丢失 （2）横断位 T_2WI 示斜坡信号改变及软组织肿块（↑）

第六节 气管、食管 MRI 诊断

气管与喉紧密相连，颈段食管与咽是紧密相连，气管喉连接、咽食管连接位于耳鼻咽喉科与胸外科两个学科的交替与重叠位置，常被临床遗漏或忽视。随着影像诊断技术不断发展，该部位已经越来越被放射学家重视。本节着重讲述 MRI 检查在颈段气管与食管中的应用。

一、颈段气管、食管正常 MRI 表现

（一）颈段气管

气管长 10～12cm，横径为 1.8～2.5cm，上起环状软骨，下至气管隆嵴。环状软骨相当于第 6 颈椎高度。气管分颈、胸两段，环状软骨以下到胸骨切迹之间的区域为颈段气管，从胸廓入口到隆嵴之间为胸段气管。气管隆嵴相当于第 5 胸椎水平，随即分出左、右主支气管。气管隆嵴锐利光整，且十分敏感，吸气时下移，呼气时上抬。隆嵴区域为气管的最宽部位。

气管内含有无信号的气体，MRI 易于分辨其内腔、壁及周围组织。气管由 16～20 个马蹄形的软骨环构成规则而且光整的皱褶。软骨环并不完整，它位于气管前方和两侧缘。气管后方无软骨，而由纤维组织和平滑肌等组成，称为气管的膜部，其形状较为平直。气管的黏膜由纤毛柱状上皮、杯状细胞以及基底细胞构成。在 MRI 上软骨呈中等或较低信号，纤维组织在 T_1WI 和 T_2WI 上均为低信号。

（二）颈段食管

颈段食管起自第 6 颈椎水平的环咽肌（食管入口），止于第 1 胸椎水平的胸廓入口处，位于气管后方，长约 5cm。因肌性食管壁与其周围脂肪组织在 T_1WI 上有良好对比度，故可显示正常食管解剖。但在气管与食管间、主动脉与食管间正常也可无脂肪分布。

正常食管为潜在的腔隙，无或仅有少量气体，在 T_1WI 和 T_2WI 上食管壁表现与肌肉相似，呈中等信号。食管入口与喉咽相连，平时关闭，吞咽时开放。

二、气管、食管常见疾病的 MRI 诊断

（一）气管

1. 支气管源性囊肿（bronchogenic cysts） 又称支气管囊肿，多数位于气管、大支气管周围，尤以隆嵴区最为常见。因囊腔张力较高，多呈圆形或椭圆形，在纵隔脂肪的衬托下，囊壁光整。一般呈长 T_1、长 T_2 信号改变，即在 T_1WI 上低信号和 T_2WI 上高信号。但囊肿伴有感染、出血或高蛋白成分时，T_1WI 上可为高信号，均匀或不均匀。此时需与脂肪瘤鉴别，脂肪抑制技术有鉴别意义（图 9-4-30）。

2. 气管、支气管异物 气管、支气管异物一般首选 X 线透视及照片检查。但文献报道，MRI 冠状位扫描对气管、支气管异物的诊断阳性率较 X 线检查有显著的差异性，特别在可透 X 线的异物诊断中更具有它的优越性。它能清楚显示异物的大小、形态、种类以及对肺部造成的并发症情况。

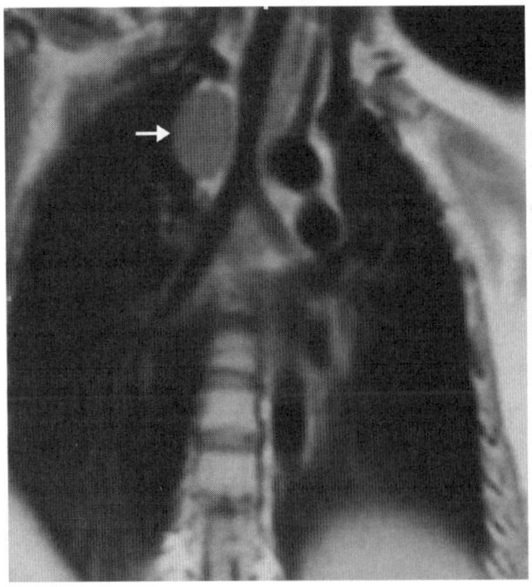

(1)

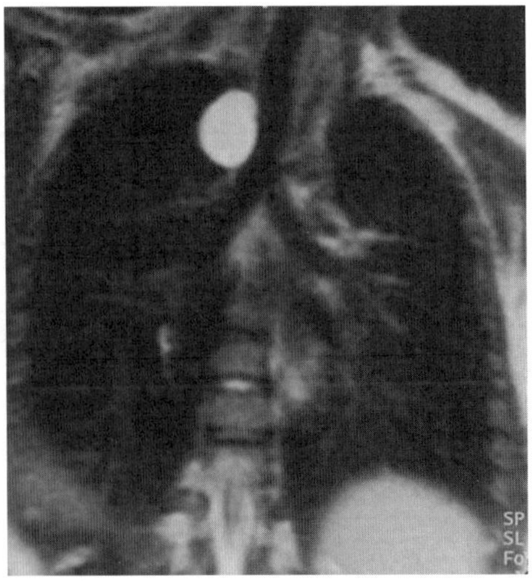

(2)

图 9-4-30 纵隔旁支气管囊肿

（1）（2）冠状位 T_1WI、T_2WI，示纵隔内气管右侧见一囊状 T_1WI 低信号，T_2WI 高信号影（↑）

在有关异物种类中的相关信号判别情况是：花生米、瓜子表现为 T_1WI 等信号、T_2WI 高信号影；塑料、有机玻璃等表现为 T_1WI、T_2WI 低信号影。肺不张的直接征象及间接征象主要表现为：①在 T_1WI 上不张肺组织呈中等偏高信号，信号不均，内见条状低信号影。在 T_2WI 上不张肺呈不均高信号；②肺组织凹陷，肺体积缩小；③支气管通气征；④横膈上升，纵隔、心影移位。肺气肿主要表现为体积膨胀。肺部感染主要表现为 T_1WI 等信号或略高信号影，边缘不清，呈片状按肺段或肺叶分布。

3. 气管肿瘤　气管肿瘤好发于气管上 1/3 和下 1/3，中间段较少见，肿瘤分良性和恶性两种。良性肿瘤包括乳头状瘤、纤维瘤、脂肪瘤、软骨瘤及错构瘤等，恶性肿瘤以鳞癌最多见，此外还有支气管腺癌、肉瘤及淋巴瘤等。

MRI 能准确显示气管肿瘤的位置、范围以及是否向气管外的纵隔侵犯。良性的气管肿瘤多位于气管黏膜表面，气管壁完整。肿瘤在气管内形成软组织信号影，多为圆形，肿瘤较小，直径 2cm 以下者多见。气管壁无明显增厚。从肿瘤的 MRI 信号上来鉴别良性肿瘤的类型尚较难，但有些肿瘤具有特征性，如脂肪瘤在 T_1、T_2 加权图像上肿瘤均呈高信号；富含纤维、软骨成分的肿瘤在 T_2 加权图像呈低信号影。

气管恶性肿瘤多发生在气管下 1/3 处，以鳞癌多见。MRI 亦很容易显示纵隔内肿瘤，如食管癌、淋巴瘤、恶性畸胎瘤等对气管的压迫或侵犯所造成的气管狭窄、变形和阻塞。其 MRI 表现包括：

（1）气管腔内外软组织影，形态多不规则，边缘欠光整。

（2）管壁明显增厚，肿瘤可沿气管壁环形生长，或累及一侧气管壁，多见于后壁。MRI 的冠状位或矢状位扫描能直接显示肿瘤的上、下侵犯范围。

（3）气管呈不规则狭窄。

（4）可直接显示肿瘤向气管外侵犯，推挤或包绕邻近结构。

（5）纵隔和肺门淋巴结肿大。

（6）继发的肺气肿、肺炎和肺不张。

（7）如胸膜转移则有胸腔积液。

气管肿瘤的 MRI 表现（图 9-4-31）。

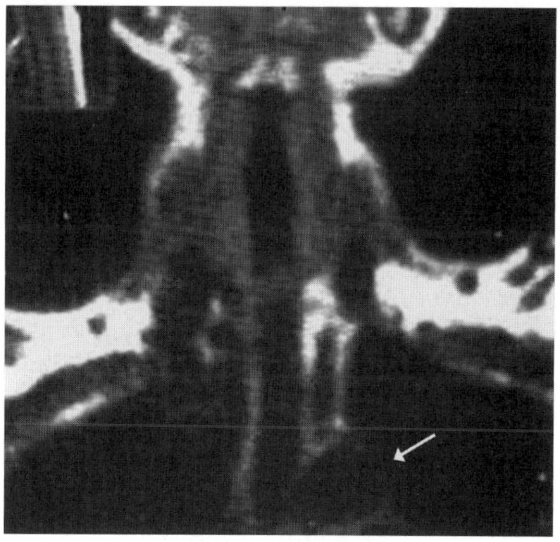

图 9-4-31　气管肿瘤

气管肿瘤，冠状位 T_1WI 示气管腔内一个类圆形软组织信号影，气管壁光滑，完整

（一）食管

食管病变首选的检查方法是钡餐检查。MRI 用于食管病变的检查，主要是了解食管病变有否累及管壁外以及纵隔是否受累，如淋巴结有否转移增大，血管、左心房、左主支气管有否侵及粘连，肺内有否转移灶，胸膜腔和心包内有无积液等。MR 作用与 CT 相仿，所不同的是 CT 必须作增强扫描检查。

1. 食管平滑肌瘤（leiomyoma of esophagus）　食管平滑肌瘤发生于食管壁内的平滑肌组织，占全部食管良性肿瘤的 2/3 左右，影像学检查是本病的主要检查手段。

MRI 表现为肿瘤呈圆形或卵圆形软组织肿块，边界规整，位于食管壁内，并显示出正常侧食管壁不增厚，软组织肿块周围界限清楚。于 T_1WI 上呈等信号影，信号均匀，T_2WI 上病灶信号稍增高。Gd-DTPA 增强扫描表现为肿块持续性强化，但同时正常食管壁也可强化，因此肿块与正常食管壁的分界可清楚或不清楚。

平滑肌瘤是良性肿瘤，一般无纵隔淋巴结转移。平滑肌肉瘤非常少见，一般瘤体较大，直径往往超过 6.0cm，肿块轮廓不规则，可以向纵隔侵犯，侵及纵隔脂肪、淋巴结和邻近脏器；其肿块信号表现与良性平滑肌瘤相似，但常伴有囊变出血，使信号复杂化，增强后也可见持续性强化。

2. 食管癌（esophageal cancer）　食管癌较多见。早期食管癌较小，MRI 无法显示。食管癌行 MRI 检查，最主要的是显示纵隔脂肪、降主动脉、气管、左主支气管与肿瘤的关系。肿瘤侵犯食管壁及壁外组织，形成肿块。MRI 能显示食管壁的不规则增厚及增厚食管壁的上下范围。溃疡型食管癌多表现为管壁的偏心性增厚，表面有浅表溃疡；浸润型多为向心性增厚。增厚的食管壁在 T_1WI 上为肌肉等信号强度组织，在 T_2WI 上肿瘤的信号强度增高。如出现狭窄、梗阻，可发现上方食管扩张。当气道受侵时，肿瘤与气道分界不清，其间脂肪线消失，气管管壁不规则，压迫气管后壁向前移，或突入管腔中。气管粘连的 MRI 表现为肿瘤与气道分界不清，但气道管壁光整，无肿瘤突入管腔。有时受侵与粘连不易区分。矢状位像可有帮助。

主动脉受侵的MRI表现：为肿瘤与主动脉间正常脂肪线消失或中断，两者间接触面的角度有重要意义，一般认为接触角大于90°为受侵，45°～90°为可疑受侵，小于45°为未受侵。

总之，食管癌MRI检查的价值如下：

（1）准确显示食管癌的解剖部位及实际长度：MRI显示癌肿沿食管壁浸润的敏感性较高，这对判断食管癌的实际长度和解剖分段定位比食管钡餐更为准确，对制定手术方案更有价值。特别值得提出的是，当癌肿向腔内生长致管腔明显狭窄或梗阻，不能进行钡餐或内镜检查时，我们主张术前更应做MRI检查，因为只有这种方法才能较好地显示食管癌的全长。

（2）充分显示食管癌的外侵程度及其与邻近结构的关系：MRI分辨率高且具有多方位、多参数成像的特点，加之正常纵隔结构如心脏大血管、气管支气管及脂肪均有特定的MRI信号，因此癌肿很容易与这些结构相区分，而且比CT更具优越性。

（3）同时显示邻近器官有无转移：使用体部线圈成像，扫描范围大，除能满意显示食管癌的全貌外，还可囊括颈下部、胸部及上腹部，可同时显示这些部位的转移灶。

（4）文献报道MRI对食管癌的分期诊断有一定帮助，MRI对癌肿浸润至黏膜层及黏膜下层，即T_1期的诊断可能有一定困难，而对T_2期、T_3期及T_4期的诊断较为容易。确切的判断标准有待积累更多的资料进一步深入研究。

（孔祥泉）

第 五 章

耳鼻咽喉头颈部介入诊断与治疗

第一节　颈内动脉海绵窦瘘

颈内动脉海绵窦瘘（carotid cavernous fistula，CCF）（图 9-5-1）系颈内动脉海绵窦段的动脉壁或该段的分支破裂，与海绵窦之间形成异常的动、静脉沟通。最常见原因为头部外伤。主要临床症状为搏动性突眼、血管杂音、球结膜充血水肿、眼球运动受限、视力减退、神经

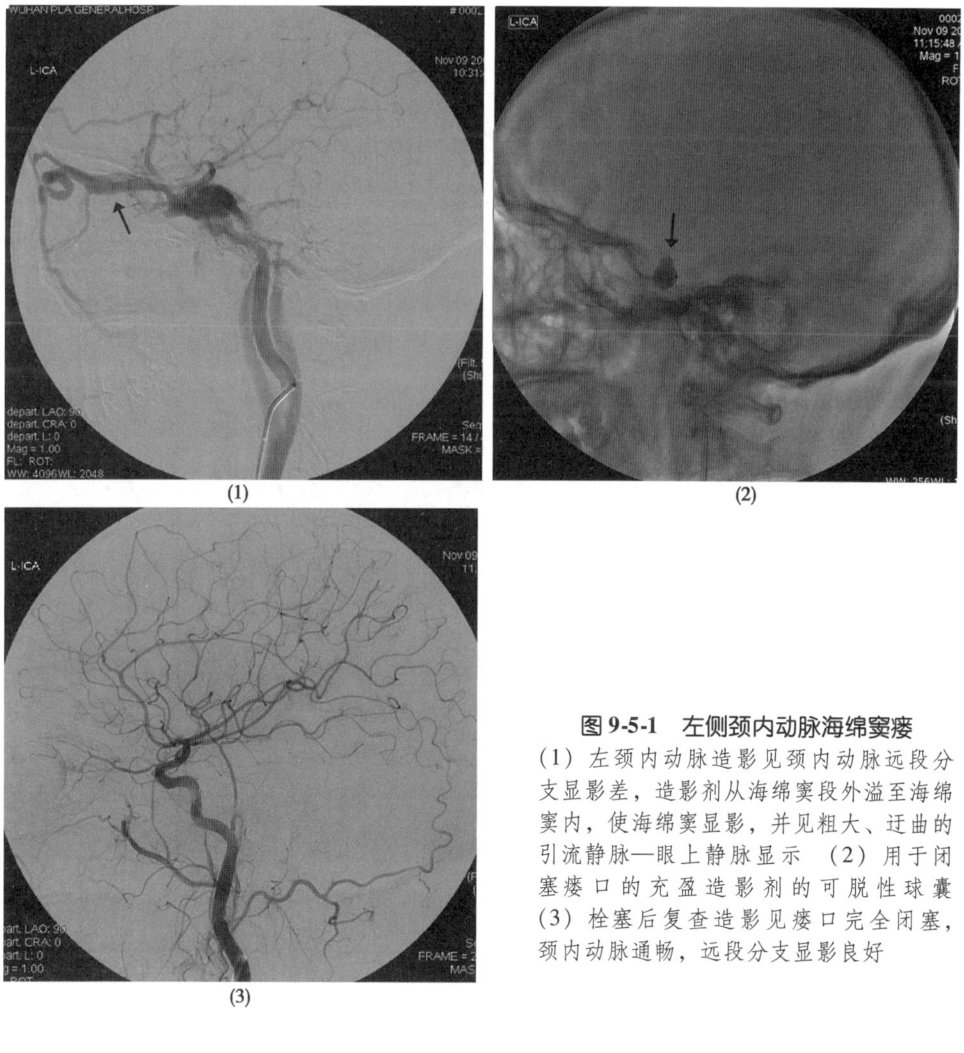

图 9-5-1　左侧颈内动脉海绵窦瘘

（1）左颈内动脉造影见颈内动脉远段分支显影差，造影剂从海绵窦段外溢至海绵窦内，使海绵窦显影，并见粗大、迂曲的引流静脉—眼上静脉显示　（2）用于闭塞瘘口的充盈造影剂的可脱性球囊　（3）栓塞后复查造影见瘘口完全闭塞，颈内动脉通畅，远段分支显影良好

功能障碍及蛛网膜下腔出血等。

（一）栓塞治疗的适应证

1. 大出血和鼻出血。

2. 由于瘘逆行盗取对侧颈内动脉或椎-基动脉系统的血液，继发颅内缺血性中风。

3. 发生蛛网膜下腔出血。

4. 异常静脉引流到皮层静脉，增加了脑出血和静脉高压的机会。

5. 快速进行性视力下降并导致失明。

（二）血管造影表现

颈内动脉远段分支不显影，造影剂从海绵窦段外溢至海绵窦内，使海绵窦显影，并见粗大、迂曲的引流静脉显示。静脉引流方向分为4种类型：

1. 动脉血由海绵窦经眼上静脉及内眦静脉引流入面静脉，导致眼静脉迂曲怒张。

2. 动脉血由海绵窦经外侧裂静脉，再经Troland额顶吻合静脉引流入上矢状窦。

3. 动脉血由海绵窦流经一条吻合静脉引流入基底静脉，并与大脑大静脉汇合流入直窦。

4. 动脉血由海绵窦经岩上窦或岩下窦、基底静脉丛，再经横窦、乙状窦引流入颈内静脉。

（三）栓塞治疗

最常用方法是应用可脱性球囊导管，经股动脉入路，使球囊通过颈内动脉虹吸部的破口，进入海绵窦瘘口或海绵窦腔内。解脱球囊，填塞瘘口。栓塞成功的标准为：

1. 球囊位于颈内动脉腔外的海绵窦内。

2. 海绵窦不显影。

3. 颈内动脉血流通畅。

4. 血管杂音消失。

当球囊无法进入瘘口或海绵窦腔时，则需作颈内动脉栓塞。栓塞前必须作颈内动脉闭塞试验，了解前、后交通动脉侧支循环是否良好和患者能否耐受颈内动脉闭塞。只有证明颅内侧支循环良好，患者能耐受颈内动脉闭塞时，方可栓塞颈内动脉。栓塞材料可选用可脱性球囊或弹簧圈，栓塞患侧颈内动脉瘘口处的近、远段。此方法常不能彻底消除动、静脉瘘，日后可能复发。

第二节　颅内动脉瘤破裂出血

颅内动脉瘤破裂出血是自发性蛛网膜下腔出血的主要原因，多发生在脑底动脉环及其主要分支。最常见的发病部位是颈内-后交通动脉、前交通动脉和大脑中动脉主干的分叉处（图9-5-2）。

（一）栓塞治疗的适应证

1. 颅内囊状动脉瘤破裂出血后，病情属一、二级者。如果病情属三、四级，则需在脑血管发生痉挛前，最好在出血后6小时内或出血后3天内致死性脑血管痉挛发生前做栓塞治疗。

2. 对颅内、颈内动脉颈段、椎-基底动脉系统巨大动脉瘤或颈内动脉海绵窦段、后交通动脉瘤，不能用球囊闭塞动脉瘤腔，而需闭塞载瘤动脉时，则需做相应动脉闭塞试验，证明患者能够耐受，才能行栓塞治疗。

（二）血管造影表现

动脉期见造影剂充盈动脉瘤内腔，呈圆形、葫芦形、水滴形、梭形和不规则形等，大小不一。多数动脉瘤有蒂与供血动脉相连，无蒂动脉瘤由动脉直接膨大形成。动脉瘤较小者，远侧动脉显影良好；若动脉瘤大

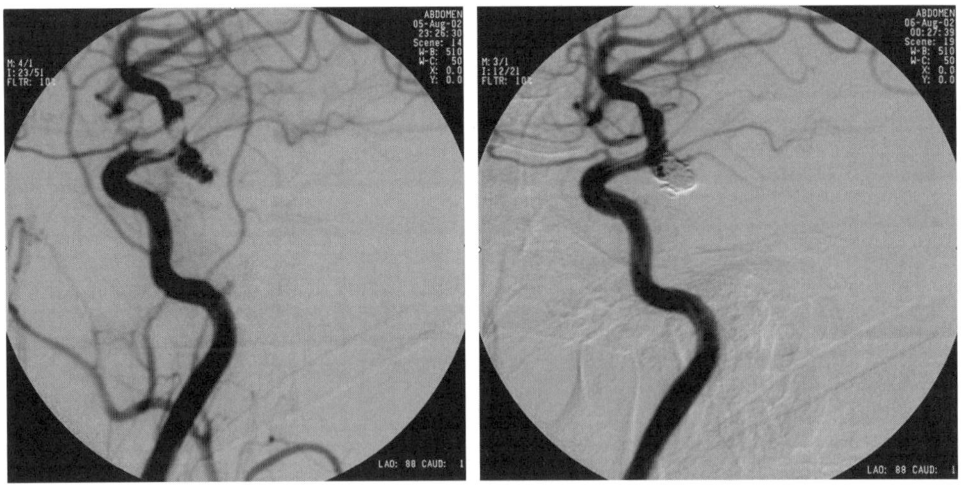

栓塞前　　栓塞后

图9-5-2　左侧后交通动脉瘤破裂出血

左侧后交通动脉瘤破裂出血，颈内动脉造影见后交通动脉起始部不规则形扩张，边缘毛糙。栓塞后，动脉瘤完全闭塞，颈内动脉保持通畅

时，瘤腔内造影剂潴留较多，远侧动脉分支可显影不佳或不显影。当瘤腔内造影剂密度不均，或有边缘性或中心性充盈缺损时，表明瘤腔内有血栓形成。动脉破裂出血的直接征象是造影剂外溢，但很少见到；间接征象为动脉瘤边缘毛糙，或有尖刺状突出，以及附近动脉痉挛，有血肿形成时则伴有占位效应。

（三）栓塞治疗

有两种方法：

1. 最常用方法是用可脱性球囊送入动脉瘤腔内，用HEMA充盈球囊，永久性闭塞动脉瘤。同时，载瘤动脉保持通畅。

2. 对颅内、颈内动脉颈段、椎基底动脉系统巨大动脉瘤或颈内动脉海绵窦段、后交通动脉瘤，不能用球囊闭塞动脉瘤腔时，则栓塞载瘤动脉。栓塞前必须做动脉闭塞试验，证明患者能很好耐受，颅内侧支循环良好时，才能进行栓塞。先在动脉瘤开口或载瘤动脉内放置第一个球囊，然后在载瘤动脉近心端放置第2个保护球囊或弹簧圈。

第三节　鼻　出　血

鼻出血是临床常见症状之一，局部或全身许多疾病均可引起，严重者可危及生命（每次出血量达数百毫升）。超选择性颈外动脉栓塞术为鼻出血提供了一条新的治疗途径，尤其在前后鼻孔填塞失败后，栓塞治疗能取得意想不到的效果。具有在局麻下进行、快速准确、立竿见影止血和允许重复治疗的优点，是一种安全、有效、简便的止血方法。

（一）栓塞治疗的适应证

对于前、后鼻孔填塞仍不能止血的各种原因大出血均可行栓塞治疗。

1. 先天性出血性毛细血管扩张症。

2. 严重自发性和高血压性鼻出血。

3. 创伤性鼻出血。

4. 累及鼻部的血管畸形，如Wyburn-Mason综合征（额、鼻、眶周、网膜和中脑血管瘤病）。

5. 鼻部纤维血管瘤、动静脉畸形和小动脉瘤。

6. 血液病，如Fanconi贫血（先天性骨髓发育不全）。

（二）血管造影表现

鼻出血的直接造影征象是造影剂从血管内外溢。间接征象是病变供血动脉的增粗、迂曲或紊乱等（图9-5-3）；造成鼻出血各种疾病的征象，如纤维血管瘤、血管畸形和小动脉瘤等表现。

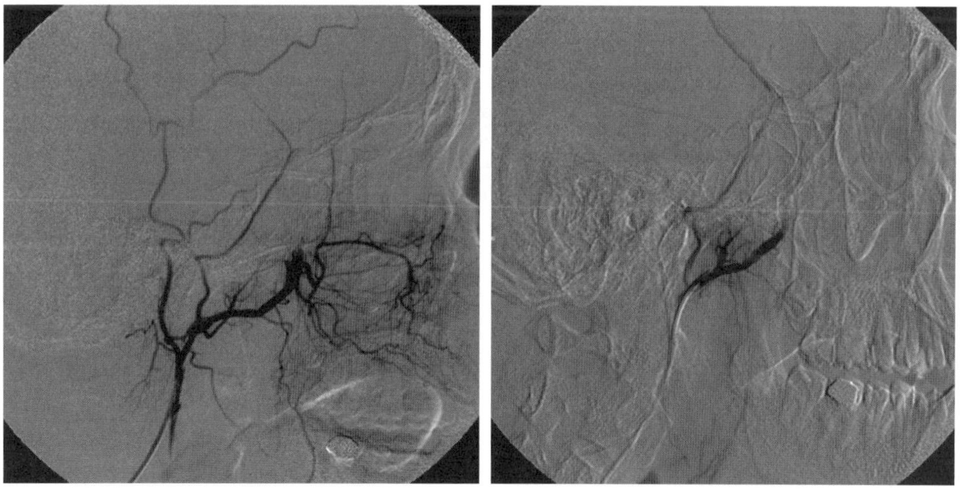

栓塞前　　栓塞后

图9-5-3　鼻出血患者颈外动脉造影

颌内动脉分支增粗、增多、迂曲、紊乱。超选择性栓塞后造影见颌内动脉分支完成闭塞，出血停止

（三）栓塞治疗

鼻出血的供血动脉多来自颈外动脉的分支——上颌动脉（鼻腔和鼻窦）；少数来自颈外动脉的其他分支，如面动脉（鼻翼）、咽升动脉和腭升动脉（鼻咽部和软腭）；颈内动脉的眼动脉筛支也可参与供血。在颈动脉造影明确诊断后，将导管（Simmons导管或猎人头导管）超选择性插入靶血管内（出血区的供血动脉），经导管注入栓塞剂。常用明胶海绵颗粒作栓塞剂，将其与造影剂混悬，在透视下缓慢推注，直至血流停滞。栓塞后立即复查造影，了解栓塞是否彻底。如果出血量大，明胶海绵无法止血，或者导管无法超选择插入靶血管，则可用弹簧圈栓塞靶血管或颈外动脉主干。

第四节　头颈部富血管性肿瘤

头颈部富血管性肿瘤是临床治疗较为困难的疾病。由于这些肿瘤血运丰富，侧支循环广泛，供血动脉多；另外，解剖复杂，周围有较多重要的神经、血管和脑组织，给外科手术治疗带来一定的困难。经导管动脉内栓塞和（或）化疗，可闭塞肿瘤供血动脉，中断血供，杀伤肿瘤细胞，使肿瘤缺血、坏死、缩小，以期达到治愈或为外科手术做前期治疗准备的目的。

1. 脑膜瘤　多呈缓慢生长，血运丰富，供血动脉多为颈外动脉系。

2. 神经鞘瘤　主要供血动脉是颈外动脉的咽升动脉。

3. 鼻咽部血管纤维瘤　多发生在鼻咽部和颅底，肿瘤无包膜，界限不清。瘤内是丰富的血管窦，供血动脉主要来自颈外动脉的颌内动脉和面动脉，有时咽升动脉和颈内动脉的脑膜支也参与供血。

4. 颈静脉球瘤　又称为化学感受器瘤。瘤内是血管性肉芽组织，有神经分泌功能，如发生在颈动脉分叉处又称之为颈动脉体瘤。血供主要来源于咽升动脉、椎动脉和颈内动脉颅外段分支。

5. 鼻咽癌　大多数是低分化或未分化的鳞癌，好发于咽隐窝，其主要治疗方法是放疗。但局部复发和远处转移者，经导管动脉内化疗栓塞术可作为其姑息治疗方法。

6. 其他　颅骨血管瘤，头颈部细管型血管瘤、脑血管瘤和血管内、外皮细胞瘤等。

（一）介入治疗的适应证

经导管动脉内栓塞（化疗）术可中断肿瘤血供，杀伤肿瘤细胞，使肿瘤坏死、缩小。一方面可控制肿瘤及其症状；另一方面，使肿瘤更容易切除，减少术中出血。因此下列情况可以考虑介入治疗：

1. 肿瘤较大，为了减少外科手术中的出血和使手术更容易。

2. 肿瘤应用药物治疗难以控制的大出血。

3. 恶性肿瘤的姑息性治疗或综合治疗的一部分。

4. 因各种原因不能或不愿外科手术或放射治疗，但需要控制病情者。

（二）血管造影表现

头颈部肿瘤有多支血供来源，所以应分别进行颈总动脉，颈内动脉和颈外动脉、椎动脉造影。富血管性肿瘤可见供血动脉增粗，血供丰富，有异常的肿瘤血管和肿瘤染色，多为颈外动脉供血，单侧或双侧血供，部分同时有颈内动脉和椎动脉供血。参与供血的分支越多，说明病变侵犯的范围越广。鼻咽血管纤维瘤颈外动脉造影（图9-5-4）。

（三）栓塞治疗

将导管选择性插入肿瘤的供血动脉分支内，在X线电视监视下，缓慢推注栓塞剂。先推注小粒径的末梢血管栓塞剂，如明胶海绵颗粒、聚乙烯醇颗粒（PVA），彻底堵塞肿瘤血管；后用较大直径或粒径的近端血管栓塞剂，如不锈钢弹簧圈、明胶海绵条等，闭塞近端的供血动脉分支。术中要严防栓塞剂反流进入颈内动脉颅内段；如果存在明显的颅内、外“危险吻合支”，则末梢

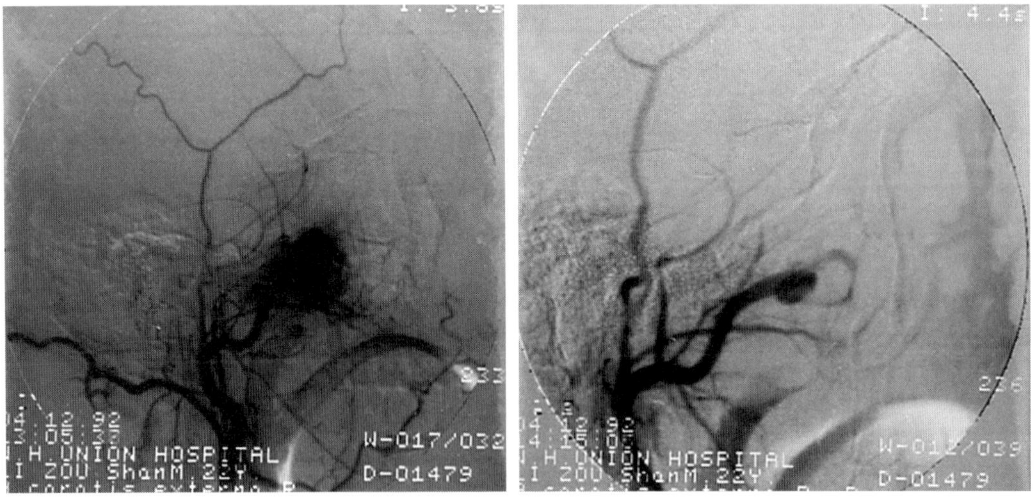

栓塞前　　栓塞后

图9-5-4　右侧鼻咽部血管纤维瘤颈外动脉造影

右侧鼻咽部血管纤维瘤，颈外动脉造影见颌内动脉增粗、血供丰富，有异常的肿瘤血管和肿瘤染色。栓塞后，肿瘤血管和供血动脉分支完全闭塞，肿瘤染色消失

血管栓塞剂的粒径选择应大于300μm；如病灶位于中线，还需进行对侧颈外动脉造影，若有肿瘤血供，也应进行选择性颈外动脉分支栓塞。

（四）灌注化疗

如果是恶性肿瘤，则在导管到位后，先行灌注化疗，再行栓塞治疗。选择性动脉内灌注化疗，可以显著提高肿瘤局部的药物浓度和作用时间，更多地杀伤肿瘤细胞。一般根据肿瘤的细胞类型选择敏感的联合的化疗方案。

（五）临床疗效和并发症

介入栓塞后出血症状可立即消除。若要手术切除治疗，则应在栓塞后3～7天内进行，可减少术中1/3以上的出血量，并缩短手术时间，提高全切率，降低手术及术后死亡率，完全达到辅助手术切除的目的。

主要并发症：有头痛不适、血管痉挛、颅内血管意外栓塞和局部皮肤坏死等。有的症状为一过性，少数为永久性。介入术后需积极对症治疗，以减轻并发症的危害。

第五节　头颈部血管病

颈外动脉是颈总动脉的终支之一，它的分支主要分布于颈前部、面部及颅部（包括皮肤、颅骨和硬脑膜等），在它供血范围内常发生一些血管病（先天性或后天性）。有的可以侵犯软组织和骨组织，涉及范围广泛，单纯手术切除一般不彻底，易复发。介入治疗可发挥重要治疗作用，闭塞畸形的血管团和供血动脉分支，使病变萎缩消失。

（一）介入治疗的适应证

颈外动脉系统的血管病，不能完全手术切除或切除后复发者，可考虑介入动脉栓塞治疗，必要时辅以经皮硬化剂注射治疗。常见血管病有：

1. 颅外软组织的动、静脉畸形。
2. 外伤性假性动脉瘤。
3. 外伤性动、静脉瘘。

（二）血管造影表现

DSA对高流量型血管病的诊断具有特征性，可以明确病变的类型、范围、供血动脉来源、病变内血管结构、引流静脉和血流动力学改变等。典型征象为扩张的供血动脉分支、增粗的引流静脉及畸形血管团，部分病例有动脉瘤形成和动静脉瘘表现（图9-5-5）。

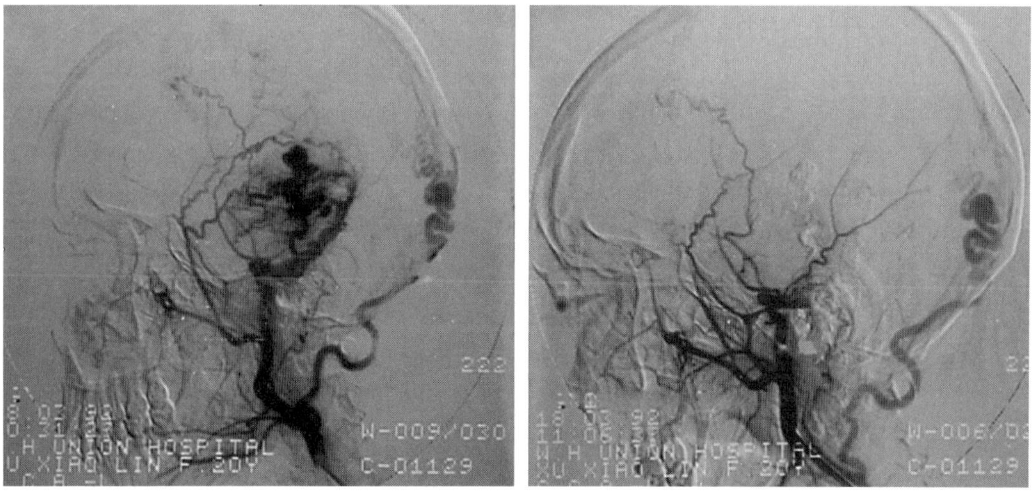

栓塞前　　栓塞后

图9-5-5　左侧耳周、颞部皮下软组织动静脉畸形，颈外动脉造影

左侧耳周、颞部皮下软组织动静脉畸形，颈外动脉造影见供血动脉分支扩张、畸形血管团及粗大的引流静脉。栓塞后，畸形的血管团和供血动脉分支完全闭塞

（三）栓塞治疗

1. 颅外软组织动、静脉畸形　将普通导管或微导管超选择性插到畸形血管团的每支供血动脉内，注入PVA颗粒、真丝线段或IBCA、NBCA栓塞畸形血管，再用大颗粒PVA或弹簧圈栓塞供血动脉主干。同时行末梢性栓塞和中央性栓塞治疗，效果最好。

2. 外伤性假性动脉瘤　对小的动脉瘤、且瘤腔内无附壁血栓者，超选择插管将可脱性球囊或微弹簧圈送入动脉瘤内彻底闭塞瘤腔。对大的动脉瘤、且瘤腔内又有附壁血栓者，用可脱性球囊闭塞载瘤动脉。如果动脉瘤表浅，可用穿刺针直接穿刺动脉瘤，送入微弹簧圈进行栓塞治疗。如果动脉瘤巨大且又靠近大血管，则选用气囊导管暂时阻断载瘤动脉，控制出血后，再行外科手术治疗。

3. 外伤性动静脉瘘　对瘘口较小者，采用开孔球囊技术或经普通导管注入IBCA或NBCA栓塞瘘口或瘘口远近侧供血动脉。对瘘口较大者，采用可脱性球囊技术闭塞瘘口，也可用弹簧圈栓塞瘘口远近侧的供血动脉。

（四）术中注意事项

供血的颈外动脉与颈内动脉或椎基底动脉间有危险吻合，而超选择插管又无法避开危险吻合者，不宜选用颗粒或液态栓塞剂。超选择插管并避开危险吻合是治疗成功的关键。对于假性动脉瘤，优先闭塞动脉瘤，不顺利或不成功时再考虑栓塞载瘤动脉。对于动静脉瘘，优先闭塞瘘口，不成功时，在侧支循环良好的情况下，必须闭塞瘘口远近侧的供血动脉。

（五）临床疗效和并发症

单纯介入治疗对绝大部分外伤性假性动脉瘤和动静脉瘘、部分颅外软组织血管畸形完全有效，表现为畸形血管团萎缩消失，异常搏动或杂音消失、出血停止，局部骨质结构逐渐硬化。如症状继续存在或复发，可以再次重复介入治疗，或配合手术切除。手术切除不全或复发者，可继续进行介入治疗。

常见并发症为血管栓塞后局部暂时性缺血症状，如疼痛、低热、张口困难等。严重的并发症为局部皮肤坏死，颅内动脉栓塞和肺栓塞引起的症状。

第六节　甲状腺功能亢进

甲状腺功能亢进（简称甲亢）是一种自身免疫性疾病，一般采用药物、手术、放射免疫治疗。近几年来，经导管动脉内栓塞治疗甲亢取得了较好的疗效，使腺体萎缩纤维化、甲状腺功能转为正常，已成为甲亢的一种重要治疗方法。

（一）甲状腺血供

甲状腺血供丰富，尤其在甲亢时血流增大明显，主要由双侧甲状腺上、下动脉供应，部分人还有其他分支供血。

1. 甲状腺上动脉　发自劲外动脉前壁，供应甲状腺大部分腺体，末梢分支与甲状腺下动脉分支吻合。

2. 甲状腺下动脉　发自甲状颈干，供应甲状腺的小部分腺体和甲状旁腺。

3. 甲状腺最下动脉　较少见，起自主动脉弓或无名动脉，直接进入甲状腺下极，供应极小部分腺体。

4. 微血管分支　不恒定的许多小动脉分支可来自咽、喉部和气管的血管分支，供血量不大，但范围广泛。以致甲状腺手术时出血量大、渗血多。

5. 甲状腺引流静脉　有上、中、下3对，分别汇入颈内静脉和头臂静脉。

（二）介入治疗的适应证

经导管动脉内栓塞治疗甲亢适用于：

1. 甲亢患者出现明显的药物不良反应，无法继续药物治疗者。

2. 长期药物治疗后，病情反复发作或治疗无效者。

3. 无进行放射免疫治疗的指征或有禁忌者。

4. 无法进行外科手术者。

5. 患者不愿接受外科手术或放射免疫治疗者。

（三）血管造影表现（图9-5-6）

分别超选择性插管，双侧颈动脉，锁骨下动脉、甲状腺上、下动脉造影。典型征象为：

1. 甲状腺动脉及其分支增粗、迂曲、血流丰富，循环速度增快。

2. 实质期甲状腺体积增大，染色浓。

3. 引流静脉早期显影，循环速度快。

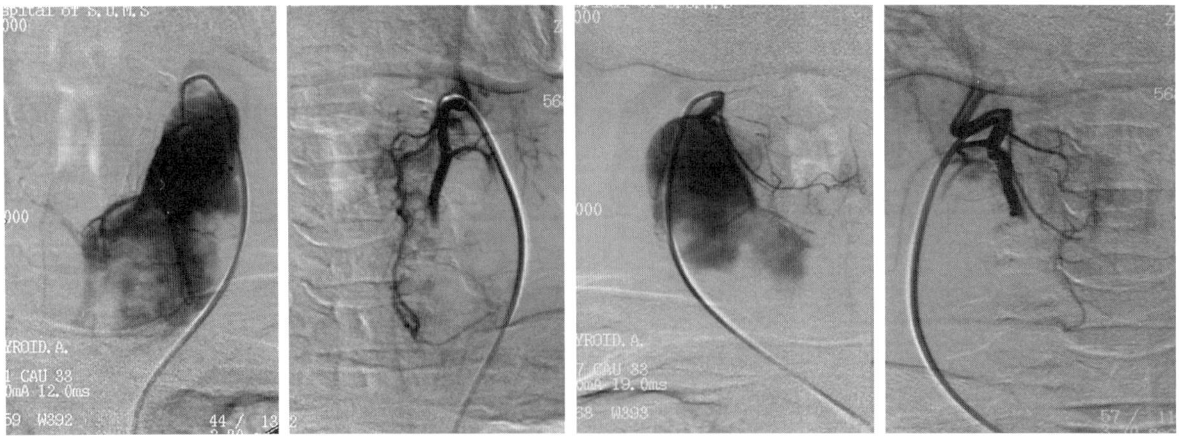

(1)　(2)　(3)　(4)

图9-5-6　甲状腺机能亢进左、右甲状腺上动脉造影

(1)(3)为左、右甲状腺上动脉造影，DSA征象为甲状腺动脉及其分支增粗、增多、血流丰富，循环速度快；实质期甲状腺体积增大，染色浓；引流静脉早期显影，循环速度快　(2)(4)为左、右甲状腺上动脉栓塞后造影见远端血管完全闭塞，栓塞范围达70%左右

（四）栓塞治疗

甲状腺具有多支供血动脉，相互之间具有丰富的侧支循环吻合，甲亢时血管增粗，血供更丰富。栓塞部分供血动脉，中断部分血供，使腺体组织缺血坏死后机化，既可达到控制甲亢的目的，又不会造成大面积的组织坏死。

一般选择长效栓塞剂，如 PVA 微粒，粒径 50～300μm，常规栓塞双侧甲状腺上动脉，栓塞范围控制在 50%～70%。如果甲状腺下动脉供血明显或甲状腺上动脉栓塞后腺体染色面积无明显缩小，可增加单侧甲状腺下动脉栓塞。先用末梢栓塞剂栓塞末梢小动脉，再用弹簧钢圈栓塞分支主干。栓塞范围不能太小，也不能太大。太小，起不到治疗作用；太大，可引起甲状腺功能减退。

（五）临床疗效和并发症

甲状腺动脉栓塞是一种安全有效的治疗方法。2～4 周内，大部分患者肿大的甲状腺可缩小、脉压差缩小、心率正常，基础代谢率趋于正常，FT3、FT4、TT4、TT5、rT3、TsAB 等指标恢复正常，突眼症状也可明显改善。

常见并发症：有体温升高，咽部疼痛和异物感，颈痛、面红、颈前皮下出血点，心率加快、心悸或甲状腺危象。少见并发症有甲状腺或甲状旁腺功能减退、神经损伤。

上述并发症大多为一过性，经对症处理可缓解或消失。

（郑传胜）

第六章

耳鼻咽喉头颈部放射性核素的诊断

第一节　甲状腺疾病的诊断

（一）甲状腺结节的诊断

1. 方法　采用甲状腺显像可发现有无甲状腺结节，并对甲状腺结节进行大致的定性诊断。

正常甲状腺组织具有选择性摄取和浓聚碘的能力。因此，将放射性 ^{131}I 引入体内后，可被有功能的甲状腺组织所摄取。在体外，通过放射性核素显像仪（ECT）进行甲状腺显像（thyroid imaging）显示 ^{131}I 的分布情况，可观察甲状腺或有功能甲状腺组织的位置、形态、大小及功能状态。由于锝与碘属于同一族元素，也可被有功能的甲状腺组织摄取和浓聚，且 ^{99m}Tc 具有良好的物理特性。因此，目前临床上多使用 $^{99m}TcO_4^-$ 进行甲状腺显像。

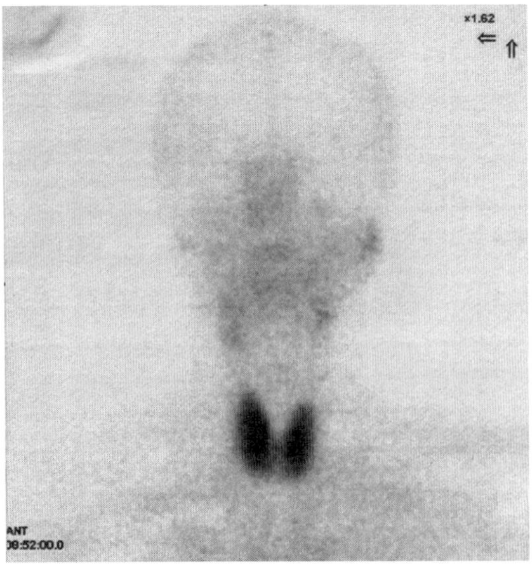

图 9-6-1　正常甲状腺 $^{99m}TcO_4^-$ 显像图

2. 正常甲状腺影像的影像特征　甲状腺呈蝴蝶或 H 形，但可有多种形态变异。甲状腺两侧叶显像剂分布均匀，中央高于周边，边缘较齐整；因峡部较薄显像剂分布稀疏，影像不明显。少数患者可见甲状腺锥体叶变异。在 $^{99m}TcO_4^-$ 显像图像上，甲状腺清晰显示的同时可见到甲状腺外组织本底、唾液腺影像（图 9-6-1）。

3. 甲状腺结节的影像特征　根据甲状腺结节功能状态的不同，在甲状腺显像图上可表现为高功能结节、功能正常结节或低功能结节。通常称高功能结节为“热结节”，功能正常结节为“温结节”，低功能结节为“冷结节”。

（1）热结节（hot nodule）（图 9-6-2）：结节处显像剂分布高于周围正常甲状腺组织（图 9-6-2）。多见于良性甲状腺结节，如功能自主性甲状腺腺瘤、结节性甲状腺肿。极少数甲状腺癌也可表现为热结节。热

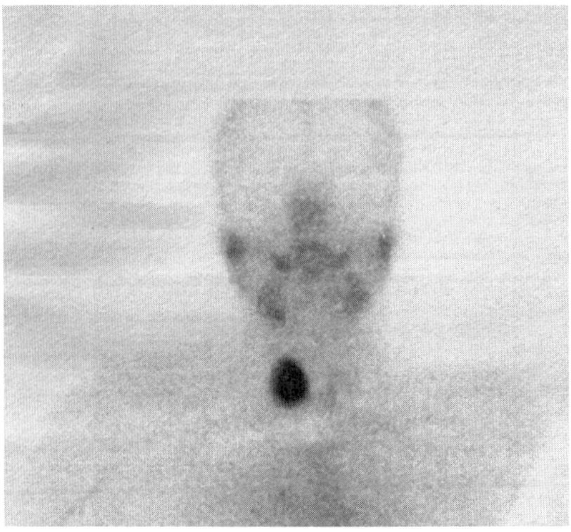

图 9-6-2　甲状腺热结节

结节的恶性病变概率很小，平均约1%。因此，必要时可结合临床以及其他检查手段（如活检）进行鉴别诊断。

（2）温结节（warm nodule）（图9-6-3）：结节处显像剂分布与周围正常甲状腺组织相近（图9-6-3），多见于功能正常的甲状腺腺瘤、结节性甲状腺肿，也可见于慢性淋巴细胞性甲状腺炎、亚急性甲状腺炎恢复期及甲状腺癌。温结节的恶性病变概率为4%～5%。

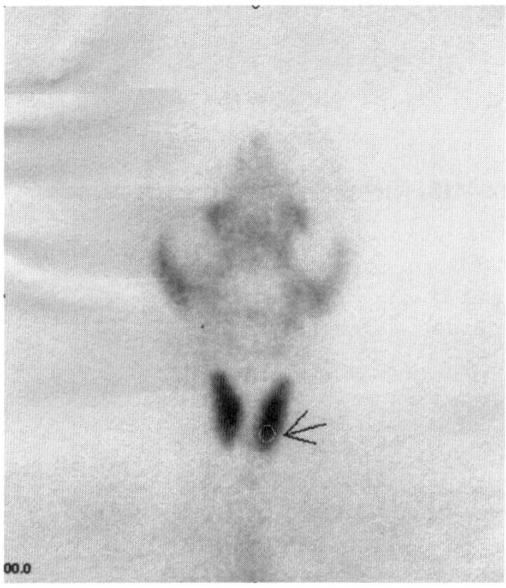

图9-6-3　甲状腺温结节

（3）冷结节（cold nodule）（图9-6-4）：结节处无显像剂分布（或低于周围正常甲状腺组织）（图9-6-4），多见于甲状腺囊肿、甲状腺腺瘤囊性变或内出血、结节性甲状腺肿、局灶性甲状腺炎、甲状腺癌等。一般认为，单发冷结节癌发生率较高，国外资料报道为4.8%～58%，国内报道为9.6%～54.5%，平均为20.3%。而多发性冷结节的癌发生率为0～18.3%。目前，临床多数情况下对于甲状腺结节病变性质的鉴别仍需要从临床触诊、超声、核素显像及细胞学和病理学检查等方面综合进行评估。

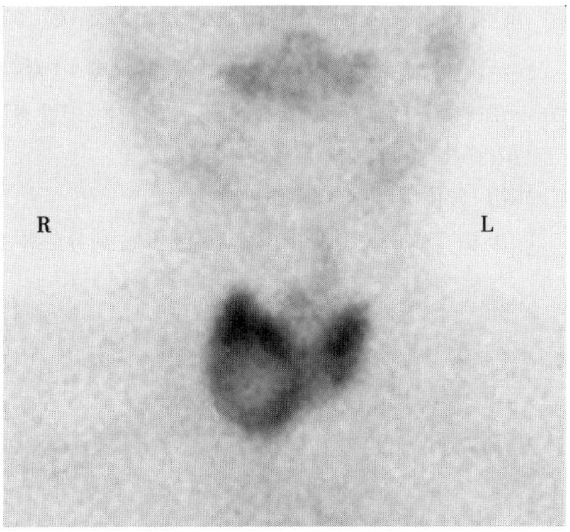

图9-6-4　甲状腺冷结节

（二）甲状腺结节的定性诊断

1. 方法　采用甲状腺血流灌注显像和甲状腺肿瘤阳性显像或PET显像（见本章第三节），可对甲状腺结节进行良、恶性定性诊断。

当甲状腺显像诊断有甲状腺结节时，尤其是冷结节时，常需要采用甲状腺血流灌注显像和甲状腺肿瘤阳性显像进行鉴别诊断。甲状腺血流灌注显像是观察甲状腺及其结节的血流灌注状态。甲状腺阳性显像是利用某些显像剂可非特异地被甲状腺肿瘤组织浓聚，从而对甲状腺肿瘤组织进行定性、定位诊断。在做甲状腺肿瘤阳性显像时，根据不同的病理类型采用不同的显像剂更有利于疾病的鉴别，如乳头状或滤泡状甲状腺癌时可采用 ^{131}I、^{123}I 显像；甲状腺髓样癌可采用 ^{201}Tl、^{131}I-MIBG、^{123}I-MIBG、^{99m}Tc［Ⅴ］-DMSA、^{111}In-octreotide 显像；未分化癌可采用 ^{201}Tl 显像。

2. 甲状腺良性结节的影像特征　甲状腺血流灌注显像见结节部位显影仍然明显减淡或不显影，甲状腺肿瘤阳性显像的早期显像见结节处显像剂稀疏或聚集，但延迟显像显示结节处显像剂稀疏。提示甲状腺结节部位动脉血流灌注减少，对肿瘤阳性显像剂亲和力低。

在甲状腺显像中多表现为：①伴有甲状腺肿大的、多发的“冷结节”；② $^{99m}TcO_4^-$ 显像为“热结节”，^{131}I 显像为“冷（凉）结节”。

3. 甲状腺癌的影像特征　甲状腺血流灌注显像、甲状腺肿瘤阳性显像的早期显像和延迟显像均见结节部位显像剂浓聚，高于周围正常甲状腺组织。提示甲状腺结节部位动脉血流灌注增强，对肿瘤阳性显像剂亲和力高（图9-6-5）。

在甲状腺显像中，当结节处 $^{99m}TcO_4^-$、^{131}I 显像为“冷结节”，并出现下列改变时应考虑有恶性结节的可能性，有必要进一步明确诊断：①“冷结节”所在的侧叶无肿大；②分布缺损区横贯一侧叶，呈断裂样改变；③一侧叶整体呈分布缺损区，且向对侧扩展；④ $^{99m}TcO_4^-$、^{131}I 显像均为“冷结节”。

^{201}Tl 显像诊断甲状腺癌的敏感性为87%，特异性为58%；^{99m}Tc-MIBI 显像诊断甲状腺癌的敏感性为80%～91%。^{99m}Tc-MIBI 显像的优点为 ^{99m}Tc 标记显像剂，与 ^{201}Tl 相近，但图像分辨率较好，国内外报道其诊断分化型甲状腺癌复发或转移的灵敏度为50.0%～86.4%，特异性为76.0%～96.0%。

^{99m}Tc（Ⅴ）-DMSA 显像诊断甲状腺髓样癌（MTC）

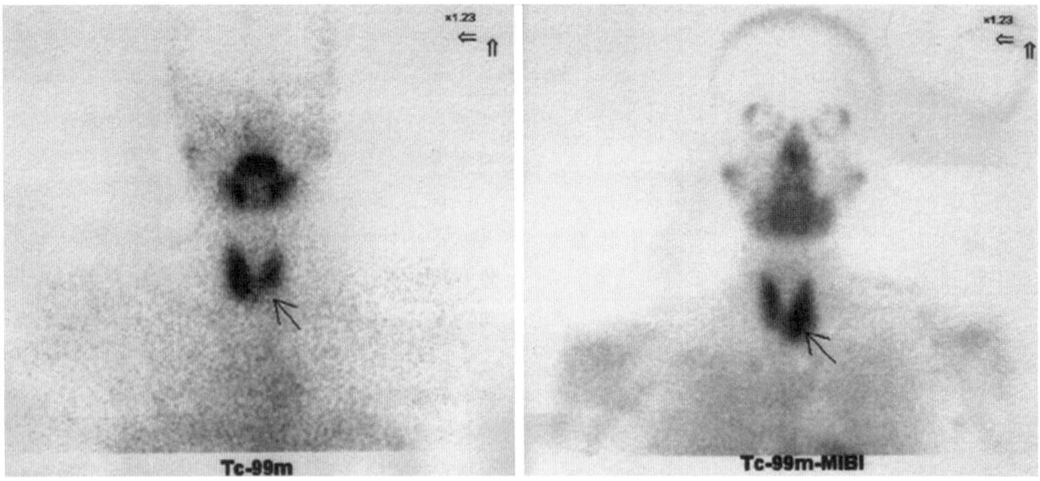

(1)　　(2)

图 9-6-5　左叶下极甲状腺癌 ^{99m}Tc-MIBI 阳性显像

(1) 为甲状腺静态显像，见左叶下极冷结节　(2) 为 ^{99m}Tc-MIBI 阳性显像，见冷结节处有明显的显像剂填充（箭头所示）

的总体灵敏度在 80% 以上，特异性 100%，病灶探测率大于 65%，对肿瘤复发与转移的判断有重要价值。如放射性较高但局部红肿、肤温增高，诊断应慎重；放射性略高于周围本底、或伴有内部小灶性增强，在患者未做任何治疗情况下，可除外 MTC，考虑其他恶性肿瘤，如甲状腺未分化癌、淋巴瘤；放疗及手术后的 MTC 病灶摄取减低，首次诊断应结合血降钙素；分化型甲状腺癌未见放射性摄取。

（三）甲状腺癌转移灶的诊断

1. 方法　采用 ^{131}I 全身显像或 ^{99m}Tc-MIBI 等肿瘤阳性显像可对甲状腺癌转移灶进行定性和定位诊断。^{131}I 显像只能用于有摄碘功能的乳头状或滤泡状等分化型甲状腺癌，而 ^{99m}Tc-MIBI 和 ^{201}Tl 肿瘤阳性显像既可用于有摄碘功能的甲状腺癌转移灶、复发灶的诊断，也可用于诊断无摄碘功能的甲状腺癌转移灶、复发灶。甲状腺髓样癌转移灶还可采用 ^{131}I-MIBG、^{123}I-MIBG、^{99m}Tc[Ⅴ]-DMSA、^{111}In-octreotide 显像诊断；未分化癌转移灶可采用 ^{201}Tl 显像诊断。

^{131}I 全身显像常在术后 2～3 周以后，或停服甲状腺素制剂 2～4 周，使患者血清 TSH 测定值 >30mU/L 时进行。空腹口服 ^{131}I 74～185MBq，24～48h 后进行颈部及全身显像。也可在服用治疗剂量 ^{131}I 7～10d 后行常规 ^{131}I 局部和全身显像。

2. 甲状腺癌转移灶的影像特征　除唾液腺、口腔、胃肠道、膀胱等组织为生理性聚集 ^{131}I 外，其他部位如有摄碘病灶，在排除尿液污染后可考虑为甲状腺癌转移灶。此外，正常时肝脏可有弥漫性轻度显影（图 9-6-6）。

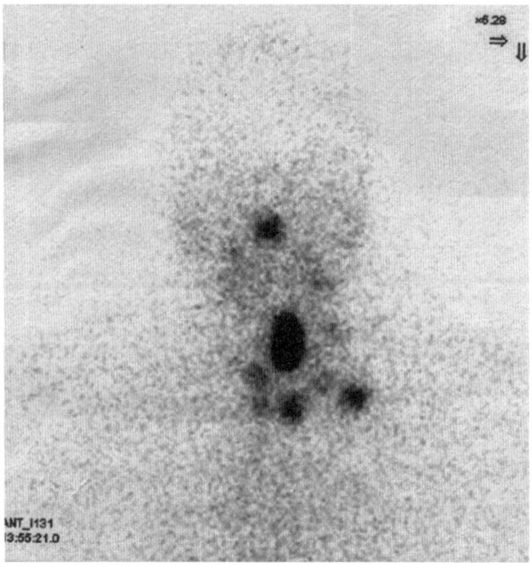

图 9-6-6　甲状腺癌 ^{131}I 显像示颈部多处转移

在甲状腺癌阳性显像中（^{201}Tl、^{99m}Tc(Ⅴ)-DMSA、^{99m}Tc-MIBI、^{131}I-MIBG、^{111}In-octreotide 等），生理性摄取以外的浓聚灶可考虑为甲状腺癌转移灶。

（四）异位甲状腺的诊断

1. 方法　采用甲状腺显像的方法可鉴别异位甲状腺。

当包块位于颈部或口腔时，可用 $^{99m}TcO_4^-$ 或 ^{131}I 甲状腺显像；当包块位于胸骨后或腹部等其他部位时，则应采用 ^{131}I 甲状腺显像。

2. 异位甲状腺的影像特征　在正常甲状腺部位未见甲状腺显影，而在正常甲状腺部位以外，如颈部、舌根部、胸骨后等处见显像剂浓聚灶，则应考虑为异位甲状腺。少数人还可在卵巢区发现甲状腺组织。因胸骨后甲

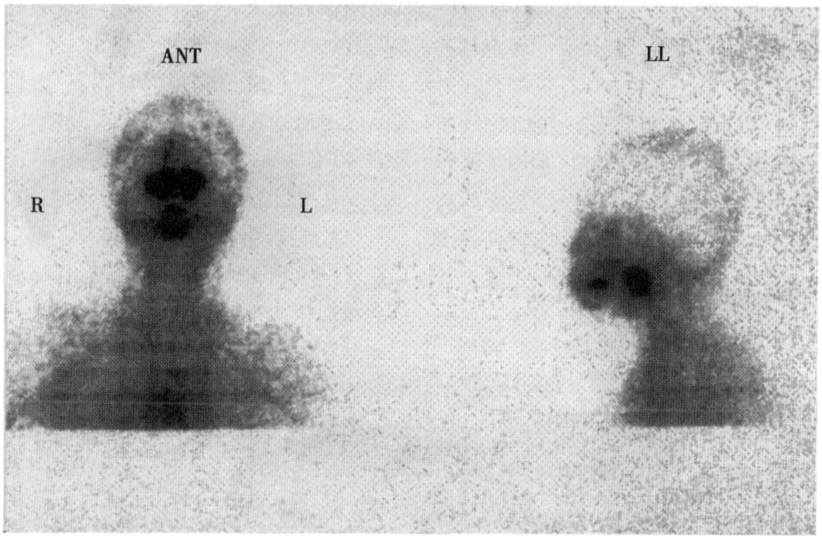

图 9-6-7　舌根部异位甲状腺，正常甲状腺部位未见甲状腺显影

状腺肿组织常为无功能甲状腺组织，当临床疑为胸骨后甲状腺肿而甲状腺 ^{131}I 显像不显影时，应采用 ^{201}Tl 或 ^{99m}Tc-MIBI 进行甲状腺显像更有利于其定位诊断（图 9-6-7）。

第二节　转移性骨肿瘤的诊断

（一）方法

采用全身骨显像对转移性骨肿瘤进行早期诊断和定位诊断。

耳鼻咽喉头颈部恶性肿瘤，如鼻咽癌、甲状腺癌等易发生骨转移，如能早期诊断骨转移并早期治疗，是改善患者预后的重要因素。骨显像能反映骨骼组织的无机盐代谢、成骨细胞活性和局部骨组织血流量的变化。转移性骨肿瘤在初期反应阶段，当成骨反应变化达到 10% ~20% 时，转移灶积聚的显像剂足以在显像上呈异常“热”区表现。X 线平片检查呈阳性则需骨转移灶局部钙含量的变化大于 30% ~70%，这一变化过程需要经历较长时间。因此，骨显像比 X 线检查能更早期发现恶性肿瘤的骨转移，一般可提前 3 ~6 个月甚至 18 个月出现异常征象。由于骨显像的高敏感性使其在诊断恶性肿瘤骨转移方面具有独特而重要的价值，已成为临床首选的检查方法。

（二）转移性骨肿瘤的影像特征

转移性骨肿瘤的显像特征表现为多发的不规则的放射性“热”区，分布以脊椎和肋骨为最常见，其次是骨盆、四肢骨近端、胸骨和颅骨，四肢骨远端转移较少见。此外，还可见肿瘤局部的骨骼浸润，如鼻咽癌时可见局部骨组织代谢明显增高，并可见放疗后局部骨组织的反应性代谢增高改变。少数患者的骨转移瘤为溶骨性改变，表现为放射性“冷”区；同一患者甚至可同时见到“热”区与“冷”区或“炸面圈”样征的转移灶同时存在；弥漫性骨转移的患者可现出超级骨显像。约 6% ~8% 的骨转移瘤患者为孤立的单个转移灶，骨显像表现为单发的放射性“热”区或“冷”区，其中位于中轴骨的单发骨显像异常区有 68% 为转移癌。对于骨显像呈单发“热”区的患者，需进行定期随访，若“热”区范围扩大或 X 线片检查为阴性，则高度提示转移癌的可能（图 9-6-8）。

早期发现并及时治疗骨转移癌，对避免癌性骨痛引

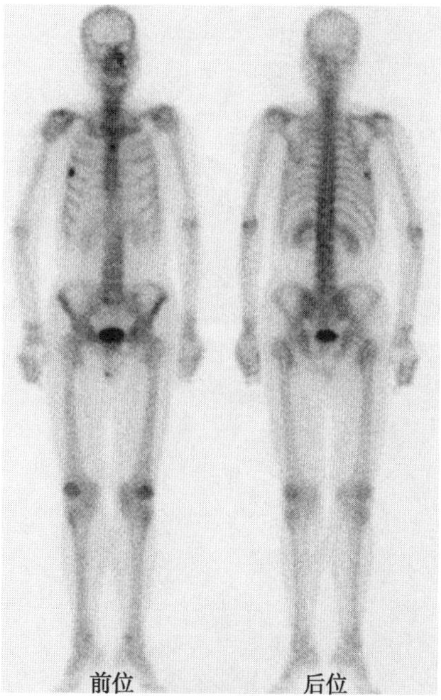

图 9-6-8　鼻咽癌全身骨显像

见鼻咽部及右侧第 4 肋骨代谢明显增高

起患者生活质量的下降，特别是防止承重骨病理性骨折导致的伤残有重要临床意义。此外，骨显像能客观、有效地监测骨转移癌的治疗效果，通常治疗有效时表现为转移灶放射性“热”区影减淡或消失，转移灶数量减少，相反治疗无效时则表现为转移灶放射性“热”区影增强或出现新的骨转移灶。少数患者在化疗或放疗后约3个月，临床症状有明显改善，但复查骨显像则可表现为转移灶局部放射性浓聚更为明显的“闪耀”现象，其原因可能与治疗后局部炎性反应所致的血流增加及局部成骨代谢反应增强有关。

第三节　PET在耳鼻咽喉头颈部肿瘤诊断中的应用

（一）原理

正电子发射断层扫描技术（positron emission tomography，PET）显像同样需要放射性显像剂，目前以^{18}F-氟脱氧葡萄糖应用得最为广泛。

^{18}F-氟脱氧葡萄糖（^{18}F-2-fluro-D-deoxy-glucose，^{18}F-FDG）为葡萄糖代谢示踪剂。^{18}F-FDG和葡萄糖的分子结构相似，^{18}F-FDG在体内的生物学行为也与葡萄糖相似。在注入体内后，^{18}F-FDG通过与葡萄糖相同的摄取转运过程进入细胞内。^{18}F-FDG进入细胞后与葡萄糖同样在己糖激酶的作用下被磷酸化形成6-磷酸-^{18}FDG，但不能被进一步代谢，而滞留堆积在细胞内。细胞对^{18}F-FDG的摄取量与其葡萄糖代谢率成正比，故体内葡萄糖代谢率越高的器官、组织，摄取聚集^{18}F-FDG越多。

恶性肿瘤细胞的代谢特点之一是高葡萄糖代谢，故能聚集更多的^{18}F-FDG，在图像上表现为浓聚灶。其机制可能与下述因素有关：肿瘤细胞膜上葡萄糖转运蛋白表达增加，如Glut-1，Glut-2，Glut-3等；肿瘤细胞内己糖激酶活性增高；葡萄糖-6-磷酸酶活性低（该酶可使6-P-^{18}FDG去磷酸化而释出细胞外）等。

（二）方法

1. 患者准备　检查前禁食4～6h，血糖过高者需控制血糖。

2. 注射显像剂　安静状态下注射^{18}F-FDG 370MBq（10mCi）左右，注药后至检查前患者仍需保持安静状态。显像前排空尿液。

3. 图像采集、重建　50～60min后进行全身发射扫描和透射扫描。

（三）适应证

1. 良、恶性病变的鉴别。

2. 评价肿瘤侵犯范围、恶性程度、临床分期，为治

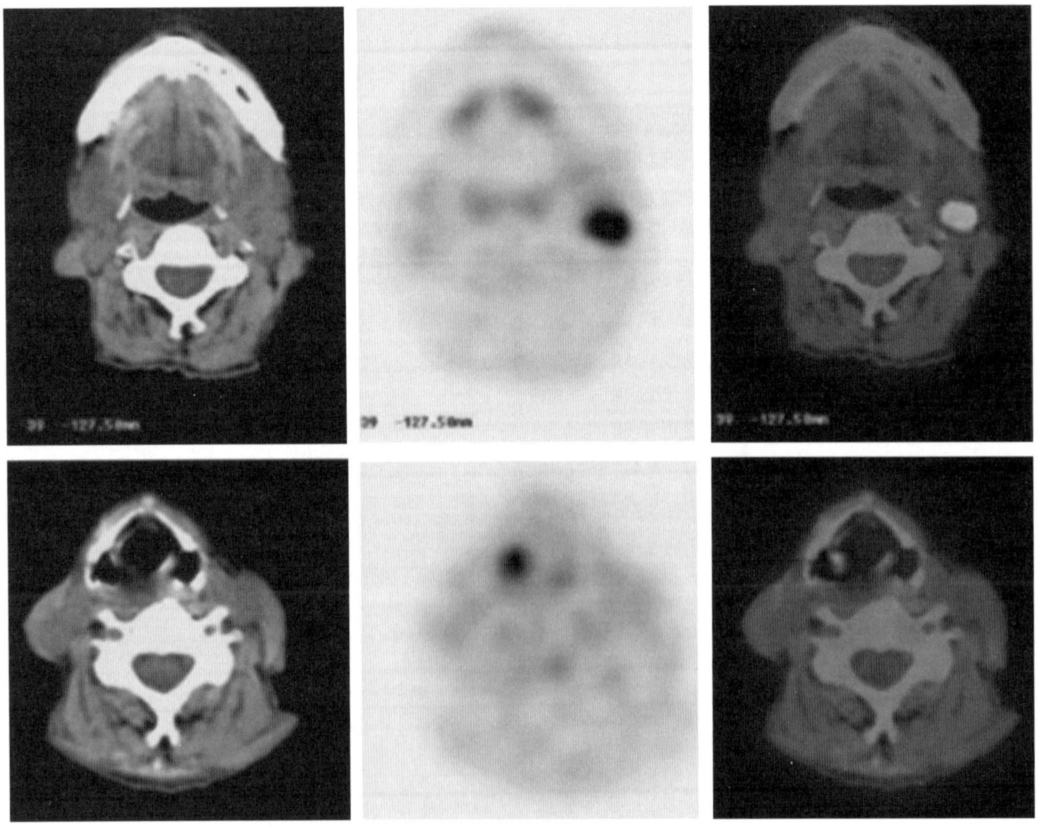

图9-6-9　会厌癌伴颈淋巴结转移PET显像

疗决策提供依据。

3. 探测恶性肿瘤转移灶。

4. 显示肿瘤病灶内活力状态，辅助制订放疗计划。

5. 肿瘤放疗后或手术后复发与瘢痕组织的鉴别。

6. 放、化疗疗效监测与评价。

7. 预后判断。

8. 探查肿瘤原发病灶。

（四）临床应用

1. 临床诊断　^{18}F-FDG PET 显像在头颈部肿瘤的诊断具有重要作用。Di Martino 等对 50 例头颈部肿瘤病例进行一个预期性评价，所有患者都进行彩超、CT 和 PET 检查，对可疑病灶进行 ^{18}F-FDG PET 显像的标准摄取值(SUV)计算。在平均约为 1 年的随访中，大约 2/3 的患者都进行了颈部手术。显像研究结果与病理检查、上消化道内镜进行比较。结果表明，对原发肿瘤发现的灵敏度与特异性 PET 分别为 95%、92%，CT 为 68%、69%，超声为 74%、75%。而对再发肿瘤，PET 的准确性为 100%，CT 的灵敏性与特异性分别为 67% 和 80%，超声为 67% 和 100%。从统计学上讲，PET 明显优于 CT 显像，PET 对转移灶和第二原发瘤的诊断也有明显的优势（图 9-6-9，图 9-6-10）。

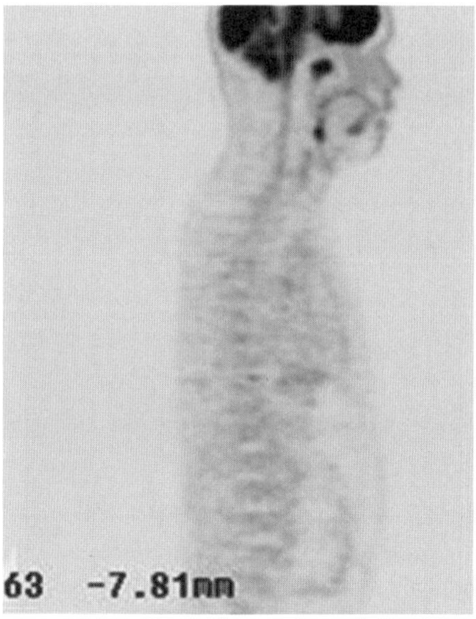

图 9-6-10　鼻咽癌 PET 显像

2. 疗效评价　PET 在头颈部肿瘤治疗疗效评价及治疗后复发诊断中有独到之处。由于肿瘤行手术、放疗后导致的组织结构的扭曲和瘢痕形成（尤其在喉、舌根及口咽部），使常规影像方法难以检测残余肿瘤或肿瘤复发，特别是在治疗后 1 年内。利用 ^{18}F-FDG PET 代谢显像可监测放化疗的疗效，对晚期肿瘤患者的化疗进行早期疗效评价。由于治疗中的肿瘤细胞浓聚 ^{18}F-FDG 的量和生长速率呈线性关系，病灶部位 ^{18}F-FDG 摄取增加意味着治疗的失败，并且可用于区分无治疗反应的病例，避免不必要的治疗副作用，及早改变治疗方案。据研究报道，对 44 例晚期（Ⅲ、Ⅳ期）头颈部肿瘤患者治疗后 1 年内进行 ^{18}F-FDG PET 检查，并与 MRI、CT 比较，发现在第 1 年中只有 PET 检测到所有的复发灶，灵敏度为 100%，特异性为 93%，而常规诊断方法的灵敏度仅为 38%，特异性为 85%。

鼻咽癌（NPC）不同于其他头颈部的肿瘤。CT 探测复发和残余 NPC 的灵敏性低、特异性中等，在放疗后 CT 的灵敏度和特异性会进一步降低。因为放疗后普遍存在不同程度的纤维化和不对称性改变，导致假阳性。NPC 复发多发于黏膜下，CT 可以很容易地探查到 NPC 的复发与残余肿瘤。Kao 等对 36 例接受 4 个月放疗的 NPC 患者研究发现，根据组织病理学检查结果，CT 在区别复发或残留病灶的灵敏性与特异性分别为 73% 和 88%，^{18}F-FDG 为 100% 和 96%，因此，PET 显像是探测 NPC 复发与残余的最佳工具。

第四节　亲肿瘤阳性显像在耳鼻咽喉头颈部肿瘤诊断中的应用

（一）原理

耳鼻咽喉头颈部肿瘤可摄取一些亲肿瘤阳性显像剂，如 ^{99m}Tc-MIBI、^{99m}Tc-TF、^{99m}Tc(Ⅴ)-DMSA 等，因此可用于良、恶性肿瘤的鉴别诊断。甲状腺肿瘤的诊断与鉴别诊断见第一节，本节不再赘述。

（二）临床应用

1. ^{99m}Tc(Ⅴ)-DMSA　对头颈部原发性鳞状细胞癌及淋巴结转移诊断灵敏度分别可达 83%、92%，特异性达 75%、100%。

2. ^{99m}Tc-MIBI　我们对 91 例临床疑诊为头颈部肿瘤的患者在手术前或病理活检前进行了 ^{99m}Tc-MIBI 显像，与组织病理学结果比较，^{99m}Tc-MIBI 早期显像对头颈部恶性肿瘤定性诊断总的灵敏度、特异性、准确性和阳性预测值分别为 78.7%、72.1%、75.6% 和 75.5%，延迟显像分别为 72.3%、88.4%、80.0% 和 87.2%。其中对鼻咽癌、非霍奇金淋巴瘤具有较高的定性诊断价值，定性诊断复发（残留性）鼻咽癌和鼻腔非霍奇金淋巴瘤优于 CT 或 MRI 检查。在判断头颈部肿瘤的范围、肿瘤对周围组织的局部浸润及发现颅底颅内的侵犯、转移灶等方面也有独特的优势。采用半定量分析方法还有助于提高诊断的准确性，与 CT 或 MRI 联合应用可有效提高头颈部肿瘤的早期诊断率（图 9-6-11）。

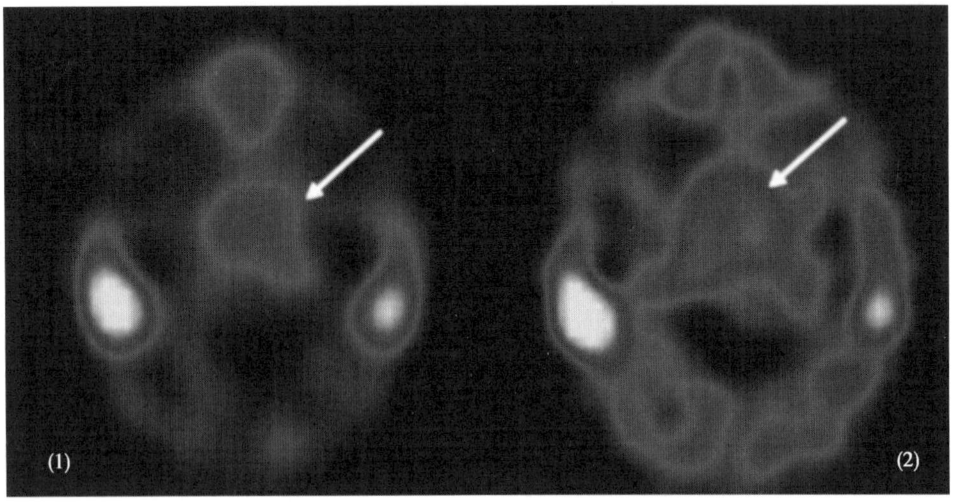

图 9-6-11 鼻咽癌 ^{99m}Tc-MIBI 肿瘤显像

(1) 早期显像示病灶部位显像剂轻度浓聚 (2) 延迟显像示肿瘤病灶浓聚明显增强

(高再荣)

主要参考文献

1. 陈盛祖，主编. 临床技术操作规范-核医学分册. 北京：人民军医出版社，2004
2. 高元桂，蔡幼铨，蔡祖龙，主编. 北京：人民军医出版社，1993
3. 龚洪翰，蒋海清，韩萍，主编. 多层螺旋 CT 后处理技术临床应用. 南昌：江西科学技术出版社，2004
4. 胡锦清，木栋，沈建康，等. 脑动脉瘤栓塞材料临床应用的最新进展. 中华放射学杂志，2004，38：90-92
5. 韩萍，熊茵，主编. 医学影像技术丛书 CT 扫描分册. 武汉：湖北科学技术出版社，2000
6. 韩萍，Brambs H S，Sokiranski R. CT 仿真内窥镜对鼻腔结构与病变显示能力的研究. 中华放射学杂志，1999，33：7
7. 李果珍，主编. 临床体部 CT 诊断学. 北京：中国科学技术出版社，1994
8. 李坤成，张念察，主编. 比较神经影像学. 北京：科学技术文献出版社，2002. 3-12
9. 李麟孙，主编. 介入放射学—基础与方法. 北京：人民卫生出版社，2005
10. 李明华，主编. 神经介入放射学的现状和展望. 中华医学信息导报，1999，14：2-3
11. 凌峰，主编. 介入神经放射学. 北京：人民卫生出版社，1991
12. 梁长虹，龙晚生，主编. 鼻咽癌影像诊断学. 北京：科学出版社，2000. 28-110
13. 马廉亭，主编. 微侵袭神经外科学. 北京：人民军医出版社，1999
14. 荣独山，主编. X 线诊断学. 第 2 版. 第 3 册. 上海：上海科学技术出版社，2000. 367-507
15. 杨建勇，陈伟，主编. 介入放射学理论与实践. 北京：科学出版社，2002
16. 余建明，主编. 医学影像技术学. 北京：科学出版社，2004
17. 张挽时，主编. 临床副鼻窦影像诊断学. 北京：中国科学技术出版社，1997
18. 周康荣，陈祖望，主编. 上海：上海医科大学出版社，2000
19. 张永学，主编. 核医学. 北京：人民卫生出版社，2005
20. 张永学，主编. 核医学. 北京：科学出版社，2003
21. 张永学，冯敢生，谢明星，主编. 影像医学与核医学诊疗常规. 武汉：湖北科学技术出版社，2006
22. 张永学，冯敢生，主编. 医学影像学与临床. 武汉：湖北科学技术出版社，1993
23. 周康荣，主编. 胸部颈面部 CT. 上海：上海医科大学出版社，1996
24. Du C，Rarogi Y，Nagahiss S，et al. Hemifacial spasm：three-demensiond MR imaging in the evaluation of neurovascular compression. Radiology，1995，197：227
25. Bender H，Palmedo H，Biersack HJ，et al. Atlas of clinical PET in oncology-PET versus CT and MRI. Berlin：Springer-Verlag，2000
26. Panush D，Fulbright R，Sze G，et al. Inversion-recovery fast spin-echo MR imaging：efficacy in the evaluation of head and neck lesions. Radiology，1993，187：421
27. Roulos AS，Bendok BR，levy EI，et al. Endovascular aneurysm treatment：a proven therapy. Neurol Res，2002，24（suppl）：71-79
28. Stiglbauer R，Steurer M，Sehimmerl S，et al. MRI of cartilaginous tumors of the larynx. Clin Radiol，1992，46：23
29. Wadlington VR，Terry JB. Endovascular therapy of traumatic carotid-cavernous fistulas. Crit Care Clin，1999，15：831-854
30. Wakhloo AK，Juenghng FD，Velthern VV，et al. Extended preoperative polyvingl alcohol microembolization of intracranial meningiomas：assessment of two embolic techniques. AJNR，1993，14：571-582

第十篇

10

耳鼻咽喉头颈外科麻醉学、护理学、治疗学和常用药物

第一章

耳鼻咽喉头颈外科手术麻醉

耳鼻咽喉科手术的范围多在头颈和面部，其解剖结构较复杂。鼻、咽、喉部位，尤其是咽、喉声门区手术，处于上、下呼吸道交界处，易发生梗阻而严重影响呼吸功能；手术多在腔隙深部进行，术野小，操作较困难，不便止血，手术和麻醉处理上均有其特殊性。多数择期手术患者病情稳定，可视情况采取不同的麻醉方法。耳鼻咽喉科的急诊手术，病情多因凶险，麻醉操作或管理不当往往会危及患者的生命。无论是择期手术还是急诊手术，均需要安全而平顺的麻醉技术，同时在围术期对呼吸道的管理和对呼吸功能的监测显得尤其重要。

第一节　耳鼻咽喉头颈外科手术麻醉的特点

一、呼吸道通畅维持困难

耳鼻咽喉科疾病本身，如某些先天性解剖异常、感染、肿瘤、损伤和异物等均可累及气道，造成气管组织创伤、出血、水肿及脓肿形成或局部受压，引起不同程度的气道阻塞。部分气道阻塞患者临床上表现为呼吸困难、发绀、心动过速、高血压、出汗和喘鸣；严重气道阻塞若得不到及时救治，患者常因严重缺氧而死亡。某些手术操作亦可影响气道通畅，如鼻咽部手术野出血多流向咽喉部，在表面麻醉咽喉反射被抑制时可能造成误吸；手术操作刺激喉部，以及咽喉部血液、分泌物积聚均可兴奋支配喉部的迷走神经、诱发喉痉挛；鼻咽部纤维血管瘤有时呈分叶状，术中部分瘤组织可脱落至咽喉部，拔管时可落入气管内。为防止手术中鼻、咽、喉的血、脓和其他分泌物吸入肺内，麻醉中多采用气管内插管。气管内插管虽能防止误吸，但因术中麻醉人员不易接近气道，且手术操作和体位改变（垂头位、抬头位）容易使气管导管折曲、阻塞、脱出声门或插入过深，导致气管阻塞、单侧肺通气和肺不张。因此，对气管导管要妥善固定。使用无套囊气管导管时，需用纱条填塞导管周围防漏，但有时血液及分泌物仍可沿导管流入气管；手术结束去除填塞纱条时若有遗漏，拔管后可引起窒息。咽腔纱条填塞可引起患者血压升高、心律失常，亦可促使积聚在咽喉部的液体（包括血液）流入胃内，影响对手术失血量的正确估计。麻醉手术期间的关键问题在于确保气道通畅，保证足够的气体交换量。

二、术野出血与止血

由于耳鼻咽喉科所在的头颈部血运极其丰富，血管吻合支多，加之手术操作的部位较深，术野小，难以显露，故术中出血量相对增多，止血较困难。为减少术野渗血，常局部应用肾上腺素。现知氟烷麻醉时，心脏应激性增高，静注肾上腺素在氟烷麻醉患者是否亦引起类似的心律失常，尚有争议，但仍应予足够重视；术中除加强心电监测外，合理选用麻醉药和控制肾上腺素的使用总量和浓度亦很重要。对一些术中出血量多且急的手术，如鼻咽血管纤维瘤摘除，以及视野极小，稍有渗血即难保证术野清晰的手术，如内耳手术，常运用控制性低血压技术使血压降低，减少出血。此外可采取颈外动脉结扎法减少出血。耳深部（颞部）外伤可引起严重出血，部分血液可咽入胃内，以致对失血量估计不足；同时咽下的血液影响胃内排空，在麻醉诱导时易发生呕吐、反流和误吸等并发症。咽部外伤则因颈部大血管常受损而发生严重出血甚至休克，造成脑供血障碍和脑缺氧，必须迅速纠正。

三、防止颈动脉窦反射

颈动脉窦由舌咽神经分支支配，在施行颈外动脉结扎术、颈部淋巴结转移瘤摘除术、恶性肿瘤颈廓清术以及喉癌等手术时，常因刺激颈动脉窦而引起颈动脉窦反射，出现血压急剧下降和心动过缓，老年人、动脉硬化患者尤易发生此反射。术中应严密观察，一旦发生颈动脉窦反射应暂停手术，静注阿托品或以局麻药阻滞颈动脉分叉部。

四、肌松药的应用问题

临床上对气道通畅无插管困难的患者，诱导时可应用肌松药行气管插管，但对某些在诱导时易发生气道梗阻的患者，如扁桃体肥大、咽喉肿瘤、Treacher Collins综合征（腭裂合并下颌骨发育障碍、同时眼裂及外耳畸形）的小颌症等，应慎用或不用肌松药，而应采用清醒插管、逆行引导气管插管、纤维支气管镜下插管，甚至气管造口。麻醉维持中应用肌松药，可避免深麻醉抑制咽喉反射对患者的严重影响，能在浅全麻下防止屏气、呛咳和呕吐所造成的术野出血增多。但在乳突凿开术、鼓膜成形术、面神经减压术以及听神经瘤切除术中，为避免面神经刺激试验受干扰，最好不用肌松药，尤其是琥珀胆碱，必要时可应用非去极化肌松剂如维库溴铵。

五、中耳压力改变

中耳和鼻窦都是人体内与外界相通且有气体交换的腔隙。中耳通过咽鼓管间歇性地与外界相通，鼻窦开口于鼻道。当上述腔隙开口因病变而闭塞时，腔隙内压力不与外界相平衡。在氧化亚氮麻醉时，因氧化亚氮在血液中溶解度高于氮气，两者血气分配系数相差34倍，故它易于弥散至腔隙内，使压力上升；当停吸氧化亚氮时，腔隙内氧化亚氮又进入血液内，使压力下降，这种压力改变对中耳手术影响较大，甚至可导致手术失败，应引起注意。

第二节 麻醉的选择与管理

一、术前访视与术前用药

应强调术前访视的重要性，病史方面要重视呼吸困难、气短、声嘶、吞咽困难、喉损伤及近期头颈放射治疗或手术史，以及合并全身性疾病，如慢性阻塞性呼吸系统疾病和心血管疾病史；体检时检查鼻、口腔和头颈情况，观察呼吸类型及病变累及气道情况，通过间接喉镜和喉气管断层拍片了解喉活动情况、病变部位及对气道的影响。肺功能测定和血气分析有助于了解呼吸功能障碍类型及严重程度。检查肝功能和出凝血时间有助于麻醉药的选择和术中出血的防治。

术前用药：①镇静药：常用安定0.15mg/kg，术前90min口服，小儿用量为0.1mg/kg，该药有抗焦虑和镇静作用，但对气道轻度阻塞的患者应慎用或减量应用，严重气道阻塞患者应禁用；②抗胆碱药有阿托品，常用剂量成人0.5mg，儿童0.01～0.02mg/kg，术前半小时肌注，它可抑制唾液腺、气管和支气管黏液腺的分泌作用，对全麻和局麻患者均适用，还可消除迷走神经反射，与甲氧氯普胺同时使用能增加胃蠕动，提高贲门扩约肌的张力，加快胃排空并可预防呕吐及反流的发生；③阿片类镇痛药虽在急诊患者可缓解剧烈疼痛，稳定情绪，消除疼痛在休克发展中的有害作用，并增强局麻药效果，但此类药抑制咽喉保护性反射，以致在鼻咽和喉手术后有可能误吸血液或分泌物，在中耳和内耳手术患者又可能引起恶心、呕吐，故不宜应用。

二、麻醉的选择

（一）局部麻醉

一般适用于手术时间较短、操作较简单、呼吸道通畅而又合作的患者。局部麻醉有以下优点：对全身干扰少，呕吐误吸可能性小；局麻药中加少量肾上腺素可减少术野渗血，有利于手术操作；术中患者意识存在，术者可随时了解喉手术中的声带活动以及在中耳手术时识别面神经是否受损等；若复合全身麻醉可以减少全麻药的用量，并获得一定的术后镇痛效果。但对于手术范围大、精细的显微外科手术，要求患者头部长时间固定在特定位置的手术，以及中耳、内镜手术、小儿和精神紧张患者单纯局麻常难以完成，不宜选用。

耳鼻咽喉科手术局麻多由术者自行操作，要求术者熟悉和掌握有关神经的解剖关系以及各种神经阻滞操作法。耳廓及外耳道手术，可用1%利多卡因局部浸润。乳突区、外耳道和中耳手术可选用浸润局麻、表面局麻和全麻相互配合。此外可根据手术部位选用耳颞神经、耳大神经、迷走神经耳支分别进行阻滞。外鼻手术须做鼻外神经、滑车神经和眶下神经阻滞；鼻腔内手术可直接用浸有1%丁卡因或2%利多卡因和1∶100 000肾上腺素混合液的棉片留置于黏膜表面。分别阻滞蝶腭神经、鼻睫神经和鼻腭神经。上颌窦手术可并用表面局麻的碟腭神经结阻滞。喉部手术时可在舌根部涂喷1%丁卡因或2%～4%利多卡因溶液，以及在梨状窝部用浸有局麻药液纱布块留置1～2分钟以阻滞喉上神经的喉内分支，亦可做环甲膜穿刺，气管内注入2%利多卡因1～2ml。头面部血运丰富，局麻时若用药量过大，或操作不当注入血管，易导致中毒反应，气管内表面麻醉尤易发生，应密切观察，防止中毒反应发生，利多卡因最大安全量是4mg/kg。

（二）全身麻醉

全身麻醉的优点在于不受手术时间和手术范围的限制；气管内插管可控制气道防止血液及分泌物等误吸入肺；对不合作患者及小儿能长时间保持固定头位，便于显微外科的精细操作，且能消除或减弱喉部反射和迷走神经反射，减少这些反射对心血管系统的不良影响。但全麻过程中难获患者的配合；某些患者常因解剖异常和鼻、咽、喉部病变，使气管插管变得困难；麻醉与手术共经同一气管，可相互干扰，前者可影响手术视野清晰，后者妨碍气管导管的固定与通畅度；全麻下并用肾上腺素还有诱发心律失常之虑。以上问题麻醉者术前即应加以考虑，并制定切实可行的麻醉方案。

1. 麻醉诱导　采用何种诱导方法取决于术前对患者情况的全面了解以及对气管插管难易程度的正确估价。预计气管插管无困难者，可采用静脉快速诱导麻醉，但在低血容量患者，硫喷妥钠用量应酌减并缓慢注射，以防血压急剧下降；休克患者可用氯胺酮与肌松药合用作快速诱导，但在严重休克患者，氯胺酮可抑制心肌，加重心肌缺氧，导致心律失常、低血压、室颤或心搏骤停，应慎用或禁用。对有呼吸道梗阻、张口困难或喉组织有移位患者，因气管内插管不易成功，静脉快速诱导麻醉是危险的，应改用安定、γ-OH，辅以小量麻醉性镇痛药；在保持患者自主呼吸情况下，配合表面麻醉行气管插管、亦可吸入安氟烷、异氟烷诱导麻醉。饱胃患者在麻醉诱导时为防止胃内容物反流误吸，最好在清醒状态下用表面麻醉插管，可先给患者适量镇静药，再用1%丁卡因或4%利多卡因在口腔、舌根及咽部行表面喷雾，喷雾时令患者吸气，使局麻药吸入呼吸道。每间隙2～3min喷一次，共3～4次。有时患者因局部解剖位置改变导致直接喉镜明视插管困难，可借助纤维光导喉镜或气管镜作引导插管，但咽喉部血液及分泌物常粘盖在照明灯泡影响视野；此时可用一根带金属芯的塑料管作为引导管，在普通喉镜下沿着会厌喉面或根据患者呼气时气流及分泌物的方向将引导管插入气管内，然后将气管导管顺着引导管滑入气管。上述方法插管仍难成功，或有颈椎损伤、咽后脓肿及喉部外伤的患者，则需做气管切开插管，再施行麻醉。

2. 麻醉维持　麻醉维持中应注意的问题包括根据病情和手术需要合理选择麻醉药物，熟悉各种药物的药理特性及可能的不利影响；保持呼吸道通畅，进行动态循环功能和呼吸功能监测，保持血流动力学稳定等。①合理选择药物：耳鼻咽喉科手术多数无需深麻醉（Ⅲ期Ⅰ级即可），全麻时若镇痛不全可加用局麻药或镇痛药，并复合肌松药，以保持患者于浅麻醉状态。全麻维持常用氟烷、安氟烷或异氟烷，或用神经安定镇痛术辅吸氧化亚氮或间断静注芬太尼，亦可静脉滴注琥珀胆碱与普鲁卡因复合液，术中可作辅助或控制呼吸。氟烷与安氟醚对气道无刺激性，且氟烷有一定支气管扩张作用，两药术后气道保护性反射恢复亦快，但氟烷可降低肾上腺素的心室致颤阈值，麻醉中以不用肾上腺素为宜。吸入高浓度氧化亚氮可增高中耳压力，停吸后压力下降，不适用于耳咽鼓管不通畅的患者。芬太尼全身麻醉在通气量足够时，对循环干扰甚小，但用量稍大即易出现延迟性呼吸抑制，患者有时虽完全清醒仍可能遗忘呼吸，故应严格掌握拔管条件，必要时行辅助呼吸或用纳络酮拮抗；②呼吸管理：由于耳鼻咽喉科手术区在头颈部，消毒巾覆盖在患者头面部，而麻醉医师又必须“远距离操作”，直接影响了对患者的观察，增大了呼吸管理的困难；术者与麻醉医师共用同一气道，常易使气管导管移位，血液或分泌物被吸入肺内，故一旦插管成功，必须牢牢固定导管，必要时用缝线固定于皮肤以防止术中导管移位或脱出；术中密切观察皮肤、黏膜色泽、听诊两肺呼吸音是否对称，血压、脉搏是否平稳。脉搏氧饱和度仪能灵敏、动态地反映动脉血的氧合状态，全麻患者应列为呼吸监测的常规；动脉血气分析对估计呼吸功能和体液酸碱变化有重要价值。术中若有血液、分泌物沿导管流入气管，应随时吸除血液及分泌物，术毕时更应充分吸引干净，某些手术如鼻咽纤维血管瘤摘除术，拔管前应用喉镜明视下检查咽喉部，防止脱落瘤组织落入气管；③维持血流动力学稳定：耳鼻咽喉科手术本身出血较多，术前存在低血容量、休克患者以及婴幼儿及老年人耐受术中失血的能力差，易出现血容量不足，使血压下降和心率增速。部分患者可因血液咽入胃内，影响对失血量的估计，因此正确判断患者的失血情况，及时用乳酸林格溶液或全血补充丧失的血量，加强术中监测，甚为重要。术中刺激颈动脉窦可诱发颈动脉窦反射，引起循环紊乱，应引起重视（见本章第一节）。

第三节　常用几种耳鼻咽喉头颈外科手术的麻醉

一、耳科手术

多数施行耳科手术的患者为年轻、健康者，手术本身并不构成致命的威胁，麻醉管理与保持气道通畅一般无特殊困难。耳廓、外耳道部位短小手术可在局麻下完成。若施行听力重建、鼓室成形、乳突根治、面神经减压或迷路切开等手术，则有时需用全麻。显微外科手术操作精细，要求患者安静不动，且术野局部需用肾上腺素控制出血者，应避免应用氟烷麻醉。由于安氟烷、异氟烷吸入麻醉时心肌对儿茶酚胺敏感程度比用氟烷麻醉轻微，可选用行吸入麻醉。为提供清晰术野常采用控制性降压法，既往曾用氟烷降压，但心肌抑制程度随吸入浓度而加大，已为异氟烷所代替；硝普钠是目前最常用控制性降压药，开始按 1～4μg/(kg·min) 速度滴注，一般于4～6min 可使血压降至预期水平。并使收缩压维持在 11.33kPa（85mmHg）左右以保证重要器官血流灌注，减少中枢神经系统和肾脏并发症。耳科手术麻醉中氧化亚氮的应用应十分慎重，因为高浓度氧化亚氮可比氮气更快地进入中耳腔，导致腔内压升高，当咽鼓管功能因手术创伤、炎症或水肿损害时，中耳压力在吸入氧化亚氮后 30min 内达到 375mmH_2O，而在停用后 75min 内，中耳压力又可降至－285mmH_2O。这个负压使砧镫关节断离、鼓室积血而损害听力。对需行中耳手术而伴有急性中耳炎、鼻窦炎、上呼吸道感染、腺样体肥大以及有鼻咽疾病者，氧化亚氮麻醉期间可出现鼓膜破裂。因此术中氧化亚氮浓度应限于50%以下，并在关闭中耳前15min 停用，在鼓膜成形术中应避免使用。在关闭中耳之前还应采用空气冲洗法冲洗中耳腔，以避免继发的中耳压力下降。

二、鼻腔和鼻窦手术

一般的鼻部手术可在局麻下完成，而某些较复杂手术，如鼻窦恶性肿瘤根治性切除术、鼻侧切开各种肿瘤摘除术等仍需在全麻下进行。此类手术出血量较大，为保证气道通畅需行气管插管；插管后，应在咽后部及插管周围放置一块湿润的纱布填塞以防血液、渗出物和分泌物进入气管；拔管前，咽部必须擦拭干净，取出填塞纱布，控制活动性出血，预防发生呼吸道反射。拔管后，头应朝下（仰卧垂头位）以利鼻、咽和鼻窦引流，并随时吸出，以免刺激声带，发生喉痉挛。术中无需使用肌松药，可通过吸入挥发性麻醉药降低动脉压而使出血减少，亦可用神经安定镇痛术；但麻醉性镇痛药用量应控制，防止过量，否则术后气道保护性反射受抑制，易致血液误吸。手术期间鼻出血的处理方法包括，将头置于向上 15℃ 位，收缩压维持在 12.0kPa（90mmHg）左右，局部应用丁卡因和肾上腺素及咽后部填塞止血，严重鼻出血有时需结扎相关动脉。术中应监测血流动力学改变，正确估计失血量，保持静脉输血输液途径通畅，及时补充血容量，同时要防止血液流入气管。鼻窦手术中使用氧化亚氮不会造成鼻窦窦腔压力大，并可考虑与其他麻醉剂复合使用。

三、扁桃体切除术

扁桃体切除术有挤切术和剥离术两种。多用表面喷雾麻醉。加局部浸润麻醉，施行全麻机会少。一般在表面麻醉后再在扁桃体周围注入普鲁卡因或利多卡因浸润。喷雾表面麻醉，应避免喷入气管，以便保留良好的咳嗽反射，术中还可辅以适量镇静药。局麻后喉反射受到抑制，若术中出血多而急，亦有发生误吸窒息的危险，故术前用药必须减量。小儿施行扁桃体切除术多需全麻，过去常用乙醚冲气法，现倾向用气管内全麻，在小儿可用氟烷-氧化亚氮麻醉。气管内插管后应防止导管扭曲或变位，视手术需要适当加深麻醉，使颌肌和咽部肌松弛，咽喉抑制反射。手术结束后要求气道保护性反射迅速恢复，吸清咽后部血液，观察无活动性出血，才能拔管。拔管后应取侧卧低头位，以保证分泌物及时引流至体外，防止其潴留在咽部而刺激声门或误吸入肺。

四、喉全切除术

患者均为喉癌患者，既往多有吸烟、支气管炎、阻塞性肺疾患和心血管疾病史；术前应对呼吸功能作全面估价，进行肺功能试验、动脉血气分析和流量闭路检验。术前应考虑采用胸部理疗、祛痰、支气管扩张剂和抗生素治疗。喉癌本身可造成部分呼吸道阻塞、咽下困难和喘鸣，术前放射治疗又可导致声门水肿、组织纤维变性、喉僵直等情况，以致发生气管插管的困难。对轻度呼吸道阻塞患者可给予常规术前用药，行常规诱导；中度气道狭窄患者全麻诱导后可能加重阻塞，应限制术前用药，并在喉全术前阻滞和静脉滴注镇静剂后行清醒插管；遇严重气道阻塞伴休息时仍有喘鸣情况者，应避免术前用药，在局麻下行气管造口术，再经此造口吸入全麻药。全麻过程中应保持呼吸道通畅，术中多需保留自主呼吸，当切除喉部时可先将导管退至声门下方，继续供氧，待喉部截除后从气管切开处再插入导管继续维持麻醉。在颈廓清除术中，颈动脉窦受压常引起反射性心动过缓、低血压，严重时可致心搏骤停，一旦发生反应，应立即停止刺激，做颈动脉窦周围封闭，或静脉注射阿托品 0.006～0.008mg/kg，但应注意注射后可引起室性心动过速的发生。在右侧颈部行廓清术时，可能因切除了右星状神经节及损伤了颈部自主神经，心电图上出现 Q-T 间期延长，若同时伴低钾血症，可引起严重的心动过速和心搏骤停。颈部手术时若大静脉破裂可能发生气栓，此时应立即停止氧化亚氮吸入，用纯氧做正压呼吸；局部用湿纱布加压，止血和防止空气继续进入；

患者取头低左侧位；若气栓量大，应安置心导管至右心房抽吸空气。

五、直接喉镜和支气管镜检查

直接喉镜和支气管镜检查麻醉的主要问题在于麻醉与手术共用同一气道，相互干扰，术中必须维持足够的肺泡气体交换，防止缺氧和二氧化碳蓄积；术中应保持咬肌和咽喉肌群有一定程度的松弛，防止患者突然活动，以便支气管镜顺利进入气道。喉显微外科手术时要求声带完全静息；麻醉应在时间上满足手术操作的要求，但术毕又必须让患者及早苏醒。麻醉选择可用局麻或全麻，视手术要求和患者情况而定，单一麻醉方法并非理想，现多倾向用局麻加全麻，或吸入麻醉加静脉麻醉或复合给药方法。对择期短小手术，患者合作、估计气道无出血危险的成年患者以及施行纤维光导喉镜或纤维光导支气管镜检查患者，一般均用局麻。检查中如出现呼吸困难，只要及时供氧，尽快缩短操作时间，亦能完成。局麻时可采用双侧喉上神经和舌咽神经阻滞、环甲膜穿刺气管内注入表面麻醉剂，或咽部、声门和气管喷雾表面麻醉等方法，均可顺利完成操作。

成人行硬管喉镜和支气管镜检查时有时需用全麻，特别在小儿气管内异物取出术，全麻可使患者安静，肌肉松弛，呼吸道黏膜反应降低，呛咳动作减少，使操作所致损伤的并发症明显减少。采用全麻，除特殊情况外，术中均应保持自主呼吸，充分给氧，保证氧饱和度处于正常或接近正常水平。常用的全身麻醉方法有：①氯胺酮、γ-OH 静脉复合麻醉：肌注氯胺酮、静注 γ-OH（60～80mg/kg），亦可用乙咪脂或安定与 γ-OH 复合使用。在放置支气管镜后，或于支气管镜侧孔给高流量氧或用高频通气辅助；②静吸复合麻醉：肌注或静注氯胺酮基础麻醉，面罩给氧吸入氟烷或异氟醚，待麻醉至一定深度后，迅速插入支气管镜，从支气管镜侧管放置一呼吸囊，维持麻醉药和氧的吸入；必要时行控制呼吸，如果肌肉紧张，插管有困难，可在上述基础上，静注少量短效肌松剂，进行控制呼吸；手术者和麻醉医师密切配合，充分供氧，术中经过也甚安全。

所有行支气管镜检查患者，术中应行连续心电图、脉搏、氧饱和度监测，同时监测双肺呼吸音、血压及心率，及时发现并处理缺氧。支气管镜检查期间发生心律失常并非少见，通常为室上性心动过速、室性早搏或窦性心律不齐；预防的方法为充分深度的麻醉或行满意的局部阻滞麻醉，同时维持适宜的通气。内镜检查操作可能加重气道阻滞或损伤气道，发生出血、气管破裂或因气道压力过高而发生气胸，在小儿尤易发生，术中应密切观察，及时处理。为防止小儿气管镜检后发生喉水肿，镜检结束后静注地塞米松 5～10mg，并须注意及时发现和处理喉水肿。

六、食管镜检查

食管镜常用于检查诊断食管疾病，亦可用于食管异物取出。一般合作患者，局麻下即可完成操作；若食管异物较大，为防止损伤气管及食管，使咽喉及食管入口处肌肉松弛良好，必须采用全身麻醉，以策安全。麻醉前，均应给抗胆碱类药抑制分泌，防止迷走神经反射。表面麻醉可采用 1% 丁卡因于咽喉处喷雾 2～3 次，再在两侧梨状窝涂抹 1% 丁卡因即可达到麻醉目的。全麻时可用静脉快速诱导气管内插管，再给予静脉或吸入麻醉药维持。估计异物较大的患者，可加用短效肌肉松弛药，进行人工控制呼吸，以利异物取出。

七、人工耳蜗植入术

此类小儿为耳聋患儿,交流困难。对于不配合的患儿可肌肉注射氯胺酮进行麻醉,以便建立静脉通道。此类手术选择全身麻醉。为了术后能尽快的对听觉功能进行测定,麻醉方式应选择丙泊酚 + 瑞米芬太尼复合麻醉。丙泊酚和瑞米芬太尼代谢快且完善,患儿手术后清醒快且清醒质量高,类似于睡眠后的清醒,无吸入麻醉后出现的宿夜现象。由于患儿能够很快清醒,因此可在较短的时间内对患儿的听觉功能进行测定。由于这类患儿交流困难,可不配合的问题,导致手术后出现躁动。躁动可导致手术创面出血,严重者甚至导致植入的耳蜗移位。防治手术后躁动的措施包括尽早拔除气管导管,以及手术切口用罗哌卡因浸润。罗哌卡因属长效局麻药物,安全性较高,能够有效的防治手术后伤口疼痛,从而防止手术后躁动。

八、颅底手术

颅底手术如听神经瘤切除手术及垂体瘤切除手术等属于神经外科手术，但与普通神经外科手术相比具有手术创面小和术后恢复快等优点，近年来受到重视。这类手术由于病种的不同而有各自的特点，如垂体瘤患者可由于巨舌症和宽下颌而导致气管插管困难，也可由于肿瘤切除后激素水平的剧烈变化而出现尿崩症等。颅底手术的麻醉总体注意事项为脑水肿的控制。脑水肿将导致术后患者不清醒或意识障碍，以致术后各种并发症的发生。因此，颅底外科手术中控制脑水肿极其重要。包括使用降低颅内压的麻醉药物如丙泊酚、糖皮质激素、利尿，以及过度通气和限制晶体液的输注等措施。

（曾邦雄　张诗海）

第二章

护理学

第一节　门诊工作常规及一般技术操作常规

一、门诊工作常规

（一）开诊前检查及添补每个诊室的各种检查器械和用品，备齐各项药品及敷料，并按固定位置放好。

（二）开展宣教工作，如夏季注意游泳卫生，预防外耳道疖和中耳炎；瓜果上市季节和节假日前宣传呼吸道异物和食管异物的预防等。

（三）填好病历首页各项内容；做好分诊工作。

（四）遇明显鼻出血、呼吸困难、耳源性颅内并发症等急、重症患者安排提前就诊，并密切配合医师准备急救药品和器材，共同抢救患者。

（五）对婴幼儿除酌情安排提前就诊外，检查时应协助医师固定其头位（见图2-3-6）。医师座位应高于患者座位，且应是可转动的圆凳，以方便检查。

（六）遇耳聋患者，应酌情采用笔谈，避免喧哗。

（七）进行门诊治疗操作，协助医师手术（术前准备、术中巡回、术后观察及护理等）。

（八）伴送危重患者入院或转科、转诊。

（九）定期检查门诊急救、麻醉及毒剧药品，以及抢救用器械设备等是否齐全且功能完好。

（十）协助医师做好病情解释和患者思想工作；指导就医。

二、一般技术操作常规

（一）鼻滴药法

1. 滴药前先分别轻轻擤出每一侧鼻内分泌物。

2. 体位及方法：

（1）仰卧垂头位：适用于鼻炎及后组鼻窦炎患者。仰卧，肩下垫枕（或坐位，紧靠椅背），颈伸直，头后

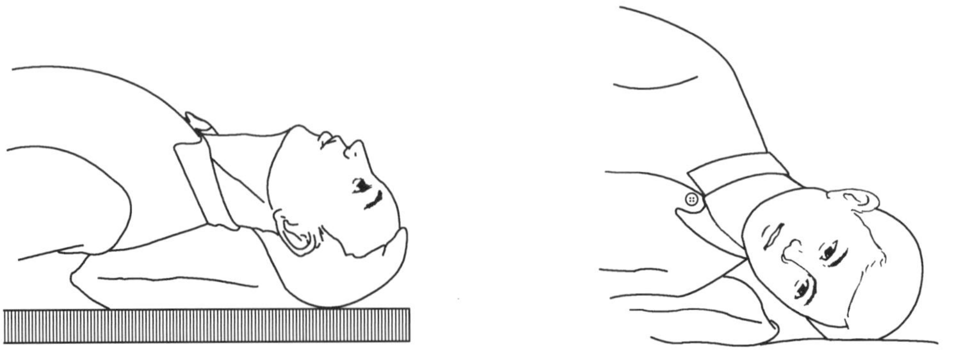

(1)　　(2)

图 10-2-1　鼻滴药法的体位

（1）仰卧垂头位　（2）侧头位

仰，颏尖朝上，使颏隆凸与外耳道口的连线与台面（或地面）垂直（图 10-2-1（1）），每侧（或患侧）滴入药液 3～4 滴。

（2）侧头位：适用于前组鼻窦炎患者。患侧朝下，肩下垫枕，头略下垂（图 10-2-1（2）），将药液滴入患侧鼻腔 3～4 滴。或取仰卧垂头位，滴入药液后再改成侧头位，侧卧 3～5 分钟。

（二）鼻喷雾法

1. 目的

（1）鼻腔疾病治疗。

（2）鼻腔取材活体组织检查。

（3）鼻内镜检查。

（4）经鼻的纤维镜检查。

2. 方法

（1）喷药前排除鼻内分泌物。

（2）将喷雾器头用 75% 酒精擦拭消毒后对准前鼻孔，趁患者吸气时用力挤捏橡皮球，即有雾状药液喷出。

（3）喷雾器用后，应将喷雾器头取下洗涤，煮沸消毒，或至少用酒精纱布将喷雾器头擦拭，再在酒精灯上烧一下，才可给下一个患者再用（咽喉部喷雾相同）。

注意：鼻喷剂使用法。第 1 次喷药前需上下摇动药瓶，然后同时上下按压瓶颈和瓶底，直至能顺利喷出药雾。以后每次使用前均需将药液摇匀，将喷嘴伸入前鼻孔对准鼻腔外侧壁（或用右手喷左侧，用左手喷右侧），趁吸气时将药液喷出。剂量及次数参照每个药物的使用说明书。

上述方法较鼻滴药法好，因喷出的药液颗粒细小，分布均匀，与鼻黏膜接触面积大。另注意每次喷药前宜将鼻腔分泌物擤出，以利药液与黏膜更好的接触。

（三）鼻腔冲洗法

1. 目的　多用于冲洗鼻腔内脓痂以治疗萎缩性鼻炎。

2. 方法

（1）冲洗器悬挂冲洗法。

1）将盛有温生理盐水 300～500ml 的冲洗器挂于墙上，冲洗器底部与患者头顶等高（太高则压力大，水将灌入咽鼓管内，可导致中耳感染）。

2）对初诊患者需作好解释，说明冲洗方法和作用，以取得患者合作。

3）坐位或站立于水池边。一手持橄榄头，一手端弯盘。头略偏斜并稍前倾（图 10-2-2）。

4）嘱患者张口自然呼吸，将橄榄头置入一侧鼻前庭，慢慢打开冲洗器橡皮管上的活塞，使水缓缓冲入鼻腔而由对侧鼻孔排出（部分流入咽部，吐出即可）。

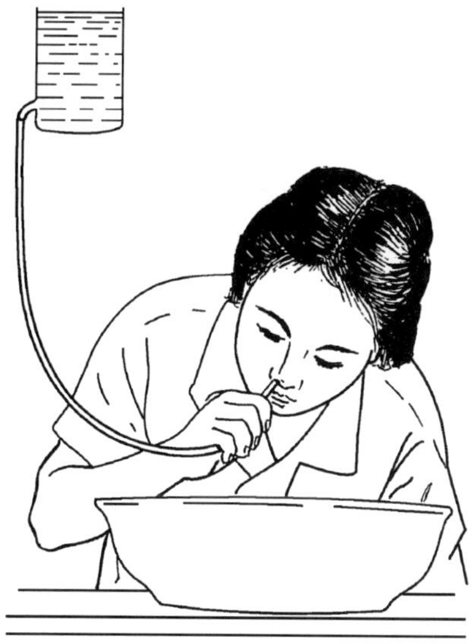

图 10-2-2　鼻腔冲洗法

注意：两侧交替进行，先冲洗鼻腔堵塞较重的一侧，再冲洗对侧。否则，冲洗盐水可因堵塞较重一侧鼻腔受阻而灌入咽鼓管。

若冲洗时患者出现咳嗽、呕吐、喷嚏等不适现象，应立即停止，稍待片刻后再冲洗。

5）洗毕，头向前倾，让鼻腔内残余冲洗液排出，然后分侧轻轻擤鼻，以助排净。擤鼻切忌过急过猛，或紧捏两侧鼻孔同时用力擤鼻，而导致中耳感染。

附：橄榄头的制作方法：鼻用橄榄头可供鼻腔冲洗、鼻窦置换疗法及咽鼓管间接吹张等用。将市售滴管的橡皮头顶端中央剪一直径约为 2mm 大小的圆孔，再将橡皮头的下段向内翻转，套上玻璃接头，外面用丝线缚紧即成（图 10-2-3）。

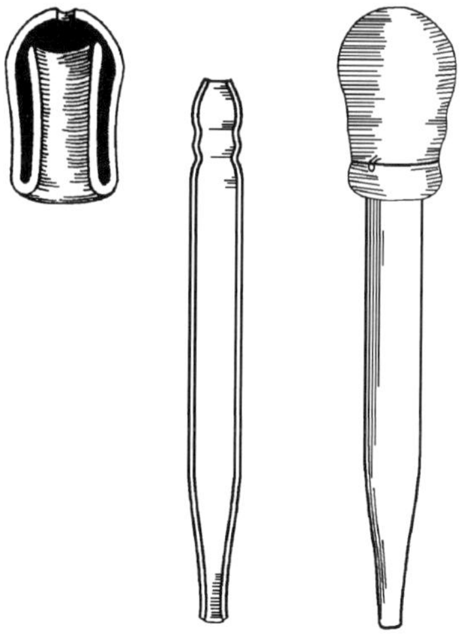

图 10-2-3　自制橄榄头

（2）自控压力鼻腔冲洗器冲洗法。

1）将配置好的冲洗液放于桌上。

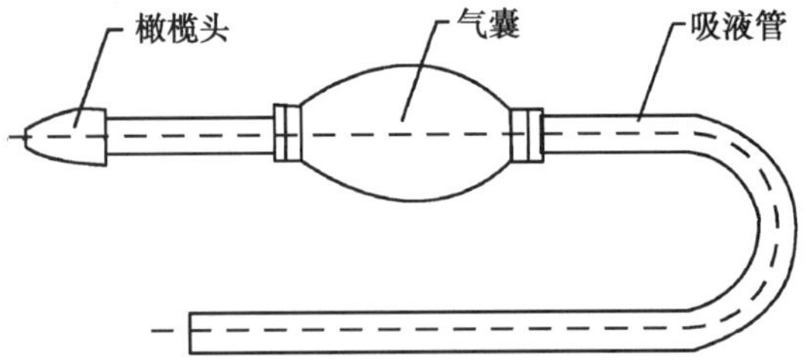

(1) 鼻腔冲洗器结构图

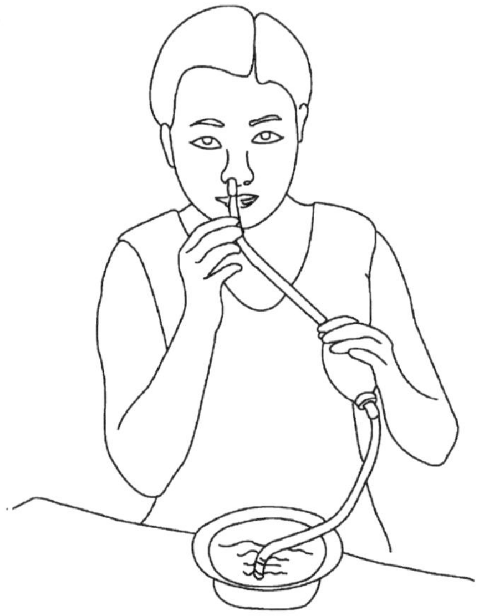

(2) 使用方法示意图

图 10-2-4 鼻腔冲洗器及使用方法

2）患者坐于桌旁,将鼻腔冲洗器(如图 10-2-4(1))的橄榄头端塞入鼻前庭,吸引器末端放入冲洗液中。

3）将一空盆放于患者的颏下，头微低（如图 10-2-4（2））手持冲洗器的球部（气囊），有规律地反复挤压球部，将冲洗液压入被冲洗的鼻腔，冲洗液大部分从另一侧鼻孔流出或从口中吐出。冲洗的压力可根据自己的感觉适当调整挤压力度。

4）同冲洗器悬挂冲洗法。

5）同悬挂冲洗器冲洗法。

（四）置换法（见第 159 页）。

（五）咽、喉部喷雾法

1. 目的　多用于咽喉部手术、内镜检查时的黏膜表面麻醉（3 岁以下幼儿禁用，5 岁以下及不合作小儿，一般不用或慎用）。

2. 方法

（1）喷药前先向患者说明，每次喷入的药液均不可咽下，须含 3 ~4 分钟后再吐出。

（2）过敏试验：用 75% 酒精将喷雾器头擦拭消毒。嘱患者舌尖上抬，露出口底。将麻醉药液喷入舌下 2 ~3 喷，嘱患者闭口休息，不吞不吐，观察 15 ~20 分钟，此期间应不断询问患者的主观感受、密切注意患者面色及表情。

如出现头昏、心悸、出汗或脸色苍白、呼吸急促等反应，立即令其吐出口中药液，并用清水含漱，同时报告医师及时处理（见第 1292 页）。

医师到达前的一般处理：①将患者平卧，给氧；测量脉搏、血压；②输液，以建立静脉通道；③注意呼吸道通畅，吸出口腔及咽部分泌物或呕吐物；④无论成人或儿童，可肌注地塞米松 10mg，异丙嗪 12. 5 ~25mg。

（3）口咽部喷雾：嘱患者将舌自然平放口底并张口发“啊——”长音，自上而下对准悬雍垂、软腭、咽后壁、舌根、再从右至左或从左至右对准扁桃体及咽腭弓和舌腭弓，反复喷药 3 ~4 次，每次 3 ~4 喷（每喷约 0. 05ml，相当于丁卡因 1mg。极量不超过 3ml，即 60 喷，相当于 60mg，此为我科测量数据。各家建议的用量悬殊，少者 20mg，多者 80mg）。

（4）喉部喷雾：在口咽部喷雾 2 ~3 次后，将喷雾器头弯折向下，嘱患者伸舌并用纱布将舌前 1/3 包裹好（以免滑脱或牙齿损伤舌系带），将舌拉出，口尽量张大并作深呼吸，将喷雾器头对准喉部，趁患者深吸气时，将药液喷入。每次 3 ~4 喷，共 3 ~4 次。如需做声带息肉摘除等手术或咽喉内镜检查，还另需加喉咽和喉部涂药。

无论咽或喉喷雾，每次喷药前应先将咽、喉分泌物或残余药液吐出，以利药液和黏膜直接接触。

（六）雾化法

1. 目的

（1）使药液呈雾状，直接作用于局部黏膜，更好的发挥消炎、消肿的作用。

（2）稀化呼吸道分泌物，使易于咳出。

2. 方法

（1）超声雾化法。

1）检查雾化器是否完好，电源是否接通。容器内放入 2/3 的蒸馏水（太少则气雾不足，太多则溢出容器，损坏机件），加入所需药物（如庆大霉素、地塞米松、糜蛋白酶等），然后打开开关，定好时间（15 ~20

分钟）。

2）患者胸前围好治疗巾，以免喷湿衣服。

3）待有气雾喷出，嘱患者手持喷雾头，对准患部（相距约5～10cm）作均匀深呼吸（治疗鼻腔疾病者用鼻呼吸；治疗咽、喉或下呼吸道疾病者用口呼吸；气管切开者，对准气管套管自然呼吸）。15～20分钟后，即自动关机。

4）治疗完毕，擦干面部和颈部。

5）取下喷雾头，用水冲洗干净，擦干后放入消毒液中浸泡30分钟备用；用前须以无菌水冲洗干净。

附：简易蒸气吸入法。无条件行超声雾化者，可将药液加入一杯沸水中，将杯口置入口鼻之下，并用一块厚毛巾罩住杯口及患部，以免蒸气散失过快。每次吸入15～20min，每天1～2次。

（2）氧气雾化法。

1）将处方药液注入喷雾器下半部中，注入量须在2～8ml之间（以喷雾器外测所刻“MAX”标志为限）。

2）将喷雾器上半部插回（插入时注意上半部的扇形圆片要对准口含器的方向，反向安装将导致喷雾器无法使用）。

3）用导管将雾化器和氧气湿化瓶连接，调节流量表至5～6升（如雾不大可加大流量）。

4）含住口含器，缓慢地吸气、呼气；如使用面罩，要将面罩罩住口鼻，再缓慢地吸气、呼气。重复此步骤直至药液全部雾化完毕。

5）治疗完毕，分离导管，取下湿化瓶，将湿化瓶和雾化器放入消毒液中进行浸泡消毒，然后用清水冲洗干净，自然晾干。

呼吸过慢或过快时可能导致眩晕，此时可将喷雾器拿开，放松地呼吸几次，待不适感觉消失后再继续进行吸入治疗。

每个喷雾器仅供一位患者使用，不得与他人共用。

（七）耳滴药法

1. 目的

（1）治疗中耳炎及外耳道炎。

（2）软化耵聍。

（3）麻醉或杀死外耳道昆虫类异物。

2. 方法

（1）侧卧：患耳向上。先用卷绵子或专用细棉签蘸3%双氧水并拭净外耳道分泌物（如系门诊患者，可教会其自理办法：头偏向一侧，患耳朝上，用对侧手从头后将患耳耳廓牵向后上方，另一手向外耳道滴入）然后擦干。

（2）顺外耳道后壁缓缓滴入药液3～5滴（药液温度不可太低，否则可因刺激内耳发生眩晕），然后轻轻按压耳屏数次，以造成外耳道空气压力的变化，驱使药液进入中耳腔。

（3）保持侧卧数分钟，使药液与中耳腔充分接触。然后塞1个消毒棉球于外耳道口，坐起。

（4）如遇耵聍栓塞，可直接滴入药液，每次药量可稍多（以不溢出外耳道口为度），每日5～6次，3天后行外耳道冲洗（有中耳炎病史者不宜冲洗）或取除。

（5）遇外耳道昆虫类异物，可滴入乙醚、酒精或氯仿（有鼓膜穿孔者均不宜用）使其麻醉，或滴入植物油类，使其窒息，然后冲出或取出。

（八）外耳道冲洗法

1. 目的　冲洗出外耳道已软化的耵聍栓塞或不易取出的碎软耵聍、微小异物等。但已知有鼓膜穿孔或有中耳流脓史者不用；鼓膜及外耳道炎症期间慎用。

2. 方法

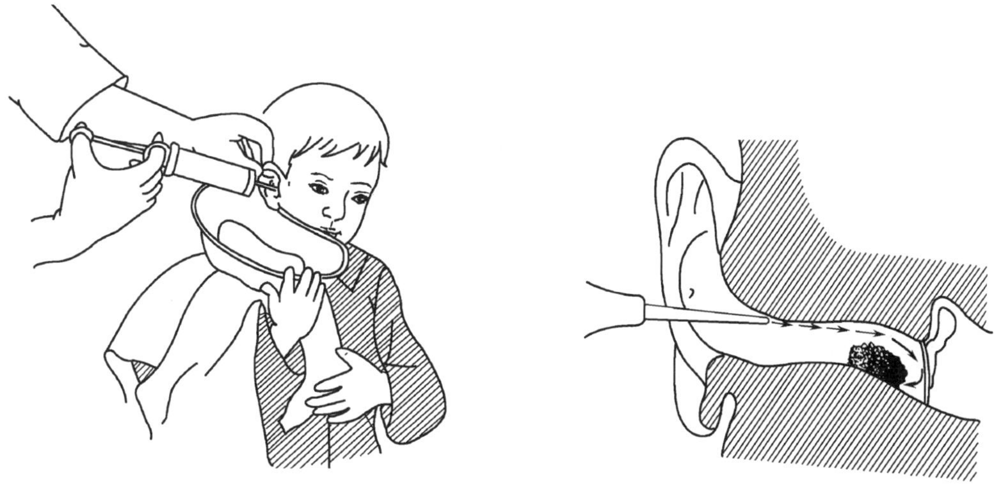

(1)　(2)

图 10-2-5　外耳道冲洗法

（1）冲洗时体位　（2）外耳道与冲洗器的关系

（1）取坐位，头略偏向对侧，患耳稍向上，同侧颈部及肩部围以治疗巾，患者手托弯盘紧贴耳垂下方颈部皮肤，以便冲洗时水可流入弯盘（图 10-2-5（1））。

（2）左手将耳廓向后上牵拉（如系婴幼儿则向后上牵拉），使外耳道成一直线。右手持耳注洗器（50ml 空针），将温生理盐水（过冷、过热均可引起眩晕）朝外耳道上壁方向注入（图 10-2-5（2）），用力不可过猛，亦不可将注洗器紧塞外耳道内，以致水不能流出，更不可正对鼓膜冲击，以免引起鼓膜损伤。

（3）冲洗后用干棉签拭净，并用 75% 酒精棉签消毒外耳道，检查外耳道及鼓膜有无损伤，有则请医师处理。

如耵聍一次冲洗不净，需继续滴药，软化后再冲洗，至洗净为止。

第二节　诊疗技术操作常规

（一）鼻丘（堤）封闭

1. 目的　降低局部神经的敏感性，治疗慢性单纯性鼻炎，变应性鼻炎和血管运动性鼻炎。

2. 方法　用 24 号封闭针或 22 号腰穿针抽取 0.25% 或 0.5% 普鲁卡因，看清鼻堤（位于中鼻甲前端外上方的鼻腔外侧壁上，为一丘状突起，黏膜上富含神经末梢。否则，用一麻黄碱棉片收缩下鼻甲后再检查），刺入黏膜下，回抽无血后，注入药液 0.5 ~ 1.0ml。拔针后迅速塞入消毒棉片（或棉球）压迫针孔止血。每 2 ~ 3 天注射 1 次，3 次为一疗程，一般可进行 2 ~ 3 个疗程。

（二）穴位封闭（注射）疗法

1. 常用穴位（表 10-2-1）

表 10-2-1　常用穴位

穴名	定　位	针　法	主　治
迎香	鼻翼外缘中点旁开 0.5 寸鼻唇沟中	直刺或向内斜刺 0.3 ~ 0.5 寸	鼻塞、鼻出血、面瘫、面肌痉挛
上迎香	鼻骨尖端与鼻外侧软骨交界处凹陷中	向内上斜刺 0.3 ~ 0.5 寸	鼻塞
廉泉	正坐仰头。舌骨体上缘中点，凹陷处	略向后上斜刺 1.0 ~ 1.5 寸	失语、音哑、吞咽困难
人迎	喉结平面。喉结旁开 1.5 寸、胸锁乳突肌前缘处。相当于甲状软骨上角外侧	内斜刺 0.3 ~ 0.8 寸	声嘶
天突	胸骨上窝正中凹陷处	向后下斜刺 1.0 ~ 1.5 寸	咳嗽、失语、声嘶、异物感
耳门	耳屏上切迹前方，张口呈凹陷处。相当于颧突下方	张口直刺 0.5 ~ 1.5 寸	耳鸣、耳聋
听宫	耳屏前，张口凹陷处相当于颞下颌关节	张口直刺 0.5 ~ 1.0 寸	耳鸣、耳聋
听会	耳屏间切迹下方，张口凹陷处。相当于下颌骨髁状突后缘	张口直刺 0.5 ~ 1.0 寸	耳鸣、耳聋
翳风	耳垂后方、下颌、颈与乳突间的凹陷处	直刺 0.5 ~ 1.0 寸	面瘫、面肌痉挛、耳聋耳鸣

注意事项：

（1）表中“寸”皆为“同身寸”，即患者食指第 1、2 指关节的宽度作为 1 寸。

（2）头颈部血管、神经丰富，针刺尤其注射时要掌握深度和方向，要避开血管（如人迎穴注意避开颈动脉，耳门、听宫要避开颞浅动脉）和神经（如翳风正对茎乳孔面神经出颅处）。回抽无血始能注射。

2. 方法

（1）局部皮肤消毒后，用 24 号或 26 号针头抽取 0.25% 或 0.5% 普鲁卡因注射于迎香或上迎香穴，每穴 0.5 ~ 1.0ml，每日 1 次，7 次为一疗程，用于治疗慢性单纯性鼻炎、血管运动性鼻炎和变应性鼻炎。

（2）取穴廉泉、人迎，症状加重者加天突，封闭方法同上。用以治疗慢性咽炎、慢性喉炎和咽异感症。

（3）耳门、听宫、听会三穴轮流取 1，加翳风，封闭方法同上。用于治疗神经性和血管性耳鸣。如用 Impletol 做穴位注射，效果更好。也可用 654-2（氢溴酸三莨菪碱）于上述穴位注射，以治疗梅尼埃病。

附：Impletol（因泼来特）处方：普鲁卡因 2.0mg，咖啡因 1.42mg，生理盐水，100ml。

（三）下鼻甲黏膜硬化法（见第 112 页）。

（四）上颌窦穿刺冲洗法（见第 66 页）。

（五）咽鼓管吹张法（见第 742 页）。

第三节　护 理 常 规

一、鼻部疾病及手术的护理

（一）鼻出血的护理

鼻出血为耳鼻咽喉科常见的急症之一，原因甚多，患者及其家属往往紧张、焦虑。因此，耐心解释、细致护理不容忽视。

1. 医护人员必须十分镇静，并安慰患者，解除其思想顾虑及恐惧感，必要时给予镇静剂。

2. 对出血较多者立即予以初步简易止血，同时注意全身情况。如出血严重而致休克时，须协助医师迅速急救，立即输液建立静脉通道作好输血准备并应用中枢兴奋剂。

简易止血法：

（1）以手指向鼻中隔方向捏紧两侧鼻翼。

（2）令患者擤出鼻腔凝血块，然后用1%麻黄碱生理盐水或0.1%肾上腺素棉球（或加上云南白药等止血剂）塞入鼻腔。

（3）额部、项部及枕部冷敷。

上述方法可根据当时情况和条件选用1~2种，同时可肌肉或静脉应用止血剂，并立即报告医师进行处理。

3. 半卧位（休克者平卧），嘱患者不要吞咽，将唾液吐入痰杯，以便能及时发现出血情况。

4. 前鼻孔出血量不多，而患者面色苍白、冷汗、烦躁不安、口干、脉快、胸闷或血压下降等，常表示有大量血液流入胃中，患者已休克或处于休克前期，应立即报告医师处理。

5. 酌情给予流质或半流质饮食。已做后鼻孔填塞者注意口腔卫生。

6. 对多次反复出血或高血压鼻出血者，应提高警惕。除每日早晚测量血压、脉搏外，还须重视患者的主诉。此类患者出血前多有头部发热、发胀或其他不适的预兆，遇此情况必须测量血压并报告医师，不要等到突然出血时措手不及。出血严重者应查血红蛋白和红细胞、血型及交叉配合试验、准备输血。

（二）鼻部手术的术前准备

1. 备皮　剃须、剪鼻毛。拟行颈外动脉结扎者，准备同侧颈部皮肤。

剪鼻毛法：目的在于使视野清楚，便于手术操作。①患者取坐位，头后仰，鼻孔朝向光源或操作者的额镜反光；②涂红霉素眼膏于眼科钝头弯剪的刀刃上，以便剪下的鼻毛粘在其上，不致被吸入鼻腔，又可直接涂于局部以防止划破鼻前庭皮肤而造成感染；③一手拇指将患者鼻尖轻轻向上抬起，暴露鼻前庭，其余手指固定于患者额部；另一手持剪，凸面贴近鼻前庭皮肤，沿鼻毛根部剪断鼻毛。注意勿损伤皮肤及黏膜；④用红霉素眼膏棉签将剪下的鼻毛全部黏出，并检查是否剪尽。

2. 行萎缩性鼻炎手术者，术前2~3天每天鼻腔冲洗1~2次；伴有化脓性上颌窦炎者术前1日需做上颌窦穿刺冲洗。

3. 口腔进路（如唇龈沟切口、硬腭切口等）手术者，术前教会患者仰头含漱方法并给予含漱剂。

4. 术前1日晚睡前酌情给予镇静剂；术前半小时口服或肌注镇静剂。

5. 进入手术室前，嘱患者排空大、小便（各手术相同）。

6. 全麻者术前4小时禁食。

（三）一般鼻部手术的术后护理

1. 取半卧位　以减轻头部充血和便于吐出分泌物。如有头晕或虚脱则改为平卧位。全麻者取平卧侧头位，并按全麻术后护理。

2. 面部肿胀明显者　早期（术后24小时内）给予冷敷，兼可止痛、止血；后期（术后24小时后）热敷，促其吸收。疼痛时可给镇痛药。口腔进路者给予含漱液。因鼻腔或鼻咽填塞须经口呼吸而致口腔咽喉干燥者，给喉片含服或于唇部涂抹药膏、润滑油等。

3. 饮食　口腔进路者进流质饮食，以后酌情改为半流质；非口腔进路者给予半流质。口腔伤口完全愈合前不刷患侧牙。

4. 注意出血　尽量避免打喷嚏，可嘱患者张口深呼吸以抑制之，否则张口打出。取除鼻腔填塞物后2小时内宜限制活动，24小时内不擤鼻，分泌物可轻轻吸鼻后吐出。上颌窦根治术后，可用四头带压迫术侧颊部（见第1274页）1~2天，以减少肿胀、出血和疼痛。

二、扁桃体手术的护理

（一）术前准备

1. 清洁口腔，给予含漱剂。

2. 术前4小时开始禁食。

3. 术前1日晚睡前酌情给予镇静剂，术前半小时肌注安定和阿托品，以消除紧张和减少唾液腺分泌，便于手术操作。

（二）术后护理

1. 体位　局麻者，儿童取侧卧位，成人取平卧位或半卧位；全麻者，完全清醒前取半俯卧位（图10-2-6），头稍低，必要时可采头低脚高位，以免血液流入下呼吸道而便于从口角流出。

2. 局麻者　嘱尽量将分泌物吐出（入痰杯），以便

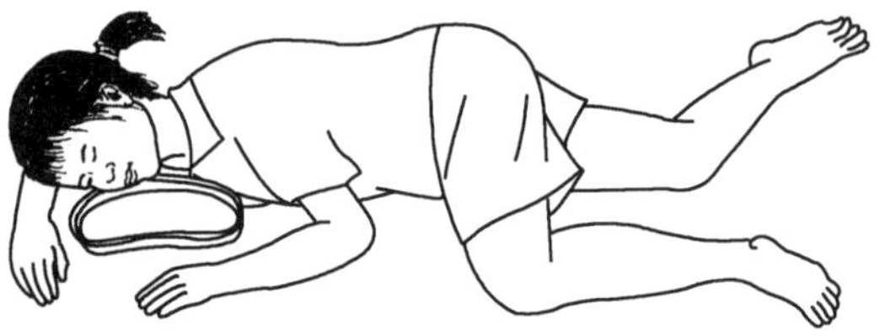

图 10-2-6 全麻术后体位

及时发现出血情况（唾液中带少许血丝为正常现象）。对全麻者，在完全清醒前必须经常巡视，如发现常作吞咽动作（观察喉结活动）或脉搏变快者即有伤口出血可能，应及时检查处理。

3. 手术当日嘱患者安静休息，少说话，尽量避免咳嗽。

4. 如系门诊患者，嘱次日复查，并嘱如有出血（整口鲜血或有凝血块）则随时来院急诊，并交代术后饮食及注意事项。

（1）术后 3 小时，无出血者可开始进流质，以后视情况改为半流质和软食。7～10 天内不宜吃硬食和油炸食物，以免损伤伤口；水果及果汁因含果酸，刺激伤口可能引起疼痛和影响伤口愈合，少吃或不吃为宜。

（2）注意保暖，防止感冒、咳嗽引起伤口感染，以致继发性出血。

（3）观察伤口：术后 4～6 小时伤口开始生长白膜，24 小时后覆盖两侧扁桃体窝；7～10 天内白膜逐渐脱落。白膜色白、薄而光洁。如有凝血块，应予清除；伤口疼痛加重或白膜厚而污秽者，表示伤口可能感染，应给予抗生素，加强口腔含漱。

（4）术后第 2 天开始注意“三多”（多讲话、多漱口、多进饮食），以增强体力、防止伤口粘连、瘢痕挛缩、后遗咽异物感症。

（5）术后疼痛一般不用水杨酸类止痛药（因为可抑制凝血酶原的产生而致伤口出血）。疼痛难忍时（以致不能进食和讲话），针刺合谷、颊车和少商等穴位有显效；或颈部两侧冰敷或饮冰牛奶等有助止痛和止血。

（6）术后 48 小时内，患者可有低热，此为正常反应（吸收热）；如有高热则应注意有无局部或全身并发症。

三、鼾症手术护理

（一）术前护理

1. 避免上感，禁烟酒 1 周。

2. 注意口腔护理，有牙龈脓疡者，应予以处理。

3. 术前 3 日清理口腔，每天可用生理盐水或朵贝液漱口，取下义齿，男士剃须。

4. 用药准备：根据医嘱备药、皮试等。

5. 全麻者术前 4 小时通知禁食、禁饮。

6. 根据医嘱使用安定、阿托品。

7. 做好心理护理，解除思想顾虑。

（二）术后护理

1. 密切观察患者呼吸情况，全麻者按全麻术后护理，气管切开者按气管切开术后护理。持续给氧，备吸引器、气管切开包，防止窒息。

2. 嘱患者将口中分泌物吐出，勿咽下，以便观察出血情况，全麻患者或小儿有频繁吞咽动作，提示出血较多，立即通知医师检查并止血。

3. 术后第 2 日（扁桃体切除者）做到“三多”（多进食、多漱口、多讲话），以防伤口粘连。

4. 术后吞咽困难，指导进温、冷流质，逐步过渡半流质、软食。

5. 病情好转后，肥胖者首选应减肥，侧身睡觉，戒掉烟酒，适当体育锻炼，增强体质。

四、气管切开术后护理

气管切开术是挽救患者生命的手术，但如术后观察护理不周，仍可随时发生窒息等危及生命的并发症。气管切开术的术后护理属基础护理，所有医护人员均应熟悉，专科护士必须掌握。

（一）体位

取半坐或半卧位，去枕，使颈部舒展以利呼吸和咳痰。

（二）专人护理

床边应常规备有吸引器、氧气和气管切开包。如由患者家属护理，必须将注意事项交代清楚。

1. 初戴套管时多有不适，决不可自行拔管；对小儿、精神病患者以及全麻术后患者，尤须防止自行拔管，必要时需约束其双手。

2. 保持套管通常，勿将被褥、衣领等盖住套管；随时擦去咳出套管口的分泌物。

3. 气管内定时滴入 1% 碘化钾溶液以稀释痰液、防止干燥、软化痂皮。

4. 若气管内分泌物黏稠或干燥结痂不易咳出，则给予蒸汽或雾化吸入、祛痰剂和痰稀化剂；用消毒生理盐水侵湿的单层纱布遮盖套管口，干后及时更换，可增加吸入空气的湿度。

5. 凡呼吸时套管内传出响声，则表示套管内有黏稠不易咳出的分泌物，须随时经套管吸出（图 10-2-7）。

（三）术后失声

术后患者暂时失去发声能力，应体会患者心情，护理要周到，解释要耐心。患者可书面表示意见或用手指自行堵住套管口进行短时简单交谈。

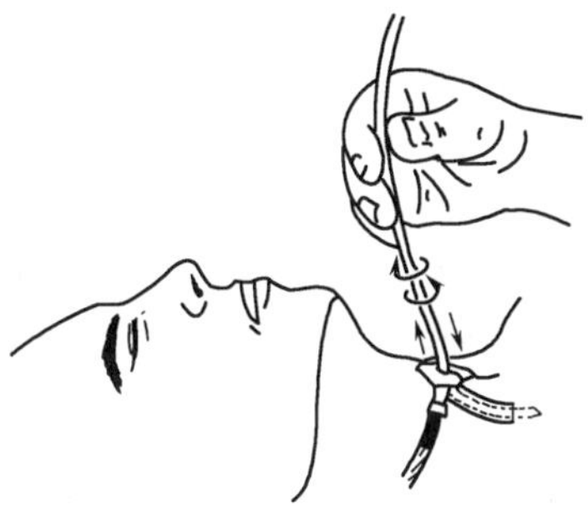

图 10-2-7 经套管吸痰法

（四）术后体位

手术当日不宜过多变换体位，以免套管脱出。以后则应该经常变换体位，尽可能早日下床活动，以防发生肺部并发症。

（五）换药

术后 48 小时抽除伤口内填塞的纱条。1 周后拆除切口缝线。套管敷料每日更换 1～2 次，如分泌物多，尚需增加每日换药次数。先取下敷料（注意动作轻巧，勿将套管一并带出），用酒精棉球将套管周围皮肤擦洗干净后，换上新的消毒纱布垫，同时检查调整套管系带松紧（以在系带与皮肤之间恰能插进 1 指为度，过松，则易脱管），再贴好胶布固定纱布垫。

（六）注意呼吸

气管切开术后呼吸的观察极为重要。如遇术后再次出现呼吸困难必须刻不容缓检查处理：

1. 首先拔出内套管，如呼吸困难不改善，则采取第 2 步骤。

2. 立即用导尿管通入外套管并吸痰，如外管远端受阻，则边扶正患者头位，边调整外管位置。如呼吸困难仍不缓解，则采取第 3 步措施。

3. 取一棉花丝或薄软棉片，置于套管口，如棉片或纸片不随呼吸上下飘动，则示下呼吸道有堵塞，或纵隔障气肿、气胸等并发症及脱管可能，须由医师立即检查处理。

以上 3 个步骤可概括为“拔、吸、试”3 个字，在急救时须迅速完成，每一步均不可拖延太久，更不可乱试，以免患者呼吸困难加重以至窒息死亡。

气管切开术后再度呼吸困难的原因、表现和处理办法：

（1）脱管：完全脱管（即气管套管完全或大部分脱出于颈部）显而易见；部分脱管或称为不完全脱管常不易发现，仅表现外套管已部分露出皮肤或方向、位置改变。患者呼吸困难伴烦躁不安，或急躁、恐惧，面色紫红或发绀，出汗，患者突然能够出声呼喊或啼哭，用棉片或纸片检查套管无气体或只有微弱的气体流出；导尿管通过套管远端时受阻。如系喉阻塞患者，呼吸可顷刻停止。此时必须设法立即重新将套管（外套管 + 管芯一并同时）插入气管（此步一般需要重新打开伤口、撑开气管切口）。

（2）患者头部过度后仰或套管选择不当，以至套管远端与气管前壁抵触。扶正患者头部以纠正过度后仰，呼吸困难无改善，套管位置亦无变动，而导尿管通过外套管远端受阻，则可能是套管远端与气管前壁有抵触，此时可握住外管的双耳，将外管远端朝颈椎方向推移，可使呼吸困难改善。此种情况多属套管过长或弯曲度过大所致，须更换合适之套管。

（3）下呼吸道阻塞：表现为呼吸困难伴发热、咳嗽、气管中有痰音或同时伴有伤口出血者，常表示下呼吸道可能阻塞，可加强稀释痰液和吸痰的措施：如经套管呛出血液，系由于血液流入气管之故。套管发生与脉搏一致的搏动者，常是凶险的术后大出血的先兆。

（4）纵隔气肿和气胸：表现呼吸表浅、加快、伴胸闷、胸痛、心率加快及脉搏频弱，面色苍白或发绀，出汗、血压下降等。患者应及时做床旁胸部 X 线透视或拍片检查，以明确诊断决定处理方法。

（5）皮下气肿：多发生于颈、胸部，严重时可蔓延至头面部、外阴部及四肢、亦可发展为纵隔气肿，按压皮肤有握雪感及捻发音。遇此情况可先拆除伤口缝线，抽除伤口内填塞的纱条，如伴有呼吸困难，须做胸部 X 线透视或拍片，了解有无纵隔气肿或气胸，密切观察，并防止因颈部皮下气肿而发生脱管。

（七）套管清洗和消毒

1. 内套管（内管）应每隔 4 小时清洗、煮沸消毒 1 次。分泌物多或黏稠，应增加清洗消毒次数。从拔出内管到重新放回，每次间隔时间不宜超过半小时（先将水烧开，再投入清洗好的内管，可缩短时间），否则，外管管腔将因分泌物干燥结痂而堵塞，致内管无法重新插入。一般应先清洗再煮沸。如先煮沸再清洗则分泌物中的蛋白质遇热凝固而不易清洗干净。或在煮沸时加入少量小苏打，则易于清洗。取内管时，应一手按住外管的内耳，另一手旋开外管口上的活瓣，再将管取出。操作要轻，否则有将外管一并带出之危险。

2. 外套管　如大小、长短、弯曲度均适宜，一般不必更换。长期带管者，以 2～3 周更换 1 次为宜。带管不及 1 周即需换管时，不可大意！因伤口尚未形成瘘道，软组织收缩（喉阻塞患者更甚）以至外管不能重新插入而致患者窒息死亡。故首次换药时须准备好气管切开包，吸引器和充足的照明，并应有助手协同操作，或在手术室进行更为安全，小儿换管须有 2 名助手分别固定头部和四肢。

（八）室内应保持一定的温度（约 18～20℃）和湿度（相对湿度 70% 以上）。干燥时应多洒水或在室内保持一定的水蒸气。空气宜新鲜，但不宜有过强的对流。给氧时不可将氧气管直接插入内套管内，应用弯针头或氧罩给氧。

（九）术后禁用吗啡、可待因、阿托品等镇咳剂及麻醉剂：因这类药物可抑制咳嗽，使气管内分泌物不易咳出。如咳嗽剧烈，影响睡眠和休息，或有促致皮下气肿扩展、伤口出血时，则应给予祛痰药和缓和性镇咳药。

（十）拔管

呼吸困难已解除,可予拔管,但必须先行试堵管。堵管最好能逐步进行,即先堵1/3,观察48小时无呼吸困难,再堵1/2,再观察48小时,无呼吸困难堵2/3,依次类推至全堵并观察48小时呼吸正常方可拔管。堵管栓子固定一定要牢靠,否则有吸入气管内的危险或有咳出之可能。堵管期间交接班要清楚,须密切观察患者的呼吸。如出现呼吸困难,应及时(连同堵管栓子)拔出内管,再取出栓子放回内管。拔管后伤口用蝶型胶布(图10-2-8)或创可贴拉拢,不必缝合,1周左右伤口即可自行愈合。

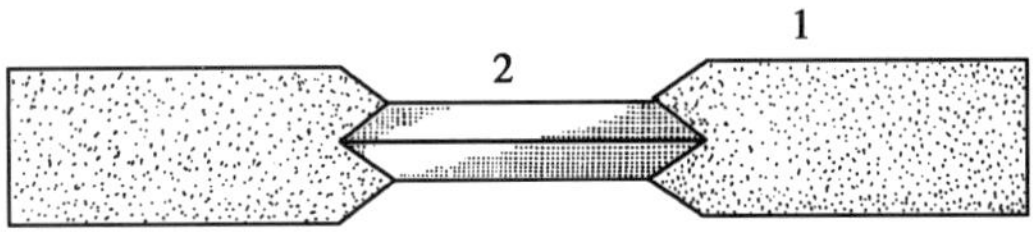

图 10-2-8 蝶形胶布

1. 胶面 2. 布面

（十一）需长期带管或暂不能拔管者：出院时应交代患者或家属掌握以下处理办法：①内管拔出法和放入法；②内套管清洗煮沸消毒法；③敷料更换法；④气管内滴药法；⑤观察要点。

五、喉部手术的护理

喉部手术，常用者有喉裂开术和喉切除术。前者是喉自正中裂开的手术，用于某些肿瘤的切除、喉成形和特殊情况下的活检等，后者多用于恶性肿瘤的切除。根据病变范围大小，又分为喉全切除术（切除整个喉部，甚至连同第1、2气管环）和喉部分切除术（保留喉结构的一部分），或喉全切除加颈清扫术。手术方法及范围虽有不同，但护理方法基本相同。

（一）术前准备

1. 备皮、剃须 喉裂开者准备颈前上起下颌骨、下至胸骨切迹皮肤；喉切除术者上起下唇、下至第3肋骨、左右至肩部皮肤。

2. 患者术后将暂时或永久失去发声能力，或有不同程度的声嘶，因此，术前需交待术后有关注意事项，取得患者理解与合作。

3. 给予含漱剂漱口，鼻部及口腔有炎症者给予必要的治疗，以防术后伤口感染。

4. 手术当日早晨禁食。术前给予安定和阿托品分别肌注及皮下注射。

（二）术后护理

除与气管切开术相同外，尚需做如下护理：

1. 全麻者 按全麻术后护理。

2. 注意出血 如伤口出血，在不妨碍呼吸的原则下可用纱布压迫止血，并立即通知医师。喉部手术后大出血者可窒息死亡。

3. 鼻饲高热量流质 2周后撤除鼻饲管，逐渐由流质改为半流质以至软食，但切忌一旦“解放”便暴饮暴食。如伤口愈合不良或有感染，鼻饲管放置时间尚需相应延长，但须更换新的消毒鼻饲管，喉裂开手术者，术后数小时可进流质，吞咽困难者，可用鼻饲法2~3天。

4. 注意口腔卫生，常刷牙，含漱剂含漱。

5. 早日下床活动，预防肺部并发症和褥疮。

六、呼吸困难的护理

耳鼻咽喉科的呼吸困难可由各种原因引起。呼吸道（包括鼻、咽、喉、气管、支气管）阻塞所引起者，特称阻塞性呼吸困难。根据病变部位和表现形式又可分为吸气性呼吸困难和呼气性呼吸困难两类（见第五篇第八章），与耳鼻咽喉科有关者多为前者。

（一）取半卧或平卧位。专人护理。尽量减少患者的一切活动，使其得到安静休息，以减少氧的消耗，必要时给予镇静剂。周围环境宜安静，以免患者惊骇烦躁，最好能住单人间，小儿以有父母陪伴为好，可以减少哭闹，因为任何惊骇和活动都能增加心脏负担，加重呼吸困难。

（二）给药和注射时，先向患儿做好说服劝导工作，以免其哭闹。肌肉注射时宜采取抱坐哺乳位，注意头、颈、胸的位置不可扭转或过度前俯后仰。由于小儿的气管软而细，易受挤压而加重呼吸困难。曾有取俯卧位强行固定做臀部注射，致患儿呼吸困难加重造成死亡的报告；也有因哭闹引起咳嗽，使活动性异物卡于声门裂，致声带痉挛发生窒息的报告，须引以为戒。

（三）注意呼吸、咳嗽及全身情况。如发生呼吸急促、烦躁不安、三凹征、面唇发绀、出汗等情况，则表示呼吸困难已进入第3度（见第447页），须立即报告医师，进行抢救。犬吠状咳嗽是急性喉炎或白喉的典型症状；咳嗽而伴有拍击声，为气管异物随气流活动撞击声带发出的声音，示异物在气管内活动，此刻为直接喉镜下“守株待兔”取异物的最好时机，应立即报告医师。

（四）室内空气、温度和湿度的要求。同气管切开术后护理，并保障患者足够饮水。

（五）氧气吸入。对呼吸困难者是急救与治疗的重要措施。因此，呼吸困难的患者床边须常备氧气。给氧方法有鼻导管法、氧罩法、氧帐法等，根据不同情况采用。开始给氧时速度不可过快，因突然大量的氧气使血中含氧量骤增，二氧化碳骤减而达不到对呼吸中枢的刺激阈值，也可导致呼吸停止。

（六）急性喉炎患儿入院后常规准备输液（高渗葡萄糖、广谱抗生素及糖皮质激素）。

（七）已行气管切开者，按气管切开术后护理。

七、食管异物及食管镜检查的护理

（一）喉咽与食管异物的护理

儿童和成人可发生喉咽及食管异物。多由于疏忽或仓促进食，将未嚼碎的食物或夹杂于食物中的异物误咽所致。

1. 了解异物的种类、大小、形状、清洁情况、存留时间长短、疼痛的部位和程度等，均与损伤程度的估计、手术前的准备、预后等有密切关系。

2. 静卧休息，禁食、输液及使用广谱抗生素、防止并发症，并准备异物取除术。

3. 异物已取出，但食管黏膜有损伤或感染者，如系门诊患者则应收院观察，给予抗生素输液，禁食，干咽 BCS 粉（铋钙磺胺粉），每小时 1 包，连服 6～8 包，以遮盖、保护黏膜创面。

4. 疑有食管穿孔者，应严格卧床休息，禁食或鼻饲饮食，输液、给予大量广谱抗生素。胸透以除外纵隔炎。2～3 天后根据情况撤除鼻胃管由口进食，先流质，然后半流质渐至软食。如检查时发现食管已穿孔，应请胸外科会诊处理，禁用吞钡检查，以免钡剂流入纵隔。

5. 如检查时异物被推入或自行滑进胃内（圆形光滑金属异物临至手术前应再透视 1 次，以确认异物是否仍在食管内），此时患者因未见异物取出，情绪仍紧张，必须做好解释工作，消除其思想顾虑。

6. 各种异物进入胃内，大都可以安然由大便排出。如异物尖锐或锋利，则需：

（1）观察大便。异物入胃后，5 天内须将每次大便全部留于便盆中用水冲洗，检查异物是否排出。

（2）对金属异物宜每日进行 X 线腹部透视，以观察其移动情况。注意有无腹痛及疼痛部位。

（3）异物进入胃肠道后，忌服泻药或钡棉检查，以免引起并发症。

（二）食管镜检查的护理

食管镜检查是诊断和治疗食管疾病的方法。

1. 术前禁食　至少 4 小时。术前半小时肌注安定，术前 15 分钟皮下注射阿托品。

2. 检查顺利，食管无损伤者　术后 1～2 小时内不进饮食，此后可进流质或半流质，次日视症状轻重改食软饭或继续流质，并尽早转为普食，但切不可暴饮暴食，以至引起食管穿孔。

八、气管支气管异物及支气管镜检查的护理

（一）气管支气管异物的护理

呼吸道异物通常指发生于气管和支气管（即下呼吸道）的异物，多见于小儿。主要表现为发作性、持续性和渐进性呼吸困难，可窒息或并发心衰而死亡等。

1. 了解异物的种类、大小、形状、清洁情况、存留时间的长短、院外处理情况以及呼吸困难的发作情况等。

2. 密切注意呼吸　发生呼吸困难时，按呼吸困难的护理执行（见第 1268 页），并立即报告医师。

3. 门诊、病房均应备有氧气、麻醉插管、吸引器及气管切开包等设备，以便对突发窒息的患者进行抢救。

4. 手术后，立即向手术者了解手术经过并写好交班记录。对手术时间较长、异物未取出或未完全取出者，尤须注意观察有无因喉水肿或异物移位而引起的呼吸困难。

5. 已行气管切开术者，加气管切开术后护理（见第 1266 页）。

6. 异物取出之前或以后，均须密切注意有无并发症（如纵隔气肿、气胸、支气管肺炎、呼吸循环衰竭、失水等）发生。

（二）支气管镜检查的护理

支气管镜检查是诊断及治疗下呼吸道（即气管和支气管）疾病的方法之一，在某些危急的情况下也作为抢救的主要措施，在耳鼻咽喉科更是取除下呼吸道异物的常规途径。

1. 术前禁食 4 小时。术前半小时肌注安定，术前 15 分钟皮下注射阿托品以减少分泌物，便于检查操作，同时尚有减少迷走神经反射的作用。

2. 黏膜表面麻醉术后 1 小时内不进饮食，以免因咽喉反射迟钝致食物呛入气管。小儿易伴发喉水肿，须密切观察呼吸。

3. 术后咳嗽加重并伴有发热者，须查明原因，同时给予抗炎和祛痰药物。

4. 如系门诊患者，应有家属陪同。

九、呼吸道及食管腐蚀伤的护理

呼吸道和食管腐蚀伤分为物理性和化学性两种，其原因多因误咽或有意吞服沸水、滚汤及强酸、强碱或吸入高热、化学气体等引起。护理重点是：

（一）观察呼吸

呼吸困难乃因咽、喉黏膜水肿所致，呼吸困难的高峰一般出现在伤后 8～10 小时（化学腐蚀伤者出现更早）。因此，须密切注意呼吸，给予氧气吸入；如呼吸困难发展较快，须尽早行气管切开术，紧急情况下，可用 15 号粗针头刺入环甲膜，暂时缓解呼吸困难，并立即行气管切开术。

（二）防止食管狭窄

小心放入鼻胃管，不但可以防止食管闭锁，有利于以后进行扩张治疗，且可经其注入高热量、高蛋白的流质饮食以保证患者的营养，还可经鼻胃管灌注药物。鼻胃管放置 1～2 周后拔除，自行进食 1 周，此后为度过狭窄期（伤后 1 个月左右），可再放置鼻胃管 1～2 周。

（三）全身情况的观察和护理

注意体温、血压、脉搏的变化，观察大便颜色（有无黑便）。每天记录出入量。注意呕吐物是否带血，有无坏死脱落的食管黏膜吐出或气管黏膜咳出（约在伤后 5～7 天），已行气管切开术者，则应及时经套管吸出分泌物，防止窒息。保持安静，给予镇静剂或镇痛剂。服毒者须防止再度自杀。注意有无腹痛或背部疼痛的症状，必要时进行胸部或腹部透视，了解有无并发症（肺水肿、肺炎、食管穿孔并发纵隔炎或脓肿及胃穿孔等）。注意口腔清洁，给予含漱剂。鼻腔有灼伤者给予 1%～3% 链霉素溶液和 0.5%～1% 麻黄碱生理盐水等减充血剂滴鼻，鼻腔干燥、有烧灼感者，给予复方薄荷滴鼻剂、石蜡油、清鱼肝油等润滑剂滴鼻。

（四）中和毒素

1. 输液　高渗葡萄糖、大量广谱抗生素和糖皮质激素（有穿孔可疑者不宜使用激素），以维持营养、消炎消肿、利尿以加速毒物排泄、减少瘢痕形成。对呼吸道腐蚀伤者输液不可过多、过快，应保持负平衡状态，以防肺水肿或肺炎发生，尿量维持在每小时 20～25ml 左右。

2. 中和物质的使用（中和疗法）　仅适用于伤后最初几小时。

（1）强酸腐蚀伤：口服蛋清、豆浆、牛奶、橄榄油、氧化镁乳剂、肥皂水等，但不可服用碳酸氢钠（小苏打），因两者相遇可产生胃胀气以至穿孔，也不可洗胃。

（2）强碱腐蚀伤：口服弱酸、食醋等。

（3）中和前先饮大量清水对酸或碱进行稀释，否则可产生中和热而加重烧伤。

十、乳突手术的护理

（一）术前准备

1. 备皮

（1）术前 1 天（急诊则于手术前）剃净手术侧耳廓周围 5～7cm 范围内的头发。女患者还应将手术侧头发结成小辫倒向对侧或戴手术帽，以免妨碍手术操作。

（2）局部用碘酒、酒精消毒后，用消毒敷料包扎好。

（3）植皮者准备左大腿内侧皮肤：刮净皮毛、用酒精（不用碘酒）消毒后，以消毒敷料包扎好。

（4）小儿不能合作者，备皮工作可在手术全麻后进行。

2. 全麻者术前 4～6h 开始禁食。术前半小时肌注安定，术前 15 分钟皮下注射阿托品；局麻者只需术前半小时肌注安定。

（二）术后护理

1. 平卧或侧卧，术耳朝上。

2. 注意出血，如敷料为血液浸湿应检查出血原因并予以更换。

3. 半流质饮食 3～5 天。

4. 观察有无面瘫、眩晕、呕吐和眼震以及头痛、意识障碍、昏迷等颅内并发症的症状出现。

5. 伤口疼痛可给予镇痛剂，但对头痛而有颅内并发症可疑者，止痛剂慎用，以免掩盖症状，延误诊断。

6. 大腿内侧取皮处一般不必换药，待其自然修复，创面修复后敷料多在 10 天左右自行与创面脱离。如出血较多，应解开敷料，更换后重新包扎；如局部疼痛或有脓性分泌物渗透敷料或伴有发热者，示创面有感染，须每日换药。

7. 耳外敷料每日更换 1 次，必要时随时更换。

十一、耳源性颅内并发症的护理

耳源性颅内并发症为化脓性中耳乳突炎的最危重的并发症，与呼吸道异物、急性喉阻塞并称耳鼻咽喉科三大常见急重症。颅内并发症包括横窦血栓性静脉炎、硬脑膜外脓肿、硬脑膜下脓肿、脑膜炎、脑脓肿及脑积水等。各种颅内并发症可 2 种以上同时存在或先后发生，致使症状彼此混淆隐蔽，变化不定，定位诊断尤感困难，死亡率高。故密切观察、细心护理，对于掌握病情变化，及时采取正确措施以挽救患者的生命是非常重要的。

（一）详细做好护理记录，严格交接班制度。

（二）周围环境宜安静，房间光线宜稍暗。

（三）注意患者的意识、瞳孔、四肢活动，观察体温、脉搏、呼吸和血压等生命体征的变化，以及新出现的症状。

（四）注意有无大小便失禁，及时更换污染的床单，保持病床干燥、清洁。定时帮助患者翻身，防止发生褥疮。

（五）疑有脑脓肿者，应严格卧床休息，大小便应用便具卧床进行，以防脓肿突然破裂或发生脑疝。便秘者应慎重地给予缓泻剂，以免用力排便，使颅内压增高。

（六）对于昏迷患者，需防止呕吐物呛入下呼吸道，导致下呼吸道阻塞或吸入性肺炎。

（七）禁用散瞳药物（如阿托品类），以免影响对瞳孔的观察。诊断不明者慎用镇痛药物，以免掩盖症状，延误诊断，失去及时处理的时机。如已确诊，对烦躁不安者可给予镇静剂，或在严格掌握适应证的情况下给予冬眠药物，以防因躁动不安导致脑脓肿破裂或脑疝形成。

（八）拟行开颅手术者，不论男女，术前均需剃尽全部头发。

十二、听力手术的护理

（一）术前准备

除与乳突手术相同外，尚需：

1. 作咽鼓管功能及听力检查，有鼓膜穿孔者需加做棉片试验。

2. 作鼓膜修补或鼓室成形者，准备供材部位的皮肤。

3. 术前4h开始禁食。

（二）术后护理

除与乳突手术相同外，对镫骨手术及眩晕、恶心、呕吐明显者，术后取平卧位，用沙袋固定头部3天，喂流质饮食3天，内服镇静剂及止吐剂或异丙嗪、氯丙嗪类药物。1周左右患者能起床后，逐渐练习转动头部。

十三、耳神经手术护理

（一）术前护理

1. 呼吸道准备 避免上感，禁烟酒，因耳与口腔、咽部经咽鼓管与鼻相通，若上感可蔓延到耳部，致手术伤口感染。

2. 皮肤准备 术前1日，剃除耳周5～7cm头发，并洗头，行开颅手术者剃光头发。术前晚淋浴、更衣。

3. 用药准备 根据医嘱，做好用药准备工作，如皮试等。

4. 术前30min肌注安定、阿托品，起到镇静、减少术中分泌物的作用。

5. 心理护理 做好心理疏导，解除思想顾虑，树立战胜疾病的信心。

6. 协助完成各项常规检查。

7. 全麻患者 术前4h通知患者禁食、禁饮，保证足够的睡眠。

（二）术后护理

1. 体位 全麻患者按全麻常规进行护理，即平卧位，头偏向健侧，术耳向上，防止受压。

2. 严密观察病情变化 特别是开颅手术，如听神经瘤位于桥小脑角区，手术中容易出现脑干损伤，须密切观察意识、瞳孔及生命体征的变化。

3. 术后并发症的观察及护理

（1）颅内血肿：是术后发生的严重并发症，如患者术后意识清醒，1～2天出现血压升高，心率、呼吸改变，烦躁不安，须及时通知医师，明确诊断，并作好手术准备工作。

（2）脑水肿：密切观察颅内压增高症状（如头痛、呕吐、意识障碍等）的变化，根据病情使用降颅内压药物，如20%甘露醇、甘油果糖等，降低颅内压保护脑细胞。

（3）脑脊液耳漏：听神经瘤位于颅后窝，术中易损伤骨板而引起耳漏，须绝对卧床休息，禁止使用滴耳药或冲洗外耳道。

（4）眩晕、面瘫：对术后眩晕患者必须提供支持，使其宽心，并注意其行动安全。如可排除严重问题，则可告知患者，眩晕并不影响生命，是可以治好的。对伴有呕吐者应加强相应护理。对术后出现的面瘫，应每天观察其变化、记录并报告医师，同时辅以心理治疗。

（5）注意观察：耳部周围或大腿取皮区创面敷料渗血情况，及时换药，保持伤口干燥 。

（6）术后勿感冒，禁止擤鼻，尽量避免打喷嚏，必要时张口呼吸。

十四、特发性突聋患者的护理

突然发生的听力损失称为突发性聋（简称突聋），系原因不明的感音神经性聋，患者的听力一般在数分钟或数小时内下降至最低点，少数患者在3天以内，可伴有耳鸣及眩晕。

（一）执行耳鼻咽喉科患者一般常规护理。

（二）立即通知医师进行处理。并同时抽取3.6ml血检查全套凝血功能。

（三）心理护理。向患者说明本病的大致病情及治疗方法，说明本病有不治自愈的可能性，还可佩戴助听器，尽可能使其精神放松。

（四）有眩晕者，严格卧床休息，呕吐者注意水电解质平衡。

（五）吸氧。每次15～20min，每2h一次，如有条件的可行高压氧治疗。

（六）保持良好的卫生习惯，避免噪声，保证充足的休息和睡眠。

（七）观察用药反应。用血管扩张剂时应注意血压的变化；当血液流变学检查表明血液黏稠度增高时，可用东菱克栓酶静脉滴注，用药期间应密切观察有无出血情况，如皮肤有无出血点、腰部有无疼痛等，如有出血倾向，应立即停药并向医师报告。严重高血压和肝、肾功能不全，妇女经期，手术后患者忌用。

（八）对全聋的患者，应注意采用非言语沟通，如书面、手势、神态等交流形式。

十五、人工耳蜗植入术的护理

（一）术前护理

1. 心理护理　聋哑患儿多数性格孤僻、偏执，对手术恐惧心理严重，护理人员应多与患儿接触，取得他们的信任；通过不断的口型交流，使其能以良好的心理状态接受手术和治疗，培养健康的心理状态是治疗成功的关键。

2. 术前准备　完善手术前的各项检查；皮肤准备无论男女均须剃光头发；手术前6～10h禁食。

（二）术后护理

1. 术后患者　绝对卧床4日，固定好电极，防止脱落。采取舒适的卧位，术耳朝上，以免压迫伤口而引起疼痛或出血；保证病室安静，细致周到地做好生活护理。

2. 饮食护理　术后无恶心呕吐者可给流质、半流质1～2天，以减少头部及下颌骨的运动，以后改为软食或普食。恶心、呕吐剧烈者可静脉给营养液，一般2天后恶心、呕吐可自行好转。

3. 护理观察　①密切观察患者的生命体征、意识和瞳孔的情况，检查是否有颈项强直、头痛、恶心、呕吐等颅内并发症的症状；②仔细观察有无面部抽搐、眼睑闭合不全、进食时味觉消失等面神经受损的症状。如发现以上症状及时向医师反映。

4. 伤口护理　切口较大，伤口护理尤为重要，术后两天伤口部位加压包扎，绷带拆除后伤口每天换药1次，防止伤口感染。

5. 健康宣教　鼓励患者出院后做长期的康复训练，家属要督促患者在日常生活中尽可能多使用人工耳蜗装置进行训练，如听广播、看电视等。

十六、经鼻内镜垂体瘤切除术的护理

经鼻内镜垂体瘤切除术体表无伤口、创伤小、痛苦少，但不能因此而忽视了护理的重要。其重点在于护理观察。

（一）术前护理

1. 心理护理　垂体瘤患者病情复杂，家属及患者心理矛盾、恐惧，应向患者及家属耐心讲解此种手术方法的优点，取得合作，增强其对手术的信心。

2. 协助患者做好各项术前常规检查及CT、MRI及垂体分泌激素水平测定。

3. 术前3天开始用生理盐水冲洗鼻腔，每天1次。

4. 术前1天备皮，剃须、剪鼻毛，注意勿损伤鼻前庭，颞部备皮以便取颞肌及筋膜。

（二）术后护理

同一般鼻部手术的术后护理外要重视并发症的观察护理。

1. 颅内出血的观察　观察患者神志、瞳孔、生命体征及出入量的变化，并注意有无头痛、恶心、呕吐等症状，随时观察瞳孔是否等大等圆，对光反射是否存在，每小时测量一次并记录。若发现异常须及时通知医师并协助处理。

2. 眶内血肿及视神经损伤的观察　注意观察眶内有无淤血、肿胀，球结膜有无充血水肿，眼球有无突出及活动受限，视力有无下降等情况。如怀疑眶内血肿及视神经损伤应配合医师抽出鼻腔填塞纱条，选用甘露醇降低颅内压，应用广谱抗生素预防感染。

3. 脑脊液鼻漏的观察　观察有无较多水样分泌物流出，若有持续性水样分泌物流出，考虑有脑脊液鼻漏可能。另外还应观察患者有无发热、头痛等不适，以协助判断有无颅底损伤。

（三）出院指导

1. 加强营养，多食新鲜、高蛋白的食物，增强体质，使病后机体早日康复。

2. 注意休息，避免突然用力，以免颅内压增高，引起脑脊液鼻漏。

3. 预防感冒，以防引起颅内感染。

第四节　常用敷料及包扎法

一、常用敷料

（一）纱布类

1. 长纱条　用于鼻腔及鼻窦手术麻醉及止血。要求细致柔软、吸湿性强，长约25cm，宽约0.5cm，厚约0.15cm。盘成小卷后中间打结，装入瓶（罐）中高压灭菌后备用。

2. 短纱条　用于乳突术后换药，用上述长纱条剪成，长约2.5cm，两端呈斜尖角状，装入瓶（罐）中高压灭菌后备用。

3. 气管套管纱布垫　用于气管切开术后换药，将8cm×6cm大小的普通方纱布，从对折一边的中点向对侧剪开一半即可（用于喉切除者，因套管较粗，故需剪开2/3）。装罐高压消毒备用。

4. 扁桃体纱布球　用于扁桃体手术时或术后出血时压迫止血。要求紧而光滑，相当于扁桃体窝大小。制作方法（图 10-2-9）所示，将纱布依对角线折叠一次成三角形；再对折成直角三角形；左手手指插入第二次折叠后的双层纱布之间并紧贴折叠线；用右手将三角形的底边向内卷紧成扁圆条状；再向左手掌方向卷紧使略成圆柱状；然后将左手手指抽出，将袋口翻转包紧即成。高压灭菌备用。

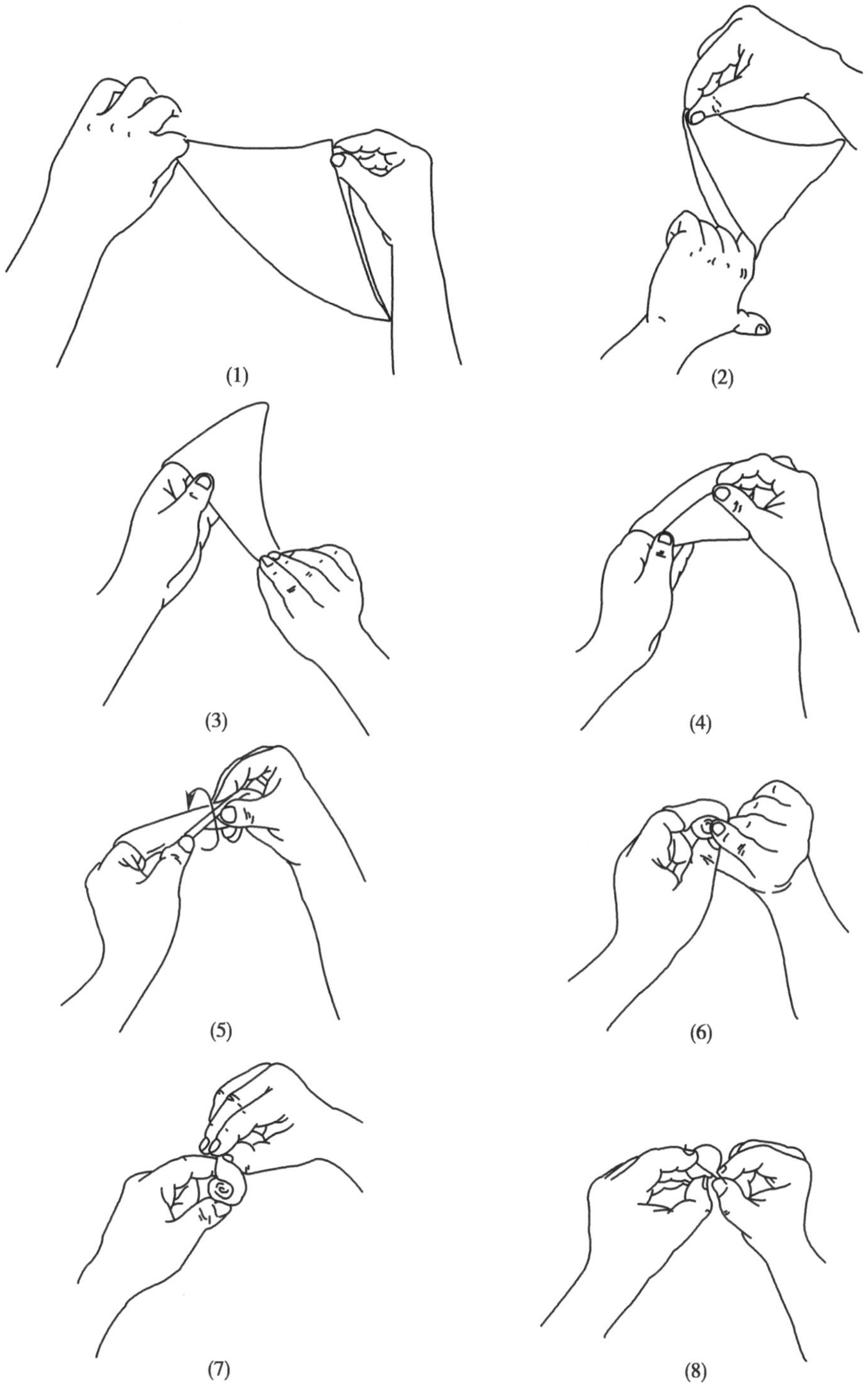

图 10-2-9　扁桃体止血纱布球的制作（1～8 步骤）

（二）棉花类

1. 干棉球　换药用。

2. 酒精棉球　换药用。

3. 棉片　浸泡不同药液，用于鼻腔换药、止血及黏膜表面麻醉。将脱脂棉剪成 2cm×4cm 大小的薄棉片，包成小包（每包 4～6 片）装入瓶（罐）内，高压消毒备用。

4. 卷绵子或细棉签 用于清除分泌物及涂布药液，采取分泌物涂片或培养。将棉花撕成小块，平铺在食指及中指掌面，将卷绵子头端或专用细棉签的一端放在棉片一边，卷紧即可（图10-2-10）。卷绵子的尖端不可露在外面，以免使用时引起损伤。包成小包，高压消毒后备用。

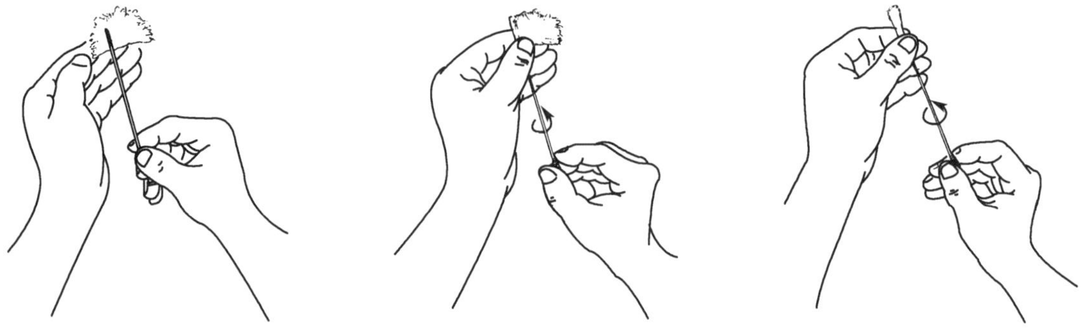

(1) (2) (3)

图10-2-10 卷棉子的制备（1～3步骤）

（三）凡士林敷料类

1. 凡士林纱条 用于鼻腔填塞止血。将4.8（或6）cm宽的绷带卷用快刀与卷轴垂直切开两半（或三等分），即宽2.4cm（或2cm），撕去边缘碎纱，来回折叠平铺、或剪成长约70cm一根，卷成小纱布卷，放入有盖的长方盒内，按凡士林与纱条重量之比为4:1，将凡士林放在纱条上，盖好盒盖，经高压消毒后，凡士林即均匀渗入所有纱条中。

2. 凡士林纱布 用于上颌骨切除术压迫止血及填塞伤口和术后换药。将纱布剪成约10cm×18cm大小的单层方块，撕去边缘的碎纱，层层平铺在有盖的长方盒中，按上述比例加入凡士林软膏，高压消毒备用。

3. 凡士林锥形纱球 用于后鼻孔填塞止血。将凡士林纱布如（图10-2-11）所示，折叠后再卷紧，即成一头大一头小之锥形纱球，用粗丝线缚紧，尖端留置2根长线头做前鼻孔外打结用，底部留置1根短线头，作以后从口咽取除凡士林纱球用。

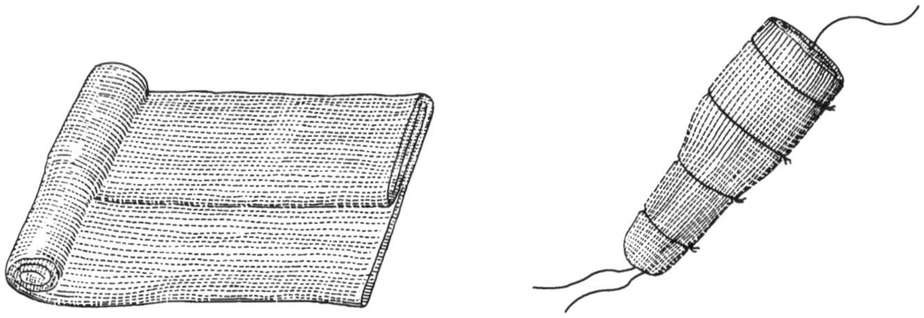

图10-2-11 凡士林锥形纱球的制备

（四）碘仿纱条

分细（规格同前长纱条）和粗（长约40cm，折叠后横径宽约2cm）2种，用途不同，制作方法一样。

制作：全过程均需在无菌操作下进行。因所有原料（碘仿、乙醚、乙醇等）均系挥发性物质，不可高压灭菌和回收重新消毒，因此，一次制作装瓶需足供1～2年之用。

1. 制作间先经紫外线照射。

2. 纱条和所有器具包成一包，事先送高压消毒。

3. 制作人员（2～3人，其中1人巡回）完全按手术要求，戴帽子口罩，穿洗手衣，刷手、穿无菌手术衣及戴手套。

4. 巡回者将消毒包打开，平铺在器械台上。

5. 将碘仿187g、无菌甘油474ml在乳钵内混合磨匀，依次加入70%酒精和乙醚各240ml，搅匀（此时操作须迅速，否则，乙醚将很快挥发）后迅速将无菌纱条置入溶液中使之浸透，再轻轻挤干，放入无菌棕色玻璃瓶内，用胶布封口后，保存于阴暗处备用。

二、常用包扎法

（一）鼻部包扎法

1. 四头带包扎法 用于唇龈沟切口的上颌窦手术后压迫止血和减少局部肿胀反应。将绷带剪成75～80cm

长一段，将两端剪开即成四头带。术侧面颊垫上纱布，将四头带压在此纱布上，4 个头分别从两耳上下绕过，在头部一侧打结（图 10-2-12），但压迫不可过紧。

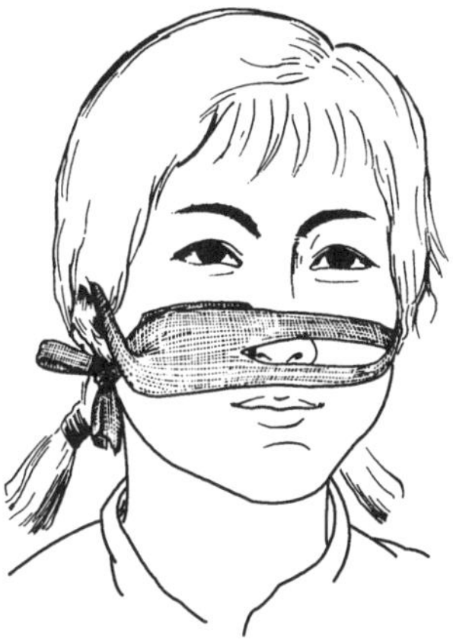

图 10-2-12　四头带包扎法

2. 普通包扎法（图 10-2-13）　用于所有鼻腔手术及经鼻腔的鼻窦手术后。

（二）颈部包扎法（图 10-2-14），颈清扫、喉切除等颈部大手术后的压迫包扎法。

（三）耳部包扎法（图 10-2-15），用于耳部及乳突手术后包扎。

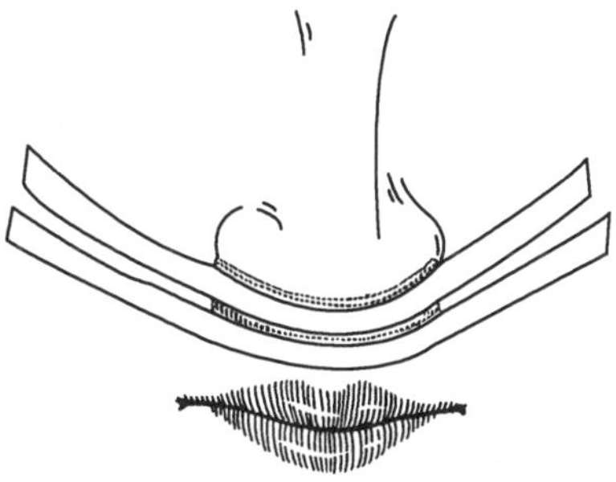

图 10-2-13　普通包扎法

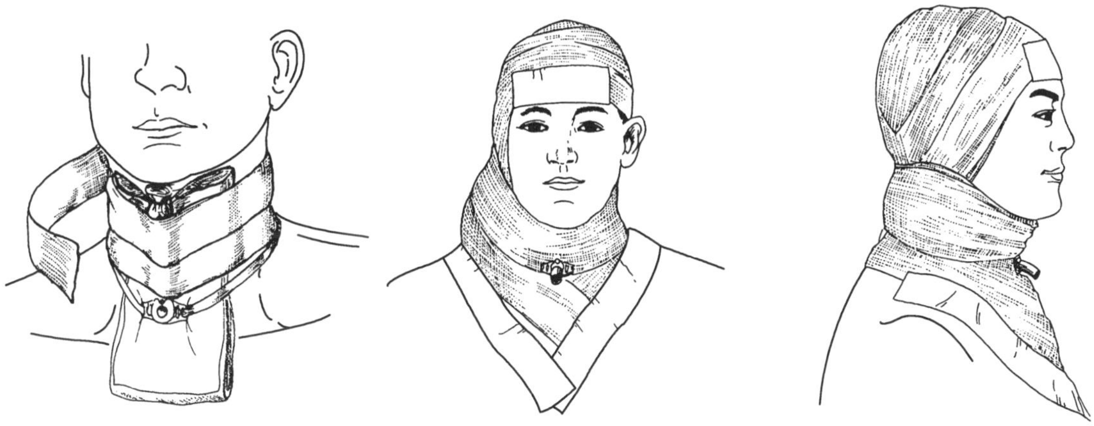

(1)　(2)　(3)

图 10-2-14　颈部包扎法

（1）包扎方法　（2）包扎完成（正面观）　（3）包扎完成（侧面观）

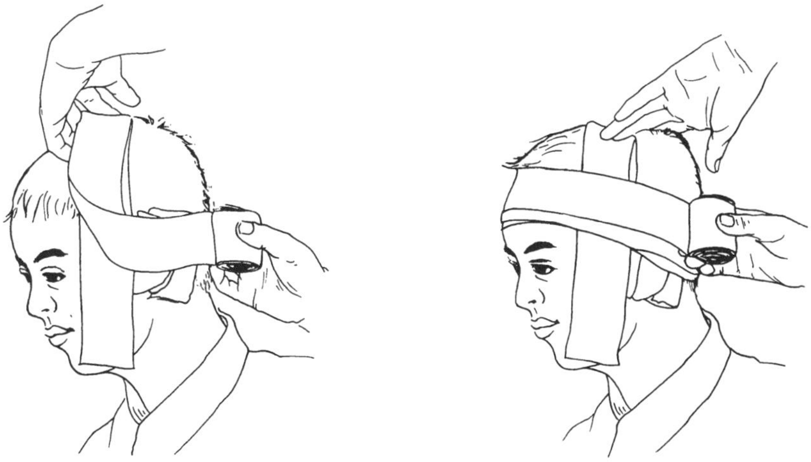

(1)　(2)

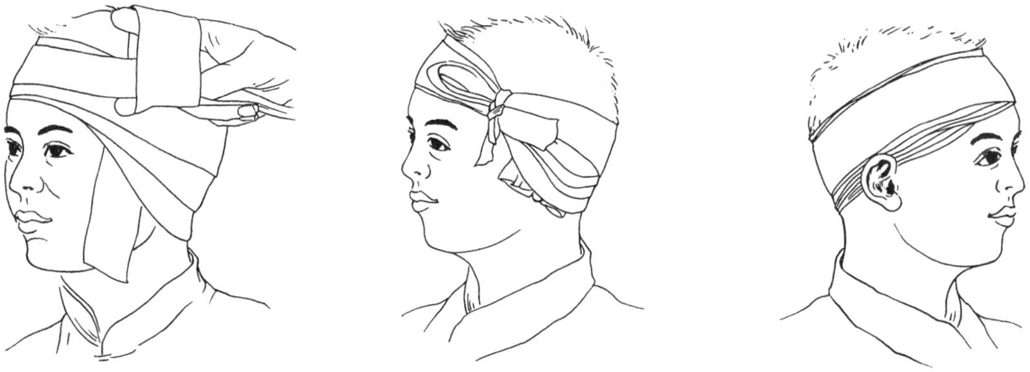

(3)　(4)　(5)

图 10-2-15　耳部包扎法

(1) 包扎自患侧开始　(2) 绕头围数周　(3) 绷带穿过预留的圈套
(4) 已完成（患侧观）　(5) 已完成（健侧观）

（项济生　陈　庆）

第五节　常用器械的使用及保养

耳鼻咽喉科的器械比较精细，使用中及使用后要注意爱护和保养。

一、内　　镜

（一）一般内镜

包括直接喉镜、支撑喉镜、食管镜及支气管镜。

1. 使用前用无菌生理盐水冲洗（管腔尚需用注射器冲洗），以免残留有甲醛或器械液等消毒药液刺激组织；检查器械各部件是否合套，异物钳或活检钳、吸引管等是否齐全、功能良好。

2. 将光源亮度旋转钮旋至最小，然后插上灯泡导线，再根据需要逐渐开大亮度至满意为止。如不亮或不满意，则需先查明原因，不可任意将调节器开到最大而烧坏灯泡。

3. 操作时应是一手持内镜，另一手持吸引器或异物钳或活检钳等，禁止一手同时持两件器械，以防不慎滑落摔坏或需重新消毒，延误手术时间。

4. 器械须专物专用，不得相互拉扯、代用，以免损坏部件。

5. 使用后用清水将所有器械及其部件冲洗干净（尤其是各种内镜管腔及吸引管等须反复冲洗以保持通畅无阻），拭干后涂擦机油于金属部分，关节和螺丝处尚需滴入机油，然后按用途归类放回专门器械箱（柜）中，以免急用时互相扯错。放回前须检查灯泡是否发亮，吸引管是否通畅，否则需查明原因并修好后才能放入，以免急用时故障百出，延误抢救时机。干电池用后需及时卸下，以防硫酸锌溢出腐蚀器械。

6. 手术前必须再消毒。2% 戊二醛或其他器械消毒液等浸泡 30min，或放入戊二醛熏箱内薰蒸 4h。一般不宜用热力灭菌法（高压蒸汽和煮沸），以免受热变形、或焊接部分松脱失灵。

（二）纤维内镜及硬管内镜

纤维鼻内镜、纤维鼻咽镜、纤维喉镜、纤维支气管镜、纤维食道镜等纤维内镜均系精密贵重器械，须专人保管、专柜存放。

1. 纤维内镜及光源导线内部系光导纤维，使用中和存放时应避免扭曲和过度弯折。

2. 硬管鼻内镜内部为导光玻璃柱，操作时要轻拿轻放，持镜要稳，谨防碰撞和滑落。

3. 内镜的镜面、摄像镜头、相机镜头等　系精密光学玻璃，易受潮霉变。放置处应干燥、阴凉通风。通常应置入干燥器内，并定期更换吸湿剂。

4. 手术钳、刀、剪、吸引管等，用后均须仔细刷洗，尤其关节、缝隙处要彻底洗净，烘干、涂油，关节及缝隙处尚须滴入石蜡油。

5. 以戊二醛熏蒸 4h 灭菌，金属器械可用消毒器械液浸泡，但均不宜用高压蒸汽或煮沸等热力灭菌法。门诊用鼻内镜可浸泡消毒。用前均需用无菌水冲洗。

二、电器及光学仪器

各种光源及冷光源，CO_2 激光、YAG 激光、手术显微镜等属此类。

（一）使用前须核对电器具的规定电压与电源电压是否相符，否则，须经变压器调节至额定电压后方可接通电源。

（二）使用新的电器具前要仔细阅读说明书，熟悉其性能、规格及用法，不可盲目接通电源。长久搁置的电器和仪器使用前应先检查，发现损坏和缺少零部件，应及时修配，不可勉强使用。检查内容包括：①外观：各零部件是否完好，电线绝缘是否良好，有无断路、短路情况；②性能：电源接通后指示灯亮否，各调节控制部分是否灵活适用，仪器运转是否正常。检查激光时，眼睛不要正对光束，而需用纸片及木板检查光斑。

（三）电器及用电器具使用完毕后须将各调节控制钮旋至零位后再关闭电源开关，拔下插头。

（四）光学玻璃性软，切忌碰撞擦伤。YAG 激光导光纤维细而易折断，不可弯曲过度。

（五）保管处宜干燥、通风，仪器应罩以专用防尘套。镜头等重要零部件应放置在特制的牢固箱柜中，并加硅胶、无水氧化钙等吸湿剂防潮。

（六）电器具长期不用时，应定期开动 1 次，使之发热，以防生霉，梅雨季节尤其应注意此点。光学仪器应定期检查，严防镜头生霉。

（七）光学器械不得在日光下暴晒，也不能与挥发性或腐蚀性物件一起存放；有高度灵敏性及准确性的零部件不得随意拆卸。

（八）光学镜头应用拭镜纸或鹿皮揩试，如污染油渍，可用二甲苯或无水酒精揩试，但不能浸蘸过多，以防脱胶。

（九）各种使用说明书及线路图（或结构图）必须妥善保存，不得丢失。

三、锐 利 器 械

（一）专物专用。不可以小材充大用。不得投掷或碰撞。

（二）如系熏蒸或浸泡消毒者，使用前应用无菌水冲洗，以免残余消毒药液刺激组织。

（三）用后用清水将器械洗刷干净，应特别注意刻纹、螺丝、轴节等处，要仔细擦干并涂抹机油，汗渍应及时拭净。

（四）保护利刃。洗刷及消毒时应与一般器械分开处理，保管时宜将各件隔开放置，并保持轴节处合拢，以免互相碰撞；有刃精细器械应放入刀套内或包装合架上，刃口向上，以防碰撞；穿刺针应有套帽；有扣齿（锁止牙）的器械，应在第一扣齿处放置。放置的地方宜干燥、通风，必要时应放置吸湿剂。

（五）宜采用化学灭菌法（熏蒸或浸泡），一般不用热力灭菌法，以免损坏刀刃。

四、一般金属器械

（一）每次使用完毕后应随即洗刷干净并进行消毒

1. 用化学药液浸泡的器械，先将器械上的油脂全部擦净，轴节处分开，使其每个部分均能与药液直接接触，消毒液应定期检查其浓度是否符合要求。

2. 煮沸灭菌的金属器械，到时应立即取出，不宜久留水中，并应趁热擦干，以防生锈。

3. 高压蒸汽灭菌时，一般常用蒸汽压力 137kPa（20 磅/平方寸），温度 126.6℃，温度过高，可影响器械的弹性及焊接部分的牢固。

（二）各种穿刺针应先将针孔及管腔擦净后，再用清水冲洗。

（三）禁止与有损金属的挥发性和腐蚀性物质如酸、碱类、漂白粉、碘酊等一起存放。

（四）不锈钢及铜制品可不涂油，干燥保存即可；黑色金属（铁、白铁、钢等）制品，须防湿，如有锈斑，可用凡尔砂（金刚砂加机油制成）擦拭干净，再涂以机油；涂漆的铁制品如生锈，可擦去锈渍重新补漆。

（五）银质制品不可与橡胶制品一起存放，有橡胶零件者将橡胶零件卸下，按橡胶制品保管。

五、其他器材及制品

（一）橡胶制品

橡皮管、鼻胃管、导尿管等。

1. 使用时随时抽吸盐水冲洗管腔，以免血液、脓液或组织碎屑堵塞。

2. 用后立即用清水加压冲洗或放在自来水龙头下冲洗，边冲洗边用手揉捏；用干布擦干或晾干，不可在日光下暴晒或加热烘烤，以免表面粘着或溶解。

3. 用化学方法及煮沸法灭菌。用化学方法灭菌时，须注意将管腔注满药液后再放入药液中，浸泡 20 分钟，取出后再用清水冲洗、擦干；煮沸灭菌时，须待水煮沸后再加入，以免橡胶变硬，10 分钟后取出、擦干。

4. 放置处应通风、阴凉、干燥。勿靠近挥发性有机溶剂及酸、碱等腐蚀性物质。勿接触油脂，以免氧化。勿直接压叠。气温过冷易硬化脆裂（局部硬化可予手揉搓按摩），潮湿则易生出霉斑。

（二）塑料制品

食管扩张探条、纤维内镜、各种电缆及导线等。

不用热力灭菌，以免变形，一般以甲醛熏蒸 30min，即可达到灭菌目的。平时应放置在干燥、阴凉通风处，勿加重压，勿与酸碱及有机溶剂等接触。

木槌灭菌亦采用甲醛熏蒸法或高压蒸汽法，不宜煮沸灭菌。

（三）玻璃制品

1. 不可投掷、碰撞，避免强烈震动。烘烤或煮沸时注意不可骤冷、骤热，否则引起炸裂。

2. 一般用化学方法消毒。浸泡或置甲醛熏箱中30min均可，但不可用高压蒸汽灭菌。

3. 如有污渍，可用去污粉擦洗后再以冷水冲洗。难洗的污垢，可用清洁剂处理。

六、特殊消毒处理法

如系炭疽、气性坏疽、破伤风、白喉等烈性传染病患者，严重化脓性感染，恶性肿瘤患者用过的器械，除灯泡及其他不宜浸泡的器件外，须全部投入10%甲醛溶液或2%戊二醛中浸泡10h，取出后用清水冲洗（管腔用注射器冲洗），再煮沸15～30min，擦干后涂拭机油保存。

七、门诊器械

（一）一般器械用过后，须及时洗刷干净并擦干，以备消毒再用。若不擦干，隔夜即可生锈。每日常用的器械，可只擦干不搽油，对不常用的或精细贵重的器械则应搽油保存。

（二）间接喉镜、后鼻孔镜及活动鼻咽镜等，用后及时用清水冲洗干净，擦干后放入戊二醛熏箱内3h，以备再用。用前再用无菌水冲洗。

（三）纤维内镜用过后，应反复抽吸清水冲洗各个管腔，擦干垂直悬吊于专用器械柜中存放。使用时镜身弯曲直径不可小于20cm，否则易折断光纤维。活检钳、刷等亦清洗干净悬吊存放。均以戊二醛或环氧乙烷熏蒸法消毒灭菌后再用。使用前应以无菌水冲洗。

（四）木质或竹质压舌板冲洗干净后晾干、包好，高压蒸汽灭菌后再用。其他一般检查器械均可洗净后用煮沸灭菌法。

（五）活检及烈性传染病、特异性感染及严重化脓性感染患者用过的器械物品，消毒处理办法见特殊消毒处理法。

（六）精细贵重器械，需制订使用、保管制度，并应专人保管，用后归还原处，加锁保存，不得随意挪动。

（项济生　何慧英）

第 三 章

治疗学

第一节　激光治疗法

自从 20 世纪 60 年代以来，激光技术在医学领域得到了广泛的应用，不仅是治疗体表的病变，而且通过与显微镜、内镜相结合，对人体内部空腔脏器病变的诊断、治疗也有大帮助。

一、激光的概念

激光物质内部存在不同能级的粒子能态，在一定条件下，处于高能级的粒子受一定频率的诱导光入射后，发射出与入射光同频率、同相位的光，即称之为激光（light amplification by the stimulated emission of radiation，laser）。形成激光有 3 个条件：①自发辐射；②诱发辐射；③粒子数反转分布。据此选择合适的激光物质。激光器包括三大部分（图 10-3-1）。

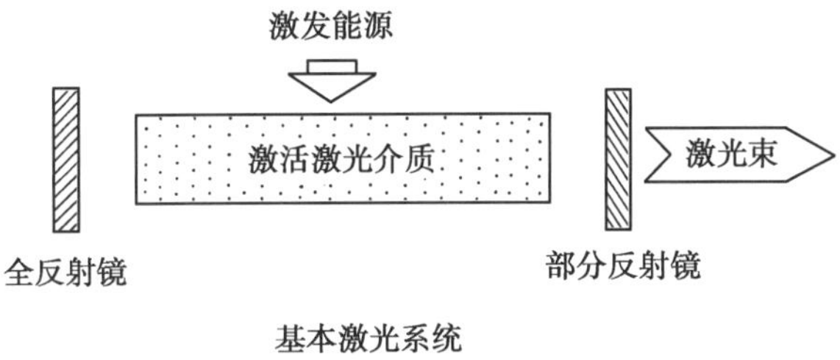

图 10-3-1　激光器结构原理图

激光也是一种光，它的特点在于其特殊的单色性、方向性、高亮度、偏振性和场强等性质。激光射入生物组织后能被反射、吸收和透过。激光与生物组织的相互作用包括激光的热作用、光化作用和生物刺激作用等。描述激光能量的参量为光斑的直径（mm）/功率（W）/时间（s）。

二、激光的作用

激光在医学临床上的应用主要是激光的热效应和光化效应，即应用激光照射后，组织内的吸光分子（黑色素、血色素、黄色素等）摄取激光束的光子，其能量使组织内分子的平均运动和碰撞增加，因而组织温度升高，并向周围组织扩散。热效应根据其程度不同可发生 3 种不同的作用：①光凝固作用：当组织温度增加至蛋白质变性的临界水平（60～75℃）时就会产生凝固反应。光凝固作用与激光波长和色素选择吸收光谱有密切关系。如血色素最易吸收蓝、黄光，而对红光、红外光很少吸收，因此 Ar 的蓝绿光可凝固血管而 YAG 的红外光则不能；②光汽化作用：当组织接受到更强的激光照射，可将组织温度升到沸点，当达到水的汽化温度，体液开始沸腾发生固相变时，蒸汽的体积迅速膨胀，直至冲破皮肤逸出并喷射出一些组织碎片，起到切割组织的作用；同时又能凝固邻近血管，使局部基本无出血；③光炭化作用：当组织温度持续升高至一定程度时（>210℃）组织中所有水分都丢失，组织结构被破坏、改变，呈炭化状态。激光切割和气化的区别主要在于光斑的大小，前者非常小，可以说是线状汽化。

由于常规激光的热效应对聚焦部位邻近的组织有不同程度的热损害，可引起组织脱水、变性。80 年代以来出现了准分子激光（excimer laser），波长属于远紫外光，其断离作用是当辐照组织吸收这种远紫外光时，光能转化为电子的激励，导致分子键的断裂而无热量产生，故又称为冷激光。这种激光对邻近组织几乎无损伤，光斑直径不会随能量增大而扩大，切口精确、完整。同时冷激光可通过光纤传输，易于操作，为耳科手术应用的最适宜工具。

三、激光器的选择

本科常用的有 CO_2 激光器，YAG 激光器和准分子激光器。激光器的使用应有严格的安全措施：①激光器本身的安全装置；②安全的操作环境，易燃、易爆物品的隔离，排烟系统的安装等；③操作人员和患者的防护。

（一）CO_2 激光器

属远红外线波段，波长是 10.6μm，为不可见光，光斑直径为 0.3～1.5mm，常用功率为 5～40W。CO_2 激光可被水吸收，其组织穿透力为 0.1mm，照射组织时如相隔 0.3mm 厚度，其能量的 90% 已被吸收，调整激光量可进行汽化、炭化表面组织，其止血能力稍差，热损害小，对深部重要血管、神经影响小。主要用于表面组织的切割、汽化。

（二）钬激光器

Ho：YAG 激光系统，波长 2.10μm，平均功率 0～60W 可调，脉冲工作方式，光导纤维输出。这种波长的激光主要被水吸收，采用瞬间脉冲方式。可以精密的剥离组织，具有良好的止血效果。钬激光采用石英光纤传输，操作非常方便。钬激光可以在气体或液体环境下作用于组织。它对组织的分裂作用是由于组织的热吸收和 250μs 脉冲产生的振动波共同作用的结果。因此，钬激光除应用于各类软组织的切开、切割、剥离和凝固外，还对硬组织有特殊疗效。

（三）Nd：YAG 激光器

波长为 1.06μm，属近红外线波段，是不可见光。光斑直径可小于 0.02mm，常用功率为 1～100W 可调。其组织穿透力为 4mm，不被水吸收，在水中消失的长度为 80mm 左右，组织深部数毫米的温度可达数百度。Nd：YAG 激光在组织中散射，不宜作为激光刀，可凝结较大体积组织。Nd：YAG 激光能量可被血红蛋白吸收，其产生的热量可使小血管、毛细血管、血窦和淋巴管收缩，出现机械性血管闭塞或小血管内膜发生血栓，故止血效果较好。Nd：YAG 激光可通过光纤传递，操作自由，可用于内镜下和皮肤、黏膜表面的操作，但不适于耳外科精细手术。其主要缺点是组织损伤较钬激光和 CO_2 激光大，切割时刀口不够整齐。

（四）KTP/532 激光器

Nd：YAG 激光器的红外光经磷酸钛钾晶体变频为 532mm 的蓝绿光—即 KTP/532 激光。光斑可为 200μm，特点为其易被色素物质吸收，可对微血管止血、“点焊”软组织和松解粘连，可在骨表面产生小孔，对邻近组织损伤小，可用于耳部手术。

（五）准分子激光

波长为 193nm 和 248nm 等，属紫外光谱。与前几种不同的是它不利用热效应，而是通过光化作用打开分子键，可精确切割各种不同组织，在镫骨手术中应用远胜于其他激光。可通过光纤传输，易于操作，其功能和应用尚有新的发展。

四、激光的临床应用

临床上结合病变特点、组织结构性质和治疗目的，再综合考虑选择不同的激光器进行治疗。激光治疗的优势在于：①准确率高，对靶区周围组织损伤轻；②术后组织肿胀轻、反应小；③伤口愈合快、感染少、瘢痕轻。

（一）鼻部激光治疗

常选方式有两种，即 CO_2 激光治疗与 YAG 激光治疗。

对外鼻和鼻前庭疾患可采用低功率的 CO_2 激光治疗。多采用表面麻醉，能精确地切除病灶而不遗瘢痕或遗轻微瘢痕。随着鼻内镜手术的开展，YAG 激光光纤手术治疗显示了更大优势。带光纤的 YAG 激光对鼻腔、鼻窦病灶能在不妨碍视野、不接触病灶情况下进行操作。激光治疗反应轻、显效快，术中不出血，不需做鼻腔填塞。

慢性肥厚性鼻炎常选用 YAG 激光治疗，因其光纤可弯曲、头细小，可伸入鼻腔深部，对下鼻甲后端处理尤为灵活。对重度肥厚性鼻炎病例，可分次分区进行，边观察边治疗，以防止鼻甲过分缩小，继发萎缩性鼻炎。激光对变应性鼻炎、鼻出血、单纯轻度中鼻甲息肉样变、单个鼻息肉切除后预防复发等具有较好的疗效。

（二）肥厚性咽炎激光治疗

常用 CO_2 激光器（必要时可用 YAG 激光）。激光器输出功率根据需要适量调节选择。术中将激光对准咽后壁增生之淋巴滤泡或明显肥厚黏膜汽化治疗。直视下观察汽化程度，掌握汽化时间。汽化范围约 3mm 左右，各个汽化区应间隔正常黏膜以利于伤口愈合。如增生的淋巴滤泡较多，应分次治疗。术后咽部轻微疼痛不适，5～6 天消失。次日汽化表面有白色均匀假膜覆盖，2 周左右可自行脱落。

（三）喉部良性肿瘤激光切除术

喉部良性肿瘤多起源于上皮或结缔组织，由分化完整的细胞组成。常见有乳头状瘤、纤维瘤，可选用激光治疗（也适用于较大息肉、淀粉样瘤）。一般选用带光纤的 YAG 激光器，能精确地控制汽化面积和深度，同时能凝固血管，减少出血。术野清晰，伤口愈合良好。手术在全麻或局部强化麻醉下行常规支撑喉镜暴露喉部后进行。将激光器对准病变区域、直视下对病灶进行汽化或切除。术后无出血及黏膜水肿、亦无组织粘连等后顾之忧。术中应注意吸引烟雾，激光发射时应暂停给氧，注意激光发射时的安全保护。术后结合全身用药和局部治疗。

声带白斑和喉恶性肿瘤适宜局部切除者，可在切除肿瘤后，于创面上以激光汽化，常可获得较好的疗效。局部复发者可重复治疗，不影响疗效和预后。

（四）耳部激光治疗

激光可用于分泌性中耳炎、化脓性中耳炎的治疗。表面麻醉后用 YAG 激光或 CO_2 激光对准鼓膜前下方或后下方近鼓环处，接触鼓膜照射，击穿鼓膜形成小孔后可以吸取分泌物。双光纤氦氖激光可以用于化脓性中耳炎患者促进干耳。激光已经应用于鼓室成形术中移植物的固定、切除和整复听骨等，并取得了较好的疗效。国外已经在动物实验的基础上应用氩激光行迷路切除术治疗眩晕疾病。

（易　星　郭长凯）

第二节　冷 冻 治 疗

冷冻治疗（cryotherapy）是利用致冷剂产生 0℃ 以下低温，冷冻局部活体组织使之破坏来治疗某些疾病的一种方法。自 1963 年 Cooper 首次发表应用液氮冷冻治疗颅内疾病的专著以来，冷冻治疗被临床各学科重视并迅速发展成为冷冻外科。1967 年开始用于耳鼻咽喉科临床（Lewis 和 Cahan）。

【冷冻治疗的原理】

冷冻治疗是通过冷冻局部组织使之破坏而达到治疗目的的。冷冻损害机制可归纳为 5 个方面：①冷冻致细胞外冰晶形成、细胞脱水及电解质平衡紊乱，最终导致细胞皱缩、破裂。该损害机制主要见于低温缓慢降温过程；②冷冻导致细胞内冰晶形成，并可因缓慢复温，引起细胞内结构破坏或细胞间冰晶损伤，主要见于快速降温过程；③酸碱度改变以及细胞结构蛋白与功能蛋白的变性；④急速降温时的“温度休克”，细胞内各成分缩胀比率不均衡导致细胞破裂；⑤局部血液循环障碍及相应的继发改变。为获得较佳的冷冻治疗效果，须做到快速冷冻及慢速解冻。各种组织的具体速度要求不一。

【常用致冷剂及致冷装置】

常用致冷剂氟里昂 12 与 22 号。其温度可降至 −70℃ ～ −29℃；液氮可达 −196℃ ～ −160℃；二氧化碳或干冰达 −78.5℃；氧化亚氮为 −89.7℃ ～ −40℃；而半导体降温只能降至 −35℃ ～ −20℃。由于液氮无臭、无毒、无害，不自燃、自爆，降温低，来源广，价格低廉，因而广泛应用于临床。

常用冷冻器有相变冷冻器（使用干冰、液氮等）、节流膨胀冷冻器（使用氟里昂、氧等）及热电冷冻器（即半导体冷冻器）等三类，耳鼻咽喉科常用液氮相变冷冻器。

【冷冻方法】

耳鼻咽喉科使用冷冻治疗的具体方法有：①接触法：将冷冻头与病灶直接接触每次 1 ～ 5 个冷冻周期，为最常用的方法，对非暴露病变则先行手术暴露，再行冷冻；②喷洒法：用开放冷探杆，将液氮直接喷洒患部，喷洒时，需注意保护周围健康组织。通常多用凡士林油厚层涂抹以确保周围组织安全；③刺入法：用细长冷刀头刺入病变组织内，冷冻切除和破坏，主要适用于肿瘤病变；④倾注法：将液氮直接倾注患处，适用于面颊浅表肿瘤或病变。病灶较小时，多经一次冷冻即可治愈，大的病灶则须分次逐段进行，一般以间隔 1 ～ 3 周冷冻一次为宜。采用冷冻、解冻时间（即冷冻周期）的分配应遵循速冷慢解的原则，每次连续几个冷冻周期，即重复冷冻，效果最为满意。

【冷冻治疗在耳鼻咽喉科的适应证】

冷冻治疗在临床各科广泛应用，在耳鼻咽喉科领域行冷冻治疗有效或痊愈的疾病也较多。耳部疾病如耳廓假性囊肿，耳廓疣、耳垂瘢痕疙瘩、耳廓血管瘤、乳头状瘤和耳部原位癌等均可行冷冻治疗。国外报告对颈静脉球肿瘤、梅尼埃病也获良好疗效。鼻部疾病如鼻出血、慢性单纯性鼻炎、慢性肥厚性鼻炎、变应性鼻炎及鼻息肉、鼻部赘生物、某些鼻部良性肿瘤（血管瘤、乳头状瘤、皮脂腺瘤、神经纤维瘤等）均可做冷冻治疗。少数鼻部恶性肿瘤，位置表浅，生长局限，边界清楚，局部无淋巴结转移者也可行冷冻治疗。咽喉部疾病如慢性咽炎、慢性扁桃体炎、舌咽神经痛、声带息肉或声带小结，咽喉部血管瘤、乳头状瘤、囊肿、神经纤维瘤等均可行冷冻治疗。某些咽喉部恶性肿瘤，如扁桃体癌放疗后残体、喉原位癌、喉癌（T_1）经冷冻治疗可获肯定疗效。

【并发症及处理】

冷冻治疗具有操作简单、快捷，无血、无痛，创面修复快，疗效满意等优点，但可出现下列并发症，应予重视。①局部肿胀，呈一过性。肿胀程度和范围因冷冻深度、部位不同而异。如出现鼻阻塞、吞咽困难、喉阻塞、面瘫时可给予糖皮质激素治疗；②出血。一般为暂时性，较轻；但在冷冻血管瘤及恶性肿瘤时可出现大量出血，除压迫止血外，必要时需行动脉结扎术；③疼痛。在复温解冻时可出现疼痛，可用镇痛剂或局部麻醉来缓解；④瘢痕形成。组织修复不留瘢痕是冷冻治疗的特点，但在治疗恶性肿瘤，或者冷冻损伤肌肉组织时，可出现瘢痕修复；⑤发热。冷冻范围大时可伴有吸收反应热，一般持续2~3天可自行消退。

第三节 超短波治疗

超短波治疗属于高频电疗法范畴，是指用波长为1~10m，频率为30~300MHz的高频振荡电流在人体所产生的电场作用进行治疗的方法，又称超高频电场疗法。

超短波治疗某些疾病是基于超短波产生的热效应与非热效应的共同作用。热效应作用包括：①降低感觉神经兴奋性、止痛；②改善血液循环，增强组织代谢，促进局部炎症吸收和水肿消退；③可降低肌张力、止疼。非热效应包括：①促进神经纤维的再生；②增强单核巨噬细胞和白细胞的吞噬功能；③抑制炎症的发展。

超短波治疗的主要适应证是急性、亚急性疾病，对急性炎症的效果尤为满意。耳鼻咽喉科用于治疗急性咽炎、急性扁桃体炎、急性喉炎、急性外耳道炎及中耳炎等疾病效果较好。

第四节 音频治疗

音频治疗属中频电疗法范畴，是指用频率在音频范围内中频正弦交流电进行治疗的方法。目前国内常用的频率为2kHz。

音频治疗的作用有：①促进局部血液循环与淋巴回流，具有消炎、消肿等作用；②抑制感觉神经，提高痛阈，具有良好的镇痛作用；③增强骨骼肌和平滑肌的肌张力；④松解粘连，促进瘢痕组织的吸收及软化瘢痕。

可用于治疗慢性咽炎、慢性喉炎、声带小结和声带息肉早期等，也可用于甲状腺手术后声带活动障碍、某些外伤性喉狭窄及颈部瘢痕组织增生的治疗。

（肖红俊）

第五节 射频治疗

射频（radio frequency）是射电频率的简称，系指电磁波的产生、发射、传播和接收的频率。射频治疗是利用频谱范围在0.5MHz~100GHz之间的电磁波作用于人体组织，产生内生热效应，使组织蛋白凝固、萎缩、脱落或消失，从而达到使增生性病变组织相应缩小或消除的治疗目的。近年来，射频治疗技术在我国已较广泛地应用于耳鼻咽喉科的多种疾病的治疗，效果较好。

【作用机制】

射频治疗是通过射频电磁波直接作用于病变的组织细胞，致其产生强烈的分子运动，使组织形成特殊的内生热效应（60~80℃）。作用机制有二：一为“离子加热作用”：即在外界交变电场作用下，细胞及体液中大量Na^+、K^+、Cl^-等带电离子产生剧烈往返运动，互相碰撞摩擦而产热。二为“偶极子加热”：即组织内正负电荷重心不重合的极性分子如水及蛋白质分子，在交变电场下快速旋转，碰撞摩擦而产热。组织蛋白因较低温度而凝固，病变区出现无菌炎性反应，血管内皮肿胀，血栓形成而阻塞血管，血供减少或中断，以达到止血、消炎，纤维组织增生，继之纤维化或病变组织萎缩，甚至坏死、脱落的目的，从而获得缩小或消除增生性病变组织的治疗效果。

【适用范围】

如鼻炎患者可因治疗后鼻甲黏膜组织纤维化而致鼻甲收缩，鼻道相对增宽，从而改善鼻道通气状况，鼻窦开口亦随之而引流通畅，相应症状可获缓解。咽后壁增生的淋巴滤泡经治疗后，治疗点病变组织呈痂皮样脱落，该处创面光滑，故可解除咽异物感等不适症状。其他增生性病变如肉芽、色素痣及较小的良性肿瘤等也因组织蛋白凝固、血管闭塞、血供减少、病变组织萎缩、脱落，而得到治疗。

国内业已报道的应用射频技术治疗耳鼻咽喉科的疾病有：

1. 鼻部疾病 慢性肥厚性鼻炎、鼻息肉、变应性鼻炎、血管运动性鼻炎、鼻出血、鼻腔血管瘤、鼻前庭赘生物和酒渣鼻等。临床上在鼻内镜下射频治疗鼻出血比较常见，但是要注意并发症的发生，如：鼻中隔穿孔、鼻腔粘连等等。

2. 咽喉部疾病 鼻咽部良性肿瘤、鼻咽纤维血管瘤、腺样体残留、放疗后残留性或复发性鼻咽癌、鼻咽粘连、鼻咽闭锁、扁桃体良性肿瘤、慢性扁桃体炎、慢性肥厚性咽炎、会厌囊肿、声带息肉及小结和喉乳头状瘤等。

3. 耳部疾病 副耳、耳前瘘管、耳廓假性囊肿、外耳道新生物或息肉、肉芽等。

4. 其他 口腔良性肿瘤及白斑、舌下囊肿、体表肿瘤或赘生物、皮肤美容等。

5. 将射频技术与内镜结合应用，还可进行腔内治疗。

【射频治疗的特点】

射频治疗过程中，使组织蛋白凝固时，组织表面仅形成白膜或白斑，不损伤周围组织，因而克服了激光、电灼或冷冻术在狭小鼻腔或咽腔、喉腔中对周围健康组织难以避免地造成损伤的缺点。由于射频治疗时，探头附近组织仅在60℃～80℃温度作用下使组织蛋白凝固、血栓形成而致血管闭塞，故有良好的止血效果；且不像CO_2激光或电灼术那样，由于温度高而导致组织细胞液煮沸、组织细胞炭化或汽化产生有害的烟雾，影响手术视野。

另外，不同的组织对射频能量的吸收亦有区别；一般地说，组织含水分愈多，能量吸收也愈多。这一特点使得射频能通过皮肤、黏膜作用于其深部的组织；如果功率和时间控制适当，射频基本上能在不损伤皮肤和黏膜的情况下，治疗皮下和黏膜下组织的病变。这也是冷冻治疗、高频电刀、CO_2激光甚至YAG激光皆无法比拟的。

目前，国内已有SHPⅠ型与Ⅱ型射频五官治疗仪，配备有多种不同型号的治疗头，基本上可达到耳鼻咽喉各个不同部位的病变区，有利于射频治疗技术的推广应用。另据陈才盛等（1997）报道，采用德国Karl Storz公司生产26021型射频双极凝固器与鼻内镜治疗鼻出血32例，取得满意效果，总有效率为93.8%。并认为射频双极电凝具有独特的优点：组织凝固区域仅限于尖锐的双极电凝镊之间，术者可随意控制组织电凝深度和范围。射频波只在电凝镊的两个尖端之间释放，无散射热效应，无电火花产生，不易灼伤周围正常组织，并发大出血的可能性小，局部反应轻，创面容易修复，愈合快。电凝镊直接夹持、电凝血管断端，有类似血管结扎的效果。借助鼻内镜检查，可发现鼻腔后部出血点，克服了射频治疗后部鼻腔出血的局限性和盲目性，扩大了适用范围。

（黄选兆　陈　雄）

第六节　等离子体射频在耳鼻咽喉科的临床应用

一、发展历史

20世纪70年代，单极电刀以它快速高效、切割止血非常有效而广泛在临床上使用，但存在高温损伤，电流经过身体大部，欠缺安全性等不足。80年代射频技术开始应用于医学领域，出现了更安全、高效、操作更方便的双极射频。90年代，温控射频（TCRF）引入消融概念，提出微创理论，可控性增强，缺点是不能切割，仍以热能为工作原理，治疗效果延迟。21世纪初，具有全面微创技术的等离子体射频（plasma radiofrequency）系统应用于临床，它在低温下完成切割、消融、凝血，安全有效，使射频技术的临床适应证得到了不断的扩大。

二、作用原理

（一）射频、微波、等离子射频的区别

其实，它们都称为“无线电频率”（radio frequency，RF），开始主要应用于无线电广播、通讯等，后来被应用于医疗。根据波长和频率的不同，依次可分为射频、微波、红外线、紫外线、X射线、伽玛射线等，它们由于物理特性不同，对组织的作用有很大的区别。等离子射频是射频中频率为100kHz的一段，它可以将电解液激发为等离子态。

（二）等离子态（体）

正常情况下，电子围绕原子核运动，构成分子。在外力的作用下，电子摆脱原子核的束缚，各自独立运动，电子和原子均为自由带电粒子，这样的物质状态叫等离子态或等离子体，是除气态，液态和固态外，物质的第4种存在方式。高温加热可获得高温等离子态，等离子射频激发可获得低温等离子态。

（三）等离子体的作用原理及特性

通过100kHz的强射频，使电解液变为低温等离子态，在电极前端形成100μm厚的等离子层，强大的电场还使等离子层中的自由带电粒子获得足够动能，打断靶组织的分子键，使细胞以分子为单位解体，在低温下形成切割和消融等效果。这也就使等离子射频具有“刀”一样的切割效果，因此，临床上又称为“等离子刀”。当射频电场的能量作用于组织（包括血液）时，组织的阻抗会导致热效应，从而产生皱缩和止血作用。另外，可利用独特的等离子电极尖端，在组织内打出一条隧道（打孔），待隧道纤维粘连、皱缩，使组织变薄，体积缩小，即达到消融的目的。

（四）等离子体射频与普通射频、微波治疗的区别

等离子体射频：（100kHz）等离子射频电场→等离子体→组织低温分解（53℃），实时切割、消融、打孔、止血；治疗区域精确可控；工作温度：40～70℃。

微波、射频：（>200kHz）微波、射频→加热组织（约100℃）→组织变性、坏死→逐渐吸收，无切割、打孔功能；需凭经验确定治疗区域；工作温度>100℃。

三、设备和电极的结构及特性

等离子射频手术系统由主机，脚踏踏板，流量控制器和电极（刀头）等几部分组成。电极因使用途径不同，有多种形状，主要分为“单点式”电极和“多点式”电极两大类。单点式的有多个回路，既能形成等离

子体，又具有双极射频电极，多点式只能形成等离子体。将等离子体电极放入生理盐水中，踩输出脚踏，在电极尖端出现橘黄色物体（等离子体），以此可与普通射频电极鉴别。同理，如等离子体电极前无橘黄色物体形成时，说明电极已老化，不能再使用。

四、等离子体射频手术系统在耳鼻咽喉科的临床应用

（一）鼻炎

包括慢性肥厚性鼻炎、变应性鼻炎和血管运动性鼻炎。利用等离子体对鼻甲实施黏膜下打孔消融术。能保护鼻腔黏膜上皮功能，术后一般无需填塞，无明显疼痛，结痂和假膜少，必要时可反复进行。

（二）鼾症和阻塞性睡眠呼吸暂停低通气综合征

对轻、中度阻塞睡眠呼吸暂停综合征行等离子技术悬雍垂腭咽成形术，还可进行多部位、多平面治疗，包括鼻甲减容、软腭切开和打孔消融、悬雍垂切除，腭咽弓打孔消融、扁桃体切除或打孔消融，舌根打孔减容等等。患者术中出血少无需缝合，术后疼痛轻，并发症少。

（三）舌根肥大和舌扁桃体肥大

可进行消融或打孔减容术，但要注意刀头进入的部位和深度，谨防损伤舌动、静脉。

（四）慢性扁桃体炎或扁桃体肥大

实施扁桃体切除或消融术，患者术后疼痛较轻，一般无出血，并发症明显减少。

（五）腺样体增殖症

能准确、彻底地切除肥大的腺样体，且不会对咽鼓管圆枕等产生热损伤或机械损伤，一般无出血、速度快。

（六）其他

包括喉乳头状瘤，口底部肿瘤、鼻咽纤维血管瘤、扁桃体癌等都可用等离子体射频技术进行治疗。

（余青松）

第七节　伽玛刀在耳鼻咽喉科的临床应用

一、伽玛刀的发展历史

1951 年瑞典 Karnolinska 医院神经外科教授 Lars Leksell 首先提出了伽玛刀（Gamma knife）立体定向治疗系统设想，1968 年诞生了第 1 代伽玛刀，具有 179 个呈球状排列的放射源，主要用于治疗恶性疼痛、帕金森病及精神病等。1974 年，经过改进产生了第 2 代伽玛刀，采用 201 个^{60}钴放射源，在脑内形成球形放射性毁损，可用多个等剂量中心，可更换准直器头盔型号以治疗不同形态和大小的病变，精确度达到 ±0.1mm，使用范围扩大到颅内肿瘤和脑血管病。随着 80 年代 CT、MRI 及 DSA 等影像技术的发展，制造出了第 3 代伽玛刀，它利用 CT、MRI 无创定位、精确、安全可靠的优点，结合电子计算机和图像分析仪等，使图形设计、剂量规划等治疗过程程序化、自动化。

二、原　　理

伽玛刀以^{60}钴作为放射源，因为采用了 201 个点状的分散安装，所以在源强提高的同时，射线径路上的组织剂量却大大降低（仅相当于放疗的 1/10～1/5），焦点靶组织剂量高（每分钟为 4Gy），病灶边缘剂量呈梯度锐减，避免了对周围组织的损伤。靶点组织在短时间局限范围内接受极量照射，从而杀死或抑制病变组织细胞的生长，并使其皱缩、变性、坏死。高剂量区多造成细胞死亡而坏死，较低剂量区因染色体及细胞器损伤而致细胞分裂抑制。另外，治疗区内血管壁发生病理改变，最后血栓形成，影响肿瘤血供，导致其延迟坏死。

三、伽玛刀治疗鼻咽部及鼻窦疾病的适应证

（一）鼻咽癌

1. 概述　鼻咽癌的发病率以中国南方较高，广东中部的发病率高达 30/10～50/10 万。其死亡率占全部恶性肿瘤死亡的 2.81%，居第 8 位。一般 40～60 岁为发病高峰，黄种人多发，白种人少见。目前认为 EB 病毒感染（VCA-IgA 抗体阳性者有鼻咽癌发生的高度危险性），环境与饮食及遗传因素是鼻咽癌病因的相关因素。鼻咽癌的患者往往在治疗时，有 70%～80% 患者已有淋巴结转移，其远处转移率也较高。

2. 临床症状　鼻咽癌的主要临床症状和体征是：颈淋巴结肿大、回缩性血涕或鼻出血、耳鸣、听力减退，耳内闭塞感、头痛、鼻塞、面麻、复视、舌肌萎缩和伸舌偏斜、眼睑下垂及眼球固定等。

3. 诊断　根据上述临床症状，结合血清 EBV、鼻咽镜、CT、磁共振成像和肿瘤组织活检可明确诊断。鼻咽癌的绝大多数属低分化鳞癌。

4. 临床分期、分型　全国第五届鼻咽癌会议推荐鼻咽癌临床 TNM 分期方案（长沙，1979），即按肿瘤侵犯范围、淋巴结转移大小、范围和有无远处转移分为 To-4、No-3、Mo-1 期，临床分期综合三者分为四期。

5. 伽玛刀治疗鼻咽癌的适应证　伽玛刀在治疗时，

因采取MRI精确定位且病灶边缘剂量呈梯度锐减，一般没有放疗引起的诸如：全身放射反应、唾液腺放射反应，皮肤、皮下组织反应，张口困难、放射性龋病和下颌坏死，放射性皮肤、皮下组织丹毒，放射性中耳炎，放射性脑脊髓损伤等。治疗一般仅需一次，平均住院日为2天，同时因其采用201个^{60}Co源聚焦极量照射，对于局限的原发灶或腔内复发者比加速超分割放射治疗剂量更大、更集中、疗效也更好。一般原位肿瘤可在2个月～半年完全消失，对于对射线不敏感的腺癌也有很好的疗效。目前国内已广泛使用伽玛刀治疗鼻咽癌患者，近期有效率在90%～95%。尽管伽玛刀具有上述优点，但也有一定的适应证：①MRI增强肿瘤边界可辨者；②临床Ⅰ、Ⅱ期者最适合于伽玛刀治疗，Ⅲ期为相对适应证，Ⅳ期患者仅少数可行伽玛刀治疗；③Karnofsky分级>40分；④普通放疗复发者（图10-3-2、图10-3-3）。

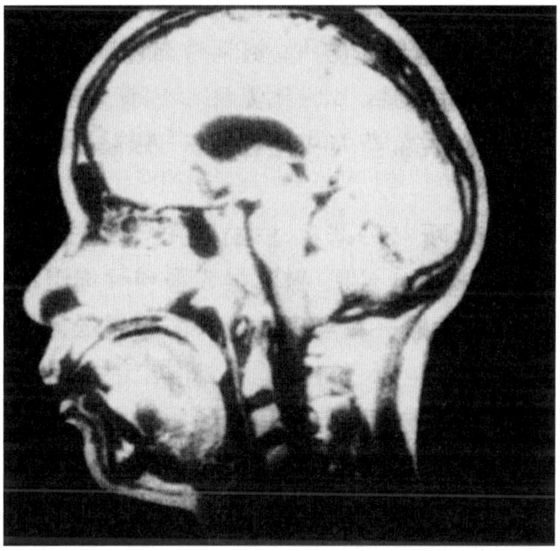

图10-3-2　γ刀术前MRI示鼻咽部肿瘤

6. 伽玛刀术前术后处理　鼻咽癌确诊后，尚应行全身检查，包括淋巴结检查、穿刺活检、胸片、肝肾B超，必要时亦需行胃结肠镜检，以及早发现远处转移，及时综合治疗。术前一天用洗发香波洗头，上头架前半小时给予鲁米那0.1g和地塞米松5mg肌肉注射。照射完毕后再次给予地塞米松5mg肌肉注射1次，维生素K_1 10mg肌肉注射，每天1次共10天。患者出院后应行颈部预防性或治疗性放疗（视有无颈部淋巴结肿大而定）。

7. 伽玛刀手术治疗鼻咽癌的过程和技术

（1）上立体定向头架：根据术前MRI照片，使病灶在立体定向头架中尽量居于中间位置，一般应使头架尽可能偏前，偏患侧低置，至少应在耳垂下2cm，头略俯，一个简单的方法是将立体定位盒先装在立体定位头架上以后，再固定于患者头颅，避免了头架位置不当

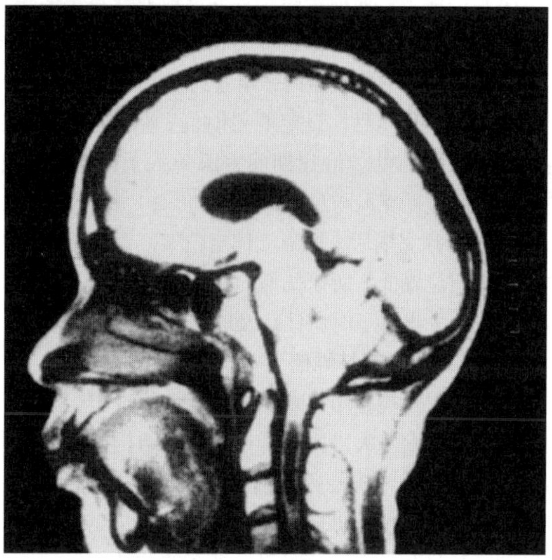

图10-3-3　γ刀术后3个月MRI示鼻咽部肿瘤消失

时，立体定位盒不能正确安放的缺点。确定好立体定位头架位置后，再将上钉子处分别用2%普鲁卡因做皮内、皮下和骨膜下局部浸润麻醉，使立体定位头架与患者颅骨固定。

（2）定位方法：将立体定向头架与特制的MRI适配器结合行MRI定位扫描，一般根据肿瘤大小选用3mm至5mm层厚T_1权重增强连续扫描。依据扫描显示的肿瘤大小和形状，分别利用几何图形法、图解法及电子计算机等进行校正，正确计算出病变靶点的三维坐标值。

（3）规划及剂量计算：将皮源距、靶点坐标值、等剂量中心、准直器型号等参数输入计算机，在MRI增强片上可以清楚显示肿瘤边界及其与周围组织的关系，肿瘤侵犯海绵窦和颅前窝、颅中窝骨质破坏也能较清楚地显示，并可防止伪影，使肿瘤对脑组织浸润的诊断不受影响。

据此，放射诊断医师，能清晰地勾画出肿瘤的轮廓，选用35%～50%等剂量曲线覆盖肿瘤，伽玛角选择100°～110°，照射肿瘤的周边剂量一般为18～20Gy。通过Gammaplan软件计算处理后，绘制出各层面的三维等剂量曲线并经影像显示，使其与颅内病灶边缘准确重叠，对较大和形态不规则的病变可通过改变等剂量曲线形状和选用多个等剂量中心照射，使其与病灶形态精确吻合。等剂量曲线图呈以照射中心为100%，向周边逐渐递减的百分比图。若所设计曲线图在某些重要结构，如视神经、视交叉、脑干、视丘下部及脑神经达到超过这些结构所能耐受的剂量时，需要堵塞通过这些结构的放射线孔洞，以避免对这些重要结构的损伤。

（4）高能聚焦照射治疗：将剂量规划计算出的靶点X、Y、Z数据分别在立体定位架和准直器上调定，固定患者立体定位架于准直器内，堵塞通过晶状体的射线孔洞，校正照射时间后，设定照射时间，启动治疗按钮，高能聚焦照射病灶。治疗期间，医务人员通过电视监护，并可通过麦克风与患者通话。

（5）治疗完毕后，取下立体定位架。因鼻咽癌的立体定位头架位置低，所以枕部的两个钉子常位于肌肉丰富的区域，取出钉子时应注意及时按压止血。

（二）鼻咽血管纤维瘤

病理组织学检查结果兼有纤维及血管成分，血管无收缩能力，易发生大出血。具有向邻近结构生长扩张能力，可破坏颅底骨质侵犯颅内。该病多发于青年男性，表现为鼻塞，反复鼻出血，甚至口、鼻大量出血。鼻腔及鼻咽部可见灰红色结节状表面光滑的肿块，肿物表面可见明显血管，肿物为实质性，触之较硬。

放射疗法一般不能明显缩小肿块，手术常易大量出血，危险性较大，术后复发率较高，根治困难。特别对那些侵及颅内者，更使耳鼻咽喉科医师望而却步。采用伽玛刀治疗，肿瘤能明显缩小、萎缩，手术安全，不出血，术后短期可使患者鼻出血停止。伽玛刀定位多采取CT或MRI。

（三）鼻窦肿瘤

一般对位于上颌窦后内侧壁、蝶窦、筛窦等部位的肿瘤，也可采用伽玛刀治疗，特别是对腺癌，因放疗不敏感，伽玛刀治疗更加适合。

总而言之，伽玛刀治疗鼻咽部疾病已取得了较好的近期疗效，但它仍处于探索之中，远期疗效如何，还有待患者随访。

四、伽玛刀治疗听神经鞘瘤的临床应用

【概述】

听神经鞘瘤占桥小脑角肿瘤的72.2%。发病年龄约在30～60岁，女略多于男。双侧听神经瘤多属神经纤维瘤病。听神经鞘瘤多发生于前庭神经的内耳道段，约20%～25%发生于前庭神经的桥小脑隐窝段。

【病理】

瘤结构依肿瘤大小不同分为两型：①单纯致密型（Antoni A）见于内耳道内的微小肿瘤，细胞核常呈栅栏状排列，肿瘤血管少而纤细；②大肿瘤多为网状型，组织形态以网状结构为主，一般无栅栏状排列的细胞核。血管多较丰富，常有血管性变化。

【临床症状】

耳鸣、听力减退、耳聋或眩晕（占74%）多为听神经鞘瘤的首发症状，少数患者有类似梅尼埃病的发作；其他症状有颅内压增高症状（14%），三叉神经症状（8%），小脑功能障碍（5%），肢体无力（5%）和精神异常（3%）。

【诊断】

听神经瘤的手术成功率和并发症发生率与肿瘤大小密切相关，故早期诊断至关重要。对于不明原因的耳鸣和听力进行性减退的患者，需做听力测验、前庭功能试验、听觉脑干诱发电位、面神经功能试验、脑脊液检查。放射学检查具有重要意义。

1. 岩骨X线　听神经鞘瘤在岩骨平片上的主要表现为内耳道扩大，可通过前后位（使岩骨投入眼眶之内），汤氏位（30°后前位）及斯氏位（45°后前斜位）来显示。两侧内耳道宽度相差1mm为可疑；内耳道顶、底壁及内耳孔后唇出现骨侵蚀征象则对诊断更有意义。

2. CT检查　CT平扫可见肿瘤为圆形或分叶状低密度病灶，边界清楚，与岩骨后缘紧密相连；部分病例肿瘤呈等密度，边界不清，少数呈稍高密度影。增强扫描：肿瘤多有明显强化，强化区内常有大小不等的低密度区，代表囊变或坏死部分。需与此区其他肿瘤鉴别的有脑膜瘤、上皮样囊肿、胶质瘤等。

3. MRI　能更清晰地显示肿瘤的大小和边界及其邻近结构的关系。在T_1加权图像上，肿瘤多为略低或等信号，T_1加权图像为高信号，不均匀的信号常示有瘤内囊变或出血。增强扫描，肿瘤实体部分常有明显强化。

【治疗】

听神经瘤为良性肿瘤，治疗原则为手术全切除，并努力保留面神经和听神经的功能。随着神经耳科学的进步与显微外科技术的发展，听神经瘤的早期诊断和手术全切除率不断提高，手术死亡率和病残率明显下降。全切除手术的成功与听、面神经功能的保留主要取决于肿瘤的大小和手术入路的改进以及手术医师的显微手术技能。尽管如此，听神经瘤仍有7%～10%的死亡率，术后脑膜炎的发生率为5.7%，脑脊液漏为7.2%，卒中为0.7%，听力完全性丧失者占94%，部分丧失者占5%，只有1%的患者保存正常听力。80%的术后患者并发暂时性和永久性面瘫，其中仅19%的患者可恢复正常的面神经功能。采用伽玛刀治疗的患者，肿瘤控制有效率为85%～90%，听力保存率为70%～75%，术后面神经和三叉神经麻痹的发生率分别为30%和35%，其中部分患者为暂时性的。

1. 伽玛刀治疗听神经瘤的适应证 原则上对肿瘤直径<3cm的肿瘤均可用伽玛刀治疗。有合并脑积水者应先行脑室腹腔分流术。

2. 伽玛刀术前术后处理 术前1天用洗发液洗头，上头架前半小时给予鲁米那0.1g和地塞米松5mg肌肉注射。照射完毕后再次给予地塞米松5mg肌肉注射1次。

3. 伽玛刀手术操作技术 根据术前MRI片，将病灶尽量置于框架中心，头皮4个固定点分别局部麻醉后，上紧4个固定螺钉。肿瘤定位选用MRI T_1 权重，增强连续扫描。伽玛角选择90°～110°，40%～60%等剂量曲线覆盖肿瘤，多个等中心点，肿瘤周边剂量为12～20Gy，中心剂量25～45Gy。注意使投照在脑干的剂量低于15Gy。其治疗步骤及其他技术见本章第一节。

五、伽玛刀治疗颈静脉球瘤的临床应用

颈静脉球瘤为一种血管性肿瘤，可起源于鼓室及颈静脉球外膜的颈静脉体，多见于中年女性。

【临床表现】

患侧搏动性耳鸣，掏耳时易出血，耳聋，并可有面瘫及第Ⅳ、Ⅴ、Ⅵ、Ⅶ对脑神经麻痹，耳部检查可见血供丰富的鼓膜后肿物或外耳道肿物。鼓气耳镜加压可见搏动性跳动，再加压肿物停止搏动，色泽由红变白。肿瘤破出鼓膜时，在外耳道内可见易出血的肿物。

影像学检查：颈静脉孔X线拍片及CT片可见颈静脉孔扩大或骨质缺损。血管造影可见颈静脉充盈缺损及肿瘤与颈内动脉的关系。

【诊断】

结合临床表现和影像学检查，诊断不难。

【治疗】

目前的治疗方法多采用手术或放射治疗，以及两者联合治疗。手术治疗的难度在于肿瘤血供丰富，术中常发生难以控制的出血，特别当肿瘤侵及颈内动脉时，更有术中大出血的危险。此外，若采用颈部切口加中耳乳突根治联合切除肿瘤，以及颅内外联合径路切除肿瘤手术时，手术创伤特别大，且肿瘤仍难于全切除。

此类肿瘤用伽玛刀治疗效果很好，常采用的中心剂量为35～40Gy，周边剂量为13～15Gy。

（赵洪洋）

第四章 常用药物

本章主要介绍耳鼻咽喉科局部常用药物及一些与本专科密切相关的全身性用药。其他药物，如抗感染药物、恶性肿瘤的化学治疗药物等等，在有关专业书中已有介绍，故不赘述。

第一节 局部常用药

一、鼻部常用药物及用药原则

（一）鼻部常用药物

1. 盐酸麻黄碱滴鼻液（ephedrine in N. S.）

成分：盐酸麻黄碱 1g，加生理盐水至 100ml 溶解、过滤。

作用：减充血剂。为拟肾上腺素药，可兴奋 α 和 β 受体，使鼻腔黏膜血管收缩、消除黏膜肿胀。作用温和、持久（可达 2h 以上）。

用途：急、慢性鼻炎及鼻窦炎。

用法：滴鼻或鼻腔喷雾，2 次/d，每次 2 滴/每侧。成人用 1% 的浓度，小儿用 0.5% 的浓度。高血压患者慎用。

2. 链霉素滴鼻液（streptomycin solution）

成分：取链霉素 3g 溶于消毒生理盐水 100ml 中，搅匀即得。

作用：抑制鼻内杆菌生长。

用途：用于萎缩性鼻炎、干燥性鼻炎和鼻硬结病。

用法：滴鼻 3～4 次/d，每次 3～4 滴/每侧。

3. 色甘酸钠滴鼻液

成分：色甘酸钠 2g，加生理盐水至 100ml。

作用：抑制肥大细胞脱颗粒释放过敏介质。

用途：变应性鼻炎。

用法：滴鼻 3 次/d，每次 3～4 滴/每侧。

4. 复方薄荷樟脑滴鼻剂

成分：薄荷 1.0g，樟脑 1.0g，石蜡油加至 100ml。

作用：润滑鼻黏膜、刺激神经末梢，促进鼻黏膜恢复分泌功能。

用途：萎缩性鼻炎，干燥性鼻炎。

用法：滴鼻 3 次/d。注意长期应用可引起类脂性肺炎，睡前不用。

5. 复方鱼肝油滴鼻剂

成分：冰片、薄荷、樟脑各 1g，桉叶油 1ml，清鱼肝油 200ml。

作用：同复方薄荷樟脑滴鼻剂。

用途：萎缩性鼻炎，干燥性鼻炎。

用法：滴鼻，每日 3 次。

6. 盐酸羟甲唑啉（达芬霖鼻喷雾剂）

本品有 0.05% 及 0.025% 两种不同浓度（“必通”为同类另一商品名）。

（1）0.05% 盐酸羟甲唑啉鼻喷雾剂。

成分：盐酸羟甲唑啉 0.5g，氯化钠 2.3g，三氯叔丁醇 3.0g，加水至 1000ml。

作用：减充血剂。盐酸羟甲唑啉为 α-肾上腺素能受体激动药，具有迅速收缩鼻黏膜血管的作用，从而改善鼻塞症状。绝大多数患者喷药后 10min 内症状缓解，持续作用 6～12h。

用途：适用于急、慢性鼻炎、鼻窦炎，变应性鼻炎、血管运动性鼻炎等。

用法：成人和 6 岁以上儿童早晚各喷鼻 1 次，每次 1～3 喷。每次使用周期不宜超过 7 天。

注意：孕妇和 6 岁以下儿童不用；有冠状动脉疾患、高血压、甲状腺机能亢进、糖尿病者慎用；已接受单胺氧化酶抑制剂治疗的患者不用。

不良反应：个别患者可能出现轻微的烧灼感、针刺感、鼻腔黏膜干燥等。

（2）0.025%盐酸羟甲唑啉鼻腔喷雾剂（儿童装）

本品为低浓度的盐酸羟甲唑啉喷雾剂，适用于2～6岁儿童的急、慢性鼻炎及鼻窦炎，变应性鼻炎、血管运动性鼻炎等，也适用于对减充血剂敏感度较高的成年人。

用法用量：喷鼻，2～6岁儿童每次每侧鼻腔1～3喷，早晚各喷鼻1次。

低浓度（0.025%）盐酸羟甲唑啉鼻腔喷雾剂的成分、药理作用及不良反应等均与高浓度者（0.05%）相同。

7. 盐酸羟甲唑啉鼻喷雾剂（xylometazoline hydrochloride nasal spray）诺通

成分：盐酸赛洛唑啉5mg，每喷含盐酸赛洛唑啉0.0625mg。

作用：长效鼻黏膜血管收缩剂。本品为咪唑类衍生物，具有直接激动血管 α_1 受体而引起血管收缩的作用，从而减轻炎症所致的充血和水肿。该药对α-肾上腺能受体有特异的兴奋作用，直接作用于拟交感受体神经胺和鼻黏膜小血管上的α受体，引起血管收缩，减少血流量，从而解除鼻黏膜充血肿胀，改善鼻腔通气。1min起效，持续作用时间为12h以上。

用途：适用于急、慢性鼻炎、鼻窦炎，变应性鼻炎、血管运动性鼻炎等。

用法：①早晨和睡前各喷鼻1次，每次2～3揿；②不宜长期连续使用，连续使用时间不宜超过7天；③3岁以下儿童不推荐使用，3～6岁儿童应在医师指导下使用。

注意：①接受单胺氧化酶（MAO）抑制剂或三环类抗抑郁剂治疗的患者，或对本品敏感者及幼儿禁用；②有冠心病、高血压、甲状腺功能亢进、糖尿病、闭角型青光眼等患者禁用。

（二）鼻部用药原则

鼻部疾病应着重局部用药，必要时辅以全身治疗。但局部用药应注意不影响鼻的生理功能，否则不但达不到治疗疾病的目的，反而可能引起药物性鼻炎，加重症状。故鼻部局部用药应具备下列条件：

1. 因鼻黏膜酸碱度（pH）近酸性，故所用药物应为弱酸性。

2. 对鼻黏膜无刺激性，鼻黏膜吸收后不引起全身副作用。

3. 药液与鼻黏膜分泌液等渗，不影响黏膜上皮纤毛运动。

要告诉患者用药方法、正确的滴鼻药（见1260页）与喷鼻药（见1261页）方法及擤鼻方法（见109页）。注意用药不宜太勤或过量。这些用药原则对于预防和治疗鼻部疾病是不可忽视的。

二、咽喉部常用药

（一）泰乐奇口含片

成分：每片含主药地喹氯铵（degualinium chloride）0.25mg。

作用：本药化学结构中含有2个阳离子酸性基团和1个含脂肪酸的直链肽；其阳离子与胞浆膜中磷脂的磷酸根相结合，使细胞膜功能受损，通透性发生改变，导致菌体内的酶和代谢中间产物外漏，从而发挥杀菌作用。杀菌能力较强，特别是对革兰阳性菌、抗酸菌及真菌均有杀灭作用，对厌氧菌有抑制作用，且不受血清等有机物的存在而降低效力，无明显毒性和刺激性。

用途：急、慢性咽炎、喉炎、扁桃体炎、口腔炎、牙龈炎等，并可防治口臭。

用法：放入口中徐徐含化，每次1片，每日6次。可根据症状轻重，酌情增减用量。

（二）地喹氯铵喷雾剂（dequalinium chloride spray）**：达芬拉露。**

每瓶15ml，含地喹氯铵6mg。

作用：本品对革兰阳性菌、革兰阴性菌、抗酸菌及真菌均有较强的抗菌作用，对厌氧菌也有抑菌作用。对金黄色葡萄球菌的最小抑菌浓度为3.12μg/ml，对绿脓杆菌的最小抑菌浓度为41.0μg/ml，对化脓性链球菌的最小抑菌浓度为0.3μg/ml，对肺炎球菌的最小抑菌浓度为2.5μg/ml。对白色念珠菌的抗菌效果亦较好。

用途：用于急、慢性咽喉炎、口腔黏膜溃疡、齿龈炎。

用法用量：咽喉或口腔喷雾。本品每一喷的剂量为0.135ml，成人每次5揿，儿童酌减，每2～3h喷1次，或遵医嘱。儿童应在成人监护下使用。

不良反应：偶见恶心，胃部不适，一般可耐受。停药后即可消失，正常喷雾量吸入、吞服无妨。

注意事项：

1. 对本品过敏者禁用。

2. 不宜与肥皂、阴离子表面活性剂配伍。

3. 为避免交叉感染，喷雾器应专人专用。用后可用清水或酒精擦洗，以保持清洁卫生；但勿用肥皂或洗涤剂。

4. 孕妇及哺乳期妇女用药，尚不明确。

（三）复方硼砂溶液（compound sodium borate solution）**，亦称朵贝尔液**（Dobell solution）

成分：硼砂150g，碳酸氢钠150g，液化酚30ml，甘油 280ml，1% 伊红 3ml，加蒸馏水至 10000ml 即得。

作用：杀菌、收敛、止痛等。

用途：急、慢性咽炎、扁桃体炎及咽部手术后。

用法：微温含漱，一日数次。

（四）复方碘甘油

成分：碘 3g，碘化钾 1.5g，溶于 3ml 蒸馏水中，甘油加至 100ml，搅匀即得。

作用：消毒、润滑及温和的刺激作用。

用途：慢性咽炎、萎缩性咽炎及咽干燥症。

用法：涂咽，2～3 次/d。

（五）溶菌酶

成分：为分解黏多糖的多肽酶。

作用：抗菌、抗病毒、止血、消肿、清除局部坏死组织及增强组织功能恢复等功能。

用途：急、慢性咽喉炎、口腔溃疡。

用法：含化，20mg/次，4～6 次/d。

三、耳部常用药

（一）氧氟沙星滴耳液（auristilla ofloxacini）

成分：本滴耳剂（别名：泰利必妥、氟嗪酸滴耳液）1ml 含氧氟沙星 3mg（0.3%）。

作用：氧氟沙星对革兰阳性菌和革兰阴性菌及厌氧菌均有很强的抗菌活力，对葡萄球菌、溶血性链球菌和肠球菌抗菌活性比氟哌酸强 2～4 倍，对肺炎球菌的作用是氟喹诺酮类药物中最强的，对耐新生霉素和甲氧西林的病原菌高度敏感。氧氟沙星能抑制细菌的 DNA 螺旋酶，阻断 DNA 的合成，而产生快速的杀菌作用。耳部滴用未见毒性与刺激性。

用途：急、慢性化脓性中耳炎、外耳道炎、鼓膜炎。

用法：用棉球拭净患耳分泌物，成人滴入药液 6～10 滴，使患耳朝上保持 10min，然后在外耳道口放入棉球，每日 2 次，7 天为一疗程，一般以 4 周为限。对氧氟沙星过敏者忌用。

（二）3%过氧化氢溶液（双氧水 hydrogen peroxide）

作用：有清洁、消毒及除臭作用。

用途：急、慢性化脓性中耳炎滴药前，用以清洁外耳道。

用法：滴耳，5～10 滴/次，数分钟后用棉签拭净外耳道内的分泌物，再滴入其他滴耳液。

（三）3%硼酸甘油

成分：将甘油 100ml 加热至 120℃左右，加入硼酸粉 3g，搅拌至溶解即得。

作用：抑菌、消肿。

用途：外耳道炎、慢性化脓性中耳炎。

用法：每日 3 次，每次每侧 4～5 滴。

（四）3%硼酸乙醇

成分：硼酸粉 3g，溶于 100ml 的 75% 乙醇中。

作用：消毒、止痒。

用途：成人慢性化脓性中耳炎鼓膜小穿孔者。

用法：同上。

（五）2%酚甘油（phenol in glycerine）

成分：取枸橼酸钠 1g 加入蒸馏水中溶解，加适量甘油与液化酚 20ml 混合后，再加甘油至 1000ml 混匀即得。

作用：消炎、镇痛、止痒等。

用途：急性鼓膜炎、未穿孔的急性化脓性中耳炎及急性弥漫性外耳道炎。鼓膜有穿孔且流脓者禁用，因遇脓液则释出石炭酸，可腐蚀鼓膜及中耳黏膜。

用法：同上。

（六）3%水杨酸乙醇（或 1%～3% 浓度均可）

成分：水杨酸 3g 溶于 75% 乙醇，再加乙醇至 100ml，搅匀即得。

作用：止痒、防腐。

用途：外耳道真菌病。

用法：滴耳或涂擦，每日 3 次。

（七）10%鱼石脂甘油

成分：鱼石脂 100g 与甘油 500g 混匀，再加甘油至 1000g 即得。

作用：温和的刺激、防腐和抑菌作用。

用途：用于外耳道炎，外耳道疖。

用法：滴耳，3 次/d。亦可用小纱条或小棉球浸透后置于外耳道疖处，每日更换 2～3 次。

（八）氯霉素甘油

有 0.25%、2.5%、5% 三种浓度。

成分：取甘油 100ml 加热至 110℃时，将氯霉素 5g 全部加入，搅拌使完全溶解即得 5% 浓度的氯霉素甘油。

作用：消炎、止痛。

用途：慢性化脓性中耳炎鼓膜大穿孔者。

用法：同上。

（九）3%～5%碳酸氢钠滴耳液

为软化剂。利用其膨胀发酵作用，软化不易取出的耵聍栓塞。滴耳，5～6 次/d，滴 2～3 天后应行外耳道冲洗或耵聍取出术。

第二节 常用中成药

中成药占耳鼻咽喉科临床用药的一定比例，且大多数是中西药联合使用。但在考虑到中西药联合使用提高疗效的同时，应注意到中西药合用的配伍禁忌。例如六神丸，含朱砂（Hg^{2+}），如与碘化钾同服，可形成碘化汞类有毒汞盐沉淀，可导致赤痢样大便的药物性肠炎；含铁、镁、钙、铅、铋等金属离子的中药如与四环素类抗生素同服，则易生成难溶性结合物，影响药物疗效。

（一）鼻渊舒口服液（胶囊）

成分：由中药辛夷、苍耳子、白芷、柴胡、黄芪等多味药材提炼加工而成。

作用：传统医学认为上述诸药有清热解毒，疏风排脓、疏通鼻窍及镇痛等作用。药理药效学实验表明有抑制病菌、抗病毒、调节免疫机能等作用、进而改善鼻腔通气、减少鼻涕、缓解头昏、头痛及嗅觉减退等症状。

用途：急、慢性鼻炎，鼻窦炎，鼻内镜手术前后的综合治疗。

用法：口服液每次口服 10ml（1 支），每日 2～3 次，儿童酌减；胶囊每次 3 粒，3 次/d。7 天为一疗程，一般服用 2～3 个疗程。

（二）健民咽喉片

成分：由玄参、麦冬、甘草、桔梗、生地、板蓝根、薄荷、胖大海、藏青果等 13 味药材加工提炼而制成的口含片。

作用：诸药和用，共奏清热解毒，滋阴止渴，利喉亮音，祛痰镇咳之功效。经多项研究表明，本方能增加唾液及唾液中总蛋白的分泌，改善咽喉部微循环，减轻炎性组织所致的疼痛，以及抗菌消炎等作用。

用途：急、慢性咽喉炎、扁桃体炎、口腔炎及牙龈肿痛等。

用法：放入口中含化，每次 1 片，每 1 次/3h。

（三）桂林西瓜霜喷剂、西瓜霜润喉片

成分：由西瓜霜、黄连、川贝、黄芩、射干、木汉果、梅片等主要药材加工提炼而成，有喷粉剂、胶囊和片剂等剂型。

作用：有清热解毒、抗菌消炎、消肿止痛、清音润喉、利咽祛腐等作用。据研究本方对多种急、慢性炎症有抑制作用，主要是对体内炎性介质组胺和前列腺素 E_2 的释放、毛细血管通透性的增加、渗出、水肿及肉芽组织增生等起直接对抗作用。并具有较广的抗菌谱和较强的抗菌作用，以及祛痰和麻醉性止痛作用。且无明显毒副作用。

用途：急、慢性咽喉炎，扁桃体炎，口腔炎，牙龈炎及黏膜溃疡等。

用法：①喷剂：对着咽喉部或口腔病变处喷入粉剂，每次 2～3 喷，1 次/3h；②片剂：口含，每次 1 片，1 次/3h。

（四）金嗓灵系列

本系列包括以下 4 个方剂；各方剂所含主要药材成分及作用虽有不同，但其包装规格均一样，即水蜜丸：36g/瓶，大蜜丸：9g×6 丸/盒。

1. 金嗓散结丸（金嗓 1 号）

成分：主要为桃仁、红花、浙贝母、鸡内金、金银花、蒲公英、麦冬、木蝴蝶等。

作用：清热解毒，活血化瘀，利湿化痰。

用途：早期的声带小结、声带息肉、声带黏膜水肿及由此而引起的声音嘶哑等症。

用法：口服，每次 6～12g，每日 2 次。1 个月为一疗程，一般需 2～3 个疗程。

2. 金嗓利咽丸（金嗓 2 号）

成分：主要为法半夏、胆南星、茯苓、厚朴、木蝴蝶、蝉蜕等。

作用：燥湿化痰、疏肝理气。

用途：咽部不适、咽感觉异常（咽异物感）、慢性咽炎等。

用法：口服，每次 6～12g，每日 2 次。2 周为一疗程，一般需 2～4 个疗程。

3. 金嗓开音丸（金嗓 3 号）

成分：主要为桑叶、菊花、蝉蜕、金银花、连翘、杏仁、前胡、胖大海等。

作用：清热解毒，疏风解表。

用途：急性、亚急性咽炎、喉炎。

用法：口服，每次 6～12g，每日 2 次。1 周为一疗程，一般需 1～2 个疗程。

4. 金嗓清音丸（金嗓 4 号）

成分：主要由生地、玄参、川贝母、胖大海、苡仁、丹皮、薄荷、木蝴蝶等组成。

作用：养阴清肺，化痰健脾，开音。

用途：慢性咽炎、慢性喉炎。

用法：口服，每次 6～12g，每日 2 次。2 周为一疗程，一般需 2～4 个疗程。

（五）六神丸

成分：人工牛黄、蟾酥、珍珠粉、冰片、麝香、雄黄、百草霜。

作用：消肿解毒。

用途：急、慢性咽、喉炎及扁桃体炎。

用法：成人 10 粒，每日 3 次，含化。孕妇忌用。

（六）鼻炎片

成分：苍耳子、辛荑、野菊花、五味子、白芷、防风、连翘、甘草、荆芥、知母、细辛、麻黄、桔梗、黄柏，共 14 味中药组成。

作用：具有祛风宣肺、清热解毒、疏通鼻窍之功效。

用途：治疗急、慢性鼻炎、鼻窦炎、风热蕴肺证，症状表现为鼻塞、流涕、发热、头痛。

用法用量：口服，每次 2 片，每日 3 次。（每片 0.5g）。

急性炎症10d为一疗程，慢性炎症30d为一疗程。

（七）辛芩颗粒/辛芩片

成分：细辛、黄芩、荆芥、白芷、桂枝、苍耳子、石菖蒲、黄芪、白术、防风等。

作用：清热通窍、散风止痛、并散而不越，补而不滞。经药效学研究，本方具有抗过敏作用，抑制炎性水肿作用、拮抗组胺作用及平喘作用。

用途：治疗变应性鼻炎，血管运动性鼻炎，急、慢性鼻炎、鼻窦炎。

用法用量：

（1）辛芩颗粒：直接倒入口中，温开水冲服。一次1袋（5克/袋），一日3次；3岁以下儿童每次服半袋或遵医嘱。20d为一疗程。

（2）辛芩片：口服。一次3片（0.8克/片），一日3次；20d为一疗程。

注意：儿童及老年人慎用，孕妇、婴幼儿及肾功能不全者禁用。

（八）藿胆丸

成分：广藿香、猪胆汁。

作用：清热解毒、疏通鼻窍。

用途：急、慢性鼻炎及鼻窦炎。

用法：口服，每次3～6g，每日3次。

第三节　局部麻醉药

局部麻醉药（local anesthetics）因其可在意识清醒的条件下，在用药局部可逆性地阻断神经冲动的发生和传导，引起感觉消失，是耳鼻咽喉手术及进行某些检查时的必需药品；但其毒性大，使用不当（大剂量、高浓度或误将药物注入血管等原因）可造成血中药物浓度过高，出现中毒，甚者可致休克、死亡，故须谨慎用药。

一、常用局部麻醉药的种类

（一）普鲁卡因（procaine）

又名奴佛卡因（novocaine），为最常用和最早合成的酯类局麻药。对皮肤、黏膜穿透力弱，需注射给药才能产生局部麻醉。注射后，约在1～3分钟内开始作用，维持时间30～45分钟，它可使血管轻度舒张，容易被吸收入血循环而失效。为了延长麻醉时间、减低毒性，常在溶液中加入少量肾上腺素（约每100ml加入0.1%肾上腺素溶液0.2～0.5ml），一般能使作用延长到1～2小时。常用浓度为1%～2%。

（二）丁卡因（tetracaine）

又名地卡因（dicaine）、潘妥卡因（pantocaine）。有良好的表面穿透作用，作用迅速，1～3分钟出现，持续60～90分钟，为常用的黏膜表面麻醉药。麻醉作用比普鲁卡因强10倍，但毒性大，过量或对过敏者可引起死亡，故用量一次不超过60mg（但要根据生产厂家的产品说明书确定），常用浓度1%～2%。

（三）利多卡因（lidocaine）

又名赛罗卡因（xylocaine），局部麻醉作用和穿透力比普鲁卡因强，在组织弥散较快而广，作用强度较普鲁卡因约大1倍，持续时间约长半倍到1倍。毒性随药液的浓度上升而增强，0.5%溶液毒性与同浓度的普鲁卡因几乎相等，1%溶液比后者增加40%，2%溶液则增加1倍。安全范围较大。常用于浸润麻醉（0.5%～1%）和神经阻滞麻醉（1%～2%）。

二、局部麻醉药的毒性反应及救治

局部麻醉药的吸收作用实际上属于毒性反应的范围，毒性反应的程度与血中药物浓度密切相关。通常造成血浓度过高的原因是剂量大、浓度高、吸收快（胃肠、气管黏膜吸收较鼻腔及咽部黏膜吸收为快）或误将药物注入血管。此外，特异体质更易发生毒性反应。

（一）中毒症状

1. 中枢神经系症状　局部麻醉药吸收入血后能通过血脑屏障进入中枢神经系统。通常其对抑制性神经元的抑制作用比兴奋性神经元强。常先表现为兴奋型症状，如不安，激动颤抖，进而（或一开始即）发生惊厥，随后可导致延脑抑制，引起呼吸衰竭。

2. 心血管系症状　主要是降低心肌兴奋性、减弱心肌收缩力，并使传导变慢。轻者，表现为轻度血压下降，慢脉。重者，发生虚脱，血压先升高继下降，脉搏先变快继变慢，可出现心室纤颤而死亡。

3. 过敏症状　真正的过敏反应较少见。偶可见剥脱性皮炎、荨麻疹、血管神经性水肿。

（二）局部麻醉药中毒的救治

中毒症状一旦出现，应刻不容缓，分秒必争，采取正确有效的措施进行处理。

1. 一般处理　立即停止注射药物，或抽出麻药纱条或棉片；平卧患者；保持呼吸道通畅，对昏迷者必要时可行气管内插管，给氧或进行人工呼吸。

2. 对症处理

（1）惊厥：震颤和惊厥是中毒反应相当严重的表现。如处理不当，可迅速发展至心跳、呼吸停止。对极度烦躁不安者可用安定0.1～0.3mg/kg静脉注入，如有惊厥，可用硫喷妥纳2～3mg/kg静脉注入，也可用肌肉松弛剂，但必须同时做气管内插管和人工呼吸。

（2）调整血压：血压下降者用升压药：0.1%肾上腺素1mg，皮下注射。或去甲肾上腺素溶液（2～4mg

加入5%葡萄糖液500ml中）、多巴胺（20mg加入5%葡萄糖液200～500ml中）、异丙肾上腺素（0.1～0.2mg加入5%葡萄糖液100～200ml中）静脉滴入，根据需要调节滴入速度，使血压以维持在收缩压13kPa～16kPa（90～120mmHg）、舒张压11kPa（80mmHg）左右为宜。血压增高者则用血管扩张剂：如阿托品、654-2等。

（3）出现呼吸、循环衰竭者，给予中枢兴奋药。发生呼吸衰竭者须行气管内插管进行加压人工呼吸。发生循环衰竭者须考虑用麻黄碱类药物心内注射。心跳停止须立即进行胸外或胸内心脏按摩，有心房纤颤者须电击除颤治疗。

3. 支持治疗　注意保持水、电解质平衡，以及维护机体重要脏器的功能。

三、中毒的预防

避免局部麻醉药中毒，重要的是预防，关键在于防止或尽量减少药物吸收入血。预防措施包括：

（一）熟悉药物性能、掌握正确用法和用量。各种局部麻醉药的标签要清楚，药液着色要鲜明，各放置一定的位置，用药时要核对药名及浓度。

（二）儿童、老人、孕妇及体弱者对局部麻醉药耐受性低，需要特别注意；肝、肾功能严重障碍者忌用。

（三）麻醉前内服巴比妥类药或安定，可起到镇静及基础麻醉的作用。

（四）喷雾时应嘱患者勿使药液吞下，尤其是儿童患者须特别注意此点。一般在第1次喷雾后观察10min左右，无不良反应后方可行第2次、第3次，……喷雾；施用于鼻腔时，棉片或纱条浸沾药物不可太多（以湿而不流、挤而不滴为宜），以防药液流入胃内。

（五）控制总剂量，采用常用有效量和最低有效浓度。

（六）加入血管收缩药，以减少局部麻醉药的剂量，延缓局部麻醉药的吸收，常用1:250000肾上腺素作血管收缩剂，在血管丰富部位采用浓度较高的局部麻醉药时尤应注意。

（七）避免将局部麻醉药注入血管内和炎症组织内。

第四节　术 前 用 药

为了在术中消除疼痛，保证患者的安全，根据手术的部位和大小、麻醉的种类和患者的年龄及全身情况等合理施用术前用药是非常重要的。

（一）抗胆碱类药

在咽部手术、内镜检查以及全身麻醉之前应使用抗胆碱类药阿托品，以减少呼吸道分泌物，并防止可能发生的迷走神经反射。常用阿托品术前半小时皮下注射，一般用量：成人，0.5mg；儿童，0.02mg/kg。

（二）镇静剂

术前应用巴比妥类药物，不但可使患者镇静，还可能有降低局部麻醉药的中毒反应，对自主神经系统有保护作用和抗休克作用，对全麻患者可起到基础麻醉的作用。一般用量：成人，术前1h，口服苯巴比妥0.09g或肌注地西泮10mg。

（三）镇痛剂

对某些局部麻醉患者，术前半小时肌注盐酸哌替定（度冷丁，dolantin），有利于手术顺利进行。一般用量：成人50～100mg。

（龚树生　黄选兆）

第五节　抗变态反应用药

抗变态反应药是一大类抗过敏反应（即过敏）的药物，在耳鼻咽喉科占有重要地位，包括：①抗组胺药；②过敏反应介质阻滞剂；③糖皮质激素；④抗白三烯药；⑤免疫调节剂等。

一、抗 组 胺 药

组胺是机体发生变态反应过程中，介质细胞（肥大细胞和嗜碱粒细胞）中释放出来的最主要的生物活性介质，其与组胺受体结合后产生生物效应。

抗组胺药结构上与组胺相似，通过竞争组胺受体而阻断（拮抗）其生物效应，因此，抗组胺药实为组胺受体拮抗剂。目前已知组胺受体分H1和H2两种。组胺与H1受体结合，引起血管扩张，毛细血管通透性增加，血浆渗出，非血管平滑肌收缩。组胺与H2受体结合，主要引起胃酸分泌增加。通常所说的抗组胺药即为H1受体拮抗药，主要用于治疗变应性鼻炎、荨麻疹及湿疹等Ⅰ型变态反应。

（一）口服抗组胺药

根据药物对中枢神经系统的影响，可将抗组胺药大致分为镇静作用显著的第1代抗组胺药和相对无镇静作用的第2代抗组胺药。

1. 第1代抗组胺药　较易通过血脑屏障，故有明显的镇静作用，也具有抗胆碱能作用，表现为口干、视力模糊、尿潴留等，在老年人较明显。其代表性药物如下：

（1）苯海拉明（benadryl）：抗组胺作用较强，但中枢抑制作用亦较显著。具有抗过敏、镇静及抗胆碱作用。主要不良反应为嗜睡、头晕、口干与粒细胞减少，长期（半年以上）应用可致贫血。口服：25～50mg/次，

3～4 次/d。

（2）异丙嗪（非那更，phenergan）：作用较苯海拉明强而持久。因易进入脑组织，故嗜睡作用亦较苯海拉明强。用于治疗各种过敏反应（如药物过敏反应、输血、输液反应等）及镇静、催眠、止吐、止晕等。口服：12.5～25mg/次，2～3 次/d；肌注：25～50mg/次。

（3）氯苯那敏（扑尔敏，chlorpheniramine）：抗组胺作用较苯海拉明、异丙嗪强，而中枢抑制作用较少。适用于儿童，0.35mg/（kg·d），分 3～4 次口服；成人：4～8mg/次，3 次/d。

2. 第 2 代抗组胺药 为非镇静、长效 H1 受体拮抗剂。由于其药动学特性（脂溶性差，H1 受体选择性强，很少透过血脑屏障等），故中枢抑制作用很少。目前临床常用代表性药物如下：

（1）特非拉丁（Terfenadine）：通用名为哌啶丁醇。除少数患者出现嗜睡外，近年来关于此药心脏毒性（QT 间期延长及威胁生命的尖端扭转性室性心动过速—TDP）的报道不断出现，特别是与酮康唑类抗真菌药和红霉素等大环内酯类抗生素合用时可导致药物蓄积，增加心脏毒性。1990 年以来，美国 FDA 统计了 125 个死亡和 1400 个严重心律紊乱的这种联合用药的病例，因此，1997 年元月 FDA 决定取消特非拉丁和含有特非拉丁的其他药物的注册许可证，并令其退出市场。

（2）阿斯米唑（astemizal）：常用商品名为息斯敏（hismanal）。久服可有食欲增加（可能是其拮抗了胃幽门部的 H1 受体，使得胃排空加快所致）、发胖、月经紊乱等副作用。近年来国内外亦有类似特非拉丁心脏毒性的报道，许多国家亦已将它撤出市场。

（3）西替利嗪（cetirizine，仙特明）：临床试验发现在单剂量使用时其为抗 H1 受体作用最强的药物。目前仅发现有轻微镇静作用，未见有心脏毒性的报道。一项多国家、双盲、随机和安慰剂对照试验中，817 名婴幼儿用西替利嗪（0.25/kg，每日一次）治疗 18 个月，可使变应性鼻炎发展成哮喘的数量减少一半，亦未发现明显副作用发生。成人常用 1 片（10mg）/次，1 次/d。

（4）氯雷他定（loratadine，开瑞坦）：其代谢产物去甲基乙氧基氯雷他定亦具活性，该药不但有抗组胺、稳定肥大细胞的“双重”作用，还有抑制粘附分子的作用，故药效强而持久。临床研究中并未发现心脏副作用的报道。Good 等（1994）报道 1 例与奎尼丁合用后出现 QT 间期延长、心动过速的病例，但是与药物的关系不太明确。成人常用 1 片（10mg）/次，1 次/d。

（5）阿伐斯汀（acrirastine，欣民立、新敏乐）：与其他抗组胺药相比，其最大特点是起效快（口服后25～30 分钟），作用通常持续 4～6h，为无镇静作用的短效抗组胺药，因此便于灵活用药，副作用轻微且少。成人常用 8～16mg/次，3 次/d。

（6）甲喹吩嗪（meguitazine，玻丽玛朗）：具有保护肥大细胞膜及拮抗 H1 受体的“双重”作用。轻度口干和困倦反应较其他第 2 代抗组胺药略明显。成人常用 1 片（5mg）/次，2 次/d。

（7）其他：如氮草斯汀（在鼻用抗组胺药中介绍）、依巴斯汀（开思亭）、依匹斯汀、非索那丁、咪唑斯汀（皿治林）、奥沙米特等，亦有在临床中使用者，在此不多作介绍。

目前尚有称第 3 代抗组胺药者，如左西替利嗪，地氯雷他定等。其除了拮抗 H1 受体外，对其他炎症因子亦具有较强抑制作用，且副反应更少。亦有学者认为这些药物与第 2 代抗组胺药并无实质性差异，故不再单独划归。

（二）鼻用抗组胺药

由于鼻腔局部用药可直接将药物送入鼻腔内，局部高浓度的药物可以有效地到达靶器官，还可以避免或降低全身性副作用。目前临床上常用的鼻用抗组胺药主要包括以下两种：

1. 氮草斯汀鼻喷剂（azelastine） 商品名爱赛平。除选择性拮抗组胺 H1 受体以外，还能抑制呼吸道高反应性基础上的炎症反应，降低粘附分子-1 表达和嗜酸粒细胞浸润。起效迅速（约 15 分钟），对鼻痒和喷嚏有快速缓解作用，并且规律地每日给药两次时，还能预防症状发作。使用方法为 2 次/d，每次每侧鼻孔 1～2 喷

2. 左卡巴斯汀（levocabastin） 商品名立复汀。具有长效 H1 拮抗作用，且起效快，作用时间持续 12 小时以上。我科临床观察结果表明，5 分钟起效者 75.8%；总有效率使用 1 周后为 68.9%，2 周后为 79.3%。对四个主要症状均有全面改善，但对鼻塞效果略差，除用时对鼻腔有刺激感初用不适外，未发现对心、肾的毒副反应，无镇静作用。使用方法为 2 次/d，每次每侧鼻孔 2 喷（相当于左卡巴斯汀 50μg）。

二、过敏介质阻滞剂

这类药物通过抑制磷酸二酯酶，提高细胞内 cAMP 水平，干扰 Ca^{2+} 向细胞内转运，从而稳定肥大细胞膜，阻止过敏反应介质的释放而发挥抗过敏作用，因而也称为肥大细胞稳定剂或膜保护剂，尤对哮喘疗效较好。

（一）色甘酸钠（disodium cromoglycate，DSCG）

因起效慢（约于用药后 2 周左右），实属预防性用药。喷粉剂用于支气管哮喘，装入一特制的喷粉器中使用，1 胶囊（20mg）/次，4 次/d。2% 溶液喷鼻或滴鼻可用于治疗或预防变应性鼻炎。0.2% 溶液滴眼治疗春季

卡他性结膜炎。

（二）酮替芬（ketotifen），**通用名噻哌酮**（zaditen）

具有稳定肥大细胞膜和抗组胺等介质的“双重”作用。临床试验表明对变应性鼻炎患者有效。但其嗜睡作用较显著。另有报道可引起体重增加者。常用方法为口服：1～2mg/次，1～2 次/d。目前亦有局部使用之剂型。

三、糖皮质激素

糖皮质激素能在变应性炎症的不同阶段发挥抑制炎症反应的作用，能降低血管的通透性，减弱腺体对胆碱能刺激的反应，并有干预花生四烯酸（arachidonicacid）代谢的作用，从而减少了介质的产生和释放，抑制细胞因子（主要是白介素 4，5，13）的产生，并能抑制嗜酸粒细胞和嗜碱细胞向鼻黏膜的趋化和移行。

糖皮质激素治疗时可行全身用药，亦可局部用药（主要用于变应性鼻炎）。全身用药通常是口服，必要时亦可肌注或静脉滴注。局部用药主要是鼻腔喷雾，系高浓度，低剂量直接作用于靶器官，其作用更明显，而全身副作用更少、更轻微；鼻黏膜下注射由于可能引起视网膜动脉栓塞并导致失明，且其与局部喷雾相比并无明显优势，临床上不提倡使用。

全身用药时，需严格掌握适应证和禁忌证，合理选择用药途径、用量和时间。应避免长期服药所导致的不良反应。全身性糖皮质激素的禁忌证包括青光眼、疱疹性角膜炎、糖尿病、骨质疏松症、严重高血压、心理不稳定、结核病、溃疡病或其他慢性感染等。一般说来，在耳鼻咽喉科使用全身用糖皮质激素时，用药时间不长，剂量不高，不良反应少见。有用药数次后发生精神兴奋和急性骨坏死等报道。

口服糖皮质激素主要包括泼尼松、氢化可的松、地塞米松片剂。肌肉注射长效激素如曲安缩松、复方倍氯米松等。全身静滴者主要为地塞米松针剂。可根据具体情况使用。

鼻腔局部应用糖皮质激素为人工合成高效药物，其抗炎作用较氢化可的松高出数百倍到 10000 倍，用药后经鼻黏膜吸收的药物很少，且在肝脏内迅速灭活。按推荐剂量使用一般不会产生肾上腺皮质功能抑制的副作用。这类药物的特点是不仅对鼻痒、流涕和喷嚏有明显的效果，对鼻塞也有良好的疗效。用药后 24～48h 产生治疗作用，持续应用疗效更佳。有学者报道就花粉症而言，鼻腔局部应用糖皮质激素完全可以代替免疫治疗，对多种变应原过敏的常年性变应性鼻炎，特别是合并持续性咳嗽和支气管哮喘的患者建议免疫治疗与本药同时应用。鼻腔局部副作用少见，偶见鼻腔干燥感和血性鼻分泌物等。由于长期使用造成鼻中隔穿孔者罕见。造成鼻中隔穿孔者与喷药方向（朝向鼻中隔）有一定关系。

鼻内应用类固醇药物有多种制剂和剂型，主要有：倍氯米松（beclomethasone，伯克纳），氟尼缩松（flunisolide），布地奈德（budesonide，雷诺考特），氟替卡松（fluticasone，辅舒良），糠酸莫米松（mometasone，内舒拿）等，一般为每鼻孔 1～2 喷，每日 1～2 次。

四、抗白三烯药

早在上世纪三十年代，白三烯（LTs）作为过敏反应中慢反应物质已经为免疫学家所认识，但直到 1979 年，其化学结构才被阐明。白三烯是强支气管收缩剂，在哮喘的发病机制中起重要作用，白三烯 D4 所造成的同等程度的气管平滑肌的收缩，相当于 1 万倍浓度的组胺。另外，白三烯还可增加血管通透性、活化嗜酸性粒细胞和增加黏液分泌。已有研究表明，变应性鼻炎患者鼻腔分泌物中白三烯 C4 的水平明显升高，这种细胞因子可使患者鼻塞症状明显加重，是导致变应性鼻炎迟发相反应中重要的炎症介质。

目前临床使用的抗白三烯药主要为白三烯受体拮抗剂。其作用主要包括预防白三烯所致血管通透性增加，减少气道水肿；抑制白三烯所产生的嗜酸粒细胞浸润等。研究已表明，在季节性变应性鼻炎的治疗中，抗白三烯药和氯雷他定联合应用的疗效优于单独应用上述任何一种药物。对于持续性鼻塞、嗅觉功能的改善尤为显著。目前临床上使用的抗白三烯药主要有：

（一）孟鲁司特钠（Montelukast Sodium，顺尔宁）

15 岁以上及成人用量 10mg/次，6～14 岁 5mg/次，2～5 岁为 4mg/次，1 次/d，睡前服用。

（二）扎鲁司特（Zafirlukast，安可来）

成人用量 20mg/次，2 次/d，维持量 1 次/d。

五、免疫调节剂

（一）卡介菌多糖核酸注射液

是一种具有多种免疫活性的物质。该类药物主要通过提高机体细胞免疫功能，调节体液免疫，诱导 Th_0 向 Th1 转化，抑制 IgE 的生成，稳定肥大细胞，减少脱颗粒所释放的活性物质，从而提高机体免疫力及机体对理化因素刺激的抵抗力，从而达到预防和治疗效果。使用方法：肌注：儿童 0.5mg（1 支）/次，成人 1mg（2 支）/次，隔日 1 次，3 个月为一疗程，连续使用 2～3 个疗程效果更好。国产有唯尔本、斯奇康等品种，成分、剂型、用量、用法均相同。

（二）核酪（hello）

主要成分为核酸水解物、酪蛋白水解物及多种氨基酸。其作用机制尚不十分清楚。肌注有两种方法：①前3周，2次/周，2ml/次，以后改为1次/周，剂量同前；②2～3次/周，2ml/次。均为3个月1疗程，共进行2～3个疗程。口服：儿童5ml/次，成人10ml/次，均为2次/d，3个月为1疗程。副作用少而轻微。

（三）其他

1. 左旋咪唑（levamisole hydrochloride）口服。
2. 干扰素（IFN）皮下注射。
3. 转移因子（transfer factor，TF）皮下注射。
4. 胸腺素（thymosin）肌肉注射。
5. 组胺球蛋白（histaglobin）肌肉注射。
6. 丙种球蛋白（γ-globulin）肌肉注射。

上述免疫调节剂各家临床经验不一，但均可酌情选用。一般对小儿效果较好。其作用机制、剂量、用法、联合用药及禁忌、不良反应及注意事项等见有关专业书籍。

（项济生　陈建军）

主要参考文献

1. 陈才盛，刘公汉，杜小平，等. 射频双极电凝治疗鼻出血. 临床耳鼻咽喉科杂志，1997，11：481
2. 陈新谦，金有豫，汤光. 新编药物学. 第15版. 北京：人民卫生出版社，2003，403-420，549-563
3. 郭玉德，主编. 实用冷冻疗法. 第2版. 北京：人民卫生出版社，2006
4. 黄选兆，汪吉宝，主编. 实用耳鼻咽喉科学. 北京：人民卫生出版社，1998
5. 临床麻醉学编写组编. 临床麻醉学. 天津：天津科学技术出版社，1992
6. 刘俊杰，赵俊，主编. 现代麻醉学. 北京：人民卫生出版社，1987
7. 盛卓人，主编. 实用临床麻醉学. 辽宁：辽宁科学技术出版社，1987
8. 武汉医学院第一附属医院耳鼻咽喉科教研组编著. 耳鼻咽喉科学. 北京：人民卫生出版社，1978. 914-949
9. 谢柏梓，主编. 麻醉手册. 第2版. 北京：人民卫生出版社，1990
10. 谢荣，主编. （中国医学百科全书）麻醉学. 上海：上海科学技术出版社，1986
11. 曾邦雄，主编. 急诊麻醉. 武汉：武汉大学出版社，1992
12. 中国医科大学. 医用物理学. 北京：人民卫生出版社，1978. 181-182
13. Aitkenhead AR. Textbook of Anesthesia. 2 nd ed. New York：Churchill Livingstone，1990
14. Miller DR. Anesthesia. 3 rd ed. New York：Churchill Livingstone，1990

中文索引

C

D

E

F

I

J

K

L

M

N

R

T

U

V

W

Y

Z

英文索引

C

D

E

F

G

N

O

T